ICD-10-GM 2023
Alphabetisches Verzeichnis

ICD-10-GM 2023
Alphabetisches Verzeichnis

Diagnosenthesaurus

Internationale statistische Klassifikation der Krankheiten und verwandter Gesundheitsprobleme
10. Revision – German Modification

Version 2023 – Stand: 30. September 2022

Herausgegeben vom Bundesinstitut für Arzneimittel und Medizinprodukte (BfArM) im Auftrag des Bundesministeriums für Gesundheit (BMG) unter Beteiligung der Arbeitsgruppe ICD des Kuratoriums für Fragen der Klassifikation im Gesundheitswesen (KKG)

Bearbeitet von Prof. Dr. med. Thomas Auhuber

Deutscher Ärzteverlag

Die Bearbeitung unserer Klassifikationsbücher wurde 1995 von Dr. med. Bernd Graubner begründet und bis 2020 verantwortet.

Bearbeitet von:
Prof. Dr. med. Thomas Auhuber
Hofheim am Taunus
thomas@auhuber.com

ISBN 978-3-7691-3791-0

Weitere Informationen einschließlich eventueller Ergänzungen, Änderungen und Erratumlisten im Internet unter: aerzteverlag.de

Bestellungen bitte an
Ihre Buchhandlung oder
Deutscher Ärzteverlag:
Telefon: 02234 7011-314,
kundenservice@aerzteverlag.de

Bibliografische Information der Deutschen Nationalbibliothek
Die Deutsche Nationalbibliothek verzeichnet diese Publikation in der Deutschen Nationalbibliografie; detaillierte bibliografische Daten sind im Internet über http: //dnb.dnb.de abrufbar.

Das Alphabetische Verzeichnis zur ICD-10-GM entstand auf der Basis des Diagnosenthesaurus des Zentralinstituts für die kassenärztliche Versorgung in Deutschland (Zi). Es wurde im Laufe der Jahre ergänzt um Texte aus dem Alphabetischen Verzeichnis der ICD-10-WHO.

Für den Diagnosenthesaurus gilt als **Urheber:**
Zentralinstitut für die kassenärztliche Versorgung in Deutschland (Zi), Salzufer 8, 10587 Berlin
Internet: https://www.zi-berlin.de

Herausgegeben vom Bundesinstitut für Arzneimittel und Medizinprodukte (BfArM) im Auftrag des Bundesministeriums für Gesundheit (BMG).

Der Druck erfolgt unter Verwendung der maschinenlesbaren Fassung des Bundesinstituts für Arzneimittel und Medizinprodukte (BfArM).

Satz: (BfArM und) Deutscher Ärzteverlag GmbH, 50859 Köln
Druck/Bindung: CPI Ebner & Spiegel GmbH, 89075 Ulm

5 4 3 2 1 0

2022
Klimaneutraler Druck
mit firstclimate

Geleitwort zu dieser Buchausgabe

Struktur und Organisation des Gesundheitswesens wie auch die medizinische Wissenschaft unterliegen einer ständigen Veränderung und Entwicklung. Medizinische Klassifikationen müssen dem Rechnung tragen und immer wieder den realen Verhältnissen angepasst werden. Das gilt vor allem für die gesetzlich vorgeschriebenen Klassifikationen für Diagnosen und andere Behandlungsanlässe (ICD-10-GM) sowie für Operationen und andere medizinische Prozeduren (OPS). Die zu dokumentierenden Schlüsselnummern werden für Abrechnungszwecke benötigt, dienen jedoch auch der Gesundheitsberichterstattung und damit der sachgerechten Analyse und Steuerung des Gesundheitswesens sowie der Information der Ärztinnen und Ärzte und der Gesundheitseinrichtungen selbst.

Die Anforderungen an die medizinische Dokumentation und die ihr zugrundeliegenden Klassifikationen ändern sich von Jahr zu Jahr. Wesentliche Einflussfaktoren sind die Entwicklung der medizinischen Diagnostik und Therapie sowie die notwendige regelmäßige Anpassung der Dokumentations- und Abrechnungssysteme in der ambulanten und stationären Gesundheitsversorgung. Diese ist erforderlich wegen der Weiterentwicklung des EBM, des Leistungskatalogs für ambulante Operationen und stationsersetzende Eingriffe, der morbiditätsbedingten Gesamtvergütungen im Rahmen der vertragsärztlichen Vergütung und des morbiditätsbezogenen Risikostrukturausgleiches sowie insbesondere des G-DRG-Entgeltsystems (German Diagnosis Related Groups) und der Vergütung für psychiatrische und psychosomatische Leistungen. Gemäß einer Entscheidung des Bundesinstituts für Arzneimittel und Medizinprodukte (BfArM) als Herausgeber werden ICD-10-GM und OPS jeweils zum 1. Januar revidiert, um diesen Änderungen gerecht zu werden. Damit die Klassifikationen hinsichtlich neuer Erkrankungsformen, innovativer Verfahren etc. möglichst aktuell gehalten, andererseits aber auch von unnötigem Ballast befreit werden können, folgen insbesondere die medizinischen Fachgesellschaften und Berufsverbände regelmäßig den Aufrufen, sich am jährlichen Antragsverfahren des BfArM zur Revision der ICD-10-GM sowie des OPS zu beteiligen.

Wegen der inzwischen bestehenden Relevanz der Klassifikationen für die ambulante und stationäre Leistungsabrechnung sowie der damit zusammenhängenden Fallprüfungen wird es unerlässlich, die mit den aktuellen Fortschreibungen festgelegten Änderungen unmittelbar ab deren Inkrafttreten in die Diagnosen- und Prozedurendokumentation zu übernehmen. Um hier die Übersicht zu erleichtern, legt der Deutsche Ärzteverlag die vom BfArM in Dateiform herausgegebenen systematischen und alphabetischen Klassifikationsinhalten in nutzerfreundlich bearbeiteten Ausgaben vor (u.a. mit besonderer Kennzeichnung der Änderungen im Vergleich zur jeweiligen Vorversion), wofür ihm und den Bearbeitern herzlich gedankt sei.

Jeder Benutzer dieser Werke ist gebeten, Hinweise auf Unzulänglichkeiten, Fehler und Verbesserungsmöglichkeiten mitzuteilen, damit diese bei der Erarbeitung der nächsten Version berücksichtigt werden können.

Dr. med. (I)
Klaus Reinhardt
Präsident
der Bundesärztekammer

Dr. med.
Andreas Gassen
Vorstandsvorsitzender
der Kassenärztlichen
Bundesvereinigung

Dr. rer. pol.
Doris Pfeiffer
Vorstandsvorsitzende
des GKV-Spitzenverbandes

Prof. Josef Hecken
Unparteiischer Vorsitzender
des Gemeinsamen
Bundesausschusses

Prof. Dr. med.
Rolf-Detlef Treede
Vorsitzender
des Kuratoriums für Fragen
der Klassifikation im
Gesundheitswesen

Frank Plate
Präsident
des Bundesamtes
für Soziale Sicherung

Inhaltsverzeichnis

Geleitwort zu dieser Buchausgabe V

Inhaltsverzeichnis VII

Informationen zur ICD-10-GM 2023 und zu dieser Buchausgabe IX

ICD-10-Bekanntmachung des BMG XIV

Vorwort XVI

Einführung in das Alphabetische Verzeichnis zur ICD-10-GM (Diagnosenthesaurus) 2023 XVII

Anleitung zur Verschlüsselung XXIV

Liste der ICD-10-GM-Kapitel XXIX

Alphabetisches Verzeichnis 1

Zusammenfassende Hinweise zur Angabe der Zusatzkennzeichen 1

Spezielle Abkürzungen 1

– A – 3

– B – 128

– C – 185

– D – 215

– E – 285

– F – 351

– G – 406

– H – 464

– I – 546

– J – 593

– K – **596**

– L – **671**

– M – **723**

– N – **806**

– O – **859**

– P – **891**

– Q – **984**

– R – **986**

– S – **1026**

– T – **1167**

– U – **1217**

– V – **1247**

– W – **1310**

– X – **1328**

– Y – **1331**

– Z – **1332**

Tabelle der Neubildungen 1358

Informationen zur ICD-10-GM 2023 und zu dieser Buchausgabe

25 Jahre lang hat Dr. Bernd Graubner die ICD-10-Ausgaben des Deutschen Ärzteverlages bearbeitet. Mit der ICD-10-GM 2020 begann seine Zusammenarbeit mit Prof. Dr. Thomas Auhuber. Ab der Version 2021 hat dieser die Bearbeitung als sein Nachfolger übernommen. Dabei werden die bewährten Prinzipien der anwenderfreundlichen Gestaltung unserer Buchausgaben auf der Grundlage der jahrzehntelangen Arbeiten von Bernd Graubner in seinem Sinne fortgeführt.

Von der ICD-10 über die ICD-10-SGBV und ICD-10-SGB-V zur ICD-10-GM

Die ICD-10 ist 1992/94 von der Weltgesundheitsorganisation (WHO) in der englischsprachigen Fassung als International Statistical Classification of Diseases and Related Health Problems, Tenth Revision, herausgegeben worden. Das Deutsche Institut für Medizinische Dokumentation und Information (DIMDI) veröffentlichte 1994/95 die Version 1.0 der gemeinsamen deutschsprachigen Fassung für Deutschland, Österreich und die Schweiz. 1996/97 erfolgte eine Überarbeitung durch eine Expertenarbeitsgruppe unter Beteiligung der Spitzenverbände der Krankenkassen, der Kassenärztlichen Bundesvereinigung und der Deutschen Krankenhausgesellschaft. Ziel war die Beachtung der Anforderungen der Diagnosenverschlüsselung, die in den §§ 295 und 301 des Fünften Buches Sozialgesetzbuch (SGB V) für die ambulante und stationäre Gesundheitsversorgung vorgeschrieben sind. Das Ergebnis wurde im Juli 1999 vom DIMDI als **ICD-10-SGBV**, ebenso wie die vollständige ICD-10, in der **Version 1.3** veröffentlicht. Gemäß der Bekanntmachung des Bundesministeriums für Gesundheit vom 24.6.1999 wurde die ICD-10-SGBV am 1.1.2000 für die Diagnosenverschlüsselung in der ambulanten und stationären Gesundheitsversorgung verbindlich eingeführt.

Nach der Entscheidung der Selbstverwaltung, die australischen AR-DRGs (Australian Refined Diagnosis Related Groups), Version 4.1 (1998), zur Grundlage eines pauschalierten Entgeltsystems für die deutschen Krankenhäuser zu machen und mit der dafür erforderlichen Diagnosen- und Prozedurendokumentation im Jahre 2001 zu beginnen, musste die ICD-10-SGBV überarbeitet werden, damit in den Kapiteln I–XIX und XXI die dafür erforderlichen Schlüsselnummern zur Verfügung stehen. Zur Unterscheidung von der Version 1.3 erhielt die neue **Version 2.0** (Stand November 2000) die formal leicht geänderte Kurzbezeichnung **ICD-10-SGB-V**. Mit der Bekanntmachung des Bundesministeriums für Gesundheit vom 8.11.2000 wurde diese neue Fassung für den stationären Bereich ab 1.1.2001 vorgeschrieben, während im ambulanten Bereich die Version 1.3 gültig blieb. Hier konnten die zum 1.1.2000 eingeführten Zusatzkennzeichen für die Diagnosensicherheit (V, Z und A) und für die Seitenlokalisation (R, L und B) weiterhin verwendet werden, während im stationären Bereich seit 2001 nur noch die Zusatzkennzeichen für die Seitenlokalisation erlaubt sind.

Die gleichzeitige Verwendung zweier im Prinzip gleicher, im Detail jedoch unterschiedlicher ICD-10-Versionen erwies sich immer mehr als Hemmnis für die gewünschte Integration der ambulanten und stationären Gesundheitsversorgung und war eine Last für alle in beiden Bereichen tätigen Mitarbeiter und Mitarbeiterinnen. Mit der vom DIMDI am 15.8.2003 veröffentlichten **ICD-10-GM 2004** (GM = German Modification) wurde wieder eine ICD-10-Version zur Verfügung gestellt, die **seit 1.1.2004 in beiden Bereichen gemeinsam genutzt** werden muss und den zwischenzeitlich geänderten Erfordernissen des Gesundheitssystems (obligatorische Einführung der G-DRGs [German DRGs] ab 1.1.2004) und den Veränderungen in der medizinischen Wissenschaft Rechnung trägt. Wegen der unterschiedlichen Abrechnungsbestimmungen in den beiden Bereichen der Gesundheitsversorgung wurden in der ICD-10-

Bekanntmachung des Bundesministeriums für Gesundheit und Soziale Sicherung (BMGS) vom 29.9.2003 leicht differierende Anwendungsbestimmungen festgelegt, die sich vor allem auf die Ergänzung der bisherigen drei Zusatzkennzeichen für die Diagnosensicherheit durch „G“ und deren Gebrauch sowie die Stelligkeit der anzugebenden Schlüsselnummern beziehen. Diese Anwendungsbestimmungen wurden nachfolgend jährlich per Bekanntmachung bestätigt (seit 2006 durch das Bundesministerium für Gesundheit [BMG]).

Seit der Version 2015 wird die sogenannte EDV-Fassung des Systematischen Verzeichnisses nicht mehr im ASCII-Format, sondern nur noch im modernen und auch von der WHO empfohlenen XML/ClaML-Format bereitgestellt (Extensible Generalized Markup Language / Classification Markup Language). Insgesamt wurde gleichzeitig die für einige andere Dateien verwendete Formatbezeichnung „ASCII“ durch die Bezeichnung „TXT (CSV)“ ersetzt.

ICD-10-WHO

Die ICD-10-GM beinhaltet den größten Teil der „Vierstelligen ausführlichen Systematik“ aus Band 1 der vollständigen **WHO-Fassung der ICD-10** und ist dabei im Kapitel XXI und vor allem im Kapitel XXII deutlich reduziert. (Das DIMDI [jetzt BfArM] hat aus Gründen der Vollständigkeit und der späteren Erweiterbarkeit des Kapitels XX die mehr als 110 Hinweise auf detaillierte Schlüsselnummern des Kapitels XX belassen, obwohl sie jetzt fast keine Auswirkung haben.) Kein Bestandteil der ICD-10-GM sind die Einführung zur WHO-Fassung der ICD-10, der Bericht über die Internationale Konferenz zur 10. Revision, die Sonderverzeichnisse zur Tabellierung der Mortalität und Morbidität, die Definitionen und die Nomenklaturvorschriften. Ebenfalls fehlt die „Dreistellige allgemeine Systematik“, an deren Stelle in unserer Ausgabe jedoch das ausführliche Inhaltsverzeichnis benutzt werden kann, in dem zur raschen Orientierung außer den Kapiteln auch alle Gruppen mit den zugehörigen Schlüsselnummernbereichen aufgelistet sind (nicht jedoch die „Übergruppen“ wie z.B. C00–C97 und C00–C75). Alle diese **im Band 1 der WHO-Version der ICD-10 zusätzlich enthaltenen Teile,** die für die Diagnosenverschlüsselung außerhalb des Anwendungsbereichs der §§ 295 und 301 SGB V benutzt werden können (also auch für eine evtl. gewünschte genauere Verschlüsselung innerhalb der Gesundheitseinrichtungen), sind in der noch vom DIMDI (jetzt BfArM) herausgegebenen **Version 2019 der deutschsprachigen vollständigen WHO-Version der ICD-10** verfügbar, die alle offiziellen Änderungen der WHO enthält, die ab 1.1.2019 gültig sind (Änderungen der Kodes U07.0 zu Gesundheitsstörungen von E-Zigaretten sowie U07.1, und U07.2, U08, U09 und U10 zur Coronavirus-2019-Krankheit). Eine Buchausgabe der deutschsprachigen ICD-10-WHO 2019 existiert nicht.

Informationen zu dieser Buchausgabe

Die hier **vorgelegte Ausgabe** basiert auf den vom BfArM mit Stand vom 30.09.2022 am 04.10.2022 veröffentlichten ODT-, PDF- und TXT-Dateien. Die Daten wurden für den Druck **redaktionell überarbeitet**, um sie **nutzerfreundlicher** zu gestalten. Die Bearbeitung betrifft beispielsweise das Seitenlayout mit dem nach inhaltlichen Gesichtspunkten vorgenommenen **Spalten- und Seitenwechsel** und dem vertikalen Blocksatz, die **lebenden Kopfzeilen** mit den Stichwörtern der betreffenden Seite, die Griffleiste mit den angedruckten **Randtabs für den jeweiligen Buchstaben** des Alphabetischen Verzeichnisses (Diagnosenthesaurus), die Textgliederung und -gestaltung, die Darstellung der **Tabelle der Neubildungen** (ab der Version 2018 an das Buchende verlagert [S. 1358], damit sie einfacher zu finden ist), die **umfassende Berücksichtigung von Zahlenangaben bei der Sortierung** und die Korrektur offensichtlicher Dateifehler. Seit der Version 2011 verwenden wir das **Kennzeichen „►” am Ende von Spalten** bzw. Seiten (nicht in der „Tabelle der Neubildungen“!), wenn die Untereinträge zu einem Haupteintrag in der nächsten Spalte bzw. Seite fortgesetzt werden. Dort kennzeichnen **Tilden** („~“) statt der

üblichen Striche („–") vor den Untereinträgen, dass die betreffenden Untereinträge von der vorherigen Spalte übernommen worden sind, dort also ihrerseits bereits Untereinträge haben (siehe z.B. Komplikation *(Forts.)* / ~ mechanisch *(Forts.)* / ~~ durch *(Forts.)*). Zusätzlich enthalten diese Untereinträge wie vorher schon den Textzusatz „*(Forts.)*". Anders als in unserer Ausgabe des Systematischen Verzeichnisses kann im Alphabetischen Verzeichnis (Diagnosenthesaurus) keine **Markierung von Schlüsselnummer- und Textänderungen gegenüber der Version 2022** erfolgen. Die Nutzer werden gebeten, sich zu diesem Zweck in unserer Buchausgabe des Systematischen Verzeichnisses der ICD-10-GM 2023 zu orientieren, die auch den vom BfArM veröffentlichten „Kommentar zur ICD-10-GM 2023" enthält.

Die „**Anleitung zur Verschlüsselung**" wurde aus unserer Buchausgabe des Systematischen Verzeichnisses der ICD-10-GM 2023 übernommen (S. XXIV ff.). Die Liste der ICD-10-GM-Kapitel (S. XXIX f.) soll die inhaltliche und formale Einordnung einzelner Schlüsselnummern in die Systematik der ICD-10-GM 2023 erleichtern. Die aktuelle ICD-10-Bekanntmachung des BMG ist auf Seite XIV abgedruckt.

Die Benutzer dieser Buchausgabe möchten wir zusätzlich darauf hinweisen, dass **ergänzende Kommentare und Anwendungshinweise für die ICD-10-GM auf der Homepage des BfArM veröffentlicht** werden, die vor allem für spezielle Problemstellungen hilfreich sind (FAQ = Frequently Asked Questions). URLs relevanter Webseiten:
https://www.bfarm.de/DE/Kodiersysteme/Services/FAQ-Ansprechpersonen/_node.html
https://www.bfarm.de/DE/Kodiersysteme/Services/Kodierfragen/_node.html

Sollten Interpretationsprobleme der ICD-10-GM auftreten, so ziehe man in Zweifelsfällen die **amtliche BfArM-PDF-Datei als Referenzfassung** dieser Klassifikation zu Rate.

Ratschläge zur Benutzung dieses Verzeichnisses

Häufige Nachfragen veranlassen uns, auf einige Besonderheiten dieses Alphabetischen Verzeichnisses (Diagnosenthesaurus) hinzuweisen, die bei seiner Benutzung beachtet werden sollten. Findet man einen Begriff nicht sofort, so sollte man die Suchstrategie modifizieren:

- In der Schreibweise können C, K und Z teilweise unterschiedlich gebraucht werden. In der Regel sind deutsche Begriffe deutsch und lateinisch-griechische lateinisch geschrieben (vgl. Koxarthrose und Coxarthrosis).
- Statt des deutschen Begriffes ist möglicherweise der lateinisch-griechische (gelegentlich auch der englische) Begriff verzeichnet.
- Statt der einfachen Begriffe ist möglicherweise ein zusammengesetzter Begriff vorhanden (und umgekehrt!).
- Bei mehrteiligen Eponym-Bezeichnungen (Eigennamen) könnte der Begriff möglicherweise in einer anderen Eponym-Reihenfolge enthalten sein.
- Im Bedarfsfall suche man statt des gewünschten Begriffes sein Synonym oder einen ähnlichen Begriff.
- Neubildungen, die im alphabetischen Verzeichnisteil nicht zu finden sind, verschlüssele man gemäß der „Tabelle der Neubildungen".

Bei allen Unklarheiten ziehe man das Systematische Verzeichnis der ICD-10-GM 2023 zu Rate, in dem die Schlüsselnummern in ihrem fachlichen Zusammenhang aufgelistet sowie mit Inklusiva, Exklusiva und Hinweisen versehen sind.

Zwecks genauerer Verschlüsselung ist es empfehlenswert, Schlüsselnummern für allgemeine und ungenaue Begriffe, die in der vierten oder fünften Stelle in der Regel auf „9" enden, anhand des Systematischen Verzeichnisses zu spezifizieren. Das gilt für viele vierstellige Schlüsselnummern und ganz besonders für die entsprechenden fünfstelligen Schlüsselnummern des Kapitels „XIII. Krankheiten des Muskel-Skelett-Systems und des Bindegewebes", bei denen die fünften

Stellen in der Regel die genauere Lokalisation bezeichnen (Beispiele: Arthrose, primär a.n.k. M19.09 / Arthose, posttraumatisch a.n.k. M19.19 / Arthrose M19.99, aber: Arthrose, Handwurzel M19.94). Leider gilt das inkonsequenterweise auch für eine Reihe von Schlüsselnummern, die vor allem aus der australischen ICD-10-Version übernommen worden sind, bei denen die „nicht näher bezeichnete" Ausprägung mit „0" zu verschlüsseln ist. Das wird einem Benutzer dieses Verzeichnisses jedoch nur auffallen, wenn er bemerkt, dass der gesuchte Begriff differenzierter verzeichnet ist, oder wenn er daran denkt, dass der Begriff präzisiert werden kann (Beispiele: Hämangiom D18.00, aber: Hämangiom, Haut D18.01 / Mund, Wunde, offen S01.50, aber: Lippe, Wunde, offen S01.51 / Rachen, Verletzung, oberflächlich S10.10, aber: Rachen, Insektenstich S10.13 [Nachweis nur im Systematischen Verzeichnis!]). Eine Änderung dieser Schlüsselnummern ist beim BfArM derzeit in Diskussion.

Häufig verwendete Abkürzungen im Alphabetischen Verzeichnis (Diagnosenthesaurus) sind:

a.n.k.	anderenorts nicht klassifiziert
s.	siehe
s.a.	siehe auch

Die seit der Version 2005 der ICD-10-GM geltenden Festlegungen zur Doppelverschlüsselung der nichttraumatischen intrakraniellen Blutungen (I60.–, I61.– und I62.–) sind im vorliegenden Alphabetischen Verzeichnis (Diagnosenthesaurus) noch nicht realisiert. Auch die gleichzeitig eingeführte Ergänzung der Tuberkuloseverschlüsselung um molekularbiologische Untersuchungsverfahren findet sich bisher nur im Systematischen Verzeichnis (A15.– und A16.–).

Es sei nochmals ausdrücklich darauf hingewiesen, dass das **Systematische Verzeichnis der ICD-10-GM 2023 eine wichtige Ergänzung zum Alphabetischen Verzeichnis** (Diagnosenthesaurus) darstellt und die Benutzung seiner Buchausgabe jedem, der verschlüsselt, im Bedarfsfall zusätzlich zum Alphabetischen Verzeichnis (Diagnosenthesaurus) dringend empfohlen wird, zumal EDV-Programme den komplexen Informationsgehalt der ICD-10-GM 2023 praktisch nie umfassend wiedergeben können.

Bitte an die Benutzer / Ergänzungen und Errata / Danksagung / Widmung

Das Alphabetische Verzeichnis (Diagnosenthesaurus) ist ein Werk, das auf die **Ergänzungsmitteilungen der Anwender** angewiesen ist. Anders ist es kaum möglich, den sich stetig erweiternden Umfang der ärztlichen Terminologie abzubilden. Wir möchten deshalb auch an dieser Stelle erneut weiter dazu ermuntern, sich rege am Vorschlagsverfahren zu beteiligen (siehe auch Seiten V f. und XVI). Eine große Hilfe für die qualitative Weiterentwicklung des vorliegenden Verzeichnisses wäre es auch, wenn Anwender uns vermehrt **Vorschläge** zu seiner optimalen Gestaltung und zur Formulierung der einzelnen Einträge machen würden. Sind beispielsweise die bisher nur teilweise vorhandenen Erläuterungen von Eponym-Krankheitsbezeichnungen, ungebräuchlichen Begriffen und Abkürzungen oder die Angabe von Synonymbezeichnungen hilfreich? (Beispiele: „Adenogliom [Ependymom]", „ADA [Adenosindesaminase]", „Bluediaper-Syndrom [Tryptophanmalabsorptionssyndrom]", „BNS [Blitz-Nick-Salaam]-Epilepsie", „Borderline-Lepra [BB-Lepra]", „Borreliose [Lyme-Krankheit]" versus „Borreliose [tropisches Rückfallfieber]", „Fanconi-Andersen-Syndrom [Mukoviszidose]" und „Landsteiner-Fanconi-Andersen-Syndrom [Mukoviszidose]".) In früheren Ausgaben dieses Verzeichnisses hatten wir uns bemüht, derartige Erläuterungen hinzuzufügen, haben das aber jetzt nur noch in Ausnahmefällen getan, da das BfArM immer mehr Begriffe dieser Art eingefügt hat.

Trotz großer Sorgfalt können Druck- und Bearbeitungsfehler nicht ausgeschlossen werden. Alle Benutzer bitten wir deshalb, **Hinweise auf Verbesserungsmöglichkeiten und Druckfehler sowie sonstige Anregungen** dem Verlag oder dem Unterzeichnenden mitzuteilen. Sollten vom BfArM kodierrelevante Änderungen und Ergänzungen des vorliegenden Werkes veröffentlicht

werden, so werden diese im Internet auch auf der Homepage des Deutschen Ärzteverlages bereitgestellt (http://shop.aerzteverlag.de). Falls sich in unserer Ausgabe kodierrelevante Irrtümer finden sollten, werden diese ebenfalls auf der Homepage in einer Erratumliste publiziert.

Für ihre Unterstützung bei der Erarbeitung dieser Buchausgabe danken wir herzlich Gabriele Graf (Deutscher Ärzteverlag) und Johannes Graubner (Jena).

Hofheim am Taunus, 25. November 2022 Thomas Auhuber

ICD-10-Bekanntmachung des BMG

Bundesministerium für Gesundheit

Bekanntmachung nach den §§ 295 und 301 des Fünften Buches Sozialgesetzbuch (SGB V) zur Anwendung des Diagnosenschlüssels

Vom 17. November 2022

Am 1. Januar 2023 tritt der Diagnosenschlüssel (ICD-10-GM) in den vom Bundesinstitut für Arzneimittel und Medizinprodukte im Auftrag des Bundesministeriums für Gesundheit herausgegebenen Fassungen als Schlüssel zur Angabe von Diagnosen nach den §§ 295 und 301 SGB V in der Version 2023 in Kraft. Verbindliche Referenzfassung ist das Systematische Verzeichnis des Diagnosenschlüssels Version 2023 als PDF. Die Bekanntmachung zur Anwendung des Diagnosenschlüssels vom 16. November 2021 (BAnz AT 09.12.2021 B4) tritt mit Ablauf des 31. Dezember 2022 außer Kraft.

Für die Anwendung der ICD-10-GM wird Folgendes bestimmt:

- Zur Spezifizierung der Diagnosenangaben in Bezug auf die Seitenlokalisation darf eines der nachgenannten Zusatzkennzeichen angegeben werden:

  R für rechts

  L für links

  B für beidseitig

- Schlüsselnummern, die mit „*“ oder „!“ gekennzeichnet sind, dürfen ausschließlich als Sekundärkodes, d. h. zusätzlich zu einer Schlüsselnummer, verwendet werden. Sie sind nur anzugeben, soweit dies als notwendige Ergänzung oder Spezifizierung der Diagnose sowie für Zwecke der Abrechnung erforderlich ist.

Für die Anwendung der ICD-10-GM in der vertragsärztlichen Versorgung nach § 295 SGB V wird zusätzlich Folgendes bestimmt:

- Zur Angabe der Diagnosensicherheit ist eines der nachgenannten Zusatzkennzeichen anzugeben (obligatorische Anwendung):

  A für eine ausgeschlossene Diagnose

  V für eine Verdachtsdiagnose

  Z für einen (symptomlosen) Zustand nach der betreffenden Diagnose

  G für eine gesicherte Diagnose

- Für die hausärztliche Versorgung, im organisierten Notfalldienst und in der fachärztlichen Versorgung für Diagnosen außerhalb des Fachgebiets ist die Angabe der vierstelligen Schlüsselnummer ausreichend.

Für die Anwendung der ICD-10-GM bei Krankenhausbehandlung nach § 301 SGB V wird ab dem 1. April 2023 zusätzlich Folgendes bestimmt:

> Zur Spezifizierung der Diagnoseangaben in Bezug auf das Vorliegen einer seltenen Erkrankung sind zusätzlich zu den Schlüsselnummern der ICD-10-GM Orphanet-Kennnummern anhand der Datei Alpha-ID-SE anzugeben, sofern sie für die zu kodierende Erkrankung vorliegen.

Bonn, den 17. November 2022

215-20542-01

Bundesministerium für Gesundheit
Im Auftrag
Weller

Quelle: Bundesanzeiger, hrsg. vom Bundesministerium der Justiz und für Verbraucherschutz: BAnz AT

Vorwort

(BfArM, redaktionell bearbeitet)

Die Version 2023 des Alphabetischen Verzeichnisses zur ICD-10-GM (Diagnosenthesaurus) entstand auf der Grundlage des Systematischen Verzeichnisses der ICD-10-GM 2023.

Zur Begleitung der Weiterentwicklung des Alphabetischen Verzeichnisses (Diagnosenthesaurus) wurde im Jahr 2003 ein **Lenkungsgremium mit Klassifikationsexperten** gegründet. Diesem Gremium gehören gegenwärtig neben einem Vertreter des BfArM auch Vertreter der Kassenärztlichen Bundesvereinigung und Vertreter aller Anwendungsgebiete der Morbiditätsverschlüsselung an. Das Gremium trifft sich nach Bedarf.

Ihnen allen sei für die bisher geleistete Arbeit herzlich gedankt.

Die vorliegende Überarbeitung enthält folgende Änderungen gegenüber der vorherigen Version:

- Alle betroffenen Schlüsselnummern wurden an die Änderungen der entsprechenden Version der ICD-10-GM angepasst.
- Vorschläge für Diagnosentexte aus Anwenderrückmeldungen wurden ergänzt.
- Fehlerhafte Schlüsselnummern aus der vorigen Ausgabe wurden korrigiert.
- Diagnosentexte für Seltene Erkrankungen wurden ergänzt.

Wir bitten alle Ärzte, Dokumentare und sonstigen Benutzer, von ihnen verwendete und in diesem Alphabetischen Verzeichnis (Diagnosenthesaurus) noch nicht enthaltene Krankheitsbegriffe dem Bundesinstituts für Arzneimittel und Medizinprodukte (BfArM) mitzuteilen. Für Hinweise auf Fehler sowie Anregungen und Vorschläge zur Weiterentwicklung des Alphabetischen Verzeichnisses (Diagnosenthesaurus) sind wir dankbar.

BfArM, Abteilung K – Kodiersysteme und Register

Einführung in das Alphabetische Verzeichnis zur ICD-10-GM (Diagnosenthesaurus) 2023

(BfArM, redaktionell bearbeitet)

Das Alphabetische Verzeichnis zur ICD-10-GM (Diagnosenthesaurus) wird vom BfArM in Dateiform im ODT-, PDF- und TXT(CSV)-Format herausgegeben.

In der folgenden Übersicht werden die wichtigsten Entwicklungsschritte des Alphabetischen Verzeichnisses zur ICD-10-GM bzw. des ICD-10-Diagnosenthesaurus dargestellt:

Version / Beginn Geltungszeitraum	Umfang	Entwicklung
1.1 / 02.1997	ca. 10.000	• Erste Ausgabe des ICD-10-Diagnosenthesaurus durch das Zentralinstitut für die kassenärztliche Versorgung in der Bundesrepublik Deutschland (ZI)
2.0 / 06.1998	ca. 27.800*	• Anpassung an die Version 1.1 der ICD-10 und weiterer Ausbau des Textbestandes • Erstmals Druckdarstellung als „Spiegelstrichfassung“
2.1 / 01.1999	ca. 27.800*	• Anpassung an die Version 1.2 der ICD-10 und Update
2.2 / 02.1999	ca. 27.800*	• Formales Update
3.0 / 01.2000	ca. 30.700*	• Anpassung an die Version 1.3 der ICD-10-SGBV und Aufnahme von Diagnosentexten aus dem vertragsärztlichen Bereich mit den Schwerpunkten Gynäkologie/Geburtshilfe und Orthopädie
3.1 / 11.2000	ca. 30.800*	• Nur als EDV-Fassung erschienen
3.1 / 02.2001	ca. 30.800*	• Nur als Buchausgabe erschienen (Dreiländerausgabe in der Bearbeitung von Dr. med. Bernd Graubner)
4.0 / 01.2001	ca. 31.200*	• Anpassung an die Version 2.0 der ICD-10-SGB-V zur Unterstützung der Einführung des G-DRG-Systems
2004	ca. 53.800*	• Anpassung an die Version 2004 der ICD-10-GM und Integration der Inklusiva aus deren Systematischem Verzeichnis • Beginn der Integration des Alphabetischen Verzeichnisses der WHO-Ausgabe der ICD-10

Version / Beginn Geltungszeitraum	Umfang	Entwicklung
2005	ca. 64.600*	• Anpassung an die Version 2005 der ICD-10-GM und Fortsetzung der Integration des Alphabetischen Verzeichnisses der WHO-Ausgabe der ICD-10 • Übergang von der Bezeichnung „ICD-10-Diagnosenthesaurus“ auf die Bezeichnung „Alphabetisches Verzeichnis zur ICD-10-GM (Diagnosenthesaurus)“
2006	ca. 73.800*	• Anpassung an die Version 2006 der ICD-10-GM und Abschluss der Integration des Alphabetischen Verzeichnisses der WHO-Ausgabe der ICD-10 • Aufnahme der Einträge aus der Tabelle der Neubildungen in die EDV-Fassung • Reduzierung des Umfangs der Buchfassung durch Ausbau des Verweissystems
2007	ca. 74.200*	• Anpassung an die Version 2007 der ICD-10-GM und weitere Reduzierung des Umfangs der Buchfassung
2008	ca. 75.700*	• Anpassung an die Version 2008 der ICD-10-GM • Aufnahme klinisch relevanter Einträge, die von Ärzten auf Todesbescheinigungen verwendet wurden • Aufnahme von Einträgen zum Themenkreis „Allergie und Überempfindlichkeit gegenüber Medikamenten und Medikamentenhilfsstoffen“
2009	ca. 76.000*	• Anpassung an die Version 2009 der ICD-10-GM • Aufnahme von Einträgen, die sich bei der Auswertung von Arzneimittel-Fachinformationen ergeben haben
2010	ca. 76.250*	• Anpassung an die Version 2010 der ICD-10-GM • Aufnahme von Einträgen, die sich bei der Auswertung von Arzneimittel-Fachinformationen ergeben haben
2011	ca. 76.400*	• Anpassung an die Version 2011 der ICD-10-GM • Aufnahme von Einträgen, die sich bei der Auswertung von Arzneimittel-Fachinformationen ergeben haben
2012	ca. 76.500*	• Anpassung an die Version 2012 der ICD-10-GM • Aufnahme von Einträgen, die sich bei der Auswertung von Arzneimittel-Fachinformationen ergeben haben

Version / Beginn Geltungszeitraum	Umfang	Entwicklung
2013	ca. 76.800*	• Anpassung an die Version 2013 der ICD-10-GM • Aufnahme von Einträgen, die sich bei der Auswertung von Arzneimittel-Fachinformationen ergeben haben
2014	ca. 76.950*	• Anpassung an die Version 2014 der ICD-10-GM • Aufnahme von Einträgen, die sich bei der Auswertung von Arzneimittel-Fachinformationen ergeben haben
2015	ca. 77.400*	• Anpassung an die Version 2015 der ICD-10-GM • Aufnahme von Einträgen, die sich bei der Auswertung von Arzneimittel-Fachinformationen ergeben haben • Aufnahme von Texten für Seltene Erkrankungen
2016	ca. 78.750*	• Anpassung an die Version 2016 der ICD-10-GM • Aufnahme von Einträgen, die sich bei der Auswertung von Arzneimittel-Fachinformationen ergeben haben • Aufnahme von Texten für Seltene Erkrankungen
2017	ca. 79.500*	• Anpassung an die Version 2017 der ICD-10-GM • Aufnahme von Einträgen, die sich bei der Auswertung von Arzneimittel-Fachinformationen ergeben haben • Aufnahme von Texten für Seltene Erkrankungen
2018	ca. 79.800*	• Anpassung an die Version 2018 der ICD-10-GM • Aufnahme von Texten für Seltene Erkrankungen
2019	ca. 80.900*	• Anpassung an die Version 2019 der ICD-10-GM • Aufnahme von Texten für Seltene Erkrankungen
2020	ca. 82.900	• Anpassung an die Version 2020 der ICD–10–GM • Aufnahme von Texten für Seltene Erkrankungen • Aufnahme von Einträgen, die sich bei der Auswertung von Arzneimittel-Fachinformationen ergeben haben
2021	ca. 83.900	• Anpassung an die Version 2021 der ICD-10-GM • Aufnahme von Texten für Seltene Erkrankungen
2022	ca. 84.300	• Anpassung an die Version 2022 der ICD-10-GM • Aufnahme von Texten für Seltene Erkrankungen
2023	ca. 86.200	• Anpassung an die Version 2023 der ICD-10-GM • Aufnahme von Texten für Seltene Erkrankungen

* Der Umfang bezeichnet hier die Anzahl der ausformulierten Diagnosentexte inkl. Verweisdatensätzen.

Das Alphabetische Verzeichnis zur ICD-10-GM entsteht auf der Basis normalsprachlich ausformulierter Diagnosentexte (z.B. „Thorakaler Bandscheibenvorfall"), die den Bestand der sogenannten EDV-Fassung bilden. Aus diesen Diagnosentexten entstehen durch Permutation (Veränderung der Wortreihenfolge) die Einträge für die Buchfassung (z.B. „Bandscheibe, Vorfall, thorakal" und „Vorfall, Bandscheibe, thorakal" sowie „Thorakal – s. Art der Krankheit"). Diese permutierten Einträge werden alphabetisch sortiert und sind jeweils unter ihren führenden Wörtern (Leitbegriffen) in der Buchfassung zu finden, die wegen der besseren Übersichtlichkeit als Spiegelstrichfassung aufgebaut ist. Aufgrund dieses Vorgehens enthält die Buchfassung jeweils etwa doppelt so viele Einträge wie die entsprechende EDV-Fassung.

Da die Buchfassung möglichst nicht weiterwachsen soll, werden nicht mehr alle Permutationen in die Buchfassung übernommen. Die Reduzierung des Umfangs der Buchfassung wird weiter fortgesetzt.

1. Aufbau der Buchfassung

Für die Sortierreihenfolge der Einträge gelten folgende Regeln:

- ä, ö, ü sind wie ae, oe, ue und ß ist wie ss einsortiert.
- Buchstaben mit diakritischen Zeichen (á, ç, é usw.) sind wie ihre Grundbuchstaben eingeordnet.
- Bei der Sortierfolge stehen Leerzeichen vor Bindestrichen und Auslassungszeichen, danach folgen Ziffern und zuletzt Buchstaben.
- Diagnosen, die mit Ziffern beginnen, sind in der Regel gemäß ihren ersten Buchstaben eingeordnet.
- *Hinweis des Bearbeiters dieser Buchausgabe: Nach Möglichkeit wurden arabische und römische Ziffern und Zahlen nach ihrem Zahlenwert sortiert (siehe z.B. CDG[Congenital disorder of glycosylation]-Syndrom, Typ, Ia / Ib usw.), wobei auch die inhaltlich-logische Reihenfolge beachtet wurde (siehe z.B. Lebertransplantat, Abstoßung, innerhalb der ersten 28 Tage / 29 oder mehr Tage).*

In der vorliegenden Spiegelstrichfassung sind die Anfangswörter jedes Datensatzes in der Regel bis zum Textende bzw. ersten Komma fett gedruckt („Haupteintrag").

Ergänzende Erläuterungen des Bearbeiters dieser Buchausgabe zur BfArM-Datei (wir haben diese Formalia übernommen): Fett gedruckt sind auch bei den als Haupteinträge aufgenommenen Abkürzungen die zugehörigen ausgeschriebenen Bezeichnungen in eckigen Klammern. Alle Wörter, die sich in darauf folgenden Datensätzen wiederholen, sind zur Vermeidung überflüssiger Zwischenebenen und unbeschadet eventueller Kommas in einer Ebene angeordnet. Kommas sind nicht ausgedruckt, wenn der Text in einer tieferen Ebene fortgesetzt wird. Hinter jedem neuen Eintrag stehen, falls zutreffend, eine oder mehrere zugehörige ICD-10-GM-Schlüsselnummern. Ist dabei nur eine sekundäre Schlüsselnummer angegeben, so wird diese durch den Hinweis „*[nur Zusatzkode!]*" ergänzt, um zu verdeutlichen, dass zusätzlich eine primäre Schlüsselnummer dokumentiert werden muss (Beispiel: „Acinetobacter, Erreger B96.5! *[nur Zusatzkode!]*").

2. Inhalt

Bei der Erarbeitung des Alphabetischen Verzeichnisses zur ICD-10-GM (Diagnosenthesaurus) wurden bisher folgende Begriffssammlungen berücksichtigt:

- Begriffe der ICD-10-Systematik,
- Begriffe des Alphabetischen Verzeichnisses zur ICD-10-WHO,
- Begriffe des Thesaurus der ehemaligen Arbeitsgruppe Klartextanalyse der Deutschen Gesellschaft für Medizinische Informatik, Biometrie und Epidemiologie (GMDS), danach gepflegt

am Zentrum der Medizinischen Informatik des Klinikums der Johann Wolfgang Goethe-Universität Frankfurt am Main,
- Beiträge ärztlicher Berufsverbände mit vorwiegend Routinediagnosen aus den Fachgebieten Allgemeinmedizin, Anästhesiologie, Augenheilkunde, Kinder- und Jugendmedizin sowie Mund-Kiefer-Gesichtschirurgie,
- „Göttinger Diagnosen“ (ICD-9-/ICD-10-Diagnosensammlung) von Dr. Bernd Graubner (anfänglich für die Georg-August-Universität Göttingen zusammengestellt),
- Begriffe der ICD-9-Diagnosensammlung der IMS GmbH, Frankfurt am Main (Institut für Medizinische Statistik),
- Begriffe aus dem von Dr. Reinhart Köhler erarbeiteten Diagnosenverzeichnis des gynäkologischen EDV-Anwenderkreises GYNAMED,
- Begriffe, die 1997 im ICD-10-Modellversuch der Kassenärztlichen Vereinigungen Niedersachsen und Sachsen-Anhalt gesammelt worden sind,
- Begriffe aus dem ADT-Panel des Zi (Zeitraum 1998/99), das auf anonymisierten Abrechnungsdaten niedergelassener Ärzte verschiedener Fachrichtungen beruht,
- Begriffe aus der Auswertung von Todesbescheinigungen (im Rahmen eines gemeinsamen Projektes des Statistischen Bundesamtes und des DIMDI),
- Begriffe aus der Auswertung von Arzneimittel-Fachinformationen durch die Medizinische Medien Informations GmbH (MMI).
- Begriffe für Seltene Erkrankungen aus dem Projekt „Kodierung von Seltenen Erkrankungen“.

3. Methodik und Erarbeitung

Die Begriffssammlungen, die bisher in das Alphabetische Verzeichnis zur ICD-10-GM (Diagnosenthesaurus) aufgenommen worden sind, befanden sich in unterschiedlichem Bearbeitungszustand und mussten auf ein einheitliches und vergleichbares Niveau gebracht werden. Dazu war es erforderlich, Datenbestände, die nur nach der ICD-9 verschlüsselt waren, mit den ICD-10-Schlüsselnummern zu versehen und bei den bereits ICD-10-kodierten Datenbeständen die Schlüsselnummern auf ihre Richtigkeit zu prüfen.

Die **Quellentexte** der Datenbestände wurden in der Regel so übernommen, wie sie mitgeteilt worden sind. Viele dieser Quellentexte reflektieren den tatsächlichen medizinischen Sprachgebrauch, andere spiegeln den Stand der medizinischen Wissenschaft und offizielle Nomenklaturen wider. Da die Aufgabe darin bestand, eine Hilfe für die Praxis zu erstellen, wurden insbesondere die tatsächlich benutzten Begriffe aufgenommen. Sie wurden nicht auf Vorzugsbegriffe standardisiert. Deswegen wurden auch seltene Begriffe berücksichtigt, sofern sie in einer der Begriffssammlungen auftraten.

Offensichtliche Schreibfehler wurden korrigiert. Bei den **Schreibweisen** wurden vor allem das DUDEN-Wörterbuch medizinischer Fachausdrücke, das Klinische Wörterbuch von Pschyrembel sowie die amtliche ICD-10-GM beachtet. Bei Fachbegriffen, die nur aus einem Wort bestehen, wurde in der Regel die eingedeutschte Schreibweise verwendet. Für andere Schreibweisen wurden meistens Verweise eingearbeitet. Ab der Version 2005 des Alphabetischen Verzeichnisses zur ICD-10-GM (Diagnosenthesaurus) wird die neue Rechtschreibung verwendet.

In Ausnahmefällen wurden zur **Erläuterung** Texte in eckigen Klammern eingefügt. Dabei handelt es sich meistens um Abkürzungen bzw. deren ausgeschriebene Form oder um Syndrombezeichnungen.

Bezeichnungen von **Prozeduren** wurden nur dann in das Alphabetische Verzeichnis zur ICD-10-GM (Diagnosenthesaurus) aufgenommen, wenn sie Bestandteil der ICD-10-GM sind (z.B. einige geburtshilfliche Prozeduren). Für die Verschlüsselung von Operationen muss der amtliche Operationen- und Prozedurenschlüssel OPS verwendet werden (z.B. Amputationen,

Cholezystektomie oder Adenotomie). Krankheitszustände, die zu einer Operation führen oder bei denen der Zustand nach einer Operation dokumentiert werden soll, sind meistens mit der jeweiligen Diagnose zu verschlüsseln und zum Teil auch im Alphabetischen Verzeichnis zur ICD-10-GM (Diagnosenthesaurus) enthalten, wenn sie häufig in den Quellentexten vorgekommen sind (z.B. „Mitralklappe, Ersatz, Zustand nach“: Z95.4).

Im Alphabetischen Verzeichnis zur ICD-10-GM (Diagnosenthesaurus) sind die Schlüsselnummern in der Form nachgewiesen, in der sie in der ICD-10-GM enthalten sind. Das bedeutet, dass **primäre und sekundäre Schlüsselnummern als sogenannte terminale Schlüsselnummern angegeben** werden (drei- oder vierstellig, falls jeweils nicht weiter unterteilt, oder fünfstellig). Die Schlüsselnummernzusätze Kreuz, Stern oder Ausrufezeichen sind hinzugesetzt. Schlüsselnummern aus dem Kapitel „XX. Äußere Ursachen von Morbidität und Mortalität“ wurden nur selten verwendet. Diejenigen Schlüsselnummern des Kapitels „XXI. Faktoren, die den Gesundheitszustand beeinflussen und zur Inanspruchnahme des Gesundheitswesens führen“, die in der ICD-10-GM nur dreistellig sind, in der WHO-Ausgabe der ICD-10 jedoch vierstellig untergliedert sind, werden in diesem Alphabetischen Verzeichnis nur als dreistellige Schlüsselnummern nachgewiesen (z.B. Z02).

Eine Diagnose soll grundsätzlich so spezifisch wie möglich verschlüsselt werden. So ist z.B. bei der Verschlüsselung von Neubildungen an einer bestimmten Lokalisation die Verwendung der **Tabelle der Neubildungen** hilfreich. Hier findet man in tabellarischer Aufbereitung die Kodes für die verschiedenen Arten von Neubildungen (bösartig, gutartig usw.) an den verschiedenen Lokalisationen und kann für eine bestimmte Lokalisation und für eine bestimmte Art der Neubildung den entsprechenden spezifischen Kode entnehmen.

Die **Zusatzkennzeichen zur Dokumentation der Diagnosensicherheit** (V [Verdachtsdiagnose bzw. auszuschließende Diagnose], Z [(symptomloser) Zustand nach der betreffenden Diagnose], A [ausgeschlossene Diagnose] und G [gesicherte Diagnose]) und die **Zusatzkennzeichen für die Seitenlokalisation** (R [rechts], L [links] und B [beidseitig]) sind im Alphabetischen Verzeichnis zur ICD-10-GM (Diagnosenthesaurus) nicht enthalten.

In der Buchfassung kann man aufgrund der **Textpermutationen** nicht nur nach einer Diagnose (z.B. „Fraktur, Femur“ oder „Lymphom, großzellig“), sondern beispielsweise auch nach Lokalisationen (z.B. „Femur, Fraktur“) oder Modifikatoren (z.B. „Großzellig, Lymphom“) suchen. Um ein unnötiges Aufblähen der Buchfassung zu vermeiden, werden häufig verwendete Adjektive, d.h. solche, die mehr als fünfzigmal im Alphabetischen Verzeichnis (Diagnosenthesaurus) vorkommen (z.B. „akut“, „chronisch“, „bösartig“), nur in Verweisen aufgeführt und nur im Ausnahmefall als Suchbegriffe verwendet („reduzierte Permutierung“). Lateinische Diagnosentexte wurden nur in Ausnahmefällen permutiert.

Folgende **formale Regeln für die Textbearbeitung** wurden in der Ursprungsdatei der Buchfassung eingehalten:

- Der Textanfang steht praktisch immer in Großbuchstaben.
- Substantive stehen in der Regel im Singular.
- Wenn eine Diagnose am Anfang steht und danach Lokalisationsangaben oder Modifikatoren folgen, werden diese durch Kommata abgetrennt und in der Regel in der Nominalform angegeben (z.B. „Appendizitis, akut“). Adjektive und Partizipien werden auch am Textanfang in ihren Nominalformen angegeben.
- Vor den Präpositionen „bei“, „mit“, „durch“ u.Ä. steht immer ein Komma.
- Lateinische Termini technici werden nicht durch Kommata unterbrochen.
- Die Reihenfolge der Lokalisationsangaben und Modifikatoren richtet sich danach, ob der Modifikator zur Diagnose oder zur Lokalisation gehört. Wenn mehrere Modifikatoren nach einer Diagnose stehen, richtet sich die Reihenfolge der Modifikatoren in der Regel nach der besseren Lesbarkeit der Buchfassung.

- Abkürzungen, z.B. einer Diagnose oder einer Lokalisation, werden in der Regel mit den ausgeschriebenen Begriffen in eckigen Klammern versehen. Ausgenommen davon sind z.B. folgende sehr gebräuchliche Abkürzungen:

BWS	Brustwirbelsäule
HIV	Humanes Immundefizienz-Virus
HWS	Halswirbelsäule
LWS	Lendenwirbelsäule
OP	Operation
TBC	Tuberkulose
WS	Wirbelsäule
ZNS	Zentrales Nervensystem
a.n.k.	anderenorts nicht klassifiziert

- Um die Lesbarkeit der Texte zu verbessern, werden Konjunktionen wie „und“ und „oder“ in den Texten belassen.

4. Qualitätskontrolle

Die Weiterentwicklung des Alphabetischen Verzeichnisses zur ICD-10-GM (Diagnosenthesaurus) wird durch eine erweiterte interne und externe Qualitätskontrolle begleitet. Erkannte Verschlüsselungsfehler werden behoben, alle Änderungen der jeweils aktuellen Version der ICD-10-GM-Fassung werden berücksichtigt.

Zur **externen Qualitätskontrolle** des Alphabetischen Verzeichnisses zur ICD-10-GM (Diagnosenthesaurus) war ein eigenes Verfahren entwickelt worden. Es umfasste die folgenden Schritte:

1. Ziehen monatlicher Stichproben aus der EDV-Fassung des Alphabetischen Verzeichnisses zur ICD-10-GM (Diagnosenthesaurus).
2. Vorprüfung der Stichproben durch automatische Verfahren.
3. Selektion von prüfrelevanten Mengen.
4. Manuelle Prüfung der Texte und Kodierungen auf:
   - Korrektheit der Kodierung,
   - Rechtschreibung der Diagnosentexte,
   - Sinnhaftigkeit der Diagnosentexte,
   - Einhaltung der redaktionellen Richtlinien für die Texterstellung für Buch- und EDV-Fassung,
   - Vollständigkeit und Korrektheit der Erläuterungen, insbesondere bei Abkürzungen.
5. Zusammenfassung der Ergebnisse und Erstellen des Prüfberichts.

Das Verfahren wurde unter Leitung von Herrn Dr. med. Albrecht Zaiß von 2003 bis 2006 am Institut für Medizinische Biometrie und Informatik der Albert-Ludwigs-Universität Freiburg i.Br. entwickelt und realisiert. Von 2007 bis 2015 wurde es unter seiner Leitung in der Abteilung Medizincontrolling des Universitätsklinikums Freiburg i.Br. durchgeführt.

Darüber hinaus wurde die externe Qualitätssicherung durch das Zentralinstitut für die kassenärztliche Versorgung in Deutschland (Zi) unterstützt. Hier dankt das BfArM insbesondere Herrn Dr. med. Bernd Graubner für die Überlassung seiner auch weiterhin erarbeiteten umfangreichen Korrekturhinweise.

Anleitung zur Verschlüsselung

(BfArM, redaktionell bearbeitet)

Dieser Abschnitt, dessen Originalversion vom BfArM im Systematischen Verzeichnis der ICD-10-GM 2023 publiziert worden ist, wird hier in der redaktionell bearbeiteten Fassung unserer Ausgabe dieses Systematischen Verzeichnisses nachgedruckt.

In dieser Anleitung werden kurz die Besonderheiten der vorliegenden Version der ICD-10-GM erläutert. Weiterhin finden Sie Hinweise zur Verschlüsselung mit der ICD-10-GM.

1. Was ist zu verschlüsseln?

Das Gesetz verlangt die **Verschlüsselung von Diagnosen** auf **Abrechnungsunterlagen** und **Arbeitsunfähigkeitsbescheinigungen** (§ 295 SGB V) sowie bei der **Krankenhausbehandlung** (§ 301 SGB V), keinesfalls jedoch die Verschlüsselung auf Überweisungen, Krankenhauseinweisungen, Arztbriefen oder gar in der eigenen Patientendokumentation. Da bei der Verschlüsselung immer Informationen verdichtet werden und Einzelheiten verloren gehen, muss bei solchen Unterlagen stets der Klartext verwendet werden; aus Kollegialität kann natürlich zusätzlich zur Klartextangabe die ICD-Schlüsselnummer angegeben werden.

Auf den Abrechnungsunterlagen nach § 295 SGB V müssen Sie sich auf die Diagnosen beschränken, derentwegen der Patient im entsprechenden Quartal behandelt wurde und für die Sie Leistungen abrechnen. Dauerdiagnosen und chronische Zustände, die nicht im aktuellen Behandlungskontext stehen, dürfen zum Zwecke der Abrechnung nicht übermittelt werden: bei einem Patienten mit symptomatischer Gonarthrose dürfen Sie nicht zusätzlich die seit Jahren bekannte Penicillinallergie kodieren, wenn Sie nur Leistungen für die Gonarthrose abrechnen.

Bei Kodierung in der ambulanten Versorgung sind die „Kodiervorgaben nach § 295 Abs. 4 SGB V“ anzuwenden. Bei Kodierung der stationären Krankenhausbehandlung sind die Deutschen Kodierrichtlinien (DKR) in der jeweils gültigen Fassung zu berücksichtigen; in psychiatrischen und psychosomatischen Einrichtungen sind die Deutschen Kodierrichtlinien für die Psychiatrie/Psychosomatik (DKR-Psych) heranzuziehen.

Ebenso zu beachten sind die als Kodierregeln geltenden Entscheidungen des Schlichtungsausschusses auf Bundesebene nach § 19 KHG zur Klärung strittiger Kodier- und Abrechnungsfragen.

2. Wie wird verschlüsselt?

Es ist so spezifisch wie möglich zu verschlüsseln, also derjenige Kode zu wählen, der für die dokumentierte Diagnose als der spezifischste Kode angesehen wird. Die Resteklassen „Sonstige …“ oder „Sonstige näher bezeichnete …“ sollen nur dann verwendet werden, wenn eine spezifische Diagnose dokumentiert ist, aber keiner der spezifischen Kodes der übergeordneten Kategorie passt. Die Resteklasse „ …, nicht näher bezeichnet“ soll nur dann verwendet werden, wenn die dokumentierte Diagnose keine hinreichende Spezifität für eine Zuordnung zu einer der spezifischeren Schlüsselnummern der übergeordneten Kategorie aufweist.

Grundsätzlich gilt: Zur Verschlüsselung sind die endständigen (terminalen) Schlüsselnummern der ICD-10-GM zu verwenden, also Kodes, die keine weiteren Unterteilungen mehr enthalten

(Subkodes). Endständige Schlüsselnummern können dreistellig, vierstellig oder fünfstellig sein. Von dieser Grundregel der endständigen Verschlüsselung gibt es die folgenden Ausnahmen:

- In der ambulanten Versorgung (§ 295 SGB V) kann auf die fünfte Stelle verzichtet werden
  - in der hausärztlichen Versorgung,
  - im organisierten Notfalldienst und
  - in der fachärztlichen Versorgung für Diagnosen außerhalb des Fachgebiets.
- Bestimmte Berufsgruppen können anstelle des jeweils spezifischen Diagnosenschlüssels nach ICD-10-GM ersatzweise die Schlüsselnummer Z01.7 Laboruntersuchung angeben. Zu diesen Berufsgruppen gehören Fachärzte für Pathologie, für Neuropathologie, für Laboratoriumsmedizin sowie für Mikrobiologie und Infektionsepidemiologie. Näheres regelt der Bundesmantelvertrag Ärzte (BMV-Ä).

Natürlich steht es allen Vertragsärzten frei, spezifischer zu verschlüsseln, d.h. auch dann die fünfstelligen Schlüsselnummern zu verwenden, wenn eine der oben genannten Ausnahmen von der fünfstelligen Verschlüsselung besteht. Sicherlich werden dies viele Ärzte tun, sei es, um ihre Leistung so gut wie möglich zu dokumentieren, um Praxisbesonderheiten darzustellen oder um intern die Vorteile einer guten Dokumentation zu nutzen. Außerdem kann eine fünfstellige Dokumentation zweckmäßig sein, wenn der Patient etwa die differenzierte Diagnose eines konsultierten Facharztes oder aus einer stationären Behandlung mitbringt.

Am einfachsten ist die Verschlüsselung mit dem Alphabetischen Verzeichnis zur ICD-10-GM (Diagnosenthesaurus). Es enthält rund 84.300 verschlüsselte Diagnosen (einschließlich Verweisen) und bietet damit einen guten Einstieg in die Verschlüsselung. Schlagen Sie z.B. die Koronararteriensklerose nach unter „Koronararterie, Sklerose“. so finden Sie die Schlüsselnummer I25.19. Wenn Sie unter dieser Schlüsselnummer in der Systematik nachschlagen, sehen Sie, dass I25.19 die Resteklasse „Nicht näher bezeichnet“ ist. Sie finden unter I25.1- in den fünften Stellen aber eine Differenzierung nach Ein-, Zwei- oder Drei-Gefäß-Erkrankung etc. und dort möglicherweise einen Kode, der für Ihre dokumentierte Diagnose spezifischer ist. Handelt es sich beispielsweise um eine Drei-Gefäß-Erkrankung, ist grundsätzlich mit der fünfstelligen Schlüsselnummer I25.13 zu kodieren, da diese endständige Schlüsselnummer die koronare Drei-Gefäß-Erkrankung so spezifisch wie möglich abbildet. In der **ambulanten hausärztlichen Versorgung** ist die Angabe von I25.1 ausreichend, da hier (wie oben angeführt) eine Ausnahme von der fünfstelligen Verschlüsselung vorliegt. Die Angabe von I25.13 (Drei-Gefäß-Erkrankung) ist jedoch erlaubt. Die alleinige Angabe von I25 (d.h. nur des dreistelligen Kodes) ist hier nicht zulässig. In der **stationären Versorgung** ist grundsätzlich die endständige (terminale) Schlüsselnummer anzugeben, im Beispiel also I25.13.

3. Wie werden die Zusatzkennzeichen verwendet?

Die Zuarbeit der ärztlichen Berufsverbände und der Spitzenverbände der Gesetzlichen Krankenversicherung (GKV) sowie die Erfahrungen aus der Pilotphase mit der ICD-10-SGBV zeigen, dass Zusatzangaben zur Aussagefähigkeit einer Diagnose für die Zwecke des Fünften Buches Sozialgesetzbuch (SGB V) vor allem dann erforderlich sind, wenn die Diagnosenangabe nicht eine erfolgte oder geplante Behandlung begründen soll, sondern Leistungen vor Stellung einer gesicherten Diagnose, zum Ausschluss einer Erkrankung oder zur Verhütung eines Rezidivs.

Zur Qualifizierung einer Diagnose im beschriebenen Sinne dient jeweils eines der folgenden vier **Zusatzkennzeichen für die Diagnosensicherheit**:

V Verdachtsdiagnose bzw. auszuschließende Diagnose,
Z (symptomloser) Zustand nach der betreffenden Diagnose,
A ausgeschlossene Diagnose,
G gesicherte Diagnose (auch anzugeben, wenn A, V oder Z nicht zutreffen, also auch bei den häufig auf keine Diagnose bezogenen Schlüsselnummern des Kapitels XXI).

In der ambulanten Versorgung (§ 295 SGB V) sind die Zusatzkennzeichen für die Diagnosensicherheit **obligatorisch**. **In der stationären Versorgung** (§ 301 SGB V) sind die Zusatzkennzeichen für die Diagnosensicherheit **verboten**, d.h., sie dürfen nicht verwendet werden. In der stationären Versorgung sind stattdessen die hierfür vorgesehenen Schlüsselnummern im Kapitel XXI „Faktoren, die den Gesundheitszustand beeinflussen und zur Inanspruchnahme des Gesundheitswesens führen" zu verwenden. Außerdem sei auf die Kodierrichtlinien DKR und DKR-Psych verwiesen.

Zur Feststellung der Leistungspflicht benötigen die Krankenkassen die Qualifizierung einer Diagnose hinsichtlich der Seitenlokalisation, um z.B. zu prüfen, ob eine erneute Arbeitsunfähigkeit, die mit derselben für paarige Organe (z.B. Augen) vorgesehenen ICD-10-GM-Schlüsselnummer begründet ist, auf einer bereits bestehenden Erkrankung oder auf einer neuen, davon unabhängigen Erkrankung beruht, die jetzt die andere Körperseite betrifft. Dafür gibt es die folgenden drei **Zusatzkennzeichen für die Seitenlokalisation**:

R rechts,
L links,
B beidseitig.

Die Zusatzkennzeichen für die Seitenlokalisation dürfen sowohl in der ambulanten als auch in der stationären Versorgung verwendet werden.

Seitenlokalisation und ggf. Diagnosensicherheit sollen angegeben werden, wenn sie zur Erfüllung des Zweckes der Datenübermittlung erforderlich sind. Sie sind bewusst so gewählt, dass sie sich leicht einprägen.

Im Folgenden finden Sie einige Verschlüsselungsbeispiele:

Diagnose	**§ 295 SGB V** (ambulante Versorgung)	**§ 301 SGB V** (stationäre Versorgung)
Schnittwunde am linken Unterarm	S51.9 GL	S51.9 L
Beidseitige Schrumpfnieren	N26 GB	N26 B
Symptomloser Zustand nach Apoplex	I64 Z	Z86.7
Zustand nach Apoplex mit linksseitiger	I69.4 G	I69.4
schlaffer Hemiparese	G81.0 GL	G81.0 L
Ausgeschlossener Herzinfarkt	I21.9 A	Z03.4
Verdacht auf Herzinfarkt	I21.9 V	Z03.4

In der stationären Versorgung sind die Regelungen in den Deutschen Kodierrichtlinien (DKR) für den Umgang mit Symptomen, Verdachtsdiagnosen und ausgeschlossenen Diagnosen zu beachten. In psychiatrischen und psychosomatischen Einrichtungen sind entsprechend die DKR-Psych anzuwenden.

4. Welche Besonderheiten sind bei den Kapiteln XVIII, XX und XXI zu beachten?

Das **Kapitel XVIII „Symptome und abnorme klinische und Laborbefunde, die anderenorts nicht klassifiziert sind"** enthält Symptome und Befunde. Diese Schlüsselnummern dürfen in der Regel nur verwendet werden, wenn auch nach entsprechender Diagnostik oder ggf. in Verbindung mit einem Zusatzkennzeichen keine spezifischere Diagnose gestellt werden kann. Außerdem dürfen diese Schlüsselnummern verwendet werden, wenn am Quartalsende, z.B. beim Erstkontakt, die Diagnostik noch nicht abgeschlossen ist. In der stationären Versorgung sind hierzu auch die Deutschen Kodierrichtlinien (DKR) zu beachten, in psychiatrischen und psychosomatischen Einrichtungen entsprechend die DKR-Psych.

Das **Kapitel XX „Äußere Ursachen von Morbidität und Mortalität"** enthält die äußeren Ursachen von Verletzungen und Vergiftungen. Diese Angaben sind nur erlaubt als Zusatz zu einer die Art des Zustandes bezeichnenden Schlüsselnummer aus einem anderen Kapitel der Klassifikation. In der ambulanten und stationären Versorgung werden nur wenige Schlüsselnummern dieses Kapitels benötigt, um ursächlich die Leistungspflicht der gesetzlichen Krankenkassen gegen die Leistungspflicht Dritter abzugrenzen.

Das **Kapitel XXI „Faktoren, die den Gesundheitszustand beeinflussen und zur Inanspruchnahme des Gesundheitswesens führen"** darf zur alleinigen Verschlüsselung des Behandlungsanlasses in der Regel nur verwendet werden, wenn Leistungen abgerechnet werden, die nicht in einer Erkrankung begründet sind. Dies betrifft beispielsweise Leistungen zur Vorsorge (z.B. Impfungen), zur Herstellung der Zeugungs- und Empfängnisfähigkeit, zur Empfängnisverhütung und zu Schwangerschaftsabbruch und Sterilisation. Für die Kodierung im Krankenhaus sei auf die Deutschen Kodierrichtlinien (DKR) verwiesen, für die Kodierung in psychiatrischen und psychosomatischen Einrichtungen gelten entsprechend die DKR-Psych.

5. Was sind sekundäre („optionale") Schlüsselnummern?

Sekundäre Schlüsselnummern sind Kodes, die nicht allein, sondern nur in Kombination mit einem anderen – primären – Kode benutzt werden können. In der ICD-10-GM gibt es zwei Arten von sekundären Kodes: Ausrufezeichen- und Sternschlüsselnummern.

Ausrufezeichenschlüsselnummern sind mit einem Ausrufezeichen (S41.87!), **Sternschlüsselnummern** mit einem Stern (H36.0*) gekennzeichnet.

Die Anwendung sekundärer Schlüsselnummern wird in den folgenden Absätzen erläutert. Bitte beachten Sie bei der Kodierung im stationären Bereich in jedem Fall auch die Deutschen Kodierrichtlinien (DKR, DKR-Psych).

Die Schlüsselnummer S41.87! „Weichteilschaden I. Grades bei offener Fraktur oder Luxation des Oberarmes" ist mit einem Ausrufezeichen gekennzeichnet. Sie dürfen diese Schlüsselnummer nicht allein benutzen; Sie können sie jedoch zusätzlich zu einem Primärkode (Kode ohne Ausrufezeichen oder Stern) verwenden, um eine Diagnose zu spezifizieren. Sie können z.B. bei „Humerusschaftfraktur" durch die zusätzliche Angabe „Weichteilschaden I. Grades bei offener Fraktur oder Luxation des Oberarmes" die Frakturverletzung näher spezifizieren: S42.3 S41.87!.

In diesem Zusammenhang sei auch das **Kreuz-Stern-System der ICD-10** erwähnt. Die Kennzeichnung von Schlüsselnummern durch Kreuz und Stern ist aus der WHO-Ausgabe der ICD-10 übernommen worden. Die ICD-10 klassifiziert Diagnosen primär nach der Ätiologie. Eine Retinopathie bei nicht-entgleistem Typ-1-Diabetes ist primär als Typ-1-Diabetes zu verschlüsseln, also mit E10.30 „Diabetes mellitus, Typ 1, mit Augenkomplikationen, nicht als entgleist bezeichnet". Dabei geht die Manifestation der Krankheit als Retinopathie verloren. Das Kreuz-Stern-System erlaubt es nun, mit einer zweiten zusätzlichen Schlüsselnummer diese Manifestation anzugeben: H36.0* „Diabetische Retinopathie". Diese Schlüsselnummer gibt aber nicht den Diabetes-Typ und die Stoffwechsellage wieder. Nur beide Schlüsselnummern zusammen übermitteln die vollständige Information.

Sternschlüsselnummern dürfen nicht als alleinige Schlüsselnummern verwendet werden, sondern immer nur zusammen mit einer anderen primären Schlüsselnummer; die primäre Schlüsselnummer wird in diesem Fall durch ein angehängtes Kreuz gekennzeichnet. Die diabetische Retinopathie wird nach dem Kreuz-Stern-System mit E10.30† H36.0* verschlüsselt. Die Angabe E10.30 genügt den gesetzlichen Anforderungen, die alleinige Angabe von H36.0 oder auch H36.0* ist unzulässig. Als Kreuzschlüsselnummer kann in der ICD-10 jede primäre Schlüsselnummer verwendet werden, wenn die Kombination medizinisch sinnvoll ist; Sie sind also nicht

an die mit einem Kreuz gekennzeichneten Schlüsselnummern gebunden. Auf den Abrechnungsunterlagen und Arbeitsunfähigkeitsbescheinigungen nach § 295 SGB V können Sie das Kreuz und den Stern weglassen, da diese Eigenschaft für jede Schlüsselnummer eindeutig vorgegeben ist: E10.30 H36.0.

Mit der Einführung der neuen Entgeltsysteme im stationären Bereich hat die Kreuz-Stern-Verschlüsselung im Krankenhaus an Bedeutung gewonnen, da ein Behandlungsfall durch die Angabe einer Sternschlüsselnummer unter Umständen einer höheren Komplexitätsstufe zugeordnet wird.

Liste der ICD-10-GM-Kapitel

I. Bestimmte infektiöse und parasitäre Krankheiten A00–B99

II. Neubildungen C00–D48

III. Krankheiten des Blutes und der blutbildenden Organe sowie bestimmte Störungen mit Beteiligung des Immunsystems D50–D90

IV. Endokrine, Ernährungs- und Stoffwechselkrankheiten E00–E90

V. Psychische und Verhaltensstörungen F00–F99

VI. Krankheiten des Nervensystems G00–G99

VII. Krankheiten des Auges und der Augenanhangsgebilde H00–H59

VIII. Krankheiten des Ohres und des Warzenfortsatzes H60–H95

IX. Krankheiten des Kreislaufsystems I00–I99

X. Krankheiten des Atmungssystems J00–J99

XI. Krankheiten des Verdauungssystems K00–K93

XII. Krankheiten der Haut und der Unterhaut L00–L99

XIII. Krankheiten des Muskel-Skelett-Systems und des Bindegewebes M00–M99

XIV. Krankheiten des Urogenitalsystems N00–N99

XV. Schwangerschaft, Geburt und Wochenbett O00–O99

XVI. Bestimmte Zustände, die ihren Ursprung in der Perinatalperiode haben P00–P96

XVII. Angeborene Fehlbildungen, Deformitäten und Chromosomen-Anomalien Q00–Q99

XVIII. Symptome und abnorme klinische und Laborbefunde, die anderenorts nicht klassifiziert sind R00–R99

XIX. Verletzungen, Vergiftungen und bestimmte andere Folgen äußerer Ursachen S00–T98

XX. Äußere Ursachen von Morbidität und Mortalität .... V01!–Y84!

XXI. Faktoren, die den Gesundheitszustand beeinflussen und zur Inanspruchnahme des Gesundheitswesens führen Z00–Z99

XXII. Schlüsselnummern für besondere Zwecke U00–U99

Alphabetisches Verzeichnis

Zusammenfassende Hinweise zur Angabe der Zusatzkennzeichen

Stationärer Bereich (§ 301 SGB V):

Zur **Spezifizierung der Seitenlokalisation** der Diagnose ***kann*** eines der folgenden Zusatzkennzeichen der Schlüsselnummer angefügt werden (z.B. M16.5 R bei einer rechtsseitigen posttraumatischen Koxarthrose):

R rechts
L links
B beidseitig

Ambulanter Bereich (§ 295 SGB V):

Zur **Angabe der Diagnosensicherheit** ***muss*** eines der folgenden Zusatzkennzeichen jeder Schlüsselnummer angefügt werden (z.B. I21.9 A bei einem ausgeschlossenen Myokardinfarkt):

A ausgeschlossene Diagnose
V Verdachtsdiagnose bzw. auszuschließende Diagnose
Z (symptomloser) Zustand nach der betreffenden Diagnose
G gesicherte Diagnose (auch anzuwenden, wenn A, V oder Z nicht zutreffen, also auch bei den häufig auf keine Diagnose bezogenen Schlüsselnummern des Kapitels XXI)

Zur **Spezifizierung der Seitenlokalisation** der Diagnose ***kann*** eines der für den stationären Bereich genannten Zusatzkennzeichen benutzt werden (z.B. M16.5 VR bei Verdacht auf eine rechtsseitige posttraumatische Koxarthrose):

R rechts
L links
B beidseitig

Es wird bei der Dokumentation von Schlüsselnummern dringend empfohlen, die beiden Zusatzkennzeichen in der hier benutzten **Reihenfolge** anzugeben: **Diagnosensicherheit vor Seitenlokalisation**.

Spezielle Abkürzungen

a.n.k. anderenorts nicht klassifiziert

n.n.bez. nicht näher bezeichnet [diese Abkürzung wird nur im Systematischen Verzeichnis verwendet!]

o.n.A. ohne nähere Angabe

s. siehe

s.a. siehe auch

– A –

A-Betalipoproteinämie E78.6
A-Esotropie, bei Überfunktion, Obliquus superior, und Parese, Obliquus inferior H50.0
A-Exotropie, bei Überfunktion, Obliquus superior, und Parese, Obliquus inferior H50.1
A-Zellen, Pankreas, Hyperplasie E16.8
– mit Sekretion, Gastrin, übermäßig E16.4
A1-PI [Alpha-1-Proteinase-Inhibitor], Mangel E88.0
AA-Amyloidose E85.3
AADC [Aromatische-L-Aminosäuredecarboxylase], Mangel G24.8
AAE [Erworbenes Angioödem] T78.3
Aagenaes-Syndrom K71.0
Aalfs-Syndrom, Ruijs-, mit Karzinom, hepatozellulär C22.0 Q87.8
AApoA-I [Apolipoprotein-A-I-Amyloidose] E85.0
AApoA-II [Apolipoprotein-A-II-Amyloidose] E85.0† N08.4*
Aarons-Schelley-Syndrom, Johnston- Q68.8 L85.9
Aarskog-Scott-Syndrom Q87.1
Aarskog-Syndrom Q87.1
Aase-Smith-Syndrom, Typ
– I Q87.8
– II D61.0
Aase-Syndrom D61.0
AATM [Alpha-1-Antitrypsinmangel] E88.0
AB0-hämolytisch, Krankheit, beim Fetus/Neugeborenen P55.1
AB0-Immunisierung, Betreuung, Schwangere O36.1
AB0-Isoimmunisierung
– beim Fetus/Neugeborenen P55.1
– Betreuung, Mutter O36.1
– mit
–– Erythroblastose, fetal P55.1
–– Ikterus, fetal P55.1
AB0-Unverträglichkeit, mit
– Infusionsreaktion T80.3
– Transfusionsreaktion T80.3
Abakteriell
– Konjunktivitis H10.8
– Meningitis a.n.k. G03.0
Abasie F44.4
– funktionell F44.4
– hysterisch F44.4
Abbaudefekt, Glykoprotein E77.1
Abbauprozess
– allgemein R53
–– physisch, und psychisch R53
–– psychisch R53
– Gehirn G31.9
– physisch R53
Abbaustörung
– Aminosäure, verzweigtkettig E71.1 ►

Abbaustörung *(Forts.)*
– Isoleuzin E71.1
– Leuzin E71.1
– Valin E71.1
Abblättern, Zahn K08.0
– durch Ursachen, systemisch K08.0
Abblassung, Papille H47.2
– temporal H47.2
Abbrechen, Fingernagel L60.3
Abbruch, Schwangerschaft – s.a. Abort O06.9
– Antrag auf Z30.0
– illegal O05.9
– legal O04.9
–– inkomplett O04.4
–– mit Komplikation O04.8
– therapeutisch O04.9
Abbruchblutung Z30.3
ABCB4-Genmutation, assoziiert, bei Cholelithiasis K80.80
Abdomen
– Abnormität, bei bildgebender Diagnostik a.n.k. R93.5
– Abszess K65.09
– Abwehrspannung R19.3
– Adhäsion K66.0
– akut R10.0
– aufgetrieben R14
– Beckengegend, und Lumbosakralregion, Verletzung, oberflächlich, multipel S30.7
– Befund
–– CT [Computertomographie], abnorm R93.5
–– Sonographie, abnorm R93.5
– Bindegewebe, Sarkom C49.4
– Biss, durch Insekt, ungiftig S30.83
– Blasenbildung, nichtthermisch S30.82
– Blutung R58
– Décollement, subkutan S30.86
– Deformität, angeboren Q89.9
– Druckschmerzhaftigkeit R10.4
– Fistel K63.2
– Fremdkörper, oberflächlich S30.84
– Granulom K66.8
– Kolik R10.4
– Krampf R10.4
– Lymphknoten, Tuberkulose A18.3
– Metastase, Lymphknoten C77.2 U69.52!
– mit Flüssigkeit R18
– pendelnd
–– bei Schwangerschaft O34.8
–– mit Schädigung, Fetus/Neugeborenes P03.8
– Prellung S30.1
– Raumforderung R19.0
– Rigidität, mit Schmerzen, Abdomen, stark R10.0
– Ruptur, Aorta, traumatisch S35.0
– Sarkom, pleomorph, undifferenziert C49.4
– Schmerzen R10.4
–– chronisch R10.4
–– ohne Krankheit R10.4
–– psychogen F45.39 ►

Abdomen *(Forts.)*
~ Schmerzen R10.4 *(Forts.)*
-- stark R10.0
--- mit Spannung, Bauchdecke R10.0
- Schürfwunde S30.81
- Schwellung R19.0
- Spätsyphilis A52.7
- Splitter S30.84
- Teile, Amputation, traumatisch S38.3
- Trauma S39.9
-- stumpf S39.9
- Tympanie R14
- Typhus A01.0
- und
-- Becken, Lumbosakralregion
--- Verletzung, multipel S39.7
--- Wunde, offen, multipel S31.7
-- Extremität
--- obere
---- Verletzung, oberflächlich T00.8
---- Wunde, offen, mehrere T01.8
--- untere
---- Verletzung, oberflächlich T00.8
---- Wunde, offen, mehrere T01.8
-- Thorax
--- Wunde, offen, mehrere T01.1
--- Zerquetschung, multipel T04.1
- unklar R10.4
- Verletzung S39.9
-- Becken S34.8
-- Blutgefäß S35.9
--- Folgen T91.8
-- Lumbosakralgegend S34.8
-- mit Verletzung, Beckenorgane S39.6
-- Muskel S39.0
-- Nerv S34.8
-- oberflächlich S30.9
-- Sehne S39.0
- Wassersucht R18
- Weichteile, Sarkom C49.4
- Wunde, offen S31.80
- Zerquetschung S38.1
Abdomenopathie R10.4
Abdomenwand
- Gangrän R02.8
- Verletzung, oberflächlich S30.9
Abdomenwand-Harnblasen-Fistel N32.2
Abdomenwand-Ureter-Fistel N28.88
Abdomenwand-Uterus-Fistel N82.5
Abdominal
- Äquivalent, konvulsiv G40.8
- Aktinomykose A42.1
- Aorta
-- Aneurysma, familiär I71.4
-- Koarktation Q25.1
- Beschwerden R10.4
- Desmoid D48.1
- Epilepsie G40.8
- Fibromatose D48.1
- Gerät, Anpassung Z46.5
- Gravidität O00.0 ►

Abdominal *(Forts.)*
- Hernie K46.9
-- mit
--- Einklemmung, ohne Gangrän K46.0
--- Gangrän K46.1
- Hiatushernie K44.9
- Hoden Q53.9
- Kompartmentsyndrom R19.80
- Krise R10.4
- Lymphom C85.9
- Metastase C79.88
- Migräne G43.8
- Paratyphus A01.4
- Raumforderung R19.0
- Rigidität R19.3
- Schmerzen
-- diffus R10.4
-- Oberbauch, viszeral R10.1
- Spasmus R10.4
- Tuberkulose A18.3
- Tularämie A21.3
- Typhus A01.0
- Verwachsung K66.0
Abdominothorakal, Fistel J86.0
Abdominouterin, Fistel N82.5
Abduktionsfraktur T14.20
Abduktoren, Lähmung, laryngeal J38.00
- und Retardierung, geistig J38.00
Abduzens [VI. Hirnnerv], Parese H49.2
Aberrant, Verlauf
- aortopulmonal, Koronararterie Q24.5
- intramyokardial, Koronararterie Q24.5
Aberration
- Arterie a.n.k. Q27.8
- Chromosom Q99.9
- Drüse, endokrin a.n.k. Q89.2
- Ductus hepaticus Q44.5
- Hypophyse Q89.2
- Mamma Q83.88
- Milz Q89.08
- Mundschleimhaut, angeboren Q38.6
- Nebennierenrinde Q89.1
- Nebenschilddrüse Q89.2
- Pankreas Q45.3
- Schilddrüse Q89.2
- Talgdrüse, Mund, angeboren Q38.6
- Thymus Q89.2
- Vene a.n.k. Q27.8
Aberrierend
- Arteria pulmonalis Q25.7
- Arteria subclavia Q27.8
- Mamma Q83.88
- Nierengefäß Q27.8
ABeta2M-Variante, Amyloidose E85.1
Abfall
- Blutdruck I95.9
-- durch Schock, nach Verletzung T79.4
- pathologisch, Hydroxiprolinausscheidung, im Urin R82.9
- Visus H54.9

Abflachung
– Augenkammer, vordere H44.4
– Femurkopf M89.85
– Fuß
–– erworben M21.4
–– kongenital Q66.5
–– rachitisch E64.3
–– spastisch, angeboren Q66.5
– Hüfte M91.2
– Thorax, kongenital Q67.8
Abflussbehinderung, Harnwege, angeboren Q64.9
Abflussstörung
– Niere N13.3
– Nierenbecken N13.0
– prävesikal N13.4
Abgang
– anomal, Koronararterie
–– links Q24.5
–– rechts Q24.5
– Arteria pulmonalis, Anomalie Q25.7
– Arteria renalis, Anomalie Q27.2
– Arteria subclavia, Anomalie Q25.8
– Arteriae coronariae, Anomalie Q24.5
– Blasenstein N21.0
– Darmgase, vermehrt R14
– Harngrieß N20.9
– Harnstein N20.9
– Kalziumoxalatstein N20.9
– Koronararterie, links, aus Pulmonalarterie Q24.5
– Mekonium, intrauterin P20.9
– Nierengrieß N20.0
– Nierenstein N20.0
– Pulmonalarterie, abnormal Q25.7
– Stuhl R15
– Truncus brachiocephalicus, Anomalie Q25.8
Abgangsstenose, Arteria renalis I70.1
Abgeheilt, Myokardinfarkt I25.29
Abgekapselt
– Flüssigkeit, Lunge J90
– Pleuritis J90
Abgeschlagenheit, bei Krankheit, durch HIV B23.8 R53
Abgeschlossen, Familienplanung Z30.9
Abgestorben, Ei, Retention O02.0
Abgesunken, Filtration, glomerulär N05.9
Abhängig
– Alpha-B-Crystallin-, Myopathie, distal, spät-beginnend G71.0
– KLHL9-, Myopathie, distal, mit Beginn in der Kindheit G71.0
– Nebulin-, Myopathie, distal, früh-einsetzend G71.0
– Persönlichkeit, passiv F60.7
– Störung, Persönlichkeit F60.7
Abhängigkeit
– Absinth F10.2
– Äthanol F10.2
– Äthylbromid F13.2
– Äthylcarbamat F19.2 ►

Abhängigkeit *(Forts.)*
– Äthylchlorid F19.2
– Äthylmorphin F11.2
– Alkohol F10.2
–– bei Schwangerschaft O99.3
–– mit Rausch, akut F10.0
– Amobarbital F13.2
– Amphetamin F15.2
– Amytal F13.2
– Analgetika a.n.k. F55.2
– Arzneimittel
–– bei Schwangerschaft O99.3
–– beim Fetus/Neugeborenen P96.1
–– halluzinogen F16.2
–– Kombination a.n.k. F19.2
–– Mutter, mit Schädigung, Fetus/Neugeborenes P04.4
– Arzneimittel a.n.k. F19.2
– Aspirator Z99.0
– Barbital F13.2
– Barbiturate F13.2
– beim Schnüffeln, Benzin F18.2
– Benzedrin F15.2
– Benzodiazepin F13.2
– Betäubungsmittel F19.2
– Bhang F12.2
– Bromid a.n.k. F13.2
– Cannabis F12.2
–– indica F12.2
–– sativa F12.2
– Cannabisharz F12.2
– Cannabisverbindung F12.2
– Chloralhydrat F13.2
– Chlordiazepoxid F13.2
– Cloralbetain F13.2
– Codein F11.2
– D-Lysergsäurediäthylamid F16.2
– Dagga F12.2
– Demerol F11.2
– Dexamphetamin F15.2
– Dexedrin F15.2
– Dextro-nor-pseudoephedrin F15.2
– Dextromethorphan F11.2
– Dextromoramid F11.2
– Dextrorphan F11.2
– Diazepam F13.2
– Dilaudid F11.2
– Drogen a.n.k. F19.2
–– bei Schwangerschaft O99.3
–– beim Fetus/Neugeborenen P96.1
–– Kombination a.n.k. F19.2
–– synthetisch, mit morphingleichem Effekt F11.2
– Flugzeugkleber F18.2
– Gabapentin F13.2
– Ganja F12.2
– Gerät, medizinisch Z99.9
– Glutethimid F13.2
– Halluzinogene F16.2
– Hanf, indisch F12.2
– Haschisch F12.2 ►

Abhängigkeit *(Forts.)*
- Hemp F12.2
- Heroin F11.2
- Hypnotika a.n.k. F13.2
- Khat F15.2
- Kiff F12.2
- Koffein F15.2
- Kokablätter F14.2
- Kokablatt-Derivat F14.2
- Kokain F14.2
- Kokainderivat F14.2
- Krankenstuhl, die Gesundheitspflege erfordert Z74.0
- langzeitig
-- vom
--- Absauggerät Z99.0
--- Aspirator Z99.0
--- Beatmungsgerät Z99.1
--- Hustenunterstützungsgerät Z99.0
--- In-/Exsufflator Z99.0
--- Kunstherz Z99.4
--- Respirator Z99.1
-- von Geräten zum Sekretmanagement Z99.0
- Laudanum F11.2
- LSD[Lysergsäurediäthylamid]-Derivate F16.2
- Luminal F13.2
- Lysergsäure F16.2
- Maconha F12.2
- Marihuana F12.2
- Mehrfach- F19.2
- Meprobamat F13.2
- Mescalin F16.2
- Methadon F11.2
- Methamphetamin F15.2
- Methaqualon F13.2
- Methylalkohol F10.2
- Methylbromid F13.2
- Methylmorphin F11.2
- Methylphenidat F15.2
- Methylsulfonal F13.2
- mit Vergiftung, durch
-- Alkohol F10.0
-- Cannabinoide F12.0
-- Halluzinogene F16.0
-- Heroin F11.0
-- Kokain F14.0
-- Lösungsmittel, flüchtig F18.0
-- Opioide F11.0
-- Sedativa, und Hypnotika F13.0
-- Tabak F17.0
- Mittel, anästhetisch a.n.k. F55.8
- Morphinsulfattyp F11.2
- Morphinsulfittyp F11.2
- Narkotika a.n.k. F19.2
- Nembutal F13.2
- Neraval F13.2
- Neravan F13.2
- Neurobarb F13.2
- Nichtbarbiturat, mit Barbiturat-Effekt F13.2
- Nichtbarbiturat-Sedativa F13.2
- Nierendialyse Z99.2 ►

Abhängigkeit *(Forts.)*
- Nikotin F17.2
- Opiate F11.2
- Opium F11.2
- Opiumderivat F11.2
- Paraldehyd F13.2
- Paregoric USP F11.2
- Pentobarbital F13.2
- Pentothal F13.2
- Peyotl F16.2
- Pflege Z74.9
- Phenmetrazin F15.2
- Phenobarbital F13.2
- Pregabalin F13.2
- Propofol F19.2
- Psilocin F16.2
- Psilocybin F16.2
- Psilocylin F16.2
- Psychostimulans a.n.k. F15.2
- Rauschgift F19.2
- Respirator Z99.1
- Rollstuhl Z99.3
- Schlafmittel F13.2
- Secobarbital F13.2
- Seconal F13.2
- Sedativa a.n.k. F13.2
- Stickoxide F19.2
- Stimulanzien F15.2
- Substanz, morphinähnlich F11.2
- Suchtstoff a.n.k. F19.2
- Tinctura Opii benzoica F11.2
- Tranquilizer a.n.k. F13.2
- vom
-- Absauggerät Z99.0
-- Beatmungsgerät Z99.1
-- Hustenunterstützungsgerät Z99.0
-- In-/Exsufflator Z99.0
-- Kunstherz Z99.4
- von Geräten zum Sekretmanagement Z99.0
- Wermut F19.2

Abhängigkeitssyndrom
- bei Gebrauch
-- Cannabinoide F12.2
-- Halluzinogene F16.2
-- Kokain F14.2
-- Lösungsmittel, flüchtig F18.2
-- Opioide F11.2
-- Sedativa, und Hypnotika F13.2
- Tabak F17.2

Abhebung
- Aderhaut H31.4
- Glaskörper H43.8
-- hämorrhagisch H43.1
- Retina
-- Pigmentblatt H35.7
-- Schichtenabhebung H35.7
- Retinaschicht H35.7

Abiotrophie R68.8

Abkapselungsreaktion, beim
- Jugendlichen F93.2
- Kind F93.2

Abklärung Z04.9
– Bandenverhalten, ohne manifeste psychische Störung Z03.2
– bei
–– Nebenwirkung, unerwünscht, Arzneimittel Z03.6
–– Verdacht auf
––– bösartige Neubildung Z03.1
––– Gehirnerschütterung Z03.3
––– Herz-Kreislauf-Krankheit a.n.k. Z03.5
––– Herzinfarkt Z03.4
––– Herzkrankheit a.n.k. Z03.5
––– Misshandlung Z04.5
––– Neubildung, gutartig Z03.8
––– neurologische Krankheit Z03.3
––– nichtisolierungspflichtige Infektionskrankheit Z03.8
––– psychische Krankheit Z03.2
––– Selbstbeschädigung, angeblich Z03.6
––– Selbsttötung, angeblich Z03.6
––– Selbsttötungsversuch, angeblich Z03.8
––– Selbstvergiftung, angeblich Z03.6
––– Tuberkulose Z03.0
––– Verhaltensstörung Z03.2
–– Verletzung
––– unfallbedingt a.n.k. Z04.3
––– zugefügt a.n.k. Z04.5
– Disposition, für
–– Kardiomyopathie Z01.81
–– Störung, Herzrhythmus, maligne Z01.80
– Krankheit Z03.9
– Missbrauch, sexuell, angeblich Z04.5
– nach
–– Arbeitsunfall Z04.2
–– Transportmittelunfall Z04.1
–– Unfall a.n.k. Z04.3
– ohne Bedarf weiterer ärztlicher Versorgung Z04.9
– Parasuizid, angeblich Z03.8
– Verdachtsfall Z03.9
– Vergewaltigung, angeblich Z04.5
– Verhalten, dissozial, ohne manifeste psychische Störung Z03.2
– Versuch, Selbstmord, angeblich a.n.k. Z03.8
– Wirkung, toxisch, Substanz, aufgenommen Z03.6
Abknickung
– Darm K56.6
– Ileum K56.6
– pyeloureteral, bei Pyelonephritis, chronisch N11.1
– Ureter
–– bei Pyelonephritis, chronisch N11.1
–– ohne Hydronephrose, mit Infektion, Niere N13.67
Ablagerung
– Amyloid E85.9
– Cholesterin
–– Galle K80.20
–– Glaskörper H43.2
–– Retina H35.8 ►
Ablagerung *(Forts.)*
– Eisen J63.4
–– Lunge J63.4
–– mit Pigmentierung L81.8
– Fett
–– dorsozervikal E65
–– intraabdominal E65
–– übermäßig E66.99
––– lokalisiert E65
–– viszeral E65
– Hämosiderin E83.1
– Haut R23.8
– Hornhaut, Auge H18.0
– Kalk, bei Periarthropathia humeroscapularis M75.0
– Konjunktiva H11.1
–– bei Amyloidose E85.4† H13.8*
– Kornea H18.0
– kristallin, Glaskörper H43.2
– lipoid E75.6
– Metall, Zahnfleisch K06.8
– metallisch, Linse H26.8
– Paraamyloid E85.8
– Urat, Niere N20.0
– Zahn K03.6
Ablagerungskrankheit, CPPD[Kalziumpyrophosphat-Dihydrat]-, familiär M11.19
Ablatio chorioideae H31.4
– alt H31.4
– postinfektiös H31.4
– spontan H31.4
Ablatio mammae, Zustand nach Z90.1
Ablatio placentae O45.9
– mit
–– Blutung, verstärkt, bei
––– Afibrinogenämie O45.0
––– Gerinnung, intravasal, disseminiert O45.0
––– Hyperfibrinogenämie O45.0
––– Hyperfibrinolyse O45.0
–– Schädigung, Fetus P02.1
Ablatio retinae H33.2
– alt, mit Traktionsablatio H33.4
– bei
–– Nekrose, Retina H33.5
–– Pseudoaphakie H33.5
–– Retinitis, durch CMV [Zytomegalievirus], HIV-positiv B20† B25.88 H32.0*
– durch Zug H33.4
– mit
–– Defekt, Retina H33.0
–– Foramen, multipel H33.0
–– Foramen retinae H33.0
–– Hufeisenforamen H33.0
–– Riesenriss (nicht Orariss) H33.0
–– Riss H33.0
––– Ora H33.0
–– Rundloch H33.0
– ohne Retinadefekt H33.2
– persistierend, nach Operation H33.2
– rhegmatogen H33.0 ►

Ablatio retinae H33.2 *(Forts.)*
– serös, ohne Retinariss H33.2
– traumatisch, akut S05.8
Ablatio retinae exsudativa H33.2
– bei
–– Fehlbildung, kongenital Q14.1
–– Krankheit, durch CMV [Zytomegalievirus] B25.9
–– Tumor H33.2
– entzündlich H33.2
Ablatio retinae non sanata H33.2
Ablation
– Glaskörper H43.8
– Meniskus M23.39
–– durch
––– Riss, alt M23.29
––– Verletzung, alt M23.29
– Pigmentepithel, Retina H35.7
– Uterus Z90.7
Ablederung, Penis S31.2
Ablehnung, sozial Z60
Ableitend, Harnwege
– Funktionsstörung N39.9
– Spasmus R39.8
Ableitung
– Hirnventrikel Z98.2
– Liquor cerebrospinalis, in situ Z98.2
Ableitungsbronchitis J40
Ablepharie Q10.3
Ablepharon-Makrostomie-Syndrom Q87.0
Ablösung
– Chorioidea H31.4
– Glaskörper H43.8
– Netzhaut
–– kongenital Q14.1
–– rhegmatogen, autosomal-dominant H33.0
– Plazenta, Komplikation, Entbindung O45.9
– Retina H33.2
–– bei
––– Loch, Retina H33.0
––– Ruptur, Retina, traumatisch H33.0
––– Vitreoretinopathie, proliferativ H33.4
–– mit Defekt H33.0
–– ohne Riss, Retina H33.2
–– serös H33.2
––– ohne Riss, Retina H33.2
Abmagerung E41
– durch Mangelernährung E41
– extrem E41
Abnabelung, unsachgemäß P51.8
– mit Blutung P51.8
Abnahme
– Funktion, kognitiv, altersabhängig R41.8
– Gewicht
–– abnorm R63.4
––– mit Dystrophie R63.4
–– bei Krankheit, durch HIV B22 R64
– Glukosetoleranz R73.0
– Libido F52.0
– Tatkraft R68.8
Abnorm – s. Art der Krankheit
Abnormität
– Amnion O41.9
–– mit Schädigung, Fetus/Neugeborenes P02.9
– Atmung a.n.k. R06.88
– Autosomen a.n.k. Q99.9
– Beckenknochen, bei Schwangerschaft O33.0
– Beckenorgane, mit Schädigung, Fetus/Neugeborenes P03.8
– Beckenweichteile, bei Schwangerschaft O34.9
– bei bildgebender Diagnostik
–– Abdomen a.n.k. R93.5
–– Extremität R93.6
–– Gallensystem R93.2
–– Gastrointestinaltrakt R93.3
–– Harnorgane R93.4
–– Hautgewebe R93.8
–– Herz R93.1
–– Kopf R93.0
–– Koronarkreislauf R93.1
–– Leber R93.2
–– Lunge R91
–– Magen-Darm-Kanal R93.3
–– Mamma R92
–– Muskel-Skelett-System a.n.k. R93.7
–– Organ, intrathorakal a.n.k. R93.8
–– Retroperitoneum R93.5
–– Unterhautgewebe R93.8
–– Urogenitaltrakt R93.8
–– Verdauungstrakt a.n.k. R93.3
–– Zentralnervensystem a.n.k. R90.8
– Cervix uteri, bei Schwangerschaft a.n.k. O34.4
– Chorion O41.9
–– mit Schädigung, Fetus/Neugeborenes P02.9
– Chromosom a.n.k. Q99.9
– Eihäute O41.9
–– mit Schädigung, Fetus P02.9
– Form, Zahn K00.2
– Globulin, kortisolbindend E27.8
– Größe, Zahn K00.2
– Haar L67.9
– Handfurchen Q82.8
– Harnlassen a.n.k. R39.1
– Korrespondenz, retinal H53.3
– Liquor cerebrospinalis R83.9
– Ohrknöchelchen, erworben a.n.k. H74.3
– Perineum, mit Hindernis, Geburt O65.5
– Plazenta a.n.k. O43.1
– Pleura Q34.0
– Prostatasekret R86.9
– Pulmonalarterie, angeboren Q25.7
– Pupillenfunktion H57.0
– Pupillenreflex H57.0
– respiratorisch R06.88
–– bei Krankheit, durch HIV B23.8 R06.88
– Retinapunkte, korrespondierend H53.3
– Samen R86.9
– sexuell F65.9
– Sinus venosus Q21.1
– Synchondrose Q78.8
– Thyreoglobulin E07.8
– Transcortin E27.8 ▶

Abnormität *(Forts.)*
– Untersuchungsmaterial
–– Cervix uteri R87.9
–– Vagina R87.9
–– Vulva R87.9
– Vagina
–– bei Schwangerschaft O34.6
–– mit Hindernis, Geburt O65.5
– Vulva, mit Hindernis, Geburt O65.5
– Wasserlassen a.n.k. R39.1
– Zwerchfellöffnung, angeboren Q79.1
– zytogenetisch Q99.9
Abnutzung, Zahn
– approximal K03.0
– okklusal K03.0
– übermäßig K03.0
Abort O06.9
– ärztlich
–– eingeleitet O04.9
–– misslungen O07.4
––– mit
–––– Afibrinogenämie O07.1
–––– Blutung O07.1
–––– Defibrinationssyndrom O07.1
–––– Embolie O07.2
–––– Endometritis O07.0
–––– Gerinnung, intravasal O07.1
–––– Infektion
––––– Becken O07.0
––––– Genitaltrakt O07.0
––––– Harnwege O07.3
–––– Kollaps, Kreislauf O07.3
–––– Nekrose, Nierentubulus O07.3
–––– Oligurie O07.3
–––– Oophoritis O07.0
–––– Parametritis O07.0
–––– Pelviperitonitis O07.0
–––– Perforation, Beckenorgane O07.3
–––– Riss, Beckenorgane O07.3
–––– Salpingitis O07.0
–––– Salpingo-Oophoritis O07.0
–––– Schock O07.3
––––– septisch O07.0
–––– Sepsis O07.0
–––– Stillstand, Herz O07.3
–––– Störung, Elektrolythaushalt O07.3
–––– Verätzung, Beckenorgane O07.3
–––– Versagen, Niere O07.3
– artifiziell O04.9
– drohend O20.0
–– mit
––– Blutung O20.0
––– Schädigung, Fetus P01.8
– durch Seife O05.8
– Einleitung
–– ärztlich, misslungen O07.4
–– misslungen, mit Komplikation O07.8
––– durch
–––– Afibrinogenämie O07.6
–––– Blutung, verstärkt O07.6
–––– Embolie O07.7 ►

Abort O06.9 *(Forts.)*
~ Einleitung *(Forts.)*
~~ misslungen, mit Komplikation O07.8 *(Forts.)*
~~~ durch *(Forts.)*
–––– Endometritis O07.5
–––– Infektion O07.5
–––– Oligurie O07.8
–––– Oophoritis O07.5
–––– Parametritis O07.5
–––– Pelviperitonitis O07.5
–––– Schock O07.8
– einzeitig O06.9
–– mit Komplikation O06.8
– Früh- O06.9
– Gemini- O06.9
– habituell O03.9
–– Neigung N96
––– bei Schwangerschaft O26.2
––– mit Betreuung, Nichtschwangere N96
– illegal O05.9
– imminent O20.0
– immunologisch bedingt O05.9
– Indikation
–– gesetzlich O04.9
–– psychiatrisch O04.9
– infektiös O06.5
– infiziert O06.5
– inkomplett O06.4
–– mit Komplikation O06.3
– komplett O06.9
–– mit Komplikation O06.8
– kriminell O05.9
– legal O04.9
– misslungen O07.9
–– mit Komplikation, durch
––– Defibrinationssyndrom O07.6
––– Gerinnung, intravasal O07.6
––– Infektion
–––– Becken O07.5
–––– Genitaltrakt O07.5
–––– Harnwege O07.8
––– Kollaps, Kreislauf O07.8
––– Nekrose, Nierentubulus O07.8
––– Perforation, Beckenorgane O07.8
––– Riss, Beckenorgane O07.8
––– Salpingitis O07.5
––– Salpingo-Oophoritis O07.5
––– Schock, septisch O07.5
––– Stillstand, Herz O07.8
––– Störung, Elektrolythaushalt O07.8
––– Verätzung, chemisch, Beckenorgane O07.8
––– Versagen, Niere O07.8
– mit
–– Blutung O06.6
––– spät O06.6
–– Infektion, Harnwege O08.8
–– Lazeration, Nachbehandlungszeitraum O08.6
–– Tetanus A34
– nach drohendem Abort O03.9
– Phobie F45.2
– protrahiert O06.8 ►
~~~

Abort O06.9 *(Forts.)*
– Psychose F53.1
– septisch O08.0
–– mit Blutung O06.5 O08.1
– Spät- O06.9
– spontan O03.9
–– drohend O20.0
–– Fetus P01.8
–– habituell O03.9
–– infiziert O03.5
–– inkomplett O03.4
––– mit Komplikation O03.3
–– komplett O03.9
––– mit Komplikation O03.8
–– mit Blutung O03.6
–– septisch O03.5
– therapeutisch O04.9
– toxisch O08.0
– tubar O00.1
– unvollständig O06.4
– verhalten O02.1
– vollständig O06.9
– zweizeitig O06.9
–– mit Komplikation O06.8
– Zwillings- O06.9
Abortiv
– Pest A20.8
– Poliomyelitis A80.4
Abortivei O02.0
Abortus – s.a. Abort O06.9
– ampullaris O00.1
– Bang, Infektion A23.1
– completus O06.9
– habitualis O03.9
– imminens O20.0
–– mit Schädigung, Fetus P01.8
– incipiens O06.9
– incompletus O06.4
Abrasio corneae S05.0
Abrasio dentium K03.1
Abrasion
– Verletzung, Kornea S05.0
– Zahn K03.1
–– berufsbedingt K03.1
–– durch Zahnputzmittel K03.1
–– habituell K03.1
–– traditionell K03.1
Abrikossoff-Geschwulst D21.9
Abriss T14.7
– Auge S05.7
– Blutgefäß T14.5
– Bulbus S05.7
– Frenulum linguae S01.54
– Gelenk T14.3
– Iris H21.5
– Knorpel T14.3
–– Knie, traumatisch, frisch S83.3
– Kopf, vollständig S18
– Kopfhaut, behaart S08.0
– Ligament T14.3
– Lunge S27.32 ►
Abriss T14.7 *(Forts.)*
– Meniskus S83.2
–– Knie S83.2
– mesenterial S36.82
– Milzhilus S36.04
– Muskel T14.6
– Nagel T14.1
– Nierenstiel S37.02
– okulär, mit Wunde, offen S05.7
– Patellarsehne S76.1
– Sehne T14.6
– Symphysenknorpel, bei Geburt O71.6
– traumatisch T14.7
– Ureter S37.1
– Urethra S37.30
– Zahn S03.2
– Ziliarkörper H21.5
Abruptio
– graviditatis O04.9
–– ärztlich O04.9
–– Antrag auf Z30.0
–– Indikation
––– medizinisch O04.9
––– sozial O04.9
– placentae O45.9
–– bei Störung, Gerinnung O45.0
–– Komplikation, Entbindung a.n.k. O45.9
–– mit
––– Blutung, verstärkt, bei
–––– Afibrinogenämie O45.0
–––– Gerinnung, intravasal disseminiert O45.0
–––– Hyperfibrinogenämie O45.0
–––– Hyperfibrinolyse O45.0
––– Schädigung, Fetus P02.1
––– Schnittentbindung O45.9
Abruzzo-Erickson-Syndrom Q87.8
Abscessus – s.a. Abszess L02.9
– frigidus A16.9
– pulmonum J85.2
– sudoriparus L75.8
Abscheidungsthrombus I82.9
Abscher-Fraktur, vertikal [Vertical shear fracture] S32.7
Abscherung, Hornhaut H18.4
Abschleifung, Zahn K03.1
Abschnüren, Erstickung T71
Abschürfung T14.01
– Haut T14.01
–– neurotisch L98.1
Abschuppung, Haut R23.4
Abschwächung, Harnstrahl R39.1
Absencen
– atonisch G40.3
– bei
–– Epilepsie G40.7
––– im Kindesalter G40.3
––– juvenil G40.3
–– Myoklonie, perioral G40.3
– epileptisch a.n.k. G40.7
–– atonisch G40.3
– myoklonisch, bei Epilepsie G40.4

Absencenstatus, epileptisch G41.1
Absidia, Infektion B46.5
Absiedelung
– Lunge, Tumor C78.0
– metastatisch C79.9
Absinken, Niere N28.88
Absinth, Abhängigkeit F10.2
Absinthismus F19.2
Absolut
– Agraphie R48.8
– Arrhythmie I48.9
– – bei Flimmern, Vorhof I48.9
– – intermittierend I48.9
– Bradyarrhythmie I48.9
– Glaukom H44.5
– Tachyarrhythmie I48.9
Absonderung, aus
– Brustwarze N64.5
– – Befund, abnorm R89.9
– Mamma N64.5
Absorption
– Arzneimittel, über die Plazenta P04.1
– Drogen, über die Plazenta P04.1
– Fett, Störung, pankreatisch K90.3
– Störung K90.9
– – Fett K90.4
– – Kalzium E58
– – Protein K90.4
– – Stärke K90.4
– – Vitamin E56.9
– Substanz, chemisch T65.9
– – über die Plazenta P04.9
– Umweltsubstanzen, chemisch, mit Schädigung, Fetus/Neugeborenes P04.6
Absprengung, Felsenbein S02.1
Absprengungsfraktur T14.20
Abstehend, Ohr Q17.5
Absteigend, Paralyse, spinal a.n.k. G12.2
Abstillen O92.50
– primär O92.50
– sekundär O92.50
Abstinenzsyndrom F19.3
– Alkohol F10.3
– neonatal P96.1
Abstoßung
– Autotransplantat T86.9
– Darmtransplantat T86.88
– Gliedmaßen, wieder angenäht T87.2
– Hauttransplantat T86.59
– Herz-Lungen-Transplantat T86.3
– Herztransplantat T86.2
– Hornhauttransplantat
– – akut T86.83
– – chronisch T86.83
– Knochenmarktransplantat T86.00
– Knochentransplantat T86.88
– Lebertransplantat T86.49
– – innerhalb der ersten 28 Tage nach Transplantation T86.40
– – 29 oder mehr Tage nach Transplantation T86.41 ►

Abstoßung *(Forts.)*
– Lungentransplantat T86.81
– Mammaplastik T86.88
– Mammatransplantat T86.88
– Nagel L60.8
– Nierentransplantat T86.19
– – akut T86.10
– – chronisch T86.11
– Pankreastransplantat T86.82
– Transplantat T86.9
– – mit Pyelonephritis T86.9† N16.5*
– – nach Stammzelltransplantation T86.00
Abstoßungskrise, nach Transplantation, Niere T86.10
Abstrich
– Cervix uteri
– – mit atypischen Kernen R87.6
– – nach Papanicolaou Z12.4
– Papanicolaou-, Cervix uteri, routinemäßig Z01.4
Abstrusio auriculae Q17.9
Abszedierend
– Entzündung, Sinus pilonidalis L05.0
– Pneumonie J85.1
– Pyelonephritis N12
– Sinus pilonidalis L05.0
Abszess – s.a. Abscessus L02.9
– Abdomen K65.09
– Achselhöhle L02.4
– Achsellymphdrüse, akut L04.2
– Aderhaut H30.0
– Analsphinkter K61.4
– anorektal K61.2
– Antrum Highmori, chronisch J32.0
– Anus K61.0
– apikal K04.7
– apokrin L74.8
– Appendix K35.32
– Areola N61
– – akut N61
– – chronisch N61
– – nichtpuerperal N61
– Areola mammae N61
– – postpartal O91.00
– Arm L02.4
– Arterienwand I77.88
– Atemwege, obere J39.88
– Auge H44.0
– Augenlid H00.0
– Augenlidwinkel H10.5
– Augenlinse H27.8
– Außenknöchel L02.4
– Balken G06.0
– Bartholin-Drüse N75.1
– – durch Gonokokken A54.1
– – im Wochenbett O86.1
– Bauchdecke L02.2
– Bauchhöhle K65.09
– Bauchraum K65.09
– Bauchwand L02.2 ►

Abszess – s.a. Abscessus L02.9 *(Forts.)*
– Becken L02.2
–– klein K65.09
–– peritoneal, beim Mann K65.09
–– weiblich N73.9
––– tuberkulös A18.1† N74.1*
– bei
–– Chromomykose, subkutan B43.2† L99.8*
–– Crohn-Krankheit K50.9
––– Dünndarm, und Dickdarm K50.82
–– Dermoidzyste, kokzygeal L05.0
–– Diabetes mellitus E14.60
–– Divertikulitis
––– Darm K57.82
–––– mit Blutung K57.83
––– Dickdarm K57.22
–––– mit
––––– Blutung K57.23
––––– Perforation K57.22
––– Dünndarm K57.02
–––– mit Blutung K57.03
–––– und Dickdarm K57.42
–– Enterostomie K91.4
–– Entzündung, Eileiter, akut N70.0
–– Epididymitis N45.0
–– Epididymoorchitis N45.0
–– Fistel
––– Haarbalg L05.0
––– Steißbein L05.0
–– Gonorrhoe
––– Bartholin-Drüse A54.1
––– Cowper-Drüse A54.1
–– Ileostomie K91.4
–– Infektion, Sinus pilonidalis L05.0
–– Kolostomie K91.4
–– Orchitis N45.0
–– Paraurethritis, gonorrhoisch A54.1
–– Peritonitis K65.09
–– Pilonidalfistel L05.0
–– Sinus, kokzygeal L05.0
–– Sinus dermalis congenitalis L05.0
–– Tuberkulose, Rektum A18.3† K93.0*
–– Typ-1-Diabetes mellitus E10.60
–– Typ-2-Diabetes mellitus E11.60
–– Urethritis
––– durch Diplokokken A54.1
––– gonorrhoisch A54.1
–– Vaginitis, gonorrhoisch A54.1† N77.1*
–– Vulvitis, gonorrhoisch A54.1† N77.1*
–– Vulvovaginitis, durch Gonokokken A54.1† N77.1*
– Bein L02.4
– Bindegewebe a.n.k. L02.9
– Blinddarm K35.32
– Brodie- M86.89
– Bronchus J98.0
– Brustfell J86.9
–– mit Fistel J86.0
– Brustwand L02.2
– Brustwarze N61
–– postpartal O91.00 ▶

Abszess – s.a. Abscessus L02.9 *(Forts.)*
~ Brustwarze N61 *(Forts.)*
–– schwangerschaftsbedingt O91.00
– Bursa M71.09
–– pharyngea J39.1
– Cervix uteri
–– im Wochenbett O86.1
–– nichtpuerperal N72
– Chorioidea H30.0
– Corpus cavernosum N48.2
– Corpus luteum N70.9
– Cowper-Drüse N34.0
–– tuberkulös A18.1† N51.8*
– Damm L02.2
– Darm K63.0
–– tuberkulös A18.3† K93.0*
– Darmwand K63.0
– Daumen L02.4
– Daumennagel L03.01
– dental K04.7
–– mit Fistel K04.6
– dentoalveolär K04.7
–– mit Fistel K04.6
– Digitus L02.4
– Douglas- N73.5
–– chronisch N73.5
– Drüse
–– sublingual K11.3
–– submandibulär K11.3
–– vulvovaginal N75.1
––– im Wochenbett O86.1
– Ductus deferens N49.1
– Ductus spermaticus N49.1
– Dura mater, tuberkulös A17.8† G07*
– durch
–– Amöben A06.4† K77.0*
–– Aspergillus, Lunge B44.1
–– Candida B37.9
– Eileiter N70.9
–– chronisch N70.1
– Ellenbeuge L02.4
– Ellenbogen L02.4
– embolisch L02.9
– Endometrium N71.9
– epidural G06.2
–– tuberkulös A17.8† G07*
– Epiploon K65.09
– erysipelatös A46
– extern L02.9
– extradural G06.2
– extraperitoneal K65.09
– Extremität
–– obere L02.4
–– untere L02.4
– Faszie M72.89
– Fauces J39.1
– Felsenbein H70.2
– femoral L02.4
– Ferse L02.4
– Finger L02.4
– Fingernagel L03.01 ▶

Abszess – s.a. Abscessus L02.9 *(Forts.)*
– fistelnd L02.9
– Fossa canina K04.7
– Fossa ischioanalis K61.3
– Fossa ischiorectalis K61.3
– Fossa supraclavicularis L02.4
– Frontalhirn G06.0
– Funiculus spermaticus N49.1
– Fuß L02.4
– Gallenblase K81.0
–– ohne Gallenstein K81.0
– Gaumen K12.28
–– hart K10.28
– Gebärmutterhals N72
– Gehirn G06.0
–– bei Abszess
––– Leber, durch Amöben A06.6† G07*
––– Lunge, durch Amöben A06.6† G07*
–– chromomykotisch B43.1† G07*
–– durch
––– Amöben A06.6† G07*
––– Entamoeba histolytica A06.6† G07*
––– Gonokokken A54.8† G07*
–– embolisch G06.0
–– epidural G06.0
–– extradural G06.0
–– otogen G06.0
–– subarachnoidal G06.0
–– zystisch G06.0
– Gehörgang H60.0
– Gelenk M00.99
–– tuberkulös a.n.k. A18.0† M01.19*
– Genitalorgane
–– äußere, bei der Frau N76.4
–– männlich, multipel N49.88
–– nach
––– Abort O08.0
––– Molenschwangerschaft O08.0
––– Schwangerschaft, extrauterin O08.0
–– postpartal, bei der Frau O86.1
–– puerperal, bei der Frau O86.1
– Gesäß L02.3
– Geschlechtsorgane
–– im Wochenbett O86.1
–– männlich N49.9
–– tuberkulös a.n.k. A18.1
– Gesicht L02.0
– Glandulae cervicales uteri N72
– Glandulae tarsales H00.0
– Glandulae urethrales, durch Gonokokken A54.1
– Glaskörper H44.0
– glutäal L02.3
– gonorrhoisch a.n.k. A54.1
– Hacken L02.4
– Hals L02.1
– Halslymphknoten L04.0
– Halswirbelsäule M46.22
– Hand L02.4
– Handgelenk L02.4 ►

Abszess – s.a. Abscessus L02.9 *(Forts.)*
– Harn- und Geschlechtsorgane, tuberkulös A18.1
– Harnblase N30.8
–– bei Schwangerschaft O23.1
– Harnwege, im Wochenbett a.n.k. O86.2
– Haut L02.9
–– durch Amöben A06.7
–– Gesicht L02.0
–– Glutäalregion L02.3
–– tuberkulös A18.4
– hepatisch K75.0
– Herz I51.8
– Hoden N45.0
–– tuberkulös A18.1† N51.1*
– Hornhaut H16.3
– Hüfte L02.4
–– tuberkulös A18.0† M01.15*
– Hypophyse E23.6
– iatrogen T81.4
– ileozäkal K35.32
– iliakal L02.2
– Iliopsoas, nichttuberkulös M60.05
– infektiös L02.9
– infraklavikulär L02.4
– inguinal L02.2
– intestinal a.n.k. K63.0
–– tuberkulös A18.3† K93.0*
– intraabdominal K65.09
–– nach medizinischen Maßnahmen T81.4
– intrahepatisch K75.0
– intrakraniell G06.0
–– epidural G06.0
–– extradural G06.0
–– Folgen G09
– intraorbital H05.0
– intraperitoneal K65.09
– intrasphinktär, Anus K61.4
– intraspinal G06.1
–– epidural G06.1
–– extradural G06.1
–– Folgen G09
–– subdural G06.1
– intratonsillär J36
– Iris H20.8
– ischiorektal K61.3
–– tuberkulös A18.3† K93.0*
– Kanthus H10.5
– Kehldeckel J38.7
– Keilbeinhöhle J32.3
–– akut J01.3
–– chronisch J32.3
– Kiefer K10.28
– Kieferhöhle J32.0
–– akut J01.0
–– chronisch J32.0
– Kinn L02.0
– Kleinhirn G06.0
– Knie L02.4
–– tuberkulös A18.0† M01.16*
– Kniegelenk M00.96 ►

Abszess – s.a. Abscessus L02.9 *(Forts.)*
– Knochen
-- chronisch M86.69
-- spinal
--- nichttuberkulös M46.29
--- tuberkulös A18.0† M49.09*
-- subperiostal M86.99
-- tuberkulös A18.0† M90.09*
– Knöchel L02.4
– Knorpel M94.89
– Kolonwand K63.0
– Konjunktiva H10.0
– Kopfhaut L02.8
– Kornea H16.3
– Kreuzbein
-- nichttuberkulös M46.28
-- tuberkulös A18.0† M49.08*
– Labia
-- majora pudendi N76.4
--- bei Schwangerschaft O23.5
--- postpartal O86.1
--- puerperal O86.1
-- minora pudendi N76.4
--- bei Schwangerschaft O23.5
--- postpartal O86.1
--- puerperal O86.1
– Larynx J38.7
– Leber K75.0
-- cholangitisch K75.0
--- mit Perforation K75.0
-- durch Amöben A06.4† K77.0*
--- mit Abszess
---- Gehirn A06.6† G07*
---- Lunge A06.5† J99.8*
-- dysenterisch A06.4† K77.0*
-- hämatogen K75.0
-- lymphogen K75.0
– Lederhaut H15.0
– Leiste L02.2
– Leistenbeuge L02.2
– Leistenlymphdrüse, akut L04.3
– Lende L02.2
– Lid H00.0
– Ligamentum latum uteri N73.2
-- akut N73.0
-- chronisch N73.1
– lingual K14.0
– Lippe K13.0
– Littré-Drüse N34.0
– lokalisiert a.n.k. L02.8
– lumbal
-- nichttuberkulös L02.2
-- tuberkulös A18.0† M49.06*
– Lunge J85.2
-- bei Abszess, Leber, durch Amöben A06.5† J99.8*
-- durch
--- Amöben A06.5† J99.8*
---- mit
----- Abszess, Gehirn A06.6† G07*
----- Pneumonie A06.5† J17.3* ►

Abszess – s.a. Abscessus L02.9 *(Forts.)*
~ Lunge J85.2 *(Forts.)*
~~ durch *(Forts.)*
--- Entamoeba histolytica A06.5† J99.8*
-- mit Pneumonie J85.1
-- tuberkulös
--- kalt A16.2
--- primär A16.7
---- bakteriologisch oder histologisch gesichert A15.7
– Lymphknoten L04.9
-- akut L04.9
-- inguinal L04.1
-- mesenterial I88.0
-- nichtmesenterial, akut L04.9
– Mamma N61
-- akut N61
--- nichtpuerperal N61
-- chronisch N61
--- nichtpuerperal N61
-- gestationsbedingt, mit Schwierigkeiten beim Anlegen O91.11
-- nichtpuerperal N61
-- puerperal O91.10
-- schwangerschaftsbedingt O91.10
-- tuberkulös A18.8
– Mandel J36
– masseterikomandibulär K12.28
– Mediastinum J85.3
– Meibom-Drüse H00.0
– Meningen G06.2
-- tuberkulös A17.0† G01*
– mesenterial K65.09
– Mesosalpinx N70.9
– metastatisch L02.9
– Miliar-, Lunge, putrid J85.2
– Milz D73.3
-- durch Amöben A06.8† D77*
– Mittelfell J85.3
– Mittelohr H66.4
-- akut H66.0
– Mons pubis L02.2
– multipel L02.9
– Mundboden K12.28
– Mundhöhle K12.29
– Mundschleimhaut K12.29
– Musculus iliopsoas M60.05
– Muskel M60.09
-- tuberkulös A18.8† M63.09*
– Mutterband, breit N73.2
– Myokard I40.0
– Nabel L02.2
-- beim Neugeborenen P38
– Nacken L02.1
– Naht T81.4
-- nach medizinischen Maßnahmen T81.4
– Nase J34.0
-- außen J34.0
– Nasennebenhöhle J32.9
-- akut J01.9 ►

Abszess – s.a. Abscessus L02.9 *(Forts.)*
~ Nasennebenhöhle J32.9 *(Forts.)*
-- alle J32.4
--- akut J01.4
– Nasenrachenraum J39.1
– Nasenseptum J34.0
– Nasopharynx J39.1
– Nebenhoden N45.0
– Nebenniere E27.8
– Netz K65.09
– Niere N15.10
-- bei Schwangerschaft O23.0
-- mit
--- Hydronephrose, mit Stein N13.64
--- Stein N20.0
-- Mutter, mit Schädigung, Fetus/Neugeborenes P00.1
-- postpartal O86.2
-- tuberkulös A18.1† N29.1*
– Nierenkapsel N15.10
– Nierenrinde N15.10
– Oberarm L02.4
– oberflächlich L02.9
– Oberkiefer K10.20
– Oberschenkel L02.4
– Ösophagus K20.8
– Ohr
-- äußeres H60.0
-- inneres H83.0
– Omentum K65.09
– Operationswunde T81.4
– Orbita H05.0
– Ovar N70.9
-- akut N70.0
-- chronisch N70.1
– Ovula Nabothi N72
– Pankreas K85.91
– paramandibulär K12.28
– Parametrium N73.2
-- akut N73.0
-- chronisch N73.1
– paranephritisch N15.11
– parapharyngeal J39.0
– pararektal K61.1
– pararenal N15.11
– paratonsillär J36
– paratyphlitisch K35.32
– paraurethral N34.0
– parauterin N73.2
-- chronisch N73.1
– paravaginal N76.0
– Parietalhirn G06.0
– parodontal K05.2
– Parotis K11.3
– Pektoralis- L02.2
– pelvikoabdominal K65.09
– Penis N48.2
-- gonorrhoisch a.n.k. A54.1
– perianal K61.0
-- tuberkulös A18.3† K93.0* ►

Abszess – s.a. Abscessus L02.9 *(Forts.)*
– periapikal K04.7
-- mit Fistel K04.6
-- ohne Fistel K04.7
– periappendizitisch K35.32
– peridontal K05.2
– perikardial I30.1
– perimandibulär K12.28
– perimetrisch N73.2
– perinephritisch N15.11
-- tuberkulös A18.1† N29.1*
– Perineum L02.2
– Periost M86.99
– periostal, mit Osteomyelitis M86.89
-- akut M86.19
-- chronisch M86.69
– peripharyngeal J39.0
– periproktisch K61.1
– periprostatisch N41.2
– perirektal K61.1
-- tuberkulös A18.3† K93.0*
– perirenal N15.11
– peritoneal K65.09
-- bei Appendizitis, akut K35.32
-- perforiert K65.09
– Peritoneum
-- Becken, bei der Frau N73.5
-- bei Gangrän, Appendix K35.32
-- nach
--- Abort O08.0
--- Extrauteringravidität O08.0
--- Molenschwangerschaft O08.0
-- postoperativ T81.4
-- postpartal O85
-- tuberkulös A18.3† K67.3*
– peritonsillär J36
– perityphlitisch K35.32
– periureteral N28.88
– periurethral N34.0
– periuterin N73.2
-- chronisch N73.1
– perivesikal N30.8
– phagedänisch a.n.k. L02.9
-- bei Schanker, weich A57
– Pharynx J39.1
– Pilonidal- L05.0
– Pleura J86.9
-- mit Fistel J86.0
– popliteal L02.4
– postlaryngeal J38.7
– postnasal J34.0
– postoperativ T81.4
– postpharyngeal J39.0
– posttyphoid A01.0
– präpatellar L02.4
– Processus mastoideus H70.0
– Prostata N41.2
-- gonorrhoisch A54.2† N51.0*
– Psoas, nichttuberkulös M60.05
– Psoas- M60.05
– pterygomandibulär K12.28 ►

Abszess – s.a. Abscessus L02.9 *(Forts.)*
– Pulpa K04.0
– Rachen J39.1
– Regenbogenhaut H20.8
– rektal K61.1
– rektovesikal N30.8
– renal N15.10
– Retina H30.0
– retrobulbär H05.0
– retrolaryngeal J38.7
– retromaxillär K10.21
– retroperineal L02.2
– retroperitoneal K65.09
– retropharyngeal J39.0
–– tuberkulös A16.8
––– bakteriologisch und histologisch gesichert A15.8
– retrotonsillär J36
– retrouterin N73.2
– retrovesikal N30.8
– retrozäkal K65.09
– Rippenfell J86.9
–– mit Fistel J86.0
– Rückenhaut L02.2
– Rückenmark G06.1
–– durch Staphylokokken G06.1 B95.8!
–– embolisch G06.1
–– epidural G06.1
–– extradural G06.1
–– subarachnoidal G06.1
–– tuberkulös A17.8† G07*
– Rumpf L02.2
– Sakrum
–– nichttuberkulös M46.28
–– tuberkulös A18.0† M49.08*
– Samenblase N49.0
– Samenleiter N49.1
– Schamlippen N76.4
– Scheitelbein L02.8
– Schenkel L02.4
– Schilddrüse E06.0
– Schläfe L02.0
– Schläfenhirn G06.0
– Schleimbeutel M71.09
– Schulter L02.4
– Schulterblatt M86.81
– Schweißdrüse L74.8
– Sehne M65.09
– Sehnenscheide M65.09
– Septum nasi J34.0
– Siebbeinhöhle J32.2
–– akut J01.2
–– chronisch J32.2
– Sigma K63.0
– Sinus accessorius, venös, intrakraniell G06.0
– Skene-Gänge N34.0
– Sklera H15.0
– Skrotum N49.2
–– tuberkulös A18.1† N51.8*
– Speicheldrüse K11.3
– Spinalkanal G06.1 ▶

Abszess – s.a. Abscessus L02.9 *(Forts.)*
– Sprunggelenk M00.97
– Stammhirn G06.0
– Steißbein L02.3
– Stimmband J38.3
– Stirn L02.0
– Stirnhirn G06.0
– Stirnhöhle J32.1
–– akut J01.1
–– chronisch J32.1
–– tuberkulös A16.8
––– bakteriologisch und histologisch gesichert A15.8
– subarachnoidal G06.2
– subareolär N61
–– im Wochenbett O91.10
–– schwangerschaftsbedingt O91.10
– subdiaphragmatisch K65.09
–– tuberkulös A18.3† K93.0*
– subdural G06.2
–– intrakraniell G06.0
– subhepatisch K65.09
– subkutan L02.9
– sublingual K12.28
– submandibulär K12.21
–– mit Ausbreitung, nach mediastinal, parapharyngeal oder zervikal K12.22
– submaxillär L02.0
– submental L02.0
– subphrenisch K65.09
–– nach medizinischen Maßnahmen T81.4
– suburethral N34.0
– supraklavikulär L02.4
– suprapubisch L02.2
– Talgdrüse L02.9
– Temporalhirn G06.0
– Temporalregion L02.0
– temporosphenoidal G06.0
– Thorax J86.9
–– mit Fistel J86.0
– Thymus E32.1
– Tonsille J36
– tonsillopharyngeal J36
– Trachea J39.88
– Tränendrüse H04.0
– Tränenwärzchen H04.3
– Tränenweg H04.3
– Trochanter M86.95
– Tuba uterina N70.9
–– mit Ruptur N70.9
– tuberkulös a.n.k. A16.9
– tuboovarial N70.9
–– akut N70.0
–– chronisch N70.1
– Tunica vaginalis testis N49.1
– und Blutung, bei Divertikulitis, Dünndarm, und Dickdarm K57.43
– Unterarm L02.4
– Unterbauch K65.09
– Unterkiefer K10.28
– Unterschenkel L02.4 ▶

Abszess – s.a. Abscessus L02.9 *(Forts.)*
– Ureter N28.88
– Urethra N34.0
–– Perineum N34.0
– Urethradrüse N34.0
– Urogenitalsystem, tuberkulös A18.1
– Uterus N71.9
–– akut N71.0
–– chronisch N71.1
–– im Wochenbett O86.1
–– tuberkulös A18.1† N74.1*
– Uterusband N73.2
– Uterushals N72
– Vagina N76.0
–– im Wochenbett O86.1
– vaginorektal N76.0
–– im Wochenbett O86.1
– Vas deferens N49.1
– Von-Bezold- H70.0
– Vulva N76.4
–– bei Schwangerschaft O23.5
–– postpartal O86.1
–– puerperal O86.1
– Wade L02.4
– Wange K12.23
– Wangenhaut L02.0
– Wangenschleimhaut K12.23
– Warzenfortsatz H70.0
– Warzenhof, im Wochenbett O91.10
– Wirbel, tuberkulös A18.0† M49.09*
– Wirbelgelenk, nichttuberkulös M46.59
– Wirbelkörper M46.29
– Wirbelsäule
–– nichttuberkulös M46.29
–– tuberkulös A18.0† M49.09*
– Wunde L02.9
–– nach medizinischen Maßnahmen T81.4
– Wurmfortsatz K35.32
– Zäkum K35.32
– Zahn K04.7
–– mit Fistelgang K04.6
– Zahnfach, apikal K04.7
– Zahnfleisch, akut K05.2
– Zehe L02.4
– Zehennagel L03.02
– zerebellar G06.0
– zerebral G06.0
–– embolisch G06.0
– Ziliarkörper H20.8
– Zunge K14.0
–– durch Staphylokokken K14.0 B95.8!
– Zwerchfell K65.09
Abt-Letterer-Siwe-Krankheit C96.0
Abtreibung – s.a. Abort O06.9
Abtrennung
– Cervix uteri, ringförmig, bei Entbindung O71.3
– Chorioidea H31.4
– Schambein, bei Geburt O71.6
– Symphyse, bei Geburt O71.6
– Unterschenkel S88.9
Abulie R68.8
Abusus – s.a. Missbrauch
– Alkohol F10.1
–– chronisch F10.2
–– mit Entzug F10.3
– Amphetamin F15.1
– Analgetika F55.2
– Antazida F55.3
– Antidepressiva F55.0
– Anxiolytikum F13.1
– Arzneimittel F19.1
– Barbiturate F13.1
– Benzodiazepin F13.1
– Cannabis F12.1
– Diazepam F13.1
– Drogen F19.1
– Gabapentin F13.1
– Halluzinogene F16.1
– Heroin F11.1
– Hormon F55.5
– Hypnotika F13.1
– Inhalationsmittel F18.1
– Kokain F14.1
– Laxanzien F55.1
– Lösungsmittel F18.1
– Morphium F11.1
– Nasenspray F55.8
– Nasentropfen F55.8
– Naturheilmittel F55.6
– Nikotin F17.1
–– chronisch F17.2
– Opioide F11.1
– Phenylcyclidin (oder vergleichbare Substanzen) F19.1
– Pregabalin F13.1
– Schmerzmittel F55.2
– Sedativa F13.1
– Steroide F55.5
– Substanz, psychoaktiv F19.1
– Tabak F17.1
– Tabletten F19.1
– Tranquilizer F13.1
– Vitamin F55.4
Abwärtsverlagerung, Zunge, angeboren Q38.3
Abwehrschwäche D89.9
– unter Kortisonbehandlung D90
Abwehrspannung, Abdomen R19.3
Abweichung
– Form
–– Plazenta, bei Schwangerschaft O43.1
–– Zahn K00.2
– Verhalten F69
–– sexuell F65.9
Abzehrung – s.a. Marasmus E41
AC-Globulin, Mangel
– erworben D68.4
– hereditär D68.22
Acanthocephaliasis B83.8
Acanthoma – s.a. Neubildung, gutartig D36.9
Acanthosis nigricans L83
– bei Crouzon-Syndrom Q75.1

Acanthosis-nigricans-artig, Läsion, bei Leukonychia totalis, und Haarveränderung Q84.4 L83
Acardiacus amorphus Q89.8
Acariasis B88.0
Acarodermatitis B88.0
Accretio
– cordis I31.0
– pericardii I31.0
ACE-Hemmer
– Allergie T88.7
– Überempfindlichkeit T88.7
ACER3 [Alkalische Ceramidase 3], Mangel, mit Leukodystrophie E75.2
Aceruloplasminämie G23.0
Acetoacetyl-Coenzym A-Thiolase, Mangel, mitochondrial E71.1
ACG – s. Akromioklavikulargelenk
Achalasie K22.0
– angeboren Q39.5
– früh-einsetzend, bei Moyamoya-Krankheit I67.5
– idiopathisch K22.0
– Kardia K22.0
– Ösophagus K22.0
–– idiopathisch K22.0
– primär K22.0
– Pylorus Q40.0
– und Vitiligo, bei Schwerhörigkeit Q87.8
– Ureter N28.88
Achalasie-Mikrozephalie-Syndrom Q87.8
Acheirie Q71.3
Acheiropodie Q73.8
Achiasmie, kongenital H47.4
Achillessehne
– Bursitis M76.6
– Distorsion S86.0
– Entzündung M76.6
– Kontraktur M67.0
–– kongenital Q66.8
– Lazeration S86.0
– Ruptur S86.0
– Tendinitis M76.6
– Verletzung S86.0
Achillobursitis M76.6
Achillodynie M76.6
Achlorhydrie K31.88
– neurogen K31.88
– psychogen F45.31
– sekundär, nach Vagotomie K91.1
Achlorhydrisch
– Anämie D50.8
– Diarrhoe K31.88
Achloropsie H53.5
Acholie K83.1
Acholurisch, Ikterus
– erworben D59.8
– familiär D58.0
Achondrodysplasie Q78.9
Achondrogenesie Q77.0
– Typ
–– 1A Q77.0
–– 1B Q77.0
–– 2 Q77.0
Achondroplasie Q77.4
– Pseudo- Q77.8
Achrestisch, Anämie D53.1
Achrom und hyperchrom, gleichzeitig, Veränderung, Haut, bei Pinta A67.3
Achromasie E70.3
Achromatisch
– Melanom C43.9
– Nävus D22.9
Achromatopsie H53.5
– erworben H53.5
– kongenital H53.5
Achromie E70.3
Achse, kraniofazial, mangelhaft Q75.0
Achsel – s. Achselhöhle
Achselfalte, Nävus D22.5
Achselhöhle
– Abszess L02.4
–– Schweißdrüse L74.8
– Blutgefäß, Verletzung S45.9
– Furunkel L02.4
– Hidradenitis L73.2
– Karbunkel L02.4
– Lymphadenitis, akut L04.2
– Melanoma in situ D03.5
– Nävus D22.5
– Phlegmone L03.10
– Prellung S40.0
– Tuberkulose A18.2
– Verätzung T22.43
–– 1. Grades T22.53
–– 2. Grades T22.63
–– 3. Grades T22.73
–– Grad
––– 2a T22.63
––– 2b T22.93
– Verbrennung T22.03
–– 1. Grades T22.13
–– 2. Grades T22.23
–– 3. Grades T22.33
–– Grad
––– 2a T22.23
––– 2b T22.83
– Verletzung S49.9
–– oberflächlich S40.9
– Wunde, offen S41.80
– Zerquetschung S47
Achsellymphdrüse, Abszess, akut L04.2
Achselvene, Thrombose I80.81
Achsendrehung
– Darm K56.2
– Flexur, Sigma K56.2
– Kolon K56.2
– Mesenterium K56.2
– Omentum K56.2
– Zäkum K56.2

Achsenhypermetropie H52.0
Achsenhyperopie H52.0
Achsenmyopie H52.1
Achsensyndrom, Tetanie R29.0
Achylia K31.88
– gastrica K31.88
–– psychogen F45.31
–– refractoria K31.88
– pancreatica K86.88
Achylie K31.88
Achylisch, Chloranämie D50.8
Aciclovir
– Allergie T88.7
– Überempfindlichkeit T88.7
Acinetobacter
– Erreger B96.5! *[nur Zusatzkode!]*
– Infektion A49.8
Acinetobacter-baumannii-Gruppe, mit Multiresistenz
– 2MRGN NeoPäd U81.11! *[nur Zusatzkode!]*
– 3MRGN U81.31! *[nur Zusatzkode!]*
– 4MRGN U81.51! *[nur Zusatzkode!]*
Ackerman-Syndrom Q87.8
Acne – s.a. Akne L70.9
– androgenetica L70.8
– artificialis L70.8
– atrophica L70.2
– bromica L70.8
– cachecticorum L70.8
– chlorica L70.8
– comedonica L70.0
– conglobata L70.1
– cystica L70.0
– decalvans L66.2
– excoriée L70.5
–– des jeunes filles L70.5
– indurata L70.0
– infantum L70.4
– inversa L73.2
– jodica L70.0
– juvenilis L70.0
– necroticans L70.2
–– miliaris L70.2
– nodosa L70.0
– nodulocystica L70.0
– papulopustulosa L70.0
– picea L70.8
– professionalis L70.8
– pustulosa L70.0
– rosacea L71.9
– simplex L70.0
– steroidalis L70.8
– tropica L70.3
– varioliformis L70.2
– vulgaris L70.0
–– conglobata L70.1
–– infantum L70.4-
ACPHD[Kombinierte zerebelläre und periphere Ataxie, Hörverlust, Diabetes mellitus]-Syndrom E10.60 G31.88
ACPO [Acute colonic pseudo-obstruction] K56.0
Acquired immunodeficiency syndrome [AIDS] B24
ACRD [Acquired Renal Cystic Disease] N28.1
Acridin-Derivate
– Allergie T88.7
– Überempfindlichkeit T88.7
Acrodermatitis – s.a. Akrodermatitis L30.8
– continua suppurativa Hallopeau L40.2
Acrokeratosis verruciformis Hopf Q82.8
Acrylnitril, Intoxikation T65.8
ACS [Abdominelles Kompartmentsyndrom] R19.80
ACS [Akrokallosales Syndrom] Q04.0
ACS [Akrozephalosyndaktylie] Q87.0
– Typ
–– 3 Q87.0
–– 5 Q87.0
ACS [Akutes Koronarsyndrom] I24.9
ACTH [Adrenocorticotropes Hormon]
– Allergie T88.7
– Hypersekretion
–– Hypophyse E24.0
–– nicht in Verbindung mit Cushing-Syndrom E27.0
– Hyposekretion E23.0
– Mangel, isoliert, kongenital E23.0
– Produktion, ektop, mit Cushing-Syndrom E24.3
– Überempfindlichkeit T88.7
– Überproduktion E27.0
ACTH[Adrenocorticotropes Hormon]-bildend, Tumor, ektopisch, mit Cushing-Syndrom E24.3
ACTH[Adrenocorticotropes Hormon]-Syndrom, extrahypophysär E24.3
Actinobacillus actinomycetem comitans, Infektion A28.8
Actinomyces israelii, Infektion A42.9
Acyl-CoA-Dehydrogenase
– 9, Mangel E71.3
– kurzkettig, Mangel E71.3
– langkettig, Mangel E71.3
– Mangel, transitorisch, neonatal, multipel P72.8
– mittelkettig, Mangel E71.3
– sehr langkettig, Mangel E71.3
Acyl-CoA-Dehydrogenase-, Mangel, multipel E71.3
Acyl-CoA-Oxidase, peroxisomal, Mangel E71.3
Acyl-CoA-Oxydase, Mangel E71.3
Acyl-CoA-Reduktase-1, peroxisomal, Defizienz E71.3
ADA [Adenosindesaminase], Mangel D81.3
ADA2 [Adenosin-Desaminase 2], Mangel, mit Vaskulitis M30.8
Adaktylie
– Finger Q71.3
– Zehe Q72.3
Adaktylie-Syndrom, Aglossie- Q87.0
Adamantinoblastom D16.5

Adamantinom D16.5
– bösartig C41.1
– Oberkiefer D16.42
–– maligne C41.02
– Röhrenknochen C40.9
– Tibia C40.2
– Unterkiefer D16.5
–– maligne C41.1
– Unterkieferknochen D16.5
Adams-Oliver-Syndrom Q87.2
Adams-Stokes-Anfall I45.9
– Morgagni- I45.9
Adams-Syndrom, Bickers- Q03.0
ADANE [Autosomal-dominante akute nekrotisierende Enzephalopathie] G93.4
Adaptationsstörung F43.2
Addison-Anämie D51.0
– Biermer-Ehrlich- D51.0
– Hunter- D51.0
Addison-Biermer-Syndrom D51.0
Addison-Keloid L94.0
Addison-Krankheit E27.1
– autoimmun E27.1
– mit Myopathie E27.1† G73.5*
– tuberkulös A18.7† E35.1*
Addison-Krise E27.2
Addison-Schilder-Syndrom E71.3
Adduktionsfraktur T14.20
Adduktoren
– Kontraktur M24.59
– Zerrung, Oberschenkel S76.2
Adduziert, Daumen, mit Arthrogrypose, Typ Dundar Q79.6
ADEM [Akute disseminierte Enzephalomyelitis] G04.0
Adenin-Phosphoribosyl-Transferasemangel E79.8
Adenitis I88.9
– akut L04.9
– axillär I88.9
–– akut L04.2
–– chronisch I88.1
–– subakut I88.1
– Bartholin- N75.8
– Bulbourethraldrüse N34.2
– cervicalis I88.9
–– akut L04.0
–– chronisch I88.1
–– subakut I88.1
– chronisch I88.1
– Cowper-Drüse N34.2
– epidemisch, akut B27.0
– gangränös L04.9
– Glandula sublingualis, eitrig K11.2
– Glandula submandibularis, eitrig K11.2
– gonorrhoisch A54.8
– inguinal I88.9
–– akut L04.1
–– chronisch I88.1
–– subakut I88.1
– Inokulations- A28.1 ►

Adenitis I88.9 *(Forts.)*
– lacrimalis H04.0
– Parotis, eitrig K11.2
– schankrös, durch Haemophilus ducreyi A57
– Skene-Gänge N34.2
– Speicheldrüse K11.2
– subakut I88.1
– tuberkulös A18.2
– Urethraldrüse N34.2
– zervikal I88.9
–– akut L04.0
–– chronisch I88.1
–– subakut I88.1
Adenoakanthom, Mamma C54.1
Adenoameloblastom D16.5
– Oberkiefer D16.42
– Unterkiefer D16.5
Adenocarcinoma in situ D09.9
– in Polyp D09.9
– Mamma D05.9
Adenofibrom D27
– endometrioid D27
–– maligne C56
–– mit Borderline-Malignität D39.1
– hellzellig D27
– klarzellig D27
– muzinös D27
– Ovar D27
– papillär D27
– Prostata D29.1
– serös D27
Adenofibromatös, Hypertrophie, Prostata N40
Adenofibrose, Brustdrüse N60.2
Adenogliom [Ependymom] C71.9
Adenohepatom D13.4
Adenohypophysenhormon, Vergiftung T38.8
Adenoid
– Gewebe
–– polypös J33.0
–– Tuberkulose A16.8
––– bakteriologisch oder histologisch gesichert A15.8
–– und Tonsille, Hyperplasie J35.3
– Karzinom, Basalzellen, Cervix uteri C53.9
– Narbe J35.8
– Vegetationen J35.2
– Verletzung S09.9
– Wucherung J35.2
– Zyste, infiziert J35.8
Adenoid-zystisch, Karzinom, Cervix uteri C53.9
Adenoide J35.2
– 2. Grades J35.2
– 3. Grades J35.2
– Blutung J35.8
– Infektion J03.9
–– chronisch J35.0
– Karzinom C11.1
– Vergrößerung J35.2
Adenoiditis J03.9
– akut J03.9
– chronisch J35.0

Adenokarzinoid – s.a. Neubildung, bösartig C80.9
Adenokarzinom C80.9
– alveolär C34.9
– Analkanal C21.1
– apokrin C44.9
– Appendix, muzinös C18.1
– azidophil C75.1
– azinös C80.9
– Azinuszellen C80.9
– Basalzellen C08.9
– basophil C75.1
– Becken, klein C76.3
– bei
–– Polyposis coli C18.9
–– Primärtumor, unklar C80.0
– bronchiolär C34.9
– bronchiolo-alveolär C34.9
– bronchoalveolär C34.9
– Cervix uteri C53.9
– chromophob C75.1
– Collum uteri C53.9
– Colon ascendens C18.2
– Colon transversum C18.4
– Corpus uteri C54.9
– Ductus hepaticus, Gabelung [Klatskin-Tumor] C24.0
– Dünndarm C17.9
– duktal C50.9
–– invasiv C50.9
– embryonal C80.9
– endometrioid
–– bei der Frau C56
–– beim Mann C61
– entzündet C50.9
– eosinophil C75.1
– extrahepatisch, Gallengang C24.0
– follikulär
–– gut differenzierter Typ C73
–– mäßig differenzierter Typ C73
Schilddrüse C73
–– trabekulärer Typ C73
– Gallenblase C23
–– und Gallengänge, extrahepatisch C23 C24.0
– Gallengang, extrahepatisch C24.0
– Gallengangstyp C22.1
– gastrisch, diffus, hereditär C16.9
– gekörntzellig C80.9
– gelatinös C80.9
– gemischt, papillär und follikulär C73
– gemischtzellig C80.9
– Granularzell- C80.9
– großzellig-oxyphil C80.9
– hellzellig C80.9
– Hürthle-Zellen C73
– Hypophyse
–– azidophil C75.1
–– basophil C75.1
–– chromophob C75.1
–– eosinophil C75.1
– in Polyp C80.9 ►

Adenokarzinom C80.9 *(Forts.)*
– Inselzellen C25.4
– intraduktal D05.1
– intrazystisch, papillär C80.9
– Kardia C16.0
– klarzellig C80.9
– kolloid C80.9
– Kolon C18.9
– Kolonflexur, links C18.5
– Leber, und Gallengänge, intrahepatisch C22.0 C22.1
– lobulär C50.9
– Lunge C34.9
–– fetal, gut differenziert C34.9
– Magen C16.9
–– diffus C16.9
– Mamma C50.9
–– intraduktal D05.1
––– nichtinvasiv D05.1
––– papillär D05.1
– medullär C80.9
– mesonephrisch C80.9
– Mischzell- C80.9
– mukös C80.9
– mukoid C80.9
– Mukoidzellen C75.1
– muzinös C80.9
– muzinproduzierend C80.9
– Nebennierenrinde C74.0
– Nebenschilddrüse, wasserhellzellig C75.0
– Niere C64
– oberflächlich spreitend C80.9
– Ösophagus C15.9
– onkozytär C80.9
– Ovar C56
–– endometrioid C56
–– klarzellig C56
–– muzinös C56
–– papillär C56
–– papillozystisch C56
–– pseudomuzinös C56
– oxyphil C80.9
– Pankreas C25.9
– papillär C80.9
–– follikuläre Variante C73
– papillozystisch C56
– paratestikulär C63.9
– Penis C60.9
– Portio vaginalis C53.1
– Primärlokalisation, unbekannt C80.0
– Prostata C61
– pseudomuzinös C56
– Querkolon C18.4
– Rektum C20
– renal C64
– schleimbildend C80.9
– Schweißdrüse C44.9
– serös C80.9
– Siegelringzellen C80.9
– sklerosierend, nichtabgekapselt, Schilddrüse C73 ►

Adenokarzinom C80.9 *(Forts.)*
– szirrhös C80.9
– Talgdrüse C44.9
– trabekulär C80.9
– tubulär C80.9
– Typ, intestinal C16.9
– Unterbauch C76.2
– villös C80.9
– Vulva C51.9
– Zäkum C18.0
– zeruminös C44.2
– zylindromatös C80.9
– Zyst-
–– Gallengang C22.1
–– Leber, biliär C22.1
–– Pankreas, serös C25.9
– zystisch C80.9
Adenokystom D36.9
Adenolipomatose E88.8
– Launois-Bensaude- E88.8
Adenolymphom D11.9
Adenom D36.9
– adrenokortikal D35.0
– Alphazellen D13.7
– alveolär D14.3
– apokrin D23.9
– azido-basophil D35.2
– azidophil D35.2
– azinös D36.9
– Azinuszellen D36.9
– Basalzellen D11.9
– baso-eosinophil D36.9
– basophil D35.2
– Betazellen D13.7
– Blase D30.3
– Blasenhals D30.3
– Bronchus D38.1
– Brustwarze D24
– Chorion D39.2
–– destruierend D39.2
– chromophob D35.2
– Colon descendens D12.4
– Corpus uteri D26.1
– Darm D13.9
– Ductus choledochus D13.5
– duktal D36.9
– Duodenum D13.2
– embryonal D36.9
– endometrioid D36.9
– eosinophil D35.2
– Epithelkörperchen D35.1
– fetal D34
– follikulär D34
– Gallengang D13.5
–– extrahepatisch D13.5
–– intrahepatisch D13.4
– Gang- D36.9
– großfollikulär D34
– großzellig-oxyphil D36.9
– Harnblase D30.3
– Harnblasenhals D30.3 ►

Adenom D36.9 *(Forts.)*
– Hautanhangsgebilde D23.9
– hellzellig D36.9
– hepatozellulär D13.4
– Hürthle-Zellen D34
– Hypophyse D35.2
–– chromophob D35.2
–– eosinophil D35.2
–– gonadotrop D35.2
–– hormoninaktiv D35.2
–– isoliert, familiär D35.2
–– kortikotrop D35.2
–– laktotrop D35.2
–– LTH-produzierend D35.2
–– mit Kompression, Chiasma D35.2
–– prolaktinproduzierend D35.2
–– thyreotrop D35.2
– Inselzellen D13.7
– intrazystisch, papillär D36.9
– klarzellig D36.9
– kleinfollikulär D34
– kolloid D34
– Kolon D12.6
– Larynx D14.1
– Lunge D38.1
–– alveolär D14.3
– Lymph- C85.9
–– angioimmunoblastisch C86.5
– lymphomatös D11.9
– Magenschleimhaut D13.1
– makrofollikulär D34
– Mamma D24
– mesonephrisch D36.9
– mikrofollikulär D34
– mikrozystisch D13.6
– Milchgang D24
– Mischzell- D36.9
– mit Verschluss, Prostata D29.1
– monomorph D36.9
– muzinös D36.9
– Nabel D23.5
– Nase D36.7
– Nebenniere D35.0
–– Glomerulosazelltyp D35.0
–– klarzellig D35.0
–– Kompaktzelltyp D35.0
–– Mischzelltyp D35.0
–– stark pigmentierte Variante D35.0
–– Zona glomerulosa D35.0
– Nebenschilddrüse D35.1
–– familiär D35.1
–– wasserhellzellig D35.1
– Niere D30.0
– Nullzell-, Hypophyse D35.2
– Ösophagus D13.0
– onkozytär D36.9
– Ovar, follikuloid D27
– oxyphil D36.9
– Pankreas D13.6
–– gastrinproduzierend D13.6
–– mikrozystisch D13.6 ►

Adenom D36.9 *(Forts.)*
– Papilla Vateri D13.5
– papillär D36.9
–– ekkrin D23.9
– papillotubulär D36.9
– paraurethral D36.7
– Parotis D11.0
–– pleomorph D11.0
– Pick-, tubulär
–– bei der Frau D27
–– beim Mann D29.2
– pleomorph D36.9
– polymorphzellig D36.9
– polypoid D36.9
– Prostata D29.1
–– mit Bildung, Restharn D29.1
–– obstruktiv D29.1
–– Stadium
––– I D29.1
––– II D29.1
––– III D29.1
– Rektum D12.8
–– tubulovillös D12.8
–– villös D37.5
– Schilddrüse D34
–– autonom D34
––– dekompensiert D34
––– kompensiert D34
– schleimig D36.9
– schwarz D35.0
– Schweißdrüse – s.a. Neubildung, Haut, gutartig D23.9
– Sertoli-Zellen
–– bei der Frau D27
–– beim Mann D29.2
– Sigmoideum D12.5
– Speicheldrüse D11.9
– Talgdrüse D23.9
– testikulär
–– bei der Frau D27
–– beim Mann D29.2
– trabekulär D36.9
– Trachea D14.2
– Tränendrüse, pleomorph D31.5
– tubulär D36.9
– tubulovillös D36.9
–– Colon ascendens D12.2
–– Colon sigmoideum D12.5
–– Zäkum D12.0
– villös D48.9
–– Colon ascendens D37.4
–– Colon sigmoideum D37.4
– villoglandulär D36.9
– Wolff-Gang, bei der Frau D28.7
– Zäkum D12.0
– zeruminös D23.2
– zystisch D36.9
Adenom-Syndrom, multipel, endokrin D44.8
Adenoma
– malignum C80.9
– sebaceum Pringle Q85.1 ►
Adenoma *(Forts.)*
– sudoriparum D23.9
Adenomatös
– Hyperplasie, Endometrium N85.1
– Kropf E04.9
–– endemisch E01.1
–– sporadisch E04.9
– Pneumonie, multizentrisch C34.9
– Polyp D36.9
–– genital, bei der Frau D28.9
–– Schleimhaut, multipel D36.9
– Polyposis
–– attenuiert
––– APC-assoziiert, familiär D12.6
––– MSH3-assoziiert, familiär D12.6
–– coli, mit Adenokarzinom C18.9
–– familiär D12.6
––– attenuiert D12.6
–––– MUTYH-abhängig D12.6
–––– NTHL1-assoziiert D12.6
–– intestinal D12.6
–– multipel D36.9
– Schilddrüse, zystisch E04.2
–– endemisch E01.1
–– sporadisch E04.2
– Struma
–– mit Hyperthyreose E05.2
–– nichttoxisch E04.9
–– toxisch E05.2
– Tumor, genital, bei der Frau D28.9
Adenomatoid
– Fehlbildung, Lunge, zystisch, kongenital Q33.0
–– Typ
––– 0 Q33.0
––– 1 Q33.0
––– 2 Q33.0
––– 3 Q33.0
––– 4 Q33.0
– Tumor D19.9
–– Oberkiefer, odontogen D16.42
–– odontogen D16.5
Adenomatoid-zystisch, Degeneration, Lunge D14.3
Adenomatose D12.6
– endokrin, multipel D44.8
– Kolon D12.6
– Leber D13.4
– Niere D30.0
– pulmonal D38.1
Adenomatosis erosiva, Brustwarze D24
Adenomyom, Prostata D29.1
Adenomyomatose
– Gallenblase D13.5
– Prostata D40.0
– Uterus N80.0
Adenomyosis N80.0
– uteri N80.0
Adenoneoplasma, Prostata D40.0
Adenopathie, Lymph-, lokalisiert R59.0
Adenorhabdomyosarkom, embryonal, Niere C64

Adenosarkom C80.9
– Cervix uteri C53.9
– Corpus uteri C54.9
– embryonal, Niere [Wilms-Tumor] C64
– Genitalorgane
–– bei der Frau C57.9
–– beim Mann C63.9
Adenose, Mamma, sklerosierend N60.2
Adenosindesaminase
– Mangel D81.3
–– mit Immundefekt, kombiniert, schwer D81.3
– Überproduktion, erythrozytär, mit Anämie, hämolytisch D55.3
Adenosinkinase, Mangel, bei Hypermethioninämie E72.1
Adenosinmonophosphat-Desaminase, Mangel E79.8
Adenosintriphosphatase, Mangel, mit Anämie D55.3
Adenosklerose I88.8
Adenosquamös, Karzinom C80.9
Adenotonsillar, Hyperplasie J35.3
Adenovirus
– Conjunctivitis follicularis acuta B30.1† H13.1*
– Diarrhoe A08.2
– Enteritis A08.2
– Enzephalitis A85.1† G05.1*
– Enzephalomyelitis A85.1† G05.1*
– Erreger B97.0! *[nur Zusatzkode!]*
– Infektion B34.0
– Keratitis B30.0† H19.2*
– Keratokonjunktivitis B30.0† H19.2*
– Konjunktivitis B30.1† H13.1*
– Meningitis A87.1† G02.0*
– Meningoenzephalitis A85.1† G05.1*
– Myelitis A85.1† G05.1*
– Pneumonie J12.0
Adenylat-Kinase, Mangel, mit Anämie, hämolytisch D55.3
Adenylosuccinase, Mangel E79.8
Adenylosuccinat-Lyase, Mangel E79.8
Adergeschwulst D18.00
Aderhaut
– Abhebung H31.4
– Abszess H30.0
– Amotio H31.4
– Atrophia gyrata H31.2
– Atrophie H31.1
– Blutung H31.3
–– expulsiv H31.3
–– subretinal H31.3
– Degeneration H31.1
–– hereditär H31.2
– Dehnungsherd, bei Myopie H44.2
– Durchblutungsstörung H34.2
– Dystrophie H31.2
–– generalisiert H31.2
–– hereditär H31.2
–– peripapillär H31.2
–– Pigmentepithel, areolär, zentral H31.2 ▶

Aderhaut *(Forts.)*
~ Dystrophie H31.2 *(Forts.)*
–– zentral, areolär H31.2
– Entzündung H30.9
– Hämangiom D18.06
– Hämatom H31.3
– Infarkt H34.2
– Kolobom Q14.3
– Krankheit H31.9
– Melanom C69.3
–– maligne C69.3
– Nävus D31.3
– Narbe H31.0
– Pigmentepitheliopathie, plakoid, multifokal, akut H31.8
– Ruptur H31.3
– Schwund H31.1
– Sklerose H31.1
– Tuberkulose A18.5† H32.0*
– Tumor D48.7
–– benigne D31.3
–– maligne C69.3
– und Netzhaut, Atrophia gyrata, bei Hyperornithinämie E72.4
Aderhautatrophie-Alopezie-Syndrom H31.1 Q82.8
Adermatoglyphie, kongenital, isoliert Q82.8
ADH [Antidiuretisches Hormon], Übersekretion E22.2
Adhärent, Zyste, Ovar N83.2
Adhäsion – s.a. Verwachsung K66.0
– Abdomen K66.0
– abnorm, bei
–– Anomalie, Darm Q43.3
–– Lageanomalie, Darm, kongenital Q43.3
– alt, postpartal, Vulva N90.8
– Amnion
–– mit Fetus O41.8
–– postinfektiös, mit Schädigung, Fetus/Neugeborenes P02.8
– Appendix K66.0
– Augapfel H44.8
– Augenlid H02.5
– Augenmuskel H50.6
– Bauchwand K66.0
– Becken K66.0
–– postinfektiös
––– bei der Frau N73.6
––– beim Mann K66.0
––– postpartal N73.6
–– tuberkulös A18.1† N74.1*
– Beckenperitoneum
–– bei der Frau, nach medizinischen Maßnahmen N99.4
–– postoperativ N99.4
– bei Verschluss, Darm K56.5
– Brustfell J94.8
–– tuberkulös a.n.k. A16.5
– Cervix uteri N88.1
– Choledochus K83.8 ▶

Adhäsion – s.a. Verwachsung K66.0 *(Forts.)*
– Darm K66.0
–– postinfektiös, mit Ileus K56.5
–– vom Peritoneum ausgehend, anomal, angeboren Q43.3
– Diaphragma K66.0
– Ductus cysticus, postinfektiös K82.8
– Ductus deferens, postinfektiös N50.8
– Ductus lacrimalis, postinfektiös H04.5
– Ductus nasolacrimalis, postinfektiös H04.5
– Dünndarm K66.0
– durch Fremdkörper, versehentlich in einer Operationswunde zurückgeblieben T81.5
– Epiglottis J38.7
– Finger, kongenital Q70.0
– Gallenblase K82.8
– Gallengang K83.8
– Gelenk M24.89
– Glaskörper H43.8
– Harnblase N32.8
– Herz I31.0
–– rheumatisch I09.2
– Hoden N50.8
– ileozäkal K66.0
– intestinal, mit
–– Ileus K56.5
–– Obstruktion K56.5
– intraabdominal K66.0
– intrauterin N85.6
– Iris a.n.k. H21.5
–– postinfektiös, durch Hornhauttransplantat a.n.k. T85.88
– Ischiasnerv G57.0
– Klitoris N90.8
– Kniegelenk M23.89
– Kolon K66.0
– Konjunktiva
–– erworben H11.2
–– kongenital Q15.8
– Kornea H17.9
– Labia
–– majora pudendi, kongenital Q52.5
–– minora pudendi, kongenital Q52.5
– Leber K66.0
– Lunge J98.4
– Magen K66.0
– Mediastinum J98.58
– Meningen G96.1
–– kongenital Q07.8
–– spinal G96.1
––– kongenital Q06.8
–– tuberkulös A17.0† G01*
–– zerebral G96.1
– Mesenterium K66.0
– mit Strabismus H50.6
– Narbe L90.5
– Nasenmuschel, und Septum J34.8
– Nebenhoden N50.8
– Omentum K66.0
–– abnorm, kongenital Q43.3 ►

Adhäsion – s.a. Verwachsung K66.0 *(Forts.)*
– Ovar N73.6
–– angeboren Q50.3
– Pelviperitoneum, weiblich N73.6
– periappendikal K66.0
– perigastrisch K66.0
– Perikard I31.0
–– fokal I31.88
––– postinfektiös I31.88
–– rheumatisch I09.2
–– tuberkulös A18.8† I32.0*
– periovarial N73.6
– periprostatisch N42.8
– perirenal N28.88
– peritoneal K66.0
–– Becken, weiblich N73.6
–– kongenital Q43.3
–– mit Verschluss, Darm K56.5
– Peritoneum K66.0
–– mit Ileus K56.5
– peritubar N73.6
–– mit Unfruchtbarkeit, weiblich N97.1
– periureteral N28.88
– periuterin N73.6
– perivesikal N32.8
– perivesikulär, Samenblase N50.8
– Plazenta, Komplikation, Entbindung O72.0
–– ohne Blutung O43.20 O73.0
– Pleura J94.8
–– tuberkulös a.n.k. A16.5
– pleuroperikardial J94.8
– postinfektiös K66.0
– postoperativ
–– durch Fremdkörper, versehentlich in einer Operationswunde zurückgeblieben T81.5
–– mit Verschluss, Darm K91.3
– pulmonal J98.4
– Pylorus K66.0
– Rippenfell J94.8
–– tuberkulös a.n.k. A16.5
– Samenblase N50.8
– Samenstrang
–– erworben N50.8
–– kongenital Q55.4
– Schamlippen, kongenital Q52.5
– Schulter, mit Tenosynovitis M75.0
– Schultergelenk M75.0
– Sigma K66.0
– Skrotum, und Penis, kongenital Q55.8
– Spinalkanal G96.1
– subskapulär M75.0
– Trachea J39.80
– tuboovarial N73.6
– Tunica vaginalis testis N50.8
– Uterus N85.6
–– äußere N73.6
–– innere, postinfektiös N85.6
–– zur Bauchwand, postinfektiös N73.6
– Vagina N89.5
–– postoperativ N99.2
– Vulva N90.8 ►

Adhäsion – s.a. Verwachsung K66.0 *(Forts.)*
– Zäkum K66.0
– Zehe, kongenital Q70.2
– zervikovaginal N88.1
–– kongenital Q52.8
–– postpartal O90.8
––– alt N88.1
– Ziliarkörper a.n.k. H21.5
– Zunge, angeboren Q38.3
–– am Zahnfleisch Q38.3
– Zwerchfell K66.0
Adhäsionsdefekt, Leukozyten- D84.8
– Typ
–– I D84.8
–– II D84.8
–– III D84.8
Adhäsionsileus K56.5
Adhäsionsschmerzen, Becken, weiblich N73.6
Adhäsionsstrang K66.0
Adhäsionssyndrom, Rückenmark, unteres [Tethe-red-cord-Syndrom] Q06.8
Adhäsiv
– Arachnoiditis G03.9
–– syphilitisch A52.1† G01*
– Bursitis M71.59
– Enthesiopathie, Schulterregion M75.0
– Entzündung
–– Kapsel M77.9
–– Schultergelenkkapsel M75.0
– Gewebestrang K66.0
–– Darm K66.0
–– peritoneal K66.0
– Kapsulitis M77.9
– Krankheit, Mittelohr H74.1
– Mediastinoperikarditis I31.0
– Neurosyphilis, Meningen A52.1† G01*
– Otitis H74.1
–– media H74.1
– Pachymeningitis G03.9
– Perikapsulitis, Schulter M75.0
– Perikarditis
–– chronisch I31.0
–– rheumatisch I09.2
– Peritendinitis, Schulter M75.0
– Peritonitis K65.9
– Pleuritis R09.1
– Syphilis, Arachnoidea A52.1† G01*
– Tendinitis M65.89
–– Schulter M75.0
– Tenosynovitis M65.89
– Vulvitis, kongenital Q52.7
Adhäsivprozess, Mittelohr H74.1
ADHS [Aufmerksamkeitsdefizit- und Hyperaktivitätsstörung] F90.0
Adiaspiromykose B48.88
Adie-Syndrom H57.0
– Holmes- H57.0
Adiponecrosis subcutanea neonatorum, durch Geburtsverletzung P15.6
Adipositas E66.99
– alimentär E66.09 ►

Adipositas E66.99 *(Forts.)*
– arzneimittelinduziert E66.19
–– bei Kindern und Jugendlichen E66.14
–– Grad
––– I (WHO) E66.10
––– II (WHO) E66.11
––– III (WHO) E66.19
–– mit Body-Mass-Index [BMI] von
––– 30 bis unter 35 E66.10
––– 35 bis unter 40 E66.11
––– 40 bis unter 50 E66.16
––– 50 bis unter 60 E66.17
––– 60 und mehr E66.18
– bei
–– Altersdiabetes E11.90
–– Kindern und Jugendlichen E66.94
– cerebralis E23.6
– dolorosa E88.29
– durch
–– Kalorienzufuhr, übermäßig
––– bei Kindern und Jugendlichen E66.04
––– mit Body-Mass-Index [BMI] von
–––– 30 bis unter 35 E66.00
–––– 35 bis unter 40 E66.01
–––– 40 bis unter 50 E66.06
–––– 50 bis unter 60 E66.07
–––– 60 und mehr E66.08
–– Leptin, Resistenz, angeboren E66.89
–– Mangel
––– CEP19 E66.89
––– Leptin, angeboren E66.89
––– Melanokortin-4-Rezeptor E66.89
––– Prohormon-Konvertase-1 E66.89
––– Proopiomelanocortin E66.89
––– SIM1 E66.89
–– Mutation, Leptinrezeptorgen E66.89
–– übermäßige Kalorienzufuhr E66.09
– extrem E66.89
–– arzneimittelinduziert, bei Kindern und Jugendlichen E66.15
–– bei Kindern und Jugendlichen E66.95
–– durch Kalorienzufuhr, übermäßig, bei Kindern und Jugendlichen E66.05
–– krankhaft, bei Kindern und Jugendlichen E66.85
–– mit
––– Body-Mass-Index [BMI] von
–––– 40 bis unter 50 E66.86
–––– 50 bis unter 60 E66.87
–––– 60 und mehr E66.88
––– Hypoventilation, alveolär, bei Kindern und Jugendlichen E66.25
– gigantea E66.88
– Grad
–– I (WHO) E66.90
––– durch Kalorienzufuhr, übermäßig E66.00
––– krankhaft E66.80
––– mit Hypoventilation, alveolär E66.20
–– II (WHO) E66.91
––– durch Kalorienzufuhr, übermäßig E66.01
––– krankhaft E66.81 ►

Adipositas E66.99 *(Forts.)*
~ Grad *(Forts.)*
~~ II (WHO) E66.91 *(Forts.)*
––– mit Hypoventilation, alveolär E66.21
–– III (WHO) E66.99
––– durch Kalorienzufuhr, übermäßig E66.09
––– krankhaft E66.89
––– mit Hypoventilation, alveolär E66.29
– krankhaft E66.89
–– bei Kindern und Jugendlichen E66.84
–– mit Body-Mass-Index [BMI] von
––– 30 bis unter 35 E66.80
––– 35 bis unter 40 E66.81
––– 40 bis unter 50 E66.86
––– 50 bis unter 60 E66.87
––– 60 und mehr E66.88
– lokalisiert E65
– mit
–– Beschwerden E68
–– Body-Mass-Index [BMI] von
––– 30 bis unter 35 E66.90
––– 35 bis unter 40 E66.91
––– 40 bis unter 50 E66.96
––– 50 bis unter 60 E66.97
––– 60 und mehr E66.98
–– Hypoventilation, alveolär E66.29
––– bei Kindern und Jugendlichen E66.24
––– mit Body-Mass-Index [BMI] von
–––– 30 bis unter 35 E66.20
–––– 35 bis unter 40 E66.21
–––– 40 bis unter 50 E66.26
–––– 50 bis unter 60 E66.27
–––– 60 und mehr E66.28
–– Intelligenzminderung, Augenanomalien, Prognathie, und Hautanomalien, Syndrom Q87.8
–– Syndrom, kardiopulmonal E66.29
–– Typ-2-Diabetes mellitus E11.90
– nichtendokrin E66.89
– osteoporotica endocrinica E24.9
– permagna E66.89
mit Body-Mass-Index [BMI] von
––– 40 bis unter 50 E66.86
––– 50 bis unter 60 E66.87
––– 60 und mehr E66.88
– Reithosen- E65
– schnell einsetzend, mit hypothalamischer Dysfunktion, Hypoventilation, autonomer Dysregulation und neuroendokrinem Tumor, Syndrom E66.29† C80.9 E35.8*
– Stamm E66.99
Adiposogenital, Syndrom E23.6
Adiuretin
– Hypersekretion E22.2
– Hyposekretion E23.2
– Sekretion, inadäquat, Syndrom E22.2
ADLD [Autosomal-dominante Leukodystrophie mit adultem Beginn] E75.2
Adnexalgie N94.8
Adnexe
– Entzündung N70.9
– Reizung N83.9 ►

Adnexe *(Forts.)*
– Schwellung N83.9
– Torsion N83.5
– Tuberkulose A18.1† N74.1*
– Tumor D39.7
– Verdickung N83.9
Adnexitis N70.9
– akut N70.0
– chronisch N70.1
– eitrig N70.9
–– chronisch N70.1
– gonorrhoisch A54.2† N74.3*
– im Wochenbett O86.1
– subakut N70.0
– virilis N49.9
ADNFLE [Autosomal-dominante nächtliche Frontallappenepilepsie] G40.1
ADNP[Aktivitäts-abhängiges neuroprotektives Protein]-Syndrom Q87.8
Adoleszenten
– Albuminurie N39.2
– Krise Z60
– Kyphose M42.09
– Rachitis E55.0
– Skoliose M41.19
ADP[Adenosindiphosphat]-Rezeptor P2Y12, Defekt, thrombozytär D69.88
ADPKD [Autosomal-dominante polyzystische Nierenkrankheit] Q61.2
Adrenal
– Dysfunktion E27.9
– Dysregulation, hormonell E27.9
– Fettsucht E66.89
– Fibrose E27.8
– Hyperplasie E27.8
– Hypersekretion, Androgene E27.0
– Insuffizienz E27.4
–– primär E27.1
– Kollaps E27.2
– Makrogenitosomie E25.9
– Melanose E27.1
– Paragangliom D35.0
– Pseudohermaphroditismus E25.8
–– femininus E25.8
––– angeboren E25.09
–– masculinus E25.8
– Stoffwechselstörung, Hormon E27.9
– Syndrom, hämorrhagisch, durch Sepsis, durch Meningokokken A39.1† E35.1*
– Virilismus E25.9
–– bei Hyperplasie, Nebenniere E25.9
Adrenalin, Hypersekretion E27.5
Adrenalismus, tuberkulös A18.7† E35.1*
Adrenalitis E27.8
– autoimmun E27.1
– bei
–– Toxoplasmose B58.8
–– Zytomegalie B25.88† E35.1*
– durch Kryptokokken B45.8
– hämorrhagisch, durch Meningokokken A39.1† E35.1* ►

Adrenalitis E27.8 *(Forts.)*
– Immun- E27.1
Adrenarche, vorzeitig E27.0
Adrenitis E27.8
Adrenogenital
– Salzverlustsyndrom, angeboren E25.09
– Störung E25.9
–– arzneimittelinduziert E25.8
–– iatrogen E25.8
–– idiopathisch E25.8
– Syndrom E25.9
–– angeboren E25.09
–– erworben, mit
––– Feminisierung E25.8
––– Virilisierung E25.8
Adrenokortikal
– Adenom D35.0
– Insuffizienz E27.4
–– arzneimittelinduziert E27.3
–– iatrogen E27.3
–– primär E27.1
– Karzinom, mit Hypersekretion, Aldosteron, isoliert C74.0 E26.0
– Krankheit, nodulär, pigmentiert, primär E24.8
– Syndrom E27.0
Adrenoleukodystrophie E71.3
– neonatal E71.3
– Pseudo- E71.3
–– neonatal E71.3
– X-chromosomal E71.3
– zerebral, X-chromosomal E71.3
Adrenomedullär, Hyperplasie E27.5
Adrenomyeloneuropathie E71.3
Adrenomyodystrophie E27.1
Adriblastin, Schädigung T88.7
ADS [Akutes Durchfallsyndrom] A09.9
ADSSL1-abhängig, Myopathie, distal G71.0
Adult
– Atemnotsyndrom J80.09
– Dermatomyositis M33.1
– Gaucher-Krankheit E75.2
– Hypophosphatasie E83.38
– Leukämie, T-Zellen (HTLV-1-assoziiert) C91.50
–– in kompletter Remission C91.51
– Lymphom, T-Zellen C91.50
–– akut C91.50
––– in kompletter Remission C91.51
–– chronisch C91.50
–– (HTLV-1-assoziiert), in kompletter Remission C91.51
–– leukämisch C91.50
–– lymphomatös C91.50
– Mangel, Alpha-N-Acetylgalactosaminidase E77.1
– Myoklonusepilepsie, familiär, benigne G40.3
– NCL [Neuronale Zeroidlipofuszinose] E75.4
– Osteochondrose, Os lunatum, Hand M93.1
– Osteochondrose a.n.k. M93.89
– Polyglukosankörper-Krankheit E74.0
– Progerie E34.8 ►
Adult *(Forts.)*
– respiratory distress syndrome [ARDS] J80.09
– Rhabdomyom D21.9
– Teratom
–– Hoden, reifzellig, gutartig D29.2
–– Leber, reifzellig, gutartig D13.4
–– zystisch D36.9
– Zeroidlipofuszinose, neuronal E75.4
– Zitrullinämie, Typ 1 E72.2
ADULT[Akro-dermato-ungual-lakrimal-dental]-Syndrom Q87.8
Adynamia episodica hereditaria G72.3
Adynamie R53
Adynamisch, Obstruktion, Darm K56.0
Aerobacter aerogenes
– Diarrhoe A04.8
– Enteritis, infektiös A04.8 B96.2!
Aeroembolismus T70.3
Aerootitis T70.0
– media T70.0
Aerophagie F45.31
Aerosinusitis T70.1
Aerosol-Treibgas, Wirkung, toxisch T59.8
Aerothorax J93.9
Äderchen, geplatzt D69.9
Älter
– Erstgebärende Z35.5
– Erstschwangere Z35.5
Änderung
– Antikörpertiter R76.0
– Persönlichkeit
–– andauernd F62.9
––– bei Schmerzsyndrom, chronisch F62.80
––– nach
–––– Extrembelastung F62.0
–––– Krankheit, psychisch F62.1
–– nach
––– andauernder Gefangenschaft mit unmittelbarer Todesgefahr F62.0
––– Folter F62.0
––– Katastrophe F62.0
––– Konzentrationslagererfahrung F62.0
––– Opfer von Terrorismus F62.0
––– Situation, lebensbedrohlich, länger F62.0
––– Trauerfall F62.88
– Verhalten, pathologisch R46.8
– Wesen F60.9
–– organisch F07.0
Ängstlich
– agitiert, Depression F32.2
– Depression F41.2
–– anhaltend F34.1
–– leicht F41.2
–– nichtanhaltend F41.2
– depressiv, Syndrom F41.2
– Störung, Persönlichkeit F60.6
Ängstlichkeit F41.9
– sozial, im Kindesalter F93.2
–– bei Störung F93.2
––– emotional F93.2

Äquatorial
– Degeneration
–– mikrozystoid H35.4
–– mit
––– Gitterlinien H35.4
––– Glitzerpunkten H35.4
––– Schneckenspuren H35.4
–– Retina H35.4
–– White without pressure H35.4
– Palisadendegeneration H35.4
– Pflastersteindegeneration H35.4
– Staphylom H15.8
–– Sklera H15.8
Äquivalent
– epileptisch G40.2
– konvulsiv, abdominal G40.8
– Migräne- G43.1
Ärztlich
– Abbruch, Schwangerschaft O04.9
– Beratung Z71
–– bei Bewohner einer institutionellen Einrichtung Z59
–– Person, allein stehend Z60
– Bescheinigung, Ausstellung Z02
–– zur
––– Invalidität Z02
––– Nichttauglichkeit Z02
––– Tauglichkeit Z02
––– Todesursache Z02
– Einleitung, Abort, misslungen O07.4
– Indikation, Abort O04.9
– Interruptio graviditatis O04.9
– Untersuchung
–– allgemein Z00.0
–– Angehörige der Streitkräfte Z10
–– Athleten Z10
–– Flüchtlinge Z10
–– Gefangener Z10
–– Kontrollperson für klinische Forschungszwecke Z00.6
–– Prostituierte Z10
–– wegen
––– Bescheinigungen für Verwaltungszwecke Z02
––– Bevölkerungserhebung Z00.8
––– Fahrerlaubnis Z02
––– Schulzulassung Z02
Ästhesioneuroblastom C30.0
Ästhesioneuroepitheliom C30.0
Ästhesioneurozytom C30.0
Ästivo-Autumnalfieber B50.9
Äthanol
– Abhängigkeit F10.2
– Vergiftung T51.0
Äthanolaminurie E72.8
Äthylbromid, Abhängigkeit F13.2
Äthylcarbamat, Abhängigkeit F19.2
Äthylchlorid, Abhängigkeit F19.2
Äthylismus F10.2
– chronisch F10.2
Äthylmorphin, Abhängigkeit F11.2
Äthyltoxisch, Cirrhosis hepatis K70.3
Ätzend, Substanz, Wirkung, toxisch T54.9
Ätzmittel, Kontaktdermatitis, toxisch L24.5
Äußere/er/es – s. Art der Krankheit
AFAP [Attenuierte familiäre adenomatöse Polyposis] D12.6
Afebril
– Erkältung J00
– Schmerzen, Glieder M79.69
Affektbereitschaft, hochgradig, in der Familie Z63
Affektion
– Akzessorius G52.8
– Augapfel H44.9
– Auge H57.9
–– mit
––– Glaukom a.n.k. H40.5
––– Katarakt, sekundär H26.2
– Augenanhangsgebilde H57.9
– Augenbewegung H51.9
– Augenlid H02.9
–– degenerativ H02.7
– Cervix uteri, mit Infertilität, weiblich N97.3
– Chiasma H47.4
–– entzündlich H47.4
–– ischämisch H47.4
–– opticum H47.4
– Chorioidea H31.9
– Corpus geniculatum laterale H47.5
– Duodenum K31.9
– endokrin, mit Arthritis a.n.k. E34.9† M14.59*
– erythematös L53.9
– extrapyramidal, unklar, mit Störung, Bewegung, abnorm G25.9
–– spastisch G25.9
– Fazialis G51.9
– Frenulum linguae K14.9
– Gallenblase K82.9
– Gallenweg K83.9
– gastrointestinal, mit Arthritis a.n.k. K63.9† M03.69*
– Gelenk M25.99
– Gelenkknorpel M24.19
– Geschlechtsorgane, männlich N50.9
– Glaskörper H43.9
– Harnblase N32.9
– Hirnnerv X G52.2
– Hörnerv H93.3
– Hornhaut, Auge H18.9
– Hypoglossus G52.3
– Hypophysen-Zwischenhirnsystem, mit Infertilität, bei der Frau E23.0
– Iliosakralgelenk a.n.k. M53.3
– Iris, und Ziliarkörper H21.9
– Kiefer, entzündlich K10.29
– Konjunktiva H11.9
– Kreislauf I99
– Labyrinth H83.9
– Leber, bei Schwangerschaft O26.68 ▶

Affektion *(Forts.)*
– Linse H27.9
–– mit Glaukom a.n.k. H40.5
––– obturierend H40.5
– Magen K31.9
– Mamma, postpartal O92.20
– metabolisch, mit Arthritis a.n.k. E88.9† M14.59*
– Muskel M62.99
– Nebenhöhle J34.8
– Nerv, unklar G58.9
– Nervensystem G98
–– autonom G90.9
– Nervenwurzel G54.9
– Nervi olfactorii G52.0
– Nervus
–– accessorius G52.8
–– cochlearis H93.3
–– facialis G51.9
–– hypoglossus G52.3
–– opticus a.n.k. H47.0
–– trigeminus G50.9
–– vagus G52.2
– neurologisch, mit Arthritis a.n.k. G98† M14.69*
– neuromuskulär G70.9
–– toxisch G70.1
– nichtgeburtshilflich, in der Anamnese, die den Schwangerschaftsverlauf beeinflusst Z35.8
– Niere N28.9
– Ohr H93.9
–– äußeres H61.9
–– vaskulär, degenerativ H93.0
– okulomotorisch H51.9
– Olfaktorius G52.0
– Orbita H05.9
– Patella M22.9
– Penis N48.9
– periokular, degenerativ H02.7
– Plazenta O43.9
– Plexus G54.9
– Prostata N42.9
– psoriasisähnlich L40.9
– Pupillenfunktion H57.0
– respiratorisch a.n.k. J98.9
–– akut, durch
––– Bestrahlung J70.0
––– Dampf J68.3
––– Gas J68.3
––– Rauch J68.3
–– chronisch, durch
––– Bestrahlung J70.1
––– Rauch J68.4
–– durch
––– äußere Wirkstoffe J70.9
––– Dampf J68.9
––– Gas J68.9
––– Rauch J68.9
–– mit Arthritis a.n.k. J98.9† M14.89*
– Retina H35.9
– Rückenmark G95.9 ►

Affektion *(Forts.)*
– Schilddrüse E07.9
– Schulterregion M75.9
– Schweißdrüse L74.9
– Sehbahn H47.7
– Sehne M67.99
– Sehrinde H47.6
– Sehstrahlung H47.5
– Sehzentrum, kortikal H47.6
– Temporomandibulargelenk K07.6
– Tonsille J35.9
–– chronisch J35.9
– Tractus opticus H47.5
– Tränenapparat H04.9
– Tränendrüse H04.1
– Trigeminus G50.9
– Trommelfell H73.9
– Tuba auditiva H69.9
– Ureter N28.9
– Uterus N85.9
–– mit Infertilität N97.2
– Vagina, mit Infertilität, weiblich N97.3
– Vagus G52.2
– Vorderhornganglienzellen G12.2
– Zentralnervensystem, bei Krankheit, durch HIV B22† G94.8*
– zerebrovaskulär, im Wochenbett O99.4
– Ziliarkörper H21.9
– Ziliarkörpergefäß H21.1
– Zwerchfell J98.6
Affektiv
– Episode, gemischt F38.0
– Psychopathie F34.0
– Psychose, bipolar F31.9
– Störung F39
–– anhaltend F34.9
–– bipolar F31.9
––– gegenwärtig remittiert F31.7
––– mit Episode
–––– depressiv
––––– leicht F31.3
––––– mittelgradig F31.3
––––– schwer
–––––– mit Symptom, psychotisch F31.5
–––––– ohne Symptome, psychotisch F31.4
–––– gemischt F31.6
–––– hypomanisch F31.0
–––– manisch
––––– mit Symptom, psychotisch F31.2
––––– ohne Symptome, psychotisch F31.1
–– depressiv F32.9
–– einzeln a.n.k. F38.0
–– organisch F06.3
––– rechts-hemisphärisch F07.8
–– persistierend F34.9
–– Persönlichkeit F34.0
–– rezidivierend a.n.k. F38.1
–– senil a.n.k. F03
– Symptomatik, bei Partialepilepsie, benigne G40.02

Affektkrampf R56.8
– respiratorisch R06.88
Affektlabilität F38.0
Affektpsychose, bei Schizophrenie F25.9
Affektverarmung R45.8
Affen-Plasmodien, Malaria B53.1
Affenpocken B04
Afferent-loop-Syndrom K91.88
Afib [Fibrinogen-A-alpha-Ketten-Amyloidose] E85.0† N08.4*
Afibrinogenämie D68.8
– angeboren D68.20
– bei Abort, ärztlich, misslungen O07.1
– erworben D65.0
– familiär D68.20
– Komplikation, bei Einleitung, Abort, misslungen O07.6
– mit
–– Blutung
––– Komplikation, Entbindung O67.0
––– verstärkt
–––– bei Ablatio placentae O45.0
–––– intrapartal O67.0
–––– präpartal O46.0
–– Haemorrhagia ante partum O46.0
– postpartal O72.3
AFP[Alpha-Fetoprotein]-Wert, pathologisch
– erhöht R77.2
– erniedrigt R77.2
Afrikanisch
– Anämie D57.1
– Eisenüberladung E83.1
– Trypanosomiasis B56.9
–– mit Demenz B56.9† F02.8*
After
– Ektasie, Vene K64.9
– Furunkel L02.3
– Geschwür K62.6
– Karbunkel L02.3
– Melanom, maligne C21.0
– Rhagade K60.2
– Riss S31.80
– Schließmuskel, Inkontinenz R15
– Schrunde K60.2
– Vorfall K62.2
After-pill-Amenorrhoe N91.1
Agalaktie O92.30
– elektiv O92.50
– im Wochenbett O92.30
– mit Schwierigkeiten, beim Anlegen O92.31
– primär O92.30
– sekundär O92.50
– therapeutisch O92.50
Agammaglobulinämie D80.1
– autosomal-rezessiv D80.0
– Bruton-Typ D80.0
– common variable D80.1
– erworben D80.1
– hereditär D80.0
– isoliert D80.0
– lymphopenisch D81.9 ►

Agammaglobulinämie D80.1 *(Forts.)*
– mit
–– B-Lymphozyten, immunglobulin-positiv D80.1
–– Lymphozytopenie D81.9
– nichtfamiliär D80.1
– Schweizer Typ D80.0
– Typ Bruton D80.0
– X-chromosomal gebunden D80.0
–– mit Mangel, Wachstumshormon D80.0
Agammaglobulinämisch, Antikörpermangelsyndrom, hereditär D80.0
Aganglionär, Megacolon congenitum Q43.1
Aganglionose Q43.1
– intestinal, kongenital Q43.1
– Kolon Q43.1
Aganglionotisch, Megakolon Q43.1
Agastrisch, Syndrom K91.1
AGAT [Arginin:Glycin-Amidinotransferase], Mangel E72.8
Agenesie
– Amboss Q16.3
– Analkanal Q42.3
– Anus, mit Fistel Q42.2
– Aorta Q25.4
– Appendix Q42.8
– Arm, vollständig Q71.0
– Arteria carotis interna Q28.18
– Arteria pulmonalis Q25.7
– Arterie, peripher Q27.8
– Atmungsorgane a.n.k. Q34.8
– Auge Q11.1
– Augenanhangsgebilde Q15.8
– Augenlid Q10.3
– Augenmuskel Q15.8
– Augenwimpern Q10.3
– Balken Q04.0
– Beckengürtel Q74.2
– Bein, vollständig Q72.0
– Bronchus Q32.4
– Brustwarze Q83.2
– Canaliculus lacrimalis Q10.4
– Cervix uteri Q51.5
– Corpus callosum Q04.0
–– bei Mikrozephalie, und Polymikrogyrie Q02 Q04.0
–– isolierte Form Q04.0
–– mit Makrozephalie, und Hypertelorismus Q04.0
–– und Tetraparese, spastisch, bei Minderung, Intelligenz, X-chromosomal Q87.8
– Corti-Organ Q16.5
– Darm Q41.9
– Dickdarm Q42.9
– Dilatator-Fasern, Iris Q13.2
– Drüse, endokrin a.n.k. Q89.2
– Ductus deferens Q55.4
– Ductus ejaculatorius Q55.4
– Ductus spermaticus Q55.4
– Dünndarm Q41.9
– Duodenum Q41.0 ►

Agenesie *(Forts.)*
– Eileiter Q50.6
– Epiglottis Q31.8
– Eustachi-Röhre Q16.2
– Femur Q72.4
– Fibula Q72.6
– Finger Q71.3
– Funiculus spermaticus Q55.4
– Fuß Q72.3
– Fußwurzelknochen Q72.3
– Gallenblase Q44.0
– Gallenweg Q44.5
– Gehirn Q00.0
– Gehirnteil Q04.3
– Gehörgang Q16.1
– Genitalorgane
–– männlich Q55.8
–– weiblich Q52.8
––– äußere Q52.7
– Gesichtsknochen a.n.k. Q75.8
– Gliedmaßen
–– obere Q71.0
––– bei vorhandener Hand Q71.1
–– untere Q72.0
–– vollständig Q73.0
– Glottis Q31.8
– Haar Q84.0
– Hals, Teil Q18.8
– Hand Q71.3
– Handwurzel Q71.3
– Harnblase Q64.5
– Harnorgane a.n.k. Q64.8
– Hemi-, Schilddrüse E03.1
– Herz Q24.8
– Herzkammerseptum Q20.4
– Herzklappe a.n.k. Q24.8
– Herzvorhofseptum Q21.1
– Hirnarterie Q28.38
– Hirnvene Q28.38
– Hoden Q55.0
– Hohlvene, obere Q26.8
– Humerus Q71.8
– Hymen Q52.4
– Hypophyse Q89.2
– Ileum Q41.2
– Iris Q13.1
– Jejunum Q41.1
– Kiefer K07.0
– Kinn Q18.8
– Klavikula Q74.0
– Kleinhirn Q04.3
–– mit Hydrozephalus Q04.3
– Kleinhirnwurm
–– isoliert Q04.3
–– komplett, isoliert Q04.3
–– partiell, isoliert Q04.3
– Klitoris Q52.6
– Knochen a.n.k. Q79.8
– Knorpel Q79.8
– Kolon Q42.9
– Koronararterie Q24.5 ►

Agenesie *(Forts.)*
– Kreislaufsystem a.n.k. Q28.9
– Kreuzbein Q76.4
– Labia
–– majora pudendi Q52.7
–– minora pudendi Q52.7
– Labyrinth, häutig Q16.5
– Larynx Q31.8
– Leber Q44.7
– Lidfalte Q10.3
– Ligamentum rotundum Q52.8
– Linse Q12.3
– Lippe Q38.0
– Lunge Q33.3
– Magen Q40.2
– Mamma
–– bei vorhandener Brustwarze Q83.88
–– mit Fehlen, Mamille Q83.0
– Milz Q89.01
– Mitralklappe Q23.3
– Mittelfußknochen Q72.3
– Mittelhandknochen Q71.3
– Muskel-Skelett-System a.n.k. Q79.8
– Nabelschnurarterie Q27.0
– Nagel Q84.3
– Nase Q30.1
– Nebenhoden Q55.4
– Nebenniere Q89.1
– Nebenschilddrüse Q89.2
– Nerv Q07.8
– Niere Q60.2
–– beidseitig Q60.1
–– einseitig Q60.0
–– unilateral Q60.0
– Oberkiefer K07.0
– Ösophagus Q39.8
– Ohr Q16.9
– Ohrläppchen Q17.8
– Ohrmuschel Q16.0
– Ohrtrompete Q16.2
– Orbitadach Q75.8
– Ovar Q50.0
– Pankreas Q45.0
–– bei Holoprosenzephalie, Syndrom Q04.2 Q45.0
–– partiell Q45.0
– Parotis Q38.4
– Patella Q74.1
– Penis Q55.5
– Perikard Q24.8
–– komplett, kongenital Q24.8
–– partiell, kongenital Q24.8
– Pfortader Q26.5
– Prostata Q55.4
– Pulmonalarterie Q25.7
– Pulmonalklappe Q22.3
–– mit intaktem Ventrikelseptum, und persistierendem Ductus arteriosus Q22.3 Q25.0
– Punctum lacrimale Q10.4
– radioulnar Q71.8
– Radius Q71.4 ►

Agenesie *(Forts.)*
– Rektum Q42.1
–– mit Fistel Q42.0
– Ringknorpel, Larynx Q31.8
– Rippe Q76.6
– Rückenmark Q06.0
– Samenleiter Q55.4
– Samenstrang Q55.4
– Schädelknochen Q75.8
–– mit Hydrozephalus, mit Spina bifida Q05.4
– Schilddrüse E03.1
– Schildknorpel Q31.8
– Schulter Q74.0
– Sehne Q79.8
– Septum aortopulmonale Q21.4
– Skapula Q74.0
– Skrotum Q55.2
–– kongenital Q55.2
– Speicheldrüse Q38.4
– Steißbein Q76.4
– Sternum Q76.7
– SVC[Vena cava superior]- Q26.8
– Teil-, Nervensystem a.n.k. Q07.8
– Thymus Q89.2
– Tibia Q72.5
– tibiofibular Q72.8
– Trachea Q32.1
– Tränenapparat Q10.4
– Trikuspidalklappe Q22.4
– Tuba uterina Q50.6
– Ulna Q71.5
– Unterkiefer K07.0
– Unterkieferdrüse Q38.4
– Unterschenkel Q72.8
–– und Fuß Q72.2
– Ureter Q62.4
– Urethra Q64.5
– Uterus Q51.0
– Uvula Q38.5
– Vagina Q52.0
–– partiell, isoliert Q52.0
– Vas deferens Q55.4
– Vena cava Q26.8
– Vena cava inferior Q26.8
– Vena cava superior Q26.8
– Vene
–– groß a.n.k. Q26.8
–– peripher Q27.8
– Verdauungsorgane a.n.k. Q45.8
–– obere Q40.8
–– teilweise a.n.k. Q45.8
–– vollständig a.n.k. Q45.8
– Vermis cerebelli Q04.3
–– komplett, isoliert Q04.3
–– partiell, isoliert Q04.3
– Vulva Q52.7
– Wimpern Q10.3
– Wirbel Q76.4
– Wirbelsäule Q76.4
– Zäkum Q42.8
– Zahn, selektiv K00.0 ▶

Agenesie *(Forts.)*
– Zehe Q72.3
– Zunge Q38.3
– Zwerchfell, mit Hernie Q79.1
Agenesie-Hypoplasie-Syndrom, zerebro-reno-urogenital, fetal, letal Q87.8
Agenzien
– äußere, Anämie, aplastisch a.n.k. D61.2
– toxisch, Polyneuropathie a.n.k. G62.2
AGEP [Akute generalisierte exanthematische Pustulose] L27.0
Ageusie R43.2
– hysterisch F44.6
Aggregat, Wechsel, Herzschrittmacher Z45.00
Aggression, bei Demenz U63.4! *[nur Zusatzkode!]*
Aggressiv
– Fibromatose D48.1
– Hepatitis, chronisch K73.2
– Mastozytose, systemisch C96.2
– NK-Zell-Leukämie C94.70
–– in kompletter Remission C94.71
– Osteoblastom D48.0
– Persönlichkeit F60.30
– Störung, ohne Sozialisation F91.1
– Verhalten F91.1
–– andauernd, bei Störung, Sozialverhalten F91.2
–– im Kindes- und Jugendalter F91.1
Aggressivität F91.1
– Gruppen- F91.2
– mit Sozialisation, fehlend F91.1
Agitatio R45.1
Agitation
– bei Demenz U63.4! *[nur Zusatzkode!]*
– kataton F20.2
Agitiert
– ängstlich, Depression F32.2
– Depression F32.2
–– Episode, einzeln F32.2
–– menopausal, Episode, einzeln F32.2
Aglossie Q38.3
– isoliert, kongenital Q38.3
– kongenital Q38.3
Aglossie-Adaktylie-Syndrom Q87.0
Agnosie R48.1
– akustisch R48.1
– Autotop- R48.1
– entwicklungsbedingt F88
– Körperschema R48.1
– optisch R48.1
– Pragmat- R48.1
– sonstige Sinne R48.1
– Stereo- R48.1
– taktil R48.1
– verbal R48.1
–– entwicklungsbedingt F80.28
– visuell R48.1
Agoraphobie F40.00
– mit Panikstörung F40.01
– ohne Panikstörung F40.00

Agrammatische Variante, Aphasie, progredient, primär G31.0† F02.0*
Agrammatismus R48.8
Agranulocytosis infantilis hereditaria D70.0
Agranulozytisch, Mukositis, nekrotisch D70.3
Agranulozytose D70.3
- akut D70.3
- aplastisch D70.3
- arzneimittelinduziert D70.19
- bei
-- Krankheit, durch HIV B23.8 D70.3
-- Leukopenie D70.3
- chronisch D70.3
- durch Chemotherapie D70.19
- essentiell D70.3
- genetisch bedingt D70.0
- hyperplastisch D70.3
- infantil D70.0
- mit Angina D70.3
-- nekrotisierend D70.3
- periodisch D70.5
- perniziös D70.3
- und Neutropenie, arzneimittelinduziert D70.19
-- durch zytostatische Therapie D70.19
-- mit einer kritischen Phase von
--- unter 4 Tagen D70.10
--- 4 bis unter 7 Tagen D70.13
--- 7 bis unter 10 Tagen D70.14
--- 10 bis unter 20 Tagen D70.11
--- 20 Tagen und mehr D70.12
- zyklisch D70.5
Agraphie R48.8
- absolut R48.8
- entwicklungsbedingt F81.8
Agrypnie G47.0
AGS [Adrenogenitales Syndrom] E25.9
Aguirre-Negrete-Syndrom, Hernández- Q87.8
Agyrie Q04.3
Agyrie-Retinadysplasie-Syndrom, Hydrozephalus- Q04.3
AH[heavy chain amyloid]-Amyloidose E85.9
Ahlbäck, Morbus [Aseptische Osteonekrose des medialen Femurkondylus] M87.05
Ahn-Lerman-Sagie-Syndrom Q87.8
Ahornrindenschälerlunge
- mit akuter Exazerbation J67.61
- ohne Angabe einer akuten Exazerbation J67.60
Ahornrindenstreiferkrankheit J67.60
Ahornsirup-Krankheit
- intermediäre Form E71.0
- intermittierende Form E71.0
- Thiamin-responsive Form E71.0
AICA[5-Amino-4-Imidazolcarboxamid]-Ribosidurie E79.8
Aicardi-Goutières-Syndrom G31.88
Aicardi-Syndrom Q04.0
Aichmophobie F40.2
AIDS – s.a. HIV-Krankheit oder s.a. Erworbenes Immundefektsyndrom B24
- angeboren B24
- Infektion B24 ►
AIDS – s.a. HIV-Krankheit oder s.a. Erworbenes Immundefektsyndrom B24 *(Forts.)*
- Latenzphase B24
- mit
-- Kryptokokken-Meningitis B20† B45.9 G02.0*
-- Toxoplasmose, mit Enzephalitis B20† B58.2 G05.2*
- Phobie F45.2
- related complex B24
AIDS-Demenz-Komplex B22† F02.4*
AIDS-Virus, Kontakt Z20.6
Ainhum [Dactylolysis essentialis] L94.6
AIP [Akute interstitielle Pneumonie] J84.10
AIP [Autoimmunpankreatitis] K86.10
Aird-Syndrom, Flynn- Q87.8
Aitken-Fraktur – kodiere kindliche Epiphysenfraktur nach Lokalisation
Akalkulie R48.8
- bei Entwicklungsrückstand F81.2
Akamushi-Fieber A75.3
Akanthamöben
- Keratitis B60.1† H19.2*
- Keratokonjunktivitis, interstitiell B60.1† H19.2*
Akanthamöbiasis B60.1
- Konjunktiva B60.1† H13.1*
- mit Keratitis B60.1† H19.2*
Akantholytisch
- Dermatose L11.9
-- transitorisch L11.1
- Epidermolysis bullosa, letal Q81.0
- Störung L11.9
Akanthom – s.a. Neubildung, gutartig D36.9
- Adeno-, Mamma C54.1
- Basalzellen D23.9
-- Gesicht D23.3
- bösartig C80.9
- gutartig – s.a. Neubildung, gutartig D36.9
- Kerato- L85.8
-- familiär L85.8
-- Lid L85.8
- Melano- D23.9
Akanthose L83
- benigne Q82.8
- erworben L83
- kongenital Q82.8
- oral K13.2
- seborrhoisch L82
- Zunge K14.3
Akanthozephaliasis B83.8
Akanthozytose E78.6
- Choreo- E78.6
Akari-Rickettsiose A79.1
Akarinose B88.0
Akariose, mit Kontakt Z20.7
Akarophobie F40.2
Akarus-Räude B88.9
Akatalasämie E80.3
Akathisie G25.88
- behandlungsinduziert G25.88 ►

Akathisie G25.88 *(Forts.)*
– medikamenteninduziert G25.88
– Neuroleptika- G25.88
Akee-Frucht, Vergiftung, akut T62.2
AKI [Acute Kidney Injury] N17.99
Akinesie R29.8
– fetal
–– autosomal-rezessiv Q87.8
–– mit zerebralen und retinalen Blutungen, Syndrom G71.2 P52.4
– Hemi- R29.5
Akinetisch
– Epilepsie G40.3
– Krise G20.90
– Mutismus R41.8
– Syndrom, hypoton R29.8
Akkommodation
– Insuffizienz H52.5
–– altersbedingt H52.4
– Krampf H52.5
– Lähmung H52.5
–– hysterisch F44.88† H58.1*
– Parese H52.5
– Störung H52.5
–– medikamentös H52.5
–– toxisch H52.5
Akkommodativ
– Asthenopie H52.5
– Strabismus convergens H50.3
Akkommodierend, Schielen H50.0
Akne – s.a. Acne L70.9
– androgenetisch L70.8
– apokrin L73.2
– beim Neugeborenen L70.4
– berufsbedingt L70.8
– Komedonen- L70.0
– mit Narbenbildung L70.9
– Öl- L70.8
– papulös L70.0
– papulopustulös L70.0
– Steroid- L70.8
– Teer- L70.8
– zystisch L70.0
Akneeffloreszenz L70.9
Akneiform, Dermatitis L30.8
Aknekeloid L73.0
Aknetriade L73.2
Aknitis A18.4
– primär A18.4
Akontraktil, Blase N31.81
Akontraktilität, Blasenmuskel, ohne Substrat, neurologisch N31.81
Akral
– Anomalie, und Nase, bifid, bei Trigonozephalie Q87.0
– Epidermolysis bullosa, dystroph Q81.2
– Erythem, nekrolytisch L53.8
– Peeling-Skin-Syndrom Q80.8
Akral-persistierend, Muzinose, papulös L98.5
Akranie Q00.0
Akro-capito-femoral, Dysplasie Q78.8
Akro-fronto-fazio-nasal, Dysostose Q75.1
Akro-kardio-fazial, Syndrom Q87.8
Akro-kranio-fazial, Dysostose Q87.0
Akro-oto-okuläres Syndrom Q87.0
Akro-pektoro-vertebral, Dysplasie Q74.8
Akroasphyxie I73.8
– chronisch I73.8
Akrodermatitis L30.8
– chronica atrophicans L90.4
–– Herxheimer L90.4
– continua
–– pustulosa L40.2
–– suppurativa L40.2
– enteropathica E83.2
– Hallopeau- L40.2
– papulosa infantum L44.4
– perstans L40.2
Akrodynie T56.1
– infolge frühkindlicher Quecksilbervergiftung T56.1
Akrodysostose Q75.4
– mit Hormonresistenz, multipel Q75.4
Akrofazial, Dysostose
– postaxial Q75.4
– Typ
–– Catania Q75.4
–– Kennedy-Teebi Q75.4
–– Nager Q75.4
–– Palagonien Q75.4
–– Rodriguez Q75.4
–– Weyers Q75.4
Akrogerie Gottron E34.8
Akrokallosal, Syndrom Q04.0
Akrokeratosis verruciformis Q82.8
Akrolentiginös, Melanom, maligne C43.9
Akromegalie E22.0
– bei Überfunktion, Hypophysenvorderlappen E22.0
– infantile Form E22.0
– juvenile Form E22.0
– mit
–– Arthritis E22.0† M14.59*
–– Arthropathie E22.0† M14.59*
Akromel, Dysplasie, frontonasal Q87.0
Akromelalgie I73.8
Akromelanose L81.4
Akromesomel, Dysplasie, Typ
– Hunter-Thompson Q78.8
– Maroteaux Q77.8
Akromikrie Q79.8
Akromikrisch, Dysplasie Q77.8
Akromioklavikular
– Infektion M00.91
– Luxation S43.1
Akromioklavikularband, Distorsion S43.5
Akromioklavikulargelenk
– Arthrose M19.91
– Blockierung M99.87
– Dislokation S43.1
– Distorsion S43.5 ►

Akromioklavikulargelenk *(Forts.)*
- Komplikation, mechanisch, durch Osteosynthesevorrichtung, intern T84.10
- Luxation S43.1
Akromion, Fraktur S42.12
Akroosteolyse
- autosomal-dominant M89.59
- phalangeal, idiopathisch M89.58
Akroparästhesie I73.8
- einfach I73.8
- Nothnagel-, vasomotorisch I73.8
- Schultze-, einfach I73.8
- vasomotorisch I73.8
Akropektoral, Syndrom Q74.8 Q76.7
Akrophobie F40.2
Akrorenales Syndrom Q87.2
Akrorenomandibulär, Syndrom Q87.8
Akrorenookuläres Syndrom Q87.8
Akrosarkom C46.0
Akroscyphodysplasie, metaphysär Q78.5
Akrosklerose M34.8
Akrozephalie Q75.0
Akrozephalopolydaktyl, Dysplasie Q87.0
Akrozephalopolysyndaktylie, Typ 4 Q87.0
Akrozephalopolysyndaktylie-Syndrom Q87.0
- Formenkreis [Carpenter-Syndrom] Q87.0
Akrozephalosyndaktylie, Typ
- 3 Q87.0
- 5 Q87.0
Akrozephalosyndaktylie-Syndrom Q87.0
- Formenkreis [Apert-Syndrom] Q87.0
Akrozephalus Q75.0
Akrozyanose I73.8
- bei Keratose, palmoplantar, diffus Q82.8
- beim Neugeborenen P28.2
AKS [Alkoholbedingtes Korsakow-Syndrom] F10.6
AKS [Aortenklappenstenose] I35.0
AKT2-Genmutation, mit Lipodystrophie, partiell, familiär E88.1
Aktin-Myopathie G71.2
Aktinisch
- Cheilitis L56.8
-- durch
--- andere als Sonnenstrahlen L59.8
--- Sonnenbestrahlung L56.8
- Dermatitis, durch
-- andere als Sonnenstrahlen L59.8
-- Sonnenbestrahlung L57.8
- Elastose a.n.k. L57.4
-- senil L57.4
- Granulom L57.5
- Keratitis H16.1
- Keratose L57.0
- Otitis externa, akut H60.5
- Porokeratose, superfiziell, disseminiert Q82.8
- Präkanzerose D04.9
- Prurigo L56.4
- Retikuloid L57.1
Aktinobazillose A28.8
Aktinomykose A42.9
- gastrointestinal A42.1
- Haut A42.8
- Lunge A42.0
- mit
-- Enzephalitis A42.8† G05.0*
-- Kanalikulitis A42.8† H06.0*
-- Meningitis A42.8† G01*
-- Meningoenzephalomyelitis A42.8† G05.0*
-- Pneumonie A42.0† J17.0*
-- Sepsis A42.7
- zervikofazial A42.2
Aktinomykotisch
- Knoten A42.9
- Nodulus A42.9
- Sepsis A42.7
Aktinomyzeten
- Myzetom B47.1
- thermophil, Alveolitis, allergisch J67.70
Aktinomyzetom B47.1
Aktinoneuritis G62.88
Aktiv – s.a. Art der Krankheit
Aktiviertheit, Veränderung, pathologisch R46.8
Aktivierungssyndrom
- Makrophagen-, NLRC4-abhängig M35.8
- Mastzell-, monoklonal D89.8
Aktivität
- elektrisch, pulslos R00.3
- funktionell, vermindert R68.8
- Milz, vermehrt D73.1
- psychomotorisch, mit Symptom, kataton F06.1
Aktivitätsstörung, und Störung, Aufmerksamkeit F90.0
- bei Hyperkinesie F90.0
Akureyri-Syndrom G93.3
Akustikusneurilemmom D33.3
- bösartig C72.4
Akustikusneurinom D33.3
Akustisch
- Agnosie R48.1
- Amnesie R48.8
- Diskrimination, Störung H93.2
- Empfindung, abnorm a.n.k. H93.2
- Epilepsie G40.8
- Halluzination R44.0
- Recruitment H93.2
- Trauma H83.3
- Wahrnehmung, angeboren, fehlend F80.28
Akut – s.a. Art der Krankheit
- Abdomen R10.0
- Bauch R10.0
Akut-neuronopathisch, Gaucher-Krankheit E75.2
Akzeleriert, Hypertonie I10.90
Akzentuierung, Persönlichkeitszüge Z73
- Typ A Z73
Akzessorisch – s. Art der Krankheit
Akzessorius
- Affektion G52.8
- Parese G52.8

Akzidentell
– Blutung
–– Mutter, mit Schädigung, Fetus/Neugeborenes P02.1
–– nach Abort O08.1
–– vor der Entbindung O46.9
– Geräusch, Herz R01.0
–– benigne R01.0
– Systolikum R01.0
AL-Amyloidose E85.9
– lokalisiert E85.4
Al-Awadi-Raas-Rothschild-Syndrom Q87.2
Al-Gazali-Aziz-Salem-Syndrom Q87.1
Ala nasi
– Melanom, maligne C43.3
– Melanoma in situ D03.3
– Nävus D22.3
Alactoflavinose [Vitamin-B2-Mangelsyndrom] E53.0
Alagille-Syndrom Q44.7
– durch
–– JAG1-Gen-Punktmutation Q44.7
–– Mikrodeletion 20p12 Q44.7
–– Monosomie 20p12 Q44.7
–– $NOTCH_2$-Gen-Punktmutation Q44.7
Alagille-Watson-Syndrom Q44.7
– durch
–– JAG1-Gen-Punktmutation Q44.7
–– Monosomie 20p12 Q44.7
–– $NOTCH_2$-Gen-Punktmutation Q44.7
Alajouanine-Syndrom, Foix- G37.4
Alakrimie, kongenital, isoliert Q10.6
Alaktasie E73.0
– angeboren E73.0
Alalie R47.0
– entwicklungsbedingt F80.0
Alanin-Aminotransferase [ALAT], Erhöhung R74.0
Alanin-Aminotransferasewert, abnorm R74.8
Alanin-Glyoxylat-Aminotransferase, Mangel, peroxisomal E74.8
Albdrücken F51.5
Albers-Schönberg, Osteopetrosis Q78.2
Albers-Schönberg-Krankheit Q78.2
Albinismus E70.3
– allgemein E70.3
– bei Schwerhörigkeit H90.5
– isoliert E70.3
– kutan E70.3
–– vom Hermelin-Phänotyp E70.3
– okulär E70.3
–– mit Schwerhörigkeit, sensorineural
––– kongenital E70.3
––– spät einsetzend E70.3
–– Nettleship-Falls-Typ E70.3
–– Typ 1 E70.3
–– X-chromosomal, rezessiv E70.3
– okulokutan E70.3
–– Amisch Typ E70.3
–– gelb E70.3
–– minimal-pigmentiert, Typ 1 E70.3 ►
Albinismus E70.3 *(Forts.)*
~ okulokutan E70.3 *(Forts.)*
–– rot E70.3
–– Temperatur-sensitiv E70.3
–– Typ
––– 1 E70.3
––– 1A E70.3
––– 1B E70.3
––– 2 E70.3
––– 3 E70.3
––– 4 E70.3
––– 5 E70.3
––– 6 E70.3
––– 7 E70.3
––– 8 E70.3
–– Tyrosinase-negativ E70.3
–– Tyrosinase-positiv E70.3
–– xanthös E70.3
– okulokutaner, temperatursensitiv, Typ 1 E70.3
– partiell E70.3
Albipunctata-Dystrophie, Retina, vitelliform, pigmentiert H35.5
Albright-Osteodystrophie, hereditär E20.1
Albright-Syndrom Q78.1
– Forbes- E22.1
– Lightwood- N25.8
– McCune- Q78.1
Albtraum F51.5
Albumin
– abnorm R77.0
– Fehlen, im Blut E88.0
– Mangel E46
– Verlust R80
Albumin-Globulin-Verhältnis, Inversion E88.0
Albuminurie R80
– Adoleszenten N39.2
– akut R80
– bei
–– Entbindung O12.1
–– Scharlach A38
–– Schwangerschaft O12.1
––– mit Ödem O12.2
– Bence-Jones- a.n.k. R80
– chronisch R80
– haltungsbedingt N39.2
– im Wochenbett O12.1
–– mit Ödem O12.2
– juvenil N39.2
– lordotisch N39.2
– Mikro- R80
– orthostatisch N39.2
– schwer, bei Schwangerschaft, mit Hypertonie O14.1
– subakut R80
ALD [Adrenoleukodystrophie], X-chromosomal E71.3
Aldehyd-Oxidase, und Sulfitoxidase, Xanthin-Dehydrogenase, Mangel, kombiniert, Typ A E72.1
Aldehydoxydase, Mangel, mit Mangel, Xanthin-Dehydrogenase, kombiniert E79.8

Alder-Reilly-Anomalie D72.0
ALDH18A1-abhängig, De-Barsy-Syndrom Q82.8
Aldolase
– A, Mangel, mit
–– Glykogenose E74.0
–– GSD [Glykogenspeicherkrankheit] E74.0
–– Krankheit, Glykogenspeicher E74.0
– Mangel, hereditär E74.1
Aldosteron
– Hypersekretion, isoliert, bei Karzinom, adrenokortikal C74.0 E26.0
– Sekretion, erhöht E26.9
Aldosteron-produzierend, Tumor, ektop D48.9 E26.0
Aldosteron-Synthetase, Mangel E27.4
– unabhängig vom $CYP11B_2$-Gen E27.4
Aldosteronismus E26.9
– primär E26.0
–– durch Hyperplasie, Nebennierenrinde E26.0
Aldrich-Syndrom, Wiskott- D82.0
Alembik-Finck-Syndrom, Stoll- Q87.8
Aleukämie C95.70
– in kompletter Remission C95.71
Aleukämisch
– Leukämie
–– granulozytär C92.90
–– lymphatisch C91.90
–– lymphoid C91.90
–– monozytär C93.90
–– myelogen C92.90
–– myeloisch C92.90
– Retikulose C96.0
Aleukia haemorrhagica D61.9
Alexander-Krankheit E75.2
Alexander-Syndrom E75.2
Alexie R48.0
– entwicklungsbedingt F81.0
Algodystrophie M89.09
Algogen, Psychosyndrom F07.9
Algolagnie F65.5
– aktiv F65.5
– passiv F65.5
Algomenorrhoe N94.6
Algoneurodystrophie M89.09
Algopareunie
– männlich N48.8
– weiblich N94.1
Algurie R30.0
Alibert-Bazin-Syndrom C84.0
Alibidinie F52.0
Alienie Q89.01
Alimentär
– Adipositas E66.09
– Anämie D53.9
–– durch Mangel, Folsäure D52.0
–– makrozytär D52.0
–– megaloblastär D52.0
–– mit Eisenabsorption, gering D50.8
– Dystrophie E45
– Frühsyndrom, nach Magenresektion K91.1 ▶

Alimentär *(Forts.)*
– Hemmung, Entwicklung E45
– Kardiomyopathie E63.9† I43.2*
– Kollapsneigung, nach Magenresektion K91.1
– Mangel E63.9
–– Kalzium E58
–– Molybdän E61.5
–– Selen E59
–– Vitamin B_{12}, mit Anämie D51.3
–– Zink E60
– Mangelzustand
–– durch Zusammensetzung, Nahrung, unausgewogen E63.1
–– Folgen E64.9
–– mit Arthropathie E63.9† M14.59*
– Marasmus E41
– Minderwuchs E45
– Störung E63.9
–– Nagel L60.3
Alkali, Kontaktdermatitis, toxisch L24.5
Alkali-Syndrom, Milch- E83.58
Alkaliämie E87.3
Alkalisch, Ösophagitis K20.8
Alkalische Phosphatase, Serumspiegel, abnorm R74.8
Alkalisierend, Arzneimittel, Vergiftung T50.9
Alkalose E87.3
– metabolisch E87.3
– mit Tetanie E87.3
– respiratorisch E87.3
Alkaptonurie E70.2
– mit Arthrose E70.2† M36.8*
Alkohol
– Abhängigkeit F10.2
–– bei Schwangerschaft O99.3
–– mit Rausch, akut F10.0
– Abstinenzsyndrom F10.3
– Abusus F10.1
–– chronisch F10.2
– Allergie T78.4
– Anfall, epileptisch G40.5
– Bestimmung, im Blut Z04.8
– Delirium F10.4
– Demenz F10.7
– Dysfunktion, Nervensystem, autonom G31.2
– Embryopathie Q86.0
–– mit Dysmorphie Q86.0
– Entzugsdelirium F10.4
– Entzugskrampf F10.3
– Entzugssyndrom F10.3
– Gastritis K29.2
– Halluzinose F10.5
– im Blut, Nachweis R78.0
– Konsum a.n.k. Z72.0
–– Mutter, mit Schädigung, Fetus/Neugeborenes P04.3
– Kontaktdermatitis, toxisch L24.2
– Krankheit F10.2
– Missbrauch F10.1
–– in der
––– Anamnese Z86.4 ▶

Alkohol *(Forts.)*
~ Missbrauch F10.1 *(Forts.)*
~~ in der *(Forts.)*
––– Familienanamnese Z81
– Myopathie G72.1
– Optikopathie H47.0
– Paranoia F10.5
– Polyneuropathie G62.1
– Psychose F10.5
–– mit
––– Delirium tremens F10.4
––– Demenz F10.7
––– Eifersucht F10.5
––– Halluzinose F10.5
––– Konfabulation, amnestisch F10.6
––– Polyneuritis F10.6
–– paranoid F10.5
– Rausch F10.0
–– akut F10.0
–– bei Abhängigkeit F10.0
–– mit Delirium F10.0
–– pathologisch F10.0
– Schaden, beim Fetus/Neugeborenen P04.3
– Störung
–– amnestisch, persistierend F10.6
–– persistierend F10.7
– Sucht F10.2
–– mit Psychose, organisch F10.5
– Trinken, übermäßig a.n.k. F10.1
– Vergiftung T51.9
–– akut, im Sinne eines Rausches F10.0
–– bei Abhängigkeit F10.0
–– mit Vergiftung, durch Tabletten T51.9
Alkoholbedingt
– Anämie D53.8
– Ataxie, zerebellar G31.2
– Azidose E87.2
– Degeneration
–– zerebellar G31.2
–– zerebral G31.2
– Delirium tremens F10.4
– Dysfunktion, Herz I51.8
– Enzephalopathie G31.2
– Kardioangiopathie I42.6
– Kardiomyopathie, dilatativ I42.6
– Myokarditis I40.8
– Pellagra E52
– Schädigung, Knochenmark D61.2
– Steatosis hepatis K70.0
– Störung, Verhalten F10.9
Alkoholinduziert
– Insuffizienz, Pankreas K86.0
– Nekrose, Pankreas K85.21
– Pankreatitis K85.20
–– akut K85.20
–– chronisch K86.0
–– mit Organkomplikation K85.21
– Pankreatopathie K86.0
– Pseudo-Cushing-Syndrom E24.4
Alkoholisch
– Anfallsleiden G40.5 ►

Alkoholisch *(Forts.)*
– Atrophie, Gehirn G31.2
– Degeneration
–– Gehirn G31.2
–– kortikal G31.2
–– Leber, fettig K70.0
–– Nervensystem G31.2
–– zerebellar G31.2
– Eifersuchtswahn F10.5
– Enzephalopathie G31.2
– Fettleber K70.0
– Fibrose, Leber K70.2
– Hepatitis K70.1
–– akut K70.1
–– chronisch K70.1
– Hepatomegalie K70.9
– Hepatopathie K70.9
– Kardiomyopathie I42.6
– Ketoazidose E87.2
– Koma, Leber K70.48
– Krankheit, Leber K70.9
–– mit Psychose, organisch F10.5
– Laënnec-Zirrhose, Leber K70.3
– Manie F10.5
–– akut F10.5
–– chronisch F10.5
– Myokardiopathie I42.6
– Myopathie G72.1
– Paranoia F10.5
– Polyneuropathie G62.1
– Prädelirium F10.4
– Pseudoparalyse F10.8
– Psychose F10.5
–– paranoid F10.5
– Psychosyndrom F10.7
–– chronisch, organisch F10.7
– Rausch, pathologisch a.n.k. F10.0
– Schaden, Leber K70.9
– Schädigung
–– Organ F10.1
–– Pankreas K86.0
– Sklerose, Leber K70.2
– Steatohepatitis K70.1
– Thrombozytopenie D69.58
– Vergiftung, akut, mit Psychose, organisch F10.5
– Versagen, Leber K70.48
–– akut K70.40
–– akut-auf-chronisch K70.42
–– chronisch K70.41
–– mit Coma hepaticum K70.48
–– subakut K70.40
– Wahnsinn F10.5
– Zirrhose K70.3
–– Fettleber K70.3
–– Leber K70.3
––– mit Varizen
–––– Magen K70.3† I98.2*
––––– mit Blutung K70.3† I98.3*
–––– Ösophagus K70.3† I98.2*
––––– mit Blutung K70.3† I98.3* ►

Alkoholisch *(Forts.)*
~ Zirrhose K70.3 *(Forts.)*
-- makronodulär K70.3
-- mikronodulär K70.3
-- nutritiv K70.3
-- portal K70.3
-- postnekrotisch K70.3
Alkoholismus F10.2
- chronisch F10.2
- in der Familie, mit Problem Z63
- Korsakow- F10.6
- mit
-- Demenz F10.7
-- Gastritis K29.2
-- Psychose F10.5
-- Schädigung, Fetus/Neugeborenes P04.3
Alkoholsyndrom, fetal Q86.0
Alkylanzien, Syndrom, myelodysplastisch D46.9
ALL [Akute lymphatische Leukämie] C91.00
- in kompletter Remission C91.01
Allan-Herndon-Dudley-Syndrom E03.8
Allen-Syndrom, Masters- N83.8
Allergen
- Desensibilisierung Z51.6
- Heufieber, ausgenommen Pollen J30.3
- Testung Z01.5
Allergie T78.4
- Atemwege J98.8
-- obere J30.4
- bei Ekzem L23.9
- durch
-- Fett, industriell L23.5
-- Hautkontakt, mit Nahrungsmitteln L23.6
-- Inhalation J30.3
-- Leguminosen T78.1
- gastrointestinal K52.2
- gegen
-- ACE-Hemmer T88.7
-- Aciclovir T88.7
-- Acridin-Derivate T88.7
-- ACTH [Adrenocorticotropes Hormon] T88.7
-- Alkohol T78.4
-- Allurarot [E 129] T78.4
-- Alpha-Adrenorezeptor-Antagonisten T88.7
-- Amantadin T88.7
-- Amaranth [E 123] T78.4
-- Ambrosiagewächs J30.1
--- mit Asthma J45.09
-- Amid-Lokalanästhetika T88.7
-- Amidin T88.7
-- Aminochinoline T88.7
-- Aminoglykosid T88.7
-- Amoxicillin T88.7
-- Amphotericin B T88.7
-- Anästhetika, in der Eigenanamnese a.n.k. Z88.4
-- Analgetika, in der Eigenanamnese Z88.6
-- Annatto T78.4
-- Anthracen-Derivate T88.7
-- Anthracyclin T88.7
-- Antibiotika, in der Eigenanamnese Z88.1 ▶

Allergie T78.4 *(Forts.)*
~ gegen *(Forts.)*
-- Anticholinergika T88.7
-- Antidepressiva, trizyklisch T88.7
-- Antihistaminika T88.7
-- antiinfektiöse Mittel, in der Eigenanamnese a.n.k. Z88.3
-- Antikörper, monoklonal T88.7
-- Arzneimittel T88.7
-- Atropin T88.7
-- Azol-Derivate T88.7
-- Azorubin [E 122] T78.4
-- Baldrianwurzel T88.7
-- Barbiturate T88.7
-- Benzalkoniumchlorid T78.4
-- Benzamid T88.7
-- Benzimidazol-Derivate T88.7
-- Benzodiazepin T88.7
-- Benzoesäure T78.4
-- Benzolsulfonsäure T78.4
-- Benzylalkohol T78.4
-- Bernsteinsäure T78.4
-- Bestrahlung L59.8
-- Beta-Adrenorezeptor-Antagonisten T88.7
-- Beta-Laktam-Antibiotika T88.7
-- Beta-Laktamase-Inhibitoren T88.7
-- Betablocker T88.7
-- Birkenpollen J30.1
-- Bisphosphonat T88.7
-- Braun [E 155] T78.4
-- Brillantschwarz [E 151] T78.4
-- Butylhydroxyanisol T78.4
-- Butylhydroxytoluol T78.4
-- Butyrophenon-Derivate T88.7
-- Carbamat T88.7
-- Carbamazepin T88.7
-- Carbapenem T88.7
-- Carrageen [E 407] T78.4
-- Cefotaxim T88.7
-- Cephalosporin T88.7
-- Cetylalkohol T78.4
-- Chemikalie L23.5
-- Chinazolin T78.4
-- Chinolin T88.7
-- Chinolingelb [E 104] T78.4
-- Chinolon T88.7
-- Chlorocresol T78.4
-- Chrom L23.0
-- Chrysanthemen T78.4
-- Clindamycin T88.7
-- Cochenillerot [E 124] T78.4
-- Dacarbazin T88.7
-- Darbepoetin-alfa T88.7
-- Desirudin T88.7
-- Detergenzien L23.5
-- Dihydropyridin T88.7
-- Diphenylbutylpiperidin T88.7
-- Doldengewächs T78.4
-- Eiprotein T78.1
-- Erdnussöl T78.1
-- Erdnussprotein T78.1 ▶

Allergie T78.4 *(Forts.)*
~ gegen *(Forts.)*
-- Erythromycin T88.7
-- Erythrosin [E 127] T78.4
-- Ester-Lokalanästhetika T88.7
-- Estradiol T88.7
-- Ethanol T78.4
-- Federn J30.3
-- Fentanyl T88.7
-- Filgrastim T88.7
-- Fisch T78.1
-- Fluorouracil T88.7
-- Formaldehyd T78.4
-- Frühblüher J30.1
-- Gadodiamid T88.7
-- Gallate T78.4
-- Gallussäure T78.4
-- Gelborange [E 110] T78.4
-- Gluten K90.0
-- Glycopeptid-Antibiotika T88.7
-- Gonadotropin-Releasing-Hormon-Analoga T88.7
-- Gräserpollen J30.1
-- Guarkernmehl [E 412] T78.4
-- Gummi L23.5
-- Haarschuppen J30.3
-- Hamsterprotein T78.4
-- Harnstoff T88.7
-- Hausstaub J30.3
--- mit Asthma J45.09
-- Heparin T88.7
-- Herzglykoside T88.7
-- Heu J30.1
-- Histamin-H_2-Rezeptorantagonist T88.7
-- Hühnereiweiß T78.1
-- Hydantoin-Derivat T88.7
-- Hydralazin T88.7
-- Imidazol-Derivate T88.7
-- Immunglobulin T88.7
--- human, normal T88.7
-- Impfstoff, in der Eigenanamnese Z88.7
-- Indometacin T88.7
-- Inhalationsanästhetika T88.7
-- Insektizid L23.5
-- Isopropylalkohol T78.4
-- Jakobs-Kreuzkraut-Pollen J30.1
-- Jod T78.4
-- Johannisbrotkernmehl [E 410] T78.4
-- Kalziumantagonisten T88.7
-- Kaninchen T78.4
-- Karaya [E 416] T78.4
-- Karmin, echt [E 120] T78.4
-- Katzenhaar J30.3
-- Koffein T88.7
-- Kohlenwasserstoff, halogeniert T88.7
-- Konservierungsmittel L23.5
-- Kontrastmittel T88.7
--- jodhaltig T88.7
-- Korbblütler T78.4
-- Kortikosteroid T88.7
-- Kosmetika L23.2 ►

Allergie T78.4 *(Forts.)*
~ gegen *(Forts.)*
-- Kräuterpollen J30.1
-- Kürbisfrüchte T78.1
-- Kuhmilch L27.2
-- Kunststoff L23.5
-- Kurkumin [E 100] T78.4
-- Lidocain T88.7
-- Lincomycin T88.7
-- Lincosamid T88.7
-- Lisinopril T88.7
-- Litholrubin [E 180] T78.4
-- Lösungsmittel, organisch L23.5
-- Lutein-Releasing-Hormone T88.7
-- Lysozym T78.4
-- Macrogol T88.7
-- Macrogolglycerolricinoleat T78.4
-- Makrolid T88.7
-- Makrolid-Antibiotika T88.7
-- Mausprotein T78.4
-- Mehl, mit Asthma J45.09
-- Mercaptopurin T88.7
-- Methanolchinolin T88.7
-- Metoprolol T88.7
-- Milben J30.3
-- Mittel, adrenerg T88.7
-- Muskelrelaxanzien T88.7
-- Mutterkornalkaloid T88.7
-- Nadroparin T88.7
-- Nahrungsmittel T78.1
-- Narkotika, in der Eigenanamnese a.n.k. Z88.5
-- Natamycin T88.7
-- Natriumbenzoat T78.4
-- Natriumdisulfit T78.4
-- Natriumedetat T78.4
-- Neomycin T88.7
-- Neuroleptika T88.7
-- Nickel L23.0
-- Nitrat T88.7
-- Nitrofuran T88.7
-- Nitroimidazol-Derivate T88.7
-- Nitrosoharn T88.7
-- Nitroverbindungen T78.4
-- Norfluran T78.4
-- Opiate T88.7
-- Oxicam T88.7
-- Para-Hydroxybenzoesäureester T78.4
-- Parabene T78.4
-- Paragruppen T78.4
-- Penicillin T88.7
--- in der Eigenanamnese Z88.0
-- Perchlorat T88.7
-- Perubalsam T88.7
-- Pflanzen L23.7
-- Pflaster L23.5
-- Phenolrot T78.4
-- Phenothiazin T88.7
-- Phenytoin T88.7
-- Piperazin-Derviate T88.7
-- Piperidin-Derivate T88.7
-- Plasmaprotein T88.7 ►

Allergie T78.4 *(Forts.)*
~ gegen *(Forts.)*
-- Podophyllotoxin T88.7
-- Pollen J30.1
--- mit Asthma J45.09
-- Polymyxin B T88.7
-- Ponceau [E 124] T78.4
-- Pravastatin T88.7
-- Probenecid T88.7
-- Propacetamol T88.7
-- Propylenglycol T78.4
-- Propylgallate T78.4
-- Prostaglandin T88.7
-- Pyrazolon T88.7
-- Pyrethrin T88.7
-- Pyrrolidon T78.4
-- Quecksilber T88.7
-- Rifamycin T88.7
-- Roggen J30.1
-- Rosenpollen J30.1
-- Rot [E 128] T78.4
-- Salizylate T88.7
-- Schimmelpilz J30.3
-- Schwefeldioxid T78.4
-- Seife L23.5
-- Serotonin-5HT$_3$-Antagonisten T88.7
-- Serum T80.6
--- in der Eigenanamnese Z88.7
-- Sesamöl T78.1
-- Soja T78.1
-- Sojaprotein T78.1
-- Sonnenlicht L56.4
-- Sorbinsäure T78.4
-- Sorbitol T78.1
-- Stearylalkohol T78.4
-- Sulfasalazin T88.7
-- Sulfit T78.4
-- Sulfonamid T88.7
-- Sulfonamide, in der Eigenanamnese Z88.2
-- Sulfonylharnstoff T88.7
-- Sympathomimetika T88.7
-- Tacrolismus [Tacrolimus] T88.7
-- Tartrazin [E 102] T78.4
-- Terbutalin T88.7
-- Tetracyclin T88.7
-- Tetracyclin-Derivate T88.7
-- Thiamin T88.7
-- Thiazid T88.7
-- Thionamid-Derivate T78.4
-- Thioxanthen T88.7
-- Thyreotropin-Releasing-Hormon T88.7
-- Tierhaar J30.3
-- Tolycain T88.7
-- Traganth [E 413] T78.4
-- Triammoniumcitrat T78.4
-- Triarylmethan T78.4
-- Triazol-Derivate T88.7
-- Triethylcitrat T78.4
-- Trimethoprim T88.7
-- Triphenylmethan-Farbstoff T78.4
-- Tropasäure T78.4 ►

Allergie T78.4 *(Forts.)*
~ gegen *(Forts.)*
-- Valaciclovir T88.7
-- Valproinsäure-Derivate T88.7
-- Vitamin D T88.7
-- Waschmittel L23.5
-- Xanthin T88.7
-- Zement L23.5
-- Zimt T78.1
-- Zitronensäure T78.4
- Gräser-, mit Asthma J45.09
- Hausstaubmilben-, mit Bronchialasthma J45.09
- Haut L23.9
-- durch
--- Arzneimittel L27.0
--- Kälte L50.2
--- Kontakt L23.9
--- Nahrungsmittel, aufgenommen L27.2
--- Wärme L50.2
-- unklare Genese L50.9
- in der Familienanamnese Z84.8
- Konjunktiva H10.1
- Kontakt- L23.9
- Lid H01.1
- mit Dermatose L23.9
- multipel T78.4
- Nahrungsmittel, mit
-- Diätberatung Z71
-- Diarrhoe K52.2
-- Enteritis K52.2
-- Gastroenteritis K52.2
-- Kolitis K52.2
-- Überwachung, Diät Z71
- Nase J30.4
- Photo-, mit Dermatose L56.8
- Sonnen- L56.4
- unklar T78.4
- Untersuchung Z01.5
Allergisch – s. Art der Krankheit
- Alveolitis, durch organischen Staub
-- mit akuter Exazerbation J67.91
-- ohne Angabe einer akuten Exazerbation J67.90
Allergodermie L23.9
Allergose, Bronchus J45.09
Allescheria boydii, Infektion B48.2
Allescheriose B48.2
Allgemein – s. Art der Krankheit
Allgemeinanästhetikum, Verabreichung, mit Komplikation, Mutter, während der Entbindung O74.9
Allgemeinsymptom, unspezifisch, im Kleinkindalter R68.1
Allocheirie R20.8
Allodynie R20.8
Alloimmunisation, Thrombozyten-, mit Thrombozytopenie D69.58
Alloimmunneutropenie, neonatal P61.5
Alloimmunthrombozytopenie, fetal, und neonatal P61.0
Allorhythmie I49.9

Allurarot
– Allergie [E 129] T78.4
– Überempfindlichkeit [E 129] T78.4
Alobär, Holoprosenzephalie Q04.2
Alopecia L65.9
– androgenetica L64.9
–– arzneimittelinduziert L64.0
– areata L63.9
– atrophicans L66.0
– cicatricans L65.8
– circumscripta L63.9
– climacterica L64.9
– congenita Q84.0
– cranialis totalis L63.0
– diffusa L65.9
– hereditaria L65.9
– maligna L65.8
– marginalis L65.8
– mucinosa L65.2
– parvimaculata L65.8
– postpartualis L65.0
– praematura L64.8
– seborrhoica L65.9
– totalis L63.0
– universalis L63.1
Alopezie L65.9
– angeboren Q84.0
– bei
–– Dysostose, mandibulofazial Q75.4 L65.9
–– Syphilis A51.3† L99.8*
– durch
–– Arzneimittel, zytotoxisch L65.8
–– Röntgenstrahlen L58.1
– frontal, fibrosierend L66.1
– frontoparietal, bei Hypogonadismus, hypogonadotrop E23.0 L65.9
– Körper, ganz L63.1
– kongenital, bei Palmoplantarkeratose
–– autosomal-dominant Q82.8
–– autosomal-rezessiv Q82.8 Q84.0
– nach Infektion L65.8
– narbig L66.9
– postinfektiös L65.8
– senil L65.9
– syphilitisch A51.3† L99.8*
– toxisch L65.8
– Typ, männlich L64.9
– und Photophobie, bei Ichthyosis follicularis Q80.0
Alopezie-Syndrom, Aderhautatrophie- H31.1 Q82.8
Alorainy-Syndrom, Bosley-Salih- Q87.8
ALPI-assoziiert, Krankheit, Darm, chronisch-entzündlich K52.8
Alpdrücken F51.5
Alpenkrankheit T70.2
Alpers-Huttenlocher-Syndrom G31.88
Alpers-Krankheit G31.88
Alpha- und Beta-Rezeptoren-Stimulanzien, kombiniert, Vergiftung T44.9
Alpha-1,4-Glukosidase, Mangel E74.0
Alpha-1-Antichymotrypsin, Mangel E88.0
Alpha-1-Antitrypsin-Pittsburgh-Mutation, Krankheit, hämorrhagisch E88.0† D77*
Alpha-1-Proteinase-Inhibitor, Mangel E88.0
Alpha-2-Antiplasmin, Mangel, kongenital D68.8
Alpha-Adrenorezeptor-Antagonisten
– Allergie T88.7
– Überempfindlichkeit T88.7
Alpha-Aminoadipinazidurie E72.3
Alpha-B-Crystallin-abhängig, Myopathie, distal, spät-beginnend G71.0
Alpha-D-Mannosidase, lysosomal, Mangel E77.1
Alpha-Fetoprotein
– abnorm R77.2
– Erhöhung R77.2
– erniedrigt R77.2
– Gehalt, Fruchtwasser, erhöht Z36.1
– Veränderung R77.2
Alpha-Galaktosidase A, Mangel E75.2
Alpha-Herpesvirus, Typ 2, human, Dermatitis vesicularis
– Lippe B00.1
– Ohr B00.1
17-alpha-Hydroxylase, Mangel, mit Hyperplasie, Nebenniere E25.08
4-alpha-Hydroxyphenylpyruvat-Dioxygenase, Mangel E70.2
4-alpha-Hydroxyphenylpyruvat-Hydroxylase, Mangel E70.2
Alpha-Ketosäuredecarboxylase, Mangel E71.0
Alpha-L-Fucosidase, Mangel E77.1
Alpha-L-Iduronidase, Mangel E76.0
Alpha-Mannosidose E77.1
– adulte Form E77.1
– infantile Form E77.1
Alpha-Methyl-Acetessigsäure, Azidurie E71.1
Alpha-Methyl-Acetoacetyl-CoA-Thiolase, Mangel E71.1
Alpha-Methylacyl-CoA-Racemase, Mangel K76.8
Alpha-N-Acetylgalactosaminidase, Mangel E77.1
– adult E77.1
– Typ
–– 1 E77.1
–– 2 E77.1
–– 3 E77.1
5-Alpha-Reduktase
– 2, Mangel, mit Störung, Geschlechtsentwicklung, mit Karyotyp 46,XY E29.1
– Mangel E29.1
–– mit Pseudohermaphroditismus masculinus E29.1
Alpha-Sarkoglykan, Mangel, mit Muskeldystrophie, Gliedergürtel G71.0
Alpha-Sarkoglykanopathie G71.0
Alpha-Schwerkettenkrankheit C88.30
– in kompletter Remission C88.31
Alpha-Thalassaemia intermedia D56.0

Alpha-Thalassämie D56.0
– mit myelodysplastischem Syndrom D56.0 D46.9
– X-chromosomal, Syndrom, mit Intelligenzminderung D56.0
Alpha-Zellen – s. Alphazellen
Alphahypolipoproteinämie E78.6
Alphazellen
– Adenom D13.7
– Tumor D13.7
–– bösartig, Pankreas C25.4
Alport-Syndrom Q87.8
– autosomal-dominant Q87.8
– autosomal-rezessiv Q87.8
– X-chromosomal Q87.8
–– mit Leiomyomatose, diffus Q87.8
ALPS [Autoimmun-lymphoproliferatives Syndrom] D47.9
Alptraum F51.5
ALS [Amyotrophische Lateralsklerose] G12.2
Alström-Syndrom Q87.8
Alt – s. Art der Krankheit
Alteration, Herzton, fetal, Betreuung, Schwangere O36.3
Alternaria, Infektion B48.7
Alternierend
– Einwärtsschielen H50.0
– Esotropie H50.0
–– ausgenommen intermittierend H50.0
–– intermittierend H50.3
– Exotropie H50.1
–– ausgenommen intermittierend H50.1
–– intermittierend H50.3
– Hemiplegie
–– beim Kind Q07.8
–– nächtlich, benigne, im Kindesalter G81.9
– Hyperphorie H50.5
– Paralyse G83.8
–– mittlere G83.8
–– Nervus oculomotorius G83.8
– Störung, Persönlichkeit F44.88
– Strabismus H50.9
–– convergens intermittens H50.3
–– divergens intermittens H50.3
Altersabhängig, Abnahme, Funktion, kognitiv R41.8
Altersamyloidose E85.8
Altersatherosklerose I70.9
Altersatrophie R54
Altersatrophisch, Genitalien N95.8
Altersauszehrung R54
Altersbedingt
– Degeneration, Makula
–– feucht H35.30
–– neovaskulär H35.30
–– trocken H35.31
– Diabetes mellitus E11.90
– Insuffizienz, Akkommodation H52.4
– Schwerhörigkeit H91.1
– Sehschwäche H52.4
– Störung, Kreislauf I99
Alterschorea G25.5
Altersdemenz F03
Altersdepression F32.9
Altersdiabetes E11.90
– mit Adipositas E11.90
Altersemphysem J43.9
– bei Bronchitis J44.89
Altersepilepsie G40.8
Altersgangrän, arteriosklerotisch I70.25
Altersherz R54
– Dekompensation I51.9
– mit
–– Hypertonie I11.90
–– Insuffizienz I50.9
Altersinvolution R54
Altersjuckreiz L29.8
Alterskachexie R54
Alterskatarakt H25.9
Alterslaufnase J31.0
Altersosteoporose M81.89
Altersparkinson G20.90
Alterspruritus L29.8
Alterspsychose F03
Altersschwachsinn F03
Altersschwäche R54
– körperlich R54
– mit
–– Psychose F03
–– Veränderung, geistig a.n.k. F03
–– Verwirrtheitszustand, akut F05.1
Altersspondylitis M47.99
Altersstar H25.9
– grau H25.9
Alterstod R54
Alterstuberkulose A16.9
Altersverwirrtheit F03
Alterswarze L82
Alterung
– Knochen, beschleunigt, mit Anomalie, Gesicht, und Gedeihstörung Q87.3
– vorzeitig E34.8
Alterungssyndrom, vorzeitiges, Typ Penttinen E34.8
Altherr-Uehlinger-Syndrom, Von-Meyenburg- M94.1
Aluminium
– Krankheit M83.49
– Osteomalazie M83.49
– Osteopathie M83.49
– Pneumokoniose J63.0
– Staublunge J63.0
Aluminiumverursacht, Anämie, nach Dialyse N18.5† D63.8*
Aluminose J63.0
– bei Fibrose, Lunge J63.0
– mit Tuberkulose, Atmungsorgane J65
Aluminosis pulmonum J63.0
Alveolär
– Adenokarzinom C34.9
– Adenom D14.3
–– Lunge D14.3 ►

Alveolär *(Forts.)*
– Echinokokkose B67.7
–– Leber B67.5† K77.0*
– Gangrän K10.3
– Hämorrhagie, diffus R04.8
– Hypoventilation R06.88
–– bei Adipositas E66.29
––– bei Kindern und Jugendlichen E66.24
––– extrem, bei Kindern und Jugendlichen E66.25
––– mit Body-Mass-Index [BMI] von
–––– 30 bis unter 35 E66.20
–––– 35 bis unter 40 E66.21
–––– 40 bis unter 50 E66.26
–– mit Adipositas
––– Grad
–––– I (WHO) E66.20
–––– II (WHO) E66.21
–––– III (WHO) E66.29
––– mit Body-Mass-Index [BMI] von
–––– 50 bis unter 60 E66.27
–––– 60 und mehr E66.28
–– nichtobstruktiv, schlafbezogen, idiopathisch G47.32
–– Syndrom E66.29
– Karzinom C34.9
– Mikrolithiasis
–– Lunge J84.00
–– pulmonal J84.00
– Ostitis K10.3
– Periostitis K10.3
– Pneumonie, granulozytär J18.8
– Pneumopathie J84.00
– Proteinose J84.00
–– mit akuter Exazerbation J84.01
–– ohne Angabe einer akuten Exazerbation J84.00
– Pyorrhoe K05.3
– Rhabdomyosarkom C49.9
– Sarkom, Weichteile C49.9
– Schaden J84.00
– Störung a.n.k. J84.00
Alveolar, Proteinose, pulmonal
– autoimmun J84.00
– früh-beginnend, schwer, durch MARS-Mangel J84.00
– idiopathisch J84.00
– sekundär J84.00
Alveolar-kapillär, Dysplasie, kongenital P27.8
Alveolarfortsatz
– Aplasie
–– erworben K08.88
–– kongenital Q38.6
– Atrophie
–– Oberkiefer K08.2
–– Unterkiefer K08.2
– Bereich, Wunde, offen S01.59
– Blutung K08.88
– Fraktur S02.8
– Fremdkörper T18.0
– Hypertrophie K08.88 ►

Alveolarfortsatz *(Forts.)*
– Infektion K04.7
– irregulär K08.88
– Karzinom C03.9
– Narbe K08.88
– Schädigung K08.9
– Spalte K08.88
– Vergrößerung K08.88
– Verletzung S09.9
–– oberflächlich S00.50
– zahnlos, Atrophie K08.2
Alveolarfortsatzschleimhaut, Hypertrophie K06.2
Alveolarkamm
– Atrophie K08.2
– Hypertrophie K08.88
– zahnlos
–– Hyperplasie, irritativ K06.2
–– Krankheit K06.9
–– Verschluss, traumatisch K06.2
Alveolarwand, Schaden J84.00
Alveolarzellkarzinom C34.9
Alveolarzelltumor, multipel, primär C34.9 C97!
Alveolen-Fistel, Kieferhöhlen- J32.0
Alveolitis
– allergisch J67.90
–– bei Obstruktion, Atemwege J67.90
–– durch
––– Aktinomyzeten, thermophil J67.70
––– organischen Staub
–––– mit akuter Exazerbation J67.91
–––– ohne Angabe einer akuten Exazerbation J67.90
––– Organismen, aus Belüftungsanlagen J67.70
––– Pilz J67.70
––– Staub, organisch, eingeatmet J67.90
– Broncho- J18.0
– durch
–– Aspergillus clavatus J67.40
–– Cryptostroma corticale J67.60
– exogen-allergisch J67.90
– extrinsisch J67.90
– fibrosierend J84.10
–– mit akuter Exazerbation J84.11
–– ohne Angabe einer akuten Exazerbation J84.10
– Kiefer K10.3
– kryptogen, fibrosierend J84.10
– mit Fibrose J84.10
– sicca K10.3
Alveolodental, Periostitis K10.3
Alveolokapillär, Blockade J84.10
Alvolär, Proteinose, pulmonal, kongenital J84.00
Alymphocytosis D72.8
– thymica D82.1
Alymphoplasie, Thymus D82.1
Alzheimer-ähnlich, Krankheit durch Prionen, familiär A81.9
Alzheimer-Krankheit G30.9
– autosomal-dominant, mit frühem Beginn G30.0 ►

Alzheimer-Krankheit G30.9 *(Forts.)*
– mit
–– frühem Beginn G30.0
––– mit Demenz (Typ 2) G30.0† F00.0*
–– spätem Beginn G30.1
––– mit Demenz (Typ 1) G30.1† F00.1*
– präsenile Form G30.0
– senile Form G30.1
Alzheimer-Sklerose G30.9
– mit Demenz G30.9† F00.9*
Amagnetisch – s. Art der Krankheit
Amalgam, Vergiftung T49.7
Amantadin
– Allergie T88.7
– Überempfindlichkeit T88.7
– Vergiftung T42.8
Amaranth
– Allergie [E 123] T78.4
– Überempfindlichkeit [E 123] T78.4
Amastie Q83.88
– kongenital, isoliert Q83.0
– mit
–– Brustwarze, vorhanden Q83.88
–– Fehlen, Brustwarze, angeboren Q83.0
Amaurose H54.0
– beidseitig H54.0
– einseitig H54.4
–– bei Visus anderes Auge, normal H54.4
– erworben H54.0
– hysterisch F44.6
– kongenital H54.0
– Leber H35.5
–– kongenital H35.5
–– tapetoretinal H35.5
– traumatisch S05.9
Amaurose-Hypertrichose-Syndrom H35.5 Q84.2
Amaurosis fugax G45.39
Amaurotisch
– Idiotie E75.4
–– familiär E75.4
–– infantil E75.4
–– juvenil E75.4
–– Spätform E75.4
– Tay-Sachs-Krankheit, familiär E75.0
Ambivalent, Problem, Partnerschaft Z63
Amblyopie H53.0
– bei
–– Ametropie H53.0
–– Anisometropie H53.0
–– Deprivation H53.0
–– Ptosis H53.0
–– Strabismus H53.0
– Dämmerungs- H53.6
– durch
–– Nachtblindheit H53.6
–– Nikotin H53.8
– erworben H53.0
– hysterisch F44.6
– kongenital H53.0
– partiell H53.0 ►
Amblyopie H53.0 *(Forts.)*
– Refraktions- H52.7
– Schiel- H53.0
– toxisch a.n.k. H53.8
Amboss
– Agenesie Q16.3
– Fehlen
–– angeboren Q16.3
–– erworben H74.3
– Fraktur S02.1
Amboss-Steigbügel-Ankylose, infektiös H74.3
Ambras-Syndrom Q84.2
Ambrosiagewächs
– Allergie J30.1
–– mit Asthma J45.09
– Kontaktdermatitis, allergisch L23.7
AMC [Arthrogryposis multiplex congenita] Q74.3
Amegakaryozytisch, Thrombozytopenie, bei Synostose, radioulnar Q87.2
Ameisenlaufen R20.2
Amelanotisch
– Melanom C43.9
–– maligne C43.9
– Nävus D22.9
Amelie Q73.0
– Extremität
–– obere Q71.0
–– untere Q72.0
– Extremitäten
–– obere Q71.0
–– untere Q72.0
– Tetra- Q73.0
Ameloblastisch
– Fibrom D16.5
–– Oberkiefer D16.42
– Fibroodontom D16.5
–– Oberkieferknochen D16.42
– Fibroodontosarkom C41.1
– Fibrosarkom C41.1
–– Oberkieferknochen C41.02
–– Unterkieferknochen C41.1
– Karzinom C41.1
–– Oberkieferknochen C41.02
–– Unterkieferknochen C41.1
– Odontom D16.5
–– Oberkieferknochen D16.42
– Odontosarkom C41.1
–– Oberkieferknochen C41.02
–– Unterkieferknochen C41.1
Ameloblastom D16.5
– bösartig C41.1
–– Oberkieferknochen C41.02
– melanotisch D16.9
– Odonto- D16.5
– Röhrenknochen C40.9
– Tibia C40.2
– Unterkiefer, bösartig C41.1
– Unterkieferknochen D16.5
Ameloblastoodontom D16.5
– Oberkieferknochen D16.42

Ameloblastosarkom C41.1
– Oberkieferknochen C41.02
– Unterkieferknochen C41.1
Amelogenesis K00.5
– imperfecta K00.5
–– Hypokalzifikationstyp K00.5
–– Hypomaturationstyp K00.5
–– hypoplastischer Typ K00.5
–– mit Zapfen-Stäbchen-Dystrophie K00.5 H35.5
–– nonhereditaria segmentalis K00.4
Amelosarkom C41.1
– Oberkieferknochen C41.02
– Unterkieferknochen C41.1
Amenorrhoe N91.2
– atretisch N91.0
– bei Einnahme, Ovulationshemmer N91.1
– funktionell N91.1
– hormonell N91.1
– hyperhormonal E28.8
– hypogonadotrop N91.1
– hypothalamisch N91.1
– Notstands- N91.1
– postpartal N91.1
– primär N91.0
– Pseudo- N91.1
– psychogen N91.1
– sekundär N91.1
– Stress- N91.1
– traumatisch N91.1
– zentral N91.1
Amenorrhoe-Syndrom, Galaktorrhoe- E22.1
Amentia F79.9
– Meynert- F10.6
Amentiell, Syndrom F79.9
Amerikanisch, Trypanosomiasis, mit Beteiligung, Herz B57.2† I41.2*
Ametropie H52.7
– bei Amblyopie H53.0
AMI [Akuter Myokardinfarkt] I21.9
Amianthose J61.0
Amid-Lokalanästhetika
– Allergie T88.7
– Überempfindlichkeit T88.7
Amidin
– Allergie T88.7
– Überempfindlichkeit T88.7
Amimie R48.8
Aminkolpitis N76.0
Aminoacylase 2, Mangel E75.2
Aminoazidopathie E72.9
Aminoazidurie E72.9
– hyperdibasisch, Typ
–– 1 E72.0
–– 2 E72.0
Aminobenzol, Wirkung, toxisch T65.3
Aminochinoline
– Allergie T88.7
– Überempfindlichkeit T88.7
Aminoglykosid
– Allergie T88.7 ►

Aminoglykosid *(Forts.)*
– Überempfindlichkeit T88.7
Aminopterin-Embryopathie Q86.88
Aminopterin-Syndrom, Pseudo- Q87.0
Aminosäure
– aromatisch, Stoffwechselstörung E70.9
– Mangel E72.9
–– mit Anämie D53.0
– schwefelhaltig, Stoffwechselstörung E72.1
– Störung, Aufnahme, und Störung, Transport E72.0
– Stoffwechselstörung E72.9
–– angeboren E72.9
–– mit Anämie D53.0
–– neonatal, transitorisch P74.8
– Transportstörung E72.0
– unverzweigt, Stoffwechselstörung E72.8
– verzweigt, Stoffwechselstörung E71.2
– verzweigtkettig
–– Abbaustörung E71.1
–– Stoffwechselstörung E71.2
Aminurie, Trimethyl-, primär, schwer E88.8
AML [Akute myeloische Leukämie] C92.00
– in kompletter Remission C92.01
– M0 C92.00
–– in kompletter Remission C92.01
– M1 C92.00
–– in kompletter Remission C92.01
– M2 C92.00
–– in kompletter Remission C92.01
– M3 C92.40
–– in kompletter Remission C92.41
– M4 C92.50
–– in kompletter Remission C92.51
– M5 C93.00
–– in kompletter Remission C93.01
– M5a C93.00
–– in kompletter Remission C93.01
– M5b C93.00
–– in kompletter Remission C93.01
– M6 C94.00
–– in kompletter Remission C94.01
– mit
–– Eo, mit
––– inv(16) C92.50
–––– in kompletter Remission C92.51
––– t(16;16) C92.50
–––– in kompletter Remission C92.51
–– t(8;21) C92.00
–– in kompletter Remission C92.01
–– t(15;17) C92.40
––– in kompletter Remission C92.41
AML1/ETO C92.00
AMME[Alport-Syndrom, mentale Retardierung, Mittelgesichtshypoplasie, Elliptozytose]-Syndrom Q87.8
Ammoniak, Stoffwechselstörung E72.2
Ammoniak-Entgiftung, Störung, mit Defekt, Harnstoffzyklus E72.2
Ammoniakspiegel, erhöht R79.8

Amnesie R41.3
- akustisch R48.8
- anterograd R41.1
- auditorisch R48.8
- dissoziativ F44.0
- durch Epilepsie G40.9
- hysterisch F44.0
- psychogen F44.0
- retrograd R41.2
- transient, global G45.49
Amnestisch
- Aphasie R47.0
- Episode G45.49
- Konfabulation, bei Psychose, durch Alkohol F10.6
- Störung, persistierend, durch
-- Alkohol F10.6
-- Sedativa F13.6
- Symptomenkomplex F10.6
- Syndrom F10.6
-- nach Gebrauch
--- Alkohol F10.6
--- Cannabinoide F12.6
--- Halluzinogene F16.6
--- Kokain F14.6
--- Lösungsmittel, flüchtig F18.6
--- Opioide F11.6
--- Sedativa, und Hypnotika F13.6
-- organisch, nichtalkoholisch F04
- Zustandsbild F04
Amniographie Z36.3
Amnion
- Abnormität O41.9
-- mit Schädigung, Fetus/Neugeborenes P02.9
- Adhäsion, postinfektiös, mit Schädigung, Fetus/Neugeborenes P02.8
- Fibrose O41.8
- Hydrops O40
- Infektionssyndrom O41.1
-- beim Neugeborenen P02.7
- Infusionssyndrom O88.1
- mit Fetus, Adhäsion O41.8
- Zyste O41.8
Amnionflüssigkeit, Befund, abnorm R89.9
Amnionhöhle
- Infektion O41.1
- Störung O41.9
Amnionitis O41.1
- mit Schädigung, Fetus/Neugeborenes P02.7
Amnioskopie Z36.3
Amniotisch
- Schnürfurchen Q79.8
- Zyste, Plazenta O43.1
Amniozentese-Screening Z36.2
AMNR [Akute makuläre Neuroretinopathie] H35.39
Amobarbital, Abhängigkeit F13.2
Amöben
- Abszess A06.4† K77.0*
-- Gehirn A06.6† G07*
-- Haut A06.7 ▶

Amöben *(Forts.)*
- Abszess A06.4† K77.0* *(Forts.)*
-- Leber A06.4† K77.0*
--- mit Abszess
---- Gehirn A06.6† G07*
---- Lunge A06.5† J99.8*
-- Lunge A06.5† J99.8*
--- mit
---- Abszess, Gehirn A06.6† G07*
---- Pneumonie A06.5† J17.3*
-- Milz A06.8† D77*
- Appendizitis A06.8
- Balanitis A06.8† N51.2*
- Dermatitis A06.7
- Diarrhoe A06.0
-- akut A06.0
-- chronisch A06.1
-- nichtdysenterisch A06.2
- Dysenterie A06.0
-- akut A06.0
-- chronisch A06.1
- Enteritis A06.0
-- akut A06.0
-- chronisch A06.1
-- nichtdysenterisch A06.2
- Hepatitis A06.4† K77.0*
- Infektion A06.9
- Kolitis A06.0
-- nichtdysenterisch A06.2
- Meningoenzephalitis, primär B60.2† G05.2*
- Pneumonie A06.5† J17.3*
- Proktitis, akut A06.8
- Ruhr A06.0
-- akut A06.0
-- Überträger Z22.1
- Ulkus, Haut A06.7
- Vesikulitis A06.8† N51.8*
- Vulvovaginitis A06.8† N77.1*
- Zystitis A06.8† N33.8*
Amöbiasis A06.9
- akut A06.0
-- durch Entamoeba histolytica A06.0
- chronisch, mit Ulkus, Darm A06.1
- durch Entamoeba histolytica A06.9
- Haut A06.7
- intestinal, chronisch A06.1
-- durch Entamoeba histolytica A06.1
- intestinalis A06.0
- Keimträger Z22.1
- Leber A06.4† K77.0*
- Lunge A06.5† J99.8*
Amöbisch
- Enteritis
-- akut A06.0
-- chronisch A06.1
- Zystitis A06.8† N33.8*
Amöboidzellengliom C71.9
Amöbom A06.3
- Darm A06.3
Amoralisch, Störung, Persönlichkeit F60.2
Amorph, Dystrophie, Hornhaut, posterior H18.5

Amotio
– Aderhaut H31.4
– retinae H33.2
–– rhegmatogen H33.0
Amoxicillin
– Allergie T88.7
– Überempfindlichkeit T88.7
Amphetamin
– Abhängigkeit F15.2
– Missbrauch F15.1
Amphibiengift, Wirkung, toxisch T63.8
Amphotericin B
– Allergie T88.7
– Überempfindlichkeit T88.7
Ampulla
– hepatopancreatica, Carcinoma in situ D01.5
– Vateri
–– Carcinoma in situ D01.5
–– Karzinom C24.1
Ampulle
– Ösophagus, unterer K22.88
– phrenisch K22.88
Amputation
– Cervix uteri
–– als Komplikation, Schwangerschaft O34.4
–– Komplikation, Entbindung O65.5
– Fetus, zur Geburtserleichterung P03.8
– Finger S68.1
– Folgen, postoperativ a.n.k. T98.3
– Gesicht, traumatisch, Folgen T90.8
– Kopfteil, traumatisch, Folgen T90.8
– Neurom T87.3
– Rumpf, traumatisch, Folgen T91.8
– traumatisch T14.7
–– Abdomen, Teile S38.3
–– Arm T11.6
––– beide T05.2
––– und Bein, jede Kombination T05.6
–– Becken, Teile a.n.k. S38.3
–– Bein T13.6
––– beide T05.5
–– Daumen S68.0
–– Extremität T14.7
––– obere T11.6
–––– beide T05.2
–––– Folgen T92.6
––– untere
–––– ausgenommen Zehen T13.6
–––– Folgen T93.6
–– Finger
––– einer, und andere Teile, Hand S68.3
––– einzeln S68.1
––– mehrere S68.2
––– zwei, und andere Teile, Hand S68.3
–– Folgen T94.1
–– Fuß S98.4
––– beide T05.3
––– in Höhe oberes Sprunggelenk S98.0
––– und
–––– andere untere Extremität T05.4
–––– anderer Unterschenkel T05.4 ►

Amputation *(Forts.)*
~ traumatisch T14.7 *(Forts.)*
–– Geschlechtsorgane, äußere S38.2
–– Hand S68.9
––– beide T05.0
––– in Höhe Handgelenk S68.4
––– und
–––– andere obere Extremität T05.1
–––– Handgelenk S68.9
–– Hoden S38.2
–– Hüftgelenk S78.0
–– in
––– Halshöhe S18
––– Höhe
–––– Ellenbogen S58.0
–––– Knie S88.0
–– Labia
––– majora pudendi S38.2
––– minora pudendi S38.2
–– Lumbosakralgegend, Teile S38.3
–– multipel T05.9
–– Nase S08.8
–– Oberarm S48.9
–– Oberschenkel S78.9
–– Ohr S08.1
–– Penis S38.2
–– Rumpf a.n.k. T09.6
–– Schultergelenk S48.0
–– Skrotum S38.2
–– Thoraxteil S28.1
–– Unterarm S58.9
–– Unterschenkel S88.9
––– beide T05.5
–– Vulva S38.2
–– Zehe
––– einzeln S98.1
–––– und Teile, Fuß S98.3
––– mehrere S98.2
––– zwei oder mehr, und Teile, Fuß S98.3
–– zwischen
––– Ellenbogen und Handgelenk S58.1
––– Hüfte und Knie S78.1
––– Knie und oberem Sprunggelenk S88.1
––– Schulter und Ellenbogen S48.1
– Unterschenkel, Zustand nach Z89.5
Amputationsstumpf
– alt a.n.k. Z89.9
– Blutung, nach Operation T81.0
– chirurgisch
–– Hämatom T87.6
–– Infektion T87.4
–– mit Komplikation T87.6
–– Ödem T87.6
– Entzündung T87.4
– Flexionskontraktur T87.6
– Infektion T87.4
– Kontraktur T87.6
– Nekrose T87.5
– Neurom T87.3
Amputierter Z89.9
– beidseitig Z89.9

Amsterdam, Degenerationstyp Q87.1
Amusie R48.8
– entwicklungsbedingt F80.8
Amyelenzephalie Q00.0
Amyelie Q06.0
– isoliert Q06.0
Amygdalolith J35.8
Amylalkohol, Wirkung, toxisch T51.3
Amylase, Serumspiegel, abnorm R74.8
Amylo-16-Glukosidase, Mangel E74.0
Amyloid
– Ablagerung E85.9
– Angiopathie, zerebral E85.4† I68.0*
– Degeneration E85.9
–– Arterie, zerebral E85.4† I68.0*
–– Darm E85.4† K93.8*
–– Haut E85.4† L99.0*
–– Herz E85.4† I43.1*
–– kapillär E85.8† I79.8*
–– Leber a.n.k. E85.4† K77.8*
–– Milz E85.4† D77*
–– Nervensystem E85.4† G99.8*
–– Niere E85.4† N29.8*
–– Rückenmark E85.4† G32.8*
– Infiltrat, generalisiert E85.9
– Infiltration, lokalisiert E85.4
– Nephritis E85.4† N08.4*
– Nephropathie E85.4† N08.4*
–– hereditär E85.0† N08.4*
– Nephrose E85.4† N08.4*
– Neuritis E85.4† G63.3*
– Neuropathie, autonom E85.9† G99.08*
– Polyneuropathie E85.1† G63.3*
–– Typ, portugiesisch E85.1† G63.3*
Amyloid-Kardiomyopathie
– Transthyretin- E85.4† I43.1*
– Transthyretin-assoziiert, familiär E85.4† I43.1*
Amyloidkörperchen, Prostata N42.8
Amyloidnephropathie, familiär E85.0† N08.4*
Amyloidose E85.9
– AA- E85.3
– AH[heavy chain amyloid]- E85.9
– AL- E85.9
–– lokalisiert E85.4
– Alters- E85.8
– Apolipoprotein-A-
–– I- E85.0
–– IV- E85.8
– Begleit- E85.9
– bei
–– Hämodialyse E85.3
–– Hämorrhagie, zerebral, hereditär E85.4† I68.0*
––– vom
–––– arktischen Typ E85.4† I68.0*
–––– flämischen Typ E85.4† I68.0*
–––– holländischen Typ E85.4† I68.0*
–––– isländischen Typ E85.4† I68.0*
–––– italienischen Typ E85.4† I68.0* ►

Amyloidose E85.9 *(Forts.)*
~ bei *(Forts.)*
~~ Hämorrhagie, zerebral, hereditär E85.4† I68.0* *(Forts.)*
~~~ vom *(Forts.)*
–––– Typ
––––– Iowa E85.4† I68.0*
––––– Piedmont E85.4† I68.0*
– Beta-2-Mikroglobulin- E85.3
– Darm E85.4† K93.8*
– Dünndarm E85.4† K93.8*
– durch
–– ABeta2M-Variante E85.1
–– integrales Membranprotein 2B E85.4† I68.0*
– familiär E85.2
–– mit Polyneuropathie E85.1† G63.3*
– Fibrinogen-A-alpha-Ketten- E85.0† N08.4*
– Gefäßwand E85.4
– generalisiert E85.9
– genetisch E85.2
– Haut E85.4† L99.0*
– hereditär, Typ, finnisch E85.1
– heredofamiliär E85.2
–– neuropathisch E85.1
–– nichtneuropathisch E85.0
– Herz E85.4† I43.1*
– Hornhaut, primär, hereditär E85.4
– Hypophyse E85.4
– Konjunktiva E85.4† H13.8*
– kutan, nodulär E85.4† L99.0*
– Larynx E85.4† J99.8*
– Leber E85.4† K77.8*
– LECT2[Leukozyten-chemotaktischer-Faktor 2]- E85.0
– Leichtketten- E85.9
– Lid E85.4
– lokalisiert E85.4
– Lunge E85.4† J99.8*
– Magen E85.4† K93.8*
– makulär E85.4† L99.0*
– makulös E85.4† L99.0*
– mit
–– Ablagerung, Konjunktiva E85.4† H13.8*
–– Arthritis E85.4† M14.49*
–– Arthropathie E85.9† M14.49*
–– Glaukom E85.9† H42.0*
–– Glomerulonephritis E85.9† N08.4*
–– Kardiomyopathie E85.4† I43.1*
–– Krankheit, Lunge E85.4† J99.8*
–– Myopathie E85.4† G73.6*
–– Nephrose E85.4† N08.4*
–– Neuropathie, Nerv, peripher, autonom E85.4† G99.08*
– Myokard E85.4† I43.1*
– Nebenniere E85.4
– Nebenschilddrüse E85.4
– Niere E85.4† N29.8*
– organbegrenzt E85.4
– Pleura E85.4† J99.8*
– primär E85.9
– pulmonal E85.4† J99.8* ►
~~~

Amyloidose E85.9 *(Forts.)*
– Pulmonalarterie E85.4
– Pulpa E85.4
– Schilddrüse E85.4
– sekundär E85.3
–– systemisch E85.3
– subglottisch E85.4† J99.8*
– systemisch
–– primär E85.2
–– senil E85.8
– Thymus E85.4
– Transthyretin-
–– hereditär E85.2
–– Wildtyp E85.8
– Typ, portugiesisch E85.1
Amylopektinose E74.0
Amyoplasia congenita Q79.8
Amyoplasie, kongenital Q79.8
Amyostatisch, Syndrom E83.0
Amyotonia M62.89
– congenita G70.2
Amyotroph
– Lateralsklerose G12.2
–– juvenil G12.2
–– Typ 4 G12.2
Amyotrophia congenita Q79.8
Amyotrophie G71.8
– bei Typ-2-Diabetes mellitus E11.40† G73.0*
– diabetisch E14.40† G73.0*
– monomelisch G12.2
– neuralgisch G54.5
– progressiv, spinal G12.2
Amyotrophisch, Paralyse G12.2
Amytal, Abhängigkeit F13.2
Anadysplasie, metaphysär Q78.5
Anaemia D64.9
– neonatorum P61.4
–– posthämorrhagisch P61.3
– oligosideraemica D50.9
Anaerob, Phlegmone A48.0
Anaerobier
– Bakteriämie A49.9
– Entzündung, Zellgewebe A48.0
– Infektion A49.9
– Sepsis A41.4
–– beim Neugeborenen P36.5
Anaesthesia sexualis, psychogen F52.1
Anämie D64.9
– achlorhydrisch D50.8
– achrestisch D53.1
– Addison- D51.0
– afrikanisch D57.1
– alimentär D53.9
–– durch Mangel, Folsäure D52.0
–– makrozytär D52.0
–– mit Eisenabsorption, gering D50.8
– alkoholbedingt D53.8
– aluminiumverursacht, nach Dialyse N18.5† D63.8*
– anazid D50.8 ►

Anämie D64.9 *(Forts.)*
– angeboren P61.4
–– durch
––– Blutverlust, fetal P61.3
––– Isoimmunisation a.n.k. P55.9
– aplastisch D61.9
–– angeboren D61.0
–– bei
––– Dyskeratosis congenita Q82.8 D61.9
––– Zinsser-Cole-Engman-Syndrom Q82.8 D61.9
–– durch
––– Agenzien, äußere a.n.k. D61.2
––– Arzneimittel D61.19
––– Bestrahlung D61.2
––– Infektion D61.2
––– zytostatische Therapie D61.10
–– erworben D60.9
–– idiopathisch D61.3
–– isoliert D60.9
––– bei Thymom D60.9
––– erworben D60.9
–––– chronisch D60.0
–––– transitorisch D60.1
––– im Kindesalter D61.0
–– konstitutionell D61.0
–– mit Intelligenzminderung, und Kleinwuchs, Syndrom Q87.1
–– toxisch D61.2
– arzneimittelinduziert
–– autoimmunhämolytisch D59.0
–– durch Mangel
––– Enzym D59.2
––– Folsäure D52.1
–– nichtautoimmunhämolytisch D59.2
– asiderotisch D50.9
– autoimmunhämolytisch
–– erworben a.n.k. D59.1
–– gemischt D59.1
–– neonatal D59.1
–– symptomatisch D59.1
– Bagdad-Frühlings- D55.0
– bei
–– Favismus D55.0
–– Infektion D64.9
–– Krankheit
––– durch HIV B23.8 D64.9
––– Niere, chronisch, Stadium
–––– 3 N18.3† D63.8*
–––– 4 N18.4† D63.8*
–––– 5 N18.5† D63.8*
–– Mangel, Vitamin
––– B_6 D64.3
––– B_{12} D51.9
–––– alimentär D51.3
––––– mit Polyneuropathie D51.3† G63.4*
–––– beim Vegetarier D51.3
–––– durch Malabsorption, Vitamin B_{12}, selektiv, mit Proteinurie D51.1
–– Neubildung a.n.k. D48.9† D63.0* ►

Anämie D64.9 *(Forts.)*
~ bei *(Forts.)*
-- Pankreasinsuffizienz, und Hyperostose K86.83† M85.2 D63.8*
-- Prämaturität P61.2
-- Pseudoleukämie D64.8
-- Schwangerschaft O99.0
-- Skorbut D53.2
-- Tumor (Primärtumor unbekannt) D48.9† D63.0*
- Biermer-Ehrlich-Addison- D51.0
- Blackfan-Diamond- D61.0
- bösartig D51.0
- chemotherapieinduziert D61.10
- Chlor-, achylisch D50.8
- chronisch, durch Blutung D50.0
- Cooley- D56.1
- Defekt-, Glukose-6-Phosphat-Dehydrogenase [G6PD], mit Ikterus, neonatal D55.0
- dimorph D53.1
- diphasisch D53.1
- diphtherisch A36.8
- durch
-- Balantidium coli A07.0
-- Blei D64.2
-- Blutung D50.0
--- akut D62
-- Bothriocephalus B70.0† D63.8*
-- Defekt
--- Enzym D55.9
--- Hexokinase D55.2
-- Diphyllobothrium B70.0† D63.8*
-- Hunger D53.9
-- Hypoplasie, Erythrozyten D61.9
-- Inaktivität, Glukose-6-Phosphat-Dehydrogenase [G6PD] D55.0
-- Malaria B54† D63.8*
-- Mangel D53.9
--- 6-Phosphogluconat-Dehydrogenase [6-PGD] D55.1
--- 2,3-Diphosphoglycerat-Mutase [2,3-DPG] D55.2
--- Adenosintriphosphatase D55.3
--- Aminosäure D53.0
--- Eisen D50.9
---- bei Schwangerschaft O99.0
---- durch Eisenresorption, vermindert D50.8
---- eisenrefraktär D50.8
---- nach Blutverlust D50.0
--- Eiweiß D53.0
--- Enzym D55.9
---- glykolytisch D55.2
---- mit Bezug zum Hexosemonophosphat[HMP]-Shunt a.n.k. D55.1
---- Nukleotidstoffwechsel D55.3
--- Erythrozyten-Glutathion D55.1
--- Folsäure D52.9
--- Gamma-Glutamylcystein-Ligase D55.1
--- GGS-R [Glutathionreduktase-Mangel] D55.1 ►

Anämie D64.9 *(Forts.)*
~ durch *(Forts.)*
~~ Mangel D53.9 *(Forts.)*
--- Glukose-6-Phosphat-Dehydrogenase [G6PD] D55.0
--- Glutathionreduktase D55.1
--- Glutathionsynthetase D55.1
--- Glycerinaldehyd-3-Phosphat-Dehydrogenase D55.2
--- GSH [Glutathion] D55.1
--- Hämoglobin D64.9
--- Hexokinase D55.2
--- Kupfer D53.8
--- Molybdän D53.8
--- Nahrung D53.9
---- mit Eisenabsorption, gering D50.8
--- Phosphofruktaldolase D55.2
--- Phosphoglyceratkinase D55.2
--- Protein D53.0
--- Pyridoxin D64.3
--- Pyruvatkinase D55.2
--- Transcobalamin II D51.2
--- Triosephosphat-Isomerase D55.2
--- Vitamin B_{12}, durch Mangel, Intrinsic-Faktor D51.0
--- Zink D53.8
-- Mangelernährung D53.9
-- Marschfieber B54† D63.8*
-- Myxödem E03.9† D63.8*
-- Orotazidurie D53.0
-- Pentosephosphat-Stoffwechselstörung D55.1
-- Sichelzellenkrankheit D57.1
-- Störung
--- Glykolyse, anaerob D55.2
--- Nukleotidstoffwechsel D55.3
-- Stoffwechselstörung
--- Aminosäure D53.0
--- Glutathion D55.1
-- Ziegenmilch D52.0
- Dyke-Young- D59.1
- dyserythropoetisch
-- kongenital D64.4
--- Typ
---- 1 D64.4
---- 2 D64.4
---- 3 D64.4
---- 4 D64.4
-- X-chromosomal, mit abnormen Thrombozyten und Neutropenie D64.4 D70.0
- dyshämatopoetisch D64.4
-- angeboren D64.4
- einfach D64.9
-- chronisch D53.9
- Elliptozyten D58.1
- Erythroblasten, beim
-- Fetus/Neugeborenen P55.9
-- Kind D56.1
- erythroblastisch, familiär D56.1
- Erythrozyten
-- aplastisch
--- kongenital D61.0 ►

Anämie D64.9 *(Forts.)*
~ Erythrozyten *(Forts.)*
~~ aplastisch *(Forts.)*
--- transitorisch D60.1
-- isoliert D60.9
- essentiell D64.9
- Fanconi- D61.0
- Fetus/Neugeborenes, durch Blutverlust, fetal P61.3
- hämolytisch D58.9
-- akut D59.9
--- beim Fetus/Neugeborenen P55.9
-- autoimmun D59.1
--- medikamentös bedingt D59.0
-- chronisch D58.9
-- Donath-Landsteiner D59.6
-- durch
--- Arzneimittel D59.2
--- Defekt, Enzym D55.9
---- medikamentös bedingt D59.2
--- Hämoglobin, instabil D58.2
--- Kälteautoantikörper D59.1
--- Mangel
---- Adenylat-Kinase D55.3
---- Diphosphoglycerat-Mutase D55.2
---- Glukosephosphat-Isomerase D55.2
---- Glutathionreduktase D55.1
---- Glycerinaldehyd-3-Phosphat-Dehydrogenase D55.2
---- Pyrimidin-5'-Nukleotidase D55.3
---- Pyruvatkinase, erythrozytär D55.2
--- Überproduktion, Adenosindesaminase, erythrozytär D55.3
--- Wärmeautoantikörper D59.1
-- erworben D59.9
--- bei Krankheit, durch HIV B23.8 D59.9
--- mit Hämoglobinurie a.n.k. D59.6
-- familiär D58.9
-- hereditär D58.9
--- durch Defekt, Enzym D55.9
--- mit Ikterus, neonatal P50.0
-- idiopathisch, chronisch D59.9
-- kongenital D58.0
-- konstitutionell D58.0
-- mechanisch D59.4
--- durch
---- Prothese, Implantat oder Transplantat D59.4
---- Shunt D59.4
-- mikroangiopathisch D59.4
-- nichtautoimmun D59.4
-- nichtsphärozytär
--- hereditär a.n.k. D55.8
--- kongenital a.n.k. D55.8
---- durch Mangel
----- Glukose-6-Phosphat-Dehydrogenase [G6PD] D55.0
----- Pyruvatkinase D55.2
-- sekundär D59.4
-- Stransky-Regala-Typ D58.2
-- symptomatisch D59.4 ▶

Anämie D64.9 *(Forts.)*
~ hämolytisch D58.9 *(Forts.)*
-- toxisch D59.4
--- erworben D59.4
- hämorrhagisch, chronisch D50.0
- Heinz-Körper- D58.2
-- kongenital D58.2
- Herrick- D57.1
- Heuck-Assmann- D64.8
- Hunter-Addison- D51.0
- hyperchrom D64.8
- hypochrom D50.9
-- mikrozytär D50.8
-- mit Speicherung, Eisen D64.3
-- normoblastisch D50.8
- Hypoferro- D50.9
- hypoplastisch D61.9
-- familiär D61.0
-- kongenital D61.0
--- Typ Blackfan-Diamond D61.0
- idiopathisch D64.9
- im Wochenbett O99.0
- in der
-- Familienanamnese Z83.2
-- Kindheit D64.9
- infektiös D64.8
-- hämolytisch, erworben D59.4
- Innenkörper-, kongenital D58.2
- Kälte-, hämolytisch D59.1
- Kugelzellen- D58.0
- latent D64.9
- Lebert- D51.0
- Lederer-, hämolytisch D59.1
- leukoerythroblastisch D64.8
- lungenhämosiderotisch E83.1† J99.8*
- makrozytär D52.9
-- bei Schwangerschaft O99.0
-- tropisch D52.8
- maligne D51.0
- Marchiafava-Micheli- D59.5
- mediterran D56.9
- megaloblastär D53.1
-- alimentär D52.0
-- durch Orotazidurie D53.0
-- hereditär D51.1
-- im Kleinkindalter D53.1
-- refraktär D53.1
-- resistent gegenüber
--- Folsäure-Therapie D53.1
--- Vitamin-B_{12}-Therapie D53.1
- megaloblastisch, juvenil, durch Mangel, Intrinsic-Faktor D51.0
- megalozytär D53.1
- Meniskozyten- D57.1
- mikroelliptopoikilozytär [Rietti-Greppi-Micheli] D56.9
- mikrozytär D50.8
-- durch Blutverlust D50.0
--- akut D62
-- familiär D56.8
-- mit Eisenüberladung, hepatisch D50.8 ▶

Anämie D64.9 *(Forts.)*
– mit
–– Degeneration, Rückenmark, kombiniert a.n.k. D51.0† G32.0*
–– Myelose, funikulär a.n.k. D51.0† G32.0*
– Mittelmeer- D56.9
–– mit Hämoglobinopathie D56.9
– myelodysplastisch D46.9
– myelofibrös D47.4† D63.0*
– myelogen D64.8
– myeloproliferativ D47.1
– nach normozytärer Blutung D62
– nichtsphärozytär, hämolytisch
–– durch Mangel, Hexokinase D55.2
–– Typ
––– I D55.1
––– II D55.2
– normochrom D64.9
– normozytär D64.9
–– bei Myelophthise D61.9
–– durch Blutverlust, akut D62
– nutritiv D53.9
–– mit Störung, Eisenverwertung D50.8
– osteosklerotisch D64.8
– paraneoplastisch C80.9† D63.0*
– perniziös D51.0
–– angeboren D51.0
–– erworben D51.0
–– juvenil D51.0
–– mit
––– Glossitis D51.0
––– Möller-Hunter-Glossitis D51.0
––– Polyneuropathie D51.0† G63.4*
– pleiochrom D64.8
–– bei Sprue D52.8
– posthämorrhagisch D50.0
–– akut D62
–– beim Neugeborenen P61.3
–– chronisch D50.0
–– progredient D50.0
– primär D64.9
– progressiv D64.9
– Pseudo-Biermer-, beim Säugling D53.1
– pseudohämorrhagisch E83.1
– pseudoperniziös, beim Säugling D53.1
– puerperal O99.0
–– durch Blutung O99.0
– pyridoxinsensibel D64.3
– refraktär D46.4
–– bei Hämochromatose D46.1
–– hypoproliferativ D61.9
–– mit
––– Blastenexzess D46.2
––– Blastenkrise, in Transformation C92.00
––– Blastenüberschuss D46.2
–––– in Transformation C92.00
–––– Typ
––––– I D46.2
––––– II D46.2
––– Mehrliniendysplasie D46.5
––– Ringsideroblasten D46.1 ▶

Anämie D64.9 *(Forts.)*
~ refraktär D46.4 *(Forts.)*
–– ohne
––– Blastenvermehrung D46.0
––– Ringsideroblasten D46.0
––– Sideroblasten D46.0
– renal N18.9† D63.8*
– Rietti-Greppi-Micheli- D56.9
– Schießscheibenzell- D64.8
–– hämorrhagisch D50.0
––– akut D62
– sekundär D64.9
– semiplastisch D61.8
– septisch D64.8
– Sichelzellen D57.1
–– mit Krisen D57.0
–– ohne Krisen D57.1
– sideroachrestisch D64.3
–– erworben, idiopathisch D64.3
–– hereditär D64.0
–– hypochrom, X-chromosomal gebunden D64.0
–– mit Myopathie, mitochondrial G71.3
–– pyridoxinsensibel D64.3
–– sekundär D64.1
––– durch Arzneimittel D64.2
–– X-chromosomal, mit Ataxie D64.0
– sideroblastisch D64.3
–– autosomal-rezessiv D64.0
–– GLRX5[Glutaredoxin 5]-abhängig D64.0
–– mit B-Zell-Immundefekt, mit periodischem Fieber, und Entwicklungsverzögerung, Syndrom D64.0 D82.8
–– primär, erworben D64.3
–– X-chromosomal D64.0
––– mit Ataxie D64.0
– sideropenisch D50.9
–– refraktär D50.8
– spätsyphilitisch A52.7† D63.8*
– Sphärozyten, hereditär D58.0
– splenomegal D64.8
– Sumpffieber- B54† D63.8*
– Targetzellen- D64.8
– Thalassämie D56.9
– thrombozytopenisch D69.61
–– transfusionsrefraktär D69.60
– toxisch D61.2
– tuberkulös A18.8† D63.8*
– vegan D51.3
– Vitamin-B_6-sensibel D64.3
– Von-Jaksch-Hayem- [Ziegenmilchanämie] D52.0
– Wärme-, hämolytisch D59.1
– Witts- D50.8

Anästhesie R20.0
– funktionell, dissoziativ F44.6
– Haut R20.0
– Hemi- R20.0
– hysterisch F44.6
– Kornea H18.8 ▶

Anästhesie R20.0 *(Forts.)*
– mit
–– Anoxie, zerebral, während
––– Entbindung O74.3
––– Schwangerschaft O29.2
–– Aspiration
––– bei Geburt O74.0
––– Mageninhalt
–––– im Wochenbett O89.0
–––– postpartal O89.0
–––– puerperal O89.0
–––– während
––––– Entbindung O74.0
––––– Schwangerschaft O29.0
–– Aspirationspneumonie
––– im Wochenbett O89.0
––– während Schwangerschaft O29.0
–– Hyperthermie, maligne T88.3
–– Kollaps
––– Lunge T88.2
––– pulmonal, bei Geburt O74.1
–– Komplikation a.n.k. T88.5
––– im Wochenbett O89.9
––– kardial
–––– bei Geburt O74.2
–––– während Schwangerschaft O29.1
––– pulmonal
–––– bei Geburt O74.1
–––– im Wochenbett O89.0
––– Zentralnervensystem
–––– bei Geburt O74.3
–––– im Wochenbett O89.2
–––– während Schwangerschaft O29.2
–– Mendelson-Syndrom
––– im Wochenbett O89.0
––– während
–––– Entbindung O74.0
–––– Schwangerschaft O29.0
–– Nebenwirkung a.n.k. T88.5
–– Pneumonie, während
––– Entbindung O74.0
––– Schwangerschaft O29.0
–– Pneumothorax T88.2
––– im Wochenbett O89.0
––– während Schwangerschaft O29.0
–– Schock T88.2
–– Stillstand, Herz, während
––– Entbindung O74.2
––– Schwangerschaft O29.1
–– Tod, Komplikation, Entbindung O74.9
– Mutter, mit Schädigung, Fetus/Neugeborenes P04.0
– Peridural-, mit Nebenwirkung T88.5
– Spinal-, mit Nebenwirkung T88.5
– Wirkung, abnorm T88.5
Anästhetika
– Allergie, in der Eigenanamnese a.n.k. Z88.4
– intravenös, Vergiftung T41.1
Anästhetisch, Mittel, Abhängigkeit a.n.k. F55.8
Anageneffluvium L65.1
Anagenhaar-Syndrom, loses L65.1
Anal – s. Art der Krankheit
Analbereich
– Geschwür, dekubital L89.99
– Neubildung, bösartig C21.0
Analbuminämie E88.0
– kongenital E88.0
Analgesie R20.0
– kongenital, mit schwergradiger Intelligenzminderung G90.8 F72.9
– Mutter, mit Schädigung, Fetus/Neugeborenes P04.0
Analgetika
– Abhängigkeit a.n.k. F55.2
– Allergie, in der Eigenanamnese Z88.6
– Asthma J45.19
– Intoleranz T88.7
– Missbrauch F55.2
– Nephropathie N14.0
– nichtopioidhaltig, Vergiftung T39.9
– Schrumpfniere N14.0
– Verabreichung, mit Komplikation, Mutter
–– im Wochenbett O89.9
–– während der Entbindung O74.9
Analgetisch, Nephropathie N14.0
Analgiesyndrom, kongenital R20.8
Analhaut
– Carcinoma in situ D04.5
– Geschwulst D48.5
– Karzinom C44.50
– Melanom, maligne C43.5
– Melanoma in situ D03.5
– Melanozytennävus D22.5
– Paget-Karzinom C44.50
Analkanal
– Adenokarzinom C21.1
– Agenesie Q42.3
– Blutung K62.50
– Carcinoma in situ D01.3
– Entzündung K62.8
– Geschwulst D37.78
– Hypoplasie Q42.3
–– mit Fistel Q42.2
– Karzinom, squamös C21.1
– Krankheit K62.9
– Polyp K62.0
– Prolaps K62.2
– Stenose K62.4
– Ulkus K62.6
Analmembran, persistierend Q42.3
– mit Fistel Q42.2
Analpapille, Hypertrophie K62.8
Analphabetentum Z55
Analphalipoproteinämie E78.6
– familiär E78.6
Analrand
– Carcinoma in situ D04.5
– Karzinom C44.50
– Melanom, maligne C43.5
– Melanoma in situ D03.5
– Melanozytennävus D22.5
– Tumor D48.5

Analring, Stenose K62.4
Analschleimhaut
– Beteiligung, bei Riss, Damm, bei Geburt O70.3
– Hyperämie K62.8
– Prolaps K62.2
– Zerreißung, mit Komplikation, Entbindung O70.3
Analsphinkter
– Abszess K61.4
– Insuffizienz K62.8
– Lazeration S31.80
– Paralyse K62.8
– Relaxation K62.8
–– psychogen F45.8
– Riss S31.80
– Ruptur, Komplikation, Entbindung O70.2
– Sklerose K62.8
– Striktur K62.4
–– kongenital Q42.3
– Tumor D37.78
– Ulkus K62.6
– Wunde, offen S31.80
Analvene
– Thrombose K64.5
– Varikose
–– bei Schwangerschaft O22.4
–– im Wochenbett O87.2
Analyse
– Chromosomen, pränatal Z36.0
– Fetalblut Z36.8
Anankasmus F42.9
Anankastisch
– Depression F42.9
– Neurose F42.9
– Störung, Persönlichkeit F60.5
Anaphrodisie F52.1
Anaphylaktisch
– Purpura D69.0
– Reaktion, auf Muskelrelaxanzien T88.6
– Schock T78.2
–– durch
––– Immunisation T80.5
––– Impfstoff, gegen COVID-19 T88.6 U12.9!
––– Nahrungsmittel a.n.k. T78.0
––– Serum T80.5
–– in der Eigenanamnese Z87.8
Anaphylaktoid, Syndrom, bei Schwangerschaft O88.1
Anaplasie, Cervix uteri N87.9
Anaplastisch
– Astrozytom C71.9
– Ependymom C71.9
– Gangliogliom C71.9
– Karzinom
–– kleinzellig C80.9
–– Schilddrüse C73
– Lymphom, großzellig
–– ALK-negativ C84.7
–– ALK-positiv C84.6
–– CD30-positiv C84.6
–– kutan, primär C86.6 ▶
Anaplastisch *(Forts.)*
– Medulloblastom C71.6
– Oligoastrozytom C71.9
– Oligodendrogliom C71.9
– Papillom, Plexus chorioideus C71.5
– Plasmozytom C90.00
– Seminom C62.9
– Zytom C80.9
Anarthria syllabaris F98.5
Anarthrie R47.1
Anasarka R60.1
– beim Neugeborenen P83.2
– kardial I50.01
Anaspadie Q64.0
Anastomose
– angeboren, zwischen Retinagefäß, und Chorioideagefäß Q14.8
– Erosion, peptisch K28.9
– Geschwür K28.9
– Harnorgane, mit Komplikation N99.8
– ileumpouch-anal, mit Stuhlinkontinenz R15 K91.88
– Insuffizienz
–– im Gastrointestinaltrakt K91.83
–– nach Operation
––– am
–––– Anus K91.83
–––– Bronchus J95.82
–––– Darm K91.83
–––– Ösophagus K91.83
–––– Pankreas K91.82
––––– mit Beteiligung, Dünndarm K91.82
–––– Rektum K91.83
––– an
–––– Gallenblase und Gallenwegen K91.81
–––– Lunge J95.82
–––– Trachea J95.82
– intestinal Z98.0
–– mit Komplikation a.n.k. K91.88
––– Harnorgane N99.8
– mit Komplikation a.n.k. T85.9
– Ulkus K28.9
–– peptisch K28.9
– vaskulär, mit Komplikation T82.9
Anastomositis T81.4
Anauxetisch, Dysplasie Q77.7
Anazidität K31.88
– Magen K31.88
– psychogen F45.31
ANCA-assoziiert [anti-neutrophile zytoplasmatische Antikörper], Vaskulitis I77.6
Andauernd
– Änderung, Persönlichkeit F62.9
–– nach
––– Extrembelastung F62.0
––– Krankheit, psychisch F62.1
– Mangel, Wohnmöglichkeit Z59
– Schreien, beim Säugling R68.1
Andauung, Magen K31.88
Anden-Krankheit T70.2
Andermann-Syndrom Q04.0 G60.0

Andersen-Syndrom I49.8 Q79.8
– Fanconi- [Mukoviszidose] E84.9
Andersen-Syndrom [Glykogenose] E74.0
Andersen-Tawil-Syndrom I49.8 Q79.8
Anderson-Fabry-Krankheit, mit Degeneration, Gehirn E75.2† G32.8*
Anderson-Krankheit E78.6
– Fabry- E75.2
–– mit Krankheit, glomerulär E75.2† N08.4*
Andrews-Syndrom L40.3
Androblastom
– bei der Frau D39.1
– beim Mann D40.1
– bösartig
–– bei der Frau C56
–– beim Mann C62.9
– gutartig
–– bei der Frau D27
–– beim Mann D29.2
– tubulär
–– bei der Frau D27
–– beim Mann D29.2
Androgen, Insensitivität E34.59
– komplett [CAIS] E34.51
– partiell [PAIS] E34.50
Androgenbedingt, Ausfall, Haar L64.9
Androgene
– Deprivation E29.1
– Hypersekretion
–– Nebenniere E27.0
–– ovarial E28.1
–– testikulär E29.0
– Mangel E29.1
– Nebenwirkung T88.7
– Resistenz E34.59
–– bei Pseudohermaphroditismus masculinus E34.59
– testikulär, Störung, Biosynthese E29.1
– Überproduktion
–– adrenal E27.0
–– ovarial E28.1
–– testikulär E29.0
– Überschuss E28.1
Androgenetisch
– Akne L70.8
– Alopezie L64.9
Androgenisierung E28.1
Androgenrezeptor, Störung, peripher E34.59
Androgynie Q56.1
Android, Becken Q74.2
– mit Missverhältnis, fetopelvin O33.0
–– mit
––– Hindernis, Geburt O65.3
––– Schädigung, Fetus/Neugeborenes P03.1
ANE[Alopezie, progressiver neurologischer Defekt, Endokrinopathie]-Syndrom Q87.8
Anendokrinose, enterisch K90.8
Anenzephalie Q00.0
– bei
–– Deformität, Schädel, angeboren Q00.0 ►

Anenzephalie Q00.0 *(Forts.)*
~ bei *(Forts.)*
–– Fehlen, Schädelknochen, angeboren Q00.0
– fetal, Betreuung, Mutter O35.0
– Hemi- Q00.0
– Hydr- Q04.3
Anenzephalus
– bei
–– Anomalie, Schädelknochen Q00.0
–– Hypoplasie, Schädelknochen Q00.0
–– Verschluss, Schädel, mangelhaft Q00.0
– fetal, Betreuung, Schwangere O35.0
Anerythropsie H53.5
Anetodermia maculosa L90.8
Anetodermie L90.8
– familiär L90.8
– Jadassohn-Pellizzari- L90.2
– Schweninger-Buzzi- L90.1
– und Typ-E-Brachydaktylie, bei Exostose Q87.5
Aneurin, Mangel E51.9
Aneurysma I72.9
– anastomoticum I72.9
– angeboren a.n.k. Q28.80
– Aorta I71.9
–– abdominal, familiär I71.4
–– angeboren Q25.4
–– arteriosklerotisch a.n.k. I71.9
––– rupturiert I71.8
–– disseziierend I71.00
–– infrarenal I71.4
––– rupturiert I71.3
–– Kalzifikation I71.9
–– rupturiert I71.8
–– syphilitisch A52.0† I79.0*
––– konnatal A50.5† I79.0*
–– thorakal
––– rupturiert I71.1
––– syphilitisch A52.0† I79.0*
–– thorakoabdominal I71.6
––– rupturiert I71.5
– Aorta abdominalis I71.4
–– rupturiert I71.3
– Aorta abdominalis descendens, rupturiert I71.3
– Aorta ascendens I71.2
–– rupturiert I71.1
– Aorta descendens I71.9
–– rupturiert I71.8
– Aorta descendens thoracalis, rupturiert I71.1
– Aorta thoracica I71.2
–– nichtsyphilitisch I71.2
–– rupturiert I71.1
– Aorta thoracica descendens I71.2
– Aortenbogen I71.2
–– rupturiert I71.1
– Aortenklappe I35.8
– Aortenwurzel I71.2
– aortothorakal, rupturiert I71.1
– Arteria basilaris I72.5
– Arteria carotis I72.0
–– intrakraniell, syphilitisch A52.0† I68.8*
–– rupturiert I72.0 ►

Aneurysma I72.9 *(Forts.)*
– Arteria carotis interna I72.0
–– Pars cerebralis I67.10
– Arteria cerebri anterior I67.10
– Arteria cerebri media I67.10
– Arteria communicans anterior I67.10
– Arteria communicans posterior I67.10
– Arteria femoralis I72.4
– Arteria iliaca I72.3
–– rupturiert I72.3
– Arteria iliaca communis I72.3
– Arteria iliaca interna I72.3
– Arteria lienalis, rupturiert I72.8
– Arteria poplitea I72.4
– Arteria pulmonalis I28.1
–– angeboren Q25.7
– Arteria renalis I72.2
–– rupturiert I72.2
– Arteria subclavia I72.8
–– rupturiert I72.8
–– syphilitisch A52.0† I79.8*
– Arteria vertebralis I72.6
– Arterie I72.9
–– Extremität
––– obere I72.1
–––– rupturiert I72.1
––– untere I72.4
–––– rupturiert I72.4
–– iliakal I72.3
–– präzerebral
––– erworben I72.5
––– rupturiert I72.5
– arteriosklerotisch I72.9
– arteriovenös
–– erworben I77.0
–– Gefäß, hirnversorgend, extrakraniell Q28.00
––– nichtrupturiert, angeboren Q28.00
–– kongenital Q27.3
–– pulmonal Q25.7
–– traumatisch T14.5
–– zerebral, rupturiert I60.8
– Basilaris- I72.5
– Basilariskopf I72.5
– Bauchaorta I71.4
–– gedeckt perforiert I71.3
–– perforiert I71.3
– Blutgefäß, arteriovenös, traumatisch T14.5
– Blutung I72.9
– Brustaorta I71.2
–– rupturiert I71.1
– Circulus arteriosus
–– angeboren, rupturiert I60.6
–– cerebri I67.10
––– angeboren Q28.30
––– rupturiert I60.6
–– Willisii I67.10
– cirsoideum I72.9
– Conus arteriosus I25.3
– cylindricum, Aorta I71.9
–– rupturiert I71.8
– diffus I72.9 ►

Aneurysma I72.9 *(Forts.)*
– dissecans I72.9
–– Aorta abdominalis I71.02
–– Aorta ascendens I71.01
–– aortae I71.00
––– rupturiert I71.04
––– Typ
–––– A
––––– thorakal I71.01
––––– thorakoabdominal I71.03
–––– B
––––– thorakal I71.01
––––– thorakoabdominal I71.03
– Ductus arteriosus, persistierend, angeboren Q25.8
– falsch I72.9
– fusiform I72.9
– Gefäß
–– Extremität, obere I72.1
–– hirnversorgend, extrakraniell, angeboren Q28.10
––– nichtrupturiert Q28.10
– Gefäßwand I72.9
– Gehirn I67.10
–– arteriosklerotisch I67.10
––– rupturiert I60.7
–– arteriovenös
––– angeboren Q28.20
––– erworben I67.10
–––– rupturiert I60.8
––– rupturiert I60.8
–– beerenförmig
––– nichtrupturiert I67.10
––– rupturiert I60.9
–– kongenital Q28.30
––– rupturiert I60.9
–– mykotisch, rupturiert I60.9
–– rupturiert I60.9
–– syphilitisch A52.0† I68.8*
– Herzklappe, rheumatisch I09.1
– Herzwand I25.3
–– akut I21.9
–– Komplikation, akut, nach Myokardinfarkt, akut I23.3
– Hinterwand I25.3
– Hirnarterie I67.10
–– Ruptur I60.7
–– syphilitisch, Ruptur A52.0† I68.8*
– Hirnbasisarterie I67.10
– Hirngefäß
–– arteriovenös, nichtrupturiert, angeboren Q28.20
–– nichtrupturiert, angeboren Q28.30
– Hirnvenensinus I67.10
– Hüftarterie I72.3
–– rupturiert I72.3
– infektiös I72.9
– intrathorakal I71.2
–– syphilitisch A52.0† I79.0*
– Iris H21.1
– Jugularisvene I86.88 ►

Aneurysma I72.9 *(Forts.)*
– kardial I25.3
– Karotis I72.0
–– rupturiert ins Gehirn I60.0
–– syphilitisch A52.0† I79.8*
––– intrakraniell A52.0† I68.8*
– Konjunktiva H11.4
– koronar
–– rupturiert I21.9
–– syphilitisch A52.0† I52.0*
– Koronararterie I25.4
–– angeboren Q24.5
–– arteriosklerotisch I25.4
– Koronarvene I25.8
– Leberarterie I72.8
–– rupturiert I72.8
– Leiste I72.3
–– rupturiert I72.3
– Lunge I28.1
– Makro-, arteriell, retinal
–– familiär H35.0 Q25.6
–– mit supravalvulärer Pulmonalstenose H35.0 Q25.6
– mediastinal I72.8
–– rupturiert I72.8
–– syphilitisch A52.0† I79.8*
– Meningen, Gehirn I67.10
–– rupturiert I60.8
– miliar I67.10
–– rupturiert I60.9
– Milzgefäß I72.8
–– rupturiert I72.8
– mit Kompression, Chiasma I67.10† H48.8*
– Mitralklappe I34.88
– multipel I72.9
– mural I25.3
– mykotisch I72.9
– Myokard I25.3
– Nierenarterie I72.2
–– rupturiert I72.2
– Perforation I72.9
– peripher a.n.k. I72.8
–– angeboren Q27.8
–– rupturiert a.n.k. I72.8
– pulmonal I28.1
–– arteriovenös, erworben I28.0
–– syphilitisch A52.0† I79.8*
– Pulmonalarterie I28.1
–– kongenital Q25.7
– Pulmonalklappe I37.8
– racemosum
–– kongenital Q27.8
–– peripher I72.9
– Rasmussen- a.n.k. A16.2
– Retina H35.0
–– angeboren Q14.1
–– diabetisch E14.30† H36.0*
–– erworben H35.0
– Rückenmark I72.5
–– syphilitisch A52.0† I79.8*
– Ruptur I72.9 ►

Aneurysma I72.9 *(Forts.)*
– sackförmig I72.9
– sakkulär, zerebral, familiär Q28.30
– Septum
–– atrial Q21.1
–– interatriale I25.3
–– interventriculare I25.3
–– interventrikulär Q21.0
– Sinus aortae, angeboren Q25.4
– Sinus cavernosus I67.10
–– arteriovenös Q28.20
––– rupturiert I60.8
– Sinus Valsalvae Q25.4
–– rupturiert Q25.4
– spinal I72.5
–– syphilitisch A52.0† I79.8*
– spongiosum D18.00
– spurium I72.9
–– Arteria profunda femoris I72.4
– syphilitisch, konnatal A50.5† I79.0*
– thorakal, rupturiert I71.1
– thorakoabdominal I71.6
– Trikuspidalklappe I07.8
– Truncus brachiocephalicus
–– nichtsyphilitisch I72.8
–– syphilitisch A52.0† I79.8*
– varikös, rupturiert I77.0
– Vena Galeni, angeboren Q28.20
– venös I86.88
–– kongenital Q27.8
– Ventrikel I25.3
–– bei Krankheit, Herz, koronar I25.3
– Vorderwand I25.3
– Zentralnervensystem, bei Syphilis A52.0† I68.8*
– zerebral I67.10
–– arteriosklerotisch I67.10
––– rupturiert I60.7
–– arteriovenös Q28.20
––– erworben I67.10
–– bei Neurosyphilis A52.0† I68.8*
–– kongenital Q28.30
–– nichtrupturiert I67.10
–– rupturiert I60.9
––– angeboren I60.9
––– Arteria communicans I60.7
––– Arterie, intrakraniell, mehrere I60.6
––– Hirnarterie I60.7
––– mit Blutung, subarachnoidal I60.9
––– sackförmig I60.9
–––– angeboren I60.9
–– syphilitisch A52.0† I68.8*
– Zerebralarterie I67.10
Aneurysma-Osteoarthritis-Syndrom Q87.4
Aneurysmatisch
– Blutung, subarachnoidal, in der Eigenanamnese Z86.7
– Fehlbildung, arteriovenös Q27.3
– Tumor I72.9
– Zyste
–– Kiefer K09.2 ►

Aneurysmatisch *(Forts.)*
~ Zyste *(Forts.)*
-- Knochen M85.59
Anfälligkeit
- für Mykobakteriosen
-- autosomal-dominant, durch Defekt, Interferon-gamma-Rezeptor
--- 1, partiell D84.8
--- 2, partiell D84.8
-- autosomal-rezessiv, durch Defekt, Interferon-gamma-Rezeptor
--- 1, partiell D84.8
--- 2, partiell D84.8
-- genetisch bedingt, durch Defekt
--- Interferon-gamma-Rezeptor
---- 1, komplett D84.8
---- 2, komplett D84.8
--- Interleukin 12B, komplett D84.8
--- Interleukin-12-Rezeptor Beta 1, komplett D84.8
--- IRF8 [Interferon regulatory factor-8], partiell D84.8
--- ISG15, komplett D84.8
--- STAT1 [Signaltransduktor und Transkriptionsaktivator 1], partiell D84.8
- Infekt- Z86.1
- Mendelsch, für Erkrankung, durch Mykobakterien D84.8
Anfall R56.8
- Adams-Stokes- I45.9
- aggressiv F91.1
- akinetisch G40.3
- Angst-, nächtlich F51.4
- apnoisch R06.88
- apoplektisch I64
- Asthma bronchiale J45.99
- Asthma- J45.99
- atonisch G40.3
- epileptiform R56.8
-- bei Zystizerkose B69.0† G94.8*
-- fokal G40.1
- epileptisch G40.9
-- atonisch, unspezifisch G40.3
-- durch
--- Alkohol G40.5
--- Arzneimittel G40.5
--- Drogen G40.5
--- Schlafentzug G40.5
--- Stress G40.5
--- Veränderung, hormonell G40.5
-- einfach fokal G40.1
-- fokal beginnend G40.08
-- klonisch G40.3
-- komplexfokal G40.2
-- mit Störung, Bewusstsein G40.2
-- myoklonisch G40.3
-- ohne Störung, Bewusstsein G40.1
-- tonisch G40.3
-- tonisch-klonisch G40.3
-- unspezifisch G40.9
- epileptoid R56.8 ►

Anfall R56.8 *(Forts.)*
- Fieber-, im Wochenbett O86.4
- fokal
-- einfach, mit Entwicklung zu sekundär generalisiertem Anfall G40.1
-- komplex, mit Entwicklung zu sekundär generalisiertem Anfall G40.2
-- kortikal G40.1
- Folinsäure-abhängig G40.3
- gelastisch, bei Hypothalamus-Hamartom Q85.8 G40.2
- Gicht- M10.99
- Grand-Mal- G40.6
-- bei Petit Mal G40.6
-- beim Aufwachen G40.3
- Herz- I51.6
- hirnorganisch R56.8
- hysterisch F44.5
- kataleptisch F44.2
- komplexfokal, bei
-- Säuglingsepilepsie, benigne G40.08
-- Status epilepticus G41.2
- Krampf-
-- dissoziativ F44.5
-- zerebral R56.8
- Migräne- G43.9
- Morgagni-Adams-Stokes- I45.9
- myokardial I21.9
- myoklonisch-astatisch, bei Epilepsie G40.4
- myoklonisch-atonisch, bei Epilepsie G40.4
- neonatal-infantil, familiär, benigne G40.3
- Ohnmachts- R55
-- dissoziativ F44.88
-- vagusbedingt R55
- Panik- F41.0
- paroxysmal R56.8
- Petit-Mal- G40.7
- Pseudo- F44.5
- psychogen F44.88
- psychomotorisch G40.2
- Salaam- G40.4
- schizophreniform F20.8
-- akut F23.2
- sensorisch-motorisch R56.8
- sympathikovasal R55
- synkopal R55
- tonisch-klonisch, bei Grand-Mal-Status G41.0
- Uncinatus- G40.2
- vasomotorisch R55
- vasovagal R55
-- psychogen F45.30
- Vitamin-B_6-abhängig G40.8
- zerebral R56.8
-- vorübergehend G45.99
Anfallsglaukom H40.2
Anfallsleiden G40.9
- alkoholisch G40.5
Anforderung, Expertengutachten Z04.8
Angeboren – s. Art der Krankheit
Angehörige der Streitkräfte, Untersuchung, ärztlich Z10

Angelhakenmagen K31.88
Angelman-Syndrom Q93.5
– durch Punktmutation Q93.5
Angewiesensein, auf Krankenstuhl R26.3
Angiektasie I99
– Duodenum
–– mit Blutung K31.82
–– ohne Angabe einer Blutung K31.81
– Magen
–– mit Blutung K31.82
–– ohne Angabe einer Blutung K31.81
Angiektopie I99
Angiitis I77.6
– allergisch M31.0
–– granulomatös M30.1
– durch
–– Hypersensitivität M31.0
–– Toxoplasmen B58.8
–– Zytomegalievirus B25.88
– hypersensitiv M31.0
– leukozytoklastisch, kutan M31.0
– nekrotisierend M31.9
Angina J03.9
– abdominalis K55.1
– agranulocytotica D70.3
– akut J03.8
–– durch
––– Pneumokokken J03.8 B95.3!
––– Staphylokokken J03.8 B95.8!
––– Virus J03.8
– aphthosa B08.5
– bei
–– Agranulozytose D70.3
–– Belastung I20.8
–– Grippe [Influenza] J11.1
–– Scharlach A38
– catarrhalis J03.9
– chronisch J35.0
– Crescendo- I20.0
– decubitus I20.0
– diphtherisch A36.0
– durch
–– Monozyten B27.9
–– Streptokokken J03.0
– fieberhaft, akut J03.8
– follicularis J03.9
– herpetica B08.5
– Herz I20.9
– hyperplastica (sive hypertrophica) J35.0
– infektiös, akut J03.9
– kardial I20.9
– katarrhalisch J03.9
– kruppös J03.9
– lacunaris J03.9
–– follicularis J03.9
– lingualis J03.9
– Ludovici K12.20
– membranös J31.2
–– diphtherisch A36.0
– necrotica A69.1
– nekrotisierend, bei Agranulozytose D70.3 ►

Angina J03.9 *(Forts.)*
– pectoris I20.9
–– angiospastisch I20.1
–– bei
––– Belastung erstmalig auftretend I20.0
––– Stentstenose I97.1
–– de novo I20.0
–– durch Belastung I20.8
–– instabil I20.0
–– mit
––– abnehmender Belastungstoleranz I20.0
––– Spasmus, koronar, nachgewiesen I20.1
–– nach Infarkt I20.8
–– Ruhe- I20.8
–– spasmusinduziert I20.1
–– stabil I20.8
–– Variant- I20.1
–– vasomotorica I20.1
– phlegmonosa J03.9
– Plaut-Vincent- A69.1
–– fusospirillär A69.1
–– nekrotisch A69.1
– Präinfarkt- I20.0
– Prinzmetal- I20.1
– pseudomembranacea diphtherica A36.0
– pseudomembranös A69.1
– purulenta J03.9
– retronasal J03.9
– Seitenstrang- J02.9
–– akut J02.9
–– bei Grippe [Influenza] J11.1
–– chronisch J31.2
–– eitrig J02.9
– septisch J03.9
–– durch Streptokokken J03.0
– simplex, akut J03.9
– subakut J03.9
– tonsillaris J03.9
–– chronisch J35.0
–– eitrig J03.9
–– fieberhaft J03.9
–– mit Streptokokkennachweis J03.0
– toxisch, akut J03.9
– ulcero-membranacea A69.1
– ulcerosa A69.1
– vasospastisch I20.1
– vesikulär, akut J03.9
– Zungengrund J03.9
Angio-osteo-hypertrophisch, Syndrom Q87.2
Angioblastisch, Meningeom D32.9
Angioblastom D48.1
– Nakagawa- D18.01
Angioblastosarkom – s.a. Tabelle der Neubildungen (S. 1358) C49.9
Angiocholezystitis K81.0
– ohne Gallenstein K81.0
Angiodysgenetisch, Myelopathie, nekrotisierend G37.4
Angiodysplasie
– Darm K55.21 ►

Angiodysplasie *(Forts.)*
– Dünndarm K55.31
–– mit Blutung K55.32
–– ohne Angabe einer Blutung K55.31
– Duodenum K31.81
–– mit Blutung K31.82
– gastrointestinal K55.21
– Jejunum K55.31
– Kolon K55.21
–– mit Blutung K55.22
– Magen K31.81
–– mit Blutung K31.82
Angioendotheliom
– Ewing- C41.9
– gutartig D18.00
– Knochen C41.9
– Lymph-, bösartig C49.9
– Nervensystem, gutartig D18.08
– primär intralymphatisch C49.9
Angioendothelioma cutaneum C46.9
Angioendotheliomatosis C85.9
Angiofibrom, juvenil D10.6
– nasopharyngeal D10.6
Angiofollikulär, Hyperplasie, Lymphknoten D47.7
Angiohämophilie D68.09
– A D68.09
– B D68.09
Angiohypertrophisch, Myelomalazie, subakut G37.4
Angioid, Streifen H35.38
– Chorioidea H35.38
– Makula H35.38
– Retina H35.38
Angioimmunoblastisch
– Lymphadenom C86.5
– Lymphadenopathie C86.5
–– mit Dysproteinämie [AILD] C86.5
– Lymphom, T-Zellen C86.5
– Lymphom [AILD] C86.5
– Non-Hodgkin-Lymphom C86.5
Angioimmunoblastom C86.5
Angiokardiosklerose I25.19
Angiokeratom D23.9
Angiokeratoma corporis
– circumscriptum D18.01
– diffusum E75.2
Angioleiomyom D21.9
Angioleiomyosarkom – s.a. Tabelle der Neubildungen (S. 1358) C49.9
Angiolipom D17.9
– Niere D17.7
Angiolipomatosis, familiär D17.9
Angiolipomyom D17.9
Angiolith I99
Angiom D18.00
– Bauchraum D18.08
– bösartig C49.9
– büschelartig D18.01
– Chorion O02.8
– Glom- D18.00 ►

Angiom D18.00 *(Forts.)*
– Hämolymph- D18.19
– Hirnbasisarterie D18.02
– kavernös, hereditär Q28.38
– Konjunktiva D18.06
– laryngotracheal D18.08
– Lipo- D17.9
– Lymph- D18.19
–– kapillär D18.19
–– kavernös D18.19
–– zystisch D18.19
– Meningen D32.9
– mit Blutung, intrazerebral D18.02
– neurokutan, hereditär D18.08
– Niere D18.08
– Plazenta O43.1
– plexiform D18.00
– Ranken- D18.00
– senil I78.1
– Uvea D18.05
Angioma D18.00
– sarcomatodes C49.9
– serpiginosum L81.7
– stellatum I78.1
Angiomatös
– Meningeom D32.9
– Nävus D18.00
Angiomatose Q82.8
– bazillär A44.8
– bei Chondrodysplasie Q78.4
– enzephalokutan Q85.8
– enzephalotrigeminal Q85.8
– Knochen, zystisch, diffus M89.59
– kutaneomeningospinal Q27.3
– Leber K76.4
– Netzhaut Q85.8
– Retikulo- C46.9
– retino-zerebellär
–– familiär Q85.8
–– Hippel-Lindau Q85.8
– Sturge-Weber-Krabbe- Q85.8
– zerebroretinal Q85.8
Angiomatosis Q82.8
– cerebelli et retinae Q85.8
– encephalofacialis Q85.8
– Kaposi C46.9
– multiplex haemorrhagica C46.9
– retinocerebellaris Q85.8
Angiomyoblastom D48.1
Angiomyolipom D17.9
– Niere D17.7
Angiomyom D21.9
Angiomyoneurom D18.00
Angiomyosarkom – s.a. Tabelle der Neubildungen (S. 1358) C49.9
Angioneuropathie F45.30
Angioneurose F45.30
Angioneurotisch
– Ödem T78.3
–– bei Urtikaria T78.3
–– erworben T78.3 ►

Angioneurotisch *(Forts.)*
~ Ödem T78.3 *(Forts.)*
-- familiär D84.1
-- hereditär D84.1
--- bei Urtikaria D84.1
-- in der Eigenanamnese Z88.9
- Oktavuskrise H81.0
Angioödem
- ANGPT1-assoziiert, hereditär, mit normalem C1-Inhibitor D84.1
- Bradykinin-induziert
-- erworben T78.3
-- hereditär D84.1
- erworben T78.3
-- mit C1-Inhibitor-Mangel D84.1
-- Typ
--- 1 T78.3
--- 2 T78.3
- F12-assoziiert, hereditär, mit normalem C1-Inhibitor D84.1
- hereditär
-- mit
--- Mangel, C1-Inhibitor D84.1
--- normalem C1-Inhibitor D84.1
---- nicht F12- oder PLG-assoziiert D84.1
-- Typ
--- 1 D84.1
--- 2 D84.1
- medikamentenbedingt T78.3
- nicht-Histamin-induziert
-- erworben T78.3
-- hereditär D84.1
- PLG-assoziiert, hereditär, mit normalem C1-Inhibitor D84.1
Angioorganopathie I99
Angiopathia I99
- labyrinthica H81.0
- retinae H35.0
- syphilitica retinae A52.0† H36.8*
Angiopathie I99
- bei
-- Diabetes mellitus E14.50† I79.2*
-- Typ-1-Diabetes mellitus E10.50† I79.2*
-- Typ-2-Diabetes mellitus E11.50† I79.2*
- Gehirn I67.9
- hereditär, Syndrom, mit Nephropathie, und Aneurysma, und Muskelkrampf Q28.88 Q61.8
- peripher I73.9
- zerebral I67.9
-- amyloid E85.4† I68.0*
Angiopathosklerose I70.9
Angioretikulomatose, Kazal-Ronchese-Kern-C46.9
Angioretikulosarkom – s.a. Tabelle der Neubildungen (S. 1358) C49.9
Angiosarkom – s.a. Tabelle der Neubildungen (S. 1358) C49.9
- Kopfhaut C44.4
- Leber C22.3
- Mamma C50.9
- Milz C26.1 ►

Angiosarkom – s.a. Tabelle der Neubildungen (S. 1358) C49.9 *(Forts.)*
- Niere C64
- Schilddrüse C73
- Tonsille C09.9
Angiosklerose I70.9
Angiospasmus I73.9
- traumatisch
-- Bein I73.9
-- Fuß I73.9
- zerebral G45.99
Angiospastisch
- Angina pectoris I20.1
- Insult, zerebral I63.8
- Krankheit I73.9
-- Vene I87.8
-- zerebral G45.99
- Ödem I73.9
Angiostrongyliasis
- durch
-- Angiostrongylus cantonensis B83.2
-- Angiostrongylus costaricensis B81.3
-- Parastrongylus
--- cantonensis B83.2
--- costaricensis B81.3
- intestinal B81.3
Angiostrongylus
- cantonensis, Angiostrongyliasis B83.2
- costaricensis, Angiostrongyliasis B81.3
Angiozentrisch
- Fibrose, eosinophil J39.88
- Gliom C71.9
- Läsion, immunproliferativ C86.0
- Lymphom, T-Zellen C86.0
Angiozerebral, Insuffizienz I67.88
Angorahaarnävus-Syndrom Q82.5
ANGPT1-assoziiert, Angioödem, hereditär, mit normalem C1-Inhibitor D84.1
Angst F41.9
- Abort- F45.2
- bei Störung, emotional, spezifisch, im Kindesalter F93.8
- beim Kind F93.8
- episodisch, paroxysmal F41.0
- Examens- F40.2
- frei flottierend F41.1
- generalisiert F41.1
- Herz- F45.2
- Höhen- F40.2
- krankhaft F40.9
- Krebs- F45.2
- Missbildungs- F45.2
- Nacht- F51.4
- Platz- F40.00
- Prüfungs- F40.2
- Rezidiv- F45.2
- Still- O92.70
- Thromboembolie- F45.2
- Trennungs- F43.2
-- im Kindesalter F93.0
--- bei Störung, emotional F93.0 ►

Angst F41.9 *(Forts.)*
– und Reaktion, depressiv, gemischt F41.2
– vor
–– Schwangerschaft F45.2
–– Spritzen F40.2
Angst-Spannungsschmerz-Syndrom F41.3
Angstanfall, nächtlich F51.4
Angstattacke F41.2
Angstdepression F41.2
Angsthysterie F41.8
Angstneurose F41.1
– chronisch F41.1
Angstpsychose F23.0
Angstreaktion F41.1
Angststörung F41.9
– generalisiert F41.1
– organisch F06.4
Angstsymptome, bei Demenz U63.2! *[nur Zusatzkode!]*
Angstsyndrom F41.1
Angsttraum F51.5
Angstzustand F41.1
– depressiv F41.2
– neurotisch F41.1
–– depressiv F41.2
– psychoneurotisch F41.1
– reaktiv F41.1
– und Spannungszustand, akut F41.3
Anguillula stercoralis, Befall B78.9
Anguilluliasis B78.9
– mit Diarrhoe B78.0
Angulär, Cheilitis K13.0
Angulus infectiosus oris K13.0
Anhängsel, Haut L91.8
– hypertrophiert L91.8
– infiziert L91.8
Anhaltend
– Depression, ängstlich F34.1
– Erbrechen, Mutter, mit Schädigung, Fetus/Neugeborenes P01.8
– Fieber R50.88
– Störung
–– affektiv F34.9
–– emotional F34.9
–– schmerzhaft, somatoform F45.40
–– wahnhaft F22.9
– Wehen O62.4
Anhang
– Aurikular- Q17.0
–– akzessorisch Q17.0
– Darm, epiploisch Q43.8
– Hals Q18.2
– Ohr Q17.0
– Präaurikular- Q17.0
–– akzessorisch Q17.0
– Urethra N36.8
Anhedonie R45.8
– sexuell F52.1
Anheftungslinie, Glaskörper- H43.8
Anhidrose L74.4
– generalisiert, isoliert, mit normalen Schweißdrüsen L74.4
Anhidrosis hypotrichotica Q82.8
Anhidrotisch, Dysplasie, ektodermal Q82.4
– mit Immundefekt Q82.4
– X-chromosomal Q82.4
Anhydramnion O41.0
– mit Schädigung
–– Fetus P01.2
–– Fetus/Neugeborenes P01.2
Anhydration E86
Anhydrotisch, Erschöpfung, bei Hitze T67.3
Anilin, Wirkung, toxisch T65.3
Aniridie Q13.1
– isoliert Q13.1
– kongenital Q13.1
– mit Glaukom Q13.1† H42.8*
Aniridie-Patellaaplasie-Syndrom Q87.8
Anisakiasis B81.0
Anisakidose B81.0
Anisakis marina, Befall B81.0
Anisakis-Larven, Infektion B81.0
Anischurie R32
Aniseikonie H52.3
Anisokorie H57.0
– angeboren Q13.2
– physiologisch H57.0
Anisometropie H52.3
– bei Amblyopie H53.0
– kongenital H52.3
Anisozytose R71
Anitis K62.8
Ankyloblepharon H02.5
– erworben H02.5
– filiforme
–– adnatum Q10.3
––– isoliert Q10.3
–– angeboren Q10.3
– filiformis-Anus imperforatus-Syndrom Q87.8
– kongenital Q10.3
Ankyloglossum-superius-Syndrom Q38.1
Ankylose M24.69
– Amboss-Steigbügel-, infektiös H74.3
– Arm M24.69
– dental K03.5
– Ellenbogen M24.62
– fibrös M24.69
– Finger M24.64
– Fußgelenk M24.67
– Gehörknöchelchen H74.3
– Gelenk M24.69
–– mehrere M24.60
– Hand M24.64
– Handgelenk M24.63
– Hüfte M24.65
– Iliosakralgelenk M43.27
– Kiefergelenk, kongenital K07.6
– Kniegelenk M24.66
– knöchern M24.69
– Krikoarytänoidalgelenk J38.7 ►

Ankylose M24.69 *(Forts.)*
– lumbosakral M43.27
– nach
–– chirurgischen Maßnahmen M24.69
–– chirurgischer Fusion Z98.1
– postoperativ Z98.1
– Schulter M24.61
– Sprunggelenk M24.67
– Stapes H74.3
–– mit Daumen, und Zehen, breit Q87.8
– Wirbelgelenk M43.29
– Zahn K03.5
Ankylosierend
– Arthritis, Wirbelsäule M45.09
– Arthrose M19.98
– Hyperostose
–– vertebral, mit Tylosis M48.19
–– Wirbelsäule M48.19
– Koxarthrose M16.9
Ankylostomiasis B76.0
Anlage, Shunt Z49.0
Annatto
– Allergie T78.4
– Überempfindlichkeit T78.4
Annulär, Lichen planus, atrophisch L43.8
ANOA [Auditorische Neuropathie und Optikusatrophie] H90.5 H47.2
Anoctaminopathie, distal G71.0
Anodontia vera K00.0
Anodontie K00.0
– erworben K08.1
– partiell K00.0
– teilweise K00.0
– vollständig K00.0
Anogenital
– Ekzem L30.9
– Herpes A60.9
– Juckreiz L29.3
– Kandidose B37.4
– Kondylom A63.0
– Soor B37.4
– Warze A63.0
Anogenitalregion, Warze, venerisch A63.0
Anomal – s. Art der Krankheit
Anomalie Q89.9
– Abgang
–– Arteria
––– pulmonalis Q25.7
––– renalis Q27.2
––– subclavia Q25.8
–– Truncus brachiocephalicus Q25.8
– akral, und Nase, bifid, bei Trigonozephalie Q87.0
– Alder-Reilly- D72.0
– anal, und Porokeratose, bei Kraniosynostose Q87.8
– angeboren Q89.9
– anorektal, bei Störung, Geschlechtsentwicklung, bei Karyotyp 46, XX Q56.2 Q43.9
– Anus Q43.9
– Aorta a.n.k. Q25.4 ►

Anomalie Q89.9 *(Forts.)*
– Aorta ascendens Q25.4
– Aortenklappe, kongenital Q23.9
– Aortenklappenzipfel, angeboren a.n.k. Q23.9
– Appendix Q43.8
– Aquaeductus cerebri Q03.0
–– mit Spina bifida Q05.4
– Arm Q74.0
– Arteria basilaris a.n.k. Q28.19
– Arteria cerebri Q28.39
– Arteria pulmonalis, angeboren Q25.7
– Arteria umbilicalis Q27.0
– Arteria vertebralis a.n.k. Q28.19
– Arteriae coronariae cordis Q24.5
– Arterie
–– angeboren Q27.9
–– groß Q25.9
–– peripher Q27.9
–– renal Q27.2
– Atmungsorgane Q34.9
– Atrioventrikularkanal Q21.2
– Auge Q15.9
– Augenabschnitt
–– hinterer Q14.9
–– vorderer Q13.9
– Augenarterie Q15.8
– Augenlid, angeboren Q10.3
– Augenlinse, angeboren Q12.9
– Autosomen a.n.k. Q99.9
– Axenfeld- Q13.8
– Band Q79.9
– Bandscheibe Q76.4
– Bauchwand a.n.k. Q79.5
– Bauhin-Klappe Q43.9
– Becken a.n.k. Q74.2
–– bei Schwangerschaft O33.0
–– mütterlich, mit Hindernis, Geburt O65.9
– Beckenknochen a.n.k. Q74.2
– Beckenorgane
–– Betreuung, Schwangere O34.9
–– mütterlich, mit Hindernis, Geburt O65.5
– Bein a.n.k. Q74.2
– Benehmen R46.8
– Biss K07.4
– Bläschendrüse Q55.4
– Blase, angeboren Q64.7
– Brechungs- H52.7
– Bronchus Q32.4
– Brustwand
–– angeboren Q67.8
–– knöchern Q76.9
– Brustwarze Q83.9
– Cartilago cricoidea Q31.8
– Caruncula lacrimalis Q10.6
– Cauda equina Q06.3
– Cervix uteri Q51.9
–– bei Schwangerschaft O34.4
–– mit Infertilität, weiblich N97.3
– Charakter- F68.8
– Chediak-Steinbrinck-Higashi- E70.3
– Chilaiditi- Q43.3 ►

Anomalie Q89.9 *(Forts.)*
– Chordae tendineae Q24.8
–– Trikuspidalklappe Q22.8
– Chorioidea Q14.3
– Chromosom Q99.9
–– Fetus, Betreuung, Schwangere O35.1
–– in der
––– Anamnese Z87.7
––– Familienanamnese Z82
–– Untersuchung, Fruchtwasser Z36.0
– Concha auriculae Q17.3
– Corpus vitreum Q14.0
– Corti-Organ Q16.5
– Dandy-Walker- Q03.1
– Darm Q43.9
–– mit
––– Adhäsion, abnorm Q43.3
––– Malrotation Q43.3
– Daumen Q74.0
– del(5q)-Chromosomen-, isoliert, bei Syndrom, myelodysplastisch D46.6
– dentofazial K07.9
–– funktionell K07.5
– Dermatoglyphen Q82.8
– Drüse, endokrin a.n.k. Q89.2
– Ductus choledochus Q44.5
– Ductus cysticus Q44.5
– Ductus deferens Q55.4
– Ductus ejaculatorius Q55.4
– Ductus hepaticus Q44.5
– Ductus paraurethralis Q64.7
– Ductus parotideus Q38.4
– Ductus sublingualis major Q38.4
– Duodenum Q43.9
– Dura
–– angeboren Q04.9
–– mater
––– encephali Q04.9
––– spinalis Q06.9
– Durchbruch, Zahn K00.6
– Ebstein- Q22.5
–– Herz Q22.5
– Eileiter Q50.6
– ektodermal Q82.9
– Ellenbogen Q74.0
– Epiglottis Q31.8
– Epithelkörperchen Q89.2
– Erregungsüberleitung, atrioventrikulär I45.6
– Eustachi-Röhre Q16.4
– Extremität
–– angeboren Q74.9
–– bei Waardenburg-Syndrom E70.3
– Faktor H, bei Immundefekt D84.1
– Faktor I, bei Immundefekt D84.1
– Falte, aryepiglottisch Q31.8
– Farbe, Haar L67.9
– Faszie Q79.9
– fazio-digital, bei Pierre-Robin-Sequenz Q87.0
– Femur a.n.k. Q74.2
– Ferse a.n.k. Q74.2 ►

Anomalie Q89.9 *(Forts.)*
– fetal Q89.9
–– mit Dystokie O66.3
– Fetus, Betreuung, Schwangere O35.9
– Fibula a.n.k. Q74.2
– Finger Q74.0
– Fixation, Darm Q43.3
– Flexur, Sigma Q43.9
– Form, Kornea Q13.4
– Fovea centralis retinae Q14.1
– Funiculus spermaticus Q55.4
– Fuß, angeboren a.n.k. Q74.2
– Fußwurzel a.n.k. Q74.2
– Gallenblase Q44.1
– Gallenweg, angeboren Q44.5
– Gang R26.8
–– hysterisch F44.4
– Gartner-Gang Q50.6
– Gaumen
–– hart a.n.k. Q38.5
–– weich a.n.k. Q38.5
– Gebiss K07.3
– Gefäß
–– extrakraniell, hirnversorgend Q28.19
–– Lid H02.8
–– optikoziliar Q13.2
– Gefäßring, Aorta Q25.4
– Gefäßsystem, peripher Q27.9
– Gehirn
–– angeboren Q04.9
–– multipel Q04.9
– Gehirngefäß Q28.39
– Gehörgang, angeboren Q16.1
– Gelenk a.n.k. Q74.9
– Genitalorgane, weiblich, äußere Q52.7
– Geschlechtschromosomen Q99.8
–– bei
––– männlichem Phänotyp Q98.9
––– weiblichem Phänotyp Q97.9
– Geschlechtsorgane
–– männlich Q55.9
–– weiblich Q52.9
– Gesicht Q18.9
– Gesichtsschädelknochen, angeboren Q75.9
– Glans penis Q55.6
– Glaskörper Q14.0
– Gliedmaßen Q74.9
–– obere Q74.0
–– und Erythroderma ichthyosiformis, bei Hemidysplasie, kongenital Q87.8
–– untere Q74.2
– Globulin, kortisolbindend E27.8
– Glottis Q31.8
– Gonosomen
–– bei Karyotyp 46,X, ausgenommen iso (Xq) Q96.2
–– mit Mosaik, 45,X/Zelllinien Q96.4
– Granulozyten, genetisch bedingt D72.0
– GRIA3-, mit Minderung, Intelligenz, X-chromosomal Q87.8
– Haar, angeboren Q84.2 ►

Anomalie Q89.9 *(Forts.)*
- Haarschaft L67.9
- Hals Q18.9
- Halsrippe Q76.5
- Halteapparat, Trikuspidalklappe, subvalvulär Q22.8
- Haltungs- R29.3
- Hand Q74.0
- Harnblase, angeboren Q64.7
- Harnorgane Q64.9
- Haut, angeboren Q82.9
- Hautleisten Q82.8
- Hb-Zürich- D58.2
- Hegglin- D72.0
- Herz Q24.9
- Herzband Q24.8
- Herzfalte Q24.8
- Herzhöhle Q20.9
- Herzkammerseptum Q21.0
- Herzklappe a.n.k. Q24.8
- Herzmuskel Q24.8
- Herzohr Q20.8
- Herzrhythmus, fetal, Betreuung, Schwangere O36.3
- Herzseptum Q21.9
- Herzventrikel Q20.8
- Herzvorhof Q20.8
- Herzvorhofseptum Q21.1
- Hirnnerv VIII Q07.8
- Hoden Q55.2
- Hohlvene, untere, kongenital Q26.9
- Hüfte, angeboren a.n.k. Q74.2
- Humerus Q74.0
- Humor vitreus Q14.0
- Hymen Q52.4
- Hypophyse Q89.2
- Ileozäkalklappe Q43.9
- Ileum Q43.9
- Iliosakralgelenk a.n.k. Q74.2
- Immun- D84.9
- Innenohr Q16.5
- Integumentum, angeboren Q84.9
- Iris, angeboren Q13.2
- Jejunum Q43.8
- Kanthus Q10.3
- Kapillaren Q27.9
- kardial Q24.9
- kardiovaskulär, angeboren Q28.88
- Karpus Q74.0
- Kehlkopfmuskel Q31.9
- Kiefer K07.9
- Kiefer-Schädel-Stellung K07.1
- Kiefergröße K07.0
- Kiemenbogen
  - 1 Q18.0
  - 2 Q18.0
  - 3 Q18.0
  - 4 Q18.0
- Kinn Q18.9
- Klappe, Vena cava inferior, herznah Q24.8
- Klavikula Q74.0 ►

Anomalie Q89.9 *(Forts.)*
- Klinefelter-, Geschlechtschromosomen Q98.4
- Klippel-Feil-, mit Myopathie und Dysmorphie, Gesicht Q76.1
- Klitoris Q52.6
- Knie Q74.1
- Knochen a.n.k. Q79.9
- Knöchel Q74.2
- Koarktation, Aorta Q25.1
- Kollagen 9, mit Dysplasie, epiphysär, multipel Q77.3
- Kolon Q43.9
- kongenital Q89.9
- Kopf Q75.9
- Koronarsinus, kongenital Q21.1
- kraniofazial, bei DNA-Depletionssyndrom, mitochondrial, enzephalomyopathische Form G31.81 Q75.9
- Kreislaufsystem, angeboren Q28.9
- Labia
  - majora pudendi Q52.7
  - minora pudendi Q52.7
- Labyrinth, häutig Q16.5
- Leber, angeboren Q44.7
- Lebervene, kongenital Q26.8
- Leukozyten, genetisch bedingt D72.0
- Lid, kongenital Q10.3
- Ligament Q79.9
- Ligamentum latum uteri Q50.6
- Ligamentum rotundum Q52.8
- Ligamentum teres uteri Q52.8
- Linse, angeboren Q12.9
- Lippe Q38.0
- Lumbosakralgelenk Q76.4
- Lunge, angeboren Q33.9
- Magen Q40.3
- Magen-Darm-Trakt, angeboren a.n.k. Q45.9
- Mamma Q83.9
- May-Hegglin- D72.0
- Meatus urinarius a.n.k. Q64.7
- Meningen Q07.9
- Meningenband Q07.9
- Meningenfalte Q07.9
- menstruell N94.9
- Mesenterium Q45.9
- Milz Q89.08
- Mitralklappe Q23.9
  - Struktur, subvalvulär Q23.8
- Mittelfuß a.n.k. Q74.2
- Mittelhand Q74.0
- Mittelohr, angeboren Q16.4
- Müller-Gang, mit Fehlbildung, Extremität Q87.8
- multipel a.n.k. Q89.7
- Mund, angeboren Q38.6
- Muskel-Skelett-System Q79.9
- Myokard Q24.8
- Nabelarterie Q27.0
- Nabelschnur, mit Komplikation, bei Wehen O69.9
- Nagel, angeboren Q84.6 ►

Anomalie Q89.9 *(Forts.)*
– Nasenknochen, angeboren Q30.9
– Nasenknorpel Q30.9
– Nasennebenhöhlenwand Q30.8
– Nasenseptum Q30.9
– Nebenhoden Q55.4
– Nebenniere Q89.1
– Nebenschilddrüse Q89.2
– Nervensystem Q07.9
– Nervus
–– acusticus Q07.8
–– opticus Q07.8
– Neuhauser- Q25.4
– Niere, angeboren Q63.9
– Nierenarterie Q27.2
– Nierengefäß Q27.8
– Nierenvene Q26.8
– Nuck-Kanal Q52.4
– Oberschenkel a.n.k. Q74.2
– Ösophagus Q39.9
– Ohr
–– angeboren Q17.9
–– mit Beeinträchtigung, Hörvermögen Q16.9
– Ohrknöchelchen, angeboren Q16.3
– Ohrmuschel, angeboren Q17.8
– Orbita Q10.7
– Orificium urethrae a.n.k. Q64.7
– Os ilium a.n.k. Q74.2
– Os ischii a.n.k. Q74.2
– Ovar a.n.k. Q50.3
– Pankreas Q45.3
– Papillarmuskel Q24.8
– Papille, erworben H47.3
– Parotis Q38.4
– Patella Q74.1
– Pelger-Huët- D72.0
– Pelger-Huët-Kern- D72.0
– pelviureteral, bei Pyelonephritis, chronisch N11.1
– Perikard Q24.8
– Perineum, bei Schwangerschaft O34.7
– Peters- Q13.4
–– mit Kleinwuchs Q13.4
– Pfortader Q26.5
– Pharynx Q38.8
– Pigmentation a.n.k. L81.9
– Plazenta a.n.k. O43.1
–– Betreuung, Schwangere O43.1
–– mit
––– Blutung O46.8
––– Schädigung, Fetus/Neugeborenes P02.2
– Pleura, angeboren Q34.0
– Plexus chorioideus Q07.8
– Poland- Q79.8
–– bei Dysplasie, kraniofrontonasal Q87.8
– Positions-, Niere Q63.2
– Präputium Q55.6
– Prostata Q55.4
– pulmonal Q33.9
– Pulmonalarterie Q25.7
– Pulmonalklappe, kongenital Q22.3 ►

Anomalie Q89.9 *(Forts.)*
– Pupille, angeboren Q13.2
– Pupillenfunktion H57.0
– pyeloureteral, bei Pyelonephritis, chronisch N11.1
– Pylorus Q40.3
– Rachen Q38.8
– Radius Q74.0
– Refraktions- a.n.k. H52.7
– Rektum Q43.9
– renal, angeboren Q63.9
– Retinaarterie Q14.1
– Rieger- Q13.8
– Rieger-Axenfeld- Q13.8
– Ringknorpel Q31.8
– Rippe Q76.6
– Rotations-
–– Hüfte Q65.8
–– Oberschenkel Q65.8
– Rückenmark Q06.9
– Rückenmarkhäute Q06.9
– Sakrum a.n.k. Q76.4
– Samenstrang Q55.4
– Schädel Q75.9
–– und Fehlbildung, Extremität, bei Hernie, Diaphragma Q87.8
– Schädelknochen
–– kongenital Q67.4
–– mit
––– Anenzephalus Q00.0
––– Enzephalozele Q01.9
––– Hydrozephalus Q03.9
–––– mit Spina bifida Q05.4
––– Mikrozephalus Q02
– Schilddrüse Q89.2
– Schildknorpel Q31.8
– Schleimbeutel Q79.9
– Schultergelenk Q74.0
– Scimitar- Q26.8
– Sehne Q79.9
– Sehnerv Q07.8
– Sehnervenpapille, angeboren Q14.2
– Sigma Q43.9
– Sinnesorgan a.n.k. Q07.8
– Sinus Valsalvae Q25.4
– Skapula Q74.0
– Skelett
–– bei Störung, Geschlechtsentwicklung, bei Karyotyp 46, XX Q56.2 Q79.9
–– generalisiert a.n.k. Q78.9
– Skrotum Q55.2
– Speicheldrüsengang Q38.4
– Spinalnervenwurzel Q07.8
– Sprunggelenk Q74.2
– Steißbein Q76.4
– Sternum a.n.k. Q76.7
– Stirn Q75.8
– Stirnbein Q75.9
– Sylvius-Aquädukt Q03.0
–– mit Spina bifida Q05.4
– Talgdrüse Q82.9 ►

Anomalie Q89.9 *(Forts.)*
– Tarsus a.n.k. Q74.2
– Tastleisten Q82.8
– TGF-beta-Rezeptor, mit Aortenaneurysma-Syndrom Q87.4
– Thorax Q67.8
–– knöchern Q76.9
– Thoraxwand Q67.8
– Thymus Q89.2
– Thyreoglobulin E07.8
– Tibia a.n.k. Q74.2
– Trachea Q32.1
– Trachealknorpel Q32.1
– Tränenorgane Q10.6
– Trikuspidalklappe, kongenital Q22.9
– Tuba uterina Q50.6
–– angeboren, mit Sterilität, tubar N97.1
–– mit Infertilität N97.1
– Turner-, Geschlechtschromosomen Q96.9
– Uhl- Q24.8
– Ulna Q74.0
– Unterarm Q74.0
– Unterkieferdrüse Q38.4
– Urachus Q64.4
– Ureter Q62.8
–– bei Pyelonephritis, chronisch N11.1
–– obstruktiv a.n.k. Q62.3
– Urethra a.n.k. Q64.7
–– angeboren Q64.7
–– obstruktiv a.n.k. Q64.3
– Urogenitalsystem
–– bei der Frau a.n.k. Q52.9
–– beim Mann a.n.k. Q55.9
– Uterus Q51.9
–– angeboren, mit Sterilität, tubar N97.2
–– Betreuung, Schwangere O34.5
–– mit
––– Hindernis, Geburt O65.5
––– Infertilität N97.2
––– nur einem funktionstüchtigen Horn Q51.8
Schädigung, Fetus/Neugeborenes P03.8
– Uvula Q38.5
– Vagina Q52.4
–– mit Infertilität, weiblich N97.8
– Vallecula epiglottica Q31.8
– Valvula sinus coronarii Q24.5
– Varus-, Fuß Q66.3
– Vas deferens Q55.4
– Vena cava inferior Q26.9
– Vena cava superior Q26.9
– Vene
–– angeboren Q27.9
–– groß Q26.9
–– peripher Q27.9
– Venenrücklauf, angeboren Q26.8
– Venenverbindung, pulmonal
–– partiell Q26.3
–– total Q26.2
– Ventrikelseptum Q21.0
– Verbindung, Lungenvene Q26.4
–– partiell Q26.3 ►

Anomalie Q89.9 *(Forts.)*
~ Verbindung, Lungenvene Q26.4 *(Forts.)*
–– total Q26.2
– Verdauungsorgane, angeboren a.n.k. Q45.9
– Verdauungstrakt
–– oberer, angeboren Q40.9
–– unterer, angeboren a.n.k. Q43.9
– Versorgungs-, Niere Q27.2
– vertebral Q76.4
– Vesicula seminalis Q55.4
– Vorhofseptum Q21.1
– Vulva Q52.7
–– Betreuung, Schwangere O34.7
– Wange Q18.9
– Weichteile, Mutter, mit Schädigung, Fetus/Neugeborenes P03.8
– Wimpern Q10.3
– Wirbelbogenschluss Q76.4
– Wirbelsäule, angeboren Q76.4
– Zäkum Q43.9
– Zahn K00.9
– Zahnbogen K07.2
– Zahnfleisch, angeboren Q38.6
– Zahnstellung K07.3
– Zehe Q74.2
– Zentralnervensystem a.n.k. Q07.9
– zerebral, angeboren Q04.9
– Zunge, angeboren Q38.3
– Zwerchfellöffnung a.n.k. Q79.1
– Zyklus N92.6
–– chronisch N92.6
Anomie R48.8
Anonychie Q84.3
– angeboren Q84.3
– erworben L60.8
– total, angeboren Q84.3
Anophthalmie Q11.1
– erworben Z90.0
– kongenital Q11.1
Anophthalmie-Ösophagusatresie-Syndrom Q11.1 Q39.0
Anophthalmie-Syndrom, Waardenburg- Q87.2
Anopie H53.4
– Quadranten- H53.4
–– Gesichtsfeld H53.4
Anopsie H53.4
– Quadranten- H53.4
–– Gesichtsfeld H53.4
Anorchidie Q55.0
Anorchie Q55.0
Anordnung, Vorhof, spiegelbildlich, mit Situs inversus Q89.3
Anorektal
– Abszess K61.2
– Blutung K62.59
– Fehlbildung, nicht-syndromal
–– mit
––– Atresie, Rektum Q43.9 Q42.1
––– Fistel
–––– perineal Q43.9 Q64.7
–––– rektobulbär Q43.9 Q64.7 ►

Anorektal *(Forts.)*
~ Fehlbildung, nicht-syndromal *(Forts.)*
~~ mit *(Forts.)*
~~~ Fistel *(Forts.)*
---- rektoprostatisch Q43.9 Q64.7
---- rektourethral Q43.9 Q64.7
---- rektovaginal Q43.9 Q52.2
---- rektovesikal Q43.9 Q64.7
---- vestibulär Q43.9 Q52.2
--- H-Fistel Q43.9 Q52.2
--- Pouch-Kolon Q43.9 Q43.8
--- Stenose
---- anal Q43.9 Q42.3
---- Rektum Q43.9 Q42.1
-- ohne Fistel Q43.9
- Fistel K60.5
- Funktionsstörung, mit Obstipation K59.01
- Phlegmone K61.2
- Prolaps, weiblich N81.6
- Schädigung K62.9
- Ulkus K62.6
Anorektisch, Syndrom R63.0
Anorexia nervosa F50.08
- aktiver Typ F50.01
- atypisch F50.1
- bulimischer Typ F50.01
- mit Maßnahmen zur Gewichtsreduktion F50.01
- ohne Maßnahmen zur Gewichtsreduktion F50.00
- präpubertär F50.08
- restriktiver Typ F50.00
Anorexie R63.0
- hysterisch F44.88
- psychogen F50.08
Anorgasmie F52.3
- psychogen F52.3
Anosmie R43.0
- hysterisch F44.6
- isoliert, kongenital Q07.8
- mit Hypogonadismus, hypogonadotrop, kongenital E23.0
Anosognosie R41.8
ANOTHER[Alopezie, Nageldystrophie, Ophthalmologische Komplikationen, Thyreoid-Dysfunktion, Hypohidrose, Epheliden, Respirationstraktinfektion]-Syndrom Q82.4
Anotie Q17.8
Anovulatorisch
- Sterilität N97.0
- Zyklus N97.0
Anoxämie R09.0
- beim Neugeborenen P21.9
Anoxie R09.0
- durch Untertauchen T75.1
- in großer Höhe T70.2
- intrauterin P20.9
- mit
-- Blutung, intrakraniell, beim Fetus/Neugeborenen P52.9
-- Schaden, Gehirn, nach chirurgischem Eingriff T88.5 ►
Anoxie R09.0 *(Forts.)*
- pathologisch R09.0
- vor Wehenbeginn P20.0
- zerebral G93.1
-- durch Anästhesie
--- im Wochenbett O89.2
--- während
---- Entbindung O74.3
---- Schwangerschaft O29.2
-- nach
--- geburtshilflicher Maßnahme, (einschließlich Entbindung) O75.4
--- medizinischen Maßnahmen G97.88
--- Schnittentbindung O75.4
-- während ärztlicher Maßnahme G97.88
Anoxisch
- Enzephalopathie G93.1
- Nephrose N17.09
-- tubulär N17.09
- Schaden, Gehirn G93.1
-- nach medizinischer Maßnahme G97.88
-- während ärztlicher Maßnahme G97.88
Anoxybionten, Infektion A49.9
Anpassung
- Arm, künstlich Z44.0
- Auge, künstlich Z44.2
- Bandage Z46.7
- Bein, künstlich Z44.1
- Brille Z46.0
- Bronchialstent Z45.84
- Brust, künstlich Z44.3
- Brustprothese, extrakorporal Z44.3
- Ektoprothese Z44.9
- Gerät a.n.k. Z46.9
-- abdominal Z46.5
-- akustisch Z46.2
-- im Harntrakt Z46.6
-- kieferorthopädisch Z46.4
- Gipsverband, orthopädisch Z46.7
- Herzschrittmacher Z45.00
- Hilfsmittel a.n.k. Z46.9
-- optisch Z46.2
-- orthopädisch Z46.7
- Hörgerät Z46.1
- Ileostoma Z46.5
- Kardiodefibrillator, implantiert Z45.01
- Kolostoma Z46.5
- Kolostomiegurt Z46.5
- Kontaktlinsen Z46.0
- Korsett, orthopädisch Z46.7
- Kunstherz Z45.02
- Lesebrille Z46.0
- mangelnd, Anforderungen, schulisch Z55
- Mieder, orthopädisch Z46.7
- Neurostimulator Z45.80
- Prothese Z44.9
- Pumpe
-- extrakorporal Z45.02
-- intrakorporal Z45.02
-- parakorporal Z45.02
- Rollstuhl Z46.8 ►
~~~

Anpassung *(Forts.)*
– Schuhe, orthopädisch Z46.7
– Stützapparat, orthopädisch Z46.7
– System, herzunterstützend Z45.02
– Trachealstent Z45.85
– und Handhabung, Zwerchfellschrittmacher Z45.81
– Verband, orthopädisch Z46.7
– Vorderwurzelstimulator Z45.80
– Vorrichtung, Darmtrakt a.n.k. Z46.5
– Zahn, künstlich Z46.3
– Zahnersatz Z46.3
Anpassungsproblem
– an den Ruhestand Z60
– wegen
–– Arbeitsplatzwechsel Z56
–– Ausgrenzung Z60
–– Vereinsamung Z60
Anpassungsreaktion
– abnorm F43.2
– mit Mutismus, elektiv F94.0
Anpassungsstörung F43.2
– berufsbedingt Z56
– bildungsbedingt Z55
– ehelich Z63
– im
–– Alter F43.2
–– Jugendalter F43.2
– partnerschaftlich Z63
– psychisch F43.2
– respiratorisch, beim Neugeborenen P22.8
– sozial Z60
–– mit Beeinträchtigung, emotional F43.2
–– wegen
––– Ablehnung Z60
––– Diskriminierung Z60
––– kultureller Eingewöhnung Z60
––– Übergangsphase im Lebenszyklus Z60
––– Verfolgung Z60
– Sozialverhalten F43.2
Anreicherung, Melanin L81.4
Ansäuernd, Arzneimittel, Vergiftung T50.9
Ansammlung
– Luft, Brustfellhöhle J93.9
– Wasser
–– Bauchhöhle R18
–– Brustraum J94.8
–– Gelenk M25.49
Ansatzperiostose, Kreuz-Darmbein-Gelenk M89.85
Ansatztendinose M77.9
Anschoppung, Lunge J81
Anstieg
– Antikörper, antinukleär [ANA] R76.0
– Blutspiegel, Glycerol, abnorm R79.8
– Myoglobin, pathologisch R79.8
Anstrengung, übermäßig, mit Erschöpfung T73.3
Anstrengungsbedingt, Bronchialasthma J45.19
Anstrengungsinduziert
– Dyskinesie, paroxysmal G24.8 ►

Anstrengungsinduziert *(Forts.)*
– Hyperinsulinismus E16.1
– Hypoglykämie, hyperinsulinämisch E16.1
Antazida, Missbrauch F55.3
Anteflexio uteri, spitzwinklig N85.4
Antekubital, Pterygium-Syndrom Q87.2
Antenatal, Screening Z36.9
Antepartal
– Blutung O46.9
–– bei Defekt, Gerinnung O46.0
–– Plazenta O46.8
–– traumatisch O46.8
– Fibrinolyse O46.0
– Mangel, Koagulationsfaktor, mit Schädigung, Fetus/Neugeborenes P02.1
– Thrombophlebitis
–– Mutter, mit Schädigung, Fetus/Neugeborenes P00.3
–– tief O22.3
– Vorstellung Z34
Antepositio uteri N85.4
Anterior – s. Art der Krankheit
Anteriormaxillär, Zyste, median K09.1
Anteroapikal – s. Art der Krankheit
Anterograd, Amnesie R41.1
Anterolateral – s. Art der Krankheit
Anteroseptal – s. Art der Krankheit
Antesystolie I45.6
Antetorsion, Oberschenkelhals, vermehrt Q65.8
– angeboren Q65.8
Anteuterin, Hämatozele N94.8
Anteversio uteri N85.4
– mit Schnittentbindung O34.5
Anteversion
– Cervix uteri N88.8
–– mit Hindernis, Geburt O65.5
– Uterus
–– bei
––– Entbindung O34.5
––– Schwangerschaft O34.5
–– kongenital Q51.8
–– mit
––– Hindernis, Geburt O65.5
––– Schädigung, Fetus/Neugeborenes P03.8
Anthracen-Derivate
– Allergie T88.7
– Überempfindlichkeit T88.7
Anthracosis pulmonum J60
Anthracyclin
– Allergie T88.7
– Überempfindlichkeit T88.7
Anthrakose J60
– bei Fibrose, Lunge J60
– Lunge J60
– mit
–– Lymphadenitis J60
–– Tuberkulose, Atmungsorgane J65
Anthrakosilikose, bei Fibrose, Lunge J60
Anthrax – s.a. Milzbrand A22.9
– contagiosus A22.0
Anthraxbazillen, Infektion A22.9

Anthropoid, Becken O74.2
– mit Missverhältnis, fetopelvin O33.0
Anthropophobie F40.1
Anti-VIIIa, Vermehrung, mit Diathese, hämorrhagisch D68.31
Anti-IXa, Vermehrung, mit Diathese, hämorrhagisch D68.32
Anti-Xa, Vermehrung, mit Diathese, hämorrhagisch D68.32
Anti-XIa, Vermehrung, mit Diathese, hämorrhagisch D68.32
Anti-D-Antikörper
– Betreuung, Mutter O36.0
– Mutter, beim Fetus/Neugeborenen P55.0
Anti-E-Titer, positiv, bei Schwangerschaft O36.0
Anti-GBM-Antikörper, Nephritis, bei Goodpasture-Syndrom M31.0† N08.5*
Anti-Hirudin-Antikörper, Nachweis R76.8
Anti-Interferon-Antikörper, neutralisierend [nAK], Nachweis R76.8
Anti-Interferon-gamma-Autoantikörper, bei Immundefekt, erworben, mit Beginn im Erwachsenenalter D84.8
Anti-MOG-Antikörper, bei Enzephalomyelitis, disseminiert, akut G04.0
Anti-Müller-Hormon, Mangel E29.1
Anti-NMDA[N-Methyl-D-Aspartat]-Rezeptor-Enzephalitis M35.8† G13.8*
Anti-p200-Pemphigoid L12.8
Anti-Streptokinase-Antikörper, Nachweis R76.8
Anti-Thrombozyten-Antikörper, Nachweis R76.8
Antiallergika, Vergiftung T45.0
Antianämika, Vergiftung T45.8
Antiandrogen, Nebenwirkung T88.7
Antibiogramm Z01.7
Antibiotika
– Allergie, in der Eigenanamnese Z88.1
– antineoplastisch, Vergiftung T45.1
– Prophylaxe
–– lokal Z29.20
–– systemisch Z29.21
– Unverträglichkeit T88.7
– Verabreichung, prophylaktisch Z29.28
Antibiotika-assoziiert
– Enterokolitis A04.79
– Kolitis A04.79
–– in der Eigenanamnese Z86.1
Anticholinerg
– Delir T44.3
– Syndrom T44.3
–– in der Eigenanamnese Z87.8
Anticholinergika
– Allergie T88.7
– Überempfindlichkeit T88.7
Antidepressiva
– Missbrauch F55.0
– Monoaminooxidase-hemmend, Vergiftung T43.1 ►
Antidepressiva *(Forts.)*
– tetrazyklisch
–– Überempfindlichkeit T88.7
–– Vergiftung T43.0
– trizyklisch
–– Allergie T88.7
–– Überempfindlichkeit T88.7
–– Vergiftung T43.0
––– akut T43.0
Antidiabetika, Nebenwirkung T88.7
Antidiarrhoika, Vergiftung T47.6
Antidiuretisch, Hormon, Störung, Sekretion E22.2
Antiemetika, Vergiftung T45.0
Antiepileptika, Fehlbildungssyndrom, angeboren Q86.1
Antierythrozytär, Antikörper, Nachweis R76.8
Antigen, prostataspezifisch, Veränderung R77.80
Antigen-assoziiert, Hepatitis B18.19
Antiglomerulär, Basalmembranantikörper, Krankheit M31.0† N08.5*
Antihämophil, Globulin, Mangel a.n.k. D66
Antihistaminika
– Allergie T88.7
– Überempfindlichkeit T88.7
Antiinfektivum, Augen-, Vergiftung T49.5
Antiinsulin-Antikörper-Syndrom E16.1
Antikardiolipinsyndrom D68.6
Antikoagulanzien
– Dauertherapie
–– in der Eigenanamnese Z92.1
–– mit Blutung D68.35
– Diathese, hämorrhagisch D68.35
– Therapie Z92.1
–– mit Hämaturie D68.35
– Vergiftung T45.5
– zirkulierend, Störung, hämorrhagisch D68.35
Antikörper
– Anti-D-
–– Betreuung, Mutter O36.0
–– Mutter, beim Fetus/Neugeborenen P55.0
– Anti-Interferon-gamma-Auto-, bei Immundefekt, erworben, mit Beginn im Erwachsenenalter D84.8
– antierythrozytär, Nachweis R76.8
– antimitochondrial, Nachweis R76.8
– antineutrophil, zytoplasmatisch, gegen Myeloperoxidase, Nachweis R76.8
– antinukleär, bei Polyarthritis, Rheumafaktor-negativ, juvenil M08.3
– antinukleär [ANA], Anstieg R76.0
– Antiphospholipid-, Syndrom D68.6
– Blutgruppen-, Mutter O36.1
– gegen
–– Gerinnungsfaktor, Diathese, hämorrhagisch, nach Entbindung O72.3
–– glatte Muskulatur, Nachweis R76.8
–– Somatropin, Nachweis R76.8
– humoral, Mangel D80.9
– Immundefekt D80.9 ►

Antikörper *(Forts.)*
– Mangel D80.9
–– bei
––– Hypergammaglobulinämie D80.6
––– Immundefekt D80.9
––– Normogammaglobulinämie D80.6
– monoklonal
–– Allergie T88.7
–– Überempfindlichkeit T88.7
– Mutter O36.1
– Rh-
–– Betreuung, Mutter O36.0
–– Mutter, beim Fetus/Neugeborenen P55.0
– Suchtest Z01.7
Antikörpermangelsyndrom
– agammaglobulinämisch D80.1
–– hereditär D80.0
– Bruton-Typ D80.0
– hypogammaglobulinämisch D80.1
–– hereditär D80.0
– kombiniert D80.9
Antikörper-Syndrom, Antiinsulin- E16.1
Antikörpertiter, Änderung R76.0
Antikonzeptionsmaßnahmen Z30.9
Antimitochondrial, Antikörper, Nachweis R76.8
Antimon-Cholera T56.8
Antineoplastisch, Antibiotika, Vergiftung T45.1
Antinukleär, Antikörper, bei Polyarthritis, Rheumafaktor-negativ, juvenil M08.3
Antiöstrogen, Nebenwirkung T88.7
Antiperistaltik R19.2
Antiphospholipid-Antikörper, Syndrom D68.6
Antiphospholipidsyndrom D68.6
– katastrophal D68.6
– neonatal D68.6
Antipolysaccharid-Antikörper, selektiver Mangel, mit Immundefekt D80.6
Antipruriginosa, Vergiftung T49.1
Antirefluxvorrichtung, ösophageal, mit Komplikation T85.9
– mechanisch T85.50
Antisozial
– Psychopathie F60.2
– Störung, Persönlichkeit F60.2
Antisynthetase-Syndrom M35.8
Antitetanusserum, Polyneuropathie G61.1 Y59.9!
Antithrombin
– III, Mangel D68.5
–– angeboren D68.5
–– erworben D68.8
–– kongenital, mit Thrombophilie, hereditär D68.5
– Mangel D68.5
–– kongenital, mit Thrombophilie, hereditär D68.5
– Vermehrung, mit Diathese, hämorrhagisch D68.5
Antithrombinämie D68.5
– nach Entbindung O72.3
Antithromboplastinämie D68.32
– nach Entbindung O72.3
Antithromboplastinogenämie D68.32
– nach Entbindung O72.3
Antitrypsin, Mangel, familiär E88.0
Antitubulär, Nephritis, Basalmembran a.n.k. N12
Antitussiva, Vergiftung T48.3
Antley-Bixler-Syndrom Q87.0
Anton-Babinski-Syndrom R48.1
Antrag auf
– Abbruch, Schwangerschaft Z30.0
– Sterilisation
–– bei der Frau Z30.2
–– beim Mann Z30.2
Antriebsschwäche F32.9
Antriebssteigerung R45.8
Antritis H70.9
Antrum
– Empyem, chronisch J32.0
– Entzündung, chronisch J32.0
– Erosion K29.6
– Fistel J32.0
– Gastritis K29.5
–– chronisch K29.5
– Highmori
–– Abszess, chronisch J32.0
–– Fremdkörper T17.0
–– Polyp J33.8
–– Zyste J34.1
– mastoideum, Entzündung H70.9
– Nekrose J32.0
– Polyp K31.7
– pyloricum, Polyp K31.7
ANUG [Akute nekrotisierend-ulzeröse Gingivitis] A69.1
Anulär
– Dystrophie, Makula, konzentrisch, benigne H35.5
– Ichthyose, epidermolytisch Q80.3
– Tubuli, bei Tumor, Keimstrang D39.1
Anuloaortal, Ektasie I71.01
Anulus migrans linguae K14.1
Anurie R34
– beim Neugeborenen P96.0
– durch
–– Stein N20.9
–– Sulfonamide, bei Einsatz als indikationsgerechtes Arzneimittel und ordnungsgemäßer Verabreichung R34 Y57.9!
–– Überdosis, Sulfonamide T37.0
– nach
–– Abort O08.4
–– Extrauteringravidität O08.4
–– medizinischen Maßnahmen N99.0
–– Molenschwangerschaft O08.4
– traumatisch T79.5
Anurisch, Versagen, Niere N19
Anus
– Abszess K61.0 ►

Anus *(Forts.)*
– Agenesie Q42.3
–– mit Fistel Q42.2
– akzessorisch Q43.42
– Anomalie Q43.9
– Atresie, mit Fistel Q42.2
– Basaliom C44.50
– Blutung K62.50
– Carcinoma in situ D01.3
– Deformität, erworben K62.8
– Dilatation K59.8
– doppelt Q43.42
– Ektopie Q43.5
– Entzündung K62.8
– Fehlen
–– angeboren Q42.3
–– mit Fistel Q42.2
– Fibrom D21.5
– Fibrose K62.8
– Fistel, tuberkulös A18.3† K93.0*
– Fremdkörper T18.5
– Furunkel L02.3
– Geschwulst D37.78
– Gonorrhoe A54.6
– Hypoplasie Q42.3
–– mit Fistel Q42.2
– Imperforation, mit Fistel Q42.2
– Infektion K62.8
–– durch Chlamydien A56.3
– Insuffizienz K62.8
– Karbunkel L02.3
– Karzinom C21.0
– Krankheit K62.9
– Kryptopapillitis K62.8
– Lazeration
–– Komplikation, Entbindung O70.2
–– mit Zerreißung
––– Analschleimhaut, Komplikation, Entbindung O70.3
––– Rektumschleimhaut, Komplikation, Entbindung O70.3
–– nichtpuerperal, nichttraumatisch K60.2
– Leukoplakie K62.8
– Melanom C21.0
–– maligne C21.0
– Mukositis K92.8
– Nävus D22.5
– Narbe K62.8
– Paget-Karzinom C21.0
– Paget-Krankheit, extramammär C21.0
– Papillitis K62.8
– Papillom D12.9
– Paralyse K62.8
– Reizung K62.8
– Schmerzen K62.8
– Septum Q42.3
– Sphinkter, Krampf K59.4
– Stenose K62.4
–– kongenital Q42.3
––– mit Fistel Q42.2
–– mit Stenose, Rektum K62.4 ▶

Anus *(Forts.)*
– Striktur
–– beim Säugling Q42.3
–– kongenital, mit Fistel Q42.2
– Syphilis A52.7† K93.8*
–– Primärstadium A51.1
–– sekundär A51.3
– Ulkus
–– äußeres, varikös K64.5
–– inneres, varikös K64.8
–– varikös K64.8
– undurchgängig Q42.3
–– kongenital, mit Fistel Q42.2
– Varizen, bei Schwangerschaft O22.4
– Verätzung T21.44
–– 1. Grades T21.54
–– 2. Grades T21.64
–– 3. Grades T21.74
–– Grad
––– 2a T21.64
––– 2b T21.94
– Verbrennung T21.04
–– 1. Grades T21.14
–– 2. Grades T21.24
–– 3. Grades T21.34
–– Grad
––– 2a T21.24
––– 2b T21.84
– Verletzung S39.9
–– oberflächlich S30.9
– Verschluss K62.4
–– kongenital Q42.3
––– mit Fistel Q42.2
– Wunde, offen S31.80
– Zerreißung, Komplikation, Entbindung O70.2
– Zyste K62.8
Anus imperforatus Q42.3
Anus imperforatus-Syndrom, Ankyloblepharon filiformis- Q87.8
Anus praeter
– Prolaps K91.4
– Stenose K91.4
Anus praeter transversus, Prolaps K91.4
Anwendung
– äußere, Arzneimittel, mit Exanthem L25.1
– Ovulationshemmer, Kontrolluntersuchung Z30.4
– Zange, fehlgeschlagen, mit nachfolgender Schnittentbindung a.n.k. O66.5
Anxiolytikum
– Missbrauch F13.1
– Störung, persistierend F13.7
Anzahl, Koronarostien, anomal Q24.5
AOA1 [Ataxie mit okulomotorischer Apraxie Typ 1] G11.3
AOA2 [Ataxie mit okulomotorischer Apraxie Typ 2] G60.2
AOA4 [Ataxie mit okulomotorischer Apraxie Typ 4] G11.1
Aorta
– Agenesie Q25.4 ▶

Aorta *(Forts.)*
– Aneurysma I71.9
–– abdominal, familiär I71.4
–– angeboren Q25.4
–– arteriosklerotisch a.n.k. I71.9
––– rupturiert I71.8
–– disseziierend I71.00
–– infrarenal I71.4
––– rupturiert I71.3
–– Kalzifikation I71.9
–– rupturiert I71.8
–– syphilitisch A52.0† I79.0*
––– konnatal A50.5† I79.0*
–– thorakal
––– rupturiert I71.1
––– syphilitisch A52.0† I79.0*
–– thorakoabdominal I71.6
––– rupturiert I71.5
– Aneurysma cylindricum I71.9
–– rupturiert I71.8
– Anomalie a.n.k. Q25.4
– Aplasie Q25.4
– Arteriitis, nichtsyphilitisch I77.6
– Arteriosklerose I70.0
– Atheromatose I70.0
– Atherosklerose I70.0
– Atresie Q25.2
–– angeboren Q25.2
––– mit Hypoplasie, Aorta ascendens, und Entwicklung, fehlerhaft, Ventrikel, links Q23.4
–– bei Linksherzsyndrom, hypoplastisch Q23.4
– Deformität
–– angeboren Q25.4
–– erworben I77.88
– Degeneration I70.0
–– fettig I77.88
– Dextrotransposition Q20.3
– Dilatation I71.9
–– angeboren Q25.4
–– rupturiert I71.8
–– syphilitisch A52.0† I39.1*
– Dissektion – s.a. Aneurysma dissecans aortae I71.00
–– familiär I71.00
–– mit Ruptur I71.04
– Ektasie I71.9
–– rupturiert I71.8
– Embolie I74.1
– Fehlbildung Q25.4
– Fehlen, angeboren Q25.4
– Gefäßring Q25.4
–– Anomalie Q25.4
– Gegenpulsationsgerät, mit Komplikation T82.9
– Hypoplasie Q25.4
– Insuffizienz
–– angeboren Q23.1
–– rheumatisch I06.1
–– syphilitisch A52.0† I39.1*
– Kalzifikation I70.0
– Koarktation Q25.1
–– abdominal Q25.1 ►

Aorta *(Forts.)*
~ Koarktation Q25.1 *(Forts.)*
–– atypisch Q25.1
–– postduktal Q25.1
–– präduktal Q25.1
– Krankheit, nichtsyphilitisch I77.9
– Lageanomalie, kongenital Q25.4
– Lipoidose E75.6
– Medianekrose, zystisch I71.00
– Nekrose
–– hyalin I71.9
–– rupturiert I71.8
– Regurgitation, syphilitisch A52.0† I39.1*
– reitend Q25.4
– Ruptur I71.8
–– syphilitisch A52.0† I79.0*
–– traumatisch S25.0
––– Abdomen S35.0
– Sattelembolie I74.0
– Schädigung I35.9
– Sklerose I70.0
– Stenose
–– angeboren Q25.3
–– arteriosklerotisch I70.0
–– rheumatisch I06.0
––– mit
–––– Insuffizienz I06.2
–––– Regurgitation I06.2
–– subvalvulär, angeboren Q24.4
–– supravalvulär Q25.3
–– supraventrikulär Q25.3
–– syphilitisch A52.0† I39.1*
–– valvulär, kongenital Q23.0
–– verkalkt I70.0
– Syphilis A52.0† I79.1*
– thorakoabdominal, Dissektion, rupturiert I71.07
– Thrombose I74.1
– Torsion, kongenital Q25.4
– Transposition Q20.3
– Ulkus, penetrierend I77.80
– Verlagerung Q25.4
– Verletzung S25.0
– Verschluss, angeboren Q25.3

Aorta abdominalis
– Aneurysma I71.4
–– rupturiert I71.3
– Aneurysma dissecans I71.02
– Dissektion I71.02
–– rupturiert I71.06
– Embolie I74.0
– Ruptur I71.3
–– traumatisch S35.0
– Syphilis A52.0† I79.1*
– Thrombose I74.0
– Verletzung S35.0
– Verschluss I74.0

Aorta abdominalis descendens
– Aneurysma, rupturiert I71.3
– Ruptur I71.3

Aorta ascendens
– Aneurysma I71.2
–– rupturiert I71.1
– Aneurysma dissecans I71.01
– Anomalie Q25.4
– Hypoplasie, bei Linksherzsyndrom, hypoplastisch Q23.4
– Ruptur I71.1
– Stenose, angeboren Q25.3
– Striktur, angeboren Q25.3
Aorta brachiocephalica, Arteriitis M31.4
Aorta descendens
– Aneurysma I71.9
–– rupturiert I71.8
– Ruptur I71.8
Aorta descendens thoracalis
– Aneurysma, rupturiert I71.1
– Ruptur I71.1
Aorta dissecans, Hämatom I71.00
Aorta thoracica
– Aneurysma I71.2
–– nichtsyphilitisch I71.2
–– rupturiert I71.1
– Dissektion I71.01
–– rupturiert I71.05
– Embolie I74.1
– Ruptur I71.1
– Syphilis A52.0† I79.1*
– Thrombose I74.1
– Verletzung S25.0
Aorta thoracica descendens, Aneurysma I71.2
Aortenaneurysma-Syndrom, durch Anomalie, TGF-beta-Rezeptor Q87.4
Aortenbasis, und Arteria pulmonalis, Verbindung Q21.4
Aortenbifurkation
– Sattelembolie I74.0
– Thrombose I74.0
Aortenbogen
– akzessorisch Q25.4
– Aneurysma I71.2
–– rupturiert I71.1
– Arteriitis M31.4
– Atresie Q25.2
– Defekt Q25.4
– Deformität
–– angeboren Q25.4
–– erworben I77.88
– doppelt Q25.4
–– mit Einengung, zirkulär, Trachea, und Ösophagus Q25.4
– doppelter, persistierend Q25.4
– Embolie I74.0
– Fehlen, angeboren Q25.4
– fünfter, persistierend Q25.4
– rechts Q25.4
–– Persistenz Q25.4
– Ruptur I71.1
– Syphilis A52.0† I79.1*
– Unterbrechung Q25.4
– unterbrochen Q25.4 ►

Aortenbogen *(Forts.)*
– zervikal Q25.4
Aortenbogen-Syndrom [Pulseless disease] [Takayasu-Syndrom] M31.4
Aortengabel, Embolie I74.0
Aortenisthmus, Stenose Q25.1
– autosomal-dominant Q25.1
– kongenital Q25.1
– postduktal Q25.1
– präduktal Q25.1
Aortenklappe
– Aneurysma I35.8
– Anomalie, angeboren a.n.k. Q23.9
– Atherom I35.8
– Atresie, angeboren Q23.0
– bikuspidal Q23.1
–– und Fehlbildung, Hand, bei Ductus arteriosus, offen Q87.2
–– familiär Q23.1
– Deformität, angeboren Q23.8
– Degeneration I35.8
– Dysplasie Q23.9
– Endokarditis
–– aktiv, mit Krankheit, Mitralklappe, mit Chorea I02.0
–– akut, mit Krankheit, Mitralklappe, mit Chorea I02.0
–– arteriosklerotisch I35.8
–– durch Streptokokken I33.0 B95.5!
–– mit
––– Fieber, rheumatisch, inaktiv I06.9
––– Krankheit
–––– Mitralklappe I08.0
––––– und Krankheit, Trikuspidalklappe I08.3
–––– Trikuspidalklappe I08.2
–– nichtrheumatisch I35.8
–– rheumatisch I06.9
––– aktiv I01.1
–––– mit
––––– Chorea I02.0
––––– Krankheit, Mitralklappe I01.1
–––––– mit Chorea I02.0
––– akut I01.1
–––– mit
––––– Chorea I02.0
––––– Krankheit, Mitralklappe I01.1
–––––– mit Chorea I02.0
––– mit Krankheit, Mitralklappe, und Krankheit, Trikuspidalklappe I08.3
–– syphilitisch A52.0† I39.1*
–– tuberkulös A18.8† I39.1*
– Entzündung I35.8
– Ersatz, Zustand nach Z95.4
– Fehlbildung, angeboren Q23.9
– Fehler I35.8
–– nichtrheumatisch I35.8
–– rheumatisch, chronisch I06.8
– Geräusch I35.8
– Hypoplasie Q23.1
–– bei Linksherzsyndrom, hypoplastisch Q23.4 ►

Aortenklappe *(Forts.)*
– Insuffizienz I35.1
–– kongenital Q23.1
–– mit Krankheit
––– Mitralklappe I08.0
–––– und Krankheit, Trikuspidalklappe I08.3
––– Trikuspidalklappe I08.2
–– nichtrheumatisch I35.1
–– rheumatisch I06.1
––– mit Krankheit
–––– Mitralklappe I08.0
––––– und Krankheit, Trikuspidalklappe I08.3
–––– Trikuspidalklappe I08.2
– Kalzifikation I35.8
– Krankheit I35.9
–– bei
––– Endokarditis
–––– Mitralklappe I08.0
––––– aktiv, mit Chorea I02.0
––––– akut, mit Chorea I02.0
–––– Trikuspidalklappe I08.2
––– Insuffizienz
–––– Mitralklappe I08.0
––––– rheumatisch I08.0
––––– und Krankheit, Trikuspidalklappe I08.3
–––– Trikuspidalklappe I08.2
––––– mit Krankheit, Mitralklappe I08.3
––– Stenose
–––– Mitralklappe I08.0
–––– Trikuspidalklappe I08.2
––––– mit
–––––– Insuffizienz I08.2
–––––– Krankheit, Mitralklappe I08.3
–––––– Regurgitation I08.2
–––––– Schlussunfähigkeit I08.2
–– chronisch, arteriosklerotisch I35.9
–– nichtrheumatisch I35.9
–– rheumatisch I06.9
– Obstruktion I35.0
–– rheumatisch I06.0
– quadrikuspid Q23.8
– quadrikuspidal Q23.8
– Regurgitation I35.1
–– nichtrheumatisch I35.1
–– syphilitisch A52.0† I39.1*
– Ruptur I35.8
– Schädigung I35.9
– Sklerose I35.8
–– rheumatisch I06.8
– Stenose I35.0
–– angeboren Q23.0
–– mit Insuffizienz I35.2
–– rheumatisch I06.0
––– mit
–––– Insuffizienz I06.2
–––– Krankheit
––––– Mitralklappe I08.0
–––––– und Krankheit, Trikuspidalklappe I08.3
––––– Trikuspidalklappe I08.2
–––– Regurgitation I06.2
–––– Schlussunfähigkeit I06.2 ►

Aortenklappe *(Forts.)*
– Stenose I35.0 *(Forts.)*
–– syphilitisch A52.0† I39.1*
– und
–– Mitralklappe
––– Entzündung I08.0
–––– chronisch, rheumatisch I08.0
––– Insuffizienz I08.0
–––– chronisch, rheumatisch I08.0
––– Sklerose I08.0
–––– chronisch, rheumatisch I08.0
––– Stenose I08.0
–––– chronisch, rheumatisch I08.0
––– und Trikuspidalklappe, Krankheit, kombiniert I08.3
––– Vitium I08.0
–––– chronisch, rheumatisch I08.0
–– Trikuspidalklappe, Krankheit, kombiniert I08.2
– Valvulitis, syphilitisch A52.0† I39.1*
– Vitium I35.8
–– cordis, rheumatisch I06.8
–– kombiniert I35.2
–– rheumatisch, chronisch I06.8
Aortenklappenzipfel
– akzessorisch Q23.8
– Anomalie, angeboren a.n.k. Q23.9
Aortenring, Atresie Q25.2
Aortensattel, Thrombose I74.0
Aortenwand, Ruptur I71.8
Aortenwurzel
– Aneurysma I71.2
– links, persistierend, mit Aortenbogen, rechts Q25.4
Aortenzipfel, Deformität, angeboren Q23.8
Aortikopulmonal, Fistel, Arterie Q21.4
Aortikopulmonalfenster Q21.4
Aortitis I77.6
– arteriosklerotisch I70.0
– durch Aspergillus B44.8† I79.1*
– IgG4-assoziiert I77.6
– nichtsyphilitisch I77.6
– rheumatisch I01.1
– syphilitisch A52.0† I79.1*
–– konnatal A50.5† I79.1*
– verkalkend I77.6
Aorto-linksventrikulär, Tunnel Q20.8
Aorto-rechtsventrikulär, Tunnel Q20.8
Aortoduodenal, Fistel I77.2
Aortoiliakal, Atherom I70.0
Aortokoronar, Venenbypass [ACVB] Z95.1
Aortopulmonal
– Septumdefekt Q21.4
– Verlauf, aberrant, Koronararterie Q24.5
Aortothorakal, Aneurysma, rupturiert I71.1
Aortoventrikulär, Tunnel Q20.8
AOSD [Adult-onset Still disease] M06.10
AP – s.a. Angina pectoris I20.9
Apallisch
– Durchgangssyndrom G93.80 ►

Apallisch *(Forts.)*
– Syndrom G93.80
–– beim Neugeborenen P91.80
Aparalytisch, Poliomyelitis A80.4
Apathie R45.3
– bei Demenz U63.3! *[nur Zusatzkode!]*
Apatit, Rheumatismus M11.09
Apatitkristalle, Arthropathie M11.09
APC-assoziiert, Polyposis, attenuiert, adenomatös, familiär D12.6
APC-Resistenz [Resistenz gegen aktiviertes Protein C] D68.5
APDS [Activated phosphoinositide 3-Kinase-Delta-Syndrom] D81.8
Apepsie K31.88
– psychogen F45.31
Apert-Cushing-Syndrom E24.9
Apert-Gallais-Syndrom, Crooke- E24.9
Apert-Syndrom [Form des Akrozephalosyndaktylie-Syndroms] Q87.0
Apertura
– lateralis
–– Atresie Q03.1
–– ventriculi quarti, Atresie Q03.1
––– mit Spina bifida Q05.4
– mediana
–– Atresie Q03.1
–– ventriculi quarti, Atresie Q03.1
––– mit Spina bifida Q05.4
– piriformis, Stenose, isoliert, kongenital Q30.8
Apfelschalen-Syndrom Q41.1
Apgar-Score
– 0–3 für 1 Minute postnatal, bei Asphyxie P21.0
– 4–7 für 1 Minute postnatal, bei Asphyxie P21.1
Aphagie R63.0
– psychogen F50.08
Aphakie H27.0
– angeboren Q12.3
– erworben H27.0
–– beidseitig H27.0
–– einseitig H27.0
– ohne IOL [Intraokulare Linse] H27.0
– primär, kongenital Q12.3
– Pseudo-, mit Ablatio retinae H33.5
Aphakie-Glaukom H40.5
Aphalangie, mit Syndaktylie, und Mikrozephalie Q87.2
Aphasie R47.0
– amnestisch R47.0
– Begriffs- R47.0
– bei Syphilis, tertiär A52.1† G94.8*
– Broca- R47.0
– entwicklungsbedingt F80.28
–– auditiv F80.28
–– Typ
––– expressiv F80.1
––– rezeptiv F80.28
– erworben, mit Epilepsie F80.3
– global R47.0
– motorisch R47.0
– primär progredient [PPA] G31.0† F02.0* ►

Aphasie R47.0 *(Forts.)*
– progredient, primär
–– agrammatische Variante G31.0† F02.0*
–– logopenische Variante G31.0† F02.0*
– progressiv, isoliert G31.0
– semantisch R47.0
– syntaktisch R47.0
– syphilitisch, tertiär A52.1† G94.8*
– urämisch N19
– Wernicke-, entwicklungsbedingt F80.28
Aphemie R47.0
Apherese Z51.81
Aphonie R49.1
– organisch R49.1
– psychogen F44.4
Aphthae epizooticae B08.8
Aphthen K12.0
– Bednar- K12.0
– Behçet- M35.2
– oral K12.0
–– rezidivierend K12.0
Aphthenseuche B08.8
Aphthös
– Soor B37.0
– Ulkus, rezidivierend K12.0
– Ulzeration
–– Geschlechtsorgane
––– männlich N50.8
––– weiblich N76.6
–– oral K12.0
– Vulvitis N76.2
Apical-ballooning-Syndrom I42.88
Apikal
– Abszess K04.7
–– Zahnfach K04.7
– Ballonierung, linksventrikulär, transient, Syndrom I42.88
– Granulom K04.5
– Ostitis K10.3
– Parodontitis K04.5
–– akut K04.4
–– chronisch K04.5
– Periodontitis K04.5
–– akut K04.4
– Tuberkulose A16.2
– Zyste K04.8
Apikolateral, Myokardinfarkt
– akut, transmural I21.2
– rezidivierend I22.8
Apituitarismus E23.0
Aplasia
– axialis extracorticalis congenita E75.2
– cutis congenita, Gliedmaßen, rezessiv Q84.8
– extracorticalis axialis E75.2
Aplasie
– Alveolarfortsatz
–– erworben K08.88
–– kongenital Q38.6
– angeboren, Streckmuskeln, Finger und Daumen, mit assoziierter generalisierter Polyneuropathie G60.0 Q68.1 ►

Aplasie *(Forts.)*
– Aorta Q25.4
– Auge Q11.1
– Balken Q04.0
– Blutkörperchen, rot, angeboren D61.0
– Bronchus Q32.4
– Cervix uteri Q51.5
– Corpus callosum Q04.0
– Daumen Q71.3
–– kongenital Q71.3
– Erythrozyten
–– erworben D60.9
–– isoliert
––– bei Thymom D60.9
––– chronisch D60.0
––– infantil D61.0
––– kongenital D61.0
––– primär D61.0
––– transitorisch D60.1
– Fibula, mit
–– Brachydaktylie, komplex Q73.8
–– Ektrodaktylie Q73.8
– Finger Q71.3
– Fovea centralis retinae Q14.1
– Funiculus spermaticus Q55.4
– Gallenblase Q44.0
– Gallengang Q44.5
– Gehirn Q00.0
– Gehirnteil Q04.3
– Gliedmaßen
–– kongenital Q73.0
–– obere Q71.0
–– untere Q72.0
– Harnblase Q64.5
– Haut, kongenital Q84.8
– Hoden Q55.0
– Iris Q13.1
– Kleinhirn Q04.3
– Knochenmark D61.9
–– chemotherapieinduziert D61.10
–– myeloisch D61.9
– Labyrinthus membranaceus Q16.5
– Ligamentum teres uteri Q52.8
– Lunge Q33.8
– Müller-Gang
–– mit renaler Aplasie und Dysplasie der zerviko-thorakalen Somiten Q87.8
–– und Hyperandrogenismus Q51.8
–– unilateral Q51.4
– Müllergang-, mit Aplasie, renal, und Dysplasie, Somiten, zerviko-thorakal Q87.8
– Nasennebenhöhle J34.8
– Nerv Q07.8
– Nervus
–– cochlearis Q07.8
–– opticus, isoliert Q07.8
– Niere Q60.2
– Ovar Q50.0
– Pankreas Q45.0
– parathyreoid-thymisch D82.1
– Patella Q74.1 ▶

Aplasie *(Forts.)*
– Pelizaeus-Merzbacher- E75.2
– Penis Q55.5
– Prostata Q55.4
– Radius Q71.4
–– bei Thrombozytopenie [TAR] Q87.2
–– mit Kraniosynostose, Syndrom Q75.0
– Rückenmark Q06.0
– Samenblase Q55.4
– Samenstrang Q55.4
– Schilddrüse E03.1
–– mit Myxödem E03.1
– Sehnerv, isoliert Q07.8
– Skrotum Q55.2
– Teil-, Nervensystem a.n.k. Q07.8
– Thymus D82.1
–– mit Immundefekt D82.1
– Tibia, mit Ektrodaktylie Q73.8
– Trochlea humeri Q74.0
– Ureter Q62.4
– Urethra Q64.5
– Uterus Q51.0
– Vagina Q52.0
–– kongenital Q52.0
– Vas deferens, bilateral, kongenital Q55.4
– Vorderhorn, Rückenmark Q06.1
– Vulva Q52.7
– Zahnzement K00.4
– Zehe Q72.3
Aplasie-Syndrom, Aniridie-Patella- Q87.8
Aplastisch
– Agranulozytose D70.3
– Anämie D61.9
–– angeboren D61.0
–– durch
––– Agenzien, äußere a.n.k. D61.2
––– Arzneimittel D61.19
––– Bestrahlung D61.2
––– Infektion D61.2
––– zytostatische Therapie D61.10
–– erworben D60.9
–– Erythrozyten
––– kongenital D61.0
––– transitorisch D60.1
–– idiopathisch D61.3
–– isoliert D60.9
––– angeboren D61.0
––– bei Thymom D60.9
––– beim Erwachsenen D60.9
––– erworben D60.9
–––– chronisch D60.0
–––– transitorisch D60.1
––– im Kindesalter D61.0
––– primär D61.0
–– konstitutionell D61.0
–– mit Intelligenzminderung, und Kleinwuchs, Syndrom Q87.1
–– toxisch D61.2
Apneumatose, Kompressions- J98.18
Apnoe R06.88
– bei Prämaturität P28.4 ▶

Apnoe R06.88 *(Forts.)*
– beim Neugeborenen a.n.k. P28.4
– obstruktiv, beim Neugeborenen P28.4
– Schlaf- G47.39
–– obstruktiv G47.31
–– primär, beim Neugeborenen P28.3
Apnoe-Bradykardie-Syndrom, beim Frühgeborenen P28.4
Apnoisch, Anfall R06.88
Apo A-I, Mangel E78.6
Apodie Q72.3
Apokrin
– Abszess L74.8
– Adenokarzinom C44.9
– Adenom D23.9
– Akne L73.2
– Carcinoma in situ, Mamma D05.7
– Drüse, Mamma, Metaplasie N60.8
– Karzinom C44.9
– Miliaria L75.2
– Schweißdrüse, Krankheit L75.9
Apolipoprotein A-I, Mangel E78.6
– familiär E78.6
Apolipoprotein A-I-Amyloidose E85.0
Apolipoprotein A-IV-Amyloidose E85.8
Apolipoprotein A-V, Mangel, familiär E78.3
Apolipoprotein C-II, Mangel, familiär E78.3
Apollo-Konjunktivitis B30.3† H13.1*
Aponeurose
– Krankheit M77.9
– Palmar-, Kontraktur M72.0
– Plantar-, Enthesiopathie M77.5
Aponeurotisch, Fibrom, juvenil M72.89
Apophysitis M93.9
– calcanei M92.8
– juvenil M92.9
– tibialis adolescentium M92.5
Apoplektiform, Konvulsionen, bei Ischämie, zerebral I67.88
Apoplektisch
– Anfall I64
– Blutung I61.9
– Insult I64
–– Arteria cerebri media I64
–– Arteria cerebri posterior I64
–– im Stromgebiet einer zerebralen Arterie I64
–– ischämisch I63.9
–– zerebral I64
– Koma I64
– Paralyse I64
– Rezidivinfarkt I63.9
Apoplex – s.a. Apoplexie I64
– in der Eigenanamnese Z86.7
Apoplexia
– cerebri
–– Arteria cerebri media I64
–– Folgen I69.4
– spinalis G95.18
Apoplexie I64
– alt I69.4
– basilär I64 ►

Apoplexie I64 *(Forts.)*
– bulbär I64
– durch Hitze T67.0
– embolisch I63.4
–– Arterie
––– hirnversorgend, extrakraniell I63.1
––– intrakraniell I63.4
– Gehirn I64
– hämorrhagisch I61.9
–– Meningen I60.9
– Herzkammer I21.9
– Herzvorhof I21.9
– im Wochenbett O99.4
– in der Familienanamnese Z82
– ischämisch I63.9
– kapillär I64
– Leber K76.3
– Nebenniere E27.4
–– durch Sepsis, durch Meningokokken A39.1† E35.1*
– Prä- G45.99
– progredient I64
– Rezidiv- I64
– thrombotisch I63.3
–– Arterie
––– hirnversorgend, extrakraniell I63.0
––– intrakraniell I63.3
– urämisch N18.89† I68.8*
– uteroplazentar O45.8
– zerebral I64
–– Komplikation, Entbindung O99.4
– Zustand nach I69.4
Apoplexiesyndrom, Kleinhirn- I67.9† G46.4*
Apparat
– gastrointestinal, Blutung T85.88
– Harntrakt, elektronisch
–– Entzündung T83.5
–– Fehllage T83.1
– Herz
–– elektronisch
––– Fehllage T82.1
––– mit Fibrose T82.8
–– mit Blutung a.n.k. T82.8
– Knochen, elektrisch, mit Fibrose T84.8
– Nervensystem, elektronisch
–– Embolie T85.81
–– Entzündung T85.72
–– Fehllage T85.1
–– Fibrose T85.81
– orthopädisch, mit Blutung a.n.k. T84.8
– respiratorisch, mit Komplikation T85.9
– Wiederverordnung Z76.0
Apparent
– Exzess, Mineralokortikoid I15.10
– life-threatening event [ALTE] R06.80
Appelt-Gerken-Lenz-Syndrom Q89.7
Appendicopathia oxyurica B80
Appendikopathie K38.9
Appendix
– Abszess K35.32
– Adenokarzinom, muzinös C18.1 ►

Appendix *(Forts.)*
– Adhäsion K66.0
– Agenesie Q42.8
– akzessorisch Q43.41
– Anomalie Q43.8
– Atrophie K38.8
– Deformität Q43.8
– Divertikel K38.2
– doppelt Q43.41
– Durchbruch K35.31
– Entzündung K37
– Fehlen, angeboren Q42.8
– Fistel K38.3
– Fremdkörper T18.4
– Gangrän K35.8
–– mit
––– Abszess, Peritoneum K35.32
––– Perforation K35.31
––– Peritonitis
–––– generalisiert K35.2
–––– lokal K35.30
– Hyperplasie K38.0
–– lymphoid K38.0
– Intussuszeption K38.8
– Invagination K38.8
– Karzinoid D37.3
– Karzinom C18.1
– Kolik K38.8
– Konkrement K38.1
– Koprolith K38.1
– Koprostase K38.1
– Kotstein K38.1
– Krankheit K38.9
– Lageanomalie, kongenital Q43.8
– Megalo- Q43.8
– Mukozele K38.8
– Perforation K35.31
– retrozäkal Q43.8
– Ruptur K35.31
–– mit Peritonitis, generalisiert K35.2
– Stein K38.1
– Strangulation K38.8
– Thrombose, septisch K35.8
– Transposition Q43.8
– Tuberkulose A18.3† K93.0*
– Tumor D37.3
–– karzinoid, schleimbildend C18.1
–– neuroendokrin
––– benigne D12.1
––– maligne C18.1
––– unsicher D37.3
– Verlagerung, retrozäkal, kongenital Q43.8
– Verwachsung K66.0
– Zyste K38.8
Appendix epididymidis Q55.4
Appendix testis Q55.2
Appendixlumen, Obliteration K38.8
Appendizitis K37
– akut K35.8
–– mit
––– Abszess, peritoneal K35.32 ►

Appendizitis K37 *(Forts.)*
~ akut K35.8 *(Forts.)*
~~ mit *(Forts.)*
––– Perforation K35.31
––– Peritonitis
–––– generalisiert K35.2
––––– nach Perforation K35.2
–––– lokalisiert K35.30
––––– nach Perforation K35.31
–– ohne
––– Abszess, peritoneal K35.8
––– Perforation K35.8
– bei Schwangerschaft O99.6
– chronisch K36
– durch
–– Amöben A06.8
–– Pneumokokken K37
– eitrig K35.8
– gangränös K35.8
– gedeckt perforiert K35.31
– Intervall- K36
– katarrhalisch K35.8
– mit
–– Perforation K35.31
–– Ruptur K35.31
– obstruktiv K36
– perforiert K35.31
– Peri- K37
– phlegmonös K35.8
– Pseudo- I88.0
– retrozäkal K37
– rezidivierend K36
– subakut K36
– tuberkulös A18.3† K93.0*
– ulzerös K35.8
Appendizitisch, Reizung K35.8
Appetit
– Mangel, psychogen F50.8
– pervers F50.8
– Störung R63.0
–– psychogen F50.8
– übermäßig R63.2
– Verlust R63.0
–– hysterisch F50.8
–– nichtorganischen Ursprungs F50.8
–– psychogen F50.8
Appetitzügler, Vergiftung T50.5
Applanatio corneae Q13.4
Apple-peel-Syndrom Q41.1
Applikation, therapeutisch, Substanz, radioaktiv Z51.0
Approximal, Abnutzung, Zahn K03.0
Apraxie R48.2
– ideokinetisch R48.2
– ideomotorisch R48.2
– klassisch R48.2
– motorisch R48.2
– okulomotorisch
–– bei Ataxie, Typ
––– 1 G11.3
––– 4 G11.1 ►

Apraxie R48.2 *(Forts.)*
~ okulomotorisch *(Forts.)*
-- kongenital H51.8
-- Typ Cogan H51.8
- Sprech-, progressiv, primär G31.0
- und Retardierung, geistig, bei Ataxie, X-chromosomal G11.8
- verbal R48.2
Aprosopie Q18.8
APS [Antiphospholipidsyndrom] D68.6
APS [Autoimmunes polyglanduläres Syndrom] E31.0
Aptyalismus K11.7
Apudom D44.9
Aquaeductus
- cerebri
-- Anomalie Q03.0
--- mit Spina bifida Q05.4
-- Atresie Q03.0
--- mit Spina bifida Q05.4
-- Obstruktion G91.1
-- Septum Q03.0
--- mit Spina bifida Q05.4
-- Stenose Q03.0
--- erworben G91.1
--- mit Spina bifida Q05.4
-- Striktur
--- angeboren Q03.0
--- erworben G91.1
-- Verschluss
--- erworben G91.1
--- kongenital Q03.0
---- mit Spina bifida Q05.4
- Sylvii
-- Stenose, bei Hydrozephalus Q03.0
-- Verschluss, Hydrozephalus Q03.0
Aquädukt, Sylvius-
- Anomalie Q03.0
- Atresie Q03.0
- Septum Q03.0
Arachnidismus T63.3
Arachnodaktylie Q87.4
- kontraktural, kongenital Q68.8
- mit
-- Intelligenzminderung, und Dysmorphie Q87.8
-- Ossifikationsstörung, und Intelligenzminderung Q87.8
Arachnodaktylie-Intelligenzminderungs-Syndrom, Kryptorchismus- Q87.8
Arachnoidal
- Blutung I60.9
- Hämatom, traumatisch S06.6
- Sarkom, zerebellar, umschrieben C71.6
- Zyste G93.0
-- Gehirn, angeboren Q04.6
Arachnoidea
- Neurosyphilis A52.1† G01*
- Tuberkulose A17.0† G01*
Arachnoiditis G03.9
- adhäsiv G03.9
-- syphilitisch A52.1† G01*
- akut G03.9
- bakteriell G00.9
- basal G03.9
- chemisch G03.8
- chronisch G03.9
- durch Meningokokken A39.0† G01*
- spätsyphilitisch A52.1† G01*
- spinal G03.9
-- syphilitisch A52.1† G01*
- tuberkulös A17.0† G01*
- zerebral, syphilitisch A52.1† G01*
- zerebrospinal G03.9
Aran-Krebs [Chlorom] C92.30
- in kompletter Remission C92.31
ARAN-NM [autosomal-rezessive axonale Neuropathie mit Neuromyotonie] G60.0
Aran-Syndrom, Duchenne- G12.2
Arbeit, nichtzusagend Z56
Arbeitsbedingungen, schwierig Z56
Arbeitsmedizinisch
- Check up Z10
- Therapie Z50.7! *[nur Zusatzkode!]*
Arbeitsplatz, Wirkung, psychosozial Z56
Arborisationsblock I45.5
Arbovirus
- Enzephalitis a.n.k. A85.2
- Fieber A94
-- hämorrhagisch A94
- Infektion A94
- Meningitis A87.8† G02.0*
ARC [AIDS related complex] B24
Arcus lipoides H18.4
Arcus lipoides corneae H18.4
Arcus lipoides juvenilis Q13.4
Arcus palmaris profundus, Verletzung, Gefäß S65.3
Arcus palmaris superficialis, Verletzung S65.2
- Gefäß S65.2
Arcus senilis H18.4
- Kornea H18.4
ARDS [Atemnotsyndrom des Erwachsenen] J80.09
- mild J80.01
- moderat J80.02
- schwer J80.03
AREDYLD[Akral-renal-ektodermale-Dysplasie, lipatrophischer Diabetes]-Syndrom Q87.8
Areflektorisch, Dystasie, hereditär, Typ Roussy-Levy G60.0
Areflexie, Harnblase G95.81
Arenavirus, Fieber, hämorrhagisch A96.9
Areola
- Abszess N61
-- akut N61
-- chronisch N61
-- nichtpuerperal N61 ►

Areola *(Forts.)*
– mammae
–– Abszess N61
––– im Wochenbett O91.00
––– postpartal O91.00
–– Entzündung N61
–– Hypoplasie, angeboren Q83.88
Areolär
– Dystrophie
–– Aderhaut, zentral H31.2
–– Pigmentepithel, zentral, Aderhaut H31.2
– Gewebe, Entzündung a.n.k. L08.9
Areolitis N61
Argentaffin, karzinoid D48.9
Argentaffinom, bösartig C80.9
Arginase, Mangel E72.2
Arginin
– Hyperaminoazidurie E72.2
– Stoffwechselstörung E72.2
Argininämie E72.2
Argininbernsteinsäure-Stoffwechselstörung E72.2
Argininosuccinase, Mangel E72.2
Argininosuccinat-Synthetase, Mangel E72.2
Argininosuccino-Azidämie E72.2
Argininosuccino-Azidurie E72.2
Argininsuccinat-Lyase, Mangel E72.2
Argonz-del-Castillo-Syndrom N64.3
Argyll-Robertson-Syndrom
– atypisch H57.0
– nichtsyphilitisch H57.0
– syphilitisch A52.1† H58.0*
Argyrose T56.8
– Konjunktiva H11.1
Arhinenzephalie Q04.1
– isoliert Q04.1
Arhinie-Mikrophthalmie-Syndrom, Bosma- Q87.0
Arias-Syndrom E80.5
Ariboflavinose E53.0
Arizona, Enteritis A02.0
Arm
– Abszess L02.4
– Agenesie, vollständig Q71.0
– Ameisenlaufen R20.2
– Amputation, traumatisch T11.6
– Ankylose M24.69
– Anomalie Q74.0
– beide
–– Amputation, traumatisch T05.2
–– Paralyse G83.0
–– Verlust Z89.3
– Beteiligung, bei
–– Verätzung, Hand T29.4
–– Verbrennung, Hand T29.0
– Blutgefäß, Verletzung T11.4
– Chondrosarkom C40.0
– Deformität
–– angeboren Q68.8
–– erworben M21.99
– Dekubitus L89.91 ►

Arm *(Forts.)*
– Diplegie G83.0
– Distorsion T11.2
– Embolie I74.2
–– arteriell I74.2
– Erfrierung
–– mit Nekrose, Gewebe T34.4
–– oberflächlich T33.4
– Fehlen
–– angeboren Q71.0
–– erworben Z89.2
––– beidseitig Z89.3
– Fraktur T10.0
–– Folgen T92.1
–– geschlossen T10.0
–– offen T10.1
– Furunkel L02.4
– Golf- M77.0
– Hypoplasie, angeboren Q71.9
– Infektion, eitrig, mit Lymphangitis L03.10
– Karbunkel L02.4
– Karzinom C76.4
– künstlich, Anpassung Z44.0
– Lymphödem I89.09
– Melanom, maligne C43.6
– Melanoma in situ D03.6
– Monoplegie G83.2
– Muskel, Verletzung T11.5
– Nävus D22.6
– Nerv
–– Schädigung, peripher G56.9
–– Verletzung T11.3
– Osteochondrose, juvenil M92.3
– Paralyse G83.2
–– hysterisch F44.4
–– psychogen F45.8
–– transitorisch R29.8
––– traumatisch a.n.k. T11.3
– Phlegmone L03.10
– Prellung T11.05
– Prolaps
–– beim Fetus P03.1
––– mit Betreuung, Mutter O32.2
–– Hindernis, Geburt O64.4
–– mit Schnittentbindung O32.2
– Pseudoparalyse R29.8
– rudimentär Q71.9
– Schmerzen M79.69
– Schwellung M79.89
– und Bein
–– Amputation, traumatisch, jede Kombination T05.6
–– Fehlen
––– beidseitig Z89.8
––– erworben Z89.8
– Verätzung T22.42
–– 1. Grades T22.52
–– 2. Grades T22.62
–– 3. Grades T22.72
–– Grad
––– 2a T22.62 ►

Arm *(Forts.)*
~ Verätzung T22.42 *(Forts.)*
~~ Grad *(Forts.)*
--- 2b T22.92
-- mit Beteiligung, Handgelenk, und Hand T29.4
- Verbrennung T22.02
-- 1. Grades T22.12
-- 2. Grades T22.22
-- 3. Grades T22.32
-- Grad
--- 2a T22.22
--- 2b T22.82
- Verformung a.n.k. Q68.8
- Verkürzung
-- erworben M21.79
-- kongenital Q71.8
- Verletzung T11.9
-- Blutgefäß, multipel T06.3
- Vorfall, Komplikation, Entbindung O32.2
- Weichteile, Verletzung, groß T11.1
-- mit Sehnenbeteiligung T11.8
- Zerquetschung T04.2
Arm-Syndrom, Schulter- M54.12
Armplexus
- Lähmung G54.0
- oberer, Lähmung, durch Geburtsverletzung P14.0
- Parese G54.0
- unterer, Lähmung, durch Geburtsverletzung P14.1
Armplexuslähmung, Erb- P14.0
Armut Z59
Armvene, Thrombose I80.88
Arndt-Gottron-Syndrom L98.5
Arnold-Chiari-Fehlbildung, Typ
- I Q07.0
- II Q07.0
Arnold-Chiari-Syndrom Q07.0
Aromatase, Mangel E25.8
Aromatase-Exzess-Syndrom E30.1
Aromatisch
- Aminosäure, Stoffwechselstörung E70.9
- L-Aminosäuredecarboxylase, Mangel G24.8
ARPKD [Autosomal-rezessive polyzystische Nierenkrankheit] Q61.1
Arrhenoblastom
- bösartig
-- bei der Frau C56
-- beim Mann C62.9
- gutartig
-- bei der Frau D27
-- beim Mann D29.2
Arrhinenzephalie Q04.1
Arrhinie Q30.1
- mit Atresie, choanal, und Mikrophthalmie Q87.0
Arrhythmia cordis I49.9
Arrhythmie I49.9
- absolut I48.9
-- bei Flimmern, Vorhof I48.9 ►

Arrhythmie I49.9 *(Forts.)*
~ absolut I48.9 *(Forts.)*
-- intermittierend I48.9
- atrial I49.8
- AV-Knoten- I49.8
- bei Syndrom der metabolischen Enzephalopathie, TANGO2-assoziiert G31.88
- beim Neugeborenen P29.1
- Brachy- I49.8
- Brady- I49.8
- extrasystolisch I49.4
- fetal, bei Entbindung O68.0
- Flimmer- I48.9
- Hyps- G40.4
- kardial I49.9
- psychogen F45.30
- respiratorisch I49.9
- Sinus- I49.8
- Tachy- I49.8
- ventrikulär I49.8
-- durch Reentry I47.0
Arrhythmogen
- Dysplasie, rechtsventrikulär I42.80
-- isoliert, familiär I42.80
- Kardiomyopathie
-- bei Keratosis palmoplantaris Q87.8
-- rechtsventrikulär I42.80
--- isoliert, familiär I42.80
-- ventrikulär, isoliert, familiär, biventrikuläre Form I42.88
Arrosion
- Arterie I77.88
- Lungenarterie I28.8
Arrosionsblutung, arteriell I77.2
Arroyo-Syndrom, Ramos- Q87.8
ARSACS [Autosomal-rezessive spastische Ataxie vom Typ Charlevoix-Saguenay] G11.1
Arsen
- Dermatitis L27.8
- Keratose L85.8
- Melanose L81.8
- Pigmentierung L81.8
- Polyneuropathie G62.2
- Vergiftung T57.0
Artefakt L98.1
- Haut L98.1
Arteria – s.a. Arteriae oder s.a. Arterie
- anonyma, Verletzung, Truncus brachiocephalicus S25.1
- auditiva interna
-- Embolie I65.8
-- Thrombose I65.8
-- Verengung I65.8
-- Verschluss I65.8
- axillaris
-- Embolie I74.2
-- Verletzung S45.0
- basilaris
-- Aneurysma I72.5
-- Anomalie a.n.k. Q28.19
-- Arteriosklerose I65.1 ►

Arteria – s.a. Arteriae oder s.a. Arterie *(Forts.)*
~ basilaris *(Forts.)*
-- Blutung, subarachnoidal I60.4
-- Dissektion I72.5
-- Embolie I65.1
--- mit Infarkt, Gehirn I63.1
-- Insuffizienz G45.09
-- Obstruktion I65.1
--- komplett I65.1
---- mit Infarkt, Gehirn I63.2
--- partiell I65.1
---- mit Infarkt, Gehirn I63.2
-- Thrombose I65.1
--- mit Infarkt, Gehirn I63.0
-- Verschluss I65.1
- brachialis
-- Embolie I74.2
-- Verletzung S45.1
-- Verschluss I74.2
- carotis
-- Aneurysma I72.0
--- intrakraniell, syphilitisch A52.0† I68.8*
--- rupturiert I72.0
-- Arteriosklerose I65.2
-- communis
--- Thrombose I65.2
--- Verletzung S15.01
-- Dissektion I72.0
--- familiär I72.0
-- Embolie I65.2
--- mit Infarkt, Gehirn I63.1
-- externa, Verletzung S15.02
-- Insuffizienz G45.19
-- interna
--- Agenesie Q28.18
--- Aneurysma I72.0
--- Stenose I65.2
--- Thrombose I65.2
--- Verletzung S15.03
--- Verschluss I65.2
-- Obstruktion I65.2
--- komplett I65.2
---- mit Infarkt, Gehirn I63.2
--- partiell I65.2
---- mit Infarkt, Gehirn I63.2
-- Stenose, beidseitig I65.3
-- Thrombose I65.2
--- mit Infarkt, Gehirn I63.0
-- Verengung, bilateral I65.3
-- Verletzung S15.00
-- Verschluss I65.2
--- bilateral I65.3
- centralis retinae
-- Arteriosklerose I70.8† H36.8*
-- Verschluss H34.1
- cerebelli
-- Embolie, mit Infarkt, Gehirn I63.4
-- Thrombose, mit Infarkt, Gehirn I63.3
-- Verschluss I66.3
- cerebralis, Verschluss I66.9 ▶

Arteria – s.a. Arteriae oder s.a. Arterie *(Forts.)*
- cerebri
-- Anomalie Q28.39
-- anterior
--- Aneurysma I67.10
--- Embolie I66.1
---- mit Infarkt, Gehirn I63.4
--- Infarkt I63.5
--- Obstruktion
---- komplett I66.1
----- mit Infarkt, Gehirn I63.5
---- partiell I66.1
----- mit Infarkt, Gehirn I63.5
--- Thrombose I66.1
---- mit Infarkt, Gehirn I63.3
--- Verschluss I66.1
---- mit Infarkt, Gehirn I63.5
-- Arteriosklerose I67.2
-- media
--- Aneurysma I67.10
--- Apoplexia cerebri I64
--- Blutung, subarachnoidal I60.1
--- Embolie I66.0
---- mit Infarkt, Gehirn I63.4
--- Infarkt I63.5
--- Insult, apoplektisch I64
--- Obstruktion
---- komplett I66.0
----- mit Infarkt, Gehirn I63.5
---- partiell I66.0
----- mit Infarkt, Gehirn I63.5
--- Thrombose I66.0
---- mit Infarkt, Gehirn I63.3
--- Verschluss I66.0
---- mit Infarkt, Gehirn I63.5
-- posterior
--- Embolie I66.2
---- mit Infarkt, Gehirn I63.4
--- Infarkt I63.5
--- Insult, apoplektisch I64
--- Obstruktion
---- komplett I66.2
----- mit Infarkt, Gehirn I63.5
---- partiell I66.2
----- mit Infarkt, Gehirn I63.5
--- Thrombose I66.2
---- mit Infarkt, Gehirn I63.3
--- Verschluss I66.2
---- mit Infarkt, Gehirn I63.5
- chorioidea
-- Embolie I66.8
-- Thrombose I66.8
-- Verengung I66.8
-- Verschluss I66.8
- cilioretinalis, Verschluss H34.2
- coeliaca
-- Kompressionssyndrom I77.4
-- Verletzung S35.2
- communicans
-- Aneurysma, zerebral, rupturiert I60.7 ▶

Arteria – s.a. Arteriae oder s.a. Arterie *(Forts.)*
~ communicans *(Forts.)*
–– anterior
––– Aneurysma I67.10
––– Blutung, subarachnoidal I60.2
–– Blutung, subarachnoidal I60.7
–– posterior
––– Aneurysma I67.10
––– Blutung, subarachnoidal I60.3
––– Embolie I66.8
––– Thrombose I66.8
––– Verengung I66.8
––– Verschluss I66.8
– dorsalis pedis, Verletzung S95.0
– femoralis
–– Aneurysma I72.4
–– Atherosklerose I70.29
–– communis, Embolie I74.3
–– Dissektion I72.4
–– Embolie I74.3
–– Stenose I77.1
–– Thrombose I74.3
–– Verletzung S75.0
–– Verschluss I74.3
– gastrica, Verletzung S35.2
– gastroduodenalis, Verletzung S35.2
– hepatica
–– Thrombose I74.8
–– Vena portae, Fistel Q26.6
–– Verletzung S35.2
– hyaloidea, persistierend Q14.0
– hypogastrica, Verletzung S35.88
– hypophysealis
–– Embolie I66.8
–– Thrombose I66.8
–– Verengung I66.8
– iliaca
–– Aneurysma I72.3
––– rupturiert I72.3
–– communis, Aneurysma I72.3
–– Dissektion I72.3
–– Embolie I74.5
––– und Thrombose I74.5
–– externa, Embolie, arteriell I74.5
–– interna, Aneurysma I72.3
–– Thrombose I74.5
–– Verletzung S35.5
–– Verschluss I74.5
– labyrinthi
–– Embolie I65.8
–– Thrombose I65.8
–– Verengung I65.8
–– Verschluss I65.8
– lienalis
–– Aneurysma, rupturiert I72.8
–– Verletzung S35.2
– mammaria, Verletzung S25.88
– meningea, Thrombose I66.8
– mesenterica
–– Embolie K55.0
–– inferior, Verletzung S35.2 ►

Arteria – s.a. Arteriae oder s.a. Arterie *(Forts.)*
~ mesenterica *(Forts.)*
–– superior
––– Embolie K55.0
––– Thrombose K55.0
––– Verletzung S35.2
–– Verletzung S35.2
–– Verschluss, akut K55.0
– ophthalmica
–– Embolie H34.2
–– Thrombose H34.2
– ovarica, Verletzung S35.88
– peronaea, Verletzung S85.2
– plantaris pedis, Verletzung S95.1
– pontina
–– Embolie I66.8
–– Thrombose I66.8
–– Verengung I66.8
–– Verschluss I66.8
– poplitea
–– Aneurysma I72.4
–– Dissektion I72.4
–– Embolie I74.3
–– Verletzung S85.0
–– Verschluss I74.3
– profunda femoris, Aneurysma spurium I72.4
– pulmonalis
–– aberrierend Q25.7
–– Agenesie Q25.7
–– Aneurysma I28.1
––– angeboren Q25.7
–– Anomalie, angeboren Q25.7
–– Arteriosklerose I27.0
–– Atresie Q25.5
–– Hypoplasie, angeboren Q25.7
–– mit Aortenbasis, Verbindung Q21.4
–– Striktur Q25.6
––– erworben I28.8
–– Thrombose I26.9
–– Verletzung S25.4
– radialis
–– Embolie, arteriell I74.2
–– Verletzung, in Höhe
––– Hand S65.1
––– Unterarm S55.1
– renalis
–– Abgang, Anomalie Q27.2
–– Abgangsstenose I70.1
–– Aneurysma I72.2
––– rupturiert I72.2
–– Arteriosklerose I70.1
–– Dissektion I72.2
–– Dysplasie Q27.2
–– Embolie N28.0
–– Hyperplasie I77.88
–– Obstruktion N28.0
–– Sklerose I70.1
–– Stenose I70.1
––– arteriosklerotisch I70.1
––– fibromuskulär I77.3
–– Thrombose N28.0 ►

Arteria – s.a. Arteriae oder s.a. Arterie *(Forts.)*
~ renalis *(Forts.)*
–– Ursprungsstenose I70.1
–– Verletzung S35.4
–– Verschluss N28.0
– spinalis
–– anterior, Kompressionssyndrom M47.09† G99.2*
–– Thrombose G95.18
– stapedia, persistierend Q16.3
– subclavia
–– aberrierend Q27.8
–– Abgang, Anomalie Q25.8
–– Aneurysma I72.8
––– rupturiert I72.8
––– syphilitisch A52.0† I79.8*
–– Atherosklerose I70.26
–– Dissektion I72.8
–– Verletzung S25.1
– tibialis, Verletzung S85.1
– ulnaris, Verletzung, in Höhe
–– Hand S65.0
–– Unterarm S55.0
– umbilicalis
–– Anomalie Q27.0
–– Hypoplasie Q27.0
–– singulär Q27.0
– uterina, Verletzung S35.88
– vertebralis
–– Aneurysma I72.6
–– Anomalie a.n.k. Q28.19
–– Arteriosklerose I65.0
–– Blutung, subarachnoidal I60.5
–– Dissektion I72.6
––– familiär I72.6
–– Embolie I65.0
––– mit Infarkt, Gehirn I63.1
–– Insuffizienz G45.09
–– Kompressionssyndrom M47.09† G99.2*
–– Obstruktion I65.0
––– komplett I65.0
–––– mit Infarkt, Gehirn I63.2
––– partiell I65.0
–––– mit Infarkt, Gehirn I63.2
–– Thrombose I65.0
––– mit Infarkt, Gehirn I63.0
–– Verengung, bilateral I65.3
–– Verletzung S15.1
–– Verschluss I65.0
––– bilateral I65.3
Arteria-basilaris-Syndrom G45.09
Arteria-carotis-interna-Syndrom G45.19
Arteria-cerebellaris-superior-Syndrom I63.8
Arteria-cerebri-anterior-Syndrom I66.1† G46.1*
Arteria-cerebri-media-Syndrom I66.0† G46.0*
Arteria-cerebri-posterior-Syndrom I66.2† G46.2*
Arteria-coeliaca-Syndrom I77.4
Arteria-mesenterica-superior-Syndrom K55.1
Arteria-spinalis-anterior-Syndrom G95.18
Arteria-tibialis-anterior-Syndrom T79.62
Arteria-vertebralis-Syndrom G45.09
Arteriae
– cerebelli
–– Embolie I66.3
–– Obstruktion I66.3
––– komplett I66.3
–––– mit Infarkt, Gehirn I63.5
––– partiell I66.3
–––– mit Infarkt, Gehirn I63.5
–– Thrombose I66.3
– coronariae cordis, Anomalie Q24.5
– digitales, Verletzung S65.5
– intercostales, Verletzung S25.5
– lenticulostriatae, Blutung I61.0
– perforantes
–– Embolie, mit Infarkt, Gehirn I63.4
–– Thrombose, mit Infarkt, Gehirn I63.3
–– Verschluss I66.8
Arterial-Tortuosity-Syndrom I77.1
Arterie
– Aberration a.n.k. Q27.8
– Aneurysma I72.9
–– Extremität
––– obere I72.1
–––– rupturiert I72.1
––– untere I72.4
–––– rupturiert I72.4
– Anomalie, angeboren Q27.9
– Arrosion I77.88
– Atherom I70.9
– Atresie a.n.k. Q27.8
– Blutung R58
– Degeneration
–– atheromatös I70.9
–– kalzifizierend I70.9
–– medial I70.29
– Dilatation – s.a. Aneurysma I72.9
– Dissektion I72.9
–– Extremität
––– obere I72.1
––– untere I72.4
–– mit Lentiginose I72.9 L81.4
– Dysplasie, fibromuskulär I77.3
– Einengung I77.1
– Ektasie I72.9
– Embolie, Extremität
–– obere I74.2
–– untere I74.3
– Entzündung I77.6
– Erosion I77.88
– Fehlen a.n.k. Q27.8
– Fistel I77.2
–– aortikopulmonal Q21.4
– Geräusch R09.8
– Gerinnsel I74.9
– geschlängelt I77.1
– groß
–– Anomalie Q25.9
–– Fehlbildung, angeboren Q25.9
–– L-Transposition Q20.5 ►

Arterie *(Forts.)*
~ groß *(Forts.)*
-- Transposition Q20.3
--- komplett Q20.3
--- korrigiert, kongenital Q20.5
--- unkorrigiert, kongenital Q20.3
---- isoliert Q20.3
---- mit
----- Fehlbildung, Herz Q20.3 Q24.9
----- Koarktation Q20.3
- Gumma A52.0† I79.8*
- hirnversorgend, extrakraniell
-- Apoplexie
--- embolisch I63.1
--- thrombotisch I63.0
-- Embolie I65.9
--- mit Infarkt, Gehirn I63.1
-- Stenose I65.9
--- mit Infarkt, Gehirn I63.2
-- Thrombose I65.9
--- mit Infarkt, Gehirn I63.0
-- Verengung, bilateral I65.3
-- Verschluss I65.9
--- bilateral I65.3
--- mit Infarkt, Gehirn I63.2
--- multipel I65.3
- Hyalinose I70.9
- Hyperplasie, fibromuskulär I77.3
- Hypertrophie I77.88
-- kongenital a.n.k. Q27.8
- iliakal, Aneurysma I72.3
- Infektion I77.9
- Innenohr, Thrombose I65.8
- intrakraniell
-- Apoplexie
--- embolisch I63.4
--- thrombotisch I63.3
-- Dissektion, nichtrupturiert I67.0
-- mehrere
--- Aneurysma, zerebral, rupturiert I60.6
--- Blutung, subarachnoidal I60.6
-- Stenose, mit Infarkt, Gehirn I63.5
-- Verschluss
--- mit Infarkt, Gehirn I63.5
--- und Stenose I66.9
- Kalzifikation I70.9
-- infantil, generalisiert Q28.88
- Kinking- I77.1
- Knick I77.1
- Kompression I77.1
- Lageanomalie, kongenital Q27.8
- Nabelschnur-
-- Agenesie Q27.0
-- Hypoplasie Q27.0
- Nekrose I77.5
- peripher
-- Agenesie Q27.8
-- Anomalie Q27.9
-- Arteriosklerose I70.29
-- Deformität, erworben a.n.k. I77.88
-- Embolie a.n.k. I74.4 ►

Arterie *(Forts.)*
~ peripher *(Forts.)*
-- Fehlen, angeboren Q27.8
-- Hypoplasie Q27.8
-- Sklerose I70.29
-- Thrombose I74.4
-- Verschluss I74.4
--- embolisch I74.4
--- thrombotisch I74.4
- präzerebral
-- Aneurysma
--- erworben I72.5
--- rupturiert I72.5
-- Embolie I65.9
-- Obstruktion I65.9
-- Stenose I65.9
--- bilateral I65.3
-- Striktur I65.9
-- Syndrom
--- bilateral G45.29
--- multipel G45.29
-- Thrombose I65.9
-- Verengung I65.9
--- bilateral I65.3
--- multipel I65.3
-- Verschluss I65.9
--- bilateral I65.3
--- multipel I65.3
- renal
-- Anomalie Q27.2
-- Arteriosklerose I70.1
-- Stenose I70.1
- Retina, Spasmus H34.2
- retinal, Tortuositas Q14.1
- Ruptur I77.2
-- Gehirn I61.9
-- Herz I21.9
-- traumatisch T14.5
- Sklerose I70.9
- Spasmus a.n.k. I73.9
- Striktur I77.1
-- angeboren Q27.8
- Thrombose I74.9
-- Extremität
--- obere I74.2
--- untere I74.3
- Tortuositas I77.1
- Tuberkulose A18.8† I79.8*
- Tunica muscularis, Hypertrophie I77.88
- Ulzeration I77.88
- Verengung a.n.k. I77.1
- Verletzung T14.5
- Verschluss I74.9
-- Extremität I74.4
-- peripher, akut I74.4
- zerebellar, Verengung I66.3
- zerebral
-- Deformität, angeboren Q28.39
-- Degeneration, amyloid E85.4† I68.0*
-- Dissektion, rupturiert I60.7
-- Spasmus G45.99 ►

Arterie *(Forts.)*
~ zerebral *(Forts.)*
–– Tuberkulose A18.8† I68.1*
–– Verengung I66.9
–– Verletzung S06.8
–– Verschluss I66.9
––– bilateral I66.4
––– multipel I66.4
– zervikal, Dissektion, familiär I72.9
– zilioretinal, Persistenz Q14.8
Arteriell
– Aneurysma I72.9
– Arrosionsblutung I77.2
– Atherom I70.9
– Degeneration I70.9
–– medial I70.29
– Durchblutungsstörung I73.9
–– Darm K55.9
–– Dünndarm K55.9
–– mesenterial K55.1
–– peripher I73.9
–– zerebral I67.88
– Embolie I74.9
–– Arm I74.2
–– Arteria iliaca externa I74.5
–– Arteria radialis I74.2
–– Bein I74.3
–– Fuß I74.3
–– Lunge I26.9
–– Oberarm I74.2
–– Oberschenkel I74.3
–– peripher I74.4
–– Unterarm I74.2
–– Unterschenkel I74.3
– Gefäßprozess I77.9
– Hämatom, durch Verletzung T14.5
– Hochdruck I10.90
– Hypertension, pulmonal
–– primär I27.0
–– sporadisch I27.0
– Hypertonie I10.90
–– essentiell I10.90
–– familiär, pulmonal I27.0
–– Goldblatt-Typ I70.1
–– pulmonal I27.28
––– idiopathisch I27.0
– Hypotonie I95.9
– Infarkt I74.9
–– mesenterial K55.0
–– thrombotisch I74.9
– Insuffizienz I77.1
–– präzerebral G45.29
– Kalzifikation, infantil, idiopathisch Q28.88
– Krankheit
–– Gefäß I77.9
–– Gehirn I67.9
–– Herz I25.19
– Makroaneurysma, retinal
–– familiär H35.0 Q25.6
–– mit supravalvulärer Pulmonalstenose H35.0 Q25.6 ►

Arteriell *(Forts.)*
– PVK [Periphere Verschlusskrankheit] I70.29
– Ruptur I77.2
– Sklerose, zerebral I67.2
– Störung, renal, mit Hypertonie I15.00
– Thromboembolie I74.9
–– Bein I74.3
– Thrombose
–– Bein I74.3
–– intrakraniell I66.9
–– Meningen I66.8
–– Milz I74.8
–– Rückenmark G95.18
– Thromboserisiko, familiär Z82
– Vasospasmus, zerebral G45.99
– Verschluss I74.9
–– akut, Bein I74.3
–– Bein I74.3
–– Fuß I74.3
–– Gefäß
––– Extremität, untere I74.3
––– Retina H34.2
–––– transitorisch H34.0
––– Unterschenkel I74.3
–– Unterschenkel I74.3
– Verschlusskrankheit I70.29
–– Becken- und Oberschenkeltyp I70.29
–– Beckentyp I70.29
–– Bein I70.29
–– mit Ischämieschmerzen I70.29
–– Oberschenkeltyp I70.29
–– peripher I70.29
––– bei Diabetes mellitus E14.50† I79.2*
––– Stadium IIb (Fontaine) I70.22
–– syphilitisch A52.0† I79.8*
–– Unterschenkeltyp I70.29
– Verschlusssyndrom I70.29
Arterienast, Verschluss, Retina H34.2
Arterientransplantat
– Blutung a.n.k. T82.8
– Entzündung a.n.k. T82.7
– Fehllage a.n.k. T82.3
– Fibrose a.n.k. T82.8
– Infektion a.n.k. T82.7
– Komplikation, mechanisch T82.3
– Leckage a.n.k. T82.3
– Obstruktion a.n.k. T82.3
– Perforation a.n.k. T82.3
– Problem a.n.k. T82.3
– Stenose a.n.k. T82.8
– Thrombose a.n.k. T82.8
– Verlagerung a.n.k. T82.3
– Versagen a.n.k. T82.3
Arterienwand, Abszess I77.88
Arteriitis I77.6
– allergisch M31.0
– Aorta brachiocephalica M31.4
– Aortenbogen M31.4
– deformans I70.9
– eitrig I77.2
– Gehirn I67.7 ►

Arteriitis I77.6 *(Forts.)*
- hyperergica M30.1
- koronar I25.8
-- rheumatisch
--- akut I01.8
--- chronisch I09.8
-- syphilitisch A52.0† I52.0*
- kraniell M31.6
- nekrotisierend M31.9
- nichtsyphilitisch, Aorta I77.6
- nodosa M30.0
- Riesenzell- a.n.k. M31.6
-- bei Polymyalgie, rheumatisch M31.5
-- mit Myopathie M31.6† G73.7*
- Riesenzellengranulo- M31.3
- senil I70.9
- syphilitisch
-- generalisiert A52.0† I79.8*
-- spinal A52.0† I79.8*
- Takayasu- M31.4
- temporalis M31.6
-- juvenil L95.8
- Thromb- I77.6
- tuberkulös A18.8† I79.8*
- zentral I77.6
- zerebral I67.7
-- bei
--- Lupus erythematodes, systemisch M32.1† I68.2*
--- Neurosyphilis A52.0† I68.1*
-- durch Listerien A32.8† I68.1*
-- syphilitisch A52.0† I68.1*
-- tuberkulös A18.8† I68.1*
Arterioarteriolohyalinose I70.9
Arterioarteriolosklerose I70.9
Arteriohepatisch, Dysplasie Q44.7
- durch
-- JAG1-Gen-Punktmutation Q44.7
-- Monosomie 20p12 Q44.7
-- $NOTCH_2$-Gen-Punktmutation Q44.7
Arteriolär
- Nephritis I12.90
- Nephrosklerose I12.90
- Schrumpfniere
-- hyalin I12.90
-- hyperplastisch I12.90
Arteriole
- Krankheit I77.9
-- obliterierend, generalisiert I77.9
- Nekrose I77.5
- Sklerose I70.9
- Thrombus I74.9
Arteriolitis I77.6
Arteriolopathie, urämisch, kalzifizierend E83.50
Arteriolosklerose, Niere I70.1
Arteriopathia deformans I70.9
Arteriopathie I77.9
- okklusiv, infantil Q28.88
Arteriopathie-Syndrom, letal, durch Mangel, Fibulin-4 Q25.8
Arteriosclerosis obliterans I70.9
Arteriosklerose I70.9
- Aorta I70.0
- Arteria basilaris I65.1
- Arteria carotis I65.2
- Arteria centralis retinae I70.8† H36.8*
- Arteria cerebri I67.2
- Arteria pulmonalis I27.0
- Arteria renalis I70.1
- Arteria vertebralis I65.0
- Arterie
-- peripher I70.29
-- renal I70.1
- Becken-Bein-Typ I70.29
- bei Myokarditis I51.4
- Darmarterie K55.1
- diffus I70.9
- Extremität, untere I70.29
- Extremitätenarterie I70.29
- Fundus I70.8† H36.8*
- Gefäß I70.9
- Gehirn I67.2
- generalisiert I70.9
- Halsarterie I70.8
- Herzgefäß I25.11
- infantil Q28.88
- kardiorenal I13.90
- kardiovaskulär I25.0
- Koronararterie I25.19
- medial I70.29
- mesenterial K55.1
-- chronisch K55.1
- mit
-- Degeneration, kortikal, diffus I67.2† G32.8*
-- Parkinsonismus, sekundär G21.4
-- Psychose, organisch F01.9
- Mönckeberg- I70.29
- Niere I12.90
-- mit Insuffizienz, Niere I12.00
- Nierenarterie I70.1
- obliterierend I70.9
- pulmonal I27.0
- renal I12.90
- Retinagefäß I70.8† H36.8*
- Rückenmark G95.18
- senil I70.9
- spinal I67.2
- Strombahn, zerebral I67.2
- zentral I70.9
- Zentralnervensystem I67.2
- zerebrospinal I67.2
- zerebrovaskulär I67.2
Arteriosklerotisch – s. Art der Krankheit
Arteriovaskulär, Degeneration I70.9
Arteriovenös
- Aneurysma
-- erworben I77.0
-- Gefäß, hirnversorgend, extrakraniell Q28.00
--- nichtrupturiert, angeboren Q28.00
-- Gehirn
--- angeboren Q28.20 ►

Arteriovenös *(Forts.)*
~ Aneurysma *(Forts.)*
~~ Gehirn *(Forts.)*
––– erworben I67.10
–––– rupturiert I60.8
––– rupturiert I60.8
–– Hirngefäß, nichtrupturiert, angeboren Q28.20
–– kongenital Q27.3
–– pulmonal Q25.7
––– erworben I28.0
–– Sinus cavernosus Q28.20
––– rupturiert I60.8
–– traumatisch T14.5
–– zerebral Q28.20
––– erworben I67.10
––– rupturiert I60.8
– Durchblutungsstörung I99
– Fehlbildung
–– aneurysmatisch Q27.3
–– dural, kranial Q28.28
–– frontonasal Q27.3
–– Gefäß
––– hirnversorgend, extrakraniell Q28.09
––– peripher Q27.3
–– Gehirn Q28.29
–– Gesicht Q27.3
–– mandibulär Q27.3
–– maxillär Q27.3
–– mit Fehlbildung, kapillär Q27.3
–– spinal G37.4
–– zerebral Q28.29
––– bei Lymphödem Q82.08 Q28.39
––– Ruptur I60.8
– Fistel I77.0
–– angeboren, Gefäß
––– präzerebral Q28.01
––– zerebral Q28.21
–– dural, kranial Q28.21
–– erworben I77.0
–– Gehirn I67.11
––– kongenital, rupturiert I60.8
––– Ruptur I60.8
–– kongenital Q27.3
–– koronar
––– angeboren Q24.5
––– erworben I25.4
–– Lungengefäß I28.0
–– operativ angelegt Z99.2
––– Entzündung T82.7
––– Infektion T82.7
––– mit Komplikation T82.9
–––– mechanisch T82.5
–– Orbita H05.8
–– pulmonal, kongenital Q25.7
–– systemisch, kongenital Q27.3
–– traumatisch T14.5
– Hämangiom D18.00
– Hämatom, Blutgefäß, traumatisch T14.5
– Insuffizienz I99
– Kommunikation, retinal, kongenital Q14.8 ►

Arteriovenös *(Forts.)*
– Malformation Q28.88
–– intrazerebral Q28.29
– Shunt
–– für Dialysezwecke Z99.2
–– operativ angelegt, mit Komplikation T82.9
–– pulmonal a.n.k. I28.0
––– kongenital Q25.7
–– zerebral Q28.21
– Syndrom, metamer
–– spinal Q27.3
–– zerebrofazial Q28.28
––– Typ
–––– 1 Q28.28
–––– 2 Q28.28
–––– 3 Q28.28
Arthralgie M25.59
– allergisch M25.59
– bei Grippe [Influenza] J11.8
– Handgelenk M25.53
– Kiefergelenk K07.6
– Kniegelenk M25.56
– psychogen F45.40
– Sprunggelenk M25.57
Arthritis M13.99
– akut M13.99
–– bei Fieber, rheumatisch I00
– allergisch M13.89
– atrophisch M19.99
– bakteriell, dysenterisch A03.9† M01.39*
– bei
–– Affektion
––– endokrin a.n.k. E34.9† M14.59*
––– gastrointestinal a.n.k. K63.9† M03.69*
––– metabolisch a.n.k. E88.9† M14.59*
––– neurologisch a.n.k. G98† M14.69*
––– respiratorisch a.n.k. J98.9† M14.89*
–– Akromegalie E22.0† M14.59*
–– Amyloidose E85.4† M14.49*
–– Behçet-Syndrom M35.2
–– Caisson-Krankheit T70.3† M14.89*
–– Colitis ulcerosa K51.9† M07.59*
–– Crohn-Krankheit K50.9† M07.49*
–– Endokarditis, infektiös I33.0† M03.69*
–– Enteritis a.n.k. A09.9† M03.29*
––– regional K50.9† M07.49*
–– Erythema
––– exsudativum multiforme L51.9† M14.89*
––– nodosum L52† M14.89*
–– Gicht M10.09
–– Gonorrhoe A54.4† M01.39*
–– Hämatopathie a.n.k. D75.9† M36.3*
–– Hämochromatose E83.1† M14.59*
–– Hämoglobinopathie a.n.k. D58.2† M36.3*
–– Hämophilie a.n.k. D66† M36.2*
–– Helminthose a.n.k. B83.9† M01.89*
–– Hyperparathyreoidismus a.n.k. E21.3† M14.19*
–– Hypogammaglobulinämie D80.1† M14.89*
–– Hypothyreoidismus a.n.k. E03.9† M14.59* ►

Arthritis M13.99 *(Forts.)*
~ bei *(Forts.)*
-- Krankheit
--- bakteriell a.n.k. A49.9† M01.39*
--- Blut a.n.k. D75.9† M36.3*
--- durch Serum M02.29
--- infektiös a.n.k. B99† M01.89*
--- parasitär a.n.k. B89† M01.89*
--- Virus a.n.k. B34.9† M01.59*
-- Leukämie a.n.k. C95.90† M36.1*
-- Lyme-Krankheit A69.2† M01.29*
-- Mittelmeer-Fieber, familiär E85.0† M14.49*
-- Mumps B26.8† M01.59*
-- Myelom, multipel C90.00† M36.1*
-- Myelomatose C90.00† M36.1*
-- Ochronose E70.2† M14.59*
-- Paratyphus A01.4† M01.39*
-- Psoriasis L40.5† M07.39*
--- juvenile Form L40.5† M09.09*
-- Purpura Schoenlein-Henoch D69.0† M36.4*
-- Retikulose, maligne C86.0† M36.1*
-- Röteln B06.8† M01.49*
-- Sarkoidose D86.8† M14.89*
-- Skorbut E54† M14.59*
-- Sporotrichose B42.8† M01.69*
-- Stoffwechselstörung a.n.k. E88.9† M14.59*
-- Syringomyelie G95.0† M49.49*
-- Thalassämie a.n.k. D56.9† M36.3*
-- Typhus A01.0† M01.39*
--- abdominalis A01.0† M01.39*
-- Überempfindlichkeitsreaktion a.n.k. T78.4† M36.4*
-- Whipple-Krankheit K90.8† M14.89*
- Bein M13.99
- Charcot- G98† M14.69*
-- bei
--- Syphilis A52.1† M14.69*
--- Typ-1-Diabetes mellitus E10.60† M14.69*
--- Typ-2-Diabetes mellitus E11.60† M14.69*
-- diabetisch E14.60† M14.69*
-- nichtsyphilitisch a.n.k. G98† M14.69*
-- syringomyelitisch G95.0† M49.49*
- chronisch M13.99
- deformans M19.99
-- syphilitisch A52.1† M14.69*
- durch
-- Eitererreger a.n.k. M00.99
-- Escherichia coli M00.89 B96.2!
-- Haemophilus influenzae M00.89 B96.3!
-- Meningokokken A39.8† M01.09*
-- Pneumokokken M00.19
-- Pseudomonas M00.89 B96.5!
-- Salmonellen A02.2† M01.39*
-- Serum M02.29
-- Staphylokokken M00.09
-- Streptokokken a.n.k. M00.29
- dysenterica [Reiter-Syndrom] M02.39
- dysenterisch a.n.k. A09.0† M03.29*
- eitrig M00.99
-- bei Krankheit, durch HIV B20 M00.99
-- chronisch M00.99 ►

Arthritis M13.99 *(Forts.)*
- Ellenbogengelenk M13.12
- Enthesitis-assoziiert M08.89
- Fingergelenk M13.14
- flüchtig M12.89
- Fuß M13.97
- Hand M13.94
- Handgelenk M13.13
-- belastungsabhängig M13.13
- Hüftgelenk M13.15
- hypertrophisch M19.99
- idiopathisch, juvenil M08.99
-- mehrere Lokalisationen M08.90
- Iliosakralgelenk M13.15
- Impfkomplikation M02.29
- in der
-- Anamnese Z87.3
-- Familienanamnese Z82
- Infekt- [Reaktive Arthritis] M02.99
- infektiös M00.99
-- bei Krankheit, durch HIV B20 M00.99
- Jaccoud- M12.09
- juvenil M08.99
-- bei
--- Colitis ulcerosa K51.9† M09.29*
--- Crohn-Krankheit K50.9† M09.19*
--- Enteritis regionalis K50.9† M09.19*
--- Psoriasis L40.5† M09.09*
-- chronisch M08.99
--- oligoartikulär beginnende Form M08.49
---- im Verlauf, polyartikulär, [extended oligoarthritis] M08.3
--- systemisch beginnende Form M08.29
-- mit Vaskulitis M08.79
-- polyartikulär beginnende Form M08.3
- Kiefergelenk K07.6
- klimakterisch a.n.k. M13.89
- Kniegelenk M13.16
- Kox- M13.15
- kristallinduziert M11.99
- Marie-von-Strümpell-, Wirbelsäule M45.09
- menopausal a.n.k. M13.89
- mutilans psoriatica L40.5† M07.19*
- mykotisch a.n.k. B49† M01.69*
- nach
-- Bypass, intestinal M02.09
-- Impfung M02.29
-- Meningokokkeninfektion A39.8† M03.09*
- neuropathisch
-- bei Syphilis A52.1† M14.69*
-- diabetisch E14.60† M14.69*
-- nichtsyphilitisch a.n.k. G98† M14.69*
-- syringomyelitisch G95.0† M49.49*
- nichteitrig a.n.k. M13.99
- ochronotisch E70.2† M14.59*
- oligoartikulär, juvenil M08.49
- Osteo- M19.99
- polyartikulär M13.0
- postdysenterisch M02.19
- postenteritisch M02.19 ►

Arthritis M13.99 *(Forts.)*
– postinfektiös, bei
–– Enteritis, durch Yersinia enterocolitica A04.6† M03.29*
–– Hepatitis, durch Virus B19.9† M03.29*
– postrheumatisch, chronisch [Jaccoud-Arthritis] M12.09
– primär, progressiv M13.89
– psoriatisch, juvenil L40.5† M09.09*
– reaktiv M02.99
– rheumatisch M06.99
–– akut I00
––– mit
–––– Beteiligung, Herz I01.9
––––– mehrfach I01.8
–––– Endokarditis I01.1
–––– Myokarditis I01.2
–––– Perikarditis I01.0
–––– Valvulitis I01.1
–– subakut I00
––– mit
–––– Beteiligung, Herz I01.9
––––– mehrfach I01.8
–––– Endokarditis I01.1
–––– Myokarditis I01.2
–––– Perikarditis I01.0
–––– Valvulitis I01.1
– rheumatoid M06.99
– Rücken – s.a. Spondylitis M46.99
– Schultergelenk M13.11
– senil M19.99
– septisch M00.99
– spätsyphilitisch A52.1† M03.19*
– Sprunggelenk M13.17
–– belastungsabhängig M13.17
–– oberes M13.17
– subakut M13.99
–– bei Fieber, rheumatisch I00
– syphilitica deformans A52.1† M14.69*
– syphilitisch, konnatal A50.5† M03.19*
– tabisch A52.1† M03.19*
– temporomandibulär K07.6
– toxisch, Menopause M13.89
– transitorisch M12.89
– traumatisch, chronisch M12.59
– tuberkulös A18.0† M01.19*
–– chronisch A18.0† M01.19*
– urethritica [Reiter-Syndrom] M02.39
– urica M10.09
– venerisch M02.39
– villös M12.89
– Wirbelsäule M46.99
–– ankylosierend M45.09
–– eitrig M46.59
–– infektiös M46.59
–– primär, progressiv M45.09
–– purulent M46.59
–– pyogen M46.59
–– rheumatoid M45.09
–– septisch M46.59
–– traumatisch M48.39 ►

Arthritis M13.99 *(Forts.)*
– Wirbelsäule M46.99 *(Forts.)*
–– tuberkulös A18.0† M49.09*
– zervikal M46.92
Arthritisch
– Erythem, epidemisch A25.1
– Purpura D69.0† M36.4*
Arthro-Ophthalmopathie, hereditär, progressiv Q87.0
Arthrodese, Zustand nach Z98.1
Arthrodynie M25.59
– psychogen F45.40
Arthrofibrose M24.69
Arthrogrypose
– bei
–– Daumen, adduziert, Typ Dundar Q79.6
–– Neuropathie, hypomyelinisierend G83.8 Q74.3
– mit Funktionsstörung, Niere, und Cholestase Q89.7
– multipel, kongenital Q74.3
Arthrogryposis Q68.8
– congenita Q68.8
– distal, Typ
–– 1 Q68.8
–– 2B Q68.8
–– 4 Q68.8
–– 5 Q68.8
–– 5D Q68.8
–– 6 Q68.8
–– 7 Q68.8
–– 9 Q68.8
– multiplex congenita Q74.3
–– myogen, autosomal-rezessiv Q74.3
–– neurogen Q74.3
Arthrokatadysis M24.7
Arthrolith M24.09
– Knie M23.4
Arthromyodysplasia congenita Q74.3
Arthromyodysplasie, kongenital Q74.3
Arthropathia – s.a. Arthropathie M25.99
– deformans M19.99
– neuropathica tabica A52.1† M14.69*
– non-syphilitica, neurogen a.n.k. G98† M14.69*
– psoriatica a.n.k. L40.5† M07.39*
– syphilitica deformans A52.1† M14.69*
– syringomyelitica, neurogen G95.0† M14.69*
Arthropathie M25.99
– bei
–– Akromegalie E22.0† M14.59*
–– Amyloidose E85.9† M14.49*
–– Bouchard-Knoten M15.2
–– Chondrokalzinose M11.29
–– Crohn-Krankheit K50.9† M07.49*
–– Endokarditis, infektiös I33.0† M03.69*
–– Enteritis
––– infektiös A09.0
––– regionalis K50.9† M07.49* ►

Arthropathie M25.99 *(Forts.)*
~ bei *(Forts.)*
-- Erythema
--- exsudativum multiforme L51.9† M14.89*
--- nodosum L52† M14.89*
-- Gicht M10.09
-- Hämochromatose E83.1† M14.59*
-- Hämoglobinopathie a.n.k. D58.2† M36.3*
-- Hämophilie a.n.k. D66† M36.2*
-- Histiozytose, bösartig C96.8† M36.1*
-- Hyperthyreose E05.9† M14.59*
-- Hypothyreose E03.9† M14.59*
-- Krankheit
--- Blut a.n.k. D75.9† M36.3*
--- endokrin a.n.k. E34.9† M14.59*
-- Leukämie a.n.k. C95.90† M36.1*
-- Mangelzustand, alimentär E63.9† M14.59*
-- Myelom, multipel C90.00† M36.1*
-- Neubildung a.n.k. D48.0† M36.1*
-- Plasmozytom C90.00† M36.1*
--- in kompletter Remission C90.01† M36.1*
-- Psoriasis L40.5† M07.39*
-- Purpura Schoenlein-Henoch D69.0† M36.4*
-- Röteln B06.8† M01.49*
-- Sarkoid D86.8† M14.89*
-- Spätsyphilis A52.7† M03.19*
-- Stoffwechselkrankheit a.n.k. E88.9† M14.59*
-- Syringomyelie G95.0† M14.69*
-- Thyreotoxikose E05.9† M14.59*
- Charcot- G98† M14.69*
-- bei Syphilis A52.1† M14.69*
-- diabetisch E14.60† M14.69*
-- nichtsyphilitisch a.n.k. G98† M14.69*
-- syphilitisch A52.1† M14.69*
-- syringomyelitisch G95.0† M49.49*
-- tabisch A52.1† M14.69*
- Defekt- M25.99
- degenerativ M19.99
- diabetisch a.n.k. E14.60† M14.29*
- digital, familiär, mit Brachydaktylie M25.94 Q71.8
- durch
-- Apatitkristalle M11.09
-- Gicht, bei
--- Lesch-Nyhan-Syndrom E79.1† M14.09*
--- Sichelzellenkrankheit D57.8† M14.09*
-- Hydroxylapatitkristalle M11.09
-- Kalziumpyrophosphat M11.19
- entzündlich M13.99
- flüchtig M12.89
- hypertrophisch M19.99
- Jaccoud- M12.09
- Knie M25.96
- konnatal, spätsyphilitisch A50.5† M03.19*
- Kranio-Osteo- M89.48
- Krikoarytänoidalgelenk J38.7
- Kristall- M11.99
-- bei Hyperparathyreoidismus E21.3† M14.19* ▶

Arthropathie M25.99 *(Forts.)*
~ Kristall- M11.99 *(Forts.)*
-- durch
--- Kalziumphosphat M11.89
--- Pyrophosphat M11.89
- mit Heberden-Knoten M15.1
- nach Impfung M02.29
- neuropathisch, bei Diabetes mellitus E14.60† M14.69*
- osteopulmonal M89.49
- postenteritisch M02.19
- postinfektiös a.n.k. B99† M03.29*
-- bei
--- Enteritis, durch Yersinia enterocolitica A04.6† M03.29*
--- Hepatitis, durch Virus a.n.k. B19.9† M03.29*
- postrheumatisch, chronisch [Jaccoud-Arthropathie] M12.09
- progressiv, bei Dysplasie, spondyloepiphysär Q77.7
- psoriatisch, distal, interphalangeal L40.5† M07.09*
- reaktiv M02.99
-- bei Endokarditis, infektiös I33.0† M03.69*
- syphilitisch A52.1† M14.69*
- tabisch A52.1† M14.69*
- transitorisch M12.89
- traumatisch M12.59

Arthrophyt M25.79

Arthropoden
- Befall a.n.k. B88.2
- Biss, mit Vergiftung a.n.k. T63.4
- Enzephalitis a.n.k. A85.2
-- durch Virus A85.2
- Fieber, hämorrhagisch A94
- Krankheit, durch Virus a.n.k. A94
- Stich, mit Vergiftung a.n.k. T63.4

Arthrose M19.99
- Akromioklavikulargelenk M19.91
- aktiviert M19.89
- ankylosierend M19.98
- Axis M47.81
- bei Alkaptonurie E70.2† M36.8*
- Bouchard- M15.2
-- Fingermittelgelenk M15.2
-- und Heberden-Arthrose M15.8
- Chopart-Gelenk M19.97
- Daumensattelgelenk M18.9
- Ellenbogengelenk M19.92
- erosiv M15.4
- Facetten-
-- HWS M47.82
-- lumbosakral M47.87
- femoropatellar M17.9
-- mit Varusgonarthrose M17.9
- Fingergelenk M19.94
- Fuß M19.97
- Fußwurzel M19.97
- Gelenk, groß M15.9
- generalisiert M15.9 ▶

Arthrose M19.99 *(Forts.)*
– Großzehengrundgelenk M19.97
– Halswirbelsäule M47.82
– Handgelenk M19.93
– Handwurzel M19.94
– Heberden- M15.1
–– Finger M15.1
–– und Bouchard-Arthrose M15.8
– Hüftgelenk M16.9
– hypertrophisch M19.99
– Iliosakralgelenk M19.95
– Interphalangealgelenk, Finger
–– distal M15.1
–– proximal M15.2
– intervertebral M47.89
– Karpometakarpalgelenk I M18.9
– Kiefergelenk K07.6
– Kniegelenk M17.9
–– medial M17.9
– Lendenwirbelsäule M47.86
– Lokalisation, multipel M15.9
– lokalisiert M19.99
– Mittelfuß M19.97
– Pneum- M12.89
– polyartikulär M15.9
– posttraumatisch a.n.k. M19.19
– primär a.n.k. M19.09
–– generalisiert M15.0
– Pseud- M84.19
– radioulnar M19.93
– retropatellar M17.9
–– und Gonarthrose M17.9
– Rhiz- M18.9
– Schultereckgelenk M19.91
– sekundär a.n.k. M19.29
–– multipel M15.3
– Spondyl- M47.99
– Sprunggelenk M19.97
–– oberes M19.97
– Unkovertebral- M47.89
– Wirbelgelenk M47.99
Arthrosis M19.99
– deformans M19.99
–– Gelenk, groß M15.9
–– Knie M17.9
Arthrosynovitis M65.99
Arthus-Phänomen T78.4
– durch Serum T80.6
Articulatio
– humeroradialis, Luxation S53.0
– humeroulnaris, Luxation S53.10
– sacroiliaca, Dislokation S33.2
–– habituell M53.28
–– kongenital Q74.2
– tibiofibularis, Luxation S83.10
Artifiziell
– Abort O04.9
– Cushing-Syndrom E24.2
– Insemination Z31.1
–– durch
––– Fremdsamen, mit Komplikation N98.8 ►

Artifiziell *(Forts.)*
~ Insemination Z31.1 *(Forts.)*
~~ durch *(Forts.)*
––– Samen, Partner, mit Komplikation N98.8
–– mit
––– Hyperstimulation, Ovar N98.1
––– Infektion N98.0
– Klimakterium N95.3
– Menopause N95.3
–– mit Blutung N95.3
– Störung F68.1
Artikulär, Rigidität, multipel, kongenital Q68.8
Artikulation, Störung F80.0
– entwicklungsbedingt F80.0
– funktionell F80.0
Arts-Syndrom E79.8
ARVCM [Arrhythmogene rechtsventrikuläre Kardiomyopathie] I42.80
ARVD [Arrhythmogene rechtsventrikuläre Dysplasie] I42.80
Aryepiglottisch, Falte
– Anomalie Q31.8
– Carcinoma in situ D00.0
– Randzone, Carcinoma in situ D00.0
– Seite
–– hypopharyngeal, Carcinoma in situ D00.0
–– laryngeal, Carcinoma in situ D02.0
Arylsulfatase
– A, Mangel E75.2
– B, Mangel E76.2
Arzneimittel
– Abhängigkeit
–– bei Schwangerschaft O99.3
–– beim Fetus/Neugeborenen P96.1
–– Mutter, mit Schädigung, Fetus/Neugeborenes P04.4
– Abhängigkeit a.n.k. F19.2
– Absorption, über die Plazenta P04.1
– alkalisierend, Vergiftung T50.9
– Allergie T88.7
–– Haut L27.0
– Anämie
–– aplastisch D61.19
–– hämolytisch D59.2
–– sideroachrestisch, sekundär D64.2
– Anfall, epileptisch G40.5
– ansäuernd, Vergiftung T50.9
– Anwendung, äußere, mit Exanthem L25.1
– Ausschlag, lokalisiert L27.1
– Berufsekzem L24.4
– Dauertherapie, in der Anamnese Z92.2
– Dermatitis L27.0
–– generalisiert, durch Arzneimittel, eingenommen L27.0
–– lokalisiert, durch Arzneimittel, eingenommen L27.1
– Einwirkung, Schmerzen, Kopf G44.4
– Ekzem L27.0
– Empfindlichkeit, gesteigert T88.7 ►

Arzneimittel *(Forts.)*
- Entziehungstherapie Z50.3! *[nur Zusatzkode!]*
- Entzugssyndrom, beim Neugeborenen, bei Mutter, abhängig P96.1
- Erythem L27.0
- Exanthem L27.0
-- fix L27.1
-- generalisiert L27.0
- Exzess F19.1
- halluzinogen, Abhängigkeit F16.2
- Hypothyreoidismus a.n.k. E03.2
- Hypotonie I95.2
- indikationsgerecht
-- Idiosynkrasie, bei Verabreichung, ordnungsgemäß T88.7
-- Nebenwirkung, unerwünscht, bei Verabreichung, ordnungsgemäß T88.7
-- Reaktion, allergisch, bei Verabreichung, ordnungsgemäß T88.7
- Ingestion, mit Ulkus, Ösophagus K22.1
- Kardiomyopathie I42.7
- Kombination, Abhängigkeit a.n.k. F19.2
- Kontaktdermatitis L25.1
-- allergisch L23.3
- Kontaktexanthem, allergisch L23.3
- lipotrop, Vergiftung T50.9
- Missbrauch F19.1
- Myelopathie G95.88
- Nekrose
-- Femurkopf, avaskulär, nicht-traumatisch M87.15
-- Knochen M87.19
--- avaskulär, nicht-traumatisch, sekundär M87.19
---- mehrere Lokalisationen M87.10
--- Beckenregion M87.15
--- Fuß M87.17
--- Hand M87.14
--- mehrere Lokalisationen M87.10
--- Oberarm M87.12
--- Oberschenkel M87.15
--- Schulterregion M87.11
--- Unterarm M87.13
--- Unterschenkel M87.16
--- Wirbelsäule M87.18
- Parkinson-Syndrom G21.1
- Parkinsonismus, sekundär a.n.k. G21.1
- Polyneuropathie G62.0
- Reaktion a.n.k. T88.7
-- beim Neugeborenen P93
-- lichenoid L43.2
-- photoallergisch L56.1
-- phototoxisch L56.0
- Schaden, fetal P04.1
- Schock T78.2
- Sucht F19.2
- Thrombozytopenie D69.58
- Überdosis, mit Reaktion T50.9
- Überempfindlichkeit T88.7
- Überempfindlichkeitsreaktion, in der Eigenanamnese Z88.9 ►

Arzneimittel *(Forts.)*
- und Drogen, Missbrauch, in der
-- Anamnese Z86.4
-- Familienanamnese a.n.k. Z81
- Unverträglichkeit T88.7
- Verabreichung, Glaukom H40.6
- Vergiftung T50.9
- Versagen, Leber K71.1 Y57.9!
- Wiederverordnung Z76.0
- Wirkung
-- abnorm a.n.k. T88.7
-- unerwünscht T88.7
- zytotoxisch, Mutter, mit Schädigung, Fetus/Neugeborenes P04.1

Arzneimittelbedingt
- Asthma, nichtallergisch J45.19
- Ausschlag L27.0
- Funktionsstörung, Leber K71.9
- Hepatitis K71.6
- Photodermatitis L56.8
- Überhangeffekte T88.7

Arzneimittelinduziert
- Adipositas E66.19
-- bei Kindern und Jugendlichen E66.14
-- extrem, bei Kindern und Jugendlichen E66.15
-- Grad
--- I (WHO) E66.10
--- II (WHO) E66.11
--- III (WHO) E66.19
-- mit Body-Mass-Index [BMI] von
--- 30 bis unter 35 E66.10
--- 35 bis unter 40 E66.11
--- 40 bis unter 50 E66.16
--- 50 bis unter 60 E66.17
--- 60 und mehr E66.18
- Agranulozytose D70.19
-- und Neutropenie D70.19
--- durch zytostatische Therapie D70.19
--- mit einer kritischen Phase von
---- unter 4 Tagen D70.10
---- 4 bis unter 7 Tagen D70.13
---- 7 bis unter 10 Tagen D70.14
---- 10 bis unter 20 Tagen D70.11
---- 20 Tagen und mehr D70.12
- Alopecia androgenetica L64.0
- Anämie
-- aplastisch D61.19
-- autoimmunhämolytisch D59.0
-- durch Mangel
--- Enzym D59.2
--- Folsäure D52.1
-- nichtautoimmunhämolytisch D59.2
- Chorea G25.4
- Cushing-Syndrom E24.2
- Dystonie G24.0
- Fettsucht E66.19
- Fibrose M79.89
-- in der Eigenanamnese Z87.3
-- Lunge J70.4
--- in der Eigenanamnese Z87.0
--- interstitiell J70.4 ►

Arzneimittelinduziert *(Forts.)*
– Gicht M10.29
– Hypoglykämie E16.0
–– mit Koma E15
– Hypopituitarismus E23.1
– Hypotonie I95.2
– Insuffizienz, adrenokortikal E27.3
– Insulinkoma, Nichtdiabetiker E15
– Katarakt H26.3
– Krankheit
–– Leber
––– idiosynkratisch, unvorhersehbar K71.9
––– toxisch, vorhersehbar K71.9
–– Lunge, interstitiell J70.4
– Lupus erythematodes, systemisch M32.0
– Myoklonus G25.3
– Myopathie G72.0
– Myotonie G71.1
– Nephropathie N14.2
– Neutropenie D70.19
– Osteomalazie, im Erwachsenenalter a.n.k. M83.59
– Osteoporose M81.49
–– mit Fraktur, pathologisch M80.49
– Panzytopenie D61.19
– Pemphigus L10.5
– Pneumonitis J70.4
–– akut J70.2
–– chronisch J70.3
– Polyneuropathie G62.0
– Schmerzen, Kopf G44.4
– Sklerose, systemisch M34.2
– Störung
–– adrenogenital E25.8
–– Lunge, interstitiell J70.4
––– akut J70.2
––– chronisch J70.3
– Thyreoiditis E06.4
– Ticstörung G25.6
– Toleranzentwicklung T88.7
– Tremor G25.1
– Überschuss, Östrogene E28.0
– Ulcus gastroduodenale K27.9 Y57.9!
– Ulcus pepticum K27.9 Y57.9!
– Ulkus, Magen K25.9 Y57.9!
– Unterfunktion, Nebennierenrinde E27.3
Arztphobie F40.2
AS-Genotyp, Hämoglobin D57.3
Asbest
– Nachweis, bei Plaques, Pleura J92.0
– Pneumokoniose J61.0
–– mit akuter Exazerbation J61.1
–– ohne akute Exazerbation J61.0
– Staublunge J61.0
Asbestose J61.0
– bei Fibrose, Lunge J61.0
– Lunge J61.0
– mit Tuberkulose, Atmungsorgane J65
Ascaris lumbricoides, Infektion B77.9
Ascher-Syndrom Q87.0
Aschoff-Geipel-Knötchen I09.0
Ascites chylosus I89.8
Ascorbinsäure, Mangel E54
ASD – s.a. Atrioseptaldefekt oder s.a. Vorhofseptumdefekt Q21.1
– Koronarsinus-Typ Q21.1
– Ostium-primum-Typ Q21.2
– Secundum-Typ Q21.1
– Sinus-venosus-Typ Q21.1
Aseptisch
– Meningitis G03.0
–– akut a.n.k. G03.0
–– bei Krankheit, durch HIV B20 G03.0
– Myokarditis, beim Neugeborenen B33.2† I41.1*
– Nekrose R02.8
–– Capitulum humeri M92.0
–– Hüfte M87.95
–– Knochen M87.99
––– idiopathisch M87.09
–– Mondbein M92.2
–– Os naviculare pedis M92.6
–– Pankreas K86.88
–– Sphinkter, Harnblase N32.8
– Osteonekrose, Femurkondylus, medial [Morbus Ahlbäck] M87.05
– Peritonitis T81.6
– Schock R57.8
Asherman-Syndrom N85.6
Asialie K11.7
Asiatisch, Grippe [Influenza] J11.1
– saisonaler Influenzavirus nachgewiesen, ausgenommen Vogelgrippe- und Schweinegrippe-Virus J10.1
– Schweinegrippe-Virus nachgewiesen J09 U69.20!
– Vogelgrippe-Virus nachgewiesen J09 U69.21!
Asiderotisch, Anämie D50.9
Askariasis – s.a. Askaridose B77.9
Askaridiasis – s.a. Askaridose B77.9
Askaridose B77.9
– mit
–– Komplikation a.n.k. B77.8
––– intestinal B77.0† K93.8*
–– Pneumonie B77.8† J17.3*
–– Pneumonitis B77.8† J17.3*
Askin-Tumor [Bösartige Bindegewebeneubildung in der Lungen-Thorax-Region im Kindesalter] C49.3
Asomatognosie R29.5
Asomnie G47.0
Asozial, Störung, Persönlichkeit F60.2
Asparagin-Synthetase, Mangel E72.8
Aspartat-Aminotransferase [ASAT], Erhöhung R74.0
Aspartat-Aminotransferasewert, abnorm R74.8
Aspartat-Glutamat-Carrier-1, Mangel, mitochondrial E72.0
Aspartoacylase, Mangel E75.2
Aspartyl-Glukosaminidase, Mangel E77.1
Aspartylglukosaminurie E77.1
Asperger-Syndrom F84.5

Aspergillom B44.9
Aspergillose B44.9
– allergisch, bronchopulmonal [ABPA] B44.1† J99.8*
– bronchopulmonal B44.1
– generalisiert B44.78
– invasiv B44.9
–– mit Pneumonie B44.0† J17.2*
– Lunge a.n.k. B44.1† J99.8*
–– invasiv B44.0† J99.8*
– mit
–– Otitis externa B44.8† H62.2*
–– Otomykose B44.8† H62.2*
–– Pneumonie B44.1† J17.2*
– Tonsille B44.2† J99.8*
– zerebral B44.8
– ZNS B44.8
Aspergillus
– Abszess, Lunge B44.1
– Aortitis B44.8† I79.1*
– Bronchiolitis B44.1† J99.8*
– Bronchitis B44.1† J99.8*
– Bronchopneumonie B44.1† J17.2*
– clavatus, Alveolitis J67.40
– Duodenitis B44.8† K93.8*
– Endokarditis B44.8† I39.8*
– Enteritis B44.8† K93.8*
– flavus, Infektion B44.9
– fumigatus
–– Infektion B44.9
–– mit Resistenz, gegen
––– Antimykotika aus der Gruppe der Triazole, außer mit Resistenz nur gegen Fluconazol U83.3! *[nur Zusatzkode!]*
––– Isavuconazol U83.3! *[nur Zusatzkode!]*
––– Posaconazol U83.3! *[nur Zusatzkode!]*
––– Voriconazol U83.3! *[nur Zusatzkode!]*
– Gastritis B44.8† K93.8*
– Glossitis B44.8
– Granulom B44.8
– Ileitis B44.8† K93.8*
– Infektion B44.9
– Jejunitis B44.8† K93.8*
– Meningitis B44.8† G02.1*
– Myokarditis B44.8† I41.2*
– Nephritis B44.8† N08.0*
– Ösophagitis B44.8† K23.8*
– Perikarditis B44.8† I32.1*
– Pleuritis B44.8
– Pneumonie B44.1† J17.2*
– Prostatitis B44.8† N51.0*
– Sepsis B44.70
– Septikopyämie B44.70
– Splenitis B44.8
– terreus, Infektion B44.9
– Thyreoiditis B44.8† E35.0*
– Tonsillitis B44.2† J99.8*
– Tracheitis B44.8
– Tracheobronchitis B44.1† J99.8*
– Vaskulitis B44.8
Aspergillus-Extrakt, Überempfindlichkeit T78.4
Aspermatogenese N46
Aspermie N46
Asphyxia R09.0
– livida P21.1
– pallida P21.0
Asphyxie R09.0
– außerhalb Geburt R09.0
– bei Geburt P21.9
–– leicht P21.1
–– mäßig P21.1
–– schwer P21.0
– beim Neugeborenen P21.9
– blau P21.1
– durch
–– Bettzeug T71
–– Dampf T59.9
–– Druck T71
–– Erbrechen T17.9
–– Erhängen T71
–– Ertrinken T75.1
–– Fremdkörper T17.9
––– Atemwege T17.9
––– beim Neugeborenen P24.3
––– Bronchiolen T17.8
––– Bronchus T17.5
––– Larynx T17.3
––– Lunge T17.8
––– Nase T17.1
––– Nasennebenhöhle T17.0
––– Nasenrachenraum T17.2
––– Trachea T17.4
–– Gas a.n.k. T59.9
–– Kohlenmonoxid T58
–– Konstriktion T71
–– Nahrungsmittel T17.9
–– Rauch T59.9
–– Schleim T17.9
––– Atemwege T17.9
––– beim Neugeborenen P24.1
––– Bronchiolen T17.8
––– Bronchus T17.5
––– Larynx T17.3
––– Lunge T17.8
––– Nase T17.1
––– Nasennebenhöhle T17.0
––– Nasopharynx T17.2
––– Rachen T17.2
––– Trachea T17.4
–– Strangulation T71
–– Untertauchen T75.1
–– Verschüttung T71
––– mit Zerquetschung S28.0
–– Zerquetschung S28.0
– fetal P20.9
– gravitationsbedingt T71
– intrauterin P20.9
– lokal I73.0
– mechanisch T71
– mit Apgar-Score
–– 0–3 für 1 Minute postnatal P21.0
–– 4–7 für 1 Minute postnatal P21.1 ►

Asphyxie R09.0 *(Forts.)*
– pathologisch R09.0
– traumatisch a.n.k. T71
–– durch Zerquetschung, Thorax a.n.k. S28.0
– weiß P21.0
Asphyxierend
– Dysostose, Thorax Q77.2
– Dysplasie, Thorax Q77.2
– Dystrophie, Thorax Q77.2
–– Typ Jeune, bei Joubert-Syndrom Q04.3
Aspiration
– Blut
–– beim Neugeborenen P24.2
–– mit Pneumonie J69.8
– durch Anästhesie
–– bei Geburt O74.0
–– mit Pneumonitis, chemisch J95.4
– Erbrochenes T17.9
–– mit Pneumonitis J69.0
– Flüssigkeit T17.9
– Fremdkörper T17.9
– Fruchtwasser P24.1
–– mit Pneumonie P24.1
– Lipoide, mit Pneumonitis J69.1
– Liquor amnii P24.1
– Mageninhalt T17.9
–– durch Anästhesie
––– im Wochenbett O89.0
––– postpartal O89.0
––– puerperal O89.0
––– während
–––– Entbindung O74.0
–––– Schwangerschaft O29.0
– Mekonium P24.0
– Milch P24.3
– Nahrung, mit Pneumonitis J69.0
– Nahrungsmittel T17.9
– Ölextrakte, mit Pneumonitis J69.1
– Schleim T17.9
–– Atemwege T17.9
–– Bronchiolen T17.8
–– Bronchus T17.5
–– durch Neugeborenes P24.1
–– Lunge T17.8
–– Nase T17.1
–– Nasennebenhöhle T17.0
–– Rachen T17.2
–– Trachea T17.4
– Schleimpfropf, durch Neugeborenes P24.1
– Speise T17.9
– Vernix caseosa P24.8
Aspirations-Syndrom, Mekonium- P24.0
– Neugeborenes P24.0
Aspirationsbronchopneumonie J69.0
Aspirationslunge J69.0
Aspirationspneumonie J69.0
– beim Neugeborenen P24.9
– durch
–– Anästhesie
––– im Wochenbett O89.0 ►

Aspirationspneumonie J69.0 *(Forts.)*
~ durch *(Forts.)*
~~ Anästhesie *(Forts.)*
––– während
–––– Entbindung O74.0
–––– Schwangerschaft O29.0
–––– Wehentätigkeit O74.0
–– Blut J69.8
–– Erbrochenes J69.0
–– Essenz J69.1
–– Magensekret J69.0
–– Milch J69.0
–– Nahrungsmittel J69.0
–– Öl J69.1
–– Stoff
––– fest a.n.k. J69.8
––– flüssig a.n.k. J69.8
Aspirationspneumonitis J69.0
– durch Anästhesie J95.4
Aspirationssyndrom, beim Neugeborenen P24.9
Aspirin, Dauertherapie, in der Anamnese Z92.2
Asplenie Q89.01
– angeboren Q89.01
– bei Isomerismus, Vorhof Q20.6
– isoliert, familiär, kongenital Q89.01
– nach Splenektomie D73.0
Assimilationsstörung, Nahrungsmittel K90.9
Assmann-Anämie, Heuck- D64.8
Assmann-Herd, mit Krankheitszeichen a.n.k. A16.2
Assoziation
– MURCS- [MUllerian duct aplasia, Renal aplasia, Cervicothoracic Somite dysplasia] Q87.8
– VACTERL- [Vertebraldefekte, Analatresie, kardiale Anomalien, Tracheo-Ösophageal-Fistel mit Ösophagusatresie, renale und Extremitätenanomalien] Q87.2
– VATER- [Vertebraldefekte, Analatresie, kardiale Anomalien, Tracheo-Ösophageal-Fistel mit Ösophagusatresie und renale und Radiusdysplasie] Q87.2
Astasie F44.4
– funktionell F44.4
– hysterisch F44.4
Astblock I44.3
Asteatosis L85.3
– cutis L85.3
Astereognosie R48.1
Asterixis R25.8
Asteroid, Hyalose H43.2
Asthenie R53
– Herz I50.9
–– psychogen F45.30
– hysterisch F44.4
– kardiovaskulär I50.9
–– psychogen F45.30
– myokardial I50.9
–– psychogen F45.30
– nervös F48.0
– neurotisch F48.0
– neurozirkulatorisch F45.30 ►

Asthenie R53 *(Forts.)*
– psychogen F48.0
– psychoneurotisch F48.0
– senil R54
Asthenisch
– Neurose F48.0
– Reaktion F48.0
– Störung
–– organisch F06.6
–– Persönlichkeit F60.7
–– psychogen F48.0
Asthenopie H53.1
– akkommodativ H52.5
– hysterisch F44.6
– psychogen F44.6
Asthenospermie R86.9
Asthenozoospermie, mit Infertilität, männlich, nicht-syndromal N46
Asthma J45.99
– akut J45.99
– allergisch J45.09
– arzneimittelbedingt, nichtallergisch J45.19
– atopisch J45.09
– Bäcker- J45.09
– bei
–– Allergie, gegen
––– Ambrosiagewächs J45.09
––– Hausstaub J45.09
––– Mehl J45.09
––– Pollen J45.09
–– Gräserallergie J45.09
–– Idiosynkrasie J45.19
–– Obstruktion, Atemwege a.n.k. J44.99
– Bergleute- J60
– Bronchial- J45.99
–– allergisch J45.09
––– mit Exazerbation, infektbedingt J45.89
–– anstrengungsbedingt J45.19
–– bei Hausstaubmilbenallergie J45.09
–– infektbedingt J45.19
–– intrinsisch, mit Ursprung, extrinsisch J45.89
– bronchiale J45.99
–– als
––– gut kontrolliert und
–––– nicht schwer bezeichnet J45.90
–––– schwer bezeichnet J45.93
––– teilweise kontrolliert und
–––– nicht schwer bezeichnet J45.91
–––– schwer bezeichnet J45.94
––– unkontrolliert und
–––– nicht schwer bezeichnet J45.92
–––– schwer bezeichnet J45.95
–– Anfall J45.99
–– atopicum J45.09
–– bei
––– Heuschnupfen J45.09
––– Infiltrat, Lunge, eosinophil J82
––– Rhinopathie, allergisch J45.09
–– durch Analgetika J45.19
–– extrinsisch J45.09
–– in der Familienanamnese Z82 ►

Asthma J45.99 *(Forts.)*
~ bronchiale J45.99 *(Forts.)*
–– infektbedingt J45.19
–– intrinsicum et extrinsicum J45.89
–– intrinsisch J45.19
–– Mischform J45.89
––– als
–––– gut kontrolliert und
––––– nicht schwer bezeichnet J45.80
––––– schwer bezeichnet J45.83
–––– teilweise kontrolliert und
––––– nicht schwer bezeichnet J45.81
––––– schwer bezeichnet J45.84
–––– unkontrolliert und
––––– nicht schwer bezeichnet J45.82
––––– schwer bezeichnet J45.85
–– mit Bronchitis J45.99
–– nichtallergisch J45.19
––– als
–––– gut kontrolliert und
––––– nicht schwer bezeichnet J45.10
––––– schwer bezeichnet J45.13
–––– teilweise kontrolliert und
––––– nicht schwer bezeichnet J45.11
––––– schwer bezeichnet J45.14
–––– unkontrolliert und
––––– nicht schwer bezeichnet J45.12
––––– schwer bezeichnet J45.15
––– durch Arzneimittel J45.19
––– endogen J45.19
–– psychogen F54 J45.99
–– vorwiegend allergisch, als
––– gut kontrolliert und
–––– nicht schwer bezeichnet J45.00
–––– schwer bezeichnet J45.03
––– teilweise kontrolliert und
–––– nicht schwer bezeichnet J45.01
–––– schwer bezeichnet J45.04
––– unkontrolliert und
–––– nicht schwer bezeichnet J45.02
–––– schwer bezeichnet J45.05
– cardiale I50.19
– cardiobronchiale I50.19
– chronisch J45.99
– durch
–– Analgetika J45.19
–– Detergenzien J69.8
–– Heu J45.09
–– Nahrungsmittel J45.09
–– Platin J45.09
–– Pollen J45.09
– endogen J45.19
– exazerbiert J45.99
– exercise-induced J45.19
– exogen, allergisch J45.09
– extrinsicum J45.09
– Greisen- J45.99
– Herz I50.19
– infantum J45.09
– intrinsisch J45.19
–– nichtallergisch J45.19 ►

Asthma J45.99 *(Forts.)*
– Kindheit J45.09
– kruppös J45.99
– Late-onset- J45.99
– Lunge J45.99
– mit
–– Heufieber J45.09
–– Infektion, akut J45.19
–– Rhinitis, allergisch J45.09
– mixtum J45.89
– montanum J62.8
– nervös J45.19
– Sandstrahlgebläsearbeiter- J62.8
– Schleifer- J62.8
– schwer, akut J46
– spastisch J45.99
– Steinmetz- J62.8
– thymicum E32.8
– Töpfer- J62.8
– tuberkulös A16.2
– überwiegend allergisch J45.09
Asthmaemphysem J43.9
– bei Bronchitis J44.89
Asthmatisch
– Beschwerden J45.99
– Bronchitis J45.99
–– chronisch J44.89
––– mit
–––– Exazerbation, akut J44.19
–––– FEV_1
––––– <35 % des Sollwertes J44.80
––––– ≥35 % und <50 % des Sollwertes J44.81
––––– ≥50 % und <70 % des Sollwertes J44.82
––––– ≥70 % des Sollwertes J44.83
–––– Infektion, Atemwege, untere, akut J44.09
–– endogen J45.19
–– obstruktiv J45.99
– Dyspnoe J45.99
–– mit Bronchitis J45.99
––– chronisch J44.89
Asthmoid
– Bronchitis J45.99
– Spasmus J45.99
Astigmatismus H52.2
– kongenital H52.2
Astley-Kendall-Dysplasie Q77.3
Astragalus
– Dislokation S93.0
– Fraktur S92.1
– Osteochondrose, juvenil M92.6
Astroblastom C71.9
Astrocytoma C71.9
– juvenile C71.9
– pilocyticum C71.9
– piloides C71.9
Astrogangliozytom C71.9
Astrogliom C71.9
Astrozytom C71.9
– anaplastisch C71.9
– diffus C71.9
– fibrillär C71.9 ►

Astrozytom C71.9 *(Forts.)*
– fibrös C71.9
– Frontalhirn C71.1
– gemischtzellig C71.9
– Hirnstamm C71.7
– maligne C71.9
– Medulla oblongata C71.7
– Oligo- C71.9
– Parietallappen C71.3
– pilomyxoid C71.9
– pilozytisch C71.9
– protoplasmatisch C71.9
– protoplasmisch C71.9
– Retina C69.2
– Riesenzell-, subependymal D43.2
– Scheitellappen C71.3
– Schläfenlappen C71.2
– subependymal D43.2
– temporal, 2. Grades C71.2
– Temporallappen C71.2
– Thalamus C71.0
– Xantho- C71.9
–– pleomorph C71.9
– zerebellar C71.6
– zystisch C71.9
Astvene
– Thrombose I82.9
– Verschluss I82.9
Asymbolie R48.8
Asymmetrie
– Becken, mit Missverhältnis, fetopelvin O33.0
– Fuß Q66.8
– Gesicht Q67.0
– Kiefer K07.1
– Mamma Q83.88
– Schädel, Säugling Q67.4
Asymmetrisch
– Schreigesicht, isoliert Q18.8
– Talipes Q66.8
– Übergangswirbel, lumbosakral Q76.4
Asymptomatisch
– Bakteriurie N39.0
–– bei Schwangerschaft O23.4
–– postpartal O86.2
–– puerperal O86.2
– Hyperurikämie E79.0
– Infektion
–– durch HIV Z21
–– Harnwege, im Wochenbett O86.2
– Masern B05.9
– Neurosyphilis A52.2
– Pest A20.8
– Urikämie E79.0
Asynergie R27.8
Asystolie I46.9
Aszendierend
– Cholangitis K83.08
– Hemiplegie a.n.k. G81.9
–– spinal G95.88
– Infektion, Harnwege N39.0
– Multiple Sklerose G35.9 ►

Aszendierend *(Forts.)*
– Myelitis G04.9
–– akut G04.9
– Nephritis N12
– Neuromyelitis G61.0
Aszites – s.a. Ascites oder s.a. Bauchwassersucht R18
– blutig R18
– chylös, nicht durch Filarien I89.8
– durch Neubildung, bösartig R18
– fetal
–– Betreuung, Mutter O33.7
–– mit
––– Dystokie O66.3
––– Makrosomie, mit Wilms-Tumor, mit Nephroblastom Q87.3
– gallertig C78.6
– kardial I50.01
– Lymph- I89.8
– maligne R18
– syphilitisch A52.7
– tuberkulös A18.3
Ataktisch
– Gang R26.0
– Kinderlähmung, zerebral G80.4
– Lähmung, zerebral G80.4
– Paralyse
–– hereditär G11.9
–– zerebral G80.4
– Parese, zerebral G80.4
–– infantil G80.4
Ataxia R27.0
– ocularis H55
Ataxie R27.0
– akut R27.8
– angeboren, nichtprogressiv G11.0
– autosomal-rezessiv
–– durch Mangel
––– PEX10 [Peroxisomen-Biogenese-Faktor 10] G11.8
––– Ubiquinon G11.1
–– Typ Beauce G11.2
– bei
–– Anämie
––– sideroachrestisch, X-chromosomal D64.0
––– sideroblastisch, X-chromosomal D64.0
–– Kardiomyopathie, dilatativ E71.1† I43.1*
–– Paralyse, progressiv A52.1
–– Syphilis, Zentralnervensystem A52.1
– Cayman- G11.0
– Detrusor-Beckenboden- R27.8
– Detrusor-Harnblasenhals- R27.8
– Duchenne-, syphilitisch A52.1
– episodisch
–– hereditär G11.8
–– Typ
––– 1 G11.8
––– 3 G11.8
––– 4 G11.8
––– 5 G11.8
––– 6 G11.8 ▶

Ataxie R27.0 *(Forts.)*
~ episodisch *(Forts.)*
~~ Typ *(Forts.)*
––– 7 G11.8
––– 8 G11.8
– familiär, paroxysmal G11.8
– fortschreitend, bei Tabes A52.1
– Friedreich- G11.1
–– autosomal-rezessiv G11.1
–– hereditär
––– familiär G11.1
––– spinal G11.1
– Friedreich-ähnlich, mit Mangel, Vitamin E G11.1
– Gang R26.0
– generell R27.8
– hereditär a.n.k. G11.9
–– bei Neuropathie G60.2
– Heredo-, zerebellar G11.9
– Hinterstrang-, mit Retinitis pigmentosa G11.1
– Hunt- G11.1
– hysterisch F44.4
– kombiniert zerebellär und peripher, mit Hörverlust, und Diabetes mellitus, Syndrom E10.60 G31.88
– letal, mit Schwerhörigkeit, und Optikusatrophie E79.8
– lokomotorisch, bei Neurosyphilis A52.1
– Marie- G11.2
– mit
–– Apraxie, okulomotorisch, Typ
––– 1 G11.3
––– 4 G11.1
–– Degeneration, tapetoretinal G11.9 H35.5
–– Katarakt und Taubheit G11.2
– nichtorganischer Ursprung F44.4
– progressiv A52.1
– psychogen F44.4
– Roussy-Lévy- G60.0
– Sanger-Brown- G11.2
– spastisch
–– autosomal-dominant, Typ 1 G11.4
–– autosomal-rezessiv
––– mit
–––– Atrophie, Optikus, und Dysarthrie G11.4
–––– Leukoenzephalopathie G11.4
––– Typ
–––– 4 G11.4
–––– 5 G11.4
–––– Charlevoix-Saguenay G11.1
–– bei Neurosyphilis A52.1
–– hereditär a.n.k. G11.4
–– mit
––– Dystrophie, Hornhaut G11.8
––– Miosis, kongenital G11.4
–– syphilitisch A52.1
–– Typ Charlevoix-Saguenay G11.1
– spinal
–– bei Neurosyphilis A52.1
–– hereditär G11.1 ▶

Ataxie R27.0 *(Forts.)*
– spinozerebellar
–– autosomal-rezessiv, Typ
––– 2 G11.0
––– 6 G11.0
––– 7 G11.1
––– 10 G11.2
––– 13 G11.1
––– 15 G11.1
––– 16 G11.1
––– 17 G11.1
––– 19 G11.1
––– 20 G11.1
––– 21 G11.1† K77.8*
––– 23 G11.1
–– infantil G11.1
–– mit Neuropathie, axonal, Typ 1 G60.2
–– mitochondrial, mit Epilepsie G31.81
–– Typ
––– 1 G11.8
––– 7 G11.8
––– 28 G11.1
––– 41 G11.2
––– 42 G11.8
––– 46 G11.2
–– X-chromosomal, Typ
––– 3 G11.1
––– 4 G11.1
–– X-chromosomal-rezessiv G11.1
– spinozerebral G11.9
– tabisch A52.1
– teleangiektatisch G11.3
– und Retinitis pigmentosa, bei Neuropathie G31.81
– X-chromosomal, mit Apraxie, und Retardierung, geistig G11.8
– zerebellär
–– autosomal-dominant, mit Schwerhörigkeit, und Narkolepsie G11.2
–– autosomal-rezessiv
––– Beginn im Erwachsenenalter G11.2
––– durch Mangel, WWOX Gen G11.1
––– mit
–––– Blindheit und Schwerhörigkeit G11.1
–––– Epilepsie, und Minderung, Intelligenz G11.1
–––– Intrusion, sakkadisch G11.8
–––– psychomotorischer Retardierung G11.1
––– Spectrin-assoziiert G11.1
––– Typ 12 G11.1
–– mit
––– Diabetes mellitus, bei Tubulopathie, proximal Q87.8
––– Dysplasie, ektodermal G11.1
–– nichtprogressiv
––– mit Minderung, Intelligenz G11.0
––– X-chromosomal G11.0
– zerebellar G11.9
–– alkoholbedingt G31.2
–– angeboren, durch RNU12-Genmutation G11.1 ►

Ataxie R27.0 *(Forts.)*
~ zerebellar G11.9 *(Forts.)*
–– autosomal-dominant G11.9
–– autosomal-rezessiv G11.9
––– mit spät beginnender Spastik G11.1
–– bei
––– Myxödem E03.9† G13.2*
––– Neubildung a.n.k. D48.9† G13.1*
––– Neurosyphilis A52.1† G99.8*
–– erworben G31.9
–– früh beginnend G11.1
––– mit
–––– erhaltenen Sehnenreflexen G11.1
–––– Myoklonie G11.1
–––– Tremor, essentiell G11.1
–– hereditär G11.9
–– mit
––– Areflexie, Pes cavus, Optikusatrophie, und sensorineuraler Schwerhörigkeit, Syndrom G11.8
––– DNA-Reparatursystem, defekt G11.3
–– spät beginnend G11.2
– zerebral G11.9
Ataxie-Dysmorphie-Syndrom, spinozerebellar G11.1
Ataxie-Panzytopenie-Syndrom G11.1 D61.0
Ataxie-Syndrom, rezessiv, mitochondrial G11.8
Ataxoadynamie R27.8
Atelektase J98.18
– bei Epituberkulose A16.7
– beim Neugeborenen P28.1
– gerichtet J98.18
– Kompressions- J98.18
–– erworben J98.18
– Lunge J98.18
– massiv J98.18
– Mittellappen J98.11
– partiell J98.11
–– beim Neugeborenen P28.1
– Platten- J98.18
– primär, beim Neugeborenen P28.0
– Resorptions- J98.18
–– beim Neugeborenen, ohne Atemnotsyndrom P28.1
– sekundär, beim Neugeborenen P28.1
– Streifen- J98.18
– total J98.12
– tuberkulös A16.2
– Unterlappen J98.11
– Verdrängungs- J98.18
Atelokardie Q24.9
Atelomyelie Q06.1
Atelosteogenesis Q78.8
– Typ
–– 1 Q78.8
–– 2 Q77.5
–– 3 Q78.8
Atemanhalten R06.88
– beim Kind R06.88
Atemantrieb, Störung R06.88
Atembehinderung R06.88

Atemgeräusch, pfeifend R06.1
Atemgymnastik Z50.1! *[nur Zusatzkode!]*
Ateminsuffizienz – s.a. Insuffizienz, respiratorisch oder s.a. respiratorisch, Insuffizienz J96.99
– akut J96.09
– chronisch J96.19
– postnarkotisch J95.88
Atemlosigkeit R06.88
Atemmuskel, Paralyse R06.88
Atemmuskulatur, früh, Beteiligung, bei Myopathie, distal G71.0
Atemneurose F45.33
Atemnot R06.0
– bei Atrophie, Muskel, spinal, Typ
–– 1 G12.2
–– 2 G12.2
– neonatal, akut, durch Mangel, Surfactantprotein-B P28.0
Atemnot-Syndrom, neonatal, bei Hypothyreose, und Choreoathetose E03.1† G25.5 J99.8*
Atemnotgefühl, subjektiv F45.33
Atemnotsyndrom J80.09
– adult J80.09
– akut, beim
–– Erwachsenen J80.09
–– Jugendlichen J80.09
–– Kind J80.09
– beim
–– Erwachsenen [ARDS] J80.09
––– mild J80.01
––– moderat J80.02
––– schwer J80.03
–– Frühgeborenen P22.0
–– Neugeborenen P22.0
–– Säugling P22.0
– neonatal P22.0
Atemreserve, vermindert R94.2
Atemschwäche R06.0
– beim Neugeborenen P28.8
Atemstillstand R09.2
– beim Neugeborenen P28.8
– zentrale Ursache R09.2
Atemstörung
– psychogen F45.33
– zentral bedingt R06.88
Atemversagen R09.2
Atemwege
– Allergie J98.8
– Aspiration, Schleim T17.9
– bei Granulomatose mit Polyangiitis M31.3† J99.1*
– Blutung R04.9
– durch Tracheotomie geschaffen, Obstruktion J95.0
– Entzündung J98.7
– Fremdkörper T17.9
–– Asphyxie T17.9
– Granulomatose, nekrotisierend M31.3
– Infektion J98.7
–– akut J22 ►

Atemwege *(Forts.)*
~ Infektion J98.7 *(Forts.)*
–– bei Infektion, grippal J06.9
–– chronisch J98.8
–– grippal J06.9
– Insuffizienz J98.8
– Katarrh, akut J22
–– kombiniert J06.9
– Krankheit J98.9
–– bei
––– Granulomatose mit Polyangiitis M31.3† J99.1*
––– Kryoglobulinämie D89.1† J99.8*
––– Spondylitis ankylopoetica M45.09† J99.8*
––– Sporotrichose B42.0† J99.8*
––– Syphilis A52.7† J99.8*
–– chronisch J98.9
–– chronisch-obstruktiv J44.99
––– mit FEV_1
–––– <35 % des Sollwertes J44.90
–––– ≥35 % und <50 % des Sollwertes J44.91
–––– ≥50 % und <70 % des Sollwertes J44.92
–––– ≥70 % des Sollwertes J44.93
–– durch Baumwollstaub J66.0
–– in der Familienanamnese Z83.6
–– reaktiv J68.3
–– Untersuchung a.n.k. Z13.8
– Manifestation, bei Grippe [Influenza] a.n.k. J11.1
– mit Fremdkörper, Folgen T98.0
– obere
–– Abszess J39.88
–– Allergie J30.4
–– Atrophie J39.88
–– Blutung R04.8
–– Entzündung, durch
––– Dampf J68.2
––– Rauch J68.2
–– Erkrankung, akut J06.9
–– Infektion J06.9
––– akut J06.9
–––– multipler Sitz J06.8
–––– saisonaler Influenzavirus nachgewiesen, ausgenommen Vogelgrippe- und Schweinegrippe-Virus J10.1
––– bei Grippe [Influenza] a.n.k. J11.1
–––– saisonaler Influenzavirus nachgewiesen, ausgenommen Vogelgrippe- und Schweinegrippe-Virus J10.1
–––– zoonotische oder pandemische Influenzaviren nachgewiesen J09
––– rezidivierend J06.9
–– Katarrh, akut J06.9
–– Krankheit J39.9
–– Obstruktion, kongenital Q34.8
–– Überempfindlichkeit J39.3
–– Veränderung, hypertrophisch J39.88
– Obstruktion J98.8
–– chronisch J44.99
–– mit
––– Alveolitis, allergisch J67.90 ►

Atemwege *(Forts.)*
~ Obstruktion J98.8 *(Forts.)*
~~ mit *(Forts.)*
––– Asthma a.n.k. J44.99
––– Bronchiektasie J47
––– Emphysem J43.9
– Schleim, Asphyxie T17.9
– Spätsyphilis A52.7† J99.8*
– Stenose J98.8
– untere
–– Infektion J22
––– akut J22
–––– bei
––––– Bronchitis
–––––– asthmatisch, chronisch J44.09
–––––– chronisch-obstruktiv J44.09
–––––– emphysematös, chronisch J44.09
––––– Krankheit, Lunge, obstruktiv J44.09
––––– Tracheobronchitis, chronisch-obstruktiv J44.09
––– fieberhaft J22
––– rezidivierend J22
–– Krankheit, chronisch, in der Familienanamnese Z82
– Verätzung T27.7
– Verschluss J98.8
–– bei Bronchitis, chronisch J44.89
–– chronisch J44.99
–– nach Tracheotomie J95.0
Atemwegssyndrom, obstruktiv J44.99
Atemzentrum
– Depression G93.88
– Paralyse a.n.k. G93.88
– Unreife, beim Frühgeborenen P28.8
Athabasken-Hirnstammdysgenesie-Syndrom Q87.8
Athelie Q83.2
Atherom L72.1
– Aorta I70.0
– Aortenklappe I35.8
– aortoiliakal I70.0
– Arteria basilaris I67.2
– Arteria carotis I67.2
– Arteria cerebri I67.2
– Arteria vertebralis I67.2
– Arterie I70.9
– entzündet L72.1
– Haut L72.1
– Herz I25.19
– infiziert L72.1
– Koronararterie I25.19
– Lid H02.8
– Mitralklappe I34.88
– Myokard I25.19
– Pulmonalklappe I37.8
– Skrotum L72.1
– Steißbein L05.9
– Trikuspidalklappe I36.8
Atheromatose I70.9
– Aorta I70.0
– Gefäß I70.9 ►

Atheromatose I70.9 *(Forts.)*
– Herz I25.19
– Hirnarterie I67.2
– koronar I25.19
– zerebral I67.2
Atheromembolie T79.1
Atherosklerose – s.a. Arteriosklerose oder s.a. Aderverkalkung I70.9
– Alters- I70.9
– Arteria femoralis I70.29
– Arteria subclavia I70.26
– Bauchaorta I70.0
– Bein I70.29
– Extremität I70.29
–– untere I70.29
– Extremitätenarterie, vom
–– Becken-Bein-Typ
––– mit
–––– Gangrän I70.25
–––– Gehstrecke
––––– weniger als 200 m I70.22
––––– 200 m und mehr I70.21
–––– Ruheschmerzen I70.23
–––– Ulzeration I70.24
––– ohne Beschwerden I70.20
––– Stadium
–––– I nach Fontaine I70.20
–––– IIa nach Fontaine I70.21
–––– IIb nach Fontaine I70.22
–––– III nach Fontaine I70.23
–––– IV nach Fontaine, mit
––––– Gangrän
–––––– feucht I70.25
–––––– trocken I70.25
––––– Ulzeration I70.24
–– Schulter-Arm-Typ, in allen Stadien I70.26
– Gefäß, peripher I70.29
– Herzkranzgefäß I25.19
– mit Schwerhörigkeit, Diabetes mellitus, Epilepsie, und Nephropathie Q87.8
– Nierenarterie I70.1
– peripher I70.29
– Truncus coeliacus K55.1
Atherosklerotisch
– Demenz F01.9
– Drei-Gefäß-Erkrankung I25.13
– Enzephalopathie I67.2
– Gangrän I70.25
– Herz-Kreislauf-Krankheit I25.0
– Krankheit, Herz I25.19
–– mit
––– Bypassgefäß, stenosiert I25.15
––– Stent, stenosiert I25.16
–– ohne Stenose, hämodynamisch wirksam I25.10
– Retinopathie I70.8† H36.8*
– Zwei-Gefäß-Erkrankung I25.12
Atherothrombose I74.9
Athetose R25.8
– bei Kinderlähmung, zerebral G80.3
Athétose double G80.3

Athetose
– erworben R25.8
– Hemi- R25.8
– kongenital, bilateral G80.3
– unilateral R25.8
Athetotisch
– Lähmung, zerebral, dyskinetisch G80.3
– Paralyse, zerebral G80.3
– Parese, zerebral G80.3
Athyreose E03.1
– angeboren E03.1
– erworben E03.9
Athyrie E03.1
Atkin-Flaitz-Syndrom Q87.8
Atlantoaxial
– Distorsion S13.4
– Subluxation, habituell, mit Myelopathie M43.3
Atlantoaxialgelenk
– Dislokation S13.11
– Verstauchung S13.4
– Zerrung S13.4
Atlantoepistrophealgelenk, Dislokation S13.11
Atlantookzipital
– Blockierung M99.80
– Dislokation S13.11
– Distorsion S13.4
Atlantookzipitalgelenk
– Verstauchung S13.4
– Zerrung S13.4
Atlas
– Blockierung M99.80
– Dislokation S13.11
– Distorsion S13.4
– Fraktur S12.0
– Luxation S13.11
Atlasbogen, Fraktur S12.0
ATLD [Ataxia-telangiectasia-like disorder] G11.3
Atmosphärisch
– Druck
–– hoch, Wirkung T70.3
–– Wirkung, durch Explosion T70.8
– Pyrexie T67.0
Atmung
– Abnormität a.n.k. R06.88
– Behinderung, mechanisch, mit Mangel, Sauerstoff, systemisch T71
– beschleunigt R06.4
– Beschwerden, chronisch, in der Familienanamnese a.n.k. Z82
– Cheyne-Stokes- R06.3
– Depression, beim Neugeborenen P28.5
– einziehend R06.2
– Insuffizienz R06.88
–– beim Neugeborenen a.n.k. P28.5
– irregulär R06.88
– Kussmaul- E87.2
–– bei Koma, diabetisch E14.01
––– bei Typ-2-Diabetes mellitus E11.01
– mit Schmerzen, Brust R07.1
– mühsam R06.0 ►
Atmung *(Forts.)*
– Paralyse R06.88
– periodisch R06.3
– pfeifend R06.1
– schmerzhaft R07.1
– schnappend R06.0
– schwach, durch Schock, nach Verletzung T79.4
– Seufzer- R06.88
– Stillstand R09.2
– Störung R06.88
–– psychogen F45.33
– übermäßig R06.4
– Verminderung, bei Schock, traumatisch T79.4
– Versagen R09.2
–– beim Neugeborenen P28.5
– ziehend R06.2
–– psychogen F45.33
Atmungs-Tic F95.8
Atmungsbedingt, Störung, Schlaf G47.39
Atmungsdisstress R06.0
Atmungskette
– Defekt
–– im Komplex
––– I, mitochondrial, isoliert G31.81
––– III, mitochondrial, isoliert G31.81
––– IV, mitochondrial, isoliert G31.81
––– V, mitochondrial, isoliert G31.81
Atmungskettenkomplex I, Defekt, mit Kardiomyopathie, hypertroph, infantil, fatal I42.2
Atmungsorgane
– Agenesie a.n.k. Q34.8
– akzessorisch a.n.k. Q34.8
– Anomalie Q34.9
– Carcinoma in situ D02.4
– Defekt, kongenital Q34.9
– Dekompensation J98.8
– Fehlen, angeboren Q34.9
– Geschwulst D38.6
– Hypoplasie a.n.k. Q34.8
– Infektion a.n.k. J98.7
–– akut J22
–– bei Infektion, grippal J06.9
–– chronisch J98.8
–– durch Virus J98.7 B97.8!
– Krankheit J98.9
–– akut, durch
––– äußere Wirkstoffe J70.9
––– Dampf J68.3
––– Gas J68.3
––– Rauch J68.3
––– Substanzen, chemisch J68.3
–– beim Neugeborenen P28.9
–– chronisch
––– beim Neugeborenen P27.9
––– durch
–––– äußere Wirkstoffe J70.9
–––– Bestrahlung J70.1
–––– Dampf J68.4
–––– Gas J68.4
–––– Rauch J68.4
–––– Substanz, chemisch J68.4 ►

Atmungsorgane *(Forts.)*
~ Krankheit J98.9 *(Forts.)*
-- in der Eigenanamnese Z87.0
- Lageanomalie, kongenital Q34.8
- Milzbrand A22.1† J17.0*
- Neubildung, bösartig, in der Familienanamnese a.n.k. Z80.2
- obere
-- Entzündung J06.9
--- akut, durch Bestrahlung J70.0
-- Infektion
--- chronisch J39.88
--- durch
---- Streptokokken J06.9 B95.5!
---- Virus a.n.k. J06.9
- Obstruktion J98.8
-- chronisch J44.99
- Organneurose F45.33
- Störung J98.9
-- funktionell F45.33
-- psychogen F45.33
- Tuberkulose a.n.k. A16.9
-- bakteriologisch oder histologisch gesichert A15.9
-- bei
--- Aluminose J65
--- Anthrakose J65
--- Asbestose J65
--- Berylliose J65
--- Fibrose, durch
---- Bauxit J65
---- Graphit J65
--- Pneumokoniose J65
--- Siderose J65
--- Silikose J65
--- Stannose J65
-- Folgen B90.9
-- primär A16.7
- untere, Infektion J22
-- chronisch J42
Atmungssystem, Krankheit, die Schwangerschaft Geburt und Wochenbett kompliziert O99.5
Atmungszentrum, Versagen G93.88
Atonie
- Darm K59.8
-- psychogen F45.32
- Detrusor, Harnblase N31.2
- Dickdarm K59.8
- Dünndarm K59.8
- Harnblase N31.2
- Kapillargefäß I78.8
- Kolon K59.8
- kongenital P94.2
- Magen K31.88
-- psychogen F45.31
- Muskel M62.89
-- angeboren P94.2
- Ösophagus K22.88
- Ureter N28.88
- Uterus O72.1
-- Komplikation, Entbindung O62.2 ►

Atonie *(Forts.)*
~ Uterus O72.1 *(Forts.)*
-- mit
--- Schädigung, Fetus/Neugeborenes, während der Wehentätigkeit P03.6
--- Schnittentbindung O62.2
- Zäkum K59.8
-- psychogen F45.32
Atonisch
- Absencen G40.3
-- epileptisch G40.3
- Anfall G40.3
-- epileptisch, unspezifisch G40.3
- Blutung, nach Entbindung O72.1
- Dysfunktion, Harnblase, neuromuskulär N31.2
- Dyspepsie K30
- Ileus K56.0
- Metrorrhagie, post partum a.n.k. O72.1
- Obstipation K59.01
- Pseudoparalyse, angeboren P94.2
Atonisch-astatisch, Symptomenkomplex G80.1
Atopie T78.4
Atopiker L20.9
Atopisch
- Asthma J45.09
- Cheilitis K13.0
- Dermatitis L20.9
- Dermatose L20.9
- Ekzem L20.9
-- Fuß L20.8
-- generalisiert L20.9
-- Gesicht L20.8
-- Hand L20.8
-- impetiginisiert L20.9
-- Kopfhaut L20.8
- Keratokonjunktivitis H16.2
- Konjunktivitis, akut H10.1
- Rhinitis J30.4
ATP-binding cassette-Transporter A1, Defekt E78.6
Atransferrinämie E88.0
- kongenital E88.0
Atresia duodeni Q41.0
Atresia-multiplex-congenita-Syndrom Q89.8
Atresie
- anal Q42.3
- Anus, mit Fistel Q42.2
- Aorta Q25.2
-- angeboren Q25.2
--- mit Hypoplasie, Aorta ascendens, und Entwicklung, fehlerhaft, Ventrikel, links Q23.4
-- bei Linksherzsyndrom, hypoplastisch Q23.4
- Aortenbogen Q25.2
- Aortenklappe, angeboren Q23.0
- Aortenring Q25.2
- Apertura lateralis Q03.1
- Apertura lateralis ventriculi quarti Q03.1
-- mit Spina bifida Q05.4
- Apertura mediana Q03.1
- Apertura mediana ventriculi quarti Q03.1
-- mit Spina bifida Q05.4 ►

Atresie *(Forts.)*
– Aquaeductus cerebri Q03.0
–– mit Spina bifida Q05.4
– Arteria pulmonalis Q25.5
– Arterie a.n.k. Q27.8
– Augenarterie a.n.k. Q15.8
– Blasenhals Q64.3
– Bronchus Q32.4
– Cervix uteri
–– angeboren Q51.8
–– erworben N88.2
–– Komplikation, Entbindung O65.5
–– Schwangerschaftskomplikation O34.4
– choanal Q30.0
–– beidseitig Q30.0
–– einseitig Q30.0
–– und Mikrophthalmie, bei Arrhinie Q87.0
– Darm Q41.9
–– angeboren Q41.9
– Dickdarm Q42.9
– Ductus choledochus Q44.2
– Ductus cysticus Q44.2
–– erworben K82.0
– Ductus deferens Q55.3
– Ductus ejaculatorius Q55.4
– Ductus hepaticus Q44.2
– Ductus parotideus Q38.4
–– erworben K11.8
– Ductus sublingualis Q38.4
–– erworben K11.8
– Ductus submandibularis Q38.4
–– erworben K11.8
– Dünndarm Q41.9
– Duodenum Q41.0
– Eileiter Q50.6
–– erworben N97.1
– Epiglottis Q31.8
– Eustachi-Röhre Q16.4
– Foramen Luschkae, mit Spina bifida Q05.4
– Foramen Magendii Q03.1
–– mit Spina bifida Q05.4
– Foramina Luschkae Q03.1
– Gallenblase Q44.1
– Gallengang Q44.2
–– erworben K83.1
– Gefäß a.n.k. Q27.8
–– zerebral a.n.k. Q28.38
– Gehirnarterie a.n.k. Q28.38
– Gehörgang Q16.1
–– knöchern Q16.1
– Geschlechtsorgane
–– männlich
––– äußere Q55.8
––– innere Q55.8
–– weiblich Q52.8
––– äußere Q52.7
– Glottis Q31.8
– Harnblase Q64.5
– Harnblasenhals Q64.3
– Harnorgane a.n.k. Q64.8
– Herzklappe a.n.k. Q24.8 ►

Atresie *(Forts.)*
– Hymen, erworben N89.6
– hymenal Q52.3
– Ileum Q41.2
– intestinal, multipel Q43.8
– Iris Q15.0
– Jejunum Q41.1
–– hereditär Q41.1
– Kammerwinkel Q15.0
– Kolon Q42.9
– Koronararterie a.n.k. Q24.5
– Koronarostium Q24.5
– Koronarsinus Q21.1
– Larynx Q31.8
– Ligamentum latum uteri Q50.6
– Lungenarterie a.n.k. Q25.5
– Meatus
–– acusticus Q16.1
–– urinarius Q64.3
– Mitralklappe Q23.2
–– bei Linksherzsyndrom, hypoplastisch Q23.4
– Muttermund Q51.8
– Nabelarterie a.n.k. Q27.0
– Nase, erworben J34.8
– Nasenhöhle Q30.8
– Nasennebenhöhle J34.8
– Nasenöffnung
–– hintere Q30.0
–– vordere Q30.0
– Nasopharynx Q34.8
– Ösophagus Q39.0
–– mit Fistel, ösophagotracheal Q39.1
–– ohne Fistel Q39.0
– Ostia ureterum Q62.1
– Ostium urethrae Q64.3
– Pfortader Q26.5
– Portio Q51.8
– pulmonal, mit
–– Defekt, Ventrikelseptum Q21.3
–– Ventrikelseptum, intakt Q22.0
– Pulmonalarterie Q25.5
– Pulmonalklappe Q22.0
– Pulmonalvene Q26.3
– Pupille Q13.2
– Pylorus Q40.8
–– bei Epidermolysis bullosa
––– junktional Q81.8 Q40.8
––– simplex Q81.0
– Rektum Q42.1
–– bei
––– Fehlbildung, anorektal, nicht-syndromal Q43.9 Q42.1
––– Fistel
–––– rektal Q42.0
–––– rektokutan Q42.0
–– mit Fistel Q42.0
– Ringknorpel Q31.8
– Schildknorpel Q31.8
– Speicheldrüse Q38.4
– Speicheldrüsengang Q38.4
–– erworben K11.8 ►

Atresie *(Forts.)*
– Sylvius-Aquädukt Q03.0
–– mit Spina bifida Q05.4
– Trachea Q32.1
– Tränenapparat Q10.5
– trikuspidal Q22.4
–– kongenital Q22.4
– Trikuspidalklappe Q22.4
– Tuba pharyngotympanica Q16.4
– Tuba uterina Q50.6
–– erworben N97.1
– Übergang, ureteropelvin Q62.1
– Ureter Q62.1
– Urethra Q64.3
– Uterus Q51.8
–– erworben N85.8
– Vagina
–– angeboren Q52.4
–– erworben N89.5
– Vas deferens Q55.3
– Vena cava inferior Q26.8
– Vena cava superior Q26.8
– Vena portae Q26.5
– Venae pulmonales Q26.3
– Vene a.n.k. Q27.8
–– groß Q26.8
– Verdauungsorgane a.n.k. Q45.8
–– obere a.n.k. Q40.8
– Vulva Q52.7
–– erworben N90.5
– Zäkum Q42.8
– Zwölffingerdarm Q41.0
Atretisch
– Amenorrhoe N91.0
– Zyste, follikulär N83.0
Atrial
– Aneurysma, Septum Q21.1
– Arrhythmie I49.8
– Defekt, Septum Q21.1
– Extrasystolie I49.1
– Fibrillation I49.8
– Kardiomyopathie, mit Block, Herz I45.5
– Myxom, familiär D15.1
– Tachyarrhythmie
–– familiär, mit Leitungsstörung, infrahissär I45.8
–– mit kurzem PR-Intervall I45.6
– Tachykardie
–– chaotisch I47.1
–– ektop I47.1
–– multifokal I47.1
Atrichia L65.9
– congenita universalis Q84.0
Atrichie, angeboren Q84.0
Atrichose L65.9
Atriodigital, Dysplasie, Typ
– 1 Q87.2
– 3 Q87.2
Atriomegalie I51.7
Atrioseptal, Defekt Q21.1
– Septum-secundum-Typ Q21.1
Atrioventrikulär
– Block I44.3
–– 1. Grades I44.0
–– 2. Grades I44.1
––– Typ
–––– I I44.1
–––– II I44.1
–– 3. Grades I44.2
–– komplett I44.2
–– kongenital Q24.6
– Defekt
–– septal Q21.2
–– Septum
––– intermediär Q21.2
––– komplett Q21.2
– Dissoziation I45.8
– Erregungsausbreitung, anomal I45.6
– Erregungsleitung
–– akzessorisch I45.6
–– beschleunigt I45.6
–– vorzeitig I45.6
– Kanal
–– komplett, mit
––– Hypoplasie, Ventrikel Q21.2
––– Linksherzobstruktion Q21.2
–– partiell Q21.2
– Knotenrhythmus I49.8
– Konkordanz, bei Diskordanz, ventrikuloarteriell Q20.3
– Tachykardie, paroxysmal I47.1
– Verbindung
–– diskordant Q20.5
–– verdreht Q24.8
Atrioventrikularkanal Q21.2
– Anomalie Q21.2
– Defekt Q21.2
– persistierend Q21.2
Atrium, rechts, Dilatation, familiär Q20.8
Atriumseptum, Defekt Q21.1
– Koronarsinus Typ Q21.1
– mit
–– Störung, Reizleitung Q21.1
–– Talipes equinovarus, Robin-Sequenz, und Persistenz, Ductus Cuvieri, links Q87.8
– Ostium-primum-Typ Q21.2
– Secundum-Typ Q21.1
– Septum-secundum-Typ Q21.1
– Sinus-venosus-Typ Q21.1
Atrophia
– cutis
–– idiopathica progressiva L90.4
–– senilis, durch Strahlung L57.8
– fusca I51.5
– gyrata H31.2
–– Aderhaut H31.2
––– und Netzhaut, bei Hyperornithinämie E72.4
–– chorioideae H31.2
– striata L90.6
–– Haut, syphilitisch A52.7† L99.8*
– unguium L60.3
–– congenita Q84.6

Atrophie
- Aderhaut H31.1
- Alters- R54
- Alveolarfortsatz
-- Oberkiefer K08.2
-- Unterkiefer K08.2
-- zahnlos K08.2
- Alveolarkamm K08.2
- anal K62.8
- Appendix K38.8
- Atemwege, obere J39.88
- Augapfel H44.5
- Augenlid, senil H02.7
- blanche L95.0
- Brücke G23.8
- Brustwarze N64.2
- Cervix uteri N88.8
-- in der Menopause N95.8
- Charcot-Marie-Tooth- G60.0
- Chorioidea H31.1
- chorioretinal, bifokal, progressiv H35.5
- Corpus cavernosum N48.8
- Darm K63.8
- Déjerine-Thomas- G23.3
- dentato-rubro-pallido-luysisch G11.8
- Ductus cysticus K82.8
- Ductus deferens N50.8
- Ductus pancreaticus K86.88
- Ductus spermaticus N50.8
- durch Inaktivität a.n.k. M62.59
- Endometrium, senil N85.8
- Fascia tarsoorbitalis, angeboren Q10.3
- Fazialis G51.8
- fazio-skapulo-humeral G71.0
- Fettgewebe, Orbita H05.8
- Frontalhirn G31.0
- Funiculus spermaticus N50.8
- Gallenblase K82.8
- Gallenblasengang K82.8
- Gallengang K83.8
- gastrointestinal K63.8
- Gehirn G31.9
-- alkoholisch G31.2
-- bei Mikrophthalmie Q11.2
-- mit Demenz F03
-- präsenil, mit Demenz G31.88† F02.8*
-- senil G31.1
-- umschrieben G31.0
--- mit Demenz G31.0† F02.0*
- genital N95.8
- Geschlechtsorgane, männlich N50.8
- Gesichtshaut L90.9
- Glandula sublingualis K11.0
- Glandula submandibularis K11.0
- Granular-, Niere N26
- Großhirnrinde G31.9
- Haar L67.8
- Harnblase N32.8
-- neurogen N31.88
- Haut L90.9
-- durch Strahlung L57.8 ►

Atrophie *(Forts.)*
~ Haut L90.9 *(Forts.)*
-- makulös
--- gestreift, syphilitisch A52.7† L99.8*
--- syphilitisch A51.3† L99.8*
-- senil L90.8
- hemifazial, angeboren Q67.4
- Hemisphäre G31.9
- Herzmuskel I51.5
-- braun I51.5
- Hirnnerv G52.9
-- II H47.2
-- III H49.0
-- IV H49.1
-- VI H49.2
-- VIII H93.3
- Hirnrinde G31.9
- Hoden N50.0
- Hunger- E45
- Hypophyse E23.6
- Inanitions- E45
- infantil, zerebral und zerebellär, mit Mikrozephalie, postnatal, progressiv G31.9 Q02
- Iris H21.2
-- essentiell H21.2
--- progressiv H21.2
-- progressiv H21.2
- kardial I51.5
- Kleinhirn G31.9
- Knochen
-- durch Inaktivität a.n.k. M81.29
-- neurogen
--- posttraumatisch G90.59
--- tabisch A52.1† M90.29*
-- posttraumatisch a.n.k. M81.89
-- senil a.n.k. M89.89
- Knorpel M94.89
- Konjunktiva, senil H11.8
- kortikal G31.9
-- posterior G31.0
- Laktations- O92.60
- Landouzy-Déjerine- G71.0
- Larynx J38.7
- Leber K72.9
-- gelb K72.9
--- akut K72.0
---- Mutter, mit Schädigung, Fetus/Neugeborenes P00.8
--- chronisch K72.18
--- subakut K72.0
-- mit Ikterus, akut, bei Schwangerschaft O26.68
- Lipo- E88.1
- Lippe K13.0
- Magenschleimhaut K29.4
- Mamma N64.2
-- im Wochenbett O92.20
- Mikrovillus, kongenital K90.8
- Milz D73.0 ►

Atrophie *(Forts.)*
– Multisystem- G23.2
–– bei Hypotonie, orthostatisch, neurogen – s.a. Shy-Drager-Syndrom G23.8
–– vom
––– Parkinson-Typ G23.2
––– zerebellären Typ G23.3
–– zerebellärer Typ G23.3
– Mundhöhlenschleimhaut K13.7
– Mundschleimhaut K13.7
– Muskel M62.59
–– bulbospinal G12.2
–– diffus M62.50
–– Extremität M62.50
–– generalisiert M62.50
–– idiopathisch M62.59
–– neuritisch G58.9† M63.89*
–– neuropathisch G60.0
–– peronäal G60.0
––– axonaler Typ G60.0
––– Form, hypertrophisch G60.0
–– postural, bei Myopathie, X-chromosomal G71.0
–– primär M62.59
–– progressiv G12.2
–– pseudohypertrophisch G71.0
–– spinal G12.9
––– beim Erwachsenen G12.1
––– distal
–––– Typ
––––– 3 G12.1
––––– 4 G12.1
–––– X-chromosomal, Typ 3 G12.1
––– Form
–––– distal G12.1
–––– juvenil (Typ III) G12.1
–––– skapuloperonäal G12.1
––– hereditär a.n.k. G12.1
––– infantil, Typ I G12.0
––– Kindheitsform (Typ II) G12.1
––– mit
–––– Atemnot, Typ
––––– 1 G12.2
––––– 2 G12.2
–––– Dandy-Walker-Malformation, und Katarakt G12.8† Q03.1 H28.2*
––– pränatal, mit angeborenen Knochenfrakturen G12.2 Q74.8
––– progressiv G12.2
––– proximal G12.1
–––– autosomal-dominant, mit Beginn im
––––– Erwachsenenalter G12.1
––––– Kindesalter G12.1
––– Typ
––––– I G12.0
––––– II G12.1
––––– III G12.1
––––– IV G12.1
–– spinobulbär, Typ Kennedy G12.2
–– syphilitisch A52.7† M63.89*
–– Typ I G12.0 ►

Atrophie *(Forts.)*
– Muskelfaser, Typ 2, bei Myopathie, angeboren G71.2
– Myokard I51.5
– Myometrium N85.8
–– Cervix uteri N88.8
–– senil N85.8
– Nagel L60.3
– Nasenmuschel J34.8
– Nebenhoden N50.8
– Nebenniere E27.8
– Nebennierenrinde E27.4
–– primär E27.1
– Nerv, peripher G58.9
– Nervus
–– abducens H49.2
–– acusticus H93.3
–– facialis G51.8
–– oculomotorius H49.0
–– opticus H47.2
––– syphilitisch A52.1† H48.0*
–––– konnatal A50.4† H48.0*
–– trochlearis H49.1
–– vestibulocochlearis H93.3
– Niere N26
–– angeboren Q60.5
–– beidseitig
––– angeboren Q60.4
––– infantil Q60.4
–– einseitig
––– angeboren Q60.3
––– infantil Q60.3
–– hydronephrotisch N13.3
––– mit Infektion N13.65
–– infantil Q60.5
–– terminal N26
– Nierenrinde N26
– Ohr H93.8
– olivopontozerebellar G23.3
–– mit Schwerhörigkeit G23.3 H90.5
– Optikus H47.2
–– autosomal-dominant
––– klassische Form H47.2
––– mit Katarakt H47.2
––– Typ
–––– 3 H47.2
–––– Kjer H47.2
––– und Neuropathie, peripher H47.2
–– autosomal-rezessiv
––– isoliert H47.2
––– Typ 3 E71.1
–– bei
––– Leukodystrophie E75.2† H48.0*
––– Mangel, Vitamin E56.9† H48.0*
––– Neurosyphilis A52.1† H48.0*
––– Theodor-Leber-Krankheit H47.2
–– infantil, mit Chorea, und Paraplegie, spastisch E71.1
–– posttraumatisch H47.2
–– spätsyphilitisch A52.1† H48.0*
–– Typ Kjer H47.2 ►

Atrophie *(Forts.)*
~ Optikus H47.2 *(Forts.)*
-- vaskulär H47.2
- Orbita H05.3
- Ovar N83.3
- Pallidum, pigmentiert G23.0
- Pankreas K86.88
- Papille H47.2
- Parotis K11.0
- Penis N48.8
- Pharynx J39.2
- pigmentiert, paravenös, retinochorioideal H35.8
- pluriglandulär E31.8
-- autoimmun E31.0
- Portio N88.8
- Prostata N42.2
- Pupillarsaum H21.2
- Rachen J39.2
- renal N26
- Retina H35.8
-- postinfektiös H35.8
- Rhinopharynx J31.1
- Romberg-, hemifazial G51.8
- Samenblase N50.8
- Samenleiter N50.8
- Samenstrang N50.8
- Schilddrüse E03.4
-- angeboren E03.1
-- erworben E03.4
-- mit Kretinismus E03.1
- Schleimhaut L90.9
- Schlotterkamm K06.8
- Sehnerv H47.2
-- bei Neurosyphilis A52.1† H48.0*
- senil R54
- Sklera H15.8
- Skrotum N50.8
- Speicheldrüse K11.0
- spinal G95.88
-- mit
--- Lähmung, infantil, akut A80.3
--- Lähmung [Progressive Muskelatrophie] G12.2
- Stirnhirn G31.0
- subkutan L90.9
- Sudeck- G90.59
- Sudeck-Knochen- G90.59
- System-, multipel, vom
-- Parkinson-Typ G23.2
-- zerebellären Typ G23.3
- Thymus E32.8
- Trachea J39.88
- Tränendrüse H04.1
- Trommelfell H73.8
- Tuba uterina N83.3
- Tubulus N26
- Tunica vaginalis testis N50.8
- Uterus N85.8
-- durch Bestrahlung N99.8
--- (beabsichtigter Effekt) N85.8 ►

Atrophie *(Forts.)*
~ Uterus N85.8 *(Forts.)*
-- erworben N85.8
- Vagina N95.2
-- senil N95.2
- Vas deferens N50.8
- vaskulär I99
- vertebral M48.89
- Vesicula seminalis N50.8
- Vulva N90.5
- Werdnig-Hoffmann-, muskulär G12.0
- Wirbel M48.89
- Zahnfleisch K06.0
- Zentralnervensystem, systemisch, bei
-- Myxödem E03.9† G13.2*
-- Neubildung a.n.k. D48.9† G13.1*
- zerebellar G31.9
- zerebral G31.9
-- mit Demenz F03
- zerebro-zerebellar, progressiv G31.88
- Ziliarkörper H21.2
- Zotten, bei Diarrhoe, chronisch K52.8
- Zunge K14.8
-- senil K14.8
- Zungenpapille K14.4
Atrophiesyndrom, Optikus, Typ Costeff E71.1
Atrophisch – s.a. Art der Krankheit
- Lichen planus, annulär L43.8
- Papulose, maligne I77.88
Atrophoderma L90.9
- maculatum
-- et striatum, syphilitisch A52.7† L99.8*
-- syphilitisch A51.3† L99.8*
Atrophodermia L90.9
- idiopathica, Typ Pasini-Pierini L90.3
- linearis Moulin L90.8
- maculata L90.8
- neuriticum L90.8
- pigmentosum Q82.1
- reticulata symmetricum faciei L66.4
- vermiculata L66.4
Atrophodermie, senil L90.8
- durch Strahlung L57.8
Atropin
- Allergie T88.7
- Überempfindlichkeit T88.7
- Vergiftung T44.3
Attacke
- Angst- F41.2
- ischämisch
-- transitorisch, in der Eigenanamnese Z86.6
-- zerebral, in der Eigenanamnese Z86.6
- Jackson- G40.1
- Panik- F41.0
- schizophren F20.8
-- akut F20.8
- Schwindel- R42
- transitorisch, ischämisch G45.92
- zerebral, ischämisch G45.99

Attenuiert
– FAP [Familiäre adenomatöse Polyposis] D12.6
–– MUTYH-abhängig D12.6
– Polyposis
–– adenomatös
––– APC-assoziiert, familiär D12.6
––– familiär D12.6
––– MSH3-assoziiert, familiär D12.6
–– coli, familiär D12.6
––– MUTYH-abhängig D12.6
–– familiär, adenomatös, NTHL1-assoziiert D12.6
Attest, Ausstellung Z02
ATTR [Amyloidose vom Transthyretin-Typ], V30M-assoziiert E85.1† G63.3*
Attrition
– Zahn K03.0
– Zahnhartsubstanz K03.0
Atypisch
– Anorexia nervosa F50.1
– Argyll-Robertson-Syndrom H57.0
– Autismus F84.1
– Bulimie F50.3
– Burkitt-Lymphom C83.7
– Demenz, vom Alzheimer-Typ G30.8† F00.2*
– Depression F32.8
– Ektopie, Portio, mit Blutung N86
– Endometrium N85.9
– Epilepsie, gutartig G40.00
– Fibroxanthom D48.1
– Hyperplasie
–– Endometrium N85.1
–– Melanozyten D22.9
– Hypertrophie, Endometrium N85.1
– Infektion
–– durch Virus A81.9
–– mykobakteriell A31.9
– Karzinoid C80.9
– Karzinom, Plattenepithel C80.9
– Koarktation, Aorta Q25.1
– Leukämie, myeloisch C92.20
–– chronisch C92.20
––– BCR/ABL-negativ C92.20
–––– in kompletter Remission C92.21
– Lymphozyten R72
– Meningeom D32.9
– Mykobakteriose, disseminiert A31.80
– Mykobakterium
–– Infektion
––– Haut A31.1
––– Lunge A31.0
–––– tuberkulös A16.2
–– mit Resistenz, gegen ein oder mehrere Erstrangmedikamente U82.2! *[nur Zusatzkode!]*
– Pneumonie J18.9
– Portiogefäß N86
– Prosopalgie G50.1
– Psychose, im Kindesalter F84.1
– Rhabdoid-Teratoid-Tumor C72.9
– Schizophrenie F20.3
– Schmerzen, Gesicht G50.1 ▶

Atypisch *(Forts.)*
– Situation, familiär Z60
– Tic douloureux G50.1
– Umwandlungszone, Portio N86
– Werner-Syndrom E34.8
Au-Kline-Syndrom Q87.0
Audiogen
– Reflexepilepsie G40.8
– Störung, Sprachentwicklung F80.28
Auditiv
– Aphasie, entwicklungsbedingt F80.28
– Störung, Wahrnehmung, und Verarbeitungsstörung F80.20
Auditorisch
– Amnesie R48.8
– Neuropathie, und Optikusatrophie H90.5 H47.2
Aufbrechen, Operationswunde a.n.k. T81.3
Aufenthalt, institutionell Z62
Auffällig
– Befund
–– CTG [Kardiotokogramm] O28.8
–– Kolposkopie R93.5
– Differenzialblutbild R72
– Sozialverhalten, ohne manifeste psychiatrische Störung Z03.2
Auffälligkeit
– Artikulation F80.0
– Verhalten R46.2
Auffaserung, Außenmeniskus M23.36
Auffüllung, Brust, kosmetisch Z41.1
Aufgedunsensein R14
Aufgefunden, Leiche R98
– Todesursache, unbekannt R98
Aufgepfropft, Präeklampsie O11
– bei Hypertonie O11
–– vorher bestehend O11
Aufgesprungen, Lippe K13.0
Aufgetrieben, Abdomen R14
Auflagerung, Zahn K03.6
– aus Materia alba K03.6
Aufliegestellen L89.99
Aufmerksamkeit
– Defizit F98.80
–– bei Hyperaktivitätsstörung F90.0
– Störung F98.80
–– beim Kind F90.0
–– ohne Hyperaktivität F98.80
––– mit Beginn in der Kindheit und Jugend F98.80
–– und Aktivitätsstörung F90.0
––– bei Hyperkinesie F90.0
Aufmerksamkeitsdefizit- und Hyperaktivitätsstörung [ADHS] F90.0
Aufmerksamkeitsdefizitsyndrom [ADS] F90.0
Aufnahme
– Magnesium, selektiv, mit Hypomagnesiämie E83.4
– Mangel, Carnitin E71.3 ▶

Aufnahme *(Forts.)*
– Nahrung und Flüssigkeit, ungenügend R63.6
–– durch Vernachlässigung der eigenen Person R63.6
– Störung und Störung, Transport, Aminosäure E72.0
– wegen prophylaktischer Organentfernung Z40.08
Aufnahmeuntersuchung, für
– Altersheim Z02
– Bildungseinrichtung Z02
– Streitkräfte Z02
– Wohneinrichtung Z02
Aufpfropfgestose O11
Aufplatzen, Stiche und Nähte T81.3
Aufreißen
– Operationswunde a.n.k. T81.3
– Sektiowunde O90.0
Aufsässig, Verhalten, oppositionell, bei Störung, Sozialverhalten F91.3
Aufsteigend
– Hitze N95.1
– Paralyse, spinal, akut G61.0
– Poliomyelitis, progressiv A80.3
Aufstoßen R14
– psychogen F45.31
– sauer R14
Aufwachepilepsie, Grand-Mal- G40.3
Aufwärtsverlagerung, Hymen, kongenital Q52.4
Augapfel
– Abriss S05.7
– Adhäsion H44.8
– Atrophie H44.5
– Blutung H44.8
– Deformität
–– angeboren Q15.8
–– erworben H44.8
– Degeneration H44.5
– Dislokation, nichttraumatisch H44.8
– Fehlen
–– angeboren Q11.1
–– erworben Z90.0
– Fistel H44.4
– Fremdkörper T15.8
–– magnetisch, intraokular, alt H44.6
–– mit Verletzung, perforierend S05.5
–– retiniert H44.7
– Fuchs-Blutung H44.8
– Hypertonie H40.0
– Krankheit H44.9
– Lageveränderung H05.2
–– kongenital Q15.8
–– lateral H05.2
– Lazeration
–– mit
––– Verlust, Gewebe, intraokular S05.2
––– Vorfall, Gewebe, intraokular S05.2
–– ohne Prolaps S05.3
–– penetrierend S05.6
– Luxation H44.8
– Melanozytom D31.9 ►

Augapfel *(Forts.)*
– Phthise, durch Infektion H44.5
– Prellung S05.1
– Prolaps, nichttraumatisch H44.8
– Reizung, sympathisch H44.1
– Ruptur S05.3
–– und
––– Destruktion, bei Verätzung, Auge T26.7
––– Zerstörung, bei Verbrennung, Auge T26.2
– Siderose H44.3
– Tumor, mit Glaukom H40.5
– Verlagerung H05.2
–– kongenital Q15.8
– Verletzung S05.9
–– oberflächlich a.n.k. S05.8
–– penetrierend S05.6
––– mit
–––– Verlust, Gewebe, intraokular S05.2
–––– Vorfall, Gewebe, intraokular S05.2
–– perforierend S05.6
––– ohne Fremdkörper S05.6
– Zustand, degenerativ H44.5
Augapfelhinterwand, Fremdkörper, retiniert H44.7
Augapfelkapsel, Tenonitis H05.0
Auge
– Abriss S05.7
– Abszess H44.0
– äußeres, Fremdkörper a.n.k. T15.9
– Affektion, mit
–– Glaukom a.n.k. H40.5
–– Katarakt, sekundär H26.2
– Agenesie Q11.1
– Anomalie Q15.9
– Aplasie Q11.1
– Benetzungsstörung H04.1
– Beteiligung, frühsyphilitisch, konnatal A50.0† H58.8*
– blau S00.1
– Blutung H57.8
– Brennen H57.1
– Carcinoma in situ D09.2
– Deformität, angeboren Q15.9
– Degeneration, makulär
–– hereditär H35.5
–– kongenital H35.5
– Deviation, unsymmetrisch H51.8
– Divergenz, exzessiv H51.8
– Drücken H57.1
– Dysplasie Q11.2
–– angeboren Q11.2
– Ekchymose, traumatisch S05.1
– Embolie H34.2
– Entzündung H57.8
–– allergisch H10.1
–– mit Sekundärglaukom H40.4
– Enukleation S05.7
–– traumatisch, akut S05.7
– Erfrierung, Folgen T95.8
– Erkrankung H57.9
–– nach medizinischen Maßnahmen H59.9 ►

Auge *(Forts.)*
– Ermüdung H53.9
– Eviszeration, traumatisch S05.7
– Fehlen
–– angeboren Q11.1
–– erworben Z90.0
– feucht, subjektiv H04.2
– Flimmern H53.1
– Flügelfell H11.0
– Fremdkörper T15.9
– Fremdkörpergefühl H57.1
– Frühjahrskatarrh H10.1
– Geburtsverletzung P15.3
– Gliom, maligne C69.9
– Gonorrhoe A54.3
–– beim Neugeborenen A54.3† H13.1*
– Graft-versus-Host-Krankheit, chronisch
–– Stadium
––– 1 T86.05† H58.21*
––– 2 T86.06† H58.22*
––– 3 T86.07† H58.23*
– Herausreißung S05.7
– Herpes
–– simplex B00.5† H58.8*
–– zoster B02.3† H58.8*
– Hornhaut
–– Ablagerung H18.0
–– Degeneration H18.4
–– Dellen H18.7
–– Erweichung H18.4
–– Infiltration H18.2
–– Krankheit H18.9
–– Morbus Bowen D09.2
–– Tuberkulose A18.5† H19.2*
–– Veränderung H18.9
–– Verätzung T26.6
––– durch
–––– Lauge T26.6
–––– Säure T26.6
–– Verbrennung T26.1
–– Verfärbung H18.0
–– Verletzung, perforierend S05.6
–– Vogt-Mosaikdegeneration H18.4
– Hyperämie H11.4
– Hypertension H40.0
– Hypoplasie Q11.2
– Infektion H44.0
–– purulent H44.0
– Jucken H57.8
– Kandidose B37.88† H58.8*
– Karunkel, Tumor
–– benigne D31.0
–– maligne C69.0
– Katarrh, akut H10.2
– Komplikation H57.9
–– bei
––– Diabetes mellitus E14.30
––– Typ-1-Diabetes mellitus E10.30† H58.8*
––– Typ-2-Diabetes mellitus E11.30† H58.8* ►

Auge *(Forts.)*
~ Komplikation H57.9 *(Forts.)*
–– diabetisch, Punktblutung E14.30† H58.8*
––– bei
–––– Typ-1-Diabetes mellitus E10.30† H58.8*
–––– Typ-2-Diabetes mellitus E11.30† H58.8*
–– postoperativ H59.9
– Konvergenzschwäche H51.1
– Krankheit H57.9
–– bei
––– Diabetes mellitus E14.30† H58.8*
––– Graves-Krankheit E05.0† H58.8*
––– Toxoplasmose B58.0† H58.8*
––– Typ-1-Diabetes mellitus E10.30† H58.8*
––– Typ-2-Diabetes mellitus E11.30† H58.8*
––– Zoster B02.3† H58.8*
–– durch
––– Herpes-simplex-Virus B00.5† H58.8*
––– Herpesvirus B00.5† H58.8*
––– Virus B33.8† H58.8*
–– entzündlich a.n.k. H57.8
–– hyperthyreot E05.9† H58.8*
–– in der
––– Eigenanamnese Z86.6
––– Familienanamnese Z83.5
–– Lederhaut H15.9
–– mit Katarakt H26.2
–– spätsyphilitisch A52.7† H58.8*
–– syphilitisch, sekundär A51.4† H58.8*
– künstlich
–– Anpassung Z44.2
–– Vorhandensein Z97.8
– Lageanomalie, kongenital Q15.8
– Mangel, Vitamin A E50.7
– Melanom, maligne C69.9
– Melanoma in situ D03.8
– Melanose a.n.k. H57.8
–– kongenital Q15.8
– Metastase C79.88
– müde H53.9
– Mykose B49† H58.8*
– Nävus D31.9
– Neoplasma D48.7
– Neuralgie H57.1
– Neurose F45.8
– Ödem H57.9
– Perforation S05.6
– Phakoma H35.8
– Phlegmone H44.0
– Prellung a.n.k. S05.8
–– Bulbus S05.1
– Proptosis H05.2
– Pterygium H11.0
–– Rezidiv H11.0
– Rauschen H53.1
– Rissverletzung S05.3
–– mit Prolaps, und Verlust intraokularen Gewebes S05.2
–– ohne Prolaps, ohne Verlust intraokularen Gewebes S05.3
– rot H57.9 ►

Auge *(Forts.)*
– rudimentär Q11.2
– Schaden H57.9
–– durch Geburtsverletzung P15.3
– Schmerzen H57.1
–– mit Übelkeit H57.1
– Sicca-Syndrom, im Sinne des
–– Sjögren-Syndroms M35.0
–– Syndroms des trockenen Auges H04.1
– Siderose H44.3
– Sklerose, Gefäß I70.8† H36.8*
– Spätsyphilis A52.7† H58.8*
– Stechen H57.1
– Störung
–– Motilität H51.9
––– mechanisch H50.6
–––– durch Blow-out-Fraktur H50.6
–– postoperativ H59.9
–– psychogen F45.8
– Synechie H21.5
–– hintere H21.5
–– vordere H21.5
– Syphilis, sekundär A51.4† H58.8*
– Thrombose H34.8
–– venös H34.8
–– Zentralvene H34.8
– Tränen H57.8
– trocken H04.1
– Trübung H57.9
– Tuberkulose A18.5
– Tularämie A21.1
– Tumor D48.7
–– benigne D31.9
–– Dignität, unbekannt D48.7
–– maligne C69.9
–– mit Sekundärglaukom H40.5
– Überanstrengung a.n.k. H53.1
– Überdruck H40.0
– Überfunktion, Obliquus
–– inferior, und Parese, Obliquus superior H50.4
–– superior, und Parese, Obliquus inferior H50.4
– Ulkus, Hornhaut H16.0
– Untersuchung, Prüfung, Visus Z01.0
– Veränderung, Gefäß, sklerosierend I70.8† H36.8*
– Verätzung T26.9
–– durch
––– Kalk T26.9
––– Mörtel T26.9
–– Folgen T95.8
–– mit
––– Ruptur, und Destruktion, Augapfel T26.7
––– Verätzung
–––– Gesichtsteil, anderer T20.4
–––– Halsteil T20.4
–––– Kopfteil T20.4
– Verblitzung T26.4
– Verbrennung T26.4
–– Folgen T95.8 ►

Auge *(Forts.)*
– Verbrennung T26.4 *(Forts.)*
–– mit
––– Ruptur, und Zerstörung, Augapfel T26.2
––– Verbrennung
–––– Gesichtsteil, anderer T20.0
–––– Halsteil T20.0
–––– Kopfteil T20.0
– Verformung Q15.8
– Verletzung S05.9
–– Folgen T90.4
–– oberflächlich S05.8
–– penetrierend S05.6
– Verschluss, Zentralarterie H34.1
– Wunde, offen, Folgen T90.4
– Zittern H55
–– angeboren H55
– Zyste a.n.k. H57.8
–– angeboren Q15.8
–– kongenital Q15.8
– Zystizerkose B69.1† H45.1*
Augen-Antiinfektivum, Vergiftung T49.5
Augen-Gehirn-Krankheit, Muskel- G71.2
– mit Leukodystrophie, multizystisch, beidseitig G71.2 E75.2
Augenabschnitt
– hinterer, Anomalie Q14.9
– vorderer, Anomalie Q13.9
Augenanhangsgebilde
– Affektion H57.9
– Agenesie Q15.8
– Lazeration a.n.k. S01.1
– Prellung a.n.k. S05.8
– Verätzung T26.9
– Verbrennung T26.4
– Verletzung, oberflächlich S05.8
– Wunde, offen S05.8
Augenarterie
– Anomalie Q15.8
– Atresie a.n.k. Q15.8
Augenastarterie, Verschluss H34.2
Augenastvene, Thrombose H34.8
Augenbewegung
– binokular, Störung H51.9
– Schmerzen H57.1
– Spasmus H51.8
– Störung H51.9
Augenblicklich, Tod R96.0
– durch Synkope R96.0
Augenbraue
– Basaliom C44.3
– Melanom, maligne C43.3
– Melanoma in situ D03.3
– Nävus D22.3
– Poliosis L67.1
– Prellung S00.1
– Ptosis L98.7
– Verletzung S09.9
–– oberflächlich S00.1
– Wunde, offen S01.0
Augendruck, Erhöhung H40.0

Augenhintergrund
– Blutung H35.6
– Kolobom Q14.8
– Veränderung H35.0
Augenhöhle – s. Orbita
Augenimplantat
– Extrusion T85.3
– mit Komplikation T85.9
–– mechanisch T85.3
Augeninnendruck
– grenzwertig H40.0
– mäßig erhöht, als Restzustand, nach Glaukom H40.1
Augenkammer, vordere
– Abflachung H44.4
– Blutung H21.0
– Fremdkörper S05.5
–– retiniert H44.7
– Hypopyon H20.0
– Krankheit H21.9
– Obliteration H44.4
– Verletzung S05.8
– Zyste H21.3
Augenkammerwinkel, vorderer, Verengung H40.0
Augenkolobom, bei Mikrotie, und Verschluss, Ductus nasolacrimalis Q15.8 Q17.2
Augenlid
– Abszess H00.0
– Adhäsion H02.5
– Affektion, degenerativ H02.7
– Agenesie Q10.3
– akzessorisch Q10.3
– Anomalie, angeboren Q10.3
– Atrophie, senil H02.7
– Basaliom C44.1
– Befall
–– bei
––– Leishmaniose B55.1† H03.0*
––– Loiasis B74.3† H03.0*
Onchozerkose B73† H03.0*
––– Phthiriasis B85.3† H03.0*
–– durch Parasiten a.n.k. B89† H03.0*
– Blepharitis H01.0
– Blepharophimose H02.5
– Chalodermie H02.3
– Chloasma H02.7
–– bei Ochronose E70.2† H03.8*
–– durch Hyperthyreose E05.9† H03.8*
– Deformität, erworben H02.8
– Dermatitis
–– bei Herpes zoster B02.3† H03.1*
–– durch
––– Demodex-Arten B88.0† H03.0*
––– Herpesvirus B00.5† H03.1*
–– ekzematös H01.1
– Dermatolyse H02.3
– Ekchymose, traumatisch S00.1
– Ektropium H02.1
– Ekzem H01.1
– Elephantiasis H02.8 ►

Augenlid *(Forts.)*
– Emphysem H02.8
–– nach chirurgischem Eingriff T81.8
–– traumatisch T79.7
– Entropium H02.0
– Entzündung H01.9
–– tief H00.0
– Erkrankung, bei Zoster B02.3† H03.1*
– Erythematodes chronicus discoides H01.1
– Fehlbildung, angeboren Q10.3
– Fehlen Q10.3
–– erworben Z90.0
– Fibrom D21.0
– Fistel H01.8
– Fremdkörper H02.8
–– verblieben H02.8
– Furunkel H00.0
– Geschwulst D48.5
– Granulom H01.8
– Gumma A52.7† H03.1*
– Hämangiom D18.01
– Herpes
–– simplex B00.5† H03.1*
–– zoster B02.3† H03.1*
– Hyperämie H02.8
– Hypertrichose H02.8
– Hypertrophie H02.8
– Hypoplasie Q10.3
– Hypotrichose, kongenital Q10.3
– Impetigo L01.0† H03.8*
– Induration H02.8
– Infektion H01.9
– Infiltration H01.8
– Karbunkel H00.0
– Kolobom Q10.3
– Kontaktdermatitis H01.1
– Kontraktur H02.5
– Krankheit H02.9
– Kuhpocken B08.0† H03.1*
– Lazeration S01.1
– Lipom D17.0
– Lupus A18.4† H03.1*
–– erythematodes H01.1
–– tuberkulös A18.4† H03.1*
– Lymphangiom D18.18
– Madarosis H02.7
– Melanom, maligne C43.1
– Melanoma in situ D03.1
– Metastase C79.2
– Milien L72.0
– Molluscum contagiosum B08.1† H03.1*
– Nävus D22.1
– Narbe H02.5
– Nekrose H02.7
– Neoplasie D48.5
– Ödem H02.8
–– allergisch H01.1
– Paralyse H02.4
– Pigmentierung, kongenital Q82.8
– Prellung S00.1
– Ptilosis H02.7 ►

Augenlid *(Forts.)*
– Ptose H02.4
–– kongenital Q10.0
–– mechanisch H02.4
–– neurologisch H02.4
–– paralytisch H02.4
–– senil H02.4
–– traumatisch H02.4
– Retraktion H02.5
–– kongenital Q10.3
– Schädigung H02.9
– Schanker A51.2† H13.1*
– Schmerzen H02.8
– Spätsyphilis, mit Gumma A52.7† H03.1*
– Spasmus G24.5
– Steatom
–– infiziert H00.0
–– zystisch H01.1
– Syringom D23.1
– Tic F95.8
– Trichiasis H02.0
– Tuberkulose A18.4† H03.1*
– Tumor D48.5
– Ulkus H01.8
– Verätzung T26.5
– Verengung H02.5
– Verhärtung H02.8
– Verletzung S09.9
–– oberflächlich S00.20
– Verschluss, mangelhaft, angeboren Q10.3
– Vitiligo H02.7
– Wunde
–– bei Wunde, offen, Tränengang S01.1
–– offen S01.1
– Xanthelasma H02.6
– Xeroderma H01.1
– Zerreißung S01.1
– Zucken F95.9
–– organisch bedingt G25.6
–– psychogen F95.9
– Zyste H02.8
–– infiziert H00.0
Augenlidfalte, Fehlen, angeboren Q10.3
Augenlidhaut
– Erschlaffung, erworben H02.3
– Melanozytennävus D22.1
– Ota-Nävus D22.1
– Vermehrung H02.3
–– angeboren Q10.3
– Zyste H02.8
Augenlidwinkel, Abszess H10.5
Augenlinse
– Abszess H27.8
– Anomalie, angeboren Q12.9
– Deformität, erworben H27.8
– Degeneration H27.8
– künstlich Z44.2
– Syphilis A52.7† H28.8*
– Trübung, kongenital Q12.0
– Verletzung S05.8
Augenmuskel
– Adhäsion H50.6
– äußerer
–– Myopathie H05.8
–– Paralyse H49.9
–– Parese H49.9
– Agenesie Q15.8
– akzessorisch Q10.3
– Deformität
–– angeboren Q10.3
–– erworben H50.6
– extraokulär, Wunde, offen S05.4
– Fehlen Q10.3
– Fibrose H50.6
– Fremdkörper S05.4
–– retiniert, alt H05.5
– Hypoplasie Q15.8
– innerer, Paralyse H52.5
– Kontraktion, paralytisch H49.9
– Kontraktur H50.8
– Krankheit H50.9
– Paralyse
–– konjugiert H51.0
–– kortikal, konjugiert H51.0
– Parese H49.9
– Störung, Koordination a.n.k. H50.9
Augenmuskelnerv, mehrere, Parese, kongenital H49.9
Augenpol, hinterer, Narbe H31.0
Augenprothese
– mit Komplikation T85.9
– Problem, mechanisch T85.3
– Prolaps T85.3
Augensegment, vorderes, Dysgenesie, autosomal-rezessiv Q13.8
Augensenker, Parese H49.9
Augentransplantat, mit Komplikation T85.9
Augenwimpern
– Agenesie Q10.3
– Fehlen Q10.3
Augenwinkel
– Basaliom C44.1
– Fremdkörper T15.1
– Melanom, maligne C43.1
– Prellung S00.1
– Schädigung H02.9
– Verletzung S09.9
–– oberflächlich S00.20
– Wunde, offen S01.1
–– mit Zerreißung, Augenwinkel S01.1
– Zyste, konjunktival H11.4
Aujeszky-Krankheit B33.8
Aura
– akut einsetzend, bei Migräne G43.1
– bei Migräne G43.1
–– ohne Kopfschmerzen G43.1
– epileptica a.n.k. G40.9
– Jackson- G40.1
– prolongiert, bei Migräne G43.1
Aurantiasis cutis E67.1

Auricula
– Deformität
–– erworben H61.1
–– Ohr, angeboren Q17.3
– Hämatom
–– nichttraumatisch H61.1
–– traumatisch S00.48
Aurikulär
– Fistel H61.1
–– angeboren Q18.1
– Form, Tachykardie, paroxysmal – s.a. Bouveret-Hoffmann-Syndrom I47.9
– Ossifikation H61.1
– Othämatom H61.1
–– nichttraumatisch H61.1
– Stillstand I45.5
– Tachykardie I47.1
Aurikularanhang Q17.0
– akzessorisch Q17.0
Aurikulo-Osteodysplasie Q87.5
Aurikulokondyläres Syndrom Q75.8
Aurikulotemporal, Syndrom G50.8
Ausbildungsbedingt
– Benachteiligung Z55
– Problem Z55
Ausbleiben
– Entwicklung, physiologisch, normal, erwartet R62.9
– Eröffnung, Cervix uteri, bei Wehen O62.0
– Laktation O92.30
–– partiell O92.40
– Menstruation N91.2
– Ovulation N97.0
– Rotation
–– Kolon Q43.3
–– Zäkum Q43.3
Ausbreitung
– Karzinom, sekundär C79.9
– Metastase C79.9
Auseinanderweichen
– Musculi recti abdominis, Komplikation, Entbindung O71.8
– Os pubis, Komplikation, Entbindung O71.6
– Symphyse, Komplikation, Entbindung O71.6
Ausfall
– Gesichtsfeld H53.4
–– mit Verdacht, Glaukom H40.0
–– subjektiv H53.1
– Gesichtsfeldareale, korrespondierend, bei Fusionsstörung H53.4
– Haar L65.9
–– diffus L65.9
–– hormonell bedingt L64.9
–– lokalisiert L63.9
–– ohne Narbenbildung L65.9
–– partiell L63.9
–– total, am Kopf L63.0
– Hirnfunktion, irreversibel G93.88
– hirnorganisch G93.88
– hormonell E34.9
– Labyrinth H83.2 ►

Ausfall *(Forts.)*
– Milchzahn, vorzeitig K00.6
– motorisch, Extremität, bei Gipsbehandlung G97.9
– neurologisch, Extremität, bei Gipsbehandlung G97.9
– Vestibularis H81.9
Ausfallerscheinungen, klimakterisch N95.1
Ausfluss
– aus Brustwarze N64.5
– Ohr H92.1
– Penis R36
– Urethra R36
– Vagina N89.8
–– nichtentzündlich N89.8
Ausgeblieben, Schwangerschaft Z32
Ausgebranntsein Z73
Ausgeheilt, Infarkt, Herz I25.29
Ausgeprägt
– Mitesser L70.0
– Multiparität Z64.1
– Oligophrenie F72.9
– Osteochondrose, Wirbelsäule, mit Einengung, Foramina M42.99
– Schwäche, Intelligenz F72.9
Ausgesetztsein T75.8
– gegenüber
–– Kälte T69.9
–– Witterungsunbilden T75.8
– mit Erschöpfung T73.2
Ausgrenzung, sozial Z60
Ausgussblutung
– Magen K92.2
– Trachea R04.8
Ausgussstein
– Gallenblase K80.20
– Niere N20.0
– Nierenbecken N20.0
Auskristallisation, Harnsäure R82.9
Auslösung, Menstruation (zur Kontrazeption) Z30.3
Ausnahmezustand
– psychisch F43.9
– reaktiv, mit Störung, vorwiegend psychomotorisch F43.0
Ausreißen, Haar, pathologisch F63.3
Ausriss, knöchern
– Band T14.3
– Seitenband, ulnar, Daumen S63.4
Aussaat, Tumor C79.9
Aussatz – s.a. Lepra A30.9
– italienisch E52
– Mailänder E52
Ausscheidung
– Bilirubin, Störung E80.6
– Eiweiß, im Urin R80
– Harn, mangelhaft R34
– Kristalle, im Harn R82.9
– Störung, renal N19
– Zucker, im Harn R81

Ausschlag R21
– arzneimittelbedingt L27.0
– bullös R23.8
– durch
–– Hitze L74.0
–– Serum a.n.k. T80.6
– Eiter- L01.0
– erythematös, beim Neugeborenen P83.8
– Grind- L01.0
– Haut R21
–– bei Krankheit, durch HIV B23.8 R21
–– lichenoid L28.0
–– makulopapulös R21
–– scharlachartig R21
–– toxisch a.n.k. L53.0
–– und Eruption, Haut, unspezifisch R21
– Licht-, polymorph, durch Sonnenbestrahlung L56.4
– lokalisiert, durch
–– Arzneimittel L27.1
–– Impfung L27.1
– Quaddel- L50.9
– ringelförmig R23.8
– uncharakteristisch R21
– vesikulär R23.8
– Windel-, psoriasiform L22
Ausschluss
– Befund, verdächtig Z03.9
– Schwangerschaft Z32
– Verdachtsfall Z03.9
Ausschusswunde T14.1
Aussetzen T74.0
– eines Neugeborenen T74.0
Aussprache, Störung F80.9
Ausstellung
– Attest Z02
– Bescheinigung, ärztlich Z02
–– zur
––– Invalidität Z02
––– Tauglichkeit Z02
––– Todesursache Z02
– Verordnung, wiederholt Z76.0
Ausstülpung, sackartig, Uterus, gravid, Komplikation, Entbindung O34.5
Außenband
– Läsion, Sprunggelenk, oberes S93.40
– Riss, Knie
–– komplett S83.43
–– partiell S83.43
– Ruptur, Sprunggelenk S93.2
–– oberes S93.2
Außenknöchel
– Abszess L02.4
– Dekubitus L89.98
– Fraktur S82.6
Außenliegend
– Gerstenkorn H00.0
– Verätzung T30.4
Außenmeniskus
– Auffaserung M23.36 ►
Außenmeniskus *(Forts.)*
– Korbhenkelriss S83.2
–– akut S83.2
– Läsion M23.36
–– degenerativ M23.36
–– Kniegelenk M23.36
– und Innenmeniskus, Läsion M23.30
– Verletzung, mit Verletzung
–– Kreuzband S83.7
–– Seitenband S83.7
Außenrotationsgang R26.8
Außergewöhnlich groß, Neugeborenes P08.0
Austauschtransfusion, mit Thrombozytopenie, beim Neugeborenen P61.0
Austin-Flint-Geräusch I35.1
Australia-Antigen, mit Hepatitis B18.19
Australisch
– Enzephalitis A83.4
– Q-Fieber A78
Austreibungsperiode
– protrahiert verlaufend
–– 2. Zwilling O63.2
–– bei Geburt O63.1
– verkürzt
–– bei Entbindung O62.3
–– mit Schädigung, Fetus/Neugeborenes P03.5
Austritt, Liquor cerebrospinalis G96.0
– nach
–– Lumbalpunktion G97.0
–– Spinalpunktion G97.0
Austrocknung E86
Austrocknungsekzem L30.8
Auswärtsschielen H50.1
– intermittierend H50.3
Ausweichend, Verhalten R46.5
Ausweitung, Harnblase N32.8
Auswirkungen
– Gravitationskräfte, abnorm T75.8
– Hitze T67.9
– Kälte T69.9
– nichttödlich, durch Strom, elektrisch T75.4
– Schwerelosigkeit T75.8
Auswurf
– mit Blut R04.2
– vermehrt R09.3
Auszehrung – s.a. Kachexie R64
– Alters- R54
– tuberkulös a.n.k. A16.9
Autismus F84.0
– atypisch F84.1
– frühkindlich F84.0
– mit Portwein-Nävus, fazial F84.0 Q82.5
Autismus-Syndrom, Makrozephalie-Intelligenzminderung- Q87.0
Autistisch, Psychopathie F84.5
Autoaggressionskrankheit M35.9
Autoantikörper
– Anti-Interferon-gamma-, bei Immundefekt, erworben, mit Beginn im Erwachsenenalter D84.8
– Kälte-, mit Anämie, hämolytisch D59.1 ►

Autoantikörper *(Forts.)*
– Wärme-, mit Anämie, hämolytisch D59.1
Autodigestion R68.8
Autoerythrozytär, Sensibilisierung D69.2
Autogen, Transplantation, Haut, Zustand nach Z94.5
Autoimmun
– Addison-Krankheit E27.1
– Adrenalitis E27.1
– Anämie, hämolytisch D59.1
–– erworben a.n.k. D59.1
–– medikamentös bedingt D59.0
–– symptomatisch D59.1
– Atrophie, pluriglandulär E31.0
– Enteropathie, Typ
–– 1 E31.0
–– 3 K52.8
– Erkrankung, in der Eigenanamnese Z86.2
– Hämolyse D59.1
– Hepatitis K75.4
–– chronisch K75.4
– Hypoparathyreoidismus E20.0
–– mit Candidiasis und, Insuffizienz, Nebennierenrinde E31.0
– Insuffizienz, polyglandulär E31.0
– Kältesensibilisierung D59.1
– Krankheit M35.9
–– multisystemisch, früh beginnend, STAT3-assoziiert M35.8
–– systemisch a.n.k. M35.9
– Mangel, polyglandulär E31.0
– Myasthenia gravis G70.0
– PAP [Pulmonale Alveolarproteinose] J84.00
– Parathyreoiditis E21.4
– Polyendokrinopathie E31.0
–– Typ
––– 1 E31.0
––– 2 E31.0
––– 3 E31.0
––– 4 E31.0
– polyglandulär, Syndrom, Typ 2 E31.0
– Proteinose, alveolär, pulmonal J84.00
– Syndrom
–– hypoglykämisch E16.0
–– polyglandulär E31.0
––– Typ 1 E31.0
– Thyreoiditis E06.3
– Thyreopathie E06.3
– Versagen, polyglandulär E31.0
– Zirrhose, Leber K74.6
Autoimmun-assoziiert, Diabetes mellitus, latent E10.90
Autoimmun-lymphoproliferativ
– Krankheit, Typ Dianzani D47.9
– Syndrom D47.9
–– durch CTLA4[Cytotoxisches T-Lymphozyten-assoziiertes Antigen 4]-Haploinsuffizienz D47.9
Autoimmun-neuropsychiatrisch, Krankheit, pädiatrisch, mit Infektion, durch Streptokokken Gruppe A G25.88 B95.0! F07.8
Autoimmun-Thyreoiditis, assoziiert, bei Enzephalopathie, Steroid-responsiv G04.8 E06.3
Autoimmunbedingt, Hyperthyreose E05.8
Autoimmungranulozytopenie D70.6
Autoimmunhämolytisch, Anämie
– arzneimittelinduziert D59.0
– gemischt D59.1
– neonatal D59.1
Autoimmunhepatitis K75.4
– Typ
–– 1 K75.4
–– 2 K75.4
Autoimmunopathie M35.9
Autoimmunpankreatitis, Typ
– 1 K86.10
– 2 K86.10
Autoimmunsyndrom, polyendokrin, Typ II E31.0
Autoimmunthrombozytopenie D69.58
Autoimmunvaskulitis D69.0
Autoinflammations-Syndrom, CEBPE-assoziiert, mit Immundefekt, und neutrophiler Funktionsstörung M35.8
Autoinflammatorisch
– Kältesyndrom, familiär L50.2
– Syndrom, kälteinduziert, familiär L50.2
–– Typ 2 L50.2
Autointoxikation R68.8
Autokrankheit T75.3
Autolyse R68.8
Automatismen G93.88
– epileptisch G40.2
– paroxysmal, idiopathisch G40.2
Autonom
– Adenom, Schilddrüse D34
–– dekompensiert D34
–– kompensiert D34
– Dysfunktion, Harnblase, neuromuskulär N31.2
– Dysreflexie G90.49
–– als
––– Krise, hyperton G90.40
––– Schwitzattacke G90.41
– Faziozephalgie G90.08
– Funktionsstörung, somatoform F45.39
– Harnblase, neurogen N31.2
– Insuffizienz, idiopathisch G90.08
– Nerv, peripher, Neuropathie G90.9
–– bei
––– Amyloidose E85.4† G99.08*
––– Diabetes mellitus E14.40† G99.08*
––– Gicht M10.09† G63.6*
––– Hyperthyreoidismus E05.9† G99.08*
––– Krankheit
–––– endokrin a.n.k. E34.9† G99.08*
–––– Stoffwechsel a.n.k. E88.9† G99.08*
– Nervensystem
–– Degeneration G90.9
–– Dysfunktion, durch Alkohol G31.2
–– Krankheit G90.9
–– peripher
––– Degeneration G90.9 ►

Autonom *(Forts.)*
~ Nervensystem *(Forts.)*
~~ peripher *(Forts.)*
––– Kompression G90.8
––– Lähmung G90.8
––– Reizung G90.8
– Neuropathie G90.9
–– amyloid E85.9† G99.08*
–– kardial G90.9
–– mit Harnblase, neurogen N31.2
– Störung, Gleichgewicht G90.8
Autonomie
– multifokal, bei Struma, mit Euthyreose E04.2
– Schilddrüse, bei Struma E04.9
–– mit Hyperthyreose E05.2
– unifokal, bei Struma, mit
–– Euthyreose E04.1
–– Hyperthyreose E05.1
Autophagie, exzessiv, bei Myopathie, X-chromosomal G71.8
Autosensibilisierung
– erythrozytär D69.2
–– mit Blutung
––– kutan D69.2
––– petechial D69.2
– Haut L30.2
Autosomal-dominant
– Ablösung, Netzhaut, rhegmatogen H33.0
– Akroosteolyse M89.59
– Alport-Syndrom Q87.8
– Alzheimer-Krankheit, mit frühem Beginn G30.0
– Anfälligkeit, für Mykobakteriosen, durch Defekt, Interferon-gamma-Rezeptor
–– 1, partiell D84.8
–– 2, partiell D84.8
– Ataxie
–– spastisch, Typ 1 G11.4
–– zerebellär, mit Schwerhörigkeit, und Narkolepsie G11.2
–– zerebellar G11.9
– Atrophie
–– Muskel, spinal, proximal, mit Beginn im
––– Erwachsenenalter G12.1
––– Kindesalter G12.1
–– Optikus
––– klassische Form H47.2
––– mit Katarakt H47.2
––– Typ
–––– 3 H47.2
–––– Kjer H47.2
––– und Neuropathie, peripher H47.2
– Best-Degeneration, Makula, vitelliform H35.5
– Brachyolmie Q76.3
– Charcot-Marie-Tooth-Krankheit, Typ
–– 2
––– durch
–––– ATP1A1-Genmutation G60.0
–––– DGAT2-Genmutation G60.0
–––– KIF5A-Genmutation G60.0
–––– MME-Genmutation G60.0 ►

Autosomal-dominant *(Forts.)*
~ Charcot-Marie-Tooth-Krankheit, Typ *(Forts.)*
~~ 2 *(Forts.)*
~~~ durch *(Forts.)*
–––– TFG-Genmutation G60.0
––– mit Riesen-Axonen G60.0
–– 2A1 G60.0
–– 2A2 G60.0
–– 2B G60.0
–– 2C G60.0
–– 2D G60.0
–– 2E G60.0
–– 2F G60.0
–– 2I G60.0
–– 2J G60.0
–– 2K G60.0
–– 2L G60.0
–– 2M G60.0
–– 2N G60.0
–– 2O G60.0
–– 2P G60.0
–– 2Q G60.0
–– 2U G60.0
–– 2V G60.0
–– 2W G60.0
–– 2Y G60.0
–– 2Z G60.0
– Cutis laxa Q82.8
– Degeneration, Makula, vitelliform H35.5
– Dysostose, spondylokostal Q76.8
– Dystonie
–– Dopa-responsiv G24.1
–– fokal, Typ DYT25 G24.1
– Dystrophie
–– Muskel, Gliedergürtel, Typ
––– 1A G71.0
––– 1B G71.0
––– 1C G71.0
––– 1D G71.0
––– 1E G71.0
––– 1F G71.0
––– 1G G71.0
––– 1H G71.0
–– Netzhaut, spät beginnend H35.5
– Enzephalopathie, nekrotisierend, akut G93.4
– Epidermolysis bullosa, dystroph, generalisiert Q81.2
– Frontallappenepilepsie, nächtlich G40.1
– Hämochromatose E83.1
–– hereditär E83.1
– HIES [Hyperimmunglobulin E-Syndrom] D82.4
– Hyperinsulinismus, durch
–– Kir6.2-Mangel E16.1
–– SUR1-Mangel E16.1
– Hypomagnesiämie
–– isoliert E83.4
––– Typ Glaudemans E83.4
–– primär, mit Hypokalziurie E83.4
– Ichthyosis vulgaris Q80.0
– Kenny-Caffey-Syndrom Q87.1 ►
~~~

Autosomal-dominant *(Forts.)*
– Krankheit, Niere
–– polyzystisch Q61.2
––– Typ 1, mit Sklerose, tuberös Q61.2 Q85.1
–– tubulointerstitiell Q61.5
–– zystisch, medullär Q61.5
––– mit Hyperurikämie Q61.5
– Larsen-Syndrom Q74.8
– Leber, Krankheit, polyzystisch Q44.6
– Makrothrombozytopenie D69.1
– Mikroangiopathie, zerebral, HTRA1-abhängig I67.88
– Mikrozephalie, primär Q02
– Minderung, Intelligenz, nicht-syndromal F79.9
– Myoglobinurie R82.1
– Myopathie
–– mitochondrial, mit Belastungsintoleranz G71.3
–– zentronukleär G71.2
– Myopie, mit Mittelgesichtsretrusion, sensorineuraler Schwerhörigkeit, und rhizomeler Dysplasie Q87.0
– Neurodegeneration, striatal G23.8
– Neutropenie, schwer, kongenital D70.0
– Niere, polyzystisch, Erwachsenentyp Q61.2
– Omodysplasie Q78.8
– Ophthalmoplegie, extern, progressiv H49.4
– Optikusatrophie-plus-Syndrom H47.2
– Osteopetrose, Typ
–– 1 Q78.2
–– 2 Q78.2
– Osteosklerose, Typ Worth Q78.2
– Paraplegie, spastisch, Typ
–– 3 G11.4
–– 4 G11.4
–– 6 G11.4
–– 8 G11.4
–– 9 G11.4
–– 9A G11.4
–– 9B G11.4
–– 10 G11.4
–– 12 G11.4
–– 13 G11.4
–– 17 G11.4
–– 19 G11.4
–– 29 G11.4
–– 31 G11.4
–– 32 G11.4
–– 35 G11.4
–– 36 G11.4
–– 37 G11.4
–– 38 G11.4
–– 41 G11.4
–– 42 G11.4
–– 73 G11.4
– Polydaktylie, präaxial, mit Hypertrichose, Rücken, oberer Q69.9 Q84.2
– progressiv, Nephropathie, mit Hypertonie I15.10
– Pseudohypoaldosteronismus, Typ 1 N25.8
– Pterygium-Syndrom, popliteal Q87.8 ►

Autosomal-dominant *(Forts.)*
– Rachitis, hypophosphatämisch E83.30
– Robinow-Syndrom Q87.1
– Schwerhörigkeit, sensorineural, nicht-syndromal, Typ DFNA H90.3
– Segawa-Syndrom G24.1
– Stenose, Aortenisthmus Q25.1
– Thrombozytopenie, mit Sekretionsdefekt, Thrombozyten D69.41
– Vitreoretinochorioidopathie H35.5
– Vitreoretinopathie H43.8
–– inflammatorisch, neovaskulär H35.2
– Zystenniere, multipel Q61.2
Autosomal-rezessiv
– Agammaglobulinämie D80.0
– Akinesie, fetal Q87.8
– Alport-Syndrom Q87.8
– Anämie, sideroblastisch D64.0
– Anfälligkeit, für Mykobakteriosen, durch Defekt, Interferon-gamma-Rezeptor
–– 1, partiell D84.8
–– 2, partiell D84.8
– Arthrogryposis multiplex congenita, myogen Q74.3
– Ataxie
–– durch Mangel
––– PEX10 [Peroxisomen-Biogenese-Faktor 10] G11.8
––– Ubiquinon G11.1
–– spastisch
––– mit
–––– Atrophie, Optikus, und Dysarthrie G11.4
–––– Leukoenzephalopathie G11.4
––– Typ
–––– 4 G11.4
–––– 5 G11.4
–––– Charlevoix-Saguenay G11.1
–– spinozerebellar, Typ
––– 2 G11.0
––– 6 G11.0
––– 7 G11.1
––– 10 G11.2
––– 13 G11.1
––– 15 G11.1
––– 16 G11.1
––– 17 G11.1
––– 19 G11.1
––– 20 G11.1
––– 21 G11.1† K77.8*
––– 23 G11.1
–– Typ Beauce G11.2
–– zerebellär
––– Beginn im Erwachsenenalter G11.2
––– durch Mangel, WWOX Gen G11.1
––– mit
–––– Blindheit und Schwerhörigkeit G11.1
–––– Epilepsie, und Minderung, Intelligenz G11.1
–––– Intrusion, sakkadisch G11.8
–––– psychomotorischer Retardierung G11.1
––– Spectrin-assoziiert G11.1 ►

Autosomal-rezessiv *(Forts.)*
~ Ataxie *(Forts.)*
~~ zerebellär *(Forts.)*
--- Typ 12 G11.1
-- zerebellar G11.9
--- mit spät beginnender Spastik G11.1
- Atrophie, Optikus, Typ 3 E71.1
- Azidose, tubulär, renal, distal N25.8
- Bestrophinopathie H35.5
- Brachyolmie Q76.3
- Charcot-Marie-Tooth-Krankheit
-- axonal, durch Defekt, Kupferstoffwechsel G60.0
-- intermediär, Typ
--- A G60.0
--- B G60.0
--- C G60.0
--- D G60.0
-- Typ 2, durch SPG11-Genmutation G60.0
- Cutis laxa, Typ
-- 1 Q82.8
-- 1C Q82.8
-- 2 Q82.8
-- 2A Q82.8
-- 2B Q82.8
- Dysgenesie, Augensegment, vorderes Q13.8
- Dysostose, spondylokostal Q76.8
- Dysplasie
-- Nagel Q84.6
-- spondylometaphysär, Typ Megarbane Q77.8
- Dystonie
-- Dopa-responsiv G24.1
-- mit Beginn im Kindesalter, Typ DYT29 G24.1
- Dystrophie, Muskel, Gliedergürtel, Typ
-- 2A G71.0
-- 2B G71.0
-- 2C G71.0
-- 2D G71.0
-- 2E G71.0
-- 2F G71.0
-- 2G G71.0
-- 2H G71.0
-- 2I G71.0
-- 2J G71.0
-- 2K G71.0
-- 2L G71.0
-- 2M G71.0
-- 2N G71.0
-- 2O G71.0
-- 2P G71.0
-- 2Q G71.0
-- 2R G71.0
-- 2S G71.0
-- 2U G71.0
-- 2W G71.0
-- 2X G71.0
-- 2Y G71.0
-- 2Z G71.0
- Epidermolysis bullosa, dystroph, intermediär, generalisiert Q81.2 ►

Autosomal-rezessiv *(Forts.)*
- Friedreich-Ataxie G11.1
- HIES [Hyperimmunglobulin E-Syndrom] D82.4
-- durch Defizienz, TYK2 D82.4
- Hyperinsulinismus, durch
-- Kir6.2-Mangel E16.1
-- SUR1-Mangel E16.1
- Hyperkalzämie, infantil E83.58
- Ichthyose, epidermolytisch Q80.3
- Immundefekt, primär
-- durch RORC-Genmutation D84.8
-- mit defekter spontaner NK-Zellen-Zytotoxizität D84.8
- Kenny-Caffey-Syndrom Q87.1
- Krankheit
-- lymphoproliferativ D47.9
--- durch Mangel, CD27 D47.9
-- Niere, polyzystisch Q61.1
- Leukodystrophie, hypomyelinisierend
-- C11ORF73-assoziiert E75.2
-- NKX6-2-assoziiert E75.2
-- RARS-assoziiert E75.2
-- VPS11-assoziiert E75.2
- Mikrozephalie, primär Q02
- Minderung, Intelligenz, nicht-syndromal F79.9
- Myopathie
-- mit Ophthalmoplegie, extern, im Kindesalter beginnend G71.2 H49.8
-- zentronukleär G71.2
- Neutropenie, kongenital, schwer, durch Defizienz
-- CSF3R D70.0
-- CXCR2 D70.0
-- G6PC3 D70.0
-- JAGN1 D70.0
- Niere, polyzystisch, infantiler Typ Q61.1
- Omodysplasie Q78.8
- Ophthalmoplegie, extern, progressiv H49.4
- Osteopetrose
-- maligne Q78.2
-- Typ 7 Q78.2 D80.1
- Pachygyrie, frontotemporal Q04.3
- Palmoplantarkeratose, mit Alopezie, kongenital Q82.8 Q84.0
- Paraplegie, spastisch
-- kompliziert durch Störung, Kennedy-Stoffwechselweg G11.4
-- Typ
--- 5A G11.4
--- 7 G11.4
--- 9B G11.4
--- 11 G11.4
--- 14 G11.4
--- 15 G11.4
--- 18 G11.4
--- 20 G11.4
--- 21 G11.4
--- 23 G11.4
--- 24 G11.4
--- 25 G11.4 ►

Autosomal-rezessiv *(Forts.)*
~ Paraplegie, spastisch *(Forts.)*
~~ Typ *(Forts.)*
––– 26 G11.4
––– 27 G11.4
––– 28 G11.4
––– 30 G11.4
––– 39 G11.4
––– 43 G11.4
––– 44 G11.4
––– 45 G11.4
––– 46 G11.4
––– 48 G11.4
––– 49 G11.4
––– 53 G11.4
––– 54 G11.4
––– 55 G11.4
––– 56 G11.4
––– 57 G11.4
––– 58 G11.4
––– 59 G11.4
––– 60 G11.4
––– 61 G11.4
––– 62 G11.4
––– 63 G11.4
––– 64 G11.4
––– 66 G11.4
––– 67 G11.4
––– 69 G11.4
––– 70 G11.4
––– 71 G11.4
––– 72 G11.4
––– 74 G11.4
––– 75 G11.4
––– 76 G11.4
––– 77 G11.4
––– 78 G11.4
– Pseudohypoaldosteronismus, Typ 1 N25.8
– Rachitis, hypophosphatämisch E83.30
– Robinow-Syndrom Q87.1
– Schwerhörigkeit, sensorineural, nicht-syndromal, Typ DFNB H90.3
– Segawa-Syndrom G24.1
– Stickler-Syndrom Q87.0
– Zystenniere, multipel Q61.1
Autosomen
– Abnormität a.n.k. Q99.9
– akzessorisch a.n.k. Q92.9
– Anomalie a.n.k. Q99.9
– Bruchstelle, beim Individuum Q95.5
– Deletion Q93.9
– Rearrangement, balanciert, beim abnormen Individuum Q95.2
– Translokation, balanciert Q95.9
–– beim normalen Individuum Q95.0
– Trisomie a.n.k. Q92.9
– und Gonosomen, Rearrangement, balanciert, beim abnormen Individuum Q95.3
Autotopagnosie R48.1
Autotoxikose R68.8
Autotransplantatabstoßung T86.9
Autumnalfieber J30.1
Autumnalkatarrh J30.1
AV[Atrioventrikular]-Block I44.3
– inkomplett I44.3
– komplett I44.2
AV[Atrioventrikular]-Dissoziation I45.8
AV[Atrioventrikular]-Kanal Q21.2
– Defekt Q21.2
– komplett Q21.2
AV-junktional
– Extrasystolie I49.2
– Tachykardie I47.1
–– paroxysmal I47.1
–– psychogen F45.30
–– supraventrikulär I47.1
–– ventrikulär I47.2
–– Vorhof I47.1
AV-Knoten-Arrhythmie I49.8
AV-Knoten-Reentry-Tachykardie I47.1
AV-Reentry-Tachykardie I47.1
AV-Shunt
– aus körpereigenem Material, Thrombose T82.8
– autogen, Thrombose T82.8
Avaskulär, Nekrose
– Femurkopf
–– familiär M87.85
–– nicht-traumatisch
––– durch Arzneimittel M87.15
––– sekundär M87.35
– Hüfte M87.95
– idiopathisch M87.09
– Knochen M87.99
–– idiopathisch M87.09
–– nicht-traumatisch, sekundär M87.39
––– durch Arzneimittel M87.19
–––– mehrere Lokalisationen M87.10
– traumatisch M87.29
–– Beckenregion M87.25
–– Fuß M87.27
–– Hand M87.24
–– mehrere Lokalisationen M87.20
–– Oberarm M87.22
–– Oberschenkel M87.25
–– Schulterregion M87.21
–– Unterarm M87.23
–– Unterschenkel M87.26
AVED [Ataxie mit Vitamin E-Mangel] G11.1
Aversion, sexuell F52.1
Aversions-Therapie a.n.k. Z50.4! *[nur Zusatzkode!]*
Aviär, Influenza, mit Virusnachweis J09 U69.21!
Avitaminose E56.9
– A E50.9
– B E53.9
– B_2 E53.0
– C E54
– D E55.9
– K E56.1
– mit Polyneuropathie a.n.k. E56.9† G63.4*
– multipel a.n.k. E56.9
– Neuro- E56.9† G99.8*

AVK [Arterielle Verschlusskrankheit] I70.29
– Becken- und Oberschenkeltyp I70.29
– Beckentyp I70.29
– bei
–– Diabetes mellitus E14.50† I79.2*
–– Typ-1-Diabetes mellitus E10.50† I79.2*
–– Typ-2-Diabetes mellitus E11.50† I79.2*
– Bein I70.29
– Oberschenkeltyp I70.29
AVNRT [AV-Knoten-Reentry-Tachykardie] I47.1
AVRT [AV-Reentry-Tachykardie] I47.1
AVSD [Atrioventrikulärer Septumdefekt] Q21.2
Avulsion, Lid S01.1
AVWS [Auditive Verarbeitungs- und Wahrnehmungsstörung] F80.20
Axenfeld-Anomalie Q13.8
– Rieger- Q13.8
Axenfeld-Degeneration, verkalkend Q13.4
Axenfeld-Konjunktivitis, Morax- H10.2
Axenfeld-Rieger-Syndrom Q13.8
Axenfeld-Schürenberg-Syndrom H49.0
Axenfeld-Spindel, Krukenberg- H18.0
Axial
– Dysplasie, mesodermal Q87.8
– Hiatushernie K44.9
– Spondylarthritis M45.09
–– nichtröntgenologisch M45.09
Axilla
– Abszess L02.4
– Basaliom C44.59
– Ekzem L30.9
– Furunkel L02.4
– Haut, Karzinom C44.59
– Karbunkel L02.4
– Lymphadenitis, akut L04.2
– Lymphangiom D18.11
– Lymphom C85.9
– Melanom, maligne C43.5
– Melanoma in situ D03.5
– Nävus D22.5
– Phlegmone L03.10
– Schwellung, Lymphknoten R59.0
– Wunde, offen S41.80
Axillär
– Adenitis I88.9
–– akut L04.2
–– chronisch I88.1
–– subakut I88.1
– Lymphknoten
–– Infektion L04.2
–– Karzinom C77.3
–– Tuberkulose A18.2
– Mamma Q83.1
– Mammagewebe, akzessorisch Q83.1
– Paralyse G54.0
Axillaris, Läsion G56.8
Axillarvene, Thrombose I80.81
Axis
– Arthrose M47.81
– Dislokation S13.11 ►
Axis *(Forts.)*
– Fraktur S12.1
–– Bogenwurzel, doppelseitig S12.1
Axonal
– Charcot-Marie-Tooth-Krankheit, autosomal-rezessiv
–– durch Defekt, Kupferstoffwechsel G60.0
–– mit Akrodystrophie G60.0
– Neuropathie
–– angeboren, mit Enzephalopathie G60.0 G93.4
–– früh beginnend, schwer, durch Mangel, NEFL [Neurofilament-Leichtketten] G60.0
–– motorisch, akut G61.0
–– motorisch-sensorisch, akut G61.0
–– sensomotorisch, komplex, mit Mikrozephalie G60.0 Q02
–– Typ, Atrophie, Muskel, peronäal G60.0
Ayerza-Krankheit I27.0
Azephalobrachius Q89.8
Azephalochirus Q89.8
Azephalogaster Q89.8
Azephalostomus Q89.8
Azephalothorax Q89.8
Azephalus Q00.0
Azetabulum
– Chondrosarkom C41.4
– Distorsion a.n.k. S73.18
– Dysplasie, angeboren Q65.8
– flach M24.85
– Fraktur S32.4
– Osteochondrose, juvenil M91.0
Azetazolamid, Vergiftung T50.2
Azetazolamid-sensitiv, Myotonia congenita G71.1
Azeton, Kontaktdermatitis, allergisch L24.2
Azetonämie R79.8
– bei
–– Diabetes mellitus E14.11
–– Typ-1-Diabetes mellitus E10.11
–– Typ-2-Diabetes mellitus E11.11
Azetonämisch, Erbrechen R11
Azetonurie R82.4
Azidämie E87.2
– Argininosuccino- E72.2
– D-2-Hydroxyglutaryl- E72.8
– fetal, Betreuung, Schwangere O36.3
– L-2-Hydroxyglutaryl- E72.8
– pipekolinämisch E72.3
Azidität, psychogen F45.31
Azido-basophil
– Adenom D35.2
– Karzinom, gemischt C75.1
Azidophil
– Adenokarzinom C75.1
–– Hypophyse C75.1
– Adenom D35.2
– Karzinom C75.1
–– Hypophyse C75.1
Azidose E87.2
– alkoholbedingt E87.2 ►

Azidose E87.2 *(Forts.)*
– bei
–– Diabetes mellitus E14.11
–– Typ-1-Diabetes mellitus E10.11
–– Typ-2-Diabetes mellitus E11.11
– distal, renal, tubulär N25.8
– fetal P20.9
–– bei Entbindung O68.3
– intrauterin P20.9
– Laktat- E87.2
– metabolisch a.n.k. E87.2
– proximal, renal, tubuläre N25.8
– renal N25.8
–– tubulär
––– bei Osteopetrose Q78.2 N25.8
––– Typ II N25.8
– respiratorisch E87.2
– Spät-, metabolisch, beim Neugeborenen P74.0
– tubulär
–– distal N25.8
–– renal N25.8
––– distal, autosomal-rezessiv N25.8
––– Typ I N25.8
Azidurie
– Alpha-Aminoadipin- E72.3
– Alpha-Methyl-Acetessigsäure E71.1
– Argininosuccino- E72.2
– D-2-Hydroxyglutaryl- E72.8
–– und L-2-Hydroxyglutarazidurie, kombiniert E72.8
– glykolisch E74.8
– L-2-Hydroxyglutaryl- E72.8
Azinös
– Adenokarzinom C80.9
– Adenom D36.9
Azinuszellen
– Adenokarzinom C80.9
– Adenom D36.9
– Pankreas, Karzinom C25.9
Azol-Derivate
– Allergie T88.7
– Überempfindlichkeit T88.7
AZOOR [Akute zonale okkulte äußere Retinopathie] H30.8
Azoospermie N46
– Oligo- N46
Azorubin
– Allergie [E 122] T78.4
– Überempfindlichkeit [E 122] T78.4
Azotämie R79.8
Azotämisch, Osteodystrophie N25.0
Aztekenohr Q17.3
Azyanopsie H53.5
Azyanotisch, Krankheit, Herz Q24.9
– angeboren Q24.9
Azygos-Kontinuation, Vena cava inferior Q26.8
Azyklisch, Menstruation N92.6
Azystie Q64.5

– B –

B-ALL, reifzellig, vom Burkitt-Typ C91.80
– in kompletter Remission C91.81
B-CLL, Variante, nichtleukämisch C83.0
B-lymphoblastisch
– Leukämie, mit
–– Hyperdiploidie C91.00
–– Hypodiploidie C91.00
–– rekurrenter genetischer Anomalie C91.00
–– t(1;19)(q23;p13.3) C91.00
–– t(5;14)(q31.1;q32.3) C91.00
–– t(9;22)(q34.1;q11.2) C91.00
–– t(12;21)(p13.2;q22.1) C91.00
–– t(v;11q23.3) C91.00
– Lymphom, mit
–– Anomalie, genetisch, rekurrent C83.5
–– Hyperdiploidie C83.5
–– Hypodiploidie C83.5
–– t(1;19)(q23;p13.3) C83.5
–– t(5;14)(q31.1;q32.3) C83.5
–– t(9;22)(q34.1;q11.2) C83.5
–– t(12;21)(p13.2;q22.1) C83.5
–– t(v;11q23.3) C83.5
B-Lymphozyten, immunglobulin-positiv, bei Agammaglobulinämie D80.1
B-Präkursor-Lymphom a.n.k. C83.5
B-Zell-Lymphom
– großzellig, diffus, CD30-positiv C83.3
– Marginalzonen-
–– extranodal, Gewebe, lymphatisch, Mukosa-assoziiert [MALT-Lymphom] C88.40
––– in kompletter Remission C88.41
–– nodal C83.0
–– primär kutan C83.0
B-Zell-Vorläufer-Lymphom C83.5
B-Zellen
– Hyperplasie E16.1
– Immunozytom C83.0
– Leukämie C91.70
–– in kompletter Remission C91.71
– Lymphom a.n.k. C85.1
–– großzellig C83.3
––– ALK-positiv C83.3
––– diffus C83.3
–––– ALK-positiv C83.3
–––– anaplastisch C83.3
–––– immunoblastisch C83.3
–––– mit Entzündung, chronisch C83.3
–––– plasmablastisch C83.3
–––– primär kutan, Bein-Typ C83.3
–––– Subtyp nicht differenziert C83.3
–––– T-Zell-reich C83.3
–––– Zentralnervensystem C83.3
–––– zentroblastisch C83.3
––– mediastinal, thymisch C85.2
––– primär mediastinal C85.2
–– intravaskulär, großzellig C83.8
–– kleinzellig C83.0 ►

B-Zellen *(Forts.)*
– Lymphom a.n.k. C85.1 *(Forts.)*
–– lymphoblastisch C83.5
–– mit Erguss, primär C83.8
–– monozytoid C85.9
–– Pulpa, rot, splenisch, kleinzelliges, diffus C83.0
–– T-Zell/histiozytenreich, großzellig C83.3
–– zerebral C85.1
– Lymphozytose, polyklonal, persistent D72.8
– Non-Hodgkin-Lymphom C85.1
– Tumor D13.7
B-Zellen-Zahl, niedrig, mit Immundefekt, kombiniert, schwer D81.2
Baader-Syndrom L51.1
Baastrup-Syndrom M48.29
Babesiose B60.0
Babinski-Fröhlich-Syndrom E23.6
Babinski-Nageotte-Syndrom G93.5
Babinski-Syndrom, Anton- R48.1
Baby
– Bronze- P83.8
– Kollodium- Q80.2
–– selbstheilend Q80.2
––– akrale Form Q80.2
– Small-and-light-for-date- P05.1
– Small-for-date- P05.1
Baby-Akne L70.4
Babytragetuch, Erstickung T71
Bacillus
– aerogenes capsulatus, Gangrän A48.0
– anthracis
–– Infektion – s.a. Anthrax oder s.a. Milzbrand A22.9
–– Sepsis A22.7
– botulinus, Vergiftung A05.1
– cereus, Lebensmittelvergiftung A05.4
– cholerae-suis, Vergiftung A02.9
– Infektion a.n.k. A49.9
– welchii, Gangrän A48.0
Backenknochen, Fraktur S02.4
Backwash-Ileitis K51.0
Bacterium typhosum, Infektion A01.0
Bacteroides
– fragilis, Erreger B96.6! *[nur Zusatzkode!]*
– Infektion a.n.k. A49.8
Badehosennävus D48.5
Badekonjunktivitis B30.1† H13.1*
Badeotitis H60.3
BADI [Bilaterale akute Depigmentierung der Iris] H21.2
Badia-Mulas-Syndrom, Prieto- Q87.8
Baelz-Krankheit K13.0
Bäckerasthma J45.09
Bäckerekzem L25.4
– allergisch L23.6
– toxisch L24.6
Bäckerkrätze L25.4
Bänderinsertionsstellen, Wirbelsäule, Läsion M46.09
Bänglichkeit F41.9

Bärensprung-Krankheit [Erythrasma] L08.1
Bagassose J67.10
– bei Fibrose, Lunge J67.10
– mit akuter Exazerbation J67.11
– ohne Angabe einer akuten Exazerbation J67.10
Bagdad-Frühlingsanämie D55.0
Bahemuka-Brown-Syndrom G11.4
Baker-Gordon-Syndrom Q87.8
Baker-Rosenbach-Krankheit A26.9
Baker-Syndrom, Charcot-Weiss- G90.00
Baker-Zyste M71.2
– Ruptur M66.0
– tuberkulös A18.0† M01.16*
Bakrania-Ragge-Syndrom Q11.2
Bakteriämie A49.9
– akut, durch Meningokokken A39.2
– chronisch, durch Meningokokken A39.3
– durch
–– Anaerobier A49.9
–– Bakterien
––– gramnegativ A49.9
––– grampositiv A49.9
–– Gasbrandbazillen A48.0
–– Meningokokken A39.4
–– Pneumokokken A49.1
–– Staphylokokken A49.0
–– Streptokokken A49.1
– gonorrhoisch A54.9
Bakterid L40.3
– Andrews- L40.3
– pustulös L40.3
Bakteriell – s. Art der Krankheit
Bakterien
– Enteritis A04.9
– gramnegativ
–– Bakteriämie A49.9
–– Meningitis G00.9
–– Multiresistenz, gegen Antibiotika U81.8! *[nur Zusatzkode!]*
– grampositiv
–– Bakteriämie A49.9
–– mit Multiresistenz, gegen Antibiotika U80.8! *[nur Zusatzkode!]*
– Id-Reaktion L30.2
– im Urin N39.0
– mit Pneumonie, angeboren a.n.k. P23.6
– Ruhr A03.9
– Sepsis, mit Enzephalopathie A41.9† G94.32*
– Sonne-, Dysenterie A03.3
Bakterientoxin, Vergiftung a.n.k. A05.9
Bakteriologisch
– gesichert
–– Epituberkulose A15.7
–– Ghon-Herd A15.7
– und histologisch nicht untersucht, Tuberkulose, Lunge A16.1
Bakteriurie N39.0
– asymptomatisch N39.0
–– bei Schwangerschaft O23.4
–– postpartal O86.2
–– puerperal O86.2

Balanciert
– Insertion, reziprok Q95.8
– Rearrangement
–– Autosomen, beim abnormen Individuum Q95.2
–– Chromosom Q95.9
––– beim abnormen Individuum Q95.2
–– Gonosomen, und Autosomen, beim abnormen Individuum Q95.3
– Translokation
–– Autosomen Q95.9
––– beim normalen Individuum Q95.0
–– Chromosom Q95.9
––– beim normalen Individuum Q95.0
–– reziprok Q95.8
Balanitis N48.1
– bei Soor B37.4† N51.2*
– candidomycetica B37.4† N51.2*
– circinata N48.1
– durch
–– Amöben A06.8† N51.2*
–– Candida B37.4† N51.2*
–– Ducrey-Bazillen A57† N51.2*
–– Herpesvirus A60.0† N51.2*
–– Pilz B37.4† N51.2*
–– Trichomonaden A59.0† N51.2*
– erosiv N48.1
– gangraenosa N48.1
– gonorrhoisch A54.0† N51.2*
– infectiosa N48.1
– mycotica B37.4† N51.2*
– nichtgonorrhoisch N48.1
– phagedaena N48.1
– psoriatisch N48.1
– simplex N48.1
– sklerosierend N48.1
– ulzerös N48.1
– venerisch a.n.k. A64† N51.2*
– vulgaris N48.1
– xerotica N48.0
–– obliterans N48.0
Balanochlamyditis [Chlamydobalanitis] [Chlamydienbalanitis] A56.0
Balanokandidose B37.4† N51.2*
Balanoposthitis N48.1
– chronisch N48.1
– durch Kandidose B37.4† N51.2*
– gonorrhoisch A54.0† N51.2*
– psoriatisch N48.1
– ulzerös, spezifisch A63.8† N51.2*
Balantidiasis A07.0
Balantidien, Ruhr A07.0
Balantidiose A07.0
Balantidium coli
– Anämie A07.0
– Diarrhoe A07.0
– Dysenterie A07.0
– Infektion A07.0
– Kolitis A07.0
Balbuties F98.5

Baldrianwurzel
– Allergie T88.7
– Überempfindlichkeit T88.7
Balggeschwulst L72.1
Balgkropf E04.9
Balint-Holmes-Syndrom H51.8
Balint-Syndrom H51.8
Balkanfieber A78
Balkangrippe [Q-Fieber] A78
Balkannephritis, endemisch N15.0
Balkannephropathie N15.0
– endemisch N15.0
Balken
– Abszess G06.0
– Agenesie Q04.0
– Aplasie Q04.0
– Gliom C71.0
– Hypoplasie Q04.0
Balkenharnblase N32.8
Ballantyne-Runge-Syndrom P08.2
Ballen, Bursitis M77.5
Ballenhohlfuß Q66.7
Baller-Gerold-Syndrom [Kraniosynostose-Radiusaplasie-Syndrom] Q75.0
Ballismussyndrom G25.88
Ballon-Gerät
– gastrointestinal, mit Komplikation T85.9
–– mechanisch T85.59
– vaskulär, mit Komplikation T82.9
–– mechanisch T82.5
Ballonierung, apikal, linksventrikulär, transient, Syndrom I42.88
Ballonzell-Melanom C43.9
Ballonzell-Nävus D22.9
– Konjunktiva D31.0
Ballotierend, Niere N28.88
Baló-Krankheit G37.5
Baló-Sklerose, konzentrisch G37.5
Bamberger-Marie-Krankheit M89.49
Bamforth-Lazarus-Syndrom E03.1 Q35.9
Bamforth-Syndrom E03.1 Q35.9
Band
– Anomalie Q79.9
– Ausriss, knöchern T14.3
– Deformität, erworben M24.29
– Dehnung T14.3
–– Sprunggelenk, oberes S93.40
– Distorsion T14.3
– Hypertrophie M24.29
– iliolumbal, Ligamentose M24.25
– iliosakral, Distorsion S33.6
– Kalzifikation M24.29
– Knie, Kalzifikation M23.83
– Kontraktur M24.29
–– kongenital Q79.8
– Ossifikation M67.89
– Ruptur T14.3
–– Kniegelenk, alt M23.59
–– traumatisch, Sprunggelenk, oberes S93.2
– Schwäche M24.29
–– familiär M35.7 ►

Band *(Forts.)*
~ Schwäche M24.29 *(Forts.)*
–– Knie M23.89
– Störung M24.29
– talofibular, Distorsion S93.48
– Verletzung, bei Verletzung, Meniskus, Knie S83.7
– Xanthom E75.5
– Zerrung T14.3
Bandage, Anpassung Z46.7
Bandansatz, Störung M77.9
Bandapparat, Rücken, Relaxation M53.29
Banddegeneration, Hornhaut, primär, hereditär H18.4
Bandenmitgliedschaft, mit Vergehen F91.2
Bandenverhalten, Abklärung, ohne manifeste psychische Störung Z03.2
Bandförmig
– Degeneration, Hornhaut H18.4
– Keratopathie H18.4
Bandheterotopie, subkortikal Q04.3
Bandl-Ring O62.4
– mit Schädigung, Fetus/Neugeborenes P03.6
Bandscheibe – s.a. Diskus oder s.a. Nucleus pulposus oder s.a. Zwischenwirbelscheibe
– Anomalie Q76.4
– Deformität, erworben M51.8
– Degeneration a.n.k. M51.3
–– lumbal a.n.k. M51.3
––– mit
–––– Ischialgie M51.1† G55.1*
–––– Myelopathie M51.0† G99.2*
–––– Neuritis M51.1† G55.1*
–––– Radikulitis M51.1† G55.1*
–––– Radikulopathie M51.1† G55.1*
–– lumbosakral a.n.k. M51.3
–– mit
––– Myelopathie a.n.k. M51.0† G99.2*
––– Neuritis M51.1† G55.1*
––– Radikulitis M51.1† G55.1*
––– Radikulopathie M51.1† G55.1*
–– thorakal a.n.k. M51.3
––– mit
–––– Ischialgie M51.1† G55.1*
–––– Myelopathie M51.0† G99.2*
–––– Neuritis M51.1† G55.1*
–––– Radikulitis M51.1† G55.1*
–––– Radikulopathie M51.1† G55.1*
–– thorakolumbal a.n.k. M51.3
–– zervikal a.n.k. M50.3
––– mit
–––– Myelopathie M50.0† G99.2*
–––– Neuritis M50.1† G55.1*
–––– Radikulitis M50.1† G55.1*
–––– Radikulopathie M50.1† G55.1*
–– zervikothorakal a.n.k. M50.3
– Einriss M51.8
– Endoprothese, Komplikation, mechanisch T84.07
– Hernie M51.2 ►

Bandscheibe – s.a. Diskus oder s.a. Nucleus pulposus oder s.a. Zwischenwirbelscheibe *(Forts.)*
– Infektion M46.39
–– pyogen M46.39
– Kalzifikation, postinfektiös M51.8
– Prolaps M51.2
–– lumbal M51.2
––– mit Radikulitis M51.1† G55.1*
–– lumbosakral M51.2
––– mit Radikulitis M51.1† G55.1*
–– mit
––– Lumbago M51.2
––– Radikulitis M51.1† G55.1*
–– thorakal, mit Radikulitis M51.1† G55.1*
–– thorakolumbal, mit Radikulitis M51.1† G55.1*
–– zervikal M50.2
––– mit Radikulitis M50.1† G55.1*
– Protrusion M51.2
–– lumbal M51.2
–– lumbosakral M51.2
–– zervikal M50.2
– Ruptur
–– lumbal, mit Radikulitis M51.1† G55.1*
–– lumbosakral, mit Radikulitis M51.1† G55.1*
–– mit
––– Neuritis M51.1† G55.1*
––– Radikulitis M51.1† G55.1*
–– thorakal, mit Radikulitis M51.1† G55.1*
–– thorakolumbal, mit Radikulitis M51.1† G55.1*
–– traumatisch T09.2
––– lumbal S33.0
––– thorakal S23.0
––– zervikal S13.0
–– zervikal, mit Radikulitis M50.1† G55.1*
– Schaden M51.9
–– bei Neuropathie, radikulär M51.1† G55.1*
–– lumbal M51.9
––– mit
–––– Claudicatio spinalis M51.1† G55.1*
–––– Radikulopathie M51.1† G55.1*
–– lumbosakral M51.9
–– mit
––– Ischialgie M51.1† G55.1*
––– Kompression, Nervenwurzel a.n.k. M51.1† G55.1*
–––– mit Myelopathie M51.0† G99.2*
––– Lumbago, bei Ischialgie M51.1† G55.1*
––– Lumboischialgie M51.1† G55.1*
––– Myelopathie M51.0† G99.2*
––– Neuritis M51.1† G55.1*
–––– zervikal M50.1† G55.1*
––– Radikulitis M51.1† G55.1*
––– Radikulopathie M51.1† G55.1*
–– thorakal M51.9
–– thorakolumbal M51.9 ►

Bandscheibe – s.a. Diskus oder s.a. Nucleus pulposus oder s.a. Zwischenwirbelscheibe *(Forts.)*
~ Schaden M51.9 *(Forts.)*
–– zervikal M50.9
––– mit
–––– Kompression, Nervenwurzel M50.1† G55.1*
––––– mit Myelopathie M50.0† G99.2*
–––– Myelopathie M50.0† G99.2*
–––– Neuralgie, zervikal M50.8† G55.1*
–––– Radikulopathie M50.1† G55.1*
–– zervikothorakal M50.9
– Verlagerung M51.2
–– extraforaminal M51.2
–– lumbal, mit Radikulitis M51.1† G55.1*
–– lumbosakral, mit Radikulitis M51.1† G55.1*
–– mit
––– Hexenschuss M51.2
––– Myelopathie a.n.k. M51.0† G99.2*
––– Neuritis M51.1† G55.1*
–––– Nervus ischiadicus M51.1† G55.1*
–––– Plexus brachialis M50.1† G55.1*
––– Radikulitis M51.1† G55.1*
–– thorakal, mit Radikulitis M51.1† G55.1*
–– thorakolumbal, mit Radikulitis M51.1† G55.1*
–– zervikal, mit Radikulitis M50.1† G55.1*
– Vorfall M51.2
–– mit
––– Ischialgie M51.1† G55.1*
––– Kompression, Rückenmark a.n.k. M51.0† G99.2*
––– Lendenwirbelsäulensyndrom M51.1† G55.1*
––– Zervikalsyndrom M50.1† G55.1*
–– thorakal M51.2
–– zervikal, mit
––– Kompression, Rückenmark M50.0† G99.2*
––– Myelopathie M50.0† G99.2*
Bandscheibenbedingt, Stenose, Spinalkanal M99.59
Bandwurm
– breit
–– Befall B70.0
–– Finnen, Befall B70.1
– Infektion B71.9
Bangigkeit F41.9
Bangstad-Syndrom E31.8
Bankart-Läsion S43.01
Banki-Syndrom Q74.8
Bannayan-Riley-Ruvalcaba-Syndrom Q89.8
Bannayan-Zonana-Syndrom Q89.8
Bannister-Krankheit T78.3
– hereditär D84.1
Bannwarth-Krankheit A69.2
Banti-Syndrom K76.6
Bantu-Siderose E83.1
Barabas-Syndrom, Sack- Q79.6
Baraitser-Syndrom
– Clark- Q87.0
– Nicolaides- Q87.8 ►

Baraitser-Syndrom *(Forts.)*
– Reardon- Q87.8
– Schaap-Taylor- Q87.8
– Temple- Q87.0
Barber-Biesecker-Young-Simpson-Syndrom, Say- Q87.8
Barber-Krankheit, Blount- M92.5
Barber-Miller-Syndrom, Say- Q87.8
Barber-Say-Syndrom Q87.0
Barber-Syndrom L40.3
Barbital, Abhängigkeit F13.2
Barbiturate
– Abhängigkeit F13.2
– Allergie T88.7
– Missbrauch F13.1
– Überempfindlichkeit T88.7
Barcoo-Krankheit L98.4
Bardet-Biedl-Syndrom Q87.8
– Laurence-Moon- Q87.8
Bare-lymphocyte-Syndrom D81.6
Barel-Syndrom, Birk- Q87.8
Barett-Syndrom, Eagle- Q79.4
Barium, Peritonitis T81.6
Barlow-Krankheit, Möller- E54
Barlow-Syndrom I34.1
Barmah-Forest-Fieber A92.8
Barnes-Syndrom Q77.2
Barodontalgie T70.2
Barootitis T70.0
Baroreflex, Versagen G90.8
Barosinusitis T70.1
Barotrauma T70.2
– Kieferhöhle T70.1
– mit
–– Odontalgie T70.2
–– Sinusitis T70.1
– Nasennebenhöhle T70.1
– Ohr T70.0
– Stirnhöhle T70.1
Barr-Syndrom, Jackson- Q87.8
Barraquer-Simons-Syndrom E88.1
Barré-Liéou-Syndrom M53.0
Barré-Masson-Syndrom D18.01
Barré-Strohl-Syndrom, Guillain- G61.0
Barré-Syndrom
– Guillain- G61.0
–– paraparetische Variante G61.0
–– pharyngeal-zervikal-brachiale Variante G61.0
– Landry-Guillain- G61.0
Barrett-Karzinom C15.9
Barrett-Ösophagus K22.7
Barrett-Syndrom K22.7
Barrett-Ulkus, Ösophagus K22.1
Barrow-Syndrom, Donnai- Q87.8
Bársony-Polgár-Syndrom M85.35
Bart
– Dermatophytose [Dermatophytie] B35.0
– Infektion, durch Pilz B35.0
– Mykose B35.0
– Tinea B35.0
Bart-Pumphrey-Syndrom Q87.8
Bartflechte L73.8
– parasitär B35.0
Barth-Syndrom E71.1
Barthaare, eingewachsen L73.1
Barthel-Index
– 0–15 Punkte U50.50
– 20–35 Punkte U50.40
– 40–55 Punkte U50.30
– 60–75 Punkte U50.20
– 80–95 Punkte U50.10
– 100 Punkte U50.00
– erweitert
–– 0–15 Punkte U51.20
–– 20–65 Punkte U51.10
–– 70–90 Punkte U51.00
Bartholin-Adenitis N75.8
Bartholin-Drüse
– Abszess N75.1
–– im Wochenbett O86.1
– Entzündung N75.8
– Fistel N82.9
– Gonorrhoe
–– chronisch A54.0
–– mit Abszess A54.1
–– purulent A54.0
– Hypertrophie N75.8
– Infektion N75.8
Bartholin-Empyem N75.1
Bartholin-Pseudoabszess N75.1
Bartholin-Tumor D39.7
Bartholin-Zyste N75.0
Bartholinitis N75.8
– eitrig N75.8
– gonorrhoisch A54.1
–– akut A54.1
–– chronisch A54.1
Barton-Fraktur S52.52
Bartonella henselae, Bartonellose A28.1
Bartonellose A44.9
– durch Bartonella henselae A28.1
– mukokutan A44.1
– systemisch A44.0
Bartsocas-Papas-Syndrom Q87.2
Bartter-Syndrom E26.8
– Schwartz- E22.2
– Typ
–– 3 E26.8
–– 4 E26.8
–– 5 E26.8
Baruch-Syndrom, Gershoni- Q87.8
Basal
– Arachnoiditis G03.9
– Enzephalozele Q01.8
– Fibrom D21.0
– Impression Q75.8
– Meningitis G03.9
– Pachymeningitis G03.9
– Pleuritis R09.1
– Pneumonie J18.1
Basalganglien
– Blutung I61.0 ►

Basalganglien *(Forts.)*
– Degeneration a.n.k. G23.9
– Geburtsverletzung P11.1
– Kalzifikation G23.8
– Krankheit G25.9
– Schädigung G25.9
– Störung, biotin-responsiv G25.88
Basalgangliendegenerations-Syndrom, mit Beginn im Kindesalter G23.8
Basaliom C44.9
– Anus C44.50
– Augenbraue C44.3
– Augenlid C44.1
– Augenwinkel C44.1
– Axilla C44.59
– Bauchwand C44.59
– Brust C44.59
– exulzerierend C44.9
– fibroepithelial C44.9
– Gesäß C44.59
– Gesichtshaut C44.3
– Gliedmaßen
–– obere C44.6
–– untere C44.7
– Hals C44.4
– Haut C44.9
– Hüfte C44.7
– Jochbogen, medial C44.3
– Kopfhaut C44.4
– Lippe C44.0
– maligne C44.9
– mit epidermoider Differenzierung C44.9
– multizentrisch C44.9
– Nase C44.3
– Oberarm C44.6
– Ösophagus C15.9
– Ohr C44.2
– Ohrmuschel C44.2
– Perineum C44.50
– pigmentiert C44.9
– Rücken C44.59
– Schläfe C44.3
– Schulter C44.6
– Skrotum C63.2
– Stirn C44.3
– Unterarm C44.6
– Wange C44.3
Basalioma
– rodens C44.9
– sclerodermiforme C44.9
– terebrans C44.9
Basalmembran
– glomerulär, Krankheit, Antikörper-vermittelt M31.0† N08.5*
– Nephritis, antitubulär a.n.k. N12
Basalmembranantikörper
– antiglomerulär
–– Krankheit M31.0† N08.5*
–– Nephritis, bei Goodpasture-Syndrom M31.0† N08.5*
– glomerulär, Krankheit M31.0† N08.5*

Basalzellen
– Adenokarzinom C08.9
– Adenom D11.9
– Akanthom D23.9
–– Gesicht D23.3
– Epitheliom C44.9
– Geschwulst C44.9
– Karzinom C44.9
–– adenoid, Cervix uteri C53.9
–– Haut C44.9
–– Lippe C44.0
–– Oberkiefer C44.3
–– pigmentiert C44.9
–– Vulva C51.9
–– Wange C44.3
– Papillom L82
–– pigmentiert D23.9
– Überfunktion, Cervix uteri N87.9
–– psychogen F45.34
Basalzellig, Tumor D48.5
Basalzellnävussyndrom Q85.8
Basan-Syndrom Q82.8
Baseballfinger S63.10
Basedow-Struma E05.0
Basedow-Syndrom E05.0
– mit Exophthalmus E05.0† H06.2*
Basel-Vanagaite-Smirin-Yosef-Syndrom Q87.0
Basidiobolus, Infektion B46.8
Basilär
– Apoplexie I64
– Blutung I61.0
– Durchblutungsstörung G45.09
– Impression Q75.8
– Invagination, primär Q75.8
– Meningitis G03.9
–– tuberkulös A17.0† G01*
– Migräne G43.1
Basilaris-Symptomatik G45.09
Basilarisaneurysma I72.5
Basilarisinsuffizienz G45.09
Basilariskopf, Aneurysma I72.5
Basilaristhrombose I65.1
Basilarmeningitis, tuberkulös A17.0† G01*
Basisfraktur, Os metacarpale I S62.21
Basizervikal, Fraktur, Femur S72.05
BASM[Biliäre Atresie, Milzfehlbildung]-Syndrom Q87.8
Baso-azidophil, Karzinom, gemischt C75.1
Baso-eosinophil
– Adenom D36.9
– Karzinom C75.1
–– Hypophyse C75.1
Baso-spinozellulär, Karzinom, gemischt C44.9
Basolateral, Myokardinfarkt
– akut, transmural I21.2
– rezidivierend I22.8
Basophil
– Adenokarzinom C75.1
–– Hypophyse C75.1
– Adenom D35.2
– Hyperpituitarismus E24.9 ►

Basophil *(Forts.)*
– Karzinom C75.1
–– Hypophyse C75.1
– Leukämie C94.30
–– in kompletter Remission C94.31
Basophileninvasion D75.8
Basophilenleukämie, akut C94.70
– in kompletter Remission C94.71
Basophilie D75.8
Basophilismus E24.0
– cortico-adrenal E24.0
– Cushing- E24.0
– hypophysär E24.0
– thymisch E24.0
Basozytose D75.8
Bassen-Kornzweig-Syndrom E78.6
Bathing-suit-Ichthyose Q80.2
Bathing-trunk-Naevus D48.5
Bathophobie F40.2
Batten-Krankheit E75.4
Batten-Kufs-Syndrom E75.4
– Retina E75.4† H36.8*
Batten-Mayou-Syndrom E75.4
Batten-Steinert-Syndrom, Curschmann- G71.1
Battered-child-Syndrom T74.1
Batterieerschöpfung
– Cardioverter-Defibrillator, implantiert T82.1
– Herzschrittmacher, implantiert T82.1
– ICD[Implantierbarer Cardioverter-Defibrillator]-System T82.1
Battey-Krankheit A31.0
Bauch – s.a. Abdomen
– akut R10.0
– Trauma S39.9
–– stumpf S39.9
– unklar R10.4
– Verwachsungs- K66.0
Bauchaorta
– Aneurysma I71.4
–– gedeckt perforiert I71.3
–– infrarenal I71.4
–– perforiert I71.3
– Atherosklerose I70.0
– Embolie I74.0
– Thrombose I74.0
Bauchdecke
– Abszess L02.2
– Blutung R58
– Furunkel L02.2
– Gangrän R02.8
– Hämatom R58
– Haut, Karzinom C44.59
– Hernie K43.99
– Infektion L08.9
–– durch Blasenfistelkatheter T83.5
– Infiltrat R22.2
– Karbunkel L02.2
– Lipom D17.1
– Melanoma in situ D03.5
– Metastase C79.2 ►

Bauchdecke *(Forts.)*
– Nekrose, Haut und Unterhaut, a.n.k. R02.04
– Phlegmone L03.3
– Prellung S30.1
– Schmerzhaftigkeit R10.4
– Spannung R19.3
–– bei Schmerzen, Abdomen, stark R10.0
– Verätzung T21.43
–– 1. Grades T21.53
–– 2. Grades T21.63
–– 3. Grades T21.73
–– Grad
––– 2a T21.63
––– 2b T21.93
– Verbrennung T21.03
–– 1. Grades T21.13
–– 2. Grades T21.23
–– 3. Grades T21.33
–– Grad
––– 2a T21.23
––– 2b T21.83
– Verletzung, oberflächlich S30.1
– Wunde, offen S31.1
Bauchdeckenaplasiesyndrom Q79.4
Baucheingeweide
– Ektopie Q45.8
–– durch Defekt, Bauchwand, vordere Q79.5
– Transposition Q89.3
Bauchfell – s.a. Peritoneum
– Entzündung, akut K65.09
– Fibrose K66.8
Bauchfellhöhle, frei, Blutung R58
Bauchhoden Q53.9
Bauchhöhle
– Abszess K65.09
– Hydrops R18
– Schwangerschaft O00.0
– Spätsyphilis A52.7
Bauchmuskel, Insuffizienz M62.98
Bauchmuskulatur, Fehlen, kongenital Q79.4
Bauchnarbe, Hernie K43.2
Bauchnetz, Metastase C78.6
Bauchorgane, Ekstrophie Q45.8
Bauchraum
– Abszess K65.09
– Angiom D18.08
– Karzinom C76.2
– Metastase C79.88
– Verwachsung K66.0
Bauchspeicheldrüse – s. Pankreas
Bauchtyphus A01.0
Bauchvene, Thrombose I82.88
Bauchwand
– Abszess L02.2
– Adhäsion K66.0
– Anomalie a.n.k. Q79.5
– Basaliom C44.59
– Bruch
–– irreponibel K43.69
–– mit
––– Einklemmung K43.69 ►

B

Bauchwand *(Forts.)*
~ Bruch *(Forts.)*
~~ mit *(Forts.)*
--- Gangrän K43.79
- Defekt
-- kongenital Q79.5
-- vordere, mit Ektopia viscerum Q79.5
- Deformität
-- angeboren Q79.5
-- erworben M95.8
- Erfrierung T35.3
-- mit Nekrose, Gewebe T34.3
-- oberflächlich T33.3
- Fistel K63.2
- Furunkel L02.2
- Haut, Karzinom C44.59
- Hernie K43.99
-- infraumbilikal K42.9
- Karbunkel L02.2
- Melanom, maligne C43.5
- Nävus D22.5
- Narbenhernie K43.2
- Nekrose R02.04
- Phlegmone L03.3
- Prellung, mit Hämatom, Rektusscheide S30.1
- Sarkom C49.4
- Schwäche M79.88
- Spalte Q79.3
- Verätzung T21.43
- Verbrennung T21.03
Bauchwand-Fistel, Uterus- N82.5
Bauchweh R10.4
Bauerntölpel [Mumps] B26.9
Bauernwetzel [Mumps] B26.9
Bauhin-Klappe, Anomalie Q43.9
Baumwollstaub
- Krankheit, Atemwege J66.0
- Pneumokoniose J66.0
Bauxit
- Fibrose J63.1
-- Lunge J63.1
-- mit Tuberkulose, Atmungsorgane J65
- Pneumokoniose J63.1
Bayer-Syndrom, Braun- Q87.8
Bayle-Krankheit A52.1
Bazex-Dupré-Christol-Syndrom Q82.8
Bazex-Syndrom C80.9† L99.8*
Bazillär
- Angiomatose A44.8
- Pneumonie J15.9
Bazillen
- Ducrey-
-- Balanitis A57† N51.2*
-- Infektion A57
- Gasbrand-, Bakteriämie A48.0
- gramnegativ, Infektion a.n.k. A49.9
- im Urin N39.0
Bazillokokkie, endemisch [Brucellose] A23.9
Bazillose, Aktino- A28.8
Bazillurie N39.0
Bazin-Krankheit A18.4
Bazin-Syndrom, Alibert- C84.0
Beals-Syndrom Q68.8
Bean-Syndrom Q27.8
Beard-Syndrom F48.0
- psychogen F48.0
Beare-Stevenson-Cutis-gyrata-Syndrom Q87.8
Bearn-Kunkel-Syndrom K73.2
Beatmungsinduziert, Schaden, Zwerchfell J95.88
Beatmungslunge, beim Neugeborenen P27.8
Beau-Reil-Querfurchen L60.4
Beaufsichtigung, ungenügend, Kind, durch Eltern Z62
Beaulieu-Boycott-Innes-Syndrom Q87.0
Beaumont-Syndrom, Bonneau- E83.1 Q12.0
Becherzellkarzinoid C18.1
Becherzellmetaplasie K29.5
Bechterew-Syndrom, Von- M45.09
Beck-Krankheit, Kaschin- M12.19
Becken
- Abszess L02.2
-- peritoneal, beim Mann K65.09
- Adhäsion K66.0
-- postinfektiös
--- bei der Frau N73.6
--- beim Mann K66.0
--- postpartal N73.6
-- tuberkulös A18.1† N74.1*
- allgemein verengt
-- Betreuung, Schwangere O33.1
-- Hindernis, Geburt O65.1
-- mit Schnittentbindung O33.1
- android Q74.2
-- mit Missverhältnis, fetopelvin O33.0
--- mit
---- Hindernis, Geburt O65.3
---- Schädigung, Fetus/Neugeborenes P03.1
- Anomalie, bei Schwangerschaft O33.0
- Anomalie a.n.k. Q74.2
- anthropoid Q74.2
-- mit Missverhältnis, fetopelvin O33.0
- Asymmetrie, mit Missverhältnis, fetopelvin O33.0
- Bauchregion, und Lumbosakralregion, Verletzung, oberflächlich, multipel S30.7
- Befund, Sonographie, abnorm R93.5
- Bindegewebe
-- Entzündung N73.2
--- akut N73.0
--- chronisch N73.1
-- Sarkom C49.5
- Biss, durch Insekt, ungiftig S30.83
- Blasenbildung, nichtthermisch S30.82
- Blutgefäß, Verletzung S35.9
- Chondrosarkom C41.4
- Décollement, subkutan S30.86
- Deformität
-- als Spätfolge, Rachitis E64.3
-- angeboren Q74.2
-- bei Schwangerschaft O33.0
-- erworben M95.5 ►

Becken *(Forts.)*
~ Deformität *(Forts.)*
-- Hindernis, Geburt O65.0
-- mit
--- Missverhältnis, fetopelvin O33.0
---- mit Schädigung, Fetus/Neugeborenes P03.1
--- Schnittentbindung a.n.k. O33.0
– Dislokation S33.3
-- Folgen T91.8
– Distorsion a.n.k. S33.7
-- Schambeinverbindung a.n.k. S33.7
– Dysplasie Q74.2
– Endometriose N80.3
– eng, mit Missverhältnis, fetopelvin O33.1
– Entzündung, bei der Frau N73.9
– Erfrierung T35.3
-- mit Nekrose, Gewebe T34.3
-- oberflächlich T33.3
– Ewing-Sarkom C41.4
– flach
-- angeboren Q74.2
-- erworben M95.5
-- mit Missverhältnis, fetopelvin O33.0
--- mit Hindernis, Geburt O65.0
– Fraktur S32.89
-- Folgen T91.2
-- komplex S32.7
-- offen S32.89 S31.87!
– Fremdkörper, oberflächlich S30.84
– Gonorrhoe A54.2
– Gradstand M95.5
– Hämatom
-- bei Geburt O71.7
-- traumatisch
--- Beckenorgane S37.9
--- oberflächlich S30.0
– Hypoplasie Q74.2
– infantil, erworben M95.5
– Infektion
-- bei Abort, ärztlich, misslungen O07.0
-- durch Gonokokken A54.2
– Karzinom C76.3
– klein
-- Abszess K65.09
-- Adenokarzinom C76.3
– Knoten R19.0
– Kompressionsfraktur, lateral S32.7
– Kontraktur
-- erworben M95.5
-- Hindernis, Geburt, mit Missverhältnis, fetopelvin O65.1
-- mit Missverhältnis, fetopelvin, mit Schädigung, Fetus/Neugeborenes P03.1
– Krankheit, entzündlich
-- akut N73.0
-- chronisch N73.1
-- Mutter, mit Schädigung, Fetus/Neugeborenes P00.8
-- nach
--- Abort O08.0 ►

Becken *(Forts.)*
~ Krankheit, entzündlich *(Forts.)*
~~ nach *(Forts.)*
--- Extrauteringravidität O08.0
--- Molenschwangerschaft O08.0
– längsverengt
-- angeboren Q74.2
-- erworben M95.5
– Lumbosakralregion, und Abdomen
-- Verletzung, multipel S39.7
-- Wunde, offen, multipel S31.7
– Luxation, offen S33.3
– männlich
-- Eiterung K65.09
-- Peritonitis, akut K65.09
– Metastase, Lymphknoten C77.5
– Naegele-
-- angeboren Q74.2
-- erworben M95.5
-- mit Missverhältnis, fetopelvin O33.0
– Osteochondrose, juvenil M91.0
– Osteomalazie M83.85
– Otto-Chrobak- [Protrusio acetabuli] M24.7
– Peritonitis
-- chronisch, mit Verwachsung, bei der Frau N73.6
-- im Wochenbett O85
-- nach Abort O08.0
– Phlebitis
-- im Wochenbett O87.1
-- postpartal O87.1
– Phlegmone L03.3
– pithekoid Q74.2
-- mit Missverhältnis, fetopelvin O33.0
--- mit
---- Hindernis, Geburt O65.0
---- Schädigung, Fetus/Neugeborenes P03.1
– Prellung S30.0
– querverengt Q74.2
– rachitisch, als Spätfolge E64.3
– Raumforderung
-- diffus R19.0
-- generalisiert R19.0
– Robert- Q74.2
-- mit Missverhältnis, fetopelvin O33.0
– Schiefstand M95.5
-- bei Verkürzung, Bein M21.79
-- erworben M95.5
– schmal, erworben M95.5
– Schmerzen R10.2
-- akut R10.2
-- chronisch R10.2
– Schmetterlingsbruch S32.7
– Schürfwunde S30.81
– Sepsis, im Wochenbett O85
– Skoliose, mit Missverhältnis, fetopelvin, mit
-- Hindernis, Geburt O65.0
-- Schädigung, Fetus/Neugeborenes P03.1
– Splitter S30.84
– Syndrom, urethro-okulo-synovial [Reiter-Syndrom] M02.35 ►

Becken *(Forts.)*
– Teile, Amputation, traumatisch a.n.k. S38.3
– Thrombophlebitis, im Wochenbett O87.1
– Tiefstand M95.5
– Trichter-
–– erworben M95.5
–– kongenital Q74.2
–– mit Missverhältnis, fetopelvin O33.3
––– mit
–––– Hindernis, Geburt O65.3
–––– Schädigung, Fetus/Neugeborenes P03.1
– Tuberkulose A18.0† M90.05*
– Tumor D48.7
–– bei Schwangerschaft O34.8
–– mit
––– Hindernis, Geburt a.n.k. O65.5
––– Schädigung, Fetus/Neugeborenes, bei Entbindung P03.8
––– Schnittentbindung a.n.k. O34.8
–– während Schwangerschaft, mit Schädigung, Fetus/Neugeborenes P03.8
– Ulkus, dekubital L89.93
– und
–– Extremität
––– obere
–––– Verletzung, oberflächlich T00.8
–––– Wunde, offen, mehrere T01.8
––– untere
–––– Verletzung, oberflächlich T00.8
–––– Wunde, offen, mehrere T01.8
–– Frucht, Missverhältnis, bei Deformität, fetal O33.7
–– Lendenwirbelsäule, Fraktur, multipel S32.7
–– Thorax
––– Extremität
–––– obere, Fraktur, multipel T02.70
–––– untere, Fraktur, multipel T02.70
––– Fraktur, multipel T02.10
––– Wunde, offen, mehrere T01.1
––– Zerquetschung, multipel T04.1
– Varikose I86.2
– Varizen I86.2
– Verätzung T21.49
– Verbrennung T21.09
– Verengung
–– Betreuung, Mutter O33.1
–– Mutter, mit Schädigung, Fetus/Neugeborenes P03.1
– Verletzung S39.9
–– Abdomen S34.8
–– Blutgefäß, Folgen T91.8
–– Muskel S39.0
–– oberflächlich S30.9
– Vertical shear fracture S32.7
– weiblich
–– Abszess N73.9
––– tuberkulös A18.1† N74.1*
–– Adhäsion, peritoneal N73.6
–– Adhäsionsschmerzen N73.6
–– Bindegewebe, Entzündung, akut N73.0
–– Eiterung N73.9 ►

Becken *(Forts.)*
~ weiblich *(Forts.)*
–– Entzündung N73.9
––– Bindegewebe N73.2
–––– chronisch N73.1
––– durch
–––– Chlamydien A56.1† N74.4*
–––– Gonokokken A54.2† N74.3*
––– spätsyphilitisch A52.7† N74.2*
–– Infektion N73.9
–– Krankheit a.n.k. N94.9
––– entzündlich N73.9
––– Peritoneum a.n.k. N94.8
–– Peritonitis N73.5
––– akut N73.3
–– Tuberkulose A18.1† N74.1*
–– Untersuchung, routinemäßig Z01.4
–– Verwachsung N73.6
–– Zyste N94.8
––– bei
–––– Entbindung O34.8
–––– Schwangerschaft O34.8
– Weichteile, Tumor, bösartig C49.5
– Wunde, offen S31.0
– Zerquetschung S38.1
– Zyste, mit Hindernis, Geburt O65.5
Becken-Schädel-Missverhältnis O33.9
Becken-Schulter, Dysplasie Q87.5
Beckenarterie, Stenose I77.1
Beckenausgang
– Kontraktur, mit Missverhältnis, fetopelvin O33.3
– und Beckenmitte, Verengung, Hindernis, Geburt O65.3
– verengt, mit Schnittentbindung O33.3
– Zangenentbindung O81
Beckenband, Verletzung, bei Geburt O71.6
Beckenbindegewebe
– Deformität, mit Schnittentbindung a.n.k. O34.8
– Lageanomalie, mit Schnittentbindung a.n.k. O34.8
– Tumor, Komplikation, Entbindung a.n.k. O65.5
Beckenboden
– Beteiligung, bei Riss, Damm, bei Geburt O70.1
– Geschwulst D48.7
– Insuffizienz, bei Schwangerschaft O34.8
– Lazeration S31.0
–– alt N81.8
–– nicht das Wochenbett betreffend S31.0
– Muskulatur, Verletzung, alt N81.8
– Neoplasie D48.7
– Perforation S31.0
– Relaxation N81.8
– rigide, mit Schnittentbindung O34.8
– Rigidität
–– bei
––– Entbindung O34.8
––– Schwangerschaft O34.8
–– mit
––– Hindernis, Geburt O65.5
––– Schädigung, Fetus/Neugeborenes P03.8 ►

Beckenboden *(Forts.)*
– Riss, Muskel, alt N81.8
– Schwäche N81.8
– Tumor D48.7
– Verletzung, Komplikation, Entbindung O70.1
– weiblich
–– Erschlaffung N81.8
–– Prolaps N81.8
– Wunde, offen S31.0
Beckenboden-Ataxie, Detrusor- R27.8
Beckenboden-Dyssynergie, Detrusor- R27.8
Beckenbodenplastik, vorangegangen, Betreuung, Mutter O34.8
Beckeneingang
– Kontraktur, mit Missverhältnis, fetopelvin O33.2
– verengt, mit Schnittentbindung O33.2
– Verengung, Hindernis, Geburt O65.2
Beckenendlage
– Betreuung, Schwangere O32.1
– Extraktion, mit Schädigung, Fetus/Neugeborenes P03.0
– Geburt, spontan O80
– Hindernis, Geburt O64.1
– Komplikation, Entbindung O64.1
– mit
–– Schädigung, Fetus/Neugeborenes, vor den Wehen P01.7
–– Schnittentbindung O32.1
Beckengelenk, Verletzung, bei Geburt O71.6
Beckengewebe
– Fehlbildung, bei
–– Entbindung O34.9
–– Schwangerschaft O34.9
– Tumor, mit Schnittentbindung a.n.k. O34.8
– weiblich, Entzündung N73.9
Beckengürtel
– Agenesie Q74.2
– Anomalie a.n.k. Q74.2
– Dystrophie, muskulär G71.0
– Fehlbildung, angeboren Q74.2
– Hypoplasie Q74.2
– Myopathie G71.0
– Nerv, Verletzung S74.9
– Wunde, offen a.n.k. S71.80
Beckenkamm, Dekubitus L89.93
– Stadium
–– 1 L89.03
–– 2 L89.13
–– 3 L89.23
–– 4 L89.33
Beckenknochen
– abnorm, Behinderung, Geburt O65.9
– Abnormität, bei Schwangerschaft O33.0
– Anomalie a.n.k. Q74.2
– Chondrosarkom C41.4
– Fraktur S32.89
–– multipel S32.7
– Karzinom C79.5
– Osteosarkom C41.4
– Sarkom C41.4
Beckenmitte
– Kontraktur, mit Missverhältnis, fetopelvin O33.3
– und Beckenausgang, Verengung, Hindernis, Geburt O65.3
– Verengung, Betreuung, Mutter O33.3
– Zangenentbindung O81
–– mit Rotation O81
Beckenniere Q63.2
– angeboren Q63.2
Beckenorgane
– Abnormität, mit Schädigung, Fetus/Neugeborenes P03.8
– Anomalie, Betreuung, Schwangere O34.9
– Deformität, mit Schnittentbindung a.n.k. O34.8
– Entzündung, bei der Frau N73.9
– Fehlbildung
–– bei
––– Entbindung O34.9
––– Schwangerschaft O34.9
–– mit Hindernis, Geburt, mit Schädigung, Fetus/Neugeborenes P03.1
– Infektion, nach Abort O08.0
– innere, Verletzung, multipel S37.7
– Lageanomalie, mit Schnittentbindung a.n.k. O34.8
– Lazeration, bei Geburt O71.5
– mehrere, Verletzung S37.7
– mütterlich, Anomalie, mit Hindernis, Geburt O65.5
– Perforation
–– bei Abort, ärztlich, misslungen O07.3
–– Komplikation, bei Abort, misslungen O07.8
–– nach Abort O08.6
– Riss
–– bei Abort, ärztlich, misslungen O07.3
–– Komplikation, bei Abort, misslungen O07.8
– Ruptur
–– bei Geburt O71.5
–– Komplikation, Entbindung O71.5
– Schädigung
–– Komplikation, Entbindung O71.5
–– nach
––– Abort O08.6
––– Extrauterinschwangerschaft O08.6
––– Molenschwangerschaft O08.6
– Tumor
–– Komplikation, Entbindung a.n.k. O65.5
–– mit Schnittentbindung a.n.k. O34.8
– Verätzung
–– bei Abort, ärztlich, misslungen O07.3
–– chemisch, Komplikation, bei Abort, misslungen O07.8
– Verletzung S37.9
–– bei
––– Fehlgeburt O08.6
––– Geburt a.n.k. O71.5
–– Folgen T91.5
–– Sehne S39.0
– weiblich
–– Entzündung, tuberkulös A18.1† N74.1* ►

Beckenorgane *(Forts.)*
~ weiblich *(Forts.)*
–– Krankheit N94.9
Beckenperitoneum
– Adhäsion
–– bei der Frau, nach medizinischen Maßnahmen N99.4
–– postoperativ N99.4
– Endometriose N80.3
Beckenrand, Fraktur S32.89
Beckenregion
– Felty-Syndrom M05.05
– Komplikation, mechanisch, durch Osteosynthesevorrichtung, intern T84.14
– Nekrose
–– avaskulär, traumatisch M87.25
–– Haut und Unterhaut, a.n.k. R02.05
–– Knochen, durch Arzneimittel M87.15
– Still-Krankheit, adulte Form M06.15
– Wunde, offen S31.0
Beckenring
– Fraktur S32.7
–– Malgaigne- S32.7
– Lockerung, bei Schwangerschaft O26.7
Beckenvene
– Phlebothrombose I80.20
– Thrombophlebitis
–– bei
––– Molenschwangerschaft O08.0
––– Schwangerschaft, extrauterin O08.0
–– nach Abort O08.0
–– postpartal O87.1
–– präpartal O22.3
–– puerperal O87.1
– Thrombose I80.20
–– bei Entbindung O87.1
–– im Wochenbett O87.1
– Varikose I86.2
Beckenweichteile
– Abnormität, bei Schwangerschaft O34.9
– Gewebe, mit Behinderung, Geburt O65.5
Becker-Haarnävus, pigmentiert D22.5
Becker-Kardiomyopathie I42.88
Becker-Krankheit G71.0
Beckwith-Syndrom, Wiedemann- Q87.3
Beckwith-Wiedemann-Syndrom, durch
– CDKN1C-Mutation Q87.3
– Disomie 11, uniparental, paternal Q87.3
– Imprintingdefekt, 11p15 Q87.3
– Inversion, 11p15 Q87.3
– Mikrodeletion 11p15 Q87.3
– Mikroduplikation, 11p15 Q87.3
– Mutation, NSD1 Q87.3
– Translokation, 11p15 Q87.3
Bednar-Aphthen K12.0
Bednar-Tumor C44.9
Beeinträchtigung
– emotional, mit Anpassungsstörung, sozial F43.2
– Harnstrahl R39.1 ►

Beeinträchtigung *(Forts.)*
– Hörvermögen, bei
–– Anomalie, Ohr Q16.9
–– Degeneration, Labyrinth, kongenital Q16.5
–– Hypoplasie, Gehörgang Q16.9
–– Lageanomalie
––– Gehörgang, kongenital Q16.9
––– Ohr, kongenital Q16.9
– Mobilität R26.3
Beemer-Ertbruggen-Syndrom Q87.8
Beengt, Wohnverhältnisse Z59
Beeren
– giftig, Vergiftung T62.1
– verdorben, Vergiftung T62.1
Beerenförmig, Aneurysma, Gehirn
– nichtrupturiert I67.10
– rupturiert I60.9
Beerenlunge J98.4
Befall
– Augenlid
–– bei
––– Leishmaniose B55.1† H03.0*
––– Loiasis B74.3† H03.0*
––– Onchozerkose B73† H03.0*
––– Phthiriasis B85.3† H03.0*
–– durch Parasiten a.n.k. B89† H03.0*
– Darm a.n.k. B82.9
–– durch
––– Fasciolopsis buski B66.5
––– Helminthes a.n.k. B82.0
––– Parasiten a.n.k. B82.9
– durch
–– Amöben A06.9
–– Angiostrongylus cantonensis B83.2
–– Angiostrongylus costaricensis B81.3
–– Anguillula stercoralis B78.9
–– Anisakis marina B81.0
–– Anisakis-Larven B81.0
–– Arthropoden a.n.k. B88.2
–– Ascaris lumbricoides B77.9
–– Balantidium coli A07.0
–– Bandwurm a.n.k. B71.9
––– breit B70.0
–– Blutegel B88.3
–– Bothriocephalus latus B70.0
–– Candida B37.9
–– Candiru B88.8
–– Capillaria
––– hepatica B83.8
––– philippinensis B81.1
–– Capnocytophaga canimorsus B88.8
–– Chilomastix A07.8
–– Clonorchis sinensis B66.1
–– Cysticercus cellulosae B69.9
–– Darmälchen B78.9
–– Darmegel B66.5
–– Darmparasiten a.n.k. B82.9
–– Demodex folliculorum B88.0
–– Dermanyssus gallinae B88.0
–– Dibothriocephalus B70.0
–– Dicrocoelium dendriticum B66.2 ►

Befall *(Forts.)*
~ durch *(Forts.)*
-- Dioctophyma renale B83.8
-- Diphyllobothrium latum, Form, adult B70.0
-- Diplogonoporus grandis B71.8
-- Dipylidium caninum B71.1
-- Distoma hepaticum B66.3
-- Echinococcus B67.9
-- Echinokokken, Orbita B67.9† H06.1*
-- Echinostoma ilocanum B66.8
-- Embadomonas [Retortomonas] A07.8
-- Entamoeba histolytica a.n.k. A06.9
-- Enterobius vermicularis B80
-- Erntemilbe B88.0
-- Fadenwurm B80
-- Fasciola hepatica B66.3
-- Filzläuse B85.3
-- Finnen
--- Bandwurm, breit B70.1
--- Bothriocephalus latus B70.1
--- Dibothriocephalus B70.1
--- Diphyllobothrium B70.1
--- Fischbandwurm B70.1
--- Grubenkopfbandwurm B70.1
--- Schweinebandwurm B69.9
-- Fischbandwurm B70.0
-- Fuchsbandwurm B67.7
-- Gastrodiscoides hominis B66.8
-- Giardia lamblia A07.1
-- Gnathostoma spinigerum B83.1
-- Gongylonema B83.8
-- Grubenkopfbandwurm B70.0
-- Haarbalgmilben B88.0
-- Hautparasiten a.n.k. B88.9
-- Helminthen a.n.k. B83.9
-- Herbstmilben B88.0
-- Heterophyes B66.8
-- Hundebandwurm B67.4
-- Hundespulwurm-Larven B83.0
-- Hymenolepis B71.0
-- Ixodeszecken B88.8
-- Käsemilben B88.0
-- Katzenleberegel B66.0
-- Katzenspulwurm B83.0
-- Kleiderläuse B85.1
-- Körperläuse B85.1
-- Kokzidien A07.3
-- Kopfläuse B85.0
-- Krätzmilbe B86
-- Läuse B85.2
--- multipel B85.4
-- Landblutegel B88.3
-- Lanzettegel B66.2
-- Larva migrans visceralis a.n.k. B83.0
-- Larven, Diphyllobothrium B70.1
-- Leberegel B66.3
--- chinesisch B66.1
--- groß B66.3
--- orientalisch B66.1
--- ostasiatisch B66.1
-- Linguatula B88.8 ►

Befall *(Forts.)*
~ durch *(Forts.)*
-- Liponyssoides sanguineus B88.0
-- Lungenegel B66.4
-- Metagonimus yokogawai B66.8
-- Milben B88.9
-- Oesophagostomum apistomum B81.8
-- Oxyuren B80
-- Paragonimus
--- ringeri B66.4
--- westermani B66.4
-- Parasiten a.n.k. B89
--- Orbita a.n.k. B89† H06.1*
-- Parastrongylus
--- cantonensis B83.2
--- costaricensis B81.3
-- Pediculus B85.2
--- capitis B85.0
--- corporis B85.1
--- pubis B85.3
-- Peitschenwurm B79
-- Pentastoma B88.8
-- Phthirus pubis B85.3
-- Pilz B49
--- Körper B35.4
--- Nagel B35.1
--- Zunge B37.0
-- Plerozerkoide B70.1
-- Protozoen a.n.k. B64
-- Rattenbandwurm B71.0
-- Rhabdonema intestinale B78.9
-- Rinderbandwurm B68.1
-- Rinderfinnenbandwurm B68.1
-- Rodentolepis nana B71.0
-- Sandfloh B88.1
-- Saprophyten a.n.k. B88.8
-- Sarcoptes scabiei B86
-- Saugwurm B66.9
-- Schafleberegel B66.3
-- Skabies B86
-- Sparganum
--- mansoni B70.1
--- proliferum B70.1
-- Spirometralarven B70.1
-- Springwurm B80
-- Spulwurm a.n.k. B77.9
-- Stellantchasmus falcatus B66.8
-- Strongyloides stercoralis B78.9
-- Taenia B68.9
--- diminuta B71.0
--- mediocanellata B68.1
--- nana B71.0
--- saginata B68.1
--- solium B68.0
---- im Larvenstadium B69.9
-- Ternidens deminutus B81.8
-- Tetranychus molestissimus B88.0
-- Toxocara-canis-Larven B83.0
-- Toxocara-cati-Larven B83.0
-- Trematoden a.n.k. B66.9
-- Trichinella spiralis B75 ►

B

Befall *(Forts.)*
~ durch *(Forts.)*
-- Trichocephalus trichiura B79
-- Trichostrongylus orientalis B81.2
-- Trichuris trichiura B79
-- Trombicula-Larve B88.0
-- Tunga penetrans B88.1
-- Vandellia cirrhosa B88.8
-- Wurm a.n.k. B83.9
-- Zestoden a.n.k. B71.9
-- Zwergbandwurm B71.0
-- Zwergfadenwurm B78.9
- extern, durch
-- Blutegel B88.3
-- Hirudinae-Egel B88.3
- intern, durch Hirudinae-Egel B83.4
- intestinal a.n.k. B82.9
-- durch
--- Capillaria B81.1
--- Egel B66.5
--- Nematoden a.n.k. B82.0
--- Schweinebandwurm B68.0
- Leber, durch Clonorchis sinensis a.n.k. B66.1
Befeuchterlunge J67.70
- mit akuter Exazerbation J67.71
- ohne Angabe einer akuten Exazerbation J67.70
Befeuchterpneumonitis J67.70
Befriedigung, sexuell
- gestört F52.1
- mangelnd F52.1
Befruchtet, Ei, Nichtimplantation N97.2
Befruchtung
- extrakorporal Z31.2
- künstlich Z31.1
-- mit
--- Hyperstimulation, Ovar N98.1
--- Infektion N98.0
--- Komplikation N98.9
Befürchtet, Zustand, nicht nachgewiesen Z71
Befürchtung F41.9
Befund
- abnorm R89.9
-- bei Schwangerschafts-Screening O28.9
-- hämatologisch, bei Screeninguntersuchung, pränatal O28.0
- Absonderung, aus Brustwarze, abnorm R89.9
- Amnionflüssigkeit, abnorm R89.9
- Besprechung Z71
- biochemisch, abnorm, bei Schwangerschafts-Screening O28.1
- Blut, abnorm R79.9
- Chromosom, abnorm R89.8
-- bei Schwangerschafts-Screening O28.5
- CT [Computertomographie]
-- Abdomen, abnorm R93.5
-- Mamma, abnorm R92
- CTG [Kardiotokogramm], auffällig O28.8
- Erläuterung Z71
- Funktion, Lunge, abnorm R94.2
- Gelenkflüssigkeit, abnorm R89.9 ►

Befund *(Forts.)*
- genetisch, abnorm, bei Schwangerschafts-Screening O28.5
- hämatologisch, abnorm, bei Schwangerschafts-Screening O28.0
- histologisch, abnorm a.n.k. R89.7
- im
-- Abstrich
--- Cervix uteri, abnorm R87.9
--- Rachen, abnorm R84.9
--- Vagina, abnorm R87.9
--- Vulva, abnorm R87.9
-- Liquor
--- abnorm R83.9
--- histologisch, abnorm R83.7
--- immunologisch, abnorm R83.4
--- mikrobiologisch, abnorm R83.5
--- zytologisch, abnorm R83.6
-- Sekret, Nasenschleimhaut, abnorm R84.9
-- Sputum, abnorm R84.9
- immunologisch, abnorm R89.4
- in
-- Bronchiallavage, abnorm R84.9
-- Pleuraflüssigkeit, abnorm R84.9
- klinisch, abnorm a.n.k. R68.8
- Kolposkopie, auffällig R93.5
- Mamma, suspekt N64.9
- Mammographie, abnorm R92
- mikrobiologisch, abnorm R89.5
- Nierenfunktionstest, abnorm R94.4
- Papanicolaou-
-- unspezifisch R87.6
-- zervixzytologisch, suspekt R87.6
- Papanicolaou-Abstrich, Cervix uteri, abnorm R87.6
- Peritonealflüssigkeit, abnorm R85.9
- positiv, auf Schilddrüsenantikörper R76.8
- Prostatasekret, abnorm R86.9
- radiologisch
-- abnorm, bei Schwangerschafts-Screening O28.4
-- Haut, abnorm R93.8
-- Unterhautgewebe, abnorm R93.8
- serologisch, positiv, auf Syphilis A53.0
- Sonographie
-- Abdomen, abnorm R93.5
-- Becken, abnorm R93.5
-- Gallenweg, pathologisch R93.2
-- Harnorgane, pathologisch R93.4
-- Leber, pathologisch R93.2
-- Mamma, abnorm R92
-- Verdauungstrakt, pathologisch R93.3
- Sperma, abnorm R86.9
- Synovialflüssigkeit, abnorm R89.9
- Thermographie, Mamma, abnorm R92
- Thoraxauskultation, abnorm R09.8
- toxikologisch, abnorm R78.9
- Tuberkulintest, abnorm R76.1
- Ultraschall, abnorm, bei
-- Schwangerschafts-Screening O28.3
-- Screeninguntersuchung, pränatal O28.3 ►

Befund *(Forts.)*
– Urin
–– abnorm R82.9
–– mikrobiologisch, abnorm R82.7
–– pathologisch a.n.k. R82.9
–– zytologisch, abnorm R82.8
– Vagina, abnorm R87.6
– Vaginalflüssigkeit, abnorm R87.9
– verdächtig, Ausschluss Z03.9
– Vulva, abnorm R87.6
– Wundsekret, abnorm R89.9
– zytologisch
–– abnorm R89.6
––– bei Schwangerschafts-Screening O28.2
–– suspekt, aus weiblichen Genitalorgan R87.6
Begehrensneurose F68.0
Beginn
– akut, bei Demenz, vaskulär F01.0
– am vorderen Schienbein, Myopathie, distal G71.0
– im Erwachsenenalter, Myopathie, distal, durch VCP-Genmutation G71.0
– in der Kindheit, bei Myopathie, distal, KLHL9-abhängig G71.0
– Miktion, verzögert R39.1
Beginnend
– Kerntrübung H26.9
– Pangonarthrose M17.9
– spät-, Myopathie, distal, Alpha-B-Crystallin-abhängig G71.0
Begleitamyloidose E85.9
Begleitend, Ödem, Papille, bei
– Uveitis H47.1
– Vaskulitis H47.1
Begleitiritis H20.8
Begleitmyokarditis I51.4
Begleitotitis H66.9
Begleitperson, gesund, eines Kranken Z76.3
Begrenzung, Gesichtsfeld H53.4
Begriffsaphasie R47.0
Behaart
– Kopf
–– Psoriasis L40.8
–– Verletzung, oberflächlich S00.00
–– Wunde, offen S01.0
– Kopfhaut
–– Abriss S08.0
–– Geburtsverletzung P12.9
––– durch
–––– Elektrode P12.4
–––– Kopfschwartenklammer P12.4
–––– Probeinzision P12.4
–– Karzinom C44.4
–– Melanoma in situ D03.4
–– Prellung S00.05
––– durch Geburtsverletzung P12.3
–– Quetschwunde, durch Geburtsverletzung P12.3
–– Verätzung T20.4
–– Verbrennung T20.0 ►

Behaart *(Forts.)*
~ Kopfhaut *(Forts.)*
–– Verletzung S09.9
––– Fetus/Neugeborenes P12.9
–– Zerquetschung S07.8
Behaarung, Lanugo- Q84.2
– persistierend Q84.2
Behandlung
– Gips-, mit Ausfall
–– motorisch, Extremität G97.9
–– neurologisch, Extremität G97.9
– logopädisch Z50.5! *[nur Zusatzkode!]*
– medizinisch
–– in der Eigenanamnese Z92.9
–– mit Zwischenfall T88.9
– mit immunsuppressiven Medikamenten, Folgen T98.3
– palliativ Z51.5
– Verweigerung Z53
–– als Entscheidung des Patienten Z53
–– aus Glaubensgründen Z53
–– wegen Gruppendruck Z53
– verzögert, Wunde, offen T89.03
Behandlungsinduziert
– Akathisie G25.88
– Parkinsonismus a.n.k. G21.1
– Störung, Bewegung G25.9
Behandlungsrefraktär, Hypertonie I10.90
Behçet-ähnlich, Krankheit, hereditär, beim Kind M35.8
Behçet-Aphthen M35.2
Behçet-Krankheit, mit Ulzeration, Vulva M35.2† N77.8*
Behçet-Syndrom, mit Arthritis M35.2
Behinderter, in der Familie Z63
Behinderung
– Atem- R06.88
– Atmung, mechanisch, mit Mangel, Sauerstoff, systemisch T71
– beim Gehen R26.8
– Geburt O66.9
–– durch
––– Beckenknochen, abnorm O65.9
––– Gewebe, Beckenweichteile O65.5
– geistig F79.9
–– leicht F70.9
–– mittelgradig F71.9
–– schwer F72.9
–– schwerst F73.9
– in der Familienanamnese a.n.k. Z82
– Lern- F81.9
– Miktion R39.1
– mit Einschränkung, Aktivitäten Z73
– Nasenatmung R06.88
Behmel-Syndrom, Simpson-Golabi- Q87.3
Behnke-Hornhautdystrophie, Thiel- H18.5
Behr-Syndrom H35.5
Beidseitig – s. Art der Krankheit
– Leukodystrophie, multizystisch, bei Muskel-Augen-Gehirn-Krankheit G71.2 E75.2
– Rhizarthrose, sekundär M18.4

Beigel-Krankheit B36.8
Bein
– Abszess L02.4
– Agenesie, vollständig Q72.0
– Amputation, traumatisch T13.6
– Angiospasmus, traumatisch I73.9
– Anomalie a.n.k. Q74.2
– Arthritis M13.99
– Atherosklerose I70.29
– AVK [Arterielle Verschlusskrankheit] I70.29
– beide
–– Amputation, traumatisch T05.5
–– Paralyse G82.29
– Beschwerden
–– vaskulär I73.9
–– vertebragen M79.69
– Beteiligung, bei
–– Verätzung
––– Fuß T29.4
––– Knöchelregion T29.4
–– Verbrennung
––– Fuß T29.0
––– Knöchelregion und Fuß T29.0
– Deformität
–– angeboren Q68.8
–– erworben M21.99
– Durchblutungsstörung I73.9
–– arteriell I73.9
–– mit Ödem I73.9
– Dysplasie Q74.2
– Embolie I80.3
–– arteriell I74.3
–– und Thrombose I80.3
– Erfrierung
–– mit Nekrose, Gewebe T34.9
–– oberflächlich T33.9
– Erysipel A46
– Fehlen
–– angeboren Q72.8
–– beidseitig, erworben Z89.7
–– erworben Z89.6
–– oberhalb, Knie, erworben Z89.6
–– unterhalb, Knie, erworben Z89.5
– Fraktur
–– Folgen T93.2
–– geschlossen T12.0
–– offen T12.1
– Furunkel L02.4
– Gangrän R02.8
– Geschwür, dekubital L89.98
– Hypoplasie, angeboren Q72.9
– Infektion
–– eitrig, mit Lymphangitis L03.11
–– Haut a.n.k. L08.9
– Insuffizienz, venös
–– chronisch I87.20
–– mit Ulzeration I87.21
– Ischämie I73.9
– Karbunkel L02.4
– Karzinom C76.5
– Krampf R25.2 ►

Bein *(Forts.)*
– Krampfader I83.9
– Kribbeln R20.2
– künstlich, Anpassung Z44.1
– Lymphödem I89.09
– Mehretagenthrombose I80.3
– Melanom, maligne C43.7
– Melanoma in situ D03.7
– Monoplegie G83.1
– Muskel, Verletzung T13.5
– Nävus D22.7
– Nerv
–– Schädigung, peripher G57.9
–– Verletzung T13.3
– Ödem R60.0
–– durch Obstruktion, Vene I87.1
– Paralyse G83.1
–– hysterisch F44.4
–– psychogen F45.8
–– transitorisch R29.8
––– traumatisch a.n.k. T13.3
– Parese G83.1
– Phlebitis I80.3
–– oberflächlich I80.0
–– tief a.n.k. I80.28
––– ulzerös I80.28
–– ulzerös I80.3
––– oberflächlich I80.0
–– varikös I83.1
– Phlebothrombose I80.3
–– oberflächlich I80.0
–– tiefliegend I80.28
– Phlegmone L03.11
– Prellung T13.05
– Prolaps
–– beim Fetus P03.1
–– Betreuung, Mutter O32.1
–– Hindernis, Geburt O64.1
– Pseudoparalyse R29.8
– Schmerzen M79.69
– Schwellung R22.4
– Stammvarikose I83.9
– Status varicosus I83.9
– Thromboembolie, arteriell I74.3
– Thrombophlebitis I80.3
–– bei Schwangerschaft O22.2
–– oberflächlich I80.0
–– präpartal O22.2
–– tief I80.28
– Thrombose I80.3
–– arteriell I74.3
–– oberflächlich I80.0
–– tiefliegend I80.28
– Ulcus varicosum I83.0
– Ulzeration, postphlebitisch I87.01
– und Arm
–– Amputation, traumatisch, jede Kombination T05.6
–– Fehlen
––– beidseitig Z89.8
––– erworben Z89.8 ►

Bein *(Forts.)*
– Varikose I83.9
–– mit Stauungsdermatose, ohne Ulkus oder Entzündung I83.9
– Varizen
–– Blutung I83.9
–– im Wochenbett O87.8
– Verätzung T24.4
–– 1. Grades, ohne Knöchelregion und Fuß T24.5
–– 2. Grades, ohne Knöchelregion und Fuß T24.60
–– 3. Grades, ohne Knöchelregion und Fuß T24.7
–– ausgenommen Knöchelregion und Fuß T24.4
–– Grad
––– 2a, ohne Knöchelregion und Fuß T24.60
––– 2b, ohne Knöchelregion und Fuß T24.61
–– mit Beteiligung, Knöchelregion und Fuß T29.4
– Verbrennung T24.0
–– 1. Grades T24.1
–– 2. Grades, ohne Knöchelregion und Fuß T24.20
–– 3. Grades T24.3
–– ausgenommen Knöchelregion und Fuß T24.0
–– Grad
––– 2a, ohne Knöchelregion und Fuß T24.20
––– 2b, ohne Knöchelregion und Fuß T24.21
– Verformung a.n.k. Q68.8
– Verkürzung M21.79
–– angeboren Q72.8
–– erworben M21.79
–– mit Schiefstand, Becken M21.79
– Verlängerung M21.79
– Verletzung T13.9
–– Weichteile, groß T13.1
––– mit Sehnenbeteiligung T13.8
– Verschluss, arteriell I74.3
–– akut I74.3
– Verschlusskrankheit, arteriell I70.29
– Vorfall
–– Betreuung, Mutter O32.1
–– Komplikation, Entbindung O32.1
– Zerquetschung T04.3
– Zweietagenthrombose I80.3
Beinarterie
– Embolie I74.3
– Thrombose I74.3
– Verschluss I74.3
Beinbeckenthrombose I80.20
Beinknochen, lang, Verbiegung, angeboren Q68.5
Beinlänge, Differenz M21.79
– angeboren Q72.9
– erworben M21.79
Beinvene
– Thrombose I80.3
–– tief I80.28
– varikös I83.9
–– bei Schwangerschaft O22.0 ►
Beinvene *(Forts.)*
~ varikös I83.9 *(Forts.)*
–– im Wochenbett O87.8
Beklemmung, Herz I51.8
Belag
– Pleura R09.1
– Zahn K03.6
–– durch
––– Betel K03.6
––– Tabak K03.6
–– grün K03.6
–– Materia alba K03.6
–– orangefarben K03.6
–– schwarz K03.6
Belastung
– durch
–– elektromagnetische hochfrequente Felder Z58
–– Schimmelpilz Z58
– emotional, mit Verwirrtheit, reaktiv F44.88
– Linksherz- I50.19
– mit
–– Angina pectoris I20.8
–– Hämoglobinurie a.n.k. D59.6
– physisch, durch Arbeit Z56
– psychisch Z73
–– durch Arbeit Z56
Belastungsabhängig, Arthritis
– Handgelenk M13.13
– Sprunggelenk M13.17
Belastungsangina I20.8
Belastungsasthma J45.19
Belastungsdyspnoe R06.0
Belastungserythrozyturie N02.9
Belastungshämaturie N02.9
Belastungshämoglobinurie D59.6
Belastungshypertonie I10.90
Belastungsinduziert, Extrasystolie I49.4
Belastungsinkontinenz, Harnblase N39.3
Belastungsintoleranz, bei Myopathie
– mitochondrial, autosomal-dominant G71.3
– schwedischer Typ G71.3
Belastungsreaktion
– akut F43.0
–– Mischform F43.0
–– mit
––– Krise, emotional F43.0
––– Störung
–––– Bewusstsein F43.0
–––– emotional F43.0
–––– psychomotorisch F43.0
– psychogen F43.9
Belastungsstörung, posttraumatisch [PTBS] F43.1
Belegt, Zunge K14.3
Bell-Krankheit F30.8
Bell-Paralyse G51.0
Bell-Spasmus G51.3
Bell-Syndrom G51.0
– Martin- Q99.2
Bellend, Husten R05
Bellman-Syndrom, Tungland- H90.3 K11.7

Bellussi-Syndrom, Gurrieri-Sammito- Q87.5
Belüftung
– Lunge
–– abnorm, beim Neugeborenen P28.8
–– unvollständig, beim Neugeborenen P28.1
–– unzureichend, beim Neugeborenen P28.5
– Störung, Tube H69.8
Benachteiligung, bildungsbedingt Z55
Benallegue-Lacete-Syndrom Q87.5
Bence-Jones-Albuminurie a.n.k. R80
Bence-Jones-Plasmozytom C90.00
Bence-Jones-Proteinurie a.n.k. R80
Bencze-Syndrom Q67.4
Benedikt-Syndrom I67.9† G46.3*
Benehmen, Anomalie R46.8
Benetzungsstörung
– Auge H04.1
– keratokonjunktival H18.8
Benigne – s.a. Art der Krankheit
Bennett-Fraktur S62.21
Benommenheit R40.0
Bensaude-Adenolipomatose, Launois- E88.8
Bensimon-Syndrom, Robinson-Miller- Q82.4
Benson-Krankheit H43.2
Benzalkoniumchlorid
– Allergie T78.4
– Überempfindlichkeit T78.4
Benzamid
– Allergie T88.7
– Überempfindlichkeit T88.7
Benzedrin, Abhängigkeit F15.2
Benzimidazol-Derivate
– Allergie T88.7
– Überempfindlichkeit T88.7
Benzin
– Kontaktdermatitis, toxisch L24.2
– Wirkung, toxisch T52.0
Benzodiazepin
– Abhängigkeit F13.2
– Abusus F13.1
– Allergie T88.7
– Überempfindlichkeit T88.7
Benzoesäure
– Allergie T78.4
– Überempfindlichkeit T78.4
Benzol, Wirkung, toxisch T52.1
Benzol-Homologe, Wirkung, toxisch T52.2
Benzolsulfonsäure
– Allergie T78.4
– Überempfindlichkeit T78.4
Benzylalkohol
– Allergie T78.4
– Überempfindlichkeit T78.4
Beobachtung Z04.9
– bei
–– Verdacht auf
––– bösartige Neubildung Z03.1
––– Herzinfarkt Z03.4
––– neurologische Krankheit Z03.3
––– psychische Krankheit Z03.2
––– Tuberkulose Z03.0 ►

Beobachtung Z04.9 *(Forts.)*
~ bei *(Forts.)*
~~ Verdacht auf *(Forts.)*
––– Verhaltensstörung Z03.2
–– Verdachtsfall Z03.9
– nach Unfall Z04.3
– Untersuchung, nach
–– Arbeitsunfall Z04.2
–– Transportmittelunfall Z04.1
– wegen
–– Brandstiftung, ohne manifeste psychische Störung Z03.2
–– Ladendiebstahl, ohne manifeste psychische Störung Z03.2
Berant-Syndrom Q87.8
Berardinelli-Seip-Syndrom E88.1
Beratung Z71
– ärztlich Z71
–– bei Bewohner einer institutionellen Einrichtung Z59
–– Person, allein stehend Z60
– bei
–– Arzneimittel- oder Drogenabhängigkeit Z71
–– Blutsverwandtschaft Z71
–– Konsanguinität Z71
–– Missbrauch, Substanz Z71
– Diät- Z71
–– bei
––– Allergie, Nahrungsmittel Z71
––– Diabetes mellitus Z71
––– Intoleranz, Nahrungsmittel Z71
– diätetisch, bei
–– Gastritis Z71
–– Hypercholesterinämie Z71
–– Hypoglykämie Z71
–– Kolitis Z71
– Einstellung zur Sexualität Z70
– Ernährung Z71
–– beim Kleinkind Z00.1
– für nicht anwesende dritte Person Z71
– genetisch, im Zusammenhang mit der Fertilisation Z31.5
– Impfung Z26.9
– in Bezug auf HIV Z71
– medizinisch Z71
– nach Paragraph 218 Z30.0
– Sexual-
–– im Namen einer dritten Person Z70
–– zu kombinierten Problemen Z70
– wegen
–– Adipositas Z71
–– Alkoholabhängigkeit Z71
–– Alkoholmissbrauch Z71
–– Arzneimittelmissbrauch Z71
–– Drogenmissbrauch Z71
–– Familienplanung Z30.0
–– Fertilisation Z31.6
–– Impotenz Z70
–– Insemination Z31.1
–– Kontrazeption Z30.0
–– Nichtansprechbarkeit Z70 ►

Beratung Z71 *(Forts.)*
~ wegen *(Forts.)*
-- Promiskuität Z70
-- Schwangerschaftsabbruch Z30.0
-- sexueller Orientierung Z70
-- Sterilisation Z30.2
-- Sterilität Z31.6
-- Tabakabhängigkeit Z71
-- Tabakmissbrauch Z71
- zur Erläuterung von Untersuchungsergebnissen Z71
Berdon-Syndrom Q43.8
Berger-Krankheit N02.8
Berger-Parästhesie R20.2
Bergflachslunge J61.0
Bergkrankheit T70.2
Bergleute-Asthma J60
Bergleute-Nystagmus H55
Bergleute-Pneumokoniose J60
Bergmannslunge J60
Bergmeister-Papille Q14.0
Beriberi E51.1
- bei Mangel, Vitamin B E51.1
- feuchte Form E51.1
-- mit
--- Beteiligung, Kreislaufsystem E51.1† I98.8*
--- Polyneuropathie E51.1† G63.4*
- mit
-- Degeneration, Gehirn E51.1† G32.8*
-- Neuritis E51.1† G63.4*
-- Polioenzephalomyelitis E51.2† G32.8*
-- Polyneuropathie E51.1† G63.4*
- trockene Form E51.1
Beriberi-Kardiomyopathie E51.1† I43.2*
Berlin-breakage-Syndrom Q87.8
Berlin-McKusick-Syndrom, Mengel-Konigsmark- Q17.8 H90.5
Berlin-Ödem S05.8
- nach Contusio retinae S05.1
- traumatisch S05.8
Berlin-Syndrom Q82.8
Berloque-Dermatitis L56.2
Bernard-Horner-Syndrom, Claude- G90.2
- kongenital G90.2
- traumatisch S14.5
Bernard-Soulier-Thrombopathie D69.1
Bernhard-Roth-Krankheit G57.1
Bernheim-Syndrom I50.01
Bernsteinsäure
- Allergie T78.4
- Überempfindlichkeit T78.4
Bernsteinsäure-Semialdehyd-Dehydrogenase, Mangel E72.8
Bernsteinsäure-Stoffwechselstörung, Arginin- E72.2
Bernuth-Pseudohämophilie D68.09
Berry-Syndrom Q75.4
- Hyde-Forster-McCarthy- Q87.0
Berstung, Niere S37.03
Berstungsfraktur, Schädel S02.9
Bertielliasis B71.8
Berührungssinn, Verlust R20.8
Beruflich
- Exposition, gegenüber
-- Bodenverschmutzung Z57
-- extremer Temperatur Z57
-- Immission Z57
-- Lärm Z57
-- Luftverschmutzung a.n.k. Z57
-- Risikofaktoren Z57
-- Schwingungen, mechanisch Z57
-- Staub Z57
-- Strahlung Z57
-- Substanz, toxisch, in der Landwirtschaft Z57
-- Vibration Z57
- Rehabilitationsmaßnahmen Z50.7! *[nur Zusatzkode!]*
Berufsbedingt
- Abrasion, Zahn K03.1
- Akne L70.8
- Anpassungsstörung Z56
- Bursitis a.n.k. M70.9
- Dermatose L25.9
- Dyspepsie K30
- Erosion, Zahn K03.2
- Kontaktdermatitis L25.9
-- toxisch L24.9
- Krankheit, Weichteilgewebe M70.9
- Problem Z56
- Störung, psychogen F48.8
Berufsekzem L25.9
- durch
-- Arzneimittel L24.4
-- Chemikalie L24.5
-- Detergenzien L24.0
-- Fett L24.1
-- Lösungsmittel, organisch L24.2
-- Nahrungsmittel L24.6
-- Pflanzen L24.7
Berufsneurose F48.8
Berufsschwiele L84
Beruhigungsmaßnahme, mit Komplikation, Mutter
- im Wochenbett O89.9
- während der Entbindung O74.9
Berylliose J63.2
- bei Fibrose, Lunge J63.2
- chronisch J63.2
- Lunge J63.2
- mit
-- Granulom, Leber J63.2† K77.8*
-- Tuberkulose, Atmungsorgane J65
Beryllium
- Granulomatose J63.2
- Pneumokoniose J63.2
- Pneumonie J63.2
- Pneumonitis J68.0
- Staublunge J63.2
Berylliumgranulom, Haut L92.3
Beschäftigung, mit Stressereignissen, und Betroffenheit, unangemessen R46.6
Beschäftigungskrampf, Hand F48.8

Beschäftigungsneurose F48.8
Beschäftigungstherapie Z50.7! *[nur Zusatzkode!]*
Beschäftigungstic F48.8
Bescheinigung
– ärztlich, Ausstellung Z02
–– zur
––– Invalidität Z02
––– Nichttauglichkeit Z02
––– Tauglichkeit Z02
––– Todesursache Z02
– Verwaltungszweck, Konsultation Z02
Beschleunigt
– Atmung R06.4
– Blutkörperchensenkungsreaktion R70.0
– Erregungsleitung, atrioventrikulär I45.6
– Herzfrequenz R00.0
– Wachstum, in der Kindheit Z00.2
Beschneidung Z41.2
– ohne medizinische Indikation Z41.2
– rituell Z41.2
– routinemäßig Z41.2
– weiblich Z91.70
Beschränktheit F79.9
Beschwerde-Syndrom, multipel F45.0
Beschwerden
– abdominal R10.4
– asthenopisch H53.1
– asthmatisch J45.99
– Atmung, chronisch, in der Familienanamnese a.n.k. Z82
– bei
–– Adipositas E68
–– Miktion R39.1
–– Schwangerschaft O26.9
–– TEP [Totalendoprothese] T84.9
– beim
–– Gehen R26.2
–– Kauen R19.88
–– Schlucken R13.9
– Bein
–– vaskulär I73.9
–– vertebragen M79.69
– Darm, funktionell K59.9
– Dentitions- K00.7
– durch
–– Krampfader I83.9
–– Überlastung
––– chronisch F48.0
––– Kniegelenk M25.86
–– Unterdruck T70.2
– dyspeptisch R10.1
– funktionell F45.9
–– neurotisch F45.9
–– psychovegetativ F45.39
– Fuß, statisch R29.8
– hämorrhoidal K64.9
– Harnblase N32.9
– Herz I51.9
–– anginös I20.9
–– funktionell I51.8 ▶

Beschwerden *(Forts.)*
~ Herz I51.9 *(Forts.)*
–– nervös F45.30
–– pektanginös I20.9
–– psychosomatisch F45.30
–– vegetativ F45.30
– Herz-Kreislauf- I51.6
–– funktionell I51.6
–– nervös F45.30
– hypochondrisch F45.2
– im Thorax R07.4
– klimakterisch N95.9
– Klimakterium, viril N50.8
– Klimax- N95.9
– Knie M25.86
– Kohabitations-, männlich N48.8
– Kolon, funktionell K59.9
– Kreislauf I99
–– bei Hypotonie I95.9
–– orthostatisch I95.1
– Leiste R10.3
– Magen K31.9
–– funktionell K31.9
–– nervös F45.31
– Menstruation N94.9
– nach Gallenblasenoperation K91.5
– Nacken, myalgisch M79.18
– Narbe L90.5
– neuropathisch G62.9
– Oberbauch R10.1
–– funktionell, nichtorganisch F45.39
– Ohr H92.0
– polymorph, wahrscheinlich nichtorganisch F45.9
– Postcholezystektomie- K91.5
– postklimakterisch N95.9
– postkommotionell F07.2
– prämenstruell N94.3
– Prostata N42.9
–– neurovegetativ F45.8
– psychosomatisch F45.9
– rheumatisch M79.09
– Rücken, myalgisch M79.18
– statisch R29.8
– Unterbauch R10.3
– Unterleib, weiblich N94.9
– Wirbelsäule
–– degenerativ M47.99
–– statisch M43.99
– Zahnungs- K00.7
Beschwerdenkomplex, pektanginös I20.9
Besenreiser I83.9
Besessenheitszustand F44.3
Besnier-Boeck-Schaumann-Syndrom D86.9
Besnier-Syndrom L20.0
Besnier-Tennesson-Syndrom D86.9
Besorgnis, unbegründet, bei Gesundheitszustand, normal Z71
Besprechung, Befund Z71
Bessel-Hagen-Krankheit Q78.6

Best-Degeneration, Makula, vitelliform, autosomal-dominant H35.5
Best-Syndrom H35.5
Bestätigung, Schwangerschaft Z32
Bestandteile
– Blut, abnorm R78.9
– Stuhl, abnorm R19.5
Bestimmung
– Alkohol, im Blut Z04.8
– Blutgruppe Z01.7
– Drogen, im Blut Z04.8
Bestiophilie F65.8
Bestrahlung
– Affektion, respiratorisch
–– akut J70.0
–– chronisch J70.1
– Allergie L59.8
– Anämie, aplastisch D61.2
– Bronchitis
–– akut J70.0
–– subakut J70.0
– Dermatitis L59.8
– Ekzem L59.8
– Enteritis K52.0
– Entzündung, Atmungsorgane, obere, akut J70.0
– in der Eigenanamnese Z92.3
– Kolitis K52.0
– Kontaktdermatitis L59.8
– Krankheit, Atmungsorgane, chronisch J70.1
– Manifestation, pulmonal
–– akut J70.0
–– chronisch J70.1
– mit Leukämie, sekundär C95.90
– Ödem, Lunge, akut J70.0
– Pneumonie J70.0
– Schaden T66
–– fetal P04.8
– Sonnen-, Dermatitis L57.8
– Verletzung a.n.k. T66
– Wirkung, schädlich a.n.k. T66
– Zwischenfall a.n.k. T66
– Zystitis N30.4
Bestrahlungsinduziert, Osteonekrose, Kiefer K10.28
Bestrahlungslunge J70.0
Bestrahlungssyndrom T66
Bestrahlungstherapie Z51.0
Bestrophinopathie, autosomal-rezessiv H35.5
Beta-1,4-Galaktosyltransferase, Mangel E77.8
Beta-2-Mikroglobulin-Amyloidose E85.3
Beta-Adrenorezeptor-Antagonisten
– Allergie T88.7
– Überempfindlichkeit T88.7
Beta-Alanin-Synthase, Mangel E79.8
Beta-Aminosäure, Stoffwechselstörung E72.8
Beta-Enolase, Mangel E74.0
– muskulär, mit Glykogenose E74.0
Beta-Galaktosidase 1, Mangel E75.1
Beta-Glukuronidase, Mangel E76.2
3-beta-Hydroxysteroid-Dehydrogenase, Mangel E25.08
– mit Hyperplasie, Nebenniere E25.08
11-beta-Hydroxylase, Mangel, mit Hyperplasie, Nebenniere E25.08
17-beta-Hydroxysteroid-Dehydrogenase 3, Mangel E29.1
– mit
–– Pseudohermaphroditismus, männlich E29.1
–– Störung, Geschlechtsentwicklung, Karyotyp 46,XY E29.1
Beta-Hypolipoproteinämie E78.6
Beta-Ketothiolase, Mangel E71.1
Beta-Laktam-Antibiotika
– Allergie T88.7
– Überempfindlichkeit T88.7
Beta-Laktamase-Inhibitoren
– Allergie T88.7
– Überempfindlichkeit T88.7
Beta-Lipoproteinämie E78.2
– Floating- E78.2
– mit breiter Beta-Bande E78.2
Beta-Mannosidase, lysosomal, Mangel E77.1
Beta-Mannosidose E77.1
Beta-Oxidationsstörung, peroxisomal E71.3
Beta-propeller-Protein-assoziiert, Neurodegeneration G23.0
Beta-Sarkoglykan, Mangel, mit Muskeldystrophie, Gliedergürtel G71.0
Beta-Sarkoglykanopathie G71.0
Beta-Thalassaemia intermedia D56.1
Beta-Thalassämie D56.1
– bei
–– HPFH [Hereditäre Persistenz des fetalen Hämoglobins] D56.4
–– Persistenz, Hämoglobin, fetal, hereditär D56.4
– major D56.1
– minor D56.3
– schwer D56.1
– Sichelzellen- D57.2
Beta-Thalassämie-Syndrom, Hämoglobin-Lepore- D56.8
Beta-Ureidopropionase, Mangel E79.8
Beta-Zellen – s. Betazellen
Betablocker
– Allergie T88.7
– Überempfindlichkeit T88.7
Betäubungsmittel
– Abhängigkeit F19.2
– Rausch, akut F19.0
– Vergiftung T40.6
Betahypolipoproteinämie E78.6
Betalipoproteinämie E78.2
Betazellen
– Adenom D13.7
– Hyperplasie E16.1
–– Langerhans-Inseln E16.1
– Tumor D13.7
–– bösartig, Pankreas C25.4

Beteiligung
– an
–– Glücksspiel Z72.8
–– Wetten Z72.8
– Atemmuskulatur, früh, bei Myopathie, distal G71.0
– Auge, frühsyphilitisch, konnatal A50.0† H58.8*
Bethlem-Myopathie G71.0
Betreuung
– Drillingsschwangerschaft O30.1
– Findelkind Z76.1
– Geminischwangerschaft O30.0
– Kind Z76.2
– krankes Familienmitglied Z63
– mangelnd, Säugling T74.0
– Mehrlingsschwangerschaft O30.9
– Mutter
–– bei
––– Acranius acardius, bei Gemini, fetal O36.8
––– Anenzephalus, Fetus O35.0
––– Anti-D-Antikörper O36.0
––– Aszites, fetal O33.7
––– AV-Block, Fetus, mit Versagen, Herz, drohend O35.8
––– Beckenboden, Rigidität O34.8
––– Beckenbodenplastik, vorangegangen O34.8
––– Cerclage O34.39
–––– mit Insuffizienz, Cervix uteri O34.39
––– Cervix uteri
–––– Stenose O34.4
–––– Striktur O34.4
––– Corpus uteri, Polyp O34.1
––– Deformität
–––– Becken O33.0
––––– knöchern, mütterlich O33.0
–––– Fetus a.n.k. O33.7
––– Doppelfehlbildung, fetal O33.7
––– Eingriff, chirurgisch
–––– Cervix uteri, vorangegangen O34.4
–––– Perineum, vorangegangen O34.7
–––– Vagina, vorangegangen O34.6
–––– Vulva, vorangegangen O34.7
––– Fetus
–––– compressus O31.0
–––– papyraceus O31.0
–––– tot, retiniert O36.4
–––– ungewöhnlich groß O33.5
––– Gastroschisis, fetal O35.8
––– Gemini, diskordant, monochorial, fetal O36.8
––– Hängebauch O34.8
––– Harnabflussstörung, fetal O35.8
––– Hydrops fetalis O36.2
–––– nicht in Verbindung mit Isoimmunisierung O36.2
––– Hydrothorax, fetal O36.2
––– Inkarzeration, Uterus, gravid O34.5
––– Isoimmunisierung
–––– AB0- O36.1
–––– mit Hydrops fetalis O36.1 ►

Betreuung *(Forts.)*
~ Mutter *(Forts.)*
~~ bei *(Forts.)*
––– Kehlkopf- und Luftröhrenverschluss, beim Fetus O35.8
––– Krankheit, Fetus a.n.k. O35.8
––– Leiomyom, Uterus O34.1
––– Myelomeningozele, fetal O33.7
––– Narbe, durch Schnittentbindung, vorausgegangen O34.2
––– Polyhydramnion, beim Fetus O40
––– Polyp, Cervix uteri O34.4
––– Problem, fetal O36.9
––– Prolaps
–––– Arm, beim Fetus O32.2
–––– Hand, Fetus O32.2
–––– Uterus, gravid O34.5
––– Rektozele O34.8
––– Retroversion, Uterus, gravid O34.5
––– Rh-Antikörper O36.0
––– Rh-Inkompatibilität, bei Hydrops fetalis O36.0
––– Rigidität, Perineum O34.7
––– Rücken, offen, beim Fetus O35.0
––– Schädigung, Fetus, durch
–––– Alkohol O35.4
–––– Arzneimittelabhängigkeit O35.5
–––– Drogenabhängigkeit O35.5
–––– Kontrazeptiva, intrauterin O35.7
–––– Listeriose, mütterlich O35.8
–––– Maßnahme, medizinisch O35.7
–––– Operation, intrauterin O35.7
–––– Röteln, mütterlich O35.3
–––– Strahleneinwirkung O35.6
–––– Toxoplasmose O35.8
–––– Untersuchung, hämatologisch O35.7
–––– Viruskrankheit, mütterlich O35.3
–––– Zytomegalie, mütterlich O35.3
––– Septum, Vagina O34.6
––– Shirodkar-Naht O34.39
–––– mit Insuffizienz, Cervix uteri O34.39
––– Small-for-date-baby O36.5
––– Stenose, Vagina O34.6
––– Stillstand
–––– Entwicklung, fetal O36.5
–––– Wachstum, fetal O36.5
––– Striktur, Vagina O34.6
––– Teratom, Steiß, fetal O33.7
––– Transfusionssyndrom, fetofetal O43.0
––– Tumor
–––– Cervix uteri O34.4
–––– fetal O33.7
–––– Vagina O34.6
–––– Vulva O34.7
––– Überschreitung, Tragzeit O48
––– Verdacht auf, Schädigung, Fetus, durch Absorption, chemischer Substanzen über die Plazenta O35.8
––– Verengung
–––– Becken O33.1
–––– Beckenausgang O33.3 ►

Betreuung *(Forts.)*
~ Mutter *(Forts.)*
~~ bei *(Forts.)*
~~~ Verengung *(Forts.)*
---- Beckeneingang O33.2
---- Beckenmitte O33.3
---- Foramen ovale, beim Fetus O35.8
---- Semilunarklappen, fetal O35.8
--- Wachstum, Fetus, unzureichend O36.5
--- Zwerchfellhernie, kongenital, beim Fetus O35.8
--- Zwillinge, zusammengewachsen O33.7
--- Zystozele O34.8
-- unmittelbar post partum Z39.0
- Nichtschwangere, bei
-- Neigung, Abort, habituell N96
-- Verdacht, Insuffizienz, Cervix uteri N88.3
- palliativ Z51.5
- postpartal, Mutter Z39.2
- Säugling, gesund Z76.2
- Schwangere, bei
-- Alteration, Herzton, fetal O36.3
-- Anomalie
--- Beckenorgane O34.9
--- Cervix uteri O34.4
--- Chromosom, Fetus O35.1
--- Fetus O35.9
--- Herzrhythmus, fetal O36.3
--- Perineum O34.7
--- Plazenta O43.1
--- Uterus O34.5
--- Vagina O34.6
--- Vulva O34.7
-- Azidämie, fetal O36.3
-- Becken, allgemein verengt O33.1
-- Beckenendlage O32.1
-- Blutung, retroplazentar O43.8
-- Bradykardie, fetal O36.3
-- Disstress, fetal O36.3
-- Down-Syndrom, fetal O35.1
-- Einstellung, Scheitelbein O32.8
-- Einstellungsanomalie, Fetus O32.9
-- Eintritt, Kopf, fehlend O32.4
-- Erkrankung, Leber O26.68
-- Fehlbildung
--- Plazenta O43.1
--- Uterus O34.0
--- Zentralnervensystem, Fetus O35.0
-- Fruchttod O36.4
--- intrauterin O36.4
-- Geradstand
--- hoch O32.8
--- tief O32.8
-- Gesichtslage O32.3
-- Herpes gestationis O26.4
-- Hinterhauptslage
--- hintere O32.8
--- vordere Z34
-- Hygroma colli, fetal O35.8
-- Hypotonie O26.5
-- Hypoxie, fetal O36.3 ▶

Betreuung *(Forts.)*
~ Schwangere, bei *(Forts.)*
-- Insuffizienz
--- Cervix uteri O34.39
--- fetoplazentar O36.5
-- Kindslage, wechselnd O32.0
-- Kinnlage O32.3
-- Komplikation, fetal O36.9
-- Kopf-Becken-Missverhältnis O33.9
-- Lageanomalie, Fetus O32.9
-- Missbildung, Zentralnervensystem, fetal O35.0
-- Missverhältnis, fetal O33.5
-- Nichteintreten, Kopf, beim Termin O32.4
-- Pessar, intrauterin, liegend O26.3
-- Querlage O32.2
-- Querstand
--- Schulter O32.8
--- tief O32.8
-- Retardierung, Wachstum, fetal O36.5
-- Retroflexio uteri O34.5
-- Ruptur, Symphyse O26.7
-- Schaden, fetal, durch Krankheit, hereditär O35.2
-- Schädigung, Fetus O35.9
--- durch
---- Amniozentese O35.7
---- Biopsie O35.7
---- Intrauterinpessar O35.7
---- Listeriose, mütterlich O35.8
-- Scheitellage O32.8
-- Schräglage O32.2
-- Schulterlage O32.2
-- Sektio, vorausgegangen O34.2
-- Steiß-Fuß-Lage O32.6
-- Steißlage O32.1
-- Stirnlage O32.3
-- Tod, intrauterin O36.4
-- Tumor, Corpus uteri O34.1
-- Unverträglichkeit, Blutgruppe O36.1
-- Uterus bicornis O34.0
-- Uterus duplex O34.0
-- Vena-cava-Syndrom O26.5
-- Vorderhauptslage O32.3
-- Wachstum, Fetus, übermäßig O36.6
- Schwangerschaft, normal Z34
- und Untersuchung, Mutter
-- stillend Z39.1
-- unmittelbar nach Entbindung Z39.0
- Vierlingsschwangerschaft O30.2
- zeitlich befristet Z75.8
- Zwillingsschwangerschaft O30.0
Betriebsärztlich, Untersuchung Z10
Betroffenheit, unangemessen, und Beschäftigung, mit Stressereignissen R46.6
Betroffensein
- Katastrophe Z65
- Krieg Z65
Betrunkenheit F10.1
Bettlägerigkeit R26.3
- die Gesundheitspflege erfordert Z74.0
~~~

Bettnässen R32
Bettzeug
– Asphyxie T71
– Erstickung T71
Beugekontraktur
– Hüftgelenk M24.55
– Kniegelenk M24.56
Beugemuskel
– Finger, Verletzung S56.1
– Hand, multipel, Verletzung S66.6
– Handgelenk, multipel, Verletzung S66.6
– lang, Daumen, Verletzung S66.0
– Zehe, Verletzung S96.0
Beugesehne
– Ruptur, spontan M66.39
– Verletzung T14.6
Beugeseite, Neurodermitis L20.8
Beule, infektiös L02.9
Beuren-Syndrom, Williams- Q93.5
Beweglich, Struma E04.9
Bewegung
– choreiform R25.8
– Darm, sichtbar R19.2
– dyston R25.8
– Einschränkung
–– bei Periarthropathia humeroscapularis M75.0
–– Iliosakralgelenk M25.65
– Extremität, periodisch, im Schlaf [Periodic Limb Movement Disorder] G25.80
– Hemmung R29.8
– körperlich, Mangel Z72.8
– Kopf, abnorm R25.0
– Störung G25.9
–– abnorm, mit Affektion, extrapyramidal, unklar G25.9
–– behandlungsinduziert G25.9
–– dissoziativ F44.4
–– extrapyramidal G25.9
–– hyperkinetisch F90.9
–– psychogen F44.4
–– spastisch, abnorm, mit Affektion, extrapyramidal, unklar G25.9
–– stereotyp F98.49
––– mit
–––– Haarezupfen F98.40
–––– Selbstverletzung F98.41
––– ohne Selbstverletzung F98.40
–– zerebral G25.9
– unwillkürlich, abnorm R25.8
Bewegungskrankheit T75.3
– bei Reisen mit jedem Fahrzeug T75.3
Bewegungslosigkeit R29.8
Bewegungsorgan, Störung, psychogen F45.8
Bewegungsstarre R29.8
Bewegungsstereotypie, und Minderung, Intelligenz, bei
– Hyperkinesie F84.4
– Störung, überaktiv F84.4
Bewegungsübelkeit, bei Reisen mit jedem Fahrzeug T75.3
Bewegungsunfähigkeit R29.8
Bewegungsunsicherheit R29.8
Bewusstlosigkeit R40.2
– bei Schädel-Hirn-Trauma S06.9 S06.79!
–– weniger als 30 Minuten S06.9 S06.70!
–– 30 Minuten bis 24 Stunden S06.9 S06.71!
–– mehr als 24 Stunden
––– mit Rückkehr zum vorher bestehenden Bewusstseinsgrad S06.9 S06.72!
––– ohne Rückkehr zum vorher bestehenden Bewusstseinsgrad S06.9 S06.73!
Bewusstsein
– Störung R41.8
–– bei Anfall, epileptisch G40.2
–– durch Epilepsie, partiell G40.2
–– mit Belastungsreaktion, akut F43.0
– Trübung R40.0
–– bei Epilepsie G40.8
–– paroxysmal G40.8
– Verlust, kurzfristig R55
Beziehungen, sozial, Verlust Z60
– beim Kleinkind T74.3
Beziehungsstörung F68.8
– beim Kind F93.2
– jugendlich F93.2
– sexuell F66.2
–– durch Bisexualität F66.2
– zwischenmenschlich F68.8
Beziehungswahn F22.0
– sensitiv F22.0
Bezoar T18.9
– Darm T18.3
– Magen T18.2
– Tricho- T18.9
– Trichophyto- T18.9
Bezugsperson, nahe, Verlust, in der Kindheit Z61
BFIE [Benigne familiäre infantile Epilepsie] G40.3
BFNIS [Benigne familiäre neonatal-infantile Anfälle] G40.3
Bhang, Abhängigkeit F12.2
Bianchi-Syndrom R48.8
– Irons- Q87.8
Bichromat
– Dermatitis, toxisch L24.5
– Kontaktdermatitis, allergisch L23.0
Bickel-Fanconi-Glykogenose E74.0
Bickel-Syndrom, Fanconi- E74.0
Bickers-Adams-Syndrom Q03.0
Bickerstaff-Enzephalitis G61.0
Biedl-Syndrom Q87.8
– Laurence-Moon-Bardet- Q87.8
Bielschowsky-Dollinger-Syndrom E75.4
Bielschowsky-Krankheit, Jansky- E75.4
Biemond-Syndrom Q87.8
– Typ 2 Q87.8
Bienenstich T63.4
Biermer-Ehrlich-Addison-Anämie D51.0
Biermer-Krankheit D51.0
Biermer-Syndrom, Addison- D51.0
Biesecker-Young-Simpson-Syndrom, Say-Barber- Q87.8

Biett-Krankheit L93.0
Bietti-Kristalldystrophie H31.2
Bifaszikulär, Block I45.2
Bifid, Nase, und Anomalie, akral, bei Trigonozephalie Q87.0
Bifokal, Atrophie, chorioretinal, progressiv H35.5
Bifurcatio aortae, Sattelembolie I74.0
Bigeminie R00.8
Bignami-Krankheit, Marchiafava- G37.1
Bikondylär, Fraktur, Oberarm, distal S42.44
Bikuspidal, Aortenklappe Q23.1
– familiär Q23.1
Bilanz, Protein-Energie-, Störung E46
Bilateral
– Aplasie, Vas deferens, kongenital Q55.4
– Athetose, kongenital G80.3
– Embolie, Niere, massiv N28.0
– Gonarthrose, sekundär M17.4
– Hiluslymphomsyndrom [Löfgren-Syndrom] D86.8
– Hypoplasie, Niere Q60.4
– Koxarthrose, dysplastisch M16.2
– Nekrose
–– Niere N28.0
–– Nierenrinde N17.19
– Obstruktion, Tuba uterina N97.1
– Paralyse, Nervus oculomotorius, äußere H49.0
– Pleuropneumonie J18.8
– Pneumonie J18.9
– Pyelonephritis, akut N10
– Rhizarthrose
–– posttraumatisch M18.2
–– primär M18.0
– Stenose
–– Arterie, präzerebral I65.3
–– supravesikal N13.5
– Syndrom, Arterie, präzerebral G45.29
– Verengung
–– Arteria carotis I65.3
–– Arteria vertebralis I65.3
– Verschluss
–– Arteria carotis I65.3
–– Arteria vertebralis I65.3
–– Arterie
––– präzerebral I65.3
––– zerebral I66.4
– Vestibulopathie, idiopathisch H81.8
Bild, psoriasiform L40.9
Bildung
– Gallenstein K80.20
– Gibbus M40.19
– Glykogen, mangelhaft E74.0
– Phlyktäne H16.2
–– Hornhaut H16.2
–– nichttuberkulös H16.2
–– tuberkulös A18.5† H19.2*
– Restharn, bei Adenom, Prostata D29.1
– Schwimmhaut
–– Finger Q70.1
–– Zehe Q70.3 ►

Bildung *(Forts.)*
– Zahnhartsubstanz, abnorm, Pulpa K04.3
– Zahnlücke, abnorm K07.3
Bildungsbedingt
– Anpassungsstörung Z55
– Benachteiligung Z55
– Problem Z55
Bilginturan-Syndrom I10.90 Q73.8
Bilharziose B65.9
– bei Harnstein B65.0† N22.0*
– mit Krankheit, glomerulär B65.0† N08.0*
Biliär
– Cholangitis, primär K74.3
– Erbrechen, Ursache unbekannt R11
– Gastritis K29.6
– Pankreatitis
–– akut K85.10
––– mit Organkomplikation K85.11
–– Pankreaskopf K85.10
– Peritonitis K65.8
– Sepsis A41.9
– Stauung K83.1
– Zirrhose K74.5
–– primär K74.3
––– Stadium Child-Pugh
–––– A K74.3 K74.70!
–––– B K74.3 K74.71!
–––– C K74.3 K74.72!
–– sekundär K74.4
––– Stadium Child-Pugh
–––– A K74.4 K74.70!
–––– B K74.4 K74.71!
–––– C K74.4 K74.72!
–– Stadium Child-Pugh
––– A K74.5 K74.70!
––– B K74.5 K74.71!
––– C K74.5 K74.72!
– Zystadenokarzinom, Leber C22.1
– Zyste K83.5
Biliniär, Leukämie, akut C95.00
– in kompletter Remission C95.01
Biliös
– Fieber, mit Hämoglobinurie B50.8
– Indigestion K30
Bilirubin
– Enzephalopathie P57.9
–– akut P57.9
– Schaden, Gehirn P57.9
– Stoffwechselstörung E80.7
Bilirubin-Enzephalopathie, chronisch P57.8
Bilirubin-UDP [Uridindiphosphat]-Glucuronosyltransferase, Mangel, Typ
– 1 E80.5
– 2 E80.5
Bilirubin-UGT [Uridindiphosphat- Glucuronosyltransferase], Mangel, Typ
– 1 E80.5
– 2 E80.5
Bilirubin-Uridindiphosphat-Glucuronosyltransferase, Mangel E80.5
– 1 E80.5 ►

Bilirubin-Uridindiphosphat- Glucuronosyltransferase, Mangel E80.5 *(Forts.)*
– 2 E80.5
Bilirubinämie, familiär, nichthämolytisch E80.4
Bilirubinausscheidung, Störung E80.6
Bilirubinstein, multipel K80.20
Bilirubinurie R82.2
Bilirubinwert, abnorm R79.8
Bilobär, Pneumonie J18.1
Bimalleolar, Fraktur S82.81
– Sprunggelenk S82.81
Binasal, Hemianopsie H53.4
Bindegewebe
– Abdomen, Sarkom C49.4
– Abszess a.n.k. L02.9
– Becken
–– Entzündung N73.2
––– akut N73.0
––– chronisch N73.1
–– Sarkom C49.5
–– weiblich, Entzündung N73.2
––– akut N73.0
––– chronisch N73.1
– Emphysem
–– nach chirurgischem Eingriff T81.8
–– traumatisch T79.7
– Entzündung, diffus a.n.k. M79.89
– Gangrän R02.8
– Geschwulst D48.1
– Gliedmaßen
–– obere, Sarkom C49.1
–– untere, Sarkom C49.2
– Graft-versus-Host-Krankheit, chronisch, Stadium
–– 1 T86.05† M36.51*
–– 2 T86.06† M36.52*
–– 3 T86.07† M36.53*
– Hüfte, Sarkom C49.2
– Kaposi-Sarkom C46.1
– Krankheit
–– lokalisiert L94.9
–– systemisch M35.9
––– bei Hypogammaglobulinämie D80.1† M36.8*
– Lid, Tumor, Dignität, unbekannt D48.1
– Lipom a.n.k. D17.3
– Metastase C79.88
– Narbe L90.5
– Neubildung, bösartig, Lungen-Thorax-Region, im Kindesalter [Askin-Tumor] C49.3
– Orbita, Prellung S05.1
– Rücken, Sarkom C49.6
– Schulter, Sarkom C49.1
– Schwäche M79.89
– Systemkrankheit
–– bei
––– Hypogammaglobulinämie D80.9† M36.8*
––– Ochronose E70.2† M36.8*
–– mit Polyneuropathie M35.9† G63.5*
– Thorax, Sarkom C49.3
– Tuberkulose, systemisch A18.8† M36.8* ►

Bindegewebe *(Forts.)*
– und Weichteile, Karzinom, Hals C49.0
Bindegewebig, Stenose
– Foramina intervertebralia M99.79
– Spinalkanal M99.49
Bindehaut – s.a. Konjunktiva
Binder-Syndrom Q75.8
Bindewald-Ulmer-Müller-Syndrom Q87.8
Bindung, sozial
– bei Störung, Sozialverhalten F91.2
– fehlend, bei Störung, Sozialverhalten F91.1
Bindungsstörung
– mit Enthemmung, im Kindesalter F94.2
– reaktiv, im Kindesalter F94.1
Bing-Horton-Syndrom G44.0
Bing-Syndrom, Taussig- Q20.1
Bing-von-Neel-Syndrom C88.00
Binnenschädigung
– Ellenbogen, rezidivierend M24.92
– Ellenbogengelenk M24.92
– Gelenk, rezidivierend M24.99
– Kiefergelenk K07.6
– Kniegelenk M23.99
–– rezidivierend M23.99
– Schultergelenk M24.91
Binokular
– Augenbewegung, Störung H51.9
– Diplopie H53.2
– Sehbeeinträchtigung
–– leicht H54.3
–– mittelschwer H54.2
–– schwer H54.1
– Sehbehinderung, hochgradig H54.0
Binokularsehen
– Störung H53.3
– Suppression H53.3
Binokularstörung, bei
– Fusion, mit Stereosehen, herabgesetzt H53.3
– Korrespondenz, Retina, anomal H53.3
– Simultansehen, ohne Fusion H53.3
Binswanger-Krankheit I67.3
Binswanger-Syndrom G31.88
Biochemisch, Befund, abnorm, bei Schwangerschafts-Screening O28.1
Bioelektrisch, Status epilepticus, im Schlaf G40.01
Biörck-Thorson-Syndrom [Karzinoidsyndrom] E34.0
Biomechanisch, Funktionsstörung M99.99
Biosynthese
– Defekt, GPAA1-assoziiert E88.8
– Störung, Androgene, testikulär E29.1
Biotin, Mangel E53.8
Biotin-responsiv, Störung, Basalganglien G25.88
Biotinabhängig, Carboxylase, Mangel D81.8
Biotinidase, Mangel E53.8
Biozide, Vergiftung T60.9
Biphänotypisch, Leukämie, akut C95.00
– in kompletter Remission C95.01
Biphalangeal, Daumen, Polydaktylie Q69.1

Biphasisch
– Meningoenzephalitis A84.1
– Mesotheliom
–– bösartig C45.9
–– mesenterial, benigne D19.1
–– Mesokolon, benigne D19.1
–– Omentum, benigne D19.1
–– Peritoneum, benigne D19.1
–– Pleura, benigne D19.0
– Sarkom, synovial C49.9
Bipolar
– Psychose F31.9
–– affektiv F31.9
– Störung F31.9
–– affektiv F31.9
––– gegenwärtig remittiert F31.7
––– mit Episode
–––– depressiv
––––– leicht F31.3
––––– mittelgradig F31.3
––––– schwer
–––––– mit Symptom, psychotisch F31.5
–––––– ohne Symptome, psychotisch F31.4
–––– gemischt F31.6
–––– hypomanisch F31.0
–––– manisch
––––– mit Symptom, psychotisch F31.2
––––– ohne Symptome, psychotisch F31.1
–– organisch F06.3
Bipolar-I-Störung F31.8
Bipolar-II-Störung F31.8
Birch-Hirschfeld-Tumor C64
Birdshot-
– Chorioretinopathie H30.1
– Retinochorioidopathie H30.1
Birk-Barel-Syndrom Q87.8
Birkenpollen, Allergie J30.1
Birt-Hogg-Dubé-Syndrom Q85.8
Bisalbuminämie E88.0
Bisphosphonat
– Allergie T88.7
– Überempfindlichkeit T88.7
Biss
– Anomalie K07.4
– distal K07.2
– durch
–– Amphibie, giftig T63.8
–– Arthropoden, mit Vergiftung a.n.k. T63.4
–– Echse, giftig T63.1
–– Floh T14.03
–– Insekt T14.03
––– giftig T63.4
––– ungiftig
–––– am
––––– Abdomen S30.83
––––– Becken S30.83
–––– an der Lumbosakralgegend S30.83
–– Meerestier, giftig a.n.k. T63.6
–– Menschen T14.1
–– Reptil, mit Vergiftung a.n.k. T63.1
–– Sandfloh B88.1 ►

Biss *(Forts.)*
~ durch *(Forts.)*
–– Schalentier, mit Vergiftung T63.6
–– Schlange, mit Vergiftung T63.0
–– Seeanemone, mit Vergiftung T63.6
–– Seeschlange, mit Vergiftung T63.0
–– Skorpion T63.2
–– Spinne T14.03
––– ungiftig T14.03
–– Tausendfüßler T63.4
–– Trombicula-Larven B88.0
– fehlerhaft K07.4
–– durch
––– Mundatmung K07.5
––– Schlucken, abnorm K07.5
––– Zahn, fehlend K07.3
– offen K07.2
–– anterior K07.2
–– posterior K07.2
– Storchen- Q82.5
Bissverletzung T14.1
– durch Hund T14.1
Bitemporal
– Halbseitenblindheit H53.4
– Hemianopsie H53.4
Bitot-Flecken
– bei Xerosis conjunctivae H11.1
– beim Kleinkind E50.1
– Xerosis conjunctivae, bei Mangel, Vitamin A E50.1† H13.8*
Biventrikulär
– Dekompensation
–– Herz I51.9
–– Myokard I51.9
– Hypertrophie, Herz I51.7
– Insuffizienz, Herz I50.01
Bixler-Syndrom, Antley- Q87.0
Bizeps
– Tendinitis M75.2
– Tenosynovitis M75.2
Bizeps-brevis-Syndrom M75.2
Bizeps-longus-Syndrom M75.2
Bizepsrinnensyndrom M75.0
Bizepssehne, Ruptur S46.2
Bizervikal, Uterus bicornis
– mit Zervix, offen und Vagina Q51.3
– und Hemivagina, blind endend Q51.3
Bjerrumskotom H53.4
Björnstad-Syndrom Q87.8
BK-Mole-Krankheit D22.9
BK-Virus, Infektion B34.4
BKS [Blutkörperchensenkungsgeschwindigkeit], Beschleunigung R70.0
Blackfan-Diamond-Anämie D61.0
Blackout R55
Blackwater fever B50.8
Blähbauch R14
Blähung R14
– Darm R14
– Lunge J43.9
–– bei Bronchitis J44.89 ►

Blähung R14 *(Forts.)*
– schmerzhaft R14
Bläschen R23.8
– Finger R23.8
– Gaumen K12.1
– Haut R23.8
–– multipel, nichttraumatisch R23.8
– Lippe B00.1
– Mund K12.1
– Zunge K12.1
Bläschenbronchitis J21.9
Bläschendrüse
– Anomalie Q55.4
– Deformität
–– angeboren Q55.4
–– erworben N50.8
– Perivesikulitis N49.0
– Tuberkulose A18.1† N51.8*
– Verletzung S37.83
Bläschenflechte B00.1
– fieberhaft B00.1
Bläschenlunge, beim Fetus/Neugeborenen P25.8
Bläschenrickettsiose A79.1
Blässe R23.1
– Haut R23.1
– Papille H47.2
Blake-Pouch-Zyste Q03.1
Blanc-Syndrom, Bonnet-Dechaume- Q28.28
Bland
– Struma E04.9
– Thrombose a.n.k. I82.9
Bland-White-Garland-Syndrom [Koronararterienanomalie] Q24.5
Blase R23.8
– Adenom D30.3
– akontraktil N31.81
– Anomalie, angeboren Q64.7
– Atonie N31.2
–– neurogen N31.2
– Beschwerden N32.9
– Blutung N32.8
– Carcinoma in situ D09.0
– Dekompensation N32.9
– Dilatation N32.8
– Distension N32.8
– Divertikel N32.3
–– mit Stein N21.0
– Dysfunktion, neuromuskulär N31.9
– Ekstrophie Q64.1
– Endometriose N80.8
– Entleerungsstörung R39.1
–– funktionell N31.9
–– neurogen N31.9
––– bei Cauda-equina-Syndrom G83.49
–– neuromuskulär N31.9
– Entzündung N30.9
–– akut N30.0
–– chronisch N30.2
––– interstitiell N30.1
–– granulomatös N30.8
–– hämorrhagisch N30.9 ►

Blase R23.8 *(Forts.)*
– Entzündung N30.9 *(Forts.)*
–– interstitiell N30.1
–– intramural N30.8
–– zystisch N30.8
–– zystisch-granulomatös N30.8
– Fibrose N32.8
– Fistel N32.2
– Funktionsstörung N31.9
– Geschwür N32.8
– Hämangiom D18.08
– Hernie, beim Mann N32.8
– hyperaktiv N32.8
– hyperreflexiv N32.8
– hypersensitiv N31.9
– Hypertrophie N32.8
– hypoton N31.2
– Infektion N30.9
– Inkontinenz R32
– instabil N31.9
–– ohne Substrat, neurologisch N31.82
– Karzinom, in der
–– Eigenanamnese Z85.5
–– Familienanamnese Z80.5
– Kontinenzschwäche R32
– Krampf R30.1
– Krankheit N32.9
– Lähmung N31.2
– Läsion S37.20
– Low-compliance-, neuromuskulär, organisch fixiert N31.80
– Metaplasie N32.8
– Metastase C79.1
– Missbildung Q64.7
– Neoplasma D41.4
– neurogen N31.9
–– mit Entleerung, ungehemmt N31.0
– Neurose F45.34
– nichtreflektorisch, neurogen N31.2
– Papillom D41.4
–– gutartig D30.3
––– rezidivierend D30.3
–– rezidivierend D41.4
– Papillomatose D41.4
– Perforation S37.22
– Polyp D41.4
– Prolaps
–– bei der Frau N81.1
–– beim Mann N32.8
– Pseudodivertikel N32.3
– Radium- N30.4
– Reflex-, neurogen N31.1
– Reiz-, neurohormonal N31.1
– Reizung N32.8
– Rückenmark G95.80
–– bei Taboparalyse A52.1
–– syphilitisch A52.1
– Ruptur N32.4
–– traumatisch S37.22
– schlaff G95.81
–– neurogen N31.2 ►

Blase R23.8 *(Forts.)*
– Schmerzen R39.8
– Schrumpfung N32.8
– Schwäche N31.9
– Senkung, bei der Frau N81.1
– Spätsyphilis A52.7† N33.8*
– spastisch G95.80
– Stein N21.0
– Störung N32.9
–– neurogen N31.9
–– neuromuskulär N31.9
– Tamponade N32.8
– Tenesmen R30.1
– Transitionalzellkarzinom C67.9
– Tuberkulose A18.1† N33.0*
– Tumor D41.4
–– papillomatös D41.4
– Übergangszellkarzinom C67.9
– Ulkus N32.8
–– tuberkulös A18.1† N33.0*
– und Darm, Störung, neurogen a.n.k. K59.2
– Urgency- N31.82
– Verletzung S37.20
–– geschlossen S37.20
–– offen S37.20 S31.83!
– Verziehung N32.8
Blasen-Darm-Fistel N32.1
Blasen-Darm-Lähmung G83.49
Blasen-Darm-Störung N32.9
Blasen-Douglas-Fistel N32.2
Blasen-Dünndarm-Fistel N32.1
Blasen-Haut-Fistel N32.2
Blasen-Mastdarm-Lähmung G83.49
Blasen-Mastdarm-Störung N32.9
Blasen-Prostata-Hyperplasie N40
Blasen-Rektum-Scheiden-Fistel N82.88
Blasen-Scheiden-Fistel N82.0
Blasen-Sigma-Fistel N32.1
Blasenapparat
– Entzündung T83.5
– Infektion T83.5
– mit Komplikation T83.9
–– mechanisch T83.1
Blasenausgang, Metaplasie N32.8
Blasenauslass, Obstruktion N32.0
Blasenausschlag, Haut R23.8
Blasenbereich, Raumforderung D41.4
Blasenbildung, nichtthermisch
– am
–– Abdomen S30.82
–– Becken S30.82
– an der Lumbosakralgegend S30.82
– multipel T00.9
Blasenboden, Karzinom C67.0
Blasendrang R30.1
Blasenhals
– Adenom D30.3
– Atresie Q64.3
– Deformierung N32.8
– Divertikel N32.3
– Fibrose N32.8 ▶

Blasenhals *(Forts.)*
– Hypertrophie N32.8
– Insuffizienz R32
– Kongestion N32.8
– Kropf N40
– Metaplasie N32.8
– Obstruktion N32.0
– Ödem N32.0
– Polyp D41.4
– Sklerose N32.8
– Stenose N32.0
– Striktur N32.0
Blasenhals-Dyssynergie, Detrusor- R27.8
Blasenkatheter, mit Entzündung T83.5
Blasenmole O01.9
– benigne O01.9
– bösartig D39.2
– destruierend D39.2
– entbunden O01.9
– in der Anamnese, die
–– den Schwangerschaftsverlauf beeinflusst Z35.1
–– die Schwangerschaftsvorsorge beeinflusst Z35.1
– inkomplett O01.1
– invasiv D39.2
– klassisch O01.0
– komplett O01.0
– nichtentbunden O01.9
– Schwangerschaftskomplikation O01.9
Blasenmuskel
– Akontraktilität, ohne Substrat, neurologisch N31.81
– Hypokontraktilität, ohne Substrat, neurologisch N31.81
Blasenöffnung, Deformität, angeboren a.n.k. Q64.7
Blasenscheitel-Nabel-Fistel Q64.8
Blasenschleimhaut, Polyp D41.4
Blasenschmerzsyndrom N30.1
Blasensphinkter
– Polyp D41.4
– Sklerose N32.8
– Ulkus N32.8
Blasensprung
– hoher O42.9
– künstlich eingeleitet, mit Entbindung, verzögert O75.5
– mit Entbindung, verzögert, mit Schädigung, Fetus/Neugeborenes P01.1
– vorzeitig
–– bei Schwangerschaft O42.9
–– Komplikation, Entbindung O42.9
–– mit
––– Schädigung, Fetus/Neugeborenes P01.1
––– Wehenbeginn
–––– innerhalb 24 Stunden O42.0
–––– nach
––––– Ablauf von 1 bis 7 Tagen O42.11
––––– Ablauf von mehr als 7 Tagen O42.12 ▶

Blasensprung *(Forts.)*
~ vorzeitig *(Forts.)*
~~ mit *(Forts.)*
--- Wehenhemmung, durch Therapie
---- ohne Angabe des Wehenbeginns O42.29
---- Wehenbeginn
----- innerhalb von 24 Stunden O42.20
----- nach
------ Ablauf von 1 bis 7 Tagen O42.21
------ Ablauf von mehr als 7 Tagen O42.22
Blasenstein, Abgang N21.0
Blasenstimulator, elektronisch, mit Komplikation T83.9
Blasentrigonum, Metaplasie N32.8
Blasenwand
– Deformierung N32.8
– Fibrose N32.8
– Karzinom C67.9
– Ödem N32.8
– Papillom D41.4
– Schwäche N31.2
Blasenwurm, Krankheit B67.9
Blasenzellmelanom C43.9
Blasenzellnävus D22.9
Blastenkrise, in Transformation, mit Anämie, refraktär C92.00
Blastenleukämie C95.00
– in kompletter Remission C95.01
Blastenschub, bei Leukämie
– lymphatisch C91.10
– myeloisch C92.10 C94.8!
Blastenüberschuss, bei
– Anämie, refraktär D46.2
-- Typ
--- I D46.2
--- II D46.2
– Myelodysplasie D46.9
Blastisch
– Lymphom, NK-Zellen C86.4
– Zellneoplasie, dendritisch, plasmozytoid C86.4
Blastocystis, Infektion B60.88
Blastom C71.9
– Adamantino- D16.5
– Adenoamelo- D16.5
-- Oberkiefer D16.42
-- Unterkiefer D16.5
– Ästhesioneuro- C30.0
– Amelo- D16.5
-- bösartig C41.1
– Angio- D48.1
– Astro- C71.9
– Chondro- D16.9
– Chorio- C58
– Dentino- D16.5
– Ependymo- C71.9
– Fibro-, neural D36.1
– Germino- C85.9
-- diffus C83.9
– Hämangio- D48.1
– Immuno- C83.3
-- maligne C83.3 ►
Blastom C71.9 *(Forts.)*
– Leiomyo- D21.9
– Lemmo- D36.1
– Lipo- D17.9
– Medullo-, desmoplastisch C71.6
– Medullomyo- C71.6
– Melanoamelo- D16.9
– Myo- D21.9
-- granularzellig D21.9
– Myxo- D21.9
– Nephro- C64
-- embryonal C64
– Nesidio-, gutartig D13.7
– Neuro- C74.9
– Odontoamelo- D16.5
– Oligodendro- C71.9
– Orchio- C62.9
– Osteo- D16.9
– Pankreato- C25.9
-- mehrere Teilbereiche überlappend C25.8
– Phäochromo- C74.1
– Pinealo- C75.3
– Pineo- C75.3
– pleuropulmonal C34.9 C38.4
-- Lungenmittellappen C34.2 C38.4
-- Lungenoberlappen C34.1 C38.4
-- Lungenunterlappen C34.3 C38.4
-- Typ
--- I C34.9 C38.4
---- Lungenmittellappen C34.2 C38.4
---- Lungenoberlappen C34.1 C38.4
---- Lungenunterlappen C34.3 C38.4
--- II C34.9 C38.4
---- Lungenmittellappen C34.2 C38.4
---- Lungenoberlappen C34.1 C38.4
---- Lungenunterlappen C34.3 C38.4
--- III C34.9 C38.4
---- Lungenmittellappen C34.2 C38.4
---- Lungenoberlappen C34.1 C38.4
---- Lungenunterlappen C34.3 C38.4
– Pneumo- C34.9
– pulmonal C34.9
-- Lobus
--- inferior pulmonis C34.3
--- medius pulmonis C34.2
--- superior pulmonis C34.1
-- Lungenmittellappen C34.2
-- Lungenunterlappen C34.3
-- Mittellappen C34.2
-- Unterlappen C34.3
– Retino- C69.2
-- differenziert C69.2
-- hereditär C69.2
-- mit echten Rosetten C69.2
-- nicht-hereditär C69.2
-- ohne Rosetten C69.2
-- undifferenziert C69.2
– Rhabdomyo- D21.9
– Sympathiko- C74.9
– Thymo- D15.0
– Zemento- D16.5

Blastomyces
– dermatitidis, Infektion B40.9
– Infektion B40.9
Blastomycosis queloidana B48.0
Blastomykose B40.9
– disseminiert B40.78
– europäisch B45.9
– generalisiert B40.78
– Haut B40.3† L99.8*
– Keloid- B48.0
– Lunge B40.2† J99.8*
–– akut B40.0† J99.8*
–– chronisch B40.1† J99.8*
–– primär B40.0† J99.8*
– mit Meningoenzephalitis a.n.k. B40.8† G05.2*
– nordamerikanisch B40.9
Blastose, Nesidio-, gutartig D13.7
Blastzellen, Leukämie, granulozytär C92.00
Blattern
– Feucht- B01.9
– Juck- L28.2
– Schäl- L01.0
– Schaf- B08.0
– Spitz- B01.9
– Wind- B01.9
Blau
– Asphyxie P21.1
– Auge S00.1
– Jadassohn-Nävus D22.9
– Nävus D22.9
– Neugeborenes Q24.9
– Sklera Q13.5
–– und Nephropathie, bei Hydrozephalus Q87.8
Blau-Gelb-Schwäche H53.5
Blau-Syndrom D86.8
Blaublindheit H53.5
Blaue Windeln, Syndrom E70.8
Blaues Gummibläschen-Naevus-Syndrom Q27.8
Blausucht R23.0
Blauzapfenmonochromasie H53.5
Blei
– Anämie D64.2
– Enzephalitis T56.0† G05.8*
– Enzephalopathie T56.0
– Gicht M10.19
– Kachexie T56.0
– Kolik T56.0
– Lähmung T56.0
– Nephritis N14.3
– Nephropathie N14.3
– Neuritis G62.2
– Paralyse T56.0
– Polyneuritis G62.2
– Polyneuropathie G62.2
– Schrumpfniere N26
– Störung, myoneural G70.1
Bleichsucht D50.9
Bleiminenarbeiterlunge J63.8
Blencke-Syndrom M92.6
Blendung H53.1
Blendungsempfindlichkeit, pathologisch H53.1
Blennorrhagisch
– Bubo, durch Gonokokken A54.8
– Endometritis A54.2† N74.3*
– Ophthalmie, beim Neugeborenen A54.3† H13.1*
– Orchitis
–– akut A54.2† N51.1*
–– chronisch A54.2† N51.1*
– Vulvitis A54.0† N77.1*
Blennorrhoe A54.9
– akut A54.9
– beim Neugeborenen A54.3† H13.1*
– chronisch A54.9
– Einschluss- A74.0† H13.1*
– Ophthalmo- A54.3† H13.1*
– Rhino- J31.0
Blennorrhoisch
– Epididymitis A54.2† N51.1*
– Vaginitis A54.0† N77.1*
– Zystitis A54.0
Bleomycinlunge T45.1
Blepharadenitis H01.0
Blepharitis H01.0
– allergisch H01.0
– angularis H01.0
– Augenlid H01.0
– bakteriell H01.0
– bei
–– Herpes B00.5† H03.1*
–– Rosazea L71.8† H03.8*
–– Zoster B02.3† H03.1*
– chronisch H01.0
– ciliaris H01.0
– granulomatosa H01.0
– marginalis H01.0
– nichtulzerös H01.0
– seborrhoica H01.0
– squamös H01.0
– ulzerös H01.0
Blepharo-cheilo-dontie-Syndrom Q87.0
Blepharo-naso-faziales Syndrom Q87.0
Blepharochalasis H02.3
– isoliert, angeboren Q10.0
– kongenital Q10.0
Blepharodermatochalasis H02.3
Blepharoklonus G24.5
Blepharokonjunktivitis H10.5
– allergisch H10.5
– bei Rosazea L71.8† H13.2*
– chronisch H10.5
–– purulent H10.5
– durch Staphylokokken, mit Infiltrat, Hornhaut, immunogen H16.2
– eitrig H10.5
Blepharon
– Ankylo-, kongenital Q10.3
– Eury- Q10.3
Blepharophimose H02.5
– angeboren Q10.3
– Augenlid H02.5 ►

Blepharophimose H02.5 *(Forts.)*
– mit Ptosis, und Esotropie, und Syndaktylie, und Kleinwuchs Q87.8
– Typ
–– 1 Q10.3
–– 2 Q10.3
Blepharophimose-Ptosis-Epikanthus-inversus-Syndrom Q10.3
Blepharophimose-Syndrom Q10.3
Blepharoptose
– bei Fusion, Wirbel, lumbosakral, posterior Q76.4 Q10.0
– mit Myopie, und Ektopie, Linse Q15.8
Blepharoptosis H02.4
– kongenital Q10.0
Blepharospasmus G24.5
– primär G24.5
– sekundär G24.5
Blepharostenose H02.5
Blepharosynechie H11.2
– kongenital Q10.3
Blessig-Ivanoff-Zyste H33.1
Blick
– Paralyse, konjugiert H51.0
– Parese, supranukleär, progressiv G23.1
–– klassisch G23.1
–– mit Akinese, und Gangblockade G23.1
Blickbewegung, Störung H51.9
Blickkrampf H51.8
Blickrichtungsnystagmus H55
Blind
– endend
–– Bronchus Q32.4
–– Hemivagina, und Uterus bicornis, bizervikal Q51.3
– Fleck, vergrößert H53.4
–– Gesichtsfeld H53.4
Blind-loop-Syndrom K90.2
– angeboren Q43.8
– nach operativem Eingriff K91.2
Blinddarm
– Abszess K35.32
– Entzündung – s.a. Appendizitis oder s.a. Wurmfortsatzentzündung K37
–– akut K35.8
––– mit Peritonitis
–––– generalisiert K35.2
–––– lokalisiert K35.30
–– chronisch K36
–– eitrig K35.8
–– rezidivierend K36
– Nekrose K35.8
– Reizung K35.8
– Ruptur K35.31
Blinde Schlinge, Syndrom K90.2
– angeboren Q43.8
Blinde-Schlinge-Syndrom, nach chirurgischem Eingriff K91.2

Blindheit H54.0
– als Folgen einer Verletzung am Auge T90.4
– angeboren, durch Nicht-Anheftung, Netzhaut Q14.1
– bei Krankheit, durch HIV B23.8 H54.0
– beide Augen H54.0
– Dämmerungs- H53.6
– dissoziativ F44.6
– durch
–– Erschütterung S05.8
–– Explosionsdruck S05.8
–– Verletzung S05.9
– ein Auge H54.4
– emotional F44.6
– erworben H54.0
– Farben- H53.5
–– inkomplett H53.5
–– komplett H53.5
–– total H53.5
–– Tritan-Typ H53.5
– Halbseiten- H53.4
–– bitemporal H53.4
–– heteronym H53.4
–– homonym H53.4
–– nasal H53.4
–– peripher H53.4
– hysterisch F44.6
– in der Familienanamnese Z82
– kongenital H54.0
– kortikal H53.8
– monokular H54.4
– Nacht-, bei Mangel, Vitamin A E50.5† H58.1*
– pingelapesisch H53.5
– Rot-Grün- H53.5
– Seelen- R48.1
– transitorisch H53.1
– traumatisch S05.9
– urämisch N19
Blindheit-Syndrom, ektodermal, Dysplasie-, Q87.8
Blinzeltic F95.9
Blitz, Wirkung T75.0
Blitz-Nick-Salaam-Krampf G40.4
Blitzkrampf G40.4
– spastisch G40.4
Blitzschlag T75.0
– Schaden T75.0
– Schock T75.0
– Verkohlung T75.0
Blizzard-Syndrom, Johanson- Q87.8
Bloch-Siemens-Syndrom Q82.3
Bloch-Sulzberger-Syndrom Q82.3
Block
– Arborisations- I45.5
– Ast- I44.3
– atrioventrikulär I44.3
–– 1. Grades I44.0
–– 2. Grades I44.1
––– Typ
–––– I I44.1
–––– II I44.1 ►

Block *(Forts.)*
~ atrioventrikulär I44.3 *(Forts.)*
-- 3. Grades I44.2
-- komplett I44.2
-- kongenital Q24.6
- bifaszikulär I45.2
- Faszikel- I44.6
-- anterior I44.4
-- linksanterior I44.4
-- linksposterior I44.5
-- linksseitig I44.6
-- posterior I44.5
-- rechtsseitig I45.0
- Foramen-Magendii-, mit Hydrozephalus, erworben G91.1
- Hemi- I44.6
-- linksanterior I44.4
-- linksposterior I44.5
-- linksseitig a.n.k. I44.6
- Herz I45.9
-- 1. Grades I44.0
-- 2. Grades I44.1
--- Typ
---- I I44.1
---- II I44.1
-- 3. Grades I44.2
-- angeboren Q24.6
-- bei Kardiomyopathie, atrial I45.5
-- komplett I44.2
- intraventrikulär, unspezifisch I45.4
- Linksschenkel- I44.7
-- halbseitig I44.6
-- inkomplett I44.6
-- intermittierend I44.7
-- komplett I44.7
- Mobitz- I44.1
-- Typ
--- I I44.1
--- II I44.1
- myokardial I45.9
- rechtsfaszikulär I45.0
- Rechtsschenkel- I45.1
-- inkomplett I45.1
-- komplett I45.1
- Schenkel- I45.4
-- hereditär I45.8
- sinuatrial I45.5
- sinuaurikulär I45.5
- Sinusknoten I45.5
- trifaszikulär I45.3
- Verzweigungs- I45.5
- Wenckebach-, Typ
-- I I44.1
-- II I44.1
- Wilson- I45.1
Blockade – s.a. Blockierung
- alveolokapillär J84.10
- Eileiter N97.1
- Foramen Magendii
-- erworben G91.1 ▶

Blockade – s.a. Blockierung *(Forts.)*
~ Foramen Magendii *(Forts.)*
-- kongenital Q03.1
--- mit
---- Hydrozephalus Q03.1
---- Spina bifida Q05.4
- Gelenk M24.89
-- knöchern M24.69
- Kniegelenk M23.89
- Lebervene I82.0
- Mekonium, bei zystischer Fibrose E84.1† P75*
- Niere N19
-- nach
--- Abort O08.4
--- Blasenspiegelung N99.0
--- Extrauterinschwangerschaft O08.4
--- medizinischen Maßnahmen N99.0
--- Molenschwangerschaft O08.4
- Pfortader I81
- Vene a.n.k. I82.9
- Wirbel
-- erworben a.n.k. M43.29
-- kongenital Q76.4
-- nach operativem Eingriff Z98.1
Blocker, neuromuskulär, Vergiftung T48.1
Blockierung
- Akromioklavikulargelenk M99.87
- atlantookzipital M99.80
- Atlas M99.80
- bei
-- Facettensyndrom, lumbosakral M47.27
-- HWS-BWS-Syndrom M54.13
-- HWS-Syndrom M54.2
-- Lumboischialgie M54.4
-- Myogelose, Schulter-Nacken-Muskulatur M62.81
-- Steilstellung, Halswirbelsäule M53.82
-- Zerrung, Nacken S13.4
- Brustwirbelsäule M99.82
-- akut M99.82
-- und Halswirbelsäule M99.81
- BWS, bei HWS-Syndrom, akut M54.2
- chirotherapeutisch angehbar M99.99
- Extremitätengelenk M99.89
- Fibulaköpfchen M99.86
- Flexions-, BWS-Bereich M99.82
- Fußwurzelknochen M99.86
- Gelenk, chirotherapeutisch behandelbar M99.89
- Halswirbelsäule
-- akut M99.81
-- und Brustwirbelsäule M99.81
- Handgelenk M99.87
- Handwurzel M99.87
- HWS M99.81
-- mit Zervikobrachialgie M53.1
- Iliosakralfuge M99.84
- Iliosakralgelenk M99.84
-- bei LWS-Syndrom, akut M54.16 ▶

Blockierung *(Forts.)*
– in der Nähe, bei Nystagmus H55
–– kongenital H55
– interkostal M99.88
– Kopfgelenk M99.80
– Kreuz-Darmbein-Gelenk M99.84
– L5/S1 M99.83
– Lendenwirbelsäule M99.83
– lumbosakral M99.83
– mit
–– Dorsalgie M54.99
–– Lumbalgie, akut M54.5
–– Zervikobrachialgie M53.1
–– Zervikozephalgie M53.0
– Radiusköpfchen M99.87
–– bei Epikondylitis M77.1
– Rippe M99.88
–– erste M99.88
– Rippenwirbelgelenk [Articulatio costovertebralis] M99.88
– Rotations-, HWS-Bereich M99.81
– Sakroiliakalgelenk M99.84
– Sprunggelenk, oberes M99.86
– thorakal M99.82
– Tibiofibulargelenk M99.86
– Übergangswirbel, zervikodorsal M99.81
– Ureter N13.5
– Wirbelsäule M99.89
–– multipel M99.89
– Wirbelsäulensegment L5/S1 M99.83
– zervikal M99.81
– zervikothorakal M99.81
Blockwirbel, tuberkulös A18.0† M49.09*
Blok-Campeau-Syndrom, Snijders- F84.4
Blomstrand-Chondrodysplasie Q78.8
Bloom-Machacek-Torre-Syndrom Q82.8
Bloom-Syndrom Q82.8
Blount-Barber-Krankheit M92.5
Blount-Barber-Syndrom M92.5
Blount-Krankheit M92.5
Blow-out-Fraktur S02.3
– mit Störung, Motilität, mechanisch Auge H50.6
BLS [Bare-Lymphocyte-Syndrom], Typ 1 D81.6
Blue baby Q24.9
Blue-diaper-Syndrom [Tryptophanmalabsorptionssyndrom] E70.8
Blue-Rubber-Bleb-Nävus-Syndrom Q27.8
Blumberg-Imahorn-Syndrom, Meier- E83.4
Blumenkohlohr M95.1
Blut
– Alkohol, Nachweis R78.0
– Aspiration
–– beim Neugeborenen P24.2
–– mit Pneumonie J69.8
– Befund, abnorm R79.9
– Bestandteile, abnorm R78.9
– Drogen, psychotrop, Nachweis R78.5
– Dyskrasie D75.9
–– im Wochenbett O72.3
–– in der Eigenanamnese Z86.2 ►

Blut *(Forts.)*
~ Dyskrasie D75.9 *(Forts.)*
–– mit
––– Blutung, intrapartal O67.0
––– Vorgeburtsblutung O46.0
–– postpartal O72.3
– Glukosewert, erhöht R73.9
– Halluzinogene, Nachweis R78.3
– im
–– Sputum R04.2
–– Urin R31
– Inhalation, mit Pneumonitis J69.8
– Kokain, Nachweis R78.2
– Krankheit
–– in der
––– Eigenanamnese Z86.2
––– Familienanamnese Z83.2
–– mit
––– Arthritis a.n.k. D75.9† M36.3*
––– Arthropathie a.n.k. D75.9† M36.3*
– mütterlich, Verschlucken, mit
–– Hämatemesis, und Meläna, beim Neugeborenen P78.2
–– Ikterus, neonatal P58.5
– Nachweis, einer normalerweise im Blut nicht vorhandenen Substanz R78.9
– Neubildung, bösartig, Untersuchung Z12.8
– okkult, im Stuhl R19.5
– Opiate, Nachweis R78.1
– Steroide, Nachweis R78.6
– und
–– Lymphsystem, Erkrankung, bösartig C96.9
–– Organe, blutbildend, Krankheit D75.9
– Verdünnung, mit Thrombozytopenie D69.58
Blut-Hirn-Schranke, Störung I67.88
Blutalkoholtest Z04.8
Blutarmut D64.9
Blutbeule T14.05
Blutbild, rot, pathologisch verändert R71
Blutbildend
– Gewebe, Neubildung, bösartig C96.9
–– bei Krankheit, durch HIV a.n.k. B21 C96.9
– Organ, Krankheit D75.9
–– bei Krankheit, durch HIV B23.8 D75.9
–– in der
––– Eigenanamnese Z86.2
––– Familienanamnese Z83.2
–– Untersuchung Z13.0
Blutbildung
– anämisch D61.9
– Störung D75.9
Blutchemie, abnorm R79.9
Blutdruck
– Abfall I95.9
–– durch Schock, nach Verletzung T79.4
– hoher I10.90
–– einmaliger Messwert, ohne Hochdruckkrankheit R03.0
–– essentiell, primär I10.90
–– ohne Diagnose einer Hypotonie, Nebenbefund R03.0 ►

Blutdruck *(Forts.)*
~ hoher I10.90 *(Forts.)*
-- sekundär I15.90
- labil I99
- Messung Z01.3
- niedrig I95.9
-- durch Schock, nach Verletzung T79.4
-- ohne
--- Diagnose einer Hypotonie, Nebenbefund R03.1
--- hypotone Regulationsstörung R03.1
---- einmaliger Messwert R03.1
- schwankend I99
- Steigerung R03.0
- Untersuchung Z01.3
Blutdruckkrise I10.91
Blutdyskrasie, beim Fetus/Neugeborenen P61.9
Blutegel, Befall B88.3
- extern B88.3
Blutend
- Geschwür, Magen K25.4
- Hämorrhoiden K64.9
-- äußere K64.5
-- innere K64.9
- Mamma N64.5
- Ösophagitis K20.9
- Portio N88.8
- Sinus marginalis placentae O46.8
- Ulcus varicosum, Ösophagus I85.0
- Ulcus ventriculi K25.4
- Varikose, Vene, Ösophagus I85.0
Bluter D68.9
- familiär bedingt D68.9
- hereditär D68.9
Bluterbrechen K92.0
- bei Ulcus ventriculi K25.4
Bluterguss T14.05
Bluterkrankheit D66
- Ost-Texanischer Typ D68.28
Blutextravasation R58
Blutfett, Erhöhung E78.5
Blutflecken, Hornhaut H18.0
Blutfleckenkrankheit D69.2
Blutfülle R68.8
Blutgaswert, abnorm R79.8
Blutgefäß
- Abriss T14.5
- akzessorisch a.n.k. Q27.9
- Aneurysma, arteriovenös, traumatisch T14.5
- Dilatation I99
- Endotheliom, gutartig D18.00
- epidural, Verletzung, in Höhe
-- der Lumbosakralgegend S35.80
-- des
--- Abdomens S35.80
--- Beckens S35.80
--- Halses S15.80
--- Thorax S25.80
- Fistel, arteriovenös, traumatisch T14.5
- Geschwulst D18.00
- Hämatom, arteriovenös, traumatisch T14.5 ►

Blutgefäß *(Forts.)*
- intrakraniell, Verletzung S06.8
- Krankheit I99
- Perforation
-- chirurgisch, versehentlich T81.2
-- versehentlich, durch Sonde, während Eingriff T81.2
- plazentar, Obliteration O43.8
- Rissverletzung T14.5
- Ruptur R58
-- Gehirn I61.9
-- Herz I21.9
-- Lunge I28.8
-- traumatisch T14.5
- Schnittverletzung T14.5
- subarachnoidal, Verletzung, in Höhe
-- der Lumbosakralgegend S35.82
-- des
--- Abdomens S35.82
--- Beckens S35.82
--- Halses S15.82
--- Thorax S25.82
- subdural, Verletzung, in Höhe
-- der Lumbosakralgegend S35.81
-- des
--- Abdomens S35.81
--- Beckens S35.81
--- Halses S15.81
--- Thorax S25.81
- Verletzung a.n.k. T14.5
-- Abdomen S35.9
--- Folgen T91.8
-- Achselhöhle S45.9
-- Arm T11.4
-- Becken S35.9
--- Folgen T91.8
-- Daumen S65.4
-- Extremität T14.5
--- obere T11.4
---- Folgen T92.8
--- untere T13.4
---- Folgen T93.8
-- Finger S65.5
-- Folgen T94.1
-- Fuß S95.9
-- Hals, Folgen T91.8
-- Hand S65.9
-- Handgelenk S65.9
-- Hüfte S75.9
-- Iliakalregion S35.5
-- in
--- Halshöhe S15.9
--- Höhe Unterarm S55.9
-- Knöchel S95.9
-- Kopf S09.0
--- Folgen T90.8
-- Lumbosakralregion S35.9
-- mesenterial S35.9
-- Milz S35.9
-- multipel T06.3
--- Abdomen S35.7 ►

Blutgefäß *(Forts.)*
~ Verletzung a.n.k. T14.5 *(Forts.)*
~~ multipel T06.3 *(Forts.)*
––– Arm T06.3
––– Becken S35.7
––– Fuß S95.7
––– Hals S15.7
––– Hand S65.7
––– Handgelenk S65.7
––– Hüfte S75.7
––– Knöchel S95.7
––– Lumbosakralgegend S35.7
––– Oberschenkel S75.7
––– Thorax S25.7
––– Unterarm S55.7
––– Unterschenkel S85.7
–– Niere S35.4
–– Oberarm S45.9
–– Oberschenkel S75.9
–– popliteal S85.9
–– Region, multipel T06.3
–– Schulter S45.9
–– Thorax S25.9
––– Folgen T91.8
–– Unterschenkel S85.9
–– zerebral S06.8
– Verschluss I99
Blutgefäßreich, Leiomyom D21.9
Blutgerinnselembolie, bei
– Entbindung O88.28
– Schwangerschaft O88.28
Blutgerinnung
– mangelnd D68.9
– Störung D68.9
–– dauerhaft erworben U69.11! *[nur Zusatzkode!]*
–– flüchtig, neonatal P74.4
–– temporär U69.12! *[nur Zusatzkode!]*
–– Thrombomodulin-abhängig D68.5
Blutgruppe
– Bestimmung Z01.7
– Unverträglichkeit
–– beim Fetus/Neugeborenen P55.8
–– Betreuung, Schwangere O36.1
–– mit Reaktion, bei Transfusion T80.3
Blutgruppenantikörper, Mutter O36.1
Bluthаrn R31
Bluthochdruck I10.90
– mit Beteiligung, Herz I11.90
– pulmonal I27.28
– schwer einstellbar I10.90
Bluthusten R04.2
Blutig
– Aszites R18
– Diarrhoe A09.9
– Erguss, Gelenk M25.09
– Harn R31
– Otitis media
–– akut H65.1
–– allergisch
––– akut H65.1 ►

Blutig *(Forts.)*
~ Otitis media *(Forts.)*
~~ allergisch *(Forts.)*
––– subakut H65.1
–– subakut H65.1
– Sputum R04.2
Blutkörperchen
– rot
–– Aplasie, angeboren D61.0
–– Hypochromie D50.8
– weiß
–– abnorm a.n.k. R72
–– Krankheit a.n.k. D72.9
Blutkörperchensenkungsgeschwindigkeit, Erhöhung, unklar R70.0
Blutkrankheit D75.9
– bei Krankheit, durch HIV B23.8 D75.9
Blutkreislauf, extrakorporal, mit Thrombozytopenie D69.58
Blutleere I99
Blutmole O02.0
Blutpfropfbildung I82.9
Blutplättchen, Mangel D69.61
– transfusionsrefraktär D69.60
Blutprodukt, Vergiftung T45.8
Blutschwamm D18.00
Blutspender Z52.00
Blutspucken R04.2
Blutstauung, Gesicht, durch Geburtsverletzung P15.4
Blutstuhl K92.1
– bei Ulcus ventriculi K25.4
Blutsturz R04.2
Blutsverwandtschaft
– Beratung Z71
– in der Familienanamnese Z84.3
Blutsystem, Störung, psychogen F45.8
Bluttransfusion Z51.3
– inkompatibel T80.3
– massiv, mit Thrombozytopenie D69.58
– mit
–– Hämoglobinämie T80.8
–– Komplikation T80.9
–– Schock T80.8
– ohne angegebene Diagnose Z51.3
– Syphilis A53.9
Blutung R58
– Abdomen R58
– Adenoide J35.8
– Aderhaut H31.3
–– expulsiv H31.3
–– subretinal H31.3
– akut, mit Anämie D62
– akzidentell
–– Mutter, mit Schädigung, Fetus/Neugeborenes P02.1
–– nach Abort O08.1
–– vor der Entbindung O46.9
– als Komplikation, Entbindung O67.9
– Alveolarfortsatz K08.88
– Amputationsstumpf, nach Operation T81.0 ►

Blutung R58 *(Forts.)*
– anal K62.50
– Analkanal K62.50
– Aneurysma I72.9
– anorektal K62.59
– antepartal O46.9
–– bei Defekt, Gerinnung O46.0
– apoplektisch I61.9
– arachnoidal I60.9
– Arrosions-, arteriell I77.2
– Arteriae lenticulostriatae I61.0
– Arterie R58
– Atemwege R04.9
–– obere R04.8
– atonisch, nach Entbindung O72.1
– Augapfel H44.8
– Auge H57.8
– Augenhintergrund H35.6
– Augenkammer, vordere H21.0
– aus
–– oberem Harntrakt R31
–– Tracheostoma J95.0
– azyklisch N92.6
– Basalganglien I61.0
– basilär I61.0
– Bauchdecke R58
– Bauchfellhöhle, frei R58
– bei
–– Abort O06.6
––– ärztlich, misslungen O07.1
––– septisch O06.5 O08.1
––– spontan O03.6
–– Angiektasie
––– Duodenum K31.82
––– Magen K31.82
–– Angiodysplasie
––– Dünndarm K55.32
––– Kolon K55.22
–– Anomalie, Plazenta O46.8
–– Dauertherapie
––– Antikoagulanzien D68.35
––– mit
–––– Cumarinen D68.33
–––– Thrombozytenaggregationshemmern D69.80
–––– Vitamin-K-Antagonisten D68.33
–– Divertikulitis
––– Darm K57.93
–––– mit
––––– Abszess K57.83
––––– Perforation K57.83
––––– Peritonitis K57.83
––– Dickdarm K57.33
–––– mit
––––– Abszess K57.23
––––– Perforation K57.23
––– Dünndarm K57.13
–––– mit
––––– Abszess K57.03
––––– Perforation K57.03
––––– Peritonitis K57.03 ►

Blutung R58 *(Forts.)*
~ bei *(Forts.)*
~~ Divertikulitis *(Forts.)*
~~~ Dünndarm K57.13 *(Forts.)*
–––– und Dickdarm K57.53
––– Kolon K57.33
–––– mit Peritonitis K57.23
–– Divertikulose
––– Darm K57.91
––– Dickdarm K57.31
––– Dünndarm K57.11
–––– und Dickdarm K57.51
––– Kolon K57.31
–– Ektasie, vaskulär, gastral, antral
––– Duodenum K31.82
––– Magen K31.82
–– Falithrom-Therapie D68.33
–– Frühschwangerschaft O20.9
–– Gastritis, erosiv, akut K29.0
–– GAVE[Gastrale antrale vaskuläre Ektasie]-Syndrom
––– Duodenum K31.82
––– Magen K31.82
–– Geschwür
––– Duodenum K26.4
––– Magen, akut K25.0
–– Heparin-Therapie D68.34
–– Husten R04.2
–– Komplikation, Entbindung, durch
––– Leiomyom, Uterus O67.8
––– Trauma O67.8
–– Lazeration, Gehirn, durch Geburtsverletzung P10.1
–– Lösung, Plazenta, vorzeitig O45.9
–– Marcumar-Therapie D68.33
–– Placenta
––– adhaerens O43.20 O72.0
––– praevia O44.11
–––– marginalis O44.11
–––– partialis O44.11
–––– totalis O44.11
–– Retention
––– Dezidua O72.2
––– Eihautreste O72.2
––– Nachgeburt, Komplikation, Entbindung O72.0
––– Plazenta O72.0
–––– Komplikation, Entbindung O72.0
––– Plazentarest O72.2
–– Retentionsmembran, Komplikation, Entbindung O72.2
–– Riss, Schleimhaut, Kardiaregion K22.6
–– Ruptur, Randsinus, plazentar O46.8
–– Schwangerschaft O46.9
––– im 1. Trimenon O20.9
––– in der Anamnese Z35.2
––– vor Vollendung der 22. Schwangerschaftswoche O20.9
–– Sitz
––– Plazenta, tief O44.10 ►
~~~

Blutung R58 *(Forts.)*
~ bei *(Forts.)*
~~ Sitz *(Forts.)*
––– tief, Plazenta, Komplikation, Entbindung O44.10
–– Ulcus duodeni K26.4
––– akut K26.0
––– chronisch K26.4
–– Ulcus pepticum K27.4
––– akut K27.0
––– chronisch K27.4
–– Ulcus pepticum jejuni, akut K28.0
–– Ulcus ventriculi K25.4
––– akut K25.0
––– chronisch K25.4
–– Ulkus a.n.k. K27.4
––– gastroduodenal, akut K27.0
––– gastrojejunal K28.4
–––– chronisch K28.4
–– Varizen
––– Fundus I86.4
––– Kardia I86.4
––– Magen, mit Zirrhose, Leber, alkoholisch K70.3† I98.3*
––– Ösophagus I85.0
–––– bei Zirrhose, Leber K74.6† I98.3*
––––– alkoholisch K70.3† I98.3*
––––– toxisch K71.7† I98.3*
–– Vasa praevia, beim Fetus P50.0
– beim Neugeborenen P54.9
– bronchial R04.8
–– bei Tuberkulose A16.4
–– tuberkulös, bakteriologisch oder histologisch gesichert A15.5
– Bronchialsystem R04.8
– Brustdrüse N64.5
– Brustwarze N64.5
– bulbär I61.3
–– im Wochenbett O99.4
– Capsula interna I61.0
– Cervix uteri N88.8
–– Stumpf a.n.k. N88.8
– Chorioidea H31.3
–– expulsiv H31.3
– Compressio cerebri, Hirndruck, bei Schädelhirnverletzung, gedeckt, schwer S06.21 S01.83!
– Corpus Luysi I61.0
– Darm K92.2
–– beim Neugeborenen P54.3
–– in der Eigenanamnese Z87.1
–– okkult K92.2
– Dauerschmier- N93.9
– Dickdarm K92.2
– Ductus deferens N50.1
– Ductus spermaticus N50.1
– Dünndarm K92.2
– Duodenum K92.2
– Dura S06.5
– durch
–– Abnabelung, unsachgemäß P51.8 ►

Blutung R58 *(Forts.)*
~ durch *(Forts.)*
–– Abort, drohend O20.0
–– Apparat
––– gastrointestinal T85.88
––– Herz a.n.k. T82.8
––– im
–––– Genitaltrakt a.n.k. T83.8
–––– Harntrakt a.n.k. T83.8
––– orthopädisch a.n.k. T84.8
–– Apparate Implantate oder Transplantate T85.88
–– Arterientransplantat a.n.k. T82.8
–– Brustimplantat T85.83
–– Gefäßimplantat T82.8
–– Gefäßprothese T82.8
–– Gefäßtransplantat T82.8
–– Gelenkprothese T84.8
–– Herzimplantat T82.8
–– Herzprothese T82.8
–– Herztransplantat T82.8
–– Hornhauttransplantat a.n.k. T85.88
–– innere orthopädische Fixation a.n.k. T84.8
–– intrakraniellen ventrikulären Shunt T85.81
–– Katheter a.n.k. T85.88
–– Mangel, Vitamin K D68.4
–– Orbitaprothese a.n.k. T85.88
–– Sichlösen, Nabelschnurligatur P51.8
–– Transfusion, fetofetal P50.3
– Eileiter N83.6
– Endokard I51.8
– epidural S06.4
–– traumatisch S06.4
– epikraniell, subaponeurotisch, durch Geburtsverletzung P12.2
– Epipharynx R04.1
– Episiotomiewunde O90.2
– expulsiv, nach Kataraktextraktion T81.0
– extradural
–– beim Fetus/Neugeborenen P52.8
–– durch Geburtsverletzung P10.0
–– im Wochenbett O99.4
–– traumatisch S06.4
– Falithrom- D68.33
– familiär D68.9
– fetal
–– aus
––– dem durchtrennten Ende der Nabelschnur eines anderen Mehrlings P50.5
––– Nabelschnur, rupturiert P50.1
––– Plazenta P50.2
–– bei Vasa praevia P50.0
– fetofetal P50.3
– fetomaternal P50.4
–– mit Schnittentbindung O43.0
– Fetus P50.9
– Fibrinolyse-, erworben D65.2
– fibrinolytisch, erworben D65.2
– Fossa cranii posterior
–– beim Fetus/Neugeborenen P52.6
–– nichttraumatisch I61.8 ►

Blutung R58 *(Forts.)*
– Fuchs-, Augapfel H44.8
– Fundus oculi H35.6
– Galea S00.05
– Gallenweg K83.8
– gastrointestinal K92.2
–– beim Neugeborenen P54.3
– Gehirn I61.9
–– als Komplikation, Entbindung O99.4
–– beim Fetus/Neugeborenen P52.4
–– durch
––– Geburtsverletzung P10.1
––– Syphilis A52.0† I68.8*
–– im Wochenbett O99.4
–– infratentoriell, traumatisch S06.8
–– intraventrikulär I61.5
–– miliar, nichttraumatisch I61.9
–– nichttraumatisch, beim Fetus/Neugeborenen P52.4
–– postpartal O99.4
–– supratentoriell, traumatisch S06.8
–– traumatisch S06.8
– Gehörgang H92.2
– Gelenk M25.09
– genital, abnorm N93.9
– Genitalien, weiblich N93.9
– Genitalorgane
–– männlich N50.1
–– weiblich, abnorm N93.9
– gestationsbedingt, Mutter, mit Schädigung, Fetus P02.1
– Gewebe, peritonsillär J35.8
– Glaskörper H43.1
–– bei Spätsyphilis A52.7† H45.0*
–– intraoperativ H59.8
–– mit Foramen, Retina H43.1
–– postoperativ H59.8
–– traumatisch H43.1
– Graaf-Follikel, rupturiert N83.0
– Großhirnhemisphäre, intrazerebral
–– kortikal I61.1
–– subkortikal I61.0
– gynäkologisch N93.9
–– dysfunktionell N93.8
– Harnblase N32.8
– Harnblasenhals N32.8
– Harnwege N39.88
– Hauptbronchus R04.8
– Haut R23.3
–– beim Neugeborenen P54.5
– Herz I51.8
– Herzbeutel I31.2
– Hirnrinde I61.1
– Hirnstamm I61.3
–– intrazerebral I61.3
– Hoden N50.1
–– traumatisch S30.2
– Hodenparenchym N50.1
– hypopharyngeal R04.1
– Hypophyse E23.6
– im Wochenbett O72.1 ►

Blutung R58 *(Forts.)*
– in der
–– Menopause
––– abnorm N95.0
––– artifiziell N95.3
–– Postmenopause N95.0
–– Pubertät, übermäßig N92.2
– Innenohr H83.8
– innere R58
– intermenstruell
–– regelmäßig N92.3
–– unregelmäßig N92.1
– intra partum O67.9
– intraabdominal R58
– intraalveolär, beim Neugeborenen P26.8
– intrakraniell I62.9
–– beim Fetus/Neugeborenen P52.9
–– durch
––– Anoxie, beim Fetus/Neugeborenen P52.9
––– Geburtsverletzung P10.9
––– Hypoxie, beim Fetus/Neugeborenen P52.9
–– im Wochenbett O99.4
–– nichttraumatisch I62.9
––– Folgen a.n.k. I69.2
–– traumatisch S06.8
– intramedullär a.n.k. G95.10
– intraokular H44.8
– intrapartal
–– bei
––– Defibrinationssyndrom O67.0
––– Dyskrasie, Blut O67.0
––– Störung, Gerinnung O67.0
–– mit Schnittentbindung O67.9
–– verstärkt O67.8
––– bei
–––– Gerinnung, intravasal, disseminiert O67.0
–––– Hämolyse, intravaskulär O67.0
–––– Hyperfibrinolyse O67.0
–––– Hypofibrinogenämie O67.0
– intrapelvin
–– bei der Frau N94.8
–– beim Mann K66.1
– intraperitoneal K66.1
– intrapontin I61.3
–– im Wochenbett O99.4
– intraretinal H35.6
– intrauterin N85.7
– intraventrikulär I61.5
–– beim Fetus/Neugeborenen P52.3
–– durch Geburtsverletzung P10.2
– intravesikal N32.8
– intrazerebral I61.9
–– als Komplikation, Entbindung O99.4
–– bei Schwangerschaft O99.4
–– beim Fetus/Neugeborenen P52.4
–– diffus, traumatisch S06.20
–– durch Angiom D18.02
–– Folgen I69.1
–– im Wochenbett O99.4
–– in Großhirnhemisphäre I61.2
–– intraventrikulär I61.5 ►

Blutung R58 *(Forts.)*
~ intrazerebral I61.9 *(Forts.)*
-- multipel I61.6
--- traumatisch S06.23
--- umschrieben I61.6
-- oberflächlich I61.1
-- tief I61.0
-- traumatisch, fokal S06.33
- Iris H21.0
-- postentzündlich H21.0
-- postinfektiös H21.0
-- toxisch H21.0
- irregulär N92.6
- kapillär I78.8
-- primär D69.88
-- puerperal O72.2
- Kehlkopfschleimhaut J38.7
- Kleinhirn I61.4
-- im Wochenbett O99.4
-- intrazerebral I61.4
-- nichttraumatisch I61.4
-- traumatisch S06.8
- klimakterisch, abnorm N92.4
- Kniegelenk, nichttraumatisch M25.06
- Kochlea H83.8
- Kohabitations- N93.0
- Kolon K92.2
- Komplikation, Entbindung, bei
-- Afibrinogenämie O67.0
-- Defekt, Gerinnung O67.0
-- Hyperfibrinolyse O67.0
-- Hypofibrinogenämie O67.0
- Konjunktiva H11.3
-- beim Neugeborenen P54.8
- Kontakt-, postkoital N93.0
- Kontusions-, zerebral S06.8
- Kopfschwarte S00.05
- Kortex, visuell H47.6
- kortikal
-- Gehirn I61.1
-- im Wochenbett O99.4
- kraniell I62.9
- kutan R23.3
-- durch Autosensibilisierung, erythrozytär D69.2
- Labyrinth H83.8
- Larynxschleimhaut J38.7
- Leber K76.8
- Leberkapsel K76.8
- leicht, bei Omphalitis P38
- Leptomeninx I60.9
- Ligatur, Gefäß T81.0
- Lobus, zerebral I61.1
- Lösungs- O72.0
- Lunge R04.8
-- beim Neugeborenen P26.9
-- massiv
--- beim Neugeborenen P26.1
--- mit Ursprung in der Perinatalperiode P26.1
- Lungenhilus R04.8
- Lungenparenchym R04.8 ►

Blutung R58 *(Forts.)*
- Magen K92.2
-- beim Neugeborenen P54.3
-- in der Eigenanamnese Z87.1
- Magen-Darm K92.2
- Magenschleimhaut K29.0
- Makula H35.6
- Marcumar- D68.33
- Medulla oblongata I61.3
- Meningen I60.8
-- Gehirn I60.8
-- im Wochenbett O99.4
- Menstruations-, unregelmäßig N92.6
- Mesenterium K66.1
- Mesenzephalon I61.3
- Mikro- R58
- Milz D73.5
- mit
-- Anämie, puerperal O99.0
-- Ikterus
--- beim Neugeborenen P58.1
--- fetal P58.1
--- neonatal P58.1
-- Infarkt, Schilddrüse E07.8
-- Schlaganfall I61.9
-- Schock R57.1
- Mittel- N92.3
- Mittelohr H74.8
- Mund K13.7
- Mundhöhle K13.7
- Muskel M62.89
- Myokard I51.8
- Nabel
-- beim Neugeborenen P51.9
-- massiv, beim Neugeborenen P51.0
- Nabelschnur, als Komplikation, Entbindung O69.5
- Nabelstumpf P51.9
- nach
-- Ausstoßung
--- Fetus O72.1
--- Plazenta O72.1
-- Eingriff T81.0
-- Geburt, Kind O72.1
-- Interruptio O08.1
-- Lid-OP H59.8
- Nachgeburtsperiode O72.0
- Nagel L60.8
- Nase R04.0
-- beim Neugeborenen P54.8
- Nasopharynx R04.1
- Nebenhoden N50.1
- Nebenniere E27.4
-- beim Neugeborenen P54.4
-- durch Sepsis, durch Meningokokken A39.1† E35.1*
- Nebennierenmark E27.8
- Nebennierenrinde E27.4
- Nebenschilddrüse, spontan E21.4
- Nervus opticus H47.0 ►

Blutung R58 *(Forts.)*
– nichttraumatisch
–– epidural I62.1
–– extradural I62.1
–– intrakraniell, beim Fetus/Neugeborenen, 1. Grades P52.0
–– intraventrikulär, beim Fetus/Neugeborenen
––– 2. Grades P52.1
––– 3. Grades P52.2
–– intrazerebral, beim Fetus/Neugeborenen P52.4
–– Kleinhirn, beim Fetus/Neugeborenen P52.6
–– mit Sekundärglaukom H40.5
–– sekundär R58
–– subarachnoidal, beim Fetus/Neugeborenen P52.5
– Niere N28.88
– Nierenbecken N28.88
– Nierenhohlsystem N28.88
– Nierenkapsel N28.88
– Nierenrinde N28.88
– Nucleus subthalamicus I61.0
– Ösophagus K22.81
– okkult a.n.k. R58
– Omentum K66.1
– Orbita H05.2
– Organ, inneres a.n.k. R58
–– beim Neugeborenen P54.8
– Oropharynx R04.1
– Ovar N83.8
– Ovulations- N92.3
– Pankreas K86.88
– Penis N48.8
– perianal K62.50
– Perikard I31.2
– Peritoneum K66.1
– petechial R23.3
–– durch Autosensibilisierung, erythrozytär D69.2
– Plazenta O46.8
–– als Komplikation, Entbindung a.n.k. O67.8
–– antepartal O46.8
–– durch
––– chirurgische oder instrumentelle Schädigung, mit Schädigung, Fetus/Neugeborenes P02.1
––– instrumentelle Schädigung O46.8
–– intrapartal O67.8
–– mit Schädigung, Fetus P02.1
– Pleura R04.8
– Pons cerebri I61.3
– pontin I61.3
–– im Wochenbett O99.4
– postklimakterisch N95.0
– postkoital N93.0
– postmenopausal N95.0
– postmenstruell N93.8
– postnasal R04.0
– postoperativ T81.0
–– mit Sekundärglaukom H40.8 ►

Blutung R58 *(Forts.)*
– postpartal O72.1
–– atonisch O72.1
–– bei Placenta percreta O43.21 O72.0
–– durch Plazenta, zurückgeblieben O72.0
–– in der Anamnese, die den Schwangerschaftsverlauf beeinflusst Z35.2
–– sekundär O72.2
–– spät O72.2
– Prämenopausen-, abnorm N92.4
– prämenstruell N93.8
– präpartal O46.9
–– bei
––– Defibrinationssyndrom O46.0
––– Störung, Gerinnung O46.0
–– in der Anamnese, die den Schwangerschaftsverlauf beeinflusst Z35.2
–– verstärkt, bei
––– Gerinnung, intravasal, disseminiert O46.0
––– Hyperfibrinolyse O46.0
––– Hypofibrinogenämie O46.0
– Präpubertäts-, Uterus N93.8
– präretinal H35.6
– Prostata N42.1
– Psoas M62.85
– Pubertäts-, Uterus N92.2
– puerperal O72.1
– pulmonal R04.8
–– beim Neugeborenen P26.9
–– massiv, beim Neugeborenen P26.1
– Pulpa K04.9
–– mit Verfärbung, Zahn K03.7
– Rachen R04.1
– Randsinus, Plazenta O46.8
– Rektum K62.51
–– beim Neugeborenen P54.2
– Rektumsphinkter K62.51
– renal N28.88
– Retina H35.6
–– diabetisch E14.30† H36.0*
–– intern H35.6
–– subhyaloidal H35.6
–– traumatisch S05.8
– Retinagefäß H35.6
– retroperitoneal R58
– retroplazentar, Betreuung, Schwangere O43.8
– Rückenmark G95.10
–– beim Neugeborenen, durch Geburtsverletzung P11.59
– Samenblase N50.1
– Samenleiter N50.1
– Samenstrang N50.1
– Schilddrüse E07.8
– Schleimhaut a.n.k. R58
–– beim Neugeborenen P54.8
–– Gallenblase K82.8
– Schlund R04.1
– Schmier- N93.9
–– bei Frühschwangerschaft O20.9
– Sehnervscheide H47.0
– Sektiowunde O90.2 ►

Blutung R58 *(Forts.)*
– sekundär, nach traumatisch bedingter Blutung T79.2
– Skrotum N50.1
– spät
–– bei Abort O06.6
–– nach
––– Extrauteringravidität O08.1
––– Fehlgeburt O08.1
––– Molenschwangerschaft O08.1
– spinal
–– epidural, postoperativ G97.82
–– nichttraumatisch G95.10
–– subarachnoidal, postoperativ G97.84
–– subdural, postoperativ G97.83
– Stammganglien I61.0
– Stammhirn I61.3
– Störung N92.6
–– gynäkologisch N93.9
–– klimakterisch N92.4
–– postklimakterisch N95.0
–– präklimakterisch N92.4
– Streifen-, Retina H35.6
– subarachnoidal I60.9
–– aneurysmatisch, in der Eigenanamnese Z86.7
–– Arteria basilaris I60.4
–– Arteria cerebri media I60.1
–– Arteria communicans I60.7
–– Arteria communicans anterior I60.2
–– Arteria communicans posterior I60.3
–– Arteria vertebralis I60.5
–– Arterie, intrakraniell, mehrere I60.6
–– ausgehend
––– vom Sinus cavernosus I60.8
––– von Karotissiphon und Bifurkation I60.0
–– beim Fetus/Neugeborenen P52.5
–– durch
––– Aneurysma, zerebral, rupturiert I60.9
––– Geburtsverletzung P10.3
–– Folgen I69.0
–– Hirnarterie I60.7
–– im Wochenbett O99.4
–– mit Vasospasmus I67.80! *[nur Zusatzkode!]*
–– nichttraumatisch I60.9
–– postpartal O99.4
–– traumatisch S06.6
– subdiaphragmatisch R58
– subdural S06.5
–– beim Fetus/Neugeborenen P52.8
–– durch Geburtsverletzung P10.0
–– im Wochenbett O99.4
–– nichttraumatisch I62.09
––– akut I62.00
––– chronisch I62.02
––– Folgen I69.2
––– subakut I62.01
–– spinal G95.10
–– traumatisch S06.5
––– akut S06.5
––– Folgen T90.5 ►

Blutung R58 *(Forts.)*
– Subependym-
–– beim Fetus/Neugeborenen, ohne Ausdehnung, intraventrikulär P52.0
–– mit
––– Ausdehnung, intraventrikulär, 2. Grades, beim Fetus/Neugeborenen P52.1
––– intraventrikulärer Ausdehnung, 3. Grades, beim Fetus/Neugeborenen P52.2
– subhyaloidal H35.6
– subkonjunktival H11.3
–– durch Geburtsverletzung P15.3
– subkortikal
–– Gehirn I61.0
–– im Wochenbett O99.4
– subkutan R23.3
– subperiostal M89.89
– subretinal H35.6
– subtentorial S06.5
– subungual L60.8
– System, tracheobronchial R04.8
– Tentorium S06.8
– Thalamus I61.0
– Thymus E32.8
– Tonsille J35.8
– Trachea R04.8
– tracheobronchial R04.8
–– beim Neugeborenen P26.0
– Tractus opticus H47.5
– traumatisch
–– antepartal O46.8
–– mit Sekundärglaukom H40.3
– Tuba uterina N83.6
– Tunica vaginalis testis N50.1
– Ulkus, Magen K25.4
– und
–– Abszess, bei Divertikulitis, Dünndarm, und Dickdarm K57.43
–– Perforation, bei
––– Divertikulitis, Dünndarm, und Dickdarm K57.43
––– Ulcus duodeni K26.6
–––– akut K26.2
–––– chronisch K26.6
––– Ulcus pepticum, akut K27.2
––– Ulcus pepticum jejuni, akut K28.2
––– Ulcus ventriculi, akut K25.2
––– Ulkus, gastrojejunal, akut K28.2
–– Peritonitis, bei Divertikulitis, Dünndarm, und Dickdarm K57.43
– Urethra N36.8
– Urogenitaltrakt a.n.k. R31
– Uterus
–– abnorm N93.9
–– dysfunktionell N93.8
–– funktionell N93.8
–– intermenstruell N92.3
––– unregelmäßig N92.1
–– klimakterisch, abnorm N92.4
–– postklimakterisch N95.0
–– präklimakterisch, abnorm N92.4 ►

Blutung R58 *(Forts.)*
~ Uterus *(Forts.)*
-- unabhängig vom Menstruationszyklus a.n.k. N93.9
- Uterus a.n.k. N93.9
- Vagina N93.9
-- abnorm N93.9
-- akut N93.9
-- beim Neugeborenen P54.6
-- dysfunktionell N93.8
-- funktionell N93.8
-- postkoital N93.0
- Varizen, Bein I83.9
- Vas deferens N50.1
- Vasa praevia O69.4
-- mit Schädigung, Fetus/Neugeborenes P50.0
- venös R58
- Ventrikeleinbruchs-
-- leicht bis mäßig, von weniger als 50 % des Ventrikelvolumens, beim Fetus/Neugeborenen P52.1
-- schwer, von 50 % oder mehr des Ventrikelvolumens, beim Fetus/Neugeborenen P52.2
- ventrikulär I61.5
-- im Wochenbett O99.4
- verlängert R79.8
- verstärkt
-- als Komplikation, bei Einleitung, Abort, misslungen O07.6
-- bei
--- Ablatio placentae, bei Gerinnung, intravasal, disseminiert O45.0
--- Afibrinogenämie, bei Ablatio placentae O45.0
--- Hyperfibrinogenämie, bei Ablatio placentae O45.0
--- Hyperfibrinolyse, bei Ablatio placentae O45.0
-- intrapartal, bei Afibrinogenämie O67.0
-- präpartal, bei Afibrinogenämie O46.0
- verzögert, im Wochenbett O72.2
-- durch Plazentarest, zurückgeblieben O72.2
- vesikal N32.8
- vikariierend N94.8
- viszeral R58
-- beim Neugeborenen P54.8
- vor Entbindung O46.9
- Vorderkammer, operativ verursacht H59.8
- Vorgeburts-, bei Dyskrasie, Blut O46.0
- Vulva N90.8
- Weichteile R58
- wiederholt, nach traumatisch bedingter Blutung T79.2
- Zäkum K92.2
- Zahnalveole, nach Extraktion T81.0
- Zahnfleisch K06.8
- zerebellar
-- beim Fetus/Neugeborenen P52.6
-- nichttraumatisch I61.4
-- umschrieben S06.34
--- traumatisch S06.34 ►

Blutung R58 *(Forts.)*
- zerebral I61.9
-- beim Fetus/Neugeborenen P52.4
-- durch Geburtsverletzung P10.1
-- im Wochenbett O99.4
- zerebromeningeal I61.8
- zerebrospinal I61.9
- zerebrovaskulär I61.9
- Ziliarkörper H21.0
- zu stark, in der Prämenopause N92.4
- Zunge K14.8
- Zyste, Corpus luteum, rupturiert N83.1
Blutungsanämie D50.0
- akut D62
Blutungsneigung D68.9
- erworben D68.9
- postpartal O72.3
Blutungszeit, verlängert R79.8
Blutvergiftung A41.9
Blutverlust
- akut, mit Anämie D62
-- mikrozytär D62
-- normozytär D62
- fetal P50.9
-- aus
--- Nabelschnur, rupturiert P50.1
--- Plazenta P50.2
-- bei
--- Insertio velamentosa P50.0
--- Vasa praevia P50.0
-- mit Anämie
--- angeboren P61.3
--- Fetus/Neugeborenes P61.3
- mit Anämie, mikrozytär D50.0
- Mutter, mit Schädigung, Fetus/Neugeborenes P02.1
Blutvolumen, Verringerung E86
Blutwert
- alkalische Phosphatase, abnorm R74.8
- Amylase, abnorm R74.8
- Eisen, abnorm R79.0
- Kobalt, abnorm R79.0
- Kupfer, abnorm R79.0
- Lipase, abnorm R74.8
- Lithium, abnorm, Nachweis R78.8
- Magnesium, abnorm R79.0
- Mineral-, abnorm a.n.k. R79.0
- saure Phosphatase, abnorm R74.8
- Schwermetalle, abnorm, Nachweis R78.7
- Triacylglyzerinlipase, abnorm R74.8
- Zink, abnorm R79.0
Blutzuckerspiegel
- erhöht R73.9
- erniedrigt E16.2
BNAR[Bifide Nase, anorektale und renale Anomalien]-Syndrom Q87.8
BNS[Blitz-Nick-Salaam]-Epilepsie G40.4
Bochdalek-Hernie K44.9
Bockenheimer-Syndrom Q27.4
Bockhart-Krankheit L01.0

BOD[Brachymorphie, Onychodysplasie, Dysphalangie]-Syndrom Q87.1
Boeck-Krankheit D86.9
– Hutchinson- D86.9
– Möller- D86.9
Boeck-Lupoid D86.3
Boeck-Sarkoid D86.9
Boeck-Schaumann-Syndrom, Besnier- D86.9
Boerhaave-Syndrom K22.6
Böök-Syndrom Q82.4
Börjeson-Forssmann-Lehmann-Syndrom Q87.8
Bösartig – s. Art der Krankheit
Bogaert, Leukenzephalopathie, sklerosierend A81.1
Bogenförmig, Skotom H53.4
Bogengang, Fistel H83.1
Bogengangsdehiszenz-Syndrom H83.8
Bogenskotom H53.4
– Gesichtsfeld H53.4
Bogenwurzelfraktur
– Axis, doppelseitig S12.1
– Halswirbelkörper S12.9
Bohnenkrankheit D55.0
Bohring-Opitz-Syndrom Q87.8
Boichis-Syndrom, Senior- Q61.5† Q44.6 H36.8*
Boltshauser-Syndrom
– Joubert- Q04.3
– Poretti- G11.1
Bone bruise T14.20
Bonnaire-Syndrom Q75.8
Bonneau-Beaumont-Syndrom E83.1 Q12.0
Bonnet-Dechaume-Blanc-Syndrom Q28.28
Bonnevie-Ullrich-Syndrom Q87.1
Bonnier-Syndrom H81.8
Boonstra-Schaaf-Optikusatrophie-Syndrom, Bosch- H47.2
BOR-Syndrom [Branchio-oto-renales Syndrom] Q87.8
Borderline-Hypertonie I10.90
Borderline-Lepra [BB-Lepra] A30.3
Borderline-lepromatös, Lepra [BL-Lepra] A30.4
Borderline-Schizophrenie F21
Borderline-Syndrom, psychisch F60.31
– bei Störung, Persönlichkeit F60.31
Borderline-tuberkuloid, Lepra [TT-Lepra] A30.2
Bordetella
– bronchiseptica, Tracheobronchitis A37.8
– bronchoseptica, Keuchhusten A37.8
– Infektion A37.9
– parapertussis, Infektion A37.1
– pertussis, Infektion A37.0
Borer-Newcomer-Syndrom, Dahlberg- Q87.8
Borghgraef-Syndrom, Grubben-de-Cock- Q87.8
Bork-Syndrom Q82.8
Borken, Lidrand H01.8
Borkenkrätze B86
Borkennase J31.0
Borkig, Rhinitis J31.0
Bornholmer Krankheit B33.0
Borrelia
– buccalis, Infektion A69.1
– burgdorferi, Infektion A69.2
– vincenti, Infektion A69.1
Borrelien, Erythema chronicum migrans A69.2
Borreliose
– Lyme- A69.2
–– Stadium
––– I A69.2
––– II A69.2
––– III A69.2
– Neuro- A69.2† G05.0*
Borreliose [Lyme-Krankheit] A69.2
– durch Zeckenbiss A69.2
Borreliose [tropisches Rückfallfieber] A68.9
– durch Zeckenbiss A68.1
Bosch-Boonstra-Schaaf-Optikusatrophie-Syndrom H47.2
Bosley-Salih-Alorainy-Syndrom Q87.8
Bosma-Arhinie-Mikrophthalmie-Syndrom Q87.0
Boston-Exanthem A88.0
Botalli, Ductus arteriosus persistens Q25.0
Bothriocephalus
– Anämie B70.0† D63.8*
– latus
–– Befall B70.0
–– Finnen, Befall B70.1
Botryoidsarkom C49.9
Botulismus A05.1
– beim Säugling A05.1
– inhalativ A05.1
– intestinal A05.1
–– beim Erwachsenen A05.1
– Wund- A05.1
Bouchard-Arthrose M15.2
– Fingermittelgelenk M15.2
– und Heberden-Arthrose M15.8
Bouchard-Knoten M15.2
– mit Arthropathie M15.2
Boucher-Neuhäuser-Syndrom G11.8
Bouchet-Gsell-Krankheit A27.8
Bouffée délirante F23.0
– mit Symptom, Schizophrenie F23.1
– ohne Symptom, Schizophrenie F23.0
Bougies, Einführen Z43.9
Bouillaud-Syndrom I01.8
Bourguignon-Syndrom, Verloes- Q76.3 K00.5
Bouveret-Hoffmann-Syndrom I47.9
Bowen-Conradi-Syndrom Q87.8
Bowen-Darier-Syndrom D04.9
Bowen-Karzinom C44.9
Bowen-Krankheit D04.9
Bowman-Lamelle, Hornhautdystrophie, Typ II H18.5
Boxer-Syndrom F07.2
Boycott-Innes-Syndrom, Beaulieu- Q87.0
Boyd-Bazillen, Infektion A03.2
Boyd-Dysenterie A03.2

BP230 [Bullöses Pemphigoid-Antigen-1], Defizienz, mit Epidermolysis bullosa simplex Q81.0
BPDCN [Blastische plasmozytoide dendritische Zellneoplasie] C86.4
BPH [Benigne Prostatahyperplasie] N40
BPS [Blasenschmerzsyndrom] N30.1
BPS [Borderline-Persönlichkeitsstörung] F60.31
Brachial
– Neuritis M54.12
– Neuropathie, radikulär M54.12
Brachialgia paraesthetica nocturna G56.0
Brachialgie M79.69
– bei HWS-Syndrom, chronisch M53.1
– Chiro- R29.8
– Zerviko- M53.1
–– akut M53.1
–– bei Blockierung M53.1
––– HWS M53.1
–– chronisch M53.1
– Zervikozephalo- M53.1
Brachialnerv, Neuritis, durch Verlagerung, Bandscheibe M50.1† G55.1*
Brachialplexus
– Kompression G54.0
– Läsion G54.0
– Neuropathie G54.0
– oberer, Lähmung, durch Geburtsverletzung P14.0
– Paralyse a.n.k. G54.0
–– beim Neugeborenen P14.3
– Schädigung G54.0
– Störung G54.0
– unterer, Lähmung, durch Geburtsverletzung P14.1
– Verletzung S14.3
–– beim Neugeborenen P14.3
Brachialplexussyndrom G54.0
Brachialradikulitis a.n.k. M54.12
Brachiolumbalgie, Zerviko- M54.10
Brachyarrhythmie I49.8
Brachydaktylie Q73.8
– bei
–– Arthropathie, digital, familiär M25.94 Q71.8
–– Hypertonie I10.90 Q73.8
– Finger Q71.8
– komplex, bei Aplasie, Fibula Q73.8
– mit
–– Daumen, lang Q87.2
–– Kleinwuchs, und Retinitis pigmentosa, Syndrom Q87.1
–– Syndaktylie, Typ Zhao Q73.8 Q70.2
– präaxial, Syndrom, mit Hallux varus Q73.8 Q66.3
– Sugarman- Q73.8
– Sym-, Hände, und Füße Q73.8
– Typ
–– A1 Q73.8
–– A2 Q73.8
–– A4 Q73.8 ►

Brachydaktylie Q73.8 *(Forts.)*
– Typ *(Forts.)*
–– A5 Q73.8
–– A6 Q73.8
–– A7 Q73.8
–– B Q73.8
––– bei Kolobom, Makula Q87.8
–– B_2 Q73.8
–– C Q73.8
–– D, bei Hirschsprung-Krankheit Q87.8
–– E Q73.8
––– und Anetodermie, bei Exostose Q87.5
– Zehe Q72.8
Brachydaktylie-Syndrom
– Kryptomikrotie- Q17.2 Q73.8
– präaxial, Typ Temtamy Q87.2
Brachygenie K07.0
Brachygnathie K07.0
Brachymenorrhoe N91.5
Brachyösophagus K22.88
Brachyolmie Q76.4
– autosomal-dominant Q76.3
– autosomal-rezessiv Q76.3
– mit Skoliose Q76.3
– Typ
–– 2 Q76.4
–– 3 Q76.3
–– Maroteaux Q76.4
Brachyzephalie Q75.0
– isoliert Q75.0
Braddock-Syndrom Q87.8
Bradley-Krankheit A08.1
Bradyarrhythmia absoluta I48.9
Bradyarrhythmie I49.8
– absolut I48.9
Bradykardie R00.1
– bei Synkope R00.1
– fetal P20.9
–– bei Entbindung O68.0
–– Betreuung, Schwangere O36.3
– intrauterin P20.9
– sinuatrial R00.1
– Sinus- R00.1
– vagal R00.1
Bradykardie-Syndrom, Tachykardie- I49.5
Bradykinin-induziert, Angioödem
– erworben T78.3
– hereditär D84.1
Bradyopsie H53.8
Bradypnoe R06.88
Bräune
– Hals- – s.a. Diphtherie A36.9
– Rachen- A36.0
Brailsford-Syndrom, Morquio-Ullrich- E76.2
Branchial, Karzinom C10.4
Branchialknorpel Q18.2
– angeboren Q18.2
Branching-Enzym, Mangel E74.0
Branchio-okulo-fazial, Syndrom Q18.8
Branchio-otisches Syndrom Q18.2
Branchio-oto-renal, Syndrom Q87.8

Branchiogen
– Fehlbildung Q18.2
– Fistel Q18.0
– Karzinom C10.4
– Sinus Q18.0
– Spalte Q18.2
– Überrest, Hals Q18.0
– Zyste Q18.0
–– infektiös Q18.0
–– Neubildung, bösartig C10.4
Branchioskeletogenitales Syndrom Q87.8
Brand – s.a. Gangrän R02.8
– Darm K55.0
– Gesicht A69.0
– Haut R02.09
– Lunge J85.0
– Mund A69.0
– Wange A69.0
Brandstiftung, pathologisch F63.1
Brandt-Syndrom E83.2
Brandwunde – s.a. Verbrennung T30.0
Brasilianisch
– Fieber, hämorrhagisch A96.8
– Pemphigus L10.3
– Purpurfieber A48.4
Brauer-Syndrom Q82.8
Braun
– Allergie [E 155] T78.4
– Induration, Lunge, essentiell E83.1† J99.8*
– Überempfindlichkeit [E 155] T78.4
Braun-Bayer-Syndrom Q87.8
Bravais-Jackson-Epilepsie G40.1
Braxton-Hick-Wehen O47.9
Brazilian purpuric fever A48.4
Brechdurchfall A09.9
– akut A09.9
–– mit Exsikkose A09.9 E86
– mit Exsikkose A09.9 E86
Brechreiz R11
– bei
–– Chemotherapie R11 Y57.9!
–– Strahlentherapie R11 Y57.9!
Brechungsanomalie H52.7
Brechungshypermetropie H52.0
Brechungshyperopie H52.0
Brechungsmyopie H52.1
Breen-Syndrom, Cross-McKusick- E70.3
Breit
– Bandwurm, Befall B70.0
– Daumen, und Zehen, bei Ankylose, Stapes Q87.8
– Kondylom A51.3
–– syphilitisch, konnatal A50.0
– Mutterband, Abszess N73.2
Brendel-Syndrom, Huppke- E83.0† G32.8*
Brenneman-Syndrom I88.0
Brennen
– Auge H57.1
– beim Wasserlassen R30.9
– Haut R20.2
– im Brustkorb R07.3 ►

Brennen *(Forts.)*
– Lippen K13.0
Brenner-Tumor D27
– benigne D27
– maligne C56
– partiell maligne D39.1
– proliferierend D39.1
Brennnessel, Kontaktdermatitis, allergisch L23.7
BRESEK[Brain anomalies, mental retardation, ectodermal dysplasia, skeletal deformities, ear/eye anomalies, kidney dysplasia/hypoplasia]-Syndrom Q87.8
Breus-Mole O02.0
Brewer-Carey-Syndrom, Siegler- Q87.8
BRIC [Benigne rekurrente intrahepatische Cholestase] K71.0
– Typ
–– 1 K71.0
–– 2 K71.0
Bride K66.0
– Dünndarm K66.0
– fibrös K66.0
– mit Verschluss, Darm K56.5
Brideníleus K56.5
– Dünndarm K56.5
Bright-Krankheit N05.9
– arteriosklerotisch I12.90
Brill-Krankheit, durch
– Flöhe A75.2
– Läuse A75.1
Brill-Symmers-Krankheit C82.9
Brill-Syndrom, Lederer- D59.1
Brill-Zinsser-Krankheit A75.1
Brillantschwarz
– Allergie [E 151] T78.4
– Überempfindlichkeit [E 151] T78.4
Brille
– Anpassung Z46.0
– Fehlrefraktion T88.9
– Versorgung mit Z46.0
– Wiederverordnung Z76.0
Brillenhämatom S00.1
Briquet-Syndrom F45.0
Brittle diabetes E10.90
Brittle-Cornea-Syndrom Q79.6
Broad-Betalipoproteinämie E78.2
Broca-Aphasie R47.0
Brock-Graham-Syndrom J98.11
Brocks-Syndrom, Townes- Q87.8
Brocq, Dermatitis polymorpha dolorosa L13.0
Brocq-Duhring-Syndrom L13.0
Brocq-Krankheit L41.9
Brocq-Pseudopelade L66.0
Brocq-Syndrom, Wilson- L26
Brodie-Abszess M86.89
Brody-Myopathie G71.8
Bromhidrose L75.0
Bromid, Abhängigkeit a.n.k. F13.2
Bromismus, chronisch F13.2
Bronchial
– Adenom D38.1 ►

Bronchial *(Forts.)*
– Blutung R04.8
–– bei Tuberkulose A16.4
–– tuberkulös, bakteriologisch oder histologisch gesichert A15.5
– Entzündung J40
– Fistel J86.0
–– tuberkulös A16.4
– Fremdkörper T17.5
– Grippe [Influenza] J11.1
– Husten R05
– Hyperreagibilität [Übererregbarkeit] R94.2
– Karzinom C34.9
–– Hauptbronchus C34.0
–– kleinzellig C34.9
–– mehrere Teilbereiche überlappend C34.8
–– Mittellappen C34.2
–– nicht-kleinzellig C34.9
–– Oberlappen C34.1
–– Unterlappen C34.3
– Katarrh J40
–– chronisch J42
– Krupp J20.9
– Metastase C78.0
– Neoplasma D38.1
– Sarkom C34.9
– Sekretion
–– übermäßig R09.3
–– vermindert R09.3
– Stein J98.0
– Stenose J98.0
– Syphilis A52.7† J99.8*
– Tuberkulose, bakteriologisch oder histologisch gesichert A15.5
– Tumor, neuroendokrin C34.9
– Übererregbarkeit R94.2
– Zyste J98.4
Bronchialasthma J45.99
– allergisch J45.09
–– mit Exazerbation, infektbedingt J45.89
– anstrengungsbedingt J45.19
– bei Hausstaubmilbenallergie J45.09
– infektbedingt J45.19
– intrinsisch, mit Ursprung, extrinsisch J45.89
Bronchialbaum, Entwicklung, unvollständig Q32.4
Bronchiallymphknoten, Tuberkulose
– bakteriologisch oder histologisch gesichert A15.4
– primär A16.7
–– bakteriologisch oder histologisch gesichert A15.7
Bronchialschleimhaut, Polyp J98.0
Bronchialsyndrom, chronisch-obstruktiv J44.89
Bronchialsystem
– Blutung R04.8
– hyperreaktiv R94.2
–– allergisch J45.09
Bronchiektasie J47
– angeboren Q33.4
– bei Obstruktion, Atemwege J47 ►

Bronchiektasie J47 *(Forts.)*
– diffus J47
– fusiform J47
– idiopathisch J47
– lokalisiert J47
– postinfektiös J47
– sackförmig J47
– tuberkulös a.n.k. A16.2
–– bakteriologisch
––– gesichert A15.0
––– und histologisch nicht
–––– gesichert A16.0
–––– untersucht A16.1
–– durch mikroskopische Sputumuntersuchung und Kultur gesichert A15.0
– zylindrisch J47
Bronchiolär
– Adenokarzinom C34.9
– Karzinom C34.9
Bronchiolektasen J47
Bronchiolen
– Aspiration, Schleim T17.8
– Dilatation J47
– Fremdkörper T17.8
–– Asphyxie T17.8
Bronchiolithiasis J98.0
Bronchiolitis J21.9
– akut J21.9
–– durch
––– Metapneumovirus, human J21.1
––– Respiratory-Syncytial-Virus [RS-Virus] J21.0
–– mit Bronchospasmus J21.9
– bei
–– Grippe [Influenza] J11.1
–– Soor B37.88
– chemisch, chronisch J68.4
– chronisch J44.89
– durch
–– Aspergillus B44.1† J99.8*
–– Candida B37.88
–– sonstige näher bezeichnete Erreger J21.8
–– Zytomegalievirus J21.8
– eitrig J21.9
– fibrosa obliterans J44.89
– infektiös J21.9
– mit
–– Bronchospasmus J21.9
–– Obstruktion J21.9
– obliterans, mit
–– Erkrankung, Lunge, obstruktiv J44.89
–– Pneumonie, organisierend [BOOP] J84.00
– obliterierend
–– chronisch J44.89
–– durch Einatmen, Substanz, chemisch J68.4
–– mit Einatmen, Substanz, chemisch
––– chronisch J68.4
––– subakut J68.4
– respiratorisch, assoziiert mit Erkrankung, Lunge, interstitiell J68.4
– subakut J21.9 ►

Bronchiolitis J21.9 *(Forts.)*
– Zytomegalie J21.8
Bronchiolo-alveolär
– Adenokarzinom C34.9
– Karzinom C34.9
Bronchiorrhoe, chronisch J41.0
Bronchitis J40
– Ableitungs- J40
– akut J20.9
–– durch
––– Bestrahlung J70.0
––– Chemikalie J68.0
––– Coxsackievirus J20.3
––– ECHO-Virus J20.7
––– Haemophilus influenzae J20.1
––– Mycoplasma pneumoniae J20.0
––– Parainfluenzavirus J20.4
––– Pneumokokken J20.2
––– Respiratory-Syncytial-Virus [RS-Virus] J20.5
––– Rhinovirus J20.6
––– Streptokokken J20.2
–– mit Obstruktion J20.9
– allergisch J45.09
– asthmatisch J45.99
–– chronisch J44.89
––– mit
–––– Exazerbation, akut J44.19
–––– FEV_1
––––– <35 % des Sollwertes J44.80
––––– ≥35 % und <50 % des Sollwertes J44.81
––––– ≥50 % und <70 % des Sollwertes J44.82
––––– ≥70 % des Sollwertes J44.83
–––– Infektion, Atemwege, untere, akut J44.09
–– endogen J45.19
–– obstruktiv J45.99
– asthmoid J45.99
– bakteriell J40
– bei
–– Asthma bronchiale J45.99
–– Dyspnoe, asthmatisch J45.99
–– Grippe [Influenza] J11.1
–– Krankheit, Lunge, obstruktiv, chronisch J44.89
–– Soor B37.88† J99.8*
–– Tracheitis
––– akut J20.9
––– chronisch J42
––– subakut J20.9
– beim
–– Erwachsen J40
–– Jugendlichen J40
–– Kind J20.9
– Bläschen- J21.9
– capillaris J21.9
– Castellani- A69.8
– chemisch
–– akut J68.0
–– chronisch J68.4
–– subakut J68.0 ►

Bronchitis J40 *(Forts.)*
– chronisch J42
–– bei Dyspnoe, asthmatisch J44.89
–– durch
––– Bestrahlung J70.1
––– Chemikalie J68.4
––– Dampf J68.4
––– Gas J68.4
––– Rauch J68.4
–– mit Obstruktion J44.89
– chronisch-obstruktiv J44.89
–– mit
––– Exazerbation, akut J44.19
––– FEV_1
–––– <35 % des Sollwertes J44.80
–––– ≥35 % und <50 % des Sollwertes J44.81
–––– ≥50 % und <70 % des Sollwertes J44.82
–––– ≥70 % des Sollwertes J44.83
––– Infektion, Atemwege, untere, akut J44.09
– chronisch-spastisch J44.89
– diffus J40
– durch
–– Aspergillus B44.1† J99.8*
–– Candida B37.88
–– Chemikalie J68.0
–– humanes Metapneumovirus J20.8
–– Rauch J68.0
–– Spirochäten a.n.k. A69.8† J99.8*
–– Verletzung, protrahiert J40
–– Virus J20.9
–– Zytomegalievirus J20.8
– einfach, chronisch J41.0
– eitrig J41.1
–– akut J20.9
–– chronisch J41.1
–– obstruktiv J44.89
–– subakut J20.9
– Emphysem- J44.89
–– bullös J44.89
–– chronisch J44.89
––– mit
–––– Exazerbation, akut J44.19
–––– Infektion, akut, Atemwege, untere J44.09
–– chronisch-obstruktiv J44.89
–– exazerbiert J44.19
–– mit Infektexazerbation J44.19
–– obstruktiv J44.89
––– mit Exazerbation J44.19
–– spastisch J44.89
– emphysematös, bei Krankheit, Lunge, obstruktiv J44.89
– Endo- J40
– exazerbiert J40
– exsudativ J20.9
– fibrinös J40
–– akut J20.9
–– subakut J20.9
– fieberhaft J20.9
–– akut J20.9
– fötid J41.1
– gemischt, einfach und mukopurulent J41.8 ►

Bronchitis J40 *(Forts.)*
– hypostatisch J40
– infektiös J40
– katarrhalisch J40
–– akut J20.9
–– bei Kindern unter 15 Jahren J20.9
–– chronisch J41.0
– kruppös J20.9
– Laryngotracheo- J40
–– akut J20.9
–– beim
––– Erwachsenen J40
––– Jugendlichen J40
––– Kind J20.9
–– chronisch J42
– membranös J40
–– akut J20.9
–– subakut J20.9
– mit
–– Altersemphysem J44.89
–– Asthmaemphysem J44.89
–– Bronchospasmus, akut J20.9
–– Emphysem, Lunge J44.89
–– Obstruktion J44.89
–– protrahiertem nicht-chronischem Verlauf J40
–– Tracheitis J40
– mukopurulent
–– akut J20.9
–– chronisch J41.1
–– subakut J20.9
– obliterans, chronisch J44.89
– obstruktiv J44.89
–– akut J20.9
–– beim Kind J20.9
–– exazerbiert J44.19
–– rezidivierend J44.89
– Peri- J42
–– tuberkulös A16.4
– pertussiform J20.9
– Pharyngolaryngotracheo- J40
– plastica J20.9
– pseudomembranös J20.9
– putrida, chronisch J41.1
– Raucher-, chronisch J42
– rezidivierend J42
– Rhino- J40
–– akut J20.9
–– eitrig J41.1
– Rhinosinu- J40
–– eitrig J41.1
– Rhinotracheo- J40
– schleimig-eitrig, chronisch J41.1
– senil, chronisch J42
– septisch
–– akut J20.9
–– subakut J20.9
– simplex, chronisch J41.0
– Sinu- J40
–– akut J20.9
–– beim
––– Erwachsen J40 ►

Bronchitis J40 *(Forts.)*
~ Sinu- J40 *(Forts.)*
~~ beim *(Forts.)*
––– Jugendlichen J40
––– Kind J20.9
–– chronisch J42
–– eitrig J41.1
–– fieberhaft J20.9
– spastisch J40
–– akut J20.9
–– beim
––– Erwachsen J40
––– Jugendlichen J40
––– Kind J20.9
–– superinfiziert J40
– Stauungs- J42
– subakut J20.9
–– durch Bestrahlung J70.0
–– mit Bronchospasmus J20.9
– Tracheo- J40
–– akut J20.9
–– bei
––– Kindern unter 15 Jahren J20.9
––– Patienten im Alter von 15 und mehr Jahren J40
––– Zytomegalie J20.8
–– chronisch-obstruktiv, mit
––– Exazerbation J44.19
––– Infektion, Atemwege, untere, akut J44.09
–– durch
––– Bordetella bronchiseptica A37.8
––– Francisella tularensis A21.8
––– Zytomegalievirus J20.8
–– eitrig J41.1
–– fieberhaft, akut J20.9
–– katarrhalisch J40
–– subakut J20.9
– tuberkulös A16.4
–– bakteriologisch oder histologisch gesichert A15.5
–– bei Tracheitis a.n.k. A16.4
–– käsig A16.4
– viral
–– akut a.n.k. J20.8
–– subakut a.n.k. J20.8
Bronchoalveolär
– Adenokarzinom C34.9
– Tumor, intravaskulär D38.1
Bronchoalveolitis J18.0
Bronchoaspergillose B44.1† J99.8*
Bronchogen, Zyste J98.4
– kongenital Q33.0
Bronchointestinal, Fistel J86.0
Bronchokutan, Fistel J86.0
– tuberkulös a.n.k. A16.4
–– bakteriologisch oder histologisch gesichert A15.5
Broncholithiasis J98.0
Bronchomalazie J98.0
– angeboren Q32.2

Bronchomediastinal, Fistel J86.0
– tuberkulös a.n.k. A16.4
–– bakteriologisch oder histologisch gesichert A15.5
Bronchomegalie, Tracheo-, angeboren Q32.1
Bronchomoniliasis B37.1† J99.8*
Bronchomykose a.n.k. B49† J99.8*
– durch Candida B37.88† J99.8*
Bronchoösophageal, Fistel J86.0
Bronchopharyngitis J40
Bronchopleural
– Fistel J86.0
–– tuberkulös a.n.k. A16.4
––– bakteriologisch oder histologisch gesichert A15.5
– Tuberkulose A16.5
Bronchopleuromediastinal, Fistel J86.0
Bronchopleuropneumonie J18.0
Bronchopneumonie J18.0
– allergisch J82
– bakteriell J15.9
– bei
–– Grippe [Influenza] J11.0
––– ohne Virusnachweis J11.0
––– saisonaler Influenzavirus nachgewiesen, ausgenommen Vogelgrippe- und Schweinegrippe-Virus J10.0
––– Schweinegrippe-Virus nachgewiesen J09 U69.20!
––– Vogelgrippe-Virus nachgewiesen J09 U69.21!
–– Soor B37.1† J17.2*
– chronisch J84.10
– durch
–– Aspergillus B44.1† J17.2*
–– Aspiration J69.0
–– Candida B37.1† J17.2*
–– Dampf J68.0
–– Eaton-Agens J15.7
–– Escherichia coli J15.5
–– Friedländer-Bakterien J15.0
–– Gas J68.0
–– Haemophilus influenzae J14
–– Inhalation J69.0
––– Essenz J69.1
––– Öl J69.1
–– Klebsiella pneumoniae J15.0
–– Lipide, endogen J84.80
–– Lipoide J69.1
–– Mycoplasma pneumoniae J15.7
–– Pilz B49† J17.2*
–– Pleuropneumonia-like-organism [PPLO] J15.7
–– Pneumokokken J13
–– Proteus J15.6
–– Pseudomonas J15.1
–– Rauch J68.0
–– Staphylococcus aureus J15.2
–– Staphylokokken J15.2
–– Streptococcus pneumoniae J13 ►

Bronchopneumonie J18.0 *(Forts.)*
– durch *(Forts.)*
–– Streptokokken a.n.k. J15.4
––– Gruppe B J15.3
–– Virus J12.9
– eitrig J18.0
– hämorrhagisch J18.0
– hypostatisch J18.2
– interstitiell J84.90
– Laryngotracheo- J18.0
– Oberlappen J18.0
– Pleuro- J18.0
– spastisch J18.0
– Tracheo- J18.0
– tuberkulös A16.2
– Unterlappen J18.0
Bronchopulmonal
– Aspergillose B44.1
–– allergisch [ABPA] B44.1† J99.8*
– Dekompensation J98.8
– Dysplasie P27.1
–– perinataler Ursprung P27.1
– Fistel J86.0
– Infektion J22
– Krankheit J98.4
Bronchorrhagie R04.8
– tuberkulös A16.4
–– bakteriologisch oder histologisch gesichert A15.5
Bronchorrhoe J98.0
– infektiös, chronisch J42
Bronchospasmus J98.0
– bei
–– Bronchiolitis J21.9
––– akut J21.9
–– Bronchitis
––– akut J20.9
––– subakut J20.9
Bronchospirochaetosis Castellani A69.8
Bronchospirochätose A69.8
Bronchostaxis R04.8
Bronchotracheal, Tuberkulose A16.4
– bakteriologisch oder histologisch gesichert A15.5
Bronchoviszeral, Fistel J86.0
Bronchus
– Abszess J98.0
– Adenom D38.1
– Agenesie Q32.4
– Allergose J45.09
– Anomalie Q32.4
– Aplasie Q32.4
– Aspiration, Schleim T17.5
– Atresie Q32.4
– blind endend Q32.4
– Blutung R04.8
– Carcinoma in situ D02.2
– Deformität
–– angeboren Q32.4
–– erworben a.n.k. J98.0
– Dilatation J47 ►

Bronchus *(Forts.)*
– Divertikel
–– angeboren Q32.4
–– erworben J98.0
– Divertikulitis, erworben J98.0
– Divertikulose, erworben J98.0
– Einriss J98.0
– Ektasie J47
– Erosion J98.0
– Fehlen, angeboren Q32.4
– Fistel J86.0
–– tuberkulös, primär A16.7
––– bakteriologisch oder histologisch gesichert A15.7
– Fremdkörper, Asphyxie T17.5
– Geschwür J98.0
– Geschwulst D38.1
– Hypoplasie Q32.4
– Infektion J40
–– akut J20.9
– Kalzifikation J98.0
– Karzinoid C34.9
– Karzinom C34.9
–– Plattenepithel C34.9
––– kleinzellig C34.9
– Kompression J98.0
– Konstriktion J98.0
– Kontraktur J98.0
– Krankheit a.n.k. J98.0
– Lageanomalie, kongenital Q32.4
– Mischtumor D38.1
– Nekrose J98.0
– Neubildung, bösartig, in der
–– Eigenanamnese Z85.1
–– Familienanamnese Z80.1
– Obstruktion J98.0
– Ossifikation J98.0
– Paralyse J98.0
– Perforation J98.0
– Perichondritis J98.0
– Polyp J98.0
– Ruptur J98.0
– Schleim, Asphyxie T17.5
– Schleimpfropf T17.5
– Spätsyphilis A52.7† J99.8*
– Stase J98.0
– Stenose J98.0
–– angeboren Q32.3
–– syphilitisch A52.7† J99.8*
– Taschenbildung Q32.4
– Tuberkulose A16.4
– Ulkus J98.0
– und Lunge
–– Malignom C34.9
–– Neubildung, bösartig, mehrere Teilbereiche überlappend C34.8
– Verletzung S27.4
Bronchus-assoziiert, Gewebe, lymphatisch, Lymphom [BALT-Lymphom] C88.40
– in kompletter Remission C88.41
Bronspiegel-Zelnick-Syndrom Q84.8 I89.09
Bronzediabetes E83.1
Bronzekrankheit E27.1
– tuberkulös A18.7† E35.1*
Brooke-Spiegler-Syndrom D23.9
Brooke-Syndrom D23.9
Brown-Ataxie, Sanger- G11.2
Brown-Kelly-Syndrom, Paterson- D50.1
Brown-Phänomen H50.6
Brown-Rahman-Syndrom, Tatton- Q87.3
Brown-Séquard-Syndrom G83.8
Brown-Syndrom H50.6
– Bahemuka- G11.4
– Horton-Magath- M31.6
Brown-Vialetto-van-Laere-Syndrom G12.1
Brubakk-Syndrom, Verloove-Vanhorick- Q87.8
Brucella
– abortus, Infektion A23.1
– canis, Infektion A23.3
– Infektion A23.9
– melitensis, Infektion A23.0
– Sepsis A23.9
– suis, Infektion A23.2
Brucellose A23.9
– durch Brucella
–– abortus A23.1
–– canis A23.3
–– melitensis A23.0
–– suis A23.2
– Mischform A23.8
– mit
–– Krankheit, Niere, tubulointerstitiell A23.9† N16.0*
–– Pyelonephritis A23.9† N16.0*
–– Spondylitis A23.9† M49.19*
– Schweine- A23.2
– septisch A23.9
– Untersuchung Z11
Bruch – s.a. Fraktur oder s.a. Hernie
– Azetabulum S32.4
– Bauchnarbe K43.2
– Bauchwand K43.99
–– irreponibel K43.69
–– mit Einklemmung K43.69
– Becken S32.89
– Beckenring S32.7
– Darm K46.9
– Daumen S62.50
– eingeklemmt K46.0
– Eingeweide K46.9
–– irreponibel K46.0
–– mit Einklemmung K46.0
– Ermüdungs-, Wirbel M48.49
– Felsenbein S02.1
– Fersenbein S92.0
– Gehirn Q01.9
– Gesichtsschädel S02.9
– Hoden K40.90
–– rezidivierend K40.91
– Hüftgelenktotalendoprothese [Hüft-TEP] T84.04
– Hüftkopf S72.08 ►

Bruch – s.a. Fraktur oder s.a. Hernie *(Forts.)*
– Impressions-, Jochbein S02.4
– Jochbein S02.4
–– offen S02.4 S01.87!
– Jochbogen S02.4
– Kiefergelenk S02.63
– Kiefergelenkfortsatz S02.63
– Klavikula S42.00
– Knochen T14.20
– Knöchel S82.88
– Längs-, Felsenbein S02.1
– Leiste K40.90
–– indirekt K40.90
–– mit
––– Gangrän K40.40
––– Inkarzeration K40.30
––– Strangulation K40.30
––– Verschluss K40.30
–– rezidivierend K40.91
––– indirekt K40.91
––– mit
–––– Einklemmung K40.31
–––– Gangrän K40.41
–––– Strangulation K40.31
–––– Verschluss K40.31
– Mittelfuß S92.3
– Mittelhand S62.30
– Nabel K42.9
–– irreponibel K42.0
–– mit Einklemmung K42.0
– Nabelschnur Q79.2
– Narben- K43.2
– Nasenbein S02.2
–– offen S02.2 S01.87!
– Netz K46.9
– Oberarm S42.3
– Oberarmkopf S42.21
– Oberkiefer S02.4
–– offen S02.4 S01.87!
– Oberschenkel S72.9
– Oberschenkelhals S72.00
– Oberschenkelschaft S72.3
– Ring-, Schädelbasis S02.1
– Rippe S22.32
– Schädel S02.9
– Schädelbasis S02.1
– Schädeldach S02.0
– Schambein S32.5
– Scharnier-, Schädelbasis S02.1
– Schenkel
–– irreponibel K41.30
–– mit Einklemmung K41.30
– Schenkelhals S72.00
–– transzervikal S72.04
––– offen S72.04 S71.87!
– Speiche S52.30
–– typisch S52.50
– Steißbein S32.2
– Sternum S22.20
– Stirnhöhlenwand S02.0 ►

Bruch – s.a. Fraktur oder s.a. Hernie *(Forts.)*
– Trümmer-
–– Mittelgesicht S02.7
–– Oberschenkel S72.9
–– Schädel S02.7
– Unterarm S52.9
– Unterkiefer S02.60
–– offen S02.60 S01.87!
– Unterschenkel S82.9
– Varizen I86.1
– Wadenbein S82.40
– Wirbelkörper T08.0
– Zwerchfell K44.9
–– irreponibel K44.0
–– mit
––– Einklemmung K44.0
––– Gangrän K44.1
Bruch-Membran, Degeneration H31.1
Bruchstelle, Autosomen, beim Individuum Q95.5
Bruck-de-Lange-Krankheit Q87.1
Bruck-Syndrom Q78.0
Brüchigkeit
– Fingernagel L60.3
– Haar L67.8
– Kapillar- D69.88
–– hereditär D69.88
–– idiopathisch, mit Purpura D69.88
– Knochen, angeboren Q78.0
– Zehennagel L60.3
Brücke, Atrophie G23.8
Brugada-Syndrom I49.8
Brugia
– malayi, Filariose B74.1
– timori
–– Filariose B74.2
–– mit Elephantiasis B74.2
Brust – s.a. Brustdrüse oder s.a. Mamma
– Auffüllung, kosmetisch Z41.1
– Basaliom C44.59
– Cystosarcoma phylloides D48.6
– Deformität, angeboren Q83.9
– Entwicklung, übermäßig, einseitig N64.8
– Fehlen, erworben Z90.1
– Fibroadenom, multipel D24
– Furunkel L02.2
– Galaktozele N64.8
– Hypertrophie N62
–– juvenil, familiär N62
– Infektion N61
–– postpartal O91.20
– Karzinom, metaplastisch C50.9
– Knoten, gutartig D24
– Krankheit, fibrozystisch N60.1
– Krebs
–– hereditär C50.9
–– und Ovarialkrebssyndrom, hereditär C56 C97! C50.9
– künstlich, Anpassung Z44.3
– Lipom D17.1
– männlich, Karzinom C50.9
– Melanom, maligne C43.5 ►

Brust – s.a. Brustdrüse oder s.a. Mamma *(Forts.)*
– Nävus D22.5
– Neubildung, bösartig, in der Anamnese Z85.3
– Phylloidestumor D48.6
– Prellung S20.2
– Quetschung S20.2
– Reduzierung, kosmetisch Z41.1
– Rhagade, postpartal O92.10
– Riesenfibroadenom D24
– Röntgenuntersuchung Z12.3
– Schmerzen R07.4
–– bei Atmung R07.1
–– muskuloskeletal R07.3
– Schwellung R22.2
–– postpartal O92.20
– Spätsyphilis A52.7
– Trichter-, als Spätfolge, Rachitis E64.3
– Tuberkulose A18.8
– tubulär Q83.80
– Tumor, benigne D24
– Ulzeration N61
– Verletzung a.n.k. S29.9
– Verlust Z90.1
– weiblich, Karzinom C50.9
– Zyste
–– Talgdrüse N60.8
–– Talgdrüsengang N60.8
– Zysten-, chronisch N60.1
Brustaorta, Aneurysma I71.2
– rupturiert I71.1
Brustbein – s. Sternum
Brustbereich, Myalgie M79.18
Brustdrüse – s.a. Brust oder s.a. Mamma
– Adenofibrose N60.2
– Blutung N64.5
– Fibroadenose N60.2
–– chronisch N60.2
–– diffus N60.2
–– periodisch N60.2
–– segmental N60.2
–– zystisch N60.2
– Hämatom, nichttraumatisch N64.8
– Involution, zystisch N60.8
– Knoten a.n.k. N63
– männlich, Neubildung, bösartig C50.9
– Operation, prophylaktisch Z40.00
– Papillomatose, zystisch N60.1
– Raumforderung R92
– Überentwicklung N62
– überzählig Q83.1
– Verhärtung N63
– weiblich, Neubildung, bösartig C50.9
– Zyste
–– Talgdrüse N60.8
–– Talgdrüsengang N60.8
Brustdrüsenmilchgang, Dilatation N60.4
Brusternährung, Schwierigkeiten, beim Neugeborenen P92.5
Brustfell
– Abszess J86.9
–– mit Fistel J86.0 ►
Brustfell *(Forts.)*
– Adhäsion J94.8
–– tuberkulös a.n.k. A16.5
– Entzündung R09.1
– Tuberkulose A16.5
–– progressiv, primär A16.7
Brustfellhöhle, Ansammlung, Luft J93.9
Brusthaut, Zyste N60.8
Brustimplantat
– Leckage T85.4
– mit
–– Blutung T85.83
–– Embolie T85.83
–– Fibrose T85.82
–– Komplikation T85.9
––– mechanisch T85.4
–– Stenose T85.83
–– Thrombose T85.83
– Perforation T85.4
– Verlagerung T85.4
– Versagen T85.4
– Vorhandensein Z41.1
Brustkorb – s. Thorax
Brustmark, Verletzung S24.10
Brustprothese, extrakorporal, Anpassung Z44.3
Brustraum, Ansammlung, Wasser J94.8
Brustrippe, hohe Q76.6
Brusttransplantat, mit Komplikation T85.9
Brustwand
– Abszess L02.2
– äußere, Wunde, offen S21.9
– Anomalie, angeboren Q67.8
– Décollement, subkutan S20.86
– Deformität
–– als Spätfolge, Rachitis E64.3
–– angeboren Q67.8
– Fistel J86.0
– Furunkel L02.2
– hintere, Wunde, offen S21.2
– Karbunkel L02.2
– knöchern, Anomalie Q76.9
– Melanom, maligne C43.5
– Melanoma in situ D03.5
– Nävus D22.5
– Nekrose, Haut und Unterhaut, a.n.k. R02.04
– Phlegmone L03.3
– Prellung S20.2
– Rachitis E55.0
– Tumor D48.7
– Verbrennung T21.02
– Verletzung
–– multipel, oberflächlich S20.7
–– oberflächlich S20.80
– vordere
–– Schmerzen R07.3
–– Wunde, offen S21.1
Brustwandsyndrom, vorderes R07.3
Brustwarze
– Absonderung N64.5
– Abszess N61
–– im Wochenbett O91.00 ►

Brustwarze *(Forts.)*
~ Abszess N61 *(Forts.)*
-- postpartal O91.00
-- schwangerschaftsbedingt O91.00
- Adenom D24
- Adenomatosis erosiva D24
- Agenesie Q83.2
- akzessorisch Q83.3
- Anomalie Q83.9
- Atrophie N64.2
- Ausfluss N64.5
- Blutung N64.5
- Deformität
-- angeboren Q83.9
-- erworben N64.8
- Degeneration N64.8
- Einziehung N64.5
- Entzündung N61
-- gestationsbedingt O91.00
- Fehlen, angeboren Q83.2
-- bei Amastie Q83.0
- Fissur N64.0
-- im Wochenbett O92.10
-- schwangerschaftsbedingt O92.10
- Fistel N64.0
-- gestationsbedingt, durch Mastitis O91.10
-- postpartal, durch Mastitis O91.10
-- puerperal, durch Mastitis O91.10
- flach N64.5
- Hypertrophie N62
- Infektion
-- gestationsbedingt, mit Schwierigkeiten beim Anlegen O91.01
-- im Wochenbett O91.00
-- in der Schwangerschaft O91.00
-- postpartal O91.00
- Inversion N64.5
-- gestationsbedingt O92.00
-- kongenital Q83.88
-- postpartal O92.00
- Krankheit N64.9
- mit Warzenhof, Neubildung, bösartig C50.0
- Morbus Paget C50.0
- Nekrose N64.1
- Paget-Karzinom C50.0
- Reizung N64.5
- Retention N64.5
- Retraktion N64.5
-- kongenital Q83.88
-- postpartal O92.00
- Rhagade N64.0
-- gestationsbedingt, mit Schwierigkeiten beim Anlegen O92.11
-- in der Schwangerschaft O92.10
-- postpartal O92.10
- Schanker A51.2
- sezernierend N64.5
- Tumor D48.6
- vorhanden, mit Amastie Q83.88
- weiblich, Karzinom C50.0
- Zyste N60.0

Brustwarzenepithel, Hyperplasie N62
Brustwirbel
- Dislokation S23.10
- Fraktur S22.00
-- mit Schädigung, Rückenmark S22.00 S24.10
-- T1 S22.01
-- T2 S22.01
-- T3 S22.02
-- T4 S22.02
-- T5 S22.03
-- T6 S22.03
-- T7 S22.04
-- T8 S22.04
-- T9 S22.05
-- T10 S22.05
-- T11 S22.06
-- T12 S22.06
- Luxation S23.10
-- T1/T2 S23.11
-- T2/T3 S23.11
-- T3/T4 S23.12
-- T4/T5 S23.12
-- T5/T6 S23.13
-- T6/T7 S23.13
-- T7/T8 S23.14
-- T8/T9 S23.14
-- T9/T10 S23.15
-- T10/T11 S23.15
-- T11/T12 S23.16
-- T12/L1 S23.17
Brustwirbelkörper
- Chondrosarkom C41.2
- Metastase C79.5
- Spondylodiszitis M46.44
Brustwirbelsäule
- Blockierung M99.82
-- akut M99.82
- Distorsion S23.3
- Fraktur, multipel S22.1
- Hyperkyphose M40.24
- Kyphose M40.24
- Luxation S23.10
- Metastase C79.5
- Osteochondrose M42.94
- Prellung S20.2
- Schmerzen M54.6
- Spondylarthrose M47.84
- Spondylose M47.84
- Spondylosis deformans M47.84
- Steilstellung M53.84
- Torsionsskoliose M41.84
- Tumor D48.0
- und
-- Halswirbelsäule, Blockierung M99.81
-- Lendenwirbelsäule, Torsionsskoliose M41.85
- Veränderung, degenerativ M47.84
- Verletzung, Nervenwurzel S24.2
Brustwirbelsäulensyndrom M54.14
Bruton-Typ
- Agammaglobulinämie D80.0
- Antikörpermangelsyndrom D80.0

Bruxismus F45.8
– schlafbezogen F45.8
Brygmus F45.8
BSG [Blutkörperchensenkungsgeschwindigkeit], Beschleunigung R70.0
BSP – s.a. Bandscheibenprolaps M51.2
BTHS [Barth-Syndrom] E71.1
Bubo I88.8
– durch
–– Gonokokken A54.8
–– Haemophilus ducreyi A57
–– weichen Schanker A57
– eitrig L04.9
– inguinal, durch Haemophilus ducreyi A57
– inguinalis I88.8
– klimatisch A55
– schankrös A57
–– virulent A57
– syphilitisch A51.0
–– konnatal A50.0
–– primär A51.0
– tropisch A55
– venerisch A64
Bubonenpest A20.0
Buchmann-Krankheit M91.0
Buckel M40.29
– angeboren Q76.4
– erworben M40.29
– Niere Q63.8
– Pott- A18.0† M49.09*
Budd-Chiari-Syndrom [Lebervenenverschlusssyndrom] I82.0
Buerger-Syndrom, Von-Winiwarter- I73.1
Bücklers-Hornhautdystrophie, Reis- H18.5
Bürger-Grütz-Krankheit E78.3
Bürstenschädel Q75.8
Büschelartig, Angiom D18.01
Bukkal, Schädigung K13.7
Bulbär
– Apoplexie I64
– Blutung I61.3
–– im Wochenbett O99.4
– Defekt, Ventrikelseptum Q21.0
– Enge, Urethra N35.9
– Kinderlähmung, paralytisch A80.3
– Multiple Sklerose G35.9
– Paralyse G12.2
–– bei Poliomyelitis A80.3
–– beim Kind G12.1
–– chronisch G12.2
–– infantil A80.3
–– myasthenisch G70.0
–– poliomyelitisch, akut A80.3
–– progressiv G12.2
––– im Kindesalter G12.1
–– spastisch G12.2
–– spinal G12.2
–– syphilitisch A52.1
– Polioenzephalitis A80.9† G05.1*
–– myeloisch A80.9† G05.1*
– Sprache R47.8 ►

Bulbär *(Forts.)*
– Stenose, Urethra N35.9
– Striktur, Urethra N35.9
Bulbärsyndrom G12.2
Bulbitis
– Duodenum K29.8
– Penis N48.2
– Urethra N34.2
– urethrae, gonorrhoisch A54.0
Bulbospinal, Atrophie, Muskel G12.2
Bulbourethraldrüse
– Adenitis N34.2
– Tuberkulose A18.1† N51.8*
– Zyste N36.8
Bulbus
– Abriss S05.7
– arteriosus, im linken Ventrikel, persistierend Q21.88
– Degeneration H44.5
– duodeni, Deformität K31.88
– Erkrankung H44.9
– Luxation, traumatisch S05.8
– oculi, Retraktion H50.8
– Perforation S05.6
–– mit
––– Fremdkörper S05.5
––– Prolaps S05.2
–– ohne
––– Fremdkörper S05.6
––– Prolaps S05.6
– Prellung
–– Auge S05.1
–– mit Prellung, Orbitagewebe S05.1
– Ruptur
–– mit Prolaps, Glaskörper S05.2
–– ohne Prolaps S05.3
– venae jugularis, Thrombose I82.81
– Verätzung, mit Ruptur T26.7
– Verbrennung, mit Ruptur T26.2
– Verletzung S05.9
–– oberflächlich S05.8
Bulbushinterwand, Fremdkörper, alt, intraokular
– amagnetisch H44.7
– magnetisch H44.6
Bulimia nervosa F50.2
Bulimie F50.2
– atypisch F50.3
– mit Normalgewicht F50.3
Bulimie-Syndrom, Hypersomnie- G47.8
Bulla R23.8
– acantholytica Q81.8
– hämorrhagisch R23.8
– rodens L01.0
Bullös
– Ausschlag R23.8
– Dermatose L13.9
– Dermolyse, transient, beim Neugeborenen Q81.2
– Emphysem J43.9
–– Lunge J43.9
– Emphysembronchitis J44.89 ►

Bullös *(Forts.)*
– Erythem, ichthyosiform, kongenital Q80.3
– Erythema exsudativum multiforme L51.1
– Erythrodermie
–– Brocq, ichthyosiform, kongenital Q80.3
–– ichthyosiform, kongenital Q80.3
– Ichthyose Q80.3
– Keratopathie H18.1
–– durch Glaukom H18.1
–– nach Kataraktextraktion H59.0
– Krankheit L13.9
– Myringitis H73.0
– Pemphigoid L12.0
– Riesenzyste, Lunge J43.9
– Sommerdermatitis L30.8
– Zystitis N30.8
Bullöse Form, Pyoderma gangraenosum L88
Bumerang-Dysplasie Q87.1
Bunt, Gliom C71.9
Buphthalmie Q15.0
Buphthalmus Q15.0
– angeboren Q15.0
Burford-Mayer-Syndrom, Graham- J98.11
Burkholderia
– Erreger B96.5! *[nur Zusatzkode!]*
– mallei, Infektion A24.0
– mit Resistenz, gegen
–– Amikacin U81.6! *[nur Zusatzkode!]*
–– Ceftazidim U81.6! *[nur Zusatzkode!]*
–– Cotrimoxazol U81.6! *[nur Zusatzkode!]*
–– Piperacillin/Tazobactam U81.6! *[nur Zusatzkode!]*
– pseudomallei, Infektion A24.4
Burkitt-like-Lymphom C83.7
Burkitt-Lymphom C83.7
– atypisch C83.7
– bei Krankheit, durch HIV B21 C83.7
– ungekerbt, kleinzellig C83.7
Burkitt-Zellen-Leukämie C91.80
Burn-out-Syndrom Z73
Burnet-Krankheit, Derrick- A78
Burnett-Syndrom E83.58
Burning-feet-Syndrom E53.9
Burning-Mouth-Syndrom K14.6
Burns-Syndrom M92.1
Bursa
– Abszess M71.09
– Gonorrhoe A54.4† M73.09*
– Kalzifikation a.n.k. M71.49
– Krankheit M71.99
– pharyngea
–– Abszess J39.1
–– Zyste J39.2
– Spätsyphilis A52.7† M73.19*
– synovialis, Zyste a.n.k. M71.39
– Tuberkulose A18.0† M73.89*
Bursitis M71.99
– Achillessehne M76.6
– acuta M71.99
– adhäsiv M71.59
– Ballen M77.5 ►

Bursitis M71.99 *(Forts.)*
– bei
–– Gicht M10.09
–– Gonorrhoe A54.4† M73.09*
–– Polyarthritis, chronisch M06.20
– Bereich, Ligamentum collaterale tibiale M76.4
– berufsbedingt a.n.k. M70.9
– calcanea M77.5
– calcarea M71.49
–– im Schulterbereich M75.3
–– supraspinata M75.3
– Duplay- M75.0
– durch
–– Druck M70.9
–– Gonokokken A54.4† M73.09*
–– Überbeanspruchung M70.9
– Ellenbogen a.n.k. M70.3
– Ellenbogengelenk M70.2
– Fersenbein M77.5
– Finger M70.8
– Fuß M77.5
– gonorrhoica A54.4† M73.09*
– Handbereich M70.1
– Handgelenk M70.1
– Hüfte a.n.k. M70.7
– humeroscapularis M75.5
– infektiös a.n.k. M71.19
– infrapatellaris M70.5
– Knie a.n.k. M70.5
– Knöchel M76.8
– olecrani M70.2
– Os-ischii-Region M70.7
– pharyngeal J39.1
– popliteal M70.5
– praepatellaris M70.4
– radiohumeral M77.8
– rheumatoid M06.29
– Schulterbereich M75.5
– semimembranacea M70.5
– spätsyphilitisch A52.7† M73.19*
– subachillea M76.6
– subacromialis M75.5
– subcoracoidea M75.5
– subdeltoidea M75.5
– syphilitica A52.7† M73.19*
– Tornwaldt- J39.2
– trochanterica M70.6
– tuberkulös A18.0† M73.89*
– Zehe M77.5
Bursopathie M71.99
Buruli-Ulkus A31.1
Bury-Krankheit L95.1
Busch-Fleckfieber A75.3
Busch-Gelbfieber A95.0
Buschke-Ollendorff-Syndrom Q89.8
Busse-Buschke-Krankheit B45.3† M90.29*
1-Butanol, Wirkung, toxisch T51.3
Butylalkohol, Wirkung, toxisch T51.3
Butylhydroxyanisol
– Allergie T78.4
– Überempfindlichkeit T78.4

Butylhydroxytoluol
– Allergie T78.4
– Überempfindlichkeit T78.4
Butyrophenon-Derivate
– Allergie T88.7
– Überempfindlichkeit T88.7
Buzzi-Anetodermie, Schweninger- L90.1
Buzzolo-Krankheit, Kahler- C90.00
– in kompletter Remission C90.01
BWK – s. Brustwirbelsäule oder Brustwirbelkörper
BWS – s.a. Brustwirbelsäule
– Blockierung M99.82
–– bei HWS-Syndrom, akut M54.2
– Facettenreizung M47.24
– HWS, LWS, Spondylose M47.80
– Kyphose M40.24
– Myogelose M62.88
– Osteochondrose M42.94
– Schmerzen, Wirbelsäule M54.6
– Skoliose M41.94
–– flach M41.94
–– linkskonvex M41.94
––– flach M41.94
–– mit Veränderung, degenerativ M41.94
–– rechtskonvex M41.94
––– flach M41.94
– Spondylarthrose M47.84
– Spondylose M47.84
– Spondylosis deformans M47.84
– Torsionsskoliose M41.84
– und
–– HWS
––– Blockierung M99.81
––– Degeneration, mit Zervikodorsalgie M47.23
––– Spondylose M47.83
–– LWS
––– Skoliose M41.95
–––– linkskonvex M41.95
––––– flach M41.95
–––– rechtskonvex M41.95
––––– flach M41.95
––– Spondylose M47.85
––– Torsionsskoliose M41.85
– Veränderung, degenerativ M47.84
– Verstauchung S23.3
– Zerrung S23.3
BWS [Beckwith-Wiedemann-Syndrom] Q87.3
BWS-Bereich
– Blockierung M99.82
– Flexionsblockierung M99.82
BWS-LWS-Syndrom M54.15
– degenerativ M47.25
– HWS- M54.10
–– chronisch M54.10
BWS-Syndrom M54.14
– akut M54.14
– bei Spondylosis deformans, verklammernd M47.84
– chronisch M54.14
– degenerativ M47.24 ►

BWS-Syndrom M54.14 *(Forts.)*
– HWS-, mit Blockierung M54.13
Byler-Syndrom K74.5
Bypass
– Koronararterie, Dysfunktion T82.2
– mit Komplikation a.n.k. T85.9
Byssinose J66.0
– bei Fibrose, Lunge J66.0
Bywaters-Syndrom T79.5

– C –

C-Peptid-Konzentration, erniedrigt R79.8
C-reaktives Protein, Erhöhung, pathologisch R77.88
C-Trigonozephalie-Syndrom Q87.8
C-Zellen
– Hyperplasie, Schilddrüse E07.0
– Karzinom C73
C1-Esteraseinhibitor, Mangel D84.1
C1-INH, Mangel D84.1
C1-Inhibitor, Mangel D84.1
– bei Angioödem, hereditär D84.1
– mit Angioödem, erworben D84.1
C6-C8-Syndrom, sensibel M54.2
C6-Syndrom, sensibel M54.2
C7-Syndrom M54.2
C8-Syndrom M54.2
C9ORF72-Expansionen, mit Syndrom, Chorea Huntington-ähnlich G10
C11ORF73-assoziiert, Leukodystrophie, hypomyelinisierend, autosomal-rezessiv E75.2
C19ORF12-Genmutation, mit Neurodegeneration, mit Eisenspeicherung, Gehirn G23.0
Cabezas-Syndrom Q87.8
Cacchi-Ricci-Syndrom Q61.5
CACH[Childhood ataxia with central nervous system hypomyelination]-Syndrom E75.2
Cachexia – s.a. Kachexie R64
– hypopituitaria E23.0
– pituitaria E23.0
– saturnina T56.0
– splenica D73.0
– strumipriva E03.4
CADASIL [Zerebrale autosomal-dominante Arteriopathie mit subkortikalen Infarkten und Leukenzephalopathie] I67.88
CADDS [Contiguous-ABCD1-and-DXS1,3,5,7E-deletion-Syndrom] Q87.8
CAEBV [Chronisch-aktive Epstein-Barr-Virus-infektion] B27.0
Caecum – s.a. Zäkum
– mobile Q43.3
Café-au-lait-Flecken L81.3
Caffey-Silverman-Syndrom M89.89
Caffey-Syndrom, Kenny- Q87.1
– autosomal-dominant Q87.1
– autosomal-rezessiv Q87.1
CAGSSS [Katarakt, Wachstumshormonmangel, sensorische Neuropathie, sensorineurale Schwerhörigkeit, Skelettdysplasie] Q87.8
CAHMR[Katarakt mit Hypertrichose und mentaler Retardierung]-Syndrom Q87.8
CAID[Chronic atrial dysrhythmia, intestinal motility disorder]-Syndrom I49.5 K59.8
Caisson-Krankheit T70.3
– mit
–– Arthritis T70.3† M14.89*
–– Nekrose, Knochen T70.3† M90.39*
Calcaneus – s. Kalkaneus
Calciferol, Mangel E55.9
Calcinosis – s.a. Kalzinose E83.58
– circumscripta L94.2
– cutis L94.2
–– Raynaud-Phänomen, Ösophagusdysfunktion, Sklerodaktylie, Teleangiektasie, bei Sklerose, systemisch, progressiv [CREST-Syndrom] M34.1
– interstitialis E83.58
Calciphylaxie E83.50
Call-Fleming-Syndrom I67.88
Callositas L84
– infiziert L84
Calvé-Krankheit M42.09
Calvé-Legg-Perthes-Syndrom M91.1
Calvities L64.9
Cameron-Läsion
– akut
–– erosiv
––– bei Hernia diaphragmatica
–––– mit Einklemmung K44.0 K29.1
–––– ohne Einklemmung K44.9 K29.1
––– mit Blutung, bei Hernia diaphragmatica
–––– mit Einklemmung K44.0 K29.0
–––– ohne Einklemmung K44.9 K29.0
–– ulzerös
––– mit Blutung, bei Hernia diaphragmatica
–––– mit Einklemmung K44.0 K25.0
–––– ohne Einklemmung K44.9 K25.0
––– ohne Blutung, bei Hernia diaphragmatica, mit Einklemmung K44.0 K25.3
– chronisch, ulzerös
–– mit Blutung, bei Hernia diaphragmatica
––– mit Einklemmung K44.0 K25.4
––– ohne Einklemmung K44.9 K25.4
–– ohne Blutung, bei Hernia diaphragmatica
––– mit Einklemmung K44.0 K25.7
––– ohne Einklemmung K44.9 K25.7
– ulzerös, bei Hernia diaphragmatica
–– mit Einklemmung K44.0 K25.9
–– ohne Einklemmung K44.9 K25.9
Cameron-Läsions, akut, ulzerös, ohne Blutung, bei Hernia diaphragmatica, ohne Einklemmung K44.9 K25.3
Campbell-Syndrom, Williams- Q32.2
Campeau-Syndrom, Snijders-Blok- F84.4
Campylobacter
– Diarrhoe A04.5
– Enteritis A04.5
– Infektion A49.8
CAMRQ[cerebelläre Ataxie-mentale Retardierung-Dysäquilibrium]-Syndrom G11.8
Canada-Syndrom, Cronkhite- Q82.8
Canale-Smith-Syndrom D47.9
Canaliculitis lacrimalis H04.3
Canaliculus lacrimalis
– Agenesie Q10.4
– Deformität
–– angeboren Q10.6
–– erworben H04.6 ►

Canaliculus lacrimalis *(Forts.)*
– Entzündung H04.3
– Fehlen, angeboren Q10.4
– Granulom H04.6
– Stenose H04.5
–– kongenital Q10.5
– Verlagerung, angeboren Q10.6
– Wunde, offen S01.1
–– mit Wunde, Augenlid S01.1
Canalis
– atrioventricularis communis Q21.2
– incisivus, Zyste K09.1
Canavan-Krankheit E75.2
Canavan-Syndrom E75.2
Cancer
– aquaticus A69.0
– en cuirasse C50.8
– xanthosus [Chlorom] C92.30
–– in kompletter Remission C92.31
Cancrum oris A69.0
Candida
– Abszess B37.9
– albicans
–– mit Resistenz, gegen
––– Antimykotika aus der Gruppe der Triazole U83.0! *[nur Zusatzkode!]*
––– Fluconazol U83.0! *[nur Zusatzkode!]*
––– Voriconazol U83.0! *[nur Zusatzkode!]*
–– tropisch, Infektion B37.9
– auris
–– Kandidose B37.9
–– mit Resistenz, gegen
––– Antimykotika aus der Gruppe der Echinocandine, ohne Resistenz gegen Triazole U83.20! *[nur Zusatzkode!]*
––– Antimykotika aus der Gruppe der Echinocandine und Triazole, mit Resistenz gegen Fluconazol U83.21! *[nur Zusatzkode!]*
––– Fluconazol, und weitere Antimykotika aus der Gruppe der Triazole, ohne Resistenz gegen Echinocandine U83.22! *[nur Zusatzkode!]*
– Balanitis B37.4† N51.2*
– Bronchiolitis B37.88
– Bronchitis B37.88
– Bronchomykose B37.88† J99.8*
– Bronchopneumonie B37.1† J17.2*
– Cheilitis B37.88
– Cholezystitis B37.88
– Duodenitis B37.88
– Dysenterie B37.88
– Ekzem B37.2
– Endokarditis B37.6† I39.8*
– Enteritis B37.88
– Enterokolitis B37.88
– Gastroenteritis B37.88
– glabrata, mit Resistenz, gegen
–– Anidulafungin U83.1! *[nur Zusatzkode!]*
–– Caspofungin U83.1! *[nur Zusatzkode!]*
–– Echinocandine U83.1! *[nur Zusatzkode!]*
–– Micafungin U83.1! *[nur Zusatzkode!]* ►

Candida *(Forts.)*
– Glossitis B37.0
– Granulom, Haut B37.2
– Hepatitis B37.88
– Infektion B37.9
–– bei Krankheit, durch HIV B20 B37.9
–– beim Neugeborenen P37.5
–– invasiv B37.9
–– kongenital P37.5
– Kolitis B37.88
– Kolpitis B37.3† N77.1*
– Lymphadenitis B37.88
– Meningitis B37.5† G02.1*
– Mykid L30.2
– Mykose B37.9
–– gastrointestinal B37.88
–– Mund B37.0
–– Rachen B37.88
– Myokarditis B37.88† I41.2*
– Myositis B37.88
– Nephritis B37.4† N08.0*
– Ösophagitis B37.81
– Onychomykose B37.2
– Osteomyelitis B37.88
– Paronychie B37.2
– Peritonitis B37.88† K67.8*
– Pharyngitis B37.88
– Pleuritis B37.1
– Pneumonie B37.1† J17.2*
– Prostatitis B37.4† N51.0*
– Pyelonephritis B37.4† N16.0*
– Retinitis, bei Krankheit, durch HIV B20† B37.88 H32.0*
– Sepsis B37.7
– Splenitis B37.88
– Stomatitis B37.0
– Tonsillitis B37.88
– Tracheitis B37.88
– Urethritis B37.4† N37.0*
– Vaginitis B37.3† N77.1*
– Vaskulitis B37.88
– Vulvitis B37.3† N77.1*
– Vulvovaginitis B37.3† N77.1*
– Zystitis B37.4† N33.8*
Candida-Keratitis B37.88† H19.2*
Candidiasis B37.9
– disseminiert, bei Krankheit, durch HIV B20 B37.88
– Mund, bei Krankheit, durch HIV B20 B37.0
Candidid L30.2
Candidose, mukokutan, chronisch B37.88
Candidosis – s.a. Kandidose oder s.a. Candidiasis B37.9
– disseminata B37.88
– intestinalis B37.88
Candiru, Befall B88.8
CANDLE[Chronische atypische neutrophile Dermatose mit Lipodystrophie und erhöhter Temperatur]-Syndrom M35.8
Canities L67.1
– kongenital Q84.2 ►

Canities L67.1 *(Forts.)*
– vorzeitig L67.1
Cannabinoide
– Gebrauch
–– mit Abhängigkeitssyndrom F12.2
–– schädlich F12.1
– Rausch, akut F12.0
– Vergiftung
–– akut, im Sinne eines Rausches F12.0
–– bei Abhängigkeit F12.0
Cannabiose J66.2
Cannabis
– Abhängigkeit F12.2
– indica, Abhängigkeit F12.2
– Missbrauch F12.1
– sativa, Abhängigkeit F12.2
– Störung, persistierend F12.7
– Vergiftung T40.7
Cannabisderivat, Vergiftung T40.7
Cannabisharz, Abhängigkeit F12.2
Cannabismus F12.2
CANOMAD[Chronische ataktische Polyneuropathie, Ophthalmoplegie, monoklonales IgM-Protein, Kälteagglutinin, Disialosyl-Antikörper]-Syndrom G61.8
Cantrell-Syndrom Q87.8
CANVAS [Zerebellare Ataxie-Neuropathie-bilaterale vestibuläre Areflexie-Syndrom] G11.8
Cap-Myopathie G71.2
Capdysplasie, pontin, tegmental Q04.8
Capgras-Syndrom [Wahnsyndrom mit Personenverkennung im Sinne der Doppelgänger-Illusion] F22.0
Capillaria
– hepatica, Infektion B83.8
– Infektion, intestinal B81.1
– philippinensis, Infektion B81.1
Capillaritis alba L95.0
Capillary-leak-Syndrom I78.8
Capitulum humeri
– Nekrose, aseptisch M92.0
– Osteochondrose M92.0
–– juvenil M92.0
Caplan-Colinet-Syndrom M05.19† J99.0*
Capnocytophaga canimorsus, Befall B88.8
CAPOS[Zerebellare Ataxie, Areflexie, Pes cavus, Optikusatrophie, sensorineurale Schwerhörigkeit]-Syndrom G11.8
Capsula interna
– Blutung I61.0
– Infarkt I63.5
Capsulitis – s.a. Kapsulitis M77.9
Caput
– femoris
–– Fraktur S72.08
–– Osteochondrose, juvenil M91.1
– humeri, Osteochondrose, juvenil M92.0
– longum, Musculus biceps brachii, Verletzung, Muskel S46.1
– medusae I86.88 ►
Caput *(Forts.)*
– obstipum sive distortum M43.6
– radii
–– Hegemann-Krankheit M92.1
–– Osteochondrose, juvenil M92.1
– succedaneum P12.1
– ulnae, Fraktur S52.8
CARASIL [Zerebrale autosomal-rezessive Arteriopathie mit subkortikalen Infarkten und Leukenzephalopathie] I67.88
Carate – s.a. Pinta A67.9
Carbamat
– Allergie T88.7
– Überempfindlichkeit T88.7
Carbamazepin
– Allergie T88.7
– Überempfindlichkeit T88.7
– Vergiftung T42.1
Carbamazepinsyndrom, fetal Q86.88
Carbamoylphosphat-Synthetase, Mangel E72.2
– 1 E72.2
Carbapenem
– Allergie T88.7
– Überempfindlichkeit T88.7
Carboanhydrase-VA, Mangel, mit Enzephalopathie, hyperammonämisch E74.8† G94.30*
Carboxylase, Mangel, biotinabhängig D81.8
Carbunculus – s.a. Karbunkel L02.9
Carcinoma – s.a. Neubildung, bösartig C80.9
– adenomatosum C80.9
– basocellulare C44.9
– hepatocellulare C22.0
–– fibrolamellär C22.0
– hepatocholangiocellulare C22.0
– in situ D09.9
–– Ampulla hepatopancreatica D01.5
–– Ampulla Vateri D01.5
–– Analhaut D04.5
–– Analrand D04.5
–– Anus D01.3
–– Atmungsorgane D02.4
–– Auge D09.2
–– Bronchus D02.2
–– Cervix uteri D06.9
–– Dickdarm D01.0
–– Drüse, endokrin D09.3
–– Endometrium D07.0
–– Epidermis D04.9
–– epidermoid D09.9
––– mit fraglicher Stromainvasion, Cervix uteri D06.9
–– Epiglottis D02.0
––– Anteil, suprahyoidal D02.0
–– Falte, aryepiglottisch D00.0
––– Randzone D00.0
––– Seite
–––– hypopharyngeal D00.0
–––– laryngeal D02.0
–– Gallensystem D01.5
–– Harnblase D09.0
–– Harnorgane D09.1 ►

Carcinoma – s.a. Neubildung, bösartig C80.9 *(Forts.)*
~ in situ D09.9 *(Forts.)*
-- Haut D04.9
--- Achselfalte D04.5
--- Bauchwand D04.5
--- Damm D04.5
--- Gesäß D04.5
--- Hals D04.4
--- Hüfte D04.7
--- Leistenbeuge D04.5
--- Mamma D04.5
--- Nabel D04.5
--- Ohr, äußeres D04.2
--- Rücken D04.5
--- Rumpf D04.5
--- Schulter D04.6
-- Hypopharynx D00.0
-- in Polyp D09.9
-- intestinal D01.4
-- intraduktal D05.1
-- Kanthus D04.1
-- Kolon D01.0
-- Kopfschwarte D04.4
-- Larynx D02.0
-- Leber D01.5
-- Lidhaut D04.1
-- Lippe D00.0
-- Lippenhaut D04.0
-- Lippenrotgrenze D00.0
-- Lunge D02.2
-- Magen D00.2
-- Mamma D05.9
--- apokrin D05.7
--- lobulär D05.0
---- intraduktal D05.7
---- invasiv duktal C50.9
-- Milchgang D05.1
-- Mittelohr D02.3
-- Mundhöhle D00.0
-- Nase D09.7
-- Nasenhaut D04.3
-- Nasenhöhle D02.3
-- Nebenhöhle D02.3
-- Niere D09.1
-- Ösophagus D00.1
-- Oropharynx D00.0
-- Pankreas D01.7
-- papillär D09.9
-- Penis D07.4
-- Perianalhaut D04.5
-- Pharynx D00.0
-- plattenepithelial D09.9
--- mit fraglicher Stromainvasion, Cervix uteri D06.9
-- Portio D06.9
-- Prostata D07.5
-- Rachen D00.0
-- Rektum D01.2
-- Trachea D02.1
-- transitionalzellig D09.9 ►

Carcinoma – s.a. Neubildung, bösartig C80.9 *(Forts.)*
~ in situ D09.9 *(Forts.)*
-- Übergang, rektosigmoidal D01.1
-- Übergangsepithel D09.9
-- Ureter D09.1
-- Urethra D09.1
-- Uterus D07.3
-- Vagina D07.2
-- Vulva D07.1
- ovarii C56
- planocellulare C80.9
- platycellulare C80.9
- sebaceum C44.9
- spino-basocellulare C44.9
- spinocellulare C80.9
Carcinophobia F45.2
Carcinosis
- peritonei C78.6
- pleurae C78.2
Card- – s. Kard-
CARD11-Mangel, mit Immundefekt, kombiniert, schwer D81.2
Cardiomegalia glycogenica diffusa E74.0† I43.1*
Cardiomyopathia – s.a. Kardiomyopathie [CMP] I42.9
Cardiopathia nigra I27.0
Cardioverter-Defibrillator, implantiert
- Batterieerschöpfung T82.1
- Dysfunktion T82.1
- Infektion T82.7
Carey-Fineman-Ziter-Syndrom Q87.0
Carey-Syndrom
- Siegler-Brewer- Q87.8
- Toriello- Q87.8
Caries – s.a. Karies K02.9
Carman-French-Syndrom, Wellesley- Q87.8
Carmi-Syndrom Q81.8
Carnevale-Syndrom, Malpuech-Michels-Mingarelli- Q87.8
Carney-Komplex D44.8 E24.8
Carney-Stratakis-Syndrom D44.8
Carney-Syndrom D44.8 E24.8
Carney-Trias C26.9 D48.7
Carnitin
- Aufnahme, Mangel E71.3
- Mangel E63.8
-- systemisch, primär E71.3
Carnitin-Acylcarnitin-Translokase-Mangel E71.3
Carnitin-Palmitoyltransferase
- I, Mangel, hepatisch E71.3
- IA, Mangel E71.3
- II, Mangel E71.3
Carnitin-Transporter
- Mangel E71.3
- plasmamembranständig, Mangel E71.3
Carnosinase, Mangel E72.8
Caro luxurians L92.9
Caroli-Krankheit Q44.6

Caroli-Syndrom Q44.5
Carotis-Sinus-cavernosus-Fistel I67.11
Carpenter-Syndrom, Cole- Q78.0
Carpenter-Syndrom [Form des Akrozephalo-polysyndaktylie-Syndroms] Q87.0
Carrageen
– Allergie [E 407] T78.4
– Überempfindlichkeit [E 407] T78.4
Carteaud-Krankheit, Gougerot- L83
Cartilagines tracheales, Fraktur S12.8
Cartilago
– arytaenoidea, Zyste J38.7
– cricoidea
–– Anomalie Q31.8
–– Deformität
––– angeboren Q31.8
––– erworben J38.7
–– Fraktur S12.8
Caruncula – s.a. Karunkel
– lacrimalis H04.3
–– Anomalie Q10.6
–– Deformität
––– angeboren Q10.6
––– erworben H04.6
– urethrae, benigne N36.2
– vaginalis N89.8
Carvajal-Syndrom Q87.8
Casamassima-Morton-Nance-Syndrom Q87.8
CASPR2-Antikörper, bei Enzephalitis, limbisch G04.8 M35.9
– mit Thymom G04.8 C37
Cassidy-Scholte-Syndrom E34.0
Castellani-Bronchitis A69.8
Castleman-Lymphom D47.7
Cataracta H26.9
– brunescens H25.1
– caerulea Q12.0
– centralis Q12.0
– coerulea, kongenital Q12.0
– complicata H26.2
– congenita Q12.0
–– membranacea Q12.0
–– polaris
––– anterior Q12.0
––– posterior Q12.0
–– totalis Q12.0
– coralliformis Q12.0
– coronaria Q12.0
– corticalis H26.9
– corticonuclearis H26.8
–– et
––– capsularis posterior H26.8
––– subcapsularis posterior H26.8
–– provecta H26.8
– diabetica E14.30† H28.0*
–– bei
––– Typ-1-Diabetes mellitus E10.30† H28.0*
––– Typ-2-Diabetes mellitus E11.30† H28.0*
– electrica H26.8
– hypermatura, mit Glaukom H40.5
– immatura H26.9 ►

Cataracta H26.9 *(Forts.)*
– incipiens H26.9
– intumescens H26.9
– matura H26.9
– myotonica G71.1† H28.2*
– nuclearis H26.9
–– embryonal Q12.0
–– mit Sklerose H25.1
–– senilis H25.1
– perinuclearis Q12.0
– polaris
–– anterior Q12.0
–– posterior Q12.0
– praematura H26.9
– provecta H26.9
– pulverulenta Q12.0
–– kongenital Q12.0
– punctata Q12.0
– pyramidalis Q12.0
– secundaria H26.4
–– bei Affektion, Auge H26.2
– senilis H25.9
–– brunescens H25.1
–– coronaria H25.0
–– corticalis H25.0
–– hypermatura H25.2
–– incipiens H25.0
–– intumescens H25.8
–– matura H25.9
–– Mischform H25.8
–– Morgagni-Typ H25.2
–– nuclearis H25.1
–– provecta H25.8
–– punctata H25.0
–– subcapsularis
––– anterior H25.0
––– posterior H25.0
––– provecta H25.8
– traumatica H26.1
– zonularis Q12.0
Catarrhus aestivus J30.1
Catel-Manzke-Syndrom Q87.8
Catlin-marks Q75.8
CATSHL[Kampodaktylie, Hochwuchs, Skoliose, Hörverlust]-Syndrom Q87.2
Cauda equina
– Anomalie Q06.3
– Defekt, entwicklungsbedingt Q06.3
– Erschütterung S34.38
– Gumma A52.1† G07*
– Hemmungsfehlbildung Q06.3
– Kompression G83.49
–– inkomplett G83.41
–– komplett G83.40
– Rückenmark, Prellung S34.38
– Schädigung G83.49
–– inkomplett G83.41
–– komplett G83.40
– Verletzung S34.38
– Zyste G95.88

Cauda-equina-Syndrom G83.49
– inkomplett G83.41
–– traumatisch S34.31
– komplett G83.40
–– traumatisch S34.30
– mit Entleerungsstörung, Blase, neurogen G83.49
Cavare-Krankheit G72.3
Cavernitis – s.a. Kavernitis N48.2
Cavernoma capillare D18.01
Cavitas glenoidalis
– Dislokation S43.00
– scapulae, Fraktur S42.14
CAVK [Zerebrale arterielle Verschlusskrankheit] I66.9
Cavum
– septi pellucidi, Dilatatio Q06.8
– tympani, Cholesteatom H71
– uteri, Synechie N85.6
Cayman-Ataxie G11.0
Cazenave-Krankheit L10.2
CCAM [Kongenitale zystische adenomatoide Fehlbildung der Lunge] Q33.0
CCUS [Clonal cytopenia of undetermined significance] U62.01! *[nur Zusatzkode!]*
CD3-delta, Defekt, mit Immundefekt T-B+, kombiniert, schwer D81.2
CD3-epsilon, Defekt, mit Immundefekt T-B+, kombiniert, schwer D81.2
CD3-gamma, Mangel, mit Immundefekt, kombiniert D81.2
CD3-zeta, Defekt, mit Immundefekt T-B+, kombiniert, schwer D81.2
CD4-Lymphozytenzahl, vermindert R72
CD4-Lymphozytopenie, idiopathisch D72.8
CD4-positiv
– Lymphom, T-Zellen, pleomorph, klein- bis mittelgroßzellig, pleomorph, primär kutan C84.4
– Lymphoproliferation, T-Zellen, pleomorph, klein- bis mittelgroßzellig, primär kutan C84.4
CD8-positiv, Lymphom, T-Zellen, epidermotrop, aggressiv, primär kutan C84.5
CD8-Zellzahl, reduziert R72
CD27, Mangel, mit Krankheit, lymphoproliferativ, autosomal-rezessiv D47.9
CD30-positiv
– B-Zell-Lymphom, großzellig, diffus C83.3
– Lymphom, T-Zellen, großzellig, kutan, primär C86.6
– Lymphoproliferation, T-Zellen, primär kutan C86.6
– Proliferation, T-Zellen, kutan, primär C86.6
CD45-alpha, Mangel, mit Immundefekt T-B+, kombiniert, schwer D81.2
CD59, Mangel, primär D84.1
CDA [Kongenitale dyserythropoetische Anämie], Typ
– 1 D64.4
– 2 D64.4
– 3 D64.4
– 4 D64.4
CDG[Congenital disorder of glycosylation]-Syndrom E77.8
– COG2-assoziiert E77.8
– Typ
–– Ia E77.8
–– Ib E77.8
–– Ic E77.8
–– Id E77.8
–– Ie E77.8
–– If E77.8
–– Ig E77.8
–– Ih E77.8
–– Ii E77.8
–– Ij E77.8
–– Ik E77.8
–– Il E77.8
–– Im E77.8
–– Io E77.8
–– Ip E77.8
–– Iq E77.8
–– Ir E77.8
–– Is E77.8
–– It E77.8
–– Iu E77.8
–– Iw E77.8
–– Ix E77.8
–– Iy E77.8
–– Iz E77.8
–– II, durch Defizienz, $MAN1B_1$ E77.8
–– IIa E77.8
–– IIb E77.8
–– IIc D84.8
–– IId E77.8
–– IIe E77.8
–– IIf E77.8
–– IIg E77.8
–– IIh E77.8
–– IIi E77.8
–– IIj E77.8
–– IIk E77.8
–– IIl E77.8
–– IIm E77.8
–– IIn E77.8
–– IIo E77.8
–– IIp E77.8
CDHS [Craniofacial-deafness-hand syndrome] Q87.0
CDKL5-assoziiert, Enzephalopathie, epileptisch G40.4
CDKN1C-Mutation, mit Beckwith-Wiedemann-Syndrom Q87.3
CDPX2 [X-chromosomal-dominante Chondrodysplasia punctata] Q77.3
CE [Kataraktextraktion], mit Verlust, Glaskörper H59.0
CEAS [Chronische Enteropathie assoziiert mit SLCO2A1-Gen] K63.8
CEBPE-assoziiert, Autoinflammations-Syndrom, mit Immundefekt, und neutrophiler Funktionsstörung M35.8

CEC[Zöliakie, Epilepsie, zerebrale Verkalkungen]-Syndrom K90.0 G40.8
Cecile-Vogt-Syndrom G80.3
CED [Chronische entzündliche Darmerkrankung] K52.9
CEDNIK[Zerebrale Dysgenesie, Neuropathie, Ichthyose, palmo-plantares Keratoderm]-Syndrom Q82.8
Ceelen-Gellerstedt-Syndrom E83.1† J99.8*
Cefotaxim
– Allergie T88.7
– Überempfindlichkeit T88.7
Cellulitis – s.a. Zellulitis L03.9
Cementoblastoma D16.5
Cementoma D16.42
– gingantoforme D16.5
–– Oberkieferknochen D16.42
Cenani-Lenz-Syndaktylie Q74.8
Central-Core-Krankheit G71.2
Central-core-Myopathie G71.2
CEP [Kongenitale erythropoetische Porphyrie] E80.0
CEP19, Mangel, mit Adipositas E66.89
Cephalaea R51
– vasomotorica G44.1
Cephalgia – s.a Kephalgie oder s.a. Zephalgie R51
– nichtorganischer Ursprung F45.40
Cephalosporin
– Allergie T88.7
– Überempfindlichkeit T88.7
CEPT [Cholesterin-Ester-Transfer-Protein], Mangel E78.4
Ceramidase, Mangel E75.2
Cerclage
– bei Insuffizienz, Cervix uteri, während Schwangerschaft O34.39
– Betreuung
–– Mutter O34.39
–– Schwangere O34.39
– mit Schnittentbindung O34.39
Cercomoniasis A07.8
Cerebral – s. Zerebral
Cerebropathia psychica toxaemica F10.6
Cernunnos, Mangel D81.1
Cernunnos/XLF, Mangel D81.1
Cerumen obturans H61.2
Cervicalgia – s.a. Zervikalgie M54.2
Cervicalsyndrom – s.a. Zervikalsyndrom M54.2
Cervicitis – s.a. Zervizitis N72
– gonorrhoica A54.0
– subacuta N72
Cervicobrachialgia – s.a. Zervikobrachialgie M53.1
Cervicocephalgia – s.a. Zervikozephalgie M53.0
Cervicocolpitis emphysematosa N72
Cervicothoracic-outlet-Syndrom G54.0
Cervix – s.a. Zervix
Cervix uteri
– abnorm, mit Schnittentbindung O34.4 ►

Cervix uteri *(Forts.)*
– Abnormität, bei Schwangerschaft a.n.k. O34.4
– Abstrich
–– mit atypischen Kernen R87.6
–– nach Papanicolaou Z12.4
– Abszess
–– im Wochenbett O86.1
–– nichtpuerperal N72
– Abtrennung, ringförmig, bei Entbindung O71.3
– Adenokarzinom C53.9
– Adenosarkom C53.9
– Adhäsion N88.1
– Affektion, mit Infertilität, weiblich N97.3
– Agenesie Q51.5
– Amputation
–– als Komplikation, Schwangerschaft O34.4
–– Komplikation, Entbindung O65.5
–– Zustand nach Z90.7
– Anaplasie N87.9
– Anomalie Q51.9
–– bei Schwangerschaft O34.4
–– Betreuung, Schwangere O34.4
–– mit Infertilität, weiblich N97.3
– Anteversion N88.8
–– mit Hindernis, Geburt O65.5
– Aplasie Q51.5
– Atresie
–– angeboren Q51.8
–– erworben N88.2
–– Komplikation, Entbindung O65.5
–– Schwangerschaftskomplikation O34.4
– Atrophie N88.8
–– in der Menopause N95.8
–– Myometrium N88.8
– Ausbleiben, Eröffnung, bei Wehen O62.0
– Basalzellen, Überfunktion, psychogen F45.34
– Blutung N88.8
– Carcinoma in situ D06.9
– Deformität
–– angeboren Q51.9
–– erworben a.n.k. N88.8
– Degeneration N88.8
–– durch Bestrahlung N88.8
– Dilatation N88.3
–– mit Schädigung, Fetus/Neugeborenes P01.0
–– Schwangerschaftskomplikation O34.39
–– spät, Komplikation, Entbindung O62.0
–– unvollständig
––– Komplikation, Entbindung O62.0
––– mit Schädigung, Fetus/Neugeborenes P03.6
– doppelt Q51.8
–– bei Uterus duplex Q51.1
– Dyskeratose N87.9
– Dysplasie N87.9
–– hochgradig N87.2
–– Komplikation, Schwangerschaft O34.4
–– mittelgradig N87.1
–– niedriggradig N87.0
–– Plattenepithel N87.9
– Dystokie O62.0 ►

Cervix uteri *(Forts.)*
– Eingriff, chirurgisch, vorangegangen, mit
–– Betreuung, Mutter O34.4
–– Komplikation, Entbindung O65.5
– Ektropium N86
– Endometritis N72
– Entzündung N72
– Epidermisation N87.9
– Erosion N86
–– Ektropium N86
– Eversion N86
–– mit Zervizitis N72
– Fehlen
–– angeboren Q51.5
–– erworben Z90.7
– Fibrose N88.8
– Fistel N82.9
– Fremdkörper T19.3
– Geschwür, dekubital N86
– Gewebestrang N88.1
– Glaszellkarzinom C53.9
– Gonorrhoe A54.0
–– akut A54.0
–– chronisch A54.0
– Hyperkeratose N87.9
– Hyperplasie N87.9
–– Endometrium N87.9
– Hypertrophie N88.8
–– kongenital Q51.8
–– mit Elongation N88.4
– Hypoplasie, angeboren Q51.8
– Imperforation Q51.8
– Infektion N72
–– durch Trichomonaden A59.0† N74.8*
–– im Wochenbett O86.1
– Insuffizienz N88.3
–– bei Shirodkar-Naht, mit Betreuung, Mutter O34.39
–– Betreuung, Schwangere O34.39
–– mit
––– Cerclage, während Schwangerschaft O34.39
––– Schädigung, Fetus/Neugeborenes P01.0
–– Nichtschwangere N88.3
–– Verdacht, mit Betreuung, Nichtschwangere N88.3
– Inversion N88.8
– Kalzifikation N88.8
– Karzinom C53.9
–– adenoid-zystisch C53.9
–– Basalzellen, adenoid C53.9
–– neuroendokrin, schlecht differenziert C53.9
–– papillär C53.9
– Karzinosarkom C53.9
– Katarrh N72
– konisch N88.4
– Kontraktur N88.2
– Krankheit
–– entzündlich N72
–– nichtentzündlich N88.9
– Lageanomalie, Komplikation, Entbindung O65.5 ►

Cervix uteri *(Forts.)*
– Lageveränderung N88.8
– Lateroversion, mit Hindernis, Geburt O65.5
– Lazeration
–– als Geburtsverletzung der Mutter O71.3
–– alt N88.1
–– nichtpuerperal, nichttraumatisch N88.1
–– postpartal N88.1
–– traumatisch S37.6
– Lazerationsektropium N86
– Leiomyofibrom D25.9
– Leiomyosarkom C53.9
– Leukoplakie N88.0
– Lippenbildung N88.4
– Melanoma in situ D03.8
– Müller-Mischtumor, maligne C53.9
– Narbe
–– als Komplikation, Schwangerschaft O34.4
–– Komplikation, Entbindung O65.5
–– mit
––– Hindernis, Geburt O65.5
––– Schädigung, Fetus/Neugeborenes P03.8
––– Schnittentbindung O34.4
–– postoperativ N88.1
–– postpartal N88.1
– Neoplasie D39.0
–– intraepithelial N87.9
– Ödem N88.8
–– postpartal O90.8
– Öffnung N88.3
– Papanicolaou-Abstrich
–– Befund, abnorm R87.6
–– bei Verdacht auf, Neubildung Z12.4
–– routinemäßig Z01.4
– Papillom D26.0
– Papillomatose D26.0
– Perforation N88.8
–– als Geburtsverletzung der Mutter O71.3
– Phlegmone N72
– Polyp N84.1
–– bei Schwangerschaft O34.4
–– Betreuung, Mutter O34.4
–– mit
––– Hindernis, Geburt O65.5
––– Schädigung, Fetus/Neugeborenes P03.8
––– Schnittentbindung O34.4
–– mukös N84.1
–– Schleimhaut N84.1
– Prolaps N81.2
–– kongenital Q51.8
–– postpartal, alt N81.2
– Reizung N72
– Retraktion N88.8
– Retroversion N88.8
–– mit Hindernis, Geburt O65.5
– Rhabdomyosarkom C53.9
– rigide, mit Schnittentbindung O34.4
– Rigidität, mit
–– Hindernis, Geburt O65.5
–– Schädigung, Fetus/Neugeborenes P03.8 ►

Cervix uteri *(Forts.)*
– Riss
–– alt N88.1
–– bei Geburt O71.3
–– nichtpuerperal, nichttraumatisch N88.1
–– traumatisch S37.6
– rudimentär Q51.8
– Ruptur
–– als Geburtsverletzung der Mutter O71.3
–– traumatisch S37.6
– Schwangerschaft O00.8
– Spätsyphilis A52.7† N74.2*
– Spasmus, Komplikation, Entbindung O62.4
– Stenose N88.2
–– Betreuung, Mutter O34.4
–– Komplikation, Entbindung O65.5
–– kongenital Q51.8
–– mit
––– Hindernis, Geburt O65.5
––– Schädigung, Fetus/Neugeborenes P03.8
––– Schnittentbindung O34.4
–– Schwangerschaftskomplikation O34.4
– Striktur N88.2
–– bei
––– Entbindung O34.4
––– Schwangerschaft O34.4
–– Betreuung, Mutter O34.4
–– Komplikation, Entbindung O65.5
–– kongenital Q51.8
– Stromainvasion, fraglich, bei Carcinoma in situ
–– epidermoid D06.9
–– plattenepithelial D06.9
– Stumpf
–– Blutung a.n.k. N88.8
–– Karzinom C53.8
–– Prolaps N81.2
– Teilung, erworben N88.8
– Torsion N88.8
– Trichomoniasis A59.0† N74.8*
– Tripper A54.0
– Tuberkulose A18.1† N74.0*
– Tumor
–– bei Schwangerschaft O34.4
–– Betreuung, Mutter O34.4
–– gutartig D26.0
–– Keimzellen, maligne C53.9
–– mit
––– Hindernis, Geburt O65.5
––– Schädigung, Fetus/Neugeborenes, bei Entbindung P03.8
––– Schnittentbindung O34.4
–– neuroektodermal
––– peripher, maligne C53.9
––– primitiv C53.9
–– während Schwangerschaft, mit Schädigung, Fetus/Neugeborenes P03.8
– Überfunktion
–– Basalzellen N87.9
–– Epithel N87.9
– Ulkus N86
–– mit Zervizitis N72 ►

Cervix uteri *(Forts.)*
– Untersuchungsmaterial, Abnormität R87.9
– Verätzung T28.8
– Verbrennung T28.3
– Verformung Q51.9
– Verlängerung
–– angeboren Q51.8
–– hypertrophisch N88.4
– Verlagerung N88.8
– Verletzung S37.6
– Verschluss N88.2
–– erworben N88.2
– Verschlussunfähigkeit, bei Schwangerschaft O34.39
– Zerreißung, Komplikation, Entbindung O71.3
– Zylinderepithel, Verlagerung N87.9
– Zyste N88.8
–– embryonal Q51.6
Cestan-Chenais-Syndrom I63.0† G46.3*
Cetylalkohol
– Allergie T78.4
– Überempfindlichkeit T78.4
Cetylstearylalkohol, Überempfindlichkeit T78.4
CF – s.a. Zystische Fibrose oder s.a. Cystische Fibrose oder s.a. Mukoviszidose E84.9
CFA [Kryptogene fibrosierende Alveolitis] J84.10
CFC-Syndrom [Cardiofaciocutaneous syndrome] Q87.8
CFS [Chronic fatigue syndrome] G93.3
CFTD [Kongenitale Fasertyp-Disproportion] G71.2
CGD [Chronische Granulomatose] D71
Chagas-Krankheit
– akut, mit Beteiligung, Herz B57.0† I98.1*
– chronisch, mit Beteiligung
–– Herz B57.2† I98.1*
–– Nervensystem B57.4† G99.8*
–– Verdauungssystem B57.3† K93.8*
– ohne Organbeteiligung B57.1
– Untersuchung Z11
Chalasis
– Blepharo- H02.3
– Dermato- Q82.8
Chalazion H00.1
– Unterlid H00.1
Chalcosis H44.3
– bulbi H44.3
Chalikose J62.8
– bei Fibrose, Lunge J62.8
Chalkose H44.3
– Kornea H18.0
– Linse H26.8
– Retina H35.8
Chalodermie, Augenlid H02.3
Chanarin-Krankheit, Dorfman- E75.5
Chandler-Syndrom H21.8
Chaotisch, Tachykardie
– atrial I47.1
– Vorhof I47.1
Chapare, Fieber, hämorrhagisch A96.8

C

Char-Syndrom Q87.8
Charakteranomalie F68.8
Charakterneurose F60.9
– paranoid F22.0
Charakterzug, paranoid F60.0
Charcot-I-Syndrom I73.9
Charcot-II-Syndrom G12.2
Charcot-Arthritis G98† M14.69*
– bei
–– Syphilis A52.1† M14.69*
–– Typ-1-Diabetes mellitus E10.60† M14.69*
–– Typ-2-Diabetes mellitus E11.60† M14.69*
– diabetisch E14.60† M14.69*
– nichtsyphilitisch a.n.k. G98† M14.69*
– syringomyelitisch G95.0† M49.49*
Charcot-Arthropathie G98† M14.69*
– bei Syphilis A52.1† M14.69*
– diabetisch E14.60† M14.69*
– nichtsyphilitisch a.n.k. G98† M14.69*
– syphilitisch A52.1† M14.69*
– syringomyelitisch G95.0† M49.49*
– tabisch A52.1† M14.69*
Charcot-Gelenkkrankheit G98† M14.69*
Charcot-Gelenksyphilis A52.1† M14.69*
Charcot-Krankheit
– bei Syringomyelie G95.0† M49.89*
– diabetisch E14.60† M14.69*
– Erb- G11.4
Charcot-Krankheit [amyotrophische Lateralsklerose] G12.2
Charcot-Marie-Tooth-Hoffmann-Syndrom G60.0
Charcot-Marie-Tooth-Krankheit G60.0
– autosomal-dominant, Typ
–– 2
––– durch
–––– ATP1A1-Genmutation G60.0
–––– DGAT2-Genmutation G60.0
–––– KIF5A-Genmutation G60.0
–––– MME-Genmutation G60.0
–––– TFG-Genmutation G60.0
––– mit Riesen-Axonen G60.0
–– 2A1 G60.0
–– 2A2 G60.0
–– 2B G60.0
–– 2C G60.0
–– 2D G60.0
–– 2E G60.0
–– 2F G60.0
–– 2I G60.0
–– 2J G60.0
–– 2K G60.0
–– 2L G60.0
–– 2M G60.0
–– 2N G60.0
–– 2O G60.0
–– 2P G60.0
–– 2Q G60.0
–– 2T G60.0
–– 2U G60.0
–– 2V G60.0 ►

Charcot-Marie-Tooth-Krankheit G60.0 *(Forts.)*
~ autosomal-dominant, Typ *(Forts.)*
–– 2W G60.0
–– 2Y G60.0
–– 2Z G60.0
– autosomal-rezessiv, Typ 2, durch SPG11-Genmutation G60.0
– axonal, autosomal-rezessiv
–– durch Defekt, Kupferstoffwechsel G60.0
–– mit Akrodystrophie G60.0
– $DNAJB_2$-abhängig, Typ 2 G60.0
– dominant-intermediär, Typ
–– A G60.0
–– B G60.0
–– C G60.0
–– D G60.0
–– E G60.0
–– F G60.0
– intermediär, autosomal-rezessiv, Typ
–– A G60.0
–– B G60.0
–– C G60.0
–– D G60.0
– mit Schwerhörigkeit, und Minderung, Intelligenz G60.0
– PMP2-abhängig, Typ 1 G60.0
– Typ
–– 1A G60.0
–– 1B G60.0
–– 1C G60.0
–– 1D G60.0
–– 1E G60.0
–– 1F G60.0
–– $2B_1$ G60.0
–– $2B_2$ G60.0
–– 2H G60.0
–– 2R G60.0
–– 2S G60.0
–– 3 G60.0
–– 4A G60.0
–– $4B_1$ G60.0
–– $4B_2$ G60.0
–– 4B3 G60.0
–– 4C G60.0
–– 4D G60.0
–– 4E G60.0
–– 4F G60.0
–– 4G G60.0
–– 4H G60.0
–– 4J G60.0
–– 4K G60.0
–– 6 G60.0
– X-chromosomal, Typ
–– 1 G60.0
–– 2 G60.0
–– 3 G60.0
–– 4 G60.0
–– 5 G60.0
–– 6 G60.0
Charcot-Weiss-Baker-Syndrom G90.00
Charcot-Zirrhose K74.3

Charente-Fieber A27.8
CHARGE-Syndrom [CHARGE-Assoziation] [Fehlbildungskomplex mit Kolobom, Herzfehler, Choanalatresie, psychomotorischer Retardierung, Genitalhypoplasie und Ohranomalie] Q87.8
Charlie-M-Syndrom Q87.0
Chassaignac-Lähmung [Subluxatio radii per anularis des Kleinkindes] [Pronatio dolorosa des Kleinkindes] S53.0
Chaudhry-Moss-Syndrom, Gorlin- Q87.0
Chauffard-Gänsslen-Syndrom, Minkowski- D58.0
Chauffard-Still-Syndrom M08.29
Chauffard-Syndrom
– Hanot- E83.1
– Troisier-Hanot- E83.1
Cheadle-Krankheit E54
Check up Z00.0
– arbeitsmedizinisch Z10
– beim Kleinkind Z00.1
Chediak-Higashi-Krankheit E70.3
Chediak-Higashi-Syndrom E70.3
Chédiak-Higashi-Syndrom, atypisch E70.3
Chediak-Steinbrinck-Higashi-Syndrom E70.3
Cheilitis K13.0
– aktinisch L56.8
–– durch
––– andere als Sonnenstrahlen L59.8
––– Sonnenbestrahlung L56.8
– angularis K13.0
– atopisch K13.0
– durch Candida B37.88
– exfoliativa K13.0
– glandulär K13.0
– Mundwinkel K13.0
Cheilo-dontie-Syndrom, blepharo- Q87.0
Cheilodynie K13.0
Cheilognathopalatoschisis Q37.5
Cheilognathoschisis Q37.1
Cheiloschisis Q36.9
Cheilosis K13.0
– bei
–– Mangel, Vitamin B_2 E53.0† K93.8*
–– Pellagra E52† K93.8*
– Mundwinkel K13.0
Cheiromegalie M79.84
Cheiropompholyx L30.1
Cheirospasmus F48.8
Chemical-Sensitivity[MCS]-Syndrom, Multiple- T78.4
Chemikalie
– Allergie L23.5
– aufgenommen, Dermatitis a.n.k. L27.8
– Berufsekzem L24.5
– Bronchitis J68.0
–– akut J68.0
–– chronisch J68.4
– Ekzem L25.3
– Emphysem J68.4
– Erythem a.n.k. L53.0 ►

Chemikalie *(Forts.)*
– Ingestion, mit Ulkus, Ösophagus K22.1
– Kontakt, Erythem L25.3
– Kontaktdermatitis L25.3
– Ödem, Lunge J68.1
–– akut J68.1
–– chronisch J68.4
– Ösophagitis K20.8
– Vergiftung T65.9
Chemisch
– Arachnoiditis G03.8
– Bronchiolitis, chronisch J68.4
– Bronchitis
–– akut J68.0
–– chronisch J68.4
–– subakut J68.0
– Konjunktivitis, nicht medikamentös H10.8
– Peritonitis T81.6
– Pneumonitis, durch Aspiration, bei Anästhesie J95.4
–– im Wochenbett O89.0
–– während
––– der Wehentätigkeit O74.0
––– Entbindung O74.0
––– Schwangerschaft O29.0
– Produkt, mit
–– Dermatitis, allergisch L23.5
–– Kontaktdermatitis, allergisch L23.5
– Substanz
–– Absorption T65.9
––– über die Plazenta P04.9
–– Einatmen, mit
––– Bronchiolitis, obliterierend J68.4
–––– chronisch J68.4
–––– subakut J68.4
––– Emphysem J68.4
–––– chronisch J68.4
–––– diffus J68.4
––– Fibrose, Lunge J68.4
–––– chronisch J68.4
–– Otitis externa, akut H60.3
–– Peritonitis T81.6
–– Sklerose, systemisch a.n.k. M34.2
–– Wirkung, toxisch a.n.k. T65.9
– Verätzung T30.4
Chemodektom D44.7
Chemoprophylaxe Z29.28
– lokal Z29.20
– systemisch Z29.21
Chemosis, Konjunktiva H11.4
Chemotherapeutika
– Dauertherapie Z51.2
–– bei Neubildung Z51.1
– Gabe, prophylaktisch
–– lokal Z29.20
–– systemisch Z29.21
Chemotherapie Z51.2
– Agranulozytose D70.19
– bei Neubildung Z51.1
– Erhaltungsdosis a.n.k. Z51.2
–– bei Neubildung a.n.k. Z51.1 ►

Chemotherapie Z51.2 *(Forts.)*
– Nebenwirkung T88.7
– prophylaktisch
–– lokal Z29.20
–– systemisch Z29.21
– zytostatisch, wegen bösartiger Neubildung, in der Eigenanamnese Z92.6
Chemotherapieinduziert
– Anämie D61.10
– Aplasie, Knochenmark D61.10
– Leukämie C95.90
– Neutropenie D70.19
– Panzytopenie D61.10
Chenais-Syndrom, Cestan- I63.0† G46.3*
Cherstvoy-Syndrom, Von-Voss- Q87.8
Cherubinismus K10.8
Cherubismus K10.8
Chester-Krankheit, Erdheim- D76.3
Cheyne-Stokes-Atmung R06.3
Cheyne-Syndrom F45.2
Chiari-Fehlbildung, Arnold-, Typ I Q07.0
Chiari-Frommel-Syndrom O92.60
Chiari-Malformation, Typ
– 1 Q07.0
– 2 Q07.0
Chiari-Netzwerk Q24.8
Chiari-Syndrom
– Arnold- Q07.0
– Budd- [Lebervenenverschlusssyndrom] I82.0
Chiasma
– Affektion H47.4
–– entzündlich H47.4
–– ischämisch H47.4
– Kompression H47.4
–– durch
––– Adenom, Hypophyse D35.2
––– Aneurysma I67.10† H48.8*
– opticum
–– Schädigung H47.4
–– Verletzung S04.0
–– Zyste a.n.k. H47.4
Chiasmasyndrom H47.4
Chicago-Krankheit B40.9
Chignon-Krankheit B36.8
– beim Neugeborenen P12.1
Chikungunya-Virus, Krankheit A92.0
Chilaiditi-Syndrom Q43.3
Chilblain-Lupus L93.2
– familiär L93.2
CHILD-Syndrom [Congenital hemidysplasia with ichthyosiform erythroderma and limb defects] Q87.8
Chilomastigiasis A07.8
Chilomastix
– Diarrhoe A07.8
– Dysenterie A07.8
– Enteritis A07.8
– intestinalis, Infektion A07.8
Chimäre 46,XX/46,XY Q99.0
– mit Hermaphroditismus verus Q99.0
CHIME-Syndrom [Kolobom mit kongenitaler Herzkrankheit, ichthyosiformer Dermatose, Intelligenzminderung und Ohranomalie] Q87.8
Chimerismus, 46,XX/46,XY- Q99.0
Chinazolin
– Allergie T78.4
– Überempfindlichkeit T78.4
Chinolin
– Allergie T88.7
– Überempfindlichkeit T88.7
Chinolingelb
– Allergie [E 104] T78.4
– Überempfindlichkeit [E 104] T78.4
Chinolon
– Allergie T88.7
– Überempfindlichkeit T88.7
CHIP [Clonal hematopoiesis of indeterminate potential] U62.00! *[nur Zusatzkode!]*
Chiragra M10.99
Chirobrachialgie R29.8
Chirotherapeutisch
– angehbar, Blockierung M99.99
– behandelbar, Blockierung, Gelenk M99.89
Chirurgisch
– Amputationsstumpf
–– Hämatom T87.6
–– Infektion T87.4
–– mit Komplikation T87.6
–– Ödem T87.6
– bedingt, Menopause N95.3
– Eingriff
–– Cervix uteri, vorangegangen, mit
––– Betreuung, Mutter O34.4
––– Komplikation, Entbindung O65.5
–– groß, in der Anamnese Z92.4
–– Perineum, vorangegangen
––– Betreuung, Mutter O34.7
––– mit Komplikation, Entbindung O34.7
–– Uterus, vorangegangen, mit Komplikation, Entbindung O34.2
–– Vagina, vorangegangen
––– Betreuung, Mutter O34.6
––– mit Komplikation, Entbindung O34.6
–– Vulva, vorangegangen
––– Betreuung, Mutter O34.7
––– mit Komplikation, Entbindung O34.7
– Fusion
–– iliosakral Z98.1
–– lumbosakral Z98.1
– Naht, Versorgung Z48.0
– Perforation
–– Blutgefäß, versehentlich T81.2
–– Nerv, versehentlich T81.2
–– Organ, versehentlich T81.2
– sanierungsbedürftig, Gebiss K08.9
– versorgt, Wunde, offen, klein T14.1
Chitayat-Syndrom, Roifman- Q87.8
Chladotrichose A43.9
Chlamydia psittaci, Infektion A70

Chlamydien
- Endometritis A56.1† N74.4*
- Entzündung, Becken, weiblich A56.1† N74.4*
- Epididymitis A56.1† N51.1*
- Infektion A74.9
-- Anus A56.3
-- genital A56.2
-- Genitalorgane, untere A56.0
-- Harn- und Geschlechtsorgane A56.2† N29.1*
-- im kleinen Becken A56.1
-- mit Striktur, Rektum A55† K93.8*
-- Pharynx A56.4
-- Rektum A56.3
-- sexuell übertragen a.n.k. A56.8
- Kolpitis A56.0
- Konjunktivitis A74.0† H13.1*
-- beim Neugeborenen P39.1
- Lymphadenitis, venerisch A55
- Lymphogranulom A55
- Lymphogranuloma venereum A55
- Orchitis A56.1† N51.1*
- Perihepatitis A74.8† K67.0*
- Peritonitis A74.8† K67.0*
- Pharyngitis A56.4
- Pneumonie J16.0
-- angeboren P23.1
- Proktitis A56.3
- Salpingitis A56.1† N74.4*
- Urethritis A56.0
- Vaginitis A56.0
- Vulvitis A56.0
- Vulvovaginitis A56.0
- Zervikovaginitis A56.0
- Zervizitis A56.0
- Zystitis A56.0

Chloasma L81.1
- Augenlid H02.7
-- bei Ochronose E70.2† H03.8*
-- durch Hyperthyreose E05.9† H03.8*
- cachecticorum L81.1
- gravidarum O26.88
- hormonale L81.1
- idiopathisch L81.1
- Lid H02.7
- medicamentosum L81.1
- symptomaticum L81.1
- virginum periorale L81.1

Chlonorchis sinensis, Distomatose, Leber B66.1† K77.0*

Chloralhydrat, Abhängigkeit F13.2

Chloramphenicol, Grey-Syndrom, beim Neugeborenen P93

Chloranämie, achylisch D50.8

Chlorat, Vergiftung T60.3

Chlordiazepoxid, Abhängigkeit F13.2

Chlorgas, Wirkung, toxisch T59.4

Chlorid-Diarrhoe, kongenital P78.3

Chlormadinonacetat, Nebenwirkung T88.7

Chlorocresol
- Allergie T78.4 ►

Chlorocresol *(Forts.)*
- Überempfindlichkeit T78.4

Chlorom C92.30
- in kompletter Remission C92.31

Chloropenie E87.8

Chlorose D50.9

Chlorotisch, Anämie D50.8

Chlorverbindung, Kontaktdermatitis, toxisch L24.2

CHM [CHM-Gen-bedingte Chorioideremie (Choroideremie)] H31.2

Choanal
- Atresie Q30.0
-- beidseitig Q30.0
-- einseitig Q30.0
-- und Mikrophthalmie, bei Arrhinie Q87.0
- Fusion Q30.0
- Polyp J33.0
- Stenose Q30.0
-- erworben J34.8

Choanalatresie
- bei Hypoplasie, Strahl, radial Q71.8 Q30.0
- mit Athelie, Hypothyreose, verzögerter Pubertät, und Kleinwuchs, Syndrom Q87.1

Cholämie R17.9
- familiär E80.4
- kongenital E80.4

Cholangiektasie K83.8

Cholangiohepatitis K75.8

Cholangiohepatom C22.0

Cholangiohepatose K76.8

Cholangiokarzinom C22.1
- Hepato- C22.0
- hilär C24.0
- Leber C22.1
- und Karzinom, hepatozellulär, kombiniert C22.0

Cholangiolitis K83.09
- akut K83.09
- chronisch K83.09
- extrahepatisch K83.09
- gangränös K83.09
- intrahepatisch K83.09

Cholangiolitisch
- Hepatitis K75.8
- Zirrhose, primär K74.3

Cholangiom D13.4
- Hepato- D13.4
- maligne C22.1

Cholangiopathie K83.9

Cholangiozellulär
- Karzinom C22.1
- Neoplasie D37.6

Cholangiozystitis K81.0

Cholangitis K83.09
- aszendierend K83.08
- bakteriell K83.09
- bei
-- Choledocholithiasis K80.30
--- mit Obstruktion, Gallenweg K80.31 ►

Cholangitis K83.09 *(Forts.)*
~ bei *(Forts.)*
-- Cholelithiasis, intrahepatisch K80.30
--- mit Obstruktion, Gallenweg K80.31
-- Gallenstein, eingeklemmt
--- Ductus choledochus K80.30
--- Ductus hepaticus K80.30
--- Gallengang K80.30
-- Kolik, Leber, rezidivierend K80.30
--- mit Obstruktion, Gallenweg K80.31
-- Scharlach A38† K87.0*
-- Stein, Gallengang K80.30
- biliär, primär K74.3
- Duodeno- K83.09
- durch Zytomegalievirus B25.88† K93.8*
- eitrig K83.08
- Hepato- K75.8
- mit
-- Obstruktion, Gallenweg, bei Gallenstein, eingeklemmt
--- Ductus choledochus K80.31
--- Ductus hepaticus K80.31
--- Gallengang K80.31
-- Stein K80.30
- nichteitrig, destruktiv, chronisch K74.3
- Pankreato-, follikulär K83.09 K85.90
- primär K83.08
-- sklerosierend K83.00
- rezidivierend K83.08
- sekundär K83.08
-- sklerosierend K83.01
- sklerosierend K83.08
-- IgG4-assoziiert K83.01
-- neonatal, isoliert K83.00
- stenosierend K83.08
Cholangitisch
- Abszess, Leber K75.0
-- mit Perforation K75.0
- Zirrhose, primär K74.3
Cholangolithiasis K80.30
Choledochitis K83.09
- eitrig K83.08
Choledochoduodenal, Fistel K83.3
Choledochojejunal, Fistel K83.3
Choledocholithiasis K80.50
- Cholezysto- K80.80
- Ductus hepaticus K80.50
- mit
-- Cholangitis K80.30
--- mit Obstruktion, Gallenweg K80.31
-- Cholezystitis K80.40
--- akut K80.40
--- mit Obstruktion, Gallenweg K80.41
-- Obstruktion, Gallenweg K80.51
- zystisch K80.20
Choledochopathie K83.9
Choledochus
- Adhäsion K83.8
- Entzündung K83.09
- Infektion K83.09
- Karzinom C24.0 ►

Choledochus *(Forts.)*
- Perforation K83.2
- Spasmus K83.8
- Stein K80.50
- Stenose K83.1
-- erworben K83.1
- Verschluss K83.1
- Zyste Q44.4
-- angeboren Q44.4
Cholelithiasis K80.20
- Ductus choledochus K80.50
- Ductus cysticus K80.20
- Ductus hepaticus K80.50
- Gallenblase K80.20
- Gallengang K80.50
- intrahepatisch K80.50
-- mit
--- Cholangitis K80.30
---- mit Obstruktion, Gallenweg K80.31
--- Cholezystitis K80.40
---- mit Obstruktion, Gallenweg K80.41
--- Obstruktion, Gallenweg K80.51
- mit
-- ABCB4-Genmutation, assoziiert K80.80
-- Cholezystitis K80.10
--- akut K80.00
---- mit Obstruktion, Gallenweg K80.01
--- chronisch K80.10
---- mit Obstruktion, Gallenweg K80.11
-- Fistel K80.20
-- Hydrops K80.20
-- Obstruktion, Gallenweg K80.21
-- Phospholipid-Spiegel, niedrig K80.80
-- Stein, festsitzend K80.20
- multipel K80.20
Cholepathie K82.9
Choleperitonitis K65.8
Cholera A00.9
- Antimon- T56.8
- durch Vibrio cholerae O:1, Biovar
-- cholerae A00.0
-- eltor A00.1
- Impfung, Notwendigkeit Z23.0
-- mit Typhus-Paratyphus [Cholera+TAB] Z27.0
- Keimträger Z22.1
- Kontakt Z20.0
- mit Typhus-Paratyphus [Cholera+TAB], Vakzination Z27.0
- Untersuchung Z11
Cholestase a.n.k. K83.1
- bei
-- Krankheit, Leber, toxisch K71.0
-- Schwangerschaft, intrahepatisch, rekurrent O26.60
- extrahepatisch a.n.k. K83.1
- in der Schwangerschaft O26.60 ►

Cholestase a.n.k. K83.1 *(Forts.)*
– intrahepatisch a.n.k. K71.0
–– familiär K71.0
––– progressiv K74.5
–––– Typ
––––– 1 K74.5
––––– 2 K74.5
––––– 3 K74.5
––––– 4 K74.5
–– in der Schwangerschaft O26.60
–– neonatal, durch Mangel, Citrin E72.2
–– rekurrent, benigne K71.0
––– Typ
–––– 1 K71.0
–––– 2 K71.0
– isoliert a.n.k. K71.0
– mit
–– Funktionsstörung, Niere, bei Arthrogrypose Q89.7
–– Schädigung, Leberzellen K71.0
– rein K71.0
– schwangerschaftsbedingt O26.60
Cholestase-Lymphödem-Syndrom K71.0
Cholestatisch
– Hepatitis K75.8
– Hepatose K76.8
– Pruritus L29.8
– Zirrhose
–– primär K74.3
–– sekundär K74.4
Cholesteatom H71
– Cavum tympani H71
– entzündet, Ohr H71
– Gehörgang H60.4
– Kleinhirn D33.1
– Mastoidhöhle, rezidivierend, nach Mastoidektomie H95.0
– mit Reaktion, entzündlich H71
– Mittelohr H71
– Nasennebenhöhle J34.8
– Ohr H71
–– äußeres H60.4
– primär H71
–– juvenil H71
– Pseudo- H71
–– Mittelohr H71
–– Ohr, äußeres H60.4
– Warzenfortsatz H71
– zerebellar D33.1
Cholesteatose K82.4
– Gallenblase K82.4
Cholesterin
– Ablagerung
–– Galle K80.20
–– Glaskörper H43.2
–– Retina H35.8
– Embolie T79.1
– Lipidose E75.5
– Pneumonie J84.80
–– mit akuter Exazerbation J84.81 ►

Cholesterin *(Forts.)*
~ Pneumonie J84.80 *(Forts.)*
–– ohne Angabe einer akuten Exazerbation J84.80
– Pneumonitis J84.80
– Speicherkrankheit E75.5
– Stoffwechselstörung E78.9
Cholesterin-Ester-Transfer-Protein, Mangel E78.4
Cholesterinämie E78.0
– essentiell E78.0
– familiär E78.0
– hereditär E78.0
Cholesterinester, Speicherkrankheit E75.5
Cholesterinkalkstein K80.20
Cholesterinkristall, Embolie I74.9
– nach Eingriff T81.7
Cholesterinpartikel, Gallenblase K80.20
Cholesterinstein K80.20
Cholesterol
– 7-alpha-Hydroxylase, Mangel, mit Hypercholesterinämie E78.0
– Erhöhung R79.8
Cholezystektasie K82.8
Cholezystitis K81.9
– akut K81.0
–– bei
––– Choledocholithiasis K80.40
––– Cholelithiasis K80.00
–––– mit Obstruktion, Gallenweg K80.01
––– Cholezystolithiasis K80.00
–––– mit Obstruktion, Gallenweg K80.01
––– Gallenstein, eingeklemmt
–––– Ductus cysticus K80.00
–––– Gallenblase K80.00
––– Kolik, Gallenblase, rezidivierend K80.00
––– Stein, Gallenblase K80.00
–– mit Obstruktion, Gallenweg, bei
––– Gallenstein, eingeklemmt
–––– Ductus cysticus K80.01
–––– Gallenblase K80.01
––– Kolik, Gallenblase, rezidivierend K80.01
– Angio- K81.0
–– ohne Gallenstein K81.0
– bei
–– Choledocholithiasis K80.40
––– mit Obstruktion, Gallenweg K80.41
–– Cholelithiasis K80.10
––– intrahepatisch K80.40
–––– mit Obstruktion, Gallenweg K80.41
–– Gallenstein, eingeklemmt
––– Ductus choledochus K80.40
––– Ductus hepaticus K80.40
––– Gallengang K80.40
–– Kolik, Leber, rezidivierend K80.40
––– mit Obstruktion, Gallenweg K80.41
–– Stein, Gallengang K80.40
– chronisch K81.1
–– bei
––– Cholelithiasis K80.10
–––– mit Obstruktion, Gallenweg K80.11 ►

Cholezystitis K81.9 *(Forts.)*
~ chronisch K81.1 *(Forts.)*
~~ bei *(Forts.)*
--- Cholezystolithiasis K80.10
---- mit Obstruktion, Gallenweg K80.11
--- Gallenstein, eingeklemmt
---- Ductus cysticus K80.10
---- Gallenblase K80.10
--- Kolik, Gallenblase, rezidivierend K80.10
-- mit Obstruktion, Gallenweg, bei
--- Gallenstein, eingeklemmt
---- Ductus cysticus K80.11
---- Gallenblase K80.11
--- Kolik, Gallenblase, rezidivierend K80.11
- durch Candida B37.88
- eitrig K81.0
-- ohne Gallenstein K81.0
- emphysematös, akut K81.0
-- ohne Gallenstein K81.0
- gangränös K81.0
-- ohne Gallenstein K81.0
- kalkulös K80.10
- mit
-- Obstruktion, Gallenweg, bei Gallenstein, eingeklemmt
--- Ductus choledochus K80.41
--- Ductus hepaticus K80.41
--- Gallengang K80.41
-- Stein K80.10
- Peri- K81.0
- suppurativ K81.0
Cholezystocholedocholithiasis K80.80
Cholezystoduodenal, Fistel K82.3
Cholezystolithiasis K80.20
- mit
-- Cholezystitis
--- akut K80.00
---- mit Obstruktion, Gallenweg K80.01
--- chronisch K80.10
---- mit Obstruktion, Gallenweg K80.11
-- Obstruktion, Gallenweg K80.21
Cholezystopathie K82.9
- funktionell K82.8
Cholin, Mangel E63.8
Cholinerg, Syndrom, akut T44.1
Cholinergisch, Urtikaria L50.5
Cholinesterase-Hemmer, Vergiftung T44.0
Cholologen, Diarrhoe K90.8
Cholostase a.n.k. – s.a. Cholestase K83.1
Cholurie R82.2
Chondritis M94.89
- bei Mund- und Genital-Ulzera M35.2 M94.1
- eitrig M94.89
- intervertebral, tuberkulös A18.0† M49.09*
- Osteo- M93.9
- Rippe M94.0
- Tietze-, Rippe M94.0
- tuberkulös a.n.k. A18.0† M01.19*
Chondroblastisch, Sarkom C41.9
Chondroblastom D16.9
- bösartig C41.9
Chondrocalcinosis – s.a. Chondrokalzinose M11.29
- articularis M11.29
Chondrodermatitis
- nodularis helicis H61.0
-- chronica H61.0
- Ohrmuschel H61.0
Chondrodysplasia
- calcificans congenita Q77.3
- fetalis Q77.4
- metaphysaria, Typ McKusick, mit Immundefekt Q78.5 D82.2
- punctata Q77.3
-- brachytelephalangealer Typ Q77.3
-- rhizomel Q77.3
--- Typ
---- 1 Q77.3
---- 2 Q77.3
---- 3 Q77.3
---- 5 Q77.3
-- tibiametakarpaler Typ Q77.3
-- Typ
--- Sheffield Q77.3
--- Toriello Q77.3
-- X-chromosomal, Typ 2 Q77.3
-- X-chromosomal-dominant Q77.3
Chondrodysplasie Q78.9
- Blomstrand- Q78.8
- Goldblatt- Q78.8
- metaphysär Q78.5
-- Typ
--- Jansen Q78.5
--- Kaitila Q78.5
--- McKusick Q78.5
--- Schmid Q78.5
--- Spahr Q78.5
- mit
-- Angiomatose Q78.4
-- Hämangiom Q78.4
- Ollier- Q78.4
- Osteo- Q78.9
-- mit Störung, Wachstum, Röhrenknochen, und Wirbelsäule Q77.9
- spondylometaphysär, bei Leukoenzephalopathie, Syndrom E75.2 Q77.8
- X-chromosomal-dominant, Typ Chassaing-Lacombe Q78.9
Chondrodysplasie-Syndrom, Intelligenzminderungs-, QRICH1-assoziiert Q87.1
Chondrodystrophia Q78.9
- calcarea Q77.3
- calcificans congenita Q77.3
- myotonica Q78.8
- punctata Q77.3
Chondrodystrophie Q78.9
- familiär Q78.9
- fetal Q78.9
- hypoplastisch Q78.9
- myoton Q78.8
Chondrodystrophisch
- Minderwuchs Q77.4 ►

C

Chondrodystrophisch *(Forts.)*
– Myotonie G71.1
Chondroektodermal, Dysplasie Q77.6
Chondrogenesis imperfecta Q77.4
Chondroid
– Chordom
–– Steißbein C41.4
–– Wirbelsäule C41.2
– Syringom D23.9
Chondrokalzinose M11.29
– familiär M11.19
– mit Arthropathie M11.29
Chondrokostal, Distorsion S23.4
Chondrolyse M94.39
Chondrom D16.9
– Fibro-, zervikofazial D21.0
– Fibroangio- D16.9
– Fibromyxoid- D16.9
– juxtakortikal D16.9
– Larynx D14.1
– Lunge D14.3
– Osteo- D16.9
– periostal D16.9
– Trachea D14.2
Chondromalacia patellae M22.4
– familiär M22.4
Chondromalazie M94.29
– Epiglottis Q31.8
– Knie, 2. Grades M22.4
– Larynx Q31.8
– retropatellar M22.4
– systemisch M94.29
Chondromatös, Tumor, riesenzellig D16.9
Chondromatose D48.0
– Gelenk D48.0
– Geno-, Typ
–– 1 Q78.4
–– 2 Q78.4
– Meta- Q78.4
– Osteo- D48.0
– synovial D48.1
Chondromyxofibrom D16.9
Chondromyxom D16.9
Chondromyxosarkom C41.9
Chondroosteodystrophie E76.3
– Typ Morquio E76.2
Chondroosteom D16.9
Chondropathia tuberosa M94.0
Chondropathie M94.99
– Knie M23.89
– Patella M22.4
Chondroplastisch
– Osteosarkom C41.9
– Sarkom C41.9
Chondrosarkom C41.9
– Arm C40.0
– Azetabulum C41.4
– Becken C41.4
– Beckenknochen C41.4
– Brustwirbelkörper C41.2
– extraskelettal, myxoid C49.9 ►

Chondrosarkom C41.9 *(Forts.)*
– Femur C40.2
– Gelenkknorpel C41.9
– Gliedmaßenknochen, mehrere Teilbereiche überlappend C40.8
– Halswirbelsäule C41.2
– juxtakortikal C41.9
– mesenchymal C49.9
– myxoid C41.9
– Rippe C41.30
– Scapula C40.0
– Schulter C40.0
Chondrose M94.89
– lumbosakral M94.88
– zervikal [Chondrosis intervertebralis cervicalis] M50.3
Chondrosis intervertebralis M51.3
– cervicalis [Zervikalchondrose] M50.3
Chondrosternal, Distorsion S23.4
Chopart-Gelenk
– Arthrose M19.97
– Dislokation S93.34
– Distorsion S93.6
CHOPS[Kognitive Störung, grobe Gesichtszüge, Herzdefekte, Adipositas, pulmonale Beteiligung, Kleinwuchs, Skelettdysplasie]-Syndrom Q87.8
Chorangiom O02.8
Chorda
– penis, angeboren Q54.4
– tympani, Schädigung G51.8
Chordae tendineae
– Anomalie Q24.8
–– Trikuspidalklappe Q22.8
– Lazeration a.n.k. I51.1
–– nach Myokardinfarkt, akut I23.4
– Ruptur a.n.k. I51.1
–– Komplikation, akut, nach Myokardinfarkt, akut I23.4
Chorditis J38.2
– fibrinosa J38.2
– nodosa J38.2
– tuberosa J38.2
Chordoid, Gliom C71.5
Chordom C80.9
– chondroid
–– Steißbein C41.4
–– Wirbelsäule C41.2
– Kleinhirnbrückenwinkel D43.1
–– bösartig C71.6
–– gutartig D33.1
– Lendenwirbelsäule C41.2
– Os sacrum C41.4
Chorea G25.5
– arzneimittelinduziert G25.4
– bei
–– Endokarditis
––– Aortenklappe
–––– aktiv, mit Krankheit, Mitralklappe I02.0
–––– akut, mit Krankheit, Mitralklappe I02.0 ►

Chorea G25.5 *(Forts.)*
~ bei *(Forts.)*
~~ Endokarditis *(Forts.)*
~~~ Aortenklappe *(Forts.)*
---- rheumatisch
----- aktiv I02.0
------ mit Krankheit, Mitralklappe I02.0
----- akut I02.0
------ mit Krankheit, Mitralklappe I02.0
--- Mitralklappe
---- aktiv I02.0
----- mit Krankheit, Aortenklappe I02.0
---- akut I02.0
----- mit Krankheit, Aortenklappe I02.0
--- Pulmonalklappe, rheumatisch
---- akut I02.0
---- subakut I02.0
--- rheumatisch
---- aktiv I02.0
---- akut I02.0
---- subakut I02.0
--- Trikuspidalklappe
---- aktiv I02.0
---- akut I02.0
-- Insuffizienz, Mitralklappe, rheumatisch
--- aktiv I02.0
--- akut I02.0
-- Linksherzinsuffizienz, rheumatisch
--- aktiv I02.0
--- akut I02.0
-- Myokarditis, rheumatisch, aktiv I02.0
-- Perikarditis, akut I02.0
-- Valvulitis, rheumatisch, chronisch I09.1
- benigne, mit striataler Beteiligung, mit Beginn im Kindesalter G25.5 G23.9
- chronica progressiva hereditaria G10
- chronisch G25.5
- degenerativ G10
- erblich G10
- familiär, benigne G25.5
- gravis G25.5
- Hemi- G25.5
- hereditär G10
- Huntington G10
-- in der Familienanamnese Z82
-- mit
--- Demenz G10† F02.2*
--- Psychose, organisch F06.8
- Huntington-ähnlich, Erkrankung
-- 1 A81.8
-- 2 G10
- infectiosa I02.9
- juvenilis I02.9
- minor I02.9
-- mit Beteiligung, Herz I02.0
- mit
-- Beteiligung, Herz I02.0
-- Ticstörung G25.6
- posthemiplegisch G25.5
- progressiva G25.5 ►

Chorea G25.5 *(Forts.)*
- rheumatisch I02.9
-- mit
--- Endokarditis I02.0
--- Myokarditis I02.0
--- Perikarditis I02.0
--- Valvulitis I02.0
-- ohne Beteiligung, Herz I02.9
- senil G25.5
- simplex I02.9
- spastisch G25.5
- Sydenham I02.9
-- mit Beteiligung, Herz I02.0
Choreatisch, Reflexhypokinesie G25.5
Choreiform, Bewegung R25.8
Choreoakanthozytose E78.6
Choreoathetose G25.5
- bei Hypothyreose, und Atemnot-Syndrom, neonatal E03.1† G25.5 J99.8*
- dystonisch, mit episodischer Ataxie und Spastik, paroxysmal G24.8
- paroxysmal G25.5
- und Konvulsion, infantil G40.4
Chorioadenoma D39.2
- destruens D39.2
Chorioamnial, Separation O41.8
Chorioamnionitis O41.1
Chorioblastom C58
Chorioenzephalitis A87.2† G05.1*
- akut A87.2† G05.1*
- lymphozytär A87.2† G05.1*
-- serös, akut A87.2† G05.1*
- serös A87.2† G05.1*
Chorioidea
- Ablösung H31.4
- Abszess H30.0
- Abtrennung H31.4
- Anomalie Q14.3
- Atrophie H31.1
- Blutung H31.3
-- expulsiv H31.3
- Deformität
-- angeboren Q14.3
-- erworben H31.8
- Degeneration H31.1
-- hereditär H31.2
- Dystrophie
-- generalisiert, areolär, zentral H31.2
-- hereditär H31.2
- Entzündung H30.9
- Krankheit H31.9
- Lymphom C85.9
- Melanom C69.3
-- maligne C69.3
- Melanoma in situ D03.8
- Nävus D31.3
- Narbe H31.0
- Reizung, sympathisch H44.1
- Ruptur H31.3
- Sklerose H31.1
- Störung, Pigmentation, angeboren Q14.3 ►
~~~

Chorioidea *(Forts.)*
– Streifen, angioid H35.38
– Syphilis, sekundär A51.4† H32.0*
– Tuberkulose A18.5† H32.0*
– und Retina
–– Entzündung H30.9
–– Kolobom Q14.8
– Verletzung S05.8
– Verschluss, mangelhaft Q14.3
Chorioideagefäß, und Retinagefäß, Anastomose, angeboren Q14.8
Chorioideal
– Effusion H31.4
– Neovaskularisation H31.8
Chorioidealplexus
– Papillom D33.0
–– anaplastisch C71.5
–– maligne C71.5
– Ventrikel, vierter, Papillom D33.1
Chorioideopathie, serpiginös H31.8
Chorioideremie H31.2
– mit Taubheit, und Adipositas Q87.8
Chorioiditis H30.9
– angeboren H30.9
– degenerativ H31.1
– disseminata H30.1
– fokal H30.0
– herdförmig H30.0
– hereditär H31.2
– Retino- H30.9
– serpiginös H30.8
– spätsyphilitisch A52.7† H32.0*
–– konnatal A50.3† H32.0*
– syphilitisch
–– konnatal A50.0† H32.0*
–– sekundär A51.4† H32.0*
– tuberkulös A18.5† H32.0*
Chorioidopathie
– punktförmig, innere H31.8
– Vitreoretino-, autosomal-dominant H35.5
Chorioidose H31.0
– degenerativ H31.1
– hereditär H31.2
Chorioidpapillom D33.0
Chorioidplexus, Papillom, atypisch C71.5
Choriokarzinom, Zentralnervensystem C72.9
Choriomeningitis A87.2† G02.0*
– akut A87.2† G02.0*
– lymphozytär A87.2† G02.0*
–– serös, akut A87.2† G02.0*
– serös A87.2† G02.0*
Chorion
– Abnormität O41.9
–– mit Schädigung, Fetus/Neugeborenes P02.9
– Adenom D39.2
–– destruierend D39.2
– Amnionitis O41.1
–– mit Schädigung, Fetus P02.7
– Angiom O02.8
– Epitheliom C58
– Epitheliose D39.2 ►

Chorion *(Forts.)*
– Fibrose O41.8
– Karzinom C58
–– bei der Frau C58
–– beim Mann C62.9
–– Ovar, nichtgestational, primär C56
– Tumor O01.9
– Zyste O41.8
Chorionadenoma destruens D39.2
Chorionepitheliom
– Hoden C62.9
– Metastase C79.9
Chorionepitheliosis interna D39.2
Chorionkarzinom
– bei Schwangerschaft C58
– gestational C58
Chorioretinal
– Atrophie, bifokal, progressiv H35.5
– Degeneration H31.1
–– hereditär H31.2
–– peripapillär, helikoid H31.2
– Narbe H31.0
–– nach chirurgischem Eingriff, wegen Ablösung H59.8
–– nicht-makulär H31.0
–– postoperativ H59.8
Chorioretinitis H30.9
– bei
–– Spätsyphilis A52.7† H32.0*
–– Toxoplasmose B58.0† H32.0*
– centralis serosa H30.0
– disseminata H30.1
– disseminiert, bei Neurosyphilis A52.1† H32.0*
– fokal H30.0
– herdförmig H30.0
– juxtapapillaris H30.0
– konnatal
–– durch Toxoplasmose P37.1† H32.0*
–– spätsyphilitisch A50.3† H32.0*
–– syphilitisch A50.0† H32.0*
– Neuro- H30.9
– progressiv, myopisch H44.2
– syphilitisch
–– disseminiert A52.7† H32.0*
–– sekundär A51.4† H32.0*
– tuberkulös A18.5† H32.0*
Chorioretinopathia centralis serosa H35.7
Chorioretinopathie
– Birdshot- H30.1
– mit Lymphödem, bei Mikrozephalie Q87.8
– Typ Birdshot H30.1
– zentral, serös H35.7
Chorioretinopathie-Mikrozephalie-Syndrom, autosomal-rezessiv Q87.8
Choroidal – s. chorioideal
Choroidea – s. Chorioidea
Chotzen-Syndrom, Saethre- Q87.0
Christ-Siemens-Touraine-Syndrom Q82.4
Christbaumschmuck-Katarakt G71.1† H28.2*
Christian-Syndrom
– Hand-Schüller- C96.5 ►

Christian-Syndrom *(Forts.)*
– Pfeifer-Weber- M35.6
–– mit Lipidgranulom M35.6
Christianson-Syndrom Q87.8
Christmas disease D67
Christol-Syndrom, Bazex-Dupré- Q82.8
Chrobak-Becken, Otto- [Protrusio acetabuli] M24.7
Chrom
– Allergie L23.0
– Dermatitis, toxisch L24.8
– Kontaktdermatitis, allergisch L23.0
– Mangel E61.4
Chromaffinom, maligne C80.9
Chromat, Vergiftung T56.2
Chromatopsie H53.1
Chromatose L81.9
Chromaturie R82.9
Chromhidrose L75.1
– Pseudo- L67.8
Chromomykose B43.9
– Haut B43.0† L99.8*
– subkutan, mit
–– Abszess B43.2† L99.8*
–– Zyste B43.2† L99.8*
Chromomykotisch, Abszess, Gehirn B43.1† G07*
Chromophob
– Adenokarzinom C75.1
–– Hypophyse C75.1
– Adenom D35.2
–– Hypophyse D35.2
– Karzinom C75.1
–– Hypophyse C75.1
–– Nierenzellen C64
Chromophytose B36.0
Chromoproteinniere [Hämoglobinurische Nephrose] N04.9
Chromosom
– 4, Deletion
–– kurzer Arm Q93.3
–– partiell, kurzer Arm Q93.3
– 5, Deletion
–– kurzer Arm Q93.4
–– partiell, kurzer Arm Q93.4
– 18, Deletion, langer Arm Q93.5
–– mit komplexen Rearrangements a.n.k. Q93.7
– Aberration Q99.9
– akzessorisch a.n.k. Q92.9
–– mit
––– Rearrangement, komplex, nur in Prometaphase sichtbar Q92.4
––– Rearrangements, komplex a.n.k. Q92.5
– Anomalie Q99.9
–– Fetus, Betreuung, Schwangere O35.1
–– in der
––– Anamnese Z87.7
––– Familienanamnese Z82
–– Untersuchung
––– bei Athleten Z10
––– Fruchtwasser Z36.0 ►

Chromosom *(Forts.)*
– Befund, abnorm R89.8
–– bei Schwangerschafts-Screening O28.5
– Defekt Q99.9
– Deletion, mit komplexen Rearrangements a.n.k. Q93.7
– Diagnostik, pränatal Z36.0
– dizentrisch Q93.2
– Doppel-
–– mit Rearrangements, komplex a.n.k. Q92.5
–– nur in Prometaphase sichtbar a.n.k. Q92.4
– Duplikation, Prometaphase Q92.4
– Fehlbildung Q99.8
– ganz, Trisomie Q92.9
– Inversion, normales Individuum Q95.1
– Rearrangement, balanciert Q95.9
–– beim abnormen Individuum Q95.2
– ringförmig Q93.2
– Translokation a.n.k. Q99.8
–– balanciert Q95.9
––– beim normalen Individuum Q95.0
Chromosomenarm
– ganz, Verdoppelung Q92.2
– inkomplett, Verdoppelung Q92.3
Chromosomenbruch-Syndrom, Nijmegen- Q87.8
Chromosomenteil, Deletion Q93.5
Chronic
– fatigue syndrome G93.3
– regional pain syndrome [CRPS], Typ
–– I G90.59
–– II, Extremität
––– obere G90.60
––– untere G90.61
Chronifiziert, Depression F32.9
Chronisch – s. Art der Krankheit
Chronisch-bullös
– Dermatose, beim Kind L12.2
– Krankheit, beim Kind L12.2
Chronisch-degenerativ, Zervikalsyndrom M47.22
Chronisch-entzündlich
– Erkrankung, Darm
–– IL21-abhängig, infantil D83.8 K52.8
–– Interleukin-10-assoziiert, früh beginnend K52.8
– Krankheit, Darm, TRIM22-assoziiert K52.8
– Prozess, Zentralnervensystem G04.9
Chronisch-hyperplastisch, Laryngitis J37.0
Chronisch-kongestiv, Splenomegalie D73.2
Chronisch-neuropathische Form, Gaucher-Krankheit E75.2
Chronisch-obstruktiv
– Bronchialsyndrom J44.89
– Bronchitis J44.89
–– mit
––– Exazerbation, akut J44.19
––– FEV_1
–––– <35 % des Sollwertes J44.80
–––– ≥35 % und <50 % des Sollwertes J44.81 ►

Chronisch-obstruktiv *(Forts.)*
~ Bronchitis J44.89 *(Forts.)*
~~ mit *(Forts.)*
~~~ FEV$_1$ *(Forts.)*
–––– ≥50 % und <70 % des Sollwertes J44.82
–––– ≥70 % des Sollwertes J44.83
– Emphysembronchitis J44.89
– Erkrankung, Lunge J44.99
–– mit Exazerbation, akut J44.19
– Krankheit
–– Atemwege J44.99
–– Lunge, mit FEV$_1$
––– <35 % des Sollwertes J44.90
––– ≥35 % und <50 % des Sollwertes J44.91
––– ≥50 % und <70 % des Sollwertes J44.92
– Tracheobronchitis J44.89
–– mit
––– Exazerbation J44.19
––– Infektion, Atemwege, untere, akut J44.09
Chronisch-rezidivierend
– Gastritis K29.5
– Lumbalgie M54.5
– Lumbalsyndrom M54.16
– Urtikaria L50.8
Chronisch-spastisch, Bronchitis J44.89
Chronisch-venös, Insuffizienz I87.20
– mit Ulzeration I87.21
– peripher I87.20
Chrysanthemen
– Allergie T78.4
– Überempfindlichkeit T78.4
Chrysops-Fieber A21.9
Chudley-McCullough-Syndrom Q87.8
Chung-Jansen-Syndrom Q87.0
Churg-Strauss-Syndrom [Allergische granulomatöse Angiitis] [Allergisch bedingte systemische granulomatös-nekrotisierende Vaskulitis (Arteriitis)] [Allergische Granulomatose] M30.1
Churg-Syndrom, Wegener-Klinger- M31.3
– mit Beteiligung, Lunge M31.3† J99.1*
Chuvash-Polyzythämie D75.1
Chylektasie I89.8
Chylös
– Aszites, nicht durch Filarien I89.8
– Erguss J94.0
–– Pleura J94.0
– Hydrothorax, nicht durch Filarien J94.0
– Zyste
–– Mesenterium I89.8† K67.8*
–– Peritoneum I89.8† K67.8*
Chylomikronämie-Syndrom, familiär E78.3
Chylomikronen-Retentionskrankheit E78.6
Chyloperikard I31.3
Chylothorax J94.0
– kongenital J94.0
– nicht durch Filarien J94.0
Chylozele I89.8
– nicht durch Filarien I89.8
– Tunica vaginalis testis N50.8
–– nicht durch Filarien N50.8
Chylurie R82.0
– nicht durch Filarien R82.0
Chylusartig, Erguss J94.0
– Pleura J94.0
Chyluszyste I89.8
Cicatrix L90.5
– hypertrophica L91.0
CIDEC-Gen-assoziiert, Lipodystrophie, partiell, familiär E88.1
CIDP [Chronische inflammatorische demyelinisierende Polyneuropathie] G61.8
Ciguatera, Ichthyismus T61.0
Ciguatera-Fischvergiftung T61.0
CIHK [Chronische ischämische Herzkrankheit] I25.9
– dekompensiert I25.9
Ciliar – s. Ziliar
CIN [zervikale intraepitheliale Neoplasie] – s.a. Neoplasie, zervikal, intraepithelial N87.9
– I. Grades N87.0
– II. Grades N87.1
– III. Grades D06.9
–– mit Dysplasie, hochgradig D06.9
CINCA[Chronisch-infantiles neuro-kutaneo-artikuläres]-Syndrom M35.8
CIPO [Chronische intestinale Pseudoobstruktion] K59.8
Cipriani-Krankheit D55.0
Circulus arteriosus
– Aneurysma, angeboren, rupturiert I60.6
– cerebri
–– Aneurysma I67.10
––– angeboren Q28.30
––– rupturiert I60.6
–– Ruptur I60.6
– Willisii, Aneurysma I67.10
Circumcisio – s.a. Zirkumzision Z41.2
Cirrhose cardiaque K76.1
Cirrhosis – s.a. Zirrhose K74.6
– hepatis K74.6
–– äthyltoxisch K70.3
–– toxisch K71.7
– renis N26
Citrin, Mangel, mit Cholestase, intrahepatisch, neonatal E72.2
Citrobacter-freundii-Komplex, mit Multiresistenz
– 2MRGN NeoPäd U81.05! *[nur Zusatzkode!]*
– 3MRGN U81.25! *[nur Zusatzkode!]*
– 4MRGN U81.45! *[nur Zusatzkode!]*
Citrullin, Stoffwechselstörung E72.2
Civatte-Krankheit L57.3
CJD [Creutzfeldt-Jakob-Disease] A81.0
Cladosporiose B36.1
Cladosporium
– castellani, Infektion B36.1
– werneckii, Infektion B36.1
CLAPO-Syndrom [Capillary malformation of the lower lip, lymphatic malformation of the face and neck, asymmetry and partial or generalized overgrowth] Q87.3
~~~

Clark-Baraitser-Syndrom Q87.0
Clarke-Hadfield-Syndrom [Mukoviszidose] E84.9
Clarke-Howel-Evans-McConnell-Syndrom Q82.8 C15.9
Clastothrix L67.0
Claude-Bernard-Horner-Syndrom G90.2
– kongenital G90.2
– traumatisch S14.5
Claude-Syndrom I66.8† G46.3*
Claudicatio
– intermittens I73.9
–– arteriosklerotisch, Rückenmark G95.18
–– bei Verschlusskrankheit, arteriell, peripher I70.29
–– syphilitisch A52.0† I79.8*
–– venös I87.8
–– zerebral G45.99
– spinalis
–– bei
––– Schaden, Bandscheibe, lumbal M51.1† G55.1*
––– Stenose, Spinalkanal M48.09† G55.3*
–––– lumbal M48.06† G55.3*
–– (bei vaskulärer Myelopathie) G95.18
Clausen-Syndrom, Dyggve-Melchior- Q77.7
Claustrophobia F40.2
Clavicula – s. Klavikula
Clavus – s.a. Klavus L84
Cléjat-Jacobi-Syndrom, Petges- M33.1
Clement-Syndrom, Müller-Ribbing- Q78.8
Clifford-Syndrom P08.2
Climacterium
– praecox E28.3
– tardum N95.1
– virile, mit Psychosyndrom N50.8
Climax virile N50.8
Clindamycin
– Allergie T88.7
– Überempfindlichkeit T88.7
CLIPPERS[Chronic lymphocytic inflammation with pontine perivascular enhancement responsive to steroids]-Syndrom G04.8
CLL [Chronische lymphatische Leukämie] C91.10
– in kompletter Remission C91.11
CLN1[Zeroidlipofuszinose, neuronale Typ 1]-Krankheit E75.4
CLN2[Zeroidlipofuszinose, neuronale Typ 2]-Krankheit E75.4
CLN3[Zeroidlipofuszinose, neuronale Typ 3]-Krankheit E75.4
CLN4A[Zeroidlipofuszinose, neuronale Typ 4A]-Krankheit E75.4
CLN4B[Zeroidlipofuszinose, neuronale Typ 4B]-Krankheit E75.4
CLN5[Zeroidlipofuszinose, neuronale Typ 5]-Krankheit E75.4
CLN6[Zeroidlipofuszinose, neuronale Typ 6]-Krankheit E75.4
CLN7[Zeroidlipofuszinose, neuronale Typ 7]-Krankheit E75.4
CLN8[Zeroidlipofuszinose, neuronale Typ 8]-Krankheit E75.4
CLN9[Zeroidlipofuszinose, neuronale Typ 9]-Krankheit E75.4
CLN10[Zeroidlipofuszinose, neuronale Typ 10]-Krankheit E75.4
Cloaca persistens Q43.7
Clomifentest Z31.4
Clonidin, Vergiftung T46.5
Clonorchiasis B66.1
– Leber B66.1† K77.0*
Clonorchis sinensis, Infektion B66.1
– Leber B66.1
Clonus uteri O62.4
Cloquet-Kanal, persistierend Q14.0
Cloralbetain, Abhängigkeit F13.2
Clostridioides difficile, Infektion A04.79
Clostridium
– bifermentans, Infektion A48.0
– botulinum
–– Infektion A05.1
–– Lebensmittelvergiftung A05.1
– difficile
–– Enteritis
––– infektiös A04.79
––– toxisch A04.79
–– Enterokolitis A04.79
––– mit Megakolon
–––– mit Organkomplikation A04.73
–––– ohne Organkomplikation A04.72
––– ohne Megakolon
–––– mit Organkomplikation A04.71
–––– ohne Organkomplikation A04.70
–– Infektion A04.79
––– rekurrent U69.40! *[nur Zusatzkode!]*
–– Kolitis
––– infektiös A04.79
––– toxisch A04.79
–– Lebensmittelvergiftung A04.79
–– Megakolon A04.72
–– Sepsis A41.4
– Enteritis A04.79
– Enterokolitis A04.79
– Entzündung, Zellgewebe A48.0
– histolyticum, Infektion A48.0
– Infektion a.n.k. A48.0
–– kongenital P37.8 B96.7!
– Myositis A48.0
– Nekrose, Muskel A48.0
– novyi, Infektion, als Gasbranderreger A48.0
– oedematiens, Infektion A48.0
– perfringens
–– Diarrhoe A04.8
–– Enteritis
––– infektiös A04.8 B96.7!
––– nekrotisierend A05.2
–– Erreger B96.7! *[nur Zusatzkode!]*
–– Gangrän A48.0
–– Lebensmittelvergiftung A05.2 ►

Clostridium *(Forts.)*
~ perfringens *(Forts.)*
–– Sepsis A41.4
– Phlegmone A48.0
– septicum, Infektion, als Gasbranderreger A48.0
– sordellii, Infektion, als Gasbranderreger A48.0
– welchii, Lebensmittelvergiftung A05.2
Clouston-Syndrom Q82.8
CLOVES-Syndrom [Congenital lipomatous overgrowth, vascular malformation, epidermal nevi, spinal anomaly] Q87.3
Clozapin, Vergiftung T43.3
Cluster headache [Bing-Horton-Syndrom] G44.0
Cluster-Kopfschmerzen G44.0
– chronisch G44.0
– episodisch G44.0
Cluster-Migräne G44.0
Clutton-Hydrarthrose A50.5† M03.19*
CM-AVM [Kapilläre Malformation, arteriovenöse Malformation] Q27.3
CML [Chronische myeloische Leukämie] C92.10
– in kompletter Remission C92.11
CMML [Chronische myelomonozytäre Leukämie] C93.10
– in kompletter Remission C93.11
– mit Eosinophilie C93.10
–– in kompletter Remission C93.11
CMML-1 C93.10
– in kompletter Remission C93.11
CMML-2 C93.10
– in kompletter Remission C93.11
CMO [Corticosteron-Methyloxidase], Mangel, Typ I E27.4
CMUSE [Kryptogene multifokale ulzeröse stenosierende Enteritis] K63.3
CMV [Zytomegalievirus]
– Infektion, bei Krankheit, durch HIV B20 B25.9
– Krankheit, mit Ablatio retinae exsudativa B25.9
– Retinitis
–– bei Krankheit, durch HIV B20† B25.88 H32.0*
–– mit Ablatio retinae, HIV-positiv B20† B25.88 H32.0*
CMV[Zytomegalievirus]-Infektion, vorgeburtlich P35.1
Coarctatio aortae Q25.1
– postduktal Q25.1
– präduktal Q25.1
COASY[Coenzym-A-Synthase]-Protein-assoziiert, Neurodegeneration G23.0
Coats-Krankheit H35.0
Coats-plus-Syndrom Q87.8
Coats-Retinopathie H35.0
COB [Chronisch obstruktive Bronchitis] J44.89
Cobalamin
– Malabsorption, selektiv, mit Proteinurie D51.1
– Mangel E53.8
Cobalamin-Cofaktor-Metabolismus, Defekt, mit Homozystinurie E72.1
Cobb-Syndrom Q27.3
Cocain – s. Kokain
Coccidioides, Infektion B38.9
Coccidiosis – s.a. Kokzidiose A07.3
Coccygodynia – s.a. Kokzygodynie M53.3
Cochenillerot
– Allergie [E 124] T78.4
– Überempfindlichkeit [E 124] T78.4
Cochinchina-Diarrhoe B78.0
Cochinchina-Ulkus B55.1
Cochlea, Degeneration H83.8
Cochrane-Syndrom E71.1
Cockayne-Syndrom Q87.1
– Typ
–– 1 Q87.1
–– 2 Q87.1
–– 3 Q87.1
– Weber- Q81.8
CODAS[Cerebro-okulo-dento-aurikulo-skelettales]-Syndrom Q87.8
Codein
– Abhängigkeit F11.2
– Vergiftung T40.2
–– akut T40.2
Codman-Tumor D16.9
Coecum – s.a. Zäkum
– mobile Q43.3
Coeliacia – s.a. Zöliakie K90.0
Coenurosis B71.8
Coeruloplasmin, Mangel E83.0
Coffin-Lowry-Syndrom Q87.0
Coffin-Siris-Syndrom Q87.1
Coffin-Syndrom Q89.8
COFS-Syndrom [Cerebro-oculo-facio-sceletal syndrome] Q87.8
COG2-assoziiert
– CDG [Congenital disorder of glycosylation] E77.8
– Glykosylierungs-Krankheit, kongenital E77.8
Cogan-I-Syndrom H16.3
Cogan-II-Syndrom H51.8
Cogan-Hornhautdystrophie, mikrozystisch H18.5
Cogan-Reese-Syndrom H21.8
Cohen-Syndrom Q87.8
– Lowe-Kohn- Q87.8
Coilonychia – s.a. Koilonychie L60.3
Coitus – s. Koitus
Colchizin, Vergiftung T50.4
COLD [Chronic obstructive lung disease] J44.99
Cole-Carpenter-Syndrom Q78.0
Cole-Engman-Syndrom, Zinsser- Q82.8
– mit Anämie, aplastisch Q82.8 D61.9
Coli-Zystitis N30.8 B96.2!

Colica – s.a. Kolik R10.4
– flatulenta R14
– hepatica K80.50
– mucomembranosa K58.8
– mucosa K58.8
– renalis N23
– saturnina a.n.k. T56.0
– spastica R10.4
– verminosa B83.9
Colinet-Syndrom, Caplan- M05.19† J99.0*
Colipase, Mangel K90.3
Colitis – s.a. Kolitis A09.9
– chronica purulenta K51.9
– cystica superficialis K52.8
– granulomatosa K50.1
–– regionalis K50.1
– gravis regionalis K50.1
– in der Eigenanamnese Z87.1
– indeterminata K52.38
–– linksseitig K52.31
–– Rektosigmoid K52.32
–– subtotal K52.30
– mucosa
–– membranosa K58.8
–– psychogen F54 K58.8
– polyposa K51.4
– pseudomembranacea, durch Clostridium difficile A04.79
– regionalis K50.1
– ulcerosa K51.9
–– chronisch K51.9
–– mit Arthritis K51.9† M07.59*
––– juvenil K51.9† M09.29*
–– psychogen F54 K51.9
Colles-Fraktur S52.51
Collet-Sicard-Syndrom G52.7
Colliculus seminalis
– Hypertrophie N36.8
– Polyp N50.8
Collins-Syndrom, Treacher- Q75.4
Collum – s.a. Kollum
– anatomicum humeri, Fraktur S42.23
– chirurgicum humeri, Fraktur S42.22
– obstipum M43.6
– radii, Fraktur S52.12
– uteri
–– Adenokarzinom C53.9
–– Karzinom C53.9
Coloboma – s.a. Kolobom Q13.0
Colon – s.a. Kolon
Colon ascendens
– Adenokarzinom C18.2
– Adenom
–– tubulovillös D12.2
–– villös D37.4
– Ischämie K55.9
– Kolon, Plattenepithelkarzinom C18.2
– Perforation K63.1
– Plattenepithelkarzinom, Kolon C18.2
– Verletzung S36.51
Colon descendens
– Adenom D12.4
– Tumor D37.4
– Verletzung S36.53
Colon irritabile K58.8
– mit Diarrhoe K58.1
– ohne Diarrhoe K58.8
– psychogen F45.32
Colon sigmoideum
– Adenom
–– tubulovillös D12.5
–– villös D37.4
– Karzinom C18.7
– Schädigung K63.9
– Tumor D37.4
– Varizen I86.81
– Verletzung S36.54
Colon transversum
– Adenokarzinom C18.4
– Tumor D37.4
– Verletzung S36.52
Colorado-Zeckenfieber A93.2
Colpitis – s.a. Kolpitis N76.0
Columna vertebralis
– Karzinom C79.5
– Sarkom C41.2
Coma R40.2
– acidoticum, bei
–– Diabetes mellitus E14.01
–– Typ-1-Diabetes mellitus E10.01
–– Typ-2-Diabetes mellitus E11.01
– apoplecticum I64
– cardiale R40.2
– cerebrale R40.2
– diabeticum E14.01
–– bei
––– Typ-1-Diabetes mellitus E10.01
––– Typ-2-Diabetes mellitus E11.01
– eclampticum R56.8
– epilepticum G40.8
– hepaticum K72.9 K72.74!
–– bei
––– Hepatitis
–––– A, durch Virus B15.0 K72.74!
–––– durch Virus B19.0 K72.74!
–––– epidemisch B15.0 K72.74!
–––– infectiosa B15.0 K72.74!
–––– katarrhalisch B15.0 K72.74!
––– Icterus catarrhalis B15.0 K72.74!
––– Ikterus
–––– epidemisch B15.0 K72.74!
–––– fieberhaft B15.0 K72.74!
––– Versagen, Leber, alkoholisch K70.48
––– Virushepatitis D, akut B16.0
–– mit Begleitinfektion, durch Delta-Virus, mit Hepatitis B, durch Virus, akut B16.0 K72.74!
– hypercapnicum R40.2
– hyperglycaemicum diabeticum E14.01
–– bei
––– Typ-1-Diabetes mellitus E10.01
––– Typ-2-Diabetes mellitus E11.01 ►

Coma R40.2 *(Forts.)*
– hypoglycaemicum E15
– prolongé R40.2
– uraemicum N19
– vigile G93.80
Combat fatigue F43.0
Comedo L70.0
Comèl-Netherton-Syndrom Q80.8
Common variable
– Agammaglobulinämie D80.1
– immunodeficiency D83.9
Common-Migräne G43.0
Commotio – s.a. Kommotio
– cerebri S06.0
–– mit Psychosyndrom F07.2
– renis S37.01
– retinae S05.8
– spinalis T09.3
Commotio-Syndrom F07.2
Compound-Nävus D22.9
Compressio – s.a. Kompression
– cerebri G93.5
–– Blutung, Hirndruck, bei Schädelhirnverletzung, gedeckt, schwer S06.21 S01.83!
Concha auriculae
– Anomalie Q17.3
– Deformität, angeboren Q17.3
Concretio
– cordis I31.1
– pericardii I31.1
– praeputii N47
Condyloma – s.a. Kondylom A63.0
– latum A51.3
–– bei Syphilis, konnatal A50.0
–– syphilitisch A51.3
Condylomata A63.0
– acuminata A63.0
–– gonorrhoisch A54.0
– ani A63.0
– vulvae A63.0
Condylus
– lateralis tibiae, Fraktur, mit Fraktur, Fibula S82.11
– medialis tibiae
–– Fraktur, mit Fraktur, Fibula S82.11
–– Osteochondrose, juvenil M92.5
Congelatio T35.7
Conglutinatio praeputii N47
Conidiobolus, Infektion B46.8
Conjunctiva – s. Konjunktiva
Conjunctivitis – s.a. Konjunktivitis H10.9
– aestivalis H10.3
– allergica
–– acuta H10.1
–– chronica H10.4
– blennorrhoica neonatorum A54.3† H13.1*
– diphtherica A36.8† H13.1*
– epidemica B30.9† H13.1*
– follicularis H10.4† H13.1*
–– acuta H10.2† H13.1*
––– durch Adenovirus B30.1† H13.1* ►

Conjunctivitis – s.a. Konjunktivitis H10.9 *(Forts.)*
~ follicularis H10.4† H13.1* *(Forts.)*
–– chronica H10.4
– haemorrhagica
–– acuta B30.3† H13.1*
–– epidemica B30.3† H13.1*
– neonatorum P39.1
– nodosa H10.2
–– acuta H10.2
–– chronica H10.4
– petrificans H10.4
– phlyktaenulosa H10.4
– sicca, im Sinne des
–– Sjögren-Syndroms M35.0† H13.2*
–– Syndroms des trockenen Auges H04.1
– simplex H10.9
– tuberculosa A18.5† H13.1*
– vernalis H10.4
Conn-Syndrom E26.0
Conradi-Hünermann-Happle-Syndrom Q77.3
Conradi-Hünermann-Syndrom Q77.3
Conradi-Syndrom, Bowen- Q87.8
Contusio T14.05
– abdominis S39.9
– bulbi S05.1
–– mit Glaukom H40.3
– capitis S00.95
– cerebri S06.21
– cordis S26.81
– orbitae S05.1
– retinae, mit Berlin-Ödem S05.1
– spinalis T09.3
– thoracis S20.2
Conus Q14.8
– arteriosus, Aneurysma I25.3
– medullaris
–– Erschütterung S34.38
–– Rückenmark, Prellung S34.38
Conus-medullaris-Syndrom G95.88
Convoluted-Cell-Typ-Lymphom C83.3
Cooks-Syndrom Q74.8
Cooley-Anämie D56.1
Coombs-Test, positiv R76.8
Cooper-Syndrom N64.4
Cooper-Wang-Jabs-Syndrom Q87.8
COP [Cryptogenic organising pneumonia] J84.00
COPA[Coatomer-Protein-Komplex, Untereinheit alpha]-Syndrom M35.8
COPD [Chronic obstructive pulmonal disease] J44.99
– Emphysemtyp J44.89
– mit Exazerbation J44.19
COPE [Chronische obstruktive Pulmonalerkrankung] J44.99
Cor
– adiposum I51.5
– biloculare Q20.8
– bovinum I51.7
– hypertonicum I11.90 ►

Cor *(Forts.)*
– kyphoscolioticum I27.1
– nervosum F45.30
– pulmonale I27.9
–– akut I26.0
––– bei Embolie, Lunge I26.0
–– bei
––– Thromboembolie
–––– Pulmonalarterie I26.0
–––– Pulmonalvene I26.0
––– Thrombose
–––– Pulmonalarterie I26.0
–––– Pulmonalvene I26.0
–– chronisch I27.9
– triatriatum Q24.2
–– dexter Q24.2
–– sinister Q24.2
– triloculare Q20.8
–– biatriatum Q20.4
–– biventriculare Q21.1
– univentriculare Q20.4
Cordylobia anthropophaga, Myiasis, furunkuloid B87.0
Cori-Forbes-Krankheit E74.0
Cori-Krankheit E74.0
Cornea – s.a. Kornea
– guttata H18.5
–– degenerativ H18.4
– plana Q13.4
–– kongenital Q13.4
– verticillata H18.5
Cornelia-de-Lange-I-Syndrom Q87.1
Cornelia-de-Lange-II-Syndrom Q87.1
Cornelia-de-Lange-Syndrom Q87.1
Cornu
– anterius, Degeneration, progressiv G12.2
– cutaneum L85.8
–– Lid L85.8
CORO1A-Mangel, mit Immundefekt, kombiniert, schwer D81.2
Coronar – s. Koronar
Coronariitis – s.a. Koronariitis I25.8
Coronavirus
– 2019, Infektion
–– klinisch-epidemiologisch bestätigt Z20.8 U07.2!
–– Virus nachgewiesen, ohne klinische Symptome Z22.8 U07.1!
– als Erreger B97.2! *[nur Zusatzkode!]*
– in der Eigenanamnese U08.9
– Infektion a.n.k. B34.2
– Krankheit, 2019, Virus
–– nachgewiesen U07.1! *[nur Zusatzkode!]*
–– nicht nachgewiesen U07.2! *[nur Zusatzkode!]*
– multisystemisches Entzündungssyndrom, zeitlich assoziiert mit COVID-19 U10.9
–– Kawasaki-like-Syndrom U10.9
–– MIS-C [Multisystem inflammatory syndrome in children] U10.9
–– PIMS [Paediatric inflammatory multisystem syndrome] U10.9 ►

Coronavirus *(Forts.)*
~ multisystemisches Entzündungssyndrom, zeitlich assoziiert mit COVID-19 U10.9 *(Forts.)*
–– Zytokinsturm U10.9
– Post-COVID-19-Zustand U09.9! *[nur Zusatzkode!]*
Corpora
– amylacea, Prostata N42.8
– quadrigemina, Zyste G93.0
Corpus adiposum, Hypertrophie M79.46
Corpus albicans, Zyste N83.2
Corpus aorticum, Tumor D44.7
Corpus callosum
– Agenesie Q04.0
–– bei Mikrozephalie, und Polymikrogyrie Q02 Q04.0
–– isolierte Form Q04.0
–– mit Makrozephalie, und Hypertelorismus Q04.0
–– und Tetraparese, spastisch, bei Minderung, Intelligenz, X-chromosomal Q87.8
– Aplasie Q04.0
– Demyelinisation, zentral G37.1
– Enzephalopathie, demyelinisierend G37.1
– Fehlbildung, angeboren Q04.0
– Hypoplasie Q04.0
Corpus caroticum, Tumor D44.6
Corpus cavernosum
– Abszess N48.2
– Atrophie N48.8
– Entzündung N48.2
– Fibrosklerose N48.6
– Furunkel N48.2
– Gangrän N48.2
–– nichtinfektiös N48.8
– Geschwür, chronisch N48.5
– Hämatom, nichttraumatisch N48.8
– Hypertrophie N48.8
– Kalzifikation N48.8
– Karbunkel N48.2
– Krankheit N48.9
– Phlegmone N48.2
– Prellung S30.2
– Sklerose
–– bei der Frau N90.8
–– beim Mann N48.6
– Thrombose N48.8
Corpus cavernosum penis
– Induration N48.6
– Ulkus, chronisch N48.5
– Verhärtung N48.6
Corpus ciliare, Fremdkörper, retiniert H44.7
Corpus geniculatum, Krankheit H47.5
Corpus liberum M24.09
– Knie M23.4
Corpus luteum
– Abszess N70.9
– Infektion N70.9
– Insuffizienz E28.8
– persistierend E28.8
– Ruptur N83.1 ►

Corpus luteum *(Forts.)*
– Zyste N83.1
–– hämorrhagisch N83.1
–– Ruptur N83.1
Corpus Luysi, Blutung I61.0
Corpus pineale
– Dysfunktion E34.8
– Zyste E34.8
Corpus sterni, Fraktur S22.22
Corpus uteri
– Adenokarzinom C54.9
– Adenom D26.1
– Adenosarkom C54.9
– Fibromyom D25.9
– Karzinofibrom C54.9
– Karzinom
–– papillär C54.9
–– Plattenepithel C54.9
– Karzinosarkom C54.9
– Leiomyofibrom D25.9
– Leiomyosarkom C54.9
– Müller-Mischtumor, maligne C54.9
– Neoplasie D39.0
– Polyp N84.0
–– Betreuung, Mutter O34.1
– Rhabdomyosarkom C54.9
– Sarkom C54.9
– Transitionalzellkarzinom C54.1
– Tumor
–– Betreuung, Schwangere O34.1
–– Keimzellen, maligne C54.9
–– neuroektodermal, primitiv C54.9
–– neuroendokrin, gut differenziert C54.9
– Zyste, rezidivierend N85.8
Corpus vitreum
– Anomalie Q14.0
– Deformität
–– angeboren Q14.0
–– erworben H43.8
– Hernie S05.2
–– in die Vorderkammer H43.0
Corpus-pineale-Syndrom E34.8
Corti-Organ
– Agenesie Q16.5
– Anomalie Q16.5
– Deformität, angeboren Q16.5
– Fehlen, angeboren Q16.5
– Hypoplasie Q16.5
– Verformung Q16.5
Cortico-adrenal, Basophilismus E24.0
Corticosteroid – s. Kortikosteroid
Corticosteron-Methyloxidase, Mangel, Typ I E27.4
Corynebacterium diphtheriae, Radikulomyelitis, toxisch A36.8† G05.0*
Cossio-Syndrom Q21.1
Costa
– cervicalis Q76.5
– fluctuans Q76.6
Costa-da-Silva-Syndrom, Richieri- Q87.8
Costa-Pereira-Syndrom, Richieri- Q87.8
Costa-Syndrom, Naguib-Richieri- Q87.8
Costeff-Syndrom E71.1
Costello-Syndrom Q87.8
Costen-Syndrom K07.6
Cotton-Wool-Spot H35.0
Cousin-Syndrom Q87.5
Couvade-Syndrom F60.9
Couvelaire-Syndrom O45.8
COVID-19 U07.2! *[nur Zusatzkode!]*
– durch
–– Labortest nachgewiesen U07.1! *[nur Zusatzkode!]*
–– negatives Labortestergebnis ausgeschlossen Z03.8
– in der Eigenanamnese U08.9
– Infektion U07.2! *[nur Zusatzkode!]*
–– bei
––– Schwangerschaft O98.5 U07.2!
––– Schwangerschaftskomplikation O98.5 U07.2!
–– durch Labortest nachgewiesen U07.1! *[nur Zusatzkode!]*
–– klinisch-epidemiologisch bestätigt Z20.8 U07.2!
–– mit Pneumonie J12.8 U07.2!
–– Verdacht auf U07.2! *[nur Zusatzkode!]*
–– Virus
––– nachgewiesen U07.1! *[nur Zusatzkode!]*
–––– ohne klinische Symptome Z22.8 U07.1!
––– nicht nachgewiesen U07.2! *[nur Zusatzkode!]*
– mit
–– Entzündungssyndrom, multisystemisch U10.9
–– Test, negativ Z03.8
– Post-COVID-19-Zustand U09.9! *[nur Zusatzkode!]*
– zeitlich assoziiert mit
–– Kawasaki-like-Syndrom U10.9
–– MIS-C [Multisystem inflammatory syndrome in children] U10.9
–– PIMS [Paediatric inflammatory multisystem syndrome] U10.9
–– Zytokinsturm U10.9
– Zustand nach U09.9! *[nur Zusatzkode!]*
COVID-19 U07.2! *[nur Zusatzkode!]*
– Immunisierung, Notwendigkeit U11.9
– Impfung
–– Notwendigkeit U11.9
–– prophylaktisch U11.9
Cowden-Syndrom Q85.8
Cowper-Drüse
– Abszess N34.0
–– tuberkulös A18.1† N51.8*
– Adenitis N34.2
– Entzündung N34.2
– Gonorrhoe, mit Abszess A54.1
– Krankheit N34.2
– Tuberkulose A18.1† N51.8*
– Zyste N36.8
Cowperitis N34.2

COX[Cytochrom-C-Oxidase]-Defizienz-Myopathie, reversibel, infantil G71.3
COX [Cytochrom-C-Oxidase], Mangel
– französisch-kanadischer Typ G31.88
– Typ Saguenay-Lac-St. Jean G31.88
Coxa
– antetorta M21.85
– plana M91.2
– saltans M24.85
– valga M21.05
–– als Spätfolge, Rachitis E64.3
–– angeboren Q65.8
–– antetorta M21.05
– vara M21.15
–– als Spätfolge, Rachitis E64.3
–– angeboren Q65.8
Coxalgia – s.a. Koxalgie M25.55
Coxarthritis – s.a. Koxarthritis M13.15
Coxarthrosis – s.a. Koxarthrose M16.9
Coxiella burnetii, Infektion A78
Coxitis – s.a. Koxitis M13.15
– fugax M12.85
– tuberculosa [Ischiophthisis] A18.0† M01.15*
Coxoaurikulär, Syndrom Q87.1
Coxsackievirus
– A24, Konjunktivitis B30.3† H13.1*
– Bronchitis, akut J20.3
– Endokarditis B33.2† I39.8*
– Enteritis A08.3
– Erreger B97.1! *[nur Zusatzkode!]*
– Hepatitis B33.8† K77.0*
– Herpangina B08.5
– Infektion B34.1
–– Pharynx B08.5
–– Zentralnervensystem a.n.k. A88.8
– Karditis B33.2† I52.1*
– Meningitis A87.0† G02.0*
– Myokarditis B33.2† I41.1*
– Perikarditis B33.2† I32.1*
– Pharyngitis B08.5
– Pleurodynie B33.0
CP [Zerebralparese] G80.9
CPEO [Chronische progressive externe Ophthalmoplegie], maternal-vererbt H49.4
CPFE [Kombinierte pulmonale Fibrose mit Emphysem] J84.10 J43.9
CPPD[Kalziumpyrophosphat-Dihydrat]-Ablagerungskrankheit, familiär M11.19
CPS1 [Carbamoylphosphat-Synthetase 1], Mangel E72.2
CPT II [Carnitin-Palmitoyltransferase II], Mangel E71.3
CPTIA [Carnitin-Palmitoyltransferase IA], Mangel E71.3
Crac-Kanal, Defekt, mit Immundefekt, schwer, kombiniert D81.8
Crampi R25.2
Crampus-Syndrom R25.2
Crandall-Syndrom Q87.8
Cranio- – s.a. Kranio-
Craniocleidodysostosis Q74.0
Craniopharyngioma D44.4
Cranium bifidum Q75.8
– hereditär Q75.8
Craurosis – s.a. Kraurose
– ani K62.8
– penis N48.0
– vaginae N89.8
– vulvae N90.4
–– et
––– ani N90.8
––– vaginae N90.4
CREBBP-Genmutation, mit Rubinstein-Taybi-Syndrom Q87.2
Crescendoangina I20.0
CREST-Syndrom [Spezialform der progressiven systemischen Sklerose mit Calcinosis cutis, Raynaud-Phänomen, Ösophagusdysfunktion, Sklerodaktylie und Teleangiektasie] M34.1
Creutzfeldt-Jakob-Krankheit A81.0
– erworben A81.0
– Form, atypisch, durch BSE [Bovine spongiforme Enzephalopathie] A81.0
– hereditär A81.0
– mit
–– Demenz A81.0† F02.1*
–– Psychose, organisch A81.0† F02.1*
– sporadisch A81.0
Cri-du-chat-Syndrom Q93.4
CRIE [Kongenitale retikuläre ichthyosiforme Erythrodermie] Q80.3
Crigler-Najjar-Syndrom E80.5
– mit Ikterus, neonatal E80.5
– Typ
–– 1 E80.5
–– 2 E80.5
CRION [Chronisch rezidivierende inflammatorische Optikusneuritis] H46
Crisponi-Syndrom Q74.3
Criss-cross-Herz Q24.8
Criswick-Schepens-Syndrom H35.0
Critical-illness-Myopathie G72.80
Critical-illness-Polyneuropathie G62.80
Crohn-Krankheit K50.9
– Dickdarm K50.1
– Dünndarm K50.0
–– und Dickdarm K50.82
––– mit Abszess K50.82
– Duodenum K50.0
– Ileum K50.0
– Jejunum K50.0
– Kolon K50.1
– Magen K50.80
– mit
–– Abszess K50.9
–– Arthritis K50.9† M07.49*
––– juvenil K50.9† M09.19*
–– Arthropathie K50.9† M07.49*
– Rektum K50.1
– Speiseröhre K50.81
Crome-Syndrom Q87.8

Cronkhite-Canada-Syndrom Q82.8
Crooke-Apert-Gallais-Syndrom E24.9
Crosby-Syndrom D55.8
Cross-McKusick-Breen-Syndrom E70.3
Cross-Syndrom E70.3
Crosti-Syndrom, Gianotti- L44.4
Croup – s.a. Laryngitis, obstruktiv, akut J05.0
– entzündlich J05.0
– infektiös J05.0
– katarrhalisch J05.0
– nichtdiphtherisch J05.0
– Pseudo- J38.5
Crouzon-Syndrom Q75.1
– mit Acanthosis nigricans Q75.1
Crush-Syndrom T79.5
Crushniere T79.5
Crusta lactea
– endogen L20.8
– seborrhoisch L21.0
Cruveilhier-Krankheit G12.8
Cruveilhier-von-Baumgarten-Krankheit K74.6
Cryptitis – s.a. Kryptitis K62.8
Cryptococcosis – s.a. Kryptokokkose B45.9
Cryptococcus neoformans, Infektion B45.9
Cryptosporidium, Infektion A07.2
– bei Krankheit, durch HIV B20 A07.2
Cryptostroma corticale, Alveolitis J67.60
CSF3R, Defizienz, mit Neutropenie, kongenital, schwer, autosomal-rezessiv D70.0
CSWS [Continuous spikes and waves during slow-wave sleep] G40.01
CT [Computertomographie], Befund
– Abdomen, abnorm R93.5
– Mamma, abnorm R92
CTEPH [Chronische thromboembolische pulmonale Hypertension] I27.20
CTG [Kardiotokogramm], Befund, auffällig O28.8
CTLA4[Cytotoxisches T-Lymphozyten-assoziiertes Antigen 4]-Haploinsuffizienz, mit autoimmun-lymphoproliferativem Syndrom D47.9
CTPS1-Genmutation, mit Immundefekt, kombiniert, schwer D81.8
CUA [Kalzifizierende urämische Arteriolopathie] E83.50
Cubitus
– valgus M21.02
–– als Spätfolge, Rachitis E64.3
–– angeboren Q68.8
– varus M21.12
–– als Spätfolge, Rachitis E64.3
–– angeboren Q68.8
Culicosis bullosa L13.8
Culture shock F43.2
Cumarine
– Embryopathie Q86.2
– Vergiftung T45.5
Cunninghamella, Infektion B46.5
CUP [Cancer of Unknown Primary] C80.0
Currarino-Syndrom Q42.9
Curry-Jones-Syndrom Q87.0
Curschmann-Batten-Steinert-Syndrom G71.1
Curtis-Syndrom, Fitz-Hugh- A54.8† K67.1*
Cushing-Basophilismus E24.0
Cushing-Syndrom E24.9
– Apert- E24.9
– artifiziell E24.2
– arzneimittelinduziert E24.2
– durch
–– Hyperplasie, Nebenniere, makronodulär E24.8
–– Produktion, ACTH [Adrenocorticotropes Hormon], ektop E24.3
–– Tumor, ACTH[Adrenocorticotropes Hormon]-bildend, ektopisch E24.3
– hypophysär E24.0
– iatrogen E24.2
– idiopathisch E24.8
– mit Myopathie E24.9† G73.5*
– Pseudo-, alkoholinduziert E24.4
Cutis
– hyperelastica Q82.8
–– erworben L57.4
– laxa
–– autosomal-dominant Q82.8
–– autosomal-rezessiv, Typ
––– 1 Q82.8
––– 1C Q82.8
––– 2 Q82.8
––– 2A Q82.8
––– 2B Q82.8
–– congenita [Cutis laxa (hereditaria)] Q82.8
–– hyperelastica Q82.8
–– mit Instabilität, Gelenk, und Verzögerung, Entwicklung Q82.8
–– senilis L57.4
– marmorata R23.8
–– teleangiectatica congenita [CMTC] Q27.8
––– mit
–––– Makrozephalie Q87.3
–––– Megalenzephalie Q87.3
– osteosis L94.2
– rhomboidalis nuchae L57.2
– vagantium B85.1
– verticis gyrata Q82.8
–– erworben L91.8
–– essentiell, primär Q82.8
–– nicht-essentiell, primär Q82.8
–– primär Q82.8
Cutis-gyrata-Syndrom, Beare-Stevenson-, Q87.8
CVAgamma [Common variable Agammaglobulinämie] D80.1
CVI [Chronisch-venöse Insuffizienz] I87.20
CVI [Zerebrovaskuläre Insuffizienz] I67.88
– mit Schmerzen, Kopf I67.88
CVID [Common variable immunodeficiency] D83.9
CXCR2, Defizienz, mit Neutropenie, kongenital, schwer, autosomal-rezessiv D70.0
Cyano- – s. Zyano-

Cyclitis – s.a. Zyklitis H20.9
– posterior H30.2
Cyclohexan, Kontaktdermatitis, toxisch L24.2
Cyclophoria alternans H50.5
CYP11A1, Defizienz, mit Insuffizienz, Nebenniere, isoliert, vererbt E27.1
Cyproteronazetat, Nebenwirkung T88.7
Cyriax-Syndrom M89.88
Cystadenoma – s.a. Zystadenom D36.9
Cystathionase, Mangel E72.1
Cystathionin, Stoffwechselstörung E72.1
Cystathionin-beta-Synthase, Mangel E72.1
– mit Homocystinurie E72.1
Cystathionin-Gamma-Lyase, Mangel E72.1
Cystathioninämie E72.1
Cystathioninurie E72.1
Cyste – s. Zyste
Cystic eyeball Q11.0
Cysticercus cellulosae, Infektion B69.9
Cystindiathese E72.8
Cystinosis E72.0
– maligna E72.0
Cystinspeicherkrankheit E72.0† N29.8*
– mit Nephrosklerose E72.0† N29.8*
Cystinurie, mit Lysinurie E72.0
Cystis intrasellaris E23.6
Cystitis – s.a. Zystitis N30.9
– cystica N30.8
– – granulomatosa N30.8
– gangraenosa N30.8
– gonorrhoica A54.0
– gravidarum O23.1
– haemorrhagica N30.9
– intramuralis N30.8
– parenchymatosa N30.8
Cystosarcoma phylloides D48.6
– benignum D24
– Brust D48.6
– malignum C50.9
Cytarabin, Vergiftung T45.1
Cytochrom-C-Oxidase [COX], Mangel
– französisch-kanadischer Typ G31.88
– mit Kardioenzephalomyopathie, infantil, fatal G31.81
– Typ Saguenay-Lac-St. Jean G31.88
Cytochrom-P450-Oxydoreduktase, Mangel, mit Hyperplasie, Nebenniere E25.08
Cytokine release syndrome D76.4
Cytokine-Release-Syndrom D76.4
Cytomegalia infantum B25.9
Czeizel-Losonci-Syndrom Q87.8
Czerny-Spätatrophie K90.0

– D –

D-2-Hydroxyglutaryl-Azidämie E72.8
D-2-Hydroxyglutaryl-Azidurie E72.8
D-2 und L-2-Hydroxyglutar-Azidurie, kombiniert E72.8
D-bifunktionales-Enzym, Mangel E71.3
D-Glycerat-Dehydrogenase, Mangel E74.8
D-Glycerat-Kinase, Mangel E74.8
D-Lysergsäurediäthylamid, Abhängigkeit F16.2
D1-Trisomie Q91.7
Da-Costa-Syndrom F45.37
Da-Silva-Syndrom, Richieri-Costa- Q87.8
Dabue [Ainhum] L94.6
Dacarbazin
– Allergie T88.7
– Überempfindlichkeit T88.7
Dacryocystitis neonatorum P39.1
Dacryosialadenopathia atrophicans M35.0
Dactylolysis
– essentialis [Ainhum] L94.6
– spontanea L94.6
Dämmerungsamblyopie H53.6
Dämmerungsblindheit H53.6
Dämmerungssehen
– Störung H53.6
– subjektiv, vermindert H53.1
Dämmerzustand
– epileptisch F05.8
– hysterisch F44.88
– psychogen F44.88
Dämpfung, Herz
– verbreitert R01.2
– verringert R01.2
Dagga, Abhängigkeit F12.2
Dahlberg-Borer-Newcomer-Syndrom Q87.8
Dahlberg-Syndrom Q87.8
Dakryoadenitis H04.0
– akut H04.0
– chronisch H04.0
– und Sialoadenitis, IgG4[Immunglobulin G4]-assoziiert K11.8
Dakryolith H04.5
– Rhino- H04.5
Dakryolithiasis H04.5
Dakryoma H04.6
Dakryoperizystitis H04.3
– akut H04.3
– chronisch H04.4
– subakut H04.3
Dakryophlegmone H04.3
– akut H04.3
– subakut H04.3
Dakryops H04.1
Dakryosialoadenopathie, atrophisch M35.0
Dakryostenose H04.5
– kongenital Q10.5
Dakryozystitis H04.3
– akut H04.3
–– beim Neugeborenen P39.1
– chronisch H04.4
– phlegmonös H04.3
–– akut H04.3
–– subakut H04.3
– spätsyphilitisch A52.7† H06.0*
– subakut H04.3
– syphilitisch A52.7† H06.0*
–– konnatal A50.0† H06.0*
Dakryozystitis-Osteopoikilose-Syndrom Q78.8 H04.3
Dakryozystoblennorrhoe H04.4
Dakryozystozele H04.6
Daktylitis L08.9
– mit Knochenbeteiligung M86.99
– syphilitisch A52.7† M90.19*
– tuberkulös A18.0† M90.09*
Daltonismus H53.5
Damm
– Abszess L02.2
– Fistel, tuberkulös A18.8
– Furunkel L02.2
– Hämatom, bei Entbindung O71.7
– Haut, Carcinoma in situ D04.5
– Karbunkel L02.2
– Lazeration
–– alt N81.8
–– zentral, Komplikation, Entbindung O70.9
– Nävus D22.5
– Naht
–– geburtshilflich
––– Dehiszenz O90.1
––– Hämatom O90.2
–– Infektion, puerperal O86.0
–– infiziert, nach Entbindung O86.0
– Phlegmone L03.3
– Riss S31.0
–– bei
––– Entbindung O70.9
––– Geburt
–––– 1. Grades O70.0
–––– 2. Grades O70.1
–––– 3. Grades O70.2
–––– 4. Grades O70.3
–– beim Mann S31.0
–– Dehiszenz O90.1
–– Heilung, sekundär O90.1
–– Komplikation, Entbindung O70.9
–– mit
––– Beteiligung
–––– Analschleimhaut, bei Geburt O70.3
–––– Beckenboden, bei Geburt O70.1
–––– Dammmuskulatur, bei Geburt O70.1
–––– Frenulum labiorum pudendi, bei Geburt O70.0
–––– Hymen, bei Geburt O70.0
–––– Labien, bei Geburt O70.0
–––– Rektumschleimhaut, bei Geburt O70.3
–––– Schamlippen, bei Geburt O70.0 ►

Damm *(Forts.)*
~ Riss S31.0 *(Forts.)*
~~ mit *(Forts.)*
~~~ Beteiligung *(Forts.)*
---- Septum rectovaginale, bei Geburt O70.2
---- Sphinkter, bei Geburt O70.2
---- Vagina, bei Geburt O70.0
---- Vaginalmuskulatur, bei Geburt O70.1
---- Vulva, bei Geburt O70.0
--- Hämatom, im Wochenbett O90.2
--- Zerreißung
---- Vagina, als Komplikation, Entbindung O70.0
---- Vaginalmuskel, mit Komplikation, Entbindung O70.1
-- nicht bei Geburt S31.0
-- partal, alt N81.8
-- post partum O90.1
-- sekundär O90.1
-- zentral, bei Entbindung O70.9
- Schmerzen R10.2
-- akut R10.2
- Verletzung S39.9
-- bei Entbindung O70.0
-- oberflächlich S30.9
- Weiterreißen, nach Episiotomie O70.9
- Wunde, geburtshilflich, Dehiszenz O90.1
Damm-Fistel, Urethra- N36.0
Dammbereich, Fissur R23.4
Dammmuskulatur, Beteiligung, bei Riss, Damm, bei Geburt O70.1
Dammscheidenriss S31.4
Dampf
- Affektion, respiratorisch J68.9
-- akut J68.3
-- chronisch J68.4
- Asphyxie T59.9
- Bronchitis, chronisch J68.4
- Bronchopneumonie J68.0
- Einatmen, mit
-- Bronchiolitis, obliterierend J68.4
--- chronisch J68.4
--- subakut J68.4
-- Emphysem J68.4
--- chronisch J68.4
--- diffus J68.4
-- Fibrose, Lunge J68.4
--- chronisch J68.4
- Entzündung, Atemwege, obere J68.2
- Krankheit, Atmungsorgane
-- akut J68.3
-- chronisch J68.4
- Ödem, Lunge, chronisch J68.4
- Pneumonie J68.0
- Pneumonitis J68.0
- Wirkung, toxisch T59.9
Dana-Syndrom D51.3† G32.0*
Danbolt-Syndrom E83.2
Dandy-Walker-Anomalie Q03.1
Dandy-Walker-Fehlbildung Q03.1
- isoliert, mit Hydrozephalus Q03.1
Dandy-Walker-Malformation
- bei Atrophie, Muskel, spinal, und Katarakt G12.8† Q03.1 H28.2*
- isoliert Q03.1
- mit Polydaktylie, postaxial Q87.8
- und Hydrozephalus, bei Kraniosynostose Q03.1 Q75.0
Dandy-Walker-Syndrom Q03.1
Danlos-Syndrom, Ehlers- Q79.6
- klassisch-ähnlicher Typ 2 Q79.6
- kyphoskoliotischer Typ
-- durch Mangel, Lysyl-Hydroxylase-1 Q79.6
-- mit Schwerhörigkeit Q79.6
- mit Osteogenesis imperfecta Q79.6 Q78.0
- myopathischer Typ Q79.6
- spondylocheiro-dysplastischer Typ Q79.6
- spondylodysplastischer Typ Q79.6
- Typ
-- 4 Q79.6
-- 6 Q79.6
-- 7 Q79.6
-- 8 Q79.6
-- 10 Q79.6
-- Dermatosparaxis Q79.6
- vaskulärer Typ Q79.6
Danon-Krankheit E74.0
Darbepoetin-alfa
- Allergie T88.7
- Überempfindlichkeit T88.7
Darier, Dyskeratosis follicularis Q82.8
- vegetans Q82.8
Darier-I-Syndrom Q82.8
Darier-Roussy-Sarkoid D86.3
Darier-Syndrom, Bowen- D04.9
Darier-Syndrom [Erythema anulare centrifugum] L53.1
Darier-White-Krankheit Q82.8
Darm
- Abknickung K56.6
- Abszess K63.0
-- tuberkulös A18.3† K93.0*
- Achsendrehung K56.2
- Adenom D13.9
- Adhäsion K66.0
-- postinfektiös, mit Ileus K56.5
-- vom Peritoneum ausgehend, anomal, angeboren Q43.3
- Agenesie Q41.9
- Aktinomykose A42.1
- Amöbom A06.3
- Amyloidose E85.4† K93.8*
- Angiodysplasie K55.21
- Anhang, epiploisch Q43.8
- Anomalie Q43.9
-- mit
--- Adhäsion, abnorm Q43.3
--- Malrotation Q43.3
- Atonie K59.8
-- psychogen F45.32
- Atresie Q41.9
-- angeboren Q41.9 ►
~~~

Darm *(Forts.)*
– Atrophie K63.8
– Befall a.n.k. B82.9
–– durch
––– Fasciolopsis buski B66.5
––– Helminthes a.n.k. B82.0
––– Parasiten a.n.k. B82.9
– Beschwerden, funktionell K59.9
– Bewegung, sichtbar R19.2
– Bezoar T18.3
– Blähung R14
– Blutung K92.2
–– beim Neugeborenen P54.3
–– in der Eigenanamnese Z87.1
–– okkult K92.2
– Brand K55.0
– Bruch K46.9
– Deformität
–– angeboren a.n.k. Q43.9
–– erworben K63.8
– Degeneration, amyloid E85.4† K93.8*
– Diphyllobothriose B70.0
– Divertikel K57.90
–– angeboren Q43.8
–– Krankheit K57.90
––– mit Perforation
–––– Abszess und mit Blutung K57.83
–––– und Abszess K57.82
–– Ruptur K57.82
– Divertikulitis K57.92
–– mit
––– Abszess K57.82
–––– mit Blutung K57.83
––– Blutung K57.93
––– Perforation K57.82
–––– mit Blutung K57.83
––– Peritonitis K57.82
–––– mit Blutung K57.83
– Divertikulose K57.90
–– mit Blutung K57.91
–– ohne Perforation K57.90
– Duplikatur Q43.49
– Durchblutungsstörung K55.9
–– arteriell K55.9
– Durchbruch K63.1
– Dyspepsie K30
– Einklemmung K56.4
–– durch Gallenstein K56.3
– Einscheidung K56.1
– Einstülpung K56.1
– Eiterung K63.0
– Endometriose N80.5
– Entleerungsstörung K59.9
– Entzündung A09.9
– Erkrankung
–– chronisch, entzündlich K52.9
–– chronisch-entzündlich, IL21-abhängig, infantil D83.8 K52.8
–– infektiös, Keimträger Z22.1
–– Interleukin-10-assoziiert, chronisch-entzündlich, früh beginnend K52.8 ►

Darm *(Forts.)*
– Erosion K63.3
– Fehlen, angeboren Q41.9
– Fibrose K63.8
– Fistel a.n.k. K63.2
– Fixation, Anomalie Q43.3
– Fremdkörper T18.3
– Gangrän K55.0
–– bei Verschluss, Darm K56.6
– Geräusch
–– abnorm R19.1
–– Fehlen R19.1
–– übermäßig R19.1
– Geschwür K63.3
–– in der Eigenanamnese Z87.1
– Geschwulst D37.78
– Gewebestrang
–– adhäsiv K66.0
–– obstruktiv K56.5
– Granulom a.n.k. K63.8
– Grippe [Influenza] J11.8
– Hyperämie K59.8
– Hypermobilität, psychogen F45.32
– Hypertrophie a.n.k. K63.8
– Hypomotilität K59.8
–– psychogen F45.32
– Hypoplasie Q41.9
– Ileus K56.7
– Infarkt K55.0
–– akut K55.0
–– transmural K55.0
– Infektion A09.0
–– bakteriell, mit Spondylitis A04.9† M49.29*
–– durch
––– Escherichia coli A04.4
–––– enterohämorrhagisch A04.3
––– Flagellaten A07.9
––– Nematoden a.n.k. B82.0
– Insuffizienz K63.9
–– vaskulär K55.9
– Intussuszeption K56.1
– Invagination K56.1
– Irritabilität K58.8
–– mit Diarrhoe K58.1
– Ischämie K55.9
–– akut K55.0
–– chronisch K55.1
– Karzinom, Rektosigmoid C19
– Katarrh A09.0
–– akut A09.0
– Knick K56.6
– Kompression K56.6
– Konstriktion K56.6
– Kontraktur K56.6
– Krampf R10.4
–– psychogen F45.32
– Krankheit K63.9
–– ALPI-assoziiert, chronisch-entzündlich K52.8
–– chronisch-entzündlich, TRIM22-assoziiert K52.8 ►

D

Darm *(Forts.)*
~ Krankheit K63.9 *(Forts.)*
-- durch
--- Protozoen A07.9
--- Wurm B82.0
-- funktionell K59.9
-- infektiös, mit Kontakt Z20.0
-- organisch K63.9
– Lageanomalie, kongenital Q43.8
-- mit
--- Adhäsion, abnorm Q43.3
--- Fixation, abnorm Q43.3
--- Malrotation Q43.3
– Lazeration, als Geburtsverletzung der Mutter O71.5
– Leckage K63.1
– Lymphom C85.9
– Malrotation Q43.3
– Manifestation, bei Fibrose, zystisch E84.1
– Metastase C78.5
– Milzbrand A22.2
– Mischinfektion, Helminthen B81.4
– mit Uterus, Verbindung, kongenital Q51.7
– Motorikstörung K59.9
– Mykose B49† K93.8*
– Nekrose K55.0
-- akut K55.0
-- hämorrhagisch K55.0
– Nematodiasis B82.0
– Neurose F45.32
– Obstruktion K56.6
-- adynamisch K56.0
-- angeboren Q41.9
-- durch
--- Gallenstein K56.3
--- Volvulus K56.2
-- mechanisch K56.6
-- neurogen K56.0
-- paroxysmal K56.6
-- postinfektiös K56.6
-- postoperativ K91.3
– Obturation K56.4
– Okklusion K56.6
-- angeboren Q41.9
– Paralyse K56.0
– Parese K56.0
– Perforation K63.1
-- als Geburtsverletzung der Mutter O71.5
-- beim Fetus/Neugeborenen P78.0
-- nichttraumatisch K63.1
-- Perinatalperiode P78.0
-- traumatisch S36.9
– Peridivertikulitis K57.92
– Phlegmone K63.0
– Phytobezoar T18.3
– Polyp K63.8
-- maligne C26.0
– Polyposis D12.6
– Prolaps K63.4
– Ptose K63.4
– Röntgenbefund, abnorm R93.3 ►

Darm *(Forts.)*
– Ruptur K63.1
-- beim Fetus/Neugeborenen P78.0
-- nichttraumatisch a.n.k. K63.1
-- traumatisch S36.9
– Senkung K63.4
– Spätsyphilis A52.7† K93.8*
– Spasmus K58.8
-- psychogen F45.32
– Stein K56.4
– Stenose K56.6
-- angeboren Q41.9
– Störung K63.9
-- funktionell K59.9
-- Kohlenhydratabsorption, postoperativ K91.2
-- Motilität K59.9
-- psychogen F45.32
– Strangulation K56.2
-- bei Hernie K46.0
--- mit Gangrän K46.1
– Striktur K56.6
-- angeboren Q41.9
-- ischämisch K55.1
– Strongyloidiasis B78.0
– Thrombose, mit Gangrän K55.0
– Torsion K56.2
– Trägheit K59.09
– Transplantat Z94.88
– Transposition Q43.8
– Trichobezoar T18.3
– Trichophytobezoar T18.3
– Tuberkulose A18.3† K93.0*
– Tumor D37.78
-- gutartig D13.9
– Typhus A01.0
– Ulkus K63.3
-- bei Amöbiasis, chronisch A06.1
-- marginal K28.9
-- perforiert K63.1
-- tuberkulös A18.3† K93.0*
-- typhös A01.0
-- varikös I86.88
– und Blase, Störung, neurogen a.n.k. K59.2
– Verätzung T28.7
– Verknotung K56.2
– Verletzung S36.9
– Versagen, chronisch K90.9
– Verschlingung K56.2
– Verschluss K56.7
-- angeboren Q41.9
-- bei Adhäsion K56.5
--- peritoneal K56.5
--- postoperativ K91.3
-- beim Neugeborenen P76.9
-- durch
--- Bride K56.5
--- Gallenstein K56.3
--- Kotsteine, beim Neugeborenen P76.8
--- Milch, eingedickt, beim Neugeborenen P76.2
--- Volvulus K56.2 ►

Darm *(Forts.)*
~ Verschluss K56.7 *(Forts.)*
–– mechanisch K56.6
–– mit Gangrän
––– Darm K56.6
––– Mesenterium K56.6
–– paralytisch K56.0
–– postoperativ K91.3
– Verwachsung K66.0
–– mit Verschluss K56.5
– Volvulus K56.2
– Zerreißung, Komplikation, Entbindung O71.5
– Zyste K63.8
Darm-Blasen-Fistel N32.1
Darm-Fistel
– Genitaltrakt-, bei der Frau a.n.k. N82.4
– Harnblasen- N32.1
– Pouch- N32.1
– Ureter- N28.88
Darmälchen, Befall B78.9
Darmarterie
– Arteriosklerose K55.1
– Embolie, mit Gangrän K55.0
– Thrombose K55.0
Darmbakterien, infektiös, Kontakt Z20.0
Darmband, anomal, vom Peritoneum ausgehend, angeboren Q43.3
Darmbein, Fraktur S32.3
Darmbeingegend
– Prellung S30.1
– Verbrennung T21.03
– Verletzung, oberflächlich S30.9
– Wunde, offen S31.1
Darmbeinkamm
– Knochensporn M76.2
– Osteochondrose, juvenil M91.0
Darmflora, Störung, Gleichgewicht [Dysbiose] K63.8
Darmgase
– Abgang, vermehrt R14
– schmerzhaft R14
Darmgefäß
– Krankheit K55.9
–– akut K55.0
– Störung, chronisch K55.1
Darmparasiten, Befall a.n.k. B82.9
Darmpassage, Störung K59.9
Darmstoma, Dysfunktion K91.4
Darmtrakt, Anpassung, Vorrichtung a.n.k. Z46.5
Darmtransplantat
– Abstoßung T86.88
– Versagen T86.88
Darmvene, Embolie, mit Gangrän K55.0
Darmwand
– Abszess K63.0
– Gangrän K55.0
– Nekrose K55.0
Darwin-Höcker Q17.8
Daueraktivität, hereditär, muskulär G71.1
Dauerausscheider, Salmonellen Z22.1
Dauerbeschwerden – s. Art der Krankheit
Dauerblutung N93.9
Dauererektion N48.39
– schmerzhaft N48.39
Dauerhusten R05
Dauerkatheter
– transurethral, vorhanden Z97.8
– Wechsel Z46.6
Dauerkatheterträger Z97.8
Dauernaht, mit Komplikation T85.9
– mechanisch T85.6
Dauernahtmaterial, nicht-resorbierbar, mit Komplikation a.n.k. T85.9
Dauerschmierblutung N93.9
Dauerschwindel, mit Störung, Gleichgewicht H81.9
Dauertherapie, mit
– Antikoagulanzien
–– in der Eigenanamnese Z92.1
–– ohne Blutung Z92.1
– Arzneimittel, in der Anamnese Z92.2
– Aspirin, in der Anamnese Z92.2
– Chemotherapeutika Z51.2
–– bei Neubildung Z51.1
– Cumarinen
–– mit Blutung D68.33
–– ohne Blutung Z92.1
– Heparinen, ohne Blutung Z92.1
– Thrombozytenaggregationshemmern, ohne Blutung Z92.2
– Vitamin-K-Antagonisten, mit Blutung D68.33
Daumen
– Abszess L02.4
– adduziert, mit Arthrogrypose, Typ Dundar Q79.6
– akzessorisch Q69.1
– Amputation, traumatisch S68.0
– Anomalie Q74.0
– Aplasie Q71.3
–– kongenital Q71.3
– Ausriss, knöchern, Seitenband, ulnar S63.4
– biphalangeal, Polydaktylie Q69.1
– Deformität
–– angeboren a.n.k. Q68.1
–– erworben M20.0
– Dislokation S63.10
– Distorsion S63.60
– dreigliedrig Q74.0
– Fehlen
–– angeboren Q71.3
–– beidseitig, erworben Z89.3
–– erworben Z89.0
– Fraktur S62.50
–– Folgen T92.2
–– Phalanx
––– distal S62.52
––– proximal S62.51
– Furunkel L02.4
– Hypoplasie, kongenital Q71.8
– Karbunkel L02.4
– lang, bei Brachydaktylie Q87.2
– Megalodaktylie Q74.0 ►

Daumen *(Forts.)*
– Panaritium L03.01
– Phlegmone L03.01
– Prellung S60.0
–– mit Schädigung, Nagel S60.1
– schnellend M65.3
– Schnittverletzung S61.0
– Schrunde S60.81
– triphalangeal, Polydaktylie Q69.1
– Triphalangie Q74.0
– und Zehen, breit, bei Ankylose, Stapes Q87.8
– Verätzung T23.4
– Verbrennung T23.0
– Verletzung S69.9
–– Blutgefäß S65.4
–– Nerv S64.3
–– oberflächlich S60.9
– Verlust, beidseitig Z89.3
– Wunde, offen S61.0
–– mit Schädigung, Nagel S61.1
– Zerquetschung S67.0
–– mit Beteiligung, Hand S67.8
Daumengrundgelenk, Distorsion S63.61
Daumenlutschen F98.88
– exzessiv, beim Kind F98.88
Daumennagel
– Abszess L03.01
– Wunde, offen S61.1
Daumensattelgelenk, Arthrose M18.9
DAVID[Defizienz des Hypophysenvorderlappens mit variablem Immundefekt]-Syndrom D83.0 E23.0
Davies-Krankheit I42.3
Dawson-Enzephalitis A81.1
Day-Syndrom, Riley- G90.1
DBH [Dopamin-beta-Hydroxylase], Mangel G90.8
DBS [Durchblutungsstörung] I99
– Aderhaut H34.2
– arteriell I73.9
–– peripher I73.9
– basilär G45.09
– bei
–– Diabetes mellitus E14.50† I79.2*
–– Typ-1-Diabetes mellitus E10.50† I79.2*
–– Typ-2-Diabetes mellitus E11.50† I79.2*
– Bein I73.9
– Extremität I73.9
– Fontaine I70.29
– Gehirn I67.88
– Innenohr H93.0
– koronar I25.9
– Labyrinth H93.0
– Retina H34.2
– spinal G95.18
– venös I87.20
– vertebrobasilär G45.09
– zerebral I67.88
– zerebrovaskulär, chronisch I67.88
DCiS [Duktales Carcinoma in situ], nichtinvasiv D05.1
DCLRE1C, Mangel, mit Immundefekt, schwer, kombiniert D81.1
DCM [Dilatative Kardiomyopathie] I42.0
DCMA[Dilatative Kardiomyopathie mit Ataxie]-Syndrom E71.1† I43.1*
DCX[Doublecortin]-Genmutation, bei Lissenzephalie, Typ 1 Q04.3
DDOD[Dominant deafness and onychodystrophy]-Syndrom Q87.8
De-Barsy-Syndrom Q82.8
– ALDH18A1-abhängig Q82.8
– PYCR1-abhängig Q82.8
De-Beurmann-Krankheit B42.1
De-Cock-Borghgraef-Syndrom, Grubben- Q87.8
De-Grouchy-Syndrom, Typ I Q93.5
De-Kleyn-Syndrom, Van-der-Hoeve- Q78.0
De-la-Peyronie-Syndrom N48.6
De-Lange-Krankheit, Bruck- Q87.1
De-Lange-Syndrom Q87.1
De-Lange-II-Syndrom Q87.1
De-Morsier-Syndrom Q04.4
De-novo-thrombotisch, Mikroangiopathie, nach Nierentransplantation M31.1 Z94.0
De-Quervain-Krankheit [Tendovaginitis stenosans] M65.4
De-Quervain-Krankheit [Thyreoiditis] E06.1
De-Toni-Debré-Fanconi-Syndrom E72.0
De-Vries-Syndrom
– Gabriele- Q87.0
– Koolen- Q93.5
Dead-fetus-Syndrom P95
Deafferentierungsschmerzen, bei Schädigung, Rückenmark G95.85
Deardorff-Syndrom, Skraban- Q87.0
Debilität F70.9
Debilitas mentalis F70.9
Debranching-Enzym, Mangel E74.0
Debray-Syndrom, Looser-Milkman- M83.89
Debré-Fanconi-Syndrom, De-Toni- E72.0
Debré-Semelaigne-Syndrom, Kocher- E03.1
Debré-Syndrom A28.1
Dechaume-Blanc-Syndrom, Bonnet- Q28.28
Deciduoma malignum C58
Deckplatte, Impressionsfraktur T08.0
Décollement
– Penis S31.2
– subkutan
–– am
––– Abdomen S30.86
––– Becken S30.86
––– Fuß S90.86
––– Hals S10.96
––– Handgelenk S60.86
––– Oberarm S40.86
––– Oberschenkel S70.86
––– Unterarm S50.86
––– Unterschenkel S80.86
–– an der
––– Hand S60.86
––– Hüfte S70.86 ►

Décollement *(Forts.)*
~ subkutan *(Forts.)*
~~ an der *(Forts.)*
––– Knöchelregion S90.86
––– Lumbosakralgegend S30.86
––– Schulter S40.86
–– Brustwand S20.86
–– Mamma S20.16
–– Rippenregion S20.86
–– Thoraxwand S20.86
––– hintere S20.46
––– vordere S20.36
– Unterarm S50.86
Decompensatio cordis I51.9
DECR[2,4-Dienoyl-CoA-Reductase]-Mangel, mit Leukodystrophie, bei Enzephalopathie, progressiv G31.81
Decubitus praesacralis L89.94
Dedifferenziert, Liposarkom C49.9
Defäkation, schmerzhaft R19.88
Defäkations-Syndrom, obstruktiv K59.01
Defekt
– 21-Hydroxylase
–– klassische Form E25.00
–– Late-onset-Form E25.01
– ADP[Adenosindiphosphat]-Rezeptor P2Y12, thrombozytär D69.88
– Aortenbogen Q25.4
– asozial F60.2
– Atmungskette
–– im Komplex I
––– mitochondrial, isoliert G31.81
––– mit Kardiomyopathie, hypertroph, infantil, fatal I42.2
–– im Komplex III, mitochondrial, isoliert G31.81
–– im Komplex IV, mitochondrial, isoliert G31.81
–– im Komplex V, mitochondrial, isoliert G31.81
– Atmungsorgane, kongenital Q34.9
– ATP-binding cassette-Transporter A1 E78.6
– atrioseptal Q21.1
–– Septum-secundum-Typ Q21.1
– Atrioventrikularkanal Q21.2
– Atriumseptum Q21.1
–– Koronarsinus Typ Q21.1
–– mit
––– Störung, Reizleitung Q21.1
––– Talipes equinovarus, Robin-Sequenz, und Persistenz, Ductus Cuvieri, links Q87.8
–– Ostium-primum-Typ Q21.2
–– Secundum-Typ Q21.1
–– Septum-secundum-Typ Q21.1
–– Sinus-venosus-Typ Q21.1
– AV[Atrioventrikular]-Kanal Q21.2
– Bauchwand
–– kongenital Q79.5
–– vordere, mit Ektopie, Baucheingeweide Q79.5
– bei Ablösung, Retina H33.0 ►

Defekt *(Forts.)*
– Bilirubinausscheidung a.n.k. E80.6
– Biosynthese
–– Androgene, testikulär E29.1
–– GPAA1-assoziiert E88.8
– Blutgerinnung D68.9
– Cauda equina, entwicklungsbedingt Q06.3
– CD3-
–– delta, mit Immundefekt T-B+, kombiniert, schwer D81.2
–– epsilon, mit Immundefekt T-B+, kombiniert, schwer D81.2
–– zeta, mit Immundefekt T-B+, kombiniert, schwer D81.2
– Chromosom Q99.9
– Cobalamin-Cofaktor-Metabolismus, mit Homozystinurie E72.1
– Crac-Kanal, mit Immundefekt, schwer, kombiniert D81.8
– Descemet-Membran, kongenital Q13.8
– DNA-Reparatursystem, bei Ataxie, zerebellar G11.3
– DOCK2 [Dedicator of cytokinesis 2], mit Immundefekt, kombiniert D81.8
– Eisenmenger- Q21.88
– ektodermal, kongenital Q82.9
– Endokardkissen Q21.2
– Entwicklung, mit Schwerhörigkeit, und Dystonie Q87.8
– Enzym
–– bei Synthese von Schilddrüsenhormon, mit Kropf E07.1
–– medikamentös bedingt, mit Anämie, hämolytisch D59.2
–– mit
––– Anämie D55.9
–––– hämolytisch D55.9
––––– hereditär D55.9
––– Struma E07.1
– Extremität, transversal, bei Thrombozytose, hereditär D75.8 Q73.8
– Foramen ovale Q21.1
– Gallensäuresynthese
–– kongenital K76.8
––– Typ
–––– 1 K76.8
–––– 2 K76.8
–––– 3 K76.8
–––– 4 K76.8
–– mit
––– Cholestase und Malabsorption K76.8
––– Malabsorption, idiopathisch K90.8
– geistig F79.9
– Gerbode- [Ventrikelseptumdefekt mit linksventrikulär-rechtsatrialem Shunt] Q21.0
– Gerinnung D68.9
–– durch
––– Hyperprothrombinämie D68.4
––– Krankheit, Leber D68.4
––– Mangel, Vitamin K D68.4
–– erworben D68.9 ►

Defekt *(Forts.)*
- Gerinnung D68.9 *(Forts.)*
-- intrapartal O67.0
-- mit
--- Blutung
---- antepartal O46.0
---- Komplikation, Entbindung O67.0
--- Lösung, Plazenta, vorzeitig, mit Blutung O45.0
-- postpartal O72.3
-- vorübergehend, beim Neugeborenen P61.6
- Gerinnungsfaktor a.n.k. D68.28
- Gesichtsfeld H53.4
- Glukosetransporter Typ 1, mit Enzephalopathie E74.8† G94.30*
- Glykoproteinbiosynthese, kongenital
-- durch Mangel
--- PIGG E77.8
--- PIGM E77.8
-- Typ
--- Ia E77.8
--- Ib E77.8
--- Ic E77.8
--- Id E77.8
--- Ie E77.8
--- If E77.8
--- Ig E77.8
--- Ih E77.8
--- Ii E77.8
--- Ij E77.8
--- Ik E77.8
--- Il E77.8
--- Im E77.8
--- In E77.8
--- Io E77.8
--- Ip E77.8
--- Iq E77.8
--- Ir E77.8
--- Is E77.8
--- It E77.8
--- Iu E77.8
--- Iw E77.8
--- Ix E77.8
--- Iy E77.8
--- IIa E77.8
--- IIb E77.8
--- IIc D84.8
--- IId E77.8
--- IIe E77.8
--- IIf E77.8
--- IIg E77.8
--- IIh E77.8
--- IIi E77.8
--- IIj E77.8
--- IIk E77.8
--- IIm E77.8
--- IIn E77.8
--- IIo E77.8
--- IIp E77.8
- Hageman-Faktor D68.25 ►

Defekt *(Forts.)*
- Harnstoffzyklus, und Störung, Ammoniak-Entgiftung E72.2
- Haupthistokompatibilitäts-Komplex, Klasse
-- I D81.6
-- II D81.7
- Haut L98.9
- Herz
-- kongenital, und Klumpfuß, bei Pierre-Robin-Sequenz Q87.8
-- TMEM94-assoziiert, kongenital, mit Gesichtsdysmorphien, und Entwicklungsverzögerung Q87.0
- Herzkammerscheidewand Q21.0
- Herzseptum Q21.9
-- erworben I51.0
--- Herzohr I51.0
--- Kammer I51.0
--- Vorhof I51.0
- Herzventrikelseptum Q21.0
- Herzvorhofseptum Q21.1
- Hexokinase, mit Anämie D55.2
- Hirnrinde, angeboren Q04.8
- Hirnsubstanz, angeboren Q04.3
- Immunglobulinkette, schwer D80.8
- Immunität, zellulär D84.8
- Imprinting-, 11p15, mit Beckwith-Wiedemann-Syndrom Q87.3
- Interferon-gamma-Rezeptor
-- 1
--- komplett, mit Anfälligkeit, für Mykobakteriosen, genetisch bedingt D84.8
--- partiell, mit Anfälligkeit, für Mykobakteriosen
---- autosomal-dominant D84.8
---- autosomal-rezessiv D84.8
-- 2
--- komplett, mit Anfälligkeit, für Mykobakteriosen, genetisch bedingt D84.8
--- partiell, mit Anfälligkeit, für Mykobakteriosen
---- autosomal-dominant D84.8
---- autosomal-rezessiv D84.8
- Interleukin 12B, komplett, mit Anfälligkeit, für Mykobakteriosen, genetisch bedingt D84.8
- Interleukin-12-Rezeptor Beta 1, komplett, mit Anfälligkeit, für Mykobakteriosen, genetisch bedingt D84.8
- IRF8 [Interferon regulatory factor-8], partiell, mit Anfälligkeit, für Mykobakteriosen, genetisch bedingt D84.8
- Iris, erworben H21.5
- Irispigment, postoperativ H59.8
- ISG15, komplett, mit Anfälligkeit, für Mykobakteriosen, genetisch bedingt D84.8
- Kammerseptum Q21.0
-- erworben, alt I51.0
- Kappa-Leichtketten D80.8
- Katalase E80.3
- Ketogenese, mit Oxidationsstörung, Fettsäure E71.3 ►

Defekt *(Forts.)*
– Knochen, bei Fraktur, Unterkiefer, offen S02.60 S01.87!
– kombiniert
–– oxidative Phosphorylierung, Typ
––– 1, mit Hepatoenzephalopathie E88.8 K72.79!
––– 2 G31.81
––– 4 G31.81
––– 6, mit Enzephalomyopathie, mitochondrial G31.81
––– 7 G31.81
––– 8 I42.2
––– 9 I42.2
––– 10 I42.2
––– 11 G31.81
––– 13 G31.81
––– 14 G31.81
––– 15 G31.81
––– 16 I42.2
––– 17 I42.2
––– 20 G31.81
––– 21 G31.81
––– 23 I42.2
––– 24 G31.81
––– 25 G31.81
––– 26 E88.8
––– 27 G31.81
––– 28 I42.2
––– 29 G31.81
––– 39 G31.81
–– QRSL1-abhängig, oxidative Phosphorylierung I42.2
–– WARS2-abhängig, oxidative Phosphorylierung G31.81
– Komplement-, bei Defizienz, Komponente
–– C1 D84.1
–– C2 D84.1
–– C4 D84.1
–– C5 D84.1
–– C6 D84.1
–– C7 D84.1
–– C8 D84.1
–– C9 D84.1
– Komplementsystem D84.1
– Komplex I, Atmungskette
–– mitochondrial, isoliert G31.81
–– mitochondrial mit Kardiomyopathie, hypertroph, infantil, fatal I42.2
– kongenital, Glykoproteinbiosynthese, durch NGLY1-Defizienz E77.8
– Koronarsinus Q21.1
– Kreislauf I99
–– beim Neugeborenen Q28.9
–– kongenital Q28.9
– Kupferstoffwechsel, mit Charcot-Marie-Tooth-Krankheit, axonal, autosomal-rezessiv G60.0
– Laktat-Transporter, erythrozytär, mit Myopathie, metabolisch E74.8† G73.6*
– Leitung I45.9 ►

Defekt *(Forts.)*
– Leukozytenadhäsion- D84.8
–– Typ
––– I D84.8
––– II D84.8
––– III D84.8
– Lid, nach Exzision H59.8
– LMF1 [Lipase-Reifungsfaktor 1], familiär E78.3
– Lymphozytenfunktion-Antigen 1 [LFA-1] D84.0
– Magenschleimhaut K25.9
– Magenwand K25.9
– MCM4-, mit Immundefekt, primär D84.8
– Modifikation, posttranslational, Enzym, lysosomal E77.0
– moralisch F60.2
–– bei Störung, Persönlichkeit F60.2
– MyD88 D84.8
– Myokard I51.5
– Nervenfaserschicht, Retina, mit Verdacht, Glaukom H40.0
– Neuralrohr Q05.9
– Nierenbecken
–– angeboren Q63.8
–– obstruktiv Q62.3
– Nierenrinde N28.88
– NIK [NF-Kappa-B-inducing kinase], mit Immundefekt, kombiniert D81.8
– Ösophagus, kongenital Q39.9
– okulo-renal, bei Joubert-Syndrom Q04.3
– Ostium primum Q21.2
– Ostium secundum Q21.1
– OX40, mit Immundefekt, kombiniert D81.8
– OXPHOS [oxidative Phosphorylierung], kombiniert E88.8
–– Typ 10 I42.2
– Peroxidase E80.3
– Phosphorylierung, oxidativ, kombiniert mit Schwerhörigkeit, syndromal, sensorineural G31.81 H90.8
– Protein, trifunktional, mitochondrial E71.3
– Proteinsynthese, mitochondrial, mit Mitochondriopathie E88.8
– RAG 1/2 [Rekombinase-aktivierende Gene 1/2], mit Immundefekt, kombiniert D81.1
– Reduktions-
–– Extremität
––– obere Q71.9
––– untere Q72.9
–– longitudinal
––– Femur Q72.4
––– Fibula Q72.6
––– Radius Q71.4
––– Tibia Q72.5
––– Ulna Q71.5
– Retina H33.3
–– bei Ablatio retinae H33.0
– Retinaculum extensorum M62.84
– RTTN, mit Kleinwuchs, mikrozephal, primordial Q87.1 ►

D

Defekt *(Forts.)*
– Schädel
–– elektiv, nach
––– Entlastungskraniektomie M96.88
––– neurochirurgischem Eingriff M96.88
–– postoperativ, als Komplikation T88.8
– schizophren F20.5
– Sehvermögen a.n.k. H54.9
– septal, atrioventrikulär Q21.2
– Septum
–– aorticopulmonale Q21.4
–– atrial Q21.1
–– atrioventricularae, Herz a.n.k. Q21.2
–– atrioventrikulär
––– intermediär Q21.2
––– komplett Q21.2
–– interatriale, Herz a.n.k. Q21.1
–– interventriculare, Herz a.n.k. Q21.0
–– zwischen Aorta und Arteria pulmonalis a.n.k. Q21.4
– Septum primum Q21.2
– Septum secundum Q21.1
– Sinus cavernosus I67.88
– Sinus coronarius Q21.1
– Sinus venosus Q21.1
– Sprache R47.8
–– entwicklungsbedingt a.n.k. F80.9
– STAT1 [Signaltransduktor und Transkriptionsaktivator 1], partiell, mit Anfälligkeit, für Mykobakteriosen, genetisch bedingt D84.8
– STAT1 [Signaltransduktor und Transkriptionsaktivator-1] D84.8
– Stimme R49.8
– Thrombozyten D69.1
–– qualitativ D69.1
– Transcobalamin-Rezeptor, mit Methylmalonazidurie E71.1
– Trommelfell H72.9
– Überleitung I45.9
– USP18 M35.8† G32.8*
– Valin, metabolisch E71.1
– vaskulär
–– kongenital Q27.9
–– lokal I99
– Ventrikelseptum Q21.0
–– bei Atresie, pulmonal Q21.3
–– bulbär Q21.0
–– double-committed, bei double outlet right ventricle Q20.1
–– einfach Q21.0
–– erworben I51.0
–– infundibulär Q21.0
–– Komplikation, akut, nach Myokardinfarkt, akut I23.2
–– kongenital Q21.0
–– mit
––– Pulmonalarterienstenose, Aortendextroposition, Hypertrophie, Ventrikel, rechts Q21.3
––– Pulmonalatresie, Aortendextroposition, Hypertrophie, Ventrikel, rechts Q21.3
–– multipel Q21.0 ►

Defekt *(Forts.)*
~ Ventrikelseptum Q21.0 *(Forts.)*
–– subpulmonal, double-committed, bei Double outlet right ventricle Q20.1
– Vorhofseptum Q21.1
–– erworben, alt I51.0
–– Komplikation, akut, nach Myokardinfarkt, akut I23.1
–– kongenital Q21.1
–– Koronarsinus-Typ Q21.1
–– mit Störung, Reizleitung Q21.1
–– Ostium-primum-Typ Q21.2
–– Sekundumtyp Q21.1
–– Sinus-venosus-Typ Q21.1
–– und
––– Gesichtszüge, charakteristisch, bei Lymphödem Q87.8
––– Kammerseptum Q21.2
––– Ventrikelseptum Q21.2
– Weichteile, prätibial, nichttraumatisch M79.96
– Winged-Helix-Nude- D82.8
– Zahn, keilförmig K03.1
– Zellmembran-Rezeptorenkomplex D71
– Zona pellucida, mit Infertilität, weiblich N97.8
– Zwerchfell, angeboren, mit Eventration Q79.1
Defekt-Anämie, Glukose-6-Phosphat-Dehydrogenase [G6PD], mit Ikterus, neonatal D55.0
Defekt-Syndrom, ventral Q89.8
Defektarthropathie M25.99
Deferentitis N49.1
– gonorrhoisch A54.2† N51.8*
–– akut A54.2† N51.8*
–– chronisch A54.2† N51.8*
Defibrillator
– Kardio-, Vorhandensein Z95.0
– Resynchronisationstherapie-, kardial, Vorhandensein Z95.0
Defibrinationssyndrom
– bei Abort, ärztlich, misslungen O07.1
– beim Fetus/Neugeborenen P60
– Komplikation, bei Abort, misslungen O07.6
– mit
–– Blutung
––– intrapartal O67.0
––– präpartal O46.0
–– Glomerulonephritis D65.9† N08.2*
–– Lösung, Plazenta, vorzeitig O45.0
– postpartal O72.3
Defibrinierungssyndrom D65.9
Defizienz
– Acyl-CoA-Reduktase-1, peroxisomal E71.3
– BP230 [Bullöses Pemphigoid-Antigen-1], mit Epidermolysis bullosa simplex Q81.0
– CSF3R, mit Neutropenie, kongenital, schwer, autosomal-rezessiv D70.0
– CXCR2, mit Neutropenie, kongenital, schwer, autosomal-rezessiv D70.0
– CYP11A1, mit Insuffizienz, Nebenniere, isoliert, vererbt E27.1
– DOCK8 [dedicator of cytokinesis 8-Protein] mit Immundefekt, schwer, kombiniert D81.1 ►

Defizienz *(Forts.)*
– G6PC3, mit Neutropenie, kongenital, schwer, autosomal-rezessiv D70.0
– GINS1, mit Immundefekt, kombiniert D81.8
– HNF1A, mit Hyperinsulinismus E16.1
– HNF4A, mit Hyperinsulinismus E16.1
– ITGA7 [Integrin-alpha-7], bei Dystrophie, Muskel, kongenital G71.2
– JAGN1, mit Neutropenie, kongenital, schwer, autosomal-rezessiv D70.0
– Komponente
–– C1, mit Komplementdefekt D84.1
–– C2, mit Komplementdefekt D84.1
–– C4, mit Komplementdefekt D84.1
–– C5, mit Komplementdefekt D84.1
–– C6, mit Komplementdefekt D84.1
–– C7, mit Komplementdefekt D84.1
–– C8, mit Komplementdefekt D84.1
–– C9, mit Komplementdefekt D84.1
– LAT-, mit Immundefekt, kombiniert, schwer D81.2
– MAN1B$_1$, mit CDG [Congenital disorder of glycosylation], Typ II E77.8
– Moesin-, mit Immundefekt, kombiniert D81.8
– Radius, longitudinal, kongenital Q71.4
– S-Adenosylhomocystein-Hydrolase, mit Retardierung, psychomotorisch E72.1
– TYK2, mit HIES [Hyperimmunglobulin E-Syndrom], autosomal-rezessiv D82.4
Defizienz-Myopathie, COX[Cytochrom-C-Oxidase]-, reversibel, infantil G71.3
Defizit
– Aufmerksamkeit F98.80
–– bei Hyperaktivitätsstörung F90.0
– geistig F79.9
– neurologisch, prolongiert, reversibel, ischämisch I63.9
– psychomotorisch F44.4
– Zentralnervensystem G96.8
Deflexion
– Nasenmuschel J34.2
– Radius M21.83
– Septum, nasal, erworben J34.2
Defluvium
– capillorum L65.9
– ciliorum H02.7
– unguium L60.8
Deformierend
– Leiden, Rücken M43.99
– Spondylose M47.99
Deformierung
– Harnblasenhals N32.8
– Harnblasenwand N32.8
– Niere Q63.9
– Nierenkelch N28.88
Deformität
– Abdomen, angeboren Q89.9
– angeboren Q89.9
– Anus, erworben K62.8
– Aorta
–– angeboren Q25.4 ►

Deformität *(Forts.)*
~ Aorta *(Forts.)*
–– erworben I77.88
– Aortenbogen
–– angeboren Q25.4
–– erworben I77.88
– Aortenklappe, angeboren Q23.8
– Aortenzipfel, angeboren Q23.8
– Appendix Q43.8
– Arm
–– angeboren Q68.8
–– erworben M21.99
– Arterie
–– peripher
––– angeboren a.n.k. Q27.9
––– erworben a.n.k. I77.88
–– zerebral, angeboren Q28.39
– Augapfel
–– angeboren Q15.8
–– erworben H44.8
– Auge, angeboren Q15.9
– Augenlid, erworben H02.8
– Augenlinse, erworben H27.8
– Augenmuskel
–– angeboren Q10.3
–– erworben H50.6
– Auricula
–– erworben H61.1
–– Ohr, angeboren Q17.3
– Band, erworben M24.29
– Bandscheibe, erworben M51.8
– Bauchwand
–– angeboren Q79.5
–– erworben M95.8
– Becken
–– als Spätfolge, Rachitis E64.3
–– angeboren Q74.2
–– bei Schwangerschaft O33.0
–– erworben M95.5
–– Hindernis, Geburt O65.0
–– mit
––– Missverhältnis, fetopelvin O33.0
–––– mit Schädigung, Fetus/Neugeborenes P03.1
––– Schnittentbindung a.n.k. O33.0
– Beckenorgane, mit Schnittentbindung a.n.k. O34.8
– Bein
–– angeboren Q68.8
–– erworben M21.99
– Bläschendrüse
–– angeboren Q55.4
–– erworben N50.8
– Blasenöffnung, angeboren a.n.k. Q64.7
– Bronchus
–– angeboren Q32.4
–– erworben a.n.k. J98.0
– Brust, angeboren Q83.9
– Brustwarze
–– angeboren Q83.9
–– erworben N64.8 ►

Deformität *(Forts.)*
– Bulbus duodeni K31.88
– Canaliculus lacrimalis
–– angeboren Q10.6
–– erworben H04.6
– Cartilago cricoidea
–– angeboren Q31.8
–– erworben J38.7
– Caruncula lacrimalis
–– angeboren Q10.6
–– erworben H04.6
– Cervix uteri
–– angeboren Q51.9
–– erworben a.n.k. N88.8
– Chorioidea
–– angeboren Q14.3
–– erworben H31.8
– Concha auriculae, angeboren Q17.3
– Corpus vitreum
–– angeboren Q14.0
–– erworben H43.8
– Corti-Organ, angeboren Q16.5
– Darm
–– angeboren a.n.k. Q43.9
–– erworben K63.8
– Daumen
–– angeboren a.n.k. Q68.1
–– erworben M20.0
– Diaphragma
–– angeboren Q79.1
–– erworben J98.6
– Dickdarm
–– angeboren a.n.k. Q43.9
–– erworben K63.8
– Drüse, endokrin a.n.k. Q89.2
– Ductus arteriosus Q25.0
– Ductus cysticus
–– angeboren Q44.5
–– erworben K82.8
– Ductus deferens
–– angeboren Q55.4
–– erworben N50.8
– Ductus ejaculatorius
–– angeboren Q55.4
–– erworben N50.8
– Ductus hepaticus, angeboren Q44.5
– Dünndarm
–– angeboren a.n.k. Q43.9
–– erworben K63.8
– Duodenum
–– angeboren Q43.9
–– erworben K31.88
– Ebstein-, Trikuspidalklappe Q22.5
– Eileiter, erworben N83.8
– ektodermal, angeboren Q82.9
– Ellenbogen, angeboren Q68.8
– Ellenbogengelenk, erworben M21.92
– Epiglottis
–– angeboren Q31.8
–– erworben J38.7
– Epithelkörperchen Q89.2 ►

Deformität *(Forts.)*
– Eustachi-Röhre, angeboren a.n.k. Q16.4
– Extremität
–– angeboren, ausgenommen Reduktionsdefekt Q68.8
–– erworben M21.99
–– untere, angeboren Q74.2
– Ferse
–– angeboren Q66.9
–– erworben M21.68
– fetal Q89.9
–– als Komplikation, Entbindung O66.3
–– mit
––– Hindernis, Geburt O66.3
––– Missverhältnis, Becken und Frucht O33.7
– Fetus, Betreuung, Mutter a.n.k. O33.7
– Finger
–– angeboren Q68.1
–– erworben M20.0
– Flexions- M21.29
–– angeboren a.n.k. Q68.8
–– Hüfte, erworben M21.25
–– Hüftgelenk, angeboren Q65.8
–– Oberschenkel, erworben M21.25
– Fuß M21.68
–– angeboren Q66.9
– Gallenblase
–– angeboren Q44.1
–– erworben K82.8
– Gallengang
–– angeboren Q44.5
–– erworben K83.8
– Gallenweg
–– angeboren Q44.5
–– erworben K83.8
– Gastrointestinaltrakt
–– angeboren Q45.9
–– erworben K63.8
– Gaumen
–– angeboren Q38.5
–– erworben K10.8
– Gefäß
–– optikoziliar, angeboren Q13.2
–– Sehnervenpapille, angeboren Q14.2
– Gehirn Q04.9
–– erworben G93.88
– Gehörgang
–– äußerer, angeboren Q17.8
–– erworben H61.8
– Gelenk
–– angeboren Q68.8
–– erworben a.n.k. M21.99
– Geschlechtsorgane
–– männlich
––– angeboren a.n.k. Q55.9
––– erworben N50.8
–– weiblich
––– äußere, angeboren Q52.7
––– angeboren a.n.k. Q52.9
––– innere, angeboren a.n.k. Q52.8 ►

Deformität *(Forts.)*
- Gesicht M95.2
-- angeboren Q18.9
-- erworben M95.2
- Gesichtsfeld H53.4
- Gewebe, Thymus, angeboren Q89.2
- Glaskörper
-- angeboren Q14.0
-- erworben H43.8
- Großzehe, erworben a.n.k. M20.3
- Hängeohr Q17.3
- Hals
-- angeboren Q18.9
-- erworben M95.3
- Halsrippe, angeboren Q76.5
- Hand, angeboren Q68.1
- Handgelenk, angeboren Q68.1
- Harnblase
-- angeboren Q64.7
-- erworben N32.8
- Harnsystem, angeboren Q64.9
- Haut, angeboren Q82.9
- Herz, angeboren Q24.9
- Herz-Kreislauf-System, angeboren Q28.9
- Herzklappe, angeboren Q24.8
- Herzseptum, angeboren Q21.9
- Hoden
-- angeboren Q55.2
-- erworben N50.8
- Hornhaut H18.7
- Hüfte
-- angeboren Q65.9
-- durch vorangegangene juvenile Osteochondrose M91.2
- Humerus
-- angeboren Q74.0
-- erworben M21.82
- Hymen, angeboren Q52.4
- Hypophyse, angeboren Q89.2
- ileozäkal, erworben K63.8
- Ileozäkalklappe, angeboren Q43.9
- Ileozäkalschlinge, angeboren Q43.9
- Ileum, angeboren Q43.9
- iliosakral, erworben M43.88
- Iliosakralgelenk, angeboren Q74.2
- Innenohr, angeboren Q16.5
- Integument, angeboren Q84.9
- Iris
-- angeboren Q13.2
-- erworben H21.5
- Kammerwinkel H21.5
- Kanthus
-- angeboren Q10.3
-- erworben H02.8
- kapillär, erworben I78.8
- Kiefer K07.9
-- angeboren K07.9
-- erworben K07.9
- Kinn
-- angeboren Q18.9
-- erworben M95.2 ►

Deformität *(Forts.)*
- Klavikula
-- angeboren Q68.8
-- erworben M21.81
- Klippel-Feil- Q76.1
- Klitoris
-- angeboren Q52.6
-- erworben N90.8
- Knie, angeboren a.n.k. Q68.2
- Knochen, erworben M95.9
- Knöchel
-- angeboren a.n.k. Q68.8
-- erworben a.n.k. M21.68
- Knopfloch- M20.0
- Kolon
-- angeboren Q43.9
-- erworben K63.8
- Koncha, Ohr, erworben H61.1
- Kopf
-- angeboren Q75.8
-- erworben M95.2
- Kornea
-- angeboren Q13.4
-- erworben H18.7
- Koronararterie
-- angeboren Q24.5
-- erworben I25.8
- Kranium
-- angeboren Q75.8
-- erworben M95.2
- Kreislaufsystem, angeboren Q28.9
- Kreuzbein, erworben M43.88
- Labia
-- majora pudendi
--- angeboren Q52.7
--- erworben N90.8
-- minora pudendi
--- angeboren Q52.7
--- erworben N90.8
- Larynx
-- angeboren Q31.8
-- erworben J38.7
- Leber
-- angeboren Q44.7
-- erworben K76.8
- Lid
-- angeboren Q10.3
-- erworben H02.8
- Lidfalte
-- angeboren Q10.3
-- erworben H02.8
- Ligament
-- angeboren Q79.9
-- erworben M24.29
- Linse, angeboren Q12.9
- Lippe
-- angeboren a.n.k. Q38.0
-- erworben a.n.k. K13.0
- lumbosakral, erworben M43.87
- Lumbosakralgelenk, angeboren Q76.4 ►

D

Deformität *(Forts.)*
– Lunge
–– angeboren Q33.9
–– erworben J98.4
– Lymphsystem, angeboren Q89.9
– Madelung- Q74.0
– Magen
–– angeboren Q40.3
–– erworben K31.88
– Magen-Darm-Kanal
–– angeboren a.n.k. Q45.9
–– erworben a.n.k. K63.8
– Mamma
–– angeboren Q83.9
–– erworben N64.8
– Meningen
–– angeboren Q07.9
–– Gehirn
––– angeboren Q04.8
––– erworben G96.1
– Mesenterium, angeboren Q45.9
– Milz
–– angeboren Q89.08
–– erworben D73.8
– Minus-, intrinsisch, Hand M21.84
– Mitralklappe I05.8
– Mittelfuß
–– angeboren Q66.8
–– erworben M21.68
– Mittelhand
–– angeboren Q74.0
–– erworben M21.94
– Mittelohr Q16.4
–– angeboren Q16.4
– multipel, angeboren a.n.k. Q89.7
– Mund, erworben K13.7
– Musculus sternocleidomastoideus, angeboren Q68.0
– Muskel, erworben M62.89
– Muskel-Skelett-System
–– angeboren Q79.9
–– erworben M95.9
– Nagel
–– angeboren Q84.6
–– erworben L60.8
– Nase
–– angeboren Q30.9
–– erworben M95.0
–– spätsyphilitisch A52.7† J99.8*
–– syphilitisch, konnatal A50.5
– Nasenbein M95.0
– Nasennebenhöhlenwand, angeboren Q30.8
– Nasenschleimhaut J34.8
– Nasenseptum J34.2
–– angeboren Q30.8
– Nebenhoden
–– angeboren Q55.4
–– erworben N50.8
– Nebenschilddrüse Q89.2
– Nervensystem Q07.9 ►

Deformität *(Forts.)*
– Niere
–– angeboren Q63.9
–– erworben N28.88
– Nierenarterie Q27.2
–– erworben I77.88
– Nierenbecken, angeboren Q63.9
– Nuck-Kanal Q52.4
– Oberkiefer K07.9
– Oberschenkel
–– angeboren a.n.k. Q68.8
–– erworben M21.95
– Ösophagus
–– angeboren Q39.9
–– erworben K22.88
– Ohr
–– angeboren Q17.9
–– erworben H61.1
– Ohrmuschel H61.1
–– angeboren Q17.3
–– erworben H61.1
– Orbita
–– angeboren Q10.7
–– erworben H05.3
– Os frontale M95.2
– Os ilium M95.5
–– angeboren Q74.2
– Os ischii M95.5
–– angeboren Q74.2
– Ostium urethrae internum
–– angeboren a.n.k. Q64.7
–– erworben N32.8
– Ovar
–– angeboren Q50.3
–– erworben N83.8
– Pankreas
–– angeboren Q45.3
–– erworben K86.88
– Parotis
–– angeboren Q38.4
–– erworben K11.8
– Patella
–– angeboren Q68.2
–– erworben M22.8
– Penis
–– angeboren Q55.6
–– erworben N48.8
– Perikard, angeboren Q24.8
– Pfortader, angeboren Q26.5
– Pharynx
–– angeboren Q38.8
–– erworben J39.2
– Pierre-Robin-, angeboren Q87.0
– Pleurafalte, angeboren Q34.0
– Plexus chorioideus Q07.8
– Plus-, intrinsisch, Hand M21.84
– Präputium
–– angeboren Q55.6
–– erworben N48.8
– Prostata
–– angeboren Q55.4 ►

D

Deformität *(Forts.)*
~ Prostata *(Forts.)*
–– erworben N42.8
– Pupille
–– angeboren Q13.2
–– erworben H21.5
– Pylorus
–– angeboren Q40.3
–– erworben K31.88
– rachitisch, alt E64.3
– Radius
–– angeboren Q68.8
–– erworben M21.93
– Reduktions-
–– Extremität
––– longitudinal Q73.8
––– obere Q71.9
––– untere Q72.9
–– Gehirn, angeboren Q04.3
– Rektum
–– angeboren Q43.9
–– erworben K62.8
– Retinaarterie, angeboren Q14.1
– Ringknorpel
–– angeboren Q31.8
–– erworben J38.7
– Rippe M95.4
–– angeboren Q76.6
– Rotations-
–– angeboren Q74.9
–– Gelenk, erworben M21.89
–– Hüfte, erworben M21.85
–– Hüftgelenk, angeboren Q65.8
– Rücken M43.99
– Rückenmark Q06.9
–– angeboren Q06.9
–– erworben G95.88
– Rückenmarkhäute
–– angeboren Q06.9
–– erworben G96.1
– Rumpf
–– angeboren Q89.9
–– erworben M95.8
– Säbelscheiden-, Tibia, syphilitisch A50.5† M90.26*
– Sakrum
–– angeboren Q76.4
–– erworben M43.88
– Samenstrang
–– angeboren Q55.4
–– erworben N50.8
– Sattel-, Rücken M40.59
– Schädel M95.2
–– angeboren Q75.8
––– mit
–––– Anenzephalie Q00.0
–––– Enzephalozele Q01.9
–––– Hydrozephalus Q03.9
––––– mit Spina bifida Q05.4
–––– Mikrozephalie Q02
–– erworben M95.2 ►

Deformität *(Forts.)*
– Schilddrüse, angeboren Q89.2
– Schildknorpel
–– angeboren Q31.8
–– erworben J38.7
– Schulter
–– angeboren Q74.0
–– erworben M21.91
– Schulterblatt
–– angeboren Q68.8
–– erworben M21.81
– Schwanenhals- M20.0
– Sigma
–– angeboren Q43.9
–– erworben K63.8
– Sinus Valsalvae Q25.4
– Skapula
–– angeboren Q68.8
–– erworben M21.81
– Skrotum
–– angeboren Q55.2
–– erworben N50.8
– Speicheldrüse
–– angeboren Q38.4
–– erworben K11.8
– Speicheldrüsengang
–– angeboren Q38.4
–– erworben K11.8
– Spinalnervenwurzel, angeboren Q07.8
– Sprengel- Q74.0
–– angeboren Q74.0
– Sprunggelenk, erworben a.n.k. M21.68
– Steißbein, erworben M43.88
– Sternum
–– angeboren a.n.k. Q76.7
–– erworben M95.4
– Stirnbein
–– angeboren Q75.8
–– erworben M95.2
– System, kardiovaskulär, angeboren Q28.9
– Thorax M95.4
–– als Spätfolge, Rachitis E64.3
–– angeboren Q67.8
–– erworben M95.4
– Tibia
–– angeboren a.n.k. Q68.8
–– erworben M21.86
– Trachea
–– angeboren Q32.1
–– erworben J39.88
– Trachealring, erworben J39.88
– Tränengang
–– angeboren a.n.k. Q10.6
–– erworben a.n.k. H04.6
– Tränenweg
–– angeboren a.n.k. Q10.6
–– erworben a.n.k. H04.6
– Trikuspidalklappe I07.8
– Tuba uterina, erworben N83.8
– Ulna
–– angeboren a.n.k. Q68.8 ►

Deformität *(Forts.)*
~ Ulna *(Forts.)*
-- erworben M21.93
- Unterarm
-- angeboren Q68.8
-- erworben M21.93
- Unterkiefer K07.9
- Unterkieferdrüse, angeboren Q38.4
- Unterschenkel
-- angeboren Q68.8
-- erworben M21.96
- Urachus, angeboren Q64.4
- Ureter
-- angeboren Q62.8
-- erworben N28.88
- Urethra
-- angeboren Q64.7
-- erworben N36.8
- Urethraöffnung, angeboren a.n.k. Q64.7
- Uterus
-- angeboren Q51.9
-- erworben N85.8
- Uvula, angeboren Q38.5
- Vagina
-- angeboren Q52.4
-- erworben N89.8
- Valgus- M21.09
-- Fuß a.n.k. M21.07
--- angeboren a.n.k. Q66.6
- Varus- M21.19
-- Fuß a.n.k. M21.17
--- angeboren a.n.k. Q66.3
- Vas deferens
-- angeboren Q55.4
-- erworben N50.8
- vaskulär, angeboren a.n.k. Q27.9
- Vena cava inferior, angeboren Q26.9
- Vena cava superior, angeboren Q26.9
- Vene
-- angeboren Q27.9
-- groß, angeboren Q26.9
- Verdauungstrakt
-- angeboren Q45.9
-- oberer, angeboren Q40.9
- Vesicula seminalis
-- angeboren Q55.4
-- erworben N50.8
- Vorfuß M21.68
- Vulva
-- angeboren Q52.7
-- erworben N90.8
- Wange
-- angeboren Q18.9
-- erworben M95.2
- Wimpern
-- angeboren Q10.3
-- erworben H02.8
- Wirbelsäule M43.99
-- angeboren Q67.5
-- erworben a.n.k. M43.89
-- rachitisch E64.3 ►

Deformität *(Forts.)*
- Zäkum
-- angeboren Q43.9
-- erworben K63.8
- Zahn K00.2
- Zahnfleisch, erworben a.n.k. K06.8
- Zehe a.n.k. M20.6
-- angeboren Q66.9
- zerebral, erworben G93.88
- Zunge
-- angeboren Q38.3
-- erworben K14.8
- Zwerchfell
-- angeboren Q79.1
-- erworben J98.6
Degeneratio grisea G95.88
Degeneration
- Aderhaut H31.1
-- hereditär H31.2
- äquatorial
-- mikrozystoid H35.4
-- mit
--- Gitterlinien H35.4
--- Glitzerpunkten H35.4
--- Schneckenspuren H35.4
-- White without pressure H35.4
- amyloid E85.9
- Aorta I70.0
-- fettig I77.88
- Aortenklappe I35.8
- Arterie
-- atheromatös I70.9
-- kalzifizierend I70.9
-- medial I70.29
-- zerebral, amyloid E85.4† I68.0*
- arteriovaskulär I70.9
- Augapfel H44.5
- Augenlinse H27.8
- Axenfeld-, verkalkend Q13.4
- Bandscheibe a.n.k. M51.3
-- lumbal a.n.k. M51.3
--- mit
---- Ischialgie M51.1† G55.1*
---- Myelopathie M51.0† G99.2*
---- Neuritis M51.1† G55.1*
---- Radikulitis M51.1† G55.1*
---- Radikulopathie M51.1† G55.1*
-- lumbosakral a.n.k. M51.3
-- mit
--- Myelopathie a.n.k. M51.0† G99.2*
--- Neuritis M51.1† G55.1*
--- Radikulitis M51.1† G55.1*
--- Radikulopathie M51.1† G55.1*
-- thorakal a.n.k. M51.3
--- mit
---- Ischialgie M51.1† G55.1*
---- Myelopathie M51.0† G99.2*
---- Neuritis M51.1† G55.1*
---- Radikulitis M51.1† G55.1*
---- Radikulopathie M51.1† G55.1*
-- thorakolumbal a.n.k. M51.3 ►

Degeneration *(Forts.)*
~ Bandscheibe a.n.k. M51.3 *(Forts.)*
–– zervikal a.n.k. M50.3
––– mit
–––– Myelopathie M50.0† G99.2*
–––– Neuritis M50.1† G55.1*
–––– Radikulitis M50.1† G55.1*
–––– Radikulopathie M50.1† G55.1*
–– zervikothorakal a.n.k. M50.3
– Basalganglien a.n.k. G23.9
– Bruch-Membran H31.1
– Brustwarze N64.8
– Bulbus H44.5
– Cervix uteri N88.8
–– durch Bestrahlung N88.8
– Chorioidea H31.1
–– hereditär H31.2
– chorioretinal H31.1
–– hereditär H31.2
–– peripapillär, helikoid H31.2
– Cochlea H83.8
– Cornu anterius, progressiv G12.2
– Darm, amyloid E85.4† K93.8*
– extrapyramidal G25.9
– Fazialis G51.8
– Fundus H35.0
– Gefäß I70.9
– Gehirn G31.9
–– alkoholisch G31.2
–– angeboren, beim Kind Q04.9
–– arteriosklerotisch I67.2† G32.8*
–– bei
––– Anderson-Fabry-Krankheit E75.2† G32.8*
––– Beriberi E51.1† G32.8*
––– Gaucher-Syndrom E75.2† G32.8*
––– Hunter-Syndrom E76.1† G32.8*
––– Krankheit, Hirngefäß I67.9† G32.8*
––– Lipidose
–––– generalisiert E75.6† G32.8*
–––– zerebral E75.4† G32.8*
––– Mangel, Vitamin B_{12} E53.8† G32.8*
––– Mukopolysaccharidose E76.3† G32.8*
––– Myxödem E03.9† G32.8*
––– Neubildung a.n.k. D48.9† G32.8*
––– Niemann-Pick-Krankheit E75.2† G32.8*
––– Sphingolipoidose E75.3† G32.8*
–– beim Kind G31.9
–– kongenital, bei Hydrozephalus Q03.9
–– kortikal, progressiv G31.9
–– senil a.n.k. G31.1
–– zystisch G31.88
––– kongenital Q04.6
– Gehirnsubstanz, grau G31.88
– Gelenk M19.99
– Gelenkfläche, Wirbelsäule M47.99
– Gelenkknorpel a.n.k. M24.19
–– Ellenbogengelenk a.n.k. M24.12
–– Kniegelenk M23.39
–– Schultergelenk a.n.k. M24.11
– Glaskörper H43.8
– Halswirbelsäule M47.82 ►

Degeneration *(Forts.)*
– Haut L98.8
–– amyloid E85.4† L99.0*
–– kolloid L98.8
– hepatolentikulär E83.0
–– mit Demenz E83.0† F02.8*
– hepatorenal K76.7
– Heredo-, makulär H35.5
– Herz I51.5
–– amyloid E85.4† I43.1*
–– atheromatös I25.19
–– fettig I51.5
–– mural I51.5
–– senil I51.5
– Herzklappe, rheumatisch I09.1
– Hinterstrang G95.88
– Hirnnerv G52.9
–– III H49.0
–– IV H49.1
–– VI H49.2
– Hoden, postinfektiös N50.8
– Hornhaut
–– Auge H18.4
–– bandförmig H18.4
–– Krokodil-Chagrin- H18.4
–– marginal
––– pelluzid H18.4
––– Terrien H18.4
–– Salzmann- H18.4
–– sphäroidal H18.4
– HWS, und BWS, mit Zervikodorsalgie M47.23
– Hypophyse E23.6
– Iris H21.2
–– pigmentiert H21.2
– kalkig a.n.k. R89.7
– kapillär
–– amyloid E85.8† I79.8*
–– fettig I78.8
– kardiorenal, mit Hypertonie I13.90
– kardiovaskulär I51.6
–– renal, mit Hypertonie I13.90
– Knochen a.n.k. M89.89
– kochleosakkulär, mit Katarakt H90.5† H28.2*
– Konjunktiva H11.1
– Kornea H18.4
–– familiär H18.5
–– hyalin H18.4
–– senil H18.4
– kortikal G31.88
–– alkoholisch G31.2
–– diffus, durch Arteriosklerose I67.2† G32.8*
– kortikobasal [CBD] G31.0† F02.0*
– kortikostriatospinal A81.0
– Kuhnt-Junius- H35.30
–– Retina H35.30
– Labyrinth H83.8
–– knöchern H83.8
–– kongenital, mit Beeinträchtigung, Hörvermögen Q16.5
– Leber K76.8
–– amyloid a.n.k. E85.4† K77.8* ►

Degeneration *(Forts.)*
~ Leber K76.8 *(Forts.)*
-- diffus a.n.k. K76.8
-- fettig a.n.k. K76.0
--- alkoholisch K70.0
-- hypertrophisch a.n.k. K76.8
-- parenchymatös
--- akut a.n.k. K72.0
--- subakut a.n.k. K72.0
-- pigmentär a.n.k. K76.8
-- toxisch a.n.k. K71.9
-- zystisch a.n.k. K76.8
--- kongenital Q44.6
- Leberzellen K76.8
- lentikulär, progressiv E83.0
- Lid H02.7
- Linsenkern, progressiv E83.0
- Lunge J98.4
-- adenomatoid-zystisch D14.3
-- angeboren Q33.8
- Lymphknoten, hyalin I89.8
- Magen K31.88
- Makula H35.39
-- altersbedingt
--- feucht H35.30
--- neovaskulär H35.30
--- trocken H35.31
-- atrophisch H35.31
-- exsudativ H35.30
-- feucht H35.30
--- senil H35.30
-- hereditär H35.5
-- juvenil, bei Hypotrichose Q87.8
-- kongenital H35.5
-- myopisch H35.38
-- nichtexsudativ H35.31
-- senil
--- atrophisch H35.31
--- exsudativ H35.30
-- trocken H35.31
--- senil H35.31
-- und Pol, hinterer H35.39
-- vitelliform, autosomal-dominant H35.5
- Mamma N64.8
- Membrana synovialis M67.89
- Meniskus M23.39
- Milz D73.0
-- amyloid E85.4† D77*
- mit Nystagmus H55
- Mönckeberg- I70.29
- Multisystem- G23.2
- Muskel
-- fettig M62.89
-- fibrös M62.89
-- hyalin M62.89
-- progressiv M62.89
- Myelin-, Zentralnervensystem G37.9
- Myokard I51.5
-- fettig I51.5
-- hypertensiv I11.90
-- mit Fieber, rheumatisch I09.0 ►

Degeneration *(Forts.)*
~ Myokard I51.5 *(Forts.)*
-- senil I51.5
-- syphilitisch A52.0† I52.0*
- Nasenmuschel J34.8
- Nebenniere E27.8
- Nervensystem G31.9
-- alkoholisch G31.2
-- amyloid E85.4† G99.8*
-- autonom G90.9
--- peripher G90.9
-- fettig G31.88
- Nervus
-- acusticus H93.3
-- facialis G51.8
-- opticus H47.0
- Netzhaut
-- frühkindlich, schwer H35.5
-- mit Nanophthalmus, und Glaukom H35.5† Q11.2 H42.8*
- Neuro-, striatal, autosomal-dominant G23.8
- neuronal, progressiv, im Kindesalter, mit Erkrankung, Leber G31.88
- Niere N28.88
-- amyloid E85.4† N29.8*
-- fettig N28.88
-- fibrozystisch Q61.8
-- polyzystisch Q61.3
--- Erwachsenentyp Q61.2
--- infantiler Typ Q61.1
-- zystisch Q61.9
--- angeboren Q61.9
- olivopontozerebellar
-- familiär G23.3
-- hereditär G23.3
- Optikus H47.0
- Ovar N83.8
-- mikrozystisch N83.2
-- zystisch N83.2
- Pankreas K86.88
- Penis N48.8
- Pflasterstein-, Retina H35.4
- Pigment-
-- Iris H21.2
-- Pallidum G23.0
-- Retina H35.5
- Pigmentblatt, Iris H21.2
- Plazenta O43.8
- Pulmonalklappe I37.8
- Pulpa K04.2
- Pupillarsaum H21.2
- Retina H35.4
-- äquatorial H35.4
-- Augenpol, hinterer H35.39
-- gitterförmig H35.4
-- hereditär H35.5
-- makulös H35.39
-- ohne Riss H35.4
-- peripher H35.4
-- pflastersteinförmig H35.4
-- pigmentiert H35.5 ►

Degeneration *(Forts.)*
~ Retina H35.4 *(Forts.)*
-- retikulär H35.4
- Rückenmark G31.88
-- amyloid E85.4† G32.8*
-- familiär a.n.k. G31.88
-- fettig G31.88
-- kombiniert
--- bei Anämie a.n.k. D51.0† G32.0*
--- subakut, bei Mangel, Vitamin B_{12} E53.8† G32.0*
-- syphilitisch A52.1
-- tuberkulös A17.8† G07*
- Sacculus, kongenital Q16.5
- Schilddrüse E07.8
- Sehnerv H47.0
- senil R54
- Sinus J32.9
-- polypoid J33.1
-- zystisch J32.9
- Sklera, hyalin H15.8
- spinozerebellar, mit Dystrophie, Hornhaut G11.9 H18.5
- Stargardt-, Makula H35.5
- striatonigral G23.2
- suprarenal E27.8
- Synovialis M67.89
- tapetoretinal H35.5
-- bei
--- Ataxie G11.9 H35.5
--- Hypoplasie, zerebellär Q04.3
- Terrien-, Hornhaut H18.4
- Thymus E32.8
-- fettig E32.8
- Trikuspidalklappe I07.9
- tropfenförmig, klimabedingt H18.5
- tuberkulös a.n.k. A16.9
- Uterus N85.8
- vaskulär I70.9
- Wilson-, Linsenkern E83.0
- Wirbelsäule M47.99
- Zentralnervensystem, mit Psychose F09
- zerebellär, und Hepatosplenomegalie, bei Ichthyose Q87.8
- zerebellar G31.9
-- alkoholbedingt G31.2
-- erworben G31.9
-- hereditär G11.9
- zerebral G31.9
-- alkoholbedingt G31.2
-- senil G31.1
- zerebrovaskulär I67.9† G32.8*
- Ziliarkörper H21.2
- Zirbeldrüse E34.8
Degenerations-Syndrom, Basalganglien, mit Beginn im Kindesalter G23.8
Degenerationstyp, Amsterdam Q87.1
Degenerativ – s. Art der Krankheit
Deglutitions-Pneumonie J69.0
Degos-Delort-Tricot-Syndrom I77.88
Degos-Krankheit, Dowling- L81.8
Dehiszenz
- Naht T81.3
-- Damm, geburtshilflich O90.1
-- Hornhaut T81.3
-- infiziert T81.4
-- Konjunktiva T81.3
-- nach
--- Entbindung O90.1
--- Episiotomie O90.1
-- Sektiowunde O90.0
- Operationswunde a.n.k. T81.3
- Riss, Damm O90.1
- Schnittentbindungswunde O90.0
- Symphyse, bei Schwangerschaft O26.7
- Wunde T81.3
-- Damm, geburtshilflich O90.1
-- mit Platzbauch T81.3
-- nach Trauma T89.03
-- perineal, post partum O90.1
Dehiszenz-Syndrom, Bogengangs- H83.8
Dehnung
- Band T14.3
-- Sprunggelenk, oberes S93.40
- Symphyse, bei Schwangerschaft O26.7
Dehnungsherd, Aderhaut, bei Myopie H44.2
Dehydratation E86
- bei Hyperemesis gravidarum, Beginn vor Beendigung der 20. Schwangerschaftswoche O21.1
- beim Neugeborenen P74.1
- hypoton E86
7-Dehydrocholesterinreduktase, Mangel Q87.1
Dehydroepiandrosteronsulfat, Nebenwirkung T88.7
Déjerine-Dystrophie, Landouzy- G71.0
Déjerine-Klumpke-Syndrom P14.1
Déjerine-Roussy-Syndrom G93.88
Déjerine-Sottas-Neuropathie G60.0
- hypertrophisch G60.0
Déjerine-Thomas-Atrophie G23.3
Dekalzifikation
- Knochen M81.99
- Zahn K03.8
Dekapitation S18
- fetal, zur Geburtserleichterung P03.8
Dekarboxylase, Mangel E71.0
Dekompensation
- Altersherz I51.9
- Atmungsorgane J98.8
- bei Perikarditis I31.9
- bronchopulmonal J98.8
- Detrusor, Harnblase N31.2
- global, mit Insuffizienz, Herz I50.01
- Harnblase N32.9
- hepatisch K72.9
- Herz
-- bei Hypertonie I11.00
-- biventrikulär I51.9
- Hornhaut, mit Keratopathia bullosa H18.1
- Hornhauttransplantat T86.83
- kardial I51.9
-- akut I51.9 ►

D

Dekompensation *(Forts.)*
~ kardial I51.9 *(Forts.)*
-- chronisch I51.9
-- syphilitisch A52.0† I52.0*
- kardiopulmonal R09.2
- kardiorenal I13.20
- kardiorespiratorisch R09.2
- kardiovaskulär I51.6
- Leber K72.9
- Linksherz- I50.19
- Myokard, biventrikulär I51.9
- myokardial I51.9
- Niere N19
- psychisch F43.9
-- akut F43.0
- psychovegetativ F45.9
- respiratorisch J98.8
Dekompensiert
- Adenom, Schilddrüse D34
-- autonom D34
- CIHK [Chronische ischämische Herzkrankheit] I25.9
- Esophorie H50.5
- Exophorie H50.5
- Hyperphorie H50.5
- Hypophorie H50.5
- Insuffizienz
-- Herz I50.9
-- Myokard I50.9
-- Niere N18.89
- Linksherzinsuffizienz I50.19
- Rechtsherzinsuffizienz I50.01
- Schwäche, Herzmuskel I50.9
- Stauungsinsuffizienz, kardial I50.01
- Stoffwechsellage E88.9
- Zirrhose, Leber K74.6
- Zyklophorie H50.5
Dekompressionskrankheit T70.3
Dekubital
- Geschwür L89.99
-- Analbereich L89.99
-- Bein L89.98
-- Cervix uteri N86
-- Ferse L89.97
-- Fuß L89.98
-- Hüfte L89.93
-- Kreuzbeinbereich L89.94
-- Oberschenkel L89.98
-- Wade L89.98
- Infektion L89.99
- Nekrose L89.29
- Ulkus L89.99
-- Becken L89.93
-- Ellenbogengelenk L89.91
-- präsakral L89.94
-- sakral L89.94
-- Unterschenkel L89.98
Dekubitus L89.99
- 1. Grades L89.09
-- Beckenkamm L89.03
-- Dornfortsatz L89.02 ►

Dekubitus L89.99 *(Forts.)*
~ 1. Grades L89.09 *(Forts.)*
-- Extremität, obere L89.01
-- Ferse L89.07
-- Kopf L89.00
-- Kreuzbein L89.04
-- Sitzbein L89.05
-- Steißbein L89.04
-- Trochanter L89.06
- 2. Grades L89.19
-- Beckenkamm L89.13
-- Dornfortsatz L89.12
-- Extremität, obere L89.11
-- Ferse L89.17
-- Kopf L89.10
-- Kreuzbein L89.14
-- Sitzbein L89.15
-- Steißbein L89.14
-- Trochanter L89.16
- 3. Grades L89.29
-- Beckenkamm L89.23
-- Dornfortsatz L89.22
-- Extremität, obere L89.21
-- Ferse L89.27
-- Kopf L89.20
-- Kreuzbein L89.24
-- Sitzbein L89.25
-- Steißbein L89.24
-- Trochanter L89.26
- 4. Grades L89.39
-- Beckenkamm L89.33
-- Dornfortsatz L89.32
-- Extremität, obere L89.31
-- Ferse L89.37
-- Kopf L89.30
-- Kreuzbein L89.34
-- Sitzbein L89.35
-- Steißbein L89.34
-- Trochanter L89.36
- Analregion L89.99
- Arm L89.91
- Außenknöchel L89.98
- Beckenkamm L89.93
- Dornfortsatz L89.92
- Extremität, obere L89.91
- Ferse L89.97
- Fuß L89.98
- Kopf L89.90
- Kreuzbein L89.94
- mit
-- Blase L89.19
-- Gangrän L89.99
- Os sacrum L89.94
- Rücken L89.99
- Sakralbereich L89.94
- Sitzbein L89.95
- Stadium
-- 1 L89.09
--- am
---- Beckenkamm L89.03
---- Dornfortsatz L89.02 ►

Dekubitus L89.99 *(Forts.)*
~ Stadium *(Forts.)*
~~ 1 L89.09 *(Forts.)*
~~~ am *(Forts.)*
---- Kopf L89.00
---- Kreuzbein L89.04
---- Sitzbein L89.05
---- Steißbein L89.04
---- Trochanter L89.06
--- an der
---- Ferse L89.07
---- oberen Extremität L89.01
-- 2 L89.19
--- am
---- Beckenkamm L89.13
---- Dornfortsatz L89.12
---- Kopf L89.10
---- Kreuzbein L89.14
---- Sitzbein L89.15
---- Steißbein L89.14
---- Trochanter L89.16
--- an der
---- Ferse L89.17
---- oberen Extremität L89.11
-- 3 L89.29
--- am
---- Beckenkamm L89.23
---- Dornfortsatz L89.22
---- Kopf L89.20
---- Kreuzbein L89.24
---- Sitzbein L89.25
---- Steißbein L89.24
---- Trochanter L89.26
--- an der
---- Ferse L89.27
---- oberen Extremität L89.21
-- 4 L89.39
--- am
---- Beckenkamm L89.33
---- Dornfortsatz L89.32
---- Kopf L89.30
---- Kreuzbein L89.34
---- Sitzbein L89.35
---- Steißbein L89.34
---- Trochanter L89.36
--- an der
---- Ferse L89.37
---- oberen Extremität L89.31
- Steißbein L89.94
- Steißbereich L89.94
- Trochanter L89.96
- Unterschenkel L89.98
- Wade L89.98
- Zehe L89.98
Del-Castillo-Syndrom, Argonz- N64.3
Del(5q)-Chromosomenanomalie, isoliert, bei Syndrom, myelodysplastisch D46.6
Deletion
- 1p36 Q93.5
- 3p, distal Q93.5 ►

Deletion *(Forts.)*
- 15q11.13, paternal, mit Prader-Willi-Syndrom Q87.1
- 22q13 Q93.5
- Autosomen Q93.9
- Chromosom
-- 4, kurzer Arm Q93.3
-- 5, kurzer Arm Q93.4
-- 18, langer Arm Q93.5
--- mit komplexen Rearrangements a.n.k. Q93.7
-- mit komplexen Rearrangements a.n.k. Q93.7
- Chromosomenteil Q93.5
- intragenisch, mit Neurofibromatose, Typ 1 Q85.0
- partiell, Chromosom
-- 4, kurzer Arm Q93.3
-- 5, kurzer Arm Q93.4
- Prometaphase Q93.6
- Subtelomere 1p36 Q93.5
Deletionssyndrom Q93.9
- 1p36- Q93.5
- Mikro-, Xp22.3 Q99.8
Delinquenz F91.8
- beim Jugendlichen F91.8
- neurotisch F92.8
Delir – s.a. Delirium F05.9
- anticholinerg T44.3
- postoperativ F05.8
Delirant, Syndrom F05.9
Delirium F05.9
- akut F05.9
-- bei Syndrom
--- hirnorganisch F05.9
--- psychoorganisch F05.9
-- vom exogenen Reaktionstyp F05.9
- alcoholicum F10.4
-- akut F10.4
-- chronisch F10.6
- Alkohol F10.4
- bei
-- Demenz F05.1
-- Eklampsie O15.9
-- Entzugssyndrom
--- Drogen F19.4
--- durch Stimulanzien F15.4
--- nach Gebrauch
---- Alkohol F10.4
---- Cannabinoide F12.4
---- Halluzinogene F16.4
---- Kokain F14.4
---- Lösungsmittel, flüchtig F18.4
---- Opioide F11.4
---- Sedativa, und Hypnotika F13.4
-- Rausch, durch Alkohol F10.0
- durch Hyperthyreoidismus E05.5
- Entzugs- F19.4
-- Alkohol F10.4
- Erschöpfungs- F43.0
- hysterisch F44.88
- im Wochenbett a.n.k. F05.8 ►

D
~~~

Delirium F05.9 *(Forts.)*
– mit gemischter Ätiologie F05.8
– nicht Demenz überlagernd F05.0
– nichtalkoholinduziert F05.9
– nichtalkoholisch F05.9
– nichtdrogeninduziert F05.9
– puerperal F05.8
– subakut F05.9
–– bei Syndrom
––– hirnorganisch F05.9
––– psychoorganisch F05.9
–– vom exogenen Reaktionstyp F05.9
– tremens F10.4
–– alkoholbedingt F10.4
–– bei Psychose, durch Alkohol F10.4
– urämisch N19
Delleman-Syndrom Q87.8
Dellen, Hornhaut, Auge H18.7
Dellenbildung
– bei Ödem R60.9
– Lippe R60.0
Dellwarze B08.1
Delort-Tricot-Syndrom, Degos- I77.88
Delta-1-Pyrrolin-5-Carboxylat-Dehydrogenase, Mangel E72.5
Delta-Aminolävulinsäure-Dehydratase, Mangel, mit Porphyrie E80.2
Delta-Beta-Thalassämie D56.2
Delta-Sarkoglykan, Mangel, mit Muskeldystrophie, Gliedergürtel G71.0
Delta-Sarkoglykanopathie G71.0
Delta-Storage-Pool-Krankheit, isoliert D69.1
Delta-Virus
– Hepatitis B, durch Virus, chronisch B18.0
– Infektion, akut, bei
–– Hepatitis-B, chronisch B17.0
–– Hepatitis-B-Virus-Träger B17.0
Dementia F03
– alcoholica F10.7
– infantilis F84.3
– paralytica A52.1† F02.8*
–– connata A50.4† F02.8*
–– Form, tabisch A52.1
–– juvenilis A50.4† F02.8*
––– syphilitisch A50.4† F02.8*
–– progressiv, syphilitisch A52.1† F02.8*
–– syphilitisch A52.1† F02.8*
– praecox, hebephren F20.1
Dementiell, Psychose F03
Demenz F03
– Alters- F03
– Alzheimer- G30.9† F00.9*
– angeboren F79.9
– arteriosklerotisch F01.9
–– zerebral F01.9
– atherosklerotisch F01.9
– atypisch, vom Alzheimer-Typ G30.8† F00.2*
– bei
–– Alkoholismus F10.7
–– Alzheimer-Krankheit, mit
––– frühem Beginn (Typ 2) G30.0† F00.0* ►

Demenz F03 *(Forts.)*
~ bei *(Forts.)*
~~ Alzheimer-Krankheit, mit *(Forts.)*
––– spätem Beginn (Typ 1) G30.1† F00.1*
–– Alzheimer-Sklerose G30.9† F00.9*
–– Atrophie, Gehirn F03
––– präsenil G31.88† F02.8*
––– umschrieben G31.0† F02.0*
–– Chorea Huntington G10† F02.2*
–– Creutzfeldt-Jakob-Krankheit A81.0† F02.1*
–– Degeneration, hepatolentikulär E83.0† F02.8*
–– Enzephalopathie G93.4† F02.8*
–– Epilepsie G40.9† F02.8*
–– Huntington-Krankheit G10† F02.2*
–– Hyperkalzämie E83.58† F02.8*
–– Hypothyreose, erworben E03.9† F02.8*
––– durch Jodmangel E01.8† F02.8*
–– Krankheit, durch HIV B22† F02.4*
–– Lewy-Körper-Krankheit G31.82† F02.8*
–– Lupus erythematodes, systemisch M32.1† F02.8*
–– Mangel
––– Niazin E52† F02.8*
––– Vitamin B_{12} E53.8† F02.8*
–– Morbus
––– Alzheimer G30.9† F00.9*
––– Wilson E83.0† F02.8*
–– Multiple Sklerose G35.9† F02.8*
–– Neubildung, unsicher, intrakraniell D43.2† F02.8*
–– Neurosyphilis A52.1† F02.8*
–– Panarteriitis nodosa M30.0† F02.8*
–– Paralysis agitans G20.90† F02.3*
–– Parkinson-Syndrom, primär G20.90† F02.3*
–– Pellagra E52† F02.8*
–– Pick-Krankheit G31.0† F02.0*
–– Pseudosklerose, spastisch A81.0† F02.1*
–– Psychose, durch Alkohol F10.7
–– Sklerose
––– Gehirn, atrophisch, lobär G31.0† F02.0*
––– präsenil G30.0† F00.0*
–– Störung, Gefäß, zerebral F01.9
–– Stoffwechselstörung, Lipide, zerebral E75.6† F02.8*
–– Trypanosomiasis, afrikanisch B56.9† F02.8*
–– Vergiftung T65.9† F02.8*
––– durch Kohlenmonoxid T58† F02.8*
– Binswanger- F01.2
– degenerativ, primär F03
–– vom Alzheimer-Typ G30.9† F00.9*
––– mit
–––– präsenilem Beginn G30.0† F00.0*
–––– senilem Beginn G30.1† F00.1*
– durch
–– Alkohol F10.7
–– Dialyse N18.5† F02.8*
–– Hypnotika F13.7
–– Inhalationsdrogen F18.7
–– Lösungsmittel, flüchtig F18.7
–– Sedativa F13.7 ►

Demenz F03 *(Forts.)*
– enzephalitisch G04.9† F02.8*
– epileptisch G40.9† F02.8*
– Frontalhirn G31.0† F02.0*
– frontotemporal
–– mit Krankheit, Motoneuron G31.0† G12.2 F02.0*
–– rechtstemporale Variante G31.0† F02.0*
–– Verhaltensvariante G31.0† F02.0*
– frontotemporal [FTD] G31.0† F02.0*
– hebephren F20.1
– Heller- F84.3
– kataton F20.2
– kortikal, vorwiegend F01.1
– Lewy-Körper- G31.82† F02.8*
– mit
–– Aggression U63.4! *[nur Zusatzkode!]*
–– Agitation U63.4! *[nur Zusatzkode!]*
–– Angstsymptomen U63.2! *[nur Zusatzkode!]*
–– Apathie U63.3! *[nur Zusatzkode!]*
–– Delirium F05.1
–– Enthemmung U63.5! *[nur Zusatzkode!]*
–– Symptom, psychotisch U63.0! *[nur Zusatzkode!]*
–– Wanderverhalten U63.6! *[nur Zusatzkode!]*
– Multiinfarkt- F01.1
– nach Schädelhirnverletzung T90.9† F02.8*
– paralytisch, bei Syphilis A52.1† F02.8*
– paranoid F03
– paretisch A52.1† F02.8*
– persistierend F03
– Pick- G31.0† F02.0*
– präsenil F03
–– bei
––– Krankheit, durch HIV B22† F02.4*
––– Morbus Alzheimer G30.0† F00.0*
–– mit Psychose, organisch F03
– puerperal F53.1
– schizophren F20.9
– semantisch [SD] G31.0† F02.0*
– senil F03
–– bei Morbus Alzheimer G30.1† F00.1*
–– depressiv F03
–– einfach F03
–– mit
––– Psychose, organisch F03
––– Verwirrtheit, akut F05.1
–– paranoid F03
– sklerotisch, zerebral F01.9
– syphilitisch, progressiv A52.1† F02.8*
– urämisch N18.89† F02.8*
– Ursache, unbekannt F03
– vaskulär F01.9
–– kortikal und subkortikal, gemischt F01.3
–– mit akutem Beginn F01.0
–– subkortikal F01.2
– vom Alzheimer-Typ, mit
–– atypischer Form G30.8† F00.2*
–– gemischter Form G30.8† F00.2*
–– spätem Beginn G30.1† F00.1*
– zerebral F03 ►

Demenz F03 *(Forts.)*
– zerebrovaskulär F01.9
Demenz-Komplex
– AIDS- B22† F02.4*
– Guam-Parkinson- G21.8† F02.8*
Demerol, Abhängigkeit F11.2
Demineralisation
– Knochen M81.99
– Nagel L60.8
–– kongenital Q84.6
Demodex folliculorum, Befall B88.0
Demodex-Arten, Dermatitis B88.0
– Augenlid B88.0† H03.0*
Demodikose B88.0
Demons-Meigs-Syndrom D27
Demoralisierung R45.3
Demütigend, Ereignis, in der Kindheit Z61
Demütigung, in der Kindheit Z61
Demyelinisation G37.9
– bei
–– Krankheit, durch HIV B22† G94.8*
–– Neuritis optica G36.0
– Corpus callosum, zentral G37.1
– disseminiert, akut G36.9
– konzentrisch G37.5
– Zentralnervensystem G37.9
Demyelinisierend
– Enzephalomyelitis, akut [ADEM] G37.8
– Enzephalopathie, Corpus callosum G37.1
– Krankheit
–– Nervensystem, peripher G62.88
–– Zentralnervensystem G37.9
––– mit Myelitis transversa acuta G37.3
– Polyneuropathie, inflammatorisch
–– chronisch G61.8
–– subakut G61.8
– Polyradikuloneuropathie, inflammatorisch, akut G61.0
Demyelinisierung, Gehirn, durch Mangel, Methionin-Adenosyltransferase E72.1
Denborough-Syndrom, King- G71.2
Dendritisch
– Zellen
–– follikulär, Sarkom C96.4
–– interdigitierend, Sarkom C96.4
–– Sarkom C96.4
– Zellneoplasie, plasmozytoid, blastisch C86.4
– Zelltumor, indeterminant C96.4
Dengue
– mit Warnzeichen A97.1
– ohne Warnzeichen A97.0
– schwer A97.2
Dengue-Fieber A97.9
– hämorrhagisch A97.9
–– Grad
––– 1 A97.0
––– 2 A97.0
–– mit Warnzeichen A97.1
–– ohne Warnzeichen A97.0
–– schwer A97.2
– mit Warnzeichen A97.1 ►

Dengue-Fieber A97.9 *(Forts.)*
– ohne Warnzeichen A97.0
– schwer A97.2
– Untersuchung Z11
Denguevirus, Krankheit A97.9
Denkepilepsie G40.8
Dens
– axis, Fraktur S12.1
– evaginatus K00.2
– Fraktur, Halswirbel 2. S12.1
– in dente K00.2
– invaginatus K00.2
– neonatalis K00.6
Dense-deposit-Krankheit, bei
– Hämaturie, rezidivierend N02.6
– Proteinurie, isoliert N06.6
– Syndrom
–– nephritisch
––– akut N00.6
––– chronisch N03.6
––– rapid-progressiv N01.6
–– nephrotisch N04.6
Dent-Krankheit N25.8
– Typ
–– 1 N25.8
–– 2 N25.8
Dent-Syndrom N25.8
Dental
– Abszess K04.7
–– mit Fistel K04.6
– Ankylose K03.5
– Fluorose K00.3
–– chronisch K00.3
– Granulom K04.5
– Infektion K04.9
– Karies K02.9
– Periost, Eiterung K10.3
– Polyp K04.0
– Resorption K03.3
Dentallamina, Zyste K09.0
Dentato-rubro-pallido-luysisch, Atrophie G11.8
Dentes
– decidui, Persistenz K00.6
– emboliformes K00.2
– geminati K00.2
– natales K00.6
Denticulus K04.2
Dentin
– Dysplasie K00.5
–– mit Sklerose, Knochen K00.5
–– Typ
––– 1 K00.5
––– 2 K00.5
– empfindlich K03.8
– irregulär K04.3
– Karies K02.1
– sekundär K04.3
Dentinoblastom D16.5
– Oberkieferknochen D16.42
Dentinogenesis imperfecta
– mit Kleinwuchs, und Hörverlust, und Intelligenzminderung Q87.8
– Typ
–– 2 K00.5
–– 3 K00.5
Dentinogenesis-imperfecta-II-Syndrom K00.5
Dentinom D16.5
– Oberkieferknochen D16.42
Dentitio
– difficile K00.7
– praecox K00.6
– tarda K00.6
Dentition
– erschwert K00.7
– Störung K00.6
– verzögert K00.6
Dentitionskrankheit K00.7
Dentitionsschmerzen K00.7
Dentitionszyste K09.0
– Oberkiefer K09.0
– Unterkiefer K09.0
Dentoalveolär, Abszess K04.7
– mit Fistel K04.6
Dentofazial, Anomalie K07.9
– funktionell K07.5
Dentogen
– Abszess K04.7
– Zyste K04.8
Denutrition R64
Denys-Drash-Syndrom N04.1
Depersonalisationssyndrom F48.1
– neurotisch F48.1
Depigmentierung, Iris, bilateral, akut H21.2
Depletion
– Flüssigkeit, extrazellulär E86
– Plasmavolumen E86
Depletionssyndrom, DNA-, mitochondrial
– mit Tubulopathie, renal, enzephalomyopathische Form G31.81† N16.8*
– myopathische Form G71.3
Depression F32.9
– ängstlich F41.2
–– agitiert F32.2
–– anhaltend F34.1
–– leicht F41.2
–– nichtanhaltend F41.2
– agitiert F32.2
–– Episode, einzeln F32.2
–– menopausal, Episode, einzeln F32.2
– akut F32.9
– Alters- F32.9
– anankastisch F42.9
– Angst- F41.2
– Atemzentrum G93.88
– Atmung, beim Neugeborenen P28.5
– atypisch F32.8
– bei
–– Reaktion, manisch-depressiv F33.2
–– Schwangerschaft O99.3
–– Störung, Sozialverhalten F92.0 ►

Depression F32.9 *(Forts.)*
~ bei *(Forts.)*
– – Zyklothymie F31.3
– chronifiziert F32.9
– chronisch F33.9
– endogen F33.2
– – mit Symptom, psychotisch F33.3
– – ohne Symptome, psychotisch F33.2
– – rezidivierend, ohne Symptome, psychotisch F33.2
– endomonopolar F33.9
– endoreaktiv, ohne Symptome, psychotisch F33.2
– Erschöpfungs- F32.9
– exogen F06.3
– hypochondrisch F45.2
– hysterisch F44.88
– im Wochenbett F53.0
– in der Menopause F32.8
– Involutions- F32.8
– Jammer- F32.8
– Knochenmark D61.9
– – toxisch D61.9
– larviert F32.8
– – Einzelepisode F32.8
– leicht F32.0
– major
– – Episode
– – – einzeln
– – – – mit Symptom, psychotisch F32.3
– – – – ohne Symptome, psychotisch F32.2
– – – schwer, rezidivierend, mit Symptom, psychotisch F33.3
– – rezidivierend, ohne Symptome, psychotisch F33.2
– manisch F31.9
– medullär G93.88
– monopolar F33.9
– nach Infektionskrankheit F06.3
– nervös F34.1
– neurotisch F34.1
– – ohne Symptome, psychotisch F34.1
– organisch F32.9
– paranoid F32.3
– periodisch F33.9
– post partum F53.0
– postnatal F53.0
– postoperativ F32.9
– postschizophren F20.4
– psychogen F32.9
– – Einzelepisode F32.9
– – mit Episode
– – – leicht, rezidivierend F33.0
– – – mittelgradig, rezidivierend F33.1
– – – rezidivierend F33.8
– psychoneurotisch F34.1
– psychosomatisch F32.9
– psychotisch
– – Einzelepisode F32.3
– – menopausal, als Einzelepisode F32.3 ►

Depression F32.9 *(Forts.)*
~ psychotisch *(Forts.)*
– – mit Episode, rezidivierend F33.3
– – – schwer F33.3
– puerperal F53.0
– reaktiv F32.9
– – akut F32.9
– – chronisch F33.9
– – Einzelepisode F32.8
– – – leicht F32.0
– – – mittelgradig F32.1
– – endogen, ohne Symptome, psychotisch F33.2
– – mit Episode
– – – leicht, rezidivierend F33.0
– – – mittelgradig, rezidivierend F33.1
– – – rezidivierend F33.8
– – psychotisch F32.3
– – schwer F32.2
– – – Episode, einzeln, ohne Symptome, psychotisch F32.2
– rezidivierend F33.9
– sekundär F32.9
– senil F32.9
– somatisiert F32.8
– vital
– – Episode, einzeln, ohne Symptome, psychotisch F32.2
– – rezidivierend, ohne Symptome, psychotisch F33.2
– zerebral F32.9
– zerebrovaskulär F32.9
– zyklothym F34.0
Depressionszustand, zerebral, beim Neugeborenen P91.4
Depressiv – s. Art der Krankheit
Deprez-Syndrom, Verloes- Q87.1
Deprivation
– Androgene E29.1
– bei Amblyopie H53.0
– – mit Nystagmus H55
Deprivationssyndrom Z61
Dérangement interne M23.99
Dercum-Krankheit E88.29
Derealisation F48.1
– neurotisch F48.1
Dermal
– Dysplasie
– – fazial, fokal Q82.8
– – – Typ
– – – – I Q82.8
– – – – II Q82.8
– – – – III Q82.8
– – zerebellotrigeminal Q87.8
– Elastolyse, papillär, Pseudoxanthoma elasticum-ähnlich L90.8
– Hypoplasie, fokal Q82.8
– Nävus D22.9
– Zylindrom, ekkrin D23.9
Dermanyssus gallinae, Befall B88.0
Dermatillomanie F63.9

Dermatitis L30.9
– ab igne L59.0
– Acaro- B88.0
– akneiform L30.8
– Akro- L30.8
– aktinisch, durch
–– andere als Sonnenstrahlen L59.8
–– Sonnenbestrahlung L57.8
– akut L30.9
–– durch
––– Licht L56.8
––– Röntgenstrahlen L58.0
––– Strahlung, radioaktiv L58.0
––– Ultraviolettstrahlung L56.8
– allergisch L23.9
–– durch
––– Haarfärbemittel L23.2
––– Produkt, chemisch L23.5
––– Reizstoff, äußerer a.n.k. L23.8
––– Terpentine L23.5
–– entzündlich L23.9
– ammoniacalis L22
– anogenitalis [Windeldermatitis] L22
– artefacta L98.1
– atopica L20.9
– atrophicans L90.8
–– maculosa L90.8
– Augenlid
–– bei Herpes zoster B02.3† H03.1*
–– durch
––– Demodex-Arten B88.0† H03.0*
––– Herpesvirus B00.5† H03.1*
–– ekzematös H01.1
– bei
–– Exsikkation L30.8
–– Soor B37.2
– Berloque- L56.2
– bullosa L13.9
– calorica L59.0
–– durch
––– Kälte L30.8
––– Sonnenbrand L59.0
– Chondro-, Ohrmuschel H61.0
– chronisch L30.9
–– durch
––– Röntgenstrahlen L58.1
––– Strahlung, radioaktiv L58.1
– combustionis L59.0
– congelationis T69.1
– contusiformis L52
– diabetisch E14.60† L99.8*
– diphtherisch A36.3
– durch
–– Amöben A06.7
–– Arsen L27.8
–– Arzneimittel L27.0
––– eingenommen L27.0
––– generalisiert, durch Arzneimittel, eingenommen L27.0
––– lokalisiert, durch Arzneimittel, eingenommen L27.1 ►

Dermatitis L30.9 *(Forts.)*
~ durch *(Forts.)*
–– Bestrahlung L59.8
–– Chemikalie, aufgenommen a.n.k. L27.8
–– Demodex-Arten B88.0
–– Dermanyssus gallinae B88.0
–– Detergenzien L24.0
–– Erntemilbe B88.0
–– Fett L24.1
–– Fisch, verspeist L27.2
–– Fleisch, verspeist L27.2
–– Frost L30.8
–– Gemüse, verspeist L27.2
–– Hitze L59.0
–– Impfung L27.0
–– Infrarotstrahlen L59.8
–– Kälte L30.8
–– Licht a.n.k. L57.8
–– Liponyssoides sanguineus B88.0
–– Lösungsmittel, organisch L24.2
–– Milben B88.0
–– Milch, getrunken L27.2
–– Nahrungsmittel L27.2
––– aufgenommen L27.2
–– Obst, verspeist L27.2
–– Pflanzen L25.5
–– Radium L58.9
–– Reibung L30.4
–– Reizstoff, äußerer a.n.k. L24.9
–– Seife L24.0
–– Sensibilisierung a.n.k. L23.9
–– Serum a.n.k. T80.6
–– Sonnenbestrahlung L57.8
–– Strahlen L59.8
––– akut L58.0
––– chronisch L58.1
––– nichtionisierend L57.8
–– Substanz
––– aufgenommen L27.9
––– radioaktiv L58.9
–– Temperatur, niedrig L30.8
–– Ultraviolettstrahlen L57.8
–– Vakzine L27.0
–– Virus B09
–– Waschmittel L24.0
–– Zerkarien B65.3
–– Zytomegalievirus B25.88† L99.8*
– dysmenorrhoica symmetrica N94.6
– eitrig L08.0
– ekzematös a.n.k. L30.9
– ekzematoid L30.3
– erysipelatosa L00.0
– exfoliativa L26
–– generalisiert L26
–– infantum L00.0
–– neonatorum L00.0
––– Typ Ritter von Rittershain L00.0
– Exsikkations- L30.8
–– superinfiziert L30.3
– factitia L98.1
– flexurarum a.n.k. L20.8 ►

Dermatitis L30.9 *(Forts.)*
– follikulär L30.8
– Fungus- B36.9
– gangraenosa L08.0
–– infantum L08.0
– herpetiformis L13.0
–– Duhring L13.0
–– juvenil L12.2
–– senilis L12.0
– hiemalis L30.8
– hypostatica I83.1
– hypostatisch, bei Ulcus varicosum cruris I83.2
– infantum L20.8
– infektiös L30.3
–– ekzematös L21.9
–– mit Infektion, durch Virus 1, human T-lymphotrop, assoziiert L30.3
–– submammär L30.3
– intertriginosa atopica L20.8
– Jacquet- L22
– Kerato-, angeboren Q82.8
– Kontakt- L25.9
–– allergisch L23.9
––– durch
–––– Ambrosiagewächs L23.7
–––– Arzneimittel L23.3
–––– Azeton L24.2
–––– Bichromat L23.0
–––– Brennnessel L23.7
–––– Chrom L23.0
–––– Farbstoff L23.4
–––– Fisch L23.6
–––– Fleisch L23.6
–––– Gemüse L23.6
–––– Giftefeu L23.7
–––– Gifteiche L23.7
–––– Giftsumach L23.7
–––– Gräser L23.7
–––– Gummi L23.5
–––– Heftpflaster L23.1
–––– Insektizid L23.5
–––– Jakobskreuzkraut L23.7
–––– Katharidenpflaster L23.1
–––– Klebstoff L23.1
–––– Kölnisch Wasser L23.2
–––– Konservierungsstoff L23.5
–––– Kosmetika L23.2
–––– Kunststoff L23.5
–––– Mehl L23.6
–––– Metalle L23.0
–––– Milch L23.6
–––– Nickel L23.0
–––– Nylon L23.5
–––– Obst L23.6
–––– Pelz L23.8
–––– Plastik L23.5
–––– Primel L23.7
–––– Produkt, chemisch L23.5
–––– Schlüsselblume L23.7
–––– Zement L23.5
–––– Zugpflaster L23.1 ►

Dermatitis L30.9 *(Forts.)*
~ Kontakt- L25.9 *(Forts.)*
–– Augenlid H01.1
–– durch
––– Arzneimittel L25.1
––– Bestrahlung L59.8
––– Chemikalie L25.3
––– Detergenzien L24.0
––– Farbstoff L25.2
––– Fett L24.1
––– Fisch L25.4
––– Fleisch L25.4
––– Gemüse L25.4
––– Haarfärbemittel L25.0
––– Insektizid L25.3
––– Kosmetika L25.0
––– Lösung, organisch L24.2
––– Mehl L25.4
––– Milch L25.4
––– Nahrungsmittel L25.4
––– Obst L25.4
––– Öl a.n.k. L24.1
––– Pflanzen L25.5
––– Reizstoff L24.9
––– Schmiermittel a.n.k. L24.1
––– Spülmittel L24.0
––– Terpentin L25.3
––– Waschmittel L24.0
––– Zement L25.3
–– irritativ L25.9
–– nichtallergisch L24.9
–– phototoxisch L56.2
–– toxisch L24.9
––– berufsbedingt L24.9
––– durch
–––– Ätzmittel L24.5
–––– Alkali L24.5
–––– Alkohol L24.2
–––– Benzin L24.2
–––– Chlorverbindung L24.2
–––– Cyclohexan L24.2
–––– Ester L24.2
–––– Farbstoff L24.8
–––– Fisch L24.6
–––– Fleisch L24.6
–––– Gemüse L24.6
–––– Glykol L24.2
–––– Insektizid L24.5
–––– Keton L24.2
–––– Kohlenwasserstoff L24.2
–––– Kosmetika L24.3
–––– Lauge L24.5
–––– Lösungsmittel L24.2
–––– Milch L24.6
–––– Nahrungsmittel L24.6
–––– Obst L24.6
–––– Petroleumprodukt L24.2
–––– Säure L24.5
–––– Schwefelkohlenstoff L24.2
–––– Tetrachloräthylen L24.2
–––– Toluol L24.2 ►

D

Dermatitis L30.9 *(Forts.)*
– lichenifiziert a.n.k. L28.0
– Lid, allergisch H01.1
– multiformis L13.0
– nummularis L30.0
– Ohrmuschel H60.5
– papillaris capillitii L73.0
– pellagrosa E52
– perioral L71.0
– periorbital H01.1
– Photo- L56.8
–– arzneimittelbedingt L56.8
–– chronisch L57.8
–– durch
––– andere als Sonnenstrahlen L59.8
––– Sonnenbestrahlung L56.8
– photosensitiv L56.2
– phototoxisch L56.2
– plantaris sicca L30.1
– polymorpha dolorosa, Brocq L13.0
– praecancerosa Bowen D04.9
– pratensis L23.7
– pustulosa
–– contagiosa B08.0
–– subcornealis L13.1
– pyogen L08.0
– Radio- L58.9
–– akut L58.0
–– chronisch L58.1
– Raupenhaar- L24.8
– repens L40.2
– Rhus- L23.7
– Röntgen- L58.9
– Schamberg- L81.7
– seborrhoisch L21.9
–– beim
––– Jugendlichen L21.1
––– Kind L21.1
– septisch L08.0
– solaris L55.9
–– acuta
––– 1. Grades L55.0
––– 2. Grades L55.1
––– 3. Grades L55.2
–– durch Exposition, chronisch L57.8
– Sommer-, bullös L30.8
– Sonnen-
–– akut L55.9
–– chronisch L57.8
– Stauungs- I83.1
–– bei Ulcus cruris varicosum I83.2
– submammär L30.9
– suppurativ L08.0
– toxica L24.9
– toxisch, durch
–– Bichromat L24.5
–– Chrom L24.8
–– Haarfärbemittel L24.3
–– Klebstoff L24.5
–– Kölnisch Wasser L24.3
–– Konservierungsstoff a.n.k. L24.5 ►

Dermatitis L30.9 *(Forts.)*
~ toxisch, durch *(Forts.)*
–– Metalle L24.8
–– Nickel L24.8
–– Nylon L24.5
–– Pelz L24.8
–– Pflanzen L24.7
–– Pflaster L24.5
–– Plastik L24.5
–– Reizstoff, äußerer a.n.k. L24.9
–– Terpentine L24.2
–– Zement L24.5
– trophoneurotica L13.0
– ulcerosa L88
– und Ekzem, mit Rhagade L30.8
– varicosa I83.1
– vegetans L40.2
– venenata L23.7
– vesicularis
–– durch Herpesvirus B00.1
–– Lippe, durch Alpha-Herpesvirus, Typ 2, human B00.1
–– Ohr, durch Alpha-Herpesvirus, Typ 2, human B00.1
– Wiesengräser- L23.7
– Windel- L22
–– bei Soor B37.2
–– psoriasiform L22
Dermato-chondro-korneal, Dystrophie Q87.8
Dermatoarthritis, lipoid E78.88† M14.39*
Dermatobia hominis, Myiasis, furunkuloid B87.0
Dermatocele lipomatosa D17.9
Dermatochalasis Q82.8
– Blepharo- H02.3
Dermatofibrom – s.a. Neubildung, Haut, gutartig D23.9
– lentikulär – s.a. Neubildung, Haut, gutartig D23.9
– progressiv, rezidivierend C44.9
Dermatofibrosarcoma protuberans C44.9
Dermatofibrosarkom C44.9
Dermatofibrose L90.5
Dermatoglyphen, Anomalie Q82.8
Dermatoleukodystrophie E75.2† L99.8*
Dermatologisch, Erkrankung L98.9
Dermatolyse Q82.8
– Augenlid H02.3
– erworben L57.4
– exfoliativ Q82.8
– kongenital Q82.8
– senil L57.4
Dermatolysis palpebrarum H02.3
Dermatomukosomyositis M33.1
Dermatomycosis B36.9
– corporis B35.4
– favosa B35.9
– furfuracea B36.0
Dermatomyiasis B87.0† L99.8*
Dermatomykose a.n.k. B36.9
– bei Krankheit, durch HIV B20 B36.9 ►

Dermatomykose a.n.k. B36.9 *(Forts.)*
– im Windelbereich B36.8
– Körper B35.4
Dermatomyositis M33.1
– adult M33.1
– akut M33.1
– bei Neubildung a.n.k. D48.9† M36.0*
– chronisch M33.1
– juvenil M33.0
– mit Beteiligung, Lunge M33.9† J99.1*
– neonatal M33.0
– Poikilo- M33.1
Dermatomyositis-Polymyositis M33.9
Dermatoneurose, Tropho- T56.1
Dermatoosteolyse, kirgisischer Typ Q82.8 M89.59
Dermatopathia pigmentosa reticularis Q82.4
Dermatopathie L98.9
Dermatophilosis A48.8
Dermatophyten
– Infektion, Fuß B35.3
– Onychie B35.1
Dermatophytia inguinalis B35.6
Dermatophytid L30.2
Dermatophytose, tief B35.8
Dermatophytose [Dermatophytie] B35.9
– Bart B35.0
– bei Krankheit, durch HIV B20 B35.9
– disseminiert B35.8
– durch
–– Epidermophyton B35.9
–– Mikrosporum B35.9
–– Trichophyton B35.9
– Fuß B35.3
– granulomatös B35.8
– Hand B35.2
– infektiös B35.9
– Körper B35.4
– Kopfhaut B35.0
– Leiste B35.6
Nagel B35.1
– perianal B35.6
– tiefsitzend B35.8
Dermatopolymyositis M33.9
– bei Neubildung a.n.k. D48.9† M36.0*
Dermatopolyneuritis T56.1
Dermatorrhexis Q82.8
– erworben L57.4
Dermatose L98.9
– akantholytisch L11.9
–– transitorisch L11.1
– atopisch L20.9
– bei
–– Allergie L23.9
–– Photoallergie L56.8
–– Schwangerschaft O99.7
– berufsbedingt L25.9
– Bowen- D04.9
– bullös L13.9
– chronisch-bullös, beim Kind L12.2
– durch Strahlen L59.8 ►

Dermatose L98.9 *(Forts.)*
– erosiv, und vesikulär, kongenital P83.8
– exfoliativ L26
– exsudativ L98.9
– gonorrhoisch A54.8† L99.8*
– herpetiform L13.0
– IgA-, linear L13.8
– Impetiginisation, sekundär L01.1
– Irritations- L98.8
– Kopfhaut, erosiv, pustulös L30.8
– Licht- L56.4
–– polymorph L56.4
– Lid, nichtinfektiös H01.1
– menstrual a.n.k. L98.8
– neutrophil, febril, akut [Sweet-Syndrom] L98.2
– Pachy- L85.9
– papulös, bei Schwangerschaft O99.7
– Photo- L56.4
– Phytophoto- L56.2
– Pigment-
–– progressiv L81.9
–– retikulär, Intertrigines L81.8
– pruriginös L28.2
– psychogen F54 L98.9
– psychosomatogen F54 L98.9
– Schwangerschafts-, polymorph O26.88
– senil L98.8
– Stauungs- I83.1
–– bei
––– Varikose, Bein, ohne Ulkus oder Entzündung I83.9
––– Varizen I83.1
–––– mit Geschwür I83.2
–– superinfiziert I83.1
– Sweet- L98.2
– trocken L85.3
– Windel- L22
Dermatosis L98.9
– factitia L98.1
– papulosa nigra L82
– pigmentaris L81.9
–– progressiva L81.7
–– Schamberg L81.7
– pustulosa subcornealis L13.1
Dermatosklerose M34.9
– chronisch M34.9
– lokalisiert L94.0
Dermatostomatitis, Typ Stevens-Johnson L51.1
Dermatozele, Kerato- H18.7
Dermatozoenwahn F06.0
Dermoepidermitis L30.8
Dermographie L50.3
Dermographisch, Urtikaria L50.3
Dermographismus L50.3
– urtikariell L50.3
Dermoid D36.9
– durch Strahlung, nichtionisierend L57.8
– Konjunktiva D31.0
– korneal, X-chromosomal D31.1
– Lid D21.0
– Ring-, Kornea D31.1 ►

Dermoid D36.9 *(Forts.)*
– Steißbein L05.9
Dermoidtumor, mit Transformation, maligne C56
– Ovar C56
Dermoidzyste D36.9
– fazial Q18.8
– kokzygeal L05.9
–– mit Abszess L05.0
– mit Transformation, maligne C56
– Mund K09.8
– nasal Q18.8
– Orbita D31.6
– Ovar D27
– zervikal D36.7
Dermolyse, bullös, transient, beim Neugeborenen Q81.2
Dermolytisch, Epidermolysis bullosa Q81.2
Dermoodontodysplasie Q82.4
Dermopathie, restriktiv Q82.8
– letal Q82.8
Derrick-Burnet-Krankheit A78
Desbuquois-Syndrom Q78.8
Descemet-Membran
– Defekt, kongenital Q13.8
– Falte H18.3
– Ruptur H18.3
– Veränderung H18.3
Descemetozele H18.7
Descensus
– testis, mangelhaft Q53.9
–– beidseitig Q53.2
–– einseitig Q53.1
– uteri N81.4
–– 1. Grades N81.2
–– 2. Grades N81.2
–– 3. Grades N81.3
–– bei Schwangerschaft O34.5
–– et vaginae N81.4
––– partiell N81.2
––– total N81.3
– vaginae N81.1
–– anterior N81.1
–– et vesicae N81.1
– ventriculi K31.88
– vesicae, weiblich N81.1
Desensibilisierung, gegenüber Allergen Z51.6
Desintegrativ
– Psychose F84.3
– Schizophrenie F20.1
– Störung, beim Kind a.n.k. F84.3
Desirudin
– Allergie T88.7
– Überempfindlichkeit T88.7
Desmin-abhängig, Myopathie, mit Mallory-Körperchen-ähnlichen Einschlüssen G71.8
Desmin-assoziiert, Myopathie, myofibrillär G71.8
Desminopathie G71.8
Desmoid – s.a. Neubildung, Bindegewebe, unsicheres Verhalten D48.1
– abdominal D48.1
– extraabdominal – s.a. Neubildung, Bindegewebe, unsicheres Verhalten D48.1
Desmoidfibrom – s.a. Neubildung, Bindegewebe, unsicheres Verhalten D48.1
Desmoidtumor – s.a. Neubildung, Bindegewebe, unsicheres Verhalten D48.1
17,20-Desmolase, Mangel, testikulär, mit Störung, Geschlechtsentwicklung, mit Karyotyp 46,XY E29.1
Desmoplastisch
– Fibrom D48.1
– Medulloblastom C71.6
– Melanom, bösartig C43.9
– Rundzelltumor C49.9
–– Peritoneum C48.2
Desmosterolose Q87.8
Desogestrel, Nebenwirkung T88.7
Desorganisiert, Schizophrenie F20.1
Desorientiertheit R41.0
Desquamatio areata linguae K14.1
Desquamation, Haut R23.4
Desquamativ, Pneumonie, interstitiell J84.10
Destombes-Krankheit, Rosaï-Dorfman- D76.3
Destruierend
– Adenom, Chorion D39.2
– Blasenmole D39.2
– Prozess, Knochen M89.89
Destruktion
– Gelenk M24.89
– Glaskörper H43.8
– Kniegelenk M23.89
– Knochen M89.89
– mit Ruptur, Augapfel, bei Verätzung, Auge T26.7
– Nasenseptum J34.8
– Sphincter recti K62.8
Destruktiv
– Cholangitis, nichteitrig, chronisch K74.3
– Labyrinthitis H83.0
– Verhalten F91.8
Deszendiert, Hoden, Embryom C62.1
Detailschilderung, umständlich, Gründe für eine Konsultation oder Inanspruchnahme verschleiert R46.7
Detergenzien
– Allergie L23.5
– Asthma J69.8
– Berufsekzem L24.0
– Dermatitis L24.0
– Ekzem L24.0
– Kontaktdermatitis L24.0
– Pneumonitis J69.8
– Wirkung, toxisch T55
Detrusor
– Atonie, Harnblase N31.2
– Dekompensation, Harnblase N31.2
– Hyperaktivität N32.8
– Hyperreflexie, Harnblase N31.1 ►

Detrusor *(Forts.)*
– Hypoaktivität, Harnblase N31.2
– Instabilität
–– mit Funktionsstörung, Harnblase, bei autonomer Neuropathie N31.1
–– zerebral bedingt N31.0
– Insuffizienz R32
– Myasthenie R32
Detrusor-Beckenboden-Ataxie R27.8
Detrusor-Beckenboden-Dyssynergie R27.8
Detrusor-Blasenhals-Dyssynergie R27.8
Detrusor-Harnblasenhals-Ataxie R27.8
Detrusor-Muskel, Hyperaktivität, neurogen N31.88
Detrusor-Sphinkter-Dysfunktion, neurogen N31.88
Detrusor-Sphinkter-Dyssynergie N31.88
– bei Schädigung, Rückenmark G95.84
Deuteranomalie H53.5
Deuteranopie H53.5
– unvollständig H53.5
– vollständig H53.5
Deutschländer-Fraktur S92.3
Devergie-Syndrom L44.0
Deviatio septi nasi J34.2
– congenitalis Q67.4
– erworben J34.2
Deviation, Auge, unsymmetrisch H51.8
Déviation conjuguée H51.8
Deviation
– Nasenseptum J34.2
–– angeboren Q67.4
–– erworben J34.2
– Ösophagus, erworben K22.88
– Penis Q55.6
– Rhinoseptum J34.2
–– angeboren Q67.4
–– erworben J34.2
– sexuell F65.9
– Trachea J39.88
– ulnar M21.83
– Ureter, angeboren Q62.6
– Uretermündung Q62.6
– Vertikal-, nichtparetisch
–– latent H50.2
–– manifest H50.2
Devic-Krankheit G36.0
Devitalisiert, Zahn K04.9
Dexamphetamin, Abhängigkeit F15.2
Dexedrin, Abhängigkeit F15.2
Dextrinose, Limit- E74.0
Dextro-nor-pseudoephedrin, Abhängigkeit F15.2
Dextroflexio uteri N85.4
Dextrokardie Q24.0
– bei Situs inversus Q89.3
Dextromethorphan, Abhängigkeit F11.2
Dextromoramid, Abhängigkeit F11.2
Dextropositio
– cordis Q24.0
– uteri N85.4
Dextrorphan, Abhängigkeit F11.2
Dextrotransposition, Aorta Q20.3
Dextroversio uteri N85.4
Dezeleration
– fetal, bei Entbindung O68.0
– Früh- O68.0
– Spät- O68.0
Dezentrierung, IOL [Intraokulare Linse] T85.2
Dezerebrationssyndrom G93.80
Dezidua
– Polyp O34.1
– Retention, mit Blutung O72.2
Dezidual, Endometritis, bei Schwangerschaft O41.1
Deziduitis, bei Schwangerschaft O41.1
Deziduom C58
Deziduomatose C58
DF [Dengue-Fieber] A97.9
Dhat-Syndrom F48.8
DHEA[Dehydroepiandrosteron]-Sulfat, Nebenwirkung T88.7
DHF [Dengue hämorrhagisches Fieber] A97.9
Dhobie itch B35.6
DHPR [Dihydropteridinreduktase], Mangel E70.1
DI [Dentinogenesis imperfecta] K00.5
Di-George-Syndrom D82.1
Di-Guglielmo-Krankheit C94.00
– in kompletter Remission C94.01
Diabetes
– Alters- E11.90
–– mit Adipositas E11.90
– bei Schwangerschaft, in der Eigenanamnese Z87.5
– Bronze- E83.1
– durch Hämochromatose E83.1
– Früh- R73.0
– Galaktose- E74.2
– Gluko-Amino-Phosphat- E72.0
– insipidus E23.2
–– hypophysär E23.2
–– neurogener Typ E23.2
–– renal N25.1
–– vasopressinresistent N25.1
–– zentral E23.2
– mellitus – s. Diabetes mellitus
– mellitus, und Ataxie, zerebellär, bei Tubulopathie, proximal Q87.8
– Phosphat E83.30
– renalis E74.8
– spurius E23.2
– Steroid-, durch Überdosis T38.0
– und Krankheit, Herz, kongenital, bei Hypoplasie, Pankreas Q87.8
Diabetes-Syndrom, früh einsetzend, mit Zyste, renal E11.20† N29.8*
Diabetesfettniere E14.20† N29.8*
– bei
–– Typ-1-Diabetes mellitus E10.20† N29.8*
–– Typ-2-Diabetes mellitus E11.20† N29.8*

Diabetesleber E14.60† K77.8*
– bei
–– Typ-1-Diabetes mellitus E10.60† K77.8*
–– Typ-2-Diabetes mellitus E11.60† K77.8*
Diabetes mellitus – kodiere möglichst gemäß Typ 1 oder Typ 2 und evtl. vorliegenden Komplikationen E14.90
– altersbedingt E11.90
– bei
–– Gestation O24.4
–– Schwangerschaft O24.9
––– bereits vorher bestehend O24.3
––– während derselben auftretend O24.4
– beim
–– Erwachsenen E14.90
–– Neugeborenen P70.2
– dysregulativ E14.90
– familiär E14.90
– gestationsbedingt O24.4
–– mit Schädigung, Fetus/Neugeborenes P70.0
– hepatogen E13.90
– im Wochenbett O24.9
– in der Familienanamnese Z83.3
– insulinpflichtig E14.90
– juvenil E10.90
– kongenital E10.90
– labil E10.90
– LADA[Latent (or late-onset) autoimmune diabetes of adulthood]- E10.90
– latent R73.0
–– autoimmun-assoziiert E10.90
–– bei Schwangerschaft O24.9
– maternal vererbt, mit Schwerhörigkeit E14.72
– mit
–– Abszess E14.60
–– Angiopathie E14.50† I79.2*
–– Arthropathie, neuropathisch E14.60† M14.69*
–– AVK [Arterielle Verschlusskrankheit] E14.50† I79.2*
–– Azetonämie E14.11
–– Azidose E14.11
–– Cataracta diabetica E14.30† H28.0*
–– Coma acidoticum E14.01
–– Diätberatung Z71
–– Durchblutungsstörung E14.50† I79.2*
––– peripher E14.50† I79.2*
–– Entgleisung E14.91
–– Fehl- oder Mangelernährung [Malnutrition] E12.90
–– Gangrän E14.50
–– Geschwür E14.50
–– Glomerulosklerose E14.20† N08.3*
–– Hautjucken E14.60† L99.8*
–– Hypoglykämie E14.60
––– insulinbedingt E14.60
––– mild, als
–––– nicht rezidivierend bezeichnet E14.60 U69.70!
–––– rezidivierend bezeichnet E14.60 U69.71!
––– schwer, ohne Koma E14.60 U69.72! ►

Diabetes mellitus – kodiere möglichst gemäß Typ 1 oder Typ 2 und evtl. vorliegenden Komplikationen E14.90 *(Forts.)*
~ mit *(Forts.)*
–– Hypoglykämiewahrnehmungsstörung E14.60 U69.74!
–– Infektion E14.60
–– Insulinkoma E14.61
–– Insulinresistenz E14.90
–– Katarakt E14.30† H28.0*
–– Ketoazidose E14.11
–– Ketose E14.11
–– Ketoseneigung E14.11
–– Koma, hypoglykämisch E14.61 U69.73!
–– Komplikation E14.80
––– Auge E14.30
––– Gefäß E14.50
––– multipel E14.72
––– neurologisch E14.40
––– vaskulär E14.50
–––– peripher E14.50† I79.2*
–– Krankheit, Auge E14.30† H58.8*
–– Makulopathie E14.30† H36.0*
–– Mikroangiopathie, und Makroangiopathie E14.50† I79.2*
–– Myatrophie E14.40† G73.0*
–– Nephritis E14.20† N08.3*
–– Nephropathie E14.20† N08.3*
–– Nephrose E14.20† N08.3*
–– Nephrosklerose E14.20† N08.3*
–– Neuralgie E14.40† G63.2*
–– Neuritis E14.40† G63.2*
–– neurologischer Manifestation E14.40† G63.2*
–– Neuropathie E14.40† G63.2*
––– Nerv, peripher, autonom E14.40† G99.08*
–– Ödem, Makula E14.30† H36.0*
–– ophthalmologischer Manifestation E14.30† H58.8*
–– Polyneuropathie E14.40† G63.2*
–– Präkoma E14.01
–– Pruritus E14.60† L99.8*
–– renaler Manifestation E14.20† N08.3*
–– Retinitis E14.30† H36.0*
–– Retinopathia diabetica
––– proliferans E14.30† H36.0*
––– simplex E14.30† H36.0*
–– Retinopathie E14.30† H36.0*
–– Schock, hypoglykämisch E14.61
–– Spätkomplikation E14.80
–– Spätsyndrom E14.72
–– Störung, Kreislauf, peripher E14.50
–– Syndrom, myasthenisch E14.40† G73.0*
–– Ulkus E14.50
–– Unterzuckerung E14.60
–– Veränderung
––– Gefäß E14.50† I79.2*
––– Retina E14.30† H36.0*
–– Verschlusskrankheit, arteriell, peripher E14.50† I79.2*
– mütterlich, mit Schnittentbindung O24.9 ►

Diabetes mellitus – kodiere möglichst gemäß Typ 1 oder Typ 2 und evtl. vorliegenden Komplikationen E14.90 *(Forts.)*
– Mutter
–– bei Geburt O24.9
–– mit Hypoglykämie, Säugling P70.1
– neonatal P70.2
–– permanent P70.2
––– mit Pankreas- und Kleinhirnagenesie Q87.8
–– transitorisch P70.2
– nicht
–– primär insulinabhängig E11.90
––– mit
–––– Ketoazidose E11.11
–––– Komplikation
––––– Auge E11.30† H58.8*
––––– multipel E11.72
––––– neurologisch E11.40† G63.2*
––––– Niere E11.20† N08.3*
––––– peripher, vaskulär E11.50
–– Typ 1 oder 2 E13.90
– nichtinsulinabhängig, beim Jugendlichen E11.90
– nichtinsulinpflichtig, bei Schwangerschaft, bereits vorher bestehend O24.1
– ohne
–– Ketoseneigung E14.90
–– Komplikation E14.90
– pankreopriv E13.90
– primär
–– insulinabhängig E10.90
––– mit
–––– Ketoazidose E10.11
–––– Komplikation
––––– Auge E10.30† H58.8*
––––– neurologisch E10.40† G63.2*
––––– Niere E10.20† N08.3*
––––– peripher, vaskulär E10.50† I79.2*
––– ohne Komplikation E10.90
–– insulinpflichtig, bei Schwangerschaft, bereits vorher bestehend O24.0
– renalis E74.8
– schwangerschaftsbedingt O24.4
– sekundär E13.90
–– insulinpflichtig E11.90
– stabil E11.90
– subklinisch R73.0
– Typ
–– 1a E10.90
–– 1b E10.90
– Typ-1- E10.90
–– bei Schwangerschaft, bereits vorher bestehend O24.0
–– beim Erwachsenen E10.90
–– dysregulativ E10.90
–– entgleist E10.91
–– insulinabhängig E10.90
––– mit
–––– Ketoazidose E10.11
–––– Koma E10.01 ►

Diabetes mellitus – kodiere möglichst gemäß Typ 1 oder Typ 2 und evtl. vorliegenden Komplikationen E14.90 *(Forts.)*
~ Typ-1- E10.90 *(Forts.)*
~~ insulinabhängig E10.90 *(Forts.)*
~~~ mit *(Forts.)*
–––– Komplikation
––––– Auge E10.30† H58.8*
––––– multipel E10.72
––––– neurologisch E10.40† G63.2*
––––– peripher, vaskulär E10.50† I79.2*
–– insulinbehandelt, ohne Komplikation E10.90
–– mit
––– Abszess E10.60
––– AVK [Arterielle Verschlusskrankheit] E10.50† I79.2*
––– Azetonämie E10.11
––– Azidose E10.11
––– Cataracta diabetica E10.30† H28.0*
––– Charcot-Arthritis E10.60† M14.69*
––– Coma
–––– acidoticum E10.01
–––– hyperglycaemicum diabeticum E10.01
––– Diabetesfettniere E10.20† N29.8*
––– Diabetesleber E10.60† K77.8*
––– diabetischem Fußsyndrom E10.74
––– Durchblutungsstörung E10.50† I79.2*
––– Folgeschäden, multipel E10.72
––– Fundus diabeticus E10.30† H36.0*
––– Fuß, diabetisch E10.74
––– Gangrän
–––– diabetisch E10.50
–––– Fuß, diabetisch E10.50
––– Gastroparese, diabetisch E10.40† G99.00*
––– Geschwür E10.50
––– Glomerulohyalinose, extrakapillär, diabetisch E10.20† N08.3*
––– Glomerulonephritis, diabetisch E10.20† N08.3*
––– Glomerulosklerose
–––– diabetisch E10.20† N08.3*
–––– extrakapillär, diabetisch E10.20† N08.3*
––– Hautjucken E10.60† L99.8*
––– Hypoglykämie E10.60
–––– insulinbedingt E10.60
–––– mild, als
––––– nicht rezidivierend bezeichnet E10.60 U69.70!
––––– rezidivierend bezeichnet E10.60 U69.71!
–––– schwer, ohne Koma E10.60 U69.72!
––– Hypoglykämiewahrnehmungsstörung E10.60 U69.74!
––– Infektion E10.60
––– Katarakt E10.30† H28.0*
––– Ketoazidose E10.11
––– Ketose E10.11
––– Kimmelstiel-Wilson-Syndrom E10.20† N08.3*
––– Komplikation E10.80
–––– Auge E10.30† H58.8* ►
~~~

Diabetes mellitus – kodiere möglichst gemäß Typ 1 oder Typ 2 und evtl. vorliegenden Komplikationen E14.90 *(Forts.)*
~ Typ-1- E10.90 *(Forts.)*
~~ mit *(Forts.)*
~~~ Komplikation E10.80 *(Forts.)*
---- multipel E10.72
---- neurologisch E10.40† G63.2*
---- Niere E10.20† N08.3*
---- peripher, vaskulär E10.50† I79.2*
--- Kussmaul-Koma E10.01
--- Makulopathie E10.30† H36.0*
--- Mikroangiopathie, diabetisch E10.50† I79.2*
--- Myatrophie E10.40† G73.0*
--- Nekrobiose, lipoid, diabetisch E10.60† L99.8*
--- Neovaskularisationsglaukom, bei diabetischer Retinopathie E10.30† H36.0*
--- Nephrose E10.20† N08.3*
--- Neuralgie E10.40† G63.2*
--- Neuritis E10.40† G63.2*
--- Neuropathie, diabetisch E10.40† G63.2*
--- Polyneuropathie, diabetisch E10.40† G63.2*
--- Präkoma E10.01
--- Pruritus E10.60† L99.8*
--- Punktblutung, als Komplikation, Auge, diabetisch E10.30† H58.8*
--- Retinitis E10.30† H36.0*
--- Retinopathia diabetica E10.30† H36.0*
---- proliferans E10.30† H36.0*
---- simplex E10.30† H36.0*
--- Rubeosis diabetica E10.60† L99.8*
--- Schock, hypoglykämisch E10.61
--- Sexualstörung E10.60
--- Spätsyndrom E10.72
--- Störung, Kreislauf, peripher E10.50
--- Traktionsablatio, bei diabetischer Retinopathie E10.30† H36.0*
--- Ulcus cruris diabeticum E10.50
--- Ulcus diabeticum E10.50
--- Veränderung
---- Gefäß E10.50† I79.2*
---- Retina E10.30† H36.0*
--- Vulvitis diabetica E10.60† N77.8*
-- ohne Komplikation E10.90
- Typ-2- E11.90
-- bei
--- Adipositas E11.90
--- Schwangerschaft, bereits vorher bestehend O24.1
-- beim Erwachsenen E11.90
-- diätetisch behandelt E11.90
--- ohne Komplikation E11.90
-- dysregulativ E11.90
-- insulinabhängig E11.90
--- mit
---- Ketoazidose E11.11
---- Koma E11.01 ►

Diabetes mellitus – kodiere möglichst gemäß Typ 1 oder Typ 2 und evtl. vorliegenden Komplikationen E14.90 *(Forts.)*
~ Typ-2- E11.90 *(Forts.)*
~~ insulinabhängig E11.90 *(Forts.)*
~~~ mit *(Forts.)*
---- Komplikation
----- Auge E11.30† H58.8*
----- multipel E11.72
----- neurologisch E11.40† G63.2*
----- Niere E11.20† N08.3*
----- peripher, vaskulär E11.50
-- mit
--- Abszess E11.60
--- Amyotrophie E11.40† G73.0*
--- AVK [Arterielle Verschlusskrankheit] E11.50† I79.2*
--- Azetonämie E11.11
--- Azidose E11.11
--- Cataracta diabetica E11.30† H28.0*
--- Charcot-Arthritis E11.60† M14.69*
--- Coma
---- acidoticum E11.01
---- hyperglycaemicum diabeticum E11.01
--- Diabetesfettniere E11.20† N29.8*
--- Diabetesleber E11.60† K77.8*
--- diabetischem Fußsyndrom E11.74
--- Durchblutungsstörung E11.50
--- Folgeschäden, multipel E11.72
--- Fundus diabeticus E11.30† H36.0*
--- Fuß, diabetisch E11.74
--- Gangrän
---- diabetisch E11.50
---- Fuß, diabetisch E11.50
--- Gastroparese, diabetisch E11.40† G99.00*
--- Geschwür E11.50
--- Glomerulohyalinose, extrakapillär, diabetisch E11.20† N08.3*
--- Glomerulonephritis, diabetisch E11.20† N08.3*
--- Glomerulosklerose
---- diabetisch E11.20† N08.3*
---- extrakapillär, diabetisch E11.20† N08.3*
--- Hautjucken E11.60† L99.8*
--- Hypoglykämie E11.60
---- insulinbedingt E11.60
---- mild, als
----- nicht rezidivierend bezeichnet E11.60 U69.70!
----- rezidivierend bezeichnet E11.60 U69.71!
---- schwer, ohne Koma E11.60 U69.72!
--- Hypoglykämiewahrnehmungsstörung E11.60 U69.74!
--- Infektion E11.60
--- Insulinkoma E11.61
--- Katarakt E11.30† H28.0*
--- Ketoazidose E11.11
--- Ketose E11.11
--- Kimmelstiel-Wilson-Syndrom E11.20† N08.3* ►

Diabetes mellitus – kodiere möglichst gemäß Typ 1 oder Typ 2 und evtl. vorliegenden Komplikationen E14.90 *(Forts.)*
~ Typ-2- E11.90 *(Forts.)*
~~ mit *(Forts.)*
––– Koma E11.01
––– Komplikation E11.80
–––– Auge E11.30† H58.8*
–––– multipel E11.72
–––– neurologisch E11.40† G63.2*
–––– Niere E11.20† N08.3*
–––– peripher, vaskulär E11.50
–––– vaskulär E11.50
––– Kussmaul-Koma E11.01
––– Makulopathie E11.30† H36.0*
––– Mikroangiopathie, diabetisch E11.50† I79.2*
––– Myatrophie E11.40† G73.0*
––– Nekrobiose, lipoid, diabetisch E11.60† L99.8*
––– Neovaskularisationsglaukom, bei Retinopathie, diabetisch E11.30† H36.0*
––– Nephropathie E11.20† N08.3*
––– Nephrose E11.20† N08.3*
––– Neuralgie E11.40† G63.2*
––– Neuritis E11.40† G63.2*
––– Neuropathie E11.40† G63.2*
–––– diabetisch E11.40† G63.2*
––– Polyneuropathie E11.40† G63.2*
––– Präkoma E11.01
––– Pruritus E11.60† L99.8*
––– Punktblutung, als Komplikation, Auge, diabetisch E11.30† H58.8*
––– Retinitis E11.30† H36.0*
––– Retinopathia diabetica E11.30† H36.0*
–––– proliferans E11.30† H36.0*
–––– simplex E11.30† H36.0*
––– Rubeosis diabetica E11.60† L99.8*
––– Schock, hypoglykämisch E11.61
––– Sexualstörung E11.60
––– Spätsyndrom E11.72
––– Störung, Kreislauf, peripher E11.50
––– Traktionsablatio, bei Retinopathie, diabetisch E11.30† H36.0*
––– Ulcus cruris diabeticum E11.50
––– Ulcus diabeticum E11.50
––– Veränderung
–––– Gefäß E11.50† I79.2*
–––– Retina E11.30† H36.0*
––– Vulvitis diabetica E11.60† N77.8*
–– nichtinsulinabhängig E11.90
––– mit
–––– Ketoazidose E11.11
–––– Koma E11.01
–––– Komplikation
––––– Auge E11.30† H58.8*
––––– multipel E11.72
––––– neurologisch E11.40† G63.2*
––––– Niere E11.20† N08.3*
––––– peripher, vaskulär E11.50 ►

Diabetes mellitus – kodiere möglichst gemäß Typ 1 oder Typ 2 und evtl. vorliegenden Komplikationen E14.90 *(Forts.)*
~ Typ-2- E11.90 *(Forts.)*
–– ohne
––– Adipositas E11.90
––– Komplikation E11.90
–– tablettenbehandelt E11.90
––– ohne Komplikation E11.90
– Typ-2a- E11.90
– Typ-2b- E11.90
–– mit
––– Komplikation E11.80
–––– multipel E11.72
––– Nephrose E11.20
– und Ataxie, zerebellär, bei Tubulopathie, proximal Q87.8
– vor der Schwangerschaft bestehend, durch Fehl- oder Mangelernährung O24.2
Diabetisch – s. Art der Krankheit
Diät, Überwachung Z71
Diätberatung Z71
– bei
–– Allergie, Nahrungsmittel Z71
–– Diabetes mellitus Z71
–– Intoleranz, Nahrungsmittel Z71
Diätetisch
– behandelt, Typ-2-Diabetes mellitus E11.90
–– ohne Komplikation E11.90
– Beratung, bei
–– Gastritis Z71
–– Hypercholesterinämie Z71
–– Hypoglykämie Z71
–– Kolitis Z71
– Diarrhoe K52.2
– Enteritis K52.2
– Gastroenteritis K52.2
– Hämosiderose E83.1
– Hyperkalzämie E83.58
– Hypervitaminose E67.8
– Hypokalzämie E58
– Insuffizienz E63.9
– Kolitis K52.2
– Überwachung, bei
–– Diabetes mellitus Z71
–– Gastritis Z71
–– Hypercholesterinämie Z71
–– Kolitis Z71
– Ursprung, Karotinämie E67.1
– Zirrhose K74.6
Diätfehler E63.9
Diagnostik
– Chromosom, pränatal Z36.0
– Fruchtwasser Z36.9
Diagnostika, Vergiftung T50.8
Dialyse
– bei Insuffizienz, Niere Z49.1
– Demenz N18.5† F02.8*
– Enzephalopathie N18.5† G94.8*
– extrakorporal Z49.1
– mit Komplikation a.n.k. T80.9 ►

Dialyse *(Forts.)*
– peritoneal Z49.2
– renal Z49.1
– Vorbereitung Z49.0
Dialysekatheter
– Dysfunktion T82.4
– Entzündung T82.7
– Fehllage T82.4
– Fibrose T82.8
– Infektion T82.7
– Leckage T82.4
– mit
–– Embolie T82.8
–– Komplikation T82.9
––– mechanisch T82.4
– Obstruktion T82.4
– Perforation T82.4
– Stenose T82.8
– Thrombose T82.8
– Verlagerung T82.4
Dialysepflichtig
– Insuffizienz, Niere N19
–– chronisch N18.5
–– terminal N18.5
– Versagen, Niere N19
Diamond-Anämie, Blackfan- D61.0
Diamond-Syndrom
– Gardner- D69.2
– Shwachman- Q87.8
DIAPH1-assoziiert, Syndrom, Schwerhörigkeit, sensorineural, mit Thrombozytopenie H90.5 D69.41
Diaphorase, Mangel D74.0
Diaphragma
– Adhäsion K66.0
– Deformität
–– angeboren Q79.1
–– erworben J98.6
– Einriss S27.81
– Hernie K44.9
–– mit Fehlbildung, Extremität, und Anomalie, Schädel Q87.8
– Paralyse
–– durch Resektion, Nervus phrenicus, versehentlich, bei ärztlicher Behandlung T81.2
–– schlaff J98.6
– Relaxation J98.6
– Ruptur, traumatisch S27.81
– Spasmus
–– psychogen F45.38
–– reflektorisch R06.6
– Verletzung S27.81
Diaphragmal, Myokardinfarkt
– akut, transmural I21.1
– rezidivierend I22.1
Diaphragmaöffnung, anomal a.n.k. Q79.1
Diaphragmatisch, Peritonitis K65.09
Diaphragmatitis J98.6
Diaphysär, Dysplasie
– gefleckt Q77.3
– progredient Q78.3 ►
Diaphysär, Dysplasie *(Forts.)*
– progressiv Q78.3
Diaphyse, Entzündung M86.89
Diaphysitis M86.89
Diarrhoe A09.9
– über 1 Woche A09.9
– achlorhydrisch K31.88
– akut A09.9
–– durch Amöben A06.0
–– hämorrhagisch A09.0
–– mit Exsikkose A09.9 E86
– allergisch K52.2
– bakteriell a.n.k. A04.9
– bei
–– Anguilluliasis B78.0
–– Colon irritabile K58.1
–– Dyspepsie A09.9
–– Gastroenteritis, vermutlich infektiösen Ursprungs A09.0
–– Irritabilität, Darm K58.1
–– Kolitis, spastisch K58.1
–– Krankheit, durch HIV B23.8 K52.9
–– Reizdarmsyndrom K58.1
–– Reizkolon K58.1
–– Spasmus
––– Kolon K58.1
––– Zäkum K58.1
–– Strongyloidiasis B78.0
– beim
–– Neugeborenen A09.9
–– Säugling A09.9
––– mit Exsikkose A09.9 E86
– blutig A09.9
– Chlorid-, kongenital P78.3
– chologen K90.8
– chronisch K52.9
–– durch
––– Amöben A06.1
––– Mangel, Glucoamylase E74.3
–– mit Atrophie, Zotten K52.8
– Cochinchina- B78.0
– diätetisch K52.2
– durch
–– Adenovirus A08.2
–– Aerobacter aerogenes A04.8
–– Allergie, Nahrungsmittel K52.2
–– Amöben A06.0
–– Balantidium coli A07.0
–– Campylobacter A04.5
–– Chilomastix A07.8
–– Clostridium
––– difficile A04.79
––– perfringens A04.8
–– Dientamoeba A07.8
–– EHEC [enterohämorrhagische Escherichia coli] A04.3
–– Enterovirus A08.3
–– EPEC [enteropathogene Escherichia coli] A04.0
–– Erreger, Arizona-Gruppe A02.0 ►

Diarrhoe A09.9 *(Forts.)*
~ durch *(Forts.)*
–– Escherichia coli A04.4
––– enteroaggregativ A04.4
––– enterohämorrhagisch A04.3
––– enteroinvasiv A04.2
––– enteropathogen A04.0
––– enterotoxinbildend A04.1
–– Flagellaten A07.9
–– Giardia
––– intestinalis A07.1
––– lamblia A07.1
–– Isospora
––– belli A07.3
––– hominis A07.3
–– Kokzidien A07.3
–– Kolibakterien A04.4
–– Kryptosporidien A07.2
–– Lamblia intestinalis A07.1
–– Milben B88.0
–– Protozoen A07.9
–– Rotavirus A08.0
–– Staphylokokken A04.8
–– Trichomonas A07.8
–– Virus A08.4
–– Yersinia enterocolitica A04.6
– dysenterisch A09.0
– endemisch A09.0
– entzündlich A09.9
– epidemisch A09.0
– Flexner- A03.1
– funktionell K59.1
–– nach Magen-Darm-Operation K91.88
– infantil A09.9
– infektiös A09.0
–– bei Krankheit, durch HIV B20 A09.0
–– beim Neugeborenen A09.0
–– mit Exsikkose A09.0 E86
–– und Gastroenteritis A09.0
– isoliert A09.9
– kachektisch a.n.k. K52.8
– medikamenteninduziert K52.1
– mit
–– Erbrechen A09.9
––– mit Exsikkose A09.9 E86
–– Exsikkose A09.9 E86
–– hämolytisch urämisches Syndrom D59.3
– mykotisch a.n.k. B49† K93.8*
– nach Magen-Darm-Operation K91.88
– Natrium-, kongenital P78.3
– neonatal A09.9
–– infektiös A09.0
– nervös F45.32
– nichtdysenterisch, durch Amöben A06.2
– nichtinfektiös K52.9
–– beim Neugeborenen P78.3
–– neonatal P78.3
– postantibiotisch K52.1
– psychogen F45.32
–– funktionell F45.32
– Reise- A09.0 ►

Diarrhoe A09.9 *(Forts.)*
– septisch A09.0
– Sommer- A09.9
– toxisch K52.1
– tropisch K90.1
– tuberkulös A18.3† K93.0*
– und Erbrechen, durch Mangel, Trehalase E74.3
– unspezifisch A09.9
– vermutlich infektiösen Ursprungs A09.0
–– mit Exsikkose A09.0 E86
Diarrhöisch
– Enteritis A09.9
– Krankheit, infektiös a.n.k. A09.0
Diastase
– Muskel M62.09
–– kongenital Q79.8
– Myo- M62.09
– Schädelknochen M84.88
–– kongenital a.n.k. Q75.8
Diastema, Zahn K07.3
Diastematoglossie Q38.3
Diastematognathie Q37.1
Diastematomyelie Q06.2
Diastolisch, Insuffizienz, Herz I50.19
Diastrophisch, Dysplasie Q77.5
Diathese
– allergisch T78.4
– Cystin- E72.8
– Gicht M10.99
– hämorrhagisch D69.9
–– durch
––– Antikoagulanzien D68.35
––– Antikörper, gegen
–––– Gerinnungsfaktor D68.38
––––– nach Entbindung O72.3
–––– Von-Willebrand-Faktor D68.32
––– Apixaban D68.35
––– Bivalirudin D68.35
––– Cumarine D68.33
––– Dabigatran D68.35
––– Desirudin D68.35
––– Edoxaban D68.35
––– Fondaparinux D68.35
––– Heparine D68.34
––– Hirudin D68.35
––– Lepirudin D68.35
––– Mangel, Thromboxan-Synthetase D69.88
––– reversible
–––– Faktor-IIa-Hemmer D68.35
–––– Thrombinhemmer D68.35
––– Rivaroxaban D68.35
––– selektive Faktor-Xa-Hemmer D68.35
––– Thrombozytenaggregationshemmer D69.80
––– Vermehrung
–––– Anti-VIIIa D68.31
–––– Anti-IXa D68.32
–––– Anti-Xa D68.32
–––– Anti-XIa D68.32
–––– Antithrombin D68.5
––– Vitamin-K-Antagonisten D68.33
–– familiär D69.9 ►

Diathese *(Forts.)*
– Harnsäure M10.99
– Harnsäurestein M10.99
– Harnstein N20.9
Diathesis thrombasthenica D69.1
Diatomit, Pneumokoniose J62.8
Diaz-Osteochondrose M92.6
Diazepam
– Abhängigkeit F13.2
– Missbrauch F13.1
Diazoxid-resistent, Hyperinsulinismus, fokal, durch
– Kir6.2-Mangel E16.1
– SUR1-Mangel E16.1
Diazoxid-sensitiv
– Hyperinsulinismus, diffus E16.1
– Hypoglykämie, hyperinsulinämisch, diffuse Form E16.1
Dibothriocephaliasis B70.0
– durch Finnen, Fischbandwurm B70.1
– latus B70.0
DIC [Disseminated intravascular coagulation] D65.1
Dicarboxyl-Hyperaminoazidurie E72.0
Dichlormethan, Wirkung, toxisch T53.4
Dichoreal und diamnial, Zwillingsschwangerschaft O30.0
Dichotomie, Zahn K00.2
Dichromasie H53.5
– kongenital H53.5
Dichromatopsie H53.5
– kongenital H53.5
Dickdarm
– Agenesie Q42.9
– akzessorisch Q43.41
– Atonie K59.8
– Atresie Q42.9
– Blutung K92.2
– Carcinoma in situ D01.0
– Crohn-Krankheit K50.1
– Deformität
–– angeboren a.n.k. Q43.9
–– erworben K63.8
– Divertikel K57.30
–– Krankheit, mit
––– Blutung K57.31
––– Perforation
–––– Abszess und Blutung K57.23
–––– und Abszess K57.22
–– Perforation K57.22
– Divertikulitis K57.32
–– mit
––– Abszess K57.22
–––– mit Blutung K57.23
––– Blutung K57.33
––– Perforation K57.22
–––– mit
––––– Abszess K57.22
––––– Blutung K57.23
– Divertikulose K57.30
–– mit Blutung K57.31 ►

Dickdarm *(Forts.)*
~ Divertikulose K57.30 *(Forts.)*
–– ohne Perforation oder Abszess K57.30
– doppelt Q43.41
– Dünndarm, Divertikel, Krankheit K57.50
–– mit
––– Blutung K57.51
––– Perforation
–––– Abszess und mit Blutung K57.43
–––– und Abszess K57.42
– Einklemmung K56.4
– Einriss K63.1
– Enteritis regionalis K50.1
– Entzündung A09.9
– Fehlen
–– angeboren Q42.9
–– erworben Z90.4
– Fistel, enterovaginal N82.3
– Fremdkörper T18.4
– Hypoplasie Q42.9
– Ileus K56.7
– Infektion A09.0
– Ischämie K55.9
– Karzinom, Plattenepithel C18.9
– Melanom, maligne C18.9
– Metastase C78.5
– Morbus Crohn K50.1
– Nekrose K55.0
– Obstruktion, angeboren Q42.9
– Okklusion, angeboren Q42.9
– Perforation K63.1
– Polyp K63.5
– Ruptur K63.1
– spastisch K58.8
– Stenose K56.6
–– angeboren Q42.9
– Striktur K56.6
–– angeboren Q42.9
– Transposition Q43.8
– Tuberkulose A18.3† K93.0*
– und Dünndarm
–– Crohn-Krankheit K50.82
––– mit Abszess K50.82
–– Divertikulitis K57.52
––– mit
–––– Abszess K57.42
––––– und Blutung K57.43
–––– Blutung K57.53
–––– Perforation K57.42
––––– und Blutung K57.43
–––– Peritonitis K57.42
––––– und Blutung K57.43
–– Divertikulose K57.50
––– mit Blutung K57.51
–– Enteritis regionalis K50.82
– undurchgängig Q42.9
– Varizen I86.81
– Verätzung T28.7
– Verlagerung, angeboren Q43.3
– Verletzung S36.50 ►

Dickdarm *(Forts.)*
– Verschluss K56.7
–– angeboren Q42.9
–– mechanisch K56.6
–– paralytisch K56.0
– Zyste K63.8
Dicrocoelium dendriticum, Infektion B66.2
Didymitis N45.9
Didymosis aplasticosebacea Q84.8
Dieker-Syndrom, Miller- Q93.5
Dientamoeba
– Diarrhoe A07.8
– fragilis, Dysenterie A07.8
Dienzephal, Syndrom C72.8 E23.3
Dienzephalussyndrom E23.6
Dietz-Syndrom, Loeys-, Q87.4
– Typ
–– 1 Q87.4
–– 2 Q87.4
Dieulafoy-Ulkus K25.0
– Duodenum K26.0
– Magen K25.0
Differenz
– Beinlänge M21.79
–– angeboren Q72.9
–– erworben M21.79
– Pupille H57.0
–– kongenital Q13.2
Differenzialblutbild
– abnorm R72
– auffällig R72
Differenziert
– Histiozytose, progressiv, akut C96.0
– Liposarkom C49.9
– Retinoblastom C69.2
– Teratom D36.9
Diffus – s.a. Art der Krankheit
– Leukoenzephalopathie, hereditär, mit axonalen Sphäroiden und pigmentierter Glia E75.2
Diffusfibrosierend, Hodgkin-Krankheit, lymphozytenarm C81.3
DIG [Disseminierte intravasale Gerinnung] D65.1
Digestiva, Vergiftung T47.5
Digital, Fibromatose, infantil M72.80
Digitalis, Vergiftung T46.0
Digiti hippocratici R68.3
Digitus, Abszess L02.4
Digitus accessorius Q69.9
Digitus malleus M20.4
Digitus mortuus I73.0
Digitus superductus
– Fuß M20.5
– Hand M20.0
Dihydrolipoamid-Dehydrogenase, Mangel E74.4
Dihydrolipoamid-S-Acetyltransferase, Mangel E74.4
Dihydropteridinreduktase, Mangel E70.1
– mit Hyperphenylalaninämie E70.1
Dihydropyridin
– Allergie T88.7
– Überempfindlichkeit T88.7
Dihydropyrimidin-Dehydrogenase, Mangel E79.8
Dihydropyrimidinase, Mangel E79.8
Dihydropyrimidinurie E79.8
Dilatatio, Cavum septi pellucidi Q06.8
Dilatation
– Anus K59.8
– Aorta I71.9
–– angeboren Q25.4
–– rupturiert I71.8
–– syphilitisch A52.0† I39.1*
– Arterie – s.a. Aneurysma I72.9
– Atrium, rechts, familiär Q20.8
– Blutgefäß I99
– Bronchiolen J47
– Bronchus J47
– Brustdrüsenmilchgang N60.4
– Cervix uteri N88.3
–– mit Schädigung, Fetus/Neugeborenes P01.0
–– Schwangerschaftskomplikation O34.39
–– spät, Komplikation, Entbindung O62.0
–– unvollständig
––– Komplikation, Entbindung O62.0
––– mit Schädigung, Fetus/Neugeborenes P03.6
– Ductus choledochus K83.8
–– angeboren Q44.5
– Ductus cysticus K82.8
–– angeboren Q44.5
– Ductus lactiferi N60.4
– Ductus pancreaticus K86.88
– Duodenum K59.8
– Eustachi-Röhre, kongenital Q16.4
– Gallenblase K82.8
– Gallenblasengang
–– angeboren Q44.5
–– erworben K82.8
– Gallengang
–– angeboren Q44.5
–– erworben K83.8
– Harnblase N32.8
–– kongenital Q64.7
–– mit Komplikation, Entbindung O66.8
– Harnblasenöffnung N32.8
– Herz I51.7
–– akut I51.7
–– chronisch I51.7
–– kongenital Q24.8
– Herzvorhof I51.7
– Hirnventrikel, kongenital Q04.8
– Ileum K59.8
–– psychogen F45.32
– Jejunum K59.8
–– psychogen F45.32
– Kapillaren I78.8
– Kolon K59.3
–– angeboren Q43.2
–– psychogen F45.32
– Larynx, angeboren Q31.3 ►

Dilatation *(Forts.)*
– Lidspalte H02.2
– Lymphgefäß I89.09
– Magen K31.88
–– akut K31.0
–– angeboren Q40.2
–– psychogen F45.31
– Niere N28.88
– Nierenbecken N28.88
– Nierenbeckenkelchsystem N28.88
– Nierenkelch N13.3
– Ösophagus K22.88
–– angeboren Q39.5
–– kardiotonisch K22.0
– Ostium urethrae internum N32.8
– Pharynx J39.2
– Plexus pampiniformis I78.8
– Prostata N42.8
– Pulmonalarterie I28.8
–– idiopathisch I28.8
– Pupille H57.0
– Rechtsherz- I51.7
– Rektum K59.3
– Sacculus, angeboren Q16.5
– Sphincter ani K62.8
– Tränengang H04.6
– Tuba auditiva H69.0
– Ureter N28.88
–– angeboren Q62.2
– Urethra, erworben N36.8
– Vaso- I73.9
– vasomotorisch I73.9
– Vene I86.88
– Venolen a.n.k. I86.88
– Ventrikel I51.7
– Zäkum K59.3
–– psychogen F45.32
– zerebral, ventrikulär, kongenital Q04.8
Dilatativ
– Kardiomyopathie I42.0
–– alkoholbedingt I42.6
–– bei Schwerhörigkeit, sensorineural H90.5 I42.0
–– familiär I42.0
––– mit Reizleitungs-Defekt, durch LMNA-Genmutation I42.0
–– mit Ataxie E71.1† I43.1*
– Krankheit, Herz I51.7
Dilatator-Fasern, Iris, Agenesie Q13.2
Dilaudid, Abhängigkeit F11.2
Dilazeration, Zahn K00.4
DILV [Double inlet left ventricle] Q20.4
Dimethylbenzol, Wirkung, toxisch T52.2
Dimethylglycin-Dehydrogenase, Mangel E72.5
Dimitri-Syndrom, Sturge-Weber- Q85.8
Dimmer-Syndrom, Haab- H18.5
Dimorph, Anämie D53.1
Dioctophyma renale, Befall B83.8
Dip [intrapartales Absinken der fetalen Herztöne (Dezeleration, intrapartal)]
– 0 O68.0 ►
Dip [intrapartales Absinken der fetalen Herztöne (Dezeleration, intrapartal)] *(Forts.)*
– 1 O68.0
– 2 O68.0
Diphallie Q55.6
Diphallus Q55.6
Diphasisch, Anämie D53.1
Diphenylbutylpiperidin
– Allergie T88.7
– Überempfindlichkeit T88.7
Diphosphoglycerat-Mutase, Mangel, mit Anämie, hämolytisch D55.2
2,3-Diphosphoglycerat-Mutase [2,3-DPG], Mangel, mit Anämie D55.2
Diphtherie A36.9
– gangränös A36.9
– hämorrhagisch A36.9
– Haut A36.3
– Impfung, Notwendigkeit Z23.6
– Keimträger Z22.2
– Laryngitis A36.2
– mit
–– Kardiomyopathie A36.8† I43.0*
–– Komplikation, neurologisch A36.8† G99.8*
–– Krankheit, Niere, tubulointerstitiell A36.8† N16.0*
–– Lymphadenitis A36.8
–– Paralyse
––– Iris A36.8† H22.8*
––– Larynx A36.2
–– Polyneuropathie A36.8† G63.0*
–– Pyelonephritis A36.8† N16.0*
– Mittelohr A36.8† H67.0*
– Nabel A36.3
– Nase A36.8
– Nasenrachenraum A36.1
– Pharynx A36.0
– Rhino- A36.8
– Tonsille A36.0
– Trachea A36.8
– Überträger Z22.2
– Untersuchung Z11
– Vagina A36.8† N77.1*
– Wunde A36.3
Diphtherie-Pertussis-Tetanus, mit Typhus-Paratyphus [DPT+TAB] [DTPa+TAB] [DaPT-TAB], Vakzination Z27.2
Diphtherie-Pertussis-Tetanus [DPT] [DTPa] [DaPT], Impfung, Notwendigkeit Z27.1
Diphtherie-Pertussis-Tetanus-Haemophilus influenzae Typ b [DPT-Hib] [DTPa-Hib] [DaPT-Hib], Impfung, Notwendigkeit Z27.8
Diphtherie-Tetanus [DT] [Td], Impfung Z27.8
Diphtherie-Tetanus-Haemophilus influenzae Typ b [TD-Hib], Impfung, Notwendigkeit Z27.8
Diphtherie-Tetanus-Vakzination [DT] [Td] Z27.8
Diphtherisch
– Anämie A36.8 ►

Diphtherisch *(Forts.)*
– Angina A36.0
–– membranös A36.0
– Dermatitis A36.3
– Entzündung
–– Larynx A36.2
–– Rachen A36.0
– Infektion, Wunde A36.3
– Konjunktivitis A36.8† H13.1*
– Krupp A36.2
– Laryngismus A36.2
– Laryngotracheitis A36.2
– Myokarditis A36.8† I41.0*
– Neuritis A36.8† G59.8*
– Ophthalmie A36.8† H13.1*
– Paralyse, Rachen A36.0† G99.8*
– Peritonitis A36.8† K67.8*
– Pharyngitis A36.0
– Polyneuritis A36.8† G63.0*
– Stomatitis A36.8
– Stridor, kruppös A36.2
– Tonsillitis A36.0
– Tracheitis A36.8
– Ulkus
–– Larynx A36.2
–– Rachen A36.0
–– Tonsille A36.0
– Zystitis A36.8† N33.8*
Diphyllobothriose B70.0
– Darm B70.0
– durch Larven B70.1
Diphyllobothrium
– Anämie B70.0† D63.8*
– Finnen, Befall B70.1
– Form, adult, Infektion B70.0
– Infektion B70.0
– Larven, Befall B70.1
– latum, Form, adult, Infektion B70.0
– pacificum, Form, adult, Infektion B70.0
Diplakusis H93.2
Diplegia G83.0
– inferior G82.22
– superior G83.0
Diplegie G83.0
– Arm G83.0
– bei Parese, zerebral, spastisch, infantil G80.1
– Extremität
–– obere G83.0
–– untere G82.22
– kongenital G80.8
– spastisch G80.1
–– infantil G80.1
Diplegie-Syndrom
– fazial, angeboren Q87.0
– okulofazial, angeboren Q87.0
Diplegisch
– Kinderlähmung, zerebral G80.8
– Lähmung, zerebral, spastisch G80.1
– Parese, zerebral, spastisch G80.1
Diplogonoporus grandis, Befall B71.8
Diplokokken
– Meningitis A39.0† G01*
– Urethritis A54.0
–– mit Abszess A54.1
Diplomyelie Q06.8
Diplopie H53.2
– binokular H53.2
– monokular H53.2
– paroxysmal H53.2
Diprosopus Q18.8
Dipsomanie F10.2
– mit Psychose F10.5
Dipylidiose B71.1
– intestinal B71.1
Dipylidium caninum, Befall B71.1
Dipyridamol, Vergiftung T46.3
DIRA [Defizienz des Interleukin-1-Rezeptor-Antagonisten] M86.39
Dirofilariose B74.8
Disaccharid-Intoleranz, hereditär E73.0
Disaccharid-Malabsorption E73.9
Disaccharidase, Mangel E73.9
Diskoid, Lupus
– erythematodes L93.0
– fokal L93.0
Diskomykose A42.9
Diskontinuität, Gehörknöchelchen H74.2
Diskoordiniert, Wehentätigkeit O62.4
Diskopathie M51.9
– lumbal M51.9
– lumbosakral M51.9
Diskordant, Verbindung
– atrioventrikulär Q20.5
– ventrikuloarteriell Q20.3
Diskordanz, ventrikuloarteriell
– isoliert Q20.3
– mit Konkordanz, atrioventrikulär Q20.3
Diskret
– Lichen myxoedematosus, papulös L98.5
– Stammeln F98.5
– Subaortenstenose, membranös, fixiert Q24.4
Diskrimination, akustisch, Störung H93.2
Diskriminierung Z60
– ethnisch Z60
– politisch Z60
– rassisch Z60
– religiös Z60
– wegen Geschlechtszugehörigkeit Z60
Diskus
– Hernie M51.2
– Prolaps M51.2
–– intraspongiös M51.4
–– lumbal M51.2
–– mit Lumboischialgie, chronisch M51.2
–– thorakal M51.2
–– thorakolumbal M51.2
–– zervikal M50.2
Dislokation T14.3
– Akromioklavikulargelenk S43.1
– alt M24.89 ►

Dislokation T14.3 *(Forts.)*
– Articulatio sacroiliaca S33.2
–– habituell M53.28
–– kongenital Q74.2
– Astragalus S93.0
– Atlantoaxialgelenk S13.11
– Atlantoepistrophealgelenk S13.11
– atlantookzipital S13.11
– Atlas S13.11
– Augapfel, nichttraumatisch H44.8
– Axis S13.11
– Becken S33.3
–– Folgen T91.8
– bei Fraktur T14.20
– Brustwirbel S23.10
– Cavitas glenoidalis S43.00
– Chopart-Gelenk S93.34
– Daumen S63.10
– Ellenbogen S53.10
–– angeboren Q68.8
––– beidseitig Q68.8
––– einseitig Q68.8
–– habituell M24.42
–– kongenital Q68.8
– Extremität T14.3
–– obere T11.2
––– Folgen T92.3
–– untere T13.2
––– Folgen T93.3
––– und obere T03.4
– Femur
–– distal S83.10
–– proximal S73.00
– Fibula
–– distal S93.0
–– proximal S83.10
– Finger S63.10
–– multipel S63.2
– Folgen T94.1
– Fuß S93.30
– Gehörknöchelchenkette H74.2
– Gelenk T14.3
– Glenohumeralgelenk S43.00
– habituell M24.49
– Hals S13.10
–– Folgen T91.8
–– multipel S13.3
– Halswirbelsäule S13.10
–– multipel S13.3
– Handgelenk S63.00
– Handwurzelknochen S63.00
– Hüfte S73.00
–– habituell M24.45
–– kongenital Q65.2
––– beidseitig Q65.1
––– einseitig Q65.0
– Hüftgelenkpfanne S73.00
– Humerus, Ende, proximal S43.00
– iliosakral, habituell M53.28
– Iliosakralgelenk S33.2
–– kongenital Q74.2 ►

Dislokation T14.3 *(Forts.)*
– infrakorakoidal S43.00
– Interphalangealgelenk, Hand S63.12
– IOL [Intraokulare Linse] T85.2
– IUP [Intrauterinpessar] T83.3
– Kahnbein
–– Fuß S93.31
–– Hand S63.00
– Karpalknochen S63.00
– Karpometakarpalgelenk S63.04
– Keratoprothese T85.3
– Kiefer S03.0
–– Folgen T90.8
– Klavikula S43.1
– Knie S83.10
–– alt M23.89
–– kongenital Q68.2
–– pathologisch M24.36
– Kniegelenk, habituell M24.46
– Knorpel, Nasenseptum S03.1
– Körperregion, multipel a.n.k. T03.8
–– Folgen T94.0
– kongenital a.n.k. Q68.8
– Kopf
–– multipel S03.5
–– Teil a.n.k. S03.3
– Kreuzbein S33.2
– Krikoarytänoidalgelenk S13.2
– Krikothyreoidalgelenk S13.2
– Lendenwirbel S33.10
– Linse H27.1
–– kongenital Q12.1
–– mit Glaukom H40.5
–– traumatisch S05.8
– Lisfranc-Gelenk S93.33
– lumbosakral S33.10
–– kongenital Q76.4
– Lumbosakralgegend, Folgen T91.8
– Mediokarpalgelenk S63.03
– Mediotarsalgelenk S93.32
– Metakarpalknochen S63.7
–– distal S63.11
–– proximal S63.00
– Metakarpophalangealgelenk S63.11
– Metatarsalknochen S93.34
– Metatarsophalangealgelenk S93.11
– Mittelhandgelenk S63.03
– multipel
–– Extremität
––– obere T03.2
–––– Thorax, Lumbosakralgegend, und Becken T03.8
––– untere T03.3
–––– Thorax, Lumbosakralgegend, und Becken T03.8
–– Hals, und Kopf T03.0
– Nasenseptum J34.2
– Niere N28.88
– Os naviculare manus S63.00
– Os naviculare pedis S93.31
– Os scaphoideum S63.00 ►

Dislokation T14.3 *(Forts.)*
– Patella S83.0
–– habituell M22.0
–– kongenital Q74.1
– pathologisch a.n.k. M24.39
– Phalanx
–– Fuß S93.10
–– Hand S63.10
– Processus articularis T09.2
– Processus coracoideus S43.00
– Rabenschnabelfortsatz S43.00
– Radiohumeralgelenk S53.0
– Radiokarpalgelenk S63.02
– Radioulnargelenk
–– distal S63.01
–– proximal S53.10
– Radius
–– distal S63.02
–– proximal S53.0
– Rippe S23.2
– Rippenknorpel S23.2
– Rücken T09.2
– Rumpf
–– Folgen T91.8
–– multipel T03.1
– sakrokokzygeal S33.2
– Sakrum S33.2
– Schambeinfuge S33.3
– Schildknorpel S13.2
– Schulter, kongenital Q68.8
– Schultergelenk S43.00
–– angeboren Q68.8
–– chronisch M24.41
–– habituell M24.41
– Schultergürtel S43.3
– Skapula S43.3
– spontan M24.39
– Sprunggelenk, oberes S93.0
– Steißbein S33.2
– Sternalknorpel S23.2
– Sternoklavikulargelenk S43.2
– Sternum S23.2
– subglenoidal S43.00
– Talus S93.0
– Tarsalgelenk S93.31
– Tarsalknochen S93.31
– Tarsometatarsalgelenk S93.33
– Temporomandibulargelenk S03.0
– Thorakalwirbel S23.10
– Thorax
–– Folgen T91.8
–– multipel S23.2
– Tibia
–– distal S93.0
–– proximal S83.10
– Tibiofibulargelenk
–– oberes S83.10
–– unteres S93.0
– Trachea S23.2
– Tränendrüse H04.1 ►

Dislokation T14.3 *(Forts.)*
– Ulna
–– distal S63.08
–– proximal S53.10
– Ulnohumeralgelenk S53.10
– Unterarm T11.2
– Unterkiefer S03.0
– Unterschenkel
–– distal S93.0
–– proximal S83.10
– Ureter Q62.6
– Wirbel
–– kongenital Q76.4
–– zervikothorakal T03.8
– Wirbelgelenk T09.2
– Wirbelsäule T09.2
–– lumbal S33.10
–– pathologisch a.n.k. M53.29
–– thorakal S23.10
–– zervikal S13.10
–– zervikothorakal T03.8
– Xiphoid S23.2
– Zahn S03.2
– Zehe S93.10
–– im Interphalangealgelenk S93.12
– Zehengelenk S93.10
– Zervikalwirbel S13.10
Dislozierbar, Hüfte, angeboren Q65.6
Disloziert
– Fraktur T14.20
–– Femur, subtrochantär S72.2
– Intrauterinpessar T83.3
– Tampon T19.2
Disomie
– 2, uniparental, maternal Q99.8
– 6, uniparental
–– maternal Q99.8
–– paternal Q99.8
– 11, uniparental, paternal, mit Beckwith-Wiedemann-Syndrom Q87.3
– 16, uniparental, maternal Q99.8
Disposition
– für
–– Kardiomyopathie, Abklärung Z01.81
–– Störung, Herzrhythmus, maligne, Abklärung Z01.80
– Karzinom Z80.9
Disproportion
– Fasertyp- G71.2
–– kongenital G71.2
– zephalopelvin, Hindernis, Geburt O65.4
Disproportioniert, Minderwuchs, mit Immundefekt D82.2
Disruption
– Iris a.n.k. H21.5
– Ziliarkörper a.n.k. H21.5
Disse-Raum, Fibrose K76.8
Dissektion
– Aorta – s.a. Aneurysma dissecans aortae I71.00
–– familiär I71.00
–– mit Ruptur I71.04 ►

Dissektion *(Forts.)*
~ Aorta – s.a. Aneurysma dissecans aortae I71.00 *(Forts.)*
–– thorakoabdominal, rupturiert I71.07
– Aorta abdominalis I71.02
–– rupturiert I71.06
– Aorta thoracica I71.01
–– rupturiert I71.05
– Arteria basilaris I72.5
– Arteria carotis I72.0
–– familiär I72.0
– Arteria femoralis I72.4
– Arteria iliaca I72.3
– Arteria poplitea I72.4
– Arteria renalis I72.2
– Arteria subclavia I72.8
– Arteria vertebralis I72.6
–– familiär I72.6
– Arterie I72.9
–– Extremität
––– obere I72.1
––– untere I72.4
–– intrakraniell, nichtrupturiert I67.0
–– mit Lentiginose I72.9 L81.4
–– zerebral, rupturiert I60.7
–– zervikal, familiär I72.9
– Gefäß I99
– Koronararterie I25.4
–– rupturiert I21.9
–– spontan, idiopathisch I25.4
– Leberarterie I72.8
– Nierenarterie I72.2
Disseminiert – s. Art der Krankheit
Disseziierend, Aneurysma I72.9
– Aorta I71.00
Dissozial
– Störung, Persönlichkeit F60.2
– Verhalten
–– Abklärung, ohne manifeste psychische Störung Z03.2
–– andauernd, bei Störung, Sozialverhalten F91.2
Dissoziation
– atrioventrikulär I45.8
– Interferenz- I45.8
Dissoziativ
– Amnesie F44.0
– Anästhesie, funktionell F44.6
– Blindheit F44.6
– Fugue F44.1
– Krampfanfall F44.5
– Ohnmachtsanfall F44.88
– Störung F44.9
–– Bewegung F44.4
–– Empfindung F44.6
–– gemischt F44.7
–– organisch F06.5
–– psychomotorisch F44.4
–– Sensibilität F44.6
–– Sinneswahrnehmung F44.6 ►
Dissoziativ *(Forts.)*
~ Störung F44.9 *(Forts.)*
–– vorübergehend, in der Kindheit und Jugend F44.82
– Stupor F44.2
Dissoziiert
– Hirntod G93.88
– Intelligenz F74.9
– Nystagmus H55
– Vertikaldivergenz H50.2
Disstress
– Atmungs- R06.0
– fetal P20.9
–– als Komplikation, Entbindung O68.9
–– bei Entbindung, durch Arzneimittelgabe O68.9
–– Betreuung, Schwangere O36.3
–– erstmals festgestellt
––– bei Wehen oder Entbindung P20.1
––– vor Wehenbeginn P20.0
–– mit
––– Komplikation, Entbindung, biochemisch nachgewiesen O68.3
––– Schnittentbindung O36.3
–– Nachweis, bei Entbindung, durch
––– Elektrokardiogramm O68.8
––– Ultraschall O68.8
– gastrointestinal, funktionell K30
– intestinal, funktionell a.n.k. K59.9
– intrauterin P20.9
– maternal, bei
–– Entbindung O75.0
–– Schnittentbindung O75.0
– respiratorisch R06.0
–– beim Neugeborenen P22.9
Disstresssyndrom, kardiorespiratorisch, idiopathisch, beim Neugeborenen P22.0
Distal
– Anoctaminopathie G71.0
– Arthrogryposis, Typ
–– 1 Q68.8
–– 2B Q68.8
–– 4 Q68.8
–– 5 Q68.8
–– 5D Q68.8
–– 6 Q68.8
–– 7 Q68.8
– Azidose, tubulär N25.8
– Dislokation
–– Femur S83.10
–– Fibula S93.0
–– Metakarpalknochen S63.11
–– Radioulnargelenk S63.01
–– Radius S63.02
–– Tibia S93.0
–– Ulna S63.08
–– Unterschenkel S93.0
– Dystrophie, Muskel G71.0
– Femur, Luxation, nach posterior S83.11
– Femurende, Osteochondrose M92.8 ►

Distal *(Forts.)*
– Fraktur
–– Femur S72.40
–– Humerus S42.40
–– Oberarm, bikondylär S42.44
–– Radius S52.50
––– mit Fraktur, Ulna S52.6
––– offen S52.50 S51.87!
–– Tibia S82.38
––– isoliert S82.38
––– mit Fraktur, Fibula S82.31
–– Ulna S52.8
–– Unterarm S52.8
–– Unterschenkel S82.38
– Humerusepiphyse, Fraktur S42.44
– interphalangeal, Arthropathie, psoriatisch L40.5† M07.09*
– Interphalangealgelenk, Finger, Arthrose M15.1
– Karzinom, Ösophagus C15.5
– Ligamentum tibiofibulare, Distorsion S93.43
– Luxation
–– Fibula S93.0
–– Tibia S93.0
– Myopathie G71.0
–– durch VCP-Genmutation, mit Beginn im Erwachsenenalter G71.0
–– Extremität, obere, mit Beginn im Erwachsenenalter, finnischer Typ G71.0
–– KLHL9-abhängig, mit Beginn in der Kindheit G71.0
–– mit
––– Beginn am vorderen Schienbein G71.0
––– Einschlüssen, intrazytoplasmatisch G71.8
––– früher Beteiligung der Atemmuskulatur G71.0
––– Stimmbandschwäche G71.0
–– Nebulin-abhängig, früh-einsetzend G71.0
–– skapulo-humeral und peronäal, progressiv G71.0
–– spät-beginnend, Alpha-B-Crystallin-abhängig G71.0
–– Typ
––– Laing G71.0
––– Nonaka G71.8
––– Tateyama G71.0
––– Welander G71.0
– Myotilinopathie G71.0
– Stenose
–– Meatus N35.9
–– Urethra N35.9
– Symphalangismus Q70.9
– Trümmerfraktur, Radius S52.50
– Ulnaepiphyse, Osteochondrose, juvenil M92.1
Distalbiss K07.2
Distension
– Harnblase N32.8
– Magen K31.88
–– akut K31.0
– Vesicula seminalis N50.8
Distichiasis Q10.3
– isoliert Q10.3

Distichiasis-Syndrom, Lymphödem- Q82.08
Distoma hepaticum, Befall B66.3
Distomatose B66.9
– Leber, durch
–– Chlonorchis sinensis B66.1† K77.0*
–– Fasciola hepatica B66.3† K77.0*
–– Katzenleberegel B66.0† K77.0*
–– Leberegel, sibirisch B66.0† K77.0*
–– Opisthorchis felineus B66.0† K77.0*
– pulmonal B66.4† J99.8*
Distomiase B66.9
– Gallengang B66.3† K87.0*
– intestinal B66.5
– Leber B66.3† K77.0*
– Lunge B66.4† J99.8*
Distomolar [4. Molar] K00.1
Distorsion – s.a. Verstauchung T14.3
– Achillessehne S86.0
– Akromioklavikularband S43.5
– Akromioklavikulargelenk S43.5
– Arm T11.2
– atlantoaxial S13.4
– atlantookzipital S13.4
– Atlas S13.4
– Azetabulum a.n.k. S73.18
– Band T14.3
–– iliosakral S33.6
–– talofibular S93.48
– Becken a.n.k. S33.7
–– Schambeinverbindung a.n.k. S33.7
– Brustwirbelsäule S23.3
– chondrokostal S23.4
– chondrosternal S23.4
– Chopart-Gelenk S93.6
– Daumen S63.60
– Daumengrundgelenk S63.61
– Ellenbogen S53.40
– Extremität
–– obere T11.2
–– untere T13.2
––– Thorax, Lumbosakralgegend, und Becken T03.8
––– und obere T03.4
– Femurkopf S73.18
– Finger S63.60
–– interphalangeal S63.62
– Fuß S93.6
– Fußgelenk S93.6
– Gelenk T14.3
– Hals S13.6
–– und Kopf T03.0
– Halswirbelsäule S13.4
– Hand S63.7
– Handgelenk S63.50
– Hüfte S73.10
– iliofemoral S73.11
– iliosakral S33.6
–– alt M53.28
–– chronisch M53.28
– Innenband, Sprunggelenk, oberes S93.41
– ischiofemoral S73.18 ►

D

Distorsion – s.a. Verstauchung T14.3 *(Forts.)*
– ischiokapsulär S73.12
– Kahnbein S63.7
– Karpalgelenk S63.51
– Karpometakarpalgelenk S63.53
– Kiefergelenk S03.4
– Knie a.n.k. S83.6
–– Seitenband
––– fibular S83.41
––– lateral S83.41
––– medial S83.42
––– tibial S83.42
–– tibiofibular, proximal a.n.k. S83.6
– Kniegelenkband, kollateral, medial S83.42
– Körperregion, multipel a.n.k. T03.8
– korakohumeral S43.4
– korakoklavikular S43.7
– Kreuzband
–– hinteres S83.52
–– Knie S83.50
–– vorderes S83.51
– Kreuzbein S33.7
–– alt M53.28
–– chronisch M53.28
– Kreuzbeinverbindung S33.6
– Krikothyreoidalband S13.5
– Krikothyreoidalgelenk S13.5
– Lendenwirbelsäule S33.50
–– mit Missverhältnis
––– fetopelvin, mit
–––– Hindernis, Geburt O65.0
–––– Schädigung, Fetus/Neugeborenes P03.1
––– zwischen Fetus und Becken O33.8
– Ligamentum calcaneofibulare S93.42
– Ligamentum coracohumerale S43.4
– Ligamentum cruciatum genus S83.50
– Ligamentum deltoideum, Knöchel S93.41
– Ligamentum fibulocalcaneare S93.42
– Ligamentum latum uteri S37.88
– Ligamentum longitudinale anterius, zervikal S13.4
– Ligamentum patellae a.n.k. S76.1
– Ligamentum sacrotuberale S33.7
– Ligamentum talofibulare S93.48
– Ligamentum teres femoris S73.18
– Ligamentum teres uteri S37.88
– Ligamentum tibiofibulare, distal S93.43
– Lisfranc-Gelenk S93.6
– lumbosakral S33.51
– mediotarsal S93.6
– mehrere T03.9
–– Extremität
––– obere T03.2
––– untere T03.3
– Meniskus S83.6
–– alt M23.29
–– mit Riss, frisch S83.2
– Metakarpalgelenk S63.7
– Metakarpophalangealgelenk S63.61
– Metatarsale S93.6
– metatarsophalangeal S93.5 ►

Distorsion – s.a. Verstauchung T14.3 *(Forts.)*
– mit Riss, Fingergelenkkapsel S63.60
– Mittelfuß S93.6
– Mittelhand S63.7
– Muskel T14.6
– Nase S03.5
– Patella S83.6
– pubofemoral S73.18
– radiohumeral S53.43
– Radiokarpalgelenk S63.52
– Ring-Gießbeckenknorpelgelenk S13.5
– Ring-Schildknorpelgelenk S13.5
– Rippe S23.4
– Rippenknorpel S23.4
– Rotatorenmanschette S46.0
– Rücken T09.2
– Rumpf, mehrere T03.1
– sakrokokzygeal S33.7
– Schilddrüsengegend S13.5
– Schildknorpel S13.5
– Schulterblatt S43.7
– Schultergelenk S43.4
– Schultergürtel a.n.k. S43.7
– Schwertfortsatz S23.4
– Seitenband, Knie S83.40
– Semilunarknorpel
–– Knie S83.6
–– mit Riss, frisch S83.2
– Skapula S43.7
– Sprunggelenk S93.40
–– oberes S93.40
– Steißbein S33.7
– Sternalknorpel S23.4
– Sternoklavikulargelenk S43.6
– Sternum S23.4
– Symphysis pubica S33.7
– tarsal S93.6
– tarsometatarsal S93.6
– temporomandibulär S03.4
– Thorax a.n.k. S23.5
–– mit Beteiligung, Lumbosakralgegend und Becken T03.1
– Tibia, Ende, proximal S83.6
– Tibiofibulargelenk
–– oberes S83.6
–– unteres S93.43
– ulnohumeral S53.44
– Unterkiefer S03.4
– Wirbelsäule T09.2
– Zehe S93.5
–– interphalangeal S93.5
– zervikal S13.4
– zervikodorsal S13.4
– zervikothorakal S13.4
Districhiasis L68.8
Diszitis M46.49
– pyogen M46.39
DITRA [Defizienz des Interleukin-36-Rezeptor-Antagonisten] L40.1
Diurese
– osmotisch R35.0 ►

Diurese *(Forts.)*
– verstärkt R35.0
– Wasser- R35.0
Divergenz
– exzessiv, Auge H51.8
– Insuffizienz H51.8
– Lähmung, mit Fernesotropie, Stangler-Zuschrott H51.8
– Paralyse, nukleär H51.8
– Schwäche, mit Esophorie H51.8
– übermäßig, mit Exophorie H51.8
– Vertikal- H50.2
–– dissoziiert H50.2
–– negativ H50.2
–– positiv H50.2
Diversionskolitis K52.8
Diverticulitis vesicae N32.3
Diverticulum ilei verum Q43.0
Divertikel K57.90
– Appendix K38.2
– Bronchus
–– angeboren Q32.4
–– erworben J98.0
– Darm K57.90
–– angeboren Q43.8
–– Ruptur K57.82
– Dickdarm K57.30
– Dünndarm K57.10
–– mit Perforation, und Abszess K57.02
– Duodenum K57.10
–– kongenital Q43.8
– Entzündung K57.92
– Eustachi-Röhre H69.8
– Grenz-, ösophagopharyngeal Q38.7
– Harnblase N32.3
–– angeboren Q64.6
–– mit Stein N21.0
– Harnblasenhals N32.3
– Herz, kongenital Q24.8
– Hypopharynx Q38.7
– Ileum K57.10
– jejunal K57.10
– Kardia K22.5
– Kolon K57.30
–– mit Entartung C18.9
– Kommerell- Q25.4
– Krankheit
–– Darm K57.90
––– mit Perforation
–––– Abszess und mit Blutung K57.83
–––– und Abszess K57.82
–– Dickdarm, mit
––– Blutung K57.31
––– Perforation
–––– Abszess und Blutung K57.23
–––– und Abszess K57.22
–– Dünndarm K57.10
––– mit
–––– Blutung K57.11
–––– Perforation, Abszess und Blutung K57.03 ►

Divertikel K57.90 *(Forts.)*
~ Krankheit *(Forts.)*
~~ Dünndarm K57.10 *(Forts.)*
––– und Dickdarm K57.50
–––– mit
––––– Blutung K57.51
––––– Perforation
–––––– Abszess und mit Blutung K57.43
–––––– und Abszess K57.42
– Magen K31.4
–– angeboren Q40.2
– Meckel- Q43.0
–– Adenokarzinom C17.3
–– Dünndarm Q43.0
–– Hypertrophie, kongenital Q43.0
–– persistierend Q43.0
–– Torsion, kongenital Q43.0
–– Ulkus Q43.0
– multipel K57.92
– Niere N28.88
– Nierenbecken, mit Stein N20.0
– Nierenkelch N28.88
– Nuck- Q52.4
– Ösophagus Q39.6
–– epiphrenal K22.5
–– erworben K22.5
–– kongenital Q39.6
– Ostium ureteris N28.88
– Perforation K57.82
–– Dickdarm K57.22
– Perikard, kongenital Q24.8
– pharyngoösophageal
–– angeboren Q39.6
–– erworben K22.5
– Pharynx Q38.7
–– kongenital Q38.7
– Pseudo-, Urethra N36.1
– Pulsions-, Ösophagus K22.5
– Rachen Q38.7
– rektosigmoidal K57.30
–– kongenital Q43.8
– Rektum K57.30
– Samenblase N50.8
– Sigma K57.30
–– kongenital Q43.8
–– Perforation K57.22
– Trachea Q32.1
– Tuba auditiva H69.8
– Tuba uterina N83.8
– Urachus Q64.4
– Ureter N28.88
–– kongenital Q62.8
– Urethra N36.1
–– kongenital Q64.7
–– mit Stein N21.1
– Ventrikel, links, angeboren Q24.8
– Zäkum K57.30
–– kongenital Q43.8
–– mit Perforation K57.22
– Zenker- K22.5
–– Ösophagus K22.5

Divertikulitis K57.92
– akut K57.92
– Bronchus, erworben J98.0
– Darm K57.92
–– mit
––– Abszess K57.82
–––– mit Blutung K57.83
––– Blutung K57.93
––– Perforation K57.82
–––– mit Blutung K57.83
––– Peritonitis K57.82
–––– mit Blutung K57.83
– Dickdarm K57.32
–– mit
––– Abszess K57.22
–––– mit Blutung K57.23
––– Blutung K57.33
––– Perforation K57.22
–––– mit
––––– Abszess K57.22
––––– Blutung K57.23
– Dünndarm K57.12
–– mit
––– Abszess K57.02
–––– mit Blutung K57.03
––– Blutung K57.13
––– Perforation K57.02
–––– mit Blutung K57.03
––– Peritonitis K57.02
–––– mit Blutung K57.03
–– und Dickdarm K57.52
––– mit
–––– Abszess K57.42
––––– und Blutung K57.43
–––– Blutung K57.53
–––– Perforation K57.42
––––– und Blutung K57.43
–––– Peritonitis K57.42
––––– und Blutung K57.43
– Duodenum K57.12
–– kongenital Q43.8
– Harnblase N32.3
– Ileum K57.12
– Jejunum K57.12
– Kolon K57.32
–– angeboren Q43.8
–– mit
––– Blutung K57.33
––– Peritonitis K57.22
–––– mit Blutung K57.23
– multipel K57.92
– Nierenbecken, mit Stein N20.0
– Peri- K57.92
–– Darm K57.92
– pharyngoösophageal, erworben K22.5
– rektosigmoidal, kongenital Q43.8
– Rektum K57.32
– Sigma K57.32
–– kongenital Q43.8
–– mit Perforation K57.22
– Ureter, kongenital Q62.8 ►

Divertikulitis K57.92 *(Forts.)*
– Urethra N36.1
–– kongenital Q64.7
– vesicae, kongenital Q64.6
– Zäkum K57.30
–– kongenital Q43.8
Divertikulose K57.90
– Bronchus, erworben J98.0
– Darm K57.90
–– mit Blutung K57.91
–– ohne Perforation K57.90
– Dickdarm K57.30
–– mit Blutung K57.31
–– ohne Perforation oder Abszess K57.30
– Dünndarm K57.10
–– mit Blutung K57.11
–– und Dickdarm K57.50
––– mit Blutung K57.51
– Duodenum K57.10
–– kongenital Q43.8
– Harnblase, kongenital Q64.6
– Ileum K57.10
– Jejunum K57.10
– Kolon K57.30
–– mit Blutung K57.31
– multipel K57.92
– Nierenbecken, mit Stein N20.0
– pharyngoösophageal, erworben K22.5
– rektosigmoidal, kongenital Q43.8
– Rektum K57.30
– Sigma K57.30
–– kongenital Q43.8
– Ureter, kongenital Q62.8
– Urethra N36.1
–– kongenital Q64.7
– Zäkum K57.30
–– kongenital Q43.8
Dizentrisch, Chromosom Q93.2
Dizephalus Q89.4
DLD [Dihydrolipoamid-Dehydrogenase], Mangel E74.4
DM1 [Myotone Dystrophie Typ 1] G71.1
DMD [Duchenne-Muskeldystrophie] G71.0
DNA-assoziiert, Kardiomyopathie, mitochondrial, mit Hörverlust G31.81
DNA-Depletionssyndrom, mitochondrial
– enzephalomyopathische Form, mit Anomalie, kraniofazial G31.81 Q75.9
– mit Tubulopathie, renal, enzephalomyopathische Form G31.81† N16.8*
– myopathische Form G71.3
DNA-Ligase IV, Mangel D81.1
DNA-PKcs, Mangel, mit Immundefekt, kombiniert, schwer D81.1
DNA-Reparatursystem, defekt, bei Ataxie, zerebellar G11.3
DNAJB2-abhängig, Charcot-Marie-Tooth-Krankheit, Typ 2 G60.0
DNAJC12-Mangel, mit Hyperphenylalaninämie E70.1

DNM1L-assoziiert, Enzephalopathie, durch Teilungsdefekt, mitochondrial und peroxisomal G31.81
DNMT3A-abhängig, Großwuchs-Syndrom Q87.3
DOCK2 [Dedicator of cytokinesis 2], Defekt, mit Immundefekt, kombiniert D81.8
DOCK8 [Dedicator of cytokinesis 8-Protein] Defizienz, mit Immundefekt, schwer, kombiniert D81.1
Dol-P-Mannosyltransferase, Mangel E77.8
Doldengewächs
– Allergie T78.4
– Überempfindlichkeit T78.4
Dolichogastrie K31.88
Dolichokolon Q43.8
Dolicholkinase, Mangel E77.8
Dolicholphosphat-N-Acetylglucosamin 1-Phosphat-Transferase, Mangel E77.8
Dolicholphosphat, Mangel, mit Hypotonie, und Ichthyose E77.8
Dolichostenomelie Q74.0
Dolichozephalie Q67.2
Dollinger-Syndrom, Bielschowsky- E75.4
Dominant
– Drusen, hereditär [Doyne-Drusen] H35.5
– Myotonia congenita G71.1
– Ödem, Makula, hereditär, zystoid H35.8
– vererbt, Neuropathie, sensibel G60.8
Dominant-intermediär, Charcot-Marie-Tooth-Krankheit, Typ
– A G60.0
– B G60.0
– C G60.0
– D G60.0
– E G60.0
– F G60.0
Donath-Landsteiner, Anämie, hämolytisch D59.6
Donath-Landsteiner-Syndrom D59.6
Donnai-Barrow-Syndrom Q87.8
Donnai-Syndrom, Thakker- Q87.8
Donohue-Syndrom E34.8
Donovanosis A58
Dontie-Syndrom, blepharo-cheilo- Q87.0
DOOR[Schwerhörigkeit, Onychodystrophie, Osteodystrophie, Retardierung]-Syndrom Q87.8
Doose-Syndrom G40.4
Dopa-responsiv, Dystonie
– autosomal-dominant G24.1
– autosomal-rezessiv G24.1
– durch Mangel, Sepiapterin-Reduktase G24.1
– Tyrosin-Hydroxylase-defizient G24.1
Dopamin-beta-Hydroxylase, Mangel G90.8
Dopamin-Serotonin, Transport, Störung, vesikulär, zerebral G25.88
Doppelalbuminämie E88.0
Doppelausstromventrikel
– links Q20.2
– rechts Q20.1
Doppelbilder H53.2
Doppelbildung, Uterus Q51.2
Doppelchromosom
– mit Rearrangements, komplex a.n.k. Q92.5
– nur in Prometaphase sichtbar a.n.k. Q92.4
Doppeleinstromventrikel Q20.4
Doppelfehlbildung Q89.4
– fetal, Betreuung, Mutter O33.7
– mit Dystokie O66.3
Doppelgängerillusion, als Personenverkennung, bei Wahnsyndrom [Capgras-Syndrom] F22.0
Doppelgallenblase Q44.1
Doppelgesicht Q18.8
Doppelnase Q18.8
Doppelniere Q63.1
– mit doppeltem Nierenbecken Q63.0
Doppelseitig
– Empyem J86.9
– Fraktur, Bogenwurzel, Axis S12.1
– Hernia femoralis K41.20
–– mit
––– Einklemmung, ohne Gangrän K41.00
––– Gangrän K41.10
–– rezidivierend K41.21
––– mit
–––– Einklemmung, ohne Gangrän K41.01
–––– Gangrän K41.11
– Hernia inguinalis K40.20
–– mit
––– Einklemmung, ohne Gangrän K40.00
––– Gangrän K40.10
–– ohne Einklemmung K40.20
–– rezidivierend K40.21
––– mit
–––– Einklemmung, ohne Gangrän K40.01
–––– Gangrän K40.11
––– ohne Einklemmung K40.21
– Hydrothorax J94.8
– Pleuropneumonie J18.8
– Pneumonie J18.9
Doppelsichtigkeit H53.2
Doppelt
– Anus Q43.42
– Aortenbogen Q25.4
–– mit Einengung, zirkulär, Trachea, und Ösophagus Q25.4
– Appendix Q43.41
– Atmungsorgane a.n.k. Q34.8
– Cervix uteri Q51.8
–– bei Uterus duplex Q51.1
– Darm Q43.49
– Dickdarm Q43.41
– Ductus choledochus Q44.5
– Ductus cysticus Q44.5
– Dünndarm Q43.40
– Fraktur, Unterkiefer, offen S02.69 S01.87!
– Gallengang Q44.5
– Gehörgang Q17.8
– Harnblase Q64.7
– Herzohr Q20.8
– Herzvorhof Q20.8 ►

Doppelt *(Forts.)*
– heterozygot, Sichelzellenkrankheit D57.2
– Leber Q44.7
– Magen Q40.2
– Meatus urinarius Q64.7
– Muttermund, äußerer Q51.8
– Nierenarterie Q27.2
– Nierenbecken Q63.8
–– mit Ureter, doppelt Q62.5
– Ösophagus Q39.8
– Pankreas Q45.3
– Penis Q55.6
– Plazenta O43.1
– Rückenmark, unvollständig Q06.8
– Speicheldrüsengang Q38.4
– Ureter Q62.5
–– bei Nierenbecken, akzessorisch Q62.5
– Urethra Q64.7
– Uterus Q51.2
–– bei
––– Entbindung O34.0
––– Schwangerschaft O34.0
–– während Schwangerschaft, mit Schädigung, Fetus/Neugeborenes P03.8
– Vagina Q52.1
– Verdauungsorgane a.n.k. Q45.8
– Vulva Q52.7
– Zäkum Q43.41
– Zunge Q38.3
Doppeltsehen H53.2
Doppelung
– Harnwege Q64.8
– Niere Q63.1
– Nierenhohlsystem Q62.3
Dorfman-Chanarin-Krankheit E75.5
Dorfman-Destombes-Krankheit, Rosaï- D76.3
Dorfman-Krankheit, Rosaï- D76.3
Dorfman-Syndrom, Rosaï- D76.3
Dornfortsatz
– Dekubitus L89.92
–– Stadium
––– 1 L89.02
––– 2 L89.12
––– 3 L89.22
––– 4 L89.32
– lumbosakral, Fraktur S32.00
– thorakal, Fraktur S22.00
– zervikal, Fraktur S12.9
Dornwarze B07
Dorsago M54.99
Dorsal
– Fraktur, Wirbel S22.00
–– multipel S22.1
– Spina bifida Q05.6
–– mit Hydrozephalus Q05.1
– Verbiegung, Penis Q55.6
– Zyste M70.8
Dorsalgie M54.99
– akut M54.99
–– rezidivierend M54.99
– bei Blockierung M54.99 ►
Dorsalgie M54.99 *(Forts.)*
– chronisch M54.99
– psychogen F45.40
– rezidivierend M54.99
– Zerviko-, bei Degeneration, HWS, und BWS M47.23
Dorsolateral, Oblongata-Syndrom I66.3† G46.3*
Dorsolumbalgie M54.5
– akut M54.5
– chronisch M54.5
– reaktiv M54.5
– rezidivierend M54.5
Dorsopathie M53.99
Dorsozervikal, Ablagerung, Fett E65
DORV [Double outlet right ventricle] Q20.1
– mit subaortalem Ventrikelseptumdefekt, und Pulmonalstenose Q20.1
Doss-Porphyrie E80.2
Dot-Fingerprint-Hornhautdystrophie, Map- H18.5
Dottergang, Persistenz Q43.0
Dottersack, Tumor
– bei der Frau C56
– beim Mann C62.9
– polyvesikulär
–– bei der Frau C56
–– beim Mann C62.9
– Zentralnervensystem C72.9
Double
– inlet
–– left ventricle Q20.4
–– ventricle Q20.4
– outlet
–– left ventricle Q20.2
–– right ventricle Q20.1
––– mit
–––– Defekt, Ventrikelseptum
––––– double-committed Q20.1
––––– subpulmonal, double-committed Q20.1
–––– subaortalem Ventrikelseptumdefekt Q20.1
––––– und Pulmonalstenose Q20.1
–––– VSD [Ventrikelseptumdefekt]
––––– subaortal Q20.1
––––– subpulmonal Q20.1
–––––– non-committed Q20.1
–– ventricle Q20.9
Double-committed, Defekt, Ventrikelseptum
– bei double outlet right ventricle Q20.1
– subpulmonal, bei Double outlet right ventricle Q20.1
Double-orifice-Mitralklappe Q23.8
Douglas-Ferrante-Syndrom, Thong- Q87.1
Douglas-Fistel, Harnblasen- N32.2
Douglas-Scheiden-Fistel N82.88
Douglasabszess N73.5
– chronisch N73.5
Douglasendometriose N80.3
Douglashernie N81.5
Douglasinfiltrat
– entzündlich N73.8 ►

Douglasinfiltrat *(Forts.)*
– unklar D48.4
Douglasraum
– Abszess N73.5
– Tuberkulose A18.1† N74.1*
Douglastumor D48.4
Douglaszele N81.5
Dowling-Degos-Krankheit L81.8
Down-Syndrom Q90.9
– fetal, Betreuung, Schwangere O35.1
– Langdon- Q90.9
– mit Keratokonus Q90.9† H19.8*
– Translokation Q90.2
Downhillvarizen I85.9
DPG[Duplication of the pituitary gland]-plus-Syndrom Q87.0
Drager-Syndrom, Shy- G23.8
Drahtnaht, mit Komplikation T85.9
Drainage
– Liquor cerebrospinalis Z98.2
– Perforation T81.2
Drainagesinus, bei Osteomyelitis, chronisch M86.49
Drakunkulose B72
Dranginkontinenz [Harninkontinenz] N39.42
Drash-Syndrom N04.1
– Denys- N04.1
Dravet-Syndrom G40.4
Drechslera hawaiiensis, Infektion B43.8
Drehkrankheit A84.8
– der Schafe A84.8
Drehschwindel R42
– mit Störung, Gleichgewicht H81.8
Drehung
– Harnstrahl R39.1
– Kolon
–– fehlerhaft Q43.3
–– unvollständig Q43.3
Drei-Gefäß-Erkrankung
– atherosklerotisch I25.13
– koronar I25.13
Dreifach
– Niere Q63.0
– Ureter Q62.8
– Uterus Q51.8
– X-Chromosom, mit Phänotyp, weiblich Q97.0
Dreifuss-Dystrophie, Emery-, muskulär G71.0
Dreifuss-Muskeldystrophie, Emery- G71.0
Dreigeteilt, Zunge Q38.3
Dreigliedrig, Daumen Q74.0
Dreimonatskolik R10.4
Dreitagefieber [Exanthema subitum] B08.2
Drepanozytose D57.1
Dresbach-Syndrom D58.1
Drescherkrankheit J67.00
Drescherlunge J67.00
Dressler-II-Syndrom I24.1
DRESS[Drug Rash with Eosinophilia and Systemic Symptoms]-Syndrom T88.7

Drillinge
– alle lebendgeboren, als Entbindungsergebnis Z37.5! *[nur Zusatzkode!]*
– als Entbindungsergebnis Z37.9! *[nur Zusatzkode!]*
Drillingsfrühgeborenes P07.3
Drillingsschwangerschaft O30.1
– Betreuung O30.1
– mit Schädigung, Fetus/Neugeborenes P01.5
Driscoll-Syndrom, Lucey- P59.8
Dritter Hirnventrikel – s. Hirnventrikel, dritter
Drittgebärende, Überwachung Z34
Drogen
– Abhängigkeit
–– bei Schwangerschaft O99.3
–– beim Fetus/Neugeborenen P96.1
– Abhängigkeit a.n.k. F19.2
– Absorption, über die Plazenta P04.1
– Anfall, epileptisch G40.5
– Bestimmung, im Blut Z04.8
– Entziehungstherapie Z50.3! *[nur Zusatzkode!]*
– Entzugssyndrom a.n.k. F19.3
–– beim Neugeborenen P96.1
––– bei Mutter, abhängig P96.1
–– mit Delirium F19.4
– Gebrauch, Untersuchung Z04.8
– Halluzinose F19.5
– indikationsgerecht
–– Idiosynkrasie, bei Verabreichung, ordnungsgemäß T88.7
–– Nebenwirkung, unerwünscht, bei Verabreichung, ordnungsgemäß T88.7
–– Reaktion, allergisch, bei Verabreichung, ordnungsgemäß T88.7
–– Überempfindlichkeit, bei Verabreichung, ordnungsgemäß T88.7
– Ingestion, mit Ulkus, Ösophagus K22.1
– Kombination, Abhängigkeit a.n.k. F19.2
– Missbrauch F19.1
– Polyneuropathie G62.0
– Psychose F19.5
–– halluzinatorisch F19.5
–– paranoid F19.5
–– paranoid-halluzinatorisch F19.5
– psychotrop, im Blut, Nachweis R78.5
– Rausch, pathologisch F19.0
– Substitution Z51.83
– Sucht F19.2
– synthetisch, mit morphingleichem Effekt, Abhängigkeit F11.2
– Vergiftung T50.9
–– mit Psychose F19.5
– Versagen, Leber K71.1 Y57.9!
– Wirkung a.n.k. T88.7
Drogeninduziert, Paranoia F19.5
– und Halluzinose F19.5
Drohend
– Abort O20.0
–– mit
––– Blutung O20.0
––– Schädigung, Fetus P01.8 ►

Drohend *(Forts.)*
– Fehlgeburt O20.0
–– mit Schädigung, Fetus P01.8
– Frühgeburt O60.0
– Infarkt, Herz I20.0
– Wehen O47.9
–– mit Schädigung, Fetus P01.8
Drop
– attack G45.02
– finger M20.0
– toe M20.5
Dropped-Head-Syndrom, idiopathisch G72.88
Drosselvene
– äußere, Verletzung S15.2
– innere, Verletzung S15.3
Drought-Syndrom, Worster- G80.8
Druck
– Asphyxie T71
– atmosphärisch
–– hoch, Wirkung T70.3
–– Wirkung T70.9
––– durch Explosion T70.8
– auf
–– Plexus brachialis G54.0
–– Plexus lumbosacralis G54.1
–– Rückenmark G95.2
– enddiastolisch, linksventrikulär, Erhöhung, pathologisch R94.3
– Erstickung T71
– Explosions-, Verletzung, Gehirn S06.0
– hyposystolisch I95.9
– im
–– Kopf R51
–– Magen K31.9
– intrakraniell
–– instabil R29.8
–– Minderung, nach Shunt, ventrikulär G97.2
–– Steigerung G93.2
––– benigne G93.2
––– durch Geburtsverletzung P11.0
– Schädigung, Haut L89.99
– Sinus caroticus, mit Synkope G90.00
Druck-induziert, Lipodystrophie, lokal E88.1
Druckanstieg, pathologisch, in Gallenweg K83.8
Druckempfindlichkeit, Nervenaustrittspunkt R29.8
Druckerhöhung, bei Glaukom, medikamentös eingestellt H40.9
Druckgeschwür – s.a. Dekubitus L89.99
Druckluft
– Krankheit T70.3
– Paralyse T70.3
Drucknekrose L89.29
Druckschmerzhaftigkeit, Abdomen R10.4
Drucksteigerung
– intrakraniell, gutartig G93.2
– intraokular H40.0
Druckulkus L89.99
– Ferse L89.97
– Os sacrum L89.94 ►
Druckulkus L89.99 *(Forts.)*
– Vagina N76.5
–– durch Ringpessar N89.8
– Vulva N76.6
Druckwelle, Schaden T70.9
Druckzone, mit Rötung, nicht wegdrückbar, bei intakter Haut L89.09
Drücken, Auge H57.1
Drüse
– apokrin, Mamma, Metaplasie N60.8
– Cowper-, Adenitis N34.2
– Dysfunktion a.n.k. E34.9
– endokrin
–– Aberration a.n.k. Q89.2
–– Agenesie a.n.k. Q89.2
–– akzessorisch a.n.k. Q89.2
–– Anomalie a.n.k. Q89.2
–– Carcinoma in situ D09.3
–– Deformität a.n.k. Q89.2
–– Fehlen
––– angeboren a.n.k. Q89.2
––– erworben a.n.k. E89.9
–– Hypoplasie a.n.k. Q89.2
–– Krankheit a.n.k. E34.9
–– Lageanomalie, kongenital a.n.k. Q89.2
–– Tuberkulose a.n.k. A18.8† E35.8*
–– Tumor D44.9
– geschwollen R59.9
–– bei Krankheit, durch HIV B23.8 R59.9
– Karzinom, Lid C44.1
– lakrimal, Zyste H04.1
– Meibom-
–– Abszess H00.0
–– Entzündung H00.0
–– Gerstenkorn H00.0
–– Zyste H00.1
– Moll-
–– Entzündung H00.0
–– Zyste H02.8
– Non-in-loco-, mit Hormonsekretion E34.2
– paraurethral, Entzündung N34.2
– Schwellung R59.9
– sublingual, Abszess K11.3
– submandibulär, Abszess K11.3
– vulvovaginal
–– Abszess N75.1
––– im Wochenbett O86.1
–– Zyste N90.7
– Zeis-
–– Entzündung H00.0
–– Gerstenkorn H00.0
Drüsenfieber B27.9
– Pfeiffer- B27.0
Drüsengewebe, versprengt, mit Hormonsekretion a.n.k. E34.2
Drug fever R50.2
Drummond-Syndrom E70.8
Drusen
– degenerativ, am hinteren Pol H35.38
– familiär H35.5
– hereditär, dominant [Doyne-Drusen] H35.5 ►

Drusen *(Forts.)*
– Makula, degenerativ H35.38
– Makulopathie H35.31
– Papilla nervi optici H47.3
– Papille H47.3
– Retina, am hinteren Pol H35.38
Drusenpapille, kongenital Q14.2
Dry socket K10.3
DSG – s. Daumensattelgelenk
Du-Pan-Syndrom Q73.8
Dual-Photonen-Absorptiometrie Z01.88
Dual-X-ray-Absorptiometrie Z01.88
Duane-Retraktionssyndrom H50.8
– mit Schwerhörigkeit, kongenital H50.8 H90.5
Duane-Syndrom H50.8
– Stilling-Türk- H50.8
Dubé-Syndrom, Birt-Hogg- Q85.8
Dubin-Johnson-Syndrom E80.6
Dubin-Sprinz-Ikterus E80.6
Dubowitz-Syndrom Q87.1
Duchenne, Dystrophie, Muskel, progressiv, hereditär G71.0
Duchenne-II-Syndrom G12.2
Duchenne-Aran-Syndrom G12.2
Duchenne-Ataxie, syphilitisch A52.1
Duchenne-Erb-Syndrom P14.0
Duchenne-Griesinger-Krankheit G71.0
Duchenne-Muskeldystrophie G71.0
– bei weiblichen Trägerinnen, symptomatische Form G71.0
Duchenne-Paralyse
– bei
–– Motoneuronkrankheit G12.2
–– Muskeldystrophie G71.0
– durch Geburtsverletzung P14.0
Duchenne-von-Leyden-Syndrom G71.0
Ducrey-Bazillen
– Balanitis A57† N51.2*
– Infektion A57
Ducrey-Schanker A57
Ductus arteriosus
– Deformität Q25.0
– offen Q25.0
–– mit Aortenklappe, bikuspidal, und Fehlbildung, Hand Q87.2
– persistierend Q25.0
–– Aneurysma, angeboren Q25.8
–– familiär Q25.0
– Verschluss
–– mangelhaft, kongenital Q25.0
–– verzögert P29.3
–– vorzeitig Q25.8
Ductus arteriosus Botalli, offen Q25.0
Ductus arteriosus persistens (Botalli) Q25.0
Ductus choledochus
– Adenom D13.5
– Anomalie Q44.5
– Atresie Q44.2
– Cholelithiasis K80.50
– Dilatation K83.8
–– angeboren Q44.5 ►
Ductus choledochus *(Forts.)*
– doppelt Q44.5
– Entzündung K83.09
– Fistel K83.3
– Gallenstein K80.50
–– eingeklemmt K80.50
––– mit
–––– Cholangitis K80.30
––––– mit Obstruktion, Gallenweg K80.31
–––– Cholezystitis K80.40
––––– mit Obstruktion, Gallenweg K80.41
–––– Obstruktion, Gallenweg K80.51
–– Einklemmung K80.50
– Hypertrophie K83.8
– Infektion K83.09
– Karzinom C24.0
– Kolik K80.50
– Kontraktur K83.8
– Krankheit K83.9
– Narbe K83.8
– Obstruktion, nicht durch Steine K83.1
– Perforation K83.2
– Ruptur K83.2
– Spasmus K83.8
– Stein K80.50
– Stenose K83.1
–– angeboren Q44.3
– Striktur K83.1
– Torsion K83.8
– Ulkus K83.8
– Verkürzung, angeboren Q44.5
– Verlängerung Q44.5
– Verletzung S36.18
– Verschluss, nicht durch Steine K83.1
– Zyste K83.5
–– angeboren Q44.4
Ductus cysticus
– Adhäsion, postinfektiös K82.8
– akzessorisch Q44.5
– Anomalie Q44.5
– Atresie Q44.2
–– erworben K82.0
– Atrophie K82.8
– Cholelithiasis K80.20
– Deformität
–– angeboren Q44.5
–– erworben K82.8
– Dilatation K82.8
–– angeboren Q44.5
– doppelt Q44.5
– Dysfunktion K82.8
– Dyskinesie K82.8
– Fistel K82.3
–– kongenital Q44.5
– Funktionsuntüchtigkeit K82.8 ►

Ductus cysticus *(Forts.)*
– Gallenstein K80.20
–– eingeklemmt K80.20
––– mit
–––– Cholezystitis
––––– akut K80.00
–––––– mit Obstruktion, Gallenweg K80.01
––––– chronisch K80.10
–––––– mit Obstruktion, Gallenweg K80.11
–––– Obstruktion, Gallenweg K80.21
–– Einklemmung K80.20
– Hypertrophie K82.8
– Infektion K81.9
– Kolik K80.20
– Kontraktur K82.8
– Obstruktion K82.0
– Okklusion, ohne Stein K82.0
– Perforation K82.2
– Ruptur K82.2
– Stein K80.20
– Stenose K82.0
–– ohne Stein K82.0
– Striktur K82.0
–– ohne Stein K82.0
– Torsion K82.8
– Ulkus K82.8
– Verformung Q44.5
– Verkürzung, kongenital Q44.5
– Verlängerung Q44.5
– Verletzung S36.18
– Verschluss K82.0
– Zyste K82.8
Ductus deferens
– Abszess N49.1
– Adhäsion, postinfektiös N50.8
– Agenesie Q55.4
– Anomalie Q55.4
– Atresie Q55.3
– Atrophie N50.8
– Blutung N50.1
– Deformität
–– angeboren Q55.4
–– erworben N50.8
– Fehlen, angeboren Q55.4
– Fibrose N50.8
– Gangrän N49.1
–– nichtinfektiös N50.8
– Geschwür N50.8
– Hämatom N50.1
– Hypertrophie N50.8
– Infektion a.n.k. N49.1
– Karbunkel N49.1
– Krankheit N50.9
– Ödem N50.8
– Phlegmone N49.1
– Striktur N50.8
–– angeboren Q55.4
– Thrombose N50.1
– Torsion N44.0
– Ulkus N50.8
– Zyste N50.8
Ductus ejaculatorius
– Agenesie Q55.4
– Anomalie Q55.4
– Atresie Q55.4
– Deformität
–– angeboren Q55.4
–– erworben N50.8
– Fibrose N50.8
– Obstruktion N50.8
– Stenose a.n.k. N50.8
– Striktur N50.8
–– angeboren Q55.4
Ductus hepaticus
– Aberration Q44.5
– akzessorisch Q44.5
– Anomalie Q44.5
– Atresie Q44.2
– Choledocholithiasis K80.50
– Cholelithiasis K80.50
– Deformität, angeboren Q44.5
– Entzündung K83.09
– Fistel K83.3
– Gabelung, Adenokarzinom [Klatskin-Tumor] C24.0
– Gallenstein K80.50
–– eingeklemmt K80.50
––– mit
–––– Cholangitis K80.30
––––– mit Obstruktion, Gallenweg K80.31
–––– Cholezystitis K80.40
––––– mit Obstruktion, Gallenweg K80.41
–––– Obstruktion, Gallenweg K80.51
–– Einklemmung K80.50
– Hypertrophie K83.8
– Infektion K83.09
– Kolik K80.50
– Kontraktur K83.8
– Krankheit K83.9
– Lageanomalie, kongenital Q44.5
– Narbe K83.8
– Obstruktion, nicht durch Steine K83.1
– Perforation K83.2
– Ruptur K83.2
– Stein K80.50
– Stenose K83.1
–– angeboren Q44.3
– Striktur K83.1
– Torsion K83.8
– Ulkus K83.8
– Verformung Q44.5
– Verletzung S36.18
– Verschluss, nicht durch Steine K83.1
– Zyste K83.5
Ductus lacrimalis
– Adhäsion, postinfektiös H04.5
– Stenose H04.5
– Striktur H04.5
–– kongenital Q10.5
– Verletzung S05.8
Ductus lactiferi
– Dilatation N60.4 ►

Ductus lactiferi *(Forts.)*
– Ektasie N60.4
– Verschluss N64.8
Ductus nasolacrimalis
– Adhäsion, postinfektiös H04.5
– Fistel H04.6
– Obstruktion H04.5
–– familiär, kongenital Q10.5
–– kongenital Q10.5
– Stenose H04.5
– Striktur H04.5
–– kongenital Q10.5
– Verlagerung, angeboren Q10.6
– Verletzung S05.8
– Verschluss H04.5
–– bei Mikrotie, und Augenkolobom Q15.8 Q17.2
–– kongenital Q10.5
Ductus nasopalatinus, Zyste K09.1
Ductus omphaloentericus
– offen Q43.0
– Persistenz Q43.0
– Verschluss, mangelhaft, kongenital Q43.0
Ductus pancreaticus
– Atrophie K86.88
– Dilatation K86.88
– Fehlbildung, angeboren Q45.3
– Obstruktion K86.82
– Stein K86.80
– Verschluss K86.82
Ductus paraurethralis, Anomalie Q64.7
Ductus parotideus
– Anomalie Q38.4
– Atresie Q38.4
–– erworben K11.8
– mit Stein K11.5
– Zyste K11.6
Ductus spermaticus
– Abszess N49.1
– Agenesie Q55.4
– Atrophie N50.8
– Blutung N50.1
– Fehlen, angeboren Q55.4
– Fibrose N50.8
– Hämatom N50.1
– Hypertrophie N50.8
– Karbunkel N49.1
– Ödem N50.8
– Phlegmone N49.1
– Striktur N50.8
– Thrombose N50.1
– Ulkus N50.8
– Zyste N50.8
Ductus stenonianus – s.a. Ductus parotideus oder s.a. Stensen-Gang
– Zyste K11.6
Ductus sublingualis
– Atresie Q38.4
–– erworben K11.8
– Fusion, und Ductus submandibularis Q38.4 ►

Ductus sublingualis *(Forts.)*
– Stein K11.5
–– kongenital Q38.4
– Stenose K11.8
–– angeboren Q38.4
Ductus sublingualis major, Anomalie Q38.4
Ductus submandibularis
– Atresie Q38.4
–– erworben K11.8
– Entzündung K11.2
– Fusion, mit Ductus sublingualis Q38.4
– Stein K11.5
– Zyste K11.6
Ductus submaxillaris, Zyste K11.6
Ductus thoracicus
– Fistel I89.8
– Obstruktion I89.09
– Ruptur I89.8
– Verletzung S27.82
– Verschluss I89.09
Ductus thyreoglossus
– Fistel Q89.2
– Infektion K14.8
– Persistenz Q89.2
– Überrest Q89.2
– Zyste Q89.2
Ductus vitellinus
– offen Q43.0
– persistierend Q43.0
– Verschluss, mangelhaft, kongenital Q43.0
Ductus whartonii, Zyste K11.6
Ductus-Bellini, Karzinom C64
Dudley-Syndrom, Allan-Herndon- E03.8
Düngemittel, Vergiftung T65.8
Dünndarm
– Adenokarzinom C17.9
– Adhäsion K66.0
– Agenesie Q41.9
– akzessorisch Q43.40
– Amyloidose E85.4† K93.8*
– Angiodysplasie K55.31
–– mit Blutung K55.32
–– ohne Angabe einer Blutung K55.31
– Atonie K59.8
– Atresie Q41.9
– Blutung K92.2
– Bride K66.0
– Brideníleus K56.5
– Crohn-Krankheit K50.0
– Deformität
–– angeboren a.n.k. Q43.9
–– erworben K63.8
– Divertikel K57.10
–– Krankheit K57.10
––– mit
–––– Blutung K57.11
–––– Perforation
––––– Abszess und Blutung K57.03
––––– und Abszess K57.02 ►

Dünndarm *(Forts.)*
– Divertikulitis K57.12
–– mit
––– Abszess K57.02
–––– mit Blutung K57.03
––– Blutung K57.13
––– Perforation K57.02
–––– mit Blutung K57.03
––– Peritonitis K57.02
–––– mit Blutung K57.03
– Divertikulose K57.10
–– mit Blutung K57.11
– doppelt Q43.40
– Durchblutungsstörung, arteriell K55.9
– Enteritis, regional K50.0
– Entzündung A09.9
– Erkrankung, immunoproliferativ C88.30
– Fehlbesiedelung K63.8
– Fehlen, erworben Z90.4
– Fistel K63.2
–– enterovaginal N82.2
– Fremdkörper T18.3
– Gangrän K55.0
– Geschwür K63.3
– Heterophyiasis B66.8
– Hypoplasie Q41.9
– Ileus K56.7
–– mechanisch K56.6
–– paralytisch K56.0
– Infarkt K55.0
– Invagination K56.1
– Ischämie K55.9
–– akut K55.0
– Karzinoid C17.9
–– metastasierend C17.9
– Karzinom, Plattenepithel C17.9
– Konglomerattumor R19.0
– Krankheit, immunproliferativ C88.30
–– in kompletter Remission C88.31
–– vom Mittelmeer-Typ C88.30
––– in kompletter Remission C88.31
– Leiomyosarkom C17.9
– Lymphom C85.9
– Meckel-Divertikel Q43.0
– Metastase C78.4
– Morbus Crohn K50.0
– Mukositis K92.8
– Nekrose K55.0
– Neoplasie D37.2
– Obstruktion, angeboren Q41.9
– Okklusion, angeboren Q41.9
– Paralyse K56.0
– Perforation K63.1
– Phlegmone K63.0
– Polyp K63.8
– Primärulkus K63.3
– Prolaps K63.4
– Stenose K56.6
–– angeboren Q41.9
– Striktur K56.6
–– angeboren Q41.9 ►

Dünndarm *(Forts.)*
– Stromatumor, gastrointestinal [GIST] C17.9
– Syphilis A52.7† K93.8*
– Taschenbildung K57.10
– Transposition Q43.8
– Trichostrongyliasis B81.2
– Tuberkulose A18.3† K93.0*
– Ulkus, primär K63.3
– und Dickdarm
–– Crohn-Krankheit K50.82
––– mit Abszess K50.82
–– Divertikel, Krankheit K57.50
––– mit
–––– Blutung K57.51
–––– Perforation
––––– Abszess und mit Blutung K57.43
––––– und Abszess K57.42
–– Divertikulitis K57.52
––– mit
–––– Abszess K57.42
––––– und Blutung K57.43
–––– Blutung K57.53
–––– Perforation K57.42
––––– und Blutung K57.43
–––– Peritonitis K57.42
––––– und Blutung K57.43
–– Divertikulose K57.50
––– mit Blutung K57.51
–– Enteritis regionalis K50.82
– undurchgängig Q41.9
– Varizen I86.80
– Verätzung T28.7
– Verletzung S36.40
– Verschluss K56.7
–– angeboren Q41.9
–– mechanisch K56.6
–– paralytisch K56.0
– Verwachsung K66.0
– Volvulus K56.2
– Zyste K63.8
Dünndarm-Fistel, Harnblasen- N32.1
Dünndarm-Scheiden-Fistel N82.2
Duhring-Krankheit L13.0
Dukes-Filatow-Syndrom A55
Duktal
– Adenokarzinom C50.9
–– invasiv C50.9
– Adenom D36.9
– Karzinom, Mamma, invasiv C50.9
Duktektasie, Mamma N60.4
Duktopenie, idiopathisch, im Erwachsenenalter K83.8
Dumping-Syndrom K91.1
– nach chirurgischem Eingriff K91.1
Dunkeladaptation, pathologisch H53.6
Duodenal – s. Duodenum
Duodenal-Fistel, Gallenblasen- K82.3
Duodenalschleimhaut, Erosion K29.6
Duodenalstumpf, Ruptur K31.88
Duodenalulkus-Syndrom, Tremor-Nystagmus- Q87.8

Duodenitis K29.8
– bei Soor B37.88
– durch
–– Aspergillus B44.8† K93.8*
–– Candida B37.88
–– Epstein-Barr-Virus B27.0† K93.8*
–– Herpesvirus B00.8† K93.8*
–– Zytomegalievirus B25.80† K93.8*
– Gastro- K29.9
–– durch Virus A08.4
– Oberflächen- K29.8
– peptisch K29.8
– Peri- K29.8
Duodenocholangitis K83.09
Duodenum
– Adenom D13.2
– Adhäsion K66.0
– Agenesie Q41.0
– Angiektasie
–– mit Blutung K31.82
–– ohne Angabe einer Blutung K31.81
– Angiodysplasie K31.81
–– mit Blutung K31.82
– Anomalie Q43.9
– Atresie Q41.0
– Blutung K92.2
– Bulbitis K29.8
– Crohn-Krankheit K50.0
– Deformität
–– angeboren Q43.9
–– erworben K31.88
– Dieulafoy-Ulkus K26.0
– Dilatation K59.8
– Divertikel K57.10
–– kongenital Q43.8
– Divertikulitis K57.12
–– kongenital Q43.8
– Divertikulose K57.10
–– kongenital Q43.8
– Ektasie, vaskulär, gastral, antral
mit Blutung K31.82
–– ohne Angabe einer Blutung K31.81
– Enteritis regionalis K50.0
– Entzündung K29.8
– Erosion K29.6
–– postpylorisch K26.9
– Fehlen
–– angeboren Q41.0
–– erworben Z90.4
– Fistel K31.6
– Fremdkörper T18.3
– GAVE[Gastrale antrale vaskuläre Ektasie]-Syndrom
–– mit Blutung K31.82
–– ohne Angabe einer Blutung K31.81
– Geschwür K26.9
–– mit Blutung K26.4
– Hyperämie K31.88
– Hypertrophie K31.88
– Ileus, chronisch K31.5
– Irritabilität K59.8 ►

Duodenum *(Forts.)*
– Katarrh K29.8
– Konstriktion K31.5
– Krankheit K31.9
– Megalo- Q43.8
– Metastase C78.4
– Mukositis K92.8
– Narbe, obstruktiv K31.5
– Neubildung, mit Stenose, Pylorus, beim Erwachsenen K31.12
– Obstruktion K31.5
– Perforation K26.5
–– als Geburtsverletzung der Mutter O71.5
–– beim Fetus/Neugeborenen P78.0
–– traumatisch S36.41
– Polyp K31.7
–– hyperplastisch K31.7
– Ruptur
–– beim Fetus/Neugeborenen P78.0
–– traumatisch S36.41
– Schädigung K31.9
– Septum Q43.8
– Somatostatinom C17.0
– Spasmus K59.8
– Stenose K31.5
–– kongenital Q41.0
– Striktur K31.5
–– kongenital Q41.0
– Torsion K56.2
– Tuberkulose A18.3† K93.0*
– Tumor D37.2
– Ulcus pepticum K26.9
– Ulkus K26.9
–– mit Perforation K26.5
– und Magen, Krankheit K31.9
– Verletzung S36.41
– Verschluss K31.5
Duplay-Bursitis M75.0
Duplay-Periarthritis M75.0
Duplicitas asymmetra [Doppelmissbildung] Q89.4
Duplikation
– 19q Q92.3
– Chromosom, Prometaphase Q92.4
Duplikation/Deletion, invertiert, 8p Q92.5
Duplikatur
– Darm Q43.49
– Gallenblasengang Q44.5
– Gallengang Q44.5
– Magen Q40.2
– Meatus urinarius Q64.7
– Ösophagus Q39.8
– Rektum Q43.42
– Ureter Q62.5
– Urethra Q64.7
– Verdauungsorgane Q45.8
– Zunge, zystisch Q38.3
Dupré-Christol-Syndrom, Bazex- Q82.8
Dupuytren-Fraktur S82.81
– Fibula S82.81
– Knöchel S82.81 ►

D

Dupuytren-Fraktur S82.81 *(Forts.)*
– offen S82.81 S81.87!
Dupuytren-Kontraktur M72.0
Dura
– Anomalie, angeboren Q04.9
– Blutung S06.5
– mater
–– Abszess, tuberkulös A17.8† G07*
–– encephali
––– Fehlbildung Q04.9
––– Tuberkulose A17.0† G01*
––– Zyste G93.0
–– Fehlbildung Q04.9
–– Neurosyphilis A52.1† G01*
–– spinalis
––– Fehlbildung Q06.9
––– Tuberkulose A17.0† G01*
––– Zyste G96.1
– Metastase C79.3
Dural
– Fehlbildung, arteriovenös, kranial Q28.28
– Fistel, arteriovenös, kranial Q28.21
Durand-Nicolas-Favre-Syndrom A55
Durante-Krankheit, Porak- Q78.0
Durasinus, Thrombose, nichteitrig I67.6
Durchblasung, Eileiter Z31.4
Durchblutungsmangel, zerebral I67.88
Durchblutungsstörung I99
– Aderhaut H34.2
– arteriell I73.9
–– peripher I73.9
–– zerebral I67.88
– arteriovenös I99
– basilär G45.09
– bei
–– Diabetes mellitus E14.50† I79.2*
–– Krankheit, Gefäß, peripher I73.9
–– Typ-1-Diabetes mellitus E10.50† I79.2*
–– Typ-2-Diabetes mellitus E11.50
– Bein, mit Ödem I73.9
– Darm K55.9
–– arteriell K55.9
– Dünndarm, arteriell K55.9
– Extremität I73.9
– Gehirn I67.88
– Hauttransplantat T86.50
– Innenohr H93.0
– kardial, chronisch I25.9
– koronar I25.9
– Labyrinth H93.0
– mesenterial, arteriell K55.1
– nach Fontaine I70.29
– peripher I73.9
–– bei Diabetes mellitus E14.50† I79.2*
– Retina H34.2
– spinal G95.18
– venös I87.20
– vertebrobasilär G45.09
– zerebellar I67.88
– zerebral I67.88
–– chronisch I67.88 ►

Durchblutungsstörung I99 *(Forts.)*
~ zerebral I67.88 *(Forts.)*
–– Demenztyp F01.9
– zerebrovaskulär I67.88
–– chronisch I67.88
Durchbruch
– Appendix K35.31
– Darm K63.1
– Magen K25.5
– Zahn
–– Anomalie K00.6
–– erschwert K00.7
–– Störung
––– mit Lage, Zahn, abnorm K07.3
––– primär K00.6
–– vorzeitig K00.6
Durchbruchblutung N93.8
Durchbruchszyste, Zahn K09.0
Durchfall – s.a. Diarrhoe A09.9
– akut
–– blutig A09.0
–– wässrig A09.0
Durchgangssyndrom F09
– apallisch G93.80
Durchlässigkeit, erhöht, Kapillargefäß I78.8
Durchleuchtbarkeit, Iris H21.2
Durchschlafstörung G47.0
Durchschuss, Schädel S09.7
Durchsichtigkeit, Iris H21.2
Durchsickern
– Fruchtwasser O42.9
–– mit Entbindung, verzögert O75.6
– Zerebrospinalflüssigkeit G96.0
–– nach Lumbalpunktion G97.0
Durchstechen, Ohrläppchen Z41.8
Durchtrennung
– Eileiter Z30.2
– Hypophysenstiel S06.8
– Ligament
–– teilweise T14.3
–– vollständig T14.3
– Muskel
–– teilweise T14.6
–– vollständig T14.6
– Nerv T14.4
–– traumatisch T14.4
– Rumpf T05.8
– Samenstrang Z30.2
– Sehne, traumatisch T14.6
Durchtrittsstelle, Lungengefäß, anomal Q26.4
Durchuntersuchung Z00.0
Durchwachsung, Fettgewebe E88.29
Durchwanderungsperitonitis K65.9
Duroziez-Krankheit Q23.2
Durrie-Syndrom, Stern-Lubinsky- Q87.8
Durst
– durch Wassermangel T73.1
– krankhaft R63.1
– Schaden T73.1
– vermehrt R63.1
– Wirkung, schädigend T73.1

Dyggve-Melchior-Clausen-Syndrom Q77.7
Dyke-Young-Anämie D59.1
DYRK1A-abhängig, Intelligenzminderungs-Syndrom Q87.0
DYRK1A-Gen, Punktmutation, mit Intelligenzminderungs-Syndrom Q87.0
Dysadrenokortizismus E27.9
Dysäquilibrium-Syndrom, bei Dialyse E87.1
Dysästhesie R20.8
– hysterisch F44.6
Dysakusis H93.2
Dysarthria syllabaris F98.5
Dysarthrie R47.1
Dysautonomie G90.1
– familiär G90.1
Dysbalance, muskulär M62.99
– im Wirbelsäulenbereich M62.98
Dysbarismus T70.3
Dysbasia R26.2
– angiosclerotica intermittens I73.9
– intermittens I73.9
– lordotica progressiva G24.1
Dysbasie
– hysterisch F44.4
– nichtorganischen Ursprungs F44.4
– psychogen F44.4
Dysbetalipoproteinämie, familiär E78.2
Dysbiose [Gleichgewichtsstörung der Darmflora] K63.8
Dyschezie K59.09
Dyscholie K83.8
Dyschondroplasie Q78.4
– mit Hämangiom Q78.4
Dyschondrosteose, familiär Q77.8
Dyschromatopsie H53.5
Dyschromatosis
– symmetrica hereditaria L81.8
– universalis L81.8
Dyschromie L81.9
– Haut L81.9
Dysdiadochokinese R27.8
Dysembryom
– Manon-Nieren- C64
– nephrogen C64
Dysembryoplastisch, Tumor, neuroepithelial D33.2
Dysencephalia splanchnocystica [Meckel-Gruber-Syndrom] Q61.9
Dysendokrinismus E34.9
Dysenterie A09.0
– bakteriell A03.9
– Boyd- A03.2
– durch
–– Amöben A06.0
––– akut A06.0
––– chronisch A06.1
–– Balantidium coli A07.0
–– Candida B37.88
–– Chilomastix A07.8
–– Dientamoeba fragilis A07.8
–– Embadomonas [Retortomonas] A07.8 ►

Dysenterie A09.0 *(Forts.)*
~ durch *(Forts.)*
–– Giardia
––– intestinalis A07.1
––– lamblia A07.1
–– Isospora
––– belli A07.3
––– hominis A07.3
–– Kokzidien A07.3
–– Lamblia intestinalis A07.1
–– Monilia B37.88
–– Protozoen A07.9
–– Salmonellen A02.0
–– Shigella a.n.k. A03.9
––– boydii A03.2
––– dysenteriae A03.0
––– flexneri A03.1
––– paradysenteriae A03.1
––– sonnei A03.3
–– Shigellen, Gruppe
––– A A03.0
––– B A03.1
––– C A03.2
––– D A03.3
–– Sonne-Bakterien A03.3
–– Trichomonas A07.8
–– Virus A08.4
– epidemisch A09.0
– Flexner- A03.1
– hämorrhagisch A09.0
– Hiss-Russel- A03.1
– katarrhalisch A09.0
– Schmitz-Stutzer- A03.0
– Shiga-Kruse- A03.0
– Sonne-Kruse- A03.3
– sporadisch A09.0
– tropisch A09.0
– tuberkulös A18.3† K93.0*
Dysenterisch
– Abszess, Leber A06.4† K77.0*
– Arthritis, bakteriell A03.9† M01.39*
– Arthritis a.n.k. A09.0† M03.29*
– Diarrhoe A09.0
– Strongyloidiasis B78.0
– Ulkus a.n.k. A09.0
Dyserythropoetisch, Anämie
– kongenital D64.4
–– Typ
––– 1 D64.4
––– 2 D64.4
––– 3 D64.4
––– 4 D64.4
– X-chromosomal, mit abnormen Thrombozyten und Neutropenie D64.4 D70.0
Dysfibrinogenämie D68.20
– angeboren D68.20
– familiär D68.20
Dysfunktion
– adrenal E27.9
– autonom, somatoform F45.39
– biomechanisch M99.99 ►

Dysfunktion *(Forts.)*
– Blase, neuromuskulär N31.9
– Bypass, Koronararterie T82.2
– Cardioverter-Defibrillator, implantiert T82.1
– Corpus pineale E34.8
– Darmstoma K91.4
– Detrusor-Sphinkter-, neurogen N31.88
– Dialysekatheter T82.4
– Drüse a.n.k. E34.9
– Ductus cysticus K82.8
– ejakulatorisch F52.8
– endokrin a.n.k. E34.9
– Endometrium N85.8
– Epiphyse E34.8
– erektil F52.2
–– nichtorganisch F52.2
–– organisch N48.4
–– psychogen F52.2
– Gallenblase K82.8
– Gefäßtransplantat a.n.k. T82.3
– Gerät, im Harntrakt a.n.k. T83.1
– Harnblase N31.9
–– neurogen N31.9
–– neuromuskulär
––– atonisch N31.2
––– autonom N31.2
––– nichtreflektorisch N31.2
––– schlaff N31.2
––– ungehemmt N31.0
– Harnwegskatheter a.n.k. T83.0
– Herz I51.8
–– alkoholbedingt I51.8
– Herzschrittmacher, implantiert T82.1
– hormonell E34.9
–– Hypophyse E23.7
– Hypophyse E23.7
– Hypothalamus E23.3
– ICD[Implantierbarer Cardioverter-Defibrillator]-System T82.1
– Infusionskatheter a.n.k. T82.5
– Kalziumkanal, bei Immundefekt, durch T-Zell-Inaktivierung D81.8
– Katheter a.n.k. T85.6
–– zur Peritonealdialyse T85.6
– Kiefergelenk K07.6
–– schmerzhaft K07.6
– klimakterisch N95.9
– Kolon K59.9
–– psychogen F45.32
– Kreislauf, bei Schwangerschaft O99.4
– Labyrinth H83.2
– Leber K76.8
–– konstitutionell K76.8
– linksventrikulär I50.19
–– asymptomatisch I50.11
– Liquorventil T85.0
– Magen K31.88
–– psychogen F45.31
– multisystemisch, Muskulatur, glatt, Syndrom I73.8 ►

Dysfunktion *(Forts.)*
– nach
–– Enterostomie K91.4
–– Gastrostomie K91.88
–– Ileostomie K91.4
–– Jejunostomie K91.4
–– Kolostomie K91.4
–– Zystostomie N99.5
– Nervensystem, autonom, durch Alkohol G31.2
– neurovegetativ F45.9
– Niere N28.9
– orofazial G24.4
–– mit Zahnreihenokklusion, fehlerhaft K07.5
– Ovar E28.9
–– hormonell E28.9
–– mit Überschuss
––– Androgene E28.1
––– Östrogene E28.0
– Papillarmuskel I51.8
– Plazenta O43.8
– polyglandulär E31.9
– Rektum K59.9
–– psychogen F45.32
– Rektumsphinkter K59.9
– Schilddrüse E07.9
–– Komplikation, Schwangerschaft O99.2
– Schrittmacher T82.1
– segmental M99.09
– senil R54
– sexuell F52.9
– Shunt a.n.k. T82.3
–– ventrikulär T85.0
– Sinusknoten
–– familiär I49.5
–– mit Schwerhörigkeit I49.8 H90.5
– somatisch M99.09
– Sphincter Oddi K83.4
– suprarenal E27.9
– symbolisch a.n.k. R48.8
– Symphyse, bei Schwangerschaft O26.7
– Symphysis pubica M25.55
– Temporomandibulargelenk K07.6
– testikulär E29.9
– Thymus E32.9
– Tracheostoma J95.0
– Tuba auditiva H69.9
– uterin
–– hyperton O62.4
–– hypoton O62.2
––– primär O62.0
––– sekundär O62.1
– Uterus, mit Schädigung, Fetus/Neugeborenes, Komplikation, Entbindung P03.6
– vaskulär, bei Mangel, Faktor VIII D68.09
– vasomotorisch I73.9
– zerebral G93.88
–– minimal G93.88
– Zystostomiekatheter T83.0
Dysfunktionell, Blutung
– Uterus N93.8
– Vagina N93.8

Dysfunktionssyndrom, mitochondrial, multipel
– fatal G31.81
–– Typ
––– 1 G31.81
––– 2 G31.81
––– 3 G31.81
––– 4 G31.81
– Typ
–– 5 G31.81
–– 6 G31.81
Dysgenesie
– 46,XY-Gonaden-, partiell Q56.1
– Augensegment, vorderes, autosomal-rezessiv Q13.8
– Gonaden Q96.9
–– 45,X/46,XY-gemischt Q99.8
–– 46,XX Q99.1
–– 46,XY, vollständig Q99.1
–– rein Q99.1
––– 46,XY Q99.1
–– und Immundefekt, bei Fibrose, Lunge D82.8 J84.10
– Hoden, bei plötzlichem Kindstod R95.9 Q55.2
– kaudal, familiär Q87.8
– lymphoblastisch, zytologisch, hereditär D82.1
– mesostromal Q13.8
– Niere Q60.5
–– beidseitig Q60.4
–– einseitig Q60.3
– Ovar Q50.3
– retikulär D72.0
–– bei Immundefekt, kombiniert, schwer D81.0
– tubulär, renal Q63.8
Dysgenesie-Syndrom, Athabasken-Hirnstamm- Q87.8
Dysgerminom
– beim Mann C62.9
– Ovar C56
–– maligne C56
Dysgeusie R43.2
Dysgnathie K07.2
Dysgrammatismus R48.8
Dysgraphie R27.8
Dysgyrie, Tubulinopathie-assoziiert Q04.3
Dyshämatopoetisch, Anämie D64.4
– angeboren D64.4
Dyshidrosiform, Ekzem L30.1
– Fuß L30.1
– Hand L30.1
–– und Fuß L30.1
Dyshidrosis L30.1
– lamellosa sicca L30.1
– manuum L30.1
Dyshormogen
– Kropf, familiär E07.1
– Struma E07.1
–– familiär E07.1
Dyshormonogenese, Schilddrüse, familiär E03.0
Dyskalkulie R48.8
Dyskardie I51.8
– funktionell F45.30

Dyskeratom, warzig D23.9
Dyskeratose L85.8
– Cervix uteri N87.9
– intraepithelial, benigne, hereditär Q82.8
– kongenital Q82.8
– Uterus a.n.k. N85.8
Dyskeratosis L85.8
– congenita Q82.8
–– mit Anämie, aplastisch Q82.8 D61.9
– follicularis
–– Darier Q82.8
–– vegetans Darier Q82.8
Dyskeratotisch, Nävus D22.9
Dyskinesia tarda G24.0
Dyskinesie G24.9
– Ductus cysticus K82.8
– familiär, und Myokymie, fazial G24.8 G51.4
– Früh- G24.9
– Gallenblase K82.8
– Gallenweg K82.8
– hysterisch F44.4
– infantil, generalisiert, mit orofazialer Beteiligung G24.8
– intestinal K59.8
– kinesiogen, paroxysmal G24.8
– neuroleptikainduziert G24.0
– nicht-kinesiogen, paroxysmal G24.8
– nichtorganischen Ursprungs F44.4
– Ösophagus K22.4
– orofazial G24.4
– paroxysmal
–– anstrengungsinduziert G24.8
–– bei Epilepsie, generalisiert G40.3 G24.8
– primär, ziliar [PCD] [Angeborene bronchiale Ziliendyskinesie] Q34.8
– psychogen F44.4
– Trachea J39.88
– tracheobronchial J98.0
– Ureter N28.88
– ziliar, respiratorisch, primär, mit Retinitis pigmentosa Q34.8 H35.5
Dyskinetisch
– Kinderlähmung, zerebral G80.3
– Lähmung, zerebral G80.3
– Paralyse, zerebral G80.3
– Parese, zerebral G80.3
–– infantil G80.3
– Syndrom G24.9
– Ziliensyndrom Q34.8
Dyskoordiniert, Wehen O62.4
– mit Schädigung, Fetus/Neugeborenes P03.6
Dyskortizismus E24.9
Dyskraniopygophalangie Q87.0
Dyskrasie
– Blut D75.9
–– im Wochenbett O72.3
–– in der Eigenanamnese Z86.2
–– mit
––– Blutung, intrapartal O67.0
––– Vorgeburtsblutung O46.0
–– postpartal O72.3 ►

Dyskrasie *(Forts.)*
– lymphoplasmozytisch, bei Gammopathie D47.2
– polyglandulär E31.9
Dyskrinie E34.9
Dyslalie F80.0
– entwicklungsbedingt F80.0
– partiell F80.0
Dyslexie R48.0
– Entwicklungs- F81.0
Dyslipidämie E78.9
Dysmaturität P07.3
– Lunge P27.0
Dysmelie Q73.8
Dysmenalgie N94.6
Dysmenorrhoe N94.6
– erworben N94.6
– essentiell N94.6
– exfoliativ N94.6
– intermenstruell N94.6
– kongestiv N94.6
– primär N94.4
– psychogen F45.8
– sekundär N94.5
– statisch N94.6
Dysmenorrhoea membranacea N94.6
Dysmetrie R27.8
Dysmnesie F04
Dysmorph, Sialidose, infantil E77.1
Dysmorphie
– bei Embryopathie, durch Alkohol Q86.0
– durch
–– äußere Ursache a.n.k. Q86.88
–– Alkohol Q86.0
–– Hydantoin Q86.1
–– Warfarin Q86.2
– fazial, und Neuropathie, bei Katarakt, kongenital Q87.8
– Gesicht Q18.9
–– mit Makrozephalie, Myopie, und Dandy-Walker-Malformation Q87.8
– mit Schallleitungsschwerhörigkeit, und Herzfehler Q87.8
– Niere Q63.8
– und Paraplegie, spastisch, bei Makrozephalie Q87.8
Dysmorphie-Syndrom, Ataxie-, spinozerebellar G11.1
Dysmorphophobie F22.8
– nichtwahnhaft F45.2
– wahnhaft F22.8
Dysmukorrhoe R09.3
Dysnomie R48.8
Dysontogenetisch, Zyste, Ovar Q50.1
Dysorexie R63.0
– hysterisch F50.8
Dysorgasmie F52.3
Dysosteosklerose Q78.8
Dysostose
– akro-fronto-fazio-nasal Q75.1
– akro-kranio-fazial Q87.0 ►

Dysostose *(Forts.)*
– akrofazial
–– postaxial Q75.4
–– Typ
––– Catania Q75.4
––– Kennedy-Teebi Q75.4
––– Nager Q75.4
––– Palagonien Q75.4
––– Rodriguez Q75.4
––– Weyers Q75.4
– enchondral E76.0
– faziokranial, hypomandibulär Q75.4
– Femur-Fibula-Ulna- Q72.4
– hereditär, kleidokranial Q74.0
– kleidokranial Q74.0
– kraniofazial, Typ Crouzon Q75.1
– mandibulofazial
–– mit Alopezie Q75.4 L65.9
–– ohne Extremitätenanomalie Q75.4
– metaphysär, mit Intelligenzminderung, und Schallleitungsschwerhörigkeit Q87.2
– okulo-mandibulo-fazial Q75.5
– okulo-maxillo-fazial Q75.1
– Osteoonycho- Q87.2
– skapulo-iliakal Q87.5
– spondylokostal
–– autosomal-dominant Q76.8
–– autosomal-rezessiv Q76.8
–– mit Fehlbildung, anal, und urogenital Q87.8
– Thorax, asphyxierend Q77.2
– X-chromosomal, mandibulofazial Q75.4
Dysostosis
– cleidocranialis Q74.0
– craniofacialis Q75.1
–– Crouzon Q75.1
–– hereditaria Q75.1
– mandibulofacialis Q75.4
– multiplex E76.0
Dysostotisch, Idiotie [Pfaundler-Hurler-Syndrom] E76.0
Dyspareunie N94.1
– chronisch N94.1
– männlich N48.8
– nichtorganisch F52.6
– psychogen F52.6
– sekundär N94.1
– weiblich N94.1
Dyspepsie R10.1
– allergisch K30
–– funktionell K30
– atonisch K30
– berufsbedingt K30
– chronisch R10.1
– Fäulungs- K30
– funktionell K30
– Gärungs- K30
– gastrointestinal K30
–– funktionell K30
– kongenital K30
– mit Diarrhoe A09.9
– neurotisch F45.31 ►

Dyspepsie R10.1 *(Forts.)*
– psychogen F45.31
– Reflex- K30
Dyspepsiedarm K30
Dysphagia lusoria Q25.8
Dysphagie R13.9
– bei absaugpflichtigem Tracheostoma mit geblockter Trachealkanüle R13.1
– funktionell F45.8
– hysterisch F45.8
– mit Beaufsichtigungspflicht während der Nahrungsaufnahme R13.0
– psychogen F45.8
– sideropenisch D50.1
Dysphagozytose D71
– angeboren D71
Dysphasie R47.0
– entwicklungsbedingt, Typ
–– expressiv F80.1
–– rezeptiv F80.28
Dysphonie R49.0
– funktionell F44.4
– hyperfunktionell R49.0
– hypofunktionell R49.0
– hysterisch F44.4
– psychogen F44.4
– senil R49.0
– spastisch J38.3
Dysphorie F32.9
Dyspituitarismus E23.3
Dysplasia
– epiphysealis Q77.3
–– hemimelica Q74.8
–– multiplex Q77.3
–– punctata Q77.3
– oculo-auriculo-vertebralis Q87.0
– spondyloepiphysaria Q77.7
– spondylothoracica Q67.5
Dysplasie
– Achondro- Q78.9
– akro-capito-femoral Q78.8
– akro-pektoro-vertebral Q74.8
– akromesomel, Typ
–– Hunter-Thompson Q78.8
–– Maroteaux Q77.8
– akromikrisch Q77.8
– akrozephalopolydaktyl Q87.0
– alveolar-kapillär, kongenital P27.8
– anauxetisch Q77.7
– Angio-, Kolon K55.21
–– mit Blutung K55.22
– Aortenklappe Q23.9
– Arteria renalis Q27.2
– Arterie, fibromuskulär I77.3
– arteriohepatisch Q44.7
–– durch
––– JAG1-Gen-Punktmutation Q44.7
––– Monosomie 20p12 Q44.7
––– $NOTCH_2$-Gen-Punktmutation Q44.7
– Astley-Kendall- Q77.3 ►

Dysplasie *(Forts.)*
– atriodigital, Typ
–– 1 Q87.2
–– 3 Q87.2
– Auge Q11.2
–– angeboren Q11.2
– Azetabulum, angeboren Q65.8
– Becken Q74.2
– Becken-Schulter Q87.5
– Bein Q74.2
– bronchopulmonal P27.1
–– perinataler Ursprung P27.1
– Bumerang- Q87.1
– Cap-, pontin, tegmental Q04.8
– Cervix uteri N87.9
–– hochgradig N87.2
–– Komplikation, Schwangerschaft O34.4
–– mittelgradig N87.1
–– niedriggradig N87.0
– Chondro- Q78.9
–– X-chromosomal-dominant, Typ Chassaing-LacombeD Q78.9
– chondroektodermal Q77.6
– Dentin- K00.5
–– mit Sklerose, Knochen K00.5
–– Typ
––– 1 K00.5
––– 2 K00.5
– dermal
–– fazial, fokal Q82.8
––– Typ
–––– I Q82.8
–––– II Q82.8
–––– III Q82.8
–– zerebellotrigeminal Q87.8
– Dermoodonto- Q82.4
– diaphysär, gefleckt Q77.3
– diastrophisch Q77.5
– dyssegmental, Typ
Rolland Desbuquois Q77.7
–– Silverman-Handmaker Q77.7
– ektodermal Q82.4
–– anhidrotisch Q82.4
––– mit Immundefekt Q82.4
––– X-chromosomal Q82.4
–– bei Ataxie, zerebellär G11.1
–– hidrotisch Q82.8
––– Typ
–––– Christianson-Fourie Q82.8
–––– Halal Q82.8
–– hypohidrotisch Q82.4
––– mit Immundefekt Q82.4
––– X-chromosomal Q82.4
–– mit
––– Minderung, Intelligenz, und Fehlbildung, Zentralnervensystem Q87.8
––– natalen Zähnen, Typ Turnpenny Q82.8
–– tricho-odonto-onychaler Typ Q82.8
–– und Lippen-Kiefer-Gaumenspalte, bei Kontraktur Q87.8 ►

Dysplasie *(Forts.)*
- epiphysär
-- multipel Q77.3
--- durch Anomalie, Kollagen 9 Q77.3
--- mit Dyplasie, Femur, proximal, schwer Q77.3
--- Typ
---- 1 Q77.3
---- 4 Q77.3
---- Al-Gazali Q77.3
---- Beighton Q77.3
---- Lowry Q78.8
-- Typ 5 Q77.3
-- und Kleinwuchs, bei Schwerhörigkeit Q87.8
- epithelial, intestinal K63.8
- fazio-aurikulo-vertebral Q87.0
- fazio-genital Q87.1
- faziokardiomel, letal Q87.8
- Femur, proximal, schwer, bei Dysplasie, epiphysär, multipel Q77.3
- fibrös M85.09
-- Kiefer K10.8
-- monostotisch M85.09
--- Fuß M85.07
--- Hand M85.04
--- mehrere Lokalisationen M85.00
--- Oberarm M85.02
--- Oberschenkel M85.05
--- Rippen M85.08
--- Schädel M85.08
--- Schulterregion M85.01
--- Unterarm M85.03
--- Unterschenkel M85.06
- fronto-fazio-nasal Q75.1
- frontometaphysär Q87.0
- frontonasal
-- akromel Q87.0
-- mit Alopezie, und Genitalanomalie Q87.0
-- SIX2-assoziiert Q75.1
-- Typ 1 Q75.1
- Gallengang Q44.5
- Gehirn Q04.9
- Gelenk, angeboren Q74.8
- geleophysisch Q87.1
- gnathodiaphysär Q78.8
- Greenberg- Q77.3
- Haut, angeboren Q82.4
- Herzklappe, kongenital Q24.8
- hochgradig, bei Neoplasie
-- Vagina, intraepithelial, III. Grades D07.2
-- Vulva, intraepithelial, III. Grades D07.1
-- zervikal, intraepithelial, III. Grades D06.9
- Hoden Q55.2
- Hüfte Q65.8
-- Typ Beukes Q65.8
- Hüftgelenk Q65.8
- ischiopatellar Q74.1
- kampomel Q87.1
- kanio-lentikulo-sutural Q75.8
- kleidokranial Q74.0
- Kniest- Q87.1 ►

Dysplasie *(Forts.)*
- Knochen
-- fibrös a.n.k. M85.09
-- immuno-ossär, Typ Schimke Q77.7 D82.8
-- metakarpal, bei Lissenzephalie, Typ 3 Q04.3
-- und Kleinwuchs, bei Syndrom, Larsen-ähnlich Q87.1
- Kono-, kraniofazial Q87.5
- kortikal
-- fokal, isoliert, Typ
--- I Q04.8
--- Ia Q04.8
--- Ib Q04.8
--- Ic Q04.8
--- II Q04.8
--- IIa Q04.8
--- IIb Q04.8
-- zerebral Q04.8
- kostovertebral, und Sprengel-Anomalie, bei Hydrozephalus Q87.8
- kranio-fronto-nasal Q75.1
- kranio-metaphysär Q78.8
- kraniodiaphysär M85.2
- kranioektodermal Q87.5
- kraniofrontonasal, mit Poland-Anomalie Q87.8
- kraniokarpotarsal Q87.0
- kraniotelenzephal Q04.3
- kraniozerebellär, kardial Q87.0
- kyphomel Q78.8
- Lunge Q33.6
-- angeboren Q33.6
- Lymphgefäß Q89.8
- Mamma N60.9
-- gutartig N60.9
-- zystisch N60.1
- mandibulo-akral Q87.5
- mesodermal, axial Q87.8
- mesomel
-- Extremität, obere Q71.8
-- Typ
--- Kantaputra Q78.8
--- Langer Q77.8
--- Reardon Q78.8
--- Savarirayan Q78.8
- metaphysär Q78.5
-- osteosklerotisch Q78.5
-- Typ Braun-Tinschert Q78.5
- metatrop Q77.8
- Meyer-, Femurkopf Q78.8
- mukoepithelial, hereditär Q87.8
- Muskel Q79.8
- Myelo- D46.9
-- mit Blastenüberschuss D46.9
- Myeloradikulo- Q06.1
-- Rückenmark Q06.1
- Nävuszellnävus D22.9
- Nagel
-- autosomal-dominant L60.3
-- autosomal-rezessiv Q84.6
- Nebenhoden Q55.4
- Nervensystem a.n.k. Q07.9 ►

Dysplasie *(Forts.)*
– neuroektodermal, Typ CHIME [Kolobom mit kongenitaler Herzkrankheit, ichthyosiformer Dermatose, Intelligenzminderung und Ohranomalie] Q87.8
– Niere Q61.4
–– beidseitig Q61.4
–– einseitig Q61.4
–– multizystisch Q61.4
––– beidseitig Q61.4
––– einseitig Q61.4
– Nierenarterie Q27.2
– Oberkieferknochen
–– florid D16.42
–– periapikal D16.42
– odonto-maxillär, segmental K00.4
– odonto-onycho-dermal Q82.8
– Ohrmuschel Q17.8
– okulodentodigital Q87.0
– ophthalmo-mandibulo-melisch Q87.8
– ossär, floride D16.42
– Osteochondro- Q78.9
–– mit Störung, Wachstum, Röhrenknochen, und Wirbelsäule Q77.9
– osteodysplastisch, mikrozephal, Typ Saul-Willson Q87.5
– osteofibrös D16.9
– osteoglophon Q87.1
– Osteoonycho- Q87.2
– oto-spondylo-megaepiphysär Q77.7
– parastremmatisch Q87.1
– Patella Q74.1
– periapikal, zemento-ossal D16.5
– Periost M89.89
– Plattenepithel, Cervix uteri N87.9
– platyspondylitisch, Typ Torrance Q77.8
– polyostotisch, fibrös Q78.1
– Portio N87.9
– progredient, diaphysär Q78.3
– progressiv, diaphysär Q78.3
– Prostata N42.3
–– hochgradig D07.5
–– niedriggradig N42.3
– pseudodiastrophisch Q78.8
– rechtsventrikulär, arrhythmogen I42.80
–– isoliert, familiär I42.80
– renal Q61.4
–– multizystisch [Potter Typ II] Q61.4
– renofazial, angeboren Q60.6
– Retina, angeboren Q14.1
– Rückenmark Q06.1
– Sakrum Q78.8
– Schneckenbecken- Q77.7
– septooptisch Q04.4
– Skelett
–– mit Extremität, kurz, und Immundefekt, kombiniert, schwer D82.2
–– Typ Greenberg Q77.3
–– und Mikrozephalie, bei Epilepsie Q87.8
– Smith-McCort- Q77.7 ►

Dysplasie *(Forts.)*
– SPONASTRIME[Spondyläre und nasale Veränderungen mit Striae der Metaphyse]- Q77.7
– spondyloepimetaphysär
–– mit
––– Entwicklung, Zahn, gestört Q77.7
––– Hypotrichose Q77.7
––– Luxation, multipel Q77.7
–– Typ
––– A4 Q77.8
––– Aggrecan Q77.7
––– Bieganski Q77.7
––– Czarny-Ratajczak Q77.7
––– Genevieve Q77.7
––– Handigodu Q77.7
––– Irapa Q77.7
––– Isidor Q77.7
––– Missouri Q77.7
––– Pakistan Q77.7
––– Shohat Q77.7
––– Strudwick Q77.7
–– X-chromosomal Q77.7
– spondyloepiphysär
–– kongenital Q77.7
–– mit Arthropathie, progressiv Q77.7
–– Typ
––– Cantu Q77.7
––– Kimberley Q77.7
––– Kohn Q77.7
––– MacDermot Q77.7
––– Maroteaux Q77.7
––– Nishimura Q77.7
––– Reardon Q77.7
––– Stanescu Q77.7
– spondylometaphysär
–– autosomal-rezessiv, Typ Megarbane Q77.8
–– mit Stäbchen-Zapfen-Dystrophie Q77.8
–– Typ
––– Golden Q77.8
––– Kozlowski Q77.8
––– Schmidt Q77.8
––– Sutcliffe Q77.8
– thanatophor Q77.1
–– Typ
––– 1 Q77.1
––– 2 Q77.1
– Thorax, asphyxierend Q77.2
– Thymus D82.1
–– mit Immundefekt D82.1
– Trichoodontoonycho- Q82.8
– Trikuspidalklappe, kongenital Q22.8
– tschechisch, metatarsaler Typ Q77.7
– Ureter N13.8
– Urothel N39.88
– Vagina N89.3
–– hochgradig N89.2
–– mittelgradig N89.1
–– niedriggradig N89.0
– Vulva N90.3
–– hochgradig N90.2
–– mittelgradig N90.1 ►

Dysplasie *(Forts.)*
~ Vulva N90.3 *(Forts.)*
–– niedriggradig N90.0
– zerebro-fazio-thorakal Q87.5
Dysplasiehüfte Q65.8
– leicht Q65.8
Dysplastisch
– Hyperostosis corticalis Q78.8
– Koxarthrose M16.3
–– bilateral M16.2
–– unilateral M16.3
– Nävus D22.9
Dyspnoe R06.0
– asthmatisch J45.99
–– mit Bronchitis J45.99
––– chronisch J44.89
– bei
–– Belastung R06.0
–– Krankheit, durch HIV B23.8 R06.0
– beim Neugeborenen P22.8
– funktionell F45.33
– Hyperventilations- R06.0
– hysterisch F45.33
– kardial I50.19
– nächtlich R06.0
– paroxysmal R06.0
– psychogen F45.33
– respiratorisch J96.99
–– akut J96.09
– Ruhe- R06.0
– urämisch N19
Dysponderosis F50.9
Dyspraxie R27.8
– Entwicklungs- F82.9
–– verbal F82.9
Dyspraxiesyndrom F82.9
Dysproteinämie R77.88
– bei Lymphadenopathie, angioimmunoblastisch [AILD] C86.5
Dysprothrombinämie D68.21
Dysraphie, spinal, okkult Q76.0
Dysreflexie, autonom G90.49
– als
–– Krise, hyperton G90.40
–– Schwitzattacke G90.41
Dysregulation
– hypoton I95.9
– Kreislauf I99
–– hypoton I95.9
– Nebenniere, hormonell E27.9
– neurovegetativ F45.9
– orthostatisch
–– bei Schwangerschaft O99.4
–– in der Eigenanamnese Z86.7
– psycho-neurovegetativ F45.9
– psychosomatisch F45.9
– psychovegetativ F45.9
– vegetativ F45.9
– zerebrovaskulär I67.9
Dysregulationsstörung, orthostatisch I95.1
Dysregulativ
– Diabetes mellitus E14.90
– Typ-1-Diabetes mellitus E10.90
– Typ-2-Diabetes mellitus E11.90
Dysrhaphie Q07.9
Dysrhythmie, kardial I49.9
– fetal P20.9
– postoperativ I97.89
–– Langzeitwirkung nach Herzoperation I97.1
Dyssegmental, Dysplasie, Typ
– Rolland-Desbuquois Q77.7
– Silverman-Handmaker Q77.7
Dyssomnie G47.9
Dyssynergia cerebellaris myoclonica G11.1
Dyssynergie
– Detrusor-Beckenboden- R27.8
– Detrusor-Blasenhals- R27.8
– Detrusor-Sphinkter- N31.88
–– bei Schädigung, Rückenmark G95.84
– Gallengang K83.8
Dyssynostose, kraniofazial Q87.0
Dystasie, areflektorisch, hereditär, Typ Roussy-Levy G60.0
Dystelektase J98.10
Dysthymie F34.1
Dysthyreose E07.9
Dystokie O66.9
– Cervix uteri O62.0
– durch
–– Anomalie, fetal O66.3
–– Aszites, fetal O66.3
–– Doppelfehlbildung O66.3
–– Einstellungsanomalie O64.9
–– fetale Ursachen O66.9
–– Fetus, ungewöhnlich groß O66.2
–– Haltungsanomalie O64.9
–– Hydrops fetalis O66.3
–– Hydrozephalus, Fetus O66.3
–– Lageanomalie O64.9
–– Meningomyelozele, fetal O66.3
–– mütterliche Ursachen O66.9
–– Teratom, Steiß, fetal O66.3
–– Tumor, fetal O66.3
–– Zwillinge, zusammengewachsen O66.3
– mit Schädigung, Fetus/Neugeborenes P03.1
– Schulter, Hindernis, Geburt O66.0
– uterin a.n.k. O62.4
– Wehen- O62.4
– zervikal, Komplikation, Entbindung O62.0
Dyston
– Bewegung R25.8
– Hyperkinese G24.9
– Lähmung, zerebral G80.3
–– dyskinetisch G80.3
– Parese, zerebral G80.3
Dystonia
– deformans progressiva G24.1
– musculorum deformans G24.1
Dystonie G24.9
– arzneimittelinduziert G24.0 ►

Dystonie G24.9 *(Forts.)*
– autosomal-rezessiv, mit Beginn im Kindesalter, Typ DYT29 G24.1
– bei
–– Epilepsie, Myoklonus-, progressiv G40.3 G24.9
–– Myoklonusepilepsie, progressiv G40.3 G24.9
– Dopa-responsiv
–– autosomal-dominant G24.1
–– autosomal-rezessiv G24.1
–– durch Mangel, Sepiapterin-Reduktase G24.1
–– Tyrosin-Hydroxylase-defizient G24.1
– Extremität, generalisiert, früh beginnend G24.1
– fazio-bukko-lingual G24.4
– fokal, autosomal-dominant, Typ DYT25 G24.1
– hereditär, progressiv, mit tageszeitlicher Fluktuation G24.1
– idiopathisch G24.1
–– familiär G24.1
–– nichtfamiliär G24.2
–– orofazial G24.4
– KMT2B-assoziiert G24.1
– kraniozervikal, Typ DYT24 G24.1
– lentikulär G24.8
– neurovegetativ F45.9
– Oppenheim- G24.1
– oromandibulär G24.4
– primär, Typ
–– DYT2 G24.1
–– DYT4 G24.1
–– DYT6 G24.1
–– DYT13 G24.1
–– DYT16 G24.1
–– DYT17 G24.1
–– DYT21 G24.1
–– DYT27 G24.1
– psychogen F44.4
– psychovegetativ F45.9
– Torsions- G24.1
–– früh beginnend G24.1
–– idiopathisch G24.1
–– symptomatisch G24.2
– Typ DYT28 G24.1
– und Schwerhörigkeit, bei Defekt, Entwicklung Q87.8
– vegetativ F45.9
– zervikal
–– kombiniert G24.3
–– mit
––– Beginn im Erwachsenenalter, Typ DYT23 G24.1
––– überwiegend rotatorischer Komponente G24.3
Dystonie-Parkinson-Syndrom
– infantil G24.1
– X-chromosomal G24.1
Dystonie-Parkinsonismus
– mit schnellem Beginn G24.1
– PLA2G6-assoziiert G24.1 G21.8
Dystonie-Parkinsonismus-Hypermanganämie-Syndrom E83.8
Dystonie-Polyzythämie-Hypermanganämie-Syndrom, Zirrhose- E83.8
Dystonie-Syndrom, Myoklonus- G24.1
Dystonisch, Choreoathetose, paroxysmal, mit episodischer Ataxie und Spastik G24.8
Dystopie
– Leber Q44.7
– Lunge Q33.1
– Niere Q63.2
Dystroglykanopathie, Muskeldystrophie-, kongenital
– mit Intelligenzminderung G71.2
– ohne Intelligenzminderung G71.2
Dystroph, Epidermolysis bullosa Q81.2
– akral Q81.2
– autosomal-dominant, generalisiert Q81.2
– autosomal-rezessiv, intermediär, generalisiert Q81.2
– dominant, isolierter Nagelbefall Q81.2
– inversa Q81.2
– prätibial Q81.2
– pruriginös Q81.2
– rezessiv, schwer, generalisiert Q81.2
Dystrophia
– adiposogenitalis E23.6
–– mit Hypoplasie, Geschlechtsorgane E23.6
– brevicollis congenita Q76.4
– myotonica G71.1
– Smolandiensis H18.5
Dystrophie
– 20-Nägel- L60.3
– Aderhaut H31.2
–– generalisiert H31.2
–– hereditär H31.2
–– peripapillär H31.2
–– zentral, areolär H31.2
– Adrenoleuko- E71.3
–– neonatal E71.3
–– X-chromosomal E71.3
–– zerebral, X-chromosomal E71.3
– Algo- M89.09
– alimentär E45
– Becker- G71.0
– beim Säugling R64
– Bietti-Kristall- H31.2
– Chondro- Q78.9
– Chondroosteo- E76.3
–– Typ Morquio E76.2
– Chorioidea
–– generalisiert, areolär, zentral H31.2
–– hereditär H31.2
– dermato-chondro-korneal Q87.8
– Duchenne-Muskel- G71.0
– durch
–– Abnahme, Gewicht, abnorm R63.4
–– Unterernährung E45
– Emery-Dreifuss-, muskulär G71.0
– Endothel
–– hereditär, kongenital, Typ
––– 1 H18.5
––– 2 H18.5 ►

Dystrophie *(Forts.)*
~ Endothel *(Forts.)*
-- Hornhaut H18.5
--- X-chromosomal H18.5
– endothelial, hereditär, kongenital Q13.4
– Erb-Muskel- G71.0
– Ernährungs- E45
– fetal P05.2
– Gowers-, muskulär G71.0
– Grayson-Wilbrandt-Hornhaut- H18.5
– Haar L67.8
– Haut a.n.k. L98.8
– Hoden N50.8
– Hornhaut
-- amorph, posterior H18.5
-- bei Ataxie, spastisch G11.8
-- fleckförmig H18.5
-- gittrig H18.5
-- granulär H18.5
--- Typ
---- 1 H18.5
---- 2 H18.5
-- hereditär H18.5
-- Lisch-epithelial H18.5
-- makulär H18.5
-- marginal, kristallin H18.5
-- Membran, vordere H18.5
-- mit
--- Degeneration, spinozerebellar G11.9 H18.5
--- gewundenen Filamenten H18.5
--- Keratopathia bullosa H18.1
--- Schallempfindungs-Schwerhörigkeit H18.5 H90.5
-- muzinös, subepithelial H18.5
-- polymorph, posterior H18.5
-- Reis-Bücklers- H18.5
-- Schnyder- H18.5
-- stromal H18.5
--- kongenital H18.5
-- subepithelial H18.5
-- tropfenförmig, gelatinös H18.5
-- wabenförmig H18.5
-- zentral, kristallin H18.5
– Hunger- E45
– Hypophyse E23.6
– Inanitions- E45
– intrauterin P05.9
– iridokorneal, endothelial [ICE-Syndrom] H21.8
-- mit Sekundärglaukom H40.5
– kraniokarpotarsal Q87.0
– Landouzy-Déjerine- G71.0
– Leber K72.9
-- akut K72.0
-- chronisch K72.18
– Leyden-Moebius- G71.0
– Lipo- E88.1
-- CIDEC-Gen-assoziiert, partiell, familiär E88.1
-- generalisiert
--- erworben E88.1
--- kongenital, Typ 4 E88.1 ►

Dystrophie *(Forts.)*
~ Lipo- E88.1 *(Forts.)*
-- kongenital, generalisiert, mit Dystrophie, Muskel E88.1
-- lokal, Druck-induziert E88.1
-- medikamenteninduziert, lokal E88.1
-- partiell
--- erworben E88.1
--- familiär E88.1
---- durch
----- AKT2-Genmutation E88.1
----- LIPE-Genmutation E88.1
----- PLIN1-Genmutation E88.1
----- PPARG-Genmutation E88.1
---- Typ
----- Dunnigan E88.1
----- Köbberling E88.1
-- zephalo-thorakal, progressiv E88.1
– Lipochondro- E76.0
– Makula
-- anulär, konzentrisch, benigne H35.5
-- konzentrisch, benigne H31.2
-- North-Carolina- H35.5
-- okkult H35.5
-- Stargardt- H35.5
-- vitelliform, adult H35.5
-- zystoid H35.5
– Muskel G71.0
-- angeboren G71.2
-- bei
--- Epidermolysis bullosa simplex Q81.0† G73.7*
--- Lipodystrophie, generalisiert, kongenital E88.1
-- benigne (Typ Becker) G71.0
-- distal G71.0
-- fazio-skapulo-humeral G71.0
-- Gliedergürtel
--- autosomal-dominant, Typ
---- 1A G71.0
---- 1B G71.0
---- 1C G71.0
---- 1D G71.0
---- 1E G71.0
---- 1F G71.0
---- 1G G71.0
---- 1H G71.0
--- autosomal-rezessiv, Typ
---- 2A G71.0
---- 2B G71.0
---- 2C G71.0
---- 2D G71.0
---- 2E G71.0
---- 2F G71.0
---- 2G G71.0
---- 2H G71.0
---- 2I G71.0
---- 2J G71.0
---- 2K G71.0
---- 2L G71.0
---- 2M G71.0 ►

Dystrophie *(Forts.)*
~ Muskel G71.0 *(Forts.)*
~~ Gliedergürtel *(Forts.)*
~~~ autosomal-rezessiv, Typ *(Forts.)*
---- 2N G71.0
---- 2O G71.0
---- 2P G71.0
---- 2Q G71.0
---- 2R G71.0
---- 2S G71.0
---- 2U G71.0
---- 2W G71.0
---- 2X G71.0
---- 2Y G71.0
---- 2Z G71.0
--- durch POMK-Mangel G71.0
--- Laminin-alpha-2-abhängig G71.0
--- POMGNT2-abhängig G71.0
-- hereditär, kongenital G71.2
-- kongenital
--- durch Laminin-alpha-2-Mangel G71.2
--- mit
---- Defizienz, ITGA7 [Integrin-alpha-7] G71.2
---- infantiler Katarakt und Hyogonadismus G71.2
--- Typ
---- 1A G71.2
---- 1B G71.2
---- Davignon-Chauveau G71.2
---- Fukuyama G71.2
---- Ullrich G71.2
-- Lamin A/C-assoziiert, kongenital G71.2
-- maligne (Typ Duchenne) G71.0
-- megakonial, kongenital G71.2
-- MYH7-abhängig, skapuloperonäal, spät beginnend G71.0
-- okulär G71.0
-- okulo-gastro-intestinal Q43.8
-- okulopharyngeal G71.0
-- progressiv, hereditär G71.0
--- Duchenne G71.0
-- pseudohypertrophisch G71.0
-- Rumpfgürtel G71.0
-- skapuloperonäal G71.0
--- benigne, mit Frühkontrakturen (Typ Emery-Dreifuss) G71.0
--- X-chromosomal G71.0
-- Typ
--- Duchenne, bei weiblichen Trägerinnen, symptomatische Form G71.0
--- Selcen G71.0
- muskulär
-- Beckengürtel G71.0
-- myotonisch G71.1
-- progressiv, Charcot-Marie-Tooth-Typ G60.0
-- Schultergürtel G71.0
- Myokard I51.5
- myoton
-- Steinert G71.1
--- juvenile Form G71.1 ►

Dystrophie *(Forts.)*
~ myoton *(Forts.)*
~~ Steinert G71.1 *(Forts.)*
--- kongenitale Form G71.1
--- mit
---- Beginn im
----- Erwachsenenalter G71.1
----- Kindesalter G71.1
---- spätem Beginn G71.1
-- Typ 1 G71.1
- Nagel L60.3
-- kongenital Q84.6
- Nebennierenrinde E27.4
- Netzhaut
-- autosomal-dominant, spät beginnend H35.5
-- progressiv, familiär, mit Kolobom, Iris, und Katarakt, angeboren Q15.8
-- Typ Bothnia H35.5
- Neuro- M89.09
- neuroaxonal, infantil G31.88
- okulär G71.0
- okulopharyngeal G71.0
- Onycho- L60.3
- Osteo- Q78.9
-- azotämisch N25.0
-- kongenital Q78.9
-- renal N25.0
--- mit Osteopathie N25.0† M90.89*
- Osteochondro- E76.3
-- familiär E76.2
- Ovar N83.8
- Pigment, schmetterlingsförmig H35.5
- Pigmentepithel, areolär, zentral, Aderhaut H31.2
- polyglandulär E31.8
- Reflex- G90.59
-- sympathisch G90.59
- Retina H35.5
-- Albipunctata-, vitelliform, pigmentiert H35.5
-- bei
--- Lipidspeicherkrankheit E75.6† H36.0*
--- Systemlipidose E75.6† H36.8*
-- hereditär H35.5
-- pigmentiert H35.5
-- tapetoretinal H35.5
-- vitelliform H35.5
-- vitreoretinal H35.5
- Rippenknorpel M94.0
- Salzmann- H18.4
- skapuloperonäal G71.0
- Sorsby-Fovea-, pseudoinflammatorisch H35.5
- Stäbchen-Zapfen- H35.5
-- bei Dysplasie, spondylometaphysär Q77.8
- tapetochorioideal H31.2
- tapetoretinal H35.5
-- hereditär H35.5
- Thorax, asphyxierend Q77.2
-- Typ Jeune, bei Joubert-Syndrom Q04.3
- Thrombozyten, hämorrhagisch D69.1
- Trichothio- L67.8
- vitreoretinal H35.5 ►
~~~

Dystrophie *(Forts.)*
– Vulva N90.4
– Zahnschmelz K00.3
– Zapfen- H35.5
–– mit supernormaler Stäbchenantwort H35.5
–– progressiv H35.5
–– Stäbchen-, bei Amelogenesis imperfecta K00.5 H35.5
– zentral-wolkenförmig, von François H18.5
– zerebro-okulo-renal E72.0
– zerebromakulär E75.4
Dystrophinopathie
– Typ
–– Becker G71.0
–– Duchenne G71.0
––– schwer G71.0
Dystrophisch, Thrombozytopathie D69.1
Dysurie R30.0
– psychogen F45.34

– E –

E-Pfeife, Gebrauch, mit Gesundheitsstörung U07.0! *[nur Zusatzkode!]*
E-Ruhr-Bakterien, Infektion A03.3
E-Tabakerhitzer, Gebrauch, mit Gesundheitsstörung U07.0! *[nur Zusatzkode!]*
E-Tabakverdampfer, Gebrauch, mit Gesundheitsstörung U07.0! *[nur Zusatzkode!]*
E-Zigaretten, Gebrauch, mit Gesundheitsstörung U07.0! *[nur Zusatzkode!]*
E1-Trisomie Q91.3
EAEC [enteroaggregative Escherichia coli], Diarrhoe A04.4
Eagle-Barett-Syndrom Q79.4
Eales-Krankheit H35.0
EAST[Epilepsie, Ataxie, Schwerhörigkeit, Tubulopathie]-Syndrom Q87.8
Eastern-Equine-Encephalitis A83.2
Eaton-Agens
– Bronchopneumonie J15.7
– Pneumonie J15.7
Eaton-agent-Infektion A49.3
Eaton-Syndrom, Lambert- C80.9† G73.1*
– nicht bei Neubildung G70.8
Eberth-Krankheit A01.0
Eberthella typhosa, Infektion A01.0
Ebola, Fieber A98.4
– hämorrhagisch A98.4
Ebola-Virus, Krankheit A98.4
Ebstein-Deformität, Trikuspidalklappe Q22.5
Ebstein-Malformation Q22.5
EBV [Epstein-Barr-Virus], Infektion B27.0
EBV[Epstein-Barr-Virus]-positiv, Erkrankung, T-Zell-lymphoproliferativ, systemisch, beim Kind D82.3
Ecchondrosis D48.0
Echinococcus
– alveolaris, Infektion B67.7
– Befall B67.9
– cysticus, Infektion B67.4
– granulosus
–– Infektion B67.4
––– Knochen B67.2† M90.29*
––– Leber B67.0† K77.0*
––– Lunge B67.1† J99.8*
––– Schilddrüse B67.3† E35.0*
–– Zyste, durch Hydatiden, Leber B67.0
– Infektion B67.9
–– Leber B67.8† K77.0*
–– zystisch B67.4
– multilocularis
–– Infektion B67.7
––– Leber B67.5† K77.0*
–– Zyste, durch Hydatiden, Leber B67.5
– Zyste B67.9
Echinokokken
– Befall, Orbita B67.9† H06.1*
– Osteomyelitis B67.2† M90.29*
Echinokokkose B67.9
– alveolär B67.7
– Knochen, zystisch B67.2† M90.29*
– Leber a.n.k. B67.8† K77.0*
–– alveolär B67.5† K77.0*
–– zystisch B67.0† K77.0*
– Lunge, zystisch B67.1† J99.8*
– Orbita B67.9† H06.1*
– zystisch B67.4
Echinorhynchiasis B81.8
Echinostoma ilocanum, Befall B66.8
Echinostomiasis B66.8
ECHO-Virus
– Bronchitis, akut J20.7
– Erreger B97.1! *[nur Zusatzkode!]*
– Infektion B34.1
– Meningitis A87.0† G02.0*
Echoenzephalogramm, abnorm R90.8
Echokardiogramm, abnorm R93.1
Echolalie R48.8
Echse, Biss, mit Vergiftung T63.1
Echsengift, Wirkung, toxisch T63.1
Eckzahn, retiniert, verlagert K07.3
Eclampsia neonatorum A33
Economo-Enzephalitis A85.8† G05.1*
Ecthyma L08.0
– contagiosum B08.0
– gangraenosum L08.0
– infectiosum B08.0
– simplex L08.0
– vulgaris L08.0
Ectopia – s.a. Ektopie
– cordis Q24.8
– lentis
–– congenita Q12.1
–– familiär Q12.1
– pupillae Q13.2
– vesicae Q64.1
– viscerum Q45.8
Eczema – s.a. Ekzem oder s.a. Ekzema L30.9
ED [Encephalomyelitis disseminata] G35.9
EDMD [Emery-Dreifuss Muskeldystrophie] G71.0
EDMD1 [X-chromosomale Emery-Dreifuss Muskeldystrophie] G71.0
EDMD$_2$ [Autosomal-dominante Emery-Dreifuss Muskeldystrophie] G71.0
EDMD3 [Autosomal-rezessive Emery-Dreifuss Muskeldystrophie] G71.0
EDS [Ehlers-Danlos-Syndrom]
– arthrogryposer Typ Q79.6
– muskulo-kontrakturaler Typ Q79.6
– progeroider Typ Q79.6
– Typ
–– IV Q79.6
–– Kosho Q79.6
– vom Herzklappentyp Q79.6
EDSS1 [Ektodermale Dysplasie-Syndaktylie-Syndrom 1] Q82.8
EDSS2 [Ektodermale Dysplasie-Syndaktylie-Syndrom 2] Q82.8

Edwards-Syndrom Q91.3
EEC[Ektrodaktylie, ektodermale Dysplasie, Lippen-Kiefer-Gaumenspalte]-Syndrom Q82.8
EEM[Ektodermale Dysplasie, Ektrodaktylie, Makuladystrophie]-Syndrom Q87.8
Efflation, nervös F45.31
Effloreszenz
– bei Herpes B00.0
– Haut R21
– uncharakteristisch R21
Effluvium L65.9
– Anagen- L65.1
– capitis L65.9
– diffus L65.9
– postpartal L65.0
– Telogen- L65.0
Effort-Syndrom F45.37
Effusion, chorioideal H31.4
Effusionslymphom, primär C83.8
Effusionssyndrom, uveal H33.2
– idiopathisch H33.2
Egel
– Befall, intestinal B66.5
– Hirudinae-, Befall
–– extern B88.3
–– intern B83.4
Ehe
– steril Z31.6
– Zerrüttung Z63
EHEC [enterohämorrhagische Escherichia coli], Diarrhoe A04.3
Ehegatten, Misshandlung T74.1
Ehekonflikt Z63
Eheproblem, wegen Geschlechtsidentität F66.2
Ehescheidung Z63
Ehlers-Danlos-Syndrom Q79.6
– arthrogryposer Typ Q79.6
– hypermobiler Typ Q79.6
– klassisch-ähnlicher Typ 2 Q79.6
– kyphoskoliotischer Typ Q79.6
–– durch Mangel, Lysyl-Hydroxylase-1 Q79.6
–– mit Schwerhörigkeit Q79.6
– mit
–– Heterotopie, periventrikulär Q79.6
–– Osteogenesis imperfecta Q79.6 Q78.0
– muskulo-kontrakturaler Typ Q79.6
– myopathischer Typ Q79.6
– progeroider Typ Q79.6
– spondylocheiro-dysplastischer Typ Q79.6
– spondylodysplastischer Typ Q79.6
– Typ
–– 4 Q79.6
–– 6 Q79.6
–– 7 Q79.6
–– 8 Q79.6
–– 10 Q79.6
–– Dermatosparaxis Q79.6
–– Kosho Q79.6
– vaskulärer Typ Q79.6
– X-chromosomal Q79.6
Ehrlich-Addison-Anämie, Biermer- D51.0
Ehrlichia sennetsu, Rickettsiose A79.8
Ehrlichiose, human, granulozytär [HGE] A79.8
Ei
– abgestorben, Retention O02.0
– befruchtet, Nichtimplantation N97.2
Eichel
– Entzündung – s.a. Balanitis N48.1
– Katarrh N48.1
Eicheltripper, gonorrhoisch A54.0† N51.2*
Eichner-Opitz-Syndrom, Neuhauser- G93.4
EIEC [enteroinvasive Escherichia coli], Diarrhoe A04.2
Eierstock – s. Ovar
Eifersucht
– bei Psychose, durch Alkohol F10.5
– im Kindesalter F93.3
– unter Geschwistern F93.3
Eifersuchtswahn F22.0
– alkoholisch F10.5
Eihäute
– Abnormität O41.9
–– mit Schädigung, Fetus P02.9
– Entzündung O41.1
–– mit Schädigung, Fetus/Neugeborenes P02.7
– Retention, Komplikation, Entbindung O72.2
– Störung O41.9
–– mit Schädigung, Fetus/Neugeborenes P02.9
– und Fruchtblase, Infektion O41.1
Eihautreste, Retention O72.2
– mit Blutung O72.2
Eileiter
– Abszess N70.9
–– chronisch N70.1
– Agenesie Q50.6
– akzessorisch Q50.6
– Anomalie Q50.6
– Atresie Q50.6
–– erworben N97.1
– Atrophie N83.3
– Blockade N97.1
– Blutung N83.6
– Deformität, erworben N83.8
– Durchblasung Z31.4
– Durchtrennung Z30.2
– Endometriose N80.2
– Entzündung N70.9
–– akut, mit Abszess N70.0
– Fehlen
–– angeboren Q50.6
–– erworben Z90.7
– Fibrose N83.8
– Gonorrhoe A54.2† N74.3*
– Hernie N83.4
– Konvolut, persistierend Q50.6
– Krankheit N83.9
–– nichtentzündlich N83.9
––– zystisch N83.2
– nichtdurchlässig N97.1
– Polyp N84.8 ►

E

Eileiter *(Forts.)*
– Ruptur N83.8
–– durch Schwangerschaft O00.1
– Schwangerschaft O00.1
– Spätsyphilis A52.7† N74.2*
– Torsion N83.5
– Tuberkulose
–– akut A18.1† N74.1*
–– chronisch A18.1† N74.1*
– Tumor
–– benigne D28.2
–– maligne C57.0
– undurchgängig N97.1
– Unterbindung Z30.2
– Verformung Q50.6
– Verlagerung
–– erworben N83.4
–– kongenital Q50.6
– Verschluss N97.1
–– kongenital Q50.6
– Volvulus N83.5
– Vorfall N83.4
– Zyste N83.8
–– kongenital Q50.4
Eimole O02.0
Ein-Gefäß-Erkrankung, koronar I25.11
Einatmen, Substanz, chemisch, mit
– Bronchiolitis, obliterierend J68.4
–– chronisch J68.4
–– subakut J68.4
– Emphysem J68.4
–– chronisch J68.4
–– diffus J68.4
– Fibrose, Lunge J68.4
–– chronisch J68.4
Einblutung R58
Einbruch
– Fußgewölbe M21.4
– Wirbel T08.0
Eindellung, Schädel Q67.4
Einengung
– Arteria renalis
–– arteriosklerotisch I70.1
–– fibromuskulär I77.3
– Arterie I77.1
– Choledochus K83.1
– Foramina
–– bei Osteochondrose, Wirbelsäule, ausgeprägt M42.99
–– HWS-Bereich M47.82
– Gesichtsfeld H53.4
–– konzentrisch H53.4
– Nierenarterie
–– arteriosklerotisch I70.1
–– fibromuskulär I77.3
– Ösophagus K22.2
– Sigma K56.6
– Trachea, bei Struma, retrosternal E04.9
Einfach – s. Art der Krankheit
Einfarbensehen H53.5
Einflussstauung, obere I87.1
– und untere I87.1
Einführen
– Bougies Z43.9
– Sonde Z43.9
Eingebildet, Schwangerschaft F45.8
Eingekeilt, Schulter, Hindernis, Geburt O66.0
Eingeklemmt
– Bruch K46.0
– Gallenstein
–– Ductus choledochus K80.50
––– mit
–––– Cholangitis K80.30
––––– mit Obstruktion, Gallenweg K80.31
–––– Cholezystitis K80.40
––––– mit Obstruktion, Gallenweg K80.41
–––– Obstruktion, Gallenweg K80.51
–– Ductus cysticus K80.20
––– mit
–––– Cholezystitis
––––– akut K80.00
–––––– mit Obstruktion, Gallenweg K80.01
––––– chronisch K80.10
–––––– mit Obstruktion, Gallenweg K80.11
–––– Obstruktion, Gallenweg K80.21
–– Ductus hepaticus K80.50
––– mit
–––– Cholangitis K80.30
––––– mit Obstruktion, Gallenweg K80.31
–––– Cholezystitis K80.40
––––– mit Obstruktion, Gallenweg K80.41
–––– Obstruktion, Gallenweg K80.51
–– Gallenblase K80.20
––– mit
–––– Cholezystitis
––––– akut K80.00
–––––– mit Obstruktion, Gallenweg K80.01
––––– chronisch K80.10
–––––– mit Obstruktion, Gallenweg K80.11
–––– Obstruktion, Gallenweg K80.21
–– Gallengang K80.50
––– mit
–––– Cholangitis K80.30
––––– mit Obstruktion, Gallenweg K80.31
–––– Cholezystitis K80.40
––––– mit Obstruktion, Gallenweg K80.41
–––– Obstruktion, Gallenweg K80.51
– Hämorrhoiden K64.8
–– äußere K64.5
–– innere K64.8
– Kotstein K56.4
– Stein
–– Ureter N20.1
–– Urethra N21.1
– Uterus, durch Schwangerschaft O34.5
Eingeschlafen, Hände R20.2
Eingeschränkt
– Funktion
–– Herz, linksventrikulär I50.19
–– linksventrikulär, bei Krankheit, Herz, koronar I25.19 ►

Eingeschränkt *(Forts.)*
~ Funktion *(Forts.)*
-- Niere N28.9
- Mobilität, Spermien R86.9
- Urinfluss R39.1
Eingewachsen
- Barthaare L73.1
- Nagel L60.0
Eingeweide
- Bruch K46.9
-- irreponibel K46.0
-- mit Einklemmung K46.0
- Inversion, vollständig, bei Transposition
-- Herz Q89.3
-- Magen Q89.3
- Ptose K63.4
- Senkung K63.4
- Spätsyphilis A52.7
- Syphilis, sekundär A51.4† K93.8*
- thorakal, Verletzung, multipel a.n.k. S27.7
- Tuberkulose, miliar a.n.k. A18.3† K93.0*
- Verletzung, multipel S36.7
- Verwachsung K66.0
Eingriff
- chirurgisch
-- Cervix uteri, vorangegangen, mit
--- Betreuung, Mutter O34.4
--- Komplikation, Entbindung O65.5
-- groß, in der Anamnese Z92.4
-- Perineum, vorangegangen
--- Betreuung, Mutter O34.7
--- mit Komplikation, Entbindung O34.7
-- Uterus, vorangegangen, mit Komplikation, Entbindung O34.2
-- Vagina, vorangegangen
--- Betreuung, Mutter O34.6
--- mit Komplikation, Entbindung O34.6
-- Vulva, vorangegangen
--- Betreuung, Mutter O34.7
--- mit Komplikation, Entbindung O34.7
- mit
-- Kollaps T81.1
-- Schock, septisch T81.1 R57.2
Einheimisch, Sprue K90.0
Einimpfretikulose, gutartig A28.1
Einklemmung
- bei
-- Hernia diaphragmatica K44.0
-- Hernia femoralis
--- doppelseitig, ohne Gangrän K41.00
--- einseitig K41.30
---- mit Gangrän K41.40
-- Hernia inguinalis K40.30
--- doppelseitig
---- ohne Gangrän K40.00
---- rezidivierend, ohne Gangrän K40.01
--- einseitig K40.30
--- rezidivierend K40.31
-- Hernia umbilicalis K42.0
-- Hernia ventralis K43.69 ►

Einklemmung *(Forts.)*
~ bei *(Forts.)*
-- Hernie K46.0
--- epigastrisch K43.60
--- gangränös K46.1
--- hypogastrisch K43.68
--- subxiphoidal K43.68
-- Hiatushernie K44.0
-- Mittellinienhernie K43.68
-- Spieghel-Hernie K43.68
- Darm K56.4
-- durch Gallenstein K56.3
- Dickdarm K56.4
- durch Schulterlage O66.0
- Gallenstein K80.20
-- Ductus choledochus K80.50
-- Ductus cysticus K80.20
-- Ductus hepaticus K80.50
-- Gallengang K80.50
- Hirnstamm G93.5
- Iris, postoperativ H59.8
- Kot K56.4
- Nasenmuschel J34.8
- Schulter, mit Schädigung, Fetus/Neugeborenes P03.1
Einknotig
- Kropf
-- bei Thyreotoxikose E05.1
-- durch Mangel, Jod E01.1
- Struma, nichttoxisch E04.1
Einkommen, ungenügend Z59
Einkoten R15
Einlage
- Intrauterinpessar Z30.1
- Kontrazeptions-, intrauterin, mit Perforation, Uterus T83.3
Einlagerung
- Fettgewebe E88.29
- Hornhaut, mit Pigmentierung, Hornhaut H18.0
- Konjunktiva H11.1
- Melanin L81.4
- Pigment, Linse H26.8
Einleitung
- Abort
-- ärztlich, misslungen O07.4
-- misslungen, mit Komplikation O07.8
--- durch
---- Afibrinogenämie O07.6
---- Blutung, verstärkt O07.6
---- Embolie O07.7
---- Endometritis O07.5
---- Infektion O07.5
---- Oligurie O07.8
---- Oophoritis O07.5
---- Parametritis O07.5
---- Pelviperitonitis O07.5
---- Schock O07.8
- Geburt
-- instrumentell, misslungen O61.1
-- mechanisch, misslungen O61.1
-- medikamentös, misslungen O61.0 ►

Einleitung *(Forts.)*
~ Geburt *(Forts.)*
-- misslungen O61.9
--- durch
---- Oxytocin O61.0
---- Prostaglandine O61.0
-- mit Schädigung, Fetus/Neugeborenes P03.8
-- operativ, misslungen O61.1
Einling
– als Entbindungsergebnis Z37.9! *[nur Zusatzkode!]*
– Geburt O80
-- spontan O80
– lebendgeboren Z38.2
– Lebendgeburt, als Entbindungsergebnis Z37.0! *[nur Zusatzkode!]*
– totgeboren, als Entbindungsergebnis Z37.1! *[nur Zusatzkode!]*
Einmündung
– Lungenvene, falsch Q26.4
– Pfortader, falsch Q26.5
– Vena portae, falsch Q26.5
Einnässen R32
– am Tag R32
– in der Nacht R32
Einnahme
– Ovulationshemmer, mit Amenorrhoe N91.1
– Substanz, thyreotrop, mit Thyreotoxikose E05.4
Einriss
– Bandscheibe M51.8
– Bronchus J98.0
– Diaphragma S27.81
– Dickdarm K63.1
– Frenulum linguae S01.54
– Leber S36.12
– Meniskus S83.2
– periurethral, mit Beteiligung der Urethra O71.5
– Symphyse, traumatisch S33.4
-- bei Geburt O71.6
Einscheidung
– Darm K56.1
– Kolon K56.1
Einschlafstörung G47.0
Einschlafzuckungen G25.3
Einschlüsse, intrazytoplasmatisch, bei Myopathie, distal G71.8
Einschlussblennorrhoe A74.0† H13.1*
Einschlusskörperchen
– Enzephalitis A81.1
-- subakut A81.1
– Konjunktivitis A74.0† H13.1*
– Krankheit B25.9
-- großzellig B25.9
-- Speicheldrüse B25.9
-- Speicheldrüsengang B25.9
Einschlusskörperchen-Krankheit, Lafora-, früh beginnend G40.3
Einschlusskörperchenmyopathie G71.8
– hereditär, Typ
-- 2 G71.8 ►

Einschlusskörperchenmyopathie G71.8 *(Forts.)*
~ hereditär, Typ *(Forts.)*
-- 3 G71.8
-- 4 G71.8
– Typ 2 G71.8
Einschlusskörperchenmyositis G72.4
Einschlusskonjunktivitis A74.0† H13.1*
Einschlusskrankheit
– generalisiert, zytomegal B25.9
– Riesenzell- B25.9
-- zytomegal B25.9
Einschlusszyste
– Haut L72.0
– Mesothel- K66.8
– Vagina N89.8
– Vulva N90.7
Einschmelzung, bei Mastoiditis H70.9
Einschränkung
– Aktivitäten, durch Behinderung Z73
– Bewegung
-- bei Periarthropathia humeroscapularis M75.0
-- Iliosakralgelenk M25.65
– Gesichtsfeld H53.4
– Mobilität R26.3
– Ovarialfunktion E28.9
Einseitig – s. Art der Krankheit
Einsetzen
– Pessar, intrauterin, zur Kontrazeption Z30.1
– Wehen, muttermundwirksam, vorzeitig O60.0
Einsprossung, Gefäß, Hornhaut H16.4
Einstellung
– Fetus, abnorm O32.9
– Kopf, hoch, Fetus O32.8
– Scheitelbein, Betreuung, Schwangere O32.8
Einstellungsanomalie
– Fetus a.n.k. O32.9
-- Betreuung, Schwangere O32.9
-- mit Schnittentbindung a.n.k. O32.9
– Hindernis, Geburt O64.9
– kombiniert, Hindernis, Geburt O64.5
– mit Dystokie O64.9
Einstellungsuntersuchung Z02
Einstich, versehentlich, während ärztlicher Maßnahme, mit Komplikation T81.2
Einstülpung, Darm K56.1
Eintagsfieber R50.9
Eintritt
– Kopf, fehlend
-- Betreuung, Schwangere O32.4
-- in Beckeneingang, Hindernis, Geburt O64.8
– Menarche, verzögert N91.0
Eintrübung, Linse, intraokular T85.2
Einwärtsgewendet, Tränenpünktchen H04.5
Einwärtskehrung, Lid H02.0
– kongenital Q10.2
– narbig H02.0
– paralytisch H02.0
– senil H02.0
– spastisch H02.0
Einwärtsschielen H50.0
– alternierend H50.0 ►

E

Einwärtsschielen H50.0 *(Forts.)*
– intermittierend H50.3
– monokular H50.0
Einwirkung, Arzneimittel, Schmerzen, Kopf G44.4
Einzeitig, Abort O06.9
– mit Komplikation O06.8
Einzelepisode
– Depression
–– larviert F32.8
–– psychogen F32.9
–– psychotisch F32.3
––– menopausal F32.3
–– reaktiv F32.8
––– leicht F32.0
––– mittelgradig F32.1
– Psychose, depressiv
–– psychogen F32.3
–– reaktiv F32.3
– Reaktion, depressiv F32.9
Einzelgeborenes, als Entbindungsergebnis Z37.9! *[nur Zusatzkode!]*
Einzelimpfung – s.a. Einzeleinträge der Impfungen Z26.9
Einzelniere Q60.0
– funktionell N27.0
Einziehend, Atmung R06.2
Einziehung, Brustwarze N64.5
Eiprotein
– Allergie T78.1
– Überempfindlichkeit T78.1
Eisen
– Ablagerung J63.4
–– Lunge J63.4
–– mit Pigmentierung L81.8
– Blutwert, abnorm R79.0
– Mangel E61.1
–– mit Anämie D50.9
––– bei Schwangerschaft O99.0
––– durch Eisenresorption, vermindert D50.8
––– eisenrefraktär D50.8
––– nach Blutverlust D50.0
– Speicherkrankheit E83.1
– Speicherung
–– Gehirn, bei Neurodegeneration, Typ 1 G23.0
–– mit Anämie, hypochrom D64.3
– Staublunge J63.4
– Störung, Pigmentation L81.8
– Stoffwechselstörung E83.1
– Vergiftung T45.4
Eisenbahnkrankheit T75.3
Eisenhart, Thyreoiditis E06.5
Eisenlunge J63.4
Eisenmangelsyndrom D50.9
Eisenmenger-Komplex I27.8
Eisenmenger-Syndrom I27.8
Eisenrefraktär, Anämie, durch Mangel, Eisen D50.8
Eisenresorption, vermindert, mit Anämie, durch Mangel, Eisen D50.8
Eisenüberladung
– afrikanisch E83.1
– hepatisch, bei Anämie, mikrozytär D50.8
Eisenverbindungen, Vergiftung T45.4
Eisenverwertung, Störung E83.1
Eiter, im
– Stuhl R19.5
– Urin N39.0
Eiterausschlag L01.0
Eiterbeule L02.9
Eiterflechte L01.0
Eiterherd L02.9
Eiterpickel L08.9
Eiterung
– Becken
–– männlich K65.09
–– weiblich N73.9
– Darm K63.0
– Felsenbein H70.2
–– akut H70.2
– Finger L02.4
– Fistel L98.8
– Gallenblase, akut K81.0
– Gehirn G06.0
– Gehörgang H60.3
–– äußerer a.n.k. H60.3
– Gelenk M00.99
– Haut L08.0
– intrakraniell G06.0
– Keilbeinhöhle J32.3
– Kieferhöhle J32.0
– Knochen M86.99
– Labyrinth H83.0
– Lippe K13.0
– Mamma N61
–– gestationsbedingt O91.10
–– postpartal O91.10
–– puerperal O91.10
– Mandel J03.9
– Mittelohr H66.4
– Muskel M60.09
– Nagelbett
–– Finger L03.01
–– Zehe L03.02
– Nasenhöhle, chronisch J32.9
– Nasennebenhöhle, chronisch J32.9
– Oberkiefer K10.20
– Ohr
–– äußeres a.n.k. H60.3
–– inneres H83.0
– Pankreas, akut K85.91
– perikraniell M86.88
– Periost, dental K10.3
– Pyramidenspalt, akut H70.2
– Pyramidenspitze H70.2
– Schilddrüse E06.0
– Siebbeinhöhle J32.2
– Sinus, chronisch J32.9
– Speicheldrüse K11.2
– Speicheldrüsengang K11.2
– Thymus E32.1 ►

Eiterung *(Forts.)*
– Tonsille J03.9
–– chronisch J35.0
– Tränenapparat H04.3
– Tuba uterina N70.9
– Uterus N71.9
– Zehe L02.4
Eitervergiftung A41.9
Eitrig – s. Art der Krankheit
Eiweiß
– Ausscheidung, im Urin R80
– Intoleranz, mit Malabsorption K90.4
– Mangel E46
–– mit Anämie D53.0
– Mangelernährung E46
–– mit Verzögerung, Entwicklung E45
– Schock, durch Vakzination T80.6
Eiweißverlustsyndrom, enteral K92.8
Eizell-Entnahme Z31.2
– zur In-vitro-Fertilisation Z31.2
Eizelle
– Implantation Z31.2
– Krankheit O02.0
– Nichtimplantation N97.2
–– mit Infertilität, Frau N97.2
– pathologisch O02.0
Ejaculatio
– deficiens N50.8
– praecox F52.4
– retarda F52.3
Ejakulation
– retrograd F52.8
– Schmerzen, psychogen F52.6
– schmerzhaft N48.8
– Störung F52.8
– verzögert F52.3
Ekbom-Syndrom, Wittmaack- G25.81
EKC [Erythrokeratodermie, Kardiomyopathie]-Syndrom Q82.8 I42.0
Ekchondrom D16.9
Ekchondrose D48.0
Ekchymose R58
– Auge, traumatisch S05.1
– Augenlid, traumatisch S00.1
– beim Neugeborenen P54.5
– Konjunktiva H11.3
– spontan R23.3
EKG
– PQ-Dauer, verkürzt I45.6
– Überleitungszeit, verkürzt I45.6
Ekkrin
– Adenom, papillär D23.9
– Krankheit, Schweißdrüse L74.9
– Ostiumnaevus, porokeratotisch Q82.5
– Spiradenom – s.a. Neubildung, Haut, gutartig D23.9
– Zylindrom, dermal D23.9
Eklampsie O15.9
– bei
–– Geburt O15.1
–– Schwangerschaft O15.0 ►
Eklampsie O15.9 *(Forts.)*
– im Wochenbett O15.2
– Komplikation, Entbindung O15.1
– mit
–– Delirium O15.9
–– Hypertonie
––– schwangerschaftsinduziert a.n.k. O15.9
––– vorher bestehend a.n.k. O15.9
–– Konvulsionen O15.9
–– Schnittentbindung O15.0
– Mutter, mit Schädigung, Fetus/Neugeborenes P00.0
– postpartal O15.2
– urämisch N19
Eklamptisch
– Hypertonie, bei Schwangerschaft, bereits vorher bestehend O15.9
– Koma O15.9
– Toxikose O15.9
– Urämie, bei Schwangerschaft O15.0
Ekstrophia splanchnica Q43.8
Ekstrophie
– Bauchorgane Q45.8
– Harnblase Q64.1
– Kloake Q43.8
– Uterus, nach Geburt N81.4
Ektasie
– anuloaortal I71.01
– Aorta I71.9
–– rupturiert I71.8
– Arterie I72.9
– Bronchi-, angeboren Q33.4
– Bronchus J47
– Chyl- I89.8
– Ductus lactiferi N60.4
– Gefäß I99
– Hornhaut H18.7
– Kapillar-, Retina H35.0
– Kapillargefäß I78.8
– Kerato- H18.7
– Kornea H18.7
– Lymphangi- I89.09
–– postinfektiös I89.09
–– pulmonal, zystisch, kongenital Q33.8
–– Skrotum I89.09† N51.8*
– Magen K31.88
– Milchgang N60.4
– Niere N28.88
– Nierenbecken N28.88
– Ösophagus K22.88
– Phleb-, angeboren Q27.4
– Plexus pampiniformis I78.8
– Pulmonalarterie I28.8
– Sklera H15.8
– Tubulo-, präkaliziell Q61.5
– Ureter N28.88
– vaskulär, gastral, antral
–– Duodenum
––– mit Blutung K31.82
––– ohne Angabe einer Blutung K31.81 ►

E

Ektasie *(Forts.)*
~ vaskulär, gastral, antral *(Forts.)*
-- Magen
--- mit Blutung K31.82
--- ohne Angabe einer Blutung K31.81
- Vene I83.9
-- After K64.9
- Vorhofohr
-- links Q20.8
-- rechts Q20.8
Ektodermal
- Anomalie Q82.9
- Deformität, angeboren Q82.9
- Dysplasie Q82.4
-- anhidrotisch Q82.4
--- mit Immundefekt Q82.4
--- X-chromosomal Q82.4
-- bei Ataxie, zerebellär G11.1
-- hidrotisch Q82.8
--- Typ
---- Christianson-Fourie Q82.8
---- Halal Q82.8
-- hypohidrotisch Q82.4
--- mit Immundefekt Q82.4
--- X-chromosomal Q82.4
-- mit
--- Minderung, Intelligenz, und Fehlbildung, Zentralnervensystem Q87.8
--- natalen Zähnen, Typ Turnpenny Q82.8
-- tricho-odonto-onychaler Typ Q82.8
-- und Lippen-Kiefer-Gaumenspalte, bei Kontraktur Q87.8
- Dysplasie-Blindheit-Syndrom Q87.8
- Dysplasie-Syndaktylie-Syndrom
-- 1 Q82.8
-- 2 Q82.8
Ektodermaldysplasie-Kleinwuchs-Syndrom Q82.8 E34.3
Ektodermalsyndrom a.n.k. Q82.8
Ektodermosis erosiva pluriorificialis L51.1
Ektokardie Q24.8
Ektop
- Schwangerschaft O00.9
- Tachykardie
-- atrial I47.1
-- junktional I47.1
- Tumor, Aldosteron-produzierend D48.9 E26.0
Ektopia
- pupillae, erworben H21.5
- testis Q53.0
-- beidseitig Q53.0
-- einseitig Q53.0
Ektopie
- Anus Q43.5
- Baucheingeweide Q45.8
-- durch Defekt, Bauchwand, vordere Q79.5
- Endometrium N80.9
- Gehirn Q04.8
- Harnblase Q64.1
- Herz Q24.8
- Hoden Q53.0 ►
Ektopie *(Forts.)*
- Linse Q12.1
-- und Myopie, bei Blepharoptose Q15.8
- Magenschleimhaut Q40.2
- Mammagewebe Q83.88
- Niere Q63.2
- Nierenbecken Q63.2
- Pankreas Q45.3
- Portio N86
-- angeboren Q51.8
-- chronisch N86
-- mit Blutung, atypisch N86
- Pupille Q13.2
-- kongenital Q13.2
- Schilddrüse E03.1
- Ureter Q62.6
- Uretermündung Q62.6
- zerebral Q04.8
Ektopisch
- Gewebe, Lunge, angeboren Q33.5
- Graviditas abdominalis O00.0
- Hormonsekretion a.n.k. E34.2
- Hyperinsulinismus E16.1
- Knochen, in Lunge Q33.5
- Knorpel, in Lunge Q33.5
- Rhythmus I49.8
- Schilddrüsengewebe, mit Hyperthyreose E05.3
- Schwangerschaft O00.9
-- in der Eigenanamnese Z87.5
-- rupturiert O00.9
- Systolen I49.4
- Tumor, ACTH[Adrenocorticotropes Hormon]-bildend, mit Cushing-Syndrom E24.3
- Zyste, Endometrium N80.9
Ektoprothese
- Anpassung Z44.9
- Handhabung Z44.9
Ektozervix, Karzinom C53.1
Ektrodaktylie Q73.8
- bei Aplasie
-- Fibula Q73.8
-- Tibia Q73.8
- Finger Q71.8
- Zehe Q72.8
Ektrodaktylie-Polydaktylie-Syndrom Q73.8 Q69.9
Ektromelie Q73.8
- Extremität Q73.8
-- obere Q71.9
-- untere Q72.9
Ektropion H02.1
- isoliert, kongenital Q10.1
- uveae, kongenital Q10.1
Ektropium H02.1
- anal K62.2
- angeboren Q10.1
- Augenlid H02.1
- bei
-- Endozervizitis N72
-- Exozervizitis N72
-- Zervizitis N72 ►

Ektropium H02.1 *(Forts.)*
– Cervix uteri N86
– Erosion, Cervix uteri N86
– Iris H21.8
– Lippe
–– angeboren Q38.0
–– erworben K13.0
– mechanisch H02.1
– nach Trauma H02.1
– Narbe H02.1
– paralytisch H02.1
– senil H02.1
– spasticum H02.1
– Urethra N36.8
– urethrae N36.3
– Uvea H21.8
Ekzem – s.a. Ekzema L30.9
– akut L30.9
–– durch Ultraviolettstrahlung L56.8
– allergisch L23.9
–– infantil L20.8
–– intrinsisch L20.8
– anal L30.9
– anogenital L30.9
– atopisch L20.9
–– Fuß L20.8
–– generalisiert L20.9
–– Gesicht L20.8
–– Hand L20.8
–– impetiginisiert L20.9
–– Kopfhaut L20.8
– Augenlid H01.1
– ausgedehnt L30.9
– Austrocknungs- L30.8
– Axilla L30.9
– Bäcker- L25.4
–– allergisch L23.6
–– toxisch L24.6
– bakteriell L30.3
– bei
–– Gicht M10.99† L99.8*
–– Soor B37.2
– beim Kind
–– akut L20.8
–– chronisch L20.8
– Berufs- L25.9
–– durch
––– Arzneimittel L24.4
––– Chemikalie L24.5
––– Detergenzien L24.0
––– Fett L24.1
––– Nahrungsmittel L24.6
––– Pflanzen L24.7
– chronisch L30.9
– chronisch-rezidivierend L30.9
– degenerativ L30.8
– durch
–– Arzneimittel L27.0
–– Bestrahlung L59.8
–– Candida B37.2
–– Chemikalie L25.3 ►

Ekzem – s.a. Ekzema L30.9 *(Forts.)*
– durch *(Forts.)*
–– Detergenzien L24.0
–– Fett L24.1
–– Heftpflaster L23.1
–– Hitze L59.0
–– Infrarotstrahlen L59.8
–– Kontakt L25.9
–– Lösungsmittel, organisch L24.2
–– Nahrungsmittel, aufgenommen L27.2
–– Pflanzen L25.5
–– Seife L24.0
–– Waschmittel L24.0
– dyshidrotisch L30.1
– endogen L20.9
–– impetiginisiert L20.9
–– infantil L20.8
– entzündlich L30.9
– erythematös L30.9
– Exsikkations- L30.8
– Finger, dyshidrotisch L30.1
– Fuß, dyshidrosiform L30.1
– Fußsohle L30.9
– Gehörgang H60.5
– generalisiert L30.9
– genital L30.9
– Gesicht L30.9
– Hand L30.9
–– dyshidrosiform L30.1
–– und Fuß, dyshidrosiform L30.1
– Haut L30.9
– hyperkeratotisch L30.8
– hypostatisch I83.1
– ichthyosiform L30.8
– impetiginös L01.0
– intertriginös L30.4
–– infektiös L30.4
– intrinsisch L20.8
– Irritation L30.4
– Kontakt-
–– durch
––– Arzneimittel L25.1
––– Chemikalie L25.3
––– Fett L24.1
––– Nahrungsmittel L25.4
––– Öl L24.1
––– Pflanzen L25.5
–– toxisch L24.9
– Kopf L30.9
–– seborrhoid L21.0
– Leck- L30.9
– Lidrand H01.1
– mikrobiell L30.3
– mit Allergie L23.9
– mykotisch B36.9
– Nabel L20.8
–– beim Kind L20.8
– Nässe- L30.8
– nässend L30.8
– Naseneingang L30.9
– nummulär L30.0 ►

Ekzem – s.a. Ekzema L30.9 *(Forts.)*
– Ohr H60.5
–– äußeres H60.5
– Ohrmuschel H60.5
– papulös L30.8
– perianal L30.9
– perioral L71.0
–– superinfiziert L30.3
– photoallergisch L56.8
– Pilz- B36.9
– postskabiös, bei Skabies B86
– pruriginös L30.8
– rezidivierend L30.9
– Scheuer- L30.4
– seborrhoisch L21.9
–– beim Kind L21.1
– sebostatisch L30.8
– Skrotum L30.9
– squamös L30.9
– Stauungs- I83.1
– superinfiziert L30.3
– toxisch L24.9
– traumatisch L30.4
– trocken L30.8
– tylotisch L30.3
–– rhagadiform L30.3
– und
–– Dermatitis, mit Rhagade L30.8
–– Thrombozytopenie, bei Immundefekt D82.0
– Unterschenkel L30.9
– Vagina L30.9
– varikös I83.1
– vesikulös L30.8
– Vulva N76.88
–– pustulös N76.88
– Wange L30.9
Ekzema L30.9
– crurum L30.9
– fissum L30.9
– flexurarum a.n.k. L20.8
–– infantum L20.8
– herpeticatum B00.0
–– Kaposi B00.0
– infantum L20.8
– intertriginosum a.n.k. L30.4
–– infantil L21.1
– lichenificatum a.n.k. L28.0
– marginatum B35.6
– pustulosum L30.3
– rubrum L30.9
– scabiosum B86
– vaccinatum, durch Schutzimpfung T88.1
Ekzematid L30.2
Ekzematisiert
– Mykose B36.9
– Psoriasis L40.8
– Skabies B86
Ekzematös
– Dermatitis a.n.k. L30.9
–– Augenlid H01.1
–– infektiös L21.9 ►
Ekzematös *(Forts.)*
– Otitis externa, akut H60.5
– Störung, psychogen F45.8
– Tinea manuum B35.2
Ekzematoid – s.a. Ekzematid L30.2
– Dermatitis L30.3
– Exsikkations- L30.8
– seborrhoisch L21.9
Elastisch, Haut Q82.8
– angeboren Q82.8
– erworben L57.4
Elastoderma L98.8
Elastofibrom D21.9
Elastofibroma dorsi D21.6
Elastoidosis
– cutanea L57.4
– senilis L57.4
Elastolyse
– dermal, papillär, Pseudoxanthoma elasticum-ähnlich L90.8
– mediodermal L90.8
Elastom, juvenil Q82.8
Elastoma Q82.8
– Lutz-Miescher- L87.2
– perforierend L87.2
Elastomyofibrose I42.4
Elastose
– aktinisch a.n.k. L57.4
–– senil L57.4
– durch Sonnenbestrahlung a.n.k. L57.8
– fokal, linear L94.8
Elastosis
– atrophicans senilis L57.4
– perforans serpiginosa L87.2
– senilis L57.4
Elefantiasis – s.a. Elephantiasis I89.09
Elektiv
– Agalaktie O92.50
– Mutismus F94.0
–– bei Anpassungsreaktion F94.0
– Operation Z41.9
– Schnittentbindung, Geburt O82
Elektrisch
– Aktivität, pulslos R00.3
– Strom
–– mit
––– Auswirkungen, nichttödlich T75.4
––– Schaden, nichttödlich T75.4
–– Schaden T75.4
Elektrizität
– Schlag T75.4
– Schock T75.4
Elektroenzephalogramm, abnorm R94.0
Elektrokardiogramm, abnorm R94.3
Elektrolyte
– Entgleisung E87.8
– Mangel E87.8
– Störung E87.8
–– bei Hyperemesis gravidarum O21.1
–– mit Flüssigkeitsstörung E87.8
–– transitorisch, beim Neugeborenen P74.4 ►

Elektrolyte *(Forts.)*
– Stoffwechselstörung E87.8
Elektrolythaushalt
– abnorm E87.8
– Gleichgewicht, gestört E87.8
– Störung E87.8
–– bei
––– Abort, ärztlich, misslungen O07.3
––– Hyperemesis gravidarum, Beginn vor Beendigung der 20. Schwangerschaftswoche O21.1
–– Komplikation, bei Abort, misslungen O07.8
– und Wasserhaushalt, Störung, beim Neugeborenen P74.4
Elektromyogramm [EMG], abnorm R94.1
Elektronentransport, Störung, durch Mangel
– Flavoprotein E71.3
– Flavoprotein-Ubiquinon-Oxidoreduktase E71.3
Elektronisch
– Blasenstimulator, mit Komplikation T83.9
– Harnblasenstimulator
–– Entzündung T83.5
–– Infektion T83.5
– Herzstimulator, mit Komplikation T82.9
Elektrookulogramm [EOG], abnorm R94.1
Elektrophysiologisch, Untersuchung, intrakardial, abnorm R94.3
Elektroretinogramm [ERG], abnorm R94.1
Elektroschock T75.4
Elektroschocktherapie, mit Komplikation a.n.k. T88.9
Elektrosensibilität Z58
Elephantiasis I89.09
– Augenlid H02.8
– congenita hereditaria Q82.09
– durch
–– Brugia timori B74.2
–– Wuchereria malayi B74.1
– Extremität
–– obere I89.02
–– untere I89.02
– glandulär I89.05
– hereditär, angeboren Q82.09
– Hoden I89.05
– italica E52
– lymphangiektatisch I89.09
– nach
–– chirurgischem Eingriff I97.88
–– Mastektomie I97.22
– nicht durch Filarien I89.09
– Ohrmuschel Q17.8
– Penis I89.05
– Skrotum I89.05† N51.8*
– teleangiectodes I89.09
– Vulva N90.8
Elevatio uteri N85.4
Elimination, transepidermal, Störung L87.9
Elle
– Fraktur S52.20
– Karzinom C79.5
– Sarkom C40.0

Ellenbeuge, Abszess L02.4
Ellenbogen
– Abszess L02.4
– Ankylose M24.62
– Anomalie Q74.0
– Binnenschädigung, rezidivierend M24.92
– Bursitis a.n.k. M70.3
– Deformität, angeboren Q68.8
– Dislokation S53.10
–– angeboren Q68.8
––– beidseitig Q68.8
––– einseitig Q68.8
–– habituell M24.42
–– kongenital Q68.8
– Distorsion S53.40
– Epikondylitis M77.8
– Fraktur S52.00
–– suprakondylär S42.41
– Golf- M77.0
– Haut und Unterhaut, Nekrose a.n.k. R02.01
– innerer, Schädigung M24.92
– Luxation S53.10
–– angeboren Q68.8
–– habituell M24.42
– Melanom, maligne C43.6
– Prellung S50.0
– Ruptur, Meniskus, alt M24.12
– Schädigung, rezidivierend M24.92
– Schmerzen, nicht operationsbedingt M79.62
– Schürfwunde S50.81
– Tennis- M77.1
– Tenosynovitis M65.92
– Tuberkulose A18.0† M01.12*
– und Unterarm, Verletzung, multipel S59.7
– Verätzung
–– 1. Grades T22.51
–– 2. Grades T22.61
–– 3. Grades T22.71
–– Grad
––– 2a T22.61
––– 2b T22.91
– Verbrennung
–– 1. Grades T22.11
–– 2. Grades T22.21
–– 3. Grades T22.31
–– Grad
––– 2a T22.21
––– 2b T22.81
– Verletzung S59.9
–– oberflächlich S50.9
––– multipel S50.7
– Verstauchung S53.40
– Wunde, offen S51.0
– Zerquetschung S57.0
– Zerrung S53.40
Ellenbogengelenk
– Arthritis M13.12
– Arthrose M19.92
– Binnenschädigung M24.92
– Bursitis M70.2
– Deformität, erworben M21.92 ►

Ellenbogengelenk *(Forts.)*
– Degeneration, Gelenkknorpel a.n.k. M24.12
– Empyem M00.92
– Endoprothese, Komplikation, mechanisch T84.01
– Komplikation, mechanisch, durch Osteosynthesevorrichtung, intern T84.11
– Steifheit M25.62
– Ulkus, dekubital L89.91
– Verrenkung S53.10
Ellenbogenregion, Enthesiopathie M77.8
Ellenbogenseitenband, Riss, ulnar S53.3
Elliptozyten, Anämie D58.1
Elliptozytose D58.1
– angeboren D58.1
– bei Erbanlage, für
–– Hämoglobin C D58.1
–– Sichelzellen D57.8
– durch Sichelzellenkrankheit D57.8
– Hämoglobin- D58.1
– hereditär D58.1
Ellis-van-Creveld-Syndrom Q77.6
Ellis-Yale-Winter-Syndrom Q87.8
Ellison-Syndrom, Zollinger- E16.4
Elongatio
– cervici uteri N88.4
– colli uteri N88.4
Elongation
– bei Hypertrophie
–– Cervix uteri N88.4
–– Gebärmutterhals N88.4
– Kreuzband M23.89
– Nierenkelch Q63.8
– Sigma Q43.8
Elschnig-Syndrom Q87.0
Elterlich, Überwachung, ungenügend, Kind Z62
Eltern
– Überprotektion Z62
– Verlust, in der Kindheit Z61
Eltern-Kind-Problem Z61
Emanuel-Syndrom Q92.6
Emanzipationskonflikt Z73
EMARDD [Früh beginnende Myopathie mit Areflexie, Atemnot und Dysphagie] G71.2
Embadomonas [Retortomonas]
– Befall A07.8
– Enteritis A07.8
Emberger-Syndrom D46.7
Embolia cutis medicamentosa T80.1
Embolie I74.9
– Aorta I74.1
– Aorta abdominalis I74.0
– Aorta thoracica I74.1
– Aortenbogen I74.0
– Aortengabel I74.0
– Arm I74.2
–– arteriell I74.2
– Arteria auditiva interna I65.8
– Arteria axillaris I74.2
– Arteria basilaris I65.1
–– mit Infarkt, Gehirn I63.1 ►

Embolie I74.9 *(Forts.)*
– Arteria brachialis I74.2
– Arteria carotis I65.2
–– mit Infarkt, Gehirn I63.1
– Arteria cerebelli, mit Infarkt, Gehirn I63.4
– Arteria cerebri anterior I66.1
–– mit Infarkt, Gehirn I63.4
– Arteria cerebri media I66.0
–– mit Infarkt, Gehirn I63.4
– Arteria cerebri posterior I66.2
–– mit Infarkt, Gehirn I63.4
– Arteria chorioidea I66.8
– Arteria communicans posterior I66.8
– Arteria femoralis I74.3
– Arteria femoralis communis I74.3
– Arteria hypophysealis I66.8
– Arteria iliaca I74.5
– Arteria iliaca externa, arteriell I74.5
– Arteria labyrinthi I65.8
– Arteria mesenterica K55.0
– Arteria mesenterica superior K55.0
– Arteria ophthalmica H34.2
– Arteria pontina I66.8
– Arteria poplitea I74.3
– Arteria radialis, arteriell I74.2
– Arteria renalis N28.0
– Arteria vertebralis I65.0
–– mit Infarkt, Gehirn I63.1
– Arteriae cerebelli I66.3
– Arteriae perforantes, mit Infarkt, Gehirn I63.4
– Arterie
–– extrakraniell, hirnversorgend I65.9
––– mit Infarkt, Gehirn I63.1
–– Extremität
––– obere I74.2
––– untere I74.3
–– intrakraniell, mit Infarkt, Gehirn I63.4
–– peripher a.n.k. I74.4
–– präzerebral I65.9
–– zerebral, mit Infarkt, Gehirn I63.4
– arteriell I74.9
– Atherom- T79.1
– Auge H34.2
– Bauchaorta I74.0
– bei
–– Abort, ärztlich, misslungen O07.2
–– Entbindung O88.28
–– Tumor C80.9
– Bein I80.3
–– arteriell I74.3
– Beinarterie I74.3
– Blutgerinnsel-, bei
–– Entbindung O88.28
–– Schwangerschaft O88.28
– Darmarterie, mit Gangrän K55.0
– Darmvene, mit Gangrän K55.0
– durch
–– Apparat
––– elektronisch, im Harntrakt T83.8
––– Implantat oder Transplantat
–––– gastrointestinal T85.88 ►

Embolie I74.9 *(Forts.)*
~ durch *(Forts.)*
~~ Apparat *(Forts.)*
~~~ Implantat oder Transplantat *(Forts.)*
–––– orthopädisch a.n.k. T84.8
––– Nervensystem, elektronisch T85.81
–– Brustimplantat T85.83
–– Cholesterin T79.1
–– Cholesterinkristall I74.9
––– nach Eingriff T81.7
–– Dialysekatheter T82.8
–– Fruchtwasser O88.1
––– im Wochenbett O88.1
––– Komplikation, Entbindung O88.1
–– Gas T79.0
–– Gefäßprothese T82.8
–– Gelenkprothese T84.8
–– Harnwegskatheter T83.8
–– Herzimplantat T82.8
–– Herzprothese T82.8
–– Herztransplantat T82.8
–– Hornhauttransplantat a.n.k. T85.88
–– Infusionskatheter a.n.k. T82.8
–– innere orthopädische Fixation a.n.k. T84.8
–– intrakraniellen ventrikulären Shunt T85.81
–– Katheter a.n.k. T85.88
––– zur Peritonealdialyse T85.88
–– Luft T79.0
––– bei
–––– Entbindung O88.0
–––– Schwangerschaft O88.0
––– im Wochenbett O88.0
––– in der Gestationsperiode O88.0
––– nach
–––– Infusion T80.0
–––– therapeutischer Injektion T80.0
–––– Transfusion T80.0
––– traumatisch T79.0
–– Orbitaprothese a.n.k. T85.88
–– Spinalkatheter T85.81
– Extremität I74.4
–– obere I74.2
–– untere I80.3
– Extremitätenarterie I74.4
– femoral I74.3
– Fett- T79.1
–– bei Entbindung O88.8
–– Herz I21.9
–– im Wochenbett O88.8
–– in der Schwangerschaft O88.8
–– traumatisch T79.1
– Fuß, arteriell I74.3
– Gehirn I66.9
–– bei
––– Entbindung O88.28
––– Schwangerschaft O88.28
–– im Wochenbett O88.28
– Hirngefäß I66.9
– Hypophyse E23.6
– im Wochenbett O88.28
– in der Schwangerschaft O88.28 ►

Embolie I74.9 *(Forts.)*
– intrakraniell I66.9
– Jugularisvene I82.81
– Kapillar- I78.8
– kardial I21.9
–– ohne nachfolgenden Myokardinfarkt I24.0
– Knochenmark T79.8
– Komplikation
–– bei Einleitung, Abort, misslungen O07.7
–– Entbindung O88.28
– Koronararterie I21.9
–– ohne nachfolgenden Myokardinfarkt I24.0
– Koronarvene I21.9
–– ohne nachfolgenden Myokardinfarkt I24.0
– Lebervene I82.0
– Lunge I26.9
–– arteriell I26.9
–– bei
––– Geburt O88.20
––– Schwangerschaft O88.20
–– fulminant I26.0
–– im Wochenbett O88.20
–– massiv I26.0
–– mit Cor pulmonale, akut I26.0
–– nichtmassiv I26.9
–– ohne Cor pulmonale, akut I26.9
–– postoperativ I26.9
– Lungenarterie I26.9
– Meningen I66.8
– mesenterial K55.0
– Mesenterialarterie K55.0
–– mit Gangrän K55.0
– Mesenterialvene K55.0
–– mit Gangrän K55.0
– Mikro- I82.9
–– Retina H34.2
–– zerebral I63.4
– Milzarterie I74.8
– multipel a.n.k. I74.9
– nach
–– Abort O08.2
–– Extrauteringravidität O08.2
– Niere N28.0
–– massiv
––– bilateral N28.0
––– unilateral N28.0
– Nierenarterie N28.0
– Nierenvene I82.3
– Oberarm, arteriell I74.2
– Oberschenkel, arteriell I74.3
– ophthalmisch H34.2
– paradox a.n.k. I74.9
– Penis N48.8
– peripher, arteriell I74.4
– Pfortader I81
– Pulmonalarterie I26.9
– pyämisch A41.9
–– bei Schwangerschaft O88.3
–– durch
––– Pneumokokken A40.3
–––– mit Pneumonie J13 ►
~~~

Embolie I74.9 *(Forts.)*
~ pyämisch A41.9 *(Forts.)*
~~ durch *(Forts.)*
--- Staphylokokken A41.2
--- Streptokokken A40.9
-- im Wochenbett O88.3
-- nach
--- Abort O08.2
--- Extrauteringravidität O08.2
--- Molenschwangerschaft O08.2
-- während Gestationsperiode O88.3
- Retina H34.2
- Retinaarterie H34.2
- Rückenmark G95.18
-- eitrig G06.1
- Sattel-
-- Aorta I74.0
-- Bifurcatio aortae I74.0
- septisch I74.9
-- bei
--- Entbindung O88.3
--- Schwangerschaft O88.3
-- im Wochenbett O88.3
- Thrombo- I74.9
-- Arterie I74.9
-- im Wochenbett O88.28
-- in der Gestationsperiode O88.28
-- nach Infusion, therapeutischer Injektion oder Transfusion T80.1
- Truncus brachiocephalicus, mit Infarkt, Hirn I63.1
- und Thrombose
-- Arteria iliaca I74.5
-- Bein I80.3
-- Extremitätenarterie I74.4
-- Vena cava I82.2
- unter Ovulationshemmer I74.9
- Unterarm, arteriell I74.2
- Unterschenkel I80.3
-- arteriell I74.3
-- beide I80.3
- Vena cava I82.2
- Vena portae I81
- Vena renalis I82.3
- Vene I82.9
-- Extremität, untere I80.3
-- femoral I80.1
-- hepatisch I82.0
-- intraspinal, nichteitrig G95.18
-- septisch
--- intrakraniell G08
--- intraspinal G08
-- zerebral I67.6
- Venensinus
-- intrakraniell G08
--- nichteitrig I67.6
-- intraspinal G08
--- nichteitrig G95.18
-- septisch
--- intrakraniell G08
--- intraspinal G08 ▶

Embolie I74.9 *(Forts.)*
- Zerebralarterie I66.9
Embolieangst, Thrombo- F45.2
Embolisch
- Abszess L02.9
-- Gehirn G06.0
-- Rückenmark G06.1
-- zerebral G06.0
- Apoplexie I63.4
-- Arterie
--- hirnversorgend, extrakraniell I63.1
--- intrakraniell I63.4
- Endarteriitis I74.9
- Enzephalomalazie I63.4
- Hemiplegie, als aktuelles Ereignis I63.4 G81.9
- Herdenzephalitis G04.2
- Infarkt I74.9
-- Gehirn I63.4
-- Kleinhirn I63.4
-- Lunge I26.9
-- Milz I74.8
-- Rückenmark, akut G95.18
- Krankheit, zerebrovaskulär I66.9
- Monoplegie, als aktuelles Ereignis I63.4 G83.3
- Paralyse I63.4
- Pneumonie I26.9† J17.8*
- Tetraplegie, als aktuelles Ereignis I63.4 G82.52
- Verschluss I74.9
-- Arterie, peripher I74.4
Embryofetal, Hydantoin-Syndrom Q86.1
Embryofetopathie
- durch
-- Isotretinoin Q86.88
-- Kokain Q86.88
-- Methimazol Q86.88
-- Röteln P35.0
-- Zytomegalievirus P35.1
Embryom
- Hoden C62.9
-- deszendiert C62.1
-- nichtdeszendiert C62.0
- Leber C22.0
- Niere C64
- Poly- C80.9
Embryonal
- Adenokarzinom C80.9
- Adenom D36.9
- Adenorhabdomyosarkom, Niere C64
- Adenosarkom, Niere [Wilms-Tumor] C64
- Cataracta nuclearis Q12.0
- Hepatom C22.0
- Karzinom C80.9
-- außerhalb ZNS C80.9
-- Leber C22.7
-- Zentralnervensystem C72.9
- Katarakt Q12.0
- Liposarkom C49.9
- Mischtumor, Leber, bösartig C22.0
- Nephroblastom C64
- Rhabdomyosarkom C49.9 ▶

Embryonal *(Forts.)*
– Sarkom C49.9
–– Leber C22.4
– Teratom C80.9
–– Leber C22.7
–– Ovar, unreifzellig, maligne C56
– Tumor D48.9
–– Gewebe, neuroepithelial C72.9
–– Keimzellen C80.9
–– Leber C22.7
– Zyste
–– Cervix uteri Q51.6
–– Hymen Q52.4
–– Ligamentum latum uteri Q50.5
–– Tuba uterina Q50.4
–– Uterus Q51.8
–– Vagina Q52.4
Embryopathia rubeolaris P35.0
Embryopathie Q86.88
– diabetisch P70.1
– durch
–– äußere Ursache a.n.k. Q86.88
–– Alkohol Q86.0
––– mit Dysmorphie Q86.0
–– Aminopterin Q86.88
–– Antiepileptika Q86.1
–– Cumarine Q86.2
–– Hydantoin Q86.1
–– Indometacin Q86.88
–– Mycophenolat-Mofetil Q86.88
–– Parvovirus P35.8
–– Phenobarbital Q86.88
–– Retinoid Q86.88
–– Röteln P35.0
–– Thalidomid Q86.80
–– Toluol Q86.88
–– Valproat Q86.88
–– Virus P35.9
–– Vitamin K-Antagonisten Q86.2
–– Warfarin Q86.2
– Phenylalanin E70.1
Embryotoxon Q13.4
– posterius Q13.4
Embryotransfer Z31.2
– intratubar Z31.2
– intrauterin Z31.2
– transvaginal Z31.2
– tubar Z31.2
Emerinopathie G71.0
Emery-Dreifuss-Dystrophie, muskulär G71.0
Emery-Dreifuss-Muskeldystrophie G71.0
– X-chromosomal G71.0
Emery-Nelson-Syndrom Q87.8
Emesis R11
– gravidarum O21.9
Emetika, Vergiftung T47.7
Eminentia intercondylaris, Tibia, Fraktur S82.18
Emmet-Riss O71.3
Emotion, und Sozialverhalten, Störung, kombiniert F92.9
Emotional
– bedingt, Störung, Schlaf F51.9
– Beeinträchtigung, mit Anpassungsstörung, sozial F43.2
– Belastung, mit Verwirrtheit, reaktiv F44.88
– Blindheit F44.6
– instabil, Persönlichkeit F60.30
– Instabilität, übermäßig F60.30
– Krise F43.2
–– bei
––– Anpassungsstörung F43.2
––– Belastungsreaktion, akut F43.0
–– spezifisch, im
––– Jugendalter F93.8
––– Kindesalter F93.8
– labil, Störung, organisch F06.6
– Labilität R45.8
– Misshandlung, beim Kind T74.9
– Polyglobulie D75.1
– Schmerzen, Kopf F45.40
– Schock R45.7
– Schwerhörigkeit F44.6
– Störung F39
–– anhaltend F34.9
–– bei
––– Belastungsreaktion, akut F43.0
––– Störung, Sozialverhalten F92.8
–––– im Kindesalter F92.8
–– Identität, mit Überängstlichkeit, im Kindesalter F93.8
–– im Jugendalter F98.9
–– mit
––– Ängstlichkeit, sozial, im Kindesalter F93.2
––– Trennungsangst, im Kindesalter F93.0
–– Persönlichkeit, instabil, Typ, impulsiv F60.30
–– spezifisch, im Kindesalter F93.9
––– mit
–––– Angst F93.8
–––– Geschwisterrivalität F93.3
–– Verhalten, im Kindes- und Jugendalter F98.9
– Stress R45.7
–– mit Erregung, reaktiv F30.8
– Symptomatik, bei
–– Anpassungsstörung F43.2
–– Störung, Sozialverhalten F92.8
– Taubheit F44.6
– Unausgeglichenheit F60.30
– Vernachlässigung, in der Kindheit Z62
– Zuwendung, Verlust a.n.k. Z65
–– beim Kleinkind T74.3
Emotionalität, pathologisch F60.30
Empfängnisverhütung Z30.9
Empfindlich, Dentin K03.8
Empfindlichkeit
– Arzneimittel, gesteigert T88.7
– Blendungs-, pathologisch H53.1
– Lärm-, Gehör H93.2
– Schmerz-, gesteigert R20.8
– Störung, Haut R20.8
Empfindung
– akustisch, abnorm a.n.k. H93.2 ►

Empfindung *(Forts.)*
– Hitze-, Fehlen R20.8
– Kälte-, Fehlen R20.8
– Störung
–– dissoziativ F44.6
–– psychogen F44.6
Emphysem J43.9
– Alters- J43.9
–– bei Bronchitis J44.89
– Asthma-, bei Bronchitis J44.89
– atrophisch J43.9
– Augenlid H02.8
–– nach chirurgischem Eingriff T81.8
–– traumatisch T79.7
– bei Obstruktion, Atemwege J43.9
– Bindegewebe
–– nach chirurgischem Eingriff T81.8
–– traumatisch T79.7
– bullös J43.9
– chronisch J43.9
–– durch Einatmen, Substanz, chemisch J68.4
– diffus, durch Einatmen, Substanz, chemisch J68.4
– durch
–– Chemikalie J68.4
–– Einatmen, Substanz, chemisch J68.4
–– Gas J68.4
–– Rauch J68.4
– einseitig J43.0
– Glasbläser- J43.9
– im Alter J43.9
– interlobulär J43.9
– interstitiell J98.2
–– angeboren P25.0
–– beim Neugeborenen P25.0
– kombiniert, mit Fibrose, pulmonal J84.10 J43.9
– kompensatorisch J98.3
– Konjunktiva H11.8
– lobär, kongenital Q33.8
– Lunge J43.9
–– bei Bronchitis J44.89
–– bullös J43.9
–– chronisch J43.9
–– nichtobstruktiv J43.9
– mediastinal J98.2
–– beim Fetus/Neugeborenen P25.2
– nach chirurgischem Eingriff T81.8
– Narbe L90.5
– obstruktiv J43.9
– Orbita H05.8
– panazinös J43.1
– panlobulär J43.1
– pulmonal J43.9
– senil J43.9
– subkutan, nach chirurgischem Eingriff T81.8
– Thorax J43.9
– traumatisch, subkutan T79.7
– tuberkulös A16.2
– unilateral J43.0 ►

Emphysem J43.9 *(Forts.)*
– Unterhautzellgewebe
–– nach chirurgischem Eingriff T81.8
–– traumatisch T79.7
– vesikulär J43.9
– zentrilobulär J43.2
Emphysemasthma J43.9
Emphysematös
– Bronchitis, chronisch J44.89
–– mit
––– Exazerbation, akut J44.19
––– Infektion, Atemwege, untere, akut J44.09
– Cholezystitis, akut K81.0
–– ohne Gallenstein K81.0
Emphysembläschen J43.9
Emphysembronchitis J44.89
– bullös J44.89
– chronisch J44.89
–– mit
––– Exazerbation, akut J44.19
––– Infektion, akut, Atemwege, untere J44.09
– chronisch-obstruktiv J44.89
– exazerbiert J44.19
– mit Infektexazerbation J44.19
– obstruktiv J44.89
–– mit Exazerbation J44.19
– spastisch J44.89
Empty nest syndrome Z60
Empty-Sella-Syndrom, mit Funktionsstörung, Hypophyse E23.0
Empyem J86.9
– Antrum, chronisch J32.0
– Bartholin- N75.1
– doppelseitig J86.9
– Ellenbogengelenk M00.92
– extradural G06.2
– Gallenblase K81.0
–– ohne Gallenstein K81.0
– Gehirn G06.0
– Gelenk M00.99
– Großzehengrundgelenk M00.97
– Keilbeinhöhle J32.3
–– akut J01.3
–– chronisch J32.3
– Kieferhöhle J32.0
–– akut J01.0
–– chronisch J32.0
– Kniegelenk M00.96
– Nasennebenhöhle J32.9
–– akut J01.9
––– komplett J01.4
–– chronisch J32.9
– Oberbauch K65.09
– Pleura J86.9
–– mit Fistel J86.0
–– tuberkulös A16.5
– Rippenfell J86.9
– Samenblase N49.0
– Schultergelenk M00.91
– Siebbeinhöhle J32.2
–– akut J01.2 ►

Empyem J86.9 *(Forts.)*
~ Siebbeinhöhle J32.2 *(Forts.)*
–– chronisch J32.2
– Sprunggelenk M00.97
– Stirnhöhle J32.1
–– akut J01.1
–– chronisch J32.1
– subarachnoidal G06.2
– subdural G06.2
–– epidural G06.2
– supradiaphragmal J86.9
– Thorax J86.9
– tuberkulös A16.5
–– bakteriologisch oder histologisch gesichert A15.6
– Ureter N28.88
– ventrikulär G06.0
– Warzenfortsatz H70.0
–– akut H70.0
– zerebral G06.0
En plaques, Parapsoriasis L41.8
– großfleckig L41.4
– kleinfleckig L41.3
En-plaques-Sklerodermie L94.0
Enanthem, viral B09
Enaural, Hernia cerebri Q01.8
Encephalitis – s.a. Enzephalitis G04.9
– Eastern-Equine- A83.2
– periaxialis G37.0
–– concentrica G37.5
–– diffusa G37.0
– saturnina T56.0† G05.8*
– Western-Equine- A83.1
Encephalomalacia alba I63.9
Encephalomyelitis G04.9
– disseminata G35.9
– periaxialis sclerotica disseminata G35.9
Encephalopathia G93.4
– acuta G93.4
– hepatica K72.9 K72.79!
– hyperbilirubinaemica
–– beim Neugeborenen P57.9
––– durch Isoimmunisierung P57.0
–– durch Isoimmunisierung P57.0
– hypertensiva I67.4
– saturnina T56.0
Enchondral
– Dysostose E76.0
– Knochenwachstum, Retardierung M89.29
Enchondrom, multipel, angeboren Q78.4
Enchondroma malignum C41.9
Enchondromatose Q78.4
– kartilaginär Q78.4
– multipel Q78.4
– Spondylo- Q77.7
Endangiitis I73.1
– obliterans I73.1
– Von-Winiwarter-Buerger- I73.1
Endangiopathia obliterans placentae O43.8
Endarteriitis I77.6
– bakteriell I77.6 ►

Endarteriitis I77.6 *(Forts.)*
– deformans I70.9
– embolisch I74.9
– Gehirn I67.7
–– syphilitisch A52.0† I68.1*
– infektiös I77.6
– obliterans I70.9
–– pulmonal I28.8
–– syphilitisch, Hirngefäß A52.0† I68.1*
– retinae H35.0
– senil I70.9
– septisch I77.6
– subakut I77.6
– syphilitisch A52.0† I79.8*
–– konnatal A50.5† I79.8*
– tuberkulös A18.8† I79.8*
– Von-Winiwarter-Buerger- I73.1
– zerebral I67.7
– zerebrospinal I67.7
Enddarm, Reizung K62.8
Enddiastolisch, Druck, linksventrikulär, Erhöhung, pathologisch R94.3
Endemisch
– Balkannephritis N15.0
– Balkannephropathie N15.0
– Bazillokokkie [Brucellose] A23.9
– Diarrhoe A09.0
– Enzephalitis A86
– Erythem E52
– Fleckfieber A75.0
– Funikulitis N49.1
–– tuberkulös A18.1† N51.8*
– Knotenstruma, nichttoxisch E01.1
– Kretinismus E00.9
–– gemischter Typ E00.2
–– hypothyreot E00.1
–– myxödematöser Typ E00.1
–– neurologischer Typ E00.0
– Kropf E01.2
–– adenomatös E01.1
–– durch Mangel, Jod E01.2
–– mehrknotig E01.1
–– nodulär E01.1
–– zystisch E01.1
– Nephropathie, chronisch N15.0
– Neuritis E51.1† G63.4*
– Poliomyelitis A80.9
– Polyneuritis E51.1† G63.4*
– Schilddrüse, zystisch, adenomatös E01.1
– Struma E01.2
–– diffusa E01.0
–– hyperplastisch E01.2
–– kolloid E01.0
–– nodosa simplex E01.1
–– parenchymatös E01.2
–– simplex E01.2
– Vergrößerung, Schilddrüse E01.2
Endobronchitis J40
Endocarditis I38
– lenta I33.0
–– akut I33.0 ►

Endocarditis I38 *(Forts.)*
~ lenta I33.0 *(Forts.)*
-- subakut I33.0
- maligna I33.0
- parietalis fibroplastica (Löffler) I42.3
-- mit Hypereosinophilie I42.3
- ulceropolyposa I33.0
- ulcerosa I33.0
-- akut I33.0
-- subakut I33.0
Endogen
- Asthma J45.19
- Asthma bronchiale, nichtallergisch J45.19
- Bronchitis, asthmatisch J45.19
- Bronchopneumonie, durch Lipide J84.80
- Crusta lactea L20.8
- Depression F33.2
-- ohne Symptome, psychotisch F33.2
-- reaktiv, ohne Symptome, psychotisch F33.2
-- rezidivierend, ohne Symptome, psychotisch F33.2
- Ekzem L20.9
-- impetiginisiert L20.9
-- infantil L20.8
- Fettsucht E66.89
- Hyperglyzidämie, bei Hypercholesterinämie E78.2
- Hypertriglyzeridämie E78.1
-- bei Hypercholesterinämie E78.2
- Iridozyklitis H20.0
- Magersucht F50.08
- Manie, monopolar F30.9
- Milchschorf L20.8
- Ochronose E70.2
- Pneumonie, durch Lipide J84.80
- Psychose F29
Endokapillär-proliferativ, Glomerulonephritis, diffus, bei
- Hämaturie
-- persistierend N02.4
-- rezidivierend N02.4
- Proteinurie, isoliert N06.4
- Syndrom
-- nephritisch
--- akut N00.4
--- chronisch N03.4
--- rapid-progressiv N01.4
-- nephrotisch N04.4
Endokard
- Blutung I51.8
- Erkrankung, bei Syphilis A52.0† I39.8*
- Fibroelastose I42.4
-- bei Hydrozephalus, und Katarakt Q87.8
- Fibrose I38
- Gonorrhoe A54.8† I39.8*
- Infektion, durch Meningokokken A39.5† I39.8*
- Krankheit
-- chronisch I38
-- rheumatisch I09.1
- Lipoidose E75.6 ►
Endokard *(Forts.)*
- Tuberkulose A18.8† I39.8*
- Verfettung I51.5
- Verwachsung I38
Endokardial
- Fibroelastosis I42.4
- Thrombose I21.9
-- ohne nachfolgenden Myokardinfarkt I24.0
Endokarditis I38
- akut I33.9
- angeboren I42.4
- Aortenklappe
-- aktiv, mit Krankheit, Mitralklappe, mit Chorea I02.0
-- akut, mit Krankheit, Mitralklappe, mit Chorea I02.0
-- arteriosklerotisch I35.8
-- durch Streptokokken I33.0 B95.5!
-- mit
--- Fieber, rheumatisch, inaktiv I06.9
--- Krankheit
---- Mitralklappe I08.0
----- und Krankheit, Trikuspidalklappe I08.3
---- Trikuspidalklappe I08.2
-- nichtrheumatisch I35.8
-- rheumatisch I06.9
--- aktiv I01.1
---- mit
----- Chorea I02.0
----- Krankheit, Mitralklappe I01.1
------ mit Chorea I02.0
--- akut I01.1
---- mit
----- Chorea I02.0
----- Krankheit, Mitralklappe I01.1
------ mit Chorea I02.0
--- mit Krankheit, Mitralklappe, und Krankheit, Trikuspidalklappe I08.3
-- syphilitisch A52.0† I39.1*
-- tuberkulös A18.8† I39.1*
- arteriosklerotisch I38
- bakteriell I33.0
-- akut I33.0
-- subakut I33.0
--- mit
---- Glomerulonephritis I33.0† N08.8*
---- Krankheit, glomerulär I33.0† N08.8*
- bei
-- Arthritis, rheumatisch
--- akut I01.1
--- subakut I01.1
-- Chorea, rheumatisch I02.0
-- Fieber, rheumatisch I01.1
--- inaktiv I09.1
-- Kandidose B37.6† I39.8*
-- Lupus erythematodes M32.1† I39.8*
-- Polyarthritis, seropositiv, chronisch M05.30† I39.8*
-- Q-Fieber A78† I39.8*
-- Typhus A01.0† I39.8*
- chronisch I38 ►

Endokarditis I38 *(Forts.)*
– durch
–– Aspergillus B44.8† I39.8*
–– Candida B37.6† I39.8*
–– Coxiella burnetii A78† I39.8*
–– Coxsackievirus B33.2† I39.8*
–– Enterokokken I33.0 B95.2!
–– Gonokokken A54.8† I39.8*
–– Klappenprothese T82.6
–– künstliche Herzklappe T82.6
–– Listerien A32.8† I39.8*
–– Meningokokken A39.5† I39.8*
–– Pneumokokken I33.0 B95.3!
–– Staphylococcus aureus I33.0 B95.6!
–– Streptokokken I33.0 B95.5!
– eitrig I33.0
– eosinophil I42.3
– fetal I42.4
– Herzklappe I38
– infektiös I33.0
–– akut I33.0
–– mit
––– Arthritis I33.0† M03.69*
––– Arthropathie I33.0† M03.69*
–––– reaktiv I33.0† M03.69*
–– subakut I33.0
– Klappen, mehrere I08.9
– Libman-Sacks- M32.1† I39.8*
– Löffler- I42.3
–– verrukös I42.3
– maligne I33.0
–– akut I33.0
–– subakut I33.0
– Mitralklappe I05.9
–– aktiv, mit
––– Chorea I02.0
––– Krankheit, Aortenklappe, mit Chorea I02.0
–– akut I01.1
––– mit
–––– Chorea I02.0
–––– Krankheit, Aortenklappe, mit Chorea I02.0
–– arteriosklerotisch I34.88
–– bakteriell I33.0
–– mit
––– Fieber, rheumatisch, inaktiv I05.9
––– Krankheit
–––– Aortenklappe I08.0
–––– Trikuspidalklappe I08.1
–– nichtrheumatisch I34.88
–– tuberkulös A18.8† I39.0*
– mykotisch I33.0
– Myo- I38
–– akut I33.9
–– subakut I33.9
– nichtbakteriell I38
– Peri-
–– akut I33.9
–– subakut I33.9
– Prophylaxe Z29.21
–– antibiotisch Z29.21 ►

Endokarditis I38 *(Forts.)*
– Pulmonalklappe
–– arteriosklerotisch I37.8
–– bei Fieber, rheumatisch, inaktiv I09.8
–– chronisch I37.8
–– nichtrheumatisch
––– aktiv I33.9
––– akut I33.9
–– rheumatisch I09.8
––– aktiv I01.1
––– akut I01.1
–––– mit Chorea I02.0
––– subakut I01.1
–––– mit Chorea I02.0
–– syphilitisch A52.0† I39.3*
–– tuberkulös A18.8† I39.3*
– rheumatisch I09.1
–– aktiv, mit Chorea I02.0
–– akut I01.1
––– mit Chorea I02.0
–– chronisch I09.1
–– subakut, mit Chorea I02.0
– septisch I33.0
–– akut I33.0
–– subakut I33.0
– subakut I33.9
– syphilitisch a.n.k. A52.0† I39.8*
– thrombotisch I38
– toxisch I33.9
– Trikuspidalklappe I07.8
–– aktiv, mit Chorea I02.0
–– akut I01.1
––– mit Chorea I02.0
–– arteriosklerotisch I36.8
–– mit
––– Fieber, rheumatisch, inaktiv I07.8
––– Krankheit
–––– Aortenklappe I08.2
–––– Mitralklappe I08.1
–– nichtrheumatisch I36.8
––– akut I33.9
––– subakut I33.9
–– tuberkulös A18.8† I39.2*
– tuberkulös A18.8† I39.8*
– ulzerativ I33.0
– valvulär I38
– vegetativ I33.0
– verrukös
–– atypisch M32.1† I39.8*
–– nichtrheumatisch M32.1† I39.8*
Endokardkissen, Defekt Q21.2
Endokrin – s. Art der Krankheit
Endokrin-zerebro-osteodysplastisch, Syndrom Q87.8
Endokrinopathie E34.9
Endolymphatisch
– Hydrops H81.0
– Myose, stromal D39.0
Endolymphsack, Tumor D14.0
Endometrial
– Knoten D26.1 ►

Endometrial *(Forts.)*
– Sarkom, Isthmus uteri C54.0
– Stromaknoten D26.1
– Stromatose D39.0
Endometrioid
– Adenofibrom D27
–– maligne C56
–– mit Borderline-Malignität D39.1
– Adenokarzinom
–– bei der Frau C56
–– beim Mann C61
–– Ovar C56
– Adenom D36.9
– Karzinom, Ovar C56
– Zystadenofibrom D27
–– maligne C56
–– mit Borderline-Malignität D39.1
– Zystadenokarzinom
–– bei der Frau C56
–– beim Mann C61
–– Ovar C56
Endometriose N80.9
– Becken N80.3
– Beckenperitoneum N80.3
– Darm N80.5
– Douglas- N80.3
– Harnblase N80.8
– Haut N80.6
– intestinal N80.5
– Nabel N80.8
– Narbe N80.6
–– Haut N80.6
– Ovar N80.1
– Pelviperitoneum N80.3
– Portio N80.0
– post abruptionem O08.8
– Rektum N80.8
– Septum rectovaginale N80.4
– stromal D39.0
– Thorax N80.8
– Tuba uterina N80.2
– Uterus N80.0
– Vagina N80.4
Endometriosezyste N80.9
Endometriosis
– genitalis N80.8
–– externa N80.8
–– interna N80.8
– uteri N80.0
–– externa N80.0
–– interna N80.0
Endometrisch, Zyste N85.8
Endometritis N71.9
– akut N71.0
– atrophisch, senil N71.9
– bei
–– Abort, ärztlich, misslungen O07.0
–– Schwangerschaft O23.5
– blennorrhagisch A54.2† N74.3*
– Cervix uteri N72
– chronisch N71.1 ▶
Endometritis N71.9 *(Forts.)*
– dezidual, bei Schwangerschaft O41.1
– durch Chlamydien A56.1† N74.4*
– eitrig N71.9
– gonorrhoisch A54.2† N74.3*
–– akut A54.2† N74.3*
–– chronisch A54.2† N74.3*
– hyperplastisch N85.0
– Komplikation, bei Einleitung, Abort, misslungen O07.5
– Mutter, mit Schädigung, Fetus/Neugeborenes P00.8
– nach
–– Abort O08.0
–– Extrauteringravidität O08.0
–– Molenschwangerschaft O08.0
– nonpuerperalis N71.9
– postpartal O85
– puerperalis O85
– septisch N71.9
– subakut N71.0
– tuberkulös A18.1† N74.1*
–– mit Unfruchtbarkeit, weiblich N97.2
Endometrium
– Abszess N71.9
– Atrophie, senil N85.8
– atypisch N85.9
– Carcinoma in situ D07.0
– Dysfunktion N85.8
– Ektopie N80.9
– Entzündung N71.9
– Hyperplasie N85.0
–– adenomatös N85.1
–– atypisch N85.1
–– Cervix uteri N87.9
–– glandulär N85.0
–– glandulär-zystisch N85.0
–– in der Eigenanamnese Z87.4
–– polypoid N85.0
–– zystisch N85.0
– Hypertrophie
–– atypisch N85.1
–– glandulär N85.0
– Hypoplasie N85.8
– Kalkherd N85.8
– Karzinom, undifferenziert C54.1
– Polyp N84.0
– Postmenopausen- N95.8
–– atrophisch N95.8
–– eitrig N71.9
– Synechie N85.6
– Tuberkulose A18.1† N74.1*
– Verdickung R93.5
– Zyste N85.8
–– ektopisch N80.9
Endometriumbefund, suspekt N85.9
Endomonopolar, Depression F33.9
Endomyofibrose I42.3
Endomyokard, Fibrose I42.3
– tropisch I42.3

Endomyokardial
– Fibroelastosis I42.4
– Krankheit, eosinophil I42.3
Endomyokarditis I38
Endomyometritis N71.9
– akut N71.0
– chronisch N71.1
Endoosteophyt M25.79
Endoperikarditis I38
Endoperineuritis G58.9
Endophlebitis I80.9
– portalis K75.1
– septisch
–– intrakraniell G08
–– intraspinal G08
– Venensinus
–– intrakraniell G08
–– septisch
––– intrakraniell G08
––– intraspinal G08
Endophthalmie H44.0
Endophthalmitis H44.1
– akut H44.1
– bakteriell H44.0
– bei
–– Toxokariasis B83.0† H45.1*
–– Zystizerkose B69.1† H45.1*
– gonorrhoisch A54.3† H45.1*
– infektiös H44.1
– lentogen H44.1
– metastatisch H44.1
– mykotisch H44.1
– parasitär a.n.k. H44.1
– purulent H44.0
– septisch H44.0
– Sickerkissen-assoziiert H59.8
– steril H44.1
– subakut H44.1
– sympathisch H44.1
– viral H44.1
Endoplastitis, durch Staphylococcus epidermidis T82.7 B95.7!
Endoprothese
– Bandscheibe, Komplikation, mechanisch T84.07
– Ellenbogengelenk, Komplikation, mechanisch T84.01
– Fingergelenk, Komplikation, mechanisch T84.08
– Großzehengrundgelenk, Komplikation, mechanisch T84.08
– Handgelenk, Komplikation, mechanisch T84.03
– Hüftgelenk, Komplikation, mechanisch T84.04
– Kiefergelenk, Komplikation, mechanisch T84.08
– Kniegelenk, Komplikation, mechanisch T84.05
– orthopädisch, mit Komplikation T84.9
– Radiuskopfgelenk, Komplikation, mechanisch T84.02 ►

Endoprothese *(Forts.)*
– Schultergelenk, Komplikation, mechanisch T84.00
– Sprunggelenk, Komplikation, mechanisch T84.06
Endoreaktiv, Depression, ohne Symptome, psychotisch F33.2
Endosalpingiom D28.2
Endosalpingitis N70.9
– akut N70.0
– chronisch N70.1
Endothel, Dystrophie
– hereditär, kongenital, Typ
–– 1 H18.5
–– 2 H18.5
– Hornhaut H18.5
–– X-chromosomal H18.5
Endothelial
– Dystrophie
–– hereditär, kongenital Q13.4
–– iridokorneal [ICE-Syndrom] H21.8
––– mit Sekundärglaukom H40.5
– Myelom C41.9
Endotheliitis corneae, durch Herpes simplex B00.5† H19.1*
Endotheliom – s.a. Tabelle der Neubildungen (S. 1358) C49.9
– Angio-
–– gutartig D18.00
–– Knochen C41.9
–– Nervensystem, gutartig D18.08
–– primär intralymphatisch C49.9
– Blutgefäß, gutartig D18.00
– diffus [Ewing-Sarkom] C41.9
– Hämangio- D48.1
–– bösartig C49.9
–– diffus, Knochen C41.9
–– epitheloid C49.9
–– gutartig D18.00
–– kaposiform C49.9
–– Nervensystem, gutartig D18.00
–– retiform D48.1
–– zusammengesetzt D18.00
– Lymphangio- D18.19
–– bösartig C49.9
– Lympho- D18.19
– Retikulo- C83.3
Endotheliomatös, Meningeom D32.9
Endotheliomatose, Lymphangio-, multifokal, mit Thrombozytopenie D18.19 D69.61
Endotheliomatosis, Angio- C85.9
Endotheliose D69.88
– hämorrhagisch, infektiös D69.88
– Retikulo-, leukämisch C91.40
–– in kompletter Remission C91.41
Endothelsarkom, Retikulo- C83.3
Endotoxine, Schock R57.8
– nach Eingriff T81.1
Endourethral, Polyposis, im Sinne
– der Harnröhrenkarunkel N36.2
– einer Neubildung D41.3

Endozervikal, Polyp N84.1
Endozervix
– Infektion N72
– Karzinom C53.0
Endozervizitis N72
– akut N72
– chronisch N72
– durch Intrauterinpessar T83.6
– hyperplastisch N72
– mit
–– Ektropium N72
–– Erosion N72
Endstadium, Krankheit, Niere N18.5
Endung, anomal, Lungenvene, rechte Q26.3
Energie, Mangelernährung E46
Energie-Bilanz, Protein-, Störung E46
Energieliefernd, Stoff, Mangel E46
Eng
– Becken, mit
–– Missverhältnis, fetopelvin O33.1
–– Schwangerschaft O33.1
– Introitus vaginae N89.6
Enge
– Harnblasenhals N32.0
– Harnleiterabgang N13.5
– Meatus, distal N35.9
– Nierenbeckenabgang N13.5
– Präputium N47
– subglottisch, ödematös, chronisch J38.4
– Ureter N13.5
– Urethra N35.9
–– bulbär N35.9
Engegefühl, Hals F45.8
Englische Krankheit E55.0
Engman-Krankheit L30.3
Engman-Syndrom, Zinsser-Cole- Q82.8
– mit Anämie, aplastisch Q82.8 D61.9
Engpass
– mit Neuropathie G58.9
– Nervus
–– cutaneus femoris lateralis, mit Neuropathie G57.1
–– medianus, mit Neuropathie G56.0
–– peronaeus, mit Neuropathie G57.3
–– tibialis posterior, mit Neuropathie G57.5
–– ulnaris, mit Neuropathie G56.2
Engpass-Syndrom G58.9
Engstand, Zahn K07.3
Engstellung
– Arteria renalis
–– arteriosklerotisch I70.1
–– fibromuskulär I77.3
– Nierenarterie
–– arteriosklerotisch I70.1
–– fibromuskulär I77.3
Engwinkelglaukom H40.2
– akut H40.2
–– Restzustand H40.2
– bei Plateau-Iris-Konfiguration H40.2
– chronisch H40.2
–– Restzustand H40.2 ►
Engwinkelglaukom H40.2 *(Forts.)*
– intermittierend H40.2
–– Restzustand H40.2
– primär H40.2
–– akut H40.2
––– Restzustand H40.2
–– chronisch H40.2
––– Restzustand H40.2
–– intermittierend H40.2
––– Restzustand H40.2
–– protrahiert H40.2
––– Restzustand H40.2
– protrahiert H40.2
– rezidivierend H40.2
Enkopresis R15
– funktionell F98.1
– nichtorganisch F98.1
– psychogen F98.1
Enolase 3, muskulär, Mangel, mit Krankheit, Glykogenspeicher E74.0
Enophthalmus H05.4
– Pseudo- H05.4
Enostose M84.89
Entamoeba histolytica
– Abszess
–– Gehirn A06.6† G07*
–– Leber A06.4† K77.0*
–– Lunge A06.5† J99.8*
– Amöbiasis
–– akut A06.0
–– intestinal, chronisch A06.1
– Hepatitis A06.4† K77.0*
– Infektion – s.a. Amöbiasis oder s.a. Krankheit durch Amöben A06.9
–– Haut A06.7
– Kolitis, nichtdysenterisch A06.2
Entbindung O80
– aus Beckenendlage, mit Schädigung, Fetus/Neugeborenes P03.0
– bei
–– Fibroid O34.1
–– Hinterhauptslage, hintere O64.0
–– Kindslage, regelwidrig O64.9
–– Querlage, tief O64.0
–– Schulterlage O64.4
– durch
–– Kombination, Vakuum- und Zangenextraktion O81
–– Saugglocke a.n.k. O81
–– Vakuumextraktion a.n.k. O81
– Einling O80
– Fehlversuch O66.4
– Komplikation O75.9
–– Ablösung, Plazenta O45.9
–– Abnormität, Plazenta a.n.k. O43.1
–– Abruptio placentae a.n.k. O45.9
–– Adhäsion, Plazenta O72.0
––– ohne Blutung O43.20 O73.0
–– Amputation, Cervix uteri O65.5
–– Apoplexie, zerebral O99.4
–– Atonie, Uterus O62.2 ►

Entbindung O80 *(Forts.)*
~ Komplikation O75.9 *(Forts.)*
-- Atresie, Cervix uteri O65.5
-- Auseinanderweichen
--- Musculi recti abdominis O71.8
--- Os pubis O71.6
--- Symphyse O71.6
-- Ausstülpung, sackartig, Uterus, gravid O34.5
-- Beckenendlage O64.1
-- bei Eingriff, chirurgisch
--- Cervix uteri, vorangegangen O65.5
--- Perineum, vorangegangen O34.7
--- Uterus, vorangegangen O34.2
--- Vagina, vorangegangen O34.6
--- Vulva, vorangegangen O34.7
-- Blasensprung, vorzeitig O42.9
-- durch
--- Blutung O67.9
---- bei
----- Afibrinogenämie O67.0
----- Defekt, Gerinnung O67.0
----- Hyperfibrinolyse O67.0
----- Hypofibrinogenämie O67.0
---- Gehirn O99.4
---- intrazerebral O99.4
---- Nabelschnur O69.5
---- Plazenta a.n.k. O67.8
--- Couvelaire-Uterus O45.8
--- Deformität, fetal O66.3
--- Dilatation, Harnblase O66.8
--- Disstress, fetal O68.9
---- biochemisch nachgewiesen O68.3
--- Funktionsstörung, Uterus, hypotonisch
---- primär O62.0
---- sekundär O62.1
--- Herzfrequenz, fetal, abnorm, mit Mekonium, im Fruchtwasser O68.2
--- Leiomyom, Uterus, mit Blutung O67.8
--- Lösung, vorzeitig, Plazenta O45.9
--- Mekonium, im Fruchtwasser O68.1
--- Plazenta
---- falscher Sitz O44.00
---- praevia, mit Blutung O44.11
--- Riss, Damm, mit Zerreißung, Vagina O70.0
--- Schwäche, Wehen
---- primär O62.0
---- sekundär O62.1
--- Sitz, tief, Plazenta, mit Blutung O44.10
--- Störung, Herzrhythmus, fetal, mit Mekonium, im Fruchtwasser O68.2
--- Trauma, mit Blutung O67.8
--- Zerreißung
---- Analschleimhaut O70.3
---- Sphincter ani, mit
----- Analschleimhaut O70.3
----- Rektumschleimhaut O70.3
---- Vaginalmuskel, mit Riss, Damm O70.1
-- Dystokie, zervikal O62.0
-- Eindringen, Instrument, Uterus, gravid O71.1
-- Eklampsie O15.1 ►

Entbindung O80 *(Forts.)*
~ Komplikation O75.9 *(Forts.)*
-- Embolie O88.28
--- durch Fruchtwasser O88.1
-- Fehlbildung
--- Nabelschnur a.n.k. O69.8
--- Plazenta a.n.k. O43.1
-- Funktionsstörung
--- Uterus
---- hypertonisch a.n.k. O62.4
---- hypotonisch a.n.k. O62.2
--- Uterus a.n.k. O62.9
-- Geburt, protrahiert O63.9
-- Geburtsverletzung, Mutter O71.9
-- Genitalien, infantil O34.8
-- Gesichtslage O64.2
-- Hämatom
--- Nabelschnur O69.5
--- Sitzbeinstachel O71.7
-- Hypertonie O16
-- Inertia uteri O62.2
--- primär O62.0
--- sekundär O62.1
-- Insertio velamentosa, Nabelschnur O69.8
-- Insuffizienz, Herz O75.4
-- Knoten, Nabelschnur O69.2
-- Kompression, Nabelschnur O69.2
-- Konstriktion, Uterus O62.4
-- Kontraktionsring O62.4
-- Kontraktur, uterin, abnorm O62.9
-- Krankheit
--- Plazenta O43.9
--- zerebrovaskulär O99.4
-- Lageanomalie
--- Cervix uteri O65.5
--- Plazenta, ohne Blutung O44.00
--- Uterus O65.5
-- Lazeration
--- Anus O70.2
---- mit Zerreißung
----- Analschleimhaut O70.3
----- Rektumschleimhaut O70.3
--- Damm, zentral O70.9
--- Frenulum labiorum pudendi O70.0
--- Labien O70.0
--- rektovaginal O71.4
--- Vagina O70.0
--- Vulva O70.0
-- Nabelschnur, kurz O69.3
-- nach
--- Eingriff, chirurgisch, gynäkologisch, vorangegangen a.n.k. O34.8
--- Schnittentbindung, vorangegangen O75.9
-- Narbe, Cervix uteri O65.5
-- Placenta
--- accreta O43.20
---- ohne Blutung O43.20 O73.0
--- adhaerens O43.20
---- ohne Blutung O43.20 O73.0
--- increta O43.21
---- ohne Blutung O43.21 O73.0 ►

E

Entbindung O80 *(Forts.)*
~ Komplikation O75.9 *(Forts.)*
~~ Placenta *(Forts.)*
--- percreta O43.21
---- ohne Blutung O43.21 O73.0
-- Plazenta, tiefer Sitz, ohne Blutung O44.00
-- Prolaps, Nabelschnur O69.0
-- Quetschung, Nabelschnur O69.5
-- Rektusdiastase O71.8
-- Retention
--- Eihäute O72.2
--- Nachgeburt
---- ohne Blutung O73.0
---- partiell O72.2
----- ohne Blutung O73.1
--- Plazenta O72.2
---- mit Blutung O72.0
---- ohne Blutung O73.0
-- Retentionsmembran, mit Blutung O72.2
-- Retraktionsring, Uterus, pathologisch O62.4
-- Riss, Damm O70.9
-- Ruptur
--- Analsphinkter O70.2
--- Beckenorgane O71.5
--- Cervix uteri O71.3
--- Harnblase O71.5
--- Nabelschnur O69.8
--- Urethra O71.5
--- Uterus O71.1
--- Vagina O70.0
-- Sanduhrkontraktion, Uterus O62.4
-- Schädigung
--- Beckenorgane O71.5
--- Gefäß, Nabelschnur O69.5
--- Steißbein O71.6
-- Schwäche, Wehen O62.2
-- Spasmus, Cervix uteri O62.4
-- Steißlage O64.1
-- Stenose, Cervix uteri O65.5
-- Stirnlage O64.3
-- Störung, Herzrhythmus, fetal O68.0
-- Striktur, Cervix uteri O65.5
-- Tetania uteri O62.4
-- Thrombose
--- Nabelschnur O69.5
--- Nabelvene O69.5
-- Tod, durch Anästhesie O74.9
-- Torsion, Nabelschnur O69.8
-- Trauma a.n.k. O71.9
-- Tumor
--- Beckenbindegewebe a.n.k. O65.5
--- Beckenorgane a.n.k. O65.5
-- Umschlingung, Nabelschnur O69.2
-- Uterus, infantil O34.5
-- Uterustätigkeit, unkoordiniert O62.4
-- Vasa praevia O69.4
-- Veränderung, Nabelschnur O69.9
-- Verlängerung, Wehen O63.9
-- Verletzung
--- Beckenboden O70.1
--- geburtshilflich O71.9 ►

Entbindung O80 *(Forts.)*
~ Komplikation O75.9 *(Forts.)*
-- Vorderhauptslage O64.3
-- Vorfall
--- Arm O32.2
--- Bein O32.1
--- Fuß O32.1
--- Hand O32.2
--- Uterus O34.5
-- Wehentätigkeit, abnorm O62.9
-- Zerreißung
--- Anus O70.2
--- Beckenboden O70.1
--- Cervix uteri O71.3
--- Darm O71.5
--- Harnblase O71.5
--- Peritoneum O71.5
--- Urethra O71.5
--- Uterus O71.1
- mit
-- Abtrennung, Cervix uteri, ringförmig O71.3
-- Albuminurie O12.1
-- Anteversion, Uterus O34.5
-- Arrhythmie, fetal O68.0
-- Austreibungsperiode, verkürzt O62.3
-- Azidose, fetal O68.3
-- Blutgerinnselembolie O88.28
-- Dezeleration, fetal O68.0
-- Disstress
--- fetal, durch Arzneimittelgabe O68.9
--- maternal O75.0
-- Embolie O88.28
--- Gehirn O88.28
--- septisch O88.3
-- Fehlbildung, Beckenorgane O34.9
-- Fettembolie O88.8
-- Fibromyom, Uterus O34.1
-- Hämatom
--- Becken O71.7
--- Damm O71.7
--- Vagina O71.7
--- Vulva O71.7
-- Inversio uteri O71.2
-- Krankheit, infektiös O98.9
-- Luftembolie O88.0
-- Malnutrition O25
-- Mendelson-Syndrom O74.0
-- Nachweis, Disstress, fetal, durch
--- Elektrokardiogramm O68.8
--- Ultraschall O68.8
-- Narbe, Uterus O34.2
-- Proteinurie O12.1
-- Retroversio uteri O34.5
-- Rigidität, Beckenboden O34.8
-- Riss
--- Damm O70.9
---- zentral O70.9
--- Scheide, hoch O71.4
---- ohne Riss, Damm O71.4
-- Schädigung
--- Fetus, durch Stenose, Vagina P03.8 ►

Entbindung O80 *(Forts.)*
~ mit *(Forts.)*
~~ Schädigung *(Forts.)*
––– Fetus/Neugeborenes, durch
–––– Rektozele P03.8
–––– Tumor
––––– Becken P03.8
––––– Cervix uteri P03.8
––––– Perineum P03.8
––––– Uterus P03.8
––––– Vagina P03.8
––––– Vulva P03.8
–– Schmerzen, Kopf, nach Spinal- oder Periduralanästhesie O74.5
–– Sprengung, Symphyse O71.6
–– Striktur, Cervix uteri O34.4
–– Subinvolutio uteri O90.8
–– Tetanus A34
–– Thrombose
––– Beckenvene O87.1
––– Gehirn O99.4
–– Tod
––– durch Narkose O74.9
––– plötzlich, Ursache, unbekannt O95
–– Tumor, Ovar, stromal O34.8
–– Uterus, doppelt O34.0
–– Verletzung
––– Damm O70.0
––– Fetus/Neugeborenes P15.9
––– Vulva O70.0
–– Zange a.n.k. O81
––– aus
–––– Beckenausgang O81
–––– Beckenmitte O81
––– Fehlversuch O66.5
––– mit Rotation, aus Beckenmitte O81
–– Zyste
––– Becken, weiblich O34.8
––– Ovar O34.8
–– Zystozele O34.8
– protrahiert a.n.k. O63.9
– Schnitt-
–– bei
––– Cerclage O34.39
––– Mekonium, im Fruchtwasser O36.3
––– Nichteintreten, Kopf, beim Termin O32.4
––– Placenta praevia, mit Blutung O44.11
––– Sackbildung, Uterus, gravid O34.5
––– Shirodkar-Naht O34.39
––– Stenose, Cervix uteri O34.4
––– Zystozele O34.8
–– elektiv, Geburt O82
–– frühere O34.2
–– Geburt
––– bei Gefahrenzustand für Mutter und Kind O82
––– mit Hysterektomie O82
–– mit Schädigung, Fetus/Neugeborenes P03.4
– spontan O80
–– aus
––– Beckenendlage O80 ►

Entbindung O80 *(Forts.)*
~ spontan O80 *(Forts.)*
~~ aus *(Forts.)*
––– Schädellage O80
– termingerecht, durch Kaiserschnitt, bei Wehen, vorzeitig, spontan O60.2
– überstürzt O62.3
– und Wehen, mit
–– Hypotonie O75.8
–– Kollaps, Kreislauf O75.1
–– Komplikation O75.9
––– durch Sedierung O74.9
–– Schock O75.1
–– Stoffwechselstörung O75.8
– unkompliziert O80
– vaginal, nach Schnittentbindung, vorangegangen O75.7
– Versuch, fehlgeschlagen, mit nachfolgender Schnittentbindung a.n.k. O66.4
– verzögert a.n.k. O63.9
–– bei Durchsickern, Fruchtwasser O75.6
–– nach
––– Blasensprengung O75.5
––– Blasensprung O75.6
– vor dem Termin a.n.k. O60.1
– vorausgehende Blutung O46.9
– vorzeitig a.n.k. O60.1
–– durch Kaiserschnitt
––– bei Wehen, vorzeitig, spontan O60.1
––– ohne Wehen, spontan O60.3
–– in der Anamnese, die
––– den Schwangerschaftsverlauf beeinflusst Z35.2
––– die Schwangerschaftsvorsorge beeinflusst Z35.2
–– induziert O60.3
–– mit Ikterus, neonatal P59.0
–– ohne Wehen, spontan O60.3
– Zwillinge, festsitzend O66.1
Entbindungsbeginn, vorzeitig O60.1
Entbindungsoperation, mit Schädigung, Fetus/Neugeborenes P03.8
Entbunden, Blasenmole O01.9
Entdifferenziert
– Karzinom C80.9
– Liposarkom C49.9
Enteral
– Eiweißverlustsyndrom K92.8
– Zyste, kongenital Q43.8
Enterisch
– Anendokrinose K90.8
– Hyperämie K59.8
Enteritis A09.9
– akut A09.9
–– durch Amöben A06.0
–– mit Exsikkose A09.9 E86
– allergisch K52.2
– bakteriell a.n.k. A04.9
– bei
–– Gasbrand A48.0 ►

Enteritis A09.9 *(Forts.)*
~ bei *(Forts.)*
-- Grippe [Influenza] J11.8
--- saisonale Influenzaviren nachgewiesen, ausgenommen Vogelgrippe- und Schweinegrippe-Virus J10.8
--- Schweinegrippe-Virus nachgewiesen J09 U69.20!
--- Vogelgrippe-Virus nachgewiesen J09 U69.21!
--- zoonotische oder pandemische Influenzaviren nachgewiesen J09
-- Soor B37.88
-- Zytomegalie B25.80† K93.8*
- beim Säugling A09.9
-- mit Exsikkose A09.9 E86
- chronisch K52.9
-- durch Amöben A06.1
- diätetisch K52.2
- diarrhöisch A09.9
- Dünndarm, regional K50.0
- durch
-- Adenovirus A08.2
-- Allergie, Nahrungsmittel K52.2
-- Amöben A06.0
-- Arizona A02.0
-- Aspergillus B44.8† K93.8*
-- Bakterien A04.9
-- Bestrahlung K52.0
-- Campylobacter A04.5
-- Candida B37.88
-- Chilomastix A07.8
-- Clostridium A04.79
-- Coxsackievirus A08.3
-- EAEC [Enteroaggregative Escherichia coli] A04.4
-- EHEC [Enterohämorrhagische Escherichia coli] A04.3
-- EIEC [Enteroinvasive Escherichia coli] A04.2
-- Embadomonas [Retortomonas] A07.8
-- enteropathogene Escherichia coli A04.0
-- Escherichia coli A04.4
--- enteroaggregativ A04.4
--- enterohämorrhagisch A04.3
--- enteroinvasiv A04.2
--- enterotoxinbildend A04.1
-- ETEC [Enterotoxinbildende Escherichia coli] A04.1
-- Giardia lamblia A07.1
-- Kokzidien A07.3
-- Kryptosporidien A07.2
-- Mikrosporidiose A07.8
-- Norovirus A08.1
-- Protozoen A07.9
-- Rotavirus A08.0
-- Salmonellen A02.0
-- Shigellosis A03.9
-- Staphylokokken A04.8 B95.8!
-- Trichomonas A07.8
-- Virus A08.4 ►

Enteritis A09.9 *(Forts.)*
~ durch *(Forts.)*
-- Yersinia enterocolitica A04.6
--- mit
---- Arthritis, postinfektiös A04.6† M03.29*
---- Arthropathie, postinfektiös A04.6† M03.29*
-- Yersinien A04.6
-- Zytomegalievirus B25.80† K93.8*
- epidemisch A09.0
- gangränös A09.0
- Gastro- A09.9
-- akut A09.9
--- durch Norwalk-Virus A08.1
--- mit Exsikkose A09.9 E86
-- allergisch K52.2
-- bei
--- Grippe [Influenza] J11.8
---- saisonale Influenzaviren nachgewiesen, ausgenommen Vogelgrippe- und Schweinegrippe-Virus J10.8
---- Schweinegrippe-Virus nachgewiesen J09 U69.20!
---- Vogelgrippe-Virus nachgewiesen J09 U69.21!
--- Paratyphus A01.4
--- Soor B37.88
-- beim Säugling A09.9
--- mit Exsikkose A09.9 E86
-- chronisch K52.9
-- diätetisch K52.2
-- durch
--- Allergie, Nahrungsmittel K52.2
--- Candida B37.88
--- Kryptosporidien A07.2
--- Lebensmittelvergiftung A05.9
--- Rotavirus A08.0
--- Salmonellen A02.0
--- Strahleneinwirkung K52.0
--- Virus A08.4
-- eosinophil K52.8
-- epidemisch A09.0
-- hämorrhagisch A09.9
-- infektiös A09.0
--- bei Krankheit, durch HIV B20 A09.0
--- mit Exsikkose A09.0 E86
-- mit Exsikkose A09.9 E86
-- nichtbakteriell, im Säuglingsalter A08.5
-- nichtinfektiös K52.9
--- bei Krankheit, durch HIV B23.8 K52.9
-- septisch A09.0
-- toxisch K52.1
--- durch Virus A08.4
-- tuberkulös A18.3† K93.0*
-- vermutlich infektiösen Ursprungs A09.0
--- mit
---- Diarrhoe A09.0
---- Exsikkose A09.0 E86
-- viral A08.4
--- epidemisch A08.1
--- schwer, im Säuglingsalter A08.3 ►

Enteritis A09.9 *(Forts.)*
– granulomatös K50.9
– hämorrhagisch A09.9
– infektiös a.n.k. A09.0
–– durch
––– Aerobacter aerogenes A04.8 B96.2!
––– Clostridium
–––– difficile A04.79
–––– perfringens A04.8 B96.7!
––– Enterobacter aerogenes A04.8 B96.2!
––– Enterovirus A08.3
––– Lamblia intestinalis A07.1
––– Trichomonas A07.8
–– hämorrhagisch A09.0
–– mit Arthropathie A09.0
– ischämisch K55.9
–– akut K55.0
–– chronisch K55.1
– Koli- A04.4
–– beim Säugling A04.4
– Kolon K50.1
– membranosa K58.8
– mit Arthritis a.n.k. A09.9† M03.29*
– necroticans A05.2
– nekrotisierend
–– beim Fetus/Neugeborenen P77
–– durch Clostridium perfringens A05.2
– nichtdysenterisch, durch Amöben A06.2
– nichtinfektiös K52.9
– ohne Erbrechen A09.9
– parasitär a.n.k. B82.9
– paratyphös A01.4
– regionalis K50.9
–– Dickdarm K50.1
–– Dünndarm, und Dickdarm K50.82
–– Duodenum K50.0
–– Ileum K50.0
–– Jejunum K50.0
–– Kolon K50.1
–– mit
––– Arthritis, juvenil K50.9† M09.19*
––– Arthropathie K50.9† M07.49*
–– Rektum K50.1
– segmentalis K50.9
– septisch A09.0
– stenosierend, ulzerös, multifokal, kryptogen K63.3
– toxisch K52.1
–– durch Clostridium difficile A04.79
– tuberkulös A18.3† K93.0*
– Typho- A01.0
– ulcerosa K51.9
–– chronisch K51.9
– vermutlich
–– infektiösen Ursprungs A09.0
––– mit Exsikkose A09.0 E86
–– nichtinfektiös K52.9
– viral A08.4
–– durch Norwalk-Virus A08.1
Enteritisch, Fieber A01.0

Enterobacter
– aerogenes, Enteritis, infektiös A04.8 B96.2!
– Erreger B96.2! *[nur Zusatzkode!]*
– Pneumonie J15.6
– Sepsis A41.58
–– beim
––– Frühgeborenen P36.8
––– Neugeborenen P36.8
Enterobacter-cloacae-Komplex, mit Multiresistenz
– 2MRGN NeoPäd U81.04! *[nur Zusatzkode!]*
– 3MRGN U81.24! *[nur Zusatzkode!]*
– 4MRGN U81.44! *[nur Zusatzkode!]*
Enterobiose B80
Enterobius vermicularis, Infektion B80
Enterochromaffin, Tumor C80.9
Enterococcus
– faecalis, mit
–– High-Level-Aminoglykosid-Resistenz U80.21! *[nur Zusatzkode!]*
–– Resistenz, gegen
––– Glykopeptid-Antibiotika U80.20! *[nur Zusatzkode!]*
––– Oxazolidinone U80.21! *[nur Zusatzkode!]*
– faecium, mit
–– High-Level-Aminoglykosid-Resistenz U80.31! *[nur Zusatzkode!]*
–– Resistenz, gegen
––– Glykopeptid-Antibiotika U80.30! *[nur Zusatzkode!]*
––– Oxazolidinone U80.31! *[nur Zusatzkode!]*
––– Streptogramine U80.31! *[nur Zusatzkode!]*
Enterogastritis A09.9
– akut A09.9
–– mit Exsikkose A09.9 E86
– mit Exsikkose A09.9 E86
Enterogen, Zyanose, [Erworbene Methämoglobinämie] D74.8
Enterokokken
– Endokarditis I33.0 B95.2!
– Erreger B95.2! *[nur Zusatzkode!]*
– Infektion a.n.k. A49.1
–– Harnwege N39.0 B95.2!
– Prostatitis N41.9
– Sepsis A40.2
Enterokolisch, Fistel K63.2
Enterokolitis A09.9
– akut A09.9
– Antibiotika-assoziiert A04.79
– bei Zytomegalie B25.80† K93.8*
– chronisch K52.9
– durch
–– Candida B37.88
–– Clostridium A04.79
––– difficile A04.79
–––– mit Megakolon
––––– mit Organkomplikation A04.73
––––– ohne Organkomplikation A04.72
–––– ohne Megakolon
––––– mit Organkomplikation A04.71
––––– ohne Organkomplikation A04.70 ►

Enterokolitis A09.9 *(Forts.)*
~ durch *(Forts.)*
-- Pseudotuberkulose A04.8
-- Salmonellen A02.0
-- Zytomegalievirus B25.80† K93.8*
- Gastro- A09.9
- ischämisch K55.9
-- akut K55.0
-- chronisch K55.1
-- fulminant K55.0
- nekrotisierend, beim Fetus/Neugeborenen P77
- pseudomembranös
-- durch Clostridium difficile A04.79
-- im Sinne
--- der Antibiotika-assoziierten Kolitis A04.79
--- des Colon irritabile K58.8
- spastisch K52.9
- tuberkulös A18.3† K93.0*
- ulzerös K51.0
Enterokutan, Fistel K63.2
Enterolithiasis K56.4
Enteromphalus K42.9
Enteromyiasis B87.8† K93.8*
Enteroneurose F45.32
Enteropathie K63.9
- autoimmun, Typ
-- 1 E31.0
-- 3 K52.8
- Gastro-, akut, durch Norwalk-Virus A08.1
- gluten-sensitiv K90.0
- Immundysregulation, Polyendokrinopathie, bei Syndrom, X-chromosomal E31.0
- kongenital, durch Mangel, Enteropeptidase K90.8
- mit Proteinverlust K90.4
- NK-Zellen- K52.8
Enteropathie-assoziiert, Lymphom, T-Zellen C86.2
Enteropathogen, Escherichia coli, mit Diarrhoe A04.0
Enteropeptidase, Mangel, mit Enteropathie, kongenital K90.8
Enteroptose K63.4
Enterorrhagie K92.2
Enterorrhoe A09.9
Enterospasmus K58.8
- psychogen F45.32
Enterostenose K56.6
Enterostomie
- mit
-- Abszess K91.4
-- Komplikation K91.4
- Stenose K91.4
Enterothorax, beim Neugeborenen [Angeborener Zwerchfelldefekt mit Eventration] Q79.0
Enterotoxin, Lebensmittelvergiftung A05.0
Enterotyphus A01.0
Enterouterin, Fistel N82.4
- kongenital Q51.7
Enterovaginal, Fistel N82.4
- Dickdarm N82.3 ►

Enterovaginal, Fistel N82.4 *(Forts.)*
- Dünndarm N82.2
- kongenital Q52.2
Enterovirus
- Diarrhoe A08.3
- Enteritis, infektiös A08.3
- Enzephalitis A85.0† G05.1*
- Enzephalomyelitis A85.0† G05.1*
- Erreger B97.1! *[nur Zusatzkode!]*
- Fieber, mit Exanthem A88.0
- Infektion a.n.k. B34.1
-- kongenital P35.8
-- Zentralnervensystem a.n.k. A88.8
- Meningitis A87.0† G02.0*
- Myelitis A85.0† G05.1*
- Pharyngitis
-- lymphonodulär B08.8
-- vesikulär B08.5
- Stomatitis, vesikulär, mit Exanthem B08.4
- Typ 70, Konjunktivitis B30.3† H13.1*
-- hämorrhagisch B30.3† H13.1*
Enterozele K46.9
- inkarzeriert, ohne Gangrän K46.0
- irreponibel, ohne Gangrän K46.0
- mit Gangrän K46.1
- stranguliert, ohne Gangrän K46.0
- Vagina N81.5
-- erworben a.n.k. N81.5
-- kongenital a.n.k. N81.5
- Verschluss verursachend, ohne Gangrän K46.0
- Zysto- N81.1
Enterozystom Q43.8
Entfaltung, Lungenabschnitte, terminal, fehlend, beim Neugeborenen P28.0
Entfernung
- Dauerkatheter Z46.6
- Extensionsvorrichtung, äußere Z47.8
- Fixationsvorrichtung, äußere Z47.8
- Fixierungsvorrichtung, innere Z47.0
- Frakturplatte Z47.0
- Gefäßzugang Z45.29
- Gipsverband Z47.8
- Intrauterinpessar Z30.5
- Kirschner-Draht Z47.0
- Nagel Z47.0
- Nahtmaterial [z.B. Fäden ziehen] Z48.0
- Organ, prophylaktisch, wegen Neoplasiebehandlung Z40.08
- Parazenteseröhrchen Z48.8
- Schiene, äußere Z47.8
- Schrauben Z47.0
- Stab Z47.0
- Urinkatheter Z46.6
- Verband Z48.0
- Zuggurtungsapparat, äußerer Z47.8
Entfremdung Z63
Entgleist, Diabetes mellitus, Typ 1 E10.91
Entgleisung
- bei Diabetes mellitus E14.91
- Elektrolyte E87.8
- ketoazidotisch E87.2 ►

Entgleisung *(Forts.)*
– Temperatur R50.9
Enthauptung S18
Enthemmung R45.8
– bei
–– Bindungsstörung, im Kindesalter F94.2
–– Demenz U63.5! *[nur Zusatzkode!]*
Enthesiopathie M77.9
– diffus, mit Tendopathie M77.8
– Ellenbogenregion M77.8
– Extremität, untere M76.9
– Fuß a.n.k. M77.5
– Handgelenk a.n.k. M77.8
– Handwurzel a.n.k. M77.8
– Hüftregion M76.8
– Knie M76.8
– Knöchel M77.5
– Ligamentum iliolumbale M77.8
– peripher a.n.k. M77.9
– Plantaraponeurose M77.5
– Schulterregion M75.9
–– adhäsiv M75.0
– spinal M46.09
– Tarsus M77.5
– Wirbelsäule M46.09
Enthesitis-assoziiert, Arthritis M08.89
Enthesopathie – s.a. Enthesiopathie M77.9
Entkräftung R53
– durch Hunger T73.0
Entkräftungsfieber R50.9
Entlastungspolyurie R35.0
Entleerung, ungehemmt, bei Blase, neurogen N31.0
Entleerungsstörung
– Blase R39.1
–– funktionell N31.9
–– neurogen, bei Cauda-equina-Syndrom G83.49
–– neuromuskulär N31.9
– Darm K59.9
– Harnblase R39.1
–– neurogen N31.9
Entmarkungsenzephalitis G37.9
Entmarkungsenzephalomyelitis, disseminiert G35.9
Entmarkungskrankheit, Zentralnervensystem G37.9
Entnahme, vaginal, Gewebeprobe, Plazenta Z36.0
Entomophthora
– Infektion B46.8
– Mykose B46.8
Entropium H02.0
– angeboren Q10.2
– Augenlid H02.0
– durch Narbe H02.0
– paralytisch H02.0
– senile H02.0
– spasticum H02.0
Entrundung, Pupille H57.0
Entschädigungsneurose F68.0
Entspannung, Mangel Z73
Entstellung, durch Narbe L90.5
Entwicklung
– Bronchialbaum, unvollständig Q32.4
– Brust, übermäßig, einseitig N64.8
– Cauda equina, fehlerhaft, kongenital Q06.3
– Defekt, mit Schwerhörigkeit, und Dystonie Q87.8
– depressiv F32.9
– Fetus, unvollständig P05.9
– geistig, zurückgeblieben F79.9
– Geschlechtsorgane
–– männlich, ungenügend, angeboren Q55.8
–– weiblich, ungenügend, angeboren Q52.8
– Hemmung
–– durch Malnutrition E45
–– Fetus P05.9
–– Kind R62.8
– Herz, unvollkommen, kongenital Q24.9
– Herzklappe, fehlerhaft, kongenital Q24.8
– Herzventrikel, links, fehlerhaft, kongenital Q24.8
–– bei Linksherzsyndrom, hypoplastisch Q23.4
– Lunge
–– unvollkommen, kongenital (nicht verbunden mit kurzer Schwangerschaftsdauer) Q33.6
–– unzureichend, bei Schwangerschaftsdauer, kurz P28.0
– neurotisch F48.9
– physiologisch, normal, erwartet, Ausbleiben R62.9
– psychosexuell, Problem F66.9
– Pulmonalklappe, fehlerhaft, kongenital Q22.2
– Respirationstrakt, unvollständig Q34.8
– sexuell, vorzeitig E30.1
–– bei Hyperplasie, Nebennierenrinde E25.9
– Spät-, geistig F79.9
– Stillstand R62.8
–– durch Unterernährung E45
–– fetal, Betreuung, Mutter O36.5
–– Fetus P05.9
–– Kind R62.8
–– Knochen M89.29
–– Trachealring Q32.1
– Störung F89
–– Fein- und Graphomotorik, umschrieben F82.1
–– Fertigkeiten, schulisch F81.9
–– Funktion, motorisch F82.9
–– geistig F79.9
–– Grobmotorik, umschrieben F82.0
–– kombiniert F83
–– Lernfähigkeit F81.9
–– Lesefähigkeit F81.0
–– Mischform F83
–– Mundmotorik, umschrieben F82.2
–– neurologisch
––– PLAA-assoziiert Q02
––– schwergradig, mit Fütterproblemen, stereotypen Handbewegungen, und bilateraler Katarakt G31.88
––– SYT1-assoziiert Q87.8
–– phonologisch F80.0 ►

Entwicklung *(Forts.)*
~ Störung F89 *(Forts.)*
-- psychosexuell F66.9
-- Rechnen F81.2
-- Rechtschreibfähigkeit F81.0
-- Schule F81.9
-- Sprache
--- expressiv F80.1
--- rezeptiv F80.28
-- tiefgreifend F84.9
-- Zahn K00.9
- Symptom, körperlich, aus psychischen Gründen F68.0
- ungenügend, Geschlechtsorgane, weiblich
-- äußere, angeboren Q52.7
-- innere, angeboren Q52.8
- Verzögerung F89
-- allgemein F89
-- bei Mangelernährung, Eiweiß E45
-- durch Mangel
--- 2-Methylbutyryl-CoA-Dehydrogenase E71.1
--- Methylmalonat-Semialdehyd-Dehydrogenase E71.1
-- Mikrozephalie, Kleinwuchs, Epilepsie, bei Syndrom, MTHFS-assoziiert G31.88
-- mit
--- Autismus-Spektrum-Störung, und Ganginstabilität F84.1 R26.8
--- Instabilität, Gelenk, bei Cutis laxa Q82.8
-- motorisch F82.9
-- SYNGAP1-assoziiert, mit Enzephalopathie, epileptisch F83 G40.4
-- THOC6-assoziiert, mit Mikrozephalie, und Gesichtsdysmorphien Q87.0
-- und Verzögerung, Sprache, durch Mangel, SOX5 Q93.5
- Zahn, gestört, bei Dysplasie, spondyloepimetaphysär Q77.7
Entwicklungsakalkulie F81.2
Entwicklungsbedingt
- Agnosie F88
-- verbal F80.28
- Agraphie F81.8
- Alalie F80.0
- Alexie F81.0
- Amusie F80.8
- Aphasie F80.28
-- auditiv F80.28
-- Typ
--- expressiv F80.1
--- rezeptiv F80.28
- Defekt, Cauda equina Q06.3
- Dyslalie F80.0
- Dyslexie F81.0
- Dysphasie, Typ
-- expressiv F80.1
-- rezeptiv F80.28
- Gerstmann-Syndrom F81.2
- Krankheit, Kiefer K10.0
- Myasthenie G70.2 ►
Entwicklungsbedingt *(Forts.)*
- Porenzephalie Q04.6
- Problem
-- mit Kommunikation F80.9
-- Sprechen F80.9
- Schwerhörigkeit, ischämisch, vorübergehend H93.0
- Störung
-- Artikulation F80.0
-- Kiefer K10.0
-- Koordination F82.9
-- Lesen F81.0
-- Schreiben, expressiv F81.8
-- Sprache, gemischt F80.28
- Taubheit, ischämisch, vorübergehend H93.0
- Wernicke-Aphasie F80.28
- Zyste
-- Mundregion K09.1
-- odontogen K09.0
-- Ovar Q50.1
Entwicklungsdyslexie F81.0
Entwicklungsdyspraxie F82.9
- verbal F82.9
Entwicklungsproblem, Lernvermögen F81.9
Entwicklungsretardierung, beim Säugling, bei Krankheit, durch HIV B22 P05.9
Entwicklungsrückstand R62.8
- bei Syndrom, hyperkinetisch F90.8
- körperlich
-- durch Unterernährung, beim Kind E45
-- Fetus P05.9
- Mischform F83
- mit Akalkulie F81.2
- motorisch F82.9
Entwicklungsstand
- Kind, Prüfung Z00.1
- Kontrolle, aufgrund Wachstumsschub, in der Kindheit Z00.2
- Säugling, Prüfung Z00.1
Entwicklungsstörungs-Syndrom, neurologisch, RERE-assoziiert Q87.8
Entwicklungsstottern F98.5
Entwicklungsstufe, Erreichen, verzögert R62.0
Entwicklungsverzögerung, allgemein, bei Neuropathie, sensorisch und autonom, hereditär, und Schallempfindungsschwerhörigkeit G60.8 H90.5
Entwöhnung, Nikotin F17.3
Entwurzelungssyndrom F68.8
Entziehungstherapie
- Arzneimittel Z50.3! *[nur Zusatzkode!]*
- bei
-- Abhängigkeit, Alkohol Z50.2! *[nur Zusatzkode!]*
-- Alkoholismus Z50.2! *[nur Zusatzkode!]*
- Drogen Z50.3! *[nur Zusatzkode!]*
Entzündet
- Adenokarzinom C50.9
- Atherom L72.1
- Cholesteatom, Ohr H71
- Granulom L98.0 ►

Entzündet *(Forts.)*
– Polyp, Kolon K51.4
– Varikose, Vene, mit Ulkus I83.2
– Varizen I83.1
–– mit Ulkus I83.2
Entzündlich
– Ablatio retinae exsudativa H33.2
– Affektion
–– Chiasma H47.4
–– Kiefer K10.29
– Arthropathie M13.99
– Croup J05.0
– Dermatitis, allergisch L23.9
– Diarrhoe A09.9
– Douglasinfiltrat N73.8
– Ekzem L30.9
– Erkrankung
–– Darm, chronisch K52.9
–– Unterbauch N73.9
–– Uterus N71.9
– Infiltration, Glaskörper H43.8
– Katarrh J00
– Knoten, Skrotum N49.2
– Krankheit
–– Becken
––– akut N73.0
––– chronisch N73.1
––– nach
–––– Abort O08.0
–––– Extrauteringravidität O08.0
–––– Molenschwangerschaft O08.0
–– Cervix uteri N72
–– Vagina a.n.k. N76.88
–– Vulva a.n.k. N76.88
– Krupp J05.0
– Myopathie G72.4
– Ödem, Orbita H05.1
– Polyarthritis M06.40
– Polyarthropathie M06.40
– Prozess, Zentralnervensystem G04.9
– Reaktion
–– bei Cholesteatom H71
–– durch
––– Jejunostomie-Sonde, perkutan-endoskopisch T85.74
––– Mammaimplantat T85.73
––– Mammaprothese T85.73
––– PEG-Sonde T85.74
––– PEJ-Sonde T85.74
– Spondylopathie M46.99
– Stenose, Pylorus, beim Erwachsenen K31.11
– Veränderung
–– Iliosakralgelenk M46.1
–– Nierenbeckenkelch N12
– Zyste, tuboovarial N70.1
Entzündung
– Achillessehne M76.6
– Aderhaut H30.9
– Adnexe N70.9
– Amputationsstumpf T87.4
– Analkanal K62.8 ►

Entzündung *(Forts.)*
– Antrum, chronisch J32.0
– Antrum mastoideum H70.9
– Anus K62.8
– Aortenklappe I35.8
–– rheumatisch, chronisch I06.9
–– syphilitisch A52.0† I39.1*
– Apparat, Nervensystem, elektronisch T85.72
– Appendix K37
– Areola mammae N61
–– postpartal O91.00
–– puerperal O91.00
– Arm, eitrig, mit Lymphangitis L03.10
– Arterie I77.6
– Arterientransplantat a.n.k. T82.7
– Atemwege J98.7
–– obere, durch
––– Dampf J68.2
––– Rauch J68.2
– Atmungsorgane, obere J06.9
–– akut, durch Bestrahlung J70.0
– Auge H57.8
–– allergisch H10.1
–– mit Sekundärglaukom H40.4
– Augenlid H01.9
–– tief H00.0
– Bartholin-Drüse N75.8
– Bauchfell, akut K65.09
– Becken, weiblich N73.9
–– durch
––– Chlamydien A56.1† N74.4*
––– Gonokokken A54.2† N74.3*
– Beckenorgane
–– bei der Frau N73.9
–– weiblich, tuberkulös A18.1† N74.1*
– bei
–– Krankheit, Vulva N76.88
–– Stauung, Vene, ulzerös I83.2
–– Ulcus cruris varicosum I83.2
–– Ulkus
––– Fuß, varikös I83.2
––– varikös, Extremität, untere I83.2
–– Varizen I83.1
––– ulzerös I83.2
– Bein, eitrig, mit Lymphangitis L03.11
– Bindegewebe
–– Becken N73.2
––– akut N73.0
––– chronisch N73.1
––– weiblich N73.2
–––– akut N73.0
–––– chronisch N73.1
–– diffus a.n.k. M79.89
– Blase N30.9
–– akut N30.0
–– chronisch N30.2
––– interstitiell N30.1
–– granulomatös N30.8
–– hämorrhagisch N30.9
–– interstitiell N30.1
–– intramural N30.8 ►

E

Entzündung *(Forts.)*
~ Blase N30.9 *(Forts.)*
-- zystisch N30.8
- Blinddarm – s.a. Appendizitis oder s.a. Wurmfortsatzentzündung K37
-- akut K35.8
--- mit Peritonitis
---- generalisiert K35.2
---- lokalisiert K35.30
-- chronisch K36
-- eitrig K35.8
-- rezidivierend K36
- bronchial J40
- Brustfell R09.1
- Brustwarze N61
-- gestationsbedingt O91.00
- Canaliculus lacrimalis H04.3
- Cervix uteri N72
- Choledochus K83.09
- Chorioidea H30.9
-- und Retina H30.9
- Corpus cavernosum N48.2
- Cowper-Drüse N34.2
- Darm A09.9
- Diaphyse M86.89
- Dickdarm A09.9
- Divertikel K57.92
- Drüse, paraurethral N34.2
- Ductus choledochus K83.09
- Ductus hepaticus K83.09
- Ductus submandibularis K11.2
- Dünndarm A09.9
- Duodenum K29.8
- durch
-- Antirefluxvorrichtung, ösophageal T85.78
-- Apparat T85.78
--- Harntrakt, elektronisch T83.5
-- Augenimplantat T85.78
-- Blasenapparat T83.5
-- Blasenkatheter T83.5
-- Brustimplantat T85.78
-- Dauernaht T85.78
-- Dialysekatheter T82.7
-- elektronischen Apparat am Herz T82.7
-- Gallengangsimplantat T85.78
-- Gegenpulsationsgerät, in Aorta T82.7
-- Gehirnnervenstimulator T85.72
-- Gelenkprothese T84.5
-- Genitalorgantransplantat T83.6
-- Genitaltrakttransplantat T83.6
-- Harnblasenstimulator, elektronisch T83.5
-- Harnwegskatheter T83.5
-- Herpes simplex B00.9
-- Herz, künstlich T82.7
-- Herzklappenprothese T82.6
-- Herzklappentransplantat T82.7
-- Herzschrittmacher T82.7
-- Hornhauttransplantat a.n.k. T85.78
-- Implantat T85.78
-- Infusionskatheter T82.7
--- spinal T85.72 ►

Entzündung *(Forts.)*
~ durch *(Forts.)*
-- Intrauterinpessar T83.6
-- Katheter a.n.k. T85.78
--- zur Peritonealdialyse T85.71
-- Kinnplastik T85.78
-- Knochenapparat, elektronisch T84.7
-- Knochenstimulator T84.7
-- Knochentransplantat T84.7
-- Koronararterienbypass T82.7
-- Linsenprothese, intraokular T85.78
-- Muskelstimulator, elektronisch T84.7
-- Muskeltransplantat T84.7
-- Nerventransplantat T85.72
-- Orbitaprothese a.n.k. T85.78
-- Penisprothese T83.6
-- Prothese a.n.k. T85.78
-- Samenleiterprothese T83.6
-- Sehnentransplantat T84.7
-- Shunt, intrakraniell, ventrikulär T85.72
-- Spinalkatheter T85.72
-- Stimulator, Nervensystem, elektronisch T85.72
-- Transplantat T85.78
- Eichel – s.a. Balanitis N48.1
- Eihäute O41.1
-- mit Schädigung, Fetus/Neugeborenes P02.7
- Eileiter N70.9
-- akut, mit Abszess N70.0
- eitrig, lokalisiert, in Operationswunde T81.4
- Endometrium N71.9
- Epiglottis
-- akut J05.1
-- chronisch J37.0
- Episklera H15.1
- erythematös a.n.k. L53.9
- Eustachi-Röhre, katarrhalisch H68.0
- Faszie M72.99
- Fazialis G51.8
- Felsenbein H70.2
-- akut H70.2
-- chronisch H70.2
- Finger, eitrig, mit Lymphangitis L03.01
- Fingernagel L03.01
-- eitrig L03.01
- Fistel, arteriovenös, operativ angelegt T82.7
- Fixation, innere, orthopädisch a.n.k. T84.6
- Funiculus spermaticus N49.1
- Fuß, eitrig, mit Lymphangitis (ausgenommen Zehe) L03.11
- Fußballen M20.1
- Gallenblase K81.9
-- chronisch K81.1
-- eitrig K81.0
- Gallenweg K83.09
- Ganglion geniculi G51.1
-- nach Zoster B02.2† G53.0*
- Gaumenzäpfchen K12.28
- Gebärmutterhals N72
-- chronisch N72 ►

Entzündung *(Forts.)*
– Gefäß, durch Apparat, Implantat oder Transplantat a.n.k. T82.7
– Gefäßanastomose T82.7
– Gefäßshunt T82.7
– Gehirn G04.9
– Gehörgang H60.9
–– äußerer H60.9
– Gelenk a.n.k. M13.99
–– akut M13.99
–– eitrig M00.99
–– gichtisch M10.09
–– gonorrhoisch A54.4† M01.39*
– Geschlechtsorgane
–– männlich N49.9
–– weiblich N73.9
– Gewebe L03.9
–– areolär a.n.k. L08.9
– Glandula submandibularis K11.2
– Glandulae bulbourethrales N34.2
– Glans penis N48.1
– Glaskörper H43.8
– Glottis J04.0
– Haarbalgdrüse L73.9
– Haarfollikel L73.9
– Hämorrhoiden K64.8
– Hals J02.9
–– akut J02.9
–– chronisch J31.2
–– durch Streptokokken J02.0
–– ulzerös J02.9
– Halsdrüse, akut L04.0
– Hand, eitrig, mit Lymphangitis L03.10
– Harnblase N30.9
–– gonorrhoisch A54.0
–– tuberkulös A18.1† N33.0*
– Harnorgantransplantat T83.5
– Harnwege N39.0
–– bakteriell N39.0
– Haut L08.9
– Herz I51.8
– Herzbeutel, bei Tuberkulose A18.8† I32.0*
– Herzinnenhaut I38
– Herzklappe I38
–– akut I33.9
––– rheumatisch I01.1
–– chronisch, rheumatisch I09.1
–– syphilitisch A52.0† I39.8*
– Herzmuskel I51.4
–– akut I40.9
– Hoden N45.9
–– eitrig N45.0
–– und Nebenhoden N45.9
– Hornhaut H16.9
–– chronisch H16.8
– Hypophyse G04.9
– Ileum A09.9
– Iliosakralgelenk M46.1
– Innenohr H83.0
– intraokular, mit Trübung, Glaskörper H43.3 ►

Entzündung *(Forts.)*
– Kapsel M77.9
–– adhäsiv M77.9
–– Gelenk M77.9
–– Schulter M75.0
– Kehldeckel
–– akut J05.1
–– chronisch J37.0
– Keilbeinhöhle J32.3
–– akut J01.3
–– chronisch J32.3
– Kiefer
–– akut K10.29
–– chronisch K10.29
–– eitrig K10.28
– Kieferhöhle J32.0
–– akut J01.0
–– chronisch J32.0
– Kieferknochen K10.28
– Klavus L84
– Kniegelenk M13.16
–– Seitenband
––– fibular M23.84
––– tibial M23.83
–– tuberkulös A18.0† M01.16*
– Knochen M86.99
– Knochenhaut M86.99
– Knochenmark M86.99
– Knorpel M94.89
– Konjunktiva H10.9
–– akut H10.3
–– allergisch H10.1
–– bakteriell H10.8
–– chronisch H10.4
–– durch Virus B30.9† H13.1*
–– eitrig H10.0
–– gonorrhoisch A54.3† H13.1*
– Kornea H16.9
– Koronararterie I25.8
– Kortex, visuell H47.6
– Labien N76.2
– Labyrinth H83.0
– Larynx J04.0
–– akut J04.0
–– chronisch J37.0
–– diphtherisch A36.2
– Leber K75.9
–– chronisch K73.9
–– eitrig K75.0
– Leberkapsel K65.8
– Lederhaut H15.0
– Leistendrüse, chronisch I88.1
– Lid H01.9
– Lidhaut H01.0
– Lidknorpel H01.8
– Ligamentum latum uteri N73.2
– Lippe K13.0
– Littré-Drüse N34.2
– Lunge – s.a. Pneumonie J18.9
–– akut J18.9
–– eitrig J18.9 ►

Entzündung *(Forts.)*
~ Lunge – s.a. Pneumonie J18.9 *(Forts.)*
-- hämorrhagisch J18.9
-- interstitiell J84.90
– Lymphdrüse I88.9
-- akut L04.9
-- chronisch I88.1
– Lymphgefäß I89.1
– Lymphknoten I88.9
– Magen K29.7
– Magen-Darm A09.9
-- akut A09.9
– Mamma N61
-- außerhalb Neugeborenenperiode N61
-- gestationsbedingt O91.20
-- infektiös, beim Neugeborenen P39.0
-- postpartal O91.20
-- puerperal O91.20
– Mandel – s.a. Tonsillitis J03.9
-- akut J03.9
-- chronisch J35.0
– Mastoidhöhle, chronisch, nach Mastoidektomie H95.1
– Meatus urethrae N34.2
– Mediastinum J98.50
– Meibom-Drüse H00.0
– Meningen G03.9
-- epidemisch A39.0† G01*
– Milz
-- eitrig, akut D73.8
-- syphilitisch A52.7† D77*
– Milzkapsel
-- akut D73.8
-- chronisch D73.8
– Mitralklappe I05.9
-- chronisch, rheumatisch I05.9
-- syphilitisch A52.0† I39.0*
-- und Aortenklappe I08.0
--- chronisch, rheumatisch I08.0
– Mittelfell J98.50
– Mittelohr H66.9
-- akut H66.9
-- chronisch H66.9
-- eitrig H66.4
– Moll-Drüse H00.0
– multipel, Genitalorgane, männlich N49.88
– Mund K12.1
– Mundhöhle K12.1
– Mundschleimhaut, herpetisch B00.2
– Muskel M60.99
-- akut M60.99
– Myokard I51.4
– Nabel L08.9
-- beim Neugeborenen P38
– nach Mastoidektomie H95.1
– Nävus, nävozellulär D22.9
– Nagelbett
-- Finger L03.01
--- eitrig L03.01
-- Zehe L03.02
– Narbe L90.5 ►

Entzündung *(Forts.)*
– Nase J31.0
-- eitrig J31.0
– Naseneingang J34.8
– Nasennebenhöhle J32.9
-- akut J01.9
-- alle J32.4
--- akut J01.4
--- chronisch J32.4
-- chronisch J32.9
– Nasenrachenraum J00
-- akut J00
-- chronisch J31.1
– Nebenhoden N45.9
-- gonorrhoisch A54.2† N51.1*
-- tuberkulös A18.1† N51.1*
– Nebenhöhle J32.9
-- akut, mit Entzündung, Stirnhöhle, akut J01.8
– Nebenniere, hämorrhagisch, durch Meningokokken A39.1† E35.1*
– Nebenschilddrüse E21.4
– Nerv a.n.k. M79.29
– Nervus
-- abducens H49.2
-- facialis G51.8
-- oculomotorius H49.0
-- opticus H46
-- trochlearis H49.1
-- vestibulocochlearis, bei Syphilis A52.1† H94.0*
– nichtinfektiös, Sickerkissen, postoperativ H59.8
– Niere N05.9
-- akut N00.9
-- chronisch N03.9
-- gichtisch M10.99† N29.8*
– Nierenbecken N12
-- eitrig N12
-- gangränös N12
-- zystisch N12
– Oberkiefer K10.29
– odontogen K08.88
– Ösophagus K20.9
– Ohr H66.9
-- äußeres H60.9
– Ohrmuschel H61.0
– Ohrtrompete H68.0
– Operationsbereich T81.4
– Orbita
-- akut H05.0
-- chronisch H05.1
– Ovar N70.9
-- akut N70.0
-- chronisch N70.1
– Pankreas K85.90
-- akut K85.90
– Papille H46
– Parametrium N73.2
– Parotis K11.2
– Pars plana corporis ciliaris H30.2 ►

Entzündung *(Forts.)*
– Paukenhöhle H66.9
–– akut H66.9
– Penis N48.2
– perianal K62.8
– Perikard I31.9
– Perineum
–– männlich L08.9
–– weiblich L08.9
– perirektal K62.8
– Peritoneum K65.9
–– gonorrhoisch A54.8† K67.1*
–– lokalisiert K65.9
– periuterin N73.2
– perivesikal N30.9
– Pharynx
–– akut J02.9
–– follikulär J31.2
–– granulär J31.2
– Pleura R09.1
– Portio N72
– Präputium N48.1
– Prostata N41.9
–– akut N41.0
–– chronisch N41.1
–– tuberkulös A18.1† N51.0*
– Prostatabett N41.9
– Pulmonalklappe, syphilitisch A52.0† I39.3*
– Pylorus K29.9
– Rachen J02.9
–– akut J02.9
–– atrophisch J31.2
–– chronisch J31.2
–– diphtherisch A36.0
–– durch Streptokokken J02.0
– Rachenmandel J03.9
– Rachenschleimhaut, herpetisch B00.2
– Regenbogenhaut H20.9
–– gonorrhoisch A54.3† H22.0*
– rektal K62.8
– Retina H30.9
– retroperitoneal K65.9
– Rippenfell R09.1
–– akut R09.1
–– eitrig J86.9
– Rückenmark G04.9
– Samenblase N49.0
– Samenleiter N49.1
– Samenstrang N49.1
– Samenwege N49.1
– Schamlippen N76.2
– Schilddrüse E06.9
– Schleimbeutel M71.99
–– gonorrhoisch A54.4† M73.09*
–– Schulterbereich M75.5
– Schultergelenk M13.11
– Schultergelenkkapsel, adhäsiv M75.0
– Schweißdrüse L73.2
– Schwellkörper N48.2
– Sehne, gonorrhoisch A54.4† M68.09* ►

Entzündung *(Forts.)*
– Sehnenscheide a.n.k. M65.99
–– gonorrhoisch A54.4† M68.09*
– Sehnerv H46
– Seitenstrang- J02.9
– Siebbeinhöhle J32.2
–– akut J01.2
–– chronisch J32.2
– Siebbeinzellen J32.2
– Sinus, chronisch J32.9
– Sinus pilonidalis, abszedierend L05.0
– Skene-Drüse N34.2
– Skene-Gänge N34.2
– Sklera H15.0
– Skrotum N49.2
– spätsyphilitisch, Becken, weiblich A52.7† N74.2*
– Speicheldrüse K11.2
– Stimmband J38.2
– Stirnhöhle J32.1
–– akut J01.1
––– mit Entzündung, Nebenhöhle, akut J01.8
–– chronisch J32.1
– Strahlenkörper H20.9
– syphilitisch, sekundär, im weiblichen Becken A51.4† N74.2*
– Tenon-Kapsel H05.0
– Thymus E32.8
– Tonsilla pharyngea J03.9
– Tonsille J03.9
– Trachea J04.1
– Tränendrüse H04.0
– Tränensack H04.3
– Tränenweg H04.3
–– akut H04.3
–– chronisch H04.4
– Trikuspidalklappe, syphilitisch A52.0† I39.2*
– Trommelfell H73.9
–– akut H73.0
–– chronisch H73.1
– Tuba auditiva H68.0
– Tuba uterina N70.9
– Tube, Ovar
–– akut N70.0
–– chronisch N70.1
– tuberkulös a.n.k. A16.9
– tuboovarial N70.9
–– akut N70.0
–– chronisch N70.1
– Tunica
–– conjunctiva H10.9
–– vaginalis testis N49.1
– Unterhautzellgewebe a.n.k. L03.9
–– diffus L03.9
–– mit Lymphangitis L03.9
–– tuberkulös, primär A18.4
– Unterkiefer K10.29
– Ureter N28.88
– Urethra N34.2
– Uterus N71.9
–– akut N71.0 ►

Entzündung *(Forts.)*
~ Uterus N71.9 *(Forts.)*
-- chronisch N71.1
-- eitrig N71.9
– Uterusband N73.2
– Uvealtrakt H20.9
– Vagina N76.0
– Vas deferens N49.1
– Vene I80.9
-- Extremität, untere I80.3
-- oberflächlich I80.9
-- thrombotisch I80.9
--- oberflächlich, Extremität, untere I80.0
--- tief, Extremität, untere I80.28
-- tief I80.9
– Venensinus, eitrig, intrakraniell G08
– Vulva N76.2
– Warzenfortsatz, akut H70.0
– Wharton-Gang, eitrig K11.2
– Wirbelsäule M46.99
– Wurmfortsatz K37
– Wurzel, Nervus opticus H46
– Wurzelspitzenhaut K04.5
-- akut K04.4
– Zäkum K37
– Zahnalveole K10.3
-- bei Skorbut E54† K93.8*
– Zahnfach K10.3
– Zahnfleisch K05.1
-- akut K05.0
-- chronisch K05.1
– Zahnmark K04.0
– Zahnwurzel K04.0
– Zehe, eitrig, mit Lymphangitis L03.02
– Zehennagel L03.02
– Zeis-Drüse H00.0
– Zellgewebe L03.9
-- durch
--- Anaerobier A48.0
--- Clostridium A48.0
--- Gonokokken a.n.k. A54.8
-- erysipelatös A46
-- gonorrhoisch a.n.k. A54.8
-- Orbita H05.0
-- tuberkulös, primär A18.4
-- Unterschenkel L03.11
– zerebral G04.9
– zerebrospinal, durch Meningokokken A39.0† G01*
– Ziliarkörper H20.9
– Zunge K14.0
– Zwerchfell J98.6
Entzündungsreaktion, bei Nävuszellnävus D22.9
Entzündungssyndrom, multisystemisch, in Verbindung mit COVID-19 U10.9
Entzug, Wasser, bei Hyperemesis gravidarum O21.1
Entzugsdelirium F19.4
– Alkohol F10.4
Entzugskrampf, Alkohol F10.3
Entzugssymptom, bei Anwendung, Arzneimittel, therapeutisch, beim Neugeborenen P96.2
Entzugssyndrom F19.3
– Alkohol F10.3
– Arzneimittel, beim Neugeborenen, bei Mutter, abhängig P96.1
– bei Arzneimittelabhängigkeit F19.3
– Drogen a.n.k. F19.3
-- beim Neugeborenen P96.1
--- bei Mutter, abhängig P96.1
-- mit Delirium F19.4
– Koffein F15.3
– mit Delirium
-- durch Stimulanzien F15.4
-- nach Gebrauch
--- Alkohol F10.4
--- Cannabinoide F12.4
--- Halluzinogene F16.4
--- Kokain F14.4
--- Lösungsmittel, flüchtig F18.4
--- Opioide F11.4
--- Sedativa, und Hypnotika F13.4
– nach Gebrauch
-- Cannabinoide F12.3
-- Halluzinogene F16.3
-- Kokain F14.3
-- Lösungsmittel, flüchtig F18.3
-- Opioide F11.3
-- Sedativa, und Hypnotika F13.3
– Nikotin F17.3
– Rauschgift F19.3
– Stimulanzien a.n.k. F15.3
– Tabak F17.3
Enukleation
– Auge S05.7
-- traumatisch, akut S05.7
– traumatisch S05.7
Enuresis R32
– diurna R32
-- nichtorganisch F98.01
– funktionell F98.08
– nichtorganisch F98.08
-- primär F98.08
-- sekundär F98.08
– nocturna R32
-- et diurna, nichtorganisch F98.02
-- neurotica F98.00
-- nichtorganisch F98.00
-- persistens R32
-- secundaria R32
– psychogen F98.08
Enzalutamid, Vergiftung T38.6
Enzephalie
– Hemimegal- Q04.5
– Liss- Q04.3
-- klassisch Q04.3
-- mit Hypoplasie, zerebellär, Typ
--- A Q04.3
--- B Q04.3
--- C Q04.3
--- D Q04.3 ►

Enzephalie *(Forts.)*
~ Liss- Q04.3 *(Forts.)*
~~ mit Hypoplasie, zerebellär, Typ *(Forts.)*
––– E Q04.3
––– F Q04.3
–– Typ
––– 1 Q04.3
––– 2 Q04.3
––– 3 Q04.3
– Megal- Q04.5
– Mikroliss- Q04.3
–– mit Mikromelie Q04.3
– Por- Q04.6
– Zykl- Q04.9
Enzephalitis G04.9
– akut, disseminiert G04.0
– Anti-NMDA[N-Methyl-D-Aspartat]-Rezeptor- M35.8† G13.8*
– australisch A83.4
– bei
–– Aktinomykose A42.8† G05.0*
–– Grippe [Influenza] J11.8† G05.1*
––– saisonale Influenzaviren nachgewiesen J10.8† G05.1*
–––– ausgenommen Vogelgrippe- und Schweinegrippe-Virus J10.8† G05.1*
––– Schweinegrippe-Virus nachgewiesen J09† U69.20! G05.1*
––– Vogelgrippe-Virus nachgewiesen J09† U69.21! G05.1*
––– zoonotische oder pandemische Influenzaviren nachgewiesen J09† G05.1*
–– Herpes zoster B02.0† G05.1*
–– Infektion, durch Hendra-Virus A85.8
–– Krankheit
––– durch HIV B22† G05.1*
––– parasitär a.n.k. B89† G05.2*
–– Kryptokokkose B45.1† G05.2*
–– Listeriose A32.1† G05.0*
–– Lupus erythematodes, systemisch M32.1† G05.8*
–– Masern B05.0† G05.1*
–– Mumps B26.2† G05.1*
–– Röteln B06.0† G05.1*
–– Spätsyphilis A52.1† G05.0*
–– Syphilis, konnatal A50.4† G05.0*
–– Torulosis B45.1† G05.2*
–– Toxoplasmose B58.2† G05.2*
––– bei AIDS B20† B58.2 G05.2*
–– Trichinose B75† G05.2*
–– Tuberkulose A17.8† G05.0*
–– Windpocken B01.1† G05.1*
–– Zytomegalie B25.88† G05.1*
– Bickerstaff- G61.0
– Chorio- A87.2† G05.1*
–– akut A87.2† G05.1*
–– lymphozytär A87.2† G05.1*
––– serös, akut A87.2† G05.1*
–– serös A87.2† G05.1*
– chronisch G04.9
– Dawson- A81.1 ►

Enzephalitis G04.9 *(Forts.)*
– disseminiert G04.0
– durch
–– Adenovirus A85.1† G05.1*
–– Arbovirus a.n.k. A85.2
–– Arthropoden a.n.k. A85.2
–– Blei T56.0† G05.8*
–– Enterovirus A85.0† G05.1*
–– Herpes B00.4† G05.1*
–– Herpes-simiae-Virus B00.4† G05.1*
–– Herpes-simplex-Virus B00.4† G05.1*
–– humanen Metapneumovirus A85.8† G05.1*
–– Ilhéusvirus A83.8
–– Kryptokokken B45.1† G05.2*
–– Langat-Virus A84.8
–– Mengo-Virus A85.8† G05.1*
–– Meningokokken A39.8† G05.0*
–– Mykoplasmen G04.8 B96.0!
–– Negishi-Virus A85.2
–– Poliomyelitis-Virus A80.9† G05.1*
–– Poliovirus A80.9† G05.1*
–– Rocio-Virus A83.6
–– Varizella-zoster-Virus B02.0† G05.1*
–– Virus A86
––– akut A86
––– durch
–––– Arthropoden A85.2
–––– Moskitos A83.9
–––– Zecken A84.9
––– Folgezustand B94.1
––– Untersuchung Z11
–– VZV [Varizella-zoster-Virus] B02.0† G05.1*
–– Zecken A84.9
– Economo- A85.8† G05.1*
– Einschlusskörperchen A81.1
–– subakut A81.1
– eitrig G04.8
– endemisch A86
– Entmarkungs- G37.9
– epidemisch a.n.k. A86
– falsch G04.9
– fernöstlich, durch Zecken A84.0
– Folgen G09
– Frühjahr-Sommer- A84.1
– Frühsommer-Meningo-
–– russisch A84.0
–– zentraleuropäisch A84.1
– hämorrhagisch G04.9
– Herd- G04.2
–– embolisch G04.2
–– metastasierend G04.2
– herpetisch B00.4† G05.1*
– idiopathisch G04.9
– Impfkomplikation G04.0
– japanisch A83.0
– kalifornisch A83.5
– kongenital, durch Toxoplasmose P37.1† G05.2*
– konnatal, spätsyphilitisch A50.4† G05.0* ►

E

Enzephalitis G04.9 *(Forts.)*
- lethargica A85.8† G05.1*
-- sive epidemica A85.8† G05.1*
- Leuko- G04.8
-- hämorrhagisch, akut, nach Immunisierung G04.0
-- postinfektiös G04.8
-- sklerosierend, subakut A81.1
- limbisch
-- akut, nach Transplantation T85.78† G05.1*
-- mit
--- CASPR2-Antikörper G04.8 M35.9
---- mit Thymom G04.8 C37
--- DPP6[Dipeptidyl-peptidase-6]-Antikörpern G04.8
--- LGI1-Antikörper G04.8 M35.9
--- Neurexin-3-Antikörper G04.8 M35.9
--- Neuromyotonie, Hyperhidrose, und Polyneuropathie G60.8
-- paraneoplastisch, mit LGI1-Antikörper G04.8 C80.9
- Louping-ill- A84.8
- lymphozytär A87.2† G05.1*
- Meningo- G04.9
-- akut a.n.k. A86
-- bakteriell a.n.k. G04.2
-- bei
--- Herpes B00.4† G05.1*
--- Mumps B26.2† G05.1*
-- biphasisch A84.1
-- durch
--- Adenovirus A85.1† G05.1*
--- Escherichia coli G04.2 B96.2!
--- Haemophilus influenzae G04.2 B96.3!
--- Herpesvirus B00.4† G05.1*
--- Listeria monocytogenes A32.1† G05.0*
--- Listerien A32.1† G05.0*
--- Parastrongylus cantonensis B83.2† G05.2*
--- Pneumokokken G04.2 B95.3!
--- Staphylokokken G04.2 B95.8!
--- Streptokokken G04.2 B95.5!
--- Toxoplasmen B58.2† G05.2*
--- Virus A86
-- eosinophil B83.2† G05.2*
-- epidemisch A39.8† G05.0*
-- Frühsommer- A84.1
-- infektiös A86
-- lymphozytär A87.2† G05.1*
-- parasitär a.n.k. B89† G05.2*
-- syphilitisch A52.1† G05.0*
-- toxisch a.n.k. G92.9
-- tuberkulös A17.8† G05.0*
-- viral A86
-- zweiphasig A84.1
- mit Parkinsonismus, sekundär G21.3
- mitteleuropäisch A84.1
- Myelo- G04.9
- nach
-- Immunisierung G04.0
-- Infektion, durch Varizellen B01.1† G05.1*
-- Pockenimpfung G04.0 ►

Enzephalitis G04.9 *(Forts.)*
- nichtepidemisch G04.9
- otogen fortgeleitet a.n.k. H66.4† G05.8*
- Pan- A81.1
-- durch Rubella B06.0† G05.1*
- Pferde-
-- östlich A83.2
-- westlich A83.1
- Polio- A80.9† G05.1*
-- bulbär A80.9† G05.1*
--- myeloisch A80.9† G05.1*
- postinfektiös G04.8
- posttraumatisch G04.9
- postvakzinal G04.0
- postviral a.n.k. A86
- Powassan- A84.8
- Rasmussen- G04.8
- Rio-Bravo- A85.8† G05.1*
- Slow-Virus- A81.9
- Sommer- A84.1
- Spätfolge G09
- spätsyphilitisch A52.1† G05.0*
- St.-Louis- A83.3
- subakut G04.9
- syphilitisch A52.1† G05.0*
- toxisch a.n.k. G92.9
- tschechoslowakisch A84.1
- Typ-C- A83.3
- viral
-- akut A86
-- infektiös a.n.k. A86
- Wiener Typ A85.8† G05.1*
- zentraleuropäisch A84.1

Enzephalitisch, Demenz G04.9† F02.8*
Enzephalokardiomyopathie, mitochondrial, TMEM70-abhängig G31.81
Enzephalokraniokutan, Lipomatose E88.29
Enzephalokutan, Angiomatose Q85.8
Enzephalomalazie G93.88
- arteriosklerotisch I63.8
- embolisch I63.4
- hämorrhagisch I61.9
- kongenital Q04.8
- nekrotisch G93.88
- okklusiv I63.5
- progressiv G93.88
- thrombotisch I63.3
- zerebellar G93.88
- zerebral G93.88

Enzephalomalazisch, Insult I63.9
Enzephalomeningitis G04.9
Enzephalomeningomyelitis G04.9
Enzephalomeningopathie G96.9
Enzephalomeningozele Q01.9
- Hydro- Q01.9
-- kongenital Q01.9

Enzephalomyelitis G04.9
- akut G04.0
- bei
-- Infektion, durch Naegleria B60.2† G05.2*
-- Krankheit, durch HIV B22† G05.1* ►

Enzephalomyelitis G04.9 *(Forts.)*
~ bei *(Forts.)*
–– Masern B05.0† G05.1*
–– Mumps B26.2† G05.1*
–– Röteln B06.0† G05.1*
–– Spätsyphilis A52.1† G05.0*
–– Syphilis, konnatal A50.4† G05.0*
–– Toxoplasmose B58.2† G05.2*
–– Zytomegalie B25.88† G05.1*
– demyelinisierend, akut [ADEM] G37.8
– disseminiert
–– akut G04.0
––– mit anti-MOG-Antikörper G04.0
–– akut. ohne anti-MOG-Antikörper G04.0
– durch
–– Adenovirus A85.1† G05.1*
–– Enterovirus A85.0† G05.1*
–– Herpes-simiae-Virus B00.4† G05.1*
–– Varizellen B01.1† G05.1*
–– Zoster B02.0† G05.1*
– Entmarkungs-, disseminiert G35.9
– Folgen G09
– Impfkomplikation G04.0
– Meningo-
–– akut a.n.k. A86
–– bei Aktinomykose A42.8† G05.0*
–– durch
––– Haemophilus influenzae G04.2 B96.3!
––– Torula histolytica B45.1† G05.2*
–– Frühsommer- A84.1
–– Sommer- A84.1
–– viral a.n.k. A86
– myalgisch G93.3
– nach Immunisierung G04.0
– Polio- A80.9
– postinfektiös G04.8
–– disseminiert, akut G04.0
– postvakzinal G04.0
– Spätfolge G09
– syphilitisch A52.1† G05.0*
– viral A86
–– infektiös A86
Enzephalomyelomeningitis G04.9
Enzephalomyeloneuropathie G96.9
Enzephalomyelopathie G96.9
– nekrotisierend G31.88
–– subakut, infantil G31.88
–– subakut [Morbus Leigh] G31.88
Enzephalomyeloradikulitis G61.0
– akut G61.0
Enzephalomyeloradikulopathie G96.9
Enzephalomyelozele Q01.9
Enzephalomyopathie
– Kardio-, infantil, fatal, durch Mangel, Cytochrom-C-Oxidase G31.81
– mitochondrial
–– durch Defekt, kombiniert, oxidative Phosphorylierung, Typ 6 G31.81
–– neurogastrointestinal G31.81
–– Typ Ghezzi-Zeviani G31.81
–– X-chromosomal, schwer G31.81 ►

Enzephalomyopathie *(Forts.)*
– neonatal, COQ4-assoziiert G31.81
Enzephalopathie G93.4
– akut G93.4
– alkoholbedingt G31.2
– anoxisch G93.1
– arteriosklerotisch, subkortikal I67.3
– atherosklerotisch I67.2
– autosomal-dominant, nekrotisierend, akut G93.4
– bei
–– Grippe [Influenza] J11.8† G94.31*
––– saisonale Influenzaviren nachgewiesen, ausgenommen Vogelgrippe- und Schweinegrippe-Virus J10.8† G94.31*
––– Schweinegrippe-Virus nachgewiesen J09† U69.20! G94.8*
––– Vogelgrippe-Virus nachgewiesen J09† U69.21! G94.8*
––– zoonotische oder pandemische Influenzaviren nachgewiesen J09† G94.31*
–– Krankheit, durch HIV B22† G94.31*
–– Lupus erythematodes M32.1† G05.8*
–– Mangel, Vitamin E56.9† G32.8*
––– B a.n.k. E53.9† G32.8*
–– Neubildung a.n.k. D48.9† G13.1*
–– Neuropathie, axonal, angeboren G60.0 G93.4
–– Sepsis, durch
––– Bakterien A41.9† G94.32*
––– Pilze B48.80† G94.32*
––– Protozoen B60.80† G94.32*
––– Viren B34.80† G94.32*
– Bilirubin P57.9
– Binswanger- I67.3
– Corpus callosum, demyelinisierend G37.1
– DNM1L-assoziiert, durch Teilungsdefekt, mitochondrial und peroxisomal G31.81
– durch
–– Bilirubin
––– akut P57.9
––– chronisch P57.8
–– Blei T56.0
–– Dialyse N18.5† G94.8*
–– Geburtsverletzung P11.1
–– GLUT1-Defekt E74.8† G94.30*
–– Hyperinsulinismus E16.1† G94.30*
–– Koma, hypoglykämisch E16.1† G94.30*
–– Mangel
––– Prosaposin E75.2
––– Sulfitoxidase E72.1
––– Urocanase E70.8
–– Schutzimpfung T80.6
–– Teilungsdefekt, mitochondrial und peroxisomal G31.81
–– Toxoplasmen B58.2† G05.2*
– epileptisch
–– bei Entwicklung, Verzögerung, SYNGAP1-assoziiert F83 G40.4
–– CDKL5-assoziiert G40.4
–– infantil, ITPA-assoziiert, letal, mit Katarakt, und kardialer Beteiligung G40.4 ►

Enzephalopathie G93.4 *(Forts.)*
~ epileptisch *(Forts.)*
-- KCNQ2-assoziiert G40.4
-- neonatal, PNPO[Pyridoxamin-5-Phosphat-Oxidase]-abhängig G40.8
- Ethylmalonsäure- G31.81
- frühinfantil-epileptisch G40.3
-- RNF13-assoziiert G40.4
- Glyzin E72.5
- Hepato- K72.9 K72.79!
- hyperammonämisch, durch Mangel, Carboanhydrase-VA E74.8† G94.30*
- hypertensiv I67.4
- hypoxisch G93.1
- hypoxisch-ischämisch, beim Neugeborenen P91.6
- infantil, epileptisch-dyskinetisch G40.3
- Leuko-
-- bei Ataxie, spastisch, autosomal-rezessiv G11.4
-- hereditär, diffus, mit axonalen Sphäroiden und pigmentierter Glia E75.2
-- megalenzephal, mit Zyste, subkortikal E75.2
-- metachromatisch E75.2
-- mit
--- Ataxie, zerebellär, mild, und Ödem, Substanz, weiß E75.2
--- Hirnstamm- und Rückenmarkbeteiligung, und Laktaterhöhung G31.81
--- Zyste, Temporallappen, vordere, beidseitig E75.2
-- nach Immunisierung G04.0
-- zerebral, bei Vaskulopathie, retinal, und Manifestation, systemisch Q28.38 Q14.1
-- zystisch
--- ohne Megalenzephalie E75.2
--- RNASET2-defizient E75.2
- limbisch, paraneoplastisch D48.9† G13.1*
- MFF-assoziiert, durch Teilungsdefekt, mitochondrial und peroxisomal G31.81
- mit
-- Demenz G93.4† F02.8*
-- Kardiomyopathie, hypertroph, und Störung, renal-tubulär E88.8
- Multiinfarkt- I63.9
- myoklonisch
-- früh G40.4
-- frühkindlich, mit Suppression-bursts G40.4
- nach Strahlenexposition G93.88 W91.9!
- nekrotisierend, subakut G31.88
- neonatal, schwer, mit Mikrozephalie G93.4 Q02
- nichtprogressiv, mit Epilepsie, myoklonisch G40.4
- pellagrös E52† G32.8*
- portokaval K72.9 K72.79!
- Post-commotio- F07.2
- posthypoglykämisch E16.1† G94.30*
- postkontusionell F07.2
-- akut S06.20 ►

Enzephalopathie G93.4 *(Forts.)*
- progressiv, mit Leukodystrophie, durch DECR[2,4-Dienoyl-CoA-Reductase]-Mangel G31.81
- septisch G04.8† G94.32*
- spongioform, subakut A81.0
- Steroid-responsiv, mit Autoimmun-Thyreoiditis, assoziiert G04.8 E06.3
- Syndrom, posterior, reversibel [PRES] G93.6
- syphilitisch A52.1† G94.31*
- Thiamin-responsiv E51.2 G40.9
- toxisch G92.9
-- unter Immuntherapie G92.0
- traumatisch F07.2
-- akut S06.0
-- chronisch F07.2
- urämisch N18.89† G94.39*
- vaskulär I67.9
-- subkortikal, progressiv I67.3
- Wernicke- E51.2† G32.8*
-- beim Kind E51.2† G32.8*
Enzephalopathiesyndrom, posterior, reversibel [PRES] G93.6
Enzephalorrhagie I61.9
Enzephalotrigeminal, Angiomatose Q85.8
Enzephalozele Q01.9
- basal Q01.8
- bei
-- Anomalie, Schädelknochen Q01.9
-- Deformität, Schädel, angeboren Q01.9
-- Fehlen, Schädelknochen, angeboren Q01.9
-- Hypoplasie, Schädelknochen Q01.9
-- Verformung, Schädelknochen Q01.9
-- Verschluss, Schädel, mangelhaft Q01.9
- erworben G93.5
- frontal Q01.0
- Hydro- Q01.9
-- kongenital Q01.9
- isoliert Q01.9
- Meningo-, syphilitisch A52.1† G94.8*
- nasofrontal Q01.1
- okzipital Q01.2
- parietal Q01.8
Enzym
- Branching-, Mangel E74.0
- D-bifunktionales-, Mangel E71.3
- Debranching-, Mangel E74.0
- Defekt
-- bei Synthese von Schilddrüsenhormon, mit Kropf E07.1
-- medikamentös bedingt, mit Anämie, hämolytisch D59.2
-- mit
--- Anämie D55.9
---- hämolytisch D55.9
----- hereditär D55.9
--- Struma E07.1
- glykolytisch
-- Mangel, mit Anämie D55.2
-- Störung E74.8 ►

Enzym *(Forts.)*
– lysosomal, Defekt, Modifikation, posttranslational E77.0
– Mangel E88.0
–– mit Anämie D55.9
––– arzneimittelinduziert D59.2
––– mit Bezug zum Hexosemonophosphat[HMP]-Shunt a.n.k. D55.1
–– Nukleotidstoffwechsel, mit Anämie D55.3
– zirkulierend, Mangel a.n.k. E88.0
Enzymdefekt
– Phosphoribosylpyrophosphat-Synthetase E79.8
– Phosphoribosylpyrophosphat-Transferase E79.8
Enzymopathie, angeboren E88.9
Enzymopathisch, Methämoglobinämie, kongenital D74.0
Enzymwert, im Liquor, abnorm R83.0
EOCA [Früh beginnende zerebellare Ataxie] G11.1
EoE [Eosinophile Ösophagitis] K20.0
EOG [Elektrookulogramm], pathologisch R94.1
Eosinopenie D72.8
Eosinophil
– Adenokarzinom C75.1
–– Hypophyse C75.1
– Adenom D35.2
–– Hypophyse D35.2
– Endokarditis I42.3
– Fasziitis M35.4
–– diffus M35.4
– Fibrose, angiozentrisch J39.88
– Gastritis K52.8
– Gastroenteritis K52.8
– Granulom C96.6
–– Haut L92.2
–– Knochen C96.6
–– Lunge C96.6
–– Mundschleimhaut K13.4
– Granulomatose, mit Polyangiitis M30.1
– Hepatitis K71.6
– Infiltrat, Lunge J82
–– mit Asthma bronchiale J82
– Karzinom C75.1
–– Hypophyse C75.1
– Kolitis K52.8
– Krankheit, endomyokardial I42.3
– Leukämie C92.70
– Meningitis B83.2† G02.8*
– Meningoenzephalitis B83.2† G05.2*
– Myositis, idiopathisch M60.89
– Ösophagitis K20.0
–– Protonenpumpenhemmer-responsiv K20.0
– Peritonitis K65.8
–– akut K65.09
– Pneumonie J82
–– idiopathisch, akut J82
– Pneumonitis J82
– Pneumopathie, idiopathisch, chronisch J82
– Reaktion, leukämoid D72.1 ►
Eosinophil *(Forts.)*
– Zellulitis L98.3
– Zystitis N30.8
Eosinophilen-Leukämie, chronisch D47.5
Eosinophilie D72.1
– allergisch D72.1
– bei CMML [Chronische myelomonozytäre Leukämie] C93.10
–– in kompletter Remission C93.11
– hereditär D72.1
– pulmonal a.n.k. J82
–– tropisch J82
– tropisch J82
Eosinophilie-Myalgie-Syndrom M35.8
EOSRD [Schwere frühkindliche Netzhautdegeneration] H35.5
EP300-Genmutation, mit Rubinstein-Taybi-Syndrom Q87.2
EPEC [enteropathogene Escherichia coli], Diarrhoe A04.0
Ependymal
– Glioblastom C71.9
– Zyste Q04.6
Ependymepitheliom C71.9
Ependymgliom C71.9
Ependymitis G04.9
– akut G04.9
– chronisch G04.9
– durch Zytomegalievirus B25.88† G05.1*
– granulär G04.9
– zerebral G04.9
Ependymoblastom C71.9
Ependymom C71.9
– anaplastisch C71.9
– epithelial C71.9
– Gehirn C71.9
– Glio- C71.9
– maligne C71.9
– myxopapillär D43.2
– niedriggradig D43.2
– papillär D43.2
– RELA-Fusion-positiv C71.5
Ependymopathie G93.88
Ependymozytom C71.9
EPH[Ödem-Proteinurie-Hypertonie]-Gestose O14.9
Epheliden L81.2
Epiblepharon Q10.3
– kongenital Q10.3
Epicondylitis
– humeri M77.8
–– radialis M77.1
––– chronisch M77.1
–– ulnaris M77.0
– lateralis M77.8
–– chronisch M77.8
– medialis M77.8
– radialis M77.1
–– chronisch M77.1
– tibiae M77.8
– ulnaris M77.0

Epicondylopathia humeri M77.8
– radialis M77.1
Epicondylus
– lateralis humeri, Fraktur S42.42
– medialis humeri, Fraktur S42.43
Epidehiszenz O90.1
Epidemisch – s. Art der Krankheit
Epidermal
– Mykose B36.9
– Nävus D22.9
–– epidermolytisch Q80.3
– Nekrolyse
–– staphylogen, toxisch L00.0
–– toxisch L51.20
––– mit Befall
–––– Schleimhaut L51.21
–––– von 30 % der Körperoberfläche und mehr L51.21
– Zyste L72.0
Epidermatophytose [Epidermatophytie] B35.9
– inguinal B35.6
Epidermis
– Carcinoma in situ D04.9
– Verdickung L85.9
– Zyste L72.0
Epidermisation, Cervix uteri N87.9
Epidermisierung, Ösophagus K22.88
Epidermitis, Dermo- L30.8
Epidermo-dermal, Nävus D22.9
Epidermodysplasia verruciformis B07
Epidermoid, Carcinoma in situ D09.9
– mit fraglicher Stromainvasion, Cervix uteri D06.9
Epidermoidzyste L72.0
– Haut L72.0
– Hirnventrikel, dritter G93.0
– Mund K09.8
– Orbita D31.6
Epidermokutan
– Grenzflächennävus D22.9
– Übergangsnävus D22.9
Epidermolysis
– acuta toxica L51.20
– bullosa Q81.9
–– akantholytisch, letal Q81.0
–– atrophicans
––– generalisata gravis Q81.1
––– gravis Q81.1
–– bei Lungenkrankheit, interstitiell, und Syndrom, nephrotisch J84.90† Q81.8 N08.8*
–– dermolytisch Q81.2
–– dystroph Q81.2
––– akral Q81.2
––– autosomal-dominant, generalisiert Q81.2
––– autosomal-rezessiv, intermediär, generalisiert Q81.2
––– dominant, isolierter Nagelbefall Q81.2
––– pruriginös Q81.2
––– rezessiv, schwer, generalisiert Q81.2
–– dystrophica Q81.2
–– erworben L12.3 ►

Epidermolysis *(Forts.)*
~ bullosa Q81.9 *(Forts.)*
–– inversa, dystroph Q81.2
–– junctionalis
––– inversa Q81.8
––– Typ
–––– Herlitz Q81.1
–––– Herlitz-Pearson Q81.1
–– junktional
––– intermediär, generalisiert Q81.8
––– mit Atresie, Pylorus Q81.8 Q40.8
––– Typ
–––– Herlitz Q81.1
–––– non-Herlitz Q81.8
–– letalis Q81.1
–– prätibial, dystroph Q81.2
–– progressiva Q81.8
–– simplex Q81.0
––– durch
–––– Defizienz, BP230 [Bullöses Pemphigoid-Antigen-1] Q81.0
–––– Mangel
––––– Exophilin 5 Q81.0
––––– Plakophilin Q81.0
––– intermediär
–––– generalisiert Q81.0
–––– mit Kardiomyopathie Q81.0 I42.9
––– KRT14-assoziiert, generalisiert Q81.0
––– lokalisiert Q81.0
––– mit
–––– Atresie, Pylorus Q81.0
–––– fleckiger Pigmentierung Q81.0
–––– Muskeldystrophie Q81.0† G73.7*
–––– Pigmentierung, gesprenkelt Q81.0
––– superficialis Q81.0
––– Typ
–––– Dowling-Meara Q81.0
–––– Ogna Q81.0
– necroticans combustiformis L51.20
Epidermolytisch
– Hyperkeratose Q80.3
– Ichthyose Q80.3
–– anulär Q80.3
–– autosomal-rezessiv Q80.3
–– superfiziell Q80.8
– Nävus, epidermal Q80.3
Epidermomykose B36.9
Epidermophyton, Dermatophytose [Dermatophytie] B35.9
Epidermotrop, Lymphom, T-Zellen, CD8-positiv, aggressiv, primär kutan C84.5
Epididymal, Spermatozoenaspiration Z31.3
Epididymis – s. Nebenhoden
Epididymitis N45.9
– akut N45.9
– blennorrhoisch A54.2† N51.1*
– chronisch N45.9
– durch
–– Chlamydien A56.1† N51.1*
–– Gonokokken A54.2† N51.1*
–– Herpesvirus A60.0† N51.1* ►

Epididymitis N45.9 *(Forts.)*
– eitrig N45.0
– käsig A18.1† N51.1*
– mit Abszess N45.0
– nichtvenerisch N45.9
– Orcho- N45.9
– Peri- N45.9
– rekurrent N45.9
– residual N45.9
– spätsyphilitisch A52.7† N51.1*
– syphilitisch A52.7† N51.1*
– tuberkulös A18.1† N51.1*
Epididymoorchitis N45.9
– durch Neisseria gonorrhoeae A54.2† N51.1*
– mit Abszess N45.0
– ohne Abszess N45.9
Epidural
– Abszess G06.2
–– Gehirn G06.0
–– intrakraniell G06.0
–– intraspinal G06.1
–– Rückenmark G06.1
–– tuberkulös A17.8† G07*
– Blutgefäß, Verletzung, in Höhe
–– der Lumbosakralgegend S35.80
–– des
––– Abdomens S35.80
––– Beckens S35.80
––– Halses S15.80
––– Thorax S25.80
– Blutung S06.4
–– nichttraumatisch I62.1
–– spinal, postoperativ G97.82
–– traumatisch S06.4
– Empyem, subdural G06.2
– Fibrose, Narbe, nach Diskektomie M96.1
– Granulom
–– intrakraniell G06.0
–– intraspinal G06.1
– Hämatom S06.4
–– nichttraumatisch I62.1
–– traumatisch S06.4
– Lipomatose E88.29
Epigastralgie R10.1
Epigastrisch, Hernie K43.90
– inkarzeriert K43.60
– irreponibel K43.60
– mit
–– Einklemmung K43.60
–– Gangrän K43.70
– partiell inkarzeriert K43.60
– Verschluss verursachend K43.60
Epigastrium
– Prellung S30.1
– Schmerzen R10.1
– Verbrennung T21.03
– Verletzung S39.9
–– oberflächlich S30.9
– Wunde, offen S31.1
Epiglottis
– Adhäsion J38.7 ►

Epiglottis *(Forts.)*
– Agenesie Q31.8
– Anomalie Q31.8
– Anteil, suprahyoidal, Carcinoma in situ D02.0
– Atresie Q31.8
– Carcinoma in situ D02.0
– Chondromalazie Q31.8
– Deformität
–– angeboren Q31.8
–– erworben J38.7
– Entzündung
–– akut J05.1
–– chronisch J37.0
– Erweichung, Knorpel Q31.8
– Fehlen, angeboren Q31.8
– Fissur, angeboren Q31.8
– Hypoplasie Q31.2
– Kontusion S10.0
– Lageanomalie, kongenital Q31.8
– Ödem J38.4
– Phlegmone J05.1
– Spätsyphilis A52.7† J99.8*
– Tuberkulose A16.4
–– bakteriologisch oder histologisch gesichert A15.5
– Ulkus J38.7
– Verletzung a.n.k. S19.9
–– oberflächlich S10.10
– Wunde, offen S11.01
– Zyste J38.7
–– kongenital Q31.8
Epiglottisstiel, Verlängerung Q31.8
Epiglottitis J05.1
– akut J05.1
– chronisch J37.0
Epignathus Q89.4
Epikanthus Q10.3
– kongenital Q10.3
Epikard
– Karzinose C79.84
– Verwachsung I31.0
Epikardial
– Lipomatose E88.29
– Plaques I31.88
Epikarditis I31.9
Epikondylitis M77.8
– Ellenbogen M77.8
– mit Blockierung, Radiusköpfchen M77.1
Epikondylopathie M77.8
– radial M77.1
– ulnar M77.0
Epikraniell, Blutung, subaponeurotisch, durch Geburtsverletzung P12.2
Epilepsia
– major G40.3
–– konvulsiv G40.3
– minor G40.3
– nutans F98.49
– partialis continua G40.5
Epilepsie G40.9
– abdominal G40.8 ►

Epilepsie G40.9 *(Forts.)*
– akinetisch G40.3
– akustisch G40.8
– Alters- G40.8
– atypisch, gutartig G40.00
– bei
–– Ataxie, spinozerebellar, mitochondrial G31.81
–– Zystizerkose B69.0† G94.8*
– benigne, im Säuglingsalter [Watanabe] G40.08
– BNS[Blitz-Nick-Salaam]- G40.4
– Bravais-Jackson- G40.1
– Denk- G40.8
– durch Schreck G40.8
– Ess- G40.8
– fokal G40.1
–– und Minderung, Intelligenz, bei Fehlbildung, zerebro-zerebellär Q04.8
– Frontallappen-, nächtlich, autosomal-dominant G40.1
– generalisiert G40.3
–– idiopathisch G40.3
–– mit
––– Dyskinesie, paroxysmal G40.3 G24.8
––– Fieberkrämpfen plus G40.3
––– Krampf G40.3
–– Symptom einer anderen Hirnerkrankung G40.3
– Grand-Mal- G40.6
–– frühkindlich G40.4
– gutartig, Kindesalter, mit zentrotemporalen Spikes im EEG G40.08
– Herd- G40.1
– Hystero- F44.5
– idiopathisch G40.9
– in der
–– Eigenanamnese Z86.6
–– Familienanamnese Z82
– infantil, familiär, benigne G40.3
– Jackson- G40.1
–– fokal G40.1
– Kindesalter, mit okzipitalen Paroxysmen im EEG G40.08
– klimakterisch G40.8
– klonisch G40.3
– Kojewnikow- G40.5
– kortikal G40.1
– kryptogen G40.9
– Lese- G40.8
– limbisch, mit Störung, Persönlichkeit F07.0
– lokalisationsbezogen G40.8
–– idiopathisch G40.09
– mit
–– Absencen G40.7
––– juvenil G40.3
––– myoklonisch G40.4
–– Amnesie G40.9
–– Anfall
––– myoklonisch-astatisch G40.4
––– myoklonisch-atonisch G40.4
–– Aphasie, erworben F80.3 ►

Epilepsie G40.9 *(Forts.)*
~ mit *(Forts.)*
–– Demenz G40.9† F02.8*
–– Fugue G40.9
–– Mikrozephalie, und Dysplasie, Skelett Q87.8
–– Psychose
––– organisch, akut a.n.k. F05.8
––– schizophreniform F06.2
–– Trübung, Bewusstsein G40.8
– musikinduziert G40.8
– myoklonisch G40.3
–– bei Enzephalopathie, nichtprogressiv G40.4
–– benigne, im Kindesalter G40.3
–– gutartig, im Kleinkindalter G40.3
–– juvenil G40.3
–– progressiv G40.3
––– Typ 1 G40.3
– Myoklonus-
–– familiär, adult, benigne G40.3
–– infantil, familiär G40.3
–– progressiv G40.3
––– mit Dystonie G40.3 G24.9
––– Typ
–––– 1 G40.3
–––– 2 G40.3
–––– 3 G40.3
–––– 4 G40.3
–––– 6 G40.3
–––– 7 G40.3
–––– 8 G40.3
–––– 9 G40.3
– nordisch E75.4
– okzipital, benigne G40.08
– parasitär a.n.k. B71.9† G94.8*
– Partial-, migrierend, maligne, des Säuglingsalters G40.4
– partiell G40.1
–– familiär G40.1
–– mit Störung, Bewusstsein G40.2
–– ohne Störung, Bewusstsein G40.1
–– sekundär generalisiert G40.1
– peripher G40.8
– Petit-Mal- G40.3
–– infantil G40.3
– photosensitiv G40.8
– progressiv, und Minderung, Intelligenz, finnischer Typ E75.4
– psychomotorisch G40.2
–– benigne G40.02
– psychosensorisch G40.2
– Pyridoxalphosphat-abhängig G40.8
– pyridoxinabhängig G40.8
– Reflex- G40.8
–– audiogen G40.8
– Rinden- G40.9
– Rolando- G40.08
–– mit
––– paroxysmaler anstrengungsinduzierter Dyskinesie, und Schreibkrampf G40.08
––– Sprechapraxie G40.08 R48.2 ►

Epilepsie G40.9 *(Forts.)*
– Säuglings-, benigne, mit Anfall, komplexfokal G40.08
– senil G40.8
– somatomotorisch G40.1
– somatosensorisch G40.1
– System, limbisch G40.2
– teilmotorisch G40.1
– Temporallappen G40.2
– Temporallappen-
–– familiär G40.2
–– mesial, familiär G40.2
––– mit Fieberkrämpfen G40.2
– tonisch-klonisch G40.3
– traumatisch T90.5
– Typ, gemischt G40.3
– unbestimmt ob fokal oder generalisiert G40.8
– und Minderung, Intelligenz, bei Ataxie, zerebellär, autosomal-rezessiv G11.1
– Unverricht-Lundborg- G40.3
– visuell G40.8
– viszeral G40.8
– Warmwasser-Reflex- G40.8
– zerebral G40.9
Epilepsie-Symptom G40.9
Epilepsiesyndrom
– Hemikonvulsion-Hemiplegie- G40.4
– im Kindesalter beginnend G40.8
Epilepsie-Variante, nordisch, Zeroidlipofuszinose, neuronal E75.4
Epileptiform
– Anfall R56.8
–– bei Zystizerkose B69.0† G94.8*
–– fokal G40.1
– Konvulsionen R56.8
Epileptisch
– Absencen, atonisch G40.3
– Absencenstatus G41.1
– Äquivalent G40.2
– Anfall G40.9
–– atonisch, unspezifisch G40.3
–– durch
––– Alkohol G40.5
––– Arzneimittel G40.5
––– Drogen G40.5
––– Schlafentzug G40.5
––– Stress G40.5
––– Veränderung, hormonell G40.5
–– einfach fokal G40.1
–– fokal beginnend G40.08
–– komplexfokal G40.2
–– mit Störung, Bewusstsein G40.2
–– ohne Störung, Bewusstsein G40.1
–– tonisch G40.3
– Aura G40.9
– Automatismen G40.2
– Dämmerzustand F05.8
– Enzephalopathie
–– bei Entwicklung, Verzögerung, SYNGAP1-assoziiert F83 G40.4
–– CDKL5-assoziiert G40.4 ▶

Epileptisch *(Forts.)*
~ Enzephalopathie *(Forts.)*
–– frühinfantil- G40.3
–– infantil, ITPA-assoziiert, letal, mit Katarakt, und kardialer Beteiligung G40.4
–– KCNQ2-assoziiert G40.4
–– neonatal, PNPO[Pyridoxamin-5-Phosphat-Oxidase]-abhängig G40.8
– Koma G40.8
– Konvulsionen G40.9
– Krampf G40.9
– Migräne G40.8
– Psychose F06.8
– Reaktion G40.9
– Syndrom G40.9
–– generalisiert G40.4
–– speziell G40.5
–– unbestimmt ob fokal oder generalisiert G40.8
– Trübung, Bewusstsein G40.8
– Verwirrtheit F05.8
Epileptisch-dyskinetisch, Enzephalopathie, infantil G40.3
Epiloia Q85.1
Epimenorrhoe N92.0
Epimerase, Mangel, galaktosämisch E74.2
Epinephritis N15.9
Epinephrom C64
Epineuritis M79.29
Epipharyngitis J00
Epipharynx
– Blutung R04.1
– Karzinom C11.9
– Tumor D37.0
Epiphora H04.2
– subjektiv H04.2
Epiphrenal, Divertikel, Ösophagus K22.5
Epiphysär, Dysplasie
– multipel Q77.3
–– durch Anomalie, Kollagen 9 Q77.3
–– mit Dyplasie, Femur, proximal, schwer Q77.3
–– Typ
––– 1 Q77.3
––– 4 Q77.3
––– Al-Gazali Q77.3
––– Beighton Q77.3
––– Lowry Q78.8
– Typ 5 Q77.3
– und Kleinwuchs, bei Schwerhörigkeit Q87.8
Epiphyse
– Dysfunktion E34.8
– Gleit- M93.9
–– traumatisch M93.9
– Lösung M93.9
–– Femurkopf M93.0
–– nichttraumatisch M93.9
– Nekrose M93.9
– proximal, Humerus, Fraktur S42.21
– Stillstand, Wachstum M89.19
– Teratom C40.9
– Verschiebung M93.9
–– traumatisch M93.9

Epiphysitis M93.9
– juvenil M92.9
– syphilitisch, konnatal A50.0† M90.29*
– vertebral M42.09
Epiploisch, Anhang, Darm Q43.8
Epiploitis K65.9
Epiploon, Abszess K65.09
Epiplozele K46.9
– inkarzeriert, ohne Gangrän K46.0
– irreponibel, ohne Gangrän K46.0
– mit Gangrän K46.1
– stranguliert, ohne Gangrän K46.0
– Verschluss verursachend, ohne Gangrän K46.0
Epipodophyllotoxin, Syndrom, myelodysplastisch D46.9
Epiretinal, Gliose H35.38
Episcleritis periodica fugax H15.1
Episiotomie
– Infektion, puerperal O86.0
– Naht
–– Dehiszenz O90.1
–– Granulation L92.3
–– Wundinfektion O86.0
Episiotomienarbe L90.5
Episiotomienarbenkeloid L91.0
Episiotomiewunde
– Blutung O90.2
– Hämatom O90.2
– Infektion O86.0
Episkleral, Venendruck, erhöht, mit Sekundärglaukom H40.5
Episkleritis H15.1
– bei Gicht M10.99† H19.0*
– eitrig H15.1
– spätsyphilitisch A52.7† H19.0*
– tuberkulös A18.5† H19.0*
Episode
– affektiv, gemischt F38.0
– amnestisch G45.49
– depressiv F32.9
–– kurz, rezidivierend F38.1
–– leicht F32.0
––– mit Störung, affektiv, bipolar F31.3
–– major F32.9
–– mittelgradig F32.1
––– mit Störung, affektiv, bipolar F31.3
–– schwer
––– einzeln F32.2
––– mit
–––– Störung, affektiv, bipolar
––––– mit Symptom, psychotisch F31.5
––––– ohne Symptome, psychotisch F31.4
–––– Symptom, psychotisch F32.3
––– ohne Symptome, psychotisch F32.2
– einzeln, Depression
–– agitiert F32.2
––– menopausal F32.2
–– major
––– mit Symptom, psychotisch F32.3
––– ohne Symptome, psychotisch F32.2 ▶

Episode *(Forts.)*
~ einzeln, Depression *(Forts.)*
–– reaktiv, schwer, ohne Symptome, psychotisch F32.2
–– vital, ohne Symptome, psychotisch F32.2
– gemischt, mit Störung, affektiv, bipolar F31.6
– hypomanisch F30.0
–– mit Störung, affektiv, bipolar F31.0
– hypoton-hyporesponsiv T88.1
– leicht, bei Störung, depressiv F32.0
–– rezidivierend F33.0
– manisch F30.9
–– einzeln
––– einer Störung, bipolar F30.9
––– mit Symptom, psychotisch F30.2
–– mit Störung, affektiv, bipolar
––– mit Symptom, psychotisch F31.2
––– ohne Symptome, psychotisch F31.1
–– rezidivierend F31.8
– mittelgradig, bei Störung, depressiv F32.1
–– rezidivierend F33.1
– psychotisch F23.9
–– organisch F06.8
– rezidivierend
–– einer Depression
––– psychogen F33.8
––– reaktiv F33.8
–– leicht, einer Reaktion, depressiv F33.0
–– Psychose, depressiv, psychogen F33.8
–– Störung, depressiv, saisonal F33.8
– schizophren F23.2
–– kurzdauernd a.n.k. F23.2
– schwer, bei Störung, depressiv
–– ohne Symptome, psychotisch F32.2
–– rezidivierend, mit Symptom, psychotisch F33.3
Episodisch
– Angst, paroxysmal F41.0
– Ataxie
–– hereditär G11.8
–– Typ
––– 1 G11.8
––– 3 G11.8
––– 4 G11.8
––– 5 G11.8
––– 6 G11.8
––– 7 G11.8
––– 8 G11.8
– Cluster-Kopfschmerzen G44.0
– Spannungskopfschmerzen G44.2
Epispadie Q64.0
– bei der Frau Q64.0
– beim Mann Q64.0
– Klitoris Q64.0
Episplenitis D73.8
Epistaxis R04.0
– multipel R04.0
Epithel
– Cervix uteri, Überfunktion N87.9
– Hyperplasie L85.9
–– oral, fokal K13.2 ▶

Epithel *(Forts.)*
– Ulzeration L98.4
– Zyste L72.0
Epithelial
– Dysplasie
–– Cervix uteri N87.9
–– intestinal K63.8
– Dystrophie, Hornhaut H18.5
– Ependymom C71.9
– Keratitis, infektiös B00.5† H19.1*
– Molluscum contagiosum B08.1
– Nephritis, akut N00.8
– Nephroblastom C64
– Proliferation, bei
–– Mastitis
––– chronisch N60.3
––– zystisch N60.3
–– Mastopathie, zystisch, diffus N60.3
–– Zyste, Mamma N60.3
– Tumor
–– Glandula parotis, maligne C07
–– Glandula sublingualis, maligne C08.1
–– Glandula submandibularis, maligne C08.0
–– Oberkiefer, odontogen D16.42
–– Ovar, mit Borderline-Malignität C56
–– Speicheldrüse, benigne D11.9
–– verkalkend, odontogen D16.5
– Zyste, Haut L72.0
Epitheliom – s.a. Neubildung, bösartig C80.9
– Ästhesioneuro- C30.0
– Basalzellen C44.9
– Bowen- D04.9
– Chorion C58
– Ependym- C71.9
– Fibro- D21.9
– gutartig D36.9
– intraepidermal, Typ Borst-Jadassohn D23.9
– intraepithelial D04.9
–– Typ Borst-Jadassohn D23.9
– Jadassohn-, intraepidermal D23.9
– maligne – s.a. Neubildung, bösartig C80.9
– Medullo-
–– teratoid C80.9
–– Zentralnervensystem C72.9
– Neuro- C71.9
– plattenepithelial C80.9
– Talgdrüse D23.9
– Thymus D15.0
– Tricho- D23.9
– Tubenchorion C57.0
– Uvea C69.4
– verkalkend, nach Malherbe D23.9
Epithelioma
– adenoides cysticum Brooke D23.9
– calcificans Malherbe D23.9
– papillare D36.9
– seminifere C62.9
– spermatogonique Masson C62.9
Epitheliose, Chorion D39.2
Epithelisierung, Ösophagus K22.88
Epithelkörperchen
– Adenom D35.1
– Anomalie Q89.2
– Deformität Q89.2
– Hyperplasie E21.0
– Insuffizienz E20.9
– Überfunktion E21.3
– Unterfunktion E20.9
Epithelödem, Hornhaut H18.2
Epitheloid
– Hämangioendotheliom C49.9
– Hämangiom D18.00
– Leiomyom D21.9
– Leiomyosarkom C49.9
– Sarkom C49.9
– Tumor, Trophoblast D39.2
Epitheloidzellig
– Granulomatose D86.9
– Melanom C43.9
– Melanosarkom C43.9
– Mesotheliom C45.9
–– mesenterial, benigne D19.1
–– Mesokolon, benigne D19.1
–– Omentum, benigne D19.1
–– Peritoneum, benigne D19.1
–– Pleura, benigne D19.0
– Nävus D22.9
– Retikuloendotheliose D86.9
– Sarkom C49.9
–– synovial C49.9
– Tumor, perivaskulär D48.1
Epithelperlen, Epstein- K09.8
Epituberkulose A16.7
– allergisch A16.7
– bakteriologisch gesichert A15.7
– histologisch gesichert A15.7
– mit Atelektase A16.7
Epitympanal, Otitis media, chronisch H66.2
– mit Myringitis H66.2
Epitympanum, Krankheit, chronisch H66.2
Epizoonose L98.8
Epizoonosenwahn F06.0
Epizootie B88.9
Epizootisch, Stomatitis B08.8
Epizystitis N30.9
Epoophoron, Zyste Q50.5
EPP [Erythropoetische Protoporphyrie] E80.0
EPS [Extrapyramidales Syndrom] G25.9
Epstein-Barr-Virus
– Duodenitis B27.0† K93.8*
– Gastritis B27.0† K93.8*
– Ileitis B27.0† K93.8*
– Infektion B27.0
–– chronisch-aktiv B27.0
–– kongenital P35.8
– Kolitis B27.0† K93.8*
– Krankheit
–– glomerulär B27.0† N08.0*
–– Harnblase B27.0† N33.8*
–– Niere B27.0† N29.1*
––– tubulointerstitiell B27.0† N16.0* ►

Epstein-Barr-Virus *(Forts.)*
~ Krankheit *(Forts.)*
-- Ureter B27.0† N29.1*
- Mononukleose B27.0
- Ösophagitis B27.0† K23.8*
- Pneumonie B27.0† J17.1*
- Urethritis B27.0† N37.0*
Epstein-Barr-Virus-assoziiert, Karzinom, Magen C16.9
Epstein-Epithelperlen K09.8
Epstein-Nephrose N04.9
Epstein-Syndrom N04.9
- Van-Bogaert-Scherer- E75.5
Epulis K06.8
- fibrosa K06.8
- kongenital K06.8
- Riesenzell- K06.8
- Zahnfleisch K06.8
Equinovarus, erworben M21.57
Erb-Charcot-Krankheit G11.4
Erb-Lähmung, durch Geburtstrauma P14.0
Erb-Muskeldystrophie G71.0
Erb-Oppenheim-Goldflam-Syndrom G70.0
Erb-Syndrom G71.0
- Duchenne- P14.0
Erbanlage, für
- Hämoglobin
-- C D58.2
--- mit Elliptozytose D58.1
-- pathologisch a.n.k. D58.2
--- mit Thalassämie D56.3
- Hb-AS D57.3
- Hb-S D57.3
- Sichelzellen D57.3
-- mit
--- Elliptozytose D57.8
--- Sphärozytose D57.8
- Thalassämie D56.3
Erbgrind B35.9
Erbleichung R23.1
Erblindung H54.0
Erbrechen R11
- über 1 Woche R11
- anhaltend, Mutter, mit Schädigung, Fetus/Neugeborenes P01.8
- außerhalb Neugeborenenperiode R11
- azetonämisch R11
- bei
-- Chemotherapie R11 Y57.9!
-- Diarrhoe A09.9
-- Schwangerschaft, Spätstadium O21.2
-- Störung, psychisch F50.5
-- Strahlentherapie R11 Y57.9!
- beim
-- Kleinkind R11
-- Neugeborenen P92.0
- biliär, Ursache unbekannt R11
- Blut- K92.0
-- bei Ulcus ventriculi K25.4
- epidemisch A08.1
- fäkulent R11 ►

Erbrechen R11 *(Forts.)*
- gallig, Ursache unbekannt R11
- habituell R11
- Hämatin- K92.0
- hysterisch F50.5
- Infekt- R11
- Kot- R11
- mit
-- Asphyxie T17.9
-- Diarrhoe
--- durch Mangel, Trehalase E74.3
--- mit Exsikkose A09.9 E86
-- Erstickung a.n.k. T17.9
- nach Magen-Darm-Operation K91.0
- nervös F50.5
- neurotisch F50.5
- periodisch R11
-- psychogen F50.5
- psychogen F50.5
-- nach Magen-Darm-Operation F50.5
- sterkoral R11
- Stuhl- R11
- übermäßig, bei Schwangerschaft O21.0
-- Beginn nach 20 vollendeten Schwangerschaftswochen O21.2
- unklar R11
- unstillbar R11
-- mit Erosion, Zahn K03.2
- zyklisch R11
-- psychogen F50.5
Erbrochenes
- Aspiration T17.9
-- mit Pneumonitis J69.0
- Aspirationspneumonie J69.0
- Inhalation, mit Pneumonitis J69.0
Erbsenbein, Fraktur S62.13
Erbsyndrom, Gänsslen- [Kugelzellenanämie] D58.0
Erbveitstanz G10
Erdbeergallenblase K82.4
Erdheim-Chester-Krankheit D76.3
Erdheim-Gsell-Krankheit I71.00
Erdheim-Tumor D44.4
Erdnussöl
- Allergie T78.1
- Überempfindlichkeit T78.1
Erdnussprotein, Allergie T78.1
Erdölprodukt, Wirkung, toxisch T52.0
Ereignis
- demütigend, in der Kindheit Z61
- lebensbedrohlich, akut, im Säuglingsalter R06.80
Erektil
- Dysfunktion F52.2
-- nichtorganisch F52.2
-- organisch N48.4
- Impotenz F52.2
-- psychogen F52.2
- Potenzschwäche F52.2
- Potenzstörung F52.2
-- nichtorganisch F52.2 ►

Erektil *(Forts.)*
~ Potenzstörung F52.2 *(Forts.)*
–– organisch N48.4
Erektion
– mangelhaft N48.4
– Schwäche F52.2
–– organisch N48.4
– Störung F52.2
–– nichtorganisch, beim Mann F52.2
–– Ursprung, organisch, beim Mann N48.4
– unvollständig N48.4
Erethismus F90.8
Erfrierung T35.7
– Arm
–– mit Nekrose, Gewebe T34.4
–– oberflächlich T33.4
– Auge, Folgen T95.8
– Bauchwand T35.3
–– mit Nekrose, Gewebe T34.3
–– oberflächlich T33.3
– Becken T35.3
–– mit Nekrose, Gewebe T34.3
–– oberflächlich T33.3
– Bein
–– mit Nekrose, Gewebe T34.9
–– oberflächlich T33.9
– Extremität
–– obere T35.4
––– Folgen T95.2
–– untere T35.5
––– Folgen T95.3
– Finger T35.4
–– mit Nekrose, Gewebe T34.5
–– oberflächlich T33.5
– Folgen T95.9
– Fuß T35.5
–– mit Nekrose, Gewebe T34.8
–– oberflächlich T33.8
– Gesicht T35.2
–– Folgen T95.0
–– mit Nekrose, Gewebe T34.0
–– oberflächlich T33.0
– Hals T35.2
–– Folgen T95.0
–– mit Nekrose, Gewebe T34.1
–– oberflächlich T33.1
– Hand T35.4
–– mit Nekrose, Gewebe T34.5
–– oberflächlich T33.5
– Handgelenk T35.4
–– mit Nekrose, Gewebe T34.5
–– oberflächlich T33.5
– Hüfte T35.5
–– mit Nekrose, Gewebe T34.6
–– oberflächlich T33.6
– Knie T35.5
–– mit Nekrose, Gewebe T34.7
–– oberflächlich T33.7
– Knöchelregion T35.5
–– mit Nekrose, Gewebe T34.8
–– oberflächlich T33.8 ►

Erfrierung T35.7 *(Forts.)*
– Körperregion, multipel T35.6
–– Folgen T95.8
– Kopf T35.2
–– Folgen T95.0
–– mit Nekrose, Gewebe T34.0
–– oberflächlich T33.0
– mit Nekrose
–– Gewebe T34.9
–– Oberhaut T33.9
– multipel T35.6
–– mit Nekrose, Gewebe T35.1
–– oberflächlich T35.0
– oberflächlich T33.9
– Oberschenkel T35.5
–– mit Nekrose, Gewebe T34.6
–– oberflächlich T33.6
– Rumpf T35.3
–– Folgen T95.1
–– mit Nekrose, Gewebe T34.9
–– oberflächlich T33.9
– Thorax T35.3
–– mit Nekrose, Gewebe T34.2
–– oberflächlich T33.2
– Unterschenkel
–– mit Nekrose, Gewebe T34.7
–– oberflächlich T33.7
– Zehe T35.5
–– mit Nekrose, Gewebe T34.8
Erfrierungsgangrän T34.9
Erfüllung, Anordnungen, ärztlich, Verweigerung Z91.1
ERG [Elektroretinogramm], pathologisch R94.1
Ergebnis
– Harnblasenfunktionstest, abnorm R94.8
– Milzfunktionstest, abnorm R94.8
Ergosterin, Mangel, mit Osteomalazie M83.89
Ergosterol, Mangel E55.9
– bei Rachitis E55.0
Ergotismus T62.2
Ergrauen, Haar L67.1
– frühzeitig L67.1
– kongenital Q84.2
Erguss
– bei
–– Monarthropathie M25.49
–– Otitis media H65.9
––– akut H65.1
––– chronisch H65.4
––– subakut H65.1
–– Perikarditis I31.9
–– Peritonitis K65.9
–– Pleuritis
––– bakteriell J90
––– tuberkulös
–––– bakteriologisch oder histologisch gesichert A15.6† J91*
–––– primär A16.7† J91*
––––– bakteriologisch oder histologisch gesichert A15.7† J91* ►

Erguss *(Forts.)*
– chylusartig J94.0
– Gehirn, serös G93.6
– Gelenk M25.49
–– blutig M25.09
– intrakraniell G93.6
– Kniegelenk M25.46
– Meningen G03.9
– Mittelohr H65.9
– nichteitrig, bei Otitis media H65.9
–– chronisch H65.4
– Pauken- H65.9
–– nichteitrig H65.4
– Perikard I31.3
–– akut I30.9
–– maligne I31.3
–– nichtentzündlich I31.3
–– rheumatisch I09.2
– Pleura J90
–– bei
––– Grippe [Influenza] J11.1
–––– saisonaler Influenzavirus nachgewiesen, ausgenommen Vogelgrippe- und Schweinegrippe-Virus J10.1
–––– Schweinegrippe-Virus nachgewiesen J09 U69.20!
–––– Vogelgrippe-Virus nachgewiesen J09 U69.21!
–––– zoonotische oder pandemische Influenzaviren nachgewiesen J09
––– Mesotheliom, Pleura C45.0† J91*
––– Neubildung, bösartig, sekundär, Pleura C78.2† J91*
–– beim Fetus/Neugeborenen P28.8
–– chylusartig J94.0
–– karzinomatös, sekundär C78.2† J91*
–– tuberkulös a.n.k. A16.5† J91*
––– primär, bakteriologisch oder histologisch gesichert A15.7† J91*
– primär, bei Lymphom, B-Zellen C83.8
– Rückenmark G03.9
– serös, bei Perikarditis, bakteriell, akut I30.1
– seropurulent, bei Perikarditis, bakteriell, akut I30.1
– Sprunggelenk, oberes M25.47
– tuberkulös, bei Pleuritis a.n.k. A16.5† J91*
– zerebral G93.6
– zerebrospinal G03.9
Erhängen T71
– Asphyxie T71
– Erstickung T71
Erhaltungsdosis, Chemotherapie a.n.k. Z51.2
– bei Neubildung a.n.k. Z51.1
Erheblich, Mangelernährung, mit Marasmus E41
Erhöht
– Ammoniakspiegel R79.8
– Antikörpertiter R76.0
– Blutzuckerspiegel R73.9
– Durchlässigkeit, Kapillargefäß I78.8
– Glukosewert, Blut R73.9
– Grundumsatz R94.8 ▶

Erhöht *(Forts.)*
– Knochendichte M85.89
–– fleckig M85.89
–– generalisiert M85.89
– Körpertemperatur, Ursache unbekannt R50.80
– Leukozytenzahl R72
– Menge, Stuhl R19.5
– Miktionsfrequenz R35.1
– Miktionshäufigkeit, psychogen bedingt F45.34
– Missbildungsrisiko, beim Fetus O35.9
– Nahrungsaufnahme, mit Fettsucht E66.09
– Parathormonwert R79.8
– Risiko, genetisch, beim Fetus O35.9
– Schulterblatt, kongenital Q74.0
– Sekretion
–– Aldosteron E26.9
–– Gastrin E16.4
–– Glukagon E16.3
– Sphärizität, Linse Q12.4
– Sphinktertonus, anal K59.4
– Urinwert
–– Indolessigsäure R82.5
–– Katecholamine R82.5
–– 17-Ketosteroide R82.5
–– Steroide R82.5
– Venendruck I87.8
–– episkleral, mit Sekundärglaukom H40.5
– Wert, Immunglobulin R76.8
Erhöhung
– Alanin-Aminotransferase [ALAT] R74.0
– Alpha-Fetoprotein R77.2
– Aspartat-Aminotransferase [ASAT] R74.0
– Augendruck H40.0
– Blutfett E78.5
– Blutkörperchensenkungsgeschwindigkeit, unklar R70.0
– Cholesterol R79.8
– Gewicht R63.5
– Glutamat-Oxalacetat-Transaminase [GOT] R74.0
– Glutamat-Pyruvat-Transaminase [GPT] R74.0
– Harnsäure E79.0
– Immunglobulin R76.8
– Laktatdehydrogenase [LDH] R74.0
– Leberenzym R74.0
– Menge, Stuhl R19.5
– Non-Protein-Nitrogen [NPN] R79.8
– pathologisch
–– C-reaktives Protein R77.88
–– Druck, enddiastolisch, linksventrikulär R94.3
– Permeabilität, Kapillaren I78.8
– Plasma-Aluminiumspiegel, pathologisch R79.0
– Prolaktin, pathologisch E22.1
– RR[Riva-Rocci]-Blutdruckwert R03.0
– Schädelinnendruck G93.2
– Transaminasen, unklar R74.0
Erickson-Syndrom, Abruzzo- Q87.8
Eriksson-Syndrom
– Forsius- H35.5
– Laurell- E88.0

Erinnerungsvermögen
– Mangel R41.3
– Störung R41.3
–– leicht, nach Hirnschädigung F06.7
– Verlust R41.3
Erkältung J00
– Impfung, prophylaktisch Z25.1
– mit
–– Fieber J00
–– Grippe [Influenza] J11.1
– ohne Fieber J00
Erkältungsschnupfen J00
Erkrankung
– affektiv, bipolar F31.9
– Angst- F41.9
– Atemwege, obere, akut J06.9
– Auge H57.9
–– durch Toxoplasmen B58.0† H58.8*
–– nach medizinischen Maßnahmen H59.9
– Augenlid, bei Zoster B02.3† H03.1*
– Augenmuskel H50.9
– autoimmun, in der Eigenanamnese Z86.2
– Blase N32.9
– bösartig C80.9
–– Lymphsystem C96.9
– Bulbus H44.9
– Chorioidea H31.9
– Darm
–– chronisch, entzündlich K52.9
–– chronisch-entzündlich, IL21-abhängig, infantil D83.8 K52.8
–– infektiös, Keimträger Z22.1
–– Interleukin-10-assoziiert, chronisch-entzündlich, früh beginnend K52.8
– Drei-Gefäß-
–– atherosklerotisch I25.13
–– koronar I25.13
– Dünndarm, immunoproliferativ C88.30
– Ein-Gefäß-, koronar I25.11
– Endokard
–– bei Syphilis A52.0† I39.8*
–– durch Gonokokken A54.8† I39.8*
– gastrointestinal, in der Eigenanamnese Z87.1
– Gefäß
–– koronar I25.19
–– Retina H35.0
– Gehirn G93.9
–– organisch, mit Psychose F09
– Gelenk, degenerativ M19.99
– Gelenkknorpel M24.19
– Glasknochen- Q78.0
– Glaskörper H43.9
– gynäkologisch N94.9
–– psychosomatisch F45.9
– hämorrhoidal K64.9
– Harnwege N39.9
– Haut L98.9
–– und Unterhaut L98.9
– Herz, rheumatisch I09.9
– Herzmuskel I51.5
– Hirnstamm G93.9 ►

Erkrankung *(Forts.)*
– Hornhaut, Auge H18.9
– immunallergisch D89.9
– intrazerebral G93.9
– Ionenkanal, kardial I49.8
– Kauapparat, mit Schmerzen, Gesicht K10.8
– Knochen
–– Boeck- D86.9
–– degenerativ M89.89
– koronar I25.19
– Leber
–– Betreuung, Schwangere O26.68
–– in der
––– Eigenanamnese Z87.1
––– Familienanamnese Z83.7
– Lid H02.9
– Lunge
–– chronisch-obstruktiv J44.99
––– mit Exazerbation, akut J44.19
–– obstruktiv
––– bei Bronchiolitis obliterans J44.89
––– mit Infektexazerbation J44.19
– Lungengerüst J84.90
– Magen-Darm, akut K92.9
– Makula, toxisch H35.38
– Mamma N64.9
– Mehrgefäß-, koronar I25.19
– metabolisch E88.9
– mumpsähnlich, nach Impfung T88.1
– Muskel, hereditär, in der
–– Eigenanamnese Z87.3
–– Familienanamnese Z82
– myeloproliferativ, mit Myelofibrose, sekundär D47.4
– Myokard, ischämisch I25.5
– Nagel L60.9
– Nase J34.8
– Nebenniere E27.9
– Nebenschilddrüse, mit
–– Osteodystrophie E21.0† M90.89*
––– sekundär E21.1† M90.89*
–– Ostitis E21.0† M90.89*
– Nervus opticus H47.0
– neurodegenerativ G31.9
– Niere N28.9
–– polyzystisch, Potter Typ
––– I Q61.1
––– III Q61.2
–– zystisch Q61.9
– Nierenpol N28.9
– Orbita H05.9
– Perineum, nichtentzündlich N90.9
– Prostata, maligne C61
– psychiatrisch F99
– psychisch F99
– psychosomatisch F45.9
– pulmonal, obstruktiv J44.99
– renovaskulär I73.9
– Retina H35.9
– rheumatisch M79.09
– Rückenmark G95.9 ►

Erkrankung *(Forts.)*
– Sklera H15.9
– spinal, funikulär E53.8† G32.0*
– T-Zell-lymphoproliferativ, EBV[Epstein-Barr-Virus]-positiv, systemisch, beim Kind D82.3
– Tränendrüse H04.1
– Unterbauch, entzündlich N73.9
– urethral N36.9
– Uterus, entzündlich N71.9
– vaskulär, portosinusoidal K76.8
– venös, mit Schmerzen I87.9
– Vulva, nichtentzündlich N90.9
– Wirbelsäule, degenerativ M47.99
– zerebral G93.9
– zerebrovaskulär I67.9
– zerebroventrikulär G93.88
– Zwei- bis Drei-Gefäß-, koronar I25.13
– Zwei-Gefäß-
–– atherosklerotisch I25.12
–– koronar I25.12
Erläuterung
– Befund Z71
– Untersuchungsergebnis Z71
– Verordnung Z71
Ermattung R53
Ermüdbarkeit, Muskel, krankhaft G70.9
Ermüdung R53
– Auge H53.9
– durch
–– Hitze T67.6
––– passager T67.6
–– Schwangerschaft O26.88
– Myokard I50.9
– psychogen, allgemein F48.0
– senil R54
– Stimme R49.8
– und Unwohlsein R53
Ermüdungsfraktur M84.39
– Wirbel M48.49
Ermüdungsneurose F48.0
Ermüdungssyndrom F48.0
– chronisch G93.3
– postviral G93.3
Ernährung
– Beratung Z71
–– beim Kleinkind Z00.1
– inadäquat, Mangelernährung verursachend E63.9
– Störung E63.9
–– in der
––– Eigenanamnese Z86.3
––– Familienanamnese a.n.k. Z83.4
–– mit
––– Kachexie E41
––– Katarakt a.n.k. E63.9† H28.1*
––– Psychose, organisch F06.8
–– Mutter, mit Schädigung, Fetus/Neugeborenes (Zustände unter E40-E64) P00.4
– Überwachung Z71
– unsachgemäß R63.3
Ernährungsbedingt
– Hydrops E43
– Hyperkarotinämie E67.1
– Mangel, Kupfer E61.0
– Minderwuchs E45
– Polyneuropathie a.n.k. E63.9† G63.4*
Ernährungsdystrophie E45
Ernährungsgewohnheiten, ungeeignet Z72.8
Ernährungsmangel
– in Schwangerschaft O25
– Krankheit E63.9
–– bei
––– Krankheit, durch HIV B22 E63.9
––– Schwangerschaft a.n.k. O99.2
–– mit Kardiomyopathie E63.9† I43.2*
Ernährungsödemsyndrom E43
Ernährungsproblem R63.3
– beim Neugeborenen P92.9
– nichtorganisch F50.8
Ernährungsschwierigkeiten R63.3
– nichtorganisch, im frühen Kindesalter F98.2
Ernährungszustand, reduziert E46
Erniedrigt
– Alpha-Fetoprotein R77.2
– Blutzuckerspiegel E16.2
– Glukosetoleranz R73.0
– Hämatokrit R79.8
– Hämoglobinwert R79.8
– Leukozytenzahl R72
– Quickwert R79.8
– Thrombozytenzahl D69.61
Erntearbeiterlunge J67.00
Erntekrätze B88.0
Erntemilbe, Dermatitis B88.0
Eröffnung
– Cervix uteri, Ausbleiben, bei Wehen O62.0
– Muttermund, mangelnd, mit Schnittentbindung O62.0
Eröffnungsperiode, protrahiert verlaufend, bei Geburt O63.0
Eröffnungswehen O80
Erosio
– corneae H16.0
–– rezidivierend H18.8
– follicularis uteri N85.8
– interdigitalis blastomycetica B37.2
– papillaris uteri N85.8
– vera
–– uteri N85.8
–– Vagina N89.8
Erosion
– Anastomose, peptisch K28.9
– Antrum K29.6
– Arterie I77.88
– bei
–– Endozervizitis N72
–– Exozervizitis N72
–– Keratopathie H18.8
–– Zervizitis N72
– Bronchus J98.0 ►

Erosion *(Forts.)*
– Cervix uteri N86
–– Ektropium N86
– Darm K63.3
– Duodenum K29.6
–– postpylorisch K26.9
– gastrointestinal, peptisch K28.9
– gastrojejunal, peptisch K28.9
– gastrokolisch, peptisch K28.9
– Gelenkknorpel M94.89
– Glans penis N48.1
– Haut L98.8
– Hornhaut H16.0
–– traumatisch S05.0
– jejunal, peptisch K28.9
– Knochen M85.89
– Kornea
–– nichttraumatisch H16.0
–– rekurrent H18.8
–– traumatisch S05.0
– Lymphgefäß I89.8
– Magen K29.6
– magenseitig, peptisch K28.9
– marginal, peptisch K28.9
– Ösophagus K20.8
– Portio, chronisch N86
– Portio uteri N86
– postoperativ, nach TVT [Tension free vaginal tape] T83.4
– Urethra N39.88
– Uterus N85.8
– Vaginalepithel N89.8
– Zahn K03.2
–– berufsbedingt K03.2
–– durch
––– Arzneimittel K03.2
––– Drogen K03.2
––– Erbrechen, unstillbar K03.2
––– Nahrungsmittel K03.2
–– idiopathisch K03.2
Erosiv
– Arthrose M15.4
– Balanitis N48.1
– Gastritis K29.1
–– akut, mit Blutung K29.0
–– chronisch K29.6
–– hämorrhagisch K29.0
– Osteoarthrose M15.4
– und vesikulär, Dermatose, kongenital P83.8
– Vulvitis N76.2
– Zervizitis N72
Erosiv-desquamativ, Veränderung, Mundschleimhaut K13.7
Erosiv-ulzerös
– Ösophagitis K22.1
– Refluxösophagitis K21.0
Erotomanie F52.7
Erregbar, Persönlichkeit F60.30
Erreger, gastrointestinal, Überträger a.n.k. Z22.1
Erregung R45.1
– manisch F30.9 ►

Erregung R45.1 *(Forts.)*
– psychogen F30.8
– reaktiv, durch
–– Stress, emotional F30.8
–– Trauma, seelisch F30.8
Erregungsbildung, Störung I45.9
Erregungsleitung
– atrioventrikulär
–– akzessorisch I45.6
–– beschleunigt I45.6
–– vorzeitig I45.6
– intraventrikulär, anomal I45.4
– kardial, verzögert I45.8
– Störung, Herz I45.9
Erregungsstörung
– neuromuskulär G70.9
– sexuell, bei der Frau F52.2
Erregungszustand R45.1
– bei Psychose, reaktiv F30.8
– psychovegetativ R45.1
Erreichen, Entwicklungsstufe, verzögert R62.0
Erröten R23.2
– abnorm R23.2
– übermäßig R23.2
Ersatz
– Aortenklappe, Zustand nach Z95.4
– Mitralklappe, Zustand nach Z95.4
Erscheinungsbild
– äußeres, besonders auffällig R46.1
– Veränderung, Retinagefäß H35.0
Erschlaffung
– Augenlidhaut, erworben H02.3
– Beckenboden, weiblich N81.8
– Gesichtshaut, nach Gewichtsverlust L98.7
– Haut, nach Gewichtsverlust L98.7
– Zwerchfell J98.6
Erschöpfung R53
– anhydrotisch, bei Hitze T67.3
– bei Hitze, durch Verlust, Salz T67.4
– beim Neugeborenen P96.8
– Burn-out- Z73
– depressiv F48.0
– durch
–– Ausgesetztsein T73.2
–– Einflüsse, klimatisch T73.2
–– Hitze T67.5
–– Kälte T69.8
–– Schwangerschaft O26.88
–– übermäßige Anstrengung T73.3
– Herz I50.9
– körperlich R53
– Myokard I50.9
– nervös F48.0
–– akut F43.0
– neurasthenisch F48.0
– psychasthenisch F48.8
– psychogen F48.0
– psychovegetativ F48.0
– total a.n.k. Z73
Erschöpfungsdelirium F43.0
Erschöpfungsdepression F32.9

Erschöpfungsneurose F48.0
Erschöpfungspsychose F43.0
Erschöpfungssyndrom F48.0
Erschöpfungstoxikose R68.8
Erschütterung
– Cauda equina S34.38
– Conus medullaris S34.38
– Gehirn S06.0
–– akut S06.0
–– isoliert S06.0
–– mit Nebenverletzung, leicht S06.0
– Rückenmark T09.3
–– lumbal S34.0
–– thorakal S24.0
–– zervikal S14.0
Erschwert, Durchbruch, Zahn K00.7
Erstgebärende
– älter Z35.5
– jung Z35.6
Erstickung T71
– durch
–– Abschnüren T71
–– Babytragetuch T71
–– Bettzeug T71
–– Druck T71
–– Erbrechen a.n.k. T17.9
–– Erhängen T71
–– Ertrinken T75.1
–– Fremdkörper T17.9
–– Gas a.n.k. T59.9
–– Inhalation, Öl T17.9
–– Konstriktion T71
–– Nahrung, regurgitiert T17.9
–– Nahrungsmittel a.n.k. T17.9
–– Plastikhülle T71
–– Schleim a.n.k. T17.9
–– Strangulation T71
–– Verschüttung T71
– mechanisch T71
Erstickungsgefühl R06.88
Erstinfektion, tuberkulös A16.7
– bakteriologisch oder histologisch gesichert A15.7
Erstmanifestation, Multiple Sklerose G35.0
Erstschwangere
– älter Z35.5
– jung Z35.6
Erstschwangerschaft, normal, Überwachung Z34
Erstuntersuchung, neuer Patient Z00.0
Erstverordnung, Kontrazeptivum Z30.0
Ertbruggen-Syndrom, Beemer- Q87.8
Ertrinken T75.1
– Asphyxie T75.1
– Erstickung T75.1
Eructatio R14
Eruktation
– nervös F45.31
– psychogen F45.31
Eruption R21
– Haut L30.9
–– unspezifisch, und Ausschlag, Haut R21
– Kaposi-, varizelliform B00.0
Eruptiv
– Histiozytom, generalisiert D76.3
– Zyste, Zahn K09.0
Erwachsenenalter, Beginn, Myopathie, distal, durch VCP-Genmutation G71.0
Erweichung
– Gehirn G93.88
– Herz I51.5
– Hornhaut, Auge H18.4
– Knochen M83.99
– Knorpel M94.89
–– Epiglottis Q31.8
– Magen K31.88
– Milz D73.8
– myokardial I51.5
– Nagel L60.3
– Ösophagus K22.88
– Plazenta, vorzeitig O43.8
– Rückenmark G95.88
– Trachea J39.88
– zerebral G93.88
Erweitert, Tuba auditiva H69.0
Erweiterung – s.a. Dilatation
– Lebersinus K76.8
Erworben – s. Art der Krankheit
Erysipel A46
– beim Neugeborenen A46
– Bein A46
– eitrig A46
– gangränös A46
– Gesicht A46
– infantil A46
– Kopf A46
– Larynx A46
– mit
–– Otitis externa A46† H62.0*
–– Toxikose A46
– Ohr A46
–– äußeres A46† H62.0*
– Penis A46
– phlegmonös A46
– postpartal O86.8
– Pseudo- A26.9
– puerperal O86.8
– Unterschenkel A46
Erysipelatös
– Abszess A46
– Entzündung, Zellgewebe A46
– Fieber A46
Erysipeloid A26.9
– disseminiert A26.8
– Haut A26.0
– mit Sepsis A26.7
– Rosenbach- A26.0
Erysipelothrix
– insidiosa rhusiopathiae, Infektion A26.9
– Sepsis A26.7

Erythem L53.9
– akral, nekrolytisch L53.8
– allergisch L23.9
– durch
–– Arzneimittel L27.0
–– Chemikalie a.n.k. L53.0
–– Kontakt, mit Chemikalie L25.3
–– Strahlen L59.8
– Gingiva, linear K05.1
– glutäal [Windeldermatitis] L22
– Handfläche L53.8
– ichthyosiform, kongenital, bullös Q80.3
– intertriginös L30.4
– Iris L51.1† H22.8*
– Kälte- T69.1
– lokalisiert, durch Arzneimittel L27.1
– Pernio- T69.1
– streptogen L53.2
– tuberkulös, primär A18.4
– Windel- L22
– Winter-, keratolytisch Q82.8
Erythema L53.9
– a frigore T69.1
– ab igne L59.0
– anulare centrifugum L53.1
– arthriticum epidemicum A25.1
– chronicum migrans A69.2
–– durch
––– Borrelia burgdorferi A69.2
–––– nach Zeckenbiss A69.2
––– Borrelien A69.2
– elevatum et diutinum L95.1
– endemicum E52
– exsudativum multiforme L51.9
–– bullös L51.1
–– in der Eigenanamnese Z87.2
–– majus L51.1
–– mit
––– Arthritis L51.9† M14.89*
––– Arthropathie L51.9† M14.89*
––– Herpes, Iris L51.1
–– nichtbullös L51.0
– figuratum perstans L53.3
– induratum
–– nichttuberkulös L52
–– tuberkulös A18.4
– infectiosum acutum B08.3
– marginatum L53.2
–– bei Fieber, rheumatisch, akut I00† L54.0*
– Megal- B08.3
– migrans A26.0
–– Zunge K14.1
– multiforme L51.9
–– Konjunktiva L51.1† H13.8*
–– pemphigoides L12.0
– neonatorum P83.8
– nodosum L52
–– mit
––– Arthritis L52† M14.89*
––– Arthropathie L52† M14.89*
–– nichttuberkulös L52 ►

Erythema L53.9 *(Forts.)*
– palmare L53.8
–– hereditarium Q27.8
– plantare L53.8
– rheumaticum L53.2
– scarlatiniforme L53.8
– solare L55.0
– subitum B08.2
– toxicum a.n.k. L53.0
–– neonatorum P83.1
Erythematodes chronicus discoides L93.0
– Augenlid H01.1
Erythematös
– Affektion L53.9
– Ausschlag, beim Neugeborenen P83.8
– Ekzem L30.9
– Entzündung a.n.k. L53.9
– Krankheit L53.9
– Muzinose, retikulär L98.5
Erythrämie C94.00
– akut C94.00
–– in kompletter Remission C94.01
– chronisch D45
–– in kompletter Remission D45
– in kompletter Remission C94.01
– sekundär D75.1
Erythralgie I73.8
Erythrasma L08.1
– intertriginosum L08.1
Erythroblasten, Anämie, beim
– Fetus/Neugeborenen P55.9
– Kind D56.1
Erythroblastisch, Anämie, familiär D56.1
Erythroblastopenie D60.9
– im Erwachsenenalter D60.0
– transitorisch, im Kindesalters D60.1
Erythroblastophthise D60.9
Erythroblastose
– fetal P55.9
–– durch AB0-Isoimmunisierung P55.1
– Hellmeyer-Schöner- D45
–– in kompletter Remission D45
– Rh[Rhesus]-, fetal P55.0
Erythrocyanosis I73.8
– crurum I73.8
–– puellarum I73.8
Erythroderma
– desquamativa L21.1
– ichthyosiformis, und Anomalie, Gliedmaßen, bei Hemidysplasie, kongenital Q87.8
Erythrodermia L53.9
– desquamativa, Leiner L21.1
– exfoliativa, Leiner L21.1
– ichthyosiformis congenita bullosa Q80.3
– neonatorum P83.8
– psoriatica L40.8
Erythrodermie L53.9
– ichthyosiform
–– nicht-bullös, kongenital Q80.2
–– retikulär, kongenital Q80.3
– maligne, retikulo-leukämisch C84.1 ►

E

Erythrodermie L53.9 *(Forts.)*
– sekundär L53.9
Erythrodysästhesie, Palmar-Plantar- L27.1
Erythrödem T56.1
– polyneuropathisch T56.1
Erythrogenesis imperfecta D61.0
Erythrokeratoderma en cocardes Q82.8
Erythrokeratodermia
– progressiva symmetrica Q82.8
– variabilis Q82.8
Erythrokeratodermie-Kardiomyopathie-Syndrom Q82.8 I42.0
Erythroleukämie C94.00
– akut C94.00
–– in kompletter Remission C94.01
– in kompletter Remission C94.01
Erythroleukoblastose C94.00
– in kompletter Remission C94.01
Erythroleukose C94.00
Erythromelalgie I73.8
– primär I73.8
Erythromelie L90.4
Erythromycin
– Allergie T88.7
– Überempfindlichkeit T88.7
Erythrophagozytose D75.9
Erythrophobie F40.2
Erythroplakie
– Mund K13.2
– Mundhöhlenepithel, und Zunge K13.2
– Portio R93.8
– Zunge K13.2
Erythroplasie D07.4
– Konjunktiva D09.2
– Penis D07.4
– Queyrat- D07.4
–– Penis D07.4
Erythropoese, Störung, isoliert D64.8
Erythropoetin, Polyglobulie D75.1
Erythropoetisch
– Porphyrie, angeboren E80.0
– Protoporphyrie E80.0
Erythroprosopalgie, Typ Bing G44.0
Erythrose
– akut C94.00
–– in kompletter Remission C94.01
– chronisch D45
–– in kompletter Remission D45
Erythrosin
– Allergie [E 127] T78.4
– Überempfindlichkeit [E 127] T78.4
Erythrothermalgie I73.8
– primär I73.8
Erythrozytär
– Autosensibilisierung D69.2
–– mit Blutung
––– kutan D69.2
––– petechial D69.2
– Hypoplasie, kongenital D61.0
– Laktat-Transporter-Defekt, mit Myopathie, metabolisch E74.8† G73.6* ►

Erythrozytär *(Forts.)*
– Pyruvatkinase, Mangel, mit Anämie, hämolytisch D55.2
– Überproduktion, Adenosindesaminase, mit Anämie, hämolytisch D55.3
Erythrozyten
– abnorm R71
– Anämie
–– aplastisch
––– kongenital D61.0
––– transitorisch D60.1
–– isoliert D60.9
– Aplasie
–– erworben D60.9
–– isoliert
––– bei Thymom D60.9
––– chronisch D60.0
––– infantil D61.0
––– kongenital D61.0
––– primär D61.0
––– transitorisch D60.1
– Hypoplasie, mit Anämie D61.9
– Mangel, Pyruvatkinase D55.2
– Morphologie, verändert R71
– Volumen, verändert R71
Erythrozyten-Glutathion, Mangel, mit Anämie D55.1
Erythrozytenartig, Hyperplasie D75.8
Erythrozythämie C94.00
– in kompletter Remission C94.01
Erythrozytopenie D64.9
Erythrozytophagie D75.9
Erythrozytose D75.1
– familiär D75.0
– kongenital, primär D75.0
– oval, hereditär D58.1
– sekundär D75.1
– Stress- D75.1
Erythrozyturie R31
– durch Belastung N02.9
– Protein- R80
Erziehung
– institutionell Z62
– mit Problem Z62
Erziehungsschwierigkeiten Z63
Escher-Hirt-Syndrom H90.0
Escher-Hort-Syndrom H90.0
Escherichia coli
– Arthritis M00.89 B96.2!
– Bronchopneumonie J15.5
– Diarrhoe A04.4
– Enteritis A04.4
– enterohämorrhagisch
–– Diarrhoe A04.3
–– Enteritis A04.3
– enteroinvasiv
–– Diarrhoe A04.2
–– Enteritis A04.2
– enteropathogen, mit Diarrhoe A04.0
– enterotoxinbildend
–– Diarrhoe A04.1 ►

Escherichia coli *(Forts.)*
~ enterotoxinbildend *(Forts.)*
-- Enteritis A04.1
- Erreger B96.2! *[nur Zusatzkode!]*
- Infektion A49.8
-- generalisiert A41.51
-- Harnwege N39.0 B96.2!
-- kongenital a.n.k. P37.8 B96.2!
- Meningitis G00.8 B96.2!
- Meningoenzephalitis G04.2 B96.2!
- mit Multiresistenz
-- 2MRGN NeoPäd U81.00! *[nur Zusatzkode!]*
-- 3MRGN U81.20! *[nur Zusatzkode!]*
-- 4MRGN U81.40! *[nur Zusatzkode!]*
- Pneumonie J15.5
-- angeboren P23.4
-- lobär J15.5
- Schock, septisch A41.51 R57.2
- Sepsis A41.51
-- beim Neugeborenen P36.4
-- kongenital P36.4
ESES [Electrical status epilepticus during slow-wave sleep] G40.01
Esodeviation H50.0
Esophorie H50.5
- bei
-- Konvergenz, übermäßig H51.1
-- Schwäche, Divergenz H51.8
- dekompensiert H50.5
Esotropie H50.0
- A-, bei Überfunktion, Obliquus superior, und Parese, Obliquus inferior H50.0
- alternierend H50.0
-- ausgenommen intermittierend H50.0
-- intermittierend H50.3
- frühkindlich H50.0
- intermittierend H50.3
- konsekutiv H50.0
- mit
-- Konvergenzexzess H50.0
Orbitopathie, endokrin, bei Morbus Basedow E05.0† H06.3*
- monokular H50.0
- Rest- H50.0
-- intermittierend H50.3
- schwankend H50.0
- sekundär H50.0
- unilateral H50.0
- V-, bei Parese, Obliquus superior, und Überfunktion, Obliquus inferior H50.0
Essattacken R63.2
- nichtorganischen Ursprungs F50.4
- psychogen F50.4
Essen, übermäßig R63.2
Essentiell
- Agranulozytose D70.3
- Anämie D64.9
- Atrophie, Iris H21.2
-- progressiv H21.2
- Blutdruck, hoher, primär I10.90
- Cholesterinämie E78.0 ►

Essentiell *(Forts.)*
- Dysmenorrhoe N94.6
- Fettsäure, Mangel E63.0
- Fruktosämie E74.1
- Fruktosurie E74.1
- Hämaturie R31
- Hochdruck, primär I10.90
- Hypercholesterinämie E78.0
-- familiär E78.0
- Hyperlipidämie E78.4
- Hypertonie I10.90
-- arteriell I10.90
-- bei Schwangerschaft, vorher bestehend, mit Präeklampsie, aufgepfropft O11
-- benigne, mit Krise, hypertensiv I10.01
-- gutartig, bei Schwangerschaft, bereits vorher bestehend O10.0
-- primär I10.90
- Hypertriglyzeridämie E78.1
- Induration, Lunge, braun E83.1† J99.8*
- Kryoglobulinämie D89.1
-- gemischt D89.1
- Lipoidhistiozytose E75.2
- Myoklonus G25.3
- Ödem, akut T78.3
- Pentosurie E74.8
- Teleangiektasie L81.7
-- familiär L81.7
- Thrombopenie
-- akut D69.3
-- chronisch D69.3
- Thrombozythämie D47.3
- Thrombozytopenie D69.3
- Thrombozytose D47.3
- Tremor G25.0
-- bei Ataxie, zerebellar, früh beginnend G11.1
- Xanthomatose E75.5
Essenz
- Aspirationspneumonie J69.1
Inhalation, mit
-- Bronchopneumonie J69.1
-- Pneumonitis J69.1
Essepilepsie G40.8
Essgewohnheiten, inadäquat Z72.8
Essigbakterien, Infektion A49.8
Essstörung F50.9
- beim Neugeborenen P92.9
- in der Eigenanamnese Z86.5
- nervös F50.9
- schlafbezogen F51.3
Esssucht F50.8
Essunlust R63.0
Essverhalten
- reduziert R63.0
- Störung F50.9
Ester, Kontaktdermatitis, toxisch L24.2
Ester-Lokalanästhetika
- Allergie T88.7
- Überempfindlichkeit T88.7
Esthiomène A55

Estradiol
– Allergie T88.7
– Nebenwirkung T88.7
– Überempfindlichkeit T88.7
Estron, Nebenwirkung T88.7
ET [Essentielle Thrombozythämie] D47.3
ETEC [enterotoxinbildende Escherichia coli], Diarrhoe A04.1
Ethanol
– Allergie T78.4
– Überempfindlichkeit T78.4
Ethinyl-Estradiol, Nebenwirkung T88.7
Ethmoidal, Fistel J32.2
Ethmoiditis J32.2
– akut J01.2
– bei Grippe [Influenza] J11.1
– chronisch J32.2
– eitrig J32.2
– nichteitrig J32.2
– polypös J32.2
– Woakes- J33.1
Ethnisch, Diskriminierung Z60
Ethylenglykol, Wirkung, toxisch T52.3
Ethylmalonsäure-Enzephalopathie G31.81
Euboea-Fieber A78
Eulenburg-Syndrom G71.1
Eumyzetom B47.0
Eunuchoidismus E29.1
– fertil E23.0
– hypogonadotrop E23.0
Europäisch, Blastomykose B45.9
Euryblepharon Q10.3
Eustachi-Röhre [Tuba auditiva Eustachii]
– Agenesie Q16.2
– Anomalie Q16.4
– Atresie Q16.4
– Deformität, angeboren a.n.k. Q16.4
– Dilatation, kongenital Q16.4
– Divertikel H69.8
– Entzündung, katarrhalisch H68.0
– Hypoplasie Q16.4
– Katarrh H68.0
– Kompression H68.1
– Lageanomalie, kongenital Q16.4
– Obstruktion
–– teilweise H68.1
–– vollständig H68.1
– Störung a.n.k. H69.9
– Syphilis A52.7† J99.8*
– Verformung Q16.4
– Verlauf, abnorm Q16.4
– Verletzung S09.9
Eustachische Klappe, persistierend Q26.8
Euthyreose, bei Struma
– mit Autonomie
–– multifokal E04.2
–– unifokal E04.1
– nodosa E04.9
Euthyreot
– Orbitopathie, endokrin E05.0† H06.2* ▶
Euthyreot *(Forts.)*
– Struma E04.9
–– diffus E04.0
Euthyroid-Sick-Syndrom E07.8
Eutroph, Frühgeborenes P07.3
Evans-McConnell-Syndrom, Clarke-Howel- Q82.8 C15.9
Evans-Syndrom D69.3
– Howell- Q82.8 C15.9
– mit primärem Immundefekt D69.3 D82.9
Eventration K43.99
– bei Defekt, Zwerchfell, angeboren Q79.1
Eversio puncti lacrimalis H04.5
Eversion
– Cervix uteri N86
–– mit Zervizitis N72
– Fuß a.n.k. M21.07
–– kongenital a.n.k. Q66.6
– Harnblase N32.8
– Ureter N28.88
– Urethra N36.3
– Uterus N81.4
Evertiert
– Plattfuß, spastisch Q66.5
– Senkfuß Q66.5
Eviszeration
– Auge, traumatisch S05.7
– durch Geburtsverletzung P15.8
– nach chirurgischem Eingriff T81.3
– traumatisch a.n.k. T06.5
Ewing-Angioendotheliom C41.9
Ewing-Sarkom C41.9
– Becken C41.4
– extraossär C49.9
– extraskelettal C49.9
– Femur C40.2
– Fibula C40.2
– Gliedmaße
–– obere, mehrere Teilbereiche überlappend C40.8
–– untere, mehrere Teilbereiche überlappend C40.8
– Humerus C40.0
– Klavikula C41.32
– Kreuzbein C41.4
– Patella C40.3
– Radius C40.0
– Rippe C41.30
– Skapula C40.0
– Steißbein C41.4
– Sternum C41.31
– Tibia C40.2
– Ulna C40.0
– Wirbelsäule C41.2
Examensangst F40.2
Exanthem R21
– allergisch L23.9
– bei
–– Masern B05.9
–– Polyarthropathie, epidemisch B33.1 ▶

Exanthem R21 *(Forts.)*
~ bei *(Forts.)*
-- Stomatitis, vesikulär, durch Enterovirus B08.4
-- Varizellen B01.8
- Boston- A88.0
- durch
-- Anwendung, äußere, Arzneimittel L25.1
-- Arzneimittel L27.0
--- fix L27.1
--- generalisiert L27.0
-- Hautkontakt, mit Arzneimittel L25.1
-- Nahrungsmittel, aufgenommen L27.2
-- Serumbehandlung T80.6
-- Virus B09
- epidemisch B33.1
-- mit Meningitis A88.0† G02.0*
- Hand-Fuß-Mund- B08.4
- Haut R21
-- infiziert L08.9
- Kontakt-, allergisch, durch Arzneimittel L23.3
- Lid H01.1
- Lidrand, allergisch H01.1
- mit Fieber, durch Enterovirus A88.0
- morbilliform R21
- pustulös L08.0
- Scharlach- A38
- seborrhoid L21.9
- toxisch, durch Hautkontakt, mit Arzneimittel L24.4
- urtikariell L50.9
- vesikulär R21
- viral B09
Exanthema
- chronicum migrans A69.2
- subitum B08.2
Exanthematisch, Pustulose, akut
- generalisiert L27.0
- lokalisiert L27.1
Exazerbation
- akut, bei
-- Bronchitis
--- asthmatisch, chronisch J44.19
--- chronisch-obstruktiv J44.19
--- emphysematös, chronisch J44.19
-- Erkrankung, Lunge, chronisch-obstruktiv J44.19
- bei
-- COPD [Chronic obstructive pulmonal disease] J44.19
-- Emphysembronchitis, obstruktiv J44.19
-- Krankheit, Lunge, obstruktiv J44.19
-- Rhinosinusitis, chronisch J32.8
-- Tracheobronchitis, chronisch-obstruktiv J44.19
- Infekt-, bei
-- Emphysembronchitis J44.19
-- Erkrankung, Lunge, obstruktiv J44.19
- infektbedingt, bei Bronchialasthma, allergisch J45.89
- Tonsillitis, chronisch J35.0

Exazerbiert
- Asthma J45.99
- Bronchitis J40
-- obstruktiv J44.19
- Emphysembronchitis J44.19
Excoriatio chronica linguae K14.1
Exenzephalie Q00.0
Exercise-induced, Asthma J45.19
Exfoliatio
- areata linguae K14.1
- lentis H27.8
Exfoliation, Zahn, durch Ursachen, systemisch K08.0
Exfoliationsglaukom, Pseudo- H40.1
Exfoliativ
- Cheilitis K13.0
- Dermatitis L26
- Dermatolyse Q82.8
- Dermatose L26
- Dysmenorrhoe N94.6
- Ichthyose Q80.8
Exfoliativzytodiagnostik Z01.7
Exhibitionismus F65.2
Exitus
- innerhalb 24 Stunden nach Beginn der Symptome R96.1
- plötzlich R96.0
Exkavation
- Papille H47.2
- Sehnervenpapille H47.2
Exkoriation T14.01
- neurotisch L98.1
- traumatisch T14.01
Exkretorisch, Insuffizienz, Pankreas K86.83
Exodeviation H50.1
Exogen
- Asthma, allergisch J45.09
- Depression F06.3
- Fettsucht E66.09
- Paralyse, spinal, spastisch T62.2
- Reaktionstyp, akut F05.9
- Substanz
-- Hypothyreoidismus a.n.k. E03.2
-- Kardiomyopathie a.n.k. I42.7
Exogen-allergisch, Alveolitis J67.90
Exokrin
- Insuffizienz, Pankreas K86.83
- Pankreasfunktion, Störung K86.83
Exomphalus Q79.2
- mit Makroglossie, und Gigantismus Q87.3
Exophilin 5, Mangel, mit Epidermolysis bullosa simplex Q81.0
Exophorie H50.5
- bei Divergenz, übermäßig H51.8
- dekompensiert H50.5
- Nah- H50.5
Exophthalmisch, Kropf E05.0
Exophthalmus H05.2
- bei
-- Basedow-Syndrom E05.0† H06.2*
-- Graves-Krankheit E05.0† H06.2* ►

Exophthalmus H05.2 *(Forts.)*
~ bei *(Forts.)*
-- Störung, Funktion, Schilddrüse E05.0† H06.2*
-- Thyreotoxikose E05.0† H06.2*
-- Turmschädel Q87.0
- durch Hämatom, Orbita H05.2
- intermittierend a.n.k. H05.2
- kongenital Q15.8
- Myxödem, Osteoarthropathia hypertrophicans, bei Hyperthyreosesyndrom [EMO] E05.0
- Pseudo- H05.2
- pulsierend H05.2
Exophthalmus-Syndrom, benigne H05.2
Exostose M89.99
- angeboren, multipel Q78.6
- Gehörgang H61.8
-- äußerer H61.8
- gonorrhoisch A54.4† M90.29*
- Großzehe, kartilaginär D16.3
- Haglund- M77.3
- kartilaginär D16.9
-- multipel Q78.6
- Kiefer K10.8
- mit Anetodermie, und Typ-E-Brachydaktylie Q87.5
- Olekranon M89.92
- Orbita H05.3
- osteokartilaginär D16.9
- syphilitisch A52.7† M90.29*
- Trochantermassiv M89.95
Exotropie H50.1
- A-, bei Überfunktion, Obliquus superior, und Parese, Obliquus inferior H50.1
- alternierend H50.1
-- ausgenommen intermittierend H50.1
-- intermittierend H50.3
- intermittierend H50.3
- konsekutiv H50.1
- mit Konvergenzexzess H50.1
- monokular H50.1
- sekundär H50.1
- unilateral H50.1
- V-, bei Parese, Obliquus superior, und Überfunktion, Obliquus inferior H50.1
Exozervizitis N72
- mit
-- Ektropium N72
-- Erosion N72
Expansil, Osteolyse, familiär M89.59
Expansiv-paranoid, Störung, Persönlichkeit F60.0
Expektoranzien, Vergiftung T48.4
Expertengutachten, Anforderung Z04.8
Explosionsdruck, Verletzung a.n.k. T70.8
- Gehirn S06.0
- generalisiert T70.8
- Organ, mehrere T70.8
Explosionstrauma T70.8
Explosiv, Störung, Persönlichkeit F60.30
Exposition
- beruflich, gegenüber
-- Bodenverschmutzung Z57
-- extremer Temperatur Z57
-- Immission Z57
-- Lärm Z57
-- Luftverschmutzung a.n.k. Z57
-- Risikofaktoren Z57
-- Säure T54.9
-- Schwingungen, mechanisch Z57
-- Staub Z57
-- Strahlung Z57
-- Substanz, toxisch, in der Landwirtschaft Z57
-- Vibration Z57
- chronisch, mit Dermatitis solaris L57.8
- gegenüber
-- Bodenverschmutzung Z58
-- Diskriminierung Z60
-- Erdbodenimmission Z58
-- Folterung Z65
-- HIV Z20.6
-- Immission a.n.k. Z58
-- industrieller toxischer Substanz Z57
-- Kontamination der Luft a.n.k. Z58
-- Lärm Z58
-- mechanischen Schwingungen Z58
-- Röteln Z20.4
-- Säure T54.9
-- Staub a.n.k. Z58
-- Strahlung a.n.k. Z58
-- Terrorismus Z65
-- Tollwut Z20.3
-- Verfolgung Z60
-- Wasserverschmutzung Z58
- nichtberuflich, gegenüber
-- extremer Temperatur Z58
-- industriellen toxischen Substanzen Z58
-- toxischen Substanzen in der Landwirtschaft Z58
Expositionskeratokonjunktivitis H16.2
Expressiv, Störung
- Schreiben, entwicklungsbedingt F81.8
- Sprache F80.1
Expulsiv, Blutung
- Aderhaut H31.3
- Chorioidea H31.3
- nach Kataraktextraktion T81.0
Exsikkationsdermatitis L30.8
- superinfiziert L30.3
Exsikkationsekzem L30.8
Exsikkationsekzematoid L30.8
Exsikkose E86
- bei
-- Brechdurchfall A09.9 E86
--- akut A09.9 E86
-- Diarrhoe A09.9 E86
--- akut A09.9 E86
--- beim Säugling A09.9 E86
--- infektiös A09.0 E86
--- mit Erbrechen A09.9 E86 ►

Exsikkose E86 *(Forts.)*
~ bei *(Forts.)*
~~ Diarrhoe A09.9 E86 *(Forts.)*
––– vermutlich infektiösen Ursprungs A09.0 E86
–– Enteritis
––– akut A09.9 E86
––– beim Säugling A09.9 E86
––– vermutlich infektiösen Ursprungs A09.0 E86
–– Enterogastritis A09.9 E86
––– akut A09.9 E86
–– Gastroenteritis A09.9 E86
––– akut A09.9 E86
––– beim Säugling A09.9 E86
––– infektiös A09.0 E86
––– vermutlich infektiösen Ursprungs A09.0 E86
Exsudation, Retina H35.0
Exsudativ
– Bronchitis J20.9
– Degeneration, Makula H35.30
–– senil H35.30
– Dermatose L98.9
– Katarrh, Tube H68.0
– Nephritis
–– akut N00.9
–– chronisch N03.8
– Otitis media H65.9
–– akut H65.1
–– chronisch H65.4
–– subakut H65.1
– Pleuritis J90
– Retinopathie H35.0
–– familiär H35.0
– Vitreoretinopathie
–– familiär H35.0
–– hereditär H43.8
– Zyste
–– Iris H21.3
–– Vorderkammer H21.3
–– Ziliarkörper H21.3
– Zystitis N30.9
– Abszess L02.9
– Ophthalmoplegie, progressiv
–– autosomal-dominant H49.4
–– autosomal-rezessiv H49.4
– Resorption, Zahn K03.3
Extinktion, sensorisch R29.5
Extraabdominal, Desmoid – s.a. Neubildung, Bindegewebe, unsicheres Verhalten D48.1
Extraadrenal, Paragangliom D44.7
Extraartikulär, Rheumatismus M79.09
Extradural
– Abszess G06.2
–– Gehirn G06.0
–– intrakraniell G06.0
–– intraspinal G06.1
–– Rückenmark G06.1
– Blutung
–– beim Fetus/Neugeborenen P52.8 ►

Extradural *(Forts.)*
~ Blutung *(Forts.)*
–– durch Geburtsverletzung P10.8
–– im Wochenbett O99.4
– Empyem G06.2
– Granulom
–– intrakraniell G06.0
–– intraspinal G06.1
– Hämatom S06.4
Extraforaminal, Verlagerung, Bandscheibe M51.2
Extragenital
– Schanker A51.2
– Ulcus durum A51.2
Extrahepatisch
– Cholangiolitis K83.09
– Cholestase a.n.k. K83.1
– Gallengang
–– Adenokarzinom C24.0
–– Adenom D13.5
–– Plattenepithelkarzinom C24.0
Extrahypophysär, ACTH[Adrenocorticotropes Hormon]-Syndrom E24.3
Extraintestinal, Yersiniose A28.2
– Sepsis A28.2
Extrakapillär
– Glomerulohyalinose, diabetisch E14.20† N08.3*
–– bei
––– Typ-1-Diabetes mellitus E10.20† N08.3*
––– Typ-2-Diabetes mellitus E11.20† N08.3*
– Glomerulosklerose, diabetisch E14.20† N08.3*
–– bei
––– Typ-1-Diabetes mellitus E10.20† N08.3*
––– Typ-2-Diabetes mellitus E11.20† N08.3*
Extrakapillär-proliferativ, Glomerulonephritis N05.8
Extrakorporal
– Blutkreislauf, mit Thrombozytopenie D69.58
– Brustprothese, Anpassung Z44.3
– Dialyse Z49.1
– Fertilisation Z31.2
– Insemination Z31.2
– Kreislauf, mit Komplikation T80.9
– Pumpe, Anpassung Z45.02
Extrakraniell
– Arterie, hirnversorgend
–– Apoplexie
––– embolisch I63.1
––– thrombotisch I63.0
–– Embolie I65.9
–– Stenose I65.9
––– mit Infarkt, Gehirn I63.2
–– Striktur I65.9
–– Thrombose I65.9
–– Verengung, bilateral I65.3
–– Verschluss I65.9
––– bilateral I65.3
––– mit Infarkt, Gehirn I63.2
––– multipel I65.3 ►

Extrakraniell *(Forts.)*
– Gefäß, hirnversorgend
–– Aneurysma
––– angeboren Q28.10
––– arteriovenös Q28.00
–– Anomalie Q28.19
–– Fehlbildung, arteriovenös Q28.09
Extraktion
– aus Beckenendlage, mit Schädigung, Fetus/Neugeborenes P03.0
– Fetus, mit Haken P03.8
– IUP [Intrauterinpessar] Z30.5
Extrakutan, Mastozytom C96.2
Extralobär, Sequestration, Lunge, angeboren Q33.2
Extramammär, Paget-Krankheit, Anus C21.0
Extramedullär
– Plasmozytom C90.20
–– in kompletter Remission C90.21
– Tumor, myeloisch C92.30
Extraneural, Perineuriom D36.1
Extranodal
– Marginalzonen-B-Zell-Lymphom, Gewebe, lymphatisch, Mukosa-assoziiert [MALT-Lymphom] C88.40
–– in kompletter Remission C88.41
– NK/T-Zell-Lymphom, nasaler Typ C86.0
Extraokulär
– Augenmuskel, Wunde, offen S05.4
– Muskel, Fibrose, kongenital H49.8
Extraossär, Ewing-Sarkom C49.9
Extraovarial, Karzinom, Ovar C56
Extraperitoneal
– Abszess K65.09
– Ruptur, Harnblase, traumatisch S37.22
Extrapulmonal, Mykobakteriose, systemisch A31.80
Extrapyramidal
– Affektion, unklar, mit Störung, Bewegung, abnorm G25.9
–– spastisch G25.9
– Degeneration G25.9
– Krankheit G25.9
– Sklerose G25.9
– Tic G25.6
Extrarenal
– Retention, Stickstoff R39.2
– Urämie R39.2
– Versagen, Niere N19
Extraskelettal, Ewing-Sarkom C49.9
Extrasystolen, mit Kleinwuchs, Hyperpigmentierung, und Mikrozephalie, Syndrom Q87.1
Extrasystolie I49.4
– atrial I49.1
– AV-junktional I49.2
– belastungsinduziert I49.4
– Kammer- I49.3
– supraventrikulär I49.4
– ventrikulär I49.3
Extraurethral, Harninkontinenz N39.43
Extrauterin, Schwangerschaft
– im Uterushorn O00.8
– mit
–– Hämatozele O00.9
–– Infektion, Genitalorgane O08.0
–– Tetanus A34
–– Thrombophlebitis, Beckenvene O08.0
– rupturiert O00.9
– zervikal O00.8
Extravasation
– Blut- R58
– Lymphe, ins Mesenterium I89.8
– Urin- R39.0
Extravasationszyste
– Parotis K11.6
– Speicheldrüse K11.6
–– mukös K11.6
Extraventrikulär, Neurozytom D43.2
Extraversion
– Harnblase Q64.1
– Uterus N81.4
Extrazellulär, Flüssigkeit
– Depletion E86
– Verringerung E86
Extrem
– Abmagerung E41
– Adipositas E66.89
–– arzneimittelinduziert, bei Kindern und Jugendlichen E66.15
–– bei Kindern und Jugendlichen E66.95
–– durch Kalorienzufuhr, übermäßig, bei Kindern und Jugendlichen E66.05
–– krankhaft, bei Kindern und Jugendlichen E66.85
–– mit
––– Body-Mass-Index [BMI] von
–––– 40 bis unter 50 E66.86
–––– 50 bis unter 60 E66.87
–––– 60 und mehr E66.88
––– Hypoventilation, alveolär, bei Kindern und Jugendlichen E66.25
– Prämaturität P07.2
– Unreife, Neugeborenes P07.2
Extremität
– Abnormität, bei bildgebender Diagnostik R93.6
– Amputation, traumatisch T14.7
– Anomalie
–– angeboren Q74.9
–– bei Waardenburg-Syndrom E70.3
– Arteriosklerose I70.29
– Atherosklerose I70.29
– Atrophie, Muskel M62.50
– Ausfall
–– motorisch, bei Gipsbehandlung G97.9
–– neurologisch, bei Gipsbehandlung G97.9
– Bewegung, periodisch, im Schlaf [Periodic Limb Movement Disorder] G25.80
– Blutgefäß, Verletzung T14.5
– Defekt, transversal, bei Thrombozytose, hereditär D75.8 Q73.8 ►

Extremität *(Forts.)*
– Deformität
–– angeboren, ausgenommen Reduktionsdefekt Q68.8
–– erworben M21.99
– Dislokation T14.3
– Durchblutungsstörung I73.9
– Dystonie, generalisiert, früh beginnend G24.1
– Ektromelie Q73.8
– Embolie I74.4
– Fehlbildung Q74.9
–– angeboren Q74.9
–– bei Anomalie, Müller-Gang Q87.8
–– und Anomalie, Schädel, bei Hernie, Diaphragma Q87.8
– Fehlen
–– angeboren Q73.0
–– erworben Z89.9
– Fraktur T14.20
– Fusion, angeboren Q74.8
– Gangrän R02.8
– Hautfalte, ringförmig, multipel Q82.8
– Hemimelie Q73.8
– Hypoplasie Q73.8
– Ischämie I99
– Karies, tuberkulös a.n.k. A18.0† M90.09*
– künstlich, Vorhandensein Z97.1
– kurz, und Immundefekt, kombiniert, schwer, bei Dysplasie, Skelett D82.2
– Lähmung G83.3
– Längenunterschied, angeboren Q74.8
– Lipom D17.2
– Missbildung Q74.9
– obere
–– Abszess L02.4
–– Amelie Q71.0
–– Amputation, traumatisch T11.6
––– Folgen T92.6
–– Aneurysma
––– Arterie I72.1
–––– rupturiert I72.1
––– Gefäß I72.1
–– beide
––– Amputation, traumatisch T05.2
––– Fraktur T02.40
–– Chronic regional pain syndrome [CRPS], Typ II G90.60
–– Dekubitus L89.91
––– Stadium
–––– 1 L89.01
–––– 2 L89.11
–––– 3 L89.21
–––– 4 L89.31
–– Diplegie G83.0
–– Dislokation T11.2
––– Folgen T92.3
––– multipel T03.2
–– Dissektion, Arterie I72.1
–– Distorsion T11.2
––– mehrere T03.2
–– Dysplasie, mesomel Q71.8 ►

Extremität *(Forts.)*
~ obere *(Forts.)*
–– Ektromelie Q71.9
–– Elephantiasis I89.02
–– Embolie I74.2
––– Arterie I74.2
–– Erfrierung T35.4
–– Fehlen
––– einseitig, erworben Z89.2
––– vollständig, angeboren Q71.0
–– Fraktur T10.0
––– multipel a.n.k. T02.20
–– Furunkel L02.4
–– Fusion, angeboren Q74.0
–– Gefäß
––– oberflächlich
–––– Phlebitis I80.80
–––– Thrombose I80.80
––– tief
–––– Phlebitis I80.81
–––– Thrombophlebitis I80.81
–––– Thrombose I80.81
–– Gefäße, oberflächlich, Thrombophlebitis I80.80
–– Haut, Raumforderung, umschrieben R22.3
–– Hypoplasie Q71.9
–– Ischämie, Muskel, traumatisch T79.60
–– Luxation, Folgen T92.3
–– Lymphadenitis, akut L04.2
–– Lymphödem
––– hereditär, Stadium
–––– I Q82.00
–––– II Q82.01
–––– III Q82.02
––– Stadium
–––– I I89.00
–––– II I89.01
–––– III I89.02
–– Melanom, maligne a.n.k. C43.6
–– Melanoma in situ a.n.k. D03.6
–– Monoplegie G83.2
–– Myopathie, distal, mit Beginn im Erwachsenenalter, finnischer Typ G71.0
–– Narbengewebe, Revision Z42.3
–– Nerv, Verletzung, Folgen T92.4
–– Operation, rekonstruktiv Z42.3
–– Osteochondrose, juvenil a.n.k. M92.3
–– Paralyse G83.2
–– Prellung T11.05
–– Reduktionsdefekt Q71.9
–– Repetitive strain injury [RSI] M77.9
–– Sarkom, pleomorph, undifferenziert C49.1
–– Störung, Nerv G56.9
–– Thorax
––– Lumbosakralgegend, und Becken, Dislokation, multipel T03.8
––– und
–––– Becken, Fraktur, multipel T02.70
–––– Lumbosakralgegend, Fraktur, multipel T02.70
–– Thrombose, Arterie I74.2 ►

Extremität *(Forts.)*
~ obere *(Forts.)*
-- und
--- Abdomen
---- Verletzung, oberflächlich T00.8
---- Wunde, offen, mehrere T01.8
--- Becken
---- Verletzung, oberflächlich T00.8
---- Wunde, offen, mehrere T01.8
--- Extremität, untere
---- Fehlen Z89.8
---- Fraktur, multipel T02.60
---- Verletzung, oberflächlich, Lokalisation, multipel T00.6
---- Wunde, offen, mehrere T01.6
---- Zerquetschung, multipel T04.4
--- Fuß, Fehlen, erworben Z89.8
--- Lumbosakralregion
---- Verletzung, oberflächlich T00.8
---- Wunde, offen, mehrere T01.8
--- Thorax
---- Verletzung, oberflächlich T00.8
---- Wunde, offen, mehrere T01.8
-- Verätzung T22.40
-- Verbrennung T22.00
-- Verkürzung, angeboren Q71.8
-- Verletzung T11.9
--- Blutgefäß T11.4
--- Folgen T92.9
--- Muskel T11.5
--- Nerv T11.3
--- oberflächlich a.n.k. T11.00
-- Verstauchung, Folgen T92.3
-- Wunde, offen a.n.k. T11.1
--- Folgen T92.0
--- Lokalisation, multipel T01.2
-- Zerquetschung T04.2
--- Folgen T92.6
--- multipel T04.2
-- Zerrung, Folgen T92.3
- Paralyse a.n.k. G83.3
-- transitorisch R29.8
- Reduktionsdefekt Q73.8
- Reduktionsdeformität
-- angeboren Q73.8
-- longitudinal Q73.8
- Schmerzen M79.69
- Schwellung M79.89
- Tuberkulose, Knochen a.n.k. A18.0† M90.09*
- Überlastungsschaden M70.9
- und Rumpf, Zerquetschung T04.7
- untere
-- Abszess L02.4
-- Amelie Q72.0
-- Amputation, traumatisch
--- ausgenommen Zehen T13.6
--- Folgen T93.6
-- Aneurysma, Arterie I72.4
--- rupturiert I72.4
-- Arteriosklerose I70.29 ▶

Extremität *(Forts.)*
~ untere *(Forts.)*
-- beide
--- Fraktur T02.50
--- Paralyse G82.29
-- beidseitig, und Extremität, obere, Fehlen Z89.8
-- Chronic regional pain syndrome [CRPS], Typ II G90.61
-- Deformität, angeboren Q74.2
-- Diplegie G82.22
-- Dislokation T13.2
--- Folgen T93.3
--- multipel T03.3
-- Dissektion, Arterie I72.4
-- Distorsion T13.2
--- mehrere T03.3
-- einseitig, Fehlen, oberhalb, Knie, erworben Z89.6
-- Ektromelie Q72.9
-- Elephantiasis I89.02
-- Embolie I80.3
--- Arterie I74.3
--- Vene I80.3
-- Enthesiopathie M76.9
-- Entzündung, Vene I80.3
--- thrombotisch
---- oberflächlich I80.0
---- tief I80.28
-- Erfrierung T35.5
-- Fehlbildung Q74.2
--- angeboren Q74.2
-- Fraktur T12.0
--- multipel a.n.k. T02.30
-- Furunkel L02.4
-- Fusion, angeboren Q74.2
-- Gefäß, oberflächlich, Phlebitis I80.0
-- Hypoplasie Q72.9
-- Lähmung G82.29
-- Luxation, Folgen T93.3
-- Lymphadenitis, akut L04.3
-- Lymphödem
--- hereditär, Stadium
---- I Q82.00
---- II Q82.01
---- III Q82.02
--- Stadium
---- I I89.00
---- II I89.01
---- III I89.02
-- Melanom, maligne a.n.k. C43.7
-- Melanoma in situ a.n.k. D03.7
-- Monoplegie G83.1
-- Nävus a.n.k. D22.7
-- Nerv, Verletzung, Folgen T93.4
-- Operation, rekonstruktiv Z42.4
-- Osteochondrose, juvenil a.n.k. M92.8
-- Paralyse G83.1
-- Paraplegie G82.22
-- Phlebektasie I83.9 ▶

Extremität *(Forts.)*
~ untere *(Forts.)*
-- Phlebitis I80.3
--- tief I80.28
--- varikös I83.1
-- Phlebothrombose, tiefliegend I80.28
-- Prellung T13.05
-- Reduktionsdefekt Q72.9
-- Repetitive strain injury [RSI] M76.9
-- Revision, Narbengewebe Z42.4
-- Sarkom, pleomorph, undifferenziert C49.2
-- Störung, Nerv G57.9
-- Thorax
--- Lumbosakralgegend, und Becken
---- Dislokation, multipel T03.8
---- Distorsion T03.8
--- und
---- Abdomen, Zerquetschung, multipel T04.7
---- Becken
----- Fraktur, multipel T02.70
----- Zerquetschung, multipel T04.7
---- Lumbosakralgegend
----- Fraktur, multipel T02.70
----- Zerquetschung, multipel T04.7
-- Thrombophlebitis I80.3
--- oberflächlich I80.0
-- Thrombose I80.3
--- Arterie I74.3
--- tiefliegend I80.28
-- Ulcus varicosum I83.0
-- Ulkus
--- atrophisch L97
--- chronisch L97
--- Haut L97
--- neurogen L97
--- perforiert L97
--- pyogen L97
--- varikös, mit Entzündung I83.2
-- und
--- Abdomen
---- Verletzung, oberflächlich T00.8
---- Wunde, offen, mehrere T01.8
--- Becken
---- Verletzung, oberflächlich T00.8
---- Wunde, offen, mehrere T01.8
--- Hand, Fehlen, erworben Z89.8
--- Lumbosakralregion
---- Verletzung, oberflächlich T00.8
---- Wunde, offen, mehrere T01.8
--- obere
---- Dislokation T03.4
---- Distorsion T03.4
--- Thorax
---- Verletzung, oberflächlich T00.8
---- Wunde, offen, mehrere T01.8
-- Varizen I83.9
--- bei Schwangerschaft O22.0
--- mit Ulzeration I83.0
-- Verätzung T24.4
-- Verbrennung T24.0
-- Verkürzung, angeboren Q72.8 ►

Extremität *(Forts.)*
~ untere *(Forts.)*
-- Verletzung T13.9
--- Folgen T93.9
--- Muskel T13.5
--- Nerv T13.3
-- Verschluss, Gefäß, arteriell I74.3
-- Verstauchung, Folgen T93.3
-- Wunde, offen a.n.k. T13.1
--- Folgen T93.0
--- Lokalisation, multipel T01.3
-- Zerquetschung T04.3
--- Folgen T93.6
--- multipel T04.3
-- Zerrung, Folgen T93.3
- Varizen, Blutung I83.9
- Verkürzung M21.79
- Verletzung T14.9
-- oberflächlich T14.00
- Verlust Z89.9
-- postoperativ Z89.9
-- posttraumatisch Z89.9
- Verschluss, Arterie I74.4
Extremitäten
- obere, Amelie Q71.0
- untere, Amelie Q72.0
Extremitätenarterie
- Arteriosklerose I70.29
- Atherosklerose, vom
-- Becken-Bein-Typ
--- mit
---- Gangrän I70.25
---- Gehstrecke
----- weniger als 200 m I70.22
----- 200 m und mehr I70.21
---- Ruheschmerzen I70.23
---- Ulzeration I70.24
--- ohne Beschwerden I70.20
--- Stadium
---- I nach Fontaine I70.20
---- IIa nach Fontaine I70.21
---- IIb nach Fontaine I70.22
---- III nach Fontaine I70.23
---- IV nach Fontaine, mit
----- Gangrän
------ feucht I70.25
------ trocken I70.25
----- Ulzeration I70.24
-- Schulter-Arm-Typ, in allen Stadien I70.26
- Embolie I74.4
-- und Thrombose I74.4
- Thrombose I74.4
Extremitätengelenk
- Blockierung M99.89
- Fehlen, angeboren a.n.k. Q74.8
Extremitätenlänge, unterschiedlich M21.79
Extrinsisch
- Alveolitis J67.90
- Asthma bronchiale J45.09
- Ursprung, bei Bronchialasthma, intrinsisch J45.89 ►

Extrinsisch *(Forts.)*
– Verfärbung, Zahn K03.6
Extroversion, Harnblase Q64.1
Extrusion, Augenimplantat T85.3
Exulceratio simplex Dieulafoy K25.0
Exulzerierend
– Basaliom C44.9
– Metastasierung C79.9
Exulzeriert, Karzinom C80.9
Exzentrisch, Störung, Persönlichkeit F60.8
Exzess
– Arzneimittel F19.1
– Mineralokortikoid E27.0
–– apparent I15.10
Exzess-Syndrom, Aromatase- E30.1
Exzessiv
– Daumenlutschen, beim Kind F98.88
– Divergenz, Auge H51.8
– Masturbation F98.88
– Myoklonus, fragmentarisch G25.3
– Onanie F98.88
– Rauchen F17.1
–– Zigaretten F17.1
– Somnolenz G47.1
– Trinken F10.1

– F –

F12-assoziiert, Angioödem, hereditär, mit normalem C1-Inhibitor D84.1
Faber-Syndrom D50.9
Fabry-Anderson-Krankheit E75.2
– mit Krankheit, glomerulär E75.2† N08.4*
Fabry-Krankheit, Anderson-, mit Degeneration, Gehirn E75.2† G32.8*
Face-Lifting, kosmetisch Z41.1
Face-Syndrom, fetal Q87.1
Facette, Kornea H18.4
Facettenarthrose
– HWS M47.82
– lumbosakral M47.87
Facettengelenk, Osteophyt M47.99
Facettenreizung
– bei Lumbalgie M54.5
–– akut M54.5
– BWS M47.24
– HWS-Bereich M47.22
– LWS M47.26
– Wirbelsäule, gesamt M47.20
Facettensyndrom M47.29
– degenerativ M47.99
– HWS M47.22
– L5/S1, chronisch M47.27
– lumbal M47.26
–– chronisch M47.26
–– degenerativ M47.26
– lumbosakral M47.27
–– akut M47.27
–– mit Blockierung M47.27
Facies lunata E24.9
FADD-abhängig, Immundefekt D82.8
Fadenfistel T81.8
Fadengranulom L92.3
– Lid H59.8
Fadenwurm, Infektion B80
Fädchenkeratitis H16.1
Fähigkeiten, sozial, unzulänglich a.n.k. Z73
Fäkalien, Einklemmung K56.4
Fäkalurie R82.9
Fäkulent, Erbrechen R11
Fäkulom K56.4
Fältelung
– Makula H35.38
– Mammaprothese T85.4
Fäulnisbrand R02.8
Fäulungsdyspepsie K30
Fahl-Syndrom, Melhem- Q76.4
Fahr-Syndrom G23.8
Fahr-Volhard-Krankheit I12.90
– mit Insuffizienz, Niere I12.00
Faivre-Syndrom, Thauvin-Robinet- Q87.3
Faktor
– fibrinstabilisierend, Mangel D68.26
–– erworben D68.4
–– hereditär D68.26 ►

Faktor *(Forts.)*
– labil, Mangel
–– erworben D68.4
–– hereditär D68.22
– Mangel, multipel D68.8
– stabil, Mangel D68.23
Faktor I, Mangel D68.20
– erworben D65.0
– hereditär D68.20
Faktor II, Mangel D68.21
– erworben D68.4
– hereditär D68.21
Faktor V
– Genmutation, in der Familienanamnese Z83.2
– Mangel
–– erworben D68.4
–– hereditär D68.22
Faktor VII, Mangel D68.23
– erworben D68.4
– hereditär D68.23
Faktor VIII, Mangel D66
– durch Hemmkörperhämophilie D68.31
– erworben D68.4
– hereditär D66
– mit
–– Dysfunktion, vaskulär D68.09
–– Funktionsstörung D66
––– Gefäßendothel D68.09
Faktor IX, Mangel D67
– durch Hemmkörperhämophilie D68.32
– erworben D68.4
– mit Störung, Funktion D67
Faktor X, Mangel D68.24
– durch Hemmkörperhämophilie D68.32
– erworben D68.4
– hereditär D68.24
Faktor XI, Mangel D68.1
– durch Hemmkörperhämophilie D68.32
– erworben D68.4
– hereditär D68.1
– kongenital D68.1
Faktor XII, Mangel D68.25
– erworben D68.4
– hereditär D68.25
Faktor XIII, Mangel D68.26
– erworben D68.4
– hereditär D68.26
Faktor H, Anomalie, bei Immundefekt D84.1
Faktor I, Anomalie, bei Immundefekt D84.1
Faktoren, psychisch, die körperliche Störungen bewirken F54
Falithrom-Blutung D68.33
Fallfinger M20.0
Fallfuß M21.37
Fallhand M21.33
Fallot-Pentalogie [Ventrikelseptumdefekt mit Pulmonalarterienstenose oder -atresie, Aortendextroposition und Hypertrophie des rechten Ventrikels sowie Vorhofseptumdefekt] Q21.80

Fallot-Tetralogie [Ventrikelseptumdefekt mit Pulmonalarterienstenose oder -atresie, Aortendextroposition und Hypertrophie des rechten Ventrikels Q21.3
Fallot-Trilogie [(valvuläre) Pulmonalarterienstenose, Vorhofseptumdefekt und Hypertrophie des rechten Ventrikels] Q21.88
Fallout, radioaktiv, Wirkung, schädlich a.n.k. T66
Fallsucht G40.9
Fallzehe M20.5
Falsch
– Aneurysma I72.9
– Einmündung
–– Lungenvene Q26.4
–– Pfortader Q26.5
–– Vena portae Q26.5
– Enzephalitis G04.9
– Ernährung R63.3
– Krupp J38.5
– Wehen, vergeblich O47.9
Falsch-positiv
– VDRL-Test [Venereal diseases research laboratories] R76.2
– Wassermann-Reaktion R76.2
Falschgelenk M84.19
Falschwachsend, Wimpern H02.8
Falte
– anal, hypertroph K64.4
– aryepiglottisch
–– Anomalie Q31.8
–– Carcinoma in situ D00.0
–– Randzone, Carcinoma in situ D00.0
–– Seite
––– hypopharyngeal, Carcinoma in situ D00.0
––– laryngeal, Carcinoma in situ D02.0
– Descemet-Membran H18.3
– Makula H35.38
– Retina, nicht postoperativ H35.38
Faltenbildung, Haut, vermehrt L98.8
Faltenmagen K29.6
Faltenzunge K14.5
– kongenital Q38.3
Falx cerebri
– Kalzifikation G96.1
– Ossifikation G96.1
Familiär – s.a. Art der Krankheit
Familiär-hemiplegisch, Migräne G43.1
Familie
– Isolierung Z63
– Unstimmigkeit Z63
– Verlust, in der Kindheit Z61
– zurückgezogen lebend Z63
Familienangehöriger
– Fehlen Z63
– Tod, vermutet Z63
– Verschwinden Z63
Familienbeziehung, Veränderung, in Kindheit Z61
Familienbezogen, Störung, Sozialverhalten F91.0
Familienplanung, abgeschlossen Z30.9
Familienzerrüttung Z63
– durch Scheidung Z63
FAMMM[Familiäres atpisches multiples Muttermal-Melanom]-Syndrom D48.5
Fanatisch, Störung, Persönlichkeit F60.0
Fanconi-Andersen-Syndrom [Mukoviszidose] E84.9
Fanconi-Bickel-Syndrom E74.0
Fanconi-Glykogenose, Bickel- E74.0
Fanconi-Hegglin-Syndrom J18.0
Fanconi-Panzytopenie D61.0
Fanconi-Syndrom D61.0
– bei Lowe-Syndrom E72.0
– De-Toni-Debré- E72.0
– monoklonale-Immunglobulinleichtketten-assoziiert, erworben D47.2 E83.38
– sekundär E83.38
–– bei Gammopathie, monoklonal D47.2 E83.38
FAP [Familiäre adenomatöse Polyposis] D12.6
– attenuiert D12.6
–– MUTYH-abhängig D12.6
Farbänderung, Zahn
– Hartsubstanz K03.7
– posteruptiv K03.7
Farbe
– Haar
–– Anomalie L67.9
–– Veränderung L67.1
– Sputum, abnorm R09.3
– Stuhl, abnorm R19.5
– Vergiftung T65.6
Farbenblindheit H53.5
– inkomplett H53.5
– komplett H53.5
– total H53.5
– Tritan-Typ H53.5
Farbenfehlsichtigkeit H53.5
Farber-Krankheit E75.2
Farber-Lipogranulomatose E75.2
Farblösungen, Sprühinjektion T70.4
Farbringsehen, um Lichtquellen H53.1
Farbsinn, Störung H53.5
– erworben H53.5
Farbstoff
– in Nahrungsmittel, Überempfindlichkeit T78.1
– Kontaktdermatitis L25.2
–– allergisch L23.4
–– toxisch L24.8
– Vergiftung T65.6
Farbveränderung, während Zahnbildung K00.8
Farmerhaut L57.8
Farmerlunge J67.00
– bei Fibrose, Lunge J67.00
– mit akuter Exazerbation J67.01
– ohne Angabe einer akuten Exazerbation J67.00
Farnkrautphänomen [Zyklus- bzw. Fertilisationstest] Z31.4
Fascia
– lata, Kontraktur M62.85 ►

Fascia *(Forts.)*
– tarsoorbitalis, Atrophie, angeboren Q10.3
Fasciculitis optica H46
Fasciitis
– nodularis M72.49
– plantaris M72.2
Fasciola
– gigantica, Infektion B66.3
– hepatica
–– Infektion B66.3
–– mit Distomatose, Leber B66.3† K77.0*
– indica, Infektion B66.3
Fasciolopsis buski
– Befall, Darm B66.5
– Infektion B66.5
Fasern, anorganisch
– Pneumokoniose
–– mit akuter Exazerbation J61.1
–– ohne akute Exazerbation J61.0
– Pneumonie a.n.k. J61.0
Fasertyp-Disproportion G71.2
– kongenital G71.2
Fassthorax M95.4
Faszial
– Fibrom D21.9
– Fibrosarkom C49.9
Faszie
– Abszess M72.89
– Anomalie Q79.9
– Entzündung M72.99
– Hernie M62.89
– Kalzifikation M62.89
– Kontraktur M62.89
– Krankheit M62.99
–– entzündlich M72.99
– Ossifikation M62.89
– Palmar-, Fibromatose M72.0
– Plantar-, Fibromatose M72.2
– Ruptur T14.3
– tarsoorbital, Insuffizienz, kongenital Q10.3
– Tuberkulose A18.8† M73.89*
Fasziitis M72.99
– eosinophil M35.4
–– diffus M35.4
– Fußsohle M72.2
– nekrotisierend M72.69
– nodulär M72.49
– perirenal, mit
–– Infektion K66.2
–– Obstruktion, Ureter K66.2
– Plantar- M72.2
– traumatisch M72.89
Faszikelblock I44.6
– anterior I44.4
– linksanterior I44.4
– linksposterior I44.5
– linksseitig I44.6
– posterior I44.5
– rechtsseitig I45.0
Faszikulär, Zuckung R25.3

Faszikulation R25.3
– Muskel R25.3
Fat-Overload-Syndrom T80.8
Fatal
– Insomnie, familiär A81.8
– Kardiomyopathie, bei Myopathie, früh beginnend G71.8
– Synkope, unbekannter Ursache R96.0
Fatigue-Syndrom F48.0
– chronisch G93.3
–– bei Immundysfunktion G93.3
Fauces, Abszess J39.1
Faulecke K13.0
Favismus D55.0
– mit Anämie D55.0
Favre-Syndrom
– Durand-Nicolas- A55
– Goldmann- H35.5
Favus B35.9
– capitis B35.0
Fazial
– Dermoidzyste Q18.8
– Diplegie-Syndrom, angeboren Q87.0
– Dysmorphie, und Neuropathie, bei Katarakt, kongenital Q87.8
– Dysplasie, dermal, fokal Q82.8
–– Typ
––– I Q82.8
––– III Q82.8
– Fehlbildungssyndrom Q87.0
– Hemihypertrophie Q67.4
– Hemispasmus G51.3
– Myokymie G51.4
–– isoliert G51.4
–– und Dyskinesie, familiär G24.8 G51.4
– Parese
–– durch Läsion, Motoneuron
––– oberes G83.6
––– unteres G51.0
–– zentral G83.6
– Portwein-Nävus, bei Autismus F84.0 Q82.5
Faziales Syndrom, Blepharo-naso- Q87.0
Fazialis
– Atrophie G51.8
– Degeneration G51.8
– Entzündung G51.8
– Krankheit G51.9
– Neuralgie G51.8
– Neuritis G51.8
– Parese G51.0
–– Bell- G51.0
–– durch Varizella-Zoster-Virus B02.2† G53.0*
–– geburtsbedingt P11.3
–– hereditär, kongenital
––– isoliert Q07.8
––– mit Hörverlust, variabel Q87.0
–– mit Lagophthalmus H02.2
–– peripher G51.0
––– rezidivierend, familiär G51.0
– Spasmus G51.3
Fazies, Potter- Q60.6

Fazio-aurikulo-vertebral, Dysplasie Q87.0
Fazio-bukko-lingual, Dystonie G24.4
Fazio-digital, Anomalie, bei Pierre-Robin-Sequenz Q87.0
Fazio-digito-genital, Syndrom, autosomal-rezessiv Q87.0
Fazio-genital, Dysplasie Q87.1
Fazio-genito-digital, Syndrom Q87.1
Fazio-kardio-skelettal, Syndrom, bei Mikrozephalie, Hadziselimovic-Typ Q87.8
Fazio-kutano-skelettal, Syndrom Q87.8
Fazio-Londe-Syndrom G12.1
Fazio-neuro-muskulo-skelettal, Syndrom, Zypern-Typ Q87.8
Fazio-skapulo-humeral
– Atrophie G71.0
– Dystrophie, Muskel G71.0
– Myopathie G71.0
Faziokardiomel, Dysplasie, letal Q87.8
Faziokardiorenal, Syndrom Q87.8
Faziokranial, Dysostose, hypomandibulär Q75.4
Fazioplegie G51.0
Faziozephalgie G90.08
– autonom G90.08
FCAS [Familiäres autoinflammatorisches Kältesyndrom] [Familial Cold Autoinflammatory Syndrome] L50.2
– Typ
–– 1 L50.2
–– 2 L50.2
–– 4 L50.2
FCKW [Fluorchlorkohlenwasserstoffe], Wirkung, toxisch T53.5
FCU [Familiäre Kälteurtikaria] L50.2
Febril, Dermatose, neutrophil, akut [Sweet-Syndrom] L98.2
Febris R50.9
– abortus [Bang] A23.1
– biliosa B50.8
– carbuncularis A22.9
– haemoglobinurica B50.8
– intermittens, bei Malaria B54
– mediterranea A23.9
– melitensis A23.0
– puerperalis O85
– quartana B52.9
– quintana A79.0
– quotidiana B50.9
– tertiana B51.9
– undulans A23.9
–– Bang A23.1
–– bovina A23.1
–– melitensis A23.0
– uveoparotidea subchronica D86.8
– uveoparotidea [Heerfordt-Syndrom] D86.8
Fede-Riga-Krankheit K14.0
Federn, Rhinitis, allergisch J30.3
Feer-Krankheit T56.1
– mit Polyneuritis T56.1
– Selter-Swift- T56.1
Fehl- oder Mangelernährung [Malnutrition], bei Diabetes mellitus E12.90
Fehlbesiedelung, Dünndarm K63.8
Fehlbildung
– anal, und urogenital, bei Dysostose, spondylokostal Q87.8
– aneurysmatisch, arteriovenös Q27.3
– angeboren Q89.9
–– in der Anamnese Z87.7
– anorektal, nicht-syndromal
–– mit
––– Atresie, Rektum Q43.9 Q42.1
––– Fistel
–––– perineal Q43.9 Q64.7
–––– rektobulbär Q43.9 Q64.7
–––– rektoprostatisch Q43.9 Q64.7
–––– rektourethral Q43.9 Q64.7
–––– rektovaginal Q43.9 Q52.2
–––– rektovesikal Q43.9 Q64.7
–––– vestibulär Q43.9 Q52.2
––– H-Fistel Q43.9 Q52.2
––– Pouch-Kolon Q43.9 Q43.8
––– Stenose
–––– anal Q43.9 Q42.3
–––– Rektum Q43.9 Q42.1
–– ohne Fistel Q43.9
– Aorta Q25.4
– Aortenklappe, angeboren Q23.9
– Aquaeductus cerebri Q03.0
– Arnold-Chiari-, Typ II Q07.0
– Arterie, groß, angeboren Q25.9
– arteriovenös
–– dural, kranial Q28.28
–– frontonasal Q27.3
–– Gefäß
––– hirnversorgend, extrakraniell Q28.09
––– peripher Q27.3
–– Gehirn Q28.29
–– Gesicht Q27.3
–– mandibulär Q27.3
–– maxillär Q27.3
–– mit Fehlbildung, kapillär Q27.3
–– zerebral
––– bei Lymphödem Q82.08 Q28.39
––– Ruptur I60.8
– Atmungsorgane Q34.9
– Auge, kongenital Q15.9
– Augenabschnitt
–– hinterer, kongenital Q14.8
–– vorderer, kongenital Q13.9
– Augenlid, angeboren Q10.3
– Beckengürtel, angeboren Q74.2
– Beckenorgane
–– bei
––– Entbindung O34.9
––– Schwangerschaft O34.9
–– mit Hindernis, Geburt, mit Schädigung, Fetus/Neugeborenes P03.1
–– mütterlich, Hindernis, Geburt O65.5
– bei Panzytopenie D61.0
– branchiogen Q18.2 ►

Fehlbildung *(Forts.)*
– Bronchus, angeboren Q32.4
– Chorioidea, kongenital Q14.3
– Chromosom Q99.8
– Corpus callosum, angeboren Q04.0
– Dandy-Walker- Q03.1
–– isoliert, mit Hydrozephalus Q03.1
– Doppel- Q89.4
–– mit Dystokie O66.3
– Ductus deferens, angeboren Q55.4
– Ductus pancreaticus, angeboren Q45.3
– Dura mater Q04.9
–– encephali Q04.9
–– spinalis Q06.9
– Extremität Q74.9
–– angeboren Q74.9
–– bei Anomalie, Müller-Gang Q87.8
–– und Anomalie, Schädel, bei Hernie, Diaphragma Q87.8
–– untere Q74.2
––– angeboren Q74.2
– fetal, intrauterin Q89.9
– Finger, kongenital Q68.1
– Gallenblase Q44.1
–– angeboren Q44.1
– Gallengang, angeboren Q44.5
– Gaumen
–– angeboren Q38.5
–– weich, angeboren Q38.5
– Gefäß, hirnversorgend, extrakraniell, angeboren Q28.19
– Gehirn Q04.9
–– angeboren Q04.9
– Gehörknöchelchen
–– angeboren Q16.3
–– isoliert, kongenital Q16.3
– Gesicht Q18.9
– Haar, angeboren Q84.2
– Hand, und Aortenklappe, bikuspidal, bei Ductus arteriosus, offen Q87.2
– Harnblase, angeboren Q64.7
– Harnorgane Q64.9
– Haut a.n.k. Q82.9
– Hemmungs-, Cauda equina Q06.3
– Herz a.n.k. Q24.9
–– angeboren Q24.9
–– kongenital Q24.9
– Herzseptum, angeboren Q21.9
– Hirn, kongenital, durch Mangel, Glutamin-Synthetase E72.8
– Hirngefäß, angeboren Q28.39
– Hoden, angeboren Q55.2
– Hornhaut, angeboren Q13.4
– Hüfte Q74.2
– Hymen Q52.4
– Iliosakralgelenk, angeboren Q74.2
– Innenohr, angeboren Q16.5
– Iris, angeboren Q13.2
– kapillär, und
–– Fehlbildung, arteriovenös Q27.3 ►

Fehlbildung *(Forts.)*
– kapillär, und *(Forts.)*
–– Polymikrogyrie-Syndrom, bei Megalenzephalie Q87.3
– kavernös, zerebral, hereditär Q28.38
– Klitoris, angeboren Q52.6
– Kloake, nicht-syndromal Q43.8
– Knie, angeboren Q74.1
– Knochen, mit Skoliose, kongenital Q76.3
– Knöchel, angeboren Q74.2
– Kolon Q43.9
– kongenital, mit Ablatio retinae exsudativa Q14.1
– Konjunktiva, kongenital Q15.8
– Kornea, angeboren Q13.4
– Koronararterie, kongenital Q24.5
– kraniofazial Q75.9
– Kreislaufsystem a.n.k. Q28.9
– Larynx, angeboren Q31.9
– Leber, angeboren Q44.7
– Lid, angeboren Q10.3
– Ligamentum latum uteri, angeboren Q50.6
– Linse, kongenital Q12.9
– Lippe, angeboren Q38.0
– Lumbosakralgelenk, angeboren Q76.4
–– ohne Skoliose Q76.4
– Lumbosakralregion, angeboren Q76.4
–– ohne Skoliose Q76.4
– Lunge
–– adenomatoid, zystisch, kongenital Q33.0
––– Typ
–––– 0 Q33.0
–––– 1 Q33.0
–––– 2 Q33.0
–––– 3 Q33.0
–––– 4 Q33.0
–– angeboren Q33.9
–– mit Fehler, Herz, bei Mikrozephalie Q87.8
– lymphatisch
–– kapilliär D18.19
–– kavernös D18.19
– Mamma, angeboren Q83.9
– Meningen
–– angeboren Q07.9
–– Gehirn Q04.8
– Milz, angeboren Q89.08
– Mitralklappe Q23.9
– multipel Q89.7
–– bei Tetraamelie Q87.8
– Mund, angeboren Q38.6
– Myokard, angeboren Q24.8
– Nabelschnur, Komplikation, Entbindung a.n.k. O69.8
– Nase, angeboren Q30.9
– Nebenhoden, angeboren Q55.4
– Nebenniere, angeboren Q89.1
– Nebenschilddrüse, angeboren Q89.2
– Niere Q63.9
–– angeboren Q63.9
– Nierenarterie, angeboren Q27.2
– Ösophagus, angeboren Q39.9 ►

F

Fehlbildung *(Forts.)*
– Ohr Q17.9
– Ohrmuschel, angeboren Q17.3
– Orbita, angeboren Q10.7
– Ovar, angeboren Q50.3
– Pankreas, angeboren Q45.3
– Papille, kongenital Q14.2
– Penis, angeboren Q55.6
– Perikard, angeboren Q24.8
– Plazenta O43.1
–– Betreuung, Schwangere O43.1
–– mit Schädigung, Fetus/Neugeborenes P02.2
– Plexus chorioideus, angeboren Q07.8
– Processus mastoideus Q75.8
– Prostata, angeboren Q55.4
– Pulmonalklappe, angeboren Q22.3
– Rachen, angeboren Q38.8
– Retina, kongenital Q14.1
– Rippe, angeboren Q76.6
– Rückenmark Q06.9
– Schilddrüse, angeboren Q89.2
– Skrotum, angeboren Q55.2
– Spalt-
–– Gaumen
––– hart, und Gaumen, weich Q35.5
––– mit Spaltfehlbildung, Lippe
–––– beidseitig Q37.8
–––– einseitig Q37.9
––– weich, mit Spalte, Lippe
–––– beidseitig Q37.2
–––– einseitig Q37.3
–– Lippe Q36.9
––– beidseitig Q36.0
–––– mit Spaltfehlbildung, Gaumen Q37.8
––– einseitig, mit Spaltfehlbildung, Gaumen Q37.9
–– Uvula Q35.7
– spinal, arteriovenös G37.4
– Spinalnervenwurzel Q07.8
– Sprunggelenk, angeboren Q74.2
– Sternum, angeboren Q76.7
– Trachea Q32.1
–– angeboren Q32.1
– Tränenapparat, angeboren Q10.6
– Trikuspidalklappe, kongenital Q22.9
– Tuba uterina, angeboren Q50.6
– Urachus Q64.4
– Urethra, angeboren Q64.7
– Uterus Q51.9
–– angeboren, bei Schwangerschaft O34.0
–– Betreuung, Schwangere O34.0
– Vagina, angeboren Q52.4
– vaskulär, intraossär, primär D18.08
– Vene, groß, angeboren Q26.9
– venös, mukokutan Q27.8
– Vesicula seminalis, angeboren Q55.4
– Vulva, angeboren Q52.7
– Wirbelsäule Q76.4
–– ohne Skoliose Q76.4
– Zahnfleisch Q38.6
– Zehe Q74.2 ►

Fehlbildung *(Forts.)*
– Zentralnervensystem Q07.9
–– Fetus, Betreuung, Schwangere O35.0
–– und Minderung, Intelligenz, bei Dysplasie, ektodermal Q87.8
– zerebral Q04.9
–– arteriovenös Q28.29
– zerebro-zerebellär, mit Epilepsie, fokal, und Minderung, Intelligenz Q04.8
– Zunge, angeboren Q38.3
– Zwerchfell, angeboren Q79.1
Fehlbildungssequenz, Septum, urorektal Q87.8
Fehlbildungssyndrom
– angeboren a.n.k. Q89.7
–– bei weiblichem Phänotyp Q97.9
–– durch
––– Alkohol Q86.0
––– Antiepileptika Q86.1
––– Hydantoin Q86.1
––– Warfarin Q86.2
– fazial Q87.0
– Geschlechtschromosomen, angeboren, bei männlichem Phänotyp Q98.9
– kapillär, mit
–– Makrozephalie Q87.3
–– Megalenzephalie Q87.3
– komplex Q89.7
– vertebral-kardial-renal, angeboren Q87.8
Fehldrehung, Niere Q63.2
Fehleinmündung
– Lungenvene
–– kongenital Q26.4
–– partiell Q26.3
––– kongenital Q26.3
–– total Q26.2
––– kongenital Q26.2
– Pfortader Q26.5
Fehlen
– Albumin, im Blut E88.0
– Amboss
–– angeboren Q16.3
–– erworben H74.3
– Anus
–– angeboren Q42.3
–– mit Fistel Q42.2
– Aorta, angeboren Q25.4
– Aortenbogen, angeboren Q25.4
– Appendix, angeboren Q42.8
– Arm
–– angeboren Q71.0
–– beidseitig, erworben Z89.3
–– erworben Z89.2
– Arterie, peripher, angeboren Q27.8
– Arterie a.n.k. Q27.8
– Atmungsorgane, angeboren Q34.9
– Augapfel
–– angeboren Q11.1
–– erworben Z90.0
– Auge
–– angeboren Q11.1
–– erworben Z90.0 ►

Fehlen *(Forts.)*
– Augenlid Q10.3
–– erworben Z90.0
– Augenmuskel Q10.3
– Augenwimpern Q10.3
– Bauchmuskulatur, kongenital Q79.4
– Bein
–– angeboren Q72.8
–– beidseitig, erworben Z89.7
–– erworben Z89.6
–– oberhalb, Knie, erworben Z89.6
–– und Arm
––– beidseitig Z89.8
––– erworben Z89.8
–– unterhalb, Knie, erworben Z89.5
– Bronchus, angeboren Q32.4
– Brust, erworben Z90.1
– Brustwarze, angeboren Q83.2
–– bei Amastie Q83.0
– Canaliculus lacrimalis, angeboren Q10.4
– Cervix uteri
–– angeboren Q51.5
–– erworben Z90.7
– Corpus callosum Q04.0
– Corti-Organ, angeboren Q16.5
– Darm, angeboren Q41.9
– Daumen
–– angeboren Q71.3
–– beidseitig, erworben Z89.3
–– erworben Z89.0
– Dickdarm
–– angeboren Q42.9
–– erworben Z90.4
– Drüse, endokrin, angeboren a.n.k. Q89.2
– Ductus deferens, angeboren Q55.4
– Ductus spermaticus, angeboren Q55.4
– Dünndarm, erworben Z90.4
– Duodenum
–– angeboren Q41.0
–– erworben Z90.4
– Eileiter
–– angeboren Q50.6
–– erworben Z90.7
– einseitig, Extremität, untere, oberhalb, Knie, erworben Z89.6
– Epiglottis, angeboren Q31.8
– erworben
–– beidseitig
––– Hand, und Handgelenk Z89.3
––– Knöchel, und Fuß Z89.7
–– Drüse, endokrin a.n.k. E89.9
– Extremität
–– angeboren Q73.0
–– erworben Z89.9
–– obere
––– einseitig, erworben Z89.2
––– und Extremität, untere Z89.8
––– vollständig, angeboren Q71.0
–– untere, beidseitig, und Extremität, obere Z89.8 ►

Fehlen *(Forts.)*
– Extremitätengelenk, angeboren a.n.k. Q74.8
– Familienangehöriger Z63
– Femur, angeboren Q72.4
– Finger
–– angeboren Q71.3
–– erworben Z89.0
–– mehrere, beidseitig, erworben Z89.3
– Funiculus spermaticus Q55.4
–– angeboren Q55.4
– Fuß
–– erworben Z89.4
–– und Extremität, obere, erworben Z89.8
– Gallenblase
–– angeboren Q44.0
–– erworben Z90.4
– Gallengang, angeboren Q44.5
– Gammaglobulin, im Blut D80.1
–– hereditär D80.0
– Gehirn Q00.0
– Gehirnteil Q04.3
– Gehörgang, äußerer, angeboren Q16.1
– Genitalorgane
–– erworben Z90.7
–– weiblich, angeboren Q52.8
– Geräusch, Darm R19.1
– Geschlechtschromosomen, bei
–– männlichem Phänotyp Q98.8
–– weiblichem Phänotyp Q97.8
– Geschlechtsorgane, weiblich, äußere, angeboren Q52.7
– Gesicht Q18.8
– Glottis, angeboren Q31.8
– Hand
–– angeboren Q71.3
–– erworben Z89.1
–– und Extremität, untere, erworben Z89.8
– Handgelenk, erworben Z89.1
– Harnblase, angeboren Q64.5
– Hirnarterie, angeboren Q28.38
– Hirnvene, angeboren Q28.38
– Hitzeempfindung R20.8
– Hoden
–– angeboren Q55.0
–– erworben Z90.7
– Hymen, angeboren Q52.4
– Hypophyse
–– angeboren Q89.2
–– erworben E89.3
– Ileum
–– angeboren Q41.2
–– erworben Z90.4
– Innenohr, angeboren Q16.5
– Iris, angeboren Q13.1
– Jejunum
–– angeboren Q41.1
–– erworben Z90.4
– Kälteempfindung R20.8
– Kinn, angeboren Q18.8
– Kleinhirn Q04.3
– Klitoris, angeboren Q52.6 ►

Fehlen *(Forts.)*
- Knöchel
-- erworben Z89.4
-- und Fuß, angeboren Q72.3
- Kopf-Armvene Q26.8
- Koronararterie Q24.5
- Kreuzbein, angeboren Q76.4
- Larynx
-- angeboren Q31.8
-- erworben Z90.0
- Leber, angeboren Q44.7
- Ligamentum latum uteri Q50.6
- Linse
-- angeboren Q12.3
-- erworben H27.0
- Lunge
-- angeboren Q33.3
-- erworben Z90.2
- Magen
-- angeboren Q40.2
-- erworben Z90.3
-- partiell, erworben Z90.3
- Mamma
-- angeboren Q83.88
--- mit Fehlen, Brustwarze Q83.0
-- erworben Z90.1
- Menstruation N91.2
- Milz
-- angeboren Q89.01
-- erworben D73.0
- Muskel Q79.8
-- angeboren Q79.8
- Nabelarterie, angeboren Q27.0
- Nase
-- angeboren Q30.1
-- erworben Z90.0
- Nebenhoden
-- angeboren Q55.4
-- erworben Z90.7
- Nebenniere
-- angeboren Q89.1
-- erworben E89.6
- Nebenschilddrüse
-- angeboren Q89.2
-- erworben E89.2
- Neutrophile D70.7
- Niere
-- angeboren Q60.2
--- beidseitig Q60.1
--- einseitig Q60.0
-- erworben Z90.5
- Nierenarterie, angeboren Q27.2
- Oberarm, und Unterarm, angeboren, bei vorhandener Hand Q71.1
- Oberschenkel, und Unterschenkel, angeboren, bei vorhandenem Fuß Q72.1
- Ösophagus
-- angeboren Q39.8
-- erworben Z90.4
- Ohr
-- angeboren Q16.9 ►

Fehlen *(Forts.)*
~ Ohr *(Forts.)*
-- erworben Z90.0
- Ohrläppchen, angeboren Q17.8
- Ohrmuschel, angeboren Q16.0
- Organ
-- angeboren Q89.8
-- erworben Z90.8
- Ovar
-- angeboren Q50.0
-- erworben Z90.7
- Pankreas
-- angeboren Q45.0
-- erworben Z90.4
- Patella, angeboren Q74.1
- Penis
-- angeboren Q55.5
-- erworben Z90.7
- Perikard, angeboren Q24.8
- Prostata Q55.4
-- angeboren Q55.4
-- erworben Z90.7
- Pulmonalarterie, angeboren Q25.7
- Pulmonalklappe, kongenital Q22.3
- Punctum lacrimale Q10.4
-- angeboren Q10.4
- Radius, angeboren Q71.4
- Rektum
-- angeboren Q42.1
-- bei Fistel Q42.0
--- rektal Q42.0
--- rektokutan Q42.0
-- erworben Z90.4
- Ringknorpel, angeboren Q31.8
- Rippe
-- angeboren Q76.6
-- erworben Z90.8
- Sakrum, angeboren Q76.4
- Samenstrang, angeboren Q55.4
- Schädelknochen
-- angeboren Q75.8
--- mit
---- Anenzephalie Q00.0
---- Enzephalozele Q01.9
---- Hydrozephalus Q03.9
---- Mikrozephalie Q02
-- mit Hydrozephalus, mit Spina bifida Q05.4
- Schilddrüse
-- angeboren E03.1
-- erworben E89.0
- Schildknorpel, angeboren Q31.8
- Sehne Q79.8
-- angeboren Q79.8
- Septum aorticopulmonale Q21.4
- Skrotum, angeboren Q55.2
- Speicheldrüse, angeboren Q38.4
- Speicheldrüsengang Q38.4
- Steißbein, angeboren Q76.4
- Sternum, angeboren Q76.7
- Teil, Kopf, erworben Z90.0
- Trachealknorpel, angeboren Q32.1 ►

Fehlen *(Forts.)*
– Tränenkanal Q10.4
– Tuba auditiva, angeboren Q16.2
– Tuba uterina Q50.6
–– angeboren Q50.6
–– erworben Z90.7
– Unterarm
–– einseitig, erworben Z89.2
–– und Hand, angeboren Q71.2
– Unterschenkel, und
–– Füße, beidseitig, angeboren Q72.2
–– Fuß, angeboren Q72.2
– Ureter Q62.4
–– angeboren Q62.4
–– erworben Z90.6
– Urethra, angeboren Q64.5
– Urogenitalorgane
–– männlich, angeboren Q55.8
–– weiblich, angeboren Q52.8
– Uterus
–– angeboren Q51.0
–– erworben Z90.7
– Uvula Q38.5
–– angeboren Q38.5
– Vagina, angeboren Q52.0
– Vas deferens
–– angeboren Q55.4
–– erworben Z90.7
– Vena brachiocephalica Q26.8
– Vena cava inferior Q26.8
– Vena cava superior Q26.8
– Vena innominata Q26.8
– Vena portae, angeboren Q26.5
– Vene a.n.k. Q27.8
–– peripher, angeboren Q27.8
– Ventrikelseptum, angeboren Q20.4
– Verdauungskanal
–– teilweise Q45.8
–– vollständig Q45.8
– Verdauungsorgane
–– angeboren Q45.8
–– erworben Z90.4
– Verdauungstrakt, oberer, angeboren Q40.8
– Vesicula seminalis
–– angeboren Q55.4
–– erworben Z90.7
– Vorhofseptum, angeboren Q21.1
– Vulva, angeboren Q52.7
– Wimpern
–– angeboren Q10.3
–– erworben H02.7
– Wirbel, angeboren Q76.4
–– ohne Skoliose Q76.4
– Wirbelsäule, angeboren Q76.4
– Wurm, Kleinhirn Q04.3
– Zäpfchen, angeboren Q38.5
– Zahn
–– angeboren K00.0
–– erworben, mit Okklusion, fehlerhaft K07.3
– Zehe
–– angeboren Q72.3 ►

Fehlen *(Forts.)*
~ Zehe *(Forts.)*
–– erworben Z89.4
– Zilien
–– erworben H02.7
–– kongenital Q10.3
– Zunge, angeboren Q38.3
– Zwerchfell Q79.1
–– angeboren Q79.1
Fehlend
– Bindung, sozial, bei Störung, Sozialverhalten F91.1
– Eintritt, Kopf
–– Betreuung, Schwangere O32.4
–– in Beckeneingang, Hindernis, Geburt O64.8
– Entfaltung, Lungenabschnitte, terminal, beim Neugeborenen P28.0
– Kindsbewegungen O36.8
– Ovulation N97.0
–– mit Infertilität N97.0
– Röteln-Immunität Z24.5
– Sozialisation, bei Aggressivität F91.1
– Stereopsis H53.3
– Virushepatitis-Immunität Z24.6
– Wahrnehmung, akustisch, angeboren F80.28
– Zahn
–– durch
––– Extraktion K08.1
––– Parodontose K08.1
––– Unfall K08.1
–– mit Biss, fehlerhaft K07.3
Fehlentwicklung, neurotisch F48.9
Fehler
– Aortenklappe I35.8
–– nichtrheumatisch I35.8
–– rheumatisch, chronisch I06.8
–– und Mitralklappe I08.0
– Herz I38
–– erworben I38
–– kongenital Q24.9
–– rheumatisch I09.1
–– und Fehlbildung, Lunge, bei Mikrozephalie Q87.8
– Mitralklappe I05.8
–– nichtrheumatisch I34.88
–– rheumatisch, chronisch I05.8
–– und Aortenklappe, chronisch, rheumatisch I08.0
– Pulmonalklappe I37.8
–– rheumatisch I09.8
– Segmentations-, Wirbelsäule, mit Skoliose Q76.3
– Sprache R47.8
– Trikuspidalklappe I07.8
–– rheumatisch I07.8
Fehlerhaft
– Biss K07.4
–– durch
––– Mundatmung K07.5
––– Schlucken, abnorm K07.5
––– Zahn, fehlend K07.3 ►

F

Fehlerhaft *(Forts.)*
– Drehung, Kolon Q43.3
– Entwicklung, Herzklappe, kongenital Q24.8
– Okklusion, Zahnreihe, durch
–– Dysfunktion, orofazial K07.5
–– Fingerlutschgewohnheiten K07.5
–– Lippenlutschgewohnheiten K07.5
–– Mundatmung K07.5
–– Schluckakt, abnorm K07.5
–– Zungenlutschgewohnheiten K07.5
Fehlernährung E46
– bei Geburt O25
– im Wochenbett O25
– in der Schwangerschaft O25
– mit Osteomalazie, im Erwachsenenalter M83.39
Fehlfunktion, Schilddrüse E07.9
Fehlgeburt – s.a. Abort O06.9
– drohend O20.0
–– mit Schädigung, Fetus P01.8
– inkomplett O06.4
–– mit Komplikation O06.3
– komplett O06.9
–– mit Komplikation O06.8
– kompliziert O08.9
– mit
–– Ruptur
––– Harnblase O08.6
––– Urethra O08.6
–– Verletzung, Beckenorgane O08.6
– spontan O03.9
– verhalten O02.1
– vorausgegangen, in der Anamnese, die den Schwangerschaftsverlauf beeinflusst Z35.1
Fehlgeschlagen
– Anwendung, Zange, mit nachfolgender Schnittentbindung a.n.k. O66.5
– Vakuumextraktion, mit nachfolgender
–– Schnittentbindung a.n.k. O66.5
–– Zangenentbindung a.n.k. O66.5
– Versuch, Entbindung, mit nachfolgender Schnittentbindung a.n.k. O66.4
Fehlhaltung
– kyphotisch, Halswirbelsäule M40.02
– skoliotisch M41.99
– thorakolumbal M43.95
Fehllage
– Apparat
–– Harntrakt, elektronisch T83.1
–– Herz, elektronisch T82.1
–– Nervensystem, elektronisch T85.1
– Arterientransplantat a.n.k. T82.3
– Dialysekatheter T82.4
– Gefäß, durch Herzklappenprothese T82.0
– Harnwegskatheter T83.0
– Herz, durch Herzklappenprothese T82.0
– Herzklappenprothese T82.0
– Hornhauttransplantat a.n.k. T85.3
– Implantat T85.6
– Infusionskatheter a.n.k. T82.5
– Intrauterinpessar T83.3 ▶

Fehllage *(Forts.)*
– Katheter a.n.k. T85.6
– Knochenstimulator, elektronisch T84.3
– Knochentransplantat, orthopädisch T84.3
– Koronararterientransplantat T82.2
– Koronarostium Q24.5
– Linse, intraokular T85.2
– Mammaprothese T85.4
– Plazenta O44.00
– Shunt, ventrikulär, intrakraniell T85.0
– Transplantat T85.6
–– Harntrakt T83.2
Fehlrefraktion, Brille T88.9
Fehlsichtigkeit H53.9
Fehlstatik
– Fuß R29.8
– Wirbelsäule M43.99
Fehlstehend, Wimpern H02.8
Fehlstellung
– Finger Q74.0
– kyphotisch, Halswirbelsäule M40.22
– Lid H02.5
–– narbig bedingt H02.5
– Zahn K07.3
– Zehe M20.6
Fehlsteuerung
– neurotisch F48.9
– psychovegetativ F45.9
Fehlverhalten, neurotisch F48.9
Fehlversuch
– Entbindung O66.4
– Zangenentbindung O66.5
Feichtinger-Syndrom, Ullrich- Q87.0
Feigwarze A63.0
Feil-Deformität, Klippel- Q76.1
Fein- und Graphomotorik, Störung, Entwicklung, umschrieben F82.1
Feindseligkeit R45.5
– gegenüber Kind Z62
Feingold-Syndrom Q87.8
– Typ
–– 1 Q87.8
–– 2 Q87.8
Feinknötchenflechte L43.9
Feinmesser-Zelig-Syndrom Q82.8
Feinmotorik, Störung R29.2
Feldflaschenmagen K31.9
Felsenbein
– Absprengung S02.1
– Abszess H70.2
– Eiterung H70.2
–– akut H70.2
– Entzündung H70.2
–– akut H70.2
–– chronisch H70.2
– Fraktur S02.1
– Osteomyelitis H70.2
– Ostitis
–– akut H70.2
–– chronisch H70.2
– Spätsyphilis A52.7† M90.28*

Felty-Syndrom [Polyarthritis, Splenomegalie und Leukopenie] M05.00
– Beckenregion M05.05
– Fuß M05.07
– Hand M05.04
– mehrere Lokalisationen M05.00
– Oberarm M05.02
– Oberschenkel M05.05
– Schulterregion M05.01
– Unterarm M05.03
– Unterschenkel M05.06
– Wirbelsäule M05.08
Female genital mutilation
– Typ nicht näher bezeichnet Z91.70
– type
–– 1 Z91.71
–– 2 Z91.72
–– 3 Z91.73
–– 4 Z91.74
Feminisierung E29.1
– bei Syndrom, adrenogenital, erworben E25.8
– testikulär E34.51
–– bei Pseudohermaphroditismus masculinus E34.59
Femoral
– Abszess L02.4
– Embolie I74.3
–– Vene I80.1
– Hernie K41.90
–– einseitig K41.90
–– irreponibel K41.30
–– mit
––– Einklemmung K41.30
––– Gangrän K41.40
– Phlebitis I80.1
– Vene, Thrombose I80.1
Femoral-fazial, Syndrom Q87.8
Femoralarterie, Thrombose I74.3
Femoralbereich, Patello-, Krankheit M22.2
Femoralis
– Läsion G57.2
– Neuralgie G57.2
– Neuritis G57.2
Femoro-azetabulär, Impingement M24.85
Femoroinguinal, Hernie K40.90
– rezidivierend K40.91
Femoropatellar
– Arthrose M17.9
–– mit Varusgonarthrose M17.9
– Gonarthrose M17.9
– Kompressionssyndrom M22.2
– Schmerzsyndrom M22.2
Femur
– Agenesie Q72.4
– Anomalie a.n.k. Q74.2
– Chondrosarkom C40.2
– Dislokation
–– distal S83.10
–– proximal S73.00
– distal, Luxation, nach posterior S83.11
– Ewing-Sarkom C40.2 ►

Femur *(Forts.)*
– Fehlen, angeboren Q72.4
– Fraktur S72.9
–– basizervikal S72.05
–– distal S72.40
––– interkondylär S72.44
––– suprakondylär S72.43
–– durch Geburtsverletzung P13.2
–– Folgen T93.1
–– intertrochantär S72.11
–– intratrochantär S72.10
–– kondylär S72.41
–– multipel S72.7
–– pertrochantär S72.10
–– subtrochantär S72.2
––– disloziert S72.2
–– transtrochantär S72.10
–– transzervikal S72.04
– Geburtsverletzung P13.2
– Hypoplasie Q72.4
–– angeboren Q72.8
– Karzinom C79.5
– Ossifikation, parakondylär, posttraumatisch M76.4
– Osteochondrose, juvenil M91.1
– Osteomyelitis M86.95
– proximal, Dyplasie, schwer, bei Dysplasie, epiphysär, multipel Q77.3
– Reduktionsdefekt, longitudinal Q72.4
– Sarkom C40.2
– Verätzung T24.4
– Verbiegung, angeboren Q68.3
– Verformung a.n.k. Q68.8
– Verkrümmung
–– angeboren Q74.2
–– erworben M21.85
– Verkürzung
–– erworben M21.75
–– kongenital Q72.4
Femur-Fibula-Ulna-Komplex Q72.4
Femurende, distal, Osteochondrose M92.0
Femurepikondylus, Fraktur S72.41
Femurepiphyse
– obere
–– Fraktur S72.02
–– Verschiebung M93.0
– untere, Fraktur S72.42
Femurepiphysenkopf, Fraktur S72.02
Femurhals, Fraktur S72.00
Femurhypoplasie-Gesichtsdysmorphie-Syndrom Q87.8
Femurkondylus
– Fraktur S72.41
– medial, Osteonekrose, aseptisch [Morbus Ahlbäck] M87.05
Femurkopf
– Abflachung M89.85
– Distorsion S73.18
– Fraktur S72.08
– Lösung, Epiphyse M93.0
– Meyer-Dysplasie Q78.8 ►

Femurkopf *(Forts.)*
– Nekrose
–– avaskulär, nicht-traumatisch
––– durch Arzneimittel M87.15
––– sekundär M87.35
–– familiär, avaskulär M87.85
– Osteochondrose, juvenil M91.1
Femurrolle, Nekrose M87.05
Femurschaft, Fraktur S72.3
Fenestra
– cochleae, Beteiligung, bei Otosklerose H80.2
– vestibuli, Beteiligung, bei Otosklerose
–– nichtobliterierend H80.0
–– obliterierend H80.1
Fenster
– Aortikopulmonal- Q21.4
– aortopulmonal Q21.4
– oval
–– nichtobliteriert, bei Otosklerose H80.0
–– obliteriert, bei Otosklerose H80.1
– Zipfel, Herzklappe a.n.k. Q24.8
Fensterlabyrinthitis H83.0
Fensterung
– Pulmonalklappenzipfel Q22.2
– Zipfel, Herzklappe a.n.k. Q24.8
Fentanyl
– Allergie T88.7
– Überempfindlichkeit T88.7
– Vergiftung T40.2
Fenton-Wilkinson-Toselano-Syndrom Q87.1
Fernesotropie, bei Lähmung, Divergenz, Stangler-Zuschrott H51.8
Fernmetastase C79.9
Fernöstlich, Enzephalitis, durch Zecken A84.0
Ferrante-Syndrom, Thong-Douglas- Q87.1
Ferritin-abhängig, Neurodegeneration G23.0
Ferroportin-Krankheit E83.1
Ferse
– Abszess L02.4
– Anomalie a.n.k. Q74.2
– Deformität
–– angeboren Q66.9
–– erworben M21.68
– Dekubitus L89.97
–– Stadium
––– 1 L89.07
––– 2 L89.17
––– 3 L89.27
––– 4 L89.37
– Druckulkus L89.97
– Furunkel L02.4
– Gangrän R02.8
– Geschwür, dekubital L89.97
– Karbunkel L02.4
– Melanom, maligne C43.7
– Melanoma in situ D03.7
– Nävus D22.7
– Nekrose R02.07
– Periostitis M86.97
– Phlegmone L03.11
– Prellung S90.3 ►
Ferse *(Forts.)*
– Schmerzen M79.67
– Ulkus L97
– Verletzung S99.9
–– oberflächlich S90.9
– Wunde, offen S91.3
– Zerquetschung S97.8
Fersenbein
– Bursitis M77.5
– Fraktur S92.0
– Osteochondrose, juvenil M92.6
– Schmerzen M79.67
Fersensporn M77.3
– plantar M77.3
Fertigkeiten, schulisch, Störung
– Entwicklung F81.9
– kombiniert F81.3
Fertil, Eunuchoidismus E23.0
Fertilisation
– Beratung Z31.6
– extrakorporal Z31.2
– In-vitro- Z31.2
– intratubar Z31.2
– Unterstützung a.n.k. Z31.3
Fertilisationsförderung Z31.9
Fertilisationstest Z31.4
Fertilität
– Störung
–– bei der Frau N97.9
–– beim Mann N46
– Verlust
–– bei der Frau N97.9
–– beim Mann N46
Fertilitätsuntersuchung Z31.4
Fest
– Hymenalring N89.6
– Stoff
–– Aspirationspneumonie a.n.k. J69.8
–– Inhalationspneumonitis a.n.k. J69.8
–– Pneumonitis a.n.k. J69.8
Festsitzend
– Gallenstein K80.20
– Stein
–– bei Cholelithiasis K80.20
–– Leber K80.50
–– renal N20.0
– Zerumen H61.2
– Zwillinge
–– Entbindung O66.1
–– mit Hindernis, Geburt O66.1
Feststellung, Schwangerschaft Z32
Fetal – s. Art der Krankheit
– Akinesie, mit zerebralen und retinalen Blutungen, Syndrom G71.2 P52.4
Fetalblut, Analyse Z36.8
Fetaltod
– früh, mit Retention O02.1
– in der Frühschwangerschaft O02.1
Fetischismus F65.0
– transvestitisch F65.1

Fetofetal
– Blutung P50.3
– Transfusion O43.0
–– mit Schädigung, Fetus/Neugeborenes P02.3
Fetomaternal
– Blutung, mit Schnittentbindung O43.0
– Transfusion O43.0
–– mit Schädigung, Fetus/Neugeborenes P02.3
Fetopathie
– diabetisch P70.1
– durch Thalidomid Q86.80
Fetopelvin, Missverhältnis O33.9
– bei
–– Becken
––– android O33.0
–––– mit
––––– Hindernis, Geburt O65.3
––––– Schädigung, Fetus/Neugeborenes P03.1
––– eng O33.1
––– flach O33.0
–––– mit Hindernis, Geburt O65.0
––– pithekoid, mit
–––– Hindernis, Geburt O65.0
–––– Schädigung, Fetus/Neugeborenes P03.1
–– Deformität, Becken, mit Schädigung, Fetus/Neugeborenes P03.1
–– Distorsion, Lendenwirbelsäule, mit
––– Hindernis, Geburt O65.0
––– Schädigung, Fetus/Neugeborenes P03.1
–– Kontraktur
––– Becken, mit Schädigung, Fetus/Neugeborenes P03.1
––– Beckenausgang O33.3
––– Beckeneingang O33.2
––– Beckenmitte O33.3
–– Naegele-Becken O33.0
–– Robert-Becken O33.0
–– Skoliose, Becken, mit
––– Hindernis, Geburt O65.0
––– Schädigung, Fetus/Neugeborenes P03.1
–– Spondylolisthesis O33.3
–– Spondylose O33.3
––– mit
–––– Hindernis, Geburt O65.0
–––– Schädigung, Fetus/Neugeborenes P03.1
–– Trichterbecken O33.3
––– mit
–––– Hindernis, Geburt O65.3
–––– Schädigung, Fetus/Neugeborenes P03.1
–– Verformung, Lendenwirbelsäule, mit
––– Hindernis, Geburt O65.0
––– Schädigung, Fetus/Neugeborenes P03.1
– durch
–– Hydrozephalus, Fetus O33.6
–– Zwillinge, zusammengewachsen O33.7
– Hindernis, Geburt a.n.k. O65.4
– mit
–– Hindernis, Geburt, durch Kontraktur, Becken O65.1
–– Schnittentbindung O33.9
Fetoplazentar, Insuffizienz, mit Betreuung, Schwangere O36.5
Fett
– Ablagerung
–– dorsozervikal E65
–– intraabdominal E65
–– übermäßig E66.99
––– lokalisiert E65
–– viszeral E65
– Absorption, Störung, pankreatisch K90.3
– Berufsekzem L24.1
– Dermatitis L24.1
– Ekzem L24.1
– im Stuhl R19.5
– industriell, Allergie L23.5
– Intoleranz a.n.k. K90.4
–– mit Malabsorption K90.4
– Kontaktdermatitis L24.1
– Malabsorption K90.4
– Speicherung E75.6
– Störung, Absorption K90.4
– Stoffwechselstörung E78.9
–– angeboren E78.9
– übermäßig E66.99
Fettalkohol-NAD+-Oxidoreduktase, Mangel Q87.1
Fettbrust N62
Fettdurchwachsung E88.29
Fettembolie T79.1
– bei Entbindung O88.8
– Herz I21.9
– im Wochenbett O88.8
– in der Schwangerschaft O88.8
– Niere N28.0
– traumatisch T79.1
–– Folgen T98.2
Fettgeschwulst D17.9
Fettgewebe
– Atrophie, Orbita H05.8
– Einlagerung E88.29
– Geschwulst D17.9
– Nekrose M79.89
–– Mamma N64.1
–– mesenterial K65.8
– Ödem R60.9
– Pankreas, Nekrose K86.88
– Prolaps, Lid H02.7
– Retroperitoneum, Neubildung, gutartig D17.7
– Tumor D17.9
–– Ovar D27
Fetthals, Madelung- E88.8
Fettig
– Degeneration
–– Aorta I77.88
–– Herz I51.5
–– kapillär I78.8
–– Leber a.n.k. K76.0
––– alkoholisch K70.0
–– Muskel M62.89
–– Myokard I51.5
–– Nervensystem G31.88 ►

Fettig *(Forts.)*
~ Degeneration *(Forts.)*
-- Niere N28.88
-- Rückenmark G31.88
-- Thymus E32.8
– Hypertrophie, Herz I51.5
Fettleber a.n.k. K76.0
– alkoholisch K70.0
– degenerativ K76.0
– Hepatitis K75.8
– nichtalkoholisch K76.0
– Schwangerschafts-, akut O26.68
– Zirrhose, alkoholisch K70.3
Fettleibigkeit E66.99
Fettnekrose
– Mesenterium K65.8
– Omentum K65.8
– Peritoneum K65.8
– subkutan, durch Geburtsverletzung P15.6
Fettniere, durch Diabetes E14.20† N29.8*
– bei
-- Typ-1-Diabetes mellitus E10.20† N29.8*
-- Typ-2-Diabetes mellitus E11.20† N29.8*
Fettpolster E65
– infrapatellar, Hypertrophie M79.46
– Knie, Hypertrophie M79.46
– lokalisiert E65
– retropatellar, umschrieben M79.46
Fettsäure
– essentiell, Mangel E63.0
– Oxidationsstörung, und Defekt, Ketogenese E71.3
– Stoffwechselstörung E71.3
Fettsäure-Hydroxylase-assoziiert, Neurodegeneration G23.0
Fettschürze E65
Fettspiegel, erhöht E78.5
Fettstuhl R19.5
Fettsucht E66.99
– adrenal E66.89
– alimentär E66.09
– arzneimittelinduziert E66.19
– bei Hypothyreose E03.9
– endogen E66.89
– endokrin E66.89
– exogen E66.09
– familiär E66.89
– hypophysär E23.6
– in der Pubertät E30.8
– konstitutionell E66.89
– krankhaft E66.89
– nichtendokrin E66.89
– Stamm E66.99
– übermäßig, mit Hypoventilation, alveolär E66.29
Fetttoleranz, vermindert K90.4
Fettzellenlipom D17.9
– fetal D17.9
Fetus – s.a. Fetus/Neugeborenes
– Abort, spontan P01.8 ►

Fetus – s.a. Fetus/Neugeborenes *(Forts.)*
– Amputation, zur Geburtserleichterung P03.8
– Anenzephalus, Betreuung, Mutter O35.0
– Anomalie
-- Betreuung, Schwangere O35.9
-- Chromosom, Schwangere, Betreuung O35.1
– Beckenendlage O32.1
– Blutung P50.9
– compressus, Betreuung, Mutter O31.0
– Deformität, Betreuung, Mutter a.n.k. O33.7
– dysmaturus P05.9
– Einstellung
-- abnorm O32.9
-- Kopf, hoch O32.8
– Einstellungsanomalie a.n.k. O32.9
-- Betreuung, Schwangere O32.9
-- mit Schnittentbindung a.n.k. O32.9
– Entwicklung
-- unvollständig P05.9
-- unzureichend P05.9
– Entwicklungsrückstand, körperlich P05.9
– Extraktion, mit Haken P03.8
– Fehlbildung, Zentralnervensystem, Betreuung, Schwangere O35.0
– für Gestationsalter zu leicht P05.0
– Gesicht-Stirnlage O32.3
– Gesichtslage a.n.k. O32.3
– groß, mit Missverhältnis O33.5
– Haltungsanomalie a.n.k. O32.9
– Harlekin- Q80.4
– Hemmung
-- Entwicklung P05.9
-- Wachstum P05.9
– Hydrozephalus, mit
-- Dystokie O66.3
-- Hindernis, Geburt O66.3
-- Missverhältnis, fetopelvin O33.6
-- Schnittentbindung O33.6
– Infektion, intraamnial P39.2
– Kinnlage a.n.k. O32.3
– Krankheit, mit Betreuung, Mutter a.n.k. O35.8
– Lage
-- abnorm O32.9
-- wechselnd O32.0
--- vor den Wehen P01.7
– Lageanomalie a.n.k. O32.9
-- bei Schwangerschaft O32.9
-- Betreuung, Schwangere O32.9
-- mit Schnittentbindung O32.9
– Large-for-date- a.n.k. P08.1
– lebensfähig, bei Graviditas abdominalis O36.7
– LGA[Large for gestational age]- P08.1
– Light-for-date- P05.0
– Mazeration P95
-- ohne Hinweis auf die Ursache P95
– mit Amnion, Adhäsion O41.8
– normal ausgebildet, mit Missverhältnis, fetaler Ursache O33.5
– Operation, zerstückelnd P03.8
– papyraceus
-- bei Schwangerschaft O31.0 ►

Fetus – s.a. Fetus/Neugeborenes *(Forts.)*
~ papyraceus *(Forts.)*
–– Betreuung, Mutter O31.0
–– Mehrlingsschwangerschaft O31.0
– Prolaps, Hand, mit Betreuung, Mutter O32.2
– Querlage O32.2
– Schädigung
–– bei Entbindung, durch Stenose, Vagina P03.8
–– Betreuung, Schwangere O35.9
–– durch
––– Ablatio placentae P02.1
––– Abnormität, Eihäute P02.9
––– Abort, drohend P01.8
––– Abruptio placentae P02.1
––– Absorption, chemischer Substanzen
–––– die mit der Nahrung der Mutter aufgenommen wurden P04.5
–––– über die Plazenta, Verdacht auf, mit Betreuung, Mutter O35.8
––– Alkohol, mit Betreuung, Mutter O35.4
––– Amnionitis, Chorion P02.7
––– Amniozentese, Betreuung, Schwangere O35.7
––– Anhydramnion P01.2
––– Arzneimittelabhängigkeit, mit Betreuung, Mutter O35.5
––– Biopsie, Betreuung, Schwangere O35.7
––– Blutung
–––– gestationsbedingt, Mutter P02.1
–––– Plazenta P02.1
––– Chemotherapie, bei Krebs, Mutter P04.1
––– Drogenabhängigkeit, mit Betreuung, Mutter O35.5
––– Fehlgeburt, drohend P01.8
––– Hepatitis, akut, Mutter P00.2
––– Infektion, Genitalorgane, Mutter P00.8
––– Intrauterinpessar, Betreuung, Schwangere O35.7
––– Knoten, Nabelschnur P02.5
––– Kompression, Nabelschnur P02.5
––– Kontrazeptiva, intrauterin, mit Betreuung, Mutter O35.7
––– Krankheit, parasitär, Mutter (Zustände unter A00–B99, J09–J11) P00.2
––– Listeriose, mütterlich
–––– mit Betreuung, Mutter O35.8
–––– Verdacht auf, mit Betreuung, Mutter O35.8
––– manuelle Rotation P03.8
––– Maßnahme, medizinisch, mit Betreuung, Mutter O35.7
––– Nekrose, Nabelschnur P02.6
––– Operation, intrauterin
–––– mit Betreuung, Mutter O35.7
–––– Verdacht auf, mit Betreuung, Mutter O35.7
––– radiologische Maßnahmen bei der Mutter P00.7
––– Röteln, mütterlich
–––– mit Betreuung, Mutter O35.3 ►

Fetus – s.a. Fetus/Neugeborenes *(Forts.)*
~ Schädigung *(Forts.)*
~~ durch *(Forts.)*
~~~ Röteln, mütterlich *(Forts.)*
–––– Verdacht auf, mit Betreuung, Mutter O35.3
––– Strahleneinwirkung, mit Betreuung, Mutter O35.6
––– Toxoplasmose, mit Betreuung, Mutter O35.8
––– Umschlingung, Nabelschnur P02.5
––– Untersuchung, hämatologisch
–––– mit Betreuung, Mutter O35.7
–––– Verdacht auf, mit Betreuung, Mutter O35.7
––– Varizen, Nabelschnur P02.6
––– Vasa praevia P02.6
––– Veränderung, Nabelschnur P02.6
––– Verwicklung, Nabelschnur P02.5
––– Viruskrankheit, mütterlich, mit Betreuung, Mutter O35.3
––– Vorfall, Nabelschnur P02.4
––– Wehen, drohend P01.8
––– Zika-Viruskrankheit der Mutter P00.2
––– Zytomegalie, mütterlich
–––– mit Betreuung, Mutter O35.3
–––– Verdacht auf, mit Betreuung, Mutter O35.3
–– Verdacht auf, durch
––– Arzneimittelabhängigkeit, mit Betreuung, Mutter O35.5
––– Drogenabhängigkeit, mit Betreuung, Mutter O35.5
– Schräglage a.n.k. O32.2
– Small-and-light-for-date- P05.1
– Small-for-date- P05.1
– Steißlage O32.1
–– mit Wendung O32.1
– Stillstand
–– Entwicklung P05.9
–– Wachstum P05.9
– tot, retiniert, Betreuung, Mutter O36.4
– totgeboren a.n.k. P95
– Tumor, mit Hindernis, Geburt O66.3
– Übergröße P08.1
– übermäßig groß, Hindernis, Geburt O66.2
– und Becken, Missverhältnis O33.9
– ungewöhnlich groß
–– Betreuung, Mutter O33.5
–– Dystokie O66.2
–– Hindernis, Geburt O66.2
–– mit Schnittentbindung O33.5
– Wachstum
–– übermäßig, mit Betreuung, Schwangere O36.6
–– unzureichend, mit Betreuung, Mutter O36.5

Fetus/Neugeborenes
– Anämie, durch Blutverlust, fetal P61.3
– Infektion P39.9
– Kopfhaut, behaart, Verletzung P12.9
– Rh[Rhesus]-Unverträglichkeit P55.0 ►

F
~~~

Fetus/Neugeborenes *(Forts.)*
– Schädigung
–– bei
––– Drillingsschwangerschaft P01.5
––– Entbindung, durch
–––– Rektozele P03.8
–––– Tumor
––––– Becken P03.8
––––– Cervix uteri P03.8
––––– Perineum P03.8
––––– Uterus P03.8
––––– Vagina P03.8
––––– Vulva P03.8
––– Fehlbildung, Beckenorgane, mit Hindernis, Geburt P03.1
––– Fünflingsschwangerschaft P01.5
––– Geburt, multipel P01.5
––– Grippe [Influenza], Mutter P00.2
––– Sechslingsschwangerschaft P01.5
––– Vierlingsschwangerschaft P01.5
––– Zwillingsschwangerschaft P01.5
–– durch
––– Abnormität
–––– Amnion P02.9
–––– Chorion P02.9
––– Absorption, Arzneimittel, abhängigkeitserzeugend, über die Plazenta P04.4
––– Alkoholismus P04.3
––– Anhydramnion P01.2
––– Arzneimittel, zytotoxisch, Mutter P04.1
––– Austreibungsperiode, verkürzt P03.5
––– Bandl-Ring P03.6
––– Becken
–––– android, mit Missverhältnis, fetopelvin P03.1
–––– pithekoid, mit Missverhältnis, fetopelvin P03.1
––– Beckenendlage, vor den Wehen P01.7
––– Blutung
–––– akzidentell, Mutter P02.1
–––– Vasa praevia P50.0
––– Blutverlust, Mutter P02.1
––– Deformität, Becken, mit Missverhältnis, fetopelvin P03.1
––– Dilatation, Cervix uteri, unvollständig P03.6
––– Distorsion, Lendenwirbelsäule, mit Missverhältnis, fetopelvin P03.1
––– Dysfunktion, Uterus, Komplikation, Entbindung P03.6
––– Dystokie P03.1
––– Einklemmung, Schulter P03.1
––– Einleitung, Geburt P03.8
––– Entbindungsoperation P03.8
––– Entzündung, Eihäute P02.7
––– Fehlbildung, Plazenta P02.2
––– Fruchtwasser, abnorm P02.9
––– Hindernis, Geburt P03.1
––– Hysterotomie P03.8
––– Infektion, mütterlich P00.8
––– Kindslage, wechselnd, vor den Wehen P01.7
––– Kontraktionsring P03.6 ►

Fetus/Neugeborenes *(Forts.)*
~ Schädigung *(Forts.)*
~~ durch *(Forts.)*
––– Kontraktur, Becken, mit Missverhältnis, fetopelvin P03.1
––– Lupus erythematodes, systemisch, Mutter P00.8
––– Mangel, Koagulationsfaktor, antepartal P02.1
––– Mangelernährung, Mutter P00.4
––– Nabelschnur, straff um den Hals gelegt P02.5
––– Oligohydramnion P01.2
––– Plazentitis P02.7
––– Präeklampsie P00.0
––– Prolaps, Uterus, gravid P03.8
––– Proteinurie, präeklamptisch P00.0
––– Querlage P03.1
–––– vor den Wehen P01.7
––– Querstand P03.1
––– Quetschung, Nabelschnur P02.6
––– Rektozele, während Schwangerschaft P03.8
––– Riss, Nabelschnur P50.1
––– Salpingo-Oophoritis, während Schwangerschaft P00.8
––– Sanduhrkontraktur, Uterus P03.6
––– Skoliose, Becken, mit Missverhältnis, fetopelvin P03.1
––– Spondylose, mit Missverhältnis, fetopelvin P03.1
––– Störung
–––– Eihäute P02.9
–––– Fruchtwasser P02.9
––– Tetanus uteri P03.6
––– Transfusion, fetomaternal P02.3
––– Trichterbecken, mit Missverhältnis, fetopelvin P03.1
––– Tumor
–––– Becken, während Schwangerschaft P03.8
–––– Cervix uteri, während Schwangerschaft P03.8
–––– Perineum, während Schwangerschaft P03.8
–––– Uterus, während Schwangerschaft P03.8
–––– Vagina, während Schwangerschaft P03.8
–––– Vulva, während Schwangerschaft P03.8
––– Uterus, doppelt, während Schwangerschaft P03.8
––– Uterus bicornis P03.8
––– Uterus duplex P03.8
––– Verbrauchskoagulopathie, intrapartal P02.1
––– Verformung, Lendenwirbelsäule, mit Missverhältnis, fetopelvin P03.1
––– Verkürzung, Nabelschnur P02.6
––– Verletzung, Mutter, während Schwangerschaft P00.5
––– Wendung, äußere, vor den Wehen P01.7
––– Zervizitis, Mutter P00.8
––– Zystozele, Mutter P03.8
– Spätgeburt P08.2
– Überreife P08.2 ►

Fetus/Neugeborenes *(Forts.)*
– Übertragung P08.2
– Unterentwicklung P05.9
– Verletzung, bei Entbindung P15.9
– Zephalhämatozele, durch Geburtsverletzung P10.8
Feucht
– Auge, subjektiv H04.2
– Degeneration, Makula H35.30
–– altersbedingt H35.30
–– senil H35.30
– Gangrän R02.8
–– bei Atherosklerose, Extremitätenarterie, vom Becken-Bein-Typ, Stadium IV nach Fontaine I70.25
– Geschwür, phagedänisch R02.8
– Husten, uncharakteristisch R05
– Makulopathie, senil H35.30
Feuchtblattern B01.9
Feuchtkalt, Haut R23.1
Feuermal Q82.5
Feuerstar H26.8
Fever R50.9
– Fort-Bragg- A27.8
FFI [Fatale familiäre Insomnie] A81.8
FGM [Female genital mutilation]
– Typ nicht näher bezeichnet Z91.70
– type
–– 1 Z91.71
–– 2 Z91.72
–– 3 Z91.73
–– 4 Z91.74
FH [Familiärer Hyperaldosteronismus], Typ
– 1 E26.0
– 2 E26.0
– 3 E26.0
FHL [Familiäre hämophagozytische Lymphohistiozytose] D76.1
Fibrillär
– Astrozytom C71.9
– Glomerulopathie, nicht amyloid N03.8
– Zuckung, Muskel M62.89
Fibrillation
– atrial I49.8
– Ventrikel, idiopathisch, Typ Brugada I49.8
– ventrikulär I49.0
Fibrinös
– Bronchitis J40
–– akut J20.9
–– subakut J20.9
– Chorditis J38.2
– Iritis H20.0
– Perikarditis I30.8
–– eitrig I30.1
– Peritonitis K65.9
– Pleuritis R09.1
– Pneumonie J18.1
– Rhinitis J31.0
– Zystitis N30.9
Fibrinogen, Mangel D68.20
– erworben D65.0 ►

Fibrinogen, Mangel D68.20 *(Forts.)*
– hereditär D68.20
Fibrinogen-A-alpha-Ketten-Amyloidose E85.0† N08.4*
Fibrinogenopenie D68.8
– erworben D65.0
– kongenital D68.20
Fibrinolyse D65.2
– antepartal O46.0
– erworben D65.2
– intrapartal O67.0
– nach
–– Abort O08.1
–– Extrauteringravidität O08.1
–– Molenschwangerschaft O08.1
– postpartal O72.3
Fibrinolyseblutung, erworben D65.2
Fibrinolytisch
– Blutung, erworben D65.2
– Purpura D65.2
Fibrinopenie D68.20
– erworben D68.4
– hereditär D68.20
Fibrinopurulent
– Meningitis G00.9
– Pleuritis J86.9
–– mit Fistel J86.0
Fibrinorrhoea plastica N94.6
– Oberkieferknochen D16.42
Fibrinstabilisierend, Faktor, Mangel D68.26
– erworben D68.4
– hereditär D68.26
Fibroadenom D24
– Brust, multipel D24
– intraduktal D24
– intrakanalikulär D24
–– riesenzellig D24
–– zellulär D24
– juvenil D24
– Mamma D24
– perikanalikulär D24
– phylloid D24
– Prostata D29.1
– Riesen- D24
–– Brust D24
Fibroadenoma cellulare intracanaliculare D24
Fibroadenomatosis uteri N80.0
Fibroadenose, Brustdrüse N60.2
– chronisch N60.2
– diffus N60.2
– periodisch N60.2
– segmental N60.2
– zystisch N60.2
Fibroameloblastisch, Odontom D16.5
– Oberkieferknochen D16.42
Fibroangiochondrom D16.9
Fibroangiom, juvenil D10.6
Fibroblasten, Störung M72.99
Fibroblastisch
– Meningeom D32.9
– Osteosarkom C41.9 ►

Fibroblastisch *(Forts.)*
– Rheumatismus M06.89
Fibroblastom
– neural D36.1
– perineural D36.1
Fibrochondrogenesis Q77.7
Fibrochondrom, zervikofazial D21.0
Fibrochondrosarkom C41.9
Fibrodysplasia ossificans progressiva M61.19
Fibroelastom
– Herz, papillär D15.1
– kardial, papillär D15.1
Fibroelastose
– Endokard I42.4
–– bei Hydrozephalus, und Katarakt Q87.8
– pleuroparenchymal J84.10 J94.1
– pleuropulmonar J84.10 J94.1
Fibroelastosis I42.4
– cordis I42.4
– endokardial I42.4
– endomyokardial I42.4
Fibroepithelial
– Basaliom C44.9
– Tumor D21.9
Fibroepitheliom D21.9
Fibroepithelioma benignum ovarii D27
Fibrös
– Ankylose M24.69
– Astrozytom C71.9
– Bride K66.0
– Degeneration, Muskel M62.89
– Dysplasie M85.09
–– Kiefer K10.8
–– Knochen a.n.k. M85.09
–– monostotisch M85.09
––– Fuß M85.07
––– Hand M85.04
––– mehrere Lokalisationen M85.00
––– Oberarm M85.02
––– Oberschenkel M85.05
––– Rippen M85.08
––– Schädel M85.08
––– Schulterregion M85.01
––– Unterarm M85.03
––– Unterschenkel M85.06
–– polyostotisch Q78.1
– Histiozytom D23.9
– Induration
–– Lunge, chronisch J84.10
–– Mamma, im Wochenbett O92.20
– Mastopathie, zystisch N60.1
– Meningeom D32.9
– Mesotheliom C45.9
–– mesenterial, benigne D19.1
–– Mesokolon, benigne D19.1
–– Omentum, benigne D19.1
–– Peritoneum, benigne D19.1
–– Pleura, benigne D19.0
– Myokarditis I51.4
– Ostitis, zystisch, generalisiert E21.0† M90.89*
– Pachymeningitis G03.9 ►

Fibrös *(Forts.)*
– Pankreatitis, chronisch K86.18
– Papeln, Nase D22.3
– Papulose, weiß, Hals L90.8
– Perikarditis I31.0
– Pneumonie, chronisch J84.10
– Poikilodermie, hereditär, mit Kontraktur, Sehne, und Myopathie, und Fibrose, Lunge Q82.8
– Prostatitis N41.1
– Steife, Gelenk M25.69
– Thyreoiditis, chronisch E06.5
– Tumor – s.a. Neubildung, Bindegewebe, gutartig D21.9
–– solitär D21.9
Fibroid – s.a. Neubildung, Bindegewebe, gutartig D21.9
– bei Schwangerschaft O34.1
– Krankheit, Herz I51.4
– mit Entbindung O34.1
– Pneumonie, chronisch J84.10
– Tumor D21.9
– Uterus D25.9
– Verhärtung, Lunge, chronisch J84.10
Fibrolamellär
– Carcinoma hepatocellulare C22.0
– Karzinom, hepatozellulär C22.0
Fibroleiomyom D21.9
Fibrolipom D17.9
– Niere D17.7
– Nierenbecken D17.7
Fibroliposarkom – s.a. Tabelle der Neubildungen (S. 1358) C49.9
Fibrom D21.9
– Adeno- D27
–– Prostata D29.1
– ameloblastisch, Oberkiefer D16.42
– Anus D21.5
– aponeurotisch, juvenil M72.89
– Augenlid D21.0
– basal D21.0
– Chondromyxo- D16.9
– Dermato- – s.a. Neubildung, Haut, gutartig D23.9
–– lentikulär – s.a. Neubildung, Haut, gutartig D23.9
– Desmoid- – s.a. Neubildung, Bindegewebe, unsicheres Verhalten D48.1
– desmoplastisch D48.1
– Elasto- D21.9
– faszial D21.9
– Glans penis D29.0
– Hals D21.0
– hart D21.9
– invasiv D48.1
– Karzino-, Corpus uteri C54.9
– Knochen, nichtossifizierend M89.89
– Konjunktiva D31.0
– Leiomyo- D21.9
– Lipo- D17.9
– Mamma D24
– Myo- D21.9 ►

Fibrom D21.9 *(Forts.)*
– Myxo- D21.9
– Myxochondro- D16.9
– myxoid D21.9
– Nase D21.0
– Nasenrachen D10.6
– nasopharyngeal D10.6
– Nebenhodenkopf D29.3
– Neuro- D36.1
– Niere D21.4
– Oberkieferknochen, odontogen D16.42
– odontogen D16.5
–– peripher D16.5
– Orbita D31.6
– ossifizierend D16.9
– Osteo- D16.9
– Ovar D27
– Penisschaft D29.0
– periostal D16.9
– Pleura D21.3
– Prostata D29.1
– Reiz- D21.9
– Schädelbasis D21.0
– Theka- D27
– Trachea D14.2
– Uterus D26.9
–– bei Schwangerschaft O34.1
–– mit Hindernis, Geburt O65.5
– Vagina D28.1
– weich D17.9
– Xantho- D21.9
– Zement- D16.9
– Zunge D21.0
Fibroma
– durum D21.9
– intracanaliculare D24
– molle D17.9
– mucinosum D21.9
– pendulans D17.9
– sarcomatosum C49.9
– simplex Unna D21.9
– thecacellulare xanthomatodes D27
Fibromatös
– Meningeom D32.9
– Nävuszellnävus D22.9
Fibromatose M72.99
– abdominal D48.1
– aggressiv D48.1
– generalisiert, kongenital D48.1
– Gingiva, hereditär K06.1
– gingival, bei Schwerhörigkeit, progressiv H90.3
– hyalin, juvenil M72.89
– infantil, digital M72.80
– Mamma D48.6
– Myo- D48.1
–– infantil D48.1
– Neuro-
–– bösartig C47.9
–– gutartig Q85.0
– Palmarfaszie M72.0 ►

Fibromatose M72.99 *(Forts.)*
– plantar M72.2
– Plantarfaszie M72.2
– pseudosarkomatös M72.49
–– Fuß M72.47
–– Hand M72.44
–– mehrere Lokalisationen M72.40
–– Oberarm M72.42
–– Oberschenkel M72.45
–– Rumpf M72.48
–– Schulterregion M72.41
–– Unterarm M72.43
–– Unterschenkel M72.46
– retroperitoneal D48.3
– Zahnfleisch K06.1
Fibromuskulär
– Dysplasie, Arterie I77.3
– Hyperplasie, Arterie I77.3
– Stenose, Arteria renalis I77.3
– Striktur, Nierenarterie I77.3
– Subaortenstenose, diskret Q24.4
Fibromyalgie M79.70
– juvenil M79.70
Fibromyom D21.9
– Corpus uteri D25.9
– Nase D21.0
– Uterus D25.9
–– bei
––– Entbindung O34.1
––– Schwangerschaft O34.1
–– mit
––– Hindernis, Geburt O65.5
––– Schädigung, Fetus/Neugeborenes P03.8
Fibromyositis M79.70
– humeroscapularis M75.8
Fibromyxoidchondrom D16.9
Fibromyxolipom D17.9
Fibromyxom D21.9
Fibromyxosarkom – s.a. Tabelle der Neubildungen (S. 1358) C49.9
Fibronektin-Glomerulopathie N07.0
Fibroneurom D36.1
Fibroodontom, ameloblastisch D16.5
– Oberkieferknochen D16.42
Fibroodontosarkom, ameloblastisch C41.1
Fibroosteoklasie D48.0
Fibroosteom D16.9
Fibroplasie, retrolental H35.1
Fibroplastisch
– Peritonitis K65.8
– Sarkom C49.9
Fibropurulent
– Peritonitis K65.09
– Pleuritis J86.9
–– mit Fistel J86.0
Fibrosarkom – s.a. Tabelle der Neubildungen (S. 1358) C49.9
– ameloblastisch C41.1
– angeboren C49.9
– Dermato- C44.9
– faszial C49.9 ►

F

Fibrosarkom – s.a. Tabelle der Neubildungen (S. 1358) C49.9 *(Forts.)*
– infantil C49.9
– Milz C26.1
– myxomatös C49.9
– Neuro- C47.9
– Oberkieferknochen
–– ameloblastisch C41.02
–– odontogen C41.02
– odontogen C41.1
– periostal C41.9
– Unterkieferknochen
–– ameloblastisch C41.1
–– odontogen C41.1
Fibrose
– adrenal E27.8
– Amnion O41.8
– angiozentrisch, eosinophil J39.88
– Anus K62.8
– arzneimittelinduziert M79.89
–– in der Eigenanamnese Z87.3
– Augenmuskel H50.6
– Bauchfell K66.8
– bei Alveolitis J84.10
– Cervix uteri N88.8
– Chorion O41.8
– Darm K63.8
– Dermato- L90.5
– Disse-Raum K76.8
– Ductus deferens N50.8
– Ductus ejaculatorius N50.8
– Ductus spermaticus N50.8
– durch
–– Apparat
––– elektronisch, im Harntrakt T83.8
––– Herz, elektronisch T82.8
––– Knochen, elektrisch T84.8
––– Nervensystem, elektronisch T85.81
–– Arterientransplantat a.n.k. T82.8
–– Bauxit J63.1
––– mit Tuberkulose, Atmungsorgane J65
–– Brustimplantat T85.82
–– Dialysekatheter T82.8
–– Gefäßprothese T82.8
–– Gelenkprothese T84.8
–– Graphit J63.3
––– mit Tuberkulose, Atmungsorgane J65
–– Harnwegskatheter T83.8
–– Herzimplantat T82.8
–– Herztransplantat T82.8
–– Hornhauttransplantat a.n.k. T85.3
–– Infusionskatheter a.n.k. T82.8
–– innere orthopädische Fixation a.n.k. T84.8
–– intrakraniellen ventrikulären Shunt T85.81
–– Katheter a.n.k. T85.88
–– Strahlen L59.8
–– Thorotrast T96
– Eileiter N83.8
– Endokard I38
– Endomyokard I42.3
–– tropisch I42.3 ►

Fibrose *(Forts.)*
– Geschlechtsorgane, männlich N50.8
– Harnblase N32.8
– Harnblasenhals N32.8
– Harnblasenwand N32.8
– Haut a.n.k. L90.5
– hepatisch
–– kongenital
––– bei Joubert-Syndrom Q04.3
––– isoliert Q44.6
–– mit Nierenzysten, und Intelligenzminderung Q87.0
– hepatolienal, mit Hypertonie, portal K76.6
– Herz I51.4
– Herzklappe I38
– Hoden N50.8
–– chronisch, syphilitisch A52.7† N51.1*
– Kapsel, durch
–– Mammaimplantat T85.82
–– Mammaprothese T85.82
– Knochenmark D47.4
– Leber K74.0
–– alkoholisch K70.2
–– angeboren, isoliert Q44.6
–– mit Sklerose, Leber K74.2
– Leberkapsel K74.6
– leptomeningeal G96.1
– Lunge J84.10
–– angeboren P27.8
–– arzneimittelinduziert J70.4
––– in der Eigenanamnese Z87.0
–– atrophisch J84.10
–– bei Hermansky-Pudlak-Syndrom E70.3
–– chronisch J84.10
––– durch Einatmen, Substanz, chemisch J68.4
–– diffus J84.10
––– mit akuter Exazerbation J84.11
––– ohne Angabe einer akuten Exazerbation J84.10
–– durch
––– Bauxit J63.1
––– Einatmen, Substanz, chemisch J68.4
––– Graphit J63.3
––– Strahlen J70.1
–– idiopathisch J84.10
––– mit akuter Exazerbation J84.11
––– ohne Angabe einer akuten Exazerbation J84.10
–– interstitiell
––– arzneimittelinduziert J70.4
––– idiopathisch J84.10
–– kombiniert, mit Emphysem J84.10 J43.9
–– mit
––– Aluminose J63.0
––– Anthrakose J60
––– Anthrakosilikose J60
––– Asbestose J61.0
––– Bagassose J67.10
––– Berylliose J63.2
––– Byssinose J66.0
––– Chalikose J62.8 ►

Fibrose *(Forts.)*
~ Lunge J84.10 *(Forts.)*
~~ mit *(Forts.)*
––– Farmerlunge J67.00
––– Kalzikose J62.8
––– Pneumokoniose a.n.k. J64
––– Pneumosiderose J63.4
––– Siderose J63.4
––– Silikose J62.8
––– Stannose J63.5
–– postinflammatorisch J84.10
–– postpneumonisch J84.10
–– silikotisch, durch
––– Quarzstaub J62.8
––– Talkumstaub J62.0
–– tuberkulös A16.2
––– bakteriologisch
–––– gesichert A15.0
–––– und histologisch nicht
––––– gesichert A16.0
––––– untersucht A16.1
––– durch mikroskopische Sputumuntersuchung und Kultur gesichert A15.0
– Lungenkapillare J84.10
– Lymphknoten I89.8
– Mamma N60.3
– Mark D47.4
– Mediastinum J98.58
– Meningen G96.1
– Milz D73.8
– Muskel, extraokulär, kongenital H49.8
– Myelo- D47.4
–– mit Metaplasie, myeloisch D47.4
– Myokard I51.4
– Narbe
–– epidural, nach Diskektomie M96.1
–– Haut L90.5
– Nebenhoden N50.8
– Niere N26
– nodulär, subepidermal D23.9
– Ormond- K66.2
– Osteo- Q78.2
– Osteomyelo- D47.4
– Pankreas K86.88
–– zystisch E84.88† K87.1*
– Penis a.n.k. N48.6
– peribronchial J84.10
– Perikard I31.88
– Perineum
–– bei Schwangerschaft O34.7
–– mit Hindernis, Geburt O65.5
– Phlebo- I87.8
– Plazenta O43.8
– Pleura J94.1
– Portio N88.8
– Prostata, chronisch N40
– pulmonal, kombiniert, mit Emphysem J84.10 J43.9
– Rektalsphinkter K62.8 ►

Fibrose *(Forts.)*
– retroperitoneal K66.2
–– idiopathisch K66.2
––– mit Infektion, Niere K66.2
– Samenblase N50.8
– Samenleiter N50.8
– Samenstrang N50.8
– Schwellkörper N48.8
– senil R54
– Skrotum N50.8
– submukös
–– oral K13.5
–– Respirationstrakt, oberer J39.88
– systemisch, nephrogen M35.8
– Thymus E32.8
– Tränenkanal H04.5
– Tuba uterina N83.8
– Tunica vaginalis testis N50.8
– und Zirrhose, Leber, bei Krankheit, Leber, toxisch K71.7
– Uterus N85.8
– Vagina N89.8
– Vas deferens N50.8
– Vene I87.8
– Zunge, submukös K13.5
– zystisch E84.9
–– kongenital, familiär E84.9
–– mit
––– Ileus, durch Mekonium E84.1† P75*
––– Manifestation
–––– Darm E84.1
–––– Lunge E84.0
––––– und Verdauungstrakt E84.80
–––– Verdauungstrakt E84.1
––– sonstigen multiplen Manifestationen E84.87
Fibrosesyndrom H50.8
– Augenmuskel H50.6
Fibrosierend
– Alopezie, frontal L66.1
– Alveolitis J84.10
–– kryptogen J84.10
–– mit akuter Exazerbation J84.11
–– ohne Angabe einer akuten Exazerbation J84.10
Fibrositis M79.70
– Myo- M79.70
– periartikulär M79.70
– rheumatisch M79.70
Fibrosklerose
– Corpus cavernosum N48.6
– Mamma N60.3
– multifokal M35.5
– Penis N48.6
Fibrosplenom D13.9
Fibrothekom, Ovar D27
Fibrothorax J94.1
Fibrotisch, Querbarre, Harnblasenhals N40
Fibroxanthom D21.9
– atypisch D48.1
– bösartig C49.9

Fibroxanthosarkom – s.a. Tabelle der Neubildungen (S. 1358) C49.9
Fibrozementom D16.9
Fibrozystisch
– Krankheit E84.9
-- Leber Q44.6
--- kongenital Q44.6
-- Lunge E84.0
-- Mamma N60.1
-- Niere Q61.8
-- Pankreas E84.9† K87.1*
– Mastopathie N60.1
Fibula
– Agenesie Q72.6
– Anomalie a.n.k. Q74.2
– Aplasie, mit
-- Brachydaktylie, komplex Q73.8
-- Ektrodaktylie Q73.8
– Dislokation
-- distal S93.0
-- proximal S83.10
– Dupuytren-Fraktur S82.81
– Ewing-Sarkom C40.2
– Fraktur S82.40
-- bei Fraktur
--- Condylus
---- lateralis tibiae S82.11
---- medialis tibiae S82.11
--- Tibia
---- distal S82.31
---- proximal S82.11
--- Tibiaschaft S82.21
--- Tuberositas tibiae S82.11
-- Kollum S82.41
-- mit
--- Beteiligung
---- Knöchel S82.6
---- Sprunggelenk, oberes S82.6
--- Fraktur, Tibia S82.21
-- multipel S82.49
– Hypoplasie, angeboren Q72.8
– Karzinom C79.5
– Luxation, distal S93.0
– Osteochondrose, juvenil M92.5
– Reduktionsdefekt, longitudinal Q72.6
– Sarkom C40.2
– und Tibia
-- Fraktur, Geburtsverletzung P13.3
-- Verbiegung, angeboren Q68.4
– Verbiegung M21.86
-- angeboren Q68.4
– Verformung a.n.k. Q68.8
Fibula-Ulna-Komplex, Femur- Q72.4
Fibulaköpfchen
– Blockierung M99.86
– Fraktur S82.41
Fibular
– Hemimelie Q72.6
– Meromelie, longitudinal Q72.6 ►

Fibular *(Forts.)*
– Seitenband
-- Knie
--- Distorsion S83.41
--- Riss
---- komplett S83.43
---- partiell S83.43
-- Kniegelenk, Entzündung M23.84
Fibulaschaft, Fraktur, isoliert S82.42
Fibulin-4, Mangel mit Arteriopathie-Syndrom, letal Q25.8
Ficolin-3, Mangel, mit Immundefekt D84.1
Fieber – s.a. Febris R50.9
– Ästivo-Autumnal- B50.9
– Akamushi- A75.3
– anhaltend R50.88
– Aphthen- B08.8
– Autumnal- J30.1
– Balkan- A78
– Barmah-Forest- A92.8
– bei
-- Erkältung J00
-- Geburt O75.2
-- Hitzschlag T67.0
-- Krankheit, durch HIV B23.8 R50.9
-- Milzbrand A22.9
-- Paratyphus A01.4
--- A A01.1
--- B A01.2
--- C A01.3
-- Scharlach A38
-- Wehen O75.2
– beim Neugeborenen P81.9
– biliös, mit Hämoglobinurie B50.8
– Charente- A27.8
– Chrysops- A21.9
– Dengue- A97.9
-- hämorrhagisch A97.9
--- Grad
---- 1 A97.0
---- 2 A97.0
--- mit Warnzeichen A97.1
--- ohne Warnzeichen A97.0
--- schwer A97.2
-- mit Warnzeichen A97.1
-- ohne Warnzeichen A97.0
-- schwer A97.2
-- Untersuchung Z11
– Dreitage- [Exanthema subitum] B08.2
– durch
-- Arbovirus A94
-- Ebola A98.4
-- Hitze T67.0
-- Leptospiren A27.9
-- Metalldampf T56.8
-- Milben, in Sumatra A75.3
-- Plasmodium ovale B53.0
-- Polyesterdämpfe T59.8
-- Spirillen A25.0
-- Streptobazillen A25.1
-- Zika-Virus A92.5 ►

Fieber – s.a. Febris R50.9 *(Forts.)*
– Eintags- R50.9
– enteritisch A01.0
– Entkräftungs- R50.9
– erysipelatös A46
– Euboea- A78
– Fleck- A75.9
–– Busch- A75.3
–– durch
––– Flöhe A75.2
––– Läuse A75.0
–––– epidemisch A75.0
––––– mit Myokarditis A75.0† I41.0*
––– Milben A75.3
––– Rickettsia
–––– australis A77.3
–––– conori A77.1
–––– mooseri A75.2
–––– orientalis A75.3
–––– rickettsii A77.0
–––– sibirica A77.2
–––– tsutsugamushi A75.3
–––– typhi A75.2
–– endemisch A75.0
–– epidemisch A75.0
–– klassisch A75.0
–– Mittelmeer A77.1
–– murin A75.2
–– Pocken- A79.1
–– rekrudeszent A75.1
–– Spätrezidiv A75.1
–– tropisch A75.3
–– Überschwemmungs- A75.3
–– zerebral A75.9† G94.8*
– Fluss-, japanisch A75.3
– Fünftage- A79.0
– gastroenteritisch A01.0
– Gehirn G04.9
– Gelb- A95.9
–– Busch- A95.0
–– Untersuchung Z11
–– urban A95.1
– Gibraltar- A23.0
– Gießer- T56.5
– hämorrhagisch a.n.k. A94
–– brasilianisch A96.8
–– Chapare A96.8
–– durch
––– Arbovirus A94
––– Arenavirus A96.9
––– Arthropoden A94
––– Haemaphysalis longicornis A93.8
––– Junin-Virus A96.0
––– Machupo-Virus A96.1
––– Virus A99
–– Ebola A98.4
–– Kyasanur A98.2
–– Lujo A96.8
–– mit Nierenbeteiligung A98.5† N08.0*
–– südamerikanisch A96.8
–– Untersuchung Z11 ►

Fieber – s.a. Febris R50.9 *(Forts.)*
~ hämorrhagisch a.n.k. A94 *(Forts.)*
–– venezolanisch A96.8
– Hantavirus- A98.5
– Hasen- A21.9
– Haverhill- A25.1
– Herbst-, japanisch A27.8
– Heu-
–– durch Allergen, ausgenommen Pollen J30.3
–– mit Rhinitis J30.1
– Hirschfliegen- A21.9
– im Wochenbett O86.4
– infektiös a.n.k. B99
– intermittierend
–– bei Malaria B54
–– perniziös B50.9
–– Ursache unbekannt R50.80
– intestinal, bei Malaria B54
– Kamerun- B54
– Kanikola- A27.8
– Katzenkratz- A28.1
– Kedani- A75.3
– Kindbett- O85
– Korsika- B54
– Krampf R56.0
– Krim-Kongo-, hämorrhagisch A98.0
– Lassa- A96.2
– Lemming- A21.9
– Malaria B54
– Malta- A23.0
– Marburg-, hämorrhagisch A98.3
– Marsch- B54
– medikamenteninduziert R50.2
– Milch-, im Wochenbett O92.70
– mit
–– Exanthem, durch Enterovirus A88.0
–– Inanition R50.9
–– Konvulsionen R56.0
–– Schüttelfrost R50.88
––– in Malaria-Gebiet B54
– Mittelmeer- A23.0
–– familiär E85.0
––– mit Arthritis E85.0† M14.49*
–– periodisch E85.0
– Nessel- L50.9
– Novy-Rückfall-, durch
–– Läuse übertragen A68.0
–– Zecken übertragen A68.1
– O'Nyong-nyong- A92.1
– Omsk-, hämorrhagisch A98.1
– paludal B54
– Panama- B50.9
– Pappataci- A93.1
– persistierend R50.88
– Pferde-, venezolanisch A92.2
– pharyngokonjunktival B30.2† H13.1*
–– durch Virus B30.2† H13.1*
–– epidemisch B30.2† H13.1*
– Pontiac- A48.2
– postoperativ, durch Infektion T81.4
– prätibial A27.8 ►

F

Fieber – s.a. Febris R50.9 *(Forts.)*
– puerperal O85
– Purpur-, brasilianisch A48.4
– Q- A78
–– australisch A78
–– mit Pneumonie A78† J17.8*
– Quaddel- L50.9
– Query- A78
– Rattenbiss- A25.9
–– durch
––– Spirillum minus A25.0
––– Spirochaeta morsus muris A25.0
––– Streptobacillus moniliformis A25.1
––– Streptobazillen A25.1
– remittierend, bei Malaria B54
– rheumatisch I00
–– akut I00
––– mit
–––– Erythema marginatum I00† L54.0*
–––– Myokarditis I01.2
–– bei
––– Degeneration, Myokard I09.0
––– Insuffizienz, Herz I09.9
––– Myokarditis I09.0
––– Perikarditis, aktiv I01.0
–– inaktiv
––– bei Endokarditis
–––– Aortenklappe I06.9
–––– Mitralklappe I05.9
–––– Trikuspidalklappe I07.8
––– mit
–––– Endokarditis I09.1
––––– Pulmonalklappe I09.8
–––– Hypertrophie, Herz I09.8
–––– Insuffizienz, Herz I09.8
–––– Karditis I09.9
–––– Krankheit, Herz a.n.k. I09.8
–––– Linksherzinsuffizienz I09.8
–––– Myodegeneratio cordis I09.0
–––– Myokarditis I09.0
–––– Pankarditis I09.9
–––– Perikarditis I09.2
–– mit
––– Arthritis
–––– akut I00
–––– subakut I00
––– Beteiligung
–––– Herz I01.9
–––– Zentralnervensystem I02.9
––– Endokarditis I01.1
––– Linksherzinsuffizienz, aktiv I01.8
––– Perikarditis I01.0
––– Pneumonie I00† J17.8*
–– subakut I00
– Rift-Tal- A92.4
– Ross-River- B33.1
– Rückfall- A68.9
–– durch
––– Läuse A68.0
––– Zecken A68.1
– Schlachthaus- A78 ►

Fieber – s.a. Febris R50.9 *(Forts.)*
– Schlamm- A27.9
– Schützengraben- A79.0
– Schwarzwasser- B50.8
–– bei Malaria B50.8
– schwer, mit Thrombozytopenie-Syndrom A93.8
– septisch A41.9
– Siebentage- A27.8
–– japanisch A27.8
– Songo- A98.5† N08.0*
– Sumpf- B54
–– durch Leptospiren A27.9
– Tabardillo- A75.9
–– durch
––– Flöhe A75.2
––– Läuse A75.0
– Tahyna- B33.8
– Tsutsugamushi- A75.3
– typhogastrisch A01.0
– typhoid A01.0
– umweltbedingt, beim Neugeborenen P81.0
– uncharakteristisch R50.9
– undulierend – s.a. Brucellose A23.9
– unklar R50.80
– urämisch N19
– Viertage- B52.9
– viral, durch Moskitos, übertragen A92.9
– vorübergehend R50.9
– Wechsel- B54
– West-Nil- A92.3
– westafrikanisch B50.8
– Whitmore- A24.4
– Wochenbett- O85
– wolhynisch A79.0
– Wurm- B83.9
– Zahn- K00.7
– Zecken-
–– Colorado- A93.2
–– durch Haemaphysalis longicornis A93.8
–– Queensland- A77.3
– Zeckenbiss- a.n.k. A77.9
–– durch Rickettsia
––– conori A77.1
––– rickettsii A77.0
––– sibirica A77.2
– zentral R50.88
– zerebral G04.9
– zerebrospinal, durch Meningokokken A39.0† G01*
– Zypern- A23.0
Fieberanfall R56.0
Fieberbläschen B00.1
Fieberhaft – s. Art der Krankheit
Fieberschub R50.9
Fiebersyndrom, periodisch
– TNF-Rezeptor-1-assoziiert E85.0
– Tumornekrosefaktor-Rezeptor-1-assoziiert E85.0
Fiebrig – s. Art der Krankheit
Fiedler-Myokarditis I40.1

Fiessinger-Leroy-Reiter-Krankheit M02.39
Figuriert, Erythem, chronisch a.n.k. L53.3
Filaminopathie G71.8
Filariasis, Untersuchung Z11
Filariose B74.9
– durch
–– Brugia
––– malayi B74.1
––– timori B74.2
–– Wuchereria bancrofti B74.0
Filatow-Krankheit B27.0
Filatow-Syndrom, Dukes- A55
Filgrastim
– Allergie T88.7
– Überempfindlichkeit T88.7
Filiae C79.9
– Gehirn C79.3
– Knochen C79.5
– Leber C78.7
– Lunge C78.0
– Lymphknoten C77.9
Filiform, Warze B07
Filippi-Syndrom Q87.8
Filtration, glomerulär, abgesunken N05.9
Filtrationsschwäche N19
Filzläuse, Befall B85.3
FIM [Functional Independence Measure]
– kognitiv
–– 5–10 Punkte U51.21
–– 11–29 Punkte U51.11
–– 30–35 Punkte U51.01
– motorisch
–– 13–30 Punkte U50.51
–– 31–42 Punkte U50.41
–– 43–58 Punkte U50.31
–– 59–68 Punkte U50.21
–– 69–84 Punkte U50.11
–– 85–91 Punkte U50.01
Fimbrien, Zyste Q50.4
FIME [Familiäre infantile Myoklonusepilepsie] G40.3
Finanziell, Mittel, Mangel Z59
Finck-Syndrom, Stoll-Alembik- Q87.8
Findelkind Z76.1
– Betreuung Z76.1
Fine-Lubinsky-Syndrom Q87.8
Fineman-Ziter-Syndrom, Carey- Q87.0
Finger
– Abszess L02.4
– Adaktylie Q71.3
– Adhäsion, kongenital Q70.0
– Agenesie Q71.3
– akzessorisch Q69.0
– Amputation S68.1
–– traumatisch
––– einzeln S68.1
––– mehrere S68.2
– Ankylose M24.64
– Anomalie Q74.0
– Aplasie Q71.3
– Bildung, Schwimmhaut Q70.1 ►

Finger *(Forts.)*
– Bläschen R23.8
– Blutgefäß, Verletzung S65.5
– Brachydaktylie Q71.8
– Bursitis M70.8
– Deformität
–– angeboren Q68.1
–– erworben M20.0
– Dislokation S63.10
–– multipel S63.2
–– Phalanx S63.10
– Distorsion S63.60
–– interphalangeal S63.62
– einer
–– Amputation, traumatisch, und andere Teile, Hand S68.3
–– oder mehrere, Verlust, beidseitig Z89.3
– Ektrodaktylie Q71.8
– Ekzem, dyshidrotisch L30.1
– Erfrierung T35.4
–– mit Nekrose, Gewebe T34.5
–– oberflächlich T33.5
– Fehlbildung, kongenital Q68.1
– Fehlen
–– angeboren Q71.3
–– erworben Z89.0
– Fehlstellung Q74.0
– Fraktur S62.60
–– Folgen T92.2
–– multipel S62.7
–– und Fraktur, Mittelhand S62.8
– Furunkel L02.4
– Fusion Q70.0
– Heberden-Arthrose M15.1
– Hyperphalangie Q74.0
– Hypoplasie, angeboren Q71.8
– Infektion
–– eitrig, mit Lymphangitis L03.01
–– Haut L08.9
– Interphalangealgelenk
–– distal, Arthrose M15.1
–– proximal, Arthrose M15.2
– Kamptodaktylie Q68.1
– Karbunkel L02.4
– Klinodaktylie, isoliert, familiär Q68.1
– Kontraktur a.n.k. M20.0
–– kongenital Q68.1
– Lageanomalie, kongenital Q68.1
– Luxation S63.10
–– multipel S63.2
– Makrodaktylie Q74.0
–– beidseitig Q74.0
–– einseitig Q74.0
– Megalodaktylie Q74.0
– mehrere, Fehlen, beidseitig, erworben Z89.3
– Melanom, maligne C43.6
– Melanoma in situ D03.6
– miteinander verwachsen Q70.0
– Mykose B35.2
– Nävus D22.6 ►

Finger *(Forts.)*
– Nagelbett
–– Entzündung L03.01
–– Geschwür L03.01
–– Panaritium L03.01
–– Umlauf L03.01
– Nagelfalz, Infektion L03.01
– Nekrose, Haut und Unterhaut, a.n.k. R02.03
– Nerv, Verletzung S64.4
– Niednagel L03.01
–– mit Lymphangitis L03.01
– Onychie L03.01
–– mit Lymphangitis L03.01
– Onychomykose B35.1
– Panaritium L03.01
–– mit Lymphangitis L03.01
–– periungual L03.01
–– subungual L03.01
– Paronychie L03.01
–– akut L03.01
–– chronisch L03.01
– Perionychie L03.01
– Perodaktylie Q71.8
– Phlegmone L03.01
– Polyarthrose M15.9
– Polydaktylie, zentral Q69.0
– Prellung S60.0
–– mit Schädigung, Nagel S60.1
– reitend, erworben M20.0
– Retraktion M20.0
– Rhagade R23.4
– Schmerzen M79.64
– schnellend M65.3
–– kongenital Q74.0
– Schwellung M79.84
– Segmentation, Versagen Q70.0
– Syndaktylie
–– häutig Q70.1
––– ohne Synostose Q70.1
–– knöchern Q70.0
–– komplex Q70.0
–– mit Synostose Q70.0
– Syphilis, Primärstadium A51.2
– Tenosynovitis M65.94
– Trommelschlegel-, isoliert, kongenital Q68.1
– überzählig Q69.9
– Umlauf L03.01
–– mit Lymphangitis L03.01
– Verätzung T23.4
– Verbrennung T23.0
– Verformung Q68.1
– Verletzung S69.9
–– mit Sehnenbeteiligung S69.7
–– oberflächlich S60.9
–– subungual S69.9
––– oberflächlich S60.9
– Verstauchung S63.60
– verwachsen Q70.0
– Wunde, offen S61.0
–– mit Schädigung, Nagel S61.1
–– ohne Schädigung, Nagel S61.0 ►

Finger *(Forts.)*
– Zerquetschung S67.0
–– mit Beteiligung, Hand S67.8
– Zerrung S63.60
– zwei, Amputation, traumatisch, und andere Teile, Hand S68.3
– Zyanose, paroxysmal I73.0
Finger-Nagel-Syndrom, Mamma- Q87.2
Fingerabdruckkörper-Myopathie G71.2
Fingerband
– kollateral, Ruptur, traumatisch S63.4
– palmar, Ruptur, traumatisch S63.4
Fingergelenk
– Arthritis M13.14
– Arthrose M19.94
– Endoprothese, Komplikation, mechanisch T84.08
– Kontraktur M24.54
– Mukoidzyste M67.44
– Polyarthrose M15.9
– Steifheit M25.64
Fingergelenkkapsel, Riss, bei Distorsion S63.60
Fingerglied, Fraktur S62.60
Fingerknöchelpolster M72.1
Fingerkuppe, Wunde, offen S61.0
Fingermittelgelenk, Bouchard-Arthrose M15.2
Fingernagel
– Abszess L03.01
– Brüchigkeit L60.3
– Entzündung L03.01
– Geschwür L03.01
– Infektion L03.01
–– eitrig L03.01
– Melanom C43.6
– Melanoma in situ D03.6
– Nävus D22.6
– Onychomatrikom D21.1
– Prellung S60.1
– Überrest L60.8
–– kongenital Q84.6
– Verletzung S69.9
–– oberflächlich S60.9
– Wunde, offen S61.1
Fingerprint-Body-Myopathie G71.2
Fingerprint-Hornhautdystrophie, Map-Dot- H18.5
Finlay-Marks-Syndrom Q87.8
Finnen
– Bandwurm, breit, Befall B70.1
– Bothriocephalus latus, Befall B70.1
– Dibothriocephalus, Befall B70.1
– Diphyllobothrium, Befall B70.1
– Fischbandwurm
–– Befall B70.1
–– Dibothriocephaliasis B70.1
– Grubenkopfbandwurm, Befall B70.1
– Schweinebandwurm, Befall B69.9
FIRES [Febrile infection-related epilepsy syndrome] G40.5
First-arch-Syndrom Q87.0

Fisch
– Allergie T78.1
– Kontaktdermatitis L25.4
–– allergisch L23.6
–– toxisch L24.6
– verspeist, Dermatitis L27.2
Fischaugensyndrom E78.6
Fischbandwurm
– Finnen
–– Befall B70.1
–– Dibothriocephaliasis B70.1
– Infektion B70.0
Fischeiweiß, Überempfindlichkeit T78.1
Fischer-Syndrom Q82.8
Fischgeruchsyndrom E88.8
Fischmehlarbeiterlunge J67.80
– mit akuter Exazerbation J67.81
– ohne Angabe einer akuten Exazerbation J67.80
Fischparasitenbefall, durch Vandellia cirrhosa B88.8
Fischschuppe, Krankheit Q80.9
Fischschuppenkrankheit, erworben L85.0
Fischvergiftung T61.2
– bakteriell A05.9
– Ciguatera- T61.0
– epidemisch T61.2
– Scombroid- T61.1
Fischwirbelbildung M81.88
Fisher-Syndrom G61.0
– Miller- G61.0
Fissur
– anal K60.2
–– akut K60.0
–– chronisch K60.1
–– kongenital Q43.8
– Brustwarze N64.0
–– im Wochenbett O92.10
–– schwangerschaftsbedingt O92.10
– Dammbereich R23.4
– Epiglottis, angeboren Q31.8
– Gaumen Q35.9
–– kongenital Q35.9
– Haut R23.4
– Larynx J38.7
–– kongenital Q31.8
– Lippe K13.0
–– angeboren Q36.9
– Nase Q30.2
– Ohrläppchen, angeboren Q17.8
– Rektum K60.2
– Schädelbasis S02.1
– Wirbelsäule
–– kongenital Q05.9
–– mit Hydrozephalus Q05.4
– Zunge
–– angeboren Q38.3
–– erworben K14.5
Fissura urethrae inferioris Q54.9
Fissural, Zyste K09.1
Fistel L98.8
– Abdomen K63.2 ►

Fistel L98.8 *(Forts.)*
– Abdomenwand-Harnblasen- N32.2
– Abdomenwand-Ureter- N28.88
– Abdomenwand-Uterus- N82.5
– abdominothorakal J86.0
– abdominouterin N82.5
– anal K60.3
–– kongenital Q43.6
–– tuberkulös A18.3† K93.0*
– angeboren, Gefäß
–– präzerebral Q28.11
–– zerebral Q28.31
– anorektal K60.5
– Antrum J32.0
– Anus, tuberkulös A18.3† K93.0*
– aortoduodenal I77.2
– Appendix K38.3
– Arteria hepatica, Vena portae Q26.6
– Arterie I77.2
–– aortikopulmonal Q21.4
– arteriovenös I77.0
–– angeboren, Gefäß
––– präzerebral Q28.01
––– zerebral Q28.21
–– dural, kranial Q28.21
–– erworben I77.0
–– Gehirn, Ruptur I60.8
–– kongenital Q27.3
–– koronar, angeboren Q24.5
–– operativ angelegt Z99.2
––– Entzündung T82.7
––– Infektion T82.7
––– mit Komplikation T82.9
–– pulmonal, kongenital Q25.7
–– systemisch, kongenital Q27.3
–– traumatisch T14.5
–– zerebral, erworben I67.11
– Augapfel H44.4
– Augenlid H01.8
– aurikulär H61.1
–– angeboren Q18.1
– Bartholin-Drüse N82.9
– Bauchwand K63.2
– bei
–– Abszess
––– Brustfell J86.0
––– dental K04.6
––– dentoalveolär K04.6
––– Rippenfell J86.0
––– Thorax J86.0
–– Agenesie
––– Anus Q42.2
––– Rektum Q42.0
–– Analmembran, persistierend Q42.2
–– Anus, undurchgängig, kongenital Q42.2
–– Atresie
––– Anus Q42.2
––– Rektum Q42.0
–– Cholelithiasis K80.20
–– Fehlen, Anus Q42.2
–– Geschwür, Zahn K04.6 ►

F

Fistel L98.8 *(Forts.)*
~ bei *(Forts.)*
-- Hypoplasie
--- Analkanal Q42.2
--- Anus Q42.2
--- Rektum Q42.0
-- Imperforation
--- Anus Q42.2
--- Rektum Q42.0
-- Pleuritis
--- fibrinopurulent J86.0
--- septisch J86.0
--- seropurulent J86.0
-- Rektum, undurchgängig, kongenital Q42.0
-- Septum, anal Q42.2
-- Stenose, Anus, kongenital Q42.2
-- Striktur
--- Anus, kongenital Q42.2
--- Rektum, kongenital Q42.0
-- Tuberkulose, Rektum A18.3† K93.0*
-- Verschluss, Anus, kongenital Q42.2
- Blase N32.2
- Blasen-Darm- N32.1
- Blasen-Haut- N32.2
- Blasen-Rektum-Scheiden- N82.88
- Blasenscheitel-Nabel- Q64.8
- Bogengang H83.1
- branchiogen Q18.0
- bronchial J86.0
-- tuberkulös A16.4
- bronchointestinal J86.0
- bronchokutan J86.0
-- tuberkulös a.n.k. A16.4
- bronchomediastinal J86.0
-- tuberkulös a.n.k. A16.4
- bronchoösophageal J86.0
- bronchopleural J86.0
-- tuberkulös a.n.k. A16.4
- bronchopleuromediastinal J86.0
- bronchopulmonal J86.0
- bronchoviszeral J86.0
- Bronchus, tuberkulös, primär A16.7
-- bakteriologisch oder histologisch gesichert A15.7
- Brustwand J86.0
- Brustwarze N64.0
-- postpartal, durch Mastitis O91.10
-- puerperal, durch Mastitis O91.10
- Carotis-Sinus-cavernosus- I67.11
- Cervix uteri N82.9
- choledochoduodenal K83.3
- choledochojejunal K83.3
- cholezystoduodenal K82.3
- Damm, tuberkulös A18.8
- Darm a.n.k. K63.2
- Darm-Blasen- N32.1
- Dickdarm, enterovaginal N82.3
- Douglas-Scheiden- N82.88
- Ductus choledochus K83.3
- Ductus cysticus K82.3
-- kongenital Q44.5 ►

Fistel L98.8 *(Forts.)*
- Ductus hepaticus K83.3
- Ductus nasolacrimalis H04.6
- Ductus thoracicus I89.8
- Ductus thyreoglossus Q89.2
- Dünndarm K63.2
- Dünndarm-Scheiden- N82.2
- Duodenum K31.6
- enterokolisch K63.2
- enterokutan K63.2
- enterouterin N82.4
-- kongenital Q51.7
- enterovaginal N82.4
-- kongenital Q52.2
- ethmoidal J32.2
- Faden- T81.8
- Gallenblase K82.3
-- mit Gallenstein K80.20
- Gallenblasen-Duodenal- K82.3
- Gallenblasen-Magen- K82.3
- Gallengang K83.3
-- mit Stein K80.50
- Gallenweg K83.3
- gastrisch K31.6
- gastro-gastrisch K31.6
- gastroduodenal K31.6
- gastroenterokolisch K31.6
- gastrojejunal K31.6
- gastrojejunokolisch K31.6
- gastrokolisch K31.6
-- kongenital Q40.2
-- tuberkulös A18.3† K93.0*
- Gehirn G96.0
-- arteriovenös I67.11
--- kongenital, rupturiert I60.8
- Gehörgang H61.8
- Gelenk M25.19
- Genitalorgane, weiblich N82.9
- Genitaltrakt-Darm-, bei der Frau a.n.k. N82.4
- Genitaltrakt-Haut-, bei der Frau N82.5
- Geschlechtsorgane, weiblich N82.9
- Glandula sublingualis K11.4
-- kongenital Q38.4
- H-, bei Fehlbildung, anorektal, nicht-syndromal Q43.9 Q52.2
- Haarbalg
-- Infektion L05.9
-- mit Abszess L05.0
- Hals
-- lateral Q18.1
-- median Q18.8
- Harnblase a.n.k. N32.2
- Harnblasen-Darm- N32.1
- Harnblasen-Douglas- N32.2
- Harnblasen-Dünndarm- N32.1
- Harnblasen-Haut- N32.2
- Harnblasen-Ileum- N32.1
- Harnblasen-Kolon- N32.1
- Harnblasen-Mastdarm- N32.1
- Harnblasen-Scheiden- N82.0
- Harnblasen-Sigma- N32.1 ►

Fistel L98.8 *(Forts.)*
– Harnblasen-Ureter- N32.2
– Harnblasen-Uterus- N82.1
– Harnleiter-Scheiden- N82.1
– Harnwege N36.0
–– persistierend N36.0
– Haut L98.8
– hepatopleural J86.0
– hepatopulmonal J86.0
– Hypopharynx J39.2
– ileorektal K63.2
– ileosigmoidal K63.2
– ileovaginal N82.2
– ileovesikal N32.1
– Ileum K63.2
– Innenohr H83.1
– intestinal K63.2
– ischiorektal K61.3
– Jejunum K63.2
– Kieferhöhle J32.0
– Kieferhöhlen-Alveolen- J32.0
– Kieferhöhlen-Mund- J32.0
– Kieferhöhlen-Wangen- J32.0
– Kiemengang Q18.0
– Knochen M89.89
–– bei Osteomyelitis, chronisch M86.49
– Kolon K63.2
– Kolon-Magen- K31.6
– Kolostomie K91.4
– kolovaginal N82.3
– koronar I25.4
–– arteriovenös, erworben I25.4
– Koronararterie, angeboren Q24.5
– Kot- K63.2
–– kongenital Q43.6
– kutan L98.8
– Labia
–– majora pudendi N82.9
–– minora pudendi N82.9
– Labyrinth H83.1
– laryngotracheal, angeboren Q34.8
– Larynx J38.7
– Leberarterie, Pfortader, angeboren Q26.6
– Lippe K13.0
–– angeboren Q38.0
–– kommissural Q38.0
– Liquor-, postoperativ G97.80
– Lunge J86.0
–– tuberkulös A16.2
– Lungengefäß, arteriovenös I28.0
– lymphatisch I89.8
– Magen K31.6
– Mamma N61
–– durch Mastitis, im Wochenbett O91.10
–– postpartal O91.10
––– durch Mastitis O91.10
– Mastdarm-Scheiden- N82.3
– Mastoid- H70.1
– medial, an Hals und Gesicht Q18.8
– mediastinal J86.0
– mediastinobronchial J86.0 ►

Fistel L98.8 *(Forts.)*
– mediastinokutan J86.0
– Milch-, puerperal O91.10
– mit
–– Abszess
––– periapikal K04.6
––– Pleura J86.0
–– Empyem, Pleura J86.0
–– Fehlen, Rektum Q42.0
–– Pyopneumothorax J86.0
– Mittelohr H74.8
– Mund K12.28
– Mundboden K12.28
– Mundhöhle K12.28
– Nabel Q82.8
– nach
–– chirurgischem Eingriff T81.8
–– Tracheotomie J95.0
– Nase J34.8
– Nasennebenhöhle J32.9
– Nasenrücken Q18.8
– nasopharyngeal J39.2
– Nebenhoden N50.8
–– tuberkulös A18.1† N51.1*
– Niere N28.88
– Nierenbecken N28.88
– ösophagobronchial J86.0
–– bei Ösophagusatresie Q39.1
–– kongenital Q39.2
– ösophagokutan K22.80
– ösophagopleurokutan J86.0
– ösophagotracheal J86.0
–– angeboren Q39.2
––– ohne Atresie Q39.2
–– bei
––– Atresie, Ösophagus Q39.1
––– Imperforation, Ösophagus Q39.1
–– nach Tracheotomie J95.0
– Ösophagus K22.80
–– kongenital Q39.2
– Ohr H61.8
– Ohrmuschel H61.1
–– angeboren Q17.8
– oral K12.28
– Orbita H05.8
–– arteriovenös H05.8
– oronasal Q35.9
– Pankreas K86.84
– pankreatikoduodenal K86.84
– pankreatoduodenal K86.84
– Parotis K11.4
– Penis N48.8
– perianal K60.3
– Perilymph-
–– bei Schwerhörigkeit, X-chromosomal, gemischt H90.8
–– Ohrmuschel H61.1
– perineal a.n.k. N36.0
–– bei Fehlbildung, anorektal, nicht-syndromal Q43.9 Q64.7
–– mit Beteiligung, Urethra N36.0 ►

Fistel L98.8 *(Forts.)*
~ perineal a.n.k. N36.0 *(Forts.)*
-- tuberkulös A18.1† N37.8*
- perineorektal K60.4
- perirektal K60.4
-- tuberkulös A18.3† K93.0*
- Peritoneum K65.9
- Pharynx J39.2
- Pharynx-Kiemengang- Q18.0
- Pilonidal- L05.9
-- mit Abszess L05.0
- Pleura J86.0
-- tuberkulös a.n.k. A16.5
--- bakteriologisch oder histologisch gesichert A15.6
- pleurokutan J86.0
-- tuberkulös a.n.k. A16.5
- pleuroperitoneal J86.0
-- tuberkulös a.n.k. A16.5
- postaurikulär H70.1
- postoperativ, persistierend T81.8
- Pouch-Darm- N32.1
- präaurikulär Q18.1
- Processus mastoideus H70.1
- Prostata N42.8
- pulmoperitoneal J86.0
- rektal K60.4
-- kongenital, mit Stenose, Rektum Q42.0
-- mit Atresie, Rektum Q42.0
-- tuberkulös A18.3† K93.0*
- rektobulbär, bei Fehlbildung, anorektal, nicht-syndromal Q43.9 Q64.7
- rektokutan K60.4
-- angeboren, mit Stenose, Rektum Q42.0
-- mit Atresie, Rektum Q42.0
-- tuberkulös A18.3† K93.0*
- rektolabial N82.4
- rektoprostatisch, bei Fehlbildung, anorektal, nicht-syndromal Q43.9 Q64.7
- rektosigmoidal K63.2
- rektoureteral N28.88
- rektourethral N36.0
-- bei Fehlbildung, anorektal, nicht-syndromal Q43.9 Q64.7
-- kongenital Q64.7
- rektouterin N82.4
-- kongenital Q51.7
- rektovaginal N82.3
-- angeboren Q52.2
-- bei Fehlbildung, anorektal, nicht-syndromal Q43.9 Q52.2
-- tuberkulös A18.1† N74.1*
- rektovesikal N32.1
-- bei Fehlbildung, anorektal, nicht-syndromal Q43.9 Q64.7
-- kongenital Q64.7
- rektovesikovaginal N82.3
- rektovulvär N82.4
-- kongenital Q52.7
- Rektum K60.4
-- kongenital Q43.6 ►

Fistel L98.8 *(Forts.)*
~ Rektum K60.4 *(Forts.)*
-- mit Tuberkulose A18.3† K93.0*
- retroaurikulär H70.1
- Rippengegend J86.0
- Schilddrüse E07.8
- Sigma K63.2
- Sigma-Vagina- N82.3
- sigmoidal K63.2
- Sinus cavernosus
-- nichttraumatisch I67.11
-- traumatisch S06.8
- Sklera H15.8
- Skrotum N50.8
-- tuberkulös A18.1† N51.8*
- Speicheldrüse K11.4
- Steißbein L05.9
-- mit Abszess L05.0
- Stirnhöhle J32.1
- thorakal J86.0
- thorakoabdominal J86.0
- thorakogastrisch J86.0
- thorakointestinal J86.0
- Thoraxwand J86.0
- thyreoglossal Q89.2
-- familiär Q89.2
- Trachea Q32.1
-- angeboren Q32.1
- tracheoösophageal J86.0
-- isoliert Q39.2
-- kongenital Q39.2
-- nach Tracheotomie J95.0
- Tränendrüse H04.6
- Tränensack H04.6
- Tränenweg H04.6
- Tuba uterina, äußere N82.5
- tuberkulös
-- bronchokutan, bakteriologisch oder histologisch gesichert A15.5
-- bronchomediastinal, bakteriologisch oder histologisch gesichert A15.5
-- bronchopleural, bakteriologisch oder histologisch gesichert A15.5
-- lumbal A18.0† M49.06*
- typhös A01.0
- Unterkieferdrüse K11.4
-- kongenital Q38.4
- Unterlippe Q38.0
- Urachus Q64.4
-- angeboren Q64.4
- Ureter N28.88
-- perineal N28.88
-- persistierend N28.88
- Ureter-Darm- N28.88
- Ureter-Haut- N28.88
- uretero-sigmoideo-abdominal N28.88
- ureterorektal N28.88
- ureterosakral N28.88
- ureterouterin N82.1
- ureterovaginal N82.1
- ureterovesikal N32.2 ►

Fistel L98.8 *(Forts.)*
– Urethra N36.0
–– kongenital Q64.7
–– tuberkulös A18.1† N37.8*
– Urethra-Damm- N36.0
– Urethra-Haut- N36.0
– Urethra-Mastdarm- N36.0
– urethroperineal N36.0
– urethroperineovesikal N32.2
– urethrorektal N36.0
–– angeboren Q64.7
– urethroskrotal N50.8
– urethrovaginal N82.1
– urethrovesikal N32.2
– uteroabdominal N82.5
–– kongenital Q51.7
– uterointestinal N82.4
–– kongenital Q51.7
– uterorektal N82.4
–– kongenital Q51.7
– uterourethral, kongenital Q51.7
– uterovaginal N82.88
– uterovesikal N82.1
–– kongenital Q51.7
– Uterus N82.9
–– äußere N82.5
– Uterus-Harnleiter- N82.1
– Vagina N82.9
– Vagina-Haut- N82.5
– vaginoperineal N82.5
– vaginovesikal N82.0
– Venen-, portosystemisch, angeboren Q26.5
– vesikal a.n.k. N32.2
– vesikoabdominal N32.2
– vesikointestinal N32.1
– vesikoperineal N32.2
– vesikorektal N32.1
–– kongenital Q64.7
– vesikosigmoidal N32.1
– vesikosigmoideovaginal N82.3
– vesikoumbilikal Q64.8
– vesikoureteral N32.2
– vesikoureterovaginal N82.1
– vesikourethral N32.2
– vesikourethrorektal N32.1
– vesikouterin N82.1
–– kongenital Q51.7
– vesikovaginal N82.0
– vesikozervikal N82.1
– vesikozervikovaginal N82.1
– vestibulär, bei Fehlbildung, anorektal, nicht-syndromal Q43.9 Q52.2
– Vulva N82.88
– vulvorektal N82.4
–– kongenital Q52.7
– Warzenfortsatz H70.1
– zäkal K63.2
– zäkosigmoidal K63.2
– Zäkum K63.2
– Zahn K04.6
– zerebrospinal G96.0 ►

Fistel L98.8 *(Forts.)*
– zervikoaurikulär Q18.1
– zervikosigmoidal N82.4
– zwischen
–– Vagina und Ersatzharnblase N82.81
–– Vagina und Pouch als Rektumersatz N82.80
Fisteleiterung L98.8
Fistelgang, bei Abszess, Zahn K04.6
Fistelnd, Abszess L02.9
Fistula L98.8
– biliaris K82.3
– cholecystocolica K82.3
– cholecystoenterica K82.3
– cholecystogastrica K82.3
– cholecystointestinalis K82.3
– enterovesicalis N32.1
– lacrimalis H04.6
– mamillaris N61
– splenocolica D73.8
– stercoralis K63.2
– umbilicalis Q82.8
Fitz-Hugh-Curtis-Syndrom A54.8† K67.1*
– durch Chlamydien A74.8† K67.0*
– gonorrhoisch A54.8† K67.1*
Fixation
– abnorm, bei Lageanomalie, Darm, kongenital Q43.3
– Darm, Anomalie Q43.3
– innere, orthopädisch
–– Entzündung a.n.k. T84.6
–– Infektion a.n.k. T84.6
– Larynx J38.7
– Stapes H74.3
–– und Oligodontie, bei Spalte, Gaumen Q87.8
– Stimmband J38.3
Fixationsgerät, orthopädisch, inneres, mit Komplikation T84.9
Fixiert
– Rundrücken M40.29
– Senkfuß M21.4
– Subaortenstenose Q24.4
–– membranös, diskret Q24.4
Fixierung, Zuggurtungs-, Wechsel Z47.8
Fixierungsvorrichtung
– äußere
–– Kontrolle Z47.8
–– Wechsel Z47.8
– innere
–– Entfernung Z47.0
–– Kontrolle Z47.0
–– Wechsel Z47.0
– Wechsel Z47.8
FKRP [Fukutin-related Protein], Mangel, mit Muskeldystrophie, Gliedergürtel G71.0
Flach
– Azetabulum M24.85
– Becken
–– angeboren Q74.2
–– erworben M95.5
–– mit Missverhältnis, fetopelvin O33.0
––– mit Hindernis, Geburt O65.0 ►

Flach *(Forts.)*
– Brustwarze N64.5
– gedrückt, Gesicht Q67.1
– Rücken M40.39
–– angeboren Q76.4
– Skoliose M41.99
–– BWS M41.94
––– linkskonvex M41.94
––– rechtskonvex M41.94
––– und LWS
–––– linkskonvex M41.95
–––– rechtskonvex M41.95
–– LWS
––– linkskonvex M41.96
––– rechtskonvex M41.96
– Thorax Q76.8
Flachsarbeiterkrankheit J66.1
Flagellaten
– Diarrhoe A07.9
– Infektion, Darm A07.9
Flaitz-Syndrom, Atkin- Q87.8
Flajani-Krankheit E05.0
Flammeninhalation T27.3
Flanke
– Karzinom C76.7
– Melanom, maligne C43.5
– Melanoma in situ D03.5
– Nävus D22.5
– Prellung S30.1
– Schmerzen R10.4
– Tumor D48.7
– Verätzung T21.43
–– 1. Grades T21.53
–– 2. Grades T21.63
–– 3. Grades T21.73
–– Grad
––– 2a T21.63
––– 2b T21.93
– Verbrennung T21.03
–– 1. Grades T21.13
–– 2. Grades T21.23
–– 3. Grades T21.33
–– Grad
––– 2a T21.23
––– 2b T21.83
– Verletzung, oberflächlich S30.9
– Wunde, offen S31.1
Flankenschmerz-Hämaturie-Syndrom N39.81
Flare-Phänomen, durch Strahlentherapie T88.7
Flatau-Schilder-Krankheit G37.0
Flattern
– Herz I49.8
– Kammer I49.0
– Vorhof I48.9
–– atypisch I48.4
–– chronisch I48.9
–– mit Tachyarrhythmia absoluta, paroxysmal I48.9
–– neonatal, idiopathisch P29.1
–– paroxysmal I48.9 ►
Flattern *(Forts.)*
~ Vorhof I48.9 *(Forts.)*
–– Typ
––– I I48.3
––– II I48.4
–– typisch I48.3
Flatulenz R14
– psychogen F45.32
Flatus vaginalis N89.8
Flavoprotein, Mangel, mit Störung, Elektronentransport E71.3
Flavoprotein-Ubiquinon-Oxidoreduktase, Mangel, mit Störung, Elektronentransport E71.3
Flechte B36.9
– Bart- L73.8
– Bläschen- B00.1
–– fieberhaft B00.1
– Eiter- L01.0
– Feinknötchen- L43.9
– Fuß B35.3
–– mykotisch B35.3
– Grind- L01.0
– Hand B35.2
– Kleienpilz- B36.0
– Knötchen- L43.9
– Kopf B35.0
– Malabar- B35.5
– perioral B35.0
– Schuppen- L40.9
– Wäscher-, indisch B35.6
Fleck, blind, vergrößert H53.4
– Gesichtsfeld H53.4
Flecken
– Bitot-
–– bei Xerosis conjunctivae H11.1
–– beim Kleinkind E50.1
– Blut-, Hornhaut H18.0
– Café-au-lait- L81.3
– Fuchs- H44.2
– Glaukom- H26.2
–– subkapsulär, bei Katarakt H26.2
– Haut
–– atrophisch L90.8
–– uncharakteristisch R23.8
– Hyalin-
–– senil, Sklera H15.8
–– Sklera H15.8
– Koplik- B05.9
– Mittendorf- Q14.0
– Portwein-, familiär, multipel Q82.5
– Portwein- [Naevus flammeus] Q82.5
– weiß, Zahnschädigung K02.0
– Zahn, opak K02.0
– Zahnschmelz K00.3
Fleckfieber A75.9
– Busch- A75.3
– durch
–– Flöhe A75.2
–– Läuse A75.0
––– epidemisch A75.0
–––– mit Myokarditis A75.0† I41.0* ►

Fleckfieber A75.9 *(Forts.)*
~ durch *(Forts.)*
–– Milben A75.3
–– Rickettsia
––– australis A77.3
––– conori A77.1
––– mooseri A75.2
––– orientalis A75.3
––– rickettsii A77.0
––– sibirica A77.2
––– tsutsugamushi A75.3
––– typhi A75.2
– endemisch A75.0
– epidemisch A75.0
–– durch Rickettsia prowazeki A75.0
– klassisch A75.0
– mit
–– Meningitis, zerebrospinal A75.9† G01*
–– Myokarditis a.n.k. A75.9† I41.0*
– Mittelmeer A77.1
– murin A75.2
– Pocken- A79.1
– Ratten- A75.2
– rekrudeszent A75.1
– Spätrezidiv A75.1
– tropisch A75.3
– Überschwemmungs- A75.3
– zerebral A75.9† G94.8*
Fleckförmig, Dystrophie, Hornhaut H18.5
Fleckig, Verdichtung, Knochen M85.89
Flecktyphus A75.9
Fleisch
– Kontaktdermatitis L25.4
–– allergisch L23.6
–– toxisch L24.6
– schlecht, Vergiftung T62.9
– trichinös, Vergiftung B75
– Vergiftung, bakteriell A05.9
– verspeist, Dermatitis L27.2
Fleischgeschwulst D21.9
Fleischmole O02.0
Fleischner-Krankheit M92.3
Flexibilitas cerea, bei Schizophrenie F20.2
Flexion
– Gelenk, anomal a.n.k. Q74.9
– Hüfte, anomal Q65.8
– Oberschenkel, anomal Q65.8
– Uterus N85.4
Flexionsblockierung
– BWS-Bereich M99.82
– L5/S1 M99.83
– LWS-Bereich M99.83
Flexionsdeformität M21.29
– angeboren a.n.k. Q68.8
– Hüfte, erworben M21.25
– Hüftgelenk, angeboren Q65.8
– Oberschenkel, erworben M21.25
Flexionskontraktur
– Amputationsstumpf T87.6
– Gelenk M24.59
Flexner-Bakterien, Infektion A03.1
Flexner-Diarrhoe A03.1
Flexner-Dysenterie A03.1
Flexur
– links, Karzinom, Kolon C18.5
– Sigma
–– Achsendrehung K56.2
–– Anomalie Q43.9
Flexura coli sigmoidea
– Spasmus K58.8
–– psychogen F45.32
– Striktur K56.6
Fliegend, Hitze N95.1
Fliegenmadenkrankheit B87.9
Fliegerkrankheit T70.2
Fliegerohr T70.0
Fliegersinusitis T70.1
Fließschnupfen
– allergisch J30.4
– durch Pollen J30.1
– reflektorisch J30.4
– vasomotorisch J30.0
Flimmerarrhythmie I48.9
– Vorhof I48.9
Flimmern
– Auge H53.1
– Herz I49.0
– Herzkammer I49.0
– Vorhof I48.9
–– chronisch I48.2
–– familiär I48.9
–– intermittierend I48.0
–– mit
––– Arrhythmie, absolut I48.9
––– Tachyarrhythmia absoluta, paroxysmal I48.0
––– Tachyarrhythmie I48.9
–– paroxysmal I48.0
–– permanent I48.2
–– persistierend I48.1
–– syphilitisch A52.0† I52.0*
Flimmerskotom H53.1
Flint-Geräusch I35.1
– Austin- I35.1
Floater, Glaskörper H43.3
Floating-Betalipoproteinämie E78.2
Floating-Harbor-Syndrom Q87.8
Flöhe
– Brill-Krankheit A75.2
– Fleckfieber A75.2
–– mexikanisch A75.2
– Typhus exanthematicus A75.2
Flohbiss T14.03
Floppy-Infant-Syndrom P94.2
– unspezifisch P94.2
Floppy-Iris-Syndrom T81.8
Floppy-Valve-Syndrom I34.1
Flora
– bakteriell, gemischt, Infektion a.n.k. A49.8
– Vagina, gestört N89.9
Florid
– Dysplasie, Oberkieferknochen D16.42 ►

Florid *(Forts.)*
– Frühsyphilis, konnatal A50.0
– Rachitis E55.0
– Spätsyphilis, mit Leukoderm A52.7† L99.8*
– Syphilis
–– konnatal, Spätstadium A50.5
–– Zentralnervensystem A52.1
Floride, Dysplasie, ossär D16.42
Flossenhand Q68.1
Flottierend, Hoden Q55.2
Flüchtig
– Hypertonie, bei Schwangerschaft O13
– Lösungsmittel
–– Gebrauch
––– mit Abhängigkeitssyndrom F18.2
––– schädlich F18.1
–– Rausch, akut F18.0
–– Vergiftung, akut, im Sinne eines Rausches F18.0
– Wehen O62.2
–– mit Schädigung, Fetus/Neugeborenes P03.6
Flüchtlinge, Untersuchung, ärztlich Z10
Flügelfell
– Auge H11.0
– Hals Q18.3
–– bei Syndrom, Turner-ähnlich Q87.1
Flüssig, Stoff
– Aspirationspneumonie a.n.k. J69.8
– Inhalationspneumonitis a.n.k. J69.8
Flüssigkeit
– abgekapselt, Lunge J90
– Ansammlung, Bauchhöhle R18
– Aspiration T17.9
– extrazellulär
–– Depletion E86
–– Verringerung E86
– im
–– Abdomen R18
–– Gelenk M25.49
–– Thorax J94.8
– in
–– Lunge – s.a. Ödem, Lunge J81
–– Peritonealhöhle R18
–– Pleurahöhle J94.8
– Retention R60.9
– Verlust E86
–– beim Neugeborenen P74.1
Flüssigkeitsstörung, bei Störung, Elektrolyte E87.8
Flüssigkeitsüberlastung E87.7
Flughautkrankheit Q87.1
Flugzeugkleber
– Abhängigkeit F18.2
– Schnüffeln F18.1
Fluor N89.8
– albus N89.8
– bakteriell N76.88
– cervicalis N89.8
– chronisch N89.8
– durch Trichomonas vaginalis A59.0† N77.1*
– genitalis N89.8 ►

Fluor N89.8 *(Forts.)*
– Mangel E61.8
– Milch- N89.8
– mykotisch B37.3† N77.1*
– Opazität, Zahnschmelz K00.3
– Vagina, therapieresistent N89.8
– vaginalis N89.8
Fluorchlorkohlenwasserstoffe
– Vergiftung T53.5
– Wirkung, toxisch T53.5
Fluorgas, Wirkung, toxisch T59.5
Fluoridgabe, Prophylaxe, Karies Z29.8
Fluorkohlenstoff-Polymere, Pneumonitis J68.0
Fluorose
– dental K00.3
–– chronisch K00.3
– Skelett M85.19
Fluorouracil
– Allergie T88.7
– Überempfindlichkeit T88.7
5-Fluorouracil, Vergiftung T45.1
Fluorwasserstoff, Wirkung, toxisch T59.5
Flush R23.2
Flushsyndrom E34.0
Flussfieber, japanisch A75.3
Flynn-Aird-Syndrom Q87.8
FMF [Familiäres Mittelmeer-Fieber] E85.0
FMPP [Familiäre männliche Pubertas praecox] E30.1
Foetor ex ore R19.6
Fölling-Krankheit E70.0
Fötid
– Bronchitis J41.1
– Schweiß L75.0
Fogo selvagem [Pemphigus brasiliensis] L10.3
Foix-Alajouanine-Syndrom G37.4
Foix-Heubner-Syndrom, Schilder- G37.0
Fokal
– Adhäsion, Perikard I31.88
–– postinfektiös I31.88
– Anfall
–– einfach, mit Entwicklung zu sekundär generalisiertem Anfall G40.1
–– komplex, mit Entwicklung zu sekundär generalisiertem Anfall G40.2
–– kortikal G40.1
– beginnend, Anfall, epileptisch G40.08
– Blutung, intrazerebral, traumatisch S06.33
– Chorioiditis H30.0
– Chorioretinitis H30.0
– Dysplasie
–– dermal, fazial Q82.8
––– Typ
–––– I Q82.8
–––– II Q82.8
–––– III Q82.8
–– kortikal, isoliert, Typ
––– I Q04.8
––– Ia Q04.8
––– Ib Q04.8
––– Ic Q04.8 ►

Fokal *(Forts.)*
~ Dysplasie *(Forts.)*
~~ kortikal, isoliert, Typ *(Forts.)*
––– II Q04.8
––– IIa Q04.8
––– IIb Q04.8
– Dystonie, autosomal-dominant, Typ DYT25 G24.1
– Elastose, linear L94.8
– Epilepsie G40.1
– Glomerulonephritis
–– proliferierend N05.1
–– sklerosierend N05.1
– Glomerulosklerose N05.1
–– segmental, bei Syndrom, nephrotisch, steroid-sensitiv, idiopathisch N04.1
– Hyalinose, segmental, bei Syndrom, nephrotisch, steroid-sensitiv, idiopathisch N04.1
– Hyperplasie
–– Epithel, oral K13.2
–– Leber, nodulär K76.8
– Hypoplasie, dermal Q82.8
– Infektion, Zahn K04.7
– Jackson-Epilepsie G40.1
– Keratose, palmoplantar, und gingival Q82.8
– Läsion, glomerulär, bei
–– Hämaturie
––– persistierend N02.1
––– rezidivierend N02.1
–– Proteinurie, isoliert N06.1
–– Syndrom
––– nephritisch, rapid-progressiv N01.1
––– nephrotisch N04.1
– Lupus, diskoid L93.0
– motorisch, Status epilepticus G41.8
– Muzinose L98.5
–– oral K13.7
– Myoklonie, Gesicht G51.3
– Myositis M60.89
– Nephritis
–– akut N00.1
–– chronisch N03.1
– Polymikrogyrie, einseitig Q04.3
– Retinitis H30.0
– Retinochorioiditis H30.0
– Spastizität R25.2
– Uveitis posterior H30.0
Fokaltoxikose
– Tonsille J35.8
– Zahn K04.9
Fokus, Zahn K04.9
Folat
– Malabsorption, kongenital E53.8
– Mangel E53.8
– Transportstörung, zerebral, mit neurodegenerativem Syndrom G31.88
Folgen
– Abszess
–– intrakraniell G09
–– intraspinal G09 ►

Folgen *(Forts.)*
– Amputation
–– Gesicht, traumatisch T90.8
–– Kopfteil, traumatisch T90.8
–– Rumpf, traumatisch T91.8
–– traumatisch T94.1
––– Extremität
–––– obere T92.6
–––– untere T93.6
– Apoplexia cerebri I69.4
– Blutung
–– intrakraniell, nichttraumatisch a.n.k. I69.2
–– intrazerebral I69.1
–– subarachnoidal I69.0
–– subdural
––– nichttraumatisch I69.2
––– traumatisch T90.5
– Contusio bulbi T90.4
– Dislokation T94.1
–– Becken T91.8
–– Extremität
––– obere T92.3
––– untere T93.3
–– Hals T91.8
–– Kiefer T90.8
–– Körperregion, multipel T94.0
–– Lumbosakralgegend T91.8
–– Rumpf T91.8
–– Thorax T91.8
– Energie- und Eiweißmangelernährung E64.0
– Enzephalitis G09
–– durch Virus B94.1
– Enzephalomyelitis G09
– Erfrierung T95.9
–– Auge T95.8
–– Extremität
––– obere T95.2
––– untere T95.3
–– Gesicht T95.0
–– Hals T95.0
–– Körperregion, multipel T95.8
–– Kopf T95.0
–– Rumpf T95.1
– Fettembolie, traumatisch T98.2
– Fraktur T94.1
–– Arm T92.1
–– Becken T91.2
–– Bein T93.2
–– Daumen T92.2
–– Femur T93.1
–– Finger T92.2
–– Fuß T93.2
–– Gesichtsknochen T90.2
–– in Höhe
––– Hand T92.2
––– Handgelenk T92.2
–– Körperregion, multipel T94.0
–– Oberschenkel T93.1
–– Schädel T90.2
––– mit Verletzung, intrakraniell T90.2
–– Schulter T92.1 ►

Folgen *(Forts.)*
~ Fraktur T94.1 *(Forts.)*
-- Thorax T91.2
-- Unterschenkel T93.2
-- Wirbelsäule T91.1
- Fremdkörper, in Atemwegen T98.0
- Hepatitis, viral B94.2
- Infarkt, Gehirn I69.3
- Infektion
-- intrakraniell, pyogen G09
-- intraspinal, pyogen G09
- Komplikationen
-- im Wochenbett O94
-- während
--- Geburt O94
--- Schwangerschaft O94
- Krankheit
-- infektiös a.n.k. B94.9
-- parasitär a.n.k. B94.9
-- zerebrovaskulär a.n.k. I69.8
- Luftembolie, traumatisch T98.2
- Luxation, Extremität
-- obere T92.3
-- untere T93.3
- Mangel
-- Kalzium E64.8
-- Niazin E64.8
-- Selen E64.8
-- Thiamin E64.8
-- Vitamin a.n.k. E64.8
--- A E64.1
--- B E64.8
--- C E64.2
- Mangelzustand, alimentär E64.9
- Meningitis, bakteriell G09
- Myelitis G09
- nach Behandlung, mit immunsuppressiven Medikamenten T98.3
- Perforation, Bulbus T90.4
- Poliomyelitis B91
- postoperativ, Amputation a.n.k. T98.3
- Prellung T94.1
-- Extremität
--- obere T92.8
--- untere T93.8
-- Gesicht T90.0
-- Hals T91.0
-- Körperregion, multipel T94.0
-- Kopf T90.0
-- Rumpf T91.0
- Rachitis E64.3
- Reanimation T98.3
- Schaden, durch Strahlung T98.1
- Schlaganfall a.n.k. I69.4
- Trachom B94.0
- Tuberkulose B90.9
-- Atmungsorgane B90.9
- Überernährung E68
- Verätzung T95.9
-- Auge T95.8 ►

Folgen *(Forts.)*
~ Verätzung T95.9 *(Forts.)*
-- Extremität
--- obere T95.2
--- untere T95.3
-- Gesicht T95.0
-- Hals T95.0
-- Körperregion, multipel T95.8
-- Kopf T95.0
-- Rumpf T95.1
- Verbrennung T95.9
-- Auge T95.8
-- Extremität
--- obere T95.2
--- untere T95.3
-- Gesicht T95.0
-- Hals T95.0
-- Körperregion, multipel T95.8
-- Kopf T95.0
-- Rumpf T95.1
- Vergiftung, durch
-- Alkohol T97
-- Kohlenmonoxid T97
- Verletzung a.n.k. T94.1
-- Auge T90.4
-- Beckenorgane T91.5
-- Blutgefäß T94.1
--- Abdomen T91.8
--- Becken T91.8
--- Extremität
---- obere T92.8
---- untere T93.8
--- Hals T91.8
--- Kopf T90.8
--- Thorax T91.8
-- Extremität
--- obere T92.9
--- untere T93.9
-- Gehirn T90.5
-- Gesicht, oberflächlich T90.0
-- Hals T91.9
--- oberflächlich T91.0
-- Hirnnerv T90.3
-- intrakraniell T90.5
-- Körperregion, multipel T94.0
-- Kopf T90.9
--- oberflächlich T90.0
-- Lid T90.4
-- Muskel T94.1
--- Gesicht T90.8
--- Hals T91.8
--- Körperregion, multipel T94.0
--- Kopf T90.8
--- Rumpf T91.8
--- Sehne, Extremität
---- obere T92.5
---- untere T93.5
-- Nerv a.n.k. T94.1
--- Extremität
---- obere T92.4
---- untere T93.4 ►

Folgen *(Forts.)*
~ Verletzung a.n.k. T94.1 *(Forts.)*
~~ Nerv a.n.k. T94.1 *(Forts.)*
––– Hals T91.8
––– Körperregion, multipel T94.0
––– Rumpf T91.8
–– oberflächlich T94.1
––– Extremität
–––– obere T92.8
–––– untere T93.8
––– Körperregion, multipel T94.0
–– Orbita T90.4
–– Organ
––– inneres T91.9
––– intraabdominal T91.5
––– intrathorakal T91.4
–– Rückenmark T91.3
–– Rumpf T91.9
––– oberflächlich T91.0
–– Sehne T94.1
––– Gesicht T90.8
––– Hals T91.8
––– Körperregion, multipel T94.0
––– Kopf T90.8
––– Rumpf T91.8
–– Spinalnervenplexus T91.8
–– Spinalnervenwurzel T91.8
–– Wirbelsäule, spinal T91.8
– Verstauchung T94.1
–– Extremität
––– obere T92.3
––– untere T93.3
–– Hals T91.8
–– Kiefer T90.8
–– Körperregion, multipel T94.0
–– Rumpf T91.8
– Wunde, offen T94.1
–– Auge T90.4
–– Extremität
––– obere T92.0
––– untere T93.0
–– Gesicht T90.1
–– Hals T91.0
–– Körperregion, multipel T94.0
–– Kopf T90.1
–– Orbita T90.4
–– Rumpf T91.0
– Wundinfektion, posttraumatisch T98.2
– Zerquetschung T94.1
–– Extremität
––– obere T92.6
––– untere T93.6
–– Gesicht T90.8
–– Hals T91.8
–– Körperregion, multipel T94.0
–– Kopf T90.8
–– Rumpf T91.8
– Zerrung T94.1
–– Extremität
––– obere T92.3
––– untere T93.3 ►

Folgen *(Forts.)*
~ Zerrung T94.1 *(Forts.)*
–– Hals T91.8
–– Kiefer T90.8
–– Körperregion, multipel T94.0
–– Rumpf T91.8
Folgeschäden, multipel, bei
– Typ-1-Diabetes mellitus E10.72
– Typ-2-Diabetes mellitus E11.72
Folgezustand
– Lepra B92
– Tuberkulose B90.9
–– Atmungsorgane B90.9
–– Harn- und Geschlechtsorgane B90.1
–– Knochen und Gelenke B90.2
–– Urogenitalsystem B90.1
–– Zentralnervensystem B90.0
Folie à deux F24
Folinsäure-abhängig
– Anfall G40.3
– Krampf G40.3
Folliculitis L73.9
– abscedens et suffodiens L66.3
– barbae L73.8
– capitis L73.8
– decalvans L66.2
–– Quinquaud L66.2
– et Perifolliculitis capitis abscedens et suffodiens (Hoffmann) L66.3
– sclerotisans nuchae L73.0
– simplex L73.8
– staphylogenes superficialis L73.8
– superficialis L01.0
– ulerythematosa reticulata L66.4
– vulvae N76.4
Folliculoma lipidique
– bei der Frau D27
– beim Mann D29.2
Follikel
– Graaf-, Zyste N83.0
– Naboth- N88.8
–– Zyste, rupturiert N88.8
– Persistenz N94.8
Follikelstimulierendes Hormon, Test Z31.4
Follikelzentrumslymphom
– diffus C82.5
– kutan C82.6
– primär kutan C82.6
Follikelzyste
– hämorrhagisch N83.0
– Ovar N83.0
Follikulär
– Adenokarzinom
–– gut differenzierter Typ C73
–– mäßig differenzierter Typ C73
–– Schilddrüse C73
–– trabekulärer Typ C73
– Adenom D34
– Dermatitis L30.8
– Entzündung, Pharynx J31.2
– Germinoblastom C82.9 ►

F

Follikulär *(Forts.)*
– Karzinom
–– gut differenzierter Typ C73
–– mäßig differenzierter Typ C73
–– Schilddrüse C73
––– familiär C73
–– trabekulärer Typ C73
– Katarrh H10.8
– Lichen planus L66.1
– Lymphom C82.9
–– gekerbt C82.9
––– gemischt klein- und großzellig C82.1
––– kleinzellig C82.0
–– gemischtzellig C82.1
–– Grad
––– 1 C82.0
––– 2 C82.1
––– 3 C82.2
––– 3a C82.3
––– 3b C82.4
–– großzellig C82.2
––– gekerbt C82.2
–– histiozytär C82.2
–– mit diffuser Ausbreitung C82.9
–– ohne diffuse Ausbreitung C82.9
–– Typ, sonstige C82.7
–– ungekerbt C82.2
–– zentroblastisch C82.2
–– zentroblastisch-zentrozytisch C82.9
– Lymphosarkom C82.9
–– Mischzelltyp C82.1
– Mykose B35.9
– Non-Hodgkin-Lymphom C82.9
–– gekerbt
––– gemischt klein- und großzellig C82.1
––– kleinzellig C82.9
–– großzellig C82.2
–– mit diffusen Bezirken C82.9
–– ohne diffuse Bezirke C82.9
– Pankreatocholangitis K83.09 K85.90
– Pharyngitis, chronisch J31.2
– Retikulolymphosarkom C82.1
– Stomatitis K12.1
– Zellen, dendritisch, Sarkom C96.4
– Zyste
–– atretisch N83.0
–– Haut L72.9
–– odontogen K09.0
–– Ovar N83.0
Follikulitis L73.9
– gonorrhoisch A54.8
–– akut A54.8
–– chronisch A54.8
– keloidal L73.0
– Lidrand H01.0
– Naseneingang L73.8
– parasitär L73.8
– pustulös L01.0
– Zilien H00.0
Follikuloid, Adenom, Ovar D27
Follikulom D39.1
– maligne C56
– Tricho- D23.9
Follikulotrop, Mycosis fungoides C84.0
Folsäure, Mangel E53.8
– in der Schwangerschaft O26.88
– mit Anämie D52.9
–– alimentär D52.0
–– arzneimittelinduziert D52.1
Folterung, Opfer a.n.k. Z65
Fong-Syndrom, You-Hoover- Q87.8
Fontanelle
– Ossifikation, vorzeitig Q75.0
– Ruptur P13.1
FOP [Fibrodysplasia ossificans progressiva] M61.19
Foramen
– Hufeisen- H33.3
–– Retina H33.3
– Makula H35.38
– multipel, bei Ablatio retinae H33.0
– Retina, mit Blutung, Glaskörper H43.1
– Rund-, Retina H33.3
Foramen interventriculare Monroi, Obstruktion
– kongenital Q03.8
– mit Spina bifida Q05.4
Foramen Luschkae, Atresie, mit Spina bifida Q05.4
Foramen Magendii
– Atresie Q03.1
–– mit Spina bifida Q05.4
– Blockade
–– erworben G91.1
–– kongenital Q03.1
––– mit Spina bifida Q05.4
Foramen magnum, Hernie G93.5
– kongenital Q01.8
Foramen ovale
– Defekt Q21.1
– offen Q21.1
– persistierend Q21.1
– Verschluss
–– mangelhaft Q21.1
–– vorzeitig Q21.88
Foramen retinae H33.3
– bei Ablatio retinae H33.0
Foramen-jugulare-Syndrom G52.7
Foramina
– Einengung
–– bei Osteochondrose, Wirbelsäule, ausgeprägt M42.99
–– HWS-Bereich M47.82
– intervertebralia
–– Stenose
––– bindegewebig M99.79
––– durch Bandscheibe M99.79
––– knöchern M99.69
–– Subluxationsstenose M99.69
– Luschkae, Atresie Q03.1
– parietalia Q75.8
–– permagna Q75.8 ►

Foramina *(Forts.)*
~ parietalia Q75.8 *(Forts.)*
-- vergrößert Q75.8
Forbes-Albright-Syndrom E22.1
Forbes-Hers-Syndrom E74.0
Forbes-Krankheit, Cori- E74.0
Forbes-Syndrom E74.0
Forciert, Geburt, mit Schädigung, Fetus/Neugeborenes a.n.k. P03.8
Fordyce-Krankheit Q38.6
– Fox- L75.2
Forestier-Ott-Krankheit M48.19
Form
– Abweichung
-- Plazenta, bei Schwangerschaft O43.1
-- Zahn K00.2
– Anomalie, Kornea Q13.4
– aurikulär, Tachykardie, paroxysmal – s.a. Bouveret-Hoffmann-Syndrom I47.9
– hypomanisch, Reaktion, manisch-depressiv F31.8
– Katarakt-, kombiniert H25.8
– manisch, Reaktion, manisch-depressiv F31.8
– Zahn, Abnormität K00.2
Formaldehyd
– Allergie T78.4
– Überempfindlichkeit T78.4
– Wirkung, toxisch T59.2
Formimidoyltransferase-Cyclodeaminase, Mangel E70.8
Formiminoglutaminsäure-Krankheit E70.8
Forney-Robinson-Pascoe-Syndrom Q87.8
Fornix
– Ruptur, nichttraumatisch N28.80
– vaginae, Stenose N89.5
Forsius-Eriksson-Syndrom H35.5
Forssell-Syndrom D75.1
Forssmann-Lehmann-Syndrom, Börjeson- Q87.8
Forster-McCarthy-Berry-Syndrom, Hyde- Q87.0
Fort-Bragg-Fever A27.8
Fortbestehen, Schwangerschaft, nach
– Fehlgeburt eines oder mehrerer Feten O31.1
– intrauterinem Absterben eines oder mehrerer Feten O31.2
Fortbestehend, Gonarthrose, trotz Operation M17.9
FOSMN [Fazial beginnende sensorische und motorische Neuropathie]-Syndrom G60.0
Fossa canina, Abszess K04.7
Fossa cranii anterior, Fraktur S02.1
Fossa cranii media, Fraktur S02.1
Fossa cranii posterior
– Blutung
-- beim Fetus/Neugeborenen P52.6
-- nichttraumatisch I61.8
– Fraktur S02.1
Fossa ischioanalis, Abszess K61.3
Fossa ischiorectalis, Abszess K61.3
Fossa supraclavicularis
– Abszess L02.4
– Verletzung a.n.k. S19.9
-- oberflächlich S10.80
Fossulae tonsillares, Schädigung J35.9
Foster-Kennedy-Syndrom H47.0
Fothergill-Syndrom [Trigeminusneuralgie] G50.0
Fountain-Syndrom Q87.8
Fournier-Gangrän
– bei der Frau N76.80
– beim Mann N49.80
Fovea
– centralis retinae
-- Anomalie Q14.1
-- Aplasie Q14.1
– Hypoplasie
-- isoliert Q14.1
-- mit Katarakt, präsenil H35.8† H28.2*
Fovea-Dystrophie, Sorsby-, pseudoinflammatorisch H35.5
Foville-Syndrom I67.88† G46.3*
Fowler-Syndrom Q87.8
Fowler-Vaskulopathie Q87.8
Fox-Fordyce-Krankheit L75.2
Fragil, X-Chromosom Q99.2
Fragiles-X-Syndrom Q99.2
Fragilität, Kapillaren, kongenital D69.88
Fragilitas
– crinium L67.8
– ossium Q78.0
-- hereditaria Q78.0
Fragment, Retina, ohne Ablösung, Retina H33.3
Fragmentarisch, Myoklonus, exzessiv G25.3
Frailty R54
Frailty-Syndrom R54
Fraktur T14.20
– Abduktions- T14.20
– Abscher-, vertikal [Vertical shear fracture] S32.7
– Absprengungs- T14.20
– Adduktions- T14.20
– Akromion S42.12
– Alveolarfortsatz S02.8
– Amboss S02.1
– Arm T10.0
-- Folgen T92.1
-- geschlossen T10.0
-- offen T10.1
– Astragalus S92.1
– Atlas S12.0
– Atlasbogen S12.0
– Außenknöchel S82.6
– Axis S12.1
– Azetabulum S32.4
– Backenknochen S02.4
– Barton- S52.52
– Becken S32.89
-- Folgen T91.2
-- komplex S32.7
-- offen S32.89 S31.87! ►

Fraktur T14.20 *(Forts.)*
~ Becken S32.89 *(Forts.)*
-- und Lendenwirbelsäule, multipel S32.7
- Beckenknochen, multipel S32.7
- Beckenring S32.7
- bei
-- Neubildung a.n.k. D48.0† M90.79*
-- Osteoporose M80.99
--- X-chromosomal M80.59
- Bein
-- Folgen T93.2
-- geschlossen T12.0
-- offen T12.1
- Bennett- S62.21
- Berstungs-, Schädel S02.9
- bimalleolar S82.81
- Blow-out- S02.3
-- mit Störung, Motilität, mechanisch Auge H50.6
- Bogenwurzel-
-- Axis, doppelseitig S12.1
-- Halswirbelkörper S12.9
- Brustwirbel S22.00
-- mit Schädigung, Rückenmark S22.00 S24.10
-- T1 S22.01
-- T2 S22.01
-- T3 S22.02
-- T4 S22.02
-- T5 S22.03
-- T6 S22.03
-- T7 S22.04
-- T8 S22.04
-- T9 S22.05
-- T10 S22.05
-- T11 S22.06
-- T12 S22.06
- Brustwirbelsäule, multipel S22.1
- Caput
-- femoris S72.08
-- ulnae S52.8
- Cartilagines tracheales S12.8
- Cartilago cricoidea S12.8
- Cavitas glenoidalis scapulae S42.14
- Colles- S52.51
- Collum
-- anatomicum humeri S42.23
-- chirurgicum humeri S42.22
-- radii S52.12
- Condylus
-- lateralis tibiae, mit Fraktur, Fibula S82.11
-- medialis tibiae, mit Fraktur, Fibula S82.11
- Corpus sterni S22.22
- Darmbein S32.3
- Daumen S62.50
-- Folgen T92.2
-- Phalanx
--- distal S62.52
--- proximal S62.51
- Dens, Halswirbel 2. S12.1
- Deutschländer- S92.3
- disloziert T14.20 ►

Fraktur T14.20 *(Forts.)*
- Dornfortsatz
-- lumbosakral S32.00
-- thorakal S22.00
-- zervikal S12.9
- Dupuytren- S82.81
-- Fibula S82.81
-- Knöchel S82.81
-- offen S82.81 S81.87!
- durch Osteoporose, durch Inaktivität M80.29
- Elle S52.20
- Ellenbogen S52.00
-- suprakondylär S42.41
- Eminentia intercondylaris, Tibia S82.18
- Epicondylus
-- lateralis humeri S42.42
-- medialis humeri S42.43
- Erbsenbein S62.13
- Ermüdungs- M84.39
-- Wirbel M48.49
- Extremität T14.20
-- obere T10.0
--- beide T02.40
--- multipel a.n.k. T02.20
-- untere T12.0
--- beide T02.50
- Felsenbein S02.1
- Femur S72.9
-- basizervikal S72.05
-- distal S72.40
--- interkondylär S72.44
--- suprakondylär S72.43
-- durch Geburtsverletzung P13.2
-- Folgen T93.1
-- intertrochantär S72.11
-- intratrochantär S72.10
-- kondylär S72.41
-- multipel S72.7
-- pertrochantär S72.10
-- subtrochantär S72.2
--- disloziert S72.2
-- transtrochantär S72.10
-- transzervikal S72.04
- Femurepikondylus S72.41
- Femurepiphyse
-- obere S72.02
-- untere S72.42
- Femurepiphysenkopf S72.02
- Femurhals S72.00
- Femurkondylus S72.41
- Femurkopf S72.08
- Femurschaft S72.3
- Fersenbein S92.0
- Fibula S82.40
-- bei Fraktur
--- Condylus
---- lateralis tibiae S82.11
---- medialis tibiae S82.11
--- Tibia
---- distal S82.31
---- proximal S82.11 ►

Fraktur T14.20 *(Forts.)*
~ Fibula S82.40 *(Forts.)*
~~ bei Fraktur *(Forts.)*
––– Tibiaschaft S82.21
––– Tuberositas tibiae S82.11
–– mit
––– Beteiligung
–––– Knöchel S82.6
–––– Sprunggelenk, oberes S82.6
––– Fraktur, Tibia S82.21
–– multipel S82.49
– Fibulaköpfchen S82.41
– Fibulaschaft, isoliert S82.42
– Finger S62.60
–– Folgen T92.2
–– multipel S62.7
–– und Fraktur, Mittelhand S62.8
– Fingerglied S62.60
– Folgen T94.1
–– in Höhe
––– Hand T92.2
––– Handgelenk T92.2
– Fossa cranii anterior S02.1
– Fossa cranii media S02.1
– Fossa cranii posterior S02.1
– Fuß S92.9
–– Folgen T93.2
–– multipel S92.7
–– offen S92.9 S91.87!
– Fußwurzel S92.20
– Fußwurzelknochen S92.20
– Galeazzi- S52.31
– Gaumen S02.8
– Gehörgang, knöchern S02.1
– Gelenk T14.20
– Gelenkfortsatz, Humerus S42.44
– Gelenkpfanne, Schulter S42.14
– geschlossen T14.20
–– verschoben T14.20
– Gesichtsknochen S02.9
–– Folgen T90.2
–– mit Fraktur, Schädelknochen S02.7
––– multipel S02.7
–– multipel S02.7
– Griffelfortsatz, Ulna S52.8
– Großzehe S92.4
– Grünholz- T14.20
–– Radius S52.30
–– Unterarm S52.9
– Hakenbein S62.17
– Hals S12.9
–– multipel S12.7
–– offen S12.9 S11.87!
– Halswirbel S12.9
–– 1. S12.0
–– 2. S12.1
–– 3. S12.21
–– 4. S12.22
–– 5. S12.23
–– 6. S12.24
–– 7. S12.25 ►

Fraktur T14.20 *(Forts.)*
~ Halswirbel S12.9 *(Forts.)*
–– mit Schädigung, Rückenmark S12.9 S14.10
– Halswirbelkörper S12.9
– Halswirbelsäule, multipel S12.7
– Hand S62.8
–– multipel S62.8
–– offen S62.8 S61.87!
– Handgelenk S62.8
–– offen S62.8 S61.87!
– Handwurzelknochen a.n.k. S62.10
– Heilung
–– in Fehlstellung M84.09
–– verzögert M84.29
– Hinterhauptbein S02.1
– Hüftbein S32.3
– Hüfte S72.08
–– offen S72.08 S71.87!
– Hüftgelenkpfanne S32.4
– Hüftgelenkpfannendach S32.4
– Hüftkopf S72.08
– Hüftpfannengrund S32.4
– Humerus S42.3
–– distal S42.40
–– Epiphyse, proximal S42.21
–– Geburtsverletzung P13.3
–– mit Fraktur
––– Klavikula S42.7
––– Skapula S42.7
–– proximal, als Geburtsverletzung P13.3
–– proximales Ende S42.20
–– subkapital S42.20
–– suprakondylär S42.41
– Humerusepiphyse, distal S42.44
– Humeruskondylus S42.44
– Humeruskopf S42.21
–– mit zwei bis vier Fragmenten S42.21
– Humerusschaft S42.3
–– multipel S42.3
– HWS S12.9
– Ilium S32.3
– Impressions-
–– Deckplatte T08.0
–– Jochbein S02.4
– in der Eigenanamnese Z87.8
– Innenknöchel S82.5
– Jefferson- S12.0
– Jochbein S02.4
–– offen S02.4 S01.87!
–– und Fraktur, Oberkiefer S02.4
– Jochbogen S02.4
– Kahnbein
–– Fuß S92.21
–– Hand S62.0
– Kalkaneus S92.0
– Kalotte S02.0
– Karpalknochen a.n.k. S62.10
– Keilbein S02.1
–– Fuß S92.23
–– Handwurzel S62.12
– Kiefer S02.60 ►

Fraktur T14.20 *(Forts.)*
– Kiefergelenk S02.63
– Kiefergelenkfortsatz S02.63
– Kieferwinkel S02.65
– Klavikula S42.00
–– bei Fraktur, Humerus S42.7
–– im
––– lateralen Drittel S42.03
––– medialen Drittel S42.01
––– mittleren Drittel S42.02
–– Skapula, Humerus, multipel S42.7
– Knochen T14.20
–– bei Neubildung a.n.k. D48.0† M90.79*
–– durch Geburtsverletzung P13.9
–– nach Einsetzen
––– Gelenkprothese M96.6
––– Implantat, orthopädisch M96.6
––– Knochenplatte M96.6
–– pathologisch M84.49
– Knöchel S82.88
– Körperregion, multipel, Folgen T94.0
– Kollum
–– Fibula S82.41
–– (Processus condylaris mandibulae) S02.61
– Kompressions- T14.20
–– Lendenwirbel S32.00
–– Wirbelkörper T08.0
– Kopf, multipel S02.7
–– mit Beteiligung anderer Körperregionen T02.80
– Kreuzbein S32.1
–– bei Fraktur, Lendenwirbelsäule S32.82
–– mit Schädigung, Rückenmark S32.1 S34.18
– Kronenfortsatz, Ulna S52.02
– Labyrinth, knöchern S02.1
– Längs-, Felsenbein S02.1
– Larynx S12.8
– Le-Fort-I- S02.4
–– Oberkiefer S02.4
– Le-Fort-II- S02.4
–– Oberkiefer S02.4
– Le-Fort-III- S02.4
–– Oberkiefer S02.4
– Lendenwirbel S32.00
–– L1 S32.01
–– L2 S32.02
–– L3 S32.03
–– L4 S32.04
–– L5 S32.05
–– mit Schädigung, Rückenmark S32.00 S34.18
–– multipel S32.7
– Lendenwirbelsäule
–– mit Fraktur, Kreuzbein S32.82
–– offen S32.00 S31.87!
– Lumbosakralwirbel S32.00
– Luxations-
–– Schulter S42.9
–– Sprunggelenk S82.88
– Maisonneuve-, Unterschenkel S82.7
– Malgaigne-Beckenring- S32.7 ►

Fraktur T14.20 *(Forts.)*
– Malleolus S82.88
–– lateralis fibulae S82.6
–– medialis tibiae S82.5
– Manubrium sterni S22.21
– Marsch- M84.39
– Metakarpale V S62.30
– Metakarpalknochen S62.30
–– erster S62.20
–– multipel S62.4
– metastatisch C79.5† M90.79*
– Metatarsale S92.3
–– offen S92.3 S91.87!
– mit Dislokation T14.20
– Mittelfingerendglied S62.63
– Mittelfuß S92.3
– Mittelgesicht S02.7
–– multipel S02.7
– Mittelhand, und Fraktur, Finger S62.8
– Mittelhandknochen S62.30
–– erster S62.20
––– Kollum S62.23
––– Kopf S62.24
––– Schaft S62.22
–– multipel S62.4
– Mondbein, Handgelenk S62.11
– Monteggia-Luxations- S52.21
– multipel
–– Extremität
––– obere
–––– Thorax, und
––––– Becken T02.70
––––– Lumbosakralgegend T02.70
–––– und Extremität, untere T02.60
––– untere a.n.k. T02.30
–––– Thorax, und
––––– Becken T02.70
––––– Lumbosakralgegend T02.70
–– Hals, und Kopf T02.00
–– Thorax, und
––– Becken T02.10
––– Lumbosakralgegend T02.10
– Nase S02.2
– Nasenbein S02.2
–– geschlossen S02.2
–– offen S02.2 S01.87!
– nasoethmoidal S02.7
– Oberarm S42.3
–– distal, bikondylär S42.44
–– multipel S42.7
–– offen S42.3 S41.87!
–– proximal S42.20
– Oberarmkopf S42.21
– Oberarmschaft S42.3
– Oberkiefer S02.4
–– offen S02.4 S01.87!
–– und Fraktur, Jochbein S02.4
– Oberschenkel S72.9
–– Folgen T93.1
–– offen S72.9 S71.87!
–– pertrochantär S72.10 ►

Fraktur T14.20 *(Forts.)*
– Oberschenkelhals S72.00
– Oberschenkelschaft S72.3
– offen T14.21
–– verschoben T14.21
– Olekranon S52.01
–– offen S52.01 S51.87!
– Orbita S02.8
– Orbitaboden S02.3
– Orbitadach S02.1
– Os calcis S92.0
– Os capitatum S62.16
– Os coccygis S32.2
– Os cuneiforme S92.23
– Os frontale S02.0
– Os hamatum S62.17
– Os ilium S32.3
– Os ischii S32.81
– Os lunatum S62.11
– Os naviculare manus S62.0
– Os naviculare pedis S92.21
– Os occipitale S02.1
– Os parietale S02.0
– Os pisiforme S62.13
– Os pubis S32.5
– Os sacrum S32.1
– Os scaphoideum S92.21
–– Fuß S92.0
–– Hand S62.0
– Os sphenoidale S02.1
– Os temporale S02.1
–– ausgenommen Pars squamosa S02.1
–– Pars squamosa S02.0
– Os trapezium S62.14
– Os trapezoideum S62.15
– Os triquetrum S62.12
– Os zygomaticum S02.4
– Ossa tarsi, Fuß S92.20
– panfazial S02.7
– Patella S82.0
– pathologisch M84.49
–– bei
––– Neubildung a.n.k. D48.0† M90.79*
––– Osteoporose M80.99
–––– arzneimittelinduziert M80.49
–––– durch
––––– Inaktivität M80.29
––––– Malabsorption, postoperativ M80.39
–––– idiopathisch M80.59
–––– nach Ovarektomie M80.19
–––– postmenopausal M80.09
–––– posttraumatisch M80.89
–––– senil M80.89
– Penis S39.80
– pertrochantär S72.10
– Pflugscharbein S02.2
– Phalanx
–– Fuß S92.5
–– Hand S62.60
– Pilon- S82.5
–– Tibia S82.5 ►

Fraktur T14.20 *(Forts.)*
– Pipkin- S72.08
– Processus condylaris mandibulae S02.61
– Processus coracoideus S42.13
– Processus coronoideus mandibulae S02.63
– Processus coronoideus ulnae S52.02
– Processus styloideus ulnae S52.8
– Processus xiphoideus S22.23
– Quer-, Felsenbein S02.1
– Querfortsatz
–– lumbosakral S32.00
–– thorakal S22.00
–– zervikal S12.9
– Radius S52.30
–– distal S52.50
––– mit Fraktur, Ulna S52.6
––– offen S52.50 S51.87!
–– intraartikulär S52.59
–– loco typico S52.51
–– mit Fraktur, Ulna S52.7
–– multipel a.n.k. S52.7
–– proximal S52.10
––– offen S52.10 S51.87!
–– und Ulna, Geburtsverletzung P13.3
– Radiusepiphyse
–– obere S52.10
–– untere S52.50
– Radiushals S52.12
– Radiusköpfchen S52.11
– Radiusschaft S52.30
–– offen S52.30 S51.87!
–– und Ulnaschaft S52.4
– Ramus inferior, Os pubis S32.5
– Ramus mandibulae S02.64
– Ramus superior, Os pubis S32.5
– Ring-, Schädelbasis S02.1
– Ringknorpel S12.8
– Rippe S22.32
–– erste S22.31
–– mit Thorax, instabil S22.5
–– multipel S22.40
––– mit Fraktur, Rippe, erste S22.41
– Rippenknorpel S22.32
– Rumpf
–– mit Beteiligung, Extremität T02.70
–– multipel T02.10
– Schädel S02.9
–– durch Geburtsverletzung P13.0
–– Folgen T90.2
––– mit Verletzung, intrakraniell T90.2
–– multipel S02.7
– Schädelbasis S02.1
–– multipel S02.1
– Schädeldach S02.0
– Schädelgrube
–– hintere S02.1
–– mittlere S02.1
–– vordere S02.1
– Schädelkalotte S02.0
– Schädelknochen, multipel, bei Fraktur, Gesichtsknochen S02.7 ►

Fraktur T14.20 *(Forts.)*
– Schambein S32.5
– Scharnier-, Schädelbasis S02.1
– Scheitelbein S02.0
– Schenkelhals S72.00
–– lateral S72.08
–– medial S72.01
–– pathologisch M84.45
–– subkapital S72.03
–– transzervikal S72.04
––– offen S72.04 S71.87!
–– zervikotrochantär S72.05
– Schildknorpel S12.8
– Schläfenbein S02.1
– Schulter S42.9
–– Folgen T92.1
– Schulterblatt S42.10
– Serien-, Rippe S22.40
–– mit Beteiligung von
––– 2 Rippen S22.42
––– 3 Rippen S22.43
––– 4 und mehr Rippen S22.44
– Sesambein
–– Fuß S92.4
–– Hand S62.13
– Siebbein S02.1
– Sinus ethmoidalis S02.1
– Sinus frontalis S02.1
– Sinus sphenoidalis S02.1
– Sitzbein S32.81
– Skapula S42.10
–– bei Fraktur, Humerus S42.7
–– Korpus S42.11
–– multipel S42.19
– Smith- S52.52
– Speiche S52.30
–– typisch S52.50
– Spina scapulae S42.12
– Splitter- T14.20
– spontan M84.49
– Sprungbein S92.1
– Sprunggelenk S82.88
–– bimalleolar S82.81
–– oberes S82.88
–– trimalleolar S82.82
– Steißbein S32.2
–– bei Geburt O71.6
– Sternum S22.20
–– mit Thorax, instabil S22.5
– Stirnbein S02.0
– Stirnhöhlenwand S02.0
– Stress- M84.39
–– Wirbel M48.49
– subtrochantär S72.2
– Symphysis
–– mandibulae S02.66
–– pubica S32.5
– syphilitisch A52.7† M90.29*
– Talus S92.1
– Tarsus S92.20
– Teevan- S02.0 ►

Fraktur T14.20 *(Forts.)*
– Thorakalwirbel S22.00
– Thorax
–– Folgen T91.2
–– knöchern S22.9
–– mit Beteiligung, Extremität T02.70
–– multipel S22.8
–– offen S22.9 S21.87!
– Tibia S82.28
–– distal S82.38
––– isoliert S82.38
––– mit Fraktur, Fibula S82.31
–– mit
––– Beteiligung
–––– Knöchel S82.5
–––– Sprunggelenk, oberes S82.5
––– Fraktur, Fibula S82.21
–– proximal S82.18
––– isoliert S82.18
––– mit Fraktur, Fibula S82.11
–– und Fibula, Geburtsverletzung P13.3
– Tibiaepiphyse
–– obere S82.18
–– untere S82.38
– Tibiakondylus S82.18
– Tibiakopf S82.18
–– lateral S82.18
– Tibiaplateau S82.18
– Tibiaschaft S82.28
–– isoliert S82.28
–– mit Fraktur, Fibula S82.21
– Trachea S12.8
– Trachealknorpel S12.8
– Trachealspangen, knorpelig S12.8
– transtrochantär S72.10
– trimalleolar S82.82
– Trochanter
–– major S72.10
–– minor S72.10
– Trochlea humeri S42.49
– Trümmer- T14.20
–– Hand S62.8
–– Kalkaneus S92.0
–– Kalotte S02.0
–– Mittelgesicht S02.7
–– Oberschenkel S72.9
–– Radius, distal S52.50
–– Schädel S02.7
– Tuberculum majus humeri S42.24
– Tuberculum minus S42.29
– Tuberositas tibiae S82.18
–– mit Fraktur, Fibula S82.11
– Ulna S52.20
–– distal S52.8
–– mit Fraktur, Radius S52.7
––– distal S52.6
–– multipel a.n.k. S52.7
–– proximal S52.00
– Ulnaepiphyse
–– obere S52.00
–– untere S52.8 ►

Fraktur T14.20 *(Forts.)*
– Ulnaköpfchen S52.8
– Ulnaschaft S52.20
– Unterarm S52.9
–– distal S52.8
–– komplett S52.7
–– multipel a.n.k. S52.7
–– offen S52.9 S51.87!
–– proximal S52.8
– Unterkiefer S02.60
–– geschlossen S02.60
–– Kollum (Processus condylaris mandibulae) S02.61
–– offen S02.60 S01.87!
––– doppelt S02.69 S01.87!
––– mehrfach S02.69 S01.87!
––– mit Defekt, Knochen S02.60 S01.87!
–– Pars alveolaris S02.67
–– subkondylär S02.62
– Unterkieferkörper, offen S02.68 S01.87!
– Unterschenkel S82.9
–– distal S82.38
–– Folgen T93.2
–– komplett S82.7
–– multipel S82.7
–– offen S82.9 S81.87!
– Unterschenkelschaft S82.28
– vertebral, metastatisch C79.5† M49.59*
– Vertex S02.0
– Vieleckbein
–– groß S62.14
–– klein S62.15
– Vomer S02.2
– Wadenbein S82.40
– Weber-A-, Sprunggelenk, oberes S82.6
– Weber-B-, Sprunggelenk, oberes S82.6
– Weber-C- S82.6
–– Sprunggelenk, oberes S82.6
– Winterstein- [basisnahe Querfraktur des 1. Mittelhandknochens ohne Gelenkbeteiligung] S62.21
– Wirbel T08.0
–– bei Osteoporose M80.98
–– beim Neugeborenen P11.59
–– dorsal S22.00
––– multipel S22.1
–– durch
––– Geburtsverletzung P11.59
––– Metastase C79.5† M49.59*
–– multipel T02.10
– Wirbelbogen T08.0
–– lumbosakral S32.00
–– thorakal S22.00
–– zervikal S12.9
– Wirbelsäule T08.0
–– Folgen T91.1
–– mit Schädigung, Rückenmark T08.0 T09.3
–– multipel T02.10
–– zervikal S12.9
– Würfelbein S92.22 ►

Fraktur T14.20 *(Forts.)*
– Zahn S02.5
–– pathologisch K08.81
– Zahnwurzel S02.5
– Zehe S92.5
– Zervikalwirbel S12.9
– Zungenbein S12.8
Frakturenden
– Nichtvereinigung M84.19
– Stellung, schlecht M84.09
FRAM [Familiäres retinales arterielles Makroaneurysma] H35.0 Q25.6
Frambösid, im Frühstadium, Frambösie A66.2
Frambösie A66.9
– Haut, früh A66.2
– Krabben- A66.1
– latent A66.8
– mit
–– Gummata, und Ulzera A66.4
–– Hyperkeratose A66.3
–– Knoten, gelenknah A66.7
–– Läsion
––– Gelenk A66.6† M14.89*
––– Knochen A66.6† M90.29*
–– Papillom, multipel A66.1
– Primärläsion A66.0
– Schleimhaut A66.7
– Untersuchung Z11
Franceschetti-I-Syndrom [Mandibulofaziale Missbildungskombination] Q75.4
Franceschetti-Jadassohn-Syndrom, Naegeli- Q82.4
Franceschetti-Klein-Syndrom Q75.4
Franceschetti-Zwahlen-Syndrom Q75.4
Francfort-Syndrom, Stoll-Lévy- Q87.2
Francis-Krankheit A21.9
Francisella tularensis
– Infektion A21.9
– Tracheobronchitis A21.8
Frank-ter-Haar-Syndrom Q87.8
Franklin-Krankheit C88.20
– in kompletter Remission C88.21
Franzosenkrankheit A53.9
Fraser-Syndrom Q87.0
Frasier-Syndrom N04.1
Frauenleiden N94.9
Fraumeni-Syndrom, Li- C80.9
Fredrickson, Hyperlipidämie Typ
– I E78.3
– IIa E78.0
– IIb E78.2
– III E78.2
– IV E78.1
– V E78.3
Freeman-Sheldon-Syndrom Q87.0
Frei
– flottierend, Angst F41.1
– Gelenkkörper M24.09
–– Kniegelenk M23.4
– Knorpel, Gelenk M24.09
Freiberg-Köhler-II-Krankheit M92.7

F

Freiberg-Köhler-Osteochondrose M92.7
Freilaufend, Schlafrhythmus G47.2
Freiwillig, Hunger a.n.k. F50.08
Freizeit, Mangel Z73
Fremdkörper
– alt, nach perforierender Orbitaverletzung H05.5
– Alveolarfortsatz T18.0
– amagnetisch
–– alt, intraokular
––– Bulbushinterwand H44.7
––– Glaskörper H44.7
––– Linse H44.7
––– Vorderkammer H44.7
––– Ziliarkörper H44.7
–– intraokular, alt, Iris H44.7
– Antrum Highmori T17.0
– Anus T18.5
– Appendix T18.4
– Asphyxie T17.9
–– beim Neugeborenen P24.3
– Aspiration T17.9
– Atemwege T17.9
–– Asphyxie T17.9
– Augapfel T15.8
–– mit Verletzung, perforierend S05.5
– Auge T15.9
–– äußeres a.n.k. T15.9
– Augenkammer, vordere S05.5
– Augenlid H02.8
– Augenmuskel S05.4
– Augenwinkel T15.1
– bei
–– Verletzung
––– Konjunktiva, oberflächlich T15.1
––– Kornea, oberflächlich T15.0
–– Wunde
––– okulär, offen, penetrierend S05.5
––– Orbita, penetrierend S05.4
– Bronchiolen T17.8
–– Asphyxie T17.8
– Bronchus, Asphyxie T17.5
– Cervix uteri T19.3
– Darm T18.3
– Dickdarm T18.4
– Dünndarm T18.3
– Duodenum T18.3
– Erstickung T17.9
– Gastrointestinaltrakt T18.9
– Gaumen T18.0
– Gehörgang T16
– Glaskörper
–– amagnetisch, verblieben H44.7
–– ohne Retinaaufschlag S05.5
– Harnblase T19.1
– Hauptbronchus T17.5
– Haut T14.04
–– und Unterhaut T14.04
– Hornhaut T15.0
–– oberflächlich
––– mit Rosthof T15.0
––– ohne Rosthof T15.0 ►

Fremdkörper *(Forts.)*
~ Hornhaut T15.0 *(Forts.)*
–– perforierend S05.5
–– tief, ohne Perforation T15.0
– Hypopharynx T17.2
– Ileum T18.3
– in
–– Atemwegen, Folgen T98.0
–– der Operationswunde, Granulom T81.5
– Ingestion, beim Kind T18.9
– Inhalation T17.9
– Inspiration T17.9
– intraokular S05.5
–– amagnetisch S05.5
–– magnetisch S05.5
– Iris S05.5
–– amagnetisch, verblieben H44.7
– Kieferhöhle T17.0
– Kolon T18.4
– Konjunktiva
–– oberflächlich T15.1
–– subtarsal T15.1
–– tief T15.1
– Konjunktivalsack T15.1
–– bei Prellung, Konjunktiva T15.1
– Kornea T15.0
– Larynx T17.3
–– Asphyxie T17.3
– Lid S00.24
–– alt H02.8
– Linse S05.5
–– amagnetisch, verblieben H44.7
–– Vorderkammer S05.5
– Lunge T17.8
–– Asphyxie T17.8
– Magen T18.2
– Magen-Darm-Trakt T18.9
– magnetisch, intraokular, alt
–– Augapfel H44.6
–– Bulbushinterwand H44.6
–– Glaskörper H44.6
–– Iris H44.6
–– Linse H44.6
–– Vorderkammer H44.6
–– Ziliarkörper H44.6
– Mundhöhle T18.0
– Nagel S60.84
– Nase T17.1
–– Asphyxie T17.1
– Nasenloch T17.1
– Nasennebenhöhle T17.0
–– Asphyxie T17.0
– Nasenrachenraum, Asphyxie T17.2
– Nasopharynx T17.2
– nichtmagnetisch, metallisch, verblieben, mit Heterochromie H44.7
– oberflächlich
–– am
––– Abdomen S30.84
––– Becken S30.84
–– an der Lumbosakralgegend S30.84 ►

Fremdkörper *(Forts.)*
~ oberflächlich *(Forts.)*
–– ohne Wunde, offen T14.04
– Ösophagus T18.1
– Ohr T16
– Ohrmuschel T16
– Orbita S05.4
– penetrierend
–– bei Stichwunde T14.1
–– Wunde, offen T14.1
– Penis T19.8
– Pharynx T17.2
– Punctum lacrimale T15.8
– Rachen T17.2
– Rektosigmoid T18.5
– Rektum T18.5
– residual, Granulom, Knochen M86.89
– Respirationstrakt T17.9
– Retina S05.5
– retiniert
–– Augapfel H44.7
–– Augapfelhinterwand H44.7
–– Augenkammer, vordere H44.7
–– Augenmuskel, alt H05.5
–– Corpus ciliare H44.7
–– Muskel M79.59
–– Orbita, alt H05.5
–– Weichteilgewebe M79.59
– retrobulbär H05.5
–– nach Verletzung, perforierend H05.5
–– retiniert H05.5
– Sinus piriformis T17.2
– Sklera T15.1
– Stirnhöhle T17.0
– tonsillär T17.2
– Trachea T17.4
–– Asphyxie T17.4
– Tränenapparat T15.8
– Tränendrüse T15.8
– Tränenweg T15.8
– Übersplitterung, Konjunktiva T15.1
– Ureter T19.8
– Urethra T19.0
– Urogenitaltrakt T19.9
– Uterus T19.3
– Vagina T19.2
– verblieben, Augenlid H02.8
– Verdauungsorgane a.n.k. T18.9
– Verdauungstrakt T18.9
– versehentlich in
–– einer Operationswunde zurückgeblieben, mit
––– Adhäsion T81.5
–––– postoperativ T81.5
––– Obstruktion T81.5
––– Perforation T81.5
–– Körperhöhle zurückgeblieben, mit
––– Obstruktion T81.5
––– Perforation T81.5
–– Operationswunde zurückgelassen T81.5
– Vulva T19.2
– Weichteilgewebe M79.59 ►

Fremdkörper *(Forts.)*
– Zäkum T18.4
– Zahnfleisch T18.0
– Ziliarkörper S05.5
– Zunge T18.0
Fremdkörpergefühl
– Auge H57.1
– Hals F45.8
Fremdkörpergranulom
– Haut L92.3
– Konjunktiva H10.4
– Lid H01.8
– Orbita H05.1
– Unterhaut L92.3
– Weichteilgewebe a.n.k. M60.29
Fremdneurose F43.1
Fremdsubstanz, Reaktion a.n.k. M60.29
French-Syndrom, Wellesley-Carman- Q87.8
Frenulum
– Verkürzung Q38.1
– Zunge, Hypertrophie K14.8
Frenulum breve N48.8
Frenulum breve praeputii N47
Frenulum labiorum pudendi
– Beteiligung, bei
–– Riss, Damm, bei Geburt O70.0
–– Verletzung, Perineum, bei Geburt O70.0
– Lazeration, Komplikation, Entbindung O70.0
Frenulum linguae
– Abriss S01.54
– Affektion K14.9
– Einriss S01.54
– Riss S01.54
– Ruptur S01.54
– Ulkus K14.0
– verkürzt, angeboren Q38.1
Frenulum praeputii, Verlängerung Q55.6
Fressend, Geschwür R02.8
Fresssucht, psychogen F50.4
Frey-Syndrom G50.8
Frias-Syndrom, Opitz-, Q87.8
Friderichsen-Syndrom, Waterhouse- A39.1† E35.1*
Fried-Syndrom Q87.8
Friedländer-Bakterien
– Bronchopneumonie J15.0
– Infektion A49.8
Friedländer-Meningitis G00.8 B96.2!
Friedländer-Pneumonie J15.0
Friedländer-Sepsis A41.58
Friedman-Goodman-Syndrom Q87.0
Friedman-Paradice-Syndrom, Game- Q87.8
Friedmann-Syndrom G40.3
Friedreich-ähnlich, Ataxie, mit Mangel, Vitamin E G11.1
Friedreich-Ataxie G11.1
– autosomal-rezessiv G11.1
– hereditär
–– familiär G11.1
–– spinal G11.1
Friedreich-Rückenmarksklerose G11.1

Friedrich-Syndrom M92.3
Frieseln L74.3
– Hitze- L74.0
– Schweiß- L74.3
Frigidität F52.0
Fröhlich-Syndrom
– Babinski- E23.6
– Pseudo- E30.8
Frösteln R68.8
Froin-Syndrom G95.88
Frommel-Syndrom, Chiari- O92.60
Frontal
– Alopezie, fibrosierend L66.1
– Enzephalozele Q01.0
– Polymikrogyrie, bilateral Q04.3
Frontalhirn
– Abszess G06.0
– Astrozytom C71.1
– Atrophie G31.0
– Demenz G31.0† F02.0*
– Infarkt I63.9
– Tumor D43.0
Frontalhirnsyndrom F07.0
– mit Harnblase, neurogen N31.2
Frontallappen
– Meningeom D32.0
– Neubildung, bösartig C71.1
Frontallappenepilepsie, nächtlich, autosomal-dominant G40.1
Fronto-fazio-nasal, Dysplasie Q75.1
Frontometaphysär, Dysplasie Q87.0
Frontonasal
– Dysplasie
–– akromel Q87.0
–– mit Alopezie, und Genitalanomalie Q87.0
–– SIX2-assoziiert Q75.1
–– Typ 1 Q75.1
– Fehlbildung, arteriovenös Q27.3
Frontoparietal
– Alopezie, bei Hypogonadismus, hypogonadotrop E23.0 L65.9
– Polymikrogyrie, bilateral Q04.3
Frontotemporal
– Demenz
–– mit Krankheit, Motoneuron G31.0† G12.2 F02.0*
–– rechtstemporale Variante G31.0† F02.0*
–– Verhaltensvariante G31.0† F02.0*
– Demenz [FTD] G31.0† F02.0*
– Pachygyrie, autosomal-rezessiv Q04.3
Frontzahnstufe, sagittal K07.2
Froschgeschwulst K11.6
– kongenital Q38.4
Frost, Dermatitis L30.8
Frostbeule T69.1
Frostgangrän T34.9
Frotteurismus F65.8
Frozen
– pelvis
–– bei der Frau N94.8
–– beim Mann K66.8 ►
Frozen *(Forts.)*
– shoulder M75.0
Fruchtblase
– Infektion O41.1
– Prolaps, Betreuung, Mutter O34.31
– und Eihäute, Infektion O41.1
Fruchttod P95
– Betreuung, Schwangere O36.4
– intrauterin P95
–– Betreuung, Schwangere O36.4
Fruchtwasser
– abnorm O41.9
–– mit Schädigung, Fetus/Neugeborenes P02.9
– Aspiration P24.1
–– mit Pneumonie P24.1
– Diagnostik Z36.9
– Durchsickern O42.9
–– mit Entbindung, verzögert O75.6
– Embolie O88.1
–– im Wochenbett O88.1
–– Komplikation, Entbindung O88.1
– Gehalt, Alpha-Fetoprotein, erhöht Z36.1
– grün P20.9
– Infektion O41.1
– mit Mekonium P20.9
– Screening Z36.2
– Störung O41.9
–– mit Schädigung, Fetus/Neugeborenes P02.9
– Untersuchung Z36.2
–– pränatal a.n.k. Z36.2
– Veränderung O41.9
Fruchtwasserbildung, gesteigert O40
Früh
– beginnend
–– Ataxie, zerebellar G11.1
––– mit
–––– erhaltenen Sehnenreflexen G11.1
–––– Myoklonie G11.1
–––– Tremor, essentiell G11.1
–– Dystonie, Extremität, generalisiert G24.1
–– Myopathie, mit Kardiomyopathie, fatal G71.8
–– Neuropathie, axonal, schwer, durch Mangel, NEFL [Neurofilament-Leichtketten] G60.0
–– Torsionsdystonie G24.1
– Beteiligung, Atemmuskulatur, bei Myopathie, distal G71.0
– Enzephalopathie, myoklonisch G40.4
– Fetaltod, mit Retention O02.1
– Frambösie, Haut A66.2
– Pseudoparalyse, syphilitisch, konnatal A50.0† M90.23*
Früh-adult, Parkinson-Syndrom G20.90
Früh-einsetzend, Myopathie, distal, Nebulin-abhängig G71.0
Frühabort O06.9
Frühblüher, Allergie J30.1
Frühdezeleration O68.0
Frühdiabetes R73.0
Frühdyskinesie G24.9
Früherkennung, Krebs Z12.9
Früherkennungsmammographie Z12.3

Frühgeborenenretinopathie H35.1
Frühgeborenes P07.3
– Drillings- P07.3
– eutroph P07.3
– extrem unreif a.n.k. P07.2
– hypotroph P07.3
– Mehrlings- P07.3
– unreif P07.3
– Zwillings- P07.3
– unter 500 Gramm P07.00
– zwischen
–– 500 und 749 Gramm P07.01
–– 750 und 999 Gramm P07.02
–– 1000 und 1249 Gramm P07.10
–– 1250 und 1499 Gramm P07.11
–– 1500 und 2499 Gramm P07.12
Frühgeburt a.n.k. P07.3
– drohend O60.0
Frühgeburt-Syndrom, Ichthyose- Q87.8
Frühgeburtsbestrebung O47.0
Frühhydronephrose N13.3
Frühinfantil, Pneumonie, interstitiell, plasmazellulär B48.5† J17.2*
Frühinfantil-epileptisch, Enzephalopathie G40.3
– RNF13-assoziiert G40.4
Frühinfiltrat, tuberkulös, mit Krankheitszeichen A16.2
Frühjahr-Sommer-Enzephalitis A84.1
Frühjahrskatarrh, Auge H10.1
Frühkarzinom, Magen C16.9
Frühkindlich
– Autismus F84.0
– Degeneration, Netzhaut, schwer H35.5
– Enzephalopathie, myoklonisch, mit Suppression-bursts G40.4
– Esotropie H50.0
– Grand-Mal-Epilepsie G40.4
– Psychose F84.0
– Schaden, Gehirn P91.9
– Schädigung, Gehirn, mit Residualsyndrom, zerebral P91.9
Frühkomplikation, Trauma T79.9
Frühlingsanämie, Bagdad- D55.0
Frühlues – s.a. Frühsyphilis A51.9
Frührehabilitations-Barthel-Index nach Schönle
– weniger als -200 Punkte U52.3
– -200 bis -76 Punkte U52.2
– -75 bis +30 Punkte U52.1
– +31 und mehr Punkte U52.0
Frühreife, sexuell E30.1
– bei Hyperplasie
–– Nebenniere, angeboren E25.09
–– Nebennierenrinde, beim Knaben E25.9
– idiopathisch E30.1
– konstitutionell E30.1
– kryptogen E30.1
– männlich E30.1
– weiblich E30.1
Frühschwangerschaft Z33! *[nur Zusatzkode!]*
– gestört O26.9 ▶

Frühschwangerschaft Z33! *[nur Zusatzkode!]* *(Forts.)*
– mit
–– Blutung O20.9
–– Hyperemesis O21.0
–– Schmierblutung O20.9
Frühsommer-Meningoenzephalitis A84.1
– russisch A84.0
– zentraleuropäisch A84.1
–– Impfung Z24.1
Frühsommer-Meningoenzephalomyelitis A84.1
Frühsyndrom, alimentär, nach Magenresektion K91.1
Frühsyphilis a.n.k. A51.9
– konnatal A50.2
–– florid A50.0
–– kutan A50.0† L99.8*
–– latent A50.1
––– mit Liquortest, negativ A50.1
–– mit Okulopathie A50.0† H58.8*
–– mukokutan A50.0
–– viszeral A50.0
– latent A51.5
–– mit
––– Liquortest, negativ A51.5
––– Rückfall, serologisch, nach Behandlung A51.5
–– serologisch positiv A51.5
– Lymphknoten, sekundär A51.4
– primär A51.0
– Retina, sekundär A51.4† H32.0*
– sekundär, mit Okulopathie A51.4† H58.8*
– symptomatisch A51.9
–– sekundär A51.3
Frühsyphilitisch
– Beteiligung, Auge, konnatal A50.0† H58.8*
– Hepatitis, konnatal A50.0† K77.0*
– Iritis, konnatal A50.0† H22.0*
– Keratitis, interstitiell, konnatal A50.0† H19.2*
– Laryngitis, konnatal A50.0† J99.8*
– Lymphadenitis A51.4
–– sekundär A51.4
– Meningitis, akut A51.4† G01*
– Nephritis A51.4† N08.0*
– Okulopathie A51.4† H58.8*
– Osteochondritis, konnatal A50.0† M90.29*
– Osteochondropathie, konnatal A50.0† M90.29*
– Osteochondrosis, konnatal A50.0† M90.29*
– Periostitis, konnatal A50.0† M90.19*
– Peritonitis, konnatal A50.0† K67.2*
– Pharyngitis, konnatal A50.0† J99.8*
– Pneumonie, konnatal A50.0† J17.0*
– Retinitis
–– konnatal A50.0† H32.0*
–– sekundär A51.4† H32.0*
– Rhinitis, konnatal A50.0
– Splenomegalie, konnatal A50.0† D77*
– Ulkus A51.3
– Vaginitis A51.0
– Vulvitis A51.0

Frühzeitig, Ergrauen, Haar L67.1
Fruktokinase, Mangel E74.1
Fruktosämie E74.1
– benigne E74.1
– essentiell E74.1
– hereditär E74.1
Fruktose
– Intoleranz E74.1
–– hereditär E74.1
– Stoffwechselstörung E74.1
Fruktose-1,6-Diphosphatase, Mangel E74.1
Fruktose-1-Phosphataldolase, Mangel, hereditär E74.1
Fruktosurie E74.1
– essentiell E74.1
Frustran
– Kontraktion O47.9
–– mit Wehenschmerzen O47.9
–– vor 37 vollendeten Schwangerschaftswochen O47.0
–– ab 37 vollendeten Schwangerschaftswochen O47.1
– Wehen, nichtmuttermundwirksam O47.9
Fryns-Mikrophthalmie-Syndrom Q87.8
Fryns-Muelenaere-Syndrom, Haspeslagh, Q87.8
Fryns-Syndrom Q87.8
FSH [Follikelstimulierendes Hormon], Mangel, isoliert E23.0
FSME [Zentraleuropäische Frühsommer-Meningoenzephalitis] A84.1
– Impfung Z24.1
FTCD [Formimidoyltransferase-Cyclodeaminase], Mangel E70.8
Fuchs-I-Syndrom L51.1
Fuchs-II-Syndrom H18.5
Fuchs-Blutung, Augapfel H44.8
Fuchs-Flecken H44.2
Fuchs-Heterochromiezyklitis H20.8
– mit Sekundärglaukom H40.4
Fuchs-Hornhautdystrophie H18.5
Fuchs-III-Syndrom [Heterochrome Zyklitis] H20.8
Fuchs-Kolobom, angeboren Q14.3
Fuchsbandwurm, Befall B67.7
Führerscheinuntersuchung Z02
Füllungsdefekt
– Harnblase R93.4
– Niere R93.4
– Ureter R93.4
Fünflingsschwangerschaft O30.8
Fünftagefieber A79.0
Fünfte, Krankheit [Erythema infectiosum acutum] B08.3
Fürsorgeunterstützung, ungenügend Z59
Füße, und
– Hände, Symbrachydaktylie Q73.8
– Unterschenkel, Fehlen, beidseitig, angeboren Q72.2
Fütterung, Störung, im frühen Kindesalter F98.2
Fugue R68.8
– dissoziativ F44.1
– durch Epilepsie G40.9
– hysterisch F44.1
– vorübergehend, als Reaktion auf außerordentliche Belastung F43.0
Fuhrmann-Syndrom Q74.8
Fujimoto-Krankheit, Kikuchi- I88.1
Fukosidose E77.1
Fulminant, Virushepatitis K72.0 K72.79!
Fumarazidurie E88.8
Fumarylacetoacetase, Mangel E70.2
Fundus
– albipunctatus H35.5
– Arteriosklerose I70.8† H36.8*
– Degeneration H35.0
– diabeticus E14.30† H36.0*
–– bei
––– Typ-1-Diabetes mellitus E10.30† H36.0*
––– Typ-2-Diabetes mellitus E11.30† H36.0*
– flavimaculatus, isoliert H35.5
– Gastritis, chronisch K29.5
– hypertonicus H35.0
– Magen, Plattenepithelkarzinom C16.1
– Myom D25.9
– myopicus H52.1
– Myopie H44.2
– oculi
–– Blutung H35.6
–– Kolobom Q14.8
– pulverulentus H35.5
– Varizen I86.4
–– mit Blutung I86.4
– Veränderung H35.0
Fundusdystrophie, pseudoinflammatorisch, Typ Sorsby H35.5
Fungämie a.n.k. B49
Fungal, Myositis M60.09
Fungi-imperfecti-Infektion B43.8
Fungizide, Wirkung, toxisch T60.3
Fungoid
– Ulkus, Ösophagus K22.1
– Wachstum – s.a. Neubildung, unsicher
Fungus
– testis benignus A18.1† N51.8*
– umbilicalis L92.8
Fungus-Dermatitis B36.9
Funiculus spermaticus
– Abszess N49.1
– Agenesie Q55.4
– Anomalie Q55.4
– Aplasie Q55.4
– Atrophie N50.8
– Entzündung N49.1
– Fehlen Q55.4
–– angeboren Q55.4
– Hydrozele N43.3
– Hypertrophie N50.8
– Karbunkel N49.1
– Neuralgie G58.8
– Ödem N50.8 ►

Funiculus spermaticus *(Forts.)*
– Phlegmone N49.1
– Sklerose N50.8
– Striktur N50.8
– Torsion N44.0
– Tumor D40.7
– Ulkus N50.8
– Zyste N50.8
Funikulär
– Erkrankung, spinal E53.8† G32.0*
– Myelose, bei Anämie a.n.k. D51.0† G32.0*
Funikulitis N49.1
– akut N49.1
– chronisch N49.1
– endemisch N49.1
– gonorrhoisch A54.2† N51.8*
–– akut A54.2† N51.8*
–– chronisch A54.2† N51.8*
– tuberkulös
–– akut A18.1† N51.8*
–– chronisch A18.1† N51.8*
–– endemisch A18.1† N51.8*
Funkensehen H53.1
Funktion
– eingeschränkt, linksventrikulär, bei Krankheit, Herz, koronar I25.19
– Hypophyse
–– gesteigert E22.9
–– vermindert E23.0
– intellektuell, grenzwertig R41.8
– kognitiv, Abnahme, altersabhängig R41.8
– Labyrinth, Verlust H83.2
– Lipase, vermindert K90.3
– Lunge
–– abnorm, beim Neugeborenen P28.8
–– unzureichend R06.88
––– beim Neugeborenen P28.5
– Mangel, nach
–– Enterostomie K91.4
–– Kolostomie K91.4
– motorisch, Störung, Entwicklung F82.0
– Nebennierenmark, gesteigert E27.5
– Niere, tubulär, Störung N25.9
– Ovar
–– Nachlassen
––– postablativ E89.4
––– primär E28.3
–– vermindert, bei Hypopituitarismus E23.0
– Pankreasparenchym, vermindert K86.88
– Störung, Schilddrüse, mit Exophthalmus E05.0† H06.2*
– testikulär, endokrin, Versagen E29.1
– tubulorenal, Schädigung N25.9
Funktionell – s. Art der Krankheit
Funktionsgestört, Kolostomie K91.4
Funktionslos, Niere N19
Funktionsprüfungsergebnis
– endokrin, abnorm R94.7
– Gehirn, abnorm R94.0
– Harnblase, abnorm R94.8
– Kreislaufsystem, abnorm R94.3 ►

Funktionsprüfungsergebnis *(Forts.)*
– Leber, abnorm R94.5
– Lunge, abnorm R94.2
– Milz, abnorm R94.8
– Nervensystem, peripher
–– abnorm R94.1
–– pathologisch R94.1
– Niere, abnorm R94.4
– Schilddrüse, abnorm R94.6
– Sinnesorgan, abnorm R94.1
– Zentralnervensystem, abnorm R94.0
Funktionsstörung
– anorektal, mit Obstipation K59.01
– autonom, somatoform F45.39
– bei Mangel
–– Faktor VIII D66
–– Faktor IX D67
– biomechanisch M99.99
– Galle K82.9
– Gefäßendothel, bei Mangel, Faktor VIII D68.09
– Gehirn G93.4
– Harnblase N31.9
–– durch Schock, spinal G95.82
–– mit Instabilität, Detrusor, bei autonomer Neuropathie N31.1
– Harnwege, ableitend N39.9
– Hoden E29.9
– Hypophyse E23.7
–– durch
––– Empty-Sella-Syndrom E23.0
––– Zyste, Rathke-Tasche E23.6
– Ileostoma K91.4
– Kiefergelenk K07.6
– Labyrinth H83.2
– Leber
–– arzneimittelbedingt K71.9
–– in der Familienanamnese Z83.7
– Lid H02.5
– Magen, psychogen F45.31
– nach
–– Enterostomie K91.4
–– Herzoperation I97.1
– Niere N28.9
–– bei Arthrogrypose, und Cholestase Q89.7
–– einseitig, chronisch N18.80
–– in der Eigenanamnese Z87.4
– Otolithen H81.8
– Ovar E28.9
– polyglandulär E31.9
– psychogen, körperlich F59
– psychosomatisch F45.8
– Schilddrüse E07.9
–– bei Schwangerschaft O99.2
–– neonatal, transitorisch a.n.k. P72.2
– segmental M99.09
– sexuell F52.9
–– nichtorganisch F52.9
– somatisch M99.09
– sozial F94.9
– Tracheostoma J95.0 ►

Funktionsstörung *(Forts.)*
– Tube H69.8
– Ursprung, psychisch F45.8
– Uterus
–– hypertonisch, Komplikation, Entbindung a.n.k. O62.4
–– hypotonisch
––– Komplikation, Entbindung a.n.k. O62.2
––– primär, mit Komplikation, Entbindung O62.0
––– sekundär, mit Komplikation, Entbindung O62.1
–– Komplikation, Entbindung a.n.k. O62.9
– zerebral G93.4
Funktionsuntüchtigkeit
– Ductus cysticus K82.8
– Gallenblase K82.8
Funktionsverschlechterung
– Lebertransplantat
–– innerhalb der ersten 28 Tage nach Transplantation T86.40
–– 29 oder mehr Tage nach Transplantation T86.41
– Nierentransplantat
–– akut T86.10
–– chronisch T86.11
Furche
– Nagel, longitudinal L60.8
–– kongenital Q84.6
– Nase Q30.2
– Vierfinger- Q82.8
– Zunge, kongenital Q38.3
Furchenzunge K14.5
Furcht F40.9
– Krankheits- F45.2
– vor Krankheit, ohne diagnostische Bestätigung Z71
Furchtreaktion F41.1
– kindlich, abnorm F93.1
Furchtsamkeit F40.9
– beim Kind F93.8
Furukawa-Takagi-Nakao-Syndrom G11.8
Furunkel L02.9
– Achselhöhle L02.4
– After L02.3
– Anus L02.3
– Arm L02.4
– Augenlid H00.0
– Axilla L02.4
– Bauchwand L02.2
– Bein L02.4
– Brust L02.2
– Brustwand L02.2
– Corpus cavernosum N48.2
– Damm L02.2
– Daumen L02.4
– Extremität
–– obere L02.4
–– untere L02.4
– Ferse L02.4
– Finger L02.4 ►

Furunkel L02.9 *(Forts.)*
– Fuß L02.4
– Gehörgang H60.0
–– äußerer H60.0
– Gesäß L02.3
– Geschlechtsorgane, männlich N49.9
– Gesicht L02.0
– Glutäalregion L02.3
– Glutäus L02.3
– Hals L02.1
– Hand L02.4
– Handgelenk L02.4
– Haut a.n.k. L02.9
– Hoden N45.0
– Hüfte L02.4
– Knie L02.4
– Knöchel L02.4
– Kopfhaut L02.8
– Kopfschwarte L02.8
– Labia
–– majora pudendi N76.4
–– minora pudendi N76.4
– Leistenbeuge L02.2
– Lende L02.2
– Lippe L02.0
– Lokalisation, multipel a.n.k. L02.9
– Nabel L02.2
– Nacken L02.1
– Nase J34.0
– Oberarm L02.4
– Oberschenkel L02.4
– Ohr H60.0
–– äußeres H60.0
– Orbita H05.0
– Penis N48.2
– Rektum K61.1
– Rücken L02.2
– Rumpf L02.2
– Samenblase N49.0
– Schamlippen N76.4
– Schläfe L02.0
– Schulter L02.4
– Skrotum N49.2
– Tränendrüse H04.0
– Tränenweg H04.3
– Unterarm L02.4
– Unterschenkel L02.4
– Vulva N76.4
– Zehe L02.4
Furunkuloid, Myiasis, durch
– Cordylobia anthropophaga B87.0
– Dermatobia hominis B87.0
Furunkulose L02.9
– chronisch L02.9
Fusariose B48.7
Fusarium, Infektion B48.7
Fuselöl, Wirkung, toxisch T51.3
Fusiform
– Aneurysma I72.9
– Bronchiektasie J47

Fusion
– choanal Q30.0
– Ductus sublingualis, und Ductus submandibularis Q38.4
– Extremität
–– angeboren Q74.8
–– obere, angeboren Q74.0
–– untere, angeboren Q74.2
– Finger Q70.0
– Gehörgang Q16.1
– Gelenk
–– erworben M24.69
–– kongenital Q74.8
– Halswirbelsäule, kongenital Q76.1
– Hoden Q55.1
– Hymen Q52.3
– iliosakral
–– chirurgisch Z98.1
–– erworben M43.27
–– kongenital Q74.2
– Kalkaneus-Navikulare- Q66.8
– Knochen, kongenital Q79.9
– Knochenkerne, tarsal Q66.8
– Labia
–– majora pudendi, kongenital Q52.5
–– minora pudendi, kongenital Q52.5
– Larynx, und Trachea Q34.8
– lumbosakral
–– chirurgisch Z98.1
–– erworben M43.27
–– kongenital Q76.4
– Lungenlappen Q33.8
– mit Binokularstörung, mit Stereosehen, herabgesetzt H53.3
– Mitralklappenzipfel Q23.2
– Nasenloch Q30.0
– Ohrknöchelchen, kongenital Q16.3
– Pulmonalklappenzipfel Q22.1
– Rippe Q76.6
– Schädelknochen, unvollkommen Q75.0
– splenogonadal, isoliert Q89.08
– Talus-Navikulare- Q74.2
– Trachea, und Ösophagus Q39.8
– Vagina Q52.4
– Vulva Q52.5
– Wirbel
–– lumbosakral, posterior, mit Blepharoptose Q76.4 Q10.0
–– nicht-infektiös, progredient, syndromal Q87.5
– Wirbelsäule
–– angeboren Q76.4
––– ohne Skoliose Q76.4
–– erworben a.n.k. M43.29
– Zahn K00.2
– Zehe Q70.2
– Zipfel, Herzklappe a.n.k. Q24.8
– Zwillinge Q89.4
Fusionsniere Q63.1
Fusionsschwäche H53.3
Fusionsstörung, mit Ausfall, korrespondierende Gesichtsfeldareale H53.4
Fusionssyndrom, Tarsal-Karpal- Q74.8
Fusospirillose A69.1
Fusospirochäten
– Gangrän A69.0
– Pharyngitis A69.1
Fuß
– Abflachung
–– erworben M21.4
–– kongenital Q66.5
–– rachitisch E64.3
–– spastisch, angeboren Q66.5
– Abszess L02.4
– Agenesie Q72.3
– Amputation, traumatisch S98.4
–– beide T05.3
–– in Höhe oberes Sprunggelenk S98.0
–– und
––– andere untere Extremität T05.4
––– anderer Unterschenkel T05.4
– Angiospasmus, traumatisch I73.9
– Anomalie, angeboren a.n.k. Q74.2
– Arthritis M13.97
– Arthrose M19.97
– Asymmetrie Q66.8
– Beschwerden, statisch R29.8
– Blutgefäß, Verletzung S95.9
– Bursitis M77.5
– Décollement, subkutan S90.86
– Deformität M21.68
–– angeboren Q66.9
– Dekubitus L89.98
– Dermatophytose [Dermatophytie] B35.3
– diabetisch E14.74
–– bei
––– Typ-1-Diabetes mellitus E10.74
––– Typ-2-Diabetes mellitus E11.74
– Digitus superductus M20.5
– Dislokation S93.30
–– Phalanx S93.10
– Distorsion S93.6
– Dysplasie, fibrös, monostotisch M85.07
– Ekzem
–– atopisch L20.8
–– dyshidrosiform L30.1
– Embolie, arteriell I74.3
– Enthesiopathie a.n.k. M77.5
– Erfrierung T35.5
–– mit Nekrose, Gewebe T34.8
–– oberflächlich T33.8
– Eversion a.n.k. M21.07
–– kongenital a.n.k. Q66.6
– Fehlen, erworben Z89.4
– Fehlstatik R29.8
– Felty-Syndrom M05.07
– Fibromatose, pseudosarkomatös M72.47
– Flechte B35.3
–– mykotisch B35.3
– Fraktur S92.9
–– Folgen T93.2
–– Kahnbein S92.21
–– Keilbein S92.23 ►

F

Fuß *(Forts.)*
~ Fraktur S92.9 *(Forts.)*
-- multipel S92.7
-- offen S92.9 S91.87!
-- Os scaphoideum S92.0
-- Sesambein S92.4
- Furunkel L02.4
- Ganglion M67.47
- Gangrän R02.8
-- diabetisch E14.50
--- bei
---- Typ-1-Diabetes mellitus E10.50
---- Typ-2-Diabetes mellitus E11.50
- Geschwür, dekubital L89.98
- Höcker M89.47
- Hypertrophie, kongenital Q74.2
- Infektion
-- durch Pilz B35.3
-- eitrig, mit Lymphangitis (ausgenommen Zehe) L03.11
-- Haut L08.9
- Insuffizienz, statisch R29.8
- interdigital, Infektion, durch Pilz B35.3
- Ischämie, Muskel, traumatisch T79.63
- Kälte-Nässe-Schaden T69.0
- kalt R23.1
- Karbunkel L02.4
- Kletter-, angeboren Q66.8
- Komplikation, mechanisch, durch Osteosynthesevorrichtung, intern T84.16
- Lageanomalie, kongenital Q66.9
- Luxation S93.30
-- offen S93.30 S91.87!
- Melanom, maligne C43.7
- Melanoma in situ D03.7
- mit Knöchelregion
-- Beteiligung, bei Verätzung
--- Bein T29.4
--- Unterschenkel T29.4
-- Verbrennung, mit Beteiligung, Bein T29.0
- Mykose B35.3
-- hyperkeratotisch B35.3
-- interdigital B35.3
- Nävus D22.7
- Nekrose R02.07
-- avaskulär, traumatisch M87.27
-- Haut und Unterhaut, a.n.k. R02.07
-- Knochen, durch Arzneimittel M87.17
- Nerv, Verletzung S94.9
- Neurom, interdigital G57.8
- Ödem R60.0
- offen L97
- Osteochondrose, juvenil a.n.k. M92.8
- Osteomyelitis M86.97
- Phalangen, Verletzung S99.9
- Phalanx, Fraktur S92.5
- Phlegmone L03.11
- Pilz B35.3
- Prellung S90.3
- Pronation M21.68
-- angeboren Q74.2 ►

Fuß *(Forts.)*
- Pseudoneurom, interdigital G57.8
- Schmerzen M79.67
-- statisch M79.67
- Schürfwunde S90.81
- Schwellung M79.87
- Sesambein, akzessorisch Q74.2
- Spaltung Q72.7
- Still-Krankheit, adulte Form M06.17
- Syndrom, urethro-okulo-synovial [Reiter-Syndrom] M02.37
- Tenosynovitis M65.97
- Tinea B35.3
-- interdigitalis B35.3
- Tremor, hypnagog G25.3
- Ulkus L97
-- indolent L97
-- perforiert L97
-- syphilitisch, perforiert A52.1† L99.8*
-- varikös I83.0
--- mit Entzündung I83.2
- und
-- Extremität, obere, Fehlen, erworben Z89.8
-- Hand, Ekzem, dyshidrosiform L30.1
-- Knöchel
--- Fehlen
---- angeboren Q72.3
---- erworben, beidseitig Z89.7
--- Prellung, multipel S90.7
--- Verletzung, oberflächlich, multipel S90.7
-- Knöchelregion
--- Verätzung T25.4
--- Verletzung, multipel S99.7
--- Wunde, offen, multipel S91.7
-- Unterschenkel, Fehlen, angeboren Q72.2
- Valgusdeformität a.n.k. M21.07
-- angeboren a.n.k. Q66.6
- Varusanomalie Q66.3
- Varusdeformität a.n.k. M21.17
-- angeboren a.n.k. Q66.3
- Verätzung T25.4
-- 1. Grades T25.5
-- 2. Grades T25.60
-- 3. Grades T25.7
-- Grad
--- 2a T25.60
--- 2b T25.61
-- mit Beteiligung, Bein T29.4
- Verbrennung T25.0
-- 1. Grades T25.1
-- 2. Grades T25.20
-- 3. Grades T25.3
-- Grad
--- 2a T25.20
--- 2b T25.21
-- mit Beteiligung, Bein T29.0
- Verformung Q66.9
-- erworben M21.68
- Verletzung S99.9
-- mit Sehnenbeteiligung S99.7
-- Muskel S96.9 ►

Fuß *(Forts.)*
~ Verletzung S99.9 *(Forts.)*
-- oberflächlich S90.9
– Verschluss, arteriell I74.3
– Verstauchung S93.6
-- Muskel S96.9
-- Sehne S96.9
– Vorfall, Komplikation, Entbindung O32.1
– Wunde, offen S91.3
– Zerquetschung S97.8
– Zerrung S93.6
– Zyste, Knochen, solitär M85.47
Fuß-Genital-Syndrom, Hand- Q87.8
Fußballen, Entzündung M20.1
Fußgelenk
– Ankylose M24.67
– Distorsion S93.6
– Schwellung M25.47
– Verstauchung S93.6
– Zerrung S93.6
Fußgewölbe
– Einbruch M21.4
– Relaxation M21.4
-- kongenital Q66.5
Fußheber, Parese G57.3
Fußknöchel, Tuberkulose A18.0† M01.17*
Fußlage, Hindernis, Geburt O64.1
Fußmuskel, Insuffizienz M62.97
Fußrücken
– Ödem R60.0
– Prellung S90.3
– Schnittverletzung S91.3
– Verletzung, Vene S95.2
Fußschweiß R61.0
Fußsohle
– Ekzem L30.9
– Fasziitis M72.2
– Tinea B35.3
– Warze B07
Fußsyndrom, diabetisch E14.74
– bei
-- Typ-1-Diabetes mellitus E10.74
-- Typ-2-Diabetes mellitus E11.74
Fußwurzel
– Anomalie a.n.k. Q74.2
– Arthrose M19.97
– Fraktur S92.20
– Hypoplasie Q72.8
– Ligamentose M24.27
Fußwurzelknochen
– Agenesie Q72.3
– akzessorisch Q74.2
– Blockierung M99.86
– Fraktur S92.20
FXS [Fragiles-X-Syndrom] Q99.2
FXTAS [Fragiles X-Tremor-Ataxie-Syndrom] G11.2

– G –

G-Zellen, Tumor D37.70
– bösartig, Pankreas C25.4
G6P[Glukose-6-Phosphat]-Translokase, Mangel E74.0
G6PC3, Defizienz, mit Neutropenie, kongenital, schwer, autosomal-rezessiv D70.0
G6PT[Glukose-6-Phosphat-Translokase], Mangel E74.0
GABA [Gamma-Aminobuttersäure], Stoffwechselstörung E72.8
GABA[Gamma-Aminobuttersäure]-Transaminase, Mangel E72.8
Gabapentin
– Abhängigkeit F13.2
– Abusus F13.1
– Konsumstörung F13.1
Gabe, Immunglobulin, prophylaktisch Z29.1
Gabriele-de-Vries-Syndrom Q87.0
Gadodiamid
– Allergie T88.7
– Überempfindlichkeit T88.7
Gähnen R06.88
– psychogen F45.33
Gänsegurgelarterie I70.9
Gänsslen-Erbsyndrom [Kugelzellenanämie] D58.0
Gänsslen-Syndrom, Minkowski-Chauffard- D58.0
Gärgas, Vergiftung T59.8
Gärungsdyspepsie K30
Gärungsileus K56.6
Galaktographie Z01.6
Galaktokinase, Mangel E74.2
– galaktosämisch E74.2
Galaktophoritis N61
– gestationsbedingt O91.20
– postpartal O91.20
Galaktorrhoe O92.60
– bei Schwangerschaft O92.60
– im Wochenbett O92.60
– mit Schwierigkeiten, beim Anlegen O92.61
– nicht bei Schwangerschaft N64.3
Galaktorrhoe-Amenorrhoe-Syndrom E22.1
Galaktosämie E74.2
– kongenital E74.2
– mit Ikterus, neonatal E74.2
– Typ
– – 1 E74.2
– – 2 E74.2
– – 3 E74.2
Galaktosämisch, Mangel
– Epimerase E74.2
– Galaktokinase E74.2
Galaktosamin-6-Sulfatase, Mangel E76.2
Galaktose
– Intoleranz E74.2
– Malabsorption E74.2 ►

Galaktose *(Forts.)*
– Stoffwechselstörung E74.2
– Unverträglichkeit, kongenital E74.2
Galaktose-1-Phosphat-Uridyltransferase, Mangel E74.2
Galaktose-Epimerase, Mangel E74.2
Galaktose-Intoleranz, Glukose-, angeboren E74.3
Galaktose-Malabsorption, Glukose- E74.3
Galaktose-Mutarotase, Mangel E74.2
Galaktosediabetes E74.2
Galaktosialidose E77.1
Galaktostase O92.70
Galaktosurie E74.2
Galaktosylzeramidase, Mangel E75.2
Galaktozele N64.8
– Brust N64.8
– im Wochenbett O92.70
Galaktozerebrosidase, Mangel E75.2
Galakturie R82.0
Galea, Blutung S00.05
Galeazzi-Fraktur S52.31
Galian-Syndrom, Rambaud- E78.88
GALK [Galaktokinase], Mangel E74.2
Gallais-Syndrom, Crooke-Apert- E24.9
Gallate
– Allergie T78.4
– Überempfindlichkeit T78.4
Galle
– Ablagerung, Cholesterin K80.20
– chronisch K82.9
– Funktionsstörung K82.9
– Reflux K29.6
– Stase, nicht durch Steine K83.1
– Stauung K83.1
Gallenbeschwerden K82.9
– funktionell K82.9
Gallenblase
– Abszess K81.0
– – ohne Gallenstein K81.0
– Adenokarzinom C23
– Adenomyomatose D13.5
– Adhäsion K82.8
– Agenesie Q44.0
– akzessorisch Q44.1
– Anomalie Q44.1
– Aplasie Q44.0
– Atresie Q44.1
– Atrophie K82.8
– Ausgussstein K80.20
– Blutung, Schleimhaut K82.8
– Cholelithiasis K80.20
– Cholesteatose K82.4
– Deformität
– – angeboren Q44.1
– – erworben K82.8
– Dilatation K82.8
– Dysfunktion K82.8
– Dyskinesie K82.8
– Empyem K81.0
– – ohne Gallenstein K81.0 ►

Gallenblase *(Forts.)*
– Entzündung K81.9
–– chronisch K81.1
–– eitrig K81.0
– Erdbeer- K82.4
– Fehlbildung Q44.1
– Fehlen
–– angeboren Q44.0
–– erworben Z90.4
– Fistel K82.3
–– mit Gallenstein K80.20
– Funktionsuntüchtigkeit K82.8
– Gallenstein, eingeklemmt K80.20
–– mit
––– Cholezystitis
–––– akut K80.00
––––– mit Obstruktion, Gallenweg K80.01
–––– chronisch K80.10
––––– mit Obstruktion, Gallenweg K80.11
––– Obstruktion, Gallenweg K80.21
– Gangrän K81.0
–– ohne Gallenstein K81.0
– Geschwür K82.8
– Geschwulst D37.6
– Gewebestrang, angeboren Q44.1
– Hydrops K82.1
– Hypertrophie K82.8
– Hypoplasie Q44.0
– Infektion K81.9
–– eitrig, akut K81.0
– Insuffizienz K82.8
– intrahepatisch Q44.1
– Kalzifikation K82.8
– Karzinom, Plattenepithel C23
– Kolik K80.20
–– rezidivierend K80.20
––– mit
–––– Cholezystitis
––––– akut K80.00
–––––– mit Obstruktion, Gallenweg K80.01
––––– chronisch K80.10
–––––– mit Obstruktion, Gallenweg K80.11
–––– Obstruktion, Gallenweg K80.21
– Konkrement K80.20
– Konstriktion K82.0
– Kontraktur K82.8
– Krankheit K82.9
– Lageanomalie K82.8
– Metastase C78.8
– mit
–– Cholesterinpartikel K80.20
–– Gallenstein K80.20
– mobil, angeboren Q44.1
– Mukozele K82.1
– Nekrose K81.0
– Neoplasie D37.6
– Nichtdarstellung R93.2
–– bei bildgebender Diagnostik R93.2
– Obstruktion K82.0
–– kongenital Q44.1 ►

Gallenblase *(Forts.)*
– Okklusion K82.0
–– ohne Stein K82.0
– Perforation K82.2
– Polyp K82.8
–– Schleimhaut K82.8
– Porzellan- K81.1
– Reizung K82.9
– Sanduhr- K82.8
– Sanduhrkontraktur, kongenital Q44.1
– Schleimzyste K82.8
– Schrumpf- K82.8
– Septum Q44.1
– Spätsyphilis A52.7† K87.0*
– Stauungs- K82.1
– Stein K80.20
–– mit Cholezystitis, akut K80.00
–– ohne Cholezystitis K80.20
– Stenose K82.0
–– ohne Stein K82.0
– Stippchen- K82.4
– Striktur K82.0
–– ohne Stein K82.0
– Torsion K82.8
–– kongenital Q44.1
– Tuberkulose A18.8† K87.0*
– Tumor D37.6
–– neuroendokrin C23
– Typhus A01.0
– Ulkus K82.8
– und Gallengänge, extrahepatisch
–– Adenokarzinom C23 C24.0
–– Karzinom, Plattenepithel C23 C24.0
– Verdoppelung Q44.1
– Verlagerung, kongenital Q44.1
– Verletzung S36.17
– Verschluss K82.0
–– angeboren Q44.1
– Wander-, angeboren Q44.1
– Zyste K82.8
Gallenblasen-Duodenal-Fistel K82.3
Gallenblasen-Magen-Fistel K82.3
Gallenblasengang
– Adhäsion K82.8
– Atrophie K82.8
– Dilatation
–– angeboren Q44.5
–– erworben K82.8
– Duplikatur Q44.5
– Dyskinesie K82.8
– Geschwür K82.8
– Hypertrophie K82.8
– Okklusion K82.0
– Ruptur K82.2
– Stenose K82.0
– Striktur K82.0
– Ulkus K82.8
– Zyste K82.8
Gallengänge
– extrahepatisch, und Gallenblase
–– Adenokarzinom C23 C24.0 ►

G

Gallengänge *(Forts.)*
~ extrahepatisch, und Gallenblase *(Forts.)*
-- Karzinom, Plattenepithel C23 C24.0
- intra- und extrahepatisch, Karzinom C24.8
- intrahepatisch, und Leber
-- Adenokarzinom C22.0 C22.1
-- Karzinom C22.0 C22.1
--- Plattenepithel C22.0 C22.1
--- undifferenziert C22.9 C22.1
Gallengang
- Adenom D13.5
-- intrahepatisch D13.4
- Adhäsion K83.8
- akzessorisch Q44.5
- Aplasie Q44.5
- Atresie Q44.2
-- erworben K83.1
- Atrophie K83.8
- Cholelithiasis K80.50
- Deformität
-- angeboren Q44.5
-- erworben K83.8
- Dilatation
-- angeboren Q44.5
-- erworben K83.8
- Distomiase B66.3† K87.0*
- Duplikatur Q44.5
- Dysplasie Q44.5
- Dyssynergie K83.8
- Einklemmung, Gallenstein K80.50
- Entzündung K83.09
- extrahepatisch
-- Adenokarzinom C24.0
-- Adenom D13.5
-- Plattenepithelkarzinom C24.0
- Fehlen, angeboren Q44.5
- Fistel K83.3
-- mit Stein K80.50
- Gallenstein, eingeklemmt K80.50
-- mit
--- Cholangitis K80.30
---- mit Obstruktion, Gallenweg K80.31
--- Cholezystitis K80.40
---- mit Obstruktion, Gallenweg K80.41
--- Obstruktion, Gallenweg K80.51
- Geschwür K83.8
- Hypertrophie K83.8
- Hypoplasie Q44.5
-- intrahepatisch, durch
--- JAG1-Gen-Punktmutation Q44.7
--- Monosomie 20p12 Q44.7
--- $NOTCH_2$-Gen-Punktmutation Q44.7
- Infektion K83.09
- intrahepatisch, Zystadenom D13.4
- Karzinom, und Karzinom, Leberzellen, kombiniert C22.0
- Kolik K80.50
- Konkrement K80.50
- Kontraktur K83.8
- Krankheit K83.9
-- mit Stein K80.50 ►

Gallengang *(Forts.)*
- Narbe K83.8
- Nekrose K83.8
- Obliteration
-- angeboren, mit Ikterus, neonatal Q44.3
-- kongenital Q44.3
-- nicht durch Steine K83.1
- Obstruktion
-- angeboren Q44.3
-- mit Stein K80.51
-- nicht durch Steine K83.1
- Okklusion, ohne Gallenstein K83.1
- Perforation K83.2
- Proliferation K83.8
- Prothese, mit Komplikation, mechanisch T85.53
- Schädigung K83.9
- Stein K80.50
-- mit
--- Cholangitis K80.30
--- Cholezystitis K80.40
- Stenose K83.1
-- angeboren Q44.3
-- ohne Gallenstein K83.1
- Striktur K83.1
-- angeboren Q44.3
-- erworben K83.1
-- ohne Gallenstein K83.1
-- postoperativ K91.84
- Torsion K83.8
-- kongenital Q44.5
- Ulkus K83.8
- undurchgängig, angeboren Q44.2
- Verformung Q44.5
- Verletzung S36.18
- Verschluss K83.1
-- mit Stein K80.51
- Wucherung K83.8
- Zystadenokarzinom C22.1
- Zyste K83.5
Gallengangsimplantat, mit Komplikation T85.9
- mechanisch T85.53
Gallenkolik K80.20
Gallenleiden K82.9
Gallensäure, Verlustsyndrom K90.8
Gallensäuresynthese, Defekt
- kongenital K76.8
-- Typ
--- 1 K76.8
--- 2 K76.8
--- 3 K76.8
--- 4 K76.8
- mit
-- Cholestase und Malabsorption K76.8
-- Malabsorption, idiopathisch K90.8
Gallenstein K80.20
- bei Fistel, Gallenblase K80.20
- Bildung K80.20
- Ductus choledochus K80.50
-- Einklemmung K80.50 ►

Gallenstein K80.20 *(Forts.)*
– Ductus cysticus K80.20
–– Einklemmung K80.20
– Ductus hepaticus K80.50
–– Einklemmung K80.50
– eingeklemmt
–– Ductus choledochus K80.50
––– mit
–––– Cholangitis K80.30
––––– mit Obstruktion, Gallenweg K80.31
–––– Cholezystitis K80.40
––––– mit Obstruktion, Gallenweg K80.41
–––– Obstruktion, Gallenweg K80.51
–– Ductus cysticus K80.20
––– mit
–––– Cholezystitis
––––– akut K80.00
–––––– mit Obstruktion, Gallenweg K80.01
––––– chronisch K80.10
–––––– mit Obstruktion, Gallenweg K80.11
–––– Obstruktion, Gallenweg K80.21
–– Ductus hepaticus K80.50
––– mit
–––– Cholangitis K80.30
––––– mit Obstruktion, Gallenweg K80.31
–––– Cholezystitis K80.40
––––– mit Obstruktion, Gallenweg K80.41
–––– Obstruktion, Gallenweg K80.51
–– Gallenblase K80.20
––– mit
–––– Cholezystitis
––––– akut K80.00
–––––– mit Obstruktion, Gallenweg K80.01
––––– chronisch K80.10
–––––– mit Obstruktion, Gallenweg K80.11
–––– Obstruktion, Gallenweg K80.21
–– Gallengang K80.50
––– mit
–––– Cholangitis K80.30
––––– mit Obstruktion, Gallenweg K80.31
–––– Cholezystitis K80.40
––––– mit Obstruktion, Gallenweg K80.41
–––– Obstruktion, Gallenweg K80.51
– Einklemmung K80.20
–– Darm K56.3
–– Gallengang K80.50
– Gallenblase K80.20
– Ileus K56.3
– Kolik K80.20
– Krankheit K80.20
– mit
–– Obstruktion, Darm K56.3
–– Verschluss, Darm K56.3
– multipel K80.20
– Pankreatitis K85.10
Gallensystem
– Abnormität, bei bildgebender Diagnostik R93.2
– Carcinoma in situ D01.5
– Neoplasie D37.6
– und Leber, Karzinom C22.9
Gallenweg
– Agenesie Q44.5
– akzessorisch Q44.5
– Anomalie, angeboren Q44.5
– Befund, Sonographie, pathologisch R93.2
– Blutung K83.8
– Deformität, erworben K83.8
– Dyskinesie K82.8
– Entzündung K83.09
– Fistel K83.3
– Hypoplasie Q44.5
– Infektion K83.09
– Karzinom C24.9
– Krampf K83.8
– Krankheit K83.9
– Lageanomalie, kongenital Q44.5
– mit Druckanstieg, pathologisch K83.8
– Obstruktion, bei
–– Choledocholithiasis K80.51
––– mit
–––– Cholangitis K80.31
–––– Cholezystitis K80.41
–– Cholelithiasis K80.21
––– intrahepatisch K80.51
–––– mit
––––– Cholangitis K80.31
––––– Cholezystitis K80.41
––– mit Cholezystitis
–––– akut K80.01
–––– chronisch K80.11
–– Cholezystolithiasis K80.21
––– mit Cholezystitis
–––– akut K80.01
–––– chronisch K80.11
–– Gallenstein, eingeklemmt
––– Ductus choledochus K80.51
––– Ductus cysticus K80.21
––– Ductus hepaticus K80.51
––– Gallenblase K80.21
––– Gallengang K80.51
–– Kolik
––– Gallenblase, rezidivierend K80.21
––– Leber, rezidivierend K80.51
–––– mit
––––– Cholangitis K80.31
––––– Cholezystitis K80.41
– Stein K80.50
– Verformung Q44.5
Galleperitonitis K65.8
Gallepfropfsyndrom, beim Neugeborenen P59.1
Gallertbauch C78.6
Gallertig, Aszites C78.6
Gallertkarzinom C80.9
Gallig
– Erbrechen, Ursache unbekannt R11
– Peritonitis K65.8
Galloway-Mowat-Syndrom Q87.8
Gallussäure, Allergie T78.4
Galopprhythmus R00.8
GALT [Galaktose-1-Phosphat-Uridyltransferase], Mangel E74.2

Game-Friedman-Paradice-Syndrom Q87.8
Gametentransfer Z31.2
– intraperitoneal Z31.2
– intratubar, transabdominal Z31.2
– transzervikal, transuterin Z31.2
Gametopathie Q89.8
Gamma-Aminobuttersäure, Stoffwechselstörung E72.8
Gamma-Aminobuttersäure-Transaminase, Mangel E72.8
Gamma-Cystathionase, Mangel E72.1
Gamma-delta-positiv, Lymphom, T-Zellen, primär kutan C84.5
Gamma-Glutamyl-Transferasewert [GGT], abnorm R74.8
Gamma-Glutamyl-Transpeptidase, Mangel E72.8
Gamma-Glutamyl-Transpeptidasewert [GGT], abnorm R74.8
Gamma-Glutamylcystein-Ligase, Mangel, mit Anämie D55.1
Gamma-Glutamylzyklus, Störung E72.8
Gamma-Herpesvirus, Mononukleose B27.0
– mit
–– Hepatitis B27.0† K77.0*
–– Hepatomegalie B27.0† K77.0*
Gamma-Hydroxybutyrazidurie E72.8
Gamma-Sarkoglykan, Mangel, mit Muskeldystrophie, Gliedergürtel G71.0
Gamma-Sarkoglykanopathie G71.0
Gamma-Schwerkettenkrankheit C88.20
– in kompletter Remission C88.21
Gammaglobulin
– Fehlen, im Blut D80.1
–– hereditär D80.0
– Mangel
–– Blut, hereditär D80.0
–– im Blut D80.1
– Verabreichung, prophylaktisch Z29.1
Gammaglobulinämie, Hypo-
– hereditär D80.0
– nichtfamiliär D80.1
Gammopathie
– mit Dyskrasie, lymphoplasmozytisch D47.2
– monoklonal D47.2
–– mit Fanconi-Syndrom, sekundär D47.2 E83.38
–– Signifikanz, unbestimmt [MGUS] D47.2
– polyklonal D89.0
Gamna-Krankheit D73.1
Gamstorp-Syndrom [Periodische hyperkaliämische Lähmung] G72.3
Gandy-Nanta-Krankheit D73.1
Gang
– Anomalie R26.8
–– hysterisch F44.4
– Ataxie R26.0
– Außenrotations- R26.8
– Innenrotations- R26.8
– nasopalatinal, Zyste K09.1
– paralytisch R26.1 ►

Gang *(Forts.)*
– paraurethral Q64.7
–– Infektion N34.2
– paretisch R26.1
– schwankend R26.0
– spastisch R26.1
– taumelnd R26.0
– Zehenspitzen- R26.8
Gangadenom D36.9
Ganglia
– coeliaca, Verletzung S34.5
– thoracica, Verletzung S24.4
Ganglien
– Geschwulst D48.2
– Tumor D48.2
Gangliogliom D43.2
– anaplastisch C71.9
Ganglion M67.49
– diffus M67.49
– Fuß M67.47
– Gasser-, Schädigung G50.8
– Gelenk M67.49
– Hand M67.44
– Handgelenk M67.43
– Handrücken M67.44
– Meniskus M23.09
– Sehne M67.49
– Sehnenscheide M67.49
– Tuberkulose A18.0† M68.09*
– zusammengesetzt M67.49
– Zyste M67.49
Ganglion cervicothoracicum, Verletzung S24.4
Ganglion geniculi
– Entzündung G51.1
–– nach Zoster B02.2† G53.0*
– Neuralgie G51.1
Ganglion stellatum, Verletzung S24.4
Ganglioneuroblastom C47.9
– bei Hirschsprung-Krankheit Q43.1 C47.9
Ganglioneurom D36.1
Ganglioneuroma malignum C47.9
Ganglioneuromatose D36.1
Ganglionitis
– bei Herpes zoster B02.2† G53.0*
– Gasseri, nach Herpes zoster B02.3† H58.8*
– geniculata G51.1
–– beim Neugeborenen P11.3
–– nach Zoster B02.2† G53.0*
– Hirnnerv V G50.0
Gangliosidose E75.1
– G_M[Gamma-Kettenmarker]- E75.1
– G_{M1}- E75.1
–– infantil E75.1
–– juvenil E75.1
–– mit Beginn im Erwachsenenalter E75.1
–– spät-infantil E75.1
–– Typ
––– 1 E75.1
––– 2 E75.1
––– 3 E75.1 ►

Gangliosidose E75.1 *(Forts.)*
– G_{M2}- E75.0
–– Form
––– adult E75.0
––– juvenil E75.0
–– infantile Form E75.0
–– Variante
––– 0 E75.0
––– AB E75.0
–– Varianten B und B_1 E75.0
– G_{M3}- E75.1
Gangliosidthesaurismose E75.1
Gangliozytisch, Paragangliom D13.2
Gangliozytom D36.1
– bösartig C49.9
Gangosa A66.5† J99.8*
Gangraena emphysematosa A48.0
Gangrän R02.8
– Abdomenwand R02.8
– Alters-, arteriosklerotisch I70.25
– alveolär K10.3
– Appendix K35.8
–– mit
––– Abszess, Peritoneum K35.32
––– Perforation K35.31
––– Peritonitis
–––– generalisiert K35.2
–––– lokal K35.30
– arteriosklerotisch I70.25
–– senil I70.25
– Bauchdecke R02.8
– bei
–– Bruch, Zwerchfell K44.1
–– Dekubitus L89.99
–– Diabetes mellitus E14.50
–– Embolie
––– Darmarterie K55.0
––– Darmvene K55.0
––– Mesenterialarterie K55.0
––– Mesenterialvene K55.0
–– Enterozele K46.1
–– Epiplozele K46.1
–– Gleithernie K40.40
––– rezidivierend K40.41
–– Hernia abdominalis a.n.k. K45.1
–– Hernia diaphragmatica K44.1
–– Hernia epigastrica K43.70
–– Hernia femoralis
––– doppelseitig K41.10
––– einseitig, mit Einklemmung K41.40
–– Hernia inguinalis K40.40
––– doppelseitig K40.10
–––– rezidivierend K40.11
––– einseitig K40.40
–– Hernia ischiadica K45.1
–– Hernia lumbalis K45.1
–– Hernia obturatoria K45.1
–– Hernia paraoesophagealis K44.1
–– Hernia pudendalis K45.1
–– Hernia retroperitonealis K45.1
–– Hernia umbilicalis K42.1 ►

Gangrän R02.8 *(Forts.)*
~ bei *(Forts.)*
–– Hernia ventralis K43.79
–– Hernie K46.1
––– epigastrisch K43.70
––– hypogastrisch K43.78
––– interstitiell K46.1
––– intraabdominal K46.1
––– parastomal K43.4
––– subxiphoidal K43.78
–– Hiatushernie K44.1
–– Mittellinienhernie K43.78
–– Narbenhernie K43.1
–– PAVK, Becken-Bein-Typ, Stadium IV nach Fontaine I70.25
–– Spieghel-Hernie K43.78
–– Strangulation, Darm, bei Hernie K46.1
–– Thrombose
––– Darm K55.0
––– Mesenterialarterie K55.0
––– Omentum K55.0
–– Ulkus, Haut R02.09
– Bein R02.8
– Bindegewebe R02.8
– Corpus cavernosum N48.2
–– nichtinfektiös N48.8
– Darm K55.0
–– bei Verschluss, Darm K56.6
– Darmwand K55.0
– diabetisch E14.50
–– bei
––– Typ-1-Diabetes mellitus E10.50
––– Typ-2-Diabetes mellitus E11.50
– Ductus deferens N49.1
–– nichtinfektiös N50.8
– Dünndarm K55.0
– durch
–– Bacillus
––– aerogenes capsulatus A48.0
––– welchii A48.0
–– Clostridium perfringens A48.0
–– Erfrierung T34.9
–– Fusospirochäten A69.0
–– Spirochäten a.n.k. A69.8
– Extremität R02.8
– Ferse R02.8
– feucht R02.8
–– bei Atherosklerose, Extremitätenarterie, vom Becken-Bein-Typ, Stadium IV nach Fontaine I70.25
– Fournier-
–– bei der Frau N76.80
–– beim Mann N49.80
– Fuß R02.8
–– diabetisch E14.50
––– bei
–––– Typ-1-Diabetes mellitus E10.50
–––– Typ-2-Diabetes mellitus E11.50
– Gallenblase K81.0
–– ohne Gallenstein K81.0
– Gas- A48.0 ►

Gangrän R02.8 *(Forts.)*
– Harnblase N30.8
–– bei Schwangerschaft O23.1
– Haut R02.09
–– ausgebreitet R02.09
– Hoden N45.9
–– nichtinfektiös N50.8
– intestinal K55.0
– juvenil I73.1
– Kolon K55.0
– Kornea H18.8
– kutan R02.09
– Lunge J85.0
– Meleney- L98.4
– Mesenterium K55.0
–– bei Verschluss, Darm K56.6
– Mund A69.0
– Nabel R02.04
– Nebenhoden N45.9
– ödematös R02.8
– Ohrmuschel R02.8
– Ovar N70.9
– Pankreas K85.91
– Penis N48.2
–– nichtinfektiös N48.8
– Perineum R02.8
– Pharynx J02.9
– Plaut-Vincent-, Rachen A69.1
– Pulpa K04.1
– Rachen J02.9
– Raynaud- I73.0
– retropharyngeal J39.2
– Schilddrüse E07.8
– Skrotum N49.2
–– nichtinfektiös N50.8
– symmetrisch I73.0
– trocken R02.8
–– bei Atherosklerose, Extremitätenarterie, vom Becken-Bein-Typ, Stadium IV nach Fontaine I70.25
– tuberkulös a.n.k. A16.9
– Tunica vaginalis testis N49.1
–– nichtinfektiös N50.8
– ulzerös R02.8
– Unterschenkel R02.8
– Uterus N71.9
– Vorfuß R02.8
–– diabetisch E14.50
– Vulva N76.80
– Wirbelsäule R02.8
Gangränös
– Adenitis L04.9
– Appendizitis K35.8
– Balanitis N48.1
– Cholangiolitis K83.09
– Cholezystitis K81.0
–– ohne Gallenstein K81.0
– Dermatitis L08.0
– Diphtherie A36.9
– Enteritis A09.0
– Entzündung, Nierenbecken N12 ►
Gangränös *(Forts.)*
– Erysipel A46
– Hernie
–– irreponibel K46.1
–– mit
––– Inkarzeration K46.1
––– Strangulation, Magen K46.1
–– obstruktiv K46.1
– Lymphangitis I89.1
– Noma A69.0
– Pankreatitis K85.91
– Pemphigus R02.09
– Periurethritis N34.2
– Pharyngitis J02.9
–– akut J02.9
– Pneumonie J85.0
– Purpura D69.0
–– mit Verbrauchskoagulopathie D65.1
–– ohne Verbrauchskoagulopathie D69.0
– Pyodermie L88
– Sepsis A41.9
– Staphylitis K12.28
– Stomatitis A69.0
– Strangulation, Hernie K46.1
– Tonsillitis J03.9
–– akut J03.9
– Uvulitis K12.28
– Vulvitis N76.2
– Zystitis N30.8
Ganja, Abhängigkeit F12.2
Ganong-Levine-Syndrom, Lown- I45.6
Ganser-Syndrom F44.80
Ganzkörperknochenszintigraphie Z01.88
Ganzkörperszintigraphie Z01.88
Ganzkörperverbrennung
– 1. Grades T29.1
– 2. Grades T29.20
– 3. Grades T29.3
GAPO[Größenretardation, Alopezie, Pseudoanodontie, Optikusatrophie]-Syndrom Q87.8
Garcia-Ramos-Syndrom, Lisker- G54.8 K22.0
Garcia-Young-Syndrom, Stratton- Q87.8
Gardner-Diamond-Syndrom D69.2
Gardner-Silengo-Wachtel-Syndrom Q87.8
Gardnerella
– Infektion A48.8
– Kolpitis N76.0
– Vaginitis N76.0
Gargoylismus E76.0
Garland-Syndrom, Bland-White- [Koronararterienanomalie] Q24.5
Garré-Osteomyelitis M86.89
Garré-Ostitis, sklerosierend M86.89
Garrity-Stern-Syndrom, Kaler- Q87.8
Garrulitas vulvae N89.8
Gartner-Gang
– Anomalie Q50.6
– persistierend Q50.6
– Zyste Q50.5

Gas
– Affektion, respiratorisch J68.9
–– akut J68.3
– Asphyxie a.n.k. T59.9
– Bronchitis, chronisch J68.4
– Bronchopneumonie J68.0
– Einatmen, mit
–– Bronchiolitis, obliterierend J68.4
––– chronisch J68.4
––– subakut J68.4
–– Emphysem J68.4
––– chronisch J68.4
––– diffus J68.4
–– Fibrose, Lunge J68.4
––– chronisch J68.4
– Embolie T79.0
– Emphysem J68.4
– Erstickung a.n.k. T59.9
– im Magen R14
– Inhalation a.n.k. T59.9
– Krankheit, Atmungsorgane
–– akut J68.3
–– chronisch J68.4
– Pneumonie J68.0
– Pneumonitis J68.0
– therapeutisch, Vergiftung T41.5
– Vergiftung a.n.k. T59.9
– Wirkung, toxisch T59.9
Gasbauch R14
Gasbrand A48.0
– Enteritis A48.0
– Myositis A48.0
– Sepsis A48.0
– Uterus A48.0
Gasbrandbazillen, Bakteriämie A48.0
Gasbrust J93.9
Gasgangrän A48.0
Gasödem A48.0
Gasphlegmone A48.0
Gasping-Syndrom T51.9
Gasser-Ganglion
– Schädigung G50.8
– Verletzung S04.3
Gastaut-Syndrom, Lennox- G40.4
Gastral, antral, vaskulär, Ektasie
– Duodenum
–– mit Blutung K31.82
–– ohne Angabe einer Blutung K31.81
– Magen
–– mit Blutung K31.82
–– ohne Angabe einer Blutung K31.81
Gastralgie R10.1
– psychogen F45.40
Gastrektasie K31.88
– psychogen F45.31
Gastrin, Sekretion
– abnorm E16.4
– erhöht E16.4
– übermäßig, bei Hyperplasie, A-Zellen, Pankreas E16.4

Gastrinom D37.78
– Pankreas, maligne C25.4
Gastrinproduzierend, Adenom, Pankreas D13.6
Gastrisch
– Adenokarzinom, diffus, hereditär C16.9
– Fistel K31.6
– Hyperazidität K31.88
– Hyperchylie, psychogen F45.31
– Hypersekretion K31.88
–– psychogen F45.31
– Hypoazidität K31.88
– Krise, bei Syphilis A52.7† K93.8*
– Neurasthenie F45.31
– Neurose F45.31
– Schmerzen R10.1
–– psychogen F45.40
– Spätsyphilis, mit Polyposis A52.7† K93.8*
Gastritis K29.7
– akut K29.1
–– hämorrhagisch K29.0
– allergisch K29.6
– Antrum K29.5
–– chronisch K29.5
– atrophisch K29.4
–– chronisch K29.4
– bakteriell K29.6
– bei
–– Soor B37.88
–– Toxoplasmose B58.8
–– Zytomegalie B25.80† K93.8*
– biliär K29.6
– chronisch K29.5
–– durch Helicobacter pylori K29.5
– chronisch-rezidivierend K29.5
– durch
–– Alkoholismus K29.2
–– Aspergillus B44.8† K93.8*
–– Epstein-Barr-Virus B27.0† K93.8*
–– Helicobacter pylori K29.7 B98.0!
–– Herpesvirus B00.8† K93.8*
–– Toxoplasmen B58.8
–– Unterernährung E63.9† K93.8*
–– Zytomegalievirus B25.80† K93.8*
– Entero- A09.9
–– akut A09.9
––– mit Exsikkose A09.9 E86
–– mit Exsikkose A09.9 E86
– eosinophil K52.8
– erosiv
–– akut, mit Blutung K29.0
–– chronisch K29.6
–– hämorrhagisch K29.0
– erosiva K29.1
– Fundus, chronisch K29.5
– granulomatös K29.6
– hämorrhagisch K29.0
– hypersekretiv K29.6
– hypertrophisch K29.6
– kollagen, mit Beginn im Kindesalter K29.3
– Korpus- K29.7
– nervös F54 K29.7 ►

G

Gastritis K29.7 *(Forts.)*
– Oberflächen- K29.3
–– chronisch K29.3
– phlegmonosa K29.6
– psychosomatisch F54 K29.7
– Reflux- K29.6
– Reiz- K29.6
– rezidivierend K29.5
– Riesenfalten- K29.6
– spastisch K29.6
– Stumpf- K29.7
– superfizial K29.3
–– chronisch K29.3
– tuberkulös A18.8† K93.8*
– viral A08.4
Gastro-gastrisch, Fistel K31.6
Gastrodiscoides hominis, Befall B66.8
Gastrodiscoidiasis B66.8
Gastroduodenal
– Fistel K31.6
– Schaden K31.9
– Ulkus, mit Blutung, akut K27.0
Gastroduodenitis K29.9
– akut K29.9
– atrophisch K29.9
– chronisch K29.9
– durch Virus A08.4
Gastroduodenopathie K31.9
Gastroduodenostomie, mit Schwierigkeiten, mechanisch K91.88
Gastrodynie R10.1
Gastroenterisch, Blutung K92.2
– beim Neugeborenen P54.3
Gastroenteritis A09.9
– akut A09.9
–– durch
––– Norovirus A08.1
––– Norwalk-Virus A08.1
–– mit Exsikkose A09.9 E86
– allergisch K52.2
– bei
–– Grippe [Influenza] J11.8
––– saisonale Influenzaviren nachgewiesen, ausgenommen Vogelgrippe- und Schweinegrippe-Virus J10.8
––– Schweinegrippe-Virus nachgewiesen J09 U69.20!
––– Vogelgrippe-Virus nachgewiesen J09 U69.21!
–– Grippe [Influenza], zoonotische oder pandemische Influenzaviren nachgewiesen J09
–– Paratyphus A01.4
–– Soor B37.88
– beim Säugling A09.9
–– mit Exsikkose A09.9 E86
– chronisch K52.9
– diätetisch K52.2
– durch
–– Allergie, Nahrungsmittel K52.2
–– Candida B37.88
–– Kryptosporidien A07.2 ►

Gastroenteritis A09.9 *(Forts.)*
~ durch *(Forts.)*
–– Lebensmittelvergiftung A05.9
–– Rotavirus A08.0
–– Salmonellen A02.0
–– Strahleneinwirkung K52.0
–– Virus A08.4
– eosinophil K52.8
– epidemisch A09.0
– hämorrhagisch A09.9
– infektiös A09.0
–– bei Krankheit, durch HIV B20 A09.0
–– hämorrhagisch A09.0
–– mit Exsikkose A09.0 E86
– medikamenteninduziert K52.1
– mit
–– Diarrhoe, infektiös A09.0
–– Exsikkose A09.9 E86
– nichtbakteriell, im Säuglingsalter A08.5
– nichtinfektiös K52.9
–– bei Krankheit, durch HIV B23.8 K52.9
– paratyphosa A01.4
– septisch A09.0
– toxisch K52.1
–– durch Virus A08.4
– tuberkulös A18.3† K93.0*
– ulcerosa K51.9
–– chronisch K51.9
– vermutlich infektiösen Ursprungs A09.0
–– mit
––– Diarrhoe A09.0
––– Exsikkose A09.0 E86
– viral A08.4
–– epidemisch A08.1
–– schwer, im Säuglingsalter A08.3
Gastroenteritisch, Fieber A01.0
Gastroenterokolisch, Fistel K31.6
Gastroenterokolitis A09.9
Gastroenteroneurose F45.37
Gastroenteropathie K92.9
– akut, durch Norwalk-Virus A08.1
Gastroenteroptose K63.4
Gastrohepatitis K75.9
Gastrointestinal
– Affektion, mit Arthritis a.n.k. K63.9† M03.69*
– Aktinomykose A42.1
– Allergie K52.2
– Angiodysplasie K55.21
– Apparat, Blutung T85.88
– Atrophie K63.8
– Ballon-Gerät, mit Komplikation T85.9
–– mechanisch T85.59
– Beteiligung, bei Grippe [Influenza] J11.8
– Blutung K92.2
–– beim Neugeborenen P54.3
– Disstress, funktionell K30
– Dyspepsie K30
–– funktionell K30
– Erkrankung, in der Eigenanamnese Z87.1
– Erosion, peptisch K28.9
– Erreger, Überträger a.n.k. Z22.1 ►

Gastrointestinal *(Forts.)*
– Geschwüre, akut K28.3
– Hyperaktivität K31.88
– Hypersensibilität K52.2
– Hypomotilität K31.88
– – psychogen F45.37
– Implantat
– – Leckage T85.59
– – Versagen, mechanisch T85.59
– Infektion A09.0
– – durch Virus A08.4
– Karzinom C26.9
– Komplikation K92.9
– – nach chirurgischem Eingriff K91.9
– Krampf R10.4
– Krankheit K92.9
– – amyloid E85.4† K93.8*
– – funktionell K59.9
– Milzbrand A22.2† K93.8*
– Mukormykose B46.2† K93.8*
– Mykose, durch Candida B37.88
– Neurose F45.37
– Obstruktion K56.6
– Polypeptid, vasoaktiv, Hypersekretion, aus Pankreasdrüsenanteil, endokrin E16.8
– Polyposis, juvenil D12.6
– Reaktion, allergisch, durch Nahrungsmittel K52.2
– Reizung K30
– – psychogen F45.37
– Schaden K63.9
– Störung K92.9
– – funktionell K59.9
– – psychogen F45.37
– Stromatumor C26.9
– Stromatumor [GIST]
– – Dünndarm C17.9
– – Kolon C18.9
– – Magen C16.9
– – Ösophagus C15.9
– – Peritoneum C48.2
– System, Schmerzen, psychogen F45.40
– Transplantat, Versagen, mechanisch T85.59
– Tuberkulose A18.3† K93.0*
– Tularämie A21.3
– Tumor, neuroendokrin C26.9
– Ulkus, peptisch K28.9
– Verschluss K56.7
Gastrointestinaltrakt
– Abnormität, bei bildgebender Diagnostik R93.3
– Deformität
– – angeboren Q45.9
– – erworben K63.8
– Fremdkörper T18.9
– Insuffizienz, Anastomose K91.83
– Keime, pathogen, Keimträger a.n.k. Z22.1
– Lageanomalie, kongenital Q45.8
– Mukositis, ulzerativ K92.8
– Neubildung, bösartig, in der
– – Anamnese Z85.0
– – Familienanamnese Z80.0 ►

Gastrointestinaltrakt *(Forts.)*
– Spasmus, psychogen F45.32
Gastrojejunal
– Erosion, peptisch K28.9
– Fistel K31.6
– Ulkus K28.9
– – akut K28.3
– – – mit Perforation K28.1
– – chronisch K28.7
– – – mit
– – – – Blutung K28.4
– – – – Perforation K28.5
– – mit
– – – Blutung K28.4
– – – Perforation K28.5
– – peptisch K28.9
Gastrojejunitis A09.9
– nichtinfektiös K52.9
– vermutlich nichtinfektiös K52.9
Gastrojejunokolisch, Fistel K31.6
Gastrokardialsyndrom F45.37
Gastrokarzinom C16.9
Gastrokolisch
– Erosion, peptisch K28.9
– Fistel K31.6
– – kongenital Q40.2
– – tuberkulös A18.3† K93.0*
– Ulkus, peptisch K28.9
Gastrokolitis A09.9
Gastrokutan, Syndrom Q87.8
Gastrolith K31.88
Gastromalazie K31.88
– Ösophago- K22.88
Gastroösophageal
– Reflux, mit Ösophagitis K21.0
– Refluxkrankheit K21.9
– Tumor D37.1
Gastroösophagitis K29.6
Gastroparese K31.88
– diabetisch E14.40† G99.00*
– – bei
– – – Typ-1-Diabetes mellitus E10.40† G99.00*
– – – Typ-2-Diabetes mellitus E11.40† G99.00*
– idiopathisch K31.88
Gastropathia hypertrophica gigantea K29.6
Gastropathie K31.9
– hypertrophisch, nicht-hypoproteinämisch K29.6
– Ménétrier, hypertrophisch K29.6
Gastroptose K31.88
Gastrorrhagie K92.2
Gastroschisis Q79.3
– kongenital Q79.3
– Thorako- Q79.8
– – kongenital Q79.8
Gastrospasmus K31.88
– neurogen K31.88
– psychogen F45.31
– Reflex- K31.88
Gastrostaxis K92.2
Gastrostenose K31.88

Gastrostoma
– Versorgung Z43.1
– Vorhandensein Z93.1
Gastrostomie, mit Komplikation K91.88
Gastrosukkorrhoe K31.88
– intermittierend K31.88
– kontinuierlich K31.88
– psychogen F45.31
Gaucher-Krankheit E75.2
– akut-neuronopathisch E75.2
– chronisch-neuropathische Form E75.2
– fetal E75.2
– infantil E75.2
–– zerebrale Form E75.2
– juvenil und adult, zerebrale Form E75.2
– kardiovaskuläre Form E75.2
– mit Ophthalmoplegie, und Verkalkung, kardiovaskulär E75.2
– nicht-neuronopathisch E75.2
– perinatal-letale Form E75.2
– subakut-neuropathische Form E75.2
– Typ
–– 1 E75.2
–– 2 E75.2
–– 3 E75.2
–– 3C E75.2
Gaumen
– Abszess K12.28
– Bläschen K12.1
– Deformität
–– angeboren Q38.5
–– erworben K10.8
– Fehlbildung, angeboren Q38.5
– Fissur Q35.9
–– kongenital Q35.9
– Fraktur S02.8
– Fremdkörper T18.0
– Geschwür K12.1
– hart
–– Abszess K10.28
–– Anomalie a.n.k. Q38.5
–– Hypertrophie K10.8
–– Spaltbildung Q35.1
–– Spalte Q35.1
––– mit Spalte, Lippe Q37.1
–––– beidseitig Q37.0
–––– einseitig Q37.1
–– und Gaumen, weich
––– Spalte Q35.5
–––– mit Spalte, Lippe Q37.5
––––– beidseitig Q37.4
––––– einseitig Q37.5
––– Spaltfehlbildung Q35.5
–– Verletzung S09.9
– hoher, angeboren Q38.5
– Hyperplasie, papillär, irritativ K13.6
– Kaposi-Sarkom C46.2
– Lipom D17.0
– mittlerer, Zyste K09.1
– Narbe K13.7
– Paralyse K13.7 ►

Gaumen *(Forts.)*
– Perforation
–– angeboren Q35.9
–– syphilitisch A52.7† K93.8*
– Raucher- K13.2
– Schanker, weich A51.2
– Spätsyphilis A52.7† K93.8*
– Spalte Q35.9
–– angeboren Q35.9
–– mit
––– Fixation, Stapes, und Oligodontie Q87.8
––– Spalte, Lippe Q37.9
–––– beidseitig Q37.8
–––– einseitig Q37.9
–– submukös Q35.9
– Spaltfehlbildung, mit Spaltfehlbildung, Lippe, einseitig Q37.9
– Teratom D37.0
– und Gaumensegel, Spalte, median Q35.5
–– beidseitig Q35.5
– Verkürzung, angeboren Q38.5
– Verletzung, oberflächlich S00.50
– weich
–– Anomalie a.n.k. Q38.5
–– Fehlbildung, angeboren Q38.5
–– Gumma A52.7† K93.8*
–– Hypertrophie K13.7
–– Narbe K13.7
–– Paralyse K13.7
–– Perforation Q35.3
–– Spalte Q35.3
––– mit Spalte, Lippe Q37.3
–––– beidseitig Q37.2
–––– einseitig Q37.3
–– Spaltfehlbildung, mit Spalte, Lippe
––– beidseitig Q37.2
––– einseitig Q37.3
–– Tuberkulose A18.8† K93.8*
–– Ulkus K12.1
–– und Gaumen, hart, Spalte, mit Spalte, Lippe Q37.5
––– einseitig Q37.5
–– Verletzung S09.9
– Wunde, offen S01.55
Gaumen-Nasengang-Zyste K09.1
Gaumendach, Perforation
– angeboren Q35.1
– syphilitisch A52.7† K93.8*
–– konnatal A50.5† K93.8*
Gaumenmandel
– Hyperplasie J35.1
– Krankheit, chronisch J35.9
– Narbe J35.8
– Tuberkulose A16.8
– und Rachenmandel, Hyperplasie J35.3
Gaumensegel
– Paralyse K13.7
– Parese K13.7
– Spalte Q35.3
–– median Q35.3 ►

Gaumensegel *(Forts.)*
– und Gaumen, Spalte, median Q35.5
–– beidseitig Q35.5
Gaumenspalte
– Kiefer- Q37.5
– Lippen- Q37.9
– Lippen-Kiefer- Q37.5
–– beidseitig Q37.4
–– einseitig Q37.5
–– mit
––– Malrotation, intestinal, und Kardiopathie Q87.8
––– Schwerhörigkeit, und Sakrallipom Q87.8
–– und Dysplasie, ektodermal, bei Kontraktur Q87.8
– und Mikrophthalmie, bei Makrosomie Q87.0
Gaumenspalte-Laterale-Synechie-Syndrom Q87.8
Gaumenspalte-Syndrom, Omphalozele-, letal Q87.8
Gaumenzäpfchen
– Entzündung K12.28
– zweigeteilt Q35.7
GAVE[Gastrale antrale vaskuläre Ektasie]-Syndrom
– Duodenum
–– mit Blutung K31.82
–– ohne Angabe einer Blutung K31.81
– Magen
–– mit Blutung K31.82
–– ohne Angabe einer Blutung K31.81
GBE [Glykogen-Branching-Enzym], Mangel
– neuromuskuläre Form
–– adult E74.0
–– in der Kindheit E74.0
–– kongenital E74.0
–– perinatal, fatal E74.0
GBS [Guillain-Barré-Syndrom] G61.0
– kraniale Variante G61.0
GDE [Glycogen debranching enzyme], Mangel E74.0
Gebärmutter – s. Uterus
Gebärmutterhals
– Abszess N72
– Entzündung N72
–– chronisch N72
– Geschwür N86
– Hypertrophie
–– kongenital Q51.8
–– mit Elongation N88.4
– Katarrh N72
– Malignom C53.9
– Narbe N88.1
– Riss, alt N88.1
– Verengung N88.2
Gebiss
– Anomalie K07.3
– sanierungsbedürftig K08.9
–– chirurgisch K08.9
Gebrauch
– Cannabinoide
–– mit Abhängigkeitssyndrom F12.2
–– schädlich F12.1
– Drogen, Untersuchung Z04.8
– E-Pfeife, mit Gesundheitsstörung U07.0! *[nur Zusatzkode!]*
– E-Tabakerhitzer, mit Gesundheitsstörung U07.0! *[nur Zusatzkode!]*
– E-Tabakverdampfer, mit Gesundheitsstörung U07.0! *[nur Zusatzkode!]*
– E-Zigaretten, mit Gesundheitsstörung U07.0! *[nur Zusatzkode!]*
– Halluzinogene
–– mit Abhängigkeitssyndrom F16.2
–– schädlich F16.1
– Kokain
–– mit Abhängigkeitssyndrom F14.2
–– schädlich F14.1
– Lösungsmittel, flüchtig
–– mit Abhängigkeitssyndrom F18.2
–– schädlich F18.1
– Opioide
–– mit Abhängigkeitssyndrom F11.2
–– schädlich F11.1
– Sedativa, und Hypnotika
–– mit Abhängigkeitssyndrom F13.2
–– schädlich F13.1
– Stimulanzien, Untersuchung Z04.8
– Tabak, schädlich F17.1
– Vaporizer, mit Gesundheitsstörung U07.0! *[nur Zusatzkode!]*
Gebrechlichkeit R68.8
– senil R54
Gebrochen, Zahn S02.5
Geburt
– Behinderung O66.9
–– durch
––– Beckenknochen, abnorm O65.9
––– Gewebe, Beckenweichteile O65.5
– bei Krankheit, durch HIV O98.7
– durch
–– Schnittentbindung O82
––– bei Gefahrenzustand für Mutter und Kind O82
––– elektiv O82
––– mit Hysterektomie O82
–– Vakuumextraktion O81
– Einleitung
–– instrumentell, misslungen O61.1
–– mechanisch, misslungen O61.1
–– medikamentös, misslungen O61.0
–– misslungen O61.9
––– durch
–––– Oxytocin O61.0
–––– Prostaglandine O61.0
–– mit Schädigung, Fetus/Neugeborenes P03.8
–– operativ, misslungen O61.1
– Einling O80
– forciert, mit Schädigung, Fetus/Neugeborenes a.n.k. P03.8 ►

Geburt *(Forts.)*
– Früh-, drohend O60.0
– Hindernis O66.9
–– durch
––– Abnormität
–––– Perineum O65.5
–––– Vagina O65.5
–––– Vulva O65.5
––– Anomalie
–––– Becken, mütterlich O65.9
–––– Beckenorgane, mütterlich O65.5
–––– fetal O66.3
–––– Uterus O65.5
–––– Zervix O65.5
––– Anteversion
–––– Cervix uteri O65.5
–––– Uterus O65.5
––– Becken
–––– allgemein verengt O65.1
–––– android, mit Missverhältnis, fetopelvin O65.3
–––– flach, mit Missverhältnis, fetopelvin O65.0
–––– pithekoid, mit Missverhältnis, fetopelvin O65.0
––– Beckenendlage O64.1
––– Deformität
–––– Becken O65.0
–––– fetal O66.3
––– Disproportion, zephalopelvin O65.4
––– Distorsion, Lendenwirbelsäule, mit Missverhältnis, fetopelvin O65.0
––– Dystokie, Schulter O66.0
––– Einstellungsanomalie O64.9
–––– kombiniert O64.5
––– Eintritt, Kopf, fehlend, in Beckeneingang O64.8
––– Fehlbildung, Beckenorgane, mit Schädigung, Fetus/Neugeborenes P03.1
––– Fetus
–––– übermäßig groß O66.2
–––– ungewöhnlich groß O66.2
––– Fibrom, Uterus O65.5
––– Fibromyom, Uterus O65.5
––– Fibrose, Perineum O65.5
––– Fußlage O64.1
––– Gesichtslage O64.2
––– Haltungsanomalie O64.9
––– Hinterhauptslage
–––– hintere, konstant O64.0
–––– vordere, konstant O64.0
––– Hydrozephalus, Fetus O66.3
––– Inkarzeration, Uterus, gravid O65.5
––– Kindslage
–––– okzipitoiliakal, persistierend O64.0
–––– okzipitosakral, persistierend O64.0
–––– okzipitotransversal, persistierend O64.0
––– Kinnlage O64.2
––– Kontraktur, Becken, mit Missverhältnis, fetopelvin O65.1
––– Lageanomalie O64.9 ►

Geburt *(Forts.)*
~ Hindernis O66.9 *(Forts.)*
~~ durch *(Forts.)*
––– Lateroversion
–––– Cervix uteri O65.5
–––– Uterus O65.5
––– Meningomyelozele, fetal O66.3
––– Narbe
–––– Cervix uteri O65.5
–––– Zervix O65.5
––– Nichteinstellen, Kopf, kindlich O64.8
––– Polyp
–––– Cervix uteri O65.5
–––– Uterus O65.5
––– Prolaps
–––– Arm O64.4
–––– Bein O64.1
–––– Hand O64.4
–––– Uterus O65.5
––– Querlage O64.4
––– Querstand, tief O64.0
––– Rektozele O65.5
––– Retroversio uteri O65.5
––– Retroversion
–––– Cervix uteri O65.5
–––– Uterus O65.5
––– Rigidität
–––– Beckenboden O65.5
–––– Cervix uteri O65.5
–––– Perineum O65.5
–––– Vagina O65.5
–––– Vulva O65.5
––– Schräglage O64.4
––– Schulterlage O64.4
––– Skoliose, Becken, mit Missverhältnis, fetopelvin O65.0
––– Spondylolyse, lumbosakral O65.8
––– Spondylose, mit Missverhältnis, fetopelvin O65.0
––– Steiß-Fuß-Lage O64.1
––– Steißlage O64.1
––– Stenose O65.5
–––– Cervix uteri O65.5
–––– Vagina O65.5
––– Stirnlage O64.3
––– Teratom, Steiß, fetal O66.3
––– Trichterbecken, mit Missverhältnis, fetopelvin O65.3
––– Tumor
–––– Becken a.n.k. O65.5
–––– Cervix uteri O65.5
–––– Fetus O66.3
–––– Perineum O65.5
–––– Uterus, in der Schwangerschaft O65.5
–––– Vagina, in der Schwangerschaft O65.5
–––– Vulva, in der Schwangerschaft O65.5
––– Uterus bicornis O65.5
––– Uterus duplex O65.5
––– Vagina, rigide O65.5 ►

Geburt *(Forts.)*
~ Hindernis O66.9 *(Forts.)*
~~ durch *(Forts.)*
––– Verengung
–––– Beckenausgang, und Beckenmitte O65.3
–––– Beckeneingang O65.2
––– Verformung, Lendenwirbelsäule, mit Missverhältnis, fetopelvin O65.0
––– Verlagerung, Uterus a.n.k. O65.5
––– Vorfall, Bein O64.1
––– Vulva, rigide O65.5
––– Zwillinge
–––– festsitzend O66.1
–––– verhakt O66.1
––– Zyste
–––– Becken O65.5
–––– Ovar O65.5
––– Zystozele O65.5
–– mit Schädigung, Fetus/Neugeborenes P03.1
– instrumentell, mit Schädigung, Fetus/Neugeborenes a.n.k. P03.8
– Komplikation
–– durch Narkose O74.9
–– in der Eigenanamnese Z87.5
– künstlich eingeleitet, mit Schädigung, Fetus/Neugeborenes P03.8
– mechanisch behindert a.n.k. O66.9
– Mehrling
–– außerhalb des Krankenhauses Z38.7
–– im Krankenhaus Z38.6
– mit
–– Abriss, Symphysenknorpel O71.6
–– Abtrennung, Symphyse O71.6
–– Anoxie P21.9
–– Asphyxie P21.9
––– leicht P21.1
––– mäßig P21.1
––– schwer P21.0
–– Aspiration, durch Anästhesie O74.0
–– Austreibungsperiode, protrahiert verlaufend O63.1
–– Diabetes mellitus, Mutter O24.9
–– Einriss, Symphyse, traumatisch O71.6
–– Eklampsie O15.1
–– Embolie, Lunge O88.20
–– Eröffnungsperiode, protrahiert verlaufend O63.0
–– Fehlernährung O25
–– Fieber O75.2
–– Fraktur, Steißbein O71.6
–– Hämatom
––– Becken O71.7
––– Perineum O71.7
––– Vagina O71.7
––– Vulva O71.7
–– Hepatitis, durch Virus O98.4
–– Hypoxie P21.9
–– Infektion a.n.k. O75.3
–– Kollaps, pulmonal, durch Anästhesie O74.1
–– Kompression, Fetus/Neugeborenes P15.9
–– Krankheit, Vene O87.9 ►

Geburt *(Forts.)*
~ mit *(Forts.)*
–– Lazeration
––– Beckenorgane O71.5
––– Gehirn P10.8
––– zerebral P10.8
–– Luxatio bulbi P15.3
–– Luxation, Symphysenspalte O71.6
–– Mangelernährung O25
–– Paralyse, Nervus phrenicus P14.2
–– Riss
––– Cervix uteri O71.3
––– Damm
–––– 1. Grades O70.0
–––– 2. Grades O70.1
–––– 3. Grades O70.2
–––– 4. Grades O70.3
––– Gewebe, periurethral O70.0
––– Perineum, geringfügig O70.0
––– Urethra O71.5
–– Ruptur
––– Beckenorgane O71.5
––– Schambeinfuge O71.6
––– Uterus O71.1
–– Schock, Fetus/Neugeborenes a.n.k. P96.8
–– Sepsis O75.3
–– Sprengung, Symphyse, traumatisch O71.6
–– Verletzung
––– Beckenband O71.6
––– Beckengelenk O71.6
––– Beckenorgane a.n.k. O71.5
––– Gesicht P15.4
––– Harnblase O71.5
––– Hornhaut P15.3
––– Konjunktiva P15.3
––– Kopfschwarte P12.8
––– Lid P15.3
––– Mutter O71.9
––– Nervus phrenicus P14.2
––– Orbita P15.3
––– Perineum
–––– geringfügig O70.0
–––– mit Beteiligung
––––– Frenulum labiorum pudendi O70.0
––––– Haut O70.0
––––– Labien O70.0
––––– Vagina O70.0
––––– Vulva O70.0
––– Retina P15.3
––– Sehnerv P11.4
––– Steißbein O71.6
– multipel, mit Schädigung, Fetus/Neugeborenes P01.5
– Neugeborenes
–– außerhalb Krankenhaus Z38.1
–– im Krankenhaus Z38.0
– normal O80
– protrahiert a.n.k. O63.9
–– 2. Zwilling O63.2
–– Komplikation, Entbindung O63.9 ►

G

Geburt *(Forts.)*
~ protrahiert a.n.k. O63.9 *(Forts.)*
-- nach
--- Blasensprengung O75.5
--- Blasensprung O75.6
- schwierig, in der Anamnese, die den Schwangerschaftsverlauf beeinflusst Z35.2
- Spät- P08.2
-- Fetus/Neugeborenes P08.2
- spontan O80
-- aus Schädellage O80
-- Einling O80
- Stillstand O75.9
-- bei Querstand, tief O64.0
- Tot- a.n.k. P95
- überstürzt O62.3
-- mit Wehen O62.3
- unerwünscht Z64.0
- Vaginal-, Einling, spontan O80
- verlängert, mit Schnittentbindung O63.9
- Verlängerung O63.9
-- erster Geburtsabschnitt O63.0
-- zweiter Geburtsabschnitt O63.1
- Verzögerung a.n.k. O63.9
-- 2. Zwilling O63.2
-- mit Schädigung, Fetus/Neugeborenes P03.9
- vor dem Termin P07.3
- vorzeitig, mit Ikterus, beim Neugeborenen P59.0
- Zangen- O81
-- mit Schädigung, Fetus/Neugeborenes P03.2
Geburtsbedingt, Parese, Fazialis P11.3
Geburtsbeginn
- spontan, vor vollendeter 37. Schwangerschaftswoche O60.1
- vorzeitig O60.1
Geburtsgeschwulst, durch Geburtsverletzung P12.1
Geburtsgewicht
- unter 500 Gramm P07.00
- 500 bis unter 750 Gramm P07.01
- 750 bis unter 1000 Gramm P07.02
- 1000 bis unter 1250 Gramm P07.10
- 1250 bis unter 1500 Gramm P07.11
- 1500 bis unter 2500 Gramm P07.12
- 4500 Gramm oder mehr P08.0
Geburtshilfe, mit Verletzung a.n.k. O71.9
Geburtshilflich
- Naht, Damm
-- Dehiszenz O90.1
-- Hämatom O90.2
- Operationswunde, Infektion, puerperal O86.0
- Verletzung, Komplikation, Entbindung O71.9
- Wunde
-- Damm, Dehiszenz O90.1
-- Hämatom O90.2
Geburtslähmung, Klumpke- P14.1
Geburtsläsion P15.9
Geburtsparalyse, beim Neugeborenen a.n.k. P14.9
Geburtsschock O75.1
Geburtstrauma P15.9
- Auge P15.3
- mit Erb-Lähmung P14.0
Geburtsverletzung P15.9
- Auge P15.3
- Basalganglien P11.1
- Femur P13.2
- Gehirn P11.2
- Genitalorgane, äußere P15.5
- Geschlechtsorgane, mütterlich O71.9
- Hirnnerv a.n.k. P11.4
- Hoden P15.5
- intrakraniell P11.2
- Kleinhirn P11.1
- Kopfhaut, behaart P12.9
-- durch
--- Elektrode P12.4
--- Kopfschwartenklammer P12.4
--- Probeinzision P12.4
- Leber P15.0
- Milz P15.1
- mit
-- Adiponecrosis subcutanea neonatorum P15.6
-- Blutstauung, Gesicht P15.4
-- Blutung
--- epikraniell, subaponeurotisch P12.2
--- extradural P10.8
--- Gehirn P10.1
--- intrakraniell P10.9
--- intraventrikulär P10.2
--- subarachnoidal P10.3
--- subdural P10.0
--- subkonjunktival P15.3
--- zerebral P10.1
-- Duchenne-Paralyse P14.0
-- Enzephalopathie P11.1
-- Eviszeration P15.8
-- Fettnekrose, subkutan P15.6
-- Fraktur
--- Femur P13.2
--- Knochen P13.9
--- Schädel P13.0
--- Wirbel P11.59
-- Geburtsgeschwulst P12.1
-- Glaukom, traumatisch P15.3
-- Hämatom a.n.k. P15.8
--- Hoden P15.5
--- Leber P15.0
--- Penis P15.5
--- Skrotum, oberflächlich P15.5
--- subdural, lokalisiert P10.0
--- Vulva P15.5
-- Kephalhämatom P12.0
-- Klumpke-Lähmung P14.1
-- Lähmung
--- Armplexus
---- oberer P14.0
---- unterer P14.1
--- Fazialis P11.3
-- Lazeration
--- Gehirn, mit Blutung P10.1 ►

Geburtsverletzung P15.9 *(Forts.)*
~ mit *(Forts.)*
~~ Lazeration *(Forts.)*
––– intrakraniell P10.9
–– Neuritis
––– Hirnnerv VII P11.3
––– Nervus facialis P11.3
–– Ödem, Gehirn P11.0
–– Paralyse
––– Nerv P14.9
––– Nervus
–––– facialis P11.3
–––– radialis P14.3
–– Prellung, Kopfhaut, behaart P12.3
–– Quetschwunde, Kopfhaut, behaart P12.3
–– Riss, Tentorium P10.4
–– Ruptur
––– Leber P15.0
––– Milz P15.1
––– Niere P15.8
–– Schaden
––– Auge P15.3
––– Gehirn P11.2
–– Skalpellwunde, beim Neugeborenen P15.8
–– Steigerung, Druck, intrakraniell P11.0
–– Tortikollis P15.2
–– Verletzung
––– Musculus sternocleidomastoideus P15.2
––– Schädel a.n.k. P13.1
–– Zephalhämatozele, Fetus/Neugeborenes P10.8
–– Zerreißung, Gehirn P10.8
– Mutter O71.9
–– durch Instrument O71.9
–– Komplikation, Entbindung O71.9
– Nervensystem, peripher P14.9
– Nervus facialis P11.3
– Penis P15.5
– Plexus brachialis P14.3
– Rückenmark P11.59
– Skelett P13.9
– Urethra O71.5
– Vulva P15.5
– Wirbelsäule P11.59
–– mit Querschnittlähmung
––– akut P11.50
––– chronisch P11.51
– Zentralnervensystem a.n.k. P11.9
Geburtsvorgang, abnorm, mit Schädigung, Fetus/Neugeborenes P03.9
Gedächtnis
– Minderung R41.3
– Störung R41.3
–– leicht, nach Hirnschädigung F06.7
Gedanken, Suizid- R45.8
Gedeckt
– perforiert
–– Aneurysma, Bauchaorta I71.3
–– Appendizitis K35.31
– Schädelhirnverletzung, schwer S06.20
Gedeihstörung R62.8
– bei
–– Kindern R62.8
–– Krankheit, durch HIV B22
Gedreht
– Harnstrahl R39.1
– Ovarialstiel, angeboren Q50.2
– Zyste, Ovar a.n.k. N83.2
Gee-Herter-Thaysen-Krankheit K90.0
Gefängnisstrafe, bei Verurteilung Z65
Gefäß
– Aneurysma, Extremität, obere I72.1
– Anomalie, Lid H02.8
– Arteriosklerose I70.9
– Atheromatose I70.9
– Atresie, zerebral a.n.k. Q28.38
– Atresie a.n.k. Q27.8
– Degeneration I70.9
– Dissektion I99
– Einsprossung, Hornhaut H16.4
– Ektasie I99
– Entzündung, durch Apparat, Implantat oder Transplantat a.n.k. T82.7
– Erkrankung
–– koronar I25.19
–– Retina H35.0
– Fehllage, durch Herzklappenprothese T82.0
– groß
–– Transposition Q20.3
––– korrigiert Q20.5
–––– kongenital Q20.5
––– nicht-korrigiert, kongenital Q20.3
–––– isoliert Q20.3
––– unkorrigiert, kongenital, mit Koarktation Q20.3
––– vollständig, angeboren Q20.3
–– Tumor D48.1
– hirnversorgend
–– extrakraniell
––– Aneurysma
–––– angeboren Q28.10
–––– arteriovenös Q28.00
––– Anomalie Q28.19
––– Fehlbildung
–––– angeboren Q28.19
–––– arteriovenös Q28.09
–– Stenose I66.9
– Hornhaut, Obliteration H16.4
– Insuffizienz, mesenterial
–– akut K55.0
–– chronisch K55.1
– Kalzifikation I70.9
– Kapillar-, Durchlässigkeit, erhöht I78.8
– Komplikation
–– bei Diabetes mellitus E14.50
–– nach
––– chirurgischem Eingriff T81.7
––– Infusion, Injektion, therapeutisch, Transfusion T80.1
––– medizinischen Maßnahmen I97.9
– Krampf, peripher I73.9 ►

Gefäß *(Forts.)*
– Krankheit I99
–– arteriell I77.9
–– arteriosklerotisch I70.9
–– Iris H21.1
–– Konjunktiva H11.4
–– obliterierend I77.1
–– okklusiv I99
–– peripher I73.9
––– mit Durchblutungsstörung I73.9
– Läsion T14.5
– Leckage, durch Herzklappenprothese T82.0
– Ligatur, Blutung T81.0
– Neubildung
–– Iris H21.1
–– Retina H35.0
– oberflächlich, Extremität
–– obere
––– Phlebitis I80.80
––– Thrombose I80.80
–– untere, Phlebitis I80.0
– Obstruktion a.n.k. I99
–– mechanisch, durch Herzklappenprothese T82.0
– optikoziliar, Anomalie Q13.2
– Perforation, durch Herzklappenprothese T82.0
– peripher
–– Atherosklerose I70.29
–– Fehlbildung, arteriovenös Q27.3
–– Hypoplasie Q27.8
–– Insuffizienz I73.9
– Protrusion, durch Herzklappenprothese T82.0
– Schaden I99
– Schädigung
–– Nabelschnur, als Komplikation, Entbindung O69.5
–– Retina H35.0
–– Zentralnervensystem I67.9
– Schwäche I99
– Sehnervenpapille, Deformität, angeboren Q14.2
– Sklerose I70.9
–– Auge I70.8† H36.8*
–– peripher I70.9
–– zerebral I67.2
– Spasmus I73.9
–– peripher I73.9
–– psychogen F45.30
–– zerebral G45.99
– Stauung, zerebral I67.88
– Stein I99
– Stenose I99
–– pulmonal I28.8
–– zerebral I66.9
– Störung I99
–– zerebral, mit Demenz F01.9
– Striktur, pulmonal I28.8
– Thrombose I82.9
– tief, Extremität, obere
–– Phlebitis I80.81
–– Thrombophlebitis I80.81 ▶

Gefäß *(Forts.)*
~ tief, Extremität, obere *(Forts.)*
–– Thrombose I80.81
– varikös, Plazenta O43.8
– Veränderung
–– bei
––– Diabetes mellitus E14.50† I79.2*
––– Typ-1-Diabetes mellitus E10.50† I79.2*
––– Typ-2-Diabetes mellitus E11.50† I79.2*
–– Iris H21.1
–– Retina, bei Krankheit, durch HIV B23.8 H35.0
–– sklerosierend, Auge I70.8† H36.8*
– Verlagerung, durch Herzklappenprothese T82.0
– Verletzung T14.5
–– Arcus palmaris profundus S65.3
–– Arcus palmaris superficialis S65.2
– Versagen, mechanisch, durch Herzklappenprothese T82.0
– Verschluss I99
–– arteriell
––– Extremität, untere I74.3
––– Retina H34.2
––– Unterschenkel I74.3
–– Retina, arteriell, transitorisch H34.0
–– Venenast, Retina H34.8
–– venös, Retina
––– im Anfangsstadium H34.8
––– zentral H34.8
–– zerebral I66.9
Gefäß-Erkrankung
– Drei-, atherosklerotisch I25.13
– Vier-, koronar I25.14
– Zwei-, atherosklerotisch I25.12
Gefäßähnlich, Streifen, Makula H35.38
Gefäßanastomose
– Entzündung T82.7
– Infektion T82.7
– mit Komplikation, mechanisch T82.3
Gefäße, oberflächlich, Extremität, obere, Thrombophlebitis I80.80
Gefäßeinscheidung, Retina H35.0
Gefäßendothel, Funktionsstörung, bei Mangel, Faktor VIII D68.09
Gefäßimplantat
– Embolie T82.8
– Fibrose T82.8
– mit
–– Blutung T82.8
–– Schmerzen T82.8
– Stenose T82.8
– Thrombose T82.8
Gefäßkatheter, Infektion T82.7
Gefäßkonvolute, persistierend, im Bereich des Aortenbogens Q25.4
Gefäßkrankheit, Kollagen- M35.9
– mit Polyneuropathie a.n.k. M35.9† G63.5*
Gefäßprothese
– Embolie T82.8
– Fibrose T82.8 ▶

Gefäßprothese *(Forts.)*
– mit
–– Blutung T82.8
–– Komplikation T82.9
–– Schmerzen T82.8
– Stenose T82.8
– Thrombose T82.8
– Vorhandensein Z95.88
Gefäßprozess
– arteriell I77.9
– arteriosklerotisch, generalisiert I70.9
– generalisiert I70.9
– kraniell I67.9
– zerebral I67.9
Gefäßring
– angeboren Q25.8
– Aorta Q25.4
–– Anomalie Q25.4
Gefäßshunt
– Entzündung T82.7
– Infektion T82.7
Gefäßstamm, Lageanomalie, kongenital Q25.8
Gefäßsystem, peripher
– Anomalie Q27.9
– Lageanomalie, kongenital Q27.8
Gefäßtransplantat
– Dysfunktion a.n.k. T82.3
– Embolie T82.8
– Fibrose T82.8
– mit
–– Blutung T82.8
–– Komplikation T82.9
–– Schmerzen T82.8
– Obstruktion a.n.k. T82.3
– Stenose T82.8
– Thrombose T82.8
Gefäßwand
– Amyloidose E85.4
– Aneurysma I72.9
– Kalzifikation I70.9
Gefahr, Suizid – kodiere Diagnose R45.8
Gefahrenzustand
– fetal P20.9
– intrauterin P20.9
Gefangener, Untersuchung, ärztlich Z10
Gefleckt
– Dysplasie, diaphysär Q77.3
– Retina
–– familiär, benigne H35.5
–– nach Kandori H35.5
Geflügelzüchter-Krätze B88.0
Gefügelockerung L4/L5, mit Pseudospondylolisthesis M43.16
Gefügestörung
– HWS-Bereich M43.12
– LWS-Bereich M43.16
Gefühlsarm, Psychopathie F94.2
– im Kindesalter F94.2
Gefühlskälte F52.0
Gefühlssinn, Störung R20.8
Gegenpulsationsgerät, Aorta, mit Komplikation T82.9
Gehemmt, Orgasmus
– männlich F52.3
– weiblich F52.3
Gehen
– Behinderung R26.8
– Beschwerden R26.2
– Problem R26.2
Gehirn – s.a. zusammengesetzte Begriffe mit Hirn
– Abbauprozess G31.9
– Abszess G06.0
–– bei Abszess
––– Leber, durch Amöben A06.6† G07*
––– Lunge, durch Amöben A06.6† G07*
–– chromomykotisch B43.1† G07*
–– durch
––– Amöben A06.6† G07*
––– Entamoeba histolytica A06.6† G07*
––– Gonokokken A54.8† G07*
–– embolisch G06.0
–– epidural G06.0
–– extradural G06.0
–– otogen G06.0
–– subarachnoidal G06.0
–– tuberkulös A17.8† G07*
–– zystisch G06.0
– Agenesie Q00.0
– Aneurysma I67.10
–– arteriosklerotisch I67.10
––– rupturiert I60.7
–– arteriovenös
––– angeboren Q28.20
––– erworben I67.10
–––– rupturiert I60.8
––– rupturiert I60.8
–– beerenförmig
––– nichtrupturiert I67.10
––– rupturiert I60.9
–– kongenital Q28.30
––– rupturiert I60.9
–– mykotisch, rupturiert I60.9
–– rupturiert I60.9
–– syphilitisch A52.0† I68.8*
– Angiopathie I67.9
– Anomalie
–– angeboren Q04.9
–– multipel Q04.9
– Aplasie Q00.0
– Apoplexie I64
– Arteriitis I67.7
– Arteriosklerose I67.2
– Atherosklerose I67.2
– Atrophie G31.9
–– alkoholisch G31.2
–– bei Mikrophthalmie Q11.2
–– mit Demenz F03
–– präsenil, mit Demenz G31.88† F02.8*
–– senil G31.1 ►

G

Gehirn – s.a. zusammengesetzte Begriffe mit Hirn *(Forts.)*
– Atrophie G31.9 *(Forts.)*
–– umschrieben G31.0
––– mit Demenz G31.0† F02.0*
– Blutung I61.9
–– als Komplikation, Entbindung O99.4
–– beim Fetus/Neugeborenen P52.4
–– durch
––– Geburtsverletzung P10.1
––– Syphilis A52.0† I68.8*
–– im Wochenbett O99.4
–– infratentoriell, traumatisch S06.8
–– intraventrikulär I61.5
–– kortikal I61.1
–– miliar, nichttraumatisch I61.9
–– nichttraumatisch, beim Fetus/Neugeborenen P52.4
–– subkortikal I61.0
–– supratentoriell, traumatisch S06.8
–– traumatisch S06.8
– Deformität Q04.9
–– erworben G93.88
– Degeneration G31.9
–– alkoholisch G31.2
–– angeboren, beim Kind Q04.9
–– arteriosklerotisch I67.2† G32.8*
–– bei
––– Anderson-Fabry-Krankheit E75.2† G32.8*
––– Beriberi E51.1† G32.8*
––– Gaucher-Syndrom E75.2† G32.8*
––– Hunter-Syndrom E76.1† G32.8*
––– Krankheit, Hirngefäß I67.9† G32.8*
––– Lipidose
–––– generalisiert E75.6† G32.8*
–––– zerebral E75.4† G32.8*
––– Mangel, Vitamin B_{12} E53.8† G32.8*
––– Mukopolysaccharidose E76.3† G32.8*
––– Myxödem E03.9† G32.8*
––– Neubildung a.n.k. D48.9† G32.8*
––– Niemann-Pick-Krankheit E75.2† G32.8*
––– Sphingolipoidose E75.3† G32.8*
–– beim Kind G31.9
–– kongenital, bei Hydrozephalus Q03.9
–– kortikal, progressiv G31.9
–– senil a.n.k. G31.1
–– zystisch G31.88
––– kongenital Q04.6
– Demyelinisierung, durch Mangel, Methionin-Adenosyltransferase E72.1
– Durchblutungsstörung I67.88
– Dysplasie Q04.9
– Eiterung G06.0
– Ektopie Q04.8
– Embolie I66.9
–– bei
––– Entbindung O88.28
––– Schwangerschaft O88.28
–– im Wochenbett O88.28
– Empyem G06.0 ►

Gehirn – s.a. zusammengesetzte Begriffe mit Hirn *(Forts.)*
– Endarteriitis I67.7
–– syphilitisch A52.0† I68.1*
– Entzündung G04.9
– Ependymom C71.9
– Erguss, serös G93.6
– Erkrankung, organisch, mit Psychose F09
– Erschütterung S06.0
–– akut S06.0
–– isoliert S06.0
–– mit Nebenverletzung, leicht S06.0
– Erweichung G93.88
– Fehlbildung Q04.9
–– angeboren Q04.9
–– arteriovenös Q28.29
–– kongenital, durch Mangel, Glutamin-Synthetase E72.8
– Fehlen Q00.0
– Fieber G04.9
– Fistel G96.0
–– arteriovenös I67.11
––– kongenital, rupturiert I60.8
––– Ruptur I60.8
– Funktionsprüfungsergebnis, abnorm R94.0
– Funktionsstörung G93.4
– Geburtsverletzung P11.2
– Gerinnsel I66.9
– Geschwulst D43.2
– Gewebebereich, groß, Verletzung, diffus S06.20
– Glioblastom C71.9
– Gliom C71.9
– Granulom G06.0
– Grippe [Influenza] J11.8† G05.1*
– Gumma A52.3
– Hämangiom D18.02
–– kavernös, familiär Q28.38
– Hämatom
–– beim Fetus/Neugeborenen a.n.k. P52.4
–– durch Geburtsverletzung P10.1
–– mit
––– Prellung, zerebral S06.21
––– Zerreißung, zerebral S06.28
–– nichttraumatisch I61.9
–– traumatisch S06.8
– Herniation G93.5
– Hernie
–– kongenital Q01.9
–– traumatisch S06.38
– Hypertrophie G93.88
– Hypoplasie Q02
– Induration G93.88
– Infarkt I63.9
–– durch
––– Embolie
–––– Arteria basilaris I63.1
–––– Arteria carotis I63.1
–––– Arteria cerebelli I63.4
–––– Arteria cerebri anterior I63.4
–––– Arteria cerebri media I63.4 ►

Gehirn – s.a. zusammengesetzte Begriffe mit Hirn *(Forts.)*
~ Infarkt I63.9 *(Forts.)*
~~ durch *(Forts.)*
~~~ Embolie *(Forts.)*
–––– Arteria cerebri posterior I63.4
–––– Arteria vertebralis I63.1
–––– Arteriae perforantes I63.4
–––– Arterie
––––– extrakraniell, hirnversorgend I63.1
––––– intrakraniell I63.4
––––– zerebral I63.4
–––– Truncus brachiocephalicus I63.1
––– Obstruktion
–––– Arteria basilaris
––––– komplett I63.2
––––– partiell I63.2
–––– Arteria carotis
––––– komplett I63.2
––––– partiell I63.2
–––– Arteria cerebri anterior I63.5
––––– komplett I63.5
––––– partiell I63.5
–––– Arteria cerebri media I63.5
––––– komplett I63.5
––––– partiell I63.5
–––– Arteria cerebri posterior I63.5
––––– komplett I63.5
––––– partiell I63.5
–––– Arteria vertebralis
––––– komplett I63.2
––––– partiell I63.2
–––– Arteriae cerebelli
––––– komplett I63.5
––––– partiell I63.5
––– Stenose
–––– Arteria cerebri anterior I63.5
–––– Arteria cerebri media I63.5
–––– Arteria cerebri posterior I63.5
–––– Arteriae cerebelli I63.5
–––– Arterie
––––– extrakraniell, hirnversorgend I63.2
––––– intrakraniell I63.5
–––– Stammganglienarterie I63.5
–––– Truncus brachiocephalicus I63.2
––– Thrombose
–––– Arteria basilaris I63.0
–––– Arteria carotis I63.0
–––– Arteria cerebelli I63.3
–––– Arteria cerebri anterior I63.3
–––– Arteria cerebri media I63.3
–––– Arteria cerebri posterior I63.3
–––– Arteria vertebralis I63.0
–––– Arteriae perforantes I63.3
–––– Arterie
––––– extrakraniell, hirnversorgend I63.0
––––– intrakraniell I63.3
––––– zerebral I63.3
–––– nichteitrig
––––– Hirnvene I63.6
––––– Sinus, venös, intrakraniell I63.6 ►

Gehirn – s.a. zusammengesetzte Begriffe mit Hirn *(Forts.)*
~ Infarkt I63.9 *(Forts.)*
~~ durch *(Forts.)*
~~~ Thrombose *(Forts.)*
–––– Truncus brachiocephalicus I63.0
––– Verschluss
–––– Arteria basilaris I63.2
–––– Arteria carotis I63.2
–––– Arteria cerebri anterior I63.5
–––– Arteria cerebri media I63.5
–––– Arteria cerebri posterior I63.5
–––– Arteria vertebralis I63.2
–––– Arteriae cerebelli I63.5
–––– Arteriae perforantes I63.5
–––– Arterie
––––– extrakraniell, hirnversorgend I63.2
––––– intrakraniell I63.5
–––– Stammganglienarterie I63.5
–––– Truncus brachiocephalicus I63.2
–––– zerebrovaskulär I63.5
–– embolisch I63.4
–– Folgen I69.3
–– ischämisch I63.9
– Infektion G04.9
–– durch Meningokokken A39.8† G05.0*
–– mit Psychose, organisch
––– akut F05.8
––– subakut F05.8
–– septisch G06.0
– Insult I64
– Ischämie I67.88
– Karzinom C71.9
– Kompression G93.5
–– durch
––– Kontusion S06.28
–––– umschrieben S06.31
––– Verletzung a.n.k. S06.28
– Kontusion S06.21
– Krabbe-Sklerose E75.2
– Krankheit G93.9
–– angeboren Q04.9
–– arteriell I67.9
–– arteriosklerotisch I67.2
–– degenerativ G31.9
–– organisch G93.9
––– mit Psychose F06.8
–– parasitär a.n.k. B71.9† G94.8*
–– senil a.n.k. G31.1
– Kryptokokkose B45.1† G05.2*
– Lazeration
–– bei Geburt P10.8
–– diffus S06.20
–– durch Geburtsverletzung, mit Blutung P10.1
–– umschrieben S06.30
– Mediainfarkt I63.5
– Meningen
–– Aneurysma I67.10
––– rupturiert I60.8
–– Blutung I60.8 ►

G

Gehirn – s.a. zusammengesetzte Begriffe mit Hirn *(Forts.)*
~ Meningen *(Forts.)*
–– Deformität
––– angeboren Q04.8
––– erworben G96.1
–– Fehlbildung Q04.8
– Metastase C79.3
–– bei Primärtumor, unbekannt C79.3
– Missbildung Q04.9
– Narbe G93.88
– Nekrose, ischämisch I67.88
– Ödem G93.6
–– beim Fetus/Neugeborenen P52.4
–– durch Geburtsverletzung P11.0
–– hypertonisch G93.6
–– traumatisch S06.1
– Panarteriitis nodosa I67.7
– Prellung
–– diffus S06.21
–– umschrieben S06.31
– Primärlymphom, bei Krankheit, durch HIV B21 C85.9
– Prolaps Q01.9
– Purpura D69.0
– Quetschung G93.5
– Reduktionsdeformität, angeboren Q04.3
– Ruptur
–– Arterie I61.9
–– Blutgefäß I61.9
– Schaden G93.9
–– anoxisch G93.1
––– nach medizinischer Maßnahme G97.88
––– während ärztlicher Maßnahme G97.88
–– beim Kind a.n.k. G80.9
–– durch
––– Anoxie, nach chirurgischem Eingriff T88.5
––– Bilirubin P57.9
––– Geburtsverletzung P11.2
–– frühkindlich P91.9
–– hypoxisch G93.1
––– nach medizinischer Maßnahme G97.88
––– während ärztlicher Maßnahme G97.88
–– kongenital Q04.9
–– nichttraumatisch G93.9
– Schädigung
–– frühkindlich, mit Residualsyndrom, zerebral P91.9
–– perinatal P91.9
– Schrumpfung G31.9
– Schwellung G93.6
– Sklerose G37.9
–– atrophisch, lobär G31.0
––– mit Demenz G31.0† F02.0*
–– diffus G37.0
––– familiär E75.2
––– infantil E75.2
–– disseminiert G35.9
–– infantil E75.2
–– insular G35.9
–– miliar G35.9 ►

Gehirn – s.a. zusammengesetzte Begriffe mit Hirn *(Forts.)*
~ Sklerose G37.9 *(Forts.)*
–– multipel G35.9
–– Pelizaeus-Merzbacher E75.2
–– präsenil G30.0
–– progressiv, familiär E75.2
–– senil (arteriosklerotisch) I67.2
–– tuberös Q85.1
– Speicherung, Eisen, bei Neurodegeneration, Typ 1 G23.0
– Stauung G93.88
– Stenose G93.88
– Störung, organisch, mit Störung, Verhalten F07.0
– Syphilis A52.3
–– vaskulär A52.0† I68.8*
– Thrombose I66.9
–– bei
––– Entbindung O99.4
––– Schwangerschaft O99.4
–– durch Syphilis A52.0† I68.8*
–– im Wochenbett O99.4
– Toxoplasmose B58.2† G05.2*
– Trauma, mit Psychose, organisch F06.8
–– akut F05.8
– Tuberkulom A17.8† G07*
– Tuberkulose A17.8† G07*
– Tumor D43.2
–– benigne D33.2
–– mit Psychose F06.8
–– syphilitisch A52.1† G94.8*
– Typhus A01.0
– und Rückenmark, Verletzung, in Halshöhe T06.0
– Unterentwicklung, kongenital Q02
– Verformung Q04.9
– Verhärtung G93.88
– Verletzung S06.9
–– diffus S06.20
–– durch Explosionsdruck S06.0
–– Folgen T90.5
–– mit Beteiligung, Hirnnerv S09.7
–– umschrieben S06.30
– Zerreißung, durch Geburtsverletzung P10.8
– Zyste G93.0
–– angeboren Q04.6
–– arachnoidal, angeboren Q04.6
–– durch Hydatiden B67.9† G94.8*
– Zystizerkose B69.0† G94.8*
Gehirn-Krankheit, Muskel-Augen- G71.2
– mit Leukodystrophie, multizystisch, beidseitig G71.2 E75.2
Gehirnarterie
– Anomalie Q28.39
– Atresie a.n.k. Q28.38
– Hypoplasie Q28.38
– Thrombose I66.9
Gehirngefäß
– Anomalie Q28.39 ►

Gehirngefäß *(Forts.)*
– Schaden I67.9
–– degenerativ I67.9† G32.8*
– Verschluss I66.9
Gehirngewebe, Lageanomalie, kongenital Q04.8
Gehirnhaut – s. Meningen
Gehirnnervenstimulator, mit Komplikation T85.9
– mechanisch T85.1
Gehirnschädel
– Neubildung, bösartig C41.01
– und Gesichtsschädel, Knochen, Neubildung, bösartig C41.01
Gehirnschlag I64
Gehirnsinus, Thrombose G08
Gehirnstamm
– Herniation G93.5
– Kompression G93.5
Gehirnsubstanz
– grau, Degeneration G31.88
– weiß, Hypoplasie, mit Agenesie, Corpus callosum, und Intelligenzminderung Q04.8
Gehirnteil
– Agenesie Q04.3
– Aplasie Q04.3
– Fehlen Q04.3
– Hypoplasie Q04.3
– Unterentwicklung Q04.3
Gehirnvene
– Anomalie Q28.39
– Hypoplasie Q28.38
Gehirnventrikel – s. Hirnventrikel
Gehirnwindungen, Hypoplasie Q04.3
Gehör
– Lärmempfindlichkeit H93.2
– Schwäche – s.a. Schwerhörigkeit oder s.a. Gehörverminderung H91.9
– Verletzung, zur Taubheit führend S04.6
– Verlust, durch Geräusch H83.3
– Verminderung H91.9
Gehörgang
– Abszess H60.0
– äußerer
–– Deformität, angeboren Q17.8
–– Eiterung a.n.k. H60.3
–– Entzündung H60.9
–– Exostose H61.8
–– Fehlen, angeboren Q16.1
–– Furunkel H60.0
–– Hypoplasie Q17.8
–– Infektion, diffus H60.3
–– Kollaps H61.3
–– Melanom, maligne C43.2
–– Melanoma in situ D03.2
–– mit Ohr, Melanom, maligne C43.2
–– Nävus D22.2
–– Perichondritis H61.0
–– Striktur, kongenital Q16.1
–– Verengung H61.3
–– Verletzung S09.9
–– Wunde, offen S01.34 ►

Gehörgang *(Forts.)*
– Agenesie Q16.1
– akzessorisch Q17.8
– Anomalie, angeboren Q16.1
– Atresie Q16.1
– Blutung H92.2
– Cholesteatom H60.4
– Deformität, erworben H61.8
– doppelt Q17.8
– Eiterung H60.3
– Ekzem H60.5
– Entzündung H60.9
– Exostose H61.8
– Fistel H61.8
– Fremdkörper T16
– Furunkel H60.0
– Fusion Q16.1
– Granulation H60.4
– Hypoplasie Q17.8
–– mit Beeinträchtigung, Hörvermögen Q16.9
– Karbunkel H60.0
– Keratitis obturans H60.4
– knöchern
–– Atresie Q16.1
–– Fraktur S02.1
–– Hypoplasie Q17.8
–– Striktur, angeboren Q16.1
– Konstriktion H61.3
– Krankheit a.n.k. H61.9
– Lageanomalie, kongenital Q16.4
–– mit Beeinträchtigung, Hörvermögen Q16.9
– Mykose B36.9† H62.2*
– Phlegmone H60.1
– Polyp H74.4
– Pruritus L29.8
– Reizung H61.9
– Stenose H61.3
–– erworben H61.3
–– kongenital Q16.1
– Striktur, erworben H61.3
– Syphilis A52.7† H94.8*
– Verätzung T20.4
– Verbrennung T20.0
– Verengung H61.3
– Verletzung S09.9
–– oberflächlich S00.40
Gehörknöchelchen
– akzessorisch Q16.3
– Ankylose H74.3
– Diskontinuität H74.2
– Fehlbildung
–– angeboren Q16.3
–– isoliert, kongenital Q16.3
– Nekrose H74.3
– Verlust, partiell H74.3
– Verschmelzung, angeboren Q16.3
Gehörknöchelchenkette
– Dislokation H74.2
– Kontinuitätsunterbrechung H74.2
Gehörlosigkeit – s.a. Taubheit H91.9
Gehunfähigkeit R26.8

G

Geipel-Knötchen, Aschoff- I09.0
Geisteskrankheit F29
Geistesschwäche – s.a. Intelligenzminderung F79.9
Geistig
– Behinderung F79.9
–– leicht F70.9
–– mittelgradig F71.9
–– schwer F72.9
–– schwerst F73.9
– Defizit F79.9
– Entwicklung, zurückgeblieben F79.9
– Insuffizienz, kongenital F79.9
– Retardierung F79.9
–– in der Familienanamnese Z81
–– und
––– Lähmung, Abduktoren, laryngeal J38.00
––– Lympangiektasie, bei Lymphödem Q87.8
– Störung, in der Familienanamnese Z81
– Veränderung, bei Altersschwäche a.n.k. F03
Gekerbt
– Lymphom
–– diffus C83.1
–– follikulär C82.9
––– gemischt klein- und großzellig C82.1
––– großzellig C82.2
––– kleinzellig C82.0
–– großzellig C83.3
–– kleinzellig C83.1
– Non-Hodgkin-Lymphom
–– follikulär
––– gemischt klein- und großzellig C82.1
––– kleinzellig C82.9
–– kleinzellig C83.1
– und ungekerbt, Lymphom, großzellig C83.3
– Zunge K14.8
Gekörntzellig, Adenokarzinom C80.9
Gekreuzt, Polysyndaktylie Q70.4
Gekröse
– Karzinom C48.1
– Tuberkulose, miliar A18.3† K93.0*
Gelastisch, Anfall, bei Hypothalamus-Hamartom Q85.8 G40.2
Gelatine, Überempfindlichkeit T78.1
Gelatinös
– Adenokarzinom C80.9
– Dystrophie, Hornhaut, tropfenförmig H18.5
Gelb
– Albinismus, okulokutan E70.3
– Atrophie, Leber K72.9
–– akut K72.0
–– chronisch K72.18
–– subakut K72.0
– Nagel, mit Lymphödem L60.5
Gelb-Blau-Schwäche H53.5
Gelber-Nagel-Syndrom L60.5
Gelbfieber A95.9
– Busch- A95.0
– Impfung, Notwendigkeit Z24.3
– Untersuchung Z11
– urban A95.1
Gelbkörper, Zyste N83.1
Gelbkörperhormon, Schwäche E28.8
Gelborange
– Allergie [E 110] T78.4
– Überempfindlichkeit [E 110] T78.4
Gelbsucht – s.a. Ikterus R17.0
– bei Hyperbilirubinämie R17.0
– fieberhaft, bei Virushepatitis B15.9
Gelegenheitsmykose B48.7
– bei Krankheit, durch HIV B20 B49
Gelenk
– Abriss T14.3
– Abszess M00.99
–– tuberkulös a.n.k. A18.0† M01.19*
– Adhäsion M24.89
– Ankylose M24.69
– Anomalie a.n.k. Q74.9
– Ansammlung, Wasser M25.49
– Binnenschaden M24.99
– Binnenschädigung, rezidivierend M24.99
– Blockade M24.89
–– knöchern M24.69
– Blockierung, chirotherapeutisch behandelbar M99.89
– Blutung M25.09
– Charcot-
–– bei
––– Syphilis A52.1† M14.69*
––– Taboparalyse A52.1† M14.69*
–– diabetisch E14.60† M14.69*
– Chondromatose D48.0
– Deformität
–– angeboren Q68.8
–– erworben a.n.k. M21.99
– Degeneration M19.99
– Destruktion M24.89
– Dislokation T14.3
– Distorsion T14.3
– Dysplasie, angeboren Q74.8
– Eiterung M00.99
– Empyem M00.99
– Entzündung a.n.k. M13.99
–– akut M13.99
–– eitrig M00.99
–– gichtisch M10.09
–– gonorrhoisch A54.4† M01.39*
–– Kapsel M77.9
– Erguss M25.49
–– blutig M25.09
– Falsch- M84.19
– Fistel M25.19
– Flexion, anomal a.n.k. Q74.9
– Flexionskontraktur M24.59
– Fraktur T14.20
– Fusion
–– erworben M24.69
–– kongenital Q74.8
– Ganglion M67.49
– Gliedmaßen
–– obere, Subluxation, kongenital Q68.8 ►

Gelenk *(Forts.)*
~ Gliedmaßen *(Forts.)*
-- untere, Subluxation, kongenital, ausgenommen Hüfte Q68.8
– Gonorrhoe A54.4† M01.39*
– groß
-- Arthrose M15.9
-- Arthrosis deformans M15.9
– Hämarthros, traumatisch T14.3
– Hydrops M25.49
– Infektion M00.99
– Instabilität M25.39
-- iliosakral, posttraumatisch M53.28
-- nach Entfernen, Gelenkprothese M96.88
-- posttraumatisch M25.39
-- und Verzögerung, Entwicklung, bei Cutis laxa Q82.8
– Kalzifikation M25.89
– Kapsulitis M77.9
– Karzinom C79.5
– knarrend M24.89
– Knorpel, frei M24.09
– Kontraktur M24.59
-- bei Verkürzung, Sehne M24.59
--- kongenital Q66.8
-- paralytisch M24.59
– Krankheit M25.99
-- degenerativ M19.99
-- eitrig M00.99
– Krepitation M24.89
– Läsion M25.99
-- bei Frambösie A66.6† M14.89*
– Lageanomalie, kongenital a.n.k. Q68.8
– Luxation, habituell M24.49
– mehrere, Ankylose M24.60
– mit Reiskörperchen M24.09
– Ödem M25.49
– Periarthritis M77.9
– Psoriasis L40.5† M07.39*
– Reizerguss M25.49
– Reizzustand M24.89
– Relaxation
-- kongenital a.n.k. Q74.8
-- paralytisch M25.29
– Rheumatismus M79.09
-- akut M79.09
--- mit Beteiligung, Herz I01.9
-- subakut M79.09
– Rotationsdeformität, erworben M21.89
– Sarkom C41.9
– Schaden
-- frisch T14.3
-- nichttraumatisch M25.99
– Schädigung M24.99
– Schmerzen M25.59
-- akut M25.59
-- psychogen F45.40
– Schwellung M25.49
-- tuberkulös A18.0† M01.19*
– Spätsyphilis A52.7† M03.19*
– Starre, multipel, kongenital Q68.8 ►

Gelenk *(Forts.)*
– Steife M25.69
-- fibrös M25.69
-- knöchern M25.69
-- nach chirurgischer Fusion Z98.1
– Steifheit, mit
-- partieller Bewegungseinschränkung M25.69
-- vollständiger Bewegungseinschränkung M25.69
– Störung
-- psychogen F45.8
-- temporomandibulär K07.6
– Subluxation, traumatisch T14.3
– Synovitis, tuberkulös A18.0† M01.19*
– Tuberkulose A18.0† M01.19*
– Veränderung, degenerativ M19.99
– Verletzung a.n.k. T14.9
-- alt M25.89
-- residual M25.89
– Verstauchung T14.3
– Xanthom E75.5
– Zerreißung T14.3
– Zerrung T14.3
– Zyste a.n.k. M25.89
Gelenkband, Krankheit M24.29
Gelenkfläche, Wirbelsäule, Degeneration M47.99
Gelenkflüssigkeit, Befund, abnorm R89.9
Gelenkfortsatz, Humerus, Fraktur S42.44
Gelenkkapsel
– Abriss T14.3
– Hämarthros, traumatisch T14.3
– Ruptur, traumatisch T14.3
– Subluxation, traumatisch T14.3
– Verstauchung T14.3
– Zerreißung T14.3
– Zerrung T14.3
Gelenkknorpel
– Chondrosarkom C41.9
– Degeneration a.n.k. M24.19
-- Ellenbogengelenk a.n.k. M24.12
-- Kniegelenk M23.39
-- Schultergelenk a.n.k. M24.11
– Erkrankung M24.19
– Erosion M94.89
– Riss, alt M24.19
– Ruptur, frisch T14.3
– Schaden, rezidivierend M24.19
Gelenkkörper, frei M24.09
– Kniegelenk M23.4
Gelenkkrankheit, Charcot- G98† M14.69*
– bei Syphilis A52.1† M14.69*
Gelenklaxität-Syndrom, Hydrozephalus-Hochwuchs- Q87.8
Gelenkmaus M24.09
– Knie M23.4
Gelenknah
– Frambösie, mit Knoten A66.7
– Knoten, syphilitisch A52.7† M14.89*
Gelenkneurose F45.8
Gelenkpfanne, Schulter, Fraktur S42.14

G

Gelenkprothese
– innere, mit Komplikation T84.9
– mit
–– Blutung T84.8
–– Komplikation T84.9
Gelenksyphilis, Charcot- A52.1† M14.69*
Gelenktransplantat, mit Komplikation T84.9
Geleophysisch, Dysplasie Q87.1
Gelfand-Syndrom, Ipp- D84.9 L63.0
Gélineau-Krankheit G47.4
Gélineau-Westphal-Syndrom G47.4
Gellerstedt-Syndrom, Ceelen- E83.1† J99.8*
Gemeinsam
– Stehlen F91.2
– Ventrikel Q20.4
Gemignani-Syndrom Q87.8
Gemination, Zahn K00.2
Gemini-Schwangerschaft O30.0
– mit Schädigung, Fetus/Neugeborenes P01.5
Geminiabort O06.9
Gemischt
– Adenokarzinom, papillär und follikulär C73
– azido-basophil, Karzinom C75.1
–– Hypophyse C75.1
– baso-azidophil, Karzinom, Hypophyse C75.1
– einfach und mukopurulent, Bronchitis J41.8
– Episode
–– affektiv F38.0
–– mit Störung, affektiv, bipolar F31.6
– Gliom C71.9
– Hyperglyzeridämie E78.3
– Hyperlipidämie E78.2
– Hyperlipoproteinämie E78.2
– Hypertriglyzeridämie E78.3
– Karzinom
–– baso-spinozellulär C44.9
–– papillär und follikulär C73
– klein- und großzellig
–– Lymphom, follikulär, gekerbt C82.1
–– Non-Hodgkin-Lymphom, follikulär, gekerbt C82.1
– Konversionsstörung F44.7
– Kryoglobulinämie D89.1
–– essentiell D89.1
–– mit Krankheit, Niere, tubulointerstitiell D89.1† N16.2*
– Lymphom, nodulär C82.1
– Neurose a.n.k. F48.8
– Schanker A51.0
– Störung
–– dissoziativ F44.7
–– psychotisch F25.2
–– schizoaffektiv F25.2
–– Sprache, entwicklungsbedingt F80.28
– Thalassämie D56.9
– Tumor, Leber, mesodermal C22.4
– zystisch, Lymphangiom D18.19
Gemischt-liniär, Leukämie, akut C95.00
– in kompletter Remission C95.01
Gemischter Typ
– Jodmangelsyndrom, angeboren E00.2 ►

Gemischter Typ *(Forts.)*
– Kretinismus, endemisch E00.2
– Störung, Schlaf G47.8
Gemischtzellig
– Adenokarzinom C80.9
– Astrozytom C71.9
– Hodgkin-Krankheit, nodulärsklerosierend C81.1
– Hodgkin-Lymphom, klassisch C81.2
– Lymphom
–– follikulär C82.1
–– lymphozytär-histiozytär C85.9
––– nodulär C82.1
– Meningeom D32.9
Gemischtzellige Form, Hodgkin-Krankheit C81.2
Gemistozytisch, Astrozytom C71.9
Gemüse, Kontaktdermatitis L25.4
– allergisch L23.6
– toxisch L24.6
Gemüt, Krankheit F99
Gen, Leptinrezeptor-, Mutation, mit Adipositas E66.89
Generalisiert – s. Art der Krankheit
Generationspsychose O99.3
Genese unklar
– Neubildung, bösartig C80.9
– Schmerzen, Kopf R51
– Schwindel R42
Genetisch
– Amyloidose E85.2
– bedingt
–– Agranulozytose D70.0
–– Anfälligkeit, für Mykobakteriosen, durch Defekt
––– Interferon-gamma-Rezeptor
–––– 1, komplett D84.8
–––– 2, komplett D84.8
––– Interleukin 12B, komplett D84.8
––– Interleukin-12-Rezeptor Beta 1, komplett D84.8
––– IRF8 [Interferon regulatory factor-8], partiell D84.8
––– ISG15, komplett D84.8
––– STAT1 [Signaltransduktor und Transkriptionsaktivator 1], partiell D84.8
–– Anomalie
––– Granulozyten D72.0
––– Leukozyten D72.0
–– Hyperaldosteronismus E26.0
–– Mangel, Laktase E73.0
–– Myoglobinurie, rekurrent R82.1
–– Schwerhörigkeit
––– nicht-syndromal H90.5
––– nichtsyndromal
–––– postlingual H90.5
–––– prälingual H90.5
–– Störung, Geschlechtsentwicklung, 46,XX Q99.1
– Befund, abnorm, bei Schwangerschafts-Screening O28.5 ►

Genetisch *(Forts.)*
– Beratung, im Zusammenhang mit der Fertilisation Z31.5
– Risiko, erhöht, beim Fetus O35.9
– Untersuchung, im Zusammenhang mit der Fertilisation Z31.5
Genickstarre, epidemisch A39.0† G01*
Geniospasmus, hereditär G25.3
Genital
– Atrophie N95.8
– Blutung, abnorm N93.9
– Ekzem L30.9
– Gonorrhoe A54.0
– Herpes A60.0
– Infektion, durch Chlamydien A56.2
– Juckreiz L29.9
– Kandidose B37.4
– Krankheit, durch Pilz B49
– Mykose, rezidivierend B36.9
– Neurose F45.34
– Polyp, adenomatös, bei der Frau D28.9
– Prolaps, bei der Frau N81.9
– Pruritus L29.3
– Reaktion, Versagen F52.2
– Soormykose B37.4
– Syphilis A51.0
– Trauma S39.9
– Tuberkulose A18.1
– Tumor, adenomatös, bei der Frau D28.9
– Varizen
–– bei Schwangerschaft O22.1
–– im Wochenbett O87.8
Genital-Syndrom, Hand-Fuß- Q87.8
Genitalaffekt, primär, durch Syphilis A51.0
Genitalbereich, Lymphödem
– hereditär, Stadium
–– I Q82.03
–– II Q82.04
–– III Q82.05
– Stadium
–– I I89.03
–– II I89.04
–– III I89.05
Genitalien
– äußere, Verletzung, oberflächlich S30.2
– altersatrophisch N95.8
– infantil
–– Komplikation, Entbindung O34.8
–– nach Pubertät E30.0
– männlich
–– Entzündung N49.9
–– Fournier-Gangrän N49.80
–– Karzinom C63.9
–– Mykose B49† N51.8*
–– Schmerzen N50.8
–– Soor B37.4† N51.8*
– Mikro-
–– männlich Q55.8
–– weiblich Q52.8
– nicht eindeutig differenzierbar Q56.4 ►

Genitalien *(Forts.)*
– weiblich
–– Blutung N93.9
–– Karzinom C57.9
–– Mykose B49
–– Schmerzen N94.8
–– Soor B37.3† N77.1*
Genitalorgane
– Abszess
–– nach
––– Abort O08.0
––– Molenschwangerschaft O08.0
––– Schwangerschaft, extrauterin O08.0
–– postpartal, bei der Frau O86.1
–– puerperal, bei der Frau O86.1
– Adenosarkom
–– bei der Frau C57.9
–– beim Mann C63.9
– äußere
–– Abszess, bei der Frau N76.4
–– Geburtsverletzung P15.5
–– Prellung S30.2
–– Wunde, offen S31.5
–– Zerquetschung S38.0
– Fehlen, erworben Z90.7
– Infektion
–– bei
––– Molenschwangerschaft O08.0
––– Schwangerschaft, extrauterin O08.0
–– im Wochenbett a.n.k. O86.1
–– Mutter, mit Schädigung, Fetus P00.8
–– postpartal O86.1
– Krankheit, in der Eigenanamnese Z87.4
– männlich
–– Abszess, multipel N49.88
–– Agenesie Q55.8
–– Anomalie Q55.9
–– Blutung N50.1
–– Deformität, angeboren Q55.9
–– Entzündung, multipel N49.88
–– Hämatozele N50.1
–– Infektion N49.9
––– durch Herpesvirus A60.0† N51.8*
–– Keratose N50.8
–– Komplikation N50.9
––– nach medizinischen Maßnahmen N99.9
–– Krankheit, entzündlich N49.9
–– Phlegmone N49.9
–– Tuberkulose A18.1† N51.8*
– Melanoma in situ D03.8
– Neubildung, bösartig
–– bei der Frau C57.9
–– beim Mann C63.9
–– in der
––– Eigenanamnese Z85.4
––– Familienanamnese Z80.4
– obere, Gonorrhoe
–– akut A54.2
–– chronisch A54.2
– Schmerzen, psychogen F45.40 ►

Genitalorgane *(Forts.)*
– untere
–– Gonorrhoe, chronisch A54.0
–– Infektion, durch Chlamydien A56.0
– Varizen, bei Schwangerschaft O22.1
– weiblich
–– äußere
––– Agenesie Q52.7
––– Anomalie Q52.7
–– Agenesie Q52.8
–– Blutung, abnorm N93.9
–– Fehlen, angeboren Q52.8
–– Fistel N82.9
–– Infektion N73.9
––– durch Herpesvirus A60.0
–– Keratose N94.8
–– Polyp N84.9
–– Thrombose N94.8
Genitalorgantransplantat, mit
– Entzündung T83.6
– Infektion T83.6
– Komplikation, mechanisch T83.4
Genitalsyndrom, postgonorrhoisch B94.8
Genitaltrakt, Infektion
– bei Abort, ärztlich, misslungen O07.0
– im Wochenbett a.n.k. O86.1
Genitaltrakt-Darm-Fistel, bei der Frau a.n.k. N82.4
Genitaltrakt-Haut-Fistel, bei der Frau N82.5
Genitaltraktimplantat, mit Komplikation T83.9
Genitaltrakttransplantat, mit
– Entzündung T83.6
– Infektion T83.6
– Komplikation T83.9
–– mechanisch T83.4
Genitalvenen, Varikose, bei Schwangerschaft O22.1
Genitalverstümmelung, weiblich, a.n.k. Z91.70
– Typ
–– 1 Z91.71
–– 2 Z91.72
–– 3 Z91.73
–– 4 Z91.74
Genito-palato-kardial, Syndrom Q87.8
Genito-patellar, Syndrom Q87.8
Genitoadrenal, Syndrom E25.9
Genitofemoralissyndrom G57.8
Genitosuprarenal, Syndrom E25.9
Genmutation
– AKT2-, mit Lipodystrophie, partiell, familiär E88.1
– C19ORF12-, mit Neurodegeneration, mit Eisenspeicherung, Gehirn G23.0
– CREBBP-, mit Rubinstein-Taybi-Syndrom Q87.2
– CTPS1-, mit Immundefekt, kombiniert, schwer D81.8
– DCX[Doublecortin]-, bei Lissenzephalie, Typ 1 Q04.3
– EP300-, mit Rubinstein-Taybi-Syndrom Q87.2
– Faktor V, in der Familienanamnese Z83.2 ▶

Genmutation *(Forts.)*
– LIPE-, mit Lipodystrophie, partiell, familiär E88.1
– LIS1-, mit Lissenzephalie Q04.3
– NF1-, mit Neurofibromatose, Typ 1 Q85.0
– PLIN1-, mit Lipodystrophie, partiell, familiär E88.1
– PPARG-, mit Lipodystrophie, partiell, familiär E88.1
– RNU12-, mit Ataxie, zerebellar, angeboren G11.1
– RORC-, mit Immundefekt, autosomal-rezessiv, primär D84.8
– TSH[Thyreoideastimulierendes Hormon]-Rezeptor-, mit Hypothyreose E03.1
– TUBB2B-, mit Polymikrogyrie Q04.3
– VCP-, mit Myopathie, distal, mit Beginn im Erwachsenenalter G71.0
Genochondromatose, Typ
– 1 Q78.4
– 2 Q78.4
Genotyp, AS-, Hämoglobin D57.3
Genu
– extrorsum
–– als Spätfolge, Rachitis E64.3
–– kongenital Q68.2
– rachitisch E64.3
– recurvatum M21.86
–– als Spätfolge, Rachitis E64.3
–– angeboren Q68.2
– valgum M21.06
–– als Spätfolge, Rachitis E64.3
–– angeboren Q74.1
– varum M21.16
–– als Spätfolge, Rachitis E64.3
–– angeboren Q74.1
Genuin
– Gicht M10.09
– Paralysis agitans G20.90
– Phlebektasie, diffus Q27.4
– Polyarthrose M15.9
– Polymyositis M33.2
Geotricha, Stomatitis B48.3
Geotrichose B48.3
– Lunge B48.3
Gephyrophobie F40.2
Geplatzt, Äderchen D69.9
Geradstand
– hoch, Betreuung, Schwangere O32.8
– tief, Betreuung, Schwangere O32.8
Gerät
– abdominal, Anpassung Z46.5
– Anpassung a.n.k. Z46.9
– im Harntrakt
–– Anpassung Z46.6
–– Dysfunktion a.n.k. T83.1
–– Versorgung mit Z46.6
– kieferorthopädisch
–– Anpassung Z46.4
–– Versorgung mit Z46.4

Geräusch
– Aortenklappe I35.8
– Arterie R09.8
– Austin-Flint- I35.1
– Darm
–– abnorm R19.1
–– Fehlen R19.1
–– übermäßig R19.1
– Flint- I35.1
– Graham-Steell- I37.1
– Herz R01.1
–– abnorm a.n.k. R01.2
–– akzidentell R01.0
––– benigne R01.0
–– funktionell R01.0
–– nichtorganisch R01.0
–– systolisch R01.1
– mit Verlust, Gehör H83.3
– Ohr H93.1
– Pulmonalklappe I37.8
– Steell- I37.1
– Trikuspidalklappe I07.9
Geräuscheinwirkung, Innenohr, schädigend H83.3
Geräuschinduziert
– Schwerhörigkeit H83.3
– Taubheit H83.3
Gerbasi-Syndrom D53.1
Gerbode-Defekt [Ventrikelseptumdefekt mit linksventrikulär-rechtsatrialem Shunt] Q21.0
Gerichtet, Atelektase J98.18
Gering
– Einkommen Z59
– Sehvermögen, bei Krankheit, durch HIV B23.8 H54.0
– Wehentätigkeit O62.2
– Zunahme, Gewicht, bei Schwangerschaft O26.1
Gerinnsel
– Arterie I74.9
– Gehirn I66.9
– koronar I21.9
– Kreislauf I74.9
– Vene I82.9
Gerinnung
– Defekt D68.9
–– durch
––– Hyperprothrombinämie D68.4
––– Krankheit, Leber D68.4
––– Mangel, Vitamin K D68.4
–– erworben D68.9
–– intrapartal O67.0
–– mit
––– Blutung
–––– antepartal O46.0
–––– Komplikation, Entbindung O67.0
––– Lösung, Plazenta, vorzeitig, mit Blutung O45.0
–– postpartal O72.3
–– vorübergehend, beim Neugeborenen P61.6 ►

Gerinnung *(Forts.)*
– intravasal D65.1
–– bei Abort, ärztlich, misslungen O07.1
–– diffus D65.1
–– disseminiert D65.1
––– beim Fetus/Neugeborenen P60
––– mit
–––– Ablatio placentae, mit Blutung, verstärkt O45.0
–––– Blutung, verstärkt
––––– intrapartal O67.0
––––– präpartal O46.0
–––– Glomerulonephritis D65.1† N08.2*
–––– Haemorrhagia ante partum O46.0
–––– Krankheit, glomerulär D65.1† N08.2*
–– Komplikation, bei Abort, misslungen O07.6
– Störung D68.9
–– bei Lösung, Plazenta, vorzeitig O45.0
–– beim Erwachsenen D68.9
–– mit
––– Blutung
–––– intrapartal O67.0
–––– präpartal O46.0
––– Haemorrhagia ante partum O46.0
–– postpartal O72.3
–– transitorisch, abnorm, beim Neugeborenen P61.6
– verlängert R79.8
Gerinnungsfaktor
– Defekt a.n.k. D68.28
– Mangel
–– durch
––– Krankheit, Leber D68.4
––– Mangel, Vitamin K D68.4
–– erworben D68.4
–– hereditär a.n.k. D68.28
– Vitamin-K-abhängig, Mangel, kombiniert, hereditär D68.28
Gerinnungsnekrose R02.8
Gerinnungszeit, verlängert R79.8
Gerken-Lenz-Syndrom, Appelt- Q89.7
German-Syndrom Q87.8
Germinoblastom C85.9
– diffus C83.9
– follikulär C82.9
Germinom
– Hoden C62.9
– mediastinal C38.3
– retroperitoneal C48.0
– Zentralnervensystem C72.9
Geroderma osteodysplastica Q82.8
Gerold-Syndrom, Baller- [Kraniosynostose-Radiusaplasie-Syndrom] Q75.0
Gerontoxon H18.4
– Kornea H18.4
Gershoni-Baruch-Syndrom Q87.8
Gerstenkorn H00.0
– außenliegend H00.0
– innenliegend H00.0
– Meibom-Drüse H00.0
– Zeis-Drüse H00.0

Gerstmann-Sträussler-Scheinker-Syndrom A81.8
Gerstmann-Syndrom F81.2
– entwicklungsbedingt F81.2
Geruch, Sputum, abnorm R09.3
Geruchssinn
– pervers R43.8
– Perversion, psychogen F45.8
– Störung R43.8
–– mit Störung, Geschmackssinn R43.8
–– psychogen F45.8
– Verlust R43.0
–– mit Verlust, Geschmackssinn R43.8
Geruchstäuschung R43.1
– psychogen F45.8
Gesäß
– Abszess L02.3
– Basaliom C44.59
– Furunkel L02.3
– Haut
–– Carcinoma in situ D04.5
–– Infektion L08.9
– Karbunkel L02.3
– Melanom, maligne C43.5
– Melanoma in situ D03.5
– Nävus D22.5
– Nekrose, Haut und Unterhaut, a.n.k. R02.05
– Phlegmone L03.3
– Prellung S30.0
– Soor B37.2
– Tenosynovitis M65.95
– Verätzung T21.44
–– 1. Grades T21.54
–– 2. Grades T21.64
–– 3. Grades T21.74
–– Grad
––– 2a T21.64
––– 2b T21.94
– Verbrennung T21.04
–– 1. Grades T21.14
–– 2. Grades T21.24
–– 3. Grades T21.34
–– Grad
––– 2a T21.24
––– 2b T21.84
– Verletzung S39.9
–– oberflächlich S30.9
– Wunde, offen S31.0
– Zerquetschung S38.1
Geschlängelt, Arterie I77.1
Geschlecht, unbestimmbar Q56.4
Geschlechterrolle, Störung F64.9
Geschlechtschromosomen
– akzessorisch, bei
–– männlichem Phänotyp Q98.8
–– weiblichem Phänotyp Q97.8
– Anomalie Q99.8
–– bei
––– männlichem Phänotyp Q98.9
––– weiblichem Phänotyp Q97.9 ►

Geschlechtschromosomen *(Forts.)*
– Fehlbildungssyndrom, angeboren, bei männlichem Phänotyp Q98.9
– Fehlen, bei
–– männlichem Phänotyp Q98.8
–– weiblichem Phänotyp Q97.8
– Klinefelter-Anomalie Q98.4
– männlich, Mosaik a.n.k. Q98.7
– Strukturanomalie, bei Phänotyp, männlich Q98.6
– Turner-Anomalie Q96.9
– weiblich, Mosaik a.n.k. Q97.8
Geschlechtsentwicklung, Störung
– bei Karyotyp
–– 46, XX, mit Anomalie
––– anorektal Q56.2 Q43.9
––– Skelett Q56.2 Q79.9
–– 46,XX Q56.2
– durch Mangel
–– 5-Alpha-Reduktase 2, mit Karyotyp 46,XY E29.1
–– 17-beta-Hydroxysteroid-Dehydrogenase 3, Karyotyp 46,XY E29.1
–– 17,20-Desmolase, testikulär, mit Karyotyp 46,XY E29.1
–– 17,20-Lyase, isoliert, mit Karyotyp 46,XY E29.1
– genetisch bedingt, 46, XX Q99.1
– ovotestikulär, bei Karyotyp 46,XX Q56.0
– testikulär, 46,XX Q99.1
Geschlechtsidentität, Störung F64.9
– im
–– Erwachsenenalter, nicht-transsexueller Typ F64.1
–– Kindesalter F64.2
Geschlechtskälte F52.0
Geschlechtskrankheit a.n.k. A64
– bei Schwangerschaft O98.3
– mit Kontakt Z20.2
– Überträger a.n.k. Z22.4
– Untersuchung Z11
– vierte A55
Geschlechtsleben, pathologisch F65.9
Geschlechtsorgane
– Abszess
–– im Wochenbett O86.1
–– tuberkulös a.n.k. A18.1
– äußere
–– Amputation, traumatisch S38.2
–– Prellung S30.2
–– Verletzung S39.9
–– Warze, venerisch A63.0
–– Wunde, offen a.n.k. S31.5
– Hypoplasie, bei Dystrophia adiposogenitalis E23.6
– Infektion
–– bei Schwangerschaft O23.5
–– nach Abort O08.0
– innere, Verletzung S37.9
– männlich
–– Abszess N49.9 ►

Geschlechtsorgane *(Forts.)*
~ männlich *(Forts.)*
–– äußere
––– Atresie Q55.8
––– Zerquetschung S38.0
–– Affektion N50.9
–– akzessorisch Q55.8
–– Anomalie Q55.9
–– Atrophie N50.8
–– Deformität
––– angeboren a.n.k. Q55.9
––– erworben N50.8
–– Entwicklung, ungenügend, angeboren Q55.8
–– Entzündung N49.9
–– Fibrose N50.8
–– Furunkel N49.9
–– Geschwür N50.8
–– Hämatom N50.1
–– Hyperplasie N50.8
–– Hypertrophie N50.8
–– Hypoplasie Q55.8
–– innere, Atresie Q55.8
–– Karbunkel N49.9
–– Lageanomalie, kongenital Q55.8
–– Melanoma in situ a.n.k. D03.8
–– Nävus a.n.k. D29.9
–– Problem N50.9
–– Thrombose N50.1
–– Ulzeration, aphthös N50.8
–– Verschluss, mangelhaft, kongenital Q55.8
–– Zyste
––– Haut N50.8
––– Talgdrüse N50.8
– mütterlich, Geburtsverletzung O71.9
– Syphilis A51.0
–– primär A51.0
– Tuberkulose A18.1
– weiblich
–– äußere
––– akzessorisch Q52.7
––– Atresie Q52.7
––– Deformität, angeboren Q52.7
––– Entwicklung, ungenügend, angeboren Q52.7
––– Fehlen, angeboren Q52.7
––– Hypoplasie, angeboren Q52.7
––– Lageanomalie, kongenital a.n.k. Q52.7
––– Melanom C51.9
––– Verschluss, mangelhaft, kongenital Q52.7
––– Zerquetschung S38.0
––– Zyste a.n.k. N90.7
–– akzessorisch Q52.8
–– Anomalie Q52.9
–– Atresie Q52.8
–– Deformität, angeboren a.n.k. Q52.9
–– Entwicklung, ungenügend, angeboren Q52.8
–– Entzündung N73.9
–– Fistel N82.9
–– Hämatom N94.8
–– Hyperplasie N94.8
–– Hypoplasie, angeboren Q52.8 ►

Geschlechtsorgane *(Forts.)*
~ weiblich *(Forts.)*
–– innere
––– Deformität, angeboren a.n.k. Q52.8
––– Entwicklung, ungenügend, angeboren Q52.8
––– Lageanomalie, kongenital a.n.k. Q52.8
–– Lageanomalie, kongenital Q52.8
–– Melanoma in situ a.n.k. D03.8
–– Nävus a.n.k. D28.0
–– Polyp N84.9
–– Problem N94.9
–– Prolaps N81.9
–– Teratom D39.9
–– Ulzeration, aphthös N76.6
–– Verschluss, mangelhaft, kongenital a.n.k. Q52.8
–– Vorfall N81.9
–– Zyste, Talgdrüse N94.8
Geschlossen
– Fraktur T14.20
–– Arm T10.0
–– Bein T12.0
–– Nasenbein S02.2
–– Unterkiefer S02.60
– Verletzung T14.00
–– Blase S37.20
–– Niere S37.00
Geschmackssinn
– pervers R43.8
– Perversion, psychogen F45.8
– Störung R43.8
–– bei Störung, Geruchssinn R43.8
– Verlust R43.2
–– bei Verlust, Geruchssinn R43.8
Geschwisterrivalität F93.3
– bei Störung, emotional, spezifisch, im Kindesalter F93.3
Geschwollen
– Bein R22.4
– Drüse R59.9
–– bei Krankheit, durch HIV B23.8 R59.9
– Lymphknoten R59.9
Geschwür L98.4
– After K62.6
– Anastomose K28.9
– bei
–– Diabetes mellitus E14.50
–– Krampfader I83.0
–– Meläna K27.4
–– Typ-1-Diabetes mellitus E10.50
–– Typ-2-Diabetes mellitus E11.50
–– Varizen
––– Extremität, untere I83.0
––– mit Stauungsdermatose I83.2
– Bronchus J98.0
– chronisch L98.4
– Corpus cavernosum, chronisch N48.5
– Darm K63.3
–– in der Eigenanamnese Z87.1 ►

G

Geschwür L98.4 *(Forts.)*
– dekubital L89.99
–– Analbereich L89.99
–– Bein L89.98
–– Cervix uteri N86
–– Ferse L89.97
–– Fuß L89.98
–– Hüfte L89.93
–– Kreuzbeinbereich L89.94
–– Oberschenkel L89.98
–– Steißbein L89.94
–– Wade L89.98
– Ductus deferens N50.8
– Dünndarm K63.3
– Duodenum K26.9
–– mit Blutung K26.4
– durch
–– Druck – s.a. Dekubitus L89.99
–– Pflaster L89.99
– Fingernagel L03.01
– fressend R02.8
– Gallenblase K82.8
– Gallenblasengang K82.8
– Gallengang K83.8
– gastrojejunal K28.9
– Gaumen K12.1
– Gebärmutterhals N86
– Geschlechtsorgane, männlich N50.8
– Harnblase N32.8
– Haut a.n.k. L98.4
–– chronisch L98.4
–– trophisch L98.4
– Hoden N50.8
– Hornhaut H16.0
– Hunner- N30.1
– jejunal K28.9
– Kehldeckel J38.7
– Keratitis H16.0
– Kolon, tuberkulös A18.3† K93.0*
– Konjunktiva H10.8
– Larynx J38.7
– Lippe K13.0
– Magen K25.9
–– akut K25.3
––– mit
–––– Blutung K25.0
–––– Perforation K25.1
–– blutend K25.4
–– chronisch K25.7
–– in der Eigenanamnese Z87.1
–– mit Perforation K25.5
– Mandel J35.8
– mit Perforation, Hornhaut H16.0
– Mund K12.1
– Naga- L98.4
– Nagelbett
–– Finger L03.01
–– Zehe L03.02
– Ösophagus K22.1
– Penis N48.5
–– chronisch N48.5 ▶

Geschwür L98.4 *(Forts.)*
– peptisch K27.9
– phagedänisch R02.8
–– feucht R02.8
–– geometrisch R02.8
–– trocken R02.8
–– tropisch L98.4
– Rachen, septisch, durch Streptokokken J02.0
– Rektum K62.6
–– solitär K62.6
– Sämisch- H16.0
–– Kornea H16.0
– Samenblase N50.8
– Samenleiter N50.8
– Samenstrang N50.8
– septisch L02.9
– Skrotum N50.8
– solitär, anal K62.6
– sterkoral K62.6
– Trachea J39.88
– Unterschenkel L97
–– bei Varizen I83.0
– Urethra N34.2
– Uterus N85.8
– Vas deferens N50.8
– Zahn K04.7
–– mit Fistel K04.6
– Zahnfleisch K06.8
–– chronisch K06.8
– Zehennagel L03.02
– Zunge K14.0
Geschwüre
– gastrointestinal, akut K28.3
– Magen- und
–– Darm, akut K28.3
–– Zwölffingerdarm, akut K27.3
Geschwulst – s.a. Neubildung, unsicheres Verhalten D48.9
– Abrikossoff- D21.9
– Ader- D18.00
– Analhaut D48.5
– Analkanal D37.78
– Atmungsorgane D38.6
– Augenlid D48.5
– Balg- L72.1
– Basalzellen C44.9
– Beckenboden D48.7
– benigne D36.9
– Bindegewebe D48.1
– Blutgefäß D18.00
– bösartig C80.9
– Bronchus D38.1
– Darm D37.78
– Fettgewebe D17.9
– Fleisch- D21.9
– Gallenblase D37.6
– Ganglien D48.2
– Geburts-, durch Geburtsverletzung P12.1
– Gefäß, groß D48.1
– Gehirn D43.2
– gutartig D36.9 ▶

Geschwulst – s.a. Neubildung, unsicheres Verhalten D48.9 *(Forts.)*
– Harnblase D41.4
– Haut D48.5
–– gutartig D23.9
– Hoden D40.1
– Horn- L57.0
– Hypophyse D44.3
– Knochen D48.0
– Larynx D38.0
– Leber D37.6
– Lunge D38.1
– Lymphgefäß D18.19
– Magen D37.1
– Mamma D48.6
– Mund D37.0
– Muskel D21.9
– Nase D48.7
– Nebenhoden D40.7
– neoplastisch – s.a. Neubildung, unsicheres Verhalten D48.9
– Ösophagus D37.78
– Ovar D39.1
– Pankreas D37.70
– Penis D40.7
– Perl- H71
– Pharynx D37.0
– pilzartig – s.a. Neubildung, unsicheres Verhalten D48.9
– Plattenepithel, odontogen D16.5
– Pott- M86.88
– Prostata D40.0
– Rektum D37.5
– Samenblase D40.7
– sekundär C79.9
– Trachea D38.1
– Unterzunge D37.0
– Uterus D39.0
– Verdauungsorgane D37.9
– Wasser- M67.49
– Weichteile D48.1
Gesetzlich – s. Art der Krankheit
Gesicht
– Abszess L02.0
–– Haut L02.0
– Akanthom, Basalzellen D23.3
– Amputation, traumatisch, Folgen T90.8
– Anomalie Q18.9
– Asymmetrie Q67.0
– Basaliom C44.3
– Blutstauung, durch Geburtsverletzung P15.4
– Brand A69.0
– Deformität M95.2
–– angeboren Q18.9
–– erworben M95.2
– Doppel- Q18.8
– Dysmorphie Q18.9
–– mit Makrozephalie, Myopie, und Dandy-Walker-Malformation Q87.8
– Ekzem L30.9
–– atopisch L20.8 ►
Gesicht *(Forts.)*
– Erfrierung T35.2
–– Folgen T95.0
–– mit Nekrose, Gewebe T34.0
–– oberflächlich T33.0
– Erysipel A46
– Fehlbildung Q18.9
–– arteriovenös Q27.3
– Fehlen Q18.8
– flach gedrückt Q67.1
– Fraktur S02.9
– Furunkel L02.0
– Granulom, maligne C86.0
– Hemiatrophie Q67.4
– Hemihypertrophie Q67.4
– Herpes B00.1
– Hypoplasie Q18.8
– Karbunkel L02.0
– Krampf R25.2
– Lähmung G51.0
–– idiopathisch G51.0
– Lipom D17.0
– Lymphadenitis, akut L04.0
– Melanom, maligne C43.3
– Melanoma in situ a.n.k. D03.3
– Metastase, Lymphknoten C77.0
– Myoklonie, fokal G51.3
– Nävus D22.3
– Neuralgie, Trigeminus G50.0
– Ödem R60.0
– Parese G51.0
– Phlegmone L03.2
– Pilomatrixom D23.3
– Prellung S00.85
–– Folgen T90.0
– Rötung R23.2
– Schmerzen R51
–– atypisch G50.1
–– bei Erkrankung, Kauapparat K10.8
–– chronisch R51
–– Nerv G50.0
–– persistierend, idiopathisch G50.1
– Schrei-, asymmetrisch, isoliert Q18.8
– Spalte Q18.8
–– median Q18.8
–– Nr. 4, nach Tessier Q18.8
–– Nr. 5, nach Tessier Q18.8
–– Nr. 6, nach Tessier Q18.8
–– schräg Q18.8
– Tinea B35.0
– Verätzung T20.4
–– Folgen T95.0
– Verbrennung T20.0
–– Folgen T95.0
– Verletzung S09.9
–– bei Geburt P15.4
–– Muskel, Folgen T90.8
–– oberflächlich S00.80
––– Folgen T90.0
–– Sehne, Folgen T90.8
–– Weichteile S01.80 ►

G

Gesicht *(Forts.)*
– Wunde, offen a.n.k. S01.80
–– Folgen T90.1
– Zerquetschung S07.0
–– Folgen T90.8
Gesicht-Stirnlage, Fetus O32.3
Gesichtsdysmorphie-Syndrom, Femurhypoplasie- Q87.8
Gesichtsfeld
– Ausfall H53.4
–– mit Verdacht, Glaukom H40.0
–– subjektiv H53.1
– Bogenskotom H53.4
– Deformität H53.4
– Einengung H53.4
–– konzentrisch H53.4
– Fleck, blind, vergrößert H53.4
– Goldmannspirale H53.4
– Konstriktion
–– funktionell H53.4
–– peripher H53.4
– Kontraktion H53.4
– Quadrantenanopsie H53.4
– Restinsel, temporal H53.4
– Ringskotom H53.4
– Skotom, zentral H53.4
Gesichtsfeldrest, zentral H53.4
Gesichtshaut
– Atrophie L90.9
– Basaliom C44.3
– Erschlaffung, nach Gewichtsverlust L98.7
– Karzinom C44.3
– Ota-Nävus (ohne Auge) D22.3
– Spinaliom C44.3
Gesichtsknochen
– Agenesie a.n.k. Q75.8
– akzessorisch Q75.8
– Fraktur S02.9
–– Folgen T90.2
–– mit Fraktur, Schädelknochen S02.7
––– multipel S02.7
–– multipel S02.7
– Hypoplasie a.n.k. Q75.8
– Karzinom C79.5
– Sarkom C41.02
– und Schädelknochen, Anomalie, kongenital Q67.4
– Verformung a.n.k. Q75.8
Gesichtslage
– Betreuung, Schwangere O32.3
– Fetus a.n.k. O32.3
– Komplikation, Entbindung O64.2
– mit
–– Schädigung, Fetus/Neugeborenes P01.7
–– Schnittentbindung O32.3
Gesichtsnerv, Paralyse G51.0
– beim Neugeborenen P11.3
Gesichtsrose A46
Gesichtsschädel
– Fraktur S02.9
– Neubildung, bösartig C41.02 ►

Gesichtsschädel *(Forts.)*
– und Gehirnschädel, Knochen, Neubildung, bösartig C41.01
– Verletzung S09.9
Gesichtsschädelknochen, Anomalie, angeboren Q75.9
Gesichtsschmerzsyndrom, paroxysmal G50.0
Gesichtszüge, Lageanomalie, kongenital Q18.8
Gespalten, Harnstrahl R39.1
Gesprenkelt, Pigmentierung, bei Epidermolysis bullosa simplex Q81.0
Gestagen
– Mangel E28.8
– Nebenwirkung T88.7
Gestagentest Z31.4
Gestation Z33! *[nur Zusatzkode!]*
– Hypertonie O13
– mit
–– Diabetes mellitus O24.4
–– Hohlwarze O92.00
–– Mastitis O91.20
– Nephrose O26.81
– Ödem O12.0
– Proteinurie O12.1
– Psychose O99.3
– Toxikose O14.9
Gestational, Chorionkarzinom C58
Gestationsbedingt
– Abszess, Mamma, mit Schwierigkeiten beim Anlegen O91.11
– Blutung, Mutter, mit Schädigung, Fetus P02.1
– Diabetes mellitus O24.4
–– mit Schädigung, Fetus/Neugeborenes P70.0
– Eiterung, Mamma O91.10
– Entzündung
–– Brustwarze O91.00
–– Mamma O91.20
– Fistel
–– Brustwarze, durch Mastitis O91.10
–– Mamma, durch Mastitis O91.10
– Galaktophoritis O91.20
– Infektion, Brustwarze, mit Schwierigkeiten beim Anlegen O91.01
– Inversion, Brustwarze O92.00
– Lymphadenitis, Mamma O91.20
–– eitrig O91.10
– Lymphangitis, Mamma O91.20
– Mastitis O91.20
–– interstitiell O91.20
–– nichteitrig, mit Schwierigkeiten beim Anlegen O91.21
–– parenchymatös O91.20
– Ödem, mit Proteinurie O12.2
– Rhagade, Brustwarze, mit Schwierigkeiten beim Anlegen O92.11
– Thelitis O91.00
– Tod
–– zwischen 42 Tagen und einem Jahr nach Entbindung O96.9
–– ein Jahr oder später nach Entbindung O97.9 ►

Gestationsbedingt *(Forts.)*
~ Tod *(Forts.)*
–– direkt
––– zwischen 42 Tagen und einem Jahr nach Entbindung O96.0
––– ein Jahr oder später nach Entbindung O97.0
–– indirekt
––– zwischen 42 Tagen und einem Jahr nach Entbindung O96.1
––– ein Jahr oder später nach Entbindung O97.1
Gestationsperiode, mit
– Embolie, pyämisch O88.3
– Fettembolie O88.8
– Luftembolie O88.0
– Sterbefall O95
– Thromboembolie O88.28
– Tod, plötzlich, Ursache, unbekannt O95
Gestaut, Niere N13.3
Gesteigert
– Fruchtwasserbildung O40
– Funktion
–– Hypophyse E22.9
–– Nebennierenmark E27.5
– Hämolyse, mit Icterus neonatorum P58.9
– Libido F52.7
– Salivation K11.7
– Schmerzempfindlichkeit R20.8
– Sekretion
–– Gastrin E16.4
–– Glukagon E16.3
–– Pankreas, endokrin E16.9
–– Polypeptid
––– intestinal, vasoaktiv, aus Pankreas E16.8
––– pankreatisch E16.8
–– Somatostatin, aus Pankreas E16.8
– Verlangen, sexuell F52.7
– Würgreflex J39.2
Gestielt
– Prolaps, Kolon K63.4
– Torsion, Niere, mit Infarkt N28.0
– Zyste, Mamma N60.0
Gestört
– Befriedigung, sexuell F52.1
– Elektrolythaushalt E87.8
– Entwicklung, fetal, intrauterin P05.9
– Fertilität, bei der Frau N97.9
– Frühschwangerschaft O26.9
– Gleichgewicht
–– Elektrolythaushalt E87.8
–– Endokrinium E34.9
–– Hormon E34.9
–– Nahrungszusammenhang E63.1
– Glukosetoleranz R73.0
– Säure-Basen-Haushalt, fetal, bei Entbindung O68.3
– Schwangerschaft O26.9
– Sehvermögen, binokular H53.3
– Spermatogenese E29.9
– Würgreflex J39.2
Gestose O14.9
– Aufpfropf- O11 ►

Gestose O14.9 *(Forts.)*
– EPH[Ödem-Proteinurie-Hypertonie]- O14.9
– in der Eigenanamnese Z87.5
– Spät- O14.9
Gestreift, Atrophie, Haut, makulös, syphilitisch A52.7† L99.8*
Gesund
– Begleitperson, eines Kranken Z76.3
– Kind, lebendgeboren, als Entbindungsergebnis Z37.0! *[nur Zusatzkode!]*
– Neugeborenes Z38.2
–– reif Z38.2
– Säugling, Untersuchung Z00.1
Gesundheitlich, Problem, in der Familie Z63
Gesundheitsstörung, bei Gebrauch
– E-Pfeife U07.0! *[nur Zusatzkode!]*
– E-Tabakerhitzer U07.0! *[nur Zusatzkode!]*
– E-Tabakverdampfer U07.0! *[nur Zusatzkode!]*
– Vaporizer U07.0! *[nur Zusatzkode!]*
– von E-Zigaretten U07.0! *[nur Zusatzkode!]*
Gesundheitsuntersuchung Z00.0
Gesundheitsversorgung, mit Problem Z75.9
Gesundheitsvorsorgeuntersuchung, beim Kind (U1, U2, U3, usw.) Z00.1
Gesundheitszustand
– normal, Besorgnis, unbegründet Z71
– Untersuchung, bei Bevölkerungsstichproben Z00.8
Getreidearbeiterkrankheit J67.00
Getreidekrätze B88.0
Getzowa-Struma, postbranchial D34
Gewächs D48.9
– papillomatös D36.9
–– Urethra, prostatisch D30.4
Gewalt, körperlich R45.6
Gewebe
– adenoid
–– Tuberkulose A16.8
––– bakteriologisch oder histologisch gesichert A15.8
–– und Tonsille, Hyperplasie J35.3
– areolär, Entzündung a.n.k. L08.9
– Beckenweichteile, mit Behinderung, Geburt O65.5
– blutbildend, Neubildung, bösartig C96.9
–– bei Krankheit, durch HIV a.n.k. B21 C96.9
– Deformität, Thymus, angeboren Q89.2
– ektopisch, Lunge, angeboren Q33.5
– Entzündung L03.9
– hämatopoetisch, Neubildung, bösartig, in der
–– Anamnese a.n.k. Z85.7
–– Familienanamnese a.n.k. Z80.7
– intraokular
–– Verlust, bei
––– Lazeration, Augapfel S05.2
––– Verletzung, Augapfel, penetrierend S05.2
–– Vorfall, bei
––– Lazeration, Augapfel S05.2
––– Verletzung, Augapfel, penetrierend S05.2
– Krankheit, periapikal K04.9 ►

Gewebe *(Forts.)*
– lymphatisch
–– Bronchus-assoziiert, Lymphom [BALT-Lymphom] C88.40
––– in kompletter Remission C88.41
–– Kutis-assoziiert, Lymphom [SALT-Lymphom] C88.40
––– in kompletter Remission C88.41
–– Mukosa-assoziiert
––– Lymphom C88.40
––– Marginalzonen-B-Zell-Lymphom, extranodal [MALT-Lymphom] C88.40
–––– in kompletter Remission C88.41
–– Neubildung, bösartig, in der
––– Anamnese a.n.k. Z85.7
––– Familienanamnese a.n.k. Z80.7
–– und Gewebe, blutbildend, Neubildung, bösartig C96.9
– Nekrose R02.8
–– bei Erfrierung T34.9
––– Arm T34.4
––– Bauchwand T34.3
––– Becken T34.3
––– Bein T34.9
––– Finger T34.5
––– Fuß T34.8
––– Gesicht T34.0
––– Hals T34.1
––– Hand T34.5
––– Handgelenk T34.5
––– Hüfte T34.6
––– Knie T34.7
––– Knöchelregion T34.8
––– Kopf T34.0
––– multipel T35.1
––– Oberschenkel T34.6
––– Rumpf T34.9
––– Thorax T34.2
––– Unterschenkel T34.7
––– Zehe T34.8
– neuroepithelial, Tumor, embryonal C72.9
– pankreatisch, Persistenz, im Verdauungstrakt Q43.8
– peritonsillär, Blutung J35.8
– periurethral
–– Lazeration S37.30
–– Riss, bei Geburt O70.0
–– Ruptur, bei Geburt O70.0
–– Verletzung S37.30
––– bei Geburt O70.0
– polypös, adenoid J33.0
– Spender Z52.9
– subkutan, Nekrose a.n.k. R02.09
– Transplantat Z94.9
– versprengt
–– Parotis, in
––– Halsstrukturen Q38.6
––– Lymphknoten Q38.6
–– Unterkieferdrüse, in
––– Faszie Q38.6
––– Halsmuskulatur Q38.6 ▶

Gewebe *(Forts.)*
~ versprengt *(Forts.)*
~~ Unterkieferdrüse, in *(Forts.)*
––– Lymphknoten Q38.6
– Wassersucht R60.9
– Weichteil-, Fremdkörper, retiniert M79.59
Gewebebereich, Gehirn, groß, Verletzung, diffus S06.20
Gewebeprobe, Plazenta, Entnahme, vaginal Z36.0
Gewebestrang
– adhäsiv K66.0
– Cervix uteri N88.1
– Darm
–– adhäsiv K66.0
–– obstruktiv K56.5
– Gallenblase, angeboren Q44.1
– Herz
–– abnorm Q24.8
–– angeboren Q24.8
– Omentum
–– abnorm Q43.3
–– angeboren Q43.3
– periappendikal, angeboren Q43.3
– peritoneal, adhäsiv K66.0
– Peritoneum, obstruktiv K56.5
– Uterus N73.6
– Vagina N89.5
Gewebsmastzellen, Krankheit, systemisch D47.0
Gewehrschusswunde T14.1
Gewicht
– Abnahme
–– abnorm R63.4
––– mit Dystrophie R63.4
–– bei Krankheit, durch HIV B22 R64
– Problem R63.8
– Zunahme
–– abnorm R63.5
–– gering, bei Schwangerschaft O26.1
–– mangelnd R62.8
–– übermäßig, bei Schwangerschaft O26.0
Gewöhnung, Laxanzien F55.1
Gewohnheit, abnorm F63.9
– stereotyp F98.49
Gewohnheitsmäßig, Trinken F10.2
Gewohnheitstic F95.9
GGG – s. Großzehengrundgelenk
GGS-R, Mangel [Glutathionreduktase-Mangel], mit Anämie D55.1
Ghon-Herd A16.7
– bakteriologisch gesichert A15.7
– histologisch gesichert A15.7
Ghost-cell-Glaukom H40.5
Ghost-vessel-Hornhaut H16.4
GHR [Growth hormone receptor], Mangel, partiell, mit Kleinwuchs E34.3
GHSR [Growth hormone secretagogue receptor], Mangel, mit Kleinwuchs E34.3
Gianotti-Crosti-Syndrom L44.4

Giardia
– intestinalis
–– Diarrhoe A07.1
–– Dysenterie A07.1
– lamblia
–– Diarrhoe A07.1
–– Dysenterie A07.1
–– Enteritis A07.1
–– Infektion A07.1
–– Kolitis A07.1
Giardiasis A07.1
Gibbs-Syndrom, Xia- Q87.8
Gibbus
– Bildung M40.19
– Pott- A18.0† M49.09*
– tuberkulös A18.0† M49.09*
Gibert-Krankheit L42
Gibraltar-Fieber A23.0
Gicht M10.99
– Arthritis M10.09
– Arthropathie M10.09
–– bei
––– Lesch-Nyhan-Syndrom E79.1† M14.09*
––– Sichelzellenkrankheit D57.8† M14.09*
– arzneimittelinduziert M10.29
– Diathese M10.99
– durch
–– Blei M10.19
–– Störung, Nierenfunktion M10.39
– Ekzem M10.99† L99.8*
– genuin M10.09
– idiopathisch M10.09
– Kalk- L94.2
– mit
–– Bursitis M10.09
–– Episkleritis M10.99† H19.0*
–– Krankheit, Niere M10.99† N29.8*
–– Nephritis M10.99† N29.8*
–– Nephrolithiasis M10.09† N22.8*
–– Nephrosklerose M10.99† N29.8*
–– Neuritis M10.09† G63.6*
–– Neuropathie, Nerv, peripher, autonom M10.09† G63.6*
–– Spondylitis M10.09
–– Synovitis M10.09
– primär M10.09
– Pseudo- M11.29
– sekundär a.n.k. M10.49
– syphilitisch A52.7† M14.89*
Gichtanfall M10.99
Gichtisch
– Entzündung
–– Gelenk M10.09
–– Niere M10.99† N29.8*
– Iritis M10.99† H22.1*
Gichtknoten M10.09
– Herz M10.09† I43.8*
Gichttophus a.n.k. M10.09
– Herz M10.09† I43.8*
Giedion-Syndrom, Langer- Q87.8
Giedion-Syndrom, Schinzel- Q87.0
Giemen R09.8
Gierke-Krankheit, von- E74.0
Gießerfieber T56.5
Giftefeu, Kontaktdermatitis, allergisch L23.7
Gifteiche, Kontaktdermatitis, allergisch L23.7
Giftig
– Beeren, Vergiftung T62.1
– Echse, Biss T63.1
– Insekt
–– Biss T63.4
–– Stich a.n.k. T63.4
–– Vergiftung a.n.k. T63.4
– Pflanzen, Vergiftung T62.2
– Pilz, Vergiftung T62.0
– Tierbiss T63.9
Giftpflanze, Wirkung, toxisch T62.2
Giftsumach, Kontaktdermatitis, allergisch L23.7
Gigantismus E22.0
– bei Überfunktion, Hypophysenvorderlappen E22.0
– infantil, familiär E22.0
– mit Makroglossie, bei Exomphalus Q87.3
– zerebral Q87.3
Gigantomastie N62
– familiär, juvenil N62
Gigantopapillär, Konjunktivitis H10.8
Gilbert-Krankheit E80.4
Gilbert-Lereboullet-Syndrom, mit Ikterus, neonatal E80.4
Gilbert-Meulengracht-Syndrom, mit Ikterus, neonatal E80.4
Gilchrist-Krankheit B40.9
Gilford-Syndrom, Hutchinson- E34.8
Gilles de la Tourette-Syndrom F95.2
Gilles-Krankheit F95.2
Gillespie-Syndrom G11.0
Gingiva – s.a. Zahnfleisch
– Erythem, linear K05.1
– Fibromatose, hereditär K06.1
Gingival
– Fibromatose, bei Schwerhörigkeit, progressiv H90.3
– und palmoplantar, Keratose, fokal Q82.8
Gingivitis K05.1
– akut K05.0
– aphthosa B00.2
– bei Schwangerschaft O99.6
– chronica K05.1
– desquamativa K05.1
–– chronica K05.1
– gravidarum O99.6
– hyperplastica K05.1
–– chronica K05.1
– marginalis K05.1
– nekrotisierend-ulzerös A69.1
–– akut A69.1
– pellagrös E52† K93.8*
–– akut nekrotisierend A69.1
– Plaut-Vincent- A69.1 ►

Gingivitis K05.1 *(Forts.)*
– simplex K05.1
–– marginalis K05.1
––– chronica K05.1
– ulcerosa K05.1
–– chronica K05.1
Gingivoglossitis K14.0
Gingivostomatitis K05.1
– aphthosa B00.2
– herpetica B00.2
– nekrotisierend-ulzerös A69.1
–– akut A69.1
GINS1, Defizienz, mit Immundefekt, kombiniert D81.8
Gipsbehandlung, mit Ausfall
– motorisch, Extremität G97.9
– neurologisch, Extremität G97.9
Gipsverband
– Kontrolle Z47.8
– orthopädisch
–– Anpassung Z46.7
–– Versorgung mit Z46.7
– Wechsel Z47.8
Gitelman-Syndrom N15.8
Gitterlinien, bei Degeneration, äquatorial H35.4
Gittrig, Dystrophie, Hornhaut H18.5
GJC2-abhängig, Lymphödem, primär, angeboren Q82.09
GKSK [Gastrokardialer Symptomenkomplex] F45.37
Glabella, Melanom, maligne C43.3
Glabellareflex, anomal R29.2
Glandula parotis
– Karzinom C07
– Tumor, epithelial, maligne C07
Glandula sublingualis
– Adenitis, eitrig K11.2
– Atrophie K11.0
– Fistel K11.4
–– kongenital Q38.4
– Stein K11.5
– Tumor, epithelial, maligne C08.1
– Zyste K11.6
Glandula submandibularis
– Adenitis, eitrig K11.2
– Atrophie K11.0
– Entzündung K11.2
– Krankheit, IgG4-assoziiert K11.2
– Tumor, epithelial, maligne C08.0
– Zyste K11.6
Glandula suprarenalis, Tuberkulose A18.7† E35.1*
Glandulae
– bulbourethrales, Entzündung N34.2
– cervicales uteri, Abszess N72
– tarsales, Abszess H00.0
– urethrales, Abszess, durch Gonokokken A54.1
Glandulär
– Cheilitis K13.0
– Elephantiasis I89.05
– Fettsucht E66.89 ►

Glandulär *(Forts.)*
– Hyperplasie
–– Endometrium N85.0
–– Mamma N62
– Hypertrophie, Endometrium N85.0
– Hypospadie Q54.0
– Insuffizienz E31.9
Glandulär-zystisch, Hyperplasie
– Endometrium N85.0
– Uterus N85.0
Glans penis
– Anomalie Q55.6
– Entzündung N48.1
– Erosion N48.1
– Fibrom D29.0
– Infektion a.n.k. N48.2
– Kandidose B37.4† N51.2*
– Soormykose B37.4† N51.2*
– Teilung Q55.6
Glanzhaut L90.8
Glanzmann-Naegeli-Syndrom D69.1
Glasbläser-Krankheit H26.8
Glasbläseremphysem J43.9
Glasbläserkatarakt H26.8
Glasknochenerkrankung Q78.0
Glasknochenkrankheit Q78.0
Glaskörper
– Abhebung H43.8
–– hämorrhagisch H43.1
– Ablagerung
–– Cholesterin H43.2
–– kristallin H43.2
– Ablösung H43.8
– Abszess H44.0
– Adhäsion H43.8
– Affektion H43.9
– Anomalie Q14.0
– Blutung H43.1
–– bei Spätsyphilis A52.7† H45.0*
–– intraoperativ H59.8
–– mit Foramen, Retina H43.1
–– postoperativ H59.8
–– traumatisch H43.1
– Deformität
–– angeboren Q14.0
–– erworben H43.8
– Degeneration H43.8
– Destruktion H43.8
– Entzündung H43.8
– Floater H43.3
– Fremdkörper
–– amagnetisch, alt, intraokular H44.7
–– magnetisch, alt, intraokular H44.6
–– ohne Retinaaufschlag S05.5
– Hernie H43.0
–– in die Vorderkammer H43.0
– Infiltration H43.8
–– entzündlich H43.8
– Kalzifikation H43.2
– Kalziumsalz H43.2
– Kalziumseife H43.2 ►

Glaskörper *(Forts.)*
– Komplikation, nach Kataraktextraktion H59.0
– Krankheit H43.9
– primär, hyperplastisch, persistierend Q14.0
– Prolaps H43.0
–– bei Ruptur, Bulbus S05.2
–– nach Contusio bulbi S05.2
– Spätsyphilis A52.7† H45.8*
– sternförmig H43.8
– Synchysis H43.8
– Trübung H43.3
–– angeboren Q14.0
–– bei Entzündung, intraokular H43.3
–– nach Blutung, Glaskörper H43.3
–– spätsyphilitisch A52.7† H45.8*
– Undurchsichtigkeit a.n.k. H43.3
–– kongenital Q14.0
– Verdichtung H43.3
– Verflüssigung H43.8
– Verletzung S05.8
– Verlust, bei CE [Kataraktextraktion] H59.0
– Zyste H43.8
Glaskörper-Hornhaut-Syndrom H59.0
Glaskörperanheftungslinie H43.8
Glaskörperberührungssyndrom H59.0
Glaskörperflüssigkeit, Prolaps, in Wunde S05.2
Glaskörpermembran H43.3
Glaskörperprellungssyndrom H59.0
Glaskörperstränge H43.3
Glaskörpersubstanz, Verlust H15.8
Glaskörperwasser, Ossifikation H43.2
Glaszellkarzinom, Cervix uteri C53.9
Glaucoma H40.9
– noncongestivum chronicum H40.1
Glaukom H40.9
– absolut H44.5
– akut H40.2
– Anfalls- H40.2
– angeboren Q15.0
–– mit Makrophthalmus Q15.0
– Aphakie H40.5
– bei
–– Affektion
––– Auge a.n.k. H40.5
––– Linse a.n.k. H40.5
–– Amyloidose E85.9† H42.0*
–– Aniridie Q13.1† H42.8*
–– Cataracta hypermatura H40.5
–– Dislokation, Linse H40.5
–– Iridozyklitis H40.4
–– Katarakt H40.5
–– Keratoglobus, angeboren Q15.0
–– Krankheit, endokrin a.n.k. E34.9† H42.0*
–– Lowe-Syndrom E72.0† H42.0*
–– Makrokornea Q15.0
–– Papillenprozess H40.5
–– Rieger-Syndrom Q13.8† H42.8*
–– Rubeosis iridis H40.5
–– Stoffwechselkrankheit a.n.k. E88.9† H42.0*
–– Tumor, Augapfel H40.5
–– Verschluss, Retinavene H40.5 ►

Glaukom H40.9 *(Forts.)*
– chronisch H40.1
–– primär H40.1
– durch
–– Contusio bulbi H40.3
–– Hypersekretion H40.8
–– Kortison H40.6
–– Übersekretion, Kammerwasser H40.8
–– Verabreichung, Arzneimittel H40.6
– einfach H40.1
– Engwinkel- H40.2
–– akut H40.2
––– Restzustand H40.2
–– bei Plateau-Iris-Konfiguration H40.2
–– chronisch H40.2
––– Restzustand H40.2
–– intermittierend H40.2
––– Restzustand H40.2
–– primär H40.2
––– akut H40.2
–––– Restzustand H40.2
––– chronisch H40.2
–––– Restzustand H40.2
––– intermittierend H40.2
–––– Restzustand H40.2
––– protrahiert H40.2
–––– Restzustand H40.2
–– protrahiert H40.2
–– rezidivierend H40.2
– Ghost-cell- H40.5
– hämorrhagisch H40.5
–– postoperativ H40.8
–– traumatisch H40.3
– infantil Q15.0
– juvenil Q15.0
– Kapselhäutchen- H40.1
– kapsulär, mit Pseudoexfoliation, Linse H40.1
– kortikosteroidinduziert H40.6
– Linsensubluxations- H40.5
– maligne H40.2
– medikamentös eingestellt, mit Druckerhöhung H40.9
– mit
–– ektopischer Linse, Mikrosphärophakie, steifen Gelenken und Kleinwuchs, Syndrom Q87.1
–– Pseudoexfoliation, Linse H40.1
– Neovaskularisations- H40.5
–– bei Retinopathie, diabetisch E14.30† H36.0*
––– bei
–––– Typ-1-Diabetes mellitus E10.30† H36.0*
–––– Typ-2-Diabetes mellitus E11.30† H36.0*
–– nach Thrombose, Zentralvene H40.5
– Neugeborenes Q15.0
– Niederdruck- H40.1
– Normaldruck- H40.1
– obturierend H40.2
–– bei Affektion, Linse H40.5
– Offenwinkel-, primär H40.1
– ohne Druckerhöhung H40.1
– PEX- [Pseudoexfoliations-Glaukom] H40.1
– phakolytisch H40.5 ►

Glaukom H40.9 *(Forts.)*
– Phakomatose- H40.5
– Pigment- H40.1
–– primär, Restzustand H40.1
–– Restzustand H40.1
– postinfektiös H40.4
– primär
–– infantil Q15.0
–– kapsulär
––– mit Pseudoexfoliation, Linse H40.1
––– Restzustand, mit Pseudoexfoliation, Linse H40.1
–– kongenital Q15.0
– Pupillarblock- H40.2
– sekundär, und Sphärophakie, bei Megalokornea Q15.8
– Sekundär- a.n.k. H40.5
–– akut a.n.k. H40.5
–– bei
––– Blutung
–––– nichttraumatisch H40.5
–––– postoperativ H40.8
–––– traumatisch H40.3
––– Dystrophie, iridokorneal, endothelial [ICE-Syndrom] H40.5
––– Entzündung, Auge H40.4
––– Fuchs-Heterochromiezyklitis H40.4
––– Iritis H40.4
––– Keratitis H40.4
––– Mydriatikatherapie
–––– lokal H40.6
–––– systemisch H40.6
––– Seclusio pupillae H40.5
––– Steroidtherapie
–––– lokal H40.6
–––– systemisch H40.6
––– Synechie, vordere, posttraumatisch H40.3
––– Tumor, Auge H40.5
––– Venendruck, episkleral, erhöht H40.5
–– lentogen H40.5
–– medikamentös H40.6
–– nach
––– Einriss, Kammerwinkel H40.3
––– Kontusion, Bulbus H40.3
––– Verletzung, Auge H40.3
–– postoperativ, durch Substanz, verblieben, intraokular H40.6
–– posttraumatisch H40.3
– syphilitisch A52.7† H42.8*
– traumatisch H40.3
–– durch Geburtsverletzung P15.3
– tuberkulös A18.5† H42.8*
– und Nanophthalmus, bei Degeneration, Netzhaut H35.5† Q11.2 H42.8*
– Verdacht H40.0
–– bei
––– Ausfall, Gesichtsfeld H40.0
––– Defekt, Nervenfaserschicht, Retina H40.0
––– Papillenbefund H40.0
– Weitwinkel- H40.1
–– primär H40.1 ►

Glaukom H40.9 *(Forts.)*
– Winkelblock-, primär H40.2
–– akut H40.2
–– rezidivierend H40.2
Glaukom-Schlafapnoe-Syndrom H40.9 G47.39
Glaukom-Syndrom, Katarakt- Q12.0 H40.9
Glaukomato-zyklitisch, Krise H40.4
Glaukomflecken H26.2
– subkapsulär, bei Katarakt H26.2
Glaukomgrenzfall H40.0
Gleichgewicht
– gestört
–– Elektrolythaushalt E87.8
–– Endokrinium E34.9
–– Hormon E34.9
–– Nahrungszusammenhang E63.1
– Störung R42
–– autonom G90.8
–– Darmflora [Dysbiose] K63.8
–– Kalium, beim Neugeborenen P74.3
–– mit
––– Dauerschwindel H81.9
––– Drehschwindel H81.8
–– sympathisch G90.8
–– und Schwindel R42
Gleitbruch K40.90
– rezidivierend K40.91
Gleiten
– Femurepiphyse, obere M93.0
– Iliosakralgelenk M53.28
– Nervus ulnaris, nichttraumatisch G56.2
– Patella M22.3
Gleitepiphyse M93.9
– traumatisch M93.9
Gleithernie K40.90
– Hiatus- K44.9
– mit Gangrän K40.40
– rezidivierend K40.91
–– mit Gangrän K40.41
Gleithoden Q55.2
Gleitrippe M89.88
Gleitwirbel a.n.k. M43.19
Glénard-Krankheit K63.4
Glenohumeralgelenk, Dislokation S43.00
Glenosporella, Infektion B48.0
Glieder
– Schmerzen M79.69
–– afebril M79.69
– Starre Q74.3
–– kongenital Q74.3
Gliedergürtel
– Muskel
–– Dystrophie
––– autosomal-dominant, Typ
–––– 1A G71.0
–––– 1C G71.0
–––– 1D G71.0
–––– 1E G71.0
–––– 1F G71.0
–––– 1G G71.0
–––– 1H G71.0 ►

Gliedergürtel *(Forts.)*
~ Muskel *(Forts.)*
~~ Dystrophie *(Forts.)*
––– durch POMK-Mangel G71.0
––– Laminin-alpha-2-abhängig G71.0
––– POMGNT2-abhängig G71.0
– Muskeldystrophie, durch Mangel
–– Alpha-Sarkoglykan G71.0
–– Beta-Sarkoglykan G71.0
–– Delta-Sarkoglykan G71.0
–– FKRP [Fukutin-related Protein] G71.0
–– Gamma-Sarkoglykan G71.0
–– Lamin A/C G71.0
Gliedmaße
– obere
–– Ewing-Sarkom, mehrere Teilbereiche überlappend C40.8
–– Osteosarkom, mehrere Teilbereiche überlappend C40.8
– untere
–– Ewing-Sarkom, mehrere Teilbereiche überlappend C40.8
–– Osteosarkom, mehrere Teilbereiche überlappend C40.8
Gliedmaßen
– Abnormität, bei bildgebender Diagnostik R93.6
– Agenesie, vollständig Q73.0
– Anomalie Q74.9
–– und Erythroderma ichthyosiformis, bei Hemidysplasie, kongenital Q87.8
– Aplasia cutis congenita, rezessiv Q84.8
– Aplasie, kongenital Q73.0
– Deformität
–– angeboren, ausgenommen Reduktionsdefekt Q68.8
–– erworben M21.99
– Lageanomalie, kongenital Q68.8
– obere
–– Agenesie Q71.0
––– bei vorhandener Hand Q71.1
–– Anomalie Q71.0
–– Aplasie Q71.0
–– Basaliom C44.6
–– Bindegewebe, Sarkom C49.1
–– Gelenk, Subluxation, kongenital Q68.8
–– Haut
––– Karzinom C44.6
––– Pilomatrixom D23.6
–– Hemimelie Q71.8
–– Krampf a.n.k. R25.2
–– Melanom, maligne C43.6
–– Mononeuritis G56.9
–– Mononeuropathie G56.9
–– Phokomelie Q71.1
–– Syndrom, radikulär, beim Neugeborenen P14.3
–– Verletzung, Nerv T11.3
–– Wunde, offen a.n.k. T11.1
– Prolaps, fetal a.n.k. O32.8
– Schwellung M79.89
– Störung, psychogen F45.8 ►

Gliedmaßen *(Forts.)*
– untere
–– Agenesie Q72.0
–– Anomalie Q74.2
–– Aplasie Q72.0
–– Basaliom C44.7
–– Bindegewebe, Sarkom C49.2
–– Gelenk, Subluxation, kongenital, ausgenommen Hüfte Q68.8
–– Haut, Melanom, maligne C43.7
–– Hemimelie Q72.8
–– Krampf a.n.k. R25.2
–– Melanom, maligne C43.7
–– Mononeuritis G57.9
–– Mononeuropathie G57.9
–– Phokomelie Q72.1
–– Verletzung, Nerv T13.3
–– Wunde, offen a.n.k. T13.1
– Vorfall, beim Fetus a.n.k. P03.1
– wieder angenäht
–– Abstoßung T87.2
–– Infektion T87.2
–– Komplikation T87.2
Gliedmaßenknochen, Chondrosarkom, mehrere Teilbereiche überlappend C40.8
Glimmer, Pneumokoniose J62.8
Glioblastisch, Sarkom C71.9
Glioblastom C71.9
– ependymal C71.9
– Gehirn C71.9
– Lobus temporalis C71.2
– mit sarkomatöser Komponente C71.9
– Nervensystem C72.9
– Riesenzell- C71.9
Glioblastoma C71.9
– gigantocellulare C71.9
– multiforme C71.9
Glioependymom C71.9
Gliom C71.9
– Adeno- [Ependymom] C71.9
– Amöboidzellen- C71.9
– angiozentrisch C71.9
– astrozytär C71.9
– Auge, maligne C69.9
– Balken C71.0
– bösartig C71.9
– bunt C71.9
– chordoid C71.5
– diffus C71.9
– Ependym- C71.9
– Gehirn C71.9
– gemischt C71.9
– Großhirn C71.9
–– bösartig C71.9
– Hirnstamm C71.7
– Kleinhirn, bösartig C71.6
– mikrozellulär C71.9
– Mittelhirn C71.9
– nasal Q30.8
– Nervus opticus D33.3 ►

Gliom C71.9 *(Forts.)*
– Oligodendro- C71.9
–– Großhirn C71.0
– Optikus D33.3
– Pfeilerzell- C71.9
– Pinselzell- C71.9
– polymorph C71.9
– Pons, intrinsisch, diffus C71.7
– Pseudo- H44.8
– Rundzellen- C71.9
– Schmetterlings- C71.9
– Spinnenzell- C71.9
– Sternzell- C71.9
– subependymal D43.2
– zerebral C71.9
Gliom-, Ganglio D43.2
Glioma C71.9
– durum C71.9
– multiforme C71.9
– nasale Q30.8
– retinae C69.2
– sarcomatodes C71.9
Gliomatosis cerebri C71.0
Glioneuronal, Tumor
– papillär D43.2
– rosettenbildend D43.2
Gliosarkom C71.9
Gliose G93.88
– epiretinal H35.38
– zerebral G93.88
Gliosis G93.88
– spinalis G95.88
Gliozytom C71.9
Glisson-Krankheit E55.0
Global
– Amnesie, transient G45.49
– Aphasie R47.0
– Insuffizienz
–– glomerulo-tubulär N19
–– Herz I50.01
–– Niere N19
–– respiratorisch J96.91
Globinurie R82.3
Globoidzellen-Leukodystrophie E75.2
Globulin
– abnorm R77.1
– antihämophil, Mangel a.n.k. D66
– kortisolbindend
–– Abnormität E27.8
–– Mangel E27.8
Globulomaxillär, Zyste K09.1
Globus F45.8
– hystericus F45.8
– Kerato- H18.7
– nervosus F45.8
Globusgefühl F45.8
Glockenklöppelfinger R68.3
Glomangiom D18.00
Glomangiomatös, Sarkom C49.9
Glomangiomyom D18.00
Glomerulär – s. Art der Krankheit
Glomerulitis N05.9
– akut N00.9
– Herd- N05.1
– nekrotisierend N05.8
– subakut N05.9
Glomerulo-tubulär, Insuffizienz, global N19
Glomerulohyalinose, extrakapillär, diabetisch E14.20† N08.3*
– bei
–– Typ-1-Diabetes mellitus E10.20† N08.3*
–– Typ-2-Diabetes mellitus E11.20† N08.3*
Glomerulonephritis N05.9
– akut N00.9
–– nach Streptokokkeninfektion a.n.k. N00.9
– bei
–– Amyloidose E85.9† N08.4*
–– Defibrinationssyndrom D65.9† N08.2*
–– Endokarditis, bakteriell, subakut I33.0† N08.8*
–– Fabry-Anderson-Krankheit E75.2† N08.4*
–– Gerinnung, intravasal, disseminiert D65.1† N08.2*
–– Goodpasture-Syndrom M31.0† N08.5*
–– Granulomatose mit Polyangiitis M31.3† N08.5*
–– Kryoglobulinämie D89.1† N08.2*
–– Lupus erythematodes, systemisch M32.1† N08.5*
–– Makroglobulinämie Waldenström C88.00† N08.1*
–– Mangel, Lecithin-Cholesterin-Acyltransferase E78.6† N08.4*
–– Myelom, multipel C90.00† N08.1*
–– Panarteriitis nodosa M30.0† N08.5*
–– Purpura
––– Schoenlein-Henoch D69.0† N08.2*
––– thrombotisch-thrombozytopenisch M31.1† N08.5*
–– Sepsis A41.9† N08.0*
––– durch Streptokokken A40.9† N08.0*
–– Sichelzellenkrankheit D57.8† N08.2*
–– Strongyloidiasis B78.9† N08.0*
–– Syndrom, hämolytisch, urämisch D59.3† N08.2*
–– Wegener-Granulomatose M31.3† N08.5*
–– Zytomegalie B25.88† N08.0*
– chronisch N03.9
–– nach Streptokokkeninfektion a.n.k. N03.9
– diabetisch E14.20† N08.3*
–– bei
––– Typ-1-Diabetes mellitus E10.20† N08.3*
––– Typ-2-Diabetes mellitus E11.20† N08.3*
– durch
–– Plasmodium malariae B52.0† N08.0*
–– Zytomegalievirus B25.88† N08.0*
– endokapillär-proliferativ, diffus, bei
–– Hämaturie
––– persistierend N02.4
––– rezidivierend N02.4
–– Proteinurie, isoliert N06.4 ►

Glomerulonephritis N05.9 *(Forts.)*
~ endokapillär-proliferativ, diffus, bei *(Forts.)*
-- Syndrom
--- nephritisch
---- akut N00.4
---- chronisch N03.4
---- rapid-progressiv N01.4
--- nephrotisch N04.4
- extrakapillär-proliferativ N05.8
- fokal
-- proliferierend N05.1
-- sklerosierend N05.1
- hämorrhagisch N00.9
- IgA-, mit Halbmondbildung N02.7
- Immunkomplex- a.n.k. N05.8
- interkapillär N05.8
- membranös N05.2
-- chronisch N03.2
-- diffus, bei
--- Hämaturie
---- persistierend N02.2
---- rezidivierend N02.2
--- Proteinurie, isoliert N06.2
--- Syndrom
---- nephritisch
----- akut N00.2
----- chronisch N03.2
----- rapid-progressiv N01.2
---- nephrotisch N04.2
-- primär N05.2
-- proliferierend, chronisch N03.5
- membranoproliferativ N05.5
- mesangiokapillär, diffus, bei
-- Hämaturie
--- persistierend N02.5
--- rezidivierend N02.5
-- Proteinurie, isoliert N06.5
-- Syndrom
--- nephritisch
---- akut N00.5
---- rapid-progressiv N01.5
--- nephrotisch N04.5
- mesangioproliferativ, diffus N00.3
-- bei
--- Hämaturie
---- persistierend N02.3
---- rezidivierend N02.3
--- Proteinurie, isoliert N06.3
--- Syndrom
---- nephritisch
----- akut N00.3
----- chronisch N03.3
----- rapid-progressiv N01.3
---- nephrotisch N04.3
- minimal N05.0
- Minimal-change- N05.0
- mit
-- Halbmondbildung, diffus, bei
--- Hämaturie
---- persistierend N02.7
---- rezidivierend N02.7 ►

Glomerulonephritis N05.9 *(Forts.)*
~ mit *(Forts.)*
~~ Halbmondbildung, diffus, bei *(Forts.)*
--- Proteinurie, isoliert N06.7
--- Syndrom
---- nephritisch
----- akut N00.7
----- rapid-progressiv N01.7
---- nephrotisch N04.7
-- Ödem N04.9
- nekrotisierend N05.8
- Pauci-immun N01.7
- Poststreptokokken- a.n.k. N05.9
-- akut a.n.k. N00.9
-- chronisch a.n.k. N03.9
-- rapid-progressiv N01.9
- progredient N05.9
-- akut N00.7
-- chronisch N03.7
-- mit Nephritis N05.7
- proliferativ
-- chronisch N03.8
-- diffus, bei Lupus erythematodes, systemisch M32.1† N08.5*
- proliferierend N05.8
-- akut N00.8
-- chronisch N03.5
- rapid-progressiv N01.9
-- nach Streptokokkeninfektion a.n.k. N01.9
- sklerosierend N18.9
-- diffus N18.9
Glomerulonephritisch, Läsion, sklerosierend, diffus, bei Hypertonie I12.90
Glomerulonephrose N04.9
Glomerulopathie N05.9
- fibrillär, nicht-amyloid N03.8
- Fibronektin- N07.6
- idiopathisch, membranös N05.2
- immunotaktoid N03.6
- Kollagen Typ 3- N07.6
- Lipoprotein- N07.8
- membranös N05.2
Glomerulosazelltyp, Adenom, Nebenniere D35.0
Glomerulosklerose N26
- diabetisch E14.20† N08.3*
-- bei
--- Typ-1-Diabetes mellitus E10.20† N08.3*
--- Typ-2-Diabetes mellitus E11.20† N08.3*
- extrakapillär, diabetisch E14.20† N08.3*
-- bei
--- Typ-1-Diabetes mellitus E10.20† N08.3*
--- Typ-2-Diabetes mellitus E11.20† N08.3*
- fokal N05.1
-- segmental, bei Syndrom, nephrotisch, steroid-sensitiv, idiopathisch N04.1
- interkapillär E14.20† N08.3*
Glomerulus, Läsion N00.0
Glomus aorticum
- Paragangliom D44.7
-- maligne C75.5
- Tumor D44.7

G

Glomus caroticum
– Paragangliom D44.6
– Tumor D44.6
Glomus jugulare
– Paragangliom D44.7
– Tumor D44.7
Glomus tympanicum, Tumor D44.7
Glomusangiosarkom – s.a. Tabelle der Neubildungen (S. 1358) C49.9
Glomustumor D18.00
Glomuvenös, Malformation D18.00
Glory-Syndrom, Morning- Q14.2
Glossalgie K14.6
Glossitis K14.0
– areata exfoliativa K14.1
– atrophicans K14.4
– bei
–– Anämie, perniziös D51.0
–– Pellagra E52† K93.8*
–– Soor B37.0
–– Zytomegalie B25.88† K93.8*
– chronica superficialis K14.0
– durch
–– Aspergillus B44.8
–– Candida B37.0
–– Zytomegalievirus B25.88† K93.8*
– exfoliativa
–– geographica K14.1
–– marginata K14.1
– Gingivo- K14.0
– interstitialis
–– luica A52.7† K93.8*
–– sclerosa K14.0
– migrans benigna K14.1
– Möller-Hunter- K14.0
–– atrophisch K14.4
–– bei
––– Anämie, perniziös D51.0
––– Mangel, Vitamin B E53.9† K93.8*
– mycotica B37.0
– rhombica mediana K14.2
– superficialis corticalis K14.0
Glossodynia exfoliativa K14.0
Glossodynie K14.6
Glossopathie K14.9
Glossopharyngeus, Neuralgie G52.1
Glossophytie K14.3
Glossoplegie K14.8
Glossopyrosis K14.6
Glossoschisis Q38.3
Glottis
– Agenesie Q31.8
– Anomalie Q31.8
– Atresie Q31.8
– Entzündung J04.0
– Fehlen, angeboren Q31.8
– Hypoplasie Q31.2
– Krampf J38.5
– Lageanomalie, kongenital Q31.8
– Leukoplakie J38.3 ►

Glottis *(Forts.)*
– Ödem J38.4
–– allergisch T78.3
––– hereditär D84.1
–– obstruktiv, passiv J38.4
– Paralyse J38.00
– Parese J38.00
– Spasmus J38.5
– Stenose J38.6
– Striktur J38.6
– Tuberkulose A16.4
–– bakteriologisch oder histologisch gesichert A15.5
– Ulkus J38.7
– Verschluss, mangelhaft Q31.8
Glottisch, Segel, Larynx Q31.0
GLRX5[Glutaredoxin 5]-abhängig, Anämie, sideroblastisch D64.0
Glucoamylase, Mangel, mit Diarrhoe, chronisch E74.3
GlucosaminN-Acetyl-6-Sulfatase, Mangel E76.2
Glucose – s. Glukose
Glucosyltransferase 2, Mangel E77.8
Glucuronyltransferase, Mangel E80.5
Glue ear H65.3
Glückspsychose F23.0
Glücksspiel
– pathologisch F63.0
– zwanghaft F63.0
Glukagon
– Sekretion
–– abnorm E16.3
–– erhöht E16.3
– Überproduktion, bei Hyperplasie, Pankreasdrüsenanteil, endokrin E16.3
Glukagonom
– benigne D13.7
– maligne C25.4
– Pankreas
–– benigne D13.7
–– maligne C25.4
–– unsicher D37.70
– unsicher D37.70
Gluko-Amino-Phosphat-Diabetes E72.0
Glukoglyzinurie E72.5
Glukokinase, Mangel, mit
– Hyperinsulinismus E16.1
– Hypoglykämie, hyperinsulinämisch E16.1
Glukokortikoid
– Nebenwirkung T88.7
– Resistenz E25.8
– Vergiftung, bei topischer Anwendung T49.8
Glukokortikoid-behandelbar, Hyperaldosteronismus E26.0
Glukokortikoide, Mangel, familiär E27.1
Glukokortikosteroide, Vergiftung T38.0
Glukoneogenese, Störung E74.4
Glukopenie E16.1
Glukose, Transportstörung E74.8

Glukose-6-Phosphat-Dehydrogenase, Mangel, [G6PD-Mangel], Klasse 1 D55.0
Glukose-6-Phosphat-Dehydrogenase [G6PD] [G6PDH]
– Defekt-Anämie, mit Ikterus, neonatal D55.0
– Inaktivität, mit Anämie D55.0
– Mangel E74.8
–– in der Familienanamnese Z83.2
–– mit Anämie D55.0
––– hämolytisch, nichtsphärozytär, kongenital D55.0
Glukose-6-Phosphatase, Mangel E74.0
– mit Glykogenspeicherkrankheit E74.0
Glukose-6-Phosphatase-Translokase, Mangel E74.0
Glukose-Galaktose-Intoleranz, angeboren E74.3
Glukose-Galaktose-Malabsorption E74.3
Glukosephosphat-Isomerase, Mangel, mit Anämie, hämolytisch D55.2
Glukosetoleranz
– Abnahme R73.0
– anomal, bei Schwangerschaft O99.8
– gestört R73.0
– pathologisch R73.0
– Test, abnorm R73.0
Glukosetoleranztest, abnorm R73.0
Glukosetransporter-Typ-1-Defekt, mit Enzephalopathie E74.8† G94.30*
Glukosetransporter Typ 2 [GLUT2], Mangel, mit
– Glykogenose E74.0
– Glykogenspeicherkrankheit E74.0
– GSD [Glykogenspeicherkrankheit] E74.0
Glukosewert, Blut, erhöht R73.9
Glukosidase 1, Mangel E77.8
Glukosurie R81
– renal E74.8
–– familiär E74.8
Glukosyltransferase 1, Mangel E77.8
Glukozerebrosidase, Mangel E75.2
GLUT1-Defekt, mit Enzephalopathie E74.8† G94.30*
GLUT2 [Glukosetransporter Typ 2], Mangel, mit
– Glykogenose E74.0
– Glykogenspeicherkrankheit E74.0
– GSD [Glykogenspeicherkrankheit] E74.0
Glutäal
– Abszess L02.3
– Erythem [Windeldermatitis] L22
– Hämatom S30.0
– Tendinitis M76.0
Glutäalregion
– Furunkel L02.3
– Haut, Abszess L02.3
– Karbunkel L02.3
Glutäus
– Furunkel L02.3
– Karbunkel L02.3
– Paralyse G54.1 ►

Glutäus *(Forts.)*
– Phlegmone L03.3
Glutäussehne, Tendinitis M76.0
Glutamat-Aspartat, Transportdefekt E72.0
Glutamat-Formiminotransferase, Mangel E70.8
Glutamat-Oxalacetat-Transaminase [GOT], Erhöhung R74.0
Glutamat-Pyruvat-Transaminase [GPT], Erhöhung R74.0
Glutamin, Stoffwechselstörung E72.8
Glutamin-Synthetase, Mangel
– kongenital E72.8
– mit Fehlbildung, Hirn, kongenital E72.8
Glutarazidämie, Typ
– 1 E72.3
– 2 E71.3
Glutarazidurie E72.3
– Typ
–– 1 E72.3
–– 2 E71.3
–– 3 E72.3
Glutaryl-CoA-Dehydrogenase, Mangel E72.3
Glutaryl-CoA-Oxidase, Mangel E72.3
Glutathion, Stoffwechselstörung, mit Anämie D55.1
Glutathion-Spiegel, erniedrigt R79.8
Glutathionreduktase, Mangel, mit Anämie D55.1
– hämolytisch D55.1
Glutathionsynthetase, Mangel, mit Anämie D55.1
Glutathionurie E72.8
Gluten
– Allergie K90.0
– Enteropathie K90.0
– Unverträglichkeit K90.0
Glutethimid, Abhängigkeit F13.2
Glycerinaldehyd-3-Phosphat-Dehydrogenase, Mangel, mit Anämie D55.2
– hämolytisch D55.2
Glycerol, Anstieg, Blutspiegel, abnorm R79.8
Glycerol-Kinase, Mangel, isoliert E74.8
Glycin-N-Methyltransferase, Mangel, mit Hypermethioninämie E72.1
Glycopeptid-Antibiotika
– Allergie T88.7
– Überempfindlichkeit T88.7
Glykogen
– Bildung, mangelhaft E74.0
– Rhabdomyom D21.9
– Speicherkrankheit
–– durch Mangel, Laktatdehydrogenase E74.4
–– mit Kardiomyopathie, schwer, durch Glycogenin-Mangel E74.0† I43.1*
–– neuromuskuläre Form
––– adult, Typ 4 E74.0
––– kongenital, Typ 4 E74.0
––– perinatal, fatal, Typ 4 E74.0
–– Typ
––– 1 E74.0 ►

Glykogen *(Forts.)*
~ Speicherkrankheit *(Forts.)*
~~ Typ *(Forts.)*
--- 12 E74.0
Glykogen-Branching-Enzym, Mangel
– in der Kindheit, mit
-- Glykogenose, neuromuskuläre Form E74.0
-- GSD [Glykogenspeicherkrankheit], neuromuskuläre Form E74.0
– mit
-- Glykogenose E74.0
--- neuromuskuläre Form
---- adult E74.0
---- kongenital E74.0
---- perinatal, fatal E74.0
--- nichtprogressive hepatische Form E74.0
-- Glykogenspeicherkrankheit E74.0
-- GSD [Glykogenspeicherkrankheit] E74.0
--- adulte neuromuskuläre Form E74.0
--- neuromuskuläre Form
---- kongenital E74.0
---- perinatal, fatal E74.0
Glykogen-Debranching-Enzym, Mangel, mit
– Glykogenose E74.0
– Glykogenspeicherkrankheit E74.0
– GSD [Glykogenspeicherkrankheit] E74.0
Glykogen-Phosphorylase, Mangel
– hepatisch, mit Krankheit, Glykogenspeicher E74.0
– Leber E74.0
-- mit GSD [Glykogenspeicherkrankheit] E74.0
– muskulär, mit Glykogenose E74.0
Glykogen-Speicherkrankheit, mit Kardiomyopathie, hypertroph, fatal, angeboren E74.0† I43.1*
Glykogeninfiltration E74.0
– Herz E74.0† I43.1*
– Leber E74.0† K77.8*
Glykogenose E74.0
– adulte neuromuskuläre Form, Typ 4 E74.0
– Bickel-Fanconi- E74.0
– diffus E74.0
– durch Mangel
-- Aldolase A E74.0
-- Beta-Enolase, muskulär E74.0
-- GLUT2 E74.0
-- Glykogen-Branching-Enzym E74.0
-- Glykogen-Debranching-Enzym E74.0
-- Glykogen-Phosphorylase, muskulär E74.0
-- LAMP2 [Lysosomen-assoziiertes Membranprotein-2] E74.0
-- LDH [Laktatdehydrogenase] E74.4
-- Leber- und Muskel-Phosphorylasekinase E74.0
-- PhK [Phosphorylasekinase] E74.0
-- Phosphofruktokinase, Muskel E74.0
-- Phosphoglukomutase E74.0
-- Phosphoglyceratkinase 1 E74.0
-- Phosphorylase, hepatisch E74.0
-- Phosphorylasekinase E74.0
--- muskulär E74.0 ▶

Glykogenose E74.0 *(Forts.)*
~ durch Mangel *(Forts.)*
-- Saure Maltase E74.0
– generalisiert E74.0
– hepatorenal E74.0
– kardial E74.0† I43.1*
– mit Zirrhose, Leber E74.0
– neuromuskuläre Form
-- adult, durch Mangel, Glykogen-Branching-Enzym E74.0
-- durch Mangel, Glykogen-Branching-Enzym, in der Kindheit E74.0
-- kongenital
--- durch Mangel, Glykogen-Branching-Enzym E74.0
--- Typ 4 E74.0
-- perinatal, fatal
--- durch Mangel, Glykogen-Branching-Enzym E74.0
--- Typ 4 E74.0
-- Typ 4, in der Kindheit E74.0
– nichtprogressive hepatische Form
-- durch Mangel, Glykogen-Branching-Enzym E74.0
-- Typ 4 E74.0
– pulmonal, interstitiell P22.8
– Typ
-- 0b E74.0
-- 1 E74.0
-- 1A E74.0
-- 2 E74.0
--- infantile Form E74.0
-- 3 E74.0
-- 4 E74.0
-- 5 E74.0
-- 6B E74.0
-- 7 E74.0
-- 9 E74.0
-- 9A E74.0
-- 9B E74.0
-- 9C E74.0
-- 9D E74.0
-- 9E E74.0
-- 12 E74.0
-- 13 E74.0
-- 15 E74.0† I43.1*
Glykogenreich, Karzinom C50.9
Glykogenspeicherkrankheit E74.0
– bei Mangel
-- Glukose-6-Phosphatase E74.0
-- Glykogen-Branching-Enzym E74.0
-- Glykogen-Debranching-Enzym E74.0
– durch Mangel
-- Aldolase A E74.0
-- Enolase 3, muskulär E74.0
-- GLUT2 E74.0
-- Glykogen-Phosphorylase, hepatisch E74.0
-- Glykogensynthase, hepatisch E74.0
-- Leber- und Muskel-Phosphorylasekinase E74.0
-- Myophosphorylase E74.0 ▶

Glykogenspeicherkrankheit E74.0 *(Forts.)*
~ durch Mangel *(Forts.)*
–– Phosphofructokinase, muskulär E74.0
–– Phosphoglukomutase E74.0
–– Phosphoglycerat-Mutase E74.0† G73.6*
–– Phosphoglyceratkinase 1 E74.0
–– Phosphorylasekinase, muskulär E74.0
– generalisiert E74.0
– hepatorenal E74.0
– Herz E74.0† I43.1*
– kombinierte hepatische und myopathische Form, Typ 4, im Kindesalter E74.0
– Leber, und Niere E74.0
– lysosomal, mit normaler Saure-Maltase-Aktivität E74.0
– mit
–– Kardiomegalie E74.0† I43.1*
–– Krankheit, Niere, tubulointerstitiell E74.0† N16.3*
–– Myopathie E74.0† G73.6*
–– Pyelonephritis E74.0† N16.3*
– Myokard E74.0† I43.1*
– progressive hepatische Form, Typ 4 E74.0
– Typ
–– 0a E74.0
–– 0b E74.0
–– 1B E74.0
–– 4, in der Kindheit E74.0
–– 7 E74.0
–– 9 E74.0
–– 9D E74.0
–– 9E E74.0
Glykogensynthase, Mangel
– hepatisch E74.0
–– mit
––– GSD [Glykogenspeicherkrankheit] E74.0
––– Krankheit, Glykogenspeicher E74.0
– Leber E74.0
Glykogenthesaurismose E74.0
Glykol
– Kontaktdermatitis, toxisch L24.2
– Wirkung, toxisch T52.3
Glykolipoid, Lipidose E75.2
Glykolisch, Azidurie E74.8
Glykolyse, anaerob, Störung, mit Anämie D55.2
Glykolytisch, Enzym
– Mangel, mit Anämie D55.2
– Störung E74.8
Glykopenie E16.2
Glykoprotein
– Abbaudefekt E77.1
– Stoffwechselstörung E77.9
Glykoproteinbiosynthese, Defekt, kongenital
– durch
–– Mangel
––– PIGG E77.8
––– PIG_M E77.8
–– NGLY1-Defizienz E77.8
– Typ
–– Ia E77.8
–– Ib E77.8 ►

Glykoproteinbiosynthese, Defekt, kongenital *(Forts.)*
~ Typ *(Forts.)*
–– Ic E77.8
–– Id E77.8
–– Ie E77.8
–– If E77.8
–– Ig E77.8
–– Ih E77.8
–– Ii E77.8
–– Ij E77.8
–– Ik E77.8
–– Il E77.8
–– Im E77.8
–– In E77.8
–– Io E77.8
–– Ip E77.8
–– Iq E77.8
–– Ir E77.8
–– Is E77.8
–– It E77.8
–– Iu E77.8
–– Iw E77.8
–– Ix E77.8
–– Iy E77.8
–– IIa E77.8
–– IIb E77.8
–– IIc D84.8
–– IId E77.8
–– IIe E77.8
–– IIf E77.8
–– IIg E77.8
–– IIh E77.8
–– IIi E77.8
–– IIj E77.8
–– IIk E77.8
–– IIm E77.8
–– IIn E77.8
–– IIo E77.8
–– IIp E77.8
Glykoproteinsyndrom, kohlenhydrat-defizient E77.8
– Typ
–– Ia E77.8
–– Ib E77.8
–– Ic E77.8
–– Id E77.8
–– Ie E77.8
–– If E77.8
–– Ig E77.8
–– Ih E77.8
–– Ii E77.8
–– Ij E77.8
–– Ik E77.8
–– Il E77.8
–– Im E77.8
–– Io E77.8
–– IIa E77.8
–– IIb E77.8
–– IId E77.8
–– IIe E77.8 ►

G

Glykoproteinsyndrom, kohlenhydrat-defizient E77.8 *(Forts.)*
~ Typ *(Forts.)*
-- IIf E77.8
-- IIg E77.8
-- IIh E77.8
Glykosaminoglykane, Stoffwechselstörung E76.9
Glykosylierung, Störung, Protein-N E77.8
Glykosylierungskrankheit
- COG2-assoziiert, kongenital E77.8
- kongenital E77.8
-- PG_{M3}-abhängig E77.8
Glyzin
- Enzephalopathie E72.5
- Stoffwechselstörung E72.5
Glyzinämie, ketotisch E71.1
Glyzinurie E72.0
- renal E72.0
G_M[Gamma-Kettenmarker]-Gangliosidose E75.1
G_{M1}-Gangliosidose E75.1
- infantil E75.1
- juvenil E75.1
- mit Beginn im Erwachsenenalter E75.1
- spät-infantil E75.1
- Typ
-- 1 E75.1
-- 2 E75.1
-- 3 E75.1
G_{M2}-Gangliosidose E75.0
- Form
-- adult E75.0
-- juvenil E75.0
- infantile Form E75.0
- Variante
-- 0 E75.0
-- AB E75.0
- Varianten B und B_1 E75.0
G_{M3}-Gangliosidose E75.1
GN – s.a. Glomerulonephritis N05.9
Gnathodiaphysär, Dysplasie Q78.8
Gnathopalatoschisis Q37.5
- Cheilo- Q37.5
Gnathoschisis Q37.1
- Cheilo- Q37.1
Gnathostoma spinigerum
- Infektion B83.1
- mit Schwellung, wandernd B83.1
Gnathostomiasis B83.1
Gneis, Kopf L21.0
Gnomenwaden G71.0
Golabi-Behmel-Syndrom, Simpson- Q87.3
Goldberg-Maxwell-Syndrom E34.51
Goldberg-Shprintzen-Megakolon-Syndrom Q87.8
Goldberg-Syndrom, Shprintzen- Q87.8
Goldblatt-Chondrodysplasie Q78.8
Goldblatt-Hypertonie I70.1
Goldblatt-Niere I70.1
Goldblatt-Syndrom I70.1
- Wallis-Zieff- Q77.8
Goldenhar-Symptomenkomplex [Dysplasia oculo-auriculo-vertebralis] Q87.0
Goldenhar-Syndrom Q87.0
Goldflam-Syndrom, Erb-Oppenheim- G70.0
Goldmann-Favre-Syndrom H35.5
Goldmannspirale, Gesichtsfeld H53.4
Goldscheider-Krankheit Q81.8
Golé-Syndrom, Touraine-Solente- M89.49
Golfarm M77.0
Golfellenbogen M77.0
Golflochostium, Harnblase N28.88
Gollop-Wolfgang-Komplex Q73.8
Goltz-Syndrom, Gorlin- Q85.8
Gombault-Neuritis G60.0
Gomez-Lopez-Hernandez-Syndrom Q87.8
Gonaden
- Dysgenesie Q96.9
-- 45,X/46,XY-gemischt Q99.8
-- 46,XX Q99.1
-- 46,XY, vollständig Q99.1
-- rein Q99.1
--- 46,XY Q99.1
-- und Immundefekt, bei Fibrose, Lunge D82.8 J84.10
- Störung, bei Pseudohermaphroditismus masculinus E29.9
Gonadendysgenesie, 46,XY-, partiell Q56.1
Gonadoblastom
- bei der Frau D39.1
- beim Mann D40.1
Gonadotrop, Adenom, Hypophyse D35.2
Gonadotropin, Mangel, isoliert E23.0
Gonadotropin-abhängig, Pubertas praecox E22.8
Gonadotropin-Releasing-Hormon-Analoga
- Allergie T88.7
- Überempfindlichkeit T88.7
Gonadotropinresistent, Ovar, Syndrom E28.3
Gonagra M10.96
Gonalgie M25.56
- akut M25.56
Gonarthritis M13.16
- eitrig M00.96
- gonorrhoisch A54.4† M01.36*
Gonarthrose M17.9
- 1. Grades M17.9
- 2. Grades M17.9
- 2.–3. Grades M17.9
- 3. Grades M17.9
- 4. Grades M17.9
- beidseitig M17.9
- bilateral, sekundär M17.4
- femoropatellar M17.9
- fortbestehend, trotz Operation M17.9
- medial M17.9
- Pan-, beginnend M17.9
- posttraumatisch M17.3
-- beidseitig M17.2
-- einseitig M17.3 ►

Gonarthrose M17.9 *(Forts.)*
– primär M17.1
–– beidseitig M17.0
–– einseitig M17.1
– sekundär a.n.k. M17.5
–– einseitig M17.5
– und Arthrose, retropatellar M17.9
– Valgus- M17.9
– Varus- M17.9
–– und Arthrose, femoropatellar M17.9
Gongylonema, Infektion B83.8
Goniom
– Neuro- C74.9
– Sympathiko- C74.9
Goniosynechie H21.5
Gonitis, gonorrhoisch A54.4† M01.36*
Gonoblennorrhoe A54.3† H13.1*
Gonokokkämie A54.9
Gonokokken
– Abszess
–– Bartholin-Drüse A54.1
–– Gehirn A54.8† G07*
–– Glandulae urethrales A54.1
–– periurethral A54.1
– Arthritis A54.4† M01.39*
– Bubo A54.8
–– blennorrhagisch A54.8
– Bursitis A54.4† M73.09*
– Endokarditis A54.8† I39.8*
– Entzündung
–– Becken, weiblich A54.2† N74.3*
–– Zellgewebe a.n.k. A54.8
– Epididymitis A54.2† N51.1*
– Erkrankung, Endokard A54.8† I39.8*
– Hydrarthrose A54.4† M14.89*
– Infektion A54.9
–– akut A54.9
–– Auge A54.3
–– Becken A54.2
–– bei Schwangerschaft O98.2
–– chronisch A54.9
–– Harn- und Geschlechtsorgane, untere A54.0
– Iridozyklitis A54.3† H22.0*
– Iritis A54.3† H22.0*
– Keratose A54.8† L86*
– Konjunktivitis A54.3† H13.1*
– Kontakt Z20.2
– Läsion, Haut A54.8
– Meningitis A54.8† G01*
– Myokarditis A54.8† I41.0*
– Ophthalmia neonatorum A54.3† H13.1*
– Orchitis A54.2† N51.1*
– Osteomyelitis A54.4† M90.29*
– Pelviperitonitis A54.2
– Perikarditis A54.8† I32.0*
– Peritonitis A54.8† K67.1*
– Pharyngitis A54.5
– Pneumonie A54.8† J17.0*
– Proktitis A54.6
– Prostatitis A54.2† N51.0*
– Sepsis A54.8 ►

Gonokokken *(Forts.)*
– Spondylitis A54.4† M49.39*
– Synovitis A54.4† M68.09*
– Tenosynovitis A54.4† M68.09*
– Urethritis A54.0
– Vulvovaginitis A54.0† N77.1*
–– mit Abszess A54.1† N77.1*
– Zervizitis A54.0
– Zystitis A54.0
Gonorrhoe A54.9
– akut A54.9
– Anus A54.6
– Auge A54.3
–– beim Neugeborenen A54.3† H13.1*
– Bartholin-Drüse
–– chronisch A54.0
–– mit Abszess A54.1
–– purulent A54.0
– Becken A54.2
– bei Schwangerschaft O98.2
– Bubo A54.8
– Bursa A54.4† M73.09*
– Cervix uteri A54.0
–– akut A54.0
–– chronisch A54.0
– chronisch A54.9
– Cowper-Drüse, mit Abszess A54.1
– Eileiter A54.2† N74.3*
– Endokard A54.8† I39.8*
– Gelenk A54.4† M01.39*
– genital A54.0
– Genitalorgane
–– obere
––– akut A54.2
––– chronisch A54.2
–– untere, chronisch A54.0
– Harnblase A54.0
–– akut A54.0
–– chronisch A54.0
– Harnorgane
–– obere
––– akut A54.2
––– chronisch A54.2
–– untere
––– akut A54.0
––– chronisch A54.0
– Haut A54.8† L99.8*
– Herz A54.8† I52.0*
– Keimträger Z22.4
– Lymphknoten A54.8
– mit
–– Arthritis A54.4† M01.39*
–– Bursitis A54.4† M73.09*
–– Entzündung, Becken, weiblich A54.2† N74.3*
–– Gryposis penis A54.0
–– Kontakt Z20.2
–– Pneumonie A54.8† J17.0*
–– Urethritis
––– akut A54.0
––– chronisch A54.0 ►

Gonorrhoe A54.9 *(Forts.)*
– Nebenhoden A54.2† N51.1*
– Niere A54.2† N29.1*
– Ovar A54.2† N74.3*
– Penis A54.0
– Pharynx A54.5
– Präputium A54.0† N51.2*
– Prostata A54.2† N51.0*
– Rachenhöhle A54.5
– Rektum A54.6
– Samenblase A54.2† N51.8*
–– akut A54.2† N51.8*
–– chronisch A54.2† N51.8*
– Samenleiter A54.2† N51.8*
– Tuba uterina A54.2† N74.3*
– Überträger Z22.4
– Urethra A54.0
– Urogenitaltrakt, unterer A54.0
– Uterus A54.2† N74.3*
– Vagina A54.0
– Vas deferens, akut A54.2† N51.8*
Gonorrhoisch – s. Art der Krankheit
Gonosomen
– Anomalie
–– bei Karyotyp 46,X, ausgenommen iso (Xq) Q96.2
–– mit Mosaik, 45,X/Zelllinien Q96.4
– Strukturanomalie, bei Phänotyp, männlich Q98.6
– und Autosomen, Rearrangement, balanciert, beim abnormen Individuum Q95.3
Gonosomenmosaik, bei Phänotyp, männlich Q98.7
Gonozytom
– bei der Frau D39.1
– beim Mann D40.1
Good-Syndrom D82.8
Goodall-Krankheit A08.1
Goodman-Syndrom Q87.0
– Friedman- Q87.0
Goodman-Ziprkowski-Syndrom, Passwell- Q87.1
Goodpasture-Syndrom M31.0
– mit
–– Glomerulonephritis M31.0† N08.5*
–– Krankheit, glomerulär M31.0† N08.5*
–– Nephritis, durch Basalmembranantikörper, antiglomerulär M31.0† N08.5*
– nephritisch M31.0† N08.5*
Gordan-Overstreet-Syndrom Q99.9
Gordon-Holmes-Syndrom G11.8
Gordon-Syndrom
– Baker- Q87.8
– Powell-Venencie- Q82.8 G11.4
Gorham-Krankheit M89.59
Gorham-Osteolyse, massiv M89.59
Gorham-Stout-Krankheit M89.59
Gorham-Stout-Syndrom M89.59
Gorham-Syndrom M89.59
Gorlin-Chaudhry-Moss-Syndrom Q87.0
Gorlin-Goltz-Syndrom Q85.8
Gorlin-Syndrom, Meier- Q87.1
GOSHS [Goldberg-Shprintzen-Syndrom] Q87.8
Gottron-Papeln L94.4
Gottron-Syndrom, Arndt- L98.5
Gougerot-Carteaud-Krankheit L83
Gougerot-Hailey-Hailey-Krankheit Q82.8
Gougerot-Hailey-Hailey-Syndrom Q82.8
Gougerot-Sjögren-Krankheit M35.0
– mit Beteiligung, Lunge M35.0† J99.1*
Goutières-Syndrom, Aicardi- G31.88
Gowers-Dystrophie, muskulär G71.0
Gowers-Syndrom R55
GPA [Granulomatose mit Polyangiitis] M31.3
GPAA1-assoziiert, Defekt, Biosynthese E88.8
GPIHBP1 [Glycosylphosphatidylinositol-verankertes High-Density-Lipoprotein-Bindungsprotein-1], Mangel, familiär E78.3
GPP [Generalisierte pustulöse Psoriasis] L40.1
Graaf-Follikel
– Ruptur N83.0
– rupturiert, mit Blutung N83.0
– Zyste N83.0
GRACILE-Syndrom [Growth Restriction, Aminoaciduria, Cholestasis, Iron Overload, Lactic Acidosis, Early Death] E88.8
Gradenigo-Syndrom H66.0
Gradstand, Becken M95.5
Gräsbeck-Syndrom, Imerslund- D51.1
Gräser, Kontaktdermatitis, allergisch L23.7
Gräserallergie, mit Asthma J45.09
Gräserpollen, Allergie J30.1
Graft-versus-Host-Krankheit T86.09
– akut
–– Grad
––– I T86.01
––– II T86.01
––– III T86.02
––– IV T86.02
–– Haut, Stadium
––– 1 T86.01† L99.11*
––– 2 T86.01† L99.12*
––– 3 T86.01† L99.13*
––– 4 T86.02† L99.14*
–– Leber, Stadium
––– 1 T86.01† K77.11*
––– 2 T86.02† K77.12*
––– 3 T86.02† K77.13*
––– 4 T86.02† K77.14*
–– Verdauungstrakt, Stadium
––– 1 T86.01† K93.21*
––– 2 T86.02† K93.22*
––– 3 T86.02† K93.23*
––– 4 T86.02† K93.24*
– chronisch
–– Auge, Stadium
––– 1 T86.05† H58.21*
––– 2 T86.06† H58.22*
––– 3 T86.07† H58.23*
–– Bindegewebe, Stadium
––– 1 T86.05† M36.51* ▶

Graft-versus-Host-Krankheit T86.09 *(Forts.)*
~ chronisch *(Forts.)*
~~ Bindegewebe, Stadium *(Forts.)*
––– 2 T86.06† M36.52*
––– 3 T86.07† M36.53*
–– Haut, Stadium
––– 1 T86.05† L99.21*
––– 2 T86.06† L99.22*
––– 3 T86.07† L99.23*
–– Leber, Stadium
––– 1 T86.05† K77.21*
––– 2 T86.06† K77.22*
––– 3 T86.07† K77.23*
–– Lunge, Stadium
––– 1 T86.06† J99.21*
––– 2 T86.07† J99.22*
––– 3 T86.07† J99.23*
–– milde Form T86.05
–– moderate Form T86.06
–– Mundschleimhaut, Stadium
––– 1 T86.05† K93.41*
––– 2 T86.06† K93.42*
––– 3 T86.07† K93.43*
–– schwere Form T86.07
–– Verdauungstrakt, Stadium
––– 1 T86.05† K93.31*
––– 2 T86.06† K93.32*
––– 3 T86.07† K93.33*
–– vulvovaginal, Stadium
––– 1 T86.05† N77.21*
––– 2 T86.06† N77.22*
––– 3 T86.07† N77.23*
Graham-Burford-Mayer-Syndrom J98.11
Graham-Little-Piccardi-Lassueur-Syndrom L66.1
Graham-Steell-Geräusch I37.1
Graham-Syndrom
– Brock- J98.11
– Khalifa- Q87.0
Graham-Tumor C73
Gramnegativ
– Bakterien
–– Bakteriämie A49.9
–– Meningitis G00.9
–– mit Multiresistenz, gegen Antibiotika U81.8! *[nur Zusatzkode!]*
– Bazillen, Infektion a.n.k. A49.9
– Kokken, Meningitis a.n.k. G00.9
– Sepsis A41.58
Grampositiv
– Bakterien
–– Bakteriämie A49.9
–– mit Multiresistenz, gegen Antibiotika U80.8! *[nur Zusatzkode!]*
– Kokken, Meningitis a.n.k. G00.9
Grand Mal G40.6
– idiopathisch G40.6
– mit Status epilepticus G41.0
Grand-Mal, Schlaf- G40.3
Grand-Mal-Anfall, bei Petit Mal G40.6
Grand-Mal-Aufwachepilepsie G40.3
Grand-Mal-Epilepsie G40.6
– frühkindlich G40.4
Grand-Mal-Status G41.0
– mit Anfall, tonisch-klonisch G41.0
Grange-Syndrom Q87.8
Grant-Syndrom, (Form einer Osteogenesis imperfecta) Q87.5
Granulär
– Dystrophie, Hornhaut H18.5
–– Typ
––– 1 H18.5
––– 2 H18.5
– Entzündung, Pharynx J31.2
– Ependymitis G04.9
– Kontraktur, Niere N26
– Pharyngitis, chronisch J31.2
– Schrumpfniere N26
Granularatrophie, Niere N26
Granularzelladenokarzinom C80.9
Granularzellig
– Myoblastom D21.9
–– bösartig C49.9
–– Zunge D10.1
– Tumor D21.9
Granulation
– Gehörgang H60.4
– nach Mastoidektomie H95.1
– Naht, nach Episiotomie L92.3
– Pauken- H71
– Trommelfell H73.8
– Vaginalstumpf N89.8
Granulationsgewebe
– abnorm L92.9
– Mastoidhöhle, nach Mastoidektomie H95.1
– übermäßig L92.9
Granulationspolyp, Vagina N84.2
Granuloarteriitis, Riesenzellen- M31.3
Granulös, Pharyngitis J31.2
– chronisch J31.2
Granulom L92.9
– Abdomen K66.8
– aktinisch L57.5
– apikal K04.5
– Augenlid H01.8
– Canaliculus lacrimalis H04.6
– Darm a.n.k. K63.8
– dental K04.5
– durch
–– Aspergillus B44.8
–– Faden L92.3
–– Fremdkörper, in der Operationswunde T81.5
–– Intubation T81.4
–– Kieselsäure, Haut L92.3
–– Paraffin T88.8
–– Strahlen L57.5
–– Talkum M60.29
––– in der Operationswunde T81.6
– eitrig L98.0
– entzündet L98.0
– eosinophil C96.6
–– Mundschleimhaut K13.4 ►

Granulom L92.9 *(Forts.)*
– Fremdkörper-
–– Haut L92.3
–– Konjunktiva H10.4
–– Lid H01.8
–– Orbita H05.1
–– Unterhaut L92.3
–– Weichteilgewebe a.n.k. M60.29
– Gehirn G06.0
– Gesicht, maligne C86.0
– Haut L92.9
–– durch Candida B37.2
–– eosinophil L92.2
– Hodgkin- C81.9
– Ileum K63.8
– infektiös a.n.k. B99
– intrakraniell G06.0
–– epidural G06.0
–– extradural G06.0
–– subdural G06.0
– intraspinal
–– epidural G06.1
–– extradural G06.1
–– subdural G06.1
–– syphilitisch A52.1† G07*
– Kiefer K10.1
– Knochen M86.89
–– durch Fremdkörper, residual M86.89
–– eosinophil C96.6
– Kolon K63.8
– Konjunktiva H10.4
– Larynx J38.7
– Leber a.n.k. K75.3
–– bei
––– Berylliose J63.2† K77.8*
––– Sarkoidose D86.8† K77.8*
– Lipid-, bei Pfeifer-Weber-Christian-Syndrom M35.6
– lipophag, bei Pfeifer-Weber-Christian-Syndrom M35.6
– Lunge
–– eosinophil C96.6
–– infektiös J84.10
– Lymphdrüse I88.8
– Lympho- C81.9
–– durch Chlamydien A55
– Majocchi- B35.8
– mediofazial, bösartig C86.0
– Mittellinien-, letal C86.0
– Mittelohr H71
– Mund, eitrig K13.4
– Mundschleimhaut K13.4
– Nabel L92.8
–– beim Neugeborenen P38
– nach Mastoidektomie H95.0
– Narbe L90.5
– Nase J32.9
– Nasennebenhöhle, infektiös J32.9
– Niere N15.8
– Ohr, äußeres H60.4
– Orbita H05.1 ►

Granulom L92.9 *(Forts.)*
– parakokzidioidal B41.8
– periapikal K04.5
– Peritoneum K66.8
–– durch Helmintheneier a.n.k. B83.9† K67.8*
– Prostata N42.8
– Pulpa, intern K03.3
– Rektum K62.8
– retikulohistiozytär D76.3
– Riesenzell- K10.1
–– Kieferknochen, reparativ K10.1
–– peripher K06.8
–– zentral K10.1
– Schwimmbad- A31.1
– spinal, tuberkulös A18.0† M49.09*
– Stimmband J38.3
– suppurativ L98.0
– Tränensack H04.6
– Unterkiefer, zentral K10.1
– Urethra N36.8
– Vagina A58
– Wirbelsäule, tuberkulös A18.0† M49.09*
– Xantho- D76.3
–– juvenil D76.3
–– nekrobiotisch D76.3
– Zahn K04.5
–– chronisch K04.5
– Zahnfleisch, pyogen K06.8
– zerebral G06.0
Granuloma L92.9
– anulare L92.0
–– perforans L92.0
– eosinophilicum faciei L92.2
– faciale L92.2
– fungoides C84.0
– gangraenescens M31.3
–– nasi C86.0
– inguinale A58
–– tropicum A58
– multiplex haemorrhagicum Koebner C46.9
– nitidum L44.1
– pediculatum L98.0
–– Mundschleimhaut K13.4
– pudendi A58
– pudendorum, ulzerös A58
– pyogenicum L98.0
–– Mundschleimhaut K13.4
– rubrum nasi L74.8
– septicum L98.0
– teleangiectaticum L98.0
–– Mundschleimhaut K13.4
– trichophyticum B35.8
– umbilicale L92.8
– venereum A58
– xantho-sidero-gigantocellulare D23.9
Granulomatös
– Angiitis, allergisch M30.1
– Blepharitis H01.0
– Dermatophytose [Dermatophytie] B35.8
– Enteritis K50.9
– Entzündung, Blase N30.8 ►

Granulomatös *(Forts.)*
– Gastritis K29.6
– Hepatitis a.n.k. K75.3
– Iridozyklitis H20.1
– Iritis H20.1
– Kolitis K50.1
– Krankheit
–– chronisch, in Kindheit D71
–– Haut L92.9
– Mastitis N61
– Moniliasis, Haut B37.2
– Operationswunde T81.8
– Prostatitis N41.1
– Rhinitis J31.0
–– chronisch J31.0
– Skleritis H15.0
– Thyreoiditis E06.1
– Zystitis N30.8
Granulomatose L92.9
– allergisch M30.1
– chronisch D71
–– im Kindesalter D71
– Churg-Strauss- M30.1
– durch Beryllium J63.2
– epitheloidzellig D86.9
– familiär, chronisch D71
– Hutchinson-Boeck- D86.9
– intestinal, lipophag K90.8† M14.89*
– Langerhans-Zellen a.n.k. C96.6
–– akut C96.0
–– chronisch C96.6
– Lipo- E78.88
–– generalisiert E78.88
– lipoid E75.5
– Lunge M31.3† J99.1*
– lymphoid C83.8
– lymphomatoid C83.8
– miliar A32.8
– mit Polyangiitis M31.3
–– mit
––– Glomerulonephritis M31.3† N08.5*
––– Lungenbeteiligung M31.3† J99.1*
––– Nierenbeteiligung M31.3† N08.5*
––– Störung, glomerulär M31.3† N08.5*
– nekrotisierend, Atemwege M31.3
– progressiv, septisch D71
– septisch, chronisch D71
– Wegener- M31.3
–– mit
––– Glomerulonephritis M31.3† N08.5*
––– Krankheit, glomerulär M31.3† N08.5*
Granulomatosis L92.9
– benigna D86.9
– disciformis L92.8
Granulopenie D70.7
Granulosazelltumor
– bösartig C56
– juvenil D39.1
– Theka- D39.1
Granulosis rubra nasi L74.8

Granulozytär
– Ehrlichiose, human [HGE] A79.8
– Leukämie C92.90
–– akut C92.00
–– aleukämisch C92.90
–– Blastzellen C92.00
–– chronisch C92.10
––– in kompletter Remission C92.11
–– in kompletter Remission C92.91
–– subakut C92.20
– Pneumonie, alveolär J18.8
– Sarkom C92.30
–– in kompletter Remission C92.31
Granulozyten
– Anomalie, genetisch bedingt D72.0
– neutrophil, Störung, funktionell D71
Granulozytopenie D70.7
– allergisch D70.6
– Autoimmun- D70.6
– bei Thrombozytopathie D69.1
– maligne D70.6
– medikamentös induziert D70.19
– primär D70.6
– toxisch D70.6
Granulozytose D72.8
Graphit
– Fibrose J63.3
–– Lunge J63.3
–– mit Tuberkulose, Atmungsorgane J65
– Pneumokoniose J63.3
Graphospasmus F48.8
– organisch G25.88
Grau
– Altersstar H25.9
– Star – s.a. Cataracta oder s.a. Katarakt H26.9
Graue-Thrombozyten-Syndrom D69.1
Grausamkeit, seelisch T74.3
Graves-Krankheit E05.0† H06.2*
– mit
–– Exophthalmus E05.0† H06.2*
–– Krankheit
––– Auge E05.0† H58.8*
––– Herz E05.0† I43.8*
Gravid, Uterus
– Ausstülpung, sackartig, Komplikation, Entbindung O34.5
– Eindringen, Instrument, Komplikation, Entbindung O71.1
– Hernie O34.5
– Hysteralgie O26.88
– Inkarzeration, Betreuung, Mutter O34.5
– Lage, abnorm O34.8
– Prolaps
–– Betreuung, Mutter O34.5
–– mit Schädigung, Fetus/Neugeborenes P03.8
– Retroversion, Betreuung, Mutter O34.5
– Ruptur, während der Wehen O71.1
Gravida – s.a. Schwangere
Gravidität – s.a. Schwangerschaft Z33! *[nur Zusatzkode!]*

Graviditas
– abdominalis
–– ektopisch O00.0
–– mit Fetus, lebensfähig O36.7
– ampullaris O00.1
– isthmica O00.1
Gravidophobie F45.2
Gravitationsbedingt, Asphyxie T71
Gravitationskräfte, abnorm, Auswirkungen T75.8
Grawitz-Tumor C64
Graybiel-Syndrom I20.0
Grayson-Wilbrandt-Hornhautdystrophie H18.5
Greenberg-Dysplasie Q77.3
Greenfield-Krankheit [Konzentrische Sklerose] G37.5
Greenfield-Krankheit [Metachromatische Leukodystrophie] E75.2
Greig-II-Syndrom [Hereditärer Hypertelorismus] Q75.2
Greig-Zephalopolysyndaktylie-Syndrom Q75.2
Greisenalter, Demenz F03
Greisenasthma J45.99
Greither-Syndrom Q82.8
Grenzdextrinose E74.0
Grenzdivertikel, ösophagopharyngeal Q38.7
Grenzflächennävus, epidermokutan D22.9
Grenzpsychose F21
Grenzschizophrenie F21
Grenzwertig, Augeninnendruck H40.0
Greppi-Micheli-Syndrom, Rietti- D56.9
Grey-platelet-Syndrom D69.1
Grey-Syndrom P93
– durch Chloramphenicol, beim Neugeborenen P93
GRIA3-Anomalie, mit Minderung, Intelligenz, X-chromosomal Q87.8
Griesinger-Krankheit, Duchenne- G71.0
Grieß, Harnblase N21.0
Grießabgang N20.9
Griffelfortsatz, Ulna, Fraktur S52.8
Grind B35.9
– Kopf B35.0
Grindausschlag L01.0
Grindblasen L01.0
Grindflechte L01.0
Grindknötchen L01.0
Grippal
– Bronchitis J11.1
– Infekt, mit Husten J06.9
– Infektion J06.9
–– Atemwege J06.9
–– durch
––– Virus J06.9
––– Virus [Influenza] J11.1
–– mit
––– Infektion, Atmungsorgane J06.9
––– Superinfektion, bakteriell J06.9
Grippe [Grippaler Infekt] J06.9
Grippe [Influenza] J11.1
– A/H1N1 J09 U69.20!
– A/H5N1 J09 U69.21!
– asiatisch J11.1
–– ohne Virusnachweis J11.1
–– saisonaler Influenzavirus nachgewiesen, ausgenommen Vogelgrippe- und Schweinegrippe-Virus J10.1
–– Schweinegrippe-Virus nachgewiesen J09 U69.20!
–– Vogelgrippe-Virus nachgewiesen J09 U69.21!
–– zoonotische oder pandemische Influenzaviren nachgewiesen J09
– bei
–– Erkältung J11.1
–– Pneumonie, durch Virus J11.0
– bronchial J11.1
– Darm J11.8
– durch
–– Schweinegrippe-Virus nachgewiesen J09 U69.20!
–– Virus J11.1
–– Vogelgrippe-Virus nachgewiesen J09 U69.21!
– echt
–– ohne Virusnachweis J11.1
–– saisonaler Influenzavirus nachgewiesen, ausgenommen Vogelgrippe- und Schweinegrippe-Virus J10.1
–– Schweinegrippe-Virus nachgewiesen J09 U69.20!
–– Vogelgrippe-Virus nachgewiesen J09 U69.21!
–– zoonotische oder pandemische Influenzaviren nachgewiesen J09
– epidemisch J11.1
–– ohne Virusnachweis J11.1
–– saisonaler Influenzavirus nachgewiesen, ausgenommen Vogelgrippe- und Schweinegrippe-Virus J10.1
–– Schweinegrippe-Virus nachgewiesen J09 U69.20!
–– Vogelgrippe-Virus nachgewiesen J09 U69.21!
–– zoonotische oder pandemische Influenzaviren nachgewiesen J09
– Gehirn J11.8† G05.1*
– hochfieberhaft
–– ohne Virusnachweis J11.1
–– saisonaler Influenzavirus nachgewiesen, ausgenommen Vogelgrippe- und Schweinegrippe-Virus J10.1
–– Schweinegrippe-Virus nachgewiesen J09 U69.20!
–– Vogelgrippe-Virus nachgewiesen J09 U69.21!
–– zoonotische oder pandemische Influenzaviren nachgewiesen J09
– Impfung, Notwendigkeit Z25.1 ►

Grippe [Influenza] J11.1 *(Forts.)*
– Influenzaviren B und C nachgewiesen J10.8
– intestinal J11.8
– Kopf J11.8† G05.1*
– Magen J11.8
– Magen-Darm J11.8
– Manifestation, beim Säugling P35.8
– mit
–– Angina J11.1
–– Arthralgie J11.8
–– Beteiligung
––– gastrointestinal J11.8
––– Nervensystem a.n.k. J11.8
–– Bronchiolitis J11.1
–– Bronchitis J11.1
–– Bronchopneumonie J11.0
––– ohne Virusnachweis J11.0
––– saisonaler Influenzavirus nachgewiesen, ausgenommen Vogelgrippe- und Schweinegrippe-Virus J10.0
––– Schweinegrippe-Virus nachgewiesen J09 U69.20!
––– Vogelgrippe-Virus nachgewiesen J09 U69.21!
––– zoonotische oder pandemische Influenzaviren nachgewiesen J09
–– Enteritis J11.8
––– ohne Virusnachweis J11.8
––– saisonaler Influenzavirus nachgewiesen, ausgenommen Vogelgrippe- und Schweinegrippe-Virus J10.8
––– Schweinegrippe-Virus nachgewiesen J09 U69.20!
––– Vogelgrippe-Virus nachgewiesen J09 U69.21!
––– zoonotische oder pandemische Influenzaviren nachgewiesen J09
–– Enzephalitis J11.8† G05.1*
––– ohne Virusnachweis J11.8† G05.1*
––– saisonaler Influenzavirus nachgewiesen, ausgenommen Vogelgrippe- und Schweinegrippe-Virus J10.8† G05.1*
––– Schweinegrippe-Virus nachgewiesen J09† U69.20! G05.1*
––– Vogelgrippe-Virus nachgewiesen J09† U69.21! G05.1*
––– zoonotische oder pandemische Influenzaviren nachgewiesen J09† G05.1*
–– Enzephalopathie J11.8† G94.31*
––– ohne Virusnachweis J11.8† G94.31*
––– saisonaler Influenzavirus nachgewiesen, ausgenommen Vogelgrippe- und Schweinegrippe-Virus J10.8† G94.31*
––– Schweinegrippe-Virus nachgewiesen J09† U69.20! G94.31*
––– Vogelgrippe-Virus nachgewiesen J09† U69.21! G94.31*
––– zoonotische oder pandemische Influenzaviren nachgewiesen J09† G94.31*
–– Erguss, Pleura J11.1
––– ohne Virusnachweis J11.1 ►

Grippe [Influenza] J11.1 *(Forts.)*
~ mit *(Forts.)*
~~ Erguss, Pleura J11.1 *(Forts.)*
––– saisonaler Influenzavirus nachgewiesen, ausgenommen Vogelgrippe- und Schweinegrippe-Virus J10.1
––– Schweinegrippe-Virus nachgewiesen J09 U69.20!
––– Vogelgrippe-Virus nachgewiesen J09 U69.21!
––– zoonotische oder pandemische Influenzaviren nachgewiesen J09
–– Ethmoiditis J11.1
–– Gastroenteritis J11.8
––– ohne Virusnachweis J11.8
––– saisonaler Influenzavirus nachgewiesen, ausgenommen Vogelgrippe- und Schweinegrippe-Virus J10.8
––– Schweinegrippe-Virus nachgewiesen J09 U69.20!
––– Vogelgrippe-Virus nachgewiesen J09 U69.21!
––– zoonotische oder pandemische Influenzaviren nachgewiesen J09
–– Husten J11.1
–– Infektion, Atemwege, obere a.n.k. J11.1
––– ohne Virusnachweis J11.1
––– saisonaler Influenzavirus nachgewiesen, ausgenommen Vogelgrippe- und Schweinegrippe-Virus J10.1
––– Schweinegrippe-Virus nachgewiesen J09 U69.20!
––– Vogelgrippe-Virus nachgewiesen J09 U69.21!
––– zoonotische oder pandemische Influenzaviren nachgewiesen J09
–– Koryza J11.1
–– Laryngitis J11.1
––– ohne Virusnachweis J11.1
––– saisonaler Influenzavirus nachgewiesen, ausgenommen Vogelgrippe- und Schweinegrippe-Virus J10.1
––– Schweinegrippe-Virus nachgewiesen J09 U69.20!
––– Vogelgrippe-Virus nachgewiesen J09 U69.21!
––– zoonotische oder pandemische Influenzaviren nachgewiesen J09
–– Laryngotracheitis J11.1
–– Magen-Darm-Beteiligung J11.8
–– Manifestation
––– Atemwege a.n.k. J11.1
––– Verdauungsorgane J11.8
–– Meningismus J11.8
––– ohne Virusnachweis J11.8
––– saisonaler Influenzavirus nachgewiesen, ausgenommen Vogelgrippe- und Schweinegrippe-Virus J10.8
––– Schweinegrippe-Virus nachgewiesen J09 U69.20! ►

G

Grippe [Influenza] J11.1 *(Forts.)*
~ mit *(Forts.)*
~~ Meningismus J11.8 *(Forts.)*
--- Vogelgrippe-Virus nachgewiesen J09 U69.21!
--- zoonotische oder pandemische Influenzaviren nachgewiesen J09
-- Myokarditis J11.8† I41.1*
--- akut
---- ohne Virusnachweis J11.8† I41.1*
---- saisonaler Influenzavirus nachgewiesen, ausgenommen Vogelgrippe- und Schweinegrippe-Virus J10.8† I41.1*
---- Schweinegrippe-Virus nachgewiesen J09† U69.20! I41.1*
---- Vogelgrippe-Virus nachgewiesen J09† U69.21! I41.1*
---- zoonotische oder pandemische Influenzaviren nachgewiesen J09† I41.1*
--- ohne Virusnachweis J11.8† I41.1*
--- Influenzavirus nachgewiesen, ausgenommen Vogelgrippe- und Schweinegrippe-Virus J10.8† I41.1*
--- Schweinegrippe-Virus nachgewiesen J09† U69.20! I41.1*
--- Vogelgrippe-Virus nachgewiesen J09† U69.21! I41.1*
--- zoonotische oder pandemische Influenzaviren nachgewiesen J09† I41.1*
-- Otitis J11.8† H67.1*
--- media J11.8† H67.1*
---- nekrotisierend, akut J11.8† H67.1*
----- ohne Virusnachweis J11.8† H67.1*
----- saisonaler Influenzavirus nachgewiesen, ausgenommen Vogelgrippe- und Schweinegrippe-Virus J10.8† H67.1*
----- Schweinegrippe-Virus nachgewiesen J09† U69.20! H67.1*
----- Vogelgrippe-Virus nachgewiesen J09† U69.21! H67.1*
----- zoonotische oder pandemische Influenzaviren nachgewiesen J09† H67.1*
---- ohne Virusnachweis J11.8† H67.1*
---- saisonaler Influenzavirus nachgewiesen, ausgenommen Vogelgrippe- und Schweinegrippe-Virus J10.8† H67.1*
---- Schweinegrippe-Virus nachgewiesen J09† U69.20! H67.1*
---- Vogelgrippe-Virus nachgewiesen J09† U69.21! H67.1*
---- zoonotische oder pandemische Influenzaviren nachgewiesen J09† H67.1*
--- ohne Virusnachweis J11.8† H67.1*
--- saisonaler Influenzavirus nachgewiesen, ausgenommen Vogelgrippe- und Schweinegrippe-Virus J10.8† H67.1*
--- Schweinegrippe-Virus nachgewiesen J09† U69.20! H67.1*
--- Vogelgrippe-Virus nachgewiesen J09† U69.21! H67.1* ►

Grippe [Influenza] J11.1 *(Forts.)*
~ mit *(Forts.)*
~~ Otitis J11.8† H67.1* *(Forts.)*
--- zoonotische oder pandemische Influenzaviren nachgewiesen J09† H67.1*
-- Pharyngitis J11.1
--- ohne Virusnachweis J11.1
--- saisonaler Influenzavirus nachgewiesen, ausgenommen Vogelgrippe- und Schweinegrippe-Virus J10.1
--- Schweinegrippe-Virus nachgewiesen J09 U69.20!
--- Vogelgrippe-Virus nachgewiesen J09 U69.21!
--- zoonotische oder pandemische Influenzaviren nachgewiesen J09
-- Pleuritis J11.1
-- Pneumonie J11.0
--- ohne Virusnachweis J11.0
--- saisonaler Influenzavirus nachgewiesen, ausgenommen Vogelgrippe- und Schweinegrippe-Virus J10.0
--- Schweinegrippe-Virus nachgewiesen J09 U69.20!
--- Vogelgrippe-Virus nachgewiesen J09 U69.21!
--- zoonotische oder pandemische Influenzaviren nachgewiesen J09
-- Polioenzephalitis J11.8† G05.1*
--- ohne Virusnachweis J11.8† G05.1*
--- saisonaler Influenzavirus nachgewiesen, ausgenommen Vogelgrippe- und Schweinegrippe-Virus J10.8† G05.1*
--- Schweinegrippe-Virus nachgewiesen J09† U69.20! G05.1*
--- Vogelgrippe-Virus nachgewiesen J09† U69.21! G05.1*
--- zoonotische oder pandemische Influenzaviren nachgewiesen J09† G05.1*
-- Seitenstrangangina J11.1
-- Sinusitis J11.1
-- Superinfektion, bakteriell J11.8
-- Tonsillitis J11.1
-- Tracheitis J11.1
-- Tracheobronchitis J11.1
- Mutter, mit Schädigung, Fetus/Neugeborenes P00.2
- ohne Virusnachweis J11.1
- saisonaler Influenzavirus nachgewiesen, ausgenommen Vogelgrippe- und Schweinegrippe-Virus J10.1
- Schweinegrippe-Virus nachgewiesen J09 U69.20!
- Vakzination Z25.1
- Vogelgrippe-Virus nachgewiesen J09 U69.21!
- zoonotische oder pandemische Influenzaviren nachgewiesen J09

Grippe [Q-Fieber]
- Balkan- A78
- Südost- A78

Grippevirus, Infektion
– ohne Virusnachweis J11.1
– saisonaler Influenzavirus nachgewiesen, ausgenommen Vogelgrippe- und Schweinegrippe-Virus J10.1
– Schweinegrippe-Virus nachgewiesen J09 U69.20!
– Vogelgrippe-Virus nachgewiesen J09 U69.21!
– zoonotische oder pandemische Influenzaviren nachgewiesen J09
Griscelli-Krankheit E70.3
Griscelli-Syndrom E70.3
– Typ
–– 1 E70.3
–– 3 E70.3
Grob-granuliert, Lymphozyten, Leukämie, vom T-Zell-Typ C91.70
Grobmotorik, Störung, Entwicklung, umschrieben F82.0
Grobmotorisch, Teilleistungsschwäche F82.0
Groenblad-Strandberg-Syndrom Q89.8
Größe, Zahn, abnorm K00.2
Größenwahn F22.0
Groll-Hirschowitz-Syndrom Q87.8
Grossesse imaginaire F45.8
Groß
– Arterie
–– Anomalie Q25.9
–– Fehlbildung, angeboren Q25.9
–– L-Transposition Q20.5
–– Transposition Q20.3
––– komplett Q20.3
– Fetus, mit Missverhältnis O33.5
– Gefäß
–– Transposition Q20.3
––– korrigiert Q20.5
––– vollständig, angeboren Q20.3
–– Tumor D48.1
– Gelenk
–– Arthrose M15.9
–– Arthrosis deformans M15.9
– Gewebebereich, Gehirn, Verletzung, diffus S06.20
– Höhe, Wirkung a.n.k. T70.2
–– Nebenhöhle T70.1
–– Ohr T70.0
– Schamlippen, Karzinom C51.0
– Vene
–– Agenesie a.n.k. Q26.8
–– Anomalie Q26.9
–– Lageanomalie, kongenital Q26.8
– Verletzung, Weichteile
–– Arm T11.1
––– mit Sehnenbeteiligung T11.8
–– Bein T13.1
––– mit Sehnenbeteiligung T13.8
–– Kopf S01.9
–– Rumpf T09.1
Großfleckenkrankheit B08.3
Großfleckig, Parapsoriasis, en plaques L41.4
Großfollikulär, Adenom D34
Großhirn
– Gliom C71.9
–– bösartig C71.9
– Metastase C79.3
– Oligodendrogliom C71.0
– und Kleinhirn, Rissverletzung S06.38
–– multipel S06.28
Großhirnhemisphäre, Blutung, intrazerebral I61.2
– kortikal I61.1
– subkortikal I61.0
Großhirnrinde, Atrophie G31.9
Großohr, angeboren Q17.1
Großwuchs E34.4
Großwuchs-Syndrom
– DNMT3A-abhängig Q87.3
– Kosaki- Q87.3
Großzehe
– akzessorisch Q69.2
– Deformität, erworben a.n.k. M20.3
– Exostose, kartilaginär D16.3
– Fraktur S92.4
Großzehengrundgelenk
– Arthrose M19.97
– Empyem M00.97
– Endoprothese, Komplikation, mechanisch T84.08
Großzellig
– B-Zell-Lymphom, CD30-positiv, diffus C83.3
– Krankheit, Einschlusskörperchen B25.9
– Lymphom C85.9
–– anaplastisch
––– ALK-negativ C84.7
––– ALK-positiv C84.6
––– CD30-positiv C84.6
––– kutan, primär C86.6
–– B-Zellen C83.3
––– ALK-positiv C83.3
––– diffus C83.3
–––– ALK-positiv C83.3
–––– anaplastisch C83.3
–––– immunoblastisch C83.3
–––– mit Entzündung, chronisch C83.3
–––– plasmablastisch C83.3
–––– primär kutan, Bein-Typ C83.3
–––– Subtyp nicht differenziert C83.3
–––– T-Zell-reich C83.3
–––– Zentralnervensystem C83.3
–––– zentroblastisch C83.3
––– intravaskulär C83.8
––– mediastinal, thymisch C85.2
––– primär mediastinal C85.2
–– diffus C83.3
–– follikulär C82.2
––– gekerbt C82.2
–– gekerbt C83.3
–– ki-1-positiv C84.6
–– T-Zell/histiozytenreich, B-Zellen C83.3
–– T-Zellen, CD30-positiv, kutan, primär C86.6
– Medulloblastom C71.6
– Nävus D22.9 ►

Großzellig *(Forts.)*
– Non-Hodgkin-Lymphom C85.9
–– diffus C83.3
–– follikulär C82.2
Großzellig-oxyphil
– Adenokarzinom C80.9
– Adenom D36.9
Grover-Krankheit L11.1
Grubben-de-Cock-Borghgraef-Syndrom Q87.8
Grubenkopfbandwurm
– Befall B70.0
– Finnen, Befall B70.1
Grubenpapille Q14.2
– kongenital Q14.2
Grübelsucht F42.0
Grün
– Auflagerung, Zahn K03.6
– Fruchtwasser P20.9
– Star – s.a. Glaucoma oder s.a. Glaukom H40.9
Grün-Rot-Schwäche H53.5
Grünblindheit H53.5
Grüne Meerkatzen-Krankheit A98.3
Grünholzfraktur T14.20
– Radius S52.30
– Unterarm S52.9
Grütz-Krankheit, Bürger- E78.3
Grützbeutel L72.1
Grundimmunisierung – s.a. Impfung Z26.9
Grundumsatz
– abnorm R94.8
– erhöht R94.8
– niedrig R94.8
Gruppenaggressivität F91.2
Gruppendelinquenz F91.2
Gruppendruck F91.2
Gruppiert, Pigmentierung, Retina, angeboren Q14.1
Gryposis
– penis N48.8
–– bei Gonorrhoe A54.0
–– lateralis Q55.6
–– nichtvenerisch N48.8
–– ventralis, angeboren Q54.4
– unguium L60.2
GSD [Glykogenspeicherkrankheit] E74.0
– adulte neuromuskuläre Form
–– durch Mangel, Glykogen-Branching-Enzym E74.0
–– Typ 4 E74.0
– durch Mangel
–– Aldolase A E74.0
–– GLUT2 E74.0
–– Glykogen-Branching-Enzym E74.0
–– Glykogen-Debranching-Enzym E74.0
–– Glykogen-Phosphorylase, Leber E74.0
–– Glykogensynthase, hepatisch E74.0
–– Laktatdehydrogenase E74.4
–– Myophosphorylase E74.0
–– Phosphofructokinase, muskulär E74.0
–– Phosphoglukomutase E74.0
–– Phosphoglyceratkinase 1 E74.0 ►

GSD [Glykogenspeicherkrankheit] E74.0 *(Forts.)*
~ durch Mangel *(Forts.)*
–– Phosphorylasekinase E74.0
––– muskulär E74.0
–– Saure Maltase E74.0
– kongenitale neuromuskuläre Form, Typ 4 E74.0
– neuromuskuläre Form
–– durch Mangel, Glykogen-Branching-Enzym, in der Kindheit E74.0
–– kongenital, durch Mangel, Glykogen-Branching-Enzym E74.0
–– perinatal, fatal
––– durch Mangel, Glykogen-Branching-Enzym E74.0
––– Typ 4 E74.0
–– Typ 4, in der Kindheit E74.0
– Typ
–– 0a E74.0
–– 0b E74.0
–– 1 E74.0
–– 1B E74.0
–– 2 E74.0
–– 3 E74.0
–– 4 E74.0
–– 5 E74.0
–– 6B E74.0
–– 7 E74.0
–– 9 E74.0
–– 9B E74.0
–– 9D E74.0
–– 9E E74.0
–– 12 E74.0
–– 13 E74.0
Gsell-Krankheit
– Bouchet- A27.8
– Erdheim- I71.00
GSH [Glutathion], Mangel, Anämie D55.1
GTP-Cyclohydrolase I, Mangel E70.1
GTPCH [GTP-Cyclohydrolase I], Mangel E70.1
Guadalajara-Kamptodaktylie-Syndrom, Typ
– 1 Q87.1
– 2 Q87.1
– 3 Q87.0
Guam-Parkinson-Demenz-Komplex G21.8† F02.8*
Guanethidin, Vergiftung T46.5
Guanidinoacetat-Methyltransferase, Mangel E72.8
Guarkernmehl
– Allergie [E 412] T78.4
– Überempfindlichkeit [E 412] T78.4
Gubler-Syndrom, Millard- I67.9† G46.3*
Guduram L94.6
Guérin-Stern-Syndrom Q74.3
Günther-Krankheit E80.0
Günther-Syndrom E80.0
Gürtelrose B02.9
Güter, materiell, Mangel Z59

Guibaud-Vainsel-Syndrom Q78.2 N25.8
Guillain-, Barré-Syndrom, pharyngeal-zervikal-brachiale Variante G61.0
Guillain-Barré-Polyradikulitis G61.0
Guillain-Barré-Strohl-Syndrom G61.0
Guillain-Barré-Syndrom G61.0
– kraniale Variante G61.0
– paraparetische Variante G61.0
Guillermo-Progerie-Syndrom, Nestor- E34.8
Gull-Krankheit E03.4
Gumma A52.7
– Arterie A52.0† I79.8*
– Augenlid A52.7† H03.1*
– bei Spätsyphilis, Augenlid A52.7† H03.1*
– Cauda equina A52.1† G07*
– durch Syphilis connata A50.5
– Gaumen, weich A52.7† K93.8*
– Gehirn A52.3
– Haut A52.7† L99.8*
– Herz A52.0† I52.0*
– Herz-Kreislauf-System A52.0† I98.0*
– Hypophyse A52.7† E35.8*
– intrakraniell A52.1† G07*
– Iris A52.7† H22.8*
– Knochen A52.7† M90.29*
– konnatal A50.5
– Larynx A52.7† J99.8*
– Leber A52.7† K77.0*
– Leptomeninx A52.1† G07*
– Meningen A52.1† G07*
– Myokard A52.0† I41.0*
– Nase A52.7† J99.8*
– Nasenrachenraum A52.7† J99.8*
– neurosyphilitisch A52.3† G07*
– Niere A52.7† N29.0*
– Orbita A52.7† H06.3*
– Penis A52.7† N51.8*
– Perikard A52.0† I32.0*
– Pharynx A52.7† J99.8*
– Rückenmark A52.1† G07*
– skrofulös A18.4
– syphiliticum A52.7
– Tonsille A52.7† J99.8*
– Trachea A52.7† J99.8*
– tuberkulös A18.4
– Ureter A52.7† N29.1*
– Zentralnervensystem A52.3† G07*
–– syphilitisch A52.3† G07*
– Zerebralarterie A52.0† I68.8*
– Ziliarkörper A52.7† H22.8*
– Zunge A52.7† K93.8*
Gummata, und Ulzera, bei Frambösie A66.4
Gummi
– Allergie L23.5
– Kontaktdermatitis, allergisch L23.5
Gunn-Syndrom Q07.8
– Marcus- Q07.8
Gupta-Syndrom, Van den Ende- Q74.3
Gurrieri-Sammito-Bellussi-Syndrom Q87.5
Gusher-Syndrom, Stapes-, X-chromosomal H90.8
Gustatorisch
– Halluzination R44.2
– Reflexschwitzen R61.1
Gutartig – s. Art der Krankheit
GvH-Krankheit – s.a. Graft-versus-Host-Krankheit T86.09
Gynäkologisch
– Blutung N93.9
–– dysfunktionell N93.8
–– Störung N93.9
– Erkrankung N94.9
–– psychosomatisch F45.9
– Störung, hormonell E34.9
– Untersuchung Z01.4
–– allgemein Z01.4
–– wegen
––– Weitereinnahme kontrazeptiver Mittel Z30.5
––– Weiterführung kontrazeptiver Maßnahmen Z30.4
– Vorsorgeuntersuchung a.n.k. Z01.4
Gynäkomastie N62
Gynäkophobie F40.1
Gynandrie Q56.0
Gynandrismus Q56.0
Gynandroblastom
– bei der Frau D39.1
– beim Mann D40.1
Gynatresie Q52.8
Gyri, Verformung Q04.8

G

– H –

4H[Hypomyelinisierung, hypogonadotroper Hypogonadismus, Hypodontie]-Syndrom G11.1
h-ATTR, [Hereditäre Transthyretin-Amyloidose] E85.2
H-Fistel, bei Fehlbildung, anorektal, nicht-syndromal Q43.9 Q52.2
H-Ketten, Krankheit C88.20
Haab-Dimmer-Syndrom H18.5
Haar
– Abnormität L67.9
– Agenesie Q84.0
– Anomalie, angeboren Q84.2
– Atrophie L67.8
– Ausfall L65.9
–– androgenbedingt L64.9
–– diffus L65.9
–– hormonell bedingt L64.9
–– lokalisiert L63.9
–– ohne Narbenbildung L65.9
–– partiell L63.9
–– total, am Kopf L63.0
– Ausreißen, pathologisch F63.3
– Brüchigkeit L67.8
– Dystrophie L67.8
– Ergrauen L67.1
–– frühzeitig L67.1
–– kongenital Q84.2
– Farbe
–– Anomalie L67.9
–– Veränderung L67.1
– Fehlbildung, angeboren Q84.2
– Heterochromie L67.1
– Hypoplasie Q84.2
– Knoten L67.8
– Krankheit L73.9
– Leukoplakie K13.3
– perlig, angeboren Q84.1
– Störung, Wachstum L73.9
– Transplantation Z41.8
–– kosmetisch Z41.1
– verdreht, angeboren Q84.1
Haar-Hypoplasie, Knorpel- Q78.5
– mit Immundefekt Q78.5 D82.2
Haarbalg
– Fistel
–– Infektion L05.9
–– mit Abszess L05.0
– Zyste L05.9
–– Infektion L05.9
Haarbalgdrüse, Entzündung L73.9
Haarbalgmilben, Befall B88.0
Haarezupfen, bei Störung, Bewegung, stereotyp F98.40
Haarfärbemittel
– Dermatitis
–– allergisch L23.2 ►
Haarfärbemittel *(Forts.)*
~ Dermatitis *(Forts.)*
–– toxisch L24.3
– Kontaktdermatitis L25.0
Haarfollikel
– Entzündung L73.9
– Krankheit L73.9
Haarknäuel, Magen T18.2
Haarknötchenkrankheit, schwarz B36.3
Haarnävus D23.9
– Becker-, pigmentiert D22.5
Haarschaft, Anomalie L67.9
Haarschuppen, Allergie J30.3
Haartourniquet, beim
– Neugeborenen T13.8
– Säugling T13.8
Haarveränderung, bei Leukonychia totalis, und Läsion, Acanthosis-nigricans-artig Q84.4 L83
Haarwuchs, vermehrt L68.9
Haarzellenleukämie C91.40
– in kompletter Remission C91.41
Haarzunge K14.3
– schwarz K14.3
Haberland-Syndrom E88.29
Habermann-Syndrom, Mucha- L41.0
Habituell
– Abort O03.9
–– Neigung N96
––– mit Betreuung, Nichtschwangere N96
–– spontan O03.9
– Abrasion, Zahn K03.1
– Dislokation M24.49
–– Articulatio sacroiliaca M53.28
–– Ellenbogen M24.42
–– Hüfte M24.45
–– iliosakral M53.28
–– Kniegelenk M24.46
–– Patella M22.0
–– Schultergelenk M24.41
– Erbrechen R11
– Luxation
–– Ellenbogen M24.42
–– Gelenk M24.49
–– Hüftgelenk M24.45
–– Patella M22.0
–– Schulter M24.41
– Neigung, Abort, bei Schwangerschaft O26.2
– Spasmus F95.9
– Subluxation
–– atlantoaxial, mit Myelopathie M43.3
–– Patella M22.1
–– Wirbel a.n.k. M43.59
Habitus, marfanoid, bei Minderung, Intelligenz, X-chromosomal Q87.8 F79.9
Hacken
– Abszess L02.4
– Mykose B35.3
– Phlegmone L03.11
Hacken-Knickfuß Q66.4
– angeboren Q66.4

Hackenfuß Q66.8
– angeboren Q66.8
– erworben M21.68
Haddad-Syndrom G47.30
Hadernkrankheit A22.1
Hadfield-Syndrom, Clarke- [Mukoviszidose] E84.9
Hadziselimovic-Syndrom Q87.8
HAE [Hereditäres Angioödem] D84.1
Haemangioma – s.a. Hämangiom D18.00
– intramusculare D18.00
– racemosum D18.00
– simplex D18.00
–– cavernosum D18.01
– venosum D18.00
Haemangiopericytoma
– benigna D21.9
– malignum C49.9
Haematocephalus internus I61.5
Haematoma auris H61.1
Haemoccult-Test, positiv R85.8
Haemoglobinurica malarica B50.8
Haemophilus
– aegyptius, Infektion, systemisch A48.4
– ducreyi
–– Adenitis, schankrös A57
–– Bubo A57
––– inguinal A57
–– Infektion A57
–– Vulvitis A57
– Erreger B96.3! *[nur Zusatzkode!]*
– influenzae
–– Arthritis M00.89 B96.3!
–– Bronchitis, akut J20.1
–– Bronchopneumonie J14
–– Erreger B96.3! *[nur Zusatzkode!]*
–– Infektion A49.2
–– Kolpitis N76.0
––– atrophisch N95.2 B96.3!
––– chronisch N76.1
–– Laryngitis J04.0 B96.3!
–– Laryngotracheitis J04.2 B96.3!
–– Meningitis G00.0
–– Meningoenzephalitis G04.2 B96.3!
–– Meningoenzephalomyelitis G04.2 B96.3!
–– Pneumonie J14
––– angeboren P23.6 B96.3!
––– lobär J14
–– Sepsis A41.3
–– Typ
––– B, Infektion A49.2
––– b [Hib], Impfung, Notwendigkeit Z23.8
–– Vaginitis N76.0
Haemophthalmus externus H05.2
Haemorrhagia – s.a. Haemorrhagia
– ante partum O46.9
–– bei
––– Afibrinogenämie O46.0
––– Gerinnung, intravasal, disseminiert O46.0
––– Störung, Gerinnung O46.0
– intra partum O67.9

Hämangioendotheliom, retiform D48.1
Hämangioblastisch, Meningeom D32.9
Hämangioblastom D48.1
Hämangioendothelial, Sarkom C49.9
Hämangioendotheliom D48.1
– bösartig C49.9
– diffus, Knochen C41.9
– epitheloid C49.9
– gutartig D18.00
– kaposiform C49.9
– Nervensystem, gutartig D18.08
– zusammengesetzt D18.00
Hämangioleiomyolipom D17.9
Hämangiolipom D17.9
Hämangiom – s.a. Haemangioma D18.00
– Aderhaut D18.06
– arteriovenös D18.00
– Augenlid D18.01
– bei
–– Chondrodysplasie Q78.4
–– Dyschondroplasie Q78.4
– epitheloid D18.00
– Gehirn D18.02
–– kavernös, familiär Q28.38
– Harnblase D18.08
– Haut D18.01
– histiozytoid D18.00
– infantil D18.00
– intraossär D18.08
– juvenil D18.00
– kapillär D18.00
–– familiär D18.00
– kavernös D18.00
– keratotisch, verrukös D18.00
– Konjunktiva D18.06
– Larynx D18.05
– Leber D18.03
– maligne C49.9
– Nase D18.05
– Nerv D18.08
– nicht involutierend, kongenital D18.00
– Niere D18.08
– Ohr D18.05
– Orbita
–– kapillär D18.06
–– kavernös D18.06
– partiell involutierend, kongenital D18.00
– Plazenta O02.8
– plexiform D18.00
– Retina D18.06
–– kapillär D18.06
–– kavernös D18.06
– schnell involutierend, kongenital D18.00
– sklerosierend D23.9
– Spindelzell- D18.00
– Stirnlappen D18.02
– verrukös D18.00
Hämangiom-Throbozytopenie-Syndrom D18.00
Hämangiomatös, Nävus D18.00

Hämangiomatose Q82.8
– eine Lokalisation betreffend D18.00
– kapillär, pulmonal I27.28 D18.00
– neonatal, diffus Q82.8
– systemisch Q82.8
– viszerokutan Q27.8
Hämangioperizytös, Meningeom D32.9
Hämangioperizytom D48.1
– bösartig C49.9
– gutartig D21.9
– Meningen D32.9
Hämangiosarkom – s.a. Tabelle der Neubildungen (S. 1358) C49.9
Hämangiose, Skelett, generalisiert D18.08
Hämarthros M25.09
– Gelenk, traumatisch T14.3
– Kniegelenk
–– nichttraumatisch M25.06
–– traumatisch S80.0
– Ligament, traumatisch T14.3
– nichttraumatisch M25.09
Hämatemesis K92.0
– bei Ulcus ventriculi K25.4
– beim Neugeborenen P54.0
– in der Eigenanamnese Z87.1
– und Meläna, beim Neugeborenen, durch Verschlucken, Blut, mütterlich P78.2
Hämathidrose L74.8
Hämatinerbrechen K92.0
Hämatobilie K83.8
Hämatochezie K92.1
Hämatogen
– Abszess, Leber K75.0
– Ikterus, erworben D59.9
– Infektion, Nierenrinde N15.9
– Osteomyelitis
–– akut M86.09
–– chronisch a.n.k. M86.59
Hämatokolpos N89.7
– mit
–– Hämatometra N89.7
–– Hämatosalpinx N89.7
Hämatokornea H18.0
Hämatokrit, erniedrigt R79.8
Hämatologisch
– Befund, abnorm, bei
–– Schwangerschafts-Screening O28.0
–– Screeninguntersuchung, pränatal O28.0
– Krankheit, in der
–– Eigenanamnese Z86.2
–– Familienanamnese Z83.2
– Nicht-Mastzellen-Krankheit, klonal, mit Mastozytose, systemisch [SM-AHNMD] D47.0
– Schock R57.8
– Störung D75.9
–– bei Krankheit, durch HIV B23.8
–– beim Fetus/Neugeborenen P61.9
Hämatom T14.05
– Aderhaut H31.3
– Amputationsstumpf, chirurgisch T87.6
– Aorta dissecans I71.00 ►

Hämatom T14.05 *(Forts.)*
– arachnoidal, traumatisch S06.6
– arteriell, durch Verletzung T14.5
– Auricula
–– nichttraumatisch H61.1
–– traumatisch S00.48
– Bauchdecke R58
– Becken
–– bei Geburt O71.7
–– traumatisch
––– Beckenorgane S37.9
––– oberflächlich S30.0
– Blutgefäß, arteriovenös, traumatisch T14.5
– Brillen- S00.1
– Brustdrüse, nichttraumatisch N64.8
– Corpus cavernosum, nichttraumatisch N48.8
– Damm, bei Entbindung O71.7
– Ductus deferens N50.1
– Ductus spermaticus N50.1
– Dura S06.5
– durch Geburtsverletzung a.n.k. P15.8
– epidural S06.4
–– nichttraumatisch I62.1
–– traumatisch S06.4
– Episiotomiewunde O90.2
– extradural S06.4
–– nichttraumatisch I62.1
– Galea S00.05
– Gehirn
–– beim Fetus/Neugeborenen a.n.k. P52.4
–– durch Geburtsverletzung P10.1
–– mit
––– Prellung, zerebral S06.21
––– Zerreißung, zerebral S06.28
–– nichttraumatisch I61.9
–– traumatisch S06.8
– Geschlechtsorgane
–– männlich N50.1
–– weiblich N94.8
– Glaskörper H43.1
– glutäal S30.0
– Haut T14.05
– Hoden N50.1
–– durch Geburtsverletzung P15.5
– intrakraniell, traumatisch S06.8
– intrazerebral S06.33
– Kephal-, durch Geburtsverletzung P12.0
– Kleinhirn, traumatisch S06.8
– Knie S80.0
– Komplikation, Eingriff T81.0
– Kopfnicker- Q68.0
–– angeboren Q68.0
– Kopfschwarte S00.05
– Labia
–– majora pudendi, nichtgeburtshilflich N90.8
–– minora pudendi, nichtgeburtshilflich N90.8
– Leber S36.11
–– durch Geburtsverletzung P15.0
–– nichttraumatisch K76.8
–– subkapsulär, nichttraumatisch K76.8
– Lid S00.1 ►

Hämatom T14.05 *(Forts.)*
– Ligamentum latum uteri N83.7
–– nichttraumatisch N83.7
–– traumatisch S37.88
– Lunge R04.8
– Mamma, nichttraumatisch N64.8
– Mediastinum S27.88
– Mesosalpinx
–– nichttraumatisch N83.7
–– traumatisch S37.88
– Milz S36.01
– Monokel- S00.1
– multipel T00.9
– Muskel, nichttraumatisch M62.89
– Mutterband, nichttraumatisch N83.7
– Nabelschnur O69.5
–– als Komplikation, Entbindung O69.5
– nach
–– chirurgischem Eingriff T81.0
–– Episiotomie O90.2
–– Riss, Damm, im Wochenbett O90.2
– Naht, Damm, geburtshilflich O90.2
– Nebenhoden, nichttraumatisch N50.1
– Niere S37.01
– Oberarm S40.0
– oberflächlich, Neugeborenes P54.5
– Oberschenkel, traumatisch S70.1
– ohne Hautverletzung T14.05
– Ohrmuschel H61.1
–– nichttraumatisch H61.1
– Optikusscheide H47.0
– Orbita H05.2
–– mit
––– Exophthalmus H05.2
––– Verletzung, Orbita S05.1
–– nichttraumatisch H05.2
–– traumatisch S05.1
– Penis N48.8
–– durch Geburtsverletzung P15.5
– penoskrotal N48.8
– perianal, nichttraumatisch K61.5
– perineal S30.2
– Perineum, bei Geburt O71.7
– perirenal S37.01
– Plazenta O43.8
– postoperativ T81.0
– Prostata N42.1
– Rektusscheide
–– bei
––– Falithrom-Therapie D68.33 M62.88
––– Marcumar-Therapie D68.33 M62.88
–– durch Prellung, Bauchwand S30.1
– retroperitoneal K66.1
–– nichttraumatisch K66.1
–– traumatisch S36.83
– Rückenmark, beim Neugeborenen, durch Geburtsverletzung P11.59
– Samenblase N50.1
–– traumatisch S37.83
– Samenleiter N50.1
–– traumatisch S37.84 ►

Hämatom T14.05 *(Forts.)*
– Samenstrang, nichttraumatisch N50.1
– Sektiowunde O90.2
– Sitzbeinstachel, Komplikation, Entbindung O71.7
– Skrotum S30.2
–– oberflächlich, durch Geburtsverletzung P15.5
– Stimmband S10.0
– subarachnoidal I60.9
–– beim Fetus/Neugeborenen P52.5
–– durch Geburtsverletzung P10.3
–– nichttraumatisch I60.9
–– traumatisch S06.6
– subdural S06.5
–– lokalisiert, durch Geburtsverletzung P10.0
–– nichttraumatisch I62.09
––– beim Fetus/Neugeborenen P52.8
––– chronisch I62.02
––– spinal G95.10
–– traumatisch S06.5
– subgaleal S00.05
–– durch Geburtsverletzung P12.2
– subungual T14.05
– Tentorium S06.8
– Thoraxwand S20.2
– traumatisch T14.05
– Tunica vaginalis testis, nichttraumatisch N50.1
– Uterusband, nichttraumatisch N83.7
– Vagina N89.8
–– bei Entbindung O71.7
–– nichttraumatisch N89.8
– Vas deferens N50.1
–– nichttraumatisch N50.1
–– traumatisch S37.84
– Vulva N90.8
–– bei Entbindung O71.7
–– durch Geburtsverletzung P15.5
–– nichtgeburtshilflich N90.8
–– nichttraumatisch N90.8
– Wunde, geburtshilflich O90.2
– Zephal-, traumatisch S09.8
– zerebral, umschrieben S06.33
Hämatometra N85.7
– mit
–– Hämatokolpos N89.7
–– Hämatosalpinx N85.7
Hämatommole O02.0
Hämatomyelie G95.10
– beim Neugeborenen, durch Geburtsverletzung P11.59
– traumatisch T14.4
– zentral G95.10
Hämatomyelitis G04.9
Hämatopathie, mit Arthritis a.n.k. D75.9† M36.3*
Hämatopneumothorax J94.2
– bei Verletzung, Lunge S27.2
– Hydro- J94.2
– traumatisch S27.2
Hämatopoese, klonal, von unbestimmtem Potential U62.00! *[nur Zusatzkode!]*

Hämatopoetisch
– Gewebe, Neubildung, bösartig, in der
–– Anamnese a.n.k. Z85.7
–– Familienanamnese a.n.k. Z80.7
– Organ, Krankheit D75.9
– System, Neubildung, bösartig, Untersuchung Z12.8
Hämatorrhachis G95.10
– beim Neugeboren, durch Geburtsverletzung P11.59
Hämatosalpinx N83.6
– bei Hämatokolpos N89.7
– infektiös N70.9
– mit Hämatometra N85.7
Hämatospermie N50.1
Hämatothorax J94.2
– bei Verletzung, offen S27.1 S21.83!
– Pneumo- J94.2
–– bei Verletzung, Lunge S27.2
– traumatisch S27.1
Hämatozele N50.1
– anteuterin N94.8
– bei
–– der Frau N94.8
–– Schwangerschaft, extrauterin O00.9
– beim Mann a.n.k. N50.1
– Genitalorgane, männlich N50.1
– Ligamentum latum uteri N94.8
– Ligamentum teres uteri N94.8
– Ovar N83.8
– retrouterin N94.8
– Zephal-
–– beim Neugeborenen P52.8
–– traumatisch S09.8
Hämatozephalus I61.5
Hämaturie R31
– bei
–– Malaria B50.8
–– Therapie, Antikoagulanzien D68.35
– durch Belastung N02.9
– essentiell R31
– familiär, gutartig N02.9
–– beim Kind N02.9
– idiopathisch N02.9
– intermittierend N02.9
– Makro- R31
–– initial N02.9
–– terminal N02.9
–– total N02.9
– Mikro- R31
– nächtlich, paroxysmal D59.5
– paroxysmal N02.9
– persistierend N02.9
–– mit
––– Glomerulonephritis
–––– endokapillär-proliferativ, diffus N02.4
–––– membranös, diffus N02.2
–––– mesangiokapillär, diffus N02.5
–––– mesangioproliferativ, diffus N02.3
–––– mit Halbmondbildung, diffus N02.7 ►

Hämaturie R31 *(Forts.)*
~ persistierend N02.9 *(Forts.)*
~~ mit *(Forts.)*
––– Läsion, glomerulär
–––– fokal N02.1
–––– segmental N02.1
– rezidivierend N02.9
–– mit
––– Dense-deposit-Krankheit N02.6
––– Glomerulonephritis
–––– endokapillär-proliferativ, diffus N02.4
–––– membranös, diffus N02.2
–––– mesangiokapillär, diffus N02.5
–––– mesangioproliferativ, diffus N02.3
–––– mit Halbmondbildung, diffus N02.7
––– Läsion, glomerulär
–––– fokal N02.1
–––– minimal N02.0
–––– segmental N02.1
– tuberkulös A18.1
– zystitisch R31
Hämaturie-Syndrom, Flankenschmerz- N39.81
Hämendotheliom D48.1
Hämidrose L74.8
Hämobilie K83.8
Hämoblastose C96.9
Hämochromatose E83.1
– autosomal-dominant E83.1
–– hereditär E83.1
– durch Ferroportin-Defekt E83.1
– hereditär E83.1
–– selten E83.1
– juvenil E83.1
– Leber E83.1† K77.8*
– mit
–– Anämie, refraktär D46.1
–– Arthritis E83.1† M14.59*
–– Arthropathie E83.1† M14.59*
–– Diabetes E83.1
– Myokard E83.1† I43.1*
– neonatal E83.1
– primär idiopathisch E83.1
– sekundär E83.1
– symptomatisch, Typ 1 E83.1
– TFR2-Gen-assoziiert E83.1
– Typ
–– 2 E83.1
–– 3 E83.1
–– 4 E83.1
–– 5 E83.1
Hämodialyse Z49.1
– mit Amyloidose, sekundär E85.3
Hämoglobin
– AS-Genotyp D57.3
– C, Erbanlage D58.2
–– mit Elliptozytose D58.1
– Erbanlage, pathologisch a.n.k. D58.2
–– mit Thalassämie D56.3
– fetal, Persistenz, hereditär D56.4
–– mit
––– Beta-Thalassämie D56.4 ►

Hämoglobin *(Forts.)*
~ fetal, Persistenz, hereditär D56.4 *(Forts.)*
~~ mit *(Forts.)*
––– Sichelzellkrankheit D56.4 D57.1
– instabil, mit Anämie, hämolytisch D58.2
– Krankheit a.n.k. D58.2
–– mit Sphärozytose D58.0
–– pathologisch a.n.k. D58.2
– M, Krankheit D74.0
– Mangel D64.9
–– Anämie D64.9
– S, heterozygot D57.3
Hämoglobin-C-Krankheit D58.2
Hämoglobin-D-Krankheit D58.2
Hämoglobin-E-Krankheit D58.2
Hämoglobin-Elliptozytose D58.1
Hämoglobin-Lepore-Beta-Thalassämie-Syndrom D56.8
Hämoglobinämie D59.9
– durch Bluttransfusion T80.8
– paroxysmal D59.6
–– nächtlich D59.5
Hämoglobinopathie a.n.k. D58.2
– bei Mittelmeer-Anämie D56.9
– mit
–– Arthritis a.n.k. D58.2† M36.3*
–– Arthropathie a.n.k. D58.2† M36.3*
–– Nekrose, Knochen a.n.k. D58.2† M90.49*
–– Thalassämie D56.9
– Screening Z36.8
– Sichelzellen D57.1
–– mit Thalassämie D57.2
– Toms River D58.2
Hämoglobinurie R82.3
– bei
–– Malaria B50.8
–– Nephrose N17.09
– Belastungs- D59.6
– durch
–– Anämie, hämolytisch, erworben a.n.k. D59.6
–– Belastung a.n.k. D59.6
–– Hämolyse a.n.k. D59.6
– intermittierend D59.6
– Kälte- D59.6
–– paroxysmal D59.6
– Kälteagglutinin- D59.1
– Marsch- D59.6
– nächtlich D59.5
–– paroxysmal D59.5
Hämoglobinurisch, Nephrose [Chromoproteinniere] N04.9
Hämoglobinwert, erniedrigt R79.8
Hämokonzentration, Polyglobulie D75.1
Hämolymphangiom D18.19
Hämolyse
– autoimmun D59.1
– durch
–– Lymphozytentransfusion T80.8
–– Plasmatransfusion T80.8
– gesteigert, mit Icterus neonatorum P58.9 ▶

Hämolyse *(Forts.)*
– intravaskulär
–– mit Blutung, intrapartal, verstärkt O67.0
–– nach
––– Abort O08.1
––– Extrauteringravidität O08.1
––– Molenschwangerschaft O08.1
–– postpartal O72.3
– mit Hämoglobinurie a.n.k. D59.6
– neonatal, gesteigert P58.8
Hämolytisch – s. Art der Krankheit
Hämolytisch-urämisch, Syndrom, atypisch D58.8
Hämoperikard I31.2
– bei
–– Lazeration, Herz S26.0
–– Ruptur, Herzwand, nach Myokardinfarkt, akut I23.0
–– Verletzung, Herz S26.0
– beim Neugeborenen P54.8
– Komplikation, akut, nach Myokardinfarkt, akut I23.0
– traumatisch S26.0
Hämoperitoneum K66.1
– infektiös K65.9
– traumatisch S36.81
Hämophagozytär
– Lymphohistiozytose D76.1
– Retikulose, familiär D76.1
– Syndrom, bei Infektion D76.2
Hämophagozytisch, Lymphohistiozytose, familiär D76.1
Hämophagozytosesyndrom D76.1
Hämophilie D66
– A D66
–– Angio- D68.09
–– mit Faktor-VIII-Alloantikörper D66
– B D67
–– Angio- D68.09
–– mit Faktor-IX-Alloantikörper D67
– Bernuth-Pseudo- D68.09
– C D68.1
– erworben D68.4
– familiär D66
– Hemmkörper-, gegen
–– Faktor V D68.32
–– Faktor VII D68.32
–– Faktor VIII D68.31
–– Faktor IXa D68.32
–– Faktor Xa D68.32
–– Faktor XI D68.32
–– Faktor XIII D68.32
–– Von-Willebrand-Faktor D68.32
– hereditär D66
– Immunhemmkörper- D68.38
– kalzipriv D68.4
– klassisch D66
– mit
–– Arthritis a.n.k. D66† M36.2*
–– Arthropathie a.n.k. D66† M36.2*
– nichtfamiliär D68.4 ▶

H

Hämophilie D66 *(Forts.)*
– Para- D68.22
– Pseudo- D68.09
–– hereditär D68.00
–– Typ
––– A D69.88
––– B D68.09
– vaskulär D68.09
Hämophthalmus H44.8
Hämopneumoperikard I31.2
Hämopneumothorax J94.2
Hämoptoe R04.2
Hämoptyse R04.2
– beim Neugeborenen P26.9
Hämorrhagie – s.a. Haemorrhagia oder s.a. Blutung R58
– alveolär, diffus R04.8
– zerebral, hereditär, mit Amyloidose E85.4† I68.0*
–– vom
––– arktischen Typ E85.4† I68.0*
––– flämischen Typ E85.4† I68.0*
––– holländischen Typ E85.4† I68.0*
––– isländischen Typ E85.4† I68.0*
––– italienischen Typ E85.4† I68.0*
––– Typ
–––– Iowa E85.4† I68.0*
–––– Piedmont E85.4† I68.0*
Hämorrhagisch – s. Art der Krankheit
Hämorrhoidal
– Erkrankung K64.9
– Hautzipfel, residual K64.4
– Knoten K64.9
–– thrombotisch K64.8
– Marisken K64.4
– Ring K64.9
– Varizen K64.9
Hämorrhoidalvene, Thrombose K64.5
Hämorrhoiden K64.9
– 1. Grades K64.0
– 2. Grades K64.1
– 3. Grades K64.2
–– mit Thrombose K64.2
– 4. Grades K64.3
– äußere K64.5
–– blutend K64.5
–– eingeklemmt K64.5
–– prolabiert K64.5
–– stranguliert K64.5
–– thrombosiert K64.5
–– ulzeriert K64.5
– bei Schwangerschaft O22.4
– blutend K64.9
– eingeklemmt K64.8
– Entzündung K64.8
– im Wochenbett O87.2
– innere K64.9
–– blutend K64.9
–– eingeklemmt K64.8
–– prolabiert K64.9
–– stranguliert K64.8 ►

Hämorrhoiden K64.9 *(Forts.)*
~ innere K64.9 *(Forts.)*
–– thrombosiert K64.8
–– ulzeriert K64.8
– mit
–– Prolaps
––– beim Pressen, ziehen sich spontan zurück K64.1
––– manuelle Reposition nicht möglich K64.3
–– Thrombose K64.8
– ohne
–– Komplikation K64.0
–– Prolaps K64.0
– prolabiert K64.9
– Stadium
–– 1 K64.0
–– 2 K64.1
–– 3 K64.2
–– 4 K64.3
– Strangulation K64.8
– thrombosiert a.n.k. K64.8
– ulzeriert K64.8
Hämosiderin, Speicherung E83.1
Hämosiderose E83.1
– diätetisch E83.1
– durch Transfusion T80.8
– idiopathisch, pulmonal E83.1† J99.8*
– Lunge E83.1† J99.8*
– Plasma- E83.1
Hämostase, Störung D68.9
Hämothorax J94.2
– bakteriell J94.2
– bei Verletzung, Lunge S27.1
– beim Neugeborenen P54.8
– nichttuberkulös J94.2
– traumatisch S27.1
–– mit Pneumothorax S27.2
– tuberkulös a.n.k. A16.5
–– bakteriologisch oder histologisch gesichert a.n.k. A15.6
Hände
– eingeschlafen R20.2
– und Füße, Symbrachydaktylie Q73.8
Hängebauch, bei
– Rektusdiastase M62.08
– Schwangerschaft O34.8
Hängebrust N64.8
Hängefuß M21.37
Hängeohr Q17.3
– Deformität Q17.3
Häufig
– Menstruation N92.0
– Miktion R35.1
–– nächtlich R35.2
–– psychogen F45.34
– Stuhlgang R19.4
Häuslich
– Betreuung, Kranker, in der Familie Z63
– Pflegemöglichkeit, Mangel, für Kranken Z74.2

Häutig
– Labyrinth
–– Agenesie Q16.5
–– Anomalie Q16.5
– Syndaktylie
–– einfach, ohne Synostose Q70.9
–– Finger Q70.1
––– ohne Synostose Q70.1
–– Zehe Q70.3
––– ohne Synostose Q70.3
Haferzell-Karzinom C34.9
Haffkrankheit T61.2
Hagberg-Santavuori-Krankheit E75.4
Hagelkorn H00.1
Hageman-Faktor
– Defekt D68.25
– Mangel D68.25
–– kongenital D68.25
Hageman-Faktor-Syndrom D68.25
Hageman-Syndrom D68.25
Hagen-Krankheit, Bessel- Q78.6
Haglund-I-Syndrom M77.3
Haglund-Exostose M77.3
Haglund-Osteochondrose M92.6
Hailey-Hailey-Syndrom, Gougerot- Q82.8
Haim-Munk-Syndrom Q82.8
Hairless woman syndrome E34.51
Hairy cell leukemia C91.40
Hakenbein, Fraktur S62.17
Hakennase M95.0
– angeboren Q67.4
Hakenwurm, Krankheit B76.9
Halasz-Syndrom Q26.8
Halbmondbildung
– bei IgA-Glomerulonephritis N02.7
– diffus, mit Glomerulonephritis, bei
–– Hämaturie
––– persistierend N02.7
––– rezidivierend N02.7
–– Proteinurie, isoliert N06.7
–– Syndrom
––– nephritisch
–––– akut N00.7
–––– rapid-progressiv N01.7
––– nephrotisch N04.7
Halbseitenblindheit H53.4
– binasal H53.4
– bitemporal H53.4
– heteronym H53.4
– homonym H53.4
– nasal H53.4
– peripher H53.4
– syphilitisch A52.7† H58.1*
Halbseitenlähmung – s.a. Hemiplegie G81.9
– schlaff G81.0
– spastisch G81.1
Halbseitenparese G81.9
Halbseitig
– Linksschenkelblock I44.6
– Schmerzen, Kopf, im Sinne von Migräne G43.9
– Vernachlässigung R29.5
Halbwirbel Q76.4
– ohne Skoliose Q76.4
– Verschmelzung, mit Skoliose, kongenital Q76.3
Halitosis R19.6
Hall-Hittner-Syndrom Q87.8
Hall-Riggs-Syndrom Q87.8
Hall-Syndrom
– Pallister- D33.0
– Sheldon- Q68.8
Hallermann-Streiff-Syndrom Q87.0
Hallervorden-Spatz-Syndrom G23.0
Hallopeau-Syndrom L40.2
Hallux
– malleus M20.3
–– erworben a.n.k. M20.3
– rigidus M20.2
–– als Spätfolge, Rachitis E64.3
–– kongenital Q74.2
– valgus M20.1
–– erworben M20.1
–– et rigidus M20.3
–– kongenital Q66.6
– varus M20.3
–– bei Syndrom, Brachydaktylie, präaxial Q73.8 Q66.3
–– congenitus Q66.3
––– mit Polysyndaktylie, präaxial Q66.3 Q70.4
–– erworben M20.3
Halluzination R44.3
– akustisch R44.0
– bei Schizophrenie, paranoid F20.0
– gustatorisch R44.2
– olfaktorisch R44.2
– optisch R44.1
– paranoid F22.0
– psychogen F28
– taktil R44.2
Halluzinatorisch
– Psychose
–– chronisch F28
–– durch Drogen F19.5
– Zustandsbild
–– nichtalkoholisch, organisch bedingt F06.0
–– organisch bedingt F06.0
Halluzinogene
– Abhängigkeit F16.2
– Gebrauch
–– mit Abhängigkeitssyndrom F16.2
–– schädlich F16.1
– im Blut, Nachweis R78.3
– Missbrauch F16.1
– Rausch, akut F16.0
– Störung, persistierend F16.7
– Vergiftung
–– akut, im Sinne eines Rausches F16.0
–– bei Abhängigkeit F16.0
Halluzinose F28
– bei Psychose, durch Alkohol F10.5
– chronisch F28 ►

Halluzinose F28 *(Forts.)*
– durch
–– Alkohol F10.5
–– Drogen F19.5
– organisch F06.0
– und Paranoia, drogeninduziert F19.5
Halo, visuell H53.1
Halo-Nävus D22.9
Halogeniert, Insektizid, Wirkung, toxisch T60.1
Halothan, Schädigung T41.0
Hals
– Abszess L02.1
– Anhang Q18.2
– Anomalie Q18.9
– Basaliom C44.4
– Bindegewebe, und Weichteile, Karzinom C49.0
– Décollement, subkutan S10.96
– Deformität
–– angeboren Q18.9
–– erworben M95.3
– Dislokation S13.10
–– Folgen T91.8
–– multipel S13.3
– Distorsion S13.6
– Engegefühl F45.8
– Entzündung J02.9
–– akut J02.9
–– chronisch J31.2
–– diphtherisch A36.0
–– durch Streptokokken J02.0
–– septisch, durch Streptokokken J02.0
–– ulzerös J02.9
– Erfrierung T35.2
–– Folgen T95.0
–– mit Nekrose, Gewebe T34.1
–– oberflächlich T33.1
– Fibrom D21.0
– Fistel
–– lateral Q18.1
–– median Q18.8
– Flügelfell Q18.3
–– bei Syndrom, Turner-ähnlich Q87.1
– Fraktur S12.9
–– multipel S12.7
–– offen S12.9 S11.87!
– Fremdkörpergefühl F45.8
– Furunkel L02.1
– Haut
–– Pilomatrixom D23.4
–– Schwellung, umschrieben R22.1
– Infektion J02.9
– Karbunkel L02.1
– Kloßgefühl F45.8
– Lipom D17.0
– Luxation S13.2
–– multipel S13.3
– Lymphknoten, Metastase C77.0
–– bei Primärtumor, unbekannt C77.0
– Lymphödem
–– hereditär, Stadium
––– I Q82.03 ►

Hals *(Forts.)*
~ Lymphödem *(Forts.)*
~~ hereditär, Stadium *(Forts.)*
––– II Q82.04
––– III Q82.05
–– Stadium
––– I I89.03
––– II I89.04
––– III I89.05
– Melanom, maligne C43.4
– Melanoma in situ D03.4
– Nävus D22.4
– Nekrose, Haut und Unterhaut, a.n.k. R02.00
– Nerv
–– sympathisch, Verletzung S14.5
–– Verletzung S14.6
– Papulose, fibrös, weiß L90.8
– Phlegmone L03.8
– Prellung S10.95
–– Folgen T91.0
– Schmerzen R07.0
–– unklar R07.0
– Schürfwunde S10.91
– Spalte, median Q18.8
– Teil, Agenesie Q18.8
– Überbleibsel, branchiogen Q18.0
– und Kopf
–– Dislokation, multipel T03.0
–– Distorsion T03.0
–– Fraktur, multipel T02.00
–– Narbengewebe, Revision Z42.0
–– Operation, rekonstruktiv Z42.0
–– Quetschung T04.0
–– Wunde, offen, mehrere T01.0
– Verätzung T20.4
–– 1. Grades T20.5
–– 2. Grades T20.60
–– 3. Grades T20.7
–– Folgen T95.0
–– Grad
––– 2a T20.60
––– 2b T20.61
– Verbrennung T20.0
–– 1. Grades T20.1
–– 2. Grades T20.20
–– 3. Grades T20.3
–– Folgen T95.0
–– Grad
––– 2a T20.20
––– 2b T20.21
– Verletzung S19.9
–– Blutgefäß, Folgen T91.8
–– Folgen T91.9
–– multipel S19.7
–– Muskel, Folgen T91.8
–– Nerv
––– Folgen T91.8
––– peripher S14.4
–– oberflächlich S10.90
––– Folgen T91.0
––– multipel S10.7 ►

Hals *(Forts.)*
~ Verletzung S19.9 *(Forts.)*
–– Sehne, Folgen T91.8
– Verstauchung, Folgen T91.8
– Wunde, offen S11.9
–– Folgen T91.0
–– multipel S11.7
– Zerquetschung S17.9
–– Folgen T91.8
– Zerrung, Folgen T91.8
– Zyste
–– lateral Q18.0
–– median Q18.8
Hals-Nacken-Bereich, Myalgie M79.18
Halsarterie, Arteriosklerose I70.8
Halsbräune – s.a. Diphtherie A36.9
Halsdrüse, Entzündung, akut L04.0
Halsgefäß, Verschluss, venös I82.88
Halslymphknoten
– Abszess L04.0
– Hyperplasie R59.0
– Schwellung R59.0
– Tuberkulose A18.2
Halsmark, Verletzung S14.10
– multipel S14.10
– zentral S14.12
Halsrippe Q76.5
– akzessorisch Q76.5
– Anomalie Q76.5
– Deformität, angeboren Q76.5
Halssympathikus, Verletzung S14.5
Halsteil
– Verätzung, bei Verätzung, Auge T20.4
– Verbrennung, bei Verbrennung, Auge T20.0
Halswirbel
– 1., Fraktur S12.0
– 2., Fraktur S12.1
–– Dens S12.1
– 3., Fraktur S12.21
– 4., Fraktur S12.22
– 5., Fraktur S12.23
– 6., Fraktur S12.24
– 7., Fraktur S12.25
– Dislokation, multipel S13.3
– Fraktur S12.9
–– mit Schädigung, Rückenmark S12.9 S14.10
– Luxation
–– C2/C3 S13.12
–– C3/C4 S13.13
–– C4/C5 S13.14
–– C5/C6 S13.15
–– C6/C7 S13.16
–– C7/T1 S13.17
– Verletzung S13.4
– Versteifung M43.22
Halswirbelkörper
– Bogenwurzelfraktur S12.9
– Fraktur S12.9
– Spondylodiszitis M46.42
– Verschmelzung Q76.1
Halswirbelsäule – s.a. HWS
– Abszess M46.22
– Arthrose M47.82
– Blockierung, akut M99.81
– Chondrosarkom C41.2
– Degeneration M47.82
– Dislokation S13.10
–– multipel S13.3
– Distorsion S13.4
– Fehlstellung, kyphotisch M40.22
– Fraktur S12.9
–– multipel S12.7
– Fusion, kongenital Q76.1
– Osteochondrose M42.92
– Schleudertrauma S13.4
– Spondylarthrose M47.82
– Spondylose M47.82
– Spondylosis deformans M47.82
– Stauchung S13.4
– Steilstellung M53.82
–– mit
––– Blockierung M53.82
––– Unkarthrose M47.82
– und Brustwirbelsäule, Blockierung M99.81
– Unkarthrose M47.82
– untere, Osteochondrose M42.92
– Verletzung
–– Nervenwurzel S14.2
–– Rückenmark S14.10
Halswirbelsäulenbereich, Schmerzen M54.2
– psychogen F45.40
Halswirbelsäulensyndrom M54.2
Halteapparat, Trikuspidalklappe, subvalvulär, Anomalie Q22.8
Haltlos, Störung, Persönlichkeit F60.8
Haltung
– Insuffizienz, statisch-dynamisch R29.3
– Schwäche R29.3
Haltungsabhängig, Schmerzen, Rücken M54.99
Haltungsanomalie R29.3
– Fetus a.n.k. O32.9
– Hindernis, Geburt O64.9
– mit Dystokie O64.9
Haltungsbedingt
– Albuminurie N39.2
– Proteinurie N39.2
Haltungskyphose M40.09
– beim Jugendlichen M40.09
Haltungsschaden R29.3
– Wirbelsäule a.n.k. M43.99
Haltungsschwäche
– Schultergürtelbereich R29.3
– Wirbelsäule M43.99
Haltungsstörung R29.3
– kyphotisch, beim Jugendlichen M40.09
– skoliotisch M41.99
– Wirbelsäule a.n.k. M43.99
Hamanishi-Ueba-Tsuji-Syndrom G60.0 Q68.1
Hamartie Q85.9
Hamartoblastom Q85.9

H

Hamartom Q85.9
– Hypothalamus-, mit Anfall, gelastisch Q85.8 G40.2
– Leber, zystisch D13.4
– Retina, und Pigmentepithel, retinal, kombiniert D31.2
Hamel-Otten-Syndrom, Sengers- Q87.8
Hamman-Rich-Syndrom J84.10
– mit akuter Exazerbation J84.11
– ohne Angabe einer akuten Exazerbation J84.10
Hammerfinger M20.0
– als Spätfolge, Rachitis E64.3
– erworben M20.0
– kongenital Q74.0
Hammerzehe M20.4
– als Spätfolge, Rachitis E64.3
– angeboren Q66.8
– erworben a.n.k. M20.4
Hammond-Syndrom G80.3
Hamsterprotein
– Allergie T78.4
– Überempfindlichkeit T78.4
HANAC [Hereditäre Angiopathie, Nephropathie, Aneurysmen, Muskelkrämpfe]-Syndrom Q28.88 Q61.8
Hand
– Abszess L02.4
– Agenesie Q71.3
– Amputation, traumatisch S68.9
–– in Höhe Handgelenk S68.4
–– und andere obere Extremität T05.1
– Ankylose M24.64
– Anomalie Q74.0
– Arthritis M13.94
– beide, Amputation, traumatisch T05.0
– Beschäftigungskrampf F48.8
– Blutgefäß, Verletzung S65.9
– Décollement, subkutan S60.86
– Deformität, angeboren Q68.1
– Dermatophytose [Dermatophytie] B35.2
– Digitus superductus M20.0
– Dislokation
–– Interphalangealgelenk S63.12
–– Kahnbein S63.00
–– Phalanx S63.10
– Distorsion S63.7
– Dysplasie, fibrös, monostotisch M85.04
– Ekzem L30.9
–– atopisch L20.8
–– dyshidrosiform L30.1
– Erfrierung T35.4
–– mit Nekrose, Gewebe T34.5
–– oberflächlich T33.5
– Fehlen
–– angeboren Q71.3
–– erworben Z89.1
– Felty-Syndrom M05.04
– Fibromatose, pseudosarkomatös M72.44
– Flechte B35.2
– Fraktur S62.8
–– Kahnbein S62.0 ►

Hand *(Forts.)*
~ Fraktur S62.8 *(Forts.)*
–– multipel S62.8
–– offen S62.8 S61.87!
– Furunkel L02.4
– Ganglion M67.44
– Infektion
–– durch Pilz B35.2
––– interdigital B35.2
–– eitrig, mit Lymphangitis L03.10
– Kälte-Nässe-Schaden T69.0
– Karbunkel L02.4
– Komplikation, mechanisch, durch Osteosynthesevorrichtung, intern T84.13
– Lageanomalie, kongenital Q68.1
– Melanom, maligne C43.6
– Melanoma in situ D03.6
– mit Handgelenk, Beteiligung, bei Verätzung
–– Arm T29.4
–– Oberarm T29.4
– Muskel, Verletzung S66.9
– Mykose B35.2
–– interdigital B35.2
– Nävus D22.6
– Nekrose
–– avaskulär, traumatisch M87.24
–– Haut und Unterhaut, a.n.k. R02.03
–– Knochen, durch Arzneimittel M87.14
– Nerv, Verletzung S64.9
– Neurom, interdigital G56.8
– Os lunatum, Osteochondrose, adult M93.1
– Os scaphoideum, Fraktur S62.0
– Osteochondrose, juvenil M92.2
– Paralyse G83.2
–– hysterisch F44.4
–– psychogen F45.8
– Phalangen, Verletzung S69.9
– Phalanx, Fraktur S62.60
– Phlegmone L03.10
– Pilz B35.2
– Polyarthrose M15.9
– Prellung S60.2
– Prolaps
–– beim Fetus P03.1
–– Fetus, mit Betreuung, Mutter O32.2
–– Hindernis, Geburt O64.4
– Pseudoneurom, interdigital G56.8
– Schmerzen M79.64
– Schürfwunde S60.81
– Schwellung M79.84
– Sesambein
–– akzessorisch Q74.0
–– Fraktur S62.13
– Spaltung Q71.6
– Spinaliom C44.6
– Still-Krankheit, adulte Form M06.14
– Syndrom, urethro-okulo-synovial [Reiter-Syndrom] M02.34
– Synovitis crepitans, chronisch M70.0
– Tenosynovitis M65.94
– Tinea interdigitalis B35.2 ►

Hand *(Forts.)*
– Trümmerfraktur S62.8
– und
–– Extremität, untere, Fehlen, erworben Z89.8
–– Fuß, Ekzem, dyshidrosiform L30.1
–– Handgelenk
––– Amputation, traumatisch S68.9
––– Fehlen, erworben, beidseitig Z89.3
––– Verätzung T23.4
––– Verletzung
–––– multipel S69.7
–––– oberflächlich, multipel S60.7
––– Wunde, offen, multipel S61.7
–– Unterarm, Fehlen, angeboren Q71.2
– Veränderung, degenerativ M19.94
– Verätzung T23.4
–– 1. Grades T23.5
–– 2. Grades T23.60
–– 3. Grades T23.7
–– Grad
––– 2a T23.60
––– 2b T23.61
–– mit Beteiligung, Arm T29.4
– Verbrennung T23.0
–– 1. Grades T23.1
–– 2. Grades T23.20
–– 3. Grades T23.3
–– Grad
––– 2a T23.20
––– 2b T23.21
–– mit Beteiligung, Arm T29.0
– Verletzung S69.9
–– mit Sehnenbeteiligung S69.7
–– oberflächlich S60.9
– Vorfall
–– Komplikation, Entbindung O32.2
–– mit Schnittentbindung O32.2
– Wunde, offen S61.9
– Zerquetschung S67.8
– Zyste, Knochen, solitär M85.44
Hand-Fuß-Genital-Syndrom Q87.8
Hand-Fuß-Mund-Exanthem B08.4
Hand-Fuß-Syndrom L27.1
Hand-Schüller-Christian-Syndrom C96.5
Hand-Syndrom, Schulter- M89.09
Handbereich, Bursitis M70.1
Handfläche
– Erythem L53.8
– Komedonennävus Q82.5
– Verbrennung T23.0
– Wunde, offen S61.80
Handfurchen, Abnormität Q82.8
Handgelenk
– Abszess L02.4
– Ankylose M24.63
– Anomalie Q74.0
– Arthralgie M25.53
– Arthritis M13.13
–– belastungsabhängig M13.13
– Arthrose M19.93
– Blockierung M99.87 ►

Handgelenk *(Forts.)*
– Blutgefäß, Verletzung S65.9
– Bursitis M70.1
– Décollement, subkutan S60.86
– Deformität, angeboren Q68.1
– Dislokation S63.00
– Distorsion S63.50
– Endoprothese, Komplikation, mechanisch T84.03
– Enthesiopathie a.n.k. M77.8
– Erfrierung T35.4
–– mit Nekrose, Gewebe T34.5
–– oberflächlich T33.5
– Fehlen, erworben Z89.1
– Fraktur S62.8
–– offen S62.8 S61.87!
– Furunkel L02.4
– Ganglion M67.43
– Karbunkel L02.4
– Komplikation, mechanisch, durch Osteosynthesevorrichtung, intern T84.12
– Luxation S63.00
– mit Hand
–– Amputation, traumatisch S68.9
–– Verletzung, multipel S69.7
– Muskel, Verletzung S66.9
– Nekrose, Haut und Unterhaut, a.n.k. R02.02
– Nerv, Verletzung S64.9
– Periarthritis M77.2
– Phlegmone L03.10
– Prellung S60.2
– Reizzustand M24.83
– Schmerzen M25.53
– Steifheit M25.63
– Synovitis M65.93
–– crepitans, chronisch M70.0
– Tendopathie M77.2
– Tenosynovitis M65.93
– Tenovaginitis M65.93
Tuberkulose A18.0† M01.13*
– Überlastungsschaden M70.9
– und Hand
–– Beteiligung, bei Verätzung
––– Arm T29.4
––– Oberarm T29.4
–– Fehlen, erworben, beidseitig Z89.3
–– Verätzung T23.4
–– Verletzung, oberflächlich, multipel S60.7
–– Wunde, offen, multipel S61.7
– Verätzung
–– 1. Grades T23.5
–– 2. Grades T23.60
–– 3. Grades T23.7
–– Grad
––– 2a T23.60
––– 2b T23.61
– Verbrennung T23.0
–– 1. Grades T23.1
–– 2. Grades T23.20
–– 3. Grades T23.3 ►

H

Handgelenk *(Forts.)*
~ Verbrennung T23.0 *(Forts.)*
-- Grad
--- 2a T23.20
--- 2b T23.21
-- mit Beteiligung, Arm T29.0
- Verformung Q68.1
- Verkrümmung
-- angeboren Q74.0
-- erworben M21.84
- Verletzung S69.9
-- oberflächlich S60.9
- Verstauchung S63.50
- Wunde, offen S61.9
- Zerquetschung S67.8
- Zerrung S63.50
Handhabung
- Bronchialstent Z45.84
- Ektoprothese Z44.9
- Gerät, implantiert Z45.9
-- für
--- Innenohr Z45.3
--- Knochenleitung Z45.3
- Herzschrittmacher a.n.k. Z45.00
- Infusionspumpe Z45.1
- Neurostimulator Z45.80
- Port-System Z45.20
- Prothese Z44.9
- System, herzunterstützend Z45.02
- Trachealstent Z45.85
- Vorderwurzelstimulator Z45.80
- Zugang, vaskulär Z45.29
Handknochen, Verformung Q68.1
Handrücken
- Ganglion M67.44
- Schürfwunde, klein S60.81
- Verbrennung T23.0
Handwurzel
- Agenesie Q71.3
- Anomalie Q74.0
- Arthrose M19.94
- Blockierung M99.87
- Enthesiopathie a.n.k. M77.8
- Fraktur S62.10
- Hypoplasie, angeboren Q71.8
- Keilbein, Fraktur S62.12
- Os lunatum, Osteochondrose, juvenil M92.2
- Verletzung S69.9
-- mit Sehnenbeteiligung S69.7
Handwurzelknochen
- akzessorisch Q74.0
- Dislokation S63.00
- Fraktur a.n.k. S62.10
- Osteochondrose, juvenil M92.2
Hanf, indisch, Abhängigkeit F12.2
Hanhart-Syndrom, Richner- E70.2
Hanhart-Syndrom [Keratodermia palmoplantaris papulosa] Q82.8
Hanhart-Syndrom [Oroakraler Fehlbildungskomplex] Q87.0
Hanot-Chauffard-Syndrom E83.1
- Troisier- E83.1
Hanot-Krankheit K74.3
Hanot-MacMahon-Tannhäuser-Syndrom K74.3
Hanot-Rössle-Syndrom K74.5
Hanot-Zirrhose, Leber K74.3
Hantavirus
- cardio-pulmonary syndrome [HCPS] B33.4† J17.1*
- Herz-Lungen-Syndrom B33.4† J17.1*
- Krankheit, mit
-- Manifestation, Lunge B33.4† J17.1*
-- renaler Beteiligung A98.5† N08.0*
- pulmonary syndrome [HPS] B33.4† J17.1*
Hantavirus-Fieber A98.5
Haploinsuffizienz
- CTLA4 [Cytotoxisches T-Lymphozyten-assoziiertes Antigen 4]-, mit autoimmun-lymphoproliferativem Syndrom D47.9
- RELA-, mit Immundefekt, kombiniert D81.8
Happle-Syndrom, Conradi-Hünermann- Q77.3
Happy-puppet-Syndrom Q93.5
Harada-Syndrom, Vogt-Koyanagi- H30.8
Harboyan-Syndrom H18.5 H90.5
HARD-Syndrom [Hydrozephalus mit Agyrie und Retinadysplasie] Q04.3
Harel-Lupski-Syndrom, Yuan- Q92.3 G60.0
Harlekin-Ichthyosis Q80.4
Harlekinfetus Q80.4
Harlequin-Syndrom G90.8
Harley-Krankheit D59.6
Harn – s. Urin
Harn- und Geschlechtsorgane
- Abszess, tuberkulös A18.1
- Infektion, durch Chlamydien A56.2† N29.1*
- Krankheit, Untersuchung a.n.k. Z13.8
- Störung, psychogen F45.34
- Tuberkulose, Folgezustand B90.1
- untere, Infektion, durch Gonokokken A54.0
Harnabfluss, Störung N13.9
- funktionell N31.9
- mechanisch N13.9
Harnabgang
- nächtlich R35.2
- unfreiwillig R32
- unwillkürlich R32
Harnausscheidung, vermehrt R35.0
Harnblase
- Abszess N30.8
-- bei Schwangerschaft O23.1
- Adenom D30.3
- Adhäsion N32.8
- Affektion N32.9
- Agenesie Q64.5
- akzessorisch Q64.7
- Anomalie, angeboren Q64.7
- Aplasie Q64.5
- Areflexie G95.81
- Atonie N31.2
-- Detrusor N31.2 ►

Harnblase *(Forts.)*
– Atresie Q64.5
– Atrophie N32.8
–– neurogen N31.88
– Ausweitung N32.8
– autonom, neurogen N31.2
– Belastungsinkontinenz N39.3
– Beschwerden N32.9
– Blutung N32.8
– Carcinoma in situ D09.0
– Deformität
–– angeboren Q64.7
–– erworben N32.8
– Dekompensation N32.9
–– Detrusor N31.2
– Dilatation N32.8
–– kongenital Q64.7
–– mit Komplikation, Entbindung O66.8
– Distension N32.8
– Divertikel N32.3
–– angeboren Q64.6
–– mit Stein N21.0
– Divertikulitis N32.3
– Divertikulose, kongenital Q64.6
– doppelt Q64.7
– Dysfunktion
–– neurogen N31.9
–– neuromuskulär
––– atonisch N31.2
––– autonom N31.2
––– nichtreflektorisch N31.2
––– schlaff N31.2
––– ungehemmt N31.0
– Ekstrophie Q64.1
– Ektopie Q64.1
– Endometriose N80.8
– Entleerungsstörung R39.1
–– neurogen N31.9
– Entzündung N30.9
–– gonorrhoisch A54.0
–– tuberkulös A18.1† N33.0*
– Eversion N32.8
– Extroversion Q64.1
– Fehlbildung, angeboren Q64.7
– Fehlen, angeboren Q64.5
– Fibrose N32.8
– Fistel a.n.k. N32.2
– Fremdkörper T19.1
– Füllungsdefekt R93.4
– Funktionsprüfungsergebnis, abnorm R94.8
– Funktionsstörung N31.9
–– durch Schock, spinal G95.82
–– mit Instabilität, Detrusor, bei autonomer Neuropathie N31.1
– Gangrän N30.8
–– bei Schwangerschaft O23.1
– Geschwür N32.8
– Geschwulst D41.4
– Golflochostium N28.88
– Gonorrhoe A54.0
–– akut A54.0 ►

Harnblase *(Forts.)*
~ Gonorrhoe A54.0 *(Forts.)*
–– chronisch A54.0
– Grieß N21.0
– Hämangiom D18.08
– Hernie
–– angeboren Q64.7
–– bei der Frau N81.1
–– beim Mann N32.8
– Hochstand N32.8
– Hyperämie N32.8
– Hyperreflexie, Detrusor N31.1
– hyperreflexiv N32.8
– hyperton N31.88
– Hypertrophie N32.8
– Hypoaktivität, Detrusor N31.2
– Hypoplasie Q64.7
– Hypotonie N31.2
– Infektion N30.9
–– bei Schwangerschaft O23.1
– Inkontinenz, neurogen N31.0
– Instabilität N31.9
– Insuffizienz R32
– Inversion N32.8
– Irritabilität N32.8
– Kalzifikation N32.8
– Karzinom C67.9
–– kleinzellig C67.9
– Katarrh N30.9
– Kolik N32.8
– Konkrement N21.0
– Kontraktur N32.8
– Krampf R30.1
– Krankheit N32.9
–– bei Zytomegalie B25.88† N33.8*
–– durch
––– Epstein-Barr-Virus B27.0† N33.8*
––– Herpesvirus B00.8† N33.8*
––– Zytomegalievirus B25.88† N33.8*
– Lähmung N31.2
–– bei Schädigung, Neuron, motorisch
––– oberes [UMNL] G95.80
––– unteres [LMNL] G95.81
– Läsion S37.20
– Lageanomalie, kongenital Q64.1
– Lazeration S37.22
–– als Geburtsverletzung der Mutter O71.5
– Leukoplakie, postinfektiös N32.8
– Malakoplakie N32.8
– Metaplasie N32.8
– Metastase C79.1
– mit Uterus, Verbindung, kongenital Q51.7
– motorisch atonisch, neurogen N31.2
– Narbe N32.8
– neurogen N31.9
–– bei
––– Frontalhirnsyndrom N31.2
––– Neuropathie, autonom N31.2
–– nach Deafferenzierung, operativ N31.2
–– nichtreflektorisch N31.2
– Neurose F45.34 ►

H

Harnblase *(Forts.)*
– Papillom D41.4
–– gutartig D30.3
– Papillomatose D41.4
–– gutartig D30.3
– Perforation S37.22
–– als Geburtsverletzung der Mutter O71.5
–– traumatisch S37.22
– Phlebektasie I86.2
– Phlegmone, bei Schwangerschaft O23.1
– Polyp D41.4
– Prellung S37.21
– Prolaps
–– kongenital Q64.7
–– männlich N32.8
–– weiblich N81.1
– Pseudodivertikel N32.3
– Riesen- N32.8
– Ruptur N32.4
–– als Geburtsverletzung der Mutter O71.5
–– bei Fehlgeburt O08.6
–– extraperitoneal, traumatisch S37.22
–– intraperitoneal, traumatisch S37.22
–– nichttraumatisch N32.4
–– traumatisch S37.22
– Sanduhrkontraktur, kongenital Q64.7
– Sarkom C67.9
– Schmerzen R39.8
– Schrumpf- N32.8
–– kongenital Q64.7
– Schwäche N31.9
– Senkung, weiblich N81.1
– sensorisch atonisch, neurogen N31.2
– Spätsyphilis A52.7† N33.8*
– Spasmus N32.8
– Sphinkter, Nekrose, aseptisch N32.8
– Stein N21.0
–– mit
––– Urethritis N21.0
––– Zystitis N21.0
– Stenose N32.8
– Störung N32.9
– Stressinkontinenz N39.3
– Striktur N32.8
– Tabes A52.1
– Tamponade N32.8
– Teerkrebs C67.9
– Tenesmus R30.1
– Trägheit N31.81
–– neurogen G83.49
–– psychogen F45.34
– Transitionalzellkarzinom C67.9
–– nicht-papillär C67.9
– Transitionalzellpapillom D41.4
– Trichomoniasis A59.0† N33.8*
– Trigonitis N30.3
– Tuberkulose A18.1† N33.0*
– Tumor D41.4
–– benigne D30.3
–– maligne C67.9
–– papillomatös D41.4 ►

Harnblase *(Forts.)*
– überaktiv N32.8
– Übergangszellen
–– Karzinom C67.9
–– Papillom D41.4
– Ulkus N32.8
–– submukös N30.1
–– tuberkulös A18.1† N33.0*
– Varizen I86.2
– Vereiterung N30.9
– Verformung Q64.7
– Verlagerung
–– erworben N32.8
–– kongenital Q64.1
– Verletzung S37.20
–– bei Geburt O71.5
– Verstopfung N32.8
– Verwachsung N32.8
– Verziehung N32.8
– Vorfall, beim Mann N32.8
– zerebral enthemmt N31.0
– Zerreißung, Komplikation, Entbindung O71.5
– Zyste N32.8
Harnblasen-Darm-Fistel N32.1
Harnblasen-Darm-Lähmung G83.49
Harnblasen-Douglas-Fistel N32.2
Harnblasen-Dünndarm-Fistel N32.1
Harnblasen-Fistel, Abdomenwand- N32.2
Harnblasen-Haut-Fistel N32.2
Harnblasen-Ileum-Fistel N32.1
Harnblasen-Kolon-Fistel N32.1
Harnblasen-Mastdarm-Fistel N32.1
Harnblasen-Mastdarm-Lähmung G83.49
Harnblasen-Mastdarm-Störung N32.9
Harnblasen-Rektum-Lähmung G83.49
Harnblasen-Rektum-Störung N32.9
Harnblasen-Scheiden-Fistel N82.0
Harnblasen-Sigma-Fistel N32.1
Harnblasen-Ureter-Fistel N32.2
Harnblasen-Uterus-Fistel N82.1
Harnblasen-Vagina-Fistel N82.0
Harnblasenausgang
– Metaplasie N32.8
– Polyp D41.4
– Querbarre, hypertrophisch N40
– Stenose N32.0
Harnblasenboden, Zystitis N30.9
Harnblasenhals
– Adenom D30.3
– Atresie Q64.3
– Blutung N32.8
– Deformierung N32.8
– Divertikel N32.3
– Fibrose N32.8
– Hypertrophie N32.8
– Kalzifikation N32.8
– Kongestion N32.8
– Metaplasie N32.8
– Obstruktion N32.0
–– angeboren Q64.3
– Ödem N32.0 ►

Harnblasenhals *(Forts.)*
– Polyp D41.4
– Querbarre N40
–– fibrotisch N40
– Sklerose N32.8
– Starre N32.0
– Stenose N32.0
–– kongenital Q64.3
– Strangulation N32.0
– Striktur N32.0
– Tumor D41.4
Harnblasenhals-Ataxie, Detrusor- R27.8
Harnblasenöffnung, Dilatation N32.8
Harnblasenschleimhaut
– Polyp D41.4
– Prolaps, angeboren Q64.7
Harnblasensphinkter
– Hypertrophie N32.8
– Inkontinenz N31.88
– Insuffizienz R32
– Kalzifikation N32.8
– Myasthenie N31.2
– Paralyse N31.2
–– im Wochenbett O90.8
–– neurogen N31.2
– Parese N31.2
–– tabisch A52.1
– Relaxation N31.2
– Schwäche N31.2
– Sklerose N32.8
– Spasmus N32.8
– Ulkus N32.8
Harnblasensphinkterbereich, Polyp D41.4
Harnblasenstimulator, elektronisch
– Entzündung T83.5
– Infektion T83.5
– mit Komplikation, mechanisch T83.1
Harnblasentrigonum, Metaplasie N32.8
Harnblasenwand
– Blutung N32.8
– Deformierung N32.8
– Fibrose N32.8
– Metastase C79.1
– Papillom D41.4
– Schwäche N31.2
– Starre N32.8
– Tumor D41.4
Harnblasenzellen, squamös, Metaplasie N32.8
Harnblutung R31
Harndrang R35.1
– gehäuft R35.1
– imperativ R32
– schmerzhaft R30.0
– stürmisch R32
Harnentleerung
– schmerzhaft R30.9
– Störung R39.1
–– psychogen F45.34
Harnextravasation R39.0
Harnflut R35.0
Harngrieß N20.9
– Abgang N20.9
Harninfekt N39.0
Harninfiltration R39.0
Harninkontinenz R32
– Dranginkontinenz N39.42
– durch Ursache, organisch N39.48
– extraurethral N39.43
– neurogen N31.0
– nichtorganisch F98.08
– Stressinkontinenz N39.3
– Überlaufinkontinenz N39.41
Harnkonkrement N20.9
Harnkristalle N20.9
Harnlassen
– Abnormität a.n.k. R39.1
– häufig R35.1
– schmerzhaft R30.9
Harnleiter – s. Ureter
Harnleiter-Fistel, Uterus- N82.1
Harnleiter-Scheiden-Fistel N82.1
Harnleiterabgang
– Enge N13.5
– hoher Q62.6
Harnorgane
– Abnormität, bei bildgebender Diagnostik R93.4
– Agenesie a.n.k. Q64.8
– akzessorisch a.n.k. Q64.8
– Anastomose, mit Komplikation N99.8
– Anomalie Q64.9
– Atresie a.n.k. Q64.8
– Befund, Sonographie, pathologisch R93.4
– Carcinoma in situ D09.1
– Fehlbildung Q64.9
– Infektion, tuberkulös A18.1
– Komplikation
–– durch Anastomose, intestinal N99.8
–– nach chirurgischem Eingriff N99.9
– Neubildung, bösartig, in der
–– Eigenanamnese Z85.5
–– Familienanamnese Z80.5
– obere, Gonorrhoe
–– akut A54.2
–– chronisch A54.2
– Stein N20.9
– Tuberkulose A18.1
– Tumor D41.9
– untere
–– Gonorrhoe
––– akut A54.0
––– chronisch A54.0
–– Harnstein N21.9
Harnorgantransplantat
– Entzündung T83.5
– Infektion T83.5
Harnphlegmone N39.0
Harnretention R33
Harnröhre – s.a. Urethra
– Prolaps, bei der Frau N81.0
– Striktur, nach
–– Kondylomabtragung N99.18 ►

Harnröhre – s.a. Urethra *(Forts.)*
~ Striktur, nach *(Forts.)*
–– Strahlentherapie N99.18
–– transurethraler Operation N99.18
–– Zirkumzision N99.18
– Vorfall, bei der Frau N81.0
Harnröhrenschleimhaut
– Prolaps, bei der Frau N81.0
– Vorfall, bei der Frau N81.0
Harnröhrenstriktur-Rezidiv, nach Operation, Harnröhrenstriktur, vorangegangen N99.10
Harnrückstau N13.9
Harnsäure
– Auskristallisation R82.9
– Diathese M10.99
– Erhöhung E79.0
Harnsäureblasenstein M10.09† N22.8*
Harnsäurestein M10.09
– Diathese M10.99
– mit Nephrolithiasis M10.09† N22.8*
Harnsediment, pathologisch R82.9
Harnsperre R33
Harnstarre N19
Harnstauung N13.9
Harnstauungsniere N13.3
– kongenital Q62.0
Harnstein N20.9
– Abgang N20.9
– bei
–– Bilharziose B65.0† N22.0*
–– Schistosomiasis B65.0† N22.0*
– Diathese N20.9
– Harnorgane, untere N21.9
– Krankheit N20.9
Harnstoff
– Allergie T88.7
– im Blut, erhöht N19
– Überempfindlichkeit T88.7
Harnstoffzyklus
– Defekt, und Störung, Ammoniak-Entgiftung E72.2
– Störung E72.2
Harnstrahl
– Abschwächung R39.1
– gedreht R39.1
– Spaltung R39.1
– stakkatoartig R39.1
– unterbrochen R39.1
– Veränderung R39.1
Harnsystem
– Anomalie Q64.9
– Deformität, angeboren Q64.9
– Krankheit N39.9
–– in der Eigenanamnese Z87.4
Harntoxikose N19
Harnträufeln, ständig R32
Harntrakt
– Apparat, elektronisch
–– Entzündung T83.5
–– Fehllage T83.1
– Implantat, mit Komplikation T83.9 ►
Harntrakt *(Forts.)*
– Krankheit, durch Pilz B49
– Neubildung, bösartig C68.9
–– in der
––– Eigenanamnese Z85.5
––– Familienanamnese Z80.5
– oberer, Karzinom, Urothel C68.9
– Transplantat
–– Fehllage T83.2
–– mit Komplikation T83.9
– und Uterus, Verbindung, kongenital Q51.7
Harntransportstörung R39.1
Harnvergiftung N19
Harnverhaltung R33
– postoperativ, nach TVT [Tension free vaginal tape] T83.8
Harnwege
– Abflussbehinderung, angeboren Q64.9
– ableitend
–– Funktionsstörung N39.9
–– Spasmus R39.8
– Abszess, im Wochenbett a.n.k. O86.2
– Anomalie Q64.9
– Blutung N39.88
– Doppelung Q64.8
– Entzündung N39.0
– Erkrankung N39.9
– Fistel N36.0
–– persistierend N36.0
– Infektion a.n.k. N39.0
–– akut N39.0
–– asymptomatisch, im Wochenbett O86.2
–– aszendierend N39.0
–– bakteriell N39.0
–– bei
––– Abort, ärztlich, misslungen O07.3
––– Schwangerschaft O23.4
–– beim Neugeborenen P39.3
–– chronisch N39.0
–– durch
––– Enterokokken N39.0 B95.2!
––– Escherichia coli N39.0 B96.2!
––– Pseudomonas N39.0 B96.5!
––– Trichomonaden A59.0
–– im Wochenbett a.n.k. O86.2
–– Komplikation, bei Abort, misslungen O07.8
–– nach Abort O08.8
–– rezidivierend N39.0
– Kalziumoxalatstein N20.9
– Komplikation, nach Operation N99.9
– Läsion S37.9
– Mykose B49
– Obstruktion N13.9
– Stenose N13.9
– Tuberkulose A18.1
– Verschluss N13.9
Harnwegskatheter
– Entzündung T83.5
– Fehllage T83.0
– Infektion T83.5
– Leckage T83.0 ►

Harnwegskatheter *(Forts.)*
– mit Komplikation, mechanisch T83.0
– Perforation T83.0
– Verlagerung T83.0
Harnzuckerausscheidung R81
Harris-Wachstumslinie M89.19
Hart
– Fibrom D21.9
– Gaumen
–– Abszess K10.28
–– Hypertrophie K10.8
–– Spaltbildung Q35.1
–– Spalte Q35.1
––– mit Spalte, Lippe Q37.1
–––– beidseitig Q37.0
–––– einseitig Q37.1
–– und Gaumen, weich, Spalte Q35.5
––– mit Spalte, Lippe Q37.5
–––– beidseitig Q37.4
–––– einseitig Q37.5
–– Verletzung S09.9
– Schanker A51.0
Hartleibigkeit K59.09
Hartnup-Krankheit E72.0
Hartsfield-Syndrom Q87.8
Hartspann M62.89
– Iliakus M62.85
– Psoas M62.85
Hartsubstanz
– Bildung, irregulär, Pulpa K04.3
– Zahn
–– Farbänderung K03.7
–– Krankheit K03.9
Haschisch
– Abhängigkeit F12.2
– Missbrauch, ohne Abhängigkeit F12.1
Hasenauge H02.2
Hasenfieber A21.9
Hasenpest A21.9
Hasharon-Syndrom, Rambam- D84.8
Hashimoto-Pritzker-Syndrom P83.8
Hashimoto-Thyreoiditis E06.3
Hashitoxikose E06.3
– transitorisch E06.3
Haspeslagh-Fryns-Muelenaere-Syndrom Q87.8
Hass-Krankheit M92.0
Hassal-Henle-Warze H18.4
Hassreaktion, akut F43.0
Haubenleptomeningitis G03.9
Haubenmeningitis G03.9
Hauptbronchus
– Blutung R04.8
– Fremdkörper T17.5
– Karzinom, bronchial C34.0
– Verschluss J98.0
Haupthistokompatibilitäts-Komplex, Klasse
– I
–– Defekt D81.6
–– Mangel D81.6
– II
–– Defekt D81.7 ►

Haupthistokompatibilitäts-Komplex, Klasse *(Forts.)*
~ II *(Forts.)*
–– Mangel D81.7
Hauptzelladenom, Nebenschilddrüse D35.1
Hauser-Syndrom, Mayer-Rokitansky-Küster-, Typ
– 1 Q51.8
– 2 Q87.8
Hausgeburt Z38.1
Hauspflege, nicht verfügbar Z75.8
Hausstaub, Allergie J30.3
– mit Asthma J45.09
Haustier-Tollwut A82.1
Haut
– Ablagerung R23.8
– Abschürfung T14.01
–– neurotisch L98.1
– Abschuppung R23.4
– Abszess L02.9
–– durch Amöben A06.7
–– Gesicht L02.0
–– Glutäalregion L02.3
–– tuberkulös A18.4
– Aktinomykose A42.8
– Allergie L23.9
–– durch
––– Arzneimittel L27.0
––– Kälte L50.2
––– Kontakt L23.9
––– Nahrungsmittel, aufgenommen L27.2
––– Wärme L50.2
–– unklare Genese L50.9
– Amöbiasis A06.7
– Amyloidose E85.4† L99.0*
– Anästhesie R20.0
– Anhängsel L91.8
–– hypertrophiert L91.8
–– infiziert L91.8
– Anomalie, angeboren Q82.9
– Aplasie, kongenital Q84.8
– Artefakt L98.1
– Atherom L72.1
– Atrophia striata, syphilitisch A52.7† L99.8*
– Atrophie L90.9
–– durch Strahlung L57.8
–– makulös
––– gestreift, syphilitisch A52.7† L99.8*
––– syphilitisch A51.3† L99.8*
–– senil L90.8
– Ausschlag R21
–– bei Krankheit, durch HIV B23.8 R21
–– Impfkomplikation T88.1
–– lichenoid L28.0
–– makulopapulös R21
–– scharlachartig R21
–– toxisch a.n.k. L53.0
–– und Eruption, Haut, unspezifisch R21
–– unspezifisch R21
– Autosensibilisierung L30.2
– Basaliom C44.9 ►

H

Haut *(Forts.)*
– Bauchdecke, Karzinom C44.59
– Befund, radiologisch, abnorm R93.8
– Berylliumgranulom L92.3
– Beteiligung, bei Verletzung, Perineum, bei Geburt O70.0
– Bläschen R23.8
–– multipel, nichttraumatisch R23.8
– Blässe R23.1
– Blastomykose B40.3† L99.8*
– Blutung R23.3
–– beim Neugeborenen P54.5
– Brand R02.09
– Brennen R20.2
– Carcinoma in situ D04.9
–– Achselfalte D04.5
–– Bauchwand D04.5
–– Damm D04.5
–– Gehörgang, äußerer D04.2
–– Gesäß D04.5
–– Hals D04.4
–– Hüfte D04.7
–– Mamma D04.5
–– Nabel D04.5
–– Ohr, äußeres D04.2
–– Rücken D04.5
–– Rumpf D04.5
–– Schulter D04.6
– Chromomykose B43.0† L99.8*
– Defekt L98.9
– Deformität, angeboren Q82.9
– Degeneration L98.8
–– amyloid E85.4† L99.0*
–– kolloid L98.8
– Desquamation R23.4
– Diphtherie A36.3
– Dyschromie L81.9
– Dysplasie, angeboren Q82.4
– Dystrophie a.n.k. L98.8
– Effloreszenz R21
– Einschlusszyste L72.0
– Eiterung L08.0
– Ekzem L30.9
– elastisch Q82.8
–– angeboren Q82.8
–– erworben L57.4
– Endometriose N80.6
– Entzündung L08.9
– Epidermoidzyste L72.0
– Erosion L98.8
– Erschlaffung, nach Gewichtsverlust L98.7
– Eruption L30.9
–– unspezifisch, und Ausschlag, Haut R21
– Erysipeloid A26.0
– Exanthem R21
–– infiziert L08.9
– Extremität, obere, Raumforderung, umschrieben R22.3
– Faltenbildung, vermehrt L98.8
– feuchtkalt R23.1
– Fibrose a.n.k. L90.5 ▶

Haut *(Forts.)*
– Fissur R23.4
– Fistel L98.8
– Flecken
–– atrophisch L90.8
–– uncharakteristisch R23.8
– Frambösie, früh A66.2
– Fremdkörper T14.04
– Fremdkörpergranulom L92.3
– Furunkel a.n.k. L02.9
– Gangrän R02.09
–– ausgebreitet R02.09
– Geschwür a.n.k. L98.4
–– chronisch L98.4
–– trophisch L98.4
– Geschwulst D48.5
–– gutartig D23.9
– Glanz- L90.8
– Gliedmaßen, obere
–– Karzinom C44.6
–– Pilomatrixom D23.6
– Gonorrhoe A54.8† L99.8*
– Graft-versus-Host-Krankheit
–– akut, Stadium
––– 1 T86.01† L99.11*
––– 2 T86.01† L99.12*
––– 3 T86.01† L99.13*
––– 4 T86.02† L99.14*
–– chronisch, Stadium
––– 1 T86.05† L99.21*
––– 2 T86.06† L99.22*
––– 3 T86.07† L99.23*
– Granulom L92.9
–– Beryllium- L92.3
–– durch
––– Candida B37.2
––– Kieselsäure L92.3
–– eosinophil L92.2
– Gumma A52.7† L99.8*
– Hämangiom D18.01
– Hämatom T14.05
– hängend, nach Gewichtsverlust L98.7
– Hals
–– Pilomatrixom D23.4
–– Schwellung, umschrieben R22.1
– Horn L85.8
– Hüfte, Melanom, bösartig C43.7
– Hypästhesie R20.1
– Hyperästhesie R20.3
– Hypertrophie L91.9
– Hypoplasie Q82.8
– Ikterus R17.0
– Induration R23.4
– Infektion L08.9
–– beim Neugeborenen P39.4
–– Bein a.n.k. L08.9
–– durch
––– Corynebacterium minutissimum L08.1
––– Entamoeba histolytica A06.7
––– Mycobacterium
–––– marinum A31.1 ▶

Haut *(Forts.)*
~ Infektion L08.9 *(Forts.)*
~~ durch *(Forts.)*
~~~ Mycobacterium *(Forts.)*
–––– ulcerans A31.1
––– Mykobakterium, atypisch A31.1
––– Pilz B36.9
–– eitrig, uncharakteristisch L08.0
–– Finger L08.9
–– Fuß L08.9
–– Gesäß L08.9
–– Knie a.n.k. L08.9
–– lokal L08.9
––– durch
–––– Staphylococcus aureus L08.9 B95.6!
–––– Staphylokokken L08.9 B95.8!
–––– Streptokokken L08.9 B95.5!
–– mit Ulkus L98.4
–– mykotisch a.n.k. B36.9
–– Oberschenkel L08.9
–– Zehe L08.9
– Infiltration, lymphozytär
–– benigne, Typ Jessner-Kanof L98.6
–– Jessnersche L98.6
– Inklusionszyste L72.0
– Inspektion, nach Radiatio Z09.1
– Intertrigo L30.4
– Kandidose B37.2
– Kaposi-Sarkom C46.0
– Karbunkel a.n.k. L02.9
– Karzinom
–– Axilla C44.59
–– Basalzellen C44.9
–– Bauchwand C44.59
–– Plattenepithel C44.9
– Keloid L91.0
– Kokzidioidomykose B38.3† L99.8*
– Kopf, und Nacken, Schwellung, umschrieben R22.0
– Krankheit L98.9
–– atrophisch L90.9
–– bei
––– Krankheit, durch HIV B23.8 L98.9
––– Stoffwechselstörung a.n.k. E88.9† L99.8*
–– beim Fetus/Neugeborenen P83.9
–– degenerativ L98.8
–– durch
––– Pilz B36.9
––– Strahlenwirkung L59.9
–– granulomatös L92.9
–– gutartig, pemphigoid L12.8
–– hypertroph L91.9
–– in der Eigenanamnese Z87.2
–– infiltrativ L98.6
–– parasitär a.n.k. B88.9
–– psychogen F54
– Kribbeln R20.2
– Kruste R23.4
– Kryptokokkose B45.2† L99.8*
– Läsion L98.9
–– durch Gonokokken A54.8 ▶

Haut *(Forts.)*
– Leistenbeuge, Carcinoma in situ D04.5
– Lichtreaktion, persistierend L56.8
– Lipom a.n.k. D17.3
– Listeriose A32.0
– Lymphangiom D18.19
– mal G40.6
– Malignom C44.9
– Mamma
–– Melanom, maligne C43.5
–– Melanoma in situ D03.5
–– Melanozytennävus D22.5
–– Nävus D22.5
– Marmor- R23.8
– Melanom
–– familiär, mehrere Teilbereiche überlappend C43.8
–– maligne C43.9
– Melanoma in situ a.n.k. D03.9
– Metastase C79.2
–– Melanom C79.2
– Milzbrand A22.0
– Moniliasis, granulomatös B37.2
– Mukormykose B46.3† L99.8*
– Muzinose L98.5
– Mykose B36.9
– Nacken, Raumforderung, umschrieben R22.1
– Nadelstichgefühl R20.2
– Nävus D22.9
– Narbe L90.5
–– Endometriose N80.6
–– Fibrose L90.5
–– infiziert L08.8
–– postinfektiös L90.5
–– schmerzhaft L90.5
–– tuberkulös B90.8
– Nekrose a.n.k. R02.09
– Neoplasie D48.5
– Neubildung, bösartig, in der
–– Anamnese Z85.8
–– Familienanamnese Z80.8
– Neurose F45.8
– Nokardiose A43.1
– Ödem
–– hereditär, akut D84.1
–– nicht Quincke-Ödem D84.1
– Organneurose F45.8
– Parästhesie R20.2
– Perforation, Ulkus L98.4
– Perineum, Karzinom C44.50
– Pest A20.1
– Petechien R23.3
– Phlegmone L03.9
– Photosensibilität L56.8
–– durch
––– andere als Sonnenstrahlen L59.8
––– Sonnenbestrahlung L56.8
– Pigmentierung, Störung L81.9
– Präkanzerose D04.9
– Prellung a.n.k. T14.05
– Prickeln R20.2 ▶

H
~~~

Haut *(Forts.)*
- Pustel L08.9
- Quincke-Ödem, akut T78.3
- Raumforderung, umschrieben, Lokalisation, mehrere R22.7
- Reaktion
-- allergisch L23.9
-- psychogen F45.8
- Retentionszyste L72.9
- Rhagade R23.4
- Rötung L53.9
- Sarkoidose D86.3
- Sarkomatose, idiopathisch C46.0
- Schädigung L98.9
-- durch Druck L89.99
-- eitrig L08.0
- schlaff, nach Gewichtsverlust L98.7
- Schmerzen, psychogen F45.8
- Schwellung
-- oberflächlich R22.9
-- umschrieben R22.9
- Schwiele L84
- Soor B37.2
- Spätsyphilis A52.7† L99.8*
- Spannung R23.8
- Spender Z52.1
- Spinaliom [Plattenepithelkarzinom] C44.9
- Stamm
-- Raumforderung, umschrieben R22.2
-- Schwellung, umschrieben R22.2
- Störung L98.9
-- beim Fetus/Neugeborenen P83.9
-- Empfindlichkeit R20.8
-- funktionell F45.8
--- Ursprung, psychisch F45.8
-- psychogen F45.8
-- Sensibilität R20.8
--- tief R20.8
- Striae albicantes
-- atrophicae L90.6
-- distensae L90.6
- Strongyloidiasis B78.1† L99.8*
- Syphilis A51.3
-- mit Bildung, Geschwür A51.3
-- sekundär A51.3
- Taubheitsgefühl R20.1
- Teerkrebs C44.9
- Tiefensensibilität, Störung R20.8
- Transplantat Z94.5
- Transplantation, autogen, Zustand nach Z94.5
- trocken L85.3
- Tuberkulid A18.4
- Tuberkulose A18.4
- Tumor D48.5
-- gutartig D23.9
- Typhus A01.0
- überschüssig L98.7
- Ulcus perforans L98.4
- Ulkus L98.4
-- chronisch L98.4
-- durch Amöben A06.7 ►

Haut *(Forts.)*
- Ulkus L98.4 *(Forts.)*
-- Extremität, untere L97
-- mit Gangrän R02.09
-- tuberkulös A18.4
--- primär A18.4
- und
-- Nagel, Kandidose, bei Krankheit, durch HIV B20 B37.2
-- Unterhaut
--- Erkrankung L98.9
--- Fremdkörper T14.04
--- Infektion, lokal L08.9
--- Krankheit, in der Familienanamnese Z84.0
- Unreinheit L98.8
- Untersuchung Z01.5
-- auf Hypersensitivität Z01.5
- Vaskulitis L95.9
- Veränderung R23.8
-- achrom und hyperchrom, gleichzeitig, bei Pinta A67.3
-- akut, durch Ultraviolettstrahlen L56.9
-- durch Strahlung, nichtionisierend, chronisch L57.9
-- trophisch L98.8
- Verätzung a.n.k. T30.4
- Verbrennung a.n.k. T30.0
- Verdickung R23.4
- Verhärtung R23.4
- Verletzung T14.9
-- isoliert T14.9
-- oberflächlich a.n.k. T14.00
--- neurotisch L98.1
- Vibrationsempfindung R20.8
- Warze B07
- Waschfrauen- R23.8
- Wunde T14.00
-- offen a.n.k. T14.1
- Wundlaufen T14.00
- Xanthom E78.2
-- multipel E78.2
- Xanthoma disseminatum E78.2
- Xerose L85.3
- Zylindrom D23.9
- Zyste L72.9
-- epithelial L72.0
-- follikulär L72.9
-- Geschlechtsorgane, männlich N50.8

Haut-Fistel
- Genitaltrakt-, bei der Frau N82.5
- Harnblasen- N32.2
- Rektum- K60.4
- Ureter- N28.88
- Urethra- N36.0
- Vagina- N82.5

Hautanhängsel, angeboren Q82.8
Hautanhang, akzessorisch Q82.8
Hautanhangsgebilde
- Adenom D23.9
- Karzinom C44.9
- Tumor D23.9

Hautbeteiligung, bei Polymyositis M33.9
Hautbläschen, rezidivierend, bei Hypotrichose, hereditär Q84.0 R23.8
Hautfalte, Extremität, ringförmig, multipel Q82.8
Hautgewebe, Abnormität, bei bildgebender Diagnostik R93.8
Hautjucken L29.9
– bei
–– Diabetes mellitus E14.60† L99.8*
–– Typ-1-Diabetes mellitus E10.60† L99.8*
–– Typ-2-Diabetes mellitus E11.60† L99.8*
Hautkontakt, mit
– Arzneimittel, mit
–– Exanthem L25.1
––– toxisch L24.4
–– Kontaktdermatitis, toxisch L24.4
– Nahrungsmitteln, mit
–– Allergie L23.6
–– Kontaktdermatitis, allergisch L23.6
Hautleisten, Anomalie Q82.8
Hautnerven, sensibel, Verletzung, in Höhe
– Fuß S94.3
– Hüfte S74.2
– Knöchel S94.3
– Oberarm S44.5
– Oberschenkel S74.2
– Schulter S44.5
– Unterarm S54.3
– Unterschenkel S84.2
Hautparasiten, Befall a.n.k. B88.9
Hautrelief, Veränderung R23.4
Hautsinus, Infektion a.n.k. L08.8
Hauttest, auf
– eine bakterielle Krankheit Z01.5
– Hypersensitivität Z01.5
Hauttestung, diagnostisch Z01.5
Hauttransplantat
– Abstoßung T86.59
– Infektion T86.59
– mit Komplikation T86.59
– Nekrose T86.51
– Störung, Durchblutung T86.50
– Verlust T86.52
– Versagen T86.59
Hautzipfel
– hämorrhoidal, residual K64.4
– perianal K64.4
Haverhill-Fieber A25.1
Hawkinsinurie E70.2
Haxthausen-Syndrom L85.1
Hay-Wells-Syndrom Q82.4
Hayem-Anämie, Von-Jaksch- [Ziegenmilchanämie] D52.0
Hayem-Luzet-Krankheit, Von-Jaksch- D64.8
Haygarth-Knoten M15.8
Hayward-Syndrom, Juberg- Q87.8
Hb [Hämoglobin], Mangel D64.9
Hb-AS, Erbanlage D57.3
Hb-C-Krankheit D58.2
Hb-D-Krankheit D58.2
Hb-E-Krankheit D58.2
Hb-Köln-Krankheit D58.2
Hb-Krankheit D58.2
Hb-M-Krankheit D74.0
Hb-S, Erbanlage D57.3
Hb-S-Krankheit D57.1
Hb-SC-Krankheit D57.2
Hb-SD-Krankheit D57.2
Hb-SE-Krankheit D57.2
Hb-SS-Krankheit, mit Krisen D57.0
Hb-Zürich-Anomalie D58.2
HBc-Antigen, Keimträger B18.13
HBID [Hereditäre benigne intraepitheliale Dyskeratose] Q82.8
HBs-Antigen, Keimträger B18.13
HBs-Antigen-assoziiert, Hepatitis B18.19
HBsAg-positiv, Hepatitis, chronisch B18.19
HCC [Hepatozelluläres Karzinom] C22.0
HDL [High-density-Lipoprotein], Mangel E78.6
HDR[Hypoparathyroidism, deafness, renal disease]-Syndrom Q87.8
HE [Hereditäre Elliptozytose] D58.1
Heavy chain disease C88.20
Heavy-for-date-baby P08.1
Hebephren
– Dementia praecox F20.1
– Demenz F20.1
– Schizophrenie F20.1
Hebephrenie F20.1
– akut F20.1
Heberden-Arthrose M15.1
– Finger M15.1
– und Bouchard-Arthrose M15.8
Heberden-Knoten M15.1
– mit Arthropathie M15.1
Hebra
– Pityriasis L26
– Prurigo chronica L28.2
– Urticaria papulosa L28.2
HEC-Syndrom [Hydrocephalus, endocardial fibroelastosis, cataract] Q87.8
Hecht-Scott-Syndrom Q87.2
Hecht-Syndrom Q68.8
HED [Hypohidrotische ektodermale Dysplasie] Q82.4
Hedinger-Syndrom E34.0
Heerfordt-Mylius-Syndrom D86.8
Hefepilz, Infektion B37.9
Heftpflaster, Kontaktdermatitis, allergisch L23.1
Hegemann-Krankheit
– Caput radii M92.1
– Trochlea humeri M92.0
Hegglin-Anomalie D72.0
– May- D72.0
Hegglin-Syndrom D72.0
– Fanconi- J18.0
– May- D72.0
Heidenhain-Syndrom A81.0† H58.1*
Heilgymnastik Z50.1! *[nur Zusatzkode!]*

Heilmeyer-Schöner-Krankheit D45
– in kompletter Remission D45
Heilung
– Fraktur
–– in Fehlstellung M84.09
–– verzögert M84.29
– Knochen, verzögert, nach
–– Arthrodese M96.82
–– Fusion M96.82
–– Osteotomie M96.82
– sekundär, Riss, Damm O90.1
Heimler-Syndrom Q87.0
Heimweh F43.2
Heine-Medin-Krankheit A80.9
Heinz-Körper-Anämie D58.2
– kongenital D58.2
Heiserkeit R49.0
– bei Laryngitis J04.0
Heizmöglichkeit, Mangel Z59
Helicobacter
– Infektion A49.8
– pylori
–– Erreger B98.0! *[nur Zusatzkode!]*
–– Gastritis K29.7 B98.0!
–– Infektion A49.8
––– bei
–––– Ulcus duodeni K26.9 B98.0!
–––– Ulcus ventriculi K25.9 B98.0!
Helikoide, Degeneration, chorioretinal, peripapillär H31.2
HELIX[Hypohydrosis, Elektrolytstörung, Tränendrüsenfunktionsstörung, Ichthyosis, Xerostomie]-Syndrom Q87.8
Heller-Syndrom F84.3
Hellman-Syndrom, Juberg- G40.3
HELLP[Hemolysis, elevated liver function test, low platelet counts]-Syndrom O14.2
– bei Schwangerschaft O14.2
Hellzellig
– Adenofibrom D27
– Adenokarzinom C80.9
– Adenom D36.9
Helmintheneier, Granulom, Peritoneum a.n.k. B83.9† K67.8*
Helminthes, mit Befall, Darm a.n.k. B82.0
Helminthose B83.9
– intestinal a.n.k. B82.0
–– Mischform B81.4
–– Untersuchung Z11
– mit Arthritis a.n.k. B83.9† M01.89*
Heloma L84
Helsmoortel-Van-der-Aa-Syndrom Q87.8
Hemeralopie, bei Mangel, Vitamin A E50.5† H58.1*
Hemeralopie [Tagblindheit] H53.1
Hemi-3-Syndrom Q87.3
Hemiagenesie, Schilddrüse E03.1
Hemiakinesie R29.5
Hemianästhesie R20.0
– syphilitisch A52.1
Hemianenzephalie Q00.0
Hemianopsie H53.4
– binasal H53.4
– bitemporal H53.4
– heteronym H53.4
– homonym H53.4
– nasal H53.4
– peripher H53.4
– Quadranten- H53.4
– syphilitisch A52.7† H58.1*
Hemiathetose R25.8
Hemiatrophia facialis progressiva G51.8
Hemiatrophie R68.8
– Gesicht Q67.4
– zerebellar G31.9
– Zunge K14.8
Hemiatrophie-Syndrom, Hemidystonie- S06.9 G24.8
Hemiballismus G25.5
Hemiblock I44.6
– linksanterior I44.4
– linksposterior I44.5
– linksseitig a.n.k. I44.6
Hemichondrodysplasie Q78.4
Hemichondrodystrophie Q78.4
Hemichorea G25.5
Hemicrania continua G44.0
Hemidysplasie, kongenital, mit Erythroderma ichthyosiformis, und Anomalie, Gliedmaßen Q87.8
Hemidystonie-Hemiatrophie-Syndrom S06.9 G24.8
Hemiektromelie Q73.8
Hemienzephalie Q00.0
Hemifazial
– Atrophie, angeboren Q67.4
– Hypertrophie Q67.4
– Mikrosomie Q87.0
– Romberg-Atrophie G51.8
Hemihypästhesie R20.1
Hemihypalgesie R20.8
Hemihyperästhesie R20.3
Hemihyperplasie, isoliert Q87.3
Hemihyperplasie-multiple-Lipomatose-Syndrom Q87.3
Hemihypertrophie
– bei Hypoglykämie, hypoinsulinämisch E16.8
– Gesicht Q67.4
Hemikardie Q24.8
Hemikolitis, links K51.5
Hemikonvulsion-Hemiplegie-Epilepsie-Syndrom G40.4
Hemikranie
– im Sinne von
–– Hemizephalie Q00.0
–– Migräne G43.9
– paroxysmal G44.0
–– chronisch G44.0
Hemimegalenzephalie Q04.5
Hemimelie Q73.8
– Extremität Q73.8
– fibular Q72.6 ►

Hemimelie Q73.8 *(Forts.)*
– Gliedmaßen
–– obere Q71.8
–– untere Q72.8
– radial Q71.4
– tibial Q72.5
– ulnar Q71.5
Hemineglect R29.5
– neurologisch R29.5
Hemiparästhesie R20.2
Hemiparalyse G81.9
Hemiparese G81.9
– schlaff G81.0
– spastisch G81.1
– syphilitisch A52.1
Hemiparkinsonismus G20.90
Hemiplegia alternans facialis G83.8
Hemiplegie G81.9
– alternierend, beim Kind Q07.8
– aszendierend a.n.k. G81.9
– bei
–– Lähmung, infantil, spastisch G80.2
–– Parese, zerebral, infantil G80.2
– beim Neugeborenen a.n.k. P91.88
–– durch Geburtsverletzung P11.9
– embolisch, als aktuelles Ereignis I63.4 G81.9
– hysterisch F44.4
– kongenital G80.8
– nächtlich, alternierend, benigne, im Kindesalter G81.9
– schlaff G81.0
– spastisch G81.1
–– infantil, zerebral G80.2
–– kongenital G80.2
– spinal G81.1
–– aszendierend G95.88
– syphilitisch A52.1
– thrombotisch, als aktuelles Ereignis I63.3 G81.9
– zerebral, im Wochenbett O99.3
Hemiplegie-Epilepsie-Syndrom, Hemikonvulsion- G40.4
Hemiplegisch
– Kinderlähmung, zerebral G80.2
– Lähmung, zerebral, spastisch G80.2
– Migräne G43.1
– Multiple Sklerose G35.9
– Paralyse, zerebral G80.2
– Parese, zerebral, spastisch G80.2
Hemispasmus R25.2
– facialis G51.3
–– klonisch G51.3
– fazial G51.3
Hemisphäre, Atrophie G31.9
Hemisphärisch, Polymikrogyrie, einseitig Q04.3
Hemisporose B48.88
Hemitremor R25.1
Hemivagina, blind endend, und Uterus bicornis, bizervikal Q51.3
Hemizephalie Q00.0

Hemmkörperhämophilie D68.38
– gegen
–– Faktor V D68.32
–– Faktor VII D68.32
–– Faktor VIII D68.31
–– Faktor IXa D68.32
–– Faktor Xa D68.32
–– Faktor XI D68.32
–– Faktor XIII D68.32
–– Von-Willebrand-Faktor D68.32
Hemmung
– Bewegung R29.8
– Entwicklung
–– durch Malnutrition E45
–– Fetus P05.9
–– Kind R62.8
– Laktation O92.50
–– mit Schwierigkeiten, beim Anlegen O92.51
– Libido F52.0
– Wachstum R62.8
–– Fetus P05.9
Hemmungsfehlbildung, Cauda equina Q06.3
Hemp, Abhängigkeit F12.2
HEMPAS [Hereditary erythroblastic multinuclearity with a positive acidified-serum test] D64.4
Hench-Rosenberg-Syndrom M12.39
Henderson-Syndrom, Reichel-Jones- M24.09
Hendra-Virus, Infektion B33.8
– mit Enzephalitis A85.8
Henle-Warze, Hassal- H18.4
Hennekam-Lymphangiektasie-Lymphödem-Syndrom Q87.8
Hennekam-Syndrom Q87.8
– Menke- Q87.0
Henoch-Schoenlein-Krankheit D69.0
HEP [Hüftgelenkendoprothese] – s. Hüftgelenk, Totalendoprothese
HEP [Hepatoerythropoetische Porphyrie] E80.2
Hepar
– crocatum K76.0
– lobatum, syphilitisch A52.7† K77.0*
– moschatum K76.1
Heparan-Alpha-Glucosaminid N-Acetyltransferase, Mangel E76.2
Heparan-Sulfamidase, Mangel E76.2
Heparin
– Allergie T88.7
– Überempfindlichkeit T88.7
Heparin-assoziiert, Thrombozytopenie D69.52
Hepatalgie K76.8
Hepatisation, Lunge J18.1
– akut J18.1
Hepatisch
– Abszess K75.0
– Carnitin-Palmitoyltransferase I, Mangel E71.3
– Dekompensation K72.9
– Distomiase B66.3† K77.0*
– Eisenüberladung, bei Anämie, mikrozytär D50.8 ►

Hepatisch *(Forts.)*
– Embolie, Vene I82.0
– Enzephalopathie K72.9 K72.79!
– Fibrose
–– kongenital
––– bei Joubert-Syndrom Q04.3
––– isoliert Q44.6
–– mit Nierenzysten, und Intelligenzminderung Q87.0
– Glykogensynthase, Mangel E74.0
–– mit GSD [Glykogenspeicherkrankheit] E74.0
– Insuffizienz K72.9
– Koma, bei Hepatitis, durch Virus B19.0
– Mangel
–– Glykogen-Phosphorylase, mit Krankheit, Glykogenspeicher E74.0
–– Glykogensynthase, mit Krankheit, Glykogenspeicher E74.0
–– Phosphorylase, mit Glykogenose E74.0
– Porphyrie E80.2
–– akut E80.2
–– intermittierend, akut E80.2
– primär, Tumor, neuroendokrin C22.7
– Stauung K76.1
– Thrombose I82.0
– Vene
–– Phlebitis I80.88
–– Thrombophlebitis I80.88
– Zirrhose, portal dekompensiert K74.6
Hepatitis K75.9
– A B15.9
–– akut B15.9
–– durch Virus B15.9
––– mit Coma hepaticum B15.0 K72.74!
–– Impfung, Notwendigkeit Z24.6
–– ohne
––– Coma hepaticum B15.9
––– Folgen B15.9
– A und B [HAB], Impfung Z24.6
– aggressiv, chronisch K73.2
– aktiv, chronisch K73.2
– akut a.n.k. B17.9
–– bei Krankheit, Leber, toxisch K71.2
–– mit Schwangerschaft O26.68
–– Mutter, mit Schädigung
––– Fetus P00.2
––– Fetus/Neugeborenes P00.2
–– nicht-viral K72.0
– alkoholisch K70.1
–– akut K70.1
–– chronisch K70.1
– Antigen-assoziiert B18.19
– arzneimittelbedingt K71.6
– autoimmun K75.4
–– chronisch K75.4
– Autoimmun- K75.4
–– Typ
––– 1 K75.4
––– 2 K75.4
– B B18.19
–– akut B16.9 ▶

Hepatitis K75.9 *(Forts.)*
~ B B18.19 *(Forts.)*
–– chronisch B18.19
––– mit Infektion, akut, mit Delta-Virus B17.0
–– durch Virus
––– akut
–––– mit Begleitinfektion, durch Delta-Virus
––––– ohne Coma hepaticum B16.1
––––– und Coma hepaticum B16.0 K72.74!
–––– ohne Begleitinfektion, durch Delta-Virus, mit Coma hepaticum B16.2 K72.74!
––– chronisch B18.19
–––– mit Delta-Virus B18.0
–––– ohne Delta-Virus B18.19
–– Immunprophylaxe [passive Impfung] (mit spezifischem Immunglobulin) Z29.1
–– Impfung, Notwendigkeit Z24.6
–– mit Nachweis von
––– HBcAg B18.19
––– HBeAg B18.19
––– HBsAg B18.19
–– ohne Coma hepaticum B18.19
–– reaktiviert B18.14
–– Reinfektion, nach Lebertransplantation B18.14 Z94.4
–– und Hepatitis D B18.0
– B-C B18.19
– B-E B18.19
– B-Haemophilus influenzae Typ b (HB-Hib), Impfung Z27.8
– B-S B18.19
– bakteriell K75.8
– bei
–– Krankheit, Leber, toxisch a.n.k. K71.6
–– Mononukleose, durch Gamma-Herpesvirus B27.0† K77.0*
–– Mumps B26.8† K77.0*
– beim Neugeborenen P59.2
– bösartig K72.9
–– bei Schwangerschaft O26.68
–– mit Versagen, Leber a.n.k. K72.9
– C B18.2
–– durch Virus B18.2
––– akut B17.1
––– chronisch B18.2
–– Reinfektion, nach Lebertransplantation B18.2 Z94.4
– Cholangio- K75.8
– cholestatisch K75.8
– chronisch K73.9
– chronisch-aktiv, bei Krankheit, Leber, toxisch K71.5
– chronisch-persistierend, bei Krankheit, Leber, toxisch K71.3
– contagiosa K75.9
– D
–– durch Virus B17.8
––– chronisch B18.0
–– mit Hepatitis B B18.0
– durch
–– Amöben A06.4† K77.0* ▶

Hepatitis K75.9 *(Forts.)*
~ durch *(Forts.)*
–– Candida B37.88
–– Coxsackievirus B33.8† K77.0*
–– Entamoeba histolytica A06.4† K77.0*
–– Herpes simplex B00.8† K77.0*
–– Immunisation B19.9
–– Malaria B54† K77.0*
–– Serum, durch Virushepatitis, akut B16.9
–– Toxoplasmen B58.1† K77.0*
–– Virus B19.9
––– akut B17.9
––– angeboren P35.3
––– bei
–––– Geburt O98.4
–––– Schwangerschaft O98.4
––– chronisch B18.9
––– Folgezustand B94.2
––– fulminant K72.0 K72.79!
––– im Wochenbett O98.4
––– mit
–––– Arthritis, postinfektiös B19.9† M03.29*
–––– Arthropathie, postinfektiös a.n.k. B19.9† M03.29*
–––– Coma hepaticum B19.0 K72.74!
–– Zytomegalievirus B25.1† K77.0*
– E B17.2
–– durch Virus B17.2
––– akut B17.2
– eitrig K75.0
– eosinophil K71.6
– epidemica B15.9
– epidemisch, mit Coma hepaticum B15.0 K72.74!
– erworben, durch Toxoplasmose B58.1† K77.0*
– fetal, idiopathisch P59.2
– frühsyphilitisch, konnatal A50.0† K77.0*
– fulminant, mit Versagen, Leber K72.9
– G, durch Virus B17.8
granulomatös a.n.k. K75.3
– HBs-Antigen-assoziiert B18.19
– HBsAg-positiv, chronisch B18.19
– homolog, durch Serum B19.9
– Impfung Z24.6
– in der Eigenanamnese Z86.1
– infectiosa
–– acuta B17.9
–– mit Coma hepaticum B15.0 K72.74!
–– subacuta B17.9
– infektiös B19.9
–– akut B17.9
–– mit Coma hepaticum B15.0 K72.74!
– Inkubation Z20.5
– Inokulations- B19.9
– interstitiell, chronisch K74.6
– katarrhalisch
–– akut B15.9
–– mit Coma hepaticum B15.0 K72.74!
– konnatal
–– durch Toxoplasmose P37.1† K77.0* ►

Hepatitis K75.9 *(Forts.)*
~ konnatal *(Forts.)*
–– spätsyphilitisch A50.5† K77.0*
– lobulär, chronisch a.n.k. K73.1
–– bei Krankheit, Leber, toxisch K71.4
– lupoid a.n.k. K75.4
–– bei Krankheit, Leber, toxisch K71.5
– mit
–– Australia-Antigen B18.19
–– Fettleber K75.8
– Mutter, mit Schädigung, Fetus/Neugeborenes P00.8
– nekrotisierend K72.9
– neonatal
–– idiopathisch P59.2
–– toxisch P59.2
– nicht-viral K75.9
–– akut K72.0
–– subakut K72.0
– nichtalkoholisch, chronisch K73.9
– Non-A-Non-B- B17.8
–– akut B17.8
– Peri- K65.8
– persistierend, chronisch K73.0
– rezidivierend K73.9
– Riesenzell-, fetal P59.2
– spätsyphilitisch A52.7† K77.0*
– Steato-, nichtalkoholisch K75.8
– subakut
–– bei Schwangerschaft O26.68
–– nicht-viral K72.0
– syphilitisch A52.7† K77.0*
–– konnatal A50.0† K77.0*
––– Spätstadium A50.5† K77.0*
–– sekundär A51.4† K77.0*
– toxisch K71.6
– Transfusions- B19.9
– tuberkulös A18.8† K77.0*
– unspezifisch, reaktiv K75.2
– viral, Folgen B94.2
– Zytomegalie B25.1† K77.0*
Hepatitis-Australia-Antigen [HAA], Keimträger B18.13
Hepatitis-B-Oberflächen-Antigen [HBsAg], Keimträger B18.13
Hepatitisantigen, positiv B19.9
Hepatitisinfektion B19.9
Hepatitisvirus, Infektion, kongenital P35.3
Hepatobiliär
– Krankheit K83.9
–– toxisch K71.9
– Obstruktion K83.1
– Stein K80.80
Hepatoblastom C22.2
Hepatocholangiokarzinom C22.0
Hepatocholangiom D13.4
Hepatocholangitis K75.8
Hepatoenzephalopathie K72.9 K72.79!
– durch Defekt, Phosphorylierung, oxidativ, kombiniert, Typ 1 E88.8 K72.79!
Hepatoerythropoetisch, Porphyrie E80.2

Hepatogen, Diabetes mellitus E13.90
Hepatokarzinom C22.0
Hepatolentikulär, Degeneration E83.0
– mit Demenz E83.0† F02.8*
Hepatolienal
– Fibrose, mit Hypertonie, portal K76.6
– Zirrhose K74.6
Hepatolithiasis, primär K80.30
Hepatom C22.0
– Adeno- D13.4
– benigne D13.4
– embryonal C22.0
– maligne C22.0
Hepatomegalia glycogenica diffusa E74.0† K77.8*
Hepatomegalie R16.0
– alkoholisch K70.9
– angeboren Q44.7
– bei
–– Krankheit, durch HIV B23.8 R16.0
–– Mononukleose, durch Gamma-Herpesvirus B27.0† K77.0*
– kongenital Q44.7
– konnatal Q44.7
– mit Splenomegalie R16.2
Hepatomegalie-Polyhydramnion-Syndrom, Muskelhypertrophie- Q87.8
Hepatonephromegalia glycogenica E74.0
Hepatopathie K76.9
– alkoholisch K70.9
– bei Schwangerschaft O26.68
– chronisch K76.9
– IgG4-assoziiert K75.4
– toxisch, nutritiv K71.9
Hepatophlebitis I80.88
Hepatopleural, Fistel J86.0
Hepatoptose K76.8
Hepatopulmonal, Fistel J86.0
Hepatorenal
– Degeneration K76.7
– Glykogenose E74.0
– Glykogenspeicherkrankheit E74.0
– Syndrom K76.7
–– im Wochenbett O90.4
–– nach Wehen, und Entbindung O90.4
–– postoperativ K91.88
–– Typ
––– 1 K76.7
––– 2 K76.7
– Tyrosinämie E70.2
– Versagen K76.7
Hepatose K76.8
– Cholangio- K76.8
– cholestatisch K76.8
– lipochrom, bei Ikterus, nichthämolytisch, konstitutionell E80.6
– toxisch K71.9
Hepatosplenisch, Lymphom, T-Zellen C86.1
Hepatosplenomegalie R16.2
– angeboren Q89.8 ►
Hepatosplenomegalie R16.2 *(Forts.)*
– hyperlipämisch, Typ Bürger-Grütz E78.3† K77.8*
– myeloid, megakaryozytär D47.4
– und Degeneration, zerebellär, bei Ichthyose Q87.8
Hepatozellulär
– Adenom D13.4
– Karzinom C22.0
–– bei Ruijs-Aalfs-Syndrom C22.0 Q87.8
–– fibrolamellär C22.0
–– mit Cholangiokarzinom, kombiniert C22.0
Hepatozerebral, Syndrom G93.7
Hepatozystitis K81.8
Herabgesetzt
– Hörvermögen H91.9
– Reaktionsvermögen, und Verlangsamung R46.4
– Stereosehen, mit Binokularstörung, bei Fusion H53.3
Herauslösung, aus dem Elternhaus in der Kindheit Z61
– in ein Pflegeheim Z61
Herausreißung, Auge S05.7
Herbizide, Wirkung, toxisch T60.3
Herbst-Fieber, japanisch A27.8
Herbstlaubleber K76.1
Herbstmilben, Befall B88.0
Herdförmig
– Chorioiditis H30.0
– Chorioretinitis H30.0
– Retinitis H30.0
Herdparalyse, Lissauer- A52.1
Hereditär – s.a. Art der Krankheit
– Angiopathie, Syndrom, mit Nephropathie, und Aneurysma, und Muskelkrampf Q28.88 Q61.8
– Leukoenzephalopathie, diffus, mit axonalen Sphäroiden und pigmentierter Glia E75.2
Heredoataxie, zerebellar G11.9
Heredodegeneration, makulär H35.5
Heredofamiliär, Amyloidose E85.2
– neuropathisch E85.1
– nichtneuropathisch E85.0
Heredopathia
– atactica polyneuritiformis G60.1
– hemeralopica polyneuritiformis G60.1
Heredoretinopathie Q14.1
Heredosyphilis A50.9
Heringswurm, Krankheit B81.0
Herlitz-Syndrom Q81.1
Hermansky-Pudlak-Syndrom E70.3
– mit Fibrose, Lunge E70.3
– Typ
–– 1 E70.3
–– 2 E70.3
–– 4 E70.3
–– 7 E70.3
–– 8 E70.3
–– 9 E70.3
Hermaphroditismus Q56.0
– 46,XX, mit Streak-Gonaden Q99.1 ►

Hermaphroditismus Q56.0 *(Forts.)*
– 46,XY, mit Streak-Gonaden Q99.1
– echt Q56.0
– Pseudo- Q56.3
–– männlich, durch Mangel, 17-beta-Hydroxysteroid-Dehydrogenase 3 E29.1
– verus
–– bei Chimäre 46,XX/46,XY Q99.0
–– mit Karyotyp 46,XX Q99.1
Hernández-Aguirre-Negrete-Syndrom Q87.8
Hernandez-Syndrom, Gomez-Lopez- Q87.8
Herndon-Dudley-Syndrom, Allan- E03.8
Hernia – s.a. Hernie K46.9
Hernia abdominalis
– irreponibel K46.0
–– ohne Gangrän a.n.k. K45.0
– mit Gangrän a.n.k. K45.1
– stranguliert, ohne Gangrän a.n.k. K45.0
– Verschluss verursachend, ohne Gangrän a.n.k. K45.0
Hernia cerebri
– enaural Q01.8
– kongenital Q01.9
Hernia cordis Q24.8
Hernia corpus vitrei H43.0
Hernia diaphragmatica K44.9
– inkarzeriert, ohne Gangrän K44.0
– irreponibel K44.0
–– ohne Gangrän K44.0
– kongenital Q79.0
– mit
–– Einklemmung K44.0
––– mit Cameron-Läsion
–––– akut
––––– erosiv K44.0 K29.1
–––––– mit Blutung K44.0 K29.0
––––– ulzerös
–––––– mit Blutung K44.0 K25.0
–––––– ohne Blutung K44.0 K25.3
–––– chronisch, ulzerös
––––– mit Blutung K44.0 K25.4
––––– ohne Blutung K44.0 K25.7
–––– ulzerös K44.0 K25.9
–– Gangrän K44.1
– ohne Einklemmung, mit Cameron-Läsion
–– akut
––– erosiv K44.9 K29.1
–––– mit Blutung K44.9 K29.0
––– ulzerös
–––– mit Blutung K44.9 K25.0
–––– ohne Blutung K44.9 K25.3
–– chronisch, ulzerös
––– mit Blutung K44.9 K25.4
––– ohne Blutung K44.9 K25.7
–– ulzerös K44.9 K25.9
– stranguliert, ohne Gangrän K44.0
– Verschluss verursachend, ohne Gangrän K44.0
Hernia diaphragmatica gangraenosa K44.1
Hernia directa K40.90
– rezidivierend K40.91
Hernia dorsalis K45.8
Hernia epigastrica, mit Gangrän K43.70
Hernia femoralis K41.90
– doppelseitig K41.20
–– mit
––– Einklemmung, ohne Gangrän K41.00
––– Gangrän K41.10
–– rezidivierend K41.21
––– mit
–––– Einklemmung, ohne Gangrän K41.01
–––– Gangrän K41.11
– einseitig K41.90
–– inkarzeriert, ohne Gangrän K41.30
–– irreponibel, ohne Gangrän K41.30
–– mit Einklemmung K41.30
––– mit Gangrän K41.40
–– rezidivierend K41.91
––– mit Einklemmung K41.31
–––– mit Gangrän K41.41
–– stranguliert, ohne Gangrän K41.30
–– Verschluss verursachend, ohne Gangrän K41.30
– inkarzeriert
–– einseitig, rezidivierend, ohne Gangrän K41.31
–– ohne Gangrän K41.30
–– rezidivierend, ohne Gangrän K41.31
– irreponibel K41.30
–– einseitig, rezidivierend, ohne Gangrän K41.31
–– ohne Gangrän K41.30
–– rezidivierend, ohne Gangrän K41.31
– links K41.90
– rechts K41.90
– rezidivierend K41.91
–– mit
––– Einklemmung K41.31
––– Gangrän K41.41
– stranguliert
–– einseitig, rezidivierend, ohne Gangrän K41.31
–– ohne Gangrän K41.30
–– rezidivierend, ohne Gangrän K41.31
– Verschluss verursachend
–– einseitig, rezidivierend, ohne Gangrän K41.31
–– ohne Gangrän K41.30
–– rezidivierend, ohne Gangrän K41.31
Hernia funiculi umbilicalis K42.9
Hernia indirecta K40.90
– rezidivierend K40.91
Hernia inguinalis
– doppelseitig K40.20
–– mit
––– Einklemmung, ohne Gangrän K40.00
––– Gangrän K40.10
–– ohne Einklemmung K40.20
–– rezidivierend K40.21
––– mit
–––– Einklemmung, ohne Gangrän K40.01
–––– Gangrän K40.11
––– ohne Einklemmung K40.21 ►

H

Hernia inguinalis *(Forts.)*
– einseitig K40.90
–– inkarzeriert, ohne Gangrän K40.30
–– irreponibel, ohne Gangrän K40.30
–– mit
––– Einklemmung K40.30
––– Gangrän K40.40
–– ohne Einklemmung K40.90
–– rezidivierend, ohne Einklemmung K40.91
–– stranguliert, ohne Gangrän K40.30
–– Verschluss verursachend, ohne Gangrän K40.30
– inkarzeriert, ohne Gangrän K40.30
– irreponibel, ohne Gangrän K40.30
– mit
–– Einklemmung K40.30
–– Gangrän K40.40
– rezidivierend K40.91
–– mit Einklemmung K40.31
– stranguliert, ohne Gangrän K40.30
– Verschluss verursachend, ohne Gangrän K40.30
Hernia inguinalis directa K40.90
– rezidivierend K40.91
Hernia inguinalis indirecta K40.90
– rezidivierend K40.91
Hernia inguinalis obliqua K40.90
– rezidivierend K40.91
Hernia inguinoscrotalis K40.90
– rezidivierend K40.91
Hernia ischiadica K45.8
– inkarzeriert, ohne Gangrän K45.0
– irreponibel, ohne Gangrän K45.0
– mit Gangrän K45.1
– stranguliert, ohne Gangrän K45.0
– Verschluss verursachend, ohne Gangrän K45.0
Hernia labialis posterior K40.90
– rezidivierend K40.91
Hernia lentis, traumatisch S05.2
Hernia lumbalis K45.8
– inkarzeriert, ohne Gangrän K45.0
– irreponibel, ohne Gangrän K45.0
– mit Gangrän K45.1
– stranguliert, ohne Gangrän K45.0
– Verschluss verursachend, ohne Gangrän K45.0
Hernia obliqua K40.90
– rezidivierend K40.91
Hernia obturatoria K45.8
– inkarzeriert, ohne Gangrän K45.0
– irreponibel, ohne Gangrän K45.0
– mit Gangrän K45.1
– stranguliert, ohne Gangrän K45.0
– Verschluss verursachend, ohne Gangrän K45.0
Hernia omentalis K46.9
Hernia paraoesophagealis K44.9
– kongenital Q40.1
– mit Gangrän K44.1
Hernia paraumbilicalis K42.9
Hernia pudendalis K45.8
– inkarzeriert, ohne Gangrän K45.0
– irreponibel, ohne Gangrän K45.0 ►

Hernia pudendalis K45.8 *(Forts.)*
– mit Gangrän K45.1
– stranguliert, ohne Gangrän K45.0
– Verschluss verursachend, ohne Gangrän K45.0
Hernia rectovaginalis N81.6
Hernia retroperitonealis K45.8
– inkarzeriert, ohne Gangrän K45.0
– irreponibel, ohne Gangrän K45.0
– mit Gangrän K45.1
– stranguliert, ohne Gangrän K45.0
– Verschluss verursachend, ohne Gangrän K45.0
Hernia scrotalis K40.90
– rezidivierend K40.91
Hernia umbilicalis K42.9
– inkarzeriert, ohne Gangrän K42.0
– irreponibel K42.0
–– ohne Gangrän K42.0
– mit
–– Einklemmung K42.0
–– Gangrän K42.1
– stranguliert, ohne Gangrän K42.0
– Verschluss verursachend, ohne Gangrän K42.0
Hernia umbilicalis gangraenosa K42.1
Hernia vaginalis anterior N81.1
Hernia vaginolabialis K45.8
Hernia varicosa I86.1
Hernia ventralis K43.99
– inkarzeriert, ohne Gangrän K43.69
– irreponibel K43.69
–– ohne Gangrän K43.69
– mit
–– Einklemmung K43.69
–– Gangrän K43.79
– stranguliert, ohne Gangrän K43.69
– Verschluss verursachend, ohne Gangrän K43.69
Hernia ventralis gangraenosa K43.79
Hernia vesicalis
– bei der Frau N81.1
– beim Mann N32.8
Herniation
– Gehirn G93.5
– Gehirnstamm G93.5
– Mediastinum J98.58
Hernie – s.a. Hernia K46.9
– abdominal K46.9
–– mit Einklemmung, ohne Gangrän K46.0
– Bandscheibe M51.2
– Bauchnarbe K43.2
– Bauchwand K43.99
–– infraumbilikal K42.9
– bei Agenesie, Zwerchfell Q79.1
– Blase, beim Mann N32.8
– Bochdalek- K44.9
– Corpus vitreum S05.2
–– in die Vorderkammer H43.0
– Diaphragma, mit Fehlbildung, Extremität, und Anomalie, Schädel Q87.8
– Diskus M51.2
– Douglas- N81.5
– Eileiter N83.4 ►

Hernie – s.a. Hernia K46.9 *(Forts.)*
– epigastrisch K43.90
–– inkarzeriert K43.60
–– irreponibel K43.60
–– mit
––– Einklemmung K43.60
––– Gangrän K43.70
–– partiell inkarzeriert K43.60
–– Verschluss verursachend K43.60
– erworben K46.9
– Faszie M62.89
– femoral K41.90
–– einseitig K41.90
–– irreponibel K41.30
–– mit Einklemmung K41.30
– femoroinguinal K40.90
–– rezidivierend K40.91
– Foramen magnum G93.5
–– kongenital Q01.8
– gangränös, mit
–– Inkarzeration K46.1
–– Strangulation, Magen K46.1
– Gehirn
–– kongenital Q01.9
–– traumatisch S06.38
– Glaskörper H43.0
–– in die Vorderkammer H43.0
– Harnblase
–– angeboren Q64.7
–– bei der Frau N81.1
–– beim Mann N32.8
– Hiatus- K44.9
–– abdominal K44.9
–– angeboren Q40.1
–– axial K44.9
–– mit Einklemmung K44.0
–– thorakal K44.9
– hypogastrisch K43.98
–– inkarzeriert K43.68
–– irreponibel K43.68
–– mit
––– Einklemmung K43.68
––– Gangrän K43.78
–– stranguliert K43.68
–– Verschluss verursachend K43.68
– inguinal K40.90
–– beidseitig K40.20
––– rezidivierend K40.21
–– einseitig K40.90
––– rezidivierend K40.91
–– mit
––– Inkarzeration K40.30
––– Strangulation K40.30
––– Verschluss K40.30
–– rezidivierend K40.91
––– mit
–––– Inkarzeration K40.31
–––– Strangulation K40.31
–––– Verschluss K40.31
– inkarzeriert, ohne Gangrän K46.0 ▶

Hernie – s.a. Hernia K46.9 *(Forts.)*
– interstitiell K46.9
–– inkarzeriert, ohne Gangrän K46.0
–– irreponibel, ohne Gangrän K46.0
–– mit Gangrän K46.1
–– stranguliert, ohne Gangrän K46.0
–– Verschluss verursachend, ohne Gangrän K46.0
– intestinal K46.9
–– inkarzeriert, ohne Gangrän K46.0
–– irreponibel, ohne Gangrän K46.0
–– stranguliert, ohne Gangrän K46.0
–– Verschluss verursachend, ohne Gangrän K46.0
– intraabdominal K46.9
–– inkarzeriert, ohne Gangrän K46.0
–– irreponibel, ohne Gangrän K46.0
–– mit Gangrän K46.1
–– stranguliert, ohne Gangrän K46.0
–– Verschluss verursachend, ohne Gangrän K46.0
– intraspongiös M51.4
– Iris, traumatisch S05.2
– irreponibel K46.0
–– gangränös K46.1
–– ohne Gangrän K46.0
– labial K40.90
–– rezidivierend K40.91
– Larrey- K44.9
– Leiste K40.90
–– direkt K40.90
––– rezidivierend K40.91
–– doppelseitig
––– ohne Einklemmung K40.20
––– rezidivierend, ohne Einklemmung K40.21
–– einseitig
––– ohne Einklemmung K40.90
––– rezidivierend, ohne Einklemmung K40.91
–– indirekt K40.90
––– rezidivierend K40.91
–– inkarzeriert K40.30
––– rezidivierend K40.31
–– inkomplett K40.90
–– lateral K40.90
–– medial K40.90
–– Rezidiv K40.91
– Lende K45.8
– Littré- K45.8
– lumbal K45.8
– Lunge, subkutan J98.4
– Meatus urinarius, angeboren Q64.7
– Mediastinum J98.58
– mit
–– Einklemmung K46.0
–– Gangrän K46.1
–– Kotverschluss K46.0
–– Strangulation K46.0
––– Darm K46.0
–––– mit Gangrän K46.1
––– Magen K46.0 ▶

H

Hernie – s.a. Hernia K46.9 *(Forts.)*
– Mittellinien- K43.98
–– inkarzeriert K43.68
–– irreponibel K43.68
–– mit
––– Einklemmung K43.68
––– Gangrän K43.78
–– stranguliert K43.68
–– Verschluss verursachend K43.68
– Morgagni- K44.9
– Muskel M62.89
– Nabel K42.9
–– inkarzeriert K42.0
–– ohne Einklemmung K42.9
– Nucleus pulposus a.n.k. M51.2
–– lumbal M51.2
––– mit
–––– Myelopathie M51.0† G99.2*
–––– Neuritis M51.1† G55.1*
–––– Radikulitis M51.1† G55.1*
–––– Radikulopathie M51.1† G55.1*
–– lumbosakral, mit
––– Myelopathie M51.0† G99.2*
––– Neuritis M51.1† G55.1*
––– Radikulitis M51.1† G55.1*
––– Radikulopathie M51.1† G55.1*
–– mit
––– Myelopathie M51.0† G99.2*
––– Neuritis M51.1† G55.1*
–– thorakal M51.2
––– durch Verletzung, schwer S23.10
––– mit
–––– Myelopathie M51.0† G99.2*
–––– Neuritis M51.1† G55.1*
–––– Radikulitis M51.1† G55.1*
–––– Radikulopathie M51.1† G55.1*
–– thorakolumbal M51.2
––– durch Verletzung, schwer S23.10
––– mit
–––– Myelopathie M51.0† G99.2*
–––– Neuritis M51.1† G55.1*
–––– Radikulitis M51.1† G55.1*
–––– Radikulopathie M51.1† G55.1*
–– zervikal M50.2
––– mit
–––– Neuritis M50.1† G55.1*
–––– Radikulitis M50.1† G55.1*
–––– Radikulopathie M50.1† G55.1*
–– zervikothorakal M50.2
––– mit
–––– Neuritis M50.1† G55.1*
–––– Radikulitis M50.1† G55.1*
–––– Radikulopathie M50.1† G55.1*
– obstruktiv K46.0
–– gangränös K46.1
– Obturatorius- K45.8
– Ovar N83.4
– paraösophageal K44.9
– parastomal K43.5
–– inkarzeriert K43.3
–– irreponibel K43.3 ►

Hernie – s.a. Hernia K46.9 *(Forts.)*
~ parastomal K43.5 *(Forts.)*
–– mit
––– Einklemmung K43.3
––– Gangrän K43.4
–– stranguliert K43.3
–– Verschluss verursachend K43.3
– prävesikal N32.8
– rezidivierend K46.9
– Rückenmark Q05.9
–– mit Hydrozephalus Q05.4
– Schenkel K41.90
–– inkarzeriert K41.30
– Sehne M67.89
– skrotal K40.90
–– rezidivierend K40.91
– Spieghel- K43.98
–– inkarzeriert K43.68
–– irreponibel K43.68
–– mit
––– Einklemmung K43.68
––– Gangrän K43.78
–– stranguliert K43.68
–– Verschluss verursachend K43.68
– Strangulation, gangränös K46.1
– stranguliert, ohne Gangrän K46.0
– subxiphoidal K43.98
–– inkarzeriert K43.68
–– irreponibel K43.68
–– mit
––– Einklemmung K43.68
––– Gangrän K43.78
–– stranguliert K43.68
–– Verschluss verursachend K43.68
– Tuba uterina N83.4
– Tunica vaginalis testis Q55.2
– umbilikal, ohne Einklemmung K42.9
– Ureter N28.88
– Urethra, angeboren Q64.7
– Uterus N81.4
–– gravid O34.5
– Vaginalwand, hintere N81.6
– Verschluss verursachend, ohne Gangrän K46.0
– Ziliarkörper, traumatisch S05.2
– Zwerchfell K44.9
–– kongenital Q79.0
Herniensack, durch Verlagerung, Ovar N83.4
Heroin
– Abhängigkeit F11.2
– Konsum
–– intravenös U69.30! *[nur Zusatzkode!]*
–– nichtintravenös U69.31! *[nur Zusatzkode!]*
– Missbrauch F11.1
– Vergiftung
–– akut T40.1
––– im Sinne eines Rausches F11.0
–– bei Abhängigkeit F11.0
Herpangina B08.5
– durch Coxsackievirus B08.5
Herpes B00.9
– anogenital A60.9 ►

Herpes B00.9 *(Forts.)*
– bei Krankheit, durch HIV B20 B00.9
– circinatus B35.4
–– bullosus L12.0
– corneae B00.5† H19.1*
–Effloreszenz B00.0
– Enzephalitis B00.4† G05.1*
– febrilis B00.1
– genitalis
–– bei Schwangerschaft O23.5
–– recidivans A60.0
– Gesicht B00.1
– gestationis, Betreuung, Schwangere O26.4
– glutaealis B00.8
– graviditatis O26.4
– Hornhaut B00.5† H19.1*
– Infektion B00.9
–– im Mundrachenraum B00.2
– Iris, bei Erythema exsudativum multiforme L51.1
– Keratitis B00.5† H19.1*
– labialis recidivans B00.1
– Lid B02.3† H03.1*
– Lippe B00.1
– mit
–– Blepharitis B00.5† H03.1*
–– Komplikation B00.8
–– Meningoenzephalitis B00.4† G05.1*
–– Ösophagitis B00.8† K23.8*
– Oberlid B02.3† H03.1*
– oticus B00.8
– Penis A60.0† N51.8*
– Perianalhaut A60.1
– Rektum A60.1† K93.8*
– Retinitis B00.5† H32.0*
– simplex B00.9
–– Auge B00.5† H58.8*
–– Augenlid B00.5† H03.1*
–– bei
––– Endotheliitis corneae B00.5† H19.1*
––– Krankheit, durch HIV B20 B00.9
–– Entzündung B00.9
–– facialis B00.1
–– genitalis A60.0
–– kongenital P35.2
–– labialis B00.1
–– mit
––– Hepatitis B00.8† K77.0*
––– Keratitis
–––– arborescens B00.5† H19.1*
–––– dendritica B00.5† H19.1*
–––– disciformis B00.5† H19.1*
–––– interstitialis B00.5† H19.1*
––– Ulcus corneae dendriticum B00.5† H19.1*
–– Ohr, äußeres B00.1† H62.1*
–– progenitalis A60.0
–– recidivans B00.9
––– in loco B00.9
–– rezidivierend B00.9
– Skrotum A60.0† N51.8* ►

Herpes B00.9 *(Forts.)*
– tonsurans B35.0
–– corporis B35.4
– urogenitalis A60.0
– viszeral B00.8† K93.8*
– Vulva A60.0† N77.1*
– zoster – s.a. Zoster B02.9
–– Auge B02.3† H58.8*
–– Augenlid B02.3† H03.1*
–– auricularis B02.2† H94.0*
–– bei Krankheit, durch HIV B20 B02.9
–– conjunctivae B02.3† H13.1*
–– disseminiert B02.7
–– generalisatus B02.7
–– labialis B02.9
–– mit
––– Dermatitis, Augenlid B02.3† H03.1*
––– Enzephalitis B02.0† G05.1*
––– Ganglionitis B02.2† G53.0*
––– Iridozyklitis B02.3† H22.0*
––– Keratitis interstitialis B02.3† H19.2*
––– Keratokonjunktivitis B02.3† H19.2*
––– Konjunktivitis B02.3† H13.1*
––– Meningitis B02.1† G02.0*
––– Neuralgie B02.2† G53.0*
–– Nervus facialis B02.2† G53.0*
–– ohne Komplikation B02.9
–– ophthalmicus a.n.k. B02.3† H58.8*
–– oticus B02.2† H94.0*

Herpes-simiae-Virus
– Enzephalitis B00.4† G05.1*
– Enzephalomyelitis B00.4† G05.1*
– Krankheit B00.4† G05.1*

Herpes-simplex-Virus
– Enzephalitis B00.4† G05.1*
– Infektion B00.9
–– disseminiert B00.78
–– kongenital P35.2
– Krankheit, Auge B00.5† H58.8*
– Meningitis B00.3† G02.0*

Herpesvirus
– Balanitis A60.0† N51.2*
– Dermatitis
–– Augenlid B00.5† H03.1*
–– vesicularis B00.1
– Duodenitis B00.8† K93.8*
– Enzephalitis B00.4† G05.1*
– Epididymitis A60.0† N51.1*
– Gastritis B00.8† K93.8*
– Hepatitis B00.8† K77.0*
– Ileitis B00.8† K93.8*
– Infektion B00.9
–– bei Krankheit, durch HIV B20 B00.9
–– Genitalorgane
––– männlich A60.0† N51.8*
––– weiblich A60.0
–– in der Eigenanamnese Z86.1
–– kongenital P35.2
–– mit Otitis externa B00.1† H62.1*
–– perianal A60.1
– Iridozyklitis B00.5† H22.0* ►

Herpesvirus *(Forts.)*
– Iritis B00.5† H22.0*
– Keratitis B00.5† H19.1*
– Keratokonjunktivitis B00.5† H19.1*
– Kolitis B00.8† K93.8*
– Konjunktivitis B00.5† H13.1*
– Krankheit
–– Auge B00.5† H58.8*
–– disseminiert B00.78
–– glomerulär B00.8† N08.0*
–– Harnblase B00.8† N33.8*
–– Niere B00.8† N29.1*
––– tubulointerstitiell B00.8† N16.0*
–– Ureter B00.8† N29.1*
– Meningitis B00.3† G02.0*
– Meningoenzephalitis B00.4† G05.1*
– mit Resistenz, gegen Virustatika U84! *[nur Zusatzkode!]*
– Myelitis B00.4† G05.1*
– Orchitis A60.0† N51.1*
– Panaritium B00.8† L99.8*
– Pharyngitis B00.2
– Pharyngotonsillitis B00.2
– Pneumonie B00.8† J17.1*
– Proktitis A60.1† K93.8*
– Prostatitis A60.0† N51.0*
– Sepsis B00.70
– Stomatitis B00.2
– Urethritis B00.8† N37.0*
– Uveitis anterior B00.5† H22.0*
– Vaginitis A60.0† N77.1*
– Vulvitis A60.0† N77.1*
– Vulvovaginitis A60.0† N77.1*
– Zervizitis A60.0† N74.8*
Herpetiform
– Dermatose L13.0
– Stomatitis K12.0
Herpetisch
– Blepharitis B02.3† H03.1*
– Entzündung
–– Mundschleimhaut B00.2
–– Rachenschleimhaut B00.2
– Enzephalitis B00.4† G05.1*
– Ganglionitis geniculata B02.2† G53.0*
– Gingivostomatitis B00.2
– Iridozyklitis B00.5† H22.0*
– Iritis B00.5† H22.0*
– Keratitis B00.5† H19.1*
– Keratokonjunktivitis B00.5† H19.1*
– Konjunktivitis B02.3† H13.1*
– Meningitis B00.3† G02.0*
– Panaritium B00.8† L99.8*
– Pharyngitis B00.2
– Pharyngotonsillitis B00.2
– Sepsis B00.70
– Stomatitis B00.2
– Vulvovaginitis A60.0† N77.0*
Herrick-Anämie D57.1
Herrick-Syndrom D57.1
Herrmann-Pallister-Syndrom Q87.8
Hers-Krankheit E74.0
Hers-Syndrom, Forbes- E74.0
Herter-Gee-Syndrom K90.0
Herter-Infantilismus K90.0
Herter-Krankheit, Heubner- K90.0
Herter-Thaysen-Krankheit, Gee- K90.0
Herxheimer, Akrodermatitis atrophicans L90.4
Herxheimer-Krankheit L90.4
Herxheimer-Reaktion T78.2
Herz
– Abnormität, bei bildgebender Diagnostik R93.1
– Abszess I51.8
– Adhäsion I31.0
–– rheumatisch I09.2
– Agenesie Q24.8
– akzessorisch Q24.8
– Aneurysma I25.3
– Angina I20.9
– Anomalie Q24.9
–– angeboren Q24.9
– Apoplexie I21.9
– Apparat
–– elektronisch
––– Fehllage T82.1
––– mit Fibrose T82.8
–– mit Blutung a.n.k. T82.8
– Arteriosklerose I25.19
– Asthenie I50.9
–– psychogen F45.30
– Asthma I50.19
– Atherom I25.19
– Atheromatose I25.19
– Beklemmung I51.8
– Beschwerden I51.9
–– anginös I20.9
–– funktionell I51.8
–– nervös F45.30
–– pektanginös I20.9
–– psychosomatisch F45.30
–– vegetativ F45.30
– Beteiligung
–– bei
––– Arthritis, rheumatisch
–––– akut I01.9
–––– subakut I01.9
––– Chagas-Krankheit
–––– akut B57.0† I98.1*
–––– chronisch B57.2† I98.1*
––– Chorea I02.0
–––– minor I02.0
–––– rheumatisch I02.0
–––– Sydenham I02.0
––– Fieber, rheumatisch I01.9
––– Hypertonie I11.90
–––– maligne I11.90
–––– mit Nephrosklerose I13.90
––– Nephrosklerose I13.90
––– Polyarthritis, chronisch a.n.k. M05.30† I52.8*
––– Polyarthropathie, chronisch a.n.k. M05.30† I52.8*
––– Rheumatismus, Gelenk, akut I01.9 ►

Herz *(Forts.)*
~ Beteiligung *(Forts.)*
~~ bei *(Forts.)*
– – – Sydenham-Syndrom I02.0
– – – Trypanosomiasis, amerikanisch B57.2† I41.2*
– – – Veitstanz I02.0
– – mehrfach, bei
– – – Arthritis, rheumatisch
– – – – akut I01.8
– – – – subakut I01.8
– – – Chorea, rheumatisch I02.0
– Block I45.9
– – 1. Grades I44.0
– – 2. Grades I44.1
– – – Typ
– – – – I I44.1
– – – – II I44.1
– – 3. Grades I44.2
– – angeboren Q24.6
– – bei Kardiomyopathie, atrial I45.5
– – komplett I44.2
– Blutung I51.8
– Criss-cross- Q24.8
– Dämpfung
– – verbreitert R01.2
– – verringert R01.2
– Defekt
– – kongenital, und Klumpfuß, bei Pierre-Robin-Sequenz Q87.8
– – TMEM94-assoziiert, kongenital, mit Gesichtsdysmorphien, und Entwicklungsverzögerung Q87.0
– Deformität, angeboren Q24.9
– Degeneration I51.5
– – amyloid E85.4† I43.1*
– – atheromatös I25.19
– – fettig I51.5
– – mural I51.5
– – senil I51.5
– Dekompensation I51.9
– – bei Hypertonie I11.00
– – biventrikulär I51.9
– Dilatation I51.7
– – akut I51.7
– – chronisch I51.7
– – kongenital Q24.8
– Divertikel, kongenital Q24.8
– Dysfunktion I51.8
– – alkoholbedingt I51.8
– Ebstein-Anomalie Q22.5
– Ektopie Q24.8
– Embolie I21.9
– Entwicklung, unvollkommen, kongenital Q24.9
– Entzündung I51.8
– Erkrankung, rheumatisch I09.9
– Erschöpfung I50.9
– Erweichung I51.5
– Fehlbildung, kongenital Q24.9
– Fehler I38
– – erworben I38 ►

Herz *(Forts.)*
~ Fehler I38 *(Forts.)*
– – kongenital Q24.9
– – rheumatisch I09.1
– – und Fehlbildung, Lunge, bei Mikrozephalie Q87.8
– Fehllage, durch Herzklappenprothese T82.0
– Fettembolie I21.9
– Fibroelastom, papillär D15.1
– Fibroid I51.4
– Fibrose I51.4
– Flattern I49.8
– Flimmern I49.0
– Geräusch R01.1
– – abnorm a.n.k. R01.2
– – akzidentell R01.0
– – – benigne R01.0
– – funktionell R01.0
– – nichtorganisch R01.0
– – systolisch R01.1
– Gewebestrang
– – abnorm Q24.8
– – angeboren Q24.8
– Gichtknoten M10.09† I43.8*
– Glykogeninfiltration E74.0† I43.1*
– Glykogenspeicherkrankheit E74.0† I43.1*
– Gonorrhoe A54.8† I52.0*
– Gumma A52.0† I52.0*
– High-Output-Insuffizienz I50.9
– HWI [Hinterwandinfarkt], akut I21.1
– Hyperkinesie I51.8
– Hypertrophie I51.7
– – bei Fieber, rheumatisch, inaktiv I09.8
– – biventrikulär I51.7
– – chronisch I51.7
– – fettig I51.5
– – hypertensiv I11.90
– – kongenital a.n.k. Q24.8
– – rheumatisch I09.8
– – – aktiv I01.8
– – – akut I01.8
– Hypochondrie F45.2
– Hypoplasie Q24.8
– Infantilismus Q24.9
– Infarkt – s.a. Myokardinfarkt oder s.a. Herzmuskelinfarkt I21.9
– – akut I21.9
– – alt I25.29
– – drohend I20.0
– – Hinterwand I21.1
– – in der Anamnese I25.29
– – Schwiele I25.29
– – Seitenwand I21.2
– – Vorderwand I21.0
– Infektion I51.8
– Infiltration, fettig I51.5
– Insuffizienz I50.9
– – akut I50.9
– – angeboren Q24.8
– – arteriosklerotisch I50.9 ►

Herz *(Forts.)*
~ Insuffizienz I50.9 *(Forts.)*
-- bei
--- Belastung I50.9
--- chirurgischem Eingriff T81.8
--- Fieber, rheumatisch, inaktiv I09.8
--- Hypertonie I11.00
---- renal I13.00
--- Krankheit, Herz
---- hypertensiv I11.00
---- und Niere, hypertensiv I13.00
-- beim Neugeborenen P29.0
-- biventrikulär I50.01
-- chronisch I50.9
-- degenerativ I51.5
-- dekompensiert I50.9
-- diastolisch I50.19
-- durch Herzprothese I97.1
-- global I50.01
-- hypertensiv
--- durch Stauung I11.00
--- mit
---- Insuffizienz, Niere I13.20
---- Krankheit, Niere I13.00
-- ischämisch I25.9
-- kardiopulmonal I27.9
-- kompensiert I50.9
-- Komplikation, Entbindung O75.4
-- koronar I24.8
-- mit
--- Ödem
---- Lunge, akut I50.14
---- peripher I50.01
--- Rückwärts- und Vorwärtsversagen I50.9
--- Stauung, Lunge I50.19
-- muskulär I50.9
-- postoperativ I97.89
-- rheumatisch I09.9
-- senil I50.9
-- syphilitisch A52.0† I52.0*
-- thyreotoxisch E05.9† I43.8*
- Irritabilität F45.30
- Ischämie, chronisch I25.9
- Jagen R00.0
- Kalzifikation I51.5
- Kollaps I50.9
- Komplikation I51.9
- Krankheit I51.9
-- angeboren Q24.9
-- arteriell I25.19
-- atherosklerotisch I25.19
--- mit
---- Bypassgefäß, stenosiert I25.15
---- Stent, stenosiert I25.16
--- ohne Stenose, hämodynamisch wirksam I25.10
-- azyanotisch Q24.9
--- angeboren Q24.9
-- bei
--- Fieber, rheumatisch, inaktiv a.n.k. I09.8
--- Graves-Krankheit E05.0† I43.8* ▶

Herz *(Forts.)*
~ Krankheit I51.9 *(Forts.)*
~~ bei *(Forts.)*
--- Thyreotoxikose E05.9† I43.8*
-- dilatativ I51.7
-- durch Meningokokken A39.5† I52.0*
-- fibroid I51.4
-- funktionell I51.8
--- psychogen F45.30
-- hyperkinetisch I51.8
-- hypertensiv I11.90
--- bei Schrumpfniere I13.90
--- benigne I11.90
--- maligne I11.90
--- mit Insuffizienz, Herz I11.00
---- mit Krise, hypertensiv I11.01
--- ohne Insuffizienz, Herz, mit Krise, hypertensiv I11.91
-- hyperthyreot E05.9† I43.8*
-- hypertonisch, mit Versagen, Niere I13.10
-- hypostatisch I51.8
-- ischämisch I25.9
--- akut I24.9
--- chronisch I25.9
---- hypertonisch I25.9
--- in der Familienanamnese Z82
-- kardiopulmonal I27.9
-- kongenital
--- Mutter, mit Schädigung, Fetus/Neugeborenes (Zustände unter Q20–Q24) P00.3
--- und Diabetes, bei Hypoplasie, Pankreas Q87.8
-- kongestiv I50.01
-- koronar I25.19
--- akut I24.9
--- chronisch I25.19
--- mit
---- Aneurysma, Ventrikel I25.3
---- Funktion, linksventrikulär, eingeschränkt I25.19
-- kyphoskoliotisch I27.1
-- kyphotisch I27.1
-- mit
--- Hypertonie
---- bei Schwangerschaft, bereits vorher bestehend O10.1
---- benigne I11.90
--- Ödem, Lunge, akut I50.14
-- mütterlich, mit Schnittentbindung a.n.k. O99.4
-- panvalvulär I08.9
-- psychogen F45.30
-- pulmonal I27.9
--- akut I26.0
--- chronisch I27.9
-- rheumatisch
--- akut I01.9
--- chronisch I09.9
--- Mutter, mit Schädigung, Fetus/Neugeborenes (Zustände unter I05–I09) P00.3
-- sklerotisch I25.10 ▶

Herz *(Forts.)*
~ Krankheit I51.9 *(Forts.)*
–– skoliotisch I27.1
–– syphilitisch A52.0† I52.0*
–– thyreotoxisch E05.9† I43.8*
–– valvulär I38
–– zyanotisch I24.9
––– angeboren Q24.9
– Krise I50.9
– künstlich
–– Entzündung T82.7
–– Infektion T82.7
–– mit Komplikation T82.9
––– mechanisch T82.5
–– Vorhandensein Z95.80
– Lageanomalie, angeboren a.n.k. Q24.8
– Lazeration S26.88
–– mit Hämoperikard S26.0
– Leckage, durch Herzklappenprothese T82.0
– linksventrikulär, Funktion, eingeschränkt I50.19
– Malposition Q24.8
– Myom D15.1
– nervös F45.30
– Neuropathie, diabetisch E14.40† G99.08*
– Neurose F45.30
– Obstruktion, mechanisch, durch Herzklappenprothese T82.0
– Ödem I50.01
– Ossifikation I51.5
– Palpitationen R00.2
– Paralyse I50.9
– Perforation, durch Herzklappenprothese T82.0
– Prellung S26.81
– Protrusion, durch Herzklappenprothese T82.0
– Rasen R00.0
– Rheumatismus I09.9
– Rissverletzung
–– mit Eröffnung, Herzhöhle S26.83
–– ohne Eröffnung, Herzhöhle S26.82
– Ruptur I21.9
–– Arterie I21.9
–– Blutgefäß I21.9
–– traumatisch S26.88
– Schaden I51.9
– Schmerzen R07.2
–– psychogen F45.40
– Schwäche I50.9
– Schwiele, Hinterwand I25.29
– senil R54
– Septum
–– atrioventriculare, Defekt a.n.k. Q21.2
–– interatriale, Defekt a.n.k. Q21.1
–– interventriculare, Defekt a.n.k. Q21.0
– Sklerose I25.19
– Spasmus I20.1
– Spender Z52.7
– Stauung I50.01
– Stauungsinsuffizienz I50.01
–– hypertensiv, mit Krankheit, Niere I13.00
– Steatose I51.5 ►

Herz *(Forts.)*
– Stichwunde, traumatisch S26.88
–– mit Hämoperikard S26.0
– Stillstand I46.9
–– bei
––– Abort, ärztlich, misslungen O07.3
––– chirurgischem Eingriff T81.8
–– beim Neugeboren P29.1
–– durch
––– Anästhesie, während
–––– Entbindung O74.2
–––– Schwangerschaft O29.1
––– Anästhesie im Wochenbett O89.1
–– Komplikation, bei Abort, misslungen O07.8
–– mit Wiederbelebung, erfolgreich I46.0
–– nach
––– geburtshilflicher Maßnahme, (einschließlich Entbindung) O75.4
––– Schnittentbindung O75.4
–– ohne erfolgreiche Wiederbelebung I46.9
–– postoperativ I97.89
––– Langzeitwirkung nach Herzoperation I97.1
– Störung
–– Erregungsleitung I45.9
–– psychogen F45.30
–– Rhythmus, ventrikulär I49.8
– Stolpern I49.9
– Striktur I51.9
– Synkope R55
– Syphilis, konnatal A50.5† I52.0*
– Tätigkeit, irregulär I49.9
– Tamponade I31.80
– Thrombose, nach Myokardinfarkt, akut I23.6
– Tophus M10.09† I43.8*
– Transplantation, Zustand nach Z94.1
– Transposition Q24.0
–– mit Inversion, Eingeweide, vollständig Q89.3
– Tuberkulose A18.8† I43.0*
– und Niere
–– Insuffizienz, bei Hypertonie
––– kardiorenal I13.20
––– kardiovaskulär I13.20
––– renal I13.20
–– Krankheit, hypertensiv I13.90
––– mit
–––– Herz, und Niere, Insuffizienz, mit Krise, hypertensiv I13.21
–––– Insuffizienz
––––– Herz I13.00
–––––– mit Krise, hypertensiv I13.01
–––––– und Niere I13.20
––––– Niere I13.10
–––––– mit Krise, hypertensiv I13.11
– univentrikulär Q20.4
– Unterentwicklung Q24.8
– Verfettung I51.5
– Verformung, angeboren Q24.8
– Vergrößerung I51.7
– Verlagerung
–– durch Herzklappenprothese T82.0
–– erworben I51.8 ►

H

Herz *(Forts.)*
~ Verlagerung *(Forts.)*
-- kongenital Q24.8
- Verletzung S26.9
-- mit Hämoperikard S26.0
- Versagen I50.9
-- akut I50.9
-- bei Operation T81.8
-- beim Neugeborenen P29.0
-- durch
--- Anästhesie, während Entbindung O74.2
--- Anästhesie im Wochenbett O89.1
--- Herzprothese I97.1
--- Stauung I50.01
-- hypertensiv I11.00
-- kongenital P29.0
-- kongestiv I50.01
-- mechanisch, durch Herzklappenprothese T82.0
-- nach
--- geburtshilflicher Maßnahme (einschließlich Entbindung) O75.4
--- operativem Eingriff I97.89
--- Schnittentbindung O75.4
-- postoperativ I97.89
-- rheumatisch I09.9
-- senil I50.9
-- thyreotoxisch E05.9† I43.8*
- Vierklappenkrankheit I08.9
- Vitium I38
- Wassersucht I50.01
- Zerreißung S26.88
Herz-Hand-Syndrom Q87.2
- Typ
-- 1 Q87.2
-- 2 Q87.2
-- 3 Q87.2
- vom slowenischen Typ Q87.2
Herz-Kreislauf-Beschwerden I51.6
- funktionell I51.6
- nervös F45.30
Herz-Kreislauf-Insuffizienz I50.9
Herz-Kreislauf-Krankheit I51.6
- atherosklerotisch I25.0
- kongenital, mit Schwangerschaft O99.8
Herz-Kreislauf-Neurose F45.30
Herz-Kreislauf-Stillstand I46.9
- vor Aufnahme ins Krankenhaus U69.13! *[nur Zusatzkode!]*
Herz-Kreislauf-System
- Deformität, angeboren Q28.9
- Gumma A52.0† I98.0*
- Organneurose F45.30
Herz-Kreislauf-Versagen I50.9
Herz-Lungen-Syndrom, durch Hantavirus B33.4† J17.1*
Herz-Lungen-Transplantat
- Abstoßung T86.3
- Versagen T86.3
Herz-Lungen-Versagen R09.2
Herzanfall I51.6
Herzangst F45.2
Herzanomalien-Heterotaxie-Syndrom Q28.88
Herzband, Anomalie Q24.8
Herzbeutel
- Blutung I31.2
- Entzündung, bei Tuberkulose A18.8† I32.0*
- Karzinom C38.0
- Krankheit, chronisch, rheumatisch I09.2
- Ruptur I21.9
- Tamponade I31.80
- Verklebung, chronisch, rheumatisch I09.2
- Verwachsung, chronisch, rheumatisch I09.2
Herzfalte, Anomalie Q24.8
Herzfehler, kongenital, bei Hirnfehlbildung, und Polydaktylie, postaxial Q87.8
Herzfehler-Syndrom, Polysyndaktylie- Q87.8
Herzfrequenz
- abnorm a.n.k. R00.8
- beschleunigt R00.0
- fetal
-- abnorm P20.9
--- mit Mekonium, im Fruchtwasser, mit Komplikation, Entbindung O68.2
-- unregelmäßig, als Entbindungskomplikation O68.0
- Verlangsamung R00.1
Herzfunktion, Störung I51.8
- durch Herzprothese I97.1
- postoperativ I97.89
Herzgefäß
- Arteriosklerose I25.11
- Krankheit I25.9
-- chronisch I25.9
- Sklerose I25.19
Herzglykoside
- Allergie T88.7
- Überempfindlichkeit T88.7
Herzhöhle, Anomalie Q20.9
Herzimplantat
- Embolie T82.8
- Fibrose T82.8
- mit
-- Blutung T82.8
-- Komplikation T82.9
-- Schmerzen T82.8
- Stenose T82.8
- Thrombose T82.8
Herzinnenhaut, Entzündung I38
Herzjagen, anfallsweise I47.9
Herzkammer
- Anomalie Q20.8
- Apoplexie I21.9
- Flimmern I49.0
- Thrombose I51.3
-- alt I51.3
-- Komplikation, akut, nach Myokardinfarkt, akut I23.6
Herzkammerscheidewand, Defekt Q21.0
Herzkammerseptum
- Agenesie Q20.4
- Anomalie Q21.0

Herzklappe
– Agenesie a.n.k. Q24.8
– akzessorisch a.n.k. Q24.8
– Aneurysma, rheumatisch I09.1
– Anomalie a.n.k. Q24.8
– Atresie a.n.k. Q24.8
– Deformität, angeboren Q24.8
– Degeneration, rheumatisch I09.1
– Dysplasie, kongenital Q24.8
– Endokarditis I38
– Entwicklung, fehlerhaft, kongenital Q24.8
– Entzündung I38
–– akut I33.9
––– rheumatisch I01.1
–– chronisch, rheumatisch I09.1
–– syphilitisch A52.0† I39.8*
– Fehler I38
–– rheumatisch I09.1
– Fibrose I38
– Hypertrophie I38
– Insuffizienz I38
–– kongenital Q24.8
–– nichtrheumatisch I38
–– rheumatisch I09.1
––– chronisch I09.1
– Krankheit I38
–– akut I33.9
–– chronisch, arteriosklerotisch I38
– künstlich, Vorhandensein Z95.2
– mehrere, Krankheit I08.9
– Stenose I38
–– chronisch, rheumatisch I09.1
–– nichtrheumatisch I38
–– rheumatisch I09.1
– Striktur, kongenital a.n.k. Q24.8
– Ulkus I33.0
– Verformung, angeboren Q24.8
– xenogen, Vorhandensein Z95.3
– Zipfel
–– akzessorisch a.n.k. Q24.8
–– Fensterung a.n.k. Q24.8
–– Fusion a.n.k. Q24.8
Herzklappenprothese
– Fehllage T82.0
– mit
–– Entzündung T82.6
–– Komplikation T82.9
––– mechanisch T82.0
– Vorhandensein Z95.2
Herzklappentransplantat Z95.4
– mit Komplikation T82.9
Herzklopfen R00.2
Herzkranzarterie, Atherosklerose I25.19
Herzkranzgefäß
– Atherosklerose I25.19
– Sklerose I25.19
Herzleistung, Schwäche I50.9
– akut I50.9
Herzmuskel
– Anomalie Q24.8 ►

Herzmuskel *(Forts.)*
– Atrophie I51.5
–– braun I51.5
– Degeneration I51.5
– Entzündung I51.4
–– akut I40.9
– Erkrankung I51.5
– Hypertrophie I51.7
– Infarkt I21.9
– Insuffizienz I50.9
–– chronisch I50.9
– Krankheit I51.5
–– chronisch, rheumatisch I09.9
– Nekrose I21.9
– Schaden, dekompensiert I50.9
– Schwäche
–– dekompensiert I50.9
–– im Alter I50.9
– Tuberkulose A18.8† I41.0*
– Veränderung I42.9
– Versagen I50.9
Herzmuskelfasern, Nekrose I21.9
Herzmuskelzellen, Nekrose I21.9
Herzohr
– Anomalie Q20.8
– Defekt, Herzseptum, erworben I51.0
– doppelt Q20.8
– Thrombose I51.3
–– alt I51.3
–– Komplikation, akut, nach Myokardinfarkt, akut I23.6
Herzohrseptum, Defekt, erworben, alt I51.0
Herzphobie F45.2
Herzprothese
– Embolie T82.8
– Fibrose T82.8
– mit
–– Blutung T82.8
–– Komplikation T82.9
–– Schmerzen T82.8
– Stenose T82.8
– Thrombose T82.8
Herzrhythmus
– Anomalie, fetal, Betreuung, Schwangere O36.3
– Störung I49.9
–– beim Neugeboren P29.1
–– durch Nebenwirkung, medikamentös T46.9
–– fetal, Komplikation, Entbindung O68.0
–– funktionell I49.9
–– in der Eigenanamnese Z86.7
–– psychogen F45.30
–– tachykard I49.9
Herzschatten, abnorm R93.1
Herzschlag
– abnorm R00.8
– Beschleunigung R00.0
– fetal, abnorm P20.9
– Störung R00.8
– unangenehm empfunden R00.2
– Verlangsamung R00.1

Herzschrittmacher
- Aggregat, Wechsel Z45.00
- Anpassung Z45.00
- Batterie, Kontrolle Z45.00
- Handhabung a.n.k. Z45.00
- implantiert
-- Batterieerschöpfung T82.1
-- Dysfunktion T82.1
-- Infektion T82.7
- Kontrolle Z45.00
- mit Komplikation T82.9
- Versorgung mit Z45.00
- Vorhandensein Z95.0
- wandernd I49.8
Herzsekundentod I46.1
Herzseptum
- Anomalie Q21.9
- Defekt Q21.9
-- erworben I51.0
--- Herzohr I51.0
--- Kammer I51.0
--- Vorhof I51.0
- Deformität, angeboren Q21.9
- Verschluss, mangelhaft, kongenital Q21.9
Herzspitze
- Spaltung Q24.8
- Thrombose I51.3
-- alt I51.3
Herzstimulator, elektronisch, mit Komplikation T82.9
Herzsyndrom, hyperkinetisch I51.8
Herztod I46.9
- plötzlich I46.1
Herzton
- Alteration, fetal, Betreuung, Schwangere O36.3
- Spaltung R01.2
Herztransplantat Z94.1
- Abstoßung T86.2
- Embolie T82.8
- Fibrose T82.8
- mit
-- Blutung T82.8
-- Komplikation T82.9
-- Schmerzen T82.8
- Stenose T82.8
- Thrombose T82.8
- Versagen T86.2
Herzventrikel
- Aneurysma I25.3
- Anomalie Q20.8
- Hypertrophie I51.7
- Infarkt I21.9
- links, Entwicklung, fehlerhaft, kongenital Q24.8
-- bei Linksherzsyndrom, hypoplastisch Q23.4
Herzventrikelseptumdefekt Q21.0
Herzvorhof
- Anomalie Q20.8
- Apoplexie I21.9
- Dilatation I51.7
- doppelt Q20.8 ▶
Herzvorhof *(Forts.)*
- Thrombose I51.3
Herzvorhofseptum
- Agenesie Q21.1
- Anomalie Q21.1
- Defekt Q21.1
Herzwand
- Aneurysma I25.3
-- akut I21.9
-- Komplikation, akut, nach Myokardinfarkt, akut I23.3
- Ruptur
-- mit Hämoperikard, nach Myokardinfarkt, akut I23.0
-- ohne Hämoperikard, Komplikation, akut, nach Myokardinfarkt, akut I23.3
Heterochrom
- Katarakt H26.2
- Uveitis H20.8
- Zyklitis H20.8
Heterochromatin, Marker- Q95.4
Heterochromie Q13.2
- bei
-- Iritis H20.8
-- Uveitis H20.8
- durch Fremdkörper, nichtmagnetisch, metallisch, verblieben H44.7
- Haar L67.1
- Iris, erworben H21.2
- kongenital Q13.2
- mit Katarakt H26.2
Heterochromiezyklitis, Fuchs- H20.8
- mit Sekundärglaukom H40.4
Heterolog, Insemination Z31.1
Heteronym, Hemianopsie H53.4
Heteropagus Q89.4
Heterophorie H50.5
Heterophyiasis B66.8
- Dünndarm B66.8
Heteroplasie, ossär, progressiv M61.59
Heterosexuell, Pseudopubertät, weiblich, vorzeitig E25.8
Heterotaxie Q89.3
Heterotaxie-Syndrom, Herzanomalien- Q28.88
Heterotop, Rhythmus I49.8
Heterotopie
- Band-, subkortikal Q04.3
- nodulär, periventrikulär Q04.8
- spinal Q06.8
- zerebral Q04.8
Heterotropie H50.4
- intermittierend H50.3
- vertikal H50.2
Heterozygot
- Hämoglobin S D57.3
- Hyperlipoproteinämie, Typ IIa E78.0
- Sichelzellenkrankheit D57.3
Heubner-Herter-Krankheit K90.0
Heubner-Krankheit A52.0† I68.1*
Heubner-Syndrom, Schilder-Foix- G37.0
Heuck-Assmann-Anämie D64.8

Heufieber
– durch Allergen, ausgenommen Pollen J30.3
– mit Rhinitis J30.1
Heuschnupfen J30.1
– mit
–– Asthma bronchiale J45.09
–– Konjunktivitis H10.1
Hexadaktylie Q69.9
Hexenmilch P83.4
Hexenschuss M54.5
– durch Verlagerung, Bandscheibe M51.2
Hexokinase
– Defekt, mit Anämie D55.2
– Mangel, mit Anämie D55.2
–– nichtsphärozytär, hämolytisch D55.2
Hexosaminidase A, Mangel E75.0
Heyd-Syndrom K76.7
HFM[Hand-Fuß-Mund]-Exanthem B08.4
HFmrEF [Herzinsuffizienz mit geringgradig eingeschränkter linksventrikulärer Ejektionsfraktion] I50.19
HFpEF [Herzinsuffizienz mit erhaltener linksventrikulärer Ejektionsfraktion] I50.19
HFrEF [Herzinsuffizienz mit reduzierter linksventrikulärer Ejektionsfraktion] I50.19
HG – s. Handgelenk
HHH-Syndrom [Hyperornithinämie mit Hyperammonämie und Homozitrullinämie] E72.4
HHK [Hypertensive Herzkrankheit] I11.90
HHML [Hemihyperplasie-multiple-Lipomatose-Syndrom] Q87.3
HHRH [Hereditäre hypophosphatämische Rachitis mit Hyperkalziurie] E83.30 E83.58
HHT [Hereditäre hämorrhagische Teleangiektasie] I78.0
Hiatus oesophageus
– Hypertrophie, kongenital Q79.1
– mit Verlagerung, Kardia Q40.1
Hiatusgleithernie K44.9
Hiatushernie K44.9
– abdominal K44.9
– angeboren Q40.1
– axial K44.9
– mit
–– Einklemmung K44.0
–– Gangrän K44.1
– thorakal K44.9
Hiatusinsuffizienz K44.9
Hibernom D17.9
Hidradenitis L73.2
– Achselhöhle L73.2
– suppurativa L73.2
Hidradenokarzinom C44.9
Hidradenom – s.a. Neubildung, Haut, gutartig D23.9
– klarzellig D23.9
– nodulär – s.a. Neubildung, Haut, gutartig D23.9
– papillär D23.9
Hidrotisch, Dysplasie
– ektodermal Q82.8
–– Typ Christianson-Fourie Q82.8
–– Typ Halal Q82.8
Hidrozystom D23.9
HIDS [Hyperimmunoglobulin-D-Syndrom] D89.8
HIE [Hypoxisch-ischämische Enzephalopathie], beim Neugeborenen P91.6
HIES [Hyperimmunglobulin E-Syndrom]
– autosomal-dominant D82.4
– autosomal-rezessiv D82.4
–– durch Defizienz, TYK2 D82.4
Higashi-Krankheit, Chediak- E70.3
Higashi-Syndrom
– Chediak- E70.3
– Chédiak-, atypisch E70.3
– Chediak-Steinbrinck- E70.3
High-ceiling-Diuretika, Vergiftung T50.1
High-density-Lipoprotein, Mangel E78.6
High-Output-Insuffizienz, Herz I50.9
HIG$_{M}$ [Hyper-IgM-Syndrom]
– mit opportunistischer Infektion D80.5
– Typ 4 D80.5
Hilär
– Cholangiokarzinom C24.0
– Lymphknoten, Tuberkulose A16.3
–– primär A16.7
– Lymphom C85.9
– Tumor D27
Hilfsbedürftigkeit, durch Mobilität, eingeschränkt Z74.0
Hilfsmittel
– Anpassung a.n.k. Z46.9
– orthopädisch
–– Anpassung Z46.7
–– Versorgung mit Z46.7
Hilusdrüse, Tuberkulose A16.3
Hiluslipomatose E88.29
Hiluslymphknoten
– Hypertrophie R59.0
– Metastase C77.1
– Tuberkulose A16.3
–– bakteriologisch oder histologisch gesichert A15.4
–– primär
––– bakteriologisch oder histologisch gesichert A15.7
––– progressiv A16.7
Hiluslymphomsyndrom, bilateral [Löfgren-Syndrom] D86.8
Hiluszelltumor D27
Himbeermal Q82.5
Hindernis, Geburt O66.9
– durch
–– Abnormität
––– Perineum O65.5
––– Vagina O65.5
––– Vulva O65.5
–– Anomalie
––– Becken, mütterlich O65.9 ►

H

Hindernis, Geburt O66.9 *(Forts.)*
~ durch *(Forts.)*
~~ Anomalie *(Forts.)*
--- Beckenorgane, mütterlich O65.5
--- fetal O66.3
--- Uterus O65.5
--- Zervix O65.5
-- Anteversion
--- Cervix uteri O65.5
--- Uterus O65.5
-- Becken
--- allgemein verengt O65.1
--- android, mit Missverhältnis, fetopelvin O65.3
--- flach, mit Missverhältnis, fetopelvin O65.0
--- pithekoid, mit Missverhältnis, fetopelvin O65.0
-- Beckenendlage O64.1
-- Deformität
--- Becken O65.0
--- fetal O66.3
-- Disproportion, zephalopelvin O65.4
-- Distorsion, Lendenwirbelsäule, mit Missverhältnis, fetopelvin O65.0
-- Dystokie, Schulter O66.0
-- Einstellungsanomalie O64.9
--- kombiniert O64.5
-- Eintritt, Kopf, fehlend, in Beckeneingang O64.8
-- Fehlbildung, Beckenorgane, mit Schädigung, Fetus/Neugeborenes P03.1
-- Fetus
--- übermäßig groß O66.2
--- ungewöhnlich groß O66.2
-- Fibrom, Uterus O65.5
-- Fibromyom, Uterus O65.5
-- Fibrose, Perineum O65.5
-- Fußlage O64.1
-- Gesichtslage O64.2
-- Haltungsanomalie O64.9
-- Hinterhauptslage
--- hintere, konstant O64.0
--- vordere, konstant O64.0
-- Hydrozephalus, Fetus O66.3
-- Inkarzeration, Uterus, gravid O65.5
-- Kindslage
--- okzipitoiliakal, persistierend O64.0
--- okzipitosakral, persistierend O64.0
--- okzipitotransversal, persistierend O64.0
-- Kinnlage O64.2
-- Kontraktur, Becken, mit Missverhältnis, fetopelvin O65.1
-- Lageanomalie O64.9
-- Lateroversion
--- Cervix uteri O65.5
--- Uterus O65.5
-- Meningomyelozele, fetal O66.3
-- Narbe
--- Cervix uteri O65.5
--- Zervix O65.5
-- Nichteinstellen, Kopf, kindlich O64.8 ▶

Hindernis, Geburt O66.9 *(Forts.)*
~ durch *(Forts.)*
-- Polyp
--- Cervix uteri O65.5
--- Uterus O65.5
-- Prolaps
--- Arm O64.4
--- Bein O64.1
--- Hand O64.4
--- Uterus O65.5
-- Querlage O64.4
-- Querstand, tief O64.0
-- Rektozele O65.5
-- Retroversio uteri O65.5
-- Retroversion
--- Cervix uteri O65.5
--- Uterus O65.5
-- Rigidität
--- Beckenboden O65.5
--- Cervix uteri O65.5
--- Perineum O65.5
--- Vagina O65.5
--- Vulva O65.5
-- Schräglage O64.4
-- Schulterlage O64.4
-- Skoliose, Becken, mit Missverhältnis, fetopelvin O65.0
-- Spondylolyse, lumbosakral O65.8
-- Spondylose, mit Missverhältnis, fetopelvin O65.0
-- Steiß-Fuß-Lage O64.1
-- Steißlage O64.1
-- Stenose O65.5
--- Cervix uteri O65.5
--- Vagina O65.5
-- Stirnlage O64.3
-- Teratom, Steiß, fetal O66.3
-- Trichterbecken, mit Missverhältnis, fetopelvin O65.3
-- Tumor
--- Becken a.n.k. O65.5
--- Cervix uteri O65.5
--- Fetus O66.3
--- Perineum O65.5
--- Uterus, in der Schwangerschaft O65.5
--- Vagina, in der Schwangerschaft O65.5
--- Vulva, in der Schwangerschaft O65.5
-- Uterus bicornis O65.5
-- Uterus duplex O65.5
-- Vagina, rigide O65.5
-- Verengung
--- Beckenausgang, und Beckenmitte O65.3
--- Beckeneingang O65.2
-- Verformung, Lendenwirbelsäule, mit Missverhältnis, fetopelvin O65.0
-- Verlagerung, Uterus a.n.k. O65.5
-- Vorfall, Bein O64.1
-- Vulva, rigide O65.5
-- Zwillinge
--- festsitzend O66.1
--- verhakt O66.1 ▶

Hindernis, Geburt O66.9 *(Forts.)*
~ durch *(Forts.)*
–– Zyste
––– Becken O65.5
––– Ovar O65.5
–– Zystozele O65.5
– mit Schädigung, Fetus/Neugeborenes P03.1
Hines-Syndrom, Sommer- Q73.8
Hinken, intermittierend I73.9
– syphilitisch A52.0† I79.8*
Hinman-Syndrom N32.8
Hinterbliebener Z63
– einzeln Z63
Hintere/er/es – s. Art der Krankheit
Hinterhauptbein, Fraktur S02.1
Hinterhauptgegend
– Kopfhaut, behaart, Verletzung S09.9
– Prellung S00.05
Hinterhauptlappen, Verletzung S06.8
Hinterhauptslage
– hintere
–– Betreuung, Schwangere O32.8
–– konstant, Hindernis, Geburt O64.0
–– mit Entbindung O64.0
–– persistierend, mit Schädigung, Fetus/Neugeborenes P03.1
– vordere
–– Betreuung, Schwangere Z34
–– konstant, Hindernis, Geburt O64.0
Hinterhornsyndrom S24.12
Hinterstrang
– Degeneration G95.88
– Sklerose A52.1
–– tabisch A52.1† G32.8*
– Syphilis, sklerosierend A52.1† G32.8*
Hinterstrangataxie, mit Retinitis pigmentosa G11.1
Hinterwand
– Aneurysma I25.3
– Infarkt
Herz I21.1
–– Myokard
––– akut I21.1
–––– transmural I21.1
––– rezidivierend I22.1
– Ischämie I24.0
– Schwiele, Herz I25.29
Hinterwandseptum, Schwiele I25.29
Hiob-Syndrom D82.4
Hippus pupillae H57.0
Hirn – s. Gehirn (und zusammengesetzte Begriffe)
Hirn-Lunge-Schilddrüsen-Syndrom E03.1† G25.5 J99.8*
Hirnarterie
– Agenesie Q28.38
– Aneurysma I67.10
–– Ruptur I60.7
–– syphilitisch, Ruptur A52.0† I68.8*
–– zerebral, rupturiert I60.7
– Atheromatose I67.2 ►

Hirnarterie *(Forts.)*
– Blutung, subarachnoidal I60.7
– Embolie I66.9
– Spasmus G45.99
– Striktur, kongenital Q28.38
– Thrombose I66.9
– Verschluss I66.9
Hirnbasis, Aneurysma I67.10
Hirnbasisarterie
– Aneurysma I67.10
– Angiom D18.02
Hirndruck
– Blutung, Compressio cerebri, bei Schädelhirnverletzung, gedeckt, schwer S06.21 S01.83!
– Steigerung G93.2
–– benigne G93.2
Hirnfehlbildung, mit Herzfehler, kongenital, und Polydaktylie, postaxial Q87.8
Hirnfunktion, Ausfall, irreversibel G93.88
Hirngefäß
– Aneurysma
–– arteriovenös, nichtrupturiert, angeboren Q28.20
–– nichtrupturiert, angeboren Q28.30
– Embolie I66.9
– Endarteriitis obliterans, syphilitisch A52.0† I68.1*
– Fehlbildung
–– angeboren Q28.39
–– arteriovenös Q28.29
– Krankheit I67.9
–– mit Degeneration, Gehirn I67.9† G32.8*
–– okklusiv I66.9
–– Spätfolge I69.8
– Ruptur I61.9
– Sklerose I67.2
Hirngefäßsyndrom, bei zerebrovaskulären Krankheiten a.n.k. I67.9† G46.8*
Hirnhaut – s. Meningen
Hirnnerv
– I
–– Störung G52.0
–– Verletzung S04.8
– II
–– Atrophie H47.2
–– Neuritis H46
–– Störung a.n.k. H47.0
– III
–– Atrophie H49.0
–– Degeneration H49.0
–– Neuralgie H49.0
–– Neuritis H49.0
–– Störung a.n.k. H49.0
–– Verletzung S04.1
– IV
–– Atrophie H49.1
–– Degeneration H49.1
–– Neuralgie H49.1
–– Neuritis H49.1
–– Störung a.n.k. H49.1
–– Verletzung S04.2 ►

H

Hirnnerv *(Forts.)*
– V
–– Ganglionitis G50.0
–– Störung G50.9
–– Verletzung S04.3
– VI
–– Atrophie H49.2
–– Degeneration H49.2
–– Neuralgie H49.2
–– Neuritis H49.2
–– Störung a.n.k. H49.2
–– Verletzung S04.4
– VII
–– Lähmung G51.0
–– Neuritis G51.8
––– durch Geburtsverletzung P11.3
–– Störung a.n.k. G51.9
–– Verletzung S04.5
– VIII
–– Anomalie Q07.8
–– Atrophie H93.3
–– Neuritis H93.3
––– syphilitisch A52.1† H94.0*
–– Störung H93.3
–– Verletzung S04.6
– IX
–– Störung G52.1
–– Verletzung S04.8
– X
–– Affektion G52.2
–– Störung G52.2
–– Verletzung S04.8
– XI
–– Störung G52.8
–– Verletzung S04.7
– XII
–– Störung G52.3
–– Verletzung S04.8
– Atrophie G52.9
– Beteiligung, bei Verletzung, Gehirn S09.7
– Degeneration G52.9
– Geburtsverletzung a.n.k. P11.4
– Krankheit G52.9
– Lähmung G52.9
–– multipel, bei
––– Infektionskrankheit a.n.k. B99† G53.1*
––– Krankheit, parasitär a.n.k. B89† G53.1*
––– Neubildung a.n.k. D48.9† G53.3*
––– Sarkoidose D86.8† G53.2*
–– syphilitisch A52.1† G53.8*
– Neurinom D33.3
– Paralyse
–– multipel G52.7
–– syphilitisch A52.1† G53.8*
––– multipel A52.1† G53.1*
– Parese, multipel G52.7
– Syphilis A52.1† G53.8*
–– mit Lähmung, multipel A52.1† G53.1*
– Tumor
–– benigne D33.3
–– maligne C72.5 ►

Hirnnerv *(Forts.)*
– Verletzung S04.9
–– Folgen T90.3
Hirnorganisch
– Anfall R56.8
– Ausfall G93.88
– Psychose F06.8
– Psychosyndrom F06.9
– Schwindel H81.4
– Syndrom F06.9
–– mit Delirium
––– akut F05.9
––– subakut F05.9
Hirnrinde
– Atrophie G31.9
– Blutung I61.1
– Defekt, angeboren Q04.8
– Prellung S06.31
–– diffus S06.21
–– umschrieben S06.31
Hirnschlag I64
Hirnsinus, Thrombose G08
– septisch G08
Hirnstamm
– Astrozytom C71.7
– Blutung I61.3
–– intrazerebral I61.3
– Einklemmung G93.5
– Erkrankung G93.9
– Gliom C71.7
– Herniation G93.5
– Infarkt I63.9
– Insult I64
– Ischämie I67.88
– Kompression G93.5
– Multiple Sklerose G35.9
– Tumor D43.1
– Verlagerung, kaudal, angeboren Q04.8
– Verletzung S06.9
Hirnstammdysgenesie-Syndrom, Athabasken- Q87.8
Hirnstammsyndrom I67.9† G46.3*
Hirnstammzeichen R29.8
Hirnsubstanz, Defekt, angeboren Q04.3
Hirntod R99
– dissoziiert G93.88
Hirntrauma, Schädel- S06.9
– 1. Grades S06.0
– geschlossen S06.9
– offen S06.9
Hirnvene
– Agenesie Q28.38
– Thrombose G08
–– bei Schwangerschaft O22.5
–– im Wochenbett O87.3
–– nichteitrig I67.6
Hirnvenensinus, Aneurysma I67.10
Hirnventrikel
– Ableitung Z98.2
– Dilatation, kongenital Q04.8 ►

Hirnventrikel *(Forts.)*
– dritter
–– Epidermoidzyste G93.0
–– Zyste, angeboren Q04.6
– Karzinom C71.5
– Shunt, kommunizierend Z98.2
– Verschluss a.n.k. G91.1
– vierter, Plexus chorioideus, Papillom D33.1
Hirnversorgend
– Arterie, extrakraniell
–– Apoplexie
––– embolisch I63.1
––– thrombotisch I63.0
–– Embolie I65.9
–– Obstruktion I65.9
–– Stenose I65.9
––– mit Infarkt, Gehirn I63.2
–– Striktur I65.9
–– Thrombose I65.9
–– Verengung, bilateral I65.3
–– Verschluss I65.9
––– bilateral I65.3
––– mit Infarkt, Gehirn I63.2
––– multipel I65.3
– Gefäß
–– extrakraniell
––– Aneurysma
–––– angeboren Q28.10
–––– arteriovenös Q28.00
––– Fehlbildung
–––– angeboren Q28.19
–––– arteriovenös Q28.09
–– Stenose I66.9
Hirschfeld-Tumor, Birch- C64
Hirschfliegen-Fieber A21.9
Hirschhorn-Syndrom, Wolf- Q93.3
Hirschowitz-Syndrom, Groll- Q87.8
Hirschsprung-Krankheit Q43.1
– mit
Brachydaktylie, Typ D Q87.8
–– Ganglioneuroblastom Q43.1 C47.9
–– Megakolon Q43.1
–– Polydaktylie, und Schwerhörigkeit Q87.8
Hirsutismus L68.0
Hirt-Syndrom, Escher- H90.0
Hirudinae-Egel, Befall
– extern B88.3
– intern B83.4
Hirudiniasis
– externa B88.3
– interna B83.4
His-Bündel
– Leitungsunterbrechung I44.3
– Sklerose I44.3
– Tachykardie I47.1
Hiss-Russel-Dysenterie A03.1
Histamin, Schmerzen, Kopf G44.0
Histamin-H_2-Rezeptorantagonist
– Allergie T88.7
– Überempfindlichkeit T88.7
Histamin-H_2-Rezeptorenblocker, Vergiftung T47.0
Histaminähnlich, Syndrom T61.1
Histaminkephalgie G44.0
Histaminrefraktär, Achylie K31.88
Histidase, Mangel E70.8
Histidin, Stoffwechselstörung E70.8
Histidin-Ammoniak-Lyase, Mangel E70.8
Histidinämie E70.8
Histidinurie E70.8
Histidinurie-Syndrom, Nierentubulusdefekt- N15.8† E90*
Histiocytosis X C96.6
– chronisch C96.6
– multifokal C96.5
– pulmonal C96.5
– unifokal C96.6
Histiolymphozytär, Sarkom C85.9
Histiomonozytär, Leukämie C93.90
Histiozytär
– Leukämie C93.90
– Lymphom
–– echt C96.8
–– follikulär C82.2
–– nodulär C82.2
– Pannikulitis, zytophagisch M35.8
Histiozytärer Typ, Lymphom C85.9
Histiozyten, Tumor, Verhalten, unsicher D47.7
Histiozytisch
– Lymphom, diffus C83.9
– Retikulose, medullär C96.8
– Sarkom C96.8
Histiozytoid
– Hämangiom D18.00
– Kardiomyopathie I42.0
Histiozytom D23.9
– eruptiv, generalisiert D76.3
– fibrös D23.9
–– maligne, myxoid C49.9
maligne C49.9
– Retikulo- D76.3
– Riesenzellen-Retikulo- D76.3
Histiozytose D76.3
– bösartig C96.8
–– mit Arthropathie C96.8† M36.1*
– Langerhans-Zellen a.n.k. C96.6
–– disseminiert, akut C96.0
–– multifokal
––– multisystemisch C96.0
––– unisystemisch C96.5
–– unifokal C96.6
– Lipoid- C96.6
–– essentiell E75.2
– Lympho-, hämophagozytär D76.1
– muzinös, progressiv, hereditär D76.3
– nodulär, progressiv D76.3
– Phagozyten, mononukleär a.n.k. D76.1
– progressiv, differenziert, akut C96.0
– Retikulo-, multizentrisch E78.88† M14.39*
– seeblau D76.3 ►

Histiozytose D76.3 *(Forts.)*
– Sinus- D76.3
–– mit Lymphadenopathie, massiv D76.3
– X
–– akut C96.0
–– multisystemisch C96.0
– Zellen, indeterminiert C96.4
– zephal, benigne D76.3
Histochromatosis L81.9
Histologisch
– Befund
–– abnorm a.n.k. R89.7
–– im Liquor, abnorm R83.7
–– Urin, abnorm R82.8
– gesichert
–– Epituberkulose A15.7
–– Ghon-Herd A15.7
Histoplasma
– capsulatum, Histoplasmose B39.4
–– disseminiert B39.38
– duboisii, Histoplasmose B39.5
Histoplasmose B39.9
– akut, mit Pneumonie B39.0† J17.2*
– bei Krankheit, durch HIV B20 B39.9
– chronisch, mit Pneumonie B39.1† J17.2*
– disseminiert, durch Histoplasma capsulatum B39.38
– durch Histoplasma
–– capsulatum B39.4
–– duboisii B39.5
– Lunge a.n.k. B39.2† J99.8*
–– akut B39.0† J99.8*
–– chronisch B39.1† J99.8*
Histrionisch, Störung, Persönlichkeit F60.4
Hittner-Syndrom, Hall- Q87.8
Hitze
– Apoplexie T67.0
– aufsteigend N95.1
– Ausschlag L74.0
– Auswirkungen T67.9
– Dermatitis L59.0
– Ekzem L59.0
– Ermüdung T67.6
–– passager T67.6
– Erschöpfung T67.5
–– anhydrotisch T67.3
–– durch Verlust, Salz T67.4
– Fieber T67.0
– fliegend N95.1
– Hyperpyrexie T67.0
– Kollaps T67.1
– Krampf T67.2
– Müdigkeit T67.6
– Ödem T67.7
– Ohnmacht T67.1
– Pyrexie T67.0
– Schaden T67.9
– Synkope T67.1
– Tetanie T67.2
– Urtikaria L50.2
– Wirkung T67.9
Hitzeanfall, nicht klimakterisch R68.8
Hitzeempfindung, Fehlen R20.8
Hitzeerschöpfung, durch Wasserverlust T67.3
Hitzefrieseln L74.0
Hitzewallungen N95.1
Hitzschlag T67.0
– mit Fieber T67.0
HIV [Humanes Immundefizienzvirus]
– Exposition Z20.6
– Infektion Z21
–– asymptomatisch Z21
–– therapiebedürftig B24
– Inkubation Z20.6
– Kontakt Z20.6
– Krankheit B24
–– bei
––– Geburt O98.7
––– Schwangerschaft O98.7
–– im Wochenbett O98.7
–– in der Familienanamnese Z83.1
–– mit
––– Abgeschlagenheit B23.8 R53
––– Abnahme, Gewicht B22 R64
––– Abnormität, respiratorisch B23.8 R06.88
––– Affektion, Zentralnervensystem B22† G94.8*
––– Agranulozytose B23.8 D70.3
––– Anämie B23.8 D64.9
–––– hämolytisch, erworben B23.8 D59.9
––– Arthritis
–––– eitrig B20 M00.99
–––– infektiös B20 M00.99
––– Ausschlag, Haut B23.8 R21
––– Blindheit B23.8 H54.0
––– Blutkrankheit B23.8 D75.9
––– Burkitt-Lymphom B21 C83.7
––– Candidiasis
–––– disseminiert B20 B37.88
–––– Mund B20 B37.0
––– Demenz B22† F02.4*
–––– organisch bedingt B22† F02.4*
–––– präsenil B22† F02.4*
––– Demyelinisation B22† G94.8*
––– Dermatomykose B20 B36.9
––– Dermatophytose [Dermatophytie] B20 B35.9
––– Diarrhoe B23.8 K52.9
–––– infektiös B20 A09.0
––– Drüse, geschwollen B23.8 R59.9
––– Dyspnoe B23.8 R06.0
––– Entwicklungsretardierung, beim Säugling B22 P05.9
––– Enzephalitis B22† G05.1*
––– Enzephalomyelitis B22† G05.1*
––– Enzephalopathie B22† G94.31*
––– Fieber B23.8 R50.9
––– Gastroenteritis
–––– infektiös B20 A09.0
–––– nichtinfektiös B23.8 K52.9
––– Gedeihstörung B22
––– Gelegenheitsmykose B20 B49 ►

HIV [Humanes Immundefizienzvirus] *(Forts.)*
~ Krankheit B24 *(Forts.)*
~~ mit *(Forts.)*
––– Hepatomegalie B23.8 R16.0
––– Herpes B20 B00.9
–––– simplex B20 B00.9
–––– zoster B20 B02.9
––– Histoplasmose B20 B39.9
––– Hyperhidrose B23.8 R61.9
––– Hypersplenismus B23.8 D73.1
––– Hypovolämie B23.8 E86
––– Immunstörung B23.8
––– Infektion B20 B99
–––– bakteriell a.n.k. B20 A49.9
–––– durch
––––– Candida B20 B37.9
––––– CMV [Zytomegalievirus] B20 B25.9
––––– Cryptosporidium B20 A07.2
––––– Herpesvirus B20 B00.9
––––– Isospora B20 A07.3
––––– Mycobacterium avium intracellulare B20 A31.0
––––– Papovavirus B20
––––– Pilz B20 B49
––––– Pneumocystis carinii B20 B48.5
––––– Toxoplasma gondii B20 B58.98
––––– Virus B20 B34.9
–––– multipel B20
–––– mykobakteriell B20 A31.9
–––– mykotisch B20 B49
–––– parasitär B20 B89
–––– tuberkulös B20 A16.9
––– Kachexie B22 R64
––– Kandidose B20 B37.9
–––– Haut, und Nagel B20 B37.2
–––– Lunge B20 B37.1
––– Kaposi-Sarkom B21 C46.9
––– Kokzidioidomykose B20 B38.9
––– Kokzidiose B20 A07.3
––– Krankheit
–––– durch
––––– Ernährungsmangel B22 E63.9
––––– Pilz B20 B49
–––– Haut B23.8 L98.9
–––– infektiös B20 B99
–––– Organ, blutbildend B23.8 D75.9
–––– parasitär a.n.k. B20 B99
–––– Speicheldrüse B23.8 K11.9
–––– Unterhautzellgewebe B23.8 L98.9
––– Kryptokokkose B20 B45.9
––– Kryptosporidiose B20 A07.2
––– Leukoenzephalitis, multifokal B22† G05.1*
––– Leukoplakie, Mundschleimhaut B23.8 K13.2
––– Lymphadenitis, akut B23.8 L04.9
––– Lymphadenopathie, generalisiert B23.8 R59.1
––– Lymphom B21 C85.9
––– Malabsorption, intestinal B23.8 K90.9
––– Mangelanämie B23.8 D53.9 ▶

HIV [Humanes Immundefizienzvirus] *(Forts.)*
~ Krankheit B24 *(Forts.)*
~~ mit *(Forts.)*
––– mehreren bösartigen Neubildungen B21
––– Meningitis, aseptisch B20 G03.0
––– Myelitis B23.8 G04.9
––– Myelopathie B23.8 G95.9
––– Mykose B20 B49
––– Neubildung, bösartig B21 C80.9
–––– Gewebe, blutbildend a.n.k. B21 C96.9
––– Neuralgie B23.8 M79.29
––– Neuritis B23.8 M79.29
––– Non-Hodgkin-Lymphom B21 C85.9
––– Pneumonie B20 J18.9
–––– durch
––––– Pneumocystis carinii B20 B48.5
––––– Virus B20 J12.9
–––– interstitiell, lymphoid B22 B48.5
––– Polyneuropathie B23.8 G62.9
––– Primärlymphom, Gehirn B21 C85.9
––– Psychosyndrom, organisch B23.8 F07.9
––– Radikulitis B23.8 M54.19
––– Retinitis B20 H30.9
–––– bakteriell B20† A49.9 H32.0*
–––– durch
––––– Candida B20† B37.88 H32.0*
––––– CMV [Zytomegalievirus] B20† B25.88 H32.0*
–––– mykotisch B20† B49 H32.0*
–––– viral B20† B34.9 H32.0*
––– Retinopathie B23.8 H35.0
––– Sarkom a.n.k. B21
–––– immunoblastisch B21 C83.3
–––– Retikulumzellen B21 C83.3
––– Sehvermögen, gering B23.8 H54.0
––– Sepsis B20 A41.9
––– Slow-Virus-Infektion B20 A81.9
––– Splenomegalie B23.8 R16.1
––– Störung
–––– hämatologisch B23.8
–––– Immunmechanismus B23.8
––– Strongyloidiasis B20 B78.9
––– Thrombozytopenie B23.8 D69.61
–––– sekundär B23.8 D69.58
––– Toxoplasmose B20 B58.98
––– Tuberkulose B20 A16.9
––– Veränderung, Gefäß, Retina B23.8 H35.0
––– Vergrößerung, Lymphknoten B23.8 R59.9
––– Wasting-Syndrom B22
––– Zytomegalie B20 B25.9
–– Status, asymptomatisch Z21
– Mikroangiopathie-Syndrom
–– Konjunktiva B23.8 M31.1
–– Retina B23.8 H35.0
HIV-Infektionssyndrom, akut B23.0
HIV-positiv Z21
– Ablatio retinae, bei Retinitis, durch CMV [Zytomegalievirus] B20† B25.88 H32.0*
HIV-Präexpositionsprophylaxe Z29.22
HIV-Test
– nichteindeutig, beim Kleinkind R75 ▶

H

HIV-Test *(Forts.)*
– positiv R75
HK [Herzkomplikation] – s.a. Herzkrankheit I51.9
HKS [Herz-Kreislauf-Stillstand] I46.9
HLHS [Hypoplastisches Linksherzsyndrom] Q23.4
HLP [Hyperlipoproteinämie], Typ III E78.2
HMC[Hypertelorismus, Mikrotie, Gesichtsspalten]-Syndrom Q87.0
HMPS [Hereditäres gemischtes Polyposis-Syndrom] D12.6
HMSN [Hereditäre motorisch-sensible Neuropathie] G60.0
HNCM [Hypertrophische nichtobstruktive Kardiomyopathie] I42.2
HNF1A, Defizienz, mit Hyperinsulinismus E16.1
HNF4A, Defizienz, mit Hyperinsulinismus E16.1
Hochdifferenziert, Liposarkom C49.9
Hochdruck I10.90
– arteriell I10.90
– essentiell, primär I10.90
– mit Krankheit, Herz I11.90
– Pfortader K76.6
– renoparenchymatös I15.10
Hochdruckflüssigkeiten
– Schaden T70.4
– Wirkung T70.4
Hochdruckspritz-Verletzung, industriell T70.4
Hochfieberhaft – s. Art der Krankheit
Hochgebirgspolyglobulie D75.1
Hochgradig
– Affektbereitschaft, in der Familie Z63
– Dysplasie
–– bei Neoplasie
––– Vagina, intraepithelial, III. Grades D07.2
––– Vulva, intraepithelial, III. Grades D07.1
––– zervikal, intraepithelial, III. Grades D06.9
–– Cervix uteri N87.2
–– Vagina N89.2
–– Vulva N90.2
– Schwachsinn F73.9
Hochlateral, Myokardinfarkt
– akut, transmural I21.2
– rezidivierend I22.8
Hochstand
– Harnblase N32.8
– Hoden Q53.9
– Kopf, einseitig, bei Periarthropathia humeroscapularis M75.0
– Schulter, angeboren Q74.0
– Zwerchfell, angeboren Q79.1
Hochtonschwerhörigkeit H91.9
– Innenohr, beidseitig H90.3
Hochtontaubheit H91.9
Hochwuchs E34.4
– konstitutionell E34.4
Hochwuchs-Gelenklaxität-Syndrom, Hydrozephalus- Q87.8
HOCM [Hypertrophische obstruktive Kardiomyopathie] I42.1

Hoden
– abdominal Q53.9
– Abszess N45.0
–– tuberkulös A18.1† N51.1*
– Adhäsion N50.8
– Agenesie Q55.0
– akzessorisch Q55.2
– Amputation, traumatisch S38.2
– Anomalie Q55.2
– Aplasie Q55.0
– Atrophie N50.0
– bei Kryptorchismus Q53.9
– Blutung N50.1
–– traumatisch S30.2
– Bruch K40.90
–– rezidivierend K40.91
– Chorionepitheliom C62.9
– Deformität
–– angeboren Q55.2
–– erworben N50.8
– Degeneration, postinfektiös N50.8
– deszendiert, Embryom C62.1
– Dysgenesie, bei plötzlichem Kindstod R95.9 Q55.2
– Dysplasie Q55.2
– Dystrophie N50.8
– Ektopie Q53.0
– Elephantiasis I89.05
– Embryom C62.9
– Entzündung N45.9
–– eitrig N45.0
– Fehlen
–– angeboren Q55.0
–– erworben Z90.7
– Fibrose N50.8
–– chronisch, syphilitisch A52.7† N51.1*
– flottierend Q55.2
– Funktionsstörung E29.9
– Furunkel N45.0
– Fusion Q55.1
– Gangrän N45.9
–– nichtinfektiös N50.8
– Geburtsverletzung P15.5
– Germinom C62.9
– Geschwulst D40.1
– Hämatom N50.1
–– durch Geburtsverletzung P15.5
– Hochstand Q53.9
– Hydrozele N43.3
– Hyperplasie N50.8
– Hypertrophie N50.8
– Hypoplasie Q55.1
– Hypotrophie N50.0
– Infektion N45.9
– inguinal Q53.9
– Insuffizienz E29.1
– Karbunkel N45.0
– Keimstrang, Stroma, Tumor C62.9
– Knoten D40.1
– Krankheit N50.9 ►

Hoden *(Forts.)*
– Leisten- Q53.9
–– beidseitig Q53.2
–– einseitig Q53.1
– maldeszendiert, Teratom C62.0
– Maldeszension Q53.9
– Mesotheliom C62.9
– Mischtumor D40.1
– Nekrose N50.8
– nichtdeszendiert, Embryom C62.0
– Ödem N50.8
– Pendel- Q55.2
– Phlegmone N45.0
– Prellung S30.2
– Quetschung S30.2
– Retention Q53.9
–– beidseitig Q53.2
–– einseitig Q53.1
– Schädigung, nichttraumatisch E29.9
– Schmerzen N50.8
–– psychogen F45.40
– Schwellung N50.8
–– knotig D40.1
–– posttraumatisch S39.9
– Seminom C62.9
– skrotal, Teratom C62.1
– Störung, Reifung Q55.8
– Syphilis A52.7† N51.1*
– Teratokarzinom C62.9
– Teratom C62.9
–– gutartig D29.2
–– reifzellig, adult, gutartig D29.2
–– unsicher D40.1
– Thrombose N50.1
– Torsion N44.0
– Trauma S39.9
– Tuberkulose A18.1† N51.1*
– Tumor D40.1
–– maligne C62.9
– Überfunktion E29.0
– Ulkus N50.8
– und Nebenhoden, Entzündung N45.9
– Unterfunktion E29.1
– Varikozele I86.1
– Venenkonvolut I86.1
– Verätzung T21.45
–– 1. Grades T21.55
–– 2. Grades T21.65
–– 3. Grades T21.75
–– Grad
––– 2a T21.65
––– 2b T21.95
– Verbrennung T21.05
–– 1. Grades T21.15
–– 2. Grades T21.25
–– 3. Grades T21.35
–– Grad
––– 2a T21.25
––– 2b T21.85
– Verlagerung, in Bauchraum Q53.9 ►

Hoden *(Forts.)*
– Verletzung S39.9
–– oberflächlich S30.9
– Verschmelzung Q55.1
– Wander- Q55.2
– Wunde, offen S31.3
– Zyste N50.8
Hodenparenchym, Blutung N50.1
Hodensack – s. Skrotum
Hodes-Syndrom, Ulbright- Q87.8
Hodgkin-Krankheit C81.9
– diffus, lymphozytenreich C81.4
– diffusfibrosierend, lymphozytenarm C81.3
– gemischtzellige Form C81.2
– lymphozytenarm C81.3
– lymphozytenreich C81.4
– mit Prädominanz, lymphozytär-histiozytär C81.0
– nodulär, lymphozytenreich C81.4
– nodulärsklerosierend
–– gemischtzellig C81.1
–– lymphozytenarm C81.1
–– lymphozytenreich C81.1
–– synzytial C81.1
–– zelluläre Phase C81.1
– retikulär, lymphozytenarm C81.3
Hodgkin-Lymphom C81.9
– bösartig C81.9
– klassisch C81.7
–– gemischtzellig C81.2
–– lymphozytenarm C81.3
––– diffusfibrosierend C81.3
––– retikulär C81.3
–– lymphozytenreich C81.4
–– nicht typisiert C81.7
–– nodulärsklerosierend C81.1
––– Grad
–––– 1 C81.1
–––– 2 C81.1
– nodulär, lymphozytenprädominant C81.0
– und Non-Hodgkin-Lymphom, Kombinations-lymphom C81.9 C85.9
– zerebral C81.9
Hodgkin-Paragranulom C81.0
Hodgkin-Sarkom C81.3
Höcker
– Darwin- Q17.8
– Fuß M89.47
– Nase Q67.4
– Niere Q63.8
– Prostata N42.8
Höhe, groß
– Ödem, Lunge T70.2
– Wirkung a.n.k. T70.2
–– Nebenhöhle T70.1
–– Ohr T70.0
Höhenangst F40.2
Höhenkrankheit T70.2
Höhenpolyglobulie D75.1
Höhenschielen H50.2
Hörbar, Tinnitus H93.1

Hördefekt H91.9
Hörempfindung, abnorm H93.2
Hörgerät
– Anpassung Z46.1
– Versorgung mit Z46.1
Hörminderung H91.9
– zentral-neural H90.5
Hörnerv
– Neuritis H93.3
– Störung H93.3
– Syphilis A52.1† H94.0*
– Verletzung S04.6
Hörprüfung, Untersuchung, Ohr Z01.1
Hörschwellen, Verschiebung, zeitweilig H93.2
Hörstörung H93.2
– subjektiv H93.2
Hörsturz H91.2
– idiopathisch H91.2
Hörverlust H91.9
– akut H91.2
– beidseitig, durch Störung
–– Schallempfindung H90.3
–– Schallleitung H90.0
– einseitig, durch Störung
–– Schallempfindung, bei nichteingeschränktem Hörvermögen der anderen Seite H90.4
–– Schallleitung, bei nichteingeschränktem Hörvermögen der anderen Seite H90.1
– in der Familienanamnese Z82
– neural H90.5
– neurosensorisch
–– mit Schwerhörigkeit, Schallleitung, X-chromosomal, gemischt H90.8
–– mitochondrial bedingt, isoliert H90.5
– ototoxisch H91.0
– perzeptiv H90.5
– plötzlich H91.2
– sensorineural H90.5
–– akut, operationsbedingt H95.8
– sensorisch H90.5
– variabel, bei Parese, Fazialis, hereditär, kongenital Q87.0
– zentral H90.5
Hörvermögen
– Beeinträchtigung, bei
–– Anomalie, Ohr Q16.9
–– Degeneration, Labyrinth, kongenital Q16.5
–– Hypoplasie, Gehörgang Q16.9
–– Lageanomalie
––– Gehörgang, kongenital Q16.9
––– Ohr, kongenital Q16.9
– Minderung H91.9
–– erworben H91.9
–– kongenital H91.9
– Problem H91.9
– Untersuchung Z01.1
Hofer-Syndrom, Jagell-Holmgren- Q82.8
Hoffa-Hypertrophie, Knie [Krankheit des Corpus adiposum infrapatellare] M79.46
Hoffa-Kastert-Krankheit, idiopathisch E88.8
Hoffa-Kastert-Syndrom M79.46
Hoffmann-Atrophie, Werdnig-, muskulär G12.0
Hoffmann-Krankheit L66.3
Hoffmann-Syndrom
– Bouveret- I47.9
– Charcot-Marie-Tooth- G60.0
Hogg-Dubé-Syndrom, Birt- Q85.8
Hohe Brustrippe Q76.6
Hoher
– Blasensprung O42.9
– Blutdruck I10.90
–– einmaliger Messwert, ohne Hochdruckkrankheit R03.0
–– essentiell, primär I10.90
–– ohne Diagnose einer Hypotonie, Nebenbefund R03.0
–– sekundär I15.90
– Gaumen, angeboren Q38.5
– Harnleiterabgang Q62.6
– Stein, Ureter N20.1
–– mit Stauung N20.1
–– ohne Stauung N20.1
– Ureterabgang Q62.6
Hohl-Spreizfuß Q66.7
Hohlfuß Q66.7
– Ballen- Q66.7
– erworben M21.60
– kongenital Q66.7
Hohlkreuz M40.59
Hohlnagel L60.3
Hohlrund, Rücken M40.29
Hohlvene
– obere
–– Agenesie Q26.8
–– links, Persistenz, mit Mündung in den linken Vorhof Q26.1
–– Stenose I87.1
–– Verletzung S25.2
– Stenose, kongenital Q26.0
– untere
–– Anomalie, kongenital Q26.9
–– Stenose I87.1
–– Verletzung S35.1
Hohlwarze N64.5
– bei Gestation O92.00
–– mit Schwierigkeiten beim Anlegen O92.01
Hollenhorst-Plaques H34.2
Holmes-Adie-Syndrom H57.0
Holmes-Syndrom
– Balint- H51.8
– Gordon- G11.8
Holmgren-Hofer-Syndrom, Jagell- Q82.8
Holocarboxylase-Synthetase, Mangel D81.8
Holoprosenzephalie Q04.2
– alobär Q04.2
– lobär Q04.2
– mit Kraniosynostose Q04.2
– mittlere interhemisphärische Variante Q04.2
– semilobär Q04.2
– septopräoptisch Q04.2
– Syndrom, mit Agenesie, Pankreas Q04.2 Q45.0

Holt-Oram-Syndrom Q87.2
Holtermüller-Wiedemann-Syndrom Q67.4
Holzgreve-Wagner-Rehder-Syndrom Q87.8
Holzig, Thyreoiditis E06.5
Holzschutzmittel
– Vergiftung T60.9
– Wirkung, toxisch T60.9
Holzschutzmittel-Syndrom T60.9
Holzstaub, Pneumonitis, allergisch J67.80
Homocarnosinase, Mangel E72.8
Homocarnosinose E72.8
Homocystin, Stoffwechselstörung E72.1
Homocystinurie
– bei
–– Methylmalonazidämie E71.1 E72.1
––– Typ
–––– CblC E72.8
–––– CblD E72.8
–––– CblF E72.8
–––– CblJ E72.8
–– Methylmalonazidurie, Typ
––– CblC E72.8
––– CblD E72.8
––– CblF E72.8
––– CblJ E72.8
– durch Mangel
–– Cystathionin-beta-Synthase E72.1
–– Methylen-Tetrahydrofolat-Reduktase E72.1
Homogentisinsäure-Oxigenase, Mangel E70.2
Homolog
– Hepatitis, durch Serum B19.9
– Insemination Z31.1
Homonym, Hemianopsie H53.4
Homozitrullinämie, und Hyperammonämie, mit Hyperornithinämie E72.4
Homozygot
– Hypobetalipoproteinämie, familiär E78.6
– Mutation, mit Hypercholesterinämie, familiär E78.0
– Phytosterinämie E75.5
Homozystinämie E72.1
Homozystinurie E72.1
– durch Defekt, Cobalamin-Cofaktor-Metabolismus E72.1
Hoover-Fong-Syndrom, You- Q87.8
Hopkins-Syndrom, Pitt- Q87.8
HOPS [Hirnorganisches Psychosyndrom] F06.9
Horan-Syndrom, Nance- Q87.0
Hordeolum H00.0
– externum H00.0
– internum H00.0
– rezidivierend H00.0
Horizontal
– Nystagmus H55
– Überbiss K07.2
Hormon
– antidiuretisch
–– Sekretion, inadäquat, Syndrom E22.2
–– Störung, Sekretion E22.2
– Gleichgewicht, gestört E34.9 ►
Hormon *(Forts.)*
– Hypophysenvorderlappen, Mangel a.n.k. E23.0
– intestinal, Hypersekretion a.n.k. E34.1
– Mangel E34.9
–– mit
––– Kolpitis N95.2
––– Urethritis N34.2
– Missbrauch F55.5
– Nebenschilddrüsen-, Vergiftung T50.9
– schilddrüsenstimulierend, Hypersekretion E05.8
– Sekretion, durch
–– Phäochromozytom E27.5
–– Tumor, karzinoid E34.0
– Stoffwechselstörung, Nebenniere E27.9
– testikulär
–– Hypersekretion E29.0
–– Mangel E29.1
Hormonderivat, Nebenschilddrüsen-, Vergiftung T50.9
Hormonell
– Amenorrhoe N91.1
– Ausfall E34.9
– Dysfunktion E34.9
–– Hypophyse E23.7
–– Ovar E28.9
– Dysregulation, Nebenniere E27.9
– Insuffizienz E34.9
– Kontrazeption Z30.4
– Störung, gynäkologisch E34.9
– Veränderung, mit Anfall, epileptisch G40.5
Hormoninaktiv, Adenom, Hypophyse D35.2
Hormonmangelsyndrom, klimakterisch N95.9
Hormonresistenz, multipel, bei Akrodysostose Q75.4
Hormonsekretion
– bei Drüsengewebe, versprengt a.n.k. E34.2
– ektopisch a.n.k. E34.2
Hormonwert
– abnorm R89.1
– im Liquor, abnorm R83.1
Horn, Haut L85.8
Horner-Bernard-Syndrom G90.2
Horner-Symptomenkomplex G90.2
Horner-Syndrom
– Claude-Bernard- G90.2
–– kongenital G90.2
–– traumatisch S14.5
– kongenital G90.2
Horngeschwulst L57.0
Hornhaut
– Abscherung H18.4
– Abszess H16.3
– Amyloidose, primär, hereditär E85.4
– Anästhesie H18.8
– Auge
–– Ablagerung H18.0
–– Affektion H18.9
–– Degeneration H18.4
–– Dellen H18.7
–– Erweichung H18.4 ►

Hornhaut *(Forts.)*
~ Auge *(Forts.)*
-- Infiltration H18.2
-- Krankheit H18.9
-- Morbus Bowen D09.2
-- Tuberkulose A18.5† H19.2*
-- Ulkus H16.0
-- Veränderung H18.9
-- Verätzung T26.6
--- durch
---- Lauge T26.6
---- Säure T26.6
-- Verbrennung T26.1
-- Verfärbung H18.0
-- Verletzung, perforierend S05.6
-- Vogt-Mosaikdegeneration H18.4
- Banddegeneration, primär, hereditär H18.4
- Bildung, Phlyktäne H16.2
- Blutflecken H18.0
- Deformität H18.7
- Degeneration
-- bandförmig H18.4
-- Krokodil-Chagrin- H18.4
-- marginal
--- pelluzid H18.4
--- Terrien H18.4
-- Salzmann- H18.4
-- sphäroidal H18.4
- Dehiszenz, Naht T81.3
- Dekompensation, mit Keratopathia bullosa H18.1
- Dystrophie
-- amorph, posterior H18.5
-- bei Ataxie, spastisch G11.8
-- Endothel H18.5
--- X-chromosomal H18.5
-- fleckförmig H18.5
-- gittrig H18.5
-- granulär H18.5
--- Typ
---- 1 H18.5
---- 2 H18.5
-- hereditär H18.5
-- Lisch-epithelial H18.5
-- makulär H18.5
-- marginal, kristallin H18.5
-- Membran, vordere H18.5
-- mit
--- Degeneration, spinozerebellar G11.9 H18.5
--- gewundenen Filamenten H18.5
--- Keratopathia bullosa H18.1
--- Schallempfindungs-Schwerhörigkeit H18.5 H90.5
-- muzinös, subepithelial H18.5
-- polymorph, posterior H18.5
-- Reis-Bücklers- H18.5
-- Schnyder- H18.5
-- stromal H18.5
--- kongenital H18.5
-- subepithelial H18.5
-- tropfenförmig, gelatinös H18.5 ►

Hornhaut *(Forts.)*
~ Dystrophie *(Forts.)*
-- wabenförmig H18.5
-- zentral, kristallin H18.5
- Einsprossung, Gefäß H16.4
- Ektasie H18.7
- Entzündung H16.9
-- chronisch H16.8
- Epithelödem H18.2
- Erosion H16.0
-- rekurrent H18.8
-- traumatisch S05.0
- Fehlbildung, angeboren Q13.4
- Fremdkörper T15.0
-- oberflächlich
--- mit Rosthof T15.0
--- ohne Rosthof T15.0
-- perforierend S05.5
-- tief, ohne Perforation T15.0
- Gefäß, Obliteration H16.4
- Ghost-vessel- H16.4
- Herpes B00.5† H19.1*
- Hypästhesie H18.8
- Infiltrat, immunogen H18.2
-- durch
--- Blepharokonjunktivitis, durch Staphylokokken H16.2
--- Staphylokokken H16.2
- Narbe H17.9
-- bei Mangel, Vitamin A E50.6† H19.8*
-- tuberkulös A18.5† H19.8*
-- xerophthalmisch, bei Mangel, Vitamin A E50.6† H19.8*
- Ödem H18.2
- Perforation
-- durch Geschwür H16.0
-- mit Prolaps, Iris S05.2
-- ohne Prolaps, Iris S05.3
- Pigmentierung, durch Einlagerung, Hornhaut H18.0
- Prellung S05.1
- Prolaps
-- bei Nahtruptur T81.3
-- durch Perforation, Hornhautsklera S05.2
- Ringulkus, rheumatisch H16.0
- Ruptur, ohne Prolaps, Iris S05.3
- Schwiele L84
- Spender Z52.5
- Stähli-Linie H18.0
- Staphylom H18.7
-- kongenital Q13.3
- Stippung H16.1
- Syphilis A52.7† H19.2*
- Terrien-Degeneration H18.4
- Trübung H17.9
-- angeboren Q13.3
-- degenerativ H18.4
-- hereditär H18.5
-- peripher H17.8
-- total H17.8
-- zentral a.n.k. H17.1 ►

Hornhaut *(Forts.)*
– Tüpfelung H18.0
– Tumor
–– benigne D31.1
–– Dignität, unbekannt D48.7
–– maligne C69.1
– Übersplitterung T15.0
– Ulkus
–– marginal H16.0
–– mit Xerosis corneae, bei Mangel, Vitamin A E50.3† H19.8*
– Ulzeration, mit Xerose, Hornhaut, bei Mangel, Vitamin A E50.3† H19.8*
– und Bindehaut, Infektion, durch Varizellen B01.8† H19.2*
– Undurchsichtigkeit H17.9
– Vaskularisation H16.4
–– durch Kontaktlinsen, weich H16.4
–– stromal H16.4
–– total H16.4
– Veränderung, Membran H18.3
– Verkrümmung H18.7
– Verletzung
–– bei Geburt P15.3
–– lamellär S05.0
–– tief S05.0
– Xerose
–– bei Mangel, Vitamin A E50.2† H19.8*
–– mit Ulzeration, Hornhaut, bei Mangel, Vitamin A E50.3† H19.8*
– Zyste H18.8
Hornhaut-Syndrom, Glaskörper- H59.0
Hornhautdystrophie
– Bowman-Lamelle, Typ II H18.5
– Cogan-, mikrozystisch H18.5
– Fuchs- H18.5
– Grayson-Wilbrandt- H18.5
– Map-Dot-Fingerprint- H18.5
– Meesmann-, juvenil H18.5
– Mouchetée- H18.5
– Prädescemet H18.5
– Thiel-Behnke- H18.5
– Waardenburg-Jonker- H18.5
Hornhautepithel, Dystrophie H18.5
Hornhautsklera, Perforation, mit Prolaps, Hornhaut S05.2
Hornhautstroma, Dystrophie H18.5
Hornhauttransplantat Z94.7
– Abstoßung
–– akut T86.83
–– chronisch T86.83
– Adhäsion, Iris, postinfektiös a.n.k. T85.88
– Dekompensation T86.83
– Fehllage a.n.k. T85.3
– Leckage a.n.k. T85.3
– mit
–– Blutung a.n.k. T85.88
–– Embolie a.n.k. T85.88
–– Komplikation T85.9
––– mechanisch T85.3
–– Schmerzen a.n.k. T85.88 ►

Hornhauttransplantat Z94.7 *(Forts.)*
~ mit *(Forts.)*
–– Stenose a.n.k. T85.88
–– Thrombose a.n.k. T85.88
– Störung T86.83
– Verlagerung a.n.k. T85.3
– Versagen a.n.k. T85.3
Hornschwiele L84
Hornstein-Knickenberg-Syndrom Q85.8
Horrortrip F19.0
Hort-Syndrom, Escher- H90.0
Horton-Kopfschmerzen G44.0
Horton-Krankheit M31.6
Horton-Magath-Brown-Syndrom M31.6
Horton-Syndrom G44.0
Hosennässen R32
Hospital-hopper-Syndrom F68.1
Hospitalinfektion T88.8
Hospitalismus F94.2
– beim Kind F43.2
– leicht, beim Kind F43.2
Houlston-Ironton-Temple-Syndrom Q87.8
Howel-Evans-McConnell-Syndrom, Clarke- Q82.8 C15.9
Howell-Evans-Syndrom Q82.8 C15.9
Howship-von-Romberg-Syndrom G57.8
Hoyeraal-Hreidarsson-Syndrom Q87.8
HPA [Hyperphenylalaninämie], mild E70.1
HPE [Holoprosenzephalie] Q04.2
HPFH [Hereditäre Persistenz des fetalen Hämoglobins], mit Beta-Thalassämie D56.4
HPPD[Hypertelorismus, präaurikulärer Sinus, punktförmige Grübchen, Schwerhörigkeit]-Syndrom Q87.0
4-HPPD [4-alpha-Hydroxyphenylpyruvat-Dioxygenase], Mangel E70.2
HPRT [Hypoxanthin-Guanin-Phosphoribosyltransferase], Mangel
– Grad
–– I E79.8
–– IV E79.1
– partiell E79.8
HPRT[Hypoxanthin-Guanin-Phosphoribosyltransferase]-abhängig, Hyperurikämie E79.8
HPS [Hermansky-Pudlak-Syndrom] E70.3
HPV, als Erreger – s.a. Papillomavirus, human B97.7! *[nur Zusatzkode!]*
Hreidarsson-Syndrom, Hoyeraal- Q87.8
HRG [histidinreiches Glykoprotein], Mangel, kongenital, mit Thrombophilie, hereditär D68.5
HSAN1 [Hereditäre sensorische und autonome Neuropathie Typ 1] G60.8
HSAN1B [Hereditäre sensorische und autonome Neuropathie Typ 1B] G60.8
HSAN2 [Hereditäre sensorische und autonome Neuropathie Typ 2] G60.8
HSAN4 [Hereditäre sensorische und autonome Neuropathie Typ 4] G60.8
HSAN5 [Hereditäre sensorische und autonome Neuropathie Typ 5] G60.8

H

HSAN6 [Hereditäre sensorische und autonome Neuropathie Typ 6] G60.8
HSAN7 [Hereditäre sensorische und autonome Neuropathie Typ 7] G60.8
HSAN8 [Hereditäre sensorische und autonome Neuropathie Typ 8] G60.8
HSCR [Hirschsprung-Krankheit] Q43.1
HSD10, Mangel, atypische Form G25.5
HSH [Hypomagnesiämie mit sekundärer Hypokalzämie] E83.4
HSIL [Hochgradige squamöse intraepitheliale Läsion] D06.9
HSN [Hereditäre sensorische Neuropathie], Typ 1E G60.8
HSP [Hereditäre spastische Paraplegie] G11.4
HSV-2, Dermatitis vesicularis
– Lippe B00.1
– Ohr B00.1
HTLV[Human T-lymphotropic virus]-LAV[Lymphadenopathie-assoziiertes Virus]-Infektion B24
HTRA1-abhängig, zerebral, Mikroangiopathie, autosomal-dominant I67.88
Hudson-Linie, Kornea H18.0
Huët-Kernanomalie, Pelger- D72.0
Hüftarterie, Aneurysma I72.3
– rupturiert I72.3
Hüftbein, Fraktur S32.3
Hüfte
– Abflachung M91.2
– Abszess L02.4
–– tuberkulös A18.0† M01.15*
– Ankylose M24.65
– Anomalie, angeboren a.n.k. Q74.2
– Arthrose M16.9
– Basaliom C44.7
– Bursitis a.n.k. M70.7
– Décollement, subkutan S70.86
– Deformität
–– angeboren Q65.9
–– durch vorangegangene juvenile Osteochondrose M91.2
– Dislokation S73.00
–– habituell M24.45
–– kongenital Q65.2
––– beidseitig Q65.1
––– einseitig Q65.0
– dislozierbar, angeboren Q65.6
– Distorsion S73.10
– Dysplasie Q65.8
–– Typ Beukes Q65.8
– Erfrierung T35.5
–– mit Nekrose, Gewebe T34.6
–– oberflächlich T33.6
– Fehlbildung Q74.2
– Flexion, anomal Q65.8
– Flexionsdeformität, erworben M21.25
– Fraktur S72.08
–– offen S72.08 S71.87!
– Furunkel L02.4
– Geschwür, dekubital L89.93 ►

Hüfte *(Forts.)*
– Haut, Melanom, bösartig C43.7
– Instabilität, erworben M24.85
– Ischämie, Muskel, traumatisch T79.61
– Karbunkel L02.4
– Kontraktur M24.55
– Kontusion S70.0
– Luxation, nach
–– anterior S73.02
–– posterior S73.01
– Lymphadenitis, akut L04.3
– Melanom, maligne C43.7
– Melanoma in situ D03.7
– Nävus D22.7
– Nekrose
–– aseptisch M87.95
–– avaskulär M87.95
–– Haut und Unterhaut, a.n.k. R02.05
– Osteochondrose, juvenil M91.9
– Osteomyelitis M86.95
– Periarthritis M76.8
– Phlegmone L03.11
– Präarthrose M16.9
– Präluxation, angeboren Q65.6
– Prellung S70.0
– Reiz- M65.85
– Rotationsanomalie Q65.8
– Rotationsdeformität, erworben M21.85
– Sarkom C49.2
–– Bindegewebe C49.2
–– pleomorph, undifferenziert C49.2
– schnappend R29.4
– schnellend M24.85
–– beim Neugeborenen R29.4
– Schürfwunde S70.81
– subluxierbar Q65.6
– Tenosynovitis M65.95
– Tuberkulose A18.0† M01.15*
– Ulkus L98.4
– und Oberschenkel
–– Verletzung, multipel S79.7
–– Wunde, offen, multipel S71.7
– Verätzung T24.4
–– 1. Grades T24.5
–– 2. Grades T24.60
–– 3. Grades T24.7
–– Grad
––– 2a T24.60
––– 2b T24.61
– Verbrennung T24.0
–– 1. Grades T24.1
–– 2. Grades T24.20
–– 3. Grades T24.3
–– Grad
––– 2a T24.20
––– 2b T24.21
– Verkürzung
–– erworben M21.75
–– kongenital Q65.8
– Verletzung S79.9
–– Blutgefäß S75.9 ►

Hüfte *(Forts.)*
~ Verletzung S79.9 *(Forts.)*
-- Muskel S76.0
-- Nerv S74.9
-- oberflächlich S70.9
--- multipel S70.7
-- Sehne S76.0
- Verstauchung S73.10
- Wunde, offen S71.0
- Zerquetschung S77.0
-- mit Zerquetschung, Oberschenkel S77.2
Hüftgelenk
- Amputation, traumatisch S78.0
- Arthritis M13.15
- Arthrose M16.9
- Beugekontraktur M24.55
- Dysplasie Q65.8
- Endoprothese, Komplikation, mechanisch T84.04
- Flexionsdeformität, angeboren Q65.8
- Infektion M00.95
- Instabilität Q65.6
- Komplikation, mechanisch, durch Osteosynthesevorrichtung, intern T84.14
- Kontraktur, kongenital Q65.8
- Krankheit M25.95
-- angeboren Q65.8
-- eitrig M00.95
- Lageanomalie, kongenital Q65.8
- Lockerung, TEP [Totalendoprothese] T84.04
- Luxation S73.00
-- angeboren Q65.2
--- beidseitig Q65.1
--- einseitig Q65.0
-- habituell M24.45
- Reizzustand M65.85
- Rotationsdeformität, angeboren Q65.8
- Schmerzen M25.55
- Steifheit M25.65
- Subluxation, angeboren Q65.5
-- beidseitig Q65.4
-- einseitig Q65.3
- Totalendoprothese, Pfannenlockerung [Hüft-TEP] T84.04
- Tuberkulose A18.0† M01.15*
- Versteifung M24.65
- Verzögerung, Reifung Q65.6
Hüftgelenkpfanne
- Dislokation S73.00
- Fraktur S32.4
Hüftgelenkpfannendach, Fraktur S32.4
Hüftkopf
- Fraktur S72.08
- Nekrose M87.95
- Osteomyelitis M86.95
Hüftpfannengrund, Fraktur S32.4
Hüftregion, Enthesiopathie M76.8
Hühnerauge L84
- infiziert L84
Hühnereiweiß, Allergie T78.1
Hünermann-Happle-Syndrom, Conradi- Q77.3
Hünermann-Syndrom, Conradi- Q77.3
Hürthle-Zellen
- Adenokarzinom C73
- Adenom D34
- Karzinom C73
Hufeisenforamen H33.3
- mit Ablatio retinae H33.0
- Retina H33.3
Hufeisennebenniere Q89.1
Hufeisenniere Q63.1
- kongenital Q63.1
Hufeisenriss, Retina, ohne Retinaablösung H33.3
Hugh-Curtis-Syndrom, Fitz- A54.8† K67.1*
Hughes-Stovin-Syndrom M35.2
Hughes-Syndrom D68.6
Hultkrantz-Syndrom Q74.0
Human
- Ehrlichiose, granulozytär [HGE] A79.8
- Immundefizienz-Virus – s.a. HIV
-- Krankheit B24
-- Laborhinweis auf R75
- Metapneumovirus
-- Bronchiolitis, akut J21.1
-- Erreger B97.8! *[nur Zusatzkode!]*
-- Pneumonie J12.3
- Papillomavirus [HPV], als Erreger B97.7! *[nur Zusatzkode!]*
- T-lymphotrop, Virus 1, mit Infektion, assoziiert, bei Dermatitis, infektiös L30.3
- T-Zell-lymphotropes Virus Typ I, Infektion B33.3
Humaner Orthopockenvirus, Infektion B08.0
Humangenetisch, Untersuchung Z01.88
Humero-radial-ulnar, Synostose Q74.0
Humeroradial, Synostose Q74.0
Humeroulnar, Synostose Q74.0
- beidseitig Q74.0
- einseitig Q74.0
Humerus
- Agenesie Q71.8
- Anomalie Q74.0
- Deformität
-- angeboren Q74.0
-- erworben M21.82
- Ende, proximal, Dislokation S43.00
- Ewing-Sarkom C40.0
- Fraktur S42.3
-- distal S42.40
-- Epiphyse, proximal S42.21
-- Geburtsverletzung P13.3
-- Gelenkfortsatz S42.44
-- mit Fraktur
--- Klavikula S42.7
--- Skapula S42.7
-- proximal, als Geburtsverletzung P13.3
-- proximales Ende S42.20
-- subkapital S42.20
-- suprakondylär S42.41
-- Trochlea S42.49
- Hypoplasie Q71.8
-- angeboren Q71.8 ►

H

Humerus *(Forts.)*
– Karzinom C79.5
– Luxation
–– nach
––– hinten S43.02
––– unten S43.03
–– proximal S43.00
– Osteoblastom D16.0
– Osteochondrose, juvenil M92.0
– Osteosarkom C40.0
– Sarkom C40.0
– Skapula, Klavikula, Fraktur, multipel S42.7
– Verformung a.n.k. Q68.8
Humerusepiphyse, distal, Fraktur S42.44
Humeruskondylus, Fraktur S42.44
Humeruskopf
– Fraktur S42.21
–– mit zwei bis vier Fragmenten S42.21
– Schiefstand M21.82
Humerusschaft, Fraktur S42.3
– multipel S42.3
Humor vitreus, Anomalie Q14.0
Humoral
– Antikörper, Mangel D80.9
– Immundefekt, mit
–– Hypergammaglobulinämie D80.6
–– Normogammaglobulinämie D80.6
– Mangel, Immunität D80.9
Hundebandwurm
– Infektion B67.4
– Krankheit a.n.k. B67.4
Hundebissverletzung T14.1
Hundeseuche, Stuttgarter A27.8
Hundespulwurm-Larven, Befall B83.0
Hunger T73.0
– durch
–– Mangel, Nahrung T73.0
–– Mangelernährung E46
– freiwillig a.n.k. F50.08
– mit
–– Anämie D53.9
–– Entkräftung T73.0
– Schaden T73.0
– Wirkung T73.0
Hungeratrophie E45
Hungerdystrophie E45
Hungermarasmus E41
Hungerödem E43
Hungertod T73.0
Hungertyphus A75.0
Hunner-Ulkus N30.1
Hunt-Ataxie G11.1
Hunt-Syndrom B02.2† G53.0*
– Ramsay- [Dyssynergia cerebellaris myoclonica] G11.1
– Tolosa- H49.0
– Willige- G23.1
Hunt-III-Syndrom G11.1
Hunter-Addison-Anämie D51.0
Hunter-Glossitis, Möller- K14.0
– atrophisch K14.4 ►
Hunter-Glossitis, Möller- K14.0 *(Forts.)*
– bei
–– Anämie, perniziös D51.0
–– Mangel, Vitamin B E53.9† K93.8*
Hunter-Hurler-Syndrom E76.1
Hunter-Jurenka-Thompson-Syndrom Q87.8
Hunter-Krankheit [Glossitis] K14.0
Hunter-Krankheit [Mukopolysaccharidose Typ II] E76.1
Hunter-Schanker A51.0
Huntington-Krankheit G10
– juvenil G10
– mit Demenz G10† F02.2*
Hupert-Krankheit C90.00
– in kompletter Remission C90.01
Huppke-Brendel-Syndrom E83.0† G32.8*
Huriez-Syndrom Q82.8
Hurler-Krankheit E76.0
– Pfaundler- E76.0
– Pseudo- E77.0
Hurler-Scheie-Syndrom E76.0
Hurler-Syndrom E76.0
– Hunter- E76.1
Hurst-Krankheit G36.1
Husten R05
– bei
–– Grippe [Influenza] J11.1
–– Infekt, grippal J06.9
– bellend R05
– Blut- R04.2
– bronchial R05
– chronisch R05 U69.6!
– epidemisch R05
– funktionell F45.33
– hysterisch F45.33
– laryngeal, krampfhaft R05
– mit
–– Blutung R04.2
–– Synkope R05
– nervös R05
– psychogen F45.33
– Raucher- J41.0
– uncharakteristisch
–– feucht R05
–– trocken R05
Hustenreiz R05
Hutchinson-Boeck-Krankheit D86.9
Hutchinson-Gilford-Syndrom E34.8
Hutchinson-Syndrom A50.5
Hutchinson-Zahn, durch Syphilis connata A50.5
Huttenlocher-Syndrom, Alpers- G31.88
HVL – s. Hypophysenvorderlappen
HWI [Harnwegsinfekt] N39.0
HWI [Hinterwandinfarkt], Herz, akut I21.1
HWK [Halswirbelkörper], Blockierung M99.81
HWS – s.a. Halswirbelsäule
– Arthrose M47.82
– Blockierung M99.81
–– mit Zervikobrachialgie M53.1
– BWS, LWS, Spondylose M47.80
– Distorsion S13.4 ►

HWS – s.a. Halswirbelsäule *(Forts.)*
– Facettenarthrose M47.82
– Facettensyndrom M47.22
– Fraktur S12.9
– Luxation S13.10
– Myogelose M62.88
– Osteochondrose M42.92
– Schaden, Bandscheibe M50.9
– Schleudertrauma S13.4
– Schmerzen M54.2
– Skoliose
–– linkskonvex M41.92
–– rechtskonvex M41.92
– Spondylarthrose M47.82
–– mit Unkarthrose M47.82
– Spondylosis deformans M47.82
– und
–– BWS
––– Blockierung M99.81
––– Degeneration, mit Zervikodorsalgie M47.23
––– Spondylose M47.83
–– LWS, Spondylose M47.80
– Veränderung, degenerativ M47.82
– Verstauchung S13.4
– Zerrung S13.4
HWS-Bereich
– Einengung, Foramina M47.82
– Facettenreizung M47.22
– Gefügestörung M43.12
– Knick, kyphotisch M40.22
– Reizung, Wurzel M54.2
– Rotationsblockierung M99.81
– Zerrung, Muskel S16
HWS-BWS-LWS-Syndrom M54.10
– chronisch M54.10
HWS-BWS-Syndrom
– chronisch, bei Veränderung, Wirbelsäule, degenerativ M47.23
– mit Blockierung M54.13
HWS-LWS-Syndrom M54.10
degenerativ M17.20
HWS-Schulter-Syndrom M54.12
HWS-Syndrom M54.2
– akut M54.2
–– mit Blockierung, BWS M54.2
– chronisch M54.2
–– mit Brachialgie M53.1
– degenerativ M47.22
– mit Blockierung M54.2
– muskulär M54.2
– muskulotendinös M54.2
Hyalin
– Degeneration
–– Kornea H18.4
–– Lymphknoten I89.8
–– Muskel M62.89
–– Sklera H15.8
– Fibromatose, juvenil M72.89
– Membranenkrankheit P22.0
–– beim
––– Erwachsenen J80.09 ►

Hyalin *(Forts.)*
~ Membranenkrankheit P22.0 *(Forts.)*
~~ beim *(Forts.)*
––– Neugeborenen P22.0
– Nekrose, Aorta I71.9
– Nephrosklerose I12.90
– Schrumpfniere, arteriolär I12.90
Hyaline Körper-Myopathie G71.2
Hyalinflecken
– senil, Sklera H15.8
– Sklera H15.8
Hyalinose
– Arterie I70.9
– Arterioarteriolo- I70.9
– fokal
–– segmental, bei Syndrom, nephrotisch, steroidsensitiv, idiopathisch N04.1
–– und segmental, bei Syndrom, nephrotisch, steroid-resistent, idiopathisch, familiär N04.1
– Glomerulo-, diabetisch, extrakapillär E14.20† N08.3*
– Milzkapsel D73.0
– Nebennierenrinde E27.8
– peritoneal E75.5
– Pleura J94.1
– Pulpa K04.2
– Sinus J32.9
– systemisch, infantil E78.88
Hyalinosis cutis et mucosae E78.88
Hyalitis H43.8
– spätsyphilitisch A52.7† H45.8*
– sternförmig H43.2
– syphilitisch A52.7† H45.8*
Hyalose, asteroid H43.2
Hyalosis, sternförmig H43.2
– spätsyphilitisch A52.7† H45.8*
Hyaluronidase, Mangel E76.2
Hydantoin
– Dysmorphie Q86.1
– Fehlbildungssyndrom, angeboren Q86.1
Hydantoin-Derivat
– Allergie T88.7
– Überempfindlichkeit T88.7
– Vergiftung T42.0
Hydantoin-Embryopathie Q86.1
Hydarthrose M25.49
Hydatide
– Morgagni-
–– bei der Frau Q50.5
–– beim Mann Q55.4
–– testikulär, beim Mann Q55.2
– Torsion N44.1
Hydatiden
– Krankheit B67.9
– Zyste B67.9
–– Gehirn B67.9† G94.8*
–– Leber a.n.k. B67.8† K77.0*
––– durch Echinococcus
–––– granulosus B67.0
–––– multilocularis B67.5
–– Lunge a.n.k. B67.9† J99.8* ►

Hydatiden *(Forts.)*
~ Zyste B67.9 *(Forts.)*
-- Milz a.n.k. B67.9† D77*
Hydatidenmole O01.9
Hydatidentumor B67.9
Hydatidiform, Mole
- in der Anamnese, die die Schwangerschaftsvorsorge beeinflusst Z35.1
- inkomplett O01.1
- invasiv D39.2
- klassisch O01.0
- komplett O01.0
- maligne D39.2
- Schwangerschaftskomplikation O01.9
Hydatidosis B67.9
Hyde-Forster-McCarthy-Berry-Syndrom Q87.0
Hyde-Krankheit L28.1
Hydrämie D64.8
Hydralazin
- Allergie T88.7
- Überempfindlichkeit T88.7
Hydramnion O40
- bei Schwangerschaft O40
- mit Schädigung, Fetus/Neugeborenes P01.3
- Oligo- O41.0
-- mit Schädigung, Fetus/Neugeborenes P01.2
Hydranenzephalie Q04.3
Hydranenzephalie-Zwerchfellhernie-Syndrom, letal Q04.3 Q79.0
Hydrargyrosis a.n.k. T56.1
Hydrarthrose M25.49
- Clutton- A50.5† M03.19*
- durch Gonokokken A54.4† M14.89*
- intermittierend M12.49
- spätsyphilitisch A52.7† M14.89*
- syphilitisch, konnatal A50.5† M03.19*
Hydroa L13.0
- aestivalia L56.4
- herpetiformis L13.0
- pruriginosa L13.0
- puerorum L13.0
- vacciniformia L56.4
- vacciniformia-artig, Lymphom C84.5
Hydroadenitis L73.2
- Achselhöhle L73.2
- eitrig L73.2
Hydrocele N43.3
Hydrocele encystica N43.0
Hydrocele feminae N94.8
Hydrocele funiculi spermatici, bei Hydrocele testis N43.2
Hydrocele multilocularis N43.2
Hydrocele spinalis Q05.9
- mit Hydrozephalus Q05.4
Hydrocele testis N43.3
- mit Hydrocele funiculi spermatici N43.2
Hydrocele vaginalis communicans N43.2
- kongenital P83.5
Hydrocele vaginalis testis N43.2
Hydrocephalus – s.a. Hydrozephalus G91.9
- communicans G91.0
- congenitus Q03.9
-- mit Spina bifida Q05.4
--- dorsal Q05.1
--- lumbal Q05.2
--- lumbosakral Q05.2
--- sakral Q05.3
--- thorakal Q05.1
--- thorakolumbal Q05.1
--- zervikal Q05.0
- externus G91.9
- internus G91.9
-- erworben G91.9
- noncommunicans G91.1
- occlusus G91.1
Hydrocrania G91.9
Hydroenzephalomeningozele Q01.9
- kongenital Q01.9
Hydroenzephalozele Q01.9
- kongenital Q01.9
Hydrohämatopneumothorax J94.2
Hydrokalix N13.3
Hydrokolpos N89.8
- angeboren N89.8
Hydroletalus-Syndrom Q87.8
Hydromeningitis G03.9
Hydromeningozele Q05.9
- kraniell Q01.9
- mit Hydrozephalus Q05.4
- spinal Q05.9
Hydrometra N85.8
Hydrometrokolpos N89.8
Hydromikrozephalie Q02
Hydromphalus Q45.8
- seit Geburt Q45.8
Hydromyelie Q06.4
Hydromyelozele Q05.9
- mit Hydrozephalus Q05.4
Hydronephrose N13.3
- angeboren Q62.0
- atrophisch N13.3
- bei
-- Abszess, Niere, mit Stein N13.64
-- Knick, Ureter N13.1
-- Obstruktion
--- durch
---- Nierenstein N13.20
----- mit Infektion, Niere N13.62
---- Stein, mit Infektion, Niere N13.64
---- Ureterstein N13.21
----- mit Infektion, Niere N13.63
--- Ureter a.n.k. N13.1
--- ureteropelvin N13.0
---- mit Infektion, Niere N13.60
-- Pyelitis, steinbedingt N13.64
--- chronisch N13.64
-- Pyelonephritis, steinbedingt N13.64
-- Stein, Ureter N13.21
-- Striktur
--- pelviureteral N13.0 ►

Hydronephrose N13.3 *(Forts.)*
~ bei *(Forts.)*
~~ Striktur *(Forts.)*
––– Ureter a.n.k. N13.1
–––– mit Infektion, Niere N13.61
––– ureteropelvin N13.0
–– Ureteritis, unspezifisch, mit Nierenstein N13.20
– Früh- N13.3
– infiziert N13.65
– intermittierend N13.3
– mit
–– Infektion N13.65
––– Niere N13.65
–– Stein, mit Infektion N13.64
–– Striktur, Ureter, mit Infektion N13.61
– Nierenkelch N13.3
– ohne Funktionseinschränkung N13.3
– primär N13.3
– sekundär a.n.k. N13.3
– tuberkulös A18.1† N29.1*
Hydronephrotisch
– Atrophie, Niere, mit Infektion N13.65
– Kontraktur, Niere N13.3
–– mit Infektion N13.65
– Niere, stumm N13.3
– Sackniere N13.3
– Schrumpfniere N13.3
Hydroperikard I31.9
– Pneumo- I31.9
Hydroperikarditis I31.9
Hydroperitoneum R18
Hydrophobie – s.a. Tollwut A82.9
Hydrophthalmus Q15.0
Hydropneumohämothorax J94.2
Hydropneumoperikard I31.9
Hydropneumoperikarditis I31.9
Hydropneumothorax J94.8
– traumatisch S27.38
– tuberkulös a.n.k. A16.5
–– bakteriologisch oder histologisch gesichert A15.6
Hydrops R60.9
– Amnion O40
– Bauchhöhle R18
– bei
–– Cholelithiasis K80.20
–– Schwangerschaft O12.0
– capitis G91.9
– endolymphatisch H81.0
– ernährungsbedingt E43
– fetalis P83.2
–– bei Schwangerschaft a.n.k. O36.2
–– Betreuung, Mutter O36.2
––– nicht in Verbindung mit Isoimmunisierung O36.2
–– durch Isoimmunisierung P56.0
––– mit Betreuung, Mutter O36.1
–– mit
––– Dystokie O66.3 ►

Hydrops R60.9 *(Forts.)*
~ fetalis P83.2 *(Forts.)*
~~ mit *(Forts.)*
––– Rh-Inkompatibilität, Betreuung, Mutter O36.0
–– nichtimmunologisch P83.2
– Gallenblase K82.1
– Gelenk M25.49
– genus M25.46
– intermittens articulorum M12.49
– kardial I50.01
– Kniegelenk, intermittierend M12.46
– Labyrinth H81.0
– Pleura J94.8
– Samenstrang N43.3
– Tränensack H04.5
– tubae N70.1
Hydropyelon N13.3
Hydropyonephrose N13.65
Hydropyoureteronephrose N13.66
Hydropyureter N13.4
Hydrorrhachis Q06.4
Hydrorrhoea
– gravidarum O42.9
– nasi J34.8
Hydrosalpinx N70.1
Hydrospermatozele N43.3
Hydrothorax J94.8
– chylös, nicht durch Filarien J94.0
– doppelseitig J94.8
– Pneumo- J94.8
– traumatisch S27.88
Hydroureter N13.4
– kongenital Q62.3
– mit Infektion N13.66
–– Niere N13.66
– primär Q62.3
Hydrourethra N36.8
Hydroxiprolinausscheidung, im Urin, Abfall, pathologisch R82.9
3-Hydroxy-3-Methylglutarazidurie E71.1
3-Hydroxy-3-Methylglutaryl-CoA-Lyase, Mangel E71.1
3-Hydroxy-3-Methylglutaryl-CoA-Synthase, Mangel E71.3
3-Hydroxyacyl-CoA-Dehydrogenase
– kurzkettig, Mangel, mit
–– Hyperinsulinismus E71.3
–– Hypoglykämie, hyperinsulinämisch E71.3
– langkettig, Mangel E71.3
4-Hydroxybutyrazidurie E72.8
Hydroxychinolin-Derivat, Vergiftung T37.8
2-Hydroxyglutarazidämie E72.8
2-Hydroxyglutarazidurie E72.8
3-Hydroxyisobutyracidurie E71.1
3-Hydroxyisobutyryl-CoA-Hydrolase, Mangel, mit Neurodegeneration E71.1
Hydroxykynureninurie E70.8
Hydroxylapatit, Rheumatismus M11.09
Hydroxylapatitkristalle, Arthropathie M11.09
11-Hydroxylase, Mangel E25.08

18-Hydroxylase, Mangel E27.4
21-Hydroxylase
– Defekt
–– klassische Form E25.00
–– Late-onset-Form E25.01
– Mangel
–– klassische Form E25.00
–– Late-onset-Form E25.01
–– mit Hyperplasie, Nebenniere, kongenital, klassische Form E25.00
––– mit Salzverlust E25.00
Hydroxylysin, Stoffwechselstörung E72.3
Hydroxylysinämie E72.3
Hydroxylysinurie, mit Krampfanfall, und Minderung, Intelligenz E72.3
Hydroxymethylglutarazidurie E71.1
4-Hydroxyphenylpyruvat-Dioxygenase, Mangel, mit Tyrosinämie E70.2
Hydroxyprolinämie E72.5
25-Hydroxyvitamin-D_1-Alpha-Hydroxylase, Mangel E83.31
Hydrozele N43.3
– angeboren P83.5
– beim Fetus/Neugeborenen P83.5
– Funiculus spermaticus N43.3
– Hoden N43.3
– infiziert N43.1
– Ligamentum latum uteri N94.8
– Nuck-Kanal N94.8
– Samenstrang N43.3
– Skrotum N43.3
– Tunica vaginalis testis N43.3
– Vulva N90.8
– zystisch N43.0
Hydrozephalus – s.a. Hydrocephalus G91.9
– angeboren Q03.9
– bei
–– Agenesie
––– Kleinhirn Q04.3
––– Schädelknochen, mit Spina bifida Q05.4
–– Anomalie, Schädelknochen Q03.9
––– mit Spina bifida Q05.4
–– Blockade, Foramen Magendii, kongenital Q03.1
–– Dandy-Walker-Fehlbildung, isoliert Q03.1
–– Deformität, Schädel, angeboren Q03.9
––– mit Spina bifida Q05.4
–– Fehlen, Schädelknochen
––– angeboren Q03.9
––– mit Spina bifida Q05.4
–– Fissur, Wirbelsäule Q05.4
–– Hernie, Rückenmark Q05.4
–– Hydrocele spinalis Q05.4
–– Hydromeningozele Q05.4
–– Hydromyelozele Q05.4
–– Hypoplasie, Schädelknochen Q03.9
–– Infektionskrankheit a.n.k. B99† G94.0*
–– Krankheit, parasitär B89† G94.0*
–– Megacisterna magna, und Portweinnaevus Q04.8 Q82.5
–– Meningomyelozele Q05.4 ►

Hydrozephalus – s.a. Hydrocephalus G91.9 *(Forts.)*
~ bei *(Forts.)*
–– Meningozele Q05.4
–– Myelozele Q05.4
–– Myelozystozele Q05.4
–– Neubildung a.n.k. D48.9† G94.1*
–– Rachischisis Q05.4
–– Spina bifida
––– dorsal Q05.1
––– lumbal Q05.2
––– lumbosakral Q05.2
––– sakral Q05.3
––– thorakal Q05.1
––– thorakolumbal Q05.1
––– zervikal Q05.0
–– Spina bifida a.n.k. Q05.4
–– Syringomyelozele Q05.4
–– VACTERL-Assoziation [Vertebraldefekte, Analatresie, kardiale Anomalien, Tracheo-Ösophageal-Fistel mit Ösophagusatresie, renale und Extremitätenanomalien] Q87.8
–– Verformung, Schädelknochen Q03.9
–– Verschluss
––– Schädel, mangelhaft Q03.9
––– Wirbelsäule, mangelhaft, kongenital Q05.4
– beim Neugeborenen Q03.9
– durch Verschluss, Aquaeductus Sylvii Q03.0
– erworben G91.9
–– beim Neugeborenen P91.7
–– durch Foramen-Magendii-Block G91.1
– fetal, Betreuung, Schwangere O35.0
– Fetus, mit
–– Dystokie O66.3
–– Hindernis, Geburt O66.3
–– Missverhältnis, fetopelvin O33.6
–– Schnittentbindung O33.6
– kommunizierend, kongenital Q03.8
– konnatal
–– durch Toxoplasmose P37.1
–– syphilitisch A50.4† G94.0*
– Makro- G91.9
– maligne G91.9
– mit
–– Adipositas, und Hypogonadismus Q87.8
–– Dandy-Walker-Malformation, bei Kraniosynostose Q03.1 Q75.0
–– Degeneration, Gehirn, kongenital Q03.9
–– Dysplasie, kostovertebral, und Sprengel-Anomalie Q87.8
–– Fibroelastose, Endokard, und Katarakt Q87.8
–– Sklera, blau, und Nephropathie Q87.8
–– Stenose, Aquaeductus Sylvii Q03.0
–– tief inserierender Nabelschnur Q87.8
– Normaldruck- G91.29
–– idiopathisch G91.20
–– sekundär G91.21
– obstruktiv, kongenital Q03.8
– ohne Hirndrucksteigerung G91.29
– posthämorrhagisch, beim Neugeborenen P91.7
– posttraumatisch a.n.k. G91.3 ►

Hydrozephalus – s.a. Hydrocephalus G91.9 *(Forts.)*
– rezidivierend G91.9
Hydrozephalus-Agyrie-Retinadysplasie-Syndrom Q04.3
Hydrozephalus-Hochwuchs-Gelenklaxität-Syndrom Q87.8
Hydrozephalus-Syndrom, Thoraxdysplasie- Q87.8
Hydrozytose, Kryo-, hereditär, mit
– normalem Stomatin D58.8
– reduziertem Stomatin D58.8
Hygiene, persönlich
– mangelhaft, in der Anamnese Z91.8
– Problem Z91.8
Hygrom M67.49
– angeboren D18.10
– Sehnenscheide M67.49
– zystisch D18.10
Hygroma colli, fetal, Betreuung, Schwangere O35.8
Hygroma praepatellare M70.4
Hymen
– Agenesie Q52.4
– akzessorisch Q52.4
– Anomalie Q52.4
– Atresie, erworben N89.6
– Aufwärtsverlagerung, kongenital Q52.4
– Beteiligung, bei Riss, Damm, bei Geburt O70.0
– cribriformis Q52.3
– Deformität, angeboren Q52.4
– falciformis Q52.4
– Fehlbildung Q52.4
– fimbriatus Q52.4
– Fusion Q52.3
– Hyperplasie, kongenital Q52.4
– Hypertrophie, kongenital Q52.4
– imperforatus Q52.3
– – sive occlusus Q52.3
– persistierend, bei Schwangerschaft O34.7
rigido N89.6
– Ruptur, unbeabsichtigt, nichttraumatisch N89.8
– semilunaris bifenestratus Q52.4
– septus Q52.3
– Stenose N89.6
– Striktur N89.6
– subseptus Q52.3
– Verdickung N89.6
– Verformung Q52.4
– Verletzung S39.9
– Verschluss N89.6
– – kongenital Q52.3
– Wunde, offen S31.4
– Zyste N89.8
– – embryonal Q52.4
Hymenal, Atresie Q52.3
Hymenalplatte, Verschluss Q52.3
Hymenalring
– fest N89.6
– starr N89.6
Hymenalseptum Q52.3
Hymenolepiasis B71.0
– diminuta B71.0
– nana B71.0
Hypästhesie R20.1
– Haut R20.1
– Hemi- R20.1
– Hornhaut H18.8
– Kornea H18.8
Hypakusis H91.9
Hypalgesie R20.8
Hyper-IgE-Syndrom D82.4
Hyper-IgM-Syndrom
– mit Infektion, opportunistisch D80.5
– ohne opportunistische Infektionen D80.5
– Typ 4 D80.5
Hyperabduktions-Syndrom G54.0
Hyperadrenalismus E27.5
Hyperadrenie E27.5
Hyperadrenokortizismus E24.9
– hypophysär E24.0
– kongenital E25.09
– mit Myopathie E24.9† G73.5*
– nicht in Verbindung mit Cushing-Syndrom E27.0
Hyperämie R68.8
– akut R68.8
– Analschleimhaut K62.8
– Auge H11.4
– Augenlid H02.8
– Darm K59.8
– Duodenum K31.88
– generalisiert R68.8
– Harnblase N32.8
– Innenohr H83.0
– Iris H21.1
– Konjunktiva H11.4
– Labyrinth H83.0
– Leber, aktiv K76.8
– Lunge, passiv J81
– Magen K31.88
– Nasenschleimhaut J34.8
– Niere N28.88
– passiv R68.8
– Retina H35.8
– Urethra N36.8
– Uterus N85.8
– viszeral R68.8
– zerebral I67.88
Hyperästhesie R20.3
– Haut R20.3
– Hemi- R20.3
– Körperoberfläche R20.3
– Larynx J38.7
– – hysterisch F44.88
– Pharynx J39.2
– – hysterisch F44.88
Hyperaktiv
– Blase N32.8
– Verhalten R46.3
Hyperaktivität R46.3
– Detrusor N32.8 ►

H

Hyperaktivität R46.3 *(Forts.)*
– Detrusor-Muskel, neurogen N31.88
– gastrointestinal K31.88
– im Kindesalter F90.9
– Magen K31.88
– Schilddrüse E05.9
– sexuell F52.7
– Uterus
–– durch Überstimulierung mit wehenauslösenden Medikamenten O62.8 Y57.9!
–– während Schwangerschaft O62.8
Hyperaktivitätsstörung, mit Defizit, Aufmerksamkeit F90.0
Hyperakusis H93.2
Hyperaldosteronismus E26.9
– familiär E26.0
–– Typ
––– 1 E26.0
––– 2 E26.0
––– 3 E26.0
– genetisch bedingt E26.0
– Glukokortikoid-behandelbar E26.0
– primär E26.0
–– mit Krämpfen, und Anomalie, neurologisch, Syndrom E26.0† G99.8*
– Pseudo-, Typ
–– 1 I15.10
–– 2 I15.10
– renal E26.1
– sekundär E26.1
Hyperalgesie R20.8
Hyperalimentation R63.2
– mit
–– Karotin E67.1
–– Vitamin
––– A E67.0
––– D E67.3
Hyperalphalipoproteinämie, familiär E78.4
Hyperalveolie K08.88
Hyperaminoazidurie E72.9
– Dicarboxyl- E72.0
– durch
–– Arginin E72.2
–– Lysin E72.3
–– Ornithin E72.4
–– Zystin E72.0
Hyperammonämie E72.2
– durch Mangel, N-Acetylglutamat-Synthetase E72.2
– kongenital E72.2
– und Homozitrullinämie, mit Hyperornithinämie E72.4
Hyperammonämie-Syndrom, Hyperinsulinismus- E16.1 E72.2
Hyperammonämisch, Enzephalopathie, durch Mangel, Carboanhydrase-VA E74.8† G94.30*
Hyperandrogenämie E29.0
– bei der Frau E28.1
– beim Mann E29.0
Hyperandrogenismus
– adrenal E27.0 ►
Hyperandrogenismus *(Forts.)*
– durch Mangel, Kortisonreduktase E25.08
– und Aplasie, Müller-Gang Q51.8
Hyperargininämie E72.2
Hyperazidität K31.88
– Magen K31.88
– psychogen F45.31
Hyperazotämie N19
Hyperbetaalaninämie E79.8
Hyperbetalipoproteinämie E78.0
– bei Hyperchylomikronämie E78.3
– familiär E78.0
–– mit Präbetalipoproteinämie E78.2
– mit Präbetalipoproteinämie E78.2
Hyperbilirubinämie R17.9
– bei Prämaturität P59.0
– beim Neugeborenen P59.9
– familiär
–– konjugiert E80.6
–– unkonjugiert E80.5
– hereditär E80.6
– konstitutionell E80.6
– mit Gelbsucht R17.0
– ohne Gelbsucht R17.9
– Typ
–– 2 E80.6
–– Rotor E80.6
– unkonjugiert
–– familiär E80.5
–– hereditär, Typ
––– 1 E80.5
––– 2 E80.5
Hyperbiliverdinämie K76.8
Hyperchlorämie E87.8
Hyperchlorhydrie K31.88
– neurotisch F45.31
– psychogen F45.31
Hypercholesterinämie E78.0
– durch Mangel, Cholesterol 7-alpha-Hydroxylase E78.0
– essentiell E78.0
–– familiär E78.0
– familiär E78.0
–– bei Mutation, homozygot E78.0
– idiopathisch E78.0
– mit
–– Hyperglyzidämie, endogen E78.2
–– Hypertriglyzeridämie, endogen E78.2
–– Xanthomatose E78.0
– primär E78.0
– rein E78.0
Hypercholesterinämisch, Xanthomatose E78.0
Hyperchrom, Anämie D64.8
Hyperchylie, gastrisch, psychogen F45.31
Hyperchylomikronämie E78.3
– familiär E78.3
– mit Hyperbetalipoproteinämie E78.3
– primär E78.3
Hyperdaktylie Q69.9
Hyperdibasisch, Aminoazidurie, Typ
– 1 E72.0 ►

Hyperdibasisch, Aminoazidurie, Typ *(Forts.)*
– 2 E72.0
Hyperekplexie
– hereditär G25.88
– sporadisch G25.88
Hyperelektrolytämie E87.8
Hyperemesis R11
– gravidarum O21.0
–– Beginn vor Beendigung der 20. Schwangerschaftswoche O21.0
––– mit
–––– Dehydratation O21.1
–––– Hypoglykämie O21.1
–––– Störung, Elektrolythaushalt O21.1
–––– Stoffwechselstörung O21.1
–– leicht, Beginn vor Beendigung der 20. Schwangerschaftswoche O21.0
–– mit
––– Entzug, Wasser O21.1
––– Schädigung, Fetus/Neugeborenes P01.8
––– Störung, Elektrolyte O21.1
––– Stoffwechselstörung O21.1
––– Verlust, Kohlenhydrate O21.1
–– psychogen F50.5
– mit Stoffwechselstörung, bei Schwangerschaft O21.1
– psychogen F45.31
Hypereosinophil, Syndrom D47.5
– idiopathisch D47.5
– primär D47.5
– sekundär D47.5
Hypereosinophilie D72.1
– bei
–– Endocarditis parietalis fibroplastica (Löffler) I42.3
–– Immundefekt, kombiniert, schwer D81.8
Hyperergisch
– Konjunktivitis H10.1
– Reaktion T78.4
–– gegen mikrobielle Allergene T78.4
Hyperexzitabilität, beim Neugeborenen P91.3
Hyperferritinämie-Katarakt-Syndrom, hereditär E83.1 Q12.0
Hyperfibrinogenämie R79.8
– mit Blutung, verstärkt, bei Ablatio placentae O45.0
Hyperfibrinolyse D65.2
– mit Blutung
–– intrapartal, verstärkt O67.0
–– Komplikation, Entbindung O67.0
–– präpartal, verstärkt O46.0
–– verstärkt, bei Ablatio placentae O45.0
Hyperfollikulinie E28.8
Hyperfruktosämie E74.1
Hyperfunktion, Thymus E32.8
Hyperfunktionell, Dysphonie R49.0
Hypergalaktie, im Wochenbett O92.60
Hypergammaglobulinämie D89.2
– bei Immundefekt, humoral D80.6
– mit Mangel, Antikörper D80.6
– polyklonal D89.0 ►

Hypergammaglobulinämie D89.2 *(Forts.)*
– Waldenström D89.0
Hypergastrinämie E16.4
Hyperglobulinämie R77.1
Hyperglycerolämie E74.8
Hyperglykämie R73.9
– nach Pankreatektomie E89.1
Hyperglykämisch, Koma E14.01
Hyperglyzeridämie, gemischt E78.3
Hyperglyzerinämie E74.8
Hyperglyzidämie, endogen, bei Hypercholesterinämie E78.2
Hyperglyzinämie E72.5
– bei Spastik, mit Beginn im Kindesalter E72.5 G11.8
– nichtketotisch E72.5
Hypergonadismus
– männlich E29.0
– ovarial E28.8
– testikulär E29.0
Hypergonadotrop, Insuffizienz, Ovar E28.3
Hyperheparinämie D68.34
– nach Entbindung O72.3
Hyperhidrose R61.9
– allgemein R61.9
– bei
–– Krankheit, durch HIV B23.8 R61.9
–– Schmerzunempfindlichkeit, kongenital G60.8 R61.9
– generalisiert R61.1
– Neuromyotonie, und Polyneuropathie, bei Enzephalitis, limbisch G60.8
– psychogen F45.8
– umschrieben R61.0
Hyperhistidinämie E70.8
Hyperhomocysteinämie, durch Mangel, MTHFR [Methylen-Tetrahydrofolat-Reduktase] E72.1
Hyperhomozysteinämie E72.1
Hyperhormonal, Amenorrhoe E28.8
Hyperhydratation E87.7
– hypoton E87.7
Hyperhydroxyprolinämie E72.5
Hyperimidodipeptidurie E72.8
Hyperimmunglobulin-E-Syndrom D82.4
Hyperimmunoglobulin-D-Syndrom D89.8
Hyperinsulinämisch, Hypoglykämie
– anstrengungsinduziert E16.1
– Diazoxid-sensitiv, diffuse Form E16.1
– durch Mangel
–– 3-Hydroxyacyl-CoA-Dehydrogenase, kurzkettig E71.3
–– Glukokinase E16.1
–– Insulin-Rezeptor E16.1
–– UCP2 [Uncoupling-Protein 2] E16.1
– infantil, persistierend E16.1
– persistierend, beim Erwachsenen, ohne Insulinom E16.1
Hyperinsulinismus E16.1
– anstrengungsinduziert E16.1
– autosomal-dominant, durch
–– Kir6.2-Mangel E16.1 ►

H

Hyperinsulinismus E16.1 *(Forts.)*
~ autosomal-dominant, durch *(Forts.)*
-- SUR1-Mangel E16.1
- autosomal-rezessiv, durch
-- Kir6.2-Mangel E16.1
-- SUR1-Mangel E16.1
- Diazoxid-sensitiv, diffus E16.1
- durch
-- Defizienz
--- HNF1A-D E16.1
--- HNF4A E16.1
-- Mangel
--- 3-Hydroxyacyl-CoA-Dehydrogenase, kurzkettig E71.3
--- Glukokinase E16.1
--- Monocarboxylat-Transporter 1 E16.1
--- SCHAD [Kurzkettige 3-Hydroxyacyl-CoA-Dehydrogenase] E71.3
--- UCP2 [Uncoupling-Protein 2] E16.1
- ektopisch E16.1
- fokal, diazoxid-resistent, durch
-- Kir6.2-Mangel E16.1
-- SUR1-Mangel E16.1
- funktionell E16.1
- iatrogen E15
- kongenital E16.1
- mit
-- Enzephalopathie E16.1† G94.30*
-- Koma E15
--- hypoglykämisch E15
Hyperinsulinismus-Hyperammonämie-Syndrom E16.1 E72.2
Hyperkaliämie E87.5
- Pseudo-, familiär D58.8
Hyperkaliämisch
- Lähmung, periodisch G72.3
-- familiär G72.3
- Paralyse, periodisch G72.3
Hyperkalzämie E83.58
- benigne, familiär E83.58
- diätetisch E83.58
- familiär E83.58
-- benigne, hypokalziurische E83.58
-- mit Nephrokalzinose, und Indikanurie E70.8
- hypokalziurisch, familiär E83.58
- infantil
-- autosomal-rezessiv E83.58
-- idiopathisch E83.58
- mit Demenz E83.58† F02.8*
Hyperkalziämisch
- Krise E83.58
- Nephropathie N28.9
Hyperkalziurie E83.58
- bei Rachitis, hypophosphatämisch, hereditär E83.30 E83.58
- idiopathisch E83.58
Hyperkapnie R06.88
Hyperkarotinämie E67.1
- ernährungsbedingt E67.1
- hereditär, mit Mangel, Vitamin-A E67.1 E50.9
Hyperkeratös, Schädigung L85.9
Hyperkeratose L85.9
- bei
-- Frambösie A66.3
-- Mangel, Vitamin A E50.8† L86*
- Cervix uteri N87.9
- epidermolytisch Q80.3
- Gelenk, bei Keratose, palmoplantar, fokal Q82.8
- oral K13.2
- palmoplantar, Typ mutilans Vohwinkel Q82.8
- plantar L85.1
- progressiv, palmoplantar, diffus Q82.8
- rhagadiform L85.8
- senil L57.0
- Stimmband J38.3
Hyperkeratosis L85.9
- follicularis Q82.8
-- et parafollicularis in cutem penetrans L87.0
-- penetrans L87.0
- gonorrhoica A54.8† L86*
- Haxthausen- L85.1
- lenticularis perstans L85.8
- palmoplantaris climacterica L85.1
- vulvae N90.4
Hyperkeratotisch
- Ekzem L30.8
- Mykose, Fuß B35.3
Hyperkinese, dyston G24.9
Hyperkinesie F90.9
- Herz I51.8
- im Kindesalter F90.9
- in der Adoleszenz F90.9
- mit Bewegungsstereotypie, und Minderung, Intelligenz F84.4
Hyperkinesis laryngis J38.5
Hyperkinetisch
- Störung, Bewegung F90.9
- Syndrom F90.9
-- im Kindesalter F90.9
-- mit
--- Entwicklungsrückstand F90.8
--- Störung, Sozialverhalten, im Kindesalter F90.1
- Tetanie R29.0
-- hysterisch F44.5
Hyperkoagulabilität D68.9
Hyperkontraktil, Muskelsteifigkeitsyndrom, generalisiert, angeboren E72.8
Hyperkortisolismus E24.9
Hyperkortizismus E24.9
- hypophysär E24.0
Hyperkrinie, Androgene, Nebenniere E27.0
Hyperkyphose, Brustwirbelsäule M40.24
Hyperlaktatämie R79.8
Hyperleukozytose D72.8
Hyperleuzin-Isoleuzinämie E71.1
Hyperlipämisch, Hepatosplenomegalie, Typ Bürger-Grütz E78.3† K77.8*
Hyperlipidämie E78.5
- A E78.0
- B E78.1 ►

Hyperlipidämie E78.5 *(Forts.)*
– C E78.2
– D E78.3
– durch Mangel, Triglyceridlipase, hepatisch E78.4
– essentiell E78.4
– familiär E78.4
–– kombiniert E78.4
– gemischt E78.2
– kombiniert E78.2
– mit Xanthomatose E78.5
– Posttransplantations- E78.5
– Typ
–– I, nach Fredrickson E78.3
–– IIa, nach Fredrickson E78.0
–– IIb, nach Fredrickson E78.2
–– III, nach Fredrickson E78.2
–– IV, nach Fredrickson E78.1
–– V, nach Fredrickson E78.3
Hyperlipidosis E75.6
– hereditär a.n.k. E75.5
Hyperlipoproteinämie E78.5
– (a) E78.80
– familiär, Typ III E78.2
– gemischt E78.2
– Lipoprotein (a) E78.80
– Low-densitiy-Lipoprotein-Typ E78.0
– Typ
–– I E78.3
–– IIa E78.0
––– heterozygot E78.0
–– IIb E78.2
–– III E78.2
–– IV E78.1
–– V E78.3
– Very-low-density-lipoprotein-Typ E78.1
Hyperlipoproteinurie E78.88
Hyperlordose M40.49
– Lendenwirbelsäule M40.46
Hyperlysinämie E72.3
– Typ
–– I E72.3
–– II E72.3
Hypermagnesiämie E83.4
– neonatal P71.8
Hypermanganämie-Syndrom
– Dystonie-Parkinsonismus- E83.8
– Zirrhose-Dystonie-Polyzythämie- E83.8
Hypermastie N62
Hypermelanose, nävoid, streifen- und wirbelförmig L81.4
Hypermenorrhoe N92.0
– präklimakterisch N92.4
Hypermethioninämie E72.1
– durch Mangel
–– Adenosinkinase E72.1
–– Glycin-N-Methyltransferase E72.1
–– S-Adenosylhomocystein-Hydrolase E72.1
Hypermetropie H52.0
– Achsen- H52.0
– Brechungs- H52.0 ►

Hypermetropie H52.0 *(Forts.)*
– kongenital H52.0
Hypermobilität
– Darm, psychogen F45.32
– Kolon, psychogen F45.32
– Magen K31.88
–– psychogen F45.31
– Meniskus M23.39
– Skapula M25.31
– Steißbein M53.28
Hypermobilitätssyndrom M35.7
Hypernatriämie E87.0
Hypernephroid
– Karzinom, Niere C64
– Tumor, Niere C64
Hypernephrom C64
Hypernykthemeral, Syndrom G47.2
Hyperodontie K00.1
Hyperöstrogenismus E28.0
Hyperopie H52.0
– Achsen- H52.0
– Brechungs- H52.0
– hoch H52.0
– latent H52.0
– manifest H52.0
Hyperorexia nervosa F50.2
Hyperornithinämie E72.4
– Hyperammonämie, und Homozitrullinämie E72.4
– mit Atrophia gyrata, Aderhaut, und Netzhaut E72.4
Hyperosmie R43.1
Hyperosmolalität E87.0
Hyperosmolar, Koma, diabetisch E14.01
Hyperostose M85.89
– bei Pankreasinsuffizienz, und Anämie K86.83† M85.2 D63.8*
– kortikal, infantil M89.89
– Schädel M85.2
–– kongenital Q75.8
– Schädelkalotte, X-chromosomal M85.2
– Skelett, diffus, idiopathisch M48.19
– sternokostoklavikulär, isoliert M85.81
– vertebral, ankylosierend, mit Tylosis M48.19
– Wirbelsäule, ankylosierend M48.19
Hyperostosis M85.89
– ankylosans vertebralis senilis [Forestier-Syndrom] M48.19
– corticalis
–– deformans juvenilis M88.99
–– dysplastisch Q78.8
–– generalisata Q78.8
– cranialis interna M85.2
– frontalis interna M85.2
Hyperostotisch, Kleinwuchs, Typ Lenz-Majewski Q87.1
Hyperovarismus E28.8
Hyperoxalurie E74.8
– primär E74.8
–– Typ
––– 1 E74.8 ►

Hyperoxalurie E74.8 *(Forts.)*
~ primär E74.8 *(Forts.)*
~~ Typ *(Forts.)*
––– 2 E74.8
––– 3 E74.8
– sekundär E74.8
Hyperoxie T59.8
Hyperparathyreoidismus E21.3
– familiär, isoliert E21.0
– mit
–– Arthritis a.n.k. E21.3† M14.19*
–– Kristall-Arthropathie E21.3† M14.19*
–– Myopathie a.n.k. E21.3† G73.5*
– neonatal, schwer, primär E21.0
– primär, familiär E21.0
– regulativ E21.1
– sekundär a.n.k. E21.1
–– renal N25.8
– tertiär E21.2
– und Schwerhörigkeit, bei Nephropathie Q87.8
Hyperparathyreoidismus-Kiefertumor-Syndrom E21.0 D16.42
Hyperpathie R20.8
Hyperperistaltik R19.2
– psychogen F45.39
Hyperpermeabilität, Kapillaren I78.8
Hyperphagie R63.2
Hyperphalangie Q74.8
– Finger Q74.0
– Zehe Q74.2
Hyperphenylalalinanämie, durch Mangel, 6-Pyruvoyl-Tetrahydropterin-Synthase E70.1
Hyperphenylalaninämie a.n.k. E70.1
– durch
–– DNAJC12-Mangel E70.1
–– Mangel
––– Dihydropteridinreduktase E70.1
––– Tetrahydrobiopterin E70.1
– maternal E70.1
– mild E70.1
Hyperphorie H50.5
– alternierend H50.5
– dekompensiert H50.5
Hyperphosphatämie E83.38
Hyperphosphaturie E83.38
Hyperpigmentation L81.8
– Melanin L81.4
– postinflammatorisch L81.0
Hyperpigmentierung L81.8
– postinflammatorisch L81.0
– progressiv, familiär L81.4
–– mit Hypopigmentierung L81.8
– retikulär, Typ Kitamura L81.8
– senil L81.8
Hyperpinealismus E34.8
Hyperpituitarismus E22.9
– basophil E24.9
Hyperplasia cementi K03.4
Hyperplasie
– A-Zellen, Pankreas E16.8
–– mit Sekretion, Gastrin, übermäßig E16.4 ►

Hyperplasie *(Forts.)*
– Adenoide, infektiös J35.2
– adenotonsillar J35.3
– adrenal E27.8
– adrenomedullär E27.5
– Appendix K38.0
–– lymphoid K38.0
– Arteria renalis I77.88
– Arterie, fibromuskulär I77.3
– Betazellen E16.1
–– Langerhans-Inseln E16.1
– Blasen-Prostata- N40
– Brustwarzenepithel N62
– C-Zellen, Schilddrüse E07.0
– Cervix uteri N87.9
– durch Zahnprothese K06.2
– Endometrium N85.0
–– adenomatös N85.1
–– atypisch N85.1
–– Cervix uteri N87.9
–– glandulär N85.0
–– glandulär-zystisch N85.0
–– in der Eigenanamnese Z87.4
–– polypoid N85.0
–– zystisch N85.0
– Epithel L85.9
–– oral, fokal K13.2
– Epithelkörperchen E21.0
– erythrozytenartig D75.8
– Gaumen, papillär, irritativ K13.6
– Gaumenmandel J35.1
–– und Rachenmandel J35.3
– Geschlechtsorgane
–– männlich N50.8
–– weiblich N94.8
– Halslymphknoten R59.0
– Hemi-, isoliert Q87.3
– Hoden N50.8
– Hymen, kongenital Q52.4
– Inselzellen E16.9
– irritativ, Alveolarkamm, zahnlos K06.2
– Kiefer K07.0
– Klitoris, kongenital Q52.6
– Knochen M89.39
– Knochenmark D47.4
– kondylär
–– primär K07.6
–– Typ 1 K07.6
– Labien N90.6
– Labienepithel N90.3
– Leber
–– kongenital Q44.7
–– nodulär, fokal K76.8
––– teleangiektatisch D13.4
– Lymphknoten R59.9
–– angiofollikulär D47.7
–– generalisiert a.n.k. R59.1
–– lokalisiert R59.0
– Mamma N62
–– glandulär N62
– Mandel J35.1 ►

Hyperplasie *(Forts.)*
– Melanozyten, atypisch D22.9
– Mundschleimhaut, irritativ K13.6
– Myo-, Uterus N85.2
– Nase
–– lymphoid J34.8
–– polypoid J33.9
– Nasenmuschel J34.3
– Nasenrachenraum, lymphoid J35.2
– Nebenniere E27.8
–– angeboren, mit
––– Frühreife, sexuell E25.09
––– Virilisierung E25.09
–– durch Mangel
––– 17-alpha-Hydroxylase E25.08
––– 11-beta-Hydroxylase E25.08
––– 3-beta-Hydroxysteroid-Dehydrogenase E25.08
––– Cytochrom-P450-Oxydoreduktase E25.08
–– kongenital, klassische Form
––– durch Mangel, 21-Hydroxylase E25.00
––– mit Salzverlust, durch 21-Hydroxylase-Mangel E25.00
–– lipoid, kongenital, durch Mangel, STAR [Steroidogenic acute regulatory protein] E25.08
–– makronodulär, mit Cushing-Syndrom E24.8
–– mit
––– Virilisierung E25.9
––– Virilismus, adrenal E25.9
–– primär, einseitig E26.0
– Nebennierenmark E27.5
– Nebennierenrinde E27.8
–– angeboren E25.09
–– mit
––– Aldosteronismus, primär E26.0
––– Entwicklung, sexuell, vorzeitig E25.9
––– Frühreife, sexuell, beim Knaben E25.9
––– Maskulinisierung, weiblich E25.9
– Nebenschilddrüse E21.0
–– primär E21.0
– Niere Q63.3
– Nierenarterie I77.88
– Oberkiefer K07.0
– Ohrmuschel Q17.8
– Ovar N83.8
– Pankreas E16.9
– Pankreasdrüsenanteil, endokrin E16.9
–– mit Überproduktion, Glukagon E16.3
– Pharynx, lymphoid J39.2
– Plazenta O43.8
– Processus condylaris mandibulae, unilateral K10.8
– Prostata N40
–– benigne N40
–– nodulär N40
– Pulpa K04.9
– Rachenmandel J35.2
–– und Gaumenmandel J35.3
– retikuloendothelial D75.8
– Rhinopharynx, lymphoid J35.2 ►

Hyperplasie *(Forts.)*
– Salzverlust-, Nebenniere, kongenital E25.09
– Schilddrüse E04.9
– Speicheldrüse K11.1
– Talgdrüse L73.8
– Thymus E32.0
–– persistierend E32.0
– Tonsille J35.1
–– und Gewebe, adenoid J35.3
– Unterkiefer K07.0
–– unilateral kondylär K10.8
– Urothel N39.88
– Uterus N85.2
–– glandulär-zystisch N85.0
– Vaginaepithel N89.3
– Vulva N90.6
– Vulvaepithel N90.3
– Zahnfleisch K06.1
– Zahnzement K03.4
– Zell-, neuroendokrin, in der Kindheit J84.80
–– mit akuter Exazerbation J84.81
–– ohne Angabe einer akuten Exazerbation J84.80
– Zungenepithel K13.2
– Zungengrund K14.8
– Zungentonsille J35.1
Hyperplastisch
– Adenoide J35.2
– Agranulozytose D70.3
– Endometritis N85.0
– Endozervizitis N72
– Gingivitis K05.1
– Glaskörper, primär, persistierend Q14.0
– Laryngitis, hypertrophisch J37.0
– Pansinusitis J32.4
– Periostose M89.89
– Pharyngitis J31.2
– Polyp
–– Duodenum K31.7
–– Magen K31.7
– Polyposissyndrom D12.6
– Pulpitis K04.0
– Rhinitis, chronisch J31.0
– Rhinopathie J31.0
– Schrumpfniere, arteriolär I12.90
– Sinusitis J32.9
– Struma
–– endemisch E01.2
–– sporadisch E04.9
– Tonsillitis J35.0
– Tuberkulose, ileozäkal A18.3† K93.0*
– Vitreus, primär, persistierend Q14.0
– Zervizitis N72
– Zystitis N30.9
Hyperpnoe R06.4
– bei Tetanie R06.88
–– hysterisch F45.33
–– psychogen F45.33
Hyperpotassämie E87.5
Hyperpräbetalipoproteinämie E78.1
– familiär E78.1

Hyperprolaktinämie E22.1
– familiär E22.1
Hyperprolinämie E72.5
– Typ
–– I E72.5
–– II E72.5
Hyperproteinämie R77.88
Hyperprothrombinämie, mit Defekt, Gerinnung D68.4
Hyperpyrexie R50.9
– bösartig, durch Anästhesie T88.3
– durch Hitze T67.0
– Ursache unbekannt R50.80
Hyperreaktiv, Bronchialsystem R94.2
– allergisch J45.09
Hyperreflexie R29.2
– Detrusor, Harnblase N31.1
Hyperreflexiv, Harnblase N32.8
Hyperregeneration, Nerv [Narbenneurom] T87.3
Hyperreninämie E26.8
Hyperreninämisch, Hypoaldosteronismus, familiär, Typ
– 1 E27.4
– 2 E27.4
Hypersalämie E87.0
Hypersalivation K11.7
Hypersegmentation, leukozytär, hereditär D72.0
Hypersekretion
– ACTH [Adrenocorticotropes Hormon], nicht in Verbindung mit Cushing-Syndrom E27.0
– Adiuretin E22.2
– Adrenalin E27.5
– Aldosteron, isoliert, bei Karzinom, adrenokortikal C74.0 E26.0
– Androgene
–– ovarial E28.1
–– testikulär E29.0
– Gastrin E16.4
– gastrisch K31.88
–– psychogen F45.31
– Glukagon E16.3
– Hormon
–– intestinal a.n.k. E34.1
–– schilddrüsenstimulierend E05.8
–– testikulär E29.0
– Hypophysenhormon E22.9
– Kalzitonin E07.0
– Katecholamine E27.5
– kortikoadrenal E24.9
– Kortisol E24.9
– Milch O92.60
– mit Glaukom H40.8
– Nebennierenmark E27.5
– nutritiv K91.1
– Östrogene E28.0
– Polypeptid
–– pankreatisch, aus Pankreasdrüsenanteil, endokrin E16.8
–– vasoaktiv, gastrointestinal, aus Pankreasdrüsenanteil, endokrin E16.8 ►

Hypersekretion *(Forts.)*
– Somatostatin, aus Pankreasdrüsenanteil, endokrin E16.8
– Somatotropin E22.0
– Somatotropin-Releasing-Hormon [SRH] [GHRH], aus Pankreasdrüsenanteil, endokrin E16.8
– Speichel K11.7
– Thyreokalzitonin E07.0
– Tränendrüse H04.2
– Wachstumshormon E22.0
Hypersekretiv, Gastritis K29.6
Hypersensibilität T78.4
– gastrointestinal K52.2
– Karotissinus G90.00
– Kolon, psychogen F45.32
– Magen K52.2
–– psychogen F45.31
– Schmerz- R20.8
Hypersensitiv
– Angiitis M31.0
– Blase N31.9
– Labyrinth H83.2
– Pneumonitis J67.90
–– durch Staub, organisch, eingeatmet J67.90
Hypersensitivitätsangiitis M31.0
Hypersensitivitätspneumonie J67.90
Hypersexualität F52.7
Hypersomie E34.4
Hypersomnie G47.1
– idiopathisch G47.1
– nichtorganisch F51.1
– organisch G47.1
– primär F51.1
– psychogen F51.1
– rezidivierend G47.8
Hypersomnie-Bulimie-Syndrom G47.8
Hypersomnie-Typ, Störung, Schlaf G47.1
Hypersplenismus D73.1
– bei Krankheit, durch HIV B23.8 D73.1
Hypersteatose E66.99
Hyperstimulation, Ovar N98.1
– bei Ovulation, induziert N98.1
Hypersuprarenalismus E24.9
Hypertelorismus Q75.2
– okulär Q75.2
– orbital Q75.2
– Teebi- Q87.0
Hypertension I10.90
– arteriell, pulmonal
–– primär I27.0
–– sporadisch I27.0
– intrakraniell, idiopathisch G93.2
– mit Glukokortikoid-Sensibilität E26.0
– portal, nicht-zirrhotisch, familiär, früher Beginn K76.6
– pulmonal, thromboembolisch, chronisch I27.20
Hypertensiv
– Degeneration, Myokard I11.90
– Enzephalopathie I67.4 ►

Hypertensiv *(Forts.)*
– Herz, und Niere, Krankheit, mit Herz, und Niere, Insuffizienz, mit Krise, hypertensiv I13.21
– Hypertrophie, Herz I11.90
– Insuffizienz
–– Herz
––– durch Stauung I11.00
––– mit
–––– Insuffizienz, Niere I13.20
–––– Krankheit, Niere I13.00
–– kardiorenal I13.20
–– Niere I12.00
– Krankheit I10.90
–– Herz I11.90
––– bei Schrumpfniere I13.90
––– benigne I11.90
––– maligne I11.90
––– mit Insuffizienz, Herz I11.00
–––– mit Krise, hypertensiv I11.01
––– ohne Insuffizienz, Herz, mit Krise, hypertensiv I11.91
––– und Niere I13.90
–––– mit Insuffizienz
––––– Herz I13.00
–––––– mit Krise, hypertensiv I13.01
–––––– und Niere I13.20
––––– Niere I13.10
–––––– mit Krise, hypertensiv I13.11
–– kardiorenal I13.90
–– Niere I12.90
––– mit Insuffizienz, Niere I12.00
–––– mit Krise, hypertensiv I12.01
––– ohne Insuffizienz, Niere I12.90
–––– mit Krise, hypertensiv I12.91
– Krise I10.91
–– bei Hypertonie
––– benigne, essentiell I10.01
––– maligne I10.11
––– renovaskulär I15.01
– Linksherzinsuffizienz I11.00
– Myokarditis I11.90† I41.8*
– Nephropathie I12.90
– Nephrosklerose I12.90
– Notfall I10.91
– Polyglobulie D75.1
– Retinopathie H35.0
– Stauungsinsuffizienz, Herz, mit Krankheit, Niere I13.00
– Versagen
–– Herz I11.00
–– Niere I12.00
Hyperthecosis ovarii E28.8
Hyperthermie R50.9
– maligne
–– bei Pterygium-Syndrom, multipel Q87.8
–– durch Anästhesie T88.3
–– in der Anamnese Z88.4
– umweltbedingt, beim Neugeborenen P81.0
– Ursache unbekannt R50.80
Hyperthym, Störung, Persönlichkeit F34.0
Hyperthymie F38.0
Hyperthyreoidismus E05.9
– mit
–– Delirium E05.5
–– Koma E05.5
–– Neuropathie, Nerv, peripher, autonom E05.9† G99.08*
– ohne Kropf E05.9
Hyperthyreokalzitonismus E07.0
Hyperthyreose E05.9
– autoimmunbedingt E05.8
– bei Struma E05.0
–– adenomatös E05.2
–– diffus E05.0
–– mit Autonomie
––– Schilddrüse E05.2
–––– multifokal E05.2
––– unifokal E05.1
–– toxisch
––– einknotig E05.1
––– mehrknotig E05.2
– durch ektopisches Schilddrüsengewebe E05.3
– familiär, durch TSH-Rezeptor-Genmutation E05.8
– immunogen E05.0
– juvenil E05.9
– latent E05.9
– mit
–– Arthropathie E05.9† M14.59*
–– Chloasma, Augenlid E05.9† H03.8*
–– Knoten, Schilddrüse E05.1
–– Myopathie E05.9† G73.5*
–– Struma, nodulär E05.2
–– Syndrom, myasthenisch E05.9† G73.0*
– nicht-immun, familiär E05.8
– rezidivierend E05.9
– transitorisch
–– bei Thyreoiditis, chronisch E06.2
–– beim Neugeborenen P72.1
– vom Typ Basedow E05.0
Hyperthyreosesyndrom, mit Exophthalmus, Myxödem, Osteoarthropathia hypertrophicans [EMO] E05.0
Hyperthyreosis factitia E05.4
Hyperthyreot
– Krankheit
–– Auge E05.9† H58.8*
–– Herz E05.9† I43.8*
– Struma, latent E05.0
Hyperton
– Dysfunktion, uterin O62.4
– Enzephalopathie I67.4
– Harnblase N31.88
– Kontraktion, Uterus O62.4
– Krankheit, Herz I11.90
– Krise I10.91
– Veränderung, Retinagefäß H35.0
– Wehen O62.4
– Wehenform, mit Schädigung, Fetus/Neugeborenes P03.6

Hypertonie I10.90
– 1. Grades I10.90
– 2. Grades I10.90
– 3. Grades I10.90
– akzeleriert I10.90
– arteriell I10.90
–– essentiell I10.90
–– Goldblatt-Typ I70.1
–– pulmonal I27.28
––– idiopathisch I27.0
– Augapfel H40.0
– behandlungsrefraktär I10.90
– bei
–– Belastung I10.90
–– Gestation O13
–– Nephropathie, progressiv, autosomal-dominant I15.10
–– Page-Niere I15.10
–– Schrumpfniere I12.90
––– mit Insuffizienz, Niere I12.00
–– Schwangerschaft, mit Albuminurie, schwer O14.1
–– Versagen, kardiorenal I13.20
– beim Neugeborenen P29.2
– benigne I10.00
–– bei Krankheit, Herz I11.90
–– essentiell, mit Krise, hypertensiv I10.01
–– kardiorenal I13.90
– Borderline- I10.90
– chronisch, mit Präeklampsie, aufgepfropft O11
– durch
–– Krankheit, endokrin I15.20
––– mit Krise, hypertensiv I15.21
–– Phäochromozytom I15.20
–– Störung, renal a.n.k. I15.10
––– arteriell I15.00
– eklamptisch, bei Schwangerschaft, bereits vorher bestehend O15.9
– essentiell I10.90
–– bei Schwangerschaft, vorher bestehend, mit Präeklampsie, aufgepfropft O11
–– gutartig, bei Schwangerschaft, bereits vorher bestehend O10.0
–– primär I10.90
– familiär, pulmonal, arteriell I27.0
– flüchtig, bei Schwangerschaft O13
– Goldblatt- I70.1
– idiopathisch I10.90
– instabil I10.90
– intrakraniell, benigne G93.2
– juvenil I10.90
– kardiorenal I13.90
–– mit Insuffizienz
––– Herz, und Niere I13.20
––– Niere I13.10
– kardiovaskulär I11.90
–– mit Insuffizienz, Herz, und Niere I13.20
–– renal I13.90
––– mit Insuffizienz, Niere I13.10
– Komplikation, Entbindung O16
– latent I10.90 ►

Hypertonie I10.90 *(Forts.)*
– leicht I10.90
– Magen K31.88
– maligne I10.10
–– bei Schwangerschaft, bereits vorher bestehend O10.0
–– kardiorenal I13.90
–– mit
––– Beteiligung, Herz I11.90
––– Krise, hypertensiv I10.11
– mit
–– Altersherz I11.90
–– Beteiligung
––– Herz I11.90
––– Niere I12.90
–– Brachydaktylie I10.90 Q73.8
–– Degeneration
––– kardiorenal I13.90
––– kardiovaskulär, renal I13.90
–– Dekompensation, Herz I11.00
–– Insuffizienz
––– Herz I11.00
––– Niere I12.00
–– Krankheit, Herz, bei Schwangerschaft, bereits vorher bestehend O10.1
–– Läsion, glomerulonephritisch, sklerosierend, diffus I12.90
–– Nephrosklerose, und Beteiligung, Herz I13.90
–– Schrumpfniere I12.90
–– Versagen, Niere I12.00
–– Zyanose I10.90
– Muskel, angeboren P94.1
–– beim Neugeborenen P94.1
– Mutter
–– bei Schwangerschaft a.n.k. O16
–– mit Schädigung, Fetus/Neugeborenes (Zustände unter O10–O11, O13–O16) P00.0
– Niere, maligne I12.90
– Pfortader
–– durch Leberkrankheit, chronisch K76.6
–– idiopathisch K76.6
– portal K76.6
–– bei Fibrose, hepatolienal K76.6
– präeklamptisch, bei Schwangerschaft, bereits vorher bestehend O11
– psychogen F45.30
– pulmonal I27.28
–– bei Thromboembolie, chronisch I27.20
–– idiopathisch I27.0
–– persistierend, beim Neugeborenen P29.3
–– primär I27.0
– renal I15.10
–– bei Schwangerschaft, bereits vorher bestehend O10.4
–– benigne I15.10
–– maligne I15.10
–– mit Insuffizienz, Herz I13.00
––– und Niere I13.20
–– nach Nierenkrankheit, vorher bestehend, bei Schwangerschaft O10.4
–– schwangerschaftsinduziert O13 ►

Hypertonie I10.90 *(Forts.)*
~ renal I15.10 *(Forts.)*
–– transitorisch, bei Schwangerschaft O16
– renoparenchymatös I15.10
– renovaskulär I15.00
–– mit Krise, hypertensiv I15.01
– schon früher bestehend, mit Präeklampsie O11
– schwangerschaftsbedingt O13
– schwangerschaftsinduziert, bei Eklampsie a.n.k. O15.9
– sekundär I15.90
–– benigne I15.90
–– durch Störung, renovaskulär I15.00
–– maligne I15.90
–– vorher bestehend
––– durch Nephritis, bei Schwangerschaft O10.4
––– nach Krankheit, Niere, bei Schwangerschaft O10.4
– systemisch I10.90
– transient, schwangerschaftsbedingt O13
– transitorisch, bei Schwangerschaft O16
– vegetativ I10.90
– vorher bestehend, bei Eklampsie a.n.k. O15.9
Hypertonisch
– Funktionsstörung, Uterus, Komplikation, Entbindung a.n.k. O62.4
– Krankheit, Herz
–– chronisch, ischämisch I25.9
–– mit Versagen, Niere I13.10
– Ödem, Gehirn G93.6
– Urämie I12.00
– Versagen, Niere, terminal I12.00
Hypertrabekulierung, linksventrikulär I42.88
Hypertrichose L68.9
– angeboren Q84.2
– Augenlid H02.8
– lanuginös Q84.2
–– erworben L68.1
– lokalisiert L68.2
– mit
–– Fibromatose, gingival, Syndrom L68.8 K06.1
–– Osteochondrodysplasie, Typ Cantu Q87.3
– Rücken, oberer, bei Polydaktylie, präaxial, autosomal-dominant Q69.9 Q84.2
– zervikal, ventral, isoliert L68.2
Hypertrichose-Syndrom, Amaurose- H35.5 Q84.2
Hypertrichosis
– cubiti Q84.2
– lanuginosa, kongenital Q84.2
Hypertriglyzeridämie E78.1
– endogen E78.1
–– bei Hypercholesterinämie E78.2
– essentiell E78.1
– familiär E78.1
– gemischt E78.3
– hereditär E78.1
– rein E78.1
Hypertroph
– Falte, anal K64.4 ►

Hypertroph *(Forts.)*
– Kardiomyopathie
–– bei Schwerhörigkeit, sensorineural, progressiv H90.5 I42.2
–– infantil, fatal, durch
––– Defekt
–––– Atmungskettenkomplex I I42.2
–––– Komplex I der mitochondrialen Atmungskette I42.2
––– Mangel
–––– NADH-Coenzym-Q-Reduktase I42.2
–––– NADH-CoQ-Reduktase I42.2
–– mit
––– Muskelhypotonie, und Laktatazidose I42.2
––– Störung, renal-tubulär, durch Mutation, DNA, mitochondrial I42.2
–– mitochondrial, mit Laktatazidose, durch Mangel, MTO1 I42.2
–– und
––– Myopathie, mitochondrial, bei Katarakt, kongenital Q87.8
––– Störung, renal-tubulär, bei Enzephalopathie E88.8
– Lupus erythematodes L93.2
– Narbe L91.0
Hypertrophie
– Alveolarfortsatz K08.88
– Alveolarfortsatzschleimhaut K06.2
– Alveolarkamm K08.88
– Analpapille K62.8
– Arterie I77.88
–– kongenital a.n.k. Q27.8
– Augenlid H02.8
– Band M24.29
– Bartholin-Drüse N75.8
– Blase N32.8
– Blasenhals N32.8
– Brust, juvenil, familiär N62
– Brustwarze N62
– Cervix uteri N88.8
–– kongenital Q51.8
–– mit Elongation N88.4
– Colliculus seminalis N36.8
– Corpus adiposum M79.46
– Corpus cavernosum N48.8
– Darm a.n.k. K63.8
– Ductus choledochus K83.8
– Ductus cysticus K82.8
– Ductus deferens N50.8
– Ductus hepaticus K83.8
– Ductus spermaticus N50.8
– Duodenum K31.88
– Endometrium
–– atypisch N85.1
–– glandulär N85.0
– fetal, Betreuung, Schwangere O36.6
– Fettpolster
–– infrapatellar M79.46
–– Knie M79.46
– Frenulum, Zunge K14.8
– Funiculus spermaticus N50.8 ►

Hypertrophie *(Forts.)*
– Fuß, kongenital Q74.2
– Gallenblase K82.8
– Gallengang K83.8
– Gaumen
–– hart K10.8
–– weich K13.7
– Gebärmutterhals
–– kongenital Q51.8
–– mit Elongation N88.4
– Gehirn G93.88
– Geschlechtsorgane, männlich N50.8
– Harnblase N32.8
– Harnblasenhals N32.8
– Harnblasensphinkter N32.8
– Haut L91.9
– hemifazial Q67.4
– Herz I51.7
–– bei Fieber, rheumatisch, inaktiv I09.8
–– biventrikulär I51.7
–– chronisch I51.7
–– fettig I51.5
–– hypertensiv I11.90
–– kongenital a.n.k. Q24.8
–– rheumatisch I09.8
––– aktiv I01.8
––– akut I01.8
– Herzklappe I38
– Herzventrikel I51.7
– Hiatus oesophageus, kongenital Q79.1
– Hiluslymphknoten R59.0
– Hoden N50.8
– Hoffa-, Knie [Krankheit des Corpus adiposum infrapatellare] M79.46
– Hymen, kongenital Q52.4
– Hypophyse E23.6
– Ileum K63.8
– Jejunum K63.8
– Kahnbein, Fuß M89.37
– Klitoris N90.8
–– kongenital Q52.6
–– zirrhotisch N90.8
– Knochen M89.39
– Knorpel M94.89
– Kolon K59.3
–– kongenital Q43.2
– Konjunktiva, lymphoid H11.8
– Labia
–– majora pudendi N90.6
–– minora pudendi N90.6
– Leber R16.0
–– akut K76.8
–– konnatal Q44.7
– Linksherz- I51.7
–– konzentrisch I51.7
– Lipo- E88.29
– Lippe K13.0
–– kongenital Q18.6
– Lippenfrenulum K13.0
– Lymphknoten R59.9
–– generalisiert a.n.k. R59.1 ►

Hypertrophie *(Forts.)*
– Lymphknoten R59.9 *(Forts.)*
–– lokalisiert R59.0
– Magen K31.88
– Magenschleimhaut K29.6
– Mamma
–– beim Neugeborenen P83.4
–– in der Pubertät N62
–– senil N62
–– zystisch N60.1
––– mit Proliferation, epithelial N60.3
– Meckel-Divertikel, kongenital Q43.0
– Meibom-Drüse H00.1
– Meniskus, Knie, kongenital Q74.1
– Mittelfußknochen M89.37
– Muskel M62.89
– Myokard I51.7
–– idiopathisch I42.2
– Myometrium N85.2
– Nagel L60.2
–– kongenital Q84.5
– Narbe L91.0
– Nase J34.8
– Nasenbein J34.8
– Nasenknorpel J34.8
– Nasenmuschel J34.3
– Nasennebenhöhle J34.8
– Nasenschleimhaut J34.8
– Nebenhoden N50.8
– Nebenniere E27.8
– Nebennierenrinde E27.8
– Nebenschilddrüse E21.0
– Niere N28.88
–– kongenital Q63.3
– Ösophagus K22.88
– Ovar N83.8
– Pankreas, angeboren Q45.3
– Papillae foliatae, Zunge K14.3
– Paraprostata N40
– Parotis K11.1
– Penis N48.8
– Pharynx J39.2
– Präputium N47
– Prostata N40
–– adenofibromatös N40
–– benigne N40
–– kongenital Q55.4
– Pseudo-
–– Musculus gastrocnemius G71.0
–– Muskel, bei Hypothyreose E03.1
– pseudomuskulär G71.0
– Pylorus K31.10
–– angeboren Q40.0
–– infantil Q40.0
– Rechtsherz- I51.7
– Rektumsphinkter K62.8
– Samenblase N50.8
– Samenleiter N50.8
– Samenstrang N50.8
– Schamlippen N90.6
– Schilddrüse E04.9 ►

Hypertrophie *(Forts.)*
– Sehne M67.89
– Sigma K59.3
– Skrotum N50.8
– Speicheldrüse K11.1
–– kongenital Q38.4
– Stimmband J38.3
– Synovialis a.n.k. M67.29
– Thymus E32.0
–– kongenital E32.0
– Tränendrüse, chronisch H04.0
– Trigonum vesicae N32.8
– Tunica
–– muscularis, Arterie I77.88
–– vaginalis testis N50.8
– Unterkieferdrüse K11.1
– Unterzungendrüse K11.1
–– kongenital Q38.4
– Ureter N28.88
– Urethra N36.8
– Uterus N85.2
–– puerperal O90.8
– Uvula K13.7
– Vagina N89.8
– Vas deferens N50.8
– Vene I87.8
– Ventrikel, kongenital Q24.8
– Vesicula seminalis N50.8
– Vulva N90.6
– Zäkum K59.3
– Zahnfleisch K06.1
– Zehe
–– erworben M20.5
–– kongenital Q74.2
– Zunge K14.8
–– kongenital Q38.2
– Zungenpapille K14.3
Hypertrophiert, Anhängsel, Haut L91.8
Hypertrophisch
– Arthritis M19.99
– Arthropathie M19.99
– Arthrose M19.99
– Charcot-Marie-Tooth-Neuropathie G60.0
– Degeneration, Leber a.n.k. K76.8
– Déjerine-Sottas-Neuropathie G60.0
– Gastritis K29.6
– Gastropathie
–– Ménétrier K29.6
–– nicht-hypoproteinämisch K29.6
– Kardiomyopathie
–– nichtobstruktiv I42.2
–– obstruktiv I42.1
––– kongenital Q24.8
– Laryngitis J37.0
–– hyperplastisch J37.0
– Laryngotracheitis J37.1
– Neuritis, interstitiell, progressiv G60.0
– Neuropathie G60.0
–– im Kleinkindalter G60.0
–– interstitiell, progressiv G60.0 ►

Hypertrophisch *(Forts.)*
– Osteoarthropathie M19.99
–– pulmonal M89.49
–– sekundär M89.49
– Osteoarthrose M19.99
– Pachymeningitis G03.9
– Pharyngitis J31.2
–– chronisch J31.2
– Prostatitis N41.1
– Pylorusstenose K31.10
–– angeboren Q40.0
–– beim Erwachsenen K31.10
– Querbarre, Harnblasenausgang N40
– Rhinitis J31.0
–– chronisch J31.0
– Spondylopathie M47.99
– Stasis, Vulva N90.6
– Stenose, Pylorus
–– angeboren Q40.0
–– beim Erwachsenen K31.10
– Striktur, Pylorus K31.10
– Subaortenstenose I42.1
–– idiopathisch I42.1
– Tonsillitis J35.0
– Veränderung
–– Atemwege, obere J39.88
–– Nasennebenhöhle J34.8
– Verlängerung, Cervix uteri N88.4
– Vulvitis N76.2
– Zikatrix L91.0
– Zirrhose K74.3
Hypertropie H50.2
Hypertryptophanämie, familiär E70.8
Hypertyrosinämie E70.2
– transitorisch, beim Neugeborenen P74.5
Hyperurese R35.0
Hyperurikämie E79.0
– asymptomatisch E79.0
– HPRT[Hypoxanthin-Guanin-Phosphoribosyltransferase] abhängig E79.0
– primär, familiär E79.0
Hyperurikosurie R82.9
Hypervalinämie E71.1
Hyperventilation R06.4
– hysterisch F45.33
– psychogen F45.33
Hyperventilationsdyspnoe R06.0
Hyperventilationstetanie R06.4
– hysterisch F45.33
– psychogen F45.33
Hypervigilität R41.8
Hyperviskositätssyndrom R70.1
– polyklonal R70.1
Hypervitaminose E67.8
– A E67.0
–– durch plötzliche Überdosis T45.2
– B_6 E67.2
– D E67.3
–– durch plötzliche Überdosis T45.2
– diätetisch E67.8 ►

H

Hypervitaminose E67.8 *(Forts.)*
– durch übermäßigen Gebrauch, Vitaminpräparate E67.8
– Vitamin
–– E E67.8
–– K E67.8
––– durch Überdosis T45.7
Hypervolämie E87.7
Hyperzementose, Zahn K03.4
Hyphäma H21.0
– traumatisch S05.1
Hypnagog, Tremor, Fuß G25.3
Hypnolepsie G47.4
Hypnotika
– Abhängigkeit a.n.k. F13.2
– Demenz F13.7
– Missbrauch F13.1
– Rausch, akut F13.0
– Störung, persistierend F13.7
– und Sedativa
–– Gebrauch
––– mit Abhängigkeitssyndrom F13.2
––– schädlich F13.1
–– Vergiftung
––– akut, im Sinne eines Rausches F13.0
––– bei Abhängigkeit F13.0
Hypoadrenalismus E27.4
– primär E27.1
– tuberkulös A18.7† E35.1*
Hypoadrenerg, Hypotension, orthostatisch I95.1
Hypoadrenokortizismus E27.4
– hypophysär E23.0
– primär E27.1
Hypoämie D64.9
Hypoästhesie R20.1
– Kornea H18.8
Hypoaktivität
– Detrusor, Harnblase N31.2
– sexuell F52.0
Hypoakusis H91.9
Hypoalbuminämie E88.0
– beim Neugeborenen P74.8
Hypoaldosteronismus E27.4
– familiär E27.4
– hyperreninämisch, familiär, Typ
–– 1 E27.4
–– 2 E27.4
– Pseudo-
–– autosomal-dominant, Typ 1 N25.8
–– autosomal-rezessiv, Typ 1 N25.8
–– renal, Typ 1 N25.8
–– transient N25.8
–– Typ
––– 1 N25.8
––– 2 I15.10
––– 2A I15.10
––– 2B I15.10
––– 2C I15.10
––– 2D I15.10
––– 2E I15.10
Hypoalimentation E46
Hypoalphalipoproteinämie E78.6
Hypoazidität K31.88
– Magen K31.88
– psychogen F45.31
Hypobaropathie T70.2
Hypobetalipoproteinämie E78.6
– familiär E78.6
– homozygot, familiär E78.6
Hypochlorämie E87.8
Hypochlorämisch, Nierensyndrom N28.88
Hypochlorhydrie K31.88
– neurotisch F45.31
– psychogen F45.31
Hypochondrie F45.2
– Herz F45.2
Hypochondrisch
– Depression F45.2
– Neurose F45.2
– Störung F45.2
– Wahn F45.2
Hypochondrium
– Sarkom C49.4
– Wunde, offen S31.1
Hypochondrogenesie Q77.0
Hypochondroplasie Q77.4
Hypochondroplastisch, Minderwuchs Q77.4
Hypochrom, Anämie D50.9
– mikrozytär D50.8
– mit Speicherung, Eisen D64.3
– normoblastisch D50.8
– sideroachrestisch, X-chromosomal gebunden D64.0
Hypochromie, Blutkörperchen, rot D50.8
Hypochylie K31.88
Hypocitraturie R82.9
Hypodontie K00.0
Hypoeosinophilie D72.8
Hypoferroanämie D50.9
Hypofibrinogenämie D68.8
– erworben D65.0
– familiär D68.20
– kongenital D68.20
– mit Blutung
–– intrapartal, verstärkt O67.0
–– Komplikation, Entbindung O67.0
–– präpartal, verstärkt O46.0
Hypofunktionell, Dysphonie R49.0
Hypogalaktie O92.40
– im Wochenbett O92.40
– mit Schwierigkeiten, beim Anlegen O92.41
Hypogammaglobulinämie D80.1
– hereditär D80.0
– Infektion, Myelokathexis, bei Warze D81.8
– mit
–– Arthritis D80.1† M14.89*
–– Krankheit, Bindegewebe, systemisch D80.1† M36.8*
–– Systemkrankheit, Bindegewebe D80.9† M36.8*
– nichtfamiliär D80.1
– transient, in der Kindheit D80.7 ►

Hypogammaglobulinämie D80.1 *(Forts.)*
– transitorisch, im Säuglingsalter D80.7
Hypogammaglobulinämie-Syndrom, Osteopetrose- Q78.2 D80.1
Hypogammaglobulinämisch, Antikörpermangelsyndrom D80.1
– hereditär D80.0
Hypogastrisch, Hernie K43.98
– inkarzeriert K43.68
– irreponibel K43.68
– mit
–– Einklemmung K43.68
–– Gangrän K43.78
– stranguliert K43.68
– Verschluss verursachend K43.68
Hypogenetisch, Lungensyndrom Q26.8
Hypogenitalismus, Schwerhörigkeit, und Minderung, Intelligenz, bei Retinitis pigmentosa Q87.8
Hypogeusie R43.8
Hypoglobulie D64.9
Hypoglossal-Syndrom, Vago- G52.7
Hypoglossie Q38.3
– isoliert, kongenital Q38.3
Hypoglossus
– Krankheit G52.3
– Lähmung G52.3
– Neuralgie G52.3
– Parese G52.3
Hypoglykämie E16.2
– arzneimittelinduziert E16.0
–– mit Koma E15
– bei
–– Diabetes mellitus E14.60
–– Hyperemesis gravidarum, Beginn vor Beendigung der 20. Schwangerschaftswoche O21.1
–– Typ-1-Diabetes mellitus E10.60
–– Typ-2-Diabetes mellitus E11.60
– durch Insulin
–– als therapeutischer Zwischenfall T38.3
–– mit Koma E15
– funktionell, ohne Anstieg des Insulinspiegels E16.1
– hyperinsulinämisch
–– anstrengungsinduziert E16.1
–– Diazoxid-sensitiv, diffuse Form E16.1
–– durch Mangel
––– 3-Hydroxyacyl-CoA-Dehydrogenase, kurzkettig E71.3
––– Glukokinase E16.1
––– Insulin-Rezeptor E16.1
––– UCP2 [Uncoupling-Protein 2] E16.1
–– persistierend, beim Erwachsenen, ohne Insulinom E16.1
– hypoinsulinämisch, mit Hemihypertrophie E16.8
– iatrogen E16.0
–– beim Neugeborenen P70.3
–– mit Koma E15
– infantil E16.1
–– persistierend, hyperinsulinämisch E16.1 ►

Hypoglykämie E16.2 *(Forts.)*
– insulinbedingt E16.0
–– bei
––– Diabetes mellitus E14.60
––– Typ-1-Diabetes mellitus E10.60
––– Typ-2-Diabetes mellitus E11.60
– leuzinbedingt E71.1
– mild, als
–– nicht rezidivierend bezeichnet, bei
––– Diabetes mellitus E14.60 U69.70!
––– Typ-1-Diabetes mellitus E10.60 U69.70!
––– Typ-2-Diabetes mellitus E11.60 U69.70!
–– rezidivierend bezeichnet, bei
––– Diabetes mellitus E14.60 U69.71!
––– Typ-1-Diabetes mellitus E10.60 U69.71!
––– Typ-2-Diabetes mellitus E11.60 U69.71!
– mit Polyneuropathie E16.2† G63.3*
– neonatal, durch Diabetes mellitus, gestationsbedingt, Mutter P70.0
– postoperativ E16.1
– reaktiv, nichtarzneimittelinduziert E16.1
– Säugling, durch Diabetes mellitus, Mutter P70.1
– schwer, ohne Koma, bei
–– Diabetes mellitus E14.60 U69.72!
–– Typ-1-Diabetes mellitus E10.60 U69.72!
–– Typ-2-Diabetes mellitus E11.60 U69.72!
– spontan E16.2
– transitorisch, beim Neugeborenen P70.4
Hypoglykämiewahrnehmungsstörung, bei
– Diabetes mellitus E14.60 U69.74!
– Typ-1-Diabetes mellitus E10.60 U69.74!
– Typ-2-Diabetes mellitus E11.60 U69.74!
Hypoglykämisch
– Koma E15
–– bei
––– Diabetes mellitus E14.61 U69.73!
––– Hyperinsulinismus E15
––– Typ-1-Diabetes mellitus E10.61 U69.73!
––– Typ-2-Diabetes mellitus E11.61 U69.73!
–– mit Enzephalopathie E16.1† G94.30*
–– nichtdiabetisch E15
– Reaktion, durch Insulin, mit Koma, nichtdiabetisch E15
– Schock E15
–– bei
––– Diabetes mellitus E14.61
––– Typ-1-Diabetes mellitus E10.61
––– Typ-2-Diabetes mellitus E11.61
–– nichtdiabetisch E15
– Syndrom, autoimmun E16.0
Hypognathie K07.0
Hypogonadismus
– hypogonadotrop E23.0
–– kongenital, mit Anosmie E23.0
–– mit
––– Alopezie, frontoparietal E23.0 L65.9
––– Retinitis pigmentosa E23.0 H35.5
– Hypogonadotrop, mit schwerer Mikrozephalie, sensorineuraler Schwerhörigkeit, und Dysmorphien Q87.8 ►

Hypogonadismus *(Forts.)*
– hypophysär E23.0
– hypothalamisch E23.3
– männlich E29.1
– mit Prolaps, Mitralklappe, und Minderung, Intelligenz Q87.8
– ovarial E28.3
–– primär E28.3
– testikulär E29.1
–– primär E29.1
– weiblich E28.3
Hypogonadotrop
– Amenorrhoe N91.1
– Eunuchoidismus E23.0
– Hypogonadismus E23.0
–– kongenital, mit Anosmie E23.0
–– mit
––– Alopezie, frontoparietal E23.0 L65.9
––– Retinitis pigmentosa E23.0 H35.5
––– schwerer Mikrozephalie, sensorineuraler Schwerhörigkeit, und Dysmorphien Q87.8
Hypohidrose L74.4
Hypohidrotisch, Dysplasie, ektodermal Q82.4
– mit Immundefekt Q82.4
– X-chromosomal Q82.4
Hypohydratation E86
Hypoinsulinämie
– nach
–– medizinischen Maßnahmen E89.1
–– Pankreatektomie E89.1
– postoperativ E89.1
Hypoinsulinämisch, Hypoglykämie, mit Hemihypertrophie E16.8
Hypokaliämie E87.6
Hypokaliämisch, Lähmung, periodisch G72.3
– familiär G72.3
Hypokalzämie E83.58
– beim Neugeborenen P71.1
– diätetisch E58
– durch Kuhmilch, beim Neugeborenen P71.0
– sekundär, bei Hypomagnesiämie
–– intestinal E83.4
–– primär E83.4
Hypokalzämisch, Rachitis, Vitamin D-abhängig E83.31
Hypokalziämie, durch Störung, Kalziumstoffwechsel E83.58
Hypokalziurie, bei Hypomagnesiämie, primär, autosomal-dominant E83.4
Hypokalziurisch, Hyperkalzämie, familiär E83.58
– benigne E83.58
Hypokinesie, ventrikulär R93.1
Hypokinetisch, Syndrom, rigide G23.8
Hypokomplementämisch
– Nephrose, mit Läsion, glomerulär N04.5
– Vaskulitis, urtikariell M31.8
Hypokontraktilität, Blasenmuskel, ohne Substrat, neurologisch N31.81
Hypokortizismus E27.4
Hypoleukozytose D70.7
Hypolipoproteinämie E78.6
– Alpha- E78.6
– Beta- E78.6
Hypomagnesiämie E83.4
– beim Neugeborenen P71.2
– durch Aufnahme, Magnesium, selektiv E83.4
– familiär, mit Hyperkalziurie und Nephrokalzinose
–– mit Augenbeteiligung, schwer E83.4
–– ohne Augenbeteiligung, schwer E83.4
– intestinal
–– mit Hypokalzämie, sekundär E83.4
–– Typ 1 E83.4
– isoliert, autosomal-dominant E83.4
–– Typ Glaudemans E83.4
– primär
–– autosomal-dominant, mit Hypokalziurie E83.4
–– familiär E83.4
––– mit Normokalziurie, und Normokalzämie E83.4
–– mit Hypokalzämie, sekundär E83.4
– renal, Typ
–– 2 E83.4
–– 3 E83.4
–– 4 E83.4
Hypomandibulär, Dysostose, faziokranial Q75.4
Hypomanie F30.0
Hypomanisch
– Episode F30.0
–– mit Störung, affektiv, bipolar F31.0
– Form, Reaktion, manisch-depressiv F31.8
– Psychose F30.0
Hypomastie Q83.88
Hypomenorrhoe N91.5
– primär N91.3
– sekundär N91.4
Hypometabolismus R63.8
Hypomineralisation, Molaren-Inzisiven- [MIH] K00.4
Hypomotilität
– Darm K59.8
–– psychogen F45.32
– gastrointestinal K31.88
–– psychogen F45.37
– Magen K31.88
–– psychogen F45.31
Hypomyelinisierend
– Leukodystrophie
–– autosomal-rezessiv
––– C11ORF73-assoziiert E75.2
––– NKX6-2-assoziiert E75.2
––– RARS-assoziiert E75.2
––– VPS11-assoziiert E75.2
–– mit Chondrodysplasie, spondylometaphysär E75.2 Q77.8
– Neuropathie, mit Arthrogrypose G83.8 Q74.3
Hypomyelinisierung, mit
– Hirnstamm- und Rückenmarkbeteiligung, und Beinspastik E75.2
– Katarakt, kongenital G37.8† H28.2*

Hyponatriämie E87.1
– durch Verdünnung E87.7
Hypoosmolalität E87.1
Hypoosmolar, Koma E87.1
Hypoovarismus E28.3
Hypoparathyreoidismus E20.9
– autoimmun E20.0
– – mit Candidiasis und, Insuffizienz, Nebennierenrinde E31.0
– bei Lymphödem Q87.8
– familiär E20.8
– – isoliert E20.8
– idiopathisch E20.0
– isoliert, familiär, durch Sekretion, Parathormon, gestört E20.8
– mit
– – Katarakt E20.9† H28.1*
– – Myopathie E20.9† G73.5*
– – Tetanie E20.9
– nach
– – medizinischen Maßnahmen E89.2
– – Parathyreoidektomie E89.2
– Pseudo- E20.1
– – Typ
– – – 1A E20.1
– – – 1B E20.1
– – – 1C E20.1
– – – 2 E20.1
– Pseudopseudo- E20.1
– sekundär, durch Sekretion, Parathormon, gestört E20.8
– transitorisch, beim Neugeborenen P71.4
Hypopharyngeal, Blutung R04.1
Hypopharyngitis J06.0
Hypopharynx
– Carcinoma in situ D00.0
– Divertikel Q38.7
– Fistel J39.2
– Fremdkörper T17.2
– Infektion J02.9
– Karzinom, Plattenepithel C13.9
– Narbe J39.2
– Perforation J39.2
– Phlegmone J39.0
– Striktur J39.2
– Taschenbildung Q38.7
– Tuberkulose A16.8
– – bakteriologisch oder histologisch gesichert A15.8
– Ulkus J39.2
– Zyste J39.2
Hypophorie H50.5
– dekompensiert H50.5
Hypophosphatämie E83.30
– dominant, mit
– – Nephrolithiasis E83.30† N22.8*
– – – und Osteoporose E83.30† M81.99 N22.8*
– – Osteoporose E83.30 M81.99
– erworben E83.38
– familiär E83.30
– kongenital E83.30 ►

Hypophosphatämie E83.30 *(Forts.)*
– renal E83.38
– X-chromosomal E83.30
Hypophosphatämisch, Rachitis
– autosomal-dominant E83.30
– autosomal-rezessiv E83.30
– bei Minderwuchs, nephrotisch-glykosurisch E72.0† N16.3*
– hereditär, mit Hyperkalziurie E83.30 E83.58
Hypophosphatasie E83.38
– adult E83.38
– erworben E83.38
– familiär E83.38
– infantil E83.38
– kongenital E83.38
– mit Beginn im Kindesalter E83.38
Hypophysär
– Basophilismus E24.0
– Cushing-Syndrom E24.0
– Diabetes insipidus E23.2
– Fettsucht E23.6
– Gigantismus E22.0
– Hyperadrenokortizismus E24.0
– Hyperkortizismus E24.0
– Hypoadrenokortizismus E23.0
– Hypogonadismus E23.0
– Infantilismus E23.0
– Kachexie E23.0
– Kretinismus E23.0
– Mikroadenom, kortikotrop D35.2
– Minderwuchs E23.0
– Riesenwuchs E22.0
Hypophyse
– Aberration Q89.2
– Abszess E23.6
– Adenokarzinom
– – azidophil C75.1
– – basophil C75.1
– – chromophob C75.1
– – eosinophil C75.1
– – Mukoidzellen C75.1
– Adenom D35.2
– – chromophob D35.2
– – eosinophil D35.2
– – gonadotrop D35.2
– – hormoninaktiv D35.2
– – isoliert, familiär D35.2
– – kortikotrop D35.2
– – laktotrop D35.2
– – LTH-produzierend D35.2
– – mit Kompression, Chiasma D35.2
– – prolaktinproduzierend D35.2
– – thyreotrop D35.2
– Agenesie Q89.2
– akzessorisch Q89.2
– Amyloidose E85.4
– Anomalie Q89.2
– Atrophie E23.6
– Blutung E23.6
– Deformität, angeboren Q89.2
– Degeneration E23.6 ►

H

Hypophyse *(Forts.)*
– Dysfunktion E23.7
–– hormonell E23.7
– Dystrophie E23.6
– Embolie E23.6
– Entzündung G04.9
– Fehlen
–– angeboren Q89.2
–– erworben E89.3
– Funktion
–– gesteigert E22.9
–– vermindert E23.0
– Funktionsstörung E23.7
–– durch
––– Empty-Sella-Syndrom E23.0
––– Zyste, Rathke-Tasche E23.6
– Geschwulst D44.3
– Gumma A52.7† E35.8*
– Hypersekretion, ACTH [Adrenocorticotropes Hormon] E24.0
– Hypertrophie E23.6
– Hypoplasie, angeboren Q89.2
– Infarkt E23.6
– Insuffizienz E23.0
– Karzinom
–– azidophil C75.1
–– baso-eosinophil C75.1
–– basophil C75.1
–– chromophob C75.1
–– eosinophil C75.1
–– gemischt
––– azido-basophil C75.1
––– baso-azidophil C75.1
–– Mukoidzellen C75.1
– Krankheit E23.7
– Lageanomalie, kongenital Q89.2
– Lipom D17.7
– Mukoidzelladenom D35.2
– Nekrose E23.0
–– postpartal E23.0
– Nullzell-Adenom D35.2
– Rachen- Q89.2
– Störung E23.7
–– iatrogen E23.7
–– Sekretion E23.6
– Syphilis A52.7† E35.8*
– Teratom D44.3
– Tuberkulose A18.8† E35.8*
– Tumor D44.3
–– benigne D35.2
– Überfunktion, mit Pubertät, vorzeitig E22.8
– Verdoppelung Q89.2
– Zyste E23.6
Hypophysen-Zwischenhirnsystem, Affektion, mit Infertilität, bei der Frau E23.0
Hypophysengang, Tumor D44.4
Hypophysenhormon
– Hypersekretion E22.9
– Mangel, isoliert E23.0
Hypophysenstiel, Durchtrennung S06.8
Hypophysenvorderlappen
– Hormon, Mangel a.n.k. E23.0
– Infarkt E23.6
– Insuffizienz, akut, postpartal E23.0
– Überfunktion E22.9
–– mit Akromegalie E22.0
Hypophysitis G04.9
– bei Zytomegalie B25.88† G05.1*
– durch
–– Toxoplasmen B58.2† G05.2*
–– Zytomegalievirus B25.88† G05.1*
– Infundibuloneuro- G04.9 E23.2
Hypopigmentierungs-Syndrom, okulozerebral, Typ Preus E70.3
Hypopinealismus E34.8
Hypopituitarismus E23.0
– angeboren E23.0
– arzneimittelinduziert E23.1
– juvenil E23.0
– mit
–– Myopathie E23.0† G73.5*
–– Unterfunktion, Ovar E23.0
– nach
–– Hypophysektomie E89.3
–– medizinischen Maßnahmen E89.3
–– Strahlentherapie E89.3
– post partum E23.0
Hypoplasia uteri Q51.8
Hypoplasie
– Analkanal Q42.3
–– mit Fistel Q42.2
– Aorta Q25.4
– Aorta ascendens, bei Linksherzsyndrom, hypoplastisch Q23.4
– Aortenklappe Q23.1
–– bei Linksherzsyndrom, hypoplastisch Q23.4
– Areola mammae, angeboren Q83.88
– Arm, angeboren Q71.9
– Arteria pulmonalis, angeboren Q25.7
– Arteria umbilicalis Q27.0
– Atmungsorgane a.n.k. Q34.8
– Auge Q11.2
– Augenlid Q10.3
– Augenmuskel Q15.8
– Balken Q04.0
– Becken Q74.2
– Beckengürtel Q74.2
– Bein, angeboren Q72.9
– Bronchus Q32.4
– Cervix uteri, angeboren Q51.8
– Corpus callosum Q04.0
– Corti-Organ Q16.5
– Darm Q41.9
– Daumen, kongenital Q71.8
– dermal, fokal Q82.8
– Dickdarm Q42.9
– Drüse, endokrin a.n.k. Q89.2
– Dünndarm Q41.9
– Endometrium N85.8
– Epiglottis Q31.2
– erythrozytär, kongenital D61.0 ►

Hypoplasie *(Forts.)*
– Erythrozyten, mit Anämie D61.9
– Eustachi-Röhre Q16.4
– Extremität Q73.8
–– obere Q71.9
–– untere Q72.9
– Femur Q72.4
–– angeboren Q72.8
– Fibula, angeboren Q72.8
– Finger, angeboren Q71.8
– Fovea
–– isoliert Q14.1
–– mit Katarakt, präsenil H35.8† H28.2*
– Fußwurzel Q72.8
– Gallenblase Q44.0
– Gallengang, intrahepatisch, durch
–– JAG1-Gen-Punktmutation Q44.7
–– Monosomie 20p12 Q44.7
–– $NOTCH_2$-Gen-Punktmutation Q44.7
– Gallenweg Q44.5
– Gefäß, peripher Q27.8
– Gehirn Q02
– Gehirnarterie Q28.38
– Gehirnsubstanz, weiß, mit Agenesie, Corpus callosum, und Intelligenzminderung Q04.8
– Gehirnteil Q04.3
– Gehirnvene Q28.38
– Gehirnwindungen Q04.3
– Gehörgang Q17.8
–– äußerer Q17.8
–– knöchern Q17.8
–– mit Beeinträchtigung, Hörvermögen Q16.9
– Geschlechtsorgane
–– bei Dystrophia adiposogenitalis E23.6
–– männlich Q55.8
–– weiblich
––– äußere, angeboren Q52.7
––– angeboren Q52.8
– Gesicht Q18.8
– Gesichtsknochen a.n.k. Q75.8
– Glottis Q31.2
– Haar Q84.2
– Handwurzel, angeboren Q71.8
– Harnblase Q64.7
– Haut Q82.8
– Herz Q24.8
– Hoden Q55.1
– Humerus Q71.8
–– angeboren Q71.8
– Hypophyse, angeboren Q89.2
– Iris Q13.2
– Kiefer K07.0
– Klavikula, angeboren Q74.0
– Kleinhirn Q04.3
– Kleinhirnhemisphäre
–– bilateral, isoliert Q04.3
–– unilateral, isoliert Q04.3
– Knochen a.n.k. Q79.9
– Knochenmark D61.9
–– megakaryozytisch D69.41 ►

Hypoplasie *(Forts.)*
– Knorpel-Haar- Q78.5
–– mit Immundefekt Q78.5 D82.2
– Kolon Q42.9
– Koronararterie Q24.5
– Kreuzbein Q76.4
– Labia
–– majora pudendi, angeboren Q52.7
–– minora pudendi, angeboren Q52.7
– Labyrinthus membranaceus Q16.5
– Larynx Q31.2
– Leber Q44.7
– Leydig-Zellen E34.59
– Lunge Q33.6
– Lungenarterie Q25.7
– Mamma Q83.88
–– kongenital, isoliert Q83.88
– medullär D61.9
– megakaryozytisch, transfusionsrefraktär D69.40
– Milz Q89.08
– Mitralklappenanulus Q23.2
– Mittelfuß Q72.8
– Mittelgesicht Q75.8
– Mittelhand Q71.8
– Mittelohr Q16.4
– Muskel Q79.8
– Myokard, Ventrikel, rechts Q24.8
– Nabelschnurarterie Q27.0
– Nagel Q84.6
– Nase Q30.1
– Nasennebenhöhle J34.8
– Nebenhoden, angeboren Q55.4
– Nebenniere E27.8
–– kongenital, zytomegaler Typ E27.1
– Nebennierenrinde E27.8
– Nebenschilddrüse Q89.2
– Nervensystem a.n.k. Q07.9
– Nervus
–– cochlearis Q07.8
–– opticus, isoliert Q07.8
– Niere Q60.5
–– beidseitig Q60.4
–– bilateral Q60.4
–– einseitig Q60.3
–– unilateral Q60.3
– Oberkiefer K07.0
– Ösophagus, angeboren Q39.8
– Ohr Q17.2
– Ovar, angeboren Q50.3
– Pankreas Q45.0
–– mit Diabetes, und Krankheit, Herz, kongenital Q87.8
– Papille Q14.2
– Parotis Q38.4
– Patella Q74.1
– Penis Q55.6
– Pfortader Q26.5
– pontozerebellar, Typ
–– 1 Q04.3
–– 2 Q04.3 ►

H

Hypoplasie *(Forts.)*
~ pontozerebellar, Typ *(Forts.)*
-- 3 Q04.3
-- 4 Q04.3
-- 6 Q04.3
-- 7 Q04.3
-- 8 Q04.3
-- 9 Q04.3
-- 10 Q04.3
-- 11 Q04.3
-- 12 Q04.3
-- 13 Q04.3
-- 14 Q04.3
- Processus condylaris mandibulae, unilateral K10.8
- Prostata N42.8
- pulmonal Q33.6
-- bei Schwangerschaftsdauer, kurz P28.0
-- unilateral, kongenital Q33.6
- Pulmonalarterie Q25.7
- radioulnar Q71.8
- Radius Q71.8
- rechtsventrikulär Q22.6
- Rektum Q42.1
-- mit Fistel Q42.0
- Retinaarterie Q14.1
- Ringknorpel Q31.2
- Rippe Q76.6
- Rückenmark Q06.1
- Schädelknochen Q75.8
-- mit
--- Anenzephalus Q00.0
--- Enzephalozele Q01.9
--- Hydrozephalus Q03.9
--- Mikrozephalus Q02
- Schilddrüse E03.1
- Schildknorpel Q31.2
- Schulterblatt Q74.0
- Schultergürtel Q74.0
- Sehnerv
-- bei Polymikrogyrie Q04.3
-- isoliert Q07.8
- Steißbein Q76.4
- Sternum Q76.7
- Strahl, radial, mit Choanalatresie Q71.8 Q30.0
- Thymus E32.8
-- mit Immundefekt D82.1
- Tibia Q72.8
- tibiofibular, angeboren Q72.8
- Turner-, Zahn K00.4
- Ulna, angeboren Q71.8
- Unterkiefer K07.0
- Ureter Q62.8
- Uterus Q51.8
- Vagina Q52.4
- Vena cava Q26.8
- Vena cava inferior Q26.8
- Vena cava superior Q26.8
- Vene
-- groß Q26.8
-- peripher Q27.8 ►

Hypoplasie *(Forts.)*
- Ventrikel
-- bei Kanal, atrioventrikulär, komplett Q21.2
-- links Q23.4
- Verdauungsorgane
-- angeboren a.n.k. Q45.8
-- obere Q40.8
- Vermis, zerebellär, isoliert Q04.3
- Vorderhornzellen, Rückenmark Q06.1
- Vulva, angeboren Q52.7
- Wirbelsäule Q76.4
- Zäkum Q42.8
- Zahnschmelz K00.4
-- postnatal K00.4
-- pränatal K00.4
- Zahnzement K00.4
- Zehe Q72.8
- zephal Q02
- zerebellär, mit Degeneration, tapetoretinal Q04.3
- Zonula ciliaris Q12.8
- Zunge Q38.3
Hypoplasie-Syndrom, Agenesie-, zerebro-reno-urogenital, fetal, letal Q87.8
Hypoplastisch
- Anämie D61.9
-- familiär D61.0
-- kongenital D61.0
--- Typ Blackfan-Diamond D61.0
- Chondrodystrophie Q78.9
- Linksherzsyndrom Q23.4
-- mit
--- Atresie
---- Aorta Q23.4
---- Mitralklappe Q23.4
--- Entwicklung, Herzventrikel, links, fehlerhaft, kongenital Q23.4
--- Hypoplasie
---- Aorta ascendens Q23.4
---- Aortenklappe Q23.4
- Rechtsherzsyndrom Q22.6
Hypoproakzelerinämie D68.22
Hypoprokonvertinämie D68.23
- kongenital D68.23
-- hereditär D68.23
Hypoproliferativ, Anämie, refraktär D61.9
Hypoproteinämie R77.88
Hypoprothrombinämie D68.21
- erworben D68.4
- hereditär D68.21
- idiopathisch D68.21
- transitorisch, beim Neugeborenen P61.6
Hypoptyalismus K11.7
Hypopyon H20.0
- Augenkammer, vordere H20.0
- bei
-- Iridozyklitis H20.0
-- Keratitis H16.0
-- Ulcus corneae H16.0
-- Ulkus
--- chronisch H16.0 ►

Hypopyon H20.0 *(Forts.)*
~ bei *(Forts.)*
~~ Ulkus *(Forts.)*
––– subakut H16.0
Hyporeflexie R29.2
Hyporeninämie E26.8
Hyposegmentation, leukozytär, hereditär D72.0
Hyposekretion
– ACTH [Adrenocorticotropes Hormon] E23.0
– Adiuretin E23.2
– Ovar E28.3
– Speicheldrüse K11.7
– Vasopressin E23.2
Hyposensibilisierung, gegenüber Allergen Z51.6
Hyposialie K11.7
Hyposiderinämie D50.9
Hyposmie R43.0
Hyposomnie G47.0
– nichtorganisch F51.0
– organisch G47.0
Hypospadia coronaria Q54.0
Hypospadie Q54.9
– familiär Q54.8
– glandulär Q54.0
– penil Q54.1
– penoskrotal Q54.2
– perineal Q54.3
– weiblich Q54.8
Hypospadie-Syndrom, Spina-bifida- Q05.7 Q54.0
Hypospermie N46
Hyposphagma H11.3
– Konjunktiva H11.3
– traumatisch S05.0
Hypospleniesyndrom D73.0
Hyposplenismus D73.0
Hypostase
– Lunge J81
– Pneumonie J18.2
– pulmonal, passiv J81
Hypostatisch
– Bronchitis J40
– Bronchopneumonie J18.2
– Dermatitis I83.1
–– bei Ulcus varicosum cruris I83.2
– Ekzem I83.1
– Krankheit, Herz I51.8
– Pneumonie J18.2
–– lobär J18.2
– Stauung, Lunge J81
Hyposthenurie N28.88
Hyposuprarenalismus E27.4
Hyposystolisch, Druck I95.9
Hypotelorismus Q75.8
Hypotension I95.9
– intrakraniell, spontan G96.0
– orthostatisch, hypoadrenerg I95.1
Hypothalamisch
– Amenorrhoe N91.1
– Hypogonadismus E23.3
Hypothalamus
– Dysfunktion E23.3
– Schädigung, nichttraumatisch E23.7
– Überaktivität E23.3
Hypothalamus-Hamartom, mit Anfall, gelastisch Q85.8 G40.2
Hypothermie T68
– durch
–– niedrige Umgebungstemperatur T68
–– Unfall T68
– nach Anästhesie T88.5
– neonatal P80.9
–– schwer P80.0
–– umgebungsbedingt a.n.k. P80.8
– ohne niedrige Umgebungstemperatur R68.0
– periodisch, spontan G90.8
Hypothym
– Psychopathie F34.1
– Störung, Persönlichkeit F34.1
Hypothyreoidismus E03.9
– durch
–– Arzneimittel a.n.k. E03.2
–– Substanz, exogen a.n.k. E03.2
–– Sulfonamide E03.2
– erworben, durch Mangel, Jod a.n.k. E01.8
– iatrogen a.n.k. E03.2
– mit
–– Arthritis a.n.k. E03.9† M14.59*
–– Myopathie E03.9† G73.5*
– nach Operation E89.0
– postinfektiös E03.3
– postoperativ E89.0
– subklinisch, jodmangelbedingt E02
Hypothyreose E03.9
– angeboren E03.1
–– mit diffuser Struma E03.0
–– ohne Struma E03.1
– durch
–– Mangel, Jod E01.8
––– angeboren E00.9
––– erworben E01.8
––– subklinisch E02
–– PAS [p-Aminosalicylsäure] E03.2
–– Phenylbutazon E03.2
–– Resistenz, peripher, gegen Schilddrüsenhormone E03.8
–– Resorzin E03.2
–– TSH[Thyreoideastimulierendes Hormon]-Rezeptor-Genmutation E03.1
– erworben E03.9
–– durch Jodmangel, mit Demenz E01.8† F02.8*
–– mit Demenz E03.9† F02.8*
– latent E03.9
– mit
–– Arthropathie E03.9† M14.59*
–– Choreoathetose, und Atemnot-Syndrom, neonatal E03.1† G25.5 J99.8*
–– Fettsucht E03.9
–– Pseudohypertrophie, Muskel E03.1 ►

Hypothyreose E03.9 *(Forts.)*
– nach
–– Bestrahlung E89.0
–– Jodbehandlung E03.2
–– medizinischen Maßnahmen E89.0
–– Thyreoidektomie E89.0
– postinfektiös E03.3
– transitorisch, beim Neugeborenen P72.2
– X-chromosomal, zentral, kongenital, mit Makroorchidie, spät beginnend E03.1
– zentral, durch Mangel, TRH[Thyrotropin-Releasing-Hormon]-Rezeptor E03.1
Hypothyreot
– Kretinismus, endemisch E00.1
– Struma E03.9
Hypoton
– Dehydratation E86
– Dysfunktion, uterin O62.2
–– primär O62.0
–– sekundär O62.1
– Dysregulation I95.9
–– Kreislauf I95.9
– Hyperhydratation E87.7
– Kontraktion
–– Uterus, als Entbindungskomplikation O62.2
–– Uterus a.n.k. O72.1
– Syndrom, akinetisch R29.8
Hypoton-hyporesponsiv, Episode T88.1
Hypotonia bulbi H44.4
Hypotonie I95.9
– arteriell I95.9
– bei
–– Dysregulation, Kreislauf I95.9
–– Wehen, und Entbindung O75.8
– Betreuung, Schwangere O26.5
– chronisch I95.8
– durch
–– Arzneimittel I95.2
–– Dysregulation I95.9
– Harnblase N31.2
– idiopathisch I95.0
– infantil, mit Retardierung, psychomotorisch, und charakteristischer Fazies, Syndrom Q87.8
– intrakraniell, nach Shunt, ventrikulär G97.2
– konstitutionell I95.9
– Muskel R29.8
–– angeboren P94.2
– Okulare H44.4
– orthostatisch I95.1
–– neurogen G23.8
––– mit
–––– Multisystematrophie – s.a. Shy-Drager-Syndrom G23.8
–––– Parkinsonismus G23.8
–– symptomatisch, mit Parkinsonismus G23.8
– symptomatisch I95.9
– und Ichthyose, durch Mangel, Dolicholphosphat E77.8
– Uterus O72.1
–– als Entbindungskomplikation O62.2
–– postpartal O72.1
Hypotonie-Krampfanfälle-Syndrom
– multiple kongenitale Anomalien- Q87.8
–– Typ 2 Q87.8
– Multiple kongenitale Anomalien-, Typ 3 Q87.8
Hypotonie-Zystinurie-Syndrom E72.0
Hypotonisch, Funktionsstörung, Uterus
– Komplikation, Entbindung a.n.k. O62.2
– primär, mit Komplikation, Entbindung O62.0
– sekundär, mit Komplikation, Entbindung O62.1
Hypotrichose L65.9
– Augenlid, kongenital Q10.3
– bei Dysplasie, spondyloepimetaphysär Q77.7
– durch Arzneimittel, zytotoxisch L65.8
– hereditär, mit Hautbläschen, rezidivierend Q84.0 R23.8
– kongenital Q84.0
– mit
–– Degeneration, Makula, juvenil Q87.8
–– Intelligenzminderung, Typ Lopes Q87.0
– postinfektiös L65.8
– Typ Marie Unna Q84.0
Hypotrichose-Syndrom, Ichthyose- Q80.8
Hypotrichosis simplex L65.8
– Skalp L65.8
Hypotroph
– Frühgeborenes P07.3
– Reifgeborenes P05.9
– Uterus Q51.8
Hypotrophie
– fetal P05.2
– Hoden N50.0
– Mamma Q83.88
Hypotropie H50.2
– mit Orbitopathie, endokrin, bei Morbus Basedow E05.0† H06.3*
Hypourikämie, renal, hereditär N25.8
Hypoventilation R06.88
– alveolär R06.88
–– bei Adipositas E66.29
––– bei Kindern und Jugendlichen E66.24
––– extrem, bei Kindern und Jugendlichen E66.25
––– mit Body-Mass-Index [BMI] von
–––– 30 bis unter 35 E66.20
–––– 35 bis unter 40 E66.21
–––– 40 bis unter 50 E66.26
–– mit Adipositas
––– Grad
–––– I (WHO) E66.20
–––– II (WHO) E66.21
–––– III (WHO) E66.29
––– mit Body-Mass-Index [BMI] von
–––– 50 bis unter 60 E66.27
–––– 60 und mehr E66.28
–– nichtobstruktiv, schlafbezogen, idiopathisch G47.32
–– Syndrom E66.29
– primär, idiopathisch G47.30
Hypoventilationssyndrom
– Obesitas- [OHS] E66.29
– schlafbezogen G47.32 ►

Hypoventilationssyndrom *(Forts.)*
– zentral, kongenital G47.32
– zentral-alveolär, kongenital G47.32
Hypovitaminose E56.9
– A E50.9
– B E53.9
– C E54
– D E55.9
– K E56.1
Hypovolämie E86
– bei Krankheit, durch HIV B23.8 E86
Hypovolämisch, Schock R57.1
– nach Eingriff T81.1
– traumatisch T79.4
Hypoxämisch, Polyglobulie D75.1
Hypoxanthin-Guanin-Phosphoribosyltransferase, Mangel
– Grad IV E79.1
– partiell E79.8
Hypoxie
– bei Geburt P21.9
– beim Neugeborenen P21.9
– fetal P20.9
–– Betreuung, Schwangere O36.3
– intrauterin P20.9
–– erstmals festgestellt
––– bei Wehen oder Entbindung P20.1
––– vor Wehenbeginn P20.0
– mit Blutung, intrakraniell, beim Fetus/Neugeborenen P52.9
– myokardial I24.8
– zerebral G93.1
–– durch ärztliche Maßnahmen a.n.k. G97.88
Hypoxisch
– Enzephalopathie G93.1
– Schaden, Gehirn G93.1
–– nach medizinischer Maßnahme G97.88
–– während ärztlicher Maßnahme G97.88
Hypoxisch-ischämisch
– Enzephalopathie, beim Neugeborenen P91.6
– Schaden, Gehirn G93.1
Hypozoospermie N46
Hypsarrhythmie G40.4
Hypsizephalie Q75.0
Hysteralgie, Uterus, gravid O26.88
Hysterie F44.9
– Angst- F41.8
– bei Konversionsstörung F44.9
– mit Sehvermögen, verschwommen F44.6† H58.1*
Hysterisch – s. Art der Krankheit
Hysteroadenosis N80.9
Hysteroepilepsie F44.5
Hysteroskopisch, Insemination, synchron Z31.1
Hysterozele, bei Schwangerschaft O34.5
HZL-V [Haarzellenleukämie-Variante] C91.40
HZL [Haarzellenleukämie] C91.40

– I –

I-Zell-Krankheit E77.0
IAEP [Idiopathische akute eosinophile Pneumonie] J82
IAHSP [Infantile aufsteigende hereditäre spastische Paralyse] G12.2
Iatrogen
– Abszess T81.4
– Cushing-Syndrom E24.2
– Hyperinsulinismus E15
– Hypoglykämie E16.0
–– beim Neugeborenen P70.3
–– mit Koma E15
– Hypothyreoidismus a.n.k. E03.2
– Insuffizienz, adrenokortikal E27.3
– Obstruktion T81.8
– Pneumothorax J95.80
– Störung
–– adrenogenital E25.8
–– Hypophyse E23.7
– Thyreoiditis E06.4
– Überschuss, Östrogene E28.0
IBS-C [Irritable bowel syndrome with predominant constipation] K58.2
IBS-D [Irritable bowel syndrome with predominant diarrhoea] K58.1
IBS-M [Irritable bowel syndrome with mixed bowel habits] K58.3
IC/BPS [Interstitielle Zystitis/Blasenschmerzsyndrom] N30.1
ICCA[Infantile Konvulsionen und paroxysmale Choreoathetose]-Syndrom G40.4
ICD[Implantierbarer Cardioverter-Defibrillator]-System
– Batterieerschöpfung T82.1
– Dysfunktion T82.1
– Infektion T82.7
ICE [Iridokorneales endotheliales Syndrom] H21.8
ICF[Immundefizienz, Zentromerinstabilität, faziale Anomalien]-Syndrom D82.8
Ich-Identifikation, mangelnd, beim Kind F93.8
Ichdyston, Störung, Orientierung, sexuell F66.1
Ichthyismus T61.2
– durch
–– Ciguatera T61.0
–– Meerestier, essbar a.n.k. T61.8
–– Schalentier a.n.k. T61.2
–– Scombroid T61.1
Ichthyose
– Bathing-suit- Q80.2
– bei
–– Keratoderma hereditarium mutilans Q82.8
–– Speicherkrankheit, Neutralfett E75.5
– bullös Q80.3
– epidermolytisch Q80.3
–– anulär Q80.3
–– autosomal-rezessiv Q80.3 ►

Ichthyose *(Forts.)*
– epidermolytisch Q80.3 *(Forts.)*
–– superfiziell Q80.8
– exfoliativ Q80.8
– hereditär Q80.9
– mit
–– Hepatosplenomegalie, und Degeneration, zerebellär Q87.8
–– Kleinwuchs, Brachydaktylie, und Mikrosphärophakie, Syndrom Q87.1
– syndromal, X-chromosomal Q80.1
– und Hypotonie, durch Mangel, Dolicholphosphat E77.8
Ichthyose-Frühgeburt-Syndrom Q87.8
Ichthyose-Hypotrichose-Syndrom Q80.8
Ichthyosiform
– Ekzem L30.8
– Erythem, kongenital, bullös Q80.3
– Erythrodermie
–– Brocq, kongenital, bullös Q80.3
–– kongenital, bullös Q80.3
–– nicht-bullös, kongenital Q80.2
–– retikulär, kongenital Q80.3
Ichthyosis Q80.9
– congenita Q80.9
–– gravis Q80.4
–– und Keratoderm, sklerosierend, bei Keratosis linearis Q82.8
– erworben L85.0
– fetalis Q80.4
– follicularis Q80.0
–– mit Alopezie, und Photophobie Q80.0
– Harlekin- Q80.4
– hystrix Q80.8
–– Curth-Macklin Q80.8
– lamellär Q80.2
– palmaris et plantaris Q82.8
– simplex Q80.0
– vera Q80.8
– vulgaris Q80.0
–– autosomal-dominant Q80.0
– X-chromosomal-rezessiv Q80.1
iCJD [Iatrogene Creutzfeldt-Jakob-Krankheit] A81.0
Icterus – s.a. Ikterus R17.0
– catarrhalis
–– akut B15.9
–– mit Coma hepaticum B15.0 K72.74!
– intermittens juvenilis E80.4
– maligne K72.9
– neonatorum
–– gravis P59.9
–– prolongatus P59.9
Ictus solaris T67.0
Id-Reaktion L30.2
– durch Bakterien L30.2
IDDM [Insulin dependent diabetes mellitus] E14.90
Identität, Störung
– emotional, mit Überängstlichkeit, im Kindesalter F93.8 ►

Identität, Störung *(Forts.)*
– im Kindesalter F93.8
– psychosexuell F64.9
–– im Kindesalter F64.2
Identitätskrise F68.8
Ideokinetisch, Apraxie R48.2
Ideomotorisch, Apraxie R48.2
Idioglossie F80.0
Idiopathisch – s. Art der Krankheit
Idiosynkrasie T78.4
– durch
–– Arzneimittel, indikationsgerecht, bei Verabreichung, ordnungsgemäß T88.7
–– Drogen, indikationsgerecht, bei Verabreichung, ordnungsgemäß T88.7
– mit Asthma J45.19
Idiosynkratisch, Krankheit, Leber, unvorhersehbar, arzneimittelinduziert K71.9
Idiotie F73.9
– amaurotisch E75.4
–– familiär E75.4
–– infantil E75.4
–– juvenil E75.4
–– Spätform E75.4
– dysostotisch [Pfaundler-Hurler-Syndrom] E76.0
– kongenital F73.9
Idioventrikulär, Rhythmus I44.3
Iduronat 2-Sulfatase, Mangel E76.1
IgA [Immunglobulin A]
– Plasmozytom, in kompletter Remission C90.01
– Vaskulitis D69.0
IgA[Immunglobulin A]-Nephropathie N02.8
– mit Läsion, glomerulär
–– membranös N02.2
–– membranoproliferativ N02.5
–– mesangiokapillär N02.5
–– mesangioproliferativ N02.3
–– proliferativ N02.8
–– und
––– Hyalinose
–––– fokal N02.1
–––– segmental N02.1
––– Sklerose
–––– fokal N02.1
–––– segmental N02.1
IgA-Dermatose, linear L13.8
IgA-Gammopathie, monoklonal
– bei Polyneuropathie, axonal D47.2† G63.1*
– ohne Antikörper, bekannt, bei Polyradikuloneuropathie D47.2† G63.1*
IgA-Glomerulonephritis, mit Halbmondbildung N02.7
IgA-Pemphigus L10.8
IgE[Immunglobulin E]-Syndrom D82.4
IGF-1 [insulin-like growth factor 1]
– Mangel, mit Verzögerung, Wachstum Q87.1
– Resistenz, mit Verzögerung, Wachstum E34.3
IgG [Immunglobulin G]
– Paraproteinämie D47.2 ▶

IgG [Immunglobulin G] *(Forts.)*
– Plasmozytom C90.00
–– in kompletter Remission C90.01
IgG-Gammopathie, monoklonal
– bei Polyneuropathie, axonal D47.2† G63.1*
– ohne Antikörper, bekannt, bei Polyradikuloneuropathie D47.2† G63.1*
IgG4[Immunglobulin G4]-assoziiert, Dakryoadenitis, und Sialoadenitis K11.8
IgG4-assoziiert
– Aortitis I77.6
– Cholangitis, sklerosierend K83.01
– Hepatopathie K75.4
– Krankheit
–– Glandula submandibularis K11.2
–– Niere N11.8
– Mediastinitis J98.50
– Pachymeningitis G03.8
IgM-Gammopathie, monoklonal
– bei Polyneuropathie, axonal D47.2† G63.1*
– mit Anti-MAG [Antikörper gegen Myelin-assoziiertes Glykoprotein], bei Polyneuropathie D47.2† G63.1*
– ohne Antikörper, bekannt, bei Polyradikuloneuropathie D47.2† G63.1*
IHK [Ischämische Herzkrankheit] I25.9
IHSS [Idiopathische hypertrophische Subaortenstenose] I42.1
III. Ventrikel – s. Ventrikel, dritter
IKAROS, Mangel, mit Immundefekt, kombiniert D81.8
IKK2-Mangel, mit Immundefekt, kombiniert, schwer D81.2
Ikterisch, Kolik R10.4
Ikterus – s.a. Icterus R17.0
– acholurisch, erworben D59.8
– akut, mit Atrophie, Leber, bei Schwangerschaft O26.68
– bei Schwangerschaft O26.68
– beim Neugeborenen P59.9
–– bei Geburt, vorzeitig P59.0
–– durch
––– Blutung P58.1
––– Hämolyse, gesteigert P58.9
––– Infektion P58.2
––– Konjugation, verzögert, bei Geburt, vorzeitig P59.0
––– Muttermilch-Inhibitor P59.3
––– Polyglobulie P58.3
––– Quetschwunde P58.0
––– Verschlucken, Blut, mütterlich P58.5
– Dubin-Johnson- E80.6
– Dubin-Sprinz- E80.6
– durch
–– Impfung, durch Virushepatitis B, akut B16.9
–– Injektion, durch Virushepatitis B, akut B16.9
–– Obstruktion K83.1
–– Serum, durch Virushepatitis B, akut B16.9
–– Transfusion T80.8
–– Transfusionsreaktion, hämolytische T80.8
–– Verschluss K83.1 ▶

Ikterus – s.a. Icterus R17.0 *(Forts.)*
– epidemisch B15.9
–– mit Coma hepaticum B15.0 K72.74!
– familiär, acholurisch D58.0
– fetal
–– durch
––– AB0-Isoimmunisierung P55.1
––– Arzneimittel, von der Mutter übertragen P58.4
––– Ausbleiben der hepatischen Glukuronkonjugation des Bilirubins P59.8
––– Blutung P58.1
––– Rh[Rhesus]-Isoimmunisierung P55.0
–– physiologisch P59.9
– fieberhaft
–– bei Virushepatitis B15.9
–– mit Coma hepaticum B15.0 K72.74!
– hämatogen, erworben D59.9
– hämolytisch D58.0
–– angeboren D58.0
–– erworben D59.9
–– familiär D58.0
–– konstitutionell D58.0
–– sphärozytär, angeboren D58.0
– hämorrhagisch, durch
–– Leptospiren A27.0
–– Spirochäten A27.0
– Haut R17.0
– homolog, durch Serum, durch Virushepatitis B, akut B16.9
– im Wochenbett O90.8
– infektiös B15.9
–– mit Coma hepaticum B15.0 K72.74!
– Konjugations- P59.9
– Konjunktiva R17.0
– mechanisch K83.1
– neonatal
–– bei
––– Gilbert-Lereboullet-Syndrom E80.4
––– Gilbert-Meulengracht-Syndrom E80.4
––– Mukoviszidose E84.88
–– durch
––– Anämie, hämolytisch, hereditär P58.8
––– Blutung P58.1
––– Crigler-Najjar-Syndrom E80.5
––– Defekt-Anämie, Glukose-6-Phosphat-Dehydrogenase [G6PD] D55.0
––– Entbindung, vorzeitig P59.0
––– Galaktosämie E74.2
––– Infektion P58.2
––– Inkompatibilität, maternal-fetal a.n.k. P55.9
––– Inspissated-bile-Syndrom P59.1
––– Isoimmunisation a.n.k. P55.9
––– Konjugation, verzögert P59.8
––– Muttermilch-Inhibitor zur Glukuronkonjugation P59.3
––– Obliteration, Gallengang, angeboren Q44.3
––– Polyzythämie P58.3
––– Quetschung P58.0
––– Schaden, Leberzellen P59.2
––– Sphärozytose P58.8 ▶

Ikterus – s.a. Icterus R17.0 *(Forts.)*
~ neonatal *(Forts.)*
~~ durch *(Forts.)*
––– Störung im Enzymsystem für die Bilirubinkonjugation P59.8
––– Unterfunktion, Schilddrüse, kongenital E03.1
––– Verschlucken, Blut, mütterlich P58.5
–– physiologisch P59.9
– nichthämolytisch
–– familiär E80.4
––– kongenital E80.5
–– konstitutionell, mit Hepatose, lipochrom E80.6
– obstruktiv K83.1
– physiologisch, verlängert, beim Neugeborenen P59.9
– Pillen- T38.4
– Rubin- R17.0
– Sklera R17.0
– Stammganglien P57.9
– Transfusions-, durch Virushepatitis B, akut B16.9
IL-7R-alpha, Mangel, mit Immundefekt T-B+, kombiniert, schwer D81.2
IL21-abhängig, Erkrankung, Darm, infantil, chronisch-entzündlich D83.8 K52.8
IL21R, Mangel, mit Immundefekt, kombiniert D81.8
Ileitis A09.9
– Backwash- K51.0
– chronisch K52.9
– Crohn- K50.0
– diffusa K50.0
– durch
–– Aspergillus B44.8† K93.8*
–– Epstein-Barr-Virus B27.0† K93.8*
–– Herpesvirus B00.8† K93.8*
–– Zytomegalievirus B25.80† K93.8*
– nichtinfektiös K52.9
– regionalis K50.0
– segmentalis K50.0
– terminalis K50.0
– ulcerosa chronica stenosans K50.0
Ileocolitis ulcerosa, chronisch K51.0
Ileokolitis A09.9
– chronisch K52.9
– regional K50.9
– tuberkulös A18.3† K93.0*
– ulzerös K51.0
Ileorektal, Fistel K63.2
Ileosigmoidal, Fistel K63.2
Ileostoma
– Anpassung Z46.5
– Störung, Funktion K91.4
– Versorgung Z43.2
– Vorhandensein Z93.2
Ileostomie
– mit
–– Abszess K91.4
–– Komplikation K91.4 ▶

Ileostomie *(Forts.)*
– Prolaps K91.4
Ileotyphus A01.0
Ileovaginal, Fistel N82.2
Ileovesikal, Fistel N32.1
Ileozäkal
– Abszess K35.32
– Adhäsion K66.0
– Deformität, erworben K63.8
– Schädigung K63.9
– Tuberkulose, hyperplastisch A18.3† K93.0*
– Tumor D37.4
Ileozäkalklappe, Anomalie Q43.9
Ileozäkalschlinge, Deformität, angeboren Q43.9
Ileozäkum, Karzinom C18.0
Ileum
– Abknickung K56.6
– Adhäsion K66.0
– Agenesie Q41.2
– Anomalie Q43.9
– Atresie Q41.2
– Crohn-Krankheit K50.0
– Deformität, angeboren Q43.9
– Dilatation K59.8
–– psychogen F45.32
– Divertikel K57.10
– Divertikulitis K57.12
– Divertikulose K57.10
– Enteritis regionalis K50.0
– Entzündung A09.9
–– terminal K50.0
– Fehlen
–– angeboren Q41.2
–– erworben Z90.4
– Fistel K63.2
– Fremdkörper T18.3
– Granulom K63.8
– Hypertrophie K63.8
– Irritabilität K59.8
– Karzinoid C17.2
– Knick K56.6
– Metastase C78.4
– Mukositis K92.8
– Nekrose K55.0
– Neubildung, neuroendokrin, unsicher D37.2
– Obstruktion K56.6
– Perforation K63.1
–– als Geburtsverletzung der Mutter O71.5
–– beim Fetus/Neugeborenen P78.0
–– traumatisch S36.49
– Ruptur
–– beim Fetus/Neugeborenen P78.0
–– nichttraumatisch K63.1
–– traumatisch S36.49
– Schädigung K63.9
– Stase K59.8
– Stenose K56.6
–– angeboren Q41.2
– Striktur K56.6
–– angeboren Q41.2
– Tuberkulose A18.3† K93.0* ▶

Ileum *(Forts.)*
– Tumor D37.2
–– neuroendokrin
––– benigne D13.3
––– maligne C17.2
– Ulkus K63.3
– Verletzung S36.49
– Verschluss K56.7
–– mechanisch K56.6
–– paralytisch K56.0
– Volvulus K56.2
Ileum-Fistel, Harnblasen- N32.1
Ileus K56.7
– Adhäsions- K56.5
– atonisch K56.0
– bei Adhäsion
–– Darm, postinfektiös K56.5
–– intestinal K56.5
–– Peritoneum K56.5
– Briden- K56.5
–– Dünndarm K56.5
– Darm K56.7
– Dickdarm K56.7
– Dünndarm K56.7
–– mechanisch K56.6
–– paralytisch K56.0
– Duodenum, chronisch K31.5
– durch
–– Gallenstein K56.3
–– Mekonium
––– bei
–––– Fibrose, zystisch E84.1† P75*
–––– Mukoviszidose E84.1† P75*
––– durch Mangel, Guanylatcyclase-2C P76.0
––– im Sinne von Mekoniumpfropf, ohne zystische Fibrose P76.0
––– ohne zystische Fibrose P76.0
– Gärungs- K56.6
– Invaginations- K56.1
– Kolon K56.7
– mechanisch a.n.k. K56.6
– neurogen K56.0
– Obstruktions- a.n.k. K56.6
– obturatorius K56.4
– paralytisch K56.0
– Prä- K56.7
– Pseudoobstruktions- K56.0
– Strangulations- K56.2
– Sub- K56.7
– Torsions- K56.2
– transitorisch, beim Neugeborenen P76.1
Ilhéusvirus, Enzephalitis A83.8
Iliakal
– Abszess L02.2
– Arterie, Aneurysma I72.3
– Bereich, Verletzung S39.9
– Vene, Thrombose I80.20
Iliakalregion
– Prellung S30.1
– Verletzung, Blutgefäß S35.5
– Wunde, offen S31.1

Iliakus, Hartspann M62.85
Iliofemoral
- Distorsion S73.11
- Phlebitis I80.1
- Thrombophlebitis I80.1
- Vene, Thrombose I80.1
Ilioinguinalissyndrom G58.8
Iliolumbal
- Band, Ligamentose M24.25
- Syndrom M54.17
Iliopsoas, Abszess, nichttuberkulös M60.05
Iliopsoassehne, Tendinitis M76.1
Iliosakral
- Band, Distorsion S33.6
- Deformität, erworben M43.88
- Dislokation, habituell M53.28
- Distorsion S33.6
-- alt M53.28
-- chronisch M53.28
- Fusion
-- chirurgisch Z98.1
-- erworben M43.27
-- kongenital Q74.2
- Instabilität, Gelenk, posttraumatisch M53.28
- Schmerzen M53.3
- Spondylitis a.n.k. M46.1
Iliosakralfuge, Blockierung M99.84
Iliosakralfugensyndrom M54.17
Iliosakralgelenk
- Affektion a.n.k. M53.3
- Ankylose M43.27
- Anomalie a.n.k. Q74.2
- Arthritis M13.15
- Arthrose M19.95
- Blockierung M99.84
-- bei LWS-Syndrom, akut M54.16
- Deformität, angeboren Q74.2
- Dislokation S33.2
-- kongenital Q74.2
- Einschränkung, Bewegung M25.65
- Entzündung M46.1
- Gleiten M53.28
- Instabilität M25.35
- Irritation, mit Lumbalgie M54.5
- Komplikation, mechanisch, durch Osteosynthesevorrichtung, intern T84.14
- Lockerung M53.28
- Relaxation M53.28
- Schädigung M53.3
-- nichttraumatisch M53.3
- Schmerzen M54.5
- Steifheit M25.65
- Verformung Q74.2
- Verlagerung
-- alt M53.28
-- kongenital Q74.2
- Verschiebung
-- angeboren M53.28
-- frisch S33.2
- Verschmelzung, angeboren Q74.2
Iliosakralgelenksyndrom [ISG-Syndrom] M54.17
Iliotibial band syndrome M76.3
Ilium, Fraktur S32.3
Illegal, Abbruch, Schwangerschaft O05.9
ILNEB [Interstitielle Lungenkrankheit, nephrotisches Syndrom, Epidermolysis bullosa]-Syndrom J84.90† Q81.8 N08.8*
IM – s. Innenmeniskus
Imahorn-Syndrom, Meier-Blumberg- E83.4
Imbalance, psychovegetativ R45.8
Imbezillität F71.9
- leicht F70.9
Imerslund-Gräsbeck-Syndrom D51.1
Imerslund-Syndrom D51.1
Imidazol-Derivate
- Allergie T88.7
- Überempfindlichkeit T88.7
Imidazol-Syndrom E70.8
Iminoglycinurie E72.0
Iminosäurekrankheit E72.8
Iminostilbene, Vergiftung T42.1
Immaturität P07.3
Imminent, Abort O20.0
Immobilisationssyndrom M62.39
- paraplegisch M62.39
Immobilität R26.3
Immobilitätssyndrom M62.39
Immotil, Zilien, Syndrom Q34.8
Immunadrenalitis E27.1
Immunallergisch, Erkrankung D89.9
Immunanomalie D84.9
Immundefekt D84.9
- autosomal-rezessiv, primär, durch RORC-Genmutation D84.8
- bei
-- Aplasie, Thymus D82.1
-- Chondrodysplasia metaphysaria, Typ McKusick Q78.5 D82.2
-- Dysplasie, Thymus D82.1
-- Hypoplasie, Thymus D82.1
-- Immunglobulin M, erhöht D80.5
-- Knorpel-Haar-Hypoplasie Q78.5 D82.2
- durch
-- Mangel
--- Antipolysaccharid-Antikörper, selektiver D80.6
--- Ficolin-3 D84.1
--- Interleukin-1-Rezeptor-assoziierte Kinase-4 D84.8
--- Komplementkomponente
---- C1 D84.1
---- C2 D84.1
---- C4 D84.1
--- MASP-2 [MBL-assoziierte Serinprotease-2] D84.1
-- T-Zell-Inaktivierung, mit Dysfunktion, Kalziumkanal D81.8
- erworben, mit Anti-Interferon-gamma-Autoantikörper, mit Beginn im Erwachsenenalter D84.8
- FADD-abhängig D82.8 ►

Immundefekt D84.9 *(Forts.)*
– humoral D80.9
–– mit
––– Hypergammaglobulinämie D80.6
––– Normogammaglobulinämie D80.6
– kombiniert D81.9
–– durch
––– Defekt
–––– DOCK2 [Dedicator of cytokinesis 2] D81.8
–––– NIK [NF-Kappa-B-inducing kinase] D81.8
–––– OX40 D81.8
–––– RAG 1/2 [Rekombinase-aktivierende Gene 1/2] D81.1
––– GINS1-Defizienz D81.8
––– LRBA-Mangel D81.8
––– Mangel
–––– CD3-gamma D81.2
–––– IKAROS D81.8
–––– IL21R D81.8
–––– MAGT1 [Magnesium-Transporter-1-Protein] D81.8
–––– MALT 1 [Mucosa associated lymphoid tissue protein-1] D81.8
–––– ORAI1 D81.8
–––– RAG1 [Rekombinase-aktivierendes Protein 1], partiell D81.8
–––– STIM1 D81.8
–––– STK4 [Serin-Threonin-Kinase 4] D81.8
–––– TFRC D81.8
–––– Zap70 D81.8
––– Moesin-Defizienz D81.8
––– RELA-Haploinsuffizienz D81.8
–– schwer
––– durch
–––– CARD11-Mangel D81.2
–––– CORO1A-Mangel D81.2
–––– CTPS1-Genmutation D81.8
–––– LAT-Defizienz D81.2
–––– Mangel
––––– Adenosindesaminase D81.3
––––– RAG1/2 [Rekombinase-aktivierende Gene 1/2], komplett D81.1
––– mit
–––– B-Zellen-Zahl, niedrig D81.2
–––– Dysgenesie, retikulär D81.0
–––– Hypereosinophilie D81.8
–––– Mikrozephalie, Wachstumsretardierung
––––– Sensitivität gegenüber ionisierender Strahlung D81.1
––––– Strahlenempfindlichkeit D81.1
–––– T- und B-Zellen-Zahl, niedrig D81.1
––– T-B+, durch JAK3-Mangel D81.2
––– und Extremität, kurz, bei Dysplasie, Skelett D82.2
– mit
–– Anomalie
––– Faktor H D84.1
––– Faktor I D84.1
–– Mangel, Antikörper D80.9 ►

Immundefekt D84.9 *(Forts.)*
~ mit *(Forts.)*
–– Minderwuchs, disproportioniert D82.2
–– Reaktion, hereditär defekt, auf Epstein-Barr-Virus D82.3
–– Thrombozytopenie, und Ekzem D82.0
–– vorwiegender Beeinträchtigung der Antikörper-Produktion D80.9
– primär D84.9
–– autosomal-rezessiv, mit defekter spontaner NK-Zellen-Zytotoxizität D84.8
–– durch MCM4-Defekt D84.8
–– mit Virusinfektion, nach MMR-Impfung D84.8 T88.0
– schwer, kombiniert, durch
–– Defekt, Crac-Kanal D81.8
–– Defizienz, DOCK8 [dedicator of cytokinesis 8-Protein] D81.1
–– IKK2-Mangel D81.2
–– Mangel
––– DCLRE1C D81.1
––– DNA-PKcs D81.1
– T-B+
–– kombiniert, schwer, durch
––– Defekt
–––– CD3-delta D81.2
–––– CD3-epsilon D81.2
–––– CD3-zeta D81.2
––– Mangel
–––– CD45-alpha D81.2
–––– IL-7R-alpha D81.2
–– X-chromosomal, schwer, kombiniert D81.2
– T-B+-, kombiniert, schwer D81.2
– T-B-, schwer, kombiniert D81.1
– T-Zellen, durch Mangel, RHOH D81.8
– und Dysgenesie, Gonaden, bei Fibrose, Lunge D82.8 J84.10
– variabel D83.9
–– allgemein D83.9
–– mit
––– Autoantikörper gegen B-Zellen D83.2
––– Autoantikörper gegen T-Zellen D83.2
––– T-Zell-Störung, überwiegend immunregulatorisch D83.1
––– überwiegender Abweichung, B-Zellen-Zahl und -Funktion D83.0
– zellulär D84.8
Immundefektsyndrom
– neutrophil D71
– variabel D83.9
Immundefizienz-Virus – s.a. HIV
– human
–– Laborhinweis auf R75
–– mit Resistenz, gegen
––– Proteinaseinhibitoren U85! *[nur Zusatzkode!]*
––– Virustatika U85! *[nur Zusatzkode!]*
– Krankheit, human B24
Immundefizitsyndrom [AIDS], erworben – s.a. HIV B24

Immundysregulation, Polyendokrinopathie, Enteropathie, bei Syndrom, X-chromosomal E31.0
Immuneffektorzell-assoziiert, Neurotoxizitätssyndrom G92.0
Immunglobulin
– A, Mangel D80.2
–– selektiv D80.2
– Allergie T88.7
– Erhöhung R76.8
– G, Mangel D80.3
– Gabe, prophylaktisch Z29.1
– homolog, Überempfindlichkeit T88.7
– human, normal
–– Allergie T88.7
–– Überempfindlichkeit T88.7
– M
–– erhöht, mit Immundefekt D80.5
–– Mangel D80.4
– Überempfindlichkeit T88.7
– Vergiftung T50.9
Immunglobulin-positiv, B-Lymphozyten, bei Agammaglobulinämie D80.1
Immunglobulinkette, schwer, Defekt D80.8
Immunhemmkörperhämophilie D68.38
Immunisation – s.a. Impfung Z26.9
– mit Hepatitis B19.9
Immunisierung – s.a. Impfung oder s.a. Isoimmunisierung Z26.9
– Iso-, mit Thrombozytopenie, beim Neugeborenen P61.0
– Notwendigkeit, gegen COVID-19 U11.9
– Rh-, bei Schwangerschaft O36.0
– vorbeugend Z29.1
Immunität
– Mangel D84.9
–– humoral D80.9
–– kombiniert D81.9
–– zellulär D84.8
– Röteln-
–– fehlend Z24.5
–– fraglich Z24.5
– Störung D89.9
–– in der Eigenanamnese Z86.2
– Virushepatitis-, fehlend Z24.6
Immunkomplex-Glomerulonephritis a.n.k. N05.8
Immunkomplex-Vaskulitis D69.0
Immunkomplexe, zirkulierend, mit Nephritis a.n.k. N05.8
Immunkompromittierung
– durch immunsuppressive Maßnahme D90
– mit Mukositis, generalisiert K91.80
– nach
–– Bestrahlung D90
–– Chemotherapie D90
Immunkrankheit D89.9
Immunmangelsyndrom D84.9
Immunmechanismus, Störung D89.9
– bei Krankheit, durch HIV B23.8
Immunmyelopathie G95.88
Immuno-ossär, Dysplasie, Knochen, Typ Schimke Q77.7 D82.8
Immunoblastisch
– Lymphom
–– diffus C83.3
–– T-Zellen C84.9
– Non-Hodgkin-Lymphom C83.3
– Sarkom
–– bei Krankheit, durch HIV B21 C83.3
–– diffus C83.3
Immunoblastom C83.3
– maligne C83.3
Immunogen
– Hyperthyreose E05.0
– Infiltrat, Hornhaut H18.2
–– durch
––– Blepharokonjunktivitis, durch Staphylokokken H16.2
––– Staphylokokken H16.2
Immunoglobulin A, Vaskulitis D69.0
Immunoglobulin-M, Mangel, selektiv D80.4
Immunologisch
– bedingt
–– Abort O05.9
–– Sterilität, bei der Frau N97.8
– Befund
–– abnorm R89.4
–– im Liquor, abnorm R83.4
– Serumwerte, abnorm R76.9
– wirksam, Substanz, Vergiftung T50.9
Immunopathie D84.9
Immunoproliferativ, Erkrankung, Dünndarm C88.30
Immunotaktoid, Glomerulopathie N03.6
Immunozytom C83.0
– B-Zellen C83.0
Immunproliferativ, Krankheit C88.90
– Dünndarm C88.30
–– in kompletter Remission C88.31
–– vom Mittelmeer-Typ C88.30
––– in kompletter Remission C88.31
– in kompletter Remission C88.91
Immunprophylaxe [passive Impfung], gegen
– Hepatitis B (mit spezifischem Immunglobulin) Z29.1
– Tetanus (mit spezifischem Immunglobulin) Z29.1
– Tollwut (mit spezifischem Immunglobulin) Z29.1
Immunreaktion, gestört D84.9
Immunreaktivierungssyndrom D89.3
Immunrekonstitutionssyndrom D89.3
– inflammatorisch [IRIS] D89.3
Immunstörung, bei Krankheit, durch HIV B23.8
Immunsuppressiv, Reaktion, auf Chemotherapie D90
Immunsystem
– Insuffizienz D89.9
– Störung, in der Familienanamnese Z83.2
Immuntherapie, prophylaktisch Z29.1

Immunthrombozytopenie D69.3
– Allo-, fetal, und neonatal P61.0
Immunthyreoiditis E06.3
– lymphozytär E06.3
Immunvaskulär, Reaktion D69.0
Immunvaskulitis D69.0
– Auto- D69.0
Immunvermittelt, Myopathie, nekrotisierend G72.4
IMNEPD [Infantile multisystemische neurologisch-endokrin-pankreatische Krankheit] Q87.8
Impaktiert
– Zahn K01.1
–– mit Stellung, abnorm K07.3
––– Zahn, benachbart K07.3
– Zerumen H61.2
Impaktion
– Kolon K56.4
– Kot K56.4
Imperativ, Harndrang R32
Imperforatio
– ani Q42.3
– vaginae Q52.4
Imperforation
– Anus, mit Fistel Q42.2
– Cervix uteri Q51.8
– Jejunum Q41.1
– Ösophagus Q39.0
–– mit Fistel, ösophagotracheal Q39.1
– Pharynx Q38.8
– Rektum Q42.1
–– mit Fistel Q42.0
– Urethra Q64.3
Impetiginisation L01.0
– sekundär, Dermatose L01.1
Impetiginisiert, Ekzem
– atopisch L20.9
– endogen L20.9
Impetiginös, Ekzem L01.0
Impetigo L01.0
– Augenlid L01.0† H03.8*
– Bockhart- L01.0
– bullosa L01.0
– circinata L01.0
– contagiosa L01.0
–– durch
––– Staphylokokken L01.0
––– Streptokokken L01.0
– follicularis L01.0
– furfuracea L30.5
– herpetiformis L40.1
– mit Otitis externa L01.0† H62.4*
– neonatorum L01.0
– Ohr, äußeres L01.0† H62.4*
– simplex L01.0
– ulzerativ L01.0
– vulgaris L01.0
Impfarthritis M02.29
Impfberatung Z71
Impfenzephalitis G04.0
Impfinfektion T88.0
Impfkomplikation T88.1
– Arthritis M02.29
– Ausschlag, Haut T88.1
– Enzephalitis G04.0
– Enzephalomyelitis G04.0
– Infektion T88.0
– nach BCG[Bacille Calmette-Guérin]-Impfung T88.1
– Sepsis T88.0
Impfpocken, Infektion, kongenital P35.8
Impfstoff
– Allergie, in der Eigenanamnese Z88.7
– Meningismus R29.1
– Unverträglichkeit T88.1
– Vergiftung T50.9
Impfung Z26.9
– Ausschlag, lokalisiert L27.1
– Beratung Z26.9
– Einzel- – s.a. Einzeleinträge der Impfungen Z26.9
– gegen
–– Cholera, Notwendigkeit Z23.0
––– mit Typhus-Paratyphus [Cholera+TAB] Z27.0
–– COVID-19, prophylaktisch U11.9
–– Diphtherie, Notwendigkeit Z23.6
–– Diphtherie-Pertussis-Tetanus, mit
––– Poliomyelitis [DPT-IPV] [DTPa-IPV] [DaPT-IPV], Notwendigkeit Z27.3
––– Typhus-Paratyphus [DPT+TAB] [DTPa+TAB] [DaPT-TAB], Notwendigkeit Z27.2
–– Diphtherie-Pertussis-Tetanus [DPT] [DTPa] [DaPT], Notwendigkeit Z27.1
–– Diphtherie-Pertussis-Tetanus-Haemophilus influenzae Typ
––– b, mit Poliomyelitis [DPT-IPV-Hib] [DTPa-IPV-Hib] [DaPT-IPV-Hib] Z27.8
––– b [DPT-Hib] [DTPa-Hib] [DaPT-Hib], Notwendigkeit Z27.8
–– Diphtherie-Tetanus [TD] [Td], Notwendigkeit Z27.8
–– Diphtherie-Tetanus-Haemophilus influenzae Typ b [TD-Hib], Notwendigkeit Z27.8
–– Diphtherie-Tetanus-Poliomyelitis-Pertussis-Haemophilus influenzae Typ b [Hib], mit Hepatitis B Z27.8
–– Enzephalitis, durch Virus, durch Arthropoden übertragen, Notwendigkeit Z24.1
–– Frühsommer-Meningoenzephalitis, zentraleuropäisch Z24.1
–– FSME [Zentraleuropäische Frühsommer-Meningoenzephalitis] Z24.1
–– Gelbfieber, Notwendigkeit Z24.3
–– Grippe [Influenza], Notwendigkeit Z25.1
–– Haemophilus influenzae Typ b [Hib], Notwendigkeit Z23.8
–– Hepatitis Z24.6
––– A, Notwendigkeit Z24.6
––– A und B [HAB] Z24.6 ►

Impfung Z26.9 *(Forts.)*
~ gegen *(Forts.)*
~~ Hepatitis Z24.6 *(Forts.)*
--- B, Notwendigkeit Z24.6
--- B-Haemophilus influenzae Typ b (HB-Hib) Z27.8
-- humanes Papillomavirus Z25.8
-- Keuchhusten [Pa] [aP] Z23.7
-- Leishmaniose, Notwendigkeit Z26.0
-- Masern, Notwendigkeit Z24.4
-- Masern-Mumps [MM], Notwendigkeit Z27.8
-- Masern-Mumps-Röteln [MMR], Notwendigkeit Z27.4
-- Meningokokken-Infektion Z23.8
-- Mumps, Notwendigkeit Z25.0
-- Mumps-Masern-Röteln-Varizellen, Notwendigkeit Z27.8
-- Pertussis [Pa] [aP] Z23.7
-- Pest, Notwendigkeit Z23.3
-- Pneumokokken-Infektion, Notwendigkeit Z23.8
-- Poliomyelitis, Notwendigkeit [IPV (Inaktivierte Polio-Vakzine)] Z24.0
-- Röteln, Notwendigkeit Z24.5
-- Rotaviren Z25.8
-- Tetanus, Notwendigkeit Z23.5
-- Tetanus-Diphtherie mit Poliomyelitis [Td-IPV] Z27.8
-- Tollwut, Notwendigkeit Z24.2
-- Tuberkulose [BCG (Bacille Calmette-Guérin)], Notwendigkeit Z23.2
-- Tularämie, Notwendigkeit Z23.4
-- Typhus-Paratyphus [TAB], Notwendigkeit Z23.1
-- Varizellen, Notwendigkeit Z25.8
-- Viruserkrankung Z25.8
-- Virushepatitis, Notwendigkeit Z24.6
-- Windpocken [Varizellen] Z25.8
- kombiniert – s.a. Einzeleinträge der Kombinationsimpfungen Z27.9
- Malaria B53.8
- mit Dermatitis L27.0
- nichtdurchgeführt Z28
-- aus Glaubensgründen Z28
-- wegen
--- Gründen, unabhängig, Patienten Z28
--- Gruppendruck Z28
--- Kontraindikation Z28
- Notwendigkeit, gegen COVID-19 U11.9
- prophylaktisch Z26.9
-- gegen
--- Erkältung Z25.1
--- Pocken Z25.8
- Schluck-, gegen Poliomyelitis, trivalent, Notwendigkeit [OPV (Orale Polio-Vakzine)] Z24.0
- Tetanus Z23.5
- Verweigerung, als Entscheidung des Patienten a.n.k. Z28
Impingement, femoro-azetabulär M24.85
Impingementsyndrom
- Schulter M75.4 ►

Impingementsyndrom *(Forts.)*
- Sprunggelenk, oberes M24.87
Implantat
- Fehllage T85.6
- gastrointestinal
-- Leckage T85.59
-- Versagen, mechanisch T85.59
- Harntrakt, mit Komplikation T83.9
- intern, mit Komplikation T85.9
- mit Komplikation T85.9
-- mechanisch a.n.k. T85.6
- respiratorisch, mit Komplikation T85.9
Implantatassoziiert, Infektion
- durch
-- Gelenkendoprothese T84.5
-- Osteosynthesevorrichtung, intern T84.6
- periimplantär T84.7
Implantation
- Eizelle Z31.2
- Ureter, anomal Q62.6
- Uretermündung, anomal Q62.6
Implantationszyste
- Iris H21.3
- Vagina N89.8
- Vorderkammer H21.3
- Vulva N90.7
- Ziliarkörper H21.3
Implantiert
- Cardioverter-Defibrillator
-- Batterieerschöpfung T82.1
-- Dysfunktion T82.1
-- Infektion T82.7
- Herzschrittmacher
-- Batterieerschöpfung T82.1
-- Dysfunktion T82.1
-- Infektion T82.7
- Kardiodefibrillator, Anpassung Z45.01
- Penisprothese, mit Komplikation T83.9
Impotenz F52.2
- endokrin N48.4
- erektil F52.2
- posttraumatisch N48.4
- psychogen F52.2
-- männlich F52.2
- sexuell F52.2
- Ursprung, organisch a.n.k. N48.4
Impression, basilär Q75.8
Impressionsfraktur
- Deckplatte T08.0
- Jochbein S02.4
Imprintingdefekt
- 11p15, mit Beckwith-Wiedemann-Syndrom Q87.3
- von 11p15, Silver-Russell-Syndrom durch Q87.1
Impulsiv-Petit-Mal G40.3
Impulsivneurose F42.1
Impulskontrolle, Störung F63.9
- mit Reizbarkeit, intermittierend auftretend F63.8
Imstichlassen T74.0

In utero erworben, Pneumonie, infektionsbedingt P23.9
In-Stent-Stenose, bei Krankheit, Herz, atherosklerotisch I25.16
In-vitro-Fertilisation Z31.2
Inadäquat
– Ernährung, Mangelernährung verursachend E63.9
– Essgewohnheiten Z72.8
– Reaktion, auf Anforderungen des täglichen Lebens F60.7
– Sekretion
–– Adiuretin, Syndrom E22.2
–– Hormon, antidiuretisch, Syndrom E22.2
– Störung, Persönlichkeit F60.7
– Unterricht Z55
– Wohnverhältnisse Z59
Inagaki-Syndrom, Leshima-Koeda- Q87.8
Inaktiv
– Fieber, rheumatisch, mit
–– Endokarditis I09.1
––– Pulmonalklappe I09.8
–– Hypertrophie, Herz I09.8
–– Insuffizienz, Herz I09.8
–– Karditis I09.9
–– Krankheit, Herz a.n.k. I09.8
–– Linksherzinsuffizienz I09.8
–– Myodegeneratio cordis I09.0
–– Myokarditis I09.0
–– Pankarditis I09.9
–– Perikarditis I09.2
– Karditis, rheumatisch I09.9
– Karies, Zahn K02.3
– Neurosyphilis A52.3
– Rachitis E64.3
– Tuberkulose, alt B90.9
Inaktivierung, T-Zell-, mit Immundefekt, mit Dysfunktion, Kalziumkanal D81.8
Inaktivität
– Atrophie, Knochen a.n.k. M81.29
Atrophie a.n.k. M62.59
– Glukose-6-Phosphat-Dehydrogenase [G6PD], mit Anämie D55.0
– Osteoporose M81.29
–– mit Fraktur M80.29
––– pathologisch M80.29
Inanition R64
– bei Fieber R50.9
– durch
–– Mangelernährung E46
–– Verhungern T73.0
– mit Ödem E43
Inanitionsatrophie E45
Inanitionsdystrophie E45
Inanspruchnahme, Gesundheitswesen Z76.9
Inappetenz R63.0
Incontinentia – s.a. Inkontinenz R32
– alvi R15
–– nichtorganischen Ursprungs F98.1
– faecalis R15
–– nichtorganischen Ursprungs F98.1 ►

Incontinentia – s.a. Inkontinenz R32 *(Forts.)*
– paradoxa N39.41
– pigmenti Q82.3
– urinae R32
–– durch Stress N39.3
–– nichtorganischen Ursprungs F98.08
– vesicae R32
Indeterminiert
– Lepra [I-Lepra] A30.0
– Zellen, Histiozytose C96.4
Indianer, nordamerikanisch, Zirrhose, infantil, hereditär K74.6
Indigestion K30
– biliös K30
– funktionell K30
– Lebensmittel, völlig verdorben a.n.k. A05.9
– psychogen F45.37
– Säure- K30
Indikanurie, mit Nephrokalzinose, bei Hyperkalzämie, familiär E70.8
Indikation
– Abort
–– gesetzlich O04.9
–– psychiatrisch O04.9
– medizinisch, Abruptio graviditatis O04.9
– sozial, Abruptio graviditatis O04.9
Indikationsgerecht
– Arzneimittel
–– Idiosynkrasie, bei Verabreichung, ordnungsgemäß T88.7
–– Nebenwirkung, unerwünscht, bei Verabreichung, ordnungsgemäß T88.7
–– Reaktion, allergisch, bei Verabreichung, ordnungsgemäß T88.7
–– Überempfindlichkeit, bei Verabreichung, ordnungsgemäß T88.7
– Drogen
–– Idiosynkrasie, bei Verabreichung, ordnungsgemäß T88.7
–– Nebenwirkung, unerwünscht, bei Verabreichung, ordnungsgemäß T88.7
–– Reaktion, allergisch, bei Verabreichung, ordnungsgemäß T88.7
–– Überempfindlichkeit, bei Verabreichung, ordnungsgemäß T88.7
Indirekt – s. Art der Krankheit
Indisch
– Hanf, Abhängigkeit F12.2
– Wäscherflechte B35.6
Indisposition R53
Individuum, mit Bruchstelle, Autosomen Q95.5
Indolent
– Mastozytose, systemisch D47.0
– Ulkus, Fuß L97
Indolessigsäure, Urinwert, erhöht R82.5
Indometacin
– Allergie T88.7
– Überempfindlichkeit T88.7
Indometacin-Embryopathie Q86.88
Induktion, Abort, misslungen O07.9
Induratio penis plastica N48.6

I

Induration
– Augenlid H02.8
– Corpus cavernosum penis N48.6
– Gehirn G93.88
– Haut R23.4
– Konjunktiva H11.1
– Leber K76.8
– Ligamentum latum uteri N83.8
– Linse, mit Iridozyklitis H20.2
– Lunge J84.10
–– essentiell, braun E83.1† J99.8*
–– fibrös, chronisch J84.10
– Mamma N64.5
–– fibrös, im Wochenbett O92.20
– Prostata N42.8
– Tränenweg H04.5
Indurationspneumonie J84.10
Induziert
– Ovulation, mit Hyperstimulation, Ovar N98.1
– Psychose F24
–– paranoid F24
– Störung
–– psychotisch F24
–– wahnhaft F24
– Wehen, vorzeitig, ohne Entbindung O60.0
Inertia
– Magen K31.88
– uteri O62.2
–– Komplikation, Entbindung O62.2
–– primär O62.0
–– sekundär O62.1
– Uterus, bei Schwangerschaft O62.2
Infans mortuus P95
Infant-Petit-Mal G40.3
Infantil – s. Art der Krankheit
– Atrophie, zerebral und zerebellär, mit Mikrozephalie, postnatal, progressiv G31.9 Q02
– COX[Cytochrom-C-Oxidase]-Defizienz-Myopathie, reversibel G71.3
– Dyskinesie, generalisiert, mit orofazialer Beteiligung G24.8
– Dystonie-Parkinson-Syndrom G24.1
– Enzephalopathie
–– epileptisch, ITPA-assoziiert, letal, mit Katarakt, und kardialer Beteiligung G40.4
–– epileptisch-dyskinetisch G40.3
– Epilepsie, familiär, benigne G40.3
– Fibromatose, digital M72.80
– Gigantismus, familiär E22.0
– Hyalinose, systemisch E78.88
– Hyperkalzämie, autosomal-rezessiv E83.58
– Hypophosphatasie E83.38
– Hypotonie, mit Retardierung, psychomotorisch, und charakteristischer Fazies, Syndrom Q87.8
– Kardioenzephalomyopathie, fatal, durch Mangel, Cytochrom-C-Oxidase G31.81
– Konvulsion, und Choreoathetose G40.4
– Krampfanfall, benigne, bei milder Gastroenteritis G40.3
– Mangel, 3-Phosphoglycerat-Dehydrogenase E72.8 ►

Infantil – s. Art der Krankheit *(Forts.)*
– Myofibromatose D48.1
– Myoklonusepilepsie, familiär G40.3
– Spasmus, mit Retardierung, psychomotorisch, Hirnatrophie, progressiv, und Basalganglienkrankheit E51.8† G99.8*
– Versagen, Leber, akut, durch Synthesedefekt, Protein, mtDNA-kodiert K72.0
– Zirrhose, hereditär, nordamerikanische Indianer K74.6
Infantil. Myopathie, mitochondrial, letal G71.3
Infantilismus R62.8
– Herter- K90.0
– Herz Q24.9
– hypophysär E23.0
– intestinal K90.0
– pankreatisch K86.88
– renal N25.0
– Vulva Q52.7
– zöliakal K90.0
Infarkt
– Aderhaut H34.2
– anteroseptal, alt I25.29
– Arteria cerebri anterior I63.5
– Arteria cerebri media I63.5
– Arteria cerebri posterior I63.5
– arteriell I74.9
– Capsula interna I63.5
– Darm K55.0
–– akut K55.0
–– transmural K55.0
– Dünndarm K55.0
– embolisch I74.9
– Frontalhirn I63.9
– Gehirn I63.9
–– durch
––– Embolie
–––– Arteria basilaris I63.1
–––– Arteria carotis I63.1
–––– Arteria cerebelli I63.4
–––– Arteria cerebri anterior I63.4
–––– Arteria cerebri media I63.4
–––– Arteria cerebri posterior I63.4
–––– Arteria vertebralis I63.1
–––– Arteriae perforantes I63.4
–––– Arterie
––––– extrakraniell, hirnversorgend I63.1
––––– intrakraniell I63.4
––––– zerebral I63.4
–––– Truncus brachiocephalicus I63.1
––– Obstruktion
–––– Arteria basilaris
––––– komplett I63.2
––––– partiell I63.2
–––– Arteria carotis
––––– komplett I63.2
––––– partiell I63.2
–––– Arteria cerebri anterior I63.5
––––– komplett I63.5
––––– partiell I63.5 ►

Infarkt *(Forts.)*
~ Gehirn I63.9 *(Forts.)*
~~ durch *(Forts.)*
~~~ Obstruktion *(Forts.)*
---- Arteria cerebri media I63.5
----- komplett I63.5
----- partiell I63.5
---- Arteria cerebri posterior I63.5
----- komplett I63.5
----- partiell I63.5
---- Arteria vertebralis
----- komplett I63.2
----- partiell I63.2
---- Arteriae cerebelli
----- komplett I63.5
----- partiell I63.5
--- Stenose
---- Arteria cerebri anterior I63.5
---- Arteria cerebri media I63.5
---- Arteria cerebri posterior I63.5
---- Arteriae cerebelli I63.5
---- Arterie
----- hirnversorgend, extrakraniell I63.2
----- intrakraniell I63.5
---- Stammganglienarterie I63.5
---- Truncus brachiocephalicus I63.2
--- Thrombose
---- Arteria basilaris I63.0
---- Arteria carotis I63.0
---- Arteria cerebelli I63.3
---- Arteria cerebri anterior I63.3
---- Arteria cerebri media I63.3
---- Arteria cerebri posterior I63.3
---- Arteria vertebralis I63.0
---- Arteriae perforantes I63.3
---- Arterie
----- extrakraniell, hirnversorgend I63.0
----- intrakraniell I63.3
----- zerebral I63.3
---- nichteitrig
Hirnvene I63.6
----- Sinus, venös, intrakraniell I63.6
---- Truncus brachiocephalicus I63.0
--- Verschluss
---- Arteria basilaris I63.2
---- Arteria carotis I63.2
---- Arteria cerebri anterior I63.5
---- Arteria cerebri media I63.5
---- Arteria cerebri posterior I63.5
---- Arteria vertebralis I63.2
---- Arteriae cerebelli I63.5
---- Arteriae perforantes I63.5
---- Arterie
----- hirnversorgend, extrakraniell I63.2
----- intrakraniell I63.5
---- Stammganglienarterie I63.5
---- Truncus brachiocephalicus I63.2
---- zerebrovaskulär I63.5
-- embolisch I63.4
-- Folgen I69.3
-- ischämisch I63.9 ►

Infarkt *(Forts.)*
- Herz – s.a. Myokardinfarkt oder s.a. Herzmuskelinfarkt I21.9
-- akut I21.9
-- alt I25.29
-- drohend I20.0
-- Hinterwand I21.1
-- in der Anamnese I25.29
-- Schwiele I25.29
-- Seitenwand I21.2
-- Vorderwand I21.0
- Herzmuskel I21.9
- Herzventrikel I21.9
- Hirnstamm I63.9
- Hypophyse E23.6
- inferolateral, alt I25.29
- ischämisch, im Stromgebiet der Arteria cerebri media I63.5
- Kleinhirn I63.9
-- embolisch I63.4
- Knochen M87.99
- Kolon K55.0
- koronar I21.9
- Koronararterie I21.9
- lakunär I63.5
- Leber K76.3
- Lunge I26.9
-- embolisch I26.9
-- hämorrhagisch I26.9
-- thrombotisch I26.9
- Lymphknoten I89.8
- Mamma N64.8
- Marklager I63.9
- Media-, Gehirn I63.5
- mesenterial, arteriell K55.0
- Mesenterialgefäß K55.0
- Milz D73.5
-- embolisch I74.8
-- thrombotisch I74.8
- Muskel, ischämisch M62.29
- Myokard I21.9
-- akut I21.9
--- nichttransmural I21.4
--- subendokardial I21.4
--- transmural I21.3
---- anterior I21.0
---- anteroapikal I21.0
---- anterolateral I21.0
---- anteroseptal I21.0
---- apikolateral I21.2
---- basolateral I21.2
---- diaphragmal I21.1
---- Hinterwand I21.1
---- hochlateral I21.2
---- inferior I21.1
---- inferolateral I21.1
---- inferoposterior I21.1
---- lateral I21.2
---- posterior I21.2
---- posterobasal I21.2
---- posterolateral I21.2 ►
~~~

Infarkt *(Forts.)*
~ Myokard I21.9 *(Forts.)*
~~ akut I21.9 *(Forts.)*
~~~ transmural I21.3 *(Forts.)*
---- posteroseptal I21.2
---- Seitenwand I21.2
---- septal I21.2
---- Vorderwand I21.0
-- alt I25.29
--- 29 Tage bis unter 4 Monate zurückliegend I25.20
--- 4 Monate bis unter 1 Jahr zurückliegend I25.21
--- 1 Jahr und länger zurückliegend I25.22
-- chronisch I25.8
-- drohend I20.0
-- Hinterwand, akut I21.1
-- mit angegebener Krankheitsdauer von mehr als 4 Wochen I25.8
-- nichttransmural I21.4
-- Non-Q-Wave- I21.4
-- rezidivierend I22.9
--- anterior I22.0
--- anteroapikal I22.0
--- anterolateral I22.0
--- anteroseptal I22.0
--- apikolateral I22.8
--- basolateral I22.8
--- diaphragmal I22.1
--- Hinterwand I22.1
--- hochlateral I22.8
--- inferior I22.1
--- inferolateral I22.1
--- inferoposterior I22.1
--- lateral I22.8
--- posterior I22.8
--- posterobasal I22.8
--- posterolateral I22.8
--- posteroseptal I22.8
--- Seitenwand I22.8
--- septal I22.8
--- Vorderwand I22.0
-- rudimentär I25.29
-- syphilitisch A52.0† I52.0*
-- transmural I21.3
- Myokardinnenschicht I21.4
- Nebenniere E27.4
- Nicht-ST-Hebungs- I21.4
- Niere N28.0
- Omentum K55.0
- Ovar N83.8
- Plazenta O43.8
-- bei Schwangerschaft O43.8
-- mit Schädigung, Fetus/Neugeborenes P02.2
- Pons I63.9
- Prostata N42.8
- Retina H34.2
- Rezidiv- – s.a. Infarkt, Myokard, rezidivierend oder s.a. Myokard, Infarkt, rezidivierend I22.9
-- apoplektisch I63.9 ►

Infarkt *(Forts.)*
- Rückenmark, akut G95.18
-- embolisch G95.18
-- nichtembolisch G95.18
- Schilddrüse E07.8
-- bei Blutung E07.8
- Speicheldrüse K11.8
- subendokardial, nichttraumatisch, akut I21.4
- suprarenal E27.4
- Thalamus I63.9
- thrombotisch, arteriell I74.9
- Tuba uterina N83.8
- zerebral I63.9
- zerebrovaskulär I63.9
Infarktnarbe, Myokard I25.29
Infarzierung
- Milz D73.5
- Nebenniere E27.4
- Schilddrüse E07.8
Infekt – s.a. Infektion B99
- grippal, mit Husten J06.9
- hochfieberhaft B99
Infektanfälligkeit Z86.1
Infektarthritis [Reaktive Arthritis] M02.99
Infektbedingt
- Asthma bronchiale J45.19
- Exazerbation, bei Bronchialasthma, allergisch J45.89
Infekterbrechen R11
Infektexazerbation, bei
- Emphysembronchitis J44.19
- Erkrankung, Lunge, obstruktiv J44.19
Infektiös – s.a. Art der Krankheit
Infektion B99
- Adenoide J03.9
-- chronisch J35.0
- akromioklavikular M00.91
- aktinomykotisch a.n.k. A42.9
- akut B99
-- mit
--- Asthma J45.19
--- Delta-Virus, bei
---- Hepatitis-B, chronisch B17.0
---- Hepatitis-B-Virus-Träger B17.0
- allgemein – s.a. Sepsis A41.9
-- bei Wehen O75.3
-- im Wochenbett O85
-- viral B34.9
- Alveolarfortsatz K04.7
- Amnionhöhle O41.1
- Amputationsstumpf T87.4
-- chirurgisch T87.4
- Anus K62.8
-- durch Chlamydien A56.3
- Arm, eitrig, mit Lymphangitis L03.10
- Arterie I77.9
- Arterientransplantat a.n.k. T82.7
- Atemwege J98.7
-- akut J22
-- chronisch J98.8
-- grippal J06.9 ►
~~~

Infektion B99 *(Forts.)*
~ Atemwege J98.7 *(Forts.)*
–– obere J06.9
––– akut J06.9
–––– multipler Sitz J06.8
–––– saisonaler Influenzavirus nachgewiesen, ausgenommen Vogelgrippe- und Schweinegrippe-Virus J10.1
–––– Schweinegrippe-Virus nachgewiesen J09 U69.20!
–––– Vogelgrippe-Virus nachgewiesen J09 U69.21!
–––– zoonotische oder pandemische Influenzaviren nachgewiesen J09
––– bei Grippe [Influenza] a.n.k. J11.1
–––– saisonaler Influenzavirus nachgewiesen, ausgenommen Vogelgrippe- und Schweinegrippe-Virus J10.1
–––– Schweinegrippe-Virus nachgewiesen J09 U69.20!
–––– Vogelgrippe-Virus nachgewiesen J09 U69.21!
–––– zoonotische oder pandemische Influenzaviren nachgewiesen J09
––– rezidivierend J06.9
–– untere J22
––– akut J22
–––– bei
––––– Bronchitis
–––––– asthmatisch, chronisch J44.09
–––––– chronisch-obstruktiv J44.09
–––––– emphysematös, chronisch J44.09
––––– Krankheit, Lunge, obstruktiv J44.09
––––– Tracheobronchitis, chronisch-obstruktiv J44.09
––– rezidivierend J22
– Atmungsorgane
–– akut J22
–– bei Infektion, grippal J06.9
–– chronisch J98.8
durch Virus J98.7 B97.8!
–– obere
––– chronisch J39.88
––– durch
–––– Streptokokken J06.9 B95.5!
–––– Virus a.n.k. J06.9
–– untere J22
––– chronisch J42
– Atmungsorgane a.n.k. J98.7
– atypisch, durch Virus A81.9
– Augapfel, Phthise H44.5
– Auge H44.0
–– purulent H44.0
– Augenlid H01.9
– bakteriell A49.9
–– bei Krankheit, durch HIV a.n.k. B20 A49.9
–– speziell A49.9
– Bandscheibe M46.39
–– pyogen M46.39
– Bang- A23.1
– Bartholin-Drüse N75.8 ►

Infektion B99 *(Forts.)*
– Bauchdecke L08.9
–– durch Blasenfistelkatheter T83.5
– Becken
–– bei Abort, ärztlich, misslungen O07.0
–– Komplikation, bei Abort, misslungen O07.5
–– weiblich N73.9
– Beckenorgane, nach Abort O08.0
– bei
–– Atrophie, Niere, hydronephrotisch N13.65
–– Diabetes mellitus E14.60
–– Fasziitis, perirenal K66.2
–– Geburt a.n.k. O75.3
–– Hydronephrose N13.65
––– mit
–––– Stein N13.64
–––– Striktur, Ureter N13.61
–– Hydroureter N13.66
–– Insemination, artifiziell N98.0
–– Knick, Ureter N13.67
–– Konstriktion, Ureter N13.67
–– Kontraktur
––– Niere, hydronephrotisch N13.65
––– Ostium ureteris N13.67
–– Krankheit, durch HIV B20 B99
–– Obliteration, Ureter N13.67
–– Phimose N47
–– Prolaps, Ureter, mit Verschluss N13.67
–– Schwangerschaft O98.9
––– hauptsächlich durch Geschlechtsverkehr übertragen O98.3
–– Stauung, Vene, ulzerös I83.2
–– Striktur
––– Ostium ureteris N13.67
––– ureterovesikal N13.67
–– Typ-1-Diabetes mellitus E10.60
–– Typ-2-Diabetes mellitus E11.60
–– Ulcus varicosum I83.2
–– Ulkus
––– Extremität, untere, varikös I83.2
––– Fuß, varikös I83.2
–– Urethralithiasis N21.1
–– Uropathie, obstruktiv N13.68
–– Varizen I83.1
––– ulzerös I83.2
–– Verengung, Ureter N13.67
– Bein, eitrig, mit Lymphangitis L03.11
– Blase N30.9
– blastomykotisch B40.9
– bronchopulmonal J22
– Bronchus J40
–– akut J20.9
– Brust N61
–– postpartal O91.20
– Brustwarze
–– gestationsbedingt, mit Schwierigkeiten beim Anlegen O91.01
–– im Wochenbett O91.00
–– in der Schwangerschaft O91.00
– Cervix uteri N72
–– durch Trichomonaden A59.0† N74.8* ►

I

Infektion B99 *(Forts.)*
~ Cervix uteri N72 *(Forts.)*
-- im Wochenbett O86.1
- Choledochus K83.09
- Clostridioides difficile A04.79
- CMV[Zytomegalievirus]-, vorgeburtlich P35.1
- Coccidioides B38.9
- Corpus luteum N70.9
- Dammnaht, puerperal O86.0
- Darm A09.0
-- bakteriell, mit Spondylitis A04.9† M49.29*
-- durch
--- Escherichia coli, enterohämorrhagisch A04.3
--- Flagellaten A07.9
--- Protozoen A07.9
- dekubital L89.99
- dental K04.9
- Dickdarm A09.0
- diffus, Gehörgang, äußerer H60.3
- Ductus choledochus K83.09
- Ductus cysticus K81.9
- Ductus deferens a.n.k. N49.1
- Ductus hepaticus K83.09
- Ductus thyreoglossus K14.8
- durch
-- Abortus Bang A23.1
-- Absidia B46.5
-- Acinetobacter A49.8
-- Actinobacillus actinomycetem comitans A28.8
-- Actinomyces israelii A42.9
-- Adenovirus B34.0
-- Allescheria boydii B48.2
-- Alternaria B48.7
-- Amöben A06.9
-- Anaerobier A49.9
-- Anisakis-Larven B81.0
-- Anoxybionten A49.9
-- Anthraxbazillen A22.9
-- Antirefluxvorrichtung, ösophageal T85.78
-- Apparate, Implantate oder Transplantate a.n.k. T85.78
-- Arbovirus A94
-- Ascaris lumbricoides B77.9
-- Aspergillus B44.9
-- Aspergillus flavus B44.9
-- Aspergillus fumigatus B44.9
-- Aspergillus terreus B44.9
-- Augenimplantat T85.78
-- Bacillus a.n.k. A49.9
--- anthracis – s.a. Anthrax oder s.a. Milzbrand A22.9
-- Bacterium typhosum A01.0
-- Bacteroides a.n.k. A49.8
-- Balantidium coli A07.0
-- Bandwurm B71.9
-- Basidiobolus B46.8
-- Bazillen, gramnegativ a.n.k. A49.9
-- BK-Virus B34.4
-- Blasenapparat T83.5 ►

Infektion B99 *(Forts.)*
~ durch *(Forts.)*
-- Blastocystis B60.88
-- Blastomyces B40.9
--- dermatitidis B40.9
-- Bordetella A37.9
--- parapertussis A37.1
--- pertussis A37.0
-- Borrelia
--- buccalis A69.1
--- burgdorferi A69.2
--- vincenti A69.1
-- Boyd-Bazillen A03.2
-- Brucella A23.9
--- abortus A23.1
--- canis A23.3
--- melitensis A23.0
--- suis A23.2
-- Brustimplantat T85.78
-- Burkholderia
--- mallei A24.0
--- pseudomallei A24.4
-- Campylobacter A49.8
-- Candida B37.9
--- albicans, tropisch B37.9
--- bei Krankheit, durch HIV B20 B37.9
--- beim Neugeborenen P37.5
--- invasiv B37.9
-- Candiru B88.8
-- Capillaria
--- hepatica B83.8
--- philippinensis B81.1
-- Capnocytophaga canimorsus B88.8
-- Cardioverter-Defibrillator, implantiert T82.7
-- Chilomastix intestinalis A07.8
-- Chlamydia psittaci A70
-- Chlamydien A74.9
--- Genitalorgane, untere A56.0
--- Harn- und Geschlechtsorgane A56.2† N29.1*
--- im kleinen Becken A56.1
--- mit Striktur, Rektum A55† K93.8*
--- Pharynx A56.4
--- sexuell übertragen a.n.k. A56.8
-- Cladosporium
--- castellani B36.1
--- werneckii B36.1
-- Clonorchis sinensis B66.1
-- Clostridium a.n.k. A48.0
--- bifermentans A48.0
--- botulinum A05.1
--- difficile A04.79
--- histolyticum A48.0
--- kongenital P37.8 B96.7!
--- novyi, als Gasbranderreger A48.0
--- oedematiens A48.0
--- septicum, als Gasbranderreger A48.0
--- sordellii, als Gasbranderreger A48.0
-- CMV [Zytomegalievirus], bei Krankheit, durch HIV B20 B25.9 ►

Infektion B99 *(Forts.)*
~ durch *(Forts.)*
–– COVID-19 U07.2! *[nur Zusatzkode!]*
––– bei
–––– Schwangerschaft O98.5 U07.2!
–––– Schwangerschaftskomplikation O98.5 U07.2!
––– durch Labortest nachgewiesen U07.1! *[nur Zusatzkode!]*
––– klinisch-epidemiologisch bestätigt Z20.8 U07.2!
––– mit Pneumonie J12.8 U07.2!
––– Verdacht auf U07.2! *[nur Zusatzkode!]*
––– Virus
–––– nachgewiesen U07.1! *[nur Zusatzkode!]*
––––– ohne klinische Symptome Z22.8 U07.1!
–––– nicht nachgewiesen U07.2! *[nur Zusatzkode!]*
–– Conidiobolus B46.8
–– Coronavirus a.n.k. B34.2
––– 2019
–––– durch Labortest nachgewiesen U07.1! *[nur Zusatzkode!]*
–––– in der Eigenanamnese U08.9
–––– klinisch-epidemiologisch bestätigt Z20.8 U07.2!
–––– multisystemisches Entzündungssyndrom, zeitlich assoziiert mit COVID-19 U10.9
––––– Kawasaki-like-Syndrom U10.9
––––– MIS-C [Multisystem inflammatory syndrome in children] U10.9
––––– PIMS [Paediatric inflammatory multisystem syndrome] U10.9
––––– Zytokinsturm U10.9
–––– Post-COVID-19-Zustand U09.9! *[nur Zusatzkode!]*
–––– Virus
––––– nachgewiesen U07.1! *[nur Zusatzkode!]*
–––––– ohne klinische Symptome Z22.8 U07.1!
––––– nicht nachgewiesen U07.2! *[nur Zusatzkode!]*
–– Coxiella burnetii A78
–– Coxsackievirus B34.1
––– Zentralnervensystem a.n.k. A88.8
–– Cryptococcus neoformans B45.9
–– Cryptosporidium A07.2
––– bei Krankheit, durch HIV B20 A07.2
–– Cunninghamella B46.5
–– Cysticercus cellulosae B69.9
–– Dauernaht T85.78
–– Dialysekatheter T82.7
–– Dibothriocephalus B70.0
–– Dicrocoelium dendriticum B66.2
–– Diphyllobothrium B70.0
––– Form, adult B70.0
––– latum, Form, adult B70.0
––– pacificum, Form, adult B70.0
–– Drechslera hawaiiensis B43.8
–– Ducrey-Bazillen A57
–– E-Ruhr-Bakterien A03.3 ►

Infektion B99 *(Forts.)*
~ durch *(Forts.)*
–– Eberthella typhosa A01.0
–– EBV [Epstein-Barr-Virus] B27.0
–– Echinococcus B67.9
––– alveolaris B67.7
––– cysticus B67.4
––– granulosus B67.4
––– Leber B67.8† K77.0*
––– multilocularis B67.7
––– zystisch B67.4
–– ECHO-Virus B34.1
–– Entamoeba histolytica – s.a. Amöbiasis oder s.a. Krankheit durch Amöben A06.9
–– Enterobius vermicularis B80
–– Enterokokken a.n.k. A49.1
–– Enterovirus a.n.k. B34.1
––– kongenital P35.8
–– Entomophthora B46.8
–– Epidermophyton B35.9
–– Epstein-Barr-Virus B27.0
––– chronisch-aktiv B27.0
––– kongenital P35.8
–– Erysipelothrix insidiosa rhusiopathiae A26.9
–– Escherichia coli A49.8
––– kongenital a.n.k. P37.8 B96.2!
–– Essigbakterien A49.8
–– Fadenwurm B80
–– Fasciola
––– gigantica B66.3
––– hepatica B66.3
––– indica B66.3
–– Fasciolopsis buski B66.5
–– Finnen, Fischbandwurm B70.1
–– Fischbandwurm B70.0
–– Flexner-Bakterien A03.1
–– Flora, bakteriell, gemischt a.n.k. A49.8
–– Francisella tularensis A21.9
–– Friedländer-Bakterien A49.8
–– Fusarium B48.7
–– Gallengangsimplantat T85.78
–– Gardnerella A48.8
–– Gasbranderreger a.n.k. A48.0
–– Gastrostomie-Sonde, perkutan-endoskopisch T85.74
–– Gegenpulsationsgerät, in Aorta T82.7
–– Gehirnnervenstimulator T85.72
–– Gelenkprothese T84.5
–– Genitalorgantransplantat T83.6
–– Genitaltrakttransplantat T83.6
–– Geotrichum candidum B48.3
–– Giardia lamblia A07.1
–– Glenosporella B48.0
–– Gnathostoma spinigerum B83.1
–– Gongylonema B83.8
–– Gonokokken A54.9
––– akut A54.9
––– Auge A54.3
––– Becken A54.2
––– bei Schwangerschaft O98.2
––– chronisch A54.9 ►

I

Infektion B99 *(Forts.)*
~ durch *(Forts.)*
~~ Gonokokken A54.9 *(Forts.)*
--- Harn- und Geschlechtsorgane, untere A54.0
-- Grippevirus
--- saisonaler Influenzavirus nachgewiesen, ausgenommen Vogelgrippe- und Schweinegrippe-Virus J10.1
--- Schweinegrippe-Virus nachgewiesen J09 U69.20!
--- Vogelgrippe-Virus nachgewiesen J09 U69.21!
-- Haemophilus
--- ducreyi A57
--- influenzae A49.2
---- Typ B A49.2
-- Harnblasenstimulator, elektronisch T83.5
-- Harnwegskatheter T83.5
-- Hefepilz B37.9
-- Helicobacter A49.8
--- pylori A49.8
---- bei
----- Ulcus duodeni K26.9 B98.0!
----- Ulcus ventriculi K25.9 B98.0!
-- Helminthen B83.9
-- Hendra-Virus B33.8
--- mit Enzephalitis A85.8
-- Herpes B00.9
--- im Mundrachenraum B00.2
-- Herpes-simplex-Virus B00.9
--- disseminiert B00.78
--- kongenital P35.2
-- Herpesvirus
--- bei Krankheit, durch HIV B20 B00.9
--- in der Eigenanamnese Z86.1
--- kongenital P35.2
--- mit Otitis externa B00.1† H62.1*
--- perianal A60.1
-- Herz, künstlich T82.7
-- Herzschrittmacher T82.7
--- implantiert T82.7
-- Heterophyes B66.8
-- HIV
--- asymptomatisch Z21
--- therapiebedürftig B24
-- Hornhauttransplantat T85.78
-- humanen Orthopockenvirus B08.0
-- humanes
--- Herpesvirus 5 B25.9
--- T-Zell-lymphotropes Virus Typ I B33.3
-- Hundebandwurm B67.4
-- Hymenolepis B71.0
--- nana B71.0
-- ICD[Implantierbarer Cardioverter-Defibrillator]-System T82.7
-- Implantat, im
--- Gastrointestinaltrakt T85.76
--- hepatobiliären System T85.75
--- Pankreas T85.75
-- Infusionskatheter a.n.k. T82.7
-- Intrauterinpessar T83.6 ▶

Infektion B99 *(Forts.)*
~ durch *(Forts.)*
-- Isospora
--- bei Krankheit, durch HIV B20 A07.3
--- belli A07.3
--- hominis A07.3
-- Jejunostomie-Sonde, perkutan-endoskopisch T85.74
-- Katheter a.n.k. T85.78
--- zur Peritonealdialyse T85.71
-- Katzenleberegel B66.0
-- Kinnplastik T85.78
-- Klebsiella
--- friedlaenderi A49.8
--- pneumoniae a.n.k. A49.8
--- rhinoscleromatis A49.8
-- Knochenstimulator T84.7
-- Knochentransplantat T84.7
-- Kokzidien A07.3
-- Koronararterienbypass T82.7
-- Kruse-Sonne-Ruhr-Bakterien A03.3
-- Kryptokokken B45.9
-- Lamblia intestinalis A07.1
-- Lanzettegel B66.2
-- Larven, Schweinebandwurm – s.a. Zystizerkose B69.9
-- Lebensmittel A05.9
-- Legionella pneumophila A48.1
--- ohne Pneumonie A48.2
-- Leptospira interrogans A27.9
--- autumnalis A27.8
--- canicola A27.8
--- hebdomadis A27.8
--- icterohaemorrhagiae A27.0
--- pomona A27.8
-- Leptospiren A27.9
-- Linsenprothese, intraokular T85.78
-- Listeria monocytogenes A32.9
-- Loboa loboi B48.0
-- Madenwurm B80
--- mit
---- Vaginitis B80† N77.1*
---- Vulvitis B80† N77.1*
---- Vulvovaginitis B80† N77.1*
-- Malassezia furfur B36.0
-- Malleomyces pseudomallei A24.4
-- Mammaprothese T85.73
-- Mammaimplantat T85.73
-- Meningokokken A39.9
-- MERS-CoV B34.2
-- MERS-Coronavirus B34.2
-- Metagonimus B66.8
-- Microsporum furfur B36.0
-- Middle-East-Respiratory-Syndrome-Coronavirus B34.2
-- Mikrosporum B35.9
-- Mimea polymorpha A49.8
-- Monilia B37.9
-- MRSA A49.0 U80.00!
-- Mucor B46.5
-- Muskelstimulator, elektronisch T84.7 ▶

Infektion B99 *(Forts.)*
~ durch *(Forts.)*
–– Muskeltransplantat T84.7
–– Mycelium a.n.k. B49
–– Mycobacterium
––– avium intracellulare, bei HIV, Krankheit B20 A31.0
––– Battey A31.0
––– chelonei A31.88
––– fortuitum A31.88
––– scrofulaceum A31.88
––– simiae A31.88
––– szulgai A31.88
––– terrae A31.88
––– triviale A31.88
––– ulcerans A31.1
––– xenopi A31.88
–– Mykobakterium A31.9
–– Mykoplasma a.n.k. A49.3
––– urogenital N39.0 B96.0!
–– Myzel a.n.k. B49
–– Naegleria B60.2
––– mit
–––– Enzephalitis B60.2† G05.2*
–––– Enzephalomyelitis B60.2† G05.2*
–––– Myelitis B60.2† G05.2*
–– Nahrungsmittel A05.9
–– Neisseria, rezidivierend, durch Mangel, Komplementfaktor-D D84.1 A49.9
–– Nematoden B82.0
––– Darm a.n.k. B82.0
–– Nerventransplantat T85.72
–– Nocardia A43.9
–– Oesophagostomum-Arten B81.8
–– Opisthorchis
––– felineus B66.0
––– tenuicollis B66.0
––– viverrini B66.0
–– Orfvirus B08.0
–– Orthopoxvirus a.n.k. B08.0
–– Oxyuris vermicularis B80
–– Papillomavirus, human [HPV] B07
–– Papovavirus a.n.k. B34.4
––– bei Krankheit, durch HIV B20
–– Paragonimus westermani B66.4
–– Paragonimus-Arten B66.4
–– Parainfluenzavirus B34.88
–– Parasiten B89
–– Paravaccinia a.n.k. B08.0
–– Parvovirus a.n.k. B34.3
–– Pasteurella A28.0
––– multocida A28.0
––– tularensis A21.9
–– PEG-Sonde T85.74
–– Peitschenwurm B79
–– PEJ-Sonde T85.74
–– Penisprothese T83.6
–– Petriellidium boydii B48.2
–– Piedraia hortae B36.3
–– Pilz a.n.k. B49
––– Bart B35.0 ►

Infektion B99 *(Forts.)*
~ durch *(Forts.)*
~~ Pilz a.n.k. B49 *(Forts.)*
––– bei Krankheit, durch HIV B20 B49
––– Fuß B35.3
––– Hand B35.2
––– Haut B36.9
––– interdigital B35.9
–––– Fuß B35.3
–––– Hand B35.2
––– Körper B35.4
––– Kopf B35.0
––– Leiste B35.6
––– Nagel B35.1
––– oberflächlich B36.9
––– Ohr B49
––– perianal B35.6
––– Sputum B48.88
––– Vagina B37.3† N77.1*
––– Verdauungstrakt B49† K93.8*
––– Zehennagel B35.1
–– Plasmodium
––– falciparum B50.9
––– malariae B52.9
––– ovale B53.0
––– vivax a.n.k. B51.9
–– Pleuropneumonia-like-organism [PPLO] A49.3
–– Pneumocystis carinii B48.5† J17.2*
––– bei Krankheit, durch HIV B20 B48.5
–– Pneumokokken a.n.k. A49.1
–– Polyomavirus B34.4
–– Proteus A49.8
––– mirabilis A49.8
––– morganii A49.8
––– vulgaris A49.8
–– Prothese a.n.k. T85.78
––– intern, im
–––– Gastrointestinaltrakt T85.76
–––– hepatobiliären System T85.75
–––– Pankreas T85.75
–– Protozoen B64
–– Pseudallescheria boydii B48.2
–– Pseudomonas A49.8
––– aeruginosa A49.8
––– mallei A24.0
––– pseudomallei A24.4
–– Rattenbandwurm B71.0
–– Retrovirus a.n.k. B33.3
–– Rhinocladium B42.9
–– Rhinosporidium seeberi B48.1
–– Rhinovirus B34.1
–– Rhizopus B46.5
–– Rickettsia A79.9
––– akari A79.1
––– burnetii A78
––– mooseri A75.2
––– orientalis A75.3
––– prowazeki A75.0
––– quintana A79.0
––– tsutsugamushi A75.3 ►

Infektion B99 *(Forts.)*
~ durch *(Forts.)*
~~ Rickettsia A79.9 *(Forts.)*
--- typhi A75.2
-- Rinderbandwurm B68.1
-- Röteln B06.9
-- Rotavirus A08.0
-- Salmonella
--- hirschfeldii A01.3
--- paratyphi A01.4
---- A A01.1
---- B A01.2
---- C A01.3
--- schottmuelleri A01.2
--- typhi A01.0
-- Salmonellen A02.9
--- kongenital P37.8 B96.2!
-- Samenleiterimplantat T83.6
-- Samenleiterprothese T83.6
-- Sarcocystis A07.8
-- Scedosporium B48.2
-- Schafleberegel B66.3
-- Schweinebandwurm B68.0
-- Schweinegrippe-Virus nachgewiesen J09 U69.20!
-- Sehnentransplantat T84.7
-- Shigella A03.9
--- boydii A03.2
--- dysenteriae A03.0
--- flexneri A03.1
--- schmitzii A03.0
--- shigae A03.0
--- sonnei A03.3
-- Shigellen, Gruppe
--- A A03.0
--- B A03.1
--- C A03.2
--- D A03.3
-- Shunt, intrakraniell, ventrikulär T85.72
-- Sparganum B70.1
--- mansoni B70.1
--- proliferum B70.1
-- Spinalkatheter T85.72
-- Spirillum minus A25.0
-- Spirochaeta icterogenes A27.0
-- Spirochäten a.n.k. A69.9
--- mit Pneumonie A69.8† J17.0*
-- Spirometralarven B70.1
-- Sporothrix schenckii B42.9
-- Sporotrichon B42.9
-- Sporozoa B64
-- Spulwurm B77.9
-- Staphylokokken a.n.k. A49.0
-- Stellantchasmus falcatus B66.8
-- Stimulator, Nervensystem, elektronisch T85.72
-- Streptobacillus moniliformis A25.1
-- Streptokokken a.n.k. A49.1
--- Gruppe A, bei Krankheit, autoimmun-neuropsychiatrisch, pädiatrisch G25.88 B95.0! F07.8 ▶

Infektion B99 *(Forts.)*
~ durch *(Forts.)*
~~ Streptokokken a.n.k. A49.1 *(Forts.)*
--- kongenital P37.8 B95.48!
-- Taenia B68.9
--- saginata B68.1
---- Form, adult B68.1
--- solium B68.0
-- Ternidens deminutus B81.8
-- Torula histolytica B45.9
-- Toxocara B83.0
-- Toxoplasma gondii B58.98
--- bei Krankheit, durch HIV B20 B58.98
-- Toxoplasmen B58.98
-- Transplantat, im Gastrointestinaltrakt T85.76
-- Trematoden a.n.k. B66.9
-- Treponema pallidum A53.9
-- Trichinella spiralis B75
-- Trichomonaden A59.9
--- urogenital A59.0
-- Trichomonas intestinalis A07.8
-- Trichophyton B35.9
-- Trichosporon B36.2
-- Vacciniavirus B08.0
-- Varizellen, Hornhaut, und Bindehaut B01.8† H19.2*
-- Varizellenvirus B01.9
-- Virus a.n.k. B34.9
--- 1, human T-lymphotrop, assoziiert, bei Dermatitis, infektiös L30.3
--- bei Krankheit, durch HIV B20 B34.9
--- gastrointestinal A08.4
--- grippal J06.9
--- grippal [Influenza] J11.1
--- kongenital P35.9
--- rezidivierend B34.9
--- Speicheldrüse B25.9
--- Zentralnervensystem A89
-- VZV [Varizella-Zoster-Virus], in der Eigenanamnese Z86.1
-- Vogelgrippe-Virus nachgewiesen J09 U69.21!
-- Welch-Fraenkel-Bacillus a.n.k. A48.0
-- West-Nil-Virus A92.3
-- Wurm B83.9
-- Yersinia
--- enterocolitica A04.6
--- pseudotuberculosis A28.2
-- Zestoden B71.9
-- Zika-Virus A92.5
-- Zwergbandwurm B71.0
-- Zystostomiekatheter T83.5
-- Zytomegalievirus B25.9
--- bei eingeschränkter zellvermittelter Immunität B25.9 D84.9
--- pränatal P35.1
- Eaton-agent- A49.3
- Endokard, durch Meningokokken A39.5† I39.8*
- Endozervix N72
- enteritisch A09.0 ▶

Infektion B99 *(Forts.)*
– Episiotomie, puerperal O86.0
– Episiotomiewunde O86.0
– Fetus, intraamnial P39.2
– Fetus/Neugeborenes P39.9
– fieberhaft B99
– Finger, eitrig, mit Lymphangitis L03.01
– Fingernagel L03.01
–– eitrig L03.01
– Fistel
–– arteriovenös, operativ angelegt T82.7
–– Haarbalg L05.9
– Fixation, innere, orthopädisch a.n.k. T84.6
– Fruchtblase O41.1
–– und Eihäute O41.1
– Fruchtwasser O41.1
– Fungi-imperfecti- B43.8
– Fuß, eitrig, mit Lymphangitis (ausgenommen Zehe) L03.11
– Gallenblase K81.9
–– eitrig, akut K81.0
– Gallengang K83.09
– Gallenweg K83.09
– Gang, paraurethral N34.2
– gastrointestinal A09.0
– Gefäßanastomose T82.7
– Gefäßkatheter T82.7
– Gefäßshunt T82.7
– Gehirn G04.9
–– durch Meningokokken A39.8† G05.0*
–– mit Psychose, organisch
––– akut F05.8
––– subakut F05.8
–– septisch G06.0
– Gelenk M00.99
– generalisiert a.n.k. A41.9
–– durch
––– Escherichia coli A41.51
––– Meningokokken A39.4
––– Pneumokokken A40.3
––– Staphylokokken A41.2
–– im Wochenbett O85
– Genitalorgane
–– bei
––– Molenschwangerschaft O08.0
––– Schwangerschaft, extrauterin O08.0
–– im Wochenbett a.n.k. O86.1
–– männlich N49.9
––– durch Herpesvirus A60.0† N51.8*
–– Mutter, mit Schädigung, Fetus P00.8
–– postpartal O86.1
–– weiblich N73.9
––– durch Herpesvirus A60.0
– Genitaltrakt
–– bei Abort, ärztlich, misslungen O07.0
–– im Wochenbett a.n.k. O86.1
–– Komplikation, bei Abort, misslungen O07.5
– Geschlechtsorgane
–– bei Schwangerschaft O23.5
–– nach Abort O08.0
– Glans penis a.n.k. N48.2 ▶

Infektion B99 *(Forts.)*
– Gliedmaßen, wieder angenäht T87.2
– gonorrhoisch a.n.k. A54.9
–– akut A54.9
–– chronisch A54.9
– grippal J06.9
–– mit
––– Infektion, Atmungsorgane J06.9
––– Superinfektion, bakteriell J06.9
– Hals J02.9
– Hand, eitrig, mit Lymphangitis L03.10
– Harnblase N30.9
–– bei Schwangerschaft O23.1
– Harnorgane, tuberkulös A18.1
– Harnorgantransplantat T83.5
– Harnwege a.n.k. N39.0
–– akut N39.0
–– asymptomatisch, im Wochenbett O86.2
–– aszendierend N39.0
–– bakteriell N39.0
–– bei
––– Abort, ärztlich, misslungen O07.3
––– Schwangerschaft O23.4
–– beim Neugeborenen P39.3
–– chronisch N39.0
–– durch
––– Enterokokken N39.0 B95.2!
––– Escherichia coli N39.0 B96.2!
––– Pseudomonas N39.0 B96.5!
––– Trichomonaden A59.0
–– im Wochenbett a.n.k. O86.2
–– Komplikation, bei Abort, misslungen O07.8
–– nach Abort O08.8
–– rezidivierend N39.0
– Haut L08.9
–– beim Neugeborenen P39.4
–– Bein a.n.k. L08.9
–– durch
––– Corynebacterium minutissimum L08.1
––– Entamoeba histolytica A06.7
––– Mycobacterium marinum A31.1
––– Mykobakterium, atypisch A31.1
–– eitrig, uncharakteristisch L08.0
–– Finger L08.9
–– Fuß L08.9
–– Gesäß L08.9
–– Knie a.n.k. L08.9
–– lokal L08.9
––– durch
–––– Staphylococcus aureus L08.9 B95.6!
–––– Staphylokokken L08.9 B95.8!
–––– Streptokokken L08.9 B95.5!
–– mit Ulkus L98.4
–– mykotisch a.n.k. B36.9
–– Oberschenkel L08.9
–– Zehe L08.9
– Hautsinus a.n.k. L08.8
– Hauttransplantat T86.59
– Herz I51.8
– Hoden N45.9
– Hospital- T88.8 ▶

I

Infektion B99 *(Forts.)*
– HTLV[Human T-lymphotropic virus]-LAV[Lymphadenopathie-assoziiertes Virus]-B24
– Hüftgelenk M00.95
– Hypopharynx J02.9
– im Wochenbett O86.4
– Impfkomplikation T88.0
– implantatassoziiert, durch
–– Gelenkendoprothese T84.5
–– Osteosynthesevorrichtung, intern T84.6
– intestinal A09.0
–– durch
––– Campylobacter A04.5
––– Capillaria B81.1
––– Taenia solium B68.0
–– Untersuchung a.n.k. Z11
– intrakraniell
–– mit Psychose F06.8
––– organisch F06.8
–– pyogen, Folgen G09
– intraspinal, pyogen, Folgen G09
– intrauterin
–– bei Schwangerschaft O23.5
–– puerperal O85
– Kalix N12
– Keilbeinhöhle J32.3
–– akut J01.3
–– chronisch J32.3
– Kieferhöhle J32.0
–– akut J01.0
–– chronisch J32.0
– Kieferknochen K10.28
– Kniegelenk M00.96
– Knochen a.n.k. M86.99
–– durch Echinococcus granulosus B67.2† M90.29*
– Knorpel M94.89
– Kolon A09.0
– Komplikation, bei Einleitung, Abort, misslungen O07.5
– kongenital a.n.k. P39.9
–– durch
––– Candida P37.5
––– Clostridium tetani A33
––– Hepatitisvirus P35.3
––– Impfpocken P35.8
––– Listeria monocytogenes P37.2
––– Plasmodium falciparum P37.3
––– Vacciniavirus P35.8
––– Varizellen P35.8
––– Zytomegalievirus P35.1
– Labia
–– majora pudendi, akut N76.2
–– minora pudendi, akut N76.2
– Langzeit- B99
– Larynx a.n.k. J38.7
– Leber, durch
–– Clonorchis sinensis B66.1
–– Echinococcus
––– granulosus B67.0† K77.0* ►

Infektion B99 *(Forts.)*
~ Leber, durch *(Forts.)*
~~ Echinococcus *(Forts.)*
––– multilocularis B67.5† K77.0*
– Lid, tief H00.0
– lokal
–– durch Salmonellen a.n.k. A02.2
–– Haut, und Unterhaut L08.9
– Lunge a.n.k. J18.9
–– durch
––– Echinococcus granulosus B67.1† J99.8*
––– Mycobacterium
–––– avium A31.0
–––– intracellulare A31.0
–––– kansasii A31.0
––– Mykobakterium, atypisch A31.0
––– Spirochäten A69.8† J17.0*
–– tuberkulös, durch Mykobakterium, atypisch A16.2
– Lymphknoten L04.9
–– axillär L04.2
–– mesenterial a.n.k. I88.0
–– zervikal L04.0
– Magen-Darm A09.0
–– bakteriell A09.0
– Mamma N61
–– in der Schwangerschaft O91.20
– Meatus urethrae N34.2
– Mediastinum J98.50
– Meibom-Drüse H00.0
– Meningen G00.9
–– durch Meningokokken A39.0† G01*
– metatarsophalangeal M00.97
– Milz D73.8
–– eitrig, akut D73.8
– mit
–– Anämie D64.9
––– aplastisch D61.2
–– HIV Z21
–– Ikterus
––– beim Neugeborenen P58.2
––– neonatal P58.2
– Mittelohr H66.9
– mütterlich, mit Schädigung, Fetus/Neugeborenes P00.8
– Mund K13.7
– Muskel a.n.k. M60.09
– Myelokathexis, Hypogammaglobulinämie, bei Warze D81.8
– mykobakteriell
–– atypisch A31.9
–– bei Krankheit, durch HIV B20 A31.9
–– nicht-tuberkulös, pulmonal A31.0
– mykotisch a.n.k. B49
–– bei Krankheit, durch HIV B20 B49
– Myokard a.n.k. I40.0
–– durch Meningokokken A39.5† I41.0*
– Nabel L08.9
–– beim Neugeborenen P38
– nach
–– Immunisierung T88.0 ►

Infektion B99 *(Forts.)*
~ nach *(Forts.)*
–– Impfung T88.0
–– Infusion, therapeutischer Injektion oder Transfusion T80.2
–– Schultergelenkendoprothese T84.5
– Nagelfalz
–– Finger L03.01
–– Zehe L03.02
– nahrungsmittelbedingt, durch Listerien – s.a. Listeriose A32.9
– Nase J00
– Nasennebenhöhle J32.9
–– akut J01.9
–– alle J32.4
––– akut J01.4
––– chronisch J32.4
–– chronisch J32.9
– Nasenrachenraum J00
– Nasenschleimhaut J00
– Nebenhoden N45.9
– Nebenhöhle, chronisch J32.9
– neonatal, durch Monilia P37.5
– Niere N15.9
–– akut
––– glomerulär N00.9
––– tubulointerstitiell N10
–– bei
––– Abknickung, Ureter, ohne Hydronephrose N13.67
––– Fibrose, retroperitoneal, idiopathisch K66.2
––– Hydronephrose N13.65
–––– bei
––––– Obstruktion
–––––– durch
––––––– Stein N13.64
––––––– Ureterstein N13.63
–––––– ureteropelvin N13.60
––––– Striktur, Ureter N13.61
––– Hydroureter N13.66
Obstruktion, durch Nierenstein, mit Hydronephrose N13.62
––– Schwangerschaft O23.0
––– Striktur, Ureter, ohne Hydronephrose N13.67
–– im Wochenbett O86.2
– Nierenbecken, akut N10
– Nierenkelch N12
– Nierenpol N15.9
– Nierenrinde, hämatogen N15.9
– nosokomial T88.8
– Oberkiefer K10.28
– Ohr H66.9
–– äußeres H60.3
–– inneres H83.0
– Operationswunde T81.4
– opportunistisch B99
–– bei HIG_M [Hyper-IgM-Syndrom] D80.5
– oral, eitrig K12.28
– Orbita H05.0
– Ovar N70.9 ►

Infektion B99 *(Forts.)*
– Pankreas, akut K85.90
– parasitär a.n.k. B89
–– bei Krankheit, durch HIV B20 B89
–– Untersuchung a.n.k. Z11
– Parotis K11.2
– Parvovirus B19 B08.3
– Penis a.n.k. N48.2
– periapikal K04.5
– peridontal K05.2
– periimplantär T84.7
–– durch
––– Gelenkendoprothese T84.5
––– Osteosynthesevorrichtung, intern T84.6
–– implantatassoziiert T84.7
– Perikard, durch Meningokokken A39.5† I32.0*
– periorbital H05.0
– perirektal K62.8
– perirenal N15.9
– peritoneal K65.9
–– im Wochenbett O85
– periureteral N28.88
– Pharynx J02.9
–– durch Coxsackievirus B08.5
–– phlegmonös J39.1
–– posterior, lymphoid J35.0
– Plaut-Vincent- A69.1
– Post-COVID-19- U09.9! *[nur Zusatzkode!]*
– postoperativ T81.4
– postpartal
–– Brustwarze O91.00
–– Harntrakt O86.2
– posttraumatisch a.n.k. T79.3
– postvakzinal T88.0
– Präputium a.n.k. N48.1
– Prostata N41.9
–– durch Trichomonaden A59.0† N51.0*
–– Kapsel N41.9
– puerperal O86.4
–– Operationswunde, geburtshilflich O86.0
– pulmonal J18.9
– Rachen J02.9
–– durch
––– Pneumokokken J02.8 B95.3!
––– Staphylokokken J02.8 B95.8!
––– Streptokokken J02.0
––– Virus a.n.k. J02.8
– Rektum
–– durch Chlamydien A56.3
–– gonorrhoisch A54.6
– Rektumsphinkter K62.8
– rekurrent, mit Clostridium difficile U69.40! *[nur Zusatzkode!]*
– Respirationstrakt a.n.k. J98.7
– Respiratory-Syncytial-Virus J12.1
– rezidivierend B99
– Rückenmark a.n.k. G04.9
–– durch Streptokokken G04.8 B95.5!
– Samenblase N49.0 ►

Infektion B99 *(Forts.)*
- Samenwege N49.1
-- durch
--- Staphylokokken N49.1
--- Streptokokken N49.1
- Schamlippen N76.2
- Schilddrüse, durch Echinococcus granulosus B67.3† E35.0*
- Schnittentbindungswunde, puerperal O86.0
- Schultergelenk M00.91
- Sehne M65.19
- Sehnenscheide M65.19
- Sektiowunde O86.0
- Sickerkissen, postoperativ H59.8
- Siebbeinhöhle J32.2
-- akut J01.2
-- chronisch J32.2
- Siebbeinzellen, chronisch J32.2
- Sinus maxillaris, chronisch J32.0
- Sinus paranasales, chronisch J32.9
- Sinus pilonidalis L05.9
-- mit Abszess L05.0
- Skene-Gänge N34.2
- Skrotum, akut a.n.k. N49.2
- Slow-Virus- A81.9
-- bei Krankheit, durch HIV B20 A81.9
-- Zentralnervensystem A81.9
- Speicheldrüse K11.2
- Speicheldrüsengang K11.2
- Stirnhöhle J32.1
-- akut J01.1
-- chronisch J32.1
- subkutan, lokal a.n.k. L08.9
- Super-, bakteriell, bei Infektion, grippal J06.9
- systemisch, durch Haemophilus aegyptius A48.4
- Tetanus- A35
- Tonsille J03.9
-- akut J03.9
-- chronisch J35.0
-- eitrig, chronisch J35.0
-- subakut J03.9
- Trachea, chronisch J42
- Tracheitis J04.1
- Tränendrüse H04.0
- Tränenweg H04.3
- Trommelfell a.n.k. H73.8
- Tuba auditiva H68.0
- Tuba Eustachii H68.0
- Tuba uterina N70.9
- tuberkulös a.n.k. A16.9
-- bakteriologisch oder histologisch gesichert A15.9
-- bei Krankheit, durch HIV B20 A16.9
-- ohne klinische Manifestation A16.7
-- primär A16.7
- tuboovarial N70.9
- Tunica vaginalis testis N49.1
- Typhus A01.0
- Unterhaut L08.9
- Unterkiefer K10.28 ►

Infektion B99 *(Forts.)*
- Ureter N28.88
- Ureterstumpf T81.4
- Urethra N34.2
-- bei Schwangerschaft O23.2
-- durch Trichomonaden A59.0† N37.0*
- Urogenitaltrakt a.n.k. N39.0
-- bei Schwangerschaft O23.9
-- im Wochenbett O86.3
- Uterus N71.9
- Vagina
-- akut N76.0
-- bakteriell N76.0
-- durch Trichomonaden A59.0† N77.1*
-- im Wochenbett O86.1
- Vas deferens a.n.k. N49.1
- venerisch A64
- Verdauungskanal a.n.k. A09.0
- viral B34.9
- Vulva N76.2
-- akut N76.2
-- durch Trichomonaden A59.0† N77.1*
- Weichteile M79.89
- Wund-
-- Naht, nach Episiotomie O86.0
-- Sektionaht O86.0
- Wunde a.n.k. T79.3
-- diphtherisch A36.3
-- lokal T79.3
-- postoperativ T81.4
-- posttraumatisch T79.3
- Zäkum K37
- Zahn K04.7
-- fokal K04.7
- Zahnfach K10.3
- Zahnfleisch K05.1
- Zehe, eitrig, mit Lymphangitis L03.02
- Zehennagel L03.02
- Zeis-Drüse H00.0
- Zentralnervensystem, durch Enterovirus a.n.k. A88.8
- zerebrospinal, durch Meningokokken A39.0† G01*
- Zunge a.n.k. K14.0
-- parasitär B37.0
- Zwischenwirbelscheibe, pyogen M46.39
- Zyste, Haarbalg L05.9
- zystisch, Nierenbecken, und Ureter N28.88
- Zytomegalievirus-, vorgeburtlich P35.1

Infektionsbedingt, Pneumonie
- bei Geburt erworben P23.9
- in utero erworben P23.9

Infektionskrankheit B99
- mit
-- Hydrozephalus a.n.k. B99† G94.0*
-- Iridozyklitis a.n.k. B99† H22.0*
-- Keratitis a.n.k. B99† H19.2*
-- Lähmung, Hirnnerv, multipel a.n.k. B99† G53.1*
-- Mastoiditis a.n.k. B99† H75.0*
-- Myopathie a.n.k. B99† G73.4* ►

Infektionskrankheit B99 *(Forts.)*
~ mit *(Forts.)*
–– Neuritis, Nervus
––– statoacusticus a.n.k. B99† H94.0*
––– vestibulocochlearis a.n.k. B99† H94.0*
–– Otitis externa a.n.k. B99† H62.3*
–– Polyneuropathie a.n.k. B99† G63.0*
–– Psychose F05.9
––– akut F05.9
––– organisch F06.8
–––– akut F05.9
––– subakut F05.9
Infektionssyndrom
– Amnion O41.1
–– beim Neugeborenen P02.7
– HIV-, akut B23.0
Infektneigung Z86.1
Infektsinusitis J32.9
Inferior, Myokardinfarkt
– akut, transmural I21.1
– alt I25.29
– rezidivierend I22.1
Inferolateral, Myokardinfarkt
– akut, transmural I21.1
– alt I25.29
– rezidivierend I22.1
Inferoposterior, Myokardinfarkt
– akut, transmural I21.1
– alt I25.29
– rezidivierend I22.1
Infertilität
– bei
–– Affektion, Uterus N97.2
–– Anomalie
––– Tuba uterina N97.1
––– Uterus N97.2
–– der Frau, im Zusammenhang mit Partner-Faktoren N97.4
–– Krankheit
––– Tuba uterina N97.1
––– Uterus N97.2
–– Ovulation, fehlend N97.0
–– Stein-Leventhal-Syndrom, bei der Frau E28.2
– durch Affektion, Hypophysen-Zwischenhirnsystem, bei der Frau E23.0
– Frau, durch Nichtimplantation, Eizelle N97.2
– männlich N46
–– mit Störung, Spermatogenese N46
–– nach Vasektomie N46
–– nicht-syndromal, durch Asthenozoospermie N46
– weiblich N96
–– bei
––– Affektion
–––– Cervix uteri N97.3
–––– Vagina N97.3
––– Anomalie
–––– Cervix uteri N97.3
–––– Vagina N97.8
––– Krankheit, Vagina N97.8
–– durch Defekt, Zona pellucida N97.8

Infertilität-Syndrom, Schwerhörigkeit- Q93.5
Infiltrat
– amyloid, generalisiert E85.9
– Bauchdecke R22.2
– Douglas-
–– entzündlich N73.8
–– unklar D48.4
– Hornhaut, immunogen H18.2
–– durch
––– Blepharokonjunktivitis, durch Staphylokokken H16.2
––– Staphylokokken H16.2
– kalkhaltig a.n.k. R89.7
– Lunge J82
–– eosinophil J82
––– mit Asthma bronchiale J82
– peritonsillär J36
– unklar R22.9
Infiltration
– amyloid, lokalisiert E85.4
– Augenlid H01.8
– Glaskörper H43.8
–– entzündlich H43.8
– Glykogen- E74.0
–– Herz E74.0† I43.1*
–– Leber E74.0† K77.8*
– Harn- R39.0
– Haut, lymphozytär
–– benigne, Typ Jessner-Kanof L98.6
–– Jessnersche L98.6
– Herz, fettig I51.5
– Hornhaut, Auge H18.2
– Kalziumsalz R89.7
– Karzinom, sekundär C79.9
– Knochenmark, bei bösartiger Neubildung C79.5
– Konjunktiva, reaktiv, lymphoid H11.8
– Kornea H18.2
– Leber K76.8
– leukämisch C95.90
– Lunge, tuberkulos A16.2
– lymphatisch D47.9
– Lymphknoten I88.9
– lymphozytär, Typ Jessner-Kanof L98.6
– mit Stenose, Pylorus, beim Erwachsenen K31.12
– Muskel, fettig M62.89
– Niere N28.88
– Nierenbecken C79.0
– Pleura J94.8
– Samenblase C79.82
– Thymus, fettig E32.8
Infiltrativ, Krankheit, Haut L98.6
Infiltrierend
– Lipom D17.9
– Malformation, lymphatisch, mikrozystisch D18.19
Infiziert
– Abort O06.5
–– spontan O03.5
– Anhängsel, Haut L91.8 ►

Infiziert *(Forts.)*
– Atherom L72.1
– Callositas L84
– Dammnaht, nach Entbindung O86.0
– Dehiszenz, Naht T81.4
– Exanthem, Haut L08.9
– Hautsinus a.n.k. L08.8
– Hühnerauge L84
– Hydronephrose N13.65
– Hydrozele N43.1
– Insektenstich T79.3
– Kallus L84
– Klavus L84
– Narbe, Haut L08.8
– Rest, Tonsille J35.0
– Sinus pilonidalis L05.9
– Steatom, Augenlid H00.0
– Überrest, Tonsille J35.0
– Varikose, Vene, mit Ulkus I83.2
– Varizen I83.1
–– mit Ulkus I83.2
– Verletzung T79.3
– Wunde T79.3
–– ohne Erstversorgung T79.3
– Zyste
–– adenoid J35.8
–– Augenlid H00.0
–– Meibom-Drüse H00.0
–– Steißbein L05.9
Inflammatorisch
– Immunrekonstitutionssyndrom [IRIS] D89.3
– Karzinom C50.9
– Polyneuropathie, demyelinisierend
–– chronisch G61.8
–– subakut G61.8
– Polyp, Kolon K51.4
– Polyradikuloneuropathie, demyelinisierend, akut G61.0
– Tumor, myofibroblastisch D48.9
– Vitreoretinopathie, neovaskulär, autosomal-dominant H35.2
Influenza – s.a. Grippe J11.1
– aviär, mit Virusnachweis J09 U69.21!
– bei Erkältung J11.1
– mit
–– Bronchitis J11.1
–– Ethmoiditis J11.1
–– Laryngitis J11.1
–– Pharyngitis J11.1
–– Pneumonie J11.0
––– lobär J11.0
––– saisonaler Influenzavirus nachgewiesen, ausgenommen Vogelgrippe- und Schweinegrippe-Virus J10.0
––– Schweinegrippe-Virus nachgewiesen J09 U69.20!
––– Vogelgrippe-Virus nachgewiesen J09 U69.21!
–– Tonsillitis J11.1
–– Tracheobronchitis J11.1
– ohne Virusnachweis J11.1 ►
Influenza – s.a. Grippe J11.1 *(Forts.)*
– saisonaler Influenzavirus nachgewiesen, ausgenommen Vogelgrippe- und Schweinegrippe-Virus J10.1
– Schweinegrippe-Virus nachgewiesen J09 U69.20!
– Vogelgrippe-Virus nachgewiesen J09 U69.21!
Infrahissär, Leitungsstörung, bei Tachyarrhythmie, atrial, familiär I45.8
Infraklavikulär
– Abszess L02.4
– Lymphknoten, Tuberkulose A18.2
Infrakorakoidal, Dislokation S43.00
Infraorbital
– Neuralgie G50.0
– Schmerzen G50.0
Infrapatellar, Fettpolster, Hypertrophie M79.46
Infrarenal
– Aneurysma, Aorta I71.4
–– rupturiert I71.3
– Obstruktion N13.8
Infrarotstrahlen
– Dermatitis L59.8
– Ekzem L59.8
– Verletzung a.n.k. T66
Infraschall, Schwindel T75.2
Infraspinatus, und Supraspinatus, Tendinitis M75.1
Infratentoriell, Blutung, Gehirn, traumatisch S06.8
Infraumbilikal, Hernie, Bauchwand K42.9
Infundibulär
– Defekt, Ventrikelseptum Q21.0
– Stenose, Pulmonalarterie Q24.3
Infundibuloneurohypophysitis G04.9 E23.2
Infundibulum, Stenose, pulmonal Q24.3
Infusion, mit Komplikation a.n.k. T80.9
Infusionskatheter
– Dysfunktion a.n.k. T82.5
– Embolie a.n.k. T82.8
– Entzündung T82.7
– Fehllage a.n.k. T82.5
– Fibrose a.n.k. T82.8
– Komplikation, mechanisch T82.5
– Leckage a.n.k. T82.5
– spinal
–– Leckage T85.6
–– Obstruktion T85.6
–– Verlagerung T85.6
– Stenose a.n.k. T82.8
– Thrombose T82.8
– Verlagerung a.n.k. T82.5
Infusionspumpe, Handhabung Z45.1
Infusionsreaktion, durch
– AB0-Unverträglichkeit T80.3
– Rh[Rhesus]-Unverträglichkeit T80.4
Infusionssyndrom, Amnion O88.1
Ingestion
– Arzneimittel, mit Ulkus, Ösophagus K22.1
– bei Tularämie A21.3
– Drogen, mit Ulkus, Ösophagus K22.1 ►

Ingestion *(Forts.)*
– Fremdkörper, beim Kind T18.9
– Tabletten T50.9
– Zigaretten T65.2
Ingestionsunfall T62.9
Inguinal
– Abszess L02.2
– Adenitis I88.9
–– akut L04.1
–– chronisch I88.1
–– subakut I88.1
– Bubo, durch Haemophilus ducreyi A57
– Epidermatophytose [Epidermatophytie] B35.6
– Hernie K40.90
–– beidseitig K40.20
––– rezidivierend K40.21
–– einseitig K40.90
––– rezidivierend K40.91
–– mit
––– Gangrän K40.40
––– Inkarzeration K40.30
––– Strangulation K40.30
––– Verschluss K40.30
–– rezidivierend K40.91
––– mit
–––– Gangrän K40.41
–––– Inkarzeration K40.31
–––– Strangulation K40.31
–––– Verschluss K40.31
– Hoden Q53.9
– Lymphadenitis, akut L04.1
– Lymphadenopathie R59.0
– Lymphangiom D18.12
– Lymphknoten
–– Abszess L04.1
–– Infektion L04.1
–– Metastase, retroperitoneal C77.8
–– Tuberkulose A18.2
– Mykose B35.6
Inguinalregion
– Prellung S30.1
– Wunde, offen S31.1
Inguinaltunnel-Syndrom G57.1
Ingwer
– Neuropathie G62.2
– Paralyse G62.2
Inhalation
– Allergie J30.3
– Blut, mit Pneumonitis J69.8
– Erbrochenes T17.9
–– mit
––– Pneumonie J69.0
––– Pneumonitis J69.0
– Essenz, mit
–– Bronchopneumonie J69.1
–– Pneumonitis J69.1
– Flammen- T27.3
– Flüssigkeit T17.9
– Fremdkörper T17.9
– Gas a.n.k. T59.9
– Kohlenmonoxid T58 ►

Inhalation *(Forts.)*
– Mageninhalt T17.9
– Mekonium P24.0
– Milch, mit Pneumonitis J69.0
– mit
–– Bronchopneumonie J69.0
–– Verbrennung a.n.k. T27.3
– Nahrung, mit Pneumonitis J69.0
– Nahrungsmittel T17.9
– Öl, mit
–– Bronchopneumonie J69.1
–– Erstickung T17.9
–– Pneumonitis J69.1
– Rauch a.n.k. T59.9
– Schleim T17.9
Inhalationsallergen, mit Rhinitis, allergisch a.n.k. J30.3
Inhalationsanästhetika
– Allergie T88.7
– Überempfindlichkeit T88.7
– Vergiftung T41.0
Inhalationsdrogen, Demenz F18.7
Inhalationsmilzbrand A22.1† J17.0*
Inhalationsmittel, Missbrauch F18.1
Inhalationspneumonitis, durch Stoff
– fest a.n.k. J69.8
– flüssig a.n.k. J69.8
Inhalationstherapie, mit Komplikation a.n.k. T81.8
Inhalativ, Botulismus A05.1
Inhibitor
– Alpha-1-Proteinase-, Mangel E88.0
– Lupus erythematodes, systemisch D68.6
– Muttermilch-, mit Ikterus, beim Neugeborenen P59.3
Inienzephalie Q00.2
Initial
– Karies K02.0
– Koxarthrose M16.9
– Makrohämaturie N02.9
Injektion, mit Komplikation T80.9
Inkarzeration
– bei Hernie
–– gangränös K46.1
–– inguinal K40.30
––– rezidivierend K40.31
– Hernie K46.0
– Iris, in Wunde S05.2
– Linse, in Wunde S05.2
– Uterus N85.8
–– bei Schwangerschaft O34.5
–– gravid, Hindernis, Geburt O65.5
–– mit Schnittentbindung O34.5
Inkarzeriert
– Enterozele, ohne Gangrän K46.0
– Epiplozele, ohne Gangrän K46.0
– Hernia diaphragmatica, ohne Gangrän K44.0
– Hernia femoralis
–– einseitig
––– ohne Gangrän K41.30
––– rezidivierend, ohne Gangrän K41.31 ►

I

Inkarzeriert *(Forts.)*
~ Hernia femoralis *(Forts.)*
-- ohne Gangrän K41.30
-- rezidivierend, ohne Gangrän K41.31
- Hernia inguinalis
-- einseitig, ohne Gangrän K40.30
-- ohne Gangrän K40.30
- Hernia ischiadica, ohne Gangrän K45.0
- Hernia lumbalis, ohne Gangrän K45.0
- Hernia obturatoria, ohne Gangrän K45.0
- Hernia pudendalis, ohne Gangrän K45.0
- Hernia retroperitonealis, ohne Gangrän K45.0
- Hernia umbilicalis, ohne Gangrän K42.0
- Hernia ventralis, ohne Gangrän K43.69
- Hernie K46.0
-- epigastrisch K43.60
-- hypogastrisch K43.68
-- interstitiell, ohne Gangrän K46.0
-- intestinal, ohne Gangrän K46.0
-- intraabdominal, ohne Gangrän K46.0
-- Leiste K40.30
--- rezidivierend K40.31
-- Nabel K42.0
-- ohne Gangrän K46.0
-- parastomal K43.3
-- Schenkel K41.30
-- subxiphoidal K43.68
- Mittellinienhernie K43.68
- Narbenhernie K43.0
- Spieghel-Hernie K43.68
Inklusionszyste, Haut L72.0
Inkohärenz R41.8
Inkompatibel, Bluttransfusion T80.3
Inkompatibilität
- maternal-fetal, mit Ikterus, neonatal a.n.k. P55.9
- Rh-
-- bei Schwangerschaft O36.0
-- mit Hydrops fetalis, Betreuung, Mutter O36.0
Inkomplett
- Abbruch, Schwangerschaft, legal O04.4
- Abort O06.4
-- mit Komplikation O06.3
-- spontan O03.4
--- mit Komplikation O03.3
- AV[Atrioventrikular]-Block I44.3
- Blasenmole O01.1
- Cauda-equina-Syndrom G83.41
-- traumatisch S34.31
- Chromosomenarm, Verdoppelung Q92.3
- Farbenblindheit H53.5
- Fehlgeburt O06.4
-- mit Komplikation O06.3
- Hernie, Leiste K40.90
- Interruptio O04.4
-- mit Komplikation O04.3
- Linksschenkelblock I44.6
- Mole, hydatidiform O01.1
- Querschnitt, thorakal S24.12
- Querschnittverletzung, Rückenmark, lumbal S34.11 ▶

Inkomplett *(Forts.)*
- Rechtsschenkelblock I45.1
- Situs inversus Q89.3
Inkontinenz R32
- Blase R32
- Drang- (Harninkontinenz) N39.42
- durch Stress, postoperativ N99.8
- Harn- R32
-- durch Ursache, organisch N39.48
-- extraurethral N39.43
-- neurogen N31.0
-- nichtorganisch F98.08
-- Stressinkontinenz N39.3
-- Überlaufinkontinenz N39.41
- Harnblasensphinkter N31.88
- Reflex- N39.40
- Schließmuskel
-- After R15
-- Urethra R32
- Sphincter ani R15
- Stuhl- R15
-- bei Anastomose, ileumpouch-anal R15 K91.88
-- nichtorganisch F98.1
- Überlauf-, Harninkontinenz N39.41
- Urge- N39.42
- Urin- R32
-- nichtorganischen Ursprungs F98.08
Inkoordination, muskulär R27.8
Inkoordinationsneurose F45.8
- Larynx F45.33
- Stimmband F45.33
Inkorporation, Splitter- T14.04
Inkrustation, Kornea, durch Fremdkörper T15.0
Inkubation
- Hepatitis Z20.5
- HIV Z20.6
- Masern Z20.8
- Mumps Z20.8
- Pertussis Z20.8
- Röteln Z20.4
- Salmonellose Z20.0
- Tuberkulose Z20.1
- Varizellen Z20.8
Innenband
- Insuffizienz, Kniegelenk M23.83
- Knie, Riss
-- komplett S83.44
-- partiell S83.44
- Ruptur, Kniegelenk S83.44
- Sprunggelenk, oberes, Distorsion S93.41
Innenknöchel, Fraktur S82.5
Innenkörper-Anämie, kongenital D58.2
Innenliegend
- Gerstenkorn H00.0
- Verätzung T30.4
Innenmeniskopathie M23.33
Innenmeniskus
- Korbhenkelriss S83.2
-- akut S83.2 ▶

Innenmeniskus *(Forts.)*
– Läsion M23.33
–– degenerativ M23.33
– Riss S83.2
–– Knie S83.2
– und Außenmeniskus, Läsion M23.30
– Verletzung, mit Verletzung
–– Kreuzband S83.7
–– Seitenband S83.7
Innenmeniskushinterhorn
– Läsion M23.32
– Querriss S83.2
– Riss S83.2
Innenmeniskushinterhornlappen, Riss S83.2
Innenmeniskusvorderhorn, Läsion M23.31
Innenohr
– Anomalie Q16.5
– Arterie, Thrombose I65.8
– Blutung H83.8
– Deformität, angeboren Q16.5
– Durchblutungsstörung H93.0
– Entzündung H83.0
– Fehlbildung, angeboren Q16.5
– Fehlen, angeboren Q16.5
– Fistel H83.1
– Geräuscheinwirkung, schädigend H83.3
– Hochtonschwerhörigkeit, beidseitig H90.3
– Hyperämie H83.0
– Krankheit H83.9
– Lärmschädigung H83.3
– Otosklerose H80.2
– Schaden H83.9
– Schwerhörigkeit H90.5
–– bei Schwerhörigkeit, Schallleitung H90.8
–– beidseitig H90.3
–– toxisch H91.0
–– und Schwerhörigkeit, Mittelohr, kombiniert H90.8
– Syphilis A52.7† H94.8*
–– mit Neurorezidiv A52.1† H94.0*
– Tuberkulose A18.6
– Verformung Q16.5
Innenrotationsgang R26.8
Innenschielen, latent H50.5
Innere
– Blutung R58
– Geschlechtsorgane, Verletzung S37.9
– Hämorrhoiden K64.9
–– blutend K64.9
–– eingeklemmt K64.8
–– prolabiert K64.9
–– stranguliert K64.8
–– thrombosiert K64.8
–– ulzeriert K64.8
– Sekretion, Pankreas, Störung E16.9
– Tracheozele J39.88
– Unruhe R45.0
– Urogenitalorgane
–– Verätzung T28.8
–– Verbrennung T28.3 ►

Innere *(Forts.)*
– Verletzung T14.8
–– multipel T06.5
–– Rumpf, multipel T06.5
–– Thorax S27.9
– Wange, Wunde, offen S01.52
Innerer
– Augenmuskel, Paralyse H52.5
– Ellenbogen, Schädigung M24.92
– Muttermund, Kontraktur N88.2
Inneres
– Ohr
–– Abszess H83.0
–– Eiterung H83.0
–– Infektion H83.0
–– Labyrinthitis H83.0
– Organ
–– Blutung a.n.k. R58
–– Verletzung, Folgen T91.9
–– Zerquetschung T14.7
Innervation, Uterus
– parasympathisch, Störung N85.8
– sympathisch, Störung N85.8
Innes-Syndrom, Beaulieu-Boycott- Q87.0
Inokulation, mit Komplikation T80.9
Inokulationsadenitis A28.1
Inokulationshepatitis B19.9
Inokulationslymphoretikulose, benigne A28.1
Inosit, Mangel E63.8
INR-Wert [International Normalized Ratio], pathologisch erhöht R79.8
Insania F99
Insekt
– Biss, ungiftig
–– am
––– Abdomen S30.83
––– Becken S30.83
–– an der Lumbosakralgegend S30.83
– giftig
–– Biss T63.4
–– Stich a.n.k. T63.4
–– Vergiftung a.n.k. T63.4
Insektenbiss T14.03
– giftig, Wirkung, toxisch T63.4
– ungiftig, multipel T00.9
Insektenstich T14.03
– giftig, Wirkung, toxisch T63.4
– infiziert T79.3
– Lid S00.23
– ungiftig, multipel T00.9
Insektizid
– Allergie L23.5
– halogeniert, Wirkung, toxisch T60.1
– Kontaktdermatitis L25.3
–– allergisch L23.5
–– toxisch L24.5
Insektizide, Vergiftung T60.2
Inselzellen
– Adenokarzinom C25.4
– Adenom D13.7
– Hyperplasie E16.9 ►

Inselzellen *(Forts.)*
– Insuffizienz, Pankreas E16.9
– Karzinom C25.4
– Tumor D37.70
–– bösartig, Pankreas C25.4
–– gutartig D13.7
–– Pankreas D13.7
Insemination
– artifiziell Z31.1
–– durch
––– Fremdsamen, mit Komplikation N98.8
––– Samen, Partner, mit Komplikation N98.8
–– mit
––– Hyperstimulation, Ovar N98.1
––– Infektion N98.0
– extrakorporal Z31.2
– heterolog Z31.1
– homolog Z31.1
– intrauterin Z31.1
– synchron, hysteroskopisch Z31.1
Insensitivität, Androgen E34.59
– komplett [CAIS] E34.51
– partiell [PAIS] E34.50
Insertio
– centralis O43.1
– lateralis O43.1
– marginalis O43.1
– velamentosa O43.1
–– mit Blutverlust, fetal P50.0
–– Nabelschnur, Komplikation, Entbindung O69.8
Insertion
– reziprok, balanciert Q95.8
– Robertson- Q95.8
– unbalanciert Q92.8
Insertionsligamentopathie M77.9
Insertionsstörung, Wirbelsäule M46.09
Insertionstendinitis M77.9
Insertionstendopathie M77.9
– im Schulterbereich M75.8
– Trochanter major M65.85
Insolation T67.0
Insomnie G47.0
– akut [Schlafanpassungsstörung] F51.0
– fatal, familiär A81.8
– idiopathisch F51.0
– nichtorganisch F51.0
– organisch G47.0
– paradox F51.0
– psychogen G47.0
– psychophysiologisch F51.0
– sporadisch, fatal A81.8
– verhaltensbedingt, in der Kindheit F98.80
Insomnie-Typ, Störung, Schlaf G47.0
Inspektion, Haut, nach Radiatio Z09.1
Inspiration
– Fremdkörper T17.9
– Nahrung T17.9
– Schleim T17.9
Inspiratorisch, Sprechen R47.8
Inspissated-bile-Syndrom P59.1
– beim Neugeborenen P59.1
– mit Ikterus, neonatal P59.1
Instabil
– Angina pectoris I20.0
– Blase, ohne Substrat, neurologisch N31.82
– Druck, intrakraniell R29.8
– Hämoglobin, mit Anämie, hämolytisch D58.2
– Hüftgelenk, angeboren Q65.6
– Hypertonie I10.90
– Krankheit, Hämoglobin, hämolytisch D58.2
– Persönlichkeit, Störung, emotional, Typ, impulsiv F60.30
– Thorax S22.5
–– bei Fraktur
––– Rippe S22.5
––– Sternum S22.5
–– nach Eingriff, thoraxchirurgisch M96.81
Instabilität
– Detrusor
–– mit Funktionsstörung, Harnblase, bei autonomer Neuropathie N31.1
–– zerebral bedingt N31.0
– emotional, übermäßig F60.30
– Gelenk M25.39
–– nach Entfernen, Gelenkprothese M96.88
–– posttraumatisch M25.39
–– und Verzögerung, Entwicklung, bei Cutis laxa Q82.8
– Harnblase N31.9
– Hüfte, erworben M24.85
– Hüftgelenk Q65.6
– Iliosakralgelenk M25.35
– Kniegelenk, chronisch M23.59
– lumbosakral M53.27
– Lumbosakralgelenk, angeboren Q76.4
– LWS M53.26
– nach Bandverletzung, alt M24.29
– nervös F60.8
– Schulter M25.31
– Sprunggelenk, chronisch M25.37
– Thorax S22.5
– vasomotorisch R55
– Wirbelsäule M53.29
–– Lumbalbereich M53.26
Instabilitas oculorum H55
Institutionalisierung, ein Kind betreffend Z62
Institutionell
– Aufenthalt Z62
– Erziehung Z62
Instrument, Eindringen, Uterus, gravid, Komplikation, Entbindung O71.1
Instrumentell
– Einleitung, Geburt, misslungen O61.1
– Geburt, mit Schädigung, Fetus/Neugeborenes a.n.k. P03.8
– Verletzung, nichtchirurgisch T14.9
Insuffizienz
– adrenal E27.4
–– primär E27.1 ►

Insuffizienz *(Forts.)*
– adrenokortikal E27.4
–– arzneimittelinduziert E27.3
–– iatrogen E27.3
–– primär E27.1
– Akkommodation H52.5
–– altersbedingt H52.4
– Analsphinkter K62.8
– Anastomose
–– im Gastrointestinaltrakt K91.83
–– nach Operation
––– am
–––– Anus K91.83
–––– Bronchus J95.82
–––– Darm K91.83
–––– Ösophagus K91.83
–––– Pankreas K91.82
––––– mit Beteiligung, Dünndarm K91.82
–––– Rektum K91.83
––– an
–––– Gallenblase und Gallenwegen K91.81
–––– Lunge J95.82
–––– Trachea J95.82
– angiozerebral I67.88
– Anus K62.8
– Aorta
–– angeboren Q23.1
–– rheumatisch I06.1
–– syphilitisch A52.0† I39.1*
– Aortenklappe I35.1
–– kongenital Q23.1
–– mit Krankheit
––– Mitralklappe I08.0
–––– und Krankheit, Trikuspidalklappe I08.3
––– Trikuspidalklappe I08.2
–– nichtrheumatisch I35.1
–– rheumatisch I06.1
––– mit Krankheit
–––– Mitralklappe I08.0
––––– und Krankheit, Trikuspidalklappe I08.3
–––– Trikuspidalklappe I08.2
– Arteria basilaris G45.09
– Arteria carotis G45.19
– Arteria vertebralis G45.09
– arteriell I77.1
–– präzerebral G45.29
– arteriovenös I99
– Atem- – s.a. respiratorische Insuffizienz J96.99
–– akut J96.09
–– chronisch J96.19
–– postnarkotisch J95.88
– Atemwege J98.8
– Atmung R06.88
–– beim Neugeborenen a.n.k. P28.5
– autoimmun, polyglandulär E31.0
– autonom, idiopathisch G90.08
– Basilaris- G45.09
– Bauchmuskel M62.98
– Beckenboden, bei Schwangerschaft O34.8
– bei
–– Altersherz I50.9 ►

Insuffizienz *(Forts.)*
~ bei *(Forts.)*
–– Obstruktion
––– Mitralklappe I05.2
––– Trikuspidalklappe I07.2
–– Stenose
––– Aortenklappe, rheumatisch I06.2
––– Mitralklappe I05.2
––– Trikuspidalklappe I07.2
–––– mit Krankheit, Aortenklappe I08.2
– Blasenhals R32
– Cervix uteri N88.3
–– bei Shirodkar-Naht, mit Betreuung, Mutter O34.39
–– Betreuung, Schwangere O34.39
–– mit
––– Cerclage, während Schwangerschaft O34.39
––– Schädigung, Fetus/Neugeborenes P01.0
–– Nichtschwangere N88.3
–– Verdacht, mit Betreuung, Nichtschwangere N88.3
– chronisch-venös I87.20
–– mit Ulzeration I87.21
– Corpus luteum E28.8
– CTLA4[Cytotoxisches T-Lymphozyten-assoziiertes Antigen 4]-Haplo-, mit autoimmun-lymphoproliferativem Syndrom D47.9
– Darm K63.9
–– vaskulär K55.9
– Detrusor R32
– diätetisch E63.9
– Divergenz H51.8
– durch Stauung, kardial I50.01
– Epithelkörperchen E20.9
– Faszie, tarsoorbital, kongenital Q10.3
– fetoplazentar, mit Betreuung, Schwangere O36.5
– Fuß, statisch R29.8
– Fußmuskel M62.97
– Gallenblase K82.8
– Gefäß
–– mesenterial
––– akut K55.0
––– chronisch K55.1
–– peripher I73.9
– geistig, kongenital F79.9
– glandulär E31.9
– global, glomerulo-tubulär N19
– Haltung, statisch-dynamisch R29.3
– Harnblase R32
– Harnblasensphinkter R32
– hepatisch K72.9
– Herz I50.9
–– akut I50.9
–– angeboren Q24.8
–– arteriosklerotisch I50.9
–– bei
––– Belastung I50.9
––– chirurgischem Eingriff T81.8
––– Fieber, rheumatisch, inaktiv I09.8 ►

I

Insuffizienz *(Forts.)*
~ Herz I50.9 *(Forts.)*
~~ bei *(Forts.)*
--- Hypertonie I11.00
---- renal I13.00
--- Krankheit, Herz
---- hypertensiv I11.00
---- und Niere, hypertensiv I13.00
-- beim Neugeborenen P29.0
-- biventrikulär I50.01
-- chronisch I50.9
-- degenerativ I51.5
-- dekompensiert I50.9
-- diastolisch I50.19
-- durch Herzprothese I97.1
-- global I50.01
-- hypertensiv
--- durch Stauung I11.00
--- mit
---- Insuffizienz, Niere I13.20
---- Krankheit, Niere I13.00
-- ischämisch I25.9
-- kardiopulmonal I27.9
-- kompensiert I50.9
-- Komplikation, Entbindung O75.4
-- koronar I24.8
-- mit
--- Krankheit, Herz
---- hypertensiv, mit Krise, hypertensiv I11.01
---- und Niere, hypertensiv, mit Krise, hypertensiv I13.01
--- Ödem
---- Lunge, akut I50.14
---- peripher I50.01
--- Rückwärts- und Vorwärtsversagen I50.9
--- Stauung, Lunge I50.19
-- muskulär I50.9
-- postoperativ I97.89
-- rheumatisch I09.9
-- senil I50.9
-- syphilitisch A52.0† I52.0*
-- thyreotoxisch E05.9† I43.8*
-- und Niere, bei
--- Hypertonie
---- kardiorenal I13.20
---- kardiovaskulär I13.20
---- renal I13.20
--- Krankheit, Herz, und Niere, hypertensiv I13.20
- Herz-Kreislauf- I50.9
- Herzklappe I38
-- kongenital Q24.8
-- nichtrheumatisch I38
-- rheumatisch I09.1
--- chronisch I09.1
- Herzmuskel I50.9
-- chronisch I50.9
- Hiatus- K44.9
- High-Output-, Herz I50.9
- Hoden E29.1
- hormonell E34.9 ►

Insuffizienz *(Forts.)*
- Hypophyse E23.0
- Hypophysenvorderlappen, akut, postpartal E23.0
- Immunsystem D89.9
- Innenband, Kniegelenk M23.83
- Inselzellen, Pankreas E16.9
- Kardia K31.88
- kardiorenal, hypertensiv I13.20
- kardiovaskulär I50.9
-- renal I13.20
- Knochenmark D61.9
- Konvergenz- H51.1
- koronar I24.8
-- akut I24.8
-- chronisch I25.8
- kortikoadrenal E27.4
- Kreislauf a.n.k. I99
-- akut R57.9
-- beim Fetus/Neugeborenen P29.8
- Kreuzband, vorderes M23.81
- Leber K72.9
- Leitvene I87.20
- Leydigzell- E29.1
- Linksherz- I50.19
-- bei Fieber, rheumatisch
--- aktiv I01.8
--- inaktiv I09.8
-- dekompensiert I50.19
-- hypertensiv I11.00
-- mit
--- Beschwerden
---- bei
----- leichterer Belastung I50.13
----- stärkerer Belastung I50.12
---- in Ruhe I50.14
--- Rechtsherzversagen I50.01
-- NYHA-Stadium
--- I I50.11
--- II I50.12
--- III I50.13
--- IV I50.14
-- ohne Beschwerden I50.11
-- rheumatisch I09.8
--- aktiv I01.8
---- mit Chorea I02.0
--- akut I01.8
---- mit Chorea I02.0
- lumbosakral M53.27
- Lunge J98.4
-- beim Neugeborenen P28.5
-- postoperativ J95.3
-- posttraumatisch J80.09
- lymphatisch I89.8
- Mesenterialarterie K55.1
-- akut K55.0
-- chronisch K55.1
- Mesenterialgefäß K55.1
- Mesenterium, vaskulär, akut K55.0
- mit Stenose
-- Aortenklappe I35.2 ►

Insuffizienz *(Forts.)*
~ mit Stenose *(Forts.)*
-- Pulmonalklappe I37.2
-- Trikuspidalklappe I07.2
--- nichtrheumatisch I36.2
- Mitralklappe I34.0
-- angeboren Q23.3
-- bei Makrothrombozytopenie D69.1 I34.0
-- degenerativ I34.0
-- mit
--- Krankheit
---- Aortenklappe I08.0
----- und Krankheit, Trikuspidalklappe I08.3
---- Trikuspidalklappe I08.1
--- Stenose, Mitralklappe, nichtrheumatisch I34.80
-- nichtrheumatisch I34.0
-- rheumatisch I05.1
--- aktiv, mit Chorea I02.0
--- akut, mit Chorea I02.0
--- mit
---- Krankheit
----- Aortenklappe I08.0
----- Trikuspidalklappe I08.1
---- Obstruktion I05.2
---- Stenose I05.2
-- und Aortenklappe I08.0
--- chronisch, rheumatisch I08.0
- Muskel M62.99
- Myokard I50.9
-- beim Neugeborenen P29.0
-- chronisch I50.9
-- dekompensiert I50.9
- myokardial
-- rheumatisch
--- aktiv I01.2
--- akut I01.2
--- subakut I01.2
-- syphilitisch A52.0† I52.0*
- Naht T81.3
-- nach
--- Operation
---- am
----- Anus K91.83
----- Bronchus J95.82
----- Darm K91.83
----- Magen K91.83
----- Ösophagus K91.83
------ mit Beteiligung, Dünndarm K91.82
----- Pankreas K91.82
----- Rektum K91.83
---- an
----- Gallenblase und Gallenwegen K91.81
----- Lunge J95.82
----- Trachea J95.82
- Nebenniere E27.4
-- akut E27.2
-- isoliert, vererbt, durch Defizienz, CYP11A1 E27.1
- Nebennierenrinde E27.4
-- akut E27.2 ►

Insuffizienz *(Forts.)*
~ Nebennierenrinde E27.4 *(Forts.)*
-- primär E27.1
- Nebenschilddrüse E20.9
- Niere N19
-- akut N17.99
--- mit Nekrose
---- Mark N17.29
---- Nierenrinde N17.19
-- angeboren P96.0
-- arteriosklerotisch I12.00
-- bei
--- Arteriosklerose, Niere I12.00
--- Hypertonie I12.00
---- bei Schrumpfniere I12.00
---- kardiorenal I13.10
---- kardiovaskulär, renal I13.10
--- Insuffizienz, Herz, hypertensiv I13.20
--- Krankheit
---- Herz, und Niere, hypertensiv I13.10
---- Niere, hypertensiv I12.00
--- Nephritis, arteriosklerotisch I12.00
---- chronisch I12.00
---- interstitiell I12.00
--- Nephroangiosklerose I12.00
--- Nephrosklerose I12.00
-- chronisch N18.9
--- dialysepflichtig N18.5
--- Stadium
---- 1 N18.1
---- 2 N18.2
---- 3 N18.3
---- 4 N18.4
---- 5 N18.5
-- dekompensiert N18.89
-- dialysepflichtig N19
-- global N19
-- hypertensiv I12.00
-- kompensiert N18.89
-- mit
--- Dialyse Z49.1
--- Fahr-Volhard-Krankheit I12.00
--- Krankheit
---- Herz, und Niere, hypertensiv, mit Krise, hypertensiv I13.11
---- Niere, hypertensiv, mit Krise, hypertensiv I12.01
--- Langzeitdialyse Z99.2
--- Nekrose, Tubulus N17.09
-- nach
--- Abort O08.4
--- Crush-Verletzung T79.5
--- medizinischen Maßnahmen N99.0
--- Molenschwangerschaft O08.4
--- Wehen und Entbindung O90.4
-- nicht dialysepflichtig N19
-- prärenal N19
-- präterminal N18.4
-- sekundär N19
-- Stadium, Retention N18.89
--- dekompensiert N18.89 ►

I

Insuffizienz *(Forts.)*
~ Niere N19 *(Forts.)*
~~ Stadium, Retention N18.89 *(Forts.)*
––– kompensiert N18.89
–– terminal N18.5
––– dialysepflichtig N18.5
– Okularmuskel a.n.k. H50.9
– organisch R68.8
– Ovar E28.3
–– funktionell E28.8
–– hypergonadotrop E28.3
–– nach medizinischen Maßnahmen E89.4
–– primär E28.3
– Pankreas K86.88
–– alkoholinduziert K86.0
–– endokrin K86.88
–– exkretorisch K86.83
–– exokrin K86.83
–– mit Anämie, und Hyperostose K86.83† M85.2 D63.8*
–– total K86.88
– Perforanten- I87.20
– Perineum N81.8
– peripher, chronisch-venös I87.20
– Plazenta O36.5
–– Betreuung, Schwangere O36.5
–– mit Schädigung, Fetus/Neugeborenes P02.2
– plazentar, mit Schnittentbindung O36.5
– polyglandulär E31.9
–– progressiv E31.0
– pulmonal J98.4
–– akut, nach
––– Operation, (nicht am Thorax vorgenommen) J95.2
––– Thoraxoperation J95.1
–– beim Neugeborenen P28.5
–– chronisch, nach Operation J95.3
–– nach
––– Schock J80.09
––– Trauma J80.09
– Pulmonalklappe I37.1
–– angeboren Q22.2
––– mit Regurgitation Q22.2
–– mit Stenose I37.2
–– nichtrheumatisch I37.1
–– rheumatisch I09.8
–– syphilitisch A52.0† I39.3*
– Pylorus K31.88
– Rechtsherz- I50.01
–– dekompensiert I50.01
–– kongestiv I50.01
–– mit Beschwerden
––– bei
–––– leichterer Belastung I50.01 I50.04!
–––– stärkerer Belastung I50.01 I50.03!
––– in Ruhe I50.01 I50.05!
–– NYHA-Stadium
––– I I50.01 I50.02!
––– II I50.01 I50.03!
––– III I50.01 I50.04!
––– IV I50.01 I50.05! ►

Insuffizienz *(Forts.)*
~ Rechtsherz- I50.01 *(Forts.)*
–– primär I50.00
––– mit Beschwerden
–––– bei
––––– leichterer Belastung I50.00 I50.04!
––––– stärkerer Belastung I50.00 I50.03!
–––– in Ruhe I50.00 I50.05!
––– NYHA-Stadium
–––– I I50.00 I50.02!
–––– II I50.00 I50.03!
–––– III I50.00 I50.04!
–––– IV I50.00 I50.05!
––– ohne Beschwerden I50.00 I50.02!
–– sekundär, nach Linksherzinsuffizienz I50.01
– Rektumstumpf K91.83
– RELA-Haplo-, mit Immundefekt, kombiniert D81.8
– renal N19
–– nach medizinischen Maßnahmen N99.0
– respiratorisch J96.99
–– akut J96.09
––– hyperkapnisch J96.01
––– hypoxisch J96.00
––– nach
–––– Operation, (nicht am Thorax vorgenommen) J95.2
–––– Thoraxoperation J95.1
––– Typ
–––– I J96.00
–––– II J96.01
–– beim Neugeborenen P28.5
–– chronisch J96.19
––– hyperkapnisch J96.11
––– hypoxisch J96.10
––– nach Operation J95.3
––– Typ
–––– I J96.10
–––– II J96.11
–– global J96.91
––– akut J96.01
––– chronisch J96.11
–– hyperkapnisch J96.91
–– hypoxisch J96.90
–– partial J96.90
––– akut J96.00
––– chronisch J96.10
–– postoperativ J95.88
–– Typ
––– I J96.90
––– II J96.91
– Rückenmuskel M62.98
– Schilddrüse E03.9
–– angeboren E03.1
–– erworben E03.9
– spermatogenetisch E29.1
– Stauungs- I50.01
–– Herz, hypertensiv, mit Krankheit, Niere I13.00
–– kardial, dekompensiert I50.01 ►

Insuffizienz *(Forts.)*
– suprarenal E27.4
–– primär E27.1
– thyreoadrenokortikal, Syndrom E31.0
– Tränendrüse H04.1
– Tränenfilm H04.1
– Tränensekretion H04.1
– Tränenweg H04.5
– Trikuspidalklappe I07.1
–– kongenital Q22.8
–– mit Krankheit
––– Aortenklappe I08.2
––– Mitralklappe I08.1
–––– und Krankheit, Aortenklappe I08.3
–– nichtrheumatisch I36.1
–– rheumatisch I07.1
– Tube H69.8
– Ureterostium, angeboren Q62.8
– Urethrasphinkter R32
– vaskulär I99
–– Mesenterium K55.1
––– chronisch K55.1
–– peripher I73.9
–– renal I12.90
– Venae perforantes I87.20
– Vene, chronisch, bei Schwangerschaft O22.9
– venös – s.a. Chronisch-venöse Insuffizienz I87.20
–– Bein
––– chronisch I87.20
––– mit Ulzeration I87.21
–– mit Ulcus cruris I87.21
–– peripher, mit Ulzeration I87.21
– Ventilation R06.88
– Ventrikel I50.9
– Verdauung K30
– vertebrobasilär G45.09
– zerebral, ischämisch I67.88
– zerebralvenös I67.88
– zerebrovaskulär I67.88
1. Grades I67.88
–– akut I67.88
Insufflation, Tube Z31.4
Insular, Sklerose, Gehirn G35.9
Insulin
– Hypoglykämie
–– als therapeutischer Zwischenfall T38.3
–– mit Koma E15
– Nebenwirkung T88.7
– Reaktion, hypoglykämisch, mit Koma, nichtdiabetisch E15
Insulinabhängig
– Typ-1-Diabetes mellitus E10.90
–– mit
––– Ketoazidose E10.11
––– Koma E10.01
––– Komplikation
–––– Auge E10.30† H58.8*
–––– multipel E10.72
–––– neurologisch E10.40† G63.2*
–––– Niere E10.20† N08.3* ►

Insulinabhängig *(Forts.)*
~ Typ-1-Diabetes mellitus E10.90 *(Forts.)*
~~ mit *(Forts.)*
~~~ Komplikation *(Forts.)*
–––– peripher, vaskulär E10.50† I79.2*
– Typ-2-Diabetes mellitus E11.90
–– mit
––– Ketoazidose E11.11
––– Koma E11.01
––– Komplikation
–––– Auge E11.30† H58.8*
–––– multipel E11.72
–––– Niere E11.20† N08.3*
–––– peripher, vaskulär E11.50
Insulinantikörper, Nachweis R76.8
Insulinbedingt, Hypoglykämie E16.0
– bei
–– Diabetes mellitus E14.60
–– Typ-1-Diabetes mellitus E10.60
–– Typ-2-Diabetes mellitus E11.60
Insulingabe, mit Zwischenfall T38.3
Insulinkoma E15
– bei
–– Diabetes mellitus E14.61
–– Typ-1-Diabetes mellitus E10.61
–– Typ-2-Diabetes mellitus E11.61
– Nichtdiabetiker, arzneimittelinduziert E15
– nichtdiabetisch E15
Insulinmangel, postoperativ E89.1
Insulinom
– benigne D13.7
– bösartig C25.4
– gutartig D13.7
– Pankreas
–– benigne D13.7
–– bösartig C25.4
–– unsicher D37.70
– unsicher D37.70
Insulinresistenz, bei Diabetes mellitus E14.90
Insulinresistenz-Syndrom, Typ
– A E13.60
– B E13.72
Insulin-Rezeptor, Mangel, mit Hypoglykämie, hyperinsulinämisch E16.1
Insult
– angiospastisch I64
–– zerebral I63.8
– apoplektisch I64
–– Arteria cerebri media I64
–– Arteria cerebri posterior I64
–– im Stromgebiet einer zerebralen Arterie I64
– enzephalomalazisch I63.9
– Gehirn I64
– Hirnstamm I64
– ischämisch I63.9
–– apoplektisch I63.9
– kardial I21.9
– kardiovaskulär I21.9
– koronar I21.9
– Nebenniere E27.4 ►
~~~

Insult *(Forts.)*
– zerebral I64
–– alt I69.4
–– apoplektisch I64
–– in der Eigenanamnese Z86.7
–– ischämisch I63.9
– zerebrovaskulär I64
–– alt I69.4
Integrales Membranprotein 2B, Amyloidose E85.4† I68.0*
Integument, Deformität, angeboren Q84.9
Integumentum, Anomalie, angeboren Q84.9
Intellektuell
– Funktion, grenzwertig R41.8
– Leistungsminderung, senil F03
Intelligenz
– dissoziiert F74.9
– Mangel F79.9
– Minderung F79.9
–– autosomal-dominant, nicht-syndromal F79.9
–– autosomal-rezessiv, nicht-syndromal F79.9
–– bei
––– Ataxie, zerebellär, nichtprogressiv G11.0
––– Dysplasie, ektodermal, und Fehlbildung, Zentralnervensystem Q87.8
––– Syndrom, Alpha-Thalassämie, X-chromosomal D56.0
–– leicht F70.9
––– mit Störung, Verhalten F70.8
–– mit
––– autistischen Zügen F84.1
––– Epilepsie
–––– bei Ataxie, zerebellär, autosomal-rezessiv G11.1
–––– progressiv, finnischer Typ E75.4
––– Katarakt, und Kyphose Q87.8
––– Störung, Verhalten F79.8
–––– deutlich F79.1
–– mittelgradig F71.9
––– mit Störung, Verhalten F71.8
–– ohne Störung, Verhalten F79.0
–– rezessiv, mit motorischer Dysfunktion, und multiplen Gelenkkontrakturen Q87.8
–– schwer F72.9
––– mit
–––– Paraplegie, spastisch, progressiv, durch AP4-Mutation G11.4
–––– Störung, Verhalten F72.8
––––– deutlich behandlungsbedürftig F72.1
–– Schwerhörigkeit, und Hypogenitalismus, bei Retinitis pigmentosa Q87.8
–– schwerst F73.9
––– mit Störung, Verhalten F73.8
–––– deutlich behandlungsbedürftig F73.1
–– syndromal, X-chromosomal, Typ 10 G25.5
–– und
––– Bewegungsstereotypie, bei
–––– Hyperkinesie F84.4
–––– Störung, überaktiv F84.4
––– Epilepsie, fokal, bei Fehlbildung, zerebrozerebellär Q04.8 ►

Intelligenz *(Forts.)*
~ Minderung F79.9 *(Forts.)*
~~ und *(Forts.)*
––– Krampfanfall, durch Hydroxylysinurie E72.3
––– Prolaps, Mitralklappe, bei Hypogonadismus Q87.8
––– Schwerhörigkeit, bei Lipodystrophie Q87.8
–– X-chromosomal
––– durch GRIA3-Anomalie Q87.8
––– mit
–––– Agenesie, Corpus callosum, und Tetraparese, spastisch Q87.8
–––– Habitus, marfanoid Q87.8 F79.9
–––– Krampf, und Psoriasis Q87.8
–––– Mikrozephalie, kortikalen Fehlbildungen, und schlankem Habitus Q87.8
––– nicht-syndromal F79.9
––– schwergradig, Typ Gustavson Q87.8
––– syndromal, Typ
–––– 7 Q87.8
–––– Claes-Jensen Q87.8
––– Typ
–––– Abidi Q87.8
–––– Armfield Q87.8
–––– Brooks Q87.8
–––– Cantagrel Q87.8
–––– Cilliers Q87.8
–––– Golabi-Ito-Hall Q87.8
–––– Hedera Q87.8
–––– Miles-Carpenter Q87.8
–––– Najm Q87.8
–––– Nascimento Q87.8
–––– Pai Q87.8
–––– Porteous Q87.8
–––– Schimke Q87.8
–––– Seemanova Q87.8
–––– Shashi Q87.8
–––– Shrimpton Q87.8
–––– Siderius Q87.8
–––– Stevenson Q87.8
–––– Stocco dos Santos Q87.8
–––– Stoll Q87.8
–––– Sutherland-Haan Q87.8
–––– Turner Q87.8
–––– Van-Esch Q87.8
–––– Wilson Q87.8
– Test a.n.k. Z01.88
–– beim Kind Z00.1
Intelligenzminderung, mit
– Adipositas, Augenanomalien, Prognathie, und Hautanomalien, Syndrom Q87.8
– Myopathie, Kleinwuchs, und hypogonadotropem Hypogonadismus, Syndrom Q87.1
Intelligenzminderung-Autismus-Syndrom, Makrozephalie- Q87.0
Intelligenzminderungs-Chondrodysplasie-Syndrom, QRICH1-assoziiert Q87.1
Intelligenzminderungs-Syndrom
– durch Punktmutation, DYRK1A-Gen Q87.0
– DYRK1A-abhängig Q87.0 ►

Intelligenzminderungs-Syndrom *(Forts.)*
– Kryptorchismus-Arachnodaktylie- Q87.8
– Skelettdysplasie-, X-chromosomal Q87.5
– TBCK-assoziiert Q87.8
Intelligenzquotient – s. IQ
Intentionstremor G25.2
Interaktionsstörung, Mutter-Kind Z63
Interatrial, Kommunikation Q21.1
Interdigital
– Infektion, durch Pilz B35.9
–– Fuß B35.3
–– Hand B35.2
– Neurom G58.8
–– Fuß G57.8
–– Hand G56.8
– Pseudoneurom
–– Fuß G57.8
–– Hand G56.8
Interdigitierend, Zellen, dendritisch, Sarkom C96.4
Interferenzdissoziation I45.8
Interferon-gamma-Rezeptor
– 1, Defekt
–– komplett, mit Anfälligkeit, für Mykobakteriosen, genetisch bedingt D84.8
–– partiell, mit Anfälligkeit, für Mykobakteriosen
––– autosomal-dominant D84.8
––– autosomal-rezessiv D84.8
– 2, Defekt
–– komplett, mit Anfälligkeit, für Mykobakteriosen, genetisch bedingt D84.8
–– partiell, mit Anfälligkeit, für Mykobakteriosen
––– autosomal-dominant D84.8
––– autosomal-rezessiv D84.8
Interkapillär
– Glomerulonephritis N05.8
– Glomerulosklerose E14.20† N08.3*
Interkostal
– Blockierung M99.88
– Myalgie M79.18
– Neuralgie G58.0
– Neuropathie G58.0
–– nichttumorbedingt G58.0
Interkostalgefäß, Verletzung S25.5
Interkostalnerv, Störung G58.0
Interleukin 12B, Defekt, komplett, mit Anfälligkeit, für Mykobakteriosen, genetisch bedingt D84.8
Interleukin-1-Rezeptor-assoziierte Kinase-4, Mangel, mit Immundefekt D84.8
Interleukin-10-assoziiert, Erkrankung, Darm, chronisch-entzündlich, früh beginnend K52.8
Interleukin-12-Rezeptor Beta 1, Defekt, komplett, mit Anfälligkeit, für Mykobakteriosen, genetisch bedingt D84.8
Interlobulär, Emphysem J43.9
Intermediär
– Charcot-Marie-Tooth-Krankheit, autosomal-rezessiv, Typ
–– A G60.0
–– B G60.0 ►

Intermediär *(Forts.)*
– Charcot-Marie-Tooth-Krankheit, autosomal-rezessiv, Typ *(Forts.)*
–– C G60.0
–– D G60.0
– Defekt, Septum, atrioventrikulär Q21.2
– Epidermolysis bullosa simplex, generalisiert Q81.0
– Koronarsyndrom I20.0
– Nemalin-Myopathie G71.2
– Osteopetrosis Q78.2
– Uveitis H30.2
Intermediärtyp, Lymphom, nodulär C82.9
Intermenstruell
– Blutung
–– regelmäßig N92.3
–– unregelmäßig N92.1
–– Uterus N92.3
––– unregelmäßig N92.1
– Dysmenorrhoe N94.6
– Schmerzen N94.0
– Schmierblutung a.n.k. N92.3
–– regelmäßig N92.3
Intermetatarsal, Neurom a.n.k. G57.8
Intermittierend
– Arrhythmie, absolut I48.9
– Auswärtsschielen H50.3
– Einwärtsschielen H50.3
– Engwinkelglaukom H40.2
–– primär H40.2
––– Restzustand H40.2
–– Restzustand H40.2
– Esotropie H50.3
–– alternierend H50.3
– Exophthalmus a.n.k. H05.2
– Exotropie H50.3
–– alternierend H50.3
– Fieber
–– bei Malaria B54
–– perniziös B50.9
–– Ursache unbekannt R50.80
– Flimmern, Vorhof I48.0
– Gastrosukkorrhoe K31.88
– Hämaturie N02.9
– Hämoglobinurie D59.6
– Heterotropie H50.3
– Hinken I73.9
–– syphilitisch A52.0† I79.8*
– Hydrarthrose M12.49
– Hydronephrose N13.3
– Hydrops M12.49
–– Kniegelenk M12.46
– Ischämie, zerebral G45.99
– Linksschenkelblock I44.7
– Myotonie M62.89
– Porphyrie
–– akut E80.2
–– hepatisch, akut E80.2
– Restesotropie H50.3
– Restexotropie H50.3
– Schmerzen R52.9 ►

I

Intermittierend *(Forts.)*
– Strabismus concomitans H50.3
– Tortikollis M43.6
Intern
– Granulom, Pulpa K03.3
– Parese, Okulomotorius H49.0
Internatsschüler Z59
Internetsucht F63.8
Internukleär
– Ophthalmoplegie H51.2
– Paralyse H51.2
Interphalangeal
– Distorsion
–– Finger S63.62
–– Zehe S93.5
– Mykose B35.9
–– Fuß B35.3
–– Hand B35.2
Interphalangealgelenk
– Dislokation, Hand S63.12
– Finger
–– distal, Arthrose M15.1
–– proximal, Arthrose M15.2
– Verstauchung S93.5
– Zerrung S93.5
Interruptio
– aus sozialer Indikation O04.9
– graviditatis
–– ärztlich O04.9
–– Antrag auf Z30.0
– inkomplett O04.4
–– mit Komplikation O04.3
– komplett O04.9
–– mit Komplikation O04.8
– legalis O04.9
Intersexualität, bei Karyotyp 46,XX Q56.2
Interskapulago M54.6
Interskapularregion
– Melanom, maligne C43.5
– Melanoma in situ D03.5
– Nävus D22.5
– Prellung S20.2
– Verätzung T21.44
–– 1. Grades T21.54
–– 2. Grades T21.64
–– 3. Grades T21.74
–– Grad
––– 2a T21.64
––– 2b T21.94
– Verbrennung T21.04
–– 1. Grades T21.14
–– 2. Grades T21.24
–– 3. Grades T21.34
–– Grad
––– 2a T21.24
––– 2b T21.84
– Verletzung, oberflächlich S20.40
– Wunde, offen S21.2
Interspinales
– Neuralgie M54.19
– Reizung M54.19
Interstitiell – s.a. Art der Krankheit
– Erkrankung, Lunge, durch ABCA3-Mangel J84.80
– Glykogenose, pulmonal P22.8
– Krankheit, Lunge, strahleninduziert
–– akut J70.0
–– chronisch J70.1
– Lunge, Erkrankung, durch Surfactant-Protein-C-Mangel J84.80
– Nephritis, karyomegal N11.8
– Pneumonie, lymphoid J84.10
Intertrigines, Pigmentdermatose, retikulär L81.8
Intertriginös
– Ekzem L30.4
–– infektiös L30.4
– Erythem L30.4
– Kandidose B37.2
– Mykose B36.9
– Psoriasis L40.9
– Soor B37.2
– Vulvitis N76.2
Intertrigo L30.4
– Haut L30.4
Intertrochantär, Fraktur, Femur S72.11
Intervall-Appendizitis K36
Intervalle, verkürzt, unregelmäßig, zwischen Menstruationsblutungen N92.1
Interventrikulär
– Aneurysma, Septum Q21.0
– Kommunikation Q21.0
Intervertebral
– Arthrose M47.89
– Chondritis, tuberkulös A18.0† M49.09*
– Tuberkulose, Knorpel A18.0† M49.09*
Interzeption Z30.3
Intestinal – s. Art der Krankheit
– Amöbiasis, chronisch, durch Entamoeba histolytica A06.1
– Atresie, multipel Q43.8
– Botulismus A05.1
–– beim Erwachsenen A05.1
– Dysplasie, epithelial K63.8
– Endometriose N80.5
– Malrotation
–– familiär Q43.3
–– und Kardiopathie, bei Lippen-Kiefer-Gaumenspalte Q87.8
– Polyposis, familiär D12.6
– Taeniasis B68.9
Intestinouterin, Fistel N82.4
Intestinovaginal, Fistel a.n.k. N82.4
– Dickdarm a.n.k. N82.3
– Dünndarm a.n.k. N82.2
Intestinum – s. Darm
Intoleranz
– Analgetika T88.7
– Disaccharid-, hereditär E73.0
– Eiweiß, mit Malabsorption K90.4
– Fett a.n.k. K90.4
–– mit Malabsorption K90.4 ►

Intoleranz *(Forts.)*
– Fruktose E74.1
–– hereditär E74.1
– Galaktose E74.2
– Glukose-Galaktose-, angeboren E74.3
– Kohlenhydrate K90.4
–– mit Malabsorption K90.4
– Kontaktlinsen H18.8
– Kuhmilchprotein T78.1
– Lävulose, hereditär E74.1
– Laktose E73.9
–– angeboren E73.9
– Milch a.n.k. K90.4
– Nahrungsmittel K90.4
–– mit
––– Diät, Überwachung Z71
––– Diätberatung Z71
– olfaktorisch R44.8
– orthostatisch, durch Mangel, NET [Noradrenalintransporter] I95.1
– Protein K90.4
–– lysinurisch E72.0
– Saccharose E74.3
– Saccharose-Isomaltose-, angeboren E74.3
– Stärke a.n.k. K90.4
–– mit Malabsorption K90.4
– Sucrose E74.3
Intoxikation – s.a. Vergiftung T65.9
– Auto- R68.8
– durch
–– Acrylnitril T65.8
–– Analgetika, nichtopioidhaltig T39.9
–– Methacrylnitril T65.8
–– Methylbromid T60.1
–– Neuroleptika T43.5
–– Paracetamol T39.1
–– Selen T57.8
–– Spasmolytika T44.3
Intraabdominal
– Ablagerung, Fett E65
– Abszess K65.09
–– nach medizinischen Maßnahmen T81.4
– Adhäsion K66.0
– Hernie K46.9
–– inkarzeriert, ohne Gangrän K46.0
–– irreponibel, ohne Gangrän K46.0
–– mit Gangrän K46.1
–– stranguliert, ohne Gangrän K46.0
–– Verschluss verursachend, ohne Gangrän K46.0
– Karzinom C76.2
– Knoten R19.0
– Lipom D17.5
– Metastase, Lymphknoten C77.2 U69.52!
– Metastasierung C79.88
– Organ
–– Folgen, Verletzung T91.5
–– Verletzung S36.9
– Raumforderung
–– diffus R19.0
–– generalisiert R19.0 ▶

Intraabdominal *(Forts.)*
– Verletzung, Organ, multipel S36.7
Intraalveolär, Blutung, beim Neugeborenen P26.8
Intraamnial, Infektion, Fetus P39.2
Intraartikulär, Fraktur, Radius S52.59
Intradermal
– Karzinom D04.9
– Nävus D22.9
Intraduktal
– Adenokarzinom D05.1
–– Mamma D05.1
––– nichtinvasiv D05.1
––– papillär D05.1
– Carcinoma in situ D05.1
– Fibroadenom D24
– Karzinom
–– Mamma D05.1
––– nichtinvasiv D05.1
––– papillär D05.1
–– Pankreas, papillär-muzinös C25.3
–– Prostata [IDPCa] C61
Intraepidermal
– Epitheliom, Typ Borst-Jadassohn D23.9
– Jadassohn-Epitheliom D23.9
– Nävus D22.9
Intraepithelial
– Dyskeratose, benigne, hereditär Q82.8
– Epitheliom D04.9
–– Typ Borst-Jadassohn D23.9
– Läsion
–– squamös
––– hochgradig D06.9
––– niedriggradig N87.0
–– Vulva N90.3
– Neoplasie
–– Cervix uteri N87.9
–– Prostata [PIN]
––– I. Grades N42.3
––– II. Grades N42.3
––– III. Grades D07.5
–– Vagina N89.3
––– I. Grades N89.0
––– II. Grades N89.1
––– III. Grades D07.2
–––– mit Dysplasie, hochgradig D07.2
–– Vulva N90.3
––– I. Grades N90.0
––– II. Grades N90.1
––– III. Grades D07.1
–––– mit Dysplasie, hochgradig D07.1
–– zervikal
––– I. Grades N87.0
––– II. Grades N87.1
––– III. Grades D06.9
–––– mit Dysplasie, hochgradig D06.9
Intragenisch, Deletion, mit Neurofibromatose, Typ 1 Q85.0
Intrahepatisch
– Abszess K75.0
– Adenom, Gallengang D13.4 ▶

I

Intrahepatisch *(Forts.)*
- Cholangiolitis K83.09
- Cholelithiasis K80.50
-- mit
--- Cholangitis K80.30
---- mit Obstruktion, Gallenweg K80.31
--- Cholezystitis K80.40
---- mit Obstruktion, Gallenweg K80.41
--- Obstruktion, Gallenweg K80.51
- Cholestase a.n.k. K71.0
-- bei Schwangerschaft O26.60
--- rekurrent O26.60
-- familiär K71.0
--- progressiv K74.5
---- Typ
----- 1 K74.5
----- 2 K74.5
----- 3 K74.5
----- 4 K74.5
-- in der Schwangerschaft O26.60
-- neonatal, durch Mangel, Citrin E72.2
-- rekurrent, benigne K71.0
--- Typ
---- 1 K71.0
---- 2 K71.0
- Gallenblase Q44.1
- Gallengänge, und Leber
-- Adenokarzinom C22.0 C22.1
-- Karzinom C22.0 C22.1
- Gallengang, Zystadenom D13.4
- Hypoplasie, Gallengang, durch
-- JAG1-Gen-Punktmutation Q44.7
-- Monosomie 20p12 Q44.7
-- $NOTCH_2$-Gen-Punktmutation Q44.7
- vaskulär, Shunt, erworben K76.8
Intrakanalikulär, Fibroadenom D24
- riesenzellig D24
- zellulär D24
Intrakardial
- Thrombose a.n.k. I51.3
- Untersuchung, elektrophysiologisch, abnorm R94.3
Intrakorporal, Pumpe, Anpassung Z45.02
Intrakranial – s. Art der Krankheit
Intrakraniell – s. Art der Krankheit
- Blutung, nichttraumatisch, beim Fetus/Neugeborenen, 1. Grades P52.0
Intraligamentär
- Schwangerschaft O00.8
- Zyste M24.29
-- Knie M23.89
Intralobär, Sequestration, Lunge, angeboren Q33.2
Intralymphatisch, primär, Angioendotheliom C49.9
Intramedullär, Blutung a.n.k. G95.10
Intramural
- Entzündung, Blase N30.8
- Leiomyom, Uterus D25.1
- Schwangerschaft O00.8
- Thrombose I21.9 ►

Intramural *(Forts.)*
- Verlauf, aberrant, Koronararterie Q24.5
- Zystitis N30.8
Intramuskulär, Lipom D17.9
Intramyokardial, Verlauf, aberrant, Koronararterie Q24.5
Intranasal, Malignom C30.0
Intraneural, Perineuriom D36.1
Intranukleär, Paralyse G83.9
Intraokulär
- Lymphom, primär C85.7
- Medulloepitheliom C69.9
Intraokular
- Blutung H44.8
- Drucksteigerung H40.0
- Entzündung, mit Trübung, Glaskörper H43.3
- Fremdkörper S05.5
-- amagnetisch S05.5
--- alt
---- Bulbushinterwand H44.7
---- Glaskörper H44.7
---- Iris H44.7
---- Linse H44.7
---- Vorderkammer H44.7
---- Ziliarkörper H44.7
-- magnetisch S05.5
--- alt
---- Augapfel H44.6
---- Bulbushinterwand H44.6
---- Glaskörper H44.6
---- Iris H44.6
---- Linse H44.6
---- Vorderkammer H44.6
---- Ziliarkörper H44.6
- Gewebe
-- Verlust, bei
--- Lazeration, Augapfel S05.2
--- Verletzung, Augapfel, penetrierend S05.2
-- Vorfall, bei
--- Lazeration, Augapfel S05.2
--- Verletzung, Augapfel, penetrierend S05.2
- Linse
-- Eintrübung T85.2
-- Fehllage T85.2
-- Komplikation, mechanisch T85.2
-- Leckage T85.2
-- Obstruktion, mechanisch T85.2
-- Perforation T85.2
-- Protrusion T85.2
-- Verlagerung T85.2
-- Versagen, mechanisch T85.2
- Linsenprothese, mit Komplikation T85.9
- Sepsis H44.0
- Verletzung S05.6
Intraoperativ, Blutung, Glaskörper H59.8
Intraorbital, Abszess H05.0
Intraossär
- Fehlbildung, vaskulär, primär D18.08
- Hämangiom D18.08
- Karzinom C41.1
-- Oberkieferknochen C41.02

Intrapartal
– Blutung O67.9
–– bei
––– Defibrinationssyndrom O67.0
––– Störung, Gerinnung O67.0
–– mit Schnittentbindung O67.9
–– Plazenta O67.8
–– verstärkt O67.8
––– bei
–––– Afibrinogenämie O67.0
–––– Gerinnung, intravasal, disseminiert O67.0
–––– Hämolyse, intravaskulär O67.0
–––– Hyperfibrinolyse O67.0
–––– Hypofibrinogenämie O67.0
– Defekt, Gerinnung O67.0
– Fibrinolyse O67.0
– Verbrauchskoagulopathie, mit Schädigung, Fetus/Neugeborenes P02.1
Intrapelvin, Blutung
– bei der Frau N94.8
– beim Mann K66.1
Intraperitoneal
– Abszess K65.09
– Blutung K66.1
– Gametentransfer Z31.2
– Ruptur, Harnblase, traumatisch S37.22
– Schwangerschaft O00.0
Intrapontin, Blutung I61.3
– im Wochenbett O99.4
Intrarenal, Kalzifikation N28.88
Intraretinal, Blutung H35.6
Intraskrotal, Fibrose N50.8
Intrasphinktär
– Abszess, Anus K61.4
– Phlegmone, Anus K61.4
Intraspinal
– Abszess G06.1
–– epidural G06.1
–– extradural G06.1
–– Folgen G09
–– subdural G06.1
– Embolie
–– Vene
––– nichteitrig G95.18
––– septisch G08
–– Venensinus G08
––– nichteitrig G95.18
––– septisch G08
– Endophlebitis
–– septisch G08
–– Venensinus, septisch G08
– Granulom
–– epidural G06.1
–– extradural G06.1
–– subdural G06.1
–– syphilitisch A52.1† G07*
– Infektion, pyogen, Folgen G09
– Phlebitis
–– nichteitrig G95.18
–– septisch G08
–– Vene G08 ►

Intraspinal *(Forts.)*
– Phlebitis *(Forts.)*
–– Venensinus G08
––– nichteitrig G95.18
––– septisch G08
– Thrombophlebitis
–– nichteitrig G95.18
–– septisch G08
–– Vene G08
–– Venensinus G08
– Thrombose
–– Vene G08
––– nichteitrig G95.18
––– septisch G08
–– Venensinus G08
––– nichteitrig G95.18
––– septisch G08
Intraspongiös
– Hernie M51.4
– Prolaps, Diskus M51.4
Intrathorakal
– Aneurysma I71.2
–– syphilitisch A52.0† I79.0*
– Lipom D17.4
– Lymphknoten
–– Metastase C77.1 U69.51!
–– Tuberkulose A16.3
––– bakteriologisch oder histologisch gesichert A15.4
––– primär, bakteriologisch oder histologisch gesichert A15.7
– Niere Q63.2
– Organ
–– Folgen, Verletzung T91.4
–– Neubildung, bösartig C76.1
––– in der
–––– Anamnese a.n.k. Z85.2
–––– Familienanamnese a.n.k. Z80.2
–– Verletzung S27.9
––– multipel S27.7
– Trachea, Wunde, offen S27.5
– Tuberkulose, Lymphknoten, primär A16.7
Intratonsillär, Abszess J36
Intratrochantär, Fraktur, Femur S72.10
Intratubar
– Embryotransfer Z31.2
– Fertilisation Z31.2
– Gametentransfer, transabdominal Z31.2
– Pronukleustransfer Z31.2
– Spermientransfer, transvaginal Z31.1
– Zygotentransfer Z31.2
Intrauterin
– Abgang, Mekonium P20.9
– Adhäsion N85.6
– Anoxie P20.9
– Asphyxie P20.9
– Azidose P20.9
– Blutung N85.7
– Bradykardie P20.9
– Disstress P20.9
– Dystrophie P05.9 ►

Intrauterin *(Forts.)*
– Embryotransfer Z31.2
– Fehlbildung, fetal Q89.9
– Fruchttod, Betreuung, Schwangere O36.4
– Gefahrenzustand P20.9
– Hypoxie P20.9
–– erstmals festgestellt
––– bei Wehen oder Entbindung P20.1
––– vor Wehenbeginn P20.0
– Infektion
–– bei Schwangerschaft O23.5
–– puerperal O85
– Insemination Z31.1
– Kontrazeptionseinlage, mit
–– Komplikation T83.9
–– Perforation, Uterus T83.3
– Malnutrition P05.2
– Mangelentwicklung P05.9
– Mangelernährung P05.2
– Mole O02.0
– Operation, mit Schädigung, Fetus, mit Betreuung, Mutter O35.7
– Schwangerschaft Z32
– Synechie N85.6
– Tachykardie P20.9
– Tod P95
–– Betreuung, Schwangere O36.4
Intrauterinpessar
– disloziert T83.3
– Einlage Z30.1
– Entfernung Z30.5
– Fehllage T83.3
– Kontrolle Z30.5
– liegend, mit Schwangerschaft O26.3
– mit
–– Endozervizitis T83.6
–– Entzündung T83.6
–– Infektion T83.6
–– Komplikation T83.9
––– mechanisch T83.3
– okkult T83.3
– Retention, bei Schwangerschaft O26.3
– Verlagerung T83.3
– vorhanden Z97.8
– Wiedereinsetzen Z30.5
Intravasal, Gerinnung D65.1
– bei Abort, ärztlich, misslungen O07.1
– diffus D65.1
– disseminiert D65.1
–– beim Fetus/Neugeborenen P60
–– mit
––– Ablatio placentae, mit Blutung, verstärkt O45.0
––– Blutung
–––– intrapartal, verstärkt O67.0
–––– präpartal, verstärkt O46.0
––– Glomerulonephritis D65.1† N08.2*
––– Haemorrhagia ante partum O46.0
––– Krankheit, glomerulär D65.1† N08.2*
Intravaskulär
– Hämolyse
–– mit Blutung, intrapartal, verstärkt O67.0
–– nach
––– Abort O08.1
––– Extrauteringravidität O08.1
––– Molenschwangerschaft O08.1
–– postpartal O72.3
– Leiomyomatose – s.a. Neubildung, Bindegewebe, unsicheres Verhalten D48.1
– Lymphom, B-Zellen, großzellig C83.8
– Tumor, bronchoalveolär D38.1
Intravenös
– Anästhetika, Vergiftung T41.1
– Konsum
–– Heroin U69.30! *[nur Zusatzkode!]*
–– Stimulanzien, sonstig, außer Koffein U69.35! *[nur Zusatzkode!]*
–– Stoffe, (Meth-)Amphetamin-haltig U69.33! *[nur Zusatzkode!]*
–– Substanzen, psychotrop, sonstige U69.32! *[nur Zusatzkode!]*
Intraventrikulär
– Ausdehnung, bei Subependymblutung, 2. Grades, beim Fetus/Neugeborenen P52.1
– Block, unspezifisch I45.4
– Blutung I61.5
–– beim Fetus/Neugeborenen P52.3
–– durch Geburtsverletzung P10.2
–– Gehirn I61.5
–– nichttraumatisch, beim Fetus/Neugeborenen
––– 2. Grades P52.1
––– 3. Grades P52.2
– Erregungsausbreitung, anomal I45.4
– Erregungsleitung, anomal I45.4
Intravesikal, Blutung N32.8
Intrazerebral
– Blutung I61.9
–– als Komplikation, Entbindung O99.4
–– bei Schwangerschaft O99.4
–– durch Angiom D18.02
–– Folgen I69.1
–– Großhirnhemisphäre
––– kortikal I61.1
––– subkortikal I61.0
–– Hirnstamm I61.3
–– im Wochenbett O99.4
–– in Großhirnhemisphäre I61.2
–– intraventrikulär I61.5
–– Kleinhirn I61.4
–– multipel I61.6
––– traumatisch S06.23
––– umschrieben I61.6
–– nichttraumatisch, beim Fetus/Neugeborenen P52.4
–– oberflächlich I61.1
–– tief I61.0
–– traumatisch
––– diffus S06.20
––– fokal S06.33
– Erkrankung G93.9 ►

Intrazerebral *(Forts.)*
– Malformation, arteriovenös Q28.29
Intrazystisch
– Adenokarzinom, papillär C80.9
– Adenom, papillär D36.9
Intrazytoplasmatisch
– Einschlüsse, bei Myopathie, distal G71.8
– Spermieninjektion Z31.2
Intrinsic-Faktor, Mangel
– angeboren D51.0
– mit Anämie
–– durch Mangel, Vitamin B_{12} D51.0
–– megaloblastisch, juvenil D51.0
Intrinsisch
– Asthma J45.19
–– nichtallergisch J45.19
– Asthma bronchiale J45.19
– Bronchialasthma, mit Ursprung, extrinsisch J45.89
– Ekzem L20.8
–– allergisch L20.8
– Gliom, Pons, diffus C71.7
– Minus-Deformität, Hand M21.84
– Pillendrehen G20.90
– Plus-Deformität, Hand M21.84
– Verfärbung, Zahn a.n.k. K00.8
Introitus vaginae, Verengung N89.6
Intrusion, sakkadisch, bei Ataxie, zerebellär, autosomal-rezessiv G11.8
Intubation
– Misslingen
–– bei Entbindung O74.7
–– im Wochenbett O89.6
– misslungen T88.4
– schwierig T88.4
– Versagen, während Anästhesie T88.4
Intubationsgranulom T81.4
Intumeszenz, Linse H26.9
Intussuszeption K56.1
– Appendix K38.8
– Kolon K56.1
– kongenital Q43.8
– Rektum K56.1
– Ureter N13.5
–– mit Einklemmung N13.5
Invagination K56.1
– Appendix K38.8
– basilär, primär Q75.8
– Dünndarm K56.1
– Kolon K56.1
– Rektum K56.1
Invaginationshernie K46.0
Invaginationsileus K56.1
Invalidität R68.8
– chronisch R68.8
– seit Geburt R68.8
Invasiv
– Adenokarzinom, duktal C50.9
– Angiolipom D17.9
– Aspergillose B44.9
–– Lunge B44.0† J99.8* ►

Invasiv *(Forts.)*
~ Aspergillose B44.9 *(Forts.)*
–– mit Pneumonie B44.0† J17.2*
– Blasenmole D39.2
– Fibrom D48.1
– Infektion, durch Candida B37.9
– Karzinom C80.9
–– duktal C50.9
–– lobulär C50.9
–– Mamma
––– duktal C50.9
––– hormonrezeptorpositiv C50.9
– Lipom D17.9
– Mole D39.2
–– hydatidiform D39.2
Invasiv-sklerosierend, Thyreoiditis E06.5
Invers
– Klippel-Trenaunay-Syndrom Q87.2
– Zilien H02.8
Inversio testis Q55.2
Inversio uteri N85.5
– bei Entbindung O71.2
– chronisch N85.5
– postpartal O71.2
Inversio viscerum Q89.3
Inversion
– 11p15, mit Beckwith-Wiedemann-Syndrom Q87.3
– Albumin-Globulin-Verhältnis E88.0
– Brustwarze N64.5
–– gestationsbedingt O92.00
–– kongenital Q83.88
–– postpartal O92.00
– Cervix uteri N88.8
– Chromosom, normales Individuum Q95.1
– Eingeweide, vollständig, bei Transposition
–– Herz Q89.3
–– Magen Q89.3
– Harnblase N32.8
– Nacht-Tag-Rhythmus G47.2
– Schlafrhythmus G47.2
– Sehnervenpapille Q14.2
– Uterus N85.5
– Vagina, nach Hysterektomie N99.3
– Ventrikel Q20.5
Invertiert, Duplikation/Deletion, 8p Q92.5
Involutierend, partiell, Hämangiom, kongenital D18.00
Involution
– Alters- R54
– Brustdrüse, zystisch N60.8
– Mamma N64.2
– mangelnd, Ovar, mit Zyste, Ovar a.n.k. N83.2
– Ovar, senil N83.3
– Speicheldrüse K11.0
– Thymus E32.8
–– mangelnd E32.0
– Uterus N85.8
– Vagina N95.2
Involutions-Nävus D22.9

Involutionsalter, Zustandsbild, organisch bedingt, paranoid F22.8
Involutionsdepression F32.8
Involutionsmelancholie F32.8
Involutionsosteoporose M81.09
Involutionsparaphrenie F22.8
Involutionspsychose F28
– paranoid F22.8
Iodid, Mumps K11.2
IOL [Intraokulare Linse]
– Dezentrierung T85.2
– Dislokation T85.2
– mit Keratopathia bullosa H18.1
Ionenkanal, Erkrankung, kardial I49.8
IOSCA [Infantile spinozerebellare Ataxie] G11.1
IPAH [Idiopathische pulmonale arterielle Hypertonie] I27.0
Ipp-Gelfand-Syndrom D84.9 L63.0
IQ [Intelligenzquotient]
– unter 20 [Schwerste Intelligenzminderung] F73.9
– 20–34 [Schwere Intelligenzminderung] F72.9
– 35–49 [Mittelgradige Intelligenzminderung] F71.9
– 50–69 [Leichte Intelligenzminderung] F70.9
IRD [Infantile Refsum-Krankheit] G60.1
IRDS [Infant respiratory distress syndrome] P22.0
IRF8 [Interferon regulatory factor-8], Defekt, partiell, mit Anfälligkeit, für Mykobakteriosen, genetisch bedingt D84.8
Irideremie Q13.1
Iridochorioiditis H44.1
Iridodialyse H21.5
– traumatisch S05.8
Iridodonesis H21.8
Iridokorneal, Dystrophie, endothelial [ICE-Syndrom] H21.8
– mit Sekundärglaukom H40.5
Iridoparalysis H57.0
– komplett H57.0
– partiell H57.0
Iridoplegie H57.0
– komplett H57.0
– partiell H57.0
Iridoschisis H21.2
Iridozyklitis H20.9
– akut H20.0
– allergisch H20.0
– bei
–– Herpes zoster B02.3† H22.0*
–– Hypopyon H20.0
–– Infektionskrankheit a.n.k. B99† H22.0*
–– Krankheit, parasitär a.n.k. B89† H22.0*
–– Sarkoidose D86.8† H22.1*
–– Spondylitis ankylopoetica M45.09† H22.1*
–– Syphilis, sekundär A51.4† H22.0*
– chronisch H20.1
–– mit Katarakt H26.2 ►

Iridozyklitis H20.9 *(Forts.)*
– durch
–– Gonokokken A54.3† H22.0*
–– Herpesvirus B00.5† H22.0*
– endogen H20.0
– granulomatös H20.1
– Linsen-induziert H20.2
– mit
–– Glaukom H40.4
–– Induration, Linse H20.2
– nichtgranulomatös H20.0
– phakogen H20.2
– rezidivierend H20.0
– spätsyphilitisch, konnatal A50.3† H22.0*
– subakut H20.0
– sympathisch H44.1
– syphilitisch A51.4† H22.0*
–– sekundär A51.4† H22.0*
– tuberkulös A18.5† H22.0*
Iridozyklochorioiditis H44.1
Iris
– Abriss H21.5
– Abszess H20.8
– Adhäsion, postinfektiös, durch Hornhauttransplantat a.n.k. T85.88
– Adhäsion a.n.k. H21.5
– Agenesie Q13.1
– Aneurysma H21.1
– Anomalie, angeboren Q13.2
– Aplasie Q13.1
– Atresie Q15.0
– Atrophie H21.2
–– essentiell H21.2
––– progressiv H21.2
–– progressiv H21.2
– Blutung H21.0
–– postentzündlich H21.0
–– postinfektiös H21.0
–– toxisch H21.0
– bombée H21.4
– Defekt, erworben H21.5
– Deformität
–– angeboren Q13.2
–– erworben H21.5
– Degeneration H21.2
–– Pigmentblatt H21.2
–– pigmentiert H21.2
– Depigmentierung, bilateral, akut H21.2
– Dilatator-Fasern, Agenesie Q13.2
– Disruption a.n.k. H21.5
– Durchsichtigkeit H21.2
– Einklemmung, postoperativ H59.8
– Ektropium H21.8
– Erythem L51.1† H22.8*
– Fehlen, angeboren Q13.1
– Fremdkörper S05.5
–– amagnetisch, intraokular, alt H44.7
–– magnetisch, intraokular, alt H44.6
– Gumma A52.7† H22.8*
– Hernie, traumatisch S05.2 ►

Iris *(Forts.)*
– Herpes, bei Erythema exsudativum multiforme L51.1
– Heterochromie, erworben H21.2
– Hyperämie H21.1
– Hypoplasie Q13.2
– Implantationszyste H21.3
– Inkarzeration, in Wunde S05.2
– Kolobom Q13.0
–– angeboren Q13.0
–– und Katarakt, angeboren, bei Dystrophie, Netzhaut, progressiv, familiär Q15.8
– Krankheit H21.9
–– Gefäß H21.1
– Melanom, maligne C69.4
– Melanoma in situ D03.8
– Nävus D31.4
– Neovaskularisation H21.1
– Ödem H21.8
– Paralyse H57.0
–– durch Diphtherie A36.8† H22.8*
– Prellung S05.1
– Prolaps
–– bei Perforation, Hornhaut S05.2
–– nichttraumatisch H21.8
–– traumatisch S05.2
– Retroversion H21.5
– Ruptur H21.5
– Synechie H21.5
– Syphilis, sekundär A51.4† H22.0*
– Trauma S05.8
– Tuberkulose A18.5† H22.0*
– Tumor
–– benigne D31.4
–– Dignität, unbekannt D48.7
–– maligne C69.4
– und Ziliarkörper, Affektion H21.9
– Veränderung, Gefäß H21.1
– Verletzung S05.8
–– penetrierend S05.6
–– Sphinkter S05.8
– Verlust, kongenital Q13.1
– Verschluss, mangelhaft, angeboren Q13.0
– Zerreißung S05.3
– Zyste H21.3
–– exsudativ H21.3
–– parasitär H21.3
Irispigment, Defekt, postoperativ H59.8
Iritis H20.9
– akut H20.0
– Begleit- H20.8
– diabetisch E14.30† H22.1*
– durch
–– Gonokokken A54.3† H22.0*
–– Herpesvirus B00.5† H22.0*
–– Zoster B02.3† H22.0*
– fibrinös H20.0
– frühsyphilitisch, konnatal A50.0† H22.0*
– gichtisch M10.99† H22.1*
– granulomatös H20.1
– Kerato- H20.9 ►

Iritis H20.9 *(Forts.)*
– mit
–– Heterochromie H20.8
–– Sekundärglaukom H40.4
– papulosa A52.7† H22.0*
– posttraumatisch T90.4
– rezidivierend H20.0
– serös H20.8
– spätsyphilitisch A52.7† H22.0*
–– konnatal A50.3† H22.0*
– subakut H20.0
– syphilitisch, sekundär A51.4† H22.0*
– tuberkulös A18.5† H22.0*
Irons-Bianchi-Syndrom Q87.8
Ironton-Temple-Syndrom, Houlston- Q87.8
Irregulär
– Alveolarfortsatz K08.88
– Atmung R06.88
– Bildung, Hartsubstanz, Pulpa K04.3
– Blutung N92.6
– Dentin K04.3
– Kontur, Kornea H18.7
– Menstruation N92.6
– Nasenseptum J34.2
– Periode N92.6
– Pupille H21.5
– Schlaf-Wach-Rhythmus G47.2
– Tätigkeit, Herz I49.9
– Wehen O62.2
–– mit Schädigung, Fetus/Neugeborenes P03.6
– Wirbel M43.99
Irreponibel
– Enterozele, ohne Gangrän K46.0
– Epiplozele, ohne Gangrän K46.0
– Hernia abdominalis K46.0
–– ohne Gangrän a.n.k. K45.0
– Hernia diaphragmatica K44.0
–– ohne Gangrän K44.0
– Hernia femoralis K41.30
–– einseitig
––– ohne Gangrän K41.30
––– rezidivierend, ohne Gangrän K41.31
–– ohne Gangrän K41.30
–– rezidivierend, ohne Gangrän K41.31
– Hernia inguinalis
–– einseitig, ohne Gangrän K40.30
–– ohne Gangrän K40.30
– Hernia ischiadica, ohne Gangrän K45.0
– Hernia lumbalis, ohne Gangrän K45.0
– Hernia obturatoria, ohne Gangrän K45.0
– Hernia pudendalis, ohne Gangrän K45.0
– Hernia retroperitonealis, ohne Gangrän K45.0
– Hernia umbilicalis K42.0
–– ohne Gangrän K42.0
– Hernia ventralis K43.69
–– ohne Gangrän K43.69
– Hernie K46.0
–– epigastrisch K43.60
–– femoral K41.30
–– gangränös K46.1
–– hypogastrisch K43.68 ►

I

Irreponibel *(Forts.)*
~ Hernie K46.0 *(Forts.)*
-- interstitiell, ohne Gangrän K46.0
-- intestinal, ohne Gangrän K46.0
-- intraabdominal, ohne Gangrän K46.0
-- ohne Gangrän K46.0
-- parastomal K43.3
-- subxiphoidal K43.68
- Mittellinienhernie K43.68
- Narbenhernie K43.0
- Spieghel-Hernie K43.68
Irreversibel
- Ausfall, Hirnfunktion G93.88
- Pulpitis K04.0
Irritabilität R45.4
- beim Kleinkind R68.1
- Darm K58.8
-- mit Diarrhoe K58.1
- Duodenum K59.8
- Harnblase N32.8
- Herz F45.30
- Ileum K59.8
- Jejunum K59.8
- Kolon K58.8
-- mit Diarrhoe K58.1
-- psychogen F45.32
- Magen K31.88
-- psychogen F45.31
- Myokard F45.30
- Rektum K59.8
- sympathisch G90.8
- Urethra N36.8
- zerebral, beim Neugeborenen P91.3
Irritable
- bladder N32.8
- bowel syndrome, with
-- mixed bowel habits K58.3
-- predominant constipation K58.2
Irritation
- Ekzem L30.4
- Iliosakralgelenk, mit Lumbalgie M54.5
- Narbe L90.5
- Nerv, peripher G58.9
- Wurzel, bei Ischialgie, akut M54.3
Irritations-Syndrom, Mesodienzephalon R40.2
Irritationsdermatose L98.8
Irritativ
- Hyperplasie
-- Alveolarkamm, zahnlos K06.2
-- Gaumen, papillär K13.6
-- Mundschleimhaut K13.6
- Kontaktdermatitis L25.9
IRVAN[Idiopathische retinale Vaskulitis, Aneurysmen, Neuroretinitis]-Syndrom H35.0
Isaacs-Mertens-Syndrom G71.1
Ischämie I99
- Bein I73.9
- chronisch I99
- Colon ascendens K55.9
- Darm K55.9
-- akut K55.0 ►

Ischämie I99 *(Forts.)*
~ Darm K55.9 *(Forts.)*
-- chronisch K55.1
- Dickdarm K55.9
- Dünndarm K55.9
-- akut K55.0
- Extremität I99
- Gehirn I67.88
- Herz, chronisch I25.9
- Hinterwand I24.0
- Hirnstamm I67.88
- intermittierend, zerebral G45.99
- kardial I25.9
- Kolon K55.9
- koronar I25.9
- Kortex, visuell H47.6
- Magen K31.88
- Mesenterium
-- akut K55.0
-- chronisch K55.1
- Muskel M62.29
-- traumatisch T79.69
--- Extremität, obere T79.60
--- Fuß T79.63
--- Hüfte T79.61
--- Oberschenkel T79.61
--- Unterschenkel T79.62
- Myokard I25.9
-- stumm I25.6
-- transitorisch, beim Neugeborenen P29.4
- myokardial, chronisch I25.9
- Niere N28.0
- Optikus H47.0
- Retina H34.2
- Rückenmark G95.18
- subendokardial I24.8
- Tractus opticus H47.5
- zerebral I67.88
-- arteriosklerotisch I67.2
-- beim Neugeborenen P91.0
-- chronisch I67.88
-- generalisiert, chronisch I67.88
-- im Wochenbett O99.4
-- mit Konvulsionen, apoplektiform I67.88
-- rezidivierend fokal G45.89
-- transitorisch G45.99
- zerebrovaskulär I67.88
-- mit Psychose, organisch F01.9
Ischämieschmerzen, bei arterieller Verschlusskrankheit I70.29
Ischämisch
- Affektion, Chiasma H47.4
- Apoplexie I63.9
- Attacke
-- transitorisch G45.92
--- in der Eigenanamnese Z86.6
-- zerebral G45.99
--- in der Eigenanamnese Z86.6
- Defizit, neurologisch, prolongiert, reversibel I63.9 ►

Ischämisch *(Forts.)*
– Enteritis K55.9
–– akut K55.0
–– chronisch K55.1
– Enterokolitis K55.9
–– akut K55.0
–– chronisch K55.1
–– fulminant K55.0
– Infarkt
–– Gehirn I63.9
–– im Stromgebiet der Arteria cerebri media I63.5
–– Muskel M62.29
– Insuffizienz
–– Herz I25.9
–– zerebral I67.88
– Insult I63.9
–– apoplektisch I63.9
–– zerebral I63.9
– Kardiomyopathie I25.5
– Kardiopathie I25.9
– Kolitis K55.9
–– akut K55.0
–– chronisch K55.1
–– subakut K55.0
– Kontraktur, Muskel T79.60
– Krankheit
–– Herz I25.9
––– akut I24.9
––– chronisch I25.9
–––– hypertonisch I25.9
––– in der Familienanamnese Z82
–– zerebral I67.88
–– zerebrovaskulär I67.88
– Nekrose R02.8
–– Gehirn I67.88
–– Kleinhirn I67.88
–– Zentralnervensystem a.n.k. I67.88
– Nephrose N17.09
– Neuropathie
–– Nervus opticus H47.0
–– Optikus, anterior, idiopathisch H47.0
– Paralyse, Muskel T79.60
– Schlaganfall I63.9
–– beim Kind I63.9
– Schmerzen, Thorax I20.9
– Schwerhörigkeit
–– flüchtig H93.0
–– vorübergehend H93.0
––– entwicklungsbedingt H93.0
– Striktur, Darm K55.1
– Taubheit, vorübergehend H93.0
–– entwicklungsbedingt H93.0
– Volkmann-Paralyse, Komplikation, Verletzung T79.60
Ischiadikus, Läsion G57.0
Ischialgie M54.3
– akut M54.3
–– mit Irritation, Wurzel M54.3 ►

Ischialgie M54.3 *(Forts.)*
– bei
–– Degeneration, Bandscheibe
––– lumbal M51.1† G55.1*
––– thorakal M51.1† G55.1*
–– Lumbago, durch Schaden, Bandscheibe M51.1† G55.1*
–– Schwangerschaft O99.8
– chronisch, nach Bandscheibenoperation M96.88
– durch
–– Schaden, Bandscheibe M51.1† G55.1*
–– Vorfall, Bandscheibe M51.1† G55.1*
– infektiös M54.3
– Lumbo- M54.4
–– akut M54.4
–– bei Schwangerschaft O99.8
–– chronisch M54.4
–– mit Blockierung M54.4
– mit Lumbalgie M54.4
– S1- M54.3
Ischias M54.3
– Schmerzen M54.3
Ischiasnerv, Adhäsion G57.0
Ischiofemoral, Distorsion S73.18
Ischiokapsulär, Distorsion S73.12
Ischiopagus Q89.4
Ischiopatellar, Dysplasie Q74.1
Ischiophthisis [Coxitis tuberculosa] A18.0† M01.15*
Ischiorektal
– Abszess K61.3
–– tuberkulös A18.3† K93.0*
– Fistel K61.3
– Phlegmone K61.3
– Tuberkulose A18.3† K93.0*
Ischiothorakopagus Q89.4
Ischuria paradoxa N39.41
Ischurie R33
Iselin Osteochondrose M92.7
ISF – s. Iliosakralfuge
ISG – s. Iliosakralgelenk oder s. Inneres Sprunggelenk
ISG-Syndrom [Iliosakralgelenksyndrom] M54.17
ISG15, Defekt, komplett, mit Anfälligkeit, für Mykobakteriosen, genetisch bedingt D84.8
Island-Krankheit G93.3
Isobutyrazidurie E71.1
Isobutyryl-CoA-Dehydrogenase-Mangel E71.1
Isochromosom Yp Q98.6
Isoimmunisation
– beim Neugeborenen, a.n.k. P55.9
– mit
–– Anämie, angeboren a.n.k. P55.9
–– Ikterus, neonatal a.n.k. P55.9
Isoimmunisierung
– AB0-
–– beim Fetus/Neugeborenen P55.1
–– Betreuung, Mutter O36.1 ►

Isoimmunisierung *(Forts.)*
~ AB0- *(Forts.)*
-- mit
--- Erythroblastose, fetal P55.1
--- Ikterus, fetal P55.1
- Betreuung, Schwangere O36.1
- mit
-- Encephalopathia hyperbilirubinaemica P57.0
--- beim Neugeborenen P57.0
-- Hydrops fetalis P56.0
--- mit Betreuung, Mutter O36.1
-- Kernikterus P57.0
-- Thrombozytopenie, beim Neugeborenen P61.0
- Rh[Rhesus]-
-- beim Fetus/Neugeborenen P55.0
-- mit Ikterus, fetal P55.0
Isoleuzin
- Abbaustörung E71.1
- Stoffwechselstörung E71.1
Isoleuzinose E71.1
Isoliert – s. Art der Krankheit
- Dandy-Walker-Malformation Q03.1
- Defekt, Atmungskettenkomplex I G31.81
-- mitochondrial G31.81
- Mikrozephalie, kongenital Q02
- NADH-Coenzym-Q-Reduktase, Mangel G31.81
- NADH-CoQ-Reduktase, Mangel G31.81
- NADH-Ubiquinon-Reduktase, Mangel G31.81
- neonatal, sklerosierend, Cholangitis K83.00
- Schreigesicht, asymmetrisch Q18.8
- Spalte, Lippe Q36.9
Isolierung Z29.0
- Familie Z63
- sozial Z60
Isomaltose, Malabsorption E74.3
Isomerismus
- linksatrial Q20.6
- rechtsatrial Q20.6
- Vorhof Q20.6
-- mit
--- Asplenie Q20.6
--- Polysplenie Q20.6
Isopropylalkohol
- Allergie T78.4
- Überempfindlichkeit T78.4
- Wirkung, toxisch T51.2
Isosexuell, Pseudopubertät, männlich, vorzeitig E25.8
Isospora
- belli
-- Diarrhoe A07.3
-- Dysenterie A07.3
-- Infektion A07.3
-- Kolitis A07.3
- hominis
-- Diarrhoe A07.3
-- Dysenterie A07.3
-- Infektion A07.3
-- Kolitis A07.3 ▶

Isospora *(Forts.)*
- Infektion, bei Krankheit, durch HIV B20 A07.3
Isosthenurie N19
Isotretinoin-Embryofetopathie Q86.88
Isovalerianazidämie E71.1
Isovaleryl-CoA-Dehydrogenase, Mangel E71.1
ISTA [Isthmusstenose der Aorta] Q25.1
Isthmus uteri
- Sarkom
-- endometrial C54.0
-- Schleimhaut C54.0
-- stromal C54.0
- Stromatose, bösartig C54.0
Itai-Itai-Krankheit T56.3
Italienisch, Aussatz E52
ITGA7 [Integrin-alpha-7], Defizienz, bei Dystrophie, Muskel, kongenital G71.2
ITM2B[Integrales Membranprotein 2B]-Amyloidose E85.4† I68.0*
ITPA-assoziiert, Enzephalopathie, epileptisch, infantil, letal, mit Katarakt, und kardialer Beteiligung G40.4
ITPN [Intraduktale tubulopapilläre Neoplasie], Pankreas C25.9
IUD [Intrauterine device], Perforation T83.3
IUP [Intrauterinpessar]
- Dislokation T83.3
- Extraktion Z30.5
- lost T83.3
IV. Ventrikel – s. Ventrikel, vierter
Ivanoff-Zyste, Blessig- H33.1
Ivemark-Syndrom Q20.6
Ixodeszecken, Befall B88.8
Ixodiasis B88.8

– J –

Jabs-Syndrom, Cooper-Wang- Q87.8
Jaccoud-Arthropathie M12.09
Jackson-Barr-Syndrom Q87.8
Jackson-Epilepsie G40.1
– Bravais- G40.1
– fokal G40.1
Jackson-Membran Q43.3
Jackson-Paralyse G83.8
Jackson-Weiss-Syndrom Q87.8
Jacobi, Poikilodermia atrophicans vascularis L94.5
Jacobi-Syndrom, Petges-Cléjat- M33.1
Jacobsen-Syndrom Q93.5
Jacquet-Dermatitis L22
Jactatio capitis R25.0
Jadassohn-Epitheliom, intraepidermal D23.9
Jadassohn-Lewandowsky-Syndrom Q84.6
Jadassohn-Nävus, blau D22.9
Jadassohn-Pellizzari-Anetodermie L90.2
Jadassohn-Syndrom, Naegeli-Franceschetti- Q82.4
Jaffé-Lichtenstein-Krankheit
– monostotisch M85.09
– polyostotisch Q78.1
Jaffé-Osteoidosteom D16.9
JAG1-Gen-Punktmutation, mit
– Alagille-Syndrom Q44.7
– Alagille-Watson-Syndrom Q44.7
– Dysplasie, arteriohepatisch Q44.7
– Hypoplasie, Gallengang, intrahepatisch Q44.7
Jagell-Holmgren-Hofer-Syndrom Q82.8
Jagen, Herz R00.0
JAGN1, Defizienz, mit Neutropenie, kongenital, schwer, autosomal-rezessiv D70.0
JAK3-Mangel, mit Immundefekt, kombiniert, schwer, T-B+ D81.2
Jake-Paralyse T62.2
Jakob-Krankheit, Creutzfeldt- A81.0
– erworben A81.0
– Form, atypisch, durch BSE [Bovine spongiforme Enzephalopathie] A81.0
– hereditär A81.0
– mit
–– Demenz A81.0† F02.1*
–– Psychose, organisch A81.0† F02.1*
– sporadisch A81.0
Jakobs-Kreuzkraut-Pollen, Allergie J30.1
Jakobskreuzkraut, Kontaktdermatitis, allergisch L23.7
Jalili-Syndrom K00.5 H35.5
Jamaika-Neuropathie G62.2
Jammerdepression F32.8
Jampel-Syndrom, Schwartz- Q78.8
Jancar-Syndrom Q87.2
Janet-Krankheit F48.8
Janizeps Q89.4
Jankovic-Syndrom, Wells- Q87.8
Jansen-Syndrom, Chung- Q87.0
Jansky-Bielschowsky-Krankheit E75.4
Japanisch
– Enzephalitis A83.0
– Flussfieber A75.3
– Herbst-Fieber A27.8
– Siebentagefieber A27.8
Jarcho-Levin-Syndrom Q76.8
Jawad-Syndrom Q87.8
Jeavons-Syndrom G40.3
JEB-H [Junktionale Epidermolysis bullosa Typ Herlitz] Q81.1
JEB-nH [Junktionale Epidermolysis bullosa Typ non-Herlitz] Q81.8
JEB-nH loc [Lokalisierte junktionale Epidermolysis bullosa Typ non-Herlitz] Q81.8
Jefferson-Fraktur S12.0
Jeghers-Syndrom, Peutz- Q85.8
Jejunal
– Atresie Q41.1
– Divertikel K57.10
– Erosion, peptisch K28.9
– Ulkus, peptisch K28.9
Jejunitis A09.9
– durch
–– Aspergillus B44.8† K93.8*
–– Zytomegalievirus B25.80† K93.8*
– Gastro- A09.9
–– nichtinfektiös K52.9
–– vermutlich nichtinfektiös K52.9
– nichtinfektiös K52.9
– vermutlich nichtinfektiös K52.9
Jejunostomie, mit Komplikation K91.4
Jejunum
– Agenesie Q41.1
– Angiodysplasie K55.31
– Anomalie Q43.8
– Atresie Q41.1
–– hereditär Q41.1
– Crohn-Krankheit K50.0
– Dilatation K59.8
–– psychogen F45.32
– Divertikel K57.10
– Divertikulitis K57.12
– Divertikulose K57.10
– Enteritis regionalis K50.0
– Fehlen
–– angeboren Q41.1
–– erworben Z90.4
– Fistel K63.2
– Hypertrophie K63.8
– Imperforation Q41.1
– Irritabilität K59.8
– Neubildung, neuroendokrin, unsicher D37.2
– Obstruktion K56.6
– Perforation K63.1
–– als Geburtsverletzung der Mutter O71.5
–– beim Fetus/Neugeborenen P78.0
–– traumatisch S36.49
– Ruptur
–– beim Fetus/Neugeborenen P78.0 ►

Jejunum *(Forts.)*
~ Ruptur *(Forts.)*
-- nichttraumatisch K63.1
-- traumatisch S36.49
- Stase K59.8
- Stenose K56.6
-- angeboren Q41.1
- Striktur K56.6
-- angeboren Q41.1
- Tuberkulose A18.3† K93.0*
- Tumor, neuroendokrin
-- benigne D13.3
-- maligne C17.1
- Verletzung S36.49
- Verschluss K56.7
-- mechanisch K56.6
-- paralytisch K56.0
Jejunumsyndrom K91.1
Jensen-Krankheit H30.0
Jervell-Lange-Nielsen-Syndrom I49.8
JET [Junktionale ektope Tachykardie] I47.1
Jet-lag-Syndrom F51.2
Jeune-Krankheit Q77.2
Jeune-Syndrom Q77.2
Jirásek-Zuelzer-Wilson-Syndrom Q43.1
JME [Juvenile myoklonische Epilepsie] G40.3
JMML [Juvenile myelomonozytäre Leukämie] C93.30
Joanny-Syndrom, Léri- [Melorheostose] M85.89
Jochbein
- Fraktur S02.4
-- offen S02.4 S01.87!
-- und Fraktur, Oberkiefer S02.4
- Impressionsfraktur S02.4
Jochbogen
- Fraktur S02.4
- medial, Basaliom C44.3
Jock itch B35.6
Jod
- Allergie T78.4
- Mangel E61.8
-- mit
--- Hypothyreose E01.8
---- angeboren E00.9
---- erworben E01.8
---- subklinisch E02
--- Kropf
---- diffus E01.0
---- einknotig E01.1
---- endemisch E01.2
---- mehrknotig E01.1
---- zystisch E01.1
- Schnupfen T88.7
Jodhaltig, Kontrastmittel, Allergie T88.7
Jodmangelbedingt
- Hypothyreoidismus, subklinisch E02
- Knotenstruma E01.1
- Störung, Schilddrüse E01.8
- Struma
-- diffus E01.0
-- mehrknotig E01.1
Jodmangelstruma E01.2
Jodmangelsyndrom
- angeboren E00.9
-- gemischter Typ E00.2
-- myxödematöser Typ E00.1
-- neurologischer Typ E00.0
- fetal E00.9
Jodnegativ, Portiobezirk N87.9
Johannisbrotkernmehl
- Allergie [E 410] T78.4
- Überempfindlichkeit [E 410] T78.4
Johanson-Blizzard-Syndrom Q87.8
Johansson-Osteochondrose, Larsen- M92.4
Johansson-Syndrom, Sinding-Larsen- M92.4
Johnson-McMillin-Syndrom Q87.8
Johnson-Syndrom
- Dubin- E80.6
- Stevens- L51.1
-- toxische epidermale Nekrolyse
--- Übergangsform L51.20
--- Überlappungssyndrom L51.20
-- Übergangsform, toxische epidermale Nekrolyse L51.20
Johnston-Aarons-Schelley-Syndrom Q68.8 L85.9
Jones-Henderson-Syndrom, Reichel- M24.09
Jones-Plasmozytom, Bence- C90.00
Jones-Syndrom, Curry- Q87.0
Jonker-Hornhautdystrophie, Waardenburg- H18.5
Joseph-Krankheit, Machado- G11.8
- Typ
-- 1 G11.8
-- 2 G11.8
-- 3 G11.8
Joubert-Boltshauser-Syndrom Q04.3
Joubert-Syndrom Q04.3
- mit
-- Defekt, okulo-renal Q04.3
-- Dystrophie, Thorax, asphyxierend, Typ Jeune Q04.3
-- Fibrose, hepatisch, kongenital Q04.3
-- Nierenstörung Q04.3 Q61.5
-- Retinopathie Q04.3
- Typ A Q04.3
JPS [Juveniles Polyposissyndrom] D12.6
Juberg-Hayward-Syndrom Q87.8
Juberg-Hellman-Syndrom G40.3
Juberg-Marsidi-Syndrom Q87.0
Juckblattern L28.2
Jucken L29.9
- Auge H57.8
- Haut L29.9
Juckreiz L29.9
- allgemein L29.9
- anal L29.0
- anogenital L29.3
- bei Schwangerschaft O26.88
- chronisch L29.8
- genital L29.9
- im Alter L29.8 ►

Juckreiz L29.9 *(Forts.)*
– lokal L29.8
– psychogen F45.8
– uncharakteristisch L29.9
Jüngling-Krankheit D86.8
– Perthes- D86.8
Jürgens-Syndrom, Von-Willebrand- D68.09
– erworben D68.01
– hereditär D68.00
Jugendlich, Beziehungsstörung F93.2
Jugendvorsorgeuntersuchung Z00.0
Jugulär, Paragangliom D44.7
Jugularisvene
– Aneurysma I86.88
– Embolie I82.81
– Thrombose I82.81
Juhel-Renoy-Syndrom N28.0
Jung
– Erstgebärende Z35.6
– Erstschwangere Z35.6
Junin-Virus, Fieber, hämorrhagisch A96.0
Junius-Degeneration, Kuhnt- H35.30
– Retina H35.30
Junktional
– Epidermolysis bullosa
–– intermediär, generalisiert Q81.8
–– mit Atresie, Pylorus Q81.8 Q40.8
–– Typ
––– Herlitz Q81.1
––– non-Herlitz Q81.8
– Tachykardie, ektop I47.1
Junktionsnävus D22.9
Jurenka-Thompson-Syndrom, Hunter- Q87.8
Juvenil – s. Art der Krankheit
– Angiofibrom, nasopharyngeal D10.6
– Arthritis, idiopathisch, mehrere Lokalisationen M08.90
– Degeneration, Makula, bei Hypotrichose Q87.8
– Fibrom, aponeurotisch M72.89
– Fibromatose, hyalin M72.89
– Gigantomastie, familiär N62
– Huntington-Krankheit G10
– Kyphose, familiär, Typ Scheuermann M42.09
– Lateralsklerose
–– amyotroph G12.2
–– primär G12.2
– Myositis-Overlap-Syndrom M33.0
– Polyarteriitis M30.2
– Polyarthritis, Rheumafaktor-negativ M08.3
– Polymyositis M33.2
Juxtaartikulär, Knoten, syphilitisch A52.7† M14.89*
Juxtaglomerulär, Tumor D41.0
Juxtakortikal
– Chondrom D16.9
– Chondrosarkom C41.9
– Osteosarkom C41.9
Juxtaposition, Vorhofohr Q20.8

J

– K –

Kabuki-Niikawa-Kuroki-Syndrom Q87.5
Kachektisch, Diarrhoe a.n.k. K52.8
Kachexie R64
– Alters- R54
– bei
–– Krankheit, durch HIV B22 R64
–– Malaria B54
–– Störung, Ernährung E41
–– Tumor R64
– durch
–– Blei T56.0
–– Neubildung, bösartig R64
– hypophysär E23.0
– maligne R64
– nervös F48.0
– Niere N28.9
– paludal B54
– Simmonds- E23.0
– tuberkulös a.n.k. A16.9
Kadmium, Pneumonitis J68.0
Kälte
– Allergie, Haut L50.2
– Dermatitis L30.8
–– calorica L30.8
– Erschöpfung T69.8
– Schaden T69.9
– Trauma T69.9
–– beim Neugeborenen P80.0
– Urtikaria L50.2
–– familiär L50.2
Kälte-Erythem T69.1
Kälte-Nässe-Schaden T69.9
– Fuß T69.0
– Hand T69.0
Kälteagglutinin-Hämoglobinurie D59.1
Kälteagglutininkrankheit D59.1
– chronisch D59.1
Kälteagglutininsyndrom D59.1
Kälteanämie, hämolytisch D59.1
Kälteautoantikörper, mit Anämie, hämolytisch D59.1
Kälteempfindung, Fehlen R20.8
Kältegefühl R20.8
Kältehämoglobinurie D59.6
– paroxysmal D59.6
Kälteinduziert, Syndrom, autoinflammatorisch, familiär L50.2
– Typ 2 L50.2
Kältesensibilisierung, autoimmun D59.1
Kältesyndrom
– autoinflammatorisch, familiär L50.2
– beim Neugeborenen P80.0
Käsemilben, Befall B88.0
Käsewäscherlunge J67.80
– mit akuter Exazerbation J67.81
– ohne Angabe einer akuten Exazerbation J67.80
Käsig
– Bronchitis, tuberkulös A16.4
– Epididymitis A18.1† N51.1*
– Meningitis A17.0† G01*
– Perikarditis A18.8† I32.0*
– Peritonitis A18.3† K67.3*
– Pneumonie A16.2
Kaffeearbeiterlunge J67.80
– mit akuter Exazerbation J67.81
– ohne Angabe einer akuten Exazerbation J67.80
Kahler-Buzzolo-Krankheit C90.00
– in kompletter Remission C90.01
Kahler-Krankheit C90.00
– in kompletter Remission C90.01
Kahnbein
– akzessorisch, Handgelenk Q74.0
– Dislokation
–– Fuß S93.31
–– Hand S63.00
– Distorsion S63.7
– Fraktur
–– Fuß S92.21
–– Hand S62.0
– Hypertrophie, Fuß M89.37
– Osteochondrose, juvenil, Fuß M92.6
Kahnschädel Q75.0
Kaiserschnitt, Entbindung
– termingerecht, bei Wehen, vorzeitig, spontan O60.2
– vorzeitig
–– bei Wehen, vorzeitig, spontan O60.1
–– ohne Wehen, spontan O60.3
Kakké E51.1
Kakosmie R43.1
Kaler-Garrity-Stern-Syndrom Q87.8
Kalifornisch, Enzephalitis A83.5
Kalium
– Gleichgewicht, Störung, beim Neugeborenen P74.3
– Mangel E87.6
– Stoffwechselstörung E87.8
– Überschuss E87.5
– Vergiftungssyndrom E87.5
– Verlustsyndrom E87.6
Kaliumgehalt, Blut, Verminderung E87.6
Kaliumhydroxid, Wirkung, toxisch T54.3
Kaliumthiocyanat, Überempfindlichkeit T88.7
Kalix
– Hydronephrose N13.3
– Infektion N12
– Urolithiasis N20.0
Kalk
– Ablagerung, bei Periarthropathia humeroscapularis M75.0
– Mangel, chronisch E58
– Verätzung T30.4
–– Auge T26.9
Kalkaneodynie M79.67
Kalkaneus
– Apophysitis M92.8
– Fraktur S92.0 ►

Kalkaneus *(Forts.)*
– Osteochondrose, juvenil M92.6
– Trümmerfraktur S92.0
Kalkaneus-Navikulare-Fusion Q66.8
Kalkaneussporn M77.3
Kalkgicht L94.2
Kalkhaltig, Infiltrat a.n.k. R89.7
Kalkherd
– Endometrium N85.8
– Mamma R92
– Ovar N83.8
– Uterus N85.8
Kalkig, Degeneration a.n.k. R89.7
Kalksalz, Glaskörper H43.2
Kalkseife, Glaskörper H43.2
Kalkstaub, Pneumokoniose J62.8
Kalkstaublunge J62.8
Kalkulös, Cholezystitis K80.10
Kallmann-Syndrom E23.0
Kallositas L84
Kallus L84
– infiziert L84
Kalorien, Malnutrition E46
Kalorien-Malnutrition, Protein- E46
– schwer E43
Kalorienmangel, schwer E43
– mit Marasmus E41
Kalorienzufuhr, übermäßig, mit Adipositas E66.09
– bei Kindern und Jugendlichen E66.04
– extrem, bei Kindern und Jugendlichen E66.05
– Grad
–– I (WHO) E66.00
–– II (WHO) E66.01
–– III (WHO) E66.09
– mit Body-Mass-Index [BMI] von
–– 30 bis unter 35 E66.00
–– 35 bis unter 40 E66.01
–– 40 bis unter 50 E66.06
–– 50 bis unter 60 E66.07
–– 60 und mehr E66.08
Kalorisch, Prüfung, Nystagmus, abnorm R94.1
Kalotte
– Fraktur S02.0
– Trümmerfraktur S02.0
Kalt
– Abszess, Lunge, tuberkulös A16.2
– Fuß R23.1
Kalziferol, Mangel, mit
– Osteomalazie M83.89
– Rachitis E55.0
Kalzifikation
– Aneurysma, Aorta I71.9
– Aorta I70.0
– Aortenklappe I35.8
– Arterie I70.9
–– infantil, generalisiert Q28.88
– arteriell, infantil, idiopathisch Q28.88
– Band M24.29
–– Knie M23.83
– Bandscheibe, postinfektiös M51.8 ►

Kalzifikation *(Forts.)*
– Basalganglien G23.8
– bei Tendinitis M65.29
– Bronchus J98.0
– Bursa a.n.k. M71.49
– Cervix uteri N88.8
– Corpus cavernosum N48.8
– Falx cerebri G96.1
– Faszie M62.89
– Gallenblase K82.8
– Gefäß I70.9
– Gefäßwand I70.9
– Gelenk M25.89
– generalisiert E83.58
– Glaskörper H43.2
– Harnblase N32.8
– Harnblasenhals N32.8
– Harnblasensphinkter N32.8
– Herz I51.5
– intrarenal N28.88
– Knorpel, postinfektiös M94.89
– Konjunktiva H11.1
– Koronararterie I25.19
– Larynx, senil J38.7
– Ligamentum collaterale tibiale M23.83
– Linse H26.8
– Lunge J98.4
–– postinfektiös J98.4
–– tuberkulös B90.9
– Lymphknoten I89.8
–– postinfektiös I89.8
–– tuberkulös B90.8
– Meningen
–– spinal G96.1
–– zerebral G96.1
– Meniskus M23.89
– metastatisch E83.58
– Milz D73.8
– Milzarterie I70.8
– Mitralklappe I34.88
– Muskel M61.99
–– bei
––– Lähmung M61.29
––– Verbrennung M61.39
–– paralytisch M61.29
– Myokard I51.5
– Nebenniere E27.8
–– tuberkulös B90.8† E35.1*
– Nebennierenrinde E27.4
– Niere N28.88
–– tuberkulös B90.1† N29.1*
– Nierenarterie I70.1
– Nierenpapille N28.88
– Nierenparenchym N28.88
– Nierenpol N28.88
– Ohr, äußeres H61.1
– Ovar N83.8
– Pankreas K86.88
– Papilla dentalis K00.4
– Penis N48.8
– periartikulär M25.89 ►

Kalzifikation *(Forts.)*
– Perikard I31.1
– Pleura J94.8
–– postinfektiös J94.8
–– tuberkulös a.n.k. B90.9
––– bakteriologisch oder histologisch gesichert A15.6
– Plexus chorioideus G93.88
– Prostata N42.8
– Pulpa K04.2
–– dentium K04.2
– Samenblase N50.8
– Schlagader I70.9
– Sehne M65.89
– Sehnenscheide M65.89
– Sklera H15.8
– subkutan L94.2
– Trachea J39.88
– Ureter N28.88
– Uterus N85.8
– Zahnpulpa K04.2
– zerebral G93.88
–– Typ Rajab Q04.8
– Zirbeldrüse E34.8
Kalzifikationen, und Zysten, bei Leukoenzephalopathie I67.88† G94.39*
Kalzifizierend
– Arteriolopathie, urämisch E83.50
– Degeneration, Arterie I70.9
– Leukenzephalopathie, früh beginnend, mit Skelettdysplasie G93.4 Q79.9
– Pankreatitis K86.18
– Prostatitis N41.8
– Zyste, odontogen D16.5
–– Oberkieferknochen D16.42
Kalzifiziert, Harnblase N32.8
Kalzikose J62.8
– bei Fibrose, Lunge J62.8
Kalzinose E83.58
– generalisiert E83.58
– Nephro- E83.58† N29.8*
– Pleura E83.58† J99.8*
– striopallidodentat, bilateral G23.8
– tumoral, familiär E83.38
–– hyperphosphatämisch E83.38
–– normophosphatämisch E83.38
– tumorös E83.58
Kalziphylaxie E83.50
Kalzipriv, Hämophilie D68.4
Kalzitonin, Hypersekretion E07.0
Kalzium
– Malabsorption K90.8
– Mangel E58
–– alimentär E58
–– Folgen E64.8
– Nephrolithiasis N20.0
– Störung, Absorption E58
– Stoffwechselstörung E83.59
–– transitorisch, beim Neugeborenen P71.9
– Urolithiasis N20.9
– Verlust E83.58
Kalzium-Pyrophosphat-Speicherkrankheit, familiär M11.19
Kalziumantagonisten
– Allergie T88.7
– Überempfindlichkeit T88.7
– Vergiftung T46.1
Kalziumkanal, Dysfunktion, bei Immundefekt, durch T-Zell-Inaktivierung D81.8
Kalziumoxalatnephritis E74.8
Kalziumoxalatstein
– Abgang N20.9
– Harnwege N20.9
– Niere N20.0
Kalziumpyrophosphat, Arthropathie M11.19
Kalziumsalz
– Glaskörper H43.2
– Infiltration R89.7
Kalziumseife, Glaskörper H43.2
Kalziurie R82.9
Kamerun-Fieber B54
Kammer-Extrasystolie I49.3
Kammerflattern I49.0
Kammerflimmern I49.0
Kammerseptum
– Defekt Q21.0
–– erworben, alt I51.0
– und Vorhofseptum, Defekt Q21.2
– Verschluss, mangelhaft Q21.0
–– kongenital Q21.0
Kammertachykardie I47.2
Kammerthrombose I51.3
Kammerwasser, Übersekretion, mit Glaukom H40.8
Kammerwinkel
– Atresie Q15.0
– Deformität H21.5
– weit H40.0
Kammerwinkelrezessus H21.5
Kampfneurose F43.0
Kampomel, Dysplasie Q87.1
Kampomelie, Typ Cumming Q87.8
Kamptodaktylie
– Finger Q68.1
– mit Taurinurie Q68.1
Kamptodaktylie-Syndrom
– Guadalajara-, Typ
–– 1 Q87.1
–– 2 Q87.1
–– 3 Q87.0
– Spondylo- Q77.8
Kamptokormie F44.4
– hysterisch F44.4
Kanal
– atrioventrikulär
–– komplett, mit
––– Hypoplasie, Ventrikel Q21.2
––– Linksherzobstruktion Q21.2
–– partiell Q21.2
– Atrioventrikular- Q21.2
–– Defekt Q21.2
–– persistierend Q21.2 ►

Kanal *(Forts.)*
– Cloquet-, persistierend Q14.0
– Nuck-, Anomalie Q52.4
– Tränen-, Striktur, angeboren Q10.5
Kanalikulitis H04.3
– akut H04.3
– bei Aktinomykose A42.8† H06.0*
– chronisch H04.4
– subakut H04.3
Kandidid L30.2
Kandidomykose, vulvovaginal B37.3† N77.1*
Kandidose B37.9
– anal B37.88
– anogenital B37.4
– Auge B37.88† H58.8*
– Balano- B37.4† N51.2*
– bei
–– Krankheit, durch HIV B20 B37.9
–– Schwangerschaft O98.8
– beim Neugeborenen P37.5
– disseminiert B37.88
– durch Candida auris B37.9
– genital B37.4
– Glans penis B37.4† N51.2*
– Haut B37.2
–– und Nagel, bei Krankheit, durch HIV B20 B37.2
– intertriginös B37.2
– intestinal B37.88
– kongenital P37.5
– Lunge B37.1† J99.8*
–– bei Krankheit, durch HIV B20 B37.1
– mit
–– Balanitis B37.4† N51.2*
–– Balanoposthitis B37.4† N51.2*
–– Endokarditis B37.6† I39.8*
–– Meningitis B37.5† G02.1*
–– Onychie B37.2
–– Otitis externa B37.2† H62.2*
–– Otomykose B37.88† H62.2*
–– Paronychie B37.2
–– Perionychie B37.2
–– Pneumonie B37.1† J17.2*
–– Sepsis B37.7
–– Urethritis B37.4† N37.0*
–– Vaginitis B37.3† N77.1*
–– Vulvitis B37.3† N77.1*
–– Vulvovaginitis B37.3† N77.1*
– Mund B37.0
– Mundschleimhaut B37.0
– Nagel B37.2
– oral B37.0
– perianal B37.88
– Perlèche- B37.88
– submammär B37.2
– System- B37.88
– Urogenitaltrakt a.n.k. B37.4
– Vagina B37.3† N77.1*
– Vulva B37.3† N77.1*
–– und Vagina B37.3† N77.1*
Kanikola-Fieber A27.8
Kaninchenallergie T78.4
Kankroid C80.9
Kankrophobie F45.2
Kanner-Syndrom F84.0
Kanthus
– Abszess H10.5
– Anomalie Q10.3
– Carcinoma in situ D04.1
– Deformität
–– angeboren Q10.3
–– erworben H02.8
– Melanom, maligne C43.1
– Melanoma in situ D03.1
– Nävus D22.1
– Schädigung H02.9
– und Lid, Tumor, maligne C44.1
– Zyste H11.4
Kanzaki-Krankheit E77.1
Kanzeromatose C79.9
Kanzerophobie F45.2
Kanzerose C79.9
Kaolin, Pneumokoniose J62.8
Kapillär
– Apoplexie I64
– Blutung I78.8
–– primär D69.88
–– puerperal O72.2
– Deformität, erworben I78.8
– Degeneration
–– amyloid E85.8† I79.8*
–– fettig I78.8
– Fehlbildung
–– lymphatisch D18.19
–– und
––– Fehlbildung, arteriovenös Q27.3
––– Polymikrogyrie-Syndrom, bei Megalenzephalie Q87.3
– Fehlbildungssyndrom, mit
–– Makrozephalie Q87.3
–– Megalenzephalie Q87.3
– Hämangiom D18.00
–– familiär D18.00
–– Orbita D18.06
–– Retina D18.06
– Hämangiomatose, pulmonal I27.28 D18.00
– Lymphangiom D18.19
– Malformationen, bei Mikrozephalie Q87.8
– Nävus D18.00
– Pneumonie J18.9
– Toxikose, hämorrhagisch D69.0
Kapillarbrüchigkeit D69.88
– hereditär D69.88
– idiopathisch, mit Purpura D69.88
Kapillarektasie, Retina H35.0
Kapillarembolie I78.8
Kapillaren
– Anomalie Q27.9
– Dilatation I78.8
– Fragilität, kongenital D69.88
– Hyperpermeabilität I78.8
– Permeabilität, Erhöhung I78.8 ►

Kapillaren *(Forts.)*
– Ruptur I78.8
Kapillargefäß
– Atonie I78.8
– Durchlässigkeit, erhöht I78.8
– Ektasie I78.8
– Krankheit I78.9
Kapillarhämangiom D18.00
Kapillariasis B81.1
– intestinal B81.1
– Leber B83.8
Kapillaritis I78.8
– pulmonal, isoliert J84.00
Kapillarlecksyndrom I78.8
Kapillarthrombose I78.8
Kapok, mit Rhinitis, allergisch J30.3
Kaposi-Eruption, varizelliform B00.0
Kaposi-Sarkom C46.9
– bei Krankheit, durch HIV B21 C46.9
– Bindegewebe C46.1
– Gaumen C46.2
– Haut C46.0
– Konjunktiva C46.7
– Lymphknoten C46.3
– Organe, mehrere C46.8
– Weichteilgewebe C46.1
Kaposiform
– Hämangioendotheliom C49.9
– Lymphangiomatose C49.9
Kappa-Leichtketten
– Defekt D80.8
– Mangel D80.8
Kappen-Myopathie G71.2
Kappenpolyposis D12.6
Kapsel
– Entzündung M77.9
–– adhäsiv M77.9
–– Gelenk M77.9
–– Schulter M75.0
– Fibrose, durch
–– Mammaimplantat T85.82
–– Mammaprothese T85.82
– Milz, Riss, ohne größeren Einriss des Parenchyms S36.02
– Otosklerose H80.2
– Prostata, Infektion N41.9
– Reizung
–– Kniegelenk M23.99
–– Sprunggelenk, oberes M24.87
– Ruptur, Mammaprothese T85.4
– Tendinose, medial, Knie M76.8
Kapselanteil, Rotatorenmanschette
– Verstauchung S43.4
– Zerrung S43.4
Kapselbandverletzung, Sprunggelenk, oberes S93.40
Kapselbandzerrung, Sprunggelenk S93.40
Kapselhäutchenglaukom H40.1
Kapselüberrest, undurchsichtig Q14.8
Kapsulär, Glaukom
– mit Pseudoexfoliation, Linse H40.1 ►
Kapsulär, Glaukom *(Forts.)*
– primär
–– mit Pseudoexfoliation, Linse H40.1
–– Restzustand, mit Pseudoexfoliation, Linse H40.1
Kapsulitis M77.9
– adhäsiv M77.9
– Gelenk M77.9
Kapur-Toriello-Syndrom Q87.8
Karaya
– Allergie [E 416] T78.4
– Überempfindlichkeit [E 416] T78.4
Karbunkel L02.9
– Achselhöhle L02.4
– After L02.3
– Anus L02.3
– Arm L02.4
– Augenlid H00.0
– Axilla L02.4
– Bauchwand L02.2
– bei Milzbrand A22.0
– Bein L02.4
– Brustwand L02.2
– Corpus cavernosum N48.2
– Damm L02.2
– Daumen L02.4
– Ductus deferens N49.1
– Ductus spermaticus N49.1
– Ferse L02.4
– Finger L02.4
– Funiculus spermaticus N49.1
– Fuß L02.4
– Gehörgang H60.0
– Gesäß L02.3
– Geschlechtsorgane, männlich N49.9
– Gesicht L02.0
– Glutäalregion L02.3
– Glutäus L02.3
– Hals L02.1
– Hand L02.4
– Handgelenk L02.4
– Haut a.n.k. L02.9
– Hoden N45.0
– Hüfte L02.4
– Knie L02.4
– Knöchel L02.4
– Kopf L02.8
– Kopfhaut L02.8
– Labia
–– majora pudendi N76.4
–– minora pudendi N76.4
– Leistenbeuge L02.2
– Lende L02.2
– Lippe L02.0
– Lokalisation, multipel L02.9
– Mamma N61
– Nabel L02.2
– Nacken L02.1
– Nase J34.0
– Niere N15.10
– Oberarm L02.4 ►

Karbunkel L02.9 *(Forts.)*
– Oberschenkel L02.4
– Ohr H60.0
– Ohrmuschel H60.0
– Orbita H05.0
– Penis N48.2
– Perineum L02.2
– Rektum K61.1
– Rücken L02.2
– Rumpf L02.2
– Samenblase N49.0
– Samenleiter N49.1
– Samenstrang N49.1
– Schamlippen N76.4
– Schläfe L02.0
– Schulter L02.4
– Skrotum N49.2
– Tränendrüse H04.0
– Tränenweg H04.3
– Unterarm L02.4
– Unterschenkel L02.4
– Urethra N34.0
– Vas deferens N49.1
– Vulva N76.4
– Zehe L02.4
Kardia
– Achalasie K22.0
– Adenokarzinom C16.0
– Divertikel K22.5
– Insuffizienz K31.88
– Karzinom, Magen C16.0
– Neoplasie D37.1
– Obstruktion a.n.k. K22.2
– Plattenepithelkarzinom C16.0
– Schaden K22.9
– Stenose K22.2
– Striktur K22.2
– Tumor D37.1
–– bösartig C16.0
– Ulkus K22.1
– Varizen I86.4
–– mit Blutung I86.4
– Verlagerung, durch Hiatus oesophageus Q40.1
– Verschluss K22.2
Kardia-ösophageal
– Relaxation K21.9
– Ulkus, peptisch K22.1
Kardial – s. Art der Krankheit
– Hypertrophie I51.7
– Ionenkanal, Erkrankung I49.8
– Tumor, primär
–– benigne
––– beim Erwachsenen D15.1
––– im Kindesalter D15.1
–– maligne
––– beim Erwachsenen C38.0
––– im Kindesalter C38.0
Kardialgie, Magen, bei Achalasie K22.0
Kardiaregion, Karzinom, Magen C16.0
Kardinalvene, linke hintere, persistierend Q26.8
Kardio-fazio-kutan, Syndrom Q87.8
Kardioangiopathie I25.9
– alkoholbedingt I42.6
Kardiochalasie K21.9
Kardiodefibrillator, Vorhandensein Z95.0
Kardioenzephalomyopathie, infantil, fatal, durch Mangel, Cytochrom-C-Oxidase G31.81
Kardiogen, Schock R57.0
Kardiogenital, Syndrom Q87.8
Kardiokutan, Progeriesyndrom, LMNA-abhängig E34.8
Kardiomalazie I51.5
Kardiomegalie I51.7
– bei Glykogenspeicherkrankheit E74.0† I43.1*
– idiopathisch I51.7
– kongenital Q24.8
Kardiomel, Syndrom, Typ 3 Q87.2
Kardiomyopathie I42.9
– alimentär E63.9† I43.2*
– alkoholisch I42.6
– Amyloid-, Transthyretin-assoziiert, familiär E85.4† I43.1*
– angeboren I42.4
– arrhythmogen
–– bei Keratosis palmoplantaris Q87.8
–– rechtsventrikulär I42.80
– arteriosklerotisch I25.5
– atrial, mit Block, Herz I45.5
– Becker- I42.88
– bei
–– Diphtherie A36.8† I43.0*
–– Epidermolysis bullosa simplex, intermediär Q81.0 I42.9
–– Krankheit, durch Ernährungsmangel E63.9† I43.2*
–– Leigh-Syndrom G31.88† I43.8*
–– Mikrozephalie Q87.8
–– Sarkoidose D86.8† I43.8*
–– Schaden, Tubulus, renal N25.8 I42.0
–– Schwangerschaft O99.4
– Beriberi- E51.1† I43.2*
– dilatativ I42.0
–– alkoholbedingt I42.6
–– bei Schwerhörigkeit, sensorineural H90.5 I42.0
–– familiär I42.0
––– mit Reizleitungs-Defekt, durch LMNA-Genmutation I42.0
–– mit Ataxie E71.1† I43.1*
– DNA-assoziiert, mitochondrial, mit Hörverlust G31.81
– durch
–– Amyloidose E85.4† I43.1*
–– Arzneimittel I42.7
–– Substanz, exogen a.n.k. I42.7
– Enzephalo-, mitochondrial, TMEM70-abhängig G31.81
– familiär I42.9
– fatal, bei Myopathie, früh beginnend G71.8
– histiozytoid I42.0
– hypertensiv I11.90 ►

Kardiomyopathie I42.9 *(Forts.)*
– hypertroph
–– bei Schwerhörigkeit, sensorineural, progressiv H90.5 I42.2
–– fatal, angeboren, durch Glykogen-Speicherkrankheit E74.0† I43.1*
–– infantil, fatal, durch
––– Defekt
–––– Atmungskettenkomplex I I42.2
–––– Komplex I der mitochondrialen Atmungskette I42.2
––– Mangel
–––– NADH-Coenzym-Q-Reduktase I42.2
–––– NADH-CoQ-Reduktase I42.2
–– mit
––– Muskelhypotonie, und Laktatazidose I42.2
––– Störung, renal-tubulär, durch Mutation, DNA, mitochondrial I42.2
–– mitochondrial, mit Laktatazidose, durch Mangel, MTO1 I42.2
–– und
––– Myopathie, mitochondrial, bei Katarakt, kongenital Q87.8
––– Störung, renal-tubulär, bei Enzephalopathie E88.8
– hypertrophisch
–– nichtobstruktiv I42.2
–– obstruktiv I42.1
––– kongenital Q24.8
– idiopathisch I42.9
– im Wochenbett O90.3
– ischämisch I25.5
– kongestiv I42.0
– konstriktiv I42.9
– metabolisch E88.9† I43.8*
– Noncompaction-, linksventrikulär I42.88
– obliterativ I42.5
– obstruktiv I42.1
– postpartal O90.3
– primär I42.9
– Psycho- F45.30
– rechtsventrikulär, arrhythmogen, isoliert, familiär I42.80
– restriktiv a.n.k. I42.5
–– isoliert, familiär I42.5
– rheumatisch I09.0
– schwer, durch Glycogenin-Mangel, bei Speicherkrankheit, Glykogen E74.0† I43.1*
– sekundär I42.9
– Stress- I42.88
– Tako-Tsubo I42.88
– thyreotoxisch E05.9† I43.8*
– toxisch I42.7
– Transthyretin-Amyloid- E85.4† I43.1*
– tuberkulös A18.8† I43.0*
– Typ Tako-Tsubo I42.88
– ventrikulär, arrhythmogen, isoliert, familiär, biventrikuläre Form I42.88
– viral B33.2† I43.0*
– zirrhotisch I42.88

Kardiomyopathie-Syndrom, Erythrokeratodermie- Q82.8 I42.0
Kardiomyopathisch, Lentiginose Q87.1
Kardioneurose F45.30
Kardiopathie I51.9
– arteriosklerotisch I25.19
– bei Mukopolysaccharidose E76.3† I52.8*
– idiopathisch I42.9
– ischämisch I25.9
– polymorph I51.9
– und
–– Klumpfuß, bei Pierre-Robin-Syndrom Q87.8
–– Lippen- oder Gaumenspalte, bei Potter-Sequenz Q87.8
–– Malrotation, intestinal, bei Lippen-Kiefer-Gaumenspalte Q87.8
Kardioperikarditis I31.9
Kardiophobie F45.2
Kardiopulmonal
– Dekompensation R09.2
– Insuffizienz, Herz I27.9
– Krankheit
–– chronisch I27.9
–– Herz I27.9
– Stauung I50.19
– Syndrom, bei Adipositas E66.29
– Versagen R09.2
Kardiorenal
– Arteriosklerose I13.90
– Degeneration, mit Hypertonie I13.90
– Dekompensation I13.20
– Hypertonie I13.90
–– benigne I13.90
–– maligne I13.90
–– mit Insuffizienz, Niere I13.10
– Insuffizienz, hypertensiv I13.20
– Kollaps I13.20
– Komplikation I13.20
– Krankheit, hypertensiv I13.90
– Schaden, vaskulär I13.90
– Sklerose I13.90
– Syndrom I13.90
Kardiorespiratorisch
– Dekompensation R09.2
– Disstresssyndrom, idiopathisch, beim Neugeborenen P22.0
– Kollaps R57.0
– Stillstand I46.9
– Versagen R09.2
Kardiorrhexis I21.9
Kardioskelettal, Myopathie
– mit Neutropenie E71.1
–– und Mitochondriopathie E71.1
– X-chromosomal, mit Neutropenie E71.1
Kardiosklerose I25.19
– Angio- I25.19
Kardiospasmus K22.0
– angeboren
–– mit Megaösophagus Q39.5
–– ohne Megaösophagus Q40.2
– Magen K22.0 ►

Kardiospasmus K22.0 *(Forts.)*
– Ösophagus K22.0
– Reflex- K22.0
Kardiotokogramm, pathologisch O28.8
– bei Schwangerschaft O28.8
Kardiotonisch, Dilatation, Ösophagus K22.0
Kardiovaskulär
– Anomalie, angeboren Q28.88
– Arteriosklerose I25.0
– Asthenie I50.9
–– psychogen F45.30
– Degeneration I51.6
–– renal, mit Hypertonie I13.90
– Dekompensation I51.6
– Hypertonie I11.90
–– renal I13.90
––– mit Insuffizienz, Niere I13.10
– Insuffizienz I50.9
–– renal I13.20
– Insult I21.9
– Kollagenose I42.88
– Kollaps R57.9
–– beim Neugeborenen P29.8
–– postoperativ T81.1
– Krankheit I51.6
–– arteriosklerotisch I25.0
–– beim Fetus/Neugeborenen P29.9
–– in der Familienanamnese Z82
–– kongenital Q28.9
–– renal I13.90
– Neurose F45.30
– Ödem, bei Insuffizienz, Herz I50.01
– Schock R57.0
– Sklerose I51.6
–– renal I13.90
– Spätsyphilis A52.0† I98.0*
–– konnatal A50.5† I98.0*
– Stenose I51.6
– Störung I51.6
–– funktionell I51.6
–– psychogen F45.30
– Symptom R09.8
– Syphilis A52.0† I98.0*
–– tertiär A52.0† I98.0*
– System, Deformität, angeboren Q28.9
– Versagen, chronisch I50.9
– Xanthomatose E75.5
Kardiovaskuläre Form, Gaucher-Krankheit E75.2
Kardiovasosklerose I25.19
Kardioverter-Defibrillator, implantierbar
– automatisch, Vorhandensein [AICD] Z95.0
– Vorhandensein [ICD] Z95.0
Karditis I51.8
– akut I51.8
– bei
–– Fieber, rheumatisch, inaktiv I09.9
–– Polyarthritis
––– chronisch M05.30† I52.8*
––– seropositiv, chronisch M05.30† I52.8*
– chronisch I51.8 ►

Karditis I51.8 *(Forts.)*
– durch
–– Coxsackievirus B33.2† I52.1*
–– Meningokokken A39.5† I52.0*
–– Virus B33.2† I52.1*
– Epi- I31.9
– Peri- I31.9
– rheumatisch I09.9
–– akut I01.9
–– chronisch I09.9
–– inaktiv I09.9
– rheumatoid M05.39† I52.8*
– subakut I51.8
– viral B33.2† I52.1*
Karies
– auf Zahnschmelz begrenzt K02.0
– Dentin K02.1
– durch Strahlen K03.8
– Extremität, tuberkulös a.n.k. A18.0† M90.09*
– initial K02.0
– Knochen a.n.k. A18.0† M90.09*
–– syphilitisch A52.7† M90.29*
– Kreuzbein, tuberkulös A18.0† M49.08*
– mit freiliegender Pulpa K02.5
– Nase, tuberkulös A18.0† M90.08*
– Orbita, tuberkulös A18.0† M90.08*
– Prophylaxe, durch Fluoridgabe Z29.8
– tuberkulös A18.0† M90.09*
– vertebral, tuberkulös A18.0† M49.09*
– Warzenfortsatz, tuberkulös A18.0† H75.0*
– Wirbelsäule, tuberkulös A18.0† M49.09*
– Zahn K02.9
–– inaktiv K02.3
– Zahnschmelz K02.0
– Zement K02.2
Kariesmarke K02.3
Kariös
– Läsion K02.9
– Zahn K02.9
Karmin, echt [E 120]
– Allergie T78.4
– Überempfindlichkeit T78.4
Karnifizierend, Pneumonie J18.8
Karotidodynie G90.08
Karotin
– Hyperalimentation E67.1
– Mangel E50.9
– Zufuhr, übermäßig E67.1
Karotinämie E67.1
– Ursprung, diätetisch E67.1
Karotis
– Aneurysma I72.0
–– rupturiert I72.0
––– ins Gehirn I60.0
–– syphilitisch A52.0† I79.8*
––– intrakraniell A52.0† I68.8*
– Sklerose I65.2
– Stenose I65.2
– Thrombose I65.2
Karotissinus
– Hypersensibilität G90.00 ►

Karotissinus *(Forts.)*
– hypersensitiv G90.00
Karpalgelenk, Distorsion S63.51
Karpalknochen
– Dislokation S63.00
– Fraktur a.n.k. S62.10
Karpaltunnelsyndrom G56.0
– bei Schwangerschaft O26.82
Karpometakarpalgelenk
– Dislokation S63.04
– Distorsion S63.53
– I, Arthrose M18.9
Karpopedalspasmus R29.0
Karpus, Anomalie Q74.0
Kartagener-Syndrom [Situs inversus viscerum, Bronchiektasie, chronische Sinusitis und Nasenpolypen] [Pluriglanduläre Insuffizienz infolge mukoziliarer Transportstörung] [Immotile cilia syndrome] [Kartagener-Trias] Q89.3
Kartilaginär
– Enchondromatose Q78.4
– Exostose D16.9
–– Großzehe D16.3
–– multipel Q78.6
Karunkel
– Tumor, Auge
–– benigne D31.0
–– maligne C69.0
– Urethra N36.2
Karussellkrankheit T75.3
Karyomegal, Nephritis, interstitiell N11.8
Karyotyp
– 45,X Q96.0
– 46,XX, mit
–– Intersexualität Q56.2
–– Störung, Geschlechtsentwicklung Q56.2
––– ovotestikulär Q56.0
– 46,X
–– iso (Xq) Q96.1
–– mit Anomalie, Gonosomen, ausgenommen iso (Xq) Q96.2
– 46,XX
–– bei
––– Hermaphroditismus verus Q99.1
––– Klinefelter-Syndrom, Phänotyp, männlich Q98.2
–– mit Streak-Gonaden Q99.1
– 46,XY
–– bei Phänotyp, weiblich Q97.3
–– mit Streak-Gonaden Q99.1
– 47,XXX Q97.0
–– bei Phänotyp, weiblich Q97.0
– 47,XXY, Klinefelter-Syndrom Q98.0
– 47,XYY Q98.5
–– bei Phänotyp, männlich Q98.5
– abnorm R89.8
Karyotypisierung Z36.0
Karzinös, Ulkus C80.9
Karzinofibrom, Corpus uteri C54.9
Karzinoid – s.a. Neubildung, bösartig C80.9
– Appendix D37.3
– argentaffin D48.9
– atypisch C80.9
– Becherzell- C18.1
– bösartig C80.9
– Bronchus C34.9
– Bronchusadenom-Typ C34.9
– Dünndarm C17.9
–– metastasierend C17.9
– Ileum C17.2
– Lunge C34.9
– mischzellig C80.9
– mit Struma ovarii D39.1
– schleimbildend, bösartig C18.1
– Tumor
–– Appendix, schleimbildend C18.1
–– Lunge, schleimbildend C34.9
–– mit Sekretion, Hormon E34.0
–– schleimbildend C18.1
Karzinoidose E34.0
Karzinoidsyndrom E34.0
Karzinom – s.a. Neubildung, bösartig C80.9
– Adenoide C11.1
– adrenokortikal, mit Hypersekretion, Aldosteron, isoliert C74.0 E26.0
– ameloblastisch C41.1
– Ampulla Vateri C24.1
– Analkanal, squamös C21.1
– apokrin C44.9
– azido-basophil, gemischt C75.1
– azidophil C75.1
– Azinuszellen, Pankreas C25.9
– Basalzellen C44.9
–– pigmentiert C44.9
– baso-eosinophil C75.1
– baso-spinozellulär, gemischt C44.9
– basophil C75.1
– bei Polyposis coli C18.9
– Brust, metaplastisch C50.9
– C-Zellen C73
– Cervix uteri, adenoid-zystisch C53.9
– Chemotherapie Z51.1
– Cholangio-, und Karzinom, hepatozellulär, kombiniert C22.0
– Chorio-, Zentralnervensystem C72.9
– Chorion, Ovar, nichtgestational, primär C56
– chromophob C75.1
– Ductus-Bellini C64
– duktal, invasiv C50.9
– embryonal C80.9
–– außerhalb ZNS C80.9
–– Zentralnervensystem C72.9
– eosinophil C75.1
– follikulär
–– gut differenzierter Typ C73
–– mäßig differenzierter Typ C73
–– Schilddrüse C73
–– trabekulärer Typ C73
– Gallengänge, intrahepatisch, und Leber C22.0 C22.1 ►

Karzinom – s.a. Neubildung, bösartig C80.9 *(Forts.)*
– gemischt, papillär und follikulär C73
– Glaszell-, Cervix uteri C53.9
– glykogenreich C50.9
– Haferzell- C34.9
– Harnblase, kleinzellig C67.9
– Hautanhangsgebilde C44.9
– hepatozellulär C22.0
–– fibrolamellär C22.0
–– mit Cholangiokarzinom, kombiniert C22.0
– Hürthle-Zellen C73
– in Polyp C80.9
– inflammatorisch C50.9
– intradermal D04.9
– intraossär C41.1
– Komedo- C50.9
–– Mamma, nichtinvasiv D05.1
– kutan, neuroendokrin C44.9
– Leber, und Gallengänge, intrahepatisch C22.0 C22.1
– lipidreich C50.9
– lobulär, invasiv C50.9
– Magen
–– Epstein-Barr-Virus-assoziiert C16.9
–– undifferenziert C16.9
– Mamma
–– juvenil C50.9
–– sekretorisch C50.9
–– vom Speicheldrüsentyp C50.9
– metatypisch C44.9
– Mukoidzellen C75.1
– neuroendokrin C80.9
– Niere
–– medullär C64
–– muzinös, tubulär, und spindelzellig C64
– Nierenzellen
–– bei Leiomyomatose, hereditär C64 D21.9
–– chromophob C64
–– klarzellig C64
––– hereditär C64
–– papillär
––– bei Karzinom, Schilddrüse, papillär, familiär C73 C64
––– hereditär C64
––– klarzellig C64
–– tubulozystisch C64
– Oat-cell- C34.9
– Oberkieferknochen
–– ameloblastisch C41.02
–– intraossär C41.02
–– odontogen C41.02
– Ösophagus
–– undifferenziert C15.9
–– vom Speicheldrüsentyp C15.9
– Ovar, kleinzellig C56
– Paget- C50.0
–– Brustwarze C50.0
– Pankreas
–– papillär-muzinös, intraduktal C25.3
–– pseudopapillär, solide C25.9 ►

Karzinom – s.a. Neubildung, bösartig C80.9 *(Forts.)*
– papillär C80.9
–– Cervix uteri C53.9
–– Corpus uteri C54.9
–– follikuläre Variante C73
–– Nierenzellen C64
– papillozystisch C56
– parafollikulär, Schilddrüse C73
– peritoneal, primär C48.2
– Peritoneum, serös, papillär, primär C48.2
– Pilomatrix C44.9
– Plattenepithel C80.9
–– Gallenblase, und Gallengänge, extrahepatisch C23 C24.0
–– Leber, und Gallengänge, intrahepatisch C22.0 C22.1
–– Recessus piriformis C12
–– Sinus piriformis C12
– Plexus- C71.5
– Prostata, familiär C61
– Schilddrüse
–– follikulär, familiär C73
–– nicht-medullär, familiär C73
–– papillär, familiär C73
––– mit Karzinom, Nierenzellen, papillär C73 C64
– Schmincke- C11.9
– Schneider- C30.0
– sekundär C79.9
– Sertoli-Zellen C62.9
–– bei der Frau C56
–– beim Mann C62.9
– Siegelringzellen, Magen C16.9
– sinunasal C31.9
– spinozellulär C80.9
– Thekazellen C56
– Thymus C37
–– neuroendokrin C37
––– gut differenziert C37
– Transitionalzell-, Corpus uteri C54.1
– Urothel C68.9
–– Harntrakt, oberer C68.9
– zeruminös C44.2
– Zunge, squamös C02.9
Karzinomatös
– Erguss, Pleura, sekundär C78.2† J91*
– Neuropathie C80.9† G13.0*
– Zyste C80.9
Karzinomatose C79.9
– peritoneal C78.6
Karzinombelastung, familiär Z80.9
Karzinophobie F45.2
Karzinosarkom
– Cervix uteri C53.9
– Corpus uteri C54.9
Karzinose C79.9
– Epikard C79.84
– Knochenmark C96.9
– Meningen C79.3
– Perikard C79.83 ►

Karzinose C79.9 *(Forts.)*
– peritoneal C78.6
– Pleura C78.2
– primär C80.9
– sekundär C79.9
Kasabach-Merritt-Syndrom D18.00
Kaschin-Beck-Krankheit M12.19
Kaskadenmagen K31.2
Kast-Syndrom Q78.4
Kastert-Syndrom, Hoffa- M79.46
Kastration, traumatisch, beim Mann S38.2
Katalase
– Defekt E80.3
– Mangel E80.3
Katalepsie F44.2
– hysterisch F44.2
– kataton, akut F20.2
– schizophren F20.2
Kataleptisch
– Anfall F44.2
– Schizophrenie F20.2
Kataplexie G47.4
– bei Narkolepsie G47.4
– idiopathisch G47.4
Katarakt H26.9
– Alters- H25.9
– angeboren Q12.0
–– und Iris, Kolobom, bei Dystrophie, Netzhaut, progressiv, familiär Q15.8
– arzneimittelinduziert H26.3
– bei
–– Atrophie
––– Muskel, spinal, und Dandy-Walker-Malformation G12.8† Q03.1 H28.2*
––– Optikus, autosomal-dominant H47.2
–– Degeneration, kochleosakkulär H90.5† H28.2*
–– Diabetes mellitus E14.30† H28.0*
–– Heterochromie H26.2
–– Hypoparathyreoidismus E20.9† H28.1*
–– Krankheit, endokrin a.n.k. E34.9† H28.1*
–– Myxödem E03.9† H28.1*
–– Störung, Ernährung a.n.k. E63.9† H28.1*
–– Stoffwechselkrankheit a.n.k. E88.9† H28.1*
–– Typ-1-Diabetes mellitus E10.30† H28.0*
–– Typ-2-Diabetes mellitus E11.30† H28.0*
– beidseitig, angeboren, bei Porenzephalie, und Mikrozephalie Q04.8 Q12.0
– Christbaumschmuck- G71.1† H28.2*
– durch
–– Lens tough H26.8
–– Mangelernährung, und Dehydratation E46† H28.1*
–– Strahlen H26.8
–– Wärmestrahlung H26.8
– embryonal Q12.0
– Glasbläser- H26.8
– heterochrom H26.2
– infantil H26.0
– infolge Krankheit, Auge H26.2
– juvenil H26.0 ►

Katarakt H26.9 *(Forts.)*
– Kernsklerose- H25.1
– kompliziert H26.2
– kongenital
–– bei Hypomyelinisierung G37.8† H28.2*
–– mit
––– Dysmorphie, fazial, und Neuropathie Q87.8
––– Kardiomyopathie, hypertroph, und Myopathie, mitochondrial Q87.8
– Kontusions- H26.1
– koralliform Q12.0
– kristallin Q12.0
– medikamentös bedingt H26.3
– mit
–– Fibroelastose, Endokard, bei Hydrozephalus Q87.8
–– Glaukom H40.5
–– Glaukomflecken, subkapsulär H26.2
–– Iridozyklitis, chronisch H26.2
– Morgagni-Typ H25.2
– myotonisch G71.1† H28.2*
– Nukleus- H26.9
– präsenil H26.0
–– bei Hypoplasie, Fovea H35.8† H28.2*
– primär H26.0
–– membranös H26.0
– sekundär
–– bei Affektion, Auge H26.2
–– membranös H26.4
– senil H25.9
– subkapsulär
–– hintere H26.8
–– senil H25.0
––– anterior H25.0
––– posterior H25.0
–– vordere H26.8
– toxisch H26.3
– traumatisch H26.1
– und Taubheit, bei Ataxie G11.2
– Wasserspalten-Speichen- H25.0
Katarakt-Glaukom-Syndrom Q12.0 H40.9
Katarakt-Mikrokornea-Syndrom Q13.8
Katarakt-Syndrom, Hyperferritinämie-, hereditär E83.1 Q12.0
Kataraktform, kombiniert H25.8
Katarrh J00
– akut J00
– Atemwege
–– akut J22
––– kombiniert J06.9
–– obere, akut J06.9
– Auge, akut H10.2
– Autumnal- J30.1
– bronchial J40
–– chronisch J42
– Cervix uteri N72
– chronisch J31.0
– Darm A09.0
–– akut A09.0
– Duodenum K29.8
– Eichel N48.1 ►

Katarrh J00 *(Forts.)*
– entzündlich J00
– Eustachi-Röhre H68.0
– follikulär H10.8
– Frühjahrs-, Auge H10.1
– Gebärmutterhals N72
– Harnblase N30.9
– infektiös J00
– Kieferhöhle J32.0
– Konjunktiva H10.9
– Larynx, chronisch J37.0
– Lymphdrüse R59.9
– Magen K29.7
– Magen-Darm A09.0
–– akut A09.0
– Mittelohr H65.9
–– chronisch H65.2
––– ulzerierend H65.2
– Nase J31.0
–– akut J00
–– chronisch J31.0
– Nasennebenhöhle, akut J01.9
– Nasenrachenraum J31.1
–– akut J00
–– chronisch J31.1
– Nebenhöhle J32.9
– Ohr H93.8
– Ohrtrompete H68.0
– Rachen J02.9
–– akut J02.9
–– beim Raucher J31.2
–– chronisch J31.2
– rhinobronchial, chronisch J31.1
– rhinopharyngeal
–– akut J00
–– chronisch J31.1
– rhinotracheal J04.1
– Schamlippen N76.2
– Sommer- J30.1
– Stirnhöhle J32.1
– syphilitisch, konnatal A50.0† J99.8*
– Trachea J04.1
– Tube H68.0
–– akut H68.0
–– chronisch H68.0
–– exsudativ H68.0
–– Ohr H68.0
– Tubenmittelohr- H65.9
–– chronisch H65.2
– tubotympanal H65.9
–– akut H65.0
–– chronisch H65.2
– Urethra N34.2

Katarrhalisch
– Angina J03.9
– Appendizitis K35.8
– Bronchitis J40
–– akut J20.9
–– bei Kindern unter 15 Jahren J20.9
–– chronisch J41.0
– Croup J05.0 ►

Katarrhalisch *(Forts.)*
– Dysenterie A09.0
– Entzündung, Eustachi-Röhre H68.0
– Hepatitis
–– akut B15.9
–– mit Coma hepaticum B15.0 K72.74!
– Kolitis A09.0
– Laryngitis J37.0
– Laryngotracheitis, chronisch J37.1
– Metritis N71.9
– Nephritis, akut N00.9
– Ophthalmie H10.2
– Otitis media H65.9
–– akut H65.1
–– chronisch H65.2
–– subakut H65.1
– Pharyngitis J02.9
– Pneumonie J18.0
– Rhinitis J31.0
– Sinusitis J32.9
– Staphylitis K12.28
– Tracheitis J04.1
–– akut J04.1
– Tracheobronchitis J40
– Tubotympanitis H65.2
–– chronisch H65.2
– Uvulitis K12.28

Katastrophal, Antiphospholipidsyndrom D68.6

Kataton
– Agitation F20.2
– Demenz F20.2
– Erregungszustand F20.2
– Katalepsie, akut F20.2
– Schizophrenie F20.2
– Spannungszustand F20.2
– Störung, organisch F06.1
– Stupor F20.2
– Symptom
–– bei Stupor F06.1
–– mit Aktivität, psychomotorisch F06.1

Katatonie F20.2
– akut F20.2

Katecholamine
– Hypersekretion E27.5
– Urinwert, erhöht R82.5

Kategorie
– A, klinisch, HIV-Krankheit U60.1! *[nur Zusatzkode!]*
– B, klinisch, HIV-Krankheit U60.2! *[nur Zusatzkode!]*
– C, klinisch, HIV-Krankheit U60.3! *[nur Zusatzkode!]*

Katharidenpflaster, Kontaktdermatitis, allergisch L23.1

Katheter
– Blutung a.n.k. T85.88
– Dysfunktion a.n.k. T85.6
– Embolie a.n.k. T85.88
– Fehllage a.n.k. T85.6
– Fibrose a.n.k. T85.88 ►

Katheter *(Forts.)*
– Komplikation a.n.k. T85.9
–– mechanisch a.n.k. T85.6
– Krankheit a.n.k. T85.88
– Leckage a.n.k. T85.6
– Obstruktion a.n.k. T85.6
– Okklusion, bei suprapubischem Fistelkatheter T83.0
– Thrombose a.n.k. T85.88
– Verlagerung a.n.k. T85.6
– Versagen a.n.k. T85.6
– zur Peritonealdialyse
–– Dysfunktion T85.6
–– Embolie T85.88
–– Entzündung T85.71
–– Infektion T85.71
–– Komplikation T85.9
––– mechanisch T85.6
–– Leckage T85.6
–– Obstruktion T85.6
–– Sepsis T85.71
–– Stenose T85.88
–– Thrombose T85.88
–– Verlagerung T85.6
Katzenaugensyndrom Q92.8
Katzenhaar, Allergie J30.3
Katzenkratz-Krankheit A28.1
Katzenkratzer T14.08
Katzenleberegel
– Infektion B66.0
– mit Distomatose, Leber B66.0† K77.0*
Katzenohr Q17.3
Katzenschrei-Syndrom Q93.4
Katzenspulwurm, Befall B83.0
Kauapparat, Erkrankung, mit Schmerzen, Gesicht K10.8
Kaubewegung, Problem K08.88
Kauda, Stenose M48.08
Kaudal
– Dysgenesie, familiär Q87.8
– Verlagerung
–– Hirnstamm, angeboren Q04.8
–– Kleinhirn, angeboren Q04.8
Kauen
– Beschwerden R19.88
– Nagel- F98.88
–– beim Kind F98.88
Kaufman-Syndrom, McKusick- Q87.8
Kaufmann-Krankheit, Parrot- Q77.4
Kaumuskel, Krampf R25.2
Kaurah-Syndrom, Teebi- Q87.8
Kausalgie G90.69
Kauvermögen, Störung K08.88
Kaveggia-Syndrom, Opitz- Q87.8
Kaverne
– Lunge A16.2
–– nichttuberkulös J98.4
– Prostata N42.8
– Sehnervenpapille Q14.2
Kavernitis N48.2
– Penis N48.2
Kavernös
– Angiom, hereditär Q28.38
– Fehlbildung
–– lymphatisch D18.19
–– zerebral, hereditär Q28.38
– Hämangiom D18.00
–– Gehirn, familiär Q28.38
–– Orbita D18.06
–– Retina D18.06
– Lymphangiom D18.19
– Nävus D18.00
Kavernom D18.01
– Zentralnervensystem, familiär Q28.38
– zerebral
–– familiär Q28.38
–– hereditär Q28.38
Kawasaki-like-Syndrom, zeitlich assoziiert mit COVID-19 U10.9
Kawasaki-Syndrom [Mukokutanes Lymphknotensyndrom] M30.3
Kaye-Syndrom, Zunich- Q87.8
Kayser-Fleischer-Kornealring a.n.k. H18.0
Kazal-Ronchese-Kern-Angioretikulomatose C46.9
KBG-Syndrom [Herrmann-Pallister-Syndrom] Q87.8
KCNQ2-assoziiert, Enzephalopathie, epileptisch G40.4
KDG – s. Kreuz-Darmbein-Gelenk
Kearns-Sayre-Syndrom [Ophthalmoplegia plus] H49.8
Kedani-Fieber A75.3
Kehldeckel
– Abszess J38.7
– Entzündung
–– akut J05.1
–– chronisch J37.0
– Geschwür J38.7
– Tuberkulose A16.4
– Verletzung, oberflächlich S10.10
Kehle, Verletzung a.n.k. S19.9
Kehlkopf – s. Larynx
Kehlkopfmuskel
– Anomalie Q31.9
– Prolaps J38.7
Kehlkopfmuskulatur, Lähmung J38.00
Kehlkopfschleimhaut, Blutung J38.7
Kehlkopfventrikel, Prolaps J38.7
Keilbein, Fraktur S02.1
– Fuß S92.23
– Handwurzel S62.12
Keilbeinhöhle
– Abszess J32.3
–– akut J01.3
–– chronisch J32.3
– Empyem J32.3
–– akut J01.3
–– chronisch J32.3
– Entzündung J32.3
–– akut J01.3
–– chronisch J32.3 ▶

Keilbeinhöhle *(Forts.)*
– Infektion J32.3
–– akut J01.3
–– chronisch J32.3
– Polyp J33.8
– Sinusitis J32.3
–– akut J01.3
– Zyste J34.1
Keilwirbel a.n.k. M48.59
– bei Rundrücken M40.29
– osteoporotisch M80.98
Keimstrang
– Stroma, Hoden, Tumor C62.9
– Tumor, mit Tubuli, anulär D39.1
Keimträger
– Amöbiasis Z22.1
– Cholera Z22.1
– Diphtherie Z22.2
– Erkrankung, Darm, infektiös Z22.1
– Gonorrhoe Z22.4
– HBc-Antigen B18.13
– Hepatitis-Australia-Antigen [HAA] B18.13
– Hepatitis-B-Oberflächen-Antigen [HBsAg] B18.13
– humane T-Zell-lymphotrope Viruskrankheit, Typ I [HTLV-1] Z22.6
– Keime, pathogen, Gastrointestinaltrakt a.n.k. Z22.1
– Krankheit
–– bakteriell a.n.k. Z22.3
–– venerisch a.n.k. Z22.4
– Meningokokken Z22.3
– Papillomavirus, human [HPV] Z22.8
– Salmonellen Z22.1
– Staphylokokken Z22.3
– Streptokokken Z22.3
– Syphilis Z22.4
– Typhus abdominalis Z22.0
– Virushepatitis B18.9
Keimzellen
– Ovar, Tumor, nicht dysgerminomatös, maligne C56
– Tumor
–– Cervix uteri, maligne C53.9
–– Corpus uteri, maligne C54.9
–– embryonal C80.9
–– gemischt C80.9
–– nichtseminomatös, testikulär C62.9
–– Vagina, maligne C52
–– Zentralnervensystem, gemischt C72.9
Keipert-Syndrom Q87.0
Kelchgruppe, obere, Nierenstein N20.0
Kelchstein N20.0
Kelis – s.a. Keloid L91.0
Kelley-Seegmiller-Syndrom E79.8
Kelly-Syndrom, Paterson-Brown- D50.1
Keloid L91.0
– Addison- L94.0
– Haut L91.0
– Kornea H17.8
– Narben- L91.0 ►

Keloid L91.0 *(Forts.)*
– spontan L91.0
Keloidakne L73.0
Keloidal, Follikulitis L73.0
Keloidblastomykose B48.0
Kendall-Dysplasie, Astley- Q77.3
Kennedy-Krankheit G12.2
Kennedy-Stoffwechselweg, Störung, mit Paraplegie, spastisch, autosomal-rezessiv, kompliziert G11.4
Kennedy-Syndrom, Foster- H47.0
Kenny-Caffey-Syndrom Q87.1
– autosomal-dominant Q87.1
– autosomal-rezessiv Q87.1
Kephalgie R51
– nervös F45.40
Kephalhämatom, durch Geburtsverletzung P12.0
Keppen-Lubinsky-Syndrom E88.1
Keratektasie H18.7
– kongenital Q13.4
Keratitis H16.9
– actinica H16.1
– arborescens, durch Herpes simplex B00.5† H19.1*
– areolaris H16.1
– bei
–– Infektionskrankheit a.n.k. B99† H19.2*
–– Krankheit, parasitär a.n.k. B89† H19.2*
–– Masern B05.8† H19.2*
–– Rosazea L71.8† H19.3*
–– Syphilis, konnatal A50.3† H19.2*
– bullosa H16.8
– chronisch H16.8
– dendritica B00.5† H19.1*
–– durch Herpes simplex B00.5† H19.1*
– disciformis B00.5† H19.1*
–– bei Varizellen B01.8† H19.2*
–– durch Herpes simplex B00.5† H19.1*
– durch
–– Adenovirus B30.0† H19.2*
–– Akanthamöben B60.1† H19.2*
–– Candida B37.88† H19.2*
–– Herpesvirus B00.5† H19.1*
–– Zoster B02.3† H19.2*
– e lagophthalmo H16.2
– eitrig H16.8
–– ulzerös H16.8
– ekzematosa H16.8
– epithelial, infektiös B00.5† H19.1*
– Fädchen- H16.1
– filiformis H16.1
– Geschwür H16.0
– gonorrhoisch, pränatal A54.3† H19.2*
– hereditär H16.8
– herpetica B00.5† H19.1*
– interstitialis, bei Herpes
–– simplex B00.5† H19.1*
–– zoster B02.3† H19.2* ►

K

Keratitis H16.9 *(Forts.)*
– interstitiell H16.3
–– konnatal
––– frühsyphilitisch A50.0† H19.2*
––– spätsyphilitisch A50.3† H19.2*
–– nichtsyphilitisch H16.3
–– tuberkulös A18.5† H19.2*
– lagophthalmisch H16.2
– Licht- H16.1
– marginal H16.0
– mit
–– Hypopyon H16.0
–– Sekundärglaukom H40.4
–– Ulzeration H16.0
– mykotisch B49† H19.2*
– neuroparalytica H16.2
– nichtulzerös H16.9
– nummularis H16.1
– oberflächlich
–– mit Konjunktivitis H16.2
–– ohne Konjunktivitis H16.1
– obturans, Gehörgang H60.4
– parenchymatosa H16.3
–– syphilitisch, konnatal A50.3† H19.2*
– petrificans H16.8
– phlyctaenulosa H16.2
– Photo- H16.1
– photoelectrica H16.1
– profunda H16.3
– punctata H16.1
–– superficialis H16.1
–– syphilitica A50.3† H19.2*
– purulenta H16.8
– Rand- H16.1
– sicca, im Sinne des
–– Sjögren-Syndroms M35.0† H19.3*
–– Syndroms des trockenen Auges H04.1
– Sklero- H16.8
– sklerosierend H16.3
– stellata H16.1
– Streifen- H16.1
– superficialis H16.1
–– mit Konjunktivitis H16.2
–– punctata Thygeson H16.1
– syphilitisch, konnatal A50.3† H19.2*
– Thygesson- H16.8
– tief H16.3
– tuberkulös A18.5† H19.2*
– ulzerös H16.0
– Uveo- H20.9
– vesikulär H16.8
– xerotisch H16.8
–– bei Mangel, Vitamin A E50.4† H19.3*
Keratoakanthom L85.8
– familiär L85.8
– Lid L85.8
Keratoconjunctivitis
– ekzematosa H16.2
– neuroparalytica H16.2
– phlyctaenulosa H16.2 ►
Keratoconjunctivitis *(Forts.)*
– sicca, im Sinne des
–– Sjögren-Syndroms M35.0† H19.3*
–– Syndroms des trockenen Auges H04.1
Keratoderm, sklerosierend, und Ichthyosis congenita, bei Keratosis linearis Q82.8
Keratoderma
– hereditarium mutilans Q82.8
–– mit Ichthyose Q82.8
– palmoplantaris transgrediens et progrediens Q82.8
Keratodermatitis, angeboren Q82.8
Keratodermatozele H18.7
Keratodermia
– palmaris et plantaris Q82.8
– palmoplantaris papulosa Q82.8
– punctata L85.2
Keratodermie Q82.8
– bei Reiter-Syndrom M02.39† L86*
– erworben L85.1
– gonorrhoisch A54.8† L86*
– klimakterisch L85.1
– kongenital Q82.8
– symmetrisch Q82.8
Keratoektasie H18.7
Keratoglobus H18.7
– angeboren, mit Glaukom Q15.0
– kongenital Q15.8
Keratohämie H18.0
Keratoiritis H20.9
– syphilitisch, konnatal A50.3† H22.0*
– tuberkulös A18.5† H22.0*
Keratokonjunktival, Benetzungsstörung H18.8
Keratokonjunktivitis H16.2
– actinica H16.2
– allergisch H16.2
– atopisch H16.2
– bei
–– Akanthamöbiasis B60.1† H19.2*
–– Herpes zoster B02.3† H19.2*
–– Lagophthalmus H16.2
–– Masern B05.8† H19.2*
–– Sicca-Syndrom M35.0† H19.3*
–– Sjögren-Syndrom M35.0† H19.3*
–– Syphilis, konnatal A50.3† H19.2*
–– Zoster B02.3† H19.2*
– chronisch H16.2
– durch
–– Adenovirus B30.0† H19.2*
–– Exposition H16.2
– epidemisch B30.0† H19.2*
– herpetisch B00.5† H19.1*
– infektiös B30.0† H19.2*
– interstitiell
–– bei
––– Masern B05.8† H19.2*
––– Syphilis, konnatal A50.3† H19.2*
––– Zoster B02.3† H19.2*
–– durch Akanthamöben B60.1† H19.2*
–– tuberkulös A18.5† H19.2*
– Newcastle- B30.8† H13.1* ►

Keratokonjunktivitis H16.2 *(Forts.)*
– obere, limbal H16.2
– phlyktänulär, tuberkulös A18.5† H19.2*
– photoelektrisch H16.2
– Shipyard- B30.0† H19.2*
– tuberkulös A18.5† H19.2*
– vernalis H16.2
Keratokonus H18.6
– bei Down-Syndrom Q90.9† H19.8*
– kongenital Q13.4
Keratolytisch, Wintererythem Q82.8
Keratom L57.0
– Angio- D23.9
– senil L57.0
Keratoma
– palmare et plantare
–– erworben L85.1
–– hereditarium Q82.8
– palmoplantare, erworben L85.1
– senile L57.0
Keratomalazie H18.4
– bei Mangel, Vitamin A E50.4† H19.8*
Keratomegalie Q13.4
Keratomycosis nigricans B36.1
– palmaris B36.1
Keratomykose B49† H19.2*
Keratopathia bullosa
– bei
–– Dekompensation, Hornhaut H18.1
–– Dystrophie, Hornhaut H18.1
– durch IOL [Intraokulare Linse] H18.1
Keratopathie H18.9
– bandförmig H18.4
– bullös H18.1
–– durch Glaukom H18.1
–– nach Kataraktextraktion H59.0
– medikamententoxisch H18.8
– mit Erosion H18.8
– neurotroph B00.5† H19.1*
– postoperativ, akut H59.8
Keratoprothese, Dislokation T85.3
Keratose – s.a. Keratosis L57.0
– aktinisch L57.0
– bei Mangel, Vitamin A E50.8† L86*
– durch
–– Arsen L85.8
–– Gonokokken A54.8† L86*
– fokal, palmoplantar, und gingival Q82.8
– Genitalorgane
–– männlich N50.8
–– weiblich N94.8
– Larynx J38.7
– Leuko-, Stimmband J38.3
– oral K13.2
– palmoplantar
–– bei Leukoenzephalopathie G93.4 Q82.8
–– diffus
––– mit Akrozyanose Q82.8
––– nichtepidermolytisch, KRT1-assoziiert Q82.8
–– fokal, mit Hyperkeratose, Gelenk Q82.8 ►

Keratose – s.a. Keratosis L57.0 *(Forts.)*
~ palmoplantar *(Forts.)*
–– mit
––– XX-Geschlechtsumkehr, und Prädisposition für squamöse Zellkarzinome Q56.0 Q82.8
––– Lähmung, spastisch Q82.8 G11.4
–– mutilierend, mit Plaques, keratotisch, periorifiziell Q82.8
–– punktiert, Typ 3 Q82.8
– Palmoplantar, Typ Nagashima Q82.8
– Palmoplantar-
–– autosomal-dominant, mit Alopezie, kongenital Q82.8
–– autosomal-rezessiv, mit Alopezie, kongenital Q82.8 Q84.0
–– fokal, nichtepidermolytisch, isoliert Q82.8
–– hereditär Q82.8
––– Typ Gamborg-Nielsen Q82.8
–– mit Kardiomyopathie, arrhythmogen Q87.8
–– punktiert, Typ
––– 1 Q82.8
––– 2 Q82.8
– Para-, Stimmband J38.3
– Penis N48.8
– Pharynx J39.2
– seborrhoisch L82
– senil L57.0
– Skrotum N50.8
– Tonsille J35.8
Keratose-Syndrom Q82.8
Keratosis – s.a. Keratose
– follicularis Q82.8
–– bei Mangel, Vitamin A E50.8† L86*
–– congenita Q82.8
–– erworben L11.0
–– spinulosa Q82.8
––– decalvans Q82.8
– gonorrhoisch A54.8† L86*
– linearis, mit Ichthyosis congenita, und Keratoderm, sklerosierend Q82.8
– nigricans L83
– obturans, Ohr, äußeres H60.4
– palmoplantaris
–– areata et striata Q82.8
–– diffusa
––– Norrbotten Q82.8
––– Vörner Q82.8
–– mit
––– Kardiomyopathie, arrhythmogen Q87.8
––– Parodontopathie, und Onychogryphosis Q82.8
–– nummularis Q82.8
–– transgrediens Q82.8
––– Siemens Q82.8
–– und Periodontopathie Q82.8
– pilaris
–– erworben L85.8
–– simplex [Erworbene Keratosis suprafollicularis] L85.8
– punctata palmoplantaris L85.2
– solaris L57.0 ►

Keratosis – s.a. Keratose *(Forts.)*
– suprafollicularis [Keratosis pilaris simplex], erworben L85.8
– vegetans Q82.8
Keratoskleritis, tuberkulös A18.5† H19.2*
Keratotisch, Hämangiom, verrukös D18.00
Keratouveitis H20.9
Keratozele H18.7
Keratozyste D16.5
– odontogen D16.5
–– Oberkiefer D16.42
Keratozystisch-odontogen, Tumor
– Mandibula D16.5
– Maxilla D16.42
Keraunoparalyse [Lähmung nach Rückenmarkschädigung durch Blitzschlag] T75.0
Kerbe, Nasenspitze, kongenital Q30.2
Kerbung, Zunge K14.8
Kerion B35.0
– Celsi B35.0
Kern-Angioretikulomatose, Kazal-Ronchese- C46.9
Kernanomalie, Pelger-Huët- D72.0
Kernikterus P57.9
– beim Neugeborenen P57.9
– durch Isoimmunisierung P57.0
Kernneurose F48.9
Kernsklerose-Katarakt H25.1
Kernstar H26.9
Kerntrübung, beginnend H26.9
Kerosin, Wirkung, toxisch T52.0
Keshan-Krankheit E59
17-Keto-Reduktase, Mangel E29.1
Ketoazidose a.n.k. E87.2
– alkoholisch E87.2
– bei
–– Diabetes mellitus E14.11
––– nicht primär insulinabhängig E11.11
––– primär insulinabhängig E10.11
–– Typ-1-Diabetes mellitus E10.11
––– insulinabhängig E10.11
–– Typ-2-Diabetes mellitus
––– insulinabhängig E11.11
––– nichtinsulinabhängig E11.11
– durch Mangel, Monocarboxylat-Transporter-1 E88.8
Ketoazidurie, Verzweigtketten- E71.0
Ketogenese, Defekt, mit Oxidationsstörung, Fettsäure E71.3
Ketohexokinase, Mangel E74.1
Ketokörper, Stoffwechselstörung E71.3
Keton
– Kontaktdermatitis, toxisch L24.2
– Wirkung, toxisch T52.4
Ketonurie R82.4
Ketose E88.8
– bei
–– Diabetes mellitus E14.11
–– Typ-1-Diabetes mellitus E10.11
–– Typ-2-Diabetes mellitus E11.11
Ketoseneigung, bei Diabetes mellitus E14.11
17-Ketosteroid-Reduktase, Mangel E29.1
17-Ketosteroide, Urinwert, erhöht R82.5
3-Ketothiolase, Mangel E71.1
Ketotisch, Glyzinämie E71.1
Keuchen R06.0
Keuchhusten A37.9
– durch Bordetella
–– bronchoseptica A37.8
–– parapertussis A37.1
–– pertussis A37.0
– Impfung [Pa] [aP] Z23.7
– mit Pneumonie A37.9† J17.0*
– Untersuchung Z11
Keutel-Syndrom Q87.8
Khalifa-Graham-Syndrom Q87.0
Khat, Abhängigkeit F15.2
KHE – s.a. Koronare Herzerkrankung I25.19
KHK – s.a. Koronare Herzkrankheit I25.19
Ki-1-positiv, großzellig, Lymphom C84.6
KID[Keratitis-Ichthyosis-Taubheit]-Syndrom Q80.8
Kiefer
– Abszess K10.28
– Agenesie K07.0
– Alveolitis K10.3
– Anomalie K07.9
– Asymmetrie K07.1
– Deformität K07.9
–– angeboren K07.9
–– erworben K07.9
– Dislokation S03.0
–– Folgen T90.8
– Distorsion S03.4
– Dysplasie, fibrös K10.8
– Entzündung
–– akut K10.29
–– chronisch K10.29
–– eitrig K10.28
– Exostose K10.8
– Fraktur S02.60
– Granulom K10.1
– Hyperplasie K07.0
– Hypoplasie K07.0
– Karzinom C76.0
– Krankheit K10.9
–– entwicklungsbedingt K10.0
– Luxation S03.0
– Melanom, maligne C43.3
– Melanoma in situ D03.3
– Nävus D22.3
– Nekrose K10.28
– Osteomyelitis K10.28
–– akut K10.28
–– chronisch K10.28
–– eitrig K10.28
–– neonatal K10.28
– Osteonekrose K10.28
–– bestrahlungsinduziert K10.28
–– medikamenteninduziert K10.28
– Osteoradionekrose K10.28
–– akut K10.28 ►

Kiefer *(Forts.)*
~ Osteoradionekrose K10.28 *(Forts.)*
–– chronisch K10.28
–– eitrig K10.28
– Ostitis K10.28
–– akut K10.28
–– chronisch K10.28
–– eitrig K10.28
– Periostitis K10.28
–– akut K10.28
–– chronisch K10.28
–– eitrig K10.28
– Phlegmone L03.2
– Schluss, abnorm K07.5
– Schmerzen K10.8
– schnappend K07.6
– Sequester K10.28
– Spalte Q37.1
– Spaltzyste K09.1
– Sperre K07.4
– Störung, entwicklungsbedingt K10.0
– Tuberkulose A18.0† M90.08*
– Verletzung S09.9
–– oberflächlich S00.80
– Verstauchung, Folgen T90.8
– Zerrung, Folgen T90.8
– Zyste K09.2
–– aneurysmatisch K09.2
–– hämorrhagisch K09.2
–– Knochen, solitär K09.2
–– primordial K09.0
–– traumatisch K09.2
Kiefer-Gaumenspalte Q37.5
– Lippen- Q37.5
–– beidseitig Q37.4
–– einseitig Q37.5
–– mit
––– Malrotation, intestinal, und Kardiopathie Q87.8
––– Schwerhörigkeit, und Sakrallipom Q87.8
und Dysplasie, ektodermal, bei Kontraktur Q87.8
Kiefer-Schädel-Stellung, Anomalie K07.1
Kieferband
– Verstauchung S03.4
– Zerrung S03.4
Kieferdiskus, Luxation S03.0
Kiefergelenk
– Arthralgie K07.6
– Arthritis K07.6
– Arthrose K07.6
– Binnenschädigung K07.6
– Distorsion S03.4
– Dysfunktion K07.6
–– schmerzhaft K07.6
– Endoprothese, Komplikation, mechanisch T84.08
– Fraktur S02.63
– Funktionsstörung K07.6
– Knacken K07.6
– Krankheit K07.6 ►
Kiefergelenk *(Forts.)*
– Luxation S03.0
– Schmerzen K07.6
– Verstauchung S03.4
– Zerrung S03.4
Kiefergelenkankylose, kongenital K07.6
Kiefergelenkfortsatz, Fraktur S02.63
Kiefergröße, Anomalie K07.0
Kieferhöhle
– Abszess J32.0
–– akut J01.0
–– chronisch J32.0
– Barotrauma T70.1
– Empyem J32.0
–– akut J01.0
–– chronisch J32.0
– Entzündung J32.0
–– akut J01.0
–– chronisch J32.0
– Fistel J32.0
– Fremdkörper T17.0
– Infektion J32.0
–– akut J01.0
–– chronisch J32.0
– Katarrh J32.0
– Nekrose J32.0
– Polyp J33.8
– Sinusitis J32.0
–– akut J01.0
– Vereiterung
–– akut J01.0
–– chronisch J32.0
– Zyste J34.1
Kieferhöhlen-Alveolen-Fistel J32.0
Kieferhöhlen-Mund-Fistel J32.0
Kieferhöhlen-Wangen-Fistel J32.0
Kieferknochen
– Entzündung K10.28
– Infektion K10.28
Riesenzellgranulom, reparativ K10.1
– Sarkom C41.1
– Sequester K10.28
– Zyste K09.2
–– aneurysmatisch K09.2
–– hämorrhagisch K09.2
–– latent K10.0
–– traumatisch K09.2
Kieferknorpel, Luxation S03.0
Kiefermittellinie, Verschiebung K07.2
Kieferorthopädisch
– Maßnahme Z46.4
– Nachbehandlung Z46.4
Kieferregion, Wunde, offen S01.80
Kiefersinus, Verschluss, mangelhaft Q18.0
Kieferspalte, Lippen- Q37.1
– beidseitig Q37.0
– einseitig Q37.1
Kiefertumor-Syndrom, Hyperparathyreoidismus- E21.0 D16.42
Kieferwinkel, Fraktur S02.65

K

Kielbrust M95.4
– angeboren Q67.7
– erworben M95.4
– rachitisch E64.3
Kielkopf Q75.0
Kiemenbogen
– 1, Anomalie Q18.0
– 2, Anomalie Q18.0
– 3, Anomalie Q18.0
– 4, Anomalie Q18.0
– persistierend Q18.0
Kiemengang
– Fistel Q18.0
– Zyste Q18.0
Kiemengang-Fistel, Pharynx- Q18.0
Kiemenspalte
– Sinus Q18.0
– Verschluss, mangelhaft Q18.0
Kienböck-Krankheit M92.2
– beim Erwachsenen M93.1
– juvenil M92.2
Kienböck-Meisel-Krankheit M89.09
Kiesellunge J62.8
Kieselsäure
– Granulom, Haut L92.3
– Pneumokoniose J62.8
Kieser-Syndrom, Turner- Q87.2
Kiff, Abhängigkeit F12.2
Kikuchi-Fujimoto-Krankheit I88.1
Killian-Polyp, Nasenhöhle J33.0
Killian-Syndrom, Pallister- Q99.8
Kim-Syndrom, Zhu-Tokita-Takenouchi- Q87.0
Kimmelstiel-Wilson-Syndrom E14.20† N08.3*
– bei
–– Typ-1-Diabetes mellitus E10.20† N08.3*
–– Typ-2-Diabetes mellitus E11.20† N08.3*
Kimura-Krankheit D21.9
Kind – s. jeweilige Krankheit
Kindberg-Syndrom, Löhr-Léon- J82
Kindbettfieber O85
– mit Sepsis O85
Kinderlähmung A80.9
– bulbär, paralytisch A80.3
– epidemisch A80.9
– Folgezustand B91
– infantil G80.9
– kongenital G80.9
– spastisch G80.1
– spinal A80.9
–– akut A80.9
– zerebral G80.9
–– ataktisch G80.4
–– diplegisch G80.8
–– dyskinetisch G80.3
–– hemiplegisch G80.2
–– Mischform G80.8
–– mit Athetose G80.3
–– monoplegisch a.n.k. G80.8
–– paraplegisch a.n.k. G80.8
–– quadriplegisch G80.8
–– tetraplegisch G80.8
Kinderwunsch Z31.6
Kindheit, Beginn, bei Myopathie, distal, KLHL9-abhängig G71.0
Kindheitstyp, Tuberkulose, Lunge, bakteriologisch oder histologisch gesichert A15.7
Kindler-Syndrom Q81.8
Kindlich
– Furchtreaktion, abnorm F93.1
– Kopf
–– Nichteinstellen, Hindernis, Geburt O64.8
–– Verformung, während Geburt P13.1
– Launenhaftigkeit F91.8
– Myxödem E03.9
– Psychose, atypisch F84.1
– Schizophrenie F84.5
Kindsbewegungen, fehlend O36.8
Kindslage
– anomal
–– mit Schnittentbindung a.n.k. O32.9
–– vor Eintritt, Wehen O32.9
– okzipitoiliakal, persistierend, Hindernis, Geburt O64.0
– okzipitosakral, persistierend, Hindernis, Geburt O64.0
– okzipitotransversal, persistierend, Hindernis, Geburt O64.0
– regelwidrig O32.9
–– mit Entbindung O64.9
– wechselnd
–– Betreuung, Schwangere O32.0
–– mit Schädigung, Fetus/Neugeborenes, vor den Wehen P01.7
Kindstod
– vor Vollendung des ersten Lebensjahres R95.9
–– mit Obduktion R95.0
–– ohne Angabe einer Obduktion R95.9
– nach Vollendung des ersten Lebensjahres R96.0
– plötzlich
–– mit Dysgenesie, Hoden R95.9 Q55.2
–– vor Vollendung des ersten Lebensjahres R95.9
––– mit Obduktion R95.0
––– ohne Angabe einer Obduktion R95.9
–– nach Vollendung des ersten Lebensjahres R96.0
Kinesiogen, Dyskinesie, paroxysmal G24.8
Kinetose T75.3
King-Denborough-Syndrom G71.2
Kingsmore-Syndrom, Smith- Q87.0
Kininogen, hochmolekular, Mangel, kongenital D68.8
Kinking-Arterie I77.1
Kinking-Vene I87.8
Kinky hair disease E83.0
Kinn
– Abszess L02.0
– Agenesie Q18.8
– Anomalie Q18.9
– Deformität
–– angeboren Q18.9 ►

Kinn *(Forts.)*
~ Deformität *(Forts.)*
–– erworben M95.2
– Fehlen, angeboren Q18.8
– Melanom, maligne C43.3
– Melanoma in situ D03.3
– Nävus D22.3
– Phlegmone L03.2
– Verletzung S09.9
–– oberflächlich S00.80
– Wunde, offen S01.80
Kinnlage
– bei Schwangerschaft O32.3
– Betreuung, Schwangere O32.3
– Fetus a.n.k. O32.3
– Hindernis, Geburt O64.2
– mit Schnittentbindung O32.3
Kinnplastik, mit Komplikation T85.9
– mechanisch T85.6
Kippniere N28.88
Kippwirbel M43.89
Kir6.2-Mangel, mit Hyperinsulinismus
– autosomal-dominant E16.1
– autosomal-rezessiv E16.1
– fokal, diazoxid-resistent E16.1
Kirschner-Draht
– Kontrolle Z47.0
– Wechsel Z47.0
Kirschroter-Fleck-Myoklonus-Syndrom E77.1
Kissing spine M48.29
Kittniere, als Tuberkulose-Spätfolge B90.1
Kladosporiose B36.1
Klappe
– Bauhin-, Anomalie Q43.9
– Kolon, angeboren Q43.8
– Ureter, angeboren Q62.3
– Urethra Q64.2
–– angeboren, in Urethra, hintere Q64.2
–– mit Striktur, angeboren Q64.2
– Vena cava inferior, herznah, Anomalie Q24.8
Klappen, Urethra, anterior Q64.7
Klarzellig
– Adenofibrom D27
– Adenokarzinom C80.9
–– Ovar C56
– Adenom D36.9
–– Nebenniere D35.0
– Hidradenom D23.9
– Karzinom
–– Niere C64
–– Nierenzellen C64
––– hereditär C64
––– papillär C64
– Sarkom C49.9
–– Niere C64
Klarzellsarkom, Niere C64
Klatskin-Tumor C24.0
Klauenfuß Q66.8
– erworben M21.57
– kongenital Q66.8
Klauenhand M21.54
– erworben M21.54
– kongenital Q68.1
Klauenhohlfuß Q66.8
– erworben M21.57
Klauennagel L60.2
Klauenseuche B08.8
Klauenzehe Q66.8
– erworben M20.5
– kongenital Q66.8
Klaustrophobie F40.2
Klavikula
– Agenesie Q74.0
– Anomalie Q74.0
– Deformität
–– angeboren Q68.8
–– erworben M21.81
– Dislokation S43.1
– Ewing-Sarkom C41.32
– Fraktur S42.00
–– bei Fraktur, Humerus S42.7
–– durch Geburtsverletzung P13.4
–– im
––– lateralen Drittel S42.03
––– medialen Drittel S42.01
––– mittleren Drittel S42.02
–– perinatal P13.4
– Hypoplasie, angeboren Q74.0
– Karzinom C79.5
– Komplikation, mechanisch, durch Osteosynthesevorrichtung, intern T84.10
– Lageanomalie, kongenital Q74.0
– medial, Osteitis, kondensierend M85.31
– Pseudarthrose, kongenital Q74.0
– Pseudoarthrose, angeboren Q74.0
– Sarkom C41.32
– Skapula, Humerus, Fraktur, multipel S42.7
– Verformung Q74.0
Klavikulaepiphyse, sternal, Osteochondrose, juvenil M92.3
Klavus L84
– Entzündung L84
– infiziert L84
Klebsiella
– Erreger B96.2! *[nur Zusatzkode!]*
– friedlaenderi, Infektion A49.8
– granulomatis, mit Multiresistenz 2MRGN NeoPäd U81.03! *[nur Zusatzkode!]*
– Meningitis G00.8 B96.2!
– oxytoca, mit Multiresistenz
–– 2MRGN NeoPäd U81.02! *[nur Zusatzkode!]*
–– 3MRGN U81.22! *[nur Zusatzkode!]*
–– 4MRGN U81.42! *[nur Zusatzkode!]*
– pneumoniae
–– Bronchopneumonie J15.0
–– Erreger B96.2! *[nur Zusatzkode!]*
–– Infektion a.n.k. A49.8
–– mit Multiresistenz
––– 2MRGN NeoPäd U81.01! *[nur Zusatzkode!]*
––– 3MRGN U81.21! *[nur Zusatzkode!]* ►

K

Klebsiella *(Forts.)*
~ pneumoniae *(Forts.)*
~~ mit Multiresistenz *(Forts.)*
--- 4MRGN U81.41! *[nur Zusatzkode!]*
-- Pneumonie J15.0
--- angeboren P23.6 B96.2!
--- lobär J15.0
- rhinoscleromatis, Infektion A49.8
Klebstoff
- Dermatitis, toxisch L24.5
- Kontaktdermatitis, allergisch L23.1
- Schnüffelneuropathie G62.2
- Vergiftung T65.8
Kleeblattschädelsyndrom, isoliert Q75.0
Kleefstra-Syndrom Q87.8
Kleestadt-Zyste K09.1
Kleffner-Syndrom, Landau- F80.3
Kleiderläuse, Befall B85.1
Kleidokranial
- Dysostose Q74.0
-- hereditär Q74.0
- Dysplasie Q74.0
Kleidotomie, beim Fetus P03.8
Kleienpilzflechte B36.0
Klein
- Niere N27.9
-- beidseitig N27.1
-- einseitig N27.0
- Ostium vaginae N89.6
- Ovar, kongenital Q50.3
- Platzwunde T14.1
- Schamlippen, Karzinom C51.1
- Schürfwunde, Handrücken S60.81
- Uterus N85.8
- Wunde, offen, chirurgisch versorgt T14.1
Klein-Waardenburg-Syndrom E70.3
Kleine-Levin-Syndrom G47.8
Kleinfleckig, Parapsoriasis, en plaques L41.3
Kleinfollikulär, Adenom D34
Kleinhirn
- Abszess G06.0
- Agenesie Q04.3
-- mit Hydrozephalus Q04.3
- Aplasie Q04.3
- Atrophie G31.9
- Blutung I61.4
-- im Wochenbett O99.4
-- intrazerebral I61.4
-- nichttraumatisch I61.4
--- beim Fetus/Neugeborenen P52.6
-- traumatisch S06.8
- Cholesteatom D33.1
- Fehlen Q04.3
- Geburtsverletzung P11.1
- Gliom, bösartig C71.6
- Hämatom, traumatisch S06.8
- Hypoplasie Q04.3
- Infarkt I63.9
-- embolisch I63.4
- Kontusion S06.8
-- umschrieben S06.32 ►

Kleinhirn *(Forts.)*
- Lazeration S06.28
- Metastase C79.3
- Nekrose, ischämisch I67.88
- Prellung S06.22
- Sarkom, umschrieben C71.6
- Tuberkulose A17.8† G07*
- und Großhirn, Rissverletzung S06.38
-- multipel S06.28
- Verlagerung, kaudal, angeboren Q04.8
- Verletzung S06.8
- Wurm, Fehlen Q04.3
- Zyste G93.0
Kleinhirnapoplexiesyndrom I67.9† G46.4*
Kleinhirnbrückenwinkel
- Chordom D43.1
-- bösartig C71.6
-- gutartig D33.1
- Tumor D43.1
Kleinhirnbrückenwinkel-Syndrom E24.8
Kleinhirnhemisphäre, Hypoplasie
- bilateral, isoliert Q04.3
- unilateral, isoliert Q04.3
Kleinhirnsyndrom I67.9† G46.4*
Kleinhirnwurm, Agenesie
- isoliert Q04.3
- komplett, isoliert Q04.3
- partiell, isoliert Q04.3
Kleinkind – s. jeweilige Krankheit
Kleinwuchs E34.3
- bei
-- Peters-Anomalie Q13.4
-- Verkrümmung, schwergradig, Tibia, lateral Q68.4 E34.3
- durch Mangel
-- GHSR [Growth hormone secretagogue receptor] E34.3
-- partiell, GHR [Growth hormone receptor] E34.3
-- primär, Untereinheit, säurelabil E34.3
- Epilepsie, Entwicklungsverzögerung, Mikrozephalie, bei Syndrom, MTHFS-assoziiert G31.88
- ernährungsbedingt E45
- hyperostotisch, Typ Lenz-Majewski Q87.1
- hypochondroplastisch Q77.4
- hypophysär E23.0
- kongenital E34.3
- konstitutionell E34.3
- Lorain- E23.0
- mit
-- Brachydaktylie, Adipositas, und globaler Entwicklungsverzögerung Q87.1
-- Subaortenstenose, Syndrom Q87.1
-- zerebellären und Hypophysendefekten, und kleiner Sella turcica Q87.1
- okulo-palato-zerebral Q87.1
- osteochondrodysplastisch, mit Schwerhörigkeit, und Retinitis pigmentosa Q87.1 ►

Kleinwuchs E34.3 *(Forts.)*
– primordial
–– mikrozephal
––– durch
–––– Defekt, RTTN Q87.1
–––– ZNF335-Mangel Q87.1
––– Typ
–––– Dauber Q87.1
–––– Toriello Q87.1
–– osteodysplastisch, mikrozephal, Typ
––– 1 Q87.1
––– 2 Q87.1
––– 3 Q87.1
– psychosozial E34.3
– renal N25.0
– SHOX-bedingt Q87.1
– Syndrom, Typ Brüssel Q87.1
– thanatophor Q77.1
– und Dysplasie, epiphysär, bei Schwerhörigkeit Q87.8
– Vogelkopf-, Typ Montreal Q87.1
Kleinwuchs-Paraplegie-Syndrom, Makrozephalie- Q87.8
Kleinwuchs-Syndrom
– 46,XX-Ovarialdysgenesie- Q96.8
– Ektodermaldysplasie- Q82.8 E34.3
– Ohr-Patella- Q87.1
Kleinzehe, Prellung S90.1
Kleinzellig
– Burkitt-Lymphom, ungekerbt C83.7
– Karzinom
–– anaplastisch C80.9
–– bronchial C34.9
–– Harnblase C67.9
–– Lunge C34.9
–– Ovar C56
–– Plattenepithel, Bronchus C34.9
– Lymphom
–– B-Zellen C83.0
–– diffus C83.0
–– gekerbt C83.1
––– follikulär C82.0
–– lymphozytär C83.0
–– T-Zellen, peripher, pleomorph C84.4
–– ungekerbt C83.0
– Non-Hodgkin-Lymphom C83.0
–– gekerbt C83.1
––– follikulär C82.9
– Osteosarkom C41.9
– Sarkom C49.9
Kleptomanie F63.2
Kletterfuß, angeboren Q66.8
KLHL9-abhängig, Myopathie, distal, mit Beginn in der Kindheit G71.0
Klicksyndrom H50.6
Klimaanlage-Lunge
– mit akuter Exazerbation J67.71
– ohne Angabe einer akuten Exazerbation J67.70
Klimaanlagenpneumonitis J67.70
Klimabedingt, Degeneration, tropfenförmig H18.5
Klimakterisch
– Alopezie L64.9
– Arthritis a.n.k. M13.89
– Ausfallerscheinungen N95.1
– Beschwerden N95.9
– Blutung
–– abnorm N92.4
–– Uterus, abnorm N92.4
– Depression F32.8
– Dysfunktion N95.9
– Endometrium, atrophisch N95.8
– Epilepsie G40.8
– Hitzewellen N95.1
– Hormonmangelsyndrom N95.9
– Keratodermie L85.1
– Krankheit
–– bei der Frau N95.1
–– beim Mann N50.8
– Krise N95.1
– Melancholie F32.8
– Menorrhagie N92.4
– Metrorrhagie N92.4
– Neurose N95.1
– Paraphrenie F22.8
– Polyarthritis, toxisch a.n.k. M13.89
– Psychoneurose N95.1
– Psychose a.n.k. F28
–– paranoid F22.8
– Reizblase N32.8
– Schlaflosigkeit N95.1
– Schmerzen, Kopf N95.1
– Störung N95.9
–– Blutung N92.4
–– Konzentration N95.1
– Symptom, bei der Frau N95.1
– Syndrom N95.9
– Zykluslabilität N95.0
Klimakterium N95.1
– artifiziell N95.3
– beim Mann a.n.k. N50.8
– Beschwerden, viril N50.8
– mit Zustandsbild, paranoid F22.8
– vorzeitig E28.3
Klimatisch, Bubo A55
Klimaxbeschwerden N95.9
Klinefelter-Anomalie, Geschlechtschromosomen Q98.4
Klinefelter-Reifenstein-Syndrom Q98.4
Klinefelter-Syndrom Q98.4
– Karyotyp 47,XXY Q98.0
– Phänotyp, männlich, mit
–– Karyotyp 46,XX Q98.2
–– X-Chromosom, mehr als zwei Q98.1
Klinger-Churg-Syndrom, Wegener- M31.3
– mit Beteiligung, Lunge M31.3† J99.1*
Klinisch
– Befund, abnorm a.n.k. R68.8
– diagnostiziert, Malaria, ohne parasitologische Bestätigung B54 ►

Klinisch *(Forts.)*
– Kategorie
–– A, HIV-Krankheit U60.1! *[nur Zusatzkode!]*
–– B, HIV-Krankheit U60.2! *[nur Zusatzkode!]*
–– C, HIV-Krankheit U60.3! *[nur Zusatzkode!]*
Klinodaktylie, Finger, isoliert, familiär Q68.1
Klippel-Feil-Anomalie, mit Myopathie, und Dysmorphie, Gesicht Q76.1
Klippel-Feil-Deformität Q76.1
Klippel-Trenaunay-Syndrom, invers Q87.2
Klippel-Trenaunay-Weber-Syndrom Q87.2
Klitoris
– Adhäsion N90.8
– Agenesie Q52.6
– Anomalie Q52.6
– Deformität
–– angeboren Q52.6
–– erworben N90.8
– Epispadie Q64.0
– Fehlen, angeboren Q52.6
– Hyperplasie, kongenital Q52.6
– Hypertrophie N90.8
–– kongenital Q52.6
–– zirrhotisch N90.8
– Melanom, maligne C51.2
– Präputialschürze Q52.6
– Prellung S30.2
– Retention, Smegma N90.8
– Riss S31.4
– Spaltung Q52.6
– Tumor D39.7
– Verbrennung T21.05
– Verformung Q52.6
– Verletzung S39.9
–– oberflächlich S30.9
– Wunde, offen S31.4
– Zyste N90.7
Klivus, Meningeom D32.0
Kloake
– Ekstrophie Q43.8
– Fehlbildung, nicht-syndromal Q43.8
– Karzinom C21.2
– Persistenz Q43.7
Klonal
– Hämatopoese, von unbestimmtem Potential U62.00! *[nur Zusatzkode!]*
– Zytopenie, von unklarer Signifikanz U62.01! *[nur Zusatzkode!]*
Klonisch
– Anfall, epileptisch G40.3
– Epilepsie G40.3
– Hemispasmus facialis G51.3
– Kontraktion, Uterus O62.4
– Spasmus hemifacialis G51.3
Klonus R25.8
Klopfschall, Thorax
– tympanitisch R09.8
– verändert R09.8
Kloßgefühl, Hals F45.8
Klumpenniere Q63.1
Klumpfinger R68.3
– angeboren Q68.1
Klumpfuß Q66.0
– erworben M21.57
– familiär
–– mit Anomalie der unteren Extremitäten Q66.0 Q74.2
–– ohne Anomalie der unteren Extremitäten Q66.0
– kongenital Q66.0
– paralytisch M21.57
– Spitz-, kongenital Q66.0
– und
–– Defekt, Herz, kongenital, bei Pierre-Robin-Sequenz Q87.8
–– Kardiopathie, bei Pierre-Robin-Syndrom Q87.8
Klumphand Q71.4
– angeboren Q71.4
– erworben M21.54
– radial Q71.4
Klumpke-Déjerine-Paralyse P14.1
Klumpnagel L60.8
– angeboren Q84.6
KMT2B-assoziiert, Dystonie G24.1
Knacken, Kiefergelenk K07.6
Knäueltumor D18.00
Knalltrauma H83.3
Knarren, Schulterblatt M89.81
Knarrend
– Gelenk M24.89
– Knie M23.89
Knick
– Arterie I77.1
– Darm K56.6
– Ileum K56.6
– kyphotisch, HWS-Bereich M40.22
– lordotisch, L5/S1 M40.57
– Ureter
–– am pelvinen Abgang N13.5
–– mit
––– Hydronephrose N13.1
––– Infektion N13.67
––– Pyelonephritis N11.1
– Vene I87.8
Knick-Hackenfuß Q66.4
– angeboren Q66.4
Knick-Hohl-Spreizfuß Q66.8
– erworben M21.63
Knick-Platt-Spreizfuß Q66.8
– erworben M21.63
Knick-Plattfuß Q66.6
– angeboren Q66.6
– erworben M21.61
Knick-Senkfuß Q66.6
– angeboren Q66.6
– erworben M21.61
Knick-Spreizfuß Q66.8
– erworben M21.63
Knickenberg-Syndrom, Hornstein- Q85.8

Knickfuß Q66.6
– erworben M21.07
– kongenital Q66.6
Knickung
– Ureter N13.5
– Uterus N85.4
Knie – s.a. Kniegelenk
– Abriss
–– Knorpel, traumatisch, frisch S83.3
–– Meniskus S83.2
– Abszess L02.4
–– tuberkulös A18.0† M01.16*
– Anomalie Q74.1
– Arthrolith M23.4
– Arthropathie M25.96
– Arthrosis deformans M17.9
– Außenband, Riss
–– komplett S83.43
–– partiell S83.43
– Baker-Zyste M71.2
– Band
–– Kalzifikation M23.83
–– Schwäche M23.89
– Beschwerden M25.86
– Binnenschaden M23.99
– Bursitis a.n.k. M70.5
– Chondromalazie, 2. Grades M22.4
– Chondropathie M23.89
– Corpus liberum M23.4
– Deformität, angeboren a.n.k. Q68.2
– Dislokation S83.10
–– alt M23.89
–– kongenital Q68.2
–– pathologisch M24.36
– Distorsion a.n.k. S83.6
–– Kreuzband S83.50
–– Seitenband S83.40
––– lateral S83.41
––– medial S83.42
––– tibial S83.42
Semilunarknorpel S83.6
–– tibiofibular, proximal a.n.k. S83.6
– Enthesiopathie M76.8
– Erfrierung T35.5
–– mit Nekrose, Gewebe T34.7
–– oberflächlich T33.7
– Fehlbildung, angeboren Q74.1
– Furunkel L02.4
– Gelenkmaus M23.4
– Hämatom S80.0
– Hoffa-Hypertrophie [Krankheit des Corpus adiposum infrapatellare] M79.46
– Hypertrophie
–– Fettpolster M79.46
–– Meniskus, kongenital Q74.1
– Infektion, Haut a.n.k. L08.9
– Innenband, Riss
–– komplett S83.44
–– partiell S83.44
– Innenmeniskus, Riss S83.2
– Karbunkel L02.4 ►

Knie – s.a. Kniegelenk *(Forts.)*
– knarrend M23.89
– Kreuzband, vorderes, Riss S83.53
– Ligamentum, Riss
–– alt M23.59
–– spontan M23.69
– Melanom, maligne C43.7
– Melanoma in situ D03.7
– Meniskus
–– Korbhenkelriss S83.2
–– Schaden M23.39
–– seitlich, Riss S83.2
–– Überrest M23.39
–– Verletzung, mit Verletzung, Band S83.7
– Meniskusknorpel, Schaden, rezidivierend M23.39
– Nävus D22.7
– Nekrose, Haut und Unterhaut, a.n.k. R02.06
– Phlegmone L03.11
– Prellung S80.0
– Reiskörperchen M23.4
– Reiz- M23.99
– Reizerguss M25.46
– Ruptur, Knorpel S83.3
– Schädigung a.n.k. M23.99
–– frisch S89.9
–– rezidivierend M23.99
– schnappend M23.89
– schnellend M23.89
– Schürfwunde S80.81
– Seitenband
–– fibular
––– Distorsion S83.41
––– Riss
–––– komplett S83.43
–––– partiell S83.43
–– tibial, Riss
––– komplett S83.44
––– partiell S83.44
– Störung, Wundheilung T89.03
– Tendinose, Kapsel, medial M76.8
– Tendopathie M76.8
– Tenosynovitis M65.96
– Tenovaginitis M65.96
– und Unterschenkel
–– Verletzung
––– multipel S89.7
––– oberflächlich, multipel S80.7
–– Wunde, offen, multipel S81.7
– Verätzung T24.4
– Verbrennung T24.0
– Verletzung S89.9
–– multipel a.n.k. S83.7
–– oberflächlich S80.9
– Wunde, offen S81.0
– Zerquetschung S87.0
– Zyste, intraligamentär M23.89
Kniebereich, Zerrung, Muskel S83.6
Kniegelenk – s.a. Knie
– Abszess M00.96
– Adhäsion M23.89 ►

K

Kniegelenk – s.a. Knie *(Forts.)*
– Ankylose M24.66
– Arthralgie M25.56
– Arthritis M13.16
– Arthrose M17.9
–– medial M17.9
– Beugekontraktur M24.56
– Binnenschädigung M23.99
–– rezidivierend M23.99
– Binnenverletzung M23.99
– Blockade M23.89
– Blutung, nichttraumatisch M25.06
– Degeneration, Gelenkknorpel M23.39
– Destruktion M23.89
– Dislokation, habituell M24.46
– Empyem M00.96
– Endoprothese, Komplikation, mechanisch T84.05
– Entzündung M13.16
–– tuberkulös A18.0† M01.16*
– Erguss M25.46
– Gelenkkörper, frei M23.4
– Hämarthros
–– nichttraumatisch M25.06
–– traumatisch S80.0
– Hydrops, intermittierend M12.46
– Infektion M00.96
– Instabilität, chronisch M23.59
– Insuffizienz, Innenband M23.83
– Komplikation, mechanisch, durch Osteosynthesevorrichtung, intern T84.15
– Krepitation M23.89
– Läsion, Außenmeniskus M23.36
– Luxation S83.10
–– alt M23.89
–– angeboren Q68.2
– Osteochondrosis dissecans M93.26
– Plicasyndrom M67.86
– Reizerguss M25.46
– Reizung, Kapsel M23.99
– Riss, Seitenband S83.40
– Ruptur
–– Band, alt M23.59
–– Innenband S83.44
–– Kreuzband S83.50
––– vorderes, alt M23.51
– Schaden, Knorpel M23.99
– Schmerzen M25.56
– Schwellung M25.46
– Seitenband
–– fibular, Entzündung M23.84
–– tibial, Entzündung M23.83
– Steifheit M25.66
– Synovitis M65.96
– TBC A18.0† M01.16*
– Überlastungsbeschwerden M25.86
– Varusstellung M21.16
–– angeboren Q74.1
– Verformung Q68.2
– Verstauchung S83.6
– Zerrung S83.6

Kniegelenkband, kollateral, medial, Distorsion S83.42
Kniegelenkknorpel, Riss, akut S83.3
Kniekehle
– Melanom, maligne C43.7
– Melanoma in situ D03.7
– Nävus D22.7
– Verletzung S89.9
–– oberflächlich S80.9
– Wunde, offen S81.80
Kniekehlenbereich, Zyste, synovial M71.2
Kniescheibe – s. Patella
Kniest-Dysplasie Q87.1
Knobloch-Syndrom Q87.8
Knochen
– Abszess
–– chronisch M86.69
–– spinal
––– nichttuberkulös M46.29
––– tuberkulös A18.0† M49.09*
–– subperiostal M86.99
–– tuberkulös A18.0† M90.09*
– Agenesie a.n.k. Q79.8
– akzessorisch a.n.k. Q79.8
– Alterung, beschleunigt, mit Anomalie, Gesicht, und Gedeihstörung Q87.3
– Angioendotheliom C41.9
– Angiomatose, zystisch, diffus M89.59
– Anomalie a.n.k. Q79.9
– Apparat, elektrisch, mit Fibrose T84.8
– Atrophie
–– durch Inaktivität a.n.k. M81.29
–– neurogen
––– posttraumatisch G90.59
––– tabisch A52.1† M90.29*
–– posttraumatisch a.n.k. M81.89
–– senil a.n.k. M89.89
– Brüchigkeit, angeboren Q78.0
– Defekt, bei Fraktur, Unterkiefer, offen S02.60 S01.87!
– Deformität, erworben M95.9
– Degeneration a.n.k. M89.89
– Dekalzifikation M81.99
– Demineralisation M81.99
– Destruktion M89.89
– Dysplasie
–– fibrös a.n.k. M85.09
–– immuno-ossär, Typ Schimke Q77.7 D82.8
–– metakarpal, bei Lissenzephalie, Typ 3 Q04.3
–– und Kleinwuchs, bei Syndrom, Larsen-ähnlich Q87.1
– Echinokokkose, zystisch B67.2† M90.29*
– Eiterung M86.99
– ektopisch, in Lunge Q33.5
– Entzündung M86.99
– Erkrankung
–– Boeck- D86.9
–– degenerativ M89.89
– Erosion M85.89
– Erweichung M83.99 ►

Knochen *(Forts.)*
– Fehlbildung, mit Skoliose, kongenital Q76.3
– Fibrom, nichtossifizierend M89.89
– Filiae C79.5
– Fistel M89.89
–– bei Osteomyelitis, chronisch M86.49
– Fraktur T14.20
–– bei Neubildung a.n.k. D48.0† M90.79*
–– durch Geburtsverletzung P13.9
–– nach Einsetzen
––– Gelenkprothese M96.6
––– Implantat, orthopädisch M96.6
––– Knochenplatte M96.6
–– pathologisch M84.49
– Fusion, kongenital Q79.9
– Geschwulst D48.0
– Gesichtsschädel, und Gehirnschädel, Neubildung, bösartig C41.01
– Granulom M86.89
–– durch Fremdkörper, residual M86.89
–– eosinophil C96.6
– Gumma A52.7† M90.29*
– Hämangioendotheliom, diffus C41.9
– Heilung, verzögert, nach
–– Arthrodese M96.82
–– Fusion M96.82
–– Osteotomie M96.82
– Hyperplasie M89.39
– Hypertrophie M89.39
– Hypoplasie a.n.k. Q79.9
– Infarkt M87.99
– Infektion a.n.k. M86.99
–– durch Echinococcus granulosus B67.2† M90.29*
– Karies a.n.k. A18.0† M90.09*
–– syphilitisch A52.7† M90.29*
– Karzinom C79.5
–– mit Knorpelbeteiligung C79.5
– Krankheit M89.99
– Krebs C41.9
– Kryptokokkose B45.3† M90.29*
– Läsion, bei Frambösie A66.6† M90.29*
– lang, Osteoblastom, Gliedmaßen, oberen D16.0
– lange, Verbiegung, kongenital Q68.8
– Lymphom, primär C85.7
– Malazie M83.99
–– beim Jugendlichen E55.0
–– im Erwachsenenalter M83.99
– Marmor- Q78.2
– Melorheostose M85.89
– Metastase C79.5
–– bei Primärtumor, unbekannt C79.5
– Narbe M89.89
– Nekrose – s.a. Osteonekrose M87.99
–– aseptisch M87.99
––– Femurkondylus, medial [Morbus Ahlbäck] M87.05
–– avaskulär M87.99
––– nicht-traumatisch, sekundär M87.39
–––– durch Arzneimittel M87.19
––––– mehrere Lokalisationen M87.10 ►

Knochen *(Forts.)*
~ Nekrose – s.a. Osteonekrose M87.99 *(Forts.)*
–– bei
––– Caisson-Krankheit T70.3† M90.39*
––– Hämoglobinopathie a.n.k. D58.2† M90.49*
–– durch
––– Arzneimittel M87.19
–––– Beckenregion M87.15
–––– Fuß M87.17
–––– Hand M87.14
–––– mehrere Lokalisationen M87.10
–––– Oberarm M87.12
–––– Oberschenkel M87.15
–––– Schulterregion M87.11
–––– Unterarm M87.13
–––– Unterschenkel M87.16
–––– Wirbelsäule M87.18
––– Trauma, vorangegangen M87.29
–– idiopathisch
––– aseptisch M87.09
––– avaskulär M87.09
–– sekundär a.n.k. M87.39
–– tuberkulös A18.0† M90.09*
– Neubildung, bösartig, mit Osteodystrophia deformans C41.9† M90.69*
– Paget-Krankheit M88.99
– Plasmozytom, primär C90.30
– Prellung a.n.k. T14.05
– Prozess, destruierend M89.89
– Rarefikation M85.89
– Rundzellensarkom, undifferenziert C41.9
– Sarkom C41.9
–– mit Knorpelbeteiligung C41.9
– Schaden, nichttraumatisch M89.99
– Schmerzen M89.89
– Schwund M81.99
– Segmentation, unvollständig a.n.k. Q78.8
– Sequester M86.69
– Sklerose, bei Dentindysplasie K00.5
– Spender Z52.2
– Stillstand
–– Entwicklung M89.29
–– Wachstum M89.29
– Störung M89.99
– Syphilis A52.7† M90.29*
–– sekundär A51.4† M90.29*
– Tabes A52.1† M90.29*
– Transplantat Z94.6
– Tuberkulose A18.0† M90.09*
–– Extremität a.n.k. A18.0† M90.09*
– Tumor D48.0
–– benigne, Kopf D16.41
–– riesenzellig D48.0
– Ulkus M86.89
– und Gelenke, Tuberkulose, Folgezustand B90.2
– Veränderung M89.99
–– diabetisch E14.60† M90.89*
– Verdichtung
–– disseminiert M85.89
–– fleckig M85.89
–– generalisiert M85.89 ►

K

Knochen *(Forts.)*
– Verdickung M89.39
– Verletzung T14.9
– Zyste a.n.k. M85.69
–– aneurysmatisch M85.59
–– solitär M85.49
––– Fuß M85.47
––– Hand M85.44
––– Kiefer K09.2
––– Oberarm M85.42
––– Oberschenkel M85.45
––– Unterarm M85.43
––– Unterschenkel M85.46
–– Tibia, angeboren M85.66
Knochenatrophie, Sudeck- G90.59
Knochendichte
– erhöht M85.89
–– fleckig M85.89
–– generalisiert M85.89
– Störung M85.99
Knochenentwicklung, Störung, mit Störung, Wachstum a.n.k. M89.29
Knochenhaut – s.a. Periost
– Entzündung M86.99
Knochenkerne, tarsal, Fusion Q66.8
Knochenkontinuität
– Störung M84.99
– Veränderung M84.99
Knochenmark
– Aplasie
–– chemotherapieinduziert D61.10
–– myeloisch D61.9
– Depression D61.9
–– toxisch D61.9
– Embolie T79.8
– Entzündung M86.99
– Fibrose D47.4
– Hyperplasie D47.4
– Hypoplasie D61.9
–– megakaryozytisch D69.41
– Infiltration, bei bösartiger Neubildung C79.5
– Insuffizienz D61.9
– Karzinose C96.9
– Krankheit D75.9
– Malignom C96.9
– Mastozytose, isoliert D47.0
– Metastase C79.5
– Phlegmone M86.99
– Schädigung D61.9
–– alkoholbedingt D61.2
– Spender Z52.3
Knochenmarktransplantat Z94.80
– Abstoßung T86.00
– Versagen T86.00
Knochensporn M77.9
– Darmbeinkamm M76.2
Knochenstimulator
– elektronisch, mit Komplikation, mechanisch T84.3
– mit Komplikation T84.9
Knochenstruktur, Störung M85.99
Knochensubstanz, Verlust M85.89
Knochenszintigraphie, Ganzkörper- Z01.88
Knochentransplantat
– Abstoßung T86.88
– mit Komplikation T84.9
–– mechanisch T84.3
– Versagen T86.88
Knochenwachstum, enchondral, Retardierung M89.29
Knochenzement, Reaktion T84.8
Knochenzyste, Kiefer, latent K10.0
Knöchel
– Abszess L02.4
– Anomalie Q74.2
– Beteiligung, bei Fraktur
–– Fibula S82.6
–– Tibia S82.5
– Bursitis M76.8
– Deformität
–– angeboren a.n.k. Q68.8
–– erworben a.n.k. M21.68
– Distorsion, Ligamentum deltoideum S93.41
– Dupuytren-Fraktur S82.81
– Enthesiopathie M77.5
– Fehlbildung, angeboren Q74.2
– Fehlen, erworben Z89.4
– Fraktur S82.88
– Furunkel L02.4
– Karbunkel L02.4
– Komplikation, mechanisch, durch Osteosynthesevorrichtung, intern T84.16
– Melanom, maligne C43.7
– Melanoma in situ D03.7
– Nävus D22.7
– Ödem R60.0
– Phlegmone L03.11
– Prellung S90.0
– Pronation M21.68
– Schürfwunde S90.81
– Schwellung M25.47
– Tenosynovitis M65.97
– und Fuß
–– Fehlen
––– angeboren Q72.3
––– erworben, beidseitig Z89.7
–– Prellung, multipel S90.7
–– Verletzung, oberflächlich, multipel S90.7
– Verätzung
–– 1. Grades T25.5
–– 2. Grades T25.60
–– 3. Grades T25.7
–– Grad
––– 2a T25.60
––– 2b T25.61
– Verbrennung T25.0
–– 1. Grades T25.1
–– 2. Grades T25.20
–– 3. Grades T25.3
–– Grad
––– 2a T25.20
––– 2b T25.21 ►

Knöchel *(Forts.)*
– Verletzung S99.9
–– Blutgefäß S95.9
–– mit Sehnenbeteiligung S99.7
–– Muskel S96.9
–– Nerv S94.9
–– oberflächlich S90.9
– Verstauchung S93.40
–– Muskel S96.9
–– Sehne S96.9
Knöchelregion
– Décollement, subkutan S90.86
– Erfrierung T35.5
–– mit Nekrose, Gewebe T34.8
–– oberflächlich T33.8
– Nekrose, Haut und Unterhaut, a.n.k. R02.07
– Phlegmone L03.11
– Prellung S90.0
– und Fuß
–– Beteiligung, bei Verätzung
––– Bein T29.4
––– Unterschenkel T29.4
–– Verätzung T25.4
–– Verbrennung, mit Beteiligung, Bein T29.0
–– Verletzung, multipel S99.7
–– Wunde, offen, multipel S91.7
– Verätzung T25.4
–– mit Beteiligung, Bein T29.4
– Verletzung, oberflächlich S90.9
– Wunde, offen S91.0
Knöchern
– Ankylose M24.69
– Anomalie, Thorax Q76.9
– Ausriss
–– Band T14.3
–– Seitenband, ulnar, Daumen S63.4
– Becken, mütterlich, Deformität, Betreuung, Mutter O33.0
– Blockade, Gelenk M24.69
– Brustwand, Anomalie Q76.9
– Gehörgang
–– Atresie Q16.1
–– Fraktur S02.1
–– Hypoplasie Q17.8
–– Striktur, angeboren Q16.1
– Labyrinth
–– Beteiligung, bei Otosklerose H80.2
–– Degeneration H83.8
–– Fraktur S02.1
– Steife, Gelenk M25.69
– Stenose
–– Foramina intervertebralia M99.69
–– Spinalkanal M99.39
– Syndaktylie
–– Finger Q70.0
–– komplex, mit Synostose Q70.9
–– Zehe Q70.2
– Thorax, Fraktur S22.9
Knötchen
– Aschoff-Geipel- I09.0
– Grind- L01.0 ►
Knötchen *(Forts.)*
– Lehrer- J38.2
– lokalisiert, subkutan R22.9
– Osler- I33.0
– paraprostatisch D40.0
– Sänger- J38.2
– Schmorl- M51.4
– Schmorl-Knorpel- M51.4
– Schrei- J38.2
– Verocay-, im Neurinom D36.1
Knötchenflechte L43.9
– Fein- L43.9
Knollennase L71.1
Knopflochdeformität M20.0
Knorpel
– Abriss T14.3
–– Knie, traumatisch, frisch S83.3
– Abszess M94.89
– Agenesie Q79.8
– Atrophie M94.89
– Branchial- Q18.2
– ektopisch, in Lunge Q33.5
– Entzündung M94.89
– Erweichung M94.89
–– Epiglottis Q31.8
– frei, Gelenk M24.09
– Hypertrophie M94.89
– Infektion M94.89
– Kalzifikation, postinfektiös M94.89
– Karzinom C79.5
–– mit Knochenbeteiligung C79.5
– Krankheit M94.99
– Nasenseptum, Dislokation S03.1
– Nekrose M94.29
– Ossifikation, senil M94.89
– Ruptur, Knie S83.3
– Sarkom C41.9
– Schaden M94.99
–– Kniegelenk M23.99
–– Sprunggelenk M24.17
– Semilunar-, Korbhenkelriss S83.2
– Störung M94.99
– Tuberkulose A18.0† M01.19*
–– intervertebral A18.0† M49.09*
Knorpel-Haar-Hypoplasie Q78.5
– mit Immundefekt Q78.5 D82.2
Knorpelig
– Nasenseptum, Luxation S03.1
– Schiefnase, kongenital Q30.8
– Trachealspangen, Fraktur S12.8
Knorpelknötchen, Schmorl- M51.4
– bei Scheuermann-Krankheit M42.09
Knorpelsubstanz, Verlust M94.89
– Ohr H61.1
Knospenbrust [Mikromastie] Q83.88
Knoten
– aktinomykotisch A42.9
– Becken R19.0
– bei
–– Frambösie, gelenknah A66.7
–– Gicht M10.09 ►

Knoten *(Forts.)*
– Bouchard- M15.2
–– mit Arthropathie M15.2
– endometrial D26.1
– gelenknah, syphilitisch A52.7† M14.89*
– Haar L67.8
– hämorrhoidal K64.9
–– thrombotisch K64.8
– Haygarth- M15.8
– Heberden- M15.1
–– mit Arthropathie M15.1
– Hoden D40.1
– intraabdominal R19.0
– juxtaartikulär, syphilitisch A52.7† M14.89*
– Kolloid- E04.1
– kutan R22.9
– Larynx J38.7
– Mamma N63
–– gutartig D24
–– multipel N63
– Myom- D21.9
– Nabelschnur
–– echt O69.2
–– Komplikation, Entbindung O69.2
–– mit Schädigung, Fetus P02.5
– Nebenhoden D40.7
– pelvin R19.0
– Prostata D40.0
– Schilddrüse E04.1
–– bei Hyperthyreose E05.1
–– nichttoxisch E04.9
––– solitär E04.1
–– solitär, bei Thyreotoxikose E05.1
–– zystisch E04.1
– Skrotum, entzündlich N49.2
– solitär, Lunge J98.4
– Stroma-, endometrial D26.1
– Struma E04.1
– subkutan R22.9
– Surfer- T14.08
– Vene I83.9
– Vulva D39.7
Knotenkropf E04.9
Knotenrhythmus I49.8
– atrioventrikulär I49.8
Knotenstruma
– endemisch, nichttoxisch E01.1
– jodmangelbedingt E01.1
– nichttoxisch E04.9
– ohne Thyreotoxikose E04.2
– toxisch E05.2
Knotentachykardie, paroxysmal I47.1
Knotig
– Melanom, maligne C43.9
– Schwellung, Hoden D40.1
– Veränderung
–– Nebenhoden D40.7
–– Nebenniere E27.8
–– Prostata D40.0
– Verdichtung, Lunge J98.4
Knuckle pads M72.1
Koagulation – s. Gerinnung
Koagulationsfaktor
– Mangel
–– antepartal, mit Schädigung, Fetus/Neugeborenes P02.1
–– durch
––– Krankheit, Leber D68.4
––– Mangel, Vitamin K D68.4
–– erworben D68.4
–– hereditär a.n.k. D68.28
–– postpartal O72.3
–– präpartal O46.0
– Störung a.n.k. D68.28
Koagulationsnekrose R02.8
Koagulopathie D68.9
– durch Faktor-V-Genmutation D68.5
– im Wochenbett O72.3
– thrombogen D68.8
– Verbrauchs- D65.1
–– beim Fetus/Neugeborenen P60
–– intra partum O67.0
–– intrapartal, mit Schädigung, Fetus/Neugeborenes P02.1
–– nach
––– Abort O08.1
––– Extrauteringravidität O08.1
––– Molenschwangerschaft O08.1
–– post partum O72.3
–– präpartal O46.0
Koalition, tarsal Q66.8
Koarktation
– Aorta Q25.1
–– abdominal Q25.1
–– atypisch Q25.1
–– postduktal Q25.1
–– präduktal Q25.1
– bei TGA [Transposition der großen Arterien] Q20.3
Kobalt, Blutwert, abnorm R79.0
Koch-Weeks-Konjunktivitis H10.0
Kocher-Debré-Semelaigne-Syndrom E03.1
Kocher-Volvulus K44.9
Kochlea
– Blutung H83.8
– Wunde, offen S01.38
Kochlear, Schwerhörigkeit H90.5
Kochlearotosklerose H80.2
Kochleosakkulär, Degeneration, mit Katarakt H90.5† H28.2*
Koeda-Inagaki-Syndrom, Leshima- Q87.8
Köbner-Krankheit Q81.8
Köhler-Krankheit M92.4
Köhler-I-Krankheit M92.6
Köhler-II-Krankheit M92.7
– Freiberg- M92.7
Köhler-Mouchet-Syndrom M87.29
Köhler-Osteochondrose
– Freiberg- M92.7
– Os metatarsale II M92.7
– Os naviculare pedis M92.6
– Patella M92.4

Kölnisch Wasser
– Dermatitis, toxisch L24.3
– Kontaktdermatitis, allergisch L23.2
König-I-Syndrom M92.8
König-Osteochondrose M92.8
Körper
– Befall, durch Pilz B35.4
– Dermatomykose B35.4
– Dermatophytose [Dermatophytie] B35.4
– Infektion, durch Pilz B35.4
– Mykose B35.4
– Retina, zytoid H34.2
– Schwäche R53
Körperchen, Mallory- R89.7
Körperdysmorphophob, Störung F45.2
Körpergröße, Verkürzung R62.8
Körperhaltung
– abnorm R29.3
– hysterisch F44.2
– Störung, Koordination R29.3
Körperhöhle, Myiasis B87.8
Körperläuse, Befall B85.1
Körperlich
– Abbauprozess R53
– Bewegung, Mangel Z72.8
– Entwicklungsrückstand
–– durch Unterernährung, beim Kind E45
–– Fetus P05.9
– Erschöpfung R53
– Funktionsstörung, psychogen F59
– Gewalt R45.6
– Missbrauch T74.1
– Misshandlung, durch
–– Bekannten T74.1
–– Ehegatten T74.1
–– Eltern T74.1
–– Freund T74.1
–– Partner T74.1
– Psychose F09
– Retardierung
–– beim Kind R62.8
–– durch Mangelernährung E45
– Störung, mit Störung, Verhalten F59
– Verfall R68.8
–– allgemein R53
– Zurückbleiben R62.8
Körperoberfläche, Hyperästhesie R20.3
Körperöffnung, künstlich
– Pflege Z43.9
– Umbildung Z43.9
– Verschluss Z43.9
– Wiederherstellung Z43.9
Körperpflege, Vernachlässigung R46.0
Körperregion, multipel
– Dislokation a.n.k. T03.8
–– Folgen T94.0
– Distorsion a.n.k. T03.8
– Erfrierung T35.6
–– Folgen T95.8
– Fraktur, Folgen T94.0
– Prellung, Folgen T94.0 ►

Körperregion, multipel *(Forts.)*
– Verätzung T29.4
–– 1. Grades T29.5
–– 2. Grades T29.60
–– 3. Grades T29.7
–– Folgen T95.8
–– Grad
––– 2a T29.60
––– 2b T29.61
– Verbrennung T29.0
–– 1. Grades T29.1
–– 2. Grades T29.20
–– 3. Grades T29.3
–– Folgen T95.8
–– Grad
––– 2a T29.20
––– 2b T29.21
– Verletzung
–– Folgen T94.0
–– Muskel, Folgen T94.0
–– Nerv, Folgen T94.0
–– oberflächlich, Folgen T94.0
–– Sehne, Folgen T94.0
– Verstauchung, Folgen T94.0
– Wunde, offen, Folgen T94.0
– Zerquetschung, Folgen T94.0
– Zerrung, Folgen T94.0
Körperschema, Agnosie R48.1
Körperteil, Verlust
– postoperativ Z90.8
– posttraumatisch Z90.8
Körpertemperatur, erhöht, Ursache unbekannt R50.80
Körperverletzung, in der Anamnese Z91.8
Koffein
– Abhängigkeit F15.2
– Allergie T88.7
– Entzugssyndrom F15.3
– Missbrauch F15.1
– Rausch, akut F15.0
– Überempfindlichkeit T88.7
Kognitiv
– FIM [Functional Independence Measure]
–– 5–10 Punkte U51.21
–– 11–29 Punkte U51.11
–– 30–35 Punkte U51.01
– Funktion, Abnahme, altersabhängig R41.8
– Störung
–– anhaltend, durch
––– Alkohol F10.7
––– Halluzinogene F16.7
––– Sedativa F13.7
–– leicht F06.7
– und motorisch, Regressionssyndrom, mit extrapyramidaler Bewegungsstörung, mit Beginn im Kindesalter G31.88
Kohabitationsbeschwerden, männlich N48.8
Kohabitationsblutung N93.0
Kohabitationsstörung F52.9
Kohabitationsverletzung S39.9
Kohlenbergarbeiter-Pneumokoniose J60

Kohlendioxid
– Vergiftung T41.5
– Wirkung, toxisch T59.7
Kohlenhydrat-defizient, Glykoprotein-, Syndrom, Typ
– Ia E77.8
– Ic E77.8
– Id E77.8
– Ie E77.8
– If E77.8
– Ig E77.8
– Ih E77.8
– Ii E77.8
– Ij E77.8
– Ik E77.8
– Il E77.8
– IIb E77.8
– IId E77.8
– IIf E77.8
Kohlenhydratabsorption
– intestinal, Störung a.n.k. E74.3
– Störung K90.4
–– Darm, postoperativ K91.2
Kohlenhydrate
– Intoleranz K90.4
–– mit Malabsorption K90.4
– Malabsorption K90.4
– Stoffwechselstörung E74.9
–– neonatal, transitorisch P70.9
– Verlust, bei Hyperemesis gravidarum O21.1
Kohlenmonoxid
– Asphyxie T58
– Inhalation T58
– Vergiftung, mit Demenz T58† F02.8*
– Wirkung, toxisch T58
Kohlenoxidhämoglobin T58
Kohlenstaub, Pneumokoniose J60
Kohlenstaublunge J60
Kohlenwasserstoff
– halogeniert
–– Allergie T88.7
–– Überempfindlichkeit T88.7
– Kontaktdermatitis, toxisch L24.2
Kohlschütter-Tönz-Syndrom G31.88
Kohn-Cohen-Syndrom, Lowe- Q87.8
Koilonychie L60.3
– angeboren Q84.6
Koitalgie N94.1
– beim Mann N48.8
Koitus
– Schmerzen, psychogen F52.6
– schmerzhaft N94.1
–– bei der Frau N94.1
–– beim Mann N48.8
Kojewnikoff-Syndrom G40.5
Kojewnikow-Epilepsie G40.5
Kok-Krankheit G25.88
Kokablätter, Abhängigkeit F14.2
Kokablatt-Derivat, Abhängigkeit F14.2
Kokain
– Abhängigkeit F14.2 ►
Kokain *(Forts.)*
– Gebrauch
–– mit Abhängigkeitssyndrom F14.2
–– schädlich F14.1
– im Blut, Nachweis R78.2
– Missbrauch F14.1
– Rausch, akut F14.0
– Schnüffeln F14.2
– Sucht F14.2
– Vergiftung T40.5
–– akut, im Sinne eines Rausches F14.0
–– bei Abhängigkeit F14.0
Kokain-Embryofetopathie Q86.88
Kokainderivat, Abhängigkeit F14.2
Kokainismus F14.2
Kokken
– gramnegativ, Meningitis a.n.k. G00.9
– grampositiv, Meningitis a.n.k. G00.9
– Kolpitis N76.0
–– chronisch N76.1
Kokzidien
– Diarrhoe A07.3
– Dysenterie A07.3
– Enteritis A07.3
– Infektion A07.3
– Kolitis A07.3
Kokzidioidomykose B38.9
– akut, mit Pneumonie B38.0† J17.2*
– bei Krankheit, durch HIV B20 B38.9
– chronisch, mit Pneumonie B38.1† J17.2*
– disseminiert B38.78
– Haut B38.3† L99.8*
– Lunge B38.2† J17.2*
–– akut B38.0† J17.2*
–– chronisch B38.1† J17.2*
– Meningen B38.4† G02.1*
– Prostata B38.8† N51.0*
Kokzidiose A07.3
– bei Krankheit, durch HIV B20 A07.3
– intestinal A07.3
Kokzygeal
– Dermoidzyste L05.9
–– mit Abszess L05.0
– Sinus L05.9
–– mit Abszess L05.0
– Spondylose M47.88
– Zyste M85.65
Kokzygodynie M53.3
Kolbenfinger R68.3
Koli-Enteritis A04.4
– beim Säugling A04.4
Koli-Zystitis N30.8 B96.2!
Kolibakterien, Diarrhoe A04.4
Kolibazillen, Sepsis A41.51
Kolibazillose A49.8
– generalisiert a.n.k. A41.51
Kolik R10.4
– Abdomen R10.4
– Appendix K38.8
– bei Urethralithiasis N21.1
– Dreimonats- R10.4 ►

Kolik R10.4 *(Forts.)*
– Ductus choledochus K80.50
– Ductus cysticus K80.20
– Ductus hepaticus K80.50
– durch
–– Blei T56.0
–– Gallenstein K80.20
–– Konkrement R10.4
–– Nierenstein N20.0
–– Urolithiasis N20.9
– Gallenblase K80.20
–– rezidivierend K80.20
––– mit
–––– Cholezystitis
––––– akut K80.00
–––––– mit Obstruktion, Gallenweg K80.01
––––– chronisch K80.10
–––––– mit Obstruktion, Gallenweg K80.11
–––– Obstruktion, Gallenweg K80.21
– Gallengang K80.50
– Harnblase N32.8
– hysterisch F45.39
– ikterisch R10.4
– intestinal R10.4
– Kleinkind R10.4
– Leber, rezidivierend K80.50
–– mit
––– Cholangitis K80.30
–––– mit Obstruktion, Gallenweg K80.31
––– Cholezystitis K80.40
–––– mit Obstruktion, Gallenweg K80.41
––– Obstruktion, Gallenweg K80.51
– Magen R10.1
– Nabel R10.4
– Niere N23
–– durch Stein N20.0
– Oberbauch, akut R10.1
– psychogen F45.39
– rezidivierend R10.4
– Säugling R10.4
– Trimenon R10.4
– Ureter N23
–– durch Stein N20.1
– Urethra N36.8
–– durch Stein N21.1
– Uterus N94.8
–– bei Menstruation N94.6

Kolitis A09.9
– akut A09.9
– allergisch K52.2
– Antibiotika-assoziiert A04.79
–– in der Eigenanamnese Z86.1
– bakteriell A04.9
– bei
–– Soor B37.88
–– Zytomegalie B25.80† K93.8*
– chronisch K52.9
– diätetisch K52.2
– Diversions- K52.8
– durch
–– Allergie, Nahrungsmittel K52.2 ►

Kolitis A09.9 *(Forts.)*
~ durch *(Forts.)*
–– Amöben A06.0
––– nichtdysenterisch A06.2
–– Balantidium coli A07.0
–– Candida B37.88
–– Epstein-Barr-Virus B27.0† K93.8*
–– Giardia lamblia A07.1
–– Herpesvirus B00.8† K93.8*
–– Isospora
––– belli A07.3
––– hominis A07.3
–– Kokzidien A07.3
–– Lamblia intestinalis A07.1
–– Milzbrand A22.2
–– Protozoen A07.9
–– Strahlen K52.0
–– Trichomonas A07.8
–– Zytomegalievirus B25.80† K93.8*
– Entero- A09.9
–– akut A09.9
–– bei Zytomegalie B25.80† K93.8*
–– chronisch K52.9
–– pseudomembranös, im Sinne
––– der Antibiotika-assoziierten Kolitis A04.79
––– des Colon irritabile K58.8
–– spastisch K52.9
– eosinophil K52.8
– Gastro- A09.9
– Gastroentero- A09.9
– granulomatös K50.1
– hämorrhagisch A09.9
– Ileo-
–– chronisch K52.9
–– regional K50.9
–– tuberkulös A18.3† K93.0*
– infektiös A09.0
–– durch Clostridium difficile A04.79
–– hämorrhagisch A09.0
– ischämisch K55.9
–– akut K55.0
–– chronisch K55.1
–– subakut K55.0
– katarrhalisch A09.0
– kollagen K52.8
–– mikroskopisch K52.8
– linksseitig K51.5
– lymphozytär K52.8
–– mikroskopisch K52.8
– medikamenteninduziert K52.1
– mikroskopisch K52.8
– mit Clostridien-Nachweis A04.79
– mukomembranös, psychogen F54 K58.8
– nach Antibiose A04.79
– nichtdysenterisch, durch Entamoeba histolytica A06.2
– nichtinfektiös K52.9
– Peri- A09.9
– Prokto- K51.3
–– idiopathisch K51.3 ►

K

Kolitis A09.9 *(Forts.)*
– pseudomembranös A04.79
–– durch Clostridium difficile A04.79
–– im Sinne
––– der Antibiotika-assoziierten Kolitis A04.79
––– des Colon irritabile K58.8
– Rekto- K51.3
– septisch A09.0
– spastisch K58.8
–– mit Diarrhoe K58.1
– toxisch K52.1
–– durch Clostridium difficile A04.79
– tuberkulös A18.3† K93.0*
–– ulzerös A18.3† K93.0*
– ulzerös, chronisch, subtotal K51.0
– vermutlich
–– infektiös A09.0
–– nichtinfektiös K52.9
Koliurie N39.0
Kolk-Syndrom, Witteveen- Q87.0
Kollagen
– 9, Anomalie, mit Dysplasie, epiphysär, multipel Q77.3
– Gastritis, mit Beginn im Kindesalter K29.3
– Kolitis K52.8
–– mikroskopisch K52.8
– Typ 3-Glomerulopathie N07.6
– Vaskulopathie, kutan M35.8† L99.8*
Kollagenom, kutan, familiär Q82.8
Kollagenose M35.9
– kardiovaskulär I42.88
– Misch- M35.1
– mit Polyneuropathie a.n.k. M35.9† G63.5*
– nichtvaskulär M35.9
– reaktiv, perforierend L87.1
–– familiär L87.1
– undifferenziert M35.8
– vaskulär M35.9
Kollaps R55
– adrenal E27.2
– allgemein R55
– durch Hitze T67.1
– Gehörgang, äußerer H61.3
– Herz I50.9
– hysterisch F44.88
– kardiorenal I13.20
– kardiorespiratorisch R57.0
– kardiovaskulär R57.9
–– beim Neugeborenen P29.8
–– postoperativ T81.1
– Kreislauf R57.9
–– bei
––– Abort, ärztlich, misslungen O07.3
––– Wehen, und Entbindung O75.1
–– beim Neugeborenen P29.8
–– Komplikation, bei Abort, misslungen O07.8
–– nach
––– Abort O08.3
––– Extrauteringravidität O08.3
––– Molenschwangerschaft O08.3 ►

Kollaps R55 *(Forts.)*
– Labyrinthus membranaceus, kongenital Q16.5
– Lunge J98.18
–– durch Anästhesie T88.2
–– nach Abort O08.3
–– postpartal, durch Anästhesie O89.0
–– puerperal, durch Anästhesie O89.0
– nach Eingriff T81.1
– nervös F48.8
– neurozirkulatorisch F45.30
– orthostatisch I95.1
– pulmonal J98.18
–– durch Anästhesie, bei Geburt O74.1
– Thorax J93.9
– Trachea J39.80
– tracheobronchial J98.0
– vaskulär
–– beim Neugeborenen P29.8
–– peripher R57.9
– vertebral a.n.k. M48.59
–– bei Osteoporose M80.99
–– durch Metastase C79.5† M49.59*
– während Eingriff T81.1
– zerebral I64
Kollapsneigung, alimentär, nach Magenresektion K91.1
Kollateral
– Fingerband, Ruptur, traumatisch S63.4
– Ligament, Ruptur, traumatisch S63.4
Kollateralkreislauf I99
– beim Fetus/Neugeborenen P96.8
Kolliquationsnekrose R02.8
Kollodium-Baby Q80.2
– selbstheilend Q80.2
–– akrale Form Q80.2
Kolloid
– Adenokarzinom C80.9
– Adenom D34
– Degeneration, Haut L98.8
– Struma E04.9
–– endemisch E01.0
– Zystadenom D27
Kolloidal, Milien L57.8
Kolloidknoten E04.1
Kollum
– Fraktur
–– Fibula S82.41
–– Processus condylaris mandibulae S02.61
– Karzinom, Uterus C53.9
Kolobom Q13.0
– Aderhaut Q14.3
– Auge, bei Mikrotie, und Verschluss, Ductus nasolacrimalis Q15.8 Q17.2
– Augenhintergrund Q14.8
– Augenlid Q10.3
– Chorioidea, und Retina Q14.8
– Fuchs-, angeboren Q14.3
– Fundus oculi Q14.8
– Iris Q13.0
–– angeboren Q13.0 ►

Kolobom Q13.0 *(Forts.)*
~ Iris Q13.0 *(Forts.)*
-- und Katarakt, angeboren, bei Dystrophie, Netzhaut, progressiv, familiär Q15.8
– Lid Q10.3
-- kongenital Q10.3
– Linse Q12.2
– Makula Q14.8
-- mit Brachydaktylie, Typ B Q87.8
– Oberlid Q10.3
– Papilla nervi optici Q14.2
– Unterlid Q10.3
Kolobom-Syndrom, Uvea- Q13.0
Kolobom-Zysten, bei Mikrophtalmie Q11.2
Kolon
– Achsendrehung K56.2
– Adenokarzinom C18.9
– Adenom D12.6
– Adenomatose D12.6
– Adhäsion K66.0
– Aganglionose Q43.1
– Agenesie Q42.9
– Angiodysplasie K55.21
-- mit Blutung K55.22
– Anomalie Q43.9
– Atonie K59.8
– Atresie Q42.9
– Beschwerden, funktionell K59.9
– Blutung K92.2
– Carcinoma in situ D01.0
– Crohn-Krankheit K50.1
– Deformität
-- angeboren Q43.9
-- erworben K63.8
– Dilatation K59.3
-- angeboren Q43.2
-- psychogen F45.32
– Divertikel K57.30
-- mit Entartung C18.9
– Divertikulitis K57.32
-- angeboren Q43.8
-- mit
--- Blutung K57.33
--- Peritonitis K57.22
---- mit Blutung K57.23
– Divertikulose K57.30
-- mit Blutung K57.31
– Dolicho- Q43.8
– Drehung
-- fehlerhaft Q43.3
-- unvollständig Q43.3
– Dysfunktion K59.9
-- psychogen F45.32
– Einscheidung K56.1
– Enteritis K50.1
-- regionalis K50.1
– Fehlbildung Q43.9
– Fistel K63.2
– Fremdkörper T18.4
– Gangrän K55.0
– Geschwür, tuberkulös A18.3† K93.0* ►
Kolon *(Forts.)*
– Granulom K63.8
– Hypermobilität, psychogen F45.32
– Hypersensibilität, psychogen F45.32
– Hypertrophie K59.3
-- kongenital Q43.2
– Hypoplasie Q42.9
– Ileus K56.7
– Impaktion K56.4
– Infarkt K55.0
– Infektion A09.0
– Intussuszeption K56.1
– Invagination K56.1
– Irritabilität K58.8
-- mit Diarrhoe K58.1
-- psychogen F45.32
– Ischämie K55.9
– Karzinom
-- Flexur, links C18.5
-- neuroendokrin C18.9
-- nichtpolypös, hereditär [HNPCC] C18.9 Z80.0
– Klappe, angeboren Q43.8
– Krankheit K63.9
-- durch Protozoen A07.9
-- funktionell K59.9
--- kongenital Q43.2
--- psychogen F45.32
– Lageanomalie, kongenital Q43.8
– Leukoplakie K63.8
– Maldescensus Q43.3
– Malrotation Q43.3
– Melanose K63.8
– Metastase C78.5
– Mikro- Q43.8
-- kongenital Q43.8
– Morbus Crohn K50.1
– Mukositis K92.8
– Nekrose K55.0
– Neubildung, unsicher, endokrin D37.4
– Neurose F45.32
– Obstruktion K56.6
– Obturation K56.4
– Okklusion K56.6
– Paralyse a.n.k. K56.0
– Parese K56.0
– Perforation K63.1
-- als Geburtsverletzung der Mutter O71.5
-- beim Fetus/Neugeborenen P78.0
-- traumatisch S36.50
– Plattenepithelkarzinom, Colon ascendens C18.2
– Polyp K63.5
-- entzündet K51.4
-- inflammatorisch K51.4
– Polyposis, adenomatös D12.6
– Pouch-, bei Fehlbildung, anorektal, nicht-syndromal Q43.9 Q43.8
– Prolaps, gestielt K63.4
– Reiz-, mit Diarrhoe K58.1
– Riesen-, kongenital Q43.1 ►

K

Kolon *(Forts.)*
– Rotation
–– Ausbleiben Q43.3
–– unvollständig Q43.3
– Ruptur
–– beim Fetus/Neugeborenen P78.0
–– nichttraumatisch K63.1
–– traumatisch S36.50
– Schädigung K63.9
– Schmerzen R10.4
– Schwäche K63.9
– Spätsyphilis A52.7† K93.8*
– Spasmus K58.8
–– mit Diarrhoe K58.1
–– psychogen F45.32
– Stase K59.8
– Stenose K56.6
–– kongenital Q42.9
– Störung K63.9
–– funktionell K59.9
––– kongenital Q43.2
– Strangulation K56.2
– Striktur K56.6
–– kongenital Q42.9
– Stromatumor, gastrointestinal [GIST] C18.9
– Torsion K56.2
– Transitstörung, mit Obstipation K59.00
– Transposition Q43.8
– Tumor, neuroendokrin, maligne C18.9
– Übergang, zum Rektosigmoid, Neubildung, bösartig C19
– Ulkus K63.3
– und Sigma
–– Karzinom C18.8
–– Plattenepithelkarzinom C18.8
– Varizen I86.81
– Verätzung T28.7
– Verbrennung T28.2
– Verlängerung Q43.8
–– erworben K59.8
– Verlagerung, kongenital Q43.3
– Verletzung S36.50
– Verschluss K56.7
–– mechanisch K56.6
–– paralytisch K56.0
– Volvulus K56.2
– Zyste K63.8
Kolon-Fistel, Harnblasen- N32.1
Kolon-Magen-Fistel K31.6
Kolon-Rektum, Karzinom C19
Kolonflexur
– links
–– Adenokarzinom C18.5
–– Karzinom C18.5
– rechts, Karzinom C18.3
Kolonisch, Pseudoobstruktion, akut K56.0
Kolonwand, Abszess K63.0
Koloptose K63.4
Kolorektal, Karzinom C19
Kolostoma
– Anpassung Z46.5 ►

Kolostoma *(Forts.)*
– Versorgung Z43.3
– Vorhandensein Z93.3
Kolostomie
– Fistel K91.4
– funktionsgestört K91.4
– mit
–– Abszess K91.4
–– Komplikation K91.4
– Prolaps K91.4
– Stenose K91.4
Kolostomiegurt, Anpassung Z46.5
Kolovaginal, Fistel N82.3
Kolpitis N76.0
– akut N76.0
– Amin- N76.0
– atrophisch N95.2
–– chronisch N76.1
–– durch Haemophilus influenzae N95.2 B96.3!
–– hämorrhagisch N76.1
–– postklimakterisch N95.2
– bakteriell N76.0
–– chronisch N76.1
– bei
–– Schwangerschaft O23.5
–– Soor B37.3† N77.1*
––– chronisch-rezidivierend B37.3† N77.1*
– chronisch N76.1
– durch
–– Candida B37.3† N77.1*
–– Chlamydien A56.0
–– Gardnerella N76.0
–– Haemophilus influenzae N76.0
––– chronisch N76.1
–– Kokken N76.0
––– chronisch N76.1
–– Leptothrix A56.0
––– atrophisch A56.0
––– chronisch A56.0
–– Mangel
––– Hormon N95.2
––– Östrogene N95.2
–– Trichomonaden A59.0† N77.1*
–– Vibrionen N76.0
––– chronisch N76.1
– hämorrhagisch N76.0
– mykotisch B37.3† N77.1*
– senil N95.2
–– mit Vulvitis N95.2
– subakut, chronisch N76.1
– unspezifisch N76.0
–– chronisch N76.1
– Vulvo- N76.0
– Zerviko- N72
Kolporrhexis S31.4
Kolposkopie, Befund, auffällig R93.5
Kolpozele N81.1
Kolpozystitis N76.0
Koma R40.2
– apoplektisch I64 ►

Koma R40.2 *(Forts.)*
– bei
–– Hyperinsulinismus E15
–– Hypoglykämie E15
––– arzneimittelinduziert E15
––– durch Insulin E15
––– iatrogen E15
–– Typ-1-Diabetes mellitus E10.01
––– insulinabhängig E10.01
–– Typ-2-Diabetes mellitus E11.01
––– insulinabhängig E11.01
––– nichtinsulinabhängig E11.01
– beim Neugeborenen P91.5
– diabetisch E14.01
–– bei
––– Typ-1-Diabetes mellitus E10.01
––– Typ-2-Diabetes mellitus E11.01
–– hyperosmolar E14.01
–– mit Kussmaul-Atmung E14.01
––– bei Typ-2-Diabetes mellitus E11.01
– durch
–– Hyperthyreoidismus E05.5
–– Myxödem E03.5
– eklamptisch O15.9
– epileptisch G40.8
– hepatisch, bei Hepatitis, durch Virus B19.0
– hyperglykämisch E14.01
– hypoglykämisch E15
–– bei
––– Diabetes mellitus E14.61 U69.73!
––– Hyperinsulinismus E15
––– Typ-1-Diabetes mellitus E10.61 U69.73!
––– Typ-2-Diabetes mellitus E11.61 U69.73!
–– mit Enzephalopathie E16.1† G94.30*
–– nichtdiabetisch E15
– hypoosmolar E87.1
– Insulin- E15
–– bei
––– Diabetes mellitus E14.61
––– Typ-1-Diabetes mellitus E10.61
––– Typ-2-Diabetes mellitus E11.61
–– Nichtdiabetiker, arzneimittelinduziert E15
–– nichtdiabetisch E15
– Kussmaul- E14.01
–– bei
––– Typ-1-Diabetes mellitus E10.01
––– Typ-2-Diabetes mellitus E11.01
– Leber K72.9 K72.74!
–– alkoholisch K70.48
– Leberausfalls- K72.9
– nichtdiabetisch, bei Reaktion, hypoglykämisch, durch Insulin E15
– urämisch N19
– verlängert, bei Verletzung, intrakraniell S06.9 S06.79!
– zerebral R40.2
Komaartig, Zustand R40.1
Kombinationsimpfung – s.a. Einzeleinträge der Kombinationsimpfungen Z27.9
Kombinationskopfschmerzen R51
Kombinationslymphom, Hodgkin-Lymphom, und Non-Hodgkin-Lymphom C81.9 C85.9
Kombinationsnävus D22.9
Kombiniert – s. Art der Krankheit
Kombinierter Defekt, oxidative Phosphorylierung, Typ 30 E88.8
Komedo L70.0
– ausgeprägt L70.0
Komedokarzinom C50.9
– Mamma, nichtinvasiv D05.1
Komedomastitis N61
Komedonenakne L70.0
Komedonennävus, Handfläche Q82.5
Kommerell-Divertikel Q25.4
Kommissural, Fistel, Lippe Q38.0
Kommotio – s.a. Commotio
Kommunikation
– arteriovenös, retinal, kongenital Q14.8
– familiär, ungenügend Z63
– interatrial Q21.1
– interventrikulär Q21.0
– Problem, entwicklungsbedingt F80.9
Kommunizierend
– Hydrozephalus, kongenital Q03.8
– Shunt, Hirnventrikel Z98.2
Kompartmentsyndrom T79.69
– abdominal R19.80
– nichttraumatisch M62.29
Kompensationsneurose F44.9
Kompensatorisch, Emphysem J98.3
Kompensiert
– Adenom, Schilddrüse, autonom D34
– Insuffizienz
–– Herz I50.9
–– Niere N18.89
Komplementdefekt, bei Defizienz, Komponente
– C1 D84.1
– C2 D84.1
– C4 D84.1
– C5 D84.1
– C6 D84.1
– C7 D84.1
– C8 D84.1
– C9 D84.1
Komplementfaktor C3, Mangel D84.1
Komplementfaktor-D, Mangel, mit Infektion, durch Neisseria, rezidivierend D84.1 A49.9
Komplementkomponente
– C1, Mangel, mit Immundefekt D84.1
– C2, Mangel, mit Immundefekt D84.1
– C4, Mangel, mit Immundefekt D84.1
Komplementsystem, Defekt D84.1
Komplett – s. Art der Krankheit
Komplex
– I der Atmungskette, Defekt
–– mitochondrial G31.81
––– isoliert G31.81
––– mit Kardiomyopathie, hypertroph, infantil, fatal I42.2
– AIDS-Demenz- B22† F02.4* ►

Komplex *(Forts.)*
– Anfall, fokal, mit Entwicklung zu sekundär generalisiertem Anfall G40.2
– Anurie R34
– Costen- K07.6
– De-Toni-Debré-Fanconi- E72.0
– Eisenmenger- I27.8
– Fehlbildungssyndrom Q89.7
– Femur-Fibula-Ulna- Q72.4
– Fraktur, Becken S32.7
– Gollop-Wolfgang- Q73.8
– Guam-Parkinson-Demenz- G21.8† F02.8*
– Lutembacher- Q21.1
– Nävus D22.9
– Odontom D16.5
–– Oberkieferknochen D16.42
– Pyruvatdehydrogenase-, Mangel E74.4
– Schilder-Addison- E71.3
– Syndaktylie
–– Finger Q70.0
–– knöchern, mit Synostose Q70.9
–– Zehe Q70.2
– Taussig-Bing- Q20.1
– Thomson- Q75.4
– triangulär, fibrokartilaginär, Ruptur, traumatisch S63.3
– Tuberöse Sklerose- Q85.1
Komplexfokal, Anfall
– bei Status epilepticus G41.2
– epileptisch G40.2
Komplikation
– akut, nach Myokardinfarkt, akut, Defekt
–– Ventrikelseptum I23.2
–– Vorhofseptum I23.1
– Auge H57.9
–– bei
––– Diabetes mellitus E14.30
–––– nicht primär insulinabhängig E11.30† H58.8*
–––– primär insulinabhängig E10.30† H58.8*
––– Typ-1-Diabetes mellitus E10.30† H58.8*
–––– insulinabhängig E10.30† H58.8*
––– Typ-2-Diabetes mellitus E11.30† H58.8*
–––– insulinabhängig E11.30† H58.8*
–––– nichtinsulinabhängig E11.30† H58.8*
–– diabetisch, Punktblutung E14.30† H58.8*
––– bei
–––– Typ-1-Diabetes mellitus E10.30† H58.8*
–––– Typ-2-Diabetes mellitus E11.30† H58.8*
–– postoperativ H59.9
– bei
–– Abort
––– inkomplett O06.3
––– spontan
–––– inkomplett O03.3
–––– komplett O03.8
––– zweizeitig O06.8
–– Anästhesie a.n.k. T88.5
–– Anastomose, intestinal a.n.k. K91.88
–– Askaridose a.n.k. B77.8
–– Beatmungstherapie a.n.k. T81.8 ►

Komplikation *(Forts.)*
~ bei *(Forts.)*
–– Dialyse a.n.k. T80.9
–– Einleitung, Abort, misslungen O07.8
–– Elektroschocktherapie a.n.k. T88.9
–– Fehlgeburt
––– inkomplett O06.3
––– komplett O06.8
–– Geburt
––– durch Narkose O74.9
––– in der Eigenanamnese Z87.5
–– Herpes B00.8
–– Inhalationstherapie a.n.k. T81.8
–– Insemination, artifiziell, durch
––– Fremdsamen N98.8
––– Samen, Partner N98.8
–– Interruptio, inkomplett O04.3
–– Kreislauf, extrakorporal T80.9
–– Malaria
––– falciparum a.n.k. B50.8
––– tropica B50.8
––– vivax a.n.k. B51.8
–– Masern a.n.k. B05.8
–– Mumps a.n.k. B26.8
–– Phototherapie T88.9
–– Rubella a.n.k. B06.8
–– Scharlach A38
–– Schwangerschaft a.n.k. O26.9
–– Spinal- und Periduralanästhesie
––– bei Wehen und Entbindung a.n.k. O74.6
––– im Wochenbett a.n.k. O89.5
–– Therapie, respiratorisch a.n.k. T81.8
–– Typ-1-Diabetes mellitus E10.80
–– Typ-2-Diabetes mellitus E11.80
–– Typ-2b-Diabetes mellitus E11.80
–– Ultraschalltherapie a.n.k. T88.9
–– versuchter
––– Einführung eines befruchteten Eies nach In-vitro-Fertilisation N98.2
––– Implantation eines Embryos bei Embryotransfer N98.3
–– Wehen
––– durch Anomalie, Nabelschnur O69.9
––– und Entbindung O75.9
– diabetisch E14.80
– durch
–– Afibrinogenämie, bei Einleitung, Abort, misslungen O07.6
–– Amputationsstumpf, chirurgisch T87.6
–– Anastomose
––– Harnorgane N99.8
––– vaskulär T82.9
–– Anastomose a.n.k. T85.9
–– Antirefluxvorrichtung, ösophageal T85.9
–– Apparat, respiratorisch T85.9
–– Augenimplantat T85.9
–– Augenprothese T85.9
–– Augentransplantat T85.9
–– Ballon-Gerät
––– gastrointestinal T85.9
––– vaskulär T82.9 ►

Komplikation *(Forts.)*
~ durch *(Forts.)*
–– Befruchtung, künstlich N98.9
–– Beruhigungsmaßnahme, während Schwangerschaft O29.9
–– Blasenapparat T83.9
–– Blasenstimulator, elektronisch T83.9
–– Bluttransfusion T80.9
–– Blutung, verstärkt, bei Einleitung, Abort, misslungen O07.6
–– Brustimplantat T85.9
–– Brusttransplantat T85.9
–– Bypass a.n.k. T85.9
–– Dauernaht T85.9
–– Dauernahtmaterial, nicht-resorbierbar a.n.k. T85.9
–– Defibrinationssyndrom, bei Abort, misslungen O07.6
–– Dialysekatheter T82.9
–– Drahtnaht T85.9
–– Einstich, versehentlich, während ärztlicher Maßnahme T81.2
–– Embolie, bei Einleitung, Abort, misslungen O07.7
–– Endometritis, bei Einleitung, Abort, misslungen O07.5
–– Endoprothese, orthopädisch T84.9
–– Enterostomie K91.4
–– Fistel, arteriovenös, operativ angelegt T82.9
–– Fixationsgerät, orthopädisch, inneres T84.9
–– Gallengangsimplantat T85.9
–– Gastrostomie K91.88
–– Gefäßprothese T82.9
–– Gefäßtransplantat T82.9
–– Gegenpulsationsgerät, Aorta T82.9
–– Gehirnnervenstimulator T85.9
–– Gelenkprothese T84.9
––– innere T84.9
–– Gelenktransplantat T84.9
–– Genitaltraktimplantat T83.9
–– Genitaltrakttransplantat T83.9
–– Gerinnung, intravasal, bei Abort, misslungen O07.6
–– Hauttransplantat T86.59
–– Herz, künstlich T82.9
–– Herzimplantat T82.9
–– Herzklappenprothese T82.9
–– Herzklappentransplantat T82.9
–– Herzprothese T82.9
–– Herzschrittmacher T82.9
–– Herzstimulator, elektronisch T82.9
–– Herztransplantat T82.9
–– Hornhauttransplantat T85.9
–– Ileostomie K91.4
–– Implantat T85.9
––– Harntrakt T83.9
––– intern T85.9
––– respiratorisch T85.9
–– Infektion
––– Becken, bei Abort, misslungen O07.5 ►

Komplikation *(Forts.)*
~ durch *(Forts.)*
~~ Infektion *(Forts.)*
––– bei Einleitung, Abort, misslungen O07.5
––– Genitaltrakt, bei Abort, misslungen O07.5
––– Harnwege, bei Abort, misslungen O07.8
–– Infusion a.n.k. T80.9
–– Injektion T80.9
–– Inokulation T80.9
–– Intrauterinpessar T83.9
–– Jejunostomie K91.4
–– kardiale Prothese, Implantat oder Transplantat T82.9
–– Katheter a.n.k. T85.9
––– zur Peritonealdialyse T85.9
–– Kinnplastik T85.9
–– Knochenstimulator T84.9
–– Knochentransplantat T84.9
–– Kollaps, Kreislauf, bei Abort, misslungen O07.8
–– Kolostomie K91.4
–– Kontrazeptionseinlage, intrauterin T83.9
–– Koronararterienbypass T82.9
–– Lageanomalie, Plazenta, bei Schwangerschaft O44.00
–– Linsenprothese, intraokular T85.9
–– Lumbalpunktion G97.1
–– Lymphozytentransfusion T80.9
–– Magen-Darm-Trakt-Prothese T85.9
–– Magen-Darm-Trakt-Transplantat T85.9
–– Mammaprothese T85.83
–– Maßnahme, medizinisch T88.9
–– Muskelstimulator T84.9
–– Nekrose, Nierentubulus, bei Abort, misslungen O07.8
–– Nephrostomie N99.5
–– Neurostimulator T85.9
–– Oligurie, bei Einleitung, Abort, misslungen O07.8
–– Oophoritis, bei Einleitung, Abort, misslungen O07.5
–– Parametritis, bei Einleitung, Abort, misslungen O07.5
–– Pelviperitonitis, bei Einleitung, Abort, misslungen O07.5
–– Penisprothese, implantiert T83.9
–– Perforation, Beckenorgane, bei Abort, misslungen O07.8
–– Perfusion a.n.k. T80.9
–– Plasmatransfusion T80.9
–– Prothese T85.9
––– intern T85.9
–– Radiotherapie a.n.k. T66
–– Re-Implantat a.n.k. T85.9
–– Riss, Beckenorgane, bei Abort, misslungen O07.8
–– Salpingitis, bei Abort, misslungen O07.5
–– Salpingo-Oophoritis, bei Abort, misslungen O07.5
–– Samenleiterimplantat T83.9 ►

K

Komplikation *(Forts.)*
~ durch *(Forts.)*
-- Schock
--- bei Einleitung, Abort, misslungen O07.8
--- septisch, bei Abort, misslungen O07.5
-- Schrittmacher, kardial T82.9
-- Sedierung, bei Wehen, und Entbindung O74.9
-- Shunt T85.9
--- arteriovenös, operativ angelegt T82.9
-- Spinal- und Periduralanästhesie, bei Schwangerschaft a.n.k. O29.5
-- Spinalpunktion G97.1
-- Stillstand, Herz, bei Abort, misslungen O07.8
-- Störung, Elektrolythaushalt, bei Abort, misslungen O07.8
-- Stoma K91.4
-- Strahlenbehandlung a.n.k. T66
-- Strahlung T66
-- Tracheostoma J95.0
-- Transplantat a.n.k. T85.9
--- Harntrakt T83.9
--- intern T85.9
--- respiratorisch T85.9
-- Urethrakatheter T83.9
-- Vakzination T88.1
-- Vena-cava-Schirm T82.9
-- Verabreichung
--- Allgemeinanästhetikum, während Schwangerschaft O29.9
--- Analgetikum, während Schwangerschaft O29.9
--- Lokalanästhetikum, während Schwangerschaft O29.9
-- Verätzung, chemisch, Beckenorgane, bei Abort, misslungen O07.8
-- Versagen, Niere, bei Abort, misslungen O07.8
-- Zäkostomie K91.4
-- Zerreißung, versehentlich, während ärztlicher Maßnahme T81.2
-- Zystostomie N99.5
- endokrin E34.9
-- nach medizinischen Maßnahmen E89.9
-- postoperativ E89.9
- Entbindung O75.9
-- Ablösung, Plazenta O45.9
-- Abnormität, Plazenta a.n.k. O43.1
-- Abruptio placentae a.n.k. O45.9
-- Adhäsion, Plazenta O72.0
--- ohne Blutung O43.20 O73.0
-- Amputation, Cervix uteri O65.5
-- Apoplexie, zerebral O99.4
-- Atonie, Uterus O62.2
-- Atresie, Cervix uteri O65.5
-- Auseinanderweichen
--- Musculi recti abdominis O71.8
--- Os pubis O71.6
--- Symphyse O71.6
-- Ausstülpung, sackartig, Uterus, gravid O34.5
-- Beckenendlage O64.1 ►

Komplikation *(Forts.)*
~ Entbindung O75.9 *(Forts.)*
-- bei Eingriff, chirurgisch
--- Cervix uteri, vorangegangen O65.5
--- Perineum, vorangegangen O34.7
--- Uterus, vorangegangen O34.2
--- Vagina, vorangegangen O34.6
--- Vulva, vorangegangen O34.7
-- Blasensprung, vorzeitig O42.9
-- durch
--- Blutung O67.9
---- bei
----- Afibrinogenämie O67.0
----- Defekt, Gerinnung O67.0
----- Hyperfibrinolyse O67.0
----- Hypofibrinogenämie O67.0
---- Gehirn O99.4
---- intrazerebral O99.4
---- Nabelschnur O69.5
---- Plazenta a.n.k. O67.8
--- Couvelaire-Uterus O45.8
--- Deformität, fetal O66.3
--- Dilatation, Harnblase O66.8
--- Disstress, fetal O68.9
---- biochemisch nachgewiesen O68.3
--- Funktionsstörung, Uterus, hypotonisch
---- primär O62.0
---- sekundär O62.1
--- Herzfrequenz, fetal, abnorm, mit Mekonium, im Fruchtwasser O68.2
--- Leiomyom, Uterus, mit Blutung O67.8
--- Lösung, vorzeitig, Plazenta O45.9
--- Mekonium, im Fruchtwasser O68.1
--- Plazenta
---- falscher Sitz O44.00
---- praevia, mit Blutung O44.11
--- Riss, Damm, mit Zerreißung, Vagina O70.0
--- Schwäche, Wehen
---- primär O62.0
---- sekundär O62.1
--- Sitz, tief, Plazenta, mit Blutung O44.10
--- Störung, Herzrhythmus, fetal, mit Mekonium, im Fruchtwasser O68.2
--- Trauma, mit Blutung O67.8
--- Zerreißung
---- Analschleimhaut O70.3
---- Sphincter ani, mit
----- Analschleimhaut O70.3
----- Rektumschleimhaut O70.3
---- Vaginalmuskel, mit Riss, Damm O70.1
-- Dystokie, zervikal O62.0
-- Eindringen, Instrument, Uterus, gravid O71.1
-- Eklampsie O15.1
-- Embolie O88.28
--- durch Fruchtwasser O88.1
-- Fehlbildung
--- Nabelschnur a.n.k. O69.8
--- Plazenta a.n.k. O43.1
-- Funktionsstörung
--- Uterus
---- hypertonisch a.n.k. O62.4 ►

Komplikation *(Forts.)*
~ Entbindung O75.9 *(Forts.)*
~~ Funktionsstörung *(Forts.)*
~~~ Uterus *(Forts.)*
---- hypotonisch a.n.k. O62.2
--- Uterus a.n.k. O62.9
-- Geburt, protrahiert O63.9
-- Geburtsverletzung, Mutter O71.9
-- Genitalien, infantil O34.8
-- Gesichtslage O64.2
-- Hämatom
--- Nabelschnur O69.5
--- Sitzbeinstachel O71.7
-- Hypertonie O16
-- Inertia uteri O62.2
--- primär O62.0
--- sekundär O62.1
-- Insertio velamentosa, Nabelschnur O69.8
-- Insuffizienz, Herz O75.4
-- Knoten, Nabelschnur O69.2
-- Kompression, Nabelschnur O69.2
-- Konstriktion, Uterus O62.4
-- Kontraktionsring O62.4
-- Kontraktur
--- ringförmig O62.4
--- uterin, abnorm O62.9
-- Krankheit
--- Plazenta O43.9
--- zerebrovaskulär O99.4
-- Lageanomalie
--- Cervix uteri O65.5
--- Plazenta, ohne Blutung O44.00
--- Uterus O65.5
-- Lazeration
--- Anus O70.2
---- mit Zerreißung
----- Analschleimhaut O70.3
----- Rektumschleimhaut O70.3
--- Damm, zentral O70.9
--- Frenulum labiorum pudendi O70.0
--- Labien O70.0
--- rektovaginal O71.4
--- Vagina O70.0
--- Vulva O70.0
-- Nabelschnur, kurz O69.3
-- nach
--- Eingriff, chirurgisch, gynäkologisch, vorangegangen a.n.k. O34.8
--- Schnittentbindung, vorangegangen O75.9
-- Narbe, Cervix uteri O65.5
-- Placenta
--- accreta O43.20
---- ohne Blutung O43.20 O73.0
--- adhaerens O43.20
---- ohne Blutung O43.20 O73.0
--- increta O43.21
---- ohne Blutung O43.21 O73.0
--- percreta O43.21
---- ohne Blutung O43.21 O73.0
-- Plazenta, tiefer Sitz, ohne Blutung O44.00
-- Prolaps, Nabelschnur O69.0 ►

Komplikation *(Forts.)*
~ Entbindung O75.9 *(Forts.)*
-- Quetschung, Nabelschnur O69.5
-- Rektusdiastase O71.8
-- Retention
--- Eihäute O72.2
--- Nachgeburt
---- ohne Blutung O73.0
---- partiell O72.2
----- ohne Blutung O73.1
--- Plazenta O72.2
---- mit Blutung O72.0
---- ohne Blutung O73.0
-- Retentionsmembran, mit Blutung O72.2
-- Retraktionsring, Uterus, pathologisch O62.4
-- Riss, Damm O70.9
-- Ruptur
--- Analsphinkter O70.2
--- Beckenorgane O71.5
--- Cervix uteri O71.3
--- Harnblase O71.5
--- Nabelschnur O69.8
--- Urethra O71.5
--- Uterus O71.1
--- Vagina O70.0
-- Sanduhrkontraktion, Uterus O62.4
-- Schädigung
--- Beckenorgane O71.5
--- Gefäß, Nabelschnur O69.5
--- Steißbein O71.6
-- Schwäche, Wehen O62.2
-- Spasmus, Cervix uteri O62.4
-- Steißlage O64.1
-- Stenose, Cervix uteri O65.5
-- Stirnlage O64.3
-- Störung, Herzrhythmus, fetal O68.0
-- Striktur, Cervix uteri O65.5
-- Tetania uteri O62.4
-- Thrombose
--- Nabelschnur O69.5
--- Nabelvene O69.5
-- Tod, durch Anästhesie O74.9
-- Torsion, Nabelschnur O69.8
-- Trauma a.n.k. O71.9
-- Tumor
--- Beckenbindegewebe a.n.k. O65.5
--- Beckenorgane a.n.k. O65.5
-- Umschlingung, Nabelschnur O69.2
-- Uterus, infantil O34.5
-- Uterustätigkeit, unkoordiniert O62.4
-- Vasa praevia O69.4
-- Veränderung, Nabelschnur O69.9
-- Verlängerung, Wehen O63.9
-- Verletzung
--- Beckenboden O70.1
--- geburtshilflich O71.9
-- Vorderhauptslage O64.3
-- Vorfall
--- Arm O32.2
--- Bein O32.1
--- Fuß O32.1 ►

K
~~~

Komplikation *(Forts.)*
~ Entbindung O75.9 *(Forts.)*
~~ Vorfall *(Forts.)*
--- Hand O32.2
--- Uterus O34.5
-- Wehentätigkeit, abnorm O62.9
-- Zerreißung
--- Anus O70.2
--- Beckenboden O70.1
--- Cervix uteri O71.3
--- Darm O71.5
--- Harnblase O71.5
--- Peritoneum O71.5
--- Urethra O71.5
--- Uterus O71.1
- fetal, Betreuung, Schwangere O36.9
- Früh-, Trauma T79.9
- gastrointestinal K92.9
-- nach chirurgischem Eingriff K91.9
- Gefäß
-- bei Diabetes mellitus E14.50
-- nach
--- chirurgischem Eingriff T81.7
--- Infusion, Injektion, therapeutisch, Transfusion T80.1
--- medizinischen Maßnahmen I97.9
- Genitalorgane, männlich N50.9
-- nach medizinischen Maßnahmen N99.9
- Glaskörper, nach Kataraktextraktion H59.0
- Gliedmaßen, wieder angenäht T87.2
- Harnorgane
-- durch Anastomose, intestinal N99.8
-- nach chirurgischem Eingriff N99.9
- Harnwege, nach Operation N99.9
- Herz I51.9
- im Wochenbett O90.9
-- bei Anästhesie O89.9
- intestinal, bei
-- Askaridose B77.0† K93.8*
-- Masern B05.4† K93.8*
- kardial I51.9
-- durch
--- Anästhesie
---- bei Geburt O74.2
---- während Schwangerschaft O29.1
--- Anästhesie im Wochenbett O89.1
-- nach
--- chirurgischem Eingriff I97.9
--- Myokardinfarkt, akut a.n.k. I23.8
- kardiorenal I13.20
- Kreislauf I99
-- nach
--- chirurgischem Eingriff I97.9
--- medizinischen Maßnahmen I97.9
- Mastoidhöhle, nach Mastoidektomie a.n.k. H95.1
- mechanisch
-- durch
--- Antirefluxvorrichtung, ösophageal T85.50
--- Arterientransplantat T82.3
--- Augenimplantat T85.3 ▶

Komplikation *(Forts.)*
~ mechanisch *(Forts.)*
~~ durch *(Forts.)*
--- Ballon-Gerät
---- gastrointestinal T85.59
---- vaskulär T82.5
--- Blasenapparat T83.1
--- Brustimplantat T85.4
--- Dauernaht T85.6
--- Dialysekatheter T82.4
--- Fistel, arteriovenös, operativ angelegt T82.5
--- Gallengangsimplantat T85.53
--- Gastrostomie-Sonde, perkutan-endoskopische T85.51
--- Gefäßanastomose T82.3
--- Gehirnnervenstimulator T85.1
--- Genitalorgantransplantat T83.4
--- Genitaltrakttransplantat T83.4
--- Harnblasenstimulator, elektronisch T83.1
--- Harnorgantransplantat T83.2
--- Harnwegskatheter T83.0
--- Herz, künstlich T82.5
--- Herzklappenprothese T82.0
--- Hornhauttransplantat T85.3
--- Implantat a.n.k. T85.6
--- Implantate im Pankreas T85.54
--- Infusionskatheter T82.5
--- Intrauterinpessar T83.3
--- Jejunostomie-Sonde, perkutan-endoskopisch T85.52
--- Katheter a.n.k. T85.6
---- zur Peritonealdialyse T85.6
--- Kinnplastik T85.6
--- Knochenstimulator T84.3
---- elektronisch T84.3
--- Knochentransplantat T84.3
--- Koronararterienbypass T82.2
--- Koronararterientransplantat T82.2
--- Linse, intraokular T85.2
--- Muskelstimulator, elektronisch T84.4
--- Muskeltransplantat T84.4
--- Nerventransplantat T85.6
--- Osteosynthesevorrichtung, intern
---- Akromioklavikulargelenk T84.10
---- Beckenregion T84.14
---- Ellenbogengelenk T84.11
---- Fuß T84.16
---- Hand T84.13
---- Handgelenk T84.12
---- Hüftgelenk T84.14
---- Iliosakralgelenk T84.14
---- Klavikula T84.10
---- Kniegelenk T84.15
---- Knöchel T84.16
---- Oberarm T84.11
---- Oberschenkel T84.14
---- Rippe T84.28
---- Schädelknochen T84.28
---- Schultergelenk T84.10
---- Schulterregion T84.10
---- Skapula T84.10 ▶

Komplikation *(Forts.)*
~ mechanisch *(Forts.)*
~~ durch *(Forts.)*
~~~ Osteosynthesevorrichtung, intern *(Forts.)*
---- Sprunggelenk T84.16
---- Sternoklavikulargelenk T84.10
---- Sternum T84.28
---- Unterarm T84.12
---- Unterschenkel T84.15
---- Wirbelsäule T84.20
--- PEG-Sonde T85.51
--- PEJ-Sonde T85.52
--- Penisprothese T83.4
--- Prothese a.n.k. T85.6
---- Gallengang T85.53
--- Prothesen im Pankreas T85.54
--- Samenleiterimplantat T83.4
--- Schrittmacher T82.1
--- Sehnentransplantat T84.4
--- Shunt T82.5
---- intrakraniell, ventrikulär T85.0
--- Spinalkatheter T85.6
--- Spritze T80.9
--- Stimulator, Nervensystem, elektronisch T85.1
--- Transplantat a.n.k. T85.6
-- Endoprothese
--- Bandscheibe T84.07
--- Ellenbogengelenk T84.01
--- Fingergelenk T84.08
--- Großzehengrundgelenk T84.08
--- Handgelenk T84.03
--- Hüftgelenk T84.04
--- Kiefergelenk T84.08
--- Kniegelenk T84.05
--- Radiuskopfgelenk T84.02
--- Schultergelenk T84.00
--- Sprunggelenk T84.06
- multipel, bei
-- Diabetes mellitus E14.72
--- nicht primär insulinabhängig E11.72
-- Typ-1-Diabetes mellitus E10.72
--- insulinabhängig E10.72
-- Typ-2-Diabetes mellitus E11.72
--- insulinabhängig E11.72
--- nichtinsulinabhängig E11.72
-- Typ-2b-Diabetes mellitus E11.72
- Muskel-Skelett-System, nach medizinischen Maßnahmen M96.9
- Mutter, durch
-- Beruhigungsmaßnahme
--- im Wochenbett O89.9
--- während der Entbindung O74.9
-- Verabreichung
--- Allgemeinanästhetikum, während der Entbindung O74.9
--- Analgetika
---- im Wochenbett O89.9
---- während der Entbindung O74.9
--- Lokalanästhetikum
---- im Wochenbett O89.9 ►

Komplikation *(Forts.)*
~ Mutter, durch *(Forts.)*
~~ Verabreichung *(Forts.)*
~~~ Lokalanästhetikum *(Forts.)*
---- während der Entbindung O74.9
- nach
-- Abort O08.9
-- chirurgischem Eingriff T81.9
-- Dammnaht, geburtshilflich a.n.k. O90.8
-- Embryotransfer N98.3
-- Extrauterinschwangerschaft O08.9
-- In-vitro-Fertilisation N98.2
-- Insemination N98.9
-- intrauterinem Eingriff P96.5
-- Molenschwangerschaft O08.9
-- Plomben-OP T85.88
-- Pyelogramm N99.8
- Nervensystem G98
-- nach chirurgischem Eingriff G97.9
- neurologisch, bei
-- Diabetes mellitus E14.40
--- nicht primär insulinabhängig E11.40† G63.2*
--- primär insulinabhängig E10.40† G63.2*
-- Diphtherie A36.8† G99.8*
-- Röteln B06.0† G99.8*
-- Typ-1-Diabetes mellitus E10.40† G63.2*
--- insulinabhängig E10.40† G63.2*
-- Typ-2-Diabetes mellitus E11.40† G63.2*
--- insulinabhängig E11.40† G63.2*
--- nichtinsulinabhängig E11.40† G63.2*
- Niere N28.9
-- bei
--- Typ-1-Diabetes mellitus E10.20† N08.3*
--- Typ-2-Diabetes mellitus E11.20† N08.3*
---- insulinabhängig E11.20† N08.3*
---- nichtinsulinabhängig E11.20† N08.3*
- Ohr H93.9
-- nach medizinischen Maßnahmen H95.9
- peripher, vaskulär, bei
-- Diabetes mellitus
--- nicht primär insulinabhängig E11.50
--- primär insulinabhängig E10.50† I79.2*
-- Typ-1-Diabetes mellitus E10.50† I79.2*
--- insulinabhängig E10.50† I79.2*
-- Typ-2-Diabetes mellitus E11.50
--- insulinabhängig E11.50
--- nichtinsulinabhängig E11.50
- Postmastoidektomie- a.n.k. H95.1
- postoperativ T81.9
- Processus mastoideus, nach medizinischen Maßnahmen H95.9
- pulmonal, durch Anästhesie
-- bei Geburt O74.1
-- im Wochenbett O89.0
-- während Schwangerschaft O29.0
- respiratorisch J98.9
-- nach chirurgischem Eingriff J95.9
- Schnittentbindungswunde a.n.k. O90.8 ►

K

Komplikation *(Forts.)*
- Schwangerschaft a.n.k. O26.9
-- durch
--- Amnionitis O41.1
--- Amputation, Cervix uteri O34.4
--- Anämie, makrozytär O99.0
--- Blasenmole O01.9
--- Dysfunktion, Schilddrüse O99.2
--- Dysplasie, Cervix uteri O34.4
--- Mole, hydatidiform O01.9
--- Narbe, Cervix uteri O34.4
--- Pergamentkind O31.0
--- Phlebitis, oberflächlich O22.2
--- Phlegmasia alba dolens O22.3
--- Ruptur, Leber, spontan O26.68
-- Mutter, mit Schädigung, Fetus/Neugeborenes a.n.k. P01.9
- Spät-, bei Diabetes mellitus E14.80
- syphilitisch, bei
-- Entbindung, oder im Wochenbett O98.1
-- Schwangerschaft O98.1
- Urogenitalsystem, nach medizinischen Maßnahmen N99.9
- vaskulär
-- bei
--- Diabetes mellitus E14.50
--- Typ-2-Diabetes mellitus E11.50
-- peripher, bei Diabetes mellitus E14.50† I79.2*
- venös, im Wochenbett O87.9
- Zentralnervensystem, durch Anästhesie
-- bei Geburt O74.3
-- im Wochenbett O89.2
-- während Schwangerschaft O29.2
- zerebral, bei Malaria
-- falciparum B50.0† G94.8*
-- tropica B50.0† G94.8*

Komponente
- C1, Defizienz, mit Komplementdefekt D84.1
- C2, Defizienz, mit Komplementdefekt D84.1
- C4, Defizienz, mit Komplementdefekt D84.1
- C5, Defizienz, mit Komplementdefekt D84.1
- C6, Defizienz, mit Komplementdefekt D84.1
- C7, Defizienz, mit Komplementdefekt D84.1
- C8, Defizienz, mit Komplementdefekt D84.1
- C9, Defizienz, mit Komplementdefekt D84.1

Kompression
- Arterie I77.1
- Brachialplexus G54.0
- Bronchus J98.0
- Cauda equina G83.49
-- inkomplett G83.41
-- komplett G83.40
- Chiasma H47.4
-- durch
--- Adenom, Hypophyse D35.2
--- Aneurysma I67.10† H48.8*
- Darm K56.6
- Eustachi-Röhre H68.1
- Fetus/Neugeborenes, während Geburt P15.9 ►

Kompression *(Forts.)*
- Gehirn G93.5
-- durch
--- Kontusion S06.28
---- umschrieben S06.31
--- Verletzung a.n.k. S06.28
- Gehirnstamm G93.5
- Lumbosakralplexus G54.1
- Lunge J98.4
- Lymphgefäß I89.09
- mit Stenose, Pylorus, beim Erwachsenen K31.12
- Nabelschnur
-- durch Umschlingung, Nabelschnur, Hals O69.1
-- Komplikation, Entbindung O69.2
-- mit Schädigung, Fetus P02.5
- Nerv G58.9
-- peripher G58.9
- Nervenplexus a.n.k. G54.9
- Nervensystem, autonom, peripher G90.8
- Nervenwurzel a.n.k. G54.9
-- bei
--- Neubildung a.n.k. D48.9† G55.0*
--- Schaden, Bandscheibe a.n.k. M51.1† G55.1*
---- mit Myelopathie M51.0† G99.2*
---- zervikal M50.1† G55.1*
----- mit Myelopathie M50.0† G99.2*
--- Spondylose M47.29† G55.2*
- Nervus
-- ischiadicus G57.0
-- laryngeus recurrens G52.2
-- medianus G56.0
-- opticus H47.0
-- sympathicus a.n.k. G90.8
-- tibialis posterior G57.5
-- ulnaris G56.2
- Ösophagus K22.2
- Rückenmark G95.2
-- durch Vorfall, Bandscheibe a.n.k. M51.0† G99.2*
--- zervikal M50.0† G99.2*
-- spondylogen M47.19† G99.2*
- Trachea J39.80
- Tuba auditiva H68.1
- Ureter N28.88
- Vena cava inferior I87.1
- Vena cava superior I87.1
- Vene I87.1
- Wirbelkörper a.n.k. M48.59
-- osteoporotisch M80.98
- Wurzel, sakral M54.18

Kompressionsapneumatose J98.18

Kompressionsatelektase J98.18
- erworben J98.18

Kompressionsfraktur T14.20
- Becken, lateral S32.7
- Lendenwirbel S32.00
- Wirbelkörper T08.0

Kompressionsmyelitis G04.9

Kompressionsradikulitis M54.19
Kompressionssyndrom
– Arteria coeliaca I77.4
– Arteria spinalis anterior M47.09† G99.2*
– Arteria vertebralis M47.09† G99.2*
– Cauda equina G83.49
– femoropatellar M22.2
– LWS- M54.16
– Nervus femoralis G57.2
– Poplitea- I77.1
– Schultergürtel G54.0
– Truncus-coeliacus- I77.4
– Vena cava, durch Schwangerschaft O26.5
– Wurzel M54.19
–– lumbal M54.16
Kompulsiv, Reaktion, psychoneurotisch F42.1
Koncha, Deformität, Ohr, erworben H61.1
Kondensierend, Osteitis, Klavikula, medial M85.31
Konduktiv, Schwerhörigkeit H90.2
Kondylär
– Fraktur, Femur S72.41
– Hyperplasie
–– primär K07.6
–– Typ 1 K07.6
Kondylom A63.0
– anal A63.0
– anogenital A63.0
– breit A51.3
–– syphilitisch, konnatal A50.0
– gonorrhoisch A54.0
– Riesen- A51.3
– spitz A63.0
–– gonorrhoisch A54.0
– syphilitisch A51.3
– venerisch A51.3
– Vulva A63.0
Konfabulation, amnestisch, bei Psychose, durch Alkohol F10.6
Konflikt
– in der Pubertät Z60
– Postmenopausen- N95.9
– präoperativ F43.0
– Rollen-, sozial a.n.k. Z73
– Sexual- F66.2
–– chronisch F66.2
– Sterilitäts-, bei der Frau N97.9
Konfliktsituation, familiär Z63
Kongenital – s.a. Art der Krankheit
Kongestion
– Harnblasenhals N32.8
– Prostata N42.1
– Retina H35.8
– Samenblase N50.8
Kongestiv
– Dysmenorrhoe N94.6
– Kardiomyopathie I42.0
– Krankheit, Herz I50.01
– Prostatitis N41.9
– Rechtsherzinsuffizienz I50.01
– Versagen, Herz I50.01
Konglomerattumor
– Dünndarm R19.0
– Unterbauch R19.0
Konigsmark-Berlin-McKusick-Syndrom, Mengel- Q17.8 H90.5
Konisch
– Cervix uteri N88.4
– Kornea H18.6
Konjugation, verzögert, mit Ikterus
– beim Neugeborenen, bei Geburt, vorzeitig P59.0
– neonatal P59.8
Konjugationsikterus P59.9
Konjugiert
– Paralyse
–– Augenmuskel H51.0
––– kortikal H51.0
–– Blick H51.0
– Spasmus H51.8
Konjunktiva
– Ablagerung H11.1
–– bei Amyloidose E85.4† H13.8*
– Abszess H10.0
– Adhäsion
–– erworben H11.2
–– kongenital Q15.8
– Affektion H11.9
– Akanthamöbiasis B60.1† H13.1*
– Allergie H10.1
– Amyloidose E85.4† H13.8*
– Aneurysma H11.4
– Angiom D18.06
– Argyrose H11.1
– Atrophie, senil H11.8
– Ballonzell-Nävus D31.0
– Blutung H11.3
–– beim Neugeborenen P54.8
– Chemosis H11.4
– Degeneration H11.1
– Dehiszenz, Naht T81.3
– Dermoid D31.0
– Einlagerung H11.1
– Ekchymose H11.3
– Emphysem H11.8
– Entzündung H10.9
–– akut H10.3
–– allergisch H10.1
–– bakteriell H10.8
–– chronisch H10.4
–– durch Virus B30.9† H13.1*
–– eitrig H10.0
–– gonorrhoisch A54.3† H13.1*
– Erythema multiforme L51.1† H13.8*
– Erythroplasie D09.2
– Fehlbildung, kongenital Q15.8
– Fibrom D31.0
– Fremdkörper T15.1
–– oberflächlich T15.1
–– subtarsal T15.1
–– tief T15.1
– Fremdkörpergranulom H10.4 ►

K

Konjunktiva *(Forts.)*
- Geschwür H10.8
- Granulom H10.4
- Hämangiom D18.06
- HIV, Mikroangiopathie-Syndrom B23.8 M31.1
- Hyperämie H11.4
- Hypertrophie, lymphoid H11.8
- Hyposphagma H11.3
- Ikterus R17.0
- Induration H11.1
- Infiltration, reaktiv, lymphoid H11.8
- Kalzifikation H11.1
- Kaposi-Sarkom C46.7
- Karzinom, Plattenepithel C69.0
- Katarrh H10.9
- Konkrement H11.1
- Krankheit H11.9
-- Gefäß H11.4
-- viral B30.9† H13.1*
- Lyell-Syndrom L51.20
- Lymphangiektasie H11.8
- Lymphom C85.9
- Melanom, maligne C69.0
- Melanoma in situ D03.8
- Melanose H11.1
-- kongenital Q13.8
- Nävus D31.0
- Narbe H11.2
- Neurofibrom D31.6
- Ödem H11.4
- Ota-Nävus D31.0
- Papillom D31.0
- Pigmentierung H11.1
- Prellung S05.0
-- mit Fremdkörper, Konjunktivalsack T15.1
- Pterygium H11.0
- Reizung H11.9
- Retentionszyste H11.4
- Schädigung H11.9
- Schanker A51.2† H13.1*
- Schrumpfung H11.8
- Stein H11.1
- Trauma, und Trauma, Kornea S05.0
- Tuberkulose A18.5† H13.1*
- Tumor
-- benigne D31.0
-- Dignität, unbekannt D48.7
-- maligne C69.0
- Übersplitterung, mit Fremdkörper T15.1
- Ulkus H10.8
- Veränderung, vaskulär H11.4
- Verätzung T26.6
- Verbrennung T26.1
- Verhärtung H11.1
- Verletzung
-- bei Geburt P15.3
-- oberflächlich S05.0
--- mit Fremdkörper T15.1
- Wunde S05.0
- Xanthom E75.5† H13.8* ►

Konjunktiva *(Forts.)*
- Xerose H11.1
- Zyanose H11.4
- Zyste H11.4

Konjunktival
- Thrombose H11.4
- Zyste, Augenwinkel H11.4

Konjunktivalsack, Fremdkörper T15.1
- bei Prellung, Konjunktiva T15.1

Konjunktivisch-urethrisch, Syndrom, synovial [Reiter-Syndrom] M02.39

Konjunktivitis H10.9
- abakteriell H10.8
- akut H10.3
- allergisch H10.1
-- akut H10.1
- Apollo- B30.3† H13.1*
- atopisch, akut H10.1
- Bade- B30.1† H13.1*
- bakteriell H10.8
- bei
-- Herpes zoster B02.3† H13.1*
-- Heuschnupfen H10.1
-- Keratitis superficialis H16.2
-- Krankheit, parasitär a.n.k. B89† H13.1*
-- Reiter-Syndrom M02.39
-- Rosazea L71.9† H13.2*
-- Verblitzung H16.2
- beim Neugeborenen P39.1
- Blepharo-, bei Rosazea L71.8† H13.2*
- chemisch, nicht medikamentös H10.8
- chronisch H10.4
-- akuter Schub H10.4
- diphtherisch A36.8† H13.1*
- durch
-- Adenovirus B30.1† H13.1*
-- Akanthamöben B60.1† H13.1*
-- Chlamydien A74.0† H13.1*
--- beim Neugeborenen P39.1
-- Coxsackievirus A24 B30.3† H13.1*
-- Einflüsse, chemisch-physikalisch H10.2
-- Enterovirus Typ 70 B30.3† H13.1*
-- Fremdkörpereinwirkung T15.1
-- Gonokokken A54.3† H13.1*
-- Herpes-simplex-Virus B00.5† H13.1*
-- Meningokokken A39.8† H13.1*
-- Newcastle-disease-Virus B30.8† H13.1*
-- Pneumokokken H10.8 B95.3!
-- Staphylococcus aureus, chronisch H10.4
-- Staub H10.2
-- Tularämie A21.1† H13.1*
-- Virus B30.9† H13.1*
- Einschluss- A74.0† H13.1*
- Einschlusskörperchen A74.0† H13.1*
- eitrig H10.0
- gigantopapillär H10.8
- gonorrhoisch, beim Neugeborenen A54.3† H13.1*
- hämorrhagisch B30.3† H13.1*
-- akut B30.3† H13.1* ►

Konjunktivitis H10.9 *(Forts.)*
– hämorrhagisch B30.3† H13.1* *(Forts.)*
–– durch Enterovirus Typ 70 B30.3† H13.1*
–– epidemisch B30.3† H13.1*
– herpetisch B02.3† H13.1*
– hyperergisch H10.1
– infektiös a.n.k. H10.8
– Kerato- H16.2
–– bei Masern B05.8† H19.2*
– Koch-Weeks- H10.0
– lignös H10.4
– mechanisch H10.8
– medikamentös H10.8
– mit Keratitis, oberflächlich H16.2
– Morax-Axenfeld- H10.2
– mukopurulent H10.0
– Parinaud- H10.8
– Pharyngo-, viral B30.2† H13.1*
– pyogen H10.8
– rezidivierend H10.4
– Rhino-, saisonal H10.8
– Riesenpapillen- H10.8
– Schwimmbad- B30.1† H13.1*
– serös H10.8
– Sklero- H15.0
– spätsyphilitisch A52.7† H13.1*
– tuberkulös A18.5† H13.1*
– viral, epidemisch B30.9† H13.1*
Konkordanz, atrioventrikulär, bei Diskordanz, ventrikuloarteriell Q20.3
Konkrement
– Appendix K38.1
– Gallenblase K80.20
– Gallengang K80.50
– Harnblase N21.0
– Kolik R10.4
– Konjunktiva H11.1
– Lebergang K80.50
– Niere N20.0
– Nierenbecken N20.0
– Nierenkelch N20.0
– Prostata N42.0
– Samenblase N50.8
– Tonsille J35.8
– Ureter N20.1
– Urethra N21.1
Konnatal – s.a. hereditär oder s.a. jeweilige Krankheit, angeboren (kongenital)
Konodysplasie, kraniofazial Q87.5
Konsanguinität
– Beratung Z71
– in der Familienanamnese Z84.3
Konsekutiv
– Esotropie H50.0
– Exotropie H50.1
Konservierungsmittel
– Allergie L23.5
– Überempfindlichkeit T78.1
Konservierungsstoff
– Dermatitis, toxisch a.n.k. L24.5
– Kontaktdermatitis, allergisch L23.5

Konstitutionell
– Anämie
–– aplastisch D61.0
–– hämolytisch D58.0
– Dysfunktion, Leber K76.8
– Fettsucht E66.89
– Frühreife, sexuell E30.1
– Hochwuchs E34.4
– Hyperbilirubinämie E80.6
– Hypotonie I95.9
– Ikterus
–– hämolytisch D58.0
–– nichthämolytisch, mit Hepatose, lipochrom E80.6
– Mangel, Prokonvertin D68.23
– Minderwuchs E34.3
– Panhämozytopenie D61.0
– Panmyelopathie D61.0
– Panmyelophthise D61.0
– Psychopathie F60.9
– Status lymphaticus R59.1
– Thrombopathie D68.00
– Thrombopenie D69.41
– Verzögerung, Pubertät E30.0
Konstriktion
– Asphyxie T71
– Bronchus J98.0
– Darm K56.6
– Duodenum K31.5
– Gallenblase K82.0
– Gehörgang H61.3
– Gesichtsfeld
–– funktionell H53.4
–– peripher H53.4
– Larynx J38.6
–– kongenital Q31.8
–– subglottisch, kongenital Q31.1
– Meningenband, anomal, angeboren Q07.8
– mit Erstickung T71
– Ösophagus K22.2
– Präputium, erworben N47
– Pylorus
–– angeboren Q40.0
–– im Säuglingsalter Q40.0
– Ureter N13.5
–– mit Infektion N13.67
– Urethra, spastisch N39.88
– Uterus, Komplikation, Entbindung O62.4
Konstriktiv
– Kardiomyopathie I42.9
– Perikarditis, chronisch I31.1
Konsultation
– ohne Beschwerden Z71
– wegen Bescheinigung, Verwaltungszweck Z02
– zur Befunderläuterung Z71
Konsum
– Alkohol, Mutter, mit Schädigung, Fetus/Neugeborenes P04.3
– Alkohol a.n.k. Z72.0
– intravenös
–– Heroin U69.30! *[nur Zusatzkode!]* ►

K

Konsum *(Forts.)*
~ intravenös *(Forts.)*
-- Stimulanzien, sonstig, außer Koffein U69.35! *[nur Zusatzkode!]*
-- Stoffe, (Meth-)Amphetamin-haltig U69.33! *[nur Zusatzkode!]*
-- Substanzen, psychotrop, sonstige U69.32! *[nur Zusatzkode!]*
- nichtintravenös
-- Heroin U69.31! *[nur Zusatzkode!]*
-- Stimulanzien, sonstig, außer Koffein U69.36! *[nur Zusatzkode!]*
-- Stoffe, (Meth-)Amphetamin-haltig U69.34! *[nur Zusatzkode!]*
- Nikotin a.n.k. Z72.0
- Tabak a.n.k. Z72.0
Konsumstörung
- Gabapentin F13.1
- Pregabalin F13.1
Kontakt
- mit
-- AIDS-Virus Z20.6
-- Akariose Z20.7
-- Chemikalie, Erythem L25.3
-- Cholera Z20.0
-- Darmbakterien, infektiös Z20.0
-- Geschlechtskrankheit Z20.2
-- Gonokokken Z20.2
-- Gonorrhoe Z20.2
-- HIV Z20.6
-- Krankheit
--- Darm, infektiös Z20.0
--- parasitär Z20.7
--- übertragbar Z20.9
-- Masern Z20.8
-- Pocken Z20.8
-- Poliomyelitis Z20.8
-- Qualle, Wirkung, toxisch T63.6
-- Röteln Z20.4
-- Schalentier, Wirkung, toxisch T63.6
-- Seeanemone, Wirkung, toxisch T63.6
-- Seestern, Wirkung, toxisch T63.6
-- Syphilis Z20.2
-- Tollwut Z20.3
-- Virushepatitis Z20.5
-- Viruskrankheit a.n.k. Z20.8
-- Windpocken Z20.8
- Störung, beim Kind F93.2
Kontaktallergie L23.9
Kontaktblutung, postkoital N93.0
Kontaktdermatitis L25.9
- allergisch L23.9
-- durch
--- Ambrosiagewächs L23.7
--- Arzneimittel L23.3
--- Azeton L24.2
--- Bichromat L23.0
--- Brennnessel L23.7
--- Chrom L23.0
--- Farbstoff L23.4
--- Fisch L23.6 ►

Kontaktdermatitis L25.9 *(Forts.)*
~ allergisch L23.9 *(Forts.)*
~~ durch *(Forts.)*
--- Fleisch L23.6
--- Gemüse L23.6
--- Giftefeu L23.7
--- Gifteiche L23.7
--- Giftsumach L23.7
--- Gräser L23.7
--- Gummi L23.5
--- Hautkontakt, mit Nahrungsmitteln L23.6
--- Heftpflaster L23.1
--- Insektizid L23.5
--- Jakobskreuzkraut L23.7
--- Katharidenpflaster L23.1
--- Klebstoff L23.1
--- Kölnisch Wasser L23.2
--- Konservierungsstoff L23.5
--- Kosmetika L23.2
--- Kunststoff L23.5
--- Mehl L23.6
--- Metalle L23.0
--- Milch L23.6
--- Nickel L23.0
--- Nylon L23.5
--- Obst L23.6
--- Pelz L23.8
--- Plastik L23.5
--- Primel L23.7
--- Produkt, chemisch L23.5
--- Schlüsselblume L23.7
--- Zement L23.5
--- Zugpflaster L23.1
- Augenlid H01.1
- berufsbedingt L25.9
- durch
-- Arzneimittel L25.1
-- Bestrahlung L59.8
-- Chemikalie L25.3
-- Detergenzien L24.0
-- Farbstoff L25.2
-- Fett L24.1
-- Fisch L25.4
-- Fleisch L25.4
-- Gemüse L25.4
-- Haarfärbemittel L25.0
-- Insektizid L25.3
-- Kosmetika L25.0
-- Lösung, organisch L24.2
-- Mehl L25.4
-- Milch L25.4
-- Nahrungsmittel L25.4
-- Obst L25.4
-- Öl a.n.k. L24.1
-- Pflanzen L25.5
-- Reizstoff L24.9
-- Schmiermittel a.n.k. L24.1
-- Spülmittel L24.0
-- Terpentin L25.3
-- Waschmittel L24.0
-- Zement L25.3 ►

Kontaktdermatitis L25.9 *(Forts.)*
– irritativ L25.9
– nichtallergisch L24.9
– phototoxisch L56.2
– toxisch L24.9
–– berufsbedingt L24.9
–– durch
––– Ätzmittel L24.5
––– Alkali L24.5
––– Alkohol L24.2
––– Benzin L24.2
––– Chlorverbindung L24.2
––– Cyclohexan L24.2
––– Ester L24.2
––– Farbstoff L24.8
––– Fisch L24.6
––– Fleisch L24.6
––– Gemüse L24.6
––– Glykol L24.2
––– Hautkontakt, mit Arzneimittel L24.4
––– Insektizid L24.5
––– Keton L24.2
––– Kohlenwasserstoff L24.2
––– Kosmetika L24.3
––– Lauge L24.5
––– Lösungsmittel L24.2
––– Milch L24.6
––– Nahrungsmittel L24.6
––– Obst L24.6
––– Petroleumprodukt L24.2
––– Säure L24.5
––– Schwefelkohlenstoff L24.2
––– Tetrachloräthylen L24.2
––– Toluol L24.2
Kontaktekzem, durch Lösungsmittel, organisch L24.2
Kontaktexanthem, allergisch, durch Arzneimittel L23.3
Kontaktinfektion, bakteriell A49.9
Kontaktlinsen
– Anpassung Z46.0
– Intoleranz H18.8
– Unverträglichkeit H18.8
– Versorgung mit Z46.0
– weich, mit Vaskularisation, Hornhaut H16.4
Kontaktotitis H60.5
Kontaktsensibilisierung, allergisch L23.9
Kontakturtikaria L50.6
Kontinenzschwäche R32
– Blase R32
Kontinuations-Syndrom, Vena azygos- Q26.8
Kontinuierlich, Gastrosukkorrhoe K31.88
Kontinuitätsunterbrechung, Gehörknöchelchenkette H74.2
Konträr, Sexualempfinden F66.9
Kontrahiert, Harnblase N32.8
Kontrakt
– Abflachung, Fuß Q66.5
– Plattfuß Q66.5
– Senkfuß Q66.5
Kontraktion
– Augenmuskel, paralytisch H49.9
– frustran O47.9
–– vor 37 vollendeten Schwangerschaftswochen O47.0
–– ab 37 vollendeten Schwangerschaftswochen O47.1
–– mit Wehenschmerzen O47.9
– Gesichtsfeld H53.4
– hysterisch F44.4
– Magen, sanduhrförmig K31.88
– Muskel, psychogen, Konversionsreaktion F44.4
– Sanduhr-, Uterus O62.4
–– Komplikation, Entbindung O62.4
– Uterus
–– abnorm O62.9
–– hyperton O62.4
–– hypoton a.n.k. O72.1
––– als Entbindungskomplikation O62.2
–– klonisch O62.4
–– tetanisch O62.4
– Wehen-, gering O62.2
Kontraktionsring
– Bandl- O62.4
– Komplikation, Entbindung O62.4
– mit Schädigung, Fetus/Neugeborenes P03.6
Kontraktur
– Achillessehne M67.0
–– kongenital Q66.8
– Adduktoren M24.59
– Amputationsstumpf T87.6
– Augenlid H02.5
– Augenmuskel H50.8
– Band M24.29
–– kongenital Q79.8
– Becken
–– erworben M95.5
–– Hindernis, Geburt, mit Missverhältnis, fetopelvin O65.1
–– mit Missverhältnis, fetopelvin, mit Schädigung, Fetus/Neugeborenes P03.1
– Beckenausgang, mit Missverhältnis, fetopelvin O33.3
– Beckeneingang, mit Missverhältnis, fetopelvin O33.2
– Beckenmitte, mit Missverhältnis, fetopelvin O33.3
– bei Narbe, Muskel M62.49
– Beuge-
–– Hüftgelenk M24.55
–– Kniegelenk M24.56
– Bronchus J98.0
– Cervix uteri N88.2
– Darm K56.6
– Ductus choledochus K83.8
– Ductus cysticus K82.8
– Ductus hepaticus K83.8
– Dupuytren- M72.0
– Fascia lata M62.85
– Faszie M62.89 ►

Kontraktur *(Forts.)*
– Finger a.n.k. M20.0
–– kongenital Q68.1
– Fingergelenk M24.54
– Flexions-, Amputationsstumpf T87.6
– Gallenblase K82.8
– Gallengang K83.8
– Gelenk M24.59
–– bei Verkürzung, Sehne M24.59
––– kongenital Q66.8
–– paralytisch M24.59
– Harnblase N32.8
– Hüfte M24.55
– Hüftgelenk, kongenital Q65.8
– kongenital, multipel Q74.3
– Ledderhose- M72.2
– Magen K31.88
–– psychogen F45.31
– mit Dysplasie, ektodermal, und Lippen-Kiefer-Gaumenspalte Q87.8
– Musculus sternocleidomastoideus Q68.0
– Muskel M62.49
–– ischämisch T79.60
–– paralytisch M62.49
–– postinfektiös a.n.k. M62.49
–– postural a.n.k. M62.49
– Muttermund N88.2
–– innerer N88.2
– Narbe L90.5
– Niere
–– granulär N26
–– hydronephrotisch N13.3
––– mit Infektion N13.65
–– kongenital Q63.8
–– pyelonephritisch N11.9
–– sekundär N26
–– tuberkulös A18.1† N29.1*
– Öffnung, ureterovesikal, postinfektiös N13.5
– Ostium ureteris
–– mit Infektion N13.67
–– postinfektiös N13.5
– Palmaraponeurose M72.0
– Palmarfaszie M72.0
– Plantarfaszie M72.2
– progressiv, mit Schwäche, Muskel, Gliedergürtel, und Dystrophie, Muskel, mit Beginn im Kindesalter G71.0
– Prostata N42.8
– Pylorus a.n.k. K31.3
– ringförmig, Komplikation, Entbindung O62.4
– Sanduhr-
–– Gallenblase, kongenital Q44.1
–– Harnblase, kongenital Q64.7
–– Magen
––– kongenital Q40.2
––– psychogen F45.31
–– Uterus, mit Schädigung, Fetus/Neugeborenes P03.6
– Sehne M67.19
– Sternocleidomastoideus, angeboren Q68.0
– Urethra N35.9 ►

Kontraktur *(Forts.)*
– uterin, abnorm, Komplikation, Entbindung O62.9
– Uterus N85.8
–– unzulänglich
––– primär O62.0
––– sekundär O62.1
–– verlängert, während Wehen O62.4
– Vagina N89.5
– Volkmann- T79.60
– Wirbelsäule M43.99
– Zehe M20.5
Kontraktural, Arachnodaktylie, kongenital Q68.8
Kontrastmittel
– Allergie T88.7
– jodhaltig, Allergie T88.7
– Überempfindlichkeit T88.7
Kontrazeption Z30.9
– alternativ Z30.8
– Beratung Z30.0
– hormonell Z30.4
– in der Eigenanamnese Z92.8
– mit Einsetzen, Pessar, intrauterin Z30.1
– oral Z30.4
Kontrazeptionseinlage, intrauterin, mit
– Komplikation T83.9
– Perforation, Uterus T83.3
Kontrazeptivum
– Erstverordnung Z30.0
– oral, Vergiftung T38.4
– Wiedereinlage Z30.5
– Wiederverordnung Z30.4
Kontrolle
– Batterie, Herzschrittmacher Z45.00
– Diät- Z71
– Entwicklungsstand
–– aufgrund Wachstumsschub, in der Kindheit Z00.2
–– Kind Z00.1
–– Kleinkind Z00.1
– Fixierungsvorrichtung
–– äußere Z47.8
–– innere Z47.0
– Gipsverband Z47.8
– Herzschrittmacher Z45.00
– Intrauterinpessar Z30.5
– Kirschner-Draht Z47.0
– ohne Notwendigkeit, weiterer medizinischer Betreuung Z04.9
– postoperativ Z09.0
– Schiene, äußere Z47.8
– Verband, und Naht, nach chirurgischem Eingriff Z48.0
– Verdachtsbefund Z03.9
Kontrolluntersuchung, bei
– Anwendung, Ovulationshemmer Z30.4
– Kontrazeption Z30.9
–– medikamentös Z30.4

Kontusion – s.a. Contusio oder s.a. Prellung T14.05
– Epiglottis S10.0
– Gehirn S06.21
– Hirnrinde S06.31
– Hüfte S70.0
– intrakraniell S06.8
– Kleinhirn S06.8
–– umschrieben S06.32
– Lunge S27.31
– mit Kompression, Gehirn S06.28
– Rückenmark, lumbal, mit Ödem S34.0
– umschrieben, mit Kompression, Gehirn S06.31
Kontusionsblutung, zerebral S06.8
Kontusionskatarakt H26.1
Kontusionsrosette, Linse H26.1
Konus Q14.8
– kongenital Q14.8
– Myopie H44.2
– Papillen- H47.3
Konvergenz, übermäßig, mit Esophorie H51.1
Konvergenzexzess H51.1
– bei
–– Esotropie H50.0
–– Exotropie H50.1
– nichtakkommodativ H50.0
Konvergenzlähmung H51.1
Konvergenzschwäche H51.1
– Auge H51.1
Konvergenzstörung H51.1
– supranukleär H51.1
Konversionsstörung F44.9
– gemischt F44.7
– mit
–– Hysterie F44.9
–– Neurose F44.9
– reaktiv F44.9
Konvertase-1, Prohormon-, Mangel, mit Adipositas E66.89
Konvexitätsmeningitis G03.9
Konvolut, Tuba uterina, persistierend Q50.6
Konvulsion, und Choreoathetose, infantil G40.4
Konvulsionen R56.8
– apoplektiform, bei Ischämie, zerebral I67.88
– bei
–– Eklampsie O15.9
–– Fieber R56.0
–– Tetanus A35
– beim Neugeborenen P90
– benigne, neonatal G40.3
– epileptiform R56.8
– epileptisch G40.9
– generalisiert R56.8
– hysterisch F44.5
– idiopathisch R56.8
– infantil R56.8
– Jackson- G40.1
– myoklonisch G40.3
– paretisch, bei Syphilis A52.1
– psychomotorisch G40.2
– Reflex- R25.8 ►

Konvulsionen R56.8 *(Forts.)*
– urämisch N19
Konvulsionstetanie R29.0
Konvulsiv
– Äquivalent, abdominal G40.8
– Epilepsia major G40.3
Konvulsiv-idiopathisch, Status G41.0
Konzentration
– Schwäche, Menopause N95.1
– Störung, klimakterisch N95.1
Konzentrationsstarre (Harn) N19
Konzentrationsvermögen, reduziert F98.80
Konzentrisch
– Demyelinisation G37.5
– Dystrophie, Makula
–– anulär, benigne H35.5
–– benigne H31.2
– Einengung, Gesichtsfeld H53.4
– Linksherzhypertrophie I51.7
– Sklerose G37.5
–– Baló- G37.5
Konzeption Z32
Konzeptionsprodukt
– abnorm O02.9
– Retention, nach Entbindung O72.2
–– ohne Blutung O73.1
Konzeptionsverhütung Z30.9
Koolen-De-Vries-Syndrom Q93.5
Koordination
– motorisch, Störung, Entwicklung F82.9
– Störung R27.8
–– Augenmuskel a.n.k. H50.9
–– entwicklungsbedingt F82.9
–– Körperhaltung R29.3
–– Labyrinth H83.2
–– visuomotorisch R27.8
–– zentral R27.8
Kopf
– Abnormität, bei bildgebender Diagnostik R93.0
– Abriss, vollständig S18
– Anomalie Q75.9
– behaart
–– Psoriasis L40.8
–– Verletzung, oberflächlich S00.00
–– Wunde, offen S01.0
– Bewegung, abnorm R25.0
– Deformität
–– angeboren Q75.8
–– erworben M95.2
– Dekubitus L89.90
–– Stadium
––– 1 L89.00
––– 2 L89.10
––– 3 L89.20
––– 4 L89.30
– Dislokation, multipel S03.5
– Einstellung, hoch, Fetus O32.8
– Eintritt, fehlend
–– Betreuung, Schwangere O32.4
–– in Beckeneingang, Hindernis, Geburt O64.8 ►

K

Kopf *(Forts.)*
– Ekzem L30.9
–– seborrhoid L21.0
– Erfrierung T35.2
–– Folgen T95.0
–– mit Nekrose, Gewebe T34.0
–– oberflächlich T33.0
– Erysipel A46
– Flechte B35.0
– Fraktur, multipel S02.7
– Furunkel L02.8
– Gneis L21.0
– Grind B35.0
– Grippe [Influenza] J11.8† G05.1*
– Hochstand, einseitig, bei Periarthropathia humeroscapularis M75.0
– Infektion, durch Pilz B35.0
– Karbunkel L02.8
– kindlich
–– Nichteinstellen, Hindernis, Geburt O64.8
–– Verformung, während Geburt P13.1
– Lipom D17.0
– Luxation S03.3
– Lymphadenitis, akut L04.0
– Lymphödem
–– hereditär, Stadium
––– I Q82.03
––– II Q82.04
––– III Q82.05
–– Stadium
––– I I89.03
––– II I89.04
––– III I89.05
– Metastase, Lymphknoten C77.0
– Mykose B35.0
– Nekrose, Haut und Unterhaut, a.n.k. R02.00
– Nichteintreten, beim Termin
–– Betreuung, Schwangere O32.4
–– mit Schnittentbindung O32.4
– Phlegmone a.n.k. L03.8
– Platzwunde S01.9
– Prellung S00.95
–– Folgen T90.0
– Schmerzen R51
–– allergisch G44.8
–– bei CVI [Zerebrovaskuläre Insuffizienz] I67.88
–– chronisch R51
–– durch
––– Einwirkung, Arzneimittel G44.4
––– Histamin G44.0
–– emotional F45.40
–– Genese, unklar R51
–– halbseitig, im Sinne von Migräne G43.9
–– klimakterisch N95.1
–– Kombinations- R51
–– Migräne G43.9
–– nach
––– Liquorverlust, durch Punktion G97.1
––– Spinal- oder Periduralanästhesie T88.5
–––– bei Entbindung O74.5 ►

Kopf *(Forts.)*
~ Schmerzen R51 *(Forts.)*
~~ nach *(Forts.)*
~~~ Spinal- oder Periduralanästhesie T88.5 *(Forts.)*
–––– in der Schwangerschaft O29.4
––– Spinal- oder Periduralanästhesie im Wochenbett O89.4
––– Spinal- und Epiduralanästhesie T88.5
–– nervös F45.40
–– nichtorganischer Ursprung F45.40
–– posttraumatisch G44.3
––– chronisch G44.3
–– psychogen F45.40
–– schlafgebunden G44.8
–– unspezifisch R51
–– vaskulär G44.1
–– vasomotorisch G44.1
–– vertebragen M54.2
–– zervikogen M54.2
– Schürfwunde S00.91
– Schuppen L21.0
– Seborrhoe L21.0
– Teil
–– Dislokation a.n.k. S03.3
–– Fehlen, erworben Z90.0
– Trauma S09.9
– Tumor, Knochen, benigne D16.41
– und
–– Becken, Missverhältnis O33.9
–– Hals
––– Dislokation, multipel T03.0
––– Distorsion T03.0
––– Fraktur, multipel T02.00
––– Narbengewebe, Revision Z42.0
––– Operation, rekonstruktiv Z42.0
––– Quetschung T04.0
––– Wunde, offen, mehrere T01.0
–– Nacken, Haut, Schwellung, umschrieben R22.0
– Verätzung T20.4
–– 1. Grades T20.5
–– 2. Grades T20.60
–– 3. Grades T20.7
–– Folgen T95.0
–– Grad
––– 2a T20.60
––– 2b T20.61
– Verbrennung T20.0
–– 1. Grades T20.1
–– 2. Grades T20.20
–– 3. Grades T20.3
–– Folgen T95.0
–– Grad
––– 2a T20.20
––– 2b T20.21
– Verletzung S09.9
–– Blutgefäß S09.0
––– Folgen T90.8
–– Folgen T90.9
–– multipel S09.7 ►
~~~

Kopf *(Forts.)*
~ Verletzung S09.9 *(Forts.)*
-- Muskel S09.1
--- Folgen T90.8
-- oberflächlich S00.90
--- Folgen T90.0
--- multipel S00.7
-- offen S01.9
-- Sehne S09.1
--- Folgen T90.8
-- Weichteile, groß S01.9
- Wunde, offen S01.9
-- Folgen T90.1
-- mit Verbindung zu einer intrakraniellen Verletzung S01.83! *[nur Zusatzkode!]*
-- multipel S01.7
- Zerquetschung S07.9
-- Folgen T90.8
- Zwangshaltung
-- bei Nystagmus H55
--- kongenital H55
-- wechselnd, bei Nystagmus H55
--- kongenital H55
Kopf-Armvene, Fehlen Q26.8
Kopfdruck R51
Kopfgelenk, Blockierung M99.80
Kopfhaut
- Abszess L02.8
- Angiosarkom C44.4
- Basaliom C44.4
- behaart
-- Abriss S08.0
-- Geburtsverletzung P12.9
--- durch
---- Elektrode P12.4
---- Kopfschwartenklammer P12.4
---- Probeinzision P12.4
-- Hinterhauptgegend, Verletzung S09.9
-- Karzinom C44.4
-- Melanom, maligne C43.4
-- Melanoma in situ D03.4
-- Prellung S00.05
--- durch Geburtsverletzung P12.3
-- Quetschwunde, durch Geburtsverletzung P12.3
-- Verätzung T20.4
-- Verbrennung T20.0
-- Verletzung S09.9
--- Fetus/Neugeborenes P12.9
-- Zerquetschung S07.8
- Dermatophytose [Dermatophytie] B35.0
- Dermatose, erosiv, pustulös L30.8
- Ekzem, atopisch L20.8
- Furunkel L02.8
- Infektion, durch Pilz B35.0
- Karbunkel L02.8
- Melanom, maligne C43.4
- Nävus D22.4
- Phlegmone L03.8
- Psoriasis L40.8 ►

Kopfhaut *(Forts.)*
- Raumforderung R22.0
-- umschrieben R22.0
- Spinaliom C44.4
- Tinea B35.0
Kopfläuse, Befall B85.0
Kopfnickerhämatom Q68.0
- angeboren Q68.0
Kopfrose A46
Kopfschlagader, Verletzung S15.00
Kopfschmerzen
- Cluster- G44.0
-- chronisch G44.0
-- episodisch G44.0
- Horton- G44.0
- Spannungs- G44.2
-- chronisch G44.2
-- episodisch G44.2
-- migränoid G44.2
-- muskelbedingt G44.2
-- nervös G44.2
Kopfschussverletzung S09.7
Kopfschwarte
- Blutung S00.05
- Carcinoma in situ D04.4
- Furunkel L02.8
- Verletzung, durch Geburt P12.8
Kopftetanus A35
Koplik-Flecken B05.9
Koprolagnie F65.8
Koprolith K56.4
- Appendix K38.1
Koproporphyrie, hereditär E80.2
Koprostase K56.4
- Appendix K38.1
Korakohumeral, Distorsion S43.4
Korakoklavikular, Distorsion S43.7
Korallenstein N20.0
Koralliform, Katarakt Q12.0
Korbblütler
- Allergie T78.4
- Überempfindlichkeit T78.4
Korbhenkelriss S83.2
- akut S83.2
- Außenmeniskus S83.2
-- akut S83.2
- Innenmeniskus S83.2
-- akut S83.2
- Meniskus
-- alt M23.29
-- Knie S83.2
- Semilunarknorpel S83.2
Korektopie Q13.2
Korium, Karzinom C44.9
Kork, Staublunge J67.30
Korkarbeiterkrankheit J67.30
Korkenzieherösophagus K22.4
Korn-Krätze B88.0
Kornea
- Ablagerung H18.0
- Abszess H16.3 ►

K

Kornea *(Forts.)*
– Adhäsion H17.9
– Anästhesie H18.8
– Anomalie, Form Q13.4
– Arcus senilis H18.4
– Chalkose H18.0
– Deformität
–– angeboren Q13.4
–– erworben H18.7
– Degeneration H18.4
–– familiär H18.5
–– hyalin H18.4
–– senil H18.4
– Ektasie H18.7
– Entzündung H16.9
– Erosion
–– nichttraumatisch H16.0
–– rekurrent H18.8
–– traumatisch S05.0
– Facette H18.4
– Fremdkörper T15.0
– Gangrän H18.8
– Gerontoxon H18.4
– Hudson-Linie H18.0
– Hypästhesie H18.8
– Hypoästhesie H18.8
– Infiltration H18.2
– Inkrustation, durch Fremdkörper T15.0
– Keloid H17.8
– konisch H18.6
– Kontur, irregulär H18.7
– Krankheit H18.9
– Megalo- Q15.8
–– mit
––– Glaukom Q15.0
––– Sphärophakie, und Glaukom, sekundär Q15.8
– Melanose
–– kongenital Q13.4
–– pränatal Q13.4
–– präsenil H18.0
–– senil H18.0
– Narbe H17.9
–– tuberkulös A18.5† H19.8*
–– xerophthalmisch H17.8
––– bei Mangel, Vitamin A E50.6† H19.8*
– Nekrose H18.8
– Neoplasma D48.7
– Neovaskularisation H16.4
– Ödem a.n.k. H18.2
– Pannus H16.4
– Perforation, durch Ulzeration H16.0
– Prellung S05.1
–– durch Fremdkörper T15.0
– Ringdermoid D31.1
– Rostring H18.0 T90.4
– Sämisch-Geschwür H16.0
– Sklerose H17.8
– Spätsyphilis A52.7† H19.2*
– Spender Z52.5
– Stähli-Pigmentlinie H18.0 ►

Kornea *(Forts.)*
– Trauma, und Trauma, Konjunktiva S05.0
– Tuberkulose A18.5† H19.2*
– Ulkus, tuberkulös A18.5† H19.2*
– Undurchsichtigkeit H17.9
–– degenerativ H18.4
–– hereditär H18.5
–– kongenital Q13.3
–– zentral a.n.k. H17.1
– Verätzung T26.6
– Verbrennung T26.1
– Verletzung S05.8
–– durch Abrasion S05.0
–– oberflächlich S05.0
––– mit Fremdkörper T15.0
– Wunde, offen S05.8
– Zyste H18.8
Korneal, Dermoid, X-chromosomal D31.1
Kornealring, Kayser-Fleischer- a.n.k. H18.0
Kornzweig-Syndrom, Bassen- E78.6
Koro F48.8
Koronar
– Aneurysma
–– rupturiert I21.9
–– syphilitisch A52.0† I52.0*
– Arteriitis I25.8
–– rheumatisch
––– akut I01.8
––– chronisch I09.8
–– syphilitisch A52.0† I52.0*
– Atheromatose I25.19
– Atherosklerose I25.19
– Drei-Gefäß-Erkrankung I25.13
– Durchblutungsstörung I25.9
– Ein-Gefäß-Erkrankung I25.11
– Erkrankung I25.19
–– Gefäß I25.19
– Fistel I25.4
–– arteriovenös
––– angeboren Q24.5
––– erworben I25.4
– Gerinnsel I21.9
– Infarkt I21.9
– Insuffizienz I24.8
–– akut I24.8
–– chronisch I25.8
–– Herz I24.8
– Insult I21.9
– Ischämie I25.9
– Krankheit, Herz I25.19
–– akut I24.9
–– chronisch I25.19
–– mit
––– Aneurysma, Ventrikel I25.3
––– Funktion, linksventrikulär, eingeschränkt I25.19
– Mangeldurchblutung I24.8
– Mehrgefäßerkrankung I25.19
– Schaden, akut I24.9
– Slow-Flow-Syndrom I20.8
– Zwei-Gefäß-Erkrankung I25.12 ►

Koronar *(Forts.)*
– Zwei- bis Drei-Gefäß-Erkrankung I25.13
– Vier-Gefäß-Erkrankung I25.14
Koronararterie
– Agenesie Q24.5
– akzessorisch Q24.5
– Aneurysma I25.4
–– angeboren Q24.5
–– arteriosklerotisch I25.4
–– arteriovenös, erworben I25.4
– Anomalie Q24.5
– Arteriosklerose I25.19
– Atherom I25.19
– Atresie a.n.k. Q24.5
– Bypass, Dysfunktion T82.2
– Deformität
–– angeboren Q24.5
–– erworben I25.8
– Dissektion I25.4
–– rupturiert I21.9
–– spontan, idiopathisch I25.4
– Embolie I21.9
–– ohne nachfolgenden Myokardinfarkt I24.0
– Entzündung I25.8
– Fehlbildung, kongenital Q24.5
– Fehlen Q24.5
– Fistel, angeboren Q24.5
– Hauptstamm, links, Stenose I25.14
– Hypoplasie Q24.5
– Infarkt I21.9
– Insuffizienz I24.8
– Kalzifikation I25.19
– Krampf I20.1
– Krankheit I25.19
–– kongenital Q24.5
– Lageanomalie, kongenital Q24.5
– links, Abgang
–– anomal Q24.5
–– aus Pulmonalarterie Q24.5
– Obstruktion I25.19
– Ossifikation I25.19
– rechts, Abgang, anomal Q24.5
– Ruptur I21.9
– Schädigung I25.9
– Sklerose I25.19
–– bei Syphilis A52.0† I52.0*
–– mittelgradig I25.19
–– stenosierend I25.19
– Spasmus I20.1
– Stenose I25.19
– Striktur I25.19
–– kongenital Q24.5
– Thromboembolie I21.9
– Thrombose I21.9
–– ohne nachfolgenden Myokardinfarkt I24.0
–– syphilitisch A52.0† I52.0*
– Vasospasmus I20.1
– Verengung I25.19
–– syphilitisch a.n.k. A52.0† I52.0*
––– konnatal A50.5† I52.0* ►

Koronararterie *(Forts.)*
– Verlauf
–– aortopulmonal, aberrant Q24.5
–– intramural, aberrant Q24.5
–– intramyokardial, aberrant Q24.5
– Verschluss I21.9
–– ohne nachfolgenden Myokardinfarkt I24.0
Koronararterienbypass, mit Komplikation, mechanisch T82.2
Koronararterientransplantat
– Fehllage T82.2
– Leckage T82.2
– mit Komplikation, mechanisch T82.2
– Obstruktion T82.2
– Perforation T82.2
Koronariitis I25.8
Koronarkreislauf, Abnormität, bei bildgebender Diagnostik R93.1
Koronarnaht, Synostose, nicht-syndromal, einseitig Q67.3
Koronarostien, Anzahl, anomal Q24.5
Koronarostium
– Atresie Q24.5
– Fehllage Q24.5
– Stenose Q24.5
Koronarsinus
– Anomalie, kongenital Q21.1
– Atresie Q21.1
– Defekt Q21.1
– Stenose Q21.1
Koronarsinusrhythmus I49.8
Koronarsyndrom
– akut I24.9
– intermediär I20.0
Koronarvene
– Aneurysma I25.8
– Embolie I21.9
–– ohne nachfolgenden Myokardinfarkt I24.0
– Verschluss, ohne nachfolgenden Myokardinfarkt I24.0
Korpulenz E66.99
Korpus, Skapula, Fraktur S42.11
Korpusgastritis K29.7
Korpuskarzinom, Magen C16.2
Korrespondenz
– Retina, anomal, mit Binokularstörung H53.3
– retinal, Abnormität H53.3
Korrespondierend, Retinapunkte, Abnormität H53.3
Korsakow-Alkoholismus F10.6
Korsakow-Psychose F10.6
– nichtalkoholbedingt F04
Korsett, orthopädisch
– Anpassung Z46.7
– Versorgung mit Z46.7
Korsika-Fieber B54
Kortex
– visuell
–– Blutung H47.6
–– Entzündung H47.6
–– Ischämie H47.6 ►

Kortex *(Forts.)*
~ visuell *(Forts.)*
-- Tumor H47.6
-- Verletzung S04.0
- zerebral
-- Lazeration S06.28
-- Verletzung S06.8
Kortexmotoneuron, Schädigung a.n.k. G93.88
Kortikal
- Anfall, fokal G40.1
- Atrophie G31.9
-- posterior G31.0
- Blindheit H53.8
- Blutung
-- Gehirn I61.1
-- Großhirnhemisphäre, intrazerebral I61.1
-- im Wochenbett O99.4
- Degeneration G31.88
-- alkoholisch G31.2
-- diffus, durch Arteriosklerose I67.2† G32.8*
-- Gehirn, progressiv G31.9
- Demenz, vorwiegend F01.1
- Dysplasie
-- fokal, isoliert, Typ
--- I Q04.8
--- Ia Q04.8
--- Ib Q04.8
--- Ic Q04.8
--- II Q04.8
--- IIa Q04.8
--- IIb Q04.8
-- zerebral Q04.8
- Epilepsie G40.1
- Hyperostose, infantil M89.89
- Myoklonus, familiär G25.3
- Nekrose
-- bei
--- Nephritis N05.8
--- Nephropathie N05.8
-- Niere N17.19
--- akut N17.19
--- Mutter, mit Schädigung, Fetus/Neugeborenes P00.1
- Paralyse, Augenmuskel, konjugiert H51.0
- Sehzentrum, Störung H47.6
- Thrombose I66.9
Kortikoadrenal
- Hypersekretion E24.9
- Insuffizienz E27.4
- Unterfunktion a.n.k. E27.4
Kortikobasal
- Degeneration [CBD] G31.0† F02.0*
- Syndrom G31.0† F02.0*
Kortikosteroid
- Allergie T88.7
- Überempfindlichkeit T88.7
Kortikosteroidinduziert, Glaukom H40.6
Kortikostriatospinal, Degeneration A81.0
Kortikotrop
- Adenom, Hypophyse D35.2
- Mikroadenom, hypophysär D35.2
Kortisol, Hypersekretion E24.9
Kortisolbindend, Globulin
- Abnormität E27.8
- Mangel E27.8
Kortison, Glaukom H40.6
Kortisonreduktase, Mangel, mit Hyperandrogenismus E25.08
Koryza J00
- akut J00
- bei Grippe [Influenza] J11.1
- syphilitisch, konnatal A50.0† J99.8*
Kosaki-Großwuchssyndrom Q87.3
Kosmetika
- Allergie L23.2
- Kontaktdermatitis L25.0
-- allergisch L23.2
-- toxisch L24.3
Kosmetisch
- Auffüllung, Brust Z41.1
- Face-Lifting Z41.1
- Operation, plastisch Z41.1
- Reduzierung, Brust Z41.1
- Transplantation, Haar Z41.1
Kostal, Verletzung a.n.k. S29.9
Kostalregion, Prellung S20.2
Kostmann-Syndrom D70.0
Kosto-Klavikular-Syndrom G54.0
Kostochondral, Verletzung a.n.k. S29.9
Kostochondritis M94.0
Kostochondrose M94.0
Kostovertebral, Dysplasie, und Sprengel-Anomalie, bei Hydrozephalus Q87.8
Kotälchen B78.9
Koterbrechen R11
Kotfistel K63.2
- kongenital Q43.6
Kotgeschwür, Rektum K62.6
Kotig, Peritonitis K65.8
Kotstauung K56.4
Kotstein K56.4
- Appendix K38.1
- eingeklemmt K56.4
Kotverschluss K56.4
- bei Hernie K46.0
Kousseff-Syndrom Q87.8
Koxalgie M25.55
- nichttuberkulös M25.55
- Pseudo- M91.3
- tuberkulös A18.0† M01.15*
Koxarthritis M13.15
Koxarthrose M16.9
- 1. Grades M16.9
- 1. bis 2. Grades M16.9
- 2. Grades M16.9
- 3. Grades M16.9
- aktiviert M16.9
- ankylosierend M16.9
- beidseitig M16.9
- dysplastisch M16.3
-- bilateral M16.2
-- unilateral M16.3 ►

Koxarthrose M16.9 *(Forts.)*
– einseitig M16.9
– initial M16.9
– leicht M16.9
– posttraumatisch M16.5
–– beidseitig M16.4
–– einseitig M16.5
– primär M16.1
–– beidseitig M16.0
–– einseitig M16.1
– Protrusions- M16.7
– schwer M16.9
– sekundär M16.7
–– beidseitig M16.6
–– einseitig M16.7
Koxitis M13.15
– Pseudo- M91.3
– tuberkulös A18.0† M01.15*
Koyanagi-Harada-Syndrom, Vogt- H30.8
Krabbe-Angiomatose, Sturge-Weber- Q85.8
Krabbe-Krankheit
– Beginn im Erwachsenenalter E75.2
– infantile Form E75.2
– juvenile Form E75.2
Krabbe-Syndrom E75.2
Krabbe-III-Syndrom Q85.8
Krabbenframbösie A66.1
Kräfteverfall R53
Krämpfe-Skoliose-Makrozephalie-Syndrom Q87.8
Krätze B86
– Bäcker- L25.4
– Borken- B86
– Ernte- B88.0
– Geflügelzüchter- B88.0
– Getreide- B88.0
– Korn- B88.0
– Krämer- B88.0
– norwegisch B86
– Öl- L24.1
–– durch Kontakt L24.1
–– toxisch L24.1
– Stroh- B88.0
– Zement- L25.3
Krätzmilbe, Befall B86
Kräuterpollen, Allergie J30.1
Kraftlosigkeit R53
Kragen, spanisch N47
Krallenfuß Q66.8
Krallenhand M21.54
– angeboren Q68.1
– erworben M21.54
Krallennagel L60.2
Krallenzehe Q66.8
– erworben M20.5
Krampf R56.8
– Abdomen R10.4
– Affekt- R56.8
–– respiratorisch R06.88
– Akkommodation H52.5 ►

Krampf R56.8 *(Forts.)*
– bei
–– Epilepsie, generalisiert G40.3
–– Fieber R56.0
–– Schwangerschaft O15.0
– beim
–– Neugeborenen P90
––– benigne
–––– familiär G40.3
–––– idiopathisch G40.3
––– gutartig G40.3
–––– familiär G40.3
–– Schwimmen T75.1
– Bein R25.2
– Beschäftigungs-, Hand F48.8
– Blick- H51.8
– Blitz- G40.4
–– spastisch G40.4
– Blitz-Nick-Salaam- G40.4
– Darm R10.4
–– psychogen F45.32
– durch
–– Hitze T67.2
–– Verlust, Salz E87.1
– Entzugs-, Alkohol F10.3
– epileptisch G40.9
– Folinsäure-abhängig G40.3
– Gallenweg K83.8
– gastrointestinal R10.4
– Gefäß, peripher I73.9
– generalisiert R56.8
– Gesicht R25.2
– Gliedmaßen
–– obere a.n.k. R25.2
–– untere a.n.k. R25.2
– Glottis J38.5
– Harnblase R30.1
– Kaumuskel R25.2
– Koronararterie I20.1
– Lid G24.5
– Magen R10.1
– Mageneingang K22.0
– Magenpförtner K31.3
– Mittelbauch R10.4
– Muskel R25.2
–– psychogen F45.8
– Nick- G40.4
–– nichtepileptisch R25.8
– Ösophagus K22.4
– Pyridoxalphosphat-abhängig G40.8
– pyridoxinabhängig G40.8
– Salaam- G40.4
–– nichtepileptisch R25.8
– Schreib- F48.8
–– organisch G25.88
– Sphinkter, Anus K59.4
– Stimmritze J38.5
– und Psoriasis, bei Minderung, Intelligenz, X-chromosomal Q87.8
– urämisch N19 ►

K

Krampf R56.8 *(Forts.)*
– Uterus N94.8
–– menstruationsbedingt N94.6
– Wade R25.2
–– nächtlich R25.2
– Wein- F48.8
– zerebral R56.8
Krampfader I83.9
– Bein I83.9
– Beschwerden I83.9
– Geschwür I83.0
Krampfanfälle-Syndrom
– multiple kongenitale Anomalien-Hypotonie- Q87.8
–– Typ 2 Q87.8
– Multiple kongenitale Anomalien-Hypotonie-, Typ 3 Q87.8
Krampfanfall R56.8
– dissoziativ F44.5
– infantil, benigne, bei milder Gastroenteritis G40.3
– Orgasmus-induziert G40.8
– und Minderung, Intelligenz, durch Hydroxylysinurie E72.3
– zerebral R56.8
Krampfbereitschaft R29.0
Krampfblase N32.8
Krampfhaft, Husten, laryngeal R05
Krampfleiden, mit Psychose F06.8
Krampfwehen O62.4
Kranial
– Fehlbildung, arteriovenös, dural Q28.28
– Fistel, arteriovenös, dural Q28.21
– Meningozele Q01.9
– Sklerose, bei Osteopathia striata Q87.5
Kraniell
– Arteriitis M31.6
– Blutung I62.9
– Gefäßprozess I67.9
– Hydromeningozele Q01.9
– Neuralgie, nach Herpes zoster B02.2† G53.0*
Kranio-fazio-digito-genital, Syndrom Q87.8
Kranio-fazio-ulnar-renal, Syndrom Q87.8
Kranio-fronto-nasal, Dysplasie Q75.1
Kranio-lentikulo-sutural, Dysplasie Q75.8
Kranio-metaphysär, Dysplasie Q78.8
Kranio-Osteoarthropathie M89.48
Kraniodiaphysär, Dysplasie M85.2
Kraniodigitales Syndrom, Scott Q87.0
Kranioektodermal, Dysplasie Q87.5
Kraniofazial
– Achse, mangelhaft Q75.0
– Anomalie, bei DNA-Depletionssyndrom, mitochondrial, enzephalomyopathische Form G31.81 Q75.9
– Dysostose, Typ Crouzon Q75.1
– Dyssynostose Q87.0
– Fehlbildung Q75.9
– Konodysplasie Q87.5
– Mikrosomie Q87.0
Kraniofaziales Syndrom, Simosa Q87.0
Kraniofrontonasal, Dysplasie, mit Poland-Anomalie Q87.8
Kraniokarpotarsal
– Dysplasie Q87.0
– Dystrophie Q87.0
Kranioklasie, fetal P03.8
Kraniomikromeles Syndrom Q87.0
Kraniopagus Q89.4
Kraniopharyngeom D44.4
Kraniorhachischisis Q00.1
– totalis Q00.1
Kranioschisis Q75.8
Kraniostenose Q75.0
Kraniosynostose Q75.0
– bei Holoprosenzephalie Q04.2
– Hunter-McAlpine Q87.0
– mit
–– Anomalie, anal, und Porokeratose Q87.8
–– Dandy-Walker-Malformation, und Hydrozephalus Q03.1 Q75.0
–– Verkalkung, intrakraniell Q75.0
– Typ
–– Boston Q75.0
–– Philadelphia Q75.0
– und Aplasie, Radius, Syndrom Q75.0
Kraniotabes M83.88
– bei Syphilis A50.5
– beim Neugeborenen P96.3
– rachitisch E64.3
– Ursache unbekannt M83.88
Kraniotelenzephal, Dysplasie Q04.3
Kraniotomie, fetal P03.8
Kraniovertebral, Syndrom M53.0
Kraniozerebellär, Dysplasie, kardial Q87.0
Kraniozervikal, Dystonie, Typ DYT24 G24.1
Kranium, Deformität
– angeboren Q75.8
– erworben M95.2
Krankengymnastik Z50.1! *[nur Zusatzkode!]*
Krankenstuhl, Abhängigkeit, die Gesundheitspflege erfordert Z74.0
Kranker, in der Familie Z63
Krankhaft
– Adipositas E66.89
–– bei Kindern und Jugendlichen E66.84
–– extrem, bei Kindern und Jugendlichen E66.85
–– Grad
––– I (WHO) E66.80
––– II (WHO) E66.81
––– III (WHO) E66.89
–– mit Body-Mass-Index [BMI] von
––– 30 bis unter 35 E66.80
––– 35 bis unter 40 E66.81
––– 40 bis unter 50 E66.86
––– 50 bis unter 60 E66.87
––– 60 und mehr E66.88
– Angst F40.9
– Durst R63.1
– Ermüdbarkeit, Muskel G70.9
– gesteigert, Schlafbedürfnis G47.1 ►

Krankhaft *(Forts.)*
– Schwäche R53
–– Muskel G70.9
– vermehrt, Schweißabsonderung R61.9
Krankheit R69
– AB0-hämolytisch, beim Fetus/Neugeborenen P55.1
– Abklärung Z03.9
– Addison-, autoimmun E27.1
– Aderhaut H31.9
– adrenokortikal, nodulär, pigmentiert, primär E24.8
– Alexander- E75.2
– Alpha-Schwerketten- C88.30
–– in kompletter Remission C88.31
– Alveolarkamm, zahnlos K06.9
– Analkanal K62.9
– Anderson- E78.6
– angiospastisch I73.9
–– zerebral G45.99
– Antikörper-vermittelt, Basalmembran, glomerulär M31.0† N08.5*
– Anus K62.9
– Aorta, nichtsyphilitisch I77.9
– Aortenklappe I35.9
–– bei
––– Endokarditis
–––– Mitralklappe I08.0
––––– aktiv, mit Chorea I02.0
––––– akut, mit Chorea I02.0
–––– Trikuspidalklappe I08.2
––– Insuffizienz
–––– Mitralklappe I08.0
––––– rheumatisch I08.0
–––– Trikuspidalklappe I08.2
––– Stenose
–––– Mitralklappe I08.0
–––– Trikuspidalklappe I08.2
––––– mit
–––––– Insuffizienz I08.2
–––––– Regurgitation I08.2
–––––– Schlussunfähigkeit I08.2
–– chronisch, arteriosklerotisch I35.9
–– nichtrheumatisch I35.9
–– rheumatisch I06.9
–– und Trikuspidalklappe, kombiniert I08.2
– Aponeurose M77.9
– Appendix K38.9
– Arterie I77.9
–– mit Striktur I77.1
–– okklusiv I77.1
– Arteriole I77.9
–– obliterierend, generalisiert I77.9
– arteriosklerotisch I70.9
–– kardiovaskulär I25.0
–– koronar I25.19
–– zerebrovaskulär I67.2
– Atemwege J98.9
–– bei
––– Kryoglobulinämie D89.1† J99.8* ►

Krankheit R69 *(Forts.)*
~ Atemwege J98.9 *(Forts.)*
~~ bei *(Forts.)*
––– Spondylitis ankylopoetica M45.09† J99.8*
––– Sporotrichose B42.0† J99.8*
––– Syphilis A52.7† J99.8*
–– chronisch J98.9
–– chronisch-obstruktiv J44.99
–– durch Baumwollstaub J66.0
–– in der Familienanamnese Z83.6
–– obere J39.9
–– reaktiv J68.3
–– untere, chronisch, in der Familienanamnese Z82
–– Untersuchung a.n.k. Z13.8
– Atmungsorgane J98.9
–– akut, durch
––– äußere Wirkstoffe J70.9
––– Dampf J68.3
––– Gas J68.3
––– Rauch J68.3
––– Substanzen, chemisch J68.3
–– beim Neugeborenen P28.9
–– chronisch
––– beim Neugeborenen P27.9
––– durch
–––– äußere Wirkstoffe J70.9
–––– Bestrahlung J70.1
–––– Dampf J68.4
–––– Gas J68.4
–––– Rauch J68.4
–––– Substanz, chemisch J68.4
–– in der Eigenanamnese Z87.0
–– obere, durch Streptokokken J06.9 B95.5!
– Atmungssystem, die Schwangerschaft Geburt und Wochenbett kompliziert O99.5
– Augapfel H44.9
– Auge H57.9
–– bei
––– Diabetes mellitus E14.30† H58.8*
––– Graves-Krankheit E05.0† H58.8*
––– Toxoplasmose B58.0† H58.8*
––– Typ-1-Diabetes mellitus E10.30† H58.8*
––– Typ-2-Diabetes mellitus E11.30† H58.8*
––– Zoster B02.3† H58.8*
–– durch
––– Herpes-simplex-Virus B00.5† H58.8*
––– Herpesvirus B00.5† H58.8*
––– Toxoplasmen B58.0† H58.8*
–– entzündlich a.n.k. H57.8
–– hyperthyreot E05.9† H58.8*
–– in der
––– Eigenanamnese Z86.6
––– Familienanamnese Z83.5
–– mit Katarakt H26.2
–– spätsyphilitisch A52.7† H58.8*
–– syphilitisch, sekundär A51.4† H58.8*
– Augenkammer, vordere H21.9
– Augenlid H02.9
– Augenmuskel H50.9 ►

K

Krankheit R69 *(Forts.)*
– autoimmun M35.9
–– multisystemisch, früh beginnend, STAT3-assoziiert M35.8
–– systemisch a.n.k. M35.9
– autoimmun-lymphoproliferativ, Typ Dianzani D47.9
– autoimmun-neuropsychiatrisch, pädiatrisch, mit Infektion, durch Streptokokken Gruppe A G25.88 B95.0! F07.8
– bakteriell a.n.k. A49.9
–– Keimträger a.n.k. Z22.3
–– mit Arthritis a.n.k. A49.9† M01.39*
–– Untersuchung a.n.k. Z11
– Bandscheibe M51.9
–– mit Myelopathie M51.0† G99.2*
– Basalganglien G25.9
–– degenerativ G23.9
– Basalmembranantikörper, antiglomerulär M31.0† N08.5*
– Batten- E75.4
– Becken
–– entzündlich
––– akut N73.0
––– chronisch N73.1
––– Mutter, mit Schädigung, Fetus/Neugeborenes P00.8
––– nach
–––– Abort O08.0
–––– Extrauteringravidität O08.0
–––– Molenschwangerschaft O08.0
–– gonorrhoisch A54.2
–– weiblich a.n.k. N94.9
––– entzündlich N73.9
– Beckenorgane, weiblich N94.9
– bei Schwangerschaft a.n.k. O26.9
– Berger- N02.8
– Bessel-Hagen- Q78.6
– Bindegewebe
–– lokalisiert L94.9
–– systemisch M35.9
––– bei Hypogammaglobulinämie D80.1† M36.8*
– BK-Mole- D22.9
– Blase N32.9
– Blut
–– in der
––– Eigenanamnese Z86.2
––– Familienanamnese Z83.2
–– mit
––– Arthritis a.n.k. D75.9† M36.3*
––– Arthropathie a.n.k. D75.9† M36.3*
–– und Organe, blutbildend D75.9
– Blutgefäß I99
– Blutkörperchen, weiß a.n.k. D72.9
– Boeck- D86.9
– bösartig C80.9
–– in der Anamnese, die den Schwangerschaftsverlauf beeinflusst a.n.k. Z35.8
– bronchopulmonal J98.4
– Bronchus a.n.k. J98.0 ►

Krankheit R69 *(Forts.)*
– Brown-Séquard- G83.8
– Brust, fibrozystisch N60.1
– Brustwarze N64.9
– bullös L13.9
– Bursa M71.99
– Cervix uteri
–– entzündlich N72
–– mit Infertilität, weiblich N97.3
–– nichtentzündlich N88.9
– Charcot- [amyotrophische Lateralsklerose] G12.2
– Charcot-Marie-Tooth-, X-chromosomal, Typ 1 G60.0
– Chediak-Higashi- E70.3
– Chorioidea H31.9
– chronisch-bullös, beim Kind L12.2
– Chylomikronen-Retentions- E78.6
– Coats- H35.0
– Cori-Forbes- E74.0
– Coronavirus-2019 [COVID-19]
–– in der Eigenanamnese U08.9
–– multisystemisches Entzündungssyndrom, zeitlich assoziiert U10.9
–– Post-COVID-19-Zustand U09.9! *[nur Zusatzkode!]*
–– Virus
––– nachgewiesen U07.1! *[nur Zusatzkode!]*
––– nicht nachgewiesen U07.2! *[nur Zusatzkode!]*
– Corpus cavernosum N48.9
– Corpus geniculatum H47.5
– Cowper-Drüse N34.2
– Crohn-, Dünndarm, und Dickdarm, mit Abszess K50.82
– Cystinspeicher- E72.0† N29.8*
– Darier-White- Q82.8
– Darm K63.9
–– ALPI-assoziiert, chronisch-entzündlich K52.8
–– durch Protozoen A07.9
–– funktionell K59.9
–– infektiös, mit Kontakt Z20.0
–– organisch K63.9
–– TRIM22-assoziiert, chronisch-entzündlich K52.8
– Darmgefäß K55.9
–– akut K55.0
– Davies- I42.3
– demyelinisierend, Nervensystem, peripher G62.88
– diarrhöisch, infektiös a.n.k. A09.0
– Dorfman-Chanarin- E75.5
– Dowling-Degos- L81.8
– Drüse, endokrin a.n.k. E34.9
– Ductus choledochus K83.9
– Ductus deferens N50.9
– Ductus hepaticus K83.9
– Dünndarm, immunproliferativ C88.30
–– in kompletter Remission C88.31
–– vom Mittelmeer-Typ C88.30
––– in kompletter Remission C88.31 ►

Krankheit R69 *(Forts.)*
– Duodenum K31.9
– durch
-- Alkohol F10.2
-- Aluminium M83.49
-- Aneurinmangel E51.9
-- Basalmembranantikörper, glomerulär M31.0† N08.5*
-- Chikungunya-Virus A92.0
-- Diaphorasemangel D74.0
-- Ernährungsmangel E63.9
--- bei
---- Krankheit, durch HIV B22 E63.9
---- Schwangerschaft a.n.k. O99.2
--- mit Kardiomyopathie E63.9† I43.2*
-- Fischschuppe Q80.9
-- Hakenwurm B76.9
-- Hantavirus, mit
--- Manifestation, Lunge B33.4† J17.1*
--- renaler Beteiligung A98.5† N08.0*
-- HIV, mit
--- Infektion
---- durch Mycobacterium avium intracellulare B20 A31.0
---- multipel B20
--- mehreren bösartigen Neubildungen B21
--- Neubildung, bösartig, Gewebe, blutbildend a.n.k. B21 C96.9
-- Katheter a.n.k. T85.88
-- Mangel E63.9
--- Koagulationsfaktor D68.9
-- Oropouchevirus A93.0
-- Pilz, bei Krankheit, durch HIV B20 B49
-- Prionen
--- Alzheimer-ähnlich, familiär A81.9
--- Zentralnervensystem A81.9
-- Schädigung, Funktion, Niere, tubulär N25.9
-- Schafleberegel B66.3
-- Serum, mit Arthritis M02.29
-- Sin-nombre-Virus B33.4† J17.1*
-- Strahlen a.n.k. T66
--- akut T66
-- Vibration a.n.k. T75.2
-- Zika-Virus A92.5
--- angeboren P35.4
--- kongenital, mit Mikrozephalie P35.4
– Eileiter N83.9
-- nichtentzündlich N83.9
--- zystisch N83.2
– Einschlusskörperchen B25.9
-- großzellig B25.9
-- Speicheldrüse B25.9
-- Speicheldrüsengang B25.9
– Eizelle O02.0
– Endokard
-- chronisch I38
-- rheumatisch I09.1
– endokrin
-- in der Familienanamnese Z83.4
-- mit
--- Arthropathie a.n.k. E34.9† M14.59* ►

Krankheit R69 *(Forts.)*
~ endokrin *(Forts.)*
~~ mit *(Forts.)*
--- Glaukom a.n.k. E34.9† H42.0*
--- Hypertonie I15.20
---- mit Krise, hypertensiv I15.21
--- Katarakt a.n.k. E34.9† H28.1*
--- Myopathie a.n.k. E34.9† G73.5*
--- Neuropathie, Nerv, peripher, autonom a.n.k. E34.9† G99.08*
--- Osteoporose a.n.k. E34.9† M82.19*
--- Polyneuropathie a.n.k. E34.9† G63.3*
--- Psychose, organisch
---- akut F05.8
---- subakut F05.8
--- Syndrom, myasthenisch a.n.k. E34.9† G73.0*
– endomyokardial, eosinophil I42.3
– Epitympanum, chronisch H66.2
– erythematös L53.9
– extrapyramidal G25.9
– Fahr-Volhard- I12.90
-- mit Insuffizienz, Niere I12.00
– Faszie M62.99
-- entzündlich M72.99
– Fazialis G51.9
– Ferroportin- E83.1
– Fetus, mit Betreuung, Mutter a.n.k. O35.8
– fibrozystisch E84.9
– Fliegenmaden- B87.9
– fünfte [Erythema infectiosum acutum] B08.3
– Gallenblase K82.9
– Gallengang K83.9
-- mit Stein K80.50
– Gallenstein K80.20
– Gallenweg K83.9
– gastrointestinal K92.9
-- amyloid E85.4† K93.8*
-- funktionell K59.9
– Gaucher-
-- infantil, zerebrale Form E75.2
-- Typ 3C E75.2
– Gaumenmandel, chronisch J35.9
– Gefäß I99
-- arteriell I77.9
-- arteriosklerotisch I70.9
-- Iris H21.1
-- Konjunktiva H11.4
-- obliterierend I77.1
-- okklusiv I99
-- peripher I73.9
--- mit Durchblutungsstörung I73.9
– Gehirn G93.9
-- angeboren Q04.9
-- arteriell I67.9
-- arteriosklerotisch I67.2
-- degenerativ G31.9
-- organisch G93.9
--- mit Psychose F06.8
-- parasitär a.n.k. B71.9† G94.8*
-- senil a.n.k. G31.1 ►

K

Krankheit R69 *(Forts.)*
– Gehörgang a.n.k. H61.9
– Gelenk M25.99
–– degenerativ M19.99
–– eitrig M00.99
– Gelenkband M24.29
– Gélineau- G47.4
– Gemüt F99
– generalisiert, durch Krebs C79.9
– genital, durch Pilz B49
– Genitalorgane
–– in der Eigenanamnese Z87.4
–– männlich, entzündlich N49.9
– Geschlechts- a.n.k. A64
–– bei Schwangerschaft O98.3
–– Überträger a.n.k. Z22.4
–– Untersuchung Z11
–– vierte A55
– Gewebe, periapikal K04.9
– Gewebsmastzellen, systemisch D47.0
– Glandula submandibularis, IgG4-assoziiert K11.2
– Glasknochen- Q78.0
– Glaskörper H43.9
– glomerulär N05.9
–– akut N00.9
–– bei
––– Amyloidose E85.9† N08.4*
––– Bilharziose B65.0† N08.0*
––– Defibrinierungssyndrom D65.9† N08.2*
––– Endokarditis, bakteriell, subakut I33.0† N08.8*
––– Fabry-Anderson-Krankheit E75.2† N08.4*
––– Gerinnung, disseminiert, intravasal D65.1† N08.2*
––– Goodpasture-Syndrom M31.0† N08.5*
––– Granulomatose mit Polyangiitis M31.3† N08.5*
––– Kryoglobulinämie D89.1† N08.2*
––– Lupus erythematodes, systemisch M32.1† N08.5*
––– Makroglobulinämie Waldenström C88.00† N08.1*
–––– in kompletter Remission C88.01† N08.1*
––– Malaria quartana B52.0† N08.0*
––– Mangel, Lecithin-Cholesterin-Acyltransferase E78.6† N08.4*
––– Mumps B26.8† N08.0*
––– Myelom, multipel C90.00† N08.1*
––– Panarteriitis nodosa M30.0† N08.5*
––– Plasmozytom C90.00† N08.1*
–––– in kompletter Remission C90.01† N08.1*
––– Purpura
–––– Schoenlein-Henoch D69.0† N08.2*
–––– thrombotisch-thrombozytopenisch M31.1† N08.5*
––– Sepsis a.n.k. A41.9† N08.0*
–––– durch
––––– Bakterien A41.9† N08.0*
––––– Pilze B48.80† N08.0*
––––– Protozoen B60.80† N08.0* ▶

Krankheit R69 *(Forts.)*
~ glomerulär N05.9 *(Forts.)*
~~ bei *(Forts.)*
~~~ Sepsis a.n.k. A41.9† N08.0* *(Forts.)*
~~~~ durch *(Forts.)*
––––– Viren B34.80† N08.0*
––– Sichelzellenkrankheit D57.8† N08.2*
––– Strongyloidiasis B78.9† N08.0*
––– Syndrom, hämolytisch, urämisch D59.3† N08.2*
––– Syphilis A52.7† N08.0*
––– Wegener-Granulomatose M31.3† N08.5*
–– chronisch N03.9
–– durch
––– Epstein-Barr-Virus B27.0† N08.0*
––– Herpesvirus B00.8† N08.0*
–– im Wochenbett (Zustände unter N00–N07) O90.8
–– Mutter, mit Schädigung, Fetus/Neugeborenes (Zustände unter N00–N08) P00.1
–– rapid-progressiv N01.9
– Glossopharyngeus G52.1
– Glykogenspeicher, kombinierte hepatische und myopathische Form, Typ 4, im Kindesalter E74.0
– Glykosylierungs-, COG2-assoziiert, kongenital E77.8
– Gorham- M89.59
– Gorham-Stout- M89.59
– Graft-versus-Host- T86.09
– granulomatös, chronisch, in Kindheit D71
– Grüne Meerkatzen- A98.3
– Günther- E80.0
– GvH- – s.a. Graft-versus-Host-Krankheit T86.09
– gynäkologisch N94.9
– H-Ketten C88.20
– Haar L73.9
– Haarfollikel L73.9
– Haarknötchen-, schwarz B36.3
– hämatologisch, in der
–– Eigenanamnese Z86.2
–– Familienanamnese Z83.2
– Hämoglobin a.n.k. D58.2
–– hämolytisch, instabil D58.2
–– M D74.0
–– mit Sphärozytose D58.0
–– pathologisch a.n.k. D58.2
– Hämoglobin-C- D58.2
– Hämoglobin-D- D58.2
– Hämoglobin-E- D58.2
– hämolytisch
–– autoimmun D59.1
–– beim Fetus/Neugeborenen P55.9
–– durch Rh-Faktor, beim Neugeborenen P55.0
–– medikamentös bedingt D59.0
–– nichtautoimmun D59.4
– hämorrhagisch D69.9
–– beim Neugeborenen P53
–– durch Alpha-1-Antitrypsin-Pittsburgh-Mutation E88.0† D77* ▶

Krankheit R69 *(Forts.)*
– Harn- und Geschlechtsorgane, Untersuchung a.n.k. Z13.8
– Harnblase N32.9
–– bei Zytomegalie B25.88† N33.8*
–– durch
––– Epstein-Barr-Virus B27.0† N33.8*
––– Herpesvirus B00.8† N33.8*
––– Zytomegalievirus B25.88† N33.8*
– Harnstein N20.9
– Harnsystem N39.9
–– in der Eigenanamnese Z87.4
– Harntrakt, durch Pilz B49
– Hartsubstanz, Zahn K03.9
– Haut L98.9
–– atrophisch L90.9
–– bei
––– Krankheit, durch HIV B23.8 L98.9
––– Stoffwechselstörung a.n.k. E88.9† L99.8*
–– beim Fetus/Neugeborenen P83.9
–– degenerativ L98.8
–– durch
––– Pilz B36.9
––– Strahlenwirkung L59.9
–– granulomatös L92.9
–– gutartig, pemphigoid L12.8
–– hypertroph L91.9
–– in der Eigenanamnese Z87.2
–– infiltrativ L98.6
–– parasitär a.n.k. B88.9
–– psychogen F54
–– und Unterhaut, in der Familienanamnese Z84.0
– Hb- D58.2
– Hb-C- D58.2
– Hb-D- D58.2
– Hb-E- D58.2
– Hb-Köln- D58.2
– Hb-M- D74.0
– Hb-S- D57.1
– Hb-SC- D57.2
– Hb-SD- D57.2
– Hb-SE- D57.2
– Hb-SS-, mit Krisen D57.0
– hepatobiliär K83.9
–– toxisch K71.9
– hereditär, mit Schaden, fetal, Betreuung, Schwangere O35.2
– Herz I51.9
–– angeboren Q24.9
–– arteriell I25.19
–– atherosklerotisch I25.19
––– mit
–––– Bypassgefäß, stenosiert I25.15
–––– Stent, stenosiert I25.16
––– ohne Stenose, hämodynamisch wirksam I25.10
–– azyanotisch Q24.9
––– angeboren Q24.9
–– bei
––– Graves-Krankheit E05.0† I43.8* ►

Krankheit R69 *(Forts.)*
~ Herz I51.9 *(Forts.)*
~~ bei *(Forts.)*
––– Thyreotoxikose E05.9† I43.8*
–– dilatativ I51.7
–– durch Meningokokken A39.5† I52.0*
–– fibroid I51.4
–– funktionell I51.8
––– psychogen F45.30
–– hyperkinetisch I51.8
–– hypertensiv I11.90
––– bei Schrumpfniere I13.90
––– benigne I11.90
––– maligne I11.90
––– mit Insuffizienz, Herz I11.00
–––– mit Krise, hypertensiv I11.01
––– ohne Insuffizienz, Herz, mit Krise, hypertensiv I11.91
–– hyperthyreot E05.9† I43.8*
–– hypertonisch, mit Versagen, Niere I13.10
–– hypostatisch I51.8
–– ischämisch I25.9
––– akut I24.9
––– chronisch I25.9
–––– hypertonisch I25.9
––– in der Familienanamnese Z82
–– kardiopulmonal I27.9
–– kongenital
––– Mutter, mit Schädigung, Fetus/Neugeborenes (Zustände unter Q20–Q24) P00.3
––– und Diabetes, bei Hypoplasie, Pankreas Q87.8
–– kongestiv I50.01
–– koronar I25.19
––– akut I24.9
––– chronisch I25.19
––– mit
–––– Aneurysma, Ventrikel I25.3
–––– Funktion, linksventrikulär, eingeschränkt I25.19
–– kyphoskoliotisch I27.1
–– kyphotisch I27.1
–– mit
––– Hypertonie
–––– bei Schwangerschaft, bereits vorher bestehend O10.1
–––– benigne I11.90
––– Ödem, Lunge, akut I50.14
–– mütterlich, mit Schnittentbindung a.n.k. O99.4
–– panvalvulär I08.9
–– psychogen F45.30
–– pulmonal I27.9
––– akut I26.0
––– chronisch I27.9
–– rheumatisch
––– akut I01.9
––– chronisch I09.9
––– Mutter, mit Schädigung, Fetus/Neugeborenes (Zustände unter I05–I09) P00.3
–– sklerotisch I25.19 ►

Krankheit R69 *(Forts.)*
~ Herz I51.9 *(Forts.)*
-- skoliotisch I27.1
-- syphilitisch A52.0† I52.0*
-- thyreotoxisch E05.9† I43.8*
-- und Niere, hypertensiv I13.90
--- mit Insuffizienz
---- Herz I13.00
----- und Niere I13.20
---- Niere I13.10
-- valvulär I38
-- zyanotisch I24.9
--- angeboren Q24.9
- Herz-Kreislauf- I51.6
-- atherosklerotisch I25.0
-- kongenital, mit Schwangerschaft O99.8
- Herzbeutel, chronisch, rheumatisch I09.2
- Herzgefäß I25.9
-- chronisch I25.9
- Herzklappe I38
-- akut I33.9
-- chronisch, arteriosklerotisch I38
-- mehrere I08.9
- Herzmuskel I51.5
-- chronisch, rheumatisch I09.9
- Hirngefäß I67.9
-- mit Degeneration, Gehirn I67.9† G32.8*
-- okklusiv I66.9
-- Spätfolge I69.8
- Hirnnerv G52.9
- Hoden N50.9
- Hornhaut, Auge H18.9
- Horton- M31.6
- Hüftgelenk M25.95
-- angeboren Q65.8
-- eitrig M00.95
- Hurler- E76.0
- hyperkinetisch F90.9
- hypertensiv I10.90
- Hypoglossus G52.3
- Hypophyse E23.7
- I-Zell- E77.0
- Iliosakralgelenk a.n.k. M53.3
- im Wochenbett O90.9
- Iminosäure- E72.8
- Immun- D89.9
- immunproliferativ C88.90
-- in kompletter Remission C88.91
- in der Anamnese Z87.8
- infektiös a.n.k. B99
-- bei
--- Krankheit, durch HIV B20 B99
--- Schwangerschaft O98.9
-- durch Entbindung O98.9
-- Folgen a.n.k. B94.9
-- im Wochenbett O98.9
-- in der
--- Eigenanamnese Z86.1
--- Familienanamnese Z83.1
-- kongenital P37.9
-- mit Arthritis a.n.k. B99† M01.89* ►

Krankheit R69 *(Forts.)*
~ infektiös a.n.k. B99 *(Forts.)*
-- Mutter, mit Schädigung, Fetus/Neugeborenes (Zustände unter A00–B99, J09–J11) P00.2
- Innenohr H83.9
- intestinal, parasitär a.n.k. B82.9
- Iris H21.9
- Jansky-Bielschowsky- E75.4
- Kälteagglutinin- D59.1
-- chronisch D59.1
- Kanzaki- E77.1
- Kapillargefäß I78.9
- kardiopulmonal, chronisch I27.9
- kardiorenal, hypertensiv I13.90
- kardiovaskulär I51.6
-- beim Fetus/Neugeborenen P29.9
-- in der Familienanamnese Z82
-- kongenital Q28.9
-- renal I13.90
- Kennedy- G12.2
- Kiefer K10.9
-- entwicklungsbedingt K10.0
- Kiefergelenk K07.6
- Kimura- D21.9
- klimakterisch
-- bei der Frau N95.1
-- beim Mann N50.8
- Knochen M89.99
- Knochenmark D75.9
- Knorpel M94.99
- Kok- G25.88
- Kolon K63.9
-- durch Protozoen A07.9
-- funktionell K59.9
--- kongenital Q43.2
--- psychogen F45.32
- Konjunktiva H11.9
-- viral B30.9† H13.1*
- Kornea H18.9
- Koronararterie I25.19
-- kongenital Q24.5
- Kreislauf a.n.k. I99
-- syphilitisch a.n.k. A52.0† I98.0*
--- konnatal A50.5† I98.0*
- Kreislaufsystem, in der Eigenanamnese Z86.7
- Labyrinth H83.9
- Lafora-Einschlusskörperchen-, früh beginnend G40.3
- Landing- E75.1
- Larynx J38.7
- Leber K76.9
-- alkoholisch K70.9
--- mit Psychose, organisch F10.5
-- chronisch K76.9
-- entzündlich K75.9
-- fibrozystisch Q44.6
--- kongenital Q44.6
-- idiosynkratisch, unvorhersehbar, arzneimittelinduziert K71.9
-- mit
--- Defekt, Gerinnung D68.4 ►

Krankheit R69 *(Forts.)*
~ Leber K76.9 *(Forts.)*
~~ mit *(Forts.)*
––– Mangel
–––– Gerinnungsfaktor D68.4
–––– Koagulationsfaktor D68.4
–– organisch K76.9
–– polyzystisch Q44.6
––– autosomal-dominant Q44.6
––– kongenital Q44.6
–– syphilitisch A52.7† K77.0*
–– toxisch K71.9
––– mit
–––– Cholestase K71.0
–––– Fibrose, und Zirrhose, Leber K71.7
–––– Granulom, Leber K71.88
–––– Hepatitis a.n.k. K71.6
––––– akut K71.2
––––– chronisch-aktiv K71.5
––––– chronisch-persistierend K71.3
––––– lobulär, chronisch K71.4
––––– lupoid K71.5
–––– Hyperplasie, nodulär, fokal K71.88
–––– Nekrose, Leber K71.1
–––– Peliosis hepatis K71.88
––– vorhersehbar, arzneimittelinduziert K71.9
–– veno-okklusiv K76.5
––– toxisch K71.80
–– zystisch Q44.6
– Lederhaut, Auge H15.9
– Leistendrüse D75.9
– Leukozyten a.n.k. D72.9
– Lev-, familiär I45.8
– Lid H02.9
– Ligamentum latum uteri, nichtentzündlich N83.9
– Linse H27.9
– Lippe K13.0
– Lumbosakralregion M53.97
– Lunge J98.4
–– bei
––– Amyloidose E85.4† J99.8*
––– Sarkoidose D86.0
–– chronisch-obstruktiv, mit FEV_1
––– <35 % des Sollwertes J44.90
––– ≥35 % und <50 % des Sollwertes J44.91
––– ≥50 % und <70 % des Sollwertes J44.92
–– durch Eisen J63.4
–– fibrös, chronisch J84.10
–– fibrozystisch E84.0
–– interstitiell J84.90
––– arzneimittelinduziert J70.4
–––– akut J70.2
–––– chronisch J70.3
––– mit
–––– akuter Exazerbation J84.91
–––– Syndrom, nephrotisch, und Epidermolysis bullosa J84.90† Q81.8 N08.8*
––– ohne Angabe einer akuten Exazerbation J84.90 ►

Krankheit R69 *(Forts.)*
~ Lunge J98.4 *(Forts.)*
~~ interstitiell J84.90 *(Forts.)*
––– strahleninduziert
–––– akut J70.0
–––– chronisch J70.1
–– mykobakteriell A31.0
–– obstruktiv J44.99
––– chronisch J44.99
–––– mit
––––– Bronchitis J44.89
––––– Exazerbation, akut, mit FEV_1
–––––– <35 % des Sollwertes J44.10
–––––– ≥35 % und <50 % des Sollwertes J44.11
–––––– ≥50 % und <70 % des Sollwertes J44.12
–––––– ≥70 % des Sollwertes J44.13
––––– FEV1 ≥70 % des Sollwertes J44.93
––––– Infektion, Atemwege, untere, akut, mit FEV_1
–––––– <35 % des Sollwertes J44.00
–––––– ≥35 % und <50 % des Sollwertes J44.01
–––––– ≥50 % und <70 % des Sollwertes J44.02
–––––– ≥70 % des Sollwertes J44.03
––– mit
–––– Bronchitis, emphysematös J44.89
–––– Exazerbation J44.19
–––– Infektion, Atemwege, untere, akut J44.09
–– polyzystisch J98.4
––– angeboren Q33.0
–– rheumatoid M05.19† J99.0*
–– Taubenzüchter J67.20
–– zystisch J98.4
––– angeboren Q33.0
––– erworben J98.4
––– kongenital Q33.0
– Lungenalveolen J84.90
– Lungenkreislauf I28.9
– Lyme-, nach Zeckenbiss A69.2
– Lymphgefäß I89.9
– Lymphknoten I89.9
– lymphoproliferativ D47.9
–– autosomal-rezessiv D47.9
––– durch Mangel, CD27 D47.9
–– Methotrexat-assoziiert D47.9 Y57.9!
–– NK-Zellen, chronisch C84.5
–– X-chromosomal gebunden D82.3
– Magen K31.9
–– funktionell K31.88
––– psychogen F45.31
–– und Duodenum K31.9
– Magen-Darm K92.9
– Mahvash- E16.3
– maligne C80.9
–– mit Paraproteinämie, sekundär D47.2
– Mamma N64.9
–– entzündlich N61
–– fibrozystisch N60.1 ►

Krankheit R69 *(Forts.)*
~ Mamma N64.9 *(Forts.)*
-- zystisch N60.1
- manisch-depressiv F31.9
- Mastoid, nach chirurgischem Eingriff H95.9
- Mastzellen, systemisch D47.0
- Mediastinum J98.58
- Meige-ähnlich I89.09
- Membranen-, hyalin P22.0
-- beim
--- Erwachsenen J80.09
--- Neugeborenen P22.0
- Menkes-Stahlhaar- E83.0
- metabolisch E88.9
-- mit Psychose, organisch
--- akut F05.8
--- subakut F05.8
- metastatisch C79.9
- Milroy- Q82.09
- Milz D73.9
-- amyloid E85.4† D77*
-- organisch D73.9
-- postinfektiös D73.8
- Mitralklappe I05.9
-- bei
--- Endokarditis
---- Aortenklappe I08.0
----- aktiv, mit Chorea I02.0
----- akut, mit Chorea I02.0
----- rheumatisch
------ aktiv I01.1
------- mit Chorea I02.0
------ akut I01.1
------- mit Chorea I02.0
---- Trikuspidalklappe I08.1
--- Insuffizienz
---- Aortenklappe I08.0
----- rheumatisch I08.0
---- Trikuspidalklappe I08.1
--- Stenose
---- Aortenklappe, rheumatisch I08.0
---- Trikuspidalklappe I08.1
-- chronisch I05.9
--- sklerosierend I34.9
-- nichtrheumatisch I34.9
-- rheumatisch I05.9
-- und
--- Aortenklappe
---- chronisch, rheumatisch I08.0
---- und Trikuspidalklappe, kombiniert I08.3
--- Trikuspidalklappe, kombiniert I08.1
- Mittelohr H74.9
-- adhäsiv H74.1
- möglicherweise als Folge einer medizinisch nicht indizierten Maßnahme U69.10! *[nur Zusatzkode!]*
- Motoneuron G12.2
-- bei Demenz, frontotemporal G31.0† G12.2 F02.0*
-- familiär G12.2
-- Madras G12.2 ►

Krankheit R69 *(Forts.)*
- Moyamoya-, mit
-- Achalasie, früh-einsetzend I67.5
-- Kleinwuchs, Gesichtsdysmorphien, und hypergonadotropem Hypogonadismus Q87.1
- Mund, parasitär a.n.k. B37.0
- Muskel M62.99
-- angeboren Q79.9
-- entzündlich M60.99
-- Rippling- G71.8
- Muskel-Skelett-System, in der
-- Eigenanamnese a.n.k. Z87.3
-- Familienanamnese a.n.k. Z82
- Mutter, mit Schädigung, Fetus/Neugeborenes a.n.k. P00.9
- myelodysplastisch, nicht klassifizierbar C94.60
-- in kompletter Remission C94.61
- myeloproliferativ D47.1
-- chronisch D47.1
-- nicht klassifizierbar C94.60
--- in kompletter Remission C94.61
- mykobakteriell A31.9
- Myokard I51.5
-- primär I42.9
- myoneural G70.9
- Nagel L60.9
- Nase J34.8
- Nasennebenhöhle J32.9
- Naxos- Q87.8
- Nebenhoden N50.9
- Nebenniere E27.9
- Nebenschilddrüse E21.5
- Nemalinkörper- G71.2
- Nervensystem G98
-- angeboren Q07.9
-- autonom G90.9
-- degenerativ G31.9
-- in der Eigenanamnese Z86.6
-- parasympathisch G90.9
-- peripher G64
-- sympathisch G90.9
-- vegetativ G90.9
- Nervi olfactorii G52.0
- Nervus
-- facialis G51.9
-- glossopharyngeus G52.1
-- hypoglossus G52.3
-- trigeminus G50.9
-- vagus G52.2
- neuroektodermal, melanolysosomal E70.3
- neurologisch, in der Familienanamnese Z82
- neuromuskulär, toxisch G70.1
- nichtdiagnostiziert R69
- Niere N28.9
-- akut N00.9
-- bei
--- Gicht M10.99† N29.8*
--- Insuffizienz, Herz, hypertensiv I13.00
--- Schwangerschaft O26.81
--- Stauungsinsuffizienz, Herz, hypertensiv I13.00 ►

Krankheit R69 *(Forts.)*
~ Niere N28.9 *(Forts.)*
~~ bei *(Forts.)*
––– Tuberkulose A18.1† N29.1*
––– Zytomegalie B25.88† N29.1*
–– chronisch N18.9
––– Stadium
–––– 1 N18.1
–––– 2 N18.2
–––– 3 N18.3
–––– 4 N18.4
–––– 5 N18.5
–– durch
––– Epstein-Barr-Virus B27.0† N29.1*
––– Herpesvirus B00.8† N29.1*
––– Zytomegalievirus B25.88† N29.1*
–– Endstadium N18.5
–– fibrozystisch Q61.8
–– funktionell N28.9
–– hypertensiv I12.90
––– mit Insuffizienz, Niere I12.00
–––– mit Krise, hypertensiv I12.01
––– ohne Insuffizienz, Niere I12.90
–––– mit Krise, hypertensiv I12.91
–– IgG4-assoziiert N11.8
–– im Wochenbett a.n.k. O90.8
–– in der Familienanamnese Z84.1
–– mit
––– Krankheit, Ureter N28.9
––– Nephritis, interstitiell N12
–– multizystisch Q61.4
–– Mutter, mit Schädigung, Fetus/Neugeborenes P00.1
–– polyzystisch Q61.3
––– autosomal-dominant Q61.2
–––– Typ 1, mit Sklerose, tuberös Q61.2 Q85.1
––– autosomal-rezessiv Q61.1
––– infantile Form Q61.1
–– terminal N18.5
–– tubulär N12
–– tubulointerstitiell
––– autosomal-dominant Q61.5
––– bei
–––– Brucellose A23.9† N16.0*
–––– Diphtherie A36.8† N16.0*
–––– Glykogenspeicherkrankheit E74.0† N16.3*
–––– Kryoglobulinämie, gemischt D89.1† N16.2*
–––– Leukämie C95.90† N16.1*
–––– Lupus erythematodes, systemisch M32.1† N16.4*
–––– Lymphom a.n.k. C85.9† N16.1*
–––– Myelom, multipel C90.00† N16.1*
–––– Plasmozytom C90.00† N16.1*
––––– in kompletter Remission C90.01† N16.1*
–––– Sarkoidose D86.9† N16.2*
–––– Sepsis, durch
––––– Pilze B48.80† N16.0*
––––– Protozoen B60.80† N16.0* ►

Krankheit R69 *(Forts.)*
~ Niere N28.9 *(Forts.)*
~~ tubulointerstitiell *(Forts.)*
~~~ bei *(Forts.)*
~~~~ Sepsis, durch *(Forts.)*
––––– Viren B34.80† N16.0*
–––– Sicca-Syndrom M35.0† N16.4*
–––– Toxoplasmose B58.8† N16.0*
–––– Wilson-Krankheit E83.0† N16.3*
–––– Zystinose E72.0† N16.3*
––– durch
–––– Epstein-Barr-Virus B27.0† N16.0*
–––– Herpesvirus B00.8† N16.0*
–––– Salmonellen A02.2† N16.0*
–––– Sepsis A41.9† N16.0*
––––– durch Bakterien A41.9† N16.0*
–––– Zytomegalievirus B25.88† N16.0*
–– zystisch Q61.9
––– angeboren Q61.9
––– medullär, autosomal-dominant Q61.5
– Nierenbecken, funktionell N28.9
– Nipah-Virus- A85.8
– Noonan-Syndrom-ähnlich, mit Leukämie, myelomonozytär, juvenil Q87.0 C93.30
– Norum- E78.6
– Ösophagus K22.9
–– psychogen F45.31
– Ohr H93.9
–– äußeres a.n.k. H61.9
–– degenerativ H93.0
–– in der
––– Eigenanamnese Z86.6
––– Familienanamnese Z83.5
–– vaskulär H93.0
– Ohrmuschel a.n.k. H61.1
– Ohrtrompete H69.9
– Olfaktorius G52.0
– Orbita H05.9
– Organ
–– blutbildend D75.9
––– bei Krankheit, durch HIV B23.8 D75.9
––– in der
–––– Eigenanamnese Z86.2
–––– Familienanamnese Z83.2
––– Untersuchung Z13.0
–– endokrin, in der Eigenanamnese Z86.3
–– hämatopoetisch D75.9
– osteofibrozystisch E21.0† M90.89*
– Ovar
–– nichtentzündlich N83.9
–– polyzystisch E28.2
–– zystisch N83.2
– Paget-, Anus, extramammär C21.0
– Pankreas K86.9
–– fibrozystisch E84.9† K87.1*
–– zystisch K86.2
– Papille H47.3
– papulosquamös L44.9
– Parametrium, nichtentzündlich N83.9 ►

K

Krankheit R69 *(Forts.)*
– parasitär a.n.k. B89
–– bei
––– Krankheit, durch HIV a.n.k. B20 B99
––– Schwangerschaft a.n.k. O98.8
–– Folgen a.n.k. B94.9
–– in der
––– Eigenanamnese Z86.1
––– Familienanamnese Z83.1
–– mit
––– Arthritis a.n.k. B89† M01.89*
––– Enzephalitis a.n.k. B89† G05.2*
––– Hydrozephalus B89† G94.0*
––– Iridozyklitis a.n.k. B89† H22.0*
––– Keratitis a.n.k. B89† H19.2*
––– Konjunktivitis a.n.k. B89† H13.1*
––– Kontakt Z20.7
––– Lähmung, Hirnnerv, multipel a.n.k. B89† G53.1*
––– Mastoiditis B89† H75.0*
––– Meningitis a.n.k. B89† G02.8*
––– Myopathie a.n.k. B89† G73.4*
––– Neuritis, Nervus
–––– statoacusticus a.n.k. B89† H94.0*
–––– vestibulocochlearis a.n.k. B89† H94.0*
––– Otitis externa a.n.k. B89† H62.3*
––– Polyneuropathie a.n.k. B89† G63.0*
–– Mutter, mit Schädigung
––– Fetus (Zustände unter A00–B99, J09–J11) P00.2
––– Fetus/Neugeborenes (Zustände unter A00–B99, J09–J11) P00.2
– parodontal K05.6
– Patella M22.9
– Patellofemoralbereich M22.2
– pemphigoid L12.9
– Penis N48.9
–– entzündlich N48.2
– peridontal K05.6
– Perikard I31.9
–– chronisch I31.9
– Periost M89.89
– Peritoneum K66.9
–– Becken, weiblich a.n.k. N94.8
– Pharynx J39.2
– Plazenta a.n.k. O43.9
–– mit Schädigung, Fetus/Neugeborenes P02.2
– Pleura J94.9
– Pleurahöhle J94.9
– Polyglukosankörper-, adult E74.0
– polymorph, posttransplantations-lymphoproliferativ
–– in
––– kompletter Remission C88.71
––– partieller Remission C88.70
–– ohne Angabe einer Remission C88.70
– Porphyrin E80.2
– posttransplantations-lymphoproliferativ
–– floride follikuläre Hyperplasie D47.7
–– frühe Läsion D47.7
– Prostata N42.9 ►

Krankheit R69 *(Forts.)*
– Protozoen, Untersuchung Z11
– psychiatrisch F99
– psychisch F99
–– in der Familienanamnese Z81
– psychosomatisch F45.9
– psychotisch F29
– puerperal a.n.k. O90.9
– Pulmonalarterie I28.9
– Pulmonalklappe I37.9
–– arteriosklerotisch, chronisch I37.9
–– rheumatisch I09.8
– Pulpa a.n.k. K04.9
– Rachen J39.2
– Rachenmandel, chronisch J35.9
– rechtsventrikulär, arrhythmogen I42.80
– Regenbogenhaut H21.9
– Rektum K62.9
– Retina H35.9
– Rickettsien-, Untersuchung Z11
– Rosa-Flecken- K03.3
– Rosaï-Dorfman- D76.3
– Rosaï-Dorfman-Destombes- D76.3
– Rücken M53.99
– Rückenmark G95.9
– Rückenmarkhäute, angeboren Q06.9
– Salla- E77.8
– Schilddrüse E07.9
–– in der Eigenanamnese Z86.3
– Schindler- E77.1
–– Typ
––– 1 E77.1
––– 2 E77.1
––– 3 E77.1
– Schweißdrüse L74.9
–– apokrin L75.9
–– ekkrin L74.9
– sechste [Exanthema subitum] B08.2
– Sehne M67.99
–– entzündlich a.n.k. M65.99
–– nodulär M65.3
– Sehnenscheide M67.99
– Sehstrahlung H47.5
– Sichelzellen- D57.1
–– doppelt heterozygot D57.2
–– heterozygot D57.3
–– mit
––– Anämie D57.1
––– Arthropathie, durch Gicht D57.8† M14.09*
––– Elliptozytose D57.8
––– Glomerulonephritis D57.8† N08.2*
––– Krankheit, glomerulär D57.8† N08.2*
––– Nephropathie D57.1† N08.2*
––– Sphärozytose D57.8
– Sichelzellen-Thalassämie- D57.2
– Sinnesorgan, in der Eigenanamnese Z86.6
– Sklera H15.9
– Skrotum N50.9
– Sly- E76.2
– Speicheldrüse K11.9
–– bei Krankheit, durch HIV B23.8 K11.9 ►

Krankheit R69 *(Forts.)*
– Speicheldrüsengang K11.9
– Spinal-, atrophisch, paralytisch, akut A80.3
– spinozerebellar, hereditär G11.9
– Startle, familiär G25.88
– Stimmband J38.3
– Stoffwechsel, mit Neuropathie, Nerv, peripher, autonom a.n.k. E88.9† G99.08*
– striopallidär a.n.k. G25.88
– Strümpell-Lorrain- G11.4
– Substanz, weiß R90.8
– Synovialis M67.99
– System
–– endokrin a.n.k. E34.9
–– neuromuskulär G70.9
– T-Gamma-, lymphoproliferativ D47.9
– Talgdrüse L73.9
– Tarui- E74.0
– Theodor-Leber-, mit Atrophie, Optikus H47.2
–– hereditär H47.2
– Thymus E32.9
– Tonsille, chronisch J35.9
– Trachea a.n.k. J39.88
– Tränenapparat a.n.k. H04.9
– Trikuspidalklappe I07.9
–– bei
––– Endokarditis
–––– Aortenklappe I08.2
–––– Mitralklappe I08.1
––– Insuffizienz
–––– Aortenklappe I08.2
––––– rheumatisch I08.2
–––– Mitralklappe I08.1
––––– rheumatisch I08.1
––– Stenose, Aortenklappe, rheumatisch I08.2
–– nichtrheumatisch I36.9
–– rheumatisch I07.9
– Trommelfell H73.9
– Trophoblast O01.9
– trophoblastisch, in der Anamnese, die den Schwangerschaftsverlauf beeinflusst Z35.1
–– die Schwangerschaftsvorsorge beeinflusst Z35.1
– Tuba auditiva H69.9
– Tuba uterina
–– entzündlich N70.9
–– mit Infertilität N97.1
– Tubenmittelohr-, chronisch H66.1
– tuboovarial
–– entzündlich N70.9
–– im Wochenbett O86.1
–– nichtentzündlich N83.9
– tubulointerstitiell N15.9
– übertragbar a.n.k. B99
–– Kontakt Z20.9
– unbekannter Ursache R69
– Unterhaut L98.9
– Unterhautzellgewebe
–– bei Krankheit, durch HIV B23.8 L98.9
–– in der Eigenanamnese Z87.2 ►

Krankheit R69 *(Forts.)*
– Ureter N28.9
–– bei
––– Krankheit, Niere N28.9
––– Tuberkulose A18.1† N29.1*
––– Zytomegalie B25.88† N29.1*
–– durch
––– Epstein-Barr-Virus B27.0† N29.1*
––– Herpesvirus B00.8† N29.1*
––– Zytomegalievirus B25.88† N29.1*
–– in der Familienanamnese Z84.1
– Urethra N36.9
– Urogenitalsystem, in der Familienanamnese a.n.k. Z84.2
– Uterus N85.9
–– entzündlich N71.9
–– infektiös N71.9
–– mit Infertilität N97.2
–– nichtentzündlich N85.9
– Uvealtrakt, vorderer H21.9
– Vagina
–– entzündlich a.n.k. N76.88
–– mit Infertilität, weiblich N97.8
–– nichtentzündlich N89.9
– Vagus G52.2
– vasomotorisch I73.9
– vasospastisch I73.9
– Vene I87.9
–– angiospastisch I87.8
–– bei Geburt O87.9
–– im Wochenbett O87.9
– venerisch a.n.k. A64
–– Keimträger a.n.k. Z22.4
–– Untersuchung Z11
– venookklusiv, pulmonal I27.0
– Verdauungskanal K63.9
– Verdauungssystem K92.9
–– in der
––– Eigenanamnese Z87.1
––– Familienanamnese Z83.7
– Verschluss- I70.29
–– arteriell I70.29
––– Becken- und Oberschenkeltyp I70.29
––– Beckentyp I70.29
––– mit Ischämieschmerzen I70.29
––– Oberschenkeltyp I70.29
––– peripher I70.29
–––– Stadium IIb (Fontaine) I70.22
––– Unterschenkeltyp I70.29
–– Mesenterialarterie
––– akut K55.0
––– chronisch K55.1
–– peripher I70.29
– Vesicula seminalis N50.9
– Vierklappen-, Herz I08.9
– vierte B08.8
– Virus
–– durch Zecken A93.8
–– mit
––– Arthritis a.n.k. B34.9† M01.59* ►

Krankheit R69 *(Forts.)*
~ Virus *(Forts.)*
~~ mit *(Forts.)*
––– Otitis
–––– externa a.n.k. B34.9† H62.1*
–––– media a.n.k. B34.9† H67.1*
– virusbedingt, Untersuchung a.n.k. Z11
– Vogelzüchter- J67.20
– Vorderhornganglienzellen G12.2
– Vorderhornzellen G12.2
– vorgetäuscht Z76.8
–– mit Krankheitswert im Sinne einer psychischen Störung F68.1
– Vulva
–– entzündlich a.n.k. N76.88
–– nichtentzündlich N90.9
– Wagner- [Vitreoretinale Degeneration] H35.5
– Waldmann- I89.09
– Warzenfortsatz H74.9
–– chronisch H70.1
– Weichteilgewebe M79.99
–– berufsbedingt M70.9
– Wirbelsäule M53.99
– X-chromosomal, lymphoproliferativ D82.3
– Zäkum K63.9
– Zahn K08.9
–– Untersuchung Z13.8
– Zahnalveole K08.9
– Zahnfleisch K06.9
– Zahnhalteapparat K08.9
– Zahnpulpa a.n.k. K04.9
– Zentralnervensystem G96.9
–– demyelinisierend G37.9
––– mit Myelitis transversa acuta G37.3
– zerebellar, hereditär G11.9
– zerebral G93.9
–– ischämisch I67.88
– Zerebralarterie I67.9
– zerebrospinal G96.9
– zerebrovaskulär I67.9
–– akut I67.88
–– bei Schwangerschaft O99.4
–– embolisch I66.9
–– Folgen a.n.k. I69.8
–– im Wochenbett O99.4
–– ischämisch I67.88
–– Komplikation, Entbindung O99.4
–– okklusiv I66.9
–– thrombotisch I66.9
––– akut I63.3
– Ziliarkörper H21.9
– Ziliarkörpergefäß a.n.k. H21.1
– Zirbeldrüse E34.8
– zoonotisch, bakteriell a.n.k. A28.9
– Zucker- – s.a. Diabetes mellitus E14.90
– Zunge K14.9
–– parasitär a.n.k. B37.0
– Zwangs- F42.9
– Zwerchfell J98.6
Krankheitsfurcht F45.2
Krankheitsgefühl R53
Krankheitswahn F45.2
Krankheitszeichen, bei
– Assmann-Herd a.n.k. A16.2
– Frühinfiltrat, tuberkulös A16.2
Kratz-Lymphadenitis A28.1
Kratzwunde T14.08
Kraurose – s.a. Craurosis
Kraushaarsyndrom E83.0
Kreatin-Transporter, Mangel, X-chromosomal E88.8
Kreatinin, Serumspiegel, abnorm R79.8
Kreatinin-Clearance, Verminderung R94.4
Kreatinmangel-Syndrom E72.8
Kreatinphosphokinase [CPK], Serumspiegel, abnorm R74.8
Krebs – s.a. Neubildung, bösartig C80.9
– Aran- [Chlorom] C92.30
–– in kompletter Remission C92.31
– Ovar C56
– Penis C60.9
Krebsbildung, multipel C97! *[nur Zusatzkode!]*
Kreiborg-Pakistani-Syndrom Q75.0
Kreislauf
– Beschwerden I99
–– bei Hypotonie I95.9
–– orthostatisch I95.1
– Defekt I99
–– beim Neugeborenen Q28.9
–– kongenital Q28.9
– Dysfunktion, bei Schwangerschaft O99.4
– Dysregulation I99
–– hypoton I95.9
– extrakorporal, mit Komplikation T80.9
– Fetal-, persistierend P29.3
– Gerinnsel I74.9
– Insuffizienz a.n.k. I99
–– akut R57.9
–– beim Fetus/Neugeborenen P29.8
– Kollaps R57.9
–– bei
––– Abort, ärztlich, misslungen O07.3
––– Wehen, und Entbindung O75.1
–– beim Neugeborenen P29.8
–– Komplikation, bei Abort, misslungen O07.8
–– nach
––– Abort O08.3
––– Extrauteringravidität O08.3
––– Molenschwangerschaft O08.3
– Kollateral- I99
–– beim Fetus/Neugeborenen P96.8
– Komplikation I99
–– nach
––– chirurgischem Eingriff I97.9
––– medizinischen Maßnahmen I97.9
– Krankheit a.n.k. I99
–– syphilitisch a.n.k. A52.0† I98.0*
––– konnatal A50.5† I98.0*
– Labilität I99
–– bei Schwangerschaft O99.4
– Stauung a.n.k. I99 ►

Kreislauf *(Forts.)*
– Störung I99
–– altersbedingt I99
–– hypoton I95.9
–– kongenital Q28.9
–– neurovegetativ F45.30
–– peripher, bei
––– Diabetes mellitus E14.50
––– Typ-1-Diabetes mellitus E10.50
––– Typ-2-Diabetes mellitus E11.50
–– psychogen F45.30
–– vegetativ I99
– Versagen R57.9
–– akut, peripher R57.9
–– beim Fetus/Neugeborenen P96.8
–– peripher R57.9
Kreislaufsystem
– Agenesie a.n.k. Q28.9
– Anomalie, angeboren Q28.9
– Beteiligung, bei Beriberi, feuchte Form E51.1† I98.8*
– Deformität, angeboren Q28.9
– Funktionsprüfungsergebnis, abnorm R94.3
– Krankheit, in der Eigenanamnese Z86.7
– Syphilom A52.0† I98.0*
Krepitation
– Gelenk M24.89
– Kniegelenk M23.89
Kretapneumonie A78† J17.8*
Kretinismus E00.9
– angeboren E00.9
– bei Atrophie, Schilddrüse E03.1
– endemisch E00.9
–– gemischter Typ E00.2
–– hypothyreot E00.1
–– myxödematöser Typ E00.1
–– neurologischer Typ E00.0
– hypophysär E23.0
– mit Myopathie E00.9† G73.5*
– ohne Kropf E00.9
– sporadisch E00.9
Kreuz-Darmbein-Gelenk
– Ansatzperiostose M89.85
– Blockierung M99.84
Kreuzband
– Distorsion, Knie S83.50
– Elongation M23.89
– hinteres
–– Distorsion S83.52
–– Riss
––– komplett S83.54
––– partiell S83.54
– Läsion M23.89
– Ruptur S83.50
– Verletzung, bei Verletzung
–– Außenmeniskus S83.7
–– Innenmeniskus S83.7
– vorderes
–– Distorsion S83.51
–– Insuffizienz M23.81 ►

Kreuzband *(Forts.)*
~ vorderes *(Forts.)*
–– Riss
––– komplett S83.53
––– partiell S83.53
–– Ruptur, Kniegelenk, alt M23.51
Kreuzbein
– Abszess
–– nichttuberkulös M46.28
–– tuberkulös A18.0† M49.08*
– Agenesie Q76.4
– Deformität, erworben M43.88
– Dekubitus L89.94
–– Stadium
––– 1 L89.04
––– 3 L89.24
––– 4 L89.34
– Dislokation S33.2
– Distorsion S33.7
–– alt M53.28
–– chronisch M53.28
– Ewing-Sarkom C41.4
– Fehlen, angeboren Q76.4
– Fraktur S32.1
–– bei Fraktur, Lendenwirbelsäule S32.82
–– mit Schädigung, Rückenmark S32.1 S34.18
– Hypoplasie Q76.4
– Karies, tuberkulös A18.0† M49.08*
– Karzinom C79.5
– Sarkom C41.4
– Schmerzen, akut M54.5
– Störung a.n.k. M53.3
– Tuberkulose A18.0† M49.08*
– Verformung Q76.4
Kreuzbeingegend
– Pannikulitis M54.08
– Prellung S30.0
– Schädigung M53.3
– Überlastung M54.5
– Verbrennung T21.04
– Verletzung, oberflächlich S30.9
– Wunde, offen S31.0
Kreuzbeinverbindung, Distorsion S33.6
Kreuzbiss K07.2
– hinten K07.2
– vorderer K07.2
Kreuzschmerzen M54.5
Kreuztoleranz T88.7
Kribbeln R20.2
– Bein R20.2
– Haut R20.2
Krieg, Opfer Z65
Kriegsneurose F43.0
Krikoarytänoidalgelenk
– Ankylose J38.7
– Arthropathie J38.7
– Dislokation S13.2
– Verstauchung S13.5
– Zerrung S13.5
Krikothyreoidalband, Distorsion S13.5

K

Krikothyreoidalgelenk
- Dislokation S13.2
- Distorsion S13.5
- Verstauchung S13.5
- Zerrung S13.5
Krim-Kongo-Fieber, hämorrhagisch A98.0
Kriminell
- Abort O05.9
- Verhaltensweise F60.2
Krippentod
- vor Vollendung des ersten Lebensjahres R95.9
-- mit Obduktion R95.0
-- ohne Angabe einer Obduktion R95.9
- nach Vollendung des ersten Lebensjahres R96.0
Krise
- abdominal R10.4
- Addison- E27.2
- Adoleszenten Z60
- akinetisch G20.90
- Blutdruck- I10.91
- emotional F43.2
-- bei
--- Anpassungsstörung F43.2
--- Belastungsreaktion, akut F43.0
-- spezifisch, im
--- Jugendalter F93.8
--- Kindesalter F93.8
- gastrisch, bei Syphilis A52.7† K93.8*
- glaukomato-zyklitisch H40.4
- Herz I50.9
- hyperkalziämisch E83.58
- hypertensiv I10.91
-- bei Hypertonie
--- benigne, essentiell I10.01
--- maligne I10.11
--- renovaskulär I15.01
-- mit
--- Hypertonie, durch Krankheit, endokrin I15.21
--- Krankheit
---- Herz
----- hypertensiv
------ mit Insuffizienz, Herz I11.01
------ ohne Insuffizienz, Herz I11.91
----- und Niere, hypertensiv, mit Insuffizienz
------ Herz I13.01
------ Niere I13.11
---- Niere, hypertensiv
----- mit Insuffizienz, Niere I12.01
----- ohne Insuffizienz, Niere I12.91
- Identitäts- F68.8
- in der Pubertät Z60
- klimakterisch N95.1
- menopausal N95.1
- myasthenisch G70.9
- Nebenniere E27.2
- Nebennierenrinde E27.2
- Niere N28.88 ►

Krise *(Forts.)*
- Nitrit-
-- bei
--- ordnungsgemäßer Verabreichung I95.2
--- Überdosis T37.8
-- durch gegebene falsche Substanz T37.8
- okulogyr H51.8
-- psychogen F45.8
- Pel- A52.1† H58.8*
- psychosozial F43.0
- Schilddrüse E05.5
- Sichelzellen D57.0
- tabisch A52.1
- thyreotoxisch E05.5
- viszeral, bei Tabes A52.1
Krisenreaktion, akut F43.0
Krisenzustand F43.0
Kristall-Arthropathie M11.99
- bei Hyperparathyreoidismus E21.3† M14.19*
- durch
-- Kalziumphosphat M11.89
-- Pyrophosphat M11.89
Kristalldystrophie, Bietti- H31.2
Kristalle, Ausscheidung, im Harn R82.9
Kristallin
- Ablagerung, Glaskörper H43.2
- Dystrophie, Hornhaut
-- marginal H18.5
-- zentral H18.5
- Katarakt Q12.0
Kristallinduziert
- Arthritis M11.99
- Synovitis M65.89
- Tenosynovitis M65.89
Kristallurie R82.9
Krötenhaut E50.8† L86*
Krokodil-Chagrin-Hornhautdegeneration H18.4
Kronenfortsatz, Ulna, Fraktur S52.02
Kropf E04.9
- adenomatös E04.9
-- endemisch E01.1
-- mit
--- Hyperthyreose E05.2
--- Thyreotoxikose E05.2
-- sporadisch E04.9
-- toxisch E05.2
- Balg- E04.9
- bei Thyreotoxikose E05.0
- Blasenhals N40
- bösartig C73
- diffus
-- durch Mangel, Jod E01.0
-- endemisch E01.0
-- kongenital E03.0
-- toxisch E05.0
- durch Defekt, Enzym, bei Synthese von Schilddrüsenhormon E07.1
- einfach E04.0
-- endemisch E01.2 ►

Kropf E04.9 *(Forts.)*
– einknotig
–– bei Thyreotoxikose E05.1
–– durch Mangel, Jod E01.1
– endemisch E01.2
–– durch Mangel, Jod E01.2
– exophthalmisch E05.0
– familiär, dyshormogen E07.1
– Knoten- E04.9
–– endemisch, nichttoxisch E01.1
–– toxisch E05.2
– kolloid E04.9
–– endemisch E01.0
– lingual Q89.2
– lymphadenoid E06.3
– mehrknotig
–– bei Thyreotoxikose E05.2
–– durch Mangel, Jod E01.1
–– endemisch E01.1
– mit
–– Exophthalmus E05.0† H06.2*
–– Hyperthyreose E05.0
– multinodulär
–– nichttoxisch E04.2
–– toxisch E05.2
–– zystisch E04.2
– neonatal a.n.k. P72.0
– nichttoxisch E04.9
–– kongenital E03.0
– nodulär
–– bei
––– Hyperthyreose E05.2
––– Thyreotoxikose E05.2
–– durch Mangel, Jod E01.1
–– endemisch E01.1
–– mit Thyreotoxikose E05.2
–– nichttoxisch E04.9
–– sporadisch E04.9
–– toxisch E05.2
– parenchymatös, kongenital E03.0
– substernal E04.9
– toxisch E05.0
– transitorisch, kongenital, mit Funktion, normal P72.0
– uninodulär
–– nichttoxisch E04.1
–– toxisch E05.1
– zystisch E04.2
–– durch Mangel, Jod E01.1
–– endemisch E01.1
–– sporadisch E04.2
KRT1-assoziiert, Keratose, palmoplantar, diffus, nichtepidermolytisch Q82.8
KRT14-assoziiert, Epidermolysis bullosa simplex, generalisiert Q81.0
Krukenberg-Axenfeld-Spindel H18.0
Krukenberg-Tumor C79.6
Krupp – s.a. Laryngitis, obstruktiv, akut J05.0
– bronchial J20.9
– diphtherisch A36.2
– entzündlich J05.0 ►

Krupp – s.a. Laryngitis, obstruktiv, akut J05.0 *(Forts.)*
– falsch J38.5
– infektiös J05.0
– katarrhalisch J05.0
– nichtdiphtherisch J05.0
– Pseudo- J38.5
– spastisch J38.5
Kruppös
– Angina J03.9
– Asthma J45.99
– Bronchitis J20.9
– Pneumonie J18.1
– Stridor J38.5
–– diphtherisch A36.2
Kruse-Dysenterie, Sonne- A03.3
Kruste, Haut R23.4
Kryoglobulinämie D89.1
– einfach D89.1
– essentiell D89.1
– gemischt D89.1
–– essentiell D89.1
–– mit Krankheit, Niere, tubulointerstitiell D89.1† N16.2*
– idiopathisch D89.1
– mit
–– Beteiligung, Lunge D89.1† J99.8*
–– Glomerulonephritis D89.1† N08.2*
–– Purpura D89.1
–– Pyelonephritis D89.1† N16.2*
–– Vaskulitis D89.1
– primär D89.1
– sekundär D89.1
Kryohydrozytose, hereditär, mit
– normalem Stomatin D58.8
– reduziertem Stomatin D58.8
Kryptentonsillitis J03.9
Kryptitis K62.8
– anal K62.8
– rektal K62.8
Kryptogen
– Alveolitis, fibrosierend J84.10
– Enteritis, stenosierend, ulzerös, multifokal K63.3
– Epilepsie G40.9
– Frühreife, sexuell E30.1
– Pneumonie, organisierend J84.00
– Zirrhose, Leber K74.6
Kryptogenetisch, Sepsis A41.9
Kryptokokken
– Adrenalitis B45.8
– Enzephalitis B45.1† G05.2*
– Infektion B45.9
– Lymphadenitis B45.8
– Meningitis B45.1† G02.1*
– Meningomyelitis B45.1† G05.2*
– Myokarditis B45.8
– Nephritis B45.8
– Parathyreoiditis B45.8
– Pneumonie B45.0† J17.2*
– Sialadenitis B45.8 ►

Kryptokokken *(Forts.)*
- Thyreoiditis B45.8
Kryptokokken-Meningitis, bei AIDS B20† B45.9 G02.0*
Kryptokokkose B45.9
- bei Krankheit, durch HIV B20 B45.9
- disseminiert B45.78
- durch Cryptococcus neoformans B45.9
- Gehirn B45.1† G05.2*
- generalisiert B45.78
- Haut B45.2† L99.8*
- Knochen B45.3† M90.29*
- Lunge B45.0† J99.8*
- Meningen B45.1† G02.1*
- meningozerebral B45.1† G02.1*
- mit Enzephalitis B45.1† G05.2*
- ossär B45.3† M90.29*
- zerebral B45.1† G05.2*
Kryptomenorrhoe N89.7
Kryptomikrotie-Brachydaktylie-Syndrom Q17.2 Q73.8
Kryptopapillitis K62.8
- Anus K62.8
Kryptophthalmie, isoliert Q11.2
Kryptophthalmie-Syndaktylie-Syndrom Q87.0
Kryptophthalmus Q11.2
Kryptophthalmussyndrom Q87.0
Kryptorchismus Q53.9
- beidseitig Q53.2
- einseitig Q53.1
Kryptorchismus-Arachnodaktylie-Intelligenzminderungs-Syndrom Q87.8
Kryptosporidien
- Diarrhoe A07.2
- Enteritis A07.2
- Gastroenteritis A07.2
Kryptosporidiose A07.2
- bei Krankheit, durch HIV B20 A07.2
Kryptozoospermie N46
KTS [Karpaltunnelsyndrom] G56.0
Kuchenniere Q63.1
Kümmell-Spondylitis M48.39
Kümmell-Verneuil-Krankheit M48.39
Künstlich
- Auge
-- Anpassung Z44.2
-- Vorhandensein Z97.8
- Augenlinse Z44.2
- Befruchtung Z31.1
-- mit
--- Hyperstimulation, Ovar N98.1
--- Infektion N98.0
--- Komplikation N98.9
- eingeleitet, Geburt, mit Schädigung, Fetus/Neugeborenes P03.8
- Extremität, Vorhandensein Z97.1
- Herz
-- Entzündung T82.7
-- Infektion T82.7
-- mit Komplikation, mechanisch T82.5
-- Vorhandensein Z95.80 ►

Künstlich *(Forts.)*
- Herzklappe, Vorhandensein Z95.2
- Körperöffnung
-- Pflege Z43.9
-- Umbildung Z43.9
-- Verschluss Z43.9
-- Wiederherstellung Z43.9
- Larynx, Vorhandensein Z96.3
- Malaria B53.8
- Menopause N95.3
- Strahlen, mit Schädigung, Zahnschmelz K03.8
- Vagina, Vorhandensein Z93.88
- Zahn, Anpassung Z46.3
Kürbisfrüchte, Allergie T78.1
Kürschnerlunge J67.80
- mit akuter Exazerbation J67.81
- ohne Angabe einer akuten Exazerbation J67.80
Küster-Hauser-Syndrom, Mayer-Rokitansky-, Typ
- 1 Q51.8
- 2 Q87.8
Kufor-Rakeb-Syndrom G23.0
Kufs-Syndrom E75.4
- Batten- E75.4
-- Retina E75.4† H36.8*
Kugelberg-Welander-Syndrom G12.1
Kugelzellenanämie D58.0
Kuhmilch
- Allergie L27.2
- Hypokalzämie, beim Neugeborenen P71.0
Kuhmilchprotein, Intoleranz T78.1
Kuhn-Syndrom, Mounier- Q32.1
Kuhnt-Junius-Degeneration H35.30
- Retina H35.30
Kuhpocken B08.0
- Augenlid B08.0† H03.1*
- Pseudo- B08.0
Kultur
- bakteriell, mit Resistenzbestimmung Z01.7
- positiv
-- aus
--- dem Rachen R84.5
--- Nasensekret R84.5
--- Sputum R84.5
--- Wunde R89.5
-- bei Untersuchung, Urin R82.7
Kulturraum, Verlust Z60
Kulturschock F43.2
Kunkel-Syndrom K73.8
- Bearn- K73.2
Kunstherz, Anpassung Z45.02
Kunststoff
- Allergie L23.5
- Kontaktdermatitis, allergisch L23.5
Kupfer
- Blutwert, abnorm R79.0
- Mangel E61.0
-- ernährungsbedingt E61.0
-- familiär, benigne E83.0
-- mit Anämie D53.8
-- X-chromosomal E83.0 ►

Kupfer *(Forts.)*
– Stoffwechselstörung E83.0
– Verfärbung, Zahn K03.7
– Vergiftung T56.4
Kupferschmied-Krankheit T56.8
Kupferstoffwechsel, Defekt, mit Charcot-Marie-Tooth-Krankheit, axonal, autosomal-rezessiv G60.0
Kupffer-Zell-Sarkom C22.3
Kurkumin
– Allergie [E 100] T78.4
– Überempfindlichkeit [E 100] T78.4
Kuroki-Syndrom, Kabuki-Niikawa- Q87.5
Kuru A81.8
Kurz
– Nabelschnur, Komplikation, Entbindung O69.3
– Psychose
–– reaktiv F23.9
–– schizophreniform F23.2
– Schwangerschaftsdauer, mit Hypoplasie, pulmonal P28.0
– Störung, schizophreniform F23.2
Kurzatmigkeit R06.0
Kurzdarmsyndrom
– durch
–– Thrombose K91.2 K55.0
–– Volvulus K91.2 K56.2
– kongenital Q41.9
Kurzdarmsyndrom K91.2
– nach chirurgischem Eingriff K91.2
Kurzdauernd, Episode, schizophren a.n.k. F23.2
Kurzer Arm, Chromosom
– 4, Deletion Q93.3
–– partiell Q93.3
– 5, Deletion Q93.4
–– partiell Q93.4
Kurzhals Q76.4
Kurzkettig, 3-Hydroxyacyl-CoA-Dehydrogenase, Mangel, mit Hyperinsulinismus E71.3
Kurzripp-Polydaktylie-Syndrom Q77.2
– Typ
–– 5 Q77.2
–– Beemer-Langer Q77.2
–– Majewski Q77.2
–– Saldino-Noonan Q77.2
–– Verma-Naumoff Q77.2
Kurzsichtigkeit H52.1
Kurzzykler F31.8
Kussmaul-Atmung E87.2
– bei Koma, diabetisch E14.01
Kussmaul-Koma E14.01
– bei
–– Typ-1-Diabetes mellitus E10.01
–– Typ-2-Diabetes mellitus E11.01
Kussmaul-Landry-Lähmung G61.0
Kussmaul-Maier-Syndrom M30.0
Kutan
– Ablagerung R23.8
– Albinismus E70.3
–– vom Hermelin-Phänotyp E70.3
– Amyloidose, nodulär E85.4† L99.0* ►

Kutan *(Forts.)*
– Angiitis, leukozytoklastisch M31.0
– Bartonellose A44.1
– Bläschen R23.8
– Blastomykose B40.3† L99.8*
– Blutung R23.3
–– durch Autosensibilisierung, erythrozytär D69.2
– Fistel L98.8
– Follikelzentrumslymphom C82.6
– Frühsyphilis, konnatal A50.0† L99.8*
– Gangrän R02.09
– Karzinom, neuroendokrin C44.9
– Knoten R22.9
– Kollagenom, familiär Q82.8
– Kryptokokkose B45.2† L99.8*
– Leishmaniose B55.1
– Listeriose A32.0
– Lupus erythematodes L93.0
–– subakut L93.1
– Lymphangiom, zirkumskript D18.19
– Lymphom C84.8
–– T-Zellen C84.8
– Mastozytom Q82.2
– Mastozytose, diffus Q82.2
– Mukormykose B46.3† L99.8*
– Muzinose L98.5
– Nokardiose A43.1
– Proliferation, T-Zellen, CD30-positiv, primär C86.6
– Pseudolymphom L98.8
– Sklerodermie, systemisch, diffus M34.0
– Sklerose, systemisch
–– diffus M34.0
–– limitiert M34.1
–– progressiv M34.0
– Störung, psychogen F45.8
– Strongyloidiasis B78.1† L99.8*
– Vaskulitis
–– Gefäß, klein M31.0
–– leukozytoklastisch M31.0
– Vaskulopathie, kollagen M35.8† L99.8*
Kutaneomeningospinal, Angiomatose Q27.3
Kutaneotendinös, Xanthomatose E75.5
Kutis-assoziiert, Gewebe, lymphatisch, Lymphom [SALT-Lymphom] C88.40
– in kompletter Remission C88.41
Kwashiorkor E40
Kwashiorkor-Marasmus E42
Kyasanur, Fieber, hämorrhagisch A98.2
Kyasanur-Wald-Krankheit A98.2
Kynureninase, Mangel E70.8
Kyphomel, Dysplasie Q78.8
Kyphose M40.29
– Adoleszenten M42.09
– als Spätfolge, Rachitis E64.3 M40.19
– angeboren Q76.4
–– ohne Skoliose Q76.4
– Brustwirbelsäule M40.24
– erworben M40.29 ►

Kyphose M40.29 *(Forts.)*
– Haltungs- M40.09
–– beim Jugendlichen M40.09
– Hyper-, Brustwirbelsäule M40.24
– juvenil, familiär, Typ Scheuermann M42.09
– nach
–– Bestrahlung M96.2
–– Laminektomie M96.3
– Rhino- Q67.4
– sekundär a.n.k. M40.19
– syphilitisch, konnatal A50.5† M49.39*
– thorakal M40.24
– tuberkulös A18.0† M49.09*
Kyphosklerose M40.29
Kyphoskoliose M41.99
– als Spätfolge, Rachitis E64.3
– angeboren Q67.5
– erworben M41.99
– linkskonvex M41.99
– rechtskonvex M41.99
– tuberkulös A18.0† M49.09*
Kyphoskoliotisch, Krankheit, Herz I27.1
Kyphotisch
– Fehlstellung, Halswirbelsäule M40.22
– Haltungsstörung, beim Jugendlichen M40.09
– Knick, HWS-Bereich M40.22
– Krankheit, Herz I27.1
Kyrle-Krankheit L87.0
Kystadenom D36.9
Kystom, Ovar D27

– L –

L-2-HGA [L-2-Hydroxyglutaryl-Azidurie] E72.8
L-2-Hydroxyglutaryl-Azidämie E72.8
L-2-Hydroxyglutaryl-Azidurie E72.8
L-2 und D-2-Hydroxyglutarazidurie, kombiniert E72.8
L-Aminosäuredecarboxylase, aromatisch, Mangel G24.8
L-Arginin:Glycin-Amidinotransferase, Mangel E72.8
L-Ferritin, Mangel E83.1
L-förmig, Niere Q63.8
L-Transposition, Arterie, groß Q20.5
L5-Syndrom M54.16
L5/S1, Blockierung M99.83
Laband-Syndrom, Zimmermann- Q87.8
Labhart-Willi-Syndrom, Prader- Q87.1
Labia – s.a. Labien oder s.a. Schamlippen
– majora pudendi
–– Abszess N76.4
––– bei Schwangerschaft O23.5
––– postpartal O86.1
––– puerperal O86.1
–– Adhäsion, kongenital Q52.5
–– Agenesie Q52.7
–– Amputation, traumatisch S38.2
–– Anomalie Q52.7
–– Deformität
––– angeboren Q52.7
––– erworben N90.8
–– Entzündung N76.2
–– Fistel N82.9
–– Furunkel N76.4
–– Fusion, kongenital Q52.5
–– Hämatom, nichtgeburtshilflich N90.8
–– Hypertrophie N90.6
–– Hypoplasie, angeboren Q52.7
–– Infektion, akut N76.2
–– Karbunkel N76.4
–– Melanom C51.0
–– Melanoma in situ D03.8
–– Nävus D28.0
–– Narbe N90.8
–– Polyp N84.3
–– Prellung S30.2
–– Ulkus N76.6
–– Varizen I86.3
–– Verätzung T21.45
––– Grad
–––– 2a T21.65
–––– 2b T21.95
–– Verbrennung T21.05
––– 1. Grades T21.15
––– 2. Grades T21.25
––– 3. Grades T21.35
––– Grad
–––– 2a T21.25 ►

Labia – s.a. Labien oder s.a. Schamlippen *(Forts.)*
~ majora pudendi *(Forts.)*
~~ Verbrennung T21.05 *(Forts.)*
~~~ Grad *(Forts.)*
–––– 2b T21.85
–– Verformung Q52.7
–– Verletzung S39.9
––– oberflächlich S30.9
–– Wunde, offen S31.4
–– Zerquetschung S38.0
–– Zyste N90.7
––– Talgdrüse N90.7
– minora pudendi
–– Abszess N76.4
––– bei Schwangerschaft O23.5
––– postpartal O86.1
––– puerperal O86.1
–– Adhäsion, kongenital Q52.5
–– Agenesie Q52.7
–– Amputation, traumatisch S38.2
–– Anomalie Q52.7
–– Deformität
––– angeboren Q52.7
––– erworben N90.8
–– Entzündung N76.2
–– Fistel N82.9
–– Furunkel N76.4
–– Fusion, kongenital Q52.5
–– Hämatom, nichtgeburtshilflich N90.8
–– Hypertrophie N90.6
–– Hypoplasie, angeboren Q52.7
–– Infektion, akut N76.2
–– Karbunkel N76.4
–– Melanom C51.1
–– Melanoma in situ D03.8
–– Nävus D28.0
–– Narbe N90.8
–– Polyp N84.3
–– Prellung S30.2
–– Teilung, angeboren Q52.7
–– Ulkus N76.6
–– Verätzung T21.45
––– Grad
–––– 2a T21.65
–––– 2b T21.95
–– Verbrennung T21.05
––– 1. Grades T21.15
––– 2. Grades T21.25
––– 3. Grades T21.35
––– Grad
–––– 2a T21.25
–––– 2b T21.85
–– Verformung Q52.7
–– Verlängerung, erworben N90.6
–– Verletzung S39.9
––– oberflächlich S30.9
–– Wunde, offen S31.4
–– Zerquetschung S38.0
–– Zyste N90.7
––– Talgdrüse N90.7

L
~~~

Labial
– Hernie K40.90
–– rezidivierend K40.91
– Herpes simplex B00.1
Labien – s.a. Labia oder s.a. Schamlippen
– Beteiligung, bei
–– Riss, Damm, bei Geburt O70.0
–– Verletzung, Perineum, bei Geburt O70.0
– Entzündung N76.2
– Hämatom N90.8
– Hyperplasie N90.6
– Hypertrophie N90.6
– Karzinom C51.9
– Lazeration, Komplikation, Entbindung O70.0
– Melanom, maligne C51.9
– Missbildung Q52.7
– Ödem N90.8
– Polyp N84.3
– Prellung S30.2
– Riss S31.4
– Schwellung N90.8
– Synechie Q52.5
– Tumor D39.7
– Ulkus N76.6
– Varizen I86.3
– Verätzung
–– 1. Grades T21.55
–– 2. Grades T21.65
–– 3. Grades T21.75
–– Grad
––– 2a T21.65
––– 2b T21.95
– Verbrennung
–– 1. Grades T21.15
–– 2. Grades T21.25
–– 3. Grades T21.35
–– Grad
––– 2a T21.25
––– 2b T21.85
– Verschmelzung Q52.5
Labienepithel, Hyperplasie N90.3
Labil
– Blutdruck I99
– Diabetes mellitus E10.90
– emotional, Störung, organisch F06.6
– Faktor, Mangel
–– erworben D68.4
–– hereditär D68.22
– Hypertonie I10.90
– Persönlichkeit F60.4
– System, vasomotorisch I73.9
Labilität
– Affekt- F38.0
– emotional R45.8
– Kreislauf I99
–– bei Schwangerschaft O99.4
– neurovegetativ R45.8
– psychovegetativ R45.8
– Stimmung R45.8
– vegetativ R45.8
– Zyklus-, klimakterisch N95.0
Labioglossal, Paralyse G12.2
Laborhinweis auf, Immundefizienz-Virus, human R75
Laborparameter
– Test Z01.7
–– aus rechtsmedizinischen Gründen a.n.k. Z04.8
– Untersuchung Z01.7
Labrum
– Läsion
–– bei Veränderung, Schultergelenk, degenerativ M75.6
–– nicht als traumatisch bezeichnet M75.6
– Schultergelenk, Verletzung S43.4
Labrune-Syndrom I67.88† G94.39*
Labyrinth
– Affektion H83.9
– Ausfall H83.2
– Blutung H83.8
– Degeneration H83.8
–– kongenital, mit Beeinträchtigung, Hörvermögen Q16.5
– Durchblutungsstörung H93.0
– Eiterung H83.0
– Entzündung H83.0
– Fistel H83.1
– Funktionsstörung H83.2
– häutig
–– Agenesie Q16.5
–– Anomalie Q16.5
– Hydrops H81.0
– Hyperämie H83.0
– hypersensitiv H83.2
– knöchern
–– Beteiligung, bei Otosklerose H80.2
–– Degeneration H83.8
–– Fraktur S02.1
– Krankheit H83.9
– Reizung H83.2
– Schwerhörigkeit H90.5
– Stauung H83.8
– Störung, Koordination H83.2
– Überempfindlichkeit H83.2
– Übererregbarkeit H83.2
– Unterfunktion H83.2
Labyrinth-Vertigo H81.0
Labyrinthitis H83.0
– akut H83.0
– circumscripta H83.0
– destruktiv H83.0
– diffus H83.0
– eitrig H83.0
– Fenster- H83.0
– latent H83.0
– Ohr, inneres H83.0
– syphilitisch A52.7† H94.8*
Labyrinthknochen, Otosklerose H80.2
Labyrinthus membranaceus
– Anomalie Q16.5
– Aplasie Q16.5
– Hypoplasie Q16.5 ►

Labyrinthus membranaceus *(Forts.)*
– Kollaps, kongenital Q16.5
Lacete-Syndrom, Benallegue- Q87.5
Lachkrankheit [atypische Virusinfektion des Zentralnervensystems] A81.8
Lacksprungmyopie H44.2
LAD [Leukozytenadhäsionsdefekt], Typ II D84.8
LADA-Diabetes mellitus [Latent (or late-onset) autoimmune diabetes of adulthood] E10.90
Laënnec-Zirrhose, Leber
– alkoholisch K70.3
– nichtalkoholisch K74.6
Lähmung G83.9
– Abduktoren, laryngeal J38.00
–– und Retardierung, geistig J38.00
– Akkommodation H52.5
–– hysterisch F44.88† H58.1*
– Arm G83.2
–– beide G83.0
– Armplexus G54.0
–– oberer, durch Geburtsverletzung P14.0
–– unterer, durch Geburtsverletzung P14.1
– Atemmuskel R06.88
– atrophisch, diffus, progressiv G12.2
– Augenmuskel H49.9
– bei Atrophie, spinal [Progressive Muskelatrophie] G12.2
– Bein G83.1
–– beide G82.29
– Bell- G51.0
– Blick, konjugiert H51.0
– Chassaignac- [Subluxatio radii per anularis des Kleinkindes] [Pronatio dolorosa des Kleinkindes] S53.0
– Darm K56.0
– Duchenne-, durch Geburtsverletzung P14.0
– durch Blei T56.0
– Erb-, durch Geburtstrauma P14.0
– Extremität G83.3
–– obere, beide G83.0
–– untere G82.29
– fazial, durch Läsion, Motoneuron
–– oberes G83.6
–– unteres G51.0
– Fazialis G51.0
–– durch Geburtsverletzung P11.3
– Gaumensegel K13.7
– Gesicht G51.0
–– idiopathisch G51.0
– Glottis J38.00
– Halbseiten-
–– schlaff G81.0
–– spastisch G81.1
– Harnblase N31.2
–– bei Schädigung, Neuron, motorisch
––– oberes [UMNL] G95.80
––– unteres [LMNL] G95.81
– Harnblasen-Darm- G83.49
– Harnblasen-Mastdarm- G83.49
– Harnblasen-Rektum- G83.49 ►

Lähmung G83.9 *(Forts.)*
– Hirnnerv G52.9
–– VII G51.0
–– multipel, bei
––– Infektionskrankheit a.n.k. B99† G53.1*
––– Krankheit, parasitär a.n.k. B89† G53.1*
––– Neubildung a.n.k. D48.9† G53.3*
––– Sarkoidose D86.8† G53.2*
–– syphilitisch A52.1† G53.8*
– Hypoglossus G52.3
– infantil
–– akut, bei Atrophie, spinal A80.3
–– spastisch, mit
––– Diplegie G80.1
––– Hemiplegie G80.2
––– Tetraplegie G80.0
– Kehlkopfmuskulatur J38.00
– Klumpke- P14.1
–– durch Geburtsverletzung P14.1
– Klumpke-Déjerine- P14.1
– Konvergenz- H51.1
– Kussmaul-Landry- G61.0
– Larynx J38.00
–– komplett, einseitig J38.02
–– partiell
––– beidseitig J38.03
––– einseitig J38.01
–– vollständig J38.00
– Medianus G56.1
– mit
–– Kalzifikation, Muskel M61.29
–– Ossifikation, Muskel M61.29
– multipel, bei Syphilis, Hirnnerv A52.1† G53.1*
– Nervensystem, peripher, autonom G90.8
– Nervus
–– abducens H49.2
–– acusticus H93.3
–– oculomotorius H49.0
–– ophthalmicus, periodisch [Ophthalmoplegische Migräne] G43.8
–– peronaeus G57.3
–– trochlearis [IV. Hirnnerv] H49.1
–– ulnaris, spät G56.2
– Oberlid H02.5
– paroxysmal G72.3
– Parrot- A50.0† M90.23*
– periodisch G72.3
–– familiär G72.3
–– hyperkaliämisch G72.3
––– familiär G72.3
–– hypokaliämisch G72.3
––– familiär G72.3
–– myotonisch G72.3
––– familiär G72.3
–– normokaliämisch G72.3
––– familiär G72.3
– Postikus J38.00
– Pott- A18.0† M49.09*
– Querschnitt- G82.29
–– infantil G80.9 ►

L

Lähmung G83.9 *(Forts.)*
~ Querschnitt- G82.29 *(Forts.)*
–– spastisch G82.19
–– traumatisch, in der akuten Phase T09.3
– Rektum K62.8
– Rekurrens- J38.00
– Rückenmark G83.8
– Schlaf- G47.4
– Schlucken R13.9
– Schüttel- G20.90
–– medikamentös G21.1
– spastisch
–– angeboren G80.1
–– bei Keratose, palmoplantar Q82.8 G11.4
–– infantil G80.1
–– zerebral
––– angeboren G80.1
––– infantil G80.1
– Stimmband J38.00
–– komplett, einseitig J38.02
–– kongenital J38.00
–– partiell
––– beidseitig J38.03
––– einseitig J38.01
– Stimmband-Syndrom, Ptosis- J38.03 Q10.0
– Trigeminus G50.8
– Trochlearis
–– familiär, kongenital H49.1
–– kongenital H49.1
– Ulnaris G56.2
– Vagus G52.2
– vorübergehend, traumatisch T14.4
– zerebral G80.9
–– akut I64
–– ataktisch G80.4
–– dyskinetisch G80.3
––– athetotisch G80.3
––– dyston G80.3
–– dyston G80.3
–– spastisch
––– diplegisch G80.1
––– hemiplegisch G80.2
––– monoplegisch G80.1
––– quadriplegisch G80.0
––– tetraplegisch G80.0
– Zitter- G20.90
– Zunge K14.8
– Zunge-Lippen-Kehlkopf- [Paralysis laryngolabioglossalis] G12.2
– Zwerchfell J98.6
Lähmungsschielen H49.9
Lähmungsskoliose M41.49
Lähmungssyndrom G83.9
Längenunterschied, Extremität, angeboren Q74.8
Längsverengt, Becken
– angeboren Q74.2
– erworben M95.5
Lärm, Exposition Z58
Lärmempfindlichkeit, Gehör H93.2
Lärminduziert
– Schwerhörigkeit H83.3
– Taubheit H83.3
Lärmschädigung, Innenohr H83.3
Läsion
– Acanthosis-nigricans-artig, bei Leukonychia totalis, und Haarveränderung Q84.4 L83
– angiozentrisch, immunproliferativ C86.0
– Außenband, Sprunggelenk, oberes S93.40
– Außenmeniskus M23.36
–– degenerativ M23.36
–– Kniegelenk M23.36
– Axillaris G56.8
– Bänderinsertionsstellen, Wirbelsäule M46.09
– Bankart- S43.01
– Brachialplexus G54.0
– Cameron-
–– akut
––– erosiv
–––– bei Hernia diaphragmatica
––––– mit Einklemmung K44.0 K29.1
––––– ohne Einklemmung K44.9 K29.1
–––– mit Blutung, bei Hernia diaphragmatica
––––– mit Einklemmung K44.0 K29.0
––––– ohne Einklemmung K44.9 K29.0
––– ulzerös
–––– mit Blutung, bei Hernia diaphragmatica
––––– mit Einklemmung K44.0 K25.0
––––– ohne Einklemmung K44.9 K25.0
–––– ohne Blutung, bei Hernia diaphragmatica
––––– mit Einklemmung K44.0 K25.3
––––– ohne Einklemmung K44.9 K25.3
–– chronisch, ulzerös
––– mit Blutung, bei Hernia diaphragmatica
–––– mit Einklemmung K44.0 K25.4
–––– ohne Einklemmung K44.9 K25.4
––– ohne Blutung, bei Hernia diaphragmatica
–––– mit Einklemmung K44.0 K25.7
–––– ohne Einklemmung K44.9 K25.7
–– ulzerös, bei Hernia diaphragmatica
––– mit Einklemmung K44.0 K25.9
––– ohne Einklemmung K44.9 K25.9
– Geburts- P15.9
– Gefäß T14.5
– Gelenk M25.99
–– bei Frambösie A66.6† M14.89*
– glomerulär
–– bei
––– Nephritis, sklerosierend, diffus N18.9
––– Nephrose N04.9
–––– hypokomplementämisch N04.5
–– fokal, bei
––– Hämaturie
–––– persistierend N02.1
–––– rezidivierend N02.1
––– Proteinurie, isoliert N06.1
––– Syndrom
–––– nephritisch, rapid-progressiv N01.1
–––– nephrotisch N04.1 ►

Läsion *(Forts.)*
~ glomerulär *(Forts.)*
-- membranös, bei
--- IgA[Immunglobulin A]-Nephropathie N02.2
--- Proteinurie, isoliert N06.2
-- membranoproliferativ, bei IgA[Immunglobulin A]-Nephropathie N02.5
-- mesangiokapillär, bei IgA[Immunglobulin A]-Nephropathie N02.5
-- mesangioproliferativ, bei
--- IgA[Immunglobulin A]-Nephropathie N02.3
--- Proteinurie, isoliert N06.3
-- minimal, bei
--- Hämaturie, rezidivierend N02.0
--- Syndrom
---- nephritisch
----- akut N00.0
----- rapid-progressiv N01.0
---- nephrotisch N04.0
-- mit Proteinurie, isoliert N06.9
-- proliferativ, bei IgA[Immunglobulin A]-Nephropathie N02.8
-- segmental, bei
--- Hämaturie
---- persistierend N02.1
---- rezidivierend N02.1
--- Syndrom
---- nephritisch, rapid-progressiv N01.1
---- nephrotisch N04.1
– glomerulonephritisch, sklerosierend, diffus, bei Hypertonie I12.90
– Glomerulus N00.0
– Harnblase S37.20
– Harnwege S37.9
– Haut L98.9
-- durch Gonokokken A54.8
– Innenmeniskus M23.33
-- degenerativ M23.33
-- und Außenmeniskus M23.30
– Innenmeniskushinterhorn M23.32
– Innenmeniskusvorderhorn M23.31
– intraepithelial, squamös
-- hochgradig D06.9
-- niedriggradig N87.0
– kariös K02.9
– Knochen, bei Frambösie A66.6† M90.29*
– Kreuzband M23.89
– Labrum
-- bei Veränderung, Schultergelenk, degenerativ M75.6
-- nicht als traumatisch bezeichnet M75.6
– Lumbosakralplexus G54.1
– Mallory-Weiss- K22.6
– Meniskus M23.39
-- medial M23.33
– Motoneuron
-- oberes, mit Parese, fazial G83.6
-- unteres, mit Parese, fazial G51.0
– Muskelinsertionsstellen, Wirbelsäule M46.09
– Nerv, peripher G58.9 ►

Läsion *(Forts.)*
– Nervus
-- axillaris G56.8
-- femoralis G57.2
-- fibularis communis G57.3
-- ischiadicus G57.0
-- peronaeus communis G57.3
-- plantaris G57.6
-- radialis G56.3
-- tibialis G57.4
-- ulnaris G56.2
– Niere S37.00
– Plexus G54.9
– Plexus brachialis G54.0
– Pons cerebri, syphilitisch A52.1† G94.8*
– Rotatorenmanschette M75.1
– Rückenmark G95.9
– Schulter M75.9
– Speicheldrüse, lymphoepithelial, benigne K11.8
– spinal, traumatisch S39.9
– Urethra S37.30
– Vulva, intraepithelial N90.3
– Wurzel
-- lumbosakral G54.4
-- thorakal G54.3
-- zervikal G54.2
– Zahnfleisch K06.2
Läuse
– Befall B85.2
-- multipel B85.4
– Brill-Krankheit A75.1
– Fleckfieber A75.0
-- epidemisch A75.0
--- mit Myokarditis A75.0† I41.0*
-- mexikanisch A75.0
– Rückfallfieber A68.0
– Scham-, Verlausung B85.3
– Tabardillofieber A75.0
– Typhus A75.0
-- exanthematicus A75.0
Lävokardie Q24.1
– und Situs inversus Q24.1
Lävotransposition Q20.5
Lävulose, Intoleranz, hereditär E74.1
Lafora-Einschlusskörperchen-Krankheit, früh beginnend G40.3
Lafora-Krankheit G40.3
Lage
– abnorm, Uterus, gravid O34.8
– Beckenend-, Fetus O32.1
– Fetus
-- abnorm O32.9
-- wechselnd O32.0
--- vor den Wehen P01.7
– Steiß-, Betreuung, Schwangere O32.1
– Steiß-Fuß-
-- Betreuung, Schwangere O32.6
-- Hindernis, Geburt O64.1
– Zahn, abnorm, bei Störung, Durchbruch, Zahn K07.3

Lageabhängig, Parästhesie R20.2
Lageanomalie
– Aorta, kongenital Q25.4
– Appendix, kongenital Q43.8
– Arterie, kongenital Q27.8
– Atmungsorgane, kongenital Q34.8
– Auge, kongenital Q15.8
– Beckenorgane, mit Schnittentbindung a.n.k. O34.8
– bei Mehrlingsschwangerschaft O32.5
–– mit Schnittentbindung O32.5
– Bronchus, kongenital Q32.4
– Cervix uteri, Komplikation, Entbindung O65.5
– Darm, kongenital Q43.8
–– mit
––– Adhäsion, abnorm Q43.3
––– Fixation, abnorm Q43.3
––– Malrotation Q43.3
– Drüse, endokrin, kongenital a.n.k. Q89.2
– Ductus hepaticus, kongenital Q44.5
– Epiglottis, kongenital Q31.8
– Eustachi-Röhre, kongenital Q16.4
– Fetus a.n.k. O32.9
–– Betreuung, Schwangere O32.9
–– mit Schnittentbindung O32.9
– Finger, kongenital Q68.1
– Fuß, kongenital Q66.9
– Gallenblase K82.8
– Gallenweg, kongenital Q44.5
– Gastrointestinaltrakt, kongenital Q45.8
– Gefäßstamm, kongenital Q25.8
– Gefäßsystem, peripher, kongenital Q27.8
– Gehirngewebe, kongenital Q04.8
– Gehörgang, kongenital Q16.4
–– mit Beeinträchtigung, Hörvermögen Q16.9
– Gelenk, kongenital a.n.k. Q68.8
– Geschlechtsorgane
–– männlich, kongenital Q55.8
–– weiblich
––– äußere, kongenital a.n.k. Q52.7
––– innere, kongenital a.n.k. Q52.8
––– kongenital Q52.8
– Gesichtszüge, kongenital Q18.8
– Gliedmaßen, kongenital Q68.8
– Glottis, kongenital Q31.8
– Hand, kongenital Q68.1
– Harnblase, kongenital Q64.1
– Herz, angeboren a.n.k. Q24.8
– Hindernis, Geburt O64.9
– Hüftgelenk, kongenital Q65.8
– Hypophyse, kongenital Q89.2
– Klavikula, kongenital Q74.0
– Kolon, kongenital Q43.8
– Koronararterie, kongenital Q24.5
– Larynx, kongenital Q31.8
– Leber, kongenital Q44.7
– Linse
–– erworben H27.8
–– kongenital Q12.1
– Lunge, kongenital Q33.8
– Lungenlappen, kongenital Q33.8 ►

Lageanomalie *(Forts.)*
– Magen K31.88
– Mamma, kongenital Q83.88
– Milz, kongenital Q89.08
– mit
–– Dystokie O64.9
–– Schnittentbindung O32.9
– Nagel, kongenital Q84.6
– Nase, kongenital Q30.8
– Nasenseptum, kongenital Q30.8
– Nebenniere, kongenital Q89.1
– Nebenschilddrüse, kongenital Q89.2
– Nerv, kongenital Q07.8
– Nervensystem, kongenital a.n.k. Q07.8
– Niere, kongenital Q63.2
– Ohr Q17.4
–– kongenital, mit Beeinträchtigung, Hörvermögen Q16.9
– Ohrknöchelchen, kongenital Q16.3
– Ohrmuschel, kongenital Q17.4
– Ohrtrompete, kongenital Q16.4
– Ovar, kongenital Q50.3
– Pankreas, kongenital Q45.3
– Patella, kongenital Q74.1
– Plazenta O44.00
–– mit Komplikation, bei Schwangerschaft O44.00
– Plexus brachialis, kongenital Q07.8
– Pulmonalarterie, kongenital Q25.7
– Rippe, kongenital Q76.6
– Rückenmark, kongenital Q06.8
– Schilddrüse, kongenital Q89.2
– Schildknorpel, kongenital Q31.8
– Schulter, kongenital Q74.0
– Skapula, kongenital Q74.0
– Sternum, kongenital a.n.k. Q76.7
– Symphysis pubica, kongenital Q74.2
– Thymus, kongenital Q89.2
– Trachea, kongenital Q32.1
– Tuba uterina, kongenital Q50.6
– Ureter Q62.6
– Uterus N85.4
–– bei Schwangerschaft O34.5
–– Komplikation, Entbindung O65.5
–– mit Schnittentbindung a.n.k. O34.5
– Vena cava, kongenital Q26.8
– Vene
–– groß, kongenital Q26.8
–– kongenital Q27.8
– Verdauungsorgane
–– kongenital a.n.k. Q45.8
–– obere, kongenital Q40.8
–– untere, kongenital Q43.8
– Zäkum, kongenital Q43.8
– Zehe
–– kongenital Q66.9
–– überzählig, kongenital Q69.2
– Zunge, kongenital Q38.3
Lagebedingt
– Senkfuß M21.4
– Skoliose, angeboren Q67.5

Lagenystagmus, zentral H81.4
Lagerungsnystagmus, peripher H81.1
Lagerungsschwindel, benigne, paroxysmal H81.1
Lageveränderung
– Augapfel H05.2
– – kongenital Q15.8
– – lateral H05.2
– Cervix uteri N88.8
Lagophthalmisch, Keratitis H16.2
Lagophthalmus H02.2
– durch Parese, Fazialis H02.2
– mechanisch H02.2
– mit Keratokonjunktivitis H16.2
– narbig bedingt H02.2
– nervös H02.2
– paralytisch H02.2
Lakrimal
– Drüse, Zyste H04.1
– Zyste H04.8
Lakrimo-aurikulo-dento-digital, Syndrom Q87.8
Laktase, Mangel
– angeboren E73.0
– genetisch bedingt E73.0
– sekundär E73.1
Laktat-Transporter-Defekt, erythrozytär, mit Myopathie, metabolisch E74.8† G73.6*
Laktatazidose E87.2
– bei Methylmalonazidurie, fatal E71.1 E87.2
– durch Mangel, MTO1, bei Kardiomyopathie, hypertroph, mitochondrial I42.2
– kongenital, Typ Saguenay-Lac-St. Jean G31.88
Laktatdehydrogenase, Mangel, mit
– GSD [Glykogenspeicherkrankheit] E74.4
– Speicherkrankheit, Glykogen E74.4
Laktatdehydrogenase [LDH], Erhöhung R74.0
Laktation
– Ausbleiben, partiell O92.40
– Hemmung O92.50
– – mit Schwierigkeiten, beim Anlegen O92.51
– mit Mastitis a.n.k. O91.20
– nichtpuerperal N64.3
– Stau O92.70
– Störung a.n.k. O92.70
– – im Wochenbett O92.70
– übermäßig O92.60
– Überwachung Z39.1
– vermindert O92.50
– Versagen O92.30
– – teilweise, im Wochenbett O92.40
Laktationsatrophie O92.60
Laktationshyperinvolution, Uterus N85.8
Laktationspsychose F53.1
Laktose
– Intoleranz E73.9
– – angeboren E73.9
– Malabsorption E73.9
Laktotrop, Adenom, Hypophyse D35.2
Lakunär
– Infarkt I63.5 ►

Lakunär *(Forts.)*
– Schädel Q75.8
– Syndrom a.n.k. I67.9† G46.7*
– – rein
– – – motorisch I67.9† G46.5*
– – – sensorisch I67.9† G46.6*
LAL-D [Lysosomale saure Lipase-Mangel] E75.5
Lallen F80.0
– psychisch F80.0
Lamb-Shaffer-Syndrom Q93.5
LAMB$_2$-assoziiert, Syndrom, nephrotisch, mit Beginn im Kindesalter N04.8
Lambert-Eaton-Syndrom C80.9† G73.1*
– nicht bei Neubildung G70.8
Lambert-Syndrom Q87.8
Lamblia intestinalis
– Diarrhoe A07.1
– Dysenterie A07.1
– Enteritis, infektiös A07.1
– Kolitis A07.1
Lambliasis A07.1
Lamellär
– Ichthyosis Q80.2
– Verletzung, Hornhaut S05.0
Lamin
– A/C-assoziiert, Dystrophie, Muskel, kongenital G71.2
– A/C, Mangel, mit Muskeldystrophie, Gliedergürtel G71.0
Laminin-alpha-2-abhängig, Dystrophie, Muskel, Gliedergürtel G71.0
LAMP2 [Lysosomen-assoziiertes Membranprotein-2], Mangel, mit Glykogenose E74.0
Lamy-Syndrom, Maroteaux-
– leicht E76.2
– schwer E76.2
Landau-Kleffner-Syndrom F80.3
Landblutegel, Befall B88.3
Landing-Krankheit E75.1
Landkartenzunge K14.1
Landmannshaut L57.8
Landouzy-Déjerine-Dystrophie G71.0
Landouzy-Krankheit, Weil- A27.0
Landry-Guillain-Barré-Syndrom G61.0
Landry-Lähmung, Kussmaul- G61.0
Landsteiner-Fanconi-Andersen-Syndrom [Mukoviszidose] E84.9
Landsteiner-Syndrom, Donath- D59.6
Landstreicher Z59
Lang, Daumen, bei Brachydaktylie Q87.2
Langat-Virus, Enzephalitis A84.8
Langdauernd, Schreien, Säugling R68.1
Langdon-Down-Syndrom Q90.9
Lange-II-Syndrom Q87.1
Lange-Nielsen-Syndrom, Jervell- I49.8
Langer Arm, Chromosom 18, Deletion Q93.5
Langer-Giedion-Syndrom Q87.8
Langerhans-Inseln, Hyperplasie, Betazellen E16.1

Langerhans-Zellen
– Granulomatose a.n.k. C96.6
–– akut C96.0
–– chronisch C96.6
– Histiozytose a.n.k. C96.6
–– disseminiert, akut C96.0
–– multifokal
––– multisystemisch C96.0
––– unisystemisch C96.5
–– unifokal C96.6
– Sarkom C96.4
Langhans-Struma C73
Langniere Q63.3
Langzeitig, Abhängigkeit, vom
– Beatmungsgerät Z99.1
– Kunstherz Z99.4
Langzeitinfektion B99
Lannelongue-Krankheit M92.5
Lanuginös, Hypertrichose Q84.2
– erworben L68.1
Lanugobehaarung Q84.2
– persistierend Q84.2
Lanzettegel, Befall B66.2
Laparoschisis Q79.3
Laparozele K43.99
Lappenbildung
– Leber, anomal Q44.7
– Milz Q89.08
– Niere, fetal Q63.1
Large-for-date-baby, Betreuung, Schwangere O36.6
Large-for-date-Fetus a.n.k. P08.1
Laron-Typ, Minderwuchs E34.3
Larrey-Hernie K44.9
Larsen-Johansson-Osteochondrose M92.4
Larsen-Johansson-Syndrom, Sinding- M92.4
Larsen-Krankheit, Sinding- M92.4
Larsen-Syndrom Q74.8
– autosomal-dominant Q74.8
Larsson-Syndrom, Sjögren- Q87.1
Larva migrans
– visceralis, Befall a.n.k. B83.0
– viszeral B83.0
Larven
– Diphyllobothrium, Befall B70.1
– Hundespulwurm-, Befall B83.0
Larviert
– Depression F32.8
–– Einzelepisode F32.8
– Psychose F28
Laryngeal
– Abduktoren, Lähmung J38.00
–– und Retardierung, geistig J38.00
– Husten, krampfhaft R05
– Stridor congenitus P28.8
Laryngeus, Neuralgie G52.2
Laryngismus J38.5
– diphtherisch A36.2
– kongenital P28.8
– stridulus J38.5
Laryngitis J04.0
– akut J04.0
– allergisch J37.0
– atrophisch J37.0
–– infektiös J37.0
– bei
–– Diphtherie A36.2
–– Grippe [Influenza] J11.1
––– saisonaler Influenzavirus nachgewiesen, ausgenommen Vogelgrippe- und Schweinegrippe-Virus J10.1
––– Schweinegrippe-Virus nachgewiesen J09 U69.20!
––– Vogelgrippe-Virus nachgewiesen J09 U69.21!
––– zoonotische oder pandemische Influenzaviren nachgewiesen J09
–– Influenza J11.1
–– Soor B37.88
–– Tracheitis J04.2
––– chronisch J37.1
– chronisch J37.0
–– durch Wirkstoff, äußerer J37.0
–– mit Tracheitis J37.1
– chronisch-hyperplastisch J37.0
– diphtherisch A36.2
– durch
–– Borrelia vincenti A69.1
–– Haemophilus influenzae J04.0 B96.3!
–– Streptokokken J04.0 B95.5!
– eitrig J04.0
–– akut J04.0
– fieberhaft J04.0
– hypertrophisch J37.0
–– hyperplastisch J37.0
– katarrhalisch J37.0
– konnatal, frühsyphilitisch A50.0† J99.8*
– mit
–– Heiserkeit J04.0
–– Tracheitis, obstruktiv J05.0
– obstruktiv J05.0
–– akut J05.0
– ödematös J04.0
–– akut J04.0
– pachydermisch J38.7
– Pharyngo-, chronisch J37.0
– Plaut-Vincent- A69.1
– Rhino-, chronisch J37.0
– Rhinopharyngo- J06.0
–– chronisch J37.0
– sicca J37.0
– spätsyphilitisch A52.7† J99.8*
– spasmodisch J05.0
–– akut J04.0
– stridulus J05.0
– subglottisch J04.0
–– akut J04.0
– suppurativ J04.0
– syphilitisch, konnatal A50.5† J99.8*
– Tracheo-, akut J04.2 ►

Laryngitis J04.0 *(Forts.)*
– tuberkulös A16.4
–– bakteriologisch oder histologisch gesichert A15.5
–– bei Tracheitis, chronisch A16.4
– ulzerös J04.0
–– akut J04.0
Laryngo-onycho-kutan, Syndrom Q81.8
Laryngo-tracheo-ösophageal, Spalte Q34.8
– Typ
–– 0 Q34.8
–– 1 Q34.8
–– 2 Q34.8
–– 3 Q34.8
–– 4 Q34.8
Laryngobronchitis J40
Laryngocele ventricularis Q31.3
Laryngomalazie, angeboren Q31.5
Laryngopharyngitis J06.0
– akut J06.0
– chronisch J37.0
Laryngopharyngotracheitis J06.8
Laryngospasmus J38.5
Laryngostenose J38.6
Laryngotracheal
– Angiom D18.08
– Fistel, angeboren Q34.8
– Spalte Q31.8
–– partiell Q31.8
–– total Q31.8
Laryngotracheitis J04.2
– akut J04.2
– atrophisch J37.1
– bei Grippe [Influenza] J11.1
– catarrhalis J04.2
– chronisch J37.1
–– durch Wirkstoff, äußerer J37.1
– diphtherisch A36.2
– durch
–– Borrelia vincenti A69.1
–– Haemophilus influenzae J04.2 B96.3!
–– Streptokokken J04.2 B95.5!
– hypertrophisch J37.1
– infektiös J04.2
– katarrhalisch, chronisch J37.1
– pachydermisch J38.7
– Pharyngo- J06.8
– Plaut-Vincent- A69.1
– sicca J37.1
– spätsyphilitisch A52.7† J99.8*
– spasmodisch J38.5
–– akut J05.0
– stenosierend J05.0
– stridulös J38.5
– subglottisch, obstruktiv J05.0
– syphilitisch, konnatal A50.5† J99.8*
– tuberkulös A16.4
Laryngotracheobronchitis J40
– akut J20.9
– beim
–– Erwachsenen J40 ►

Laryngotracheobronchitis J40 *(Forts.)*
~ beim *(Forts.)*
–– Jugendlichen J40
–– Kind J20.9
– chronisch J42
– Pharyngo- J40
Laryngotracheobronchopneumonie J18.0
Laryngozele Q31.3
– angeboren Q31.3
– ventrikulär Q31.3
Larynx
– Abszess J38.7
– Adenom D14.1
– Agenesie Q31.8
– Amyloidose E85.4† J99.8*
– Atresie Q31.8
– Atrophie J38.7
– Carcinoma in situ D02.0
– Chondrom D14.1
– Chondromalazie Q31.8
– Deformität
–– angeboren Q31.8
–– erworben J38.7
– Dilatation, angeboren Q31.3
– Diphtherie A36.2
– Entzündung J04.0
–– akut J04.0
–– chronisch J37.0
–– diphtherisch A36.2
– Erysipel A46
– Fehlbildung, angeboren Q31.9
– Fehlen
–– angeboren Q31.8
–– erworben Z90.0
– Fissur J38.7
–– kongenital Q31.8
– Fistel J38.7
– Fixation J38.7
– Fraktur S12.8
– Fremdkörper T17.3
–– Asphyxie T17.3
– Geschwür J38.7
– Granulom J38.7
– Gumma A52.7† J99.8*
– Hämangiom D18.05
– Hyperästhesie J38.7
–– hysterisch F44.88
– Hypoplasie Q31.2
– Infektion a.n.k. J38.7
– Inkoordinationsneurose F45.33
– Kalzifikation, senil J38.7
– Karzinom, Plattenepithel C32.9
– Katarrh, chronisch J37.0
– Keratose J38.7
– Knoten J38.7
– Konstriktion J38.6
–– kongenital Q31.8
–– subglottisch, kongenital Q31.1
– Krankheit J38.7
– künstlich, Vorhandensein Z96.3 ►

L

Larynx *(Forts.)*
– Lähmung J38.00
–– komplett, einseitig J38.02
–– partiell
––– beidseitig J38.03
––– einseitig J38.01
–– vollständig J38.00
– Lageanomalie, kongenital Q31.8
– Leiomyosarkom C32.9
– Leukoplakie J38.7
– Lipoidose E75.6
– Membran
–– angeboren Q31.0
–– glottisch Q31.0
–– subglottisch Q31.0
– Muskel, Anomalie Q31.9
– Myom D14.1
– Myxom D14.1
– Narbe J38.7
– Nekrose J38.7
– Neurose F45.33
–– hysterisch F44.4
–– sensorisch F45.33
– Obstruktion a.n.k. J38.6
–– kongenital Q31.8
– Ödem J38.4
– Ossifikation J38.7
– Pachydermie J38.7
– Papillomatose D14.1
– Paralyse J38.00
–– durch Diphtherie A36.2
– Perichondritis J38.7
–– spätsyphilitisch A52.7† J99.8*
–– tuberkulös A16.4
– Phlegmone J38.7
– Phthise A16.4
– Polyp J38.1
– Prellung S10.0
– Ptose J38.7
– Schleim, Asphyxie T17.3
– Segel Q31.0
–– glottisch Q31.0
– Sklerose J38.7
– Spätsyphilis A52.7† J99.8*
– Spasmus J38.5
–– hysterisch F44.4
–– psychogen F45.33
– Stenose J38.6
–– kongenital a.n.k. Q31.8
–– syphilitisch A52.7† J99.8*
––– konnatal A50.5† J99.8*
– Striktur a.n.k. J38.6
–– kongenital a.n.k. Q31.8
–– syphilitisch A52.7† J99.8*
––– konnatal A50.5† J99.8*
– Syphilis A52.7† J99.8*
–– mit Perichondritis A52.7† J99.8*
– Tuberkulose A16.4
–– bakteriologisch oder histologisch gesichert A15.5 ►

Larynx *(Forts.)*
– Ulkus J38.7
–– aphthös J38.7
–– diphtherisch A36.2
– und Trachea
–– Fusion Q34.8
–– Verätzung, mit Beteiligung, Lunge T27.5
–– Verbrennung, mit Beteiligung, Lunge T27.1
– Urtikaria T78.3
–– hereditär D84.1
– Verätzung T27.4
–– mit Beteiligung, Lunge T27.5
– Verbrennung T27.0
– Verdickung J38.7
– Verletzung a.n.k. S19.9
–– oberflächlich S10.10
– Verlust Z90.0
– Vernarbung J38.7
– Verschluss a.n.k. J38.6
–– kongenital Q31.8
–– mangelhaft Q31.8
– Wunde, offen S11.01
– Zerquetschung S17.0
– Zyste J38.7
–– kongenital Q31.8
Larynxschleimhaut, Blutung J38.7
Lassa-Fieber A96.2
Lassitudo R53
– senil R54
LAT-Defizienz, mit Immundefekt, kombiniert, schwer D81.2
Latah F48.8
Late-onset-Asthma J45.99
Late-onset-Form, Versagen, Leber K72.0
Latent
– Anämie D64.9
– Diabetes mellitus R73.0
–– autoimmun-assoziiert E10.90
–– bei Schwangerschaft O24.9
– Frambösie A66.8
– Frühsyphilis A51.5
–– konnatal A50.1
––– mit Liquortest, negativ A50.1
–– mit
––– Liquortest, negativ A51.5
––– Rückfall, serologisch, nach Behandlung A51.5
–– serologisch positiv A51.5
– Hyperopie H52.0
– Hyperthyreose E05.9
– Hypertonie I10.90
– Hypothyreose E03.9
– Innenschielen H50.5
– Labyrinthitis H83.0
– Menstruation N92.5
– Neurosyphilis A52.3
– Nystagmus H55
– Prolaps, Rektum K62.3
– Psychose F28
– Reaktion, schizophren F21
– Schielen H50.5 ►

Latent *(Forts.)*
– Schizophrenie F21
– Sinusknotensyndrom I49.5
– Spätsyphilis A52.8
–– konnatal A50.6
––– mit Liquortest, negativ A50.6
–– mit Liquortest, negativ A52.8
– Strabismus H50.5
– Struma, hyperthyreot E05.0
– Syphilis A53.0
–– konnatal
––– Frühstadium A50.1
––– Spätstadium A50.6
–– Nachsorge A53.0
–– Zentralnervensystem A52.2
– Tabes A52.1
– Tuberkulose Z22.7
– Vertikaldeviation, nichtparetisch H50.2
– Zyste, Kieferknochen K10.0
Latenzphase, bei AIDS B24
Latenzstadium, Lymphödem I89.08
Lateral
– Endast, Nervus peronaeus profundus, Verletzung S94.2
– Fistel, Hals Q18.1
– Fraktur
–– Schenkelhals S72.08
–– Tibiakopf S82.18
– Hernie, Leiste K40.90
– Kompressionsfraktur, Becken S32.7
– Lageveränderung, Augapfel H05.2
– medullär, Syndrom I66.3† G46.4*
– Myokardinfarkt
–– akut, transmural I21.2
–– rezidivierend I22.8
– Paralyse G12.2
– Seitenband, Distorsion, Knie S83.41
– Verkürzung, Penis Q55.6
– Zyste
–– Hals Q18.0
–– parodontal K09.0
–– Zahn, periodontal K09.0
Laterale-Synechie-Syndrom, Gaumenspalte- Q87.8
Lateralsklerose G12.2
– amyotroph G12.2
–– juvenil G12.2
– Amyotroph, Typ 4 G12.2
– juvenil, primär G12.2
– myatroph G12.2
– primär G12.2
– Rückenmark G12.2
Lateroflexio uteri N85.4
Lateropositio uteri N85.4
Lateroversion
– Cervix uteri, mit Hindernis, Geburt O65.5
– Uterus
–– angeboren Q51.8
–– mit
––– Hindernis, Geburt O65.5
––– Schnittentbindung O34.5 ►

Lateroversion *(Forts.)*
~ Uterus *(Forts.)*
–– postinfektiös N85.4
–– postpartal N85.4
Lathosterolose Q87.8
Lathyrismus T62.2
Latrodektismus-Syndrom T63.3
Laubry-Pezzi-Syndrom Q21.0 Q23.1
Laudanum, Abhängigkeit F11.2
Laufenlernen, verzögert R62.0
Laufnase, im Alter J31.0
Laufstörung R26.8
Lauge
– Kontaktdermatitis, toxisch L24.5
– Verätzung, Hornhaut, Auge T26.6
Launenhaftigkeit F91.8
– kindlich F91.8
Launois-Bensaude-Adenolipomatose E88.8
Laurell-Eriksson-Syndrom E88.0
Laurence-Moon-Bardet-Biedl-Syndrom Q87.8
Laurence-Moon-Syndrom Q87.8
Laurin-Sandrow-Syndrom Q87.2
Lautheitsausgleich H93.2
LAV[Lymphadenopathie-assoziiertes Virus]-Infektion, HTLV[Human T-lymphotropic virus]- B24
Lavy-Palmer-Merritt-Syndrom Q67.5
Lawrence-Syndrom E88.1
Laxanzien
– Gewöhnung F55.1
– Missbrauch F55.1
– stimulierend, Vergiftung T47.2
Laxova-Syndrom, Neu- Q87.8
Laxova-Wiedemann-Syndrom, Petty- E34.8
Lazeration T14.1
– Achillessehne S86.0
– Analsphinkter S31.80
– Anus
–– Komplikation, Entbindung O70.2
–– mit Zerreißung
––– Analschleimhaut, Komplikation, Entbindung O70.3
––– Rektumschleimhaut, Komplikation, Entbindung O70.3
–– nichtpuerperal, nichttraumatisch K60.2
– Augapfel
–– mit
––– Verlust, Gewebe, intraokular S05.2
––– Vorfall, Gewebe, intraokular S05.2
–– ohne Prolaps S05.3
–– penetrierend S05.6
– Augenanhangsgebilde a.n.k. S01.1
– Augenlid S01.1
– Beckenboden S31.0
–– alt N81.8
–– Komplikation, Entbindung O70.1
–– nicht das Wochenbett betreffend S31.0
– Beckenorgane, bei Geburt O71.5
– Cervix uteri
–– als Geburtsverletzung der Mutter O71.3
–– alt N88.1 ►

Lazeration T14.1 *(Forts.)*
~ Cervix uteri *(Forts.)*
–– nichtpuerperal, nichttraumatisch N88.1
–– traumatisch S37.6
– Chordae tendineae a.n.k. I51.1
–– nach Myokardinfarkt, akut I23.4
– Damm
–– alt N81.8
–– zentral, Komplikation, Entbindung O70.9
– Darm, als Geburtsverletzung der Mutter O71.5
– durch Abort, Nachbehandlungszeitraum O08.6
– Frenulum labiorum pudendi, Komplikation, Entbindung O70.0
– Gehirn
–– bei Geburt P10.8
–– diffus S06.20
–– durch Geburtsverletzung, mit Blutung P10.1
–– umschrieben S06.30
– Gewebe, periurethral S37.30
–– als Geburtsverletzung der Mutter O70.0
– Harnblase S37.22
–– als Geburtsverletzung der Mutter O71.5
– Herz S26.88
–– mit Hämoperikard S26.0
– intrakraniell a.n.k. S06.28
–– durch Geburtsverletzung P10.9
– Kleinhirn S06.28
– Kortex, zerebral S06.28
– Labien, Komplikation, Entbindung O70.0
– Ligament T14.3
– Ligamentum latum uteri, als Geburtsverletzung der Mutter O71.6
– Meningen S06.28
– Meniskus S83.2
–– alt M23.29
– multipel T01.9
– Perineum S31.0
–– alt N81.8
– Peritoneum, als Geburtsverletzung der Mutter O71.5
– postpartal, Cervix uteri N88.1
– rektovaginal
–– alt N89.8
–– Komplikation, Entbindung O71.4
–– mit Beteiligung, Perineum, bei Geburt O70.2
– Rückenmark T09.3
–– beim Neugeborenen P11.59
– Sehne T14.6
– Septum rectovaginale S31.80
– Tentorium cerebelli S06.28
– Urethra, als Geburtsverletzung der Mutter O71.5
– Uterus S37.6
–– als Geburtsverletzung der Mutter a.n.k. O71.1
–– alt N85.8
–– nichtpuerperal, nichttraumatisch N85.8
– Vagina S31.4
–– alt N89.8
–– Komplikation, Entbindung O70.0
–– mit Beteiligung, Perineum, bei Geburt O70.0
–– nichtpuerperal, nichttraumatisch N89.8 ►

Lazeration T14.1 *(Forts.)*
– versehentlich, als Operationskomplikation T81.2
– Vulva S31.4
–– alt N90.8
–– Komplikation, Entbindung O70.0
–– nichtpuerperal, nichttraumatisch N90.8
– zerebral
–– diffus S06.28
–– umschrieben S06.30
–– während Geburt P10.8
Lazerationsektropium, Cervix uteri N86
Lazy bladder N31.81
LBWC[Limb body wall complex]-Syndrom Q87.8
LCAT [Lecithin-Cholesterin-Acyltransferase], Mangel E78.6
– familiär E78.6
– komplett E78.6
– partiell E78.6
LCHAD [Langkettige 3-Hydroxyacyl-CoA-Dehydrogenase], Mangel E71.3
LDH [Laktatdehydrogenase], Mangel E74.4
– mit Glykogenose E74.4
LDL-Hyperlipoproteinämie E78.0
Le-Fort-I-Fraktur S02.4
– Oberkiefer S02.4
Le-Fort-II-Fraktur S02.4
– Oberkiefer S02.4
Le-Fort-III-Fraktur S02.4
– Oberkiefer S02.4
Léage-Psaume-Syndrom, Papillon- Q87.0
Lebendgeboren
– Einling Z38.2
– Kind Z38.2
–– gesund, als Entbindungsergebnis Z37.0! *[nur Zusatzkode!]*
Lebendgeborenes, als Entbindungsergebnis Z37.0! *[nur Zusatzkode!]*
Lebendgeburt
– Einling, als Entbindungsergebnis Z37.0! *[nur Zusatzkode!]*
– Zwillinge, als Entbindungsergebnis Z37.2! *[nur Zusatzkode!]*
Lebensbedrohlich, Ereignis, akut, im Säuglingsalter R06.80
Lebensfähig, Fetus, bei Graviditas abdominalis O36.7
Lebensführung, Problem Z72.9
Lebensmittel
– Infektion A05.9
– völlig verdorben, Indigestion a.n.k. A05.9
Lebensmittelvergiftung T62.9
– durch
–– Bacillus cereus A05.4
–– Clostridium
––– botulinum A05.1
––– difficile A04.79
––– perfringens A05.2
––– welchii A05.2
–– Enterotoxin A05.0 ►

Lebensmittelvergiftung T62.9 *(Forts.)*
~ durch *(Forts.)*
–– Salmonellen A02.9
–– Staphylokokken A05.0
–– Vibrio parahaemolyticus A05.3
– mit Gastroenteritis A05.9
Lebenswichtig, Zentren, Versagen, beim Neugeborenen P91.88
Leber
– Abnormität, bei bildgebender Diagnostik R93.2
– Abszess K75.0
–– cholangitisch K75.0
––– mit Perforation K75.0
–– durch Amöben A06.4† K77.0*
––– mit Abszess
–––– Gehirn A06.6† G07*
–––– Lunge A06.5† J99.8*
–– dysenterisch A06.4† K77.0*
–– hämatogen K75.0
–– lymphogen K75.0
– Adenom D13.4
– Adenomatose D13.4
– Adhäsion K66.0
– Affektion, bei Schwangerschaft O26.68
– Agenesie Q44.7
– akzessorisch Q44.7
– Amaurose H35.5
–– kongenital H35.5
–– tapetoretinal H35.5
– Amöbiasis A06.4† K77.0*
– Amyloidose E85.4† K77.8*
– Angiomatose K76.4
– Angiosarkom C22.3
– Anomalie, angeboren Q44.7
– Apoplexie K76.3
– Atrophie K72.9
–– gelb K72.9
––– akut K72.0
–––– Mutter, mit Schädigung, Fetus/Neugeborenes P00.8
––– chronisch K72.10
––– subakut K72.0
–– mit Ikterus, akut, bei Schwangerschaft O26.68
– Befund, Sonographie, pathologisch R93.2
– Blutung K76.8
– Carcinoma in situ D01.5
– Cholangiokarzinom C22.1
– Clonorchiasis B66.1† K77.0*
– Deformität
–– angeboren Q44.7
–– erworben K76.8
– Degeneration K76.8
–– amyloid a.n.k. E85.4† K77.8*
–– diffus a.n.k. K76.8
–– fettig a.n.k. K76.0
––– alkoholisch K70.0
–– hypertrophisch a.n.k. K76.8
–– parenchymatös
––– akut a.n.k. K72.0
––– subakut a.n.k. K72.0 ▶

Leber *(Forts.)*
~ Degeneration K76.8 *(Forts.)*
–– pigmentär a.n.k. K76.8
–– toxisch a.n.k. K71.9
–– zystisch a.n.k. K76.8
––– kongenital Q44.6
– Dekompensation K72.9
– Distomatose, durch
–– Chlonorchis sinensis B66.1† K77.0*
–– Fasciola hepatica B66.3† K77.0*
–– Katzenleberegel B66.0† K77.0*
–– Leberegel, sibirisch B66.0† K77.0*
–– Opisthorchis felineus B66.0† K77.0*
– doppelt Q44.7
– Dysfunktion K76.8
–– funktionell K76.8
–– konstitutionell K76.8
– Dystopie Q44.7
– Dystrophie K72.9
–– akut K72.0
–– chronisch K72.18
– Echinokokkose a.n.k. B67.8† K77.0*
–– alveolär B67.5† K77.0*
–– zystisch B67.0† K77.0*
– Einriss S36.12
– Embryom C22.0
– Entzündung K75.9
–– chronisch K73.9
–– eitrig K75.0
– Erkrankung
–– Betreuung, Schwangere O26.68
–– in der
––– Eigenanamnese Z87.1
––– Familienanamnese Z83.7
– Fehlbildung, angeboren Q44.7
– Fehlen, angeboren Q44.7
– Fibrose K74.0
–– alkoholisch K70.2
–– angeboren, isoliert Q44.6
–– mit Sklerose, Leber K74.2
–– und Zirrhose, bei Krankheit, Leber, toxisch K71.7
– Filiae C78.7
– Funktionsprüfungsergebnis, abnorm R94.5
– Funktionsstörung
–– arzneimittelbedingt K71.9
–– in der Familienanamnese Z83.7
– Geburtsverletzung P15.0
– Glykogeninfiltration E74.0† K77.8*
– Graft-versus-Host-Krankheit
–– akut, Stadium
––– 1 T86.01† K77.11*
––– 2 T86.02† K77.12*
––– 3 T86.02† K77.13*
––– 4 T86.02† K77.14*
–– chronisch, Stadium
––– 1 T86.05† K77.21*
––– 2 T86.06† K77.22*
––– 3 T86.07† K77.23* ▶

Leber *(Forts.)*
- Granulom a.n.k. K75.3
-- bei
--- Berylliose J63.2† K77.8*
--- Sarkoidose D86.8† K77.8*
- Gumma A52.7† K77.0*
- Hämangiom D18.03
- Hämatom S36.11
-- durch Geburtsverletzung P15.0
-- nichttraumatisch K76.8
-- subkapsulär, nichttraumatisch K76.8
- Hämochromatose E83.1† K77.8*
- Hamartom, zystisch D13.4
- Hanot-Zirrhose K74.3
- Herbstlaub- K76.1
- Hyperämie, aktiv K76.8
- Hyperplasie
-- kongenital Q44.7
-- nodulär, fokal K76.8
--- teleangiektatisch D13.4
- Hypertrophie R16.0
-- akut K76.8
-- konnatal Q44.7
- Hypoplasie Q44.7
- Induration K76.8
- Infarkt K76.3
- Infektion, durch
-- Clonorchis sinensis B66.1
-- Echinococcus B67.8† K77.0*
--- granulosus B67.0† K77.0*
--- multilocularis B67.5† K77.0*
- Infiltration K76.8
- Insuffizienz K72.9
- Kapillariasis B83.8
- Karzinom
-- embryonal C22.7
-- neuroendokrin C22.7
- Kolik, rezidivierend K80.50
-- mit
--- Cholangitis K80.30
---- mit Obstruktion, Gallenweg K80.31
--- Cholezystitis K80.40
---- mit Obstruktion, Gallenweg K80.41
--- Obstruktion, Gallenweg K80.51
- Koma K72.9 K72.74!
-- alkoholisch K70.48
- Krankheit K76.9
-- alkoholisch K70.9
--- mit Psychose, organisch F10.5
-- chronisch K76.9
-- fibrozystisch Q44.6
--- kongenital Q44.6
-- idiosynkratisch, unvorhersehbar, arzneimittel-induziert K71.9
-- mit
--- Defekt, Gerinnung D68.4
--- Mangel, Gerinnungsfaktor D68.4
-- organisch K76.9
-- polyzystisch Q44.6
--- autosomal-dominant Q44.6
--- kongenital Q44.6 ►

Leber *(Forts.)*
~ Krankheit K76.9 *(Forts.)*
-- syphilitisch A52.7† K77.0*
-- toxisch K71.9
--- mit
---- Cholestase K71.0
---- Granulom, Leber K71.88
---- Hepatitis a.n.k. K71.6
----- akut K71.2
----- chronisch-aktiv K71.5
----- chronisch-persistierend K71.3
----- lobulär, chronisch K71.4
----- lupoid K71.5
---- Hyperplasie, nodulär, fokal K71.88
---- Nekrose, Leber K71.1
---- Peliosis hepatis K71.88
--- vorhersehbar, arzneimittelinduziert K71.9
-- veno-okklusiv K76.5
--- toxisch K71.80
-- zystisch Q44.6
- Laënnec-Zirrhose
-- alkoholisch K70.3
-- nichtalkoholisch K74.6
- Lageanomalie, kongenital Q44.7
- Lappenbildung, anomal Q44.7
- Mangel
-- Glykogen-Phosphorylase E74.0
--- mit GSD [Glykogenspeicherkrankheit] E74.0
-- Glykogensynthase E74.0
- Melanom C22.9
- Melanose K76.8
- Mesotheliom C45.7
- Metastase C78.7
-- bei Primärtumor, unbekannt C78.7
- Mischtumor, embryonal, bösartig C22.0
- Muskatnuss- K76.1
- Neben- Q44.7
- Nekrose K72.9
-- bei Schwangerschaft O26.68
-- hämorrhagisch, zentral K76.2
-- im Wochenbett (Zustände unter K72.0) O90.8
-- mit Versagen
--- Leber K72.9
--- Niere, im Wochenbett O90.4
-- Mutter, mit Schädigung, Fetus/Neugeborenes P00.8
- Neubildung, bösartig, primär C22.9
- NRH [Noduläre regenerative Hyperplasie] K76.8
- Pigmentzirrhose E83.1
- Prellung S36.11
- Prolaps K76.8
- Ptose K76.8
- Rissverletzung
-- mittelschwer S36.14
-- schwer S36.15
- Ruptur S36.12
-- durch Geburtsverletzung P15.0
-- spontan, als Komplikation, Schwangerschaft O26.68 ►

Leber *(Forts.)*
~ Ruptur S36.12 *(Forts.)*
–– traumatisch S36.12
– Sarkom C22.9
–– embryonal C22.4
–– undifferenziert C22.4
– Schaden K76.9
–– alkoholisch K70.9
–– chronisch K76.9
–– nichttraumatisch K76.9
– Schädigung, toxisch K71.9
– Schmerzhaftigkeit R10.1
– Schwangerschaftsfett-, akut O26.68
– Sklerose K74.1
–– alkoholisch K70.2
–– bei Fibrose, Leber K74.2
–– kardial K76.1
– Spender Z52.6
– Stauung K76.1
–– passiv, chronisch K76.1
– Stauungsinduration K76.1
– Stauungszirrhose K76.1
– Steatose a.n.k. K76.0
– Stein, festsitzend K80.50
– Syphilis A52.7† K77.0*
–– sekundär A51.4† K77.0*
– Teratokarzinom C22.7
– Teratom C22.7
–– embryonal C22.7
–– reifzellig, adult, gutartig D13.4
– Thorotrast- T96
– Thrombose I82.0
– Toxoplasmose B58.1† K77.0*
– Transplantat Z94.4
– Transplantation, Zustand nach, mit Versagen, Transplantat T86.49
– Tuberkulose A18.8† K77.0*
– Tumor D37.6
–– embryonal C22.7
–– mesodermal, gemischt C22.4
–– neuroendokrin C22.7
– Typhus A01.0
– und
–– Gallengänge, intrahepatisch
––– Adenokarzinom C22.0 C22.1
––– Karzinom C22.0 C22.1
–––– Plattenepithel C22.0 C22.1
––– undifferenziert C22.9 C22.1
–– Gallensystem, Karzinom C22.9
–– Niere, Glykogenspeicherkrankheit E74.0
– Verfettung K76.0
– Verformung Q44.7
– Vergrößerung R16.0
–– angeboren Q44.7
– Verhärtung K76.8
– Verletzung S36.10
– Versagen K72.9
–– akut K72.0
–– akut-auf-chronisch K72.10
–– alkoholisch K70.48
––– akut K70.40 ►

Leber *(Forts.)*
~ Versagen K72.9 *(Forts.)*
~~ alkoholisch K70.48 *(Forts.)*
––– akut-auf-chronisch K70.42
––– chronisch K70.41
––– mit Coma hepaticum K70.48
––– subakut K70.40
–– bei Hepatitis, bösartig a.n.k. K72.9
–– chronisch K72.18
–– durch
––– Arzneimittel K71.1 Y57.9!
––– Drogen K71.1 Y57.9!
–– infantil, akut, durch Synthesedefekt, Protein, mtDNA-kodiert K72.0
–– Late-onset-Form K72.0
–– nach medizinischen Maßnahmen K91.88
–– spät beginnend K72.0
–– verzögert beginnend K72.0
– Zirrhose K74.6
–– alkoholisch K70.3
––– mit Varizen
–––– Magen K70.3† I98.2*
––––– mit Blutung K70.3† I98.3*
–––– Ösophagus K70.3† I98.2*
––––– mit Blutung K70.3† I98.3*
–– angeboren P78.8
–– autoimmun K74.6
–– bei Glykogenose E74.0
–– dekompensiert K74.6
–– kardial K76.1
–– kryptogen K74.6
–– makronodulär K74.6
–– medikamentös-toxisch K71.7
–– mikronodulär K74.6
–– mit Varizen, Ösophagus K74.6† I98.2*
––– mit Blutung K74.6† I98.3*
–– nach Hepatitis K74.6
–– nichtalkoholisch bedingt K74.6
–– portal K74.6
–– postnekrotisch K74.6
–– Pseudo-, perikarditisch I31.1
–– Stadium Child-Pugh
––– A K74.6 K74.70!
––– B K74.6 K74.71!
––– C K74.6 K74.72!
–– syphilitisch A52.7† K77.0*
–– toxisch K71.7
––– mit Varizen, Ösophagus K71.7† I98.2*
–––– mit Blutung K71.7† I98.3*
– Zystadenokarzinom, biliär C22.1
– Zyste
–– durch Hydatiden a.n.k. B67.8† K77.0*
––– durch Echinococcus
–––– granulosus B67.0
–––– multilocularis B67.5
–– einfach K76.8
–– kongenital Q44.7
– Zysten-, angeboren Q44.6

Leber- und Muskel-Phosphorylasekinase, Mangel, mit
– Glykogenose E74.0 ►

Leber- und Muskel-Phosphorylasekinase, Mangel, mit *(Forts.)*
– Glykogenspeicherkrankheit E74.0
Leber-Optikusneuropathie, hereditär H47.2
Leber-Syndrom H47.2
Leberarterie
– Aneurysma I72.8
–– rupturiert I72.8
– Dissektion I72.8
– Pfortader, Fistel, angeboren Q26.6
– Syphilis A52.0† I79.8*
– Thrombose I74.8
Leberausfallskoma K72.9
Leberegel
– Befall B66.3
– chinesisch, Befall B66.1
– groß, Befall B66.3
– orientalisch, Befall B66.1
– ostasiatisch, Befall B66.1
– sibirisch, Distomatose, Leber B66.0† K77.0*
Leberenzym, Erhöhung R74.0
Leberextrakt, Vergiftung T45.8
Leberflecken L81.4
Lebergang
– akzessorisch Q44.5
– Konkrement K80.50
Leberkapsel
– Blutung K76.8
– Entzündung K65.8
– Fibrose K74.6
– Riss S36.13
Leberlappen, Riedel- Q44.7
Leberparenchym
– Nekrose K72.9
– Schwund K72.9
Leberphosphorylase, Mangel E74.0
Lebersinus, Erweiterung K76.8
Lebert-Anämie D51.0
Lebertransplantat
– Abstoßung T86.49
–– innerhalb der ersten 28 Tage nach Transplantation T86.40
–– 29 oder mehr Tage nach Transplantation T86.41
– Funktionsverschlechterung
–– innerhalb der ersten 28 Tage nach Transplantation T86.40
–– 29 oder mehr Tage nach Transplantation T86.41
– Versagen T86.49
Lebervene
– Anomalie, kongenital Q26.8
– Embolie I82.0
– Stenose I82.0
– Thrombose I82.0
–– primär I82.0
– Verschluss I82.0
Leberwert, abnorm R74.8
Leberzellen
– Degeneration K76.8 ►

Leberzellen *(Forts.)*
– Karzinom C22.0
–– mit Karzinom, Gallengang, kombiniert C22.0
– Krebs C22.0
– Schaden K76.9
–– mit Ikterus, neonatal P59.2
– Schädigung, bei Cholestase K71.0
Lecithin-Cholesterin-Acyltransferase, Mangel E78.6
– familiär, mit Störung, glomerulär E78.6† N08.4*
– mit Krankheit, glomerulär E78.6† N08.4*
Leckage
– Arterientransplantat a.n.k. T82.3
– Brustimplantat T85.4
– Darm K63.1
– Dialysekatheter T82.4
– durch Linse, intraokular T85.2
– Gefäß, durch Herzklappenprothese T82.0
– Harnwegskatheter T83.0
– Herz, durch Herzklappenprothese T82.0
– Hornhauttransplantat a.n.k. T85.3
– Implantat, gastrointestinal T85.59
– Infusionskatheter a.n.k. T82.5
–– spinal T85.6
– Katheter a.n.k. T85.6
–– zur Peritonealdialyse T85.6
– Koronararterientransplantat T82.2
– Mammaprothese T85.4
– Orbitaprothese a.n.k. T85.3
– Shunt, ventrikulär, intrakraniell T85.0
– Transplantat, Harntrakt T83.2
Leckekzem L30.9
LECT2[Leukozyten-chemotaktischer-Faktor 2]-Amyloidose E85.0
Ledderhose-Kontraktur M72.2
Ledderhose-Krankheit M72.2
Lederbeutelmagen C16.9
Lederer-Anämie, hämolytisch D59.1
Lederer-Brill-Syndrom D59.1
Lederhaut
– Abszess H15.0
– Entzündung H15.0
– Krankheit, Auge H15.9
Lee-Murday-Syndrom, Lynch- Q87.8
Lefèvre-Syndrom, Papillon- Q82.8
Legal, Abbruch, Schwangerschaft O04.9
– inkomplett O04.4
– mit Komplikation O04.8
Legasthenie F81.0
Legg-Krankheit M91.1
Legionärskrankheit A48.1
Legionellose A48.1
– mit Pneumonie A48.1
– ohne Pneumonie A48.2
Legius-Syndrom Q85.0
Leguminosen, Allergie T78.1
Lehmann-Syndrom, Börjeson-Forssmann- Q87.8
Lehrerknötchen J38.2
Leib, Schmerzen R10.4

Leichdorn [Klavus] L84
Leiche, aufgefunden R98
– Todesursache, unbekannt R98
Leichtkettenamyloidose E85.9
Leichtkettenproteinurie R80
Leiden
– anal K62.9
– Frauen- N94.9
– Gallen- K82.9
– Gemüt F99
– hämorrhoidal K64.9
– Harnstein N20.9
– Lunge J98.4
– Makula H35.9
– Retina H35.9
– Rücken M53.99
–– deformierend M43.99
– Vene I87.9
– Wirbelsäule, degenerativ M47.99
Leigh-Syndrom G31.88
– französisch-kanadischer Typ G31.88
– maternal vererbt G31.88
– mit
–– Kardiomyopathie G31.88† I43.8*
–– Leukodystrophie G31.88 E75.2
–– nephrotischem Syndrom G31.88† N08.8*
– Saguenay-Lac-St. Jean Typ G31.88
Leimohr H65.3
Leiner, Erythrodermia exfoliativa L21.1
Leiner-Krankheit L21.1
Leiomyoblastisch, Sarkom C49.9
Leiomyoblastom D21.9
Leiomyofibrom D21.9
– Cervix uteri D25.9
– Corpus uteri D25.9
Leiomyolipom D21.9
Leiomyom D21.9
– Angio- D21.9
– blutgefäßreich D21.9
– epitheloid D21.9
– Orbita D31.6
– Prostata D29.1
– Stimmband D14.1
– Uterus D25.9
–– Betreuung, Mutter O34.1
–– intramural D25.1
–– mit Komplikation, Entbindung, mit Blutung O67.8
–– submukös D25.0
–– subserös D25.2
– vaskulär D21.9
– zellulär D21.9
Leiomyoma
– cavernosum D21.9
– sarcomatodes C49.9
– teleangiectaticum D21.9
Leiomyomatose – s.a. Neubildung, Bindegewebe, unsicheres Verhalten D48.1
– diffus, bei Alport-Syndrom, X-chromosomal Q87.8 ►
Leiomyomatose – s.a. Neubildung, Bindegewebe, unsicheres Verhalten D48.1 *(Forts.)*
– hereditär, mit Karzinom, Nierenzellen C64 D21.9
– intravaskulär – s.a. Neubildung, Bindegewebe, unsicheres Verhalten D48.1
– peritoneal, disseminiert D20.1
Leiomyosarkom – s.a. Tabelle der Neubildungen (S. 1358) C49.9
– Angio- – s.a. Tabelle der Neubildungen (S. 1358) C49.9
– Cervix uteri C53.9
– Corpus uteri C54.9
– Dünndarm C17.9
– epitheloid C49.9
– Larynx C32.9
– Magen C16.9
– Mesenterium C48.1
– myxoid C49.9
– Uterus C55
–– submukös C55
–– subserös C55
– Vagina C52
Leishmaniase – s.a. Leishmaniose B55.9
Leishmaniose
– Impfung, Notwendigkeit Z26.0
– kutan B55.1
– mit Befall, Augenlid B55.1† H03.0*
– mukokutan B55.2
– Untersuchung Z11
– viszeral B55.0
Leiste
– Abszess L02.2
– Aneurysma I72.3
–– rupturiert I72.3
– Beschwerden R10.3
– Bruch
–– mit
––– Gangrän K40.40
––– Inkarzeration K40.30
––– Strangulation K40.30
––– Verschluss K40.30
–– rezidivierend K40.91
––– indirekt K40.91
––– mit
–––– Einklemmung K40.31
–––– Gangrän K40.41
–––– Strangulation K40.31
–––– Verschluss K40.31
– Dermatophytose [Dermatophytie] B35.6
– Hernie K40.90
–– direkt K40.90
––– rezidivierend K40.91
–– doppelseitig
––– ohne Einklemmung K40.20
––– rezidivierend, ohne Einklemmung K40.21
–– einseitig
––– ohne Einklemmung K40.90
––– rezidivierend, ohne Einklemmung K40.91
–– indirekt K40.90
––– rezidivierend K40.91 ►

L

Leiste *(Forts.)*
~ Hernie K40.90 *(Forts.)*
-- inkarzeriert K40.30
--- rezidivierend K40.31
-- inkomplett K40.90
-- lateral K40.90
-- medial K40.90
-- Rezidiv K40.91
- Infektion, durch Pilz B35.6
- Karzinom C76.3
- Lymphknoten, Infektion L04.1
- Mykose B35.6
- Prellung S30.1
- Schmerzen R10.3
- Schwellung R22.2
- Verätzung T21.43
-- 1. Grades T21.53
-- 2. Grades T21.63
-- 3. Grades T21.73
-- Grad
--- 2a T21.63
--- 2b T21.93
- Verbrennung T21.03
-- 1. Grades T21.13
-- 2. Grades T21.23
-- 3. Grades T21.33
-- Grad
--- 2a T21.23
--- 2b T21.83
- weich K40.90
-- rezidivierend K40.91
Leistenbeuge
- Abszess L02.2
- Furunkel L02.2
- Karbunkel L02.2
- Melanom, maligne C43.5
- Metastase, Lymphknoten C77.4
- Mykose B35.6
- Nävus D22.5
- Phlegmone L03.3
Leistendrüse
- Entzündung, chronisch I88.1
- Krankheit D75.9
- Schwellung R59.0
Leistengegend
- Verletzung S39.9
-- oberflächlich S30.9
- Wunde, offen S31.1
Leistenhoden Q53.9
- beidseitig Q53.2
- einseitig Q53.1
Leistenlymphdrüse, Abszess, akut L04.3
Leistung, schulisch, ungenügend Z55
Leistungsabfall R53
Leistungsminderung, intellektuell, senil F03
Leitung, Defekt I45.9
Leitungsstörung, infrahissär, bei Tachyarrhythmie, atrial, familiär I45.8
Leitungsunterbrechung, His-Bündel I44.3
Leitvene, Insuffizienz I87.20
Lejeune-Syndrom Q93.4
Lelis-Syndrom Q87.8
Lemierre-Syndrom I80.88
Lemli-Opitz-Syndrom, Smith- Q87.1
Lemming-Fieber A21.9
Lemmoblastom D36.1
Lemmom D36.1
- Tricho- D23.9
Lenaerts-Mathieu-Syndrom, Piussan- Q87.2
Lende
- Abszess L02.2
- Furunkel L02.2
- Hernie K45.8
- Karbunkel L02.2
- Lordose M40.56
- Melanom, maligne C43.5
- Phlegmone L03.3
- Prellung S30.1
- Schmerzen M54.5
- Verletzung S39.9
-- oberflächlich S30.9
- Wunde, offen S31.0
Lenden- und Sakralwirbelsäule, Osteochondrose M42.97
Lendenbereich, Myalgie M79.18
Lendengegend, Verbrennung T21.04
Lendenwirbel
- Dislokation S33.10
- Fraktur S32.00
-- L1 S32.01
-- L2 S32.02
-- L3 S32.03
-- L4 S32.04
-- L5 S32.05
-- mit Schädigung, Rückenmark S32.00 S34.18
-- multipel S32.7
- Kompressionsfraktur S32.00
- Luxation
-- L1/L2 S33.11
-- L2/L3 S33.12
-- L3/L4 S33.13
-- L4/L5 S33.14
-- L5/S1 S33.15
- und Sakralwirbel, Spondylolyse M43.07
Lendenwirbelkörper
- Metastase C79.5
- Spondylodiszitis M46.46
Lendenwirbelsäule
- Arthrose M47.86
- Blockierung M99.83
- Chordom C41.2
- Distorsion S33.50
-- mit Missverhältnis
--- fetopelvin, mit
---- Hindernis, Geburt O65.0
---- Schädigung, Fetus/Neugeborenes P03.1
--- zwischen Fetus und Becken O33.8
- Fraktur S32.00
-- mit Fraktur, Kreuzbein S32.82
-- offen S32.00 S31.87!
- Hyperlordose M40.46 ▶

Lendenwirbelsäule *(Forts.)*
– Luxation S33.10
–– offen S32.00
– Osteochondrose M42.96
– Osteoporose M81.98
– Prellung S30.0
– Spondylarthrose M47.86
– Spondylose M47.86
– Spondylosis deformans M47.86
– Steilstellung M53.86
– und Becken, Fraktur, multipel S32.7
– Verformung Q76.4
–– mit Missverhältnis
––– fetopelvin, mit
–––– Hindernis, Geburt O65.0
–––– Schädigung, Fetus/Neugeborenes P03.1
––– zwischen Fetus und Becken O33.8
Lendenwirbelsäulensyndrom M54.16
– bei Schwangerschaft O99.8
– durch Vorfall, Bandscheibe M51.1† G55.1*
Lenègre-Krankheit, familiär I45.8
Lenk-Ploski-Syndrom G23.8
Lennert-Lymphom C84.4
Lennox-Gastaut-Syndrom G40.4
Lennox-Syndrom G40.4
– Pseudo- G40.00
Lens tough, mit Katarakt H26.8
Lentigin, Syndrom, multipel, familiär Q87.1
Lentigines, PUVA- L81.4
Lentiginose
– bei Dissektion, Arterie I72.9 L81.4
– generalisiert, familiär L81.4
– kardiomyopathisch Q87.1
Lentiglobus Q12.8
– angeboren Q12.8
– posterior Q12.8
Lentigo L81.4
– aestiva L81.4
– benigna L81.4
– bösartig D03.9
– kongenital L81.4
– nävoid L81.4
– senilis L81.4
Lentikonus Q12.8
– kongenital Q12.8
Lentikulär
– Degeneration, progressiv E83.0
– Dermatofibrom – s.a. Neubildung, Haut, gutartig D23.9
– Dystonie G24.8
Lentivirus, Erreger B97.3! *[nur Zusatzkode!]*
Lentogen
– Endophthalmitis H44.1
– Sekundärglaukom H40.5
Lenz-Majewski-Syndrom Q87.1
Lenz-Syndaktylie, Cenani- Q74.8
Lenz-Syndrom, Appelt-Gerken- Q89.7
Leontiasis
– ossea M85.2
– spätsyphilitisch A52.7
– syphilitisch, konnatal A50.5† M90.89*
Lepore-Beta-Thalassämie-Syndrom, Hämoglobin- D56.8
Lepothrix A48.8
Lepra A30.9
– asturica E52
– Borderline- [BB-Lepra] A30.3
– borderline-lepromatös [BL-Lepra] A30.4
– borderline-tuberkuloid [TT-Lepra] A30.2
– Folgezustand B92
– indeterminiert [I-Lepra] A30.0
– interpolaris A30.8
– lepromatös [LL-Lepra] A30.5
– lombardica E52
– tuberkuloid [TT-Lepra] A30.1
– Untersuchung Z11
Leprechaunismus E34.8
Leprechaunismus-Syndrom, Pseudo-, Typ Patterson E34.8
Leprechaunismussyndrom E34.8
Lepromatös, Lepra [LL-Lepra] A30.5
Leptin
– Mangel, angeboren, mit Adipositas E66.89
– Resistenz, angeboren, mit Adipositas E66.89
Leptinrezeptorgen, Mutation, mit Adipositas E66.89
Leptomeningeal
– Fibrose G96.1
– Sarkom C70.9
Leptomeningen, Neurosyphilis A52.1† G01*
Leptomeningeom D32.9
Leptomeningitis G03.9
– bakteriell G00.9
– chronisch G03.9
– hämorrhagisch G03.9
– Hauben- G03.9
– nichteitrig G03.0
– tuberkulös A17.0† G01*
–– spinal A17.0† G01*
–– zerebral A17.0† G01*
– zirkumskript G03.9
Leptomeningopathie a.n.k. G96.1
Leptomeninx
– Blutung I60.9
– Gumma A52.1† G07*
– Tuberkulose A17.0† G01*
Leptospira interrogans
– autumnalis, Infektion A27.8
– canicola, Infektion A27.8
– hebdomadis, Infektion A27.8
– icterohaemorrhagiae, Infektion A27.0
– Infektion A27.9
– pomona, Infektion A27.8
Leptospiren
– Fieber A27.9
– Ikterus, hämorrhagisch A27.0
– Infektion A27.9
– Meningitis A27.9† G01*
– Sumpffieber A27.9
Leptospirose, Untersuchung Z11
Leptospirosis A27.9
– autumnalis A27.8 ►

L

Leptospirosis A27.9 *(Forts.)*
– canicola A27.8
– icterohaemorrhagica A27.0
– pomona A27.8
Leptothrikose A42.9
Leptothrix
– Kolpitis A56.0
–– atrophisch A56.0
–– chronisch A56.0
– Vaginitis A56.0
Leptozytose, hereditär D56.9
Lequesne M81.69
Lereboullet-Syndrom, Gilbert-, mit Ikterus, neonatal E80.4
Léri-II-Syndrom Q78.8
Léri-Joanny-Syndrom [Melorheostose] M85.89
Léri-Weill-Syndrom Q77.8
Leriche-Syndrom I74.0
Lermoyez-Syndrom H81.3
Lernbehinderung F81.9
Lernerfahrung, Mangel, in der Kindheit Z62
Lernschwäche F81.9
Lernstörung F81.9
– psychisch F81.8
Lernvermögen, Entwicklungsproblem F81.9
Leroy-Reiter-Krankheit, Fiessinger- M02.39
Lesch-Nyhan-Syndrom E79.1
– mit Arthropathie, durch Gicht E79.1† M14.09*
Lese-Rechtschreib-Störung F81.0
Lese-Schreib-Vermögen
– mit Problem Z55
– Niveau, gering Z55
Lesebrille, Anpassung Z46.0
Leseepilepsie G40.8
Lesefähigkeit, Störung, Entwicklung F81.0
Lesen, Störung R48.0
– entwicklungsbedingt F81.0
Leser-Trélat-Krankheit L82
Leshima-Koeda-Inagaki-Syndrom Q87.8
Letal
– Ataxie, mit Schwerhörigkeit, und Optikusatrophie E79.8
– Dermopathie, restriktiv Q82.8
– Dysplasie, faziokardiomel Q87.8
– Mikrozephalie, Typ Amish Q02
– Mittelliniengranulom C86.0
– Omphalozele-Gaumenspalte-Syndrom Q87.8
– Syndrom, der linksseitigen Non-Compaction-Kardiomyopathie, mit Krämpfen, Hypotonie, Katarakt, und Entwicklungsverzögerung G31.81
Lethargie R53
Letterer-Retikuloendotheliose C96.0
Leuchtgas, Vergiftung T58
Leucin-Amino-Peptidase, Wert, pathologisch erhöht R74.8
Leucoma corneae H17.8
Leukämie C95.90
– akut a.n.k. C95.00
–– biphänotypisch C95.00
––– in kompletter Remission C95.01 ▶

Leukämie C95.90 *(Forts.)*
– akut a.n.k. C95.00 *(Forts.)*
–– in kompletter Remission C95.01
–– lymphoblastisch C91.00
––– in kompletter Remission C91.01
–– mit gemischtem Phänotyp C95.00
––– mit t(9;22)(q34.1;q11.2) C95.00
– aleukämisch a.n.k. C95.70
– B-lymphoblastisch, mit
–– Hyperdiploidie C91.00
–– Hypodiploidie C91.00
–– rekurrenter genetischer Anomalie C91.00
–– t(1;19)(q23;p13.3) C91.00
–– t(5;14)(q31.1;q32.3) C91.00
–– t(9;22)(q34.1;q11.2) C91.00
–– t(12;21)(p13.2;q22.1) C91.00
–– t(v;11q23.3) C91.00
– B-Zellen C91.70
–– in kompletter Remission C91.71
– basophil C94.30
–– in kompletter Remission C94.31
– biliniär, akut C95.00
–– in kompletter Remission C95.01
– Blasten- C95.00
–– in kompletter Remission C95.01
– Blastzellen, granulozytär C92.00
– Burkitt-Zellen- C91.80
– chemotherapieinduziert C95.90
– chronisch a.n.k. C95.10
–– in kompletter Remission C95.11
– eosinophil C92.70
– Eosinophilen-, chronisch D47.5
– Erythro- C94.00
–– akut C94.00
––– in kompletter Remission C94.01
–– in kompletter Remission C94.01
– gemischt-liniär, akut C95.00
–– in kompletter Remission C95.01
– granulozytär C92.90
–– akut C92.00
–– aleukämisch C92.90
–– chronisch C92.10
––– in kompletter Remission C92.11
–– in kompletter Remission C92.91
–– subakut C92.20
– Haarzellen- C91.40
–– in kompletter Remission C91.41
– histiomonozytär C93.90
– histiozytär C93.90
– in
–– der
––– Anamnese Z85.6
––– Familienanamnese Z80.6
–– kompletter Remission C95.91
– lymphatisch C91.90
–– akut C91.00
––– in kompletter Remission C91.01
–– aleukämisch C91.90
–– chronisch C91.10
––– in kompletter Remission C91.11 ▶

Leukämie C95.90 *(Forts.)*
~ lymphatisch C91.90 *(Forts.)*
~~ chronisch C91.10 *(Forts.)*
––– vom B-Zell-Typ [CLL] C91.10
–––– in kompletter Remission C91.11
–– in kompletter Remission C91.91
–– mit Blastenschub C91.10
–– subakut C91.90
––– in kompletter Remission C91.91
– Lymphoblasten- C91.00
–– in kompletter Remission C91.01
– lymphoid C91.90
–– akut C91.00
––– in kompletter Remission C91.01
–– aleukämisch C91.90
–– chronisch C91.10
–– subakut C91.90
– lymphoplasmozytoid C91.10
–– in kompletter Remission C91.11
– Lymphosarkomzellen- C91.90
–– in kompletter Remission C91.91
– lymphozytär
–– akut C91.00
––– in kompletter Remission C91.01
–– chronisch C91.10
––– in kompletter Remission C91.11
–– subakut C91.90
––– in kompletter Remission C91.91
– Lymphozyten, grob-granuliert, vom T-Zell-Typ C91.70
– lymphozytisch, akut C91.00
– Mastzellen C94.30
–– akut C94.30
–– aleukämische Variante C94.30
–– chronisch C94.30
–– in kompletter Remission C94.31
– Megakaryoblasten-, akut C94.20
–– in kompletter Remission C94.21
– megakaryozytär C94.20
–– akut C94.20
–– in kompletter Remission C94.21
– mit
–– Arthritis a.n.k. C95.90† M36.1*
–– Arthropathie a.n.k. C95.90† M36.1*
–– Krankheit, Niere, tubulointerstitiell C95.90† N16.1*
–– Pyelonephritis a.n.k. C95.90† N16.1*
– Monoblasten, akut C93.00
–– in kompletter Remission C93.01
– monoblastisch, akut C93.00
– monomyelozytär C92.90
– monozytär C93.90
–– akut C93.00
––– in kompletter Remission C93.01
–– aleukämisch C93.90
–– chronisch C93.10
––– in kompletter Remission C93.11
–– in kompletter Remission C93.91
–– myeloisch C92.50
–– Schilling-Typ C93.90 ►

Leukämie C95.90 *(Forts.)*
~ monozytär C93.90 *(Forts.)*
–– subakut C93.90
––– in kompletter Remission C93.91
– myeloblastisch, akut C92.00
– myelogen C92.90
–– akut C92.00
–– aleukämisch C92.90
–– chronisch C92.10
–– in Remission C92.91
–– subakut C92.20
– myeloisch C92.90
–– akut C92.00
––– in kompletter Remission C92.01
––– M6 (a) (b) C94.00
–––– in kompletter Remission C94.01
––– M7 C94.20
–––– in kompletter Remission C94.21
––– minimal differenziert C92.00
––– mit
–––– 11q23-Abnormität C92.60
––––– in kompletter Remission C92.61
–––– Ausreifung C92.00
––––– minimal C92.00
–––– Dysplasie, multilineär C92.80
––––– in kompletter Remission C92.81
–––– Eosinophile, abnorm, und
––––– inv(16) (p13q22) C92.50
––––– t(16;16) (p13;q22) C92.50
–––– inv3(q21q26.2) C92.00
–––– minimaler Differenzierung C92.00
–––– somatischen
––––– CEBPA-Genmutationen C92.00
––––– NPM1-Genmutationen C92.00
–––– t(3;3)(q21;q26.2) C92.00
–––– t(6;9) (p23;q34) C92.00
–––– t(8;21)(q22;q22) C92.00
–––– t(9;11) (p22;q23) C92.00
–––– Translokation t(8;16)(p11;p13) C92.00
Veränderung, MLL Gen C92.60
––– ohne Ausreifung C92.00
––– primär therapierefraktär C92.00
–– aleukämisch C92.90
–– atypisch C92.20
–– chronisch C92.10
––– atypisch C92.20
–––– BCR/ABL-negativ C92.20
––––– in kompletter Remission C92.21
––– BCR/ABL-positiv C92.10
–––– in kompletter Remission C92.11
––– in kompletter Remission C92.11
––– Philadelphia-Chromosom (Ph1) positiv C92.10
–––– in kompletter Remission C92.11
––– t(9;22) (q34;q11) C92.10
–––– in kompletter Remission C92.11
–– in kompletter Remission C92.91
–– megakaryoblastisch, akut, mit t(1;22) (p13;q13) C94.20
–– mit Blastenschub C92.10 C94.8! ►

L

Leukämie C95.90 *(Forts.)*
~ myeloisch C92.90 *(Forts.)*
-- subakut C92.20
--- in kompletter Remission C92.21
- myelomonozytär
-- akut C92.50
--- in kompletter Remission C92.51
-- chronisch C93.10
--- in kompletter Remission C93.11
-- juvenil C93.30
--- bei Krankheit, Noonan-Syndrom-ähnlich Q87.0 C93.30
--- in kompletter Remission C93.31
- myelozytär C92.90
-- akut C92.00
-- chronisch C92.10
- Naegeli-, monozytär C93.10
-- in kompletter Remission C93.11
- Neutrophilen-, chronisch D47.1
- osteosklerotisch D47.4
- Plasmazellen C90.10
-- in kompletter Remission C90.11
- plasmazytisch C90.10
-- in kompletter Remission C90.11
- prolymphozytär C91.30
-- in kompletter Remission C91.31
- Prolymphozyten-, vom
-- B-Zell-Typ C91.30
--- in kompletter Remission C91.31
-- T-Zell-Typ C91.60
--- in kompletter Remission C91.61
- promyelozytär, akut C92.40
-- in kompletter Remission C92.41
- Promyelozyten
-- akut [PCL] C92.40
-- vom T-Zell-Typ C91.60
- Promyelozyten- C92.40
-- in kompletter Remission C92.41
- refraktär, auf Standard-Induktionstherapie C95.8! *[nur Zusatzkode!]*
- sekundär, durch Bestrahlung C95.90
- Stammzellen- C95.00
-- in kompletter Remission C95.01
-- mit unklarer Linienzuordnung C95.00
--- in kompletter Remission C95.01
- subakut a.n.k. C95.90
-- in kompletter Remission C95.91
- T-Zellen C91.50
-- adult (HTLV-1-assoziiert) C91.50
--- in kompletter Remission C91.51
-- beim Erwachsenen C91.50
--- in kompletter Remission C91.51
- thrombozytär C94.20
- undifferenziert, akut C95.00
- unreifzellig, akut C95.00
Leukämisch
- Infiltration C95.90
- Lymphom, T-Zellen, adult C91.50
- Lymphosarkom C91.90
- Perikarditis C95.90† I32.8* ▶

Leukämisch *(Forts.)*
- Retikuloendotheliose C91.40
-- in kompletter Remission C91.41
Leukämoid, Reaktion D72.8
- eosinophil D72.1
- lymphozytär D72.8
- monozytär D72.8
- myeloisch D72.8
Leukenzephalopathie G93.4
- kalzifizierend, früh beginnend, mit Skelettdysplasie G93.4 Q79.9
- multifokal A81.2
-- progressiv A81.2
- sklerosierend, Bogaert A81.1
- vaskulär, familiär I67.88 G93.4
Leukoblastose C95.90
- Erythro- C94.00
-- in kompletter Remission C94.01
- in kompletter Remission C95.91
Leukoderm L81.5
- bei
-- Spätsyphilis, florid A52.7† L99.8*
-- Syphilis A51.3† L99.8*
- spätsyphilitisch A52.7† L99.8*
Leukodystrophie E75.2
- Adreno- E71.3
-- neonatal E71.3
-- X-chromosomal E71.3
-- zerebral, X-chromosomal E71.3
- bei Leigh-Syndrom G31.88 E75.2
- Dermato- E75.2† L99.8*
- durch
-- DECR[2,4-Dienoyl-CoA-Reductase]-Mangel, bei Enzephalopathie, progressiv G31.81
-- Mangel, ACER3 [Alkalische Ceramidase 3] E75.2
- Globoidzellen- E75.2
- hypomyelinisierend
-- autosomal-rezessiv
--- C11ORF73-assoziiert E75.2
--- NKX6-2-assoziiert E75.2
--- RARS-assoziiert E75.2
--- VPS11-assoziiert E75.2
-- mit Chondrodysplasie, spondylometaphysär E75.2 Q77.8
- Krabbe- E75.2
- metachromatisch E75.2
- mit Atrophie, Optikus E75.2† H48.0*
- multizystisch, beidseitig, bei Muskel-Augen-Gehirn-Krankheit G71.2 E75.2
- Myelo- E75.2
- Polymerase-III-assoziiert E75.2
- progressiv E75.2
- Pseudoadreno- E71.3
-- neonatal E71.3
- spongioform E75.2
- sudanophil E75.2
-- Typ Pelizeus-Merzbacher E75.2
- zerebral E75.2
-- progressiv E75.2

Leukoenzephalitis G04.8
– hämorrhagisch, akut G36.1
–– nach Immunisierung G04.0
– multifokal, bei Krankheit, durch HIV B22† G05.1*
– postinfektiös G04.8
– sklerosierend, subakut A81.1
Leukoenzephalopathie G93.4
– akut, reversibel, durch SLC13A3-Defizienz E75.2
– bei
–– Ataxie, spastisch, autosomal-rezessiv G11.4
–– Mikroangiopathie, pontin, autosomal-dominant I67.88 G93.4
– hereditär, diffus, mit axonalen Sphäroiden und pigmentierter Glia E75.2
– megalenzephal, mit Zyste, subkortikal E75.2
– metachromatisch E75.2
– mit
–– Ataxie, zerebellär, mild, und Ödem, Substanz, weiß E75.2
–– Chondrodysplasie, spondylometaphysär, Syndrom E75.2 Q77.8
–– Hirnstamm- und Rückenmarkbeteiligung, und Laktaterhöhung G31.81
–– Kalzifikationen, und Zysten I67.88† G94.39*
–– Palmoplantarkeratose G93.4 Q82.8
–– Zyste, Temporallappen, vordere, beidseitig E75.2
– nach Immunisierung G04.0
– zerebral, bei Vaskulopathie, retinal, und Manifestation, systemisch Q28.38 Q14.1
– zystisch
–– ohne Megalenzephalie E75.2
–– RNASET2-defizient E75.2
Leukoenzephalopathiesyndrom, reversibel, posterior [RPLS] G93.6
Leukoerythroblastisch, Anämie D64.8
Leuködem
– Mund K13.2
– Zunge K13.2
Leukokeratose
– Raucher- K13.2
– Stimmband J38.3
Leukokraurosis vulvae N90.4
Leukom H17.8
Leukoma adhaerens H17.0
Leukomalazie
– periventrikulär, beim Frühgeborenen P91.2
– zerebral, beim Neugeborenen P91.2
Leukomelanopathie, hereditär D72.0
Leukonychia
– punctata L60.8
– striata L60.8
– totalis
–– angeboren Q84.4
–– mit Läsion, Acanthosis-nigricans-artig, und Haarveränderung Q84.4 L83
Leukonychie L60.8
– angeboren Q84.4
Leukopathia
– unguinum L60.8
–– kongenital Q84.4
– universalis E70.3
Leukopathie D72.9
Leukopenie D70.7
– maligne D70.6
– mit Agranulozytose D70.3
– nach
–– Strahlentherapie D70.6
–– Zytostatikatherapie D70.19
– und Lymphosplenomegalie, bei Polyarthritis, chronisch M05.00
Leukoplakie
– Anus K62.8
– Cervix uteri N88.0
– Glottis J38.3
– Haar K13.3
– Harnblase, postinfektiös N32.8
– Kolon K63.8
– Larynx J38.7
– mit Vulvitis N90.4
– Mundhöhle K13.2
– Mundschleimhaut K13.2
–– bei Krankheit, durch HIV B23.8 K13.2
– Niere N28.88
– Nierenbecken N28.88
– Ösophagus K22.88
– Penis N48.0
–– infektiös N48.0
– Portio uteri N88.0
– Rektum K62.8
– spätsyphilitisch A52.7
– Stimmband J38.3
– Ureter, postinfektiös N28.88
– Urethra, postinfektiös N36.8
– Uterus N85.8
– Vagina N89.4
– Vulva N90.4
– Zahnfleisch K13.2
– Zunge K13.2
Leukorrhoe N89.8
– Vagina, durch Trichomonas vaginalis A59.0† N77.1*
Leukosarkom C85.9
– in kompletter Remission C85.9
Leukose – s.a. Leukämie C95.90
– in kompletter Remission C95.91
Leukostase D72.8
Leukotomiesyndrom F07.0
Leukozytär
– Hypersegmentation, hereditär D72.0
– Hyposegmentation, hereditär D72.0
Leukozyten
– Anomalie, genetisch bedingt D72.0
– Krankheit a.n.k. D72.9
– Veränderung R72
Leukozytenadhäsionsdefekt D84.8
– Typ
–– I D84.8
–– II D84.8 ►

Leukozytenadhäsionsdefekt D84.8 *(Forts.)*
~ Typ *(Forts.)*
-- III D84.8
Leukozytenzahl
- erhöht R72
- erniedrigt R72
Leukozytoklastisch
- Angiitis, kutan M31.0
- Vaskulitis I77.6
-- kutan M31.0
Leukozytopenie D70.7
Leukozytose D72.8
Leukozyturie R82.8
- Mikro- R82.8
Leuzin
- Abbaustörung E71.1
- Stoffwechselstörung E71.1
Leuzinbedingt, Hypoglykämie E71.1
Leuzinose E71.0
Lev-Krankheit, familiär I45.8
Lev-Lenegre-Krankheit, familiär I45.8
Levator-ani-Syndrom K59.4
Leventhal-Syndrom, Stein- E28.2
- mit Infertilität, bei der Frau E28.2
Levi-Minderwuchs E23.0
- Lorain- E23.0
Levic-Stefanovic-Nicolic-Syndrom Q87.8
Levin-Syndrom
- Jarcho- Q76.8
- Kleine- G47.8
Levine-Syndrom, Lown-Ganong- I45.6
Levurid L30.2
Levurinosis B37.9
Levurose B37.88
Lévy-Francfort-Syndrom, Stoll- Q87.2
Lévy-Syndrom, Roussy- G60.0
Lewandowsky-Lutz-Syndrom B07
Lewandowsky-Syndrom, Jadassohn- Q84.6
Lewis-Sumner-Syndrom G61.8
Lewy-Körper-Demenz G31.82† F02.8*
Lewy-Körper-Krankheit, mit Demenz G31.82† F02.8*
Leyden-Moebius-Dystrophie G71.0
Leydig-Zell-Tumor, Sertoli-
- bei der Frau D27
- beim Mann D29.2
Leydig-Zellen, Hypoplasie E34.59
Leydigzellinsuffizienz E29.1
Leydigzelltumor
- bösartig
-- bei der Frau C56
-- beim Mann C62.9
- gutartig
-- bei der Frau D27
-- beim Mann D29.2
LGA[Large for gestational age]-Fetus P08.1
LGI1-Antikörper, bei Enzephalitis, limbisch G04.8 M35.9
- paraneoplastisch G04.8 C80.9
LGL[Lown-Ganong-Levine]-Syndrom I45.6
LGMD [Limb-girdle muscular dystrophy], Typ
- 1B G71.0
- 2C G71.0
- 2D G71.0
- 2E G71.0
- 2F G71.0
- 2I G71.0
- 2K G71.0
- 2M G71.0
Lhermitte-Zeichen R20.2
LHON [Leber hereditary optic neuropathy] H47.2
LHON[Leber hereditary optic neuropathy]-plus-Krankheit G31.81
Li-Fraumeni-Syndrom C80.9
Liberfarb-Syndrom Q87.1
Libido
- Hemmung F52.0
- Minderung F52.0
- Steigerung F52.7
- Störung F52.0
-- chronisch F52.9
- Verlust F52.0
Libman-Sacks-Syndrom M32.1† I39.8*
Lichen L28.0
- albus L90.0
-- Penis N48.0
-- Vulva N90.4
- amyloidosus E85.4† L99.0*
- atrophicus L90.0
-- Penis N48.0
-- Vulva N90.4
- bullosus L43.1
- congenitus Q82.8
- corneus, disseminiert L28.1
- follicularis L66.1
- myxoedematosus L98.5
-- atypisch L98.5
-- nodulär L98.5
-- papulös
--- diskret L98.5
--- sklerodermoid, generalisiert L98.5
- nitidus L44.1
- obtusus corneus L28.0
- pilaris Q82.8
-- erworben L85.8
- planopilaris L66.1
- planus
-- annulär, atrophisch L43.8
-- anularis L43.8
-- atrophicans L43.8
-- bullosus L43.1
-- follicularis L66.1
-- follikulär L66.1
-- linearis L43.8
-- pigmentosus L43.8
-- tropicus L43.3
- ruber L43.9
-- acuminatus L43.8
-- anularis L43.8
-- atrophicus L43.8 ►

Lichen L28.0 *(Forts.)*
~ ruber L43.9 *(Forts.)*
–– bullosus L43.1
–– chronicus L43.9
–– decalvans L43.8
–– exanthematicus L43.8
–– follicularis L66.1
–– hypertrophicus L43.0
–– moniliformis L44.3
–– mucosae L43.8
–– obtusus L43.8
––– corneus Lailler-Brocq L28.1
–– pemphigoides L43.1
–– planus L43.9
––– subakut L43.3
–– striatus L43.8
–– tropicus L43.3
–– verrucosus L43.0
–– Wilson L43.9
– sclerosus L90.0
–– et atrophicus L90.0
––– Penis N48.0
––– Vulva N90.4
–– Penis N48.0
–– Vulva N90.4
– scrofulosorum, tuberkulös, primär A18.4
– simplex L28.0
–– chronicus L28.0
––– circumscriptus L28.0
– spinulosus Q82.8
– striatus L44.2
– urticatus L28.2
– Vidal- L28.0
Lichenifikation L28.0
Lichenoid
– Ausschlag, Haut L28.0
– Parapsoriasis L41.0
– Pityriasis L41.0
–– chronisch L41.1
– Reaktion, auf Arzneimittel L43.2
– Tuberkulid A18.4
–– primär A18.4
Licht, Dermatitis a.n.k. L57.8
– akut L56.8
Lichtausschlag, polymorph, durch Sonnenbestrahlung L56.4
Lichtdermatose L56.4
– polymorph L56.4
Lichtempfindlichkeit H53.1
Lichtenstein-Krankheit, Jaffé-
– monostotisch M85.09
– polyostotisch Q78.1
Lichtexposition, chronisch, mit Sonnendermatitis L57.8
Lichtkeratitis H16.1
Lichtreaktion, persistierend, Haut L56.8
Lichtschädigung, Retina H35.8
Lichtscheu H53.1
Lichtstrahlen, Retinopathie H31.0
Lid
– Abszess H00.0 ►

Lid *(Forts.)*
– Allergie H01.1
– Amyloidose E85.4
– Anomalie
–– Gefäß H02.8
–– kongenital Q10.3
– Atherom H02.8
– Avulsion S01.1
– Basaliom C44.1
– Chloasma H02.7
– Cornu cutaneum L85.8
– Defekt, nach Exzision H59.8
– Deformität
–– angeboren Q10.3
–– erworben H02.8
– Degeneration H02.7
– Dermatitis
–– allergisch H01.1
–– ekzematös H01.1
– Dermatose, nichtinfektiös H01.1
– Dermoid D21.0
– Drüse, Karzinom C44.1
– Einwärtskehrung H02.0
–– kongenital Q10.2
–– narbig H02.0
–– paralytisch H02.0
–– senil H02.0
–– spastisch H02.0
– Ekzem H01.1
– Emphysem H02.8
– Entzündung H01.9
– Exanthem H01.1
– Fadengranulom H59.8
– Fehlstellung H02.5
–– narbig bedingt H02.5
– Fibrom D21.0
– Fremdkörper S00.24
–– alt H02.8
– Fremdkörpergranulom H01.8
– Funktionsstörung H02.5
– Furunkel H00.0
– Geschwulst D48.5
– Granulom H01.8
– Hämangiom D18.01
– Hämatom S00.1
– Herpes B02.3† H03.1*
– Hypertrichose H02.8
– Infektion, tief H00.0
– Insektenstich S00.23
– Karzinom, Plattenepithel C44.1
– Keratoakanthom L85.8
– Kolobom Q10.3
–– kongenital Q10.3
– Krampf G24.5
– Krankheit H02.9
– Lazeration S01.1
– Lipom D17.0
– Lupus
–– erythematodes, lokalisiert H01.1
–– vulgaris A18.4† H03.1*
– Lymphangiom D18.18 ►

Lid *(Forts.)*
– Lymphom C85.9
– Madarosis H02.7
– Melanoma in situ D03.1
– Morbus Bowen D04.1
– Nävus D22.1
– Narbe H02.5
– Ödem H02.8
– Papillom D23.1
– Periokularregion, Verbrennung T26.0
– Phlegmone H00.0
– Prellung S00.1
– Prolaps, Fettgewebe H02.7
– Quetschung S00.1
– Retraktion H02.5
–– mit Orbitopathie, endokrin, bei Morbus Basedow E05.0† H06.3*
– Schließdefekt H02.2
– Schlussstörung H02.5
– Schwellung H02.8
– Störung, Sensibilität H02.8
– Syringom D23.1
– Tumor
–– benigne D23.1
–– Bindegewebe, Dignität, unbekannt D48.1
–– Dignität, unbekannt D48.1
– und Kanthus, Tumor, maligne C44.1
– Verätzung T26.5
– Verklebung H11.2
–– kongenital Q10.3
– Verletzung
–– bei Geburt P15.3
–– Folgen T90.4
–– oberflächlich S00.20
– Verruca B07
– Verwachsung H02.5
– Warze B07
– Wunde S01.1
–– offen S01.1
––– mit Verletzung, Tränenweg S01.1
––– perforierend S01.1
– Xanthelasma H02.6
– Xeroderma H01.1
Liddle-Syndrom I15.10
Lidfalte
– Agenesie Q10.3
– Deformität
–– angeboren Q10.3
–– erworben H02.8
Lidhaut
– Carcinoma in situ D04.1
– Entzündung H01.0
– Tumor
–– benigne D23.1
–– maligne C44.1
– Xeroderma H01.1
Lidknorpel, Entzündung H01.8
Lidocain
– Allergie T88.7
– Überempfindlichkeit T88.7
Lidrand
– Borken H01.8
– Ekzem H01.1
– Exanthem, allergisch H01.1
– Follikulitis H01.0
– Reizung H02.9
– Retentionszyste H02.8
– Ulkus H01.8
– Zyste H02.8
Lidschlag, selten H02.8
Lidspalte
– Dilatation H02.2
– Verengung H02.5
Lidspaltenfleck H11.1
Lidwinkel
– Melanom, maligne C43.1
– Ulkus H01.8
Liebenberg-Syndrom Q73.8
Lien
– accessorius Q89.08
– migrans D73.8
– mobilis D73.8
Lienitis D73.8
Lienomalazie D73.8
Liéou-Syndrom, Barré- M53.0
Ligament
– Abriss T14.3
– Anomalie Q79.9
– Deformität
–– angeboren Q79.9
–– erworben M24.29
– Durchtrennung
–– teilweise T14.3
–– vollständig T14.3
– Hämarthros, traumatisch T14.3
– kollateral, Ruptur, traumatisch S63.4
– Lazeration T14.3
– Ossifikation M67.89
– Ruptur T14.3
–– traumatisch T14.3
– Subluxation, traumatisch T14.3
– Verstauchung T14.3
– Zerrung T14.3
Ligamentopathie M77.9
– Insertions- M77.9
Ligamentose
– Band, iliolumbal M24.25
– Fußwurzel M24.27
Ligamentum, Knie, Riss
– alt M23.59
– spontan M23.69
Ligamentum acromioclaviculare
– Verstauchung S43.5
– Zerrung S43.5
Ligamentum calcaneofibulare, Distorsion S93.42
Ligamentum collaterale carpi radiale, Ruptur, traumatisch S63.3
Ligamentum collaterale carpi ulnare, Ruptur, traumatisch S63.3

Ligamentum collaterale radiale
– Ruptur, traumatisch S53.2
– Zerrung S53.41
Ligamentum collaterale tibiale
– Bereich, Bursitis M76.4
– Kalzifikation M23.83
Ligamentum collaterale ulnare
– Ruptur, traumatisch S53.3
– Zerrung S53.42
Ligamentum coracohumerale
– Distorsion S43.4
– Zerrung S43.4
Ligamentum cruciatum genus, Distorsion S83.50
Ligamentum deltoideum, Distorsion, Knöchel S93.41
Ligamentum fibulocalcaneare, Distorsion S93.42
Ligamentum gastrocolicum, Verlust, mit Volvulus, Magen K31.88
Ligamentum glenohumerale inferius, Zerrung S43.4
Ligamentum glenohumerale medius, Zerrung S43.4
Ligamentum glenohumerale superius, Zerrung S43.4
Ligamentum iliolumbale, Enthesiopathie M77.8
Ligamentum latum uteri
– Abszess N73.2
–– akut N73.0
–– chronisch N73.1
– akzessorisch Q50.6
– Anomalie Q50.6
– Atresie Q50.6
– Distorsion S37.88
– Entzündung N73.2
– Fehlen Q50.6
– Hämatom N83.7
–– nichttraumatisch N83.7
–– traumatisch S37.88
– Hämatozele N94.8
– Hydrozele N94.8
– Induration N83.8
– Krankheit, nichtentzündlich N83.9
– Lazeration, als Geburtsverletzung der Mutter O71.6
– Perforation N83.8
–– als Geburtsverletzung der Mutter O71.6
– Riss N83.8
–– als Geburtsverletzung der Mutter O71.6
– Tuberkulose A18.1† N74.1*
– Varizen I86.2
– Verhärtung N83.8
– Verletzung S37.88
– Zyste
–– embryonal Q50.5
–– gutartig N83.8
Ligamentum longitudinale anterius, zervikal
– Distorsion S13.4
– Zerrung S13.4
Ligamentum longitudinale posterius, Ossifikation M48.89
Ligamentum palmare, Ruptur, traumatisch S63.4
Ligamentum patellae
– Distorsion a.n.k. S76.1
– Verlängerung, angeboren Q74.1
– Verletzung S76.1
Ligamentum radiocarpeum dorsale, Ruptur, traumatisch S63.3
Ligamentum radiocarpeum palmare, Ruptur, traumatisch S63.3
Ligamentum rotundum
– Agenesie Q52.8
– Anomalie Q52.8
Ligamentum sacrotuberale, Distorsion S33.7
Ligamentum talofibulare, Distorsion S93.48
Ligamentum teres femoris, Distorsion S73.18
Ligamentum teres uteri
– Anomalie Q52.8
– Aplasie Q52.8
– Distorsion S37.88
– Hämatozele N94.8
– Verletzung S37.88
Ligamentum tibiofibulare, distal, Distorsion S93.43
Ligamentum ulnocarpeum palmare, Ruptur, traumatisch S63.3
Ligase-4-Syndrom D81.1
Ligatur
– Gefäß, Blutung T81.0
– Tube Z30.2
Light-for-date-baby, Betreuung, Schwangere O36.5
Light-for-date-Fetus P05.0
Lightwood-Albright-Syndrom N25.8
Lignac-Syndrom E72.0
Lignös, Konjunktivitis H10.4
Lila-Krankheit, weißfleckig M33.1
Limb-Mammary-Syndrom Q87.2
Limbal, Keratokonjunktivitis, obere H16.2
Limbisch
– Enzephalitis
–– akut, nach Transplantation T85.78† G05.1*
–– mit
––– CASPR2-Antikörper G04.8 M35.9
–––– mit Thymom G04.8 C37
––– DPP6[Dipeptidyl-peptidase-6]-Antikörpern G04.8
––– LGI1-Antikörper G04.8 M35.9
––– Neurexin-3-Antikörper G04.8 M35.9
––– Neuromyotonie, Hyperhidrose, und Polyneuropathie G60.8
–– paraneoplastisch, mit LGI1-Antikörper G04.8 C80.9
– Enzephalopathie, paraneoplastisch D48.9† G13.1*
– Epilepsie, mit Störung, Persönlichkeit F07.0
– System, Epilepsie G40.2
Limbus corneae, Pigmentierung H18.0
Limbusgürtel, Vogt- H18.4

L

Limit-Dextrinose E74.0
LIMM [Letale infantile mitochondriale Myopathie] G71.3
Lincomycin
– Allergie T88.7
– Überempfindlichkeit T88.7
Lincosamid
– Allergie T88.7
– Überempfindlichkeit T88.7
Lindau-Syndrom Q85.8
Linea corneae senilis H18.4
Linear
– Elastose, fokal L94.8
– Erythem, Gingiva K05.1
– IgA-Dermatose L13.8
– Sklerodermie L94.1
Lingua
– bifida Q38.3
– geographica K14.1
– hypertrophica Q38.2
– plicata K14.5
–– kongenital Q38.3
– scrotalis K14.5
–– kongenital Q38.3
– villosa K14.3
–– nigra K14.3
Lingual
– Abszess K14.0
– Kropf Q89.2
– Tonsille, Spätsyphilis A52.7† J99.8*
– Tonsillitis J03.9
– Zyste K14.8
Linguatulose B88.8
Linie
– Glaskörperanheftungs- H43.8
– Hudson-, Kornea H18.0
Linitis plastica C16.9
– bei Karzinom, Magen, szirrhös C16.9
– Magen C16.9
Links, Vorhofohr, Ektasie Q20.8
Linksanterior
– Faszikelblock I44.4
– Hemiblock I44.4
Linksatrial, Isomerismus Q20.6
Linksherzbelastung I50.19
Linksherzdekompensation I50.19
Linksherzhypertrophie I51.7
– konzentrisch I51.7
Linksherzinsuffizienz I50.19
– bei Fieber, rheumatisch
–– aktiv I01.8
–– inaktiv I09.8
– dekompensiert I50.19
– hypertensiv I11.00
– mit
–– Beschwerden
––– bei
–––– leichterer Belastung I50.13
–––– stärkerer Belastung I50.12
––– in Ruhe I50.14
–– Rechtsherzversagen I50.01 ►

Linksherzinsuffizienz I50.19 *(Forts.)*
– NYHA-Stadium
–– I I50.11
–– II I50.12
–– III I50.13
–– IV I50.14
– ohne Beschwerden I50.11
– rheumatisch I09.8
–– aktiv I01.8
––– mit Chorea I02.0
–– akut I01.8
––– mit Chorea I02.0
Linksherzobstruktion, bei Kanal, atrioventrikulär, komplett Q21.2
Linksherzsyndrom, hypoplastisch Q23.4
– mit
–– Atresie
––– Aorta Q23.4
––– Mitralklappe Q23.4
–– Entwicklung, Herzventrikel, links, fehlerhaft, kongenital Q23.4
–– Hypoplasie
––– Aorta ascendens Q23.4
––– Aortenklappe Q23.4
Linkskonvex
– Kyphoskoliose M41.99
– Skoliose M41.99
–– BWS M41.94
––– flach M41.94
––– und LWS M41.95
–––– flach M41.95
–– HWS M41.92
–– LWS M41.96
––– flach M41.96
Linksposterior
– Faszikelblock I44.5
– Hemiblock I44.5
Linksschenkelblock I44.7
– halbseitig I44.6
– inkomplett I44.6
– intermittierend I44.7
– komplett I44.7
Linksseitig
– Colitis indeterminata K52.31
– Faszikelblock I44.6
– Hemiblock a.n.k. I44.6
– Kolitis K51.5
– Neglect R29.5
Linksthorakal, Schmerzen R07.2
Linksventrikulär
– Ballonierung, apikal, transient, Syndrom I42.88
– Druck, enddiastolisch, Erhöhung, pathologisch R94.3
– Dysfunktion I50.19
–– asymptomatisch I50.11
– Funktion, eingeschränkt, bei Krankheit, Herz, koronar I25.19
– Herz, Funktion, eingeschränkt I50.19
– Hypertrabekulierung I42.88
– Hypertrophie I51.7
– Noncompaction-Kardiomyopathie I42.88

Linse
– Ablagerung, metallisch H26.8
– Affektion H27.9
–– mit Glaukom a.n.k. H40.5
––– obturierend H40.5
– Agenesie Q12.3
– Anomalie, angeboren Q12.9
– Chalkose H26.8
– Dislokation H27.1
–– kongenital Q12.1
–– mit Glaukom H40.5
–– traumatisch S05.8
– Einlagerung, Pigment H26.8
– Ektopie Q12.1
–– und Myopie, bei Blepharoptose Q15.8
– Fehlbildung, kongenital Q12.9
– Fehlen
–– angeboren Q12.3
–– erworben H27.0
– Fremdkörper S05.5
–– amagnetisch, intraokular, alt H44.7
–– magnetisch, intraokular, alt H44.6
–– verblieben, amagnetisch H44.7
–– Vorderkammer S05.5
– Induration, mit Iridozyklitis H20.2
– Inkarzeration, in Wunde S05.2
– intraokular
–– Eintrübung T85.2
–– Fehllage T85.2
–– Komplikation, mechanisch T85.2
–– Leckage T85.2
–– Obstruktion, mechanisch T85.2
–– Perforation T85.2
–– Protrusion T85.2
–– Verlagerung T85.2
–– Versagen, mechanisch T85.2
– Intumeszenz H26.9
– Kalzifikation H26.8
– Kolobom Q12.2
– Kontusionsrosette H26.1
– Krankheit H27.9
– Lageanomalie
–– erworben H27.8
–– kongenital Q12.1
– Luxation H27.1
–– kongenital Q12.1
– Prellung S05.1
– Pseudoexfoliation, bei
–– Glaukom H40.1
––– kapsulär H40.1
–––– primär H40.1
–– Restzustand, Glaukom, primär, kapsulär H40.1
– Sphärizität, erhöht Q12.4
– Subluxation H27.1
– Trübung H26.9
– Undurchsichtigkeit H26.9
– Verformung Q12.8
– Verlagerung H27.1
–– angeboren Q12.1 ►

Linse *(Forts.)*
– Vorfall H27.8
–– kongenital Q12.1
–– traumatisch S05.1
– Zyste H27.8
–– kongenital Q12.8
Linsen-induziert
– Iridozyklitis H20.2
– Uveitis H20.2
Linsenkapsel
– hintere, Membran Q13.8
– Pseudoexfoliation H26.8
Linsenkern
– Degeneration, progressiv E83.0
– Sklerose H25.1
–– senil H25.1
– Wilson-Degeneration E83.0
Linsenlosigkeit – s.a. Aphakie H27.0
Linsenprothese, intraokular, mit Komplikation T85.9
Linsensubluxationsglaukom H40.5
Lipämie E78.5
Lipase
– Funktion, vermindert K90.3
– Serumspiegel, abnorm R74.8
Lipase-Kolipase-Mangel, kombiniert, Pankreas K90.3
LIPE-Genmutation, mit Lipodystrophie, partiell, familiär E88.1
Lipidämie E78.5
Lipide
– Bronchopneumonie, endogen J84.80
– Pneumonie, endogen J84.80
– Stoffwechselstörung E78.9
–– angeboren E78.9
–– zerebral, mit Demenz E75.6† F02.8*
Lipidgranulom, bei Pfeifer-Weber-Christian-Syndrom M35.6
Lipidose E75.6
– durch Cholesterin E75.5
– generalisiert, mit Degeneration, Gehirn E75.6† G32.8*
– glykolipoid E75.2
– mit Speicherkrankheit, Triglyzerid- E75.5
– Neuro- E75.4
– Sulfatid- E75.2
– System-, mit Dystrophie, Retina E75.6† H36.8*
– zerebral E75.4
–– mit Degeneration, Gehirn E75.4† G32.8*
– zerebroretinal E75.4
– zerebrosidzellig E75.2
Lipidpneumonie J69.1
Lipidreich, Karzinom C50.9
Lipidspeicherkrankheit E75.6
– mit
–– Dystrophie, Retina E75.6† H36.8*
–– Myopathie E75.6† G73.6*
Lipoangioleiomyom D17.9
Lipoangiom D17.9
Lipoatrophie E88.1

L

Lipoblastisch, Sarkom C49.9
Lipoblastom D17.9
Lipochondrodystrophie E76.0
Lipochrom, Hepatose, bei Ikterus, nichthämolytisch, konstitutionell E80.6
Lipodermatosklerose I83.1
Lipodermoid, Orbita D31.6
Lipodystrophia centrifugalis abdominalis infantilis E88.1
Lipodystrophie E88.1
– bei Syndrom, neurodegenerativ, schwergradig G31.88 E88.1
– CIDEC-Gen-assoziiert, partiell, familiär E88.1
– generalisiert
–– erworben E88.1
–– kongenital, Typ 4 E88.1
– intestinal K90.8
– kongenital, generalisiert, mit Dystrophie, Muskel E88.1
– lokal, Druck-induziert E88.1
– medikamenteninduziert, lokal E88.1
– mit Minderung, Intelligenz, und Schwerhörigkeit Q87.8
– partiell
–– erworben E88.1
–– familiär E88.1
––– durch
–––– AKT2-Genmutation E88.1
–––– LIPE-Genmutation E88.1
–––– PLIN1-Genmutation E88.1
–––– PPARG-Genmutation E88.1
––– Typ
–––– Dunnigan E88.1
–––– Köbberling E88.1
– zephalo-thorakal, progressiv E88.1
Lipödem E88.28
– Stadium
–– I E88.20
–– II E88.21
–– III E88.22
Lipofibrom D17.9
Lipofuszinose
– neuronal E75.4
– Zeroid-, neuronal E75.4
–– adult E75.4
–– infantil E75.4
–– juvenil E75.4
–– kongenital E75.4
–– spät-infantil E75.4
Lipogranulom, sklerosierend L92.8
Lipogranulomatose E78.88
– Farber- E75.2
– generalisiert E78.88
Lipohypertrophie E88.29
Lipoid
– Ablagerung E75.6
– Dermatoarthritis E78.88† M14.39*
– Granulomatose E75.5 ►
Lipoid *(Forts.)*
– Nekrobiose L92.1
–– diabetisch E14.60† L99.8*
––– bei
–––– Typ-1-Diabetes mellitus E10.60† L99.8*
–––– Typ-2-Diabetes mellitus E11.60† L99.8*
– Nephrose N04.9
– Vermehrung E78.5
Lipoidämie E78.5
Lipoide
– Aspiration, mit Pneumonitis J69.1
– mit Bronchopneumonie J69.1
Lipoidhistiozytose C96.6
– essentiell E75.2
Lipoidose E75.6
– Aorta E75.6
– Endokard E75.6
– Larynx E75.6
– Nierenrinde E75.6
Lipoidpneumonie J69.1
Lipoidproteinose E78.88
– Urbach- E78.88
Lipoidzelltumor, Ovar D27
Lipoleiomyom D21.9
Lipom D17.9
– Angio- D17.9
– Angiomyo- D17.9
–– Niere D17.7
– Augenlid D17.0
– Bauchdecke D17.1
– Bindegewebe a.n.k. D17.3
– Brust D17.1
– Extremität D17.2
– fetal D17.9
– Fettzellen- D17.9
–– fetal D17.9
– Fibro- D17.9
– Fibromyxo- D17.9
– Gaumen D17.0
– Gesicht D17.0
– Hämangio- D17.9
– Hämangioleiomyo- D17.9
– Hals D17.0
– Haut a.n.k. D17.3
– Hypophyse D17.7
– intraabdominal D17.5
– intramuskulär D17.9
– intrathorakal D17.4
– Kopf D17.0
– Leiomyo- D21.9
– Magen D17.5
– Mamma D17.1
– Myelo- D17.9
– Myo- D17.9
– Myxo- D17.9
– Nebenniere D17.5
– Neurofibro- D17.9
– Niere D17.7
– Ösophagus D17.4
– Peritoneum D17.7
– Pharynx D17.0 ►

Lipom D17.9 *(Forts.)*
– pleomorph D17.9
– Retroperitoneum D17.7
– Rumpf D17.1
– Sakral-, und Schwerhörigkeit, bei Lippen-Kiefer-Gaumenspalte Q87.8
– Samenstrang D17.6
– Schilddrüse D17.7
– spindelzellig D17.9
– Thymo- D17.4
– Thymus D17.4
– Tonsille D17.7
– Unterhaut a.n.k. D17.3
Lipoma
– arborscens D17.7
– sarcomatodes C49.9
Lipomatose E88.29
– Adeno- E88.8
– Dercum- E88.29
– enzephalokraniokutan E88.29
– epidural E88.29
– epikardial E88.29
– familiär, multipel E88.29
– fetal D17.9
– Hilus- E88.29
– Launois-Bensaude-Adeno- E88.8
– Mamma E88.29
– mediastinal E88.29
– mesosomatisch, Roch-Leri-Typ E88.29
– multipel E88.29
– Neuro- E88.29
– Niere D17.7
– Nierenbecken E88.29
– Pankreas E88.29
– Sinus-, Niere D17.7
– Speicheldrüse K11.0
– symmetrisch, benigne E88.8
Lipomatosis dolorosa E88.29
Lipomelanotisch, Retikulose I89.8
Lipomukopolysaccharidose E77.1
Lipomyelomeningozele Q05.9
Lipomyom D17.9
Lipomyxosarkom – s.a. Tabelle der Neubildungen (S. 1358) C49.9
Liponeurozytom, zerebellär D43.1
Liponyssoides sanguineus, Dermatitis B88.0
Lipophag
– Granulom, bei Pfeifer-Weber-Christian-Syndrom M35.6
– Granulomatose, intestinal K90.8† M14.89*
Lipoprotein
– Mangel E78.6
–– familiär E78.6
– Stoffwechselstörung E78.9
Lipoprotein-Glomerulopathie N07.8
Lipoprotein-Lipase, Mangel, familiär E78.3
Lipoprotein(a), Hyperlipoproteinämie E78.80
Lipoproteinämie E78.5
– Abeta- E78.6
– Analpha- E78.6
–– familiär E78.6 ►

Lipoproteinämie E78.5 *(Forts.)*
– Broad-Beta- E78.2
– Hyper- E78.5
–– familiär, Typ III E78.2
–– Typ
––– I E78.3
––– IIa E78.0
––– IIb E78.2
––– III E78.2
––– IV E78.1
––– V E78.3
– Hyperbeta- E78.0
–– familiär E78.0
––– mit Präbetalipoproteinämie E78.2
– Hyperpräbeta- E78.1
–– familiär E78.1
– Hypoalpha- E78.6
– Hypobeta- E78.6
–– familiär E78.6
–– homozygot, familiär E78.6
– mit breiter Beta-Bande – s.a. Floating-Betalipoproteinämie E78.2
– Präbeta- E78.1
–– bei Hyperbetalipoproteinämie, familiär E78.2
–– familiär E78.1
Lipoproteinlipase, Mangel E78.3
Liporetikulose C96.6
Liposarkom – s.a. Tabelle der Neubildungen (S. 1358) C49.9
– dedifferenziert C49.9
– differenziert C49.9
– embryonal C49.9
– hochdifferenziert C49.9
– Mischform C49.9
– myxoid C49.9
– Oberschenkel C49.2
– pleomorph C49.9
– polymorphzellig C49.9
– reifzellig C49.9
– rundzellig C49.9
Liposynovitis praepatellaris E88.8
Lipothymom D17.4
Lipotrop, Arzneimittel, Vergiftung T50.9
Lippe
– Abszess K13.0
– Agenesie Q38.0
– Angulus infectiosus K13.0
– Anomalie Q38.0
– Atrophie K13.0
– aufgesprungen K13.0
– Basaliom C44.0
– Basalzellen, Karzinom C44.0
– Bläschen B00.1
– Carcinoma in situ D00.0
– Deformität
–– angeboren a.n.k. Q38.0
–– erworben a.n.k. K13.0
– Dellenbildung R60.0
– Dermatitis vesicularis, durch Alpha-Herpesvirus, Typ 2, human B00.1
– Eiterung K13.0 ►

L

Lippe *(Forts.)*
– Ektropium
–– angeboren Q38.0
–– erworben K13.0
– Entzündung K13.0
– Fehlbildung, angeboren Q38.0
– Fissur K13.0
–– angeboren Q36.9
– Fistel K13.0
–– angeboren Q38.0
–– kommissural Q38.0
– Furunkel L02.0
– Herpes B00.1
– Hypertrophie K13.0
–– kongenital Q18.6
– Karbunkel L02.0
– Karzinom, Plattenepithel C00.9
– Krankheit K13.0
– Melanom, maligne C43.0
– Melanoma in situ D03.0
– Melanozytennävus D22.0
– Nävus D22.0
– Ödem R60.0
– Papillom D10.0
– Paralyse K13.0
– Platzwunde S01.51
– Rhagade K13.0
– Rötung, schmerzhaft K13.0
– Schanker A51.2
– Schrunde K13.0
– Schwellung, schmerzhaft K13.0
– Spätsyphilis A52.7† K93.8*
– Spalte Q36.9
–– bei Spalte, Gaumen Q37.9
––– hart Q37.1
–––– und Gaumen, weich Q37.5
––– weich Q37.3
–– beidseitig Q36.0
––– mit
–––– Spalte
––––– des alveolären Anteils Q37.4
––––– Gaumen Q37.8
–––––– hart Q37.0
––––––– und Gaumen, weich Q37.4
–––––– weich Q37.2
–––– Spaltfehlbildung, Gaumen, weich Q37.2
–– einseitig Q36.9
––– mit
–––– Spalte
––––– des alveolären Anteils Q37.5
––––– Gaumen Q37.9
–––––– hart Q37.1
––––––– und Gaumen, weich Q37.5
–––––– weich Q37.3
–––– Spaltfehlbildung, Gaumen, weich Q37.3
–– isoliert Q36.9
–– median Q36.1
–– mit Spalte, alveolärer Anteil Q37.5
– Spaltfehlbildung Q36.9
–– beidseitig Q36.0
––– mit Spaltfehlbildung, Gaumen Q37.8 ►

Lippe *(Forts.)*
~ Spaltfehlbildung Q36.9 *(Forts.)*
–– einseitig, mit Spaltfehlbildung, Gaumen Q37.9
– Syphilis A51.3
–– Primärstadium A51.2
– trocken K13.0
– Tuberkulose A18.8† K93.8*
– Ulkus K13.0
– Verätzung T20.4
– Verbrennung T20.0
– Verdickung, angeboren Q18.6
– Verhornungsstörung K13.0
– Verletzung S09.9
–– oberflächlich S00.50
– Verschluss, mangelhaft Q36.9
– Wunde, offen S01.51
– Zerquetschung S07.0
– Zyanose R23.0
– Zyste K13.0
Lippen, Brennen K13.0
Lippen- oder Gaumenspalte, und Kardiopathie, bei Potter-Sequenz Q87.8
Lippen-Gaumenspalte Q37.9
Lippen-Kiefer-Gaumenspalte Q37.5
– beidseitig Q37.4
– einseitig Q37.5
– mit
–– Malrotation, intestinal, und Kardiopathie Q87.8
–– Schwerhörigkeit, und Sakrallipom Q87.8
– und Dysplasie, ektodermal, bei Kontraktur Q87.8
Lippen-Kieferspalte Q37.1
– beidseitig Q37.0
– einseitig Q37.1
Lippenbildung, Cervix uteri N88.4
Lippenbiss K13.1
Lippendrüse, Zyste K13.0
Lippenfrenulum, Hypertrophie K13.0
Lippenhaut, Carcinoma in situ D04.0
Lippenrotgrenze, Carcinoma in situ D00.0
Lipurie R82.0
Liquor
– amnii, Aspiration P24.1
– Befund
–– abnorm R83.9
–– histologisch, abnorm R83.7
–– immunologisch, abnorm R83.4
– cerebrospinalis
–– Ableitung, in situ Z98.2
–– Abnormität R83.9
–– Austritt G96.0
––– nach
–––– Lumbalpunktion G97.0
–––– Spinalpunktion G97.0
–– Drainage Z98.2
–– Shunt Z98.2
– Enzymwert, abnorm R83.0
– Hormonwert, abnorm R83.1
Liquorfistel, postoperativ G97.80

Liquorrhoe G96.0
Liquortest, negativ, bei
– Frühsyphilis, latent, konnatal A50.1
– Spätsyphilis, latent, konnatal A50.6
Liquorventil, Dysfunktion T85.0
LIS1-Genmutation, mit Lissenzephalie Q04.3
Lisch-epithelial, Dystrophie, Hornhaut H18.5
Lisfranc-Gelenk
– Dislokation S93.33
– Distorsion S93.6
Lisinopril
– Allergie T88.7
– Überempfindlichkeit T88.7
Lisker-Garcia-Ramos-Syndrom G54.8 K22.0
Lispeln F80.8
– psychisch F80.8
Lissauer-Paralyse A52.1
– syphilitisch A52.1
Lissenzephalie Q04.3
– durch
– – LIS1-Genmutation Q04.3
– – TUBA1A-Genmutation Q04.3
– klassisch Q04.3
– Mikro- Q04.3
– – mit Mikromelie Q04.3
– mit Hypoplasie, zerebellär, Typ
– – A Q04.3
– – B Q04.3
– – C Q04.3
– – D Q04.3
– – E Q04.3
– – F Q04.3
– Pflasterstein-, ohne muskuläre oder okuläre Beteiligung Q04.3
– Typ
– – 1 Q04.3
– – – mit DCX[Doublecortin]-Genmutation Q04.3
– – 2 Q04.3
– – 3 Q04.3
– – – mit Dysplasie, Knochen, metakarpal Q04.3
– X-chromosomal, mit Genitalanomalien Q04.3
Lissenzephalie-Syndrom, Typ Norman-Roberts Q04.3
Listeria monocytogenes
– Infektion A32.9
– – kongenital P37.2
– Meningitis A32.1† G01*
– Meningoenzephalitis A32.1† G05.0*
Listerien
– Arteriitis, zerebral A32.8† I68.1*
– Endokarditis A32.8† I39.8*
– Meningitis A32.1† G01*
– Meningoenzephalitis A32.1† G05.0*
– Sepsis A32.7
Listeriose A32.9
– beim Neugeborenen P37.2
– disseminiert, kongenital P37.2
– fetal P37.2
– Haut A32.0 ►

Listeriose A32.9 *(Forts.)*
– mit
– – Enzephalitis A32.1† G05.0*
– – Schaden, fetal P00.2
– mütterlich, mit Schädigung, Fetus, mit Betreuung, Mutter O35.8
– nahrungsmittelbedingt A32.9
– okuloglandulär A32.8
Lithiasis
– Broncho- J98.0
– Cholezysto- K80.20
– Cholezystocholedocho- K80.80
– Nephro- N20.0
– – kongenital Q63.8
– Pankreo- K86.88
– Prostata N42.0
– Rhino- J34.8
– Uretero- N20.1
– Urethra- N21.1
– – mit
– – – Infektion N21.1
– – – Kolik N21.1
Lithium
– Blutwert, abnorm, Nachweis R78.8
– Vergiftung T43.8
Litholrubin
– Allergie [E 180] T78.4
– Überempfindlichkeit [E 180] T78.4
Lithopädion P95
Little-Krankheit G80.9
Littré-Drüse
– Abszess N34.0
– Entzündung N34.2
– Krankheit N34.2
Littré-Hernie K45.8
Littreitis N34.2
Livedo R23.1
– anularis R23.1
– racemosa R23.1
– reticularis R23.1
– – mit Sommerulzeration L95.0
Livedo-Vaskulitis L95.0
Livedovaskulopathie L95.0
LMF1 [Lipase-Reifungsfaktor 1]
– Defekt, familiär E78.3
– Mangel, familiär E78.3
LMNA-abhängig [LMNA-Gen], Progeriesyndrom, kardiokutan E34.8
Lobär
– Emphysem, kongenital Q33.8
– Holoprosenzephalie Q04.2
– Pneumonie J18.1
– – bakteriell J15.9
– – bei Influenza J11.0
– – chronisch J84.10
– – disseminiert J18.1
– – durch
– – – Escherichia coli J15.5
– – – Friedländer-Bakterien J15.0
– – – Haemophilus influenzae J14
– – – Klebsiella pneumoniae J15.0 ►

L

Lobär *(Forts.)*
~ Pneumonie J18.1 *(Forts.)*
~~ durch *(Forts.)*
--- Pneumokokken J13
--- Proteus J15.6
--- Pseudomonas J15.1
--- Staphylokokken J15.2
--- Streptococcus pneumoniae J13
--- Streptokokken a.n.k. J15.4
---- Gruppe B J15.3
--- Virus J12.9
-- hypostatisch J18.2
-- interstitiell J18.1
- Sklerose, Gehirn, atrophisch G31.0
-- mit Demenz G31.0† F02.0*
Lobo-Krankheit B48.0
Loboa loboi, Infektion B48.0
Lobotomiesyndrom [Postlobotomiesyndrom] F07.0
Lobstein-Krankheit Q78.0
Lobulär
- Adenokarzinom C50.9
- Carcinoma in situ, Mamma D05.0
- Hepatitis, chronisch a.n.k. K73.1
-- bei Krankheit, Leber, toxisch K71.4
- Karzinom
-- invasiv C50.9
-- Mamma, nichtinvasiv D05.0
- Pneumonie J18.0
Lobus
- Blutung, zerebral I61.1
- inferior pulmonis, Blastom
-- pleuropulmonal C34.3 C38.4
--- Typ
---- I C34.3 C38.4
---- II C34.3 C38.4
---- III C34.3 C38.4
-- pulmonal C34.3
- medius pulmonis, Blastom
-- pleuropulmonal C34.2 C38.4
--- Typ
---- I C34.2 C38.4
---- II C34.2 C38.4
---- III C34.2 C38.4
-- pulmonal C34.2
- occipitalis, Verletzung S06.8
- parietalis, Verletzung S06.8
- superior pulmonis, Blastom
-- pleuropulmonal C34.1 C38.4
--- Typ
---- I C34.1 C38.4
---- II C34.1 C38.4
---- III C34.1 C38.4
-- pulmonal C34.1
- temporalis, Glioblastom C71.2
- venae azygos Q33.1
LOC [Laryngo-onycho-kutanes]-Syndrom Q81.8
Loch
- Makula H35.38 ►

Loch *(Forts.)*
- Retina
-- mit Ablösung, Retina H33.0
-- ohne Ablösung, Retina H33.3
Lochialstauung O90.8
Lochien, putride O90.8
Lochiometra O90.8
Locked-in-Syndrom G83.5
- beim Neugeborenen P91.80
Lockerung
- Beckenring, bei Schwangerschaft O26.7
- Iliosakralgelenk M53.28
- LWS M53.26
- Symphyse, bei Schwangerschaft O26.7
- TEP [Totalendoprothese], Hüftgelenk T84.04
- Wirbelsäule M53.29
- Zahn K08.88
Loeys-Dietz-Syndrom Q87.4
- Typ
-- 1 Q87.4
-- 2 Q87.4
Löffelhand Q68.1
- angeboren Q68.1
Löffelnagel L60.3
- kongenital Q84.6
Löffler-I-Syndrom J82
Löffler-II-Syndrom I42.3
Löffler-Endokarditis I42.3
- verrukös I42.3
Löfgren-Syndrom D86.8
Löhr-Léon-Kindberg-Syndrom J82
Lösung
- Epiphyse M93.9
-- Femurkopf M93.0
-- nichttraumatisch M93.9
- organisch, Kontaktdermatitis L24.2
- Plazenta O45.9
-- vorzeitig O45.9
--- bei
---- Defibrinationssyndrom O45.0
---- Störung, Gerinnung O45.0
--- mit Blutung O45.9
---- bei Defekt, Gerinnung O45.0
--- nach Prellung, Abdomen O45.8
- Retinaschicht H35.7
Lösungsblutung O72.0
Lösungsmittel
- flüchtig
-- Demenz F18.7
-- Gebrauch
--- mit Abhängigkeitssyndrom F18.2
--- schädlich F18.1
-- Rausch, akut F18.0
-- Vergiftung
--- akut, im Sinne eines Rausches F18.0
--- bei Abhängigkeit F18.0
- Kontaktdermatitis, toxisch L24.2
- Missbrauch F18.1
- organisch
-- Allergie L23.5
-- Dermatitis L24.2 ►

Lösungsmittel *(Forts.)*
~ organisch *(Forts.)*
-- Ekzem L24.2
Logopädisch, Behandlung Z50.5! *[nur Zusatzkode!]*
Logopenische Variante, Aphasie, progredient, primär G31.0† F02.0*
Loiasis B74.3
- mit Befall, Augenlid B74.3† H03.0*
Loiselet-Syndrom, Megarbane- Q87.0
Lokal – s. Art der Krankheit
Lokalanästhetikum
- Unverträglichkeit T88.7
- Verabreichung, mit Komplikation, Mutter
-- im Wochenbett O89.9
-- während der Entbindung O74.9
- Vergiftung T41.3
Lokalisationsbezogen, Epilepsie G40.8
- idiopathisch G40.09
Lokalisiert
- Ablagerung, Fett, übermäßig E65
- Abszess a.n.k. L02.8
- Adipositas E65
- Amyloidose E85.4
- Arthrose M19.99
- Ausfall, Haar L63.9
- Ausschlag, durch
-- Arzneimittel L27.1
-- Impfung L27.1
- Bronchiektasie J47
- Dermatitis, durch Arzneimittel, durch Arzneimittel, eingenommen L27.1
- Dermatosklerose L94.0
- Entzündung
-- eitrig, in Operationswunde T81.4
-- Peritoneum K65.9
- Hämatom, subdural, durch Geburtsverletzung P10.0
- Hyperplasie, Lymphknoten R59.0
- Hypertrichose L68.2
- Hypertrophie, Lymphknoten R59.0
- Infiltration, amyloid E85.4
- Knötchen, subkutan R22.9
- Krankheit, Bindegewebe L94.9
- Lymphadenopathie R59.0
- Ödem R60.0
- Osteoarthrose M19.99
- Osteoporose M81.69
- Peritonitis K65.9
-- bei Appendizitis, akut K35.30
- Retraktion, Zahnfleisch K06.0
- Schrumpfung, Zahnfleisch K06.0
- Schwellung R22.9
-- oberflächlich R22.9
- Schwitzen, übermäßig R61.0
- Sklerodermie L94.0
- Ticstörung, degenerativ G25.6
- Vergrößerung, Lymphknoten R59.0
Loken-Syndrom, Senior- Q61.5† H36.8*
Lokomotorisch, Ataxie, bei Neurosyphilis A52.1
Londe-Syndrom, Fazio- G12.1
Long-QT-Syndrom I49.8
- familiär I49.8
- kongenital I49.8
- Romano-Ward- I49.8
- Typ
-- 7 I49.8 Q79.8
-- 8 I49.8
Longitudinal
- Defizienz, Radius, kongenital Q71.4
- Furche, Nagel L60.8
-- kongenital Q84.6
- Meromelie Q73.8
-- fibular Q72.6
-- radial Q71.4
- Reduktionsdefekt
-- Femur Q72.4
-- Fibula Q72.6
-- Radius Q71.4
-- Tibia Q72.5
-- Ulna Q71.5
- Reduktionsdeformität, Extremität Q73.8
Looser-Milkman-Debray-Syndrom M83.89
Lopez-Hernandez-Syndrom, Gomez- Q87.8
Lorain-Levi-Minderwuchs E23.0
LORD [Late-onset retinal degeneration] H35.5
Lordose M40.59
- als Spätfolge, Rachitis E64.3
- angeboren Q76.4
-- ohne Skoliose Q76.4
- erworben M40.49
- Haltungsstörung M40.49
- Lende M40.56
- nach chirurgischem Eingriff M96.4
- Rhino- M95.0
- tuberkulös A18.0† M49.09*
Lordotisch
- Albuminurie N39.2
- Knick, L5/S1 M40.57
Lorrain-Krankheit, Strümpell- G11.4
Lose, Zahn K08.88
Loses Anagenhaar-Syndrom L65.1
Losonci-Syndrom, Czeizel- Q87.8
Lost IUP [Intrauterinpessar] T83.3
Louis-Bar-Syndrom G11.3
Louping-ill-Krankheit A84.8
Low-compliance-Blase, neuromuskulär, organisch fixiert N31.80
Low-T_3[Trijodthyronin]-Low-T_4[Thyroxin]-Syndrom R79.8
Lowe-Kohn-Cohen-Syndrom Q87.8
Lowe-Syndrom E72.0
- mit
-- Fanconi-Syndrom E72.0
-- Glaukom E72.0† H42.0*
Lown-Ganong-Levine-Syndrom I45.6
Lowry-MacLean-Syndrom Q87.8
Lowry-Syndrom, Coffin- Q87.0
Lowry-Wood-Syndrom Q87.5
LPI [Lysinurische Proteinintoleranz] E72.0
LQT8 [Long-QT-Syndrom Typ 8], Typ
- 1 I49.8 ►

L

LQT8 [Long-QT-Syndrom Typ 8], Typ *(Forts.)*
– 2 I49.8
LQTS [Long-QT-Syndrom] I49.8
LRBA-Mangel, mit Immundefekt, kombiniert D81.8
LRP5-assoziiert, Osteoporose, primär M81.59
LSB [Left septal block] I44.7
LSD [Lysergsäurediäthylamid]
– Missbrauch, ohne Abhängigkeit F16.1
– Rausch F16.0
– Reaktion F16.0
– Vergiftung T40.8
LSD[Lysergsäurediäthylamid]-Derivate, Abhängigkeit F16.2
LSIL [Niedriggradige squamöse intraepitheliale Läsion] N87.0
LTC4[Leukotrien-C4]-Synthase, Mangel E88.8
LTH-produzierend, Adenom, Hypophyse D35.2
Lubarsch-Pick-Syndrom E85.8
Lubinsky-Durrie-Syndrom, Stern- Q87.8
Lubinsky-Syndrom
– Fine- Q87.8
– Keppen- E88.1
Lucey-Driscoll-Syndrom P59.8
Ludwig-Angina K12.20
Lues – s.a. Syphilis A53.9
Lückenschädel Q75.8
– angeboren Q75.8
Lügensucht F91.8
Luft
– Ansammlung, Brustfellhöhle J93.9
– Sprühinjektion T70.4
Luftbrust J93.9
Luftdruckkrankheit T70.2
Luftdruckschaden T70.9
– Nasennebenhöhle T70.1
– Ohr T70.0
Luftembolie T79.0
– bei
–– Entbindung O88.0
–– Schwangerschaft O88.0
– im Wochenbett O88.0
– nach
–– Eingriff T81.7
–– Infusion T80.0
–– therapeutischer Injektion T80.0
–– Transfusion T80.0
– traumatisch T79.0
–– Folgen T98.2
Luftharnen R39.8
Lufthunger
– Gefühl R06.0
– psychogen F45.31
Luftkrankheit T75.3
Luftnot R06.0
Luftröhre – s. Trachea
Luftschlucken F45.31
– psychogen F45.31
Luftwege – s. Atemwege
Lujo, Fieber, hämorrhagisch A96.8
Lumbago M54.5
– akut M54.5
– bei
–– Ischialgie M54.4
––– durch Schaden, Bandscheibe M51.1† G55.1*
–– Schwangerschaft O99.8
– chronisch M54.5
– durch
–– Prolaps, Bandscheibe M51.2
–– Verlagerung, Bandscheibe M51.2
Lumbal – s. Art der Krankheit
– Hernie, mit Gangrän K45.1
Lumbalbereich, Instabilität, Wirbelsäule M53.26
Lumbalgegend, Wunde, offen S31.0
Lumbalgie M54.5
– akut M54.5
–– bei Blockierung M54.5
–– mit Facettenreizung M54.5
–– rezidivierend M54.5
– bei
–– Irritation, Iliosakralgelenk M54.5
–– Ischialgie M54.4
– chronisch M54.5
– chronisch-rezidivierend M54.5
– Dorso- M54.5
–– akut M54.5
–– chronisch M54.5
–– reaktiv M54.5
–– rezidivierend M54.5
– durch Verlagerung, Bandscheibe M51.2
– mit Facettenreizung M54.5
– statisch M54.5
– Thorako- M54.15
– Zervikobrachio- M54.10
Lumbalisation, Wirbel, angeboren Q76.4
Lumbalplexus, Neuropathie G54.1
Lumbalpunktion, mit Komplikation G97.1
Lumbalregion
– Myofasziitis M54.5
– Prellung S30.0
–– Wirbelsäule S30.0
– Schmerzen M54.5
Lumboischialgie M54.4
– akut M54.4
– bei Schwangerschaft O99.8
– chronisch M54.4
–– bei Prolaps, Diskus M51.2
– durch Schaden, Bandscheibe M51.1† G55.1*
– mit Blockierung M54.4
Lumbosakral – s. Art der Krankheit
– Fusion, Wirbel, posterior, mit Blepharoptose Q76.4 Q10.0
– Spina bifida aperta Q05.7
– Spina bifida cystica Q05.7
Lumbosakralbereich, Spondylolyse M43.07
Lumbosakralgegend
– Anomalie Q76.4
– Biss, durch Insekt, ungiftig S30.83
– Blasenbildung, nichtthermisch S30.82
– Décollement, subkutan S30.86 ►

Lumbosakralgegend *(Forts.)*
– Dislokation, Folgen T91.8
– Fremdkörper, oberflächlich S30.84
– Prellung S30.0
– Schürfwunde S30.81
– Splitter S30.84
– Teile, Amputation, traumatisch S38.3
– und Thorax
–– Extremität
––– obere, Fraktur, multipel T02.70
––– untere, Fraktur, multipel T02.70
–– Fraktur, multipel T02.10
–– Zerquetschung, multipel T04.1
– Verätzung T21.44
– Verbrennung T21.04
– Verformung Q76.4
– Verletzung S39.9
–– Abdomen S34.8
–– Muskel S39.0
–– oberflächlich S30.9
– Zerquetschung S38.1
Lumbosakralgelenk
– Anomalie Q76.4
– Fehlbildung, angeboren Q76.4
–– ohne Skoliose Q76.4
– Instabilität, angeboren Q76.4
– Relaxation M53.27
– Verformung Q76.4
Lumbosakralgie M54.5
Lumbosakralplexus
– Kompression G54.1
– Schädigung G54.1
– Störung G54.1
Lumbosakralregion
– Becken, und Abdomen
–– Verletzung, multipel S39.7
–– Wunde, offen, multipel S31.7
– Blutgefäß, Verletzung S35.9
– Fehlbildung, angeboren Q76.4
–– ohne Skoliose Q76.4
– Krankheit M53.97
– und
–– Extremität
––– obere
–––– Verletzung, oberflächlich T00.8
–––– Wunde, offen, mehrere T01.8
––– untere
–––– Verletzung, oberflächlich T00.8
–––– Wunde, offen, mehrere T01.8
–– Thorax, Wunde, offen, mehrere T01.1
– Verletzung, Sehne S39.0
– Wunde, offen S31.0
Lumbosakralwirbel, Fraktur S32.00
Luminal, Abhängigkeit F13.2
Lumish-Syndrom, Luscan- Q87.8
Lunatummalazie M92.2
– beim Erwachsenen M93.1
– juvenil M92.2
Lunatumnekrose M92.2
Lundborg-Syndrom, Unverricht- G40.3

Lunge
– Ablagerung, Eisen J63.4
– Abnormität, bei bildgebender Diagnostik R91
– Abriss S27.32
– Absiedelung, Tumor C78.0
– Abszess J85.2
–– bei Abszess, Leber, durch Amöben A06.5† J99.8*
–– durch
––– Amöben A06.5† J99.8*
–––– mit
––––– Abszess, Gehirn A06.6† G07*
––––– Pneumonie A06.5† J17.3*
––– Aspergillus B44.1
––– Entamoeba histolytica A06.5† J99.8*
–– mit Pneumonie J85.1
–– tuberkulös
––– kalt A16.2
––– primär A16.7
–––– bakteriologisch oder histologisch gesichert A15.7
– Adenokarzinom C34.9
–– fetal, gut differenziert C34.9
– Adenom D38.1
–– alveolär D14.3
– Adhäsion J98.4
– Agenesie Q33.3
– Aktinomykose A42.0
– Aluminose J63.0
– Amöbiasis A06.5† J99.8*
– Amyloidose E85.4† J99.8*
– Aneurysma I28.1
– Anomalie, angeboren Q33.9
– Anschoppung J81
– Anthrakose J60
– Aplasie Q33.8
– Asbestose J61.0
– Aspergillose, invasiv B44.0† J99.8*
– Aspergillose a.n.k. B44.1† J99.8*
– Aspiration, Schleim T17.8
– Aspirations- J69.0
– Asthma J45.99
– Atelektase J98.18
– Belüftung
–– abnorm, beim Neugeborenen P28.8
–– unvollständig, beim Neugeborenen P28.1
–– unzureichend, beim Neugeborenen P28.5
– Berylliose J63.2
– Bestrahlungs- J70.0
– Beteiligung, bei
–– Dermatomyositis M33.9† J99.1*
–– Gougerot-Sjögren-Krankheit M35.0† J99.1*
–– Kryoglobulinämie D89.1† J99.8*
–– Lupus erythematodes, systemisch M32.1† J99.1*
–– Panarteriitis M30.1
––– nodosa M30.1
–– Polymyositis M33.2† J99.1*
–– Sicca-Syndrom M35.0† J99.1*
–– Sjögren-Syndrom M35.0† J99.1*
–– Sklerose, systemisch M34.8† J99.1* ►

Lunge *(Forts.)*
~ Beteiligung, bei *(Forts.)*
-- Spondylitis ankylosans M45.09† J99.8*
-- Wegener-Klinger-Churg-Syndrom M31.3† J99.1*
-- Wegener-Krankheit M31.3† J99.1*
- Blähung J43.9
-- bei Bronchitis J44.89
- Blastomykose B40.2† J99.8*
-- akut B40.0† J99.8*
-- chronisch B40.1† J99.8*
-- primär B40.0† J99.8*
- Bleomycin- T45.1
- Blutung R04.8
-- beim Neugeborenen P26.9
-- massiv
--- beim Neugeborenen P26.1
--- mit Ursprung in der Perinatalperiode P26.1
- Brand J85.0
- Carcinoma in situ D02.2
- Chondrom D14.3
- Deformität
-- angeboren Q33.9
-- erworben J98.4
- Degeneration J98.4
-- adenomatoid-zystisch D14.3
-- angeboren Q33.8
- Distomiase B66.4† J99.8*
- Dysmaturität P27.0
- Dysplasie Q33.6
-- angeboren Q33.6
- Dystopie Q33.1
- Echinokokkose, zystisch B67.1† J99.8*
- einseitig hell J43.0
- Embolie I26.9
-- arteriell I26.9
-- bei
--- Geburt O88.20
--- Schwangerschaft O88.20
-- fulminant I26.0
-- im Wochenbett O88.20
-- massiv I26.0
-- mit Cor pulmonale, akut I26.0
-- nichtmassiv I26.9
-- ohne Cor pulmonale, akut I26.9
-- postoperativ I26.9
- Emphysem J43.9
-- bei Bronchitis J44.89
-- bullös J43.9
-- chronisch J43.9
-- nichtobstruktiv J43.9
- Entwicklung
-- unvollkommen, kongenital (nicht verbunden mit kurzer Schwangerschaftsdauer) Q33.6
-- unzureichend, bei Schwangerschaftsdauer, kurz P28.0
- Entzündung – s.a. Pneumonie J18.9
-- akut J18.9
-- eitrig J18.9
-- hämorrhagisch J18.9
-- interstitiell J84.90 ►

Lunge *(Forts.)*
- Erkrankung
-- chronisch-obstruktiv J44.99
--- mit Exazerbation, akut J44.19
-- interstitiell, durch
--- ABCA3-Mangel J84.80
--- Surfactant-Protein-C-Mangel J84.80
-- obstruktiv, bei Bronchiolitis obliterans J44.89
- Fehlbildung
-- adenomatoid, zystisch, kongenital Q33.0
--- Typ
---- 0 Q33.0
---- 1 Q33.0
---- 2 Q33.0
---- 3 Q33.0
---- 4 Q33.0
-- mit Fehler, Herz, bei Mikrozephalie Q87.8
- Fehlen
-- angeboren Q33.3
-- erworben Z90.2
- Fibroid J84.10
- Fibrose J84.10
-- angeboren P27.8
-- arzneimittelinduziert J70.4
--- in der Eigenanamnese Z87.0
-- atrophisch J84.10
-- bei Hermansky-Pudlak-Syndrom E70.3
-- chronisch J84.10
--- durch Einatmen, Substanz, chemisch J68.4
-- diffus J84.10
--- mit akuter Exazerbation J84.11
--- ohne Angabe einer akuten Exazerbation J84.10
-- durch
--- Bauxit J63.1
--- Einatmen, Substanz, chemisch J68.4
--- Graphit J63.3
--- Strahlen J70.1
-- idiopathisch J84.10
--- mit akuter Exazerbation J84.11
--- ohne Angabe einer akuten Exazerbation J84.10
-- interstitiell
--- arzneimittelinduziert J70.4
--- idiopathisch J84.10
-- kombiniert, mit Emphysem J84.10 J43.9
-- mit
--- Aluminose J63.0
--- Anthrakose J60
--- Anthrakosilikose J60
--- Asbestose J61.0
--- Bagassose J67.10
--- Berylliose J63.2
--- Byssinose J66.0
--- Chalikose J62.8
--- Farmerlunge J67.00
--- Immundefekt, und Dysgenesie, Gonaden D82.8 J84.10
--- Kalzikose J62.8
--- Pneumokoniose a.n.k. J64
--- Pneumosiderose J63.4 ►

Lunge *(Forts.)*
~ Fibrose J84.10 *(Forts.)*
~~ mit *(Forts.)*
––– Siderose J63.4
––– Silikose J62.8
––– Stannose J63.5
–– postinflammatorisch J84.10
–– postpneumonisch J84.10
–– silikotisch, durch
––– Quarzstaub J62.8
––– Talkumstaub J62.0
–– tuberkulös A16.2
––– bakteriologisch
–––– gesichert A15.0
–––– und histologisch nicht
––––– gesichert A16.0
––––– untersucht A16.1
––– durch mikroskopische Sputumuntersuchung und Kultur gesichert A15.0
– Fistel J86.0
–– tuberkulös A16.2
– Flüssigkeit, abgekapselt J90
– Fremdkörper T17.8
–– Asphyxie T17.8
– Funktion
–– abnorm, beim Neugeborenen P28.8
–– Befund, abnorm R94.2
–– unzureichend R06.88
––– beim Neugeborenen P28.5
– Funktionsprüfungsergebnis, abnorm R94.2
– Gangrän J85.0
– Geotrichose B48.3
– Geschwulst D38.1
– Gewebe, ektopisch, angeboren Q33.5
– Graft-versus-Host-Krankheit, chronisch, Stadium
–– 1 T86.06† J99.21*
–– 2 T86.07† J99.22*
–– 3 T86.07† J99.23*
– Granulom
–– eosinophil C96.6
–– infektiös J84.10
– Granulomatose M31.3† J99.1*
– Hämosiderose E83.1† J99.8*
– Hepatisation J18.1
–– akut J18.1
– Hernie, subkutan J98.4
– Histoplasmose a.n.k. B39.2† J99.8*
–– akut B39.0† J99.8*
–– chronisch B39.1† J99.8*
– Hyperämie, passiv J81
– Hypoplasie Q33.6
– Hypostase J81
– Induration J84.10
–– essentiell, braun E83.1† J99.8*
–– fibrös, chronisch J84.10
– Infarkt I26.9
–– embolisch I26.9
–– hämorrhagisch I26.9
–– thrombotisch I26.9 ▶

Lunge *(Forts.)*
– Infektion a.n.k. J18.9
–– durch
––– Echinococcus granulosus B67.1† J99.8*
––– Mycobacterium
–––– avium A31.0
–––– intracellulare A31.0
–––– kansasii A31.0
––– Mykobakterium, atypisch A31.0
––– Spirochäten A69.8† J17.0*
–– tuberkulös, durch Mykobakterium, atypisch A16.2
– Infiltrat J82
–– eosinophil J82
––– mit Asthma bronchiale J82
– Infiltration, tuberkulös A16.2
– Insuffizienz J98.4
–– beim Neugeborenen P28.5
–– postoperativ J95.3
–– posttraumatisch J80.09
– Kalzifikation J98.4
–– postinfektiös J98.4
–– tuberkulös B90.9
– Kandidose B37.1† J99.8*
–– bei Krankheit, durch HIV B20 B37.1
– Karzinoid C34.9
– Karzinom
–– kleinzellig C34.9
–– nicht kleinzellig C34.9
–– Plattenepithel C34.9
– Kaverne A16.2
–– nichttuberkulös J98.4
– Knoten, solitär J98.4
– Kokzidioidomykose B38.2† J17.2*
–– akut B38.0† J17.2*
–– chronisch B38.1† J17.2*
– Kollaps J98.18
–– durch Anästhesie T88.2
–– nach Abort O08.3
–– postpartal, durch Anästhesie O89.0
–– puerperal, durch Anästhesie O89.0
– Kompression J98.4
– Kontusion S27.31
– Krankheit J98.4
–– bei
––– Amyloidose E85.4† J99.8*
––– Sarkoidose D86.0
–– chronisch-obstruktiv, mit FEV_1
––– <35 % des Sollwertes J44.90
––– ≥35 % und <50 % des Sollwertes J44.91
––– ≥50 % und <70 % des Sollwertes J44.92
–– durch Eisen J63.4
–– fibrozystisch E84.0
–– interstitiell J84.90
––– arzneimittelinduziert J70.4
–––– akut J70.2
–––– chronisch J70.3
––– mit
–––– akuter Exazerbation J84.91
–––– Syndrom, nephrotisch, und Epidermolysis bullosa J84.90† Q81.8 N08.8* ▶

L

Lunge *(Forts.)*
~ Krankheit J98.4 *(Forts.)*
~~ interstitiell J84.90 *(Forts.)*
––– ohne Angabe einer akuten Exazerbation J84.90
––– strahleninduziert
–––– akut J70.0
–––– chronisch J70.1
–– mykobakteriell A31.0
–– obstruktiv J44.99
––– chronisch J44.99
–––– mit
––––– Bronchitis J44.89
––––– Exazerbation, akut, mit FEV_1
–––––– <35 % des Sollwertes J44.10
–––––– ≥35 % und <50 % des Sollwertes J44.11
–––––– ≥50 % und <70 % des Sollwertes J44.12
–––––– ≥70 % des Sollwertes J44.13
––––– FEV_1 ≥70 % des Sollwertes J44.93
––––– Infektion, Atemwege, untere, akut, mit FEV_1
–––––– <35 % des Sollwertes J44.00
–––––– ≥35 % und <50 % des Sollwertes J44.01
–––––– ≥50 % und <70 % des Sollwertes J44.02
–––––– ≥70 % des Sollwertes J44.03
––– mit
–––– Bronchitis, emphysematös J44.89
–––– Exazerbation J44.19
–––– Infektion, Atemwege, untere, akut J44.09
–– polyzystisch J98.4
––– angeboren Q33.0
–– rheumatoid M05.19† J99.0*
–– Taubenzüchter J67.20
–– zystisch J98.4
––– angeboren Q33.0
––– erworben J98.4
––– kongenital Q33.0
– Kryptokokkose B45.0† J99.8*
– Kürschner, mit akuter Exazerbation J67.81
– Kürschner- J67.80
– Lageanomalie, kongenital Q33.8
– Lymphom, primär C85.9
– MALT[Mucosa Associated Lymphoid Tissue]-Lymphom C88.40
– Manifestation, bei
–– Fibrose, zystisch E84.0
–– Krankheit, durch Hantavirus B33.4† J17.1*
–– Polyarthritis, chronisch M05.10† J99.0*
– Mesotheliom C45.7
– Metastase C78.0
–– bei Primärtumor, unbekannt C78.0
– Mikrolithiasis, alveolär J84.00
– Miliarabszess, putrid J85.2
– Milzbrand A22.1† J17.0*
– mit
–– Flüssigkeit – s.a. Ödem, Lunge J81
–– Knochen, ektopisch Q33.5 ►

Lunge *(Forts.)*
~ mit *(Forts.)*
–– Knorpel, ektopisch Q33.5
–– Metastase, Lymphknoten C77.1
– Moniliasis B37.1† J99.8*
– Mukormykose B46.0† J99.8*
– Mykose B49† J99.8*
– Narbe J84.10
–– Karzinom C34.9
– Neben- Q33.1
– Nekrose J85.0
– Neubildung, bösartig, in der
–– Eigenanamnese Z85.1
–– Familienanamnese Z80.1
– Nichtentfaltung P28.0
–– beim Neugeborenen P28.0
– Nokardiose A43.0† J99.8*
– obstruktiv J44.99
– Ödem J81
–– akut J81
––– bei
–––– Insuffizienz, Herz I50.14
–––– Krankheit, Herz I50.14
––– durch
–––– Bestrahlung J70.0
–––– Chemikalie J68.1
–––– Rauch J68.1
–– chronisch J81
––– durch
–––– Chemikalie J68.4
–––– Dampf J68.4
–– durch
––– äußere Wirkstoffe J70.9
––– Chemikalie J68.1
––– Höhe, groß T70.2
––– Rauch J68.1
––– Untertauchen T75.1
–– interstitiell J81
–– rezidivierend J81
–– terminal J81
–– toxisch, durch
––– chemische Substanzen J68.1
––– Rauch J68.1
– Ornithose A70
– Oxyuriasis B80
– Parakokzidioidomykose B41.0† J17.2*
– Pest A20.2
– Phthise A16.2
– Prellung S27.31
– Pseudozyste J98.4
– Rasselgeräusch R09.8
– Raumforderung R91
– Retraktion J98.4
– Riesenzyste, bullös J43.9
– Rissverletzung S27.32
– Rundherd R91
– Ruptur, Blutgefäß I28.8
– Sarkoidose D86.0
–– mit Sarkoidose, Lymphknoten D86.2
– Sarkom C34.9
– Schatten R91 ►

Lunge *(Forts.)*
– Schleim, Asphyxie T17.8
– Schock- J80.09
– Schrumpfung J84.10
– Schwiele J84.10
– Schwindsucht A16.2
– Sequestration Q33.2
–– angeboren Q33.2
–– extralobär, angeboren Q33.2
–– intralobär, angeboren Q33.2
–– kongenital Q33.2
– Siderose J63.4
– Silikose J62.8
– Sklerose J84.10
– Soor B37.1† J99.8*
– Spender Z52.80
– Sporotrichose B42.0† J99.8*
– Stauung J81
–– akut J81
–– bei Insuffizienz, Herz I50.19
–– hypostatisch J81
–– passiv J81
– Stein J98.4
– Störung, interstitiell, arzneimittelinduziert J70.4
–– akut J70.2
–– chronisch J70.3
– Syphilis A52.7† J99.8*
– Talkose J62.0
– Teerkrebs C34.9
– Teratom D38.1
– Thrombembolie I26.9
– Thrombose I26.9
– Torulosis B45.0† J99.8*
– Toxoplasmose B58.3† J17.3*
– Transplantat Z94.2
– Trichinose B75
– Tuberkulose A16.2
–– bakteriologisch
––– gesichert A15.0
––– und
–––– durch mikroskopische Sputumuntersuchung gesichert A15.0
–––– histologisch nicht
––––– gesichert A16.0
––––– untersucht A16.1
–– durch Kultur gesichert A15.1
–– gesichert A15.3
–– histologisch gesichert A15.2
–– Kindheitstyp, bakteriologisch oder histologisch gesichert A15.7
–– miliar A19.9
–– primär A16.7
––– bakteriologisch oder histologisch gesichert A15.7
– Tularämie A21.2
– Tumor D38.1
–– karzinoid, schleimbildend C34.9
–– neuroendokrin C34.9
– Typhus A01.0 ►

Lunge *(Forts.)*
– Ulkus J98.4
–– tuberkulös A16.2
– Umbau J84.10
– und Bronchus
–– Malignom C34.9
–– Neubildung, bösartig, mehrere Teilbereiche überlappend C34.8
– Unreife P28.0
– Unterentwicklung Q33.6
– Verdichtung, knotig J98.4
– Verhärtung, fibroid, chronisch J84.10
– Verletzung S27.38
–– akut S27.38
–– mit
––– Hämatopneumothorax S27.2
––– Hämothorax S27.1
––– Pneumohämatothorax S27.2
––– Pneumothorax S27.0
– Versagen J96.99
–– akut J96.09
–– chronisch J96.19
–– nach medizinischen Maßnahmen J95.88
– Verschluss J98.4
– Waben-, angeboren Q33.0
– Zirrhose J84.10
–– chronisch J84.10
– Zygomykose B46.0† J99.8*
– Zylinderkarzinom C34.9
– Zyste
–– durch Hydatiden a.n.k. B67.9† J99.8*
–– erworben J98.4
– Zysten-, angeboren Q33.0
– Zytostatika- J70.4
Lunge-Schilddrüsen-Syndrom, Hirn- E03.1† G25.5 J99.8*
Lungen-Thorax-Region, Bindegewebe, Neubildung, bösartig, im Kindesalter [Askin-Tumor] C49.3
Lungenabschnitte, terminal, Entfaltung, fehlend, beim Neugeborenen P20.0
Lungenalveolen, Krankheit J84.90
Lungenarterie
– Arrosion I28.8
– Atresie a.n.k. Q25.5
– Embolie I26.9
– Hypoplasie Q25.7
– Stenose, kongenital Q25.6
Lungenbläschen, rupturiert J43.9
Lungenegel, Befall B66.4
Lungenflügel, Atelektase J98.12
Lungengefäß
– Durchtrittsstelle, anomal Q26.4
– Fistel, arteriovenös I28.0
– Ruptur I28.8
– Stenose I28.8
– Striktur I28.8
– Veränderung I28.9
Lungengerüst, Erkrankung J84.90
Lungenhämosiderotisch, Anämie E83.1† J99.8*

L

Lungenhilus, Blutung R04.8
Lungenkapillare, Fibrose J84.10
Lungenkreislauf, Krankheit I28.9
Lungenlappen
– akzessorisch Q33.1
– Fehlen, angeboren Q33.3
– Fusion Q33.8
– Lageanomalie, kongenital Q33.8
Lungenmittellappen, Blastom
– pleuropulmonal C34.2 C38.4
–– Typ
––– I C34.2 C38.4
––– II C34.2 C38.4
––– III C34.2 C38.4
– pulmonal C34.2
Lungenoberlappen
– Blastom
–– pleuropulmonal C34.1 C38.4
––– Typ
–––– I C34.1 C38.4
–––– II C34.1 C38.4
–––– III C34.1 C38.4
–– pulmonal C34.1
– Karzinom C34.1
– Metastase C78.0
Lungenparenchym
– Blutung R04.8
– Metastase C78.0
– Nekrose J85.0
Lungenproteinosesyndrom J84.00
Lungenspender Z52.80
Lungenspitze, Tuberkulose A16.2
Lungensyndrom, hypogenetisch Q26.8
Lungentransplantat
– Abstoßung T86.81
– Versagen T86.81
Lungenunterlappen, Blastom
– pleuropulmonal C34.3 C38.4
–– Typ
––– I C34.3 C38.4
––– II C34.3 C38.4
––– III C34.3 C38.4
– pulmonal C34.3
Lungenvene
– Einmündung, falsch Q26.4
– Fehleinmündung
–– kongenital Q26.4
–– partiell Q26.3
––– kongenital Q26.3
–– total Q26.2
––– kongenital Q26.2
– rechte, Endung, anomal Q26.3
– Stenose I28.8
– Verbindung, Anomalie
–– partiell Q26.3
–– total Q26.2
Lupoid
– Boeck- D86.3
– Hepatitis a.n.k. K75.4
–– bei Krankheit, Leber, toxisch K71.5
Lupski-Syndrom, Yuan-Harel- Q92.3 G60.0

Lupus
– Augenlid A18.4† H03.1*
–– tuberkulös A18.4† H03.1*
– Chilblain- L93.2
–– familiär L93.2
– erythematodes L93.0
–– akut M32.9
–– Augenlid H01.1
–– chronisch L93.0
–– cutaneus, subakut L93.1
–– discoides L93.0
–– diskoid L93.0
–– disseminatus M32.9
–– disseminiert M32.9
–– hypertroph L93.2
–– integumentalis L93.0
–– kutan L93.0
––– subakut L93.1
–– medikamenteninduziert M32.0
–– mit
––– Endokarditis M32.1† I39.8*
––– Enzephalopathie M32.1† G05.8*
–– profundus L93.2
–– systemisch
––– arzneimittelinduziert M32.0
––– im Kindesalter M32.9
––– Inhibitor D68.6
––– mit
–––– Arteriitis, zerebral M32.1† I68.2*
–––– Beteiligung
––––– Lunge M32.1† J99.1*
––––– Niere
–––––– glomerulär M32.1† N08.5*
–––––– tubulointerstitiell M32.1† N16.4*
–––– Demenz M32.1† F02.8*
–––– Enzephalitis M32.1† G05.8*
–––– Glomerulonephritis M32.1† N08.5*
––––– proliferativ, diffus M32.1† N08.5*
–––– Krankheit
––––– glomerulär M32.1† N08.5*
––––– Niere, tubulointerstitiell M32.1† N16.4*
–––– Myopathie M32.1† G73.7*
–––– Nephritis M32.1† N08.5*
–––– Nephrose M32.1† N08.5*
–––– Perikarditis M32.1† I32.8*
–––– Polyneuropathie M32.1† G63.5*
––– Mutter, mit Schädigung, Fetus/Neugeborenes P00.8
–– systemisch [SLE] M32.9
–– tumidus L93.2
–– verrukös L93.2
–– viszeral M32.1
–– Zellenphänomen M32.9
– erythematosus, neonatal P00.8
– exedens A18.4
– fokal, diskoid L93.0
– mit Nephritis, chronisch M32.1† N08.5*
– Pannikulitis L93.2
– pernio (Besnier) D86.3
– tuberkulös A18.4 ►

Lupus *(Forts.)*
– vulgaris A18.4
–– Lid A18.4† H03.1*
–– tuberkulös A18.4
Lupus-Antikoagulanz, Vorhandensein D68.6
Luscan-Lumish-Syndrom Q87.8
Lutealphase, spät, Störung N94.8
Lutein-Releasing-Hormone
– Allergie T88.7
– Überempfindlichkeit T88.7
Luteinisiert, Thekom D27
Luteinom D27
Luteinzyste N83.1
– hämorrhagisch N83.1
Lutembacher-Syndrom Q21.1
Luteom D27
Lutz-Miescher-Elastoma L87.2
Luxatio T14.3
– bulbi H44.8
–– bei Geburt P15.3
– humeri S43.00
Luxation T14.3
– Akromioklavikulargelenk S43.1
– alt M24.89
– Articulatio humeroradialis S53.0
– Articulatio humeroulnaris S53.10
– Articulatio tibiofibularis S83.10
– Atlas S13.11
– Augapfel H44.8
– Becken, offen S33.3
– Brustwirbel
–– T1/T2 S23.11
–– T2/T3 S23.11
–– T3/T4 S23.12
–– T4/T5 S23.12
–– T5/T6 S23.13
–– T6/T7 S23.13
–– T7/T8 S23.14
–– T8/T9 S23.14
–– T9/T10 S23.15
–– T10/T11 S23.15
–– T11/T12 S23.16
–– T12/L1 S23.17
– Brustwirbelsäule S23.10
– Bulbus, traumatisch S05.8
– Ellenbogen S53.10
–– angeboren Q68.8
–– habituell M24.42
– Extremität
–– obere, Folgen T92.3
–– untere, Folgen T93.3
– Femur, distal, nach posterior S83.11
– Fibula, distal S93.0
– Finger S63.10
–– multipel S63.2
– Fuß S93.30
–– offen S93.30 S91.87!
– Gelenk, habituell M24.49
– Hals S13.2
–– multipel S13.3 ►

Luxation T14.3 *(Forts.)*
– Halswirbel
–– C2/C3 S13.12
–– C3/C4 S13.13
–– C4/C5 S13.14
–– C5/C6 S13.15
–– C6/C7 S13.16
–– C7/T1 S13.17
– Handgelenk S63.00
– Hüfte, nach
–– anterior S73.02
–– posterior S73.01
– Hüftgelenk S73.00
–– angeboren Q65.2
––– beidseitig Q65.1
––– einseitig Q65.0
–– habituell M24.45
– Hüftgelenktotalendoprothese [Hüft-TEP] T84.04
– Humerus
–– nach
––– hinten S43.02
––– unten S43.03
–– proximal S43.00
– HWS S13.10
– Kiefergelenk S03.0
– Kieferknorpel S03.0
– Kniegelenk S83.10
–– alt M23.89
–– angeboren Q68.2
– Kopf S03.3
– Lendenwirbel
–– L1/L2 S33.11
–– L2/L3 S33.12
–– L3/L4 S33.13
–– L4/L5 S33.14
–– L5/S1 S33.15
– Lendenwirbelsäule S33.10
–– offen S32.00
– Linse H27.1
–– kongenital Q12.1
– multipel, bei Dysplasie, spondyloepimetaphysär Q77.7
– Nagel T14.1
– Nasenseptum, knorpelig S03.1
– Oberarm, offen S42.3
– Patella S83.0
–– angeboren Q74.1
–– habituell M22.0
– Radiusköpfchen S53.0
– Schulter S43.00
–– angeboren Q68.8
–– habituell M24.41
–– kompliziert S43.00
– Schultergürtel S43.3
– Skapula S43.3
– Sprunggelenk S93.0
– Sternoklavikulargelenk S43.2
– Symphysenspalte S33.3
–– bei Geburt O71.6
– Talus S93.0 ►

Luxation T14.3 *(Forts.)*
– temporomandibulär S03.0
– Thorax, offen S22.9
– Tibia
–– distal S93.0
–– proximal, nach
––– lateral S83.14
––– medial S83.13
––– posterior S83.12
– Tränendrüse H04.1
– Zahn S03.2
– Zehe S93.10
Luxationsfraktur
– Monteggia- S52.21
– Schulter S42.9
– Sprunggelenk S82.88
– Unterarm, offen S52.9 S51.87!
Luxierbar, Hüfte Q65.6
– angeboren Q65.6
Luzet-Krankheit, Von-Jaksch-Hayem- D64.8
LVNC [Linksventrikuläre Noncompaction-Kardiomyopathie] I42.88
LWS – s.a. Lendenwirbelsäule
– BWS, HWS, Spondylose M47.80
– Distorsion S33.50
– Facettenreizung M47.26
– Instabilität M53.26
– Lockerung M53.26
– Myogelose M62.88
– Osteoporose M81.98
– Schaden, Bandscheibe M51.9
– Skoliose M41.96
–– linkskonvex M41.96
––– flach M41.96
–– rechtskonvex M41.96
––– flach M41.96
–– s-förmig M41.96
– und HWS, Spondylose M47.80
– Veränderung, degenerativ M47.86
–– mit LWS-Syndrom, chronisch M47.26
– Verstauchung S33.50
– Zerrung S33.50
LWS-Bereich
– Blockierung M99.83
– Gefügestörung M43.16
– Zerrung, Muskel S39.0
LWS-Kompressionssyndrom M54.16
LWS-Syndrom M54.16
– akut M54.16
–– mit Blockierung, Iliosakralgelenk M54.16
– bei
–– Sakralisation M54.17
–– Veränderung, degenerativ M47.26
– BWS- M54.15
–– degenerativ M47.25
– chronisch M54.16
–– bei Veränderung, LWS, degenerativ M47.26
– chronisch-degenerativ M47.26
– degenerativ M47.26
–– pseudoradikulär M47.26 ►

LWS-Syndrom M54.16 *(Forts.)*
– HWS- M54.10
–– degenerativ M47.20
– HWS-BWS- M54.10
–– chronisch M54.10
17,20-Lyase, Mangel, isoliert, mit Störung, Geschlechtsentwicklung, mit Karyotyp 46,XY E29.1
Lyell-Syndrom L51.20
– Konjunktiva L51.20
– mit Befall
–– Schleimhaut L51.21
–– von 30 % der Körperoberfläche und mehr L51.21
– staphylogen L00.0
LYG [Lymphomatoide Granulomatose] C83.8
Lyme-Borreliose, Stadium
– I A69.2
– II A69.2
– III A69.2
Lyme-Krankheit A69.2
– mit
–– Arthritis A69.2† M01.29*
–– Meningitis A69.2† G01*
–– Polyneuropathie A69.2† G63.0*
– nach Zeckenbiss A69.2
Lymphabfluss, Störung I89.8
Lymphadenie R59.1
Lymphadenitis I88.9
– akut L04.9
–– bei Krankheit, durch HIV B23.8 L04.9
–– Extremität
––– obere L04.2
––– untere L04.3
–– Rumpf L04.1
– Axilla, akut L04.2
– bei
–– Anthrakose J60
–– Diphtherie A36.8
–– Spätsyphilis A52.7† I98.8*
– chronica I88.1
–– mesenterialis I88.0
– colli I88.9
– durch
–– Candida B37.88
–– Kryptokokken B45.8
–– Virus A28.1
– frühsyphilitisch A51.4
–– sekundär A51.4
– generalisiert I88.9
– Gesicht, akut L04.0
– gonorrhoisch A54.8
– Hüfte, akut L04.3
– infektiös L04.9
– inguinal, akut L04.1
– Kopf, akut L04.0
– Kratz- A28.1
– Mamma, gestationsbedingt O91.20
–– eitrig O91.10
– mesenterial I88.0
–– akut I88.0 ►

Lymphadenitis I88.9 *(Forts.)*
~ mesenterial I88.0 *(Forts.)*
-- chronisch I88.0
-- subakut I88.0
-- unspezifisch I88.0
– mesenterialis
-- akut I88.0
-- chronisch I88.0
-- durch Salmonella typhi A01.0
-- tuberkulös A18.3† K93.0*
-- unspezifisch I88.0
– Nacken, akut L04.0
– nichtbakteriell, regional I88.8
– nichtmesenterial, akut L04.9
– purulent L04.9
– schankrös, kongenital A57
– Schulter, akut L04.2
– septisch L04.9
– spätsyphilitisch A52.7† I98.8*
– syphilitisch, sekundär A51.4
– tuberkulös A18.2
– umschrieben I88.9
– venerisch, durch Chlamydien A55
Lymphadenoid, Kropf E06.3
Lymphadenom C85.9
– angioimmunoblastisch C86.5
Lymphadenopathie R59.1
– angioimmunoblastisch C86.5
-- mit Dysproteinämie [AILD] C86.5
– bei Toxoplasmose B58.8
– generalisiert R59.1
-- bei Krankheit, durch HIV B23.8 R59.1
– inguinal R59.0
– kongenital, durch Toxoplasmose P37.1
– lokalisiert R59.0
– massiv, bei Sinushistiozytose D76.3
– mediastinal R59.0
– mesenterial R59.0
– sekundär, syphilitisch A51.4
– tracheobronchial R59.0
-- tuberkulös A16.3
--- bakteriologisch oder histologisch gesichert A15.4
--- primär A16.7
---- bakteriologisch oder histologisch gesichert A15.7
– tuberkulös A18.2
Lymphadenose C91.10
– in kompletter Remission C91.11
Lymphadenosis cutis benigna [Morbus Bäfverstedt] [Bäfverstedt-Syndrom] L98.8
Lymphangiektasie I89.09
– intestinal I89.09
-- primär I89.09
-- sekundär I89.09
– Konjunktiva H11.8
– postinfektiös I89.09
– pulmonal
-- kongenital Q33.8
-- zystisch, kongenital Q33.8
– Skrotum I89.09† N51.8* ►

Lymphangiektasie I89.09 *(Forts.)*
– und Retardierung, geistig, bei Lymphödem Q87.8
Lymphangiektasie-Lymphödem-Syndrom, Hennekam- Q87.8
Lymphangiektatisch, Elephantiasis I89.09
Lymphangioendothelial, Sarkom C49.9
Lymphangioendotheliom D18.19
– bösartig C49.9
Lymphangioendotheliomatose, multifokal, mit Thrombozytopenie D18.19 D69.61
Lymphangioleiomyomatose D48.1
Lymphangiom D18.19
– Augenlid D18.18
– Axilla D18.11
– bösartig C49.9
– diffus D18.19
– disseminiert D18.19
– gemischt zystisch D18.19
– Hämo- D18.19
– Haut D18.19
– inguinal D18.12
– kapillär D18.19
– kavernös D18.19
– Magen D18.18
– makrozystisch D18.19
– mesenterial D18.18
– mikrozystisch D18.19
– Mundhöhle D18.18
– Nebenniere D18.18
– Orbita D18.18
– retroperitoneal D18.13
– Speicheldrüse D18.18
– superfiziell D18.19
– Thymus D18.18
– Tonsille D18.18
– zirkumskript D18.19
-- kutan D18.19
– zystisch D18.19
Lymphangiomatös, Zyste D18.19
Lymphangiomatose
– diffus D18.19
– disseminiert D18.19
– kaposiform C49.9
– pulmonal Q33.8
Lymphangiomyom D18.19
Lymphangiomyomatose D48.1
Lymphangiosarkom – s.a. Tabelle der Neubildungen (S. 1358) C49.9
Lymphangiosis carcinomatosa C79.88
Lymphangitis I89.1
– akut L03.9
– bei
-- Entzündung, Unterhautzellgewebe L03.9
-- Infektion
--- Arm, eitrig L03.10
--- Bein, eitrig L03.11
--- Finger, eitrig L03.01
--- Fuß, eitrig (ausgenommen Zehe) L03.11
--- Hand, eitrig L03.10
--- Zehe, eitrig L03.02 ►

Lymphangitis I89.1 *(Forts.)*
~ bei *(Forts.)*
-- Niednagel, Finger L03.01
-- Onychie, Finger L03.01
-- Panaritium, Finger L03.01
-- Paronychie, Zehe L03.02
-- Phlegmone L03.9
-- Umlauf, Finger L03.01
- chronisch I89.1
- epizootica B88.9
- gangränös I89.1
- im Wochenbett O86.8
- Mamma
-- gestationsbedingt O91.20
-- im Wochenbett O91.20
-- postpartal O91.20
- nach
-- Abort O08.8
-- Entbindung O86.8
-- Extrauteringravidität O08.8
-- Molenschwangerschaft O08.8
- Penis N48.2
-- akut N48.2
-- gonorrhoisch A54.0
- post partum O86.8
- schankrös A57
- skrofulös A18.2
- subakut I89.1
- tuberkulös A18.2
Lymphaszites I89.8
Lymphatisch
- Fehlbildung
-- kapilliär D18.19
-- kavernös D18.19
- Fistel I89.8
- Gewebe
-- Bronchus-assoziiert, Lymphom [BALT-Lymphom] C88.40
--- in kompletter Remission C88.41
-- Kutis-assoziiert, Lymphom [SALT-Lymphom] C88.40
--- in kompletter Remission C88.41
-- Mukosa-assoziiert
--- Lymphom C88.40
--- Marginalzonen-B-Zell-Lymphom, extranodal [MALT-Lymphom] C88.40
---- in kompletter Remission C88.41
-- Neubildung, bösartig, in der
--- Anamnese a.n.k. Z85.7
--- Familienanamnese a.n.k. Z80.7
- Infiltration D47.9
- Insuffizienz I89.8
- Leukämie C91.90
-- akut C91.00
--- in kompletter Remission C91.01
-- aleukämisch C91.90
-- chronisch C91.10
--- in kompletter Remission C91.11
--- vom B-Zell-Typ [CLL] C91.10
---- in kompletter Remission C91.11
-- in kompletter Remission C91.91 ►

Lymphatisch *(Forts.)*
~ Leukämie C91.90 *(Forts.)*
-- mit Blastenschub C91.10
-- subakut C91.90
--- in kompletter Remission C91.91
- Malformation D18.19
-- makrozystisch D18.19
-- mikrozystisch D18.19
--- infiltrierend D18.19
- Nävus D18.19
- Obstruktion I89.09
- Ödem I89.09
- Stase I89.8
Lymphdrüse
- Entzündung I88.9
-- akut L04.9
-- chronisch I88.1
- Granulom I88.8
- Katarrh R59.9
- Schwellung R59.9
- Tuberkulose A18.2
Lymphe
- Extravasation, ins Mesenterium I89.8
- Stauung I89.8
Lymphektasie I89.09
Lymphfistel I89.8
Lymphgefäß
- Dilatation I89.09
- Dysplasie Q89.8
- Elephantiasis I89.09
- Entzündung I89.1
- Erosion I89.8
- Geschwulst D18.19
- Kompression I89.09
- Krankheit I89.9
- Obliteration I89.09
-- nach Brustamputation I97.29
- Ruptur I89.8
- Tumor D18.19
-- gutartig D18.19
- Verschluss I89.09
-- mit Ödem I89.09
-- nach Mastektomie I97.29
Lymphknoten
- Abdomen, Tuberkulose A18.3
- Abszess L04.9
-- akut L04.9
-- nichtmesenterial, akut L04.9
- axillär
-- Infektion L04.2
-- Karzinom C77.3
-- Tuberkulose A18.2
- Degeneration, hyalin I89.8
- Entzündung I88.9
- Fibrose I89.8
- Frühsyphilis, sekundär A51.4
- geschwollen R59.9
- Gonorrhoe A54.8
- Hyperplasie R59.9
-- angiofollikulär D47.7
-- generalisiert a.n.k. R59.1 ►

Lymphknoten *(Forts.)*
~ Hyperplasie R59.9 *(Forts.)*
– – lokalisiert R59.0
– Hypertrophie R59.9
– – generalisiert a.n.k. R59.1
– – lokalisiert R59.0
– Infarkt I89.8
– Infektion L04.9
– Infiltration I88.9
– infraklavikulär, Tuberkulose A18.2
– inguinal
– – Abszess L04.1
– – Tuberkulose A18.2
– intrathorakal, Tuberkulose A16.3
– – bakteriologisch oder histologisch gesichert A15.4
– – primär A16.7
– – – bakteriologisch oder histologisch gesichert A15.7
– Kalzifikation I89.8
– – postinfektiös I89.8
– – tuberkulös B90.8
– Kaposi-Sarkom C46.3
– Krankheit I89.9
– mediastinal, Tuberkulose A16.3
– – bakteriologisch oder histologisch gesichert A15.4
– – primär A16.7
– – – bakteriologisch oder histologisch gesichert A15.7
– mesenterial
– – Abszess I88.0
– – Infektion a.n.k. I88.0
– – Tuberkulose A18.3† K93.0*
– Metastase C77.9
– – Abdomen C77.2 U69.52!
– – an der Lunge C77.1
– – Becken C77.5
– – Gesicht C77.0
– – Hals C77.0
– – – bei Primärtumor, unbekannt C77.0
– – intraabdominal C77.2 U69.52!
– – intrathorakal C77.1 U69.51!
– – Kopf C77.0
– – Leistenbeuge C77.4
– – mediastinal C77.1
– – Mediastinum C77.1
– – pektoral C77.3 U69.53!
– – retroperitoneal C77.2
– – – inguinal C77.8
– – supraklavikulär C77.0 U69.50!
– – zervikal C77.0
– Nekrose L04.9
– Neubildung, bösartig, Untersuchung Z12.8
– peritoneal, Tuberkulose A18.3† K93.0*
– retroperitoneal, Tuberkulose A18.3
– Sarkoidose D86.1
– – bei Sarkoidose, Lunge D86.2
– Schwellung, Axilla R59.0
– Sklerose I89.8
– Spätsyphilis A52.7† I98.8* ►

Lymphknoten *(Forts.)*
– supraklavikulär, Tuberkulose A18.2
– tracheobronchial, Tuberkulose A16.3
– – bakteriologisch oder histologisch gesichert A15.4
– – primär A16.7
– – – bakteriologisch oder histologisch gesichert A15.7
– Tuberkulose
– – hilär A16.3
– – – primär A16.7
– – peripher A18.2
– Vergrößerung R59.9
– – bei Krankheit, durch HIV B23.8 R59.9
– – generalisiert R59.1
– – lokalisiert R59.0
– – umschrieben R59.0
– Verkäsung A18.2
– – tuberkulös A18.2
– zervikal
– – Infektion L04.0
– – Tuberkulose A18.2
Lymphknotensyndrom, mukokutan [Kawasaki-Krankheit] M30.3
Lymphoadenoid, Thyreoiditis, chronisch E06.3
Lymphoblastenleukämie C91.00
– in kompletter Remission C91.01
Lymphoblastisch
– Dysgenesie, zytologisch, hereditär D82.1
– Leukämie, akut C91.00
– – in kompletter Remission C91.01
– Lymphom C83.5
– – B-Zellen C83.5
– – diffus C85.9
– – T-Zellen C83.5
– Non-Hodgkin-Lymphom C83.5
– Sarkom C83.5
Lymphoblastom C85.9
– diffus C85.9
Lymphocytosis infectiosa acuta B33.8
Lymphoedema praecox I89.09
Lymphoendotheliom D18.19
Lymphoepithelial
– Schädigung, Speicheldrüse, gutartig K11.8
– Zyste, im Mund K09.8
Lymphoepitheliomartig, Karzinom C80.9
Lymphoepitheloid, Lymphom C84.4
Lymphödem I89.09
– Arm I89.09
– bei Mikrozephalie, und Chorioretinopathie Q87.8
– Bein I89.09
– Extremität
– – obere, Stadium
– – – I I89.00
– – – II I89.01
– – – III I89.02
– – untere, Stadium
– – – I I89.00
– – – II I89.01
– – – III I89.02 ►

Lymphödem I89.09 *(Forts.)*
– Genitalbereich, Stadium
–– I I89.03
–– II I89.04
–– III I89.05
– GJC2-abhängig, primär, angeboren Q82.09
– Hals, Stadium
–– I I89.03
–– II I89.04
–– III I89.05
– hereditär Q82.09
–– Extremität
––– obere, Stadium
–––– I Q82.00
–––– II Q82.01
–––– III Q82.02
––– untere, Stadium
–––– I Q82.00
–––– II Q82.01
–––– III Q82.02
–– Genitalbereich, Stadium
––– I Q82.03
––– II Q82.04
––– III Q82.05
–– Hals, Stadium
––– I Q82.03
––– II Q82.04
––– III Q82.05
–– Kopf, Stadium
––– I Q82.03
––– II Q82.04
––– III Q82.05
–– Thoraxwand, Stadium
––– I Q82.03
––– II Q82.04
––– III Q82.05
–– Typ
––– I Q82.09
––– II Q82.09
– Kopf, Stadium
–– I I89.03
–– II I89.04
–– III I89.05
– Latenzstadium I89.08
– Meige- Q82.09
– mit
–– Defekt, Vorhofseptum, und Gesichtszüge, charakteristisch Q87.8
–– Fehlbildung, arteriovenös, zerebral Q82.08 Q28.39
–– Hypoparathyreoidismus Q87.8
–– Lymphangiektasie, und Retardierung, geistig Q87.8
– nach
–– Ablatio mammae I97.29
–– chirurgischem Eingriff a.n.k. I97.88
–– Maßnahmen, medizinisch
––– am
–––– axillären Lymphabflussgebiet, Stadium
––––– I I97.81
––––– II I97.82 ►

Lymphödem I89.09 *(Forts.)*
~ nach *(Forts.)*
~~ Maßnahmen, medizinisch *(Forts.)*
~~~ am *(Forts.)*
~~~~ axillären Lymphabflussgebiet, Stadium *(Forts.)*
––––– III I97.83
–––– Genitalbereich I97.87
–––– inguinalen Lymphabflussgebiet, Stadium
––––– I I97.84
––––– II I97.85
––––– III I97.86
–––– Urogenitalsystem I97.87
–––– Uterus I97.87
–––– zervikalen Lymphabflussgebiet I97.80
––– an
–––– den Adnexen I97.87
–––– der
––––– Harnblase I97.87
––––– Prostata I97.87
––––– Thoraxwand I97.88
–– Mastektomie
––– mit Lymphadenektomie, Stadium
–––– I I97.20
–––– II I97.21
–––– III I97.22
––– partiell, mit Lymphadenektomie, Stadium
–––– I I97.20
–––– II I97.21
–––– III I97.22
––– Stadium
–––– I I97.20
–––– II I97.21
–––– III I97.22
– nicht-hereditär, primär, später Beginn I89.09
– Nonne-Milroy- Q82.09
– Oberarm, nach Mastektomie I97.29
– primär I89.09
–– angeboren, Typ Gordon Q82.09
–– kongenital Q82.09
–– spät-beginnend I89.09
– sekundär I89.09
– Thoraxwand, Stadium
–– I I89.03
–– II I89.04
–– III I89.05
– und Nagel, gelb L60.5
Lymphödem-Distichiasis-Syndrom Q82.08
Lymphödem-Syndrom
– Cholestase- K71.0
– Hennekam-Lymphangiektasie- Q87.8
Lymphogen
– Abszess, Leber K75.0
– Metastasierung C77.9
Lymphogranulom C81.9
– durch Chlamydien A55
– maligne C81.9
Lymphogranuloma
– inguinale A55
–– mit Striktur, Rektum A55† K93.8* ►

Lymphogranuloma *(Forts.)*
– venereum A55
–– durch Chlamydien A55
Lymphogranulomatose C81.9
– benigne D86.9
– bösartig C81.9
– Schaumann-, benigne D86.9
Lymphohistiozytose
– hämophagozytär D76.1
– hämophagozytisch, familiär D76.1
Lymphoid
– Granulomatose C83.8
– Hyperplasie
–– Appendix K38.0
–– Nase J34.8
–– Nasenrachenraum J35.2
–– Pharynx J39.2
–– Rhinopharynx J35.2
– Hypertrophie, Konjunktiva H11.8
– Infektion, Pharynx, posterior J35.0
– Infiltration, Konjunktiva, reaktiv H11.8
– Leukämie C91.90
–– akut C91.00
––– in kompletter Remission C91.01
–– aleukämisch C91.90
–– chronisch C91.10
–– subakut C91.90
– Pneumonie, interstitiell J84.10
–– bei Krankheit, durch HIV B22 B48.5
– Thyreoiditis E06.3
Lymphokutan, Sporotrichose B42.1
Lymphom C85.9
– abdominal C85.9
– Adeno- D11.9
– angioimmunoblastisch [AILD] C86.5
– Axilla C85.9
– B-lymphoblastisch, mit
–– Anomalie, genetisch, rekurrent C83.5
–– Hyperdiploidie C83.5
–– Hypodiploidie C83.5
–– t(1;19)(q23;p13.3) C83.5
–– t(5;14)(q31.1;q32.3) C83.5
–– t(9;22)(q34.1;q11.2) C83.5
–– t(12;21)(p13.2;q22.1) C83.5
–– t(v;11q23.3) C83.5
– B-Präkursor- a.n.k. C83.5
– B-Zell-Vorläufer- C83.5
– B-Zellen a.n.k. C85.1
–– großzellig C83.3
––– ALK-positiv C83.3
––– diffus C83.3
–––– ALK-positiv C83.3
–––– anaplastisch C83.3
–––– immunoblastisch C83.3
–––– mit Entzündung, chronisch C83.3
–––– plasmablastisch C83.3
–––– primär kutan, Bein-Typ C83.3
–––– Subtyp nicht differenziert C83.3
–––– T-Zell-reich C83.3
–––– Zentralnervensystem C83.3
–––– zentroblastisch C83.3 ►

Lymphom C85.9 *(Forts.)*
~ B-Zellen a.n.k. C85.1 *(Forts.)*
~~ großzellig C83.3 *(Forts.)*
––– intravaskulär C83.8
––– mediastinal, thymisch C85.2
––– primär mediastinal C85.2
–– kleinzellig C83.0
–– lymphoblastisch C83.5
–– mit Erguss, primär C83.8
–– monozytoid C85.9
–– Pulpa, rot, splenisch, kleinzelliges, diffus C83.0
–– zerebral C85.1
– bei Krankheit, durch HIV B21 C85.9
– benigne D36.0
– Bindehaut, primär C85.9
– bösartig C85.9
– Burkitt- C83.7
–– atypisch C83.7
–– bei Krankheit, durch HIV B21 C83.7
–– ungekerbt, kleinzellig C83.7
– Burkitt-like- C83.7
– Castleman- D47.7
– Chorioidea C85.9
– Convoluted-Cell-Typ- C83.5
– Darm C85.9
– diffus C83.9
–– gekerbt C83.1
–– großzellig C83.3
–– histiozytisch C83.9
–– immunoblastisch C83.3
–– kleinzellig C83.0
–– lymphoblastisch C85.9
–– lymphozytär C83.0
–– mäßig differenziert C83.0
–– Mischzelltyp C83.9
–– ungekerbt C83.9
–– zentroblastisch C83.3
–– zentroblastisch-zentrozytisch C83.9
– Dünndarm C85.9
– Effusions-, primär C83.8
– Follikelzentrums-
–– diffus C82.5
–– kutan C82.6
–– primär kutan C82.6
– follikulär C82.9
–– gekerbt C82.9
––– gemischt klein- und großzellig C82.1
––– großzellig C82.2
––– kleinzellig C82.0
–– gemischtzellig C82.1
–– Grad
––– 1 C82.0
––– 2 C82.1
––– 3 C82.2
––– 3a C82.3
––– 3b C82.4
–– großzellig C82.2
–– histiozytär C82.2
–– mit diffuser Ausbreitung C82.9
–– ohne diffuse Ausbreitung C82.9 ►

Lymphom C85.9 *(Forts.)*
~ follikulär C82.9 *(Forts.)*
-- Typ, sonstige C82.7
-- ungekerbt C82.2
-- zentroblastisch C82.2
-- zentroblastisch-zentrozytisch C82.9
- gekerbt
-- großzellig C83.3
-- kleinzellig C83.1
-- und ungekerbt, großzellig C83.3
- Gewebe, lymphatisch
-- Bronchus-assoziiert [BALT-Lymphom] C88.40
--- in kompletter Remission C88.41
-- Kutis-assoziiert [SALT-Lymphom] C88.40
--- in kompletter Remission C88.41
-- Mukosa-assoziiert C88.40
- großzellig C85.9
-- anaplastisch
--- ALK-negativ C84.7
--- ALK-positiv C84.6
--- CD30-positiv C84.6
--- kutan, primär C86.6
-- ki-1-positiv C84.6
- hilär C85.9
- histiozytär, echt C96.8
- histiozytärer Typ C85.9
- Hodgkin- C81.9
-- bösartig C81.9
-- klassisch C81.7
--- gemischtzellig C81.2
--- lymphozytenarm C81.3
---- diffusfibrosierend C81.3
---- retikulär C81.3
--- lymphozytenreich C81.4
--- nicht typisiert C81.7
--- nodulärsklerosierend C81.1
---- Grad
----- 1 C81.1
----- 2 C81.1
-- nodulär, lymphozytenprädominant C81.0
-- und Non-Hodgkin-Lymphom, Kombinationslymphom C81.9 C85.9
-- zerebral C81.9
- Hydroa vacciniformia-artig C84.5
- intraokulär, primär C85.7
- kleinzellig, lymphozytär C83.0
- Knochen, primär C85.7
- Konjunktiva C85.9
- kutan C84.8
- Lennert- C84.4
- Lid C85.9
- Lunge, primär C85.9
- lymphoblastisch C83.5
- lymphoepitheloid C84.4
- lymphoplasmozytisch C83.0
-- mit IgM-Produktion C88.00
--- in kompletter Remission C88.01
-- ohne IgM-Produktion C83.0
- lymphoplasmozytoid C83.0 ▶

Lymphom C85.9 *(Forts.)*
- lymphozytär-histiozytär
-- gemischtzellig C85.9
-- nodulär C82.1
--- gemischtzellig C82.1
- Magen C85.9
-- primär C85.9
- maligne C85.9
- MALT[Mucosa Associated Lymphoid Tissue]- C88.40
-- Lunge C88.40
-- Magen C88.40
- Mantelschicht C83.1
- Mantelzellen C83.1
- Marginalzonen-
-- nodal C83.0
-- splenisch C83.0
- Marginalzonen-B-Zell-
-- extranodal, Gewebe, lymphatisch, Mukosa-assoziiert [MALT-Lymphom] C88.40
-- nodal C83.0
-- primär kutan C83.0
- Mediastinum C85.2
- mediterran C88.30
- Mischzelltyp C85.9
- mit
-- Krankheit, Niere, tubulointerstitiell a.n.k. C85.9† N16.1*
-- Pyelonephritis a.n.k. C85.9† N16.1*
- Mukosa-assoziiert C88.40
-- in kompletter Remission C88.41
- nicht-follikulär C83.9
- NK-Zellen, blastisch C86.4
- NK/T-Zell-, extranodal, nasaler Typ C86.0
- nodulär C82.9
-- gemischt C82.1
-- gut differenziert C82.9
-- histiozytär C82.2
-- Intermediärtyp C82.9
-- lymphozytär C82.9
-- mäßig differenziert C82.9
-- wenig differenziert C82.9
- Non-Burkitt-Typ, undifferenziert C83.3
- Non-Hodgkin- a.n.k. C85.9
-- angioimmunoblastisch C86.5
-- B-Zellen C85.1
-- diffus C83.9
--- großzellig C83.3
--- nicht-follikulär C83.9
-- durch Krankheit, durch HIV B21 C85.9
-- follikulär C82.9
--- gekerbt
---- gemischt klein- und großzellig C82.1
---- kleinzellig C82.9
--- großzellig C82.2
--- mit diffusen Bezirken C82.9
--- ohne diffuse Bezirke C82.9
-- gekerbt, kleinzellig C83.1
-- großzellig C85.9
-- immunoblastisch C83.3
-- kleinzellig C83.0 ▶

Lymphom C85.9 *(Forts.)*
– Non-Hodgkin- a.n.k. C85.9 *(Forts.)*
– – lymphoblastisch C83.5
– – mit Neurolymphomatose C96.9† G63.1*
– – nodulär C82.9
– – T-Zellen C84.4
– – und Hodgkin-Lymphom, Kombinationslymphom C81.9 C85.9
– – undifferenziert C83.9
– – zentroblastisch C83.3
– – zerebral C85.9
– Orbita C85.9
– plasmazellulär C83.0
– plasmoblastisch C83.3
– primär, Zentralnervensystem C83.3
– Pseudo- L98.8
– – kutan L98.8
– Schilddrüse C85.9
– Sézary- C84.1
– T-Zell-Vorläufer- C83.5
– T-Zell/histiozytenreich, B-Zellen, großzellig C83.3
– T-Zellen a.n.k. C84.4
– – adult C91.50
– – – akut C91.50
– – – – in kompletter Remission C91.51
– – – chronisch C91.50
– – – (HTLV-1-assoziiert), in kompletter Remission C91.51
– – – lymphomatös C91.50
– – angioimmunoblastisch C86.5
– – angiozentrisch C86.0
– – CD8-positiv, epidermotrop, aggressiv, primär kutan C84.5
– – Enteropathie-assoziiert C86.2
– – Enteropathie-Typ C86.2
– – gamma-delta-positiv, primär kutan C84.5
– – großzellig, CD30-positiv, kutan, primär C86.6
– – hepatosplenisch C86.1
– – immunoblastisch C84.9
– – kutan C84.8
– – leukämisch, adult C91.50
– – lymphoblastisch C83.5
– – pannikulitisch, subkutan C86.3
– – peripher C84.4
– – – kleinzellig, pleomorph C84.4
– – – mittel- und großzellig, pleomorph C84.4
– – – nicht spezifiziert C84.4
– – pleomorph, klein- bis mittelgroßzellig, CD4-positiv, pleomorph, primär kutan C84.4
– – primär kutan C84.8
– T-Zonen- C84.4
– T/NK-Zell-, reifzellig C84.9
– ungekerbt, kleinzellig C83.0
– Zelltyp, undifferenziert C83.9
– zentralafrikanisch C83.7
– zentroblastisch-zentrozytisch C83.9
– zentrozytisch C83.1
– zerebral C85.9
– Zystadeno-, Parotis D11.0

Lymphomatös
– Adenom D11.9
– Polyposis
– – intestinal, bösartig C83.9
– – maligne C83.1
– Thyreoiditis E06.3
Lymphomatoid
– Granulomatose C83.8
– Papulose C86.6
Lymphomatose, Neuro- C96.9† G63.1*
– bei Non-Hodgkin-Lymphom C96.9† G63.1*
Lymphonodulär, Pharyngitis, durch Enterovirus B08.8
Lymphopathia venerea A55
Lymphopenie D72.8
– familiär D72.8
Lymphopenisch, Agammaglobulinämie D81.9
Lymphoplasmozytisch
– Dyskrasie, bei Gammopathie D47.2
– Lymphom C83.0
– – mit IgM-Produktion C88.00
– – – in kompletter Remission C88.01
– – ohne IgM-Produktion C83.0
Lymphoplasmozytoid
– Leukämie C91.10
– – in kompletter Remission C91.11
– Lymphom C83.0
Lymphoproliferation
– T-Zellen
– – CD30-positiv, primär kutan C86.6
– – pleomorph, klein- bis mittelgroßzellig, CD4-positiv, primär kutan C84.4
– X-chromosomal gebunden D82.3
Lymphoproliferativ
– Krankheit D47.9
– – autosomal-rezessiv D47.9
– – – durch Mangel, CD27 D47.9
– – Methotrexat-assoziiert D47.9 Y57.9!
– – NK-Zellen, chronisch C84.5
– – X-chromosomal D82.3
– – – gebunden D82.3
– Syndrom, X-chromosomal D82.3
– – durch Mangel
– – – SH2D1A D82.3
– – – XIAP D82.3
– T-Gamma-Krankheit D47.9
Lymphoretikulosarkom C85.9
Lymphoretikulose
– benigne A28.1
– Inokulations-, benigne A28.1
Lymphorrhagie I89.8
Lymphorrhoe I89.8
Lymphosarkom C85.9
– diffus C85.9
– epidemisch C83.7
– follikulär C82.9
– – Mischzelltyp C82.1
– leukämisch C91.90
– Retikulo- C85.9
– – diffus C83.9

Lymphosarkomzellenleukämie C91.90
– in kompletter Remission C91.91
Lymphosplenomegalie, und Leukopenie, bei Polyarthritis, chronisch M05.00
Lymphostase I89.8
Lymphozele I89.8
Lymphozytär
– Chorioenzephalitis A87.2† G05.1*
–– serös, akut A87.2† G05.1*
– Choriomeningitis A87.2† G02.0*
–– serös, akut A87.2† G02.0*
– Enzephalitis A87.2† G05.1*
– Immunthyreoiditis E06.3
– Infiltration
–– Haut
––– benigne, Typ Jessner-Kanof L98.6
––– Jessnersche L98.6
–– Typ Jessner-Kanof L98.6
– Kolitis K52.8
–– mikroskopisch K52.8
– Leukämie C91.90
–– akut C91.00
––– in kompletter Remission C91.01
–– chronisch C91.10
––– in kompletter Remission C91.11
–– in kompletter Remission C91.91
–– subakut C91.90
––– in kompletter Remission C91.91
– Lymphom
–– diffus C83.0
–– kleinzellig C83.0
–– nodulär C82.9
– Meningitis A87.2† G02.0*
–– akut A87.2† G02.0*
– Meningoenzephalitis A87.2† G05.1*
– Meningoradikulitis (Bannwarth) A69.2
– Reaktion, leukämoid D72.8
– Sarkom C85.9
– Thyreoiditis E06.3
–– chronisch E06.3
Lymphozytär-histiozytär
– Lymphom
–– gemischtzellig C85.9
–– nodulär C82.1
––– gemischtzellig C82.1
– Prädominanz, bei Hodgkin-Krankheit C81.0
Lymphozyten
– atypisch R72
– Leukämie, grob-granuliert, vom T-Zell-Typ C91.70
– Spender Z52.08
Lymphozytenarm
– Hodgkin-Krankheit C81.3
–– diffusfibrosierend C81.3
–– nodulärsklerosierend C81.1
–– retikulär C81.3
– Hodgkin-Lymphom, klassisch C81.3
–– diffusfibrosierend C81.3
–– retikulär C81.3
Lymphozytenfunktion-Antigen 1 [LFA-1], Defekt D84.0
Lymphozytenprädominant, Hodgkin-Lymphom, nodulär C81.0
Lymphozytenreich
– Hodgkin-Krankheit C81.4
–– diffus C81.4
–– nodulär C81.4
–– nodulärsklerosierend C81.1
– Hodgkin-Lymphom, klassisch C81.4
Lymphozytentransfusion, mit
– Hämolyse T80.8
– Komplikation T80.9
– Schock T80.8
Lymphozytisch, Leukämie, akut C91.00
Lymphozytom L98.8
– Spiegler-Fendt L98.8
Lymphozytopenie D72.8
– bei Agammaglobulinämie D81.9
– CD4-, idiopathisch D72.8
Lymphozytose D72.8
– B-Zellen, polyklonal, persistent D72.8
– infektiös, akut B33.8
– symptomatisch D72.8
Lymphsystem
– Deformität, angeboren Q89.9
– Erkrankung, bösartig C96.9
– Störung, psychogen F45.8
– Tuberkulose A18.2
– und Blut, Erkrankung, bösartig C96.9
Lymphzyste I89.8
Lynch-Lee-Murday-Syndrom Q87.8
Lynch-Syndrom C18.9
Lysergid, Vergiftung T40.8
Lysergsäure, Abhängigkeit F16.2
Lysin
– Hyperaminoazidurie E72.3
– Stoffwechselstörung E72.3
Lysin-alpha-Ketoglutarat-Reduktase, Mangel E72.3
Lysinurie, bei Cystinurie E72.0
Lysinurisch, Intoleranz, Protein E72.0
Lysosomal
– Alpha-D-Mannosidase, Mangel E77.1
– Beta-Mannosidase, Mangel E77.1
– Enzym, Defekt, Modifikation, posttranslational E77.0
– Glykogenspeicherkrankheit, mit normaler Saure-Maltase-Aktivität E74.0
Lysosomale saure Lipase, Mangel E75.5
Lysozym
– Allergie T78.4
– Überempfindlichkeit T78.4
Lyssa A82.9
Lysyl-Hydroxylase-1, Mangel, mit Ehlers-Danlos-Syndrom, kyphoskoliotischer Typ Q79.6

– M –

M-Syndrom, Charlie- Q87.0
Mabille Syndrom, Nivelon-Nivelon- Q87.1
Mabry-Syndrom E83.38
MacDermot-Winter-Syndrom Q87.8
Machacek-Torre-Syndrom, Bloom- Q82.8
Machado-Joseph-Krankheit G11.8
– Typ
–– 1 G11.8
–– 2 G11.8
–– 3 G11.8
Machupo-Virus, Fieber, hämorrhagisch A96.1
MacLean-Syndrom, Lowry- Q87.8
MacMahon-Tannhäuser-Syndrom, Hanot- K74.3
MACOM[Mikrokornea, kolobomatöse Mikrophthalmie]-Syndrom Q15.8
Maconha, Abhängigkeit F12.2
Macrogenitosomia E25.9
– praecox E25.9
–– angeboren E25.09
–– masculina E25.9
Macrogol
– Allergie T88.7
– Überempfindlichkeit T88.7
Macrogolglycerolricinoleat
– Allergie T78.4
– Überempfindlichkeit T78.4
MACS[Makrozephalie, Alopezie, Cutis laxa, Skoliose]-Syndrom Q82.8
Macula
– lutea, Pol, hinterer, Narbe H31.0
–– nach Entzündung H31.0
–– posttraumatisch H31.0
– matricis D22.9
Maculae
– atrophicae L90.8
– caeruleae B85.1
– corneae H17.8
Macular pucker H35.38
Madarosis H02.7
– Augenlid H02.7
– ciliaris H02.7
Madelung-Deformität Q74.0
Madelung-Fetthals E88.8
Madenwurm
– Befall B80
– Infektion B80
–– mit
––– Vaginitis B80† N77.1*
––– Vulvitis B80† N77.1*
––– Vulvovaginitis B80† N77.1*
Mängel, technisch, in der Unterkunft, die keine angemessene Pflege zulassen Z59
Männlich – s. Art der Krankheit
Maffucci-Syndrom Q78.4
Magath-Brown-Syndrom, Horton- M31.6
Magen
– Adenokarzinom C16.9
–– diffus C16.9
– Adhäsion K66.0
– Affektion K31.9
– Agenesie Q40.2
– akzessorisch Q40.2
– Amyloidose E85.4† K93.8*
– Anazidität K31.88
– Andauung K31.88
– Angelhaken- K31.88
– Angiektasie
–– mit Blutung K31.82
–– ohne Angabe einer Blutung K31.81
– Angiodysplasie K31.81
–– mit Blutung K31.82
– Anomalie Q40.3
– Atonie K31.88
–– psychogen F45.31
– Ausgussblutung K92.2
– Beschwerden K31.9
–– funktionell K31.9
–– nervös F45.31
– Bezoar T18.2
– Blutung K92.2
–– beim Neugeborenen P54.3
–– in der Eigenanamnese Z87.1
– Carcinoma in situ D00.2
– Crohn-Krankheit K50.80
– Deformität
–– angeboren Q40.3
–– erworben K31.88
– Degeneration K31.88
– Dieulafoy-Ulkus K25.0
– Dilatation K31.88
–– akut K31.0
–– angeboren Q40.2
–– psychogen F45.31
– Distension K31.88
–– akut K31.0
– Divertikel K31.4
–– angeboren Q40.2
– doppelt Q40.2
– Druck K31.9
– Duplikatur Q40.2
– Durchbruch K25.5
– Dysfunktion K31.88
–– psychogen F45.31
– Ektasie K31.88
–– vaskulär, gastral, antral
––– mit Blutung K31.82
––– ohne Angabe einer Blutung K31.81
– Entzündung K29.7
– Erosion K29.6
– Erweichung K31.88
– Fehlen
–– angeboren Q40.2
–– erworben Z90.3
–– partiell, erworben Z90.3
– Feldflaschen- K31.9
– Fistel K31.6 ►

Magen *(Forts.)*
– Fremdkörper T18.2
– Frühkarzinom C16.9
– Fundus, Plattenepithelkarzinom C16.1
– Funktionsstörung, psychogen F45.31
– GAVE[Gastrale antrale vaskuläre Ektasie]-Syndrom
–– mit Blutung K31.82
–– ohne Angabe einer Blutung K31.81
– Geschwür K25.9
–– akut K25.3
––– mit
–––– Blutung K25.0
–––– Perforation K25.1
–– blutend K25.4
–– chronisch K25.7
–– in der Eigenanamnese Z87.1
–– mit Perforation K25.5
– Geschwulst D37.1
– Grippe [Influenza] J11.8
– Haarknäuel T18.2
– Hyperämie K31.88
– Hyperaktivität K31.88
– Hyperazidität K31.88
– Hypermobilität K31.88
–– psychogen F45.31
– Hypersensibilität K52.2
–– psychogen F45.31
– Hypertonie K31.88
– Hypertrophie K31.88
– Hypoazidität K31.88
– Hypomotilität K31.88
–– psychogen F45.31
– Inertia K31.88
– Irritabilität K31.88
–– psychogen F45.31
– Ischämie K31.88
– Kardia, Karzinom C16.0
– Kardialgie, bei Achalasie K22.0
– Kardiospasmus K22.0
– Karzinom
–– diffus C16.9
––– hereditär C16.9
–– Epstein-Barr-Virus-assoziiert C16.9
–– Kardiaregion C16.0
–– Plattenepithel C16.9
–– Siegelringzellen C16.9
–– szirrhös, mit Linitis plastica C16.9
–– undifferenziert C16.9
– Kaskaden- K31.2
– Katarrh K29.7
– Kolik R10.1
– Kontraktion, sanduhrförmig K31.88
– Kontraktur K31.88
–– psychogen F45.31
– Korpuskarzinom C16.2
– Krampf R10.1
– Krankheit K31.9
–– funktionell K31.88
––– psychogen F45.31 ►

Magen *(Forts.)*
– Krebs
–– diffus, familiär C16.9
–– Typ Borrmann 4 C16.9
– Lageanomalie K31.88
– Lederbeutel- C16.9
– Leiomyosarkom C16.9
– Linitis plastica C16.9
– Lipom D17.5
– Lymphangiom D18.18
– Lymphom C85.9
–– primär C85.9
– MALT[Mucosa Associated Lymphoid Tissue]-Lymphom C88.40
– Motorikstörung K31.88
– Mukositis K92.8
– Nekrose K31.88
– nervös F45.31
– Neubildung, mit Stenose, Pylorus, beim Erwachsenen K31.12
– Neurose F45.31
– Obstruktion a.n.k. K31.88
–– durch Pylorospasmus K31.3
–– kongenital Q40.2
– Paralyse K31.88
– Perforation K25.5
–– ohne Ulkus K31.88
– Phlegmone K29.6
– Phytobezoar T18.2
– Plattenepithel, Karzinom C16.9
– Polyp K31.7
–– hyperplastisch K31.7
– Prolaps K31.88
– psychogen F45.31
– Ptose K31.88
– Reiz-, psychogen F45.31
– Ruptur K31.88
–– spontan, nichttraumatisch K31.88
–– traumatisch S36.3
– Sanduhr- K31.2
–– angeboren Q40.2
–– psychogen F45.31
– Sanduhrkontraktur
–– kongenital Q40.2
–– psychogen F45.31
– Sanduhrstriktur K31.2
– Schmerzen R10.1
–– psychogen F45.40
– Senkung K31.88
– Sklerose K31.88
– Spasmus K31.88
– Stein K31.88
– Stenose K31.88
– Störung, Sekretion K31.9
– Strangulation, bei Hernie K46.0
–– gangränös K46.1
– Stressulkus K25.3
– Striktur K31.88
–– kongenital Q40.2
– Stromatumor, gastrointestinal [GIST] C16.9
– Subazidität K31.88 ►

Magen *(Forts.)*
– Syphilis A52.7† K93.8*
– Taschenbildung K31.4
– Transposition Q40.2
–– mit Inversion, Eingeweide, vollständig Q89.3
– Trichophytobezoar T18.2
– Tuberkulose A18.8† K93.8*
– Tumor D37.1
–– neuroendokrin
––– benigne D13.1
––– maligne C16.9
– Übersäuerung K31.88
– Ulkus K25.9
–– arzneimittelinduziert K25.9 Y57.9!
–– Blutung K25.4
–– durch nichtsteroidale Antirheumatika K25.9 Y57.9!
–– psychogen F54 K25.9
– und Duodenum, Krankheit K31.9
– Upside-down- K44.9
– Varizen I86.4
–– bei Schistosomiasis B65.9† I98.2*
–– mit
––– Blutung
–––– bei Schistosomiasis B65.9† I98.3*
–––– mit Zirrhose, Leber, alkoholisch K70.3† I98.3*
––– Zirrhose, Leber, alkoholisch K70.3† I98.2*
– Verätzung T28.7
– Verlagerung, angeboren Q40.2
– Verletzung S36.3
– Verstimmung K31.9
– Volvulus, durch Verlust, Ligamentum gastrocolicum K31.88
Magen- und
– Darm, Geschwüre, akut K28.3
– Zwölffingerdarm, Geschwüre, akut K27.3
Magen-Darm
– Blutung K92.2
– Entzündung A09.9
–– akut A09.9
– Grippe [Influenza] J11.8
– Infektion A09.0
–– bakteriell A09.0
– Katarrh A09.0
–– akut A09.0
– Krankheit K92.9
– Spasmus K58.8
– Störung
–– akut K92.9
–– psychogen F45.37
– Vergiftung K63.8
Magen-Darm-Beteiligung, bei Grippe [Influenza] J11.8
Magen-Darm-Kanal
– Abnormität, bei bildgebender Diagnostik R93.3
– Deformität
–– angeboren a.n.k. Q45.9
–– erworben a.n.k. K63.8
– Tuberkulose A18.3† K93.0*
Magen-Darm-Operation, mit Malnutrition K91.2
Magen-Darm-Trakt
– Anomalie, angeboren a.n.k. Q45.9
– Fremdkörper T18.9
– Milzbrand A22.2
– Mukormykose B46.2† K93.8*
– Organneurose F45.37
– Perforation, Ulkus K27.5
– Störung, funktionell, Ursprung, psychisch F45.37
– Ulkus K28.9
– Verätzung a.n.k. T28.7
– Verbrennung a.n.k. T28.2
– Verletzung S36.9
Magen-Darm-Trakt-Prothese, mit Komplikation T85.9
Magen-Darm-Trakt-Transplantat, mit Komplikation T85.9
Magen-Fistel
– Gallenblasen- K82.3
– Kolon- K31.6
Magenantrum, Karzinom C16.3
– Siegelringzellen C16.3
Magenausgang
– Karzinom C16.4
– Obstruktion K31.18
– Stenose K31.18
– Verschluss K31.18
Mageneingang
– Karzinom C16.0
– Krampf K22.0
Magenentleerung, Störung, funktionell K31.9
Magenfunktion, Störung K31.9
Mageninhalt
– Aspiration T17.9
–– durch Anästhesie
––– im Wochenbett O89.0
––– postpartal O89.0
––– puerperal O89.0
––– während
–––– Entbindung O74.0
–––– Schwangerschaft O29.0
– Regurgitation R11
Magenis-Syndrom, Smith- Q93.5
Magenkuppel, Karzinom C16.1
Magenkurvatur
– groß, Plattenepithelkarzinom C16.6
– klein, Plattenepithelkarzinom C16.5
Magenleiden, nervös F45.31
Magenmund, Karzinom C16.0
Magenpförtner, Krampf K31.3
Magensäure, Mangel K31.88
– psychogen F45.31
Magensaft, Rückfluss K21.9
Magenschleimhaut
– Adenom D13.1
– Atrophie K29.4
– Blutung K29.0
– Defekt K25.9
– Ektopie Q40.2 ►

M

Magenschleimhaut *(Forts.)*
– Entzündung K29.7
– Erosion K29.6
– Hypertrophie K29.6
– Prolaps K31.88
– Riss K22.6
– Verlagerung, angeboren Q40.2
Magenseitig
– Erosion, peptisch K28.9
– Ulkus, peptisch K28.9
Magensekret
– Aspiration T17.9
–– durch Anästhesie
––– im Wochenbett O89.0
––– während
–––– Entbindung O74.0
–––– Schwangerschaft O29.0
– Aspirationspneumonie J69.0
Magenstumpf, Karzinom C16.9
Magenwand, Defekt K25.9
Magersucht R63.0
– endogen F50.08
– in der Pubertät F50.08
MAGIC[Mouth and genital ulcers with inflamed cartilage]-Syndrom M35.2 M94.1
Magitot-Krankheit [Parodontitis] K05.3
Magnesium
– Aufnahme, selektiv, mit Hypomagnesiämie E83.4
– Blutwert, abnorm R79.0
– Mangel E61.2
–– alimentär E61.2
– Stoffwechselstörung E83.4
–– transitorisch, beim Neugeborenen P71.9
– Verlust, isoliert, Niere E83.4
Magnesiummangelsyndrom E83.4
Magnetisch, Fremdkörper, intraokular S05.5
– alt
–– Augapfel H44.6
–– Bulbushinterwand H44.6
–– Glaskörper H44.6
–– Iris H44.6
–– Linse H44.6
–– Vorderkammer H44.6
–– Ziliarkörper H44.6
MAGT1 [Magnesium-Transporter-1-Protein], Mangel, mit Immundefekt, kombiniert D81.8
Mahvash-Krankheit E16.3
Maier-Syndrom, Kussmaul- M30.0
Mailänder, Aussatz E52
Mainzer-Syndrom, Saldino- Q87.5
Maiskrankheit E52
Maisonneuve-Fraktur, Unterschenkel S82.7
Majeed-Syndrom M86.39
Majewski-Syndrom, Lenz- Q87.1
Majocchi-Granulom B35.8
Majocchi-Krankheit L81.7
Major
– Depression
–– Episode
––– einzeln
–––– mit Symptom, psychotisch F32.3
–––– ohne Symptome, psychotisch F32.2
––– schwer, rezidivierend, mit Symptom, psychotisch F33.3
–– rezidivierend, ohne Symptome, psychotisch F33.2
– Episode, depressiv F32.9
Majorform, Trisomie, partiell Q92.2
Makakusohr Q17.3
Makroaneurysma, arteriell, retinal
– familiär H35.0 Q25.6
– mit supravalvulärer Pulmonalstenose H35.0 Q25.6
Makroangiopathie I99
– mit Mikroangiopathie, diabetisch E14.50† I79.2*
– zerebral I67.88
Makrocheilie Q18.6
– kongenital Q18.6
Makrodaktylie Q74.0
– Daumen Q74.0
– Finger Q74.0
–– beidseitig Q74.0
–– einseitig Q74.0
– Zehe Q74.2
–– beidseitig Q74.2
–– einseitig Q74.2
Makrodontie K00.2
Makrofollikulär, Adenom D34
Makrogenitosomie E25.9
– adrenal E25.9
– angeboren E25.09
– männlich E25.9
Makroglobulinämie C88.00
– idiopathisch C88.00
– in kompletter Remission C88.01
– monoklonal D47.2
– primär C88.00
– Waldenström C88.00
–– in kompletter Remission C88.01
––– mit Krankheit, glomerulär C88.01† N08.1*
–– mit
––– Glomerulonephritis C88.00† N08.1*
––– Krankheit, glomerulär C88.00† N08.1*
Makroglossie Q38.2
– bei Exomphalus, und Gigantismus Q87.3
– erworben K14.8
– kongenital Q38.2
Makrognathie K07.0
– kongenital K07.0
– mandibulär K07.0
– maxillär K07.0
Makrogyrie Q04.8
– kongenital Q04.8
– zentral, Bilateral Q04.8
Makrohämaturie R31
– initial N02.9 ►

Makrohämaturie R31 *(Forts.)*
– terminal N02.9
– total N02.9
Makrohydrozephalus G91.9
Makrokolon Q43.1
Makrokornea Q15.8
– mit Glaukom Q15.0
Makrolid
– Allergie T88.7
– Überempfindlichkeit T88.7
Makrolid-Antibiotika
– Allergie T88.7
– Überempfindlichkeit T88.7
Makromastie N62
Makronodulär
– Hyperplasie, Nebenniere, mit Cushing-Syndrom E24.8
– Zirrhose
–– alkoholisch K70.3
–– Leber K74.6
Makroorchidie, spät beginnend, bei Hypothyreose, X-chromosomal, zentral, kongenital E03.1
Makrophagen-Aktivierungssyndrom, NLRC4-abhängig M35.8
Makrophagisch, Myofasziitis M60.89
Makrophthalmus Q11.3
– bei Glaukom, angeboren Q15.0
Makroprolaktinomsyndrom D35.2
Makropsie H53.1
Makrosigmoideum K59.3
– angeboren Q43.2
Makrosomie E22.0
– fetal O33.5
– mit
–– Mikrophthalmie und Gaumenspalte Q87.0
–– Wilms-Tumor, mit Aszites, fetal, mit Nephroblastom Q87.3
Makrostomie Q18.4
– kongenital Q18.4
Makrostomie-Syndrom, Ablepharon- Q87.0
Makrothrombozytopenie, autosomal-dominant D69.1
Makrotie Q17.1
– kongenital Q17.1
– Ohr, äußeres Q17.1
Makrozephalie Q75.3
– mit Paraplegie, spastisch, und Dysmorphie Q87.8
– und
–– Cutis marmorata teleangiectatica congenita Q87.3
–– Fehlbildungssyndrom, kapillär Q87.3
Makrozephalie-Intelligenzminderung-Autismus-Syndrom Q87.0
Makrozephalie-Kleinwuchs-Paraplegie-Syndrom Q87.8
Makrozephalie-Syndrom, Krämpfe-Skoliose- Q87.8
Makrozystisch
– Lymphangiom D18.19
– Malformation, lymphatisch D18.19
Makrozytär, Anämie D52.9
– alimentär D52.0
– bei Schwangerschaft O99.0
– tropisch D52.8
Makrozythämie D75.8
Makrozytose D75.8
Makula
– Best-Degeneration, vitelliform, autosomal-dominant H35.5
– Blutung H35.6
– Degeneration H35.39
–– altersbedingt
––– feucht H35.30
––– trocken H35.31
–– atrophisch H35.31
––– senil H35.31
–– exsudativ H35.30
––– senil H35.30
–– feucht H35.30
––– senil H35.30
–– hereditär H35.5
–– juvenil, bei Hypotrichose Q87.8
–– kongenital H35.5
–– myopisch H35.38
–– nichtexsudativ H35.31
–– trocken H35.31
––– senil H35.31
–– vitelliform, autosomal-dominant H35.5
– Drusen, degenerativ H35.38
– Dystrophie
–– anulär, konzentrisch, benigne H35.5
–– konzentrisch, benigne H31.2
–– North-Carolina- H35.5
–– okkult H35.5
–– vitelliform, adult H35.5
–– zystoid H35.5
– Erkrankung, toxisch H35.38
– Fältelung H35.38
– Foramen H35.38
– Kolobom Q14.8
–– mit Brachydaktylie, Typ B Q87.8
– Leiden H35.9
– Narbe H31.0
–– durch Sonnenexposition H31.0
–– postentzündlich H31.0
–– posttraumatisch H31.0
– Ödem H35.8
–– bei Diabetes mellitus E14.30† H36.0*
–– hereditär, dominant, zystoid H35.8
–– nichtzystoid H35.8
–– zystoid H35.8
––– postoperativ H59.8
– Pigmentverschiebung H35.38
– Schichtloch H35.38
– Stargardt-Degeneration H35.5
– Stargardt-Dystrophie H35.5
– Streifen
–– angioid H35.38
–– gefäßähnlich H35.38
– und Pol, hinterer, Degeneration H35.39
– Veränderung H35.39 ►

M

Makula *(Forts.)*
– Verlagerung, kongenital Q14.1
– Zyste H35.38
Makulär
– Amyloidose E85.4† L99.0*
– Dystrophie, Hornhaut H18.5
– Neuroretinopathie, akut H35.39
– Teleangiektasie H35.0
–– idiopathisch, Typ 1 H35.0
Makulös
– Amyloidose E85.4† L99.0*
– Atrophie, Haut
–– gestreift, syphilitisch A52.7† L99.8*
–– syphilitisch A51.3† L99.8*
– Degeneration, Retina H35.39
Makulopapulös, Ausschlag, Haut R21
Makulopathie H35.9
– bei
–– Diabetes mellitus E14.30† H36.0*
–– Typ-1-Diabetes mellitus E10.30† H36.0*
–– Typ-2-Diabetes mellitus E11.30† H36.0*
– Drusen H35.31
– feucht, senil H35.30
– myopisch H35.38
– plakoid, persistierend H35.38
– toxisch H35.38
–– durch
––– Antimalaria-Medikamente H35.38
––– (Hydroxy-)Chloroquin H35.38
– trocken, sklerotisch H35.31
Mal
– de Meleda Q82.8
– Feuer- Q82.5
– Himbeer- Q82.5
– Mutter- Q82.5
Mal-de-Débarquement-Syndrom H81.8
Malabar-Flechte B35.5
Malabsorption K90.9
– Cobalamin, selektiv, mit Proteinurie D51.1
– Disaccharid- E73.9
– durch Intoleranz
–– Eiweiß K90.4
–– Fett K90.4
–– Kohlenhydrate K90.4
–– Stärke K90.4
– Fett K90.4
– Folat, kongenital E53.8
– Galaktose E74.2
– Glukose-Galaktose- E74.3
– idiopathisch, durch Defekt, Gallensäuresynthese K90.8
– intestinal K90.9
–– bei Krankheit, durch HIV B23.8 K90.9
– Isomaltose E74.3
– Kalzium K90.8
– Kohlenhydrate K90.4
– Laktose E73.9
– mit Osteomalazie, im Erwachsenenalter M83.29
– Monosaccharid E74.3
– nach chirurgischem Eingriff a.n.k. K91.2 ►

Malabsorption K90.9 *(Forts.)*
– postoperativ, mit
–– Fraktur, pathologisch, bei Osteoporose M80.39
–– Osteoporose M81.39
– Protein K90.4
– Saccharose-Isomaltose- E74.3
– Stärke K90.4
– Vitamin B_{12}, selektiv, mit Proteinurie, mit Anämie, bei Mangel, Vitamin B_{12} D51.1
Malabsorptionssyndrom, Methionin- E72.1
Malaise R53
Malakoplakie
– Harnblase N32.8
– Nierenbecken N28.88
– Ureter N28.88
– Urethra N36.8
Malaria B54
– algida B50.9
– Anämie B54† D63.8*
– bei Schwangerschaft O98.6
– biliosa B50.8
– durch
–– Affen-Plasmodien B53.1
–– Impfung B53.8
–– Mischinfektion B53.8
–– Plasmodium
––– falciparum a.n.k. B50.9
––– malariae a.n.k. B52.9
––– ovale B53.0
––– vivax a.n.k. B51.9
– falciparum B50.9
–– Form, schwer B50.8
–– kongenital P37.3
–– mit Komplikation a.n.k. B50.8
––– zerebral B50.0† G94.8*
– Hepatitis B54† K77.0*
– klinisch diagnostiziert, ohne parasitologische Bestätigung B54
– kongenital a.n.k. P37.4
– künstlich B53.8
– malariae B52.9
– Melanose B50.8
– mit
–– Febris intermittens B54
–– Fieber
––– intermittierend B54
––– intestinal B54
––– remittierend B54
–– Hämaturie B50.8
–– Hämoglobinurie B50.8
–– Kachexie B54
–– Nephrose B52.0† N08.0*
–– Schwarzwasserfieber B50.8
–– Splenomegalie B54† D77*
–– Tropenleber B54
– Mutter, mit Schädigung, Fetus/Neugeborenes P00.2
– Myokarditis B50.8† I41.2*
– ovale B53.0
– parasitologisch bestätigt B53.8 ►

Malaria B54 *(Forts.)*
– quartana B52.9
–– durch Plasmodium malariae B52.9
–– mit
––– Krankheit, glomerulär B52.0† N08.0*
––– Nephropathie B52.0† N08.0*
– quotidiana B50.9
– recurrens B54
– remittierend B54
– Rückfall B54
– Subtertian- B50.9
– tertiana B51.9
–– bösartig B50.9
–– durch Plasmodium vivax B51.9
–– gutartig B51.9
–– mit Ruptur, Milz B51.0† D77*
– tropica B50.9
–– angeboren P37.3
–– durch Plasmodium falciparum B50.9
–– Form, schwer B50.8
–– mit Komplikation B50.8
––– zerebral B50.0† G94.8*
– Untersuchung Z11
– vivax B51.9
–– mit
––– Komplikation a.n.k. B51.8
––– Ruptur, Milz B51.0† D77*
– zerebral B50.0† G94.8*
Malaria-Infektion, therapeutisch B53.8
Malarialeber B54
Malassezia furfur, Infektion B36.0
Malazie
– Gastro- K31.88
– Kardio- I51.5
– Knochen M83.99
–– beim Jugendlichen E55.0
–– im Erwachsenenalter M83.99
– Lieno- D73.8
– Lunatum- M92.2
–– beim Erwachsenen M93.1
–– juvenil M92.2
– Ösophago- K22.88
– Ösophagogastro- K22.88
– Onycho- L60.3
– Tracheo- J39.88
Maldescensus
– Kolon Q43.3
– testis Q53.9
–– beidseitig Q53.2
–– einseitig Q53.1
– Zäkum Q43.3
Maldeszendiert, Hoden, Teratom C62.0
Maldeszension, Hoden Q53.9
Maldigestion K30
Male pattern alopecia L64.9
Malformation
– arteriovenös Q28.88
–– intrazerebral Q28.29
– Chiari-, Typ
–– 1 Q07.0
–– 2 Q07.0 ►
Malformation *(Forts.)*
– Dandy-Walker-
–– isoliert Q03.1
–– mit Polydaktylie, postaxial Q87.8
– Ebstein- Q22.5
– glomuvenös D18.00
– lymphatisch D18.19
–– makrozystisch D18.19
–– mikrozystisch D18.19
––– infiltrierend D18.19
– Niere Q63.9
– ossär, venös D18.08
– Split-cord- Q06.2
– Vena Galeni Q28.28
– venös, kutan und mukös Q27.8
Malformationen, kapillär, bei Mikrozephalie Q87.8
Malgaigne-Beckenringfraktur S32.7
Malherbe-Tumor D23.9
Maliasmus A24.0
Maligne – s. Art der Krankheit
Malignom C80.9
– Abdomen C76.2
– Baucheingeweide C76.2
– Bronchus, und Lunge C34.9
– Cervix uteri C53.9
– Corpus uteri C54.9
– Dickdarm C18.9
– Gallensystem C24.9
– Gehirn C71.9
– Harnblase C67.9
– Haut C44.9
– Hypophyse C75.1
– intranasal C30.0
– Knochenmark C96.9
– Magen C16.9
– Mamma C50.9
– Mesenterium C48.1
– Mesometrium C57.1
– Nerv C47.9
– Niere C64
– Pankreas C25.9
– Portio uteri C53.9
– Prostata C61
– Rektum C20
– Schilddrüse C73
– Thalamus C71.0
– Unterleib C76.3
– Urethra C68.0
– Uterus C55
– zerebral C71.9
Malignomangst F45.2
Malleolus
– Fraktur S82.88
– lateralis fibulae, Fraktur S82.6
– medialis tibiae, Fraktur S82.5
Malleomyces pseudomallei, Infektion A24.4
Malleus A24.0
– mit Sepsis A24.0
Mallory-Körperchen R89.7
Mallory-Weiss-Syndrom K22.6

M

Malnutrition E46
– 1. Grades E44.1
– 2. Grades E44.0
– 3. Grades E43
– bei Entbindung O25
– durch
–– Magen-Darm-Operation K91.2
–– Pflege, mangelnd, Kind T74.0
–– Vernachlässigung, Kind T74.0
– Eiweiß E46
– Energie E46
– im Wochenbett O25
– in der Schwangerschaft O25
– intrauterin P05.2
– Kalorien E46
– leichtgradig E44.1
– mäßiggradig E44.0
– mit Hemmung, Entwicklung E45
– Mutter, mit Schädigung, Fetus/Neugeborenes P00.4
– postoperativ K91.2
– Protein-Kalorien- E46
–– schwer E43
Malonazidurie E72.8
– mit Methylmalonazidurie E71.1 E72.8
Malonyl-CoA-Decarboxylase, Mangel E72.8
Malposition
– Herz Q24.8
– Verdauungsorgane, angeboren Q45.8
Malpuech-Michels-Mingarelli-Carnevale-Syndrom Q87.8
Malrotation
– bei
–– Anomalie, Darm Q43.3
–– Lageanomalie, Darm, kongenital Q43.3
– Darm Q43.3
– intestinal
–– familiär Q43.3
–– und Kardiopathie, bei Lippen-Kiefer-Gaumenspalte Q87.8
– Kolon Q43.3
– Niere Q63.2
– Zäkum Q43.3
MALT[Mucosa Associated Lymphoid Tissue]-Lymphom C88.40
– Lunge C88.40
– Magen C88.40
MALT 1 [Mucosa associated lymphoid tissue protein-1], Mangel, mit Immundefekt, kombiniert D81.8
Malta-Fieber A23.0
Malum
– coxae senile M16.9
– perforans pedis L98.4
–– bei Taboparalyse A52.1† L99.8*
–– syphilitisch A52.1† L99.8*
– Potti A18.0† M49.09*
– venereum A53.9
– vertebrale suboccipitale A18.0† M49.01*
Malzarbeiterlunge J67.40
– mit akuter Exazerbation J67.41 ►

Malzarbeiterlunge J67.40 *(Forts.)*
– ohne Angabe einer akuten Exazerbation J67.40
Mamille – s. Brustwarze
Mamillitis N61
– postpartal O91.00
– puerperal O91.00
Mamillodynie N64.5
Mamma – s.a. Brust
– Aberration Q83.88
– Abnormität, bei bildgebender Diagnostik R92
– Absonderung N64.5
– Abszess N61
–– akut N61
––– nichtpuerperal N61
–– chronisch N61
––– nichtpuerperal N61
–– gestationsbedingt, mit Schwierigkeiten beim Anlegen O91.11
–– nichtpuerperal N61
–– puerperal O91.10
–– tuberkulös A18.8
– Adenoakanthom C54.1
– Adenocarcinoma in situ D05.9
– Adenokarzinom C50.9
–– intraduktal D05.1
––– nichtinvasiv D05.1
––– papillär D05.1
– Adenom D24
– Adenose, sklerosierend N60.2
– Affektion, postpartal O92.20
– Agenesie
–– bei vorhandener Brustwarze Q83.88
–– mit Fehlen, Mamille Q83.0
– akzessorisch Q83.1
– Angiosarkom C50.9
– Anomalie Q83.9
– Asymmetrie Q83.88
– Atrophie N64.2
–– im Wochenbett O92.20
– axillär Q83.1
– Befund
–– CT [Computertomographie], abnorm R92
–– Sonographie, abnorm R92
–– suspekt N64.9
– blutend N64.5
– Carcinoma in situ D05.9
–– apokrin D05.7
–– lobulär D05.0
––– intraduktal D05.7
––– invasiv duktal C50.9
– Décollement, subkutan S20.16
– Deformität
–– angeboren Q83.9
–– erworben N64.8
– Degeneration N64.8
– Drüse, apokrin, Metaplasie N60.8
– Duktektasie N60.4
– Dysplasie N60.9
–– gutartig N60.9
–– zystisch N60.1 ►

Mamma – s.a. Brust *(Forts.)*
– Eiterung N61
–– gestationsbedingt O91.10
–– postpartal O91.10
–– puerperal O91.10
– Entzündung N61
–– außerhalb Neugeborenenperiode N61
–– gestationsbedingt O91.20
–– infektiös, beim Neugeborenen P39.0
–– postpartal O91.20
–– puerperal O91.20
– Fehlen
–– angeboren Q83.88
––– mit Fehlen, Brustwarze Q83.0
–– erworben Z90.1
– Fibroadenom D24
– Fibroadenose N60.2
– Fibrom D24
– Fibromatose D48.6
– Fibrose N60.3
– Fibrosklerose N60.3
– Fistel N61
–– durch Mastitis, im Wochenbett O91.10
–– postpartal O91.10
––– durch Mastitis O91.10
–– puerperal O91.10
– Furunkel L02.2
– Geschwulst D48.6
– Hämatom, nichttraumatisch N64.8
– Haut
–– Carcinoma in situ D04.5
–– Melanom, maligne C43.5
–– Melanoma in situ D03.5
–– Melanozytennävus D22.5
–– Nävus D22.5
– Hyperplasie N62
–– glandulär N62
– Hypertrophie N62
–– beim Neugeborenen P83.4
–– im Wochenbett O92.20
–– in der Pubertät N62
–– senil N62
–– zystisch N60.1
––– mit Proliferation, epithelial N60.3
– Hypoplasie Q83.88
–– kongenital, isoliert Q83.88
– Hypotrophie Q83.88
– Induration N64.5
–– fibrös, im Wochenbett O92.20
– Infarkt N64.8
– Infektion N61
–– in der Schwangerschaft O91.20
– Involution N64.2
– Involutionszyste N60.8
– Kalkherd R92
– Karbunkel N61
– Karzinom C50.9
–– beim Mann C50.9
–– duktal, invasiv C50.9
–– in der
––– Eigenanamnese Z85.3 ►

Mamma – s.a. Brust *(Forts.)*
~ Karzinom C50.9 *(Forts.)*
~~ in der *(Forts.)*
––– Familienanamnese Z80.3
–– intraduktal D05.1
––– papillär D05.1
–– invasiv, hormonrezeptorpositiv C50.9
–– juvenil C50.9
–– metastasierend C50.9
–– nichtinvasiv
––– intraduktal D05.1
––– lobulär D05.0
–– prolaktinabhängig C50.9
–– sekretorisch C50.9
–– vom Speicheldrüsentyp C50.9
– Knoten N63
–– gutartig D24
–– multipel N63
– Komedokarzinom, nichtinvasiv D05.1
– Krankheit N64.9
–– fibrozystisch N60.1
–– zystisch N60.1
– Lageanomalie, kongenital Q83.88
– Lipom D17.1
– Lipomatose E88.29
– Lymphadenitis, gestationsbedingt O91.20
–– eitrig O91.10
– Lymphangitis
–– gestationsbedingt O91.20
–– im Wochenbett O91.20
–– postpartal O91.20
– Melanoma in situ D03.5
– Metastase C79.81
– Mikrokalkherd R92
– Nekrose, Fettgewebe N64.1
– Neoplasie D48.6
– Neubildung, bösartig C50.9
–– in der Familienanamnese Z80.3
– Operation, rekonstruktiv Z42.1
– Paget-Karzinom C50.0
– pendulans N64.8
– Phlebitis I80.88
– Prellung S20.0
– Retentionszyste N60.0
– Retraktion N64.5
– Revision, Narbengewebe Z42.1
– Rückbildung, mangelhaft, nach Laktation N64.8
– Schmerzen N64.4
–– psychogen F45.40
– Schwellung N64.5
–– beim Neugeborenen P83.4
– Sekretion N64.5
– Störung N64.9
– Striae L90.6
– Subinvolution, nach Laktation N64.8
– Syphilis A52.7
– Talgzyste N60.8
– Thermographie, Befund, abnorm R92
– Tuberkulose A18.8 ►

M

Mamma – s.a. Brust *(Forts.)*
– Tumor D48.6
–– gutartig D24
– Überentwicklung N62
– Ulzeration N61
– Verätzung T21.41
–– 1. Grades T21.51
–– 2. Grades T21.61
–– 3. Grades T21.71
–– Grad
––– 2a T21.61
––– 2b T21.91
– Verbrennung T21.01
–– 1. Grades T21.11
–– 2. Grades T21.21
–– 3. Grades T21.31
–– Grad
––– 2a T21.21
––– 2b T21.81
– Verdichtung N63
– Vereiterung N61
– Verhärtung N63
– Verletzung, oberflächlich S20.10
– Verlust Z90.1
– Wunde, offen S21.0
– Zellulitis N61
– Zyste N60.0
–– chronisch N60.1
–– gestielt N60.0
–– gutartig N60.0
–– mit Proliferation, epithelial N60.3
–– solitär N60.0
– Zysten- N60.1
Mamma-Finger-Nagel-Syndrom Q87.2
Mamma-Syndrom, Ulna- Q87.8
Mammagewebe
– axillär, akzessorisch Q83.1
– Ektopie Q83.88
Mammaimplantat, Vorhandensein Z41.1
Mammaplastik, Abstoßung T86.88
Mammaprothese
– Fältelung T85.4
– Fehllage T85.4
– Fibrose, Kapsel T85.82
– Leckage T85.4
– mit Komplikation T85.83
– Perforation T85.4
– Ruptur, Kapsel T85.4
– Verlagerung T85.4
Mammary-Syndrom, Limb- Q87.2
Mammasonographisch, Verdichtungsbezirk, abnorm R92
Mammathermographisch, Verdichtungsbezirk, abnorm R92
Mammatransplantat
– Abstoßung T86.88
– Versagen T86.88
Mammographie Z12.3
– Befund, abnorm R92
– routinemäßig Z01.6
– zur Früherkennung Z12.3
Mammographisch, Verdichtungsbezirk, abnorm R92
MAN1B$_1$, Defizienz, mit CDG [Congenital disorder of glycosylation], Typ II E77.8
Managerkrankheit F43.9
Mandel
– Abszess J36
– Eiterung J03.9
– Entzündung – s.a. Tonsillitis J03.9
–– akut J03.9
–– chronisch J35.0
– Geschwür J35.8
– Hyperplasie J35.1
– Narbe J35.8
– Stein J35.8
– Tuberkulose A16.8
Mandibula – s.a. Unterkiefer
Mandibulär
– Fehlbildung, arteriovenös Q27.3
– Hyperplasie K07.0
– Makrognathie K07.0
– Mikrognathie K07.0
– Prognathie K07.1
– Retrognathie K07.1
Mandibulitis K10.29
Mandibulo-akral, Dysplasie Q87.5
Mandibulofazial
– Dysostose
–– mit Alopezie Q75.4 L65.9
–– ohne Extremitätenanomalie Q75.4
–– X-chromosomal Q75.4
– Missbildungskombination [Franceschetti-I-Syndrom] Q75.4
Mangan
– Mangel E61.3
– Pneumonie J63.8
– Pneumonitis J68.0
– Vergiftung T57.2
Mangel
– A1-PI [Alpha-1-Proteinase-Inhibitor] E88.0
– AADC [Aromatische-L-Aminosäuredecarboxylase] G24.8
– AC-Globulin
–– erworben D68.4
–– hereditär D68.22
– ACER3 [Alkalische Ceramidase 3], mit Leukodystrophie E75.2
– Acetoacetyl-Coenzym A-Thiolase, mitochondrial E71.1
– ACTH [Adrenocorticotropes Hormon], isoliert E23.0
–– kongenital E23.0
– Acyl-CoA-Dehydrogenase
–– kurzkettig E71.3
–– langkettig E71.3
–– mittelkettig E71.3
–– multipel E71.3
–– sehr langkettig E71.3
–– transitorisch, neonatal, multipel P72.8
– Acyl-CoA-Dehydrogenase 9 E71.3
– Acyl-CoA-Oxidase, peroxisomal E71.3 ►

Mangel *(Forts.)*
– Acyl-CoA-Oxydase E71.3
– ADA [Adenosindesaminase] D81.3
– ADA2 [Adenosin-Desaminase 2], mit Vaskulitis M30.8
– Adenin-Phosphoribosyl-Transferase- E79.8
– Adenosindesaminase, mit Immundefekt, kombiniert, schwer D81.3
– Adenosinkinase, bei Hypermethioninämie E72.1
– Adenosinmonophosphat-Desaminase E79.8
– Adenosintriphosphatase, mit Anämie D55.3
– Adenylat-Kinase, mit Anämie, hämolytisch D55.3
– Adenylosuccinase E79.8
– Adenylosuccinat-Lyase E79.8
– AGAT [Arginin:Glycin-Amidinotransferase] E72.8
– Alanin-Glyoxylat-Aminotransferase, peroxisomal E74.8
– Albumin E46
– Aldehydoxydase, mit Mangel, Xanthin-Dehydrogenase, kombiniert E79.8
– Aldolase, hereditär E74.1
– Aldolase A, mit
–– Glykogenose E74.0
–– GSD [Glykogenspeicherkrankheit] E74.0
–– Krankheit, Glykogenspeicher E74.0
– Aldosteron-Synthetase E27.4
–– unabhängig vom CYP11B_2-Gen E27.4
– alimentär E63.9
– Alpha-1,4-Glukosidase E74.0
– Alpha-1-Antichymotrypsin E88.0
– Alpha-1-Proteinase-Inhibitor E88.0
– Alpha-2-Antiplasmin, kongenital D68.8
– Alpha-D-Mannosidase, lysosomal E77.1
– Alpha-Galaktosidase A E75.2
– 17-alpha-Hydroxylase, mit Hyperplasie, Nebenniere E25.08
– 4-alpha-Hydroxyphenylpyruvat-Dioxygenase E70.2
– 4-alpha-Hydroxyphenylpyruvat-Hydroxylase E70.2
– Alpha-Ketosäuredecarboxylase E71.0
– Alpha-L-Fucosidase E77.1
– Alpha-L-Iduronidase E76.0
– Alpha-Methyl-Acetoacetyl-CoA-Thiolase E71.1
– Alpha-Methylacyl-CoA-Racemase K76.8
– Alpha-N-Acetylgalactosaminidase E77.1
–– adult E77.1
–– Typ
––– 1 E77.1
––– 2 E77.1
––– 3 E77.1
– 5-Alpha-Reduktase
–– 2, mit Störung, Geschlechtsentwicklung, mit Karyotyp 46,XY E29.1
–– mit Pseudohermaphroditismus masculinus E29.1 ►

Mangel *(Forts.)*
– Alpha-Sarkoglykan, mit Muskeldystrophie, Gliedergürtel G71.0
– Aminoacylase 2 E75.2
– Aminosäure E72.9
–– mit Anämie D53.0
– Amylo-16-Glukosidase E74.0
– Androgene E29.1
– Aneurin E51.9
– Anti-Müller-Hormon E29.1
– Antikörper D80.9
–– bei
––– Hypergammaglobulinämie D80.6
––– Immundefekt D80.9
––– Normogammaglobulinämie D80.6
–– humoral D80.9
– Antipolysaccharid-Antikörper, selektiver, mit Immundefekt D80.6
– Antithrombin D68.5
–– III D68.5
––– angeboren D68.5
––– erworben D68.8
––– kongenital, mit Thrombophilie, hereditär D68.5
–– kongenital, mit Thrombophilie, hereditär D68.5
– Antitrypsin, familiär E88.0
– Apo A-I E78.6
– Apolipoprotein-A-I E78.6
–– familiär E78.6
– Apolipoprotein-A-V, familiär E78.3
– Apolipoprotein C-II, familiär E78.3
– Appetit R63.0
–– nichtorganischen Ursprungs F50.8
–– psychogen F50.8
– Arginase E72.2
– Argininosuccinase E72.2
– Argininosuccinat-Synthetase E72.2
– Argininsuccinat-Lyase E72.2
– Aromatase E25.8
– Arylsulfatase A E75.2
– Arylsulfatase B E76.2
– Ascorbinsäure E54
– Asparagin-Synthetase E72.8
– Aspartat-Glutamat-Carrier-1, mitochondrial E72.0
– Aspartoacylase E75.2
– Aspartyl-Glukosaminidase E77.1
– Bernsteinsäure-Semialdehyd-Dehydrogenase E72.8
– Beta-1,4-Galaktosyltransferase E77.8
– Beta-Alanin-Synthase E79.8
– Beta-Enolase E74.0
–– muskulär, mit Glykogenose E74.0
– Beta-Galaktosidase 1 E75.1
– Beta-Glukuronidase E76.2
– 11-beta-Hydroxylase, mit Hyperplasie, Nebenniere E25.08
– 3-beta-Hydroxysteroid-Dehydrogenase
–– mit Hyperplasie, Nebenniere E25.08 ►

M

Mangel *(Forts.)*
- 17-beta-Hydroxysteroid-Dehydrogenase 3 E29.1
-- mit
--- Pseudohermaphroditismus, männlich E29.1
--- Störung, Geschlechtsentwicklung, Karyotyp 46,XY E29.1
- Beta-Ketothiolase E71.1
- Beta-Mannosidase, lysosomal E77.1
- Beta-Sarkoglykan, mit Muskeldystrophie, Gliedergürtel G71.0
- Beta-Ureidopropionase E79.8
- Bewegung, körperlich Z72.8
- Bilirubin-UDP[Uridindiphosphat]-Glucuronosyltransferase, Typ
-- 1 E80.5
-- 2 E80.5
- Bilirubin-UGT [Uridindiphosphat-Glucuronosyltransferase], Typ
-- 1 E80.5
-- 2 E80.5
- Bilirubin-Uridindiphosphat- Glucuronosyltransferase E80.5
-- 1 E80.5
-- 2 E80.5
- Biotin E53.8
- Biotinidase E53.8
- Blutplättchen D69.61
-- transfusionsrefraktär D69.60
- Branching-Enzym E74.0
- C1-Esteraseinhibitor D84.1
- C1-INH D84.1
- C1-Inhibitor D84.1
-- bei Angioödem, hereditär D84.1
-- mit Angioödem, erworben D84.1
- Calciferol E55.9
- Carbamoylphosphat-Synthetase E72.2
-- 1 E72.2
- Carboanhydrase-VA, mit Enzephalopathie, hyperammonämisch E74.8† G94.30*
- Carboxylase, biotinabhängig D81.8
- CARD11-, mit Immundefekt, kombiniert, schwer D81.2
- Carnitin E63.8
-- systemisch, primär E71.3
- Carnitin-Acylcarnitin-Translokase- E71.3
- Carnitin-Palmitoyltransferase
-- I, hepatisch E71.3
-- IA E71.3
-- II E71.3
- Carnitin-Transporter E71.3
-- plasmamembranständig E71.3
- Carnosinase E72.8
- CD3-gamma, mit Immundefekt, kombiniert D81.2
- CD27, mit Krankheit, lymphoproliferativ, autosomal-rezessiv D47.9
- CD45-alpha, mit Immundefekt T-B+, kombiniert, schwer D81.2
- CD59, primär D84.1
- CEP19, mit Adipositas E66.89 ►

Mangel *(Forts.)*
- CEPT [Cholesterin-Ester-Transfer-Protein] E78.4
- Ceramidase E75.2
- Cernunnos D81.1
- Cernunnos/XLF D81.1
- Cholesterin-Ester-Transfer-Protein E78.4
- Cholesterol 7-alpha-Hydroxylase, mit Hypercholesterinämie E78.0
- Cholin E63.8
- Chrom E61.4
- Citrin, mit Cholestase, intrahepatisch, neonatal E72.2
- CMO [Corticosteron-Methyloxidase], Typ I E27.4
- Cobalamin E53.8
- Coeruloplasmin E83.0
- Colipase K90.3
- CORO1A-, mit Immundefekt, kombiniert, schwer D81.2
- Corticosteron-Methyloxidase, Typ I E27.4
- CPS1 [Carbamoylphosphat-Synthetase 1] E72.2
- CPT II [Carnitin-Palmitoyltransferase II] E71.3
- CPTIA [Carnitin-Palmitoyltransferase IA] E71.3
- Cystathionase E72.1
- Cystathionin-beta-Synthase E72.1
-- mit Homocystinurie E72.1
- Cystathionin-Gamma-Lyase E72.1
- Cytochrom-C-Oxidase
-- französisch-kanadischer Typ G31.88
-- mit Kardioenzephalomyopathie, infantil, fatal G31.81
-- Typ Saguenay-Lac-St. Jean G31.88
- Cytochrom-P450-Oxydoreduktase, mit Hyperplasie, Nebenniere E25.08
- D-bifunktionales-Enzym E71.3
- D-Glycerat-Dehydrogenase E74.8
- D-Glycerat-Kinase E74.8
- DBH [Dopamin-beta-Hydroxylase] G90.8
- DCLRE1C, mit Immundefekt, schwer, kombiniert D81.1
- Debranching-Enzym E74.0
- DECR [2,4-Dienoyl-CoA-Reductase], mit Leukodystrophie, bei Enzephalopathie, progressiv G31.81
- 7-Dehydrocholesterinreduktase Q87.1
- Dekarboxylase E71.0
- Delta-1-Pyrrolin-5-Carboxylat-Dehydrogenase E72.5
- Delta-Aminolävulinsäure-Dehydratase, mit Porphyrie E80.2
- Delta-Sarkoglykan, mit Muskeldystrophie, Gliedergürtel G71.0
- 17,20-Desmolase, testikulär, mit Störung, Geschlechtsentwicklung, mit Karyotyp 46,XY E29.1
- DHPR [Dihydropteridinreduktase] E70.1
- Diaphorase D74.0
- Dihydrolipoamid-Dehydrogenase E74.4 ►

Mangel *(Forts.)*
– Dihydrolipoamid-S-Acetyltransferase E74.4
– Dihydropteridinreduktase E70.1
–– mit Hyperphenylalaninämie E70.1
– Dihydropyrimidin-Dehydrogenase E79.8
– Dihydropyrimidinase E79.8
– Dimethylglycin-Dehydrogenase E72.5
– Diphosphoglycerat-Mutase, mit Anämie, hämolytisch D55.2
– 2,3-Diphosphoglycerat-Mutase [2,3-DPG], mit Anämie D55.2
– Disaccharidase E73.9
– DLD [Dihydrolipoamid-Dehydrogenase] E74.4
– DNA-Ligase IV D81.1
– DNA-PKcs, mit Immundefekt, kombiniert, schwer D81.1
– DNAJC12, mit Hyperphenylalaninämie E70.1
– Dol-P-Mannosyltransferase E77.8
– Dolicholkinase E77.8
– Dolicholphosphat N-Acetylglucosamin 1-Phosphat-Transferase E77.8
– Dolicholphosphat, mit Hypotonie, und Ichthyose E77.8
– Dopamin-beta-Hydroxylase G90.8
– Eisen E61.1
–– mit Anämie D50.9
––– bei Schwangerschaft O99.0
––– durch Eisenresorption, vermindert D50.8
––– eisenrefraktär D50.8
––– nach Blutverlust D50.0
– Eiweiß E46
–– mit Anämie D53.0
– Elektrolyte E87.8
– Enolase 3, muskulär, mit Krankheit, Glykogenspeicher E74.0
– Enteropeptidase, mit Enteropathie, kongenital K90.8
– Entspannung Z73
– Enzym E88.0
–– glykolytisch, mit Anämie D55.2
–– mit Anämie D55.9
––– arzneimittelinduziert D59.2
––– mit Bezug zum Hexosemonophosphat[HMP]-Shunt a.n.k. D55.1
–– Nukleotidstoffwechsel, mit Anämie D55.3
–– zirkulierend a.n.k. E88.0
– Epimerase, galaktosämisch E74.2
– Ergosterin, mit Osteomalazie M83.89
– Ergosterol E55.9
–– bei Rachitis E55.0
– Erinnerungsvermögen R41.3
– Erythrozyten-Glutathion, mit Anämie D55.1
– Exophilin 5, mit Epidermolysis bullosa simplex Q81.0
– Faktor
–– fibrinstabilisierend D68.26
––– erworben D68.4
––– hereditär D68.26
–– labil
––– erworben D68.4
––– hereditär D68.22 ►

Mangel *(Forts.)*
~ Faktor *(Forts.)*
–– multipel D68.8
–– stabil D68.23
– Faktor I D68.20
–– erworben D65.0
–– hereditär D68.20
– Faktor II D68.21
–– erworben D68.4
–– hereditär D68.21
– Faktor V
–– erworben D68.4
–– hereditär D68.22
– Faktor VII D68.23
–– erworben D68.4
–– hereditär D68.23
– Faktor VIII D66
–– durch Hemmkörperhämophilie D68.31
–– erworben D68.4
–– hereditär D66
–– mit
––– Dysfunktion, vaskulär D68.09
––– Funktionsstörung D66
–––– Gefäßendothel D68.09
– Faktor IX D67
–– durch Hemmkörperhämophilie D68.32
–– erworben D68.4
–– mit Störung, Funktion D67
– Faktor X D68.24
–– durch Hemmkörperhämophilie D68.32
–– erworben D68.4
–– hereditär D68.24
– Faktor XI D68.1
–– durch Hemmkörperhämophilie D68.32
–– erworben D68.4
–– hereditär D68.1
–– kongenital D68.1
– Faktor XII D68.25
–– erworben D68.4
–– hereditär D68.25
– Faktor XIII D68.26
–– erworben D68.4
–– hereditär D68.26
– Faktoren II, VII, IX und X, hereditär, kombiniert D68.28
– Fettalkohol-NAD+-Oxidoreduktase Q87.1
– Fettsäure, essentiell E63.0
– Fibrinogen D68.20
–– erworben D65.0
–– hereditär D68.20
– Fibulin-4, mit Arteriopathie-Syndrom, letal Q25.8
– Ficolin-3, mit Immundefekt D84.1
– FKRP [Fukutin-related Protein], mit Muskeldystrophie, Gliedergürtel G71.0
– Flavoprotein, mit Störung, Elektronentransport E71.3
– Flavoprotein-Ubiquinon-Oxidoreduktase, mit Störung, Elektronentransport E71.3
– Fluor E61.8
– Folat E53.8 ►

Mangel *(Forts.)*
– Folsäure E53.8
–– in der Schwangerschaft O26.88
–– mit Anämie D52.9
––– alimentär D52.0
––– arzneimittelinduziert D52.1
– Formimidoyltransferase-Cyclodeaminase E70.8
– Freizeit Z73
– Fruktokinase E74.1
– Fruktose-1,6-Diphosphatase E74.1
– Fruktose-1-Phosphataldolase, hereditär E74.1
– FSH [Follikelstimulierendes Hormon], isoliert E23.0
– FTCD [Formimidoyltransferase-Cyclodeaminase] E70.8
– Fumarylacetoacetase E70.2
– Funktion, nach
–– Enterostomie K91.4
–– Kolostomie K91.4
– G6P[Glukose-6-Phosphat]-Translokase E74.0
– G6PT [Glukose-6-Phosphat-Translokase] E74.0
– GABA[Gamma-Aminobuttersäure]-Transaminase E72.8
– Galaktokinase E74.2
–– galaktosämisch E74.2
– Galaktosamin-6-Sulfatase E76.2
– Galaktose-1-Phosphat-Uridyltransferase E74.2
– Galaktose-Epimerase E74.2
– Galaktose-Mutarotase E74.2
– Galaktosylzeramidase E75.2
– Galaktozerebrosidase E75.2
– GALK [Galaktokinase] E74.2
– GALT [Galaktose-1-Phosphat-Uridyltransferase] E74.2
– Gamma-Aminobuttersäure-Transaminase E72.8
– Gamma-Cystathionase E72.1
– Gamma-Glutamylcystein-Ligase, mit Anämie D55.1
– Gamma-Glutamyl-Transpeptidase E72.8
– Gamma-Sarkoglykan, mit Muskeldystrophie, Gliedergürtel G71.0
– Gammaglobulin
–– Blut, hereditär D80.0
–– im Blut D80.1
– GBE [Glykogen-Branching-Enzym]
–– adulte neuromuskuläre Form E74.0
–– neuromuskuläre Form
––– in der Kindheit E74.0
––– kongenital E74.0
––– perinatal, fatal E74.0
– GDE [Glycogen debranching enzyme] E74.0
– Gerinnungsfaktor
–– durch
––– Krankheit, Leber D68.4
––– Mangel, Vitamin K D68.4
–– erworben D68.4
–– hereditär a.n.k. D68.28
–– Vitamin-K-abhängig, kombiniert, hereditär D68.28 ►

Mangel *(Forts.)*
– Gestagen E28.8
– GGS-R [Glutathionreduktase-Mangel], mit Anämie D55.1
– GHSR [Growth hormone secretagogue receptor], mit Kleinwuchs E34.3
– Globulin
–– antihämophil a.n.k. D66
–– kortisolbindend E27.8
– Glucoamylase, mit Diarrhoe, chronisch E74.3
– GlucosaminN-Acetyl-6-Sulfatase E76.2
– Glucosyltransferase 2 E77.8
– Glucuronyltransferase E80.5
– Glukokinase, mit
–– Hyperinsulinismus E16.1
–– Hypoglykämie, hyperinsulinämisch E16.1
– Glukokortikoide, familiär E27.1
– Glukose-6-Phosphat-Dehydrogenase [G6PD] [G6PDH] E74.8
–– in der Familienanamnese Z83.2
–– mit Anämie D55.0
––– hämolytisch, nichtsphärozytär, kongenital D55.0
– Glukose-6-Phosphat-Dehydrogenase, [G6PD-Mangel], Klasse 1 D55.0
– Glukose-6-Phosphatase E74.0
–– mit Glykogenspeicherkrankheit E74.0
– Glukose-6-Phosphatase-Translokase E74.0
– Glukosephosphat-Isomerase, mit Anämie, hämolytisch D55.2
– Glukosidase 1 E77.8
– Glukosyltransferase 1 E77.8
– Glukozerebrosidase E75.2
– GLUT2, mit
–– Glykogenose E74.0
–– Glykogenspeicherkrankheit E74.0
–– GSD [Glykogenspeicherkrankheit] E74.0
– Glutamat-Formiminotransferase E70.8
– Glutamin-Synthetase
–– kongenital E72.8
–– mit Fehlbildung, Hirn, kongenital E72.8
– Glutaryl-CoA-Dehydrogenase E72.3
– Glutaryl-CoA-Oxidase E72.3
– Glutathionreduktase, mit Anämie D55.1
–– hämolytisch D55.1
– Glutathionsynthetase, mit Anämie D55.1
– Glycerinaldehyd-3-Phosphat-Dehydrogenase, mit Anämie D55.2
–– hämolytisch D55.2
– Glycerol-Kinase, isoliert E74.8
– Glycin-N-Methyltransferase, mit Hypermethioninämie E72.1
– Glykogen-Branching-Enzym
–– in der Kindheit, mit
––– Glykogenose, neuromuskuläre Form E74.0
––– GSD [Glykogenspeicherkrankheit], neuromuskuläre Form E74.0
–– mit
––– Glykogenose E74.0
–––– neuromuskuläre Form
––––– adult E74.0 ►

Mangel *(Forts.)*
~ Glykogen-Branching-Enzym *(Forts.)*
~~ mit *(Forts.)*
~~~ Glykogenose E74.0 *(Forts.)*
~~~~ neuromuskuläre Form *(Forts.)*
––––– kongenital E74.0
––––– perinatal, fatal E74.0
–––– nichtprogressive hepatische Form E74.0
––– Glykogenspeicherkrankheit E74.0
––– GSD [Glykogenspeicherkrankheit] E74.0
–––– adulte neuromuskuläre Form E74.0
–––– neuromuskuläre Form
––––– kongenital E74.0
––––– perinatal, fatal E74.0
– Glykogen-Debranching-Enzym, mit
–– Glykogenose E74.0
–– Glykogenspeicherkrankheit E74.0
–– GSD [Glykogenspeicherkrankheit] E74.0
– Glykogen-Phosphorylase
–– hepatisch, mit Krankheit, Glykogenspeicher E74.0
–– Leber E74.0
––– mit GSD [Glykogenspeicherkrankheit] E74.0
–– muskulär, mit Glykogenose E74.0
– Glykogensynthase
–– hepatisch E74.0
––– mit
–––– GSD [Glykogenspeicherkrankheit] E74.0
–––– Krankheit, Glykogenspeicher E74.0
–– Leber E74.0
– Gonadotropin, isoliert E23.0
– GPIHBP1 [Glycosylphosphatidylinositol-verankertes High-Density-Lipoprotein-Bindungsprotein-1], familiär E78.3
– GSH [Glutathion], Anämie D55.1
– GTP-Cyclohydrolase I E70.1
– GTPCH [GTP-Cyclohydrolase I] E70.1
– Guanidinoacetat-Methyltransferase E72.8
– Guanylatcyclase-2C mit Ileus, durch Mekonium P76.0
– Güter, materiell Z59
– Hämoglobin D64.9
–– Anämie D64.9
– Hageman-Faktor D68.25
–– kongenital D68.25
– Haupthistokompatibilitäts-Komplex, Klasse
–– I D81.6
–– II D81.7
– Hb [Hämoglobin] D64.9
– HDL [High-density-Lipoprotein] E78.6
– Heizmöglichkeit Z59
– Heparan-Alpha-Glucosaminid N-Acetyltransferase E76.2
– Heparan-Sulfamidase E76.2
– Hexokinase, mit Anämie D55.2
–– nichtsphärozytär, hämolytisch D55.2
– Hexosaminidase A E75.0
– High-density-Lipoprotein E78.6
– Histidase E70.8
– Histidin-Ammoniak-Lyase E70.8 ►

Mangel *(Forts.)*
– Holocarboxylase-Synthetase D81.8
– Homocarnosinase E72.8
– Homogentisinsäure-Oxigenase E70.2
– Hormon E34.9
–– Hypophysenvorderlappen a.n.k. E23.0
–– mit
––– Kolpitis N95.2
––– Urethritis N34.2
–– testikulär E29.1
– 4-HPPD [4-alpha-Hydroxyphenylpyruvat-Dioxygenase] E70.2
– HPRT [Hypoxanthin-Guanin-Phosphoribosyltransferase]
–– Grad
––– I E79.8
––– IV E79.1
–– partiell E79.8
– HRG [histidinreiches Glykoprotein], kongenital, mit Thrombophilie, hereditär D68.5
– HSD10, atypische Form G25.5
– Hyaluronidase E76.2
– 3-Hydroxy-3-Methylglutaryl-CoA-Lyase E71.1
– 3-Hydroxy-3-Methylglutaryl-CoA-Synthase E71.3
– 3-Hydroxyacyl-CoA-Dehydrogenase
–– kurzkettig, mit
––– Hyperinsulinismus E71.3
––– Hypoglykämie, hyperinsulinämisch E71.3
–– langkettig E71.3
– 3-Hydroxyisobutyryl-CoA-Hydrolase, mit Neurodegeneration E71.1
– 11-Hydroxylase E25.08
– 18-Hydroxylase E27.4
– 21-Hydroxylase
–– klassische Form E25.00
–– Late-onset-Form E25.01
–– mit Hyperplasie, Nebenniere, kongenital, klassische Form
––– mit Salzverlust E25.00
– 25-Hydroxyvitamin-D_1-Alpha Hydroxylase E83.31
– 4-Hydroxyphenylpyruvat-Dioxygenase, mit Tyrosinämie E70.2
– Hypophysenhormon, isoliert E23.0
– Hypoxanthin-Guanin-Phosphoribosyltransferase
–– Grad IV E79.1
–– partiell E79.8
– Iduronat 2-Sulfatase E76.1
– IGF-1 [insulin-like growth factor 1], mit Verzögerung, Wachstum Q87.1
– IKAROS, mit Immundefekt, kombiniert D81.8
– IKK2-, mit Immundefekt, kombiniert, schwer D81.2
– IL-7R-alpha, mit Immundefekt T-B+, kombiniert, schwer D81.2
– IL21R, mit Immundefekt, kombiniert D81.8
– Immunglobulin
–– A D80.2
––– selektiv D80.2
–– G D80.3 ►

Mangel *(Forts.)*
~ Immunglobulin *(Forts.)*
-- M D80.4
- Immunität D84.9
-- humoral D80.9
-- kombiniert D81.9
-- zellulär D84.8
- Immunoglobulin-M, selektiv D80.4
- Inosit E63.8
- Insulin, postoperativ E89.1
- Insulin-Rezeptor, mit Hypoglykämie, hyperinsulinämisch E16.1
- Intelligenz F79.9
- Interleukin-1-Rezeptor-assoziierte Kinase-4, mit Immundefekt D84.8
- Intrinsic-Faktor
-- angeboren D51.0
-- mit Anämie
--- durch Mangel, Vitamin B_{12} D51.0
--- megaloblastisch, juvenil D51.0
- Isobutyryl-CoA-Dehydrogenase- E71.1
- Isovaleryl-CoA-Dehydrogenase E71.1
- JAK3-, mit Immundefekt, kombiniert, schwer, T-B+ D81.2
- Jod E61.8
-- mit
--- Hypothyreoidismus
---- angeboren E00.9
---- erworben a.n.k. E01.8
--- Hypothyreose E01.8
---- angeboren E00.9
---- erworben E01.8
---- subklinisch E02
--- Kropf
---- diffus E01.0
---- einknotig E01.1
---- endemisch E01.2
---- mehrknotig E01.1
---- nodulär E01.1
---- zystisch E01.1
- Kalium E87.6
- Kalk, chronisch E58
- Kalorien-, schwer E43
-- mit Marasmus E41
- Kalziferol, mit
-- Osteomalazie M83.89
-- Rachitis E55.0
- Kalzium E58
-- alimentär E58
-- Folgen E64.8
- Kappa-Leichtketten D80.8
- Karotin E50.9
- Katalase E80.3
- 17-Keto-Reduktase E29.1
- Ketohexokinase E74.1
- 17-Ketosteroid-Reduktase E29.1
- 3-Ketothiolase E71.1
- Kir6.2-, mit Hyperinsulinismus
-- autosomal-dominant E16.1
-- autosomal-rezessiv E16.1
-- fokal, diazoxid-resistent E16.1 ►

Mangel *(Forts.)*
- Koagulationsfaktor
-- antepartal, mit Schädigung, Fetus/Neugeborenes P02.1
-- durch
--- Krankheit, Leber D68.4
--- Mangel, Vitamin K D68.4
-- erworben D68.4
-- hereditär a.n.k. D68.28
-- postpartal O72.3
-- präpartal O46.0
- Komplementfaktor C3 D84.1
- Komplementfaktor-D, mit Infektion, durch Neisseria, rezidivierend D84.1 A49.9
- Komplementkomponente
-- C1, mit Immundefekt D84.1
-- C2, mit Immundefekt D84.1
-- C4, mit Immundefekt D84.1
- kongenital, Kininogen, hochmolekular D68.8
- Kortisonreduktase, mit Hyperandrogenismus E25.08
- Krankheit E63.9
- Kreatin-Transporter, X-chromosomal E88.8
- Kupfer E61.0
-- ernährungsbedingt E61.0
-- familiär, benigne E83.0
-- mit Anämie D53.8
-- X-chromosomal E83.0
- Kynureninase E70.8
- L-Aminosäuredecarboxylase, aromatisch G24.8
- L-Arginin:Glycin-Amidinotransferase E72.8
- L-Ferritin E83.1
- Laktase
-- angeboren E73.0
-- genetisch bedingt E73.0
-- sekundär E73.1
- Laktatdehydrogenase, mit
-- GSD [Glykogenspeicherkrankheit] E74.4
-- Speicherkrankheit, Glykogen E74.4
- Lamin A/C, mit Muskeldystrophie, Gliedergürtel G71.0
- LAMP2 [Lysosomen-assoziiertes Membranprotein-2], mit Glykogenose E74.0
- LCAT [Lecithin-Cholesterin-Acyltransferase] E78.6
-- familiär E78.6
-- komplett E78.6
-- partiell E78.6
- LCHAD [Langkettige 3-Hydroxyacyl-CoA-Dehydrogenase] E71.3
- LDH [Laktatdehydrogenase] E74.4
-- mit Glykogenose E74.4
- Leber- und Muskel-Phosphorylasekinase, mit
-- Glykogenose E74.0
-- Glykogenspeicherkrankheit E74.0
- Leberphosphorylase E74.0
- Lecithin-Cholesterin-Acyltransferase E78.6
-- familiär, mit Störung, glomerulär E78.6† N08.4*
-- mit Krankheit, glomerulär E78.6† N08.4*
- Leptin, angeboren, mit Adipositas E66.89 ►

Mangel *(Forts.)*
– Lernerfahrung, in der Kindheit Z62
– Libido F52.0
– Lipase-Kolipase-, kombiniert, Pankreas K90.3
– Lipoprotein E78.6
–– familiär E78.6
– Lipoprotein-Lipase, familiär E78.3
– Lipoproteinlipase E78.3
– LMF1 [Lipase-Reifungsfaktor 1], familiär E78.3
– LRBA-, mit Immundefekt, kombiniert D81.8
– LTC4[Leukotrien-C4]-Synthase E88.8
– 17,20-Lyase, isoliert, mit Störung, Geschlechtsentwicklung, mit Karyotyp 46,XY E29.1
– Lysin-alpha-Ketoglutarat-Reduktase E72.3
– Lysosomale saure Lipase E75.5
– Lysyl-Hydroxylase-1, mit Ehlers-Danlos-Syndrom, kyphoskoliotischer Typ Q79.6
– Magensäure K31.88
–– psychogen F45.31
– Magnesium E61.2
–– alimentär E61.2
– MAGT1 [Magnesium-Transporter-1-Protein], mit Immundefekt, kombiniert D81.8
– Malonyl-CoA-Decarboxylase E72.8
– MALT 1 [Mucosa associated lymphoid tissue protein-1], mit Immundefekt, kombiniert D81.8
– Mangan E61.3
– Mannosyltransferase
–– 1 E77.8
–– 2 E77.8
–– 6 E77.8
–– 7–9 E77.8
–– 8 E77.8
– MASP-2 [MBL-assoziierte Serinprotease-2], mit Immundefekt D84.1
– MCAD [Mittelkettige Acyl-CoA-Dehydrogenase] E71.3
– MCC [3-Methylcrotonyl-CoA-Carboxylase] E71.1
– Melanokortin-4-Rezeptor, mit Adipositas E66.89
– Methionin-Adenosyltransferase, mit Demyelinisierung, Gehirn E72.1
– Methioninsynthase, funktionell E72.1
–– Typ Cbl G E72.1
– 2-Methylbutyryl-CoA-Dehydrogenase
–– mit Verzögerung, Entwicklung E71.1
– Methylcobalamin E72.1
–– Typ Cbl
––– E E72.1
––– G E72.1
– 3-Methylcrotonyl-CoA-Carboxylase, isoliert E71.1
– Methylen-Tetrahydrofolat-Reduktase E72.1
–– mit Homocystinurie E72.1
– 3-Methylglutaconyl-CoA-Hydratase E71.1
– Methylmalonat-Semialdehyd-Dehydrogenase mit Verzögerung, Entwicklung E71.1
– Methylmalonyl-CoA-Epimerase, mit Methylmalonazidämie E71.1 ►

Mangel *(Forts.)*
– Methylmalonyl-CoA-Mutase
–– komplett E71.1
–– partiell E71.1
– Mevalonatkinase
–– partiell D89.8
–– vollständig E88.8
– Milch, im Wochenbett O92.40
– Mineralstoffe a.n.k. E61.8
– Mittel, finanziell Z59
– Molybdän E61.5
–– alimentär E61.5
–– mit Anämie D53.8
– Molybdän-Kofaktor, mit Mangel, Sulfitoxidase E72.1
–– Typ
––– A E72.1
––– B E72.1
––– C E72.1
– Monoaminoxidase-A E70.8
– Monocarboxylat-Transporter 1
–– mit
––– Hyperinsulinismus E16.1
––– Ketoazidose E88.8
– Moral F60.2
– MTHFR [Methylen-Tetrahydrofolat-Reduktase] E72.1
–– mit Hyperhomocysteinämie E72.1
– MTO1, mit Laktatazidose, bei Kardiomyopathie, hypertroph, mitochondrial I42.2
– MTP [mitochondriales trifunktionales Protein] E71.3
– Multiple Carboxylase E53.8
– Muskel-Carnitin-Palmitoyltransferase E71.3
– Myeloperoxidase E80.3
– Myophosphorylase E74.0
–– mit
––– Glykogenspeicherkrankheit E74.0
––– GSD [Glykogenspeicherkrankheit] E74.0
– N-Acetyl-Glukosaminyltransferase 2 E77.8
– N-Acetylgalactosamin 4-Sulfatase E76.2
– N-Acetylglukosamin-1-Phosphotransferase E77.0
– N-Acetylglutamat-Synthetase, durch Hyperammonämie E72.2
– N-Acetylglutamatsynthetase E72.2
– N-Acyl-L-Aminosäure-Amidohydrolase E72.8
– NADH-Coenzym-Q-Reduktase
–– isoliert G31.81
–– mit Kardiomyopathie, hypertroph, infantil, fatal I42.2
– NADH-CoQ-Reduktase
–– isoliert G31.81
–– mit Kardiomyopathie, hypertroph, infantil, fatal I42.2
– NADH-Cytochrom-b5-Reduktase D74.0
– NADH-Diaphorase, kongenital D74.0
– NADH-Methämoglobinreduktase D74.0
–– angeboren D74.0
– NADH-Reduktase, kongenital D74.0 ►

M

Mangel *(Forts.)*
– NADH-Ubiquinon-Reduktase, isoliert G31.81
– NAGS [N-Acetylglutamatsynthetase] E72.2
– Nahrung T73.0
–– adäquat a.n.k. Z59
–– Hunger T73.0
–– mit Anämie D53.9
––– mit Eisenabsorption, gering D50.8
– Nahrungsbestandteil E61.9
–– mehrere E61.7
– Natrium E87.1
– Nebenschilddrüsenhormon E20.9
– NEFL [Neurofilament-Leichtketten], mit Neuropathie, axonal, früh beginnend, schwer G60.0
– NET [Noradrenalintransporter], mit Intoleranz, orthostatisch I95.1
– Niazin E52
–– Folgen E64.8
–– mit Demenz E52† F02.8*
– Niazinamid E52
– Nikotinsäure E52
– Nikotinsäureamid E52
– Noradrenalin G90.8
– Ödem – s.a. Malnutrition, 3. Grades E43
– Östrogene E28.3
–– mit
––– Kolpitis N95.2
––– Vulvitis N95.2
– ORAI1, mit Immundefekt, kombiniert D81.8
– Ornithin-Aminotransferase E72.4
– Ornithin-Carbamoyltransferase E72.4
– Ornithin-Transcarbamylase E72.4
– Orotidyl-Dekarboxylase E79.8
– OTC [Ornithin-Transcarbamylase] E72.4
– 5-Oxoprolinase E72.8
– Oxoprolinase, mit Oxoprolinurie E72.8
– 3-Oxo-Thiolase E71.1
– 18-Oxydase E27.4
– Pantothensäure E53.8
– partiell, GHR [Growth hormone receptor], mit Kleinwuchs E34.3
– PDH[Pyruvatdehydrogenase]-E2 E74.4
– PDH[Pyruvatdehydrogenase]-Phosphatase E74.4
– PDHC [Pyruvatdehydrogenase-Komplex] E74.4
– Pellagraschutzstoff E52
– PEPCK [Phosphoenolpyruvat-Carboxykinase] E74.4
– Person, die Pflege übernehmen kann Z74.2
– PEX10 [Peroxisomen-Biogenese-Faktor 10], mit Ataxie, autosomal-rezessiv G11.8
– Pflege, Kind T74.0
– Pflegemöglichkeit, häuslich, für Kranken Z74.2
– 3-PGDH [3-Phosphoglycerat-Dehydrogenase] E72.8
– Phenylalanin-Hydroxylase E70.1
– PhK [Phosphorylasekinase], mit Glykogenose E74.0
– Phosphatase, mit Rachitis E83.38† M90.89* ►

Mangel *(Forts.)*
– Phosphoenolpyruvat-Carboxykinase E74.4
–– 1 E74.4
–– 2 E74.4
– Phosphofructokinase, muskulär, mit
–– Glykogenspeicherkrankheit E74.0
–– GSD [Glykogenspeicherkrankheit] E74.0
– Phosphofruktaldolase, mit Anämie D55.2
– Phosphofruktokinase E74.0
–– Muskel, mit Glykogenose E74.0
– 6-Phosphogluconat-Dehydrogenase [6-PGD], mit Anämie D55.1
– Phosphoglukomutase
–– 1 E74.0
–– mit
––– Glykogenose E74.0
––– Glykogenspeicherkrankheit E74.0
––– GSD [Glykogenspeicherkrankheit] E74.0
– 3-Phosphoglycerat-Dehydrogenase
–– infantil E72.8
–– juvenil E72.8
– Phosphoglycerat-Mutase, mit
–– Glykogenspeicherkrankheit E74.0† G73.6*
–– Myopathie E74.0† G73.6*
– Phosphoglyceratkinase
–– 1, mit
––– Glykogenose E74.0
––– Glykogenspeicherkrankheit E74.0
––– GSD [Glykogenspeicherkrankheit] E74.0
–– mit Anämie D55.2
– Phosphomannomutase 2 E77.8
– Phosphomannose-Isomerase E77.8
– Phosphorylase, hepatisch, mit Glykogenose E74.0
– Phosphorylasekinase
–– mit
––– Glykogenose E74.0
––– GSD [Glykogenspeicherkrankheit] E74.0
–– muskulär, mit
––– Glykogenose E74.0
––– Glykogenspeicherkrankheit E74.0
––– GSD [Glykogenspeicherkrankheit] E74.0
– Phosphoserin-Aminotransferase E72.8
– 3-Phosphoserin-Phosphatase E72.8
– Phytansäure-Oxidase G60.1
– PIGG, mit Defekt, Glykoproteinbiosynthese, kongenital E77.8
– PIG$_{M}$, mit Defekt, Glykoproteinbiosynthese, kongenital E77.8
– Plakophilin, mit Epidermolysis bullosa simplex Q81.0
– Plasminogen, Typ 1 D68.8
– Plasminogen-Aktivator-Inhibitor-1, kongenital D68.8
– PNP [Purinnukleosid-Phosphorylase] D81.5
– PNPO [Pyridoxamin-5-Phosphat-Oxidase] G40.8
– polyglandulär E31.9
–– autoimmun E31.0
– PP-Faktor E52
– Präkallikrein, kongenital D68.8 ►

Mangel *(Forts.)*
– primär, Untereinheit, säurelabil, mit Kleinwuchs E34.3
– Proakzelerin D68.22
–– erworben D68.4
–– hereditär D68.22
– Prohormon-Konvertase-1, mit Adipositas E66.89
– Prokonvertin, konstitutionell D68.23
– Prokonvertin-Faktor
–– erworben D68.4
–– hereditär D68.23
– Prolaktin, isoliert E23.0
– Prolaktinrezeptor, isoliert, familiär E22.1
– Prolidase E72.8
– Prolinoxydase E72.5
– Proopiomelanocortin, mit Adipositas E66.89
– Properdin D84.1
– Propionyl-CoA-Carboxylase E71.1
– Prosaposin, mit Enzephalopathie E75.2
– Protein, mit Anämie D53.0
– Protein a.n.k. E46
– Protein C D68.5
– Protein S D68.5
– Protein-C, kongenital, mit Thrombophilie, hereditär D68.5
– Protein-R E53.8
– Protein-S
–– erworben D68.8
–– kongenital, mit Thrombophilie, hereditär D68.5
– Prothrombin D68.21
–– erworben D68.4
–– hereditär D68.21
– Protoporphyrinogen-Oxidase E80.2
– Provitamin D E55.9
– Pseudocholinesterase E88.0
– Pseudovitamin D E83.31
– PTA [Plasma-thromboplastin-antecedent] D68.1
– PTC [Plasma-thromboplastin-component] D67
– Pterin-4-alpha-Carbinolamin-Dehydratase E70.1
– Pyridoxamin E53.1
– Pyridoxamine 5-Oxidase G40.8
– Pyridoxin E53.1
–– mit Anämie D64.3
– Pyridoxin-Derivat E53.1
– Pyrimidin E79.8
– Pyrimidin-5'-Nukleotidase, mit Anämie, hämolytisch D55.3
– Pyrrolincarboxylsäure-Dehydrogenase E72.5
– Pyruvat-Carrier, mitochondrial G31.81
– Pyruvatcarboxylase E74.4
– Pyruvatdehydrogenase E74.4
–– E1-alpha E74.4
–– E1-beta E74.4
–– E2 E74.4
–– E3 E74.4
– Pyruvatdehydrogenase-Komplex E74.4
– Pyruvatdehydrogenase-Phosphatase E74.4 ►

Mangel *(Forts.)*
– Pyruvatkinase
–– erythrozytär, mit Anämie, hämolytisch D55.2
–– Erythrozyten D55.2
–– mit Anämie D55.2
––– hämolytisch, nichtsphärozytär, kongenital D55.2
– 6-Pyruvoyl-Tetrahydropterin-Synthase, mit Hyperphenylalalinanämie E70.1
– RAG 1/2 [Rekombinase-aktivierende Gene 1/2], komplett, mit Immundefekt, kombiniert, schwer D81.1
– RAG1 [Rekombinase-aktivierendes Protein 1], partiell, mit Immundefekt, kombiniert D81.8
– RHOH, mit Immundefekt, T-Zellen D81.8
– Riboflavin E53.0
– Ribose-5-Phosphat-Isomerase E74.8
– Rosenthal-Faktor D68.1
– S-Adenosylhomocystein-Hydrolase, mit Hypermethioninämie E72.1
– Saccharase E74.3
– Saccharase-Isomaltase, kongenital E74.3
– Saccharopin-Dehydrogenase E72.3
– Salz E87.1
– Sarkosin-Dehydrogenase-Komplex E72.5
– Sauerstoff R09.0
–– in großer Höhe T70.2
–– systemisch T71
––– durch Behinderung, Atmung, mechanisch T71
– Saure
–– Maltase mit
––– Glykogenose E74.0
––– GSD [Glykogenspeicherkrankheit] E74.0
–– Phosphatase E83.38
– SCAD [Kurzkettige Acyl-CoA-Dehydrogenase] E71.3
– SCHAD [Kurzkettige 3-Hydroxyacyl-CoA-Dehydrogenase]
–– mit Hyperinsulinismus E71.3
– Schilddrüsenhormon E03.9
– SCOT [Succinyl-CoA:3-Ketosäure-CoA-Transferase] E71.3
– Sekretion
–– Harn R34
–– Ovar E28.3
–– Speicheldrüse K11.7
– Selen E59
–– alimentär E59
–– Folgen E64.8
– Sepiapterin-Reduktase, mit Dystonie, Dopa-responsiv G24.1
– Serin, mit Störung, neurometabolisch E72.8
– SH2D1A, mit Syndrom, lymphoproliferativ, X-chromosomal D82.3
– SIM1, mit Adipositas E66.89
– SMARCA4, mit Sarkom, Thorax C49.3
– Somatotropin
–– idiopathisch E23.0
–– isoliert E23.0 ►

Mangel *(Forts.)*
– SOX5, mit Verzögerung, Entwicklung, und Verzögerung, Sprache Q93.5
– SPCA [Serum prothrombin conversion accelerator] D68.23
– Speichel K11.7
– Spielerfahrung, in der Kindheit Z62
– Spurenelemente E61.9
– SSADH [Succinat-Semialdehyd-Dehydrogenase] E72.8
– STAR [Steroidogenic acute regulatory protein], mit Hyperplasie, Nebenniere, lipoid, kongenital E25.08
– Steroid-Dehydrogenase, mit Zahnanomalien K76.8
– Steroidsulfatase Q80.1
– Sterol-C5-Desaturase Q87.8
– Sterol-27-Hydroxylase E75.5
– STIM1, mit Immundefekt, kombiniert D81.8
– STK4 [Serin-Threonin-Kinase 4], mit Immundefekt, kombiniert D81.8
– Stoff, energieliefernd E46
– Stuart-Faktor, kongenital D68.24
– Stuart-Prower-Faktor D68.24
–– kongenital D68.24
– Succinat-Coenzym-Q-Reduktase, isoliert G31.81
– Succinat-Semialdehyd-Dehydrogenase E72.8
– Succinyl-CoA-Acetoacetat-Transferase E71.3
– Succinyl-CoA:3-Ketosäure-CoA-Transferase E71.3
– Succinyl-CoA:3-Oxosäure-CoA-Transferase E71.3
– Sucrase-Isomaltase E74.3
– Sulfatase E75.2
–– multipel E75.2
– Sulfitoxidase E72.1
–– durch Mangel, Molybdän-Kofaktor E72.1
––– Typ
–––– A E72.1
–––– B E72.1
–––– C E72.1
–– isoliert E72.1
–– mit Enzephalopathie E72.1
–– Xanthin-Dehydrogenase, und Aldehyd-Oxidase, kombiniert, Typ A E72.1
– SUR1-, mit Hyperinsulinismus
–– autosomal-dominant E16.1
–– autosomal-rezessiv E16.1
–– fokal, diazoxid-resistent E16.1
– Surfactantprotein-B, mit Atemnot, neonatal, akut P28.0
– Testosteron E29.1
– Tetrahydrobiopterin E88.8
–– mit Hyperphenylalaninämie E70.1
– TFRC, mit Immundefekt, kombiniert D81.8
– Thiamin E51.9
–– Folgen E64.8
– Thiaminhydrochlorid E51.9 ▶

Mangel *(Forts.)*
– Thiopurinmethyltransferase, angeboren E88.8
– Thromboxan-Synthetase, mit Diathese, hämorrhagisch D69.88
– Thyreotropin, isoliert E23.0
– Tokopherol E56.0
– Tränenflüssigkeit H04.1
–– erworben H04.1
–– kongenital Q10.6
– Transaldolase E74.8
– Transcobalamin II D51.2
–– mit Anämie D51.2
– Transcortin E27.8
– Trehalase, mit Diarrhoe, und Erbrechen E74.3
– TRH[Thyrotropin-Releasing-Hormon]-Rezeptor, mit Hypothyreose, zentral E03.1
– Triglyceridlipase
–– hepatisch, mit Hyperlipidämie E78.4
–– pankreatisch K90.3
– Triosephosphat-Isomerase, mit Anämie D55.2
– Tryptophan E52
– Tyrosin-Hydroxylase G24.1
– Tyrosintransaminase, mit Tyrosinämie E70.2
– Ubiquinon, mit Ataxie, autosomal-rezessiv G11.1
– UCP2 [Uncoupling-Protein 2], mit
–– Hyperinsulinismus E16.1
–– Hypoglykämie, hyperinsulinämisch E16.1
– UDP[Uridindiphosphat]-Galaktose-4-Epimerase E74.2
– Unterkunft Z59
– Uridin-Monophosphat-Synthase E79.8
– Urocanase, mit Enzephalopathie E70.8
– Vanadium E61.6
– Verlangen, sexuell F52.0
– Verzweigtketten-Ketosäuredecarboxylase E71.0
– Vitamin E56.9
–– A E50.9
––– Auge E50.7
––– bei Hyperkarotinämie, hereditär E67.1 E50.9
––– Folgen E64.1
––– mit
–––– Hemeralopie E50.5† H58.1*
–––– Hyperkeratose E50.8† L86*
–––– Keratitis, xerotisch E50.4† H19.3*
–––– Keratomalazie E50.4† H19.8*
–––– Keratose E50.8† L86*
–––– Nachtblindheit E50.5† H58.1*
–––– Narbe, Hornhaut E50.6† H19.8*
––––– xerophthalmisch E50.6† H19.8*
–––– Nyktalopie E50.5† H58.1*
–––– Phrynodermie E50.8† L86*
–––– Ulkus, Hornhaut, mit Xerosis corneae E50.3† H19.8*
–––– Xeroderma E50.8† L86*
–––– Xerophthalmie E50.7† H19.8*
–––– Xerosis
––––– conjunctivae E50.0† H13.8*
–––––– und Bitot-Flecken E50.1† H13.8* ▶

Mangel *(Forts.)*
~ Vitamin E56.9 *(Forts.)*
~~ A E50.9 *(Forts.)*
~~~ mit *(Forts.)*
~~~~ Xerosis *(Forts.)*
––––– corneae E50.2† H19.8*
–– B E53.9
––– Folgen E64.8
––– mit
–––– Beriberi E51.1
–––– Enzephalopathie a.n.k. E53.9† G32.8*
–––– Möller-Hunter-Glossitis E53.9† K93.8*
–––– Osteomalazie, beim Erwachsenen M83.89
–––– Pellagra E52
–––– Polyneuropathie E53.9† G63.4*
–––– Stomatitis angularis a.n.k. E53.9† K93.8*
–– B_1 E51.9
–– B_2 E53.0
––– mit
–––– Cheilosis E53.0† K93.8*
–––– Perlèche E53.0† K93.8*
–––– Stomatitis angularis E53.0† K93.8*
–– B_6 E53.1
––– mit Anämie D64.3
–– B_{12} E53.8
––– alimentär, mit Anämie D51.3
–––– mit Polyneuropathie D51.3† G63.4*
––– mit
–––– Anämie D51.9
––––– beim Vegetarier D51.3
––––– durch Mangel, Intrinsic-Faktor D51.0
–––– Degeneration
––––– Gehirn E53.8† G32.8*
––––– Rückenmark, kombiniert, subakut E53.8† G32.0*
–––– Demenz E53.8† F02.8*
–––– Myelopathie E53.8† G32.0*
–––– Neuropathie E53.8† G63.4*
–––– Polyneuropathie E53.8† G63.4*
–– C E54
––– Folgen E64.2
–– D E55.9
––– mit Rachitis E55.0
–– D_2 E55.9
–– E E56.0
––– bei Ataxie, Friedreich-ähnlich G11.1
–– Folgen a.n.k. E64.8
–– H E53.8
–– K E56.1
––– beim Neugeborenen P53
––– mit
–––– Blutung D68.4
–––– Defekt, Gerinnung D68.4
–––– Mangel
––––– Gerinnungsfaktor D68.4
––––– Koagulationsfaktor D68.4
–– mit
––– Atrophie, Optikus E56.9† H48.0*
––– Enzephalopathie E56.9† G32.8*
––– Polyneuritis a.n.k. E56.9† G63.4*
––– Polyneuropathie a.n.k. E56.9† G63.4* ►

Mangel *(Forts.)*
~ Vitamin E56.9 *(Forts.)*
–– multipel E56.9
– Volumen E86
– Wachstumshormon E23.0
–– bei Agammaglobulinämie, X-chromosomal gebunden D80.0
–– idiopathisch E23.0
–– isoliert E23.0
––– Typ
–––– 1A E23.0
–––– 1B E23.0
–––– 2 E23.0
–––– 3 E23.0
–– kongenital, isoliert E23.0
– Wohnmöglichkeit
–– andauernd Z59
–– vorübergehend Z59
– WWOX Gen, mit Ataxie, zerebellär, autosomal-rezessiv G11.1
– Xanthin-Dehydrogenase, kombiniert, und Mangel, Aldehydoxydase E79.8
– XDH [Xanthin-Dehydrogenase] E79.8
– XIAP, mit Syndrom, lymphoproliferativ, X-chromosomal D82.3
– XO [Xanthin-Oxidase] E79.8
– XOR [Xanthin-Oxidoreduktase] E79.8
– Xylitol-Dehydrogenase E74.8
– Zap70, mit Immundefekt, kombiniert D81.8
– Zink E60
–– alimentär E60
–– mit Anämie D53.8
– Zyanokobalamin E53.8
Mangelanämie D53.9
– bei Krankheit, durch HIV B23.8 D53.9
Mangeldurchblutung I99
– koronar I24.8
– zerebral I67.88
Mangelentwicklung, intrauterin P05.9
Mangelernährung E46
– Anämie D53.9
– bei Geburt O25
– Eiweiß E46
–– mit Verzögerung, Entwicklung E45
– Energie E46
– erheblich, mit Marasmus E41
– fetal P05.2
– im Wochenbett O25
– in der
–– Anamnese Z86.3
–– Schwangerschaft O25
– intrauterin P05.2
– mit
–– Abmagerung E41
–– Hunger E46
–– Inanition E46
–– Osteomalazie, im Erwachsenenalter M83.39
–– Retardierung, körperlich E45
– Mutter, mit Schädigung, Fetus/Neugeborenes P00.4
– Protein E46 ►

M

Mangelernährung E46 *(Forts.)*
– und Dehydratation, mit Katarakt E46† H28.1*
Mangelgeburt P05.9
Mangelhaft – s. Art der Krankheit
Mangelnd
– Anpassung, Anforderungen, schulisch Z55
– Befriedigung, sexuell F52.1
– Betreuung, Säugling T74.0
– Blutgerinnung D68.9
– Eröffnung, Muttermund, mit Schnittentbindung O62.0
– Ich-Identifikation, beim Kind F93.8
– Involution
–– Ovar, mit Zyste, Ovar a.n.k. N83.2
–– Thymus E32.0
– Pflege, Kind, mit Malnutrition T74.0
– Zunahme, Gewicht R62.8
Mangelsyndrom
– Antikörper-
–– agammaglobulinämisch D80.1
––– hereditär D80.0
–– Bruton-Typ D80.0
–– hypogammaglobulinämisch D80.1
––– hereditär D80.0
–– kombiniert D80.9
– Eisen- D50.9
– Hormon-, klimakterisch N95.9
– Jod-, angeboren E00.9
–– fetal E00.9
–– gemischter Typ E00.2
–– myxödematöser Typ E00.1
–– neurologischer Typ E00.0
– Magnesium- E83.4
– Kreatin E72.8
– Serin- E72.8
Mangelzustand, alimentär
– durch Zusammensetzung, Nahrung, unausgewogen E63.1
– Folgen E64.9
– mit Arthropathie E63.9† M14.59*
Manie F30.9
– alkoholisch F10.5
–– akut F10.5
–– chronisch F10.5
– bei Zyklothymie F31.1
– Bell- F30.8
– chronisch F31.8
– endogen, monopolar F30.9
– hysterisch F44.88
– mit Symptom, psychotisch F30.2
–– parathym F30.2
–– synthym F30.2
– monopolar F30.9
– Noso- F45.2
– ohne Symptome, psychotisch F30.1
– Wochenbett- F30.8
Manifest
– Hyperopie H52.0
– Vertikaldeviation, nichtparetisch H50.2
Manisch
– Depression F31.9 ►
Manisch *(Forts.)*
– Episode F30.9
–– einzeln
––– einer Störung, bipolar F30.9
––– mit Symptom, psychotisch F30.2
––– ohne Symptome, psychotisch F30.1
–– mit Störung, affektiv, bipolar, ohne Symptome, psychotisch F31.1
–– rezidivierend F31.8
– Psychose F30.2
–– schizophreniform F25.0
– Störung F30.9
–– schizoaffektiv F25.0
– Stupor F30.2
Manisch-depressiv
– Mischzustand F31.6
– Psychose F31.9
–– Form, depressiv
––– mit Symptom, psychotisch F33.3
––– ohne Symptome, psychotisch F33.2
– Reaktion F31.9
–– Form
––– hypomanisch F31.8
––– manisch F31.8
–– mit Depression F33.2
– Stupor F31.8
– Syndrom F31.9
Mannosidose E77.1
– Alpha- E77.1
–– adulte Form E77.1
–– infantile Form E77.1
– Beta- E77.1
Mannosyltransferase
– 1, Mangel E77.8
– 2, Mangel E77.8
– 6, Mangel E77.8
– 7–9, Mangel E77.8
– 8, Mangel E77.8
Manon-Nieren-Dysembryom C64
Mansonellose B74.4
Mantelpneumothorax J93.9
Mantelschicht, Lymphom C83.1
Mantelzellen, Lymphom C83.1
Mantoux-Test
– abnorm R76.1
– Mendel-, abnorm R76.1
Manubrium sterni, Fraktur S22.21
Manuell, Rotation, mit Schädigung, Fetus P03.8
Manus valga Q74.0
Manzke-Syndrom, Catel- Q87.8
Map-Dot-Fingerprint-Hornhautdystrophie H18.5
Marasmus E41
– alimentär E41
– bei
–– Kalorienmangel, schwer E41
–– Mangelernährung, erheblich E41
– intestinal E41
– Kwashiorkor- E42
– senil R54
– tuberkulös a.n.k. A16.9

Marburgfieber, hämorrhagisch A98.3
Marburgvirus, Krankheit A98.3
MARCH[Mehrkernige neuronale Zellen, Anhydramnion, renale Dysplasie, zerebelläre Hypoplasie, Hydranenzephalie]-Syndrom Q87.8
Marchesani-Syndrom Q87.0
– Weill- Q87.1
Marchiafava-Bignami-Krankheit G37.1
Marchiafava-Micheli-Anämie D59.5
Marchiafava-Micheli-Syndrom D59.5
Marcumar, Therapie Z92.1
Marcumar-Blutung D68.33
Marcus-Gunn-Phänomen Q07.8
Marcus-Gunn-Syndrom Q07.8
Marden-Walker-Syndrom Q74.3
Marfan-Syndrom Q87.4
– neonatal Q87.4
– Typ
–– 1 Q87.4
–– 2 Q87.4
Marfanoid, Habitus, bei Minderung, Intelligenz, X-chromosomal Q87.8 F79.9
Marginalzonen-B-Zell-Lymphom
– extranodal, Gewebe, lymphatisch, Mukosa-assoziiert [MALT-Lymphom] C88.40
–– in kompletter Remission C88.41
– nodal C83.0
– primär kutan C83.0
Marginalzonenlymphom
– nodal C83.0
– splenisch C83.0
Marie-Charcot-Tooth-Muskelatrophie, neuropathisch G60.0
Marie-Krankheit, Bamberger- M89.49
Marie-Pierre-I-Syndrom E22.0
Marie-Pierre-II-Syndrom G11.2
– spät beginnend G11.2
Marie-Pierre-Krankheit M45.09
Marie-Sainton-Syndrom, Scheuthauer- Q74.0
Marie-Strümpell-Spondylitis M45.09
Marie-Tooth-Hoffmann-Syndrom, Charcot- G60.0
Marie-Tooth-Krankheit, Charcot- G60.0
– autosomal-dominant, Typ
–– 2
––– durch
–––– ATP1A1-Genmutation G60.0
–––– DGAT2-Genmutation G60.0
–––– KIF5A-Genmutation G60.0
–––– MME-Genmutation G60.0
–––– TFG-Genmutation G60.0
––– mit Riesen-Axonen G60.0
–– 2A1 G60.0
–– 2A2 G60.0
–– 2B G60.0
–– 2C G60.0
–– 2D G60.0
–– 2E G60.0
–– 2F G60.0
–– 2I G60.0 ►

Marie-Tooth-Krankheit, Charcot- G60.0 *(Forts.)*
~ autosomal-dominant, Typ *(Forts.)*
–– 2J G60.0
–– 2K G60.0
–– 2L G60.0
–– 2M G60.0
–– 2N G60.0
–– 2O G60.0
–– 2P G60.0
–– 2Q G60.0
–– 2U G60.0
–– 2V G60.0
–– 2W G60.0
–– 2Y G60.0
–– 2Z G60.0
– autosomal-rezessiv, Typ 2, durch SPG11-Genmutation G60.0
– axonal, autosomal-rezessiv, durch Defekt, Kupferstoffwechsel G60.0
– dominant-intermediär, Typ
–– A G60.0
–– B G60.0
–– C G60.0
–– D G60.0
–– E G60.0
–– F G60.0
– intermediär, autosomal-rezessiv, Typ
–– A G60.0
–– B G60.0
–– C G60.0
–– D G60.0
– mit Schwerhörigkeit, und Minderung, Intelligenz G60.0
– PMP2-abhängig, Typ 1 G60.0
– Typ
–– 1A G60.0
–– 1B G60.0
–– 1C G60.0
–– 1D G60.0
–– 1E G60.0
–– 1F G60.0
–– $2B_1$ G60.0
–– $2B_2$ G60.0
–– 2H G60.0
–– 2R G60.0
–– 2S G60.0
–– 3 G60.0
–– 4A G60.0
–– $4B_1$ G60.0
–– $4B_2$ G60.0
–– 4B3 G60.0
–– 4C G60.0
–– 4D G60.0
–– 4E G60.0
–– 4F G60.0
–– 4G G60.0
–– 4H G60.0
–– 4J G60.0
–– 4K G60.0
–– 6 G60.0 ►

M

Marie-Tooth-Krankheit, Charcot- G60.0 *(Forts.)*
– X-chromosomal, Typ
–– 1 G60.0
–– 2 G60.0
–– 3 G60.0
–– 4 G60.0
–– 5 G60.0
–– 6 G60.0
Marie-Tooth-Krankheit, Charcot-, Typ 2T G60.0
Marie-von-Strümpell-Krankheit M45.09
Marihuana
– Abhängigkeit F12.2
– Missbrauch, ohne Abhängigkeit F12.1
Marinesco-Sjögren-Syndrom G11.1
Marion-Krankheit N32.0
Marisken K64.4
– als Hämorrhoidenfolge K64.4
– anal K64.4
– perianal K64.4
– rektal K64.4
Mark
– Fibrose D47.4
– Nekrose
–– bei
––– Insuffizienz, Niere, akut N17.29
––– Versagen, Niere, akut N17.29
–––– Stadium
––––– 1 N17.21
––––– 2 N17.22
––––– 3 N17.23
–– renal, Stadium
––– 1 N17.21
––– 2 N17.22
––– 3 N17.23
Marker-Heterochromatin Q95.4
Markerchromosom, akzessorisch Q92.6
Marklager, Infarkt I63.9
Markouizos-Syndrom, Qazi- Q87.8
Markraum, Stenose, lumbal M48.06
Marks-Syndrom, Finlay- Q87.8
Markschwammniere Q61.5
Marmorhaut R23.8
Marmorknochen Q78.2
Marmorstaub, Pneumokoniose J62.8
Maroteaux-Lamy-Syndrom
– leicht E76.2
– schwer E76.2
Marschfieber B54
– Anämie B54† D63.8*
Marschfraktur M84.39
Marschhämoglobinurie D59.6
Marshall-Smith-Syndrom Q87.3
Marshall-Syndrom Q87.0
Marsidi-Syndrom, Juberg- Q87.0
Martin-Bell-Syndrom Q99.2
Martsolf-Syndrom Q87.8
Masern B05.9
– asymptomatisch B05.9
– Exanthem B05.9 ►

Masern B05.9 *(Forts.)*
– hämorrhagisch B05.9
– Impfung, Notwendigkeit Z24.4
– Inkubation Z20.8
– Kontakt Z20.8
– mit
–– Enzephalitis B05.0† G05.1*
–– Enzephalomyelitis B05.0† G05.1*
–– Keratitis B05.8† H19.2*
–– Keratokonjunktivitis B05.8† H19.2*
––– interstitiell B05.8† H19.2*
–– Komplikation a.n.k. B05.8
––– intestinal B05.4† K93.8*
–– Meningitis B05.1† G02.0*
–– Myelitis B05.0† G05.1*
–– Otitis B05.3† H67.1*
––– media B05.3† H67.1*
–– Pneumonie B05.2† J17.1*
– ohne Komplikation B05.9
– schwarz B05.9
– Untersuchung Z11
– Verlaufsform, schwer B05.9
Masern-Mumps [MM], Impfung, Notwendigkeit Z27.8
Masern-Mumps-Röteln [MMR], Impfung, Notwendigkeit Z27.4
Maskulinisierung E25.9
– angeboren E25.09
– weiblich, bei Hyperplasie, Nebennierenrinde E25.9
Masochismus F65.5
– sexuell F65.5
Mason-Syndrom, Wyburn- Q28.28
MASP-2 [MBL-assoziierte Serinprotease-2], Mangel, mit Immundefekt D84.1
Massenblutung, zerebral I61.6
Massenhämaturie R31
Masseterikomandibulär, Abszess K12.28
Massiv – s. Art der Krankheit
Masson-Syndrom, Barré- D18.01
Masson-Tumor D18.00
Maßnahme
– empfängnisverhütend Z30.9
– fertilisationsfördernd Z31.9
– kieferorthopädisch Z46.4
– medizinisch, mit Komplikation T88.9
– nichtdurchgeführt
–– aus Glaubensgründen Z53
–– wegen
––– Gründen, vom Patienten unabhängig Z53
––– Gruppendruck Z53
––– Kontraindikation Z53
– prophylaktisch Z29.9
– rehabilitativ Z50.9! *[nur Zusatzkode!]*
Mastalgie N64.4
– psychogen F45.40
Mastdarm – s.a. Rektum
Mastdarm-Fistel
– Harnblasen- N32.1
– Urethra- N36.0
Mastdarm-Scheiden-Fistel N82.3

Mastektomie, prophylaktisch Z40.00
Mastektomiesyndrom, Post- I97.29
Masters-Allen-Syndrom N83.8
Mastitis N61
– adolescentium N61
– akut N61
– bei
–– Gestation O91.20
–– Laktation a.n.k. O91.20
– beim Mann N61
– chronisch N60.1
–– mit Proliferation, epithelial N60.3
– eitrig N61
–– im Wochenbett O91.10
–– postpartal O91.10
–– schwangerschaftsbedingt O91.10
– gestationsbedingt O91.20
– granulomatös N61
– im Wochenbett O91.20
– in der Pubertät N61
– infektiös N61
–– akut N61
–– beim Neugeborenen P39.0
–– chronisch N61
–– nichtpuerperal N61
– interstitiell N61
–– im Wochenbett O91.20
–– schwangerschaftsbedingt O91.20
– Komedo- N61
– lactantium O91.20
– mit Fistel
–– Brustwarze
––– gestationsbedingt O91.10
––– postpartal O91.10
––– puerperal O91.10
–– Mamma
––– gestationsbedingt O91.10
––– im Wochenbett O91.10
––– postpartal O91.10
– nichteitrig, gestationsbedingt, mit Schwierigkeiten beim Anlegen O91.21
– nichtinfektiös, beim Neugeborenen P83.4
– nichtpuerperal N61
– Para- N61
– parenchymatös
–– im Wochenbett O91.20
–– schwangerschaftsbedingt O91.20
– phlegmonosa N61
– postpartal O91.20
– puerperalis, nichteitrig O91.20
– Retentions- O91.20
– schwangerschaftsbedingt O91.20
– Stauungs- O91.20
– subakut N61
– zystisch N60.1
–– chronisch N60.1
–– mit Proliferation, epithelial N60.3
–– vom Typ Schimmelbusch N60.1
Mastodynie N64.4
– chronisch N64.4
– psychogen F45.40
Mastoid, Krankheit, nach chirurgischem Eingriff H95.9
Mastoidalgie H92.0
Mastoidfistel H70.1
Mastoidhöhle
– Cholesteatom, rezidivierend, nach Mastoidektomie H95.0
– Entzündung, chronisch, nach Mastoidektomie H95.1
– Granulationsgewebe, nach Mastoidektomie H95.1
– Komplikation, nach Mastoidektomie a.n.k. H95.1
– Zyste
–– nach Mastoidektomie H95.1
–– Schleimhaut, nach Mastoidektomie H95.1
Mastoiditis H70.9
– akut H70.0
– bei
–– Infektionskrankheit a.n.k. B99† H75.0*
–– Krankheit, parasitär B89† H75.0*
– chronisch H70.1
– eitrig H70.9
– hämorrhagisch H70.9
– mit Einschmelzung H70.9
– nach Mastoidektomie H95.1
– nekrotisch H70.1
– rezidivierend H70.1
– subakut H70.0
– suppurativ H70.9
– tuberkulös A18.0† H75.0*
Mastopathia N64.9
– fibrosa N60.1
– oestrogenica N64.8
Mastopathie N64.9
– chronisch N64.9
– fibrozystisch N60.1
– Grad
–– I N60.1
–– II N60.3
–– III N60.3
– Ursprung, ovarial N64.8
– zystisch N60.1
–– diffus N60.1
––– mit Proliferation, epithelial N60.3
–– fibrös N60.1
–– mit Proliferation, epithelial N60.3
Mastoptose N64.8
Mastozytom D47.0
– bösartig C96.2
– extrakutan C96.2
– kutan Q82.2
Mastozytose Q82.2
– bösartig C96.2
– Knochenmark, isoliert D47.0
– kutan, diffus Q82.2
– systemisch
–– aggressiv C96.2
–– assoziiert mit klonaler hämatologischer Nicht-Mastzellen-Krankheit [SM-AHNMD] D47.0
–– indolent D47.0 ►

Mastozytose Q82.2 *(Forts.)*
~ systemisch *(Forts.)*
-- schwelend D47.0
Masturbation F98.88
- beim Kind F98.88
- exzessiv F98.88
Mastzellaktivierungssyndrom, monoklonal D89.8
Mastzellen
- Krankheit, systemisch D47.0
- Leukämie C94.30
-- akut C94.30
-- aleukämische Variante C94.30
-- chronisch C94.30
-- in kompletter Remission C94.31
- Sarkom C96.2
- Tumor D47.0
-- maligne C96.2
MAT [Multifokale atriale Tachykardie] I47.1
Maternal
- Disomie
-- 2, uniparental Q99.8
-- 6, uniparental Q99.8
-- 16, uniparental Q99.8
- Disstress, bei
-- Entbindung O75.0
-- Schnittentbindung O75.0
- Hyperphenylalaninämie E70.1
- Phenylketonurie E70.1
- PKU [Phenylketonurie] E70.1
- vererbt
-- Diabetes mellitus, mit Schwerhörigkeit E14.72
-- Leigh-Syndrom G31.88
Maternal-vererbt
- CPEO [Chronische progressive externe Ophthalmoplegie] H49.4
- Ophthalmoplegie, extern, progressiv, chronisch H49.4
- Paraplegie, spastisch G11.4
Maternitätstetanie A34
Maternofetal, Transfusion O43.0
Mathieu-Syndrom, Piussan-Lenaerts- Q87.2
Matthew-Wood-Syndrom Q11.2
Mattigkeit R53
- und Müdigkeit, allgemein R53
Maturity onset diabetes of young people E11.90
Mauclaire-Krankheit M92.2
Maul- und Klauenseuche B08.8
Maulbeernävus D22.9
Mauriac-Syndrom E10.72
Mausprotein
- Allergie T78.4
- Überempfindlichkeit T78.4
Maxilla – s.a. Oberkiefer
Maxillär
- Fehlbildung, arteriovenös Q27.3
- Hyperplasie K07.0
- Makrognathie K07.0
- Mikrognathie K07.0 ►
Maxillär *(Forts.)*
- Prognathie K07.1
- Retrognathie K07.1
Maxwell-Syndrom, Goldberg- E34.51
May-Hegglin, Thrombozytopenie D72.0
May-Hegglin-Anomalie D72.0
May-Hegglin-Syndrom D72.0
Mayer-Rokitansky-Küster-Hauser-Syndrom, Typ
- 1 Q51.8
- 2 Q87.8
Mayer-Syndrom, Graham-Burford- J98.11
Mayou-Syndrom, Batten- E75.4
Mazabraud-Syndrom Q78.1 D21.9
Mazeration, Fetus P95
- ohne Hinweis auf die Ursache P95
MCAD [Mittelkettige Acyl-CoA-Dehydrogenase], Mangel E71.3
McArdle-Krankheit E74.0
McArdle-Schmidt-Pearson-Syndrom E74.0
McBride-Stewart-Syndrom [Granuloma gangraenescens] M31.3
MCC [3-Methylcrotonyl-CoA-Carboxylase], Mangel E71.1
McCarthy-Berry-Syndrom, Hyde-Forster- Q87.0
McConnell-Syndrom, Clarke-Howel-Evans- Q82.8 C15.9
McCort-Dysplasie, Smith- Q77.7
McCullough-Syndrom, Chudley- Q87.8
McCune-Albright-Syndrom Q78.1
McDonough-Syndrom Q87.8
McFarlane-Syndrom, Oliver- Q87.8
McKusick-Breen-Syndrom, Cross- E70.3
McKusick-Kaufman-Syndrom Q87.8
McKusick-Syndrom, Mengel-Konigsmark-Berlin- Q17.8 H90.5
MCL [Mantelzell-Lymphom] C83.1
McLeod-Syndrom J43.0
MCLS [Mukokutanes Lymphknotensyndrom] M30.3
MCM4-Defekt, mit Immundefekt, primär D84.8
McMillin-Syndrom, Johnson- Q87.8
MCS[Multiple Chemical Sensitivity]-Syndrom T78.4
MCTD [Mixed connective tissue disease] M35.1
MCV-Wert [Mean Corpuscular Volume], pathologisch erhöht R71
MDPL[Mandibuläre Hypoplasie, Schwerhörigkeit, progeroide Merkmale, Lipodystrophie]-Syndrom E34.8
MDR-TB [Multi-Drug Resistant Tuberculosis] U82.1! *[nur Zusatzkode!]*
Meacham-Syndrom Q87.8
Meadows-Syndrom O90.3
Meatitis, urethral N34.2
Meatus
- acusticus
-- Atresie Q16.1
-- externus, Melanom, maligne C43.2 ►

Meatus *(Forts.)*
~ acusticus *(Forts.)*
–– Striktur Q16.1
– externus, Ohr, Melanoma in situ D03.2
– osseus, Striktur Q16.1
–– erworben H61.3
– Stenose N35.9
–– distal N35.9
– Striktur N35.9
– urethrae
–– Entzündung N34.2
–– Infektion N34.2
–– Striktur, angeboren Q64.3
– urinarius
–– akzessorisch Q64.7
–– Anomalie a.n.k. Q64.7
–– Atresie Q64.3
–– Duplikatur Q64.7
–– Hernie, angeboren Q64.7
–– Prolaps N36.3
––– angeboren Q64.7
–– Stenose, angeboren Q64.3
–– Striktur N35.9
––– angeboren Q64.3
–– Ulkus N34.2
Mechanisch – s.a. Art der Krankheit
– Komplikation
–– durch Osteosynthesevorrichtung, intern
––– Akromioklavikulargelenk T84.10
––– Beckenregion T84.14
––– Ellenbogengelenk T84.11
––– Fuß T84.16
––– Hand T84.13
––– Handgelenk T84.12
––– Hüftgelenk T84.14
––– Iliosakralgelenk T84.14
––– Klavikula T84.10
––– Kniegelenk T84.15
––– Knöchel T84.16
––– Oberarm T84.11
––– Oberschenkel T84.14
––– Rippe T84.28
––– Schädelknochen T84.28
––– Schultergelenk T84.10
––– Schulterregion T84.10
––– Skapula T84.10
––– Sprunggelenk T84.16
––– Sternoklavikulargelenk T84.10
––– Sternum T84.28
––– Unterarm T84.12
––– Unterschenkel T84.15
––– Wirbelsäule T84.20
–– Endoprothese
––– Bandscheibe T84.07
––– Ellenbogengelenk T84.01
––– Fingergelenk T84.08
––– Großzehengrundgelenk T84.08
––– Handgelenk T84.03
––– Hüftgelenk T84.04
––– Kiefergelenk T84.08
––– Kniegelenk T84.05 ▶

Mechanisch – s.a. Art der Krankheit *(Forts.)*
~ Komplikation *(Forts.)*
~~ Endoprothese *(Forts.)*
––– Radiuskopfgelenk T84.02
––– Schultergelenk T84.00
––– Sprunggelenk T84.06
Meckel-Divertikel Q43.0
– Adenokarzinom C17.3
– Dünndarm Q43.0
– Hypertrophie, kongenital Q43.0
– persistierend Q43.0
– Torsion, kongenital Q43.0
– Ulkus Q43.0
Meckel-Gruber-Syndrom [Dysencephalia splanchnocystica] Q61.9
Meckel-Syndrom Q61.9
Medaillon, Primär- L42
Mediainfarkt, Gehirn I63.5
Medial
– Arteriosklerose I70.29
– Arthrose, Kniegelenk M17.9
– Degeneration, Arterie I70.29
– Femurkondylus, Osteonekrose, aseptisch [Morbus Ahlbäck] M87.05
– Fistel, an Hals und Gesicht Q18.8
– Fraktur, Schenkelhals S72.01
– Gonarthrose M17.9
– Hernie, Leiste K40.90
– Läsion, Meniskus M23.33
– Meniskopathie M23.33
– Seitenband, Distorsion, Knie S83.42
– Sinus, an Hals und Gesicht Q18.8
– Tendinose, Kapsel, Knie M76.8
– Zyste, an Hals und Gesicht Q18.8
Median
– Fistel, Hals Q18.8
– Spalte
–– Gaumen, und Gaumensegel Q35.5
–– Gaumensegel Q35.3
–– Gesicht Q18.8
–– Hals Q18.8
–– Lippe Q36.1
–– Ober- und Unterlippe, familiär Q36.1
–– Unterlippe Q36.1
– Zyste
–– anteriormaxillär K09.1
–– Gaumen K09.1
–– Hals Q18.8
Medianecrosis aortae I71.00
Medianekrose, zystisch, Aorta I71.00
Medianopalatinal, Zyste K09.1
Medianus, Lähmung G56.1
Mediasklerose I70.29
Mediastinal
– Aneurysma I72.8
–– rupturiert I72.8
–– syphilitisch A52.0† I79.8*
– Emphysem J98.2
–– beim Fetus/Neugeborenen P25.2
– Fistel J86.0
– Germinom C38.3 ▶

M

Mediastinal *(Forts.)*
– Hernie J98.58
– Lipomatose E88.29
– Lymphadenopathie R59.0
– Lymphknoten, Tuberkulose A16.3
–– bakteriologisch oder histologisch gesichert A15.4
–– primär A16.7
––– bakteriologisch oder histologisch gesichert A15.7
– Lymphom, B-Zellen, großzellig, thymisch C85.2
– Metastase, Lymphknoten C77.1
– primär, Lymphom, B-Zellen, großzellig C85.2
– TBC A16.8
– Tumor D38.3
Mediastinitis J98.50
– akut J98.50
– chronisch J98.50
– IgG4-assoziiert J98.50
– spätsyphilitisch A52.7† J99.8*
– syphilitisch A52.7† J99.8*
– tuberkulös A16.8
–– bakteriologisch oder histologisch gesichert A15.8
––– akut A15.8
––– chronisch A15.8
–– primär A16.7
Mediastinobronchial, Fistel J86.0
Mediastinokutan, Fistel J86.0
Mediastinoperikarditis
– adhäsiv I31.0
– chronisch, rheumatisch I09.2
Mediastinum
– Abszess J85.3
– Adhäsion J98.58
– Entzündung J98.50
– Fibrose J98.58
– Hämatom S27.88
– Hernie J98.58
– Infektion J98.50
– Krankheit J98.58
– Lymphom C85.2
– Mesotheliom C45.7
– Metastase C78.1
–– Lymphknoten C77.1
– Perikarditis I31.9
– Retraktion J98.58
– Schädigung, durch Druck J98.58
– Spätsyphilis A52.7† J99.8*
– Tuberkulose A16.8
–– bakteriologisch oder histologisch gesichert A15.8
–– primär A16.7
– Verlagerung R93.8
– Verletzung S27.88
– Zyste, angeboren Q34.1
Medikament – s. Arzneimittel
Medikamentenbedingt, Angioödem T78.3
Medikamenteninduziert
– Akathisie G25.88 ►

Medikamenteninduziert *(Forts.)*
– Diarrhoe K52.1
– Fieber R50.2
– Gastroenteritis K52.1
– Kolitis K52.1
– Lipodystrophie, lokal E88.1
– Lupus erythematodes M32.0
– Mukositis, oral K12.3
– Osteonekrose, Kiefer K10.28
– Pankreatitis K85.30
–– akut K85.30
–– mit Organmanifestation K85.31
– Vaskulitis D69.0
Medikamentenpumpe, Überprüfung, Funktionsparameter Z45.82
Medikamententoxisch
– Keratopathie H18.8
– Retinopathie H35.0
Medikamentös
– bedingt
–– Anämie
––– durch Mangel, Enzym D59.2
––– hämolytisch, autoimmun D59.0
––– nichtautoimmunhämolytisch D59.2
–– Katarakt H26.3
–– Krankheit, hämolytisch D59.0
–– Parkinson-Syndrom G21.1
– eingestellt, Glaukom, mit Druckerhöhung H40.9
– Einleitung, Geburt, misslungen O61.0
– induziert, Obstipation K59.02
– Konjunktivitis H10.8
– Mydriasis H57.0
– Myelopathie G95.88
– Nebenwirkung, mit Störung, Herzrhythmus T46.9
– Off-Phase, bei Parkinson-Krankheit G20.91
– Parkinsonismus G21.1
– Rhinopathie J31.0
– Schmerzen, Kopf G44.4
– Schüttellähmung G21.1
– Sekundärglaukom H40.6
– Störung
–– Akkommodation H52.5
–– Pupille H57.0
– Thrombozytopenie D69.58
–– transfusionsrefraktär D69.57
Medikamentös-toxisch, Zirrhose, Leber K71.7
Medin-Krankheit, Heine- A80.9
Mediodermal, Elastolyse L90.8
Mediofazial, Granulom, bösartig C86.0
Mediokarpalgelenk, Dislokation S63.03
Mediotarsal, Distorsion S93.6
Mediotarsalgelenk, Dislokation S93.32
Mediterran
– Anämie D56.9
– Lymphom C88.30
Medizinisch
– Behandlung
–– in der Eigenanamnese Z92.9
–– mit Zwischenfall T88.9 ►

Medizinisch *(Forts.)*
– Beratung Z71
– Maßnahme, mit Komplikation T88.9
– Überwachung, nach Behandlung Z09.9
MEDNIK[Mentale Retardierung, Enteropathie, Taubheit, Neuropathie, Ichthyosis, Keratodermie]-Syndrom Q87.8
Medulla
– oblongata
–– Astrozytom C71.7
–– Blutung I61.3
– spinalis, Tuberkulose A17.8† G07*
Medullär
– Adenokarzinom C80.9
– Depression G93.88
– Hypoplasie D61.9
– Karzinom
–– Niere C64
–– Schilddrüse C73
– Krankheit, Niere, zystisch, autosomal-dominant Q61.5
– Nekrose, Niere, akut N17.29
– Paralyse G83.8
– Plasmozytom C90.00
–– in kompletter Remission C90.01
– Retikulose, histiozytisch C96.8
– Zystenniere Q61.5
Medullitis G04.9
Medulloblastom C71.6
– anaplastisch C71.6
– desmoplastisch C71.6
– großzellig C71.6
– klassisch C71.6
– mit extensiver Nodularität C71.6
Medulloepitheliom
– intraokulär C69.9
– teratoid C80.9
– Zentralnervensystem C72.9
Medullomyoblastom C71.6
Meerestier
– Biss, mit Vergiftung a.n.k. T63.6
– essbar, Vergiftung T61.9
–– bakteriell A05.9
– giftig, Biss a.n.k. T63.6
– Stich, mit Vergiftung a.n.k. T63.6
Mees-Nagelband L60.8
Meesmann-Hornhautdystrophie, juvenil H18.5
Megacisterna magna Q03.1
– bei Portweinnaevus, und Hydrozephalus Q04.8 Q82.5
Megacolon congenitum, aganglionär Q43.1
Megaduodenum Q43.8
Megakalikose
– angeboren Q63.8
– beidseitig, angeboren Q63.8
– einseitig, angeboren Q63.8
– kongenital Q63.8
Megakaryoblastenleukämie, akut C94.20
– in kompletter Remission C94.21
Megakaryoblastisch, Leukämie, myeloisch, akut, mit t(1;22) (p13;q13) C94.20
Megakaryozytär
– Hepatosplenomegalie, myeloid D47.4
– Leukämie C94.20
–– akut C94.20
–– in kompletter Remission C94.21
– Myelose, chronisch D47.4
– Myelosklerose, mit Metaplasie, myeloisch D47.4
Megakaryozytisch
– Hypoplasie
–– Knochenmark D69.41
–– transfusionsrefraktär D69.40
– Osteomyelosklerose D47.4
Megakaryozytose C94.20
– in kompletter Remission C94.21
Megakolon K59.3
– aganglionotisch Q43.1
– bei
–– Enterokolitis, durch Clostridium difficile
––– mit Organkomplikation A04.73
––– ohne Organkomplikation A04.72
–– Hirschsprung-Krankheit Q43.1
– durch Clostridium difficile A04.72
– erworben K59.3
– funktionell K59.3
– idiopathisch K59.3
– nicht durch Hirschsprung-Krankheit K59.3
– toxisch K59.3
Megakolon-Syndrom, Goldberg-Shprintzen- Q87.8
Megakonial, Dystrophie, Muskel, kongenital G71.2
Megalenzephal, Leukoenzephalopathie, mit Zyste, subkortikal E75.2
Megalenzephalie Q04.5
– Hemi- Q04.5
– mit Polymikrogyrie-Syndrom, mit Fehlbildung, kapillär Q87.3
– und
–– Cutis marmorata teleangiectatica congenita Q87.3
–– kapilläres Fehlbildungssyndrom Q87.3
Megalerythema B08.3
– epidemica B08.3
Megaloappendix Q43.8
Megaloblastär, Anämie D53.1
– alimentär D52.0
– durch Orotazidurie D53.0
– hereditär D51.1
– im Kleinkindalter D53.1
– refraktär D53.1
– resistent gegenüber
–– Folsäure-Therapie D53.1
–– Vitamin-B_{12}-Therapie D53.1
Megaloblastisch, Anämie D53.1
– juvenil, durch Mangel, Intrinsic-Faktor D51.0
Megaloblepharon, erworben H02.8
Megalodaktylie Q74.0
– angeboren Q74.0
– Daumen Q74.0
– Finger Q74.0 ►

Megalodaktylie Q74.0 *(Forts.)*
– Zehe Q74.2
Megaloduodenum Q43.8
Megalogastrie K31.88
– angeboren Q40.2
– erworben K31.88
Megalokornea Q15.8
– kongenital, isoliert Q15.8
– mit
–– Glaukom Q15.0
–– Sphärophakie, und Glaukom, sekundär Q15.8
Megalopapille, isoliert Q14.2
Megalophthalmus Q11.3
Megalopsie H53.1
Megalosplenie R16.1
Megalourethra Q64.7
Megalozephalie a.n.k. Q75.3
Megalozytär, Anämie D53.1
Megaösophagus K22.0
– bei Kardiospasmus, angeboren Q39.5
– funktionell K22.0
– kongenital Q39.5
Megarbane-Loiselet-Syndrom Q87.0
Megarektum K62.8
Megasigmoideum K59.3
– kongenital Q43.2
Megaureter N28.88
– angeboren Q62.2
– primär Q62.2
–– kongenital Q62.2
Megaureter-Syndrom, Megazystis- Q62.7
Megavesica N32.8
Megavitamin-B_6-Syndrom E67.2
Megazystis Q64.7
Megazystis-Megaureter-Syndrom Q62.7
MEGDEL[3-Methylglutaconazidurie, Schwerhörigkeit, Enzephalopathie, Leigh-Syndrom-ähnliche Symptome]-Syndrom G31.88
Mehl
– Allergie, mit Asthma J45.09
– Kontaktdermatitis L25.4
–– allergisch L23.6
MEHMO[Intelligenzminderung, Epilepsie, Hypogonadismus, Mikrozephalie, Obesitas]-Syndrom Q87.8
Mehretagenthrombose I82.9
– Bein I80.3
Mehrgebärende Z64.1
Mehrgefäßerkrankung, koronar I25.19
Mehrkeimig, Schwangerschaft a.n.k. O30.8
Mehrklappenvitium I08.9
Mehrknollig, Uterus myomatosus D25.9
Mehrknotig
– Kropf
–– bei Thyreotoxikose E05.2
–– durch Mangel, Jod E01.1
–– endemisch E01.1
– Struma E04.2
–– jodmangelbedingt E01.1
–– nichttoxisch E04.2
–– zystisch E04.2
Mehrling
– als Entbindungsergebnis Z37.9! *[nur Zusatzkode!]*
– Geburt
–– außerhalb des Krankenhauses Z38.7
–– im Krankenhaus Z38.6
Mehrlinge
– alle
–– lebendgeboren, als Entbindungsergebnis Z37.5! *[nur Zusatzkode!]*
–– totgeboren, als Entbindungsergebnis Z37.7! *[nur Zusatzkode!]*
– nicht alle lebendgeboren, als Entbindungsergebnis Z37.6! *[nur Zusatzkode!]*
Mehrlingsfrühgeborenes P07.3
Mehrlingsschwangerschaft a.n.k. O30.9
– Fetus papyraceus O31.0
– mit
–– Lageanomalie O32.5
–– Schnittentbindung, mit Lageanomalie O32.5
Meibom-Drüse
– Abszess H00.0
– Entzündung H00.0
– Gerstenkorn H00.0
– Hypertrophie H00.1
– Infektion H00.0
– Zyste H00.1
–– infiziert H00.0
Meibom-Karzinom C44.1
Meibomitis H00.0
Meier-Blumberg-Imahorn-Syndrom E83.4
Meier-Gorlin-Syndrom Q87.1
Meige-ähnlich, Krankheit I89.09
Meige-Krankheit Q82.09
Meige-Lymphödem Q82.09
Meige-Syndrom G24.4
Meigs-Cass-Syndrom D27
Meigs-Syndrom, Demons- D27
Meiotisch, Non-disjunction
– Monosomie, vollständig Q93.0
– Trisomie
–– 13 Q91.4
–– 18 Q91.0
–– 21 Q90.0
–– vollständig Q92.0
Meisel-Krankheit, Kienböck- M89.09
Mekonium
– Abgang, intrauterin P20.9
– Aspiration P24.0
– Blockade, bei zystischer Fibrose E84.1† P75*
– Ileus
–– bei
––– Fibrose, zystisch E84.1† P75*
––– Mukoviszidose E84.1† P75*
–– durch Mangel, Guanylatcyclase-2C P76.0
–– im Sinne von Mekoniumpfropf, ohne zystische Fibrose P76.0
–– ohne zystische Fibrose P76.0 ►

Mekonium *(Forts.)*
– im Fruchtwasser P20.9
–– mit
––– Herzfrequenz, fetal, abnorm, mit Komplikation, Entbindung O68.2
––– Komplikation, Entbindung O68.1
––– Schnittentbindung O36.3
––– Störung, Herzrhythmus, fetal, mit Komplikation, Entbindung O68.2
– Inhalation P24.0
– Obstruktion, beim Neugeborenen P76.0
– Peritonitis P78.0
– Pneumonie P24.0
Mekoniumaspirations-Syndrom P24.0
Mekoniumpfropfsyndrom a.n.k. P76.0
Meläna K92.1
– beim Neugeborenen P54.1
– mit Geschwür K27.4
– und Hämatemesis, beim Neugeborenen, durch Verschlucken, Blut, mütterlich P78.2
Melanämie R79.8
Melancholia agitata F32.2
Melancholie F32.9
– Involutions- F32.8
– klimakterisch F32.8
– Menopause F32.8
– reaktiv F32.9
– senil F32.9
Melanin
– Anreicherung L81.4
– Hyperpigmentation L81.4
– Speicherung L81.4
Melanoakanthom D23.9
Melanoameloblastom D16.9
Melanoblastosis cutis linearis sive systematisata Q82.3
Melanodermie L81.4
Melanodontie K02.4
– infantil K02.4
Melanodontoklasie K02.4
Melanokarzinom, Haut C43.9
Melanokortin-4-Rezeptor, Mangel, mit Adipositas E66.89
Melanolysosomal, Krankheit, neuroektodermal E70.3
Melanom C43.9
– achromatisch C43.9
– Aderhaut C69.3
–– maligne C69.3
– After, maligne C21.0
– akrolentiginös, maligne C43.9
– Ala nasi, maligne C43.3
– amelanotisch C43.9
–– maligne C43.9
– Analhaut, maligne C43.5
– Analrand, maligne C43.5
– Anus C21.0
–– maligne C21.0
– Arm, maligne C43.6
– Auge, maligne C69.9
– Augenbraue, maligne C43.3 ►

Melanom C43.9 *(Forts.)*
– Augenlid, maligne C43.1
– Augenwinkel, maligne C43.1
– Axilla, maligne C43.5
– Ballonzell- C43.9
– Bauchwand, maligne C43.5
– Bein, maligne C43.7
– benigne D22.9
– Blasenzell- C43.9
– bösartig C43.9
–– desmoplastisch C43.9
–– Haut, Hüfte C43.7
–– neurotroph C43.9
–– regressiv C43.9
– Brustwand, maligne C43.5
– Chorioidea C69.3
–– maligne C69.3
– Dickdarm, maligne C18.9
– Ellenbogen, maligne C43.6
– epitheloidzellig C43.9
– Extremität
–– obere, maligne a.n.k. C43.6
–– untere, maligne a.n.k. C43.7
– familiär C43.9
– Ferse, maligne C43.7
– Finger, maligne C43.6
– Fingernagel C43.6
– Flanke, maligne C43.5
– Fuß, maligne C43.7
– Gehörgang, äußerer, maligne C43.2
– Gesäß, maligne C43.5
– Geschlechtsorgane, weiblich, äußere C51.9
– Gesicht, maligne C43.3
– Glabella, maligne C43.3
– Hals, maligne C43.4
– Hand, maligne C43.6
– Haut
–– familiär, mehrere Teilbereiche überlappend C43.8
–– maligne C43.9
Gliedmaßen, untere C43.7
–– Mamma, maligne C43.5
– Hüfte, maligne C43.7
– Interskapularregion, maligne C43.5
– Iris, maligne C69.4
– juvenil D22.9
– Kanthus, maligne C43.1
– Kiefer, maligne C43.3
– Kinn, maligne C43.3
– Klitoris, maligne C51.2
– Knie, maligne C43.7
– Kniekehle, maligne C43.7
– Knöchel, maligne C43.7
– knotig, maligne C43.9
– Konjunktiva, maligne C69.0
– Kopfhaut
–– behaart, maligne C43.4
–– maligne C43.4
– Labia
–– majora pudendi C51.0
–– minora pudendi C51.1 ►

Melanom C43.9 *(Forts.)*
– Labien, maligne C51.9
– Leber C22.9
– Leistenbeuge, maligne C43.5
– Lende, maligne C43.5
– Lidwinkel, maligne C43.1
– Lippe, maligne C43.0
– maligne C43.9
–– in Sommersprossen C43.9
–– Meningen C70.9
–– metastasiert C43.9
– Meatus acusticus externus, maligne C43.2
– Metastase C79.9
–– Haut C79.2
– Mittelohr, maligne C43.2
– Nabel, maligne C43.5
– Nagel, maligne C43.9
– Nase
–– außen, maligne C43.3
–– maligne C43.3
– Nasolabialfalte, maligne C43.3
– Nates, maligne C43.5
– nodulär C43.9
–– maligne C43.9
– oberflächlich spreitend C43.9
– Oberschenkel, maligne C43.7
– Ohr, maligne C43.2
– Orbita, maligne C69.6
– Palpebra, maligne C43.1
– Penis, maligne C60.9
– Perianalhaut, maligne C43.5
– Perineum, maligne C43.5
– Präputium, maligne C60.0
– Retina, maligne C69.2
– retrobulbär, maligne C69.6
– Rezidiv C43.9
– Rücken, maligne C43.5
– Rumpf, maligne a.n.k. C43.5
– Schamteile, weiblich, maligne C51.9
– Schläfe, maligne C43.3
– Schleimhaut, maligne C43.9
– Schulter, maligne C43.6
– Skrotum, maligne C63.2
– Stirn, maligne C43.3
– Submammärfalte, maligne C43.5
– superfiziell, spreitend, maligne C43.9
–– Unterschenkel C43.7
– Tränendrüse, maligne C69.5
– Unterarm, maligne C43.6
– Unterbauch, maligne C43.5
– Unterschenkel, maligne C43.7
– Vorfuß, maligne C43.7
– Vulva C51.9
– Wange
–– außen, maligne C43.3
–– maligne C43.3
– Weichteile, maligne C49.9
– Zehe, maligne C43.7
– Zehennagel C43.7
– Zentralnervensystem, primär C72.9 ►

Melanom C43.9 *(Forts.)*
– Ziliarkörper
–– maligne C69.4
–– spindelzellig, maligne, vom Typ
––– A C69.4
––– B C69.4
Melanoma in situ D03.9
– Achselhöhle D03.5
– Ala nasi D03.3
– Analhaut D03.5
– Arm D03.6
– Auge D03.8
– Augenbraue D03.3
– Augenlid D03.1
– Axilla D03.5
– Bauchdecke D03.5
– Bein D03.7
– Brustwand D03.5
– Cervix uteri D03.8
– Chorioidea D03.8
– Extremität
–– obere a.n.k. D03.6
–– untere a.n.k. D03.7
– Ferse D03.7
– Finger D03.6
– Fingernagel D03.6
– Flanke D03.5
– Fuß D03.7
– Gehörgang, äußerer D03.2
– Genitalorgane D03.8
– Gesäß D03.5
– Geschlechtsorgane
–– männlich a.n.k. D03.8
–– weiblich a.n.k. D03.8
– Gesicht a.n.k. D03.3
– Hals D03.4
– Hand D03.6
– Haut a.n.k. D03.9
–– Mamma D03.5
– Hüfte D03.7
– Interskapularregion D03.5
– Iris D03.8
– Kanthus D03.1
– Kiefer D03.3
– Kinn D03.3
– Knie D03.7
– Knöchel D03.7
– Konjunktiva D03.8
– Kopfhaut, behaart D03.4
– Labia
–– majora pudendi D03.8
–– minora pudendi D03.8
– Lippe D03.0
– Mamma D03.5
– Meatus externus, Ohr D03.2
– Nabel D03.5
– Nagel D03.9
– Nasenhaut D03.3
– Ohr D03.2
–– äußeres D03.2
– Ohrhaut D03.2 ►

Melanoma in situ D03.9 *(Forts.)*
– Orbita D03.8
– Penis D03.8
– Perianalhaut D03.5
– Perineum D03.5
– Präputium D03.8
– Retina D03.8
– retrobulbär D03.8
– Rippe D03.5
– Rücken D03.5
– Rumpf D03.5
– Schamteile D03.8
– Schenkel D03.7
– Schläfe D03.3
– Schulter D03.6
– Skrotum D03.8
– Speicheldrüse D03.8
– Stirn D03.3
– Submammärfalte D03.5
– Tränendrüse D03.8
– Unterarm D03.6
– Vulva D03.8
– Wange D03.3
– Zehe D03.7
– Zehennagel D03.7
Melanosarkom, epitheloidzellig C43.9
Melanose L81.4
– Addison- E27.1
–– tuberkulös A18.7† E35.1*
– adrenal E27.1
– Auge, kongenital Q15.8
– Auge a.n.k. H57.8
– durch
–– Arsen L81.8
–– Malaria B50.8
– Kolon K63.8
– Konjunktiva H11.1
–– kongenital Q13.8
– Kornea
–– kongenital Q13.4
–– pränatal Q13.4
–– präsenil H18.0
–– senil H18.0
– Leber K76.8
– präkanzerös D03.9
– Riehl- L81.4
– Sklera H15.8
–– kongenital Q13.8
– suprarenal E27.1
– Teer- L81.4
– toxisch L81.4
Melanosis
– coli K63.8
– corii degenerativa Q82.3
– corneae H18.0
– lenticularis progressiva Q82.1
Melanotisch
– Ameloblastom D16.9
– Nävus D22.9
– Neurofibrom D36.1 ▶

Melanotisch *(Forts.)*
– Progonom – s.a. Neubildung, gutartig D36.9
– Sarkom C43.9
Melanozytär, Riesennävus, angeboren D22.9
Melanozyten, Hyperplasie, atypisch D22.9
Melanozytennävus D22.9
– Analhaut D22.5
– Augenlidhaut D22.1
– Haut, Mamma D22.5
– Lippe D22.0
– Perianalhaut D22.5
– Rumpf D22.5
Melanozytisch, Schwannom D36.1
Melanozytom
– Augapfel D31.9
– meningeal D42.9
– Papille D31.4
– Ziliarkörper D31.4
Melanozytose, neurokutan D22.9
Melanurie R82.9
MELAS-Syndrom [Myopathy, Encephalopathy, Lactic Acidosis, Stroke-like Episodes] [Myopathie, Enzephalopathie, Laktatazidose, iktus-ähnliche zerebrale Anfälle] G31.81
Melasma L81.1
– Nebenniere E27.1
– suprarenal E27.1
Melchior-Clausen-Syndrom, Dyggve- Q77.7
Meleda-Syndrom Q82.8
Meleney-Ulkus L98.4
Melhem-Fahl-Syndrom Q76.4
Melioidose A24.4
– akut A24.1
– chronisch A24.2
– fulminant A24.1
– mit
–– Pneumonie A24.1† J17.0*
–– Sepsis A24.1
– pulmonal
–– akut A24.1
–– chronisch A24.2
–– subakut A24.2
– subakut A24.2
Melkerknoten B08.0
– durch Paravaccinia a.n.k. B08.0
Melkerschwiele L84
Melkersson-Rosenthal-Syndrom G51.2
Melliturie E74.8
Melnick-Needles-Syndrom Q87.5
Melorheostose M85.89
– Knochen M85.89
Melotie Q17.4
Membran
– Descemet-
–– Falte H18.3
–– Ruptur H18.3
–– Veränderung H18.3
– Jackson- Q43.3
– Larynx
–– angeboren Q31.0
–– glottisch Q31.0 ▶

M

Membran *(Forts.)*
~ Larynx *(Forts.)*
-- subglottisch Q31.0
- Linsenkapsel, hintere Q13.8
- Veränderung, Hornhaut H18.3
- vordere, Dystrophie, Hornhaut H18.5
- zirkulär H21.4
Membrana
- synovialis, Degeneration M67.89
- tympani, Sklerose H73.8
Membranenkrankheit, hyalin P22.0
- beim
-- Erwachsenen J80.09
-- Neugeborenen P22.0
Membranös
- Angina J31.2
-- diphtherisch A36.0
- Bronchitis J40
-- akut J20.9
-- subakut J20.9
- Glomerulonephritis N05.2
-- chronisch N03.2
-- diffus, bei
--- Hämaturie
---- persistierend N02.2
---- rezidivierend N02.2
--- Proteinurie, isoliert N06.2
--- Syndrom
---- nephritisch
----- akut N00.2
----- chronisch N03.2
----- rapid-progressiv N01.2
---- nephrotisch N04.2
-- primär N05.2
-- proliferierend, chronisch N03.5
- Glomerulopathie N05.2
-- idiopathisch N05.2
- Katarakt
-- primär H26.0
-- sekundär H26.4
- Läsion, glomerulär, bei
-- IgA[Immunglobulin A]-Nephropathie N02.2
-- Proteinurie, isoliert N06.2
- Menstruation N92.5
- Pemphigoid, mukös L12.1
- Rhinitis J31.0
- Staphylitis K12.28
- Stomatitis, akut K12.1
- Subaortenstenose, fixiert, diskret Q24.4
- Tracheitis J04.1
- Uvulitis K12.28
Membranoproliferativ
- Glomerulonephritis N05.5
- Läsion, glomerulär, bei IgA[Immunglobulin A]-Nephropathie N02.5
Membranprotein-assoziiert, Neurodegeneration, mitochondrial G23.0
MEN [Multiple endokrine Neoplasien] – s.a. Neoplasie, endokrin, multipel D44.8
- Typ 1 D44.8
Menarche
- Eintritt, verzögert N91.0
- Nichteintreten, im Pubertätsalter N91.0
- verzögert E30.0
- vorzeitig E30.1
MEND[Männliche Emopamil-bindendes-Protein-Erkrankung mit neurologischen Defekten]-Syndrom Q87.8
Mendel-Mantoux-Test, abnorm R76.1
Mendelsch, Anfälligkeit, für Erkrankung, durch Mykobakterien D84.8
Mendelson-Syndrom J95.4
- bei
-- Entbindung O74.0
-- Schwangerschaft O29.0
- durch Anästhesie
-- im Wochenbett O89.0
-- während
--- Entbindung O74.0
--- Schwangerschaft O29.0
- postpartal O89.0
Mendenhall-Syndrom, Rabson- E13.90
Ménétrier-Syndrom K29.6
Menge
- Sputum, abnorm R09.3
- Urin, vermehrt R35.0
Mengel-Konigsmark-Berlin-McKusick-Syndrom Q17.8 H90.5
Mengo-Virus, Enzephalitis A85.8† G05.1*
Ménière-Krankheit H81.0
Meningeal – s. Meningen
- Melanozytom D42.9
Meningen
- Abszess G06.2
-- tuberkulös A17.0† G01*
- Adhäsion G96.1
-- kongenital Q07.8
-- tuberkulös A17.0† G01*
- Angiom D32.9
- Anomalie Q07.9
- Apoplexie, hämorrhagisch I60.9
- Blutung I60.8
-- im Wochenbett O99.4
- Deformität, angeboren Q07.9
- Embolie I66.8
- Entzündung G03.9
-- epidemisch A39.0† G01*
- Erguss G03.9
- Fehlbildung, angeboren Q07.9
- Fibrose G96.1
- Gehirn
-- Aneurysma I67.10
--- rupturiert I60.8
-- Blutung I60.8
-- Deformität
--- angeboren Q04.8
--- erworben G96.1
-- Fehlbildung Q04.8
- Gumma A52.1† G07*
- Hämangioperizytom D32.9 ►

Meningen *(Forts.)*
– Infektion G00.9
–– durch Meningokokken A39.0† G01*
– Karzinose C79.3
– Kokzidioidomykose B38.4† G02.1*
– Kryptokokkose B45.1† G02.1*
– Lazeration S06.28
– Melanom, maligne C70.9
– Neurosyphilis, adhäsiv A52.1† G01*
– Prellung S06.8
– Reizung, traumatisch S06.0
– Riss S06.8
– Sarkom C70.9
– Sarkomatose C70.9
– spinal
–– Adhäsion G96.1
––– kongenital Q06.8
–– Kalzifikation G96.1
–– Ossifikation G96.1
–– Tuberkulom A17.1† G07*
–– Tuberkulose A17.0† G01*
– Syphilis A52.1† G01*
–– akut A51.4† G01*
– Thrombose, arteriell I66.8
– Tuberkulom A17.1† G07*
– Verletzung S06.8
– Verwachsung G96.1
– zerebral
–– Adhäsion G96.1
–– Kalzifikation G96.1
–– Ossifikation G96.1
–– Tuberkulom A17.1† G07*
–– Tuberkulose A17.0† G01*
–– Verletzung S06.8
– zerebrospinal, Tuberkulose A17.0† G01*
– Zyste G93.0
–– spinal G96.1
–– zerebral G93.0
Meningenarterie
– Ruptur I60.8
– Verletzung S06.8
Meningenband
– Anomalie Q07.9
– Konstriktion, anomal, angeboren Q07.8
Meningenfalte, Anomalie Q07.9
Meningenvene, Thrombose I67.6
– nichteitrig I67.6
Meningeom D32.9
– angioblastisch D32.9
– angiomatös D32.9
– atypisch D32.9
– bösartig C70.9
– endotheliomatös D32.9
– familiär, multipel D32.9
– fibroblastisch D32.9
– fibrös D32.9
– fibromatös D32.9
– Frontallappen D32.0
– gemischtzellig D32.9
– hämangioblastisch D32.9
– hämangioperizytös D32.9 ►

Meningeom D32.9 *(Forts.)*
– intrakraniell D32.0
– Klivus D32.0
– Lepto- D32.9
– meningotheliomatös D32.9
– multipel D42.9
– Nervus opticus D32.0
– Orbita D32.0
– papillär D42.9
– psammös D32.9
– Rückenmark D32.1
– Sehnerv D32.0
– spinal D32.1
– synzytial D32.9
– Tentorium D32.0
– transitionalzellig D32.9
– zerebral D32.0
Meningeomatose – s.a. Neubildung, Meningen, unsicheres Verhalten D42.9
– diffus – s.a. Neubildung, Meningen, unsicheres Verhalten D42.9
Meningeosis C79.3
– carcinomatosa C79.3
– leucaemica C79.3
– lymphomatosa C79.3
Meningiom – s.a. Meningeom D32.9
Meningismus R29.1
– bei Grippe [Influenza] J11.8
–– saisonaler Influenzavirus nachgewiesen, ausgenommen Vogelgrippe- und Schweinegrippe-Virus J10.8
–– Schweinegrippe-Virus nachgewiesen J09 U69.20!
–– Vogelgrippe-Virus nachgewiesen J09 U69.21!
–– zoonotische oder pandemische Influenzaviren nachgewiesen J09
– durch
–– Impfstoff R29.1
–– Serum R29.1
Meningitis G03.9
– abakteriell a.n.k. G03.0
– akut, bei Neurosyphilis A52.1† G01*
– aseptisch G03.0
–– akut a.n.k. G03.0
–– bei Krankheit, durch HIV B20 G03.0
– bakteriell a.n.k. G00.9
–– Folgen G09
– basal G03.9
– basilär G03.9
–– tuberkulös A17.0† G01*
– bei
–– Aktinomykose A42.8† G01*
–– Exanthem, epidemisch A88.0† G02.0*
–– klarem Liquor cerebrospinalis a.n.k. G03.0
–– Krankheit
––– durch Virus a.n.k. A87.9
––– parasitär a.n.k. B89† G02.8*
–– Lyme-Krankheit A69.2† G01*
–– Masern B05.1† G02.0*
–– Milzbrand A22.8† G01* ►

M

Meningitis G03.9 *(Forts.)*
~ bei *(Forts.)*
-- Mononukleose, infektiös B27.9† G02.0*
-- Mumps B26.1† G02.0*
-- Neurosyphilis A52.1† G01*
-- Pest A20.3† G01*
-- Röteln B06.0† G02.0*
-- Scharlach A38† G01*
-- Soor B37.5† G02.1*
-- Sporotrichose B42.8† G02.1*
-- Syphilis A52.1† G01*
--- konnatal A50.4† G01*
--- sekundär A51.4† G01*
-- Typhus A01.0† G01*
-- Varizellen B01.0† G02.0*
-- Windpocken B01.0† G02.0*
- benigne, rezidivierend G03.2
- cerebrospinalis epidemica A39.0† G01*
- Chorio- A87.2† G02.0*
-- akut A87.2† G02.0*
-- lymphozytär A87.2† G02.0*
--- serös, akut A87.2† G02.0*
-- serös A87.2† G02.0*
- chronisch a.n.k. G03.1
- durch
-- Adenovirus A87.1† G02.0*
-- Arbovirus A87.8† G02.0*
-- Aspergillus B44.8† G02.1*
-- Bakterien, gramnegativ G00.9
-- Candida B37.5† G02.1*
-- Coxsackievirus A87.0† G02.0*
-- Diplokokken A39.0† G01*
-- ECHO-Virus A87.0† G02.0*
-- Enterovirus A87.0† G02.0*
-- Escherichia coli G00.8 B96.2!
-- Gonokokken A54.8† G01*
-- Haemophilus influenzae G00.0
-- Herpes zoster B02.1† G02.0*
-- Herpes-simplex-Virus B00.3† G02.0*
-- Herpesvirus B00.3† G02.0*
-- Kandidose B37.5† G02.1*
-- Klebsiella G00.8 B96.2!
-- Kokken
--- gramnegativ a.n.k. G00.9
--- grampositiv a.n.k. G00.9
-- Kryptokokken B45.1† G02.1*
--- bei AIDS B20† B45.9 G02.0*
-- Leptospiren A27.9† G01*
-- Listeria monocytogenes A32.1† G01*
-- Listerien A32.1† G01*
-- Meningokokken A39.0† G01*
-- Mykoplasma G00.8 B96.0!
-- Neisseria meningitidis A39.0† G01*
-- Pilz a.n.k. B49† G02.1*
-- Pneumokokken G00.1
-- Poliomyelitis-Virus A80.9† G02.0*
-- Poliovirus A80.9† G01*
-- Präventivmaßnahmen G03.8 Y84.9!
-- Salmonellen A02.2† G01*
-- Schutzimpfung G03.8 Y59.9!
-- Staphylokokken G00.3 ►

Meningitis G03.9 *(Forts.)*
~ durch *(Forts.)*
-- Streptokokken G00.2
-- Virus A87.9
-- VZV [Varizella-zoster-Virus] B02.1† G02.0*
-- Zoster B02.1† G02.0*
- Enzephalo- G04.9
- eosinophil B83.2† G02.8*
- epidemisch a.n.k. A39.0† G01*
- fibrinopurulent G00.9
- Friedländer- G00.8 B96.2!
- frühsyphilitisch, akut A51.4† G01*
- gonorrhoisch A54.8† G01*
- Hauben- G03.9
- Hydro- G03.9
- käsig A17.0† G01*
- Konvexitäts- G03.9
- Lepto- G03.9
-- chronisch G03.9
-- hämorrhagisch G03.9
-- nichteitrig G03.0
-- tuberkulös A17.0† G01*
-- zirkumskript G03.9
- lymphozytär A87.2† G02.0*
-- akut A87.2† G02.0*
- Mollaret- G03.2
- Myelo- G04.9
- mykotisch a.n.k. B49† G02.1*
- nichtbakteriell a.n.k. G03.0
- nichteitrig a.n.k. G03.0
- ossificans G96.1
- Pachy- G03.9
-- basal G03.9
-- fibrös G03.9
-- hämorrhagisch G03.9
-- hypertrophisch G03.9
-- spinal G03.9
-- tuberkulös A17.0† G01*
-- zerebral G03.9
- Peri- G03.9
- purulent G00.9
- septisch G00.9
- serös G03.0
- serosa circumscripta a.n.k. G03.0
- spätsyphilitisch A52.1† G01*
-- konnatal A50.4† G01*
- spinal G03.9
-- tuberkulös A17.0† G01*
- steril G03.0
- syphilitisch A52.1† G01*
-- sekundär A51.4† G01*
- Torula- B45.1† G02.1*
- traumatisch T79.8
- tuberkulös A17.0† G01*
- unspezifisch G03.9
- zerebral G03.9
-- tuberkulös A17.0† G01*
- zerebrospinal A39.0† G01*
-- durch Fleckfieber A75.9† G01*
-- tuberkulös A17.0† G01* ►

Meningitis G03.9 *(Forts.)*
– Zustand nach G09
Meningoenzephalitis G04.9
– akut a.n.k. A86
– bakteriell a.n.k. G04.2
– bei
–– Blastomykose a.n.k. B40.8† G05.2*
–– Herpes B00.4† G05.1*
–– Mumps B26.2† G05.1*
–– Röteln B06.0† G05.1*
– biphasisch A84.1
– durch
–– Adenovirus A85.1† G05.1*
–– Amöben, primär B60.2† G05.2*
–– Angiostrongylus cantonensis B83.2† G05.2*
–– Escherichia coli G04.2 B96.2!
–– Haemophilus influenzae G04.2 B96.3!
–– Herpesvirus B00.4† G05.1*
–– Listeria monocytogenes A32.1† G05.0*
–– Listerien A32.1† G05.0*
–– Naegleria B60.2† G05.2*
–– Parastrongylus cantonensis B83.2† G05.2*
–– Pneumokokken G04.2 B95.3!
–– Staphylokokken G04.2 B95.8!
–– Streptokokken G04.2 B95.5!
–– Toxoplasmen B58.2† G05.2*
–– Virus A86
––– durch Zecken übertragen A84.9
–– Zoster B02.0† G05.1*
– eosinophil B83.2† G05.2*
– epidemisch A39.8† G05.0*
– Frühsommer- A84.1
–– russisch A84.0
–– zentraleuropäisch A84.1
––– Impfung Z24.1
– infektiös A86
– konnatal, durch Toxoplasmose P37.1† G05.2*
– lymphozytär A87.2† G05.1*
– parasitär a.n.k. B89† G05.2*
– syphilitisch A52.1† G05.0*
– toxisch a.n.k. G92.9
– tuberkulös A17.8† G05.0*
– viral A86
– zweiphasig A84.1
Meningoenzephalomyelitis G04.9
– akut a.n.k. A86
–– disseminiert G04.0
– bei Aktinomykose A42.8† G05.0*
– durch
–– Haemophilus influenzae G04.2 B96.3!
–– Torula histolytica B45.1† G05.2*
– Frühsommer- A84.1
– konnatal, durch Toxoplasmose P37.1† G05.2*
– Sommer- A84.1
– viral a.n.k. A86
Meningoenzephalomyelopathie G96.9
Meningoenzephalopathie G96.9
Meningoenzephalozele Q01.9
– syphilitisch A52.1† G94.8*
–– konnatal A50.4† G94.8*

Meningokokken
– Adrenalitis, hämorrhagisch A39.1† E35.1*
– Arachnoiditis A39.0† G01*
– Arthritis A39.8† M01.09*
– Bakteriämie A39.4
–– akut A39.2
–– chronisch A39.3
– Endokarditis A39.5† I39.8*
– Entzündung
–– Nebenniere, hämorrhagisch A39.1† E35.1*
–– zerebrospinal A39.0† G01*
– Enzephalitis A39.8† G05.0*
– Fieber, zerebrospinal A39.0† G01*
– Infektion A39.9
–– Gehirn A39.8† G05.0*
–– generalisiert A39.4
–– zerebrospinal A39.0† G01*
– Karditis A39.5† I52.0*
– Keimträger Z22.3
– Konjunktivitis A39.8† H13.1*
– Krankheit, Herz A39.5† I52.0*
– Meningitis A39.0† G01*
– Meningomyelitis A39.8† G05.0*
– Myokarditis A39.5† I41.0*
– Neuritis, retrobulbär A39.8† H48.1*
– Perikarditis A39.5† I32.0*
– Sepsis A39.4
–– akut A39.2
–– chronisch A39.3
–– fulminant A39.2
–– mit
––– Apoplexie, Nebenniere A39.1† E35.1*
––– Blutung, Nebenniere A39.1† E35.1*
––– Syndrom, adrenal, hämorrhagisch A39.1† E35.1*
–– perakut A39.2
Meningomyelitis G04.9
– bakteriell a.n.k. G04.2
– blastomykotisch a.n.k. B40.8† G05.2*
– durch
–– Kryptokokken B45.1† G05.2*
–– Meningokokken A39.8† G05.0*
–– Torula histolytica B45.1† G05.2*
– syphilitisch A52.1† G05.0*
– tuberkulös A17.8† G05.0*
Meningomyeloneuritis G04.9
Meningomyelozele Q05.9
– fetal
–– Hindernis, Geburt O66.3
–– mit Dystokie O66.3
– mit Hydrozephalus Q05.4
– syphilitisch A52.1† G94.8*
Meningopathie, Lepto- a.n.k. G96.1
Meningoradikulitis G03.9
– lymphozytär (Bannwarth) A69.2
Meningothelial, Sarkom C70.9
Meningotheliomatös, Meningeom D32.9
Meningovaskulär
– Neurosyphilis A52.1† G01*
– Syphilis A52.1
–– konnatal A50.4† G01* ►

M

Meningovaskulär *(Forts.)*
~ Syphilis A52.1 *(Forts.)*
-- zerebral A52.1† G01*
Meningozele Q05.9
- Hydro- Q05.9
-- mit Hydrozephalus Q05.4
-- spinal Q05.9
- Hydroenzephalo- Q01.9
-- kongenital Q01.9
- kranial Q01.9
- Lipomyelo- Q05.9
- mit Hydrozephalus Q05.4
- Myelo- Q05.9
-- Rückenmark Q05.9
- posterior Q05.9
- Pseudo-
-- nach medizinischen Maßnahmen G97.88
-- posttraumatisch G96.1
- spinal Q05.9
- zerebral Q01.9
Meningozerebral, Kryptokokkose B45.1† G02.1*
Meningozystozele Q05.9
Meniscus
- lateralis, Schädigung M23.36
- medialis, Schädigung M23.33
Meniskopathie M23.39
- degenerativ M23.39
- medial M23.33
Meniskozytenanämie D57.1
Meniskus
- Ablation M23.39
-- durch Riss, alt M23.29
- Abriss S83.2
-- Knie S83.2
- Degeneration M23.39
- Distorsion S83.6
-- alt M23.29
-- mit Riss, frisch S83.2
- Einriss S83.2
- Ganglion M23.09
- Hypermobilität M23.39
- Hypertrophie, Knie, kongenital Q74.1
- Kalzifikation M23.89
- Knie
-- Korbhenkelriss S83.2
-- Verletzung, mit Verletzung, Band S83.7
- Korbhenkelriss, alt M23.29
- Läsion, medial M23.33
- Lazeration S83.2
-- alt M23.29
- Retention M23.39
- retiniert M23.39
- Riss, seitlich, Knie S83.2
- Ruptur S83.2
-- alt M23.29
-- Ellenbogen, alt M24.12
-- Schulter, alt M24.11
- Schaden M23.39
-- alt M23.29
-- Knie M23.39 ►

Meniskus *(Forts.)*
~ Schaden M23.39 *(Forts.)*
-- rezidivierend M23.39
- Störung a.n.k. M23.99
- Überrest, Knie M23.39
- Verletzung S83.2
- Zyste M23.09
Meniskusknorpel, Knie, Schaden, rezidivierend M23.39
Menke-Hennekam-Syndrom Q87.0
Menkes-I-Syndrom [Ahornsirupsyndrom] E71.0
Menkes-II-Syndrom [Kupferstoffwechselstörung] E83.0
Menkes-Stahlhaarkrankheit E83.0
Menometrorrhagie N92.1
Menopausal
- Arthritis a.n.k. M13.89
- Blutung, Uterus, abnorm N95.0
- Depression F32.8
-- agitiert, Episode, einzeln F32.2
-- psychotisch, als Einzelepisode F32.3
- Krise N95.1
- Menorrhagie N92.4
- Paraphrenie F22.8
- Psychose a.n.k. F28
-- paranoid F22.8
Menopause N95.1
- Arthritis, toxisch M13.89
- artifiziell N95.3
-- mit Blutung N95.3
- chirurgisch bedingt N95.3
- Hitzewallungen N95.1
- Melancholie F32.8
- Metrorrhagie N92.4
- mit Migräne N95.1
- Neurose N95.1
- Polyarthritis, toxisch a.n.k. M13.89
- Schlaflosigkeit N95.1
- Schmerzen, Kopf N95.1
- Schwäche, Konzentration N95.1
- Störung N95.9
- Symptom N95.1
- Vertigo N95.1
- vorzeitig E28.3
Menorrhagie N92.0
- in der
-- Prämenopause N92.4
-- Pubertät N92.2
- juvenil N92.2
- klimakterisch N92.4
- menopausal N92.4
- postmenopausal N95.0
- prämenopausal N92.4
- primär N92.0
Menorrhoe, Hyper- N92.0
Menses, Retention N94.8
Menstrual, Dermatose a.n.k. L98.8
Menstruation
- anomal N92.6
- Ausbleiben N91.2 ►

Menstruation *(Forts.)*
– Auslösung (zur Kontrazeption) Z30.3
– azyklisch N92.6
– bei Schwangerschaft O20.8
– Beschwerden N94.9
– häufig N92.0
– latent N92.5
– membranös N92.5
– mit Kolik, Uterus N94.6
– protrahiert N92.5
– Pseudo- P54.6
–– beim Neugeborenen P54.6
– Regulierung (zur Kontrazeption) Z30.3
– retrograd N92.5
– Schmerzen N94.6
– schmerzhaft
–– primär N94.4
–– psychogen F45.8
–– sekundär N94.5
– schwach N91.5
– selten N91.5
– stark N92.0
– Störung N92.6
–– psychogen F45.8
– übermäßig stark
–– bei Menstruationszyklus
––– regelmäßig N92.0
––– unregelmäßig N92.1
–– im Pubertätsalter N92.2
– unregelmäßig N92.6
– verhalten N91.2
– vikariierend N94.8
– vorzeitig E30.1
– zu häufig, im Pubertätsalter N92.2
Menstruationsbedingt, Krampf, Uterus N94.6
Menstruationsmigräne N94.3
Menstruationszyklus
– anomal N92.6
– regelmäßig, mit Menstruation, übermäßig stark N92.0
– unregelmäßig N92.6
–– mit Menstruation, übermäßig stark N92.1
Menstruell
– Anomalie N94.9
– Migräne N94.3
Mental, Retardierung F79.9
– leicht F70.9
– mäßig F71.9
Meprobamat
– Abhängigkeit F13.2
– Vergiftung T43.5
Meralgia paraesthetica G57.1
Meralgie G57.1
Mercaptopurin
– Allergie T88.7
– Überempfindlichkeit T88.7
Merkel-Zell-Tumor C44.9
Merkfähigkeit, nachlassend R41.8
Merkurialismus a.n.k. T56.1
Meromelie, longitudinal Q73.8
– fibular Q72.6 ►

Meromelie, longitudinal Q73.8 *(Forts.)*
– radial Q71.4
MERRF-Syndrom [Myoclonus Epilepsy with Ragged-Red Fibres] G31.81
Merritt-Syndrom
– Kasabach- D18.00
– Lavy-Palmer- Q67.5
Merten-Syndrom, Singleton- Q78.8
Mertens-Syndrom, Isaacs- G71.1
Meryzismus R11
Merzbacher-Krankheit, Pelizaeus- E75.2
Mesangial
– Proliferation, diffus, bei Syndrom, nephrotisch
–– steroid-resistent, idiopathisch, familiär N04.3
–– steroid-sensitiv, idiopathisch N04.3
– Sklerose, diffus, bei Syndrom, nephrotisch, steroid-resistent, idiopathisch, familiär N04.8
Mesangiokapillär
– Glomerulonephritis, diffus, bei
–– Hämaturie
––– persistierend N02.5
––– rezidivierend N02.5
–– Proteinurie, isoliert N06.5
–– Syndrom
––– nephritisch
–––– akut N00.5
–––– rapid-progressiv N01.5
––– nephrotisch N04.5
– Läsion, glomerulär, bei IgA[Immunglobulin A]-Nephropathie N02.5
Mesangioproliferativ
– Glomerulonephritis, diffus N00.3
–– bei
––– Hämaturie
–––– persistierend N02.3
–––– rezidivierend N02.3
––– Proteinurie, isoliert N06.3
––– Syndrom
–––– nephritisch
––––– akut N00.3
––––– chronisch N03.3
––––– rapid-progressiv N01.3
–––– nephrotisch N04.3
– Läsion, glomerulär, bei
–– IgA[Immunglobulin A]-Nephropathie N02.3
–– Proteinurie, isoliert N06.3
Mesarteriitis, syphilitisch A52.0† I79.8*
Mescalin
– Abhängigkeit F16.2
– Vergiftung T40.9
Mesenchymal
– Chondrosarkom C49.9
– Nephroblastom C64
– Sarkom C49.9
Mesenchymom D48.1
– bösartig C49.9
– gutartig D21.9
Mesenchymtumor D48.1
Mesenterial – s.a. Mesenterium
– Abriss S36.82
– Abszess K65.09 ►

M

Mesenterial – s.a. Mesenterium *(Forts.)*
– Arteriosklerose K55.1
–– chronisch K55.1
– Blutgefäß, Verletzung S35.9
– Durchblutungsstörung, arteriell K55.1
– Embolie K55.0
– Gefäß, Insuffizienz
–– akut K55.0
–– chronisch K55.1
– Infarkt K55.0
–– arteriell K55.0
– Lymphadenitis I88.0
–– akut I88.0
–– chronisch I88.0
–– subakut I88.0
–– unspezifisch I88.0
– Lymphadenopathie R59.0
– Lymphangiom D18.18
– Lymphknoten
–– Abszess I88.0
–– Infektion a.n.k. I88.0
–– Tuberkulose A18.3† K93.0*
– Mesotheliom
–– benigne D19.1
––– fibrös D19.1
– Nekrose, Fettgewebe K65.8
– Ruptur S36.82
– Saponifikation K65.8
– Stenose, Vene K55.1
Mesenterialarterie
– Embolie K55.0
–– mit Gangrän K55.0
– Insuffizienz K55.1
–– akut K55.0
–– chronisch K55.1
– Thrombose K55.0
–– mit Gangrän K55.0
– Verletzung S35.2
– Verschluss
–– akut K55.0
–– chronisch K55.1
– Verschlusskrankheit
–– akut K55.0
–– chronisch K55.1
Mesenterialarteriensyndrom K55.1
Mesenterialdrüse, Tuberkulose A18.3† K93.0*
Mesenterialgefäß
– Embolie K55.0
– Infarkt K55.0
– Insuffizienz K55.1
– Verschluss K55.0
Mesenterialvene
– Embolie K55.0
–– mit Gangrän K55.0
– Thrombose K55.0
– Verletzung S35.3
Mesenteritis K65.9
– sklerosierend K65.8
Mesenterium – s.a. mesenterial
– Abszess K65.09
– Achsendrehung K56.2 ►
Mesenterium – s.a. mesenterial *(Forts.)*
– Adhäsion K66.0
– Anomalie Q45.9
– Blutung K66.1
– commune Q43.3
– Deformität, angeboren Q45.9
– Fettnekrose K65.8
– Gangrän K55.0
–– bei Verschluss, Darm K56.6
– ileocolicum commune Q43.3
– Insuffizienz, vaskulär K55.1
–– akut K55.0
–– chronisch K55.1
– Ischämie
–– akut K55.0
–– chronisch K55.1
– Leiomyosarkom C48.1
– Mesotheliom C45.1
– Nekrose K55.0
– Ruptur, nichttraumatisch K66.8
– Saponifikation K65.8
– Strangulation K56.2
– Torsion K56.2
– Verletzung S36.82
– Verseifung K65.8
– Zyste K66.8
–– chylös I89.8† K67.8*
Mesenzephalisch, Paralyse a.n.k. G83.8
– tegmental G83.8
Mesenzephalitis G04.9
Mesenzephalon, Blutung I61.3
Mesial, Temporallappenepilepsie, familiär G40.2
– mit Fieberkrämpfen G40.2
Mesialbiss K07.2
Mesiodens K00.1
– Engstand hervorrufend K07.3
Mesoblastisch, Nephrom D41.0
– kongenital D41.0
Mesodermal
– Dysplasie, axial Q87.8
– Tumor, Leber, gemischt C22.4
Mesogastrium, Tumor D48.7
Mesokardie Q24.8
Mesokolon, Mesotheliom C45.1
– benigne D19.1
Mesomel, Dysplasie
– Extremität, obere Q71.8
– Typ
–– Kantaputra Q78.8
–– Langer Q77.8
–– Reardon Q78.8
–– Savarirayan Q78.8
Mesometrium
– Malignom C57.1
– Schwangerschaft O00.8
Mesonephrisch
– Adenokarzinom C80.9
– Adenom D36.9
Mesonephrom – s.a. Neubildung, bösartig C80.9
– bösartig – s.a. Neubildung, bösartig C80.9 ►

Mesonephrom – s.a. Neubildung, bösartig C80.9 *(Forts.)*
– gutartig D36.9
– Ovar C56
Mesopharynx, Karzinom C10.9
Mesophlebitis I80.9
Mesosalpinx
– Abszess N70.9
– Hämatom
–– nichttraumatisch N83.7
–– traumatisch S37.88
– Verletzung S37.88
Mesosomatisch, Lipomatose, Roch-Leri-Typ E88.29
Mesostromal, Dysgenesie Q13.8
Mesotheleinschlusszyste K66.8
Mesothelial, Sarkom C45.9
Mesotheliom C45.9
– bösartig, biphasisch C45.9
– epitheloidzellig C45.9
– fibrös C45.9
– gutartig D19.9
– Hoden C62.9
– Leber C45.7
– Lunge C45.7
– maligne C45.9
– Mediastinum C45.7
– mesenterial
–– benigne D19.1
–– fibrös, benigne D19.1
– Mesenterium C45.1
– Mesokolon C45.1
–– benigne D19.1
– Nebenhoden C63.0
– Omentum C45.1
–– benigne D19.1
– Perikard C45.2
– peritoneal, multizystisch, benigne D19.1
– Peritoneum C45.1
–– benigne D19.1
–– maligne C45.1
–– parietale C45.1
–– viscerale C45.1
– Pleura C45.0
–– benigne D19.0
––– biphasisch D19.0
––– epitheloidzellig D19.0
––– fibrös D19.0
–– mit Erguss, Pleura C45.0† J91*
– Retroperitoneum C45.7
– zystisch D48.4
Mesothelzyste K66.8
Mesotympanal, Otitis media
– chronisch H66.1
–– eitrig, mit Myringitis H66.1
– eitrig, chronisch H66.1
Messer, Schnittwunde T14.1
Messerstichverletzung T14.1
Messung, Blutdruck Z01.3
Metabolisch
– Affektion, mit Arthritis a.n.k. E88.9† M14.59*
– Alkalose E87.3
– Azidose a.n.k. E87.2
– Defekt, Valin E71.1
– Kardiomyopathie E88.9† I43.8*
– Krankheit E88.9
–– mit Psychose, organisch
––– akut F05.8
––– subakut F05.8
– Myopathie, durch Laktat-Transporter-Defekt, erythrozytär E74.8† G73.6*
– Spätazidose, beim Neugeborenen P74.0
– Syndrom E88.8
Metachondromatose Q78.4
Metachromatisch
– Leukodystrophie E75.2
– Leukoenzephalopathie E75.2
Metagonimiasis B66.8
Metagonimus, Infektion B66.8
Metakarpal, Dysplasie, Knochen, bei Lissenzephalie, Typ 3 Q04.3
Metakarpale V, Fraktur S62.30
Metakarpalgelenk, Distorsion S63.7
Metakarpalknochen
– Dislokation S63.7
–– distal S63.11
–– proximal S63.00
– erster, Fraktur S62.20
– Fraktur S62.30
–– multipel S62.4
Metakarpalköpfchen, Osteochondrose, juvenil M92.2
Metakarpophalangeal, Schmerzen M25.54
Metakarpophalangealgelenk
– Dislokation S63.11
– Distorsion S63.61
Metakarpus, Fraktur S62.30
Metall, Ablagerung, Zahnfleisch K06.8
Metalldampf
– Fieber T56.8
– Wirkung, toxisch T56.9
Metalle
– Dermatitis, toxisch L24.8
– Kontaktdermatitis, allergisch L23.0
– Verfärbung, Zahn K03.7
– Wirkung, toxisch T56.9
Metallentfernung, nach Fraktur Z47.0
Metallisch
– Ablagerung, Linse H26.8
– Fremdkörper, nichtmagnetisch, verblieben, mit Heterochromie H44.7
Metallosis lentis H26.1
Metallpigmentierung L81.8
Metamer, Syndrom, arteriovenös
– spinal Q27.3
– zerebrofazial Q28.28
–– Typ
––– 1 Q28.28
––– 2 Q28.28
––– 3 Q28.28

M

Metamorphopsie H53.1
Metanephrisch, Tumor, benigne D30.0
Metaphysär
– Akroscyphodysplasie Q78.5
– Anadysplasie Q78.5
– Chondrodysplasie Q78.5
–– Typ
––– Jansen Q78.5
––– Kaitila Q78.5
––– McKusick Q78.5
––– Schmid Q78.5
––– Spahr Q78.5
– Dysostose, mit Intelligenzminderung, und Schallleitungsschwerhörigkeit Q87.2
– Dysplasie Q78.5
–– osteosklerotisch Q78.5
–– Typ Braun-Tinschert Q78.5
Metaplasie
– Becherzell- K29.5
– Drüse, apokrin, Mamma N60.8
– Harnblase N32.8
– Harnblasenausgang N32.8
– Harnblasenhals N32.8
– Harnblasentrigonum N32.8
– Harnblasenzellen, squamös N32.8
– Milz D73.1
– myelogen D73.1
– myeloisch D73.1
–– bei
––– Myelofibrose D47.4
––– Myelosklerose D47.4
–––– megakaryozytär D47.4
– Niere N28.88
– Nierenbecken N28.88
– Trigonum N32.8
– Urethra N36.8
– Urothel N39.88
– Zervix R87.9
Metaplastisch, Karzinom, Brust C50.9
Metapneumovirus, human
– Bronchiolitis, akut J21.1
– Erreger B97.8! *[nur Zusatzkode!]*
– Pneumonie J12.3
Metaraminol, Vergiftung T44.4
Metastase C79.9
– Auge C79.88
– Augenlid C79.2
– Ausbreitung C79.9
– Bauchnetz C78.6
– Bauchraum C79.88
– bei
–– Neubildung C79.9
–– Primärtumor, unbekannt C79.9
– Bindegewebe C79.88
– bronchial C78.0
– Brustwirbelkörper C79.5
– Brustwirbelsäule C79.5
– Chorionepitheliom C79.9
– Darm C78.5
– Dickdarm C78.5
– Dünndarm C78.4 ►

Metastase C79.9 *(Forts.)*
– Duodenum C78.4
– Dura C79.3
– Fern- C79.9
– Gallenblase C78.8
– Gehirn C79.3
–– bei Primärtumor, unbekannt C79.3
– Großhirn C79.3
– Harnblase C79.1
– Haut C79.2
–– Melanom C79.2
– Hiluslymphknoten C77.1
– Ileum C78.4
– Karzinom- C79.9
– Kleinhirn C79.3
– Knochen C79.5
–– bei Primärtumor, unbekannt C79.5
– Knochenmark C79.5
– Kolon C78.5
– Leber C78.7
–– bei Primärtumor, unbekannt C78.7
– Lendenwirbelkörper C79.5
– Lunge C78.0
–– bei Primärtumor, unbekannt C78.0
– Lymphknoten C77.9
–– Abdomen C77.2 U69.52!
–– an der Lunge C77.1
–– Becken C77.5
–– Gesicht C77.0
–– Hals C77.0
––– bei Primärtumor, unbekannt C77.0
–– intraabdominal C77.2 U69.52!
–– intrathorakal C77.1 U69.51!
–– Kopf C77.0
–– Leistenbeuge C77.4
–– mediastinal C77.1
–– Mediastinum C77.1
–– pektoral C77.3 U69.53!
–– retroperitoneal C77.2
––– inguinal C77.8
–– supraklavikulär C77.0 U69.50!
–– zervikal C77.0
– Mamma C79.81
– Mediastinum C78.1
– Melanom C79.9
– mit
–– Fraktur, Wirbel C79.5† M49.59*
–– Kollaps, vertebral C79.5† M49.59*
– Nabel C79.2
– Nebenniere C79.7
– Nebennierenrinde C79.7
– Niere C79.0
– Nierenbecken C79.0
– Orbita C79.88
– ossär C79.5
– Ovar C79.6
– Pankreaskopf C78.8
– Penis C79.82
– Peritoneum C78.6
– Pleura C78.2
– Rektum C78.5 ►

Metastase C79.9 *(Forts.)*
– Retroperitoneum C78.6
– Samenblase C79.82
– Schilddrüse C79.88
– spinal C79.4
– Thoraxwand C79.88
– Tibiakopf C79.5
– Vagina C79.82
– Vulva C79.82
– Weichteile C79.88
– Wirbelkörper C79.5
– Wirbelsäule C79.5
– zerebellar C79.3
– zerebral C79.3
– ZNS C79.4
Metastasierend
– Herdenzephalitis G04.2
– Karzinoid, Dünndarm C17.9
– Karzinom C79.9
–– Kollum (Collum uteri) C53.9
–– Mamma C50.9
–– Prostata C61
– Tumor C79.9
–– Hoden C62.9
–– neuroendokrin C80.9
Metastasiert, Melanom, maligne C43.9
Metastasierung
– diffus C79.9
– disseminiert C79.9
– exulzerierend C79.9
– intestinal C78.8
– intraabdominal C79.88
– lymphogen C77.9
Metastatisch
– Absiedelung C79.9
– Abszess L02.9
– Endophthalmitis H44.1
– Fraktur C79.5† M90.79*
–– vertebral C79.5† M49.59*
– Kalzifikation E83.58
– Krankheit C79.9
– Ophthalmie H44.0
Metastrongyliasis B83.8
Metatarsale
– Distorsion S93.6
– Fraktur S92.3
–– offen S92.3 S91.87!
Metatarsalgie M77.4
– chronisch M77.4
– Morton- G57.6
Metatarsalknochen
– Dislokation S93.34
– Fraktur S92.3
Metatarsophalangeal
– Distorsion S93.5
– Infektion M00.97
– Schmerzen M25.57
– Verstauchung S93.5
– Zerrung S93.5
Metatarsophalangealgelenk
– Dislokation S93.11 ►
Metatarsophalangealgelenk *(Forts.)*
– Verstauchung S93.5
– Zerrung S93.5
Metatarsus
– Osteochondrose, juvenil M92.7
– primus varus congenitus Q66.3
– valgus Q66.6
–– angeboren Q66.6
– varus, kongenital Q66.2
Metatrop, Dysplasie Q77.8
Metatropisch, Minderwuchs Q77.8
Metatypisch, Karzinom C44.9
Meteorismus R14
– im Oberbauch R14
Methacrylnitril, Intoxikation T65.8
Methadon
– Abhängigkeit F11.2
– Substitution Z51.83
– Vergiftung T40.3
Methämoglobinämie D74.9
– angeboren D74.0
– enzymopathisch, kongenital D74.0
– erworben D74.8
–– mit Sulfhämoglobinämie D74.8
– mit Sulfhämoglobinämie D74.8
– toxisch D74.8
Methämoglobinurie R82.3
Methamphetamin, Abhängigkeit F15.2
Methanol
– Vergiftung T51.1
– Wirkung, toxisch T51.1
Methanolchinolin
– Allergie T88.7
– Überempfindlichkeit T88.7
Methaqualon
– Abhängigkeit F13.2
– Vergiftung T42.6
Methimazol-Embryofetopathie Q86.88
Methionin, Stoffwechselstörung E72.1
Methionin-Adenosyltransferase, Mangel, mit Demyelinisierung, Gehirn E72.1
Methioninämie E72.1
Methioninmalabsorptionssyndrom E72.1
Methioninsynthase, Mangel, funktionell E72.1
– Typ Cbl G E72.1
Methotrexat, Vergiftung T45.1
Methotrexat-assoziiert, Krankheit, lymphoproliferativ D47.9 Y57.9!
2-Methyl-3-Hydroxybutyrazidurie E72.8
Methylalkohol
– Abhängigkeit F10.2
– Wirkung, toxisch T51.1
Methylbenzol, Wirkung, toxisch T52.2
Methylbromid
– Abhängigkeit F13.2
– Intoxikation T60.1
2-Methylbutyrazidurie E71.1
2-Methylbutyryl-CoA-Dehydrogenase, Mangel E71.1
– mit Verzögerung, Entwicklung E71.1

M

Methylcobalamin, Mangel E72.1
– Typ Cbl
–– E E72.1
–– G E72.1
3-Methylcrotonyl-CoA-Carboxylase, Mangel, isoliert E71.1
3-Methylcrotonylglyzinurie E71.1
Methylen-Tetrahydrofolat-Reduktase, Mangel E72.1
– mit Homocystinurie E72.1
Methylenchlorid, Wirkung, toxisch T53.4
3-Methylglutaconazidurie, Typ
– 1 E71.1
– 2 E71.1
– 3 E71.1
– 4 E71.1
– 5 E71.1† I43.1*
– 7 E71.1
– 8 E71.1
– 9 E71.1
3-Methylglutaconyl-CoA-Hydratase, Mangel E71.1
Methylgruppentransfer, zytosolisch, Störung E72.1
Methylmalonat-Semialdehyd-Dehydrogenase Mangel, mit Verzögerung, Entwicklung E71.1
Methylmalonazidämie E71.1
– durch Mangel, Methylmalonyl-CoA-Epimerase E71.1
– mit Homocystinurie E71.1 E72.1
–– Typ
––– CblC E72.8
––– CblD E72.8
––– CblF E72.8
––– CblJ E72.8
– Vitamin
–– B_{12}-resistent E71.1
–– B_{12}-sensibel E71.1
––– Typ CblA E71.1
– Vitamin-B_{12}-sensibel, Typ CblB E71.1
Methylmalonazidurie
– bei Malonazidurie E71.1 E72.8
– durch Defekt, Transcobalamin-Rezeptor E71.1
– fatal, mit Laktatazidose E71.1 E87.2
– mit Homocystinurie, Typ
–– CblC E72.8
–– CblD E72.8
–– CblF E72.8
–– CblJ E72.8
– Vitamin
–– B_{12}-abhängig E71.1
––– Typ CblA E71.1
–– B_{12}-unabhängig E71.1
– Vitamin-B_{12}-abhängig, Typ CblB E71.1
Methylmalonyl-CoA-Epimerase, Mangel, mit Methylmalonazidämie E71.1
Methylmalonyl-CoA-Mutase, Mangel
– komplett E71.1
– partiell E71.1
Methylmorphin, Abhängigkeit F11.2
Methylphenidat, Abhängigkeit F15.2
Methylsulfonal, Abhängigkeit F13.2
Metoprolol
– Allergie T88.7
– Überempfindlichkeit T88.7
Metritis N71.9
– akut N71.0
– chronisch N71.1
– hämorrhagisch N71.9
– katarrhalisch N71.9
– septisch N71.9
– zervikal N72
Metropathie N93.8
– hämorrhagisch N93.8
Metroperitonitis N73.5
– im Wochenbett O85
Metrorrhagie N92.1
– chronisch N92.1
– im Wochenbett O72.2
– in der
–– Menopause N92.4
–– Prämenopause N92.4
– klimakterisch N92.4
– Meno- N92.1
– nach Ausstoßung, Plazenta O72.1
– post partum a.n.k. O72.1
–– atonisch a.n.k. O72.1
– prämenopausal N92.4
– psychogen F45.8
Metrosalpingitis N70.9
– im Wochenbett O85
– Peri-, im Wochenbett O85
Metrovaginitis N71.9
– im Wochenbett O85
Meulengracht-Syndrom E80.4
– Gilbert-, mit Ikterus, neonatal E80.4
Mevalonatkinase, Mangel
– partiell D89.8
– vollständig E88.8
Mevalonazidurie E88.8
Meyenburg-Altherr-Uehlinger-Syndrom, Von- M94.1
Meyer-Dysplasie, Femurkopf Q78.8
Meyer-Schwickerath-Weyers-Syndrom Q87.0
Meyer-Syndrom
– Say- Q87.0
– Urban-Rogers- Q87.8
Meynert-Amentia F10.6
MFDM[Mandibulofaziale Dysostose und Mikrozephalie]-Syndrom Q87.8
MFF-assoziiert, Enzephalopathie, durch Teilungsdefekt, mitochondrial und peroxisomal G31.81
MFS [Marfan-Syndrom] Q87.4
– neonatal Q87.4
MFS1 [Marfan-Syndrom Typ 1] Q87.4
MFS2 [Marfan-Syndrom Typ 2] Q87.4
MHA [May-Hegglin-Anomalie] D72.0
MHC[Haupthistokompatibilitätskomplex]-Klasse-I, Defekt D81.6
MHC[Haupthistokompatibilitätskomplex]-Klasse-II, Defekt D81.7

MHF [hämorrhagisches Marburgfieber] A98.3
Mibelli-Krankheit Q82.8
Micheli-Anämie, Marchiafava- D59.5
Micheli-Syndrom
– Marchiafava- D59.5
– Rietti-Greppi- D56.9
Michels-Mingarelli-Carnevale-Syndrom, Malpuech- Q87.8
Microlithiasis alveolaris pulmonum J84.00
– mit akuter Exazerbation J84.01
– ohne Angabe einer akuten Exazerbation J84.00
Microsporum furfur, Infektion B36.0
Mid-Aortic-Syndrom Q25.1
MIDAS[Mikrophthalmie, dermale Aplasie, Sklerokornea]-Syndrom Q11.2
Mieder, orthopädisch, Anpassung Z46.7
Miescher-Elastoma, Lutz- L87.2
Mietens-Syndrom Q87.2
Mietens-Weber-Syndrom Q87.2
Migräne G43.9
– abdominal G43.8
– Basilarisgebiet G43.1
– chronisch G43.8
– Cluster- G44.0
– Common- G43.0
– durch Menopause N95.1
– echt G43.1
– epileptisch G40.8
– familiär-hemiplegisch G43.1
– gewöhnlich G43.0
– hemiplegisch G43.1
– idiopathisch G43.9
– klassisch G43.1
– kompliziert G43.3
– Menstruations- N94.3
– mit Aura G43.1
–– akut einsetzend G43.1
–– ohne Kopfschmerzen G43.1
–– prolongiert G43.1
– ohne Aura G43.0
– ophthalmoplegisch G43.8
– retinal G43.8
– Schmerzen, Kopf G43.9
– vegetativ G43.9
– zervikal M47.22
– zyklisch N94.3
Migräne-Äquivalent G43.1
Migräne-Status G43.2
Migräne-Variante G43.9
Migräne-Zephalgie G43.9
Migräneartig, Neuralgie G44.0
Migränoid, Spannungskopfschmerzen G44.2
Migraine G43.9
– accompagnée G43.1
– cervicale M47.22
Migratorisch, Myiasis B87.0
Migrierend, Partialepilepsie, maligne, des Säuglingsalters G40.4
Mikati-Najjar-Sahli-Syndrom Q87.1
Mikity-Wilson-Syndrom P27.0
Mikrenzephalie Q02

Mikro-Syndrom Q04.3
– Warburg- Q04.3
Mikroadenom D36.9
– hypophysär, kortikotrop D35.2
Mikroalbuminurie R80
Mikroaneurysma, Retina H35.0
– diabetisch E14.30† H36.0*
Mikroangiopathie
– de-novo-thrombotisch, nach Nierentransplantation M31.1 Z94.0
– diabetisch E14.50† I79.2*
–– bei
––– Typ-1-Diabetes mellitus E10.50† I79.2*
––– Typ-2-Diabetes mellitus E11.50† I79.2*
–– und Makroangiopathie E14.50† I79.2*
– pontin, autosomal-dominant, mit Leukoenzephalopathie I67.88 G93.4
– thrombotisch M31.1
– zerebral I67.88
–– HTRA1-abhängig, autosomal-dominant I67.88
Mikroangiopathie-Syndrom, durch HIV
– Konjunktiva B23.8 M31.1
– Retina B23.8 H35.0
Mikroangiopathisch, Anämie, hämolytisch D59.4
Mikrobiell, Ekzem L30.3
Mikrobiologisch, Befund
– abnorm R89.5
– Urin, abnorm R82.7
Mikroblutung R58
Mikrocheilie Q18.7
Mikrodeletion
– 9q22.3 Q93.5
– 11p15, mit Beckwith-Wiedemann-Syndrom Q87.3
– 20p12, mit Alagille-Syndrom Q44.7
Mikrodeletionssyndrom
– 1q21.1 Q93.5
– 1p21.3 Q93.5
– 1p33.2 Q93.5
– 1q41q42 Q93.5
– 1q44 Q93.5
– 2p15-p16.1 Q93.5
– 2p21 Q93.5
– 2q23.1 Q93.5
– 2q31.1 Q93.5
– 2q32q33 Q93.5
– 2q33.1 Q93.5
– 3p25.3 Q93.5
– 3q26q27 Q93.5
– 3q29 Q93.5
– 4q21 Q93.5
– 5q14.3 Q93.5
– 7q31 Q93.5
– 8p11.2 Q93.5
– 8q21.11 Q93.5
– 8q22.1 Q93.5
– 8p23.1 Q93.5
– 8q24.3 Q93.5
– 9p13 Q93.5 ►

M

Mikrodeletionssyndrom *(Forts.)*
- 9q21.13 Q93.5
- 9q33.3q34.11 Q93.5
- 11q22.2-q22.3 Q93.5
- 12p12.1 Q93.5
- 12q14 Q93.5
- 13q12.3 Q93.5
- 14q11.2 Q93.5
- 14q12 Q93.5
- 14q22-q23 Q93.5
- 15q11.2 Q93.5
- 15q13.3 Q93.5
- 15q14 Q93.5
- 15q24 Q93.5
- 16p11.2, proximal Q93.5
- 16p11.2-p12.2 Q93.5
- 16p13.2 Q93.5
- 16p13.11 Q93.5
- 16q24.1 Q93.5
- 16q24.3 Q93.5
- 17q12 Q93.5
- 17q23.1q23.2 Q93.5
- 17q24.2 Q93.5
- 19q13.11 Q93.5
- 19p13.12 Q93.5
- 20q11.2 Q93.5
- 20p12.3 Q93.5
- 20q13.33 Q93.5
- 21q22.11q22.12 Q93.5
- 22q11.2, distal Q93.5
- Neurofibromatose, Typ 1 Q85.0
- NF1 [Neurofibromatose Typ 1] Q85.0
- Xp22.3 Q99.8

Mikrodontie K00.2
Mikrodrepanozytose D56.8
Mikroduplikation, 11p15, mit Beckwith-Wiedemann-Syndrom Q87.3
Mikroduplikationssyndrom
- 1q21.1 Q92.3
- 3q29 Q92.3
- 5p13 Q92.3
- 5q35 Q92.3
- 7q11.23 Q92.3
- 8q12 Q92.3
- 8p23.1 Q92.3
- 10q22.3q23.3 Q92.3
- 11p15.4 Q92.3
- 14q11.2 Q92.3
- 15q11-q13 Q92.3
- 16p11.2, proximal Q92.3
- 16p11.2p12.2 Q92.3
- 16p13.11 Q92.3
- 17p11.2 Q92.3
- 17q11.2 Q92.3
- 17q12 Q92.3
- 17p13.3 Q92.3
- 17q21.31 Q92.3
- 19p13.3 Q92.3
- 20q11.2 Q92.3
- 22q11 Q92.3
- 22q11.2, distal Q92.3 ►

Mikroduplikationssyndrom *(Forts.)*
- Xp11.23-p11.22 Q99.8
- Xq25 Q99.8

Mikroelliptopoikilozytär, Anämie [Rietti-Greppi-Micheli] D56.9
Mikroembolie I82.9
- Retina H34.2
- zerebral I63.4

Mikroenzephalie Q02
Mikrofollikulär, Adenom D34
Mikrogastrie Q40.2
- kongenital Q40.2

Mikrogenie K07.0
Mikrogenie-Glossoptose-Syndrom Q87.0
Mikrogenitalien
- männlich Q55.8
- weiblich Q52.8

Mikrogliom C85.7
Mikroglossie Q38.3
- kongenital Q38.3

Mikrognathie K07.0
- kongenital K07.0
- mandibulär K07.0
- maxillär K07.0

Mikrogyrie Q04.3
- kongenital Q04.3
- Poly-
-- bilateral Q04.3
-- durch TUBB2B-Genmutation Q04.3
-- frontal, bilateral Q04.3
-- frontoparietal, bilateral Q04.3
-- generalisiert, bilateral Q04.3
-- mit Hypoplasie, Sehnerv Q04.3
-- parietookzipital, parasagittal, bilateral Q04.3
-- perisylvisch, bilateral Q04.3
-- und Pachygyrie, okzipital Q04.3
-- unilateral Q04.3

Mikrohämaturie R31
Mikroherzinfarkt I24.8
Mikrokalkherd, Mamma R92
Mikrokalzifikation, Niere N28.88
Mikrokolon Q43.8
- kongenital Q43.8

Mikrokornea Q13.4
- kongenital Q13.4

Mikrokornea-Syndrom
- Katarakt- Q13.8
- Mikrozephalie-, Typ Seemanova Q87.8

Mikroleukozyturie R82.8
Mikrolissenzephalie Q04.3
- mit Mikromelie Q04.3

Mikrolithiasis, alveolär
- Lunge J84.00
- pulmonal J84.00

Mikromastie Q83.88
Mikromelie Q73.8
- bei Mikrolissenzephalie Q04.3

Mikromyelie Q06.8
- kongenital Q06.8

Mikronodulär, Zirrhose
- alkoholisch K70.3 ►

Mikronodulär, Zirrhose *(Forts.)*
– Leber K74.6
Mikropapille Q14.2
Mikropenis, idiopathisch Q55.6
Mikrophakie Q12.8
– kongenital Q12.8
Mikrophtalmie, mit Kolobom-Zysten Q11.2
Mikrophthalmie
– mit
–– Ankyloblepharon, und Minderung, Intelligenz Q11.2
–– Atrophie, Gehirn Q11.2
– syndromal, Typ 5 Q11.2
– Typ Lenz Q11.2
– und
–– Atresie, choanal, bei Arrhinie Q87.0
–– Gaumenspalte, bei Makrosomie Q87.0
Mikrophthalmie-Ösophagusatresie-Syndrom Q11.2 Q39.0
Mikrophthalmie-Syndrom
– Bosma-Arhinie- Q87.0
– Fryns- Q87.8
Mikrophthalmus Q11.2
– kongenital Q11.2
– konnatal, durch Toxoplasmose P37.1
Mikroplazenta O43.1
Mikropsie H53.1
Mikroretrognathie K07.1
Mikroskopisch
– Kolitis K52.8
– Panarteriitis M31.7
– Polyarthritis M31.7
Mikrosomie
– hemifazial Q87.0
– kraniofazial Q87.0
Mikrosphärophakie, isoliert Q12.4
Mikrosporidiose B60.88
– intestinal A07.8
– mit Enteritis A07.8
Mikrosporosis B35.9
– nigra B36.1
Mikrosporum
– Dermatophytose [Dermatophytie] B35.9
– Infektion B35.9
– Tinea B35.9
Mikrostomie Q18.5
– kongenital Q18.5
Mikrostrabismus H50.4
– convergens, mit latenter Komponente H50.4
– divergens H50.4
Mikrothrombus I82.9
Mikrotie Q17.2
– beidseitig, mit Schwerhörigkeit, und Gaumenspalte Q87.0
– kongenital Q17.2
– mit Augenkolobom, und Verschluss, Ductus nasolacrimalis Q15.8 Q17.2
– Ohr, äußeres Q17.2
Mikrotropie H50.4
Mikrovillus, Atrophie, kongenital K90.8
Mikrozellulär, Gliom C71.9
Mikrozephal
– Dysplasie, osteodysplastisch, Typ Saul-Wilson Q87.5
– Kleinwuchs, primordial
–– durch
––– Defekt, RTTN Q87.1
––– ZNF335-Mangel Q87.1
–– osteodysplastisch, Typ
––– 1 Q87.1
––– 2 Q87.1
––– 3 Q87.1
–– Typ
––– Dauber Q87.1
––– Toriello Q87.1
Mikrozephalie Q02
– autosomal-rezessiv, primär Q02
– bei
–– Deformität, Schädel, angeboren Q02
–– Enzephalopathie, neonatal, schwer G93.4 Q02
–– Fehlen, Schädelknochen, angeboren Q02
–– Neuropathie, axonal, sensomotorisch, komplex G60.0 Q02
–– Porenzephalie, und Katarakt, beidseitig, angeboren Q04.8 Q12.0
–– Verformung, Schädelknochen Q02
– durch Zika-Viruskrankheit, kongenital P35.4
– Kleinwuchs, Epilepsie, Entwicklungsverzögerung, bei Syndrom, MTHFS-assoziiert G31.88
– kongenital
–– isoliert Q02
–– Syndrom, mit Enzephalopathie, schwergradig, und Atrophie, zerebral, progressiv E72.8
– konnatal, durch Toxoplasmose P37.1
– letal, Typ Amish Q02
– mit
–– Albinismus, und Anomalie, Finger Q87.8
–– Fehler, Herz, und Fehlbildung, Lunge Q87.8
–– kapillären Malformationen Q87.8
–– Kardiomyopathie Q87.8
–– Lymphödem, und Chorioretinopathie Q87.8
–– Polymikrogyrie, und Agenesie, Corpus callosum Q02 Q04.0
–– Syndrom, fazio-kardio-skelettal, Hadziselimovic-Typ Q87.8
– postnatal, progressiv, bei Atrophie, infantil, zerebral und zerebellär G31.9 Q02
– primär, autosomal-dominant Q02
– progressiv, postnatal, und Corpus callosum, dünn, bei Tetraplegie, spastisch Q02
– PYCR2-abhängig, mit progressiver Leukoenzephalopathie Q87.0
– und
–– Dysplasie, Skelett, bei Epilepsie Q87.8
–– Syndaktylie, bei Aphalangie Q87.2
– Wachstumsretardierung
–– Sensitivität gegenüber ionisierender Strahlung, bei Immundefekt, kombiniert, schwer D81.1
–– Strahlenempfindlichkeit, bei Immundefekt, kombiniert, schwer D81.1

M

Mikrozephalie-Mikrokornea-Syndrom, Typ Seemanova Q87.8
Mikrozephalie-Syndrom
– Achalasie- Q87.8
– Chorioretinopathie-, autosomal-rezessiv Q87.8
Mikrozephalus Q02
– bei
–– Anomalie, Schädelknochen Q02
–– Hypoplasie, Schädelknochen Q02
–– Verschluss, Schädel, mangelhaft Q02
Mikrozirkulation, Störung, zerebral I67.88
Mikrozystisch
– Adenom D13.6
–– Pankreas D13.6
– Cogan-Hornhautdystrophie H18.5
– Degeneration, Ovar N83.2
– Lymphangiom D18.19
– Malformation, lymphatisch D18.19
–– infiltrierend D18.19
Mikrozystoid, Degeneration, äquatorial H35.4
Mikrozytär, Anämie D50.8
– durch Blutverlust D50.0
–– akut D62
– familiär D56.8
– hypochrom D50.8
– mit Eisenüberladung, hepatisch D50.8
Miktion
– Beginn, verzögert R39.1
– Beschwerden R39.1
– häufig R35.1
–– psychogen F45.34
– nächtlich, häufig R35.2
– schmerzhaft R30.9
–– psychogen F45.34
– Störung a.n.k. R39.1
–– neurogen N31.9
–– psychogen F45.34
– verlängert R39.1
– verzögert R39.1
Miktionsfrequenz, erhöht R35.1
Miktionshäufigkeit, erhöht, psychogen bedingt F45.34
Miktionssynkope R55
Milben
– Allergie J30.3
– Befall B88.9
– Dermatitis B88.0
– Diarrhoe B88.0
– Fleckfieber A75.3
– im Sputum B88.0
Milben-Fieber, Sumatra- A75.3
Milbenallergie, Hausstaub- J30.3
Milch
– Aspiration P24.3
– Aspirationspneumonie J69.0
– eingedickt, mit Verschluss, Darm, beim Neugeborenen P76.2
– getrunken, Dermatitis L27.2
– Hexen- P83.4
– Hypersekretion O92.60
– Inhalation, mit Pneumonitis J69.0 ►
Milch *(Forts.)*
– Intoleranz a.n.k. K90.4
– Kontaktdermatitis L25.4
–– allergisch L23.6
–– toxisch L24.6
– Mangel, im Wochenbett O92.40
– Retention O92.70
–– postpartal O92.70
–– puerperal O92.70
– Stauung O92.70
–– im Wochenbett O92.70
– Verhaltung O92.70
Milch-Alkali-Syndrom E83.58
Milchdrüse, Syphilis A52.7
Milcheinschuss, schmerzhaft O92.70
Milchfieber, im Wochenbett O92.70
Milchfistel, puerperal O91.10
Milchfluor N89.8
Milchfluss O92.60
Milchgang
– Adenom D24
– Carcinoma in situ D05.1
– Ektasie N60.4
– Karzinom C50.9
– Papillom D24
– Papillomatose, subareolär D24
– Zyste N64.8
Milchig, Fluor N89.8
Milchschorf
– beim Kind L21.1
– endogen L20.8
– seborrhoisch L21.0
Milchtrinkersyndrom E83.58
Milchzahn
– Ausfall, vorzeitig K00.6
– Retention K00.6
Milchzyste N64.8
– im Wochenbett O92.70
Mild
– HPA [Hyperphenylalaninämie] E70.1
– Hyperphenylalaninämie E70.1
– Phenylketonurie E70.1
– PKU [Phenylketonurie] E70.1
Miliar
– Aneurysma I67.10
–– rupturiert I60.9
– Blutung, Gehirn, nichttraumatisch I61.9
– Granulomatose A32.8
– Pneumonie J18.8
– Sklerose, Gehirn G35.9
– Tuberkulid A18.4
– Tuberkulose A19.9
–– akut A19.2
–– chronisch A19.8
–– Eingeweide a.n.k. A18.3† K93.0*
–– Gekröse A18.3† K93.0*
Miliaria L74.3
– alba L74.1
– apokrin L75.2
– cristallina L74.1
– epidemica L74.3 ►

Miliaria L74.3 *(Forts.)*
– profunda L74.2
– rubra L74.0
– tropica L74.2
Miliarlupoid Boeck D86.3
Miliartuberkulose, akut, multipel A19.1
Milien L72.0
– Augenlid L72.0
– kolloidal L57.8
Milk sickness T62.8
Milkman-Debray-Syndrom, Looser- M83.89
Milkman-Krankheit M83.89
Millard-Gubler-Syndrom I67.9† G46.3*
Miller-Bensimon-Syndrom, Robinson- Q82.4
Miller-Dieker-Syndrom Q93.5
Miller-Fisher-Syndrom G61.0
Miller-Syndrom, Say-Barber- Q87.8
Milroy-Krankheit Q82.09
Milroy-Lymphödem, Nonne- Q82.09
Milz
– Aberration Q89.08
– Abszess D73.3
–– durch Amöben A06.8† D77*
– Agenesie Q89.01
– Aktivität, vermehrt D73.1
– akzessorisch Q89.08
– Angiosarkom C26.1
– Anomalie Q89.08
– Atrophie D73.0
– Blutgefäß, Verletzung S35.9
– Blutung D73.5
– Deformität
–– angeboren Q89.08
–– erworben D73.8
– Degeneration D73.0
–– amyloid E85.4† D77*
– Entzündung, syphilitisch A52.7† D77*
– Erweichung D73.8
– Fehlen
–– angeboren Q89.01
–– erworben D73.0
– Fibrosarkom C26.1
– Fibrose D73.8
– Funktionsprüfungsergebnis, abnorm R94.8
– Geburtsverletzung P15.1
– Hämatom S36.01
– Hypoplasie Q89.08
– Infarkt D73.5
–– embolisch I74.8
–– thrombotisch I74.8
– Infektion D73.8
–– eitrig, akut D73.8
– Kalzifikation D73.8
– Kapsel, Riss, ohne größeren Einriss des Parenchyms S36.02
– Krankheit D73.9
–– amyloid E85.4† D77*
–– organisch D73.9
–– postinfektiös D73.8
– Lageanomalie, kongenital Q89.08
– Lappenbildung Q89.08 ►
Milz *(Forts.)*
– Metaplasie D73.1
– Nekrose D73.5
– Parenchym, Ruptur, massiv S36.04
– Prolaps D73.8
– Ptose D73.8
– Rissverletzung, mit Beteiligung, Parenchym S36.03
– Ruptur S36.08
–– bei Malaria
––– tertiana B51.0† D77*
––– vivax B51.0† D77*
–– durch Geburtsverletzung P15.1
–– kongenital P15.1
–– nichttraumatisch D73.5
–– traumatisch S36.08
– Schädigung, nichttraumatisch D73.8
– Schwellung R16.1
– Stauungs- D73.2
– Syphilis A52.7† D77*
– Thrombose I82.80
–– arteriell I74.8
–– venös I82.80
– Torsion D73.5
– Tuberkulose A18.8† D77*
– Tumor D37.78
– Verformung, angeboren Q89.08
– Vergrößerung R16.1
– Verlagerung, angeboren Q89.08
– Verletzung S36.00
– Zyste a.n.k. D73.4
–– durch Hydatiden a.n.k. B67.9† D77*
Milzarterie
– Embolie I74.8
– Kalzifikation I70.8
– Thrombose I74.8
– Verletzung S35.2
Milzbrand A22.9
– Atmungsorgane A22.1† J17.0*
– Darm A22.2
– durch Inhalation A22.1† J17.0*
– Haut A22.0
– Lunge A22.1† J17.0*
– Magen-Darm-Trakt A22.2
– mit
–– Karbunkel A22.0
–– Kolitis A22.2
–– Meningitis A22.8† G01*
–– Pneumonie A22.1† J17.0*
–– Sepsis A22.7
– respiratorisch A22.1† J17.0*
– zerebral A22.8† G01*
Milzgefäß, Aneurysma I72.8
– rupturiert I72.8
Milzhilus, Abriss S36.04
Milzkapsel
– Entzündung
–– akut D73.8
–– chronisch D73.8
– Hyalinose D73.0

M

Milzvene
– Ruptur R58
– Thrombose I82.80
– Varizen I86.88
– Verletzung S35.3
Milzvenenthrombosesyndrom D73.2
Mimea polymorpha, Infektion A49.8
Minamata-Krankheit T56.1
Minderbegabung F79.9
Minderbelastbarkeit, zerebral F79.9
Minderdurchblutung, zerebral I67.88
Minderperfusion, Niere R39.8
Minderung
– Druck, intrakraniell, nach Shunt, ventrikulär G97.2
– Gedächtnis R41.3
– Hörvermögen H91.9
–– erworben H91.9
–– kongenital H91.9
– Intelligenz F79.9
–– autosomal-dominant, nicht-syndromal F79.9
–– autosomal-rezessiv, nicht-syndromal F79.9
–– bei
––– Ataxie, zerebellär, nichtprogressiv G11.0
––– Syndrom, Alpha-Thalassämie, X-chromosomal D56.0
–– leicht F70.9
––– mit Störung, Verhalten F70.8
–– mit
––– autistischen Zügen F84.1
––– Dysplasie, ektodermal, und Fehlbildung, Zentralnervensystem Q87.8
––– Epilepsie
–––– bei Ataxie, zerebellär, autosomal-rezessiv G11.1
–––– progressiv, finnischer Typ E75.4
––– Katarakt, und Kyphose Q87.8
––– Störung, Verhalten F79.8
–––– deutlich F79.1
–– mittelgradig F71.9
––– mit Störung, Verhalten F71.8
–– ohne Störung, Verhalten F79.0
–– rezessiv, mit motorischer Dysfunktion, und multiplen Gelenkkontrakturen Q87.8
–– schwer F72.9
––– mit
–––– Paraplegie, spastisch, progressiv, durch AP4-Mutation G11.4
–––– Störung, Verhalten F72.8
––––– deutlich behandlungsbedürftig F72.1
–– Schwerhörigkeit, und Hypogenitalismus, bei Retinitis pigmentosa Q87.8
–– schwerst F73.9
––– mit Störung, Verhalten F73.8
–––– deutlich behandlungsbedürftig F73.1
–– syndromal, X-chromosomal, Typ 10 G25.5
–– und
––– Bewegungsstereotypie, bei
–––– Hyperkinesie F84.4
–––– Störung, überaktiv F84.4 ▶

Minderung *(Forts.)*
~ Intelligenz F79.9 *(Forts.)*
~~ und *(Forts.)*
––– Epilepsie, fokal, bei Fehlbildung, zerebrozerebellär Q04.8
––– Krampfanfall, durch Hydroxylysinurie E72.3
––– Prolaps, Mitralklappe, bei Hypogonadismus Q87.8
––– Schwerhörigkeit, bei Lipodystrophie Q87.8
–– X-chromosomal
––– durch GRIA3-Anomalie Q87.8
––– mit
–––– Agenesie, Corpus callosum, und Tetraparese, spastisch Q87.8
–––– Habitus, marfanoid Q87.8 F79.9
–––– Krampf, und Psoriasis Q87.8
–––– Mikrozephalie, kortikalen Fehlbildungen, und schlankem Habitus Q87.8
––– nicht-syndromal F79.9
––– schwergradig, Typ Gustavson Q87.8
––– syndromal, Typ
–––– 7 Q87.8
–––– Claes-Jensen Q87.8
––– Typ
–––– Abidi Q87.8
–––– Armfield Q87.8
–––– Brooks Q87.8
–––– Cantagrel Q87.8
–––– Cilliers Q87.8
–––– Golabi-Ito-Hall Q87.8
–––– Hedera Q87.8
–––– Miles-Carpenter Q87.8
–––– Najm Q87.8
–––– Nascimento Q87.8
–––– Pai Q87.8
–––– Porteous Q87.8
–––– Schimke Q87.8
–––– Seemanova Q87.8
–––– Shashi Q87.8
–––– Shrimpton Q87.8
–––– Siderius Q87.8
–––– Stevenson Q87.8
–––– Stocco dos Santos Q87.8
–––– Stoll Q87.8
–––– Sutherland-Haan Q87.8
–––– Turner Q87.8
–––– Van-Esch Q87.8
–––– Wilson Q87.8
– Libido F52.0
– Vigilanz R40.0
Minderwertigkeitskomplex F60.6
Minderwuchs E34.3
– achondroplastisch Q77.4
– chondrodystrophisch Q77.4
– disproportioniert, mit Immundefekt D82.2
– ernährungsbedingt E45
– hypochondroplastisch Q77.4
– hypophysär E23.0
– infantil E34.3
– kongenital E34.3 ▶

Minderwuchs E34.3 *(Forts.)*
– konstitutionell E34.3
– Laron-Typ E34.3
– Levi- E23.0
– Lorain-Levi- E23.0
– metatropisch Q77.8
– nephrotisch-glykosurisch, mit Rachitis, hypophosphatämisch E72.0† N16.3*
– pankreatisch K86.88
– psychosozial E34.3
– renal N25.0
– thanatophor Q77.1
Mineralblutwert, abnorm a.n.k. R79.0
Mineralien, Stoffwechselstörung E83.9
Mineralokortikoid-Exzess E27.0
– apparent I15.10
Mineralokortikosteroide, Vergiftung T50.0
Mineralstoffe, Mangel a.n.k. E61.8
Mingarelli-Carnevale-Syndrom, Malpuech-Michels- Q87.8
Minicore-Krankheit G71.2
Minimal
– Dysfunktion, zerebral G93.88
– Glomerulonephritis N05.0
– Läsion, glomerulär, bei
–– Hämaturie, rezidivierend N02.0
–– Syndrom
––– nephritisch
–––– akut N00.0
–––– rapid-progressiv N01.0
––– nephrotisch N04.0
Minimal-change-Glomerulonephritis N05.0
Minimal-pigmentiert, Albinismus, okulokutan, Typ 1 E70.3
Minkowski-Chauffard-Gänsslen-Syndrom D58.0
Minor-Krankheit [Hämatomyelie] G95.10
Minor-Krankheit [Hereditärer Tremor] G25.0
Minor-Oppenheim-Syndrom G95.10
Minorform, Trisomie, partiell Q92.3
Minus-Deformität, intrinsisch, Hand M21.84
Miosis H57.0
– kongenital, bei Ataxie, spastisch G11.4
Miotisch, Zyste, Pupille H21.2
MIRAGE[Myelodysplasie, Infektionen, Wachstumsretardierung, Nebennierenhypoplasie, Genitalanomalien, Enteropathie]-Syndrom Q87.8
MIRAS [Mitochondriales rezessives Ataxie-Syndrom] G11.8
Mirizzi-Syndrom K80.21
MIS-C [Multisystem inflammatory syndrome in children], zeitlich assoziiert mit COVID-19 U10.9
Mischform
– Asthma bronchiale J45.89
– Belastungsreaktion, akut F43.0
– Brucellose A23.8
– Cataracta senilis H25.8
– Entwicklungsrückstand F83
– Kinderlähmung, zerebral G80.8 ►

Mischform *(Forts.)*
– Liposarkom C49.9
– Missbrauch, Personen T74.8
– Neurose a.n.k. F48.8
– Paralyse, zerebral G80.8
– Pedikulose, Phthiriasis B85.4
– Pinta A67.3
– Störung, Entwicklung F83
– Zirrhose K74.6
Mischinfektion
– Darm, Helminthen B81.4
– Malaria B53.8
Mischkollagenose M35.1
Mischpsychose F25.2
– schizophren und affektiv F25.2
Mischstaub, Pneumokoniose J64
Mischsyndrom, Parese, zerebral G80.8
Mischtumor
– Bronchus D38.1
– Hoden D40.1
– Leber, embryonal, bösartig C22.0
– Müller-
–– Cervix uteri, maligne C53.9
–– Corpus uteri, maligne C54.9
–– Ovar, maligne C56
– Mundhöhle D37.0
– Parotis D37.0
– Pharynx D37.0
– Speicheldrüse D37.0
– Tonsille D37.0
Mischzelladenokarzinom C80.9
Mischzelladenom D36.9
Mischzellig, Karzinoid C80.9
Mischzelltyp
– Adenom, Nebenniere D35.0
– Lymphom C85.9
–– diffus C83.9
– Lymphosarkom, follikulär C82.1
Mischzustand, manisch-depressiv F31.6
Miserere R11
Missbildung Q89.9
– Arnold-Chiari- Q07.0
– Darm Q43.9
– Extremität Q74.9
– fetal Q89.9
– Gehirn Q04.9
– Gesicht Q18.9
– Harnblase Q64.7
– Herz Q24.9
– kongenital Q89.9
– Labien Q52.7
– Leber Q44.7
– Lunge Q33.9
– Niere Q63.9
– Penis Q55.6
– Rachen Q38.8
– Thorax Q76.9
– Uterus Q51.9
– Vagina Q52.4
– Wirbel Q76.4 ►

M

Missbildung Q89.9 *(Forts.)*
– Zentralnervensystem, fetal, Betreuung, Schwangere O35.0
Missbildungsangst F45.2
Missbildungskombination, mandibulofazial [Franceschetti-I-Syndrom] Q75.4
Missbildungsrisiko, erhöht, beim Fetus O35.9
Missbrauch
– Alkohol F10.1
–– chronisch F10.2
–– in der
––– Anamnese Z86.4
––– Familienanamnese Z81
– Amphetamin F15.1
– Analgetika F55.2
– Antazida F55.3
– Antidepressiva F55.0
– Anxiolytikum F13.1
– Arzneimittel F19.1
–– und Drogen, in der
––– Anamnese Z86.4
––– Familienanamnese a.n.k. Z81
– Barbiturate F13.1
– Cannabis F12.1
– Diazepam F13.1
– Drogen F19.1
– Halluzinogene F16.1
– Haschisch, ohne Abhängigkeit F12.1
– Heroin F11.1
– Hormon F55.5
– Hypnotika F13.1
– in der Anamnese Z91.8
– Inhalationsmittel F18.1
– körperlich T74.1
– Koffein F15.1
– Kokain F14.1
– Laxanzien F55.1
– Lösungsmittel F18.1
– LSD [Lysergsäurediäthylamid], ohne Abhängigkeit F16.1
– Marihuana, ohne Abhängigkeit F12.1
– mit Schaden, beim Erwachsenen T74.9
– Morphintyp F11.1
– Morphium F11.1
– Naturheilmittel F55.6
– Nikotin F17.1
– Opioide F11.1
– Personen, Mischform T74.8
– Pflanzen F55.6
– Phenylcyclidin (oder vergleichbare Substanzen) F19.1
– psychisch T74.3
– Sedativa F13.1
– sexuell T74.2
–– angeblich, Abklärung Z04.5
– Steroide F55.5
– Stimulanzien a.n.k. F15.1
– Substanz F19.1
–– Beratung Z71
–– psychoaktiv F19.1 ►

Missbrauch *(Forts.)*
~ Substanz F19.1 *(Forts.)*
–– psychotrop, in der Familienanamnese a.n.k. Z81
– Tabak F17.1
–– in der
––– Anamnese Z86.4
––– Familienanamnese Z81
– Tabletten F19.1
– Tranquilizer F13.1
– Vitamin F55.4
Missed
– abortion O02.1
– labor O36.4
Misshandlung T74.9
– beim Kind T74.1
–– durch Unterernährung T74.9
–– emotional T74.9
– durch Ehegatten T74.1
– in der Anamnese Z91.8
– körperlich, durch
–– Bekannten T74.1
–– Ehegatten T74.1
–– Eltern T74.1
–– Freund T74.1
–– Partner T74.1
Misslingen, Intubation
– bei Entbindung O74.7
– im Wochenbett O89.6
– in der Schwangerschaft O29.6
Misslungen
– Abort O07.9
–– mit Komplikation, durch
––– Defibrinationssyndrom O07.6
––– Gerinnung, intravasal O07.6
––– Infektion
–––– Becken O07.5
–––– Genitaltrakt O07.5
–––– Harnwege O07.8
––– Kollaps, Kreislauf O07.8
––– Nekrose, Nierentubulus O07.8
––– Perforation, Beckenorgane O07.8
––– Riss, Beckenorgane O07.8
––– Salpingitis O07.5
––– Salpingo-Oophoritis O07.5
––– Schock, septisch O07.5
––– Stillstand, Herz O07.8
––– Störung, Elektrolythaushalt O07.8
––– Verätzung, chemisch, Beckenorgane O07.8
––– Versagen, Niere O07.8
– Einleitung
–– Abort
––– ärztlich O07.4
––– mit Komplikation O07.8
–––– durch
––––– Afibrinogenämie O07.6
––––– Blutung, verstärkt O07.6
––––– Embolie O07.7
––––– Endometritis O07.5
––––– Infektion O07.5
––––– Oligurie O07.8 ►

Misslungen *(Forts.)*
~ Einleitung *(Forts.)*
~~ Abort *(Forts.)*
~~~ mit Komplikation O07.8 *(Forts.)*
~~~~ durch *(Forts.)*
––––– Oophoritis O07.5
––––– Parametritis O07.5
––––– Pelviperitonitis O07.5
––––– Schock O07.8
–– Geburt O61.9
––– durch
–––– Oxytocin O61.0
–––– Prostaglandine O61.0
––– instrumentell O61.1
––– mechanisch O61.1
––– medikamentös O61.0
––– operativ O61.1
– Intubation T88.4
– Weheninduktion, durch
–– Ocytocin O61.0
–– Prostaglandine O61.0
Misstrauisch, Verhalten R46.5
Missverhältnis
– Becken und Frucht, bei Deformität, fetal O33.7
– Becken-Schädel- O33.9
– bei kombinierter mütterlicher und fetaler Ursache O33.4
– durch
–– Fetus, groß O33.5
–– Hydrozephalus, fetal O33.6
– fetal, Betreuung, Schwangere O33.5
– fetaler Ursache, bei Fetus, normal ausgebildet O33.5
– fetopelvin O33.9
–– bei
––– Becken
–––– android O33.0
––––– mit
–––––– Hindernis, Geburt O65.3
–––––– Schädigung, Fetus/Neugeborenes P03.1
–––– eng O33.1
–––– flach O33.0
––––– mit Hindernis, Geburt O65.0
–––– pithekoid O33.0
––––– mit
–––––– Hindernis, Geburt O65.0
–––––– Schädigung, Fetus/Neugeborenes P03.1
––– Deformität, Becken, mit Schädigung, Fetus/Neugeborenes P03.1
––– Distorsion, Lendenwirbelsäule, mit
–––– Hindernis, Geburt O65.0
–––– Schädigung, Fetus/Neugeborenes P03.1
––– Kontraktur
–––– Becken, mit Schädigung, Fetus/Neugeborenes P03.1
–––– Beckenausgang O33.3
–––– Beckeneingang O33.2
–––– Beckenmitte O33.3
––– Naegele-Becken O33.0
––– Robert-Becken O33.0 ►

Missverhältnis *(Forts.)*
~ fetopelvin O33.9 *(Forts.)*
~~ bei *(Forts.)*
––– Skoliose, Becken, mit
–––– Hindernis, Geburt O65.0
–––– Schädigung, Fetus/Neugeborenes P03.1
––– Spondylolisthesis O33.3
––– Spondylose O33.3
–––– mit
––––– Hindernis, Geburt O65.0
––––– Schädigung, Fetus/Neugeborenes P03.1
––– Trichterbecken O33.3
–––– mit
––––– Hindernis, Geburt O65.3
––––– Schädigung, Fetus/Neugeborenes P03.1
––– Verformung, Lendenwirbelsäule, mit
–––– Hindernis, Geburt O65.0
–––– Schädigung, Fetus/Neugeborenes P03.1
–– durch
––– Hydrozephalus, Fetus O33.6
––– Zwillinge, zusammengewachsen O33.7
–– mit
––– Hindernis, Geburt, durch Kontraktur, Becken O65.1
––– Schnittentbindung O33.9
– zwischen
–– Fetus und Becken O33.9
–– Kopf und Becken O33.9
Mitchell-Krankheit I73.8
Miteinander verwachsen
– Finger Q70.0
– Zehe Q70.2
Mitesser, ausgeprägt L70.0
Mitochondrial
– Ataxie, spinozerebellar, mit Epilepsie G31.81
– Ataxie-Syndrom, rezessiv G11.8
– bedingt, Hörverlust, neurosensorisch, isoliert H90.5
– Defekt, Atmungskette
–– im Komplex
––– IV, isoliert G31.81
––– V, isoliert G31.81
–– isoliert, Komplex III G31.81
– DNA-Depletionssyndrom
–– enzephalomyopathische Form, mit Anomalie, kraniofazial G31.81 Q75.9
–– myopathische Form G71.3
– Dysfunktionssyndrom, multipel
–– fatal G31.81
––– Typ
–––– 1 G31.81
–––– 2 G31.81
–––– 3 G31.81
–––– 4 G31.81
–– Typ
––– 5 G31.81
––– 6 G31.81
– Enzephalokardiomyopathie, TMEM70-abhängig G31.81 ►

Mitochondrial *(Forts.)*
– Enzephalomyopathie
–– durch Defekt, kombiniert, oxidative Phosphorylierung, Typ 6 G31.81
–– neurogastrointestinal G31.81
–– Typ Ghezzi-Zeviani G31.81
–– X-chromosomal, schwer G31.81
– Kardiomyopathie
–– DNA-assoziiert, mit Hörverlust G31.81
–– hypertroph, mit Laktatazidose, durch Mangel, MTO1 I42.2
– Mangel
–– Acetoacetyl-Coenzym A-Thiolase E71.1
–– Aspartat-Glutamat-Carrier-1 E72.0
–– Pyruvat-Carrier G31.81
– Myoenzephalopathie G31.81
– Myopathie a.n.k. G71.3
–– autosomal-dominant, mit Belastungsintoleranz G71.3
–– bei Ophthalmoplegie, extern, chronisch progressiv, mit Beginn im Erwachsenenalter G71.3 H49.4
–– infantil, letal G71.3
–– mit
––– Ataxie, zerebellar, und Pigmentretinopathie, Syndrom G31.81
––– Enzephalopathie, Laktatazidose, und schlaganfallähnlichen Episoden G31.81
––– Kardiomyopathie, hypertroph, bei Katarakt, kongenital Q87.8
––– Laktatazidose, und Schwerhörigkeit G71.3
–– und Anämie, sideroachrestisch G71.3
– Neurodegeneration, Membranprotein-assoziiert G23.0
– Protein, trifunktional, Defekt E71.3
– Proteinsynthese, Defekt, mit Mitochondriopathie E88.8
– Schwerhörigkeit
–– neurosensorisch, isoliert H90.5
–– sensorineural
––– nicht-syndromal H90.5
––– nichtsyndromal, mit erhöhter Empfindlichkeit gegen Aminoglykoside H90.5
– und peroxisomal, Teilungsdefekt, mit Enzephalopathie G31.81
–– DNM1L-assoziiert G31.81
–– MFF-assoziiert G31.81
– Zytopathie G31.81
Mitochondriopathie G31.81
– durch Defekt, Proteinsynthese, mitochondrial E88.8
– und Neutropenie, bei Myopathie, kardioskelettal E71.1
Mitotisch, Non-disjunction
– Monosomie, vollständig, Mosaik Q93.1
– Trisomie
–– 13, Mosaik Q91.5
–– 18, Mosaik Q91.1
–– 21, Mosaik Q90.1
–– vollständig, Mosaik Q92.1
Mitral- und Aortenklappe, Vitium I08.0
Mitralatresie, angeboren Q23.2
Mitralinsuffizienz I34.0
– mit Mitralstenose I05.2
Mitralklappe
– Agenesie Q23.3
– Aneurysma I34.88
– Anomalie Q23.9
– Atherom I34.88
– Atresie Q23.2
–– bei Linksherzsyndrom, hypoplastisch Q23.4
– Deformität I05.8
– Double-orifice- Q23.8
– Endokarditis I05.9
–– aktiv, mit
––– Chorea I02.0
––– Krankheit, Aortenklappe, mit Chorea I02.0
–– akut I01.1
––– mit
–––– Chorea I02.0
–––– Krankheit, Aortenklappe, mit Chorea I02.0
–– arteriosklerotisch I34.88
–– bakteriell I33.0
–– mit
––– Fieber, rheumatisch, inaktiv I05.9
––– Krankheit
–––– Aortenklappe I08.0
–––– Trikuspidalklappe I08.1
–– nichtrheumatisch I34.88
–– tuberkulös A18.8† I39.0*
– Entzündung I05.9
–– chronisch, rheumatisch I05.9
–– syphilitisch A52.0† I39.0*
– Ersatz, Zustand nach Z95.4
– Fehlbildung Q23.9
– Fehler I05.8
–– nichtrheumatisch I34.88
–– rheumatisch, chronisch I05.8
– Insuffizienz I34.0
–– angeboren Q23.3
–– degenerativ I34.0
–– mit Krankheit
––– Aortenklappe I08.0
–––– und Krankheit, Trikuspidalklappe I08.3
––– Trikuspidalklappe I08.1
–– nichtrheumatisch I34.0
–– rheumatisch I05.1
––– aktiv, mit Chorea I02.0
––– akut, mit Chorea I02.0
––– mit
–––– Krankheit
––––– Aortenklappe I08.0
––––– Trikuspidalklappe I08.1
–––– Obstruktion I05.2
–––– Stenose I05.2
– Kalzifikation I34.88
– Krankheit I05.9
–– bei
––– Endokarditis
–––– Aortenklappe I08.0
––––– aktiv, mit Chorea I02.0
––––– akut, mit Chorea I02.0 ►

Mitralklappe *(Forts.)*
~ Krankheit I05.9 *(Forts.)*
~~ bei *(Forts.)*
~~~ Endokarditis *(Forts.)*
~~~~ Aortenklappe I08.0 *(Forts.)*
––––– rheumatisch
–––––– aktiv I01.1
––––––– mit Chorea I02.0
–––––– akut I01.1
––––––– mit Chorea I02.0
––––– und Krankheit, Trikuspidalklappe I08.3
–––– Trikuspidalklappe I08.1
––– Insuffizienz
–––– Aortenklappe I08.0
––––– rheumatisch I08.0
––––– und Krankheit, Trikuspidalklappe I08.3
–––– Trikuspidalklappe I08.1
––––– und Krankheit, Aortenklappe I08.3
––– Stenose
–––– Aortenklappe, rheumatisch I08.0
–––– Trikuspidalklappe I08.1
––––– und Krankheit, Aortenklappe I08.3
–– chronisch I05.9
––– sklerosierend I34.9
–– nichtrheumatisch I34.9
–– rheumatisch I05.9
– mit Gewebe, akzessorisch Q23.8
– Obstruktion I05.0
–– mit Insuffizienz I05.2
–– rheumatisch I05.0
– Prolaps I34.1
–– familiär I34.1
–– und Minderung, Intelligenz, bei Hypogonadismus Q87.8
– Regurgitation I34.0
–– nichtrheumatisch I34.0
– Ruptur I34.88
– Sklerose I05.8
–– rheumatisch I05.8
– Spalt Q23.8
– Stenose I05.0
–– angeboren Q23.2
–– mit
––– Insuffizienz I05.2
–––– Mitralklappe, nichtrheumatisch I34.80
––– Krankheit, Aortenklappe I08.0
–– nichtrheumatisch I34.2
–– syphilitisch A52.0† I39.0*
– Straddling Q23.8
– Striktur I05.0
–– kongenital Q23.2
– Struktur, subvalvulär, Anomalie Q23.8
– Thrombose I34.88
– überreitend Q23.8
– und
–– Aortenklappe
––– Entzündung I08.0
–––– chronisch, rheumatisch I08.0
––– Insuffizienz I08.0
–––– chronisch, rheumatisch I08.0 ►

Mitralklappe *(Forts.)*
~ und *(Forts.)*
~~ Aortenklappe *(Forts.)*
––– Krankheit, chronisch, rheumatisch I08.0
––– Sklerose I08.0
–––– chronisch, rheumatisch I08.0
––– Stenose I08.0
–––– chronisch, rheumatisch I08.0
––– und Trikuspidalklappe, Krankheit, kombiniert I08.3
––– Vitium I08.0
–––– chronisch, rheumatisch I08.0
–– Trikuspidalklappe, Krankheit, kombiniert I08.1
– Valvulitis, syphilitisch A52.0† I39.0*
– Vitium I05.8
–– kombiniert I05.2
Mitralklappenanulus, Hypoplasie Q23.2
Mitralklappeninsuffizienz, bei Makrothrombozytopenie D69.1 I34.0
Mitralklappenzipfel, Fusion Q23.2
Mitralöffnung, unbedeckt, kongenital Q23.3
Mitralring, supravalvulär, kongenital Q23.2
Mitralstenose I05.0
– akut I01.1
– kongenital Q23.2
– mit
–– Insuffizienz I05.2
–– Regurgitation I05.2
Mitralvitium I05.8
– kombiniert I05.2
Mittel, anästhetisch, Abhängigkeit a.n.k. F55.8
Mittel- und großzellig, Lymphom, T-Zellen, peripher, pleomorph C84.4
Mittelbauch
– Krampf R10.4
– Tumor D48.7
Mitteleuropäisch, Enzephalitis A84.1
Mittelfell
– Abszess J85.3
– Entzündung J98.50
– Verlagerung R93.8
Mittelfingerendglied, Fraktur S62.63
Mittelfuß
– Anomalie a.n.k. Q74.2
– Arthrose M19.97
– Deformität
–– angeboren Q66.8
–– erworben M21.68
– Distorsion S93.6
– Fraktur S92.3
– Hypoplasie Q72.8
– Verkürzung
–– erworben M21.68
–– kongenital Q66.8
Mittelfußknochen
– Agenesie Q72.3
– Hypertrophie M89.37
– Osteochondrose, juvenil M92.7

M

Mittelgesicht
– Fraktur S02.7
–– multipel S02.7
– Hypoplasie Q75.8
– Trümmerfraktur S02.7
Mittelgradig
– Behinderung, geistig F71.9
– Depression, reaktiv, Einzelepisode F32.1
– Dysplasie
–– Cervix uteri N87.1
–– Vagina N89.1
–– Vulva N90.1
– Episode
–– bei Störung, depressiv F32.1
––– rezidivierend F33.1
–– depressiv F32.1
––– mit Störung, affektiv, bipolar F31.3
– Minderung, Intelligenz F71.9
–– mit Störung, Verhalten F71.8
– Oligophrenie F71.9
– Sklerose, Koronararterie I25.19
Mittelhand
– Anomalie Q74.0
– Deformität
–– angeboren Q74.0
–– erworben M21.94
– Distorsion S63.7
– Fraktur S62.30
–– und Fraktur, Finger S62.8
– Hypoplasie Q71.8
Mittelhandgelenk, Dislokation S63.03
Mittelhandknochen
– Agenesie Q71.3
– erster, Fraktur S62.20
– Fraktur S62.30
–– multipel S62.4
– Osteochondrose, juvenil M92.2
Mittelhirn, Gliom C71.9
Mittelhirnsyndrom a.n.k. G93.88
Mittellappen
– Atelektase J98.11
– Blastom, pulmonal C34.2
– Karzinom, bronchial C34.2
– Pneumonie J18.1
Mittellappensyndrom J98.11
Mittelliniengranulom, letal C86.0
Mittellinienhernie K43.98
– inkarzeriert K43.68
– irreponibel K43.68
– mit
–– Einklemmung K43.68
–– Gangrän K43.78
– stranguliert K43.68
– Verschluss verursachend K43.68
Mittelliniensyndrom Q89.8
Mittelmeer-Anämie D56.9
– mit Hämoglobinopathie D56.9
Mittelmeer-Fieber A23.0
– familiär E85.0
–– mit Arthritis E85.0† M14.49*
– periodisch E85.0
Mittelohr
– Abszess H66.4
–– akut H66.0
– Adhäsivprozess H74.1
– Anomalie, angeboren Q16.4
– Blutung H74.8
– Carcinoma in situ D02.3
– Cholesteatom H71
– Deformität Q16.4
–– angeboren Q16.4
– Diphtherie A36.8† H67.0*
– Eiterung H66.4
– Entzündung H66.9
–– akut H66.9
–– chronisch H66.9
–– eitrig H66.4
– Erguss H65.9
– Fehlbildung, angeboren Q16.4
– Fistel H74.8
– Granulom H71
– Hypoplasie Q16.4
– Infektion H66.9
– Katarrh H65.9
–– chronisch H65.2
––– ulzerierend H65.2
– Krankheit H74.9
–– adhäsiv H74.1
– Melanom, maligne C43.2
– Narbe H74.8
– Polyp H74.4
– Pseudocholesteatom H71
– Schwerhörigkeit H90.2
–– und Schwerhörigkeit, Innenohr, kombiniert H90.8
– Syphilis A52.7† H75.8*
– Tuberkulose A18.6† H67.0*
– Vereiterung H66.4
– Verletzung S09.9
Mittelohrkatarrh, Tuben- H65.9
Mittelschmerzen N94.0
Mittendorf-Flecken Q14.0
Mittlere/er/es – s. Art der Krankheit
Mixed
– connective tissue disease M35.1
– Hyperlipidämie E78.2
Miyoshi-Myopathie G71.0
MLD [Metachromatische Leukodystrophie] E75.2
Mljet-Krankheit Q82.8
MLT [Multifokale Lymphangioendotheliomatose mit Thrombozytopenie] D18.19 D69.61
MMEP[Mikrozephalie, Mikrophthalmie, Ektrodaktylie, Prognathie]-Syndrom Q87.8
MMIHS[Megazystis-Mikrokolon-intestinale Hypoperistaltik]-Syndrom Q43.8
MMM[Miller, McKusick, Malvaux]-Syndrom Q87.1
MMN [Multifokale motorische Neuropathie] G61.8
MMSE [Mini-Mental State Examination]
– 0–16 Punkte U51.22 ►

MMSE [Mini-Mental State Examination] *(Forts.)*
– 17–23 Punkte U51.12
– 24–30 Punkte U51.02
MNGIE-Syndrom [Mitochondriale neurogastrointestinale Enzephalomyopathie] G31.81
Mobbing Z60
Mobil
– Gallenblase, angeboren Q44.1
– Niere N28.88
Mobilität
– Beeinträchtigung R26.3
– eingeschränkt, Hilfsbedürftigkeit Z74.0
Mobitz-Block I44.1
– Typ
–– I I44.1
–– II I44.1
MODY [Maturity onset diabetes of young people] E11.90
– Typ 5 E11.20† N29.8*
Moebius-Dystrophie, Leyden- G71.0
Moebius-Krankheit [Ophthalmoplegische Migräne] G43.8
Moebius-Syndrom [Kernaplasie] Q87.0
– mit axonaler Neuropathie, und hypogonadotropem Hypogonadismus Q87.0
Moersch-Woltman-Syndrom G25.88
Moesin-Defizienz, mit Immundefekt, kombiniert D81.8
Möller-Barlow-Krankheit E54
Möller-Boeck-Krankheit D86.9
Möller-Hunter-Glossitis K14.0
– atrophisch K14.4
– bei
–– Anämie, perniziös D51.0
–– Mangel, Vitamin B E53.9† K93.8*
Mönckeberg-Sklerose I70.29
Mörtel, Verätzung, Auge T26.9
Mörtelniere, als Tuberkulose-Spätfolge B90.1
Mohr-Syndrom Q87.0
Mohr-Tranebjaerg-Syndrom G31.81
Mola
– destruens D39.2
– hydatidosa O01.9
–– accreta D39.2
–– in der Anamnese, die den Schwangerschaftsverlauf beeinflusst Z35.1
–– intravenosa D39.2
– maligna D39.2
Molar, vierter K00.1
Molaren-Inzisiven-Hypomineralisation [MIH] K00.4
Molarisation, Prämolare K00.2
Mole – s.a. Nävus
– Blasen- O01.9
–– benigne O01.9
–– destruierend D39.2
–– in der Anamnese, die die Schwangerschaftsvorsorge beeinflusst Z35.1
–– inkomplett O01.1
–– invasiv D39.2 ►

Mole – s.a. Nävus *(Forts.)*
~ Blasen- O01.9 *(Forts.)*
–– klassisch O01.0
– Blut- O02.0
– Breus- O02.0
– destruierend D39.2
– Fleisch- O02.0
– Hydatiden- O01.9
– hydatidiform
–– in der Anamnese, die die Schwangerschaftsvorsorge beeinflusst Z35.1
–– inkomplett O01.1
–– invasiv D39.2
–– klassisch O01.0
–– komplett O01.0
–– maligne D39.2
–– Schwangerschaftskomplikation O01.9
– intrauterin O02.0
– invasiv D39.2
– pigmentiert – s.a. Nävus
– Trauben- O01.9
– Trophoblasten- O01.9
– Tube O00.1
– Wind- O02.0
Molenei O02.0
Molenschwangerschaft a.n.k. O02.0
– mit
–– Infektion, Genitalorgane O08.0
–– Thrombophlebitis, Beckenvene O08.0
Molimina menstrualia N94.6
Moll-Drüse
– Entzündung H00.0
– Zyste H02.8
Mollaret-Meningitis G03.2
Molluscum contagiosum B08.1
– Augenlid B08.1† H03.1*
– epithelial B08.1
Molybdän, Mangel E61.5
– alimentär E61.5
– mit Anämie D53.8
Molybdän-Kofaktor, Mangel, mit Mangel, Sulfitoxidase E72.1
– Typ
–– A E72.1
–– B E72.1
–– C E72.1
MOMO[Macrosomia, obesity, macrocephaly, ocular abnormalities]-Syndrom Q87.3
Monarthritis a.n.k. M13.19
– gonorrhoisch A54.4† M01.39*
Monarthropathie, mit Erguss M25.49
Mondbein
– Fraktur, Handgelenk S62.11
– Nekrose
–– aseptisch M92.2
–– beim Erwachsenen M93.1
–– juvenil M92.2
– Osteochondritis M92.2
Mondgesicht E24.9
Mondor-Krankheit I80.88

M

Mondsüchtigkeit F51.3
– hysterisch F44.88
Monge-Krankheit T70.2
Monilethrichose Q84.1
– angeboren Q84.1
Monilethrix Q84.1
– kongenital Q84.1
Monilia
– Dysenterie B37.88
– Infektion B37.9
–– neonatal P37.5
– Vaginitis B37.3† N77.1*
Moniliasis B37.9
– Broncho- B37.1† J99.8*
– Haut, granulomatös B37.2
– Lunge B37.1† J99.8*
– mit
–– Otomykose B37.88† H62.2*
–– Stomatitis B37.0
–– Vulvovaginitis B37.3† N77.1*
– neonatal P37.5
– Perlèche a.n.k. B37.88
– Vulvitis B37.3† N77.1*
Monilitrichie Q84.1
Monoaminoxidase-A, Mangel E70.8
Monoamniotisch, Zwillinge, mit Verschlingung, Nabelschnur O69.2
Monoblasten, Leukämie, akut C93.00
– in kompletter Remission C93.01
Monoblastisch, Leukämie, akut C93.00
Monobrachius Q71.0
Monocarboxylat-Transporter 1, Mangel
– mit
–– Hyperinsulinismus E16.1
–– Ketoazidose E88.8
Monochloracetat, Vergiftung, systemisch T60.3
Monochromasie H53.5
– Blauzapfen- H53.5
Monokelhämatom S00.1
Monoklonal
– Gammopathie D47.2
–– mit Fanconi-Syndrom, sekundär D47.2 E83.38
–– Signifikanz, unbestimmt [MGUS] D47.2
– IgA-Gammopathie
–– bei Polyneuropathie, axonal D47.2† G63.1*
–– ohne Antikörper, bekannt, bei Polyradikuloneuropathie D47.2† G63.1*
– IgG-Gammopathie
–– bei Polyneuropathie, axonal D47.2† G63.1*
–– ohne Antikörper, bekannt, bei Polyradikuloneuropathie D47.2† G63.1*
– IgM-Gammopathie
–– bei Polyneuropathie, axonal D47.2† G63.1*
–– mit Anti-MAG [Antikörper gegen Myelin-assoziiertes Glykoprotein], bei Polyneuropathie D47.2† G63.1*
–– ohne Antikörper, bekannt, bei Polyradikuloneuropathie D47.2† G63.1*
– Makroglobulinämie D47.2
– Mastzellaktivierungssyndrom D89.8 ►

Monoklonal *(Forts.)*
– Paraproteinämie D47.2
Monokular
– Blindheit H54.4
– Diplopie H53.2
– Einwärtsschielen H50.0
– Esotropie H50.0
– Exotropie H50.1
– Sehbeeinträchtigung
–– mittelschwer H54.6
–– schwer H54.5
– Sehbehinderung, hochgradig H54.4
Monolobulär, Zirrhose K74.3
MonoMac[Monozytopenie und mykobakterielle Infektionen]-Syndrom D81.8
Monomanie F28
Monomelisch, Amyotrophie G12.2
Monomorph, Adenom D36.9
Monomyelozytär, Leukämie C92.90
Mononeuritis G58.9
– Gliedmaßen
–– obere G56.9
–– untere G57.9
– multiplex G58.7
– Nervus
–– cutaneus femoris lateralis G57.1
–– femoralis G57.2
–– ischiadicus G57.0
–– medianus G56.1
–– peronaeus communis G57.3
–– plantaris G57.6
–– popliteus medialis G57.4
–– radialis G56.3
–– tibialis G57.4
–– ulnaris G56.2
Mononeuropathia multiplex G58.7
Mononeuropathie G58.9
– diabetisch a.n.k. E14.40† G59.0*
– Gliedmaßen
–– obere G56.9
–– untere G57.9
– tuberkulös A17.8† G59.8*
Mononukleär, Phagozyten, Histiozytose a.n.k. D76.1
Mononukleose B27.9
– durch
–– Epstein-Barr-Virus B27.0
–– Gamma-Herpesvirus B27.0
––– mit
–––– Hepatitis B27.0† K77.0*
–––– Hepatomegalie B27.0† K77.0*
–– Zytomegalievirus B27.1
– infektiös a.n.k. B27.9
–– mit
––– Meningitis B27.9† G02.0*
––– Polyneuropathie B27.9† G63.0*
Monoparese G83.3
Monophasisch, Zyklus N97.0
Monoplegie G83.3
– Arm G83.2
– Bein G83.1 ►

Monoplegie G83.3 *(Forts.)*
– embolisch, als aktuelles Ereignis I63.4 G83.3
– flüchtig
–– hysterisch F44.4
–– traumatisch a.n.k. T14.4
– infantil G80.8
–– spinal G80.8
–– zerebral G80.8
– kongenital G80.8
– psychogen F44.4
– spastisch, kongenital G80.1
– syphilitisch A52.1
– thrombotisch, als aktuelles Ereignis I63.3 G83.3
– transitorisch R29.8
–– traumatisch a.n.k. T14.4
Monoplegisch
– Kinderlähmung, zerebral a.n.k. G80.8
– Lähmung, zerebral, spastisch G80.1
– Paralyse, zerebral G80.8
– Störung, psychogen F45.8
Monopodie Q72.0
Monopolar
– Depression F33.9
– Manie F30.9
–– endogen F30.9
Monorchie Q55.0
Monorchismus Q55.0
Monosaccharid, Malabsorption E74.3
Monosomie Q93.9
– 1p36 Q93.5
– 2q22, mit Mowat-Wilson-Syndrom Q43.1
– 9p Q93.5
– 13q34 Q93.5
– 18p Q93.5
–– partiell Q93.5
– 18q Q93.5
– 20p12, mit
–– Alagille-Syndrom Q44.7
–– Alagille-Watson-Syndrom Q44.7
–– Dysplasie, arteriohepatisch Q44.7
–– Hypoplasie, Gallengang, intrahepatisch Q44.7
– vollständig, Non-disjunction
–– meiotisch Q93.0
–– mitotisch, Mosaik Q93.1
– X- Q96.0
Monostotisch
– Dysplasie, fibrös M85.09
–– Fuß M85.07
–– Hand M85.04
–– mehrere Lokalisationen M85.00
–– Oberarm M85.02
–– Oberschenkel M85.05
–– Rippen M85.08
–– Schädel M85.08
–– Schulterregion M85.01
–– Unterarm M85.03
–– Unterschenkel M85.06
– Jaffé-Lichtenstein-Krankheit M85.09 ▶

Monostotisch *(Forts.)*
– Myelom C90.20
–– Plasmazellen C90.00
Monozytär
– Leukämie C93.90
–– akut C93.00
––– in kompletter Remission C93.01
–– aleukämisch C93.90
–– chronisch C93.10
––– in kompletter Remission C93.11
–– in kompletter Remission C93.91
–– myeloisch C92.50
–– Schilling-Typ C93.90
–– subakut C93.90
––– in kompletter Remission C93.91
– Naegeli-Leukämie C93.10
–– in kompletter Remission C93.11
– Reaktion, leukämoid D72.8
– Sarkom C92.30
–– in kompletter Remission C92.31
Monozytenangina B27.9
Monozytoid
– Leukämie C93.90
–– in kompletter Remission C93.91
– Lymphom, B-Zellen C85.9
Monozytopenie R72
Monozytopenie-Schwerhörigkeit-Syndrom, Neutropenie- D82.8
Monozytose D72.8
– symptomatisch D72.8
Mons pubis, Abszess L02.2
Monstrozellulär, Sarkom C71.9
Monteggia-Luxationsfraktur S52.21
Moon-Bardet-Biedl-Syndrom, Laurence- Q87.8
Moon-Syndrom, Laurence- Q87.8
Moore-Syndrom G40.8
Mooren-Ulkus H16.0
Moral, Mangel F60.2
Moralisch, Defekt F60.2
– bei Störung, Persönlichkeit F60.2
Morax-Axenfeld-Konjunktivitis H10.2
Moraxella, Erreger B96.3! *[nur Zusatzkode!]*
Morbilli – s.a. Masern B05.9
Morbilliform, Exanthem R21
Morbus
– Abortus Bang A23.1
– Adamantiades-Behçet M35.2
– Addison E27.1
– Ahlbäck [Aseptische Osteonekrose des medialen Femurkondylus] M87.05
– Alzheimer G30.9
–– mit Demenz G30.9† F00.9*
––– präsenil G30.0† F00.0*
––– senil G30.1† F00.1*
– americanus A53.9
– aphrodisiacus A53.9
– Baastrup M48.29
– Bang A23.1
– Basedow E05.0
–– mit
––– Beginn im Kindesalter E05.0 ▶

M

Morbus *(Forts.)*
~ Basedow E05.0 *(Forts.)*
~~ mit *(Forts.)*
––– Orbitopathie, endokrin E05.0† H06.3*
–––– und
––––– Esotropie E05.0† H06.3*
––––– Hypotropie E05.0† H06.3*
––––– Retraktion, Lid E05.0† H06.3*
– Behçet M35.2
– Besnier-Boeck-Schaumann D86.9
– Biermer D51.0
– Binswanger I67.3
– Bleuler F20.9
–– chronisch F20.5
– Boeck D86.9
– Bowen D04.9
–– Hornhaut, Auge D09.2
–– Lid D04.1
– Brill-Zinsser A75.1
– Brocq L41.9
– caducus G40.9
– caeruleus Q24.9
– Calvé-Legg-Perthes [Osteochondrosis deformans coxae juvenilis] M91.1
– Coats H35.0
– Conn E26.0
– cordis I51.9
– Crohn K50.9
–– Dickdarm K50.1
–– Dünndarm K50.0
–– Kolon K50.1
–– Rektum K50.1
– Crouzon Q75.1
– Cushing E24.0
– Darier Q82.8
– de Quervain [Tendovaginitis stenosans] M65.4
– Down Q90.9
– Duhring L13.0
– Dupuytren M72.0
– Eales H35.0
– Favre-Racouchot [Elastoidosis cutis nodularis] L57.8
– Flegel L85.8
– Forestier [Pseudopolyarthritis von Hüfte und Schulter] M35.3
– Fothergill [Trigeminusneuralgie] G50.0
– Frey G50.8
– gallicus A53.9
– Gaucher E75.2
– haemolyticus neonatorum P55.9
– haemorrhagicus, beim Neugeborenen P53
– Hallopeau L40.2
– Herxheimer L90.4
– Hirschsprung Q43.1
– Hodgkin C81.9
– Horton M31.6
– Huntington G10
– Icenko-Cushing E24.9
– Kahler C90.00
–– in kompletter Remission C90.01 ►

Morbus *(Forts.)*
– Kimmelstiel-Wilson E14.20† N08.3*
–– bei
––– Typ-1-Diabetes mellitus E10.20† N08.3*
––– Typ-2-Diabetes mellitus E11.20† N08.3*
– Koch A16.9
– Köhler
–– I M92.6
–– II M92.7
– Laënnec K70.3
– Ledderhose M72.2
– Leigh [Subakute nekrotisierende Enzephalomyelopathie] G31.88
– Lyme A69.2
– maculosus haemorrhagicus Werlhof D69.3
– Ménière H81.0
– Meulengracht E80.4
– Moebius [Ophthalmoplegische Migräne] G43.8
– Mondor I80.88
– Moyamoya I67.5
– Neisser A54.9
– Oguchi H53.6
– Ormond K66.2
– Osgood-Schlatter M92.5
– Osler I78.0
– Paget
–– Brustwarze C50.0
–– Knochen M88.99
– Parkinson G20.90
–– sekundär G21.9
– Perthes M91.1
– Pfeiffer B27.0
– Pompe E74.0
– Pott A18.0† M49.09*
– Purtscher H35.6
– Raynaud I73.0
– Reiter M02.39
– sacer G40.9
– Schaudinn A53.9
– Schaumann D86.9
– Scheuermann M42.09
– Schlatter M92.5
– Schoenlein-Henoch D69.0
– Sheehan E23.0
– Sinding-Larsen M92.4
– Stargardt H35.5
– Sudeck [Neurogene posttraumatische Knochenatrophie] G90.59
– Tay-Sachs E75.0
– Tsutsugamushi A75.3
– von
–– Bechterew M45.09
––– bei Schwangerschaft O99.8
–– Hippel-Lindau Q85.8
–– Recklinghausen [Neurofibromatose] Q85.0
– Waldenström C88.00
–– in kompletter Remission C88.01
– Wassermann A53.9
– Wegener M31.3
– Werlhof D69.3 ►

Morbus *(Forts.)*
– Whipple K90.8† M14.89*
–– mit Uveitis posterior K90.8† M14.89*
– Wilson E83.0
–– mit Demenz E83.0† F02.8*
Morel-Syndrom M85.2
Morgagni-Adams-Stokes-Anfall I45.9
Morgagni-Hernie K44.9
Morgagni-Hydatide
– bei der Frau Q50.5
– beim Mann Q55.4
– testikulär, beim Mann Q55.2
– Torsion
–– bei der Frau N83.5
–– beim Mann N44.1
Morgagni-Typ, Katarakt H25.2
Morganella, Erreger B96.2! *[nur Zusatzkode!]*
Moria F07.0
Morning-Glory-Syndrom Q14.2
Morphaea L94.0
Morphin, Vergiftung T40.2
– akut T40.2
Morphinähnlich, Substanz, Abhängigkeit F11.2
Morphinismus F11.2
Morphinsulfattyp, Abhängigkeit F11.2
Morphinsulfittyp, Abhängigkeit F11.2
Morphintyp, einschließlich Polytoxikomanie F19.2
Morphium, Missbrauch F11.1
Morphologie, Erythrozyten, verändert R71
Morquio-Krankheit E76.2
– klassisch E76.2
– Sonderform E76.2
Morquio-Ullrich-Brailsford-Syndrom E76.2
Morton-Metatarsalgie G57.6
Morton-Nance-Syndrom, Casamassima- Q87.8
Morton-Syndrom G57.6
Morvan-Syndrom G60.8
Mosaik
– 45,X/46,XX- Q96.3
– 45,X/46,XY Q96.3
– 45,X/Zelllinien mit Anomalie, Gonosomen Q96.4
– Geschlechtschromosomen
–– männlich a.n.k. Q98.7
–– weiblich a.n.k. Q97.8
– Gonosomen-, bei Phänotyp, männlich Q98.7
– Monosomie, vollständig, Non-disjunction, mitotisch Q93.1
– Portio R93.8
– Trisomie
–– 13, Non-disjunction, mitotisch Q91.5
–– 18, Non-disjunction, mitotisch Q91.1
–– 21, Non-disjunction, mitotisch Q90.1
–– vollständig, Non-disjunction, mitotisch Q92.1
– Zelllinien, mit Anzahl, X-Chromosomen, unterschiedlich Q97.2
Mosaik-Trisomie
– 1 Q92.1
– 2 Q92.1
– 3 Q92.1 ►

Mosaik-Trisomie *(Forts.)*
– 4 Q92.1
– 5 Q92.1
– 7 Q92.1
– 8 Q92.1
– 9 Q92.1
– 10 Q92.1
– 12 Q92.1
– 14 Q92.1
– 15 Q92.1
– 16 Q92.1
– 17 Q92.1
– 20 Q92.1
– 22 Q92.1
Mosaikdegeneration, Vogt-, Hornhaut, Auge H18.4
Moschcowitz-Krankheit M31.1
Moskitos, Enzephalitis, durch Virus A83.9
Moss-Syndrom, Gorlin-Chaudhry- Q87.0
Mossmann-Krankheit A78
Motilität, Störung
– Auge H51.9
–– mechanisch H50.6
––– durch Blow-out-Fraktur H50.6
– Darm K59.9
Motoneuron
– Krankheit G12.2
–– bei Demenz, frontotemporal G31.0† G12.2 F02.0*
–– familiär G12.2
–– Madras G12.2
– oberes, Läsion, mit Parese, fazial G83.6
– unteres, Läsion, mit Parese, fazial G51.0
Motorikstörung
– Darm K59.9
– Magen K31.88
Motorisch
– Aphasie R47.0
– Apraxie R48.2
– atonisch, Harnblase, neurogen N31.2
– Ausfall, Extremität, bei Gipsbehandlung G97.9
– Entwicklungsrückstand F82.9
– FIM [Functional Independence Measure]
–– 13–30 Punkte U50.51
–– 31–42 Punkte U50.41
–– 43–58 Punkte U50.31
–– 59–68 Punkte U50.21
–– 69–84 Punkte U50.11
–– 85–91 Punkte U50.01
– Funktion, Störung, Entwicklung F82.9
– Neuropathie
–– axonal, akut G61.0
–– hereditär, distal, Typ
––– 1 G12.2
––– 2 G12.2
––– 5 G12.2
––– 7 G12.2
––– Jerash G12.2
–– multifokal G61.8
– Paralyse a.n.k. G83.9 ►

Motorisch *(Forts.)*
– Störung R29.2
–– psychogen F44.4
– Ticstörung, chronisch F95.1
– und
–– kognitiv, Regressionssyndrom, mit extrapyramidaler Bewegungsstörung, mit Beginn im Kindesalter G31.88
–– sensorisch, Neuropathie G62.88
– Unruhe R45.1
Motorisch-sensibel, Neuropathie, hereditär, Syndrom, mit Palmoplantarkeratose G60.0 Q82.8
Motorisch-sensorisch, Neuropathie, axonal, akut G61.0
Mottled teeth K00.3
Mouches volantes H43.3
Mouchet-Syndrom, Köhler- M87.29
Mouchet-II-Syndrom M92.6
Mouchetée-Hornhautdystrophie H18.5
Mouldy hay disease J67.00
Mouldy-hay-Pneumokoniose J67.00
Mounier-Kuhn-Syndrom Q32.1
Mowat-Syndrom, Galloway- Q87.8
Mowat-Wilson-Syndrom Q87.8
– durch Monosomie 2q22 Q43.1
Moyamoya-Krankheit, mit
– Achalasie, früh-einsetzend I67.5
– Kleinwuchs, Gesichtsdysmorphien, und hypergonadotropem Hypogonadismus Q87.1
Moyamoya-Syndrom I67.5
MPA [Mikroskopische Polyangiitis] M31.7
MPNST [Maligner peripherer Nervenscheidentumor] C47.9
MPS
– I [Mukopolysaccharidose Typ I] E76.0
– III [Mukopolysaccharidose Typ III] E76.2
– IV [Mukopolysaccharidose Typ VI] E76.2
MRCS[Microcornea, rod-cone dystrophy, cataract, posterior staphyloma]-Syndrom Q15.8
MRKH-Syndrom [Mayer-Rokitansky-Küster-Hauser], Typ 2 Q87.8
MRSA [Methicillin- bzw. Multiresistenter Staphylococcus aureus]
– Infektion A49.0 U80.00!
– Sepsis A41.0 U80.00!
MS [Encephalomyelitis disseminata] G35.9
MSA-C [Multisystematrophie vom zerebellären Typ] G23.3
MSA-P [Multisystematrophie vom Parkinson-Typ] G23.2
MSH3-assoziiert, Polyposis, attenuiert, adenomatös, familiär D12.6
MSSE [Multiple selbstheilende squamöse Epitheliome] D23.9
MSUD [Maple syrup urine disease] E71.0
MSV [Mutterschaftsvorsorge] Z34
MTHFR [Methylen-Tetrahydrofolat-Reduktase], Mangel E72.1
– mit Hyperhomocysteinämie E72.1
MTHFS-assoziiert, Syndrom, mit Entwicklungsverzögerung, Mikrozephalie, Kleinwuchs, Epilepsie G31.88
MTO1 [Mitochondrial tRNA Translation Optimization 1], Mangel, mit Laktatazidose, bei Kardiomyopathie, hypertroph, mitochondrial I42.2
MTP [mitochondriales trifunktionales Protein], Mangel E71.3
Mucha-Habermann-Syndrom L41.0
Mucinosis L98.5
– papulosa L98.5
Muckle-Wells-Syndrom M35.8
Mucopolysaccharid-Speicherkrankheit E76.3
Mucor, Infektion B46.5
Muelenaere-Syndrom, Haspeslagh-Fryns- Q87.8
Muenke-Syndrom Q87.0
Mückenstich T14.03
Müde, Auge H53.9
Müdigkeit R53
– durch Hitze T67.6
– und Mattigkeit, allgemein R53
Müdigkeitssyndrom F48.0
– chronisch G93.3
– postviral G93.3
–– chronisch G93.3
Mühsam, Atmung R06.0
Müller-Gang
– Anomalie, mit Fehlbildung, Extremität Q87.8
– Aplasie
–– mit renaler Aplasie und Dysplasie der zervikothorakalen Somiten Q87.8
–– und Hyperandrogenismus Q51.8
–– unilateral Q51.4
– Zyste Q50.4
Müller-Gang-Persistenzsyndrom Q55.8
Müller-Mischtumor
– Cervix uteri, maligne C53.9
– Corpus uteri, maligne C54.9
– Ovar, maligne C56
Müller-Ribbing-Clement-Syndrom Q78.8
Müller-Syndrom, Bindewald-Ulmer- Q87.8
Müller-Weiss-Syndrom M92.6
Münchhausen-Syndrom F68.1
Münchmeyer-Syndrom M61.19
Mukoassoziiert – s. Mukosa-assoziiert
Mukoepithelial, Dysplasie, hereditär Q87.8
Mukös
– Adenokarzinom C80.9
– Extravasationszyste, Speicheldrüse K11.6
– Otitis H65.9
–– media
––– akut H65.1
––– allergisch
–––– akut H65.1
–––– subakut H65.1
––– chronisch H65.3
–––– mit Myringitis H65.3
––– subakut H65.1
– Pemphigoid, membranös L12.1 ►

Mukös *(Forts.)*
– Plaques, syphilitisch A51.3
–– konnatal A50.0
– Polyp, Cervix uteri N84.1
– Retentionszyste, Speicheldrüse K11.6
– Zystadenofibrom D27
– Zyste, Rektum K62.8
Mukoid
– Adenokarzinom C80.9
– Otitis media, chronisch H65.3
Mukoidzelladenom, Hypophyse D35.2
Mukoidzellen
– Adenokarzinom C75.1
–– Hypophyse C75.1
– Karzinom C75.1
–– Hypophyse C75.1
Mukoidzyste, Fingergelenk M67.44
Mukokutan
– Bartonellose A44.1
– Candidose, chronisch B37.88
– Frühsyphilis, konnatal A50.0
– Leishmaniose B55.2
– Lymphknotensyndrom [Kawasaki-Krankheit] M30.3
– Spätsyphilis A52.7
– Syphilis, sekundär A51.3
Mukolipidose
– I E77.1
– II E77.0
– III E77.0
– IV E75.1
Mukomembranös, Kolitis, psychogen F54 K58.8
Mukopolysaccharidose E76.3
– mit
–– Degeneration, Gehirn E76.3† G32.8*
–– Kardiopathie E76.3† I52.8*
– Typ
–– I E76.0
–– I-S E76.0
–– II E76.1
––– attenuierte Form E76.1
––– schwere Form E76.1
–– IIA E76.1
–– IIB E76.1
–– III E76.2
–– IIIA E76.2
–– IIIC E76.2
–– IIID E76.2
–– IV E76.2
–– IVa E76.2
–– IVb E76.2
–– VI E76.2
–– VII E76.2
–– IX E76.2
Mukopurulent
– Bronchitis
–– akut J20.9
–– chronisch J41.1
–– subakut J20.9
– Konjunktivitis H10.0
Mukormykose B46.5
– disseminiert B46.48
– gastrointestinal B46.2† K93.8*
– Haut B46.3† L99.8*
– Lunge B46.0† J99.8*
– Magen-Darm-Trakt B46.2† K93.8*
– Orbita B46.5
– rhinozerebral B46.1† G99.8*
– Unterhaut B46.3† L99.8*
Mukorrhoe R09.3
– Dys- R09.3
Mukosa, Ödem R60.9
Mukosa-assoziiert, Gewebe, lymphatisch
– Lymphom C88.40
–– in kompletter Remission C88.41
– Marginalzonen-B-Zell-Lymphom, extranodal [MALT-Lymphom], in kompletter Remission C88.41
Mukoserotympanon H65.4
Mukositis
– Anus K92.8
– Dünndarm K92.8
– Duodenum K92.8
– Gastrointestinaltrakt, ulzerativ K92.8
– generalisiert, bei Immunkompromittierung K91.80
– Ileum K92.8
– Kolon K92.8
– Magen K92.8
– Nase, ulzerativ J34.8
– Nasennebenhöhle, ulzerativ J34.8
– nekrotisch, agranulozytisch D70.3
– Ösophagus K92.8
– oral K12.3
–– medikamenteninduziert K12.3
–– strahleninduziert K12.3
–– viral K12.3
– oropharyngeal K12.3
– perianal K92.8
– perirektal K92.8
– Radio-, Vagina N76.88
– Rektum K92.8
– Sigma K92.8
– ulzerativ, oral K12.3
– Vagina N76.88
– Vulva N76.88
Mukosulfatidose E75.2
Mukotympanon H65.3
– Sero- H65.4
Mukoviszidose E84.9
– mit
–– Erkrankung, neonatal, hepatobiliär E84.88
–– Ikterus, neonatal E84.88
–– Ileus, durch Mekonium E84.1† P75*
Mukozele
– Appendix K38.8
– Gallenblase K82.1
– Mundhöhle K13.7
– Nasenmuschel J34.1
– Nasennebenhöhle J34.1
– Speicheldrüse K11.6 ►

M

Mukozele *(Forts.)*
– Tränenapparat, chronisch H04.4
– Tränensack H04.4
– Tränenweg H04.6
Mulas-Syndrom, Prieto-Badia- Q87.8
Mulcahy-Syndrom [Myelosklerose] D47.4
MULIBREY[Muscle, liver, brain and eye]-Nanismus Q87.8
Multi-Drug Resistant Tuberculosis U82.1! *[nur Zusatzkode!]*
Multicore-Krankheit G71.2
Multifokal
– Autonomie
–– bei Struma, mit Euthyreose E04.2
–– Schilddrüse, bei Struma, mit Hyperthyreose E05.2
– Enteritis, stenosierend, ulzerös, kryptogen K63.3
– Fibrosklerose M35.5
– Histiocytosis X C96.5
– Histiozytose, Langerhans-Zellen, unisystemisch C96.5
– Leukenzephalopathie A81.2
–– progressiv A81.2
– Leukoenzephalitis, bei Krankheit, durch HIV B22† G05.1*
– Lymphangioendotheliomatose, mit Thrombozytopenie D18.19 D69.61
– Myoklonus G25.3
– Neuropathie, motorisch G61.8
– Osteomyelitis
–– chronisch M86.30
––– rekurrierend M86.30
–– steril, mit Periostitis, und Pustulose M86.39
– Pigmentepitheliopathie, plakoid, akut, Aderhaut H31.8
– Tachykardie
–– atrial I47.1
–– Vorhof, Kind I47.1
Multiinfarktdemenz F01.1
Multiinfarktenzephalopathie I63.9
Multiinfarktsyndrom I63.9
– zerebral I63.9
Multilokulär, Zyste, Ovar D39.1
Multiminicore-Myopathie G71.2
Multinodulär
– Kropf, zystisch E04.2
– Struma E04.2
–– nichttoxisch E04.2
–– toxisch E05.2
Multiorganversagen R68.8
– bei Sepsis A41.9
Multiparität Z64.1
– ausgeprägt Z64.1
Multipel – s. Art der Krankheit
Multiple Carboxylase, Mangel E53.8
Multiple
– kongenitale Anomalien-Hypotonie-Krampfanfälle-Syndrom Q87.8
–– Typ
––– 2 Q87.8 ►

Multiple *(Forts.)*
~ kongenitale Anomalien-Hypotonie-Krampfanfälle-Syndrom Q87.8 *(Forts.)*
~~ Typ *(Forts.)*
––– 3 Q87.8
– Sklerose G35.9
–– akut, Typ Marburg G35.9
–– aszendierend G35.9
–– bulbär G35.9
–– Erstmanifestation G35.0
–– generalisiert G35.9
–– hemiplegisch G35.9
–– Hirnstamm G35.9
–– im Kindesalter G35.9
–– lumbosakral G35.9
–– mit
––– Demenz G35.9† F02.8*
––– Neuritis, retrobulbär G35.9† H48.1*
––– primär-chronischem Verlauf G35.20
––– sekundär-chronischem Verlauf G35.30
––– vorherrschend schubförmigem Verlauf G35.10
–– pädiatrisch G35.9
–– paraplegisch G35.9
–– primär progredient G35.20
–– Rückenmark G35.9
–– spinal G35.9
–– zerebral G35.9
– Synostosen-Syndrom Q78.8
Multiple-Chemical-Sensitivity[MCS]-Syndrom T78.4
Multiresistenz
– 2MRGN NeoPäd, von
–– Acinetobacter-baumannii-Gruppe U81.11! *[nur Zusatzkode!]*
–– Citrobacter-freundii-Komplex U81.05! *[nur Zusatzkode!]*
–– Enterobacter-cloacae-Komplex U81.04! *[nur Zusatzkode!]*
–– Escherichia coli U81.00! *[nur Zusatzkode!]*
–– Klebsiella
––– granulomatis U81.03! *[nur Zusatzkode!]*
––– oxytoca U81.02! *[nur Zusatzkode!]*
––– pneumoniae U81.01! *[nur Zusatzkode!]*
–– Proteus mirabilis U81.07! *[nur Zusatzkode!]*
–– Pseudomonas aeruginosa U81.10! *[nur Zusatzkode!]*
–– Serratia marcescens U81.06! *[nur Zusatzkode!]*
– 3MRGN, von Acinetobacter-baumannii-Gruppe U81.31! *[nur Zusatzkode!]*
– 4MRGN, von Acinetobacter-baumannii-Gruppe U81.51! *[nur Zusatzkode!]*
– 3MRGN, von Citrobacter-freundii-Komplex U81.25! *[nur Zusatzkode!]*
– 4MRGN, von Citrobacter-freundii-Komplex U81.45! *[nur Zusatzkode!]*
– 3MRGN, von Enterobacter-cloacae-Komplex U81.24! *[nur Zusatzkode!]*
– 4MRGN, von Enterobacter-cloacae-Komplex U81.44! *[nur Zusatzkode!]* ►

Multiresistenz *(Forts.)*
– 3MRGN, von Escherichia coli U81.20! *[nur Zusatzkode!]*
– 4MRGN, von Escherichia coli U81.40! *[nur Zusatzkode!]*
– 3MRGN, von Klebsiella oxytoca U81.22! *[nur Zusatzkode!]*
– 4MRGN, von Klebsiella oxytoca U81.42! *[nur Zusatzkode!]*
– 3MRGN, von Klebsiella pneumoniae U81.21! *[nur Zusatzkode!]*
– 4MRGN, von Klebsiella pneumoniae U81.41! *[nur Zusatzkode!]*
– 3MRGN, von Proteus mirabilis U81.27! *[nur Zusatzkode!]*
– 4MRGN, von Proteus mirabilis U81.47! *[nur Zusatzkode!]*
– 3MRGN, von Pseudomonas aeruginosa U81.30! *[nur Zusatzkode!]*
– 4MRGN, von Pseudomonas aeruginosa U81.50! *[nur Zusatzkode!]*
– 3MRGN, von Serratia marcescens U81.26! *[nur Zusatzkode!]*
– 4MRGN, von Serratia marcescens U81.46! *[nur Zusatzkode!]*
– Bakterien
–– gramnegativ, gegen Antibiotika U81.8! *[nur Zusatzkode!]*
–– grampositiv, gegen Antibiotika U80.8! *[nur Zusatzkode!]*
Multisystem Inflammatory Syndrome in Children, zeitlich assoziiert mit COVID-19 U10.9
Multisystematrophie G23.2
– bei Hypotonie, orthostatisch, neurogen – s.a. Shy-Drager-Syndrom G23.8
– vom
–– Parkinson-Typ G23.2
–– zerebellären Typ G23.3
Multisystemdegeneration G23.2
Multisystemisch
– Dysfunktion, Muskulatur, glatt, Syndrom I73.8
– Entzündungssyndrom, in Verbindung mit COVID-19 U10.9
– Histiozytose X C96.0
– Krankheit, autoimmun, früh beginnend, STAT3-assoziiert M35.8
Multizentrisch
– Basaliom C44.9
– Osteolyse, karpotarsal, mit Nephropathie M89.50 N28.9
– Pneumonie, adenomatös C34.9
– Retikulohistiozytose E78.88† M14.39*
Multizystisch
– Dysplasie
–– Niere Q61.4
––– beidseitig Q61.4
––– einseitig Q61.4
–– renal [Potter Typ II] Q61.4
– Krankheit, Niere Q61.4 ►
Multizystisch *(Forts.)*
– Leukodystrophie, beidseitig, bei Muskel-Augen-Gehirn-Krankheit G71.2 E75.2
– Mesotheliom, peritoneal, benigne D19.1
– Niere, entwicklungsbedingt Q61.4
Mumps B26.9
– Arthritis B26.8† M01.59*
– durch Iodid K11.2
– Enzephalitis B26.2† G05.1*
– Enzephalomyelitis B26.2† G05.1*
– Hepatitis B26.8† K77.0*
– Impfung, Notwendigkeit Z25.0
– Inkubation Z20.8
– Komplikation a.n.k. B26.8
– Meningitis B26.1† G02.0*
– Meningoenzephalitis B26.2† G05.1*
– mit Krankheit, glomerulär B26.8† N08.0*
– Myelitis B26.2† G05.1*
– Myokarditis B26.8† I41.1*
– Nephritis B26.8† N08.0*
– ohne Komplikation B26.9
– Oophoritis B26.8† N74.8*
– Orchitis B26.0† N51.1*
– Pankreatitis B26.3† K87.1*
– Parotitis B26.9
– Polyneuropathie B26.8† G63.0*
Mumps-Masern-Röteln-Varizellen, Impfung, Notwendigkeit Z27.8
Mund
– Abszess K12.29
– Angulus infectiosus K13.0
– Anomalie, angeboren Q38.6
– Bläschen K12.1
– Blutung K13.7
– Brand A69.0
– Candidiasis, bei Krankheit, durch HIV B20 B37.0
– Deformität, erworben K13.7
– Dermoidzyste K09.8
– Entzündung K12.1
– Epidermoidzyste K09.8
– Erythroplakie K13.2
– Fehlbildung, angeboren Q38.6
– Fistel K12.28
– Fremdkörper T18.0
– Gangrän A69.0
– Geschwür K12.1
– Geschwulst D37.0
– Granulom, eitrig K13.4
– Infektion K13.7
– Kandidose B37.0
– Karzinom C06.9
– Krankheit, parasitär a.n.k. B37.0
– Leuködem K13.2
– Leukoplakie K13.2
– Mykose B37.0
–– durch Candida B37.0
– Narbe K13.7
– Neoplasie D37.0
– Noma A69.0
– Ödem R60.0 ►

M

Mund *(Forts.)*
– Phlegmone K12.20
– Schmerzen K13.7
– Soor B37.0
– Spätsyphilis A52.7† K93.8*
– Syphilis, sekundär A51.3
– Talgdrüse, Aberration, angeboren Q38.6
– Tuberkulose A18.8† K93.8*
– Tumor D37.0
– und Rachen
–– Verätzung T28.5
–– Verbrennung T28.0
– Verätzung T28.5
– Verhornungsstörung K13.2
– Verletzung S09.9
– Wunde
–– oberflächlich S00.50
–– offen S01.50
– Zyste K09.9
–– lymphoepithelial K09.8
Mund- und Genital-Ulzera, mit Chondritis M35.2 M94.1
Mund-Fistel, Kieferhöhlen- J32.0
Mundantrum, Fistel K12.28
Mundatmung R06.5
– mit Biss, fehlerhaft K07.5
Mundbereich, Spaltzyste K09.1
Mundboden
– Abszess K12.28
– Fistel K12.28
– Phlegmone K12.20
– Zyste K11.6
Mundepithel, Störung K13.2
Mundfäule B00.2
Mundgeruch R19.6
Mundhöhle
– Abszess K12.29
– Blutung K13.7
– Carcinoma in situ D00.0
– Entzündung K12.1
– Fistel K12.28
– Fremdkörper T18.0
– Karzinom C06.9
–– Plattenepithel C06.9
– Leukoplakie K13.2
– Lymphangiom D18.18
– Mischtumor D37.0
– Mukozele K13.7
– Papillom D10.3
– Syphilis A51.3
– Verletzung, oberflächlich S00.50
– Wunde, offen S01.50
Mundhöhlenepithel
– Leuködem K13.2
– und Zunge, Erythroplakie K13.2
Mundhöhlenschleimhaut, Atrophie K13.7
Mundmotorik, Störung, Entwicklung, umschrieben F82.2
Mundrachenraum, Infektion, durch Herpes B00.2
Mundregion, Zyste, entwicklungsbedingt K09.1
Mundschleimhaut
– Aberration, angeboren Q38.6
– Abszess K12.29
– Aphthen K12.0
– Atrophie K13.7
– Entzündung K12.1
–– herpetisch B00.2
– Graft-versus-Host-Krankheit, chronisch, Stadium
–– 1 T86.05† K93.41*
–– 2 T86.06† K93.42*
–– 3 T86.07† K93.43*
– Granulom K13.4
–– eosinophil K13.4
– Granuloma
–– pediculatum K13.4
–– pyogenicum K13.4
–– teleangiectaticum K13.4
– Hyperplasie, irritativ K13.6
– Kandidose B37.0
– Leukoplakie K13.2
–– bei Krankheit, durch HIV B23.8 K13.2
– Nävus Q38.6
– Phlegmone K12.20
– Soor B37.0
– Ulkus K12.1
–– traumatisch K12.1
– Veränderung, erosiv-desquamativ K13.7
– Xanthom, verrukös K13.4
– Zyste K09.9
Mundspeicheldrüse, Mischtumor D37.0
Mundweichteile, Zyste, lymphoepithelial K09.8
Mundwinkel
– Cheilitis K13.0
– Cheilosis K13.0
– Rhagade K13.0
– Schrunde K13.0
Munk-Syndrom, Haim- Q82.8
Mural
– Aneurysma I25.3
– Degeneration, Herz I51.5
– Thrombose I21.9
–– durch Syphilis A52.0† I52.0*
MURCS-Assoziation [MUllerian duct aplasia, Renal aplasia, Cervicothoracic Somite dysplasia] Q87.8
Murday-Syndrom, Lynch-Lee- Q87.8
Murin, Fleckfieber A75.2
Murri-Krankheit D59.6
Muscheln
– verdorben, Vergiftung T61.2
– Vergiftung, bakteriell A05.9
Musculi recti abdominis, Auseinanderweichen, Komplikation, Entbindung O71.8
Musculus – s.a. Muskel
– biceps brachii
–– Tendinitis M75.2
–– Verletzung S46.2
– flexor pollicis longus, Verletzung S66.0
– gastrocnemius, Pseudohypertrophie G71.0
– iliopsoas, Abszess M60.05 ▶

Musculus – s.a. Muskel *(Forts.)*
– levator palpebrae superioris
–– Paralyse H02.4
–– Spasmus H02.5
– obliquus
–– inferior
––– oculi, Spasmus H51.8
––– Paralyse H49.1
–– superior, Paralyse H49.1
– quadriceps
–– femoris
––– Prellung S70.1
––– Verletzung S76.1
–– femoris-aussparend, Myopathie G71.8
– rectus, Auge, Paralyse H49.9
– sternocleidomastoideus
–– Deformität, angeboren Q68.0
–– Kontraktur Q68.0
–– Paralyse G52.8
–– Verletzung, durch Geburtsverletzung P15.2
– tibialis
–– anterior
––– Tendinitis M76.8
––– Verkürzung M67.16
–––– Sehne M67.16
–– posterior, Tendinitis M76.8
– trapezius, Paralyse G52.8
– triceps brachii, Verletzung S46.3
Musikinduziert, Epilepsie G40.8
Muskatnussleber K76.1
Muskel – s.a. Musculus
– Abriss T14.6
– Abszess M60.09
–– tuberkulös A18.8† M63.09*
– Affektion M62.99
– akzessorisch Q79.8
– Atonie M62.89
–– angeboren P94.2
– Atrophie M62.59
–– bulbospinal G12.2
–– diffus M62.50
–– Extremität M62.50
–– generalisiert M62.50
–– idiopathisch M62.59
–– neuritisch G58.9† M63.89*
–– neuropathisch G60.0
–– peronäal G60.0
––– axonaler Typ G60.0
––– Form, hypertrophisch G60.0
–– postural, bei Myopathie, X-chromosomal G71.0
–– primär M62.59
–– progressiv G12.2
–– pseudohypertrophisch G71.0
–– spinal G12.9
––– beim Erwachsenen G12.1
––– distal
–––– Typ
––––– 3 G12.1
––––– 4 G12.1
–––– X-chromosomal, Typ 3 G12.1 ►

Muskel – s.a. Musculus *(Forts.)*
~ Atrophie M62.59 *(Forts.)*
~~ spinal G12.9 *(Forts.)*
––– Form
–––– distal G12.1
–––– juvenil (Typ III) G12.1
–––– skapuloperonäal G12.1
––– hereditär a.n.k. G12.1
––– infantil, Typ I G12.0
––– juvenil G12.1
––– Kindheitsform (Typ II) G12.1
––– mit
–––– Atemnot, Typ
––––– 1 G12.2
––––– 2 G12.2
–––– Dandy-Walker-Malformation, und Katarakt G12.8† Q03.1 H28.2*
––– pränatal, mit angeborenen Knochenfrakturen G12.2 Q74.8
––– progressiv G12.2
––– proximal G12.1
–––– autosomal-dominant, mit Beginn im
––––– Erwachsenenalter G12.1
––––– Kindesalter G12.1
–––– Typ
––––– I G12.0
––––– II G12.1
––––– III G12.1
––––– IV G12.1
–– spinobulbär, Typ Kennedy G12.2
–– syphilitisch A52.7† M63.89*
–– Typ I G12.0
– Bein, Verletzung T13.5
– Blutung M62.89
– Deformität, erworben M62.89
– Degeneration
–– fettig M62.89
–– fibrös M62.89
–– hyalin M62.89
–– progressiv M62.89
– Diastase M62.09
–– kongenital Q79.8
– Distorsion T14.6
– Durchtrennung
–– teilweise T14.6
–– vollständig T14.6
– Dysplasie Q79.8
– Dystrophie G71.0
–– angeboren G71.2
–– bei
––– Epidermolysis bullosa simplex Q81.0† G73.7*
––– Lipodystrophie, generalisiert, kongenital E88.1
–– benigne (Typ Becker) G71.0
–– distal G71.0
–– fazio-skapulo-humeral G71.0
–– Gliedergürtel
––– autosomal-dominant, Typ
–––– 1A G71.0
–––– 1B G71.0 ►

M

Muskel – s.a. Musculus *(Forts.)*
~ Dystrophie G71.0 *(Forts.)*
~~ Gliedergürtel *(Forts.)*
~~~ autosomal-dominant, Typ *(Forts.)*
---- 1C G71.0
---- 1D G71.0
---- 1E G71.0
---- 1F G71.0
---- 1G G71.0
---- 1H G71.0
--- autosomal-rezessiv, Typ
---- 2A G71.0
---- 2B G71.0
---- 2C G71.0
---- 2D G71.0
---- 2E G71.0
---- 2F G71.0
---- 2G G71.0
---- 2H G71.0
---- 2I G71.0
---- 2J G71.0
---- 2K G71.0
---- 2L G71.0
---- 2M G71.0
---- 2N G71.0
---- 2O G71.0
---- 2P G71.0
---- 2Q G71.0
---- 2R G71.0
---- 2S G71.0
---- 2U G71.0
---- 2W G71.0
---- 2X G71.0
---- 2Y G71.0
---- 2Z G71.0
--- durch POMK-Mangel G71.0
-- hereditär, kongenital G71.2
-- kongenital
--- durch Laminin-alpha-2-Mangel G71.2
--- mit
---- Defizienz, ITGA7 [Integrin-alpha-7] G71.2
---- infantiler Katarakt und Hyogonadismus G71.2
--- Typ
---- 1A G71.2
---- 1B G71.2
---- Davignon-Chauveau G71.2
---- Fukuyama G71.2
---- Ullrich G71.2
-- Lamin A/C-assoziiert, kongenital G71.2
-- maligne (Typ Duchenne) G71.0
-- megakonial, kongenital G71.2
-- MYH7-abhängig, skapuloperonäal, spät beginnend G71.0
-- okulär G71.0
-- okulo-gastro-intestinal Q43.8
-- okulopharyngeal G71.0
-- progressiv, hereditär G71.0
--- Duchenne G71.0
-- pseudohypertrophisch G71.0 ►

Muskel – s.a. Musculus *(Forts.)*
~ Dystrophie G71.0 *(Forts.)*
-- Rumpfgürtel G71.0
-- skapuloperonäal G71.0
--- benigne, mit Frühkontrakturen (Typ Emery-Dreifuss) G71.0
--- X-chromosomal G71.0
-- Typ
--- Duchenne, bei weiblichen Trägerinnen, symptomatische Form G71.0
--- Selcen G71.0
– Eiterung M60.09
– Entzündung M60.99
-- akut M60.99
– Erkrankung, hereditär, in der
-- Eigenanamnese Z87.3
-- Familienanamnese Z82
– Ermüdbarkeit, krankhaft G70.9
– extraokulär, Fibrose, kongenital H49.8
– Faszikulation R25.3
– Fehlen Q79.8
-- angeboren Q79.8
– Fremdkörper, retiniert M79.59
– Geschwulst D21.9
– Gliedergürtel, Dystrophie
-- Laminin-alpha-2-abhängig G71.0
-- POMGNT2-abhängig G71.0
– Hämatom, nichttraumatisch M62.89
– Hernie M62.89
– Hypertonie, angeboren P94.1
-- beim Neugeborenen P94.1
– Hypertrophie M62.89
– Hypoplasie Q79.8
– Hypotonie R29.8
-- angeboren P94.2
– Infarkt, ischämisch M62.29
– Infektion a.n.k. M60.09
– Infiltration, fettig M62.89
– Insuffizienz M62.99
– Ischämie M62.29
-- traumatisch T79.69
--- Extremität, obere T79.60
--- Fuß T79.63
--- Hüfte T79.61
--- Oberschenkel T79.61
--- Unterschenkel T79.62
– Kalzifikation M61.99
-- bei
--- Lähmung M61.29
--- Verbrennung M61.39
-- paralytisch M61.29
– Kontraktion, psychogen, Konversionsreaktion F44.4
– Kontraktur M62.49
-- ischämisch T79.60
-- paralytisch M62.49
-- postinfektiös a.n.k. M62.49
-- postural a.n.k. M62.49
– Krampf R25.2
-- psychogen F45.8 ►
~~~

Muskel – s.a. Musculus *(Forts.)*
– Krankheit M62.99
–– angeboren Q79.9
–– entzündlich M60.99
–– Rippling- G71.8
– kurz, Daumen, Verletzung S66.4
– Mangel, Phosphofruktokinase, mit Glykogenose E74.0
– Narbe M62.89
–– mit Kontraktur M62.49
– Nekrose, durch Clostridium A48.0
– Neurose F45.8
– Organneurose F45.8
– Ossifikation M61.99
–– bei Lähmung M61.29
– Paralyse a.n.k. G72.88
–– bei Schädigung, Nerv a.n.k. G58.9
–– ischämisch T79.60
–– progressiv G12.2
–– pseudohypertrophisch G71.0
– Prellung T14.6
– Pseudohypertrophie, bei Hypothyreose E03.1
– Riss, alt M62.19
–– Beckenboden N81.8
– Ruptur T14.6
–– nichttraumatisch M62.19
–– traumatisch T14.6
– Schmerzen M79.19
– Schnittverletzung T14.6
– Schwäche M62.89
–– krankhaft G70.9
– Schwund a.n.k. M62.59
–– spinal G12.9
– Sehne, Verletzung, multipel T06.4
– Steifigkeit R29.8
– Störung M62.99
–– psychogen F45.8
– Syphilis A52.7† M63.09*
–– sekundär A51.4† M63.09*
– Tuberkulose A18.8† M63.09*
– Verletzung T14.6
–– Abdomen S39.0
–– Becken S39.0
–– Caput longum, Musculus biceps brachii S46.1
–– Extremität
––– obere T11.5
––– untere T13.5
–– Folgen T94.1
–– Fuß S96.9
––– multipel S96.7
–– Gesicht, Folgen T90.8
–– Hals, Folgen T91.8
–– Hand S66.9
–– Handgelenk S66.9
–– Hüfte S76.0
––– multipel S76.7
–– in Halshöhe S16
–– Knöchel S96.9
––– multipel S96.7
–– Körperregion, multipel, Folgen T94.0 ►

Muskel – s.a. Musculus *(Forts.)*
~ Verletzung T14.6 *(Forts.)*
–– Kopf S09.1
––– Folgen T90.8
–– Lumbosakralgegend S39.0
–– multipel T06.4
–– Oberarm S46.9
––– multipel S46.7
–– oberflächlich T14.6
–– Oberschenkel a.n.k. S76.4
––– multipel S76.7
–– Rumpf T09.5
––– Folgen T91.8
–– Schulter S46.9
––– multipel S46.7
–– Thorax S29.0
–– Unterarm S56.8
––– multipel S56.7
–– Unterschenkel S86.9
––– multipel S86.7
– Verspannung, paravertebral M62.88
– Verstauchung T14.6
–– Fuß S96.9
–– Knöchel S96.9
–– Unterschenkel S86.9
– Zerfall M62.89
– Zerrung T14.6
–– alt M62.69
–– HWS-Bereich S16
–– Kniebereich S83.6
–– LWS-Bereich S39.0
–– Oberarm S46.9
–– Oberschenkel S76.4
–– Unterschenkel S86.9
– Zuckung, fibrillär M62.89
Muskel-Augen-Gehirn-Krankheit G71.2
– mit Leukodystrophie, multizystisch, beidseitig G71.2 E75.2
Muskel-Carnitin-Palmitoyltransferase, Mangel E71.3
Muskel-Sehnen-Verbindung, Ruptur, nichttrau matisch M66.59
Muskel-Skelett-Neurose F45.8
Muskel-Skelett-System
– Abnormität, bei bildgebender Diagnostik a.n.k. R93.7
– Agenesie a.n.k. Q79.8
– Anomalie Q79.9
– Deformität
–– angeboren Q79.9
–– erworben M95.9
– Komplikation, nach medizinischen Maßnahmen M96.9
– Krankheit, in der
–– Eigenanamnese a.n.k. Z87.3
–– Familienanamnese a.n.k. Z82
– Störung M79.99
–– funktionell F45.8
––– Ursprung, psychisch F45.8
–– psychogen F45.8
Muskelansatz, Störung M77.9

M

Muskelatrophie
- Charcot-Marie- G60.0
- Duchenne-Aran- G12.2
- Marie-Charcot-Tooth-, neuropathisch G60.0
- spinal, mit Myoklonusepilepsie, progressiv G12.1 G40.3

Muskelbedingt, Spannungskopfschmerzen G44.2
Muskeldystrophie
- Duchenne- G71.0
- Emery-Dreifuss- G71.0
-- X-chromosomal G71.0
- Erb- G71.0
- Gliedergürtel, durch Mangel
-- Alpha-Sarkoglykan G71.0
-- Beta-Sarkoglykan G71.0
-- Delta-Sarkoglykan G71.0
-- FKRP [Fukutin-related Protein] G71.0
-- Gamma-Sarkoglykan G71.0
-- Lamin A/C G71.0
- Landouzy- G71.0
- tibial G71.0

Muskeldystrophie-Dystroglykanopathie, kongenital
- mit Intelligenzminderung G71.2
- ohne Intelligenzminderung G71.2

Muskelfaser
- Atrophie, Typ 2, bei Myopathie, angeboren G71.2
- Riss T14.6
-- Oberschenkel S76.4
-- Wade S86.9

Muskelgruppe
- anterior, Verletzung, in Unterschenkel-Höhe S86.2
- peronäal, Verletzung, in Unterschenkel-Höhe S86.3

Muskelhärte M62.89
Muskelhypertrophie-Hepatomegalie-Polyhydramnion-Syndrom Q87.8
Muskelinsertionsstellen, Wirbelsäule, Läsion M46.09
Muskelkrankheit, Rippling-, mit Myasthenia gravis G71.8 G70.0
Muskeln, und Sehnen, Rotatorenmanschette, Verletzung S46.0
Muskelphosphorylase, Mangel E74.0
Muskelrelaxanzien
- Allergie T88.7
- Reaktion, anaphylaktisch T88.6
- Überempfindlichkeit T88.7
- Vergiftung T48.1

Muskelstarre-Syndrom G25.88
Muskelsteifigkeitsyndrom, hyperkontraktil, generalisiert, angeboren E72.8
Muskelstimulator
- elektronisch, mit Komplikation, mechanisch T84.4
- mit Komplikation T84.9

Muskeltonus
- erhöht R29.8 ►

Muskeltonus *(Forts.)*
- Störung, beim Neugeborenen P94.9

Muskeltransplantat, mit Komplikation, mechanisch T84.4
Muskelzerfallssyndrom T79.5
Muskulär
- Daueraktivität, hereditär G71.1
- Dysbalance M62.99
-- im Wirbelsäulenbereich M62.98
- Dystrophie G71.0
-- Beckengürtel G71.0
-- myotonisch G71.1
-- progressiv, Charcot-Marie-Tooth-Typ G60.0
-- Schultergürtel G71.0
- Emery-Dreifuss-Dystrophie G71.0
- Gowers-Dystrophie G71.0
- HWS-Syndrom M54.2
- Inkoordination R27.8
- Insuffizienz, Herz I50.9
- Mangel
-- Beta-Enolase, mit Glykogenose E74.0
-- Glykogen-Phosphorylase, mit Glykogenose E74.0
-- Phosphofructokinase, mit
--- Glykogenspeicherkrankheit E74.0
--- GSD [Glykogenspeicherkrankheit] E74.0
-- Phosphorylasekinase, mit
--- Glykogenose E74.0
--- Glykogenspeicherkrankheit E74.0
--- GSD [Glykogenspeicherkrankheit] E74.0
- Schiefhals M43.6
- Tortikollis M43.6
-- kongenital Q68.0
- Werdnig-Hoffmann-Atrophie G12.0

Muskulatur
- Beckenboden, Verletzung, alt N81.8
- glatt
-- Dysfunktion, multisystemisch, Syndrom I73.8
-- Tumor D48.1
- quergestreift, Spastik, spinal G95.83

Muskuloskeletal
- Schmerzen, Brust R07.3
- Schmerzsyndrom M79.19

Muskulotendinös, HWS-Syndrom M54.2
Musterungsuntersuchung Z02
Mutation
- AKT2-Gen-, mit Lipodystrophie, partiell, familiär E88.1
- C19ORF12-Gen-, mit Neurodegeneration, mit Eisenspeicherung, Gehirn G23.0
- CDKN1C-, mit Beckwith-Wiedemann-Syndrom Q87.3
- CTPS1-Gen-, mit Immundefekt, kombiniert, schwer D81.8
- homozygot, mit Hypercholesterinämie, familiär E78.0
- Leptinrezeptorgen, mit Adipositas E66.89
- LIPE-Gen-, mit Lipodystrophie, partiell, familiär E88.1
- LIS1-Gen, mit Lissenzephalie Q04.3 ►

Mutation *(Forts.)*
– NSD1, mit Beckwith-Wiedemann-Syndrom Q87.3
– PLIN1-Gen-, mit Lipodystrophie, partiell, familiär E88.1
– PPARG-Gen-, mit Lipodystrophie, partiell, familiär E88.1
– Prothrombin-Gen D68.5
– RNU12-Gen, mit Ataxie, zerebellar, angeboren G11.1
– RORC-Gen, mit Immundefekt, autosomal-rezessiv, primär D84.8
– TSH[Thyreoideastimulierendes Hormon]-Rezeptor-Gen-, mit Hypothyreose E03.1
– TUBA1A-Gen, mit Lissenzephalie Q04.3
Mutchinick-Syndrom Q87.8
Mutilierend, Keratose, palmoplantar, mit Plaques, keratotisch, periorifiziell Q82.8
Mutismus R47.0
– akinetisch R41.8
– bei Taubheit
–– erworben a.n.k. H91.3
–– kongenital a.n.k. H91.3
– elektiv F94.0
–– bei Anpassungsreaktion F94.0
– hysterisch F44.4
– postoperativ G97.81
– selektiv F94.0
– zerebellär, postoperativ G97.81
Mutisurditas H91.3
Mutitas surdorum H91.3
Mutter, mit COVID-19-Infektion, mit Schädigung, Fetus/Neugeborenes P00.2
Mutter-Kind, Interaktionsstörung Z63
Mutterband
– breit, Abszess N73.2
– Hämatom, nichttraumatisch N83.7
– Varizen I86.2
Mutterkornalkaloid
– Allergie T88.7
– Überempfindlichkeit T88.7
Muttermilch-Inhibitor, mit Ikterus, beim Neugeborenen P59.3
Muttermund
– äußerer
–– akzessorisch Q51.8
–– doppelt Q51.8
–– Teilung, in zwei Öffnungen, durch Frenulum Q51.8
– Atresie Q51.8
– Eröffnung, mangelnd, mit Schnittentbindung O62.0
– innerer, Kontraktur N88.2
– Karzinom C53.9
– Kontraktur N88.2
– Malignom C53.9
– nichteröffnet O62.0
– Riss, alt N88.1
– Striktur N88.2
Muttermundwirksam, Wehen, Einsetzen, vorzeitig O60.0
MUTYH-abhängig [MUTYH-Gen]
– FAP [Familiäre adenomatöse Polyposis], attenuiert D12.6
– Polyposis coli, familiär, attenuiert D12.6
Muzinös
– Adenofibrom D27
– Adenokarzinom C80.9
–– Appendix C18.1
–– Ovar C56
– Adenom D36.9
– Dystrophie, Hornhaut, subepithelial H18.5
– Histiozytose, progressiv, hereditär D76.3
– Karzinom, Niere, tubulär, und spindelzellig C64
– Tumor
–– mit geringem Malignitätspotential C56
–– Ovar
––– mit geringem Malignitätspotential C56
––– papillär, mit geringem Malignitätspotential C56
–– papillär, mit geringem Malignitätspotential C56
– Zystadenofibrom D27
– Zystadenokarzinom C56
–– Ovar C56
–– Pankreas C25.9
– Zystadenom D27
–– Ovar
––– im Kindesalter D27
––– mit Borderline-Malignität C56
– Zystom D27
Muzinose L98.5
– erythematös, retikulär L98.5
– fokal L98.5
– Haut L98.5
– oral K13.7
–– fokal K13.7
– papulös L98.5
–– akral-persistierend L98.5
–– beim Säugling L98.5
–– selbstheilend L98.5
Muzinproduzierend, Adenokarzinom C80.9
My-Schwerkettenkrankheit C88.20
– in kompletter Remission C88.21
Myalgie M79.19
– bei Torsionsskoliose M41.89
– Brustbereich M79.18
– chronisch M79.19
– epidemisch B33.0
– Hals-Nacken-Bereich M79.18
– interkostal M79.18
– Lendenbereich M79.18
– psychogen F45.40
– traumatisch a.n.k. T14.9
– zervikal, epidemisch B33.0
Myalgie-Syndrom, Eosinophilie- M35.8
Myalgisch
– Beschwerden
–– Nacken M79.18
–– Rücken M79.18
– Enzephalomyelitis G93.3

Myasthen, Syndrom, kongenital G70.2
Myasthenia G70.9
– gravis G70.0
–– autoimmun G70.0
–– bei Rippling-Muskelkrankheit G71.8 G70.0
–– juvenil G70.0
–– neonatal, transient P94.0
–– pseudoparalytica G70.0
–– transitorisch, beim Neugeborenen P94.0
– pseudoparalytica G70.0
Myasthenie
– Detrusor R32
– entwicklungsbedingt G70.2
– Harnblasensphinkter N31.2
– kongenital G70.2
– Neuro- G93.3
–– epidemisch G93.3
–– postinfektiös G93.3
– Sphincter vesicae N31.2
Myasthenieptose G70.0
Myasthenisch
– Krise G70.9
– Paralyse, bulbär G70.0
– Syndrom G70.9
–– bei
––– Diabetes mellitus E14.40† G73.0*
––– Hyperthyreose E05.9† G73.0*
––– Krankheit, endokrin a.n.k. E34.9† G73.0*
––– Neubildung D48.9† G73.2*
–––– bösartig a.n.k. C80.9† G73.2*
––– Thyreotoxikose E05.9† G73.0*
Myatonia congenita G70.8
Myatonie G70.8
Myatroph, Lateralsklerose G12.2
Myatrophia congenita Q79.8
Myatrophie, bei
– Diabetes mellitus E14.40† G73.0*
– Typ-1-Diabetes mellitus E10.40† G73.0*
– Typ-2-Diabetes mellitus E11.40† G73.0*
Mycelium, Infektion a.n.k. B49
Mycobacterium
– avium
–– Infektion, Lunge A31.0
–– intracellulare, Infektion, bei HIV, Krankheit B20 A31.0
– Battey, Infektion A31.0
– chelonei, Infektion A31.88
– fortuitum, Infektion A31.88
– intracellulare, Infektion, Lunge A31.0
– kansasii, Infektion, Lunge A31.0
– marinum, Infektion, Haut A31.1
– scrofulaceum, Infektion A31.88
– simiae, Infektion A31.88
– szulgai, Infektion A31.88
– terrae, Infektion A31.88
– triviale, Infektion A31.88
– tuberculosis, mit Resistenz, gegen ein oder mehrere Erstrangmedikamente U82.0! *[nur Zusatzkode!]*
– ulcerans, Infektion A31.1
– xenopi, Infektion A31.88
Mycophenolat-Mofetil, Embryopathie Q86.88
Mycoplasma pneumoniae
– Bronchitis, akut J20.0
– Bronchopneumonie J15.7
– Erreger B96.0! *[nur Zusatzkode!]*
– Pneumonie J15.7
Mycosis a.n.k. – s.a. Mykose B49
– barbae B35.0
– capillitii B35.0
– corporis B35.4
– fungoides C84.0
–– follikulotrop C84.0
MyD88, Defekt D84.8
Mydriasis H57.0
– medikamentös H57.0
– posttraumatisch H57.0
Myelatelie Q06.1
Myelenzephalitis G04.9
Myelindegeneration, Zentralnervensystem G37.9
Myelinoklastisch, Sklerose, diffus G37.0
Myelinolyse, zentral, pontin G37.2
Myelinose, Sphingo- E75.3
Myelitis G04.9
– akut G04.9
– aszendierend G04.9
–– akut G04.9
– bei
–– Infektion, durch Naegleria B60.2† G05.2*
–– Krankheit, durch HIV B23.8 G04.9
–– Masern B05.0† G05.1*
–– Mumps B26.2† G05.1*
–– Röteln B06.0† G05.1*
–– Spätsyphilis A52.1† G05.0*
–– Syphilis, konnatal A50.4† G05.0*
–– Toxoplasmose B58.2† G05.2*
–– Zytomegalie B25.88† G05.1*
– diffus G04.9
– disseminiert G04.9
– durch
–– Adenovirus A85.1† G05.1*
–– Enterovirus A85.0† G05.1*
–– Herpesvirus B00.4† G05.1*
–– Kompression G04.9
–– Varizellen B01.1† G05.1*
–– Zoster B02.0† G05.1*
– Folgen G09
– Hämato- G04.9
– Meningo- G04.9
–– bakteriell a.n.k. G04.2
–– durch
––– Meningokokken A39.8† G05.0*
––– Torula histolytica B45.1† G05.2*
–– syphilitisch A52.1† G05.0*
– Meningoenzephalo-
–– akut a.n.k. A86
–– bei Aktinomykose A42.8† G05.0*
–– durch
––– Haemophilus influenzae G04.2 B96.3!
––– Torula histolytica B45.1† G05.2*
–– Frühsommer- A84.1 ►

Myelitis G04.9 *(Forts.)*
~ Meningoenzephalo- *(Forts.)*
-- Sommer- A84.1
-- viral a.n.k. A86
- nach Immunisierung G04.0
- Polio- A80.9
-- endemisch A80.9
- postinfektiös a.n.k. G04.8
- progressiv G04.9
- Querschnitt- G04.9
- Radikulo- G04.9
- radiogen G97.88
- subakut, nekrotisierend G37.4
-- aufsteigend G37.4
- transvers, akut G37.3
-- mit Anti-MOG[Myelin-Oligodendrozyten-Glykoprotein]-Antikörper G37.3
- transversa
-- acuta G37.3
--- bei Krankheit, demyelinisierend Zentralnervensystem G37.3
-- syphilitisch A52.1† G05.0*
- tuberkulös A17.8† G05.0*
Myeloblastisch, Leukämie, akut C92.00
Myelodysplasie D46.9
- mit Blastenüberschuss D46.9
- Rückenmark Q06.1
Myelodysplastisch
- Anämie D46.9
- Syndrom D46.9
-- bei Alpha-Thalassämie D56.0 D46.9
-- durch
--- Alkylanzien D46.9
--- Epipodophyllotoxin D46.9
-- mit Del(5q)-Chromosomenanomalie, isoliert D46.6
-- nicht klassifizierbar D46.7
-- therapie-induziert D46.9
Myeloenzephalitis G04.9
Myeloenzephalozele Q01.9
Myelofibrös, Anämie D47.4† D63.0*
Myelofibrose D47.4
- akut C94.40
-- in kompletter Remission C94.41
- idiopathisch D47.4
-- chronisch D47.4
- mit
-- Metaplasie, myeloisch D47.4
-- Osteosklerose D47.4
-- Panmyelose, akut C94.40
--- in kompletter Remission C94.41
- Osteo- D47.4
- primär D47.4
- sekundär, bei Erkrankung, myeloproliferativ D47.4
Myelofibrosesyndrom D47.4
Myelogen
- Anämie D64.8
- Leukämie C92.90
-- akut C92.00
-- aleukämisch C92.90 ►

Myelogen *(Forts.)*
~ Leukämie C92.90 *(Forts.)*
-- chronisch C92.10
-- in Remission C92.91
-- subakut C92.20
- Metaplasie D73.1
Myeloid
- Hepatosplenomegalie, megakaryozytär D47.4
- Leukämie C92.90
Myeloisch
- Aplasie, Knochenmark D61.9
- Enzephalitis, Polio-, bulbär A80.9† G05.1*
- Leukämie C92.90
-- akut C92.00
--- in kompletter Remission C92.01
--- M6 (a) (b) C94.00
---- in kompletter Remission C94.01
--- M7 C94.20
---- in kompletter Remission C94.21
--- minimal differenziert C92.00
--- mit
---- 11q23-Abnormität C92.60
----- in kompletter Remission C92.61
---- Ausreifung C92.00
----- minimal C92.00
---- Dysplasie, multilineär C92.80
----- in kompletter Remission C92.81
---- Eosinophile, abnorm, und
----- inv(16) (p13q22) C92.50
----- t(16;16) (p13;q22) C92.50
---- inv3(q21q26.2) C92.00
---- minimaler Differenzierung C92.00
---- somatischen
----- CEBPA-Genmutationen C92.00
----- NPM1-Genmutationen C92.00
---- t(3;3)(q21;q26.2) C92.00
---- t(6;9) (p23;q34) C92.00
---- t(8;21)(q22;q22) C92.00
---- t(9;11) (p22;q23) C92.00
---- Translokation t(8;16)(p11;p13) C92.00
---- Veränderung, MLL Gen C92.60
--- ohne Ausreifung C92.00
--- primär therapierefraktär C92.00
-- aleukämisch C92.90
-- atypisch C92.20
-- chronisch C92.10
--- atypisch C92.20
---- BCR/ABL-negativ C92.20
----- in kompletter Remission C92.21
--- BCR/ABL-positiv C92.10
---- in kompletter Remission C92.11
--- in kompletter Remission C92.11
--- Philadelphia-Chromosom (Ph1) positiv C92.10
---- in kompletter Remission C92.11
--- t(9;22) (q34;q11) C92.10
---- in kompletter Remission C92.11
-- in kompletter Remission C92.91
-- megakaryoblastisch, akut, mit t(1;22) (p13;q13) C94.20
-- mit Blastenschub C92.10 C94.8! ►

M

Myeloisch *(Forts.)*
~ Leukämie C92.90 *(Forts.)*
–– monozytär C92.50
–– subakut C92.20
––– in kompletter Remission C92.21
– Metaplasie D73.1
–– bei Myelosklerose D47.4
––– megakaryozytär D47.4
– Reaktion, leukämoid D72.8
– Sarkom C92.30
–– in kompletter Remission C92.31
– Tumor, extramedullär C92.30
Myelokathexis, Hypogammaglobulinämie, Infektion, bei Warze D81.8
Myelokompression G95.2
Myeloleukodystrophie E75.2
Myelolipom D17.9
Myelom C90.00
– endothelial C41.9
– in kompletter Remission C90.01
– monostotisch C90.20
– multipel C90.00
–– in kompletter Remission C90.01
–– mit
––– Arthritis C90.00† M36.1*
––– Arthropathie C90.00† M36.1*
––– Glomerulonephritis C90.00† N08.1*
––– Krankheit
–––– glomerulär C90.00† N08.1*
–––– Niere, tubulointerstitiell C90.00† N16.1*
––– Osteoporose C90.00† M82.09*
––– Pyelonephritis C90.00† N16.1*
– Niere, in kompletter Remission C90.31
– Plasmazell- C90.00
–– in kompletter Remission C90.01
– Plasmazellen
–– monostotisch C90.00
–– multipel C90.00
––– in kompletter Remission C90.01
– solitär C90.30
–– in kompletter Remission C90.31
Myelomalazie G95.88
– angiohypertrophisch, subakut G37.4
Myelomatose C90.00
– in kompletter Remission C90.01
– mit Arthritis C90.00† M36.1*
– multipel, mit Osteoporose C90.00† M82.09*
Myelomeningitis G04.9
Myelomeningozele Q05.9
– fetal, Betreuung, Mutter O33.7
– Lipo- Q05.9
– mit Hydrozephalus Q05.4
– Rückenmark Q05.9
Myelomonozytär, Leukämie
– akut C92.50
–– in kompletter Remission C92.51
– chronisch C93.10
–– in kompletter Remission C93.11
– juvenil C93.30
–– in kompletter Remission C93.31
Myelopathie G95.9
– bei
–– Degeneration, Bandscheibe a.n.k. M51.0† G99.2*
––– lumbal M51.0† G99.2*
––– thorakal M51.0† G99.2*
––– zervikal M50.0† G99.2*
–– Hernie, Nucleus pulposus M51.0† G99.2*
––– lumbal M51.0† G99.2*
––– lumbosakral M51.0† G99.2*
––– thorakal M51.0† G99.2*
––– thorakolumbal M51.0† G99.2*
–– Kompression, Nervenwurzel, bei Schaden, Bandscheibe, zervikal M50.0† G99.2*
–– Krankheit, durch HIV B23.8 G95.9
–– Mangel, Vitamin B_{12} E53.8† G32.0*
–– Neubildung a.n.k. D48.9† G99.2*
–– Schaden, Bandscheibe M51.0† G99.2*
––– mit Kompression, Nervenwurzel M51.0† G99.2*
––– zervikal M50.0† G99.2*
–– Spondylose a.n.k. M47.99† G99.2*
––– lumbal M47.16† G99.2*
––– lumbosakral M47.17† G99.2*
––– sakral M47.18† G99.2*
––– sakrokokzygeal M47.18† G99.2*
––– thorakal M47.14† G99.2*
––– zervikal M47.12† G99.2*
–– Stenose, Spinalkanal M48.09† G99.2*
–– Verlagerung, Bandscheibe a.n.k. M51.0† G99.2*
–– Vorfall, Bandscheibe, zervikal M50.0† G99.2*
– durch
–– Arzneimittel G95.88
–– humane T-Zell-lymphotrope Viruskrankheit Typ I (HTLV-1) G04.1
– human, T-Zell-lymphotrop, Virus-assoziiert G04.1
– Immun- G95.88
– medikamentös G95.88
– mit Subluxation, atlantoaxial, habituell M43.3
– nekrotisch G95.18
– nekrotisierend
–– angiodysgenetisch G37.4
–– subakut G95.18
– Rückenmark G95.9
– spondylogen a.n.k. M47.19† G99.2*
– toxisch G95.88
– transvers, akut G37.3
– vaskulär G95.18
Myelopathisch, Anämie D64.8
Myeloperoxidase, Mangel E80.3
Myelophthise, mit Anämie, normozytär D61.9
Myelophthisisch, Splenomegalie D47.4
Myeloproliferativ
– Anämie D47.1
– Erkrankung, mit Myelofibrose, sekundär D47.4
– Krankheit D47.1
–– chronisch D47.1

Myeloradikulitis G04.8
– Enzephalo- G61.0
–– akut G61.0
Myeloradikulodysplasie Q06.1
– Rückenmark Q06.1
Myeloretikulose D47.4
– Osteo- D47.4
Myelosarkom C92.30
– in kompletter Remission C92.31
Myelose C92.90
– akut C92.00
– aleukämisch C92.90
– chronisch D47.1
–– in kompletter Remission D47.1
– erythrämisch C94.00
–– akut C94.00
––– in kompletter Remission C94.01
– erythroleukämisch C94.00
–– in kompletter Remission C94.01
– funikulär, bei Anämie a.n.k. D51.0† G32.0*
– in kompletter Remission C92.91
– megakaryozytär, chronisch D47.4
– nichtleukämisch D72.8
– subakut C92.90
Myelosklerose D47.4
– akut C94.40
– disseminiert, Zentralnervensystem G35.9
– megakaryozytär, mit Metaplasie, myeloisch D47.4
– mit Metaplasie, myeloisch D47.4
– Osteo- D47.4
–– megakaryozytisch D47.4
Myelozele Q05.9
– Hydro- Q05.9
– Meningo- Q05.9
–– mit Hydrozephalus Q05.4
–– syphilitisch A52.1† G94.8*
– mit Hydrozephalus Q05.4
Myelozystozele Q05.9
– mit Hydrozephalus Q05.4
Myelozytär
– Leukämie C92.90
–– akut C92.00
–– chronisch C92.10
– Reaktion, leukämoid D72.8
Myelozytom C90.00
– in kompletter Remission C90.01
MYH7-abhängig, Dystrophie, Muskel, skapuloperonäal, spät beginnend G71.0
MYH9-assoziiert, Thrombozytopenie D69.41
Myhre-Smith-Syndrom, Ruvalcaba- Q89.8
Myhre-Syndrom Q87.8
Myiasis B87.9
– Dermato- B87.0† L99.8*
– Entero- B87.8† K93.8*
– furunkuloid B87.0
–– durch
––– Cordylobia anthropophaga B87.0
––– Dermatobia hominis B87.0
– intestinal B87.8† K93.8*
– Körperhöhle B87.8 ►

Myiasis B87.9 *(Forts.)*
– migratorisch B87.0
– nasopharyngeal B87.3† J99.8*
– Ophthalmo- B87.2† H58.8*
– Oto- B87.4† H94.8*
– urogenital B87.8
– Wunde B87.1
Mykid, durch Candida L30.2
Mykobakteriell
– Infektion
–– atypisch A31.9
–– bei Krankheit, durch HIV B20 A31.9
–– nicht-tuberkulös, pulmonal A31.0
– Krankheit A31.9
–– Lunge A31.0
Mykobakteriose A31.9
– atypisch, disseminiert A31.80
– extrapulmonal, systemisch A31.80
Mykobakteriosen, Suszeptibilität für, familiär D84.8
Mykobakterium
– atypisch
–– Infektion
––– Haut A31.1
––– Lunge A31.0
–––– tuberkulös A16.2
–– mit Resistenz, gegen ein oder mehrere Erstrangmedikamente U82.2! *[nur Zusatzkode!]*
– Infektion A31.9
Mykoplasma
– Infektion a.n.k. A49.3
–– urogenital N39.0 B96.0!
– Meningitis G00.8 B96.0!
– Pneumonie, angeboren P23.6 B96.0!
– Prostatitis N41.9
– Urethritis N34.1
Mykoplasmen
– Enzephalitis G04.8 B96.0!
– Erreger B96.0! *[nur Zusatzkode!]*
Mykose – s.a. Mycosis B49
– Adiaspiro- D18.88
– anal B35.6
– Auge B49† H58.8*
– Bart B35.0
– bei Krankheit, durch HIV B20 B49
– Blasto-, europäisch B45.9
– Broncho- a.n.k. B49† J99.8*
–– durch Candida B37.88† J99.8*
– Darm B49† K93.8*
– Dermato- a.n.k. B36.9
–– im Windelbereich B36.8
– Disko- A42.9
– durch
–– Candida B37.9
––– gastrointestinal B37.88
––– Mund B37.0
––– Rachen B37.88
–– Entomophthora B46.8
–– Pilz, opportunistisch-pathogen B48.7
– ekzematisiert B36.9
– epidermal B36.9 ►

Mykose – s.a. Mycosis B49 *(Forts.)*
– Finger B35.2
– follikulär B35.9
– Fuß B35.3
–– hyperkeratotisch B35.3
–– interdigital B35.3
– Gehörgang B36.9† H62.2*
– Gelegenheits- B48.7
– genital, rezidivierend B36.9
– Genitalien
–– männlich B49† N51.8*
–– weiblich B49
– Hacken B35.3
– Hand B35.2
–– interdigital B35.2
– Harntrakt B49
– inguinal B35.6
– interdigital B35.9
– intertriginös B36.9
– Kerato- B49† H19.2*
– Körper B35.4
– Kokzidioido- B38.9
– Kopf B35.0
– Leistenbeuge B35.6
– Lobo- B48.0
– Lunge B49† J99.8*
– mit
–– Myositis B49† M63.29*
–– Otitis externa a.n.k. B36.9† H62.2*
– Mukor- B46.5
–– Orbita B46.5
– Mund B37.0
– Nabel B35.8
– Nagel B35.1
– oberflächlich a.n.k. B36.9
– Onycho- B35.1
– opportunistisch B48.7
– Oto- B36.9† H62.2*
–– diffus B36.9† H62.2*
– Parakokzidioido- B41.9
– perianal B35.6
– Phyko- B46.9
– Plantar- B35.3
– Pneumono- a.n.k. B49† J99.8*
– Skrotum B35.8
– Soor-, genital B37.4
– Stomato- B37.0
– superinfiziert B49
– System- B49
– Trachea B49† J99.8*
– Unterschenkel B35.3
– Urethra B49† N37.0*
– Uro- B49
– Vagina B37.3† N77.1*
– Vulva B37.3† N77.1*
– vulvovaginal B37.3† N77.1*
– Zehenzwischenraum B35.3
– Zygo- B46.9
Mykotisch
– Aneurysma I72.9
–– Gehirn, rupturiert I60.9 ►

Mykotisch *(Forts.)*
– Arthritis a.n.k. B49† M01.69*
– Diarrhoe a.n.k. B49† K93.8*
– Ekzem B36.9
– Endokarditis I33.0
– Endophthalmitis H44.1
– Flechte, Fuß B35.3
– Fluor B37.3† N77.1*
– Infektion a.n.k. B49
–– bei Krankheit, durch HIV B20 B49
–– Haut a.n.k. B36.9
– Keratitis B49† H19.2*
– Kolpitis B37.3† N77.1*
– Meningitis a.n.k. B49† G02.1*
– Panophthalmitis H44.0
– Retinitis, bei Krankheit, durch HIV B20† B49 H32.0*
– Stomatitis B37.0
– Sycosis contagiosa B35.0
– Vaginitis B37.3† N77.1*
– Vulvovaginitis B37.3† N77.1*
Mylius-Syndrom, Heerfordt- D86.8
Myoadenom, Prostata D29.1
Myoatrophie M62.59
Myoblastenmyom D21.9
Myoblastom D21.9
– Angio- D48.1
– granularzellig D21.9
–– bösartig C49.9
–– Zunge D10.1
– Rhabdo- D21.9
Myodegeneratio cordis I51.5
– bei Fieber, rheumatisch, inaktiv I09.0
Myodiastase M62.09
Myodystrophie, Adreno- E27.1
Myoendokarditis I38
– akut I33.9
– subakut I33.9
Myoenzephalopathie, mitochondrial G31.81
Myofaszial, Schmerzsyndrom M79.19
Myofasziitis M60.99
– akut M60.99
– Lumbalregion M54.5
– makrophagisch M60.89
Myofibrillär, Myopathie G71.8
– Desmin-assoziiert G71.8
Myofibroblastisch, Tumor, inflammatorisch D48.9
Myofibrom D21.9
Myofibromatose D48.1
– infantil D48.1
Myofibrose M62.89
– Elasto- I42.4
– Endo- I42.3
Myofibrosis
– cordis I51.4
– humeroscapularis M75.8
Myofibrositis M79.70
– humeroscapularis M75.8
Myogelose M62.89
– BWS M62.88 ►

Myogelose M62.89 *(Forts.)*
– HWS M62.88
– LWS M62.88
– Rückenstrecker M62.88
– Schulter-Nacken-Muskulatur M62.81
–– mit Blockierung M62.81
– Wirbelsäulenbereich M62.88
Myogen, Arthrogryposis multiplex congenita, autosomal-rezessiv Q74.3
Myoglobin, Anstieg, pathologisch R79.8
Myoglobinurie R82.1
– autosomal-dominant R82.1
– primär R82.1
– rekurrent, genetisch bedingt R82.1
Myohyperplasie, Uterus N85.2
Myokard
– Abszess I40.0
– Amyloidose E85.4† I43.1*
– Aneurysma I25.3
– Anomalie Q24.8
– Atherom I25.19
– Atrophie I51.5
– Blutung I51.8
– Defekt I51.5
– Degeneration I51.5
–– fettig I51.5
–– hypertensiv I11.90
–– mit Fieber, rheumatisch I09.0
–– senil I51.5
–– syphilitisch A52.0† I52.0*
– Dekompensation, biventrikulär I51.9
– Dystrophie I51.5
– Entzündung I51.4
– Erschöpfung I50.9
– Fehlbildung, angeboren Q24.8
– Fibrose I51.4
– Glykogenspeicherkrankheit E74.0† I43.1*
– Gumma A52.0† I41.0*
– Hämochromatose E83.1† I43.1*
– Hypertrophie I51.7
–– idiopathisch I42.2
– Hypoplasie, Ventrikel, rechts Q24.8
– Infarkt I21.9
–– akut I21.9
––– nichttransmural I21.4
––– subendokardial I21.4
––– transmural I21.3
–––– anterior I21.0
–––– anteroapikal I21.0
–––– anterolateral I21.0
–––– anteroseptal I21.0
–––– apikolateral I21.2
–––– basolateral I21.2
–––– diaphragmal I21.1
–––– Hinterwand I21.1
–––– hochlateral I21.2
–––– inferior I21.1
–––– inferolateral I21.1
–––– inferoposterior I21.1
–––– lateral I21.2
–––– posterior I21.2 ►

Myokard *(Forts.)*
~ Infarkt I21.9 *(Forts.)*
~~ akut I21.9 *(Forts.)*
~~~ transmural I21.3 *(Forts.)*
–––– posterobasal I21.2
–––– posterolateral I21.2
–––– posteroseptal I21.2
–––– Seitenwand I21.2
–––– septal I21.2
–––– Vorderwand I21.0
–– alt I25.29
––– 29 Tage bis unter 4 Monate zurückliegend I25.20
––– 4 Monate bis unter 1 Jahr zurückliegend I25.21
––– 1 Jahr und länger zurückliegend I25.22
–– chronisch I25.8
–– drohend I20.0
–– Hinterwand, akut I21.1
–– mit angegebener Krankheitsdauer von mehr als 4 Wochen I25.8
–– nichttransmural I21.4
–– Non-Q-Wave- I21.4
–– rezidivierend I22.9
––– anterior I22.0
––– anteroapikal I22.0
––– anterolateral I22.0
––– anteroseptal I22.0
––– apikolateral I22.8
––– basolateral I22.8
––– diaphragmal I22.1
––– Hinterwand I22.1
––– hochlateral I22.8
––– inferior I22.1
––– inferolateral I22.1
––– inferoposterior I22.1
––– lateral I22.8
––– posterior I22.8
––– posterobasal I22.8
––– posterolateral I22.8
––– posteroseptal I22.8
––– Seitenwand I22.8
––– septal I22.8
––– Vorderwand I22.0
–– rudimentär I25.29
–– syphilitisch A52.0† I52.0*
–– transmural I21.3
–– Zustand nach I25.29
– Infarktnarbe I25.29
– Infektion a.n.k. I40.0
–– durch Meningokokken A39.5† I41.0*
– Insuffizienz I50.9
–– beim Neugeborenen P29.0
–– chronisch I50.9
–– dekompensiert I50.9
– Irritabilität F45.30
– Ischämie I25.9
–– stumm I25.6
–– transitorisch, beim Neugeborenen P29.4
– Krankheit I51.5
–– primär I42.9 ►

M
~~~

Myokard *(Forts.)*
– Narbe I25.29
– Nekrose I21.9
– Ossifikation I51.5
– Reinfarkt I22.9
– Ruptur I21.9
–– traumatisch S26.88
– Schaden I51.5
– Schwäche I50.9
–– mit Ödem, peripher I50.01
– spongiös I42.88
– Stenose I51.5
– Syphilis A52.0† I41.0*
– Tuberkulose A18.8† I41.0*
– Veränderung I42.9
– Verfettung I51.5
– Verletzung S26.9
Myokardial
– Anfall I21.9
– Asthenie I50.9
–– psychogen F45.30
– Atherom I25.19
– Block I45.9
– Dekompensation I51.9
– Erweichung I51.5
– Hypoxie I24.8
– Insuffizienz
–– rheumatisch
––– aktiv I01.2
––– akut I01.2
––– subakut I01.2
–– syphilitisch A52.0† I52.0*
– Ischämie, chronisch I25.9
– Versagen I50.9
–– chronisch I50.9
–– mit Stauungserscheinung I50.01
Myokardinnenschicht, Infarkt I21.4
Myokardiopathie I42.9
– alkoholisch I42.6
– dilatativ I42.0
– idiopathisch I42.9
– im Wochenbett O90.3
– kongestiv I42.0
– obstruktiv I42.1
Myokarditis I51.4
– aktiv I40.9
– akut I40.9
–– bakteriell I40.0
–– bei Grippe [Influenza]
––– saisonaler Influenzavirus nachgewiesen, ausgenommen Vogelgrippe- und Schweinegrippe-Virus J10.8† I41.1*
––– Schweinegrippe-Virus nachgewiesen J09† U69.20! I41.1*
––– Vogelgrippe-Virus nachgewiesen J09† U69.21! I41.1*
––– zoonotische oder pandemische Influenzaviren nachgewiesen J09† I41.1*
– alkoholbedingt I40.8
– alt I51.4 ▶

Myokarditis I51.4 *(Forts.)*
– aseptisch, beim Neugeborenen B33.2† I41.1*
– Begleit- I51.4
– bei
–– Arthritis, rheumatisch
––– akut I01.2
––– subakut I01.2
–– Chorea, rheumatisch I02.0
–– Fieber, rheumatisch
––– akut I01.2
––– inaktiv I09.0
–– Fleckfieber a.n.k. A75.9† I41.0*
––– durch Läuse, epidemisch A75.0† I41.0*
–– Grippe [Influenza] J11.8† I41.1*
––– saisonaler Influenzavirus nachgewiesen, ausgenommen Vogelgrippe- und Schweinegrippe-Virus J10.8† I41.1*
––– Schweinegrippe-Virus nachgewiesen J09† U69.20! I41.1*
––– Vogelgrippe-Virus nachgewiesen J09† U69.21! I41.1*
––– zoonotische oder pandemische Influenzaviren nachgewiesen J09† I41.1*
–– Mumps B26.8† I41.1*
–– Polyarthritis
––– chronisch M05.30† I41.8*
––– seropositiv, chronisch M05.30† I41.8*
–– Sarkoidose D86.8† I41.8*
–– Scharlach A38† I41.0*
–– Toxoplasmose B58.8† I41.2*
–– Typhus A01.0† I41.0*
– chronisch I51.4
– diphtherisch A36.8† I41.0*
– durch
–– Aspergillus B44.8† I41.2*
–– Candida B37.88† I41.2*
–– Coxsackievirus B33.2† I41.1*
–– Gonokokken A54.8† I41.0*
–– Kryptokokken B45.8
–– Malaria B50.8† I41.2*
–– Meningokokken A39.5† I41.0*
–– Toxoplasmen B58.8† I41.2*
–– Virus a.n.k. I40.0
– eitrig I40.0
– Endo- I38
– epidemisch, beim Neugeborenen B33.2† I41.1*
– fibrös I51.4
– Fiedler- I40.1
– Herd- I40.1
– hypertensiv I11.90† I41.8*
– idiopathisch I40.1
– infektiös I40.0
– interstitiell I51.4
–– akut I40.9
–– chronisch I51.4
–– subakut I40.9
– isoliert I40.1
–– akut I40.1
– mit
–– Arteriosklerose I51.4 ▶

Myokarditis I51.4 *(Forts.)*
~ mit *(Forts.)*
–– Fieber, rheumatisch I09.0
– Pan- I51.4
– progressiv I51.4
– rheumatisch I09.0
–– aktiv, mit Chorea I02.0
–– akut I01.2
–– subakut I01.2
–– toxisch I01.2
– rheumatoid M05.39† I41.8*
– Riesenzell- I40.8
– senil I51.4
– septisch I40.0
– syphilitisch A52.0† I41.0*
– toxisch I40.8
– tuberkulös A18.8† I41.0*
– viral a.n.k. I40.0
–– beim Neugeborenen B33.2† I41.1*
Myokardose I42.9
Myoklonie G25.3
– bei Ataxie, zerebellar, früh beginnend G11.1
– Gesicht, fokal G51.3
– perioral, mit Absencen G40.3
Myoklonisch
– Absencen, bei Epilepsie G40.4
– Anfall, epileptisch G40.3
– Enzephalopathie
–– früh G40.4
–– frühkindlich, mit Suppression-bursts G40.4
– Epilepsie G40.3
–– bei Enzephalopathie, nichtprogressiv G40.4
–– benigne, im Kindesalter G40.3
–– gutartig, im Kleinkindalter G40.3
–– juvenil G40.3
–– progressiv G40.3
––– Typ 1 G40.3
– Konvulsionen G40.3
– Zuckung G25.3
Myoklonisch-astatisch, Anfall, bei Epilepsie G40.4
Myoklonisch-atonisch, Anfall, bei Epilepsie G40.4
Myoklonus G25.3
– arzneimittelinduziert G25.3
– essentiell G25.3
– facialis G51.3
– familiär G25.3
– fragmentarisch, exzessiv G25.3
– kortikal, familiär G25.3
– massiv G25.3
– multifokal G25.3
– pharyngeal J39.2
– propriospinal, bei Schlafbeginn G25.3
– Schlaf-, benigne, in der Kindheit G25.3
– simplex G25.3
Myoklonus-Dystonie-Syndrom G24.1
Myoklonus-Nephropathie-Syndrom G40.3
Myoklonus-Syndrom
– Kirschroter-Fleck- E77.1 ►
Myoklonus-Syndrom *(Forts.)*
– Opsoklonus-
–– parainfektiös B99† G99.8*
–– paraneoplastisch C80.9† G99.8*
Myoklonusepilepsie
– familiär, adult, benigne G40.3
– infantil, familiär G40.3
– juvenil G40.3
– progressiv G40.3
–– bei Muskelatrophie, spinal G12.1 G40.3
–– mit Dystonie G40.3 G24.9
–– Typ
––– 1 G40.3
––– 2 G40.3
––– 3 G40.3
––– 4 G40.3
––– 6 G40.3
––– 7 G40.3
––– 8 G40.3
––– 9 G40.3
Myokymie, fazial G51.4
– isoliert G51.4
– und Dyskinesie, familiär G24.8 G51.4
Myolipom D17.9
Myolyse M62.89
Myom D21.9
– Adeno-, Prostata D29.1
– Angio- D21.9
– Angioleio- D21.9
– Angiolipo- D17.9
– bösartig C49.9
– Fibro- D21.9
– Fibroleio- D21.9
– Fundus D25.9
– Glomangio- D18.00
– Herz D15.1
– Larynx D14.1
– Leio- D21.9
–– blutgefäßreich D21.9
–– Prostata D29.1
–– zellulär D21.9
– Lipo- D17.9
– Lipoangioleio- D17.9
– Lipoleio- D21.9
– Lymphangio- D18.19
– Myoblasten- D21.9
– Prostata D29.1
– Rhabdo- D21.9
–– adult D21.9
–– fetal D21.9
–– glykogen D21.9
–– Prostata D29.1
– Stimmband D14.1
– Uterus D25.9
–– bei Schwangerschaft O34.1
– Uterushinterwand D25.9
– Uterusvorderwand D25.9
Myoma
– laevicellulare D21.9
– sarcomatosum C49.9
Myomalacia cordis I51.5

Myomalazie M62.89
Myomatose D21.9
Myometritis N71.9
– akut N71.0
– chronisch N71.1
– Endo- N71.9
–– akut N71.0
–– chronisch N71.1
Myometrium
– Atrophie N85.8
–– Cervix uteri N88.8
–– senil N85.8
– Hyperplasie N85.2
– Hypertrophie N85.2
– Zyste N85.8
Myomknoten D21.9
Myonekrose, durch Clostridium A48.0
Myoneural, Störung G70.9
– durch Blei G70.1
– toxisch G70.1
Myopathia osteoplastica M61.59
Myopathie G72.9
– ADSSL1-abhängig, distal G71.0
– Aktin- G71.2
– alkoholisch G72.1
– angeboren G71.2
–– mit Atrophie, Muskelfaser, Typ 2 G71.2
– arzneimittelinduziert G72.0
– Augenmuskel, äußerer H05.8
– autosomal-rezessiv, mit Ophthalmoplegie, extern, im Kindesalter beginnend G71.2 H49.8
– Beckengürtel G71.0
– bei
–– Addison-Krankheit E27.1† G73.5*
–– Amyloidose E85.4† G73.6*
–– Cushing-Syndrom E24.9† G73.5*
–– Glykogenspeicherkrankheit E74.0† G73.6*
–– Hyperadrenokortizismus E24.9† G73.5*
–– Hyperparathyreoidismus a.n.k. E21.3† G73.5*
–– Hyperthyreose E05.9† G73.5*
–– Hypoparathyreoidismus E20.9† G73.5*
–– Hypopituitarismus E23.0† G73.5*
–– Hypothyreoidismus E03.9† G73.5*
–– Infektionskrankheit a.n.k. B99† G73.4*
–– Krankheit, parasitär a.n.k. B89† G73.4*
–– Kretinismus E00.9† G73.5*
–– Lipidspeicherkrankheit E75.6† G73.6*
–– Lupus erythematodes, systemisch M32.1† G73.7*
–– Myxödem E03.9† G73.5*
–– Neubildung, bösartig a.n.k. C80.9† M63.89*
–– Panarteriitis nodosa M30.0† G73.7*
–– Polyarthritis
––– chronisch M05.30† G73.7*
––– seropositiv, chronisch M05.30† G73.7*
–– Riesenzellarteriitis M31.6† G73.7*
–– Sarkoidose D86.8† G73.7*
–– Sicca-Syndrom M35.0† G73.7*
–– Sjögren-Syndrom M35.0† G73.7*
–– Sklerodermie M34.8† G73.7* ▶

Myopathie G72.9 *(Forts.)*
~ bei *(Forts.)*
–– Sklerose, systemisch M34.8† G73.7*
–– Stoffwechselkrankheit a.n.k. E88.9† G73.6*
–– Thyreotoxikose E05.9† G73.5*
– Bethlem- G71.0
– Brody- G71.8
– Cap- G71.2
– Central-core- G71.2
– COX[Cytochrom-C-Oxidase]-Defizienz-, reversibel, infantil G71.3
– Critical-illness- G72.80
– Desmin-abhängig, mit Mallory-Körperchen-ähnlichen Einschlüssen G71.8
– distal G71.0
–– durch VCP-Genmutation, mit Beginn im Erwachsenenalter G71.0
–– Extremität, obere, mit Beginn im Erwachsenenalter, finnischer Typ G71.0
–– KLHL9-abhängig, mit Beginn in der Kindheit G71.0
–– mit
––– Beginn am vorderen Schienbein G71.0
––– Beteiligung Beinmuskulatur, posterior, und Handmuskulatur, anterior G71.0
––– Einschlüsse, intrazytoplasmatisch G71.8
––– früher Beteiligung der Atemmuskulatur G71.0
––– Stimmbandschwäche G71.0
–– Nebulin-abhängig, früh-einsetzend G71.0
–– skapulo-humeral und peronäal, progressiv G71.0
–– spät-beginnend
––– Alpha-B-Crystallin-abhängig G71.0
––– Typ, Markesbery-Griggs G71.0
–– Typ
––– Laing G71.0
––– Nonaka G71.8
––– Tateyama G71.0
––– Welander G71.0
– durch
–– Alkohol G72.1
–– Mangel, Phosphoglycerat-Mutase E74.0† G73.6*
– Einschlusskörperchen- G71.8
–– hereditär, Typ
––– 2 G71.8
––– 3 G71.8
––– 4 G71.8
–– Typ 2 G71.8
– endokrin E34.9† G73.5*
– entzündlich G72.4
– Enzephalo-, mitochondrial
–– durch Defekt, kombiniert, oxidative Phosphorylierung, Typ 6 G31.81
–– Typ Ghezzi-Zeviani G31.81
– fazio-skapulo-humeral G71.0
– Fingerabdruckkörper- G71.2
– Fingerprint-Body- G71.2 ▶

Myopathie G72.9 *(Forts.)*
– früh beginnend
–– Areflexie, Atemnot und Dysphagie G71.2
–– mit Kardiomyopathie, fatal G71.8
– hereditär G71.9
– Hyaline Körper- G71.2
– Kappen- G71.2
– Kardio- I42.9
– Kardioenzephalo-, infantil, fatal, durch Mangel, Cytochrom-C-Oxidase G31.81
– kardioskelettal
–– mit Neutropenie E71.1
––– und Mitochondriopathie E71.1
–– X-chromosomal, mit Neutropenie E71.1
– kongenital
–– mit Fasertyp-Disproportion G71.2
–– Typ Paradas G71.2
– letal, kongenital, Typ Compton-North G71.2
– metabolisch, durch Laktat-Transporter-Defekt, erythrozytär E74.8† G73.6*
– mit
–– Belastungsintoleranz, schwedischer Typ G71.3
–– Taubheit, mit Polyneuropathie, bei Optikus-atrophie H47.2
–– tubulären Aggregaten G71.2
–– zylindrischen Spiralen G71.2
– mitochondrial a.n.k. G71.3
–– autosomal-dominant, mit Belastungsintoleranz G71.3
–– bei Ophthalmoplegie, extern, chronisch progressiv, mit Beginn im Erwachsenenalter G71.3 H49.4
–– infantil, letal G71.3
–– mit
––– Ataxie, zerebellar, und Pigmentretinopathie, Syndrom G31.81
––– Enzephalopathie, Laktatazidose, und schlaganfallähnlichen Episoden G31.81
––– Kardiomyopathie, hypertroph, bei Katarakt, kongenital Q87.8
––– Laktatazidose, und Schwerhörigkeit G71.3
–– und Anämie, sideroachrestisch G71.3
– Miyoshi- G71.0
– Multiminicore- G71.2
– Musculus quadriceps femoris-aussparend G71.8
– myofibrillär G71.8
–– Desmin-assoziiert G71.8
– myoton, proximal G71.1
– myotubulär G71.2
– Native-American- G71.2
– nekrotisierend, immunvermittelt G72.4
– Nemalin- G71.2
–– intermediär G71.2
–– kongenital
––– schwer G71.2
––– typisch G71.2
–– mild, mit Beginn in der Kindheit G71.2
–– mit Beginn im Erwachsenenalter G71.2
–– Typ Amish G71.2 ►

Myopathie G72.9 *(Forts.)*
– Nemalin-Stäbchen- G71.2
– Neuro- G70.9
–– paraneoplastisch D48.9† G13.0*
– Nonaka- G71.8
– okulär G71.0
– okulo-pharyngo-distal G71.0
– okulopharyngeal G71.0
– Polyglucosankörper-, Typ 2 E74.0† G73.6*
– Polyglukosankörper-, Typ 1 E74.0
– primär G71.9
– progressiv a.n.k. G72.88
– proximal, mit fokaler mitochondrialer Depletion G71.3
– Reducing-Body- G71.2
– Schultergürtel G71.0
– Spheroid-Body- G71.2
– thyreotoxisch E05.9† G73.5*
– toxisch G72.2
– viszeral, familiär Q87.8
– X-chromosomal, mit
–– Atrophie, Muskel, postural G71.0
–– Autophagie, exzessiv G71.8
– Zebra-Körperchen- G71.2
– Zentralfibrillen G71.2
– zentronukleär G71.2
–– autosomal-dominant G71.2
–– autosomal-rezessiv G71.2
–– myotubulär G71.2
–– Typ 4 G71.2
–– X-chromosomal G71.2
Myopathisch
– Atrophie a.n.k. M62.59
– Strabismus, von Graefe H50.8
Myoperikarditis I31.9
– akut I30.9
– chronisch I31.9
–– rheumatisch I09.2
Myoperizytom D21.9
– maligne C49.9
Myophosphorylase, Mangel E71.0
– mit
–– Glykogenspeicherkrankheit E74.0
–– GSD [Glykogenspeicherkrankheit] E74.0
Myopia magna H52.1
Myopie H52.1
– Achsen- H52.1
– autosomal-dominant, mit Mittelgesichtsretrusion, sensorineuraler Schwerhörigkeit, und rhizomeler Dysplasie Q87.0
– Brechungs- H52.1
– degenerativ H44.2
– Fundus H44.2
– funktionell H52.1
– kongenital H52.1
– Konus H44.2
– Lacksprung- H44.2
– maligne H44.2
– mit Dehnungsherd, Aderhaut H44.2
– pathologisch H44.2
– perniziös H44.2 ►

M

Myopie H52.1 *(Forts.)*
– progressiv H52.1
– und Ektopie, Linse, bei Blepharoptose Q15.8
Myopisch
– Chorioretinitis, progressiv H44.2
– Degeneration, Makula H35.38
– Makulopathie H35.38
– Veränderung, Retina H44.2
Myorenal, Syndrom T79.5
Myosarkom – s.a. Tabelle der Neubildungen (S. 1358) C49.9
– Adenorhabdo-, embryonal, Niere C64
– Angio- – s.a. Tabelle der Neubildungen (S. 1358) C49.9
– Rhabdo-, Orbita C69.6
Myose
– endolymphatisch, stromal D39.0
– stromal D39.0
Myositis M60.99
– akut, parenchymatös M60.99
– bakteriell M60.09
– bei
–– Gasbrand A48.0
–– Mykose B49† M63.29*
–– Sarkoid D86.8† M63.39*
–– Toxoplasmose B58.8† M63.19*
–– Trichinellose B75† M63.19*
–– Typhus A01.0† M63.09*
–– Zystizerkose B69.8† M63.19*
–– Zytomegalie B25.88† M63.29*
– Dermato- M33.1
–– akut M33.1
– durch
–– Candida B37.88
–– Clostridium A48.0
–– Toxoplasmen B58.8† M63.19*
–– Virus M60.09
–– Zytomegalievirus B25.88† M63.29*
– Einschlusskörperchen- G72.4
– eitrig M60.09
– eosinophil, idiopathisch M60.89
– epidemisch B33.0
– Fibro- M79.70
– fibrosa M62.59
–– generalisata G71.8
– fokal M60.89
– fungal M60.09
– infektiös M60.09
– interstitiell M60.19
– juvenil M33.0
– Neuro- M60.89
– Orbita H05.1
–– chronisch H05.1
– ossificans M61.59
–– bei
––– Paraplegie M61.29
––– Tetraplegie M61.29
––– Verbrennung M61.39
–– circumscripta M61.59
–– progressiva M61.19
–– traumatisch M61.09 ►

Myositis M60.99 *(Forts.)*
– Psoas M60.85
– purulenta tropica M60.09
– sekundär, bei Syphilis A51.4† M63.09*
– spätsyphilitisch A52.7† M63.09*
– traumatisch, alt M60.89
– tropicans M60.09
– universalis acuta infectiosa M60.09
– viral M60.09
Myositis-Overlap-Syndrom, juvenil M33.0
Myosklerose G71.8
Myosklerose-Syndrom G71.8
Myotendinose M77.9
Myotilinopathie, distal G71.0
Myoton
– Chondrodystrophie Q78.8
– Dystrophie
–– Steinert G71.1
––– juvenile Form G71.1
––– kongenitale Form G71.1
––– mit
–––– Beginn im
––––– Erwachsenenalter G71.1
––––– Kindesalter G71.1
–––– spätem Beginn G71.1
–– Typ 1 G71.1
– Myopathie, proximal G71.1
Myotonia
– acquisita M62.89
– atrophica G71.1
– congenita G71.1
–– Azetazolamid-sensitiv G71.1
–– dominant G71.1
–– rezessiv (Becker) G71.1
– fluctuans G71.1
– hypertrophica congenita G71.1
– permanens G71.1
Myotonie M62.89
– arzneimittelinduziert G71.1
– chondrodystrophisch G71.1
– intermittierend M62.89
– Pseudo- G71.1
– Pupille H57.0
– symptomatisch G71.1
Myotonisch
– Dystrophie, muskulär G71.1
– Katarakt G71.1† H28.2*
– Lähmung, periodisch G72.3
–– familiär G72.3
– Pupille H57.0
– Störung G71.1
Myotubulär, Myopathie G71.2
– zentronukleär G71.2
Myriapodiasis B88.2
Myringitis H73.9
– akut H73.0
– bei Otitis
–– chronisch H66.9
–– media H66.9
––– akut H66.9 ►

Myringitis H73.9 *(Forts.)*
~ bei Otitis *(Forts.)*
~~ media H66.9 *(Forts.)*
--- eitrig H66.4
---- akut H66.0
---- chronisch H66.3
---- mesotympanal, chronisch H66.1
--- epitympanal, chronisch H66.2
--- mukös, chronisch H65.3
--- nichteitrig H65.9
---- akut H65.1
---- chronisch H65.4
--- serös
---- akut H65.0
---- chronisch H65.2
- bullös H73.0
- chronisch H73.1
- granulomatosa H73.1
Mysophobie F40.2
Mytilotoxismus T61.2
Myxadenom D37.0
Myxoblastom D21.9
Myxochondrofibrom D16.9
Myxochondrom D16.9
Myxochondrosarkom C41.9
Myxoedema
- cutis L98.5
- papulatum L98.5
Myxödem E03.9
- bei Aplasie, Schilddrüse E03.1
- erworben E03.9
- infantil E03.9
- Koma E03.5
- kongenital E00.1
- mit
-- Anämie E03.9† D63.8*
-- Ataxie, zerebellar E03.9† G13.2*
-- Atrophie, Zentralnervensystem, systemisch E03.9† G13.2*
Degeneration, Gehirn E03.9† G32.8*
-- Katarakt E03.9† H28.1*
-- Myopathie E03.9† G73.5*
- Osteoarthropathia hypertrophicans, Exophthalmus, bei Hyperthyreosesyndrom [EMO] E05.0
Myxödematöser Typ
- Jodmangelsyndrom, angeboren E00.1
- Kretinismus, endemisch E00.1
Myxofibrom D21.9
- Oberkiefer, odontogen D16.42
- odontogen D16.5
Myxofibrosarkom – s.a. Tabelle der Neubildungen (S. 1358) C49.9
Myxoid
- Chondrosarkom C41.9
-- extraskelettal C49.9
- Fibrom D21.9
- Histiozytom, fibrös, maligne C49.9
- Leiomyosarkom C49.9
- Liposarkom C49.9
Myxolipom D17.9
Myxoliposarkom – s.a. Tabelle der Neubildungen (S. 1358) C49.9
Myxom D21.9
- atrial, familiär D15.1
- Chondro- D16.9
- Larynx D14.1
- Nervenhülle D36.1
- Oberkiefer, odontogen D16.42
- odontogen D16.5
- peritoneal D20.1
- Vorhof D15.1
Myxoma sarcomatosum C49.9
Myxomatös, Fibrosarkom C49.9
Myxopapillär, Ependymom D43.2
Myxoplastisch, Sarkom C49.9
Myzel, Infektion a.n.k. B49
Myzetismus T62.0
Myzetom B47.9
- durch Aktinomyzeten B47.1

M

– N –

N-Acetyl-Glukosaminyltransferase 2, Mangel E77.8
N-Acetylgalactosamin 4-Sulfatase, Mangel E76.2
N-Acetylglukosamin-1-Phosphotransferase, Mangel E77.0
N-Acetylglutamatsynthetase, Mangel E72.2
– durch Hyperammonämie E72.2
N-Acyl-L-Aminosäure-Amidohydrolase, Mangel E72.8
Nabel
– Abszess L02.2
–– beim Neugeborenen P38
– Adenom D23.5
– Blutung
–– beim Neugeborenen P51.9
–– massiv, beim Neugeborenen P51.0
– Bruch
–– irreponibel K42.0
–– mit
––– Einklemmung K42.0
––– Gangrän K42.1
– Diphtherie A36.3
– Ekzem L20.8
–– beim Kind L20.8
– Endometriose N80.8
– Entzündung L08.9
–– beim Neugeborenen P38
– Fistel Q82.8
– Furunkel L02.2
– Gangrän R02.04
– Granulom L92.8
–– beim Neugeborenen P38
– Hernie K42.9
–– inkarzeriert K42.0
–– ohne Einklemmung K42.9
– Infektion L08.9
–– beim Neugeborenen P38
–– schleichend L08.9
––– beim Neugeborenen P38
– Karbunkel L02.2
– Kolik R10.4
– Melanom, maligne C43.5
– Melanoma in situ D03.5
– Metastase C79.2
– Mykose B35.8
– nässend L30.8
– Nävus D22.5
– Phlebitis I80.88
– Phlegmone L03.3
–– beim Neugeborenen P38
– Raumforderung
–– diffus R19.0
–– generalisiert R19.0
– Schwellung R19.0
– Sepsis P36.9
– Wunde S31.1
Nabel-Fistel, Blasenscheitel- Q64.8
Nabelarterie
– Anomalie Q27.0
– Atresie a.n.k. Q27.0
– Fehlen, angeboren Q27.0
Nabelgegend, Wunde, offen S31.1
Nabelschnur
– abnorm, als Komplikation, Entbindung O69.9
– Anomalie, mit Komplikation, bei Wehen O69.9
– Blutung, als Komplikation, Entbindung O69.5
– Bruch Q79.2
– Fehlbildung, Komplikation, Entbindung a.n.k. O69.8
– Hämatom O69.5
–– als Komplikation, Entbindung O69.5
– Insertio velamentosa, Komplikation, Entbindung O69.8
– Knoten
–– echt O69.2
–– Komplikation, Entbindung O69.2
–– mit Schädigung, Fetus P02.5
– Kompression
–– durch Umschlingung, Nabelschnur, Hals O69.1
–– Komplikation, Entbindung O69.2
–– mit Schädigung, Fetus P02.5
– kurz, Komplikation, Entbindung O69.3
– Nekrose, mit Schädigung, Fetus P02.6
– Phlegmone P38
– Prolaps
–– beim Fetus P02.4
–– Komplikation, Entbindung O69.0
– Quetschung O69.5
–– als Komplikation, Entbindung O69.5
–– mit Schädigung, Fetus/Neugeborenes P02.6
– Riss, mit Schädigung, Fetus/Neugeborenes P50.1
– Ruptur, Komplikation, Entbindung O69.8
– rupturiert, mit Blutverlust, fetal P50.1
– Schädigung, Gefäß, als Komplikation, Entbindung O69.5
– Sepsis, beim Neugeborenen P36.9
– straff um den Hals gelegt, mit Schädigung, Fetus/Neugeborenes P02.5
– Strangulation, mit Schädigung, Fetus P02.5
– Thrombose, Komplikation, Entbindung O69.5
–– mit Schädigung, Fetus/Neugeborenes P02.6
– Torsion
–– Komplikation, Entbindung O69.8
–– mit Schädigung, Fetus P02.5
– Umschlingung
–– Komplikation, Entbindung O69.2
–– mit Schädigung, Fetus P02.5
–– ohne Kompression, als Komplikation, Entbindung O69.8
– Unterbindung, Verschiebung P51.8
– Varizen, mit Schädigung, Fetus P02.6
– Veränderung
–– Komplikation, Entbindung O69.9
–– mit Schädigung, Fetus P02.6
– Verdrehung, mit Schädigung, Fetus P02.5 ►

Nabelschnur *(Forts.)*
– Verkürzung O69.3
–– mit Schädigung, Fetus/Neugeborenes P02.6
– Verschlingung
–– bei Zwillinge, monoamniotisch O69.2
–– mit Schädigung, Fetus P02.5
– Verwicklung, mit Schädigung, Fetus P02.5
– Vorfall, mit Schnittentbindung O69.0
– zu kurz, mit Schädigung, Fetus/Neugeborenes P02.6
Nabelschnurarterie
– Agenesie Q27.0
– Hypoplasie Q27.0
– Striktur, kongenital Q27.0
Nabelschnurgefäß
– Schädigung, Komplikation, Entbindung, mit Schädigung, Fetus/Neugeborenes P02.6
– Thrombose O69.5
Nabelschnurligatur, Sichlösen P51.8
Nabelschwamm L92.8
Nabelstumpf, Blutung P51.9
Nabelvene, Thrombose, Komplikation, Entbindung O69.5
Naboth-Follikel N88.8
– Zyste, rupturiert N88.8
Nach dem Termin Geborenes P08.2
Nachbehandlung Z51.9
– kieferorthopädisch Z46.4
– nach chirurgischem Eingriff Z48.9
– orthopädisch Z47.9
– postoperativ Z48.9
Nachblutung T81.0
– bei Retention, Plazenta O72.0
– postpartal O72.1
–– spät O72.2
– sekundär, nach
–– Entbindung O72.2
–– traumatisch bedingter Blutung T79.2
Nachgeburt, Retention
– Komplikation, Entbindung, ohne Blutung O73.0
– mit Blutung, Komplikation, Entbindung O72.0
– partiell, Komplikation, Entbindung O72.2
–– ohne Blutung O73.1
Nachgeburtsperiode, mit Blutung O72.0
Nachhallzustand F19.7
Nachlassen
– postablativ, Funktion, Ovar E89.4
– primär, Funktion, Ovar E28.3
Nachlassend, Merkfähigkeit R41.8
Nachsorge
– bei Syphilis, latent A53.0
– nach Tumor Z09.9
– onkologisch Z08.9
Nachsorgeuntersuchung
– Karzinom, nach
–– Chemotherapie Z08.2
–– chirurgischer Therapie Z08.0
–– Strahlentherapie Z08.1
– nach
–– chirurgischem Eingriff a.n.k. Z09.0 ►

Nachsorgeuntersuchung *(Forts.)*
~ nach *(Forts.)*
–– Neubildung, bösartig Z08.9
– routinemäßig Z09.9
Nachstar H26.4
Nacht-Tag-Rhythmus
– Inversion G47.2
– Umkehr, psychogen F51.2
Nachtangst F51.4
Nachtblindheit H53.6
– Amblyopie H53.6
– bei Mangel, Vitamin A E50.5† H58.1*
– stationär, kongenital H53.6
–– Typ Oguchi H53.6
Nachteinnässen R32
Nachtschweiß R61.9
Nachtwandeln F51.3
– hysterisch F44.88
Nachuntersuchung Z09.9
– Mutter, routinemäßig, postpartal Z39.2
– nach
–– Chemotherapie Z09.2
––– wegen bösartiger Neubildung Z08.2
–– chirurgischem Eingriff, wegen bösartiger Neubildung Z08.0
–– Frakturbehandlung Z09.4
–– Kombinationstherapie, wegen bösartiger Neubildung Z08.7
–– Operation Z09.0
–– Organtransplantation Z09.80
–– Psychotherapie Z09.3
–– Strahlentherapie Z09.1
––– wegen bösartiger Neubildung Z08.1
Nachwehen O90.8
Nachweis
– Alkohol, im Blut R78.0
– Anti-Hirudin-Antikörper R76.8
– Anti-Interferon-Antikörper, neutralisierend [nAK] R76.8
– Anti-Streptokinase-Antikörper R76.8
– Anti-Thrombozyten-Antikörper R76.8
– Antikörper
–– antierythrozytär R76.8
–– antimitochondrial R76.8
–– antineutrophil, zytoplasmatisch, gegen Myeloperoxidase R76.8
–– gegen
––– glatte Muskulatur R76.8
––– Somatropin R76.8
– Asbest, bei
–– Plaques, Pleura J92.0
–– Schwarte, Pleura J92.0
– Blutwert
–– Lithium, abnorm R78.8
–– Schwermetalle, abnorm R78.7
– Disstress, fetal, bei Entbindung, durch
–– Elektrokardiogramm O68.8
–– Ultraschall O68.8
– Drogen, psychotrop, im Blut R78.5
– Halluzinogene, im Blut R78.3 ►

Nachweis *(Forts.)*
– im Blut, einer normalerweise im Blut nicht vorhandenen Substanz R78.9
– Insulinantikörper R76.8
– Kokain, im Blut R78.2
– Opiate, im Blut R78.1
– Steroide, im Blut R78.6
Nacken
– Abszess L02.1
– Beschwerden, myalgisch M79.18
– Furunkel L02.1
– Haut
–– Raumforderung, umschrieben R22.1
–– Schwellung, umschrieben R22.1
– Karbunkel L02.1
– Lymphadenitis, akut L04.0
– Phlegmone L03.8
– Schmerzen a.n.k. M54.2
–– psychogen F45.40
– steif M43.6
– und Kopf, Haut, Schwellung, umschrieben R22.0
– Wunde, offen S11.80
– Zerrung, mit Blockierung S13.4
Nacken-Schulter-Arm-Syndrom M54.12
Nackenbereich, Störung a.n.k. M53.82
Nackenregion, Pannikulitis M54.02
Nadel, versehentlich in der Operationswunde zurückgelassen T81.5
Nadelphobie F40.2
Nadelstichgefühl R20.2
– Haut R20.2
NADH-Coenzym-Q-Reduktase, Mangel
– isoliert G31.81
– mit Kardiomyopathie, hypertroph, infantil, fatal I42.2
NADH-CoQ-Reduktase, Mangel
– isoliert G31.81
– mit Kardiomyopathie, hypertroph, infantil, fatal I42.2
NADH-Cytochrom-b5-Reduktase, Mangel D74.0
NADH-Diaphorase, Mangel, kongenital D74.0
NADH-Methämoglobinreduktase, Mangel D74.0
– angeboren D74.0
NADH-Reduktase, Mangel, kongenital D74.0
NADH-Ubiquinon-Reduktase, Mangel, isoliert G31.81
Nadroparin
– Allergie T88.7
– Überempfindlichkeit T88.7
Nächtlich
– Angstanfall F51.4
– Dyspnoe R06.0
– Einnässen R32
– Frontallappenepilepsie, autosomal-dominant G40.1
– Hämoglobinämie, paroxysmal D59.5
– Hämoglobinurie D59.5
–– paroxysmal D59.5 ▶

Nächtlich *(Forts.)*
– Harnabgang R35.2
– Hemiplegie, alternierend, benigne, im Kindesalter G81.9
– Krampf, Wade R25.2
– Miktion, häufig R35.2
– Polyurie R35.2
– Schwitzen, übermäßig R61.9
– Unruhe F51.8
20-Nägel-Dystrophie L60.3
Naegele-Becken
– angeboren Q74.2
– erworben M95.5
– mit Missverhältnis, fetopelvin O33.0
Naegeli-I-Syndrom Q82.8
Naegeli-Franceschetti-Jadassohn-Syndrom Q82.4
Naegeli-Leukämie, monozytär C93.10
– in kompletter Remission C93.11
Naegeli-Syndrom, Glanzmann- D69.1
Naegleria
– Infektion B60.2
–– mit
––– Enzephalitis B60.2† G05.2*
––– Enzephalomyelitis B60.2† G05.2*
––– Myelitis B60.2† G05.2*
– Meningoenzephalitis B60.2† G05.2*
Naegleriasis B60.2
Nässe-Schaden, Kälte-
– Fuß T69.0
– Hand T69.0
Nässeekzem L30.8
Nässend
– Ekzem L30.8
– Nabel L30.8
Nävi – s.a. Naevus oder s.a. Nävus D22.9
Nävoid
– Hypermelanose, streifen- und wirbelförmig L81.4
– Lentigo L81.4
Nävozellulär, Entzündung, Nävus D22.9
Naevus – s.a. Nävus D22.9
– achromicus D22.9
– albus D22.9
– apigmentosus D22.9
– araneus I78.1
– Bathing-trunk- D48.5
– coeruleus D22.9
– comedonicus Q82.5
– comedonicus-Syndrom Q85.8
– depigmentosus D22.9
– flammeus Q82.5
–– familiär, multipel Q82.5
– giganto-pigmentosus D48.5
– magnocellulare D22.9
– malignus C43.9
– Ostium-, ekkrin, porokeratotisch Q82.5
– panfollikulär, angeboren Q85.8
– papillaris D22.9
– pilosus D22.9
–– pigmentiert D22.9 ▶

Naevus – s.a. Nävus D22.9 *(Forts.)*
– sebaceus D23.9
– spongiosus albus mucosae Q38.6
– stellatus I78.1
– syringocystadenosus D23.9
– teleangiectaticus lateralis Q82.5
– unius lateris Q82.5
– vasculosus Q82.5
– verrucosus Q82.5
– Wollhaar- Q82.5
Nävus – s.a. Naevus D22.9
– achromatisch D22.9
– Achselhöhle D22.5
– Aderhaut D31.3
– Ala nasi D22.3
– amelanotisch D22.9
– angiomatös D18.00
– Anus D22.5
– Arm D22.6
– Auge D31.9
– Augenbraue D22.3
– Augenlid D22.1
– Badehosen- D48.5
– Ballonzell- D22.9
–– Konjunktiva D31.0
– Bathing-trunk- D48.5
– Bauchwand D22.5
– Bein D22.7
– Blasenzell- D22.9
– blau D22.9
– Brustwand D22.5
– chorioidea D31.3
– Compound- D22.9
– Damm D22.5
– dyskeratotisch D22.9
– dysplastisch D22.9
– Entzündung, nävozellulär D22.9
– epidermal D22.9
–– epidermolytisch Q80.3
– epidermo-dermal D22.9
– epitheloidzellig D22.9
– Extremität, untere a.n.k. D22.7
– Ferse D22.7
– Finger D22.6
– Fingernagel D22.6
– Flanke D22.5
– Fuß D22.7
– Gehörgang, äußerer D22.2
– Gesäß D22.5
– Geschlechtsorgane
–– männlich a.n.k. D29.9
–– weiblich a.n.k. D28.0
– Gesicht D22.3
– Grenzflächen-, epidermokutan D22.9
– großzellig D22.9
– Haar- D23.9
– hämangiomatös D18.00
– Halo- D22.9
– Hals D22.4
– Hand D22.6 ►

Nävus – s.a. Naevus D22.9 *(Forts.)*
– Haut D22.9
–– Mamma D22.5
– Hüfte D22.7
– im Bereich Rippe D22.5
– Interskapularregion D22.5
– intradermal D22.9
– intraepidermal D22.9
– Involutions- D22.9
– Iris D31.4
– Ito D22.6
– Jadassohn-, blau D22.9
– Junktions- D22.9
– juvenil D22.9
– Kanthus D22.1
– kapillär D18.00
– kavernös D18.00
– Kiefer D22.3
– Kinn D22.3
– Knie D22.7
– Kniekehle D22.7
– Knöchel D22.7
– Kombinations- D22.9
– Komedonen-, Handfläche Q82.5
– komplex D22.9
– Kopfhaut D22.4
– Labia
–– majora pudendi D28.0
–– minora pudendi D28.0
– Leistenbeuge D22.5
– Lippe D22.0
– lymphatisch D18.19
– Maulbeer- D22.9
– Melanozyten- D22.9
–– Analhaut D22.5
–– Augenlidhaut D22.1
–– Haut, Mamma D22.5
–– Lippe D22.0
–– Perianalhaut D22.5
–– Rumpf D22.5
– Mundschleimhaut Q38.6
– Nabel D22.5
– Nävuszell- D22.9
–– fibromatös D22.9
–– mit Entzündungsreaktion D22.9
– Nagel D22.9
– Nase D22.3
– Nasolabialfalte D22.3
– Neuro- D22.9
– nichtneoplastisch I78.1
–– angeboren Q82.5
– nichtpigmentiert D22.9
– nichtvaskulär D22.9
– Ohr D22.2
– Ohrhelix D22.2
– Orbita D31.6
– Ota D22.3
– Ota-
–– Augenlidhaut D22.1
–– Gesichtshaut (ohne Auge) D22.3
–– Konjunktiva D31.0 ►

Nävus – s.a. Naevus D22.9 *(Forts.)*
– Palpebra D22.1
– papillomatös D22.9
– Penis D29.0
– perianal D22.5
– Perineum D22.5
– Pigment- D22.9
–– Papillom D22.9
– Pinna D22.2
– Portwein- Q82.5
– Präputium D29.0
– Pudendum D28.0
– regressiv D22.9
– Retina D31.2
– retrobulbär D31.6
– Riesen-, melanozytär, angeboren D22.9
– Rücken D22.5
– Rumpf D22.5
– Schamhaarregion D22.5
– Schenkel D22.7
– Schläfe D22.3
– Schleimhaut, weiß Q38.6
– Schulter D22.6
– Schwimmhosen- D48.5
– senil I78.1
– Skrotum D29.4
– Spider- I78.1
– spindelzellig D22.9
– Spinnen- I78.1
– Spitz- D22.9
– Stern- I78.1
– Stirn D22.3
– Submammärfalte D22.5
– Sutton- D22.9
– Tierfell- D22.9
– Tränendrüse D31.5
– Übergangs-, epidermokutan D22.9
– Unna- Q82.5
– Unterarm D22.6
– Vulva D28.0
– Wange D22.3
– Zehe D22.7
– Zehennagel D22.7
Nävus-Syndrom, Angorahaar- Q82.5
Nävusähnlich, Pigmentierung, Retina, angeboren Q14.1
Nävusdysplasiesyndrom D22.9
Nävuszellnävus D22.9
– Dysplasie D22.9
– fibromatös D22.9
– mit Entzündungsreaktion D22.9
Naffziger-Syndrom G54.0
Naga-Geschwür L98.4
Nagel
– abnorm, persistierend Q84.6
– Abriss T14.1
– Abstoßung L60.8
– Agenesie Q84.3
– akzessorisch Q84.6
– Anomalie, angeboren Q84.6
– Atrophie L60.3 ►

Nagel *(Forts.)*
– Befall, durch Pilz B35.1
– Blutung L60.8
– Brüchigkeit L60.3
– Deformität
–– angeboren Q84.6
–– erworben L60.8
– Demineralisation L60.8
–– kongenital Q84.6
– Dermatophytose [Dermatophytie] B35.1
– Dysplasie
–– autosomal-dominant L60.3
–– autosomal-rezessiv Q84.6
– Dystrophie L60.3
–– kongenital Q84.6
– eingewachsen L60.0
– Erweichung L60.3
– Fremdkörper S60.84
– Furche, longitudinal L60.8
–– kongenital Q84.6
– gelb, mit Lymphödem L60.5
– Hypertrophie L60.2
–– kongenital Q84.5
– Hypoplasie Q84.6
– Infektion, durch Pilz B35.1
– Kandidose B37.2
– Krankheit L60.9
– Lageanomalie, kongenital Q84.6
– Luxation T14.1
– Melanom, maligne C43.9
– Melanoma in situ D03.9
– Mykose B35.1
– Nävus D22.9
– Psoriasis L40.8
– Querfurchen L60.4
–– kongenital Q84.6
– Schädigung, bei
–– Prellung
––– Daumen S60.1
––– Finger S60.1
––– Zehe S90.2
–– Wunde, offen
––– Daumen S61.1
––– Finger S61.1
––– Zehe S91.2
– Spaltung L60.3
– splitternd L60.3
– Störung
–– alimentär L60.3
–– Wachstum L60.8
– Uhrglas- R68.3
– und Haut, Kandidose, bei Krankheit, durch HIV B20 B37.2
– Verdickung L60.2
–– kongenital Q84.5
– Verfärbung L60.8
– Verlagerung
–– erworben L60.8
–– kongenital Q84.6
Nagel-Patella-Syndrom Q87.2

Nagel-Syndrom
– Mamma-Finger- Q87.2
– Zahn-, Typ Fried Q82.8
Nagelband, Mees- L60.8
Nagelbeißen F98.88
Nagelbett
– Entzündung
–– Finger L03.01
––– eitrig L03.01
–– Zehe L03.02
– Geschwür
–– Finger L03.01
–– Zehe L03.02
– Panaritium
–– Finger L03.01
–– Zehe L03.02
– Umlauf
–– Finger L03.01
–– Zehe L03.02
Nagelfalz
– Entzündung
–– Finger L03.01
–– Zehe L03.02
– Infektion
–– Finger L03.01
–– Zehe L03.02
Nagelkauen F98.88
– beim Kind F98.88
Nagelwall, Entzündung
– Finger L03.01
–– eitrig L03.01
– Zehe L03.02
–– eitrig L03.02
Nageotte-Syndrom, Babinski- G93.5
Nager-Syndrom Q75.4
NAGS [N-Acetylglutamatsynthetase], Mangel E72.2
Naguib-Richieri-Costa-Syndrom Q87.8
Nahexophorie H50.5
Nahrung
– adäquat, Mangel a.n.k. Z59
– Aspiration, mit Pneumonitis J69.0
– Inhalation, mit Pneumonitis J69.0
– Inspiration T17.9
– Mangel T73.0
–– Hunger T73.0
–– mit Anämie D53.9
––– mit Eisenabsorption, gering D50.8
– regurgitiert
–– Aspirationspneumonie J69.0
–– Erstickung T17.9
– und Flüssigkeit, Aufnahme, ungenügend R63.6
–– durch Vernachlässigung der eigenen Person R63.6
– Verweigerung
–– als Verhaltensauffälligkeit F50.8
–– im frühen Kindesalter F98.2
– Zusammensetzung, unausgewogen E63.9
–– mit Mangelzustand, alimentär E63.1
Nahrungsaufnahme
– erhöht, mit Fettsucht E66.09 ►
Nahrungsaufnahme *(Forts.)*
– übermäßig R63.2
Nahrungsbestandteil
– Mangel E61.9
– mehrere, Mangel E61.7
Nahrungsmittel
– Allergie T78.1
–– mit
––– Diätberatung Z71
––– Diarrhoe K52.2
––– Enteritis K52.2
––– Gastroenteritis K52.2
––– Kolitis K52.2
––– Überwachung, Diät Z71
– Asphyxie T17.9
– Aspiration T17.9
– Aspirationspneumonie J69.0
– Assimilationsstörung K90.9
– Asthma J45.09
– aufgenommen
–– Allergie, Haut L27.2
–– Dermatitis L27.2
–– Ekzem L27.2
–– Exanthem L27.2
– Berufsekzem L24.6
– Dermatitis L27.2
– giftig, Wirkung T62.9
– Infektion A05.9
– Intoleranz K90.4
–– mit
––– Diät, Überwachung Z71
––– Diätberatung Z71
– Kontaktdermatitis L25.4
–– toxisch L24.6
– Mangel T73.0
– Reaktion, allergisch a.n.k. T78.1
–– gastrointestinal K52.2
– Regurgitation R11
–– beim Neugeborenen P92.1
– Schock, anaphylaktisch a.n.k. T78.0
– Suffokation T17.9
– Unverträglichkeit T78.1
–– mit Schock T78.0
– Urtikaria L50.0
– verdorben, Vergiftung T62.9
– Vergiftung T62.9
–– bakteriell A05.9
Nahrungsmittelbedingt, Infektion, durch Listerien – s.a. Listeriose A32.9
Nahrungsmittelzusatzstoffe, Überempfindlichkeit T78.1
Nahrungsverwertung, Störung K90.9
Nahrungszusammenhang, Gleichgewicht, gestört E63.1
Naht
– Abszess T81.4
–– nach medizinischen Maßnahmen T81.4
– chirurgisch, Versorgung Z48.0
– Damm, geburtshilflich
–– Dehiszenz O90.1
–– Hämatom O90.2 ►

N

Naht *(Forts.)*
– Dehiszenz T81.3
–– Hornhaut T81.3
–– infiziert T81.4
–– Konjunktiva T81.3
–– nach
––– Entbindung O90.1
––– Risswunde, Damm O90.1
–– Sektiowunde O90.0
– Insuffizienz T81.3
–– nach
––– Operation
–––– am
––––– Anus K91.83
––––– Bronchus J95.82
––––– Darm K91.83
––––– Magen K91.83
––––– Ösophagus K91.83
––––– Pankreas K91.82
–––––– mit Beteiligung, Dünndarm K91.82
––––– Rektum K91.83
–––– an
––––– Gallenblase und Gallenwegen K91.81
––––– Lunge J95.82
––––– Trachea J95.82
– nach Episiotomie
–– Dehiszenz O90.1
–– Granulation L92.3
–– Wundinfektion O86.0
– Sektio-, Wundinfektion O86.0
– Shirodkar-, Betreuung, Schwangere O34.39
– und Verband, Kontrolle, nach chirurgischem Eingriff Z48.0
– Wechsel Z48.0
Nahtmaterial, Entfernung [z.B. Fäden ziehen] Z48.0
Nahtruptur
– mit Prolaps
–– Hornhaut T81.3
–– Sklera T81.3
– ohne Prolaps
–– Hornhaut T81.3
–– Sklera T81.3
Najjar-Syndrom, Crigler- E80.5
– mit Ikterus, neonatal E80.5
– Typ
–– 1 E80.5
–– 2 E80.5
Nakagawa-Angioblastom D18.01
Nakao-Syndrom, Furukawa-Takagi- G11.8
NALD [Neonatale Adrenoleukodystrophie] E71.3
– Pseudo- E71.3
Nance-Horan-Syndrom Q87.0
Nance-Schwerhörigkeit H90.8
Nance-Syndrom, Casamassima-Morton- Q87.8
Nanismus E34.3
– MULIBREY[Muscle, liver, brain and eye]- Q87.8
Nanophthalmus Q11.2
– und Glaukom, bei Degeneration, Netzhaut H35.5† Q11.2 H42.8*
Nanophyetiasis B66.8
Nanosomia renalis N25.0
Nanosomie E34.3
Nanta-Krankheit, Gandy- D73.1
Nanukayami A27.8
Narbe L90.5
– adenoid J35.8
– Aderhaut H31.0
– Adhäsion L90.5
– Alveolarfortsatz K08.88
– Anus K62.8
– atrophisch L90.5
– Augenlid H02.5
– Augenpol, hinterer H31.0
– Beschwerden L90.5
– Bindegewebe L90.5
– Cervix uteri
–– als Komplikation, Schwangerschaft O34.4
–– Komplikation, Entbindung O65.5
–– mit
––– Schädigung, Fetus/Neugeborenes P03.8
––– Schnittentbindung O34.4
–– postoperativ N88.1
–– postpartal N88.1
– Chorioidea H31.0
– chorioretinal H31.0
–– nach chirurgischem Eingriff, wegen Ablösung H59.8
–– nicht-makulär H31.0
–– postoperativ H59.8
– Ductus choledochus K83.8
– Ductus hepaticus K83.8
– Duodenum, obstruktiv K31.5
– durch Schnittentbindung, vorausgegangen, mit Betreuung, Mutter O34.2
– Ektropium H02.1
– Emphysem L90.5
– Endometriose N80.6
– Entropium H02.0
– Entzündung L90.5
– Fibrose
–– epidural, nach Diskektomie M96.1
–– Haut L90.5
– Gallengang K83.8
– Gaumen K13.7
–– weich K13.7
– Gaumenmandel J35.8
– Gehirn G93.88
– Granulom L90.5
– Harnblase N32.8
– Haut L90.5
–– Endometriose N80.6
–– Fibrose L90.5
–– infiziert L08.8
–– postinfektiös L90.5
–– schmerzhaft L90.5
–– tuberkulös B90.8 ►

Narbe L90.5 *(Forts.)*
– Hornhaut H17.9
–– bei Mangel, Vitamin A E50.6† H19.8*
–– tuberkulös A18.5† H19.8*
–– xerophthalmisch, bei Mangel, Vitamin A E50.6† H19.8*
– Hypertrophie L91.0
– Hypopharynx J39.2
– Infarkt-, Myokard I25.29
– Irritation L90.5
– Karzinom, Lunge C34.9
– Knochen M89.89
– Konjunktiva H11.2
– Kontraktur L90.5
– Kornea H17.9
–– tuberkulös A18.5† H19.8*
–– xerophthalmisch H17.8
– Labia
–– majora pudendi N90.8
–– minora pudendi N90.8
– Larynx J38.7
– Lunge J84.10
– Macula lutea, Pol, hinterer H31.0
–– nach Entzündung H31.0
–– posttraumatisch H31.0
– Makula H31.0
–– durch Sonnenexposition H31.0
–– postentzündlich H31.0
–– posttraumatisch H31.0
– maligne C44.9
– Mandel J35.8
– mit
–– Entstellung L90.5
–– Strabismus H50.6
– Mittelohr H74.8
– Mund K13.7
– Muskel M62.89
–– mit Kontraktur M62.49
– Myokard I25.29
– nach Episiotomie L90.5
– Nasenrachenraum J39.2
– Nasenschleimhaut J34.8
– Nebennierenrinde E27.8
– Neurom T87.3
– Ohrmuschel H61.1
– Penis N48.8
– Pharynx J39.2
– Problem L90.5
– Prostata N42.8
– Rachen J39.2
– Rachenmandel J35.8
– Rektum K62.8
– Retina H31.0
– Rhinopharynx J39.2
– Samenblase N50.8
– Schmerzen L90.5
– Stimmband J38.3
– Tonsille J35.8
– Trachea J39.88
– Tränenweg H04.5
– Trommelfell H73.8 ►

Narbe L90.5 *(Forts.)*
– tuberkulös a.n.k. B90.9
– überschießend L91.0
– Urethra N36.8
– Uterus N85.8
–– bei
––– Entbindung O34.2
––– Schwangerschaft O34.2
–– mit
––– Schädigung, Fetus/Neugeborenes P03.8
––– Schnittentbindung O34.2
– Vagina N89.8
–– postoperativ N99.2
– Verwachsung L90.5
– Vulva N90.8
–– alt N90.8
– Zervix, mit Hindernis, Geburt O65.5
– Zunge K14.8
Narbenbildung, mit Reflux, vesikoureteral N13.7
Narbengewebe, Revision Z42.9
– Extremität
–– obere Z42.3
–– untere Z42.4
– Kopf, und Hals Z42.0
– Mamma Z42.1
– Rumpf Z42.2
Narbengewebeplastik Z42.9
Narbenhernie K43.2
– Bauchwand K43.2
– inkarzeriert K43.0
– irreponibel K43.0
– mit Gangrän K43.1
– stranguliert K43.0
– Verschluss verursachend K43.0
Narbenkeloid L91.0
– nach Episiotomie L91.0
Narbenleber K74.0
Narbenstadium, Trachom B94.0
Narbenstrang, Vagina N89.8
Narbenwulst L91.0
Narbig
– Alopezie L66.9
– bedingt
–– Fehlstellung, Lid H02.5
–– Lagophthalmus H02.2
– Einwärtskehrung, Lid H02.0
– Entropium H02.0
– Pemphigoid L12.1
– Veränderung, Nierenpol N28.88
Narkolepsie G47.4
– mit Kataplexie G47.4
– ohne Kataplexie G47.4
– sekundär G47.4
– und Schwerhörigkeit, bei Ataxie, zerebellär, autosomal-dominant G11.2
Narkoleptisch, Syndrom G47.4
Narkomanie F19.2
Narkose
– mit
–– Komplikation, bei Geburt O74.9 ►

N

Narkose *(Forts.)*
~ mit *(Forts.)*
–– Tod, Komplikation, Entbindung O74.9
– Mutter, mit Schädigung, Fetus/Neugeborenes P04.0
Narkosetod
– postpartal a.n.k. O89.8
– puerperal a.n.k. O89.8
– während Entbindung O74.9
Narkotika
– Abhängigkeit a.n.k. F19.2
– Allergie, in der Eigenanamnese a.n.k. Z88.5
NARP[Neuropathie, Ataxie, Retinitis pigmentosa]-Syndrom G31.81
Narzissmus F60.8
Narzisstisch, Störung, Persönlichkeit F60.8
Nasal
– Dermoidzyste Q18.8
– Fistel J34.8
– Gliom Q30.8
– Halbseitenblindheit H53.4
– Hemianopsie H53.4
– Schmerzen J34.8
– Septum, Deflexion, erworben J34.2
– Sinusitis J32.9
– Vestibulitis J34.8
Nase
– Abszess J34.0
–– außen J34.0
– Adenom D36.7
– Agenesie Q30.1
– akzessorisch Q30.8
– Allergie J30.4
– Amputation, traumatisch S08.8
– Aspiration, Schleim T17.1
– Atresie, erworben J34.8
– außen
–– Melanom, maligne C43.3
–– Phlegmone J34.0
– Basaliom C44.3
– bifid, und Anomalie, akral, bei Trigonozephalie Q87.0
– Blutung, beim Neugeborenen P54.8
– Carcinoma in situ D09.7
– Deformität
–– angeboren Q30.9
–– erworben M95.0
–– spätsyphilitisch A52.7† J99.8*
–– syphilitisch, konnatal A50.5
– Diphtherie A36.8
– Distorsion S03.5
– Entzündung J31.0
–– eitrig J31.0
– Fehlen
–– angeboren Q30.1
–– erworben Z90.0
– Fibrom D21.0
– Fibromyom D21.0
– Fissur Q30.2
– Fistel J34.8
– Fraktur S02.2 ►

Nase *(Forts.)*
– Fremdkörper T17.1
–– Asphyxie T17.1
– Furche Q30.2
– Furunkel J34.0
– Geschwulst D48.7
– Granulom J32.9
– Gumma A52.7† J99.8*
– Hämangiom D18.05
– Haken- M95.0
– Höcker Q67.4
– Hyperplasie
–– lymphoid J34.8
–– polypoid J33.9
– Hypertrophie J34.8
– Hypoplasie Q30.1
– Infektion J00
– Karbunkel J34.0
– Karies, tuberkulös A18.0† M90.08*
– Katarrh J31.0
–– akut J00
–– chronisch J31.0
– Krankheit J34.8
– Lageanomalie, kongenital Q30.8
– Melanom, maligne C43.3
– Mukositis, ulzerativ J34.8
– Nävus D22.3
– Nekrose J34.0
– Obstruktion J34.8
– Osteom D16.42
– Papeln, fibrös D22.3
– Papillom D14.0
– Perforation, syphilitisch A52.7† J99.8*
– Perichondritis J34.8
– Polyp J33.9
– Prellung S00.35
– Satteldeformität M95.0
– Schleim, Asphyxie T17.1
– Schmerzen J34.8
– Spätsyphilis A52.7† J99.8*
– Spaltung Q30.2
– Spinaliom C44.3
– Stein J34.8
– Striktur J34.8
– Syphilis A52.7† J99.8*
– TBC A16.8
– trocken J31.0
– Tuberkulose A16.8
–– bakteriologisch oder histologisch gesichert A15.8
– Ulkus J34.0
–– durch Spirochäten a.n.k. A69.8
–– varikös I86.88
– Verätzung T20.4
– Verbrennung T20.0
– Verdoppelung Q18.8
– Verformung Q30.8
– Verkrümmung M95.0
– Verletzung S09.9
–– oberflächlich S00.30
– Verlust Z90.0 ►

Nase *(Forts.)*
– Verschluss J34.8
–– kongenital Q30.0
–– mangelhaft Q30.2
– Wunde, offen S01.20
– Xanthogranulomatose D76.3
– Zerquetschung S07.0
Nasebohren F98.88
Nasenatmung, Behinderung R06.88
Nasenbein
– Deformität M95.0
– Fraktur S02.2
–– geschlossen S02.2
–– offen S02.2 S01.87!
– Hypertrophie J34.8
– Prellung S00.35
Nasenbluten R04.0
Naseneingang
– Ekzem L30.9
– Entzündung J34.8
– Follikulitis L73.8
– Stenose J34.8
– Zyste K09.1
Nasenflügel, Hypertrophie J34.8
Nasengang, Tuberkulose A16.8
Nasengang-Zyste, Gaumen- K09.1
Nasenhaut
– Carcinoma in situ D04.3
– Melanoma in situ D03.3
Nasenhöhle
– Atresie Q30.8
– Carcinoma in situ D02.3
– Eiterung, chronisch J32.9
– Karzinom, Plattenepithel C30.0
– Killian-Polyp J33.0
– Polyp J33.0
– Synechie J34.8
– Verletzung S09.9
Naseninneres, Schädigung J34.8
Nasenknochen
– Anomalie, angeboren Q30.9
– Überentwicklung J34.8
Nasenknorpel
– Anomalie Q30.9
– Hypertrophie J34.8
Nasenloch
– Atresie Q30.0
– Fremdkörper T17.1
–– Asphyxie T17.1
– Fusion Q30.0
– Polyp J33.0
– überzählig Q30.8
Nasenmuschel
– Atrophie J34.8
– Deflexion J34.2
– Degeneration J34.8
– Einklemmung J34.8
– Hyperplasie J34.3
– Hypertrophie J34.3
– Mukozele J34.1
– Polyp J33.8 ►

Nasenmuschel *(Forts.)*
– Pyozele J32.9
– Sarkom C41.02
– Schwellung J34.3
– Ulkus J34.0
– und Septum, Adhäsion J34.8
– Zyste J34.1
Nasennebenhöhle
– Abszess J32.9
–– akut J01.9
– alle
–– Abszess J32.4
––– akut J01.4
–– Entzündung J32.4
––– akut J01.4
––– chronisch J32.4
–– Infektion J32.4
––– akut J01.4
––– chronisch J32.4
– Aplasie J34.8
– Aspiration, Schleim T17.0
– Atresie J34.8
– Barotrauma T70.1
– Cholesteatom J34.8
– Empyem J32.9
–– akut J01.9
––– komplett J01.4
–– chronisch J32.9
– Entzündung J32.9
–– akut J01.9
–– chronisch J32.9
– Fistel J32.9
– Fremdkörper T17.0
–– Asphyxie T17.0
– Granulom, infektiös J32.9
– Hypertrophie J34.8
– Hypoplasie J34.8
– Infektion J32.9
–– akut J01.9
–– chronisch J32.9
– Karzinom C31.9
–– Plattenepithel C31.9
– Katarrh, akut J01.9
– Krankheit J32.9
– Luftdruckschaden T70.1
– Mukositis, ulzerativ J34.8
– Mukozele J34.1
– Obstruktion J34.8
– Perforation
–– chronisch J34.8
–– kongenital Q30.8
– Polyp J33.8
– Polyposis J33.8
– Pyozele J32.9
– Rhinolith J34.8
– Schädigung J34.8
– Schleim, Asphyxie T17.0
– Sequestration J32.9
– Tuberkulose A16.8
–– bakteriologisch oder histologisch gesichert A15.8 ►

N

Nasennebenhöhle *(Forts.)*
– Tumor, maligne C31.9
– Veränderung, hypertrophisch J34.8
– Vereiterung J32.9
–– akut J01.9
––– komplett J01.4
–– chronisch J32.9
– Verschluss J34.8
– Zyste J34.1
Nasennebenhöhlenwand
– Anomalie Q30.8
– Deformität, angeboren Q30.8
Nasenöffnung
– hintere
–– Atresie Q30.0
–– Stenose J34.8
––– angeboren Q30.0
– Striktur J34.8
–– kongenital Q30.0
–– syphilitisch A52.7† J99.8*
––– konnatal A50.5† J99.8*
– vordere
–– Atresie Q30.0
–– Stenose J34.8
––– angeboren Q30.0
Nasenrachen, Fibrom D10.6
Nasenrachenraum
– Abszess J39.1
– Diphtherie A36.1
– Entzündung J00
–– akut J00
–– chronisch J31.1
– Fremdkörper, Asphyxie T17.2
– Gumma A52.7† J99.8*
– Hyperplasie, lymphoid J35.2
– Infektion J00
– Karzinom C11.9
– Katarrh J31.1
–– akut J00
–– chronisch J31.1
– Narbe J39.2
– Ödem J39.2
– Polyp J33.0
– Tuberkulose A16.8
– Ulkus J39.2
– Veränderung J39.2
– Verletzung S09.9
– Zyste J39.2
Nasenrücken, Fistel Q18.8
Nasenscheidewand
– Abszess J34.0
– Deviation J34.2
–– angeboren Q67.4
–– erworben J34.2
– Dislokation J34.2
– Perforation, syphilitisch A52.7† J99.8*
– Tuberkulose A16.8
– Verätzung T20.4
– Verbiegung J34.2
–– angeboren Q67.4
–– erworben J34.2 ►

Nasenscheidewand *(Forts.)*
– Verbrennung T20.0
Nasenschleimhaut
– Deformität J34.8
– Entzündung J31.0
– Hyperämie J34.8
– Hypertrophie J34.8
– Infektion J00
– Narbe J34.8
– Ödem J39.2
– Polyp J33.9
– Schwellung J34.8
– trocken J31.0
– Überfunktion J34.8
Nasenseptum
– Abszess J34.0
– Anomalie Q30.9
– Deformität J34.2
–– angeboren Q30.8
– Destruktion J34.8
– Deviation J34.2
–– angeboren Q67.4
–– erworben J34.2
– Dislokation J34.2
– irregulär J34.2
– Knorpel, Dislokation S03.1
– knorpelig, Luxation S03.1
– Lageanomalie, kongenital Q30.8
– Nekrose J34.0
– Perforation J34.8
–– angeboren Q30.3
–– syphilitisch A52.7† J99.8*
– Phlegmone J34.0
– Polyp J33.0
– Sporn J34.8
– Subluxation J34.2
–– erworben J34.2
– Syphilis A52.7† J99.8*
– Tuberkulose A16.8
– Ulkus, varikös I86.88
– Ulzeration J34.0
– Verbiegung J34.2
–– angeboren Q67.4
–– erworben J34.2
– Verbrennung T20.0
– Verletzung S09.9
– Verschluss, mangelhaft, kongenital Q30.3
Nasensinus, Verschluss J34.8
Nasenspitze, Kerbe, kongenital Q30.2
Nasenspray, Abusus F55.8
Nasentropfen, Abusus F55.8
Nasenventilation, Behinderung R06.88
NASH [nichtalkoholische Steatohepatitis] K75.8
Naso-faziales Syndrom, Blepharo- Q87.0
Nasoalveolär, Zyste K09.1
Nasoethmoidal, Fraktur S02.7
Nasofrontal, Enzephalozele Q01.1
Nasolabial, Zyste K09.1
Nasolabialfalte
– Melanom, maligne C43.3 ►

Nasolabialfalte *(Forts.)*
– Nävus D22.3
Nasolakrimalstenose, angeboren Q10.5
Nasopalatinal, Gang, Zyste K09.1
Nasopharyngeal
– Angiofibrom, juvenil D10.6
– Fibrom D10.6
– Fistel J39.2
– Myiasis B87.3† J99.8*
– Polyp J33.0
Nasopharyngitis J00
– akut J00
– chronisch J31.1
Nasopharynx
– Abszess J39.1
– Atresie Q34.8
– Blutung R04.1
– Fremdkörper T17.2
– Karzinom C11.9
– Obstruktion J39.2
– Ödem J39.2
– Schleim, Asphyxie T17.2
– Schmerzen J39.2
– Striktur J39.2
– – syphilitisch A52.7† J99.8*
– Tuberkulose A16.8
– – bakteriologisch oder histologisch gesichert A15.8
– Verletzung S09.9
– Wunde, offen S01.80
– Zyste J39.2
Nasoziliar, Neuralgie G44.0
Nasu-Hakola-Krankheit E75.2
Nasus incurvus M95.0
Natamycin
– Allergie T88.7
– Überempfindlichkeit T88.7
Nates, Melanom, maligne C43.5
Native-American-Myopathie G71.2
Natrium
– Mangel E87.1
– Stoffwechselstörung a.n.k. E87.8
– Überschuss E87.0
– Verlust E87.1
Natrium-Diarrhoe, kongenital P78.3
Natrium-Kanalopathie-bedingt, Small-fiber-Neuropathie G60.8
Natriumbenzoat
– Allergie T78.4
– Überempfindlichkeit T78.4
Natriumdisulfit
– Allergie T78.4
– Überempfindlichkeit T78.4
Natriumedetat
– Allergie T78.4
– Überempfindlichkeit T78.4
Natriumgehalt
– vermindert, mit Erschöpfung, bei Hitze T67.4
– Verminderung E87.1
Natriumgleichgewicht, Störung, beim Neugeborenen P74.2
Natriumhydroxid, Wirkung, toxisch T54.3
Natriurese E87.8
Naturheilmittel, Missbrauch F55.6
Nausea R11
– epidemisch A08.1
– marina T75.3
Navajo-Neurohepatopathie G31.81 K76.8
Navikulare-Fusion
– Kalkaneus- Q66.8
– Talus- Q74.2
Naxos-Krankheit Q87.8
NBIA [Neurodegeneration with Brain Iron Accumulation], Typ 1 G23.0
NCL [Neuronale Zeroidlipofuszinose] E75.4
– adult E75.4
– infantil E75.4
– juvenil E75.4
Near-missed SIDS [Sudden infant death syndrome] R06.80
Nebenhoden
– Abszess N45.0
– Adhäsion N50.8
– Agenesie Q55.4
– Anomalie Q55.4
– Atrophie N50.8
– Blutung N50.1
– Deformität
– – angeboren Q55.4
– – erworben N50.8
– Dysplasie Q55.4
– Entzündung N45.9
– – gonorrhoisch A54.2† N51.1*
– Fehlen
– – angeboren Q55.4
– – erworben Z90.7
– Fibrose N50.8
– Fistel N50.8
– – tuberkulös A18.1† N51.1*
– Gangrän N45.9
– Geschwulst D40.7
– Gonorrhoe A54.2† N51.1*
– Hämatom, nichttraumatisch N50.1
– Hoden, Entzündung N45.9
– Hypertrophie N50.8
– Hypoplasie, angeboren Q55.4
– Infektion N45.9
– Knoten D40.7
– Krankheit N50.9
– Mesotheliom C63.0
– Orchitis N45.9
– Prellung S30.2
– Schmerzen N50.8
– Schwellung N50.8
– Spätsyphilis A52.7† N51.1*
– Stein N50.8
– Syphilis A52.7† N51.1*
– Torsion N44.0
– Tuberkulose A18.1† N51.1*
– Veränderung, knotig D40.7
– Verbrennung T21.05 ►

N

Nebenhoden *(Forts.)*
– Verletzung S39.9
–– oberflächlich S30.9
– Wunde, offen S31.3
– Zyste N50.8
Nebenhodenkopf, Fibrom D29.3
Nebenhöhle
– Abszess, chronisch J32.9
– Affektion J34.8
– Carcinoma in situ D02.3
– Entzündung J32.9
–– akut J01.9
––– mit Entzündung, Stirnhöhle, akut J01.8
–– chronisch J32.9
– Infektion, chronisch J32.9
– Katarrh J32.9
– Mukozele J34.1
– Polyp J33.8
– Sinusitis J32.9
– Wirkung, Höhe, groß T70.1
Nebenleber Q44.7
Nebenlunge Q33.1
Nebenniere
– Abszess E27.8
– Adenom D35.0
–– Glomerulosazelltyp D35.0
–– klarzellig D35.0
–– Kompaktzelltyp D35.0
–– Mischzelltyp D35.0
–– stark pigmentierte Variante D35.0
–– Zona glomerulosa D35.0
– Agenesie Q89.1
– akzessorisch Q89.1
– Amyloidose E85.4
– Anomalie Q89.1
– Apoplexie E27.4
–– durch Sepsis, durch Meningokokken A39.1† E35.1*
– Atrophie E27.8
– Blutung E27.4
–– beim Neugeborenen P54.4
–– durch Sepsis, durch Meningokokken A39.1† E35.1*
– Degeneration E27.8
– Dysregulation, hormonell E27.9
– Entzündung, hämorrhagisch, durch Meningokokken A39.1† E35.1*
– Fehlbildung, angeboren Q89.1
– Fehlen
–– angeboren Q89.1
–– erworben E89.6
– Hufeisen- Q89.1
– Hyperplasie E27.8
–– angeboren, mit
––– Frühreife, sexuell E25.09
––– Virilisierung E25.09
–– durch Mangel
––– 17-alpha-Hydroxylase E25.08
––– 11-beta-Hydroxylase E25.08
––– 3-beta-Hydroxysteroid-Dehydrogenase E25.08 ►

Nebenniere *(Forts.)*
~ Hyperplasie E27.8 *(Forts.)*
~~ durch Mangel *(Forts.)*
––– Cytochrom-P450-Oxydoreduktase E25.08
–– einseitig, primär E26.0
–– kongenital, klassische Form
––– durch Mangel, 21-Hydroxylase E25.00
––– mit Salzverlust, durch 21-Hydroxylase-Mangel E25.00
–– lipoid, kongenital, durch Mangel, STAR [Steroidogenic acute regulatory protein] E25.08
–– makronodulär, mit Cushing-Syndrom E24.8
–– mit
––– Virilisierung E25.9
––– Virilismus, adrenal E25.9
– Hypersekretion, Androgene E27.0
– Hypertrophie E27.8
– Hypoplasie E27.8
–– kongenital, zytomegaler Typ E27.1
– Infarkt E27.4
– Insuffizienz E27.4
–– akut E27.2
–– isoliert, vererbt, durch Defizienz, CYP11A1 E27.1
– Insult E27.4
– Kalzifikation E27.8
–– tuberkulös B90.8† E35.1*
– Krankheit E27.9
– Krise E27.2
– Lageanomalie, kongenital Q89.1
– Lipom D17.5
– Lymphangiom D18.18
– Melasma E27.1
– Metastase C79.7
– Nekrose E27.4
– Neuroblastom C74.9
– Paragangliom D35.0
– Raumforderung D44.1
– Salzverlusthyperplasie, kongenital E25.09
– Sklerose E27.8
– Störung E27.9
– Stoffwechselstörung, Hormon E27.9
– Syphilis A52.7† E35.1*
–– mit Rindenunterfunktion A52.7† E35.1*
– Tuberkulose A18.7† E35.1*
– Tumor D44.1
–– benigne D35.0
–– maligne C74.9
–– zystisch D44.1
– Überfunktion E27.0
– Unterfunktion E27.4
– Veränderung E27.9
–– knotig E27.8
–– tumorös D44.1
– Vergrößerung E27.8
– Verlagerung, kongenital Q89.1
– Verletzung S37.81
– Versagen, akut E27.2
– Zyste E27.8
–– kongenital Q89.1

Nebennierenmark
– Blutung E27.8
– Funktion, gesteigert E27.5
– Hyperplasie E27.5
– Hypersekretion E27.5
– Infarkt E27.4
– Tumor D44.1
– Überfunktion E27.5
– und Nebennierenrinde, Unterfunktion, nach medizinischen Maßnahmen E89.6
– Unterfunktion E27.8
Nebennierenrinde
– Aberration Q89.1
– Adenokarzinom C74.0
– Apoplexie E27.4
– Atrophie E27.4
–– primär E27.1
– Blutung E27.4
– Dystrophie E27.4
– Hyalinose E27.8
– Hyperplasie E27.8
–– angeboren E25.09
–– mit
––– Aldosteronismus, primär E26.0
––– Entwicklung, sexuell, vorzeitig E25.9
––– Frühreife, sexuell, beim Knaben E25.9
––– Maskulinisierung, weiblich E25.9
– Hypertrophie E27.8
– Hypoplasie E27.8
– Infarkt E27.4
– Insuffizienz E27.4
–– akut E27.2
–– primär E27.1
– Kalzifikation E27.4
– Krise E27.2
– Metastase C79.7
– Narbe E27.8
– Nekrose E27.4
– Störung E27.9
–– angeboren, mit Pseudohermaphroditismus femininus E25.09
––– masculinus E25.09
–– bei Pseudohermaphroditismus masculinus E25.8
–– mit Pseudohermaphroditismus femininus E25.8
– Tumor D44.1
–– maligne C74.0
– Überfunktion E27.0
–– angeboren, mit Pubertät, vorzeitig E25.09
–– mit Pubertät, vorzeitig E25.9
– und Nebennierenmark, Unterfunktion, nach medizinischen Maßnahmen E89.6
– Unterfunktion E27.4
–– arzneimittelinduziert E27.3
–– primär E27.1
Nebennierenvene, Thrombose I82.88
Nebenplazenta O43.1
Nebenschilddrüse
– Aberration Q89.2
– Adenokarzinom, wasserhellzellig C75.0 ►

Nebenschilddrüse *(Forts.)*
– Adenom D35.1
–– familiär D35.1
–– wasserhellzellig D35.1
– Agenesie Q89.2
– akzessorisch Q89.2
– Amyloidose E85.4
– Anomalie Q89.2
– Blutung, spontan E21.4
– Deformität Q89.2
– Entzündung E21.4
– Erkrankung, mit
–– Osteodystrophie E21.0† M90.89*
––– sekundär E21.1† M90.89*
–– Ostitis E21.0† M90.89*
– Fehlen
–– angeboren Q89.2
–– erworben E89.2
– Hauptzelladenom D35.1
– Hyperplasie E21.0
–– primär E21.0
– Hypertrophie E21.0
– Hypoplasie Q89.2
– Insuffizienz E20.9
– Karzinom, wasserhellzellig C75.0
– Krankheit E21.5
– Lageanomalie, kongenital Q89.2
– Tuberkulose A18.8† E35.8*
– Überfunktion E21.3
– Unterfunktion E20.9
– Zyste E21.4
Nebenschilddrüsenhormon
– Mangel E20.9
– Vergiftung T50.9
Nebenschilddrüsenhormonderivat, Vergiftung T50.9
Nebenwirkung a.n.k. T78.9
– Androgene T88.7
– Antiandrogen T88.7
– Antidiabetika T88.7
– Antiöstrogen T88.7
– bei
–– Anästhesie a.n.k. T88.5
–– Periduralanästhesie T88.5
–– Spinalanästhesie T88.5
– Chemotherapie T88.7
– Chlormadinonacetat T88.7
– Cyproteronazetat T88.7
– Dehydroepiandrosteronsulfat T88.7
– Desogestrel T88.7
– DHEA[Dehydroepiandrosteron]-Sulfat T88.7
– Estradiol T88.7
– Estron T88.7
– Ethinyl-Estradiol T88.7
– Gestagen T88.7
– Glukokortikoid T88.7
– Insulin T88.7
– medikamentös, mit Störung, Herzrhythmus T46.9
– Norethistosteron T88.7
– Ocytocin T88.7 ►

N

Nebenwirkung a.n.k. T78.9 *(Forts.)*
– Östrogene T88.7
– oraler Kontrazeptiva T88.7
– Ovulationshemmer T88.7
– Progesteron T88.7
– schädlich T78.9
– Tamoxifen T88.7
– Thyreostatika T88.7
– unerwünscht T78.9
–– Arzneimittel, Abklärung Z03.6
–– bei therapeutischer Anwendung, von Impfstoff, gegen COVID-19 U12.9! *[nur Zusatzkode!]*
–– durch
––– Arzneimittel, indikationsgerecht, bei Verabreichung, ordnungsgemäß T88.7
––– Drogen, indikationsgerecht, bei Verabreichung, ordnungsgemäß T88.7
– Wehenmittel T88.7
Nebula corneae H17.8
Nebulin-abhängig, Myopathie, distal, früh-einsetzend G71.0
NEC [nekrotisierende Enterokolitis], beim Fetus/Neugeborenen P77
Necrobiosis lipoidica L92.1
Necrosis testis N50.8
Needles-Syndrom, Melnick- Q87.5
NEFL [Neurofilament-Leichtketten], Mangel, mit Neuropathie, axonal, früh beginnend, schwer G60.0
Negativ, Test, COVID-19 Z03.8
Negativismus F60.8
Negishi-Virus, Enzephalitis A85.2
Neglect
– Hemi- R29.5
–– neurologisch R29.5
– linksseitig R29.5
– neurologisch R29.5
– sensorisch R29.5
– visuell-räumlich R29.5
Negrete-Syndrom, Hernández-Aguirre- Q87.8
NEHI [Neuroendokrine Zellhyperplasie der Kindheit] J84.80
Neigung
– Abort, habituell N96
–– bei Schwangerschaft O26.2
–– mit Betreuung, Nichtschwangere N96
– Blutungs- D68.9
–– erworben D68.9
–– postpartal O72.3
– paranoid F60.0
– Sturz- a.n.k. R29.6
– Suizid – kodiere Diagnose R45.8
– zur Selbsttötung R45.8
Neisseria
– gonorrhoeae, Epididymoorchitis A54.2† N51.1*
– Infektion, rezidivierend, durch Mangel, Komplementfaktor-D D84.1 A49.9
– meningitidis, Meningitis A39.0† G01*
Nekatoriasis B76.1
Nekrobazillose A48.8
Nekrobiose R68.8
– lipoid L92.1
–– diabetisch E14.60† L99.8*
––– bei
–––– Typ-1-Diabetes mellitus E10.60† L99.8*
–––– Typ-2-Diabetes mellitus E11.60† L99.8*
Nekrobiotisch, Xanthogranulom D76.3
Nekrolyse, epidermal
– staphylogen, toxisch L00.0
– toxisch L51.20
–– mit Befall
––– Schleimhaut L51.21
––– von 30 % der Körperoberfläche und mehr L51.21
–– Übergangsform, Stevens-Johnson-Syndrom L51.20
–– Überlappungssyndrom, Stevens-Johnson-Syndrom L51.20
Nekrolytisch, Erythem, akral L53.8
Nekrophilie F65.8
Nekrose R02.8
– Amputationsstumpf T87.5
– Antrum J32.0
– Aorta
–– hyalin I71.9
–– rupturiert I71.8
– Arterie I77.5
– Arteriole I77.5
– aseptisch R02.8
– Augenlid H02.7
– avaskulär
–– idiopathisch M87.09
–– traumatisch M87.29
––– Beckenregion M87.25
––– Fuß M87.27
––– Hand M87.24
––– mehrere Lokalisationen M87.20
––– Oberarm M87.22
––– Oberschenkel M87.25
––– Schulterregion M87.21
––– Unterarm M87.23
––– Unterschenkel M87.26
– Bauchwand R02.04
– Blinddarm K35.8
– Bronchus J98.0
– Brustwarze N64.1
– Capitulum humeri, aseptisch M92.0
– Darm K55.0
–– akut K55.0
–– hämorrhagisch K55.0
– Darmwand K55.0
– dekubital L89.29
– Dickdarm K55.0
– Dünndarm K55.0
– durch
–– Druck L89.29
–– Gerinnung R02.8
–– Kolliquation R02.8
–– Phosphor T54.2
–– Verflüssigung R02.8 ►

Nekrose R02.8 *(Forts.)*
– Epiphyse M93.9
– Femurkopf
–– avaskulär, nicht-traumatisch
––– durch Arzneimittel M87.15
––– sekundär M87.35
–– familiär, avaskulär M87.85
– Femurrolle M87.05
– Ferse R02.07
– Fettgewebe M79.89
–– Mamma N64.1
–– mesenterial K65.8
– Fuß R02.07
– Gallenblase K81.0
– Gallengang K83.8
– Gehirn, ischämisch I67.88
– Gehörknöchelchen H74.3
– Gewebe R02.8
–– bei Erfrierung T34.9
––– Arm T34.4
––– Bauchwand T34.3
––– Becken T34.3
––– Bein T34.9
––– Finger T34.5
––– Fuß T34.8
––– Gesicht T34.0
––– Hals T34.1
––– Hand T34.5
––– Handgelenk T34.5
––– Hüfte T34.6
––– Knie T34.7
––– Knöchelregion T34.8
––– Kopf T34.0
––– multipel T35.1
––– Oberschenkel T34.6
––– Rumpf T34.9
––– Thorax T34.2
––– Unterschenkel T34.7
––– Zehe T34.8
–– subkutan a.n.k. R02.09
– Haut a.n.k. R02.09
–– und Unterhaut
––– Bauchdecke, a.n.k. R02.04
––– Beckenregion, a.n.k. R02.05
––– Brustwand, a.n.k. R02.04
––– Ellenbogen a.n.k. R02.01
––– Finger, a.n.k. R02.03
––– Fuß, a.n.k. R02.07
––– Gesäß, a.n.k. R02.05
––– Hals, a.n.k. R02.00
––– Hand, a.n.k. R02.03
––– Handgelenk, a.n.k. R02.02
––– Hüfte, a.n.k. R02.05
––– Knie, a.n.k. R02.06
––– Knöchelregion, a.n.k. R02.07
––– Kopf, a.n.k. R02.00
––– Oberarm, a.n.k. R02.01
––– Oberschenkel, a.n.k. R02.05
––– Rücken, a.n.k. R02.04
––– Rumpf, a.n.k. R02.04
––– Schulterregion, a.n.k. R02.01 ►

Nekrose R02.8 *(Forts.)*
– Haut a.n.k. R02.09 *(Forts.)*
–– und Unterhaut *(Forts.)*
––– Unterarm, a.n.k. R02.02
––– Unterschenkel, a.n.k. R02.06
––– Zehe, a.n.k. R02.07
– Hauttransplantat T86.51
– Herzmuskel I21.9
– Hoden N50.8
– Hüfte
–– aseptisch M87.95
–– avaskulär M87.95
– Hüftkopf M87.95
– Hypophyse E23.0
–– postpartal E23.0
– Ileum K55.0
– ischämisch R02.8
– Kiefer K10.28
– Kieferhöhle J32.0
– Kleinhirn, ischämisch I67.88
– Knochen – s.a. Osteonekrose M87.99
–– aseptisch M87.99
––– Femurkondylus, medial [Morbus Ahlbäck] M87.05
–– avaskulär M87.99
––– nicht-traumatisch, sekundär M87.39
–––– durch Arzneimittel M87.19
––––– mehrere Lokalisationen M87.10
–– bei
––– Caisson-Krankheit T70.3† M90.39*
––– Hämoglobinopathie a.n.k. D58.2† M90.49*
–– durch
––– Arzneimittel M87.19
–––– Beckenregion M87.15
–––– Fuß M87.17
–––– Hand M87.14
–––– mehrere Lokalisationen M87.10
–––– Oberarm M87.12
–––– Oberschenkel M87.15
–––– Schulterregion M87.11
–––– Unterarm M87.13
–––– Unterschenkel M87.16
–––– Wirbelsäule M87.18
––– Trauma, vorangegangen M87.29
–– idiopathisch
––– aseptisch M87.09
––– avaskulär M87.09
–– sekundär a.n.k. M87.39
–– tuberkulös A18.0† M90.09*
– Knorpel M94.29
– Kolon K55.0
– Kornea H18.8
– kortikal
–– bei
––– Nephritis N05.8
––– Nephropathie N05.8
–– Niere, Mutter, mit Schädigung, Fetus/Neugeborenes P00.1
– Larynx J38.7 ►

N

Nekrose R02.8 *(Forts.)*
– Leber K72.9
–– bei
––– Krankheit, Leber, toxisch K71.1
––– Schwangerschaft O26.68
–– hämorrhagisch, zentral K76.2
–– im Wochenbett (Zustände unter K72.0) O90.8
–– mit Versagen, Niere, im Wochenbett O90.4
–– Mutter, mit Schädigung, Fetus/Neugeborenes P00.8
– Leberparenchym K72.9
– Lunatum- M92.2
– Lunge J85.0
– Lymphknoten L04.9
– Magen K31.88
– Mark
–– bei
––– Insuffizienz, Niere, akut N17.29
––– Versagen, Niere, akut N17.29
–––– Stadium
––––– 1 N17.21
––––– 2 N17.22
––––– 3 N17.23
–– renal, Stadium
––– 1 N17.21
––– 2 N17.22
––– 3 N17.23
– Mesenterium K55.0
– Milz D73.5
– Mondbein
–– aseptisch M92.2
–– beim Erwachsenen M93.1
–– juvenil M92.2
– Muskel, durch Clostridium A48.0
– Myokard I21.9
– Nabelschnur, mit Schädigung, Fetus P02.6
– Nase J34.0
– Nasenseptum J34.0
– Nebenniere E27.4
– Nebennierenrinde E27.4
– Nephroangio- N28.0
– Niere N28.0
–– akut N17.99
––– kortikal N17.19
––– medullär N17.29
––– papillär N17.29
––– Stadium
–––– 1 N17.91
–––– 2 N17.92
–––– 3 N17.93
–– bilateral N28.0
–– tubulär, nach
––– Abort O08.4
––– Extrauterinschwangerschaft O08.4
––– Molenschwangerschaft O08.4
– Nierenrinde N17.19
–– akut N17.19
––– Stadium
–––– 1 N17.11
–––– 2 N17.12
–––– 3 N17.13 ►

Nekrose R02.8 *(Forts.)*
~ Nierenrinde N17.19 *(Forts.)*
–– bei Insuffizienz, Niere, akut N17.19
–– bilateral N17.19
–– Mutter, mit Schädigung, Fetus/Neugeborenes P00.1
– Nierentubulus N17.09
–– bei Abort, ärztlich, misslungen O07.3
–– Komplikation, bei Abort, misslungen O07.8
– Oberhaut, bei Erfrierung T33.9
– Ösophagus K22.88
– Ohrmuschel H61.8
– Omentum K55.0
– Orbita H05.1
– Os naviculare pedis, aseptisch M92.6
– Osteo-, Kiefer K10.28
– Osteoradio-, Kiefer K10.28
–– eitrig K10.28
– Ovar N70.9
– Pankreas K86.88
–– akut K85.91
–– alkoholinduziert K85.21
–– aseptisch K86.88
–– eitrig K85.91
–– Fettgewebe K86.88
–– hämorrhagisch K85.91
–– infektiös K85.91
– papillär, bei Nephritis N17.29
– Papille
–– bei Versagen, Niere, akut N17.29
––– Stadium
–––– 1 N17.21
–––– 2 N17.22
–––– 3 N17.23
–– renal, Stadium
––– 1 N17.21
––– 2 N17.22
––– 3 N17.23
– Peritoneum K55.0
– Pharynx J02.9
– Plaut-Vincent-, Pharynx A69.1
– Plazenta O43.8
– Pulpa K04.1
– Radio- a.n.k. T66
– Retina, mit Ablatio retinae H33.5
– Rinde
–– akut, bei Versagen, Niere, akut N17.19
––– Stadium
–––– 1 N17.11
–––– 2 N17.12
–––– 3 N17.13
–– renal, Stadium
––– 1 N17.11
––– 2 N17.12
––– 3 N17.13
– Rückenmark G95.18
– Siebbein J32.2
– Sklera H15.8
– Skrotum N50.8
– Sphinkter, Harnblase, aseptisch N32.8 ►

Nekrose R02.8 *(Forts.)*
– striatal, beidseitig, bei Polyneuropathie, progressiv Q87.8
– subendokardial
–– akut I21.4
–– chronisch I25.8
– suprarenal E27.4
– Thymus E32.8
– Tonsille J35.8
– Trachea J39.88
– tuberkulös A16.9
– tubulär
–– anoxisch N17.09
–– nach medizinischen Maßnahmen N99.0
–– toxisch N17.09
– Tubulus N17.09
–– akut N17.09
––– Stadium
–––– 1 N17.01
–––– 2 N17.02
–––– 3 N17.03
–– bei
––– Insuffizienz, Niere N17.09
––– Versagen, Niere, akut N17.09
–––– Stadium
––––– 2 N17.02
––––– 3 N17.03
–– mit Versagen, Niere, akut, Stadium 1 N17.01
–– renal, Stadium
––– 1 N17.01
––– 2 N17.02
––– 3 N17.03
–– Stadium
––– 1 N17.01
––– 2 N17.02
––– 3 N17.03
– Unterhautfettgewebe, beim Neugeborenen P83.8
– Unterschenkel R02.06
– Vagina N89.8
– Vaginalstumpf T87.5
– Warzenfortsatz H70.1
–– chronisch H70.1
– Wirbel M87.98
–– tuberkulös A18.0† M49.09*
– Wirbelsäule M87.98
–– tuberkulös A18.0† M49.09*
– Zentralnervensystem, ischämisch a.n.k. I67.88
Nekrospermie N46
Nekrotisch
– Enteritis A05.2
– Enzephalomalazie G93.88
– Mastoiditis H70.1
– Mukositis, agranulozytisch D70.3
– Myelopathie G95.18
– Nephrose N17.09
– Ösophagitis K20.9
– Plaut-Vincent-Angina A69.1
– Pneumonie J85.0
– Stomatitis ulcerosa A69.0
Nekrotisierend
– Angiitis M31.9
– Angina, bei Agranulozytose D70.3
– Arteriitis M31.9
– Enteritis
–– beim Fetus/Neugeborenen P77
–– durch Clostridium perfringens A05.2
– Enterokolitis, beim Fetus/Neugeborenen P77
– Enzephalomyelopathie G31.88
–– subakut, infantil G31.88
–– subakut [Morbus Leigh] G31.88
– Enzephalopathie
–– autosomal-dominant, akut G93.4
–– subakut G31.88
– Fasziitis M72.69
– Glomerulitis N05.8
– Glomerulonephritis N05.8
– Granulomatose, Atemwege M31.3
– Hepatitis K72.9
– Myelitis, subakut G37.4
–– aufsteigend G37.4
– Myelopathie
–– angiodysgenetisch G37.4
–– subakut G95.18
– Myopathie, immunvermittelt G72.4
– Otitis
–– externa H60.2
–– media
––– akut H66.0
–––– bei
––––– Grippe [Influenza] J11.8† H67.1*
––––– Scharlach A38† H67.0*
––– subakut H66.0
– Pankreatitis K85.91
–– akut K85.91
–– hämorrhagisch K85.91
– Periarteriitis nodosa M30.0
– Pneumonie, Staphylokokken-induziert J15.2
– Sialometaplasie K11.8
– Vaskulopathie M31.9
Nekrotisierend ulzerös
– Gingivitis A69.1
–– akut A69.1
– Gingivostomatitis A69.1
–– akut A69.1
– Stomatitis A69.0
Nekrozoospermie N46
Nelaton-Syndrom G60.8
Nelson-Syndrom, Emery- Q87.8
Nelson-Tumor E24.1
NEM [Nemaline Myopathie] G71.2
Nemalin-Myopathie
– intermediär G71.2
– kongenital
–– schwer G71.2
–– typisch G71.2
– mild, mit Beginn in der Kindheit G71.2
– mit Beginn im Erwachsenenalter G71.2
– Typ Amish G71.2
Nemalin-Stäbchen-Myopathie G71.2
Nemalinkörper-Krankheit G71.2

N

Nematoden, Infektion B82.0
– Darm a.n.k. B82.0
Nematodiasis, Darm B82.0
Nembutal, Abhängigkeit F13.2
Neoblase
– Ruptur N32.4
– Stein N21.0
Neoblasenhals, Striktur N32.0
Neomycin
– Allergie T88.7
– Überempfindlichkeit T88.7
Neonatal – s.a. Art der Krankheit
– Alloimmunneutropenie P61.5
– Anämie, autoimmunhämolytisch D59.1
– Antiphospholipidsyndrom D68.6
– Atemnot, akut, durch Mangel, Surfactantprotein-B P28.0
– Cholangitis, isoliert, sklerosierend K83.00
– Dermatomyositis M33.0
– Diabetes mellitus P70.2
–– permanent P70.2
––– mit Pankreas- und Kleinhirnagenesie Q87.8
– Enzephalopathie, schwer, mit Mikrozephalie G93.4 Q02
– Hyperparathyreoidismus, primär, schwer E21.0
– Lupus erythematosus P00.8
– Marfan-Syndrom Q87.4
– Myasthenia gravis, transient P94.0
– Pseudoadrenoleukodystrophie E71.3
– Sklerodermie P83.8
– Zähne, bei Steatocystoma multiplex L72.2
– Zitrullinämie, akut, Typ 1 E72.2
Neonatal-infantil, Anfall, familiär, benigne G40.3
Neoplasie D48.9
– Analhaut D48.5
– Analkanal D37.78
– Anus D37.78
– Atmungsorgane D38.6
– Augenlid D48.5
– Beckenboden D48.7
– Bindegewebe D48.1
– Bronchus D38.1
– Cervix uteri D39.0
–– intraepithelial N87.9
– cholangiozellulär D37.6
– Corpus uteri D39.0
– Darm D37.78
– Dickdarm D37.4
– Dünndarm D37.2
– endokrin, multipel D44.8
–– Typ
––– 1 D44.8
––– 2 D44.8
––– 4 D44.8
– Gallenblase D37.6
– Gallensystem D37.6
– Ganglien D48.2
– Gefäß, groß D48.1
– Gehirn D43.2
– Harnblase D41.4 ►

Neoplasie D48.9 *(Forts.)*
– Haut D48.5
– Hoden D40.1
– Hypophyse D44.3
– Kardia D37.1
– Kehlkopf D38.0
– Knochen D48.0
– Kolon D37.4
– Larynx D38.0
– Leber D37.6
– Lunge D38.1
– Magen D37.1
– maligne C80.9
– Mamma D48.6
–– metastasierend C50.9
– Mund D37.0
– Nase D48.7
– Nebenhoden D40.7
– Niere D41.0
– Ösophagus D37.78
– Ovar D39.1
– Pankreas D37.70
– Para- C80.9
– Pharynx D37.0
– Prostata D40.0
–– intraepithelial [PIN]
––– I. Grades N42.3
––– II. Grades N42.3
––– III. Grades D07.5
–– metastasierend C61
– Rektum D37.5
– Samenblase D40.7
– Schilddrüse D44.0
– Sigma D37.4
– Trachea D38.1
– Urothel D41.9
– Uterus D39.0
– Vagina, intraepithelial N89.3
–– I. Grades N89.0
–– II. Grades N89.1
–– III. Grades D07.2
––– mit Dysplasie, hochgradig D07.2
– Verdauungsorgane D37.9
– Vulva, intraepithelial N90.3
–– I. Grades N90.0
–– II. Grades N90.1
–– III. Grades D07.1
––– mit Dysplasie, hochgradig D07.1
– Weichteile D48.1
– Zäkum D37.4
– zervikal, intraepithelial
–– I. Grades N87.0
–– II. Grades N87.1
–– III. Grades D06.9
––– mit Dysplasie, hochgradig D06.9
– Zervix D39.0
Neoplasma D48.9
– Adeno-, Prostata D40.0
– Auge D48.7
– Kornea D48.7
– Labien D39.7 ►

Neoplasma D48.9 *(Forts.)*
– Penis D40.7
– Urethra D41.3
– Vulva D39.7
Neoplastisch
– Geschwulst – s.a. Neubildung, unsicheres Verhalten D48.9
– Syndrom, generalisiert C79.9
– Wachstum – s.a. Neubildung, unsicheres Verhalten D48.9
– Zyste D48.9
–– Ovar D27
Neorickettsia sennetsu, Rickettsiose A79.8
Neovaskulär
– Degeneration, Makula, altersbedingt H35.30
– Vitreoretinopathie, inflammatorisch, autosomal-dominant H35.2
Neovaskularisation
– chorioideal H31.8
– Iris H21.1
– Kornea H16.4
– Retina H35.0
– Ziliarkörper H21.1
Neovaskularisationsglaukom H40.5
– bei Retinopathie, diabetisch E14.30† H36.0*
–– bei
––– Typ-1-Diabetes mellitus E10.30† H36.0*
––– Typ-2-Diabetes mellitus E11.30† H36.0*
– nach Thrombose, Zentralvene H40.5
Nephralgie N23
Nephritis N05.9
– akut N00.9
–– katarrhalisch N00.9
– amyloid E85.4† N08.4*
– arteriolär I12.90
– arteriosklerotisch I12.90
–– chronisch I12.90
––– mit Insuffizienz, Niere I12.00
–– interstitiell I12.90
––– mit Insuffizienz, Niere I12.00
–– mit Insuffizienz, Niere I12.00
– aszendierend N12
– Balkan-, endemisch N15.0
– Basalmembran, antitubulär a.n.k. N12
– bei
–– Diabetes mellitus E14.20† N08.3*
–– Gicht M10.99† N29.8*
–– Glomerulonephritis, progredient N05.7
–– Lupus erythematodes, systemisch M32.1† N08.5*
–– Mumps B26.8† N08.0*
–– Scharlach A38† N29.1*
–– Schwangerschaft O26.81
– chronisch N03.9
– desquamata N04.9
– diffus, chronisch N03.8
– durch
–– Aspergillus B44.8† N08.0*
–– Basalmembranantikörper, antiglomerulär, bei Goodpasture-Syndrom M31.0† N08.5*
–– Blei N14.3 ►

Nephritis N05.9 *(Forts.)*
~ durch *(Forts.)*
–– Candida B37.4† N08.0*
–– Immunkomplexe, zirkulierend a.n.k. N05.8
–– Kryptokokken B45.8
–– Röntgenstrahlen N05.9
–– Strahlen N05.9
–– Verlust, Salz a.n.k. N28.88
–– Virus N05.9
– eitrig N12
– epithelial, akut N00.8
– exsudativ
–– akut N00.9
–– chronisch N03.8
– fokal
–– akut N00.1
–– chronisch N03.1
– frühsyphilitisch A51.4† N08.0*
– gonorrhoisch A54.2† N08.0*
–– akut A54.2† N08.0*
–– chronisch A54.2† N08.0*
– hämorrhagisch
–– akut N00.9
–– chronisch N03.8
– Herd- N05.1
–– akut N00.1
–– glomerulär N05.1
– infektiös N12
– interstitiell N12
–– akut N00.8
–– bei Krankheit, Niere N12
–– chronisch N11.9
–– diffus, akut N00.8
–– eitrig N12
–– infektiös
––– akut N10
––– chronisch N11.9
–– karyomegal N11.8
– Kalziumoxalat- E74.8
– lipomatosa D17.7
– mit
–– Nekrose
––– kortikal N05.8
––– papillär N17.29
–– Ödem N04.9
– Mutter, mit Schädigung, Fetus/Neugeborenes (Zustände unter N00–N08) P00.1
– post partum O90.8
– Poststreptokokken- a.n.k. N05.9
–– akut N00.9
–– chronisch N03.9
–– rapid-progressiv N01.9
– puerperal O90.8
– Pyo- N12
–– bei Schwangerschaft O23.0
– rapid-progressiv N01.9
– saturnina N26
– septisch N12
– sklerosierend, diffus N18.9
–– mit Läsion, glomerulär N18.9
– spätsyphilitisch A52.7† N08.0* ►

N

Nephritis N05.9 *(Forts.)*
– subakut N01.9
– syphilitisch, konnatal A50.5† N08.0*
– tuberkulös A18.1† N29.1*
– tubulointerstitiell N12
–– akut N10
–– bei Sjögren-Syndrom M35.0† N16.4*
–– chronisch N11.9
––– nichtobstruktiv N11.8
––– obstruktiv N11.1
– zirrhotisch N26
– Zystopyelo- N12
Nephritisch
– Goodpasture-Syndrom M31.0† N08.5*
– Syndrom N05.9
–– akut N00.9
––– mit
–––– Glomerulonephritis
––––– endokapillär-proliferativ, diffus N00.4
––––– membranös, diffus N00.2
––––– mesangiokapillär, diffus N00.5
––––– mesangioproliferativ, diffus N00.3
––––– mit Halbmondbildung, diffus N00.7
–––– Läsion, glomerulär, minimal N00.0
–– chronisch N03.9
––– mit
–––– Dense-deposit-Krankheit N03.6
–––– Glomerulonephritis
––––– endokapillär-proliferativ, diffus N03.4
––––– membranös, diffus N03.2
––––– mesangioproliferativ, diffus N03.3
–––– Läsion, glomerulär, minimal N03.0
–– rapid-progressiv N01.9
––– mit
–––– Dense-deposit-Krankheit N01.6
–––– Glomerulonephritis
––––– endokapillär-proliferativ, diffus N01.4
––––– membranös, diffus N01.2
––––– mesangiokapillär, diffus N01.5
––––– mesangioproliferativ, diffus N01.3
––––– mit Halbmondbildung, diffus N01.7
–––– Läsion, glomerulär
––––– fokal N01.1
––––– minimal N01.0
––––– segmental N01.1
Nephroangionekrose N28.0
Nephroangiosklerose I12.90
– mit Insuffizienz, Niere I12.00
Nephroblastom C64
– embryonal C64
– epithelial C64
– mesenchymal C64
– mit Aszites, fetal, mit Makrosomie, mit Wilms-Tumor Q87.3
Nephrofibrose N26
Nephrogen
– Dekompensation N19
– Diabetes insipidus N25.1
– Dysembryom C64
– Fibrose, systemisch M35.8
– Hypertonie I15.10 ►
Nephrogen *(Forts.)*
– Infantilismus N25.0
– Polyglobulie D75.1
– Syndrom, der inadäquaten Antidiurese E22.2
Nephrokalzinose E83.58† N29.8*
– und Indikanurie, bei Hyperkalzämie, familiär E70.8
Nephrolithiasis N20.0
– bei
–– Gicht M10.09† N22.8*
–– Harnsäurestein M10.09† N22.8*
–– Hypophosphatämie, dominant E83.30† N22.8*
– durch
–– Kalzium N20.0
–– Oxalat N20.0
– in der Eigenanamnese Z87.4
– kongenital Q63.8
– Nierenbecken N20.0
– parenchymatös E83.58† N29.8*
– rezidivierend N20.0
– und Osteoporose, bei Hypophosphatämie, dominant E83.30† M81.99 N22.8*
Nephrom C64
– maligne C64
– mesoblastisch D41.0
–– kongenital D41.0
Nephronophthise, familiär, adult, mit Tetraparese, spastisch Q61.5 G82.49
Nephropathie N28.9
– amyloid E85.4† N08.4*
–– hereditär E85.0† N08.4*
– Amyloid-, familiär E85.0† N08.4*
– arzneimittelinduziert N14.2
– Balkan- N15.0
–– endemisch N15.0
– bei
–– Diabetes mellitus E14.20† N08.3*
–– Gicht M10.99† N29.8*
–– Malaria quartana B52.0† N08.0*
–– Osteolyse, karpotarsal, multizentrisch M89.50 N28.9
–– Schwangerschaft O26.81
–– Sichelzellenkrankheit D57.1† N08.2*
–– Typ-1-Diabetes mellitus E10.20† N08.3*
–– Typ-2-Diabetes mellitus E11.20† N08.3*
– durch
–– Analgetika N14.0
–– Blei N14.3
–– Oxalat E74.8
–– Phenacetin N14.0
–– Schwermetalle N14.3
– endemisch, chronisch N15.0
– hereditär a.n.k. N07.9
– hyperkalziämisch N28.9
– hypertensiv I12.90
– IgA[Immunglobulin A]- N02.8
–– mit Läsion, glomerulär
––– membranös N02.2
––– membranoproliferativ N02.5
––– mesangiokapillär N02.5 ►

Nephropathie N28.9 *(Forts.)*
~ IgA[Immunglobulin A]- N02.8 *(Forts.)*
~~ mit Läsion, glomerulär *(Forts.)*
––– mesangioproliferativ N02.3
––– proliferativ N02.8
––– und
–––– Hyalinose
––––– fokal N02.1
––––– segmental N02.1
–––– Sklerose
––––– fokal N02.1
––––– segmental N02.1
– interstitiell N12
– mit
–– Nekrose, kortikal N05.8
–– Schwerhörigkeit, und Hyperparathyreoidismus Q87.8
– obstruktiv N13.8
– progressiv, autosomal-dominant, mit Hypertonie I15.10
– Reflux- N13.9
– toxisch a.n.k. N14.4
– tubulär N25.9
– und Sklera, blau, bei Hydrozephalus Q87.8
– Urat- M10.99† N29.8*
Nephropathie-Syndrom, Myoklonus- G40.3
Nephropathie-Taubheitssyndrom Q87.8
Nephroptose N28.88
– kongenital Q63.8
Nephropyosis N15.10
Nephrorrhagie N28.88
Nephrose N04.9
– akut N04.9
– anoxisch N17.09
– bei
–– Amyloidose E85.4† N08.4*
–– Diabetes mellitus E14.20† N08.3*
–– Gestation O26.81
–– Lupus erythematodes, systemisch M32.1† N08.5*
–– Malaria B52.0† N08.0*
–– Schwangerschaft O26.81
–– Typ-1-Diabetes mellitus E10.20† N08.3*
–– Typ-2-Diabetes mellitus E11.20† N08.3*
–– Typ-2b-Diabetes mellitus E11.20
– durch
–– Quecksilber N17.09
–– Sublimat N17.09
– Epstein- N04.9
– hämoglobinurisch [Chromoproteinniere] N04.9
– Hydro- N13.3
–– angeboren Q62.0
–– atrophisch N13.3
–– bei Obstruktion, ureteropelvin N13.0
–– infiziert N13.65
–– intermittierend N13.3
–– ohne Funktionseinschränkung N13.3
–– primär N13.3
–– sekundär a.n.k. N13.3
–– tuberkulös A18.1† N29.1*
– Hydropyo- N13.65 ►

Nephrose N04.9 *(Forts.)*
– hypokomplementämisch, mit Läsion, glomerulär N04.5
– ischämisch N17.09
– kongenital N04.9
–– finnischer Typ N04.8
– lipoid N04.9
– mit
–– Hämoglobinurie N17.09
–– Läsion, glomerulär N04.9
– Mutter, mit Schädigung, Fetus/Neugeborenes (Zustände unter N00–N08) P00.1
– nekrotisch N17.09
– osmotisch N14.2
– Paraprotein- N04.8
– Protein- N04.9
– Pyo- N13.68
–– tuberkulös A18.1† N29.1*
– Pyohydro- N13.65
– spätsyphilitisch A52.7† N08.0*
– toxisch N17.09
– tubulär N17.09
–– akut N17.09
–– anoxisch N17.09
–– nach medizinischen Maßnahmen N99.0
–– parenchymatös N04.8
–– toxisch N17.09
Nephrosklerose I12.90
– arteriosklerotisch I12.90
– bei
–– Cystinspeicherkrankheit E72.0† N29.8*
–– Diabetes mellitus E14.20† N08.3*
–– Gicht M10.99† N29.8*
– bösartig I12.90
– chronisch I12.90
– gutartig I12.90
– hyalin I12.90
– hypertensiv I12.90
– mit
–– Beteiligung, Herz I13.90
Hypertonie, und Beteiligung, Herz I13.90
–– Insuffizienz, Niere I12.00
Nephrostoma
– Versorgung Z43.6
– Vorhandensein Z93.6
Nephrostomie, mit Komplikation N99.5
Nephrotisch, Syndrom N04.9
– angeboren N04.9
– bei
–– Leigh-Syndrom G31.88† N08.8*
–– Lungenkrankheit, interstitiell, und Epidermolysis bullosa J84.90† Q81.8 N08.8*
– kongenital, finnischer Typ N04.8
– $LAMB_2$-assoziiert, mit Beginn im Kindesalter N04.8
– mit
–– Dense-deposit-Krankheit N04.6
–– Glomerulonephritis
––– endokapillär-proliferativ, diffus N04.4
––– membranös, diffus N04.2
––– mesangiokapillär, diffus N04.5 ►

N

Nephrotisch, Syndrom N04.9 *(Forts.)*
~ mit *(Forts.)*
~~ Glomerulonephritis *(Forts.)*
––– mesangioproliferativ, diffus N04.3
–– Halbmondbildung, diffus, mit Glomerulonephritis N04.7
–– Läsion, glomerulär
––– fokal N04.1
––– minimal N04.0
––– segmental N04.1
–– Ödem N04.9
–– Schwerhörigkeit, und prätibialer Epidermolysis bullosa Q87.8
– Mutter, mit Schädigung, Fetus/Neugeborenes (Zustände unter N00–N08) P00.1
– steroid-resistent, familiär, mit
–– Insuffizienz, Nebenniere N04.1 E27.4
–– Schwerhörigkeit, sensorineural N04.1 H90.5
– Steroid-resistent, idiopathisch N04.9
– steroid-resistent
–– idiopathisch, familiär N04.9
––– mit
–––– Hyalinose, fokal, und segmental N04.1
–––– Proliferation, mesangial, diffus N04.3
–––– Sklerose, mesangial, diffus N04.8
–– idiopathisches, familiär, mit Minimalläsionen N04.0
– steroid-sensitiv N04.0
–– idiopathisch, mit
––– Glomerulosklerose, fokal, segmental N04.1
––– Hyalinose, fokal, segmental N04.1
––– Proliferation, mesangial, diffus N04.3
– syphilitisch, sekundär A51.4† N08.0*
Nephrotisch-glykosurisch, Minderwuchs, mit Rachitis, hypophosphatämisch E72.0† N16.3*
Nephrotoxikose N28.88
Nephrotubulopathie, obstruktiv N13.8
Nephrozirrhose N26
Nephrozystitis, pustulös N12
Neraval, Abhängigkeit F13.2
Neravan, Abhängigkeit F13.2
Nerv – s.a. Nervi oder s.a. Nervus
– Abdomen, Verletzung S34.8
– Affektion, unklar G58.9
– Agenesie Q07.8
– Anomalie, angeboren Q07.9
– Aplasie Q07.8
– Arm, Verletzung T11.3
– Augenmuskel-, mehrere, Parese, kongenital H49.9
– Beckengürtel, Verletzung S74.9
– Bein, Verletzung T13.3
– Daumen, Verletzung S64.3
– Durchtrennung T14.4
–– traumatisch T14.4
– einzeln, peripher, Störung, sensibel G58.9
– Entzündung a.n.k. M79.29
– Extremität
–– obere, Verletzung T11.3
––– Folgen T92.4 ►

Nerv – s.a. Nervi oder s.a. Nervus *(Forts.)*
~ Extremität *(Forts.)*
–– untere, Verletzung T13.3
––– Folgen T93.4
– Finger, Verletzung S64.4
– Fuß
–– multipel, Verletzung S94.7
–– Verletzung S94.9
– Gliedmaßen
–– obere, Verletzung T11.3
–– untere, Verletzung T13.3
– Hämangiom D18.08
– Hals, Verletzung S14.6
–– Folgen T91.8
– Hand
–– multipel, Verletzung S64.7
–– Verletzung S64.9
– Handgelenk
–– multipel, Verletzung S64.7
–– Verletzung S64.9
– Hüfte
–– multipel, Verletzung S74.7
–– Verletzung S74.9
– Hyperregeneration [Narbenneurom] T87.3
– Knöchel, multipel, Verletzung S94.7
– Körperregion, multipel, Verletzung, Folgen T94.0
– Kompression G58.9
– Lähmung, multipel, syphilitisch A52.1† G63.0*
– Lageanomalie, kongenital Q07.8
– Malignom C47.9
– Oberarm
–– multipel, Verletzung S44.7
–– Verletzung S44.9
– Oberschenkel
–– multipel, Verletzung S74.7
–– Verletzung S74.9
– Paralyse G58.9
–– durch Geburtsverletzung P14.9
–– syphilitisch A52.1† G59.8*
– Perforation
–– chirurgisch, versehentlich T81.2
–– versehentlich, durch Sonde, während Eingriff T81.2
– peripher
–– Abdomen, Verletzung S34.6
–– Atrophie G58.9
–– autonom, Neuropathie G90.9
––– bei
–––– Amyloidose E85.4† G99.08*
–––– Diabetes mellitus E14.40† G99.08*
–––– Gicht M10.09† G63.6*
–––– Hyperthyreoidismus E05.9† G99.08*
–––– Krankheit
––––– endokrin a.n.k. E34.9† G99.08*
––––– Stoffwechsel a.n.k. E88.9† G99.08*
–– Becken, Verletzung S34.6
–– Hals, Verletzung S14.4
–– Irritation G58.9
–– Kompression G58.9 ►

Nerv – s.a. Nervi oder s.a. Nervus *(Forts.)*
~ peripher *(Forts.)*
–– Läsion G58.9
–– Lumbosakralgegend, Verletzung S34.6
–– Neuropathie G62.9
–– Parese G58.9
–– Reizung G58.9
–– Syphilis A52.7† G59.8*
–– Verletzung T14.4
––– Thorax S24.3
– Rumpf, Verletzung T09.4
–– Folgen T91.8
– Schädigung, mit Paralyse, Muskel a.n.k. G58.9
– Schmerzen a.n.k. M79.29
–– Gesicht G50.0
– Schulter
–– multipel, Verletzung S44.7
–– Verletzung S44.9
– Schwäche F48.0
– spinal, Verletzung T09.4
– Störung G58.9
–– Extremität
––– obere G56.9
––– untere G57.9
–– multipel G58.7
– sympathisch
–– Hals, Verletzung S14.5
–– Störung G90.9
–– Thorax, Verletzung S24.4
–– Verletzung a.n.k. S34.5
–– zervikal, Verletzung S14.5
– Thorax, Verletzung S24.6
– Tuberkulose A17.8† G59.8*
– Unterarm, multipel, Verletzung S54.7
– Unterschenkel
–– multipel, Verletzung S84.7
–– Verletzung S84.9
– Verformung Q07.8
– Verletzung T14.4
–– Folgen a.n.k. T94.1
–– In Höhe Unterarm S54.9
–– mit Beteiligung, Körperregion, mehrere T06.2
–– multipel T06.2
–– traumatisch T14.4
– Zehe, Verletzung S94.9
Nervenaustrittspunkt, Druckempfindlichkeit R29.8
Nervenfaserschicht, Defekt, Retina, mit Verdacht, Glaukom H40.0
Nervengeflecht, Rückenmark, Verletzung T09.4
Nervenhülle, Myxom D36.1
Nervenplexus, Kompression a.n.k. G54.9
Nervenscheide, Tumor D48.2
– maligne, peripher C47.9
– peripher, benigne D36.1
Nervenstimulator, mit Komplikation T85.9
Nervensystem
– Angioendotheliom, gutartig D18.08
– Anomalie Q07.9 ►

Nervensystem *(Forts.)*
– Apparat, elektronisch
–– Embolie T85.81
–– Entzündung T85.72
–– Fehllage T85.1
–– Fibrose T85.81
– autonom
–– Degeneration G90.9
–– Dysfunktion, durch Alkohol G31.2
–– Krankheit G90.9
–– peripher
––– Degeneration G90.9
––– Kompression G90.8
––– Lähmung G90.8
––– Reizung G90.8
– Beteiligung, bei
–– Chagas-Krankheit, chronisch B57.4† G99.8*
–– Grippe [Influenza] a.n.k. J11.8
– Deformität Q07.9
– Degeneration G31.9
–– alkoholisch G31.2
–– amyloid E85.4† G99.8*
–– fettig G31.88
– Dysplasie a.n.k. Q07.9
– Glioblastom C72.9
– Hämangioendotheliom, gutartig D18.08
– Hypoplasie a.n.k. Q07.9
– Komplikation G98
–– nach chirurgischem Eingriff G97.9
– Krankheit G98
–– angeboren Q07.9
–– degenerativ G31.9
–– in der Eigenanamnese Z86.6
– Lageanomalie, kongenital a.n.k. Q07.8
– parasympathisch, Krankheit G90.9
– peripher
–– Funktionsprüfungsergebnis
––– abnorm R94.1
––– pathologisch R94.1
–– Geburtsverletzung P14.9
–– Krankheit G64
––– demyelinisierend G62.88
– Schädigung, angeboren Q07.9
– Stimulator, elektronisch, mit
–– Entzündung T85.72
–– Komplikation, mechanisch T85.1
– sympathisch
–– Krankheit G90.9
–– Reizung a.n.k. G90.8
– Teilagenesie a.n.k. Q07.8
– Teilaplasie a.n.k. Q07.8
– Teile, akzessorisch a.n.k. Q07.8
– Tuberkulose a.n.k. A17.9† G99.8*
– vegetativ, Krankheit G90.9
– Zyste a.n.k. G96.8
Nerventransplantat, mit Komplikation, mechanisch T85.6
Nervenwurzel
– Brustwirbelsäule, Verletzung S24.2
– Halswirbelsäule, Verletzung S14.2 ►

N

Nervenwurzel *(Forts.)*
– Kompression a.n.k. G54.9
–– bei
––– Neubildung a.n.k. D48.9† G55.0*
––– Schaden, Bandscheibe a.n.k. M51.1† G55.1*
–––– mit Myelopathie M51.0† G99.2*
–––– zervikal M50.1† G55.1*
––––– mit Myelopathie M50.0† G99.2*
––– Spondylose M47.29† G55.2*
– lumbal, Verletzung S34.2
– lumbosakral, Verletzung S34.2
– Neuralgie M54.19
– Neuritis M54.19
– peripher, einzeln, Störung, sensibel G58.9
– Reizsyndrom, lumbal M51.1† G55.1*
– Rückenmark
–– thorakal, Verletzung S24.2
–– Verletzung a.n.k. T09.4
–– zervikal, Verletzung S14.2
– sakral, Verletzung S34.2
– Schädigung
–– thorakal a.n.k. G54.3
–– zervikal a.n.k. G54.2
– spinal, Verletzung T09.4
– Störung G54.9
Nervenzusammenbruch F43.9
Nervi – s.a. Nerv oder s.a. Nervus
– digitales, Verletzung S64.4
–– Daumen S64.3
– olfactorii
–– Krankheit G52.0
–– Neuritis G52.0
–– Neuroblastom C30.0
– splanchnici, Verletzung S34.5
Nervlos, Zahn K04.9
Nervös
– Asthenie F48.0
– Asthma J45.19
– Aufstoßen F45.31
– Beschwerden
–– Herz F45.30
–– Magen F45.31
– Depression F34.1
– Diarrhoe F45.32
– Dyspepsie F45.31
– Dysphagie F45.8
– Efflation F45.31
– Enkopresis F98.1
– Enuresis F98.08
– Erbrechen F50.5
– Erschöpfung F48.0
–– akut F43.0
– Eruktation F45.31
– Essstörung F50.9
– Gastritis F54 K29.7
– Herz F45.30
– Herz-Kreislauf-Beschwerden F45.30
– Husten R05
– Indigestion F45.37
– Instabilität F60.8 ►
Nervös *(Forts.)*
– Kachexie F48.0
– Kephalgie F45.40
– Kollaps F48.8
– Lagophthalmus H02.2
– Magen F45.31
– Pollakisurie F45.34
– Reizung R45.0
– Schmerzen, Kopf F45.40
– Spannung R45.0
– Spannungskopfschmerzen G44.2
– Spannungszustand R45.0
– Spasmus F45.8
– Störung
–– funktionell R45.0
–– Verdauungssystem F45.39
– Tic F95.9
– Zucken F95.9
Nervosität R45.0
Nervus – s.a. Nerv oder s.a. Nervi
– abducens
–– Atrophie H49.2
–– Neuritis H49.2
–– Paralyse H49.2
–– Parese, kongenital H49.2
–– Störung a.n.k. H49.2
–– Tumor, benigne D33.3
–– Verletzung S04.4
– accessorius
–– Störung G52.8
–– Verletzung S04.7
– acusticus
–– Anomalie Q07.8
–– Atrophie H93.3
–– Degeneration H93.3
–– Lähmung H93.3
–– Neuralgie H93.3
–– Neurinom D33.3
–– Neuritis H93.3
–– Radikulitis H93.3
–– Schädigung H93.3
–– Störung H93.3
–– Syphilis A52.1† H94.0*
–– Verletzung S04.6
–– Wurzel, Neuritis H93.3
– axillaris
–– Läsion G56.8
–– Verletzung S44.3
– cochlearis
–– Affektion H93.3
–– Aplasie Q07.8
–– Hypoplasie Q07.8
– cutaneus femoris
–– lateralis
––– Engpass, mit Neuropathie G57.1
––– Mononeuritis G57.1
––– Störung G57.1
–– Reizung G57.1
– facialis
–– Atrophie G51.8
–– Degeneration G51.8 ►

Nervus – s.a. Nerv oder s.a. Nervi *(Forts.)*
~ facialis *(Forts.)*
-- Geburtsverletzung P11.3
-- Herpes zoster B02.2† G53.0*
-- Krankheit G51.9
-- Neuritis G51.8
--- beim Neugeborenen P11.3
--- durch Geburtsverletzung P11.3
-- Neuropathie G51.9
-- Paralyse G51.0
--- beim Neugeborenen P11.3
--- durch Geburtsverletzung P11.3
-- Parese G51.0
-- Syphilis A52.1† G53.8*
-- Ticstörung, degenerativ G25.6
-- Verletzung S04.5
--- beim Neugeborenen P11.3
- femoralis
-- Kompressionssyndrom G57.2
-- Läsion G57.2
-- Mononeuritis G57.2
-- Neuritis G57.2
-- Störung G57.2
-- Verletzung, in Höhe
--- Hüfte S74.1
--- Oberschenkel S74.1
- fibularis communis, Läsion G57.3
- glossopharyngeus
-- Krankheit G52.1
-- Neuralgie G52.1
-- Paralyse G52.1
-- Verletzung S04.8
- hypoglossus
-- Krankheit G52.3
-- Parese G52.3
-- Verletzung S04.8
- ischiadicus
-- Kompression G57.0
-- Läsion G57.0
-- Mononeuritis G57.0
-- Neuritis M54.3
--- durch Verlagerung, Bandscheibe M51.1† G55.1*
-- Neuropathie G57.0
-- Störung a.n.k. G57.0
-- Verletzung, in Höhe
--- Hüfte S74.0
--- Oberschenkel S74.0
- laryngeus
-- Neuralgie G52.2
-- recurrens
--- Kompression G52.2
--- Paralyse J38.00
--- Schädigung G52.2
--- Störung G52.2
-- superior, Paralyse J38.00
- medianus
-- Engpass, mit Neuropathie G56.0
-- Kompression G56.0
-- Mononeuritis G56.1
-- Paralyse, spät G56.1 ►

Nervus – s.a. Nerv oder s.a. Nervi *(Forts.)*
~ medianus *(Forts.)*
-- Störung a.n.k. G56.1
-- Verletzung S54.1
--- in Höhe
---- Hand S64.1
---- Handgelenk S64.1
---- Oberarm S44.1
---- Unterarm S54.1
- musculocutaneus, Verletzung S44.4
- occipitalis, Neuritis G58.8
- oculomotorius
-- Atrophie H49.0
-- Neuritis H49.0
-- Paralyse H49.0
--- alternierend G83.8
--- bilateral, äußere H49.0
-- Parese, kongenital H49.0
-- Störung a.n.k. H49.0
-- Tumor, benigne D33.3
-- Verletzung S04.1
- olfactorius
-- Neuroepitheliom C30.0
-- Verletzung S04.8
- ophthalmicus
-- Lähmung, periodisch [Ophthalmoplegische Migräne] G43.8
-- Neuralgie G50.0
-- Neuritis G50.8
- opticus
-- Anomalie Q07.8
-- Aplasie, isoliert Q07.8
-- Atrophie H47.2
--- syphilitisch A52.1† H48.0*
---- konnatal A50.4† H48.0*
-- Blutung H47.0
-- Degeneration H47.0
-- Entzündung, Wurzel H46
-- Erkrankung H47.0
-- Gliom D33.3
-- Hypoplasie, isoliert Q07.8
-- Kompression H47.0
-- Meningeom D32.0
-- Neuritis H46
-- Neurofibrom D33.3
-- Neuropathie H46
--- ausgenommen ischämisch H46
--- ischämisch H47.0
-- Ödem H47.1
-- Papillitis H46
-- Prozess, vaskulär H47.0
-- Radikulitis H46
-- Syphilis A52.1† H48.0*
-- Tuberkulose A18.5† H48.8*
-- Tumor, benigne D33.3
-- Verletzung S04.0
- peronaeus
-- communis
--- Läsion G57.3
--- Mononeuritis G57.3
--- Störung G57.3 ►

N

Nervus – s.a. Nerv oder s.a. Nervi *(Forts.)*
~ peronaeus *(Forts.)*
-- Engpass, mit Neuropathie G57.3
-- Lähmung G57.3
-- Paralyse G57.3
-- Parese G57.3
-- profundus
--- Endast, lateral, Verletzung S94.2
--- Verletzung, in Höhe
---- Fuß S94.2
---- Knöchel S94.2
-- Verletzung, in Höhe Unterschenkel S84.1
- phrenicus
-- Paralyse, durch Geburt P14.2
-- Resektion, versehentlich, bei ärztlicher Behandlung, mit Paralyse, Diaphragma T81.2
-- Störung G58.8
-- Verletzung, durch Geburt P14.2
- plantaris
-- Läsion G57.6
-- lateralis, Verletzung S94.0
-- medialis, Verletzung S94.1
-- Mononeuritis G57.6
- pneumogastricus – s.a. Nervus vagus
-- Störung G52.2
- popliteus medialis, Mononeuritis G57.4
- radialis
-- Läsion G56.3
-- Mononeuritis G56.3
-- Neuritis G56.3
-- Paralyse G56.3
--- beim Neugeborenen P14.3
--- durch Geburtsverletzung P14.3
-- Parese G56.3
-- Störung G56.3
-- Verletzung S54.2
--- in Höhe
---- Hand S64.2
---- Handgelenk S64.2
---- Oberarm S44.2
---- Unterarm S54.2
- recurrens, Störung G52.2
- spinalis, Wurzel, Neuritis M54.19
- statoacusticus
-- Neuritis H93.3
--- bei
---- Infektionskrankheit a.n.k. B99† H94.0*
---- Krankheit, parasitär a.n.k. B89† H94.0*
--- syphilitisch A52.1† H94.0*
-- Störung H93.3
-- Verletzung S04.6
- sympathicus, Kompression a.n.k. G90.8
- tibialis
-- Läsion G57.4
-- Mononeuritis G57.4
-- posterior
--- Engpass, mit Neuropathie G57.5
--- Kompression G57.5
-- Störung G57.4
-- Verletzung, in Höhe Unterschenkel S84.0 ►

Nervus – s.a. Nerv oder s.a. Nervi *(Forts.)*
- trigeminus
-- Krankheit G50.9
-- Schmerzen G50.0
-- Spasmus G50.0
-- Verletzung S04.3
- trochlearis
-- Atrophie H49.1
-- Neuritis H49.1
-- Paralyse H49.1
-- Parese
--- familiär, kongenital H49.1
--- kongenital H49.1
-- Störung a.n.k. H49.1
-- Tumor, benigne D33.3
-- Verletzung S04.2
- ulnaris
-- Engpass, mit Neuropathie G56.2
-- Gleiten, nichttraumatisch G56.2
-- Kompression G56.2
-- Lähmung, spät G56.2
-- Läsion G56.2
-- Mononeuritis G56.2
-- Neuritis G56.2
-- Paralyse, spät G56.2
-- Parese G56.2
-- Spätparese G56.2
-- Störung G56.2
-- Verletzung S54.0
--- in Höhe
---- Hand S64.0
---- Handgelenk S64.0
---- Oberarm S44.0
---- Unterarm S54.0
-- Verschiebung, nichttraumatisch G56.2
- vagus
-- Krankheit G52.2
-- Verletzung S04.8
- vestibulocochlearis
-- Atrophie H93.3
-- Neuritis H93.3
--- bei
---- Infektionskrankheit a.n.k. B99† H94.0*
---- Krankheit, parasitär a.n.k. B89† H94.0*
--- spätsyphilitisch A52.1† H94.0*
--- syphilitisch A52.1† H94.0*
-- Schädigung H93.3
-- Störung H93.3
-- Syphilis A52.1† H94.0*
-- Verletzung S04.6
Nervus-ulnaris-Syndrom G56.2
Nesidioblastom
- bösartig C25.4
- gutartig D13.7
- Pankreas D13.7
Nesidioblastose
- bösartig C25.4
- gutartig D13.7
Nesidiom D13.7
- Pankreas D13.7
Nesselfieber L50.9

Nesselsucht L50.9
Nestor-Guillermo-Progerie-Syndrom E34.8
NET [Noradrenalintransporter], Mangel, mit Intoleranz, orthostatisch I95.1
Netherton-Syndrom Q80.8
– Comèl- Q80.8
Netter-Syndrom, Weismann- Q77.8
Nettleship-Syndrom Q82.2
Netz
– Abszess K65.09
– Bruch K46.9
Netzhaut – s.a. Retina
– Ablösung
–– kongenital Q14.1
–– rhegmatogen, autosomal-dominant H33.0
– Angiomatose Q85.8
– Degeneration
–– frühkindlich, schwer H35.5
–– mit Nanophthalmus, und Glaukom H35.5† Q11.2 H42.8*
– Dystrophie
–– autosomal-dominant, spät beginnend H35.5
–– progressiv, familiär, mit Kolobom, Iris, und Katarakt, angeboren Q15.8
–– Typ Bothnia H35.5
– Nicht-Anheftung, mit Blindheit, angeboren Q14.1
– und Aderhaut, Atrophia gyrata, bei Hyperornithinämie E72.4
Netzwerk, Chiari- Q24.8
Neu beginnend, Status epilepticus, refraktär G41.8
Neu-Laxova-Syndrom Q87.8
Neubildung – s.a. Tabelle der Neubildungen (S. 1358) D48.9
– bei Schwangerschaft a.n.k. O99.8
– bösartig
–– bei Krankheit, durch HIV B21 C80.9
–– Bindegewebe, Lungen-Thorax-Region, im Kindesalter [Askin-Tumor] C49.3
–– Blut, Untersuchung Z12.8
–– Bronchus, in der
––– Eigenanamnese Z85.1
––– Familienanamnese Z80.1
–– Gastrointestinaltrakt, in der Familienanamnese Z80.0
–– Genitalorgane, in der
––– Eigenanamnese Z85.4
––– Familienanamnese Z80.4
–– Harnorgane, in der
––– Eigenanamnese Z85.5
––– Familienanamnese Z80.5
–– Harntrakt, in der
––– Eigenanamnese Z85.5
––– Familienanamnese Z80.5
–– in der
––– Eigenanamnese Z85.9
––– Familienanamnese Z80.9
–– Lunge, in der
––– Eigenanamnese Z85.1
––– Familienanamnese Z80.1 ►

Neubildung – s.a. Tabelle der Neubildungen (S. 1358) D48.9 *(Forts.)*
~ bösartig *(Forts.)*
–– Lymphknoten, Untersuchung Z12.8
–– Mamma, in der Familienanamnese Z80.3
–– mit
––– Aszites R18
––– Kachexie R64
––– Myopathie a.n.k. C80.9† M63.89*
––– Syndrom, myasthenisch a.n.k. C80.9† G73.2*
–– Primärlokalisation, unbekannt C80.0
–– System, hämatopoetisch, Untersuchung Z12.8
–– Trachea, in der
––– Eigenanamnese Z85.1
––– Familienanamnese Z80.1
–– Verdauungsorgane, in der
––– Eigenanamnese Z85.0
––– Familienanamnese Z80.0
– Chemotherapie Z51.1
–– Erhaltungsdosis a.n.k. Z51.1
– Dauertherapie, mit Chemotherapeutika Z51.1
– Duodenum, mit Stenose, Pylorus, beim Erwachsenen K31.12
– Gefäß
–– Iris H21.1
–– Retina H35.0
– gutartig, in der Eigenanamnese Z86.0
– Ileum, neuroendokrin, unsicher D37.2
– Jejunum, neuroendokrin, unsicher D37.2
– Magen, mit Stenose, Pylorus, beim Erwachsenen K31.12
– mit
–– Anämie a.n.k. D48.9† D63.0*
–– Arthropathie a.n.k. D48.0† M36.1*
–– Ataxie, zerebellar a.n.k. D48.9† G13.1*
–– Atrophie, Zentralnervensystem, systemisch a.n.k. D48.9† G13.1*
–– Degeneration, Gehirn a.n.k. D48.9† G32.8*
–– Dermatomyositis a.n.k. D48.9† M36.0*
–– Dermatopolymyositis a.n.k. D48.9† M36.0*
–– Enzephalopathie a.n.k. D48.9† G13.1*
–– Fraktur a.n.k. D48.0† M90.79*
––– Knochen a.n.k. D48.0† M90.79*
––– pathologisch a.n.k. D48.0† M90.79*
–– Hydrozephalus a.n.k. D48.9† G94.1*
–– Metastase C79.9
–– Myelopathie a.n.k. D48.9† G99.2*
–– Polyneuropathie a.n.k. D48.9† G63.1*
–– Syndrom, myasthenisch D48.9† G73.2*
– Pankreas, mit Stenose, Pylorus, beim Erwachsenen K31.12
– unbekannten Verhaltens – s. Tabelle der Neubildungen (S. 1358), unsicher
– unsicher, endokrin, Kolon D37.4
– unsicheren Verhaltens – s. Tabelle der Neubildungen (S. 1358), unsicher
Neubildungen, Tabelle der – siehe Seite 1358
Neugeboren
– Einling Z38.2
– Kind Z38.2 ►

Neugeboren *(Forts.)*
– Mehrling Z38.8
–– Zwilling Z38.5
Neugeborenenakne L70.4
Neugeborenenblennorrhoe A54.3† H13.1*
Neugeborenenhyperbilirubinämie P59.9
Neugeborenenikterus P59.9
– bei Geburt, vorzeitig P59.0
– durch
–– Blutung P58.1
–– Hämolyse, gesteigert P58.9
–– Infektion P58.2
–– Muttermilch-Inhibitor P59.3
–– Polyglobulie P58.3
–– Quetschwunde P58.0
–– Verschlucken, Blut, mütterlich P58.5
Neugeborenenkrampf
– benigne
–– familiär G40.3
–– idiopathisch G40.3
– gutartig G40.3
–– familiär G40.3
Neugeborenenlisteriose P37.2
Neugeborenenstruma P72.0
Neugeborenentetanie P71.3
Neugeborenentoxoplasmose P37.1
Neugeborenes Z38.2
– angeborene Erkrankung – s. jeweilige Erkrankung
– außergewöhnlich groß P08.0
– blau Q24.9
– für Gestationsalter zu
–– klein P05.1
–– leicht P05.0
–– schwer P08.1
– Geburt
–– außerhalb Krankenhaus Z38.1
–– im Krankenhaus Z38.0
– gesund Z38.2
– Glaukom Q15.0
– Hämatom, oberflächlich P54.5
– Large-for-date- P08.1
– Mekoniumaspirations-Syndrom P24.0
– mit Unreife, extrem P07.2
– reif Z38.2
–– gesund Z38.2
– schwach P96.8
– übergewichtig P08.0
– Unreife P07.3
– Verlust, Vitalität P96.8
– Vernachlässigung T74.0
Neuhäuser-Syndrom Q87.8
– Boucher- G11.8
Neuhauser-Anomalie Q25.4
Neuhauser-Eichner-Opitz-Syndrom G93.4
Neumann-Syndrom L10.1
Neural
– Fibroblastom D36.1
– Hörverlust H90.5
Neuralgia facialis vera G51.1
Neuralgie M79.29
– akut M79.29
– Auge H57.1
– bei
–– Diabetes mellitus E14.40† G63.2*
–– Krankheit, durch HIV B23.8 M79.29
–– Typ-1-Diabetes mellitus E10.40† G63.2*
–– Typ-2-Diabetes mellitus E11.40† G63.2*
– durch Herpes zoster B02.2† G53.0*
– Fazialis G51.8
– Femoralis G57.2
– Fothergill- G50.0
– Funiculus spermaticus G58.8
– Ganglion geniculi G51.1
– Hirnnerv
–– III H49.0
–– IV H49.1
–– VI H49.2
– Horton- G44.0
– Hunt- B02.2† G53.0*
– Hypoglossus G52.3
– infraorbital G50.0
– interkostal G58.0
– Interspinales M54.19
– kraniell, nach Herpes zoster B02.2† G53.0*
– migräneartig G44.0
– Morton- G57.6
– nasoziliar G44.0
– Nervenwurzel M54.19
– Nervus
–– acusticus H93.3
–– glossopharyngeus G52.1
–– laryngeus G52.2
–– ophthalmicus G50.0
– Ohr H92.0
– Ohrmuschel H61.1
– okzipital G58.8
– Optikus, retrobulbär H46
– Oto- H92.0
– Plexus G54.9
– Plexus lumbosacralis M54.17
– Pseudo- F45.40
– Quintus- G50.0
– Retroaurikular- H92.0
– Rücken M54.89
– Samenstrang G58.8
– Sluder- G44.8
– Spermatikus G58.8
– sphenopalatinal G44.8
– supraorbital G50.0
– Trigeminus G50.0
–– nach Zoster B02.2† G53.0*
– viszeral R10.4
– zervikal M54.2
– Ziliaris G44.0
Neuralgisch
– Amyotrophie G54.5
– Rheumatismus M79.09
– Schmerzen, Oberschenkel G57.1
Neuralgismus F45.40
Neuralrohr, Defekt Q05.9

Neuraminsäurespeicherkrankheit E77.8
Neurasthenie F48.0
– gastrisch F45.31
– kardial F45.30
– Pseudo- F48.0
Neurasthenisch
– Erschöpfung F48.0
– Syndrom F48.0
Neurenterisch, Zyste, angeboren Q06.8
Neurexin-3-Antikörper, bei Enzephalitis, limbisch G04.8 M35.9
Neurilemmom
– Akustikus- D33.3
–– bösartig C72.4
– bösartig C47.9
Neurinom D36.1
– Hirnnerv D33.3
– mit Verocay-Knötchen D36.1
– Nervus acusticus D33.3
– Niere D21.4
– Orbita D31.6
Neuritis M79.29
– Aktino- G62.88
– amyloid E85.4† G63.3*
– bei
–– Degeneration, Bandscheibe M51.1† G55.1*
––– lumbal M51.1† G55.1*
––– thorakal M51.1† G55.1*
––– zervikal M50.1† G55.1*
–– Diabetes mellitus E14.40† G63.2*
–– Gicht M10.09† G63.6*
–– Hernie, Nucleus pulposus M51.1† G55.1*
––– lumbal M51.1† G55.1*
––– lumbosakral M51.1† G55.1*
––– thorakal M51.1† G55.1*
––– thorakolumbal M51.1† G55.1*
––– zervikal M50.1† G55.1*
––– zervikothorakal M50.1† G55.1*
–– Krankheit, durch HIV B23.8 M79.29
–– Schwangerschaft O26.83
–– Typ-1-Diabetes mellitus E10.40† G63.2*
–– Typ-2-Diabetes mellitus E11.40† G63.2*
– brachial M54.12
– Déjerine-Sottas- G60.0
– diphtherisch A36.8† G59.8*
– durch
–– Beriberi E51.1† G63.4*
–– Blei G62.2
–– Ruptur, Bandscheibe M51.1† G55.1*
–– Schaden, Bandscheibe M51.1† G55.1*
–– Serum G61.1
–– Verlagerung, Bandscheibe M51.1† G55.1*
–– Zoster B02.2† G53.0*
– endemisch E51.1† G63.4*
– Epi- M79.29
– Ganglion geniculi G51.1
–– nach Herpes zoster B02.2† G53.0*
– Gombault- G60.0
– Hirnnerv
–– II H46
–– III H49.0 ►

Neuritis M79.29 *(Forts.)*
~ Hirnnerv *(Forts.)*
–– IV H49.1
–– VI H49.2
–– VII G51.8
––– durch Geburtsverletzung P11.3
–– VIII H93.3
––– syphilitisch A52.1† H94.0*
– Hörnerv H93.3
– hypertrophicans G60.0
– interstitiell, hypertrophisch, progressiv G60.0
– lumbal M54.16
– lumbosakral M54.17
– Meningomyelo- G04.9
– multipel G62.9
–– infektiös a.n.k. G61.0
– multiplex endemica E51.1† G63.4*
– Nervenwurzel M54.19
– Nervi olfactorii G52.0
– Nervus
–– abducens H49.2
–– acusticus H93.3
–– facialis G51.8
––– beim Neugeborenen P11.3
––– durch Geburtsverletzung P11.3
–– femoralis G57.2
–– ischiadicus M54.3
––– durch Verlagerung, Bandscheibe M51.1† G55.1*
–– occipitalis G58.8
–– oculomotorius H49.0
–– ophthalmicus G50.8
–– opticus H46
–– radialis G56.3
–– statoacusticus H93.3
––– bei
–––– Infektionskrankheit a.n.k. B99† H94.0*
–––– Krankheit, parasitär a.n.k. B89† H94.0*
––– syphilitisch A52.1† H94.0*
–– trochlearis H49.1
–– ulnaris G56.2
–– vestibulocochlearis H93.3
––– bei
–––– Infektionskrankheit a.n.k. B99† H94.0*
–––– Krankheit, parasitär a.n.k. B89† H94.0*
––– spätsyphilitisch A52.1† H94.0*
––– syphilitisch A52.1† H94.0*
– optica H46
–– mit Demyelinisation G36.0
–– retrobulbär H46
– Optikus, isoliert H46
–– mit Anti-MOG[Myelin-Oligodendrozyten-Glykoprotein]-Antikörper H46
–– ohne Anti-MOG[Myelin-Oligodendrozyten-Glykoprotein]-Antikörper H46
– Peri- a.n.k. M79.29
– peripher G62.9
– Plexus G54.9
– Plexus brachialis M54.12
–– durch Verlagerung, Bandscheibe M50.1† G55.1* ►

N

Neuritis M79.29 *(Forts.)*
– Polyradikulo- G61.0
–– akut G61.0
–– postinfektiös G61.0
– postpartal O90.8
– puerperalis O90.8
– Radikulo- M54.19
– retrobulbär H46
–– bei Multipler Sklerose G35.9† H48.1*
–– durch Meningokokken A39.8† H48.1*
–– spätsyphilitisch A52.1† H48.1*
–– syphilitisch A52.1† H48.1*
– rheumatisch, chronisch M79.29
– Schultergürtel G54.5
– Spinalnerv M54.19
– syphilitisch A52.1† G59.8*
– thorakal a.n.k. M54.14
– toxisch a.n.k. G62.2
– Trigeminus G50.8
– Wurzel – s.a. Radikulitis M54.19
–– Nervus
––– acusticus H93.3
––– spinalis M54.19
– zervikal a.n.k. M54.12
–– durch Schaden, Bandscheibe M50.1† G55.1*
Neuritisch, Atrophie, Muskel G58.9† M63.89*
Neuro-fazio-digito-renal, Syndrom Q87.8
Neuroavitaminose E56.9† G99.8*
Neuroaxonal, Dystrophie, infantil G31.88
Neurobarb, Abhängigkeit F13.2
Neuroblastom C74.9
– Ästhesio- C30.0
– Ganglio- C47.9
– Nebenniere C74.9
– Nervi olfactorii C30.0
– Olfaktorius C30.0
Neuroborreliose A69.2† G05.0*
Neurochorioretinitis H30.9
Neurodegeneration
– Beta-propeller-Protein-assoziiert G23.0
– COASY[Coenzym-A-Synthase]-Protein-assoziiert G23.0
– durch Mangel, 3-Hydroxyisobutyryl-CoA-Hydrolase E71.1
– Ferritin-abhängig G23.0
– Fettsäure-Hydroxylase-assoziiert G23.0
– Membranprotein-assoziiert, mitochondrial G23.0
– mit
–– Eisenspeicherung, Gehirn, durch C19ORF12-Genmutation G23.0
–– Speicherung, Eisen, Gehirn, Typ 1 G23.0
– Pantothenat-Kinase-assoziiert G23.0
– Phospholipase-A2-assoziiert G31.88
– striatal, autosomal-dominant G23.8
Neurodegenerativ
– Erkrankung G31.9
– Syndrom, schwergradig, mit Lipodystrophie G31.88 E88.1
Neurodegeneratives Syndrom
– durch Transportstörung, Folat, zerebral G31.88
– X-chromosomal, Typ
–– Bertini G31.88
–– Hamel G31.88
Neurodermatitis, lokal L28.0
Neurodermitis L20.8
– atopica L20.8
– Beugeseite L20.8
– chronica
–– circularis
––– simplex L28.0
––– verrucosa L28.0
–– circumscripta L28.0
– diffusa L20.8
– disseminiert L20.8
– Streckseite L20.8
Neurodystrophie M89.09
– Algo- M89.09
Neuroektodermal
– Dysplasie, Typ CHIME [Kolobom mit kongenitaler Herzkrankheit, ichthyosiformer Dermatose, Intelligenzminderung und Ohranomalie] Q87.8
– Krankheit, melanolysosomal E70.3
– Syndrom, Typ
–– Johnson Q87.8
–– Zunich Q87.8
– Tumor
–– Cervix uteri
––– peripher, maligne C53.9
––– primitiv C53.9
–– Corpus uteri, primitiv C54.9
–– primitiv
––– peripher C49.9
––– Zentralnervensystem C72.9
Neuroencephalomyelopathia optica G36.0
Neuroendokrin
– Karzinom C80.9
–– Cervix uteri, schlecht differenziert C53.9
–– Kolon C18.9
–– kutan C44.9
–– Leber C22.7
–– Pankreas C25.9
–– Thymus C37
––– gut differenziert C37
– Neubildung
–– Ileum, unsicher D37.2
–– Jejunum, unsicher D37.2
– Tumor C80.9
–– Appendix
––– benigne D12.1
––– maligne C18.1
––– unsicher D37.3
–– bronchial C34.9
–– Corpus uteri, gut differenziert C54.9
–– Gallenblase C23
–– gastrointestinal C26.9
–– Ileum
––– benigne D13.3
––– maligne C17.2 ►

Neuroendokrin *(Forts.)*
~ Tumor C80.9 *(Forts.)*
-- Jejunum
--- benigne D13.3
--- maligne C17.1
-- Kolon, maligne C18.9
-- Leber C22.7
-- Lunge C34.9
-- Magen
--- benigne D13.1
--- maligne C16.9
-- metastasierend C80.9
-- Ösophagus C15.9
-- Pankreas C25.9
--- nicht-funktionell
---- benigne D13.7
---- maligne C25.9
-- primär hepatisch C22.7
-- Thymus C37
- Zellhyperplasie, in der Kindheit J84.80
-- mit akuter Exazerbation J84.81
-- ohne Angabe einer akuten Exazerbation J84.80
Neuroepithelial
- Gewebe, Tumor, embryonal C72.9
- Tumor, dysembryoplastisch D33.2
Neuroepitheliom C71.9
- Nervus olfactorius C30.0
Neuroferritinopathie G23.0
Neurofibrolipom D17.9
Neurofibrom D36.1
- Konjunktiva D31.6
- melanotisch D36.1
- Nervus opticus D33.3
- plexiform D36.1
- Pseudotastkörperchen D23.9
Neurofibromatose Q85.0
- bösartig C47.9
- gutartig Q85.0
- multipel Q85.0
- Typ
-- 1 Q85.0
--- durch
---- Deletion, intragenisch Q85.0
---- NF1-Genmutation Q85.0
--- Mikrodeletionssyndrom Q85.0
-- 2 Q85.0
-- 3 Q85.0
-- 6 Q85.0
- von-Recklinghausen- Q85.0
Neurofibromatose-Noonan-Syndrom Q87.1
Neurofibrosarkom C47.9
Neurogastrointestinal, Enzephalomyopathie, mitochondrial G31.81
Neurogen
- Achlorhydrie K31.88
- Arthrogryposis multiplex congenita Q74.3
- Arthropathia non-syphilitica a.n.k. G98† M14.69*
- Arthropathia syringomyelitica G95.0† M14.69* ►

Neurogen *(Forts.)*
- Atonie, Blase N31.2
- Atrophie
-- Harnblase N31.88
-- Knochen
--- posttraumatisch G90.59
--- tabisch A52.1† M90.29*
- Blase N31.9
-- mit Entleerung, ungehemmt N31.0
-- schlaff N31.2
- Detrusor-Muskel, Hyperaktivität N31.88
- Detrusor-Sphinkter-Dysfunktion N31.88
- Entleerungsstörung
-- Blase, bei Cauda-equina-Syndrom G83.49
-- Harnblase N31.9
- Gastrospasmus K31.88
- Harnblase N31.9
-- bei
--- Frontalhirnsyndrom N31.2
--- Neuropathie, autonom N31.2
-- motorisch atonisch N31.2
-- nach Deafferenzierung, operativ N31.2
-- nichtreflektorisch N31.2
-- sensorisch atonisch N31.2
- Harninkontinenz N31.0
- Hypotonie, orthostatisch G23.8
-- mit
--- Multisystematrophie – s.a. Shy-Drager-Syndrom G23.8
--- Parkinsonismus G23.8
- Ileus K56.0
- Inkontinenz, Harnblase N31.0
- Obstipation K59.01
- Obstruktion, Darm K56.0
- Paralyse, Harnblasensphinkter N31.2
- Pruritus F45.8
- Reaktion F48.9
- Reflexblase N31.1
- Retention, Restharn N31.9
- Sarkom C47.9
- scapuloperonäales Syndrom, Typ Kaeser G12.1
- Störung
-- Blase, und Darm a.n.k. K59.2
-- Herz F45.30
-- Miktion N31.9
- Trägheit, Harnblase G83.49
- Tumor, Olfaktorius C30.0
- Ulkus, Extremität, untere L97
Neurogoniom C74.9
Neurohepatopathie, Navajo- G31.81 K76.8
Neurohormonal, Reizblase N31.1
Neurokutan
- Angiom, hereditär D18.08
- Melanozytose D22.9
Neurolabyrinthitis, epidemisch H81.2
Neurolathyrismus T62.2
Neurolemmom D36.1
Neurolemmosarkom C47.9
Neuroleptika
- Allergie T88.7
- Parkinsonismus G21.0 ►

N

Neuroleptika *(Forts.)*
– Überempfindlichkeit T88.7
– Vergiftung T43.5
Neuroleptika-Akathisie G25.88
Neuroleptikainduziert, Dyskinesie G24.0
Neuroleptikasyndrom, maligne, in der Eigenanamnese Z86.6
Neuroleptisch
– Parkinsonoid G21.1
– Syndrom, maligne G21.0
Neurolipidose E75.4
Neurolipomatose E88.29
Neurologisch
– Affektion, mit Arthritis a.n.k. G98† M14.69*
– Ausfall, Extremität, bei Gipsbehandlung G97.9
– Defizit, prolongiert, reversibel, ischämisch I63.9
– Hemineglect R29.5
– Komplikation, bei
–– Diabetes mellitus E14.40
–– Diphtherie A36.8† G99.8*
–– Typ-1-Diabetes mellitus E10.40† G63.2*
–– Typ-2-Diabetes mellitus E11.40† G63.2*
––– insulinabhängig E11.40† G63.2*
––– nichtinsulinabhängig E11.40† G63.2*
– Krankheit, in der Familienanamnese Z82
– Manifestation, bei Diabetes mellitus E14.40† G63.2*
– Neglect R29.5
– Problem a.n.k. R29.8
– Ptose, Augenlid H02.4
– Störung a.n.k. R29.8
–– Entwicklung
––– PLAA-assoziiert Q02
––– schwergradig, mit Fütterproblemen, stereotypen Handbewegungen, und bilateraler Katarakt G31.88
––– SYT1-assoziiert Q87.8
Neurologischer Typ
– Jodmangelsyndrom, angeboren E00.0
– Kretinismus, endemisch E00.0
Neurolymphomatose C96.9† G63.1*
– bei Non-Hodgkin-Lmphom C96.9† G63.1*
Neurom D36.1
– Amputationsstumpf T87.3
– Angiomyo- D18.00
– echt D36.1
– Fibro- D36.1
– Fuß, interdigital G57.8
– Ganglio- D36.1
– Hand, interdigital G56.8
– interdigital G58.8
– intermetatarsal a.n.k. G57.8
– Morton- G57.6
– Narbe T87.3
– plexiform D36.1
Neuromatosis D48.2
Neurometabolisch, Störung, durch Mangel, Serin E72.8
Neuromuskulär
– Affektion G70.9 ►

Neuromuskulär *(Forts.)*
– Dysfunktion
–– Blase N31.9
–– Harnblase
––– atonisch N31.2
––– autonom N31.2
––– nichtreflektorisch N31.2
––– schlaff N31.2
––– ungehemmt N31.0
– Entleerungsstörung, Blase N31.9
– Erregungsstörung G70.9
– Krankheit, toxisch G70.1
– Low-compliance-Blase, organisch fixiert N31.80
– Schmerzen M79.29
– Skoliose M41.49
– Störung, hereditär a.n.k. G71.9
– System, Krankheit G70.9
Neuromuskuläre Form
– Glykogenose
–– adult, durch Mangel, Glykogen-Branching-Enzym E74.0
–– durch Mangel, Glykogen-Branching-Enzym, in der Kindheit E74.0
–– kongenital
––– durch Mangel, Glykogen-Branching-Enzym E74.0
––– Typ 4 E74.0
–– perinatal, fatal
––– durch Mangel, Glykogen-Branching-Enzym E74.0
––– Typ 4 E74.0
– GSD [Glykogenspeicherkrankheit]
–– durch Mangel, Glykogen-Branching-Enzym, in der Kindheit E74.0
–– kongenital, durch Mangel, Glykogen-Branching-Enzym E74.0
–– perinatal, fatal
––– durch Mangel, Glykogen-Branching-Enzym E74.0
––– Typ 4 E74.0
– Mangel, GBE [Glykogen-Branching-Enzym]
–– kongenital E74.0
–– perinatal, fatal E74.0
– Speicherkrankheit, Glykogen
–– adult, Typ 4 E74.0
–– kongenital, Typ 4 E74.0
–– perinatal, fatal, Typ 4 E74.0
Neuromyalgie M79.29
Neuromyasthenie G93.3
– epidemisch G93.3
– postinfektiös G93.3
Neuromyelitis G36.9
– aszendierend G61.0
– optica G36.0
Neuromyopathie G70.9
– paraneoplastisch D48.9† G13.0*
Neuromyopathisch, Skoliose M41.49
Neuromyositis M60.89

Neuromyotonie G71.1
– Hyperhidrose, und Polyneuropathie, bei Enzephalitis, limbisch G60.8
Neuron, motorisch
– oberes, Schädigung, mit Lähmung, Harnblase [UMNL] G95.80
– unteres, Schädigung, mit Lähmung, Harnblase [LMNL] G95.81
Neuronävus D22.9
Neuronal
– Degeneration, progressiv, im Kindesalter, mit Erkrankung, Leber G31.88
– Lipofuszinose E75.4
– Zeroidlipofuszinose E75.4
–– adult E75.4
–– Epilepsie-Variante, nordisch E75.4
–– infantil E75.4
–– juvenil E75.4
–– kongenital E75.4
–– spät-infantil E75.4
–– Typ
––– 1 E75.4
––– 2 E75.4
––– 3 E75.4
––– 4A E75.4
––– 4B E75.4
––– 5 E75.4
––– 6 E75.4
––– 7 E75.4
––– 8 E75.4
––– 9 E75.4
––– 10 E75.4
Neuronitis G58.9
– vestibular H81.2
Neuropapillitis optica H46
Neuropathia
– peripherica G62.9
– vestibularis H81.2
– vestibulocochlearis H93.3
Neuropathie G62.9
– Angio- F45.30
– auditorisch, und Optikusatrophie H90.5 H47.2
– autonom G90.9
–– amyloid E85.9† G99.08*
–– kardial G90.9
–– mit Harnblase, neurogen N31.2
– axonal
–– angeboren, mit Enzephalopathie G60.0 G93.4
–– früh beginnend, schwer, durch Mangel, NEFL [Neurofilament-Leichtketten] G60.0
–– motorisch, akut G61.0
–– motorisch-sensorisch, akut G61.0
–– sensomotorisch, komplex, mit Mikrozephalie G60.0 Q02
– bei
–– Diabetes mellitus E14.40† G63.2*
–– Engpass G58.9
––– Nervus
–––– cutaneus femoris lateralis G57.1
–––– medianus G56.0 ►

Neuropathie G62.9 *(Forts.)*
~ bei *(Forts.)*
~~ Engpass G58.9 *(Forts.)*
~~~ Nervus *(Forts.)*
–––– peronaeus G57.3
–––– tibialis posterior G57.5
–––– ulnaris G56.2
–– Mangel, Vitamin B_{12} E53.8† G63.4*
–– Typ-2-Diabetes mellitus E11.40† G63.2*
– beim Kind G62.9
– Brachialplexus G54.0
– Charcot-Marie-Tooth-, hypertrophisch G60.0
– Déjerine-Sottas- G60.0
–– hypertrophisch G60.0
– demyelinisierend, chronisch-rezidivierend G62.88
– diabetisch E14.40† G63.2*
–– bei
––– Typ-1-Diabetes mellitus E10.40† G63.2*
––– Typ-2-Diabetes mellitus E11.40† G63.2*
–– Herz E14.40† G99.08*
– durch Serum G61.1
– hereditär G60.9
–– mit Neigung zu Drucklähmungen G60.0
–– peripher G60.9
–– sensomotorisch, Typ I–IV G60.0
–– sensorisch G60.8
– hypertrophisch G60.0
–– im Kleinkindalter G60.0
– hypomyelinisierend, mit Arthrogrypose G83.8 Q74.3
– idiopathisch G60.9
–– peripher G60.9
–– progressiv G60.3
– Ingwer G62.2
– interkostal G58.0
–– nichttumorbedingt G58.0
– interstitiell, hypertrophisch, progressiv G60.0
– Jamaika- G62.2
– karzinomatös C80.9† G13.0*
– Lumbalplexus G54.1
– mit
–– Ataxie
––– hereditär G60.2
––– und Retinitis pigmentosa G31.81
–– Schwerhörigkeit G60.8
– motorisch
–– hereditär, distal, Typ
––– 1 G12.2
––– 2 G12.2
––– 5 G12.2
––– 7 G12.2
––– Jerash G12.2
–– multifokal G61.8
–– und sensorisch G62.88
– motorisch-sensibel, hereditär, Syndrom, mit Palmoplantarkeratose G60.0 Q82.8
– multipel
–– akut G62.9
–– chronisch G62.9 ►

N
~~~

Neuropathie G62.9 *(Forts.)*
– Nerv, peripher G62.9
–– autonom G90.9
––– bei
–––– Amyloidose E85.4† G99.08*
–––– Diabetes mellitus E14.40† G99.08*
–––– Gicht M10.09† G63.6*
–––– Hyperthyreoidismus E05.9† G99.08*
–––– Krankheit
––––– endokrin a.n.k. E34.9† G99.08*
––––– Stoffwechsel a.n.k. E88.9† G99.08*
– Nervus
–– facialis G51.9
–– ischiadicus G57.0
–– opticus H46
––– ausgenommen ischämisch H46
––– ischämisch H47.0
– Optikus
–– bei Allgemeinerkrankung, entzündlich H47.0
–– ischämisch, anterior, idiopathisch H47.0
–– Leber-, hereditär H47.2
–– traumatisch H46
– Optikus-, Typ Leber H47.2
– paraneoplastisch D48.9† G13.0*
– peripher
–– bei Atrophie, Optikus, autosomal-dominant H47.2
–– Typ Fiskerstrand G60.1
– Polyradikulo-, demyelinisierend, inflammatorisch, akut G61.0
– progressiv segmentär demyelinisierend, chronisch G62.88
– radikulär a.n.k. M54.19
–– brachial M54.12
–– lumbal M54.16
–– lumbosakral M54.17
–– mit Schaden, Bandscheibe M51.1† G55.1*
–– sensorisch, hereditär G60.8
–– thorakal a.n.k. M54.14
–– zervikal a.n.k. M54.12
– Riesenaxon- G60.8
– Sakralplexus G54.1
– Schnüffel-, durch Klebstoff G62.2
– sensibel
–– dominant vererbt G60.8
–– rezessiv vererbt G60.8
– sensomotorisch, hereditär
–– mit Akrodystrophie G60.0
–– Typ
––– 5 G60.0
––– Okinawa G60.0
– sensorisch und
–– autonom, hereditär
––– mit
–––– Paraplegie, spastisch G60.8 G11.4
–––– Schallempfindungsschwerhörigkeit, und Entwicklungsverzögerung, allgemein G60.8 H90.5
––– Typ
–––– 1 G60.8
–––– 1B G60.8 ►

Neuropathie G62.9 *(Forts.)*
~ sensorisch und *(Forts.)*
~~ autonom, hereditär *(Forts.)*
~~~ Typ *(Forts.)*
–––– 2 G60.8
–––– 4 G60.8
–––– 5 G60.8
–––– 6 G60.8
–––– 7 G60.8
–––– 8 G60.8
––– X-chromosomal, mit Schwerhörigkeit G60.8 H90.5
–– motorisch, fazial beginnend G60.0
– sensorisch-ataktisch, mit Dysarthrie und Ophthalmoplegie G31.81 H49.4
– Small-fiber-, Natrium-Kanalopathie-bedingt G60.8
– temperatursensitiv, hereditär G60.0
– toxisch a.n.k. G62.2
– und Dysmorphie, fazial, bei Katarakt, kongenital Q87.8
– urämisch N18.89† G63.8*
– vaskulitisch, nichtsystemisch G61.8
– Vestibularis H81.2

Neuropathisch
– Amyloidose, heredofamiliär E85.1
– Arthritis
–– bei Syphilis A52.1† M14.69*
–– diabetisch E14.60† M14.69*
–– nichtsyphilitisch a.n.k. G98† M14.69*
–– syringomyelitisch G95.0† M49.49*
– Arthropathie, bei Diabetes mellitus E14.60† M14.69*
– Atrophie, Muskel G60.0
– Beschwerden G62.9
– Marie-Charcot-Tooth-Muskelatrophie G60.0
– Spondylopathie, bei
–– Syringobulbie G95.0† M49.49*
–– Syringomyelie G95.0† M49.49*
–– Tabes dorsalis A52.1† M49.49*

Neuroretinitis H30.9
– idiopathisch, rezidivierend H30.8
– syphilitisch A52.1† H36.8*

Neuroretinopathie, makulär, akut H35.39

Neurorezidiv, Retina, syphilitisch A52.1† H36.8*

Neurosarkoidose D86.8† G99.8*

Neurosarkom C47.9

Neurose F48.9
– anankastisch F42.9
– Angio- F45.30
– Angst- F41.1
–– chronisch F41.1
– asthenisch F48.0
– Atem- F45.33
– Auge F45.8
– Begehrens- F68.0
– bei Konversionsstörung F44.9
– Berufs- F48.8
– Beschäftigungs- F48.8 ►
~~~

Neurose F48.9 *(Forts.)*
– Charakter- F60.9
–– paranoid F22.0
– Darm F45.32
– depressiv F34.1
– Entschädigungs- F68.0
– Erschöpfungs- F48.0
– Fremd- F43.1
– Gastroentero- F45.37
– Gelenk- F45.8
– gemischt a.n.k. F48.8
– genital F45.34
– Harnblase F45.34
– Haut F45.8
– Herz F45.30
– Herz-Kreislauf- F45.30
– hypochondrisch F45.2
– hysterisch F44.9
– Impulsiv- F42.1
– Inkoordinations- F45.8
–– Larynx F45.33
–– Stimmband F45.33
– Kampf- F43.0
– Kern- F48.9
– klimakterisch N95.1
– Kolon F45.32
– Kompensations- F44.9
– Kriegs- F43.0
– Larynx F45.33
–– hysterisch F44.4
–– sensorisch F45.33
– Magen F45.31
– Menopause N95.1
– Mischform a.n.k. F48.8
– Muskel F45.8
– Muskel-Skelett- F45.8
– Organ- F45.9
–– Atmungsorgane F45.33
–– Haut F45.8
–– Herz-Kreislauf-System F45.30
–– Magen-Darm-Trakt F45.37
–– Muskel F45.8
–– Sinnesorgan F45.8
–– System, endokrin F45.8
–– Urogenitalsystem F45.8
– Panik- F41.0
– Pharynx F45.33
– phobisch F40.8
– psychasthenisch F48.8
– Psycho- F48.9
– Rektum F45.32
– Renten- F68.0
– Sexual- F65.9
– Situations- F48.8
– Skelett- F45.8
– sozial F40.1
– traumatisch F43.1
– Trieb- F65.9
– Tropho- a.n.k. G60.9
– Trophodermato- T56.1
– Umwelt- F48.8 ►

Neurose F48.9 *(Forts.)*
– Unfall- F43.1
– vasomotorisch F45.30
– viszeral F45.39
– Zwangs- F42.9
Neurosensorisch
– Hörverlust
–– mit Schwerhörigkeit, Schallleitung, X-chromosomal, gemischt H90.8
–– mitochondrial bedingt, isoliert H90.5
– Schwerhörigkeit, mitochondrial, isoliert H90.5
Neurostimulator
– Anpassung Z45.80
– Handhabung Z45.80
– mit Komplikation T85.9
Neurosyphilis A52.3
– adhäsiv, Meningen A52.1† G01*
– Arachnoidea A52.1† G01*
– asymptomatisch A52.2
– Dura mater A52.1† G01*
– florid A52.1
– hämorrhagisch A52.3† I68.1*
– juvenil A50.4
–– taboparalytisch A50.4
– konnatal A50.4
–– spätauftretend A50.4
– latent A52.3
– Leptomeningen A52.1† G01*
– meningovaskulär A52.1† G01*
– mit
–– Aneurysma, zerebral A52.0† I68.8*
–– Arteriitis, zerebral A52.0† I68.1*
–– Ataxie
––– lokomotorisch A52.1
––– spastisch A52.1
––– spinal A52.1
––– zerebellar A52.1† G99.8*
–– Atrophie, Optikus A52.1† H48.0*
–– Chorioretinitis, disseminiert A52.1† H32.0*
–– Demenz A52.1† F02.8*
–– Meningitis A52.1† G01*
––– akut A52.1† G01*
–– Paralyse
––– progressiv A52.1
––– tabisch A52.1
–– Thrombose, zerebral A52.0† I68.8*
– paralytica A52.1
– parenchymatös, degenerativ A52.1
– rezidivierend A52.3
– serologisch, ohne Symptome A52.2
– spät A52.3
– vaskulär a.n.k. A52.0† I68.8*
Neurosyphilitisch, Gumma A52.3† G07*
Neurothekom D36.1
Neurotisch
– Abschürfung, Haut L98.1
– Angstzustand F41.1
–– depressiv F41.2
– Asthenie F48.0
– Beschwerden, funktionell F45.9
– Delinquenz F92.8 ►

N

Neurotisch *(Forts.)*
– Depersonalisationssyndrom F48.1
– Depression F34.1
–– ohne Symptome, psychotisch F34.1
– Derealisation F48.1
– Dyspepsie F45.31
– Entwicklung F48.9
– Erbrechen F50.5
– Exkoriation L98.1
– Fehlentwicklung F48.9
– Fehlverhalten F48.9
– Gastrosukkorrhoe F45.31
– Hyperchlorhydrie F45.31
– Hypochlorhydrie F45.31
– Reaktion a.n.k. F48.9
– Rumination F42.0
– Störung F48.9
–– bei Störung, Sozialverhalten F92.8
–– Persönlichkeit F60.8
– Verletzung, Haut, oberflächlich L98.1
Neurotisch-depressiv
– Verstimmung F34.1
– Zustand F34.1
Neurotoxizitätssyndrom, immuneffektorzell-assoziiert G92.0
Neurotroph
– Keratopathie B00.5† H19.1*
– Melanom, bösartig C43.9
Neurouveoparotitissyndrom D86.8
Neurovegetativ
– Beschwerden, Prostata F45.8
– Dysregulation F45.9
– Dystonie F45.9
– Labilität R45.8
– Prostatopathie F45.8
– Störung F45.9
–– Kreislauf F45.30
–– prämenstruell N94.3
Neurozirkulatorisch
– Asthenie F45.30
– Kollaps F45.30
– Störung, psychogen F45.30
Neurozystizerkose B69.0† G99.8*
Neurozytom
– extraventrikulär D43.2
– Lipo-, zerebellär D43.1
– zentral D43.0
Neutralfett, Speicherkrankheit, mit Ichthyose E75.5
Neutralfett-Speicherkrankheit E75.5
– mit
–– Kardiomyovaskulopathie E75.5† I43.1*
–– Myopathie E75.5† G73.6*
–– schwerer kardiovaskulärer Beteiligung E75.5† I43.1*
Neutropenie D70.7
– Alloimmun-, neonatal P61.5
– angeboren D70.0
– arzneimittelinduziert D70.19
– autosomal-dominant, schwer, kongenital D70.0 ▶
Neutropenie D70.7 *(Forts.)*
– bei
–– Myopathie, kardioskelettal E71.1
––– X-chromosomal E71.1
–– Poikilodermie Q82.8 D70.0
– chemotherapieinduziert D70.19
– kongenital, schwer, autosomal-rezessiv, durch Defizienz
–– CSF3R D70.0
–– CXCR2 D70.0
–– G6PC3 D70.0
–– JAGN1 D70.0
– periodisch D70.5
– primär D70.0
– splenogen D70.6
–– primär D70.6
– splenopathisch D70.6
– toxisch D70.6
– transitorisch, beim Neugeborenen P61.5
– und
–– Agranulozytose, arzneimittelinduziert D70.19
––– durch zytostatische Therapie D70.19
––– mit einer kritischen Phase von
–––– unter 4 Tagen D70.10
–––– 4 bis unter 7 Tagen D70.13
–––– 7 bis unter 10 Tagen D70.14
–––– 10 bis unter 20 Tagen D70.11
–––– 20 Tagen und mehr D70.12
–– Mitochondriopathie, bei Myopathie, kardioskelettal E71.1
– X-chromosomal, schwer, kongenital D70.0
– zyklisch D70.5
Neutropenie-Monozytopenie-Schwerhörigkeit-Syndrom D82.8
Neutropenisch, Splenomegalie D70.6
Neutrophil
– Dermatose, febril, akut [Sweet-Syndrom] L98.2
– Granulozyten, Störung, funktionell D71
– Immundefektsyndrom D71
Neutrophilenleukämie, chronisch D47.1
Neutrophilenzahl, pathologisch erhöht D72.8
Neutrophilie, hereditär D72.8
Neutrozytopenie D70.7
Newcastle-disease-Virus, Konjunktivitis B30.8† H13.1*
Newcastle-Keratokonjunktivitis B30.8† H13.1*
Newcastle-Krankheit B30.8† H13.1*
Newcomer-Syndrom, Dahlberg-Borer- Q87.8
Nezelof-Syndrom D81.4
NF [Neurofibromatose], Typ
– 1 Q85.0
– 2 Q85.0
– 3 Q85.0
NF1 [Neurofibromatose Typ 1] Q85.0
NF1[Neurofibromatose Typ 1]-Mikrodeletionssyndrom Q85.0
NF1-Genmutation, mit Neurofibromatose, Typ 1 Q85.0
NFPA [Hormoninaktives Hypophysenadenom] D35.2

NGLY1-Defizienz, mit Defekt, kongenital, Glykoproteinbiosynthese E77.8
NHL – s.a. Non-Hodgkin-Lymphom C85.9
Niazin, Mangel E52
– Folgen E64.8
– mit Demenz E52† F02.8*
Niazinamid, Mangel E52
NICH [Nicht involutierendes kongenitales Hämangiom] D18.00
Nicht
– durchgeführt, Operation Z53
– involutierend, Hämangiom, kongenital D18.00
– klimakterisch, Hitzeanfall R68.8
– primär insulinabhängig, Diabetes mellitus E11.90
–– mit
––– Ketoazidose E11.11
––– Komplikation
–––– Auge E11.30† H58.8*
–––– multipel E11.72
–––– neurologisch E11.40† G63.2*
–––– Niere E11.20† N08.3*
–––– peripher, vaskulär E11.50
– typisiert, Hodgkin-Lymphom, klassisch C81.7
Nicht-24-Stunden-Schlaf-Wach-Syndrom G47.2
Nicht-amyloid, Glomerulopathie, fibrillär N03.8
Nicht-Anheftung, Netzhaut, mit Blindheit, angeboren Q14.1
Nicht-bullös, Erythrodermie, ichthyosiform, kongenital Q80.2
Nicht-dysgerminomatös, Tumor, Keimzellen, Ovar, maligne C56
Nicht-follikulär
– Lymphom C83.9
– Non-Hodgkin-Lymphom, diffus C83.9
Nicht-hereditär, Lymphödem, primär, später Beginn I89.09
Nicht-Histamin-induziert, Angioödem
– erworben T78.3
– hereditär D84.1
Nicht-immun, Hyperthyreose, familiär E05.8
Nicht-kinesiogen, Dyskinesie, paroxysmal G24.8
Nicht-kleinzellig, Karzinom
– bronchial C34.9
– Lunge C34.9
Nicht-Mastzellen-Krankheit, hämatologisch, klonal, mit Mastozytose, systemisch [SM-AHNMD] D47.0
Nicht-medullär, Karzinom, Schilddrüse, familiär C73
Nicht-neuronopathisch, Gaucher-Krankheit E75.2
Nicht-papillär, Transitionalzellkarzinom, Harnblase C67.9
Nicht-ST-Hebungsinfarkt I21.4
Nicht-syndromal
– Oxyzephalus Q75.0
– Schwerhörigkeit, sensorineural, mitochondrial H90.5
Nicht-viral, Hepatitis K75.9
– akut K72.0
– subakut K72.0
Nicht-Zöliakie-Weizensensitivität K90.4
Nichtabgekapselt, Tumor, sklerosierend, Schilddrüse C73
Nichtadrenalinbildend, Paragangliom D44.7
Nichtakkommodativ, Konvergenzexzess H50.0
Nichtalkoholbedingt
– Korsakow-Psychose F04
– Verwirrtheitszustand
–– akut F05.9
–– subakut F05.9
Nichtalkoholisch
– bedingt, Zirrhose, Leber K74.6
– Delirium F05.9
– Fettleber K76.0
– Hepatitis, chronisch K73.9
– Laënnec-Zirrhose, Leber K74.6
– Steatohepatitis K75.8
– Syndrom, amnestisch, organisch F04
– Zustandsbild, halluzinatorisch, organisch bedingt F06.0
Nichtallergisch
– Asthma
–– arzneimittelbedingt J45.19
–– intrinsisch J45.19
– Asthma bronchiale J45.19
–– durch Arzneimittel J45.19
–– endogen J45.19
– Kontaktdermatitis L24.9
Nichtallopathisch, Schädigung a.n.k. M99.99
Nichtanhaltend, Depression, ängstlich F41.2
Nichtarzneimittelinduziert, Hypoglykämie, reaktiv E16.1
Nichtautoimmun, Krankheit, hämolytisch D59.4
Nichtautoimmunhämolytisch, Anämie, arzneimittelinduziert D59.2
Nichtbakteriell
– Endokarditis I38
– Gastroenteritis, im Säuglingsalter A08.5
– Lymphadenitis, regional I88.8
– Meningitis a.n.k. G03.0
Nichtbarbiturat, mit Barbiturat-Effekt, Abhängigkeit F13.2
Nichtbarbiturat-Sedativa, Abhängigkeit F13.2
Nichtbefolgung, Anordnungen, ärztlich, in der Anamnese Z91.1
Nichtbullös, Erythema exsudativum multiforme L51.0
Nichtdarstellung
– bei bildgebender Diagnostik, Gallenblase R93.2
– Gallenblase R93.2
Nichtdiabetiker, Insulinkoma, arzneimittelinduziert E15
Nichtdiabetisch
– Koma
–– bei Reaktion, hypoglykämisch, durch Insulin E15
–– hypoglykämisch E15 ►

N

Nichtdiabetisch *(Forts.)*
– Schock, hypoglykämisch E15
Nichtdiphtherisch, Croup J05.0
Nichtdrogeninduziert, Delirium F05.9
Nichtdurchgeführt
– Impfung Z28
–– aus Glaubensgründen Z28
–– wegen
––– Gründen, unabhängig, Patienten Z28
––– Gruppendruck Z28
––– Kontraindikation Z28
– Maßnahme
–– aus Glaubensgründen Z53
–– wegen
––– Gründen, vom Patienten unabhängig Z53
––– Gruppendruck Z53
––– Kontraindikation Z53
Nichtdurchlässig, Eileiter N97.1
Nichtdysenterisch
– Diarrhoe, durch Amöben A06.2
– Enteritis, durch Amöben A06.2
– Kolitis, durch
–– Amöben A06.2
–– Entamoeba histolytica A06.2
Nichteindeutig, HIV-Test, beim Kleinkind R75
Nichteinstellen, Kopf, kindlich, Hindernis, Geburt O64.8
Nichteintreten
– Kopf, beim Termin
–– Betreuung, Schwangere O32.4
–– mit Schnittentbindung O32.4
– Menarche, im Pubertätsalter N91.0
– Schwangerschaft N97.9
Nichteitrig
– Arthritis a.n.k. M13.99
– Cholangitis, destruktiv, chronisch K74.3
– Embolie
–– Vene, intraspinal G95.18
–– Venensinus
––– intrakraniell I67.6
––– intraspinal G95.18
– Erguss, bei Otitis media H65.9
–– chronisch H65.4
– Ethmoiditis J32.2
– Leptomeningitis G03.0
– Mastitis
–– gestationsbedingt, mit Schwierigkeiten beim Anlegen O91.21
–– puerperalis O91.20
– Meningitis a.n.k. G03.0
– Osteomyelitis M86.89
–– sklerosierend M86.89
– Ostitis, sklerosierend M86.89
– Otitis media H65.9
–– akut H65.1
––– mit Myringitis H65.1
–– chronisch H65.4
––– mit Myringitis H65.4
–– mit Myringitis H65.9
–– subakut H65.1
– Pansinusitis J32.4 ▶
Nichteitrig *(Forts.)*
– Paukenerguss H65.4
– Phlebitis
–– intraspinal G95.18
–– Venensinus, intraspinal G95.18
– Sinusitis J32.9
– Thrombophlebitis
–– intraspinal G95.18
–– zerebral I67.6
– Thrombose
–– Durasinus I67.6
–– Hirnvene I67.6
––– mit Infarkt, Gehirn I63.6
–– Meningenvene I67.6
–– Sinus, venös, intrakraniell I67.6
––– mit Infarkt, Gehirn I63.6
–– Vene, intraspinal G95.18
–– Venensinus, intraspinal G95.18
– Thyreoiditis E06.1
Nichtembolisch, Infarkt, Rückenmark, akut G95.18
Nichtendokrin, Adipositas E66.89
Nichtentbunden, Blasenmole O01.9
Nichtentfaltung, Lunge P28.0
– beim Neugeborenen P28.0
Nichtentwicklungsbedingt, Porenzephalie G93.0
Nichtentzündlich
– Ausfluss, Vagina N89.8
– Erguss, Perikard I31.3
– Erkrankung, Perineum N90.9
– Krankheit
–– Cervix uteri N88.9
–– Eileiter N83.9
––– zystisch N83.2
–– Ligamentum latum uteri N83.9
–– Ovar N83.9
–– Parametrium N83.9
–– tuboovarial N83.9
–– Uterus N85.9
–– Vagina N89.9
–– Vulva N90.9
Nichtepidemisch
– Enzephalitis G04.9
– Parotitis K11.2
– Poliomyelitis A80.9
Nichtepidermolytisch, Keratose, palmoplantar, diffus, KRT1-assoziiert Q82.8
Nichtepileptisch
– Nickkrampf R25.8
– Salaamkrampf R25.8
Nichterhaltungswürdig, Zahn K08.88
Nichteröffnet, Muttermund O62.0
Nichtexsudativ, Degeneration, Makula H35.31
Nichtfamiliär
– Agammaglobulinämie D80.1
– Dystonie, idiopathisch G24.2
– Hämophilie D68.4
– Hypogammaglobulinämie D80.1
Nichtfunktionierend
– Labyrinth H83.2
– Niere N28.9

Nichtgeburtshilflich
– Hämatom
–– Labia
––– majora pudendi N90.8
––– minora pudendi N90.8
–– Vulva N90.8
– Ruptur, Perineum N90.8
– Störung, im Wochenbett a.n.k. O99.8
Nichtgestational, Karzinom, Chorion, Ovar, primär C56
Nichtgonorrhoisch
– Balanitis N48.1
– Urethritis N34.1
Nichtgranulomatös, Iridozyklitis H20.0
Nichthämolytisch
– Bilirubinämie, familiär E80.4
– Ikterus
–– familiär E80.4
––– kongenital E80.5
–– konstitutionell, mit Hepatose, lipochrom E80.6
Nichtheilend, Stumpf, nach Amputation T87.6
Nichtimmunologisch, Hydrops fetalis P83.2
Nichtimplantation, Eizelle, mit Infertilität, Frau N97.2
Nichtinfektiös
– Dermatose, Lid H01.1
– Diarrhoe K52.9
–– beim Neugeborenen P78.3
– Enteritis K52.9
– Entzündung, Sickerkissen, postoperativ H59.8
– Gangrän
–– Corpus cavernosum N48.8
–– Ductus deferens N50.8
–– Hoden N50.8
–– Penis N48.8
–– Skrotum N50.8
–– Tunica vaginalis testis N50.8
– Gastroenteritis K52.9
– Ileitis K52.9
– Jejunitis K52.9
– Kolitis K52.9
– Mastitis
–– beim Neugeborenen P83.4
–– neonatal P83.4
– Otitis externa, akut H60.5
– Sigmoiditis K52.9
Nichtinsulinabhängig
– Diabetes mellitus, beim Jugendlichen E11.90
– Typ-2-Diabetes mellitus E11.90
–– mit
––– Ketoazidose E11.11
––– Koma E11.01
––– Komplikation
–––– Auge E11.30† H58.8*
–––– multipel E11.72
–––– neurologisch E11.40† G63.2*
–––– Niere E11.20† N08.3*
–––– peripher, vaskulär E11.50
Nichtintravenös, Konsum
– Heroin U69.31! *[nur Zusatzkode!]* ►

Nichtintravenös, Konsum *(Forts.)*
– Stimulanzien, sonstig, außer Koffein U69.36! *[nur Zusatzkode!]*
– Stoffe, (Meth-)Amphetamin-haltig U69.34! *[nur Zusatzkode!]*
Nichtinvasiv
– Adenokarzinom, Mamma, intraduktal D05.1
– DCiS [Duktales Carcinoma in situ] D05.1
– Karzinom, Mamma
–– intraduktal D05.1
–– lobulär D05.0
– Komedokarzinom, Mamma D05.1
Nichtionisierend, Strahlung, chronisch, Veränderung, Haut L57.9
Nichtjuvenil, Osteomalazie M83.99
Nichtketotisch, Hyperglyzinämie E72.5
Nichtleukämisch, Myelose D72.8
Nichtmagnetisch, Fremdkörper, metallisch, verblieben, mit Heterochromie H44.7
Nichtmesenterial
– Abszess, Lymphknoten, akut L04.9
– Lymphadenitis, akut L04.9
Nichtmuttermundwirksam, Wehen, frustran O47.9
Nichtneoplastisch, Nävus I78.1
– angeboren Q82.5
Nichtneuropathisch, Amyloidose, heredofamiliär E85.0
Nichtobliterierend, Otosklerose, mit Beteiligung, Fenestra vestibuli H80.0
Nichtobstruktiv
– Emphysem, Lunge J43.9
– Kardiomyopathie, hypertrophisch I42.2
– Nephritis, tubulointerstitiell, chronisch N11.8
– Pyelonephritis
–– chronisch N11.8
–– mit Reflux, vesikoureteral N11.0
Nichtopioidhaltig, Analgetika, Vergiftung T39.9
Nichtorganisch
– Beschwerden, Oberbauch, funktionell F45.39
– Dysfunktion, erektil F52.2
– Dyspareunie F52.6
– Enkopresis F98.1
– Enuresis F98.08
–– diurna F98.01
–– nocturna F98.00
––– et diurna F98.02
–– primär F98.08
–– sekundär F98.08
– Ernährungsproblem F50.8
– Ernährungsschwierigkeiten, im frühen Kindesalter F98.2
– Funktionsstörung, sexuell F52.9
– Geräusch, Herz R01.0
– Harninkontinenz F98.08
– Hypersomnie F51.1
– Hyposomnie F51.0
– Insomnie F51.0
– Pica, beim Erwachsenen F50.8
– Psychose F29
– Somnolenz F51.1 ►

Nichtorganisch *(Forts.)*
– Störung
–– Erektion, beim Mann F52.2
–– Schlaf F51.9
– Stuhlinkontinenz F98.1
– Vaginismus F52.5
Nichtossifizierend, Fibrom, Knochen M89.89
Nichtovulation N97.0
Nichtparalytisch
– Poliomyelitis, akut A80.4
– Strabismus H50.9
Nichtparetisch, Vertikaldeviation
– latent H50.2
– manifest H50.2
Nichtpigmentiert, Nävus D22.9
Nichtpolypös, Karzinom, Kolon, hereditär [HNPCC] C18.9 Z80.0
Nichtprogressiv, Ataxie, angeboren G11.0
Nichtpsychotisch, Ausprägung, Psychosyndrom, posttraumatisch F07.2
Nichtpuerperal
– Abszess
–– Areola N61
–– Cervix uteri N72
–– Mamma N61
– Laktation N64.3
– Mastitis N61
–– infektiös N61
– nichttraumatisch
–– Lazeration
––– Anus K60.2
––– Cervix uteri N88.1
––– Uterus N85.8
––– Vagina N89.8
––– Vulva N90.8
–– Riss, Cervix uteri N88.1
–– Ruptur, Uterus N85.8
– Phlegmasia alba dolens I80.1
Nichtpyogen, Phlebitis, Venensinus, intrakraniell I67.6
Nichtreflektorisch
– Dysfunktion, Harnblase, neuromuskulär N31.2
– Harnblase, neurogen N31.2
Nichtrheumatisch
– Endokarditis
–– Aortenklappe I35.8
–– Mitralklappe I34.88
–– Pulmonalklappe
––– aktiv I33.9
––– akut I33.9
–– Trikuspidalklappe I36.8
––– akut I33.9
––– subakut I33.9
–– verrukös M32.1† I39.8*
– Fehler
–– Aortenklappe I35.8
–– Mitralklappe I34.88
– Insuffizienz
–– Aortenklappe I35.1
–– Herzklappe I38
–– Mitralklappe I34.0 ►

Nichtrheumatisch *(Forts.)*
~ Insuffizienz *(Forts.)*
–– Pulmonalklappe I37.1
–– Trikuspidalklappe I36.1
– Krankheit
–– Aortenklappe I35.9
–– Mitralklappe I34.9
–– Trikuspidalklappe I36.9
– Perikarditis
–– akut I30.9
–– chronisch I31.9
– Regurgitation
–– Aortenklappe I35.1
–– Mitralklappe I34.0
–– Pulmonalklappe I37.1
–– Trikuspidalklappe I36.1
– Stenose
–– Herzklappe I38
–– Mitralklappe I34.2
––– mit Insuffizienz, Mitralklappe I34.80
–– Pulmonalklappe I37.0
–– Trikuspidalklappe I36.0
––– mit Insuffizienz I36.2
– Valvulitis I38
–– chronisch I38
Nichtrupturiert
– Aneurysma
–– arteriovenös, Gefäß, hirnversorgend, extrakraniell, angeboren Q28.00
–– Gefäß, hirnversorgend, extrakraniell, angeboren Q28.10
–– Hirngefäß
––– angeboren Q28.30
––– arteriovenös, angeboren Q28.20
–– zerebral I67.10
– Dissektion, Arterie, intrakraniell I67.0
Nichtsaisonal, Rhinitis, allergisch J30.3
Nichtschwangere, Betreuung, bei
– Neigung, Abort, habituell N96
– Verdacht, Insuffizienz, Cervix uteri N88.3
Nichtsesshaftigkeit Z59
Nichtspezifisch, Pneumonie, interstitiell J84.10
Nichtsphärozytär, Anämie, hämolytisch
– hereditär a.n.k. D55.8
– kongenital a.n.k. D55.8
–– durch Mangel
––– Glukose-6-Phosphat-Dehydrogenase [G6PD] D55.0
––– Hexokinase D55.2
––– Pyruvatkinase D55.2
– Typ
–– I D55.1
–– II D55.2
Nichtsyphilitisch
– Aneurysma
–– Aorta thoracica I71.2
–– Truncus brachiocephalicus I72.8
– Aortitis I77.6
– Argyll-Robertson-Syndrom H57.0
– Arteriitis, Aorta I77.6
– Charcot-Arthritis a.n.k. G98† M14.69* ►

Nichtsyphilitisch *(Forts.)*
– Charcot-Arthropathie a.n.k. G98† M14.69*
– Keratitis, interstitiell H16.3
– Krankheit, Aorta I77.9
– Schniefen R06.5
Nichtsystemisch, Neuropathie, vaskulitisch G61.8
Nichtthermisch, Blasenbildung
– am
–– Abdomen S30.82
–– Becken S30.82
– an der Lumbosakralgegend S30.82
Nichtthrombozytopenisch, Purpura D69.2
– hämorrhagisch D69.0
– idiopathisch D69.0
Nichttödlich, Untertauchen T75.1
Nichttoxisch
– Knoten, Schilddrüse E04.9
–– solitär E04.1
– Knotenstruma E04.9
–– endemisch E01.1
– Struma E04.9
–– adenomatös E04.9
–– congenita E03.0
––– parenchymatosa E03.0
–– diffus E04.0
–– diffusa colloides E04.0
–– einknotig E04.1
–– multinodulär E04.2
–– nodosa E04.9
–– simplex E04.0
–– uninodulär E04.1
Nichttraumatisch – s.a. Art der Krankheit
– Blutung, subdural, chronisch I62.02
– Hämatom, subdural, chronisch I62.02
Nichttropisch, Sprue K90.0
Nichttuberkulös
– Abszess
–– Iliopsoas M60.05
–– Knochen, spinal M46.29
–– Kreuzbein M46.28
–– lumbal L02.2
–– Sakrum M46.28
–– Wirbelgelenk M46.59
–– Wirbelsäule M46.29
– Bildung, Phlyktäne H16.2
– Erythema
–– induratum L52
–– nodosum L52
– Hämothorax J94.2
– Kaverne, Lunge J98.4
– Koxalgie M25.55
– Phlyktäne H16.2
Nichttumorbedingt, Schmerzen, Pleura R07.3
Nichtulzerös
– Blepharitis H01.0
– Keratitis H16.9
Nichtvaskulär
– Kollagenose M35.9
– Nävus D22.9

Nichtvenerisch
– Epididymitis N45.9
– Gryposis penis N48.8
– Syphilis A65
– Urethritis N34.1
– Verkürzung, Penis N48.8
– Zervizitis N72
Nichtvereinigung
– Frakturenden M84.19
– Symphyse, angeboren Q74.2
Nichtverfügbarkeit
– Bett, in medizinischer Einrichtung Z75.8
– Gesundheitsfürsorgedienste a.n.k. Z75.8
– medizinische Betreuungsmöglichkeit Z75.8
–– häuslich Z75.8
–– in der Poliklinik Z75.8
– Schulunterricht Z55
– Sozialhilfestellen Z75.8
Nichtwahnhaft, Dysmorphophobie F45.2
Nichtzusagend, Arbeit Z56
Nichtzystoid, Ödem, Makula H35.8
Nickel
– Allergie L23.0
– Dermatitis, toxisch L24.8
– Kontaktdermatitis, allergisch L23.0
Nickkrampf G40.4
– nichtepileptisch R25.8
Nicolaides-Baraitser-Syndrom Q87.8
Nicolas-Favre-Syndrom, Durand- A55
Nicolau-Syndrom T80.1
Nicolic-Syndrom, Levic-Stefanovic- Q87.8
Nidation, Störung, mit Unfruchtbarkeit, weiblich N97.2
NIDDM [Non-insulin-dependent diabetes mellitus] E11.90
Niederdruck (Blutdruck) I95.9
Niederdruckglaukom H40.1
Niedergeschlagenheit R53
Niederschlag, radioaktiv, Wirkung, schädlich a.n.k. T66
Niednagel
– Finger L03.01
–– mit Lymphangitis L03.01
– Zehe L03.02
Niedrig
– Blutdruck I95.9
–– durch Schock, nach Verletzung T79.4
–– ohne
––– Diagnose einer Hypotonie, Nebenbefund R03.1
––– hypotone Regulationsstörung R03.1
–––– einmaliger Messwert R03.1
– Grundumsatz R94.8
– Hämoglobin a.n.k. D64.9
– RR[Riva-Rocci]-Blutdruckwert R03.1
– Temperatur, Dermatitis L30.8
Niedriggradig
– Dysplasie
–– Cervix uteri N87.0
–– Vagina N89.0
–– Vulva N90.0 ►

N

Niedriggradig *(Forts.)*
– Ependymom D43.2
Nielsen-Syndrom, Jervell-Lange- I49.8
Niemann-Pick-Krankheit E75.2
– mit Degeneration, Gehirn E75.2† G32.8*
– Typ
–– A E75.2
–– B E75.2
–– C E75.2
–– E E75.2
Niere
– Abflussstörung N13.3
– Ablagerung, Urat N20.0
– Absinken N28.88
– Abszess N15.10
–– bei Schwangerschaft O23.0
–– mit Stein N20.0
–– Mutter, mit Schädigung, Fetus/Neugeborenes P00.1
–– postpartal O86.2
–– tuberkulös A18.1† N29.1*
– Adenokarzinom C64
– Adenom D30.0
– Adenomatose D30.0
– Adenorhabdomyosarkom, embryonal C64
– Adenosarkom, embryonal [Wilms-Tumor] C64
– Agenesie Q60.2
–– beidseitig Q60.1
–– einseitig Q60.0
–– unilateral Q60.0
– akzessorisch Q63.0
– Amyloidose E85.4† N29.8*
– Angiolipom D17.7
– Angiom D18.08
– Angiomyolipom D17.7
– Angiosarkom C64
– Anomalie, angeboren Q63.9
– Aplasie Q60.2
– Arteriolosklerose I70.1
– Arteriosklerose I12.90
–– mit Insuffizienz, Niere I12.00
– Atrophie N26
–– angeboren Q60.5
–– beidseitig
––– angeboren Q60.4
––– infantil Q60.4
–– einseitig
––– angeboren Q60.3
––– infantil Q60.3
–– hydronephrotisch N13.3
––– mit Infektion N13.65
–– infantil Q60.5
–– terminal N26
– Ausgussstein N20.0
– ballotierend N28.88
– Becken- Q63.2
–– angeboren Q63.2
– Berstung S37.03
– Beteiligung
–– bei Hypertonie I12.90 ▶

Niere *(Forts.)*
~ Beteiligung *(Forts.)*
–– glomerulär, bei Lupus erythematodes, systemisch M32.1† N08.5*
–– tubulointerstitiell, bei
––– Lupus erythematodes, systemisch M32.1† N16.4*
––– Sjögren-Syndrom M35.0† N16.4*
– Blockade N19
–– nach
––– Abort O08.4
––– Blasenspiegelung N99.0
––– Extrauterinschwangerschaft O08.4
––– medizinischen Maßnahmen N99.0
––– Molenschwangerschaft O08.4
– Blutung N28.88
– Buckel Q63.8
– Carcinoma in situ D09.1
– Chromoprotein- [Hämoglobinurische Nephrose] N04.9
– Deformität
–– angeboren Q63.9
–– erworben N28.88
– Degeneration N28.88
–– amyloid E85.4† N29.8*
–– fettig N28.88
–– fibrozystisch Q61.8
–– polyzystisch Q61.3
––– Erwachsenentyp Q61.2
––– infantiler Typ Q61.1
–– zystisch Q61.9
––– angeboren Q61.9
– Dekompensation N19
– Dilatation N28.88
– Dislokation N28.88
– Divertikel N28.88
– Doppel-, mit doppeltem Nierenbecken Q63.0
– Doppelung Q63.1
– dreifach Q63.0
– Dysfunktion N28.9
– Dysgenesie Q60.5
–– beidseitig Q60.4
–– einseitig Q60.3
– Dysmorphie Q63.8
– Dysplasie Q61.4
–– beidseitig Q61.4
–– einseitig Q61.4
–– multizystisch Q61.4
––– beidseitig Q61.4
––– einseitig Q61.4
– Dystopie Q63.2
– Einzel- Q60.0
–– funktionell N27.0
– Ektasie N28.88
– Ektopie Q63.2
– Embolie N28.0
–– massiv
––– bilateral N28.0
––– unilateral N28.0
– Embryom C64 ▶

Niere *(Forts.)*
– Entzündung N05.9
–– akut N00.9
–– chronisch N03.9
–– gichtisch M10.99† N29.8*
– Erkrankung, polyzystisch, Potter Typ
–– I Q61.1
–– III Q61.2
– Fehldrehung Q63.2
– Fehlen
–– angeboren Q60.2
––– beidseitig Q60.1
––– einseitig Q60.0
–– erworben Z90.5
– fetal, Lappenbildung Q63.1
– Fettembolie N28.0
– Fibrolipom D17.7
– Fibrom D21.4
– Fibrose N26
– fibrozystisch Q61.8
– Fistel N28.88
– Füllungsdefekt R93.4
– Funktion, tubulär, Störung N25.9
– funktionslos N19
– Funktionsprüfungsergebnis, abnorm R94.4
– Funktionsstörung N28.9
–– bei Arthrogrypose, und Cholestase Q89.7
–– einseitig, chronisch N18.80
–– in der Eigenanamnese Z87.4
– Fusions- Q63.1
– Goldblatt- I70.1
– Gonorrhoe A54.2† N29.1*
– Granularatrophie N26
– Granulom N15.8
– Gumma A52.7† N29.0*
– Hämangiom D18.08
– Hämatom S37.01
– Harnstauungs- N13.3
–– kongenital Q62.0
– Höcker Q63.8
– Hufeisen- Q63.1
–– kongenital Q63.1
– Hyperämie N28.88
– Hyperplasie Q63.3
– Hypertonie, maligne I12.90
– Hypertrophie N28.88
–– kongenital Q63.3
– Hypoplasie Q60.5
–– beidseitig Q60.4
–– bilateral Q60.4
–– einseitig Q60.3
–– unilateral Q60.3
– Infarkt N28.0
– Infektion N15.9
–– akut
––– glomerulär N00.9
––– tubulointerstitiell N10
–– bei
––– Abknickung, Ureter, ohne Hydronephrose N13.67 ►

Niere *(Forts.)*
~ Infektion N15.9 *(Forts.)*
~~ bei *(Forts.)*
––– Hydronephrose N13.65
–––– bei
––––– Obstruktion
–––––– durch
––––––– Stein N13.64
––––––– Ureterstein N13.63
–––––– ureteropelvin N13.60
––––– Striktur, Ureter N13.61
––– Hydroureter N13.66
––– Obstruktion, durch Nierenstein, mit Hydronephrose N13.62
––– Schwangerschaft O23.0
––– Striktur, Ureter, ohne Hydronephrose N13.67
–– im Wochenbett O86.2
– Infiltration N28.88
– Insuffizienz N19
–– akut N17.99
––– mit Nekrose
–––– Mark N17.29
–––– Nierenrinde N17.19
–– angeboren P96.0
–– arteriosklerotisch I12.00
–– bei
––– Hypertonie I12.00
–––– bei Schrumpfniere I12.00
–––– kardiorenal I13.10
–––– kardiovaskulär, renal I13.10
––– Insuffizienz, Herz, hypertensiv I13.20
––– Krankheit
–––– Herz, und Niere, hypertensiv I13.10
–––– Niere, hypertensiv I12.00
––– Nephritis, arteriosklerotisch I12.00
–––– chronisch I12.00
–––– interstitiell I12.00
––– Nephroangiosklerose I12.00
––– Nephrosklerose I12.00
–– chronisch N18.9
––– dialysepflichtig N18.5
––– Stadium
–––– 1 N18.1
–––– 2 N18.2
–––– 3 N18.3
–––– 4 N18.4
–––– 5 N18.5
–– dekompensiert N18.89
–– dialysepflichtig N19
–– global N19
–– hypertensiv I12.00
–– kompensiert N18.89
–– mit
––– Dialyse Z49.1
––– Fahr-Volhard-Krankheit I12.00
––– Krankheit, Herz, und Niere, hypertensiv, mit Krise, hypertensiv I13.11
––– Langzeitdialyse Z99.2
––– Nekrose, Tubulus N17.09 ►

Niere *(Forts.)*
~ Insuffizienz N19 *(Forts.)*
-- nach
--- Abort O08.4
--- Crush-Verletzung T79.5
--- medizinischen Maßnahmen N99.0
--- Molenschwangerschaft O08.4
--- Wehen und Entbindung O90.4
-- nicht dialysepflichtig N19
-- präterminal N18.4
-- sekundär N19
-- Stadium, Retention N18.89
--- dekompensiert N18.89
--- kompensiert N18.89
-- terminal N18.5
--- dialysepflichtig N18.5
- intrathorakal Q63.2
- Ischämie N28.0
- Kachexie N28.9
- Kalzifikation N28.88
-- tuberkulös B90.1† N29.1*
- Kalziumoxalatstein N20.0
- Karbunkel N15.10
- Karzinom
-- klarzellig C64
-- medullär C64
-- muzinös, tubulär, und spindelzellig C64
- Klarzellsarkom C64
- klein N27.9
-- beidseitig N27.1
-- einseitig N27.0
- Klumpen- Q63.1
- Kolik N23
-- durch Stein N20.0
- Komplikation N28.9
-- bei
--- Typ-1-Diabetes mellitus E10.20† N08.3*
--- Typ-2-Diabetes mellitus E11.20† N08.3*
---- insulinabhängig E11.20† N08.3*
---- nichtinsulinabhängig E11.20† N08.3*
- Konkrement N20.0
- Kontraktur
-- granulär N26
-- hydronephrotisch N13.3
--- mit Infektion N13.65
-- kongenital Q63.8
-- pyelonephritisch N11.9
-- sekundär N26
-- tuberkulös A18.1† N29.1*
- Krankheit N28.9
-- akut N00.9
-- bei
--- Gicht M10.99† N29.8*
--- Insuffizienz, Herz, hypertensiv I13.00
--- Schwangerschaft O26.81
--- Stauungsinsuffizienz, Herz, hypertensiv I13.00
--- Tuberkulose A18.1† N29.1*
--- Zytomegalie B25.88† N29.1* ▶

Niere *(Forts.)*
~ Krankheit N28.9 *(Forts.)*
-- chronisch N18.9
--- Stadium
---- 1 N18.1
---- 2 N18.2
---- 3 N18.3
---- 4 N18.4
---- 5 N18.5
-- durch
--- Epstein-Barr-Virus B27.0† N29.1*
--- Herpesvirus B00.8† N29.1*
--- Zytomegalievirus B25.88† N29.1*
-- Endstadium N18.5
-- fibrozystisch Q61.8
-- funktionell N28.9
-- hypertensiv I12.90
--- mit Insuffizienz, Niere I12.00
---- mit Krise, hypertensiv I12.01
--- ohne Insuffizienz, Niere I12.90
---- mit Krise, hypertensiv I12.91
-- IgG4-assoziiert N11.8
-- im Wochenbett a.n.k. O90.8
-- in der Familienanamnese Z84.1
-- mit
--- Krankheit, Ureter N28.9
--- Nephritis, interstitiell N12
-- multizystisch Q61.4
-- Mutter, mit Schädigung, Fetus/Neugeborenes P00.1
-- polyzystisch Q61.3
--- autosomal-dominant Q61.2
---- Typ 1, mit Sklerose, tuberös Q61.2 Q85.1
--- autosomal-rezessiv Q61.1
--- infantile Form Q61.1
-- terminal N18.5
-- tubulär N12
-- tubulointerstitiell
--- autosomal-dominant Q61.5
--- bei
---- Brucellose A23.9† N16.0*
---- Diphtherie A36.8† N16.0*
---- Glykogenspeicherkrankheit E74.0† N16.3*
---- Kryoglobulinämie, gemischt D89.1† N16.2*
---- Leukämie C95.90† N16.1*
---- Lupus erythematodes, systemisch M32.1† N16.4*
---- Lymphom a.n.k. C85.9† N16.1*
---- Myelom, multipel C90.00† N16.1*
---- Plasmozytom C90.00† N16.1*
----- in kompletter Remission C90.01† N16.1*
---- Sarkoidose D86.9† N16.2*
---- Sepsis, durch
----- Pilze B48.80† N16.0*
----- Protozoen B60.80† N16.0*
----- Viren B34.80† N16.0*
---- Sicca-Syndrom M35.0† N16.4*
---- Toxoplasmose B58.8† N16.0* ▶

Niere *(Forts.)*
~ Krankheit N28.9 *(Forts.)*
~~ tubulointerstitiell *(Forts.)*
~~~ bei *(Forts.)*
---- Wilson-Krankheit E83.0† N16.3*
---- Zystinose E72.0† N16.3*
--- durch
---- Epstein-Barr-Virus B27.0† N16.0*
---- Herpesvirus B00.8† N16.0*
---- Salmonellen A02.2† N16.0*
---- Sepsis A41.9† N16.0*
----- durch Bakterien A41.9† N16.0*
---- Zytomegalievirus B25.88† N16.0*
-- zystisch Q61.9
--- angeboren Q61.9
--- bei Ventrikulomegalie Q04.8 Q61.9
--- medullär, autosomal-dominant Q61.5
---- mit Hyperurikämie Q61.5
– Krise N28.88
– Kuchen- Q63.1
– l-förmig Q63.8
– Läsion S37.00
– Lageanomalie, kongenital Q63.2
– Lang- Q63.3
– Leukoplakie N28.88
– Lipom D17.7
– Lipomatose D17.7
– Malformation Q63.9
– Malrotation Q63.2
– Markschwamm- Q61.5
– Metaplasie N28.88
– Metastase C79.0
– Mikrokalzifikation N28.88
– Minderperfusion R39.8
– Missbildung Q63.9
– mobil N28.88
– multizystisch, entwicklungsbedingt Q61.4
– Myelom, in kompletter Remission C90.31
– Nekrose N28.0
-- akut N17.99
kortikal N17.19
--- medullär N17.29
--- papillär N17.29
--- Stadium
---- 1 N17.91
---- 2 N17.92
---- 3 N17.93
-- bilateral N28.0
-- kortikal N17.19
--- Mutter, mit Schädigung, Fetus/Neugeborenes P00.1
-- tubulär N17.09
--- nach
---- Abort O08.4
---- Extrauterinschwangerschaft O08.4
---- Molenschwangerschaft O08.4
– Neurinom D21.4
– Obstruktion N13.8
– Ödem N28.88
– Page-, mit Hypertonie I15.10
– palpabel N28.88 ►

Niere *(Forts.)*
– Papillitis necroticans N17.29
– Perforation S37.03
– Petechien N28.88
– Phospholipidose E75.5
– Plasmozytom, in kompletter Remission C90.31
– polyzystisch
-- Erwachsenentyp Q61.2
--- autosomal-dominant Q61.2
-- infantiler Typ Q61.1
--- autosomal-rezessiv Q61.1
– Positionsanomalie Q63.2
– Prellung S37.01
– Prolaps N28.88
-- angeboren Q63.2
– Prozess
-- benigne D30.0
-- neoplastisch D41.0
– Pseudotumor N28.88
– Ptose N28.88
-- kongenital Q63.8
– Quetschung S37.01
– Rachitis N25.0
– Raumforderung D41.0
-- benigne D30.0
– Riesen- Q63.3
– Riesenhohlzyste N28.1
– Rissverletzung, mit Verletzung
-- Nierenbecken S37.02
-- Nierenkapsel S37.02
– Rückstau- N13.3
– Ruptur S37.03
-- durch Geburtsverletzung P15.8
-- nichttraumatisch N28.80
-- traumatisch S37.03
– Sack- N13.3
– Salzverlust- N28.88
– Sarkom, klarzellig C64
– Schaden, nach Fehlgeburt O08.4
– Schädigung, akut N17.99
– Schmerzen N23
– Schock-, nach
-- Abort O08.4
-- Extrauterinschwangerschaft O08.4
-- Molenschwangerschaft O08.4
– Schwamm- Q61.5
– Schwellung N28.88
– Senkung N28.88
– Sinuslipomatose D17.7
– Sklerodermie M34.8
– Solitär-, angeboren Q60.0
– Spätsyphilis A52.7† N29.0*
– Spaltung Q63.8
– Stauung N13.3
– Stauungsblutung N13.8
– Steatose N28.88
– Stein, in der Eigenanamnese Z87.4
– Struma C64
– stumm N19
-- hydronephrotisch N13.3
– Teilinfarkt N28.0 ►

N
~~~

Niere *(Forts.)*
– Tiefstand N28.88
– Torsion, gestielt, mit Infarkt N28.0
– Toxikose N28.88
– Transplantation
–– mit Abstoßungskrise T86.10
–– Zustand nach Z94.0
––– mit Versagen, Transplantat T86.19
– Trauma S37.00
– Tuberkulose A18.1† N29.1*
– Tumor D41.0
–– benigne D30.0
–– hypernephroid C64
–– maligne C64
–– zystisch D41.0
– und
–– Herz
––– Insuffizienz, bei Hypertonie
–––– kardiorenal I13.20
–––– kardiovaskulär I13.20
–––– renal I13.20
––– Krankheit, hypertensiv I13.90
–––– mit Insuffizienz
––––– Herz I13.00
–––––– und Niere I13.20
––––– Niere I13.10
–– Leber, Glykogenspeicherkrankheit E74.0
– Unreife Q60.5
– Unterfunktion N19
– Vaskulitis I77.88
– Veränderung, pathologisch N28.9
– Verfettung E75.6
– Vergrößerung N28.88
– Verkleinerung N26
– Verlagerung N28.88
–– angeboren Q63.2
– Verletzung S37.00
–– Blutgefäß S35.4
–– geschlossen S37.00
–– offen S37.00 S31.83!
– Verlust, Magnesium, isoliert E83.4
– Vernarbung N28.88
– Versagen N19
–– akut N17.99
––– bei Wehen O75.8
––– mit
–––– Nekrose
––––– Mark N17.29
–––––– Stadium
––––––– 1 N17.21
––––––– 2 N17.22
––––––– 3 N17.23
––––– Papille N17.29
–––––– akut N17.29
–––––– Stadium
––––––– 1 N17.21
––––––– 2 N17.22
––––––– 3 N17.23
––––– Rinde, akut N17.19
–––––– Stadium
––––––– 1 N17.11 ►

Niere *(Forts.)*
~ Versagen N19 *(Forts.)*
~~ akut N17.99 *(Forts.)*
~~~ mit *(Forts.)*
~~~~ Nekrose *(Forts.)*
~~~~~ Rinde, akut N17.19 *(Forts.)*
~~~~~~ Stadium *(Forts.)*
––––––– 2 N17.12
––––––– 3 N17.13
––––– Tubulus N17.09
–––––– Stadium
––––––– 1 N17.01
––––––– 2 N17.02
––––––– 3 N17.03
–––– sonstigen Befunden, histologisch N17.89
––––– Stadium
–––––– 1 N17.81
–––––– 2 N17.82
–––––– 3 N17.83
––– ohne Vorliegen Befund, histologisch N17.99
––– postpartal O90.4
––– postrenal N17.99
––– prärenal N17.99
––– Stadium
–––– 1 N17.91
–––– 2 N17.92
–––– 3 N17.93
–– angeboren P96.0
–– anurisch N19
–– bei
––– Abort, ärztlich, misslungen O07.3
––– Hypertonie I12.00
––– Krankheit, Herz, hypertonisch I13.10
––– Nekrose, Leber, im Wochenbett O90.4
––– Zerquetschung T79.5
–– chronisch N18.9
––– terminal N18.5
–– diabetisch E14.20† N08.3*
–– dialysepflichtig N19
–– extrarenal N19
–– hypertensiv I12.00
–– im Wochenbett O90.4
–– Komplikation, bei Abort, misslungen O07.8
–– Mutter, mit Schädigung, Fetus/Neugeborenes P00.1
–– nach
––– Abort O08.4
––– Chemotherapie N99.0
––– Extrauterinschwangerschaft O08.4
––– Kontrastmittelgabe N99.0
––– medizinischen Maßnahmen N99.0
––– Molenschwangerschaft O08.4
–– postrenal N19
–– prärenal N19
–– terminal N18.5
––– hypertonisch I12.00
– Verschmelzungs- Q63.1
– Versorgungsanomalie Q27.2
– Verstopfungs- N13.3
–– kongenital Q62.0 ►

Niere *(Forts.)*
– Wassersack- N13.3
–– kongenital Q62.0
– Zwerg- Q60.5
– Zyste N28.1
–– erworben N28.1
––– multipel N28.1
–– kongenital Q61.0
–– multipel Q61.3
–– solitär N28.1
––– angeboren Q61.0
––– erworben N28.1
– Zysten- Q61.9
–– autosomal-dominant, multipel Q61.2
–– autosomal-rezessiv, multipel Q61.1
–– medullär Q61.5
Nieren-Dysembryom, Manon- C64
Nierenarterie
– akzessorisch Q27.2
– Aneurysma I72.2
–– rupturiert I72.2
– Anomalie Q27.2
– Arteriosklerose I70.1
– Atherosklerose I70.1
– Deformität Q27.2
–– erworben I77.88
– Dissektion I72.2
– doppelt Q27.2
– Dysplasie Q27.2
– Einengung, arteriosklerotisch I70.1
– Embolie N28.0
– Fehlen, angeboren Q27.2
– Hyperplasie I77.88
– Kalzifikation I70.1
– multipel Q27.2
– Obstruktion N28.0
– Sklerose I70.1
– Stenose I70.1
–– angeboren Q27.1
–– arteriosklerotisch I70.1
–– fibromuskulär I77.3
– Striktur
–– angeboren Q27.1
–– arteriosklerotisch I70.1
–– fibromuskulär I77.3
– Thrombose N28.0
– Verschluss N28.0
Nierenarterienabgang, Stenose I70.1
Nierenbecken
– Abflussstörung N13.0
– akzessorisch, mit Ureter, doppelt Q62.5
– Ausgussstein N20.0
– Blutung N28.88
– Defekt
–– angeboren Q63.8
–– obstruktiv Q62.3
– Deformität, angeboren Q63.9
– Dilatation N28.88
– Divertikel, mit Stein N20.0
– Divertikulitis, mit Stein N20.0
– Divertikulose, mit Stein N20.0 ►
Nierenbecken *(Forts.)*
– doppelt Q63.8
–– mit Ureter, doppelt Q62.5
– Ektasie N28.88
– Ektopie Q63.2
– Entzündung N12
–– eitrig N12
–– gangränös N12
–– zystisch N12
– Fibrolipom D17.7
– Fistel N28.88
– Infektion, akut N10
– Infiltration C79.0
– Krankheit, funktionell N28.9
– Leukoplakie N28.88
– Lipomatose E88.29
– Malakoplakie N28.88
– Metaplasie N28.88
– Metastase C79.0
– Nephrolithiasis N20.0
– Obstruktion, angeboren Q62.3
– Papillom D41.1
–– gutartig D30.1
–– maligne C65
– Polyp D30.1
– Ruptur S37.02
–– nichttraumatisch N28.80
– Spaltung Q63.8
– Stein N20.0
–– solitär N20.0
–– verkapselt N20.0
– Transitionalzellkarzinom C65
– Transitionalzellpapillom D41.1
– Tumor D41.1
–– bösartig C65
– Übergangszellen, Papillom D41.1
– Übergangszellkarzinom C65
– und Ureter, Infektion, zystisch N28.88
– Uratstein N20.0
– Veränderung, zystisch N13.3
– Verletzung, bei Rissverletzung, Niere S37.02
– Zyste N13.3
Nierenbeckenabgang, Stenose N13.5
Nierenbeckenausgang, Striktur N13.5
Nierenbeckenkelch
– Konkrement N20.0
– Stein N20.0
– Veränderung, entzündlich N12
Nierenbeckenkelchsystem
– Dilatation N28.88
– Ektasie N28.88
Nierendialyse, Abhängigkeit Z99.2
Nierenfunktion, Störung, mit Gicht M10.39
Nierengefäß
– aberrierend Q27.8
– Anomalie Q27.8
Nierengrieß N20.0
– Abgang N20.0
Nierenhauptarterie, Dysplasie Q27.2
Nierenhohlsystem
– Blutung N28.88 ►

N

Nierenhohlsystem *(Forts.)*
– Doppelung Q62.3
Nierenkapsel
– Abszess N15.10
– Blutung N28.88
– Ödem N04.9
– Riss S37.02
– Verletzung, bei Rissverletzung, Niere S37.02
Nierenkelch
– Deformierung N28.88
– Dilatation N13.3
– Divertikel N28.88
– Elongation Q63.8
– Hydronephrose N13.3
– Infektion N12
– Konkrement N20.0
– Ruptur, nichttraumatisch N28.80
– Stein N20.0
– Verplumpung N28.88
– Zyste N13.3
Nierenkelchdivertikel-Schwerhörigkeit-Syndrom Q63.8 H90.5
Nierenkelchhals, Stenose N13.3
Nierenmark, Zyste Q61.8
Nierenoberkelch, Stein N20.0
Nierenpapille
– Kalzifikation N28.88
– Varizen I86.88
Nierenparenchym
– Kalzifikation N28.88
– Karzinom C64
– Ruptur S37.03
–– komplett S37.03
– Schädigung N28.9
– Stein N20.0
– Tumor D41.0
– Verfettung E75.6
Nierenpol
– Erkrankung N28.9
– Infektion N15.9
– Kalzifikation N28.88
– Lipom D17.7
– Tumor D41.0
–– benigne D30.0
– Veränderung N28.9
–– narbig N28.88
– Zyste N28.1
Nierenpolarterie, Verschluss N28.0
Nierenpolgefäß, akzessorisch Q27.8
Nierenrinde
– Abszess N15.10
– Atrophie N26
– Blutung N28.88
– Defekt N28.88
– Infarkt N28.0
– Infektion, hämatogen N15.9
– Lipoidose E75.6
– Lipom D17.7 ►
Nierenrinde *(Forts.)*
– Nekrose N17.19
–– akut N17.19
––– Stadium
–––– 1 N17.11
–––– 2 N17.12
–––– 3 N17.13
–– bei Insuffizienz, Niere, akut N17.19
–– bilateral N17.19
–– Mutter, mit Schädigung, Fetus/Neugeborenes P00.1
– Papillom D30.0
– Riss S37.03
– Verfettung N04.9
Nierensand N20.0
Nierenspender Z52.4
Nierenstein N20.0
– Abgang N20.0
– angeboren Q63.8
– bei Ureteritis, unspezifisch N20.2
– Kelchgruppe, obere N20.0
– Kolik N20.0
– mit Obstruktion, mit Hydronephrose N13.20
– und Ureterstein, gleichzeitig N20.2
Nierensteingrieß N20.0
Nierenstiel
– Abriss S37.02
– Verletzung S37.02
Nierenstörung, bei Joubert-Syndrom Q04.3 Q61.5
Nierensyndrom, hypochlorämisch N28.88
Nierentransplantat
– Abstoßung T86.19
–– akut T86.10
–– chronisch T86.11
– Aufnahme, Funktion, verzögert T86.12
– Funktionsverschlechterung
–– akut T86.10
–– chronisch T86.11
– Versagen T86.19
Nierentubulus, Nekrose N17.09
– bei Abort, ärztlich, misslungen O07.3
– Komplikation, bei Abort, misslungen O07.8
Nierentubulusdefekt-Histidinurie-Syndrom N15.8† E90*
Nierenunterkelch, Stein N20.0
Nierenvene
– Anomalie Q26.8
– Embolie I82.3
– Thrombose I82.3
– Verschluss I82.3
Nierenzellen, Karzinom
– bei Leiomyomatose, hereditär C64 D21.9
– chromophob C64
– klarzellig C64
–– hereditär C64
– papillär C64
–– bei Karzinom, Schilddrüse, papillär, familiär C73 C64
–– hereditär C64
–– klarzellig C64 ►

Nierenzellen, Karzinom *(Forts.)*
– tubulozystisch C64
Nierenzellkarzinom C64
Niesen R06.7
– unstillbar R06.7
Nigrities linguae K14.3
Niikawa-Kuroki-Syndrom, Kabuki- Q87.5
Nijmegen-Breakage-Syndrom Q87.8
Nijmegen-Breakage-Syndrom-ähnliche Krankheit Q87.8
Nijmegen-Chromosomenbruch-Syndrom Q87.8
NIK [NF-Kappa-B-inducing kinase], Defekt, mit Immundefekt, kombiniert D81.8
Nikotin
– Abhängigkeit F17.2
– Abusus, chronisch F17.2
– Amblyopie H53.8
– Entwöhnung F17.3
– Entzugssyndrom F17.3
– Konsum a.n.k. Z72.0
– Missbrauch F17.1
– Wirkung, toxisch T65.2
Nikotinsäure
– Mangel E52
– Vergiftung T46.7
Nikotinsäureamid, Mangel E52
Nikotinsäurederivat, Vergiftung T46.7
Nipah-Viruskrankheit A85.8
NISCH[Neonatale Ichthyose, sklerosierende Cholangitis]-Syndrom K83.00 Q80.8
Nitrat
– Allergie T88.7
– Überempfindlichkeit T88.7
Nitrile, Vergiftung T65.0
Nitrit-Krise
– bei
–– ordnungsgemäßer Verabreichung I95.2
–– Überdosis T37.8
– durch gegebene falsche Substanz T37.8
Nitrobenzol, Wirkung, toxisch T65.3
Nitrofuran
– Allergie T88.7
– Überempfindlichkeit T88.7
Nitroimidazol-Derivate
– Allergie T88.7
– Überempfindlichkeit T88.7
Nitrosoharn
– Allergie T88.7
– Überempfindlichkeit T88.7
Nitroverbindungen
– Allergie T78.4
– Überempfindlichkeit T78.4
Nivelon-Mabille Syndrom, Nivelon- Q87.1
Nivelon-Nivelon-Mabille Syndrom Q87.1
NK-Zell-Leukämie, aggressiv C94.70
– in kompletter Remission C94.71
NK-Zellen
– Krankheit, lymphoproliferativ, chronisch C84.5
– Lymphom, blastisch C86.4
NK-Zellen-Enteropathie K52.8
NK/T-Zell-Lymphom, extranodal, nasaler Typ C86.0
NKX6-2-assoziiert, Leukodystrophie, hypomyelinisierend, autosomal-rezessiv E75.2
NLRC4-abhängig, Makrophagen-Aktivierungssyndrom M35.8
NLSDM [Neutralfett-Speicherkrankheit mit Myopathie] E75.5† G73.6*
NMOSD [Neuromyelitis-optica-Spektrum-Krankheit]
– mit
–– Anti-AQP4[Aquaporin-4]-Antikörper G36.0
–– Anti-MOG[Myelin-Oligodendrozyten-Glykoprotein]-Antikörper G36.0
– ohne Anti-MOG-, und Anti-AQP4-Antikörper G36.0
NNH – s. Nasennebenhöhle
Nocardia
– Infektion A43.9
– mit Resistenz, gegen ein oder mehrere Erstrangmedikamente U82.2! *[nur Zusatzkode!]*
Nodal
– Marginalzonen-B-Zell-Lymphom C83.0
– Marginalzonenlymphom C83.0
– Tachykardie I47.1
Nodulär
– Amyloidose, kutan E85.4† L99.0*
– Fasziitis M72.49
– Fibrose, subepidermal D23.9
– Heterotopie, periventrikulär Q04.8
– Hidradenom – s.a. Neubildung, Haut, gutartig D23.9
– Histiozytose, progressiv D76.3
– Hodgkin-Krankheit, lymphozytenreich C81.4
– Hodgkin-Lymphom, lymphozytenprädominant C81.0
– Hyperplasie
–– Leber, fokal K76.8
–– Prostata N40
– Krankheit
–– adrenokortikal, pigmentiert, primär E24.8
–– Sehne M65.3
– Kropf
–– bei Thyreotoxikose E05.2
–– durch Mangel, Jod E01.1
–– endemisch E01.1
–– nichttoxisch E04.9
–– sporadisch E04.9
–– toxisch E05.2
– Lichen myxoedematosus L98.5
– Lymphom C82.9
–– gemischt C82.1
–– gut differenziert C82.9
–– histiozytär C82.2
–– Intermediärtyp C82.9
–– lymphozytär C82.9
–– lymphozytär-histiozytär C82.1
––– gemischtzellig C82.1
–– mäßig differenziert C82.9
–– wenig differenziert C82.9 ►

N

Nodulär *(Forts.)*
- Melanom C43.9
-- maligne C43.9
- Non-Hodgkin-Lymphom C82.9
- Paragranulom C81.0
- Retikulolymphosarkom C82.9
- Sarkom, retikulozellulär C96.9
- Struma, bei Hyperthyreose E05.2
- Vaskulitis L95.8
Noduläre Form, Urticaria pigmentosa Q82.2
Nodulärsklerosierend
- Hodgkin-Krankheit
-- gemischtzellig C81.1
-- lymphozytenarm C81.1
-- lymphozytenreich C81.1
-- synzytial C81.1
-- zelluläre Phase C81.1
- Hodgkin-Lymphom, klassisch C81.1
-- Grad
--- 1 C81.1
--- 2 C81.1
Noduli cutanei R22.9
Nodulus
- aktinomykotisch A42.9
- juxtaartikulär, bei Syphilis A52.7† M14.89*
- vocalis J38.2
Nokardiose A43.9
- Haut A43.1
- Lunge A43.0† J99.8*
- mit Pneumonie A43.0† J17.0*
- pulmonal A43.0
Noma A69.0
- gangränös A69.0
- infektiös A69.0
- Mund A69.0
- Ohrmuschel R02.8
- pudendi N76.80
- vulvae N76.80
Nomade Z59
NOMID [Neonatal-Onset Multisystem Inflammatory Disease] M35.8
Non-A-Non-B-Hepatitis B17.8
- akut B17.8
Non-Burkitt-Typ, Lymphom, undifferenziert C83.3
Non-Compliance, in der Eigenanamnese Z91.1
Non-disjunction
- meiotisch
-- Monosomie, vollständig Q93.0
-- Trisomie
--- 13 Q91.4
--- 18 Q91.0
--- 21 Q90.0
--- vollständig Q92.0
- mitotisch
-- Monosomie, vollständig, Mosaik Q93.1
-- Trisomie
--- 13, Mosaik Q91.5
--- 18, Mosaik Q91.1
--- 21, Mosaik Q90.1
--- vollständig, Mosaik Q92.1
Non-Hodgkin-Lymphom a.n.k. C85.9
- angioimmunoblastisch C86.5
- B-Zellen C85.1
- diffus C83.9
-- nicht-follikulär C83.9
- durch Krankheit, durch HIV B21 C85.9
- follikulär C82.9
-- gekerbt
--- gemischt klein- und großzellig C82.1
--- kleinzellig C82.9
-- großzellig C82.2
-- mit diffusen Bezirken C82.9
-- ohne diffuse Bezirke C82.9
- gekerbt, kleinzellig C83.1
- großzellig C85.9
-- diffus C83.3
- immunoblastisch C83.3
- kleinzellig C83.0
- lymphoblastisch C83.5
- mit Neurolymphomatose C96.9† G63.1*
- nodulär C82.9
- T-Zellen C84.4
- und Hodgkin-Lymphom, Kombinationslymphom C81.9 C85.9
- undifferenziert C83.9
- zentroblastisch C83.3
- zerebral C85.9
Non-Protein-Nitrogen [NPN], Erhöhung R79.8
Nonaka-Myopathie G71.8
Noncompaction-Kardiomyopathie, linksventrikulär I42.88
Nondescensus testis Q53.9
- beidseitig Q53.2
- einseitig Q53.1
Nonne-Milroy-Krankheit Q82.09
Nonne-Milroy-Lymphödem Q82.09
Nontyphoidal, Salmonellose, invasiv A02.8
Noonan-Syndrom Q87.1
- Neurofibromatose- Q87.1
Noonan-Syndrom-ähnlich, Krankheit, mit Leukämie, myelomonozytär, juvenil Q87.0 C93.30
Noradrenalin, Mangel G90.8
Nordamerikanisch, Blastomykose B40.9
Nordisch
- Epilepsie E75.4
- Epilepsie-Variante, Zeroidlipofuszinose, neuronal E75.4
Norethistosteron, Nebenwirkung T88.7
Norfluran
- Allergie T78.4
- Überempfindlichkeit T78.4
Normaldruckglaukom H40.1
Normaldruckhydrozephalus G91.29
- idiopathisch G91.20
- sekundär G91.21
Norman-Landing-Krankheit E75.1
Normoblastisch, Anämie, hypochrom D50.8
Normochrom, Anämie D64.9
Normogammaglobulinämie
- bei Immundefekt, humoral D80.6
- mit Mangel, Antikörper D80.6

Normokaliämisch
– Lähmung, periodisch G72.3
–– familiär G72.3
– Paralyse, periodisch G72.3
Normokalzämie, mit Normokalziurie, bei Hypomagnesiämie, primär, familiär E83.4
Normokalziurie, und Normokalzämie, bei Hypomagnesiämie, primär, familiär E83.4
Normomorph, Sialidose E77.1
Normosensorisch, Spätschielen H50.0
Normozytär, Anämie D64.9
– bei Myelophthise D61.9
– durch Blutverlust, akut D62
Norovirus
– Enteritis A08.1
– Gastroenteritis, akut A08.1
Norrie-Syndrom Q15.8
North-Carolina-Makuladystrophie H35.5
Norum-Krankheit E78.6
Norwalk-Virus
– Enteritis, viral A08.1
– Gastroenteritis, akut A08.1
– Gastroenteropathie, akut A08.1
Norwegisch, Krätze B86
Nosokomial, Infektion T88.8
Nosomanie F45.2
Nosophobie F45.2
Nostalgie F43.2
NOTCH$_2$-Gen-Punktmutation, mit
– Alagille-Syndrom Q44.7
– Alagille-Watson-Syndrom Q44.7
– Dysplasie, arteriohepatisch Q44.7
– Hypoplasie, Gallengang, intrahepatisch Q44.7
Notfall, hypertensiv I10.91
Nothnagel-Akroparästhesie, vasomotorisch I73.8
Nothnagel-Syndrom H49.0
Nothnagel-II-Syndrom I73.8
Notstandsamenorrhoe N91.1
Notstandssyndrom F43.0
Notwendigkeit
– Beaufsichtigung, ständig Z74.3
– COVID-19-Immunisierung U11.9
– COVID-19-Impfung U11.9
– Hilfestellung, bei Körperpflege Z74.1
– Immunisierung, gegen COVID-19 U11.9
– Impfung, gegen
–– Cholera Z23.0
––– mit Typhus-Paratyphus [Cholera+TAB] Z27.0
–– COVID-19 U11.9
–– Diphtherie Z23.6
–– Diphtherie-Pertussis-Tetanus, mit
––– Poliomyelitis [DPT-IPV] [DTPa-IPV] [DaPT-IPV] Z27.3
––– Typhus-Paratyphus [DPT+TAB] [DTPa+TAB] [DaPT-TAB] Z27.2
–– Diphtherie-Pertussis-Tetanus [DPT] [DTPa] [DaPT] Z27.1 ►

Notwendigkeit *(Forts.)*
~ Impfung, gegen *(Forts.)*
–– Diphtherie-Pertussis-Tetanus-Haemophilus influenzae Typ b [DPT-Hib] [DTPa-Hib] [DaPT-Hib] Z27.8
–– Diphtherie-Tetanus [TD] [Td] Z27.8
–– Diphtherie-Tetanus-Haemophilus influenzae Typ b [TD-Hib] Z27.8
–– Enzephalitis, durch Virus, durch Arthropoden übertragen Z24.1
–– Gelbfieber Z24.3
–– Grippe [Influenza] Z25.1
–– Haemophilus influenzae Typ b [Hib] Z23.8
–– Hepatitis
––– A Z24.6
––– B Z24.6
–– Leishmaniose Z26.0
–– Masern Z24.4
–– Masern-Mumps [MM] Z27.8
–– Masern-Mumps-Röteln [MMR] Z27.4
–– Mumps Z25.0
–– Mumps-Masern-Röteln-Varizellen Z27.8
–– Pest Z23.3
–– Pneumokokken-Infektion Z23.8
–– Poliomyelitis [IPV (Inaktivierte Polio-Vakzine)] Z24.0
–– Röteln Z24.5
–– Tetanus Z23.5
–– Tollwut Z24.2
–– Tuberkulose [BCG (Bacille Calmette-Guérin)] Z23.2
–– Tularämie Z23.4
–– Typhus-Paratyphus [TAB] Z23.1
–– Varizellen Z25.8
–– Virushepatitis Z24.6
– Schluckimpfung, gegen Poliomyelitis, trivalent [OPV (Orale Polio-Vakzine)] Z24.0
Novy-Rückfallfieber, durch
– Läuse übertragen A68.0
– Zecken übertragen A68.1
NPP [Nucleus-pulposus-Prolaps] M51.2
– lumbal M51.2
NRH [Noduläre regenerative Hyperplasie], Leber K76.8
NS – s. Nervensystem
NSCLC [Non small cell lung cancer] C34.9
NSD1, Mutation, mit Beckwith-Wiedemann-Syndrom Q87.3
NSIAD [Nephrogenes Syndrom der inadäquaten Antidiurese] E22.2
NSIP [Nichtspezifische interstitielle Pneumonie] J84.10
NSTEMI [Nicht-ST-Hebungsinfarkt] I21.4
NSVN [Nichtsystemische vaskulitische Neuropathie] G61.8
NTHL1-assoziiert, Polyposis, familiär, attenuiert, adenomatös D12.6
Nuck-Divertikel Q52.4
Nuck-Kanal
– Anomalie Q52.4
– Deformität Q52.4 ►

Nuck-Kanal *(Forts.)*
- Hydrozele N94.8
- offen Q52.4
- Zyste N94.8
-- angeboren Q52.4
Nucleus
- pulposus
-- Hernie a.n.k. M51.2
--- lumbal M51.2
---- mit
----- Myelopathie M51.0† G99.2*
----- Neuritis M51.1† G55.1*
----- Radikulitis M51.1† G55.1*
----- Radikulopathie M51.1† G55.1*
--- lumbosakral, mit
---- Myelopathie M51.0† G99.2*
---- Neuritis M51.1† G55.1*
---- Radikulitis M51.1† G55.1*
---- Radikulopathie M51.1† G55.1*
--- mit
---- Myelopathie M51.0† G99.2*
---- Neuritis M51.1† G55.1*
--- thorakal M51.2
---- durch Verletzung, schwer S23.10
---- mit
----- Myelopathie M51.0† G99.2*
----- Neuritis M51.1† G55.1*
----- Radikulitis M51.1† G55.1*
----- Radikulopathie M51.1† G55.1*
--- thorakolumbal M51.2
---- durch Verletzung, schwer S23.10
---- mit
----- Myelopathie M51.0† G99.2*
----- Neuritis M51.1† G55.1*
----- Radikulitis M51.1† G55.1*
----- Radikulopathie M51.1† G55.1*
--- zervikal M50.2
---- mit
----- Neuritis M50.1† G55.1*
----- Radikulitis M50.1† G55.1*
----- Radikulopathie M50.1† G55.1*
--- zervikothorakal M50.2
---- mit
----- Neuritis M50.1† G55.1*
----- Radikulitis M50.1† G55.1*
----- Radikulopathie M50.1† G55.1*
-- Prolaps M51.2
--- lumbal M51.2
--- lumbosakral M51.2
--- zervikal M50.2
- subthalamicus, Blutung I61.0
Nukleär, Paralyse, Divergenz H51.8
Nukleotidstoffwechsel
- Mangel, Enzym, mit Anämie D55.3
- Störung, mit Anämie D55.3
Nukleuskatarakt H26.9
Nullzell-Adenom, Hypophyse D35.2
Nummulär, Ekzem L30.0
Nuss, Überempfindlichkeit T78.1
NUT[Nuclear protein in testis]-Karzinom C80.9
Nutritiv
- Anämie D53.9
-- megaloblastär D52.0
-- mit Störung, Eisenverwertung D50.8
- Hepatopathie, toxisch K71.9
- Hypersekretion K91.1
- Zirrhose K74.6
-- alkoholisch K70.3
Nyhan-Syndrom, Lesch- E79.1
- mit Arthropathie, durch Gicht E79.1† M14.09*
Nyktalopie [Nachtblindheit] H53.1
- bei Mangel, Vitamin A E50.5† H58.1*
Nykturie R35.2
- psychogen F45.34
Nylon
- Dermatitis, toxisch L24.5
- Kontaktdermatitis, allergisch L23.5
Nymphomanie F52.7
Nystagmus H55
- angeboren H55
- benigne, paroxysmal H81.1
- Bergleute- H55
- Blickrichtungs- H55
- dissoziiert H55
- durch
-- Degeneration H55
-- Deprivation H55
- horizontal H55
- Lage-, zentral H81.4
- Lagerungs-, peripher H81.1
- latent H55
- mit
-- Blockierung in der Nähe H55
-- Zwangshaltung, Kopf H55
--- wechselnd H55
- Pendel- H55
- Prüfung, kalorisch, abnorm R94.1
- rotatorisch H55
- Ruck- H55
- spontan H55
- vestibular H81.4
Nystagmus-Duodenalulkus-Syndrom, Tremor- Q87.8
NZWS [Nicht-Zöliakie-Weizensensitivität] K90.4

– O –

O'Nyong-nyong-Fieber A92.1
O-Beinstellung M21.16
– erworben M21.16
– kongenital Q74.1
– rachitisch E64.3
OA [Okulärer Albinismus], Typ 1 E70.3
Oast-house-Syndrom E72.1
Oat-cell-Karzinom C34.9
Obdachlosigkeit Z59
Ober- und Unterlippe, Spalte, median, familiär Q36.1
Oberarm
– Abszess L02.4
– Amputation, traumatisch S48.9
– Basaliom C44.6
– Blutgefäß, Verletzung S45.9
– Décollement, subkutan S40.86
– Dysplasie, fibrös, monostotisch M85.02
– Embolie, arteriell I74.2
– Felty-Syndrom M05.02
– Fibromatose, pseudosarkomatös M72.42
– Fraktur S42.3
–– distal S42.40
––– bikondylär S42.44
–– multipel S42.7
–– offen S42.3 S41.87!
–– proximal S42.20
– Furunkel L02.4
– Hämatom S40.0
– Karbunkel L02.4
– Karzinom C76.4
– Komplikation, mechanisch, durch Osteosynthesevorrichtung, intern T84.11
– Luxation, offen S42.3
– Lymphödem, nach Mastektomie I97.29
– Nekrose
–– avaskulär, traumatisch M87.22
–– Haut und Unterhaut, a.n.k. R02.01
–– Knochen, durch Arzneimittel M87.12
– Nerv, Verletzung S44.9
– Phlegmone L03.10
– Prellung S40.0
– Sarkom C40.0
– Schürfwunde S40.81
– Still-Krankheit, adulte Form M06.12
– Syndrom, urethro-okulo-synovial [Reiter-Syndrom] M02.32
– und
–– Schulter
––– Prellung, multipel S40.7
––– Verletzung, multipel S49.7
––– Wunde, offen, multipel S41.7
–– Unterarm, Fehlen, angeboren, bei vorhandener Hand Q71.1
– Verätzung T22.42
–– mit Beteiligung, Handgelenk, und Hand T29.4 ►

Oberarm *(Forts.)*
– Verletzung S49.9
–– Muskel S46.9
–– oberflächlich S40.9
– Verstauchung S46.9
– Wunde, offen S41.1
– Zerquetschung S47
– Zerrung S46.9
–– Muskel S46.9
– Zyste, Knochen, solitär M85.42
Oberarmkopf, Fraktur S42.21
Oberarmschaft, Fraktur S42.3
Oberbauch
– Beschwerden R10.1
–– funktionell, nichtorganisch F45.39
– Empyem K65.09
– Kolik, akut R10.1
– Meteorismus R14
– Neubildung, bösartig C76.2
– Peritonitis K65.9
– Schmerzen R10.1
–– abdominal, viszeral R10.1
–– akut R10.1
–– unklar R10.1
– Verwachsung K66.0
–– peritoneal K66.0
Oberbauchgegend, Wunde, offen S31.1
Obere/er/es – s.a. Art der Krankheit oder Lokalisation
– Hohlvene, links, Persistenz, mit Mündung in den linken Vorhof Q26.1
Oberfläche, Körper, Hyperästhesie R20.3
Oberflächenduodenitis K29.8
Oberflächengastritis K29.3
– chronisch K29.3
Oberflächlich – s. Art der Krankheit
Oberhaut, Nekrose, bei Erfrierung T33.9
Oberkiefer
– Abszess K10.20
– Adamantinom D16.42
–– maligne C41.02
– Adenoameloblastom D16.42
– Agenesie K07.0
– Atrophie, Alveolarfortsatz K08.2
– Deformität K07.9
– Dentitionszyste K09.0
– Eiterung K10.20
– Entzündung K10.29
– Fibrinorrhoea plastica D16.42
– Fibrom, ameloblastisch D16.42
– Fraktur S02.4
–– offen S02.4 S01.87!
–– und Fraktur, Jochbein S02.4
– Hyperplasie K07.0
– Hypoplasie K07.0
– Infektion K10.28
– Karzinom C76.0
–– Basalzellen C44.3
– Keratozyste, odontogen D16.42
– Le-Fort-I-Fraktur S02.4
– Le-Fort-II-Fraktur S02.4 ►

O

Oberkiefer *(Forts.)*
– Le-Fort-III-Fraktur S02.4
– Myxofibrom, odontogen D16.42
– Myxom, odontogen D16.42
– Osteomyelitis K10.20
– Osteoradionekrose K10.28
– Periostitis K10.28
– Pindborg-Tumor [Gutartiger kalzifizierender epithelialer odontogener Tumor] D16.42
– Plattenepithelgeschwulst, odontogen D16.42
– Sarkom C41.02
– Schmerzen K10.8
– Tumor
–– adenomatoid, odontogen D16.42
–– bösartig, odontogen C41.02
–– epithelial, odontogen D16.42
–– gutartig, odontogen D16.42
–– plattenepithelial, odontogen D16.42
– Unterentwicklung K07.0
– Verletzung S09.9
– Zyste K09.2
–– radikulär K04.8
–– Zahn K09.0
–– Zahnwurzel K04.8
Oberkieferknochen
– Ameloblastom, bösartig C41.02
– Ameloblastoodontom D16.42
– Ameloblastosarkom C41.02
– Amelosarkom C41.02
– Cementoma gingantoforme D16.42
– Dentinoblastom D16.42
– Dentinom D16.42
– Dysplasie
–– florid D16.42
–– periapikal D16.42
– Fibrinorrhoea plastica D16.42
– Fibrom, odontogen D16.42
– Fibroodontom, ameloblastisch D16.42
– Fibrosarkom
–– ameloblastisch C41.02
–– odontogen C41.02
– Karzinom
–– ameloblastisch C41.02
–– intraossär C41.02
–– odontogen C41.02
– Odontoameloblastom D16.42
– Odontom D16.42
–– ameloblastisch D16.42
–– fibroameloblastisch D16.42
–– komplex D16.42
–– zusammengesetzt D16.42
– Odontosarkom C41.02
–– ameloblastisch C41.02
– Sarkom, odontogen C41.02
– Zementoblastom, gutartig D16.42
– Zementom D16.42
–– riesenzellig D16.42
– Zyste, odontogen, kalzifizierend D16.42
Oberlappen
– Blastom, pulmonal C34.1
– Bronchopneumonie J18.0 ▶

Oberlappen *(Forts.)*
– Karzinom, bronchial C34.1
– Pneumonie J18.1
Oberlappenbronchus, Karzinom C34.1
Oberlid
– Basaliom C44.1
– Entropium H02.0
– Herpes B02.3† H03.1*
– Kolobom Q10.3
– Lähmung H02.5
– Neoplasie D48.5
– Zyste H02.8
Oberlippe, Spalte Q36.9
Oberschenkel
– Abszess L02.4
– Amputation, traumatisch S78.9
– Anomalie a.n.k. Q74.2
– Blutgefäß, Verletzung S75.9
– Décollement, subkutan S70.86
– Deformität
–– angeboren a.n.k. Q68.8
–– erworben M21.95
– Dislokation
–– distal S83.10
–– proximal S73.00
– Dysplasie, fibrös, monostotisch M85.05
– Embolie, arteriell I74.3
– Erfrierung T35.5
–– mit Nekrose, Gewebe T34.6
–– oberflächlich T33.6
– Felty-Syndrom M05.05
– Fibromatose, pseudosarkomatös M72.45
– Flexion, anomal Q65.8
– Flexionsdeformität, erworben M21.25
– Fraktur S72.9
–– distal S72.40
–– Folgen T93.1
–– offen S72.9 S71.87!
–– pertrochantär S72.10
–– subtrochantär S72.2
– Furunkel L02.4
– Geschwür, dekubital L89.98
– Hämatom, traumatisch S70.1
– Infektion, Haut L08.9
– Ischämie, Muskel, traumatisch T79.61
– Karbunkel L02.4
– Komplikation, mechanisch, durch Osteosynthesevorrichtung, intern T84.14
– Liposarkom C49.2
– Melanom, maligne C43.7
– Nekrose
–– avaskulär, traumatisch M87.25
–– Haut und Unterhaut, a.n.k. R02.05
–– Knochen, durch Arzneimittel M87.15
– Phlebitis I80.3
–– oberflächlich I80.0
–– tief I80.28
– Phlebothrombose I80.3
–– oberflächlich I80.0
–– tiefliegend I80.28
– Phlegmone L03.11 ▶

Oberschenkel *(Forts.)*
– Prellung S70.1
– Riss, Muskelfaser S76.4
– Rotationsanomalie Q65.8
– Schmerzen, neuralgisch G57.1
– Schürfwunde S70.81
– Still-Krankheit, adulte Form M06.15
– Syndrom, urethro-okulo-synovial [Reiter-Syndrom] M02.35
– Thrombophlebitis I80.3
–– oberflächlich I80.0
–– tief I80.28
– Thrombose I80.3
–– oberflächlich I80.0
–– tiefliegend I80.28
– Trümmerfraktur S72.9
– und
–– Hüfte
––– Verletzung, multipel S79.7
––– Wunde, offen, multipel S71.7
–– Unterschenkel, Fehlen, angeboren, bei vorhandenem Fuß Q72.1
– Verbrennung T24.0
– Verkürzung
–– erworben M21.75
–– kongenital Q72.4
– Verletzung S79.9
–– Muskel a.n.k. S76.4
–– Nerv S74.9
–– oberflächlich S70.9
––– multipel S70.7
– Wunde, offen S71.1
– Zerquetschung S77.1
–– mit Zerquetschung, Hüfte S77.2
– Zerrung S76.4
–– Adduktoren S76.2
–– Muskel S76.4
– Zyste, Knochen, solitär M85.45
Oberschenkelhals
– Antetorsion, vermehrt Q65.8
–– angeboren Q65.8
– Fraktur S72.00
Oberschenkelknochen
– Karzinom C79.5
– Sarkom C40.2
Oberschenkelschaft, Fraktur S72.3
Oberschenkelvene, Thrombose I80.3
Obesitas E66.99
Obesitas-Hypoventilationssyndrom [OHS] E66.29
Obliquus
– inferior, Überfunktion, und Parese, Obliquus superior
–– Auge H50.4
–– mit
––– V-Esotropie H50.0
––– V-Exotropie H50.1
– superior
–– Pseudoparese, Auge [Brown-Syndrom] H50.6
–– Überfunktion, und Parese, Obliquus inferior
––– Auge H50.4 ►
Obliquus *(Forts.)*
~ superior *(Forts.)*
~~ Überfunktion, und Parese, Obliquus inferior *(Forts.)*
––– mit
–––– A-Esotropie H50.0
–––– A-Exotropie H50.1
Obliteration
– Appendixlumen K38.8
– Augenkammer, vordere H44.4
– Blutgefäß, plazentar O43.8
– Gallengang
–– angeboren, mit Ikterus, neonatal Q44.3
–– kongenital Q44.3
–– nicht durch Steine K83.1
– Gefäß, Hornhaut H16.4
– Lymphgefäß I89.09
–– nach Brustamputation I97.29
– Tuba uterina N97.1
– Ureter N13.5
–– mit Infektion N13.67
– Urethra N35.9
Obliterativ, Kardiomyopathie I42.5
Obliterierend
– Arteriosklerose I70.9
– Bronchiolitis
–– chronisch J44.89
–– mit Einatmen, Substanz, chemisch
––– chronisch J68.4
––– subakut J68.4
– Krankheit
–– Arteriole, generalisiert I77.9
–– Gefäß I77.1
– Otosklerose H80.1
–– mit Beteiligung, Fenestra vestibuli H80.1
Oblongata-Syndrom, dorsolateral I66.3† G46.3*
Obrinsky-Syndrom Q79.4
Obst, Kontaktdermatitis L25.4
– allergisch L23.6
– toxisch L24.6
Obstipation K59.09
– atonisch K59.01
– bei
–– Funktionsstörung, anorektal K59.01
–– Stuhlentleerungsstörung K59.01
–– Transitstörung, Kolon K59.00
– chronisch K59.09
– medikamentös induziert K59.02
– neurogen K59.01
– Outlet- K59.01
– psychogen F45.32
– Slow-Transit- K59.00
– spastisch K59.01
Obstruierend, Verformung, Urethra Q64.3
Obstruktion
– Aortenklappe I35.0
–– rheumatisch I06.0
– Aquaeductus cerebri G91.1
–– kongenital, mit Spina bifida Q05.4
– Arnold-Chiari- Q07.0 ►

O

Obstruktion *(Forts.)*
– Arteria basilaris I65.1
–– komplett I65.1
––– mit Infarkt, Gehirn I63.2
–– mit Infarkt, Gehirn I63.2
–– partiell I65.1
––– mit Infarkt, Gehirn I63.2
– Arteria carotis I65.2
–– komplett I65.2
––– mit Infarkt, Gehirn I63.2
–– mit Infarkt, Gehirn I63.2
–– partiell I65.2
––– mit Infarkt, Gehirn I63.2
– Arteria cerebri anterior I66.1
–– komplett I66.1
––– mit Infarkt, Gehirn I63.5
–– mit Infarkt, Gehirn I63.5
–– partiell I66.1
––– mit Infarkt, Gehirn I63.5
– Arteria cerebri media I66.0
–– komplett I66.0
––– mit Infarkt, Gehirn I63.5
–– mit Infarkt, Gehirn I63.5
–– partiell I66.0
––– mit Infarkt, Gehirn I63.5
– Arteria cerebri posterior I66.2
–– komplett I66.2
––– mit Infarkt, Gehirn I63.5
–– mit Infarkt, Gehirn I63.5
–– partiell I66.2
––– mit Infarkt, Gehirn I63.5
– Arteria renalis N28.0
– Arteria vertebralis I65.0
–– komplett I65.0
––– mit Infarkt, Gehirn I63.2
–– mit Infarkt, Gehirn I63.2
–– partiell I65.0
––– mit Infarkt, Gehirn I63.2
– Arteriae cerebelli I66.3
–– komplett I66.3
––– mit Infarkt, Gehirn I63.5
–– mit Infarkt, Gehirn I63.5
–– partiell I66.3
––– mit Infarkt, Gehirn I63.5
– Arterie
–– hirnversorgend, extrakraniell I65.9
–– präzerebral I65.9
– Arterientransplantat a.n.k. T82.3
– Atemwege
–– chronisch J44.99
–– durch Tracheotomie geschaffen J95.0
–– mit
––– Alveolitis, allergisch J67.90
––– Asthma a.n.k. J44.99
––– Bronchiektasie J47
––– Emphysem J43.9
–– obere, kongenital Q34.8
– Atmungsorgane J98.8
–– chronisch J44.99
– bei
–– Adhäsion, intestinal K56.5 ►

Obstruktion *(Forts.)*
~ bei *(Forts.)*
–– Bronchiolitis J21.9
–– Bronchitis J44.89
––– akut J20.9
––– chronisch J44.89
–– Insuffizienz, Mitralklappe, rheumatisch I05.2
–– Pyelonephritis N11.1
– Blasenauslass N32.0
– Bronchus J98.0
– Darm K56.6
–– adynamisch K56.0
–– angeboren Q41.9
–– durch
––– Gallenstein K56.3
––– Volvulus K56.2
–– mechanisch K56.6
–– neurogen K56.0
–– paroxysmal K56.6
–– postinfektiös K56.6
–– postoperativ K91.3
– Dickdarm, angeboren Q42.9
– Ductus choledochus, nicht durch Steine K83.1
– Ductus cysticus K82.0
– Ductus ejaculatorius N50.8
– Ductus hepaticus, nicht durch Steine K83.1
– Ductus nasolacrimalis H04.5
–– familiär, kongenital Q10.5
–– kongenital Q10.5
– Ductus pancreaticus K86.82
– Ductus thoracicus I89.09
– Dünndarm, angeboren Q41.9
– Duodenum K31.5
– durch
–– Apparat, Implantat, Transplantat T85.6
–– Dialysekatheter T82.4
–– Fremdkörper, versehentlich in
––– einer Operationswunde zurückgeblieben T81.5
––– Körperhöhle zurückgeblieben T81.5
–– Kot K56.4
–– Nierenstein, mit Hydronephrose N13.20
––– mit Infektion, Niere N13.62
–– Stein, mit Hydronephrose, mit Infektion, Niere N13.64
–– Ureterstein, mit Hydronephrose N13.21
––– mit Infektion, Niere N13.63
– Eustachi-Röhre
–– teilweise H68.1
–– vollständig H68.1
– Foramen interventriculare Monroi
–– kongenital Q03.8
–– mit Spina bifida Q05.4
– Gallenblase K82.0
–– kongenital Q44.1
– Gallengang
–– angeboren Q44.3
–– mit Stein K80.51
–– nicht durch Steine K83.1 ►

Obstruktion *(Forts.)*
– Gallenweg
–– bei
––– Choledocholithiasis K80.51
–––– mit
––––– Cholangitis K80.31
––––– Cholezystitis K80.41
––– Cholelithiasis K80.21
–––– intrahepatisch K80.51
––––– mit
–––––– Cholangitis K80.31
–––––– Cholezystitis K80.41
–––– mit Cholezystitis
––––– akut K80.01
––––– chronisch K80.11
––– Cholezystolithiasis K80.21
–––– mit Cholezystitis
––––– akut K80.01
––––– chronisch K80.11
––– Gallenstein, eingeklemmt
–––– Ductus choledochus K80.51
–––– Ductus cysticus K80.21
–––– Ductus hepaticus K80.51
–––– Gallenblase K80.21
–––– Gallengang K80.51
––– Kolik
–––– Gallenblase, rezidivierend K80.21
–––– Leber, rezidivierend K80.51
––––– mit
–––––– Cholangitis K80.31
–––––– Cholezystitis K80.41
–– mit
––– Cholangitis, bei Gallenstein, eingeklemmt
–––– Ductus choledochus K80.31
–––– Ductus hepaticus K80.31
–––– Gallengang K80.31
––– Cholezystitis
–––– akut, bei
––––– Gallenstein, eingeklemmt
–––––– Ductus cysticus K80.01
–––––– Gallenblase K80.01
––––– Kolik, Gallenblase, rezidivierend K80.01
–––– bei Gallenstein, eingeklemmt
––––– Ductus choledochus K80.41
––––– Ductus hepaticus K80.41
––––– Gallengang K80.41
–––– chronisch, bei
––––– Gallenstein, eingeklemmt
–––––– Ductus cysticus K80.11
–––––– Gallenblase K80.11
––––– Kolik, Gallenblase, rezidivierend K80.11
– gastrointestinal K56.6
– Gefäß a.n.k. I99
–– mechanisch, durch Herzklappenprothese T82.0
– Gefäßtransplantat a.n.k. T82.3
– Harnblasenhals N32.0
–– angeboren Q64.3
– Harnblasenkatheter T83.0
– Harnwege N13.9
– hepatobiliär K83.1 ►

Obstruktion *(Forts.)*
– Herz, mechanisch, durch Herzklappenprothese T82.0
– iatrogen T81.8
– Ileum K56.6
– infrarenal N13.8
– Infusionskatheter, spinal T85.6
– intestinal K56.6
– Jejunum K56.6
– Kardia a.n.k. K22.2
– Katheter a.n.k. T85.6
–– zur Peritonealdialyse T85.6
– Kolon K56.6
– Koronararterie I25.19
– Koronararterientransplantat T82.2
– Larynx a.n.k. J38.6
–– kongenital Q31.8
– Linksherz-, bei Kanal, atrioventrikulär, komplett Q21.2
– lymphatisch I89.09
– Magen a.n.k. K31.88
–– durch Pylorospasmus K31.3
–– kongenital Q40.2
– Magenausgang K31.18
– mechanisch, durch Linse, intraokular T85.2
– Mekonium, beim Neugeborenen P76.0
– Mitralklappe I05.0
–– mit Insuffizienz I05.2
–– rheumatisch I05.0
– Nase J34.8
– Nasennebenhöhle J34.8
– Nasopharynx J39.2
– Niere N13.8
– Nierenarterie N28.0
– Nierenbecken, angeboren Q62.3
– Öffnung, vesikourethral N32.0
– Ösophagus K22.2
– Ohrkanal H61.3
– Ostium urethrae internum N32.0
– pelviureteral, bei Pyelonephritis, chronisch N11.1
– pelvoureteral N13.5
– Pfortader I81
– Pharynx J39.2
– Prostata N40
– Pseudo-, intestinal, akut K56.0
– Pulmonalklappe I37.0
– pyeloureteral, bei Pyelonephritis, chronisch N11.1
– Pylorus K31.18
–– beim Erwachsenen K31.18
–– infantil Q40.0
–– kongenital Q40.0
– rektosigmoidal K56.6
– Rektum K62.4
– respiratorisch, chronisch J44.99
– Retinaarterie a.n.k. H34.2
–– transitorisch H34.0
–– zentral H34.1
– Retinavene H34.8
– Samenwege N50.8 ►

O

Obstruktion *(Forts.)*
– Shunt, ventrikulär, intrakraniell T85.0
– Sigmoideum K56.6
– Speicheldrüsengang K11.8
– Stensen-Gang K11.8
– supravesikal N13.5
– Trachea J39.80
– Tränenweg H04.5
–– kongenital Q10.5
– Trikuspidalklappe, mit Insuffizienz I07.2
– Tuba auditiva H68.1
–– komplett H68.1
–– partiell H68.1
– Tuba uterina N97.1
–– bilateral N97.1
– Übergangsstelle, Colon sigmoideum, in Rektum K56.6
– Unterkieferdrüse K11.8
– Ureter a.n.k. N13.5
–– bei
––– Fasziitis, perirenal K66.2
––– Ormond-Krankheit K66.2
––– Pyelonephritis, chronisch N11.1
–– durch Stein N20.1
–– funktionell a.n.k. N13.5
–– kongenital Q62.3
–– mit Hydronephrose a.n.k. N13.1
– ureteropelvin, mit Hydronephrose N13.0
–– mit Infektion, Niere N13.60
– Urethra, kongenital Q64.3
– Uterus N85.8
– Vagina N89.5
– Vena cava inferior I87.1
– Vena cava superior I87.1
– Vene, mit Ödem, Bein I87.1
– Zäkum K56.6
Obstruktionsikterus K83.1
Obstruktionsileus a.n.k. K56.6
– Pseudo- K56.0
Obstruktionspneumonie J18.9
Obstruktionssyndrom, distal, intestinal E84.1
Obstruktiv – s. Art der Krankheit
Obturation
– Darm K56.4
– Kolon K56.4
Obturationsileus K56.4
Obturatoriushernie K45.8
Obturierend
– Glaukom H40.2
–– bei Affektion, Linse H40.5
– Zerumen H61.2
OCA [Okulokutaner Albinismus] E70.3
– Typ
–– 1A E70.3
–– 1B E70.3
–– 2 E70.3
–– 3 E70.3
–– 4 E70.3
–– 8 E70.3
Occlusio pupillae H21.4
Ochlophobie F40.00
Ochoa-Syndrom Q87.8
Ochronose E70.2
– endogen E70.2
– hereditär E70.2
– mit
–– Arthritis E70.2† M14.59*
–– Chloasma, Augenlid E70.2† H03.8*
–– Systemkrankheit, Bindegewebe E70.2† M36.8*
Ochronotisch, Arthritis E70.2† M14.59*
OCRL [Okulo-zerebro-renales Syndrom] E72.0
Ocytocin, Nebenwirkung T88.7
Odelberg-Krankheit, Van-Neck- M91.0
Odontalgie K08.88
– bei Barotrauma T70.2
Odontitis K04.0
Odonto-maxillär, Dysplasie, segmental K00.4
Odonto-onycho-dermal, Dysplasie Q82.8
Odonto-tricho-ungual-digito-palmar, Syndrom Q82.8
Odontoameloblastom D16.5
– Oberkieferknochen D16.42
Odontodysplasie
– Dermo- Q82.4
– generalisiert K00.4
– lokal K00.4
Odontogen
– Entzündung K08.88
– Fibrom D16.5
–– Oberkieferknochen D16.42
–– peripher D16.5
– Fibrosarkom C41.1
–– Oberkieferknochen C41.02
–– Unterkieferknochen C41.1
– Geschwulst, Plattenepithel D16.5
– Karzinom C41.1
–– Oberkieferknochen C41.02
–– Unterkieferknochen C41.1
– Keratozyste D16.5
–– Oberkiefer D16.42
– Myxofibrom D16.5
–– Oberkiefer D16.42
– Myxom D16.5
–– Oberkiefer D16.42
– Plattenepithelgeschwulst, Oberkiefer D16.42
– Sarkom C41.1
–– Oberkieferknochen C41.02
–– Unterkieferknochen C41.1
– Tumor D48.0
–– adenomatoid D16.5
–– gutartig D16.5
–– maligne C41.1
–– Oberkiefer
––– adenomatoid D16.42
––– bösartig C41.02
––– epithelial D16.42
––– gutartig D16.42
––– plattenepithelial D16.42
–– plattenepithelial D16.5
–– verkalkend, epithelial D16.5 ►

Odontogen *(Forts.)*
– Zyste K09.0
–– entwicklungsbedingt K09.0
–– follikulär K09.0
–– kalzifizierend D16.5
–– Oberkieferknochen, kalzifizierend D16.42
–– primordial K09.0
Odontogenese, Störung a.n.k. K00.9
Odontogenesis
– hypoplastica K00.5
– imperfecta sive hypoplastica K00.5
Odontoklasie K02.4
Odontom D16.5
– ameloblastisch D16.5
– fibroameloblastisch D16.5
– komplex D16.5
– Oberkieferknochen D16.42
–– ameloblastisch D16.42
–– fibroameloblastisch D16.42
–– komplex D16.42
–– zusammengesetzt D16.42
– zusammengesetzt D16.5
Odontorrhagie K08.88
Odontosarkom C41.1
– ameloblastisch C41.1
– Oberkieferknochen C41.02
–– ameloblastisch C41.02
– Unterkieferknochen C41.1
–– ameloblastisch C41.1
Odontotrichomelie-Syndrom Q87.8
Oesophagostomum-Arten, Infektion B81.8
Ödem R60.9
– akut-essentiell, hereditär D84.1
– akut-umschrieben, hereditär D84.1
– Amputationsstumpf, chirurgisch T87.6
– Angio-
–– ANGPT1-assoziiert, hereditär, mit normalem C1-Inhibitor D84.1
–– erworben T78.3
––– Typ
1 T78.3
–––– 2 T78.3
–– F12-assoziiert, hereditär, mit normalem C1-Inhibitor D84.1
–– hereditär
––– mit
–––– Mangel, C1-Inhibitor D84.1
–––– normalem C1-Inhibitor D84.1
––––– nicht F12- oder PLG-assoziiert D84.1
––– Typ
–––– 1 D84.1
–––– 2 D84.1
–– PLG-assoziiert, hereditär, mit normalem C1-Inhibitor D84.1
– angioneurotisch T78.3
–– bei Urtikaria T78.3
–– erworben T78.3
–– familiär D84.1
–– hereditär D84.1
––– bei Urtikaria D84.1
–– in der Eigenanamnese Z88.9 ►

Ödem R60.9 *(Forts.)*
– angiospastisch I73.9
– Auge H57.9
– Augenlid H02.8
–– allergisch H01.1
– bei
–– Albuminurie, im Wochenbett O12.2
–– Durchblutungsstörung, Bein I73.9
–– Glomerulonephritis N04.9
–– Inanition E43
–– Kontusion, Rückenmark, lumbal S34.0
–– Nephritis N04.9
–– Schwangerschaft O12.0
––– mit
–––– Albuminurie O12.2
–––– Proteinurie O12.2
–– Syndrom, nephrotisch N04.9
–– Varikose I83.9
–– Verschluss, Lymphgefäß I89.09
– beim Fetus/Neugeborenen a.n.k. P83.3
– Bein R60.0
–– durch Obstruktion, Vene I87.1
– Berlin- S05.8
–– traumatisch S05.8
– Blasenwand N32.8
– bösartig A48.0
– Cervix uteri N88.8
–– postpartal O90.8
– Ductus deferens N50.8
– Ductus spermaticus N50.8
– durch
–– Hitze T67.7
–– Hunger E43
–– Mangel – s.a. Malnutrition, 3. Grades E43
–– Salz E87.0
– Epiglottis J38.4
– essentiell, akut T78.3
– fetal, generalisiert P83.2
– Fettgewebe R60.9
– Funiculus spermaticus N50.8
– Fuß R60.0
– Gas- A48.0
– Gehirn G93.6
–– beim Fetus/Neugeborenen P52.4
–– durch Geburtsverletzung P11.0
–– hypertonisch G93.6
–– traumatisch S06.1
– Gelenk M25.49
– generalisiert R60.1
– Gesicht R60.0
– Glottis J38.4
–– allergisch T78.3
––– hereditär D84.1
–– obstruktiv, passiv J38.4
– Harnblasenhals N32.0
– Haut
–– hereditär, akut D84.1
–– nicht Quincke-Ödem D84.1
– Herz I50.01
– Hoden N50.8
– Hornhaut H18.2 ►

O

Ödem R60.9 *(Forts.)*
– infektiös R60.9
– Iris H21.8
– kardial, peripher I50.01
– kardiovaskulär, bei Insuffizienz, Herz I50.01
– Knöchel R60.0
– Konjunktiva H11.4
– Kornea a.n.k. H18.2
– Labien N90.8
– Larynx J38.4
– Lip- E88.28
– Lippe R60.0
– lokalisiert R60.0
– Lunge J81
–– akut J81
––– bei
–––– Insuffizienz, Herz I50.14
–––– Krankheit, Herz I50.14
––– durch
–––– Bestrahlung J70.0
–––– Chemikalie J68.1
–––– Rauch J68.1
–– chronisch J81
––– durch
–––– Chemikalie J68.4
–––– Dampf J68.4
–– durch
––– äußere Wirkstoffe J70.9
––– Chemikalie J68.1
––– Höhe, groß T70.2
––– Rauch J68.1
––– Untertauchen T75.1
–– interstitiell J81
–– rezidivierend J81
–– terminal J81
–– toxisch, durch
––– chemische Substanzen J68.1
––– Rauch J68.1
– Lymph- I89.09
–– Arm I89.09
–– Bein I89.09
–– hereditär Q82.09
–– mit
––– Defekt, Vorhofseptum, und Gesichtszüge, charakteristisch Q87.8
––– Lymphangiektasie, und Retardierung, geistig Q87.8
–– nach
––– Ablatio mammae I97.29
––– chirurgischem Eingriff a.n.k. I97.88
–– Oberarm, nach Mastektomie I97.29
–– primär I89.09
–– sekundär I89.09
– Makula H35.8
–– bei Diabetes mellitus E14.30† H36.0*
–– nichtzystoid H35.8
–– zystoid H35.8
––– hereditär, dominant H35.8
––– postoperativ H59.8
– mit Dellenbildung R60.9
– Mukosa R60.9 ►

Ödem R60.9 *(Forts.)*
– Mund R60.0
– Myx- E03.9
–– erworben E03.9
– Nasenschleimhaut J39.2
– Nasopharynx J39.2
– Nervus opticus H47.1
– Niere N28.88
– Nierenkapsel N04.9
– Orbita H05.2
–– entzündlich H05.1
– Papille H47.1
–– begleitend, bei
––– Uveitis H47.1
––– Vaskulitis H47.1
–– syphilitisch A52.1† H48.0*
– Penis N48.8
– periodisch T78.3
–– hereditär D84.1
– peripher R60.0
–– bei
––– Insuffizienz, Herz I50.01
––– Schwäche, Myokard I50.01
– Pharynx J39.2
– Prälungen- J81
– prämenstruell N94.3
– prätibial R60.0
– Pseudo-, Papille H47.3
–– angeboren Q14.2
– Quincke- T78.3
–– Haut, akut T78.3
–– hereditär D84.1
– Regenbogenhaut H21.8
– Reinke-, Stimmband J38.4
– Retina H35.8
–– peripher, nichttraumatisch H35.8
– Rückenmark G95.18
–– nichttraumatisch, vaskulär G95.18
–– traumatisch T09.3
– Samenblase N50.8
– Samenleiter N50.8
– Schleimhaut R60.9
– Sehnerv H47.1
– Skleromyx- L98.5
– Skrotum N50.8
– Stimmband J38.4
– subglottisch J38.4
– supraglottisch J38.4
– toxisch a.n.k. R60.9
– Troph- Q82.09
– Tunica vaginalis testis N50.8
– umschrieben R60.0
–– akut T78.3
– Unterschenkel R60.0
– Uvula J39.2
– Vas deferens N50.8
– venostatisch, mit Schwangerschaft O22.9
– Vesicula seminalis N50.8
– Vulva N90.8
–– akut N90.8
– zerebral G93.6 ►

Ödem R60.9 *(Forts.)*
– zirkumskript, akut T78.3
Ödematös
– Gangrän R02.8
– Laryngitis J04.0
–– akut J04.0
– Pankreatitis, akut K85.90
– Verengung, subglottisch, chronisch J38.4
Ödematose R60.1
Öffnung
– Cervix uteri N88.3
– ureterovesikal
–– Kontraktur, postinfektiös N13.5
–– Verschluss N13.5
––– angeboren Q62.1
–– Zyste N28.88
––– kongenital Q62.8
– vesikourethral
–– Obstruktion N32.0
–– Striktur N32.0
––– kongenital Q64.3
– Wharton-Gang, Verlagerung Q38.4
Öl
– Aspirationspneumonie J69.1
– Inhalation, mit
–– Bronchopneumonie J69.1
–– Erstickung T17.9
–– Pneumonitis J69.1
– Kontaktdermatitis a.n.k. L24.1
Ölakne L70.8
Ölextrakte, Aspiration, mit Pneumonitis J69.1
Ölkrätze L24.1
– durch Kontakt L24.1
– toxisch L24.1
Ösophageal
– Antirefluxvorrichtung, mit Komplikation T85.9
–– mechanisch T85.50
– Reflux K21.9
–– neonatal P78.8
Ösophagismus K22.4
Ösophagitis K20.9
– akut K20.9
– alkalisch K20.8
– Barrett- K22.7
– bei
–– Herpes B00.8† K23.8*
–– Reflux
––– gastroösophageal K21.0
––– Ösophagus K21.0
–– Soor B37.81
–– Zytomegalie B25.80† K23.8*
– blutend K20.9
– chronisch K20.9
– durch
–– Aspergillus B44.8† K23.8*
–– Candida B37.81
–– Chemikalie K20.8
–– Epstein-Barr-Virus B27.0† K23.8*
–– Strahleneinwirkung hervorgerufen K20.1
–– Virus K20.8
–– Zytomegalievirus B25.80† K23.8* ►

Ösophagitis K20.9 *(Forts.)*
– eosinophil K20.0
–– Protonenpumpenhemmer-responsiv K20.0
– erosiv-ulzerös K22.1
– in der Eigenanamnese Z87.1
– infektiös K20.9
– nekrotisch K20.9
– peptisch K21.0
– postoperativ K20.9
– radiogen K20.1
– tuberkulös A18.8† K23.0*
– ulzerativ K22.1
Ösophagobronchial, Fistel J86.0
– bei Ösophagusatresie Q39.1
– kongenital Q39.2
Ösophagogastromalazie K22.88
Ösophagokutan, Fistel K22.80
Ösophagomalazie K22.88
Ösophagopharyngeal, Grenzdivertikel Q38.7
Ösophagopleurokutan, Fistel J86.0
Ösophagotracheal, Fistel J86.0
– angeboren Q39.2
–– ohne Atresie Q39.2
– bei
–– Atresie, Ösophagus Q39.1
–– Imperforation, Ösophagus Q39.1
– nach Tracheotomie J95.0
Ösophagus
– Abszess K20.8
– Achalasie K22.0
–– idiopathisch K22.0
– Adenokarzinom C15.9
– Adenom D13.0
– Agenesie Q39.8
– akzessorisch Q39.8
– Anomalie Q39.9
– Atonie K22.88
– Atresie Q39.0
–– mit Fistel, ösophagotracheal Q39.1
–– ohne Fistel Q39.0
– Barrett- K22.7
– Barrett-Ulkus K22.1
– Basaliom C15.9
– Blutung K22.81
– Carcinoma in situ D00.1
– Defekt, kongenital Q39.9
– Deformität
–– angeboren Q39.9
–– erworben K22.88
– Deviation, erworben K22.88
– Dilatation K22.88
–– angeboren Q39.5
–– kardiotonisch K22.0
– Divertikel Q39.6
–– epiphrenal K22.5
–– erworben K22.5
–– kongenital Q39.6
– Duplikatur Q39.8
– Dyskinesie K22.4
– Einengung K22.2
– Ektasie K22.88 ►

O

Ösophagus *(Forts.)*
– Entzündung K20.9
– Epidermisierung K22.88
– Epithelisierung K22.88
– Erosion K20.8
– Erweichung K22.88
– Fehlen
–– angeboren Q39.8
–– erworben Z90.4
– Fistel K22.80
–– kongenital Q39.2
– Fremdkörper T18.1
– Geschwür K22.1
– Geschwulst D37.78
– Hypertrophie K22.88
– Hypoplasie, angeboren Q39.8
– Imperforation Q39.0
–– mit Fistel, ösophagotracheal Q39.1
– Kardiospasmus K22.0
– Karzinom
–– distal C15.5
–– Plattenepithel C15.9
–– undifferenziert C15.9
–– vom Speicheldrüsentyp C15.9
– Kompression K22.2
– Konstriktion K22.2
– Korkenzieher- K22.4
– Krampf K22.4
– Krankheit K22.9
–– psychogen F45.31
– Krebs C15.9
– Leukoplakie K22.88
– Lipom D17.4
– Mega-
–– bei Kardiospasmus, angeboren Q39.5
–– kongenital Q39.5
– mit Trachea, Fusion Q39.8
– Mukositis K92.8
– Nekrose K22.88
– Obstruktion K22.2
– Paralyse K22.88
– Pars cervicalis
–– Prellung S10.0
–– Verletzung, oberflächlich S10.10
–– Wunde, offen S11.22
– Perforation K22.3
– Plattenepithel, Karzinom C15.9
– Polyp K22.88
– Pulsionsdivertikel K22.5
– Reflux K21.9
–– mit Ösophagitis K21.0
– Riesen-, kongenital Q39.5
– Ruptur K22.3
– Spätsyphilis A52.7† K23.8*
– Spasmus K22.4
–– diffus K22.4
–– psychogen F45.31
– Stenose K22.2
–– kongenital Q39.3
–– syphilitisch A52.7† K23.8*
––– konnatal A50.5† K23.8* ▶

Ösophagus *(Forts.)*
– Striktur K22.2
–– kongenital Q39.3
–– syphilitisch A52.7† K23.8*
––– konnatal A50.5† K23.8*
– Stromatumor, gastrointestinal [GIST] C15.9
– Taschenbildung Q39.6
–– angeboren Q39.6
–– erworben K22.5
– thorakal
–– Prellung S27.83
–– Verletzung, oberflächlich S27.83
–– Wunde, offen S27.83 S21.83!
– Traktionsdivertikel K22.5
– Tuberkulose A18.8† K23.0*
– Tumor, neuroendokrin C15.9
– Ulcus varicosum, blutend I85.0
– Ulkus K22.1
–– durch
––– Ingestion
–––– Arzneimittel K22.1
–––– Chemikalie K22.1
–––– Drogen K22.1
––– Pilz K22.1
–– infektiös K22.1
–– peptisch K22.1
–– varikös I85.9
– undurchgängig
–– angeboren Q39.0
–– erworben K22.2
– unterer
–– Ampulle K22.88
–– Schatzki-Ring, erworben K22.2
– Varizen I85.9
–– bei Zirrhose, Leber K74.6† I98.2*
––– alkoholisch K70.3† I98.2*
––– toxisch K71.7† I98.2*
–– kongenital Q27.8
–– mit Blutung I85.0
––– bei
–––– Schistosomiasis B65.9† I98.3*
–––– Zirrhose, Leber K74.6† I98.3*
––––– alkoholisch K70.3† I98.3*
––––– toxisch K71.7† I98.3*
–– ohne Blutung I85.9
– Vene, Varikose, blutend I85.0
– Verätzung T28.6
– Verbrennung T28.1
– Verkürzung, kongenital Q39.8
– Verlagerung
–– angeboren Q39.8
–– erworben K22.88
– Verletzung S27.83
– Verschluss K22.2
– Zenker-Divertikel K22.5
– zervikal, Verletzung a.n.k. S19.9
– Zyste K22.88
–– kongenital Q39.8
Ösophagusatresie, mit Fistel, ösophagobronchial Q39.1

Ösophagusatresie-Syndrom
– Anophthalmie- Q11.1 Q39.0
– Mikrophthalmie- Q11.2 Q39.0
Ösophagusdysfunktion, Sklerodaktylie, Teleangiektasie, Calcinosis cutis, Raynaud-Phänomen, bei Sklerose, systemisch, progressiv [CREST-Syndrom] M34.1
Ösophagusmembran
– angeboren Q39.4
– erworben K22.2
Ösophagusschleimhaut
– Erosion K20.8
– Verlagerung, angeboren, in die Kardia Q39.8
Östrogen-Resistenz-Syndrom E34.8
Östrogene
– Hypersekretion E28.0
– Mangel E28.3
–– mit
––– Kolpitis N95.2
––– Vulvitis N95.2
– Nebenwirkung T88.7
– Überschuss E28.0
–– arzneimittelinduziert E28.0
–– bei Dysfunktion, Ovar E28.0
–– iatrogen E28.0
– Verminderung E28.3
OFD [Orofaziodigitales Syndrom] Q87.0
– Typ
–– I Q87.0
–– II Q87.0
Off-Phase, medikamentös, bei Parkinson-Krankheit G20.91
Offen – s. Art der Krankheit
Offenwinkelglaukom, primär H40.1
Ogden-Syndrom, Zuelzer- D53.1
Ogilvie-Syndrom K56.0
Oguchi-Syndrom H53.6
Ogur-Syndrom, Zlotogora- Q87.8
Ohaha-Syndrom G11.1
Ohara-Krankheit A21.9
Ohne Befund [o.B.] Z03.9
Ohnmacht R55
– durch Hitze T67.1
Ohnmachtsanfall R55
– dissoziativ F44.88
– vagusbedingt R55
Ohr
– abstehend Q17.5
– äußeres
–– Abszess H60.0
–– Cholesteatom H60.4
–– Eiterung a.n.k. H60.3
–– Ekzem H60.5
–– Entzündung H60.9
–– Erysipel A46† H62.0*
–– Furunkel H60.0
–– Granulom H60.4
–– Herpes simplex B00.1† H62.1*
–– Impetigo L01.0† H62.4*
–– Infektion H60.3
–– Kalzifikation H61.1 ►

Ohr *(Forts.)*
~ äußeres *(Forts.)*
–– Keratosis obturans H60.4
–– Krankheit a.n.k. H61.9
–– Makrotie Q17.1
–– Melanoma in situ D03.2
–– Mikrotie Q17.2
–– Ossifikation H61.1
–– Perichondritis H61.0
–– Pseudocholesteatom H60.4
–– Tuberkulose A18.4
–– Verätzung T20.4
–– Verbrennung T20.0
–– Verformung Q17.3
–– Verletzung S09.9
– Agenesie Q16.9
– akzessorisch Q17.0
– Amputation, traumatisch S08.1
– Anhang Q17.0
– Anomalie
–– angeboren Q17.9
–– mit Beeinträchtigung, Hörvermögen Q16.9
– Atrophie H93.8
– Auricula, Deformität, angeboren Q17.3
– Ausfluss H92.1
– Azteken- Q17.3
– Barotrauma T70.0
– Basaliom C44.2
– Cholesteatom H71
–– entzündet H71
– Deformität
–– angeboren Q17.9
–– erworben H61.1
–– Koncha, erworben H61.1
– Dermatitis vesicularis, durch Alpha-Herpesvirus, Typ 2, human B00.1
– Ekzem H60.5
– Entzündung H66.9
– Erysipel A46
– Fehlen
–– angeboren Q16.9
–– erworben Z90.0
– Fistel H61.8
– Fremdkörper T16
– Furunkel H60.0
– Geräusch H93.1
– Groß-, angeboren Q17.1
– Hämangiom D18.05
– Hypoplasie Q17.2
– Infektion H66.9
–– durch Pilz B49
– inneres
–– Abszess H83.0
–– Eiterung H83.0
–– Infektion H83.0
–– Labyrinthitis H83.0
– Karbunkel H60.0
– Karzinom C76.0
– Katarrh H93.8
–– Tube H68.0 ►

O

Ohr *(Forts.)*
– Komplikation H93.9
–– nach medizinischen Maßnahmen H95.9
– Krankheit H93.9
–– degenerativ H93.0
–– in der
––– Eigenanamnese Z86.6
––– Familienanamnese Z83.5
–– vaskulär H93.0
– Lageanomalie Q17.4
–– kongenital, mit Beeinträchtigung, Hörvermögen Q16.9
– Leim- H65.3
– Luftdruckschaden T70.0
– Makakus- Q17.3
– Meatus externus, Melanoma in situ D03.2
– Melanom, maligne C43.2
– Melanoma in situ D03.2
– mit Gehörgang, äußerer, Melanom, maligne C43.2
– Mykose B36.9† H62.2*
– Nävus D22.2
– Neuralgie H92.0
– Polyp H74.4
– Rauschen H93.1
– Reizung H93.9
– Schaden, durch Wechsel, Wasserdruck T70.0
– Schmerzen H92.0
– Spinaliom C44.2
– Störung, postoperativ H95.9
– Syphilis A52.7† H94.8*
– Syringitis H68.0
– Tiefstand Q17.4
– Tube, klaffend H69.0
– Tuberkulose A18.6
– überzählig Q17.0
– Untersuchung, Hörprüfung Z01.1
– Verätzung T20.4
– Verbrennung T20.0
– Verletzung S09.9
–– oberflächlich S00.40
– Verlust, Knorpelsubstanz H61.1
– Vestibulitis H83.0
– Wirkung, Höhe, groß T70.0
– Wunde, offen S01.30
– Zerquetschung S07.0
– Zyste, äußere Q18.1
Ohr-Patella-Kleinwuchs-Syndrom Q87.1
Ohrenfluss H92.1
Ohrenklingen H93.1
Ohrensausen H93.1
Ohrhaut
– Melanoma in situ D03.2
– Tuberkulose A18.4
Ohrhelix
– Melanom, maligne C43.2
– Melanoma in situ D03.2
– Nävus D22.2
Ohrkanal
– äußerer, Stenose, erworben H61.3
– Obstruktion H61.3
Ohrknöchelchen
– Abnormität, erworben a.n.k. H74.3
– Anomalie, angeboren Q16.3
– Fusion, kongenital Q16.3
– Lageanomalie, kongenital Q16.3
– Verformung, angeboren Q16.3
Ohrlabyrinth, Verletzung S09.9
Ohrläppchen
– Agenesie Q17.8
– akzessorisch Q17.0
– Durchstechen Z41.8
– Fehlen, angeboren Q17.8
– Fissur, angeboren Q17.8
– rudimentär Q17.3
Ohrlaufen H92.1
Ohrlobus, akzessorisch Q17.0
Ohrlochstechen Z41.8
Ohrmuschel
– Agenesie Q16.0
– akzessorisch Q17.0
– Anomalie, angeboren Q17.8
– Basaliom C44.2
– Chondrodermatitis H61.0
– Deformität H61.1
–– angeboren Q17.3
–– erworben H61.1
– Dermatitis H60.5
– Dysplasie Q17.8
– Ekzem H60.5
– Elephantiasis Q17.8
– Entzündung H61.0
– Fehlen, angeboren Q16.0
– Fistel H61.1
–– angeboren Q17.8
– Fremdkörper T16
– Gangrän R02.8
– Hämatom H61.1
–– nichttraumatisch H61.1
– Hyperplasie Q17.8
– Hypoplasie Q17.2
– Karbunkel H60.0
– Krankheit a.n.k. H61.1
– Lageanomalie, kongenital Q17.4
– Melanom, maligne C43.2
– Narbe H61.1
– Nekrose H61.8
– Neuralgie H61.1
– Noma R02.8
– Perichondritis H61.0
– Perilymphfistel H61.1
– Phlegmone H60.1
– prominent, angeboren Q17.5
– Verformung Q17.3
– Verlagerung, angeboren Q17.4
– Wunde, offen S01.31
– zervikal Q18.2
Ohrpfropf H61.2
Ohrschmalz, festsitzend H61.2
Ohrschmalzpfropf H61.2
Ohrschwindel H81.3
Ohrspeicheldrüse – s. Parotis

Ohrtrompete
– Agenesie Q16.2
– Entzündung H68.0
– Katarrh H68.0
– Krankheit H69.9
– Lageanomalie, kongenital Q16.4
– Stenose H68.1
– Striktur H68.1
–– kongenital Q17.8
Ohrtube
– Katarrh H68.0
– Stenose H68.1
OI [Osteogenesis imperfecta] Q78.0
Okamoto-Syndrom Q87.8
Okihiro-Syndrom Q87.8
Okklusal, Abnutzung, Zahn K03.0
Okklusion
– Darm K56.6
–– angeboren Q41.9
– Dickdarm, angeboren Q42.9
– Ductus cysticus, ohne Stein K82.0
– Dünndarm, angeboren Q41.9
– fehlerhaft, bei Fehlen, Zahn, erworben K07.3
– Gallenblase K82.0
–– ohne Stein K82.0
– Gallenblasengang K82.0
– Gallengang, ohne Gallenstein K83.1
– Katheter, bei suprapubischem Fistelkatheter T83.0
– Kolon K56.6
– posterior, lingual, Unterkieferzahn K07.2
– Pupille H21.4
– traumatisch, mit Schädigung, parodontal K05.5
– Zahnreihe, fehlerhaft, durch
–– Dysfunktion, orofazial K07.5
–– Fingerlutschgewohnheiten K07.5
–– Lippenlutschgewohnheiten K07.5
–– Mundatmung K07.5
–– Schluckakt, abnorm K07.5
–– Zungenlutschgewohnheiten K07.5
Okklusionssyndrom
– Vena-cava-inferior- I87.1
–– durch Schwangerschaft O26.5
– Vena-cava-superior- I87.1
Okklusiv
– Arteriopathie, infantil Q28.88
– Enzephalomalazie I63.5
– Krankheit
–– Arterie I77.1
–– Gefäß I99
–– Hirngefäß I66.9
Okkult
– Blut, im Stuhl R19.5
– Blutung a.n.k. R58
–– Darm K92.2
– Dysraphie, spinal Q76.0
– Dystrophie, Makula H35.5
– Intrauterinpessar T83.3
Oktavuskrise, angioneurotisch H81.0
Okulär
– Abriss, mit Wunde, offen S05.7 ►

Okulär *(Forts.)*
– Albinismus E70.3
–– mit Schwerhörigkeit, sensorineural, spät einsetzend E70.3
–– Nettleship-Falls-Typ E70.3
–– Typ 1 E70.3
–– X-chromosomal, rezessiv E70.3
– Albinismus mit Schwerhörigkeit, sensorineural, kongenital E70.3
– Anhangsgebilde, Wunde, offen S05.8
– Dystrophie G71.0
–– Muskel G71.0
– Hypertelorismus Q75.2
– Hypertension H40.0
– Myopathie G71.0
– Pemphigoid L12.1† H13.3*
– Retraktionssyndrom H50.8
– Rissverletzung, mit Ruptur, okulär S05.3
– Tuberkulose A18.5
– Wunde
–– offen S05.9
––– penetrierend, mit Fremdkörper S05.5
–– Orbita, offen, penetrierend S05.4
– Zystizerkose B69.1† H45.1*
Okulare, Hypotonie H44.4
Okularmuskel, Insuffizienz a.n.k. H50.9
Okulo-aurikulo-fronto-nasal, Syndrom Q87.0
Okulo-aurikulo-vertebral
– Spektrum Q87.0
– Syndrom Q87.0
–– angeboren Q87.0
Okulo-dental, Syndrom, Typ Rutherfurd Q87.8
Okulo-fazio-kardio-dental, Syndrom Q87.0
Okulo-gastro-intestinal, Dystrophie, Muskel Q43.8
Okulo-mandibulo-fazial, Syndrom Q75.5
Okulo-maxillo-fazial, Dysostose Q75.1
Okulo-osteo-kutan, Syndrom Q87.5
Okulo-palato-zerebral, Kleinwuchs Q87.1
Okulo-pharyngo-distal, Myopathie G71.0
Okulo-renal, Defekt, bei Joubert-Syndrom Q04.3
Okulo-reno-zerebellär, Syndrom Q87.8
Okulo-tricho-anal, Syndrom Q87.8
Okulo-zerebro-fazial, Syndrom, Typ Kaufman Q87.0
Okulo-zerebro-renal, Syndrom E72.0
– Lowe E72.0
Okuloaurikulär, Syndrom, Typ Schorderet Q87.0
Okulodentodigital, Dysplasie Q87.0
Okulofazial
– Diplegie-Syndrom, angeboren Q87.0
– Paralyse, angeboren Q87.0
Okuloglandulär
– Listeriose A32.8
– Syndrom (Parinaud) H10.8
– Tularämie A21.1
Okulogyr
– Krise H51.8
–– psychogen F45.8
– Spasmus H51.8

O

Okulokutan
– Albinismus E70.3
–– Amisch Typ E70.3
–– gelb E70.3
–– minimal-pigmentiert, Typ 1 E70.3
–– rot E70.3
–– Temperatur-sensitiv E70.3
–– Typ
––– 1 E70.3
––– 1A E70.3
––– 1B E70.3
––– 2 E70.3
––– 3 E70.3
––– 4 E70.3
––– 5 E70.3
––– 6 E70.3
––– 7 E70.3
––– 8 E70.3
–– Tyrosinase-negativ E70.3
–– Tyrosinase-positiv E70.3
–– xanthös E70.3
– Tyrosinämie E70.2
Okulokutaner, Albinismus, temperatursensitiv, Typ 1 E70.3
Okulomotorisch
– Apraxie
–– bei Ataxie, Typ
––– 1 G11.3
––– 4 G11.1
–– kongenital H51.8
–– Typ Cogan H51.8
– Störung H51.9
–– psychogen F45.8
Okulomotorius, Parese H49.0
– intern H49.0
– kongenital H49.0
Okulopathie
– bei
–– Frühsyphilis
––– konnatal A50.0† H58.8*
––– sekundär A51.4† H58.8*
–– Spätsyphilis A52.7† H58.8*
– konnatal, spätsyphilitisch A50.3† H58.8*
– syphilitisch a.n.k. A52.7† H58.8*
Okulopharyngeal
– Dystrophie G71.0
–– Muskel G71.0
– Myopathie G71.0
Okulozerebral, Hypopigmentierungs-Syndrom, Typ Preus E70.3
Okulozerebrokutan, Syndrom Q87.8
Okzipital
– Enzephalozele Q01.2
– Epilepsie, benigne G40.08
– Neuralgie G58.8
– Pachygyrie, und Polymikrogyrie Q04.3
– Region, Verletzung S09.9
Okzipitalhornsyndrom E83.0
Okzipitalis, Neuritis G58.8
Okzipitozervikal, Syndrom M53.0
Olekranon
– Exostose M89.92
– Fraktur S52.01
–– offen S52.01 S51.87!
Oley-Syndrom Q82.8
Olfaktogenital, Syndrom E23.0
Olfaktorisch
– Halluzination R44.2
– Intoleranz R44.8
Olfaktorius
– Krankheit G52.0
– Neuroblastom C30.0
– Neuroepitheliom C30.0
– Tumor, neurogen C30.0
Oligämie D64.9
Oligo-Anurie R34
Oligo-Astheno-Teratozoospermie N46
Oligo-Astheno-Zoospermie N46
Oligo-Azoospermie N46
Oligoarthritis, juvenil M08.49
Oligoartikulär, Arthritis, juvenil M08.49
Oligoastrozytisch, Tumor C71.9
Oligoastrozytom C71.9
– anaplastisch C71.9
Oligodaktylie, bei Pierre-Robin-Sequenz Q87.0
Oligodendroblastom C71.9
Oligodendroglial, Tumor C71.9
Oligodendrogliom C71.9
– anaplastisch C71.9
– Großhirn C71.0
Oligodontie K00.0
– und Fixation, Stapes, bei Spalte, Gaumen Q87.8
Oligodontie-Syndrom, Schwerhörigkeit- Q87.0
Oligoglobulie D64.9
Oligohidrose L74.4
Oligohydramnion O41.0
– mit Schädigung, Fetus/Neugeborenes P01.2
Oligomeganephronie Q60.4
Oligomenorrhoe N91.5
– primär N91.3
– sekundär N91.4
– unregelmäßig N91.4
Oligophrenia phenylpyruvica E70.0
Oligophrenie F79.9
– ausgeprägt F72.9
– leicht F70.9
– mittelgradig F71.9
– schwer F72.9
– schwerst F73.9
Oligosaccharidose E77.1
Oligotrichie L65.9
– kongenital Q84.0
Oligozoospermie N46
Oligozythämie D64.9
Oligurie R34
– bei Abort, ärztlich, misslungen O07.3
– Komplikation, bei Einleitung, Abort, misslungen O07.8
– nach
–– Abort O08.4 ►

Oligurie R34 *(Forts.)*
~ nach *(Forts.)*
-- Extrauterinschwangerschaft O08.4
-- medizinischen Maßnahmen N99.0
-- Molenschwangerschaft O08.4
Oliver-McFarlane-Syndrom Q87.8
Oliver-Syndrom, Adams- Q87.2
Olivopontozerebellar
– Atrophie G23.3
-- mit Schwerhörigkeit G23.3 H90.5
– Degeneration
-- familiär G23.3
-- hereditär G23.3
Ollendorff-Syndrom, Buschke- Q89.8
Ollier-Chondrodysplasie Q78.4
Ollier-Syndrom Q78.4
Olmsted-Syndrom Q82.8
Olszewski-Syndrom, Steele-Richardson- G23.1
Olympkrankheit [Q-Fieber] A78
Omagra M10.91
Omarthritis M13.11
Omarthrose M19.91
Omenn-Syndrom D81.8
Omentitis K65.9
Omentum
– Abszess K65.09
– Achsendrehung K56.2
– Adhäsion K66.0
-- abnorm, kongenital Q43.3
– Blutung K66.1
– Fettnekrose K65.8
– Gewebestrang
-- abnorm Q43.3
-- angeboren Q43.3
– Infarkt K55.0
– Mesotheliom C45.1
-- benigne D19.1
– Nekrose K55.0
– Strangulation K56.2
– Thrombose, mit Gangrän K55.0
– Torsion K56.2
– Tuberkulose A18.3
– Zyste K66.8
-- kongenital Q45.8
Omentum minus, Zyste K66.8
Omoblastom C41.9
Omodysplasie Q78.8
– autosomal-dominant Q78.8
– autosomal-rezessiv Q78.8
Omphalitis
– beim Neugeboren P38
– kongenital P38
– mit
-- Blutung, leicht P38
-- Tetanus A33
– nicht beim Neugeborenen L08.9
Omphalomesenterisch, Zyste Q43.0
Omphalophlegmone L03.3
– beim Neugeborenen P38
Omphalorrhagie P51.9
– beim Neugeborenen P51.9
Omphalozele Q79.2
– familiär, mit Dysmorphie, Gesicht, Syndrom Q87.1
Omphalozele-Gaumenspalte-Syndrom, letal Q87.8
Omsk-Fieber, hämorrhagisch A98.1
Onanie F98.88
– exzessiv F98.88
Onchozerkose B73
– mit Befall, Augenlid B73† H03.0*
Ondine-Syndrom G47.32
Oneirophrenie F23.2
Onkogen, Osteomalazie M83.89
Onkologisch, Nachsorge Z08.9
Onkovirus, Erreger B97.3! *[nur Zusatzkode!]*
Onkozytär
– Adenokarzinom C80.9
– Adenom D36.9
Onychauxis L60.2
– angeboren Q84.5
Onychie
– durch Dermatophyten B35.1
– Finger L03.01
-- mit Lymphangitis L03.01
– Zehe L03.02
-- mit Lymphangitis L03.02
Onychocryptosis L60.0
Onychodysostose, Osteo- Q87.2
Onychodysplasie
– kongenital Q84.6
– Osteo- Q87.2
– Trichoodonto, Q82.8
Onychodystrophie L60.3
– kongenital Q84.6
– total L60.3
Onychogryphosis, mit Parodontopathie, bei
– Keratosis palmoplantaris Q82.8
– Palmoplantarhyperkeratose Q82.8
Onychogrypose L60.2
Onychoklasie L60.3
Onycholyse L60.1
Onycholysis foliacea L60.1
Onychomadesis L60.8
Onychomalazie L60.3
Onychomatrikom
– Fingernagel D21.1
– Zehennagel D21.2
Onychomykose B35.1
– durch Candida B37.2
– Finger B35.1
– Zehe B35.1
Onychonosis L60.9
Onychophagie F98.88
– beim Kind F98.88
Onychophosis L60.8
Onychoptosis L60.8
Onychorrhexis L60.3
– kongenital Q84.6
Onychoschisis L60.3
Oogenese, Störung E28.8

Oophoritis N70.9
– akut N70.0
– bei
–– Abort, ärztlich, misslungen O07.0
–– Mumps B26.8† N74.8*
–– Schwangerschaft O23.5
– chronisch N70.1
– gonorrhoisch A54.2† N74.3*
– infektiös N70.9
– interstitiell N70.9
– Komplikation, bei Einleitung, Abort, misslungen O07.5
– Peri- N70.9
– Salpingo- N70.9
–– bei
––– Abort, ärztlich, misslungen O07.0
––– Schwangerschaft O23.5
–– eitrig N70.9
–– gonorrhoisch A54.2† N74.3*
–– im Wochenbett O86.1
–– Komplikation, bei Abort, misslungen O07.5
–– mit Ruptur N70.9
–– nach
––– Abort O08.0
––– Extrauteringravidität O08.0
––– Molenschwangerschaft O08.0
–– septisch N70.9
–– suppurativ N70.9
–– tuberkulös A18.1† N74.1*
–– venerisch A54.2† N74.3*
–– während Schwangerschaft, mit Schädigung, Fetus/Neugeborenes P00.8
– tuberkulös A18.1† N74.1*
– zystisch N70.9
Oophoroma folliculare D27
Opacitas corneae [Hornhauttrübung] H17.9
Opak, Flecken, Zahn K02.0
Opaleszierend, Zahn, ohne Osteogenesis imperfecta K00.5
Opazität, Zahnschmelz K00.3
– durch Fluor K00.3
– nicht durch Fluor K00.3
OPCA [Olivio-ponto-zerebellare Atrophie] G23.3
Operation
– elektiv Z41.9
– Entbindungs-, mit Schädigung, Fetus/Neugeborenes P03.8
– intrauterin, mit Schädigung, Fetus, mit Betreuung, Mutter O35.7
– Magen-Darm-, mit Malnutrition K91.2
– Mutter, mit Schädigung, Fetus/Neugeborenes, ohne Zusammenhang mit Entbindung P00.6
– nicht durchgeführt Z53
– plastisch, kosmetisch Z41.1
– prophylaktisch Z40.9
–– Brustdrüse Z40.00
–– Ovar Z40.01
–– wegen Neoplasma Z40.08
– rekonstruktiv, nach abgeheilter Verletzung Z42.9 ►

Operation *(Forts.)*
– zerstückelnd, Fetus P03.8
Operationsbereich, Entzündung T81.4
Operationskomplikation, durch
– Lazeration, versehentlich T81.2
– Punktion, versehentlich T81.2
Operationswunde
– Abszess T81.4
– Aufreißen a.n.k. T81.3
– Dehiszenz a.n.k. T81.3
– geburtshilflich, Infektion, puerperal O86.0
– granulomatös T81.8
– Infektion T81.4
– Ruptur T81.3
Operativ
– angelegt
–– Fistel, arteriovenös Z99.2
––– Entzündung T82.7
––– Infektion T82.7
––– mit Komplikation T82.9
–– Shunt, arteriovenös, mit Komplikation T82.9
– Einleitung, Geburt, misslungen O61.1
– verursacht, Blutung, Vorderkammer H59.8
Opfer Z65
– Folterung a.n.k. Z65
– Katastrophe Z65
– Krieg Z65
– Terrorismus Z65
– Verbrechen Z65
Ophiasis L63.2
Ophthalmoplegie, extern, bei Myopathie, autosomal-rezessiv, im Kindesalter beginnend G71.2 H49.8
Ophthalmia
– actinica H16.1
– electrica H16.1
– neonatorum P39.1
– nodosa H16.2
– photoelectrica H16.1
Ophthalmie H10.9
– allergisch, akut H10.1
– blennorrhagisch, beim Neugeborenen A54.3† H13.1*
– diphtherisch A36.8† H13.1*
– durch Ultraviolettstrahlen H16.1
– gonorrhoisch, beim Neugeborenen A54.3† H13.1*
– katarrhalisch H10.2
– metastatisch H44.0
– purulent H10.0
– sympathisch H44.1
Ophthalmika, Vergiftung T49.5
Ophthalmikus
– Neuralgie G50.0
– Neuritis G50.8
Ophthalmisch
– Embolie H34.2
– Schmerzen H57.1
– Thrombose H34.8
Ophthalmo-mandibulo-melisch, Dysplasie Q87.8

Ophthalmoblennorrhoe A54.3† H13.1*
Ophthalmologisch, Manifestation, bei
– Diabetes mellitus E14.30† H58.8*
– Typ-1-Diabetes mellitus E10.30† H58.8*
– Typ-2-Diabetes mellitus E11.30† H58.8*
Ophthalmomyiasis B87.2† H58.8*
Ophthalmoneuromyelitis G36.0
Ophthalmopathie
– Arthro-, hereditär, progressiv Q87.0
– endokrin E05.0† H06.2*
Ophthalmophthisis H44.5
Ophthalmoplegia
– chronica progressiva H49.4
– externa H49.8
–– totalis H49.3
– interna H52.5
–– totalis H52.5
– plus H49.8
Ophthalmoplegie H49.9
– äußere, progressiv H49.4
– diabetisch E14.30† H58.8*
– extern
–– chronisch progressiv, mit Myopathie, mitochondrial, mit Beginn im Erwachsenenalter G71.3 H49.4
–– progressiv
––– autosomal-dominant H49.4
––– autosomal-rezessiv H49.4
––– chronisch, maternal-vererbt H49.4
––– und Skoliose H49.4
– internukleär H51.2
– mit Intelligenzminderung, und Lingua scrotalis Q87.8
– Parinaud- H49.8
– supranukleär, progressiv G23.1
– syphilitisch A52.1† H58.8*
– und Verkalkung, kardiovaskulär, bei Gaucher-Krankheit E75.2
Ophthalmoplegie-Ataxie-Areflexie-Syndrom H49.0
Ophthalmoplegisch, Migräne G43.8
Ophthalmozele Q15.8
– kongenital Q15.8
Opiate
– Abhängigkeit F11.2
– Allergie T88.7
– im Blut, Nachweis R78.1
– Substitution Z51.83
– Überempfindlichkeit T88.7
Opioide
– Gebrauch
–– mit Abhängigkeitssyndrom F11.2
–– schädlich F11.1
– Missbrauch F11.1
– Rausch, akut F11.0
– Vergiftung
–– akut, im Sinne eines Rausches F11.0
–– bei Abhängigkeit F11.0
Opisthogenie K07.0
Opisthognathie K07.0
Opisthorchis
– felineus
–– Infektion B66.0
–– mit Distomatose, Leber B66.0† K77.0*
– tenuicollis, Infektion B66.0
– viverrini, Infektion B66.0
Opisthotonus R29.8
Opitz-Frias-Syndrom Q87.8
Opitz-Kaveggia-Syndrom Q87.8
Opitz-Krankheit [Milzvenenthrombosesyndrom] D73.2
Opitz-Syndrom
– Bohring- Q87.8
– Neuhauser-Eichner- G93.4
– Smith-Lemli- Q87.1
Opitz-Trigonozephalie-Syndrom Q87.8
Opium
– Abhängigkeit F11.2
– Vergiftung T40.0
–– akut T40.0
Opiumderivat, Abhängigkeit F11.2
OPLL[Ossification of posterior longitudinal ligament]-Syndrom M48.89
Oppenheim-Dystonie G24.1
Oppenheim-Goldflam-Syndrom, Erb- G70.0
Oppenheim-Krankheit G70.2
Oppenheim-Syndrom
– Minor- G95.10
– Schwalbe-Ziehen- G24.1
– Ziehen- G24.1
Oppenheim-Urbach-Krankheit [Lipoidnekrobiose] L92.1
Oppenheim-Urbach-Syndrom E14.60† L99.8*
Opportunistisch – s. Art der Krankheit
Opportunistisch-pathogen, Pilz, Mykose B48.7
Oppositionell, Verhalten, aufsässig, bei Störung, Sozialverhalten F91.3
OPS [Organisches Psychosyndrom] F07.9
Opsoklonus-Myoklonus-Syndrom
– parainfektiös B99† G99.8*
– paraneoplastisch C80.9† G99.8*
Optikopathie
– durch
–– Alkohol H47.0
–– Tabak H47.0
– toxisch H47.0
Optikoziliar, Gefäß, Anomalie Q13.2
Optikus
– Atrophie H47.2
–– autosomal-dominant
––– klassische Form H47.2
––– mit Katarakt H47.2
––– Typ
–––– 3 H47.2
–––– Kjer H47.2
–– autosomal-rezessiv
––– isoliert H47.2
––– Typ 3 E71.1
–– bei
––– Leukodystrophie E75.2† H48.0*
––– Mangel, Vitamin E56.9† H48.0* ►

O

Optikus *(Forts.)*
~ Atrophie H47.2 *(Forts.)*
~~ bei *(Forts.)*
--- Neurosyphilis A52.1† H48.0*
--- Theodor-Leber-Krankheit H47.2
-- hereditär H47.2
--- bei Theodor-Leber-Krankheit H47.2
-- infantil, mit Chorea, und Paraplegie, spastisch E71.1
-- posttraumatisch H47.2
-- spätsyphilitisch A52.1† H48.0*
-- Typ Kjer H47.2
-- vaskulär H47.2
- Atrophiesyndrom, Typ Costeff E71.1
- Degeneration H47.0
- Erkrankung H47.0
- Gliom D33.3
- Ischämie H47.0
- Kompression H47.0
- Meningeom D32.0
- Neuralgie, retrobulbär H46
- Neuritis H46
-- isoliert H46
--- mit Anti-MOG[Myelin-Oligodendrozyten-Glykoprotein]-Antikörper H46
--- ohne Anti-MOG[Myelin-Oligodendrozyten-Glykoprotein]-Antikörper H46
- Neuropathie
-- anterior, ischämisch, idiopathisch H47.0
-- bei Allgemeinerkrankung, entzündlich H47.0
-- ischämisch H47.0
-- Leber-, hereditär H47.2
-- traumatisch H46
- Perineuritis, idiopathisch H46
- Tumor
-- benigne D33.3
-- Dignität, unbekannt D48.7
-- maligne C72.3
Optikusatrophie, mit
- Neuropathie, auditorisch H90.5 H47.2
- Polyneuropathie, und Taubheit, und Myopathie H47.2
- Schwerhörigkeit, und Ataxie, letal E79.8
Optikusatrophie-plus-Syndrom, autosomal-dominant H47.2
Optikusatrophie-Syndrom, Bosch-Boonstra-Schaaf- H47.2
Optikusneuropathie, Typ Leber H47.2
Optikuspapille, Störung H47.3
Optikusscheide, Hämatom H47.0
Optisch
- Agnosie R48.1
- Halluzination R44.1
- Wahrnehmung, gleichzeitig, ohne Fusion H53.3
Ora
- Riss, bei Ablatio retinae H33.0
- serrata, Zyste H33.1
ORAI1, Mangel, mit Immundefekt, kombiniert D81.8
Oral
- Akanthose K13.2
- Aphthen K12.0
-- rezidivierend K12.0
- Fibrose, submukös K13.5
- Fistel K12.28
- Hyperkeratose K13.2
- Hyperplasie, Epithel, fokal K13.2
- Infektion, eitrig K12.28
- Kandidose B37.0
- Keratose K13.2
- Kontrazeption Z30.4
- Kontrazeptivum, Vergiftung T38.4
- Mukositis K12.3
-- medikamenteninduziert K12.3
-- strahleninduziert K12.3
-- ulzerativ K12.3
-- viral K12.3
- Muzinose K13.7
-- fokal K13.7
- Soor B37.0
- Ulzeration, aphthös K12.0
- Weichteilgewebe, Zyste K09.9
Oralregion, Zyste K09.9
Oram-Syndrom, Holt- Q87.2
Orangefarben, Belag, Zahn K03.6
ORAS [OTULIN-assoziiertes autoinflammatorisches Syndrom] M35.8
Orbikularis-Spasmus G24.5
Orbikularis-Tic F95.8
Orbita
- Abszess H05.0
- Anomalie Q10.7
- Atrophie H05.3
-- Fettgewebe H05.8
- Befall, durch
-- Echinokokken B67.9† H06.1*
-- Parasiten a.n.k. B89† H06.1*
- Bindegewebe, Prellung S05.1
- Deformität
-- angeboren Q10.7
-- erworben H05.3
- Echinokokkose B67.9† H06.1*
- Emphysem H05.8
- Entzündung
-- akut H05.0
-- chronisch H05.1
-- Zellgewebe H05.0
- Epidermoidzyste D31.6
- Exostose H05.3
- Fibrom D31.6
- Fistel H05.8
-- arteriovenös H05.8
- Fraktur S02.8
- Fremdkörper S05.4
-- retiniert, alt H05.5
- Fremdkörpergranulom H05.1
- Furunkel H05.0
- Granulom H05.1
- Gumma A52.7† H06.3* ►

Orbita *(Forts.)*
– Hämangiom
–– kapillär D18.06
–– kavernös D18.06
– Hämatom H05.2
–– mit
––– Exophthalmus H05.2
––– Verletzung, Orbita S05.1
–– nichttraumatisch H05.2
–– traumatisch S05.1
– Infektion H05.0
– Karbunkel H05.0
– Karies, tuberkulös A18.0† M90.08*
– Karzinom C69.6
– Krankheit H05.9
– Leiomyom D31.6
– Lipodermoid D31.6
– Lymphangiom D18.18
– Lymphom C85.9
– Melanom, maligne C69.6
– Melanoma in situ D03.8
– Meningeom D32.0
– Metastase C79.88
– Mukormykose B46.5
– Myositis H05.1
–– chronisch H05.1
– Nävus D31.6
– Nekrose H05.1
– Neurinom D31.6
– Ödem H05.2
–– entzündlich H05.1
– Osteomyelitis H05.0
– Periostitis H05.0
– Phlegmone H05.0
– Prellung S05.1
– Pseudotumor H05.1
– Rhabdomyosarkom C69.6
– Sarkom C69.6
– Schmerzen H57.1
– Sequester H05.1
– Spätsyphilis A52.7† H06.3*
– Syphilis, sekundär A51.4† H06.3*
– Thrombose, Vene H05.8
– Trichinose B75
– Tuberkulose A18.5
– Tumor D48.7
–– Dignität, unbekannt D48.7
– Varikose H05.8
– Varizen I86.88
–– kongenital Q27.8
– Verletzung S05.9
–– bei
––– Geburt P15.3
––– Hämatom, Orbita S05.1
–– Folgen T90.4
–– oberflächlich S00.20
–– penetrierend S05.4
–– perforierend S05.4
– Wunde
–– offen S05.9
––– Folgen T90.4 ▶

Orbita *(Forts.)*
~ Wunde *(Forts.)*
–– okulär, offen, penetrierend S05.4
–– penetrierend
––– mit Fremdkörper S05.4
––– ohne Fremdkörper S05.4
– Zyste H05.8
–– Dermoid- D31.6
Orbitaboden, Fraktur S02.3
Orbitadach
– Agenesie Q75.8
– Fraktur S02.1
– Verschluss, mangelhaft Q75.8
Orbitagewebe, Prellung, mit Prellung, Bulbus S05.1
Orbitaknochen, Tumor, benigne D16.41
Orbital, Hypertelorismus Q75.2
Orbitaprothese
– Leckage a.n.k. T85.3
– mit
–– Blutung a.n.k. T85.88
–– Embolie a.n.k. T85.88
–– Schmerzen a.n.k. T85.88
–– Stenose a.n.k. T85.88
–– Thrombose a.n.k. T85.88
– Verlagerung a.n.k. T85.3
– Versagen a.n.k. T85.3
Orbitaregion, Verletzung, oberflächlich S00.20
Orbitopathie H05.9
– endokrin E05.0† H06.2*
–– euthyreot E05.0† H06.2*
–– mit
––– Morbus Basedow E05.0† H06.3*
––– Pseudoglaukom E05.0† H06.2*
–– und
––– Esotropie, bei Morbus Basedow E05.0† H06.3*
––– Hypotropie, bei Morbus Basedow E05.0† H06.3*
––– Retraktion, Lid, bei Morbus Basedow E05.0† H06.3*
Orchelephantiasis I89.05
Orchialgie N50.8
Orchioblastom C62.9
Orchitis N45.9
– bei
–– Mumps B26.0† N51.1*
–– Parotitis epidemica B26.0† N51.1*
– blennorrhagisch
–– akut A54.2† N51.1*
–– chronisch A54.2† N51.1*
– durch
–– Chlamydien A56.1† N51.1*
–– Herpesvirus A60.0† N51.1*
– eitrig N45.0
– Epididymo- N45.9
–– mit Abszess N45.0
–– ohne Abszess N45.9
– gonorrhoisch A54.2† N51.1*
–– akut A54.2† N51.1*
–– chronisch A54.2† N51.1* ▶

Orchitis N45.9 *(Forts.)*
– mit Abszess N45.0
– Nebenhoden N45.9
– ohne Abszess N45.9
– septisch N45.9
– syphilitisch A52.7† N51.1*
– tuberkulös A18.1† N51.1*
– unspezifisch N45.9
Orchoepididymitis N45.9
Orfvirus, Infektion B08.0
Organ
– blutbildend, Krankheit D75.9
–– in der
––– Eigenanamnese Z86.2
––– Familienanamnese Z83.2
–– Untersuchung Z13.0
– endokrin, Krankheit, in der Eigenanamnese Z86.3
– Entfernung, prophylaktisch, wegen Neoplasiebehandlung Z40.08
– Fehlen
–– angeboren Q89.8
–– erworben Z90.8
– hämatopoetisch, Krankheit D75.9
– inneres
–– Blutung a.n.k. R58
––– beim Neugeborenen P54.8
–– Verätzung a.n.k. T28.9
–– Verbrennung a.n.k. T28.4
–– Verlagerung, spiegelbildlich, vollständig, bei Dextrokardie Q89.3
–– Verletzung, Folgen T91.9
–– Zerquetschung T14.7
– intraabdominal
–– Folgen, Verletzung T91.5
–– Verletzung S36.9
– intrathorakal
–– Abnormität, bei bildgebender Diagnostik a.n.k. R93.8
–– Folgen, Verletzung T91.4
–– Neubildung, bösartig C76.1
––– in der
–––– Anamnese a.n.k. Z85.2
–––– Familienanamnese a.n.k. Z80.2
–– Verletzung S27.9
––– multipel S27.7
– mehrere, Verletzung, durch Explosionsdruck T70.8
– Perforation
–– chirurgisch, versehentlich T81.2
–– versehentlich, durch Sonde, während Eingriff T81.2
– Schädigung, alkoholisch F10.1
– Spender Z52.9
– Transplantat Z94.9
– Verletzung, intraabdominal, multipel S36.7
– Verlust Z90.8
Organbegrenzt, Amyloidose E85.4
Organe, blutbildend, und Blut, Krankheit D75.9
Organisch – s. Art der Krankheit
Organkrise, tabisch A52.1
Organneurose F45.9
– Atmungsorgane F45.33
– Haut F45.8
– Herz-Kreislauf-System F45.30
– Magen-Darm-Trakt F45.37
– Muskel F45.8
– Sinnesorgan F45.8
– System, endokrin F45.8
– Urogenitalsystem F45.8
Organophosphat- und Carbamat-Insektiziden, Wirkung, toxisch T60.0
Organophosphate, Polyneuropathie G62.2
Orgasmus
– männlich, gehemmt F52.3
– Störung F52.3
– weiblich, gehemmt F52.3
Orgasmus-induziert, Krampfanfall G40.8
Orientierung, Störung R41.0
– psychogen F44.88
– sexuell
–– ichdyston F66.1
–– mit Auswirkung auf Beziehung F66.2
Orificium urethrae, Anomalie a.n.k. Q64.7
Ormond-Krankheit K66.2
– mit
–– Infektion K66.2
–– Obstruktion, Ureter K66.2
Ornithin
– Hyperaminoazidurie E72.4
– Stoffwechselstörung E72.4
Ornithin-Aminotransferase, Mangel E72.4
Ornithin-Carbamoyltransferase, Mangel E72.4
Ornithin-Transcarbamylase, Mangel E72.4
Ornithinämie E72.4
– Typ
–– I E72.4
–– II E72.4
Ornithose A70
– Lunge A70
– mit Pneumonie A70† J17.8*
Orofazial
– Dysfunktion G24.4
–– mit Zahnreihenokklusion, fehlerhaft K07.5
– Dyskinesie G24.4
– Dystonie, idiopathisch G24.4
– Syndrom Q87.0
Orofaziodigital, Syndrom, Typ 6 Q87.0
Orofaziodigitales Syndrom, Typ
– 1 Q87.0
– 2 Q87.0
– 3 Q87.0
– 4 Q87.0
– 5 Q87.0
– 8 Q87.0
– 9 Q87.0
– 10 Q87.0
– 11 Q87.0
– 12 Q87.0
– 13 Q87.0
– 14 Q87.0
– 18 Q87.0

Oromandibulär, Dystonie G24.4
Oronasal, Fistel Q35.9
Oropharyngeal, Mukositis K12.3
Oropharynx
– Blutung R04.1
– Carcinoma in situ D00.0
– Karzinom C10.9
–– Plattenepithel C10.9
– Stenose J39.2
Oropouchevirus, Krankheit A93.0
Orotazidurie E79.8
– hereditär E79.8
– kongenital E79.8
– mit Anämie D53.0
–– megaloblastär D53.0
Orotidyl-Dekarboxylase, Mangel E79.8
Orthopädisch
– Apparat, mit Blutung a.n.k. T84.8
– Endoprothese, mit Komplikation T84.9
– Fixationsgerät, inneres, mit Komplikation T84.9
– Gipsverband
–– Anpassung Z46.7
–– Versorgung mit Z46.7
– Hilfsmittel
–– Anpassung Z46.7
–– Versorgung mit Z46.7
– Korsett, Anpassung Z46.7
– Mieder, Anpassung Z46.7
– Nachbehandlung Z47.9
– Schuhe
–– Anpassung Z46.7
–– Versorgung mit Z46.7
– Stützapparat
–– Anpassung Z46.7
–– Versorgung mit Z46.7
– Verband, Anpassung Z46.7
Orthopnoe R06.0
Orthopoxvirus, Infektion a.n.k. B08.0
Orthoptisch, Übung Z50.6! *[nur Zusatzkode!]*
Orthostase I95.1
Orthostatisch
– Albuminurie N39.2
– Beschwerden, Kreislauf I95.1
– Dysregulation
–– bei Schwangerschaft O99.4
–– in der Eigenanamnese Z86.7
– Dysregulationsstörung I95.1
– Hypotension, hypoadrenerg I95.1
– Hypotonie I95.1
–– neurogen G23.8
––– mit
–––– Multisystematrophie – s.a. Shy-Drager-Syndrom G23.8
–––– Parkinsonismus G23.8
–– symptomatisch, mit Parkinsonismus G23.8
– Intoleranz, durch Mangel, NET [Noradrenalin-transporter] I95.1
– Kollaps I95.1
– Proteinurie N39.2
– Regulationsstörung I95.1 ►

Orthostatisch *(Forts.)*
– Syndrom I95.1
Ortner-I-Syndrom J38.00
Ortolani-Phänomen R29.4
Os calcis
– Fraktur S92.0
– Osteochondrose
–– beim Erwachsenen M93.1
–– juvenil M92.6
Os capitatum, Fraktur S62.16
Os coccygis, Fraktur S32.2
Os cuneiforme, Fraktur S92.23
Os cuneiforme intermedium, Osteochondrose, juvenil M92.6
Os ethmoidale, Sarkom C41.01
Os frontale
– Deformität M95.2
– Fraktur S02.0
– Karzinom C79.5
– Sarkom C41.01
Os hamatum, Fraktur S62.17
Os ilium
– Anomalie a.n.k. Q74.2
– Deformität M95.5
–– angeboren Q74.2
– Fraktur S32.3
Os ischii
– Anomalie a.n.k. Q74.2
– Deformität M95.5
–– angeboren Q74.2
– Fraktur S32.81
Os lunatum
– Fraktur S62.11
– Hand, Osteochondrose
–– adult M93.1
–– juvenil M92.2
– Handwurzel, Osteochondrose, juvenil M92.2
Os metacarpale I, Basisfraktur S62.21
Os metatarsale, Osteochondrose M92.7
Os metatarsale II, Osteochondrose, juvenil M92.7
Os metatarsale V, Osteochondrose, juvenil M92.7
Os nasale
– Karzinom C79.5
– Sarkom C41.02
Os naviculare, Tarsus, Osteochondrose, juvenil M92.6
Os naviculare manus
– Dislokation S63.00
– Fraktur S62.0
– Osteochondrose M92.2
Os naviculare pedis
– Dislokation S93.31
– Fraktur S92.21
– Nekrose, aseptisch M92.6
– Osteochondrose, juvenil M92.6
Os occipitale
– Fraktur S02.1
– Karzinom C79.5
– Sarkom C41.01

O

Os parietale
– Fraktur S02.0
– Sarkom C41.01
Os pisiforme, Fraktur S62.13
Os pubis
– Auseinanderweichen, Komplikation, Entbindung O71.6
– Fraktur S32.5
– Ramus inferior, Fraktur S32.5
– Ramus superior, Fraktur S32.5
Os sacrum
– Chordom C41.4
– Dekubitus L89.94
– Druckulkus L89.94
– Fraktur S32.1
Os scaphoideum
– Dislokation S63.00
– Fraktur S92.21
–– Fuß S92.0
–– Hand S62.0
– Osteochondrose M92.2
– Spaltung Q74.0
Os sphenoidale
– Fraktur S02.1
– Sarkom C41.01
Os temporale
– Fraktur S02.1
–– ausgenommen Pars squamosa S02.1
– Karzinom C79.5
– Pars squamosa, Fraktur S02.0
– Sarkom C41.01
Os tibiale externum, Osteochondrose, juvenil M92.6
Os trapezium, Fraktur S62.14
Os trapezoideum, Fraktur S62.15
Os triquetrum, Fraktur S62.12
Os uteri, Striktur N88.2
Os zygomaticum
– Fraktur S02.4
– Sarkom C41.02
Os-ischii-Region, Bursitis M70.7
OSAS [Obstruktives Schlafapnoesyndrom] G47.31
OSG – s. Oberes Sprunggelenk
Osgood-Schlatter-Osteochondrose M92.5
OSLAM [Osteosarkom, Gliedmaßenanomalien, Makrozytose]-Syndrom C41.9 Q74.9
Osler-Knötchen I33.0
Osler-Krankheit I78.0
– Vaquez- D45
Osler-Weber-Krankheit, Rendu- I78.0
Osmidrose L75.0
Osmotisch
– Diurese R35.0
– Nephrose N14.2
Ossa tarsi, Fraktur, Fuß S92.20
Ossär
– Dysplasie, floride D16.42
– Heteroplasie, progressiv M61.59
– Kryptokokkose B45.3† M90.29*
– Malformation, venös D18.08 ►

Ossär *(Forts.)*
– Metastase C79.5
– Spätsyphilis A52.7† M90.29*
– Tuberkulose A18.0† M90.09*
Ossalgie M89.89
Ossifikation
– aurikulär H61.1
– Band M67.89
– Bronchus J98.0
– Falx cerebri G96.1
– Faszie M62.89
– Femur, parakondylär, posttraumatisch M76.4
– Fontanelle, vorzeitig Q75.0
– Glaskörperwasser H43.2
– Herz I51.5
– Knorpel, senil M94.89
– Koronararterie I25.19
– Larynx J38.7
– Ligament M67.89
– Ligamentum longitudinale posterius M48.89
– Meningen
–– spinal G96.1
–– zerebral G96.1
– Muskel M61.99
–– bei
––– Lähmung M61.29
––– Verbrennung M61.39
– Myokard I51.5
– Ohr, äußeres H61.1
– Penis N48.8
– periartikulär M25.89
– Reiterknochen- M61.59
– Sehne M67.89
– Sklera H15.8
– subperiostal, posttraumatisch M89.89
– Trachea J39.88
– Trommelfell H73.8
– Zwerchfell J98.6
Ossifizierend, Fibrom D16.9
Ostealgie M89.89
Osteitis, kondensierend, Klavikula, medial M85.31
Osteoarthritis M19.99
– deformans endemica M12.19
Osteoarthritis-Syndrom, Aneurysma- Q87.4
Osteoarthropathia hypertrophicans, Exophthalmus, Myxödem, bei Hyperthyreosesyndrom [EMO] E05.0
Osteoarthropathie M19.99
– hypertrophisch M19.99
–– pulmonal M89.49
–– sekundär M89.49
– Kranio- M89.48
Osteoarthrose M19.99
– degenerativ M19.99
– erosiv M15.4
– generalisiert M15.9
–– primär M15.0
– hypertrophisch M19.99
– lokalisiert M19.99
– Wirbelsäule M47.99

Osteoarthrosis deformans M12.19
– alkaptonurica E70.2† M36.8*
Osteoblastisch, Sarkom C41.9
Osteoblasto, Skapula D16.0
Osteoblastom D16.9
– aggressiv D48.0
– Humerus D16.0
– Knochen, lang, Gliedmaßen, oberen D16.0
– Radius D16.0
– Ulna D16.0
Osteocalcin-Spiegel, erhöht R79.8
Osteochondritis M93.9
– dissecans M93.29
– frühsyphilitisch, konnatal A50.0† M90.29*
– juvenil M92.9
– Mondbein M92.2
– syphilitica A50.0† M90.29*
Osteochondroarthrosis deformans M12.19
Osteochondrodysplasie Q78.9
– komplex, letal Q78.8
– mit Störung, Wachstum, Röhrenknochen, und Wirbelsäule Q77.9
Osteochondrodysplastisch, Kleinwuchs, mit Schwerhörigkeit, und Retinitis pigmentosa Q87.1
Osteochondrodystrophia deformans E76.2
Osteochondrodystrophie E76.3
– familiär E76.2
Osteochondrom D16.9
– multipel, kongenital Q78.6
Osteochondromatose D48.0
– synovial D48.1
Osteochondromatose-Syndrom Q78.4
Osteochondromatosis articularis D48.0
Osteochondromyxosarkom C41.9
Osteochondropathia
– deformans coxae juvenilis M91.1
– ischiopubica M91.0
Osteochondropathie M93.9
– konnatal
–– frühsyphilitisch A50.0† M90.29*
–– spätsyphilitisch A50.5† M90.29*
– Wirbelsäule M93.88
Osteochondrosarkom C41.9
Osteochondrose M93.9
– adult a.n.k. M93.89
– Blount-Barber- M92.5
– Brustwirbelsäule M42.94
– Buchmann- M91.0
– Burns- M92.1
– Calvé-Legg-Perthes- M91.1
– Diaz- M92.6
– Femurende, distal M92.8
– Fleischner- M92.3
– Freiberg-Köhler- M92.7
– Friedrich- M92.3
– Haglund- M92.6
– Halswirbelsäule M42.92
–– untere M42.92
– Hass- M92.0
– Hegemann- M92.1 ►

Osteochondrose M93.9 *(Forts.)*
– Iselin- M92.7
– juvenil M92.9
–– Arm M92.3
–– Astragalus M92.6
–– Azetabulum M91.0
–– Becken M91.0
–– Caput
––– femoris M91.1
––– humeri M92.0
––– radii M92.1
–– Condylus medialis tibiae M92.5
–– Darmbeinkamm M91.0
–– Extremität
––– obere a.n.k. M92.3
––– untere a.n.k. M92.8
–– Femur M91.1
–– Femurkopf M91.1
–– Fersenbein M92.6
–– Fibula M92.5
–– Fuß a.n.k. M92.8
–– Hand M92.2
–– Handwurzelknochen M92.2
–– Hüfte M91.9
–– Humerus M92.0
–– Kahnbein, Fuß M92.6
–– Kalkaneus M92.6
–– Klavikulaepiphyse, sternal M92.3
–– Metakarpalköpfchen M92.2
–– Metatarsus M92.7
–– Mittelfußknochen M92.7
–– Mittelhandknochen M92.2
–– nach Korrektur, Hüftluxation, angeboren M91.8
–– Os calcis M92.6
–– Os cuneiforme intermedium M92.6
–– Os lunatum
––– Hand M92.2
––– Handwurzel M92.2
–– Os metatarsale II M92.7
–– Os metatarsale V M92.7
–– Os naviculare, Tarsus M92.6
–– Os naviculare pedis M92.6
–– Os tibiale externum M92.6
–– Patella M92.4
–– Patella-Ossifikationszentrum
––– primär M92.4
––– sekundär M92.4
–– Radius M92.1
–– Sprungbein M92.6
–– Symphysis pubica M91.0
–– Synchondrosis ischiopubica M91.0
–– Talus M92.6
–– Tarsus M92.6
–– Tibia M92.5
–– Tuberositas tibiae M92.5
–– Ulna M92.1
–– Ulnaepiphyse, distal M92.1
–– Wirbelkörper M42.09
–– Wirbelsäule M42.09 ►

Osteochondrose M93.9 *(Forts.)*
– Kienböck- M92.2
–– beim Erwachsenen M93.1
– Köhler-
–– Os metatarsale II M92.7
–– Os naviculare pedis M92.6
–– Patella M92.4
– König- M92.8
– Larsen-Johansson- M92.4
– Lenden- und Sakralwirbelsäule M42.97
– Lendenwirbelsäule M42.96
– lumbosakral, mit Retrolisthese M42.97
– Mauclaire- M92.2
– Os calcis, beim Erwachsenen M93.1
– Os lunatum, Hand, adult M93.1
– Os metatarsale M92.7
– Os naviculare manus M92.2
– Os scaphoideum M92.2
– Osgood-Schlatter- M92.5
– Panner- M92.0
– Pierson- M91.0
– Scheuermann- M42.09
– Sever- M92.6
– Synchondrosis ischiopubica M91.0
– Talus M92.6
– Thiemann- M92.3
– Van-Neck- M91.0
– Wirbelsäule M42.99
–– ausgeprägt, mit Einengung, Foramina M42.99
–– beim Erwachsenen M42.19
– zervikal M42.92
Osteochondrosis
– deformans
–– coxae juvenilis M91.1
–– juvenilis M92.9
–– tibiae M92.5
– dissecans M93.29
–– familiär M93.29
–– Kniegelenk M93.26
– frühsyphilitisch, konnatal A50.0† M90.29*
Osteoclastoma D48.0
– malignum C41.9
Osteodynie M89.89
Osteodysplasie, Aurikulo- Q87.5
Osteodysplastisch
– Dysplasie, mikrozephal, Typ Saul-Wilson Q87.5
– Kleinwuchs, primordial, mikrozephal, Typ
–– 1 Q87.1
–– 2 Q87.1
–– 3 Q87.1
Osteodystrophia
– deformans M88.99
–– bei Neubildung, bösartig, Knochen C41.9† M90.69*
–– Schädelknochen M88.0
– fibrosa
–– cystica generalisata (von Recklinghausen) E21.0† M90.89*
–– disseminata Q78.1
–– localisata M88.99 ►

Osteodystrophia *(Forts.)*
~ fibrosa *(Forts.)*
–– osteoplastica E21.0† M90.89*
Osteodystrophie Q78.9
– Albright-, hereditär E20.1
– azotämisch N25.0
– bei Erkrankung, Nebenschilddrüse E21.0† M90.89*
– Chondro- E76.3
–– Typ Morquio E76.2
– kongenital Q78.9
– renal N25.0
–– mit Osteopathie N25.0† M90.89*
– sekundär, bei Erkrankung, Nebenschilddrüse E21.1† M90.89*
Osteofibrös, Dysplasie D16.9
Osteofibrom D16.9
Osteofibrosarkom C41.9
Osteofibrose Q78.2
Osteofibrozystisch, Krankheit E21.0† M90.89*
Osteogen, Sarkom C41.9
Osteogenesis imperfecta Q78.0
– bei Ehlers-Danlos-Syndrom Q79.6 Q78.0
– Typ
–– 1 Q78.0
–– 2 Q78.0
–– 3 Q78.0
–– 4 Q78.0
–– 5 Q78.0
Osteoglophon, Dysplasie Q87.1
Osteoidosteom D16.9
– Jaffé- D16.9
Osteokartilaginär, Exostose D16.9
Osteoklastisch, Riesenzelltumor, Pankreas C25.9
Osteoklastom D48.0
– bösartig C41.9
Osteolyse M89.59
– Akro-
–– autosomal-dominant M89.59
–– phalangeal, idiopathisch M89.58
– Dermato-, kirgisischer Typ Q82.8 M89.59
– expansil, familiär M89.59
– Gorham-, massiv M89.59
– karpotarsal, multizentrisch, mit Nephropathie M89.50 N28.9
– massiv, idiopathisch M89.59
– progredient, idiopathisch M89.59
– progressiv, massiv M89.59
Osteolytisch, Schädigung, nichttraumatisch M89.59
Osteom D16.9
– Chondro- D16.9
– Fibro- D16.9
– Nase D16.42
– Osteoid- D16.9
–– Jaffé- D16.9
Osteoma osteoideum D16.9
Osteomalazie M83.99
– arzneimittelinduziert, im Erwachsenenalter a.n.k. M83.59
– Becken M83.85 ►

Osteomalazie M83.99 *(Forts.)*
– bei
–– Mangel
––– Ergosterin M83.89
––– Kalziferol M83.89
––– Vitamin B, beim Erwachsenen M83.89
–– Schwangerschaft O99.8
– durch
–– Aluminium M83.49
–– Fehlernährung, im Erwachsenenalter M83.39
–– Malabsorption, im Erwachsenenalter M83.29
–– Mangelernährung, im Erwachsenenalter M83.39
– im
–– Erwachsenenalter M83.99
–– Wochenbett M83.09
– infantil E55.0
– juvenil E55.0
– nichtjuvenil M83.99
– onkogen M83.89
– senil M83.19
– Vitamin-D-resistent E83.30† M90.89*
Osteomalazie-Syndrom, Osteoporose- M83.89
Osteomesopyknose Q78.2
Osteomyelitis M86.99
– akut M86.19
–– bei
––– Abszess, periostal M86.19
––– Periostitis M86.19
– bei
–– Periostitis M86.89
–– Periostose M86.89
– chronisch M86.69
–– bei
––– Abszess, periostal M86.69
––– Periostitis a.n.k. M86.69
–– mit
––– Drainagesinus M86.49
––– Fistel, Knochen M86.49
– durch
–– Candida B37.88
–– Echinokokken B67.2† M90.29*
–– Gonokokken A54.4† M90.29*
–– Salmonellen A02.2† M90.29*
– Felsenbein H70.2
– Femur M86.95
– Fuß M86.97
– Garré- M86.89
– hämatogen
–– akut M86.09
–– chronisch a.n.k. M86.59
– Hüfte M86.95
– infektiös M86.99
– Kiefer K10.28
–– akut K10.28
–– chronisch K10.28
–– eitrig K10.28
–– neonatal K10.28
– mit Abszess, periostal M86.89 ►

Osteomyelitis M86.99 *(Forts.)*
– multifokal
–– chronisch M86.30
––– rekurrierend M86.30
–– steril, mit Periostitis, und Pustulose M86.39
– nichteitrig M86.89
– Oberkiefer K10.20
– Orbita H05.0
– Schläfenbein M86.98
– septisch M86.99
–– akut M86.09
– sklerosierend, nichteitrig M86.89
– subakut M86.29
–– bei Periostitis M86.29
– suppurativ M86.99
– syphilitisch A52.7† M90.29*
–– konnatal A50.0† M90.29*
– tuberkulös A18.0† M90.09*
– typhös A01.0† M90.29*
– Unterkiefer K10.28
– Wirbel M46.29
Osteomyelofibrose D47.4
– idiopathisch, generalisiert D47.4
Osteomyeloretikulose D47.4
Osteomyelosklerose D47.4
– megakaryozytisch D47.4
Osteonekrose – s.a. Nekrose, Knochen M87.99
– aseptisch, Femurkondylus, medial M87.05
– Kiefer K10.28
–– bestrahlungsinduziert K10.28
–– medikamenteninduziert K10.28
Osteoonychodysostose Q87.2
Osteoonychodysplasie Q87.2
Osteopathia
– condensans disseminata Q78.8
– hyperostotica multiplex infantum Q78.3
– hypertrophicans toxica M89.49
– striata, mit Sklerose, kranial Q87.5
Osteopathie M89.99
– bei Osteodystrophie, renal N25.0† M90.89*
– durch Aluminium M83.49
– nach Poliomyelitis M89.69
– renal N25.0
Osteopenie M85.89
Osteoperiostitis M86.89
– ossificans toxica M89.49
Osteopetrose Q78.2
– autosomal-dominant, Typ
–– 1 Q78.2
–– 2 Q78.2
– autosomal-rezessiv
–– maligne Q78.2
–– Typ 7 Q78.2 D80.1
– mit Azidose, renal, tubulär Q78.2 N25.8
Osteopetrose-Hypogammaglobulinämie-Syndrom Q78.2 D80.1
Osteopetrosis Q78.2
– Albers-Schönberg Q78.2
– familiaris Q78.2
– intermediär Q78.2
Osteophyt, Facettengelenk M47.99

O

Osteophytose M25.79
Osteoplastisch, Sarkom C41.9
Osteopoikilose Q78.8
– isoliert Q78.8
Osteopoikilose-Syndrom, Dakryozystitis- Q78.8 H04.3
Osteoporose M81.99
– arzneimittelinduziert M81.49
–– mit Fraktur, pathologisch M80.49
– bei
–– Hypophosphatämie, dominant E83.30 M81.99
–– Krankheit, endokrin a.n.k. E34.9† M82.19*
–– Myelom, multipel C90.00† M82.09*
–– Myelomatose, multipel C90.00† M82.09*
– durch
–– Inaktivität M81.29
––– mit Fraktur M80.29
–––– pathologisch M80.29
–– Malabsorption, postoperativ M81.39
– idiopathisch M81.59
–– juvenil M81.59
–– mit Fraktur, pathologisch M80.59
– Involutions- M81.09
– Lendenwirbelsäule M81.98
– lokalisiert M81.69
– LRP5-assoziiert, primär M81.59
– mit
–– Fraktur M80.99
––– pathologisch M80.99
–––– durch Malabsorption, postoperativ M80.39
–––– nach Ovarektomie M80.19
––– Wirbel M80.98
–– Kollaps, vertebral M80.99
– nach Ovarektomie M81.19
– postmenopausal M81.09
–– mit Fraktur, pathologisch M80.09
– posttraumatisch M81.89
–– mit Fraktur, pathologisch M80.89
– präklinisch M81.99
– schwer, mit Sinterung, Wirbel M80.98
– senil M81.89
–– mit Fraktur, pathologisch M80.89
– Steroid- M81.49
– syphilitisch A52.7† M90.29*
– transitorisch M81.69
– und Nephrolithiasis, bei Hypophosphatämie, dominant E83.30† M81.99 N22.8*
– Wirbelsäule M81.98
– X-chromosomal, mit Fraktur M80.59
Osteoporose-Osteomalazie-Syndrom M83.89
Osteoporose-Pseudoglioma-Syndrom Q87.5
Osteoporotisch
– Keilwirbel M80.98
– Kompression, Wirbelkörper M80.98
Osteopsathyrose Q78.0
Osteopsathyrosis Q78.0
– idiopathica Q78.0
Osteopulmonal, Arthropathie M89.49
Osteoradionekrose
– Kiefer K10.28
–– akut K10.28
–– chronisch K10.28
–– eitrig K10.28
– Oberkiefer K10.28
– Unterkiefer K10.28
Osteosarkom
– Beckenknochen C41.4
– bei Paget-Krankheit, Knochen C41.9† M90.69*
– chondroplastisch C41.9
– fibroblastisch C41.9
– Gliedmaße
–– obere, mehrere Teilbereiche überlappend C40.8
–– untere, mehrere Teilbereiche überlappend C40.8
– Humerus C40.0
– juxtakortikal C41.9
– kleinzellig C41.9
– parostal C41.9
– Radius C40.0
– Rippe C41.30
– Sakrum C41.4
– Schädelknochen C41.01
– Schlüsselbein C41.32
– Sternum C41.31
– teleangiektatisch C41.9
– Ulna C40.0
– Unterkieferknochen C41.1
– Wirbelsäule C41.2
Osteosclerosis
– congenita diffusa Q78.2
– fragilitans Q78.2
Osteosis
– cutis L94.2
– eburnisata monomelica M85.89
Osteosklerose Q78.2
– angeboren Q77.4
– autosomal-dominant, Typ Worth Q78.2
– bei Myelofibrose D47.4
– Dys- Q78.8
– erworben M85.89
– generalisiert Q78.2
– Typ Stanescu Q78.8
Osteosklerotisch
– Anämie D64.8
– Dysplasie, metaphysär Q78.5
– Leukämie D47.4
Ostia ureterum, Atresie Q62.1
Ostiofolliculitis L73.9
– impetiginosa L73.9
Ostitis M86.99
– alveolär K10.3
– apikal K10.3
– bei Erkrankung, Nebenschilddrüse E21.0† M90.89*
– condensans M85.39
– deformans M88.99
–– mit Verkrümmung, Wirbelsäule M88.88 ►

Ostitis M86.99 *(Forts.)*
~ deformans M88.99 *(Forts.)*
–– Schädel M88.0
– Felsenbein
–– akut H70.2
–– chronisch H70.2
– fibrosa a.n.k. M85.69
–– circumscripta M85.09
–– cystica, mit Verkrümmung, Wirbelsäule E21.0† M49.89*
–– disseminata Q78.1
–– osteoplastica E21.0† M90.89*
– fragilitans Q78.0
– Garré-, sklerosierend M86.89
– Kiefer K10.28
–– akut K10.28
–– chronisch K10.28
–– eitrig K10.28
– mastoidea H70.9
– multiplex cystoides D86.8
–– Fleischner D86.8
–– Jüngling D86.8
– sklerosierend, nichteitrig M86.89
– spätsyphilitisch A52.7† M90.29*
– syphilitisch, konnatal A50.0† M90.29*
– tuberculosa A18.0† M90.09*
– zystisch, fibrös, generalisiert E21.0† M90.89*
Ostium
– atrioventriculare
–– commune Q21.2
––– Persistenz Q21.2
–– Verschluss, mangelhaft Q21.2
– primum
–– Defekt Q21.2
–– offen Q21.2
–– persistierend Q21.2
–– Typ, Defekt, Atriumseptum Q21.2
– secundum
–– Defekt Q21.1
–– offen Q21.1
–– persistierend Q21.1
– ureteris
–– Divertikel N28.88
–– Kontraktur
––– mit Infektion N13.67
––– postinfektiös N13.5
–– Prolaps N28.88
–– Stenose, angeboren Q62.1
–– Striktur N13.5
––– mit Infektion N13.67
–– Verschluss N13.5
––– angeboren Q62.1
– urethrae
–– Atresie Q64.3
–– internum
––– Deformität
–––– angeboren a.n.k. Q64.7
–––– erworben N32.8
––– Dilatation N32.8
––– Obstruktion N32.0
––– paramedian Q64.7 ▶
Ostium *(Forts.)*
~ urethrae *(Forts.)*
~~ internum *(Forts.)*
––– Strangulation N32.0
––– Striktur N32.0
–– Stenose N35.9
––– angeboren Q64.3
– vaginae, klein N89.6
Ostiumnaevus, ekkrin, porokeratotisch Q82.5
Oszillation, Verlust, fetal O28.8
Oszillopsie H53.8
Ota-Nävus
– Augenlidhaut D22.1
– Gesichtshaut (ohne Auge) D22.3
– Konjunktiva D31.0
Otagra H92.0
Otalgie H92.0
OTC [Ornithin-Transcarbamylase], Mangel E72.4
Othämatom H61.1
– aurikulär H61.1
–– nichttraumatisch H61.1
Otitis H66.9
– adhäsiv H74.1
– akut H66.9
– Bade- H60.3
– Baro- T70.0
– bei
–– Grippe [Influenza] J11.8† H67.1*
––– ohne Virusnachweis J11.8† H67.1*
––– saisonaler Influenzavirus nachgewiesen, ausgenommen Vogelgrippe- und Schweinegrippe-Virus J10.8† H67.1*
––– Schweinegrippe-Virus nachgewiesen J09† U69.20! H67.1*
––– Vogelgrippe-Virus nachgewiesen J09† U69.21! H67.1*
–– Masern B05.3† H67.1*
–– Scharlach A38† H67.0*
– beim Säugling H66.9
– bullosa H66.9
– chronisch H66.9
–– mit Myringitis H66.9
– durch Virus H66.9
– externa H60.9
–– akut H60.5
––– durch
–––– Kontakt H60.5
–––– Strahlung H60.5
–––– Substanz, chemisch H60.5
––– nichtinfektiös H60.5
–– bei
––– Aspergillose B44.8† H62.2*
––– Erysipel A46† H62.0*
––– Impetigo L01.0† H62.4*
––– Infektion, durch Herpesvirus B00.1† H62.1*
––– Infektionskrankheit a.n.k. B99† H62.3*
––– Kandidose B37.2† H62.2*
––– Krankheit
–––– parasitär a.n.k. B89† H62.3* ▶

O

Otitis H66.9 *(Forts.)*
~ externa H60.9 *(Forts.)*
~~ bei *(Forts.)*
~~~ Krankheit *(Forts.)*
---- Virus a.n.k. B34.9† H62.1*
--- Mykose a.n.k. B36.9† H62.2*
--- Zoster B02.8† H62.1*
-- catarrhalis H60.9
-- chronisch H60.8
-- circumscripta H60.8
-- diffus H60.3
-- durch Pseudomonas aeruginosa H60.2 B96.5!
-- ekzematös, akut H60.5
-- hämorrhagisch H60.3
-- infektiös H60.3
-- maligna H60.2
-- nekrotisierend H60.2
-- reaktiv, akut H60.5
-- sicca H60.8
- fieberhaft H66.9
- interna H83.0
-- vasomotorica H83.0
- Kontakt- H60.5
- media H66.9
-- adhäsiv H74.1
-- akut H66.9
--- mit
---- Erguss H65.1
---- Myringitis H66.9
-- allergisch H65.9
--- akut H65.1
--- chronisch H65.4
--- subakut H65.1
-- bei
--- Grippe [Influenza]
---- saisonaler Influenzavirus nachgewiesen, ausgenommen Vogelgrippe- und Schweinegrippe-Virus J10.8† H67.1*
---- Schweinegrippe-Virus nachgewiesen J09† U69.20! H67.1*
---- Vogelgrippe-Virus nachgewiesen J09† U69.21! H67.1*
---- zoonotische oder pandemische Influenzaviren nachgewiesen J09† H67.1*
--- Krankheit, Virus a.n.k. B34.9† H67.1*
--- Masern B05.3† H67.1*
-- blutig
--- akut H65.1
--- allergisch
---- akut H65.1
---- subakut H65.1
--- subakut H65.1
-- bullosa H66.9
-- chronisch H66.9
--- mit Erguss H65.4
---- nichteitrig H65.4
--- mukös H65.3
-- eitrig H66.4
--- akut H66.0
---- mit Myringitis H66.0 ►

Otitis H66.9 *(Forts.)*
~ media H66.9 *(Forts.)*
~~ eitrig H66.4 *(Forts.)*
--- chronisch H66.3
---- benigne H66.1
---- mit Myringitis H66.3
--- mesotympanal, chronisch, mit Myringitis H66.1
--- mit Myringitis H66.4
-- epitympanal, chronisch H66.2
--- mit Myringitis H66.2
-- epitympanalis, chronisch H66.2
-- exsudativ H65.9
--- akut H65.1
--- chronisch H65.4
--- subakut H65.1
-- katarrhalisch H65.9
--- akut H65.1
--- chronisch H65.2
--- subakut H65.1
-- mesotympanal
--- chronisch H66.1
--- eitrig, chronisch H66.1
-- mit
--- Erguss H65.9
---- nichteitrig H65.9
--- Myringitis H66.9
-- mukös
--- akut H65.1
--- allergisch
---- akut H65.1
---- subakut H65.1
--- chronisch, mit Myringitis H65.3
--- subakut H65.1
-- mukoid, chronisch H65.3
-- nekrotisierend
--- akut H66.0
---- bei
----- Grippe [Influenza] J11.8† H67.1*
----- Scharlach A38† H67.0*
--- subakut H66.0
-- nichteitrig H65.9
--- akut H65.1
---- mit Myringitis H65.1
--- chronisch H65.4
---- mit Myringitis H65.4
--- mit Myringitis H65.9
--- subakut H65.1
-- perforiert H66.9
-- schleimig, chronisch H65.3
-- sekretorisch H65.9
--- akut H65.0
--- chronisch H65.3
-- serös H65.9
--- akut H65.0
---- mit Myringitis H65.0
--- allergisch
---- akut H65.1
---- subakut H65.1
--- chronisch H65.2
---- mit Myringitis H65.2 ►
~~~

Otitis H66.9 *(Forts.)*
~ media H66.9 *(Forts.)*
–– seromukös H65.9
––– akut H65.1
––– chronisch H65.4
––– subakut H65.1
–– serosa H65.9
–– sezernierend H65.9
––– akut H65.0
––– chronisch H65.3
––– subakut H65.0
–– subakut, mit Erguss H65.1
–– transsudativ H65.9
––– akut H65.1
––– chronisch H65.3
––– subakut H65.1
–– tuberkulös A18.6† H67.0*
–– viral
––– akut H65.1
––– subakut H65.1
– mukös H65.9
– perforiert H66.9
Oto-dental, Syndrom Q87.0
Oto-fazio-zervikal, Syndrom Q87.0
Oto-palato-digital, Syndrom Q87.0
– Typ
–– 1 Q87.0
–– 2 Q87.0
Oto-spondylo-megaepiphysär, Dysplasie Q77.7
Otodynie H92.0
Otogen
– Abszess, Gehirn G06.0
– fortgeleitet, Enzephalitis a.n.k. H66.4† G05.8*
– Schwindel H81.3
Otolithen, Funktionsstörung H81.8
Otomyiasis B87.4† H94.8*
Otomykose B36.9† H62.2*
– bei
–– Aspergillose B44.8† H62.2*
–– Kandidose B37.88† H62.2*
–– Moniliasis B37.88† H62.2*
– diffus B36.9† H62.2*
Otoneuralgie H92.0
Otoonychoperoneales Syndrom Q87.5
Otopexie Q17.5
Otorrhagie H92.2
– nichttraumatisch H92.2
Otorrhoe H92.1
– chronisch H92.1
– zerebrospinal G96.0
Otosalpingitis H68.0
Otosclerosis cochleae H80.2
Otosklerose H80.9
– Innenohr H80.2
– Kapsel H80.2
– Labyrinthknochen H80.2
– mit
–– Beteiligung
––– Fenestra cochleae H80.2
––– Labyrinth, knöchern H80.2
–– Fenster, oval, obliteriert H80.1 ►

Otosklerose H80.9 *(Forts.)*
– nichtobliterierend, mit Beteiligung, Fenestra vestibuli H80.0
– obliterierend H80.1
–– mit Beteiligung, Fenestra vestibuli H80.1
Otospongiose H80.9
Ototoxisch
– Schwerhörigkeit H91.0
– Taubheit H91.0
Otozephalie Q18.2
Ott-Krankheit, Forestier- M48.19
Otten-Syndrom, Sengers-Hamel- Q87.8
Otto-Chrobak-Becken [Protrusio acetabuli] M24.7
Outlet-Obstipation K59.01
Outlet-Syndrom, Cervicothoracic- G54.0
Oval
– Erythrozytose, hereditär D58.1
– Fenster
–– nichtobliteriert, bei Otosklerose H80.0
–– obliteriert, bei Otosklerose H80.1
Ovalozytose D58.1
– angeboren D58.1
– hereditär D58.1
– südostasiatisch D58.1
Ovar
– Abszess N70.9
–– akut N70.0
–– chronisch N70.1
– Adenofibrom D27
– Adenokarzinom C56
–– endometrioid C56
–– klarzellig C56
–– muzinös C56
–– papillär C56
–– papillozystisch C56
–– pseudomuzinös C56
– Adenom, follikuloid D27
– Adhäsion N73.6
–– angeboren Q50.3
– Agenesie Q50.0
– akzessorisch Q50.3
– Anomalie a.n.k. Q50.3
– Aplasie Q50.0
– Atrophie N83.3
– Blutung N83.8
– Deformität
–– angeboren Q50.3
–– erworben N83.8
– Degeneration N83.8
–– mikrozystisch N83.2
–– zystisch N83.2
– Dermoidtumor, mit Transformation, maligne C56
– Dermoidzyste D27
– Dysfunktion E28.9
–– hormonell E28.9
–– mit Überschuss
––– Androgene E28.1
––– Östrogene E28.0
– Dysgenesie Q50.3 ►

O

Ovar *(Forts.)*
– Dysgerminom C56
–– maligne C56
– Dystrophie N83.8
– Endometriose N80.1
– Entzündung N70.9
–– akut N70.0
–– chronisch N70.1
– Fehlen
–– angeboren Q50.0
–– erworben Z90.7
– Fibrom D27
– Fibrothekom D27
– Follikelzyste N83.0
– Funktion
–– Nachlassen
––– postablativ E89.4
––– primär E28.3
–– vermindert, bei Hypopituitarismus E23.0
– Funktionsstörung E28.9
– Gangrän N70.9
– Geschwulst D39.1
– gonadotropinresistent, Syndrom E28.3
– Gonorrhoe A54.2† N74.3*
– Hämatozele N83.8
– Hernie N83.4
– Hyperplasie N83.8
– Hyperstimulation N98.1
–– bei Ovulation, induziert N98.1
– Hypertrophie N83.8
– Hypoplasie, angeboren Q50.3
– Hyposekretion E28.3
– Infarkt N83.8
– Infektion N70.9
– Insuffizienz E28.3
–– funktionell E28.8
–– hypergonadotrop E28.3
–– nach medizinischen Maßnahmen E89.4
–– primär E28.3
– Involution
–– mangelnd, mit Zyste, Ovar a.n.k. N83.2
–– senil N83.3
– Kalkherd N83.8
– Kalzifikation N83.8
– Karzinom
–– Chorion, nichtgestational, primär C56
–– endometrioid C56
–– extraovarial C56
–– kleinzellig C56
–– papillozystisch C56
– klein, kongenital Q50.3
– Krankheit
–– nichtentzündlich N83.9
–– polyzystisch E28.2
–– zystisch N83.2
– Krebs C56
– Kystom D27
– Lageanomalie, kongenital Q50.3
– Lipoidzelltumor D27
– Mesonephrom C56
– Metastase C79.6 ►

Ovar *(Forts.)*
– Müller-Mischtumor, maligne C56
– Nekrose N70.9
– Operation, prophylaktisch Z40.01
– palpabel N83.8
– Phlegmone N70.9
– Polyp N84.8
– polyzystisch E28.2
– Prolaps N83.4
– Retentionszyste N83.2
– Ruptur N83.8
– Schmerzen N94.8
– Schokoladenzyste N80.1
– Schwangerschaft O00.2
– Seminom C56
– Sklerose N83.8
– sklerozystisch E28.2
– Spätsyphilis A52.7† N74.2*
– Stieldrehung N83.5
– Störung E28.9
– Strangulation N83.8
– Streifen Q50.3
– Strumakarzinoid D39.1
– Teerzyste N80.1
– Teratom D27
–– embryonal, unreifzellig, maligne C56
–– maligne C56
– Thekalutein-Zyste N83.1
– Torsion N83.5
–– angeboren Q50.2
–– beidseitig N83.5
–– einseitig N83.5
– Tube, Entzündung
–– akut N70.0
–– chronisch N70.1
– Tuberkulose A18.1† N74.1*
– Tumor D39.1
–– bei Schwangerschaft O34.8
–– epithelial, mit Borderline-Malignität C56
–– Fettgewebe D27
–– gutartig D27
–– Keimzellen, nicht-dysgerminomatös, maligne C56
–– maligne C56
–– muzinös
––– mit geringem Malignitätspotential C56
––– papillär, mit geringem Malignitätspotential C56
–– Sertoli-Leydig-Zellen, maligne C56
–– stromal, bei
––– Entbindung O34.8
––– Schwangerschaft O34.8
–– zystisch D39.1
– Überfunktion E28.8
– Überstimulation N98.1
– Unterfunktion E28.3
–– bei Hypopituitarismus E23.0
– Varikozele I86.2
– Varizen I86.2
– Verlagerung
–– angeboren, frei in die Bauchhöhle Q50.3 ►

Ovar *(Forts.)*
~ Verlagerung *(Forts.)*
–– erworben N83.4
–– kongenital Q50.3
–– mit Herniensack N83.4
– Verletzung S37.4
– Versagen
–– nach medizinischen Maßnahmen E89.4
–– primär E28.3
– Vorfall N83.4
– Zystadenokarzinom
–– endometrioid C56
–– muzinös C56
–– papillär C56
–– pseudomuzinös C56
– Zystadenom
–– muzinös
––– im Kindesalter D27
––– mit Borderline-Malignität C56
–– papillär, mit Borderline-Malignität C56
–– pseudomuzinös, mit Borderline-Malignität C56
–– serös
––– im Kindesalter D27
––– mit Borderline-Malignität C56
– Zyste N83.2
–– adhärent N83.2
–– angeboren Q50.1
–– bei
––– Entbindung O34.8
––– Schwangerschaft O34.8
–– durch Involution, mangelnd, Ovar a.n.k. N83.2
–– dysontogenetisch Q50.1
–– einfach N83.2
–– entwicklungsbedingt Q50.1
–– follikulär N83.0
–– gedreht a.n.k. N83.2
–– hämorrhagisch N83.2
–– mit Hindernis, Geburt O65.5
–– multilokulär D39.1
–– neoplastisch D27
–– persistierend N83.2
–– pseudomuzinös D27
–– rupturiert N83.2
–– serös N83.2
–– tuberkulös A18.1† N74.1*
– Zystom D27
Ovarektomie, prophylaktisch Z40.01
Ovarial – s.a. Ovar
– Hypergonadismus E28.8
– Hypersekretion, Androgene E28.1
– Hypogonadismus E28.3
–– primär E28.3
– Krebssyndrom, mit Krebs, Brust, hereditär C56 C97! C50.9
– Überproduktion, Androgene E28.1
– Ursprung, Mastopathie N64.8
– Vermehrung, Androgene E28.1
Ovarialdysgenesie-Kleinwuchs-Syndrom, 46,XX- Q96.8
Ovarialfunktion, Einschränkung E28.9
Ovarialstiel, gedreht, angeboren Q50.2
Ovarienrest, persistierend, in Tuba uterina Q50.6
Ovariitis N70.9
– chronisch N70.1
– Salpingo- N70.9
– zystisch N70.9
Ovariozele N83.4
Ovarstiel, Rotation N83.5
Overlap-Syndrom, Myositis-, juvenil M33.0
Overlapsyndrom M35.1
Overstreet-Syndrom, Gordan- Q99.9
Overstressedsyndrom F43.9
Ovogenese, Störung E28.8
Ovotestikulär, Störung, Geschlechtsentwicklung, bei Karyotyp 46,XX Q56.0
Ovotestis Q56.0
Ovula Nabothi N88.8
– Abszess N72
Ovulation
– fehlend N97.0
–– mit Infertilität N97.0
– induziert, mit Hyperstimulation, Ovar N98.1
– Versagen, mit Sterilität N97.0
Ovulationsblutung N92.3
Ovulationshemmer
– Anwendung, Kontrolluntersuchung Z30.4
– Einnahme, mit Amenorrhoe N91.1
– Nebenwirkung T88.7
– Unverträglichkeit T88.7
– Verordnung Z30.0
Ovulationsschmerzen N94.0
Owren-Syndrom D68.22
OX40, Defekt, mit Immundefekt, kombiniert D81.8
Oxalat
– Nephrolithiasis N20.0
– Nephropathie E74.8
– Schrumpfniere E74.8
Oxalatstein
– Abgang N20.9
– Harnwege N20.9
Oxalaturie E74.8
Oxalose E74.8
Oxalurie E74.8
Oxazolidine, Vergiftung T42.2
Oxicam
– Allergie T88.7
– Überempfindlichkeit T88.7
Oxidationsstörung
– beta-, peroxisomal E71.3
– Fettsäure, und Defekt, Ketogenese E71.3
Oxidativ, Phosphorylierung
– Defekt, kombiniert, Typ 26 E88.8
– Störung, kombiniert E88.8
Oxidative Phosphorylierung
– Defekt, kombiniert
–– QRSL1-abhängig I42.2
–– Typ
––– 2 G31.81
––– 4 G31.81 ►

O

Oxidative Phosphorylierung *(Forts.)*
~ Defekt, kombiniert *(Forts.)*
~~ Typ *(Forts.)*
--- 6, mit Enzephalomyopathie, mitochondrial G31.81
--- 7 G31.81
--- 8 I42.2
--- 9 I42.2
--- 10 I42.2
--- 11 G31.81
--- 13 G31.81
--- 14 G31.81
--- 15 G31.81
--- 16 I42.2
--- 17 I42.2
--- 20 G31.81
--- 21 G31.81
--- 23 I42.2
--- 24 G31.81
--- 25 G31.81
--- 27 G31.81
--- 28 I42.2
--- 39 G31.81
-- WARS2-abhängig, G31.81
- kombinierter Defekt, Typ 30 E88.8
Oxidativen Phosphorylierung, Defekt, kombiniert, Typ 29 G31.81
3-Oxo-Thiolase, Mangel E71.1
Oxoglutarazidurie E88.8
Oxoprolinase, Mangel, mit Oxoprolinurie E72.8
5-Oxoprolinase, Mangel E72.8
Oxoprolinurie, durch Mangel, Oxoprolinase E72.8
OXPHOS [Oxidative Phosphorylierung], Defekt, kombiniert E88.8
- Typ 10 I42.2
18-Oxydase, Mangel E27.4
Oxyphil
- Adenokarzinom C80.9
- Adenom D36.9
Oxytozin
- Nebenwirkung T88.7
- Vergiftung T48.0
Oxyuren, Befall B80
Oxyuriasis B80
- Lunge B80
Oxyuris vermicularis, Infektion B80
Oxyzephalie Q75.0
- syphilitisch, konnatal A50.0† M90.28*
Oxyzephalus, nicht-syndromal Q75.0
Ozaena J31.0

– P –

11p15
– Inversion, mit Beckwith-Wiedemann-Syndrom Q87.3
– Mikroduplikation, mit Beckwith-Wiedemann-Syndrom Q87.3
– Translokation, mit Beckwith-Wiedemann-Syndrom Q87.3
Pachydermatose L85.9
Pachydermatozele Q82.8
– kongenital Q82.8
Pachydermia laryngis verrucosa J38.7
Pachydermie L85.9
– Larynx J38.7
Pachydermisch
– Laryngitis J38.7
– Laryngotracheitis J38.7
Pachydermoperiostose M89.49
– mit Trommelschlegelfinger M89.49† L62.0*
Pachygyrie Q04.3
– frontotemporal, autosomal-rezessiv Q04.3
– und Polymikrogyrie, okzipital Q04.3
Pachymeningitis G03.9
– adhäsiv G03.9
– bakteriell G00.9
– basal G03.9
– fibrös G03.9
– hämorrhagisch G03.9
– hypertrophisch G03.9
– IgG4-assoziiert G03.8
– spinal G03.9
– tuberkulös A17.0† G01*
– zerebral G03.9
Pachyonychia congenita Q84.5
Pachyonychie Q84.5
– kongenital Q84.5
PADMAL [Pontine autosomal-dominante Mikroangiopathie mit Leukoenzephalopathie] I67.88 G93.4
Paediatric Inflammatory Multisystem Syndrome, zeitlich assoziiert mit COVID-19 U10.9
Pädatrophie R64
Päderastie F65.4
Pädiatrisch, Multiple Sklerose G35.9
Pädophilie F65.4
Pätau-Syndrom Q91.7
Page-Niere, mit Hypertonie I15.10
Paget-Karzinom C50.0
– Analhaut C44.50
– Anus C21.0
– Brustwarze C50.0
Paget-Krankheit
– Anus, extramammär C21.0
– Knochen M88.99
–– mit Osteosarkom C41.9† M90.69*
Paget-Schroetter-Syndrom I80.81
Paget-Syndrom M88.99
– bei Paraplegie, spastisch G11.4 M88.99 ▶
Paget-Syndrom M88.99 *(Forts.)*
– juvenil M88.99
Pagetoid, Retikulose, lokalisiert C84.0
PAGOD[Pulmonale Hypoplasie, Hypoplasie der Pulmonalarterie, Agonadismus, Omphalozele und Dextrokardie]-Syndrom Q87.8
Pagon-Syndrom, Palmer- Q87.8
PAH – s.a. Periarthropathia humeroscapularis oder s.a. Periarthritis humeroscapularis M75.0
PAH [Pulmonale arterielle Hypertonie], idiopathisch I27.0
Pahvant-Tal-Krankheit A21.9
Pai-Syndrom [Mediane Oberlippenspalte, Corpus-callosum-Lipom, Hautpolypen] Q87.8
Pakistani-Syndrom, Kreiborg- Q75.0
Palacos, Reaktion T84.8
Palatoplegie K13.7
Palatoschisis Q35.9
– Cheilognatho- Q37.5
– Gnatho- Q37.5
Palatum molle, Tuberkulose A18.8† K93.8*
Palilalie R48.8
Palindrom, Rheumatismus M12.39
Palinopsie F06.0
Palisadendegeneration, äquatorial H35.4
Palliativ
– Behandlung Z51.5
– Betreuung Z51.5
Pallidopyramidal, Syndrom G20.90
Pallidostriär, Syndrom G20.90
Pallidum
– Atrophie, pigmentiert G23.0
– Pigmentdegeneration G23.0
Pallidumsyndrom G20.90
Pallister-Hall-Syndrom D33.0
Pallister-Killian-Syndrom Q99.8
Pallister-Syndrom, Herrmann- Q87.8
Pallister-W-Syndrom Q87.8
Pallor R23.1
Palm-Teller-Syndrom, Pfeiffer- Q87.1
Palmar
– Fingerband, Ruptur, traumatisch S63.4
– Warze B07
Palmar-Plantar-Erythrodysästhesie L27.1
Palmaraponeurose, Kontraktur M72.0
Palmarfaszie
– Fibromatose M72.0
– Kontraktur M72.0
– Retraktion M72.0
Palmer-Merritt-Syndrom, Lavy- Q67.5
Palmer-Pagon-Syndrom Q87.8
Palmoplantar
– Hyperkeratose
–– progressiv, diffus Q82.8
–– Typ mutilans Vohwinkel Q82.8
– Keratose
–– bei Leukoenzephalopathie G93.4 Q82.8
–– diffus
––– mit Akrozyanose Q82.8
––– nichtepidermolytisch, KRT1-assoziiert Q82.8 ▶

P

Palmoplantar *(Forts.)*
~ Keratose *(Forts.)*
-- fokal, mit Hyperkeratose, Gelenk Q82.8
-- mit
--- XX-Geschlechtsumkehr, und Prädisposition für squamöse Zellkarzinome Q56.0 Q82.8
--- Lähmung, spastisch Q82.8 G11.4
- und gingival, Keratose, fokal Q82.8
Palmoplantar, Keratose
- mutilierend, mit Plaques, keratotisch, periorifiziell Q82.8
- punktiert, Typ 3 Q82.8
Palmoplantarhyperkeratose, mit Parodontopathie, und Onychogryphosis Q82.8
Palmoplantarkeratose
- autosomal-dominant, mit Alopezie, kongenital Q82.8
- autosomal-rezessiv, mit Alopezie, kongenital Q82.8 Q84.0
- bei Syndrom, Neuropathie, motorisch-sensibel, hereditär G60.0 Q82.8
- fokal, nichtepidermolytisch, isoliert Q82.8
- hereditär Q82.8
-- Typ Gamborg-Nielsen Q82.8
- mit Kardiomyopathie, arrhythmogen Q87.8
- punktiert, Typ
-- 1 Q82.8
-- 2 Q82.8
- Typ Nagashima Q82.8
Palpabel
- Niere N28.88
- Ovar N83.8
- Zäkum K63.8
Palpebra
- Melanom, maligne C43.1
- Nävus D22.1
Palpebral, Trichiasis H02.0
Palpitatio cordis R00.2
Palpitationen R00.2
- Herz R00.2
- psychogen F45.30
Paludal
- Fieber B54
- Kachexie B54
Paludismus B54
PAME [Primäre Amöben-Meningoenzephalitis] B60.2† G05.2*
PAN [Polyarteriitis nodosa] M30.0
Panalgesie R52.9
Panama-Fieber B50.9
Panangiitis M30.0
Panaritium
- Daumen L03.01
- durch Herpesvirus B00.8† L99.8*
- Finger L03.01
-- mit Lymphangitis L03.01
-- periungual L03.01
-- subungual L03.01
- Nagelbett
-- Finger L03.01
-- Zehe L03.02 ►
Panaritium *(Forts.)*
- Zehe L03.02
-- periungual L03.02
-- subungual L03.02
Panarteriitis I77.6
- juvenil M30.2
- mikroskopisch M31.7
- mit Beteiligung, Lunge M30.1
- nodosa M30.0
-- Gehirn I67.7
-- juvenil M30.2
-- mit
--- Beteiligung, Lunge M30.1
--- Demenz M30.0† F02.8*
--- Glomerulonephritis M30.0† N08.5*
--- Krankheit, glomerulär M30.0† N08.5*
--- Myopathie M30.0† G73.7*
--- Polyneuropathie M30.0† G63.5*
-- zerebral I67.7
Panarteriosklerose I70.9
Panarthritis M13.99
Panarthrose M15.9
Panazinös, Emphysem J43.1
Panbronchiolitis, diffus J44.89
Panchondritis M94.1
Pancoast-Syndrom C34.1
Pancolitis indeterminata K52.30
Pancreas
- anulare Q45.1
- divisum Q45.3
PANDAS [Pädiatrische autoimmun-neuropsychiatrische Krankheit mit Infektion durch Streptokokken Gruppe A] G25.88 B95.0! F07.8
Pandysautonomie, akut G61.0
Panenzephalitis A81.1
- durch Rubella B06.0† G05.1*
- sklerosierend, subakut A81.1
Panfazial, Fraktur S02.7
Panfollikulär, Naevus, angeboren Q85.8
Pangonarthrose, beginnend M17.9
Panhämozytopenie D61.9
- kongenital D61.0
- konstitutionell D61.0
- splenogen, primär D73.1
Panhypopituitarismus E23.0
- postpartal E23.0
- präpubertär E23.0
Panik F41.0
- bei Agoraphobie F40.01
Panikneurose F41.0
Panikreaktion, auf außergewöhnlichen Stress F43.0
Panikstörung F41.0
- bei Agoraphobie F40.01
Pankarditis I51.8
- akut I51.8
- bei Fieber, rheumatisch, inaktiv I09.9
- chronisch I51.8
- rheumatisch I09.8
-- akut I01.8

Pankolitis, ulzerös, chronisch K51.0
Pankreas
– A-Zellen, Hyperplasie E16.8
–– mit Sekretion, Gastrin, übermäßig E16.4
– Aberration Q45.3
– Abszess K85.91
– Achylie K86.88
– Adenokarzinom C25.9
– Adenom D13.6
–– gastrinproduzierend D13.6
–– mikrozystisch D13.6
– Agenesie Q45.0
–– partiell Q45.0
– akzessorisch Q45.3
– Alphazellen, Tumor, bösartig C25.4
– Anomalie Q45.3
– Aplasie Q45.0
– Atrophie K86.88
– Azinuszellen, Karzinom C25.9
– Betazellen, Tumor, bösartig C25.4
– Blutung K86.88
– Carcinoma in situ D01.7
– Deformität
–– angeboren Q45.3
–– erworben K86.88
– Degeneration K86.88
– doppelt Q45.3
– Eiterung, akut K85.91
– Ektopie Q45.3
– Entzündung K85.90
–– akut K85.90
– Fehlen
–– angeboren Q45.0
–– erworben Z90.4
– Fettgewebe, Nekrose K86.88
– Fibrose K86.88
–– zystisch E84.88† K87.1*
– Fistel K86.84
– G-Zellen, Tumor, bösartig C25.4
– Gangrän K85.91
– Gastrinom, maligne C25.4
– Geschwulst D37.70
– Glukagonom
–– benigne D13.7
–– maligne C25.4
–– unsicher D37.70
– Hyperplasie E16.9
– Hypertrophie, angeboren Q45.3
– Hypoplasie Q45.0
–– mit Diabetes, und Krankheit, Herz, kongenital Q87.8
– Infektion, akut K85.90
– Inselzellen
–– Insuffizienz E16.9
–– Tumor D13.7
––– bösartig C25.4
– Insuffizienz K86.88
–– alkoholinduziert K86.0
–– endokrin K86.88
–– exkretorisch K86.83
–– exokrin K86.83 ►

Pankreas *(Forts.)*
~ Insuffizienz K86.88 *(Forts.)*
–– mit Anämie, und Hyperostose K86.83† M85.2 D63.8*
–– total K86.88
– Insulinom
–– benigne D13.7
–– bösartig C25.4
–– unsicher D37.70
– ITPN [Intraduktale tubulopapilläre Neoplasie] C25.9
– Kalzifikation K86.88
– Karzinom
–– familiär C25.9
–– neuroendokrin C25.9
–– papillär-muzinös, intraduktal C25.3
–– Plattenepithel C25.9
–– pseudopapillär, solide C25.9
– Krankheit K86.9
–– fibrozystisch E84.9† K87.1*
–– zystisch K86.2
– Lageanomalie, kongenital Q45.3
– Lipase-Kolipase-Mangel, kombiniert K90.3
– Lipomatose E88.29
– Nekrose K86.88
–– akut K85.91
–– alkoholinduziert K85.21
–– aseptisch K86.88
–– eitrig K85.91
–– hämorrhagisch K85.91
–– infektiös K85.91
– Nesidioblastom D13.7
– Nesidiom D13.7
– Neubildung, mit Stenose, Pylorus, beim Erwachsenen K31.12
– Pseudozyste K86.3
– Riesenzelltumor, osteoklastisch C25.9
– Ring- Q45.1
– Ruptur
–– nichttraumatisch K86.88
–– traumatisch S36.20
– Schädigung K86.9
–– alkoholisch K86.0
– Sekretion
–– endokrin, gesteigert E16.9
–– innere, Störung E16.9
– Sklerose K86.88
– Somatostatinom C25.4
– Spätsyphilis A52.7† K87.1*
– Stauung K86.88
– Stein K86.88
– Transplantat Z94.88
– Tuberkulose A18.8† K87.1*
– Tumor, neuroendokrin C25.9
–– nicht-funktionell
––– benigne D13.7
––– maligne C25.9
– Überfunktion K86.88
– Verformung Q45.3
– Verletzung S36.20 ►

P

Pankreas *(Forts.)*
- VIPom [Vasoaktives intestinales Polypeptid sezernierender Tumor], bösartig C25.4
- Zirrhose K86.88
- Zystadenokarzinom C25.9
-- muzinös C25.9
-- serös C25.9
- Zystadenom D13.6
- Zyste K86.2
-- angeboren Q45.2
Pankreasdrüsenanteil, endokrin, Hyperplasie E16.9
- mit Überproduktion, Glukagon E16.3
Pankreasenzym, Serumspiegel, abnorm R74.8
Pankreasfunktion, exokrin, Störung K86.83
Pankreasgang
- Anomalie Q45.3
- Stein K86.80
-- mit Stenose, Pankreasgang K86.81
-- ohne Pankreasgangstenose K86.80
- Stenose K86.82
Pankreaskörper, Verletzung S36.22
Pankreaskopf
- Metastase C78.8
- Pankreatitis K85.90
-- biliär K85.10
- Verletzung S36.21
Pankreasparenchym, Funktion, vermindert K86.88
Pankreasschwanz
- Karzinom C25.2
- Verletzung S36.23
Pankreastransplantat
- Abstoßung T86.82
- Versagen T86.82
Pankreatikoduodenal, Fistel K86.84
Pankreatisch
- Gewebe, Persistenz, im Verdauungstrakt Q43.8
- Infantilismus K86.88
- Mangel, Triglyceridlipase K90.3
- Minderwuchs K86.88
- Peritonitis K65.09
- Polypeptid
-- Hypersekretion, aus Pankreasdrüsenanteil, endokrin E16.8
-- Sekretion, gesteigert E16.8
- Störung, Absorption, Fett K90.3
Pankreatitis K85.90
- akut K85.90
- alkoholinduziert K85.20
-- akut K85.20
-- chronisch K86.0
-- mit Organkomplikation K85.21
- anulare, akut K85.90
- Autoimmun-, Typ
-- 1 K86.10
-- 2 K86.10
- bei
-- Mumps B26.3† K87.1*
-- Toxoplasmose B58.8† K87.1*
-- Zytomegalie B25.2† K87.1* ►

Pankreatitis K85.90 *(Forts.)*
- biliär, akut K85.10
-- mit Organkomplikation K85.11
- chronisch K86.18
-- hereditär K86.11
- chronisch-rezidivierend K86.18
- durch Gallenstein K85.10
- eitrig K85.91
- fibrös, chronisch K86.18
- gangränös K85.91
- genetisch bedingt K86.11
- hämorrhagisch K85.91
-- akut K85.91
- hereditär K86.11
- idiopathisch, akut K85.00
-- mit Organkomplikation K85.01
- in der Eigenanamnese Z87.1
- infektiös, chronisch K86.18
- interstitiell
-- akut K85.90
-- chronisch K86.18
- kalzifizierend K86.18
- medikamenteninduziert K85.30
-- akut K85.30
-- mit Organmanifestation K85.31
- nekrotisierend K85.91
-- akut K85.91
-- hämorrhagisch K85.91
- ödematös, akut K85.90
- Pankreaskopf K85.90
-- biliär K85.10
- rekurrierend, chronisch K86.18
- rezidivierend K86.18
-- akut K85.90
- subakut K85.90
- syphilitisch A52.7† K87.1*
- tropisch K86.18
- zystisch, chronisch K86.18
Pankreatoblastom C25.9
- mehrere Teilbereiche überlappend C25.8
Pankreatocholangitis, follikulär K83.09 K85.90
Pankreatoduodenal
- Fistel K86.84
- Tumor D37.70
Pankreatogen, Steatorrhoe K90.3
Pankreatopathie K86.9
- alkoholinduziert K86.0
Pankreolithiasis K86.88
Pankreopriv, Diabetes mellitus E13.90
Panlobulär, Emphysem J43.1
Panmyelopathie D61.9
- erworben D61.9
- konstitutionell D61.0
Panmyelophthise D61.9
- konstitutionell D61.0
Panmyelose C94.40
- akut C94.40
-- in kompletter Remission C94.41
-- mit Myelofibrose C94.40
--- in kompletter Remission C94.41
- in kompletter Remission C94.41

Panmyokarditis I51.4
Panner-Krankheit M92.0
Panneuritis endemica E51.1† G63.4*
Panniculus adiposus E65
– abdominalis E65
Pannikulitis M79.39
– bei Lupus L93.2
– Kreuzbeingegend M54.08
– Nackenregion M54.02
– nodularis non suppurativa M35.6
– rezidivierend M35.6
– Rückenregion M54.09
– zytophagisch, histiozytär M35.8
Pannikulitisch, Lymphom, T-Zellen, subkutan C86.3
Pannus H16.4
– allergisch H16.4
– degenerativus H16.4
– eccematosus, allergisch H16.4
– inflammatorius H16.4
– Kornea H16.4
Panophthalmie H44.0
Panophthalmitis H44.0
– bakteriell H44.0
– mykotisch H44.0
Panotitis H66.9
– akut H66.9
Pansinusitis J32.4
– akut J01.4
– chronisch J32.4
– eitrig J32.4
– hyperplastisch J32.4
– nichteitrig J32.4
– tuberkulös A16.8
–– bakteriologisch oder histologisch gesichert A15.8
Pantothenat-Kinase-assoziiert, Neurodegeneration G23.0
Pantothensäure, Mangel E53.8
Panuveitis H44.1
– infektiös H44.1
– sympathisch H44.1
– systemisch H44.1
Panvalvulär, Krankheit, Herz I08.9
Panzerherz I31.1
Panzerpleura J94.8
Panzystitis [Cystitis parenchymatosa] N30.8
Panzytolyse D75.8
Panzytopenie D61.9
– arzneimittelinduziert D61.19
– chemotherapieinduziert D61.10
– erworben D61.9
– Fanconi- D61.0
– kongenital D61.0
– mit Fehlbildung D61.0
– splenogen, primär D73.1
Panzytopenie-Syndrom, Ataxie- G11.1 D61.0
PAP – s. Papanicolaou
PAP [Pulmonale Alveolarproteinose]
– autoimmun J84.00
– idiopathisch J84.00
PAPA[Pyogene Arthritis, Pyoderma gangraenosum, Akne]-Syndrom M35.8
Papageien-Krankheit A70
Papanicolaou-Abstrich Z01.4
– Cervix uteri
–– bei Verdacht auf, Neubildung Z12.4
–– routinemäßig Z01.4
Papanicolaou-Befund
– unspezifisch R87.6
– zervixzytologisch, suspekt R87.6
Papas-Syndrom, Bartsocas- Q87.2
Papaverin, Vergiftung T44.3
Papeln R23.8
– Gottron- L94.4
– Nase, fibrös D22.3
– Schleimhaut
–– konnatal Q82.8
–– syphilitisch, konnatal A50.0
–– syphilitisch [Plaques muqueuses] A51.3
Papilla
– dentalis, Kalzifikation K00.4
– incisiva, Zyste K09.1
– nervi optici
–– Drusen H47.3
–– Kolobom Q14.2
– palatina, Zyste K09.1
– Vateri, Adenom D13.5
Papillae foliatae, Zunge, Hypertrophie K14.3
Papillär
– Adenofibrom D27
– Adenokarzinom C80.9
–– follikuläre Variante C73
–– intrazystisch C80.9
–– Mamma, intraduktal D05.1
–– Ovar C56
– Adenom D36.9
–– ekkrin D23.9
– Carcinoma in situ D09.9
– Elastolyse, dermal, Pseudoxanthoma elasticum-ähnlich L90.8
– Ependymom D43.2
– Fibroelastom
–– Herz D15.1
–– kardial D15.1
– Hidradenom D23.9
– Hyperplasie, Gaumen, irritativ K13.6
– Karzinom C80.9
–– Cervix uteri C53.9
–– Corpus uteri C54.9
–– follikuläre Variante C73
–– Mamma, intraduktal D05.1
–– Nierenzellen C64
––– bei Karzinom, Schilddrüse, papillär, familiär C73 C64
––– hereditär C64
––– klarzellig C64
–– Peritoneum, serös, primär C48.2
–– Schilddrüse C73
––– familiär C73
–––– mit Karzinom, Nierenzellen, papillär C73 C64 ►

P

Papillär *(Forts.)*
– Meningeom D42.9
– Nekrose
–– bei Nephritis N17.29
–– Niere, akut N17.29
– Syringadenom D23.9
– Syringozystadenom D23.9
– Tumor D36.9
–– glioneuronal D43.2
–– muzinös, mit geringem Malignitätspotential C56
–– Ovar, muzinös, mit geringem Malignitätspotential C56
–– Pinealisregion D44.5
–– zystisch D37.78
– Varizen I78.1
– Zystadenokarzinom C56
–– Ovar C56
– Zystadenom, Ovar, mit Borderline-Malignität C56
Papillär-muzinös, Karzinom, Pankreas, intraduktal C25.3
Papillarmuskel
– Anomalie Q24.8
– Dysfunktion I51.8
– Ruptur a.n.k. I51.2
–– Komplikation, akut, nach Myokardinfarkt, akut I23.5
Papille
– Abblassung H47.2
–– temporal H47.2
– Anomalie, erworben H47.3
– Atrophie H47.2
– Bergmeister- Q14.0
– Drusen H47.3
– Drusen-, kongenital Q14.2
– Entzündung H46
– Exkavation H47.2
– Fehlbildung, kongenital Q14.2
– Gruben- Q14.2
–– kongenital Q14.2
– Hypoplasie Q14.2
– Kolobom Q14.2
– Krankheit H47.3
– Megalo-, isoliert Q14.2
– Melanozytom D31.4
– Mikro- Q14.2
– Nekrose
–– bei Versagen, Niere, akut N17.29
––– Stadium
–––– 1 N17.21
–––– 2 N17.22
–––– 3 N17.23
–– renal, Stadium
––– 1 N17.21
––– 2 N17.22
––– 3 N17.23
– Ödem H47.1
–– begleitend, bei
––– Uveitis H47.1
––– Vaskulitis H47.1 ►

Papille *(Forts.)*
~ Ödem H47.1 *(Forts.)*
–– syphilitisch A52.1† H48.0*
– Optikus-, Störung H47.3
– Pseudo-Ödem, angeboren Q14.2
– Pseudoödem H47.3
– Stauungs- H47.1
– Vater-
–– Spasmus K83.4
–– Stein K80.50
Papillenbefund, mit Verdacht, Glaukom H40.0
Papillenkonus H47.3
Papillenprozess, mit Glaukom H40.5
Papillenunschärfe H47.3
Papillitis H46
– Anus K62.8
– necroticans, Niere N17.29
– Nervus opticus H46
– Rektum K62.8
– Zunge K14.0
Papillom D36.9
– Anus D12.9
– Basalzellen L82
–– pigmentiert D23.9
– Blasenvorderwand D41.4
– Cervix uteri D26.0
– Chorioid- D33.0
– Chorioidealplexus D33.0
– Chorioidplexus, atypisch C71.5
– Harnblase D41.4
–– gutartig D30.3
– Harnblasenwand D41.4
– Konjunktiva D31.0
– Lid D23.1
– Lippe D10.0
– Milchgang D24
– multipel, bei Frambösie A66.1
– Mundhöhle D10.3
– Nase D14.0
– Nierenbecken D41.1
–– gutartig D30.1
–– maligne C65
– Nierenrinde D30.0
– Pigmentnävus D22.9
– Plexus chorioideus D33.0
–– anaplastisch C71.5
–– maligne C71.5
–– Ventrikel, vierter D33.1
– Prostata D29.1
– Pseudo-
–– Urethra, prostatisch D30.4
–– Urothel D30.9
– Rhino- D14.0
– Schilddrüse D34
– Schneider- D14.0
– serös, oberflächlich D27
– Stimmband D14.1
– Tonsille D10.4
– Trachea D14.2
– Transitionalzell-
–– Harnblase D41.4 ►

Papillom D36.9 *(Forts.)*
~ Transitionalzell- *(Forts.)*
– – Nierenbecken D41.1
– Übergangszellen
– – Harnblase D41.4
– – Nierenbecken D41.1
– – Ureter D41.2
– Ureter D41.2
– – gutartig D30.2
– Urethra D30.4
– – prostatisch D30.4
– Urothel D41.9
– Uterus D26.9
– Uvula D10.3
– Vulva D28.0
– weiblich A63.0
Papilloma acuminatum sive venereum A63.0
Papillomatös
– Nävus D22.9
– Tumor
– – Harnblase D41.4
– – Urothel D41.9
– Wucherung D36.9
– – Urethra, prostatisch D30.4
– – Urothel D41.9
Papillomatose
– Brustdrüse, zystisch N60.1
– Cervix uteri D26.0
– Harnblase D41.4
– – gutartig D30.3
– Larynx D14.1
– Milchgang, subareolär D24
– respiratorisch, rezidivierend D14.4
Papillomatosis confluens et reticularis L83
Papillomavirus, human [HPV]
– als Erreger B97.7! *[nur Zusatzkode!]*
– Infektion B07
– Keimträger Z22.8
Papillon-Léage-Psaume-Syndrom Q87.0
Papillon-Lefèvre-Syndrom Q82.8
Papillorenal, Syndrom Q87.8
Papillotubulär, Adenom D36.9
Papillozystisch
– Adenokarzinom C56
– – Ovar C56
– Karzinom C56
– – Ovar C56
Papovavirus, Infektion a.n.k. B34.4
– bei Krankheit, durch HIV B20
Pappataci-Fieber A93.1
Papula R23.8
Papulös
– Akne L70.0
– Dermatose, bei Schwangerschaft O99.7
– Ekzem L30.8
– Lichen myxoedematosus, diskret L98.5
– Muzinose L98.5
– – akral-persistierend L98.5
– – beim Säugling L98.5
– – selbstheilend L98.5 ►

Papulös *(Forts.)*
– sklerodermoid, Lichen myxoedematosus, generalisiert L98.5
Papulonekrotisch
– Tuberkulid A18.4
– Tuberkulose, primär A18.4
Papulopustulös, Akne L70.0
Papulose
– atrophisch, maligne I77.88
– fibrös, weiß, Hals L90.8
– lymphomatoid C86.6
Papulosis
– atrophicans maligna I77.88
– lymphomatoides C86.6
Papulosquamös, Krankheit L44.9
Para-Aminosalicylsäure – s. PAS [p-Aminosalicylsäure]
Para-Hydroxybenzoesäureester
– Allergie T78.4
– Überempfindlichkeit T78.4
Paraalbuminämie E88.0
Paraamyloidose E85.8
Parabene
– Allergie T78.4
– Überempfindlichkeit T78.4
Paracetamol, Intoxikation T39.1
Parachute-Trikuspidalklappe Q22.8
Paradentose K05.4
Paradice-Syndrom, Game-Friedman- Q87.8
Paradox
– Embolie a.n.k. I74.9
– Insomnie F51.0
– Reaktion, Pupille H57.0
Parästhesie R20.2
– Akro- I73.8
– – einfach I73.8
– – vasomotorisch I73.8
– Berger- R20.2
– Bernhardt- G57.1
– Haut R20.2
– Hemi- R20.2
– lageabhängig R20.2
– Nothnagel-Akro-, vasomotorisch I73.8
– Schultze-Akro-, einfach I73.8
– syphilitisch A52.1
Paraffin
– Granulom T88.8
– Wirkung, toxisch T52.0
Paraffinöl, Wirkung, toxisch T52.0
Paraffinom T88.8
Parafollikulär, Karzinom, Schilddrüse C73
Parafoveal, Teleangiektasie H35.0
Paragangliom D44.7
– adrenal D35.0
– bösartig C75.5
– extraadrenal D44.7
– familiär, maligne C75.5
– gangliozytisch D13.2
– Glomus aorticum D44.7
– – maligne C75.5
– Glomus caroticum D44.6 ►

Paragangliom D44.7 *(Forts.)*
– Glomus jugulare D44.7
– jugulär D44.7
– Nebenniere D35.0
– nicht-funktionell D44.7
– nichtadrenalinbildend D44.7
– nichtchromaffin D44.7
– parasympathisch D44.7
– sympathisch D44.7
Parageusie R43.2
– psychogen F45.8
Paragonimus westermani, Infektion B66.4
Paragonimus-Arten, Infektion B66.4
Paragranulom
– Hodgkin- C81.0
– nodulär C81.0
Paragruppen, Allergie T78.4
Parahämophilie D68.22
Parainfektiös, Opsoklonus-Myoklonus-Syndrom B99† G99.8*
Parainfluenzavirus
– Bronchitis, akut J20.4
– Infektion B34.88
– Pneumonie J12.2
Parakeratose R23.4
– Stimmband J38.3
Parakeratosis R23.4
– variegata L41.5
Parakokzidioidal, Granulom B41.8
Parakokzidioidomykose B41.9
– disseminiert B41.78
– Lunge B41.0† J17.2*
– viszeral B41.8
Parakolpitis N76.0
Parakondylär, Ossifikation, Femur, posttraumatisch M76.4
Parakorporal, Pumpe, Anpassung Z45.02
Paraldehyd, Abhängigkeit F13.2
Paralyse G83.9
– alternierend G83.8
– amyotrophisch G12.2
– Analsphinkter K62.8
– Anus K62.8
– apoplektisch I64
– Arm G83.2
–– beide G83.0
–– hysterisch F44.4
–– psychogen F45.8
–– transitorisch R29.8
––– traumatisch a.n.k. T11.3
– ataktisch, hereditär G11.9
– Atemmuskel R06.88
– Atemzentrum a.n.k. G93.88
– Atmung R06.88
– atrophisch G58.9
–– progressiv G12.2
– Augenlid H02.4
– Augenmuskel
–– äußerer H49.9
–– innerer H52.5
–– konjugiert H51.0 ►

Paralyse G83.9 *(Forts.)*
~ Augenmuskel *(Forts.)*
–– kortikal, konjugiert H51.0
– axillär G54.0
– bei Syphilis A52.1
– Bein G83.1
–– beide G82.29
–– hysterisch F44.4
–– psychogen F45.8
–– transitorisch R29.8
––– traumatisch a.n.k. T13.3
– Bell- G51.0
– Benedikt- I67.9† G46.3*
– Blick, konjugiert H51.0
– Brachialplexus a.n.k. G54.0
–– beim Neugeborenen P14.3
– Bronchus J98.0
– Brown-Séquard- G83.8
– bulbär G12.2
–– bei Poliomyelitis A80.3
–– beim Kind G12.1
–– chronisch G12.2
–– infantil A80.3
–– myasthenisch G70.0
–– poliomyelitisch, akut A80.3
–– progressiv G12.2
––– im Kindesalter G12.1
–– spastisch G12.2
–– spinal G12.2
–– syphilitisch A52.1
– Cestan-Chenais- I63.0† G46.3*
– Charcot-Marie-Tooth- G60.0
– Darm K56.0
– Diaphragma
–– durch Resektion, Nervus phrenicus, versehentlich, bei ärztlicher Behandlung T81.2
–– schlaff J98.6
– Divergenz, nukleär H51.8
– Duchenne-
–– bei
––– Motoneuronkrankheit G12.2
––– Muskeldystrophie G71.0
–– durch Geburtsverletzung P14.0
– Dünndarm K56.0
– durch
–– Blei T56.0
–– Druckluft T70.3
–– Geburt, beim Neugeborenen a.n.k. P14.9
–– Zeckenbiss T63.4
– embolisch I63.4
– Erb-, durch Geburtstrauma P14.0
– Extremität a.n.k. G83.3
–– obere G83.2
––– beide G83.0
–– transitorisch R29.8
–– untere G83.1
––– beide G82.29
– Extremitäten, vier G82.59
– flüchtig, traumatisch a.n.k. T14.4
– Gaumen K13.7
–– weich K13.7 ►

Paralyse G83.9 *(Forts.)*
– Gaumensegel K13.7
– generalisiert, juvenil A50.4
– Gesichtsnerv G51.0
– – beim Neugeborenen P11.3
– Glottis J38.00
– Glutäus G54.1
– Hand G83.2
– – hysterisch F44.4
– – psychogen F45.8
– Harnblasensphinkter N31.2
– – im Wochenbett O90.8
– – neurogen N31.2
– Herz I50.9
– Hirnnerv
– – multipel G52.7
– – syphilitisch A52.1† G53.8*
– – – multipel A52.1† G53.1*
– hysterisch F44.4
– infantil A80.3
– – atrophisch, akut A80.3
– Ingwer G62.2
– internukleär H51.2
– intranukleär G83.9
– Iris H57.0
– – durch Diphtherie A36.8† H22.8*
– Jackson- G83.8
– Jake- T62.2
– Jamaika- G62.2
– Kerauno- [Lähmung nach Rückenmarkschädigung durch Blitzschlag T75.0
– Klumpke-Déjerine- P14.1
– Kolon a.n.k. K56.0
– Konvergenz- H51.1
– labioglossal G12.2
– Landry-Guillain-Barré- G61.0
– Larynx J38.00
– – durch Diphtherie A36.2
– lateral G12.2
– Lippe K13.0
– Lissauer- A52.1
– – syphilitisch A52.1
– Magen K31.88
– medullär G83.8
– mesenzephalisch a.n.k. G83.8
– – tegmental G83.8
– Millard-Gubler-Foville- I67.9† G46.3*
– mittlere, alternierend G83.8
– motorisch a.n.k. G83.9
– Musculus
– – levator palpebrae superioris H02.4
– – obliquus
– – – inferior H49.1
– – – superior H49.1
– – rectus, Auge H49.9
– – sternocleidomastoideus G52.8
– – trapezius G52.8
– Muskel a.n.k. G72.88
– – bei Schädigung, Nerv a.n.k. G58.9
– – ischämisch T79.60
– – progressiv G12.2 ►

Paralyse G83.9 *(Forts.)*
~ Muskel a.n.k. G72.88 *(Forts.)*
– – pseudohypertrophisch G71.0
– Nerv G58.9
– – durch Geburtsverletzung P14.9
– – syphilitisch A52.1† G59.8*
– Nervus
– – abducens H49.2
– – facialis G51.0
– – – beim Neugeborenen P11.3
– – – durch Geburtsverletzung P11.3
– – glossopharyngeus G52.1
– – laryngeus
– – – recurrens J38.00
– – – superior J38.00
– – oculomotorius H49.0
– – – alternierend G83.8
– – – bilateral, äußere H49.0
– – peronaeus G57.3
– – phrenicus, durch Geburt P14.2
– – radialis G56.3
– – – beim Neugeborenen P14.3
– – – durch Geburtsverletzung P14.3
– – trochlearis H49.1
– Ösophagus K22.88
– okulofazial, angeboren Q87.0
– periodisch G72.3
– – familiär G72.3
– – hyperkaliämisch G72.3
– – hypokaliämisch G72.3
– – myotonisch G72.3
– – normokaliämisch G72.3
– – thyreotoxisch G72.3
– Pharynx J39.2
– progressiv A52.1
– – bei
– – – Neurosyphilis A52.1
– – – Syphilis, Zentralnervensystem A52.1
– – juvenil A50.4
– – – bei Syphilis, Zentralnervensystem A50.4
– – mit
– – – Ataxie A52.1
– – – Psychose, syphilitisch A52.1† F02.8*
– – psychisch, tabisch A52.1
– – syphilitisch A52.1
– Prokto- K62.8
– Pseudo-
– – alkoholisch F10.8
– – syphilitisch, konnatal, früh A50.0† M90.23*
– Pseudobulbär- G12.2
– psychogen F45.8
– quadriplegisch G82.59
– Rachen J39.2
– – diphtherisch A36.0† G99.8*
– Rachenmuskel J39.2
– rezidivierend, familiär G72.3
– Rückenmark G83.8
– – syphilitisch A52.1
– Schluck- R13.9
– – hysterisch F44.4
– Schüttel- G20.90 ►

P

Paralyse G83.9 *(Forts.)*
– senil a.n.k. G83.9
– spät, Nervus
–– medianus G56.1
–– ulnaris G56.2
– spätsyphilitisch A52.1
– spastisch G83.9
–– familiär G11.4
–– hereditär, aufsteigend, frühes, Kindesalter G12.2
–– infantil G80.1
–– kongenital G80.1
– spinal G83.8
–– absteigend a.n.k. G12.2
–– atrophisch A80.3
––– akut A80.3
–– aufsteigend, akut G61.0
–– infantil A80.3
–– kongenital G80.9
–– progressiv G12.2
–– spastisch G80.1
––– exogen T62.2
––– familiär G11.4
––– hereditär G11.4
––– syphilitisch A52.1
– Stimmband J38.00
– supranukleär, progressiv G23.1
– Sympathikus G90.8
–– zervikal G90.2
– syphilitisch, konnatal A50.4
– tabisch A52.1
– Tabo- A52.1
–– bei Syphilis
––– konnatal A50.4
––– Zentralnervensystem A52.1
–– juvenil A50.4
–– mit
––– Blase, Rückenmark A52.1
––– Charcot-Gelenk A52.1† M14.69*
––– Malum perforans pedis A52.1† L99.8*
–– syphilitisch A52.1
– Taucher- T70.3
– tegmental G83.8
– thrombotisch I63.3
– Todd- G83.8
–– postepileptisch G83.8
–– postiktal G83.8
– transitorisch, traumatisch a.n.k. T14.4
– unvollständig G83.9
– urämisch N18.89† G99.8*
– Uvula, postdiphtherisch A36.0
– vasomotorisch a.n.k. G90.8
– vesikal N31.2
– Volkmann- T79.60
–– ischämisch, Komplikation, Verletzung T79.60
– vollständig G83.9
– Weber- I67.88† G46.3*
– zerebral
–– akut I64
–– angeboren G80.9 ►

Paralyse G83.9 *(Forts.)*
– zerebral *(Forts.)*
–– ataktisch G80.4
–– athetotisch G80.3
–– dyskinetisch G80.3
–– hemiplegisch G80.2
–– infantil G80.9
–– Mischform G80.8
–– monoplegisch G80.8
–– paraplegisch a.n.k. G80.8
––– spastisch G80.1
–– quadriplegisch G80.8
–– syphilitisch A52.1
– Zunge K14.8
– Zwerchfell J98.6
Paralysis
– agitans G20.90
–– arteriosklerotisch G21.4
–– genuin G20.90
–– mit Demenz G20.90† F02.3*
– laryngolabioglossalis G12.2
– saturnina T56.0
– spinalis G83.8
Paralysis-agitans-Syndrom G20.90
Paralytisch
– Demenz, bei Syphilis A52.1† F02.8*
– Einwärtskehrung, Lid H02.0
– Ektropium H02.1
– Entropium H02.0
– Gang R26.1
– Ileus K56.0
–– Dünndarm K56.0
– Kalzifikation, Muskel M61.29
– Kinderlähmung, bulbär A80.3
– Klumpfuß M21.57
– Kontraktion, Augenmuskel H49.9
– Kontraktur
–– Gelenk M24.59
–– Muskel M62.49
– Lagophthalmus H02.2
– Ossifikation, Muskel M61.29
– Poliomyelitis
–– akut A80.3
––– durch Impfvirus A80.0
–– durch Wildvirus
––– einheimisch A80.2
––– importiert A80.1
– Ptose, Augenlid H02.4
– Relaxation, Gelenk M25.29
– Schlaganfall I64
– Schlottergelenk M25.29
– Skoliose M41.49
– Spinalkrankheit, atrophisch, akut A80.3
– Syndrom G83.9
– Uveoparotitis D86.8
– Verschluss
–– Darm K56.0
–– Dickdarm K56.0
–– Dünndarm K56.0
–– Ileum K56.0
–– Jejunum K56.0 ►

Paralytisch *(Forts.)*
~ Verschluss *(Forts.)*
–– Kolon K56.0
–– Zäkum K56.0
Paramandibulär, Abszess K12.28
Paramastitis N61
Paramedian, Ostium urethrae internum Q64.7
Parametrisch, Abszess N73.2
Parametritis N73.2
– akut N73.0
– chronisch N73.1
– im Wochenbett O85
– Komplikation, bei Einleitung, Abort, misslungen O07.5
– nach
–– Abort O08.0
––– ärztlich, misslungen O07.0
–– Extrauteringravidität O08.0
–– Molenschwangerschaft O08.0
Parametrium
– Abszess N73.2
–– akut N73.0
–– chronisch N73.1
– Entzündung N73.2
– Krankheit, nichtentzündlich N83.9
– Tumor D39.7
Parametropathia N94.8
– spastica F45.8
Parametropathie N94.8
Paramnesie R41.3
Paramolar K00.1
– Engstand hervorrufend K07.3
Paramyoclonus multiplex G25.3
Paramyotonia G71.1
– congenita G71.1
Parana-Syndrom L91.8
Paraneoplasie C80.9
Paraneoplastisch
– Anämie C80.9† D63.0*
– Enzephalitis, limbisch, mit LGI1-Antikörper G01.8 C80.9
– Enzephalopathie, limbisch D48.9† G13.1*
– Neuromyopathie D48.9† G13.0*
– Neuropathie D48.9† G13.0*
– Opsoklonus-Myoklonus-Syndrom C80.9† G99.8*
– Pemphigus D48.9† L14*
– Syndrom C80.9
Paranephritis N15.9
Paranephritisch, Abszess N15.11
Paranoia F22.0
– drogeninduziert F19.5
– durch Alkohol F10.5
– querulans F22.8
– senil F03
– und Halluzinose, drogeninduziert F19.5
Paranoid
– Charakterneurose F22.0
– Charakterzug F60.0
– Demenz F03
–– senil F03 ►

Paranoid *(Forts.)*
– Depression F32.3
– Halluzination F22.0
– Involutionspsychose F22.8
– Neigung F60.0
– Persönlichkeit F60.0
– Psychopathie F60.0
– Psychose F22.0
–– durch
––– Alkohol F10.5
––– Drogen F19.5
–– einfach F22.0
–– induziert F24
–– klimakterisch F22.8
–– menopausal F22.8
–– psychogen F23.3
–– senil F03
– Reaktion F23.3
–– akut F23.3
–– chronisch F22.0
–– senil F03
– Schizophrenie F20.0
–– akut F20.0
–– mit Halluzination F20.0
– Störung, induziert F24
– Typ, Persönlichkeit, psychopathisch F60.0
– Wahn F22.0
– Zustand F22.0
– Zustandsbild
–– bei Klimakterium F22.8
–– organisch bedingt F06.2
––– Involutionsalter F22.8
–– senil F03
Paranoid-halluzinatorisch
– Psychose F22.0
–– durch Drogen F19.5
– Schizophrenie F20.0
– Zustandsbild, organisch bedingt F06.2
Paranoid-schizophren, Psychose F20.0
Paraösophageal, Hernie K44.9
Paraparalyse G82.29
Paraparese G82.29
– nichttraumatisch, akut G82.21
– schlaff G82.03
–– nichttraumatisch, akut G82.01
– spastisch G82.13
–– nichttraumatisch, akut G82.11
–– tropisch G04.1
Parapertussis A37.1
Parapharyngeal
– Abszess J39.0
– Phlegmone J39.0
Paraphasie R47.0
Paraphilie F65.9
Paraphimose N47
– kongenital N47
Paraphren, Schizophrenie F20.0
Paraphrenie F20.0
– akut F20.0
– Involutions- F22.8
– Spät- F22.0

P

Paraphysis cerebri, Zyste, angeboren Q04.6
Paraplegie G82.22
– chronisch G82.22
– Extremität, untere G82.22
– funktionell F44.4
– hysterisch F44.4
– infantil G80.8
– kongenital G80.8
– mit Myositis ossificans M61.29
– nichttraumatisch, akut G82.20
– Pott- A18.0† M49.09*
– psychogen F45.8
– schlaff G82.02
–– nichttraumatisch, akut G82.00
– spastisch G82.12
–– autosomal-dominant, Typ
––– 3 G11.4
––– 4 G11.4
––– 6 G11.4
––– 8 G11.4
––– 9 G11.4
––– 9A G11.4
––– 9B G11.4
––– 10 G11.4
––– 12 G11.4
––– 13 G11.4
––– 17 G11.4
––– 19 G11.4
––– 29 G11.4
––– 31 G11.4
––– 32 G11.4
––– 35 G11.4
––– 36 G11.4
––– 37 G11.4
––– 38 G11.4
––– 41 G11.4
––– 42 G11.4
––– 73 G11.4
–– autosomal-rezessiv
––– kompliziert, durch Störung, Kennedy-Stoffwechselweg G11.4
––– Typ
–––– 5A G11.4
–––– 7 G11.4
–––– 9B G11.4
–––– 11 G11.4
–––– 14 G11.4
–––– 15 G11.4
–––– 18 G11.4
–––– 20 G11.4
–––– 21 G11.4
–––– 23 G11.4
–––– 24 G11.4
–––– 25 G11.4
–––– 26 G11.4
–––– 27 G11.4
–––– 28 G11.4
–––– 30 G11.4
–––– 39 G11.4
–––– 43 G11.4
–––– 44 G11.4 ►

Paraplegie G82.22 *(Forts.)*
~ spastisch G82.12 *(Forts.)*
~~ autosomal-rezessiv *(Forts.)*
~~~ Typ *(Forts.)*
–––– 45 G11.4
–––– 46 G11.4
–––– 48 G11.4
–––– 49 G11.4
–––– 53 G11.4
–––– 54 G11.4
–––– 55 G11.4
–––– 56 G11.4
–––– 57 G11.4
–––– 58 G11.4
–––– 59 G11.4
–––– 60 G11.4
–––– 61 G11.4
–––– 62 G11.4
–––– 63 G11.4
–––– 64 G11.4
–––– 66 G11.4
–––– 67 G11.4
–––– 69 G11.4
–––– 70 G11.4
–––– 71 G11.4
–––– 72 G11.4
–––– 74 G11.4
–––– 75 G11.4
–––– 76 G11.4
–––– 77 G11.4
–––– 78 G11.4
–– bei Neuropathie, sensorisch und autonom, hereditär G60.8 G11.4
–– familiär G11.4
–– hereditär G11.4
–– infantil G80.1
–– kongenital G80.1
–– maternal-vererbt G11.4
–– mit
––– Atrophie, Optikus, infantil, mit Chorea E71.1
––– Glaukom, und Intelligenzminderung G11.4
––– Neuropathie, und Poikilodermie G11.4
––– Paget-Syndrom G11.4 M88.99
––– vorzeitiger Pubertät G11.4
–– nichttraumatisch, akut G82.10
–– syphilitisch A52.1
–– tropisch G04.1
–– und Dysmorphie, bei Makrozephalie Q87.8
–– X-chromosomal, Typ
––– 1 G11.4
––– 2 G11.4
––– 16 G11.4
––– 34 G11.4
– untere G82.22
Paraplegie-Syndrom, Makrozephalie-Kleinwuchs- Q87.8
Paraplegisch
– Immobilisationssyndrom M62.39
– Kinderlähmung, zerebral a.n.k. G80.8
– Multiple Sklerose G35.9 ►
~~~

Paraplegisch *(Forts.)*
– Paralyse, zerebral a.n.k. G80.8
–– spastisch G80.1
Parapoliomyelitis B33.8
Paraproktitis K62.8
Paraprostata, Hypertrophie N40
Paraprostatisch, Knötchen D40.0
Paraproteinämie D89.2
– benigne D89.2
–– familiär D89.2
– IgG [Immunglobulin G] D47.2
– monoklonal D47.2
– sekundär D47.2
–– bei Krankheit, maligne D47.2
Paraproteinnephrose N04.8
Parapsoriasis L41.9
– Brocq- L41.9
– en plaques L41.8
–– großfleckig L41.4
–– kleinfleckig L41.3
– guttata L41.1
– lichenoid L41.0
– mit Poikilodermie L41.5
– retiformis L41.5
– varioliformis L41.0
–– acuta L41.0
Paraquat, Vergiftung T60.3
Pararektal, Abszess K61.1
Pararenal, Abszess N15.11
Parasagittal, Polymikrogyrie, parietookzipital, bilateral Q04.3
Parasitär
– Bartflechte B35.0
– Befall, Augenlid a.n.k. B89† H03.0*
– Endophthalmitis a.n.k. H44.1
– Enteritis a.n.k. B82.9
– Epilepsie a.n.k. B71.9† G94.8*
– Follikulitis L73.8
– Infektion
–– bei Krankheit, durch HIV B20 B89
–– Untersuchung a.n.k. Z11
– Krankheit a.n.k. B89
–– bei Schwangerschaft a.n.k. O98.8
–– Folgen a.n.k. B94.9
–– Gehirn a.n.k. B71.9† G94.8*
–– Haut a.n.k. B88.9
–– in der
––– Eigenanamnese Z86.1
––– Familienanamnese Z83.1
–– intestinal a.n.k. B82.9
–– mit
––– Arthritis a.n.k. B89† M01.89*
––– Enzephalitis a.n.k. B89† G05.2*
––– Hydrozephalus B89† G94.0*
––– Iridozyklitis a.n.k. B89† H22.0*
––– Keratitis a.n.k. B89† H19.2*
––– Konjunktivitis a.n.k. B89† H13.1*
––– Kontakt Z20.7
––– Lähmung, Hirnnerv, multipel a.n.k. B89† G53.1*
––– Mastoiditis B89† H75.0* ►

Parasitär *(Forts.)*
~ Krankheit a.n.k. B89 *(Forts.)*
~~ mit *(Forts.)*
––– Meningitis a.n.k. B89† G02.8*
––– Myopathie a.n.k. B89† G73.4*
––– Neuritis, Nervus
–––– statoacusticus a.n.k. B89† H94.0*
–––– vestibulocochlearis a.n.k. B89† H94.0*
––– Otitis externa a.n.k. B89† H62.3*
––– Polyneuropathie a.n.k. B89† G63.0*
–– Mund a.n.k. B37.0
–– Mutter, mit Schädigung
––– Fetus (Zustände unter A00–B99, J09–J11) P00.2
––– Fetus/Neugeborenes (Zustände unter A00–B99, J09–J11) P00.2
–– Zunge a.n.k. B37.0
– Meningoenzephalitis a.n.k. B89† G05.2*
– Stomatitis B37.0
– Zyste a.n.k. B89
–– Iris H21.3
–– Vorderkammer H21.3
–– Ziliarkörper H21.3
Parasiten, Befall a.n.k. B89
– Augenlid a.n.k. B89† H03.0*
– Darm a.n.k. B82.9
– Orbita a.n.k. B89† H06.1*
Parasitologisch bestätigt, Malaria B53.8
Parasitophobie F40.2
Parasitose B89
Parasomnie G47.8
Paraspadie Q54.9
Paraspasmus facialis G51.8
Parasplenitis D73.8
Parastomal, Hernie K43.5
– inkarzeriert K43.3
– irreponibel K43.3
– mit
–– Einklemmung K43.3
–– Gangrän K43.4
– stranguliert K43.3
– Verschluss verursachend K43.3
Parastremmatisch, Dysplasie Q87.1
Parastrongylus
– cantonensis
–– Angiostrongyliasis B83.2
–– Befall B83.2
–– mit Meningoenzephalitis B83.2† G05.2*
– costaricensis
–– Angiostrongyliasis B81.3
–– Befall B81.3
Parasuizid
– angeblich, Abklärung Z03.8
– in der Anamnese Z91.8
Parasympathisch
– Innervation, Uterus, Störung N85.8
– Nervensystem, Krankheit G90.9
– Paragangliom D44.7
Parasympathomimetika, Vergiftung T44.1
Paratendinitis M77.9
Paratenonitis crepitans M65.89

P

Paratestikulär, Adenokarzinom C63.9
Parathormon, Sekretion, gestört, mit Hypoparathyreoidismus
– isoliert, familiär E20.8
– sekundär E20.8
Parathormonwert, erhöht R79.8
Parathym, Symptom, psychotisch, bei Manie F30.2
Parathyreogen, Tetanie E20.9
Parathyreoid-thymisch, Aplasie D82.1
Parathyreoidea – s. Nebenschilddrüse
Parathyreoidismus, Hyper- E21.3
Parathyreoiditis
– autoimmun E21.4
– durch
–– Kryptokokken B45.8
–– Toxoplasmen B58.8
–– Zytomegalievirus B25.88† E35.8*
Parathyreopriv, Tetanie E89.2
Paratonsillär, Abszess J36
Paratonsillitis J36
Paratrachom A74.0† H13.1*
Paratyphlitisch, Abszess K35.32
Paratyphös, Enteritis A01.4
Paratyphus A01.4
– A A01.1
–– mit Fieber A01.1
– abdominalis A01.4
– B A01.2
–– mit Fieber A01.2
– C A01.3
–– mit Fieber A01.3
– Fieber A01.4
– mit
–– Arthritis A01.4† M01.39*
–– Gastroenteritis A01.4
Paraumbilikal, Hernie K42.9
Paraurethral
– Abszess N34.0
– Adenom D36.7
– Drüse, Entzündung N34.2
– Gang Q64.7
–– Infektion N34.2
– Ulkus, maligne C76.3
– Zyste N36.8
Paraurethritis N34.2
– gonorrhoisch A54.1
–– akut A54.1
–– chronisch A54.1
–– mit Abszess A54.1
Parauterin, Abszess N73.2
– chronisch N73.1
Paravaccinia
– Infektion a.n.k. B08.0
– Melkerknoten a.n.k. B08.0
Paravaginal, Abszess N76.0
Paravaginitis N76.0
Paravenös, Atrophie, pigmentiert, retinochorioideal H35.8
Paravertebral
– Tendomyopathie M77.8 ►

Paravertebral *(Forts.)*
– Verspannung, Muskel M62.88
Parazephalus Q89.7
Parazystitis N30.9
PARC[Poikilodermie, Alopezie, Retrognathie, Gaumenspalte]-Syndrom Q87.8
Paregoric USP, Abhängigkeit F11.2
Parenchym
– Milz, Ruptur, massiv S36.04
– Tumor D44.1
Parenchymatös
– Degeneration, Leber
–– akut a.n.k. K72.0
–– subakut a.n.k. K72.0
– Kropf, kongenital E03.0
– Mastitis
–– im Wochenbett O91.20
–– schwangerschaftsbedingt O91.20
– Myositis, akut M60.99
– Nephrolithiasis E83.58† N29.8*
– Nephrose, tubulär N04.8
– Neurosyphilis, degenerativ A52.1
– Pneumonie J84.10
– Struma E04.9
–– endemisch E01.2
–– sporadisch E04.9
– Tonsillitis J03.9
– Zystitis N30.8
Parenzephalitis G04.9
Parese G83.9
– Abduzens [VI. Hirnnerv] H49.2
– Akkommodation H52.5
– Akzessorius G52.8
– Armplexus G54.0
– Augenmuskel H49.9
–– äußerer H49.9
– Augensenker H49.9
– bei Syphilis, Zentralnervensystem A52.1
– Bein G83.1
– Blick, supranukleär, progressiv G23.1
–– klassisch G23.1
–– mit Akinese, und Gangblockade G23.1
– Darm K56.0
– fazial
–– durch Läsion, Motoneuron
––– oberes G83.6
––– unteres G51.0
–– zentral G83.6
– Fazialis G51.0
–– Bell- G51.0
–– durch Varizella-Zoster-Virus B02.2† G53.0*
–– geburtsbedingt P11.3
–– hereditär, kongenital
––– isoliert Q07.8
––– mit Hörverlust, variabel Q87.0
–– mit Lagophthalmus H02.2
–– peripher G51.0
––– rezidivierend, familiär G51.0
– Fußheber G57.3
– Gaumensegel K13.7
– Gesicht G51.0 ►

Parese G83.9 *(Forts.)*
– Glottis J38.00
– Harnblasensphinkter N31.2
–– tabisch A52.1
– Hemi- G81.9
– Hirnnerv, multipel G52.7
– Hypoglossus G52.3
– Kolon K56.0
– kongenital, Augenmuskelnerv, mehrere H49.9
– Konvergenz- H51.1
– Larynx J38.00
– Nerv, peripher G58.9
– Nervus
–– abducens, kongenital H49.2
–– facialis G51.0
–– hypoglossus G52.3
–– oculomotorius, kongenital H49.0
–– peronaeus G57.3
–– radialis G56.3
–– trochlearis
––– familiär, kongenital H49.1
––– kongenital H49.1
–– ulnaris G56.2
– Obliquus
–– inferior, und Überfunktion, Obliquus superior
––– Auge H50.4
––– mit
–––– A-Esotropie H50.0
–––– A-Exotropie H50.1
–– superior, und Überfunktion, Obliquus inferior
––– Auge H50.4
––– mit
–––– V-Esotropie H50.0
–––– V-Exotropie H50.1
– Okulomotorius H49.0
–– intern H49.0
–– kongenital H49.0
– Peronäus G57.3
– Phrenikus, durch Geburt P14.2
– Plexus brachialis G54.0
– Postikus J38.00
– progressiv
–– juvenil A50.4
–– peripher, idiopathisch G60.3
– Pseudo-, Obliquus superior, Auge [Brown-Syndrom] H50.6
– pseudohypertrophisch G71.0
– Rekurrens- J38.00
– schlaff G83.9
– spastisch G83.9
– spinal, spastisch G80.1
– Stimmband J38.00
– supranukleär, progressiv G23.1
– syphilitisch
–– juvenil A50.4
–– konnatal A50.4
–– progressiv A52.1
– Teil- G83.9
– Tetra- G82.53
– Trochlearis [IV. Hirnnerv] H49.1
– vesikal a.n.k. N31.2 ►

Parese G83.9 *(Forts.)*
– zerebral G80.9
–– ataktisch G80.4
––– infantil G80.4
–– athetotisch G80.3
–– dyskinetisch G80.3
––– infantil G80.3
–– dyston G80.3
–– infantil G80.9
––– mit Hemiplegie G80.2
–– Mischsyndrom G80.8
–– spastisch G80.1
––– diplegisch G80.1
––– hemiplegisch G80.2
––– infantil G80.1
–––– mit Diplegie G80.1
––– quadriplegisch G80.0
––– tetraplegisch G80.0
Paresis vesicae N31.2
Paretisch
– Demenz A52.1† F02.8*
– Gang R26.1
– Konvulsionen, bei Syphilis A52.1
Parietal
– Enzephalozele Q01.8
– Region, Verletzung S09.9
– Thrombose
–– Koronararterien I21.9
–– ohne nachfolgenden Myokardinfarkt I24.0
Parietalhirn, Abszess G06.0
Parietallappen
– Astrozytom C71.3
– Neubildung, bösartig C71.3
Parietoalveolar
– Pneumopathie J84.00
– Störung a.n.k. J84.00
Parietookzipital, Polymikrogyrie, parasagittal, bilateral Q04.3
Parinaud-Konjunktivitis H10.8
Parinaud-Syndrom [Ophthalmoplegie] H49.8
Paris-Trousseau-Syndrom Q93.5 D69.41
Parker-Syndrom, Stratton- Q87.1
Parkes-Weber-Syndrom Q87.2
Parkinson, Alters- G20.90
Parkinson-Demenz-Komplex, Guam- G21.8† F02.8*
Parkinson-Krankheit
– idiopathisch G20.90
– mit
–– Demenz G20.90† F02.3*
–– Off-Phase, medikamentös G20.91
Parkinson-pyramidal, Syndrom G20.90
Parkinson-Syndrom G20.90
– bei Hypotonie, orthostatisch G23.8
– durch Arzneimittel G21.1
– Dystonie-
–– infantil G24.1
–– X-chromosomal G24.1
– früh-adult G20.90
– postenzephalitisch G21.3 ►

P

Parkinson-Syndrom G20.90 *(Forts.)*
– primär G20.90
–– mit
––– Beeinträchtigung
–––– fehlend
––––– mit Wirkungsfluktuation G20.01
––––– ohne Wirkungsfluktuation G20.00
–––– gering
––––– mit Wirkungsfluktuation G20.01
––––– ohne Wirkungsfluktuation G20.00
–––– mäßig
––––– mit Wirkungsfluktuation G20.11
––––– ohne Wirkungsfluktuation G20.10
–––– schwer
––––– mit Wirkungsfluktuation G20.11
––––– ohne Wirkungsfluktuation G20.10
–––– schwerst
––––– mit Wirkungsfluktuation G20.21
––––– ohne Wirkungsfluktuation G20.20
––– Demenz G20.90† F02.3*
–– Stadium
––– 0 bis unter 3 nach Hoehn und Yahr
–––– mit Wirkungsfluktuation G20.01
–––– ohne Wirkungsfluktuation G20.00
––– 3 nach Hoehn und Yahr
–––– mit Wirkungsfluktuation G20.11
–––– ohne Wirkungsfluktuation G20.10
––– 4 nach Hoehn und Yahr
–––– mit Wirkungsfluktuation G20.11
–––– ohne Wirkungsfluktuation G20.10
––– 5 nach Hoehn und Yahr
–––– mit Wirkungsfluktuation G20.21
–––– ohne Wirkungsfluktuation G20.20
– sekundär G21.9
– syphilitisch A52.1† G22*
– vaskulär G21.4
Parkinson-Tremor G20.90
Parkinson-White-Syndrom, Wolff- I45.6
Parkinsonismus G20.90
– arteriosklerotisch G21.4
– behandlungsinduziert a.n.k. G21.1
– bei Hypotonie, orthostatisch
–– neurogen G23.8
–– symptomatisch G23.8
– durch Neuroleptika G21.0
– Dystonie-
–– mit schnellem Beginn G24.1
–– PLA2G6-assoziiert G24.1 G21.8
– idiopathisch G20.90
– medikamentös G21.1
– mit Demenz G20.90† F02.3*
– postenzephalitisch G21.3
– primär G20.90
– Pseudo- G21.4
– sekundär G21.9
–– durch
––– Arteriosklerose G21.4
––– Arzneimittel a.n.k. G21.1
––– Enzephalitis G21.3
––– exogene Agenzien a.n.k. G21.2
––– Syphilis A52.1† G22* ►

Parkinsonismus G20.90 *(Forts.)*
– syphilitisch A52.1† G22*
Parkinsonismus-Hypermanganämie-Syndrom, Dystonie- E83.8
Parkinsonoid G21.1
– neuroleptisch G21.1
Parnas-Syndrom, Wagner- [Hepatische Form der Glykogenose] E74.0
Parodontal
– Abszess K05.2
– Krankheit K05.6
– Pyorrhoe K05.3
– Schädigung, durch Okklusion, traumatisch K05.5
– Zyste K04.8
–– lateral K09.0
Parodontitis K05.3
– akut K05.2
– apikal K04.5
–– akut K04.4
–– chronisch K04.5
– chronica purulenta K05.3
– chronisch K05.3
– complex K05.3
– marginalis superficialis K05.3
– simplex K05.3
– superficialis K05.3
Parodontopathia
– dystrophica K05.4
– inflammata superficialis K05.3
Parodontopathie K05.6
– bei
–– Keratosis palmoplantaris, und Onychogryphosis Q82.8
–– Palmoplantarhyperkeratose, und Onychogryphosis Q82.8
Parodontose K05.4
– juvenil K05.4
– lokal, mit Zahnlosigkeit K08.1
Paronychie
– durch Kandidose B37.2
– Finger L03.01
–– akut L03.01
–– chronisch L03.01
–– mit Lymphangitis L03.01
– tuberkulös, primär A18.4
– Zehe L03.02
–– akut L03.02
–– chronisch L03.02
–– mit Lymphangitis L03.02
Paroophoron, Zyste Q50.5
Parorexie F50.8
– psychogen F50.8
Parosmie R43.1
– psychogen F45.8
Parostal, Osteosarkom C41.9
Parotis
– Abszess K11.3
– Adenitis, eitrig K11.2
– Adenom D11.0
–– pleomorph D11.0 ►

Parotis *(Forts.)*
– Agenesie Q38.4
– akzessorisch Q38.4
– Anomalie Q38.4
– Atrophie K11.0
– Deformität
–– angeboren Q38.4
–– erworben K11.8
– Entzündung K11.2
– Extravasationszyste K11.6
– Fistel K11.4
– Gewebe, versprengt, in
–– Halsstrukturen Q38.6
–– Lymphknoten Q38.6
– Hypertrophie K11.1
– Hypoplasie Q38.4
– Infektion K11.2
– Mischtumor D37.0
– Retentionszyste K11.6
– Schmerzen K11.8
– Schwellung K11.8
– Stein K11.5
– Tuberkulose A18.8† K93.8*
– Tumor D37.0
– Zystadenolymphom D11.0
– Zyste K11.6
Parotisgang, akzessorisch Q38.4
Parotitis K11.2
– akut K11.2
– bei Mumps B26.9
– chronisch K11.2
– eitrig K11.2
– epidemica B26.9
–– mit Orchitis B26.0† N51.1*
– infektiös B26.9
– nicht durch Mumps bedingt K11.2
– nichtepidemisch K11.2
– postoperativ K91.88
– septisch K11.2
– toxisch, unspezifisch K11.2
– übertragbar B26.9
– Uveo- D86.8
–– paralytisch D86.8
Parovarial, Zyste Q50.5
Paroxysmal
– Anfall R56.8
– Angst, episodisch F41.0
– Automatismen, idiopathisch G40.2
– Choreoathetose G25.5
– Diplopie H53.2
– Dyskinesie
–– anstrengungsinduziert G24.8
–– bei Epilepsie, generalisiert G40.3 G24.8
–– kinesiogen G24.8
–– nicht-kinesiogen G24.8
– Dyspnoe R06.0
– Flattern, Vorhof I48.9
– Flimmern, Vorhof I48.0
– Gesichtsschmerzsyndrom G50.0
– Hämaturie N02.9
–– nächtlich D59.5 ►

Paroxysmal *(Forts.)*
– Hämoglobinämie D59.6
–– nächtlich D59.5
– Hämoglobinurie, nächtlich D59.5
– Hemikranie G44.0
–– chronisch G44.0
– Kältehämoglobinurie D59.6
– Knotentachykardie I47.1
– Lähmung G72.3
– Lagerungsschwindel, benigne H81.1
– Nystagmus, benigne H81.1
– Obstruktion, Darm K56.6
– Peritonitis
–– benigne E85.0
––– familiär E85.0
–– familiär E85.0
– Polyserositis, familiäre Form E85.0
– Rhinorrhoe J30.3
– Schmerzsyndrom, extrem G90.8
– Schwindel, benigne H81.1
– Tachyarrhythmia absoluta I48.0
–– bei
––– Flattern, Vorhof I48.9
––– Flimmern, Vorhof I48.0
– Tachykardie I47.9
–– atrioventrikulär I47.1
–– AV-junktional I47.1
–– Form, aurikulär – s.a. Bouveret-Hoffmann-Syndrom I47.9
–– psychogen F45.30
–– supraventrikulär I47.1
–– syphilitisch A52.0† I52.0*
–– ventrikulär I47.2
––– maligne I47.2
–– Vorhof I47.1
– Torticollis, benigne, im Kindesalter G24.3
– Trübung, Bewusstsein G40.8
– Vertigo, benigne H81.1
– Zyanose, Finger I73.0
Parrot Kaufmann-Krankheit Q77.4
Parrot-Pseudoparalyse A50.0† M90.23*
Parrot-Syndrom Q77.4
Parry-Romberg-Syndrom G51.8
Pars cervicalis
– Ösophagus
–– Prellung S10.0
–– Wunde, offen S11.22
– Trachea
–– Prellung S10.0
–– Verletzung a.n.k. S19.9
Pars flaccida, Trommelfell, Perforation H72.1
Pars membranacea, Urethra, Verletzung S37.31
Pars plana corporis ciliaris, Entzündung H30.2
Pars prostatica, Urethra
– Polyp, im Sinne der Harnröhrenkarunkel N36.2
– Verletzung S37.33
Pars spongiosa, Urethra, Verletzung S37.32
Pars squamosa, Os temporale, Fraktur S02.0
Pars thoracica, Trachea
– Prellung S27.5 ►

P

Pars thoracica, Trachea *(Forts.)*
– Verletzung S27.5
–– oberflächlich S27.5
Parsonage-Turner-Syndrom [Neuralgische Schulteramyotrophie] G54.5
Partial, Trisomie
– 13 Q91.7
– 18 Q91.3
– 21 Q90.9
Partialepilepsie
– benigne, mit Symptomatik, affektiv G40.02
– migrierend, maligne, des Säuglingsalters G40.4
Partiell – s.a. Art der Krankheit
Partington-Syndrom Q87.8
Partnerschaft, Problem Z63
– ambivalent Z63
Partnerschaftlich, Anpassungsstörung Z63
Partus O80
– praecipitatus O62.3
– praematurus P07.3
Partusverletzung P15.9
Parulis K04.7
– mit Fistel K04.6
Parvovirus
– B19, Infektion B08.3
– Embryopathie P35.8
– Erreger B97.6! *[nur Zusatzkode!]*
– Infektion a.n.k. B34.3
PAS [p-Aminosalicylsäure]
– Hypothyreoidismus E03.2
– Hypothyreose E03.2
Pascoe-Syndrom, Forney-Robinson- Q87.8
Pascual-Castroviejo-Syndrom, Typ 2 Q28.88
PASH[Pyoderma gangraenosum, Akne und Hidradenitis suppurativa]-Syndrom M35.8
Pasini-Pierini, Typ, Atrophodermia idiopathica L90.3
Pasini-Syndrom Q81.2
Pasqualini-Syndrom E23.0
Passarge-Syndrom, Schöpf-Schulz- Q82.8
Passiv
– Algolagnie F65.5
– Hyperämie R68.8
–– Lunge J81
– Hypostase, pulmonal J81
– Ödem, Glottis, obstruktiv J38.4
– Persönlichkeit, abhängig F60.7
– Stauung
–– Leber, chronisch K76.1
–– Lunge J81
– Störung, Persönlichkeit F60.7
Passiv-aggressiv, Störung, Persönlichkeit F60.8
Passwell-Goodman-Ziprkowski-Syndrom Q87.1
Pasteurella
– Infektion A28.0
– multocida
–– Infektion A28.0
–– Sepsis A28.0
– tularensis, Infektion A21.9
Patau-Syndrom Q91.7
Patella
– Agenesie Q74.1
– Anomalie Q74.1
– Aplasie Q74.1
– bipartita Q74.1
– Chondropathie M22.4
– Deformität
–– angeboren Q68.2
–– erworben M22.8
– Dislokation S83.0
–– habituell M22.0
–– kongenital Q74.1
– Distorsion S83.6
– Dysplasie Q74.1
– Ewing-Sarkom C40.3
– Fehlen, angeboren Q74.1
– Fraktur S82.0
– Gleiten M22.3
– Hypoplasie Q74.1
– Karzinom C79.5
– Köhler-Osteochondrose M92.4
– Krankheit M22.9
– Lageanomalie, kongenital Q74.1
– Luxation S83.0
–– angeboren Q74.1
–– habituell M22.0
– Osteochondrose, juvenil M92.4
– rudimentär Q74.1
– Sarkom C40.3
– Schädigung a.n.k. M22.3
– Spaltung Q74.1
– Subluxation, habituell M22.1
– Verformung Q68.2
Patella-Kleinwuchs-Syndrom, Ohr- Q87.1
Patella-Ossifikationszentrum
– primär, Osteochondrose, juvenil M92.4
– sekundär, Osteochondrose, juvenil M92.4
Patellaaplasie-Syndrom, Aniridie- Q87.8
Patellarsehne
– Abriss S76.1
– Tendinitis M76.5
Patellaspitzensyndrom M76.5
Patellofemoralbereich, Krankheit M22.2
Paternal, Disomie 6, uniparental Q99.8
Paternale Deletion 15q11.13, mit Prader-Willi-Syndrom Q87.1
Paterson-Brown-Kelly-Syndrom D50.1
Pathogen, Keime, Gastrointestinaltrakt, Keimträger a.n.k. Z22.1
Pathologisch – s. Art der Krankheit
Pathosklerose, allgemein I70.9
Patient, durch Institutionen wandernd F68.1
Patterson-Stevenson-Syndrom Q87.0
PAU [Penetrierendes Aortenulkus] I77.80
Pauci-immun, Glomerulonephritis N01.7
Paukenerguss H65.9
– nichteitrig H65.4
Paukengranulation H71
Paukenhöhle
– Entzündung H66.9
–– akut H66.9 ►

Paukenhöhle *(Forts.)*
– Polyp H74.4
Pautrier-Woringer-Syndrom I89.8
PAVK – s.a. Periphere arterielle Verschlusskrankheit I70.29
– Becken-Bein-Typ, Stadium
–– IIb nach Fontaine I70.22
–– III nach Fontaine I70.23
–– IV nach Fontaine, mit Gangrän I70.25
–– IVa nach Fontaine I70.25
–– IVb nach Fontaine I70.25
Pavor nocturnus F51.4
Paxton-Krankheit B36.8
Payr-Syndrom K59.8
PBC [Primäre biliäre Zirrhose] K74.3
PC [Pachyonychia congenita] Q84.5
PCCA [Progressive zerebro-zerebellare Atrophie] G31.88
PCI [Pneumatosis cystoides intestini] K63.8
PCO[Polyzystisches Ovar]-Syndrom E28.2
PCOS [Polyzystisches Ovarsyndrom] E28.2
PCP [Primär-chronische Polyarthritis] M06.90
PCT [Porphyria cutanea tarda] E80.1
PCWH [Periphere demyelinisierende Neuropathie, zentrale demyelinisierende Leukodystrophie, Waardenburg-Syndrom, Hirschsprung-Krankheit] Q87.8
PDE4D-Haploinsuffizienz-Syndrom Q93.5
PDH[Pyruvatdehydrogenase]-E2, Mangel E74.4
PDH[Pyruvatdehydrogenase]-Phosphatase, Mangel E74.4
PDHC [Pyruvatdehydrogenase-Komplex], Mangel E74.4
PDS – s.a. Postdiskektomiesyndrom M96.1
PEA [Pulslose elektrische Aktivität] R00.3
Pearson-Syndrom D64.0
– McArdle-Schmidt- E74.0
Pechstuhl K92.1
Pectoralis-major-Syndrom G54.0
Pectoralis-minor-Syndrom, Subkorakoid- G54.0
Pectus
– carinatum Q67.7
–– erworben M95.4
– excavatum Q67.6
–– erworben M95.4
–– sive infundibularis, erworben M95.4
Pediculosis
– capitis B85.0
– corporis B85.1
– pubis B85.3
– vestimenti B85.1
Pedikulose B85.2
– durch Pediculus humanus capitis B85.0
– Phthiriasis, Mischform B85.4
– Vulva B85.3
Peeling-Skin-Syndrom
– akral Q80.8
– generalisiert Q80.8
– Typ
–– A Q80.8 ►

Peeling-Skin-Syndrom *(Forts.)*
~ Typ *(Forts.)*
–– B Q80.8
PEG-Sonde, Vorhandensein [perkutane endoskopische Gastrostomie] Z93.1
PEHO[Progressive Enzephalopathie mit Ödem, Hypsarrhythmie und Optikusatrophie]-ähnlich, Syndrom G31.88
PEHO[Progressive Enzephalopathie mit Ödem, Hypsarrhythmie und Optikusatrophie]-Syndrom G31.88
Peitschenhieb-Syndrom S13.4
Peitschenwurm, Infektion B79
Pektangina I20.9
Pektanginös
– Beschwerden, Herz I20.9
– Schmerzen I20.9
Pektoral
– Metastase, Lymphknoten C77.3 U69.53!
– Phlegmone L03.3
Pektoralisabszess L02.2
Pel-Syndrom A52.1† H58.8*
Pelade L63.9
Pelger-Huët-Kernanomalie D72.0
Peliosis D69.0
– hepatis K76.4
–– idiopathisch K76.4
– rheumatica D69.0
Pelizaeus-Merzbacher-ähnlich, Erkrankung E75.2
Pelizaeus-Merzbacher-Krankheit E75.2
Pellagra E52
– alkoholbedingt E52
– bei Mangel, Vitamin B E52
– mit
–– Cheilosis E52† K93.8*
–– Demenz E52† F02.8*
–– Glossitis E52† K93.8*
–– Polyneuropathie E52† G63.4*
Pellagraschutzstoff, Mangel E52
Pellagrös
– Enzephalopathie E52† G32.8*
– Gingivitis E52† K93.8*
–– akut nekrotisierend A69.1
Pellegrini-Syndrom, Stieda- M76.4
Pellizzari-Anetodermie, Jadassohn- L90.2
Pelluzid, Degeneration, Hornhaut, marginal H18.4
Pelveopathie, weiblich N73.9
Pelveoperitonitis
– akut, bei der Frau N73.3
– bei der Frau N73.5
– chronisch, bei der Frau N73.4
– männlich K65.09
Pelvic-congestion-Syndrom N94.8
Pelvikoabdominal, Abszess K65.09
Pelvin
– Knoten R19.0
– Raumforderung R19.0
–– diffus R19.0
–– generalisiert R19.0 ►

P

Pelvin *(Forts.)*
– Samenstrang, Verletzung S37.88
– Schmerzen R10.2
–– akut R10.2
– Vene, Varikose I86.2
Pelviolithiasis [Nierenbeckenstein] N20.0
Pelvipathia
– spastica F45.8
– vegetativa F45.8
Pelvipathie F45.8
Pelviperitoneum
– Endometriose N80.3
– weiblich, Adhäsion N73.6
Pelviperitonitis
– bei Abort, ärztlich, misslungen O07.0
– durch Gonokokken A54.2
– im Wochenbett O85
– Komplikation, bei Einleitung, Abort, misslungen O07.5
Pelvis
– angusta, mit Schwangerschaft O33.1
– Schmerzen R10.2
PELVIS-Syndrom [Perineales Hämangiom mit externer Genitalfehlbildung, Lipomyelomeningozele, vesikorenaler Anomalie und Anus imperforatus] Q87.8
Pelviureteral
– Abknickung, bei Pyelonephritis, chronisch N11.1
– Anomalie, bei Pyelonephritis, chronisch N11.1
– Obstruktion, bei Pyelonephritis, chronisch N11.1
– Striktur N13.5
–– bei Pyelonephritis, chronisch N11.1
–– mit Hydronephrose N13.0
Pelvivarikose I86.2
Pelvoureteral, Obstruktion N13.5
Pelz
– Dermatitis, toxisch L24.8
– Kontaktdermatitis, allergisch L23.8
Pelzigkeit R20.2
Pemphigoid L12.9
– Anti-p200- L12.8
– bullös L12.0
– juvenil L12.2
– Krankheit L12.9
–– Haut, gutartig L12.8
– membranös, mukös L12.1
– narbig L12.1
– okulär L12.1† H13.3*
– Schleimhaut, gutartig L12.1
– Schwangerschafts- O26.4
– vernarbend L12.1
Pemphigus L10.9
– acutus
–– febrilis L00.0
–– gravis L00.0
–– neonatorum L00.0
– arzneimittelinduziert L10.5
– bösartig L10.0
– brasilianisch L10.3 ►

Pemphigus L10.9 *(Forts.)*
– conjunctivae L12.1† H13.3*
– erythematosus L10.4
– familiär, benigne, chronisch Q82.8
– foliaceus L10.2
– gangränös R02.09
– herpetiformis L10.2
– IgA- L10.8
– neonatorum L01.0
– ocularis L12.1† H13.3*
– paraneoplastisch D48.9† L14*
– seborrhoicus L10.4
– syphilitisch, konnatal A50.0† L99.8*
– vegetans L10.1
– vulgaris L10.0
Pena-Shokeir-Syndrom
– I [Autosomal-rezessive fetale Akinesie] Q87.8
– II [(Autosomal-rezessives) Zerebro-okulo-fazio-skeletales Syndrom] Q87.8
Pendelhoden Q55.2
Pendelnd, Abdomen
– bei Schwangerschaft O34.8
– mit Schädigung, Fetus/Neugeborenes P03.8
Pendelnystagmus H55
Pendred-Syndrom E07.1† H94.8*
Penetrierend
– Fremdkörper
–– bei Stichwunde T14.1
–– Wunde, offen T14.1
– Lazeration, Augapfel S05.6
– Ulkus, Aorta I77.80
– Verletzung
–– Augapfel S05.6
––– mit
–––– Verlust, Gewebe, intraokular S05.2
–––– Vorfall, Gewebe, intraokular S05.2
–– Auge S05.6
–– Iris S05.6
–– Orbita S05.4
–– Retina S05.6
–– Sklera S05.6
– Wunde
–– okulär, offen, mit Fremdkörper S05.5
–– Orbita
––– mit Fremdkörper S05.4
––– ohne Fremdkörper S05.4
––– okulär, offen S05.4
Penicillin, Allergie T88.7
– in der Eigenanamnese Z88.0
Penicilline, Vergiftung T36.0
Penicilliosis B48.4
Penil, Hypospadie Q54.1
Penis
– Ablederung S31.2
– Abszess N48.2
–– gonorrhoisch a.n.k. A54.1
– Adenokarzinom C60.9
– Agenesie Q55.5
– akzessorisch Q55.6
– Amputation, traumatisch S38.2
– Aplasie Q55.5 ►

Penis *(Forts.)*
– Atrophie N48.8
– Ausfluss R36
– Blutung N48.8
– Bulbitis N48.2
– Carcinoma in situ D07.4
– Décollement S31.2
– Deformität
–– angeboren Q55.6
–– erworben N48.8
– Degeneration N48.8
– Deviation Q55.6
– doppelt Q55.6
– Elephantiasis I89.05
– Embolie N48.8
– Entzündung N48.2
– Erysipel A46
– Erythroplasie D07.4
– Fehlen
–– angeboren Q55.5
–– erworben Z90.7
– Fibrose a.n.k. N48.6
– Fibrosklerose N48.6
– Fistel N48.8
– Fraktur S39.80
– Fremdkörper T19.8
– Furunkel N48.2
– Gangrän N48.2
–– nichtinfektiös N48.8
– Geburtsverletzung P15.5
– Geschwür N48.5
–– chronisch N48.5
– Geschwulst D40.7
– Gonorrhoe A54.0
– Gumma A52.7† N51.8*
– Hämatom N48.8
–– durch Geburtsverletzung P15.5
– Herpes A60.0† N51.8*
– Hypertrophie N48.8
– Hypoplasie Q55.6
– Infektion a.n.k. N48.2
– Kalzifikation N48.8
– Karbunkel N48.2
– Karzinom C60.9
–– Plattenepithel C60.9
– Kavernitis N48.2
– Keratose N48.8
– Krankheit N48.9
–– entzündlich N48.2
– Krebs C60.9
– Leukoplakie N48.0
–– infektiös N48.0
– Lichen
–– albus N48.0
–– atrophicus N48.0
–– sclerosus N48.0
––– et atrophicus N48.0
– Lymphangitis N48.2
–– akut N48.2
–– gonorrhoisch A54.0
– Melanom, maligne C60.9 ►

Penis *(Forts.)*
– Melanoma in situ D03.8
– Metastase C79.82
– Mikro-, idiopathisch Q55.6
– mit Skrotum, Adhäsion, kongenital Q55.8
– Nävus D29.0
– Narbe N48.8
– Ödem N48.8
– Ossifikation N48.8
– Phlegmone N48.2
– Präputialschürze Q55.6
– Prellung S30.2
– Quetschung S30.2
– Queyrat-Erythroplasie D07.4
– Reizung N48.8
– Ruptur S31.2
–– traumatisch S31.2
– Schmerzen N48.8
–– psychogen F45.40
– Sklerose N48.6
– Spätsyphilis A52.7† N51.8*
– Spalte Q55.6
– Striktur, durch Fremdkörper T19.8
– Syphilis A51.0
– Thrombose N48.8
– Torsion N48.8
–– kongenital Q55.6
– Tuberkulose A18.1† N51.8*
– Tumor, maligne C60.9
– Ulkus N48.5
– Ventralverkrümmung, angeboren Q54.4
– Verätzung T21.45
–– 1. Grades T21.55
–– 2. Grades T21.65
–– 3. Grades T21.75
–– Grad
––– 2a T21.65
––– 2b T21.95
– Verbiegung, dorsal Q55.6
– Verbrennung T21.05
–– 1. Grades T21.15
–– 2. Grades T21.25
–– 3. Grades T21.35
–– Grad
––– 2a T21.25
––– 2b T21.85
– Verhärtung N48.6
– Verkrümmung Q55.6
– Verkürzung
–– angeboren Q55.6
–– lateral Q55.6
–– nichtvenerisch N48.8
–– ventral, angeboren Q54.4
– Verletzung S39.9
–– oberflächlich S30.9
– Weißfleckenkrankheit N48.0
– Wunde, offen S31.2
– Zyste N48.8
–– Talgdrüse N48.8

Penisprothese
– implantiert, mit Komplikation T83.9 ►

Penisprothese *(Forts.)*
– mit
–– Entzündung T83.6
–– Infektion T83.6
–– Komplikation, mechanisch T83.4
Penisschaft, Fibrom D29.0
Penisschwellkörper, Tunica albuginea, Verletzung S39.80
Penitis N48.2
Penizilliose B48.4
Penoskrotal
– Hämatom N48.8
– Hypospadie Q54.2
– Transposition Q55.8
Penta-X-Syndrom Q97.1
Pentalogie, Fallot- [Ventrikelseptumdefekt mit Pulmonalarterienstenose oder -atresie, Aortendextroposition und Hypertrophie des rechten Ventrikels sowie Vorhofseptumdefekt] Q21.80
Pentasomie X Q97.1
Pentasomie-X-Syndrom Q97.1
Pentastoma, Befall B88.8
Pentobarbital, Abhängigkeit F13.2
Pentosephosphat-Stoffwechselstörung E74.8
– Anämie D55.1
Pentosurie E74.8
– essentiell E74.8
Pentothal, Abhängigkeit F13.2
PEPCK [Phosphoenolpyruvat-Carboxykinase], Mangel E74.4
PEPD [Paroxysmal extreme pain disorder] G90.8
Peptisch
– Duodenitis K29.8
– Erosion
–– Anastomose K28.9
–– gastrointestinal K28.9
–– gastrojejunal K28.9
–– gastrokolisch K28.9
–– jejunal K28.9
–– magenseitig K28.9
–– marginal K28.9
– Geschwür K27.9
– Ösophagitis K21.0
– Ulkus
–– Anastomose K28.9
–– gastrointestinal K28.9
–– gastrojejunal K28.9
–– gastrokolisch K28.9
–– jejunal K28.9
–– kardia-ösophageal K22.1
–– magenseitig K28.9
–– marginal K28.9
–– Ösophagus K22.1
Peptostreptokokken, Erreger B95.91! *[nur Zusatzkode!]*
Perakut, Sepsis, durch Meningokokken A39.2
Perchloräthylen, Wirkung, toxisch T53.3
Perchlorat
– Allergie T88.7
– Überempfindlichkeit T88.7
Peregrinating patient F68.1
Pereira-Syndrom, Richieri-Costa- Q87.8
Perforanteninsuffizienz I87.20
Perforantenvarikose I83.9
Perforation – s.a. Ruptur
– Aneurysma I72.9
– Appendix K35.31
– Arterientransplantat a.n.k. T82.3
– Auge S05.6
– Beckenboden S31.0
–– Komplikation, Entbindung O70.1
– Beckenorgane
–– bei Abort, ärztlich, misslungen O07.3
–– Komplikation, bei Abort, misslungen O07.8
–– nach Abort O08.6
– bei
–– Abszess, Leber, cholangitisch K75.0
–– Appendizitis K35.31
––– akut K35.31
–– Divertikulitis
––– Darm K57.82
–––– mit Blutung K57.83
––– Dickdarm K57.22
–––– mit
––––– Abszess K57.22
––––– Blutung K57.23
––– Dünndarm K57.02
–––– mit Blutung K57.03
–––– und Dickdarm K57.42
––– Sigma K57.22
–– Endoskopie T81.2
–– Gangrän, Appendix K35.31
–– Geschwür, Magen K25.5
–– Ulcus duodeni, akut K26.1
–– Ulcus pepticum K27.5
––– akut K27.1
–– Ulcus pepticum jejuni, akut K28.1
–– Ulcus ventriculi
––– akut K25.1
––– chronisch K25.5
–– Ulkus
––– Duodenum K26.5
––– gastrojejunal K28.5
–––– akut K28.1
–––– chronisch K28.5
– Blutgefäß, versehentlich
–– chirurgisch T81.2
–– durch Sonde, während Eingriff T81.2
– Bronchus J98.0
– Brustimplantat T85.4
– Bulbus S05.6
–– mit
––– Fremdkörper S05.5
––– Prolaps S05.2
–– ohne
––– Fremdkörper S05.6
––– Prolaps S05.6
– Cervix uteri N88.8
–– als Geburtsverletzung der Mutter O71.3
– Choledochus K83.2
– Colon ascendens K63.1 ►

Perforation – s.a. Ruptur *(Forts.)*
– Darm K63.1
–– als Geburtsverletzung der Mutter O71.5
–– beim Fetus/Neugeborenen P78.0
–– nichttraumatisch K63.1
–– Perinatalperiode P78.0
–– traumatisch S36.9
– Dickdarm K63.1
– Divertikel K57.82
–– Dickdarm K57.22
–– Sigma K57.22
–– Zäkum K57.22
– Drainage T81.2
– Ductus choledochus K83.2
– Ductus cysticus K82.2
– Ductus hepaticus K83.2
– Dünndarm K63.1
– Duodenum K26.5
–– als Geburtsverletzung der Mutter O71.5
–– beim Fetus/Neugeborenen P78.0
–– traumatisch S36.41
– durch
–– Dialysekatheter T82.4
–– Fremdkörper, versehentlich in
––– einer Operationswunde zurückgeblieben T81.5
––– Körperhöhle zurückgeblieben T81.5
–– Harnwegskatheter T83.0
–– IUD [Intrauterine device] T83.3
–– Linse, intraokular T85.2
– Gallenblase K82.2
– Gallengang K83.2
– Gaumen
–– angeboren Q35.9
–– syphilitisch A52.7† K93.8*
–– weich Q35.3
– Gaumendach
–– angeboren Q35.1
–– syphilitisch A52.7† K93.8*
––– konnatal A50.5† K93.8*
– Gefäß, durch Herzklappenprothese T82.0
– Harnblase S37.22
–– als Geburtsverletzung der Mutter O71.5
–– traumatisch S37.22
– Herz, durch Herzklappenprothese T82.0
– Hornhaut
–– durch Geschwür H16.0
–– mit Prolaps, Iris S05.2
–– ohne Prolaps, Iris S05.3
– Hornhautsklera, mit Prolaps, Hornhaut S05.2
– Hypopharynx J39.2
– Ileum K63.1
–– als Geburtsverletzung der Mutter O71.5
–– beim Fetus/Neugeborenen P78.0
–– traumatisch S36.49
– intestinal, ulzerativ a.n.k. K63.1
– Jejunum K63.1
–– als Geburtsverletzung der Mutter O71.5
–– beim Fetus/Neugeborenen P78.0
–– traumatisch S36.49 ►

Perforation – s.a. Ruptur *(Forts.)*
– Kolon K63.1
–– als Geburtsverletzung der Mutter O71.5
–– beim Fetus/Neugeborenen P78.0
–– traumatisch S36.50
– Kornea, durch Ulzeration H16.0
– Koronararterientransplantat T82.2
– Ligamentum latum uteri N83.8
–– als Geburtsverletzung der Mutter O71.6
– Magen K25.5
–– ohne Ulkus K31.88
– Mammaprothese T85.4
– mit Peritonitis K65.9
– Nase, syphilitisch A52.7† J99.8*
– Nasennebenhöhle
–– chronisch J34.8
–– kongenital Q30.8
– Nasenseptum J34.8
–– angeboren Q30.3
–– syphilitisch A52.7† J99.8*
– Nerv, versehentlich
–– chirurgisch T81.2
–– durch Sonde, während Eingriff T81.2
– Niere S37.03
– Ösophagus K22.3
– Organ, versehentlich
–– chirurgisch T81.2
–– durch Sonde, während Eingriff T81.2
– Pharynx J39.2
– Rektum K63.1
–– als Geburtsverletzung der Mutter O71.5
–– beim Fetus/Neugeborenen P78.0
–– traumatisch S36.6
– Sigma K63.1
–– als Geburtsverletzung der Mutter O71.5
–– beim Fetus/Neugeborenen P78.0
–– traumatisch S36.54
– Sklera, ohne Prolaps S05.3
– Trommelfell H72.9
–– mehrfach H72.8
–– nach Entzündung H72.9
–– nichttraumatisch H72.9
–– Pars flaccida H72.1
–– persistierend-posttraumatisch H72.9
–– randständig a.n.k. H72.2
–– Recessus epitympanicus H72.1
–– total H72.8
–– traumatisch S09.2
–– zentral H72.0
– Ulkus
–– Haut L98.4
–– Magen-Darm-Trakt K27.5
– und Blutung, bei
–– Divertikulitis, Dünndarm, und Dickdarm K57.43
–– Ulcus duodeni K26.6
––– akut K26.2
–– Ulcus pepticum, akut K27.2
–– Ulcus pepticum jejuni, akut K28.2
–– Ulcus ventriculi, akut K25.2
– Ureter N28.88 ►

P

Perforation – s.a. Ruptur *(Forts.)*
– Urethra N36.8
–– als Geburtsverletzung der Mutter O71.5
– Uterus S37.6
–– als Geburtsverletzung der Mutter O71.1
–– durch Kontrazeptionseinlage, intrauterin T83.3
–– traumatisch S37.6
–– versehentlich, ärztlich T81.2
– Uvula K13.7
–– syphilitisch A52.7† K93.8*
– Warzenfortsatz H70.8
– Zäkum K63.1
Perforierend
– Appendizitis K35.31
– Elastoma L87.2
– Fremdkörper, Hornhaut S05.5
– Kollagenose, reaktiv L87.1
–– familiär L87.1
– Verletzung T14.1
–– Augapfel S05.6
–– Hornhaut, Auge S05.6
–– mit Fremdkörper, Augapfel S05.5
–– ohne Fremdkörper, Augapfel S05.6
–– Orbita S05.4
– Wunde, offen, Lid S01.1
Perforiert
– Abszess, peritoneal K65.09
– Aneurysma, Bauchaorta I71.3
– Appendizitis K35.31
– Otitis H66.9
–– media H66.9
– Spätsyphilis, Uvula A52.7† K93.8*
– Ulcus corneae H16.0
– Ulcus duodeni K26.5
– Ulcus ventriculi K25.5
– Ulkus
–– Darm K63.1
–– Extremität, untere L97
–– Fuß L97
––– syphilitisch A52.1† L99.8*
–– syphilitisch A52.7† L99.8*
–– typhös A01.0
Perfusion, mit Komplikation a.n.k. T80.9
Pergamentkind P95
– Schwangerschaftskomplikation O31.0
Periadenitis mucosa necrotica recurrens K12.0
Periampullär, Karzinom C26.9
Periamygdalitis J36
– phlegmonosa abscedens J36
Perianal
– Abszess K61.0
–– tuberkulös A18.3† K93.0*
– Blutung K62.50
– Dermatophytose [Dermatophytie] B35.6
– Ekzem L30.9
– Entzündung K62.8
– Fistel K60.3
– Hämatom, nichttraumatisch K64.5
– Hautzipfel K64.4 ►
Perianal *(Forts.)*
– Infektion, durch
–– Herpesvirus A60.1
–– Pilz B35.6
– Kandidose B37.88
– Karzinom C44.50
– Marisken K64.4
– Mukositis K92.8
– Mykose B35.6
– Nävus D22.5
– Schmerzen, und Schmerzen, perineal K62.9
– Thrombose K64.5
Perianalhaut
– Carcinoma in situ D04.5
– Herpes A60.1
– Melanom, maligne C43.5
– Melanoma in situ D03.5
– Melanozytennävus D22.5
Perianalvenen, Thrombose K64.5
Periapikal
– Abszess K04.7
–– mit Fistel K04.6
–– ohne Fistel K04.7
– Dysplasie
–– Oberkieferknochen D16.42
–– zemento-ossal D16.5
– Granulom K04.5
– Infektion K04.5
– Krankheit, Gewebe K04.9
– Zyste K04.8
Periappendikal
– Adhäsion K66.0
– Gewebestrang, angeboren Q43.3
Periappendizitis K37
Periappendizitisch, Abszess K35.32
Periarteriitis nodosa M30.0
– disseminiert M30.0
– infektiös M30.0
– nekrotisierend M30.0
Periarthritis M77.9
– calcificans M77.9
– coxae M76.8
– Duplay- M75.0
– Gelenk M77.9
– gonorrhoisch A54.4† M73.89*
– Handgelenk M77.2
– Hüfte M76.8
– humeroscapularis M75.0
–– akut M75.0
–– chronisch M75.0
–– sekundär M75.0
Periarthropathia humeroscapularis M75.0
– acuta M75.0
– calcarea M75.0
– mit
–– Ablagerung, Kalk M75.0
–– Einschränkung, Bewegung M75.0
–– Hochstand, Kopf, einseitig M75.0
–– Teilsteife M75.0
Periarthropathie M77.9
Periarthrosis humeroscapularis M75.0

Periartikulär
– Fibrositis M79.70
– Kalzifikation M25.89
– Ossifikation M25.89
Peribronchial, Fibrose J84.10
Peribronchiolitis J21.9
Peribronchitis J42
– tuberkulös A16.4
–– bakteriologisch oder histologisch gesichert A15.5
Pericarditis
– adhaesiva I31.0
– calcarea I31.1
– carcinomatosa C79.83
– constrictiva I31.1
–– chronica I31.1
– purulenta I30.1
Pericholangiolitis K83.09
Pericholangitis K75.8
Pericholezystitis K81.0
Perichondritis
– auricularis H61.0
– bei Syphilis, Larynx A52.7† J99.8*
– Bronchus J98.0
– Gehörgang, äußerer H61.0
– Larynx J38.7
–– spätsyphilitisch A52.7† J99.8*
–– tuberkulös A16.4
– Nase J34.8
– Ohr, äußeres H61.0
– Ohrmuschel H61.0
– Trachea J39.88
– tuberkulös, bakteriologisch oder histologisch gesichert A15.5
Peridakryozystitis H04.3
– akut H04.3
– subakut H04.3
Peridental, Infektion K05.2
Peridivertikulitis K57.92
– Darm K57.92
Perldontal
– Abszess K05.2
– Infektion K05.2
– Krankheit K05.6
– Verschluss, traumatisch K05.5
Peridontitis simplex K05.3
Periduodenitis K29.8
Periduralanästhesie, mit Nebenwirkung T88.5
Periendokarditis I38
– akut I33.9
– subakut I33.9
Periepididymitis N45.9
Perifolliculitis
– capitis abscedens et suffodiens L66.3
– superficialis pustularis L01.0
Perifollikulitis L08.8
Perigastrisch, Adhäsion K66.0
Perihepatitis K65.8
– chronica hyperplastica K75.8
– durch Chlamydien A74.8† K67.0*
– gonorrhoisch A54.8† K67.1*
Periimplantär, Infektion T84.7
– durch
–– Gelenkendoprothese T84.5
–– Osteosynthesevorrichtung, intern T84.6
– implantatassoziiert T84.7
Perikanalikulär, Fibroadenom D24
Perikapsulitis, Schulter, adhäsiv M75.0
Perikard
– Adhäsion I31.0
–– fokal I31.88
––– postinfektiös I31.88
–– rheumatisch I09.2
–– tuberkulös A18.8† I32.0*
– Agenesie Q24.8
–– komplett, kongenital Q24.8
–– partiell, kongenital Q24.8
– Anomalie Q24.8
– Blutung I31.2
– Deformität, angeboren Q24.8
– Divertikel, kongenital Q24.8
– Entzündung I31.9
– Erguss I31.3
–– akut I30.9
–– maligne I31.3
–– nichtentzündlich I31.3
–– rheumatisch I09.2
– Fehlen, angeboren Q24.8
– Fibrose I31.88
– Gumma A52.0† I32.0*
– Infektion, durch Meningokokken A39.5† I32.0*
– Kalzifikation I31.1
– Karzinose C79.83
– Krankheit I31.9
–– chronisch I31.9
– Mesotheliom C45.2
– Petechien R23.3
– Pyopneumo- I30.1
– Schwiele I31.88
– Syphilis A52.0† I32.0*
– Tamponade I31.80
– Tuberkulose A18.8† I32.0*
– Verwachsung I31.0
–– rheumatisch I09.2
– Zyste Q24.8
Perikardial
– Abszess I30.1
– Schmerzen R07.2
Perikardialsack, und Pleurasack, Verbindung, angeboren Q34.8
Perikarditis I31.9
– adhäsiv
–– chronisch I31.0
–– rheumatisch I09.2
– aktiv, mit Fieber, rheumatisch I01.0
– akut I30.9
–– mit Chorea I02.0
– bakteriell, akut, mit Erguss
–– serös I30.1
–– seropurulent I30.1 ►

P

Perikarditis I31.9 *(Forts.)*
– bei
–– Arthritis, rheumatisch
––– akut I01.0
––– subakut I01.0
–– Chorea, rheumatisch I02.0
–– Fieber, rheumatisch I01.0
––– inaktiv I09.2
–– Lupus erythematodes, systemisch M32.1† I32.8*
–– Polyarthritis, seropositiv, chronisch M05.30† I32.8*
– benigne, akut I30.8
– chronisch I31.9
–– konstriktiv I31.1
– durch
–– Aspergillus B44.8† I32.1*
–– Coxsackievirus B33.2† I32.1*
–– Gonokokken A54.8† I32.0*
–– Meningokokken A39.5† I32.0*
–– Pneumokokken I30.1 B95.3!
–– Staphylokokken I30.1 B95.8!
–– Streptokokken I30.1 B95.5!
– eitrig I30.1
– Endo- I38
– fibrinös I30.8
–– eitrig I30.1
– fibrös I31.0
– hämorrhagisch I31.2
– Hydro- I31.9
– Hydropneumo- I31.9
– idiopathisch I30.0
–– unspezifisch, akut I30.0
– infektiös I30.1
– käsig A18.8† I32.0*
– Kardio- I31.9
– leukämisch C95.90† I32.8*
– Mediastino-
–– adhäsiv I31.0
–– chronisch, rheumatisch I09.2
– Mediastinum I31.9
– mit
–– Dekompensation I31.9
–– Erguss I31.9
– Myo-, akut I30.9
– nichtrheumatisch
–– akut I30.9
–– chronisch I31.9
– Pleuro- I31.9
– Pneumo- I31.9
– rheumatisch I01.0
–– akut I01.0
–– chronisch I09.2
– rheumatoid, bei Polyarthritis, seropositiv, chronisch M05.30† I32.8*
– septisch I30.1
– serofibrinös I30.8
– syphilitisch A52.0† I32.0*
– tuberkulös A18.8† I32.0*
– urämisch N18.89† I32.8*
– viral I30.1

Perikarditisch, Pseudoleberzirrhose I31.1
Perikolitis A09.9
Perikolpitis, im Wochenbett O86.1
Perikoronarzyste K09.0
Perikoronitis K05.3
– akut K05.2
– chronisch K05.3
Perikraniell, Eiterung M86.88
Perilabyrinthitis H83.0
– akut H83.0
Perilymphfistel
– bei Schwerhörigkeit, X-chromosomal, gemischt H90.8
– Ohrmuschel H61.1
Perimandibulär, Abszess K12.28
Perimeningitis G03.9
Perimenopause N95.8
Perimetrisch, Abszess N73.2
Perimetritis N71.9
– akut N71.0
– chronisch N71.1
– im Wochenbett O86.1
Perimetrosalpingitis N70.9
– im Wochenbett O85
Perimyokarditis I31.9
Perinatal
– Asphyxie P21.9
– Dysplasie, bronchopulmonal P27.1
– Fraktur, Klavikula P13.4
– Glykogenose, neuromuskuläre Form, fatal
–– durch Mangel, Glykogen-Branching-Enzym E74.0
–– Typ 4 E74.0
– GSD [Glykogenspeicherkrankheit], neuromuskuläre Form, fatal
–– durch Mangel, Glykogen-Branching-Enzym E74.0
–– Typ 4 E74.0
– Mangel, GBE [Glykogen-Branching-Enzym], neuromuskuläre Form, fatal E74.0
– Pneumomediastinum P25.2
– Schädigung, Gehirn P91.9
– Speicherkrankheit, Glykogen, neuromuskuläre Form, fatal, Typ 4 E74.0
– Störung, in der Anamnese Z87.6
Perinatalperiode
– Emphysem, interstitiell P25.0
– Perforation, Darm P78.0
Perineal
– Fistel a.n.k. N36.0
–– bei Fehlbildung, anorektal, nicht-syndromal Q43.9 Q64.7
–– mit Beteiligung, Urethra N36.0
–– tuberkulös A18.1† N37.8*
–– Ureter N28.88
– Hämatom S30.2
– Hypospadie Q54.3
– Riss, sekundär, im Wochenbett O90.1
– Schmerzen R10.2
–– akut R10.2
–– und Schmerzen, perianal K62.9 ►

Perineal *(Forts.)*
– Spasmus, bei der Frau N94.8
– Wunde, Dehiszenz, post partum O90.1
Perineorektal, Fistel K60.4
Perinephritis N15.9
– eitrig N15.11
– im Wochenbett O86.2
Perinephritisch, Abszess N15.11
– tuberkulös A18.1† N29.1*
Perineum
– Abnormität, mit Hindernis, Geburt O65.5
– Abszess L02.2
–– Urethra N34.0
– Anomalie
–– bei Schwangerschaft O34.7
–– Betreuung, Schwangere O34.7
– Basaliom C44.50
– Beteiligung, bei Lazeration
–– rektovaginal, bei Geburt O70.2
–– Vagina, bei Geburt O70.0
– Eingriff, chirurgisch, vorangegangen
–– Betreuung, Mutter O34.7
–– mit Komplikation, Entbindung O34.7
– Erkrankung, nichtentzündlich N90.9
– Fibrose
–– bei Schwangerschaft O34.7
–– mit Hindernis, Geburt O65.5
– Fistel, tuberkulös a.n.k. A18.1† N37.8*
– Gangrän R02.8
– Hämatom, bei Geburt O71.7
– Haut, Karzinom C44.50
– Insuffizienz N81.8
– Karbunkel L02.2
– Lazeration S31.0
–– alt N81.8
– männlich, Entzündung L08.9
– Melanom, maligne C43.5
– Melanoma in situ D03.5
– Nävus D22.5
– Phlegmone L03.3
– Prellung S30.2
– Prolaps, bei der Frau N81.8
– Reizung a.n.k. L29.3
– Relaxation N81.8
– rigide, mit Schnittentbindung O34.7
– Rigidität
–– Betreuung, Mutter O34.7
–– mit Hindernis, Geburt O65.5
– Riss S31.0
–– geringfügig, bei Geburt O70.0
– Ruptur
–– nichtgeburtshilflich N90.8
–– nichttraumatisch N90.8
– Tumor
–– bei Schwangerschaft O34.7
–– mit
––– Hindernis, Geburt O65.5
––– Schädigung, Fetus/Neugeborenes, bei Entbindung P03.8
–– während Schwangerschaft, mit Schädigung, Fetus/Neugeborenes P03.8 ►

Perineum *(Forts.)*
– Varizen
–– bei Schwangerschaft O22.1
–– im Wochenbett O87.8
– Verätzung T21.45
–– 1. Grades T21.55
–– 2. Grades T21.65
–– 3. Grades T21.75
–– Grad
––– 2a T21.65
––– 2b T21.95
– Verbrennung T21.05
–– 1. Grades T21.15
–– 2. Grades T21.25
–– 3. Grades T21.35
–– Grad
––– 2a T21.25
––– 2b T21.85
– Verletzung S39.9
–– geringfügig, bei Geburt O70.0
–– mit Beteiligung
––– Frenulum labiorum pudendi, bei Geburt O70.0
––– Haut, bei Geburt O70.0
––– Labien, bei Geburt O70.0
––– Vagina, bei Geburt O70.0
––– Vulva, bei Geburt O70.0
–– oberflächlich S30.9
– weiblich, Entzündung L08.9
– Wunde, offen S31.0
Perineural
– Fibroblastom D36.1
– Zyste G54.8
Perineuriom
– extraneural D36.1
– intraneural D36.1
– retikulär D36.1
– sklerosierend D36.1
Perineuritis a.n.k. M79.29
– Optikus, idiopathisch H46
Periodo, irregulär N92.6
Periodenschmerzen N94.6
Periodenstörung N92.6
Periodisch
– Agranulozytose D70.5
– Atmung R06.3
– Bewegung, Extremität, im Schlaf [Periodic Limb Movement Disorder] G25.80
– Depression F33.9
– Erbrechen R11
–– psychogen F50.5
– Fibroadenose, Brustdrüse N60.2
– Hypothermie, spontan G90.8
– Lähmung G72.3
–– familiär G72.3
–– hyperkaliämisch G72.3
––– familiär G72.3
–– hypokaliämisch G72.3
––– familiär G72.3
–– myotonisch G72.3
––– familiär G72.3 ►

P

Periodisch *(Forts.)*
~ Lähmung G72.3 *(Forts.)*
-- normokaliämisch G72.3
--- familiär G72.3
- Mittelmeer-Fieber E85.0
- Nervus ophthalmicus, Lähmung [Ophthalmoplegische Migräne] G43.8
- Neutropenie D70.5
- Ödem T78.3
-- hereditär D84.1
- Paralyse G72.3
-- familiär G72.3
-- hyperkaliämisch G72.3
-- hypokaliämisch G72.3
-- myotonisch G72.3
-- normokaliämisch G72.3
-- thyreotoxisch G72.3
- Peritonitis, familiär E85.0
- Polyserositis E85.0
- Ptyalismus K11.7
- Somnolenz G47.8
- Trunksucht F10.2
- Untersuchung Z00.0
Periodisch-rezidivierend, Urtikaria L50.8
Periodontal, Zyste K04.8
- lateral K09.0
- Zahn, lateral K09.0
Periodontitis K05.3
- akut K05.2
- apikal K04.5
-- akut K04.4
- chronisch K05.3
- complex K05.3
Periodontopathie, mit Keratosis palmoplantaris Q82.8
Periokular
- Affektion, degenerativ H02.7
- Verbrennung T26.0
Periokularregion
- Lid, Verbrennung T26.0
- Prellung S00.1
- Verätzung T26.5
- Verletzung, oberflächlich S00.20
- Wunde, offen S01.1
Perionychie
- durch Kandidose B37.2
- Finger L03.01
-- mit Lymphangitis L03.01
- Zehe L03.02
-- mit Lymphangitis L03.02
Perioophoritis N70.9
- akut N70.0
Perioral
- Dermatitis L71.0
- Ekzem L71.0
-- superinfiziert L30.3
- Flechte B35.0
- Myoklonie, mit Absencen G40.3
- Pyodermie L08.0
Periorbital
- Dermatitis H01.1 ►
Periorbital *(Forts.)*
- Infektion H05.0
- Phlegmone L03.2
Periorbitalregion, Wunde, offen S01.1
Periorchitis N45.9
Periost
- Abszess M86.99
- dental, Eiterung K10.3
- Dysplasie M89.89
- Krankheit M89.89
- Spätsyphilis A52.7† M90.19*
- Syphilis
-- konnatal A50.0† M90.19*
-- sekundär A51.4† M90.19*
- Verdickung M89.39
Periostal
- Abszess, mit Osteomyelitis M86.89
-- akut M86.19
-- chronisch M86.69
- Chondrom D16.9
- Fibrom D16.9
- Fibrosarkom C41.9
- Sarkom C41.9
Periostalgie M89.89
Periostitis M86.99
- alveolär K10.3
- alveolodental K10.3
- diffus M86.99
- Ferse M86.97
- frühsyphilitisch, konnatal A50.0† M90.19*
- gonorrhoisch A54.4† M90.19*
- infektiös M86.99
- Kiefer K10.28
-- akut K10.28
-- chronisch K10.28
-- eitrig K10.28
- konnatal M86.99
- mit Osteomyelitis M86.89
-- akut M86.19
-- chronisch a.n.k. M86.69
-- subakut M86.29
- Oberkiefer K10.28
- Orbita H05.0
- Osteo- M86.89
- spätsyphilitisch A52.7† M90.19*
- syphilitisch A52.7† M90.19*
-- konnatal A50.0† M90.19*
-- sekundär A51.4† M90.19*
- tibiae, durch Überlastung M76.8
- tuberkulös A18.0† M90.09*
- umschrieben M86.99
- Unterkiefer K10.28
Periostose M89.89
- Ansatz-, Kreuz-Darmbein-Gelenk M89.85
- durch Überanstrengung M77.9
- hyperplastisch M89.89
- mit Osteomyelitis M86.89
- Pachydermo- M89.49
Periovarial, Adhäsion N73.6
Peripankreatisch, Zyste K86.2

Peripapillär
– Degeneration, chorioretinal, helikoid H31.2
– Dystrophie, Aderhaut H31.2
– Staphylom H15.8
Peripharyngeal, Abszess J39.0
Peripher – s. Art der Krankheit
Peripher-labyrinthär, Schwindel H81.3
Periphlebitis I80.9
– Retina H35.0
– umbilicalis I80.88
Peripneumonie J18.9
Periporitis L74.8
Periportal, Zirrhose K74.6
Periproktisch, Abszess K61.1
Periproktitis K62.8
Periprostatisch
– Abszess N41.2
– Adhäsion N42.8
Periprostatitis N41.9
Peripyelitis N12
Perirektal
– Abszess K61.1
–– tuberkulös A18.3† K93.0*
– Entzündung K62.8
– Fistel K60.4
–– tuberkulös A18.3† K93.0*
– Infektion K62.8
– Mukositis K92.8
Perirenal
– Abszess N15.11
– Adhäsion N28.88
– Fasziitis, mit
–– Infektion K66.2
–– Obstruktion, Ureter K66.2
– Hämatom S37.01
– Infektion N15.9
Perirenitis N12
Perisalpingitis N70.9
– akut N70.0
– chronisch N70.1
Perisigmoiditis A09.9
Perispermatozystitis N49.9
Perisplenitis D73.8
– infektiös D73.8
Peristaltik
– Anti- R19.2
– Hyper- R19.2
– sichtbar R19.2
Perisylvisch, Polymikrogyrie, bilateral Q04.3
Peritendinitis M77.9
– Schulter, adhäsiv M75.0
Perithyreoiditis E06.9
Peritoneal
– Abszess K65.09
–– Becken, beim Mann K65.09
–– bei Appendizitis, akut K35.32
–– perforiert K65.09
– Adhäsion K66.0
–– Becken, weiblich N73.6
–– kongenital Q43.3
–– mit Verschluss, Darm K56.5 ►

Peritoneal *(Forts.)*
– Dialyse Z49.2
– Gewebestrang, adhäsiv K66.0
– Hyalinose E75.5
– Infektion K65.9
–– im Wochenbett O85
– Karzinom, primär C48.2
– Karzinomatose C78.6
– Karzinose C78.6
– Leiomyomatose, disseminiert D20.1
– Lymphknoten, Tuberkulose A18.3† K93.0*
– Mesotheliom, multizystisch, benigne D19.1
– Myxom D20.1
– Perlsucht, durch Rindertuberkulose, übertragbar A18.3† K93.0*
– Phlegmone K65.09
– Reizung K66.9
– Sarkomatose C48.2
– Schwangerschaft O00.0
– Serositis, multipel K65.8
– Splenose D13.9
– Teratom D48.4
– Tumor D48.4
– Verwachsung, Oberbauch K66.0
– Zyste K66.8
Peritonealflüssigkeit, Befund, abnorm R85.9
Peritonealhöhle, mit Flüssigkeit R18
Peritoneum
– Abszess
–– bei Gangrän, Appendix K35.32
–– nach
––– Abort O08.0
––– Extrauteringravidität O08.0
––– Molenschwangerschaft O08.0
–– postoperativ T81.4
–– postpartal O85
–– tuberkulös A18.3† K67.3*
– Adhäsion K66.0
–– mit Ileus K56.5
– Becken, Abszess, bei der Frau N73.5
– Blutung K66.1
– Entzündung K65.9
–– gonorrhoisch A54.8† K67.1*
–– lokalisiert K65.9
– Fettnekrose K65.8
– Fistel K65.9
– Gewebestrang, obstruktiv K56.5
– Granulom K66.8
–– durch Helmintheneier a.n.k. B83.9† K67.8*
– Hydro- R18
– Karzinom, serös, papillär, primär C48.2
– Krankheit K66.9
–– Becken, weiblich a.n.k. N94.8
– Lazeration, als Geburtsverletzung der Mutter O71.5
– Lipom D17.7
– Mesotheliom C45.1
–– benigne D19.1
–– maligne C45.1
– Metastase C78.6
– Nekrose K55.0 ►

P

Peritoneum *(Forts.)*
– parietale, Mesotheliom C45.1
– Pelvi-, Endometriose N80.3
– Rundzelltumor, desmoplastisch C48.2
– Stromatumor, gastrointestinal [GIST] C48.2
– Syphilis A52.7† K67.2*
–– konnatal A50.0† K67.2*
– Tuberkulose a.n.k. A18.3† K93.0*
– Verletzung S36.81
– Verwachsung K66.0
–– postoperativ K66.0
– viscerale, Mesotheliom C45.1
– Zerreißung, Komplikation, Entbindung O71.5
– Zyste, chylös I89.8† K67.8*
Peritonitis K65.9
– adhäsiv K65.9
– akut K65.09
– allgemein K65.09
– aseptisch T81.6
– bakteriell K65.09
–– spontan K65.00
– Becken
–– chronisch, mit Verwachsung, bei der Frau N73.6
–– im Wochenbett O85
–– männlich, akut K65.09
–– nach Abort O08.0
–– weiblich N73.5
––– akut N73.3
– bei
–– Divertikulitis
––– Darm K57.82
–––– mit Blutung K57.83
––– Dünndarm K57.02
–––– mit Blutung K57.03
–––– und Dickdarm K57.42
––– Kolon K57.22
–––– mit Blutung K57.23
–– Schwangerschaft O26.88
–– Soor B37.88† K67.8*
– beim Neugeborenen P78.1
– benigne, familiär, paroxysmal E85.0
– biliär K65.8
– carcinomatosa C78.6
– chemisch T81.6
– diaphragmatisch K65.09
– diffus a.n.k. K65.09
–– akut K65.09
– diphtherisch A36.8† K67.8*
– disseminiert a.n.k. K65.09
– durch
–– Barium T81.6
–– Candida B37.88† K67.8*
–– Chlamydien A74.8† K67.0*
–– Galle K65.8
–– Gonokokken A54.8† K67.1*
–– Mekonium P78.0
–– Perforation K65.9
–– Substanz, chemisch T81.6
–– Urin K65.8
– Durchwanderungs- K65.9 ►

Peritonitis K65.9 *(Forts.)*
– eitrig K65.09
–– akut K65.09
– eosinophil K65.8
–– akut K65.09
– familiär
–– paroxysmal E85.0
–– periodisch E85.0
– fibrinös K65.9
– fibroplastisch K65.8
– fibropurulent K65.09
– frühsyphilitisch, konnatal A50.0† K67.2*
– gallig K65.8
– generalisiert K65.09
–– bei
––– Appendizitis, akut K35.2
–––– nach Perforation K35.2
––– Entzündung, Blinddarm, akut K35.2
––– Gangrän, Appendix K35.2
––– Ruptur, Appendix K35.2
– käsig A18.3† K67.3*
– kongenital a.n.k. P78.1
– kotig K65.8
– lokal, mit Gangrän, Appendix K35.30
– lokalisiert K65.9
–– bei
––– Appendizitis, akut K35.30
–––– nach Perforation K35.31
––– Entzündung, Blinddarm, akut K35.30
– Metro-, im Wochenbett O85
– mit
–– Abszess K65.09
–– Erguss K65.9
– nach
–– Abort O08.0
–– Extrauteringravidität O08.0
–– Molenschwangerschaft O08.0
– Oberbauch K65.9
– pankreatisch K65.09
– paroxysmal, benigne E85.0
– Pelvi-, im Wochenbett O85
– Permigrations- K65.9
– postpartal O85
– proliferierend, chronisch K65.8
– puerperalis O85
– Salpingo-, im Wochenbett O85
– septisch K65.09
– spätsyphilitisch A52.7† K67.2*
– subdiaphragmatisch K65.09
– subphrenisch K65.09
–– akut K65.09
– syphilitisch A52.7† K67.2*
–– konnatal A50.0† K67.2*
– tuberkulös A18.3† K67.3*
– Typho- A01.0
– und Blutung, bei Divertikulitis, Dünndarm, und Dickdarm K57.43
– Unterbauch K65.9
– Vierquadranten- K65.9
Peritonsillär
– Abszess J36 ►

Peritonsillär *(Forts.)*
– Gewebe, Blutung J35.8
– Infiltrat J36
– Phlegmone J36
– Ulkus J35.8
Peritonsillitis J36
Peritracheitis J04.1
Peritubar, Adhäsion N73.6
– mit Unfruchtbarkeit, weiblich N97.1
Perityphlitis K37
Perityphlitisch, Abszess K35.32
Periungual, Panaritium
– Finger L03.01
– Zehe L03.02
Periureteral
– Abszess N28.88
– Adhäsion N28.88
– Infektion N28.88
Periureteritis N28.88
Periurethral
– Abszess N34.0
– Einriss, mit Beteiligung der Urethra O71.5
– Gewebe
–– Lazeration S37.30
–– Riss, bei Geburt O70.0
–– Ruptur, bei Geburt O70.0
–– Verletzung S37.30
––– bei Geburt O70.0
– Zyste, kongenital Q64.7
Periurethritis N34.2
– gangränös N34.2
Periuterin
– Abszess N73.2
–– chronisch N73.1
– Adhäsion N73.6
– Entzündung N73.2
Perivaginitis N76.0
– im Wochenbett O86.1
Perivaskulär, Tumor, epitheloidzellig D48.1
Perivaskulitis, Retina H35.0
– idiopathisch H35.0
Periventrikulär
– Heterotopie, nodulär Q04.8
– Leukomalazie, beim Frühgeborenen P91.2
– Zyste, erworben, beim Neugeborenen P91.1
Perivesikal
– Abszess N30.8
– Adhäsion N32.8
– Entzündung N30.9
– Phlegmone N30.8
Perivesikulär, Adhäsion, Samenblase N50.8
Perivesikulitis N49.0
– Bläschendrüse N49.0
Perizellulitis L03.9
Perizementitis K05.3
Perizystitis N30.9
Perizytom D48.1
Perkussionsschall, Thorax, abnorm R09.8
Perlèche a.n.k. K13.0
– bei Mangel, Vitamin B_2 E53.0† K93.8*
– durch Moniliasis a.n.k. B37.88
Perlèche-Kandidose B37.88
Perlgeschwulst H71
Perlig, Haar, angeboren Q84.1
Perlman-Syndrom Q87.3
Perlsucht, peritoneal, durch Rindertuberkulose, übertragbar A18.3† K93.0*
Permanent, Flimmern, Vorhof I48.2
Permeabilität, Kapillaren, Erhöhung I78.8
Permigrationsperitonitis K65.9
Perniciosa haemoglobinurica B50.8
Pernio T69.1
Pernioerythem T69.1
Perniones T69.1
Perniziös
– Agranulozytose D70.3
– Anämie D51.0
–– angeboren D51.0
–– erworben D51.0
–– juvenil D51.0
–– mit
––– Glossitis D51.0
––– Möller-Hunter-Glossitis D51.0
––– Polyneuropathie D51.0† G63.4*
– Fieber, intermittierend B50.9
– Myopie H44.2
Perobrachius Q74.0
Perodaktylie Q73.8
– Finger Q71.8
– Zehe Q72.9
Peromelie Q73.8
Peronäal
– Atrophie, Muskel G60.0
–– axonaler Typ G60.0
–– Form, hypertrophisch G60.0
– Muskelgruppe, Verletzung, in Unterschenkel-Höhe S86.3
Peronäus, Parese G57.3
Peronäussehne, Tendinitis M76.7
Peroxidase, Defekt E80.3
Peroxisomal
– Alanin-Glyoxylat-Aminotransferase, Mangel E74.8
– Beta-Oxidationsstörung E71.3
Perrault-Syndrom Q87.8
Perry-Syndrom G20.90
Perseveration R48.8
– tonisch R48.8
Persistenz
– Aortenbogen, rechts Q25.4
– Arterie, zilioretinal Q14.8
– Dentes decidui K00.6
– Dottergang Q43.0
– Ductus Cuvieri, links, mit Talipes equinovarus, mit Defekt, Atriumseptum, Robin-Sequenz Q87.8
– Ductus omphaloentericus Q43.0
– Ductus thyreoglossus Q89.2
– Follikel N94.8
– Gewebe, pankreatisch, im Verdauungstrakt Q43.8 ►

Persistenz *(Forts.)*
– Hämoglobin, fetal, hereditär, mit Beta-Thalassämie D56.4
– hereditär, Hämoglobin, fetal D56.4
–– mit Sichelzellkrankheit D56.4 D57.1
– Hohlvene, obere, links, mit Mündung in den linken Vorhof Q26.1
– Kloake Q43.7
– Ostium atrioventriculare commune Q21.2
– Sinus urogenitalis
–– bei der Frau Q52.8
–– beim Mann Q55.8
– Sinus venosus, mit mangelhafter Verbindung in den rechten Vorhof Q26.8
– Vena cardinalis posterior, links Q26.8
– Vena cava superior, links Q26.1
–– mit Mündung in den linken Vorhof Q26.1
– Vene, zilioretinal Q14.8
Persistenzsyndrom, Müller-Gang- Q55.8
Persistierend – s. Art der Krankheit
Persistierend-posttraumatisch, Perforation, Trommelfell H72.9
Persönlich, Hygiene, Problem Z91.8
Persönlichkeit
– Änderung
–– andauernd F62.9
––– bei Schmerzsyndrom, chronisch F62.80
––– nach
–––– Extrembelastung F62.0
–––– Krankheit, psychisch F62.1
–– nach
––– andauernder Gefangenschaft mit unmittelbarer Todesgefahr F62.0
––– Folter F62.0
––– Katastrophe F62.0
––– Konzentrationslagererfahrung F62.0
––– Opfer von Terrorismus F62.0
––– Situation, lebensbedrohlich, länger F62.0
––– Trauerfall F62.88
– aggressiv F60.30
– emotional instabil F60.30
– erregbar F60.30
– labil F60.4
– moralisch defekt F60.2
– paranoid F60.0
– passiv, abhängig F60.7
– Problem F69
– pseudoretardiert, organisch bedingt F07.0
– psychoinfantil F60.4
– psychopathisch, Typ, paranoid F60.0
– Störung F60.9
–– abhängig F60.7
–– ängstlich F60.6
–– affektiv F34.0
–– alternierend F44.88
–– amoralisch F60.2
–– anankastisch F60.5
–– antisozial F60.2
–– asozial F60.2
–– asthenisch F60.7
–– bei Epilepsie, limbisch F07.0 ►

Persönlichkeit *(Forts.)*
~ Störung F60.9 *(Forts.)*
–– depressiv F34.1
–– dissozial F60.2
–– emotional, instabil, Typ, impulsiv F60.30
–– expansiv-paranoid F60.0
–– explosiv F60.30
–– exzentrisch F60.8
–– fanatisch F60.0
–– haltlos F60.8
–– histrionisch F60.4
–– hyperthym F34.0
–– hypothym F34.1
–– hysterisch F60.4
–– inadäquat F60.7
–– infantil F60.4
–– kombiniert F61
–– mit
––– Borderline-Syndrom, psychisch F60.31
––– Defekt, moralisch F60.2
–– multipel F44.81
–– nach Hirnschaden, organisch F07.0
–– narzisstisch F60.8
–– neurotisch F60.8
–– organisch F07.0
–– passiv F60.7
–– passiv-aggressiv F60.8
–– pathologisch a.n.k. F60.9
–– pseudoretardiert F07.0
–– psychoneurotisch F60.8
–– psychopathisch F60.2
–– querulatorisch F60.0
–– reizbar F60.30
–– schizoid F60.1
–– schizotyp F21
–– selbstschädigend F60.7
–– selbstunsicher F60.6
–– sensitiv paranoid F60.0
–– soziopathisch F60.2
–– und Störung, Verhalten F69
–– unreif F60.8
–– unzulänglich F60.7
–– vermeidend F60.6
–– zwanghaft F60.5
–– zyklothym F34.0
– Typ-A- Z73
– unzulänglich F60.8
– Veränderung F60.9
– Wandel F60.9
– Zwangsstörung F60.5
– zykloid F34.0
Person
– aufgenommen, im Krankenhaus a.n.k. Z76.4
– die auf Aufnahme in eine angemessene Betreuungseinrichtung wartet Z75.8
– isoliert lebend Z59
– ohne festen Wohnsitz Z59
Personenverkennung, im Sinne Doppelgängerillusion, bei Wahnsyndrom [Capgras-Syndrom] F22.0
Perthes-Jüngling-Krankheit D86.8

Perthes-Krankheit M91.1
Pertrochantär, Fraktur S72.10
– Femur S72.10
– Oberschenkel S72.10
Pertubation Z31.4
Pertussiform, Bronchitis J20.9
Pertussis A37.9
– durch Bordetella
–– parapertussis A37.1
–– pertussis A37.0
– Impfung [Pa] [aP] Z23.7
– Inkubation Z20.8
– mit Pneumonie A37.9† J17.0*
Perubalsam
– Allergie T88.7
– Überempfindlichkeit T88.7
Pervers
– Appetit F50.8
– Geruchssinn R43.8
– Geschmackssinn R43.8
Perversion
– Geruchssinn, psychogen F45.8
– Geschmackssinn, psychogen F45.8
– sexuell F65.9
Pervigilium G47.0
Perzeption
– Simultan-, ohne Fusion H53.3
– Störung, psychogen F44.6
Perzeptionsschwerhörigkeit H90.5
Perzeptiv, Hörverlust H90.5
Pes
– adductus Q66.2
–– congenitus Q66.2
–– erworben M21.68
– calcaneovalgus congenitus Q66.4
– calcaneovarus congenitus Q66.1
– calcaneus
–– congenitus Q66.8
–– erworben M21.68
– cavus Q66.7
–– erworben M21.60
– equinovalgus congenitus Q66.6
– equinovarus Q66.0
–– congenitus Q66.0
–– erworben M21.57
– equinus
–– congenitus Q66.8
–– erworben M21.62
– excavatus
–– congenitus Q66.7
–– erworben M21.60
– planovalgus
–– congenitus Q66.6
–– erworben M21.61
– planus M21.4
–– congenitus Q66.5
–– rachitisch E64.3
– transversus Q66.8
–– erworben M21.63
– valgus Q66.6
–– erworben M21.07 ►

Pes *(Forts.)*
– varus
–– congenitus Q66.0
–– erworben M21.17
Pes-anserinus-Syndrom M76.8
Pessar
– Einlage Z30.1
– Entfernung (zur Kontrazeption) Z30.5
– intrauterin, Einsetzen, zur Kontrazeption Z30.1
– Wechsel Z30.5
Pessarträgerin, Überwachung (wegen Kontrazeption) Z30.5
Pessimismus F41.9
Pessimistisch, Stimmungslage, gedrückt F32.9
Pest A20.9
– abortiv A20.8
– asymptomatisch A20.8
– Bubonen- A20.0
– Haut A20.1
– Impfung, Notwendigkeit Z23.3
– Lunge A20.2
– Meningitis A20.3† G01*
– Sepsis A20.7
– Untersuchung Z11
Pestis minor A20.8
Pestizide, Vergiftung T60.9
Petechial, Blutung R23.3
– durch Autosensibilisierung, erythrozytär D69.2
Petechien R23.3
– beim Neugeborenen P54.5
– Haut R23.3
– Niere N28.88
– Perikard R23.3
– Tentorium R23.3
Peters-Anomalie Q13.4
– mit Kleinwuchs Q13.4
Peters-plus-Syndrom Q13.4
Petges-Cléjat-Jacobi-Syndrom M33.1
Pethidin, Vergiftung T40.4
Petit Mal G40.7
– idiopathisch G40.7
– impulsiv G40.3
– mit
–– Grand-Mal-Anfall G40.6
–– Status epilepticus G41.1
Petit-Mal-Epilepsie G40.3
– infantil G40.3
Petit-Mal-Status G41.1
Petriellidium boydii, Infektion B48.2
Petroläther, Wirkung, toxisch T52.0
Petroleumprodukt, Kontaktdermatitis, toxisch L24.2
Petrositis H70.2
Petty-Laxova-Wiedemann-Syndrom E34.8
Petzetakis-Krankheit A28.1
Peutz-Jeghers-Syndrom Q85.8
PEX-Glaukom [Pseudoexfoliations-Glaukom] H40.1
PEX10 [Peroxisomen-Biogenese-Faktor 10], Mangel, mit Ataxie, autosomal-rezessiv G11.8
Peyotl, Abhängigkeit F16.2

P

Peyronie-Krankheit N48.6
Pezzi-Syndrom, Laubry- Q21.0 Q23.1
Pfannenlockerung, Totalendoprothese, Hüftgelenk [Hüft-TEP] T84.04
PFAPA[Periodisches Fieber, aphthöse Stomatitis, Pharyngitis, Adenopathie]-Syndrom M35.8
Pfaundler-Hurler-Krankheit E76.0
PFC[Persistent fetal circulation]-Syndrom P29.3
PFCP [Primäre familiäre und kongenitale Polyzythämie] D75.0
Pfeifend, Atmung R06.1
Pfeifer-Weber-Christian-Syndrom M35.6
– mit Lipidgranulom M35.6
Pfeiffer-Drüsenfieber B27.0
Pfeiffer-Krankheit B27.0
Pfeiffer-Palm-Teller-Syndrom Q87.1
Pfeiffer-Syndrom Q87.0
– Typ
– – 1 Q87.0
– – 2 Q87.0
– – 3 Q87.0
Pfeilerzellgliom C71.9
Pferdebohnen, Vergiftung D55.0
Pferdeenzephalitis
– östlich A83.2
– westlich A83.1
Pferdefieber, venezolanisch A92.2
Pflanzen
– Allergie L23.7
– Berufsekzem L24.7
– Dermatitis L25.5
– – toxisch L24.7
– Ekzem L25.5
– giftig, Vergiftung T62.2
– Kontaktdermatitis L25.5
– Missbrauch F55.6
– Urtikaria L50.6
Pflaster
– Allergie L23.5
– Dermatitis, toxisch L24.5
– Geschwür L89.99
– Ulkus L89.99
Pflasterstein-Lissenzephalie, ohne muskuläre oder okuläre Beteiligung Q04.3
Pflastersteindegeneration
– äquatorial H35.4
– Retina H35.4
Pflaumenbauchsyndrom Q79.4
Pflege
– Abhängigkeit Z74.9
– Körperöffnung, künstlich Z43.9
– Mangel, Kind T74.0
– mangelnd, Kind, mit Malnutrition T74.0
– Tracheostoma Z43.0
Pflegebedürftigkeit Z74.9
Pflegemöglichkeit, häuslich, Mangel, für Kranken Z74.2
Pflugscharbein, Fraktur S02.2
Pfortader
– Agenesie Q26.5
– Anomalie Q26.5
– Atresie Q26.5
– Blockade I81
– Deformität, angeboren Q26.5
– Einmündung, falsch Q26.5
– Embolie I81
– Fehleinmündung Q26.5
– Hochdruck K76.6
– Hypertonie
– – durch Leberkrankheit, chronisch K76.6
– – idiopathisch K76.6
– Hypoplasie Q26.5
– Leberarterie, Fistel, angeboren Q26.6
– Obstruktion I81
– Phlebitis K75.1
– Pyämie K75.1
– Stauung K76.1
– Stenose I81
– Syphilis A52.0† I98.0*
– Thrombophlebitis K75.1
– Thrombose I81
– – durch Syphilis A52.0† I98.0*
– Verletzung S35.3
– Verschluss I81
Pfropf, Schleim-
– Bronchus T17.5
– Trachea T17.4
Pfropf-Präeklampsie O11
3-PGDH [3-Phosphoglycerat-Dehydrogenase], Mangel E72.8
PHACE-Syndrom [Posterior Fossa Malformation, Hemangioma, Arterial Anomalies, Coarctation of the Aorta, Cardiac Defects, Eye Anomalies] Q28.88
Phänomen
– Arthus- T78.4
– – durch Serum T80.6
– Brown- H50.6
– Kiefer-Lid- Q07.8
– Marcus-Gunn- Q07.8
– Ortolani- R29.4
– Plateau- C50.9
– Radiation-Recall- T78.8
– Raynaud- I73.0
– – sekundär I73.0
– vasomotorisch R55
– vasospastisch I73.9
– vasovagal R55
– Wenckebach- I44.1
– Zellen-, Lupus erythematodes M32.9
Phänotyp
– männlich
– – Klinefelter-Syndrom, mit
– – – Karyotyp 46,XX Q98.2
– – – X-Chromosom, mehr als zwei Q98.1
– – mit
– – – Gonosomenmosaik Q98.7
– – – Karyotyp 47,XYY Q98.5 ►

Phänotyp *(Forts.)*
~ männlich *(Forts.)*
~~ mit *(Forts.)*
--- Strukturanomalie
---- Geschlechtschromosomen Q98.6
---- Gonosomen Q98.6
– weiblich
-- bei X-Chromosom, dreifach Q97.0
-- mit
--- Karyotyp
---- 46,XY Q97.3
---- 47,XXX Q97.0
--- X-Chromosom, mehr als drei Q97.1
Phäochromoblastom C74.1
Phäochromozytom D35.0
– familiär D35.0
-- maligne C74.1
– maligne C74.1
– mit
-- Hypertonie I15.20
-- Sekretion, Hormon E27.5
– sporadisch D35.0
-- maligne C74.1
Phagedäna R02.8
Phagedänisch
– Abszess, bei Schanker, weich A57
– Abszess a.n.k. L02.9
– Geschwür R02.8
-- feucht R02.8
-- geometrisch R02.8
-- trocken R02.8
-- tropisch L98.4
– Pyodermie L88
– Schanker A57
Phagozyten, mononukleär, Histiozytose a.n.k. D76.1
Phakoanaphylaktisch, Uveitis H20.2
Phakogen, Iridozyklitis H20.2
Phakolytisch, Glaukom H40.5
Phakoma, Auge H35.8
Phakomatose Q85.9
– Bourneville- Q85.1
Phakomatoseglaukom H40.5
Phakomatosis
– cesioflammea Q85.8
– cesiomarmorata Q85.8
– pigmentokeratotica Q85.8
– pigmentovascularis Q85.8
-- Typ
--- II Q85.8
--- III Q85.8
--- V Q85.8
– spilorosea Q85.8
Phakozele H27.8
Phalangeal, Akroosteolyse, idiopathisch M89.58
Phalangen
– Fuß
-- Verätzung T25.4
-- Verletzung S99.9
– Hand
-- Verätzung T23.4 ►

Phalangen *(Forts.)*
~ Hand *(Forts.)*
-- Verletzung S69.9
– überzählig Q74.8
Phalanx
– Dislokation
-- Fuß S93.10
-- Hand S63.10
– Fraktur
-- Fuß S92.5
-- Hand S62.60
Phantomglied G54.7
– ohne Schmerz G54.7
Phantomschmerzen G54.6
Phantomtumor F45.8
Phantosmie R44.2
Pharmaka, Vergiftung T50.9
Pharyngeal
– Bursitis J39.1
– Myoklonus J39.2
Pharyngismus J39.9
Pharyngitis J02.9
– akut J02.9
– allergisch J02.9
– aphthosa B08.5
– atrophisch J31.2
-- chronisch J31.2
– bei
-- Grippe [Influenza] J11.1
--- saisonaler Influenzavirus nachgewiesen, ausgenommen Vogelgrippe- und Schweinegrippe-Virus J10.1
--- Schweinegrippe-Virus nachgewiesen J09 U69.20!
--- Vogelgrippe-Virus nachgewiesen J09 U69.21!
--- zoonotische oder pandemische Influenzaviren nachgewiesen J09
-- Soor B37.88
– chronisch J31.2
– diphtherisch A36.0
– durch
-- Candida B37.88
-- Chlamydien A56.4
-- Coxsackievirus B08.5
-- Fusospirochäten A69.1
-- Gonokokken A54.5
-- Herpesvirus B00.2
-- Pneumokokken J02.8 B95.3!
-- Staphylokokken J02.8 B95.8!
-- Streptokokken J02.0
-- Virus a.n.k. J02.8
-- Zytomegalievirus J02.8 B97.8!
– eitrig J02.9
-- akut J02.9
– Epi- J00
– fiebrig J02.9
– follicularis J31.2
– follikulär, chronisch J31.2
– gangränös J02.9
-- akut J02.9 ►

P

Pharyngitis J02.9 *(Forts.)*
– granulös J31.2
–– chronisch J31.2
– hyperplastisch J31.2
– hypertrophisch J31.2
–– chronisch J31.2
– infektiös J02.9
–– akut J02.9
– katarrhalisch J02.9
– konnatal, frühsyphilitisch A50.0† J99.8*
– Laryngo- J06.0
–– chronisch J37.0
– lateralis J02.9
– lymphonodulär, durch Enterovirus B08.8
– Naso- J00
–– chronisch J31.1
– putride J02.9
– Raucher- J31.2
– Rhino- J00
–– atrophisch J31.1
–– chronisch J31.1
–– eitrig J00
–– infektiös J00
–– ulzerös J31.1
– septisch, durch Streptokokken J02.0
– sicca J31.2
– Sinu- J32.9
– subakut J02.9
– suppurativ J02.9
– Tonsillo- J06.8
– Tracheo- J06.8
–– chronisch J42
– tuberkulös A16.8
–– bakteriologisch oder histologisch gesichert A15.8
– ulzerös J02.9
–– akut J02.9
– vesiculosa J02.9
– vesikulär, durch Enterovirus B08.5
Pharyngobronchitis J40
Pharyngokonjunktival, Fieber B30.2† H13.1*
– durch Virus B30.2† H13.1*
– epidemisch B30.2† H13.1*
Pharyngokonjunktivitis, viral B30.2† H13.1*
Pharyngolaryngitis J06.0
– akut J06.0
– chronisch J37.0
– sicca J37.0
Pharyngolaryngotracheitis J06.8
– akut J06.8
– sicca J37.1
Pharyngolaryngotracheobronchitis J40
Pharyngoösophageal
– Divertikel
–– angeboren Q39.6
–– erworben K22.5
– Divertikulitis, erworben K22.5
– Divertikulose, erworben K22.5
Pharyngoplegie J39.2
Pharyngorhinolaryngitis J06.0
Pharyngotonsillitis J06.8
– durch Herpesvirus B00.2
Pharyngotracheitis J06.8
– akut J06.8
– chronisch J42
– Laryngo- J06.8
– Rhino- J06.8
–– akut J06.8
Pharyngotracheobronchitis J40
Pharynx
– Abszess J39.1
– Anomalie Q38.8
– Atrophie J39.2
– Carcinoma in situ D00.0
– Deformität
–– angeboren Q38.8
–– erworben J39.2
– Dilatation J39.2
– Diphtherie A36.0
– Divertikel Q38.7
–– kongenital Q38.7
– Entzündung
–– akut J02.9
–– follikulär J31.2
–– granulär J31.2
– Fistel J39.2
– Fremdkörper T17.2
– Gangrän J02.9
– Geschwulst D37.0
– Gonorrhoe A54.5
– Gumma A52.7† J99.8*
– Hyperästhesie J39.2
–– hysterisch F44.88
– Hyperplasie, lymphoid J39.2
– Hypertrophie J39.2
– Imperforation Q38.8
– Infektion J02.9
–– durch
––– Chlamydien A56.4
––– Coxsackievirus B08.5
–– phlegmonös J39.1
–– posterior, lymphoid J35.0
– Keratose J39.2
– Krankheit J39.2
– Lipom D17.0
– Mischtumor D37.0
– Narbe J39.2
– Nekrose J02.9
– Neoplasie D37.0
– Neurose F45.33
– Obstruktion J39.2
– Ödem J39.2
– Paralyse J39.2
– Perforation J39.2
– Phlegmone J39.1
– Plaut-Vincent-Nekrose A69.1
– Polyp J39.2
– Prellung S10.0
– Reflexspasmus J39.2
– Reizung J39.2
– Schädigung J39.2 ►

Pharynx *(Forts.)*
– Schmerzen J39.2
– Spätsyphilis A52.7† J99.8*
– Spasmus
–– hysterisch F45.33
–– psychogen F45.33
– Stenose J39.2
– Striktur J39.2
– Syphilis, sekundär A51.3
– Taschenbildung Q38.7
– Teratom D37.0
– Tuberkulose A16.8
–– bakteriologisch oder histologisch gesichert A15.8
– Tumor D37.0
– Ulkus J39.2
– Varizen I86.88
– Verbrennung T28.0
– Verletzung S19.88
–– oberflächlich S10.10
– Wunde, offen S11.21
– Zerquetschung S17.8
– Zyste J39.2
Pharynx-Kiemengang-Fistel Q18.0
Pharynxschleimhaut, Polyp J39.2
Phase, depressiv, bei
– Zustand, neurotisch F34.1
– Zyklothymie F34.0
PHAVER[Pterygium, Herzfehler, autosomal-rezessive Vererbung, vertebrale Defekte, Ohranomalien, radiale Defekte]-Syndrom Q87.8
Phenacetin, Nephropathie N14.0
Phenmetrazin, Abhängigkeit F15.2
Phenobarbital, Abhängigkeit F13.2
Phenobarbital-Embryopathie Q86.88
Phenol, Wirkung, toxisch T54.0
Phenol-Homologe, Wirkung, toxisch T54.0
Phenolrot
– Allergie T78.4
– Überempfindlichkeit T78.4
Phenothiazin
– Allergie T88.7
– Überempfindlichkeit T88.7
Phenylalanin, Embryopathie E70.1
Phenylalanin-Hydroxylase, Mangel E70.1
Phenylbutazon
– Hypothyreoidismus E03.2
– Hypothyreose E03.2
Phenylcyclidin, Missbrauch (oder vergleichbare Substanzen) F19.1
Phenylketonurie E70.1
– bei der Mutter E70.1
– klassisch E70.0
– maternal E70.1
– mild E70.1
– Typ 2 E70.1
Phenytoin
– Allergie T88.7
– Überempfindlichkeit T88.7

Phimose N47
– Blepharo- H02.5
– durch Infektion N47
– kongenital N47
– schankrös A57
Phimosis palpebralis H02.5
PhK [Phosphorylasekinase], Mangel, mit Glykogenose E74.0
Phlebalgie I87.9
Phlebektasie I83.9
– angeboren Q27.4
– diffus, genuin Q27.4
– Extremität, untere I83.9
– Harnblase I86.2
– Skrotum I86.1
– Vena spermatica I86.1
Phlebitis I80.9
– Becken
–– im Wochenbett O87.1
–– postpartal O87.1
– bei
–– medizinischen Maßnahmen T81.7
–– Schwangerschaft O22.9
–– Varizen I83.1
– Bein I80.3
–– oberflächlich I80.0
–– tief a.n.k. I80.28
––– ulzerös I80.28
–– ulzerös I80.3
––– oberflächlich I80.0
– chronisch I80.9
– eitrig I80.9
– Endo- I80.9
–– septisch
––– intrakraniell G08
––– intraspinal G08
–– Venensinus
––– intrakraniell G08
––– septisch
–––– intrakraniell G08
–––– intraspinal G08
– Extremität, untere, varikös I83.1
– femoral I80.1
– Gefäß
–– oberflächlich, Extremität, obere I80.80
–– tief, Extremität, obere I80.81
– Hepato- I80.88
– iliofemoral I80.1
– im Wochenbett O87.9
– infektiös I80.9
– intraspinal, nichteitrig G95.18
– Mamma I80.88
– Meso- I80.9
– migrans I82.1
–– oberflächlich I82.1
– Nabel I80.88
– nach Infusion, Injektion, therapeutisch, Transfusion T80.1
– oberflächlich
–– im Wochenbett O87.0
–– Komplikation, Schwangerschaft O22.2 ►

Phlebitis I80.9 *(Forts.)*
~ oberflächlich *(Forts.)*
-- postpartal O87.0
- Oberschenkel I80.3
-- oberflächlich I80.0
-- tief I80.28
- Pfortader K75.1
- postoperativ T81.7
- postpartal O87.9
- Pyelo- I80.88
- Pyle- K75.1
- Pylethrombo- K75.1
- septisch I80.9
-- intrakraniell G08
-- intraspinal G08
- superfiziell I80.9
- suppurativa I80.9
- syphilitisch A52.0† I98.8*
- Thrombo- I80.9
-- akut I80.9
-- antepartal, Mutter, mit Schädigung, Fetus/Neugeborenes P00.3
-- Becken, im Wochenbett O87.1
-- Beckenvene
--- bei
---- Molenschwangerschaft O08.0
---- Schwangerschaft, extrauterin O08.0
--- nach Abort O08.0
--- postpartal O87.1
--- präpartal O22.3
--- puerperal O87.1
-- bei Schwangerschaft O22.2
-- Bein I80.3
--- bei Schwangerschaft O22.2
--- oberflächlich I80.0
--- präpartal O22.2
-- chronisch I80.9
-- iliofemoral I80.1
-- intraspinal, nichteitrig G95.18
-- Mutter, mit Schädigung, Fetus/Neugeborenes P00.3
-- nach
--- ärztlichen Maßnahmen a.n.k. T81.7
--- Infusion, therapeutischer Injektion oder Transfusion T80.1
-- oberflächlich
--- bei Schwangerschaft O22.2
--- nach Entbindung O87.0
--- präpartal O22.2
-- Oberschenkel I80.3
--- oberflächlich I80.0
--- tief I80.28
-- Pfortader K75.1
-- postoperativ T81.7
-- postpartal O87.9
-- rezidivierend, idiopathisch I82.1
-- septisch
--- intrakraniell G08
--- intraspinal G08
-- Sinus cavernosus G08
-- Sinus transversus G08 ▶

Phlebitis I80.9 *(Forts.)*
~ Thrombo- I80.9 *(Forts.)*
-- tief
--- bei Schwangerschaft O22.3
--- im Wochenbett O87.1
-- Unterschenkel I80.3
--- oberflächlich I80.0
--- tief I80.28
-- Vene
--- hepatisch I80.88
--- intraspinal G08
-- Venensinus
--- intrakraniell G08
---- nichteitrig I67.6
---- septisch G08
--- intraspinal G08
---- septisch G08
-- während Maßnahme, ärztlich a.n.k. T81.7
-- zerebral, nichteitrig I67.6
- tief
-- bei Schwangerschaft O22.8
-- Extremität, untere I80.28
-- im Wochenbett O87.1
-- postpartal O87.1
- ulzerös I80.9
- umbilicalis I80.88
- Unterschenkel I80.3
-- oberflächlich I80.0
-- tief I80.28
- Uterus, septisch N71.9
- varikös I83.1
-- mit Ulkus I83.2
- Varikothrombo- I83.1
- Vena axillaris I80.81
- Vena basilica I80.80
- Vena cephalica I80.80
- Vena poplitea I80.28
- Vena saphena I80.0
- Vena subclavia I80.81
- Vene
-- hepatisch I80.88
-- intraspinal G08
- Venensinus
-- intrakraniell G08
--- nichtpyogen I67.6
--- septisch G08
-- intraspinal G08
--- nichteitrig G95.18
--- septisch G08
Phlebofibrose I87.8
Phlebolith I87.8
Phlebopathie I87.9
- bei Schwangerschaft O22.9
- im Wochenbett O87.9
Phlebosklerose I87.8
Phlebothrombose I82.9
- Beckenvene I80.20
- bei Schwangerschaft O22.3
- Bein I80.3
-- oberflächlich I80.0 ▶

Phlebothrombose I82.9 *(Forts.)*
– Oberschenkel I80.3
–– oberflächlich I80.0
–– tiefliegend I80.28
– Saphena I80.0
– tief
–– bei Schwangerschaft O22.3
–– puerperal O87.1
– Unterschenkel I80.3
–– oberflächlich I80.0
–– tiefliegend I80.28
Phlegmasia
– alba dolens O87.1
–– im Wochenbett O87.1
–– mit Komplikation, Schwangerschaft O22.3
–– nichtpuerperal I80.1
–– postpartal O87.1
– coerulea dolens I80.28
Phlegmone L03.9
– Achselhöhle L03.10
– anaerob A48.0
– anal K61.0
– anorektal K61.2
– Anus, intrasphinktär K61.4
– Arm L03.10
– Auge H44.0
– Bauchwand L03.3
– Becken L03.3
– Bein L03.11
– Brustwand L03.3
– Cervix uteri N72
– chronisch a.n.k. L03.9
– Corpus cavernosum N48.2
– Dakryo- H04.3
–– akut H04.3
–– subakut H04.3
– Damm L03.3
– Darm K63.0
– Daumen L03.01
– diffus L03.9
– Ductus deferens N49.1
– Ductus spermaticus N49.1
– Dünndarm K63.0
– durch Clostridium A48.0
– eitrig a.n.k. L03.9
– Epiglottis J05.1
– Ferse L03.11
– Finger L03.01
– Funiculus spermaticus N49.1
– Fuß L03.11
– Gas- A48.0
– Gehörgang H60.1
– Genitalorgane, männlich N49.9
– Gesäß L03.3
– Gesicht L03.2
– Glutäus L03.3
– Hacken L03.11
– Hals L03.8
– Hand L03.10
– Handgelenk L03.10
– Harn- N39.0 ►

Phlegmone L03.9 *(Forts.)*
– Harnblase, bei Schwangerschaft O23.1
– Haut L03.9
– Hoden N45.0
– Hüfte L03.11
– Hypopharynx J39.0
– ischiorektal K61.3
– Kiefer L03.2
– Kinn L03.2
– Knie L03.11
– Knochenmark M86.99
– Knöchel L03.11
– Kopf a.n.k. L03.8
– Kopfhaut L03.8
– Larynx J38.7
– Leistenbeuge L03.3
– Lende L03.3
– Lid H00.0
– Magen K29.6
– mit Lymphangitis L03.9
– Mund K12.20
– Mundboden K12.20
– Mundschleimhaut K12.20
– Nabel L03.3
–– beim Neugeborenen P38
– Nabelschnur P38
– Nacken L03.8
– Nase, außen J34.0
– Nasenseptum J34.0
– Oberarm L03.10
– Oberschenkel L03.11
– Ohrmuschel H60.1
– Orbita H05.0
– Ovar N70.9
– parapharyngeal J39.0
– pektoral L03.3
– Penis N48.2
– Perineum L03.3
– periorbital L03.2
– peritoneal K65.09
– peritonsillär J36
– perivesikal N30.8
– Pharynx J39.1
– Psoas M60.05
– Rektum K61.1
– retroperineal L03.3
– Rücken L03.3
– Rumpf L03.3
– Samenleiter N49.1
– Samenstrang N49.1
– Schenkel L03.11
– Schulter L03.10
– septisch a.n.k. L03.9
– Skrotum N49.2
– Sprunggelenk L03.11
– Steißbein L03.3
– Stimmband J38.3
– Stirn L03.2
– suppurativ a.n.k. L03.9
– Tränensack H04.3
– Tränenweg H04.3 ►

P

Phlegmone L03.9 *(Forts.)*
– umbilikal L03.3
– Unterarm L03.10
– Unterschenkel L03.11
– Urethra N34.0
– Urin- N39.0
– Vas deferens N49.1
– Wade L03.11
– Wange L03.2
– Zäkum K35.32
– Zehe L03.02
Phlegmonös
– Appendizitis K35.8
– Dakryozystitis H04.3
–– akut H04.3
–– subakut H04.3
– Erysipel A46
– Infektion, Pharynx J39.1
Phlyktäne H16.2
– allergisch H16.2
– Bildung H16.2
–– Hornhaut H16.2
–– nichttuberkulös H16.2
–– tuberkulös A18.5† H19.2*
– nichttuberkulös H16.2
Phlyktänulär, Keratokonjunktivitis, tuberkulös A18.5† H19.2*
Phobie F40.9
– Abort F45.2
– Agora- F40.00
– Aichmo- F40.2
– AIDS F45.2
– Akaro- F40.2
– Akro- F40.2
– Anthropo- F40.1
– Arzt- F40.2
– Batho- F40.2
– Dysmorpho- F22.8
–– wahnhaft F22.8
– einfach F40.2
– Erythro- F40.2
– Gephyro- F40.2
– Gynäko- F40.1
– Herz- F45.2
– Hydro- – s.a. Tollwut A82.9
– isoliert F40.2
– Kardio- F45.2
– Karzino- F45.2
– Klaustro- F40.2
– Myso- F40.2
– Nadel- F40.2
– Noso- F45.2
– Ochlo- F40.00
– Parasito- F40.2
– Photo- H53.1
– Ringelröteln- F45.2
– Schwangerschafts- F45.2
– Sito- F40.2
– sozial F40.1
– spezifisch F40.2
– Syphilo- F45.2 ►
Phobie F40.9 *(Forts.)*
– Tier- F40.2
– Xeno- F40.1
– Zoo- F40.2
– Zwangs- F42.9
Phobisch
– Neurose F40.8
– Störung F40.9
–– im Kindesalter F93.1
Phobisch-neurotisch, Überlagerung F48.9
Phobisch-vegetativ, Syndrom F45.9
Phokomelie Q73.1
– Gliedmaßen
–– obere Q71.1
–– untere Q72.1
Phonokardiogramm [PKG], abnorm R94.3
Phonologisch, Störung, Entwicklung F80.0
Phosgen, Vergiftung T59.8
Phosphat
– Diabetes E83.30
– Stoffwechselstörung E83.39
– Urolithiasis N20.9
– Verlust, bei Störung, tubulär N25.0
Phosphat-Stau E83.38
Phosphatämie E83.38
Phosphatase, Mangel, mit Rachitis E83.38† M90.89*
Phosphatid-Thesaurismose E75.2
Phosphaturie E83.38
Phosphoenolpyruvat-Carboxykinase
– 1, Mangel E74.4
– 2, Mangel E74.4
– Mangel E74.4
Phosphoethanolaminurie E83.38
Phosphofructokinase, Mangel, muskulär, mit
– Glykogenspeicherkrankheit E74.0
– GSD [Glykogenspeicherkrankheit] E74.0
Phosphofruktaldolase, Mangel, mit Anämie D55.2
Phosphofruktokinase, Mangel E74.0
– Muskel, mit Glykogenose E74.0
6-Phosphogluconat-Dehydrogenase [6-PGD], Mangel, mit Anämie D55.1
Phosphoglukomutase
– 1, Mangel E74.0
– Mangel, mit
–– Glykogenose E74.0
–– Glykogenspeicherkrankheit E74.0
–– GSD [Glykogenspeicherkrankheit] E74.0
3-Phosphoglycerat-Dehydrogenase, Mangel E72.8
– infantil E72.8
– juvenil E72.8
Phosphoglycerat-Mutase, Mangel, mit
– Glykogenspeicherkrankheit E74.0† G73.6*
– Myopathie E74.0† G73.6*
Phosphoglyceratkinase
– 1, Mangel, mit
–– Glykogenose E74.0
–– Glykogenspeicherkrankheit E74.0
–– GSD [Glykogenspeicherkrankheit] E74.0 ►

Phosphoglyceratkinase *(Forts.)*
– Mangel, mit Anämie D55.2
Phospholipase-A2-assoziiert, Neurodegeneration G31.88
Phospholipidose E75.5
– Niere E75.5
Phosphomannomutase 2, Mangel E77.8
Phosphomannose-Isomerase, Mangel E77.8
Phosphor, Nekrose T54.2
Phosphoribosylpyrophosphat-Synthetase
– Enzymdefekt E79.8
– Überaktivität E79.8
Phosphoribosylpyrophosphat-Transferase, Enzymdefekt E79.8
Phosphorylase, Mangel, hepatisch, mit Glykogenose E74.0
Phosphorylasekinase, Mangel
– mit
–– Glykogenose E74.0
–– GSD [Glykogenspeicherkrankheit] E74.0
– muskulär, mit
–– Glykogenose E74.0
–– Glykogenspeicherkrankheit E74.0
–– GSD [Glykogenspeicherkrankheit] E74.0
Phosphorylierung, oxidativ
– Defekt, kombiniert
–– mit Schwerhörigkeit, sensorineural, syndromal G31.81 H90.8
–– Typ
––– 1, mit Hepatoenzephalopathie E88.8 K72.79!
––– 26 E88.8
– Störung, kombiniert E88.8
Phosphoserin-Aminotransferase, Mangel E72.8
3-Phosphoserin-Phosphatase, Mangel E72.8
Photoallergie, mit Dermatose L56.8
Photoallergisch
– Ekzem L56.8
– Reaktion, durch Arzneimittel L56.1
Photodermatitis L56.8
– arzneimittelbedingt L56.8
– chronisch L57.8
– durch
–– andere als Sonnenstrahlen L59.8
–– Sonnenbestrahlung L56.8
– pigmentosa L56.8
Photodermatose L56.4
– Phyto- L56.2
Photoelektrisch, Keratokonjunktivitis H16.2
Photokeratitis H16.1
Photophobie H53.1
– und Alopezie, bei Ichthyosis follicularis Q80.0
Photophthalmie H16.1
Photopsie H53.1
Photoretinitis H31.0
Photosensibilität L56.8
– Haut L56.8
–– durch
––– andere als Sonnenstrahlen L59.8
––– Sonnenbestrahlung L56.8
Photosensitiv
– Dermatitis L56.2
– Epilepsie G40.8
Phototherapie, mit Komplikation T88.9
Phototoxisch
– Dermatitis L56.2
– Kontaktdermatitis L56.2
– Reaktion, durch Arzneimittel L56.0
–– in der Eigenanamnese Z87.2
Phrenikus, Parese, durch Geburt P14.2
Phrenisch, Ampulle K22.88
Phrenokardie F45.30
Phrynodermie E50.8† L86*
– bei Mangel, Vitamin A E50.8† L86*
PHS – s.a. Periarthropathia humeroscapularis oder s.a. Periarthrosis humeroscapularis oder s.a. Periarthritis humeroscapularis M75.0
Phthiriasis B85.3
– mit Befall, Augenlid B85.3† H03.0*
– Pedikulose, Mischform B85.4
– pubis B85.3
Phthirus pubis, Befall B85.3
Phthise A16.9
– Augapfel, durch Infektion H44.5
– Larynx A16.4
– Lunge A16.2
Phthisis
– bulbi H44.5
–– oculi H44.5
– dolorosa (Augapfel) H44.5
– Ischio- [Coxitis tuberculosa] A18.0† M01.15*
– Ophthalmo- H44.5
Phykomykose B46.9
Phykomyzetose B46.9
Phylloid
– Fibroadenom D24
– Tumor D48.6
–– gutartig D24
Phylloidestumor D48.6
– Brust D48.6
Phylloidtumor, Prostata D40.0
Physalopteriasis B81.8
Physikalisch, Therapie a.n.k. Z50.1! *[nur Zusatzkode!]*
Physiologisch
– Anisokorie H57.0
– Entwicklung, normal, erwartet, Ausbleiben R62.9
– Ikterus
–– fetal P59.9
–– neonatal P59.9
–– verlängert, beim Neugeborenen P59.9
Physisch
– Abbauprozess R53
– Belastung, durch Arbeit Z56
– Störung, psychogen a.n.k. F45.8
– Stress a.n.k. Z73
–– durch Arbeit Z56
– Überforderung a.n.k. Z73
– und psychisch, Abbauprozess, allgemein R53
Phytansäure-Oxidase, Mangel G60.1

P

Phytobezoar T18.9
– Darm T18.3
– Magen T18.2
Phytophotodermatose L56.2
Phytose B48.88
Phytosterinämie, homozygot E75.5
Phytosterolämie E78.0
Pica F50.8
– beim Erwachsenen F50.8
– im Kindesalter F98.3
– nichtorganisch, beim Erwachsenen F50.8
PICH [Partiell involutierendes kongenitales Hämangiom] D18.00
Pick-Adenom, tubulär
– bei der Frau D27
– beim Mann D29.2
Pick-Krankheit G31.0
– mit Demenz G31.0† F02.0*
– Niemann- E75.2
–– mit Degeneration, Gehirn E75.2† G32.8*
–– Typ
––– A E75.2
––– B E75.2
––– C E75.2
––– E E75.2
Pick-Syndrom, Lubarsch- E85.8
Pickel R23.8
– Eiter- L08.9
Pickwick-Syndrom E66.29
– bei Kindern und Jugendlichen E66.29
Piebaldismus E70.3
– mit neurologischen Anomalien Q87.8
Piedra B36.8
– alba B36.2
– nigra B36.3
Piedraia hortae, Infektion B36.3
Pierpont-Syndrom Q87.0
Pierre-Krankheit, Marie- M45.09
Pierre-Robin-Sequenz, mit
– Anomalie, fazio-digital Q87.0
– Defekt, Herz, kongenital, und Klumpfuß Q87.8
– Oligodaktylie Q87.0
Pierre-Robin-Syndrom Q87.0
– mit Kardiopathie, und Klumpfuß Q87.8
Pierson-Krankheit M91.0
Pierson-Syndrom (Mikrokorie, angeborene Nephrose) N04.1 Q13.8
PIGG, Mangel, mit Defekt, Glykoproteinbiosynthese, kongenital E77.8
PIG_M, Mangel, mit Defekt, Glykoproteinbiosynthese, kongenital E77.8
Pigment
– Dystrophie, schmetterlingsförmig H35.5
– Einlagerung, Linse H26.8
Pigmentär, Degeneration, Leber a.n.k. K76.8
Pigmentatio aurosa L81.8
Pigmentation
– Anomalie a.n.k. L81.9
– durch Arsen L81.8
– Hornhaut H18.0 ▶

Pigmentation *(Forts.)*
– Störung L81.9
–– Chorioidea, angeboren Q14.3
–– durch
––– Eisen L81.8
––– Melaninbildung, vermindert L81.6
Pigmentblatt
– Abhebung, Retina H35.7
– Degeneration, Iris H21.2
Pigmentdegeneration
– Iris H21.2
– Pallidum G23.0
– Retina H35.5
Pigmentdermatose
– progressiv L81.9
– retikulär, Intertrigines L81.8
Pigmentdispersionsglaukom H40.1
Pigmentepithel
– Dystrophie, areolär, zentral, Aderhaut H31.2
– Retina
–– Ablation H35.7
–– Verschiebung H35.4
– retinal, und Retina, kombiniert, Hamartom D31.2
Pigmentepitheliopathie, plakoid, multifokal, akut, Aderhaut H31.8
Pigmentfleckenpolyposis Q85.8
Pigmentglaukom H40.1
– primär, Restzustand H40.1
– Restzustand H40.1
Pigmentiert
– Atrophie
–– Pallidum G23.0
–– paravenös, retinochorioideal H35.8
– Basaliom C44.9
– Becker-Haarnävus D22.5
– Degeneration
–– Iris H21.2
–– Retina H35.5
– Dystrophie, Retina H35.5
– Glaukom H40.1
– Karzinom, Basalzellen C44.9
– Krankheit, adrenokortikal, nodulär, primär E24.8
– Mole – s.a. Nävus
– Naevus pilosus D22.9
– Nävus D22.9
– Papillom, Basalzellen D23.9
– Schwannom D36.1
– Synovialitis, villonodulär M12.29
Pigmentierung
– abnorm L81.9
– Augenlid, kongenital Q82.8
– Chorioidea, angeboren Q14.3
– durch
–– Ablagerung, Eisen L81.8
–– Arsen L81.8
– gesprenkelt, bei Epidermolysis bullosa simplex Q81.0
– Haut, Störung L81.9 ▶

Pigmentierung *(Forts.)*
– Hornhaut, durch Einlagerung, Hornhaut H18.0
– Konjunktiva H11.1
– Limbus corneae H18.0
– Metall- L81.8
– Retina
–– gruppiert, angeboren Q14.1
–– nävusähnlich, angeboren Q14.1
– Schwangerschafts- O99.7
– Sehnervenpapille, kongenital Q14.2
– Skrotum, kongenital Q82.8
Pigmentlinie, Stähli- H18.0
– Kornea H18.0
Pigmentmal D22.9
Pigmentnävus D22.9
– Papillom D22.9
Pigmentpurpura L81.7
– chronisch L81.7
Pigmentring, Kayser-Fleischer- H18.0
Pigmentstörung L81.9
Pigmentverschiebung, Makula H35.38
Pigmentzellnävus D22.9
Pigmentzirrhose, Leber E83.1
Pikazismus F50.8
Pilarzyste L72.1
Pili
– anulati Q84.1
–– angeboren Q84.1
– bifurcati L67.8
– incarnati L73.1
– multigemini L67.8
– torti Q84.1
–– angeboren Q84.1
–– mit Entwicklungsverzögerung, und neurologischen Anomalien Q87.8
– trianguli et canaliculi Q84.1
Pillendrehen G20.90
– intrinsisch G20.90
Pillenikterus T38.4
Pillenverordnung, wiederholt (Kontrazeptivum) Z30.4
Pilomatrix, Karzinom C44.9
Pilomatrixom D23.9
– bösartig C44.9
– Gesicht D23.3
– Haut
–– Gliedmaßen, obere D23.6
–– Hals D23.4
Pilomyxoid, Astrozytom C71.9
Pilonfraktur S82.5
– Tibia S82.5
Pilonidalabszess L05.0
Pilonidalfistel L05.9
– mit Abszess L05.0
Pilonidalzyste L05.9
– maligne C44.59
– mit Abszess L05.0
– ohne Abszess L05.9
Pilozytisch, Astrozytom C71.9
Pilz
– Alveolitis, allergisch J67.70 ►

Pilz *(Forts.)*
– Balanitis B37.4† N51.2*
– Befall
–– Körper B35.4
–– Nagel B35.1
–– Zunge B37.0
– Bronchopneumonie B49† J17.2*
– giftig, Vergiftung T62.0
– Infektion a.n.k. B49
–– Bart B35.0
–– bei Krankheit, durch HIV B20 B49
–– Fuß B35.3
–– Hand B35.2
–– Haut B36.9
–– interdigital B35.9
––– Fuß B35.3
––– Hand B35.2
–– Körper B35.4
–– Kopf B35.0
–– Leiste B35.6
–– Nagel B35.1
–– oberflächlich B36.9
–– Ohr B49
–– perianal B35.6
–– Sputum B48.88
–– Vagina B37.3† N77.1*
–– Verdauungstrakt B49† K93.8*
–– Zehennagel B35.1
– Krankheit, bei Krankheit, durch HIV B20 B49
– Meningitis a.n.k. B49† G02.1*
– mit Krankheit
–– genital B49
–– Harntrakt B49
–– Haut B36.9
– Mund B37.0
– Nagel B35.1
– opportunistisch-pathogen, Mykose B48.7
– Pneumonie J16.8
– Sepsis B48.80
– Ulkus, Ösophagus K22.1
– verzehrt, Wirkung, toxisch T62.0
Pilzarbeiterlunge J67.50
– mit akuter Exazerbation J67.51
– ohne Angabe einer akuten Exazerbation J67.50
Pilzartig, Geschwulst – s.a. Neubildung, unsicheres Verhalten D48.9
Pilze, Sepsis, mit Enzephalopathie B48.80† G94.32*
Pilzekzem B36.9
Pilzflechte B35.9
Pilzgrind B35.9
Pilzkrankheit B49
PIMS [Paediatric inflammatory multisystem syndrome], zeitlich assoziiert mit COVID-19 U10.9
Pindborg-Tumor [Gutartiger kalzifizierender epithelialer odontogener Tumor] D16.5
– Oberkiefer D16.42
Pinealisparenchym, Tumor, mit intermediärer Differenzierung D44.5
Pinealisregion, Tumor, papillär D44.5

Pinealoblastom C75.3
Pinealom D44.5
– maligne C75.3
Pinealozytom D44.5
Pineoblastom C75.3
Pineozytom D44.5
Pingelapesisch, Blindheit H53.5
Pinguecula H11.1
Pink
– disease T56.1
– Spot Disease K03.3
Pinkus-Krankheit L44.1
Pinna, Nävus D22.2
Pinselhaare Q84.1
– kongenital Q84.1
Pinselzellgliom C71.9
Pinta A67.9
– Mischform A67.3
– mit Veränderung, Haut, achrom und hyperchrom, gleichzeitig A67.3
– Spätstadium A67.2
– Zwischenstadium A67.1
Pipekolinämie E72.3
Pipekolinämisch, Azidämie E72.3
Piperazin-Derviate
– Allergie T88.7
– Überempfindlichkeit T88.7
Piperidin-Derivate
– Allergie T88.7
– Überempfindlichkeit T88.7
Pipkin-Fraktur S72.08
Piroplasmose B60.0
Pithekoid, Becken Q74.2
– mit Missverhältnis, fetopelvin O33.0
–– mit
––– Hindernis, Geburt O65.0
––– Schädigung, Fetus/Neugeborenes P03.1
Pithiatismus F48.8
Pitt-Hopkins-Syndrom Q87.8
Pituizytom D33.0
Pityriasis L21.0
– alba faciei L30.5
– amiantacea L21.0
– capitis L21.0
– circinata L42
– furfuracea B36.0
– Hebra L26
– lichenoid L41.0
–– chronisch L41.1
– lichenoides et varioliformis acuta (Mucha-Habermann) L41.0
– maculata et circinata L42
– nigra B36.1
– rosea L42
– rotunda L44.8
– rubra
–– pilaris L44.0
–– universalis Hebra L26
– seborrhoica
–– capitis L21.0
–– simplex L30.5 ►
Pityriasis L21.0 *(Forts.)*
– sicca L30.5
– simplex L30.5
– streptogen L30.5 B95.5!
– varioliformis L41.0
– versicolor B36.0
Piussan-Lenaerts-Mathieu-Syndrom Q87.2
PJS [Peutz-Jeghers-Syndrom] Q85.8
PKAN [Pantothenat-Kinase-assoziierte Neurodegeneration] G23.0
PKU [Phenylketonurie] E70.1
– bei der Mutter E70.1
– klassisch E70.0
– maternal E70.1
– mild E70.1
– Typ 2 E70.1
PLA2G6-assoziiert, Dystonie-Parkinsonismus G24.1 G21.8
PLAA-assoziiert, Störung, Entwicklung, neurologisch Q02
Placenta – s.a. Plazenta
– accreta O43.20
–– ohne Blutung O43.20 O73.0
– adhaerens O43.20
–– mit Blutung O43.20 O72.0
–– ohne Blutung O43.20 O73.0
– bipartita O43.1
– circumvallata O43.1
– duplex O43.1
– fenestrata O43.1
– increta O43.21
–– ohne Blutung O43.21 O73.0
– lateralis O44.01
– membranacea O43.1
– multilobulata O43.1
– multipartita O43.1
– percreta
–– mit Blutung, postpartal O43.21 O72.0
–– ohne Blutung O43.21 O73.0
– praevia O44.01
–– marginalis O44.01
––– anterior O44.01
––– mit Blutung O44.11
––– posterior O44.01
–– mit
––– Blutung O44.11
––– Schädigung, Fetus/Neugeborenes P02.0
––– Schnittentbindung, ohne Blutung O44.01
–– ohne Blutung O44.01
–– partialis O44.01
––– mit Blutung O44.11
–– totalis O44.01
––– mit Blutung O44.11
– succenturiata O43.1
– tripartita O43.1
– triplex O43.1
Plättchen-Syndrom, Riesen- D69.1
Plagiozephalie Q67.3
– isoliert Q67.3
PLAID [PLCG2-associated antibody deficiency and immune dysregulation] M35.8

Plakoid, Makulopathie, persistierend H35.38
Plakopathie O43.8
Plakophilin, Mangel, mit Epidermolysis bullosa simplex Q81.0
Plantar
– Fersensporn M77.3
– Fibromatose M72.2
– Hyperkeratose L85.1
– Warze B07
Plantaraponeurose, Enthesiopathie M77.5
Plantarfaszie
– Fibromatose M72.2
– Kontraktur M72.2
Plantarfasziitis M72.2
Plantaris, Läsion G57.6
Plantarmykose B35.3
Plaque-Psoriasis L40.0
Plaqueförmig, Urticaria pigmentosa Q82.2
Plaques
– epikardial I31.88
– Hollenhorst- H34.2
– mukös, syphilitisch A51.3
–– konnatal A50.0
– Pleura J92.9
–– mit Nachweis, Asbest J92.0
–– ohne Nachweis, Asbest J92.9
– sklerotisch G35.9
– Zunge K13.2
Plasma-Aluminiumspiegel, Erhöhung, pathologisch R79.0
Plasmaersatzmittel, Vergiftung T45.8
Plasmahämosiderose E83.1
Plasmamembranständig, Carnitin-Transporter, Mangel E71.3
Plasmaprotein
– abnorm R77.9
– Allergie T88.7
– Stoffwechselstörung E88.0
– Überempfindlichkeit T88.7
Plasmatransfusion, mit
– Hämolyse T80.8
– Komplikation T80.9
– Schock T80.8
Plasmaviskosität
– abnorm R70.1
– Veränderung R70.1
Plasmavolumen, Verringerung E86
Plasmazellen
– Leukämie C90.10
–– in kompletter Remission C90.11
– Myelom
–– monostotisch C90.00
–– multipel C90.00
––– in kompletter Remission C90.01
– Sarkom C90.30
Plasmazellmyelom C90.00
– in kompletter Remission C90.01
Plasmazelltumor
– bösartig C90.30
–– in kompletter Remission C90.31
– multipel C90.00 ►

Plasmazelltumor *(Forts.)*
– solitär C90.30
Plasmazellulär
– Leukämie C90.10
– Lymphom C83.0
– Pneumonie, interstitiell B48.5† J17.2*
–– frühinfantil B48.5† J17.2*
Plasmazytisch, Leukämie C90.10
– in kompletter Remission C90.11
Plasminogen, Mangel, Typ 1 D68.8
Plasminogen-Aktivator-Inhibitor-1, Mangel, kongenital D68.8
Plasmoblastisch, Lymphom C83.3
Plasmodium
– falciparum
–– Infektion, kongenital P37.3
–– Malaria a.n.k. B50.9
––– tropica B50.9
– malariae
–– Glomerulonephritis B52.0† N08.0*
–– Malaria a.n.k. B52.9
––– quartana B52.9
– ovale
–– Fieber B53.0
–– Malaria B53.0
– vivax, Malaria a.n.k. B51.9
–– tertiana B51.9
Plasmom, maligne C90.00
– in kompletter Remission C90.01
Plasmozytär
– Leukämie C90.10
– Sarkom C90.30
Plasmozytoid, Zellneoplasie, dendritisch, blastisch C86.4
Plasmozytom C90.30
– anaplastisch C90.00
– Bence-Jones- C90.00
– extramedullär C90.20
–– in kompletter Remission C90.21
– IgA [Immunglobulin A], in kompletter Remission C90.01
– IgG [Immunglobulin G] C90.00
–– in kompletter Remission C90.01
– in kompletter Remission C90.01
–– mit
––– Arthropathie C90.01† M36.1*
––– Krankheit
–––– glomerulär C90.01† N08.1*
–––– Niere, tubulointerstitiell C90.01† N16.1*
– Knochen, primär C90.30
– medullär C90.00
–– in kompletter Remission C90.01
– mit
–– Arthropathie C90.00† M36.1*
–– Krankheit
––– glomerulär C90.00† N08.1*
––– Niere, tubulointerstitiell C90.00† N16.1*
– multipel C90.00
– Niere, in kompletter Remission C90.31
– solitär C90.30

P

Plasmozytose D72.8
– primär kutan D47.9
Plastik
– Dermatitis, toxisch L24.5
– Kontaktdermatitis, allergisch L23.5
– Narbengewebe- Z42.9
– Tube, nach früherer Sterilisation Z31.0
Plastikhülle, Erstickung T71
Plastisch
– Operation, kosmetisch Z41.1
– Tracheitis J04.1
Plateau-Iris-Konfiguration, mit Engwinkelglaukom H40.2
Plateauphänomen C50.9
Platin, Asthma J45.09
Platinverbindung
– Kontakt, Reaktion, allergisch T78.4
– Therapie, Reaktion, allergisch T88.7
Plattenatelektase J98.18
Plattenepithel
– Dysplasie, Cervix uteri N87.9
– Geschwulst, odontogen D16.5
– Karzinom C80.9
–– atypisch C80.9
–– Bronchus C34.9
––– kleinzellig C34.9
–– Corpus uteri C54.9
–– Dickdarm C18.9
–– Dünndarm C17.9
–– Gallenblase C23
––– und Gallengänge, extrahepatisch C23 C24.0
–– Haut C44.9
–– Hypopharynx C13.9
–– Konjunktiva C69.0
–– Larynx C32.9
–– Leber, und Gallengänge, intrahepatisch C22.0 C22.1
–– Lid C44.1
–– Lippe C00.9
–– Lunge C34.9
–– Magen C16.9
–– Mundhöhle C06.9
–– Nasenhöhle C30.0
–– Nasennebenhöhle C31.9
–– Ösophagus C15.9
–– Oropharynx C10.9
–– Pankreas C25.9
–– Penis C60.9
–– Recessus piriformis C12
–– Rektum C20
–– Sinus piriformis C12
–– Unterlippe C00.1
–– Vulva C51.9
–– Wangenschleimhaut C06.0
–– Zervix C53.9
– Verlagerung, in
–– den Zervikalkanal, kongenital Q51.8
–– die Uterusschleimhaut, kongenital Q51.8
Plattenepithelgeschwulst, odontogen, Oberkiefer D16.42
Plattenepithelial
– Carcinoma in situ D09.9
–– mit fraglicher Stromainvasion, Cervix uteri D06.9
– Epitheliom C80.9
– Tumor
–– Oberkiefer, odontogen D16.42
–– odontogen D16.5
Plattenepithelkarzinom
– Gallengang, extrahepatisch C24.0
– Kardia C16.0
Plattfuß M21.4
– angeboren Q66.5
– erworben M21.4
– evertiert, spastisch Q66.5
– kontrakt Q66.5
Plattnase Q67.4
– angeboren Q67.4
Platybasie Q75.8
Platyonychie Q84.6
– erworben L60.8
– kongenital Q84.6
Platyspondylie Q76.4
– ohne Skoliose Q76.4
Platyspondylitisch, Dysplasie, Typ Torrance Q77.8
Platzangst F40.00
Platzbauch T81.3
– bei Dehiszenz, Wunde T81.3
Platzwunde T14.1
– klein T14.1
– Kopf S01.9
– Lippe S01.51
Plaut-Vincent-Angina A69.1
– fusospirillär A69.1
– nekrotisch A69.1
Plaut-Vincent-Gangrän, Rachen A69.1
Plaut-Vincent-Gingivitis A69.1
Plaut-Vincent-Infektion A69.1
Plaut-Vincent-Laryngitis A69.1
Plaut-Vincent-Laryngotracheitis A69.1
Plaut-Vincent-Nekrose, Pharynx A69.1
Plaut-Vincent-Stomatitis A69.1
Plaut-Vincent-Tonsillitis A69.1
Plazenta – s.a. Placenta
– Ablösung, Komplikation, Entbindung O45.9
– Abnormität a.n.k. O43.1
– Abweichung, Form, bei Schwangerschaft O43.1
– Adhäsion, Komplikation, Entbindung O72.0
–– ohne Blutung O43.20 O73.0
– Angiom O43.1
– Anomalie
–– Betreuung, Schwangere O43.1
–– mit
––– Blutung O46.8
––– Schädigung, Fetus/Neugeborenes P02.2
– Anomalie a.n.k. O43.1
– Blutung O46.8
–– als Komplikation, Entbindung a.n.k. O67.8
–– antepartal O46.8 ►

Plazenta – s.a. Placenta *(Forts.)*
– Blutung O46.8 *(Forts.)*
–– durch
––– chirurgische oder instrumentelle Schädigung, mit Schädigung, Fetus/Neugeborenes P02.1
––– instrumentelle Schädigung O46.8
–– intrapartal O67.8
–– mit Schädigung, Fetus P02.1
–– Randsinus O46.8
– Blutverlust, fetal P50.2
– Degeneration O43.8
– doppelt O43.1
– Dysfunktion O43.8
– Erweichung, vorzeitig O43.8
– falscher Sitz, mit Komplikation, Entbindung O44.00
– Fehlbildung O43.1
–– Betreuung, Schwangere O43.1
–– mit Schädigung, Fetus/Neugeborenes P02.2
– Fehllage O44.00
– Fibrose O43.8
– Gefäß, varikös O43.8
– Gewebeprobe, Entnahme, vaginal Z36.0
– Hämangiom O02.8
– Hämatom O43.8
– Hyperplasie O43.8
– Infarkt O43.8
–– bei Schwangerschaft O43.8
–– mit Schädigung, Fetus/Neugeborenes P02.2
– Insuffizienz O36.5
–– Betreuung, Schwangere O36.5
–– mit Schädigung, Fetus/Neugeborenes P02.2
– Krankheit a.n.k. O43.9
–– mit Schädigung, Fetus/Neugeborenes P02.2
– Lageanomalie O44.00
–– mit Komplikation, bei Schwangerschaft O44.00
– Lösung O45.9
–– vorzeitig O45.9
––– bei
–––– Defibrinationssyndrom O45.0
–––– Störung, Gerinnung O45.0
––– Komplikation, Entbindung O45.9
––– mit Blutung O45.9
–––– bei Defekt, Gerinnung O45.0
––– nach Prellung, Abdomen O45.8
– Mikro- O43.1
– mit Nabelschnuransatz, randständig O43.1
– Neben- O43.1
– Nekrose O43.8
– Polyp O90.8
–– im Wochenbett O90.8
– Retention O72.0
–– Komplikation, Entbindung O72.2
–– mit Blutung O72.0
––– Komplikation, Entbindung O72.0
–– ohne Blutung O73.0
–– partiell O72.0 ►

Plazenta – s.a. Placenta *(Forts.)*
– Schädigung, durch
–– Amniozentese, mit Schädigung, Fetus/Neugeborenes P02.1
–– Schnittentbindung, mit Schädigung, Fetus/Neugeborenes P02.1
– Sitz
–– falsch O44.00
–– tief O44.00
––– mit Blutung O44.10
–––– Komplikation, Entbindung O44.10
––– ohne Blutung O44.00
– Syphilis O98.1
– tiefsitzend O44.00
–– mit Schädigung, Fetus/Neugeborenes P02.0
– Tuberkulose O98.0
– Tumor D39.2
– Varizen O43.8
– Zyste, amniotisch O43.1
Plazentabett, Tumor D39.2
Plazentafragment, Retention, ohne Blutung O73.1
Plazentagefäß, Varikose O43.8
Plazentar
– Blutgefäß, Obliteration O43.8
– Dysfunktion O43.8
– Insuffizienz, mit Schnittentbindung O36.5
– Randsinus, Ruptur, mit Blutung O46.8
– Tumor, Trophoblast D39.2
Plazentarest
– nach Spontangeburt O72.0
– ohne Blutung O73.1
– Retention O72.2
–– mit Blutung O72.2
– zurückgeblieben, mit Blutung, verzögert, im Wochenbett O72.2
Plazentitis O41.1
– mit Schädigung, Fetus/Neugeborenes P02.7
– Schwangerschaftskomplikation O41.1
Plazentom C58
Pleiochrom, Anämie D64.8
– bei Sprue D52.8
Pleomorph
– Adenom D36.9
–– Parotis D11.0
–– Tränendrüse D31.5
– Lipom D17.9
– Liposarkom C49.9
– Lymphom, T-Zellen
–– bis mittelgroßzellig, CD4-positiv, pleomorph, primär kutan C84.4
–– peripher
––– kleinzellig C84.4
––– mittel- und großzellig C84.4
– Lymphoproliferation, T-Zellen klein- bis mittelgroßzellig, CD4-positiv, primär kutan C84.4
– Rhabdomyosarkom C49.9
– Sarkom C49.9
–– undifferenziert C49.9
––– Abdomen C49.4 ►

P

Pleomorph *(Forts.)*
~ Sarkom C49.9 *(Forts.)*
~~ undifferenziert C49.9 *(Forts.)*
––– Extremität
–––– obere C49.1
–––– untere C49.2
––– Hüfte C49.2
––– Schulter C49.1
––– Thorax C49.3
– Xanthoastrozytom C71.9
Pleomorphzellig, Sarkom, retikulozellulär C83.3
Pleonostose, familiär Q78.8
Plerozerkoide, Befall B70.1
Plethora
– sanguinea D45
– vera D45
Pleura
– Abnormität Q34.0
– Abszess J86.9
–– mit Fistel J86.0
– Adhäsion J94.8
–– tuberkulös a.n.k. A16.5
– Amyloidose E85.4† J99.8*
– Anomalie, angeboren Q34.0
– Belag R09.1
– Blutung R04.8
– Empyem J86.9
–– mit Fistel J86.0
–– tuberkulös A16.5
– Entzündung R09.1
– Erguss J90
–– bei
––– Grippe [Influenza] J11.1
–––– saisonaler Influenzavirus nachgewiesen, ausgenommen Vogelgrippe- und Schweinegrippe-Virus J10.1
–––– Schweinegrippe-Virus nachgewiesen J09 U69.20!
–––– Vogelgrippe-Virus nachgewiesen J09 U69.21!
–––– zoonotische oder pandemische Influenzaviren nachgewiesen J09
––– Mesotheliom, Pleura C45.0† J91*
––– Neubildung, bösartig, sekundär, Pleura C78.2† J91*
–– beim Fetus/Neugeborenen P28.8
–– chylusartig J94.0
–– karzinomatös, sekundär C78.2† J91*
–– tuberkulös a.n.k. A16.5† J91*
––– primär, bakteriologisch oder histologisch gesichert A15.7† J91*
– Fibrom D21.3
– Fibrose J94.1
– Fistel J86.0
–– tuberkulös a.n.k. A16.5
––– bakteriologisch oder histologisch gesichert A15.6
– Hyalinose J94.1
– Hydrops J94.8
– Infiltration J94.8 ►

Pleura *(Forts.)*
– Kalzifikation J94.8
–– postinfektiös J94.8
–– tuberkulös a.n.k. B90.9
––– bakteriologisch oder histologisch gesichert A15.6
– Kalzinose E83.58† J99.8*
– Karzinose C78.2
– Krankheit J94.9
– Mesotheliom C45.0
–– benigne D19.0
––– biphasisch D19.0
––– epitheloidzellig D19.0
––– fibrös D19.0
–– mit Erguss, Pleura C45.0† J91*
– Metastase C78.2
– Plaques J92.9
–– mit Nachweis, Asbest J92.0
–– ohne Nachweis, Asbest J92.9
– Retraktion R09.1
– Schmerzen R07.3
–– nichttumorbedingt R07.3
– Schwarte J94.1
–– mit Nachweis, Asbest J92.0
– Spätsyphilis A52.7† J99.8*
– Stauung J94.8
– Stein J94.8
– Synechie J94.8
– Tuberkulose A16.5
–– bakteriologisch oder histologisch gesichert A15.6
–– primär A16.7
––– bakteriologisch oder histologisch gesichert A15.7
– Verdickung J92.9
–– mit Nachweis, Asbest J92.0
– Verkalkung J94.8
– Verklebung J94.8
– Verletzung S27.6
– Vernarbung J94.1
– Verschwartung J94.1
– Verwachsung J94.8
– Zyste J94.8
Pleurafalte, Deformität, angeboren Q34.0
Pleurahöhle
– Krankheit J94.9
– mit Flüssigkeit J94.8
Pleurakuppel, Schwiele J94.1
Pleuralgie R07.3
Pleurasack, und Perikardialsack, Verbindung, angeboren Q34.8
Pleuritis R09.1
– abgekapselt J90
– adhäsiv R09.1
– akut R09.1
– bakteriell J90
–– mit Erguss J90
– basal R09.1
– bei Grippe [Influenza] J11.1
– beidseitig R09.1
– calcarea J94.8 ►

Pleuritis R09.1 *(Forts.)*
– calcificata J94.8
– carcinomatosa C78.2
– chronisch R09.1
– durch
–– Aspergillus B44.8
–– Candida B37.1
–– Pneumokokken J90
–– Staphylokokken J90
–– Streptokokken J90
– eitrig J86.9
–– mit Fistel J86.0
– exsudativ J90
– exsudativa, bakteriell J90
– fibrinös R09.1
– fibrinopurulent J86.9
–– mit Fistel J86.0
– mit
–– Erguss J90
––– tuberkulös a.n.k. A16.5† J91*
–– Verwachsung R09.1
– Pneumo- J18.8
– putrida J86.9
– septisch J86.9
–– mit Fistel J86.0
– serös J90
–– bakteriell J90
– serofibrinös J90
– seropurulent J86.9
–– mit Fistel J86.0
– sicca R09.1
– subakut R09.1
– traumatisch
–– akut S27.6
–– spät S27.6
– trocken R09.1
– tuberkulös A16.5
–– bakteriologisch oder histologisch gesichert A15.6
–– mit Erguss, bakteriologisch oder histologisch gesichert A15.6† J91*
–– primär A16.7
––– mit Erguss A16.7† J91*
–––– bakteriologisch oder histologisch gesichert A15.7† J91*
Pleuritisch, Schmerzen R07.3
Pleurobronchopneumonie J18.0
Pleurodynie R07.3
– durch Coxsackievirus B33.0
– epidemisch B33.0
– viral B33.0
Pleurokutan, Fistel J86.0
– tuberkulös a.n.k. A16.5
Pleuroparenchymal, Fibroelastose J84.10 J94.1
Pleuroperikardial
– Adhäsion J94.8
– Zyste Q24.8
Pleuroperikarditis I31.9
Pleuroperitoneal, Fistel J86.0
– tuberkulös a.n.k. A16.5
Pleuropneumonia-like-organism [PPLO]
– Bronchopneumonie J15.7
– Erreger B96.0! *[nur Zusatzkode!]*
– Infektion A49.3
– Pneumonie J15.7
Pleuropneumonie J18.8
– akut J18.8
– bilateral J18.8
– Broncho- J18.0
– chronisch J18.8
– septisch J18.8
Pleuropulmonal, Blastom C34.9 C38.4
– Lungenmittellappen C34.2 C38.4
– Lungenoberlappen C34.1 C38.4
– Lungenunterlappen C34.3 C38.4
– Typ
–– I C34.9 C38.4
––– Lungenmittellappen C34.2 C38.4
––– Lungenoberlappen C34.1 C38.4
––– Lungenunterlappen C34.3 C38.4
–– II C34.9 C38.4
––– Lungenmittellappen C34.2 C38.4
––– Lungenoberlappen C34.1 C38.4
––– Lungenunterlappen C34.3 C38.4
–– III C34.9 C38.4
––– Lungenmittellappen C34.2 C38.4
––– Lungenoberlappen C34.1 C38.4
––– Lungenunterlappen C34.3 C38.4
Pleuropulmonar, Fibroelastose J84.10 J94.1
Pleurorrhoe J90
Plexiform
– Angiom D18.00
– Hämangiom D18.00
– Neurofibrom D36.1
– Neurom D36.1
Plexopathie, strahleninduziert
– Plexus brachialis G54.0 G97.88
– Plexus lumbosacralis G54.1 G97.88
Plexus
– Läsion G54.9
– Neuralgie G54.9
– Neuritis G54.9
– Störung G54.9
Plexus brachialis
– Druck G54.0
– Geburtsverletzung P14.3
– Läsion G54.0
– Lageanomalie, kongenital Q07.8
– Neuritis M54.12
–– durch Verlagerung, Bandscheibe M50.1† G55.1*
– Parese G54.0
– Plexopathie, strahleninduziert G54.0 G97.88
– Verlagerung, angeboren Q07.8
– Verletzung S14.3
–– beim Neugeborenen P14.3
Plexus cardiacus, Verletzung S24.4
Plexus chorioideus
– Anomalie Q07.8
– Deformität Q07.8
– Kalzifikation G93.88 ►

Plexus chorioideus *(Forts.)*
– Papillom D33.0
–– anaplastisch C71.5
–– maligne C71.5
– Ventrikel, vierter, Papillom D33.1
– Zyste G93.0
Plexus coeliacus, Verletzung S34.5
Plexus hypogastricus, Verletzung S34.5
Plexus lumbosacralis
– Druck G54.1
– Neuralgie M54.17
– Plexopathie, strahleninduziert G54.1 G97.88
– Verletzung S34.4
Plexus mesentericus inferior, Verletzung S34.5
Plexus mesentericus superior, Verletzung S34.5
Plexus oesophageus, Verletzung S24.4
Plexus pampiniformis
– Dilatation I78.8
– Ektasie I78.8
– Thrombose I80.88
– Varikozele I86.1
– Venenkonvolut I86.1
– Vergrößerung I78.8
Plexus pulmonalis, Verletzung S24.4
Plexus sacralis, Verletzung S34.4
Plexus spinalis, Verletzung T09.4
Plexuskarzinom C71.5
Plexuslähmung, Erb-Arm- P14.0
PLG-assoziiert, Angioödem, hereditär, mit normalem C1-Inhibitor D84.1
Plica lata uteri – s. Ligamentum latum uteri
Plica tonsillaris J35.8
Plicasyndrom M67.86
– Kniegelenk M67.86
PLIN1-Genmutation, mit Lipodystrophie, partiell, familiär E88.1
PLMS [Periodic Limb Movement Disorder] G25.80
Plötzlich, Kindstod
– mit Dysgenesie, Hoden R95.9 Q55.2
– nach Vollendung des ersten Lebensjahres R96.0
– vor Vollendung des ersten Lebensjahres
–– mit Obduktion R95.0
–– ohne Angabe einer Obduktion R95.9
Ploski-Syndrom, Lenk- G23.8
PLS [Papillon-Lefèvre-Syndrom] Q82.8
Plummer-Krankheit [Toxische Struma multinodosa] E05.2
Plummer-Vinson-Syndrom D50.1
Pluriendokrin, Adenomatose D44.8
Pluriglandulär
– Atrophie E31.8
–– autoimmun E31.0
– Syndrom D44.8
Plus-Deformität, intrinsisch, Hand M21.84
PM [Polymyositis] M33.2
PMF [Primäre Myelofibrose] D47.4
PML [Akute promyelozytäre Leukämie] C92.40
– in kompletter Remission C92.41
PML [Progressive multifokale Leukoenzephalopathie] A81.2
PMLD [Pelizaeus-Merzbacher-ähnliche Erkrankung] E75.2
PMP [Pseudomyxoma peritonei] C78.6
PMP2-abhängig, Charcot-Marie-Tooth-Krankheit, Typ 1 G60.0
PMSE[Polyhydramnion, Megalenzephalie, symptomatische Epilepsie]-Syndrom Q87.0
PN – s.a. Pyelonephritis N12
Pneumarthrose M12.89
Pneumatosis
– coli K63.8
– cystoides
–– intestini K63.8
–– peritonei K66.8
– peritonei K66.8
Pneumatozele J98.4
– intrakraniell G93.88
Pneumatozephalus G93.88
Pneumaturie R39.8
Pneumo-lymphonodal-Syndrom A28.1
Pneumoblastom C34.9
Pneumocystis
– carinii
–– Infektion B48.5† J17.2*
––– bei Krankheit, durch HIV B20 B48.5
–– Pneumonie B48.5† J17.2*
––– bei Krankheit, durch HIV B20 B48.5
– jirovecii, Pneumonie B48.5† J17.2*
– Pneumonie B48.5† J17.2*
Pneumohämatothorax J94.2
– bei Verletzung, Lunge S27.2
Pneumohämoperikard I31.2
Pneumohämothorax, Hydro- J94.2
Pneumohydroperikard I31.9
Pneumohydrothorax J94.8
Pneumokokken
– Angina, akut J03.8 B95.3!
– Appendizitis K37
– Arthritis M00.19
– Bakteriämie A49.1
– Bronchitis, akut J20.2
– Bronchopneumonie J13
– Embolie, pyämisch A40.3
–– mit Pneumonie J13
– Endokarditis I33.0 B95.3!
– Infektion a.n.k. A49.1
–– generalisiert A40.3
–– Rachen J02.8 B95.3!
– Konjunktivitis H10.8 B95.3!
– Meningitis G00.1
– Meningoenzephalitis G04.2 B95.3!
– Perikarditis I30.1 B95.3!
– Pharyngitis J02.8 B95.3!
– Pleuritis J90
– Pneumonie J13
–– lobär J13
–– mit Sepsis J13
– Rhinitis J00 B95.3!
– Sepsis A40.3 ►

Pneumokokken *(Forts.)*
– Tonsillitis J03.8 B95.3!
– Tracheitis J04.1 B95.3!
Pneumokoniose a.n.k. J64
– Bagasse- J67.10
– bei Fibrose, Lunge a.n.k. J64
– Bergleute- J60
– durch
–– Aluminium J63.0
–– Asbest J61.0
––– mit akuter Exazerbation J61.1
––– ohne akute Exazerbation J61.0
–– Baumwollstaub J66.0
–– Bauxit J63.1
–– Beryllium J63.2
–– Diatomit J62.8
–– Fasern, anorganisch
––– mit akuter Exazerbation J61.1
––– ohne akute Exazerbation J61.0
–– Glimmer J62.8
–– Graphit J63.3
–– Kalkstaub J62.8
–– Kaolin J62.8
–– Kieselsäure J62.8
–– Kohlenstaub J60
–– Marmorstaub J62.8
–– Mischstaub J64
–– Quarzstaub J62.8
–– Silikate a.n.k. J62.8
–– Staub
––– anorganisch J63.8
––– organisch a.n.k. J66.8
–– Talkumstaub J62.0
– Kohlenbergarbeiter- J60
– mit Tuberkulose J65
–– Atmungsorgane J65
– Mouldy-hay- J67.00
– Zuckerrohr- J67.10
Pneumolithiasis J98.4
Pneumomediastinum J98.2
– konnatal P25.2
– perinatal P25.2
Pneumonia
– alba A50.0† J17.0*
– migrans J18.9
Pneumonie J18.9
– abszedierend J85.1
– akut J18.9
– allergisch J82
– angeboren P23.9
–– durch
––– Bakterien a.n.k. P23.6
––– Chlamydien P23.1
––– Escherichia coli P23.4
––– Haemophilus influenzae P23.6 B96.3!
––– Klebsiella pneumoniae P23.6 B96.2!
––– Mykoplasma P23.6 B96.0!
––– Pseudomonas P23.5
––– Respiratory-Syncytial-Virus [RS-Virus] P23.0
––– Röteln P35.0 ►

Pneumonie J18.9 *(Forts.)*
~ angeboren P23.9 *(Forts.)*
~~ durch *(Forts.)*
––– Staphylokokken P23.2
––– Streptokokken P23.6
–––– Gruppe B P23.3
––– Streptokokkus, ausgenommen Gruppe B P23.6
––– Toxoplasmose P37.1† J17.3*
––– Virus P23.0
– Aspirations-
–– beim Neugeborenen P24.9
–– durch
––– Anästhesie
–––– im Wochenbett O89.0
–––– während
––––– Entbindung O74.0
––––– Schwangerschaft O29.0
––––– Wehentätigkeit O74.0
––– Blut J69.8
––– Erbrochenes J69.0
––– Essenz J69.1
––– Magensekret J69.0
––– Milch J69.0
––– Nahrungsmittel J69.0
––– Öl J69.1
––– Stoff
–––– fest a.n.k. J69.8
–––– flüssig a.n.k. J69.8
– atypisch J18.9
– bakteriell J15.9
– basal J18.1
– bazillär J15.9
– bei
–– Abszess, Lunge, durch Amöben A06.5† J17.3*
–– Aktinomykose A42.0† J17.0*
–– Askaridose B77.8† J17.3*
–– Aspergillose B44.1† J17.2*
––– invasiv B44.0† J17.2*
Beatmungstherapie J95.88
–– Embolie, pyämisch, durch Pneumokokken J13
–– Fieber, rheumatisch I00† J17.8*
–– Grippe [Influenza] J11.0
––– ohne Virusnachweis J11.0
––– saisonaler Influenzavirus nachgewiesen, ausgenommen Vogelgrippe- und Schweinegrippe-Virus J10.0
––– Schweinegrippe-Virus nachgewiesen J09 U69.20!
––– Vogelgrippe-Virus nachgewiesen J09 U69.21!
––– zoonotische oder pandemische Influenzaviren nachgewiesen J09
–– Histoplasmose
––– akut B39.0† J17.2*
––– chronisch B39.1† J17.2*
–– Infektion, durch
––– COVID 19 J12.8 U07.2!
––– Spirochäten A69.8† J17.0* ►

P

Pneumonie J18.9 *(Forts.)*
~ bei *(Forts.)*
-- Keuchhusten A37.9† J17.0*
-- Kokzidioidomykose
--- akut B38.0† J17.2*
--- chronisch B38.1† J17.2*
-- Krankheit, durch HIV B20 J18.9
-- Masern B05.2† J17.1*
-- Melioidose A24.1† J17.0*
-- Milzbrand A22.1† J17.0*
-- Nokardiose A43.0† J17.0*
-- Ornithose A70† J17.8*
-- Pertussis A37.9† J17.0*
-- Psittakose A70† J17.8*
-- Q-Fieber A78† J17.8*
-- Rheumatismus I00† J17.8*
-- Röteln B06.8† J17.1*
--- kongenital P35.0
-- Soor B37.1† J17.2*
-- Tularämie A21.2† J17.0*
-- Typhus A01.0† J17.0*
-- Varizellen B01.2† J17.1*
-- Windpocken B01.2† J17.1*
-- Zytomegalie B25.0† J17.1*
- beim Säugling J18.9
- bilateral J18.9
- bilobär J18.1
- Broncho- J18.0
-- allergisch J82
-- bakteriell J15.9
-- bei
--- Grippe [Influenza] J11.0
---- ohne Virusnachweis J11.0
--- Soor B37.1† J17.2*
-- chronisch J84.10
-- durch
--- Candida B37.1† J17.2*
--- Dampf J68.0
--- Eaton-Agens J15.7
--- Escherichia coli J15.5
--- Friedländer-Bakterien J15.0
--- Gas J68.0
--- Haemophilus influenzae J14
--- Inhalation J69.0
---- Essenz J69.1
---- Öl J69.1
--- Klebsiella pneumoniae J15.0
--- Lipide, endogen J84.80
--- Lipoide J69.1
--- Mycoplasma pneumoniae J15.7
--- Pilz B49† J17.2*
--- Pleuropneumonia-like-organism [PPLO] J15.7
--- Pneumokokken J13
--- Proteus J15.6
--- Pseudomonas J15.1
--- Rauch J68.0
--- Staphylococcus aureus J15.2
--- Staphylokokken J15.2
--- Streptococcus pneumoniae J13 ►

Pneumonie J18.9 *(Forts.)*
~ Broncho- J18.0 *(Forts.)*
~~ durch *(Forts.)*
--- Streptokokken a.n.k. J15.4
---- Gruppe B J15.3
--- Virus J12.9
-- eitrig J18.0
-- hämorrhagisch J18.0
-- Oberlappen J18.0
-- spastisch J18.0
-- Unterlappen J18.0
- Bronchopleuro- J18.0
- chronisch J98.4
- Deglutitions- J69.0
- durch
-- Adenovirus J12.0
-- Amöben A06.5† J17.3*
-- Anästhesie, während
--- Entbindung O74.0
--- Schwangerschaft O29.0
-- Aspiration J69.0
--- Blut J69.8
--- Fruchtwasser P24.1
-- Bakterien, gramnegativ, aerob J15.6
-- Beryllium J63.2
-- Bestrahlung J70.0
-- Candida B37.1† J17.2*
-- Chlamydien J16.0
-- Cholesterin J84.80
--- mit akuter Exazerbation J84.81
--- ohne Angabe einer akuten Exazerbation J84.80
-- Dampf J68.0
-- Eaton-Agens J15.7
-- Enterobacter J15.6
-- Epstein-Barr-Virus B27.0† J17.1*
-- Escherichia coli J15.5
-- Fasern, anorganisch a.n.k. J61.0
-- Gas J68.0
-- Gonokokken A54.8† J17.0*
-- gramnegative Bakterien J15.6
-- Haemophilus influenzae J14
-- Herpesvirus B00.8† J17.1*
-- Hypostase J18.2
-- Inhalation
--- Erbrochenes J69.0
--- Nahrung J69.0
-- Kandidose B37.1† J17.2*
-- Klebsiella pneumoniae J15.0
-- Kryptokokken B45.0† J17.2*
-- Legionellose A48.1
-- Lipide, endogen J84.80
-- Mangan J63.8
-- Mekonium P24.0
-- Metapneumovirus, human J12.3
-- Mycoplasma pneumoniae J15.7
-- Parainfluenzavirus J12.2
-- Pilz J16.8
-- Pneumocystis B48.5† J17.2*
--- carinii B48.5† J17.2*
---- bei Krankheit, durch HIV B20 B48.5 ►

Pneumonie J18.9 *(Forts.)*
~ durch *(Forts.)*
~~ Pneumocystis B48.5† J17.2* *(Forts.)*
––– jirovecii B48.5† J17.2*
–– Pneumokokken J13
––– mit Sepsis J13
–– PPLO [Pleuropneumonia-like-organism] J15.7
–– Proteus J15.6
–– Pseudomonas J15.1
––– aeruginosa J15.1
––– pseudomallei A24.1
–– Rauch J68.0
–– Respiratory-Syncytial-Virus [RS-Virus] J12.1
–– Rickettsien A79.9† J17.0*
–– Salmonella typhi A01.0† J17.0*
–– Salmonellen A02.2† J17.0*
–– Serratia marcescens J15.6
–– Spirochäten a.n.k. A69.8† J17.0*
–– Spulwurm B77.8† J17.3*
–– Staphylokokken J15.2
–– Streptococcus pneumoniae J13
–– Streptokokken J15.4
––– Gruppe B J15.3
–– Substanz, chemisch J68.0
–– Toxoplasmen B58.3† J17.3*
–– Virus J12.9
––– bei Krankheit, durch HIV B20 J12.9
––– mit Grippe [Influenza] J11.0
–– Zytomegalievirus B25.0† J17.1*
– eitrig J18.9
– embolisch I26.9† J17.8*
– eosinophil J82
–– idiopathisch, akut J82
– fibrinös J18.1
– fibrös, chronisch J84.10
– fibroid, chronisch J84.10
– Friedländer- J15.0
– gangränös J85.0
– granulozytär, alveolär J18.8
– hämorrhagisch J18.9
– Herd- J18.0
– Hypersensitivitäts- J67.90
– hypostatisch J18.2
– im Krankenhaus erworben, die
–– entweder bei Aufnahme besteht oder innerhalb von 48 Stunden nach Aufnahme auftritt U69.04! *[nur Zusatzkode!]*
–– mehr als 48 Stunden nach Aufnahme auftritt U69.01! *[nur Zusatzkode!]*
– Indurations- J84.10
– infektionsbedingt
–– bei Geburt erworben P23.9
–– in utero erworben P23.9
– interstitiell J84.90
–– akut J84.10
––– mit akuter Exazerbation J84.11
––– ohne Angabe einer akuten Exazerbation J84.10
–– desquamativ J84.10 ►

Pneumonie J18.9 *(Forts.)*
~ interstitiell J84.90 *(Forts.)*
–– gewöhnlich J84.10
––– mit akuter Exazerbation J84.11
––– ohne Angabe einer akuten Exazerbation J84.10
–– idiopathisch J84.10
–– lymphoid J84.10
––– bei Krankheit, durch HIV B22 B48.5
–– mit akuter Exazerbation J84.91
–– nichtspezifisch J84.10
–– ohne Angabe einer akuten Exazerbation J84.90
–– plasmazellulär B48.5† J17.2*
––– frühinfantil B48.5† J17.2*
– käsig A16.2
– kapillär J18.9
– karnifizierend J18.8
– katarrhalisch J18.0
– konnatal P23.9
–– frühsyphilitisch A50.0† J17.0*
– Kreta- A78† J17.8*
– kruppös J18.1
– Laryngotracheobroncho- J18.0
– Legionärs- A48.1
– Lipid- J69.1
– Lipoid- J69.1
– lobär J18.1
–– bakteriell J15.9
–– bei Influenza J11.0
–– chronisch J84.10
–– disseminiert J18.1
–– durch
––– Escherichia coli J15.5
––– Friedländer-Bakterien J15.0
––– Haemophilus influenzae J14
––– Klebsiella pneumoniae J15.0
––– Pneumokokken J13
––– Proteus J15.6
––– Pseudomonas J15.1
––– Staphylokokken J15.2
––– Streptococcus pneumoniae J13
––– Streptokokken a.n.k. J15.4
–––– Gruppe B J15.3
––– Virus J12.9
–– hypostatisch J18.2
–– interstitiell J18.1
– lobulär J18.0
– Löffler- J82
– miliar J18.8
– mit Abszess, Lunge J85.1
– Mittellappen J18.1
– multizentrisch, adenomatös C34.9
– nach medizinischen Maßnahmen J95.88
– nekrotisch J85.0
– nekrotisierend, Staphylokokken-induziert J15.2
– neonatal P23.9
– Oberlappen J18.1
– Obstruktions- J18.9
– ohne Erregernachweis J18.9 ►

P

Pneumonie J18.9 *(Forts.)*
– organisierend
–– kryptogen J84.00
–– mit Bronchiolitis obliterans [BOOP] J84.00
– parenchymatös J84.10
– Peri- J18.9
– Pleuro- J18.8
–– akut J18.8
–– bilateral J18.8
–– chronisch J18.8
–– septisch J18.8
– Pleurobroncho- J18.0
– postinfektiös a.n.k. B99† J17.8*
– postpartal, nach Anästhesie O89.0
– Pseudolobär- J18.1
– radiogen J70.0
– Retentions- J18.9
– Schaumzell- J18.9
– Schluck- J69.0
– Segment- J18.8
– septisch J18.9
– Stagnations- J18.9
– Stauungs- J18.2
– Tracheobroncho- J18.0
– traumatisch T79.8
– tuberkulös A16.2
–– bakteriologisch
––– gesichert A15.0
––– und histologisch nicht
–––– gesichert A16.0
–––– untersucht A16.1
–– durch mikroskopische Sputumuntersuchung und Kultur gesichert A15.0
– Unterlappen J18.1
– Wander- J18.9
– zentral J18.1
– zirrhotisch, chronisch J84.10
Pneumonitis J18.9
– akut J18.9
– allergisch J67.90
–– durch
––– Holzstaub J67.80
––– Staub, organisch a.n.k. J67.80
– arzneimittelinduziert J70.4
–– akut J70.2
–– chronisch J70.3
– Aspirations-, durch Anästhesie J95.4
– Bagasse- J67.10
– bei
–– Askaridose B77.8† J17.3*
–– Überempfindlichkeit a.n.k. J67.90
– chemisch, durch Aspiration, bei Anästhesie J95.4
–– im Wochenbett O89.0
–– während
––– der Wehentätigkeit O74.0
––– Entbindung O74.0
––– Schwangerschaft O29.0
– chronisch, im Kindesalter J84.00
– durch
–– Anästhesie, während Entbindung O74.0 ►

Pneumonitis J18.9 *(Forts.)*
~ durch *(Forts.)*
–– Aspiration J69.0
––– Erbrochenes J69.0
––– Lipoide J69.1
––– Nahrung J69.0
––– Ölextrakte J69.1
–– Befeuchter J67.70
–– Beryllium J68.0
–– Cholesterin J84.80
–– Dampf J68.0
–– Detergenzien J69.8
–– Fluorkohlenstoff-Polymere J68.0
–– Gas J68.0
–– Inhalation
––– Blut J69.8
––– durch Stoff
–––– fest a.n.k. J69.8
–––– flüssig a.n.k. J69.8
––– Erbrochenes J69.0
––– Essenz J69.1
––– Milch J69.0
––– Nahrung J69.0
––– Öl J69.1
–– Kadmium J68.0
–– Mangan J68.0
–– Rauch J68.0
–– Stickstoffdioxid J68.0
–– Stoff
––– fest a.n.k. J69.8
––– flüssig a.n.k. J69.8
–– Strahlen J70.0
–– Toxoplasmose B58.3† J17.3*
–– Vanadium J68.0
– eosinophil J82
– hypersensitiv J67.90
–– durch Staub, organisch, eingeatmet J67.90
– Klimaanlagen- J67.70
– kongenital, durch Röteln P35.0
– lymphoid, interstitiell, bei Krankheit, durch HIV B22
– postoperativ J95.88
–– während
––– Entbindung O74.0
––– Wehentätigkeit O74.0
– primär J18.9
– Ventilations- [Klimaanlagenpneumonitis] J67.70
Pneumonomykose a.n.k. B49† J99.8*
Pneumonose J84.90
Pneumopathie a.n.k. J98.4
– alveolär J84.00
– chronisch J98.4
– durch Staub, organisch a.n.k. J66.8
– eosinophil, idiopathisch, chronisch J82
– parietoalveolar J84.00
Pneumoperikard I31.9
– beim Neugeborenen P25.3
– kongenital P25.3
– posttraumatisch S26.88
– Pyo- I30.1

Pneumoperikarditis I31.9
– Hydro- I31.9
Pneumophagie F45.31
– psychogen F45.31
Pneumopleuritis J18.8
Pneumopyoperikard I30.1
Pneumopyothorax J86.9
Pneumorrhagie R04.8
Pneumosiderose J63.4
– bei Fibrose, Lunge J63.4
Pneumothorax J93.9
– akut J93.8
– bei
–– Hämothorax, traumatisch S27.2
–– Verletzung, Lunge S27.0
– chronisch J93.8
– durch
–– Anästhesie T88.2
––– im Wochenbett O89.0
––– während
–––– Entbindung O74.1
–––– Schwangerschaft O29.0
–– operative Verletzung Brustwand oder Lunge J95.80
– Hämato- J94.2
–– bei Verletzung, Lunge S27.2
–– traumatisch S27.2
– Hydro-, tuberkulös a.n.k. A16.5
–– bakteriologisch oder histologisch gesichert A15.6
– Hydrohämato- J94.2
– iatrogen J95.80
– kongenital P25.1
– Mantel- J93.9
– mit Verletzung, offen S27.0 S21.83!
– Perinatalperiode P25.1
– Pyo- J86.9
–– infektiös J86.9
–– tuberkulös a.n.k. A16.5
––– bakteriologisch oder histologisch gesichert A15.6
– Sero- J93.9
– Spannungs- J93.0
–– spontan J93.0
– spontan a.n.k. J93.1
–– beim Fetus/Neugeborenen P25.1
–– familiär J93.1
– traumatisch S27.0
– tuberkulös A16.2
–– bakteriologisch
––– gesichert A15.0
––– und histologisch nicht
–––– gesichert A16.0
–––– untersucht A16.1
–– durch mikroskopische Sputumuntersuchung und Kultur gesichert A15.0
– Ventil- J93.0
Pneumozephalus G93.88
Pneumozystosis B48.5† J17.2*
PNH [Paroxysmale nächtliche Hämoglobinurie] D59.5
PNP [Purinnukleosid-Phosphorylase], Mangel D81.5
PNPO [Pyridoxamin-5-Phosphat-Oxidase], Mangel G40.8
PNPO[Pyridoxamin-5-Phosphat-Oxidase]-abhängig, Enzephalopathie, epileptisch, neonatal G40.8
Pocken B03
– Affen- B04
– Impfung, prophylaktisch Z25.8
– Kuh- B08.0
– mit Kontakt Z20.8
– Rickettsien- A79.1
–– durch Rickettsia akari A79.1
– Schaf- B08.0
– Spitz- B01.9
– Tana- B08.8
– Wasser- B01.9
– Wind- B01.9
– Yaba- B08.8
Pocken-Fleckfieber A79.1
Podagra M10.97
Podenzephalie Q01.9
Podophyllotoxin
– Allergie T88.7
– Überempfindlichkeit T88.7
Podopompholyx L30.1
POEMS-Syndrom [Polyneuropathy, Organomegaly, Endocrinopathy, M-Protein, Skin changes] D47.2
Poikilodermatomyositis M33.1
Poikilodermia
– atrophicans vascularis Jacobi L94.5
– reticularis L57.3
Poikilodermie L81.6
– bei Parapsoriasis L41.5
– Civatte- L57.3
– fibrös, hereditär, mit Kontraktur, Sehne, und Myopathie, und Fibrose, Lunge Q82.8
– kongenital Q82.8
– mit Neutropenie Q82.8 D70.0
– Rothmund-Thomson- Q82.8
– sklerosierend, hereditär, Typ Weary Q82.8
Poikilozytose R71
POIS [Postorgasmic-Illness-Syndrom] F52.3
Poland-Anomalie, bei Dysplasie, kraniofrontonasal Q87.8
Poland-Sequenz Q79.8
Poland-Syndrom Q79.8
Polar, Spongioblastom, primitiv C71.9
Polgár-Syndrom, Bársony- M85.35
Poliodystrophia cerebri progressiva infantilis G31.88
Poliodystrophie, sklerosierend, progressiv, Typ Alpers G31.88
Polioencephalitis
– haemorrhagica superior E51.2† G32.8*
– inferior G12.2
Polioenzephalitis A80.9† G05.1*
– akut A80.9 ►

P

Polioenzephalitis A80.9† G05.1* *(Forts.)*
– bei Grippe [Influenza] J11.8† G05.1*
–– saisonaler Influenzavirus nachgewiesen, ausgenommen Vogelgrippe- und Schweinegrippe-Virus J10.8† G05.1*
–– Schweinegrippe-Virus nachgewiesen J09† U69.20! G05.1*
–– Vogelgrippe-Virus nachgewiesen J09† U69.21! G05.1*
–– zoonotische oder pandemische Influenzaviren nachgewiesen J09† G05.1*
– bulbär A80.9† G05.1*
– myeloisch, bulbär A80.9† G05.1*
– Wernicke- E51.2† G32.8*
Polioenzephalomyelitis A80.9
– akut A80.9
– anterior A80.9
– bei Beriberi E51.2† G32.8*
Poliomyelitis A80.9
– abortiv A80.4
– akut
–– nichtparalytisch A80.4
–– paralytisch A80.3
–– Spätfolge B91
– akut [Spinale Kinderlähmung] A80.9
– anterior A80.9
–– acuta A80.9
– aparalytisch A80.4
– endemisch A80.9
– epidemica anterior acuta A80.9
– epidemisch A80.9
– Folgen B91
– Impfung, Notwendigkeit [IPV (Inaktivierte Polio-Vakzine)] Z24.0
– kongenital P35.8
– mit
–– Kontakt Z20.8
–– Paralyse, bulbär A80.3
– nichtepidemisch A80.9
– Para- B33.8
– paralytisch
–– akut, durch Impfvirus A80.0
–– durch Wildvirus
––– einheimisch A80.2
––– importiert A80.1
– progressiv, aufsteigend A80.3
– Schluckimpfung, trivalent, Notwendigkeit [OPV (Orale Polio-Vakzine)] Z24.0
– spinal, akut A80.9
– Untersuchung Z11
Poliomyelitis-Virus
– Enzephalitis A80.9† G05.1*
– Meningitis A80.9† G02.0*
Poliomyelitisch, Paralyse, bulbär, akut A80.3
Poliosis L67.1
– Augenbraue L67.1
– circumscripta, erworben L67.1
– Wimpern L67.1
Poliovirus
– Enzephalitis A80.9† G05.1*
– Meningitis A80.9† G01*
Politisch, Diskriminierung Z60
Pollakisurie R35.1
– nervös F45.34
– psychogen F45.34
Pollen
– Allergie J30.1
–– mit Asthma J45.09
– Asthma J45.09
– Fließschnupfen J30.1
– Rhinitis J30.1
–– allergisch J30.1
Pollinose J30.1
Poltern F98.6
Polyadenitis I88.9
Polyangiitis M30.0
– bei Granulomatose M31.3
–– eosinophil M30.1
–– mit
––– Lungenbeteiligung M31.3† J99.1*
––– Nierenbeteiligung M31.3† N08.5*
– mikroskopisch M31.7
Polyangiitis-Overlap-Syndrom M30.8
Polyarteriitis
– juvenil M30.2
– mit Lungenbeteiligung M30.1
– nodosa M30.0
–– primär M30.0
–– sekundär, durch Virus-Infektion B34.9 M30.0
Polyarthralgie M25.50
– psychogen F45.40
Polyarthritis a.n.k. M13.0
– akut M13.0
– atrophisch M15.9
– chronica progressiva M06.90
– chronisch M06.90
–– mit
––– Beteiligung
–––– Herz a.n.k. M05.30† I52.8*
–––– systemisch a.n.k. M05.30
–––– Viszera a.n.k. M05.30
––– Bursitis M06.20
––– Karditis M05.30† I52.8*
––– Lymphosplenomegalie, und Leukopenie M05.00
––– Manifestation, Lunge M05.10† J99.0*
––– Myokarditis M05.30† I41.8*
––– Myopathie M05.30† G73.7*
––– Polyneuropathie M05.30† G63.6*
––– Spondylitis M45.00
––– Tortikollis M06.88
––– Vaskulitis M05.20
– eitrig M00.90
– enterica M02.39
– entzündlich M06.40
– epidemisch B33.1
– juvenil, chronisch M08.3
–– adulter Typ M08.00
–– Erwachsenentyp
––– mit Rheumafaktor-Nachweis M08.00
––– ohne Rheumafaktor-Nachweis M08.00 ►

Polyarthritis a.n.k. M13.0 *(Forts.)*
~ juvenil, chronisch M08.3 *(Forts.)*
–– seronegativ M08.3
– mikroskopisch M31.7
– primär, chronisch M06.90
– progredient-chronisch M06.90
– Rheumafaktor-negativ, juvenil M08.3
–– mit Antikörper, antinukleär M08.3
– Rheumafaktor-positiv, juvenil M08.00
– rheumatica M06.90
– rheumatisch
–– akut I00
–– subakut I00
– rheumatoid M06.90
– seronegativ, chronisch M06.00
– seropositiv, chronisch M05.90
–– mit
––– Endokarditis M05.30† I39.8*
––– Karditis M05.30† I52.8*
––– Myokarditis M05.30† I41.8*
––– Myopathie M05.30† G73.7*
––– Perikarditis M05.30† I32.8*
–––– rheumatoid M05.30† I32.8*
––– Polyneuropathie M05.30† G63.6*
– toxisch
–– klimakterisch a.n.k. M13.89
–– Menopause a.n.k. M13.89
– Wirbelsäule, chronisch M45.00
Polyarthropathie a.n.k. M13.0
– chronisch, mit Beteiligung
–– Herz a.n.k. M05.30† I52.8*
–– systemisch a.n.k. M05.30
–– Viszera a.n.k. M05.30
– entzündlich M06.40
– epidemisch, mit Exanthem B33.1
– juvenil, chronisch, seronegativ M08.3
– primär, chronisch, a.n.k. M06.90
Polyarthrose M15.9
– Finger M15.9
– Fingergelenk M15.9
– genuin M15.9
– Hand M15.9
– Heberden-, Fingergelenk M15.1
– posttraumatisch M15.3
– primär M15.0
Polyartikulär
– Arthritis M13.0
– Arthrose M15.9
Polychondritis M94.89
– atrophisch M94.89
– chronisch M94.89
– rezidivierend M94.1
Polycythaemia D45
– primaria D45
– rubra vera D45
– vera D45
Polydaktylie Q69.9
– Daumen
–– biphalangeal Q69.1
–– triphalangeal Q69.1
– Finger, zentral Q69.0 ►

Polydaktylie Q69.9 *(Forts.)*
– postaxial
–– bei Dandy-Walker-Malformation Q87.8
–– mit Herzfehler, kongenital, bei Hirnfehlbildung Q87.8
–– Typ
––– A Q69.0
––– B Q69.0
– präaxial, autosomal-dominant, mit Hypertrichose, Rücken, oberer Q69.9 Q84.2
– Spiegelbild- Q69.9
– und Schwerhörigkeit, bei Hirschsprung-Krankheit Q87.8
– Zehe
–– zentral Q69.2
– Zeigefinger Q69.0
Polydaktylie-Syndrom
– Ektrodaktylie- Q73.8 Q69.9
– Kurzripp- Q77.2
–– Typ
––– 5 Q77.2
––– Beemer-Langer Q77.2
––– Majewski Q77.2
––– Saldino-Noonan Q77.2
––– Verma-Naumoff Q77.2
Polydipsie R63.1
Polydystrophie, Pseudo-Hurler- E77.0
Polyembryom C80.9
Polyendokrin
– Autoimmunsyndrom, Typ II E31.0
– Polyneuropathie-Syndrom E31.8 G62.9
Polyendokrinopathie
– autoimmun E31.0
–– Typ
––– 1 E31.0
––– 2 E31.0
––– 3 E31.0
––– 4 E31.0
– Enteropathie, Immundysregulation, bei Syndrom, X-chromosomal E31.0
Polyesterdämpfe, Fieber T59.8
Polyglandulär
– Dyskrasie E31.9
– Dystrophie E31.8
– Funktionsstörung E31.9
– Insuffizienz E31.9
–– autoimmun E31.0
–– progressiv E31.0
– Mangel E31.9
–– autoimmun E31.0
– Syndrom D44.8
–– autoimmun E31.0
––– Typ
–––– 1 E31.0
–––– 2 E31.0
– Überfunktion E31.1
– Versagen, autoimmun E31.0
Polyglobulie D75.1
– beim Neugeborenen P61.1
– durch
–– Aufenthalt in großer Höhe D75.1 ►

Polyglobulie D75.1 *(Forts.)*
~ durch *(Forts.)*
–– Erythropoetin D75.1
–– Hämokonzentration D75.1
– emotional D75.1
– erworben D75.1
– familiär D75.0
– gutartig D75.0
– hypertensiv D75.1
– hypoxämisch D75.1
– mit Ikterus, beim Neugeborenen P58.3
– nephrogen D75.1
– relativ D75.1
– renal D75.1
– sekundär D75.1
– Stress- D75.1
– symptomatisch D75.1
Polyglucosankörper-Myopathie, Typ 2 E74.0† G73.6*
Polyglukosankörper-Krankheit, adult E74.0
Polyglukosankörper-Myopathie, Typ 1 E74.0
Polyhydramnie O40
Polyhydramnion O40
– mit Schädigung, Fetus/Neugeborenes P01.3
Polyhydramnion-Syndrom, Muskelhypertrophie-Hepatomegalie- Q87.8
Polyklonal
– Gammopathie D89.0
– Hypergammaglobulinämie D89.0
– Hyperviskositätssyndrom R70.1
– Lymphozytose, B-Zellen, persistent D72.8
Polykorie Q13.2
Polymalformativ, Syndrom, Typ Boissel, letal Q87.8
Polymastie Q83.1
Polymelie Q74.8
Polymenorrhoe N92.0
Polymerase-III-assoziiert, Leukodystrophie E75.2
Polymikrogyrie
– bei Mikrozephalie, und Agenesie, Corpus callosum Q02 Q04.0
– bilateral Q04.3
– durch TUBB2B-Genmutation Q04.3
– einseitig Q04.3
– fokal, einseitig Q04.3
– frontal, bilateral Q04.3
– frontoparietal, bilateral Q04.3
– generalisiert, bilateral Q04.3
– hemisphärisch, einseitig Q04.3
– mit Hypoplasie, Sehnerv Q04.3
– parietookzipital, parasagittal, bilateral Q04.3
– perisylvisch, bilateral Q04.3
– und Pachygyrie, okzipital Q04.3
– unilateral Q04.3
Polymikrogyrie-Syndrom, mit Fehlbildung, kapillär, bei Megalenzephalie Q87.3
Polymorph
– Beschwerden, wahrscheinlich nichtorganisch F45.9
– Dystrophie, Hornhaut, posterior H18.5 ▶

Polymorph *(Forts.)*
– Gliom C71.9
– Kardiopathie I51.9
– Krankheit, posttransplantations-lymphoproliferativ
–– in
––– kompletter Remission C88.71
––– partieller Remission C88.70
–– ohne Angabe einer Remission C88.70
– Lichtausschlag, durch Sonnenbestrahlung L56.4
– Lichtdermatose L56.4
– Retikulose C86.0
– Schwangerschaftsdermatose O26.88
– Spongioblastom C71.9
– Störung, psychotisch, akut
–– mit Symptom, Schizophrenie F23.1
–– ohne Symptom einer Schizophrenie F23.0
Polymorphzellig
– Adenom D36.9
– Liposarkom C49.9
– Rhabdomyosarkom C49.9
– Sarkom C49.9
Polymyalgia M35.3
– arteriitica M31.5
–– mit Riesenzellen M31.5
– rheumatica M35.3
Polymyositis M33.2
– akut M33.2
– chronisch M33.2
– Dermato- M33.9
– genuin M33.2
– hämorrhagisch M33.2
– juvenil M33.2
– mit
–– Beteiligung, Lunge M33.2† J99.1*
–– Hautbeteiligung M33.9
– ossificans
–– generalisata M61.10
–– progressiva M61.10
– Wagner- M33.1
Polymyxin B
– Allergie T88.7
– Überempfindlichkeit T88.7
Polyneuritis G61.9
– akut
–– fieberhaft G61.0
–– infektiös G61.0
–– postinfektiös G61.0
– bei
–– Feer-Krankheit T56.1
–– Mangel, Vitamin a.n.k. E56.9† G63.4*
–– Psychose, durch Alkohol F10.6
–– Schwangerschaft O99.3
– cranialis G52.7
– diabetisch E14.40† G63.2*
– diphtherisch A36.8† G63.0*
– durch Blei G62.2
– endemisch E51.1† G63.4*
– gestationis O99.3
– peripher, symmetrisch G61.9

Polyneuropathia cranialis G52.7
Polyneuropathie G62.9
– amyloid E85.1† G63.3*
–– Typ, portugiesisch E85.1† G63.3*
– arzneimittelinduziert G62.0
– axonal, mit
–– IgA-Gammopathie, monoklonal D47.2† G63.1*
–– IgG-Gammopathie, monoklonal D47.2† G63.1*
–– IgM-Gammopathie, monoklonal D47.2† G63.1*
– bei
–– Amyloidose, familiär E85.1† G63.3*
–– Anämie, perniziös D51.0† G63.4*
–– Avitaminose a.n.k. E56.9† G63.4*
–– Beriberi E51.1† G63.4*
––– feuchte Form E51.1† G63.4*
–– Diabetes mellitus E14.40† G63.2*
–– Diphtherie A36.8† G63.0*
–– Hypoglykämie E16.2† G63.3*
–– Infektionskrankheit a.n.k. B99† G63.0*
–– Kollagenose a.n.k. M35.9† G63.5*
–– Krankheit
––– durch HIV B23.8 G62.9
––– endokrin a.n.k. E34.9† G63.3*
––– parasitär a.n.k. B89† G63.0*
–– Lupus erythematodes, systemisch M32.1† G63.5*
–– Lyme-Krankheit A69.2† G63.0*
–– Mangel, Vitamin a.n.k. E56.9† G63.4*
––– B E53.9† G63.4*
––– B_{12} E53.8† G63.4*
–––– alimentär, mit Anämie D51.3† G63.4*
–– Mononukleose, infektiös B27.9† G63.0*
–– Mumps B26.8† G63.0*
–– Neubildung a.n.k. D48.9† G63.1*
–– Panarteriitis nodosa M30.0† G63.5*
–– Pellagra E52† G63.4*
–– Polyarthritis, chronisch M05.30† G63.6*
––– seropositiv M05.30† G63.6*
–– Porphyrie E80.2† G63.3*
–– Sklerose, systemisch M34.8† G63.5*
–– Spätsyphilis, konnatal A50.4† G63.0*
–– Stoffwechselkrankheit a.n.k. E88.9† G63.3*
–– Systemkrankheit, Bindegewebe M35.9† G63.5*
–– Tuberkulose A17.8† G63.0*
–– Tumor, bösartig a.n.k. C80.9† G63.1*
–– Typ-1-Diabetes mellitus E10.40† G63.2*
–– Typ-2-Diabetes mellitus E11.40† G63.2*
–– Urämie N18.89† G63.8*
–– Zoster B02.2† G63.0*
– Critical-illness- G62.80
– demyelinisierend, inflammatorisch
–– chronisch G61.8
–– subakut G61.8
– durch
–– Agenzien, toxisch a.n.k. G62.2
–– Alkohol G62.1
–– Antitetanusserum G61.1 Y59.9! ►

Polyneuropathie G62.9 *(Forts.)*
~ durch *(Forts.)*
–– Arsen G62.2
–– Arzneimittel G62.0
–– Blei G62.2
–– Drogen G62.0
–– Organophosphate G62.2
–– Serum G61.1
–– Strahlung G62.88
–– Triorthokresylphosphat G62.2
– ernährungsbedingt a.n.k. E63.9† G63.4*
– hereditär G60.9
–– sensorisch G60.8
– idiopathisch, progressiv G60.3
– mit IgM-Gammopathie, monoklonal, mit Anti-MAG [Antikörper gegen Myelin-assoziiertes Glykoprotein] D47.2† G63.1*
– peripher G62.9
– postherpetisch B02.2† G63.0*
– progressiv, mit Nekrose, striatal, beidseitig Q87.8
– spätsyphilitisch A52.1† G63.0*
–– konnatal A50.4† G63.0*
– tuberkulös A17.8† G63.0*
– und
–– Neuromyotonie, Hyperhidrose, bei Enzephalitis, limbisch G60.8
–– Taubheit, und Myopathie, bei Optikusatrophie H47.2
Polyneuropathie-Syndrom, polyendokrin E31.8 G62.9
Polyneuropathisch, Erythrödem T56.1
Polyomavirus, Infektion B34.4
Polyonychie Q84.6
Polyopie H53.8
Polyorchidie Q55.2
Polyostotisch
– Dysplasie, fibrös Q78.1
– Jaffé-Lichtenstein-Krankheit Q78.1
Polyotie Q17.0
Polyp
– adenomatös D36.9
– Analkanal K62.0
– Antrum K31.7
– Antrum Highmori J33.8
– Antrum pyloricum K31.7
– bösartig C80.9
– Bronchialschleimhaut J98.0
– Bronchus J98.0
– Cervix uteri N84.1
–– bei Schwangerschaft O34.4
–– Betreuung, Mutter O34.4
–– mit
––– Hindernis, Geburt O65.5
––– Schädigung, Fetus/Neugeborenes P03.8
––– Schnittentbindung O34.4
–– mukös N84.1
–– Schleimhaut N84.1
– choanal J33.0
– Colliculus seminalis N50.8 ►

P

Polyp *(Forts.)*
– Corpus uteri N84.0
–– Betreuung, Mutter O34.1
– Darm K63.8
–– maligne C26.0
– dental K04.0
– Dezidua O34.1
– Dickdarm K63.5
– Dünndarm K63.8
– Duodenum K31.7
–– hyperplastisch K31.7
– Eileiter N84.8
– Endometrium N84.0
– endozervikal N84.1
– Gallenblase K82.8
– Gehörgang H74.4
– genital, adenomatös, bei der Frau D28.9
– Geschlechtsorgane, weiblich N84.9
– Harnblase D41.4
– Harnblasenausgang D41.4
– Harnblasenhals D41.4
– Harnblasenschleimhaut D41.4
– Harnblasensphinkterbereich D41.4
– Keilbeinhöhle J33.8
– Kieferhöhle J33.8
– Killian-, Nasenhöhle J33.0
– Kolon K63.5
–– entzündet K51.4
–– inflammatorisch K51.4
– Labia
–– majora pudendi N84.3
–– minora pudendi N84.3
– Larynx J38.1
– Magen K31.7
–– hyperplastisch K31.7
– mit
–– Adenocarcinoma in situ D09.9
–– Adenokarzinom C80.9
–– Carcinoma in situ D09.9
–– Karzinom C80.9
– Mittelohr H74.4
– Nase J33.9
– Nasenhöhle J33.0
– Nasenloch J33.0
– Nasenmuschel J33.8
– Nasennebenhöhle J33.8
– Nasenrachenraum J33.0
– Nasenschleimhaut J33.9
– Nasenseptum J33.0
– Nierenbecken D30.1
– Ösophagus K22.88
– Ohr H74.4
– Ovar N84.8
– Paukenhöhle H74.4
– Pharynx J39.2
– Pharynxschleimhaut J39.2
– Plazenta O90.8
–– im Wochenbett O90.8
– Portio N84.1
– Pudendum femininum N84.3
– Pulpa K04.0 ►

Polyp *(Forts.)*
– Rektum K62.1
– Schamlippen N84.3
– Schleimhaut
–– adenomatös, multipel D36.9
–– Gallenblase K82.8
– Siebbein J33.8
– Siebbeinhöhle J33.8
– Sigma K63.5
– Stimmband J38.1
– Stirnhöhle J33.8
– Tuba uterina N84.8
– umbilikal, beim Neugeborenen P83.6
– Ureter N28.88
– Urethra, prostatisch, im Sinne
–– der Urethrakarunkel N36.2
–– einer Neubildung D41.3
– Urothel N39.88
– Uterus N84.0
–– mit
––– Hindernis, Geburt O65.5
––– Schädigung, Fetus/Neugeborenes P03.8
– Vagina N84.2
– Vaginalschleimhaut N84.2
– Vaginalstumpf N84.2
– Vulva N84.3
– Zahnfleisch K06.8
Polypeptid
– intestinal, vasoaktiv, Sekretion, gesteigert, aus Pankreas E16.8
– pankreatisch
–– Hypersekretion, aus Pankreasdrüsenanteil, endokrin E16.8
–– Sekretion, gesteigert E16.8
– vasoaktiv, gastrointestinal, Hypersekretion, aus Pankreasdrüsenanteil, endokrin E16.8
Polyphagie R63.2
Polyploidie Q92.7
Polypös
– Ethmoiditis J32.2
– Gewebe, adenoid J33.0
– Rhinopathie J33.9
– Urethritis N34.2
– Wucherung, Urothel N39.88
Polypoid
– Adenom D36.9
– Degeneration, Sinus J33.1
– Hyperplasie
–– Endometrium N85.0
–– Nase J33.9
Polypose, intestinal, juvenil D12.6
Polyposis
– adenomatös
–– familiär D12.6
––– attenuiert D12.6
–––– MUTYH-abhängig D12.6
–– intestinal D12.6
–– multipel D36.9
– attenuiert, adenomatös
–– APC-assoziiert, familiär D12.6
–– MSH3-assoziiert, familiär D12.6 ►

Polyposis *(Forts.)*
– bei Spätsyphilis, gastrisch A52.7† K93.8*
– coli D12.6
–– familiär, attenuiert D12.6
––– MUTYH-abhängig D12.6
–– hereditär D12.6
–– mit
––– Adenokarzinom C18.9
––– Karzinom C18.9
– Darm D12.6
– endourethral, im Sinne
–– der Harnröhrenkarunkel N36.2
–– einer Neubildung D41.3
– familiär D12.6
–– attenuiert, adenomatös, NTHL1-assoziiert D12.6
– gastrointestinal, juvenil D12.6
– intestinal
–– familiär D12.6
–– lymphomatös, bösartig C83.9
– intestinalis D12.6
– Kappen- D12.6
– lymphomatös, maligne C83.1
– Nasennebenhöhle J33.8
– nasi J33.9
–– deformans J33.1
–– et sinuum J33.8
– Pigmentflecken- Q85.8
– Sinus ethmoidalis J33.8
– Sinus maxillaris J33.8
– Sinus sphenoidalis J33.8
Polyposissyndrom
– hyperplastisch D12.6
– serratiert D12.6
Polyradikulitis G61.9
– Guillain-Barré- G61.0
Polyradikuloneuritis G61.0
– akut G61.0
– postinfektiös G61.0
Polyradikuloneuropathie
– demyelinisierend, inflammatorisch, akut G61.0
– mit
–– IgA-Gammopathie, monoklonal, ohne Antikörper, bekannt D47.2† G63.1*
–– IgG-Gammopathie, monoklonal, ohne Antikörper, bekannt D47.2† G63.1*
–– IgM-Gammopathie, monoklonal, ohne Antikörper, bekannt D47.2† G63.1*
Polyrhinie Q30.8
Polyserositis
– paroxysmal, familiäre Form E85.0
– periodisch E85.0
– rekurrierend, benigne E85.0
– tuberkulös A19.9
–– akut A19.1
–– chronisch A19.8
Polysklerose G35.9
Polysplenie Q89.08
– bei Isomerismus, Vorhof Q20.6
Polysyndaktylie Q70.4
– gekreuzt Q70.4 ►

Polysyndaktylie Q70.4 *(Forts.)*
– präaxial, bei Hallux varus congenitus Q66.3 Q70.4
Polysyndaktylie-Herzfehler-Syndrom Q87.8
Polysyndaktylie-Syndrom, Greig-Zephalo- Q75.2
Polythelie Q83.3
– isoliert Q83.3
Polytoxikomanie F19.2
– einschließlich Morphintyp F19.2
– ohne Morphintyp F19.2
Polytrauma T07
Polytrichie L68.3
Polyurie R35.0
– Entlastungs- R35.0
– nächtlich R35.2
Polyvesikulär
– Tumor, Dottersack
–– bei der Frau C56
–– beim Mann C62.9
– Vitellustumor
–– bei der Frau C56
–– beim Mann C62.9
Polyzystisch
– Degeneration, Niere Q61.3
–– Erwachsenentyp Q61.2
–– infantiler Typ Q61.1
– Erkrankung, Niere, Potter Typ
–– I Q61.1
–– III Q61.2
– Krankheit
–– Leber Q44.6
––– autosomal-dominant Q44.6
––– kongenital Q44.6
–– Lunge J98.4
––– angeboren Q33.0
–– Niere Q61.3
––– autosomal-dominant Q61.2
–––– Typ 1, mit Sklerose, tuberös Q61.2 Q85.1
––– autosomal rezessiv Q61.1
––– infantile Form Q61.1
–– Ovar E28.2
– Niere
–– Erwachsenentyp Q61.2
––– autosomal-dominant Q61.2
–– infantiler Typ Q61.1
––– autosomal-rezessiv Q61.1
– Syndrom Q61.2
Polyzythämie D75.1
– Chuvash- D75.1
– durch
–– Aufenthalt in großer Höhe D75.1
–– Stress D75.1
– erworben D75.1
– familiär D75.0
–– primär D75.0
– gutartig D75.0
– kongenital, familiär, primär D75.0
– mit Ikterus, neonatal P58.3
– sekundär D75.1

P

Polyzythämie-Hypermanganämie-Syndrom, Zirrhose-Dystonie- E83.8
POMA [Periorale Myoklonien mit Absencen] G40.3
POMGNT2-abhängig, Dystrophie, Muskel, Gliedergürtel G71.0
Pompe-Krankheit E74.0
Pompholyx L30.1
– Cheiro- L30.1
Ponceau
– Allergie [E 124] T78.4
– Überempfindlichkeit [E 124] T78.4
Poncet-Krankheit A18.0† M01.19*
Pons
– cerebri
–– Blutung I61.3
–– Läsion, syphilitisch A52.1† G94.8*
– Gliom, intrinsisch, diffus C71.7
– Infarkt I63.9
Pontiac-Fieber A48.2
Pontin
– Blutung I61.3
–– im Wochenbett O99.4
– Capdysplasie, tegmental Q04.8
– Mikroangiopathie, autosomal-dominant, mit Leukoenzephalopathie I67.88 G93.4
– Myelinolyse, zentral G37.2
– Syndrom a.n.k. G93.88
Pontozerebellar, Hypoplasie, Typ
– 1 Q04.3
– 2 Q04.3
– 3 Q04.3
– 4 Q04.3
– 6 Q04.3
– 7 Q04.3
– 8 Q04.3
– 9 Q04.3
– 10 Q04.3
– 11 Q04.3
– 12 Q04.3
– 13 Q04.3
– 14 Q04.3
Poplitea, Zyste, Ruptur M66.0
Popliteakompressionssyndrom I77.1
Popliteal
– Abszess L02.4
– Artery entrapment syndrome I77.1
– Blutgefäß, Verletzung S85.9
– Bursitis M70.5
– Pterygium-Syndrom Q87.8
–– autosomal-dominant Q87.8
– Zyste M71.2
Poplitealarterie
– Verletzung S85.0
– Verschluss I74.3
Poplitealvene, Verletzung S85.5
Poradenitis inguinalis sive venerea A55
Porak-Durante-Krankheit Q78.0
Porenzephal, Zyste Q04.6
– erworben G93.0
Porenzephalie Q04.6
– entwicklungsbedingt Q04.6
– erworben G93.0
– familiär Q04.6
– kongenital Q04.6
– mit Mikrozephalie, und Katarakt, beidseitig, angeboren Q04.8 Q12.0
– nichtentwicklungsbedingt G93.0
Poretti-Boltshauser-Syndrom G11.1
Pornographiesucht F63.8
Porokeratose
– aktinisch, superfiziell, disseminiert Q82.8
– und Anomalie, anal, bei Kraniosynostose Q87.8
Porokeratosis Q82.8
– Mibelli Q82.8
– plantaris palmaris et disseminata Q82.8
Porokeratotisch, Ostiumnaevus, ekkrin Q82.5
Porozephalose B88.8
Porphyria
– cutanea tarda E80.1
– hepatocutanea E80.1
– variegata E80.2
Porphyrie E80.2
– beim Erwachsenen E80.2
– Doss- E80.2
– durch Mangel, Delta-Aminolävulinsäure-Dehydratase E80.2
– erythropoetisch, angeboren E80.0
– hepatisch E80.2
–– akut E80.2
–– intermittierend, akut E80.2
– hepatoerythropoetisch E80.2
– intermittierend, akut E80.2
– mit Polyneuropathie E80.2† G63.3*
– schwedisch E80.2
– sekundär E80.2
– südafrikanisch E80.2
– toxisch a.n.k. E80.2
Porphyrin, Stoffwechselstörung E80.2
Porphyrinurie E80.2
Porrigo favosa B35.9
Port, Vorhandensein Z95.81
Port-System, Handhabung Z45.20
Portal
– dekompensiert, Zirrhose, hepatisch K74.6
– Hypertension, nicht-zirrhotisch, familiär, früher Beginn K76.6
– Hypertonie K76.6
–– bei Fibrose, hepatolienal K76.6
– Thrombose I81
–– durch Syphilis A52.0† I98.0*
– Zirrhose
–– alkoholisch K70.3
–– Leber K74.6
Portio
– Atresie Q51.8
– Atrophie N88.8
– blutend N88.8
– Carcinoma in situ D06.9
– Dysplasie N87.9 ►

Portio *(Forts.)*
– Ektopie N86
–– angeboren Q51.8
–– Blutung, atypisch N86
–– chronisch N86
– Endometriose N80.0
– Entzündung N72
– Erosion, chronisch N86
– Erythroplakie R93.8
– Fibrose N88.8
– Karzinom C53.9
– Mosaik R93.8
– Polyp N84.1
– Prolaps N81.2
– Transformationszone N86
–– chronisch N86
– Ulkus N86
– Umwandlungszone, atypisch N86
– Zyste N88.8
Portio uteri
– Erosion N86
– Leukoplakie N88.0
– Malignom C53.9
Portio vaginalis, Adenokarzinom C53.1
Portiobezirk, jodnegativ N87.9
Portiogefäß, atypisch N86
Portokaval
– Enzephalopathie K72.9 K72.79!
– Shunt, Vorhandensein Z95.81
Portosinusoidal, Erkrankung, vaskulär K76.8
Portosystemisch
– Shunt, angeboren Q26.5
– Venenfistel, angeboren Q26.5
Portugiesisch, Typ, Polyneuropathie, amyloid E85.1† G63.3*
Portwein-Flecken, familiär, multipel Q82.5
Portwein-Flecken [Naevus flammeus] Q82.5
Portwein-Nävus Q82.5
– fazial, bei Autismus F84.0 Q82.5
Portweinnaevus, mit Megacisterna magna, und Hydrozephalus Q04.8 Q82.5
Porzellangallenblase K81.1
Positionsanomalie, Niere Q63.2
Positiv
– Anti-E-Titer, bei Schwangerschaft O36.0
– Befund
–– auf Schilddrüsenantikörper R76.8
–– serologisch, auf Syphilis A53.0
– Blutalkohol-Test R78.0
– Coombs-Test R76.8
– Haemoccult-Test R85.8
– Hepatitisantigen B19.9
– HIV-Test R75
– Kultur
–– aus
––– dem Rachen R84.5
––– Nasensekret R84.5
––– Sputum R84.5
––– Wunde R89.5
–– bei Untersuchung, Urin R82.7
– Reaktion, Serum, auf Syphilis A53.0 ►

Positiv *(Forts.)*
– VDRL-Test [Venereal diseases research laboratories] A53.0
– Vertikaldivergenz H50.2
– Wassermann-Test A53.0
Posner-Schlossmann-Syndrom [Zyklitisches Glaukom] H40.4
Post-COVID-19-Infektion U09.9! *[nur Zusatzkode!]*
Post-COVID-19-Syndrom U09.9! *[nur Zusatzkode!]*
Post-COVID-19-Zustand U09.9! *[nur Zusatzkode!]*
Post-commotio-Enzephalopathie F07.2
Post-Pill-Amenorrhoe N91.1
Postablativ
– Nachlassen, Funktion, Ovar E89.4
– Unterfunktion, testikulär E89.5
Postantibiotisch
– Diarrhoe K52.1
– Soor B37.9
Postartifiziell, Menopausensyndrom N95.3
Postaurikulär, Fistel H70.1
Postaxial
– Dysostose, akrofazial Q75.4
– Polydaktylie
–– bei Dandy-Walker-Malformation Q87.8
–– mit Herzfehler, kongenital, bei Hirnfehlbildung Q87.8
–– Typ
––– A Q69.0
––– B Q69.0
–– Zehe Q69.2
Postbranchial, Getzowa-Struma D34
Postcholezystektomiesyndrom K91.5
Postdiphtherisch, Paralyse, Uvula A36.0
Postdiskektomiesyndrom M96.1
– lumbal M96.1
– lumbosakral M96.1
Postduktal
– Coarctatio aortae Q25.1
– Stenose, Aortenisthmus Q25.1
Postdysenterisch
– Arthritis M02.19
– Syndrom [Reiter-Syndrom] M02.39
Postenteritisch
– Arthritis M02.19
– Arthropathie M02.19
Postentzündlich
– Blutung, Iris H21.0
– Fibrose, Lunge J84.10
– Narbe, Makula H31.0
Postenzephalitisch
– Parkinson-Syndrom G21.3
– Parkinsonismus G21.3
– Syndrom F07.1
Postepileptisch, Todd-Paralyse G83.8
Posterior
– Biss, offen K07.2
– Enzephalopathiesyndrom, reversibel [PRES] G93.6 ►

P

Posterior *(Forts.)*
– Faszikelblock I44.5
– Infektion, Pharynx, lymphoid J35.0
– Katarakt, subkapsulär, senil H25.0
– Leukoenzephalopathiesyndrom, reversibel [RPLS] G93.6
– lingual, Okklusion, Unterkieferzahn K07.2
– Myokardinfarkt
–– akut, transmural I21.2
–– rezidivierend I22.8
– Sklerose, spinal A52.1† G32.8*
– Staphylom H15.8
– Urethralklappe Q64.2
– Urethritis N34.2
Posterior-Fossa-Syndrom G97.81
Posterobasal, Myokardinfarkt
– akut, transmural I21.2
– rezidivierend I22.8
Posterolateral, Myokardinfarkt
– akut, transmural I21.2
– rezidivierend I22.8
Posteroseptal, Myokardinfarkt
– akut, transmural I21.2
– rezidivierend I22.8
Posteruptiv, Farbänderung, Zahn K03.7
Postexpositionell, Simultanimpfung, gegen
– Hepatitis B Z24.6
– Tetanus Z23.5
– Tollwut Z24.2
Postgastrektomiesyndrom K91.1
Postgonorrhoisch
– Genitalsyndrom B94.8
– Spermatozystitis A54.2† N51.8*
– Syndrom B94.8
–– urogenital B94.8
– Urethrareizsyndrom A54.0
– Urethritis A54.0
– Vesikulitis A54.2† N51.8*
Posthämorrhagisch
– Anämie D50.0
–– akut D62
–– beim Neugeborenen P61.3
–– chronisch D50.0
–– progredient D50.0
– Hydrozephalus, beim Neugeborenen P91.7
Posthemiplegisch, Chorea G25.5
Posthepatitisch, Zirrhose K74.6
Postherpetisch
– Neuralgie a.n.k. B02.2† G53.0*
–– Trigeminus B02.2† G53.0*
– Neuritis B02.2† G53.0*
– Polyneuropathie B02.2† G63.0*
Posthitis N48.1
Posthypoglykämisch, Enzephalopathie E16.1† G94.30*
Postiktal, Todd-Paralyse G83.8
Postikus, Parese J38.00
Postinfektiös – s. Art der Krankheit
Postinflammatorisch
– Fibrose, Lunge J84.10
– Hyperpigmentierung L81.0
Postkanalikulär, Stenose, Tränenweg H04.5
Postkardiotomiesyndrom I97.0
Postklimakterisch
– Blutung, Uterus N95.0
– Kolpitis, atrophisch N95.2
– Menorrhagie N95.0
– Störung N95.9
–– Blutung N95.0
– Vaginitis, atrophisch N95.2
Postkoital
– Blutung N93.0
–– Vagina N93.0
– Kontaktblutung N93.0
Postkommissurotomiesyndrom I97.0
Postkommotionell
– Beschwerden F07.2
– Syndrom F07.2
Postkontusionell
– Enzephalopathie F07.2
–– akut S06.20
– Syndrom F07.2
Postlaminektomiesyndrom a.n.k. M96.1
Postlaryngeal, Abszess J38.7
Postleukotomiesyndrom F07.0
Postlingual, Schwerhörigkeit, genetisch bedingt, nichtsyndromal H90.5
Postmastektomiesyndrom I97.29
Postmastoidektomie-Komplikation a.n.k. H95.1
Postmenopausal
– Blutung N95.0
– Menorrhagie N95.0
– Osteoporose M81.09
–– mit Fraktur, pathologisch M80.09
– Störung, Blutung N95.0
– Urethritis N34.2
Postmenopausenblutung N95.0
Postmenopausenendometrium N95.8
– atrophisch N95.8
– eitrig N71.9
Postmenopausenkonflikt N95.9
Postmenopausensyndrom N95.9
– chronisch N95.9
Postmenstruell, Blutung N93.8
Postmyokardinfarktsyndrom I24.1
Postnarkotisch, Ateminsuffizienz J95.88
Postnasal
– Abszess J34.0
– Blutung R04.0
Postnatal
– Asphyxie P21.9
– Depression F53.0
– Hypoplasie, Zahnschmelz K00.4
Postnekrotisch, Zirrhose
– alkoholisch K70.3
– Leber K74.6
Postnukleotomiesyndrom M96.1
Postoperativ – s. Art der Krankheit
Postorgasmic illness-Syndrom F52.3
Postpartal – s.a. Art der Krankheit
Postpharyngeal, Abszess J39.0

Postphlebitisch
– Syndrom I87.00
–– mit Ulzeration I87.01
–– ohne Ulzeration I87.00
– Ulzeration I87.01
–– Bein I87.01
Postpneumonisch, Fibrose, Lunge J84.10
Postpoliosyndrom G14
Postpoliomyelitissyndrom G14
Postpylorisch
– Erosion, Duodenum K26.9
– Ulcus pepticum K26.9
Postrenal, Versagen, Niere N19
– akut N17.99
Postrheumatisch
– Arthritis, chronisch [Jaccoud-Arthritis] M12.09
– Arthropathie, chronisch [Jaccoud-Arthropathie] M12.09
Postschizophren, Depression F20.4
Postskabiös, Ekzem, bei Skabies B86
Poststreptokokken-Glomerulonephritis a.n.k. N05.9
– akut a.n.k. N00.9
– chronisch a.n.k. N03.9
– rapid-progressiv N01.9
Poststreptokokken-Nephritis a.n.k. N05.9
– akut N00.9
– chronisch N03.9
– rapid-progressiv N01.9
Postthrombotisch
– Syndrom I87.00
–– mit Ulzeration I87.01
–– ohne Ulzeration I87.00
– Ulcus cruris I83.0
Posttransplantations-lymphoproliferativ, Krankheit
– floride follikuläre Hyperplasie D47.7
– frühe Läsion D47.7
– polymorph
–– in
––– kompletter Remission C88.71
––– partieller Remission C88.70
–– ohne Angabe einer Remission C88.70
Posttransplantationshyperlipidämie E78.5
Posttraumatisch – s. Art der Krankheit
– Verbitterungsstörung F43.1
Posttyphoid, Abszess A01.0
Postural
– Atrophie, Muskel, bei Myopathie, X-chromosomal G71.0
– Kontraktur, Muskel a.n.k. M62.49
Postvagotomiesyndrom K91.1
Postvakzinal
– Enzephalitis G04.0
– Enzephalomyelitis G04.0
– Infektion T88.0
– Leukoenzephalitis, hämorrhagisch, akut G04.0
– Leukoenzephalopathie G04.0
– Pyämie T88.0
Postvalvulotomiesyndrom I97.0
Postviral
– Enzephalitis a.n.k. A86
– Ermüdungssyndrom G93.3
– Syndrom a.n.k. R53
Potatorium F10.2
– chronisch F10.2
Potentiale, visuell evoziert [VEP], pathologisch R94.1
Potenzschwäche
– erektil F52.2
– organisch N48.4
– psychogen F52.2
Potenzstörung F52.2
– erektil F52.2
–– nichtorganisch F52.2
–– organisch N48.4
– psychogen F52.2
Potenzverlust F52.2
Potocki-Shaffer-Syndrom Q93.5
Pott-Buckel A18.0† M49.09*
Pott-Lähmung A18.0† M49.09*
Pott-Tumor M86.88
Potter-Fazies Q60.6
Potter-Sequenz Q60.6
– mit Lippen- oder Gaumenspalte, und Kardiopathie Q87.8
Potter-Syndrom Q60.6
Pouch-Darm-Fistel N32.1
Pouch-Kolon, bei Fehlbildung, anorektal, nichtsyndromal Q43.9 Q43.8
Pouch-Zyste, Blake- Q03.1
Powassan-Enzephalitis A84.8
Powell-Venencie-Gordon-Syndrom Q82.8 G11.4
PP-Faktor, Mangel E52
PPARG-Genmutation, mit Lipodystrophie, partiell, familiär E88.1
PPK [Palmoplantare Keratose], progressiv, diffus Q82.8
PPLO [Pleuropneumonia-like-organism], Pneumonie J15.7
PPMS [Primär progrediente Multiple Sklerose] G35.20
PPOM [Pankreatisches Polypeptidom] D37.70
PQ-Dauer, verkürzt, EKG I45.6
PRAAS [Proteasom-assoziiertes autoinflammatorisches Syndrom] M35.8
Prader-Labhart-Willi-Syndrom Q87.1
Prader-Willi-ähnlich, Syndrom Q87.1
Prader-Willi-Syndrom Q87.1
– durch paternale Deletion 15q11.13 Q87.1
Praecoma – s.a. Präkoma R40.1
– diabeticum E14.01
– hepaticum K72.9
Prä-AIDS [Erworbenes Immundefektsyndrom] B24
Präakne L70.9
Präapoplexie G45.99
Präarthrose
– Hüfte M16.9
– Sprunggelenk, oberes M19.97

P

Präaurikulär
– Fistel Q18.1
– Sinus Q18.1
–– Verschluss, mangelhaft Q18.1
– Zyste Q18.1
Präaurikularanhang Q17.0
– akzessorisch Q17.0
Präaxial
– Brachydaktylie-Syndrom
–– mit Hallux varus Q73.8 Q66.3
–– Typ Temtamy Q87.2
– Polydaktylie, Zehe Q69.2
– Polysyndaktylie, bei Hallux varus congenitus Q66.3 Q70.4
Präbetalipoproteinämie E78.1
– bei Hyperbetalipoproteinämie E78.2
–– familiär E78.2
– familiär E78.1
Prädelirium F05.9
– alkoholisch F10.4
Prädescemet-Hornhautdystrophie H18.5
Prädiabetes R73.0
– bei Schwangerschaft O99.8
Prädominanz, lymphozytär-histiozytär, bei Hodgkin-Krankheit C81.0
Präduktal
– Coarctatio aortae Q25.1
– Stenose, Aortenisthmus Q25.1
Präeklampsie O14.9
– aufgepfropft O11
–– bei Hypertonie O11
––– vorher bestehend O11
–– mit Hypertonie, essentiell, bei Schwangerschaft, vorher bestehend O11
– bei
–– Hypertonie, schon früher bestehend O11
–– Schwangerschaft O14.9
– im Wochenbett O14.9
– leicht O14.0
– mäßig O14.0
– mit
–– Schädigung, Fetus/Neugeborenes P00.0
–– Schnittentbindung O14.9
– Pfropf- O11
– schwer O14.1
–– im Wochenbett O14.1
Präeklamptisch
– Hypertonie, bei Schwangerschaft, bereits vorher bestehend O11
– Proteinurie O14.9
–– mit Schädigung, Fetus/Neugeborenes P00.0
– Toxikose O14.9
Präexpositionsprophylaxe, HIV- Z29.22
Präexzitationssyndrom I45.6
Präileus K56.7
Präinfarktangina I20.0
Präinfarktsyndrom I20.0
Präkaliziell, Tubuloektasie Q61.5
Präkallikrein, Mangel, kongenital D68.8
Präkanzerös, Melanose D03.9
Präkanzerose D09.9
– aktinisch D04.9
– Haut D04.9
Präklimakterisch
– Blutung, Uterus, abnorm N92.4
– Hypermenorrhoe N92.4
– Menorrhagie N92.4
– Metrorrhagie N92.4
– Störung, Blutung N92.4
Präklimakterium N95.9
Präklinisch, Osteoporose M81.99
Präkoma – s.a. Praecoma R40.1
– bei
–– Diabetes mellitus E14.01
–– Typ-1-Diabetes mellitus E10.01
–– Typ-2-Diabetes mellitus E11.01
Präkordial
– Reiben R01.2
– Schmerzen R07.2
–– psychogen F45.40
Präkoxarthrose M16.9
Präleukämie D46.9
Prälingual, Schwerhörigkeit, genetisch bedingt, nichtsyndromal H90.5
Prälungenödem J81
Präluxation, Hüfte, angeboren Q65.6
Prämaturität a.n.k. P07.3
– extrem P07.2
– mit
–– weniger als 28 vollendeten Wochen P07.2
–– Anämie P61.2
–– Hyperbilirubinämie P59.0
Prämenopausal
– Blutung, Uterus, abnorm N92.4
– Menorrhagie N92.4
– Metrorrhagie N92.4
Prämenopausensyndrom E28.3
Prämenstruell
– Beschwerden N94.3
– Blutung N93.8
– Ödem N94.3
– Schmerzen N94.3
– Schmierblutung N93.8
– Spannungssyndrom N94.3
– Störung
–– neurovegetativ N94.3
–– psychisch N94.3
– Syndrom N94.3
Prämolare, Molarisation K00.2
Prämolarisation K00.2
Pränatal
– Asphyxie P20.9
– Atrophie, Muskel, spinal, mit angeborenen Knochenfrakturen G12.2 Q74.8
– Diagnostik, Chromosom Z36.0
– Hypoplasie, Zahnschmelz K00.4
– Infektion, durch Zytomegalievirus P35.1
– Keratitis, gonorrhoisch A54.3† H19.2*
– Melanose, Kornea Q13.4 ►

Pränatal *(Forts.)*
– Screening Z36.9
–– auf
––– Chromosomenanomalie Z36.0
––– erhöhten Alpha-Fetoproteinspiegel Z36.1
––– Fehlbildung Z36.3
–––– mittels Ultraschall Z36.3
––– fetale Wachstumsretardierung Z36.4
––– Hämoglobinopathie Z36.8
––– Isoimmunisierung Z36.5
–– mittels Amniozentese Z36.2
– Screeninguntersuchung, mit Befund, abnorm
–– biochemisch O28.1
–– Chromosom O28.5
–– genetisch O28.5
–– hämatologisch O28.0
–– radiologisch O28.4
–– Ultraschall O28.3
–– zytologisch O28.2
– Überwachung, Schwangerschaft, normal Z34
– Untersuchung, Fruchtwasser a.n.k. Z36.2
– Vorsorgeuntersuchung, bei normal verlaufender Schwangerschaft Z34
Präneoplasie D09.9
Präoperativ, Konflikt F43.0
Präpartal
– Blutung O46.9
–– bei
––– Defibrinationssyndrom O46.0
––– Störung, Gerinnung O46.0
–– in der Anamnese, die den Schwangerschaftsverlauf beeinflusst Z35.2
–– mit Schnittentbindung O46.9
–– verstärkt, bei
––– Afibrinogenämie O46.0
––– Gerinnung, intravasal, disseminiert O46.0
––– Hyperfibrinolyse O46.0
––– Hypofibrinogenämie O46.0
– Mangel, Koagulationsfaktor O46.0
– Thrombophlebitis
–– Beckenvene O22.3
–– Bein O22.2
–– oberflächlich O22.2
– Thrombose O22.9
–– Vene, tief O22.3
– Verbrauchskoagulopathie O46.0
Präpatellar, Abszess L02.4
Präpsychotisch, Schizophrenie F21
Präpubertär
– Anorexia nervosa F50.08
– Panhypopituitarismus E23.0
Präpubertätsblutung, Uterus N93.8
Präputial, Verwachsung N47
Präputialblatt, Verklebung N47
Präputialschürze
– Klitoris Q52.6
– Penis Q55.6
Präputium
– Adhäsion N47
– akzessorisch N47
– Anomalie Q55.6 ►

Präputium *(Forts.)*
– Deformität
–– angeboren Q55.6
–– erworben N48.8
– Enge N47
– Entzündung N48.1
– Gonorrhoe A54.0† N51.2*
– Hypertrophie N47
– Infektion a.n.k. N48.1
– Konstriktion, erworben N47
– Melanom, maligne C60.0
– Melanoma in situ D03.8
– Nävus D29.0
– Prellung S30.2
– Tuberkulose A18.1† N51.8*
– Ulkus N48.5
– Verbrennung T21.05
– Verengung N47
– Verletzung S39.9
–– oberflächlich S30.9
– Wunde, offen S31.2
– Zyste N48.8
–– kongenital Q55.6
Prärenal
– Urämie R39.2
– Versagen, Niere N19
–– akut N17.99
Präretinal, Blutung H35.6
Präsakral, Ulkus, dekubital L89.94
Präsenil
– Atrophie, Gehirn, mit Demenz G31.88† F02.8*
– Demenz F03
–– bei
––– Krankheit, durch HIV B22† F02.4*
––– Morbus Alzheimer G30.0† F00.0*
–– mit Psychose, organisch F03
– Katarakt H26.0
–– bei Hypoplasie, Fovea H35.8† H28.2*
– Melanose, Kornea H18.0
– Psychose F03
–– organisch F03
– Sklerose
–– (Alzheimer) G30.0
–– Gehirn G30.0
–– mit Demenz G30.0† F00.0*
Präsenile Form, Alzheimer-Krankheit G30.0
Präsenilität R54
Präspondylolisthesis Q76.21
– kongenital Q76.21
Präsynkope R42
Präterminal, Insuffizienz, Niere N18.4
Prätibial
– Defekt, Weichteile, nichttraumatisch M79.96
– Epidermolysis bullosa, dystroph Q81.2
– Fieber A27.8
– Ödem R60.0
Prätragal
– Sinus Q18.1
– Zyste Q18.1
Präurämie N19

Prävarikose I83.9
Prävesikal
- Abflussstörung N13.4
- Hernie N32.8
- Stein, Ureter N20.1
Präzerebral
- Arterie
-- Aneurysma
--- erworben I72.5
--- rupturiert I72.5
-- Embolie I65.9
-- Obstruktion I65.9
-- Stenose I65.9
--- bilateral I65.3
-- Striktur I65.9
-- Syndrom
--- bilateral G45.29
--- multipel G45.29
-- Thrombose I65.9
-- Verengung I65.9
--- bilateral I65.3
--- multipel I65.3
-- Verschluss I65.9
--- bilateral I65.3
--- multipel I65.3
- Insuffizienz, arteriell G45.29
Pragmatagnosie R48.1
Prasugrel, Überempfindlichkeit T88.7
Pravastatin
- Allergie T88.7
- Überempfindlichkeit T88.7
PRCA [Pure red cell aplasia], kongenital D61.0
Pregabalin
- Abhängigkeit F13.2
- Abusus F13.1
- Konsumstörung F13.1
Preiser-Syndrom M87.29
Prellung T14.05
- Abdomen S30.1
- Achselhöhle S40.0
- Arm T11.05
- Augapfel S05.1
- Auge a.n.k. S05.8
- Augenanhangsgebilde a.n.k. S05.8
- Augenbraue S00.1
- Augenlid S00.1
- Augenwinkel S00.1
- Bauchdecke S30.1
- Bauchwand, mit Hämatom, Rektusscheide S30.1
- Becken S30.0
- beim Neugeborenen P54.5
- Bein T13.05
- Brust S20.2
- Brustwirbelsäule S20.2
- Bulbus
-- Auge S05.1
-- mit Prellung, Orbitagewebe S05.1
- Corpus cavernosum S30.2
- Darmbeingegend S30.1 ▶

Prellung T14.05 *(Forts.)*
- Daumen S60.0
-- mit Schädigung, Nagel S60.1
- Ellenbogen S50.0
- Epigastrium S30.1
- Extremität
-- obere T11.05
--- Folgen T92.8
-- untere T13.05
--- Folgen T93.8
- Ferse S90.3
- Finger S60.0
-- mit Schädigung, Nagel S60.1
- Fingernagel S60.1
- Flanke S30.1
- Folgen T94.1
- Fuß S90.3
- Fußrücken S90.3
- Gehirn
-- diffus S06.21
-- umschrieben S06.31
- Genitalorgane, äußere S30.2
- Gesäß S30.0
- Gesicht S00.85
-- Folgen T90.0
- Hals S10.95
-- Folgen T91.0
- Hand S60.2
- Handgelenk S60.2
- Harnblase S37.21
- Haut a.n.k. T14.05
- Herz S26.81
- Hinterhauptgegend S00.05
- Hirnrinde S06.31
-- diffus S06.21
-- umschrieben S06.31
- Hoden S30.2
- Hornhaut S05.1
- Hüfte S70.0
- Iliakalregion S30.1
- Inguinalregion S30.1
- Interskapularregion S20.2
- Iris S05.1
- Kleinhirn S06.22
- Kleinzehe S90.1
- Klitoris S30.2
- Knie S80.0
- Knochen a.n.k. T14.05
- Knöchelregion S90.0
- Körperregion, multipel, Folgen T94.0
- Konjunktiva S05.0
-- mit Fremdkörper, Konjunktivalsack T15.1
- Kopf S00.95
-- Folgen T90.0
- Kopfhaut, behaart S00.05
-- durch Geburtsverletzung P12.3
- Kornea S05.1
-- durch Fremdkörper T15.0
- Kostalregion S20.2
- Kreuzbeingegend S30.0 ▶

Prellung T14.05 *(Forts.)*
– Labia
–– majora pudendi S30.2
–– minora pudendi S30.2
– Larynx S10.0
– Leber S36.11
– Leiste S30.1
– Lende S30.1
– Lendenwirbelsäule S30.0
– Linse S05.1
– Lumbalregion S30.0
– Lumbosakralgegend S30.0
– Lunge S27.31
– Mamma S20.0
– Meningen S06.8
– multipel T00.9
–– Knöchel, und Fuß S90.7
–– Schulter, und Oberarm S40.7
– Musculus quadriceps femoris S70.1
– Muskel T14.6
– Nase S00.35
– Nasenbein S00.35
– Nebenhoden S30.2
– Niere S37.01
– Oberarm S40.0
– Oberschenkel S70.1
– Ösophagus
–– Pars cervicalis S10.0
–– thorakal S27.83
– ohne Hautverletzung T14.05
– Orbita S05.1
–– Bindegewebe S05.1
– Orbitagewebe, mit Prellung, Bulbus S05.1
– Penis S30.2
– Perineum S30.2
– Periokularregion S00.1
– Pharynx S10.0
– Präputium S30.2
– Rachen S10.0
– Regio
parietalis S00.05
–– scapularis S40.0
––– multipel S40.7
– Rippe S20.2
– Rücken T09.05
– Rückenmark
–– Cauda equina S34.38
–– Conus medullaris S34.38
–– lumbal S34.0
–– thorakal S24.0
–– zervikal S14.0
– Rumpf T09.05
–– Folgen T91.0
– Sakralgegend S30.0
– Schädel S00.95
– Schädelkalotte S00.05
– Schamgegend S30.1
– Schläfe S00.85
– Schulter S40.0
– Sklera S05.1
– Skrotum S30.2 ►

Prellung T14.05 *(Forts.)*
– Sprunggelenk, oberes S90.0
– Steißbein S30.0
– Sternalregion S20.2
– Sternum S20.2
– Stimmband S10.0
– Stirn S00.85
– subgaleal S00.05
– subkonjunktival S05.0
– subkutan a.n.k. T14.05
– subperiostal a.n.k. T14.05
– Supraklavikulargrube S10.85
– supraorbital S00.85
– Thorax S20.2
– Trachea S10.0
–– Pars cervicalis S10.0
–– Pars thoracica S27.5
– Tränenapparat S05.8
– Tränendrüse S05.8
– Tränensack S05.8
– Tunica vaginalis testis S30.2
– Unterarm S50.1
– Unterschenkel S80.1
–– multipel S80.7
– Vagina S37.88
– Vorfuß S90.3
– Vulva S30.2
– Wirbelsäule T09.05
–– Lumbalregion S30.0
–– Rumpf T09.05
– Zehe S90.1
–– mit Schädigung, Nagel S90.2
– Zehennagel S90.2
– zerebral
–– bei Hämatom, Gehirn S06.21
–– diffus S06.21
–– umschrieben S06.31
PRES [Posteriores reversibles Enzephalopathiesyndrom] G93.6
Presbyakusis H91.1
Presbykardie R54
Presbyophrenie F03
Presbyopie H52.4
Pressluftbohrer-Krankheit T75.2
Priapismus N48.39
– vom
–– High-Flow-Typ N48.31
–– Low-Flow-Typ N48.30
Prickeln, Haut R20.2
Prieto-Badia-Mulas-Syndrom Q87.8
Primär – s. Art der Krankheit
– sklerosierend, Cholangitis K83.00
Primäraffekt
– anal, bei Syphilis A51.1
– bei Syphilis A51.0
Primärinfektion, tuberkulös, bakteriologisch oder histologisch gesichert A15.7
Primärkomplex, tuberkulös A16.7
– bakteriologisch oder histologisch gesichert A15.7

P

Primärläsion, bei
– Frambösie A66.0
– Pinta A67.0
Primärlymphom, Gehirn, bei Krankheit, durch HIV B21 C85.9
Primärtumor
– bösartig, Ursprung unbekannt C80.0
– unbekannt, mit Metastase C79.9
–– Gehirn C79.3
–– Knochen C79.5
–– Leber C78.7
–– Lunge C78.0
–– Lymphknoten, Hals C77.0
– unklar C80.0
Primel, Kontaktdermatitis, allergisch L23.7
Primipara
– älter Z35.5
– sehr jung Z35.6
Primitiv
– Spongioblastom, polar C71.9
– Tumor, Corpus uteri, neuroektodermal C54.9
Primordial
– Kleinwuchs
–– mikrozephal
––– durch
–––– Defekt, RTTN Q87.1
–––– ZNF335-Mangel Q87.1
––– Typ
–––– Dauber Q87.1
–––– Toriello Q87.1
–– osteodysplastisch, mikrozephal, Typ
––– 1 Q87.1
––– 2 Q87.1
––– 3 Q87.1
– Zyste
–– Kiefer K09.0
–– odontogen K09.0
–– Zahn K09.0
Primrose-Syndrom Q87.8
PRIND [Prolongiertes reversibles ischämisches neurologisches Defizit] I63.9
Pringle, Adenoma sebaceum Q85.1
Pringle-Krankheit Q85.1
Prinzmetal-Angina I20.1
Prionen, Krankheit
– Alzheimer-ähnlich, familiär A81.9
– Zentralnervensystem A81.9
Prionopathie, Protease-sensitiv, variabel A81.8
Pritzker-Syndrom, Hashimoto- P83.8
Privinismus J31.0
Proakzelerin, Mangel D68.22
– erworben D68.4
– hereditär D68.22
Probenecid
– Allergie T88.7
– Überempfindlichkeit T88.7
Problem
– Auge H57.9
– ausbildungsbedingt Z55
– bei Lebensbewältigung Z73 ►
Problem *(Forts.)*
– beim
–– Schlucken R13.9
–– Tragen einer Brille T88.9
– berufsbedingt Z56
– Berufswahl Z56
– bildungsbedingt Z55
– Brustimplantat, mechanisch T85.4
– Darm, funktionell K59.9
– durch
–– adoptiertes Kind Z63
–– angsterregende Erlebnisse, in Kindheit Z61
–– Apparat, Implantat oder Transplantat T85.6
–– Intubation, bei Anästhesie T88.4
–– Kindersorgerechts- oder Unterhaltsverfahren Z65
–– Leben, in Wohneinrichtung Z59
–– Narbe L90.5
–– negative Kindheitserlebnisse Z61
–– Pflegekind Z63
–– unangebrachten elterlichen Druck Z62
– Eltern-Kind- Z61
– Entwicklung, psychosexuell F66.9
– Entwicklungs-, Lernvermögen F81.9
– Ernährungs- R63.3
–– beim Neugeborenen P92.9
–– nichtorganisch F50.8
– erwies sich als Normalbefund Z71
– familiär Z63
– fetal, Betreuung, Mutter O36.9
– finanziell Z59
– Gehen R26.2
– Geruchssinn R43.8
– Geschlechtsorgane
–– männlich N50.9
–– weiblich N94.9
– Geschmackssinn R43.8
– gesundheitlich, in der Familie Z63
– Gewicht R63.8
– Harnsystem N39.9
– Hygiene, persönlich Z91.8
– Katheter, mechanisch a.n.k. T85.6
– Kaubewegung K08.88
– Kauvermögen K08.88
– Kenntnisse, zu erwerben F81.9
– Kind
–– mit neuem Elternteil Z61
–– wegen
––– Geburt, Geschwister Z61
––– Kindesmisshandlung Z61
– Kreislauf, vegetativ I99
– Lebensführung Z72.9
– mechanisch
–– bei Augenprothese T85.3
–– mit Implantat T85.6
–– Shunt, ventrikulär, intrakraniell T85.0
– mit
–– Alkoholismus, in der Familie Z63
–– Arbeitgeber Z56
–– Arbeitskollegen Z56
–– Arterientransplantat a.n.k. T82.3 ►

Problem *(Forts.)*
~ mit *(Forts.)*
–– Beratungsperson Z64.8
–– Bewährungshelfer Z64.8
–– Bezugsperson, im Kindesalter F93.8
–– dem Gläubiger Z59
–– den
––– Arbeitsbedingungen a.n.k. Z56
––– Wohnverhältnissen Z59
–– der
––– kulturellen Eingewöhnung Z60
––– Unterkunft Z59
–– Ehepartner Z63
–– Einfluss auf Gesundheitsstatus a.n.k. Z91.8
–– Eltern Z63
–– Gefängnisstrafe oder Freiheitsstrafe Z65
–– Gesundheitsversorgung Z75.9
–– Haushalts- und Wohnverhältnissen, die die Versorgung beeinflussen Z59
–– Hochschulausbildung Z55
–– Hörvermögen H91.9
–– Implantat T85.9
–– inadäquatem bildungsbezogenem Unterricht Z55
–– Kindererziehung a.n.k. Z62
–– kommunaler Umwelt Z58
–– Kommunikation, entwicklungsbedingt F80.9
–– Lehrern Z55
–– Lese-Schreib-Vermögen Z55
–– Mitschülern Z55
–– nicht bestandenen Prüfungen Z55
–– Schwiegereltern Z63
–– Sozialarbeiter Z64.8
–– Studium Z55
–– Umgebung, unzulänglich, bei kommunaler Umwelt Z58
–– Vorgesetzten Z56
–– Zwangsvollstreckung einer Darlehensschuld Z59
– neurologisch a.n.k. R29.8
– Ohr H93.9
– Partnerschaft Z63
–– ambivalent Z63
– Persönlichkeit F69
– psychiatrisch F99
– psychisch a.n.k. F99
– psychosozial Z65
– Rechtschreibung, durch inadäquaten Unterricht Z55
– Schule Z55
– Sehvermögen H54.9
– Sexual- F52.9
– Sprache R47.8
–– entwicklungsbedingt F80.9
– Sprechen R47.8
–– entwicklungsbedingt F80.9
– Still- O92.70
–– beim Neugeborenen P92.5
– Stimme R49.8
– Stuhl K59.9
– Tränen H04.9 ►

Problem *(Forts.)*
– Verdauung K92.9
– Verhalten, beim Erwachsenen F69
– wegen
–– Ablehnung Z60
–– Arbeitslosigkeit Z56
––– drohend Z56
–– atypischer Familiensituation Z60
–– Bankrott Z59
–– Diskriminierung Z60
–– elterlicher Überprotektion Z62
–– Entlassung, aus dem Gefängnis Z65
–– Inhaftierung Z65
–– Multiparität Z64.1
–– Pensionierung Z60
–– Scheidung Z63
–– sozialem Umfeld Z60
–– Tod eines Familienangehörigen Z63
–– Trennung Z63
–– unerwünschter Schwangerschaft Z64.0
–– Verurteilung in Rechtsverfahren Z65
– weil alleinlebend Z60
– wirtschaftlich Z59
Proboscis lateralis Q30.8
Processus alveolaris, Spalte K08.88
Processus articularis, Dislokation T09.2
Processus condylaris mandibulae
– Fraktur S02.61
– Hyperplasie, unilateral K10.8
– Hypoplasie, unilateral K10.8
Processus coracoideus
– Dislokation S43.00
– Fraktur S42.13
Processus coronoideus mandibulae, Fraktur S02.63
Processus coronoideus ulnae, Fraktur S52.02
Processus mastoideus
– Abszess H70.0
– Fehlbildung Q75.8
– Fistel H70.1
– Komplikation, nach medizinischen Maßnahmen H95.9
– Pyozele H70.0
Processus styloideus ulnae, Fraktur S52.8
Processus vaginalis, offen K40.90
Processus vaginalis peritonei
– offen K40.90
– Zyste N94.8
–– angeboren Q52.4
Processus xiphoideus, Fraktur S22.23
Processus-styloideus-Syndrom M77.9
Procidentia uteri N81.3
Proctalgia K62.8
– fugax K59.4
Prodromal, Schizophrenie F21
Produkt, chemisch, mit
– Dermatitis, allergisch L23.5
– Kontaktdermatitis, allergisch L23.5
Produktion, Aldosteron, erhöht E26.9
Profichet-Syndrom M79.89
Progenie K07.1

Progerie E34.8
– adult E34.8
Progeriesyndrom
– kardiokutan, LMNA-abhängig E34.8
– Nestor-Guillermo- E34.8
– Pseudo- Q87.8
Progesteron, Nebenwirkung T88.7
Prognathie K07.1
– mandibulär K07.1
– maxillär K07.1
Progonom – s.a. Neubildung, gutartig D36.9
– melanotisch – s.a. Neubildung, gutartig D36.9
Progredient
– Anämie, posthämorrhagisch D50.0
– Apoplexie I64
– Dysplasie, diaphysär Q78.3
– Glomerulonephritis N05.9
–– akut N00.7
–– chronisch N03.7
–– mit Nephritis N05.7
– Osteolyse, idiopathisch M89.59
Progredient-chronisch, Polyarthritis M06.90
Progressiv – s.a. Art der Krankheit
– Arthro-Ophthalmopathie, hereditär Q87.0
– Arthropathie, bei Dysplasie, spondyloepiphysär Q77.7
– Dysplasie, diaphysär Q78.3
– Dystonie, hereditär, mit tageszeitlicher Fluktuation G24.1
– Hyperpigmentierung, familiär L81.4
–– mit Hypopigmentierung L81.8
– Kontraktur, mit Schwäche, Muskel, Gliedergürtel, und Dystrophie, Muskel, mit Beginn im Kindesalter G71.0
– Myoklonusepilepsie, Typ
–– 6 G40.3
–– 7 G40.3
–– 8 G40.3
– Nephropathie, autosomal-dominant, mit Hypertonie I15.10
– Schwerhörigkeit, mit Fibromatose, gingival H90.3
Prohormon-Konvertase-1, Mangel, mit Adipositas E66.89
Prokonvertin, Mangel, konstitutionell D68.23
Prokonvertin-Faktor, Mangel
– erworben D68.4
– hereditär D68.23
Proktalgie K62.8
– spastisch K59.4
–– psychogen F45.40
Proktitis K62.8
– durch
–– Amöben, akut A06.8
–– Chlamydien A56.3
–– Gonokokken A54.6
–– Herpesvirus A60.1† K93.8*
–– Strahlen K62.7
–– Zytomegalievirus B25.80† K93.8*
– radiogen K62.7
– tuberkulös A18.3† K93.0* ►

Proktitis K62.8 *(Forts.)*
– ulcerosa K51.2
–– chronisch K51.2
Proktodynie K62.8
Proktokolitis K51.3
– idiopathisch K51.3
– Schleimhaut K51.3
Proktoparalyse K62.8
Proktoptose K62.3
Proktorrhagie K62.50
Proktosigmoiditis K63.8
– ulzerös, chronisch K51.3
Proktospasmus K59.4
– psychogen F45.32
Proktozele
– bei der Frau N81.6
– beim Mann K62.3
Prolabiert, Hämorrhoiden K64.9
– äußere K64.5
– innere K64.9
Prolaktin
– Erhöhung, pathologisch E22.1
– Mangel, isoliert E23.0
Prolaktinrezeptor, Mangel, isoliert, familiär E22.1
Prolaktinabhängig, Karzinom, Mamma C50.9
Prolaktinom D35.2
Prolaktinproduzierend, Adenom, Hypophyse D35.2
Prolaps
– Analkanal K62.2
– Analschleimhaut K62.2
– anorektal, weiblich N81.6
– Anus praeter K91.4
– Anus praeter transversus K91.4
– Arm
–– beim Fetus P03.1
––– mit Betreuung, Mutter O32.2
–– Hindernis, Geburt O64.4
–– mit Schnittentbindung O32.2
– Augapfel, nichttraumatisch H44.8
– Augenprothese T85.3
– Bandscheibe M51.2
–– lumbal M51.2
––– mit Radikulitis M51.1† G55.1*
–– lumbosakral M51.2
––– mit Radikulitis M51.1† G55.1*
–– mit
––– Lumbago M51.2
––– Radikulitis M51.1† G55.1*
–– thorakal, mit Radikulitis M51.1† G55.1*
–– thorakolumbal, mit Radikulitis M51.1† G55.1*
–– zervikal M50.2
––– mit Radikulitis M50.1† G55.1*
– Beckenboden, weiblich N81.8
– bei
–– Hämorrhoiden, manuelle Reposition nicht möglich K64.3
–– Perforation, Bulbus S05.2 ►

Prolaps *(Forts.)*
– beim Pressen, bei Hämorrhoiden, ziehen sich spontan zurück K64.1
– Bein
–– beim Fetus P03.1
–– Betreuung, Mutter O32.1
–– Hindernis, Geburt O64.1
– Cervix uteri N81.2
–– kongenital Q51.8
–– postpartal, alt N81.2
–– Stumpf N81.2
– Darm K63.4
– Diskus M51.2
–– intraspongiös M51.4
–– lumbal M51.2
–– mit Lumboischialgie, chronisch M51.2
–– thorakal M51.2
–– thorakolumbal M51.2
–– zervikal M50.2
– Dünndarm K63.4
– Fettgewebe, Lid H02.7
– Fruchtblase, Betreuung, Mutter O34.31
– Gehirn Q01.9
– genital, bei der Frau N81.9
– Geschlechtsorgane, weiblich N81.9
– Glaskörper H43.0
–– bei Ruptur, Bulbus S05.2
–– nach Contusio bulbi S05.2
– Glaskörperflüssigkeit, in Wunde S05.2
– Gliedmaßen, fetal a.n.k. O32.8
– Hand
–– beim Fetus P03.1
–– Fetus, mit Betreuung, Mutter O32.2
–– Hindernis, Geburt O64.4
– Harnblase
–– kongenital Q64.7
–– männlich N32.8
–– weiblich N81.1
– Harnblasenschleimhaut, angeboren Q64.7
– Harnröhre, bei der Frau N81.0
– Harnröhrenschleimhaut, bei der Frau N81.0
– Hornhaut
–– bei Nahtruptur T81.3
–– durch Perforation, Hornhautsklera S05.2
– Ileostomie K91.4
– Iris
–– bei Perforation, Hornhaut S05.2
–– nichttraumatisch H21.8
–– traumatisch S05.2
– Kehlkopfmuskel J38.7
– Kehlkopfventrikel J38.7
– Kolon, gestielt K63.4
– Kolostomie K91.4
– Leber K76.8
– Magen K31.88
– Magenschleimhaut K31.88
– Meatus urinarius N36.3
–– angeboren Q64.7
– Milz D73.8
– Mitralklappe I34.1
–– familiär I34.1 ►

Prolaps *(Forts.)*
~ Mitralklappe I34.1 *(Forts.)*
–– und Minderung, Intelligenz, bei Hypogonadismus Q87.8
– Nabelschnur
–– beim Fetus P02.4
–– Komplikation, Entbindung O69.0
– Niere N28.88
–– angeboren Q63.2
– Nucleus pulposus M51.2
–– lumbal M51.2
–– zervikal M50.2
– Ostium ureteris N28.88
– Ovar N83.4
– Perineum, bei der Frau N81.8
– Portio N81.2
– Rektum K62.3
–– latent K62.3
– Rektumschleimhaut K62.3
– Sklera, bei Nahtruptur T81.3
– Tuba uterina N83.4
– und Verlust, Gewebe, intraokular, bei Rissverletzung, Auge S05.2
– Urachus Q64.4
–– angeboren Q64.4
– Ureter N28.88
–– mit Verschluss N13.5
––– mit Infektion N13.67
– Urethra
–– angeboren Q64.7
–– bei der Frau N81.0
–– beim Mann N36.3
– Urethraschleimhaut
–– bei der Frau N81.0
–– beim Mann N36.3
– uterovaginal N81.4
–– partiell N81.2
– Uterus N81.4
–– 1. Grades N81.2
–– 2. Grades N81.2
–– 3. Grades N81.3
–– 4. Grades N81.3
–– bei
––– Prolaps, Vaginahinterwand N81.6
––– Schwangerschaft O34.5
–– gravid
––– Betreuung, Mutter O34.5
––– mit Schädigung, Fetus/Neugeborenes P03.8
–– kongenital Q51.8
–– mit Hindernis, Geburt O65.5
–– partiell N81.2
––– bei Prolaps, Vagina N81.2
–– postpartal N81.4
–– total N81.3
–– und Vagina N81.4
––– subtotal N81.3
––– total N81.3
– Uvea, traumatisch S05.2
– Vagina N81.1
–– mit Prolaps, Uterus, partiell N81.2
–– nach Hysterektomie N99.3 ►

P

Prolaps *(Forts.)*
– Vagina N81.1 *(Forts.)*
–– total N81.1
– Vaginahinterwand, mit Prolaps, Uterus N81.6
– Vaginalgewebe, postoperativ N99.3
– Vaginalstumpf, nach Hysterektomie N99.3
– Vaginalwand
–– hintere N81.6
–– vordere N81.1
– Zäkostomie K91.4
– Zäkum K63.4
– Ziliarkörper, traumatisch S05.2
– Zwischenwirbelscheibe M51.2
Prolapsus
– partialis uteri et vaginae N81.2
– vaginae et uteri N81.4
Prolidase, Mangel E72.8
Proliferation
– epithelial, bei
–– Mastitis
––– chronisch N60.3
––– zystisch N60.3
–– Mastopathie, zystisch, diffus N60.3
–– Zyste, Mamma N60.3
– Gallengang K83.8
– Lympho-, T-Zellen, pleomorph, klein- bis mittelgroßzellig, CD4-positiv, primär kutan C84.4
– mesangial, diffus, bei Syndrom, nephrotisch
–– steroid-resistent, idiopathisch, familiär N04.3
–– steroid-sensitiv, idiopathisch N04.3
– T-Zellen, CD30-positiv, kutan, primär C86.6
Proliferativ
– Glomerulonephritis
–– chronisch N03.8
–– diffus, bei Lupus erythematodes, systemisch M32.1† N08.5*
– Läsion, glomerulär, bei IgA[Immunglobulin A]-Nephropathie N02.8
– Retinopathie a.n.k. H35.2
–– Sichelzellen D57.8† H36.8*
– Vitreoretinopathie H35.2
–– mit Ablösung, Retina H33.4
Proliferierend
– Brenner-Tumor D39.1
– Glomerulonephritis N05.8
–– akut N00.8
–– chronisch N03.5
––– membranös N03.5
–– fokal N05.1
– Peritonitis, chronisch K65.8
– Trichilemmalzyste L72.1
Prolinoxydase, Mangel E72.5
Prolongiert, Aura, bei Migräne G43.1
Prolymphozytär, Leukämie C91.30
– in kompletter Remission C91.31
Prolymphozyten-Leukämie, vom
– B-Zell-Typ C91.30
–– in kompletter Remission C91.31
– T-Zell-Typ C91.60
–– in kompletter Remission C91.61
Prometaphase
– Deletion Q93.6
– Duplikation, Chromosom Q92.4
Prominent, Ohrmuschel, angeboren Q17.5
Promiskuität F66.8
Promyelozytär, Leukämie, akut C92.40
– in kompletter Remission C92.41
Promyelozyten, Leukämie
– akut [PCL] C92.40
– vom T-Zell-Typ C91.60
Promyelozyten-Leukämie C92.40
– in kompletter Remission C92.41
Pronation
– Fuß M21.68
–– angeboren Q74.2
– Knöchel M21.68
Pronukleustransfer, intratubar Z31.2
Proopiomelanocortin, Mangel, mit Adipositas E66.89
Propacetamol
– Allergie T88.7
– Überempfindlichkeit T88.7
1-Propanol, Wirkung, toxisch T51.3
2-Propanol, Wirkung, toxisch T51.2
1-Propantriol, Wirkung, toxisch T65.5
2-Propantriol, Wirkung, toxisch T65.5
3-Propantriol, Wirkung, toxisch T65.5
Properdin, Mangel D84.1
Prophylaktisch
– Antibiotika, Verabreichung Z29.28
– Antibiotikagabe
–– lokal Z29.20
–– systemisch Z29.21
– Chemotherapie
–– lokal Z29.20
–– systemisch Z29.21
– Entfernung, Organ, wegen Neoplasiebehandlung Z40.08
– Gabe, Immunglobulin Z29.1
– Immuntherapie Z29.1
– Impfung Z26.9
–– gegen
––– COVID-19 U11.9
––– Erkältung Z25.1
––– Pocken Z25.8
– Maßnahme Z29.9
– Mastektomie Z40.00
– Operation Z40.9
–– Brustdrüse Z40.00
–– Ovar Z40.01
–– wegen Neoplasma Z40.08
– Ovarektomie Z40.01
– Sterilisation Z30.2
– Untersuchung, auf Krebs Z12.9
– Verabreichung, Gammaglobulin Z29.1
Prophylaxe
– Antibiotika
–– lokal Z29.20
–– systemisch Z29.21
– Endokarditis Z29.21
–– antibiotisch Z29.21 ►

Prophylaxe *(Forts.)*
– Karies
–– durch Fluoridgabe Z29.8
–– und Rachitis Z29.8
– Rachitis, durch Vitamin-D-Gabe Z29.8
– Schwangerschaft Z30.9
Propionatämie E71.1
Propionazidämie E71.1
Propionazidurie E71.1
Propionibakterien, Erreger B95.91! *[nur Zusatzkode!]*
Propionyl-CoA-Carboxylase, Mangel E71.1
Propofol, Abhängigkeit F19.2
Propriospinal, Myoklonus, bei Schlafbeginn G25.3
Proptosis H05.2
– Auge H05.2
– bei Thyreotoxikose E05.9† H06.2*
Propylalkohol, Wirkung, toxisch T51.3
Propylenglycol
– Allergie T78.4
– Überempfindlichkeit T78.4
Propylgallate, Allergie T78.4
Prosaposin, Mangel, mit Enzephalopathie E75.2
Prosopalgie R51
– atypisch G50.1
Prosopodiplegie G51.0
Prosopoplegie G51.0
Prostaglandin
– Allergie T88.7
– Überempfindlichkeit T88.7
Prostata
– Abszess N41.2
–– gonorrhoisch A54.2† N51.0*
– Adenofibrom D29.1
– Adenokarzinom C61
– Adenom D29.1
–– mit Bildung, Restharn D29.1
–– obstruktiv D29.1
–– Stadium
––– I D29.1
––– II D29.1
––– III D29.1
– Adenomyom D29.1
– Adenomyomatose D40.0
– Adenoneoplasma D40.0
– Agenesie Q55.4
– Amyloidkörperchen N42.8
– Anomalie Q55.4
– Aplasie Q55.4
– Atrophie N42.2
– Beschwerden N42.9
–– neurovegetativ F45.8
–– psychovegetativ F45.8
– Carcinoma in situ D07.5
– Corpora amylacea N42.8
– Deformität
–– angeboren Q55.4
–– erworben N42.8
– Dilatation N42.8 ►

Prostata *(Forts.)*
– Dysplasie N42.3
–– hochgradig D07.5
–– niedriggradig N42.3
– Entzündung N41.9
–– akut N41.0
–– chronisch N41.1
–– tuberkulös A18.1† N51.0*
– Erkrankung, maligne C61
– Fehlen Q55.4
–– angeboren Q55.4
–– erworben Z90.7
– Fibroadenom D29.1
– Fibrom D29.1
– Fibrose, chronisch N40
– Fistel N42.8
– Geschwulst D40.0
– Gonorrhoe A54.2† N51.0*
– Granulom N42.8
– Hämatom N42.1
– Höcker N42.8
– Hyperplasie N40
–– benigne N40
–– nodulär N40
– Hypertrophie N40
–– adenofibromatös N40
–– benigne N40
–– kongenital Q55.4
– Hypoplasie N42.8
– Induration N42.8
– Infarkt N42.8
– Infektion N41.9
–– durch Trichomonaden A59.0† N51.0*
– Kalzifikation N42.8
– Kapsel, Infektion N41.9
– Karzinom
–– familiär C61
–– intraduktal [IDPCa] C61
– Kaverne N42.8
– Knoten D40.0
– Kokzidioidomykose B38.8† N51.0*
– Kongestion N42.1
– Kontraktur N42.8
– Krankheit N42.9
– Leiomyom D29.1
– Lithiasis N42.0
– Myoadenom D29.1
– Myom D29.1
– Narbe N42.8
– Neoplasie, intraepithelial [PIN]
–– I. Grades N42.3
–– II. Grades N42.3
–– III. Grades D07.5
– Obstruktion N40
– Papillom D29.1
– Phylloidtumor D40.0
– Prozess, maligne C61
– Reizung, psychogen F45.8
– Rhabdomyom D29.1
– Ruptur, traumatisch S37.82
– Sarkom C61 ►

Prostata *(Forts.)*
– Schmerzen N42.9
– Schnupftabak N42.8
– Sekret, abnorm R86.9
– Spätsyphilis A52.7† N51.0*
– Stauung, chronisch N42.1
– Stein N42.0
– Striktur N42.8
– Trichomoniasis A59.0† N51.0*
– Tuberkulose A18.1† N51.0*
– Tumor D40.0
–– gutartig D29.1
– Varizen I86.88
– Veränderung, knotig D40.0
– Vergrößerung N40
– Verhärtung N42.8
– Verletzung S37.82
– Verschluss, durch Adenom D29.1
– Zyste N42.8
Prostatabefund, suspekt N42.9
Prostatabett, Entzündung N41.9
Prostatalappen, Adenom D29.1
Prostatamittellappen
– Induration N42.8
– Kongestion N42.1
Prostataseitenlappen
– Induration N42.8
– Kongestion N42.1
Prostatasekret, Befund, abnorm R86.9
Prostataspezifisch, Antigen, Veränderung R77.80
Prostatasyndrom
– neurovegetativ F45.8
– psychovegetativ F45.8
Prostatisch
– Syndrom N42.9
– Urethra
–– Polyp, im Sinne
––– der Urethrakarunkel N36.2
––– einer Neubildung D41.3
–– Pseudopapillom D30.4
–– Veränderung, pseudopapillomatös D30.4
–– Verschluss N40
–– Wucherung, papillomatös D30.4
Prostatismus N40
Prostatitis N41.9
– akut N41.0
– bakteriell N41.9
–– akut N41.0
– chronisch N41.1
– durch
–– Aspergillus B44.8† N51.0*
–– Candida B37.4† N51.0*
–– Enterokokken N41.9
–– Herpesvirus A60.0† N51.0*
–– Mykoplasma N41.9
–– Streptokokken N41.9
–– Trichomonaden A59.0† N51.0*
–– Trichomonas vaginalis A59.0† N51.0*
–– Zytomegalievirus B25.88† N51.0*
– eitrig N41.2 ►

Prostatitis N41.9 *(Forts.)*
– fibrös N41.1
– gonorrhoisch A54.2† N51.0*
–– akut A54.2† N51.0*
–– chronisch A54.2† N51.0*
– granulomatös N41.1
– hypertrophisch N41.1
– kalzifizierend N41.8
– kongestiv N41.9
– mit Zystitis N41.3
– Peri- N41.9
– rezidivierend N41.1
– steintragend N41.8
– subakut N41.0
– suppurativ N41.9
– tuberkulös A18.1† N51.0*
– Urethro- N41.9
Prostatodynie N42.9
Prostatopathie N42.9
– chronisch N42.8
– neurovegetativ F45.8
– psychovegetativ F45.8
– Urethro- N40
Prostatorrhoe N42.8
Prostatovesikulitis N41.3
– bakteriell N41.3
Prostatozystitis N41.3
Prostituierte, Untersuchung, ärztlich Z10
Protanomalie H53.5
Protanopie H53.5
– unvollständig H53.5
– vollständig H53.5
Protease-sensitiv, Prionopathie, variabel A81.8
Protein
– Cholesterin-Ester-Transfer-, Mangel E78.4
– Intoleranz K90.4
–– lysinurisch E72.0
– Malabsorption K90.4
– Mangel a.n.k. E46
–– mit Anämie D53.0
– Mangelernährung E46
– mtDNA-kodiert, Synthesedefekt, mit Versagen, Leber, infantil, akut K72.0
– Störung, Absorption K90.4
– Transportanomalie E88.0
– trifunktional, mitochondrial, Defekt E71.3
Protein C, Mangel D68.5
Protein S, Mangel D68.5
Protein-assoziiert, COASY[Coenzym-A-Synthase]-, Neurodegeneration G23.0
Protein-C, Mangel, kongenital, mit Thrombophilie, hereditär D68.5
Protein-Energie-Bilanz, Störung E46
Protein-Erythrozyturie R80
Protein-Kalorien-Malnutrition E46
– schwer E43
Protein-N, Störung, Glykosylierung E77.8
Protein-Nephrose N04.9
Protein-R, Mangel E53.8
Protein-S, Mangel
– erworben D68.8 ►

Protein-S, Mangel *(Forts.)*
– kongenital, mit Thrombophilie, hereditär D68.5
Proteinose
– alveolär J84.00
–– mit akuter Exazerbation J84.01
–– ohne Angabe einer akuten Exazerbation J84.00
– alveolar, pulmonal
–– autoimmun J84.00
–– früh-beginnend, schwer, durch MARS-Mangel J84.00
–– idiopathisch J84.00
– alvolär, pulmonal, kongenital J84.00
– Lipoid- E78.88
– pulmonal, alveolar, sekundär J84.00
– Urbach-Lipoid- E78.88
Proteinsynthese, mitochondrial, Defekt, mit Mitochondriopathie E88.8
Proteinurie R80
– bei
–– Entbindung O12.1
–– Malabsorption, Cobalamin, selektiv D51.1
–– Schwangerschaft O12.1
––– mit Ödem O12.2
– Bence-Jones- a.n.k. R80
– haltungsbedingt N39.2
– im Wochenbett O12.1
– isoliert R80
–– mit
––– Dense-deposit-Krankheit N06.6
––– Glomerulonephritis
–––– endokapillär-proliferativ, diffus N06.4
–––– membranös, diffus N06.2
–––– mesangiokapillär, diffus N06.5
–––– mesangioproliferativ, diffus N06.3
–––– mit Halbmondbildung, diffus N06.7
––– Läsion, glomerulär N06.9
–––– fokal N06.1
–––– membranös N06.2
–––– mesangioproliferativ N06.3
––– Veränderung, morphologisch, bei Läsion, glomerulär, minimal N06.0
– Leichtketten- R80
– mit Malabsorption, Vitamin B_{12}, selektiv, mit Anämie, bei Mangel, Vitamin B_{12} D51.1
– Mutter, mit Schädigung, Fetus/Neugeborenes P00.1
– orthostatisch N39.2
– persistierend N39.1
– präeklamptisch O14.9
–– mit Schädigung, Fetus/Neugeborenes P00.0
– tubulär R80
Proteinverlust, bei Enteropathie K90.4
Proteus
– Bronchopneumonie J15.6
– Erreger B96.2! *[nur Zusatzkode!]*
– Infektion A49.8
– mirabilis
–– Erreger B96.2! *[nur Zusatzkode!]*
–– Infektion A49.8 ►

Proteus *(Forts.)*
~ mirabilis *(Forts.)*
–– mit Multiresistenz
––– 2MRGN NeoPäd U81.07! *[nur Zusatzkode!]*
––– 3MRGN U81.27! *[nur Zusatzkode!]*
––– 4MRGN U81.47! *[nur Zusatzkode!]*
– morganii
–– Erreger B96.2! *[nur Zusatzkode!]*
–– Infektion A49.8
– Pneumonie J15.6
–– lobär J15.6
– vulgaris, Infektion A49.8
Proteus-ähnlich, Syndrom Q87.3
Proteus-Syndrom Q87.3
Prothese
– Anpassung Z44.9
– Gallengang, mit Komplikation, mechanisch T85.53
– Handhabung Z44.9
– intern, mit Komplikation T85.9
– mit
–– Komplikation T85.9
––– mechanisch a.n.k. T85.6
–– Stomatitis K12.1
Prothrombin, Mangel D68.21
– erworben D68.4
– hereditär D68.21
Prothrombin-Gen, Mutation D68.5
Protonenpumpenhemmer-responsiv, Ösophagitis, eosinophil K20.0
Protoplasmatisch, Astrozytom C71.9
Protoplasmisch, Astrozytom C71.9
Protoporphyrie
– erythropoetisch E80.0
– X-chromosomal-dominant E80.0
Protoporphyrinogen-Oxidase, Mangel E80.2
Protozoen
– Befall a.n.k. B64
– Diarrhoe A07.9
– Dysenterie A07.9
– Enteritis A07.9
– Kolitis A07.9
– Krankheit B64
–– bei Schwangerschaft a.n.k. O98.6
–– Darm A07.9
–– Kolon A07.9
–– Untersuchung Z11
– Sepsis, mit
–– Enzephalopathie B60.80† G94.32*
–– Krankheit
––– glomerulär B60.80† N08.0*
––– Niere, tubulointerstitiell B60.80† N16.0*
Protozoonose B64
Protrahiert
– Abort O06.8
– Engwinkelglaukom H40.2
–– primär H40.2
––– Restzustand H40.2
– Entbindung a.n.k. O63.9 ►

P

Protrahiert *(Forts.)*
– Geburt a.n.k. O63.9
–– 2. Zwilling O63.2
–– Komplikation, Entbindung O63.9
–– nach
––– Blasensprengung O75.5
––– Blasensprung O75.6
– Menstruation N92.5
– verlaufend
–– Austreibungsperiode
––– 2. Zwilling O63.2
––– bei Geburt O63.1
–– Eröffnungsperiode, bei Geburt O63.0
– Verletzung, mit Bronchitis J40
Protrusio
– acetabuli M24.7
– bulbi H05.2
Protrusion
– Bandscheibe M51.2
–– lumbal M51.2
–– lumbosakral M51.2
–– zervikal M50.2
– Gefäß, durch Herzklappenprothese T82.0
– Herz, durch Herzklappenprothese T82.0
– Linse, intraokular T85.2
Protrusionskoxarthrose M16.7
Proud-Syndrom Q87.8
Provitamin D, Mangel E55.9
Proximal
– Azidose, tubuläre, renal N25.8
– Dislokation
–– Femur S73.00
–– Fibula S83.10
–– Metakarpalknochen S63.00
–– Radioulnargelenk S53.10
–– Radius S53.0
–– Tibia S83.10
–– Ulna S53.10
–– Unterschenkel S83.10
– Distorsion, Knie, tibiofibular a.n.k. S83.6
– femoral focal deficiency Q72.4
– Fraktur
–– Epiphyse, Humerus S42.21
–– Humerus, als Geburtsverletzung P13.3
–– Oberarm S42.20
–– Radius S52.10
––– offen S52.10 S51.87!
–– Tibia S82.18
––– isoliert S82.18
––– mit Fraktur, Fibula S82.11
–– Ulna S52.00
–– Unterarm S52.8
– Interphalangealgelenk, Finger, Arthrose M15.2
– Luxation, Humerus S43.00
– Mikrodeletionssyndrom 16p11.2 Q93.5
– Myopathie, myoton G71.1
– Symphalangismus Q70.9
– Tibia, Luxation, nach
–– lateral S83.14
–– medial S83.13
–– posterior S83.12 ▶

Proximal *(Forts.)*
– Tubulopathie, mit Diabetes mellitus, und Ataxie, zerebellär Q87.8
– Zerrung
–– Tibiofibularband S83.6
–– Tibiofibulargelenk S83.6
Prozess
– Knochen, destruierend M89.89
– Nebenhoden, knotig D40.7
– Nebenniere, tumorös D44.1
– neoplastisch D48.9
– Nervus opticus, vaskulär H47.0
– Niere
–– benigne D30.0
–– neoplastisch D41.0
– Nierenpol, benigne D30.0
– Papillen-, mit Glaukom H40.5
– Prostata, maligne C61
– Zentralnervensystem
–– chronisch-entzündlich G04.9
–– entzündlich G04.9
PRPP[Phosphoribosylpyrophosphat]-Synthetase, Überaktivität E79.8
Prüfung
– Entwicklungsstand
–– Kind Z00.1
–– Säugling Z00.1
– Nystagmus, kalorisch, abnorm R94.1
– Visus Z01.0
–– Untersuchung, Auge Z01.0
Prüfungsangst F40.2
Prune-belly-Syndrom [Bauchdeckenaplasiesyndrom] Q79.4
Pruriginös
– Dermatose L28.2
– Ekzem L30.8
– Epidermolysis bullosa, dystroph Q81.2
Prurigo L28.2
– aestivalis L56.4
– aktinisch L56.4
– chronica, Hebra L28.2
– ferox L28.2
– gestationis O26.88
– Hebra L28.2
– mitis L28.2
– multiformis chronica L28.2
– nodularis L28.1
–– Hyde L28.1
– pigmentosa L28.2
– psychogen F45.8
– simplex L28.2
– Sommer- L56.4
Pruritus L29.9
– allgemein L29.9
– analis L29.3
– ani L29.0
–– psychogen F45.8
– anogenitalis L29.3
– aurium L29.8
– bei
–– Diabetes mellitus E14.60† L99.8* ▶

Pruritus L29.9 *(Forts.)*
~ bei *(Forts.)*
–– Schwangerschaft O26.88
–– Typ-1-Diabetes mellitus E10.60† L99.8*
–– Typ-2-Diabetes mellitus E11.60† L99.8*
– capillitii L29.8
– capitis L29.8
– cholestatisch L29.8
– corporis L29.8
– durch Trichomonaden A59.9
– Gehörgang L29.8
– generalisatus L29.8
– genitalis L29.3
–– psychogen F45.8
– gravidarum O26.88
– im Alter L29.8
– lokal L29.8
– neurogen F45.8
– psychogen F45.8
– sine materia L29.8
– Skrotum, psychogen F45.8
– universalis L29.9
– urämisch L29.8
– vaginalis L29.3
– Vulva L29.2
–– psychogen F45.8
– vulvae et ani L29.3
PSA [prostataspezifisches Antigen], Veränderung R77.80
Psammös, Meningeom D32.9
Psammom D32.9
Psaume-Syndrom, Papillon-Léage- Q87.0
PSC [Primär sklerosierende Cholangitis] K83.00
Psellismus F98.5
Pseudallescheria boydii, Infektion B48.2
Pseudarthrose M84.19
– Klavikula, kongenital Q74.0
– nach
–– Arthrodese M96.0
–– Fusion M96.0
–– Osteotomie M96.0
– Tibia, angeboren Q74.2
– Ulna, angeboren Q74.0
– Xiphoid- M84.18
Pseudo-Biermer-Anämie, beim Säugling D53.1
Pseudo-Cushing-Syndrom, alkoholinduziert E24.4
Pseudo-Fröhlich-Syndrom E30.8
Pseudo-Hurler-Krankheit E77.0
Pseudo-Lennox-Syndrom G40.00
Pseudo-Leprechaunismus-Syndrom, Typ Patterson E34.8
Pseudo-NALD[Neonatale Adrenoleukodystrophie] E71.3
Pseudo-Ödem, Papille, angeboren Q14.2
Pseudo-TORCH-Syndrom Q87.8
Pseudo-Ullrich-Turner-Syndrom Q87.1
Pseudo-von-Willebrand-Syndrom D69.1
Pseudoabszess, Bartholin- N75.1
Pseudoachondroplasie Q77.8
Pseudoadrenoleukodystrophie E71.3
– neonatal E71.3
Pseudoaldosteronismus I15.10
Pseudoamenorrhoe N91.1
Pseudoaminopterin-Syndrom Q87.0
Pseudoanfall F44.5
Pseudoaphakie, mit Ablatio retinae H33.5
Pseudoappendizitis I88.0
Pseudoarthrose, Klavikula, angeboren Q74.0
Pseudobulbärparalyse G12.2
Pseudocholesteatom H71
– Mittelohr H71
– Ohr, äußeres H60.4
Pseudocholinesterase, Mangel E88.0
Pseudochromhidrose L67.8
Pseudocirrhosis hepatis pericardiaca I31.1
Pseudocoarctatio aortae [Kinking] Q25.8
Pseudocroup J38.5
Pseudodiastrophisch, Dysplasie Q78.8
Pseudodivertikel
– Harnblase N32.3
– Urethra N36.1
Pseudoencephalitis
– acuta haemorrhagica superior E51.2
– haemorrhagica superior E51.2
Pseudoenophthalmus H05.4
Pseudoerysipel A26.9
Pseudoexfoliatio lentis H26.8
Pseudoexfoliation, Linse, bei
– Glaukom H40.1
–– kapsulär H40.1
––– primär H40.1
– Restzustand, Glaukom, primär, kapsulär H40.1
Pseudoexophthalmus H05.2
Pseudofolliculitis barbae L73.1
Pseudoforamen maculae H35.38
Pseudogicht M11.29
Pseudoglaukom, bei Orbitopathie, endokrin E05.0† H06.2*
Pseudogliom H44.8
Pseudoglioma-Syndrom, Osteoporose- Q87.5
Pseudohämophilie D68.09
– Bernuth- D68.09
– hereditär D68.00
– Typ
–– A D69.88
–– B D68.09
– vaskulär D69.88
Pseudohämorrhagisch, Anämie E83.1
Pseudohermaphroditismus Q56.3
– adrenal E25.8
– femininus Q56.2
–– adrenal E25.8
––– angeboren E25.09
–– bei Störung, Nebennierenrinde E25.8
––– angeboren E25.09
– männlich, durch Mangel, 17-beta-Hydroxysteroid-Dehydrogenase 3 E29.1
– masculinus Q56.1
–– adrenal E25.8 ►

P

Pseudohermaphroditismus Q56.3 *(Forts.)*
~ masculinus Q56.1 *(Forts.)*
-- bei Störung, Nebennierenrinde, angeboren E25.09
-- mit
--- Feminisierung, testikulär E34.59
--- Mangel, 5-Alpha-Reduktase E29.1
--- Resistenz, Androgene E34.59
--- Spalte, Skrotum Q56.1
--- Störung
---- Gonaden E29.9
---- Nebennierenrinde E25.8
Pseudohyperaldosteronismus, Typ
- 1 I15.10
- 2 I15.10
Pseudohyperkaliämie, familiär D58.8
Pseudohypertrophie
- Musculus gastrocnemius G71.0
- Muskel, bei Hypothyreose E03.1
Pseudohypertrophisch
- Atrophie, Muskel G71.0
- Dystrophie, Muskel G71.0
- Paralyse, Muskel G71.0
- Parese G71.0
Pseudohypoaldosteronismus
- autosomal-dominant, Typ 1 N25.8
- autosomal-rezessiv, Typ 1 N25.8
- renal, Typ 1 N25.8
- transient N25.8
- Typ
-- 1 N25.8
-- 2 I15.10
-- 2A I15.10
-- 2B I15.10
-- 2C I15.10
-- 2D I15.10
-- 2E I15.10
Pseudohypokaliämiesyndrom Q99.8
Pseudohypoparathyreoidismus E20.1
- Pseudo- E20.1
- Typ
-- 1A E20.1
-- 1B E20.1
-- 1C E20.1
-- 2 E20.1
Pseudoinflammatorisch
- Fundusdystrophie, Typ Sorsby H35.5
- Sorsby-Fovea-Dystrophie H35.5
Pseudokamptodaktylie-Syndrom, Trismus- Q68.8
Pseudokoxalgie M91.3
Pseudokoxitis M91.3
Pseudokrupp J38.5
Pseudokuhpocken B08.0
Pseudokyesis F45.8
Pseudoleberzirrhose, perikarditisch I31.1
Pseudoleukämie
- infantil D64.8
- mit Anämie D64.8
Pseudoleukämisch, Sarkom C92.30
- in kompletter Remission C92.31
Pseudolobärpneumonie J18.1
Pseudolymphom L98.8
- kutan L98.8
Pseudomelanosis coli K63.8
Pseudomembranös
- Angina A69.1
- Bronchitis J20.9
- Enterokolitis
-- durch Clostridium difficile A04.79
-- im Sinne
--- der Antibiotika-assoziierten Kolitis A04.79
--- des Colon irritabile K58.8
- Kolitis A04.79
-- durch Clostridium difficile A04.79
-- im Sinne
--- der Antibiotika-assoziierten Kolitis A04.79
--- des Colon irritabile K58.8
- Trigonitis N30.3
- Zystitis N30.9
Pseudomeningozele
- nach medizinischen Maßnahmen G97.88
- posttraumatisch G96.1
Pseudomenstruation P54.6
- beim Neugeborenen P54.6
Pseudomonas
- aeruginosa
-- Erreger B96.5! *[nur Zusatzkode!]*
-- Infektion A49.8
-- mit Multiresistenz
--- 2MRGN NeoPäd U81.10! *[nur Zusatzkode!]*
--- 3MRGN U81.30! *[nur Zusatzkode!]*
--- 4MRGN U81.50! *[nur Zusatzkode!]*
-- Otitis externa H60.2 B96.5!
-- Pneumonie J15.1
- Arthritis M00.89 B96.5!
- Bronchopneumonie J15.1
- Erreger B96.5! *[nur Zusatzkode!]*
- Infektion A49.8
-- Harnwege N39.0 B96.5!
- mallei, Infektion A24.0
- Pneumonie J15.1
-- angeboren P23.5
-- lobär J15.1
- pseudomallei
-- Infektion A24.4
-- Pneumonie A24.1
- Sepsis A41.52
Pseudomuskulär, Hypertrophie G71.0
Pseudomuzinös
- Adenokarzinom C56
-- Ovar C56
- Zystadenokarzinom C56
-- Ovar C56
- Zystadenom D27
-- Ovar, mit Borderline-Malignität C56
- Zyste, Ovar D27
Pseudomyasthenisch, Syndrom C80.9
Pseudomyotonie G71.1
Pseudomyxoma peritonei C78.6
Pseudoneuralgie F45.40

Pseudoneurasthenie F48.0
Pseudoneurasthenisch, Syndrom F06.6
Pseudoneuritis optica, angeboren Q14.2
Pseudoneurom
– Fuß, interdigital G57.8
– Hand, interdigital G56.8
Pseudoneurotisch, Schizophrenie F21
Pseudoobstruktion
– intestinal
–– akut K56.0
–– chronisch K59.8
– kolonisch, akut K56.0
Pseudoobstruktionsileus K56.0
Pseudoödem, Papille H47.3
Pseudopapillär, Karzinom, Pankreas, solide C25.9
Pseudopapillom
– Urethra, prostatisch D30.4
– Urothel D30.9
Pseudopapillomatös, Veränderung, Urethra, prostatisch D30.4
Pseudoparalyse
– alkoholisch F10.8
– Arm R29.8
– atonisch, angeboren P94.2
– Bein R29.8
– Parrot- A50.0† M90.23*
– syphilitisch, konnatal, früh A50.0† M90.23*
Pseudoparese, Obliquus superior, Auge [Brown-Syndrom] H50.6
Pseudoparkinsonismus G21.4
Pseudopelade L66.0
– Brocq- L66.0
Pseudoperitoneal, Zyste K66.8
Pseudoperniziös, Anämie, beim Säugling D53.1
Pseudophakie Z96.1
Pseudopolyglobulie D75.1
Pseudopolyposis coli K51.4
Pseudopolyzythämie D75.1
Pseudoprogeriesyndrom Q87.8
Pseudopsychopathie, organisch F07.0
Pseudopsychopathisch, Schizophrenie F21
Pseudopterygium H11.8
Pseudoptose H02.4
Pseudopubertät
– heterosexuell, weiblich, vorzeitig E25.8
– isosexuell, männlich, vorzeitig E25.8
– vorzeitig E25.8
Pseudopubertas interrenalis E25.8
Pseudoradikulär
– Lumbalsyndrom M54.16
–– chronisch M54.16
– LWS-Syndrom, degenerativ M47.26
– Zervikalsyndrom M54.2
–– degenerativ M47.22
Pseudoretardiert
– Persönlichkeit, organisch bedingt F07.0
– Störung, Persönlichkeit F07.0
Pseudorotz A24.4
Pseudorubella B08.2
Pseudosarcomatosis haemorrhagica pigmentosa C46.9
Pseudosarkomatös, Fibromatose M72.49
– Fuß M72.47
– Hand M72.44
– mehrere Lokalisationen M72.40
– Oberarm M72.42
– Oberschenkel M72.45
– Rumpf M72.48
– Schulterregion M72.41
– Unterarm M72.43
– Unterschenkel M72.46
Pseudoschwangerschaft F45.8
– hysterisch F45.8
Pseudosklerem, beim Neugeboren P83.8
Pseudosklerose
– spastisch, mit Demenz A81.0† F02.1*
– Westphal-von-Strümpell- E83.0† G99.8*
Pseudospondylolisthesis M43.19
– L4/5 M43.16
– mit Gefügelockerung L4/L5 M43.16
Pseudostauungspapille H47.3
Pseudotastkörperchen, Neurofibrom D23.9
Pseudotetanie R29.0
– hysterisch F44.5
Pseudotrichinose M33.1
Pseudotrisomie 13-Syndrom Q87.8
Pseudotruncus arteriosus communis Q25.4
Pseudotuberkulös, Thyreoiditis E06.1
Pseudotuberkulose A28.2
– mit Enterokolitis A04.8
Pseudotumor
– cerebri G93.2
– Niere N28.88
– Orbita H05.1
Pseudotyphus California A79.8
Pseudovariola [Varizellen] B01.9
Pseudovitamin D, Mangel E83.31
Pseudoxanthom Q82.8
Pseudoxanthoma
– elasticum Q82.8
– elasticum-ähnlich, Elastolyse, dermal, papillär L90.8
Pseudozyste
– Lunge J98.4
– Pankreas K86.3
– Retina H33.1
Psilocin
– Abhängigkeit F16.2
– Vergiftung T40.9
Psilocybin
– Abhängigkeit F16.2
– Vergiftung T40.9
Psilocylin, Abhängigkeit F16.2
Psilosis L65.9
– linguae K90.1
– nicht durch Sprue L65.9
PSIS [Syndrom der isolierten Durchtrennung des Hypophysenstiels] E23.6
Psittakose A70
– mit Pneumonie A70† J17.8*

P

Psoas
– Abszess, nichttuberkulös M60.05
– Blutung M62.85
– Hartspann M62.85
– Myositis M60.85
– Phlegmone M60.05
– Tendinitis M76.1
Psoasabszess M60.05
Psoitis M60.85
Psoriasiform
– Bild L40.9
– Windeldermatitis L22
Psoriasis L40.9
– anularis L40.0
– Arthritis L40.5† M07.39*
–– juvenile Form L40.5† M09.09*
– Arthropathie L40.5† M07.39*
– capillitii L40.8
– capitis L40.0
– circinata L40.0
– corporis L40.8
– ekzematisiert L40.8
– exfoliativa L40.8
– flexurarum L40.8
– Gelenk L40.5† M07.39*
– generalisiert L40.9
– geographica L40.0
– guttata L40.4
–– mittelschwer bis schwer L40.4 L40.70!
– gyrata L40.0
– in der
–– Eigenanamnese Z87.2
–– Familienanamnese Z84.0
– intertriginös L40.9
– inversa L40.8
–– mittelschwer bis schwer L40.8 L40.70!
– Kopf, behaart L40.8
– Kopfhaut L40.8
– mit Arthritis, juvenil L40.5† M09.09*
– Nagel L40.8
– nummularis L40.0
– palmaris et plantaris L40.3
– palmoplantaris L40.3
– Para- L41.9
–– en plaques L41.8
––– großfleckig L41.4
––– kleinfleckig L41.3
– Plaque- L40.0
– punctata L40.8
– pustulös, generalisiert L40.1
– pustulosa L40.1
–– generalisiert L40.1
–– palmoplantaris L40.3
– serpiginosa L40.0
– und Krampf, bei Minderung, Intelligenz, X-chromosomal Q87.8
– unguium L40.8
– vulgaris L40.0
–– exsudativa L40.0
–– mittelschwer bis schwer L40.0 L40.70!
Psoriatisch
– Arthritis, juvenil L40.5† M09.09*
– Arthropathie, distal, interphalangeal L40.5† M07.09*
– Balanitis N48.1
– Balanoposthitis N48.1
PSP [Progressive supranukleäre Blickparese] G23.1
Psychalgie F45.40
Psychasthenie F48.8
Psychasthenisch
– Erschöpfung F48.8
– Neurose F48.8
Psychiatrisch
– Indikation, Abort O04.9
– Krankheit F99
– Untersuchung a.n.k. Z00.4
–– allgemein, auf behördliche Anforderung Z04.8
Psychisch
– Abbauprozess, allgemein R53
– Anpassungsstörung F43.2
– Ausnahmezustand F43.9
– Belastung Z73
–– durch Arbeit Z56
– Borderline-Syndrom F60.31
–– bei Störung, Persönlichkeit F60.31
– Dekompensation F43.9
–– akut F43.0
– Faktoren, die körperliche Störungen bewirken F54
– Krankheit F99
–– in der Familienanamnese Z81
– Lallen F80.0
– Lernstörung F81.8
– Lispeln F80.8
– Missbrauch T74.3
– Paralyse, tabisch, progressiv A52.1
– Restschaden, in der Eigenanamnese Z91.8
– Schock F43.0
– Störung a.n.k. F99
–– bei Schwangerschaft O99.3
–– im Wochenbett F53.9
–– in der Anamnese Z86.5
–– leicht, im Wochenbett a.n.k. F53.0
–– mit Erbrechen F50.5
–– organisch F06.9
–– prämenstruell N94.3
–– reaktiv F43.8
–– schwer, im Wochenbett a.n.k. F53.1
– Stress a.n.k. Z73
–– durch Arbeit Z56
– Trauma, in der
–– Anamnese Z91.8
–– Kindheit Z61
– und physisch, Abbauprozess, allgemein R53
– Ursprung
–– Funktionsstörung F45.8
–– Störung, funktionell
––– Atmungsorgane F45.33
––– Haut F45.8 ►

Psychisch *(Forts.)*
~ Ursprung *(Forts.)*
~~ Störung, funktionell *(Forts.)*
––– Magen-Darm-Trakt F45.37
––– Muskel-Skelett-System F45.8
––– Urogenitalsystem F45.8
– Verstimmung R45.8
Psycho-neurovegetativ, Dysregulation F45.9
Psycho-sexuell, Störung F52.9
Psychoaktiv, Substanz, Missbrauch F19.1
Psychoanalyse Z50.4! *[nur Zusatzkode!]*
Psychodynamisch, Therapie a.n.k. Z50.4! *[nur Zusatzkode!]*
Psychogen – s. Art der Krankheit
Psychoinfantil, Persönlichkeit F60.4
Psychokardiomyopathie F45.30
Psychomotorisch
– Aktivität, mit Symptom, kataton F06.1
– Anfall G40.2
– Defizit F44.4
– Epilepsie G40.2
–– benigne G40.02
– Konvulsionen G40.2
– Retardierung F83
–– bei Spasmus, infantil, Hirnatrophie, progressiv, und Basalganglienkrankheit E51.8† G99.8*
–– durch Defizienz, S-Adenosylhomocystein-Hydrolase E72.1
– Status epilepticus G41.2
– Störung a.n.k. F44.4
–– bei Belastungsreaktion, akut F43.0
–– dissoziativ F44.4
– Unruhe R45.1
Psychonervös
– Erschöpfung F48.0
– Störung F45.9
Psychoneurose F48.9
– bei Schwangerschaft O99.3
– hysterisch F44.9
– klimakterisch N95.1
Psychoneurotisch
– Angstzustand F41.1
– Asthenie F48.0
– Depression F34.1
– Reaktion F48.9
–– kompulsiv F42.1
–– mit Zwangsgedanken F42.0
– Störung, Persönlichkeit F60.8
Psychoorganisch, Syndrom F07.9
– akut F05.9
– mit Delirium
–– akut F05.9
–– subakut F05.9
– subakut F05.9
Psychopathie F60.9
– affektiv F34.0
– antisozial F60.2
– autistisch F84.5
– beim Kind F94.2 ►

Psychopathie F60.9 *(Forts.)*
– gefühlsarm F94.2
–– im Kindesalter F94.2
– hypothym F34.1
– hysterisch F60.4
– konstitutionell F60.9
– paranoid F60.0
– Pseudo-, organisch F07.0
– schizoid F60.1
– sexuell F65.9
Psychopathisch
– Persönlichkeit, Typ, paranoid F60.0
– Störung, Persönlichkeit F60.2
Psychopharmaka, Vergiftung, akut T43.9
Psychophysiologisch
– Insomnie F51.0
– Störung F45.9
Psychoreaktiv, Störung F45.9
Psychose F29
– Affekt-, bei Schizophrenie F25.9
– affektiv a.n.k. F39
–– bipolar F31.9
–– senil a.n.k. F03
– akut F23.9
–– bei
––– Infektionskrankheit F05.9
––– Störung, endokrin F05.8
––– Stoffwechselstörung F05.8
– Alters- F03
– Angst- F23.0
– atypisch, im Kindesalter F84.1
– bei
–– Alkoholismus F10.5
–– Altersschwäche F03
–– Degeneration, Zentralnervensystem F09
–– Dipsomanie F10.5
–– Erkrankung, Gehirn, organisch F09
–– Infektion, intrakraniell F06.8
–– Infektionskrankheit F05.9
–– Krampfleiden F06.8
–– Krankheit, Gehirn, organisch F06.8
–– Schwangerschaft O99.3
–– Störung, endokrin F06.8
–– Tumor, Gehirn F06.8
– bipolar F31.9
– chronisch F29
– dementiell F03
– depressiv F32.3
–– psychogen
––– Einzelepisode F32.3
––– Episode
–––– rezidivierend F33.8
–––– schwer, rezidivierend F33.3
–– reaktiv F32.3
––– Einzelepisode F32.3
––– Episode, schwer, rezidivierend F33.3
–– rezidivierend F33.3
–– schizoaffektiv F25.1
–– schizophreniform F25.1
– desintegrativ F84.3 ►

Psychose F29 *(Forts.)*
– durch
–– Alkohol F10.5
––– mit
–––– Delirium tremens F10.4
–––– Demenz F10.7
–––– Eifersucht F10.5
–––– Halluzinose F10.5
–––– Konfabulation, amnestisch F10.6
–––– Polyneuritis F10.6
––– paranoid F10.5
–– Drogen F19.5
––– halluzinatorisch F19.5
––– paranoid F19.5
––– paranoid-halluzinatorisch F19.5
–– Erschöpfung F43.0
–– Vergiftung, durch Drogen F19.5
– endogen F29
– epileptisch F06.8
– frühkindlich F84.0
– Generations- O99.3
– Glücks- F23.0
– Grenz- F21
– halluzinatorisch, chronisch F28
– hirnorganisch F06.8
– hypomanisch F30.0
– hysterisch, akut F44.9
– im
–– Kindesalter F84.0
–– Wochenbett F53.1
––– chronisch F53.1
––– in der Eigenanamnese Z86.5
– induziert F24
– Involutions- F28
–– paranoid F22.8
– klimakterisch a.n.k. F28
– körperlich F09
– Korsakow- F10.6
–– nichtalkoholbedingt F04
– Laktations- F53.1
– larviert F28
– latent F28
– manisch F30.2
– manisch-depressiv F31.9
–– Form, depressiv
––– mit Symptom, psychotisch F33.3
––– ohne Symptome, psychotisch F33.2
–– mit Depression F33.2
– menopausal a.n.k. F28
– Misch- F25.2
–– schizophren und affektiv F25.2
– nach Abort F53.1
– nichtorganisch F29
– organisch F09
–– akut F09
––– bei Infektionskrankheit F05.9
––– durch
–––– Epilepsie a.n.k. F05.8
–––– Infektion, Gehirn F05.8
–––– Krankheit
––––– endokrin F05.8 ►

Psychose F29 *(Forts.)*
~ organisch F09 *(Forts.)*
~~ akut F09 *(Forts.)*
~~~ durch *(Forts.)*
~~~~ Krankheit *(Forts.)*
––––– metabolisch F05.8
–––– Trauma, Gehirn F05.8
–– bei
––– Chorea Huntington F06.8
––– Infektion, intrakraniell F06.8
––– Infektionskrankheit F06.8
––– Störung, Ernährung F06.8
––– Stoffwechselstörung F06.8
–– chronisch F09
–– durch
––– Arteriosklerose F01.9
––– Creutzfeldt-Jakob-Krankheit A81.0† F02.1*
––– Demenz
–––– präsenil F03
–––– senil F03
––– Ischämie, zerebrovaskulär F01.9
––– Krankheit, Leber, alkoholisch F10.5
––– Sucht, Alkohol F10.5
––– Trauma, Gehirn F06.8
––– Vergiftung, alkoholisch, akut F10.5
–– posttraumatisch F06.8
––– akut F05.8
––– subakut F05.8
–– präsenil F03
–– senil F03
–– subakut F09
––– durch
–––– Infektion, Gehirn F05.8
–––– Krankheit
––––– endokrin F05.8
––––– metabolisch F05.8
– paranoid F22.0
–– einfach F22.0
–– induziert F24
–– klimakterisch F22.8
–– menopausal F22.8
–– psychogen F23.3
–– senil F03
– paranoid-halluzinatorisch F22.0
– paranoid-schizophren F20.0
– postoperativ F06.8
– postpartal F53.1
– posttraumatisch F06.8
– präsenil F03
– presbyophren F03
– psychogen F23.9
– reaktiv F23.9
–– kurz F23.9
–– mit
––– Erregungszustand F30.8
––– Verwirrtheitszustand F23.0
– schizoaffektiv F25.9
– schizophren F20.9
–– affektiver Typ F25.9 ►

Psychose F29 *(Forts.)*
– schizophreniform F20.8
–– bei Epilepsie F06.2
–– kurz F23.2
–– manisch F25.0
–– mit Verwirrtheitszustand F23.1
– senil a.n.k. F03
– Situations-, reaktiv F23.9
– subakut, bei
–– Infektionskrankheit F05.9
–– Störung, endokrin F05.8
– symbiotisch F24
–– im Kindesalter F84.3
– symptomatisch F09
– syphilitisch, bei Paralyse, progressiv A52.1† F02.8*
– verzögert auftretend, akut F10.7
– zerebral, arteriosklerotisch F01.9
– zykloid F23.0
–– mit Symptom, Schizophrenie F23.1
–– ohne Symptom, Schizophrenie F23.0
– zyklothym F28
Psychosensorisch, Epilepsie G40.2
Psychosexuell
– Entwicklung, Problem F66.9
– Störung
–– Entwicklung F66.9
–– Identität F64.9
––– im Kindesalter F64.2
Psychosomatisch
– Beschwerden, Herz F45.30
– Depression F32.9
– Dysregulation F45.9
– Erkrankung F45.9
–– gynäkologisch F45.9
– Funktionsstörung F45.8
– Gastritis F54 K29.7
– Potenzstörung F52.2
– Stigmatisierung F45.1
– Störung F45.9
–– multipel F45.0
–– Schlaf F51.9
–– undifferenziert F45.1
– Syndrom F45.9
Psychosomatogen, Dermatose F54 L98.9
Psychosozial
– Krise F43.0
– Minderwuchs E34.3
– Problem Z65
– Störung F68.8
– Wirkung, Arbeitsplatz Z56
Psychostimulans, Abhängigkeit a.n.k. F15.2
Psychosyndrom F07.9
– algogen F07.9
– alkoholisch F10.7
– hirnorganisch F06.9
– im Climacterium virile N50.8
– nach Commotio cerebri F07.2
– organisch F07.9
–– alkoholisch, chronisch F10.7
–– bei Krankheit, durch HIV B23.8 F07.9 ►

Psychosyndrom F07.9 *(Forts.)*
~ organisch F07.9 *(Forts.)*
–– nach Schädelhirntrauma F07.2
– posttraumatisch, Ausprägung, nichtpsychotisch F07.2
Psychotherapie Z50.4! *[nur Zusatzkode!]*
Psychotisch
– Depression
–– Einzelepisode F32.3
–– menopausal, als Einzelepisode F32.3
–– mit Episode, rezidivierend F33.3
––– schwer F33.3
–– reaktiv F32.3
– Episode F23.9
–– organisch F06.8
– Reaktion, depressiv F32.3
– Störung F29
–– akut, vorübergehend F23.9
–– gemischt F25.2
–– induziert F24
–– nach Gebrauch
––– Alkohol F10.5
––– Cannabinoide F12.5
––– Halluzinogene F16.5
––– Kokain F14.5
––– Lösungsmittel, flüchtig F18.5
––– Opioide F11.5
––– Sedativa, und Hypnotika F13.5
––– Tabak F17.5
–– polymorph, akut
––– mit Symptom, Schizophrenie F23.1
––– ohne Symptom einer Schizophrenie F23.0
–– schizophreniform, akut F23.2
–– verzögert auftretend, bei Gebrauch, Opioide, mit Restzustand F11.7
– Symptom
–– bei
––– Demenz U63.0! *[nur Zusatzkode!]*
––– Depression, endogen F33.3
––– Episode
–––– depressiv, schwer F32.3
–––– einzeln, Depression, major F32.3
–––– manisch, einzeln F30.2
––– Manie F30.2
–– parathym, bei Manie F30.2
–– synthym, bei Manie F30.2
– Syndrom F29
– Verwirrtheitszustand, reaktiv F23.9
– Zustand, akut F23.9
Psychotrop
– Drogen, im Blut, Nachweis R78.5
– Substanz
–– Missbrauch, in der Familienanamnese a.n.k. Z81
–– multipel, Rausch, akut F19.0
–– Rausch a.n.k. F19.0
Psychovegetativ
– Beschwerden
–– funktionell F45.39
–– Prostata F45.8
– Dekompensation F45.9 ►

P

Psychovegetativ *(Forts.)*
– Dysregulation F45.9
– Dystonie F45.9
– Erregungszustand R45.1
– Erschöpfung F48.0
– Imbalance R45.8
– Labilität R45.8
– Prostatasyndrom F45.8
– Prostatopathie F45.8
– Störung F45.9
–– in der Menopause N95.9
–– Schlaf F51.9
– Unruhezustand R45.1
PTA [Plasma-thromboplastin-antecedent], Mangel D68.1
PTC [Plasma-thromboplastin-component], Mangel D67
Pterin-4-alpha-Carbinolamin-Dehydratase, Mangel E70.1
Pterygium H11.0
– Auge H11.0
– Konjunktiva H11.0
– Pseudo- H11.8
– Rezidiv, Auge H11.0
Pterygium colli Q18.3
– bei Syndrom, Turner-ähnlich Q87.1
Pterygium-Syndrom Q87.1
– antekubital Q87.2
– multipel, mit Hyperthermie, maligne Q87.8
– popliteal Q87.8
–– autosomal-dominant Q87.8
Pterygomandibulär, Abszess K12.28
Ptilosis H02.7
– Augenlid H02.7
PTLD [Post-Transplant Lymphoproliferative Disorder]
– frühe Läsion D47.7
– polymorph C88.70
–– in kompletter Remission C88.71
–– ohne Angabe einer kompletten Remission C88.70
PTLD [Posttransplantations-lymphoproliferative Erkrankung] D47.9
Ptomaine, Vergiftung T62.9
Ptose H02.4
– angeboren Q10.0
– Augenlid H02.4
–– kongenital Q10.0
–– mechanisch H02.4
–– neurologisch H02.4
–– paralytisch H02.4
–– senil H02.4
–– traumatisch H02.4
– Darm K63.4
– Eingeweide K63.4
– Gastroentero- K63.4
– Kolo- K63.4
– Larynx J38.7
– Leber K76.8
– Magen K31.88
– Milz D73.8 ►
Ptose H02.4 *(Forts.)*
– Myasthenie- G70.0
– Niere N28.88
–– kongenital Q63.8
– syphilitisch A52.7† H03.1*
– viszeral K63.4
– Zäkum K63.4
Ptosis
– Augenbraue L98.7
– bei Amblyopie H53.0
– kongenital Q10.0
– mammae N64.8
Ptosis-Stimmbandlähmung-Syndrom J38.03 Q10.0
PTS [Postthrombotisches Syndrom] I87.00
Ptyalismus K11.7
– bei Schwangerschaft O26.88
– hysterisch F45.31
– periodisch K11.7
– psychogen F45.31
Pubarche, vorzeitig E30.8
Pubertät
– Blutung N92.2
–– übermäßig N92.2
– Fettsucht E30.8
– Hypertrophie, Mamma N62
– Konflikt Z60
– Krise Z60
– Magersucht F50.08
– Mastitis N61
– Menorrhagie N92.2
– Störung E30.9
– verzögert E30.0
– Verzögerung, konstitutionell E30.0
– vorzeitig E30.1
–– durch
––– Tumor, Zirbeldrüse E34.8
––– Überfunktion
–––– Hypophyse E22.8
–––– Nebennierenrinde E25.9
––––– angeboren E25.09
–– zentral ausgelöst E22.8
Pubertätsblutung, Uterus N92.2
Pubertas
– praecox E30.1
–– Gonadotropin-abhängig E22.8
–– zentral E22.8
––– ausgelöst E22.8
– tarda E30.0
Pubofemoral, Distorsion S73.18
Pudenda
– Verletzung S39.9
–– oberflächlich S30.9
– Wunde, offen S31.4
Pudendalregion, Verbrennung T21.05
Pudendum
– femininum, Polyp N84.3
– Nävus D28.0
Pudlak-Syndrom, Hermansky- E70.3
– mit Fibrose, Lunge E70.3 ►

Pudlak-Syndrom, Hermansky- E70.3 *(Forts.)*
– Typ
–– 1 E70.3
–– 2 E70.3
–– 4 E70.3
–– 7 E70.3
–– 8 E70.3
–– 9 E70.3
Puerperal – s. Art der Krankheit
– Endometritis O85
– Galaktozele O92.70
– Peritonitis O85
– Phlebitis O87.9
Pulmolithiasis J98.4
Pulmonal – s.a. Art der Krankheit
– arteriell, Hypertonie, familiär I27.0
– Atresie, mit
–– Defekt, Ventrikelseptum Q21.3
–– Ventrikelseptum, intakt Q22.0
– Blastom
–– Lobus
––– inferior pulmonis C34.3
––– medius pulmonis C34.2
––– superior pulmonis C34.1
–– Lungenmittellappen C34.2
–– Lungenunterlappen C34.3
–– Mittellappen C34.2
–– Unterlappen C34.3
– Glykogenose, interstitiell P22.8
– Hämangiomatose, kapillär I27.28 D18.00
– Histiocytosis X C96.5
– Hypertension, thromboembolisch, chronisch I27.20
– Infektion, mykobakteriell, nicht-tuberkulös A31.0
– Kapillaritis, isoliert J84.00
– Nokardiose A43.0
– Proteinose
–– alveolar
––– früh-beginnend, schwer, durch MARS-Mangel J84.00
––– sekundär J84.00
–– alvolär, kongenital J84.00
– Stenose, peripher Q25.6
– Tularämie A21.2
– Verschlusskrankheit, Vene I27.0
Pulmonalarterie
– Abgang, abnormal Q25.7
– Abnormität, angeboren Q25.7
– Agenesie Q25.7
– Amyloidose E85.4
– Aneurysma I28.1
–– kongenital Q25.7
– Anomalie Q25.7
– Arrosion I28.8
– Atresie Q25.5
– dem offenem Ductus arteriosus entstammend Q25.7
– der Aorta entstammend Q25.7
– Dilatation I28.8
–– idiopathisch I28.8 ►

Pulmonalarterie *(Forts.)*
– Ektasie I28.8
– Embolie I26.9
– Fehlen, angeboren Q25.7
– Hypoplasie Q25.7
– Krankheit I28.9
– Lageanomalie, kongenital Q25.7
– Ruptur I28.8
– Sklerose I27.0
– Stenose Q25.6
–– erworben I28.8
–– infundibulär Q24.3
–– supravalvulär Q25.6
– Striktur Q25.6
–– erworben I28.8
– Syphilis A52.0† I98.0*
– Thromboembolie I26.9
– Thrombose I26.9
– und Pulmonalvene, Verbindung, angeboren Q25.7
– Verletzung S25.4
Pulmonalgefäß, Ruptur I28.8
Pulmonalis, Stenose, kongenital Q25.6
Pulmonalklappe
– Agenesie Q22.3
–– mit intaktem Ventrikelseptum, und persistierendem Ductus arteriosus Q22.3 Q25.0
– akzessorisch Q22.3
– Aneurysma I37.8
– Anomalie, kongenital Q22.3
– Atherom I37.8
– Atresie Q22.0
– Degeneration I37.8
– Endokarditis
–– arteriosklerotisch I37.8
–– bei Fieber, rheumatisch, inaktiv I09.8
–– chronisch I37.8
–– nichtrheumatisch
––– aktiv I33.9
––– akut I33.9
–– rheumatisch I09.8
––– aktiv I01.1
––– akut I01.1
–––– mit Chorea I02.0
––– subakut I01.1
–––– mit Chorea I02.0
–– syphilitisch A52.0† I39.3*
–– tuberkulös A18.8† I39.3*
– Entwicklung, fehlerhaft, kongenital Q22.2
– Fehlbildung, angeboren Q22.3
– Fehlen, kongenital Q22.3
– Fehler I37.8
–– rheumatisch I09.8
– Geräusch I37.8
– Insuffizienz I37.1
–– angeboren Q22.2
––– mit Regurgitation Q22.2
–– mit Stenose I37.2
–– nichtrheumatisch I37.1
–– rheumatisch I09.8
–– syphilitisch A52.0† I39.3* ►

P

Pulmonalklappe *(Forts.)*
– Krankheit I37.9
–– arteriosklerotisch, chronisch I37.9
–– rheumatisch I09.8
– Obstruktion I37.0
– Regurgitation I37.1
–– nichtrheumatisch I37.1
–– syphilitisch A52.0† I39.3*
– Ruptur I37.8
– Schädigung I37.9
– Sklerose I37.8
– Stenose I37.0
–– angeboren Q22.1
–– erworben I37.0
–– mit Insuffizienz I37.2
–– nichtrheumatisch I37.0
–– rheumatisch I09.8
––– mit Krankheit
–––– Aortenklappe I08.8
–––– Mitralklappe I08.8
–––– Trikuspidalklappe I08.8
– Striktur I37.0
–– kongenital Q22.1
– Valvulitis, syphilitisch A52.0† I39.3*
– Vitium, rheumatisch I09.8
Pulmonalklappenzipfel
– akzessorisch Q22.3
– Fensterung Q22.2
– Fusion Q22.1
Pulmonalvene
– Atresie Q26.3
– mit Pulmonalarterie, Verbindung, angeboren Q25.7
– Thromboembolie I26.9
– Thrombose I26.9
– Verletzung S25.4
Pulmoperitoneal, Fistel J86.0
Pulmorenal, Syndrom, hämorrhagisch M31.0
Pulpa
– Abszess K04.0
– Amyloidose E85.4
– Bildung, Zahnhartsubstanz, abnorm K04.3
– Blutung K04.9
–– mit Verfärbung, Zahn K03.7
– Degeneration K04.2
– dentium, Kalzifikation K04.2
– Gangrän K04.1
– Granulom, intern K03.3
– Hyalinose K04.2
– Hyperplasie K04.9
– Kalzifikation K04.2
– Krankheit a.n.k. K04.9
– Nekrose K04.1
– Polyp K04.0
– rot, Lymphom, B-Zellen, splenisch, kleinzelliges, diffus C83.0
– Siderose K04.9
– Stein K04.2
– vereitert K04.0
Pulpitis K04.0
– akut K04.0 ►

Pulpitis K04.0 *(Forts.)*
– chronisch K04.0
– eitrig K04.0
– hyperplastisch K04.0
– irreversibel K04.0
– reversibel K04.0
– ulzerös K04.0
Puls
– klein, schnell, durch Schock, nach Verletzung T79.4
– schwach R09.8
Pulseless disease M31.4
Pulsierend, Exophthalmus H05.2
Pulsionsdivertikel, Ösophagus K22.5
Pulslos, Aktivität, elektrisch R00.3
Pulsus
– alternans R00.8
– bigeminus R00.8
– trigeminus R00.8
Pumpentaschenserom T85.88
Pumphrey-Syndrom, Bart- Q87.8
Punch-drunk-Syndrom F07.2
Punctum lacrimale
– Agenesie Q10.4
– Fehlen Q10.4
–– angeboren Q10.4
– Fremdkörper T15.8
– Stenose H04.5
–– angeboren Q10.5
– Striktur H04.5
–– kongenital Q10.5
– Verlagerung, angeboren Q10.6
Punktblutung, als Komplikation, Auge, diabetisch E14.30† H58.8*
– bei
–– Typ-1-Diabetes mellitus E10.30† H58.8*
–– Typ-2-Diabetes mellitus E11.30† H58.8*
Punktförmig, Choroidopathie, innere H31.8
Punktiert
– Keratose, palmoplantar, Typ 3 Q82.8
– Palmoplantarkeratose, Typ
–– 1 Q82.8
–– 2 Q82.8
Punktion, versehentlich, als Operationskomplikation T81.2
Punktmutation, DYRK1A-Gen, mit Intelligenzminderungs-Syndrom Q87.0
Pupillarblockglaukom H40.2
Pupillarmembran H21.4
Pupillarsaum
– Atrophie H21.2
– Degeneration H21.2
– Zyste H21.3
Pupille
– Anomalie, angeboren Q13.2
– Atresie Q13.2
– Deformität
–– angeboren Q13.2
–– erworben H21.5
– Differenz H57.0
–– kongenital Q13.2 ►

Pupille *(Forts.)*
– Dilatation H57.0
– Ektopie Q13.2
–– kongenital Q13.2
– Entrundung H57.0
– irregulär H21.5
– Myotonie H57.0
– Okklusion H21.4
– Reaktion, paradox H57.0
– Starre, reflektorisch, syphilitisch [Argyll-Robertson-Phänomen] A52.1
– Störung H57.0
–– mechanisch H57.0
–– medikamentös H57.0
– Synechie H21.5
– Verschluss H21.4
– Verziehung, erworben H21.5
– Zyste, miotisch H21.2
Pupillenfunktion
– Abnormität H57.0
– Affektion H57.0
Pupillenmembran, persistierend Q13.8
Pupillenreflex, Abnormität H57.0
Pupillotonie H57.0
Pure red cell aplasia D60.9
Purin, Stoffwechselstörung E79.9
Purple-Glove-Syndrom T88.7
Purpura D69.2
– abdominalis D69.0
– allergica D69.0
– anaphylactoides D69.0
– anularis teleangiectodes L81.7
– arthritisch D69.0† M36.4*
– bakteriell D69.0
– bei
–– Kryoglobulinämie D89.1
–– Skorbut E54† D77*
– durch Kapillarbrüchigkeit, idiopathisch D69.88
– fibrinolytisch D65.2
– fulminans D65.9
–– erworben D65.9
– gangränös D69.0
–– mit Verbrauchskoagulopathie D65.1
–– ohne Verbrauchskoagulopathie D69.0
– Gehirn D69.0
– haemorrhagica D69.3
– hypergammaglobulinaemica, benigne D89.0
– hyperglobulinaemica, benigne D89.0
– infektiös D69.0
– kryoglobulinaemica D89.1
– Majocchi- L81.7
– maligne D69.0
– mit Symptom, viszeral D69.0
– nervosa D69.0
– nichtthrombozytopenisch D69.2
–– hämorrhagisch D69.0
–– idiopathisch D69.0
– Pigment- L81.7
–– chronisch L81.7
– rheumatica D69.0
– rheumatisch D69.0 ►

Purpura D69.2 *(Forts.)*
– Schoenlein-Henoch D69.0
–– mit
––– Arthritis D69.0† M36.4*
––– Arthropathie D69.0† M36.4*
––– Glomerulonephritis D69.0† N08.2*
––– Krankheit, glomerulär D69.0† N08.2*
– scorbutica E54† D77*
– senilis D69.2
– simplex D69.2
– symptomatica D69.0
– thrombasthenica D69.1
– thrombolytisch D65.2
– thrombotisch-thrombozytopenisch M31.1
–– mit
––– Glomerulonephritis M31.1† N08.5*
––– Krankheit, glomerulär M31.1† N08.5*
– thrombozytopenisch D69.3
–– hereditär D69.41
–– idiopathisch D69.3
–– kongenital D69.41
––– transfusionsrefraktär D69.40
–– neonatal, flüchtig P61.0
– toxisch D69.0
– vaskulär D69.0
– Werlhof- D69.3
Purpurfieber, brasilianisch A48.4
Purulent
– Arthritis M00.99
–– Wirbelsäule M46.59
– Blepharokonjunktivitis, chronisch H10.5
– Bronchitis
–– akut J20.9
–– chronisch J41.1
–– subakut J20.9
– Chondritis M94.89
– Dermatitis L08.0
– Endokarditis I33.0
– Endometritis N71.9
– Endophthalmitis H44.0
– Gonorrhoe, Bartholin-Drüse A54.1
– Infektion, Auge H44.0
– Laryngitis J04.0
– Lymphadenitis L04.9
– Meningitis G00.9
– Ophthalmie H10.0
– Otitis media H66.4
–– akut H66.0
–– chronisch H66.3
– Parotitis K11.2
– Pharyngitis J02.9
– Pneumonie J18.9
– Prostatitis N41.2
– Rhinitis J31.0
– Sinusitis J32.9
Pustel, Haut L08.9
Pustula L08.9
– maligna A22.0
– nichtmaligne L08.9
Pustulös
– Bakterid L40.3 ►

Pustulös *(Forts.)*
– Ekzem, Vulva N76.88
– Exanthem L08.0
– Follikulitis L01.0
– Nephrozystitis N12
– Psoriasis, generalisiert L40.1
Pustulöse Form, Pyoderma gangraenosum L88
Pustulose, exanthematisch, akut
– generalisiert L27.0
– lokalisiert L27.1
Pustulosis
– herpetica infantum B00.0
– palmaris et plantaris L40.3
– subcornealis L13.1
– varioliformis acuta B00.0
Putrid, Miliarabszess, Lunge J85.2
Putride
– Lochien O90.8
– Pharyngitis J02.9
PUV [Posteriore Urethralklappen] Q64.2
PUVA-Lentigines L81.4
PV [Polycythaemia vera] D45
PVK [Periphere Verschlusskrankheit], arteriell I70.29
PVOD [Pulmonale venookklusive Krankheit] I27.0
PXE [Pseudoxanthoma elasticum] Q82.8
Pyämie A41.9
– im Wochenbett O85
– Pfortader K75.1
– postvakzinal T88.0
– Septiko- A41.9
Pyämisch, Embolie A41.9
– bei
–– Entbindung O88.3
–– Schwangerschaft O88.3
– durch
–– Pneumokokken A40.3
––– mit Pneumonie J13
–– Staphylokokken A41.2
–– Streptokokken A40.9
– im Wochenbett O88.3
– nach
–– Abort O08.2
–– Extrauteringravidität O08.2
–– Molenschwangerschaft O08.2
– während Gestationsperiode O88.3
Pyarthros M00.99
PYCR1-abhängig, De-Barsy-Syndrom Q82.8
PYCR2-abhängig, Mikrozephalie, mit progressiver Leukoenzephalopathie Q87.0
Pyelektasie N13.3
Pyelitis N12
– akut N10
– bei Schwangerschaft O23.0
– chronisch N11.9
– gonorrhoisch A54.2† N29.1*
– gravidarum O23.0
– im Wochenbett O86.2
– kongenital N12
– mit Schrumpfniere N11.9 ►

Pyelitis N12 *(Forts.)*
– Mutter, mit Schädigung, Fetus/Neugeborenes P00.1
– Peri- N12
– postpartal O86.2
– steinbedingt
–– chronisch, mit Hydronephrose N13.64
–– mit Hydronephrose N13.64
– tuberkulös A18.1† N29.1*
– urämisch N12
– Uretero- N28.88
– zystisch N28.88
– Zysto- N12
Pyelonephritis N12
– abszedierend N12
– akut N10
–– bakteriell N10
–– bilateral N10
– bakteriell N12
– bei
–– Abstoßung, Transplantat T86.9† N16.5*
–– Brucellose A23.9† N16.0*
–– Diphtherie A36.8† N16.0*
–– Glykogenspeicherkrankheit E74.0† N16.3*
–– Knick, Ureter N11.1
–– Kryoglobulinämie D89.1† N16.2*
–– Leukämie a.n.k. C95.90† N16.1*
–– Lymphom a.n.k. C85.9† N16.1*
–– Myelom, multipel C90.00† N16.1*
–– Sarkoidose D86.8† N16.2*
–– Schwangerschaft O23.0
–– Sjögren-Syndrom M35.0† N16.4*
–– Soor B37.4† N16.0*
–– Syphilis A52.7† N16.0*
–– Toxoplasmose B58.8† N16.0*
–– Wilson-Krankheit E83.0† N16.3*
–– Zystinose E72.0† N16.3*
– chronisch N11.9
–– mit
––– Abknickung
–––– pelviureteral N11.1
–––– pyeloureteral N11.1
–––– Ureter N11.1
––– Anomalie
–––– pelviureteral N11.1
–––– pyeloureteral N11.1
–––– Ureter N11.1
––– Obstruktion
–––– pelviureteral N11.1
–––– pyeloureteral N11.1
–––– Ureter N11.1
––– Reflux, vesikoureteral N11.0
––– Striktur
–––– pelviureteral N11.1
–––– pyeloureteral N11.1
–––– Ureter N11.1
–– nichtobstruktiv N11.8
–– obstruktiv N11.1
– durch
–– Candida B37.4† N16.0*
–– Salmonellen A02.2† N16.0* ►

Pyelonephritis N12 *(Forts.)*
~ durch *(Forts.)*
-- Sepsis a.n.k. A41.9† N16.0*
– eitrig N12
– im Wochenbett O86.2
– mit
-- Obstruktion N11.1
-- Reflux
--- Ureter N11.0
--- vesikoureteral N11.0
-- Regurgitation, vesikoureteral N11.0
-- Schrumpfniere N11.9
– Mutter, mit Schädigung, Fetus/Neugeborenes P00.1
– nichtobstruktiv N12
-- mit Reflux, vesikoureteral N11.0
– obstruktiv N11.1
– Reflux- N11.0
– rezidivierend N11.9
– spätsyphilitisch A52.7† N16.0*
– steinbedingt, mit Hydronephrose N13.64
– tuberkulös A18.1† N29.1*
– Zysto- N12
Pyelonephritisch
– Kontraktur, Niere N11.9
– Schrumpfniere N11.9
Pyelonephrose N11.1
– bei Schwangerschaft O26.81
– chronisch N11.9
– im Wochenbett O86.2
– obstruktiv N11.1
Pyelophlebitis I80.88
Pyeloureteral
– Abknickung, bei Pyelonephritis, chronisch N11.1
– Anomalie, bei Pyelonephritis, chronisch N11.1
– Obstruktion, bei Pyelonephritis, chronisch N11.1
– Striktur, bei Pyelonephritis, chronisch N11.1
Pyeloureteritis cystica N28.88
Pyelozystitis N12
– bei Schwangerschaft O23.3
– im Wochenbett O86.2
Pygopagus Q89.4
Pyknoachondrogenesis Q78.8
Pyknodysostose Q78.8
Pyknodysostose-Syndrom Q78.8
Pyknolepsie G40.3
– idiopathisch G40.3
Pyle-Syndrom Q78.5
Pylephlebitis K75.1
Pylephlebitisch, Abszess, Leber K75.0
Pylethrombophlebitis K75.1
Pylorospasmus a.n.k. K31.3
– mit Obstruktion, Magen K31.3
– psychogen F45.31
– Reflex- a.n.k. K31.3
Pylorus
– Achalasie Q40.0
– Adhäsion K66.0
– Anomalie Q40.3 ►

Pylorus *(Forts.)*
– Atresie Q40.8
-- bei Epidermolysis bullosa
--- junktional Q81.8 Q40.8
--- simplex Q81.0
– Deformität
-- angeboren Q40.3
-- erworben K31.88
– Entzündung K29.9
– Hypertrophie K31.10
-- angeboren Q40.0
-- infantil Q40.0
– Insuffizienz K31.88
– Konstriktion
-- angeboren Q40.0
-- im Säuglingsalter Q40.0
– Kontraktur a.n.k. K31.3
– Obstruktion K31.18
-- beim Erwachsenen K31.18
-- infantil Q40.0
-- kongenital Q40.0
– Schädigung K31.9
– Spasmus
-- angeboren Q40.0
-- beim Säugling Q40.0
– Stenose K31.18
-- angeboren Q40.0
-- durch
--- Infiltration, beim Erwachsenen K31.12
--- Kompression, beim Erwachsenen K31.12
--- Neubildung
---- Duodenum, beim Erwachsenen K31.12
---- Magen, beim Erwachsenen K31.12
---- Pankreas, beim Erwachsenen K31.12
-- entzündlich, beim Erwachsenen K31.11
-- hypertrophisch
--- angeboren Q40.0
--- beim Erwachsenen K31.10
-- infantil Q40.0
– Striktur
-- angeboren Q40.0
-- beim
--- Erwachsenen K31.18
--- Säugling Q40.0
-- hypertrophisch K31.10
– Ulcus pepticum K25.9
– Verschluss, beim Erwachsenen K31.18
Pyoderma gangraenosum L88
– bullöse Form L88
– pustulöse Form L88
– ulzeröse Form L88
– vegetierende Form L88
Pyodermatitis L08.0
– vegetans L08.8
Pyodermia
– fistulans sinifica L73.2
– vegetans L08.8
Pyodermie a.n.k. L08.0
– beim Neugeborenen P39.4
– gangränös L88
– perioral L08.0 ►

P

Pyodermie a.n.k. L08.0 *(Forts.)*
– phagedänisch L88
Pyogen
– Arthritis M00.99
–– Wirbelsäule M46.59
– Dermatitis L08.0
– Diszitis M46.39
– Granulom, Zahnfleisch K06.8
– Infektion
–– Bandscheibe M46.39
–– Haut L08.0
–– intrakraniell, Folgen G09
–– intraspinal, Folgen G09
–– Zwischenwirbelscheibe M46.39
– Konjunktivitis H10.8
– Lymphadenitis L04.9
– Meningitis G00.9
– Polyarthritis M00.90
– Thyreoiditis E06.0
– Ulkus, Extremität, untere L97
Pyohydronephrose N13.65
Pyokolpos N76.0
Pyometra N71.9
– akut N71.0
– chronisch N71.1
– im Wochenbett O85
Pyometritis N71.9
Pyomyositis M60.09
– tropisch M60.09
Pyonephritis N12
– bei Schwangerschaft O23.0
– im Wochenbett O86.2
Pyonephrose N13.68
– akut N13.68
– chronisch N13.68
– tuberkulös A18.1† N29.1*
Pyoophoritis N70.9
Pyoperikard I30.1
Pyoperikarditis I30.1
Pyopneumoperikard I30.1
Pyopneumothorax J86.9
– infektiös J86.9
– mit Fistel J86.0
– tuberkulös a.n.k. A16.5
–– bakteriologisch oder histologisch gesichert A15.6
Pyorrhoe
– alveolär K05.3
– parodontal K05.3
Pyosalpingitis N70.9
– akut N70.0
– chronisch N70.1
– im Wochenbett O85
Pyosalpinx N70.9
– akut N70.0
– gonorrhoisch A54.2† N74.3*
– im Wochenbett O85
– Ruptur N70.9
Pyoseptikämie – s.a. Sepsis A41.9
Pyothorax J86.9
– mit Fistel J86.0 ►
Pyothorax J86.9 *(Forts.)*
– ohne Fistel J86.9
– tuberkulös a.n.k. A16.5
–– bakteriologisch oder histologisch gesichert A15.6
Pyotympanon H66.4
Pyovar N70.9
– akut N70.0
Pyovesica N30.9
Pyozele
– Nasenmuschel J32.9
– Nasennebenhöhle J32.9
– Processus mastoideus H70.0
– Urethra N34.0
Pyozephalus G06.0
Pyozystitis N30.8
– im Wochenbett O86.2
Pyramide, Eiterung H70.2
Pyramidenspalt, Eiterung, akut H70.2
Pyramidenspitze, Eiterung H70.2
Pyramidenstar Q12.0
Pyrazolon
– Allergie T88.7
– Überempfindlichkeit T88.7
Pyrazolon-Derivat, Vergiftung T39.2
Pyrethrin
– Allergie T88.7
– Überempfindlichkeit T88.7
Pyrexie R50.9
– atmosphärisch T67.0
– durch Hitze T67.0
– im Wochenbett O86.4
– persistierend R50.88
Pyrgozephalie Q75.0
Pyrgozephalus Q75.0
Pyridoxal, Mangel E53.1
Pyridoxalphosphat-abhängig
– Epilepsie G40.8
– Krampf G40.8
Pyridoxamin, Mangel E53.1
Pyridoxamine 5-Oxidase, Mangel G40.8
Pyridoxin, Mangel E53.1
– mit Anämie D64.3
Pyridoxin-Derivat, Mangel E53.1
Pyridoxinabhängig
– Epilepsie G40.8
– Krampf G40.8
Pyridoxinsensibel, Anämie D64.3
– sideroachrestisch D64.3
Pyrimidin
– Mangel E79.8
– Stoffwechselstörung E79.9
Pyrimidin-5'-Nukleotidase, Mangel, mit Anämie, hämolytisch D55.3
Pyrimidinämie, familiär E79.8
Pyroglobulinämie a.n.k. E88.0
Pyromanie F63.1
Pyrosis R12
Pyrrolidon
– Allergie T78.4
– Überempfindlichkeit T78.4

Pyrrolincarboxylsäure-Dehydrogenase, Mangel E72.5
Pyruvat, Stoffwechselstörung E74.4
Pyruvat-Carrier, Mangel, mitochondrial G31.81
Pyruvatcarboxylase, Mangel E74.4
Pyruvatdehydrogenase
– E1-alpha, Mangel E74.4
– E1-beta, Mangel E74.4
– E2, Mangel E74.4
– E3, Mangel E74.4
– Mangel E74.4
Pyruvatdehydrogenase-Komplex, Mangel E74.4
Pyruvatdehydrogenase-Phosphatase, Mangel E74.4
Pyruvatkinase
– erythrozytär, Mangel, mit Anämie, hämolytisch D55.2
– Mangel
–– Erythrozyten D55.2
–– mit Anämie D55.2
––– hämolytisch, nichtsphärozytär, kongenital D55.2
6-Pyruvoyl-Tetrahydropterin-Synthase, Mangel, mit Hyperphenylalalinanämie E70.1
Pyureter N28.88
– Hydro- N13.4
– tuberkulös A18.1† N29.1*
Pyurie N39.0
– bakteriell N39.0
PZNSL [Primäres Lymphom des Zentralnervensystems] C83.3

P

– Q –

Q-Fieber A78
– australisch A78
– mit
–– Endokarditis A78† I39.8*
–– Pneumonie A78† J17.8*
5q-minus-Syndrom D46.6
Qazi-Markouizos-Syndrom Q87.8
QRS-Komplex, Verlängerung R94.3
QRSL1-abhängig, Defekt, kombiniert, oxidative Phosphorylierung I42.2
QT-Intervall, verlängert R94.3
– mit Schwerhörigkeit I49.8
QT-Syndrom I49.8
– in der Familienanamnese Z82
– Long- I49.8
–– familiär I49.8
– Short- I45.8
Quaddelausschlag L50.9
Quaddelfieber L50.9
Quaddelsucht L50.9
Quadrantenanopie H53.4
– Gesichtsfeld H53.4
Quadrantenanopsie H53.4
– Gesichtsfeld H53.4
Quadrantenhemianopsie H53.4
Quadrantensyndrom G90.8
Quadrikuspid, Aortenklappe Q23.8
Quadrikuspidal, Aortenklappe Q23.8
Quadriplegie – s.a. Tetraplegie G82.59
– chronisch G82.59
– infantil G80.8
– spastisch G82.42
–– hereditär G11.4
–– kongenital G80.0
– spinal G82.59
– zerebral, schlaff, kongenital G80.8
Quadriplegisch
– Kinderlähmung, zerebral G80.8
– Lähmung, zerebral, spastisch G80.0
– Paralyse G82.59
–– zerebral G80.8
– Parese, zerebral, spastisch G80.0
Qualle
– Kontakt, Wirkung, toxisch T63.6
– Vergiftung T63.6
Quartalssäufer F10.2
Quartana B52.9
Quarzstaub
– Fibrose, Lunge, silikotisch J62.8
– mit Pneumokoniose J62.8
Quebec-Platelet-Syndrom D69.1
Quecksilber
– Allergie T88.7
– Nephrose N17.09
– Tremor T56.1
– Überempfindlichkeit T88.7
– Vergiftung T56.1
Queensland-Zeckenfieber A77.3
Quer, Septum, Vagina Q52.1
Querbarre
– Harnblasenhals N40
–– fibrotisch N40
– hypertrophisch, Harnblasenausgang N40
Querfortsatz
– lumbosakral, Fraktur S32.00
– thorakal, Fraktur S22.00
– zervikal, Fraktur S12.9
Querfurchen
– Beau-Reil- L60.4
– Nagel L60.4
–– kongenital Q84.6
Quergestreift, Muskulatur, Spastik, spinal G95.83
Querkolon, Adenokarzinom C18.4
Querlage
– Betreuung, Schwangere O32.2
– Hindernis, Geburt O64.4
– mit
–– Schädigung, Fetus/Neugeborenes P03.1
––– vor den Wehen P01.7
–– Schnittentbindung O32.2
– tief, mit Entbindung O64.0
Querriss, Innenmeniskushinterhorn S83.2
Querruptur, Niere S37.03
Querschnitt, thorakal, inkomplett S24.12
Querschnittlähmung G82.29
– infantil G80.9
– spastisch G82.19
– traumatisch, in der akuten Phase T09.3
Querschnittmyelitis G04.9
Querschnittsyndrom G82.29
Querschnittverletzung
– in Höhe
–– Abdomen T05.8
–– Thorax T05.8
– inkomplett, Rückenmark, lumbal S34.11
– komplett, Rückenmark
–– lumbal S34.10
–– thorakal S24.11
–– zervikal S14.11
– Rumpf T05.8
Querstand
– mit Schädigung, Fetus/Neugeborenes P03.1
– Schulter, Betreuung, Schwangere O32.8
– tief
–– Betreuung, Schwangere O32.8
–– mit
––– Hindernis, Geburt O64.0
––– Schädigung, Fetus/Neugeborenes P03.1
––– Stillstand, Geburt O64.0
––– Wehen O64.0
Querulantenwahn F22.8
Querulatorisch, Störung, Persönlichkeit F60.0
Quervain-Krankheit, De- [Thyreoiditis] E06.1
Querverengt, Becken Q74.2
Query-Fieber A78
Quetschung T14.05
– Brust S20.2 ►

Quetschung T14.05 *(Forts.)*
– Gehirn G93.5
– Hals, und Kopf T04.0
– Hoden S30.2
– im Sinne von Crush T14.7
– Lid S00.1
– mit Ikterus, neonatal P58.0
– Nabelschnur O69.5
–– als Komplikation, Entbindung O69.5
–– mit Schädigung, Fetus/Neugeborenes P02.6
– Niere S37.01
– Penis S30.2
– schwer T14.7
– Skrotum S30.2
– Thorax S20.2
– Vulva S30.2
Quetschungssyndrom T79.5
Quetschwunde T14.05
– beim Neugeborenen P54.5
– Kopfhaut, behaart, durch Geburtsverletzung P12.3
– mit Ikterus, beim Neugeborenen P58.0
– multipel T00.9
– Riss- T14.1
Queyrat-Syndrom D07.4
– Schamlippen D07.1
Quickwert, erniedrigt R79.8
Quincke-Ödem T78.3
– Haut, akut T78.3
– hereditär D84.1
Quinquaud, Folliculitis decalvans L66.2
Quintus-Neuralgie G50.0

Q

– R –

Raas-Rothschild-Syndrom, Al-Awadi- Q87.2
Rabenschnabelfortsatz, Dislokation S43.00
Rabies A82.9
– Haustier- A82.1
Rabson-Mendenhall-Syndrom E13.90
Rachen
– Abszess J39.1
– Anomalie Q38.8
– Aspiration, Schleim T17.2
– Atrophie J39.2
– Blutung R04.1
– Carcinoma in situ D00.0
– Diphtherie A36.0
– Divertikel Q38.7
– Entzündung J02.9
–– akut J02.9
–– atrophisch J31.2
–– chronisch J31.2
–– diphtherisch A36.0
–– durch Streptokokken J02.0
– Fehlbildung, angeboren Q38.8
– Fremdkörper T17.2
–– Asphyxie T17.2
– Gangrän J02.9
– Geschwür, septisch, durch Streptokokken J02.0
– Infektion J02.9
–– durch
––– Coxsackievirus B08.5
––– Pneumokokken J02.8 B95.3!
––– Staphylokokken J02.8 B95.8!
––– Streptokokken J02.0
––– Virus a.n.k. J02.8
–– fieberhaft J02.9
––– akut J02.9
– Katarrh J02.9
–– akut J02.9
–– beim Raucher J31.2
–– chronisch J31.2
– Krankheit J39.2
– Lipom D17.0
– Mischtumor D37.0
– Mykose, durch Candida B37.88
– Narbe J39.2
– Ödem J39.2
– Paralyse J39.2
–– diphtherisch A36.0† G99.8*
– Phlegmone J39.1
– Plaut-Vincent-Gangrän A69.1
– Polyp J39.2
– Prellung S10.0
– Schleim, Asphyxie T17.2
– Sepsis, durch Streptokokken J02.0
– Soor B37.88
– Spasmus J39.2
–– hysterisch F45.33
–– psychogen F45.33 ►

Rachen *(Forts.)*
– Syphilis A52.7† J99.8*
–– sekundär A51.3
– Teratom D37.0
– Tuberkulose A16.8
–– bakteriologisch oder histologisch gesichert A15.8
– Ulkus J39.2
–– diphtherisch A36.0
– und Mund
–– Verätzung T28.5
–– Verbrennung T28.0
– Verätzung T28.5
– Verbrennung T28.0
– Verletzung a.n.k. S19.9
–– oberflächlich S10.10
– Wunde, offen S11.21
– Zerquetschung S17.8
– Zyste J39.2
Rachenbräune A36.0
Rachendachhypophyse Q89.2
Rachenhöhle, Gonorrhoe A54.5
Rachenhypophyse Q89.2
Rachenmandel
– Entzündung J03.9
– Hyperplasie J35.2
– Karzinom C11.1
– Krankheit, chronisch J35.9
– Narbe J35.8
– und Gaumenmandel, Hyperplasie J35.3
– Wucherung J35.2
Rachenmuskel, Paralyse J39.2
Rachenschleimhaut, Entzündung, herpetisch B00.2
Rachischisis Q05.9
– mit Hydrozephalus Q05.4
Rachitis E55.0
– Adoleszenten E55.0
– akut E55.0
– autosomal-dominant, hypophosphatämisch E83.30
– bei
–– Mangel
––– Kalziferol E55.0
––– Phosphatase E83.38† M90.89*
––– Vitamin D E55.0
–– Skorbut E54† M90.89*
–– Tumor E83.38
–– Zöliakie K90.0
– beim Erwachsenen M83.99
– Brustwand E55.0
– florid E55.0
– Folgen E64.3
– hypophosphatämisch
–– autosomal-rezessiv E83.30
–– bei Minderwuchs, nephrotisch-glykosurisch E72.0† N16.3*
–– hereditär, mit Hyperkalziurie E83.30 E83.58
– inaktiv E64.3
– infantil E55.0
– intestinal E55.0 ►

Rachitis E55.0 *(Forts.)*
– kongenital E55.0
– mit Mangel, Ergosterol E55.0
– Niere N25.0
– Prophylaxe, durch Vitamin-D-Gabe Z29.8
– Spät- M83.99
– Spätfolge E64.3
–– Coxa
––– valga E64.3
––– vara E64.3
–– Cubitus
––– valgus E64.3
––– varus E64.3
–– Deformität
––– Becken E64.3
––– Thorax E64.3
–– Genu
––– extrorsum E64.3
––– recurvatum E64.3
––– valgum E64.3
––– varum E64.3
–– Hallux rigidus E64.3
–– Hammerfinger E64.3
–– Hammerzehe E64.3
–– Kyphose E64.3 M40.19
–– Kyphoskoliose E64.3
–– Lordose E64.3
–– Trichterbrust E64.3
–– Verkrümmung, Wirbelsäule E64.3
– tarda M83.99
– Vitamin-D-abhängig
–– hypokalzämisch E83.31
– Vitamin-D-resistent E83.30† M90.89*
–– Typ 2 E83.30† M90.89*
Rachitisch
– Abflachung, Fuß E64.3
– Becken, als Spätfolge E64.3
– Deformität
–– alt E64.3
–– Wirbelsäule E64.3
– Genu E64.3
– Kielbrust E64.3
– Kraniotabes E64.3
– O-Beinstellung E64.3
– Pes planus E64.3
– Skoliose, als Spätfolge E64.3
Radial
– Epikondylopathie M77.1
– Hemimelie Q71.4
– Klumphand Q71.4
– Meromelie, longitudinal Q71.4
– Strahl, Hypoplasie, mit Choanalatresie Q71.8 Q30.0
Radialis
– Läsion G56.3
– Neuritis G56.3
– Parese G56.3
Radiation-Recall-Phänomen T78.8
Radikulär
– Neuropathie a.n.k. M54.19
–– brachial M54.12 ►

Radikulär *(Forts.)*
– Neuropathie a.n.k. M54.19 *(Forts.)*
–– lumbal M54.16
–– lumbosakral M54.17
–– mit Schaden, Bandscheibe M51.1† G55.1*
–– sensorisch, hereditär G60.8
–– thorakal a.n.k. M54.14
–– zervikal a.n.k. M54.12
– Schmerzen, spinal M54.19
– Syndrom, Gliedmaßen, obere, beim Neugeborenen P14.3
– Zyste
–– Oberkiefer K04.8
–– residual K04.8
–– Zahn K04.8
Radikulärsyndrom a.n.k. M54.19
– lumbal M54.16
Radikulitis M54.19
– brachial a.n.k. M54.12
– durch
–– Degeneration, Bandscheibe M51.1† G55.1*
––– lumbal M51.1† G55.1*
––– thorakal M51.1† G55.1*
––– zervikal M50.1† G55.1*
–– Hernie, Nucleus pulposus
––– lumbal M51.1† G55.1*
––– lumbosakral M51.1† G55.1*
––– thorakal M51.1† G55.1*
––– thorakolumbal M51.1† G55.1*
––– zervikal M50.1† G55.1*
––– zervikothorakal M50.1† G55.1*
–– Krankheit, durch HIV B23.8 M54.19
–– Prolaps, Bandscheibe M51.1† G55.1*
––– lumbal M51.1† G55.1*
––– lumbosakral M51.1† G55.1*
––– thorakal M51.1† G55.1*
––– thorakolumbal M51.1† G55.1*
––– zervikal M50.1† G55.1*
–– Ruptur, Bandscheibe M51.1† G55.1*
––– lumbal M51.1† G55.1*
––– lumbosakral M51.1† G55.1*
––– thorakal M51.1† G55.1*
––– thorakolumbal M51.1† G55.1*
––– zervikal M50.1† G55.1*
–– Schaden, Bandscheibe M51.1† G55.1*
–– Verlagerung, Bandscheibe M51.1† G55.1*
––– lumbal M51.1† G55.1*
––– lumbosakral M51.1† G55.1*
––– thorakal M51.1† G55.1*
––– thorakolumbal M51.1† G55.1*
––– zervikal M50.1† G55.1*
– Enzephalomyelo- G61.0
–– akut G61.0
– Kompressions- M54.19
– lumbal a.n.k. M54.16
– lumbosakral a.n.k. M54.17
– Meningo- G03.9
–– lymphozytär (Bannwarth) A69.2
– Myelo- G04.8
– Nervus
–– acusticus H93.3 ►

R

Radikulitis M54.19 *(Forts.)*
~ Nervus *(Forts.)*
–– opticus H46
– Poly- G61.9
– syphilitisch A52.1† G99.8*
– thorakal a.n.k. M54.14
– vertebragen M54.19
– zervikal a.n.k. M54.12
Radikulomyelitis G04.9
– toxisch, durch Corynebacterium diphtheriae A36.8† G05.0*
Radikuloneuritis M54.19
Radikulopathie M54.19
– bei
–– Degeneration, Bandscheibe M51.1† G55.1*
––– lumbal M51.1† G55.1*
––– thorakal M51.1† G55.1*
––– zervikal M50.1† G55.1*
–– Hernie, Nucleus pulposus
––– lumbal M51.1† G55.1*
––– lumbosakral M51.1† G55.1*
––– thorakal M51.1† G55.1*
––– thorakolumbal M51.1† G55.1*
––– zervikal M50.1† G55.1*
––– zervikothorakal M50.1† G55.1*
–– Schaden, Bandscheibe M51.1† G55.1*
––– lumbal M51.1† G55.1*
––– zervikal M50.1† G55.1*
–– Spondylose M47.29
– Enzephalomyelo- G96.9
Radioaktiv
– Niederschlag, Wirkung, schädlich a.n.k. T66
– Strahlung, Dermatitis
–– akut L58.0
–– chronisch L58.1
– Substanz
–– Applikation, therapeutisch Z51.0
–– Dermatitis L58.9
–– Wirkung, schädlich a.n.k. T66
Radiodermatitis L58.9
– akut L58.0
– chronisch L58.1
Radiogen
– Myelitis G97.88
– Ösophagitis K20.1
– Pneumonie J70.0
– Proktitis K62.7
Radiohumeral
– Bursitis M77.8
– Distorsion S53.43
Radiohumeralgelenk, Dislokation S53.0
Radiokarpalgelenk
– Dislokation S63.02
– Distorsion S63.52
– Verstauchung S63.52
Radiologisch
– Befund, abnorm
–– bei Schwangerschafts-Screening O28.4
–– Haut R93.8
–– Unterhautgewebe R93.8
– Untersuchung a.n.k. Z01.6
Radiomukositis, Vagina N76.88
Radionekrose a.n.k. T66
– Osteo-
–– Kiefer K10.28
––– akut K10.28
––– chronisch K10.28
–– Oberkiefer K10.28
–– Unterkiefer K10.28
Radiotherapie, mit Komplikation a.n.k. T66
Radiotherapiesitzung Z51.0
Radioulnar
– Agenesie Q71.8
– Arthrose M19.93
– Hypoplasie Q71.8
– Synostose Q74.0
–– beidseitig Q74.0
–– einseitig Q74.0
–– kongenital Q74.0
–– mit Thrombozytopenie, amegakaryozytisch Q87.2
Radioulnargelenk, Dislokation
– distal S63.01
– proximal S53.10
Radiozystitis N30.4
Radium
– Dermatitis L58.9
– Schädigung a.n.k. T66
– Wirkung, schädlich a.n.k. T66
Radiumblase N30.4
Radius
– Agenesie Q71.4
– Anomalie Q74.0
– Aplasie Q71.4
–– bei Thrombozytopenie [TAR] Q87.2
–– mit Kraniosynostose, Syndrom Q75.0
– Defizienz, longitudinal, kongenital Q71.4
– Deflexion M21.83
– Deformität
–– angeboren Q68.8
–– erworben M21.93
– Dislokation
–– distal S63.02
–– proximal S53.0
– Ewing-Sarkom C40.0
– Fehlen, angeboren Q71.4
– Fraktur S52.30
–– distal S52.50
––– mit Fraktur, Ulna S52.6
––– offen S52.50 S51.87!
–– intraartikulär S52.59
–– loco typico S52.51
–– mit Fraktur, Ulna S52.7
–– multipel a.n.k. S52.7
–– proximal S52.10
––– offen S52.10 S51.87!
– Grünholzfraktur S52.30
– Hypoplasie Q71.8
– Karzinom C79.5
– Osteoblastom D16.0
– Osteochondrose, juvenil M92.1
– Osteosarkom C40.0 ►

Radius *(Forts.)*
– Reduktionsdefekt, longitudinal Q71.4
– Sarkom C40.0
– Trümmerfraktur, distal S52.50
– und Ulna, Fraktur, Geburtsverletzung P13.3
– Verbiegung M21.83
– Verformung a.n.k. Q68.8
– Verkrümmung, progressiv, idiopathisch, kongenital Q74.0
– Verkürzung
–– erworben M21.73
–– kongenital Q71.4
Radiusepiphyse
– obere, Fraktur S52.10
– untere, Fraktur S52.50
Radiushals, Fraktur S52.12
Radiusköpfchen
– Blockierung M99.87
–– bei Epikondylitis M77.1
– Fraktur S52.11
– Luxation S53.0
Radiuskopfgelenk, Endoprothese, Komplikation, mechanisch T84.02
Radiusschaft
– Fraktur S52.30
–– offen S52.30 S51.87!
– und Ulnaschaft, Fraktur S52.4
RAEB [Refraktäre Anämie mit Exzess von Blasten]
– **I** D46.2
– **II** D46.2
RAEB-t [Refraktäre Anämie mit Blastenexzess in Transformation] D46.2
Räude B86
– Akarus- B88.9
Räusperzwang F95.1
RAG 1/2 [Rekombinase-aktivierende Gene 1/2]
– Defekt, mit Immundefekt, kombiniert D81.1
– Mangel, komplett, mit Immundefekt, kombiniert, schwer D81.1
RAG1 [Rekombinase-aktivierendes Protein 1], Mangel, partiell, mit Immundefekt, kombiniert D81.8
Ragge-Syndrom, Bakrania- Q11.2
Rahman-Syndrom, Tatton-Brown- Q87.3
Raillietiniasis B71.8
Rajab-Spranger-Syndrom Q87.8
Rakeb-Syndrom, Kufor- G23.0
Rallison-Syndrom, Wolcott- E10.90 Q87.8
Rambam-Hasharon-Syndrom D84.8
Rambaud-Galian-Syndrom E78.88
Ramon-Syndrom Q87.8
Ramos-Arroyo-Syndrom Q87.8
Ramos-Syndrom, Lisker-Garcia- G54.8 K22.0
Ramsay-Hunt-Syndrom [Dyssynergia cerebellaris myoclonica] G11.1
Ramus inferior, Os pubis, Fraktur S32.5
Ramus mandibulae, Fraktur S02.64
Ramus superior, Os pubis, Fraktur S32.5
Randkeratitis H16.1
Randsinus
– Blutung, Plazenta O46.8
– plazentar, Ruptur, mit Blutung O46.8
Randständig, Perforation, Trommelfell a.n.k. H72.2
Randzone, Falte, aryepiglottisch, Carcinoma in situ D00.0
Rankenangiom D18.00
Ranula K11.6
– kongenital Q38.4
RAPADILINO-Syndrom Q87.1
Rapamycin-Derivate, Überempfindlichkeit T88.7
Rapid cycler F31.8
Rapid-progressiv
– Glomerulonephritis N01.9
–– nach Streptokokkeninfektion a.n.k. N01.9
– Krankheit, glomerulär N01.9
– Nephritis N01.9
– Poststreptokokken-Nephritis N01.9
– Syndrom, nephritisch N01.9
–– mit
––– Dense-deposit-Krankheit N01.6
––– Glomerulonephritis
–––– endokapillär-proliferativ, diffus N01.4
–––– membranös, diffus N01.2
–––– mesangiokapillär, diffus N01.5
–––– mesangioproliferativ, diffus N01.3
–––– mit Halbmondbildung, diffus N01.7
––– Läsion, glomerulär
–––– fokal N01.1
–––– minimal N01.0
–––– segmental N01.1
Rarefikation, Knochen M85.89
RARS-assoziiert, Leukodystrophie, hypomyelinisierend, autosomal-rezessiv E75.2
Rascher Zeitzonenwechsel, Syndrom F51.2
Rasen, Herz R00.0
Raserei F30.9
Rasmussen-Aneurysma a.n.k. A16.2
Rasmussen Enzephalitis G04.8
Rasselgeräusch, Lunge R09.8
Rassisch, Diskriminierung Z60
Rathbun-Syndrom E83.38
Rathke-Tasche
– Tumor D44.3
– Zyste E23.6
–– mit Funktionsstörung, Hypophyse E23.6
Ratten-Fleckfieber A75.2
Rattenbandwurm, Infektion B71.0
Rattenbiss-Fieber, durch
– Spirillum minus A25.0
– Spirochaeta morsus muris A25.0
– Streptobacillus moniliformis A25.1
Rattenbiss-Krankheit A25.9
– durch
–– Spirillen A25.0
–– Streptobazillen A25.1
Rauch
– Affektion, respiratorisch J68.9
–– akut J68.3 ►

R

Rauch *(Forts.)*
~ Affektion, respiratorisch J68.9 *(Forts.)*
-- chronisch J68.4
- Asphyxie T59.9
- Bronchitis J68.0
-- chronisch J68.4
- Bronchopneumonie J68.0
- Einatmen, mit
-- Emphysem J68.4
--- chronisch J68.4
--- diffus J68.4
-- Fibrose, Lunge J68.4
--- chronisch J68.4
- Emphysem J68.4
- Entzündung, Atemwege, obere J68.2
- Inhalation a.n.k. T59.9
- Krankheit, Atmungsorgane
-- akut J68.3
-- chronisch J68.4
- Pneumonie J68.0
- Pneumonitis J68.0
- Staublunge J68.8
- Vergiftung T59.9
- Wirkung, toxisch T59.9
Rauchen F17.1
- exzessiv F17.1
- Zigaretten, exzessiv F17.1
Raucher, mit Katarrh, Rachen J31.2
Raucherbein I73.1
Raucherbronchitis, chronisch J42
Raucherentwöhnung F17.3
Rauchergaumen K13.2
Raucherhusten J41.0
Raucherleukokeratose K13.2
Raucherpharyngitis J31.2
Raumforderung
- Abdomen R19.0
- Becken
-- diffus R19.0
-- generalisiert R19.0
- Blasenbereich D41.4
- bösartig C80.9
- Brustdrüse R92
- Haut, Hals R22.1
- intraabdominal
-- diffus R19.0
-- generalisiert R19.0
- intrakraniell R90.0
-- mit Schädigung a.n.k. R90.0
- Kopfhaut R22.0
-- umschrieben R22.0
- lokalisiert R22.9
- Lunge R91
- Nabel
-- diffus R19.0
-- generalisiert R19.0
- Nebenniere D44.1
- Niere D41.0
-- benigne D30.0
- Nierenbecken D41.1
- Nierenpol D41.0 ►

Raumforderung *(Forts.)*
- oberflächlich R22.9
- pelvin R19.0
-- diffus R19.0
-- generalisiert R19.0
- Thorax R22.2
- umschrieben R22.9
-- Haut
--- Extremität, obere R22.3
--- Lokalisation, mehrere R22.7
--- Nacken R22.1
--- Stamm R22.2
Raupenhaar-Dermatitis L24.8
Rausch
- akut
-- bei Abhängigkeit, Alkohol F10.0
-- durch
--- Alkohol F10.0
--- Betäubungsmittel F19.0
--- Cannabinoide F12.0
--- Halluzinogene F16.0
--- Hypnotika F13.0
--- Koffein F15.0
--- Kokain F14.0
--- Lösungsmittel, flüchtig F18.0
--- Opioide F11.0
--- Sedativa F13.0
--- Stimulanzien a.n.k. F15.0
--- Substanz, psychotrop, multipel F19.0
- durch
-- Alkohol F10.0
--- bei Abhängigkeit F10.0
--- mit Delirium F10.0
--- pathologisch F10.0
-- Drogen, pathologisch F19.0
-- LSD [Lysergsäurediäthylamid] F16.0
-- Substanz, psychotrop a.n.k. F19.0
- pathologisch F10.0
Rauschen
- Auge H53.1
- Ohr H93.1
Rauschgift
- Abhängigkeit F19.2
- Entzugssyndrom F19.3
Rautenstrauch-Syndrom, Wiedemann- E34.8
Rauwolfiaalkaloid, Vergiftung T46.5
Raynaud-Phänomen I73.0
- Ösophagusdysfunktion, Sklerodaktylie, Teleangiektasie, Calcinosis cutis, bei Sklerose, systemisch, progressiv [CREST-Syndrom] M34.1
- sekundär I73.0
Raynaud-Syndrom I73.0
RCC [Nierenzellkarzinom] C64
RCPA [Pure red cell aplasia] D60.9
RDS [Respiratory distress syndrome], beim Neugeborenen P22.0
RDS-D [Reizdarmsyndrom, Diarrhoe-prädominant] K58.1
RDS-M [Reizdarmsyndrom mit gemischten Stuhlgewohnheiten] K58.3

RDS-O [Reizdarmsyndrom, Obstipations-prädominant] K58.2
Re-Implantat, mit Komplikation a.n.k. T85.9
Re-Sectio caesarea a.n.k. O82
Reactive airways dysfunction syndrome J68.3
Reaktion
– Abkapselungs-, beim
–– Jugendlichen F93.2
–– Kind F93.2
– Adaptations-, abnorm F43.2
– affektiv F39
– allergisch T78.4
–– bei
––– Kontakt mit Platinverbindung T78.4
––– Therapie, mit Platinverbindung T88.7
–– durch
––– Arzneimittel, indikationsgerecht, bei Verabreichung, ordnungsgemäß T88.7
––– Drogen, indikationsgerecht, bei Verabreichung, ordnungsgemäß T88.7
––– Nahrungsmittel a.n.k. T78.1
––– Serum T80.6
–– gastrointestinal, durch Nahrungsmittel K52.2
–– nach Vakzination T88.1
– anaphylaktisch, auf Muskelrelaxanzien T88.6
– Angst- F41.1
– Anpassungs-
–– abnorm F43.2
–– mit Mutismus, elektiv F94.0
– asthenisch F48.0
– auf
–– Anästhesie, abnorm a.n.k. T88.5
–– Arzneimittel
––– beim Neugeborenen P93
––– lichenoid L43.2
–– Arzneimittel a.n.k. T88.7
–– Belastung F43.9
––– schwer F43.9
–– Fremdsubstanz a.n.k. M60.29
–– Knochenzement T84.8
–– LSD [Lysergsäurediäthylamid] F16.0
–– Nervenstimulation, abnorm R94.1
–– Palacos T84.8
–– Serum T80.6
–– Strahlen, unerwünscht a.n.k. T66
– Belastungs-, akut F43.0
–– Mischform F43.0
–– mit
––– Krise, emotional F43.0
––– Störung
–––– Bewusstsein F43.0
–––– emotional F43.0
–––– psychomotorisch F43.0
– depressiv F32.9
–– Einzelepisode F32.9
–– kurzdauernd, bei Anpassungsstörung F43.2
–– langdauernd, bei Anpassungsstörung F43.2
–– mit Episode
––– leicht, rezidivierend F33.0
––– mittelgradig, rezidivierend F33.1
–– psychotisch F32.3 ►

Reaktion *(Forts.)*
~ depressiv F32.9 *(Forts.)*
–– und Angst, gemischt F41.2
– dissoziativ F44.9
– durch
–– Überdosis, Arzneimittel T50.9
–– Unverträglichkeit, Blutgruppe, bei Transfusion T80.3
–– Vergiftung, durch Arzneimittel T50.9
– entzündlich
–– bei Cholesteatom H71
–– durch
––– Implantat, im
–––– Gastrointestinaltrakt T85.76
–––– hepatobiliären System T85.75
–––– Pankreas T85.75
––– Jejunostomie-Sonde, perkutan-endoskopisch T85.74
––– Mammaimplantat T85.73
––– Mammaprothese T85.73
––– PEG-Sonde T85.74
––– PEJ-Sonde T85.74
––– Prothese, intern, im
–––– Gastrointestinaltrakt T85.76
–––– hepatobiliären System T85.75
–––– Pankreas T85.75
––– Transplantat, im Gastrointestinaltrakt T85.76
– epileptisch G40.9
– Furcht- F41.1
–– kindlich, abnorm F93.1
– genital, Versagen F52.2
– Graft-versus-Host- T86.09
– Hass-, akut F43.0
– Haut
–– allergisch L23.9
–– psychogen F45.8
– hereditär defekt, auf Epstein-Barr-Virus, bei Immundefekt D82.3
– Herxheimer- T78.2
– hyperergisch T78.4
–– gegen mikrobielle Allergene T78.4
– hyperkinetisch F90.9
– hypochondrisch F45.2
– hypoglykämisch, durch Insulin E16.0
–– als therapeutischer Zwischenfall T38.3
–– mit Koma, nichtdiabetisch E15
– hypomanisch F30.0
– hysterisch F44.9
– Id- L30.2
–– durch Bakterien L30.2
– immunsuppressiv, auf Chemotherapie D90
– immunvaskulär D69.0
– inadäquat, auf Anforderungen des täglichen Lebens F60.7
– Infusions-, durch AB0-Unverträglichkeit T80.3
– Involutions-, paranoid F22.8
– Krisen-, akut F43.0
– leukämoid D72.8
–– eosinophil D72.1
–– lymphozytär D72.8 ►

R

Reaktion *(Forts.)*
~ leukämoid D72.8 *(Forts.)*
-- monozytär D72.8
-- myeloisch D72.8
- Licht-, persistierend, Haut L56.8
- manisch-depressiv F31.9
-- Form
--- hypomanisch F31.8
--- manisch F31.8
-- mit Depression F33.2
- nach
-- Flüssigkeitsverlust, zerebrospinal G97.1
-- Punktion, Rückenmark G97.1
-- Spinalpunktion G97.1
- neurasthenisch F48.0
- neurogen F48.9
- neurotisch a.n.k. F48.9
- neurotisch-depressiv F34.1
- Panik-, auf außergewöhnlichen Stress F43.0
- paranoid F23.3
-- akut F23.3
-- chronisch F22.0
-- klimakterisch F22.8
-- senil F03
- phobisch F41.1
- photoallergisch, durch Arzneimittel L56.1
- phototoxisch, durch Arzneimittel L56.0
-- in der Eigenanamnese Z87.2
- positiv, Serum, auf Syphilis A53.0
- psychogen a.n.k. F99
- psychoneurotisch F48.9
-- kompulsiv F42.1
-- mit Zwangsgedanken F42.0
- Pupille
-- Abnormität H57.0
-- paradox H57.0
- schizophren F20.9
-- latent F21
- Situations-
-- abnorm F43.2
-- akut F43.0
- Sofort-, durch Serum T80.5
- Somatisierungs- F45.9
- Stress-
-- akut F43.0
-- schwer F43.9
- toxisch
-- auf Lokalanästhesie, bei
--- Schwangerschaft O29.3
--- Wehen und Entbindung O74.4
-- postpartal, auf Lokalanästhesie O89.3
- Transfusions- T80.9
-- durch AB0-Unverträglichkeit T80.3
- Trauer-, abnorm F43.2
- überängstlich, beim Kind F93.8
- Überempfindlichkeits-, mit Arthritis a.n.k. T78.4† M36.4*
- unerwünscht, auf
-- Nachbestrahlung a.n.k. T66
-- Radiatio a.n.k. T66
-- Röntgenstrahlen a.n.k. T66 ►

Reaktion *(Forts.)*
~ unerwünscht, auf *(Forts.)*
-- Ultraviolettstrahlen a.n.k. T66
- Wassermann-
-- falsch-positiv R76.2
-- positiv A53.0
- Zwangs- F42.9
Reaktionstyp, akut F05.9
- exogen F05.9
- organisch F05.9
Reaktionsvermögen, herabgesetzt, und Verlangsamung R46.4
Reaktiv
- Angstzustand F41.1
- Arthritis M02.99
- Arthropathie M02.99
-- bei Endokarditis, infektiös I33.0† M03.69*
- Ausnahmezustand, mit Störung, vorwiegend psychomotorisch F43.0
- Bindungsstörung, im Kindesalter F94.1
- Depression F32.9
-- akut F32.9
-- chronisch F33.9
-- Einzelepisode F32.8
--- leicht F32.0
--- mittelgradig F32.1
-- endogen, ohne Symptome, psychotisch F33.2
-- mit Episode
--- leicht, rezidivierend F33.0
--- mittelgradig, rezidivierend F33.1
--- rezidivierend F33.8
-- psychotisch F32.3
-- schwer F32.2
--- Episode, einzeln, ohne Symptome, psychotisch F32.2
- Dorsolumbalgie M54.5
- Erregung, durch
-- Stress, emotional F30.8
-- Trauma, seelisch F30.8
- Erregungszustand F30.8
- Hepatitis, unspezifisch K75.2
- Hypoglykämie, nichtarzneimittelinduziert E16.1
- Infiltration, Konjunktiva, lymphoid H11.8
- Kollagenose, perforierend L87.1
-- familiär L87.1
- Konversionsstörung F44.9
- Krankheit, Atemwege J68.3
- Melancholie F32.9
- Otitis externa, akut H60.5
- Psychose F23.9
-- depressiv F32.3
--- Einzelepisode F32.3
--- Episode, schwer, rezidivierend F33.3
-- kurz F23.9
-- mit
--- Erregungszustand F30.8
--- Verwirrtheitszustand F23.0
- Situationspsychose F23.9
- Störung, psychisch F43.8
- Verstimmung, depressiv F34.1 ►

Reaktiv *(Forts.)*
– Verwirrtheit, durch Belastung, emotional F44.88
– Verwirrtheitszustand, psychotisch F23.9
Reaktiviert, Hepatitis B B18.14
Reanimationsfolgen T98.3
Reapoplex I64
Reardon-Baraitser-Syndrom Q87.8
Rearrangement
– Autosomen, balanciert, beim abnormen Individuum Q95.2
– Chromosom, balanciert Q95.9
–– beim abnormen Individuum Q95.2
– Gonosomen, und Autosomen, balanciert, beim abnormen Individuum Q95.3
– komplex, bei Chromosom, akzessorisch, nur in Prometaphase sichtbar Q92.4
Recessus
– epitympanicus, Perforation, Trommelfell H72.1
– piriformis, Karzinom, Plattenepithel C12
Rechenstörung F81.2
Rechts
– Aortenbogen Q25.4
–– Persistenz Q25.4
– Doppelausstromventrikel Q20.1
– Vorhofohr, Ektasie Q20.8
Rechts-hemisphärisch, Störung, organisch, affektiv F07.8
Rechtsatrial, Isomerismus Q20.6
Rechtschreib-Störung
– bei Lesestörung F81.0
– isoliert F81.1
Rechtschreibfähigkeit
– Störung, Entwicklung F81.0
– Verzögerung, umschrieben F81.1
–– ohne Lesestörung F81.1
Rechtschreibung, Problem, durch inadäquaten Unterricht Z55
Rechtsfaszikulär, Block I45.0
Rechtsherzdilatation I51.7
Rechtsherzhypertrophie I51.7
Rechtsherzinsuffizienz I50.01
– dekompensiert I50.01
– kongestiv I50.01
– mit Beschwerden
–– bei
––– leichterer Belastung I50.01 I50.04!
––– stärkerer Belastung I50.01 I50.03!
–– in Ruhe I50.01 I50.05!
– NYHA-Stadium
–– I I50.01 I50.02!
–– II I50.01 I50.03!
–– III I50.01 I50.04!
–– IV I50.01 I50.05!
– ohne Beschwerden I50.01 I50.02!
– primär I50.00
–– mit Beschwerden
––– bei
–––– leichterer Belastung I50.00 I50.04!
–––– stärkerer Belastung I50.00 I50.03!
––– in Ruhe I50.00 I50.05! ►

Rechtsherzinsuffizienz I50.01 *(Forts.)*
~ primär I50.00 *(Forts.)*
–– NYHA-Stadium
––– I I50.00 I50.02!
––– II I50.00 I50.03!
––– III I50.00 I50.04!
––– IV I50.00 I50.05!
–– ohne Beschwerden I50.00 I50.02!
– sekundär, nach Linksherzinsuffizienz I50.01
Rechtsherzsyndrom, hypoplastisch Q22.6
Rechtsherzversagen I50.01
– als Folge Linksherzinsuffizienz I50.01
Rechtskonvex
– Kyphoskoliose M41.99
– Skoliose M41.99
–– BWS M41.94
––– flach M41.94
––– und LWS M41.95
–––– flach M41.95
–– HWS M41.92
–– LWS M41.96
––– flach M41.96
–– thorakal M41.94
Rechtsproblem Z65
Rechtsschenkelblock I45.1
– inkomplett I45.1
– komplett I45.1
Rechtsseitig, Faszikelblock I45.0
Rechtstemporale Variante, Demenz, frontotemporal G31.0† F02.0*
Rechtsventrikulär
– Dysplasie, arrhythmogen I42.80
–– isoliert, familiär I42.80
– Hypoplasie Q22.6
– Kardiomyopathie, arrhythmogen I42.80
–– isoliert, familiär I42.80
Recklinghausen-Applebaum-Syndrom, Von- E83.1
Recklinghausen-Krankheit
– Von- Q85.0
– Von- [Osteodystrophia fibrosa cystica generalisata] E21.0† M90.89*
Recruitment H93.2
– akustisch H93.2
Rectosigmoiditis ulcerosa K51.3
– chronisch K51.3
Rectum imperforatum Q42.1
Rectus abdominis-Syndrom G58.0
Reducing-Body-Myopathie G71.2
Reduktase, 5-Alpha-, Mangel E29.1
Reduktion
– Gesichtsfeld, generalisiert H53.4
– Spermatogenese E29.1
Reduktionsdefekt
– Extremität Q73.8
–– obere Q71.9
–– untere Q72.9
– longitudinal
–– Femur Q72.4
–– Fibula Q72.6
–– Radius Q71.4 ►

R

Reduktionsdefekt *(Forts.)*
~ longitudinal *(Forts.)*
-- Tibia Q72.5
-- Ulna Q71.5
Reduktionsdeformität
- Extremität
-- angeboren Q73.8
-- longitudinal Q73.8
-- obere Q71.9
-- untere Q72.9
- Gehirn, angeboren Q04.3
Reduziert
- Allgemeinzustand R53
- CD8-Zellzahl R72
- Ernährungszustand E46
- Essverhalten R63.0
- Funktion, Niere N28.9
- Konzentrationsvermögen F98.80
- Mobilität, Spermien R86.9
- Urinfluss R39.1
Reduzierung, Brust, kosmetisch Z41.1
Reentry, mit Arrhythmie, ventrikulär I47.0
Reentry-Tachykardie, AV-Knoten- I47.1
Reese-Syndrom, Cogan- H21.8
Refeeding-Syndrom E87.8
Reflektorisch
- Fließschnupfen J30.4
- Spasmus, Diaphragma R06.6
- Starre, Pupille, syphilitisch [Argyll-Robertson-Phänomen] A52.1
- Vaginismus N94.2
Reflex
- abnorm a.n.k. R29.2
- Baro-, Versagen G90.8
- Störung R29.2
- vasovagal R55
Reflexblase
- neurogen N31.1
- spinalbedingt G95.80
Reflexdyspepsie K30
Reflexdystrophie G90.59
- sympathisch G90.59
Reflexepilepsie G40.8
- audiogen G40.8
- Warmwasser- G40.8
Reflexgastrospasmus K31.88
Reflexhypokinesie, choreatisch G25.5
Reflexinkontinenz N39.40
Reflexkardiospasmus K22.0
Reflexkonvulsionen R25.8
Reflexpylorospasmus a.n.k. K31.3
Reflexschwitzen, gustatorisch R61.1
Reflexspasmus, Pharynx J39.2
Reflux
- Galle K29.6
- gastroösophageal, mit Ösophagitis K21.0
- ösophageal, neonatal P78.8
- Ösophagus K21.9
-- mit Ösophagitis K21.0
- Ureter N13.7
-- bei Pyelonephritis N11.0 ►
Reflux *(Forts.)*
- vesikopelvin N13.7
- vesikorenal N13.7
- vesikoureteral a.n.k. N13.7
-- angeboren Q62.7
-- bei Pyelonephritis N11.0
--- chronisch N11.0
--- nichtobstruktiv N11.0
-- durch Narbenbildung N13.7
-- familiär N13.7
-- mit Uropathie N13.7
- vesikoureterorenal, kongenital Q62.7
Refluxgastritis K29.6
Refluxiv, Ureter N13.7
- primär N13.7
- sekundär N13.7
Refluxkrankheit K21.9
- gastroösophageal K21.9
Refluxnephropathie N13.9
Refluxösophagitis K21.0
- erosiv-ulzerös K21.0
Refluxpyelonephritis N11.0
Refluxuropathie N13.9
Refraktär
- Anämie D46.4
-- bei Hämochromatose D46.1
-- hypoproliferativ D61.9
-- megaloblastär D53.1
-- mit
--- Blastenexzess D46.2
--- Blastenkrise, in Transformation C92.00
--- Blastenüberschuss D46.2
---- in Transformation C92.00
---- Typ
----- I D46.2
----- II D46.2
--- Mehrliniendysplasie D46.5
--- Ringsideroblasten D46.1
-- ohne
--- Blastenvermehrung D46.0
--- Ringsideroblasten D46.0
--- Sideroblasten D46.0
-- sideropenisch D50.8
- Leukämie, auf Standard-Induktionstherapie C95.8! *[nur Zusatzkode!]*
- Status epilepticus, neu beginnend G41.8
- Zöliakie K90.0
Refraktionsamblyopie H52.7
Refraktionsanomalie a.n.k. H52.7
Refraktionsfehler H52.7
Refsum-Krankheit, infantile Form G60.1
Refsum-Syndrom G60.1
- infantil G60.1
Regelblutung, Störung N92.6
Regelmäßig
- Blutung, intermenstruell N92.3
- Schmierblutung, intermenstruell N92.3
Regelschmerzen N94.6
Regeltempostörung N92.6
Regelwidrig, Kindslage O32.9
- mit Entbindung O64.9

Regenbogenhaut
– Abszess H20.8
– Entzündung H20.9
–– gonorrhoisch A54.3† H22.0*
– Krankheit H21.9
– Ödem H21.8
– Tuberkulose A18.5† H22.0*
Regio
– inguinalis, Wunde, offen S31.1
– lumbalis, Verletzung, oberflächlich S30.9
– occipitalis, Verletzung, oberflächlich S00.00
– orbitalis, Verletzung, oberflächlich S00.20
– parietalis
–– Prellung S00.05
–– Verletzung, oberflächlich S00.00
– pubica, Verletzung, oberflächlich S30.9
– sacralis, Verletzung, oberflächlich S30.9
– scapularis
–– Prellung S40.0
––– multipel S40.7
–– Verletzung, oberflächlich S40.9
– temporalis, Verletzung S09.9
–– oberflächlich S00.80
Regional
– Enteritis K50.9
–– Dünndarm K50.0
– Entzündung, Ileum K50.0
– Ileokolitis K50.9
– Lymphadenitis, nichtbakteriell I88.8
– Odontodysplasie K00.4
– Schmerzsyndrom, komplex G90.79
–– Extremität
––– obere G90.70
–––– Typ
––––– I G90.50
––––– II G90.60
––– untere G90.71
–––– Typ
––––– I G90.51
––––– II G90.61
–– Typ
––– I G90.59
––– II G90.69
Registrierung, zur Transplantation
– Dünndarm
–– mit Dringlichkeitsstufe HU [High Urgency] Z75.76
–– ohne Dringlichkeitsstufe HU [High Urgency] Z75.66
– Herz
–– mit Dringlichkeitsstufe
––– HU [High Urgency] U55.12
––– U [Urgency] U55.11
–– ohne Dringlichkeitsstufe U [Urgency] oder HU [High Urgency] U55.10
– Herz-Lunge
–– mit Dringlichkeitsstufe
––– HU [High Urgency] U55.32
––– U [Urgency] U55.31
–– ohne Dringlichkeitsstufe U [Urgency] oder HU [High Urgency] U55.30 ►

Registrierung, zur Transplantation *(Forts.)*
– Leber
–– mit Dringlichkeitsstufe HU [High Urgency] Z75.77
–– ohne Dringlichkeitsstufe HU [High Urgency] Z75.67
– Lunge
–– mit Dringlichkeitsstufe
––– HU [High Urgency] U55.22
––– U [Urgency] U55.21
–– ohne Dringlichkeitsstufe U [Urgency] oder HU [High Urgency] U55.20
– Niere
–– mit Dringlichkeitsstufe HU [High Urgency] Z75.70
–– ohne Dringlichkeitsstufe HU [High Urgency] Z75.60
– Niere-Pankreas
–– mit Dringlichkeitsstufe HU [High Urgency] Z75.74
–– ohne Dringlichkeitsstufe HU [High Urgency] Z75.64
– Pankreas
–– mit Dringlichkeitsstufe HU [High Urgency] Z75.75
–– ohne Dringlichkeitsstufe HU [High Urgency] Z75.65
Regressionssyndrom
– motorisch, und kognitiv, mit extrapyramidaler Bewegungsstörung, mit Beginn im Kindesalter G31.88
– testikulär Q55.0
Regressiv
– Melanom, bösartig C43.9
– Nävus D22.9
Regulationsstörung
– hypoton I95.9
– orthostatisch I95.1
Regulativ, Hyperparathyreoidismus E21.1
Regulierung, Menstruation (zur Kontrazeption) Z30.3
Regurgitation
– Aorta, syphilitisch A52.0† I39.1*
– Aortenklappe I35.1
–– nichtrheumatisch I35.1
–– syphilitisch A52.0† I39.1*
– bei
–– Insuffizienz, Pulmonalklappe, angeboren Q22.2
–– Mitralstenose I05.2
–– Stenose
––– Aorta, rheumatisch I06.2
––– Aortenklappe, rheumatisch I06.2
––– Trikuspidalklappe I07.2
–––– mit Krankheit, Aortenklappe I08.2
– Mageninhalt R11
– Mitralklappe I34.0
–– nichtrheumatisch I34.0
– Nahrungsmittel R11
–– beim Neugeborenen P92.1 ►

R

Regurgitation *(Forts.)*
– Pulmonalklappe I37.1
–– nichtrheumatisch I37.1
–– syphilitisch A52.0† I39.3*
– Trikuspidalklappe I07.1
–– nichtrheumatisch I36.1
– vesikoureteral N13.7
–– bei Pyelonephritis N11.0
Regurgitiert, Nahrung
– Aspirationspneumonie J69.0
– Erstickung T17.9
Rehabilitationsmaßnahmen Z50.9! *[nur Zusatzkode!]*
– bei
–– Abhängigkeit von einer Substanz a.n.k. Z50.8! *[nur Zusatzkode!]*
–– Alkoholabhängigkeit Z50.2! *[nur Zusatzkode!]*
–– Alkoholmissbrauch Z50.2! *[nur Zusatzkode!]*
–– Arzneimittelabhängigkeit Z50.3! *[nur Zusatzkode!]*
–– Arzneimittelmissbrauch Z50.3! *[nur Zusatzkode!]*
–– Drogenabhängigkeit Z50.3! *[nur Zusatzkode!]*
–– Drogenmissbrauch Z50.3! *[nur Zusatzkode!]*
–– Herzkrankheit Z50.0! *[nur Zusatzkode!]*
–– Missbrauch einer Substanz a.n.k. Z50.8! *[nur Zusatzkode!]*
–– Tabakabhängigkeit Z50.8! *[nur Zusatzkode!]*
–– Tabakmissbrauch Z50.8! *[nur Zusatzkode!]*
– beruflich Z50.7! *[nur Zusatzkode!]*
– in der Eigenanamnese Z92.8
– schulisch-pädagogisch Z50.8! *[nur Zusatzkode!]*
Rehder-Syndrom, Holzgreve-Wagner- Q87.8
Reiben, präkordial R01.2
Reibung, Dermatitis L30.4
Reibungsgeräusch, kardial R01.2
Reichel-Jones-Henderson-Syndrom M24.09
Reif
– Neugeborenes Z38.2
–– gesund Z38.2
– Teratom D48.9
Reifenstein-Syndrom E34.50
– Klinefelter- Q98.4
Reifgeborenes, hypotroph P05.9
Reifung
– Störung, Hoden Q55.8
– Verzögerung, Hüftgelenk Q65.6
Reifungskrise, sexuell F66.0
Reifzellig
– B-ALL, vom Burkitt-Typ C91.80
–– in kompletter Remission C91.81
– Liposarkom C49.9
– T/NK-Zell-Lymphom C84.9
– Teratom
–– Hoden, adult, gutartig D29.2
–– Leber, adult, gutartig D13.4
Reihenuntersuchung, allgemein
– als arbeitsmedizinische Untersuchung Z10 ►

Reihenuntersuchung, allgemein *(Forts.)*
– von
–– Angehörigen der Streitkräfte Z10
–– Bewohnern institutioneller Einrichtung Z10
–– Schulkindern Z10
–– Sportmannschaften Z10
–– Studenten Z10
Reil-Querfurchen, Beau- L60.4
Reilly-Anomalie, Alder- D72.0
Reinfarkt I22.9
– Myokard I22.9
– zerebral I63.9
– zerebrovaskulär I63.9
Reinfektion, Hepatitis
– B, nach Lebertransplantation B18.14 Z94.4
– C, nach Lebertransplantation B18.2 Z94.4
Reinigung, Körperöffnung, künstlich Z43.9
Reinke-Ödem, Stimmband J38.4
Reinsult I64
Reis-Bücklers-Hornhautdystrophie H18.5
Reis-Syndrom, Thies- H74.3
Reisediarrhoe A09.0
Reiseimpfberatung Z71
Reisekrankheit T75.3
Reisesser-Krankheit E51.1
Reiskörperchen M24.09
– im Gelenk M24.09
– Knie M23.4
Reitend
– Aorta Q25.4
– Finger, erworben M20.0
– Zehe, erworben M20.5
Reiter-Krankheit, Fiessinger-Leroy- M02.39
Reiter-Syndrom M02.39
– mit
–– Keratodermie M02.39† L86*
–– Konjunktivitis M02.39
Reiter-Trias M02.39
Reiterknochen-Ossifikation M61.59
Reithosenadipositas E65
Reizauge H57.1
Reizbar, Störung, Persönlichkeit F60.30
Reizbarkeit R45.4
– beim Kleinkind R68.1
– intermittierend auftretend, bei Störung, Impulskontrolle F63.8
Reizblase N32.8
– klimakterisch N32.8
– neurohormonal N31.1
– vegetativ N32.8
Reizdarmsyndrom K58.8
– Diarrhoe-prädominant K58.1
– mit
–– Diarrhoe K58.1
–– Stuhlgewohnheiten
––– gemischt K58.3
––– wechselnd K58.3
– Obstipations-prädominant K58.2
– ohne Diarrhoe K58.8
Reizerguss
– Gelenk M25.49 ►

Reizerguss *(Forts.)*
– im Kniegelenk M25.46
Reizfibrom D21.9
Reizgastritis K29.6
Reizhüfte M65.85
Reizhusten R05
Reizknie M23.99
Reizkolon K58.8
– mit Diarrhoe K58.1
Reizleitung
– Störung I45.9
–– bei Defekt
––– Atriumseptum Q21.1
––– Vorhofseptum Q21.1
–– kardial, progressiv, familiär I45.8
– Unterbrechung I45.9
Reizmagen K30
– psychogen F45.31
Reizstoff
– äußerer, Dermatitis a.n.k. L24.9
–– allergisch a.n.k. L23.8
–– toxisch a.n.k. L24.9
– mit Kontaktdermatitis L24.9
Reizsyndrom
– Nervenwurzel, lumbal M51.1† G55.1*
– Wurzel M54.19
–– lumbosakral M54.17
Reizung
– Adnexe N83.9
– Anus K62.8
– appendizitisch K35.8
– Augapfel, sympathisch H44.1
– Blase N32.8
– Blinddarm K35.8
– Brachialplexus G54.0
– Brustwarze N64.5
– Cervix uteri N72
– Chorioidea, sympathisch H44.1
– Enddarm K62.8
– Facetten-
–– BWS M47.24
–– Wirbelsäule, gesamt M47.20
– Gallenblase K82.9
– gastrointestinal K30
–– psychogen F45.37
– Gehörgang H61.9
– Hornhaut, Auge H18.9
– Innenmeniskus M23.33
– Interspinales M54.19
– Kapsel
–– Kniegelenk M23.99
–– Sprunggelenk, oberes M24.87
– Konjunktiva H11.9
– Labyrinth H83.2
– Lidrand H02.9
– Lumbosakralplexus G54.1
– Meningen, traumatisch S06.0
– Meniskus, medial M23.33
– Nerv, peripher G58.9
– Nervensystem
–– autonom, peripher G90.8 ►

Reizung *(Forts.)*
~ Nervensystem *(Forts.)*
–– sympathisch a.n.k. G90.8
– nervös R45.0
– Nervus
–– cutaneus femoris G57.1
–– ulnaris G56.2
– Ohr H93.9
– Penis N48.8
– Perineum a.n.k. L29.3
– peritoneal K66.9
– Pharynx J39.2
– Prostata, psychogen F45.8
– Schultergelenkkapsel M24.81
– Vagina N89.8
– Wurzel
–– HWS-Bereich M54.2
–– lumbal M54.16
–– sakral M54.18
–– zervikal M54.2
– zerebral, beim Neugeborenen P91.3
Reizzustand
– Gelenk M24.89
– Handgelenk M24.83
– Hüftgelenk M65.85
– Kniegelenk M23.99
– Sprunggelenk M24.87
–– oberes M24.87
Rekonstruktiv, Operation, nach abgeheilter Verletzung Z42.9
Rekonvaleszenz Z54.9! *[nur Zusatzkode!]*
– nach
–– Behandlung Z54.9! *[nur Zusatzkode!]*
–– Chemotherapie Z54.2! *[nur Zusatzkode!]*
–– chirurgischem Eingriff a.n.k. Z54.0! *[nur Zusatzkode!]*
–– Frakturbehandlung Z54.4! *[nur Zusatzkode!]*
–– Psychotherapie Z54.3! *[nur Zusatzkode!]*
–– Strahlentherapie Z54.1! *[nur Zusatzkode!]*
– verzögert Z54.9! *[nur Zusatzkode!]*
Rekrudeszent, Fleckfieber A75.1
Rektal
– Abszess K61.1
– Entzündung K62.8
– Fistel K60.4
–– kongenital, mit Stenose, Rektum Q42.0
–– mit Atresie, Rektum Q42.0
–– tuberkulös A18.3† K93.0*
– Kryptitis K62.8
– Marisken K64.4
– Störung, psychogen F45.32
– Tenesmus R19.88
Rektalgie K62.8
Rektalsphinkter, Fibrose K62.8
Rektitis K62.8
Rektobulbär, Fistel, bei Fehlbildung, anorektal, nicht-syndromal Q43.9 Q64.7
Rektokolitis K51.3
Rektokutan, Fistel K60.4
– angeboren, mit Stenose, Rektum Q42.0
– mit Atresie, Rektum Q42.0 ►

R

Rektokutan, Fistel K60.4 *(Forts.)*
– tuberkulös A18.3† K93.0*
Rektolabial, Fistel N82.4
Rektoprostatisch, Fistel, bei Fehlbildung, anorektal, nicht-syndromal Q43.9 Q64.7
Rektosigmoid
– Colitis indeterminata K52.32
– Fremdkörper T18.5
– Karzinom, Darm C19
– Krebs C19
– Schädigung K63.9
– Ulkus K63.3
Rektosigmoidal
– Divertikel K57.30
–– kongenital Q43.8
– Divertikulitis, kongenital Q43.8
– Divertikulose, kongenital Q43.8
– Fistel K63.2
– Karzinom C19
– Obstruktion K56.6
– Striktur K56.6
– Übergang, Carcinoma in situ D01.1
Rektosigmoiditis K63.8
– ulzerös K51.3
Rektoureteral, Fistel N28.88
Rektourethral, Fistel N36.0
– bei Fehlbildung, anorektal, nicht-syndromal Q43.9 Q64.7
– kongenital Q64.7
Rektouterin, Fistel N82.4
– kongenital Q51.7
Rektovaginal
– Fistel N82.3
–– angeboren Q52.2
–– bei Fehlbildung, anorektal, nicht-syndromal Q43.9 Q52.2
–– tuberkulös A18.1† N74.1*
– Lazeration
–– alt N89.8
–– Komplikation, Entbindung O71.4
–– mit Beteiligung, Perineum, bei Geburt O70.2
– Tumor D48.7
Rektovesikal
– Abszess N30.8
– Fistel N32.1
–– bei Fehlbildung, anorektal, nicht-syndromal Q43.9 Q64.7
–– kongenital Q64.7
Rektovesikovaginal, Fistel N82.3
Rektovulvär, Fistel N82.4
– kongenital Q52.7
Rektozele N81.6
– bei
–– der Frau N81.6
–– Schwangerschaft O34.8
– beim Mann K62.3
– Hindernis, Geburt O65.5
– mit
–– Schädigung, Fetus/Neugeborenes, bei Entbindung P03.8
–– Schnittentbindung O34.8 ►

Rektozele N81.6 *(Forts.)*
– während Schwangerschaft, mit Schädigung, Fetus/Neugeborenes P03.8
Rektozystozele, bei der Frau N81.1
Rektum
– Adenokarzinom C20
– Adenom D12.8
–– tubulovillös D12.8
–– villös D37.5
– Agenesie Q42.1
–– mit Fistel Q42.0
– Anomalie Q43.9
– Atresie Q42.1
–– bei
––– Fehlbildung, anorektal, nicht-syndromal Q43.9 Q42.1
––– Fistel
–––– rektal Q42.0
–––– rektokutan Q42.0
–– mit Fistel Q42.0
– Blutung K62.51
–– beim Neugeborenen P54.2
– Carcinoma in situ D01.2
– Crohn-Krankheit K50.1
– Deformität
–– angeboren Q43.9
–– erworben K62.8
– Dilatation K59.3
– Divertikel K57.30
– Divertikulitis K57.32
– Divertikulose K57.30
– Duplikatur Q43.42
– Dysfunktion K59.9
–– psychogen F45.32
– Endometriose N80.8
– Enteritis regionalis K50.1
– Entzündung K62.8
– Fehlen
–– angeboren Q42.1
–– bei Fistel, rektal Q42.0
–– erworben Z90.4
– Fissur K60.2
– Fistel K60.4
–– kongenital Q43.6
–– mit Tuberkulose A18.3† K93.0*
– Fremdkörper T18.5
– Furunkel K61.1
– Geschwür K62.6
–– solitär K62.6
– Geschwulst D37.5
– Gonorrhoe A54.6
– Granulom K62.8
– Herpes A60.1† K93.8*
– Hypoplasie Q42.1
–– mit Fistel Q42.0
– Imperforation Q42.1
–– mit Fistel Q42.0
– Infektion
–– durch Chlamydien A56.3
–– gonorrhoisch A54.6
– Intussuszeption K56.1 ►

Rektum *(Forts.)*
– Invagination K56.1
– Irritabilität K59.8
– Karbunkel K61.1
– Karzinom, Plattenepithel C20
– Kotgeschwür K62.6
– Krankheit K62.9
– Lähmung K62.8
– Leukoplakie K62.8
– Malignom C20
– Metastase C78.5
– mit Uterus, Verbindung, kongenital Q51.7
– Morbus Crohn K50.1
– Mukositis K92.8
– Narbe K62.8
– Neurose F45.32
– Obstruktion K62.4
– Papillitis K62.8
– Perforation K63.1
–– als Geburtsverletzung der Mutter O71.5
–– beim Fetus/Neugeborenen P78.0
–– traumatisch S36.6
– Phlegmone K61.1
– Polyp K62.1
– Prolaps K62.3
–– latent K62.3
– Rhagade K60.2
– Ruptur
–– beim Fetus/Neugeborenen P78.0
–– nichttraumatisch K63.1
– Schmerzen K62.8
– Spätsyphilis A52.7† K93.8*
– Spasmus, psychogen F45.32
– Stenose K62.4
–– bei
––– Fehlbildung, anorektal, nicht-syndromal Q43.9 Q42.1
––– Fistel
–––– rektal, kongenital Q42.0
–––– rektokutan, angeboren Q42.0
––– Stenose, Anus K62.4
– Striktur
–– durch
––– Infektion, durch Chlamydien A55† K93.8*
––– Lymphogranuloma inguinale A55† K93.8*
––– Verätzung T28.2
–– gonorrhoisch A54.6
–– kongenital, mit Fistel Q42.0
–– nach Bestrahlung K91.88
–– syphilitisch A52.7† K93.8*
–– tuberkulös A18.3† K93.0*
– Tuberkulose A18.3† K93.0*
–– mit
––– Abszess A18.3† K93.0*
––– Fistel A18.3† K93.0*
– Tumor D37.5
– Ulkus K62.6
–– solitär K62.6
– undurchgängig Q42.1
–– kongenital, mit Fistel Q42.0 ►

Rektum *(Forts.)*
– Varizen I86.82
–– bei Schwangerschaft O22.4
– Verätzung T28.7
– Verbrennung T28.2
– Verletzung S36.6
– Verschluss K56.7
– Vorfall K62.3
–– bei der Frau K62.3
– Zyste K62.8
–– mukös K62.8
Rektum-Fistel, Urethra- N36.0
Rektum-Haut-Fistel K60.4
Rektum-Scheiden-Fistel N82.3
– Blasen- N82.88
Rektum-Sigma-Karzinom C19
Rektumschleimhaut
– Beteiligung, bei Riss, Damm, bei Geburt O70.3
– Prolaps K62.3
Rektumsphinkter
– Blutung K62.51
– Dysfunktion K59.9
– Hypertrophie K62.8
– Infektion K62.8
– Relaxation K62.8
– Spasmus K59.4
– Stenose K62.4
– Striktur K62.4
–– kongenital Q42.1
–– syphilitisch A52.7† K93.8*
–– tuberkulös A18.3† K93.0*
– Verlust, Kontrolle R15
–– nichtorganischen Ursprungs F98.1
Rektumstumpf, Insuffizienz K91.83
Rektumvene, Varikose
– bei Schwangerschaft O22.4
– im Wochenbett O87.2
Rektusdiastase M62.08
– Komplikation, Entbindung O71.8
– kongenital Q79.5
– mit Hängebauch M62.08
Rektusscheide, Hämatom
– bei
–– Falithrom-Therapie D68.33 M62.88
–– Marcumar-Therapie D68.33 M62.88
– durch Prellung, Bauchwand S30.1
Rekurrensparese J38.00
Rekurrent
– Cholestase, bei Schwangerschaft, intrahepatisch O26.60
– Epididymitis N45.9
– Erosion, Kornea H18.8
– Infektion, mit Clostridium difficile U69.40! *[nur Zusatzkode!]*
– Myoglobinurie, genetisch bedingt R82.1
– Neurosyphilis A52.3
Rekurrierend
– Pankreatitis, chronisch K86.18
– Polyserositis, benigne E85.0
RELA-Fusion-positiv, Ependymom C71.5

RELA-Haploinsuffizienz, mit Immundefekt, kombiniert D81.8
Relativ, Polyglobulie D75.1
Relaxation
– Analsphinkter K62.8
–– psychogen F45.8
– Bandapparat, Rücken M53.29
– Beckenboden N81.8
– Diaphragma J98.6
– Fußgewölbe M21.4
–– kongenital Q66.5
– Gelenk
–– kongenital a.n.k. Q74.8
–– paralytisch M25.29
– Harnblasensphinkter N31.2
– Iliosakralgelenk M53.28
– kardia-ösophageal K21.9
– Lumbosakralgelenk M53.27
– Perineum N81.8
– Rektumsphinkter K62.8
– Skrotum N50.8
– Sphincter vesicae N31.2
– Urethrasphinkter N36.8
– vesikal N31.2
Reliefschädel Q75.8
Religiös, Diskriminierung Z60
Remittierend
– Fieber, bei Malaria B54
– Malaria B54
Ren
– arcuatus Q63.1
– bifidus Q63.8
– mobilis N28.88
–– congenitalis Q63.8
– scutulatus Q63.1
– trifidus Q63.8
– unguliformis Q63.1
Renal – s. Art der Krankheit
– Azidose, tubulär
–– bei Osteopetrose Q78.2 N25.8
–– distal, autosomal-rezessiv N25.8
– Dysgenesie, tubulär Q63.8
– Dysplasie Q61.4
– Hypourikämie, hereditär N25.8
– Schaden, Tubulus mit Kardiomyopathie N25.8 I42.0
– Tubulopathie, bei DNA-Depletionssyndrom, mitochondrial, enzephalomyopathische Form G31.81† N16.8*
– Zyste, bei Diabetes-Syndrom, früh einsetzend E11.20† N29.8*
Renal-tubulär, Störung, und Kardiomyopathie, hypertroph, bei Enzephalopathie E88.8
Rendu-Osler-Weber-Krankheit I78.0
Reninom D41.0
Renofazial, Dysplasie, angeboren Q60.6
Renoparenchymatös, Hypertonie I15.10
Renopathie N28.9
Renovaskulär
– Erkrankung I73.9 ►
Renovaskulär *(Forts.)*
– Hypertonie I15.00
–– mit Krise, hypertensiv I15.01
– Störung, mit Hypertonie, sekundär I15.00
Renoy-Syndrom, Juhel- N28.0
Renpenning-Syndrom Q87.8
Rentenneurose F68.0
Reovirus, Erreger B97.5! *[nur Zusatzkode!]*
Reparativ, Riesenzellgranulom, Kieferknochen K10.1
Reperfusionsverletzung (kein oder langsamer Rückfluss) T88.8
Repetitive strain injury [RSI], Extremität
– obere M77.9
– untere M76.9
Reptil, Biss, mit Vergiftung a.n.k. T63.1
RERE-assoziiert, Entwicklungsstörungs-Syndrom, neurologisch Q87.8
Resektion, Nervus phrenicus, versehentlich, bei ärztlicher Behandlung, mit Paralyse, Diaphragma T81.2
Residual
– Epididymitis N45.9
– Fremdkörper, Granulom, Knochen M86.89
– Hautzipfel, hämorrhoidal K64.4
– ovary syndrome N99.8
– Schizophrenie F20.5
– Verletzung, Gelenk M25.89
– Zyste
–– radikulär K04.8
–– Zahn K04.8
Residualharn R39.1
Residualsyndrom, zerebral G93.9
– bei Schädigung, Gehirn, frühkindlich P91.9
Residualzustand, schizophren F20.5
Resistente Ovarien, Syndrom E28.3
Resistenz
– Androgene E34.59
–– bei Pseudohermaphroditismus masculinus E34.59
– APC- [Resistenz gegen aktiviertes Protein C] D68.5
– Burkholderia, gegen
–– Amikacin U81.6! *[nur Zusatzkode!]*
–– Ceftazidim U81.6! *[nur Zusatzkode!]*
–– Cotrimoxazol U81.6! *[nur Zusatzkode!]*
–– Piperacillin/Tazobactam U81.6! *[nur Zusatzkode!]*
– Enterococcus
–– faecalis, gegen
––– Glykopeptid-Antibiotika U80.20! *[nur Zusatzkode!]*
––– Oxazolidinone U80.21! *[nur Zusatzkode!]*
–– faecium, gegen
––– Glykopeptid-Antibiotika U80.30! *[nur Zusatzkode!]*
––– Oxazolidinone U80.31! *[nur Zusatzkode!]*
––– Streptogramine U80.31! *[nur Zusatzkode!]* ►

Resistenz *(Forts.)*
– gegen
–– ein oder mehrere Erstrangmedikamente
––– Mycobacterium tuberculosis U82.0! *[nur Zusatzkode!]*
––– Mykobakterium, atypisch U82.2! *[nur Zusatzkode!]*
––– Nocardia U82.2! *[nur Zusatzkode!]*
–– Leptin, angeboren, mit Adipositas E66.89
– Glukokortikoid E25.8
– Herpesvirus, gegen Virustatika U84! *[nur Zusatzkode!]*
– High-Level-Aminoglykosid-, Enterococcus
–– faecalis U80.21! *[nur Zusatzkode!]*
–– faecium U80.31! *[nur Zusatzkode!]*
– IGF-1 [insulin-like growth factor 1], mit Verzögerung, Wachstum E34.3
– Immundefizienz-Virus, human, gegen
–– Proteinaseinhibitoren U85! *[nur Zusatzkode!]*
–– Virustatika U85! *[nur Zusatzkode!]*
– Multi-, Bakterien
–– gramnegativ, gegen Antibiotika U81.8! *[nur Zusatzkode!]*
–– grampositiv, gegen Antibiotika U80.8! *[nur Zusatzkode!]*
– peripher, gegen Schilddrüsenhormone, mit Hypothyreose E03.8
– Staphylococcus aureus, gegen
–– Chinolone U80.01! *[nur Zusatzkode!]*
–– Glykopeptid-Antibiotika U80.01! *[nur Zusatzkode!]*
–– Oxacillin U80.00! *[nur Zusatzkode!]*
–– Oxazolidinone U80.01! *[nur Zusatzkode!]*
–– Streptogramine U80.01! *[nur Zusatzkode!]*
– Stenotrophomonas, gegen
–– Amikacin U81.6! *[nur Zusatzkode!]*
–– Ceftazidim U81.6! *[nur Zusatzkode!]*
–– Cotrimoxazol U81.6! *[nur Zusatzkode!]*
–– Piperacillin/Tazobactam U81.6! *[nur Zusatzkode!]*
– Streptococcus pneumoniae, gegen
–– Makrolid-Antibiotika U80.11! *[nur Zusatzkode!]*
–– Oxacillin U80.10! *[nur Zusatzkode!]*
–– Oxazolidinone U80.11! *[nur Zusatzkode!]*
–– Penicillin U80.10! *[nur Zusatzkode!]*
–– Streptogramine U80.11! *[nur Zusatzkode!]*
Resistenz-Syndrom, Östrogen- E34.8
Resorption
– Störung
–– postoperativ K91.2
–– Vitamin B_{12} E53.8
– Zahn K03.3
–– extern K03.3
–– pathologisch K03.3
Resorptionsatelektase J98.18
– beim Neugeborenen, ohne Atemnotsyndrom P28.1
Resorzin
– Hypothyreoidismus E03.2
– Hypothyreose E03.2
Respiration
– primär, Verzögerung P21.9
– Störung R06.88
Respirationstrakt
– Entwicklung, unvollständig Q34.8
– Fremdkörper T17.9
– Infektion a.n.k. J98.7
– oberer, Fibrose, submukös J39.88
Respiratorisch
– Abnormität R06.88
–– bei Krankheit, durch HIV B23.8 R06.88
– Affektion
–– akut, durch
––– Bestrahlung J70.0
––– Dampf J68.3
––– Gas J68.3
––– Rauch J68.3
–– chronisch, durch
––– Bestrahlung J70.1
––– Rauch J68.4
–– durch
––– äußere Wirkstoffe J70.9
––– Dampf J68.9
––– Gas J68.9
––– Rauch J68.9
–– mit Arthritis a.n.k. J98.9† M14.89*
– Affektion a.n.k. J98.9
– Affektkrampf R06.88
– Alkalose E87.3
– Anpassungsstörung, beim Neugeborenen P22.8
– Apparat, mit Komplikation T85.9
– Arrhythmie I49.9
– Azidose E87.2
– Bronchiolitis, assoziiert mit Erkrankung, Lunge, interstitiell J68.4
– Dekompensation J98.8
– Disstress R06.0
–– beim Neugeborenen P22.9
– Dyskinesie, ziliar, primär, mit Retinitis pigmentosa Q34.8 H35.5
– Dyspnoe J96.99
–– akut J96.09
– Implantat, mit Komplikation T85.9
– Infektion J98.7
– Insuffizienz J96.99
–– akut J96.09
––– hyperkapnisch J96.01
––– hypoxisch J96.00
––– nach
–––– Operation (nicht am Thorax vorgenommen) J95.2
–––– Thoraxoperation J95.1
––– Typ
–––– I J96.00
–––– II J96.01
–– beim Neugeborenen P28.5
–– chronisch J96.19
––– hyperkapnisch J96.11
––– hypoxisch J96.10
––– nach Operation J95.3 ►

R

Respiratorisch *(Forts.)*
~ Insuffizienz J96.99 *(Forts.)*
~~ chronisch J96.19 *(Forts.)*
––– Typ
–––– I J96.10
–––– II J96.11
–– global J96.91
––– akut J96.01
––– chronisch J96.11
–– hyperkapnisch J96.91
–– hypoxisch J96.90
–– partial J96.90
––– akut J96.00
––– chronisch J96.10
–– postoperativ J95.88
–– Typ
––– I J96.90
––– II J96.91
– Komplikation J98.9
–– nach chirurgischem Eingriff J95.9
– Milzbrand A22.1† J17.0*
– Obstruktion, chronisch J44.99
– Papillomatose, rezidivierend D14.4
– Syndrom, akut, schwer [SARS] U04.9
– Therapie, mit Komplikation a.n.k. T81.8
– Transplantat, mit Komplikation T85.9
– Versagen, beim Neugeborenen P28.5
Respiratory bronchiolitis interstitial lung disease [RB-ILD] J68.4
Respiratory-distress-Syndrom, beim
– Erwachsenen J80.09
– Neugeborenen P22.0
– Säugling P22.0
Respiratory-Syncytial-Virus, Infektion J12.1
Respiratory-Syncytial-Virus [RS-Virus]
– Bronchiolitis, akut J21.0
– Bronchitis, akut J20.5
– Erreger B97.4! *[nur Zusatzkode!]*
– mit Pneumonie, angeboren P23.0
– Pneumonie J12.1
Rest, Tonsille, infiziert J35.0
Restesotropie H50.0
– intermittierend H50.3
Restexotropie, intermittierend H50.3
Restharn R39.1
– Bildung, bei Adenom, Prostata D29.1
– Retention R39.1
–– neurogen N31.9
–– psychogen F45.34
– vermehrt R39.1
Restinsel, Gesichtsfeld, temporal H53.4
Restless legs G25.81
Restniere N28.9
Restriktiv
– Dermopathie Q82.8
–– letal Q82.8
– Kardiomyopathie a.n.k. I42.5
–– isoliert, familiär I42.5
– Störung, Ventilation R94.2
Restschaden, psychisch, in der Eigenanamnese Z91.8
Reststickstoff, Vermehrung, extrarenal R39.2
Restzustand
– Engwinkelglaukom
–– akut H40.2
–– chronisch H40.2
–– intermittierend H40.2
–– primär
––– akut H40.2
––– chronisch H40.2
––– intermittierend H40.2
––– protrahiert H40.2
– Glaukom, primär, kapsulär, mit Pseudoexfoliation, Linse H40.1
– Pigmentglaukom H40.1
–– primär H40.1
– schizophren F20.5
Resynchronisationstherapie-Defibrillator, kardial, Vorhandensein Z95.0
Resynchronisationstherapie-Schrittmacher, kardial, Vorhandensein Z95.0
Retardierung
– geistig F79.9
–– in der Familienanamnese Z81
–– und
––– Apraxie, bei Ataxie, X-chromosomal G11.8
––– Lähmung, Abduktoren, laryngeal J38.00
– Knochenwachstum, enchondral M89.29
– körperlich
–– beim Kind R62.8
–– durch Mangelernährung E45
– mental F79.9
–– leicht F70.9
–– mäßig F71.9
– psychomotorisch F83
–– bei Spasmus, infantil, Hirnatrophie, progressiv, und Basalganglienkrankheit E51.8† G99.8*
–– durch Defizienz, S-Adenosylhomocystein-Hydrolase E72.1
– statomotorisch F82.9
– Wachstum R62.8
–– fetal a.n.k. P05.9
––– Betreuung, Schwangere O36.5
Retardierungssyndrom, unklar F89
Retentio
– alvi K59.09
– secundinae
–– im Wochenbett O72.2
–– ohne Blutung O73.0
–– partiell O72.2
––– ohne Blutung O73.1
– urinae R33
–– psychogen F45.34
Retention
– bei Fetaltod, früh O02.1
– Brustwarze N64.5
– Dezidua, mit Blutung O72.2
– Ei, abgestorben O02.0
– Eihäute, Komplikation, Entbindung O72.2
– Eihautreste O72.2
–– mit Blutung O72.2 ►

Retention *(Forts.)*
– Fetus, tot O36.4
– Flüssigkeit R60.9
– Harn R33
– Hoden Q53.9
–– beidseitig Q53.2
–– einseitig Q53.1
– Intrauterinpessar, bei Schwangerschaft O26.3
– Konzeptionsprodukt, nach Entbindung O72.2
–– ohne Blutung O73.1
– Meniskus M23.39
– Menses N94.8
– Milch O92.70
–– postpartal O92.70
–– puerperal O92.70
– Milchzahn K00.6
– Nachgeburt
–– Komplikation, Entbindung, ohne Blutung O73.0
–– mit Blutung, Komplikation, Entbindung O72.0
–– partiell, Komplikation, Entbindung O72.2
––– ohne Blutung O73.1
– Plazenta O72.0
–– Komplikation, Entbindung O72.2
–– mit Blutung O72.0
––– Komplikation, Entbindung O72.0
–– ohne Blutung O73.0
–– partiell O72.0
– Plazentafragment, ohne Blutung O73.1
– Plazentarest O72.2
–– mit Blutung O72.2
– Restharn R39.1
–– neurogen N31.9
–– psychogen F45.34
– Smegma
–– Klitoris N90.8
–– Präputium masculinum N50.8
– Stickstoff, extrarenal R39.2
– Wasser R60.9
– Zahn K01.0
–– mit Stellung, abnorm, Zahn, benachbart K07.3
– Zahnwurzel K08.3
Retentionskrankheit, Chylomikronen- E78.6
Retentionsmastitis O91.20
Retentionsmembran, Komplikation, Entbindung, mit Blutung O72.2
Retentionspneumonie J18.9
Retentionszyste
– Haut L72.9
– Konjunktiva H11.4
– Lidrand H02.8
– Mamma N60.0
– Ovar N83.2
– Parotis K11.6
– Speicheldrüse K11.6
–– mukös K11.6
– Tränensack H04.6
– Vagina N89.8
– Vulva N90.7
Reticulosis
– maligna C96.0
– plasmacellularis C90.00
–– in kompletter Remission C90.01
Retiform, Hämangioendotheliom D48.1
Retikulär
– Degeneration, Retina H35.4
– Dysgenesie D72.0
–– bei Immundefekt, kombiniert, schwer D81.0
– Erythrodermie, ichthyosiform, kongenital Q80.3
– Hodgkin-Krankheit, lymphozytenarm C81.3
– Hyperpigmentierung, Typ Kitamura L81.8
– Muzinose, erythematös L98.5
– Perineuriom D36.1
– Pigmentdermatose, Intertrigines L81.8
– Varikose I83.9
Retikulo-leukämisch, Erythrodermie, maligne C84.1
Retikuloangiomatose C46.9
Retikuloendothelial, Hyperplasie D75.8
Retikuloendotheliom C83.3
Retikuloendotheliose
– akut C96.0
– beim Säugling, akut C96.0
– epitheloidzellig D86.9
– infektiös C96.0
– Letterer- C96.0
– leukämisch C91.40
–– in kompletter Remission C91.41
– ohne Lipidspeicherung C96.0
Retikuloendothelsarkom C83.3
Retikulohistiozytär, Granulom D76.3
Retikulohistiozytom D76.3
– Riesenzellen- D76.3
Retikulohistiozytose, multizentrisch E78.88† M14.39*
Retikuloid, aktinisch L57.1
Retikulolymphosarkom C85.9
– diffus C83.9
– follikulär C82.1
– nodulär C82.9
Retikulosarkom C83.3
– Angio- – s.a. Tabelle der Neubildungen (S. 1358) C49.9
– diffus C83.3
– Lympho- C85.9
– mit Differenzierung, plasmazellulär C90.00
–– in kompletter Remission C90.01
Retikulose
– aleukämisch C96.0
– beim Säugling, akut C96.0
– bösartig C86.0
– Einimpf-, gutartig A28.1
– hämophagozytär, familiär D76.1
– histiozytisch, medullär C96.8
– infektiös C96.0
– Letterer- C96.0
– Lipo- C96.6
– lipomelanotisch I89.8 ►

Retikulose *(Forts.)*
– maligne C86.0
–– mit Arthritis C86.0† M36.1*
– Myelo- D47.4
– Osteomyelo- D47.4
– pagetoid, lokalisiert C84.0
– polymorph C86.0
– Sézary- C84.1
Retikulozellulär, Sarkom
– diffus C83.3
– nodulär C96.9
– pleomorphzellig C83.3
Retikulozytose, maligne C85.9
Retikulumzellen, Sarkom C83.3
– bei Krankheit, durch HIV B21 C83.3
Retina
– Abhebung
–– Pigmentblatt H35.7
–– Schichtenabhebung H35.7
– Ablagerung, Cholesterin H35.8
– Ablösung H33.2
–– bei
––– Loch, Retina H33.0
––– Ruptur, Retina, traumatisch H33.0
––– Vitreoretinopathie, proliferativ H33.4
–– mit Defekt H33.0
–– ohne Riss, Retina H33.2
–– serös H33.2
––– ohne Riss, Retina H33.2
– Abszess H30.0
– Albipunctata-Dystrophie, vitelliform, pigmentiert H35.5
– Aneurysma H35.0
–– angeboren Q14.1
–– diabetisch E14.30† H36.0*
–– erworben H35.0
– Astrozytom C69.2
– Atrophie H35.8
–– postinfektiös H35.8
– Batten-Kufs-Syndrom E75.4† H36.8*
– Blutung H35.6
–– diabetisch E14.30† H36.0*
–– intern H35.6
–– subhyaloidal H35.6
–– traumatisch S05.8
– Chalkose H35.8
– Defekt H33.3
–– bei Ablatio retinae H33.0
–– Nervenfaserschicht, mit Verdacht, Glaukom H40.0
– Degeneration H35.4
–– äquatorial H35.4
–– Augenpol, hinterer H35.39
–– gitterförmig H35.4
–– hereditär H35.5
–– makulös H35.39
–– mikrozystoid H35.4
–– ohne Riss H35.4
–– palisadenförmig H35.4
–– peripher H35.4
–– pflastersteinförmig H35.4 ►

Retina *(Forts.)*
~ Degeneration H35.4 *(Forts.)*
–– pigmentiert H35.5
–– retikulär H35.4
– Drusen, am hinteren Pol H35.38
– Durchblutungsstörung H34.2
– Dysplasie, angeboren Q14.1
– Dystrophie H35.5
–– bei
––– Lipidspeicherkrankheit E75.6† H36.8*
––– Systemlipidose E75.6† H36.8*
–– hereditär H35.5
–– pigmentiert H35.5
–– tapetoretinal H35.5
–– vitelliform H35.5
–– vitreoretinal H35.5
– Embolie H34.2
– Entzündung H30.9
– Erkrankung, Gefäß H35.0
– Exsudation H35.0
– Falte, nicht postoperativ H35.38
– Fehlbildung, kongenital Q14.1
– Foramen H33.3
–– mit Blutung, Glaskörper H43.1
– Fragment, ohne Ablösung, Retina H33.3
– Fremdkörper S05.5
– Frühsyphilis, sekundär A51.4† H32.0*
– Gefäßeinscheidung H35.0
– gefleckt
–– familiär, benigne H35.5
–– nach Kandori H35.5
– Hämangiom D18.06
–– kapillär D18.06
–– kavernös D18.06
– Hufeisenforamen H33.3
– Hufeisenriss, ohne Retinaablösung H33.3
– Hyperämie H35.8
– Infarkt H34.2
– Ischämie H34.2
– Kapillarektasie H35.0
– Körper, zytoid H34.2
– Kongestion H35.8
– Korrespondenz, anomal, mit Binokularstörung H53.3
– Krankheit H35.9
– Kuhnt-Junius-Degeneration H35.30
– Lichtschädigung H35.8
– Loch
–– mit Ablösung, Retina H33.0
–– ohne Ablösung, Retina H33.3
– Melanom, maligne C69.2
– Melanoma in situ D03.8
– Mikroaneurysma H35.0
–– diabetisch E14.30† H36.0*
– Mikroangiopathie-Syndrom, durch HIV B23.8 H35.0
– Mikroembolie H34.2
– Nävus D31.2
– Narbe H31.0
– Nekrose, mit Ablatio retinae H33.5
– Neovaskularisation H35.0 ►

Retina *(Forts.)*
– Neurorezidiv, syphilitisch A52.1† H36.8*
– Ödem H35.8
–– peripher, nichttraumatisch H35.8
– Periphlebitis H35.0
– Perivaskulitis H35.0
–– idiopathisch H35.0
– Pflastersteindegeneration H35.4
– Pigmentdegeneration H35.5
– Pigmentepithel
–– Ablation H35.7
–– Verschiebung H35.4
– Pigmentierung
–– gruppiert, angeboren Q14.1
–– nävusähnlich, angeboren Q14.1
– Pseudozyste H33.1
– Riss, ohne Ablösung, Retina H33.3
– Rundforamen H33.3
– Ruptur H33.3
–– traumatisch
––– mit Ablösung, Retina H33.0
––– ohne Ablösung H33.3
– Schädigung H35.9
–– Gefäß H35.0
– Sklerose I70.8† H36.8*
–– senil H35.0
–– vaskulär H35.0
– Spätsyphilis A52.7† H32.0*
– Spasmus, Arterie H34.2
– Stauung H35.8
–– Vene H34.8
– Streifen, angioid H35.38
– Streifenblutung H35.6
– Syphilis, konnatal A50.0† H32.0*
– Teleangiektasie, kongenital H35.0
– Thrombose H34.8
– Traktionsablatio H33.4
– Tuberkulose A18.5† H32.0*
– Tumor
–– benigne D31.2
–– Dignität, unbekannt D48.7
–– maligne C69.2
–– vasoproliferativ D31.2
– Ulkus H30.0
– und
–– Chorioidea
––– Entzündung H30.9
––– Kolobom Q14.8
–– Pigmentepithel, retinal, kombiniert, Hamartom D31.2
– Varizen H35.0
– Vaskulitis H35.0
– Vasospasmus H34.9
– Veränderung H35.9
–– bei
––– Diabetes mellitus E14.30† H36.0*
––– Typ-1-Diabetes mellitus E10.30† H36.0*
––– Typ-2-Diabetes mellitus E11.30† H36.0*
–– Gefäß, bei Krankheit, durch HIV B23.8 H35.0
–– myopisch H44.2 ►

Retina *(Forts.)*
~ Veränderung H35.9 *(Forts.)*
–– vaskulär H35.0
– Verletzung S05.8
–– bei Geburt P15.3
–– penetrierend S05.6
– Verschluss
–– Arterienast H34.2
–– Gefäß
––– arteriell H34.2
–––– partiell H34.2
–––– transitorisch H34.0
––– Venenast H34.8
––– venös
–––– im Anfangsstadium H34.8
–––– partiell H34.8
–––– zentral H34.8
–– mangelhaft Q14.1
–– Venenast H34.8
– Zyanose H35.8
– Zyste H33.1
–– parasitär H33.1

Retinaarterie
– Anomalie Q14.1
– Deformität, angeboren Q14.1
– Embolie H34.2
– Hypoplasie Q14.1
– Obstruktion a.n.k. H34.2
– Striktur, kongenital Q14.1
– Thrombose H34.2
– Verschluss H34.2
–– transitorisch H34.0
–– zentral H34.1

Retinaculum extensorum, Defekt M62.84

Retinadysplasie-Syndrom, Hydrozephalus-Agyrie- Q04.3

Retinagefäß
– Arteriosklerose I70.8† H36.8*
– Blutung H35.6
– Tortuositas, angeboren Q14.1
– und Chorioideagefäß, Anastomose, angeboren Q14.8
– Veränderung
–– Erscheinungsbild H35.0
–– hyperton H35.0
– Verschluss H34.9

Retinakorrespondenz, anomal H53.3

Retinal – s.a. Retina
– Arterie, Tortuositas Q14.1
– Kommunikation, arteriovenös, kongenital Q14.8
– Korrespondenz, Abnormität H53.3
– Makroaneurysma, arteriell
–– familiär H35.0 Q25.6
–– mit supravalvulärer Pulmonalstenose H35.0 Q25.6
– Migräne G43.8
– Pigmentepithel, und Retina, kombiniert, Hamartom D31.2
– Teleangiektasie H35.0 ►

R

Retinal – s.a. Retina *(Forts.)*
– Vaskulopathie, mit Leukoenzephalopathie, zerebral, und Manifestation, systemisch Q28.38 Q14.1
Retinapunkte, korrespondierend, Abnormität H53.3
Retinaschicht
– Abhebung H35.7
– Lösung H35.7
Retinavene
– Obstruktion H34.8
– Thrombose H34.8
– Verschluss, mit Glaukom H40.5
Retiniert
– Eckzahn, verlagert K07.3
– Fetus, tot, Betreuung, Mutter O36.4
– Fremdkörper
–– Augapfel H44.7
–– Augapfelhinterwand H44.7
–– Augenkammer, vordere H44.7
–– Augenmuskel, alt H05.5
–– Corpus ciliare H44.7
–– Muskel M79.59
–– Orbita, alt H05.5
–– retrobulbär H05.5
– Meniskus M23.39
– Weisheitszahn, verlagert K07.3
– Zahn K01.0
–– mit Stellung, abnorm K07.3
––– Zahn, benachbart K07.3
–– teilweise K01.0
–– verlagert K07.3
–– vollständig K01.0
Retinitis H30.9
– albuminurica N18.9† H32.8*
– arteriosklerotisch I70.8† H36.8*
– bakteriell, bei Krankheit, durch HIV B20† A49.9 H32.0*
– bei
–– Diabetes mellitus E14.30† H36.0*
–– Krankheit, durch HIV B20 H30.9
–– Typ-1-Diabetes mellitus E10.30† H36.0*
–– Typ-2-Diabetes mellitus E11.30† H36.0*
–– Zytomegalie B25.88† H32.0*
– centralis H30.0
–– serosa H35.7
– Chorio- H30.9
– diabetica E14.30† H36.0*
– disseminata H30.1
– durch
–– Candida, bei Krankheit, durch HIV B20† B37.88 H32.0*
–– CMV [Zytomegalievirus]
––– bei Krankheit, durch HIV B20† B25.88 H32.0*
––– mit Ablatio retinae, HIV-positiv B20† B25.88 H32.0*
–– Herpes B00.5† H32.0*
–– Virus H30.9
– fokal H30.0 ▶
Retinitis H30.9 *(Forts.)*
– frühsyphilitisch
–– konnatal A50.0† H32.0*
–– sekundär A51.4† H32.0*
– gravidarum O26.88
– herdförmig H30.0
– juxtapapillaris H30.0
– mykotisch, bei Krankheit, durch HIV B20† B49 H32.0*
– Neuro- H30.9
–– idiopathisch, rezidivierend H30.8
– Neurochorio- H30.9
– Photo- H31.0
– pigmentosa H35.5
–– bei
––– Dyskinesie, ziliar, respiratorisch, primär Q34.8 H35.5
––– Hinterstrangataxie G11.1
––– Hypogonadismus, hypogonadotrop E23.0 H35.5
–– mit
––– Ataxie, bei Neuropathie G31.81
––– Minderung, Intelligenz, Schwerhörigkeit, und Hypogenitalismus Q87.8
–– ohne Pigment H35.5
–– und Schwerhörigkeit, bei Kleinwuchs, osteochondrodysplastisch Q87.1
– punctata albescens H35.5
– renal N18.9† H32.8*
– spätsyphilitisch A52.7† H32.0*
– syphilitisch
–– sekundär A51.4† H32.0*
–– zentral, rezidivierend A52.7† H32.0*
– tuberkulös A18.5† H32.0*
– viral, bei Krankheit, durch HIV B20† B34.9 H32.0*
Retinitisrezidiv, durch CMV [Zytomegalievirus], bei Krankheit, durch HIV B20† B25.88 H32.0*
Retino-hepato-endokrinologisches Syndrom Q87.8
Retino-zerebellär, Angiomatose
– familiär Q85.8
– Hippel-Lindau Q85.8
Retinoblastom C69.2
– differenziert C69.2
– hereditär C69.2
– mit echten Rosetten C69.2
– nicht-hereditär C69.2
– ohne Rosetten C69.2
– undifferenziert C69.2
Retinochorioiditis H30.9
– disseminata H30.1
– fokal H30.0
– herdförmig H30.0
– juxtapapillaris H30.0
Retinochorioideal, Atrophie, pigmentiert, paravenös H35.8
Retinochorioidopathie
– Birdshot- H30.1
– Vitreo-, autosomal-dominant H35.5

Retinogliom C69.2
Retinoid-Embryopathie Q86.88
Retinom C69.2
Retinopathia H35.0
– centralis serosa H35.7
– circinata H35.0
– diabetica
–– bei
––– Diabetes mellitus E14.30† H36.0*
––– Typ-1-Diabetes mellitus E10.30† H36.0*
––– Typ-2-Diabetes mellitus E11.30† H36.0*
–– proliferans E14.30† H36.0*
––– bei
–––– Diabetes mellitus E14.30† H36.0*
–––– Typ-1-Diabetes mellitus E10.30† H36.0*
–––– Typ-2-Diabetes mellitus E11.30† H36.0*
–– simplex E14.30† H36.0*
––– bei
–––– Diabetes mellitus E14.30† H36.0*
–––– Typ-1-Diabetes mellitus E10.30† H36.0*
–––– Typ-2-Diabetes mellitus E11.30† H36.0*
– pigmentosa – s.a. Retinitis pigmentosa H35.5
–– kongenital H35.5
– praematurorum H35.1
– solaris H31.0
Retinopathie H35.0
– äußere, ringförmig, akut H30.8
– atherosklerotisch I70.8† H36.8*
– bei
–– Diabetes mellitus E14.30† H36.0*
–– Joubert-Syndrom Q04.3
–– Krankheit, durch HIV B23.8 H35.0
– beim Frühgeborenen H35.1
– Chorio-
–– Birdshot H30.1
–– zentral, serös H35.7
– Coats- H35.0
– diabetisch E14.30† H36.0*
–– bei
––– Typ-1-Diabetes mellitus E10.30† H36.0*
––– Typ-2-Diabetes mellitus E11.30† H36.0*
–– mit
––– Neovaskularisationsglaukom E14.30† H36.0*
–––– bei
––––– Typ-1-Diabetes mellitus E10.30† H36.0*
––––– Typ-2-Diabetes mellitus E11.30† H36.0*
––– Traktionsablatio E14.30† H36.0*
–––– bei
––––– Typ-1-Diabetes mellitus E10.30† H36.0*
––––– Typ-2-Diabetes mellitus E11.30† H36.0*
– durch Lichtstrahlen H31.0
– exsudativ H35.0
–– familiär H35.0
– hämorrhagisch H35.6
– Heredo- Q14.1
– hypertensiv H35.0 ▶

Retinopathie H35.0 *(Forts.)*
– medikamententoxisch H35.0
– mit Thalassämie D56.9† H36.8*
– Neuro-, makulär, akut H35.39
– proliferativ a.n.k. H35.2
– Schneeflocken-Vitreo- H35.5
– serös, zentral H35.7
– Sichelzellen, proliferativ D57.8† H36.8*
– sklerotisch I70.8† H36.8*
Retinoschisis H33.1
– angeboren Q14.1
– juvenil, X-chromosomal Q14.1
– mit Schichtforamen H33.1
– senil H33.1
– X-chromosomal Q14.1
Retraktion
– Augenlid H02.5
–– kongenital Q10.3
– Brustwarze N64.5
–– gestationsbedingt O92.00
–– kongenital Q83.88
–– postpartal O92.00
– Bulbus oculi H50.8
– Cervix uteri N88.8
– Finger M20.0
– Lunge J98.4
– Mamma N64.5
– Mediastinum J98.58
– Palmarfaszie M72.0
– Pleura R09.1
– Sternum
–– erworben M95.4
–– kongenital Q76.7
– Trommelfell H73.8
– Uterus N85.4
– Zahnfleisch K06.0
–– generalisiert K06.0
–– lokalisiert K06.0
–– postinfektiös K06.0
–– postoperativ K06.0
Retraktionsring, Uterus, pathologisch O62.4
– Komplikation, Entbindung O62.4
Retraktionssyndrom H50.8
– Duane- H50.8
–– mit Schwerhörigkeit, kongenital H50.8 H90.5
– okulär H50.8
Retroaurikulär, Fistel H70.1
Retroaurikularneuralgie H92.0
Retrobulbär
– Abszess H05.0
– Fremdkörper H05.5
–– nach Verletzung, perforierend H05.5
–– retiniert H05.5
– Melanom, maligne C69.6
– Melanoma in situ D03.8
– Nävus D31.6
– Neuralgie, Optikus H46
– Neuritis H46
–– bei Multipler Sklerose G35.9† H48.1*
–– durch Meningokokken A39.8† H48.1* ▶

R

Retrobulbär *(Forts.)*
~ Neuritis H46 *(Forts.)*
-- optica H46
-- spätsyphilitisch A52.1† H48.1*
-- syphilitisch A52.1† H48.1*
Retroflexio uteri N85.4
- Betreuung, Schwangere O34.5
Retrogenie K07.1
Retrognathie K07.1
- mandibulär K07.1
- maxillär K07.1
Retrograd
- Amnesie R41.2
- Ejakulation F52.8
- Menstruation N92.5
Retrokaval, Ureter Q62.6
Retrokochleär, Taubheit H90.5
Retrolaryngeal, Abszess J38.7
Retrolental, Fibroplasie H35.1
Retrolisthese M43.19
- angeboren Q76.21
- bei Osteochondrose, lumbosakral M42.97
Retromaxillär, Abszess K10.21
Retromikrognathie K07.1
Retronasal, Angina J03.9
Retropatellar
- Arthrose M17.9
-- und Gonarthrose M17.9
- Chondromalazie M22.4
- Fettpolster, umschrieben M79.46
Retropatellarpathie M23.89
Retroperineal
- Abszess L02.2
- Phlegmone L03.3
Retroperitoneal
- Abszess K65.09
- Blutung R58
- Entzündung K65.9
- Fibromatose D48.3
- Fibrose K66.2
-- idiopathisch K66.2
--- mit Infektion, Niere K66.2
- Germinom C48.0
- Hämatom K66.1
-- nichttraumatisch K66.1
-- traumatisch S36.83
- Hernie K45.8
-- mit Gangrän K45.1
- Lymphangiom D18.13
- Lymphknoten
-- Metastase C77.2
-- Tuberkulose A18.3
- Metastase, Lymphknoten, inguinal C77.8
- Tuberkulose A18.3
- Verletzung S36.83
- Zyste K66.8
Retroperitoneum
- Abnormität, bei bildgebender Diagnostik R93.5
- Fettgewebe, Neubildung, gutartig D17.7
- Lipom D17.7
- Mesotheliom C45.7 ►
Retroperitoneum *(Forts.)*
- Metastase C78.6
Retroperitonitis K65.9
Retropharyngeal
- Abszess J39.0
-- tuberkulös A16.8
--- bakteriologisch und histologisch gesichert A15.8
- Gangrän J39.2
Retroplazentar, Blutung, Betreuung, Schwangere O43.8
Retropositio uteri N85.4
Retrosternal
- Schilddrüse Q89.2
- Schmerzen R07.3
- Struma E04.9
-- mit Einengung, Trachea E04.9
Retrotonsillär
- Abszess J36
- Infiltrat J36
Retrouterin
- Abszess N73.2
- Hämatozele N94.8
Retroversio
- testis Q55.2
- uteri N85.4
-- bei
--- Entbindung O34.5
--- Schwangerschaft O34.5
-- kongenital Q51.8
-- mit Hindernis, Geburt O65.5
Retroversion
- Cervix uteri N88.8
-- mit Hindernis, Geburt O65.5
- Iris H21.5
- Uterus
-- gravid, Betreuung, Mutter O34.5
-- mit
--- Hindernis, Geburt O65.5
--- Schnittentbindung O34.5
Retrovesikal, Abszess N30.8
Retrovirus
- Erreger B97.3! *[nur Zusatzkode!]*
- Infektion a.n.k. B33.3
Retrozäkal
- Abszess K65.09
- Appendix Q43.8
- Appendizitis K37
- Verlagerung, Appendix, kongenital Q43.8
Rett-Syndrom F84.2
- atypisch F84.2
Reversibel
- Defizit, neurologisch, prolongiert, ischämisch I63.9
- Enzephalopathiesyndrom, posterior [PRES] G93.6
- Leukoenzephalopathiesyndrom, posterior [RPLS] G93.6
- Pulpitis K04.0
Revesz-Syndrom Q87.8

Revision, Narbengewebe Z42.9
– Extremität
–– obere Z42.3
–– untere Z42.4
– Kopf, und Hals Z42.0
– Rumpf Z42.2
Reye-Sequenz G93.7
Reye-Sheehan-Syndrom E23.0
Reye-Syndrom G93.7
Reynolds-Syndrom K74.3 L94.0
Rezeptiv, Störung
– Entwicklung, Sprache F80.28
– Sprache F80.28
Rezeptor, Melanokortin-4-, Mangel, mit Adipositas E66.89
Rezeptorstörung, Vitamin D [Typ II] E83.31
Rezeptverschreibung Z76.0
Rezessiv
– Ataxie-Syndrom, mitochondrial G11.8
– Epidermolysis bullosa, dystroph, schwer, generalisiert Q81.2
– Minderung, Intelligenz, mit motorischer Dysfunktion, und multiplen Gelenkkontrakturen Q87.8
– Myotonia congenita (Becker) G71.1
– vererbt, Neuropathie, sensibel G60.8
Rezessus, Kammerwinkel- H21.5
Rezidiv
– Harnröhrenstriktur-, nach Operation, Harnröhrenstriktur, vorangegangen N99.10
– Hernie, Leiste K40.91
– Melanom C43.9
– Neoplasma, Prostata D40.0
– Pterygium, Auge H11.0
– Struma E04.9
Rezidivangst F45.2
Rezidivierend – s. Art der Krankheit
Rezidivinfarkt – s.a. Infarkt, Myokard, rezidivierend oder s.a. Myokard, Infarkt, rezidivierend I22.9
– apoplektisch I63.9
Reziprok
– Insertion, balanciert Q95.8
– Translokation, balanciert Q95.8
Rh[Rhesus]-Erythroblastose, fetal P55.0
Rh[Rhesus]-Inkompatibilität
– bei Schwangerschaft O36.0
– mit Hydrops fetalis, Betreuung, Mutter O36.0
Rh[Rhesus]-Isoimmunisierung
– beim Fetus/Neugeborenen P55.0
– mit Ikterus, fetal P55.0
Rh[Rhesus]-null-Syndrom D58.8
Rh[Rhesus]-Unverträglichkeit
– bei Schwangerschaft O36.0
– Fetus/Neugeborenes P55.0
– mit
–– Infusionsreaktion T80.4
–– Transfusionsreaktion T80.4
Rh-Antikörper
– Betreuung, Mutter O36.0
– Mutter, beim Fetus/Neugeborenen P55.0
Rh-Faktor, mit
– Infusionsreaktion T80.4
– Krankheit, hämolytisch, beim Neugeborenen P55.0
– Transfusionsreaktion T80.4
Rh-Inkompatibilität
– bei Schwangerschaft O36.0
– mit Hydrops fetalis, Betreuung, Mutter O36.0
Rhabdoid, Sarkom C80.9
Rhabdoid-Teratoid-Tumor C80.9
– atypisch C72.9
Rhabdoidtumor C80.9
Rhabdomyoblastom D21.9
Rhabdomyolyse a.n.k. M62.89
– idiopathisch M62.89
– traumatisch T79.69
Rhabdomyom D21.9
– adult D21.9
– fetal D21.9
– glykogen D21.9
– Prostata D29.1
Rhabdomyosarkom – s.a. Tabelle der Neubildungen (S. 1358) C49.9
– Adeno-, embryonal, Niere C64
– alveolär C49.9
– Cervix uteri C53.9
– Corpus uteri C54.9
– embryonal C49.9
– Mischtyp C49.9
– Orbita C69.6
– pleomorph C49.9
– polymorphzellig C49.9
– vulvovaginal C57.8
Rhabdonema intestinale, Befall B78.9
Rhabdosarkom – s.a. Tabelle der Neubildungen (S. 1358) C49.9
Rhachischisis Q05.9
Rhagade R23.4
– After K60.2
– Brust, postpartal O92.10
– Brustwarze N61.0
–– gestationsbedingt, mit Schwierigkeiten beim Anlegen O92.11
–– in der Schwangerschaft O92.10
–– postpartal O92.10
– Finger R23.4
– Haut R23.4
– Lippe K13.0
– mit Dermatitis, und Ekzem L30.8
– Mundwinkel K13.0
– Rektum K60.2
– Vulva N90.8
Rhagadiform
– Ekzem, tylotisch L30.3
– Hyperkeratose L85.8
Rhegmatogen
– Ablatio retinae H33.0
– Ablösung, Netzhaut, autosomal-dominant H33.0
– Amotio retinae H33.0
Rhesus-Faktor – s. Rh-Faktor

Rheuma M79.09
Rheumafaktor-negativ, Polyarthritis, juvenil M08.3
– mit Antikörper, antinukleär M08.3
Rheumafaktor-positiv, Polyarthritis, juvenil M08.00
Rheumaherz I09.9
Rheumaknoten M06.30
Rheumalunge M05.19† J99.0*
Rheumatisch – s.a. Art der Krankheit
Rheumatismus M79.09
– akut M79.09
– bei Ruhr M02.39
– chronisch M79.09
– durch
–– Apatit M11.09
–– Hydroxylapatit M11.09
– extraartikulär M79.09
– fibroblastisch M06.89
– Gelenk M79.09
–– akut M79.09
––– mit Beteiligung, Herz I01.9
–– subakut M79.09
– Herz I09.9
– mit Pneumonie I00† J17.8*
– neuralgisch M79.09
– palindrom M12.39
– psychogen F45.8
– subakut M79.09
– tuberkulös a.n.k. A18.0† M01.19*
– Weichteile M79.09
Rheumatoid
– Arthritis M06.99
–– Wirbelsäule M45.09
– Bursitis M06.29
– Karditis M05.39† I52.8*
– Krankheit, Lunge M05.19† J99.0*
– Myokarditis M05.39† I41.8*
– Perikarditis, bei Polyarthritis, seropositiv, chronisch M05.30† I32.8*
– Polyarthritis M06.90
– Spondylitis M45.09
– Tortikollis M06.88
– Vaskulitis M05.29
Rhinitis J31.0
– akut J00
–– eitrig J00
– allergisch J30.4
–– bei Asthma J45.09
–– durch
––– Epithelien, tierisch J30.3
––– Federn J30.3
––– Inhalationsallergen a.n.k. J30.3
––– Kapok J30.3
––– Pollen J30.1
–– ganzjährig bestehend J30.3
–– jahreszeitlich bedingt a.n.k. J30.2
–– nicht jahreszeitlich bedingt J30.3
–– vasomotorisch J30.4
– anaphylactica J30.4
– anterior J31.0 ►

Rhinitis J31.0 *(Forts.)*
– atopisch J30.4
– atrophisch J31.0
–– chronisch J31.0
– borkig J31.0
– chronisch J31.0
–– beim Neugeborenen P28.8
– durch
–– Pneumokokken J00 B95.3!
–– Pollen J30.1
– eitrig J31.0
–– chronisch J31.0
– fibrinös J31.0
– granulomatös J31.0
–– chronisch J31.0
– hyperplastisch, chronisch J31.0
– hypertrophisch J31.0
–– chronisch J31.0
– infektiös J00
– katarrhalisch J31.0
– konnatal, frühsyphilitisch A50.0
– membranös J31.0
– mit Heufieber J30.1
– obstruktiv J31.0
–– chronisch J31.0
– sicca J31.0
–– anterior J31.0
–– chronisch J31.0
– simplex J31.0
– suppurativ J31.0
– syphilitisch A52.7† J99.8*
– tuberkulös A16.8
–– bakteriologisch oder histologisch gesichert A15.8
– ulzerös J31.0
–– chronisch J31.0
– vasomotorica J30.0
–– allergica J30.4
Rhinoallergie J30.4
– chronisch J30.4
Rhinoblennorrhoe J31.0
Rhinobronchial, Katarrh, chronisch J31.1
Rhinobronchitis J40
– akut J20.9
– allergica J45.09
– eitrig J41.1
Rhinocladium, Infektion B42.9
Rhinoconjunctivitis
– allergica saisonalis H10.8
– pollinosa H10.8
Rhinodakryolith H04.5
Rhinodiphtherie A36.8
Rhinodymie Q18.8
Rhinokonjunktivitis H10.8
– saisonal H10.8
Rhinokyphose Q67.4
Rhinolalia R49.2
– aperta R49.2
– clausa R49.2
– mixta R49.2

Rhinolaryngitis
– akut J04.0
– chronisch J37.0
Rhinolaryngobronchitis J40
Rhinolith J34.8
– Nasennebenhöhle J34.8
Rhinolithiasis J34.8
Rhinolordose M95.0
Rhinomegalie J34.8
Rhinopapillom D14.0
Rhinopathia
– pollinosa J30.1
– sicca J31.0
– vasomotorica J30.0
Rhinopathie J34.8
– allergisch J30.4
–– ganzjährig bestehend J30.3
–– mit Asthma bronchiale J45.09
– hyperplastisch J31.0
– medikamentös J31.0
– polypös J33.9
Rhinopharyngeal, Katarrh
– akut J00
– chronisch J31.1
Rhinopharyngitis J00
– akut J00
– allergisch J30.4
– atrophisch J31.1
– chronisch J31.1
– durch Streptokokken J00 B95.5!
– eitrig J00
– fiebrig J00
– infektiös J00
– septisch J00
– sicca J31.1
–– chronisch J31.1
– subakut J00
– ulzerös J31.1
Rhinopharyngobronchitis J40
Rhinopharyngolaryngitis J06.0
– akut J06.0
– allergisch J39.3
– chronisch J37.0
Rhinopharyngotracheitis J06.8
– akut J06.8
Rhinopharynx
– Atrophie J31.1
– Hyperplasie, lymphoid J35.2
– Narbe J39.2
– Ulkus J39.2
– Zyste J39.2
Rhinophasia R49.2
– aperta R49.2
– clausa R49.2
– mixta R49.2
Rhinophonia R49.2
– aperta R49.2
– clausa R49.2
– mixta R49.2
Rhinophym L71.1
Rhinorrhagie R04.0
Rhinorrhoe J34.8
– paroxysmal J30.3
– spasmodisch J30.3
– Zerebrospinalflüssigkeit G96.0
Rhinosalpingitis H68.0
Rhinoseptum, Deviation J34.2
– angeboren Q67.4
– erworben J34.2
Rhinosinubronchitis J40
– eitrig J41.1
Rhinosinusitis J32.9
– akut J01.9
– allergisch J30.4
– chronisch J32.9
–– mit Exazerbation J32.8
Rhinosinutracheitis J06.8
Rhinosklerom A48.8
Rhinosporidiose B48.1
Rhinosporidium seeberi, Infektion B48.1
Rhinotracheal, Katarrh J04.1
Rhinotracheitis J04.1
Rhinotracheobronchitis J40
Rhinovirus
– Bronchitis, akut J20.6
– Infektion B34.1
Rhinozerebral, Mukormykose B46.1† G99.8*
Rhizarthrose M18.9
– posttraumatisch M18.3
–– beidseitig M18.2
–– einseitig M18.3
– primär M18.1
–– beidseitig M18.0
–– einseitig M18.1
– sekundär a.n.k. M18.5
–– beidseitig M18.4
–– einseitig M18.5
Rhizomel
– Chondrodysplasia punctata, Typ
–– 1 Q77.3
–– 2 Q77.3
–– 3 Q77.3
–– 5 Q77.3
– Syndrom, Typ Urbach Q87.1
Rhizopus, Infektion B46.5
RHOH, Mangel, mit Immundefekt, T-Zellen D81.8
Rhombenzephalosynapsis Q04.3
Rhonchopathie R06.5
Rhus-Dermatitis L23.7
RHYNS[Retinitis pigmentosa, Hypopituitarismus, Nephronophthise und Skelettdysplasien]-Syndrom Q87.8
Rhythmus
– 24-Stunden-, Umkehr, psychogen F51.2
– ektopisch I49.8
– Galopp- R00.8
– heterotop I49.8
– idioventrikulär I44.3
– Koronarsinus- I49.8
– Nacht-Tag-, Umkehr, psychogen F51.2
– Schlaf-Wach-, Störung G47.2 ►

Rhythmus *(Forts.)*
– Sinus-coronarius- I49.8
– Störung I49.9
–– Herz, ventrikulär I49.8
–– kardial I49.9
– zirkadian
–– Inversion G47.2
–– Umkehr, psychogen F51.2
Rhytidose L98.8
Rhytidosis facialis L98.8
Ribbing-Clement-Syndrom, Müller- Q78.8
Ribbing-Syndrom Q78.8
Riboflavin, Mangel E53.0
Ribose-5-Phosphat-Isomerase, Mangel E74.8
Ribosidurie, AICA[5-Amino-4-Imidazolcarboxamid]- E79.8
RICH [Schnell involutierendes kongenitales Hämangiom] D18.00
Rich-Syndrom, Hamman- J84.10
– mit akuter Exazerbation J84.11
– ohne Angabe einer akuten Exazerbation J84.10
Richards-Rundle-Syndrom Q87.8
Richardson-Olszewski-Syndrom, Steele- G23.1
Richardson-Syndrom G23.1
Richieri-Costa-da-Silva-Syndrom Q87.8
Richieri-Costa-Pereira-Syndrom Q87.8
Richieri-Costa-Syndrom, Naguib- Q87.8
Richner-Hanhart-Syndrom E70.2
Richter-Syndrom C91.10
Rickettsia
– akari
–– Infektion A79.1
–– Rickettsienpocken A79.1
– australis, Fleckfieber A77.3
– burnetii, Infektion A78
– conori
–– Fleckfieber A77.1
–– Zeckenbissfieber A77.1
– Infektion A79.9
– mooseri, Infektion A75.2
– orientalis, Infektion A75.3
– prowazeki, Infektion A75.0
– quintana, Infektion A79.0
– rickettsii
–– Fleckfieber A77.0
–– Zeckenbissfieber A77.0
– sibirica
–– Fleckfieber A77.2
–– Zeckenbissfieber A77.2
– tsutsugamushi, Infektion A75.3
– typhi, Infektion A75.2
Rickettsien
– Infektion A79.9
– Pneumonie A79.9† J17.0*
Rickettsienkrankheit, Untersuchung Z11
Rickettsienpocken A79.1
– durch Rickettsia akari A79.1
Rickettsiose a.n.k. A79.9
– durch
–– Ehrlichia sennetsu A79.8
–– Neorickettsia sennetsu A79.8 ►

Rickettsiose a.n.k. A79.9 *(Forts.)*
~ durch *(Forts.)*
–– Rickettsia akari A79.1
– vesikulär A79.1
Rickettsiosis varicelliformis A79.1
Riddoch-Syndrom H53.8
Riedel-Krankheit E06.5
Riedel-Leberlappen Q44.7
Riedel-Struma – s.a. Eisenharte Thyreoiditis E06.5
Rieger-Axenfeld-Anomalie Q13.8
Rieger-Syndrom Q13.8
– Axenfeld- Q13.8
– mit Glaukom Q13.8† H42.8*
Riehl-Syndrom L81.4
Riesen-Plättchen-Syndrom D69.1
Riesenaxonneuropathie G60.8
Riesenfaltengastritis K29.6
Riesenfibroadenom D24
– Brust D24
Riesenhämangiom, infantil D18.00
Riesenharnblase N32.8
Riesenhohlzyste, Niere N28.1
Riesenkolon, kongenital Q43.1
Riesenkondylom A51.3
Riesennävus, melanozytär, angeboren D22.9
Riesenniere Q63.3
– angeboren Q63.3
Riesenösophagus, kongenital Q39.5
Riesenpapillenkonjunktivitis H10.8
Riesenriss (nicht Orariss), bei Ablatio retinae H33.0
Riesenthrombozyten-Syndrom D69.1
Riesenureter
– idiopathisch N28.88
– kongenital Q62.2
Riesenwuchs E34.4
– bei Überfunktion, Hypophysenvorderlappen E22.0
– konstitutionell E34.4
Riesenzellarteriitis a.n.k. M31.6
– bei Polymyalgie, rheumatisch M31.5
– mit Myopathie M31.6† G73.7*
Riesenzellastrozytom, subependymal D43.2
Riesenzelleinschlusskrankheit B25.9
– zytomegal B25.9
Riesenzellen, bei Polymyalgia arteriitica M31.5
Riesenzellen-Retikulohistiozytom D76.3
Riesenzellengranuloarteriitis M31.3
Riesenzellepulis K06.8
Riesenzellglioblastom C71.9
Riesenzellgranulom K10.1
– Kieferknochen, reparativ K10.1
– peripher K06.8
– zentral K10.1
Riesenzellhepatitis, fetal P59.2
Riesenzellig
– Fibroadenom, intrakanalikulär D24
– Sarkom (ausgenommen Knochen) C49.9
– Tumor
–– chondromatös D16.9 ►

Riesenzellig *(Forts.)*
~ Tumor *(Forts.)*
–– Knochen D48.0
– Zementom D16.5
–– Oberkieferknochen D16.42
Riesenzellmyokarditis I40.8
Riesenzellthyreoiditis E06.1
Riesenzelltumor
– Pankreas, osteoklastisch C25.9
– Weichteile D48.1
Riesenzyste, Lunge, bullös J43.9
Rietti-Greppi-Micheli-Syndrom D56.9
Rifamycin
– Allergie T88.7
– Überempfindlichkeit T88.7
Rift-Tal-Fieber A92.4
Riga-Krankheit, Fede- K14.0
Riggs-Syndrom, Hall- Q87.8
Rigid-Spine-Syndrom G71.2
Rigide
– Beckenboden, mit Schnittentbindung O34.8
– Cervix uteri, mit Schnittentbindung O34.4
– Hymen N89.6
– Perineum, mit Schnittentbindung O34.7
– Rundrücken M40.29
– Syndrom, hypokinetisch G23.8
– Vagina, mit
–– Hindernis, Geburt O65.5
–– Schnittentbindung O34.6
– Vulva, mit
–– Hindernis, Geburt O65.5
–– Schnittentbindung O34.7
Rigidität
– Abdomen, mit Schmerzen, Abdomen, stark R10.0
– abdominal R19.3
– artikulär, multipel, kongenital Q68.8
– Beckenboden
–– bei
––– Entbindung O34.8
––– Schwangerschaft O34.8
–– mit
––– Hindernis, Geburt O65.5
––– Schädigung, Fetus/Neugeborenes P03.8
– Cervix uteri, mit
–– Hindernis, Geburt O65.5
–– Schädigung, Fetus/Neugeborenes P03.8
– Perineum
–– Betreuung, Mutter O34.7
–– mit Hindernis, Geburt O65.5
– Skelettmuskulatur R29.8
– Vagina, mit Hindernis, Geburt O65.5
– Vulva, mit Hindernis, Geburt O65.5
– Wirbelsäule M53.89
Riley-Day-Syndrom G90.1
Riley-Ruvalcaba-Syndrom, Bannayan- Q89.8
Riley-Smith-Syndrom Q89.8
Rinde, Nekrose
– akut, bei Versagen, Niere, akut N17.19
–– Stadium
––– 1 N17.11 ►

Rinde, Nekrose *(Forts.)*
~ akut, bei Versagen, Niere, akut N17.19 *(Forts.)*
~~ Stadium *(Forts.)*
––– 2 N17.12
––– 3 N17.13
– renal N17.19
–– Stadium
––– 1 N17.11
––– 2 N17.12
––– 3 N17.13
Rindenepilepsie G40.9
Rindenstar H25.0
Rindentaubheit H90.5
Rinderbandwurm, Infektion B68.1
Rinderfinnenbandwurm, Befall B68.1
Rinderprotein, Überempfindlichkeit T78.1
Rindertuberkulose, übertragbar, mit Perlsucht, peritoneal A18.3† K93.0*
Ring
– Bandl- O62.4
– hämorrhoidal K64.9
– Retraktions-, Uterus, pathologisch O62.4
– Schatzki-, Ösophagus, unterer, erworben K22.2
Ring-Gießbeckenknorpelgelenk, Distorsion S13.5
Ring-Pankreas Q45.1
Ring-Schildknorpelgelenk, Distorsion S13.5
Ringchromosom Q93.2
– 1 Q93.2
– 2 Q93.2
– 3 Q93.2
– 4 Q93.2
– 5 Q93.2
– 6 Q93.2
– 7 Q93.2
– 8 Q93.2
– 9 Q93.2
– 10 Q93.2
– 11 Q93.2
– 12 Q93.2
– 13 Q93.2
– 14 Q93.2
– 15 Q93.2
– 16 Q93.2
– 17 Q93.2
– 18 Q93.2
– 19 Q93.2
– 20 Q93.2
– 21 Q93.2
– 22 Q93.2
– Y Q98.6
Ringchromosom-1-Syndrom Q93.2
Ringchromosom-2-Syndrom Q93.2
Ringchromosom-3-Syndrom Q93.2
Ringchromosom-4-Syndrom Q93.2
Ringchromosom-5-Syndrom Q93.2
Ringchromosom-6-Syndrom Q93.2
Ringchromosom-7-Syndrom Q93.2
Ringchromosom-8-Syndrom Q93.2
Ringchromosom-9-Syndrom Q93.2
Ringchromosom-10-Syndrom Q93.2

R

Ringchromosom-11-Syndrom Q93.2
Ringchromosom-12-Syndrom Q93.2
Ringchromosom-13-Syndrom Q93.2
Ringchromosom-14-Syndrom Q93.2
Ringchromosom-15-Syndrom Q93.2
Ringchromosom-16-Syndrom Q93.2
Ringchromosom-17-Syndrom Q93.2
Ringchromosom-18-Syndrom Q93.2
Ringchromosom-19-Syndrom Q93.2
Ringchromosom-20-Syndrom Q93.2
Ringchromosom-21-Syndrom Q93.2
Ringchromosom-22-Syndrom Q93.2
Ringdermoid, Kornea D31.1
Ringelförmig, Ausschlag R23.8
Ringelhaare Q84.1
– kongenital Q84.1
Ringelröteln B08.3
Ringelröteln-Phobie F45.2
Ringförmig
– Abtrennung, Cervix uteri, bei Entbindung O71.3
– Chromosom Q93.2
– Hautfalte, Extremität, multipel Q82.8
– Kontraktur, Komplikation, Entbindung O62.4
– Retinopathie, äußere, akut H30.8
– Skotom H53.4
– Ulcus corneae H16.0
Ringfraktur, Schädelbasis S02.1
Ringknorpel
– Agenesie, Larynx Q31.8
– Anomalie Q31.8
– Atresie Q31.8
– Deformität
–– angeboren Q31.8
–– erworben J38.7
– Fehlen, angeboren Q31.8
– Fraktur S12.8
– Hypoplasie Q31.2
– Spalte, hintere Q31.8
– Stenose J38.6
– Verschluss, mangelhaft Q31.8
Ringpessar, mit Druckulkus, Vagina N89.8
Ringsideroblasten, mit Anämie, refraktär D46.1
Ringskotom H53.4
– Gesichtsfeld H53.4
Ringstar, nach Soemmering H26.4
Ringulkus, Hornhaut, rheumatisch H16.0
Rinnensyndrom, Bizeps- M75.0
Rio-Bravo-Enzephalitis A85.8† G05.1*
Rippe
– Agenesie Q76.6
– akzessorisch Q76.6
– Anomalie Q76.6
– Blockierung M99.88
–– erste M99.88
– Chondritis M94.0
– Chondrosarkom C41.30
– Deformität M95.4
–– angeboren Q76.6
– Dislokation S23.2
– Distorsion S23.4 ►

Rippe *(Forts.)*
– erste, Fraktur S22.31
– Ewing-Sarkom C41.30
– Fehlen
–– angeboren Q76.6
–– erworben Z90.8
– Fraktur S22.32
–– mit Thorax, instabil S22.5
–– multipel S22.40
––– mit Fraktur, Rippe, erste S22.41
– Fusion Q76.6
– Gleit- M89.88
– Hals- Q76.5
– Hypoplasie Q76.6
– Karzinom C79.5
– Komplikation, mechanisch, durch Osteosynthesevorrichtung, intern T84.28
– Lageanomalie, kongenital Q76.6
– Melanoma in situ D03.5
– Osteosarkom C41.30
– Prellung S20.2
– Sarkom C41.30
– Schmerzen R07.3
– Serienfraktur S22.40
–– mit Beteiligung von
––– 2 Rippen S22.42
––– 3 Rippen S22.43
––– 4 und mehr Rippen S22.44
– Spaltung Q76.6
– Tietze-Chondritis M94.0
– überzählig, Halsregion Q76.5
– Verschiebung M89.88
– Verschmelzung, angeboren Q76.6
Rippen, Dysplasie, fibrös, monostotisch M85.08
Rippenfell
– Abszess J86.9
–– mit Fistel J86.0
– Adhäsion J94.8
–– tuberkulös a.n.k. A16.5
– Empyem J86.9
– Entzündung R09.1
–– akut R09.1
–– eitrig J86.9
– Tuberkulose A16.5
–– progressiv, primär A16.7
Rippengegend
– hinten
–– Verletzung, oberflächlich S20.40
–– Wunde, offen S21.2
– Verbrennung T21.02
– Verletzung, multipel, oberflächlich S20.7
– vorn
–– Verletzung, oberflächlich S20.30
–– Wunde, offen S21.1
– Wunde, offen S21.9
Rippenknorpel
– Dislokation S23.2
– Distorsion S23.4
– Dystrophie M94.0
– Fraktur S22.32
Rippenregion, Décollement subkutan S20.06

Rippenwinkel, Schwarte J94.1
Rippenwirbelgelenk [Articulatio costovertebralis], Blockierung M99.88
Rippling-Muskelkrankheit G71.8
– mit Myasthenia gravis G71.8 G70.0
Risiko, genetisch, erhöht, beim Fetus O35.9
Risikofaktor
– in der Anamnese a.n.k. Z91.8
– Sexualverhalten Z72.8
Risikoschwangerschaft Z35.9
– Überwachung Z35.9
–– durch soziales Problem bedingt Z35.8
Riskant, Sexualverhalten Z72.8
Riss
– Achillessehne S86.0
– Aderhaut H31.3
– alt
–– mit
––– Ablation, Meniskus M23.29
––– Schädigung, Meniskus M23.29
–– Muttermund N88.1
– anal S31.80
–– nichttraumatisch K60.2
– Analsphinkter S31.80
– Aorta I71.8
– Arterie I77.2
– Außenband, Knie
–– komplett S83.43
–– partiell S83.43
– Band T14.3
– Beckenboden, Komplikation, Entbindung O70.1
– Beckenorgane
–– als Geburtsverletzung der Mutter O71.5
–– bei Abort, ärztlich, misslungen O07.3
–– Komplikation, bei Abort, misslungen O07.8
– bei Ablatio retinae H33.0
– Cervix uteri
–– alt N88.1
–– bei Geburt O71.3
–– nichtpuerperal, nichttraumatisch N88.1
–– traumatisch S37.6
– Damm S31.0
–– bei
––– Entbindung O70.9
––– Geburt
–––– 1. Grades O70.0
–––– 2. Grades O70.1
–––– 3. Grades O70.2
–––– 4. Grades O70.3
–– beim Mann S31.0
–– Dehiszenz O90.1
–– Heilung, sekundär O90.1
–– Komplikation, Entbindung O70.9
–– mit
––– Beteiligung
–––– Analschleimhaut, bei Geburt O70.3
–––– Beckenboden, bei Geburt O70.1
–––– Dammmuskulatur, bei Geburt O70.1
–––– Frenulum labiorum pudendi, bei Geburt O70.0 ►

Riss *(Forts.)*
~ Damm S31.0 *(Forts.)*
~~ mit *(Forts.)*
~~~ Beteiligung *(Forts.)*
–––– Hymen, bei Geburt O70.0
–––– Labien, bei Geburt O70.0
–––– Rektumschleimhaut, bei Geburt O70.3
–––– Schamlippen, bei Geburt O70.0
–––– Septum rectovaginale, bei Geburt O70.2
–––– Sphinkter, bei Geburt O70.2
–––– Vagina, bei Geburt O70.0
–––– Vaginalmuskulatur, bei Geburt O70.1
–––– Vulva, bei Geburt O70.0
––– Hämatom, im Wochenbett O90.2
––– Zerreißung
–––– Vagina, als Komplikation, Entbindung O70.0
–––– Vaginalmuskel, mit Komplikation, Entbindung O70.1
–– nicht bei Geburt S31.0
–– partal, alt N81.8
–– post partum O90.1
–– sekundär O90.1
–– zentral, bei Entbindung O70.9
– Dammscheiden- S31.4
– Darm K63.1
– Ellenbogenseitenband, ulnar S53.3
– Emmet- O71.3
– Fingergelenkkapsel, bei Distorsion S63.60
– Frenulum linguae S01.54
– frisch, bei Distorsion, Meniskus S83.2
– Gebärmutterhals, alt N88.1
– Gelenkkapsel, traumatisch T14.3
– Gelenkknorpel, alt M24.19
– Gewebe, periurethral, bei Geburt O70.0
– Harnblase N32.4
–– als Geburtsverletzung der Mutter O71.5
–– traumatisch S37.22
– Innenband, Knie
–– komplett S83.44
–– partiell S83.44
– Innenmeniskus S83.2
–– Knie S83.2
– Innenmeniskushinterhorn S83.2
– Kapsel, bei Rissverletzung, Niere S37.02
– Klitoris S31.4
– Kniegelenkknorpel, akut S83.3
– Korbhenkel- S83.2
–– akut S83.2
–– Außenmeniskus S83.2
––– akut S83.2
–– Innenmeniskus S83.2
––– akut S83.2
–– Meniskus, Knie S83.2
–– Semilunarknorpel S83.2
– Kreuzband S83.50
–– hinteres
––– komplett S83.54
––– partiell S83.54
–– vorderes
––– komplett S83.53 ►

R
~~~

Riss *(Forts.)*
~ Kreuzband S83.50 *(Forts.)*
~~ vorderes *(Forts.)*
--- partiell S83.53
– Labien S31.4
– Leber S36.12
– Leberkapsel S36.13
– Ligament, traumatisch T14.3
– Ligamentum, Knie
-- alt M23.59
-- spontan M23.69
– Ligamentum latum uteri N83.8
-- als Geburtsverletzung der Mutter O71.6
– Magenschleimhaut K22.6
– Meningen S06.8
– Meniskus S83.2
-- akut S83.2
-- seitlich, Knie S83.2
– mesenterial S36.82
– Milz S36.08
-- Kapsel, ohne größeren Einriss des Parenchyms S36.02
– Muskel T14.6
-- alt M62.19
--- Beckenboden N81.8
-- nichttraumatisch M62.19
– Muskelfaser T14.6
-- Oberschenkel S76.4
-- Wade S86.9
– Nabelschnur
-- Komplikation, Entbindung O69.8
-- mit Schädigung, Fetus/Neugeborenes P50.1
– Nierenkapsel S37.02
– Nierenparenchym S37.03
– Nierenrinde S37.03
– Ora, bei Ablatio retinae H33.0
– perineal, sekundär, im Wochenbett O90.1
– Perineum S31.0
-- geringfügig, bei Geburt O70.0
-- mit Beteiligung
--- Frenulum labiorum pudendi, bei Geburt O70.0
--- Haut, bei Geburt O70.0
--- Labien, bei Geburt O70.0
--- Vagina, bei Geburt O70.0
--- Vulva, bei Geburt O70.0
– Quer-, Innenmeniskushinterhorn S83.2
– Retina
-- mit Ablösung, Retina H33.0
-- ohne Ablösung, Retina H33.3
– Scheide, hoch, bei Entbindung O71.4
-- ohne Riss, Damm O71.4
– Scheidendrittel
-- mittleres, unter der Geburt O71.4
-- oberes, unter der Geburt O71.4
– Sehne T14.6
– Seitenband
-- fibular, Knie
--- komplett S83.43
--- partiell S83.43
-- Kniegelenk S83.40 ►

Riss *(Forts.)*
~ Seitenband *(Forts.)*
-- tibial, Knie
--- komplett S83.44
--- partiell S83.44
– Semilunarknorpel S83.2
– Strecksehne T14.6
– Sulcus vaginalis, unter der Geburt O71.4
– Tentorium, durch Geburtsverletzung P10.4
– Urethra, bei Geburt O71.5
– Uterus S37.6
-- bei Geburt O71.1
-- vor Wehenbeginn O71.0
– Vagina S31.4
-- alt N89.8
– Vulva
-- alt N90.8
-- Komplikation, Entbindung O70.0
Rissquetschwunde T14.1
Rissverletzung
– Auge S05.3
-- mit Prolaps, und Verlust intraokularen Gewebes S05.2
-- ohne Prolaps, ohne Verlust intraokularen Gewebes S05.3
– Blutgefäß T14.5
– Großhirn, und Kleinhirn S06.38
– Herz
-- mit Eröffnung, Herzhöhle S26.83
-- ohne Eröffnung, Herzhöhle S26.82
– Leber
-- mittelschwer S36.14
-- schwer S36.15
– Lunge S27.32
– Milz, mit Beteiligung, Parenchym S36.03
– multipel, Großhirn, und Kleinhirn S06.28
– Niere, mit Verletzung
-- Nierenbecken S37.02
-- Nierenkapsel S37.02
– okulär, mit Ruptur, okulär S05.3
Risswunde T14.1
– multipel T01.9
Ritscher-Schinzel-Syndrom Q87.0
Ritter-Syndrom L00.0
Ritter-von-Rittershain-Krankheit L00.0
Rituell
– Abrasion, Zahn K03.1
– Beschneidung Z41.2
RIVA[Ramus intraventricularis anterior]-Stenose I25.11
Rivalität
– Geschwister- F93.3
– in der Peer-Gruppe F93.8
Rizin, Vergiftung T62.2
Rizinismus T62.2
RM – s. Rückenmuskel oder s. Rückenmark
RNASET2-defizient, Leukoenzephalopathie, zystisch E75.2
RNF13-assoziiert, Enzephalopathie, frühinfantil-epileptisch G40.4

RNU12-Genmutation, mit Ataxie, zerebellar, angeboren G11.1
RPLS [Reversibles posteriores Leukoenzephalopathiesyndrom] G93.6
Robert-Becken Q74.2
– mit Missverhältnis, fetopelvin O33.0
Roberts-Syndrom Q87.8
Roberts-Syndrom [Pseudothalidomidsyndrom] Q89.7
Robertson-Insertion Q95.8
Robertson-Syndrom, Argyll-
– atypisch H57.0
– nichtsyphilitisch H57.0
– syphilitisch A52.1† H58.0*
Robertson-Translokation Q95.8
Robin-Sequenz
– Defekt, Atriumseptum, mit Talipes equinovarus, und Persistenz, Ductus Cuvieri, links Q87.8
– Pierre-, mit
–– Anomalie, fazio-digital Q87.0
–– Oligodaktylie Q87.0
Robin-Syndrom Q87.0
– Pierre- Q87.0
Robinet-Faivre-Syndrom, Thauvin- Q87.3
Robinow-Silverman-Smith-Syndrom Q87.1
Robinow-Syndrom Q87.1
– autosomal-dominant Q87.1
– autosomal-rezessiv Q87.1
Robinson-Miller-Bensimon-Syndrom Q82.4
Robinson-Pascoe-Syndrom, Forney- Q87.8
Robinson-Syndrom, Snyder- Q87.8
Rocio-Virus, Enzephalitis A83.6
Rodentizide, Wirkung, toxisch T60.4
Rodentolepis nana, Befall B71.0
Roemheld-Syndrom F45.37
Roessle-Urbach-Wiethe-Syndrom E78.88
Röhrenknochen
– Adamantinom C40.9
– Ameloblastom C40.9
– und Wirbelsäule, Störung, Wachstum, bei Osteochondrodysplasie Q77.9
Röntgenbefund, Darm, abnorm R93.3
Röntgendermatitis L58.9
Röntgenstrahlen
– Alopezie L58.1
– Dermatitis
–– akut L58.0
–– chronisch L58.1
– Nephritis N05.9
– Schaden a.n.k. T66
– Ulkus L58.1
– Verbrennung T30.0
– Verletzung a.n.k. T66
– Wirkung, schädlich a.n.k. T66
Röntgenuntersuchung Z01.6
– Brust Z12.3
– routinemäßig a.n.k. Z01.6
– Thorax, routinemäßig Z01.6
Rössle-Syndrom, Hanot- K74.5
Röteln – s.a. Rubella oder s.a. Rubeola B06.9
– Arthritis B06.8† M01.49* ▶

Röteln – s.a. Rubella oder s.a. Rubeola B06.9 *(Forts.)*
– Arthropathie B06.8† M01.49*
– bei Schwangerschaft O98.5
– Embryofetopathie P35.0
– Embryopathie P35.0
– Impfung, Notwendigkeit Z24.5
– Infektion B06.9
– Inkubation Z20.4
– kongenital P35.0
–– mit Pneumonie P35.0
– Kontakt Z20.4
– mit
–– Enzephalitis B06.0† G05.1*
–– Enzephalomyelitis B06.0† G05.1*
–– Komplikation, neurologisch B06.0† G99.8*
–– Meningitis B06.0† G02.0*
–– Meningoenzephalitis B06.0† G05.1*
–– Myelitis B06.0† G05.1*
–– Pneumonie, angeboren P35.0
–– Pneumonitis, kongenital P35.0
–– Schaden, fetal P35.0
– Mutter, mit Schädigung, Fetus/Neugeborenes (Zustände unter B06.–) P00.2
– ohne Komplikation B06.9
– Pneumonie B06.8† J17.1*
– Ringel- B08.3
– Untersuchung Z11
– Vakzination Z24.5
Röteln-Immunität
– fehlend Z24.5
– fraglich Z24.5
Rötung R68.8
– Gesicht R23.2
– Haut L53.9
– Lippe, schmerzhaft K13.0
Roger-Syndrom Q21.0
Rogers-Meyer-Syndrom, Urban- Q87.8
Roggen, Allergie J30.1
ROHHAD[Schnell einsetzende Adipositas, hypothalamische Dysfunktion, Hypoventilation, autonome Dysregulation]-Syndrom E66.29† E35.8*
ROHHADNET[Schnell einsetzende Adipositas, hypothalamische Dysfunktion, Hypoventilation, autonome Dysregulation, neuroendokriner Tumor]-Syndrom E66.29† C80.9 E35.8*
Roifman-Chitayat-Syndrom Q87.8
Roifman-Syndrom Q87.5
Rokitansky-Küster-Hauser-Syndrom, Mayer-, Typ
– 1 Q51.8
– 2 Q87.8
Rolando-Epilepsie G40.08
– mit
–– paroxysmaler anstrengungsinduzierter Dyskinesie, und Schreibkrampf G40.08
–– Sprechapraxie G40.08 R48.2
Rollenkonflikt, sozial a.n.k. Z73
Rollstuhl, Anpassung Z46.8

Romano-Ward-Long-QT-Syndrom I49.8
Romano-Ward-Syndrom I49.8
Romberg-Atrophie, hemifazial G51.8
Romberg-Syndrom G51.8
Rombo-Syndrom Q82.8
Ronchese-Kern-Angioretikulomatose, Kazal- C46.9
ROP [Frühgeborenenretinopathie] H35.1
RORC-Genmutation, mit Immundefekt, autosomal-rezessiv, primär D84.8
Rosa-Flecken-Krankheit K03.3
Rosa-Krankheit T56.1
Rosacea
– erythematosa L71.8
– juvenilis L71.8
– lupoides L71.8
– papulopustulosa L71.8
– papulosa L71.8
– pustulosa L71.8
Rosaï-Dorfman-Destombes-Krankheit D76.3
Rosaï-Dorfman-Krankheit D76.3
Rosaï-Dorfman-Syndrom D76.3
Rosazea L71.9
– mit
–– Blepharitis L71.8† H03.8*
–– Blepharokonjunktivitis L71.8† H13.2*
–– Keratitis L71.8† H19.3*
–– Konjunktivitis L71.9† H13.2*
Rose A46
Rosenbach-Erysipeloid A26.0
Rosenbach-Krankheit A26.9
Rosenberg-Syndrom, Hench- M12.39
Rosenpollen, Allergie J30.1
Rosenthal-Faktor, Mangel D68.1
Rosenthal-Syndrom D68.1
– Melkersson- G51.2
Roseola infantum B08.2
Roseolen B09
Rosettenbildend, Tumor, glioneuronal D43.2
Rosettenstar H26.9
Ross-River-Fieber B33.1
Rossbach-Krankheit, psychogen F45.31
Rostring, Kornea H18.0 T90.4
Rot
– Albinismus, okulokutan E70.3
– Allergie [E 128] T78.4
– Auge H57.9
– Blutbild, pathologisch verändert R71
– Überempfindlichkeit [E 128] T78.4
Rot-Grün-Blindheit H53.5
Rot-Grün-Schwäche H53.5
Rotation
– Kolon
–– Ausbleiben Q43.3
–– unvollständig Q43.3
– manuell, mit Schädigung, Fetus P03.8
– Ovarstiel N83.5
– Urethra N36.8
– Zäkum
–– Ausbleiben Q43.3
–– unvollständig Q43.3 ►
Rotation *(Forts.)*
– Zahn K07.3
Rotationsanomalie
– Hüfte Q65.8
– Oberschenkel Q65.8
Rotationsblockierung, HWS-Bereich M99.81
Rotationsdeformität
– angeboren Q74.9
– Gelenk, erworben M21.89
– Hüfte, erworben M21.85
– Hüftgelenk, angeboren Q65.8
Rotationsskoliose, schwer M41.89
Rotatorenmanschette
– Distorsion S46.0
– Kapselanteil
–– Verstauchung S43.4
–– Zerrung S43.4
– Läsion M75.1
– Muskeln, und Sehnen, Verletzung S46.0
– Ruptur M75.1
–– nichttraumatisch
––– unvollständig M75.1
––– vollständig M75.1
–– Schulter M75.1
––– traumatisch S46.0
– Verletzung S46.0
Rotatorenmanschettensyndrom M75.1
Rotatorisch, Nystagmus H55
Rotavirus
– Diarrhoe A08.0
– Enteritis A08.0
– Gastroenteritis A08.0
– Infektion A08.0
Rotblindheit H53.5
Roth-Krankheit, Bernhard- G57.1
Rothmund-Thomson-Poikilodermie Q82.8
Rothmund-Thomson-Syndrom Q82.8
– Typ
–– 1 Q82.8
–– 2 Q82.8
Rothschild-Syndrom, Al-Awadi-Raas- Q87.2
Rotlauf A26.9
– Schweine- A26.0
Rotor-Syndrom E80.6
Rotschwäche H53.5
Rotsucht B05.9
Rott-Syndrom, Schilbach- Q87.8
Rotz A24.0
– akut A24.0
– chronisch A24.0
– Pseudo- A24.4
Roussy-Lévy-Syndrom G60.0
Roussy-Sarkoid, Darier- D86.3
Roussy-Syndrom, Déjerine- G93.88
Routineuntersuchung Z00.0
– gynäkologisch Z01.4
RR[Riva-Rocci]-Blutdruckwert
– Erhöhung R03.0
– niedrig R03.1
RSB [Rechtsschenkelblock] I45.1

RTTN, Defekt, mit Kleinwuchs, mikrozephal, primordial Q87.1
Rubella B06.9
– bei Schwangerschaft O98.5
– kongenital P35.0
– mit
–– Enzephalitis B06.0† G05.1*
–– Enzephalomyelitis B06.0† G05.1*
–– Komplikation a.n.k. B06.8
––– neurologisch B06.0† G99.8*
–– Meningitis B06.0† G02.0*
– Mutter, mit Schädigung, Fetus/Neugeborenes P00.2
– Pseudo- B08.2
Rubella-Panenzephalitis B06.0† G05.1*
Rubeola B06.9
– scarlatinosa B06.9
Rubeolen, Embryopathie P35.0
Rubeosis
– diabetica E14.60† L99.8*
–– bei
––– Typ-1-Diabetes mellitus E10.60† L99.8*
––– Typ-2-Diabetes mellitus E11.60† L99.8*
– faciei R23.2
– iridis H21.1
–– mit Glaukom H40.5
Rubinikterus R17.0
Rubinstein-Taybi-Syndrom Q87.2
– durch
–– CREBBP-Genmutation Q87.2
–– EP300-Genmutation Q87.2
Rucknystagmus H55
Rudimentär
– Arm Q71.9
– Auge Q11.2
– Cervix uteri Q51.8
– Infarkt
–– Herz I25.29
–– Myokard I25.29
– Ohrläppchen Q17.3
– Patella Q74.1
– Trachealbronchus Q32.4
– Uterus Q51.8
–– beim Mann Q56.1
– Vagina Q52.0
– Ventrikel, bei Verlagerung, Ventrikelseptum Q20.4
Rückbildung
– Mamma, mangelhaft, nach Laktation N64.8
– Ovar, mangelnd, mit Zyste, Ovar a.n.k. N83.2
– Uterus
–– Störung, im Wochenbett O90.8
–– verzögert, im Wochenbett O90.8
Rückbildungsmelancholie F32.8
Rücken
– Arthritis – s.a. Spondylitis M46.99
– Bandapparat, Relaxation M53.29
– Basaliom C44.59
– Beschwerden, myalgisch M79.18
– Bindegewebe, Sarkom C49.6
– Deformität M43.99 ►

Rücken *(Forts.)*
– Dekubitus L89.99
– Dislokation T09.2
– Distorsion T09.2
– flach M40.39
–– angeboren Q76.4
– Furunkel L02.2
– hohlrund M40.29
– Karbunkel L02.2
– Krankheit M53.99
– Leiden, deformierend M43.99
– Melanom, maligne C43.5
– Melanoma in situ D03.5
– Nävus D22.5
– Nekrose, Haut und Unterhaut, a.n.k. R02.04
– Neuralgie M54.89
– Phlegmone L03.3
– Prellung T09.05
– Satteldeformität M40.59
– Schmerzen M54.99
–– chronisch M54.99
–– haltungsabhängig M54.99
–– lumbal M54.5
–– psychogen F45.40
– unterer
–– Verletzung, oberflächlich S30.9
–– Zerquetschung S38.1
– Verätzung T21.44
–– 1. Grades T21.54
–– 2. Grades T21.64
–– 3. Grades T21.74
–– Grad
––– 2a T21.64
––– 2b T21.94
– Verbrennung T21.04
–– 1. Grades T21.14
–– 2. Grades T21.24
–– 3. Grades T21.34
–– Grad
––– 2a T21.24
––– 2b T21.84
– Verletzung S39.9
– Wunde, offen S21.2
Rückenhaut
– Abszess L02.2
– Karzinom C44.59
Rückenmark
– Abszess G06.1
–– durch Staphylokokken G06.1 B95.8!
–– embolisch G06.1
–– epidural G06.1
–– extradural G06.1
–– subarachnoidal G06.1
–– subdural G06.1
–– tuberkulös A17.8† G07*
– Affektion G95.9
– Agenesie Q06.0
– akzessorisch, unvollständig Q06.8
– Aneurysma I72.5
–– syphilitisch A52.0† I79.8*
– Anomalie Q06.9 ►

R

Rückenmark *(Forts.)*
– Aplasie Q06.0
– Arteriosklerose G95.18
– Blase G95.80
–– bei Taboparalyse A52.1
–– syphilitisch A52.1
– Blutung G95.10
–– beim Neugeborenen, durch Geburtsverletzung P11.59
– Claudicatio intermittens, arteriosklerotisch G95.18
– Deformität Q06.9
–– angeboren Q06.9
–– erworben G95.88
– Degeneration G31.88
–– amyloid E85.4† G32.8*
–– familiär a.n.k. G31.88
–– fettig G31.88
–– kombiniert
––– bei Anämie a.n.k. D51.0† G32.0*
––– subakut, bei Mangel, Vitamin B_{12} E53.8† G32.0*
–– syphilitisch A52.1
–– tuberkulös A17.8† G07*
– doppelt, unvollständig Q06.8
– Druck G95.2
– Dysplasie Q06.1
– Embolie G95.18
–– eitrig G06.1
– Entzündung G04.9
– Erguss G03.9
– Erschütterung T09.3
–– lumbal S34.0
–– thorakal S24.0
–– zervikal S14.0
– Erweichung G95.88
– Fehlbildung Q06.9
– Geburtsverletzung P11.59
– Gumma A52.1† G07*
– Hernie Q05.9
–– mit Hydrozephalus Q05.4
– Hypoplasie Q06.1
– Infarkt, akut G95.18
–– embolisch G95.18
–– nichtembolisch G95.18
– Infektion a.n.k. G04.9
–– durch Streptokokken G04.8 B95.5!
– Ischämie G95.18
– Karzinom C72.0
– Kompression G95.2
–– durch Vorfall, Bandscheibe a.n.k. M51.0† G99.2*
––– zervikal M50.0† G99.2*
–– spondylogen M47.19† G99.2*
– Krankheit G95.9
– Lähmung G83.8
– Läsion G95.9
– Lageanomalie, kongenital Q06.8
– Lateralsklerose G12.2
– Lazeration T09.3
–– beim Neugeborenen P11.59 ►

Rückenmark *(Forts.)*
– lumbal
–– Kontusion, mit Ödem S34.0
–– Querschnittverletzung
––– inkomplett S34.11
––– komplett S34.10
– Meningeom D32.1
– Multiple Sklerose G35.9
– Myelodysplasie Q06.1
– Myelomeningozele Q05.9
– Myelopathie G95.9
– Myeloradikulodysplasie Q06.1
– Nekrose G95.18
– Ödem G95.18
–– nichttraumatisch, vaskulär G95.18
–– traumatisch T09.3
– Paralyse G83.8
–– syphilitisch A52.1
– Prellung
–– Cauda equina S34.38
–– Conus medullaris S34.38
–– lumbal S34.0
–– thorakal S24.0
–– zervikal S14.0
– Ruptur T09.3
–– beim Neugeborenen P11.59
– Schädigung G95.9
–– angeboren Q06.9
–– bei
––– Fraktur
–––– Brustwirbel S22.00 S24.10
–––– Halswirbel S12.9 S14.10
–––– Kreuzbein S32.1 S34.18
–––– Lendenwirbel S32.00 S34.18
–––– Wirbelsäule T08.0 T09.3
––– funktionaler Höhe
–––– C1–C3 G82.60! *[nur Zusatzkode!]*
–––– C4–C5 G82.61! *[nur Zusatzkode!]*
–––– C6–C8 G82.62! *[nur Zusatzkode!]*
–––– L2–S1 G82.66! *[nur Zusatzkode!]*
–––– S2–S5 G82.67! *[nur Zusatzkode!]*
–––– T1–T6 G82.63! *[nur Zusatzkode!]*
–––– T7–T10 G82.64! *[nur Zusatzkode!]*
–––– T11–L1 G82.65! *[nur Zusatzkode!]*
–– mit
––– Deafferentierungsschmerzen G95.85
––– Detrusor-Sphinkter-Dyssynergie G95.84
–– traumatisch T09.3
– Schock T09.3
– Sklerose
–– disseminiert G35.9
–– progressiv G95.88
– Syphilis A52.1
– thorakal
–– Querschnittverletzung, komplett S24.11
–– Verletzung, Nervenwurzel S24.2
– Thrombose G95.18
–– arteriell G95.18
–– durch Syphilis A52.0† I79.8*
–– eitrigen Ursprungs G06.1
– Tuberkulose A17.8† G07* ►

Rückenmark *(Forts.)*
– und Gehirn, Verletzung, in Halshöhe T06.0
– unteres, Adhäsionssyndrom [Tethered-cord-Syndrom] Q06.8
– Verdoppelung Q06.8
– Verformung Q06.8
– Verletzung T09.3
–– Folgen T91.3
–– Halswirbelsäule S14.10
–– in funktionaler Höhe
––– C1 S14.71! *[nur Zusatzkode!]*
––– C2 S14.72! *[nur Zusatzkode!]*
––– C3 S14.73! *[nur Zusatzkode!]*
––– C4 S14.74! *[nur Zusatzkode!]*
––– C5 S14.75! *[nur Zusatzkode!]*
––– C6 S14.76! *[nur Zusatzkode!]*
––– C7 S14.77! *[nur Zusatzkode!]*
––– C8 S14.78! *[nur Zusatzkode!]*
––– L1 S34.71! *[nur Zusatzkode!]*
––– L2 S34.72! *[nur Zusatzkode!]*
––– L3 S34.73! *[nur Zusatzkode!]*
––– L4 S34.74! *[nur Zusatzkode!]*
––– L5 S34.75! *[nur Zusatzkode!]*
––– S1 S34.76! *[nur Zusatzkode!]*
––– S2-S5 S34.77! *[nur Zusatzkode!]*
––– T1 S24.71! *[nur Zusatzkode!]*
––– T2/T3 S24.72! *[nur Zusatzkode!]*
––– T4/T5 S24.73! *[nur Zusatzkode!]*
––– T6/T7 S24.74! *[nur Zusatzkode!]*
––– T8/T9 S24.75! *[nur Zusatzkode!]*
––– T10/T11 S24.76! *[nur Zusatzkode!]*
––– T12 S24.77! *[nur Zusatzkode!]*
–– lumbal S34.18
–– Nervenwurzel a.n.k. T09.4
–– thorakal S24.10
–– zervikal S14.10
– Vorderhornzellen, Hypoplasie Q06.1
– zervikal
–– Querschnittverletzung, komplett S14.11
–– Verletzung, Nervenwurzel S14.2
– Zyste G96.1
–– subdural G96.1
Rückenmarkarterie, Thrombose, syphilitisch A52.0† I79.8*
Rückenmarkgefäß, Varizen I86.88
Rückenmarkhäute
– Deformität
–– angeboren Q06.9
–– erworben G96.1
– lumbosakral, Verletzung S39.81
– Neubildung
–– bösartig C70.1
–– gutartig D32.1
– Schädigung, angeboren Q06.9
– thorakal, Verletzung S29.80
– Tuberkulose A17.0† G01*
– zervikal, Verletzung S19.80
– Zyste G96.1
Rückenmarksklerose, Friedreich- G11.1
Rückenmarksyndrom, zentral S24.12
Rückenmuskel, Insuffizienz M62.98
Rückenregion, Pannikulitis M54.09
Rückenstrecker, Myogelose M62.88
Rückfall, Malaria B54
Rückfallfieber A68.9
– durch
–– Läuse A68.0
–– Zecken A68.1
– Novy-, durch
–– Läuse übertragen A68.0
–– Zecken übertragen A68.1
Rückfluss
– Magensaft K21.9
– vesikoureterorenal N13.7
Rückgrat
– Synovitis, tuberkulös A18.0† M49.09*
– Tendosynovitis, tuberkulös A18.0† M49.09*
– Tuberkulose A18.0† M49.09*
Rückstand
– Sprachentwicklung F80.9
– Wachstum R62.8
Rückstau, Harn N13.9
Rückstauniere N13.3
Rückwärts- und Vorwärtsversagen, bei Insuffizienz, Herz I50.9
Rüsselbrust Q83.88
Ruheangina pectoris I20.8
Ruhedyspnoe R06.0
Ruhelosigkeit R45.1
Ruhr A09.0
– bakteriell A03.9
–– durch Shigella
––– boydii A03.2
––– flexneri A03.1
––– sonnei A03.3
– durch
–– Amöben A06.0
––– akut A06.0
––– Überträger Z22.1
–– Balantidien A07.0
–– Shiga-Kruse-Bakterien A03.0
– Rheumatismus M02.39
– Shiga-Kruse- A03.0
– Wasserharn- E23.2
Ruijs-Aalfs-Syndrom, mit Karzinom, hepatozellulär C22.0 Q87.8
Ruktation R14
Rumination R11
– beim Neugeborenen P92.1
– im Kleinkindalter F98.2
– neurotisch F42.0
– psychogen F42.0
– Zwangs- F42.0
Rumpf
– Abszess L02.2
– Amputation, traumatisch a.n.k. T09.6
–– Folgen T91.8
– Basaliom C44.59
– Deformität
–– angeboren Q89.9
–– erworben M95.8 ►

R

Rumpf *(Forts.)*
– Dislokation
–– Folgen T91.8
–– multipel T03.1
– Distorsion, mehrere T03.1
– Durchtrennung T05.8
– Erfrierung T35.3
–– Folgen T95.1
–– mit Nekrose, Gewebe T34.9
–– oberflächlich T33.9
– Fibromatose, pseudosarkomatös M72.48
– Fraktur
–– mit Beteiligung, Extremität T02.70
–– multipel T02.10
– Furunkel L02.2
– Karbunkel L02.2
– Lipom D17.1
– Lymphadenitis, akut L04.1
– Melanom, maligne a.n.k. C43.5
– Melanoma in situ D03.5
– Melanozytennävus D22.5
– Nävus D22.5
– Narbengewebe, Revision Z42.2
– Nekrose, Haut und Unterhaut, a.n.k. R02.04
– Operation, rekonstruktiv Z42.2
– Phlegmone L03.3
– Prellung T09.05
–– Folgen T91.0
–– Wirbelsäule T09.05
– Querschnittverletzung T05.8
– und Extremität, Zerquetschung T04.7
– Verätzung T21.40
–– 1. Grades T21.50
–– 2. Grades T21.60
–– 3. Grades T21.70
–– Folgen T95.1
–– Grad
––– 2a T21.60
––– 2b T21.90
– Verbrennung T21.00
–– 1. Grades T21.10
–– 2. Grades T21.20
–– 3. Grades T21.30
–– Folgen T95.1
–– Grad
––– 2a T21.20
––– 2b T21.80
– Verletzung T09.9
–– Folgen T91.9
–– innere, multipel T06.5
–– Muskel T09.5
––– Folgen T91.8
–– Nerv T09.4
––– Folgen T91.8
–– oberflächlich a.n.k. T09.00
––– Folgen T91.0
–– Sehne, Folgen T91.8
–– Weichteile, groß T09.1
– Verstauchung, Folgen T91.8
– Wunde, offen a.n.k. T09.1
–– Folgen T91.0 ►

Rumpf *(Forts.)*
~ Wunde, offen a.n.k. T09.1 *(Forts.)*
–– Lokalisation, multipel T01.1
– Zerquetschung T04.1
–– Folgen T91.8
–– Lokalisation, multipel T04.1
– Zerrung, Folgen T91.8
Rumpfgürtel, Dystrophie, Muskel G71.0
Rundforamen, Retina H33.3
Rundherd, Lunge R91
Rundle-Syndrom, Richards- Q87.8
Rundloch
– bei Ablatio retinae H33.0
– Retina, ohne Retinaablösung H33.3
Rundrücken M40.29
– als Spätfolge, Rachitis E64.3 M40.29
– fixiert M40.29
– Haltungsschaden M40.09
– mit Keilwirbel M40.29
– rigide M40.29
Rundzellengliom C71.9
Rundzellensarkom, undifferenziert, Knochen C41.9
Rundzellig
– Liposarkom C49.9
– Sarkom C49.9
Rundzelltumor
– desmoplastisch C49.9
– Peritoneum, desmoplastisch C48.2
Runge-Syndrom, Ballantyne- P08.2
Rupia
– connata A50.0
– syphilitisch, konnatal A50.0† L99.8*
– tertiär A52.7† L99.8*
Ruptur – s.a. Perforation
– Achillessehne S86.0
– Aderhaut H31.3
– Analsphinkter, Komplikation, Entbindung O70.2
– Aneurysma I72.9
–– Hirnarterie I60.7
––– syphilitisch A52.0† I68.8*
–– zerebral I60.9
– Aorta I71.8
–– syphilitisch A52.0† I79.0*
–– traumatisch S25.0
––– Abdomen S35.0
– Aorta abdominalis I71.3
–– traumatisch S35.0
– Aorta abdominalis descendens I71.3
– Aorta ascendens I71.1
– Aorta descendens I71.8
– Aorta descendens thoracalis I71.1
– Aorta thoracica I71.1
– Aortenbogen I71.1
– Aortenklappe I35.8
– Aortenwand I71.8
– Appendix K35.31
–– mit Peritonitis, generalisiert K35.2
– Arterie I77.2
–– Gehirn I61.9 ►

Ruptur – s.a. Perforation *(Forts.)*
~ Arterie I77.2 *(Forts.)*
–– Herz I21.9
–– traumatisch T14.5
– Augapfel S05.3
– Auge
–– mit Prolaps, und Verlust, Gewebe, intraokular S05.2
–– ohne Vorfall, Gewebe, intraokular S05.3
– Außenband, Sprunggelenk S93.2
–– oberes S93.2
– Baker-Zyste M66.0
– Band T14.3
–– Kniegelenk, alt M23.59
–– traumatisch, Sprunggelenk, oberes S93.2
– Bandscheibe
–– lumbal, mit Radikulitis M51.1† G55.1*
–– lumbosakral, mit Radikulitis M51.1† G55.1*
–– mit
––– Neuritis M51.1† G55.1*
––– Radikulitis M51.1† G55.1*
–– thorakal, mit Radikulitis M51.1† G55.1*
–– thorakolumbal, mit Radikulitis M51.1† G55.1*
–– traumatisch T09.2
––– lumbal S33.0
––– thorakal S23.0
––– zervikal S13.0
–– zervikal, mit Radikulitis M50.1† G55.1*
– Beckenboden, Komplikation, Entbindung O70.1
– Beckenorgane
–– bei Geburt O71.5
–– Komplikation, Entbindung O71.5
– bei
–– Abszess, Tuba uterina N70.9
–– Appendizitis K35.31
–– Dissektion, Aorta I71.04
–– Gangrän, Appendix K35.31
–– Salpingo-Oophoritis N70.9
–– Verätzung, Bulbus T26.7
–– Verbrennung, Bulbus T26.2
– Bizepssehne S46.2
– Blase, traumatisch S37.22
– Blinddarm K35.31
– Blutgefäß R58
–– Gehirn I61.9
–– Herz I21.9
–– Lunge I28.8
–– traumatisch T14.5
– Bronchus J98.0
– Bulbus
–– mit Prolaps, Glaskörper S05.2
–– ohne Prolaps S05.3
– Cervix uteri
–– als Geburtsverletzung der Mutter O71.3
–– traumatisch S37.6
– Chordae tendineae a.n.k. I51.1
–– Komplikation, akut, nach Myokardinfarkt, akut I23.4
– Chorioidea H31.3 ►

Ruptur – s.a. Perforation *(Forts.)*
– Circulus arteriosus cerebri I60.6
– Corpus luteum N83.1
– Darm K63.1
–– als Geburtsverletzung der Mutter O71.5
–– beim Fetus/Neugeborenen P78.0
–– nichttraumatisch a.n.k. K63.1
–– traumatisch S36.9
– Descemet-Membran H18.3
– Diaphragma, traumatisch S27.81
– Dickdarm K63.1
– Divertikel, Darm K57.82
– Ductus choledochus K83.2
– Ductus cysticus K82.2
– Ductus hepaticus K83.2
– Ductus thoracicus I89.8
– Duodenalstumpf K31.88
– Duodenum
–– als Geburtsverletzung der Mutter O71.5
–– beim Fetus/Neugeborenen P78.0
–– traumatisch S36.41
– Eileiter N83.8
–– durch Schwangerschaft O00.1
– Faszie T14.3
– Fehlbildung, arteriovenös, zerebral I60.8
– Fingerband
–– kollateral, traumatisch S63.4
–– palmar, traumatisch S63.4
–– volar, traumatisch S63.4
– Fistel, arteriovenös, Gehirn I60.8
– Fontanelle P13.1
– Fornix, nichttraumatisch N28.80
– Frenulum linguae S01.54
– Gallenblase K82.2
– Gallengang K83.2
– Gelenkkapsel, traumatisch T14.3
– Gelenkknorpel, frisch T14.3
– Gewebe, periurethral, bei Geburt O70.0
– Graaf-Follikel N83.0
– Harnblase N32.4
–– als Geburtsverletzung der Mutter O71.5
–– bei Fehlgeburt O08.6
–– extraperitoneal, traumatisch S37.22
–– intraperitoneal, traumatisch S37.22
–– nichttraumatisch N32.4
–– traumatisch S37.22
– Herz I21.9
–– traumatisch S26.88
– Herzbeutel I21.9
– Herzwand
–– mit Hämoperikard, nach Myokardinfarkt, akut I23.0
–– ohne Hämoperikard, Komplikation, akut, nach Myokardinfarkt, akut I23.3
– Hirngefäß I61.9
– Hornhaut
–– mit Prolaps, Iris S05.2
–– ohne Prolaps, Iris S05.3
– Hymen, unbeabsichtigt, nichttraumatisch N89.8
– Ileum
–– als Geburtsverletzung der Mutter O71.5 ►

R

Ruptur – s.a. Perforation *(Forts.)*
~ Ileum *(Forts.)*
-- beim Fetus/Neugeborenen P78.0
-- nichttraumatisch K63.1
-- traumatisch S36.49
- Innenband, Kniegelenk S83.44
- Intestinum
-- als Geburtsverletzung der Mutter O71.5
-- traumatisch S36.9
- Iris H21.5
- Jejunum
-- als Geburtsverletzung der Mutter O71.5
-- beim Fetus/Neugeborenen P78.0
-- nichttraumatisch K63.1
-- traumatisch S36.49
- Kapillaren I78.8
- Kapsel, Mammaprothese T85.4
- kardial I21.9
- Knorpel, Knie S83.3
- Kolon
-- als Geburtsverletzung der Mutter O71.5
-- beim Fetus/Neugeborenen P78.0
-- nichttraumatisch K63.1
-- traumatisch S36.50
- Korbhenkel-, Innenmeniskus S83.2
- Koronararterie I21.9
- Kreuzband S83.50
-- Kniegelenk S83.50
-- vorderes, Kniegelenk S83.53
--- alt M23.51
- Leber S36.12
-- durch Geburtsverletzung P15.0
-- spontan, als Komplikation, Schwangerschaft O26.68
-- traumatisch S36.12
- Ligament T14.3
-- kollateral, traumatisch S63.4
-- traumatisch T14.3
- Ligamentum collaterale carpi radiale, traumatisch S63.3
- Ligamentum collaterale carpi ulnare, traumatisch S63.3
- Ligamentum collaterale radiale, traumatisch S53.2
- Ligamentum collaterale ulnare, traumatisch S53.3
- Ligamentum palmare, traumatisch S63.4
- Ligamentum radiocarpeum dorsale, traumatisch S63.3
- Ligamentum radiocarpeum palmare, traumatisch S63.3
- Ligamentum ulnocarpeum palmare, traumatisch S63.3
- Lungengefäß I28.8
- Lymphgefäß I89.8
- Magen K31.88
-- spontan, nichttraumatisch K31.88
-- traumatisch S36.3
- Meningenarterie I60.8
- Meniskus S83.2
-- alt M23.29 ►

Ruptur – s.a. Perforation *(Forts.)*
~ Meniskus S83.2 *(Forts.)*
-- Ellenbogen, alt M24.12
-- Schulter, alt M24.11
- mesenterial S36.82
- Mesenterium, nichttraumatisch K66.8
- Milz S36.08
-- bei Malaria
--- tertiana B51.0† D77*
--- vivax B51.0† D77*
-- durch Geburtsverletzung P15.1
-- kongenital P15.1
-- nichttraumatisch D73.5
-- Parenchym, massiv S36.04
-- traumatisch S36.08
- Milzvene R58
- Mitralklappe I34.88
- Muskel T14.6
-- nichttraumatisch M62.19
-- traumatisch T14.6
- Muskel-Sehnen-Verbindung, nichttraumatisch M66.59
- Myokard I21.9
-- traumatisch S26.88
- Nabelschnur, Komplikation, Entbindung O69.8
- Neoblase N32.4
- Niere S37.03
-- durch Geburtsverletzung P15.8
-- nichttraumatisch N28.80
-- traumatisch S37.03
- Nierenbecken S37.02
-- nichttraumatisch N28.80
- Nierenkelch, nichttraumatisch N28.80
- Nierenparenchym S37.03
-- komplett S37.03
- Ösophagus K22.3
- okulär, bei Rissverletzung, okulär S05.3
- Operationswunde T81.3
- Ovar N83.8
- Pankreas
-- nichttraumatisch K86.88
-- traumatisch S36.20
- Papillarmuskel a.n.k. I51.2
-- Komplikation, akut, nach Myokardinfarkt, akut I23.5
- Penis S31.2
-- traumatisch S31.2
- Perineum
-- geringfügig, bei Geburt O70.0
-- mit Beteiligung
--- Frenulum labiorum pudendi, bei Geburt O70.0
--- Haut, bei Geburt O70.0
--- Labien, bei Geburt O70.0
--- Vagina, bei Geburt O70.0
--- Vulva, bei Geburt O70.0
-- nichtgeburtshilflich N90.8
-- nichttraumatisch N90.8
- Prostata, traumatisch S37.82
- Pulmonalgefäß I28.8
- Pulmonalklappe I37.8 ►

Ruptur – s.a. Perforation *(Forts.)*
– Pyosalpinx N70.9
– Quer-, Niere S37.03
– Randsinus, plazentar, mit Blutung O46.8
– Rektum
–– als Geburtsverletzung der Mutter O71.5
–– beim Fetus/Neugeborenen P78.0
–– nichttraumatisch K63.1
– Retina H33.3
–– traumatisch
––– mit Ablösung, Retina H33.0
––– ohne Ablösung H33.3
– Rotatorenmanschette M75.1
–– nichttraumatisch
––– unvollständig M75.1
––– vollständig M75.1
–– Schulter M75.1
––– traumatisch S46.0
– Rückenmark T09.3
–– beim Neugeborenen P11.59
– Schambeinfuge
–– bei Geburt O71.6
–– traumatisch S33.4
– Sehne T14.6
–– nichttraumatisch M66.59
–– traumatisch T14.6
– Semilunarknorpel S83.2
– Sigma
–– als Geburtsverletzung der Mutter O71.5
–– beim Fetus/Neugeborenen P78.0
–– nichttraumatisch K63.1
–– traumatisch S36.54
– Sklera S05.3
– spontan
–– Beugesehne M66.39
–– Strecksehne M66.29
– Supraspinatussehne, nichttraumatisch
–– unvollständig M75.1
–– vollständig M75.1
– Symphyse
–– bei Schwangerschaft O26.7
–– traumatisch S33.4
––– bei Geburt O71.6
– Synovialis M66.19
– Tonsille J35.8
– Tränenweg, traumatisch S05.8
– traumatisch, Komplex, triangulär, fibrokartilaginär S63.3
– Trikuspidalklappe I07.8
– Trommelfell
–– mehrfach H72.8
–– nichttraumatisch H72.9
–– total H72.8
–– traumatisch S09.2
– Tuba uterina N83.8
– und
–– Destruktion, Augapfel, bei Verätzung, Auge T26.7
–– Zerstörung, Augapfel, bei Verbrennung, Auge T26.2 ►

Ruptur – s.a. Perforation *(Forts.)*
– Ureter S37.1
–– nichttraumatisch N28.88
–– traumatisch S37.1
– Urethra N36.8
–– als Geburtsverletzung der Mutter O71.5
–– bei Fehlgeburt O08.6
–– nichttraumatisch N36.8
–– traumatisch S37.30
– Uterus S37.6
–– bei Geburt O71.1
–– mit Schädigung, Fetus/Neugeborenes
––– nach Wehen P03.8
––– während Wehen P03.8
–– nichtpuerperal, nichttraumatisch N85.8
–– traumatisch S37.6
–– vor Beginn, Wehen O71.0
– Vagina S31.4
–– Komplikation, Entbindung O70.0
–– traumatisch S31.4
– Vena cava R58
– Vorhof I21.9
– Vulva, Komplikation, Entbindung O70.0
– Wunde, postoperativ T81.3
– Zyste
–– Corpus luteum N83.1
–– Poplitea M66.0
–– synovial M66.19
Rupturiert – s. Art der Krankheit
– Abszess, peritoneal K65.09
Russel-Dysenterie, Hiss- A03.1
Russell-Syndrom, Silver- Q87.1
– durch Imprintingdefekt von 11p15 Q87.1
Russisch, Frühsommer-Meningoenzephalitis A84.0
Ruvalcaba-Myhre-Smith-Syndrom Q89.8
Ruvalcaba-Syndrom Q87.8
– Bannayan-Riley- Q89.8
RVCLS [Retinale Vaskulopathie mit zerebraler Leukoenzephalopathie und systemischen Manifestationen] Q28.38 Q14.1
RWS [Romano-Ward-Syndrom] I49.8

– S –

S-Adenosylhomocystein-Hydrolase
– Defizienz, mit Retardierung, psychomotorisch E72.1
– Mangel, mit Hypermethioninämie E72.1
S-förmig, Skoliose, LWS M41.96
S1-Ischialgie M54.3
S1-Syndrom M54.18
SAB [Subarachnoidalblutung] I60.9
– durch Aneurysma, rupturiert, zerebral I60.9
Sabouraud-Syndrom Q84.1
Saccharase, Mangel E74.3
Saccharase-Isomaltase, Mangel, kongenital E74.3
Saccharopin-Dehydrogenase, Mangel E72.3
Saccharopinurie E72.3
Saccharose, Intoleranz E74.3
Saccharose-Isomaltose-Intoleranz, angeboren E74.3
Saccharose-Isomaltose-Malabsorption E74.3
Sacculus
– Degeneration, kongenital Q16.5
– Dilatation, angeboren Q16.5
Sachs-Krankheit, Tay- E75.0
– amaurotisch, familiär E75.0
Sack, Hernien-, durch Verlagerung, Ovar N83.4
Sack-Barabas-Syndrom Q79.6
Sackartig, Ausstülpung, Uterus, gravid, Komplikation, Entbindung O34.5
Sackförmig
– Aneurysma I72.9
–– zerebral, rupturiert I60.9
––– angeboren I60.9
– Bronchiektasie J47
Sacklunge J98.4
Sackniere N13.3
– hydronephrotisch N13.3
Sacks-Syndrom, Libman- M32.1† I39.8*
Sacrum arcuatum Q76.4
Sadismus F65.5
– sexuell F65.5
Sadomasochismus F65.5
SADS [Sudden Adult Death Syndrome] R96.0
SADS [Sudden Arrhythmic Death Syndrome] I49.9
Saethre-Chotzen-Syndrom Q87.0
Säbelbein, syphilitisch A50.5† M90.29*
Säbelscheidendeformität, Tibia, syphilitisch A50.5† M90.26*
Säbelscheidentrachea J98.0
Sämisch-Geschwür H16.0
– Kornea H16.0
Sängerknötchen J38.2
Säuberung, Körperöffnung, künstlich Z43.9
Säuferleber K70.9
Säugling – s.a. Fetus/Neugeborenes
– Diarrhoe A09.9
–– mit Exsikkose A09.9 E86 ►
Säugling – s.a. Fetus/Neugeborenes *(Forts.)*
– Dystrophie R64
– Ekzem L20.8
–– akut L20.8
–– chronisch L20.8
– Enteritis A09.9
–– mit Exsikkose A09.9 E86
– Gastroenteritis A09.9
–– mit Exsikkose A09.9 E86
– Hypoglykämie, durch Diabetes mellitus, Mutter P70.1
– mit Milchschorf L21.1
– Otitis H66.9
– Pneumonie J18.9
– Retikuloendotheliose, akut C96.0
– Retikulose, akut C96.0
– Skoliose M41.09
Säuglingsbotulismus A05.1
Säuglingsepilepsie, benigne, mit Anfall, komplexfokal G40.08
Säure
– Exposition T54.9
– Kontaktdermatitis, toxisch L24.5
– Verätzung T30.4
–– Hornhaut, Auge T26.6
Säure-Basen-Gleichgewicht, Störung, gemischt E87.4
Säure-Basen-Haushalt, fetal, gestört, bei Entbindung O68.3
Säureindigestion K30
Safranleber K76.0
Sagittal
– Frontzahnstufe K07.2
– Septum, Vagina Q52.1
Sagittalnaht, Synostose
– isoliert Q75.0
– nicht-syndromal Q75.0
– vorzeitig Q75.0
Sagomilz E85.4† D77*
Saint-Trias K44.9
Sainton-Syndrom, Scheuthauer-Marie- Q74.0
Saisonal
– Rhinitis, allergisch J30.2
– Rhinokonjunktivitis H10.8
– Störung, depressiv F33.9
–– Episode, rezidivierend F33.8
Sakati-Syndrom
– Sanjad- Q87.1
– Woodhouse- G23.0
Sakkadisch, Intrusion, bei Ataxie, zerebellär, autosomal-rezessiv G11.8
Sakkulär, Aneurysma, zerebral, familiär Q28.30
Sakral
– Kompression, Wurzel M54.18
– Nervenwurzel, Verletzung S34.2
– Reizung, Wurzel M54.18
– Spina bifida
–– mit Hydrozephalus Q05.3
–– ohne Hydrozephalus Q05.8
– Spondylose M47.88
–– mit Myelopathie M47.18† G99.2* ►

Sakral *(Forts.)*
– Ulkus L98.4
–– dekubital L89.94
Sakralgegend
– Prellung S30.0
– Spondylarthrose M47.88
– Wunde, offen S31.0
Sakralgie M53.3
Sakralisation Q76.4
– mit LWS-Syndrom M54.17
Sakrallipom, und Schwerhörigkeit, bei Lippen-Kiefer-Gaumenspalte Q87.8
Sakralnervengeflecht, Verletzung S34.4
Sakralplexus, Neuropathie G54.1
Sakralwirbel, und Lendenwirbel, Spondylolyse M43.07
Sakrodynie M53.3
Sakroiliakalgegend, Wunde, offen S31.0
Sakroiliakalgelenk
– Blockierung M99.84
– Tuberkulose A18.0† M49.08*
Sakroiliitis a.n.k. M46.1
Sakrokokzygeal
– Dislokation S33.2
– Distorsion S33.7
– Spondylose M47.88
–– mit Myelopathie M47.18† G99.2*
– Teratom
–– benigne D16.8
–– maligne C41.4
Sakrolisthesis M53.28
Sakrum
– Abszess
–– nichttuberkulös M46.28
–– tuberkulös A18.0† M49.08*
– Deformität
–– angeboren Q76.4
–– erworben M43.88
– Dislokation S33.2
– Dysplasie Q78.8
– Fehlen, angeboren Q76.4
– Osteosarkom C41.4
– Tuberkulose A18.0† M49.08*
– Verkrümmung
–– angeboren a.n.k. Q76.4
–– erworben M43.88
Saktosalpinx N70.9
– serös N70.1
Salaamkrampf G40.4
– nichtepileptisch R25.8
Salamon-Syndrom Q82.8
Salbutamol, Vergiftung T48.6
Saldino-Mainzer-Syndrom Q87.5
Salih-Alorainy-Syndrom, Bosley- Q87.8
Salivation, übermäßig K11.7
– bei Schwangerschaft O26.88
Salizylate
– Allergie T88.7
– Überempfindlichkeit T88.7
– Vergiftung T39.0
Salizylismus, bei
– Missbrauch F55.8
– Überdosis T39.0
Salla-Krankheit E77.8
Salmonella
– Erreger B96.2! *[nur Zusatzkode!]*
– hirschfeldii, Infektion A01.3
– paratyphi
–– A, Infektion A01.1
–– B, Infektion A01.2
–– C, Infektion A01.3
–– Infektion A01.4
– schottmuelleri, Infektion A01.2
– typhi
–– Infektion A01.0
–– Lymphadenitis mesenterialis A01.0
–– Pneumonie A01.0† J17.0*
Salmonellen
– Arthritis A02.2† M01.39*
– Dauerausscheider Z22.1
– Dysenterie A02.0
– Enteritis A02.0
– Enterokolitis A02.0
– Gastroenteritis A02.0
– Infektion A02.9
–– kongenital P37.8 B96.2!
–– lokal a.n.k. A02.2
– Keimträger Z22.1
– Krankheit, Niere, tubulointerstitiell A02.2† N16.0*
– Lebensmittelvergiftung A02.9
– Meningitis A02.2† G01*
– Osteomyelitis A02.2† M90.29*
– Pneumonie A02.2† J17.0*
– Pyelonephritis A02.2† N16.0*
– Sepsis A02.1
– Vergiftung A02.9
Salmonellose A02.9
– Inkubation Z20.0
– nontyphoidal, invasiv A02.8
– typhoid A01.0
Salpingiom, Endo- D28.2
Salpingitis N70.9
– akut N70.0
–– gonorrhoisch A54.2† N74.3*
– bei
–– Abort, ärztlich, misslungen O07.0
–– Schwangerschaft O23.5
– chronisch N70.1
–– gonorrhoisch A54.2† N74.3*
– durch Chlamydien A56.1† N74.4*
– gonorrhoisch A54.2† N74.3*
– Komplikation, bei Abort, misslungen O07.5
– Metro- N70.9
–– im Wochenbett O85
– nach Abort O08.0
– Peri- N70.9
– Perimetro-, im Wochenbett O85
– Pyo- N70.9
– syphilitisch A52.7† N74.2*
– Tuba uterina N70.9 ►

S

Salpingitis N70.9 *(Forts.)*
– tuberkulös A18.1† N74.1*
– unspezifisch N70.9
– venerisch A54.2† N74.3*
Salpingo-Oophoritis N70.9
– akut N70.0
– bei
–– Abort, ärztlich, misslungen O07.0
–– Schwangerschaft O23.5
– chronisch N70.1
– eitrig N70.9
– gonorrhoisch A54.2† N74.3*
– im Wochenbett O86.1
– Komplikation, bei Abort, misslungen O07.5
– mit Ruptur N70.9
– nach
–– Abort O08.0
–– Extrauteringravidität O08.0
–– Molenschwangerschaft O08.0
– septisch N70.9
– suppurativ N70.9
– tuberkulös A18.1† N74.1*
– venerisch A54.2† N74.3*
– während Schwangerschaft, mit Schädigung, Fetus/Neugeborenes P00.8
Salpingo-Ovariitis N70.9
Salpingoperitonitis N70.9
– im Wochenbett O85
Salpingozele N83.4
Salpinx
– Hämato- N83.6
– Pyo-, gonorrhoisch A54.2† N74.3*
Salz
– Mangel E87.1
– Ödem E87.0
– Verlust, mit
–– Erschöpfung, bei Hitze T67.4
–– Krampf E87.1
–– Nephritis a.n.k. N28.88
Salzgehalt
– vermindert, mit Erschöpfung, bei Hitze T67.4
– Verminderung E87.1
Salzmann-Hornhautdegeneration H18.4
Salzsäure, Wirkung, toxisch T54.2
Salzverlusthyperplasie, Nebenniere, kongenital E25.09
Salzverlustniere N28.88
Salzverlustsyndrom E87.1
– adrenogenital, angeboren E25.09
– durch Hitze T67.8
SAM[Schwere Dermatitis, multiple Allergien, metabolischer Verlust]-Syndrom Q80.8
Samen, abnorm R86.9
Samenblase
– Abszess N49.0
– Adhäsion N50.8
–– perivesikulär N50.8
– Aplasie Q55.4
– Atrophie N50.8
– Blutung N50.1
– Divertikel N50.8 ►

Samenblase *(Forts.)*
– Empyem N49.0
– Entzündung N49.0
– Fibrose N50.8
– Furunkel N49.0
– Geschwür N50.8
– Geschwulst D40.7
– Gonorrhoe A54.2† N51.8*
–– akut A54.2† N51.8*
–– chronisch A54.2† N51.8*
– Hämatom N50.1
–– traumatisch S37.83
– Hypertrophie N50.8
– Infektion N49.0
– Infiltration C79.82
– Kalzifikation N50.8
– Karbunkel N49.0
– Kongestion N50.8
– Konkrement N50.8
– Metastase C79.82
– Narbe N50.8
– Ödem N50.8
– Schmerzen N50.8
– Spätsyphilis A52.7† N51.8*
– Stein N50.8
– Thrombose N50.1
– Trichomoniasis A59.0† N51.8*
– Tuberkulose A18.1† N51.8*
– Tumor D40.7
– Ulkus N50.8
– Vergrößerung, angeboren Q55.4
– Verletzung S37.83
– Zyste N50.8
Samenflüssigkeit, abnorm R86.9
Samengang, Obstruktion N50.8
Samenleiter
– Abszess N49.1
– Agenesie Q55.4
– Anomalie Q55.4
– Atrophie N50.8
– Blutung N50.1
– Entzündung N49.1
– Fehlen, angeboren Q55.4
– Fibrose N50.8
– Geschwür N50.8
– Gonorrhoe A54.2† N51.8*
– Hämatom N50.1
–– traumatisch S37.84
– Hypertrophie N50.8
– Karbunkel N49.1
– Ödem N50.8
– Phlegmone N49.1
– Spätsyphilis A52.7† N51.8*
– Striktur N50.8
– Thrombose N50.1
– Tuberkulose A18.1† N51.8*
– Verletzung S37.84
Samenleiterimplantat, mit Komplikation T83.9
– mechanisch T83.4
Samenspender Z52.88

Samenstrang
– Adhäsion
–– erworben N50.8
–– kongenital Q55.4
– Agenesie Q55.4
– Aplasie Q55.4
– Atrophie N50.8
– Blutung N50.1
– Deformität
–– angeboren Q55.4
–– erworben N50.8
– Durchtrennung Z30.2
– Entzündung N49.1
– Fehlen, angeboren Q55.4
– Fibrose N50.8
– Geschwür N50.8
– Hämatom, nichttraumatisch N50.1
– Hydrops N43.3
– Hydrozele N43.3
– Hypertrophie N50.8
– Karbunkel N49.1
– Lipom D17.6
– Neuralgie G58.8
– pelvin, Verletzung S37.88
– Phlegmone N49.1
– Schmerzen N50.8
– skrotal
–– Verletzung S39.88
–– Wunde, offen S31.3
– Striktur N50.8
– Torsion N44.0
– Tuberkulose A18.1† N51.8*
– Tumor D40.7
– Ulkus N50.8
– Varikozele, ulzerös I86.1
– Zyste N50.8
Samenwege
– Entzündung N49.1
– Infektion N49.1
–– durch
––– Staphylokokken N49.1
––– Streptokokken N49.1
– Obstruktion N50.8
– Verschluss N50.8
Sammito-Bellussi-Syndrom, Gurrieri- Q87.5
Sampson-Tumor N80.1
Sampson-Zyste N80.1
SAMS [Kleinwuchs mit Atresie des Gehörgangs, mandibulärer Hyperplasie und Skelettanomalien] Q87.1
SANDD[Sinoatrial node dysfunction and deafness]-Syndrom I49.8 H90.5
Sanders-Syndrom B30.0† H19.2*
Sandfloh
– Befall B88.1
– Biss B88.1
Sandhoff-Krankheit E75.0
– adulte Form E75.0
– infantile Form E75.0
– juvenile Form E75.0
Sandifer-Syndrom G24.8
Sandrow-Syndrom, Laurin- Q87.2
Sandstrahlgebläsearbeiter-Asthma J62.8
Sanduhrförmig, Kontraktion, Magen K31.88
Sanduhrgallenblase K82.8
Sanduhrkontraktion, Uterus O62.4
– Komplikation, Entbindung O62.4
Sanduhrkontraktur
– Gallenblase, kongenital Q44.1
– Harnblase, kongenital Q64.7
– Magen
–– kongenital Q40.2
–– psychogen F45.31
– Uterus, mit Schädigung, Fetus/Neugeborenes P03.6
Sanduhrmagen K31.2
– angeboren Q40.2
– psychogen F45.31
Sanduhrstriktur, Magen K31.2
Sanfilippo-Krankheit E76.2
– Typ
–– A E76.2
–– B E76.2
–– C E76.2
–– D E76.2
Sanfilippo-Syndrom, Typ A E76.2
Sanger-Brown-Ataxie G11.2
Sanierungsbedürftig, Gebiss K08.9
Sanjad-Sakati-Syndrom Q87.1
Santavuori-Krankheit, Hagberg- E75.4
Saphena, Phlebothrombose I80.0
SAPHO[Synovitis, Akne, Pustulosis, Hyperostose, Osteitis]-Syndrom M86.39
Saponifikation, Mesenterium K65.8
Saprophyten, Befall a.n.k. B88.8
Sarcocystis, Infektion A07.8
Sarcoma
– angiolithicum C71.9
– botryoides C49.9
– cerebelli C71.6
– clarocellulare C49.9
–– Niere C64
– deciduocellulare C58
– fusocellulare C49.9
– gigantocellulare C49.9
– idiopathicum haemorrhagicum multiplex C46.9
– rhabdomyoblasticum C49.9
Sarcomatosis Kaposi C46.9
Sarcoptes scabiei, mit Befall B86
Sarkoglykanopathie
– Alpha- G71.0
– Beta- G71.0
– Delta- G71.0
– Gamma- G71.0
Sarkoid D86.9
– Boeck- D86.9
– Darier-Roussy- D86.3
– mit
–– Arthropathie D86.8† M14.89*
–– Myokarditis D86.8† I41.8*
–– Myositis D86.8† M63.39*

S

Sarkoidose D86.9
– Haut D86.3
– Lunge D86.0
–– mit Sarkoidose, Lymphknoten D86.2
– Lymphknoten D86.1
– mit
–– Arthritis D86.8† M14.89*
–– Granulom, Leber D86.8† K77.8*
–– Iridozyklitis D86.8† H22.1*
–– Kardiomyopathie D86.8† I43.8*
–– Krankheit
––– Lunge D86.0
––– Niere, tubulointerstitiell D86.9† N16.2*
–– Lähmung, Hirnnerv, multipel D86.8† G53.2*
–– Myokarditis D86.8† I41.8*
–– Myopathie D86.8† G73.7*
–– Pyelonephritis D86.8† N16.2*
– Neuro- D86.8† G99.8*
Sarkom – s.a. Tabelle der Neubildungen (S. 1358) C49.9
– Adeno- C80.9
–– embryonal, Niere [Wilms-Tumor] C64
– Adenorhabdomyo-, embryonal, Niere C64
– Akro- C46.0
– Amelo- C41.1
–– Oberkieferknochen C41.02
– Ameloblasto- C41.1
–– Oberkieferknochen C41.02
– Angio- – s.a. Tabelle der Neubildungen (S. 1358) C49.9
–– Kopfhaut C44.4
–– Leber C22.3
–– Milz C26.1
– Angioblasto- – s.a. Tabelle der Neubildungen (S. 1358) C49.9
– Angioleiomyo- – s.a. Tabelle der Neubildungen (S. 1358) C49.9
– Angiomyo- – s.a. Tabelle der Neubildungen (S. 1358) C49.9
– Angioretikulo- – s.a. Tabelle der Neubildungen (S. 1358) C49.9
– Bauchwand C49.4
– Beckenknochen C41.4
– bei Krankheit, durch HIV a.n.k. B21
– Bindegewebe
–– Abdomen C49.4
–– Becken C49.5
–– Gliedmaßen
––– obere C49.1
––– untere C49.2
–– Hüfte C49.2
–– Rücken C49.6
–– Rumpf C49.6
–– Schulter C49.1
–– Thorax C49.3
– Botryoid- C49.9
– bronchial C34.9
– Chondro- C41.9
–– Arm C40.0
–– Azetabulum C41.4
–– Becken C41.4 ►

Sarkom – s.a. Tabelle der Neubildungen (S. 1358) C49.9 *(Forts.)*
~ Chondro- C41.9 *(Forts.)*
–– Beckenknochen C41.4
–– Brustwirbelkörper C41.2
–– Femur C40.2
–– Gelenkknorpel C41.9
–– Halswirbelsäule C41.2
–– juxtakortikal C41.9
–– mesenchymal C49.9
–– myxoid C41.9
–– Rippe C41.30
–– Scapula C40.0
–– Schulter C40.0
– chondroblastisch C41.9
– Chondromyxo- C41.9
– chondroplastisch C41.9
– Columna vertebralis C41.2
– Corpus uteri C54.9
– Dermatofibro- C44.9
– Elle C40.0
– embryonal C49.9
– epitheloid C49.9
– epitheloidzellig C49.9
– Ewing- C41.9
–– Becken C41.4
–– extraossär C49.9
–– extraskelettal C49.9
–– Femur C40.2
–– Fibula C40.2
–– Gliedmaße
––– obere, mehrere Teilbereiche überlappend C40.8
––– untere, mehrere Teilbereiche überlappend C40.8
–– Humerus C40.0
–– Klavikula C41.32
–– Kreuzbein C41.4
–– Patella C40.3
–– Radius C40.0
–– Rippe C41.30
–– Skapula C40.0
–– Steißbein C41.4
–– Sternum C41.31
–– Tibia C40.2
–– Ulna C40.0
–– Wirbelsäule C41.2
– Femur C40.2
– Fibro- – s.a. Tabelle der Neubildungen (S. 1358) C49.9
–– ameloblastisch C41.1
–– Milz C26.1
–– myxomatös C49.9
– Fibrochondro- C41.9
– Fibrolipo- – s.a. Tabelle der Neubildungen (S. 1358) C49.9
– Fibromyxo- – s.a. Tabelle der Neubildungen (S. 1358) C49.9
– Fibroodonto-, ameloblastisch C41.1
– fibroplastisch C49.9 ►

Sarkom – s.a. Tabelle der Neubildungen (S. 1358) C49.9 *(Forts.)*
– Fibroxantho- – s.a. Tabelle der Neubildungen (S. 1358) C49.9
– Fibula C40.2
– Gelenk C41.9
– Gesichtsknochen C41.02
– glioblastisch C71.9
– glomangiomatös C49.9
– Glomusangio- – s.a. Tabelle der Neubildungen (S. 1358) C49.9
– granulozytär C92.30
–– in kompletter Remission C92.31
– Hämangio- – s.a. Tabelle der Neubildungen (S. 1358) C49.9
– hämangioendothelial C49.9
– hämorrhagisch, multipel C46.9
– Harnblase C67.9
– histiolymphozytär C85.9
– histiozytisch C96.8
– Hodgkin- C81.3
– Hüfte C49.2
– Humerus C40.0
– Hypochondrium C49.4
– immunoblastisch
–– bei Krankheit, durch HIV B21 C83.3
–– diffus C83.3
– Isthmus uteri
–– endometrial C54.0
–– Schleimhaut C54.0
–– stromal C54.0
– Kaposi- C46.9
–– bei Krankheit, durch HIV B21 C46.9
–– Bindegewebe C46.1
–– Gaumen C46.2
–– Haut C46.0
–– Konjunktiva C46.7
–– Lymphknoten C46.3
–– Organe, mehrere C46.8
–– Weichteilgewebe C46.1
– Kieferknochen C41.1
– klarzellig C49.9
– Klavikula C41.32
– Kleinhirn, umschrieben C71.6
– kleinzellig C49.9
– Knochen C41.9
–– mit Knorpelbeteiligung C41.9
– Knorpel C41.9
– Kreuzbein C41.4
– Kupffer-Zell- C22.3
– Langerhans-Zellen C96.4
– Leber C22.9
–– embryonal C22.4
–– undifferenziert C22.4
– Leiomyo- – s.a. Tabelle der Neubildungen (S. 1358) C49.9
–– Cervix uteri C53.9
–– Corpus uteri C54.9
–– Dünndarm C17.9
–– epitheloid C49.9
–– Larynx C32.9 ►

Sarkom – s.a. Tabelle der Neubildungen (S. 1358) C49.9 *(Forts.)*
– Leiomyo- – s.a. Tabelle der Neubildungen (S. 1358) C49.9 *(Forts.)*
–– Magen C16.9
–– myxoid C49.9
–– Uterus C55
––– submukös C55
––– subserös C55
–– Vagina C52
– leiomyoblastisch C49.9
– leptomeningeal C70.9
– Leuko- C85.9
–– in kompletter Remission C85.9
– Lipo- – s.a. Tabelle der Neubildungen (S. 1358) C49.9
–– dedifferenziert C49.9
–– differenziert C49.9
–– embryonal C49.9
–– hochdifferenziert C49.9
–– myxoid C49.9
–– Oberschenkel C49.2
–– pleomorph C49.9
–– polymorphzellig C49.9
–– reifzellig C49.9
–– rundzellig C49.9
– lipoblastisch C49.9
– Lipomyxo- – s.a. Tabelle der Neubildungen (S. 1358) C49.9
– Lunge C34.9
– Lymphangio- – s.a. Tabelle der Neubildungen (S. 1358) C49.9
– lymphangioendothelial C49.9
– Lympho- C85.9
–– epidemisch C83.7
–– follikulär C82.9
––– Mischzelltyp C82.1
–– leukämisch C91.90
– lymphoblastisch C83.5
– Lymphoretikulo- C85.9
– lymphozytär C85.9
– Mastzellen C96.2
– Melano-, epitheloidzellig C43.9
– melanotisch C43.9
– Meningen C70.9
– meningothelial C70.9
– mesenchymal C49.9
– mesothelial C45.9
– monozytär C92.30
–– in kompletter Remission C92.31
– monstrozellulär C71.9
– Myelo- C92.30
–– in kompletter Remission C92.31
– myeloisch C92.30
–– in kompletter Remission C92.31
– Myo- – s.a. Tabelle der Neubildungen (S. 1358) C49.9
– Myxochondro- C41.9
– Myxofibro- – s.a. Tabelle der Neubildungen (S. 1358) C49.9 ►

S

Sarkom – s.a. Tabelle der Neubildungen (S. 1358) C49.9 *(Forts.)*
– Myxolipo- – s.a. Tabelle der Neubildungen (S. 1358) C49.9
– myxoplastisch C49.9
– Nasenmuschel C41.02
– Neuro- C47.9
– Neurofibro- C47.9
– neurogen C47.9
– Neurolemmo- C47.9
– Niere, klarzellig C64
– Oberarm C40.0
– Oberkiefer C41.02
– Oberkieferknochen, odontogen C41.02
– Oberschenkelknochen C40.2
– Odonto- C41.1
–– ameloblastisch C41.1
– Orbita C69.6
– Os ethmoidale C41.01
– Os frontale C41.01
– Os nasale C41.02
– Os occipitale C41.01
– Os parietale C41.01
– Os sphenoidale C41.01
– Os temporale C41.01
– Os zygomaticum C41.02
– Osteo-
–– Beckenknochen C41.4
–– chondroplastisch C41.9
–– Gliedmaße
––– obere, mehrere Teilbereiche überlappend C40.8
––– untere, mehrere Teilbereiche überlappend C40.8
–– Rippe C41.30
–– Schädelknochen C41.01
–– Schlüsselbein C41.32
–– Sternum C41.31
–– Unterkieferknochen C41.1
–– Wirbelsäule C41.2
– osteoblastisch C41.9
– Osteochondro- C41.9
– Osteochondromyxo- C41.9
– Osteofibro- C41.9
– osteogen C41.9
– osteoplastisch C41.9
– Patella C40.3
– periostal C41.9
– plasmozytär C90.30
– pleomorph, undifferenziert C49.9
–– Abdomen C49.4
–– Extremität
––– obere C49.1
––– untere C49.2
–– Hüfte C49.2
–– Schulter C49.1
–– Thorax C49.3
– polymorphzellig C49.9
– Prostata C61
– pseudoleukämisch C92.30
–– in kompletter Remission C92.31 ►

Sarkom – s.a. Tabelle der Neubildungen (S. 1358) C49.9 *(Forts.)*
– Radius C40.0
– Retikulo- C83.3
–– diffus C83.3
–– mit Differenzierung, plasmazellulär C90.00
––– in kompletter Remission C90.01
– Retikuloendothel- C83.3
– Retikulolympho- C85.9
–– diffus C83.9
–– follikulär C82.1
–– nodulär C82.9
– retikulozellulär
–– diffus C83.3
–– nodulär C96.9
–– pleomorphzellig C83.3
– Retikulumzellen, bei Krankheit, durch HIV B21 C83.3
– Rhabdo- – s.a. Tabelle der Neubildungen (S. 1358) C49.9
– rhabdoid C80.9
– Rhabdomyo- – s.a. Tabelle der Neubildungen (S. 1358) C49.9
–– alveolär C49.9
–– Cervix uteri C53.9
–– Corpus uteri C54.9
–– embryonal C49.9
–– Mischtyp C49.9
–– Orbita C69.6
–– pleomorph C49.9
–– polymorphzellig C49.9
–– vulvovaginal C57.8
– rhabdomyoblastisch C49.9
– riesenzellig (ausgenommen Knochen) C49.9
– Rippe C41.30
– Rundzellen-, undifferenziert, Knochen C41.9
– rundzellig C49.9
– Schädelknochen C41.01
– Schleimhaut, Uterus C54.1
– Schulterblatt C40.0
– Speiche C40.0
– spindelzellig C49.9
– Steißbein C41.4
– Sternum C41.31
– synovial – s.a. Neubildung, Bindegewebe, bösartig C49.9
–– biphasisch C49.9
–– epitheloidzellig C49.9
–– spindelzellig C49.9
– Thorax, bei Mangel, SMARCA4 C49.3
– Tibia C40.2
– Trauben- C49.9
– Ulna C40.0
– Unterkiefer C41.1
– Unterkieferknochen, odontogen C41.1
– Uterus C55
– Vagina C52
– Vomer C41.02
– Wadenbein C40.2
– Weichteile C49.9
–– Abdomen C49.4 ►

Sarkom – s.a. Tabelle der Neubildungen (S. 1358) C49.9 *(Forts.)*
~ Weichteile C49.9 *(Forts.)*
–– alveolär C49.9
–– Becken C49.5
–– Gliedmaßen
––– obere C49.1
––– untere C49.2
–– Hüfte C49.2
–– Rücken C49.6
–– Rumpf C49.6
–– Schulter C49.1
–– Thorax C49.3
– Wirbelkörper C41.2
– Wirbelsäule C41.2
– Zellen, dendritisch C96.4
–– follikulär C96.4
–– interdigitierend C96.4
– zerebellar C71.6
–– arachnoidal, umschrieben C71.6
– Zysto- D48.6
Sarkomatose C79.9
– Haut, idiopathisch C46.0
– Meningen C70.9
– peritoneal C48.2
Sarkopenie M62.59
Sarkosin-Dehydrogenase-Komplex, Mangel E72.5
Sarkosinämie E72.5
Sarkosporidiose A07.8
– intestinal A07.8
Sarkozele, syphilitisch A52.7† N51.1*
– konnatal A50.5† N51.1*
Sarkozystose A07.8
SARS [Schweres akutes respiratorisches Syndrom] U04.9
SARS-CoV-2, Untersuchung, durch Verfahren, speziell Z11 U99.0!
Satoyoshi-Syndrom Q87.8
Satteldeformität, Rücken M40.59
Sattelembolie
– Aorta I74.0
– Bifurcatio aortae I74.0
Sattelnase M95.0
– durch Syphilis connata A50.5
– Schief- M95.0
Saturnismus T56.0
Satyriasis F52.7
Sauer, Aufstoßen R14
Sauerstoff
– Mangel R09.0
–– in großer Höhe T70.2
–– systemisch T71
––– durch Behinderung, Atmung, mechanisch T71
– Vergiftung T41.5
Saure
– Maltase, Mangel, mit
–– Glykogenose E74.0
–– GSD [Glykogenspeicherkrankheit] E74.0 ►

Saure *(Forts.)*
– Phosphatase
–– Blutwert, abnorm R74.8
–– Mangel E83.38
–– Serumspiegel, abnorm R74.8
Say-Barber-Biesecker-Young-Simpson-Syndrom Q87.8
Say-Barber-Miller-Syndrom Q87.8
Say-Meyer-Syndrom Q87.0
Say-Syndrom, Barber- Q87.0
Sayre-Syndrom, Kearns- [Ophthalmoplegia plus] H49.8
SBP [Spontane bakterielle Peritonitis] K65.00
SCA [Spinozerebellare Ataxie], Typ
– 1 G11.8
– 2 G11.2
– 3 G11.8
– 4 G11.2
– 5 G11.8
– 6 G11.2
– 7 G11.8
– 8 G11.2
– 10 G11.2
– 11 G11.8
– 12 G11.2
– 13 G11.2
– 14 G11.2
– 15 G11.2
– 17 G11.8
– 18 G11.8
– 19 G11.2
– 20 G11.2
– 21 G11.1
– 23 G11.2
– 25 G11.8
– 26 G11.2
– 27 G11.1
– 28 G11.1
– 29 G11.0
– 30 G11.2
– 31 G11.0
– 32 G11.8
– 34 G11.2
– 35 G11.8
– 36 G11.2
– 37 G11.8
– 38 G11.2
– 40 G11.2
– 43 G11.2
– 45 G11.2
– 46 G11.2
– 47 G11.2
SCAD [Kurzkettige Acyl-CoA-Dehydrogenase], Mangel E71.3
Scalenus-anterior-Syndrom G54.0
SCALP[Naevus sebaceus, ZNS-Fehlbildungen, Aplasia cutis congenita, limbales Dermoid, pigmentierter Naevus]-Syndrom Q84.8
Scapula, Chondrosarkom C40.0
Scapuloperonäales Syndrom, neurogen, Typ Kaeser G12.1

S

Scarabiasis B88.2
SCARF[Skeletal abnormalities, cutis laxa, craniostenosis, ambiguous genitalia, psychomotor retardation and facial abnormalities]-Syndrom Q82.8
Scarlatina A38
Scedosporium, Infektion B48.2
Schaaf-Optikusatrophie-Syndrom, Bosch-Boonstra- H47.2
Schaaf-Yang-Syndrom Q87.1
Schaap-Taylor-Baraitser-Syndrom Q87.8
SCHAD [Kurzkettige 3-Hydroxyacyl-CoA-Dehydrogenase], Mangel
– mit Hyperinsulinismus E71.3
Schaden
– alveolär J84.00
– Auge H57.9
–– durch Geburtsverletzung P15.3
– Außenmeniskus M23.36
– Bandscheibe M51.9
–– bei Neuropathie, radikulär M51.1† G55.1*
–– HWS M50.9
–– lumbal M51.9
––– mit
–––– Claudicatio spinalis M51.1† G55.1*
–––– Radikulopathie M51.1† G55.1*
–– lumbosakral M51.9
–– LWS M51.9
–– mit
––– Ischialgie M51.1† G55.1*
––– Kompression, Nervenwurzel a.n.k. M51.1† G55.1*
–––– mit Myelopathie M51.0† G99.2*
––– Lumboischialgie M51.1† G55.1*
––– Myelopathie M51.0† G99.2*
––– Neuritis M51.1† G55.1*
–––– zervikal M50.1† G55.1*
––– Radikulitis M51.1† G55.1*
––– Radikulopathie M51.1† G55.1*
–– thorakal M51.9
–– thorakolumbal M51.9
–– zervikal M50.9
––– mit
–––– Kompression, Nervenwurzel M50.1† G55.1*
––––– mit Myelopathie M50.0† G99.2*
–––– Myelopathie M50.0† G99.2*
–––– Neuralgie, zervikal M50.8† G55.1*
–––– Radikulopathie M50.1† G55.1*
–– zervikothorakal M50.9
– durch
–– abnorme Gravitationskräfte T75.8
–– äußere Ursachen, Folgen a.n.k. T98.1
–– Angriff, tätlich T76
–– Bestrahlung T66
–– Blitzschlag T75.0
–– Druckwelle T70.9
–– Durst T73.1
–– elektrischen Strom T75.4
–– Hitze T67.9
–– Hochdruckflüssigkeiten T70.4 ►

Schaden *(Forts.)*
~ durch *(Forts.)*
–– Hunger T73.0
–– Kälte T69.9
–– Luftdruck T70.9
–– Missbrauch, beim
––– Erwachsenen T74.9
––– Kind T74.9
–– Röntgenstrahlen a.n.k. T66
–– Selbstbeschädigung, absichtlich T76
–– Selbsttötung, absichtlich T76
–– Sonnenlicht T67.9
–– Strahlen a.n.k. T66
–– Thorotrast T96
–– Überanstrengung T73.3
–– Ursache, äußere T76
–– Vergiftung T65.9
–– Verletzung T14.9
–– Vibration T75.2
–– Wärme, chronisch L59.0
–– Wasserdruck T70.9
–– Zytostatika T45.1
– fetal, durch
–– Arzneimittel P04.1
–– Bestrahlung P04.8
–– Krankheit
––– durch Virus P00.2
––– hereditär, Betreuung, Schwangere O35.2
–– Listeriose P00.2
–– Röteln P35.0
–– Toxoplasmose P00.2
– gastroduodenal K31.9
– gastrointestinal K63.9
– Gefäß I99
– Gehirn G93.9
–– anoxisch G93.1
––– nach medizinischer Maßnahme G97.88
––– während ärztlicher Maßnahme G97.88
–– beim Kind a.n.k. G80.9
–– durch
––– Anoxie, nach chirurgischem Eingriff T88.5
––– Bilirubin P57.9
––– Geburtsverletzung P11.2
–– frühkindlich P91.9
–– hypoxisch G93.1
––– nach medizinischer Maßnahme G97.88
––– während ärztlicher Maßnahme G97.88
–– kongenital Q04.9
–– nichttraumatisch G93.9
– Gehirngefäß I67.9
–– degenerativ I67.9† G32.8*
– Gelenk
–– frisch T14.3
–– nichttraumatisch M25.99
– Gelenkknorpel a.n.k. M24.19
–– rezidivierend M24.19
– Herz I51.9
– Herzmuskel I51.5
–– dekompensiert I50.9
– immunproliferativ, angiozentrisch C86.0
– Innenmeniskus M23.33 ►

Schaden *(Forts.)*
– Innenohr H83.9
– Kälte-Nässe- T69.9
–– Fuß T69.0
–– Hand T69.0
– Kardia K22.9
– kardial I51.9
–– kongenital Q24.9
– kardiorenal, vaskulär I13.90
– Kiefergelenk K07.6
– Knochen, nichttraumatisch M89.99
– Knorpel M94.99
–– Kniegelenk M23.99
–– Sprunggelenk M24.17
– koronar, akut I24.9
– Kreislauf I99
– Leber K76.9
–– alkoholisch K70.9
–– chronisch K76.9
–– nichttraumatisch K76.9
– Leberzellen K76.9
–– mit Ikterus, neonatal P59.2
– Luftdruck-
–– Nasennebenhöhle T70.1
–– Ohr T70.0
– Meniskus M23.39
–– alt M23.29
–– Knie M23.39
–– rezidivierend M23.39
– Meniskusknorpel, Knie, rezidivierend M23.39
– Mitralklappe I05.9
– Myokard I51.5
– nichttödlich, durch Strom, elektrisch T75.4
– Niere N28.9
–– nach Fehlgeburt O08.4
– Ohr, durch Wechsel, Wasserdruck T70.0
– syphilitisch A53.9
– Tubulus
–– mit Verlust, Phosphat N25.0
–– renal, mit Kardiomyopathie N25.8 I42.0
– Überlastungs-
–– Extremität M70.9
–– Handgelenk M70.9
–– Unterarm M70.9
– Weichteile
–– I. Grades, bei
––– Fraktur
–––– geschlossen
––––– Becken S31.84! *[nur Zusatzkode!]*
––––– Fuß S91.84! *[nur Zusatzkode!]*
––––– Hals S11.84! *[nur Zusatzkode!]*
––––– Hand S61.84! *[nur Zusatzkode!]*
––––– Handgelenk S61.84! *[nur Zusatzkode!]*
––––– Hüfte S71.84! *[nur Zusatzkode!]*
––––– Kopf S01.84! *[nur Zusatzkode!]*
––––– Lendenwirbelsäule S31.84! *[nur Zusatzkode!]*
––––– Oberarm S41.84! *[nur Zusatzkode!]*
––––– Oberschenkel S71.84! *[nur Zusatzkode!]*
––––– Thorax S21.84! *[nur Zusatzkode!]*
––––– Unterarm S51.84! *[nur Zusatzkode!]* ►

Schaden *(Forts.)*
~ Weichteile *(Forts.)*
~~ I. Grades, bei *(Forts.)*
~~~ Fraktur *(Forts.)*
~~~~ geschlossen *(Forts.)*
––––– Unterschenkel S81.84! *[nur Zusatzkode!]*
–––– offen
––––– Becken S31.87! *[nur Zusatzkode!]*
––––– Fuß S91.87! *[nur Zusatzkode!]*
––––– Hals S11.87! *[nur Zusatzkode!]*
––––– Hand S61.87! *[nur Zusatzkode!]*
––––– Handgelenk S61.87! *[nur Zusatzkode!]*
––––– Hüfte S71.87! *[nur Zusatzkode!]*
––––– Kopf S01.87! *[nur Zusatzkode!]*
––––– Lendenwirbelsäule S31.87! *[nur Zusatzkode!]*
––––– Oberarm S41.87! *[nur Zusatzkode!]*
––––– Oberschenkel S71.87! *[nur Zusatzkode!]*
––––– Thorax S21.87! *[nur Zusatzkode!]*
––––– Unterarm S51.87! *[nur Zusatzkode!]*
––––– Unterschenkel S81.87! *[nur Zusatzkode!]*
––– Luxation
–––– geschlossen
––––– Becken S31.84! *[nur Zusatzkode!]*
––––– Fuß S91.84! *[nur Zusatzkode!]*
––––– Hals S11.84! *[nur Zusatzkode!]*
––––– Hand S61.84! *[nur Zusatzkode!]*
––––– Handgelenk S61.84! *[nur Zusatzkode!]*
––––– Hüfte S71.84! *[nur Zusatzkode!]*
––––– Kopf S01.84! *[nur Zusatzkode!]*
––––– Lendenwirbelsäule S31.84! *[nur Zusatzkode!]*
––––– Oberarm S41.84! *[nur Zusatzkode!]*
––––– Oberschenkel S71.84! *[nur Zusatzkode!]*
––––– Thorax S21.84! *[nur Zusatzkode!]*
––––– Unterarm S51.84! *[nur Zusatzkode!]*
––––– Unterschenkel S81.84! *[nur Zusatzkode!]*
–––– offen
––––– Becken S31.87! *[nur Zusatzkode!]*
––––– Fuß S91.87! *[nur Zusatzkode!]*
––––– Hals S11.87! *[nur Zusatzkode!]*
––––– Hand S61.87! *[nur Zusatzkode!]*
––––– Handgelenk S61.87! *[nur Zusatzkode!]*
––––– Hüfte S71.87! *[nur Zusatzkode!]*
––––– Kopf S01.87! *[nur Zusatzkode!]*
––––– Lendenwirbelsäule S31.87! *[nur Zusatzkode!]*
––––– Oberarm S41.87! *[nur Zusatzkode!]*
––––– Oberschenkel S71.87! *[nur Zusatzkode!]*
––––– Thorax S21.87! *[nur Zusatzkode!]*
––––– Unterarm S51.87! *[nur Zusatzkode!]*
––––– Unterschenkel S81.87! *[nur Zusatzkode!]*
–– II. Grades, bei
––– Fraktur
–––– geschlossen
––––– Becken S31.85! *[nur Zusatzkode!]*
––––– Fuß S91.85! *[nur Zusatzkode!]* ►

S

Schaden *(Forts.)*
~ Weichteile *(Forts.)*
~~ II. Grades, bei *(Forts.)*
~~~ Fraktur *(Forts.)*
~~~~ geschlossen *(Forts.)*
----- Hals S11.85! *[nur Zusatzkode!]*
----- Hand S61.85! *[nur Zusatzkode!]*
----- Handgelenk S61.85! *[nur Zusatzkode!]*
----- Hüfte S71.85! *[nur Zusatzkode!]*
----- Kopf S01.85! *[nur Zusatzkode!]*
----- Lendenwirbelsäule S31.85! *[nur Zusatzkode!]*
----- Oberarm S41.85! *[nur Zusatzkode!]*
----- Oberschenkel S71.85! *[nur Zusatzkode!]*
----- Thorax S21.85! *[nur Zusatzkode!]*
----- Unterarm S51.85! *[nur Zusatzkode!]*
----- Unterschenkel S81.85! *[nur Zusatzkode!]*
---- offen
----- Becken S31.88! *[nur Zusatzkode!]*
----- Fuß S91.88! *[nur Zusatzkode!]*
----- Hals S11.88! *[nur Zusatzkode!]*
----- Hand S61.88! *[nur Zusatzkode!]*
----- Handgelenk S61.88! *[nur Zusatzkode!]*
----- Hüfte S71.88! *[nur Zusatzkode!]*
----- Kopf S01.88! *[nur Zusatzkode!]*
----- Lendenwirbelsäule S31.88! *[nur Zusatzkode!]*
----- Oberarm S41.88! *[nur Zusatzkode!]*
----- Oberschenkel S71.88! *[nur Zusatzkode!]*
----- Thorax S21.88! *[nur Zusatzkode!]*
----- Unterarm S51.88! *[nur Zusatzkode!]*
----- Unterschenkel S81.88! *[nur Zusatzkode!]*
--- Luxation
---- geschlossen
----- Becken S31.85! *[nur Zusatzkode!]*
----- Fuß S91.85! *[nur Zusatzkode!]*
----- Hals S11.85! *[nur Zusatzkode!]*
----- Hand S61.85! *[nur Zusatzkode!]*
----- Handgelenk S61.85! *[nur Zusatzkode!]*
----- Hüfte S71.85! *[nur Zusatzkode!]*
----- Kopf S01.85! *[nur Zusatzkode!]*
----- Lendenwirbelsäule S31.85! *[nur Zusatzkode!]*
----- Oberarm S41.85! *[nur Zusatzkode!]*
----- Oberschenkel S71.85! *[nur Zusatzkode!]*
----- Thorax S21.85! *[nur Zusatzkode!]*
----- Unterarm S51.85! *[nur Zusatzkode!]*
----- Unterschenkel S81.85! *[nur Zusatzkode!]*
---- offen
----- Becken S31.88! *[nur Zusatzkode!]*
----- Fuß S91.88! *[nur Zusatzkode!]*
----- Hals S11.88! *[nur Zusatzkode!]*
----- Hand S61.88! *[nur Zusatzkode!]*
----- Handgelenk S61.88! *[nur Zusatzkode!]*
----- Hüfte S71.88! *[nur Zusatzkode!]*
----- Kopf S01.88! *[nur Zusatzkode!]*
----- Lendenwirbelsäule S31.88! *[nur Zusatzkode!]* ▶

Schaden *(Forts.)*
~ Weichteile *(Forts.)*
~~ II. Grades, bei *(Forts.)*
~~~ Luxation *(Forts.)*
~~~~ offen *(Forts.)*
----- Oberarm S41.88! *[nur Zusatzkode!]*
----- Oberschenkel S71.88! *[nur Zusatzkode!]*
----- Thorax S21.88! *[nur Zusatzkode!]*
----- Unterarm S51.88! *[nur Zusatzkode!]*
----- Unterschenkel S81.88! *[nur Zusatzkode!]*
-- III. Grades, bei
--- Fraktur
---- geschlossen
----- Becken S31.86! *[nur Zusatzkode!]*
----- Fuß S91.86! *[nur Zusatzkode!]*
----- Hals S11.86! *[nur Zusatzkode!]*
----- Hand S61.86! *[nur Zusatzkode!]*
----- Handgelenk S61.86! *[nur Zusatzkode!]*
----- Hüfte S71.86! *[nur Zusatzkode!]*
----- Kopf S01.86! *[nur Zusatzkode!]*
----- Lendenwirbelsäule S31.86! *[nur Zusatzkode!]*
----- Oberarm S41.86! *[nur Zusatzkode!]*
----- Oberschenkel S71.86! *[nur Zusatzkode!]*
----- Thorax S21.86! *[nur Zusatzkode!]*
----- Unterarm S51.86! *[nur Zusatzkode!]*
----- Unterschenkel S81.86! *[nur Zusatzkode!]*
---- offen
----- Becken S31.89! *[nur Zusatzkode!]*
----- Fuß S91.89! *[nur Zusatzkode!]*
----- Hals S11.89! *[nur Zusatzkode!]*
----- Hand S61.89! *[nur Zusatzkode!]*
----- Handgelenk S61.89! *[nur Zusatzkode!]*
----- Hüfte S71.89! *[nur Zusatzkode!]*
----- Kopf S01.89! *[nur Zusatzkode!]*
----- Lendenwirbelsäule S31.89! *[nur Zusatzkode!]*
----- Oberarm S41.89! *[nur Zusatzkode!]*
----- Oberschenkel S71.89! *[nur Zusatzkode!]*
----- Thorax S21.89! *[nur Zusatzkode!]*
----- Unterarm S51.89! *[nur Zusatzkode!]*
----- Unterschenkel S81.89! *[nur Zusatzkode!]*
--- Luxation
---- geschlossen
----- Becken S31.86! *[nur Zusatzkode!]*
----- Fuß S91.86! *[nur Zusatzkode!]*
----- Hals S11.86! *[nur Zusatzkode!]*
----- Hand S61.86! *[nur Zusatzkode!]*
----- Handgelenk S61.86! *[nur Zusatzkode!]*
----- Hüfte S71.86! *[nur Zusatzkode!]*
----- Kopf S01.86! *[nur Zusatzkode!]*
----- Lendenwirbelsäule S31.86! *[nur Zusatzkode!]*
----- Oberarm S41.86! *[nur Zusatzkode!]*
----- Oberschenkel S71.86! *[nur Zusatzkode!]*
----- Thorax S21.86! *[nur Zusatzkode!]*
----- Unterarm S51.86! *[nur Zusatzkode!]* ▶

Schaden *(Forts.)*
~ Weichteile *(Forts.)*
~~ III. Grades, bei *(Forts.)*
~~~ Luxation *(Forts.)*
~~~~ geschlossen *(Forts.)*
––––– Unterschenkel S81.86! *[nur Zusatzkode!]*
–––– offen
––––– Becken S31.89! *[nur Zusatzkode!]*
––––– Fuß S91.89! *[nur Zusatzkode!]*
––––– Hals S11.89! *[nur Zusatzkode!]*
––––– Hand S61.89! *[nur Zusatzkode!]*
––––– Handgelenk S61.89! *[nur Zusatzkode!]*
––––– Hüfte S71.89! *[nur Zusatzkode!]*
––––– Kopf S01.89! *[nur Zusatzkode!]*
––––– Lendenwirbelsäule S31.89! *[nur Zusatzkode!]*
––––– Oberarm S41.89! *[nur Zusatzkode!]*
––––– Oberschenkel S71.89! *[nur Zusatzkode!]*
––––– Thorax S21.89! *[nur Zusatzkode!]*
––––– Unterarm S51.89! *[nur Zusatzkode!]*
––––– Unterschenkel S81.89! *[nur Zusatzkode!]*
– Zahnfleisch, durch Trauma K06.2
– zerebral G93.9
– Zwerchfell
–– beatmungsinduziert J95.88
–– ventilatorinduziert J95.88
Schädel
– Abnormität, bei bildgebender Diagnostik R93.0
– Anomalie Q75.9
–– mit Hydrozephalus, mit Spina bifida Q05.4
–– und Fehlbildung, Extremität, bei Hernie, Diaphragma Q87.8
– Asymmetrie, Säugling Q67.4
– Berstungsfraktur S02.9
– Defekt
–– elektiv, nach
––– Entlastungskraniektomie M96.88
––– neurochirurgischem Eingriff M96.88
–– postoperativ, als Komplikation T88.8
– Deformität M95.2
–– angeboren Q75.8
––– mit
–––– Anenzephalie Q00.0
–––– Enzephalozele Q01.9
–––– Hydrozephalus Q03.9
––––– mit Spina bifida Q05.4
–––– Mikrozephalie Q02
–– erworben M95.2
– Durchschuss S09.7
– Dysplasie, fibrös, monostotisch M85.08
– Eindellung Q67.4
– Fraktur S02.9
–– durch Geburtsverletzung P13.0
–– Folgen T90.2
––– mit Verletzung, intrakraniell T90.2
–– multipel S02.7
– Hyperostose M85.2
–– kongenital Q75.8
– lakunär Q75.8 ►

Schädel *(Forts.)*
– Ostitis deformans M88.0
– Prellung S00.95
– Teratom D48.0
– Trümmerfraktur S02.7
– Verletzung a.n.k. S09.9
–– durch Geburtsverletzung a.n.k. P13.1
– Verschluss, mangelhaft Q75.0
–– mit
––– Anenzephalus Q00.0
––– Enzephalozele Q01.9
––– Hydrozephalus Q03.9
––– Mikrozephalus Q02
– Wunde, offen S01.80
– Zerquetschung S07.1
– Zertrümmerung, beim Fetus P03.8
Schädel-Hirn-Trauma, in der Eigenanamnese Z87.8
Schädel-Missverhältnis, Becken- O33.9
Schädelbasis
– Fibrom D21.0
– Fissur S02.1
– Fraktur S02.1
–– multipel S02.1
– Ringfraktur S02.1
– Scharnierfraktur S02.1
Schädeldach, Fraktur S02.0
Schädelgrube
– hintere
–– Fraktur S02.1
–– Zyste, subarachnoidal G93.0
– mittlere, Fraktur S02.1
– vordere, Fraktur S02.1
Schädelhirntrauma S06.9
– 1. Grades S06.0
– geschlossen S06.9
– offen S06.9
Schädelhirnverletzung
– gedeckt, schwer S06.20
–– mit Compressio cerebri, Blutung, Hirndruck S06.21 S01.83!
– mit Demenz T90.9† F02.8*
– offen S06.20 S01.83!
Schädelhöhle
– Teratom D48.0
– Verletzung S06.8
Schädelinnendruck, Erhöhung G93.2
Schädelkalotte
– Fraktur S02.0
– Hyperostose, X-chromosomal M85.2
– Prellung S00.05
Schädelknochen
– Agenesie Q75.8
–– mit Hydrozephalus, mit Spina bifida Q05.4
– Anomalie
–– kongenital Q67.4
–– mit
––– Anenzephalus Q00.0
––– Enzephalozele Q01.9
––– Hydrozephalus Q03.9
–––– mit Spina bifida Q05.4 ►

S

Schädelknochen *(Forts.)*
~ Anomalie *(Forts.)*
~~ mit *(Forts.)*
––– Mikrozephalus Q02
– Diastase M84.88
–– kongenital a.n.k. Q75.8
– elektiv offen belassen, nach neurochirurgischem Eingriff M96.88
– Fehlen
–– angeboren Q75.8
––– mit
–––– Anenzephalie Q00.0
–––– Enzephalozele Q01.9
–––– Hydrozephalus Q03.9
–––– Mikrozephalie Q02
–– mit Hydrozephalus, mit Spina bifida Q05.4
– Fraktur
–– bei Fraktur, Gesichtsknochen S02.7
–– multipel, bei Fraktur, Gesichtsknochen S02.7
– Fusion, unvollkommen Q75.0
– Hypoplasie Q75.8
–– mit
––– Anenzephalus Q00.0
––– Enzephalozele Q01.9
––– Hydrozephalus Q03.9
––– Mikrozephalus Q02
– Karzinom C79.5
– Komplikation, mechanisch, durch Osteosynthesevorrichtung, intern T84.28
– Osteodystrophia deformans M88.0
– Osteosarkom C41.01
– Sarkom C41.01
– und Gesichtsknochen, Anomalie, kongenital Q67.4
– Verformung a.n.k. Q75.8
–– mit
––– Enzephalozele Q01.9
––– Hydrozephalus Q03.9
––– Mikrozephalie Q02
– Verschmelzung, unvollständig Q75.0
Schädellage, Entbindung, spontan O80
Schädelnaht
– Verschluss, vorzeitig Q75.0
– weit, beim Neugeborenen P96.3
Schädigend
– Geräuscheinwirkung, Innenohr H83.3
– Wirkung, Durst T73.1
Schädigung
– Alveolarfortsatz K08.9
– anorektal K62.9
– Aortenklappe I35.9
– Augenlid H02.9
– Augenwinkel H02.9
– Basalganglien G25.9
– Beckenband, bei Geburt O71.6
– Beckengelenk, bei Geburt O71.6
– Beckenorgane
–– Komplikation, Entbindung O71.5
–– nach
––– Abort O08.6
––– Extrauterinschwangerschaft O08.6 ►

Schädigung *(Forts.)*
~ Beckenorgane *(Forts.)*
~~ nach *(Forts.)*
––– Molenschwangerschaft O08.6
– Binnen-
–– Ellenbogen, rezidivierend M24.92
–– Ellenbogengelenk M24.92
–– Gelenk, rezidivierend M24.99
–– Kiefergelenk K07.6
–– Kniegelenk, rezidivierend M23.99
–– Schultergelenk M24.91
– Brachialplexus G54.0
– bukkal K13.7
– Cauda equina G83.49
–– inkomplett G83.41
–– komplett G83.40
– Chiasma opticum H47.4
– Chorda tympani G51.8
– Colon sigmoideum K63.9
– Duodenum K31.9
– durch
–– Adriblastin T88.7
–– Blitzschlag T75.0
–– Halothan T41.0
–– Radium a.n.k. T66
–– Raumforderung, intrakraniell a.n.k. R90.0
–– Wassermangel T73.1
– Eihäute O41.9
– Ellenbogen
–– innerer M24.92
–– rezidivierend M24.92
– fetal P04.9
– Fetus
–– bei Entbindung, durch Stenose, Vagina P03.8
–– Betreuung, Schwangere O35.9
–– durch
––– Ablatio placentae P02.1
––– Abnormität, Eihäute P02.9
––– Abort, drohend P01.8
––– Abruptio placentae P02.1
––– Absorption, chemischer Substanzen
–––– die mit der Nahrung der Mutter aufgenommen wurden P04.5
–––– über die Plazenta, Verdacht auf, mit Betreuung, Mutter O35.8
––– Alkohol, mit Betreuung, Mutter O35.4
––– Amnionitis, Chorion P02.7
––– Amniozentese, Betreuung, Schwangere O35.7
––– Anhydramnion P01.2
––– Arzneimittelabhängigkeit, mit Betreuung, Mutter O35.5
––– Biopsie, Betreuung, Schwangere O35.7
––– Blutung
–––– gestationsbedingt, Mutter P02.1
–––– Plazenta P02.1
––– Chemotherapie, bei Krebs, Mutter P04.1
––– Drogenabhängigkeit, mit Betreuung, Mutter O35.5
––– Fehlgeburt, drohend P01.8
––– Hepatitis, akut, Mutter P00.2 ►

Schädigung *(Forts.)*
~ Fetus *(Forts.)*
~~ durch *(Forts.)*
--- Infektion, Genitalorgane, Mutter P00.8
--- Intrauterinpessar, Betreuung, Schwangere O35.7
--- Knoten, Nabelschnur P02.5
--- Kompression, Nabelschnur P02.5
--- Kontrazeptiva, intrauterin, mit Betreuung, Mutter O35.7
--- Krankheit, parasitär, Mutter (Zustände unter A00–B99, J09–J11) P00.2
--- Listeriose, mütterlich
---- mit Betreuung, Mutter O35.8
---- Verdacht auf, mit Betreuung, Mutter O35.8
--- Maßnahme, medizinisch, mit Betreuung, Mutter O35.7
--- Nekrose, Nabelschnur P02.6
--- Operation, intrauterin
---- mit Betreuung, Mutter O35.7
---- Verdacht auf, mit Betreuung, Mutter O35.7
--- radiologische Maßnahmen bei der Mutter P00.7
--- Röteln, mütterlich
---- mit Betreuung, Mutter O35.3
---- Verdacht auf, mit Betreuung, Mutter O35.3
--- Rotation, manuell P03.8
--- Strahleneinwirkung, mit Betreuung, Mutter O35.6
--- Toxoplasmose, mit Betreuung, Mutter O35.8
--- Umschlingung, Nabelschnur P02.5
--- Untersuchung, hämatologisch
---- mit Betreuung, Mutter O35.7
---- Verdacht auf, mit Betreuung, Mutter O35.7
--- Varizen, Nabelschnur P02.6
--- Vasa praevia P02.6
--- Veränderung, Nabelschnur P02.6
--- Verwicklung, Nabelschnur P02.5
--- Viruskrankheit, mütterlich, mit Betreuung, Mutter O35.3
--- Vorfall, Nabelschnur P02.4
--- Wehen, drohend P01.8
--- Zika-Viruskrankheit der Mutter P00.2
--- Zytomegalie, mütterlich
---- mit Betreuung, Mutter O35.3
---- Verdacht auf, mit Betreuung, Mutter O35.3
-- Verdacht auf, durch
--- Arzneimittelabhängigkeit, mit Betreuung, Mutter O35.5
--- Drogenabhängigkeit, mit Betreuung, Mutter O35.5
- Fetus/Neugeborenes
-- bei
--- Drillingsschwangerschaft P01.5 ►

Schädigung *(Forts.)*
~ Fetus/Neugeborenes *(Forts.)*
~~ bei *(Forts.)*
--- Entbindung, durch
---- Rektozele P03.8
---- Tumor
----- Becken P03.8
----- Cervix uteri P03.8
----- Perineum P03.8
----- Uterus P03.8
----- Vagina P03.8
----- Vulva P03.8
--- Fünflingsschwangerschaft P01.5
--- Geburt, multipel P01.5
--- Grippe [Influenza], Mutter P00.2
--- Hindernis, Geburt, durch Fehlbildung, Beckenorgane P03.1
--- Mehrlingsgeburt P01.5
--- Sechslingsschwangerschaft P01.5
--- Vierlingsschwangerschaft P01.5
--- Zwillingsschwangerschaft P01.5
-- durch
--- Abhängigkeit, Arzneimittel, Mutter P04.4
--- Abnormität
---- Amnion P02.9
---- Beckenorgane P03.8
---- Chorion P02.9
--- Absorption
---- Arzneimittel, abhängigkeitserzeugend, über die Plazenta P04.4
---- Umweltsubstanzen, chemisch P04.6
--- Abszess, Niere, Mutter P00.1
--- Adhäsion, Amnion, postinfektiös P02.8
--- Alkoholismus P04.3
--- Amnionitis P02.7
--- Anästhesie, Mutter P04.0
--- Anhydramnion P01.2
--- Anomalie
---- Plazenta P02.2
---- Uterus P03.8
---- Weichteile, Mutter P03.8
--- Anteversion, Uterus P03.8
--- Arzneimittel, zytotoxisch, Mutter P04.1
--- Atonie, Uterus, während der Wehentätigkeit P03.6
--- Atrophie, Leber, gelb, akut, Mutter P00.8
--- Austreibungsperiode, verkürzt P03.5
--- Bandl-Ring P03.6
--- Becken
---- android, mit Missverhältnis, fetopelvin P03.1
---- pithekoid, mit Missverhältnis, fetopelvin P03.1
--- Beckenendlage, vor den Wehen P01.7
--- Blasensprung
---- mit Entbindung, verzögert P01.1
---- vorzeitig P01.1
--- Blutung
---- akzidentell, Mutter P02.1
---- Plazenta, durch chirurgische oder instrumentelle Schädigung P02.1 ►

S

Schädigung *(Forts.)*
~ Fetus/Neugeborenes *(Forts.)*
~~ durch *(Forts.)*
~~~ Blutung *(Forts.)*
---- Vasa praevia P50.0
--- Blutverlust, Mutter P02.1
--- COVID-19-Infektion, Mutter P00.2
--- Deformität, Becken, mit Missverhältnis, fetopelvin P03.1
--- Diabetes mellitus, gestationsbedingt P70.0
--- Dilatation, Cervix uteri P01.0
---- unvollständig P03.6
--- Distorsion, Lendenwirbelsäule, mit Missverhältnis, fetopelvin P03.1
--- Dysfunktion, Uterus, Komplikation, Entbindung P03.6
--- Dystokie P03.1
--- Einklemmung, Schulter P03.1
--- Einleitung, Geburt P03.8
--- Eklampsie, Mutter P00.0
--- Endometritis, Mutter P00.8
--- Entbindungsoperation P03.8
--- Entzündung, Eihäute P02.7
--- Erbrechen, anhaltend, Mutter P01.8
--- Ernährungsstörung, Mutter (Zustände unter E40–E64) P00.4
--- Extraktion, aus Beckenendlage P03.0
--- Fehlbildung, Plazenta P02.2
--- Fibromyom, Uterus P03.8
--- Fruchtwasser, abnorm P02.9
--- Geburt
---- forciert a.n.k. P03.8
---- instrumentell a.n.k. P03.8
---- künstlich eingeleitet P03.8
--- Gesichtslage P01.7
--- Hepatitis
---- akut, Mutter P00.2
---- Mutter P00.8
--- Hindernis, Geburt P03.1
--- Hinterhauptslage, hintere, persistierend P03.1
--- Hydramnion P01.3
--- Hyperemesis gravidarum P01.8
--- Hypertonie, Mutter (Zustände unter O10–O11, O13–O16) P00.0
--- Hysterotomie P03.8
--- Infarkt, Plazenta P02.2
--- Infektion, mütterlich P00.8
--- Insuffizienz
---- Cervix uteri P01.0
---- Plazenta P02.2
--- Kindslage, wechselnd, vor den Wehen P01.7
--- Komplikation, Schwangerschaft, Mutter a.n.k. P01.9
--- Konsum, Alkohol, Mutter P04.3
--- Kontraktionsring P03.6
--- Kontraktur, Becken, mit Missverhältnis, fetopelvin P03.1
--- Krankheit
---- Becken, entzündlich, Mutter P00.8 ►

Schädigung *(Forts.)*
~ Fetus/Neugeborenes *(Forts.)*
~~ durch *(Forts.)*
~~~ Krankheit *(Forts.)*
---- glomerulär, Mutter (Zustände unter N00–N08) P00.1
---- Herz
----- kongenital, Mutter (Zustände unter Q20–Q24) P00.3
----- rheumatisch, Mutter (Zustände unter I05–I09) P00.3
---- infektiös, Mutter (Zustände unter A00–B99, J09–J11) P00.2
---- Mutter a.n.k. P00.9
---- Niere, Mutter P00.1
---- parasitär, Mutter (Zustände unter A00–B99, J09–J11) P00.2
---- Plazenta P02.2
--- Lupus erythematodes, systemisch, Mutter P00.8
--- Malaria, Mutter P00.2
--- Mangel, Koagulationsfaktor, antepartal P02.1
--- Mangelernährung, Mutter P00.4
--- Nabelschnur
---- straff um den Hals gelegt P02.5
---- zu kurz P02.6
--- Narbe
---- Cervix uteri P03.8
---- Uterus P03.8
--- Narkose, Mutter P04.0
--- Nekrose
---- kortikal, Niere, Mutter P00.1
---- Leber, Mutter P00.8
---- Nierenrinde, Mutter P00.1
--- Nephritis, Mutter (Zustände unter N00–N08) P00.1
--- Nephrose, Mutter (Zustände unter N00–N08) P00.1
--- Oligohydramnion P01.2
--- Operation, Mutter, ohne Zusammenhang mit Entbindung P00.6
--- pendelndes Abdomen P03.8
--- Placenta praevia P02.0
--- Plazenta, tiefsitzend P02.0
--- Plazentitis P02.7
--- Polyhydramnion P01.3
--- Polyp
---- Cervix uteri P03.8
---- Uterus P03.8
--- Präeklampsie P00.0
--- Prolaps, Uterus, gravid P03.8
--- Proteinurie
---- Mutter P00.1
---- präeklamptisch P00.0
--- Pyelitis, Mutter P00.1
--- Pyelonephritis, Mutter P00.1
--- Querlage P03.1
---- vor den Wehen P01.7
--- Querstand P03.1
---- tief P03.1 ►

Schädigung *(Forts.)*
~ Fetus/Neugeborenes *(Forts.)*
~~ durch *(Forts.)*
––– Quetschung, Nabelschnur P02.6
––– Rektozele, während Schwangerschaft P03.8
––– Rigidität
–––– Beckenboden P03.8
–––– Cervix uteri P03.8
––– Riss, Nabelschnur P50.1
––– Röteln, Mutter (Zustände unter B06.–) P00.2
––– Rubella, Mutter P00.2
––– Ruptur, Uterus
–––– nach Wehen P03.8
–––– während Wehen P03.8
––– Salpingo-Oophoritis, während Schwangerschaft P00.8
––– Sanduhrkontraktur, Uterus P03.6
––– Schädigung
–––– Nabelschnurgefäß, Komplikation, Entbindung P02.6
–––– Plazenta, durch
––––– Amniozentese P02.1
––––– Schnittentbindung P02.1
––– Schnittentbindung P03.4
–––– post mortem P01.6
––– Schwäche, Wehen P03.6
––– Schwangerschaft, im Uterushorn P01.4
––– Skoliose, Becken, mit Missverhältnis, fetopelvin P03.1
––– Spondylose, mit Missverhältnis, fetopelvin P03.1
––– Stenose
–––– Cervix uteri P03.8
–––– Vagina, Mutter P03.8
––– Stillstand, Wehenphase, aktiv P03.6
––– Störung
–––– Eihäute P02.9
–––– Fruchtwasser P02.9
––– Striktur, Vagina, Mutter P03.8
––– Sturz, Mutter P00.5
––– Sturzgeburt P03.5
––– Syndrom, nephrotisch, Mutter (Zustände unter N00–N08) P00.1
––– Syphilis, Mutter (Zustände unter A50–A53) P00.2
––– Tetanus uteri P03.6
––– Thrombophlebitis, antepartal, Mutter P00.3
––– Thrombose, Nabelschnur, Komplikation, Entbindung P02.6
––– Tod, Mutter P01.6
––– Toxikose, Mutter P00.0
––– Toxoplasmose, Mutter (Zustände unter B58.–) P00.2
––– Transfusion
–––– fetofetal P02.3
–––– fetomaternal P02.3
–––– transplazentar P02.3
––– Trichterbecken, mit Missverhältnis, fetopelvin P03.1
––– Tuberkulose, Mutter P00.2 ►

Schädigung *(Forts.)*
~ Fetus/Neugeborenes *(Forts.)*
~~ durch *(Forts.)*
––– Tumor
–––– Becken, während Schwangerschaft P03.8
–––– Cervix uteri, während Schwangerschaft P03.8
–––– Perineum, während Schwangerschaft P03.8
–––– Uterus, während Schwangerschaft P03.8
–––– Vagina, während Schwangerschaft P03.8
–––– Vulva, während Schwangerschaft P03.8
––– Urämie, Mutter P00.1
––– Uterus, doppelt, während Schwangerschaft P03.8
––– Uterus bicornis P03.8
––– Uterus duplex P03.8
––– Vaginitis, Mutter P00.8
––– Vakuumextraktion P03.3
––– Verbrauchskoagulopathie, intrapartal P02.1
––– Verengung, Becken, Mutter P03.1
––– Verformung, Lendenwirbelsäule, mit Missverhältnis, fetopelvin P03.1
––– Verkürzung, Nabelschnur P02.6
––– Verletzung, Mutter, während Schwangerschaft P00.5
––– Versagen, Niere, Mutter P00.1
––– Verzögerung, Geburt P03.9
––– Wehen
–––– anomal P03.6
–––– dyskoordiniert P03.6
–––– irregulär P03.6
–––– unkoordiniert P03.6
–––– unregelmäßig P03.6
–––– verlängert P03.8
––– Wehenform, hyperton P03.6
––– Wendung, äußere, vor den Wehen P01.7
––– Zangengeburt P03.2
––– Zervizitis, Mutter P00.8
––– Zika-Viruskrankheit der Mutter P00.2
––– Zystitis, Mutter P00.1
––– Zystozele, Mutter P03.8
– Fossulae tonsillares J35.9
– Funktion, tubulorenal N25.9
– Gallengang K83.9
– Gasser-Ganglion G50.8
– Gefäß
–– Nabelschnur, als Komplikation, Entbindung O69.5
–– Retina H35.0
–– Zentralnervensystem I67.9
– Gehirn
–– angeboren Q04.9
–– frühkindlich, mit Residualsyndrom, zerebral P91.9
–– perinatal P91.9
– Gelenk M24.99
– Gelenkknorpel M24.19
– Haut L98.9
–– durch Druck L89.99
–– eitrig L08.0 ►

S

Schädigung *(Forts.)*
– Hoden, nichttraumatisch E29.9
– hyperkeratös L85.9
– Hypothalamus, nichttraumatisch E23.7
– ileozäkal K63.9
– Ileum K63.9
– Iliosakralgelenk M53.3
–– nichttraumatisch M53.3
– Intestinum K63.9
– Kanthus H02.9
– Knie a.n.k. M23.99
–– frisch S89.9
–– rezidivierend M23.99
– Knochenmark D61.9
–– alkoholbedingt D61.2
– Kolon K63.9
– Konjunktiva H11.9
– Koronararterie I25.9
– Kortexmotoneuron a.n.k. G93.88
– Kreuzbeingegend M53.3
– Lärm-, Innenohr H83.3
– Leber, toxisch K71.9
– Leberzellen, bei Cholestase K71.0
– Licht-, Retina H35.8
– Lippe K13.0
– Lumbosakralplexus G54.1
– Lunge J98.4
– Mediastinum, durch Druck J98.58
– Meniscus
–– lateralis M23.36
–– medialis M23.33
– Meniskus, durch Verletzung, alt M23.29
– Milz, nichttraumatisch D73.8
– Nabelschnurgefäß, Komplikation, Entbindung, mit Schädigung, Fetus/Neugeborenes P02.6
– Nagel, bei
–– Prellung
––– Daumen S60.1
––– Finger S60.1
––– Zehe S90.2
–– Wunde, offen
––– Daumen S61.1
––– Finger S61.1
––– Zehe S91.2
– Naseninneres J34.8
– Nasennebenhöhle J34.8
– Nerv G58.9
–– Arm, peripher G56.9
–– Bein, peripher G57.9
–– mit Paralyse, Muskel a.n.k. G58.9
– Nervensystem, angeboren Q07.9
– Nervenwurzel
–– thorakal a.n.k. G54.3
–– zervikal a.n.k. G54.2
– Nervus
–– acusticus H93.3
–– ischiadicus G57.0
–– laryngeus recurrens G52.2
–– radialis G56.3
–– vestibulocochlearis H93.3 ►

Schädigung *(Forts.)*
– Neuron, motorisch
–– oberes, mit Lähmung, Harnblase [UMNL] G95.80
–– unteres, mit Lähmung, Harnblase [LMNL] G95.81
– nichtallopathisch a.n.k. M99.99
– Niere, akut N17.99
– Nierenparenchym N28.9
– Organ, alkoholisch F10.1
– osteolytisch, nichttraumatisch M89.59
– Pankreas K86.9
–– alkoholisch K86.0
– parodontal, durch Okklusion, traumatisch K05.5
– Patella a.n.k. M22.3
– Pharynx J39.2
– Plazenta, durch
–– Amniozentese, mit Schädigung, Fetus/Neugeborenes P02.1
–– Schnittentbindung, mit Schädigung, Fetus/Neugeborenes P02.1
– Pulmonalklappe I37.9
– Pylorus K31.9
– Rektosigmoid K63.9
– Retina H35.9
– Rückenmark G95.9
–– angeboren Q06.9
–– bei
––– Fraktur
–––– Brustwirbel S22.00 S24.10
–––– Halswirbel S12.9 S14.10
–––– Kreuzbein S32.1 S34.18
–––– Lendenwirbel S32.00 S34.18
–––– Wirbelsäule T08.0 T09.3
––– funktionaler Höhe
–––– C1–C3 G82.60! *[nur Zusatzkode!]*
–––– C4–C5 G82.61! *[nur Zusatzkode!]*
–––– C6–C8 G82.62! *[nur Zusatzkode!]*
–––– L2–S1 G82.66! *[nur Zusatzkode!]*
–––– S2–S5 G82.67! *[nur Zusatzkode!]*
–––– T1–T6 G82.63! *[nur Zusatzkode!]*
–––– T7–T10 G82.64! *[nur Zusatzkode!]*
–––– T11–L1 G82.65! *[nur Zusatzkode!]*
–– mit
––– Deafferentierungsschmerzen G95.85
––– Detrusor-Sphinkter-Dyssynergie G95.84
–– traumatisch T09.3
– Rückenmarkhäute, angeboren Q06.9
– Schulter
–– frisch S43.00
–– nichttraumatisch M75.9
– Sigma K63.9
– Sinus J34.8
– Speicheldrüse K11.9
–– lymphoepithelial, gutartig K11.8
– Spermatogenese E29.9
– Stammganglien G25.9
– Steißbein, bei Geburt O71.6
– subendokardial I51.5
– traumatisch a.n.k. T14.9 ►

Schädigung *(Forts.)*
– Trikuspidalklappe I07.9
–– nichtrheumatisch I36.9
– Uterus a.n.k. N85.9
– Wurzel, lumbosakral a.n.k. G54.4
– Zäkum K63.9
– Zahn K08.9
– Zahnschmelz, durch Strahlen, künstlich K03.8
– zerebrovaskulär I67.9
–– degenerativ I67.9† G32.8*
Schädlich
– Gebrauch
–– Cannabinoide F12.1
–– Halluzinogene F16.1
–– Kokain F14.1
–– Lösungsmittel, flüchtig F18.1
–– Opioide F11.1
–– Sedativa, und Hypnotika F13.1
–– Tabak F17.1
– Nebenwirkung T78.9
– Strahlenwirkung a.n.k. T66
– Wirkung
–– Bestrahlung a.n.k. T66
–– Niederschlag, radioaktiv a.n.k. T66
–– Radium a.n.k. T66
–– Substanz, radioaktiv a.n.k. T66
–– Teleröntgentherapie a.n.k. T66
Schälblattern L01.0
Schafblattern B08.0
Schafleberegel, Infektion B66.3
Schafpocken B08.0
Schaftlockerung, TEP [Totalendoprothese], Hüftgelenk T84.04
Schalentier
– Biss, mit Vergiftung T63.6
– Ichthyismus a.n.k. T61.2
– Kontakt, Wirkung, toxisch T63.6
– verdorben, Vergiftung T61.2
– Vergiftung, bakteriell A05.9
Schallempfindung
– Schwerhörigkeit H90.5
–– beidseitig H90.3
––– angeboren H90.3
–– einseitig H90.4
––– angeboren H90.4
– Störung, mit
–– Hörverlust
––– beidseitig H90.3
––– einseitig, bei nichteingeschränktem Hörvermögen der anderen Seite H90.4
–– Schwerhörigkeit H90.5
–– Taubheit H90.5
Schallempfindungs-Schwerhörigkeit, bei Dystrophie, Hornhaut H18.5 H90.5
Schallempfindungsschwerhörigkeit, bei Neuropathie, sensorisch und autonom, hereditär, und Entwicklungsverzögerung, allgemein G60.8 H90.5
Schallleitung
– Schwerhörigkeit H90.2
–– beidseitig H90.0 ►
Schallleitung *(Forts.)*
– Schwerhörigkeit H90.2 *(Forts.)*
–– mit
––– Hörverlust, neurosensorisch, X-chromosomal, gemischt H90.8
––– Schwerhörigkeit, Innenohr H90.8
– Störung H90.2
–– mit Hörverlust
––– beidseitig H90.0
––– einseitig, bei nichteingeschränktem Hörvermögen der anderen Seite H90.1
– und Schallempfindung, Störung, mit
–– Schwerhörigkeit, kombiniert H90.8
––– einseitig H90.7
–– Taubheit, kombiniert H90.8
––– einseitig H90.7
Schambein
– Abtrennung, bei Geburt O71.6
– Fraktur S32.5
Schambeinfuge
– Dislokation S33.3
– Ruptur
–– bei Geburt O71.6
–– traumatisch S33.4
Schambeinregion, Wunde, offen S31.1
Schambeinverbindung, Distorsion, Becken a.n.k. S33.7
Schamberg-Krankheit L81.7
Schamgegend
– Prellung S30.1
– Verbrennung T21.05
– Verletzung S39.9
–– oberflächlich S30.9
– Wunde, offen S31.1
Schamhaarregion, Nävus D22.5
Schamläuse, Verlausung B85.3
Schamlippen – s.a. Labia oder s.a. Labien
– Abszess N76.4
– Adhäsion, kongenital Q52.5
– Beteiligung, bei Riss, Damm, bei Geburt O70.0
– Entzündung N76.2
– Furunkel N76.4
– groß
–– Karzinom C51.0
–– Verbrennung T21.05
– Hypertrophie N90.6
– Infektion N76.2
– Karbunkel N76.4
– Katarrh N76.2
– klein
–– Karzinom C51.1
–– Verbrennung T21.05
– Lazeration, Komplikation, Entbindung O70.0
– Polyp N84.3
– Queyrat-Syndrom D07.1
Schamteile, weiblich, Melanom, maligne C51.9
Schanker A51.0
– Augenlid A51.2† H13.1*
– Brustwarze A51.2
– Ducrey- A57
– einfach A57 ►

S

Schanker A51.0 *(Forts.)*
– extragenital A51.2
– gemischt A51.0
– hart A51.0
– Hunter- A51.0
– Konjunktiva A51.2† H13.1*
– Lippe A51.2
– phagedänisch A57
– primär A51.0
– rezidivierend A51.0
– seronegativ A51.0
– seropositiv A51.0
– syphilitisch A51.0
–– multipel A51.0
– Urethra A51.0
– weich A57
–– Gaumen A51.2
–– mit Abszess, phagedänisch A57
Schankrös
– Adenitis, durch Haemophilus ducreyi A57
– Bubo A57
–– virulent A57
– Lymphadenitis, kongenital A57
– Lymphangitis A57
– Phimose A57
– Ulkus A57
Schankroid A57
Scharlach A38
– Albuminurie A38
– Angina A38
– Cholangitis A38† K87.0*
– Fieber A38
– Komplikation A38
– Meningitis A38† G01*
– mit
–– Myokarditis A38† I41.0*
–– Otitis media, nekrotisierend, akut A38† H67.0*
– Nephritis A38† N29.1*
– Otitis A38† H67.0*
– Staphylokokken-induziert A38
Scharlach-Exanthem A38
Scharlachartig, Ausschlag, Haut R21
Scharnierfraktur, Schädelbasis S02.1
Schatten, Lunge R91
Schattensehen H53.1
Schatzki-Ring, Ösophagus, unterer, erworben K22.2
Schaukelbewegungskrankheit T75.3
Schaumann-Krankheit D86.9
Schaumann-Lymphogranulomatose, benigne D86.9
Schaumann-Syndrom, Besnier-Boeck- D86.9
Schaumzellpneumonie J18.9
Scheibenmeniskus M23.19
Scheide – s.a. Vagina
– Riss, hoch, bei Entbindung O71.4
–– ohne Riss, Damm O71.4
Scheiden-Fistel
– Blasen-Rektum- N82.88
– Douglas- N82.88 ▶
Scheiden-Fistel *(Forts.)*
– Dünndarm- N82.2
– Harnblasen- N82.0
– Harnleiter- N82.1
– Mastdarm- N82.3
– Rektum- N82.3
– Sigma- N82.3
Scheidendamm, Riss S31.4
– bei Geburt
–– 1. Grades O70.0
–– 2. Grades O70.1
–– 3. Grades O70.2
–– 4. Grades O70.3
Scheidendrittel
– mittleres, Riss, unter der Geburt O71.4
– oberes, Riss, unter der Geburt O71.4
Scheie-Syndrom E76.0
– Hurler- E76.0
Scheinker-Syndrom, Gerstmann-Sträussler- A81.8
Scheinschwangerschaft F45.8
Scheintod R09.0
Scheinzwitter Q56.3
Scheitelbein
– Abszess L02.8
– Einstellung, Betreuung, Schwangere O32.8
– Fraktur S02.0
Scheitelgegend, Verletzung S09.9
Scheitellage, Betreuung, Schwangere O32.8
Scheitellappen, Astrozytom C71.3
Schelley-Syndrom, Johnston-Aarons- Q68.8 L85.9
Schenk-Krankheit B42.1
Schenkel
– Abszess L02.4
– Bruch
–– irreponibel K41.30
–– mit
––– Einklemmung K41.30
––– Gangrän K41.40
– Hernie K41.90
–– inkarzeriert K41.30
– Melanoma in situ D03.7
– Nävus D22.7
– Phlegmone L03.11
Schenkelblock I45.4
– hereditär I45.8
Schenkelhals, Fraktur S72.00
– lateral S72.08
– medial S72.01
– pathologisch M84.45
– subkapital S72.03
– transzervikal S72.04
–– offen S72.04 S71.87!
– zervikotrochantär S72.05
Schepens-Syndrom, Criswick- H35.0
Scherer-Epstein-Syndrom, Van-Bogaert- E75.5
Scherpilzflechte B35.9
Schetismus F80.0
Scheuerekzem L30.4

Scheuermann-Krankheit M42.09
– mit Schmorl-Knorpelknötchen M42.09
Scheuthauer-Marie-Sainton-Syndrom Q74.0
Schichtarbeit Z56
Schichtenthrombus I82.9
Schichtforamen, bei Retinoschisis H33.1
Schichtloch, Makula H35.38
Schief-Sattelnase M95.0
Schiefhals M43.6
– akut M43.6
– muskulär M43.6
– psychogen F45.8
Schiefnase M95.0
– knorpelig, kongenital Q30.8
– posttraumatisch M95.0
Schiefstand
– Becken M95.5
–– bei Verkürzung, Bein M21.79
–– erworben M95.5
– Humeruskopf M21.82
Schiefwuchs M41.99
Schielamblyopie H53.0
Schielen H50.9
– akkommodierend H50.0
– Auswärts- H50.1
–– intermittierend H50.3
– Einwärts- H50.0
–– intermittierend H50.3
– Höhen- H50.2
– latent H50.5
– Spät-, normosensorisch H50.0
– Vertikal-, dissoziiert H50.2
Schienbein – s.a. Tibia
– vorderes, Beginn, Myopathie, distal G71.0
Schienbeinkantensyndrom M76.8
Schiene, äußere
– Entfernung Z47.8
– Kontrolle Z47.8
– Wechsel Z47.8
Schießscheibenzell-Anämie D64.8
– hämorrhagisch D50.0
–– akut D62
Schilbach-Rott-Syndrom Q87.8
Schilddrüse
– Aberration Q89.2
– Abszess E06.0
– Adenokarzinom
–– follikulär C73
–– sklerosierend, nichtabgekapselt C73
– Adenom D34
–– autonom D34
––– dekompensiert D34
––– kompensiert D34
– Affektion E07.9
– Agenesie E03.1
– akzessorisch Q89.2
– Amyloidose E85.4
– Angiosarkom C73
– Anomalie Q89.2
– Aplasie E03.1
–– mit Myxödem E03.1 ►

Schilddrüse *(Forts.)*
– Atrophie E03.4
–– angeboren E03.1
–– erworben E03.4
–– mit Kretinismus E03.1
– Autonomie
–– bei Struma E04.9
––– mit Hyperthyreose E05.2
–– multifokal, bei Struma, mit Hyperthyreose E05.2
– Blutung E07.8
– C-Zellen, Hyperplasie E07.0
– Degeneration E07.8
– Dysfunktion E07.9
–– Komplikation, Schwangerschaft O99.2
– Dyshormonogenese, familiär E03.0
– Eiterung E06.0
– Ektopie E03.1
– Entzündung E06.9
– Fehlbildung, angeboren Q89.2
– Fehlen
–– angeboren E03.1
–– erworben E89.0
– Fehlfunktion E07.9
– Fistel E07.8
– Funktionsprüfungsergebnis, abnorm R94.6
– Funktionsstörung, neonatal, transitorisch a.n.k. P72.2
– Gangrän E07.8
– Hemiagenesie E03.1
– Hyperaktivität E05.9
– Hyperplasie E04.9
– Hypertrophie E04.9
– Hypoplasie E03.1
– Infarkt E07.8
–– bei Blutung E07.8
– Infektion, durch Echinococcus granulosus B67.3† E35.0*
– Insuffizienz E03.9
–– angeboren E03.1
–– erworben E03.9
– Karzinom C73
–– anaplastisch C73
–– follikulär C73
––– familiär C73
–– medullär C73
–– nicht-medullär, familiär C73
–– papillär C73
––– familiär C73
–––– mit Karzinom, Nierenzellen, papillär C73 C64
–– parafollikulär C73
– Knoten E04.1
–– bei Hyperthyreose E05.1
–– nichttoxisch E04.9
––– solitär E04.1
–– solitär, bei Thyreotoxikose E05.1
–– zystisch E04.1
– Krankheit E07.9
–– in der Eigenanamnese Z86.3
– Krise E05.5 ►

S

Schilddrüse *(Forts.)*
– Lageanomalie, kongenital Q89.2
– Lipom D17.7
– Lymphom C85.9
– Metastase C79.88
– Neoplasie D44.0
– Papillom D34
– retrosternal Q89.2
– Spätsyphilis A52.7† E35.0*
– Störung
–– Funktion E07.9
––– bei Schwangerschaft O99.2
––– mit Exophthalmus E05.0† H06.2*
–– jodmangelbedingt E01.8
– substernal E04.9
–– kongenital Q89.2
– Teratom D44.0
– Tuberkulose A18.8† E35.0*
– Tumor D44.0
–– sklerosierend, nichtabgekapselt C73
– Überfunktion E05.9
– Unterfunktion E03.9
–– angeboren E03.1
–– erworben E03.9
–– kongenital, mit Ikterus, neonatal E03.1
– Vergrößerung E04.9
–– endemisch E01.2
–– sporadisch E04.9
– Verletzung a.n.k. S19.9
– Wunde, offen S11.1
– Zungengrund Q89.2
– Zyste E04.1
– zystisch, adenomatös E04.2
–– endemisch E01.1
–– sporadisch E04.2
Schilddrüsen-Syndrom, Hirn-Lunge- E03.1† G25.5 J99.8*
Schilddrüsenantikörper, mit positivem Befund R76.8
Schilddrüsengegend, Distorsion S13.5
Schilddrüsengewebe, ektopisch, mit Hyperthyreose E05.3
Schilddrüsenhormon, Mangel E03.9
Schilddrüsenhormone, Resistenz, peripher, mit Hypothyreose E03.8
Schilddrüsenstimulierend, Hormon, Hypersekretion E05.8
Schilder-Addison-Komplex E71.3
Schilder-Foix-Heubner-Syndrom G37.0
Schilder-Krankheit, Flatau- G37.0
Schilder-Syndrom G37.0
– Addison- E71.3
Schildknorpel
– Agenesie Q31.8
– Atresie Q31.8
– Deformität
–– angeboren Q31.8
–– erworben J38.7
– Dislokation S13.2
– Distorsion S13.5
– Fehlen, angeboren Q31.8 ►

Schildknorpel *(Forts.)*
– Fraktur S12.8
– Hypoplasie Q31.2
– Lageanomalie, kongenital Q31.8
– Spalte Q31.8
–– kongenital Q31.8
Schilling-Typ, Leukämie, monozytär C93.90
Schimke-Syndrom Q77.7 D82.8
Schimmelpilz
– Allergie J30.3
– Belastung Z58
Schindler-Krankheit E77.1
– Typ
–– 1 E77.1
–– 2 E77.1
–– 3 E77.1
Schinkenmilz E85.4† D77*
Schinzel-Giedion-Syndrom Q87.0
Schinzel-Syndrom, Ritscher- Q87.0
Schisisablatio H33.1
Schistosoma
– haematobium, Schistosomiasis B65.0
– japonicum, Schistosomiasis B65.2
– mansoni, Schistosomiasis B65.1
Schistosomiasis B65.9
– durch Schistosoma
–– haematobium B65.0
–– japonicum B65.2
–– mansoni B65.1
– mit
–– Harnstein B65.0† N22.0*
–– Varizen
––– Magen B65.9† I98.2*
–––– mit Blutung B65.9† I98.3*
––– Ösophagus, mit Blutung B65.9† I98.3*
– Untersuchung Z11
Schizenzephalie Q04.6
Schizoaffektiv
– Psychose F25.9
–– depressiv F25.1
– Störung F25.9
–– depressiv F25.1
–– gemischt F25.2
–– manisch F25.0
Schizodontie K00.2
Schizoid
– Psychopathie F60.1
– Störung
–– beim Kind F84.5
–– Persönlichkeit F60.1
Schizomanisch, Störung F25.0
Schizonychia L60.3
Schizophren
– Attacke F20.8
–– akut F20.8
– Defekt F20.5
– Demenz F20.9
– Episode F23.2
–– kurzdauernd a.n.k. F23.2
– Flexibilitas cerea F20.2
– Katalepsie F20.2 ►

Schizophren *(Forts.)*
– Katatonie F20.2
– Psychose F20.9
–– affektiver Typ F25.9
– Reaktion F20.9
–– latent F21
– Residualzustand F20.5
– Syndrom, beim Kind F84.5
Schizophrenia simplex F20.6
Schizophrenie F20.9
– akut a.n.k. F23.2
– atypisch F20.3
– Borderline- F21
– chronisch a.n.k. F20.5
– desintegrativ F20.1
– desorganisiert F20.1
– einfach, akut F20.6
– Grenz- F21
– hebephren F20.1
– kataleptisch F20.2
– kataton F20.2
– kindlich F84.5
– latent F21
– mit
–– Affektpsychose F25.9
–– Flexibilitas cerea F20.2
– paranoid F20.0
–– akut F20.0
–– mit Halluzination F20.0
– paraphren F20.0
– präpsychotisch F21
– primär, akut F20.6
– prodromal F21
– pseudoneurotisch F21
– pseudopsychopathisch F21
– residual F20.5
– Symptom, bei
–– Bouffée délirante F23.1
–– Psychose, zykloid F23.1
–– Störung, psychotisch, polymorph, akut F23.1
– undifferenziert F20.3
–– akut F23.2
–– chronisch F20.5
– Verwirrtheit F20.8
– zönästhetisch F20.8
– zyklisch F25.2
Schizophreniform
– Anfall F20.8
–– akut F23.2
– Psychose F20.8
–– bei Epilepsie F06.2
–– depressiv F25.1
–– kurz F23.2
–– manisch F25.0
–– mit Verwirrtheitszustand F23.1
– Störung F06.2
–– kurz F23.2
–– psychotisch, akut F23.2
Schizothymie F60.1
Schizotyp, Störung, Persönlichkeit F21
Schizozephalie Q04.6
Schlachthaus-Fieber A78
Schläfe
– Abszess L02.0
– Basaliom C44.3
– Furunkel L02.0
– Karbunkel L02.0
– Melanom, maligne C43.3
– Melanoma in situ D03.3
– Nävus D22.3
– Prellung S00.85
– Spinaliom C44.3
– Verätzung T20.4
– Verbrennung T20.0
– Verletzung S09.9
–– oberflächlich S00.80
– Wunde, offen S01.80
Schläfenbein
– Fraktur S02.1
– Osteomyelitis M86.98
Schläfenhirn, Abszess G06.0
Schläfenlappen, Astrozytom C71.2
Schläfrigkeit R40.0
Schlaf, Störung G47.9
– atmungsbedingt G47.39
– chronisch G47.9
– emotional bedingt F51.9
– Gemischter Typ G47.8
– Hypersomnie-Typ G47.1
– Insomnie-Typ G47.0
– nichtorganisch F51.9
– Parasomnie-Typ G47.8
Schlaf-Grand-Mal G40.3
Schlaf-Wach-Rhythmus, Störung G47.2
– durch Flugreisen F51.2
– in der Anamnese Z91.8
– psychogen F51.2
Schlaf-Wach-Syndrom, Nicht-24-Stunden- G47.2
Schlafapnoe G47.39
– beim Neugeborenen P28.3
– obstruktiv G47.31
–– beim Neugeborenen P28.3
– primär, beim Neugeborenen P28.3
– zentral G47.30
–– beim Neugeborenen P28.3
Schlafapnoe-Syndrom G47.39
– Glaukom- H40.9 G47.39
Schlafbedürfnis, krankhaft, gesteigert G47.1
Schlafbezogen
– Essstörung F51.3
– Hypoventilation, alveolär, nichtobstruktiv, idiopathisch G47.32
Schlaff
– Blase G95.81
–– neurogen N31.2
– Dysfunktion, Harnblase, neuromuskulär N31.2
– Halbseitenlähmung G81.0
– Hemiparese G81.0
– Hemiplegie G81.0
– Paralyse, Diaphragma J98.6 ►

S

Schlaff *(Forts.)*
– Paraparese G82.03
–– nichttraumatisch, akut G82.01
– Paraplegie G82.02
–– nichttraumatisch, akut G82.00
– Parese G83.9
– Tetraparese G82.33
–– nichttraumatisch, akut G82.31
– Tetraplegie G82.32
–– nichttraumatisch, akut G82.30
– Urethra N36.8
Schlafgebunden, Schmerzen, Kopf G44.8
Schlafkrankheit, Untersuchung Z11
Schlaflähmung G47.4
Schlaflosigkeit G47.0
– klimakterisch N95.1
– organisch G47.0
– psychogen F51.0
Schlafmittel
– Abhängigkeit F13.2
– Sucht F13.2
– Vergiftung T42.7
Schlafmyoklonus, benigne, in der Kindheit G25.3
Schlafphasen
– verzögert, Syndrom G47.2
– vorverlagert, Syndrom G47.2
Schlafrhythmus
– freilaufend G47.2
– Umkehr G47.2
–– nichtorganischen Ursprungs F51.2
–– psychogen F51.2
Schlafsucht F51.1
Schlaftabletten, Vergiftung T42.7
– mit Suizidabsicht T42.7
Schlaftherapie a.n.k. Z50.4! *[nur Zusatzkode!]*
Schlaftrunkenheit F51.3
Schlafwandeln F51.3
– hysterisch F44.88
Schlag
– durch elektrischen Strom T75.4
– tödlich, durch Strom, elektrisch T75.4
Schlagader, Kalzifikation I70.9
Schlaganfall I64
– alt, folgenlos Z86.7
– durch
–– Blutung I61.9
––– in
–––– Hirnstamm I61.3
–––– Kleinhirn I61.4
––– intraventrikulär, intrazerebral I61.5
––– kortikal, in Großhirnhemisphäre I61.1
––– subkortikal, in Großhirnhemisphäre I61.0
–– Embolie, Arterie
––– präzerebral I63.1
––– zerebral I63.4
–– Thrombose
––– Arterie
–––– präzerebral I63.0
–––– zerebral I63.3
––– nichteitrig, Hirnvene I63.6 ►

Schlaganfall I64 *(Forts.)*
– Folgen a.n.k. I69.4
– im Wochenbett O99.4
– in der Familienanamnese Z82
– ischämisch I63.9
–– beim Kind I63.9
– paralytisch I64
Schlagfluss I67.88
Schlammfieber A27.9
Schlangengift, Wirkung, toxisch T63.0
Schlatter-Osteochondrose, Osgood- M92.5
Schleichend – s. Art der Krankheit
Schleifendiuretika, Vergiftung T50.1
Schleifer-Asthma J62.8
Schleim
– Asphyxie T17.9
–– beim Neugeborenen P24.1
– Aspiration T17.9
–– Atemwege T17.9
–– Bronchiolen T17.8
–– Bronchus T17.5
–– durch Neugeborenes P24.1
–– Lunge T17.8
–– Nase T17.1
–– Nasennebenhöhle T17.0
–– Rachen T17.2
–– Trachea T17.4
– Atemwege, Asphyxie T17.9
– Bronchiolen, Asphyxie T17.8
– Bronchus, Asphyxie T17.5
– im Stuhl R19.5
– Inspiration T17.9
– Larynx, Asphyxie T17.3
– Lunge, Asphyxie T17.8
– Nase, Asphyxie T17.1
– Nasennebenhöhle, Asphyxie T17.0
– Nasopharynx, Asphyxie T17.2
– Rachen, Asphyxie T17.2
– Suffokation T17.9
– Trachea, Asphyxie T17.4
Schleimbeutel
– Abszess M71.09
– Anomalie Q79.9
– Entzündung M71.99
–– gonorrhoisch A54.4† M73.09*
–– Schulterbereich M75.5
– Zyste M71.39
Schleimbildend
– Adenokarzinom C80.9
– Karzinoid, bösartig C18.1
– Tumor
–– Appendix, karzinoid C18.1
–– Lunge, karzinoid C34.9
Schleimhaut
– Atrophie L90.9
– Blutung a.n.k. R58
–– beim Neugeborenen P54.8
–– Gallenblase K82.8
– Cervix uteri, Polyp N84.1
– Frambösie A66.7
– Melanom, maligne C43.9 ►

Schleimhaut *(Forts.)*
– Nävus, weiß Q38.6
– Ödem R60.9
– Papeln
–– konnatal Q82.8
–– syphilitisch, konnatal A50.0
–– syphilitisch [Plaques muqueuses] A51.3
– Pemphigoid, gutartig L12.1
– Polyp
–– adenomatös, multipel D36.9
–– Gallenblase K82.8
– Proktokolitis K51.3
– Sarkom, Isthmus uteri C54.0
– Spätsyphilis A52.7
– Syphilis, sekundär A51.3
– Uterus, Sarkom C54.1
– Zyste L72.0
–– Mastoidhöhle, nach Mastoidektomie H95.1
Schleimig
– Adenom D36.9
– Otitis media, chronisch H65.3
– Stuhl R19.5
– Zystadenom D27
Schleimig-eitrig, Bronchitis, chronisch J41.1
Schleimpfropf
– Aspiration, durch Neugeborenes P24.1
– Bronchus T17.5
– Trachea T17.4
Schleimzyste M71.39
– Gallenblase K82.8
Schleudertrauma S13.4
– Halswirbelsäule S13.4
Schließdefekt, Lid H02.2
Schließmuskel
– After, Inkontinenz R15
– Urethra, Inkontinenz R32
Schlossmann-Syndrom, Posner- [Zyklitisches Glaukom] H40.4
Schlottergelenk M25.29
– paralytisch M25.29
Schlotterkamm K06.8
– Atrophie K06.8
Schluck-Paralyse R13.9
Schluckakt, abnorm, mit Okklusion, Zahnreihe, fehlerhaft K07.5
Schluckauf R06.6
– epidemisch B33.0
– psychogen F45.33
Schlucken
– abnorm, mit Biss, fehlerhaft K07.5
– Lähmung R13.9
– Störung R13.9
Schluckimpfung, gegen Poliomyelitis, trivalent, Notwendigkeit [OPV (Orale Polio-Vakzine)] Z24.0
Schluckparalyse, hysterisch F44.4
Schluckpneumonie J69.0
Schlucksen R06.6
Schlüsselbein – s. Klavikula
– Osteosarkom C41.32
Schlüsselbeinschlagader, Verletzung S25.1
Schlüsselbeinvene, Verletzung S25.3
Schlüsselblume, Kontaktdermatitis, allergisch L23.7
Schlund
– Aspiration, Schleim T17.2
– Blutung R04.1
– Fremdkörper T17.2
–– Asphyxie T17.2
– Schleim, Asphyxie T17.2
– Taschenbildung Q38.7
– Verätzung T28.5
Schlupfbrustwarze N64.5
Schluss, Kiefer, abnorm K07.5
Schlussstörung, Lid H02.5
Schlussunfähigkeit, bei Stenose
– Aortenklappe, rheumatisch I06.2
– Trikuspidalklappe I07.2
–– mit Krankheit, Aortenklappe I08.2
Schmal, Becken
– erworben M95.5
– mit Missverhältnis, fetopelvin O33.1
Schmelzflecken K00.3
Schmelzperlen K00.2
Schmerfluss R23.8
Schmerzempfindlichkeit, gesteigert R20.8
Schmerzen R52.9
– Abdomen R10.4
–– chronisch R10.4
–– ohne Krankheit R10.4
–– psychogen F45.39
–– stark R10.0
––– bei Rigidität, Abdomen R10.0
––– mit Spannung, Bauchdecke R10.0
–– unklar R10.4
– abdominal, diffus R10.4
– Adhäsions-, Becken, weiblich N73.6
– akut a.n.k. R52.0
– Anus K62.8
– Arm M79.69
– Auge H57.1
–– mit Übelkeit H57.1
– Augenbewegung H57.1
– Augenlid H02.8
– Becken R10.2
–– akut R10.2
–– chronisch R10.2
– bei
–– Erkrankung, venös I87.9
–– Karzinom R52.1
–– Krampf, Darm R10.4
– beim Wasserlassen R30.9
– Bein M79.69
–– unklar M79.69
– Blase R39.8
– Brust R07.4
–– bei Atmung R07.1
–– muskuloskeletal R07.3
– Brustwand, vordere R07.3
– Brustwirbelsäule M54.6
– chronisch a.n.k. R52.2
–– unbeeinflussbar R52.1 ►

S

Schmerzen R52.9 *(Forts.)*
– Damm R10.2
–– akut R10.2
– Deafferentierungs-, bei Schädigung, Rückenmark G95.85
– Dentitions- K00.7
– diffus a.n.k. R52.9
– durch
–– Arterientransplantat a.n.k. T82.8
–– Brustimplantat T85.83
–– Gefäßprothese T82.8
–– Gelenkprothese T84.8
–– Herzimplantat T82.8
–– Herztransplantat T82.8
–– Hornhauttransplantat a.n.k. T85.88
–– Infusion a.n.k. T85.88
–– Infusionskatheter, spinal T85.81
–– innere orthopädische Fixation a.n.k. T84.8
–– intrakraniellen ventrikulären Shunt T85.81
–– Katheter a.n.k. T85.88
–– Orbitaprothese a.n.k. T85.88
–– Zoster B02.9
– Ejakulation, psychogen F52.6
– Ellenbogen, nicht operationsbedingt M79.62
– Epigastrium R10.1
– Extremität M79.69
– Ferse M79.67
– Fersenbein M79.67
– Finger M79.64
– Flanke R10.4
– Fuß M79.67
–– statisch M79.67
– gastrisch R10.1
–– psychogen F45.40
– Gelenk M25.59
–– akut M25.59
–– psychogen F45.40
– generalisiert R52.9
– Genitalien
–– männlich N50.8
–– weiblich N94.8
– Genitalorgane, psychogen F45.40
– Gesicht R51
–– atypisch G50.1
–– bei Erkrankung, Kauapparat K10.8
–– chronisch R51
–– persistierend, idiopathisch G50.1
– Glieder M79.69
–– afebril M79.69
– Hals R07.0
–– unklar R07.0
– Halswirbelsäulenbereich M54.2
–– psychogen F45.40
– Hand M79.64
– Handgelenk M25.53
– Harnblase R39.8
– Haut, psychogen F45.8
– Herz R07.2
–– psychogen F45.40
– Hoden N50.8
–– psychogen F45.40 ►

Schmerzen R52.9 *(Forts.)*
– Hüftgelenk M25.55
– HWS M54.2
– iliosakral M53.3
– Iliosakralgelenk M54.5
– infraorbital G50.0
– intermenstruell N94.0
– intermittierend R52.9
– Ischämie-, bei arterieller Verschlusskrankheit I70.29
– Ischias M54.3
– Kiefer K10.8
– Kiefergelenk K07.6
– Kniegelenk M25.56
– Knochen M89.89
– Koitus, psychogen F52.6
– Kolon R10.4
– Kopf R51
–– allergisch G44.8
–– bei CVI [Zerebrovaskuläre Insuffizienz] I67.88
–– chronisch R51
–– durch
––– Einwirkung, Arzneimittel G44.4
––– Histamin G44.0
–– emotional F45.40
–– Genese, unklar R51
–– halbseitig, im Sinne von Migräne G43.9
–– klimakterisch N95.1
–– Kombinations- R51
–– Migräne G43.9
–– nach
––– Liquorverlust, durch Punktion G97.1
––– Spinal- oder Periduralanästhesie T88.5
–––– bei Entbindung O74.5
–––– in der Schwangerschaft O29.4
––– Spinal- oder Periduralanästhesie im Wochenbett O89.4
––– Spinal- und Epiduralanästhesie T88.5
–– nervös F45.40
–– nichtorganischer Ursprung F45.40
–– posttraumatisch G44.3
––– chronisch G44.3
–– psychogen F45.40
–– schlafgebunden G44.8
–– unspezifisch R51
–– vaskulär G44.1
–– vasomotorisch G44.1
–– vertebragen M54.2
–– zervikogen M54.2
– Kreuz- M54.5
– Kreuzbein, akut M54.5
– Leib R10.4
– linksthorakal R07.2
– Lumbalregion M54.5
– Magen R10.1
–– psychogen F45.40
– Mamma N64.4
–– psychogen F45.40
– Menstruation N94.6
–– psychogen F45.8 ►

Schmerzen R52.9 *(Forts.)*
– metakarpophalangeal M25.54
– metatarsophalangeal M25.57
– Mund K13.7
– Muskel M79.19
– nach Thoraxtrauma S29.88
– Nacken a.n.k. M54.2
–– psychogen F45.40
– Narbe L90.5
– Nase J34.8
– Nasopharynx J39.2
– Nebenhoden N50.8
– Nerv a.n.k. M79.29
–– Gesicht G50.0
– Nervus trigeminus G50.0
– neuromuskulär M79.29
– Niere N23
– Oberbauch R10.1
–– abdominal, viszeral R10.1
–– akut R10.1
–– unklar R10.1
– Oberkiefer K10.8
– Oberschenkel, neuralgisch G57.1
– Ohr H92.0
– ophthalmisch H57.1
– Orbita H57.1
– Ovar N94.8
– Ovulations- N94.0
– Parotis K11.8
– pektanginös I20.9
– pelvin, akut R10.2
– Penis N48.8
–– psychogen F45.40
– perianal, und Schmerzen, perineal K62.9
– perikardial R07.2
– perineal R10.2
–– akut R10.2
–– und Schmerzen, perianal K62.9
– Perioden- N94.6
– Phantom- G54.6
– Pharynx J39.2
– Pleura R07.3
–– nichttumorbedingt R07.3
– präkordial R07.2
–– psychogen F45.40
– prämenstruell N94.3
– Prostata N42.9
– psychogen
–– im Weichteilgewebe F45.40
–– persistierend F45.40
– radikulär, spinal M54.19
– Rektum K62.8
– retrosternal R07.3
– rheumatisch M79.09
– Rippe R07.3
– Rücken M54.99
–– chronisch M54.99
–– haltungsabhängig M54.99
–– lumbal M54.5
–– psychogen F45.40
– Samenblase N50.8 ►

Schmerzen R52.9 *(Forts.)*
– Samenstrang N50.8
– Schulter M25.51
– Schultergelenk M25.51
– Skrotum N50.8
–– psychogen F45.40
– Sprunggelenk M25.57
– Steißbeingegend M53.3
– Stumpf-, nach Amputation
–– Arm, traumatisch T92.6
–– Bein, traumatisch T93.6
– Sympathikus G90.8
– System, gastrointestinal, psychogen F45.40
– therapieresistent R52.1
– Thorax R07.4
–– ischämisch I20.9
– Thoraxvorderwand R07.3
– Tibia M89.86
– Tumor R52.1
– unklar R52.9
– Unterbauch R10.3
–– akut R10.3
– Ureter N23
– Uterus N94.8
–– psychogen F45.40
– Vene I87.9
– vertebragen M54.89
– vesikal R39.8
– Wachstums- R29.8
– Wade R29.8
– Warzenfortsatz H92.0
– Wehen-, bei Kontraktion, frustran O47.9
– Wirbelsäule M54.99
–– BWS M54.6
–– HWS M54.2
–– psychogen F45.40
– Wurzel, spinal M54.19
– Xiphoid M89.88
– Zäkum R10.3
– Zahn K08.88
– Zehe M79.67
– zervikobrachial M53.1
– Zunge K14.6

Schmerzhaft
– Atmung R07.1
– Blähung R14
– Dauererektion N48.39
– Defäkation R19.88
– Dysfunktion, Kiefergelenk K07.6
– Ejakulation N48.8
–– psychogen F52.6
– Harndrang R30.0
– Harnentleerung R30.9
– Koitus N94.1
–– bei der Frau N94.1
–– beim Mann N48.8
– Menstruation
–– primär N94.4
–– psychogen F45.8
–– sekundär N94.5 ►

S

Schmerzhaft *(Forts.)*
– Miktion R30.9
–– psychogen F45.34
– Milcheinschuss O92.70
– Narbe, Haut L90.5
– Rötung, Lippe K13.0
– Schultersteife, akut M25.61
– Schwellung, Lippe K13.0
– Senkfuß M21.4
– Störung, somatoform, anhaltend F45.40
Schmerzhaftigkeit
– Bauchdecke R10.4
– Leber R10.1
Schmerzhypersensibilität R20.8
Schmerzmittel, Abusus F55.2
Schmerzpatient, chronisch R52.2
Schmerzstörung, chronisch, mit somatischen und psychischen Faktoren F45.41
Schmerzsyndrom
– Blase N30.1
– chronisch R52.2
– episodisch, familiär M79.89
– femoropatellar M22.2
– Gesichts-, paroxysmal G50.0
– lumbal, vertebragen, lokal M54.5
– muskuloskeletal M79.19
– myofaszial M79.19
– paroxysmal, extrem G90.8
– polymyalg M35.3
– regional, komplex G90.79
–– Extremität
––– obere G90.70
–––– Typ
––––– I G90.50
––––– II G90.60
––– untere G90.71
–––– Typ
––––– I G90.51
––––– II G90.61
–– Typ
––– I G90.59
––– II G90.69
– thalamisch R52.1
– thorakal R07.4
– vertebragen M54.89
– zephalo-brachial M53.1
– zervikal M54.2
Schmerzunempfindlichkeit, kongenital, mit Hyperhidrose G60.8 R61.9
Schmerzzustand, unklar R52.9
Schmetterlingsbruch, Becken S32.7
Schmetterlingsförmig, Dystrophie, Pigment H35.5
Schmetterlingsgliom C71.9
Schmetterlingswirbel Q76.4
Schmidt-Pearson-Syndrom, McArdle- E74.0
Schmidt-Syndrom E31.0
Schmierblutung N93.9
– bei Frühschwangerschaft O20.9
– Dauer- N93.9
– intermenstruell a.n.k. N92.3 ►
Schmierblutung N93.9 *(Forts.)*
– prämenstruell N93.8
Schmiermittel, Kontaktdermatitis a.n.k. L24.1
Schmincke-Karzinom C11.9
Schmitz-Stutzer-Dysenterie A03.0
Schmorl-Knorpelknötchen M51.4
– bei Scheuermann-Krankheit M42.09
Schnappend
– Atmung R06.0
– Finger M65.3
–– kongenital Q74.0
– Hüfte R29.4
– Kiefer K07.6
– Knie M23.89
Schnarchen R06.5
Schneckenbecken-Dysplasie Q77.7
Schneckenohr Q17.8
Schneeblindheit H16.1
Schneeflocken-Vitreoretinopathie H35.5
Schneider-Karzinom C30.0
Schneider-Papillom D14.0
Schneidezähne, Verschmelzung, Unterkiefer K00.2
Schneidezahn
– schaufelförmig verformt K00.2
– T-förmig K00.2
Schnell involutierend, Hämangiom, kongenital D18.00
Schnellend
– Daumen M65.3
– Finger M65.3
–– kongenital Q74.0
– Hüfte M24.85
–– beim Neugeborenen R29.4
– Knie M23.89
Schniefen R06.5
– nichtsyphilitisch R06.5
Schnittentbindung O82
– bei
–– Abruptio placentae O45.9
–– Anteversio uteri O34.5
–– Atonie, Uterus O62.2
–– Becken, allgemein verengt O33.1
–– Beckenausgang, verengt O33.3
–– Beckenboden, rigide O34.8
–– Beckeneingang, verengt O33.2
–– Beckenendlage O32.1
–– Blutung
––– fetomaternal O43.0
––– intrapartal O67.9
––– präpartal O46.9
–– Cerclage O34.39
–– Cervix uteri
––– abnorm O34.4
––– rigide O34.4
–– Deformität
––– Becken a.n.k. O33.0
––– Beckenorgane a.n.k. O34.8
–– Diabetes mellitus, mütterlich O24.9
–– Disstress
––– fetal O36.3 ►

Schnittentbindung O82 *(Forts.)*
~ bei *(Forts.)*
~~ Disstress *(Forts.)*
––– maternal O75.0
–– Einstellungsanomalie, Fetus a.n.k. O32.9
–– Eklampsie O15.0
–– Eröffnung, Muttermund, mangelnd O62.0
–– Fetus, ungewöhnlich groß O33.5
–– Geburt, verlängert O63.9
–– Gesichtslage O32.3
–– Hydrozephalus, Fetus O33.6
–– Inkarzeration, Uterus O34.5
–– Insuffizienz, plazentar O36.5
–– Kindslage, anomal a.n.k. O32.9
–– Kinnlage O32.3
–– Krankheit, Herz, mütterlich a.n.k. O99.4
–– Lageanomalie O32.9
––– Beckenorgane a.n.k. O34.8
––– Fetus O32.9
––– Uterus a.n.k. O34.5
–– Lateroversion, Uterus O34.5
–– Mehrlingsschwangerschaft, mit Lageanomalie O32.5
–– Mekonium, im Fruchtwasser O36.3
–– Missverhältnis, fetopelvin O33.9
–– Narbe
––– Cervix uteri O34.4
––– Uterus O34.2
–– Nichteintreten, Kopf, beim Termin O32.4
–– Perineum, rigide O34.7
–– Placenta praevia
––– mit Blutung O44.11
––– ohne Blutung O44.01
–– Polyp, Cervix uteri O34.4
–– Präeklampsie O14.9
–– Prolaps, Arm O32.2
–– Querlage O32.2
–– Rektozele O34.8
–– Sackbildung, Uterus, gravid O34.5
–– Schräglage O32.2
–– Schulterlage O32.2
–– Schwäche, Wehen O62.2
––– primär O62.0
––– sekundär O62.1
–– Shirodkar-Naht O34.39
–– Steißlage O32.1
–– Stenose, Cervix uteri O34.4
–– Stirnlage O32.3
–– Tumor
––– Beckengewebe a.n.k. O34.8
––– Beckenorgane a.n.k. O34.8
––– Cervix uteri O34.4
–– unkoordinierter Uterustätigkeit O62.4
–– Unreife, fetal O60.3
–– Uterus
––– abnorm, kongenital O34.0
––– Retroversion O34.5
–– Vagina
––– abnorm O34.6
––– rigide O34.6
–– Verlagerung, Uterus a.n.k. O34.5 ►

Schnittentbindung O82 *(Forts.)*
~ bei *(Forts.)*
–– Versuch, Entbindung, fehlgeschlagen a.n.k. O66.4
–– Vorfall
––– Hand O32.2
––– Nabelschnur O69.0
––– Uterus O34.5
–– Vulva
––– abnorm O34.7
––– rigide O34.7
–– Zystozele O34.8
– elektiv, Geburt O82
– frühere O34.2
– Geburt
–– bei Gefahrenzustand für Mutter und Kind O82
–– mit Hysterektomie O82
– mit Schädigung, Fetus/Neugeborenes P03.4
– post mortem, mit Schädigung, Fetus/Neugeborenes P01.6
– vorausgegangen, mit Narbe, mit Betreuung, Mutter O34.2

Schnittentbindungswunde
– Dehiszenz O90.0
– Infektion, puerperal O86.0
– Komplikation a.n.k. O90.8

Schnittverletzung T14.1
– Blutgefäß T14.5
– Daumen S61.0
– Fußrücken S91.3
– Muskel T14.6
– Sehne T14.6
– Uterus, bei Eingriff T81.2
– Vagina S31.4

Schnittwunde T14.1
– äußere T14.1
– durch Messer T14.1
– multipel T01.9

Schnitzler-Syndrom L50.8

Schnüffeln
– Benzin, mit Abhängigkeit F18.2
– Flugzeugkleber F18.1
– Kokain F14.2

Schnüffelneuropathie, durch Klebstoff G62.2

Schnüffelsucht F18.2

Schnürfurchen, amniotisch Q79.8

Schnupfen J00
– akut J00
– allergisch J30.4
– beim Neugeborenen P28.8
– chronisch J31.0
–– beim Neugeborenen P28.8
– durch Jod T88.7
– eitrig J31.0
– Fließ-
–– allergisch J30.4
–– durch Pollen J30.1
–– reflektorisch J30.4
–– vasomotorisch J30.0
– Heu- J30.1 ►

Schnupfen J00 *(Forts.)*
– syphilitisch
–– beim Kleinkind A50.0† J99.8*
–– konnatal A50.0† J99.8*
– tuberkulös A16.8
Schnupftabak, Prostata N42.8
Schnyder-Hornhautdystrophie H18.5
Schock R57.9
– allergisch, durch Transfusion T80.5
– anaphylaktisch T78.2
–– durch
––– Immunisation T80.5
––– Impfstoff, gegen COVID-19 T88.6 U12.9!
––– Nahrungsmittel a.n.k. T78.0
––– Serum T80.5
–– in der Eigenanamnese Z87.8
– aseptisch R57.8
– bei
–– Abort, ärztlich, misslungen O07.3
–– Wehen, und Entbindung O75.1
– durch
–– Anästhesie T88.2
–– Arzneimittel T78.2
–– Blitzschlag T75.0
–– Bluttransfusion T80.8
–– Blutung R57.1
–– Eiweiß, durch Vakzination T80.6
–– Endotoxine R57.8
––– nach Eingriff T81.1
–– Lymphozytentransfusion T80.8
–– Plasmatransfusion T80.8
–– therapeutischen Unglücksfall a.n.k. T81.1
–– Unverträglichkeit, Nahrungsmittel T78.0
–– Verbrennung T95.9
– Elektro- T75.4
– emotional R45.7
– Fetus/Neugeborenes, durch Geburt a.n.k. P96.8
– Geburts- O75.1
– hämatologisch R57.8
– hämorrhagisch R57.1
– hypoglykämisch E15
–– bei
––– Diabetes mellitus E14.61
––– Typ-1-Diabetes mellitus E10.61
––– Typ-2-Diabetes mellitus E11.61
–– nichtdiabetisch E15
– hypovolämisch R57.1
–– nach Eingriff T81.1
–– traumatisch T79.4
– kardial R57.0
– kardiogen R57.0
– kardiovaskulär R57.0
– Komplikation, bei Einleitung, Abort, misslungen O07.8
– Kultur- F43.2
– nach
–– Abort O08.3
–– chirurgischem Eingriff T81.1
–– Extrauterinschwangerschaft O08.3
–– Fehlgeburt O08.3
–– Molenschwangerschaft O08.3 ►

Schock R57.9 *(Forts.)*
~ nach *(Forts.)*
–– Verletzung T79.4
––– mit
–––– Abfall, Blutdruck T79.4
–––– Atmung, schwach T79.4
–––– Puls, klein, schnell T79.4
– postoperativ T81.1
–– mit Hypovolämie T81.1
– psychisch F43.0
– Rückenmark T09.3
– septisch R57.2
–– bei Abort, ärztlich, misslungen O07.0
–– durch
––– Anaerobier A41.4 R57.2
––– Escherichia coli A41.51 R57.2
––– gramnegative Erreger A41.58 R57.2
––– Haemophilus influenzae A41.3 R57.2
––– koagulasenegative Staphylokokken A41.1 R57.2
––– Pseudomonas A41.52 R57.2
––– Staphylococcus aureus A41.0 R57.2
––– Staphylokokken A41.2 R57.2
––– Streptokokken A40.9 R57.2
–– Komplikation, bei Abort, misslungen O07.5
–– mit unklarem Zeitpunkt des Beginns mit Bezug zur Krankenhausaufnahme R57.2 U69.85!
–– nach
––– Abort O08.0 R57.2
––– chirurgischen Maßnahmen T81.1 R57.2
––– Infusion, therapeutischer Injektion oder Transfusion T80.2 R57.2
––– Molenschwangerschaft O08.0 R57.2
––– Schwangerschaft, extrauterin O08.0 R57.2
–– nicht-nosokomial R57.2 U69.83!
–– nosokomial R57.2 U69.84!
–– postoperativ T81.1 R57.2
– spinal, mit Funktionsstörung, Harnblase G95.82
– toxisch, Syndrom A48.3
–– bei Tamponbenutzung A48.3
– traumatisch T79.4
–– mit
––– Hypovolämie T79.4
––– Verminderung
–––– Atmung T79.4
–––– Blutdruck T79.4
– Volumenmangel- R57.1
– während oder als Folge eines Eingriffes T81.1
Schockerlebnis, kulturell bedingt Z60
Schocklunge J80.09
Schockniere N19
– nach
–– Abort O08.4
–– Extrauterinschwangerschaft O08.4
–– Molenschwangerschaft O08.4
Schoenlein-Henoch, Purpura D69.0
Schoenlein-Krankheit, Henoch- D69.0
Schönberg-Krankheit, Albers- Q78.2

Schöner-Krankheit, Heilmeyer- D45
– in kompletter Remission D45
Schöpf-Schulz-Passarge-Syndrom Q82.8
Schokoladenzyste, Ovar N80.1
Scholte-Syndrom, Cassidy- E34.0
Scholz-Syndrom E75.2
Schorf, Milch-
– beim Kind L21.1
– seborrhoisch L21.0
Schornsteinfegerkrebs C63.2
Schräg, Spalte, Gesicht Q18.8
Schräglage
– Betreuung, Schwangere O32.2
– Fetus a.n.k. O32.2
– Hindernis, Geburt O64.4
– mit Schnittentbindung O32.2
Schreckepilepsie G40.8
Schreib-Vermögen, Lese-, Niveau, gering Z55
Schreiben, Störung, expressiv, entwicklungsbedingt F81.8
Schreibkrampf F48.8
– organisch G25.88
Schreien
– andauernd, beim Säugling R68.1
– Kind R68.1
– Kleinkind, ungewöhnlich häufiges und stark R68.1
Schreigesicht, asymmetrisch, isoliert Q18.8
Schreiknötchen J38.2
Schrittmacher
– Dysfunktion T82.1
– kardial, mit Komplikation T82.9
– mit Komplikation, mechanisch T82.1
– Resynchronisationstherapie-, kardial, Vorhandensein Z95.0
– Wechsel Z45.00
Schrittmachersyndrom I97.1
Schroetter-Syndrom, Paget- I80.81
Schrumpfgallenblase K82.8
Schrumpfharnblase N32.8
– kongenital Q64.7
Schrumpfleber K74.6
Schrumpfmagen C16.9
Schrumpfniere N26
– amyloid E85.4† N29.8*
– arteriosklerotisch I12.90
– bei
–– Hypertonie I12.90
–– Pyelitis N11.9
–– Pyelonephritis N11.9
– durch
–– Analgetika N14.0
–– Blei N26
–– Oxalat E74.8
– granulär N26
– hyalin, arteriolär I12.90
– hydronephrotisch N13.3
– hyperplastisch, arteriolär I12.90
– mit
–– Hypertonie I12.90
––– mit Insuffizienz, Niere I12.00 ►

Schrumpfniere N26 *(Forts.)*
~ mit *(Forts.)*
–– Krankheit, Herz, hypertensiv I13.90
– pyelonephritisch N11.9
– sekundär N26
– tuberkulös A18.1† N29.1*
– vaskulär I12.90
Schrumpfung
– Gehirn G31.9
– Harnblase N32.8
– Konjunktiva H11.8
– Lunge J84.10
– Zahnfleisch K06.0
–– generalisiert K06.0
–– lokalisiert K06.0
–– postinfektiös K06.0
–– postoperativ K06.0
Schrunde
– After K60.2
– Daumen S60.81
– Lippe K13.0
– Mundwinkel K13.0
Schüller-Christian-Syndrom, Hand- C96.5
Schürenberg-Syndrom, Axenfeld- H49.0
Schürfwunde T14.01
– Abdomen S30.81
– am Becken S30.81
– an der Lumbosakralgegend S30.81
– Ellenbogen S50.81
– Fuß S90.81
– Hals S10.91
– Hand S60.81
– Handrücken, klein S60.81
– Hüfte S70.81
– Knie S80.81
– Knöchel S90.81
– Kopf S00.91
– multipel T00.9
– Oberarm S40.81
– Oberschenkel S70.81
– Thorax S20.81
–– hinterer S20.41
–– vorderer S20.31
– Unterarm S50.81
– Unterschenkel S80.81
Schürze, Präputial-
– Klitoris Q52.6
– Penis Q55.6
Schüttelfrost R68.8
– bei Fieber R50.88
–– in Malaria-Gebiet B54
– in Malaria-Region B54
Schüttelkrankheit [atypische Virusinfektion des Zentralnervensystems] A81.8
Schüttellähmung G20.90
– medikamentös G21.1
Schützengrabenfieber A79.0
Schützengrabenfuß T69.0
Schuhe, orthopädisch
– Anpassung Z46.7
– Versorgung mit Z46.7

S

Schuldzuweisung, an ein Kind Z62
Schule
– Schwierigkeiten Z55
– Störung, Entwicklung F81.9
Schulisch
– Fertigkeiten, Störung
–– Entwicklung F81.9
–– kombiniert F81.3
– Leistung, ungenügend Z55
Schulisch-pädagogisch, Rehabilitationsmaßnahmen Z50.8! *[nur Zusatzkode!]*
Schulschwänzen F91.2
– in Kindheit
–– mit Sozialisation F91.2
–– ohne Sozialisation F91.1
Schulter
– Abszess L02.4
– Adhäsion M75.0
–– mit Tenosynovitis M75.0
– Agenesie Q74.0
– Ankylose M24.61
– Anomalie Q74.0
– Basaliom C44.6
– Becken-, Dysplasie Q87.5
– Bindegewebe, Sarkom C49.1
– Blutgefäß, Verletzung S45.9
– Chondrosarkom C40.0
– Décollement, subkutan S40.86
– Deformität
–– angeboren Q74.0
–– erworben M21.91
– Dislokation, kongenital Q68.8
– Distorsion S43.7
– Dystokie, Hindernis, Geburt O66.0
– eingekeilt, Hindernis, Geburt O66.0
– Einklemmung, mit Schädigung, Fetus/Neugeborenes P03.1
– Entzündung, Kapsel M75.0
– Fraktur S42.9
–– Folgen T92.1
– Furunkel L02.4
– Gelenkpfanne, Fraktur S42.14
– Hochstand, angeboren Q74.0
– Impingementsyndrom M75.4
– Instabilität M25.31
– Karbunkel L02.4
– Läsion M75.9
– Lageanomalie, kongenital Q74.0
– Luxation S43.00
–– angeboren Q68.8
–– habituell M24.41
–– kompliziert S43.00
– Luxationsfraktur S42.9
– Lymphadenitis, akut L04.2
– Melanom, maligne C43.6
– Melanoma in situ D03.6
– Nävus D22.6
– Nerv, Verletzung S44.9
– Periarthritis M75.0
– Perikapsulitis, adhäsiv M75.0
– Peritendinitis, adhäsiv M75.0 ►

Schulter *(Forts.)*
– Phlegmone L03.10
– Prellung S40.0
– Querstand, Betreuung, Schwangere O32.8
– Rotatorenmanschette, Ruptur, traumatisch S46.0
– Ruptur
–– Meniskus, alt M24.11
–– Rotatorenmanschette M75.1
– Sarkom, pleomorph, undifferenziert C49.1
– Schädigung
–– frisch S43.00
–– nichttraumatisch M75.9
– Schmerzen M25.51
– Spinaliom C44.6
– Synovitis M65.91
– Tendinitis, adhäsiv M75.0
– Tendinosis calcarea M75.3
– Tenosynovitis M75.8
– und Oberarm
–– Prellung, multipel S40.7
–– Verletzung, multipel S49.7
–– Wunde, offen, multipel S41.7
– Verätzung T22.42
–– 1. Grades T22.52
–– 2. Grades T22.62
–– 3. Grades T22.72
–– Grad
––– 2a T22.62
––– 2b T22.92
– Verbrennung T22.02
–– 1. Grades T22.12
–– 2. Grades T22.22
–– 3. Grades T22.32
–– Grad
––– 2a T22.22
––– 2b T22.82
– Verletzung S49.9
–– Muskel S46.9
–– oberflächlich S40.9
––– multipel S40.7
– Verstauchung S43.7
– Wunde, offen S41.0
– Zerquetschung S47
– Zerrung S43.7
Schulter-Arm-Syndrom M54.12
– Nacken- M54.12
Schulter-Hand-Syndrom M89.09
Schulter-Nacken-Muskulatur, Myogelose M62.81
– mit Blockierung M62.81
Schulter-Syndrom, HWS- M54.12
Schulterbereich
– Bursitis M75.5
– Entzündung, Schleimbeutel M75.5
– Unkarthrose, stark M47.84
Schulterblatt
– Abszess M86.81
– Deformität
–– angeboren Q68.8
–– erworben M21.81 ►

Schulterblatt *(Forts.)*
– Distorsion S43.7
– Fraktur S42.10
– Hochstand, angeboren Q74.0
– Hypoplasie Q74.0
– Karzinom C79.5
– Knarren M89.81
– Sarkom C40.0
– Tuberkulose A18.0† M90.01*
– Verformung Q74.0
Schulterblattregion, Wunde, offen S41.80
Schultereckgelenk
– Arthrose M19.91
– Sprengung S43.1
Schultergegend
– Affektion a.n.k. M75.9
– Wunde, offen S41.80
Schultergelenk
– Adhäsion M75.0
– Amputation, traumatisch S48.0
– Anomalie Q74.0
– Arthritis M13.11
– Arthrose M19.91
– Binnenschädigung M24.91
– Degeneration, Gelenkknorpel a.n.k. M24.11
– Dislokation S43.00
–– angeboren Q68.8
–– chronisch M24.41
–– habituell M24.41
– Distorsion S43.4
– Empyem M00.91
– Endoprothese, Komplikation, mechanisch T84.00
– Entzündung M13.11
– Infektion M00.91
– Komplikation, mechanisch, durch Osteosynthesevorrichtung, intern T84.10
– Labrum, Verletzung S43.4
– Läsion, Rotatorenmanschette M75.1
– Luxation S43.00
–– angeboren Q68.8
– Schmerzen M25.51
– Steifheit M25.61
– Subluxation, kongenital Q68.8
– Tuberkulose A18.0† M01.11*
Schultergelenkkapsel
– Entzündung, adhäsiv M75.0
– Reizung M24.81
Schultergürtel
– Anomalie Q74.0
– Dislokation S43.3
– Distorsion a.n.k. S43.7
– Dystrophie, muskulär G71.0
– Fraktur S42.9
–– Folgen T92.1
– Hypoplasie Q74.0
– Kompressionssyndrom G54.0
– Luxation S43.3
– Myopathie G71.0
– Neuritis G54.5
– Tendomyopathie M75.8 ►

Schultergürtel *(Forts.)*
– Tendomyose M75.8
– Verformung Q74.0
– Verstauchung S43.7
– Wunde, offen S41.80
– Zerrung S43.7
Schultergürtel-Syndrom G54.5
Schultergürtelbereich, Haltungsschwäche R29.3
Schulterlage
– Betreuung, Schwangere O32.2
– Entbindung O64.4
– Hindernis, Geburt O64.4
– mit
–– Einklemmung O66.0
–– Schnittentbindung O32.2
Schulterregion
– Affektion M75.9
– Dysplasie, fibrös, monostotisch M85.01
– Enthesiopathie M75.9
–– adhäsiv M75.0
– Felty-Syndrom M05.01
– Fibromatose, pseudosarkomatös M72.41
– Komplikation, mechanisch, durch Osteosynthesevorrichtung, intern T84.10
– Nekrose
–– avaskulär, traumatisch M87.21
–– Haut und Unterhaut, a.n.k. R02.01
–– Knochen, durch Arzneimittel M87.11
– Still-Krankheit, adulte Form M06.11
– Störung, Sehne M75.8
– Syndrom, urethro-okulo-synovial [Reiter-Syndrom] M02.31
Schultersteife M25.61
– schmerzhaft, akut M25.61
Schulterteilsteife M25.61
Schultz-Krankheit D70.3
Schultze-Akroparästhesie, einfach I73.8
Schultze-Syndrom I73.8
Schulz-Passarge-Syndrom, Schöpf- Q82.8
Schuppen, Kopf L21.0
Schuppenflechte L40.9
Schuppenröschen L42
Schusterbrust M95.4
– erworben M95.4
Schutzimpfung – s.a. Impfung Z26.9
– mit Enzephalopathie T80.6
Schwach
– Atmung, durch Schock, nach Verletzung T79.4
– Harnstrahl R39.1
– Leistung, schulisch Z55
– Menstruation N91.5
– Neugeborenes P96.8
– Puls R09.8
Schwachsichtigkeit – s.a. Amblyopie H53.0
Schwachsinn F79.9
– Alters- F03
– ausgeprägt F72.9
– hochgradig F73.9
– leicht F70.9
– mäßig F71.9
– mit Störung, Verhalten, deutlich F79.1 ►

Schwachsinn F79.9 *(Forts.)*
– schwer F72.9
Schwäche R53
– Abwehr- D89.9
–– unter Kortisonbehandlung D90
– allgemein R53
– angeboren a.n.k. P96.9
– Antriebs- F32.9
– Band M24.29
–– familiär M35.7
–– Knie M23.89
– Bauchwand M79.88
– Beckenboden N81.8
– Bindegewebe M79.89
–– allgemein M79.89
– chronisch R53
– Detrusor R32
– Divergenz, mit Esophorie H51.8
– Erektion F52.2
–– organisch N48.4
– fazial, durch Läsion, Motoneuron
–– oberes G83.6
–– unteres G51.0
– Filtrations- N19
– Fusions- H53.3
– Gefäß I99
– Gehör – s.a. Schwerhörigkeit oder s.a. Gehörverminderung H91.9
– Geistes- – s.a. Intelligenzminderung F79.9
– geistig, leicht F70.9
– Gelbkörperhormon E28.8
– Grün-Rot- H53.5
– Haltung R29.3
– Harnblase N31.9
– Harnblasensphinkter N31.2
– Harnblasenwand N31.2
– Herzleistung I50.9
–– akut I50.9
– Herzmuskel I50.9
–– dekompensiert I50.9
–– im Alter I50.9
– im Alter R54
–– körperlich R54
–– mit
––– Psychose F03
––– Veränderung, geistig a.n.k. F03
––– Verwirrtheitszustand, akut F05.1
– Intelligenz F79.9
–– ausgeprägt F72.9
–– leicht F70.9
– kardial I50.9
– Körper R53
– Kolon K63.9
– Kontinenz- R32
–– Blase R32
– Konzentration, Menopause N95.1
– krankhaft R53
– Kreislauf I99
–– bei Hypotonie I95.9
– Lern- F81.9
– Lese-Rechtschreib- F81.0 ►

Schwäche R53 *(Forts.)*
– Muskel M62.89
–– krankhaft G70.9
– Myokard I50.9
–– mit Ödem, peripher I50.01
– Nerv F48.0
– Potenz- F52.2
–– erektil F52.2
–– organisch N48.4
–– psychogen F52.2
– Puls R09.8
– Rechen- F81.2
– Rot-Grün- H53.5
– senil R54
– Sexual-, psychogen F52.9
– Sphincter vesicae N31.2
– Teilleistungs-, grobmotorisch F82.0
– Trink-, beim Neugeborenen P92.2
– Wehen O62.2
–– Komplikation, Entbindung O62.2
–– mit
––– Schädigung, Fetus/Neugeborenes P03.6
––– Schnittentbindung O62.2
–– primär O62.0
––– mit
–––– Komplikation, Entbindung O62.0
–––– Schnittentbindung O62.0
–– sekundär O62.1
––– mit
–––– Komplikation, Entbindung O62.1
–––– Schnittentbindung O62.1
–– während Latenzphase O62.0
Schwalbe-Ziehen-Oppenheim-Syndrom G24.1
Schwamm
– Blut- D18.00
– versehentlich in der Operationswunde zurückgelassen T81.5
– weiß – s.a. Nävus der Mundschleimhaut Q38.6
Schwammlunge J98.4
Schwammniere Q61.5
Schwanenhalsdeformität M20.0
Schwangere, Betreuung, bei
– Alteration, Herzton, fetal O36.3
– Anenzephalus, fetal O35.0
– Anomalie
–– Beckenorgane O34.9
–– Cervix uteri O34.4
–– Chromosom, Fetus O35.1
–– Fetus O35.9
–– Herzrhythmus, fetal O36.3
–– Perineum O34.7
–– Plazenta O43.1
–– Säure-Basen-Gleichgewicht, fetal O36.3
–– Uterus O34.5
–– Vagina O34.6
–– Vulva O34.7
– Azidämie, fetal O36.3
– Becken, allgemein verengt O33.1
– Beckenendlage O32.1
– Blutung, retroplazentar O43.8
– Bradykardie, fetal O36.3 ►

Schwangere, Betreuung, bei *(Forts.)*
– Cerclage O34.39
– Deformität, Fetus O33.7
– Disstress, fetal O36.3
– Down-Syndrom, fetal O35.1
– Einstellung, Scheitelbein O32.8
– Einstellungsanomalie, Fetus O32.9
– Eintritt, Kopf, fehlend O32.4
– Erkrankung, Leber O26.68
– Fehlbildung
–– Plazenta O43.1
–– Uterus O34.0
–– Zentralnervensystem, Fetus O35.0
– Fruchttod O36.4
–– intrauterin O36.4
– Geradstand
–– hoch O32.8
–– tief O32.8
– Gesichtslage O32.3
– Herpes gestationis O26.4
– Hinterhauptslage
–– hintere O32.8
–– vordere Z34
– Hydrops fetalis O36.2
– Hydrozephalus, fetal O35.0
– Hygroma colli, fetal O35.8
– Hypertrophie, fetal O36.6
– Hypotonie O26.5
– Hypoxie, fetal O36.3
– Insuffizienz
–– Cervix uteri O34.39
–– fetoplazentar O36.5
–– Plazenta O36.5
– Isoimmunisierung O36.1
– Kindslage, wechselnd O32.0
– Kinnlage O32.3
– Komplikation, fetal O36.9
– Kopf-Becken-Missverhältnis O33.9
– Lageanomalie, Fetus O32.9
– Large-for-date-baby O36.6
Light for date baby O36.5
– Missbildung, Zentralnervensystem, fetal O35.0
– Missverhältnis, fetal O33.5
– Nichteintreten, Kopf, beim Termin O32.4
– Pessar, intrauterin, liegend O26.3
– Querlage O32.2
– Querstand
–– Schulter O32.8
–– tief O32.8
– Retardierung, Wachstum, fetal O36.5
– Retroflexio uteri O34.5
– Ruptur, Symphyse O26.7
– Schaden, fetal, durch Krankheit, hereditär O35.2
– Schädigung, Fetus O35.9
–– durch
––– Alkohol O35.4
––– Amniozentese O35.7
––– Biopsie O35.7
––– Intrauterinpessar O35.7
––– Toxoplasmose O35.8 ►

Schwangere, Betreuung, bei *(Forts.)*
– Scheitellage O32.8
– Schräglage O32.2
– Schulterlage O32.2
– Sektio, vorausgegangen O34.2
– Shirodkar-Naht O34.39
– Small-for-date-baby O36.5
– Spina bifida, fetal O35.0
– Steiß-Fuß-Lage O32.6
– Steißlage O32.1
– Stirnlage O32.3
– Tod, intrauterin O36.4
– Tumor, Corpus uteri O34.1
– Unverträglichkeit, Blutgruppe O36.1
– Uterus bicornis O34.0
– Uterus duplex O34.0
– Vena-cava-Syndrom O26.5
– Vorderhauptslage O32.3
– Wachstum, Fetus
–– übermäßig O36.6
–– unzureichend O36.5
Schwangerschaft Z33! *[nur Zusatzkode!]*
– Abbruch – s.a. Abort O06.9
–– Antrag auf Z30.0
–– illegal O05.9
–– legal O04.9
––– inkomplett O04.4
––– mit Komplikation O04.8
–– therapeutisch O04.9
– als Nebenbefund festgestellt Z33! *[nur Zusatzkode!]*
– am Termin Z34
– Angst F45.2
– anomal a.n.k. O26.9
– ausgeblieben Z32
– Ausschluss Z32
– außerhalb Uterus O00.9
– Bauchhöhle O00.0
– bei
–– Anomalie, Becken O33.0
–– Becken, eng O33.1
–– Herz-Kreislauf-Krankheit, kongenital O99.8
–– Intrauterinpessar, liegend O26.3
–– Pelvis angusta O33.1
–– Verengung, Beckeneingang O33.2
– Beschwerden O26.9
– Bestätigung Z32
– Blutung
–– im 1. Trimenon O20.9
–– in der Anamnese Z35.2
– Cervix uteri O00.8
– Chorionkarzinom C58
– Diabetes, in der Eigenanamnese Z87.5
– Drillings- O30.1
– Eileiter O00.1
– eingebildet F45.8
– ektop O00.9
– ektopisch, in der Eigenanamnese Z87.5
– extrauterin O00.9
–– im Uterushorn O00.8 ►

S

Schwangerschaft Z33! *[nur Zusatzkode!]* *(Forts.)*
~ extrauterin O00.9 *(Forts.)*
-- mit
--- Hämatozele O00.9
--- Infektion, Genitalorgane O08.0
--- Tetanus A34
--- Thrombophlebitis, Beckenvene O08.0
-- rupturiert O00.9
-- zervikal O00.8
- Feststellung Z32
- Fortbestehen, nach
-- Fehlgeburt eines oder mehrerer Feten O31.1
-- intrauterinem Absterben eines oder mehrerer Feten O31.2
- Früh- Z33! *[nur Zusatzkode!]*
-- gestört O26.9
-- mit
--- Blutung O20.9
--- Hyperemesis O21.0
--- Schmierblutung O20.9
- Fünflings- O30.8
- Gemini- O30.0
-- mit Schädigung, Fetus/Neugeborenes P01.5
- gestört O26.9
- im Uterushorn O00.8
-- mit Schädigung, Fetus/Neugeborenes P01.4
- interstitiell O00.8
- intraligamentär O00.8
- intramural O00.8
- intraperitoneal O00.0
- intrauterin Z32
- Komplikation, durch Ruptur, Leber, spontan O26.68
- kompliziert O26.9
- mehrkeimig a.n.k. O30.8
- Mehrlings- a.n.k. O30.9
-- Fetus papyraceus O31.0
-- mit
--- Lageanomalie O32.5
--- Schnittentbindung, mit Lageanomalie O32.5
- Mesometrium O00.8
- mit
-- Abdomen, pendelnd O34.8
-- Abhängigkeit
--- Alkohol O99.3
--- Arzneimittel O99.3
--- Drogen O99.3
-- Abnormität
--- Beckenknochen O33.0
--- Beckenweichteile O34.9
--- Cervix uteri a.n.k. O34.4
--- Vagina O34.6
--- Vulva O34.7
-- Abszess
--- Harnblase O23.1
--- Labia
---- majora pudendi O23.5
---- minora pudendi O23.5
--- Mamma O91.10
--- Niere O23.0 ►

Schwangerschaft Z33! *[nur Zusatzkode!]* *(Forts.)*
~ mit *(Forts.)*
~~ Abszess *(Forts.)*
--- Vulva O23.5
-- Abweichung, Form, Plazenta O43.1
-- Affektion, Leber O26.68
-- Albuminurie O12.1
--- mit Ödem O12.2
-- Amnionitis O41.1
-- Anämie O99.0
--- durch Mangel, Eisen O99.0
--- makrozytär O99.0
-- anaphylaktoidem Syndrom O88.1
-- Anhydramnion O41.0
-- Anomalie
--- Cervix uteri O34.4
--- Perineum O34.7
--- Uterus, kongenital O34.0
-- Anteversion, Uterus O34.5
-- Anti-E-Titer, positiv O36.0
-- Appendizitis O99.6
-- Atrophie, Leber, mit Ikterus, akut O26.68
-- Bakteriurie, asymptomatisch O23.4
-- Beckenbodenplastik O34.8
-- Beinvene, varikös O22.0
-- Blasensprung, vorzeitig O42.9
-- Blutgerinnselembolie O88.28
-- Blutung O46.9
--- intrazerebral O99.4
--- vor Vollendung der 22. Schwangerschaftswoche O20.9
-- Cholestase O26.60
--- intrahepatisch O26.60
---- rekurrent O26.60
-- Deformität, Becken O33.0
-- Dehiszenz, Symphyse O26.7
-- Dehnung, Symphyse O26.7
-- Depression O99.3
-- Dermatose O99.7
--- papulös O99.7
-- Descensus uteri O34.5
-- Deziduitis O41.1
-- Diabetes mellitus O24.9
--- bereits vorher bestehend O24.3
---- Typ 1 O24.0
---- Typ 2 O24.1
--- latent O24.9
--- nichtinsulinpflichtig, bereits vorher bestehend O24.1
--- primär insulinpflichtig, bereits vorher bestehend O24.0
--- während derselben auftretend O24.4
-- Dysfunktion
--- Kreislauf O99.4
--- Symphyse O26.7
-- Dysregulation, orthostatisch O99.4
-- Eklampsie O15.0
-- Embolie O88.28
--- Gehirn O88.28
--- Lunge O88.20 ►

Schwangerschaft Z33! *[nur Zusatzkode!]* *(Forts.)*
~ mit *(Forts.)*
~~ Embolie O88.28 *(Forts.)*
––– pyämisch O88.3
––– septisch O88.3
–– Emesis O21.9
–– Endometritis O23.5
––– dezidual O41.1
–– Erbrechen O21.9
––– übermäßig O21.0
–––– Beginn nach 20 vollendeten Schwangerschaftswochen O21.2
–– Ernährungsmangel O25
–– Erschöpfung O26.88
–– Fehlbildung
––– Beckenorgane O34.9
––– Uterus, angeboren O34.0
–– Fehlernährung O25
–– Fettembolie O88.8
–– Fetus papyraceus O31.0
–– Fibroid O34.1
–– Fibrom, Uterus O34.1
–– Fibromyom, Uterus O34.1
–– Fibrose, Perineum O34.7
–– Funktionsstörung, Schilddrüse O99.2
–– Galaktorrhoe O92.60
–– Gangrän, Harnblase O23.1
–– Geschlechtskrankheit O98.3
–– Gestose O14.9
–– Gingivitis O99.6
–– Glukosetoleranz, anomal O99.8
–– Gonorrhoe O98.2
–– Hämorrhoiden O22.4
–– Hängebauch O34.8
–– Harnblase, Phlegmone O23.1
–– HELLP[Hemolysis, elevated liver function test, low platelet counts]-Syndrom O14.2
–– Hepatitis
––– akut O26.68
bösartig O26.68
––– durch Virus O98.4
––– subakut O26.68
–– Hepatopathie O26.68
–– Herpes genitalis O23.5
–– Herz- und Nierenkrankheit, hypertensiv, vorher bestehend O10.3
–– HIV, Krankheit O98.7
–– Hydramnion O40
–– Hydrops O12.0
––– fetalis a.n.k. O36.2
–– Hydrorrhoe O42.9
–– Hymen, persistierend O34.7
–– Hypertonie O13
––– eklamptisch, bereits vorher bestehend O15.9
––– essentiell, gutartig, bereits vorher bestehend O10.0
––– flüchtig O13
––– maligne, bereits vorher bestehend O10.0
––– mit Albuminurie, schwer O14.1
––– Mutter a.n.k. O16 ►

Schwangerschaft Z33! *[nur Zusatzkode!]* *(Forts.)*
~ mit *(Forts.)*
~~ Hypertonie O13 *(Forts.)*
––– präeklamptisch, bereits vorher bestehend O11
––– renal
–––– bereits vorher bestehend O10.4
–––– nach Nierenkrankheit, vorher bestehend O10.4
––– sekundär
–––– bei Krankheit, Niere, bereits vorher bestehend O10.4
–––– vorher bestehend
––––– durch Nephritis O10.4
––––– nach Krankheit, Niere O10.4
––– transitorisch O16
–– Hypotonie O26.5
–– Hysterozele O34.5
–– Ikterus O26.68
–– Inertia, Uterus O62.2
–– Infarkt, Plazenta O43.8
–– Infektion O98.9
––– Brustwarze O91.00
––– durch
–––– COVID 19 O98.5 U07.2!
–––– Gonokokken O98.2
––– Geschlechtsorgane O23.5
––– Harnblase O23.1
––– Harnwege O23.4
––– hauptsächlich durch Geschlechtsverkehr übertragen O98.3
––– intrauterin O23.5
––– Mamma O91.20
––– Niere O23.0
––– Urethra O23.2
––– Urogenitaltrakt O23.9
–– Inkarzeration, Uterus O34.5
–– Insuffizienz
––– Beckenboden O34.8
––– Cervix uteri O34.39
––– Vene, chronisch O22.9
–– Ischialgie O99.8
–– Kandidose O98.8
–– Kardiomyopathie O99.4
–– Kardiotokogramm, pathologisch O28.8
–– Karpaltunnelsyndrom O26.82
–– Kinnlage O32.3
–– Kolpitis O23.5
–– Komplikation a.n.k. O26.9
––– durch
–––– Lageanomalie, Plazenta O44.00
–––– Spinal- und Periduralanästhesie a.n.k. O29.5
––– syphilitisch O98.1
–– Kompressionssyndrom, Vena cava O26.5
–– Krampf O15.0
–– Krankheit a.n.k. O26.9
––– durch
–––– Ernährungsmangel a.n.k. O99.2
–––– Protozoen a.n.k. O98.6 ►

S

Schwangerschaft Z33! *[nur Zusatzkode!]* *(Forts.)*
~ mit *(Forts.)*
~~ Krankheit a.n.k. O26.9 *(Forts.)*
--- Herz, mit Hypertonie, bereits vorher bestehend O10.1
--- infektiös O98.9
--- Niere O26.81
--- parasitär a.n.k. O98.8
--- zerebrovaskulär O99.4
-- Labilität, Kreislauf O99.4
-- Lage, Fetus, wechselnd O32.0
-- Lageanomalie
--- Fetus O32.9
--- Uterus O34.5
-- Lendenwirbelsäulensyndrom O99.8
-- Lockerung
--- Beckenring O26.7
--- Symphyse O26.7
-- Luftembolie O88.0
-- Lumboischialgie O99.8
-- Malaria O98.6
-- Mangel, Folsäure O26.88
-- Mangelernährung O25
-- Mendelson-Syndrom O29.0
-- Menstruation O20.8
-- Morbus von Bechterew O99.8
-- Myom, Uterus O34.1
-- Narbe, Uterus O34.2
-- Neigung, Abort, habituell O26.2
-- Nekrose, Leber O26.68
-- Nephritis O26.81
-- Nephropathie O26.81
-- Nephrose O26.81
-- Neubildung a.n.k. O99.8
-- Neuritis O26.83
-- Ödem O12.0
--- mit Proteinurie O12.2
--- venostatisch O22.9
-- Oligohydramnie O41.0
-- Oophoritis O23.5
-- Osteomalazie O99.8
-- Peritonitis O26.88
-- Phlebitis O22.9
--- tief O22.8
-- Phlebopathie O22.9
-- Phlebothrombose O22.3
--- tief O22.3
-- Plazentitis O41.1
-- Polyhydramnie O40
-- Polyp, Cervix uteri O34.4
-- Prädiabetes O99.8
-- Präeklampsie O14.9
-- Prolaps, Uterus O34.5
-- Proteinurie O12.1
-- Pruritus O26.88
-- Psychoneurose O99.3
-- Psychose O99.3
-- Ptyalismus O26.88
-- pyämisch Embolie O88.3
-- Pyelitis O23.0 ►

Schwangerschaft Z33! *[nur Zusatzkode!]* *(Forts.)*
~ mit *(Forts.)*
-- Pyelonephritis O23.0
-- Pyelonephrose O26.81
-- Pyelozystitis O23.3
-- Pyonephritis O23.0
-- Reaktion, toxisch, auf Lokalanästhesie O29.3
-- Rektozele O34.8
-- Retention, Intrauterinpessar O26.3
-- Retroversio uteri O34.5
-- Rh-Inkompatibilität O36.0
-- Rhagade, Brustwarze O92.10
-- Rigidität, Beckenboden O34.8
-- Röteln O98.5
-- Ruptur
--- Eileiter O00.1
--- Symphyse O26.7
-- Salivation, übermäßig O26.88
-- Salpingitis O23.5
-- Salpingo-Oophoritis O23.5
-- septisch Embolie O88.3
-- Shirodkar-Naht O34.39
-- Späterbrechen O21.2
-- Spättoxikose O14.9
-- Stammvarikose O22.0
-- Stauung, venös O22.9
-- Störung, psychisch O99.3
-- Stoffwechselkrankheit O99.2
-- Stoffwechselstörung, mit Hyperemesis O21.1
-- Striktur, Cervix uteri O34.4
-- Subluxation, Symphyse O26.7
-- Superfekundation O30.8
-- Superfetation O30.8
-- Syphilis O98.1
-- Tetanie A34
-- Thrombophlebitis O22.2
--- Bein O22.2
--- oberflächlich O22.2
--- tief O22.3
-- Thrombose O22.9
--- Gehirn O99.4
--- Hirnvene O22.5
--- Sinus, zerebrovenös O22.5
--- Vene O22.9
---- tief O22.3
--- Venensinus, zerebral O22.5
-- Tod a.n.k. O95
-- Torsion, Uterus O34.5
-- Toxikose O14.9
-- Tuberkulose O98.0
-- Tumor a.n.k. O99.8
--- Becken O34.8
--- Cervix uteri O34.4
--- Ovar O34.8
---- stromal O34.8
--- Perineum O34.7
--- Uterus O34.1
--- Vagina O34.6
--- Vulva O34.7 ►

Schwangerschaft Z33! *[nur Zusatzkode!]* *(Forts.)*
~ mit *(Forts.)*
–– Typ-1-Diabetes mellitus, bereits vorher bestehend O24.0
–– Typ-2-Diabetes mellitus, bereits vorher bestehend O24.1
–– Urämie O26.81
––– eklamptisch O15.0
–– Urethritis O23.2
–– Uterus
––– doppelt O34.0
––– eingeklemmt O34.5
–– Uterus bicornis O34.0
–– Uterus duplex O34.0
–– Vaginitis O23.5
–– Varikose
––– Analvene O22.4
––– Genitalvenen O22.1
––– Rektumvene O22.4
––– Vene O22.0
–– Varizen O22.0
––– Anus O22.4
––– Extremität, untere O22.0
––– genital O22.1
––– Perineum O22.1
––– Rektum O22.4
––– Vagina O22.1
––– Vulva O22.1
–– Vena-cava-inferior-Okklusionssyndrom O26.5
–– Vena-cava-Syndrom O26.5
–– Verengung, Beckenausgang O33.3
–– Verlagerung, Uterus a.n.k. O34.5
–– Verschlussunfähigkeit, Cervix uteri O34.39
–– Vulvitis O23.5
–– Zervizitis O23.5
–– Zunahme, Gewicht
––– gering O26.1
––– übermäßig O26.0
–– Zyste
––– Becken, weiblich O34.8
––– Ovar O34.8
–– Zystitis O23.1
–– Zystopyelitis O23.3
–– Zystozele O34.8
– Molen- a.n.k. O02.0
–– mit
––– Infektion, Genitalorgane O08.0
––– Thrombophlebitis, Beckenvene O08.0
– multipel a.n.k. O30.8
– Nichteintreten N97.9
– noch nicht bestätigt Z32
– normal, Überwachung Z34
–– pränatal Z34
– Ovar O00.2
– peritoneal O00.0
– Pseudo- F45.8
–– hysterisch F45.8
– Risiko- Z35.9
– rupturiert, ektopisch O00.9 ►

Schwangerschaft Z33! *[nur Zusatzkode!]* *(Forts.)*
– Schein- F45.8
– Sechslings- O30.8
– Spätstadium, mit Erbrechen O21.2
– Tuben- O00.1
– übertragen O48
– Überwachung Z34
–– bei
––– Abortanamnese Z35.1
––– Erstgebärende, älter Z35.5
––– Erstschwangere, sehr jung Z35.6
––– Infertilitätsanamnese Z35.0
––– Multiparität, ausgeprägt Z35.4
––– Unfruchtbarkeit, vorausgegangen Z35.0
– unerwünscht a.n.k. Z64.0
– Verdacht Z32
– verheimlicht Z35.3
– verlängert O48
– Vermutung Z32
– Vierlings- O30.2
– zervikal O00.8
– Zwillings- O30.0
–– dichoreal und diamnial O30.0
Schwangerschafts-Screening, mit Befund, abnorm
– biochemisch O28.1
– genetisch O28.5
– hämatologisch O28.0
– radiologisch O28.4
– zytologisch O28.2
Schwangerschaftsbedingt
– Abszess
–– Brustwarze O91.00
–– Mamma O91.10
–– subareolär O91.10
– Cholestase O26.60
– Diabetes mellitus O24.4
– Fissur, Brustwarze O92.10
– Hypertonie O13
–– transient O13
– Lymphangitis, Mamma O91.20
– Mastitis O91.20
–– eitrig O91.10
–– interstitiell O91.20
–– parenchymatös O91.20
– Phlebitis O22.9
– Phlebopathie O22.9
– Thrombose O22.9
Schwangerschaftsdauer, kurz, mit Hypoplasie, pulmonal P28.0
Schwangerschaftsdermatose, polymorph O26.88
Schwangerschaftsfettleber, akut O26.68
Schwangerschaftsikterus, in der Eigenanamnese Z87.5
Schwangerschaftsinduziert, Hypertonie
– bei Eklampsie a.n.k. O15.9
– renal O13

S

Schwangerschaftskomplikation a.n.k. O26.9
– durch
–– Amnionitis O41.1
–– Amputation, Cervix uteri O34.4
–– Anämie, makrozytär O99.0
–– Atresie, Cervix uteri O34.4
–– Blasenmole O01.9
–– Dilatation, Cervix uteri O34.39
–– Dysfunktion, Schilddrüse O99.2
–– Dysplasie, Cervix uteri O34.4
–– Mole, hydatidiform O01.9
–– Narbe, Cervix uteri O34.4
–– Pergamentkind O31.0
–– Phlebitis, oberflächlich O22.2
–– Phlegmasia alba dolens O22.3
–– Plazentitis O41.1
–– Stenose
––– Cervix uteri O34.4
––– Vagina O34.6
– mit Infektion, durch COVID 19 O98.5 U07.2!
– Mutter, mit Schädigung, Fetus/Neugeborenes a.n.k. P01.9
Schwangerschaftskonflikt Z64.0
Schwangerschaftspemphigoid O26.4
Schwangerschaftsphobie F45.2
Schwangerschaftspigmentierung O99.7
Schwangerschaftsprophylaxe Z30.9
Schwangerschaftsstreifen L90.6
Schwangerschaftstest Z32
Schwankend
– Blutdruck I99
– Esotropie H50.0
– Gang R26.0
Schwannom D36.1
– bösartig C47.9
– maligne C47.9
– melanozytisch D36.1
– pigmentiert D36.1
– Vestibularis- D33.3
Schwannomatose Q85.0
– nichtmaligne Q85.0
Schwarte
– Pleura J94.1
–– mit Nachweis, Asbest J92.0
– Rippenwinkel J94.1
Schwartz-Bartter-Syndrom E22.2
Schwartz-Jampel-Syndrom Q78.8
Schwarz
– Adenom D35.0
– Auflagerung, Zahn K03.6
– Haarknötchenkrankheit B36.3
– Haarzunge K14.3
– Masern B05.9
– Piedra B36.3
Schwarzruhr K92.1
Schwarzwasserfieber B50.8
– bei Malaria B50.8
Schwedisch, Porphyrie E80.2
Schwefeldioxid
– Allergie T78.4
– Überempfindlichkeit T78.4 ►

Schwefeldioxid *(Forts.)*
– Wirkung, toxisch T59.1
Schwefelkohlenstoff
– Kontaktdermatitis, toxisch L24.2
– Wirkung, toxisch T65.4
Schwefelsäure, Wirkung, toxisch T54.2
Schwefelwasserstoff, Wirkung, toxisch T59.6
Schweinebandwurm
– Befall, intestinal B68.0
– Finnen, Befall B69.9
Schweinebrucellose A23.2
Schweinegrippe, mit Virusnachweis J09 U69.20!
Schweinerotlauf A26.0
Schweiß, fötid L75.0
Schweißabsonderung, krankhaft, vermehrt R61.9
Schweißausbruch R61.9
Schweißdrüse
– Abszess L74.8
– Adenokarzinom C44.9
– Adenom – s.a. Neubildung, Haut, gutartig D23.9
– Affektion L74.9
– Entzündung L73.2
– Krankheit L74.9
–– apokrin L75.9
–– ekkrin L74.9
– Störung L74.9
– Tumor D48.5
– Zyste L74.8
Schweißdrüsengang, Zyste L74.8
Schweißfrieseln L74.3
Schweißneigung R61.9
Schweißsekretion, Steigerung R61.9
Schweizer Typ, Agammaglobulinämie D80.0
Schwelend, Mastozytose, systemisch D47.0
Schwellkörper
– Entzündung N48.2
– Fibrose N48.8
Schwellung
– Abdomen R19.0
– Adnexe N83.9
– Arm M79.89
– Becken R19.0
– Bein R22.4
– Brust R22.2
–– postpartal O92.20
– Drüse R59.9
– Extremität M79.89
– Finger M79.84
– Fuß M79.87
– Fußgelenk M25.47
– Gehirn G93.6
– Gelenk M25.49
–– tuberkulös A18.0† M01.19*
– Halslymphknoten R59.0
– Hand M79.84
– Haut, oberflächlich R22.9
– Hoden N50.8
–– knotig D40.1 ►

Schwellung *(Forts.)*
~ Hoden N50.8 *(Forts.)*
–– posttraumatisch S39.9
– intraabdominal R19.0
–– diffus R19.0
–– generalisiert R19.0
– Kniegelenk M25.46
– Knöchel M25.47
– Konjunktiva H11.8
– Labien N90.8
– Leber R16.0
– Leiste R22.2
– Leistendrüse R59.0
– Lid H02.8
– Lippe, schmerzhaft K13.0
– lokalisiert R22.9
– Lymphknoten R59.9
–– Axilla R59.0
–– generalisiert R59.1
–– lokalisiert R59.0
– Mamma N64.5
–– beim Neugeborenen P83.4
– Milz R16.1
– Nabel R19.0
– Nasenmuschel J34.3
– Nasenschleimhaut J34.8
– Nebenhoden N50.8
– Niere N28.88
– oberflächlich, lokalisiert R22.9
– Parotis K11.8
– pelvin R19.0
–– generalisiert R19.0
– Skrotum N50.8
– Thorax, umschrieben R22.2
– tubulär N28.88
– umbilikal R19.0
–– generalisiert R19.0
– umschrieben, Haut R22.9
–– Hals R22.1
–– Kopf, und Nacken R22.0
–– Nacken R22.1
–– Stamm R22.2
– unklar R22.9
– wandernd, durch Gnathostoma spinigerum B83.1
– Zahnfleisch K06.8
– Zehe M79.87
– Zervikaldrüse R59.0
Schweninger-Buzzi-Anetodermie L90.1
Schwer – s. Art der Krankheit
Schwerelosigkeit, Auswirkungen T75.8
Schwerhörigkeit H91.9
– akut H91.2
– altersbedingt H91.1
– angeboren H90.5
– bei
–– Atrophie, olivopontozerebellar G23.3 H90.5
–– Diabetes mellitus, maternal vererbt E14.72
–– Dysfunktion, Sinusknoten I49.8 H90.5 ►

Schwerhörigkeit H91.9 *(Forts.)*
~ bei *(Forts.)*
–– Neuropathie G60.8
––– sensorisch und autonom, hereditär, X-chromosomal G60.8 H90.5
–– QT-Intervall, verlängert I49.8
– beidseitig H91.9
–– kombiniert, durch Schallleitungs- und Schallempfindungsstörung H90.6
– durch
–– Anomalie, Ohr Q16.9
–– Einwirkung großer Höhe auf die Ohren T70.0
–– Störung, Schallempfindung H90.5
–– toxisches Agens H91.0
– einseitig H91.9
–– kombiniert, durch Störung, Schallleitung und Schallempfindung H90.7
– emotional F44.6
– erworben H91.9
– Frequenzen
–– hohe H91.9
––– und tiefe H91.9
–– tief H91.9
– funktionell F44.6
– genetisch bedingt
–– nicht-syndromal H90.5
–– nichtsyndromal
––– postlingual H90.5
––– prälingual H90.5
– geräuschinduziert H83.3
– hereditär H91.9
– Hochton- H91.9
– hysterisch F44.6
– idiopathisch, plötzlich H91.2
– Innenohr H90.5
–– bei Schwerhörigkeit, Schallleitung H90.8
–– beidseitig H90.3
–– toxisch H91.0
–– und Schwerhörigkeit, Mittelohr, kombiniert H90.8
– ischämisch
–– flüchtig H93.0
–– vorübergehend H93.0
––– entwicklungsbedingt H93.0
– kochlear H90.5
– kombiniert, durch Störung, Schallleitung und Schallempfindung H90.8
– konduktiv H90.2
– kongenital a.n.k. H90.5
–– bei Duane-Retraktionssyndrom H50.8 H90.5
– Labyrinth H90.5
– lärminduziert H83.3
– Minderung, Intelligenz, und Hypogenitalismus, bei Retinitis pigmentosa Q87.8
– mit
–– Albinismus H90.5
–– Aplasie, Labyrinth, Mikrotie, und Mikrodontie Q16.5
–– Dysplasie, epiphysär, und Kleinwuchs Q87.8
–– Vitiligo, und Achalasie Q87.8 ►

S

Schwerhörigkeit H91.9 *(Forts.)*
– Mittelohr H90.2
–– und Schwerhörigkeit, Innenohr, kombiniert H90.8
– Nance- H90.8
– neurosensorisch, mitochondrial, isoliert H90.5
– ototoxisch H91.0
– partiell H91.9
– Perzeptions- H90.5
– progressiv, mit Fibromatose, gingival H90.3
– psychogen F44.6
– Schallempfindung H90.5
–– beidseitig H90.3
––– angeboren H90.3
–– einseitig H90.4
––– angeboren H90.4
– Schallempfindungs-, bei Dystrophie, Hornhaut H18.5 H90.5
– Schallleitung H90.2
–– beidseitig H90.0
–– mit
––– Hörverlust, neurosensorisch, X-chromosomal, gemischt H90.8
––– Schwerhörigkeit, Innenohr H90.8
– sensorineural
–– bei Syndrom, nephrotisch, steroid-resistent, familiär N04.1 H90.5
–– kongenital, bei Albinismus, okulär E70.3
–– mit
––– frühzeitigem Ergrauen, und essentiellem Tremor H90.5 G25.0
––– Kardiomyopathie, dilatativ H90.5 I42.0
–– nicht-syndromal
––– autosomal-dominant, Typ DFNA H90.3
––– autosomal-rezessiv, Typ DFNB H90.3
––– mitochondrial H90.5
––– X-chromosomal, Typ DFN H90.3
–– nichtsyndromal, mitochondrial, mit erhöhter Empfindlichkeit gegen Aminoglykoside H90.5
–– progressiv, mit Kardiomyopathie, hypertroph H90.5 I42.2
–– spät einsetzend, bei Albinismus, okulär E70.3
–– Syndrom, DIAPH1-assoziiert, mit Thrombozytopenie H90.5 D69.41
–– und Dystonie, bei Syndrom, Beeinträchtigung, motorisch und intellektuell, schwer Q87.8
– syphilitisch A52.1† H94.8*
–– konnatal A50.0† H94.8*
– Tiefton- H91.9
– und
–– Dystonie, bei Defekt, Entwicklung Q87.8
–– Hyperparathyreoidismus, bei Nephropathie Q87.8
–– Minderung, Intelligenz, bei Lipodystrophie Q87.8
–– Narkolepsie, bei Ataxie, zerebellär, autosomal-dominant G11.2
–– Optikusatrophie, und Ataxie, letal E79.8
–– Polydaktylie, bei Hirschsprung-Krankheit Q87.8 ►

Schwerhörigkeit H91.9 *(Forts.)*
~ und *(Forts.)*
–– Retinitis pigmentosa, bei Kleinwuchs, osteochondrodysplastisch Q87.1
–– Sakrallipom, bei Lippen-Kiefer-Gaumenspalte Q87.8
– vollständig H91.9
– X-chromosomal
–– gemischt, mit Perilymphfistel H90.8
–– Typ 2 H90.8
Schwerhörigkeit-Infertilität-Syndrom Q93.5
Schwerhörigkeit-Oligodontie-Syndrom Q87.0
Schwerhörigkeit-Syndrom
– Neutropenie-Monozytopenie- D82.8
– Nierenkelchdivertikel- Q63.8 H90.5
Schwerkettenkrankheit
– Alpha- C88.30
–– in kompletter Remission C88.31
– Gamma- C88.20
–– in kompletter Remission C88.21
– My- C88.20
–– in kompletter Remission C88.21
Schwermetall, Überempfindlichkeit T78.4
Schwermetalle
– Blutwert, abnorm, Nachweis R78.7
– Nephropathie N14.3
– Urinwert, abnorm R82.6
– Vergiftung T56.9
Schwermut F32.9
Schwerst – s. Art der Krankheit
Schwertfortsatz, Distorsion S23.4
Schwickerath-Weyers-Syndrom, Meyer- Q87.0
Schwiele L84
– Berufs- L84
– Haut L84
– Hornhaut L84
– Infarkt-, Myokard I25.29
– Lunge J84.10
– Melker- L84
– Perikard I31.88
– Pleura J94.1
– Pleurakuppel J94.1
– Surfer- T14.08
Schwierig
– Arbeitsbedingungen Z56
– Geburt, in der Anamnese, die den Schwangerschaftsverlauf beeinflusst Z35.2
– Intubation T88.4
Schwierigkeiten
– arbeitsplatzbedingt Z56
– bei
–– Brusternährung, beim Neugeborenen P92.5
–– Intubation
––– bei Entbindung O74.7
––– im Wochenbett O89.6
––– in der Schwangerschaft O29.6
– beim Orgasmus F52.3
– Beziehungs-, beim Kind F93.2 ►

Schwierigkeiten *(Forts.)*
– Ernährungs- R63.3
–– nichtorganisch, im frühen Kindesalter F98.2
– finanziell, die die Versorgung beeinflussen a.n.k. Z59
– Kenntnisse, zu erwerben F81.9
– Lese- F81.0
– mechanisch, bei Gastroduodenostomie K91.88
– Rechtschreib-, umschrieben F81.0
– Schule Z55
– Trink-, beim Neugeborenen P92.2
Schwimmbadgranulom A31.1
Schwimmbadkonjunktivitis B30.1† H13.1*
Schwimmhaut, Bildung
– Finger Q70.1
– Zehe Q70.3
Schwimmhosennävus D48.5
Schwimmkrampf T75.1
Schwindel R42
– benigne, paroxysmal H81.1
– Dreh- R42
–– mit Störung, Gleichgewicht H81.8
– durch
–– Infraschall T75.2
–– Vibration T75.2
– epidemisch A88.1† H82*
– Genese, unklar R42
– hirnorganisch H81.4
– hysterisch F44.88
– Lagerungs-, benigne, paroxysmal H81.1
– Lermoyez- H81.3
– Ménière- H81.0
– otogen H81.3
– peripher H81.3
– peripher-labyrinthär H81.3
– psychogen F45.8
– spondylogen R42
– uncharakteristisch R42
– und Störung, Gleichgewicht R42
– Ursprung, zentral H81.4
– vaskulär R42
– vertebragen R42
– vestibular H81.9
– zentral H81.4
– zervikal R42
– zervikogen R42
Schwindel-Syndrom H81.9
Schwindelattacke R42
Schwindsucht – s.a. Tuberkulose A16.9
– Lunge A16.2
Schwingungen, mechanisch, Exposition, beruflich Z57
Schwitzen
– Reflex-, gustatorisch R61.1
– übermäßig R61.9
–– lokalisiert R61.0
–– nächtlich R61.9
Schwund
– Aderhaut H31.1
– Hirnleistung G93.88
– Knochen M81.99 ►

Schwund *(Forts.)*
– Leberparenchym K72.9
– Muskel a.n.k. M62.59
–– spinal G12.9
– Zahnfleisch K05.4
SCID [Severe combined immunodeficiency] – s.a. Immundefekt, schwer, kombiniert D81.9
Scimitar-Syndrom Q26.8
SCLC [Small cell lung cancer] C34.9
Sclerema
– adiposum neonatorum P83.0
– adultorum M34.8
– neonatorum P83.0
– oedematosum neonatorum P83.0
Sclerodermia – s.a. Sklerodermie M34.9
– circumscripta L94.0
– diffusa M34.9
– en Band L94.1
– linearis L94.1
Sclérodermie en coup de sabre L94.1
Scleroedema adultorum M34.8
Scleromalacia perforans H15.8
Sclérose en plaques G35.9
Scombroid-Fischvergiftung T61.1
Scopolaminderivate, Überempfindlichkeit T88.7
SCOT [Succinyl-CoA:3-Ketosäure-CoA-Transferase], Mangel E71.3
Scott-Syndrom D69.88
– Aarskog- Q87.1
– Hecht- Q87.2
Screening
– antenatal Z36.9
– auf Hämoglobinopathie Z36.8
– durch Amniozentese Z36.2
– Fruchtwasser Z36.2
– pränatal Z36.9
–– auf
––– Chromosomenanomalie Z36.0
––– erhöhten Alpha-Fetoproteinspiegel Z36.1
––– Fehlbildung Z36.3
–––– mittels Ultraschall Z36.3
––– fetale Wachstumsretardierung Z36.4
––– Hämoglobinopathie Z36.8
––– Isoimmunisierung Z36.5
–– mittels Amniozentese Z36.2
– Schwangerschafts-, mit Befund, abnorm
–– biochemisch O28.1
–– genetisch O28.5
–– hämatologisch O28.0
–– radiologisch O28.4
–– zytologisch O28.2
Screeninguntersuchung, pränatal, mit Befund, abnorm
– biochemisch O28.1
– Chromosom O28.5
– genetisch O28.5
– hämatologisch O28.0
– radiologisch O28.4
– Ultraschall O28.3
– zytologisch O28.2
Scrub, Typhus A75.3

S

SD, Karzinom C73
Seborrhoe R23.8
– Kopf L21.0
Seborrhoea R23.8
– oleosa R23.8
– sicca L21.0
–– capitis L21.0
Seborrhoid
– Ekzem, Kopf L21.0
– Exanthem L21.9
Seborrhoisch
– Akanthose L82
– Alopezie L65.9
– Crusta lactea L21.0
– Dermatitis L21.9
–– beim
––– Jugendlichen L21.1
––– Kind L21.1
– Ekzem L21.9
–– beim Kind L21.1
– Ekzematoid L21.9
– Keratose L82
– Milchschorf L21.0
– Warze L82
Sebostase R23.8
Sebostatisch, Ekzem L30.8
Sebozystomatosis L72.2
Sechsfingrigkeit Q69.9
Sechslingsschwangerschaft O30.8
Sechste, Krankheit [Exanthema subitum] B08.2
Seckel-Syndrom Q87.1
Seclusio pupillae H21.4
– mit Sekundärglaukom H40.5
Secobarbital, Abhängigkeit F13.2
Seconal, Abhängigkeit F13.2
Sectio caesarea O82
– primär O82
– sekundär O82
Sedativa
– Abhängigkeit a.n.k. F13.2
– Abusus F13.1
– Demenz F13.7
– Missbrauch F13.1
– Rausch, akut F13.0
– Störung
–– amnestisch, persistierend F13.6
–– persistierend F13.7
– und Hypnotika
–– Gebrauch
––– mit Abhängigkeitssyndrom F13.2
––– schädlich F13.1
–– Vergiftung
––– akut, im Sinne eines Rausches F13.0
––– bei Abhängigkeit F13.0
Sedierung, mit Komplikation, bei Wehen, und Entbindung O74.9
Seeanemone
– Biss, mit Vergiftung T63.6
– Kontakt, Wirkung, toxisch T63.6
– Stich, mit Vergiftung T63.6
Seeblau, Histiozytose D76.3
Seegmiller-Syndrom, Kelley- E79.8
Seekrankheit T75.3
Seelenblindheit R48.1
Seelentaubheit R48.1
Seelisch
– Grausamkeit T74.3
– Störung, bei Schwangerschaft O99.3
– Trauma, mit Erregung, reaktiv F30.8
Seemannshaut L57.8
Seemanova-Syndrom, Typ 2 Q87.8
Seeschlange, Biss, mit Vergiftung T63.0
Seestern
– Kontakt, Wirkung, toxisch T63.6
– Stich, mit Vergiftung T63.6
Segawa-Syndrom
– autosomal-dominant G24.1
– autosomal-rezessiv G24.1
Segel
– Kehlkopf, subglottisch Q31.0
– Larynx Q31.0
–– glottisch Q31.0
Segmental
– Dysfunktion M99.09
– Dysplasie, odonto-maxillär K00.4
– Enteritis K52.8
– Fibroadenose, Brustdrüse N60.2
– Funktionsstörung M99.09
– Glomerulosklerose, fokal, bei Syndrom, nephrotisch, steroid-sensitiv, idiopathisch N04.1
– Hyalinose, fokal, bei Syndrom, nephrotisch, steroid-sensitiv, idiopathisch N04.1
– Läsion, glomerulär, bei
–– Hämaturie
––– persistierend N02.1
––– rezidivierend N02.1
–– Syndrom
––– nephritisch, rapid-progressiv N01.1
––– nephrotisch N04.1
Segmentation
– Finger, Versagen Q70.0
– Knochen, unvollständig a.n.k. Q78.8
– Wirbel
–– lumbosakral, unvollständig Q76.4
–– unvollständig Q76.4
– Zehe, Versagen Q70.2
Segmentationsfehler, Wirbelsäule, mit Skoliose Q76.3
Segmentbezogen, Störung, Wirbelsäule M53.99
Segmentpneumonie J18.8
Sehbahn
– Störung H47.7
– Verletzung S04.0
Sehbeeinträchtigung
– binokular
–– leicht H54.3
–– mittelschwer H54.2
–– schwer H54.1
– monokular
–– mittelschwer H54.6
–– schwer H54.5 ►

Sehbeeinträchtigung *(Forts.)*
– Stufe
–– 0, mit mindestens einer leichten Sehbeeinträchtigung auf einem Auge H54.3
–– 1 H54.2
––– eines Auges, mit Stufen 0 oder 9 des anderen Auges H54.6
–– 2 H54.1
––– eines Auges, mit Stufen 0, 1 oder 9 des anderen Auges H54.5
–– 3 H54.0
––– eines Auges, mit Stufen 0, 1, 2 oder 9 des anderen Auges H54.4
–– 4 H54.0
––– eines Auges, mit Stufen 0, 1, 2 oder 9 des anderen Auges H54.4
–– 5 H54.0
––– eines Auges, mit Stufen 0, 1, 2 oder 9 des anderen Auges H54.4
Sehbehinderung H53.9
– binokular, hochgradig H54.0
– monokular, hochgradig H54.4
– ohne Refraktionsanomalie, ohne Amblyopie H53.9
Sehdefekt a.n.k. H54.9
Sehfehler H53.9
Sehkraft, Verlust H54.0
– völlig H54.0
Sehminderung H53.0
Sehne
– Abriss T14.6
– Abszess M65.09
– Agenesie Q79.8
– akzessorisch Q79.8
– Anomalie Q79.9
– Durchtrennung, traumatisch T14.6
– Entzündung, gonorrhoisch A54.4† M68.09*
– Fehlen Q79.8
–– angeboren Q79.8
– Ganglion M67.49
– Hernie M67.89
– Hypertrophie M67.89
– Infektion M65.19
– Kalzifikation M65.89
– Kontraktur M67.19
– Krankheit M67.99
–– entzündlich a.n.k. M65.99
–– nodulär M65.3
– Lazeration T14.6
– Muskel, Verletzung, multipel T06.4
– Ossifikation M67.89
– Patellar-, Tendinitis M76.5
– Peronäus-, Tendinitis M76.7
– Ruptur T14.6
–– nichttraumatisch M66.59
–– traumatisch T14.6
– Schnittverletzung T14.6
– Spätsyphilis A52.7† M68.09*
– Störung M67.99
–– Schulterregion M75.8
– Überbein M67.49 ►

Sehne *(Forts.)*
– Verkürzung M67.19
–– kongenital, mit Kontraktur, Gelenk Q66.8
–– mit Kontraktur, Gelenk M24.59
–– Musculus tibialis anterior M67.16
– Verletzung T14.6
–– Abdomen S39.0
–– Beckenorgane S39.0
–– Folgen T94.1
–– Gesicht, Folgen T90.8
–– Hals, Folgen T91.8
–– Hüfte S76.0
–– in Halshöhe S16
–– Körperregion, multipel, Folgen T94.0
–– Kopf S09.1
––– Folgen T90.8
–– Lumbosakralregion S39.0
–– Rumpf, Folgen T91.8
– Verschiebung M67.89
– Verstauchung T14.6
–– Fuß S96.9
–– Knöchel S96.9
–– Unterschenkel S86.9
– Xanthom E75.5
– Zerrung T14.6
–– Unterschenkel S86.9
– Zyste M67.89
Sehnenbeteiligung, bei Verletzung
– Finger S69.7
– Fuß S99.7
– Hand S69.7
– Handwurzel S69.7
– Knöchel S99.7
– Weichteile
–– Arm, groß T11.8
–– Bein, groß T13.8
– Zehe S99.7
Sehnenscheide
– Abszess M65.09
– Entzündung a.n.k. M65.99
–– gonorrhoisch A54.4† M68.09*
– Ganglion M67.49
– Hygrom M67.49
– Infektion M65.19
– Kalzifikation M65.89
– Kontraktur M67.19
– Krankheit M67.99
– Xanthom E75.5
– Zyste M67.89
Sehnentransplantat, mit Komplikation, mechanisch T84.4
Sehnerv
– Anomalie Q07.8
– Aplasie, isoliert Q07.8
– Atrophie H47.2
–– bei Neurosyphilis A52.1† H48.0*
– Degeneration H47.0
– Entzündung H46
– Erkrankung H47.0
– Hypoplasie
–– bei Polymikrogyrie Q04.3 ►

S

Sehnerv *(Forts.)*
~ Hypoplasie *(Forts.)*
-- isoliert Q07.8
- Meningeom D32.0
- Ödem H47.1
- Tuberkulose A18.5† H48.8*
- Verletzung S04.0
-- bei Geburt P11.4
Sehnerveintrittstelle, Verschluss, mangelhaft Q14.2
Sehnervenpapille
- Anomalie, angeboren Q14.2
- Exkavation H47.2
- Gefäß, Deformität, angeboren Q14.2
- Inversion Q14.2
- Kaverne Q14.2
- Pigmentierung, kongenital Q14.2
- Tuberkulose A18.5† H48.8*
Sehnervödem-Splenomegalie-Syndrom Q87.8
Sehnervscheide, Blutung H47.0
Sehr jung, Primipara Z35.6
Sehrinde
- Affektion H47.6
- Verletzung S04.0
Sehschule Z50.6! *[nur Zusatzkode!]*
Sehschwäche H54.9
- altersbedingt H52.4
Sehstörung H53.9
- subjektiv H53.1
Sehstrahlung, Krankheit H47.5
Sehverlust H54.9
- beidseitig H54.9
- in der Familienanamnese Z82
- plötzlich H53.1
Sehvermögen
- binokular, gestört H53.3
- Defekt a.n.k. H54.9
- gering, bei Krankheit, durch HIV B23.8 H54.0
- Störung H53.9
-- hysterisch F44.6† H58.1*
- Untersuchung Z01.0
- Verlust H54.9
-- beide Augen H54.9
-- ein Auge H54.9
-- plötzlich H53.1
- verschwommen H53.8
-- bei Hysterie F44.6† H58.1*
Sehzentrum, kortikal, Störung H47.6
Seife
- Allergie L23.5
- Dermatitis L24.0
- Ekzem L24.0
- Vergiftung T55
-- nach Abort O08.2
- Wirkung, toxisch T55
Seifenabort O05.8
Seip-Syndrom, Berardinelli- E88.1
Seitelberger-Krankheit G31.88
Seitenastvarikose I83.9
Seitenband
- Distorsion, Knie S83.40 ►

Seitenband *(Forts.)*
- fibular
-- Knie
--- Distorsion S83.41
--- Riss
---- komplett S83.43
---- partiell S83.43
-- Kniegelenk, Entzündung M23.84
- lateral, Distorsion, Knie S83.41
- medial, Distorsion, Knie S83.42
- Riss, Kniegelenk S83.40
- tibial
-- Knie
--- Distorsion S83.42
--- Riss
---- komplett S83.44
---- partiell S83.44
-- Kniegelenk, Entzündung M23.83
- ulnar, Ausriss, knöchern, Daumen S63.4
- Verletzung, bei Verletzung
-- Außenmeniskus S83.7
-- Innenmeniskus S83.7
Seitenstechen R07.3
Seitenstrang, Sklerose G12.2
Seitenstrangangina J02.9
- akut J02.9
- bei Grippe [Influenza] J11.1
- chronisch J31.2
- eitrig J02.9
Seitenwand, Infarkt
- Herz I21.2
- Myokard
-- akut, transmural I21.2
-- rezidivierend I22.8
Seitlich, Meniskus, Riss, Knie S83.2
Sekret, Prostata, abnorm R86.9
Sekretion
- Adiuretin, inadäquat, Syndrom E22.2
- Aldosteron, erhöht E26.9
- bronchial
-- übermäßig R09.3
-- vermindert R09.3
- Gastrin
-- abnorm E16.4
-- erhöht E16.4
-- übermäßig, bei Hyperplasie, A-Zellen, Pankreas E16.4
- Glukagon
-- abnorm E16.3
-- erhöht E16.3
- Hormon
-- antidiuretisch, inadäquat, Syndrom E22.2
-- durch
--- Phäochromozytom E27.5
--- Tumor, karzinoid E34.0
- Mamma N64.5
- Milch, übermäßig O92.60
- Pankreas
-- endokrin, gesteigert E16.9
-- innere, Störung E16.9 ►

Sekretion *(Forts.)*
– Parathormon, gestört, mit Hypoparathyreoidismus
–– isoliert, familiär E20.8
–– sekundär E20.8
– Polypeptid
–– intestinal, vasoaktiv, gesteigert, aus Pankreas E16.8
–– pankreatisch, gesteigert E16.8
– Somatostatin, gesteigert, aus Pankreas E16.8
– Speicheldrüse, Mangel K11.7
– Störung
–– Gastrin E16.4
–– Hormon, antidiuretisch E22.2
–– Hypophyse E23.6
–– Magen K31.9
–– Speichel K11.7
–– Thyreokalzitonin E07.0
– Tränen-
–– anomal H04.2
–– vermindert H04.1
– Urin
–– übermäßig R35.0
–– vermindert R34
Sekretionsdefekt, Thrombozyten, bei Thrombozytopenie, autosomal-dominant D69.41
Sekretorisch
– Karzinom, Mamma C50.9
– Otitis media H65.9
–– akut H65.0
–– chronisch H65.3
Sektio
– primär O82
– sekundär O82
– vorausgegangen, Betreuung, Schwangere O34.2
Sektiowunde
– Aufreißen O90.0
– Dehiszenz, Naht O90.0
– Hämatom O90.2
– Infektion O86.0
Sekundär – s. Art der Krankheit
– sklerosierend, Cholangitis K83.01
Sekundärheilung, Wunde T81.3
– nach Trauma T89.03
Sekundenherztod I46.1
Selbstheilend
– Kollodium-Baby Q80.2
– Kollodiumbaby, akrale Form Q80.2
– Muzinose, papulös L98.5
Selbstmord
– Neigung R45.8
– Versuch – kodiere Art der Verletzung oder Intoxikation Z91.8
–– angeblich, Abklärung a.n.k. Z03.8
Selbstschädigend
– Störung, Persönlichkeit F60.7
– Verhalten Z72.8
–– in der Familienanamnese Z81
Selbstschädigung, in der Eigenanamnese Z91.8
Selbsttötung
– Gefahr R45.8
– Neigung R45.8
Selbsttötungsversuch, in der Eigenanamnese Z91.8
Selbstunsicher, Störung, Persönlichkeit F60.6
Selbstverdauung R68.8
Selbstvergiftung R68.8
– Versuch, in der Anamnese Z91.8
Selbstverstümmelung, in der Eigenanamnese – kodiere Art der Verletzung oder Intoxikation
Selbstwertgefühl, Verlust, in der Kindheit Z61
Selektiv
– Agenesie, Zahn K00.0
– Aufnahme, Magnesium, mit Hypomagnesiämie E83.4
– Malabsorption, Vitamin B_{12}, mit Proteinurie, mit Anämie, bei Mangel, Vitamin B_{12} D51.1
– Mangel, Immunglobulin A D80.2
– Mutismus F94.0
Selen
– Intoxikation T57.8
– Mangel E59
–– alimentär E59
–– Folgen E64.8
Selten – s. Art der Krankheit
Selter-Swift-Feer-Krankheit T56.1
Semantisch
– Aphasie R47.0
– Demenz [SD] G31.0† F02.0*
Semelaigne-Syndrom, Kocher-Debré- E03.1
Semikastration, traumatisch S38.2
Semilobär, Holoprosenzephalie Q04.2
Semilunarknorpel
– Distorsion, mit Riss, frisch S83.2
– Knie, Distorsion S83.6
– Korbhenkelriss S83.2
– Ruptur S83.2
Seminalitis N49.0
Seminom C62.9
– anaplastisch C62.9
– Hoden C62.9
– Ovar C56
– spermatozytär C62.9
Semiplastisch, Anämie D61.8
Senear-Usher-Syndrom L10.4
Seneszenz R54
– ohne Angabe einer Psychose R54
Sengers-Hamel-Otten-Syndrom Q87.8
Sengers-Syndrom Q87.8
Senil – s. Art der Krankheit
Senilität R54
– vorzeitig, Syndrom E34.8
Senior-Boichis-Syndrom Q61.5† Q44.6 H36.8*
Senior-Loken-Syndrom Q61.5† H36.8*
Senium R54
Senk-Knick-Spreizfuß Q66.8
– erworben M21.63
Senk-Knickfuß Q66.6
– erworben M21.61

S

Senk-Spreizfuß Q66.8
– erworben M21.63
Senkfuß M21.4
– angeboren Q66.5
– erworben M21.4
– evertiert Q66.5
– fixiert M21.4
– kontrakt Q66.5
– lagebedingt M21.4
– schmerzhaft M21.4
– spastisch Q66.5
Senkniere N28.88
– kongenital Q63.8
Senkung
– Darm K63.4
– Eingeweide K63.4
– Harnblase, weiblich N81.1
– Magen K31.88
– Niere N28.88
– Uterus N81.4
– Vagina N81.1
Senkwehen O26.88
Sensenbrenner-Syndrom Q87.5
Sensibel
– C6-C8-Syndrom M54.2
– C6-Syndrom M54.2
– Neuropathie
–– dominant vererbt G60.8
–– rezessiv vererbt G60.8
– Störung, Nerv, peripher, einzeln G58.9
Sensibilisierung
– autoerythrozytär D69.2
– Kälte-, autoimmun D59.1
– mit Dermatitis a.n.k. L23.9
– Rh-, bei Schwangerschaft O36.0
– Sinus caroticus G90.00
Sensibilisierungstestung, diagnostisch Z01.5
Sensibilität, Störung R20.8
– dissoziativ F44.6
– Haut R20.8
–– tief R20.8
– Lid H02.8
Sensitiv
– Beziehungswahn F22.0
– paranoid, Störung, Persönlichkeit F60.0
Sensitivität
– gegenüber ionisierender Strahlung, Mikrozephalie, Wachstumsretardierung, bei Immundefekt, kombiniert, schwer D81.1
– Nicht-Zöliakie-Weizen- K90.4
Sensitivity[MCS]-Syndrom, Multiple-Chemical- T78.4
Sensomotorisch
– Neuropathie
–– axonal, komplex, mit Mikrozephalie G60.0 Q02
–– hereditär
––– mit Akrodystrophie G60.0
––– Typ
–––– 5 G60.0
–––– I-IV G60.0 ►

Sensomotorisch *(Forts.)*
~ Neuropathie *(Forts.)*
~~ hereditär *(Forts.)*
~~~ Typ *(Forts.)*
–––– III G60.0
–––– Okinawa G60.0
– Störung F82.9
Sensorineural
– Hörverlust H90.5
–– akut, operationsbedingt H95.8
– Schwerhörigkeit
–– bei Syndrom, nephrotisch, steroid-resistent, familiär N04.1 H90.5
–– kongenital, bei Albinismus, okulär E70.3
–– mit
––– frühzeitigem Ergrauen, und essentiellem Tremor H90.5 G25.0
––– Kardiomyopathie, dilatativ H90.5 I42.0
–– nicht-syndromal
––– autosomal-dominant, Typ DFNA H90.3
––– autosomal-rezessiv, Typ DFNB H90.3
––– mitochondrial H90.5
––– X-chromosomal, Typ DFN H90.3
–– nichtsyndromal, mitochondrial, mit erhöhter Empfindlichkeit gegen Aminoglykoside H90.5
–– progressiv, mit Kardiomyopathie, hypertroph H90.5 I42.2
–– spät einsetzend, bei Albinismus, okulär E70.3
Sensorisch
– atonisch, Harnblase, neurogen N31.2
– Extinktion R29.5
– Hörverlust H90.5
– Neglect R29.5
– Neuropathie
–– hereditär G60.8
–– radikulär, hereditär G60.8
– Neurose, Larynx F45.33
– Polyneuropathie, hereditär G60.8
– und motorisch, Neuropathie, fazial beginnend G60.0
Sensorisch-ataktisch, Neuropathie, mit Dysarthrie und Ophthalmoplegie G31.81 H49.4
Sensorisch-motorisch, Anfall R56.8
Separation, chorioamnial O41.8
Sepiapterin-Reduktase, Mangel, mit Dystonie, Dopa-responsiv G24.1
Sepsis A41.9
– acutissima hyperergica fulminans A39.1† E35.1*
– aktinomykotisch A42.7
– angeboren, beim Neugeborenen P36.9
– bakteriell A41.9
–– beim
––– Frühgeborenen P36.9
––– Neugeborenen P36.9
– Becken, im Wochenbett O85
– bei
–– Abort, ärztlich, misslungen O07.0
–– Aktinomykose A42.7
–– Geburt O75.3 ►
~~~

Sepsis A41.9 *(Forts.)*
~ bei *(Forts.)*
–– Kindbettfieber O85
–– Krankheit, durch HIV B20 A41.9
–– Melioidose A24.1
–– Pneumonie, durch Pneumokokken J13
– beim Neugeborenen P36.9
– biliär A41.9
– durch
–– Anaerobier A41.4
––– beim Neugeborenen P36.5
–– Apparat T85.78
–– Arterientransplantat a.n.k. T82.7
–– Aspergillus B44.70
–– Bacillus anthracis A22.7
–– Bakterien, mit
––– Enzephalopathie A41.9† G94.32*
––– Krankheit, Niere, tubulointerstitiell A41.9† N16.0*
–– Blastomyces B40.70
–– Brucella A23.9
–– Brustimplantat T85.78
–– Candida B37.7
–– Clostridium
––– difficile A41.4
––– perfringens A41.4
–– Coccidioides B38.70
–– Cryptococcus B45.70
–– Dialysekatheter T82.7
–– Enterobacter A41.58
––– beim
–––– Frühgeborenen P36.8
–––– Neugeborenen P36.8
–– Enterokokken A40.2
–– Erysipeloid A26.7
–– Erysipelothrix A26.7
–– Escherichia coli A41.51
––– beim Neugeborenen P36.4
–– Gasbrand A48.0
–– Gelenkprothese T84.5
–– Gonokokken A54.8
–– gramnegative Erreger A41.58
–– grampositive Kokken A41.8
–– Haemophilus influenzae A41.3
–– Harnwegskatheter T83.5
–– Herpesvirus B00.70
–– Herzklappentransplantat T82.7
–– Histoplasma capsulatum B39.30
–– Hornhauttransplantat a.n.k. T85.78
–– Implantat T85.78
–– Infusionskatheter a.n.k. T82.7
––– spinal T85.72
–– innere orthopädische Fixation a.n.k. T84.6
–– Kandidose B37.7
–– Katheter a.n.k. T85.78
––– zur Peritonealdialyse T85.71
–– Kolibazillen A41.51
–– Listerien A32.7
–– Malleus A24.0
–– Meningokokken A39.4
––– akut A39.2 ►

Sepsis A41.9 *(Forts.)*
~ durch *(Forts.)*
~~ Meningokokken A39.4 *(Forts.)*
––– chronisch A39.3
––– fulminant A39.2
––– mit
–––– Apoplexie, Nebenniere A39.1† E35.1*
–––– Syndrom, adrenal, hämorrhagisch A39.1† E35.1*
––– perakut A39.2
–– Milzbrand A22.7
–– MRSA A41.0 U80.00!
–– Mucorales B46.40
–– Orbitaprothese a.n.k. T85.78
–– Osteosynthesevorrichtung T84.7
–– Paracoccidioides B41.70
–– Pasteurella multocida A28.0
–– Pest A20.7
–– Pilze B48.80
––– mit
–––– Enzephalopathie B48.80† G94.32*
–––– Krankheit
––––– glomerulär B48.80† N08.0*
––––– Niere, tubulointerstitiell B48.80† N16.0*
–– Pneumokokken A40.3
–– Protozoen B60.80
––– mit
–––– Enzephalopathie B60.80† G94.32*
–––– Krankheit
––––– glomerulär B60.80† N08.0*
––––– Niere, tubulointerstitiell B60.80† N16.0*
–– Pseudomonas A41.52
–– Salmonellen A02.1
–– Shigella A03.9
–– Shunt, intrakraniell, ventrikulär T85.72
–– Soor B37.7
–– Sporothrix B42.70
–– Staphylococcus aureus A41.0
––– beim Neugeborenen P36.2
–– Staphylokokken A41.2
––– beim Neugeborenen a.n.k. P36.3
––– koagulasenegativ A41.1
–– Streptococcus
––– agalacticae A40.1
––– pneumoniae A40.3
––– pyogenes A40.0
–– Streptokokken A40.9
––– Gruppe
–––– A A40.0
–––– B A40.1
––––– beim Neugeborenen P36.0
––––– kongenital P36.0
–––– D A40.2
––– mit Glomerulonephritis A40.9† N08.0*
–– Toxoplasmen B58.90
–– Transplantat T85.78
–– Tularämie A21.7 ►

Sepsis A41.9 *(Forts.)*
~ durch *(Forts.)*
-- Viren B34.80
--- mit
---- Enzephalopathie B34.80† G94.32*
---- Krankheit
----- glomerulär B34.80† N08.0*
----- Niere, tubulointerstitiell B34.80† N16.0*
-- Yersiniose, extraintestinal A28.2
- Fingernagel L03.01
- Friedländer- A41.58
- gangränös A41.9
- generalisiert A41.9
- gonorrhoisch A54.8
- gramnegativ A41.58
- herpetisch B00.70
- im Wochenbett O85
- Impfkomplikation T88.0
- intraokular H44.0
- Komplikation, bei
-- Abort, misslungen O07.5
-- Einleitung, Abort, misslungen O07.5
- kongenital, durch
-- Escherichia coli P36.4
-- Streptokokken P36.1
- kryptogenetisch A41.9
- lenta I33.0
- mit
-- Glomerulonephritis A41.9† N08.0*
-- Krankheit
--- glomerulär a.n.k. A41.9† N08.0*
---- durch Bakterien A41.9† N08.0*
--- Niere, tubulointerstitiell A41.9† N16.0*
-- Multiorganversagen A41.9
-- Pyelonephritis a.n.k. A41.9† N16.0*
-- unklarem Zeitpunkt des Beginns mit Bezug zur Krankenhausaufnahme A41.9 U69.82!
- Nabel P36.9
- Nabelschnur, beim Neugeborenen P36.9
- nach
-- Abort O08.0
-- Immunisierung T88.0
-- Impfung T88.0
-- Infusion, therapeutischer Injektion oder Transfusion T80.2
-- medizinischen Maßnahmen T81.4
-- Tracheotomie J95.0
- neonatal, durch Streptokokken P36.1
- nicht-nosokomial A41.9 U69.80!
- nosokomial A41.9 U69.81!
- post partum O85
- postoperativ T81.4
- Primärherd unbekannt A41.9
- Rachen, durch Streptokokken J02.0
- schwer A41.9
-- bakteriell A41.9
- suppurativ A41.9
- Uro- A41.9
Septal
- Defekt, atrioventrikulär Q21.2 ►
Septal *(Forts.)*
- Myokardinfarkt
-- akut, transmural I21.2
-- rezidivierend I22.8
Septiert
- komplett, Uterus Q51.2
- Vagina Q52.1
Septikämie – s.a. Sepsis A41.9
- Pyo- – s.a. Sepsis A41.9
Septikopyämie A41.9
- durch Aspergillus B44.70
Septisch – s. Art der Krankheit
- Schock
-- mit unklarem Zeitpunkt des Beginns mit Bezug zur Krankenhausaufnahme R57.2 U69.85!
-- nicht-nosokomial R57.2 U69.83!
-- nosokomial R57.2 U69.84!
Septooptisch, Dysplasie Q04.4
Septopräoptisch, Holoprosenzephalie Q04.2
Septum
- anal, mit Fistel Q42.2
- Aneurysma
-- atrial Q21.1
-- interventrikulär Q21.0
- Anus Q42.3
- aorticopulmonale
-- Defekt Q21.4
-- Fehlen Q21.4
- aortopulmonale
-- Agenesie Q21.4
-- Verschluss, mangelhaft Q21.4
- Aquaeductus cerebri Q03.0
-- mit Spina bifida Q05.4
- atrioventriculare, Herz, Defekt a.n.k. Q21.2
- Defekt
-- atrial Q21.1
-- atrioventrikulär
--- intermediär Q21.2
--- komplett Q21.2
- Deflexion, nasal, erworben J34.2
- Deviation J34.2
-- angeboren Q67.4
-- erworben J34.2
- Duodenum Q43.8
- Gallenblase Q44.1
- hymenal Q52.3
- interatriale
-- Aneurysma I25.3
-- Herz, Defekt a.n.k. Q21.1
-- Verschluss, mangelhaft, kongenital Q21.1
- interventriculare
-- Aneurysma I25.3
-- Herz, Defekt a.n.k. Q21.0
-- Verschluss, mangelhaft, kongenital Q21.0
- mit Nasenmuschel, Adhäsion J34.8
- nasi
-- Abszess J34.0
-- Destruktion J34.8 ►

Septum *(Forts.)*
– rectovaginale
–– Beteiligung, bei Riss, Damm, bei Geburt O70.2
–– Endometriose N80.4
–– Lazeration S31.80
–– Verletzung a.n.k. S39.88
–– Wunde, offen S31.80
– Sylvius-Aquädukt Q03.0
–– mit Spina bifida Q05.4
– urorektal, Fehlbildungssequenz Q87.8
– Uterus Q51.2
– Vagina Q52.1
–– Betreuung, Mutter O34.6
–– quer Q52.1
–– sagittal Q52.1
–– transversal Q52.1
– Verbiegung J34.2
–– angeboren Q67.4
–– erworben J34.2
– zwischen Aorta und Arteria pulmonalis, Defekt a.n.k. Q21.4
Septum primum, Defekt Q21.2
Septum secundum, Defekt Q21.1
Septum-secundum-Typ, Defekt, Atriumseptum Q21.1
Septumdefekt Q21.9
– aortopulmonal Q21.4
– Herzventrikel Q21.0
Séquard-Syndrom, Brown- G83.8
Sequester
– Kieferknochen K10.28
– Knochen M86.69
– Orbita H05.1
Sequestration
– Lunge Q33.2
–– angeboren Q33.2
–– extralobär, angeboren Q33.2
–– intralobär, angeboren Q33.2
–– kongenital Q33.2
– Nasennebenhöhle J32.9
Sequoiose J67.80
– mit akuter Exazerbation J67.81
– ohne Angabe einer akuten Exazerbation J67.80
Serienfraktur, Rippe S22.40
– mit Beteiligung von
–– 2 Rippen S22.42
–– 3 Rippen S22.43
–– 4 und mehr Rippen S22.44
Serin
– Mangel, mit Störung, neurometabolisch E72.8
– Mangelsyndrom- E72.8
– Stoffwechselstörung E72.8
SERKAL[Sex reversal, dysgenesis of kidneys, adrenals and lungs]-Syndrom Q87.8
Serös
– Ablösung, Retina H33.2
–– ohne Riss, Retina H33.2
– Adenofibrom D27
– Adenokarzinom C80.9 ►

Serös *(Forts.)*
– Chorioenzephalitis A87.2† G05.1*
–– lymphozytär, akut A87.2† G05.1*
– Choriomeningitis A87.2† G02.0*
–– lymphozytär, akut A87.2† G02.0*
– Chorioretinopathie, zentral H35.7
– Erguss
–– bei Perikarditis, bakteriell, akut I30.1
–– Gehirn G93.6
– Iritis H20.8
– Karzinom, Peritoneum, papillär, primär C48.2
– Konjunktivitis H10.8
– Meningitis G03.0
– Otitis media H65.9
–– akut H65.0
––– mit Myringitis H65.0
–– allergisch
––– akut H65.1
––– subakut H65.1
–– chronisch H65.2
––– mit Myringitis H65.2
– Papillom, oberflächlich D27
– Pleuritis J90
–– bakteriell J90
– Retinopathie, zentral H35.7
– Saktosalpinx N70.1
– Tumor, mit geringem Malignitätsgrad C56
– Zystadenofibrom D27
– Zystadenokarzinom C56
–– Pankreas C25.9
– Zystadenom D27
–– Ovar
––– im Kindesalter D27
––– mit Borderline-Malignität C56
– Zyste, Ovar N83.2
– Zystom D27
Serofibrinös
– Perikarditis I30.8
– Pleuritis J90
Serologisch
– Befund, positiv, auf Syphilis A53.0
– Neurosyphilis, ohne Symptome A52.2
– positiv
–– Frühsyphilis
––– konnatal, latent A50.1
––– latent A51.5
–– Spätsyphilis
––– konnatal, latent A50.6
––– latent A52.8
Serom T14.08
– postoperativ T81.8
– Pumpentaschen- T85.88
Serometra N85.8
Seromukös, Otitis media H65.9
– akut H65.1
– chronisch H65.4
– subakut H65.1
Seromukotympanon H65.4
Seronegativ
– Polyarthritis
–– chronisch M06.00 ►

Seronegativ *(Forts.)*
~ Polyarthritis *(Forts.)*
–– juvenil, chronisch M08.3
– Polyarthropathie, juvenil, chronisch M08.3
– Schanker A51.0
Seropneumothorax J93.9
Seropositiv
– Polyarthritis, chronisch M05.90
–– mit
––– Endokarditis M05.30† I39.8*
––– Karditis M05.30† I52.8*
––– Myokarditis M05.30† I41.8*
––– Myopathie M05.30† G73.7*
––– Perikarditis M05.30† I32.8*
–––– rheumatoid M05.30† I32.8*
––– Polyneuropathie M05.30† G63.6*
– Schanker A51.0
– Syphilis, als einziger Befund A53.0
Seropurulent
– Erguss, bei Perikarditis, bakteriell, akut I30.1
– Pleuritis J86.9
–– mit Fistel J86.0
Serositis
– multipel K65.8
– peritoneal, multipel K65.8
Serotonin-5HT$_3$-Antagonisten
– Allergie T88.7
– Überempfindlichkeit T88.7
Serotonin-Syndrom T88.7
Serotympanon H65.2
– Muko- H65.4
Serpiginös
– Chorioideopathie H31.8
– Chorioiditis H30.8
Serratia
– Erreger B96.2! *[nur Zusatzkode!]*
– marcescens
–– mit Multiresistenz
––– 2MRGN NeoPäd U81.06! *[nur Zusatzkode!]*
––– 3MRGN U81.26! *[nur Zusatzkode!]*
––– 4MRGN U81.46! *[nur Zusatzkode!]*
–– Pneumonie J15.6
Serratiert, Polyposissyndrom D12.6
Serratus-Syndrom G56.8
Sertoli-Leydig-Zell-Tumor
– bei der Frau D27
– beim Mann D29.2
Sertoli-Leydig-Zellen, Tumor, Ovar, maligne C56
Sertoli-Zellen
– Adenom
–– bei der Frau D27
–– beim Mann D29.2
– Karzinom C62.9
–– bei der Frau C56
–– beim Mann C62.9
Serum
– Allergie T80.6
–– in der Eigenanamnese Z88.7 ►

Serum *(Forts.)*
– Antitetanus-, Polyneuropathie G61.1 Y59.9!
– Arthritis M02.29
– Arthus-Phänomen T80.6
– Ausschlag a.n.k. T80.6
– Dermatitis a.n.k. T80.6
– Enzephalopathie T80.6
– Exanthem a.n.k. T80.6
– Hepatitis
–– durch Virushepatitis, akut B16.9
–– homolog B19.9
– Ikterus, durch Virushepatitis B, akut B16.9
– Krankheit, mit Arthritis M02.29
– Meningismus R29.1
– Neuritis G61.1
– Neuropathie G61.1
– Polyneuropathie G61.1
– Reaktion T80.6
–– positiv, auf Syphilis A53.0
– Sofortreaktion T80.5
– Unverträglichkeit T88.1
– Urtikaria a.n.k. T80.6
Serumenzyme, abnorm R74.9
Serumosmolarität, pathologisch erhöht R79.8
Serumspiegel
– abnorm
–– alkalische Phosphatase R74.8
–– Amylase R74.8
–– Kreatinin R79.8
–– Kreatinphosphokinase [CPK] R74.8
–– Lipase R74.8
–– Pankreasenzym R74.8
–– saure Phosphatase R74.8
–– Triacylglyzerinlipase R74.8
– Triglycerid, erhöht R79.8
Serumwerte, immunologisch, abnorm R76.9
Sesambein
– akzessorisch Q74.8
–– Fuß Q74.2
–– Hand Q74.0
– Fraktur
–– Fuß S92.4
–– Hand S62.13
Sesamöl, Allergie T78.1
Sesamoiditis M86.89
Seuche
– Aphthen- B08.8
– Hunde-, Stuttgarter A27.8
– Klauen- B08.8
– Maul- und Klauen- B08.8
Seufzeratmung R06.88
Sever-Krankheit M92.6
Sexualberatung Z70
– im Namen einer dritten Person Z70
– zu kombinierten Problemen Z70
Sexualempfinden, konträr F66.9
Sexualerziehung Z70
Sexualfunktion, Störung, psychogen F52.9
Sexualhormon, Störung E34.9
Sexualhormonsekretion, Störung E34.9
Sexualität, pathologisch F65.9

Sexualkonflikt F66.2
– chronisch F66.2
Sexually transmitted disease A64
Sexualneurose F65.9
Sexualorientierung, ichdyston F66.1
Sexualpräferenz, Störung F65.9
– multipel F65.6
Sexualproblem F52.9
Sexualschwäche, psychogen F52.9
Sexualstörung F52.9
– bei
–– Typ-1-Diabetes mellitus E10.60
–– Typ-2-Diabetes mellitus E11.60
– diabetisch E14.60
– psychogen F52.9
Sexualverhalten
– Risikofaktor Z72.8
– riskant Z72.8
Sexuell
– Abnormität F65.9
– Anhedonie F52.1
– Aversion F52.1
– Befriedigung
–– gestört F52.1
–– mangelnd F52.1
– Beziehungsstörung F66.2
– Deviation F65.9
– Dysfunktion F52.9
– Entwicklung, vorzeitig E30.1
–– bei Hyperplasie, Nebennierenrinde E25.9
– Erregungsstörung, bei der Frau F52.2
– Frühreife E30.1
–– bei Hyperplasie, Nebennierenrinde, beim Knaben E25.9
–– idiopathisch E30.1
–– konstitutionell E30.1
–– kryptogen E30.1
–– männlich E30.1
–– weiblich E30.1
– Funktionsstörung F52.9
–– nichtorganisch F52.0
– Hyperaktivität F52.7
– Hypoaktivität F52.0
– Impotenz F52.2
– Masochismus F65.5
– Missbrauch T74.2
–– angeblich, Abklärung Z04.5
– Perversion F65.9
– Psychopathie F65.9
– Reifungskrise F66.0
– Sadismus F65.5
– Störung
–– Orientierung
––– ichdyston F66.1
––– mit Auswirkung auf Beziehung F66.2
–– psychogen F52.9
–– Verhalten F65.9
– übertragen, Infektion, durch Chlamydien a.n.k. A56.8
– Unreife, nach Pubertät E30.0
– Unterentwicklung E30.0 ►

Sexuell *(Forts.)*
– Verhalten, Abweichung F65.9
– Verlangen
–– gesteigert F52.7
–– Mangel F52.0
–– Verlust F52.0
Sézary-Lymphom C84.1
Sézary-Syndrom C84.1
Sezernierend
– Brustwarze N64.5
– Mamma N64.5
– Otitis media H65.9
–– akut H65.0
–– chronisch H65.3
–– subakut H65.0
SFMMP[Spaltfuß-Fehlbildung mit mesoaxialer Polydaktylie]-Syndrom Q74.8
SFTS [Schweres Fieber mit Thrombozytopenie-Syndrom] A93.8
SH2D1A, Mangel, mit Syndrom, lymphoproliferativ, X-chromosomal D82.3
Shaffer-Syndrom
– Lamb- Q93.5
– Potocki- Q93.5
Shah-Syndrom, Waardenburg- Q87.8
Shalash-Syndrom, Temtamy- Q87.8
Shapiro-Syndrom G90.8
Sharp-Syndrom M35.1
Sheehan-Syndrom E23.0
– Reye- E23.0
– Simmonds- E23.0
Sheldon-Hall-Syndrom Q68.8
Sheldon-Syndrom, Freeman- Q87.0
Shiga-Kruse-Dysenterie A03.0
Shiga-Kruse-Ruhr A03.0
Shigella
– boydii
–– Dysenterie A03.2
–– Infektion A03.2
– dysenteriae
–– Dysenterie A03.0
–– Infektion A03.0
– Dysenterie a.n.k. A03.9
– flexneri
–– Dysenterie A03.1
–– Infektion A03.1
– Infektion A03.9
– paradysenteriae, Dysenterie A03.1
– schmitzii, Infektion A03.0
– Sepsis A03.9
– shigae, Infektion A03.0
– sonnei
–– Dysenterie A03.3
–– Infektion A03.3
Shigellen, Gruppe
– A
–– Dysenterie A03.0
–– Infektion A03.0
– B
–– Dysenterie A03.1
–– Infektion A03.1 ►

Shigellen, Gruppe *(Forts.)*
– C
–– Dysenterie A03.2
–– Infektion A03.2
– D
–– Dysenterie A03.3
–– Infektion A03.3
Shigellose A03.9
– durch
–– Shigella
––– boydii A03.2
––– dysenteriae A03.0
––– flexneri A03.1
––– sonnei A03.3
–– Shigellen, Gruppe
––– A A03.0
––– B A03.1
––– C A03.2
––– D A03.3
Shigellosis, mit Enteritis A03.9
Shin splits, durch Überlastung M76.8
Shipyard-Keratokonjunktivitis B30.0† H19.2*
Shirodkar-Naht
– Betreuung, Schwangere O34.39
– mit
–– Insuffizienz, Cervix uteri, mit Betreuung, Mutter O34.39
–– Schnittentbindung O34.39
SHML [Sinushistiozytose mit massiver Lymphadenopathie] D76.3
SHOX-bedingt, Kleinwuchs Q87.1
Shokeir-Syndrom Q87.8
– Pena-
–– I [Autosomal-rezessive fetale Akinesie] Q87.8
–– II [(Autosomal-rezessives) Zerebro-okulo-fazio-skeletales Syndrom] Q87.8
Shone-Komplex Q23.8
SHORT[Short stature, hyperextensibility, ocular depression, Rieger anomaly, teething delay]-Syndrom Q87.1
Short-bowel-Syndrom K91.2
Short-QT-Syndrom I45.8
– familiär I49.8
Shprintzen-Goldberg-Syndrom Q87.8
Shprintzen-Megakolon-Syndrom, Goldberg- Q87.8
SHT [Schädelhirntrauma] S06.9
Shuddering attacks G25.88
Shulman-Syndrom M35.4
Shunt
– Anlage Z49.0
– arteriovenös
–– für Dialysezwecke Z99.2
–– operativ angelegt, mit Komplikation T82.9
– Dysfunktion a.n.k. T82.3
– Hirnventrikel, kommunizierend Z98.2
– Liquor cerebrospinalis Z98.2
– mit Komplikation T85.9
–– mechanisch T82.5
– portokaval, Vorhandensein Z95.81 ►

Shunt *(Forts.)*
– portosystemisch, angeboren Q26.5
– pulmonal, arteriovenös a.n.k. I28.0
–– kongenital Q25.7
– vaskulär, intrahepatisch, erworben K76.8
– ventrikulär
–– Dysfunktion T85.0
–– intrakraniell
––– Fehllage T85.0
––– Leckage T85.0
––– Obstruktion T85.0
––– Problem, mechanisch T85.0
––– Verlagerung T85.0
––– Versagen T85.0
– Verschluss T82.5
– zerebral, arteriovenös Q28.21
Shwachman-Diamond-Syndrom Q87.8
Shy-Drager-Syndrom G23.8
SIADH [Syndrome of inappropriate ADH secretion] E22.2
Sialadenitis K11.2
– akut K11.2
– bei Zytomegalie B25.88† K93.8*
– chronisch K11.2
– durch Kryptokokken B45.8
– eitrig K11.2
Sialadenom D11.9
Sialektasie K11.8
Sialidose E77.1
– dysmorph, infantil E77.1
– Galakto- E77.1
– normomorph E77.1
– Typ
–– 1 E77.1
–– 2 E77.1
––– juvenile Form E77.1
––– kongenitale Form E77.1
Sialinsäure-Speicherkrankheit E77.8
Sialitis K11.2
Sialoadenitis K11.2
– und Dakryoadenitis, IgG4[Immunglobulin G4]-assoziiert K11.8
Sialoadenopathie K11.9
Sialodochitis K11.2
– fibrinosa K11.2
Sialodocholithiasis K11.5
Sialolith K11.5
– Speicheldrüse K11.5
– Speicheldrüsengang K11.5
Sialometaplasie, nekrotisierend K11.8
Sialopenie K11.7
Sialorrhoe K11.7
Sialose K11.7
Sialurie E77.8
– französischer Typ E77.8
Siamesisch, Zwillinge Q89.4
Sicard-Syndrom G52.1
– Collet- G52.7
Sicca-Syndrom
– Auge, im Sinne des
–– Sjögren-Syndroms M35.0 ►

Sicca-Syndrom *(Forts.)*
~ Auge, im Sinne des *(Forts.)*
–– Syndroms des trockenen Auges H04.1
– mit
–– Beteiligung, Lunge M35.0† J99.1*
–– Keratokonjunktivitis M35.0† H19.3*
–– Krankheit, Niere, tubulointerstitiell M35.0† N16.4*
–– Myopathie M35.0† G73.7*
Sichelfuß Q66.2
– angeboren Q66.2
Sichelzellen
– Anämie D57.1
–– mit Krisen D57.0
–– ohne Krisen D57.1
– Erbanlage D57.3
–– mit
––– Elliptozytose D57.8
––– Sphärozytose D57.8
– Hämoglobinopathie D57.1
–– mit Thalassämie D57.2
– Heterozygotie D57.3
– Krise D57.0
– Retinopathie, proliferativ D57.8† H36.8*
Sichelzellen-Beta-Thalassämie D57.2
Sichelzellen-Thalassämie-Krankheit D57.2
Sichelzellenkrankheit D57.1
– doppelt heterozygot D57.2
– heterozygot D57.3
– mit
–– Anämie D57.1
–– Arthropathie, durch Gicht D57.8† M14.09*
–– Elliptozytose D57.8
–– Glomerulonephritis D57.8† N08.2*
–– Krankheit, glomerulär D57.8† N08.2*
–– Nephropathie D57.1† N08.2*
–– Sphärozytose D57.8
Sichlösen, Nabelschnurligatur P51.8
– mit Blutung P51.8
Sichtbar
– Bewegung, Darm R19.2
– Peristaltik R19.2
Sick-Building-Syndrom T75.8
Sick-Sinus-Syndrom I49.5
– familiär I49.5
Sickerkissen, postoperativ
– Entzündung, nichtinfektiös H59.8
– Infektion H59.8
Sideroachrestisch, Anämie D64.3
– erworben, idiopathisch D64.3
– hereditär D64.0
– hypochrom, X-chromosomal gebunden D64.0
– mit Myopathie, mitochondrial G71.3
– pyridoxinsensibel D64.3
– sekundär D64.1
–– durch Arzneimittel D64.2
– X-chromosomal, mit Ataxie D64.0
Sideroblastisch, Anämie D64.3
– autosomal-rezessiv D64.0
– GLRX5[Glutaredoxin 5]-abhängig D64.0 ►

Sideroblastisch, Anämie D64.3 *(Forts.)*
– mit B-Zell-Immundefekt, mit periodischem Fieber, und Entwicklungsverzögerung, Syndrom D64.0 D82.8
– primär, erworben D64.3
– X-chromosomal D64.0
–– mit Ataxie D64.0
Sideropenie E61.1
Sideropenisch
– Anämie D50.9
–– refraktär D50.8
– Dysphagie D50.1
– Syndrom D50.1
Siderophilie E83.1
Siderose J63.4
– Auge H44.3
– Bantu- E83.1
– bei Fibrose, Lunge J63.4
– Lunge J63.4
– mit Tuberkulose, Atmungsorgane J65
– Pulpa K04.9
– superfiziell I69.0
Siderosilikose J62.8
Siderosis
– bulbi H44.3
– lentis H26.1
– pulmonum J63.4
SIDS [Sudden infant death syndrome]
– vor Vollendung des ersten Lebensjahres R95.9
–– mit Obduktion R95.0
–– ohne Angabe einer Obduktion R95.9
– nach Vollendung des ersten Lebensjahres R96.0
Siebbein
– Fraktur S02.1
– Nekrose J32.2
– Polyp J33.8
Siebbeinhöhle
– Abszess J32.2
–– akut J01.2
–– chronisch J32.2
– Empyem J32.2
–– akut J01.2
–– chronisch J32.2
– Entzündung J32.2
–– akut J01.2
–– chronisch J32.2
– Infektion J32.2
–– akut J01.2
–– chronisch J32.2
– Polyp J33.8
– Vereiterung
–– akut J01.2
–– chronisch J32.2
– Zyste J34.1
Siebbeinzellen
– Entzündung J32.2
– Infektion, chronisch J32.2
– Karzinom C31.1
Siebentagefieber A27.8
– japanisch A27.8

Siegelringzellen
– Adenokarzinom C80.9
– Karzinom
–– Magen C16.9
–– Magenantrum C16.3
Siegelringzellkarzinom C80.9
Siegler-Brewer-Carey-Syndrom Q87.8
Siemens, Keratosis palmoplantaris transgrediens Q82.8
Siemens-Syndrom Q82.8
Siemens-Touraine-Syndrom, Christ- Q82.4
SIFD [Sideroblastische Anämie, B-Zell-Immundefekt, periodisches Fieber, Entwicklungsverzögerung]-Syndrom D64.0 D82.8
SIG – s. Sakroiliakalgelenk oder s. Iliosakralgelenk
Sigma
– Abszess K63.0
– Adhäsion K66.0
– Anomalie Q43.9
– Deformität
–– angeboren Q43.9
–– erworben K63.8
– Divertikel K57.30
–– kongenital Q43.8
–– Perforation K57.22
– Divertikulitis K57.32
–– kongenital Q43.8
–– mit Perforation K57.22
– Divertikulose K57.30
–– kongenital Q43.8
– Einengung K56.6
– Elongation Q43.8
– Fistel K63.2
– Flexur
–– Achsendrehung K56.2
–– Anomalie Q43.9
– Hypertrophie K59.3
– mit Kolon
–– Karzinom C18.8
–– Plattenepithelkarzinom C18.8
– Mukositis K92.8
– Neoplasie D37.4
– Perforation K63.1
–– als Geburtsverletzung der Mutter O71.5
–– beim Fetus/Neugeborenen P78.0
–– traumatisch S36.54
– Polyp K63.5
– Ruptur
–– beim Fetus/Neugeborenen P78.0
–– nichttraumatisch K63.1
–– traumatisch S36.54
– Schädigung K63.9
– Spasmus K58.8
–– psychogen F45.32
– Stenose K56.6
– Tumor D37.4
– Verlagerung Q43.8
– Volvulus K56.2
Sigma-Fistel, Harnblasen- N32.1
Sigma-Vagina-Fistel N82.3
Sigmaflexur, Striktur K56.6
Sigmatismus F80.8
– interdentalis F80.8
Sigmoid, Ulkus K63.3
Sigmoidal, Fistel K63.2
Sigmoideum
– Adenom D12.5
– Obstruktion K56.6
– Tuberkulose A18.3† K93.0*
Sigmoiditis A09.9
– nichtinfektiös K52.9
– Peri- A09.9
– Prokto- K63.8
– Rekto- K63.8
Silbenstolpern F98.5
Silber
– Verfärbung, Zahn K03.7
– Vergiftung T56.8
Silengo-Wachtel-Syndrom, Gardner- Q87.8
Silent menstruation N94.8
Silikate, Pneumokoniose a.n.k. J62.8
Silikose J62.8
– bei Fibrose, Lunge J62.8
– einfach J62.8
– Lunge J62.8
– mit
–– Komplikation J62.8
–– Tuberkulose, Atmungsorgane J65
– Sidero- J62.8
Silikotisch, Fibrose, Lunge, durch
– Quarzstaub J62.8
– Talkumstaub J62.0
Silikotuberkulose J65
Silofüllerkrankheit J68.8
Silver-Russell-Syndrom Q87.1
– durch Imprintingdefekt von 11p15 Q87.1
Silverman-Smith-Syndrom, Robinow- Q87.1
Silverman-Syndrom, Caffey- M89.89
SIM1, Mangel, mit Adipositas E66.89
Simmonds-Krankheit E23.0
Simmonds-Sheehan-Syndrom E23.0
Simons-Syndrom E88.1
– Barraquer- E88.1
Simpson-Golabi-Behmel-Syndrom Q87.3
Simpson-Syndrom, Say-Barber-Biesecker-Young- Q87.8
Simulant Z76.8
Simultan, Wahrnehmung, ohne Fusion H53.3
Simultanimpfung, postexpositionell, gegen
– Hepatitis B Z24.6
– Tetanus Z23.5
– Tollwut Z24.2
Simultanperzeption, ohne Fusion H53.3
Simultansehen, mit Binokularstörung, ohne Fusion H53.3
Sin-nombre-Virus, Krankheit B33.4† J17.1*
Sinding-Larsen-Johansson-Syndrom M92.4
Sinding-Larsen-Krankheit M92.4
Single ventricle Q20.4
Singleton-Merten-Syndrom Q78.8

Singulär
– Arteria umbilicalis Q27.0
– Niere, angeboren Q60.0
– Ventrikel Q20.4
– Vorhof Q21.1
Singultus R06.6
– epidemisch B33.0
– psychogen F45.33
Sinistropositio uteri N85.4
Sinistroversio uteri N85.4
Sinnesfunktion, Verlust R44.8
Sinnesorgan
– Anomalie a.n.k. Q07.8
– Funktionsprüfungsergebnis, abnorm R94.1
– Krankheit, in der Eigenanamnese Z86.6
– Störung, psychogen F45.8
Sinneswahrnehmung, Störung, dissoziativ F44.6
Sinterung
– Wirbel, bei Osteoporose, schwer M80.98
– Wirbelkörper M48.59
Sinuatrial
– Block I45.5
– Bradykardie R00.1
– Stillstand I45.5
Sinuaurikulär
– Block I45.5
– Stillstand I45.5
– Tachykardie R00.0
–– paroxysmal I47.1
Sinubronchial, Syndrom J42
– akut J20.9
– chronisch J42
Sinubronchitis J40
– akut J20.9
– allergisch J45.09
– beim
–– Erwachsen J40
–– Jugendlichen J40
–– Kind J20.9
– chronisch J42
– eitrig J41.1
– fieberhaft J20.9
– Rhino- J40
Sinularyngitis, akut J06.8
Sinularyngobronchitis, eitrig J41.1
Sinunasal, Karzinom C31.9
Sinupharyngitis J32.9
– akut J06.8
– chronisch J32.9
Sinus
– branchiogen Q18.0
– Degeneration J32.9
–– polypoid J33.1
–– zystisch J32.9
– Drainage-, bei Osteomyelitis, chronisch M86.49
– Eiterung, chronisch J32.9
– Empyem, chronisch J32.9
– Entzündung, chronisch J32.9
– Hyalinose J32.9
– Kiemenspalte Q18.0 ►

Sinus *(Forts.)*
– kokzygeal L05.9
–– mit Abszess L05.0
– medial, an Hals und Gesicht Q18.8
– präaurikulär Q18.1
–– Verschluss, mangelhaft Q18.1
– prätragal Q18.1
– Schädigung J34.8
– Thrombose, zerebrovenös, im Wochenbett O87.3
– Urachus Q64.4
– venös
–– intrakraniell
––– Thrombophlebitis, nichteitrig I67.6
––– Thrombose, nichteitrig I67.6
–––– mit Infarkt, Gehirn I63.6
–– zerebral, Thrombose I67.6
– zerebrovenös, Thrombose, bei Schwangerschaft O22.5
Sinus accessorius, Abszess, venös, intrakraniell G06.0
Sinus aortae, Aneurysma, angeboren Q25.4
Sinus caroticus
– Druck, mit Synkope G90.00
– Sensibilisierung G90.00
Sinus cavernosus
– Aneurysma I67.10
–– arteriovenös Q28.20
––– rupturiert I60.8
– Defekt I67.88
– Fistel
–– nichttraumatisch I67.11
–– traumatisch S06.8
– Thrombophlebitis G08
– Thrombose G08
– Verletzung S06.8
Sinus coronarius, Defekt Q21.1
Sinus dermalis, kongenital L05.9
Sinus dermalis congenitalis, mit Abszess L05.0
Sinus epididymidis, Tuberkulose A18.1† N51.1*
Sinus ethmoidalis
– Fraktur S02.1
– Polyposis J33.8
Sinus frontalis, Fraktur S02.1
Sinus longitudinalis, Thrombose G08
Sinus marginalis placentae
– blutend O46.8
– rupturiert O46.8
Sinus maxillaris
– Infektion, chronisch J32.0
– Polyposis J33.8
Sinus paranasales
– Infektion, chronisch J32.9
– Karzinom C31.9
– Verletzung S09.9
Sinus pericranii Q01.9
Sinus pilonidalis L05.9
– Entzündung, abszedierend L05.0
– Infektion L05.9
–– mit Abszess L05.0

S

Sinus piriformis
– Fremdkörper T17.2
– Karzinom C12
–– Plattenepithel C12
Sinus sacralis dermalis L05.9
Sinus sigmoideus, Thrombose G08
Sinus sphenoidalis
– Fraktur S02.1
– Polyposis J33.8
Sinus transversus
– Thrombophlebitis G08
– Thrombose G08
Sinus urogenitalis, Persistenz
– bei der Frau Q52.8
– beim Mann Q55.8
Sinus Valsalvae
– Aneurysma Q25.4
–– rupturiert Q25.4
– Anomalie Q25.4
Sinus venosus
– Abnormität Q21.1
– Defekt Q21.1
– Persistenz, mit mangelhafter Verbindung in den rechten Vorhof Q26.8
Sinus venosus Typ
– ASD [Atrioseptaldefekt] Q21.1
– Defekt, Atriumseptum Q21.1
Sinus-coronarius-Rhythmus I49.8
Sinus-Vorhof-Block I45.5
Sinusarrhythmie I49.8
Sinusbradykardie R00.1
Sinushistiozytose D76.3
– mit Lymphadenopathie, massiv D76.3
Sinusitis J32.9
– Aero- T70.1
– akut J01.9
– allergica J30.4
– bei Grippe [Influenza] J11.1
– chronisch J32.9
– durch Barotrauma T70.1
– eitrig J32.9
– ethmoidalis J32.2
–– akut J01.2
––– mit Sinusitis maxillaris J01.8
–––– akut J01.8
–– chronisch J32.2
– Flieger- T70.1
– frontalis J32.1
–– akut J01.1
––– mit Sinusitis maxillaris, akut J01.8
–– chronisch J32.1
––– mit Sinusitis maxillaris J32.8
–– eitrig J32.1
–– mit Sinusitis maxillaris J32.8
– hyperplastisch J32.9
– Infekt- J32.9
– katarrhalisch J32.9
– Keilbeinhöhle J32.3
–– akut J01.3
– Kieferhöhle J32.0
–– akut J01.0 ►

Sinusitis J32.9 *(Forts.)*
– maxillaris J32.0
–– akut J01.0
––– mit
–––– Sinusitis ethmoidalis, akut J01.8
–––– Sinusitis frontalis, akut J01.8
–– chronica J32.0
–– eitrig J32.0
–– et ethmoidalis J32.8
––– chronisch J32.8
–– frontalis J32.8
––– et ethmoidalis J32.8
–– mit
––– Sinusitis ethmoidalis, akut J01.8
––– Sinusitis frontalis J32.8
–––– chronisch J32.8
– Nebenhöhle J32.9
– nichteitrig J32.9
– Pan- J32.4
–– eitrig J32.4
–– hyperplastisch J32.4
–– nichteitrig J32.4
– purulent J32.9
– rezidivierend J32.9
– Rhino- J32.9
–– chronisch, mit Exazerbation J32.8
– Siebbeinhöhle J32.2
–– akut J01.2
– spätsyphilitisch A52.7† J99.8*
– sphenoidalis J32.3
–– akut J01.3
–– chronisch J32.3
–– eitrig J32.3
– Stirnhöhle J32.1
–– akut J01.1
– toxisch, akut J01.9
– tuberkulös A16.8
–– bakteriologisch oder histologisch gesichert A15.8
Sinusknoten
– Block I45.5
– Dysfunktion
–– familiär I49.5
–– mit Schwerhörigkeit I49.8 H90.5
– krank I49.5
Sinusknotensyndrom I49.5
– latent I49.5
Sinuslipomatose, Niere D17.7
Sinustachykardie R00.0
– paroxysmal I47.1
Sinusvene, Thrombose G08
Sinutracheitis, akut J06.8
Sinutracheobronchitis J40
Sirenomelie Q87.2
Siris-Syndrom, Coffin- Q87.1
Sirolimus, Überempfindlichkeit T88.7
SIRS [Systemic inflammatory response syndrome] R65.9! *[nur Zusatzkode!]*
Sitophobie F40.2
Sitosterolämie E78.0
– bei Xanthomatose E78.0

Situation, familiär, atypisch Z60
Situationsneurose F48.8
Situationspsychose, reaktiv F23.9
Situationsreaktion
– abnorm F43.2
– akut F43.0
Situationsstörung
– akut F43.0
– temporär F43.2
– vorübergehend F43.2
Situs
– ambiguus Q89.3
– inversus Q89.3
–– bei Anordnung, Vorhof, spiegelbildlich Q89.3
–– inkomplett Q89.3
–– komplett Q89.3
–– mit
––– Dextrokardie Q89.3
––– Lävokardie Q24.1
–– partiell Q89.3
–– sive transversus
––– abdominalis Q89.3
––– cordis Q89.3
–––– bei Situs inversus totalis Q89.3
––– thoracalis Q89.3
––– viscerum totalis Q89.3
–– totalis Q89.3
––– mit Situs inversus sive transversus cordis Q89.3
–– viscerum, komplett Q89.3
– transversus Q89.3
Sitz, Plazenta
– falsch O44.00
– tief O44.00
–– mit Blutung O44.10
–– ohne Blutung O44.00
Sitzbein
– Dekubitus L89.95
–– Stadium
––– 1 L89.05
––– 2 L89.15
––– 3 L89.25
––– 4 L89.35
– Fraktur S32.81
Sitzbeinstachel, Hämatom, Komplikation, Entbindung O71.7
Siwe-Krankheit, Abt-Letterer- C96.0
SIX2-assoziiert, Dysplasie, frontonasal Q75.1
Sjögren-Krankheit, Gougerot- M35.0
– mit Beteiligung, Lunge M35.0† J99.1*
Sjögren-Larsson-Syndrom Q87.1
Sjögren-Syndrom M35.0
– Marinesco- G11.1
– mit
–– Beteiligung
––– Lunge M35.0† J99.1*
––– Niere, tubulointerstitiell M35.0† N16.4*
–– Keratokonjunktivitis M35.0† H19.3*
–– Myopathie M35.0† G73.7* ►

Sjögren-Syndrom M35.0 *(Forts.)*
~ mit *(Forts.)*
–– Nephritis, tubulointerstitiell M35.0† N16.4*
–– Pyelonephritis M35.0† N16.4*
– primär M35.0
Skabies B86
– Befall B86
– mit Ekzem, postskabiös B86
Skalenussyndrom G54.0
Skalp, Hypotrichosis simplex L65.8
Skalpellwunde, beim Neugeborenen, durch Geburtsverletzung P15.8
Skalpierungsverletzung S08.0
Skaphozephalie Q75.0
– isoliert Q75.0
Skaphozephalie-Syndrom, familiär, Typ McGillivray Q75.0
Skapula
– Agenesie Q74.0
– Anomalie Q74.0
– Deformität
–– angeboren Q68.8
–– erworben M21.81
– Dislokation S43.3
– Distorsion S43.7
– Ewing-Sarkom C40.0
– Fraktur S42.10
–– bei Fraktur, Humerus S42.7
–– multipel S42.19
– Humerus, Klavikula, Fraktur, multipel S42.7
– Hypermobilität M25.31
– Komplikation, mechanisch, durch Osteosynthesevorrichtung, intern T84.10
– Korpus, Fraktur S42.11
– Lageanomalie, kongenital Q74.0
– Luxation S43.3
– Osteoblasto D16.0
Skapulalgie M89.81
Skapularregion
– Verätzung T22.42
–– 1. Grades T22.52
–– 2. Grades T22.62
–– 3. Grades T22.72
–– Grad
––– 2a T22.62
––– 2b T22.92
– Verbrennung T22.02
–– 1. Grades T22.12
–– 2. Grades T22.22
–– 3. Grades T22.32
–– Grad
––– 2a T22.22
––– 2b T22.82
– Verletzung S49.9
–– oberflächlich S40.9
– Zerquetschung S47
Skapulohumeral, Myopathie G71.0
Skapulo-iliakal, Dysostose Q87.5

Skapuloperonäal
– Dystrophie G71.0
–– Muskel G71.0
––– benigne, mit Frühkontrakturen (Typ Emery-Dreifuss) G71.0
––– X-chromosomal G71.0
– Syndrom G71.0
Skarabiasis B88.2
Skelett
– Anomalie, generalisiert a.n.k. Q78.9
– Dysplasie
–– mit Extremität, kurz, und Immundefekt, kombiniert, schwer D82.2
–– Typ Greenberg Q77.3
–– und Mikrozephalie, bei Epilepsie Q87.8
– Fluorose M85.19
– Geburtsverletzung P13.9
– Hämangiose, generalisiert D18.08
– Hyperostose, diffus, idiopathisch M48.19
– Tuberkulose a.n.k. A18.0† M90.09*
– Veränderung, degenerativ M89.89
Skelettdysplasie-Intelligenzminderungs-Syndrom, X-chromosomal Q87.5
Skelettmuskulatur, Rigidität R29.8
Skelettneurose F45.8
Skelettsystem, Syphilis A52.7† M90.29*
Skene-Drüse
– Entzündung N34.2
– Zyste N36.8
Skene-Gänge
– Abszess N34.0
– Adenitis N34.2
– Entzündung N34.2
– Infektion N34.2
Skenitis N34.2
Skidaumen S63.61
Sklera
– Abszess H15.0
– Atrophie H15.8
– blau Q13.5
–– und Nephropathie, bei Hydrozephalus Q87.8
– Degeneration, hyalin H15.8
– Ektasie H15.8
– Entzündung H15.0
– Fistel H15.8
– Fremdkörper T15.1
– Hyalinflecken H15.8
–– senil H15.8
– Ikterus R17.0
– Kalzifikation H15.8
– Krankheit H15.9
– Melanose H15.8
–– kongenital Q13.8
– Nekrose H15.8
– Ossifikation H15.8
– Perforation, ohne Prolaps S05.3
– Prellung S05.1
– Prolaps, bei Nahtruptur T81.3
– Ruptur S05.3
– Spätsyphilis A52.7† H19.0* ►

Sklera *(Forts.)*
– Staphylom H15.8
–– äquatorial H15.8
– Tuberkulose A18.5† H19.0*
– Tumor
–– benigne D31.1
–– Dignität, unbekannt D48.7
–– maligne C69.4
– Ulkus H15.0
– Verätzung T26.8
– Verbrennung T26.3
– Verletzung S05.8
–– oberflächlich S05.8
–– ohne Perforation S05.8
–– penetrierend S05.6
– Zyste H15.8
Sklerem
– beim Neugeborenen P83.0
– Pseudo-, beim Neugeboren P83.8
Skleritis H15.0
– anterior H15.0
– anularis H15.0
– bei Zoster B02.3† H19.0*
– eitrig H15.0
– granulomatös H15.0
– posterior H15.0
– spätsyphilitisch A52.7† H19.0*
– tuberkulös A18.5† H19.0*
Sklerochorioiditis H31.8
Sklerodaktylie L94.3
– Teleangiektasie, Calcinosis cutis, Raynaud-Phänomen, Ösophagusdysfunktion, bei Sklerose, systemisch, progressiv [CREST-Syndrom] M34.1
Sklerodermie M34.9
– beim Neugeboren P83.8
– diffus M34.9
– En-plaques- L94.0
– generalisiert M34.9
– linear L94.1
– lokalisiert L94.0
– mit Myopathie M34.8† G73.7*
– neonatal P83.8
– Niere M34.8
– pulmonal M34.8† J99.1*
– systemisch M34.9
–– kutan, diffus M34.0
–– progressiv M34.0
– zirkumskript L94.0
Sklerodermoid, papulös, Lichen myxoedematosus, generalisiert L98.5
Sklerödem
– beim Neugeborenen P83.0
– Buschke M34.8
Sklerokeratitis H16.8
– tuberkulös A18.5† H19.2*
Sklerokonjunktivitis H15.0
Sklerokornea, kongenital, isoliert Q13.3
Sklerom A48.8
– Rhino- A48.8
Skleroma respiratorum A48.8

Skleromalazie H15.8
Skleromyxödem L98.5
Skleronychie Q84.5
Sklerose
– Aderhaut H31.1
– Akro- M34.8
– Alzheimer- G30.9
–– mit Demenz G30.9† F00.9*
– Analsphinkter K62.8
– Angio- I70.9
– Aorta I70.0
– Aortenklappe I35.8
–– rheumatisch I06.8
– Arteria renalis I70.1
– Arterie I70.9
–– peripher I70.29
– Arteriole I70.9
– Baló-, konzentrisch G37.5
– Blasenhals N32.8
– Blasensphinkter N32.8
– Chorioidea H31.1
– Corpus cavernosum
–– bei der Frau N90.8
–– beim Mann N48.6
– Dermato- M34.9
–– chronisch M34.9
– disseminiert G35.9
– extrapyramidal G25.9
– Friedreich-Rückenmark- G11.1
– Funiculus spermaticus N50.8
– Gefäß I70.9
–– Auge I70.8† H36.8*
–– peripher I70.9
–– zerebral I67.2
– Gehirn G37.9
–– atrophisch, lobär G31.0
––– mit Demenz G31.0† F02.0*
–– diffus G37.0
––– familiär E75.2
––– infantil E75.2
–– disseminiert G35.9
–– infantil E75.2
–– insular G35.9
–– miliar G35.9
–– multipel G35.9
–– Pelizaeus-Merzbacher E75.2
–– präsenil G30.0
–– progressiv, familiär E75.2
–– senil (arteriosklerotisch) I67.2
–– tuberös Q85.1
– Glomerulo- N26
–– diabetisch E14.20† N08.3*
––– bei
–––– Typ-1-Diabetes mellitus E10.20† N08.3*
–––– Typ-2-Diabetes mellitus E11.20† N08.3*
––– extrakapillär E14.20† N08.3*
–– fokal N05.1
–– interkapillär E14.20† N08.3*
– Harnblasenhals N32.8
– Harnblasensphinkter N32.8
– Herz I25.19 ►

Sklerose *(Forts.)*
– Herzgefäß I25.19
– Herzkranzgefäß I25.19
– Hinterstrang A52.1
–– tabisch A52.1† G32.8*
– Hirngefäß I67.2
– His-Bündel I44.3
– kardial I25.19
– kardiorenal I13.90
– kardiovaskulär I51.6
– Karotis I65.2
– Knochen, bei Dentindysplasie K00.5
– konzentrisch G37.5
– Kornea H17.8
– Koronararterie I25.19
–– bei Syphilis A52.0† I52.0*
–– mittelgradig I25.19
–– stenosierend I25.19
– Krabbe-, Gehirn E75.2
– kranial, bei Osteopathia striata Q87.5
– kutan, systemisch, diffus M34.0
– Larynx J38.7
– lateral G12.2
–– myatroph G12.2
–– primär G12.2
– Leber K74.1
–– alkoholisch K70.2
–– bei Fibrose, Leber K74.2
–– kardial K76.1
– Linsenkern H25.1
–– senil H25.1
– Lunge J84.10
– Lymphknoten I89.8
– Magen K31.88
– Media- I70.29
– Membrana tympani H73.8
– mesangial, diffus, bei Syndrom, nephrotisch, steroid-resistent, idiopathisch, familiär N04.8
– Mitralklappe I05.8
–– rheumatisch I05.8
–– und Aortenklappe I08.0
––– chronisch, rheumatisch I08.0
– Mönckeberg- I70.29
– myelinoklastisch, diffus G37.0
– Myelo- D47.4
–– disseminiert, Zentralnervensystem G35.9
–– megakaryozytär, mit Metaplasie, myeloisch D47.4
–– mit Metaplasie, myeloisch D47.4
– Nebenniere E27.8
– Nephro- I12.90
–– arteriosklerotisch I12.90
–– bei Cystinspeicherkrankheit E72.0† N29.8*
–– bösartig I12.90
–– chronisch I12.90
–– gutartig I12.90
–– hyalin I12.90
–– mit
––– Beteiligung, Herz I13.90
––– Hypertonie, und Beteiligung, Herz I13.90
– Nephroangio- I12.90 ►

Sklerose *(Forts.)*
– Nierenarterie I70.1
– Osteo- Q78.2
–– generalisiert Q78.2
– Osteomyelo- D47.4
–– megakaryozytisch D47.4
– Oto- H80.9
– Ovar N83.8
– Pankreas K86.88
– Penis N48.6
– Phlebo- I87.8
– präsenil
–– (Alzheimer) G30.0
–– mit Demenz G30.0† F00.0*
– pulmonal J84.10
– Pulmonalarterie I27.0
– Pulmonalklappe I37.8
– renal I12.90
–– bei Cystinspeicherkrankheit E72.0† N29.8*
– Retina I70.8† H36.8*
–– senil H35.0
–– vaskulär H35.0
– Rückenmark
–– disseminiert G35.9
–– progressiv G95.88
– Seitenstrang G12.2
– Sphincter urethrae N32.8
– Sphinkter
–– transurethral N32.8
–– urethral N32.8
– spinal G95.88
–– hereditär G11.1
–– posterior A52.1† G32.8*
–– transversal G95.88
– subendokardial, kongenital I42.4
– systemisch M34.9
–– arzneimittelinduziert M34.2
–– durch Substanz, chemisch a.n.k. M34.2
–– kutan
––– limitiert M34.1
––– progressiv M34.0
–– limitiert M34.0
–– mit
––– Beteiligung, Lunge M34.8† J99.1*
––– Myopathie M34.8† G73.7*
––– Polyneuropathie M34.8† G63.5*
–– ohne Sklerodermie M34.0
–– progressiv M34.0
––– mit Calcinosis cutis, Raynaud-Phänomen, Ösophagusdysfunktion, Sklerodaktylie, Teleangiektasie [CREST-Syndrom] M34.1
– Trikuspidalklappe I07.8
– Trommelfell H73.8
– tuberös Q85.1
– Tympano- H74.0
– Vaso- I70.9
– Vene I87.8
– zentrolobär, familiär E75.2
– zerebellar, hereditär G11.9
– zerebral I67.2
–– arteriell I67.2 ►

Sklerose *(Forts.)*
~ zerebral I67.2 *(Forts.)*
–– mit Verwirrtheit F01.9
–– syphilitisch A52.1† G94.8*
– zerebrospinal
–– disseminiert G35.9
–– multipel G35.9
– zerebrovaskulär I67.2
Sklerosierend
– Adenokarzinom, nichtabgekapselt, Schilddrüse C73
– Adenose, Mamma N60.2
– Balanitis N48.1
– Cholangitis K83.08
–– IgG4-assoziiert K83.01
–– neonatal, isoliert K83.00
– Garré-Ostitis M86.89
– Glomerulonephritis N18.9
–– diffus N18.9
–– fokal N05.1
– Hämangiom D23.9
– Keratitis H16.3
– Keratoderm, und Ichthyosis congenita, bei Keratosis linearis Q82.8
– Krankheit, Mitralklappe, chronisch I34.9
– Läsion, glomerulonephritisch, diffus, bei Hypertonie I12.90
– Leukenzephalopathie, Bogaert A81.1
– Leukoenzephalitis, subakut A81.1
– Lipogranulom L92.8
– Mesenteritis K65.8
– Nephritis, diffus N18.9
–– mit Läsion, glomerulär N18.9
– Osteomyelitis, nichteitrig M86.89
– Ostitis, nichteitrig M86.89
– Panenzephalitis, subakut A81.1
– Perineuriom D36.1
– Poikilodermie, hereditär, Typ Weary Q82.8
– Poliodystrophie, progressiv, Typ Alpers G31.88
– Syphilis, Hinterstrang A52.1† G32.8*
– Tumor
–– nichtabgekapselt, Schilddrüse C73
–– stromal D27
– Veränderung, Gefäß, Auge I70.8† H36.8*
Sklerosteose M85.2
Sklerotenonitis H15.0
Sklerotisch
– Demenz, zerebral F01.9
– Krankheit, Herz I25.19
– Makulopathie, trocken H35.31
– Plaques G35.9
– Retinopathie I70.8† H36.8*
Sklerozystisch, Ovar E28.2
Skoliose M41.99
– Adoleszenten M41.19
– aktiviert M41.99
– angeboren Q67.5
– Becken, mit Missverhältnis, fetopelvin, mit
–– Hindernis, Geburt O65.0
–– Schädigung, Fetus/Neugeborenes P03.1 ►

Skoliose M41.99 *(Forts.)*
– bei
–– Brachyolmie Q76.3
–– Segmentationsfehler, Wirbelsäule Q76.3
– beim
–– Erwachsenen M41.99
–– Jugendlichen M41.19
–– Säugling M41.09
– BWS M41.94
–– flach M41.94
–– linkskonvex M41.94
––– flach M41.94
–– mit Veränderung, degenerativ M41.94
–– rechtskonvex M41.94
––– flach M41.94
–– und LWS M41.95
––– linkskonvex M41.95
–––– flach M41.95
––– rechtskonvex M41.95
–––– flach M41.95
– erworben M41.99
– flach M41.99
– HWS
–– linkskonvex M41.92
–– rechtskonvex M41.92
– idiopathisch a.n.k. M41.29
–– beim
––– Jugendlichen M41.19
––– Kind M41.09
– kongenital Q67.5
–– bei
––– Fehlbildung, Knochen Q76.3
––– Verschmelzung, Halbwirbel Q76.3
– Kypho- M41.99
–– erworben M41.99
–– linkskonvex M41.99
–– rechtskonvex M41.99
– Lähmungs- M41.49
– lagebedingt, angeboren Q67.5
– leicht, statisch nicht relevant M41.99
– linkskonvex M41.99
– LWS M41.96
–– linkskonvex M41.96
––– flach M41.96
–– rechtskonvex M41.96
––– flach M41.96
–– s-förmig M41.96
– nach Bestrahlung M96.5
– neuromuskulär M41.49
– paralytisch M41.49
– rachitisch, als Spätfolge E64.3
– rechtskonvex M41.99
–– thorakal M41.94
– Rotations-, schwer M41.89
– sekundär a.n.k. M41.59
–– funktionell M41.59
– statisch M41.99
– thorakolumbal M41.95
– thoraxbedingt M41.34 ►

Skoliose M41.99 *(Forts.)*
– Torsions- M41.89
–– Brustwirbelsäule M41.84
––– und Lendenwirbelsäule M41.85
–– lumbal M41.86
–– mit Myalgie M41.89
–– thorakolumbal M41.85
– tuberkulös A18.0† M49.09*
– und Ophthalmoplegie, extern, progressiv H49.4
– Wirbelsäule M41.99
Skoliose-Makrozephalie-Syndrom, Krämpfe- Q87.8
Skoliotisch
– Haltungsstörung M41.99
– Krankheit, Herz I27.1
Skorbut E54
– Anämie D53.2
– infantil E54
– mit
–– Arthritis E54† M14.59*
–– Entzündung, Zahnalveole E54† K93.8*
–– Purpura E54† D77*
–– Rachitis E54† M90.89*
Skorpiongift, Wirkung, toxisch T63.2
Skorpionstich, Vergiftung T63.2
Skotom H53.4
– Bjerrum- H53.4
– Bogen- H53.4
–– Gesichtsfeld H53.4
– Ring- H53.4
–– Gesichtsfeld H53.4
– zentral H53.4
–– Gesichtsfeld H53.4
–– syphilitisch A52.7† H58.1*
Skraban-Deardorff-Syndrom Q87.0
Skrofuloderm A18.4
– primär A18.4
Skrofulös
– Gumma A18.4
– Lymphangitis A18.2
– Ulkus A18.2
Skrofulose [Tuberkulose der Halslymphknoten] A18.2
Skrotal
– Hernie K40.90
–– rezidivierend K40.91
– Hoden, Teratom C62.1
– Samenstrang
–– Verletzung S39.88
–– Wunde, offen S31.3
Skrotalzunge K14.5
– kongenital Q38.3
Skrotum
– Abszess N49.2
–– tuberkulös A18.1† N51.8*
– Agenesie Q55.2
–– kongenital Q55.2
– Amputation, traumatisch S38.2
– Anomalie Q55.2
– Aplasie Q55.2
– Atherom L72.1 ►

S

Skrotum *(Forts.)*
– Atrophie N50.8
– Basaliom C63.2
– Blutung N50.1
– Deformität
–– angeboren Q55.2
–– erworben N50.8
– Ekzem L30.9
– Elephantiasis I89.05† N51.8*
– Entzündung N49.2
– Fehlbildung, angeboren Q55.2
– Fehlen, angeboren Q55.2
– Fibrose N50.8
– Fistel N50.8
–– tuberkulös A18.1† N51.8*
– Furunkel N49.2
– Gangrän N49.2
–– nichtinfektiös N50.8
– Geschwür N50.8
– Hämatom S30.2
–– oberflächlich, durch Geburtsverletzung P15.5
– Herpes A60.0† N51.8*
– Hydrozele N43.3
– Hypertrophie N50.8
– Infektion, akut a.n.k. N49.2
– Karbunkel N49.2
– Keratose N50.8
– Knoten, entzündlich N49.2
– Krankheit N50.9
– Lymphangiektasie I89.09† N51.8*
– Melanom, maligne C63.2
– Melanoma in situ D03.8
– Mykose B35.8
– Nävus D29.4
– Nekrose N50.8
– Ödem N50.8
– Phlebektasie I86.1
– Phlegmone N49.2
– Pigmentierung, kongenital Q82.8
– Prellung S30.2
– Pruritus L29.1
–– psychogen F45.8
– Quetschung S30.2
– Relaxation N50.8
– Schmerzen N50.8
–– psychogen F45.40
– Schwellung N50.8
– Spätsyphilis A52.7† N51.8*
– Spalte, bei Pseudohermaphroditismus masculinus Q56.1
– Spaltung Q55.2
– Thrombose N50.1
– Tuberkulose A18.1† N51.8*
– Ulkus N50.8
–– tuberkulös A18.1† N51.8*
–– varikös I86.1
– und Penis, Adhäsion, kongenital Q55.8
– Varikozele I86.1
– Varizen I86.1
– Verätzung T21.45
–– 1. Grades T21.55 ►

Skrotum *(Forts.)*
~ Verätzung T21.45 *(Forts.)*
–– 2. Grades T21.65
–– 3. Grades T21.75
–– Grad
––– 2a T21.65
––– 2b T21.95
– Verbrennung T21.05
–– 1. Grades T21.15
–– 2. Grades T21.25
–– 3. Grades T21.35
–– Grad
––– 2a T21.25
––– 2b T21.85
– Verletzung S39.9
–– oberflächlich S30.9
– Wunde, offen S31.3
– Zyste L72.9
–– Talgdrüse L72.1
Skrotumhaut, Zyste L72.9
Skrotumvene, Varikose I86.1
SLC35A3-CDG [Congenital disorder of glycosylation] E77.8
Slim disease B22
Slipping patella M22.3
SLOS [Smith-Lemli-Opitz-Syndrom] Q87.1
Slow-Flow-Syndrom, koronar I20.8
Slow-Transit-Obstipation K59.00
Slow-Virus-Enzephalitis A81.9
Slow-Virus-Infektion A81.9
– bei Krankheit, durch HIV B20 A81.9
Sluder-Neuralgie G44.8
Sly-Krankheit E76.2
Small vessel disease I77.9
Small-and-light-for-date-baby P05.1
Small-fiber-Neuropathie, Natrium-Kanalopathie-bedingt G60.8
Small-for-date-baby P05.1
– Betreuung, Schwangere O36.5
SMARCA4, Mangel, mit Sarkom, Thorax C49.3
SMARD [Spinale Muskelatrophie mit Atemnot], Typ
– 1 G12.2
– 2 G12.2
Smegma, Retention
– Klitoris N90.8
– Präputium masculinum N50.8
Smirin-Yosef-Syndrom, Basel-Vanagaite- Q87.0
Smith-Fraktur S52.52
Smith-Kingsmore-Syndrom Q87.0
Smith-Lemli-Opitz-Syndrom Q87.1
Smith-Magenis-Syndrom Q93.5
Smith-McCort-Dysplasie Q77.7
Smith-Strang-Syndrom E72.1
Smith-Syndrom
– Aase-, Typ I Q87.8
– Canale- D47.9
– Marshall- Q87.3
– Riley- Q89.8
– Robinow-Silverman- Q87.1
– Ruvalcaba-Myhre- Q89.8

Sneddon-Syndrom I77.88
Sneddon-Wilkinson-Syndrom L13.1
Snijders-Blok-Campeau-Syndrom F84.4
Snyder-Robinson-Syndrom Q87.8
Sodbrennen R12
– bei Gravidität R12
– psychogen F45.31
Sodoku A25.0
Sodomie F65.8
Soemmering, Ringstar H26.4
Soffer-Syndrom, Sohval- Q87.8
Sofortreaktion, durch Serum T80.5
Sohval-Soffer-Syndrom Q87.8
Soja
– Allergie T78.1
– Überempfindlichkeit T78.1
Sojaprotein
– Allergie T78.1
– Überempfindlichkeit T78.1
SOLAMEN[Segmentaler Auswuchs, Lipomatose, arteriovenöse Fehlbildung, epidermaler Naevus]-Syndrom Q87.8
Solente-Golé-Syndrom, Touraine- M89.49
Solitär
– Geschwür, Rektum K62.6
– Knoten
–– Lunge J98.4
–– Schilddrüse
––– bei Thyreotoxikose E05.1
––– nichttoxisch E04.1
– Myelom C90.30
–– in kompletter Remission C90.31
– Plasmozytom C90.30
– Stein, Nierenbecken N20.0
– Tuberkel, Gehirn A17.8† G07*
– Ulkus
–– anal K62.6
–– Rektum K62.6
– Zyste
–– Knochen M85.49
––– Fuß M85.47
––– Hand M85.44
––– Kiefer K09.2
––– Oberarm M85.42
––– Oberschenkel M85.45
––– Unterarm M85.43
––– Unterschenkel M85.46
–– Mamma N60.0
–– Niere N28.1
––– angeboren Q61.0
––– erworben N28.1
Solitärniere, angeboren Q60.0
Solitary rectal ulcer, Syndrom K62.6
Somatisation F45.9
Somatisch, Funktionsstörung M99.09
Somatisiert, Depression F32.8
Somatisierungsreaktion F45.9
Somatisierungsstörung F45.0
– undifferenziert F45.1
Somatoform
– Funktionsstörung, autonom F45.39 ►
Somatoform *(Forts.)*
– Störung F45.9
–– schmerzhaft, anhaltend F45.40
Somatomammotropinom D35.2
Somatomotorisch, Epilepsie G40.1
Somatosensorisch, Epilepsie G40.1
Somatostatin
– Hypersekretion, aus Pankreasdrüsenanteil, endokrin E16.8
– Sekretion, gesteigert, aus Pankreas E16.8
Somatostatinom
– Duodenum C17.0
– Pankreas C25.4
Somatotropin
– Hypersekretion E22.0
– Mangel
–– idiopathisch E23.0
–– isoliert E23.0
Somatotropin-Releasing-Hormon [SRH] [GHRH], Hypersekretion, aus Pankreasdrüsenanteil, endokrin E16.8
Sommer-Enzephalitis A84.1
Sommer-Hines-Syndrom Q73.8
Sommer-Meningoenzephalomyelitis A84.1
Sommer-Prurigo L56.4
Sommerbeine, bei der Frau R60.0
Sommerdermatitis, bullös L30.8
Sommerdiarrhoe A09.9
Sommergrippe B33.8
Sommerkatarrh J30.1
Sommersprossen L81.2
– mit Melanom, maligne C43.9
Sommerulzeration, bei Livedo reticularis L95.0
Somnambulismus F51.3
– hysterisch F44.88
Somnolenz R40.0
– exzessiv G47.1
– nichtorganisch F51.1
– periodisch G47.8
Songo-Fieber A98.5† N08.0*
Sonne-Bakterien, Dysenterie A03.3
Sonne-Kruse-Dysenterie A03.3
Sonnenallergie L56.4
Sonnenbestrahlung
– Cheilitis, aktinisch L56.8
– Dermatitis L57.8
– Elastose a.n.k. L57.8
– Lichtausschlag, polymorph L56.4
– Photodermatitis L56.8
Sonnenbrand L55.9
– 1. Grades L55.0
– 2. Grades L55.1
– 3. Grades L55.2
– Dermatitis calorica L59.0
Sonnendermatitis
– akut L55.9
– chronisch L57.8
Sonnenlicht
– Allergie L56.4
– Schaden T67.9
– Urtikaria L56.3

Sonnenstich T67.0
Sonnenurtikaria L56.3
Sonographie, Befund
– abnorm
–– Abdomen R93.5
–– Becken R93.5
–– Mamma R92
– pathologisch
–– Gallenweg R93.2
–– Harnorgane R93.4
–– Leber R93.2
–– Verdauungstrakt R93.3
Soor B37.9
– anal B37.88
– anogenital B37.4
– aphthös B37.0
– Balanitis B37.4† N51.2*
– Bronchiolitis B37.88
– Bronchitis B37.88† J99.8*
– Bronchopneumonie B37.1† J17.2*
– Dermatitis B37.2
– Duodenitis B37.88
– Ekzem B37.2
– Enteritis B37.88
– Gastritis B37.88
– Gastroenteritis B37.88
– Genitalien
–– männlich B37.4† N51.8*
–– weiblich B37.3† N77.1*
– Gesäß B37.2
– Glossitis B37.0
– Haut B37.2
– intertriginös B37.2
– Kolitis B37.88
– Kolpitis B37.3† N77.1*
–– chronisch-rezidivierend B37.3† N77.1*
– Laryngitis B37.88
– Lunge B37.1† J99.8*
– Meningitis B37.5† G02.1*
– mit Windeldermatitis B37.2
– Mund B37.0
– Ösophagitis B37.81
– Peritonitis B37.88† K67.8*
– Pharyngitis B37.88
– Pneumonie B37.1† J17.2*
– postantibiotisch B37.9
– Pyelonephritis B37.4† N16.0*
– Rachen B37.88
– Sepsis B37.7
– Stomatitis B37.0
– Tonsillitis B37.88
– Tracheitis B37.88
– urogenital B37.4
– Vaginitis B37.3† N77.1*
– Vulvitis B37.3† N77.1*
– Vulvovaginitis B37.3† N77.1*
– Windel- B37.2
Soormykose B37.9
– genital B37.4
– Glans penis B37.4† N51.2*
– Vagina B37.3† N77.1*
Sopor R40.1
Sorbinsäure
– Allergie T78.4
– Überempfindlichkeit T78.4
Sorbitol
– Allergie T78.1
– Überempfindlichkeit T78.1
– Unverträglichkeit T78.1
Sorge R45.2
– wegen
–– Arbeitslosigkeit Z56
–– Bankrott Z59
–– Entlassung, aus dem Gefängnis Z65
–– Freiheitsstrafe Z65
–– Inhaftierung Z65
–– Jobwechsel Z56
–– Migration Z60
–– Prozess Z65
–– Rechtsstreitigkeit Z65
–– Strafverfolgung Z65
–– Verurteilung Z65
Sorsby-Fovea-Dystrophie, pseudoinflammatorisch H35.5
Sotos-Syndrom Q87.3
Sottas-Neuropathie, Déjerine- G60.0
– hypertrophisch G60.0
Soulier-Thrombopathie, Bernard- D69.1
SOX5, Mangel, mit Verzögerung, Entwicklung, und Verzögerung, Sprache Q93.5
Sozial
– Ablehnung Z60
– Ängstlichkeit, im Kindesalter F93.2
–– bei Störung F93.2
––– emotional F93.2
– Anpassungsstörung Z60
–– mit Beeinträchtigung, emotional F43.2
–– wegen
––– Ablehnung Z60
––– Diskriminierung Z60
––– kultureller Eingewöhnung Z60
––– Übergangsphase im Lebenszyklus Z60
––– Verfolgung Z60
– Ausgrenzung Z60
– Beziehungen, Verlust Z60
–– beim Kleinkind T74.3
– Bindung
–– bei Störung, Sozialverhalten F91.2
–– fehlend, bei Störung, Sozialverhalten F91.1
– Fähigkeiten, unzulänglich a.n.k. Z73
– Funktionsstörung F94.9
– Indikation, Abruptio graviditatis O04.9
– Isolierung Z60
– Neurose F40.1
– Phobie F40.1
– Rollenkonflikt a.n.k. Z73
– Verfolgung Z60
Sozialisation
– bei
–– Schulschwänzen, in Kindheit F91.2
–– Störung, Sozialverhalten F91.2
– fehlend, bei Aggressivität F91.1

Sozialkonflikt Z65
Sozialverhalten
– Anpassungsstörung F43.2
– auffällig, ohne manifeste psychiatrische Störung Z03.2
– Störung F91.9
–– familienbezogen F91.0
–– im Kindesalter F91.9
–– in der Gruppe F91.2
–– leicht, im Wochenbett a.n.k. F53.0
–– mit
––– Bindung, sozial F91.2
–––– fehlend F91.1
––– Depression F92.0
––– Sozialisation F91.2
––– Störung
–––– depressiv F92.0
–––– emotional F92.8
––––– im Kindesalter F92.8
–––– neurotisch F92.8
––– Syndrom, hyperkinetisch, im Kindesalter F90.1
––– Verhalten
–––– aggressiv, andauernd F91.2
–––– aufsässig, oppositionell F91.3
–––– dissozial, andauernd F91.2
––– Zwangscharakter F63.8
–– ohne Sozialisation F91.1
–– schwer, im Wochenbett a.n.k. F53.1
–– Typ, aggressiv F91.1
– und Emotion, Störung, kombiniert F92.9
Soziopathisch, Störung, Persönlichkeit F60.2
Spät-beginnend
– Lymphödem, primär I89.09
– Myopathie, distal, Alpha-B-Crystallin-abhängig G71.0
Spät-infantil
– G_{M1}-Gangliosidose E75.1
– Zeroidlipofuszinose, neuronal E75.4
Spätatrophie, Czerny- K90.0
Spätauftretend, Neurosyphilis, konnatal A50.4
Spätfolge
– Enzephalitis G09
–– durch Virus B94.1
– Enzephalomyelitis G09
– Krankheit, Hirngefäß I69.8
– Poliomyelitis, akut B91
– Rachitis E64.3
–– Coxa
––– valga E64.3
––– vara E64.3
–– Cubitus
––– valgus E64.3
––– varus E64.3
–– Deformität
––– Becken E64.3
––– Thorax E64.3
–– Genu
––– extrorsum E64.3
––– recurvatum E64.3
––– valgum E64.3 ►

Spätfolge *(Forts.)*
~ Rachitis E64.3 *(Forts.)*
~~ Genu *(Forts.)*
––– varum E64.3
–– Hallux rigidus E64.3
–– Hammerfinger E64.3
–– Hammerzehe E64.3
–– Kyphose E64.3 M40.19
–– Kyphoskoliose E64.3
–– Lordose E64.3
–– Trichterbrust E64.3
–– Verkrümmung, Wirbelsäule E64.3
– Trachom B94.0
– Tuberkulose B90.9
–– Harn- und Geschlechtsorgane B90.1
Spätform, Idiotie, amaurotisch E75.4
Spätparese, Nervus ulnaris G56.2
Spätrezidiv, Fleckfieber A75.1
Spätstadium, Pinta A67.2
Spätsyndrom, diabetisch E14.72
Spätsyphilis
– gastrisch, mit Polyposis A52.7† K93.8*
– intestinal A52.7† K93.8*
Spätsyphilitisch – s. Art der Krankheit
Spalding-Zeichen P95
Spalt, Mitralklappe Q23.8
Spaltbildung, Gaumen, hart Q35.1
Spalte
– Alveolarfortsatz K08.88
– Bauchwand Q79.3
– branchiogen Q18.2
– Gaumen Q35.9
–– angeboren Q35.9
–– hart Q35.1
––– mit Spalte, Lippe Q37.1
–––– beidseitig Q37.0
–––– einseitig Q37.1
––– und Gaumen, weich Q35.5
–––– mit Spalte, Lippe Q37.5
––––– beidseitig Q37.4
––––– einseitig Q37.5
–– mit
––– Fixation, Stapes, und Oligodontie Q87.8
––– Spalte, Lippe Q37.9
–––– beidseitig Q37.8
–––– einseitig Q37.9
–– submukös Q35.9
–– und Gaumensegel, median Q35.5
––– beidseitig Q35.5
–– weich Q35.3
––– mit Spalte, Lippe Q37.3
–––– beidseitig Q37.2
–––– einseitig Q37.3
– Gaumensegel Q35.3
–– median Q35.3
– Gesicht Q18.8
–– median Q18.8
–– Nr. 4, nach Tessier Q18.8
–– Nr. 5, nach Tessier Q18.8
–– Nr. 6, nach Tessier Q18.8
–– schräg Q18.8 ►

Spalte *(Forts.)*
– Hals, median Q18.8
– hintere, Ringknorpel Q31.8
– Kiefer Q37.1
– Kiefer-Gaumen- Q37.5
– laryngo-tracheo-ösophageal Q34.8
–– Typ
––– 0 Q34.8
––– 1 Q34.8
––– 2 Q34.8
––– 3 Q34.8
––– 4 Q34.8
– laryngotracheal Q31.8
–– partiell Q31.8
–– total Q31.8
– Lippe Q36.9
–– bei Spalte, Gaumen Q37.9
––– hart Q37.1
–––– und Gaumen, weich Q37.5
––– weich Q37.3
–– beidseitig Q36.0
––– mit
–––– Spalte
––––– des alveolären Anteils Q37.4
––––– Gaumen
–––––– hart Q37.0
––––––– und Gaumen, weich Q37.4
–––––– weich Q37.2
–––– Spaltfehlbildung, Gaumen, weich Q37.2
–– einseitig Q36.9
––– mit
–––– Spalte
––––– des alveolären Anteils Q37.5
––––– Gaumen Q37.9
–––––– hart Q37.1
––––––– und Gaumen, weich Q37.5
–––––– weich Q37.3
–––– Spaltfehlbildung, Gaumen, weich Q37.3
–– isoliert Q36.9
–– median Q36.1
–– mit Spalte, alveolärer Anteil Q37.5
– Lippen-Gaumen- Q37.9
– Lippen-Kiefer- Q37.1
–– beidseitig Q37.0
–– einseitig Q37.1
– Lippen-Kiefer-Gaumen- Q37.5
–– beidseitig Q37.4
–– einseitig Q37.5
–– mit
––– Malrotation, intestinal, und Kardiopathie Q87.8
––– Schwerhörigkeit, und Sakrallipom Q87.8
–– und Dysplasie, ektodermal, bei Kontraktur Q87.8
– Ober- und Unterlippe, median, familiär Q36.1
– Oberlippe Q36.9
– Penis Q55.6
– Processus alveolaris K08.88
– Schildknorpel Q31.8
–– kongenital Q31.8 ▶

Spalte *(Forts.)*
– Skrotum, bei Pseudohermaphroditismus masculinus Q56.1
– Sternum Q76.7
– Unterlippe Q36.9
–– median Q36.1
– Urethra Q64.0
–– kongenital Q64.0
–– untere Q54.9
– Uvula Q35.7
– Velum Q35.3
Spaltfehlbildung
– Gaumen
–– hart, und Gaumen, weich Q35.5
–– mit Spaltfehlbildung, Lippe
––– beidseitig Q37.8
––– einseitig Q37.9
–– weich, mit Spalte, Lippe
––– beidseitig Q37.2
––– einseitig Q37.3
– Lippe Q36.9
–– beidseitig Q36.0
––– mit Spaltfehlbildung, Gaumen Q37.8
–– einseitig, mit Spaltfehlbildung, Gaumen Q37.9
– Lippen-Kiefer-Gaumen-, einseitig Q37.5
– Uvula Q35.7
Spaltfuß Q72.7
Spalthand Q71.6
Spaltnase Q30.2
Spaltung
– Fuß Q72.7
– Hand Q71.6
– Harnstrahl R39.1
– Herzspitze Q24.8
– Herzton R01.2
– Klitoris Q52.6
– Nagel L60.3
– Nase Q30.2
– Niere Q63.8
– Nierenbecken Q63.8
– Os scaphoideum Q74.0
– Patella Q74.1
– Rippe Q76.6
– Skrotum Q55.2
– Trachea Q32.1
– Ureter Q62.8
– Urethra Q64.7
– Uterus Q51.3
– Uvula Q35.7
– Wirbel Q76.4
– Zehe a.n.k. Q74.2
– Zunge Q38.3
Spaltwirbel Q76.4
Spaltzunge Q38.3
Spaltzyste
– Kiefer K09.1
– Mundbereich K09.1
Spanisch, Kragen N47
Spann, Wunde, offen S91.3

Spannung
– Abwehr-, Abdomen R19.3
– Bauchdecke R19.3
–– bei Schmerzen, Abdomen, stark R10.0
– Haut R23.8
Spannungskopfschmerzen G44.2
– chronisch G44.2
– episodisch G44.2
– migränoid G44.2
– muskelbedingt G44.2
– nervös G44.2
Spannungspneumothorax J93.0
– spontan J93.0
Spannungsschmerz-Syndrom, Angst- F41.3
Spannungssyndrom, prämenstruell N94.3
Spannungszustand F43.9
– kataton F20.2
– nervös R45.0
– und Angstzustand, akut F41.3
Sparganose B70.1
Sparganum
– mansoni, Infektion B70.1
– proliferum, Infektion B70.1
Spasmodisch
– Laryngitis J05.0
–– akut J04.0
– Laryngotracheitis J38.5
–– akut J05.0
– Rhinorrhoe J30.3
Spasmolytika, Intoxikation T44.3
Spasmophilie R29.0
Spasmus R25.2
– abdominal R10.4
– anal K59.4
–– psychogen F45.32
– Angio- I73.9
–– zerebral G45.99
– Arterie
–– Retina H34.2
–– zerebral G45.99
– Arterie a.n.k. I73.9
– asthmoid J45.99
– Augenbewegung H51.8
– Augenlid G24.5
– bei Ticstörung F95.9
– Bell- G51.3
– Blepharo- G24.5
–– primär G24.5
–– sekundär G24.5
– Broncho- J98.0
–– bei
––– Bronchiolitis J21.9
–––– akut J21.9
––– Bronchitis
–––– akut J20.9
–––– subakut J20.9
– Cervix uteri, Komplikation, Entbindung O62.4
– Cheiro- F48.8
– Darm K58.8
–– psychogen F45.32 ►

Spasmus R25.2 *(Forts.)*
– Diaphragma
–– psychogen F45.38
–– reflektorisch R06.6
– Ductus choledochus K83.8
– Duodenum K59.8
– Fazialis G51.3
– Flexura coli sigmoidea K58.8
–– psychogen F45.32
– Gastro- K31.88
–– neurogen K31.88
–– psychogen F45.31
– Gefäß I73.9
–– peripher I73.9
–– psychogen F45.30
–– zerebral G45.99
– Genio-, hereditär G25.3
– glottidis
–– hysterisch F44.4
–– psychogen F45.33
– Grapho- F48.8
– habituell F95.9
– Harnblase N32.8
– Harnblasensphinkter N32.8
– Harnwege, ableitend R39.8
– Hemi- R25.2
– hemifacialis G51.3
–– klonisch G51.3
– Herz I20.1
– Hirnarterie G45.99
– hysterisch F44.4
– infantil G40.4
–– mit Retardierung, psychomotorisch, Hirnatrophie, progressiv, und Basalganglienkrankheit E51.8† G99.8*
– kardial I20.1
– Kardio- K22.0
–– Magen K22.0
–– Ösophagus K22.0
– Karpopedal- R29.0
– Kolon K58.8
–– mit Diarrhoe K58.1
–– psychogen F45.32
– konjugiert H51.8
– Laryngo- J38.5
– Larynx
–– hysterisch F44.4
–– psychogen F45.33
– Magen K31.88
– Magen-Darm K58.8
– Musculus
–– levator palpebrae superioris H02.5
–– obliquus inferior oculi H51.8
– nervös F45.8
– Nervus trigeminus G50.0
– nutans F98.49
– Ösophagus K22.4
–– diffus K22.4
–– psychogen F45.31
– okulogyr H51.8
– Orbikularis- G24.5 ►

S

Spasmus R25.2 *(Forts.)*
– perineal, bei der Frau N94.8
– Pharynx
–– hysterisch F45.33
–– psychogen F45.33
– Prokto- K59.4
– psychogen F45.8
–– Gastrointestinaltrakt F45.32
– Pyloro- a.n.k. K31.3
–– mit Obstruktion, Magen K31.3
– Pylorus, angeboren Q40.0
– Rachen J39.2
–– hysterisch F45.33
–– psychogen F45.33
– Reflex-, Pharynx J39.2
– Reflexgastro- K31.88
– Reflexkardio- K22.0
– Reflexpyloro- a.n.k. K31.3
– Rektum, psychogen F45.32
– Rektumsphinkter K59.4
– Sigma K58.8
–– psychogen F45.32
– Sphincter Oddi K83.4
– Sphinkter, Urethra N35.8
– Torsions-, progressiv G24.1
– Tuba uterina N97.1
– unwillkürlich, im Sinne von Tic F95.9
– Ureter N13.5
– Uterus N85.8
– Vagina N94.2
–– psychogen F45.8
– vaskulär a.n.k. I73.9
–– zerebral G45.99
– vasomotorisch a.n.k. I73.9
– Vater-Papille K83.4
– Vene a.n.k. I87.8
– Verdauungstrakt, psychogen F45.32
– viszeral R10.4
– Zäkum K58.8
–– mit Diarrhoe K58.1
–– psychogen F45.32
– Ziliarmuskel H21.8
– Zunge K14.8
– Zyklo- H52.5
Spasmusinduziert, Angina pectoris I20.1
Spastik R25.2
– mit Hyperglyzinämie, mit Beginn im Kindesalter E72.5 G11.8
– spinal, Muskulatur, quergestreift G95.83
Spastisch – s.a. Art der Krankheit
– Ataxie
–– autosomal-dominant, Typ 1 G11.4
–– autosomal-rezessiv
––– mit
–––– Atrophie, Optikus, und Dysarthrie G11.4
–––– Leukoenzephalopathie G11.4
––– Typ
–––– 4 G11.4
–––– 5 G11.4
–––– Charlevoix-Saguenay G11.1 ►

Spastisch – s.a. Art der Krankheit *(Forts.)*
~ Ataxie *(Forts.)*
–– mit
––– Dystrophie, Hornhaut G11.8
––– Miosis, kongenital G11.4
–– Typ Charlevoix-Saguenay G11.1
– Lähmung, bei Keratose, palmoplantar Q82.8 G11.4
– Paraparese, tropisch G04.1
– Paraplegie
–– autosomal-dominant, Typ
––– 3 G11.4
––– 4 G11.4
––– 6 G11.4
––– 8 G11.4
––– 9 G11.4
––– 9A G11.4
––– 9B G11.4
––– 10 G11.4
––– 12 G11.4
––– 13 G11.4
––– 17 G11.4
––– 19 G11.4
––– 29 G11.4
––– 31 G11.4
––– 32 G11.4
––– 35 G11.4
––– 36 G11.4
––– 37 G11.4
––– 38 G11.4
––– 41 G11.4
––– 42 G11.4
––– 73 G11.4
–– autosomal-rezessiv, Typ
––– 5A G11.4
––– 7 G11.4
––– 9B G11.4
––– 11 G11.4
––– 14 G11.4
––– 15 G11.4
––– 18 G11.4
––– 20 G11.4
––– 21 G11.4
––– 23 G11.4
––– 24 G11.4
––– 25 G11.4
––– 26 G11.4
––– 27 G11.4
––– 28 G11.4
––– 30 G11.4
––– 39 G11.4
––– 43 G11.4
––– 44 G11.4
––– 45 G11.4
––– 46 G11.4
––– 48 G11.4
––– 49 G11.4
––– 53 G11.4
––– 54 G11.4
––– 55 G11.4
––– 56 G11.4 ►

Spastisch – s.a. Art der Krankheit *(Forts.)*
~ Paraplegie *(Forts.)*
~~ autosomal-rezessiv, Typ *(Forts.)*
––– 57 G11.4
––– 58 G11.4
––– 59 G11.4
––– 60 G11.4
––– 61 G11.4
––– 62 G11.4
––– 63 G11.4
––– 64 G11.4
––– 66 G11.4
––– 67 G11.4
––– 69 G11.4
––– 70 G11.4
––– 71 G11.4
––– 72 G11.4
––– 74 G11.4
––– 75 G11.4
––– 76 G11.4
––– 77 G11.4
––– 78 G11.4
–– maternal-vererbt G11.4
–– mit
––– Glaukom, und Intelligenzminderung G11.4
––– Neuropathie, und Poikilodermie G11.4
––– Paget-Syndrom G11.4 M88.99
––– vorzeitiger Pubertät G11.4
–– und Dysmorphie, bei Makrozephalie Q87.8
–– X-chromosomal, Typ
––– 1 G11.4
––– 2 G11.4
––– 16 G11.4
––– 34 G11.4
– Quadriplegie, hereditär G11.4
– Tetraparese
–– bei Nephronophthise, familiär, adult Q61.5 G82.49
–– mit Retinitis pigmentosa, und Intelligenzminderung Q87.8
–– und Agenesie, Corpus callosum, bei Minderung, Intelligenz, X-chromosomal Q87.8
– Tetraplegie, mit Corpus callosum, dünn, und Mikrozephalie, progressiv, postnatal Q02
Spastizität, fokal R25.2
Spatelfinger [Trommelschlegelfinger] R68.3
Spatz-Syndrom, Hallervorden- G23.0
SPCA [Serum prothrombin conversion accelerator], Mangel D68.23
Speckleber E85.4† K77.8*
Speckmilz E85.4† D77*
Speckniere E85.4† N29.8*
Speiche
– Fraktur S52.30
–– typisch S52.50
– Karzinom C79.5
– Sarkom C40.0
Speichel
– Hypersekretion K11.7
– Mangel K11.7
– Stauung K11.7 ►
Speichel *(Forts.)*
– Störung, Sekretion K11.7
Speichelbefund, abnorm R85.9
Speicheldrüse
– Abszess K11.3
– Adenitis K11.2
– Adenom D11.9
– Agenesie Q38.4
– akzessorisch Q38.4
– Atresie Q38.4
– Atrophie K11.0
– Deformität
–– angeboren Q38.4
–– erworben K11.8
– Eiterung K11.2
– Entzündung K11.2
– Extravasationszyste K11.6
–– mukös K11.6
– Fehlen, angeboren Q38.4
– Fistel K11.4
–– angeboren Q38.4
– Hypersekretion K11.7
– Hypertrophie K11.1
–– kongenital Q38.4
– Hyposekretion K11.7
– Infarkt K11.8
– Infektion K11.2
–– durch Virus B25.9
– Involution K11.0
– Krankheit K11.9
–– bei Krankheit, durch HIV B23.8 K11.9
–– Einschlusskörperchen B25.9
– Lipomatose K11.0
– Lymphangiom D18.18
– Melanoma in situ D03.8
– Mischtumor D37.0
– Mukozele K11.6
– Retentionszyste K11.6
–– mukös K11.6
– Schädigung K11.9
–– lymphoepithelial, gutartig K11.8
– Sekretion, Mangel K11.7
– Sekretionsstörung K11.7
– Speichelstein K11.5
– Striktur K11.8
– Tuberkulose A18.8† K93.8*
– Tumor, epithelial, benigne D11.9
– Verlagerung, angeboren Q38.4
– Verletzung S09.9
– Wunde, offen S01.59
– Zyste K11.6
–– kongenital Q38.4
Speicheldrüsengang
– akzessorisch Q38.4
– Anomalie Q38.4
– Atresie Q38.4
–– erworben K11.8
– Deformität
–– angeboren Q38.4
–– erworben K11.8
– doppelt Q38.4 ►

S

Speicheldrüsengang *(Forts.)*
– Eiterung K11.2
– Fehlen Q38.4
– Fistel K11.4
– Infektion K11.2
– Krankheit K11.9
–– durch Virus B25.9
–– Einschlusskörperchen B25.9
– Obstruktion K11.8
– Speichelstein K11.5
– Stenose K11.8
– Striktur K11.8
– Verletzung S09.9
– Zyste K11.6
Speichelfluss, gesteigert K11.7
Speichelstein K11.5
– Speicheldrüse K11.5
– Speicheldrüsengang K11.5
Speicherkrankheit
– Cholesterin E75.5
– Cholesterinester E75.5
– Cystin- E72.0† N29.8*
–– mit Nephrosklerose E72.0† N29.8*
– Eisen E83.1
– Glykogen
–– durch Mangel, Laktatdehydrogenase E74.4
–– mit Kardiomyopathie, schwer, durch Glycogenin-Mangel E74.0† I43.1*
–– neuromuskuläre Form
––– adult, Typ 4 E74.0
––– kongenital, Typ 4 E74.0
––– perinatal, fatal, Typ 4 E74.0
–– Typ
––– 1 E74.0
––– 12 E74.0
– Glykogen- E74.0
–– bei Mangel
––– Glukose-6-Phosphatase E74.0
––– Glykogen-Branching-Enzym E74.0
––– Glykogen-Debranching-Enzym E74.0
–– durch Mangel
––– GLUT2 E74.0
––– Leber- und Muskel-Phosphorylasekinase E74.0
––– Myophosphorylase E74.0
––– Phosphofructokinase, muskulär E74.0
––– Phosphoglukomutase E74.0
––– Phosphoglycerat-Mutase E74.0† G73.6*
––– Phosphoglyceratkinase 1 E74.0
––– Phosphorylasekinase, muskulär E74.0
–– generalisiert E74.0
–– hepatorenal E74.0
–– Herz E74.0† I43.1*
–– Leber, und Niere E74.0
–– lysosomal, mit normaler Saure-Maltase-Aktivität E74.0
–– mit
––– Kardiomegalie E74.0† I43.1*
––– Kardiomyopathie, hypertroph, fatal, angeboren E74.0† I43.1* ►

Speicherkrankheit *(Forts.)*
~ Glykogen- E74.0 *(Forts.)*
~~ mit *(Forts.)*
––– Krankheit, Niere, tubulointerstitiell E74.0† N16.3*
––– Myopathie E74.0† G73.6*
––– Pyelonephritis E74.0† N16.3*
–– Myokard E74.0† I43.1*
–– progressive hepatische Form, Typ 4 E74.0
–– Typ
––– 0a E74.0
––– 0b E74.0
––– 1B E74.0
––– 4, in der Kindheit E74.0
––– 7 E74.0
––– 9 E74.0
––– 9D E74.0
––– 9E E74.0
– Kalzium-Pyrophosphat-, familiär M11.19
– Lipid- E75.6
–– mit
––– Dystrophie, Retina E75.6† H36.8*
––– Myopathie E75.6† G73.6*
– Mucopolysaccharid- E76.3
– Neuraminsäure- E77.8
– Neutralfett, mit Ichthyose E75.5
– Neutralfett- E75.5
–– mit
––– Kardiomyovaskulopathie E75.5† I43.1*
––– Myopathie E75.5† G73.6*
––– schwerer kardiovaskulärer Beteiligung E75.5† I43.1*
– Sialinsäure- E77.8
– Sphingomyelin- E75.2
– Triglyzerid- E75.5
–– bei Lipidose E75.5
Speicherung
– Eisen
–– Gehirn, bei Neurodegeneration, Typ 1 G23.0
–– mit Anämie, hypochrom D64.3
– Fett E75.6
– Hämosiderin E83.1
– Melanin L81.4
Speiseaspiration T17.9
Speiseröhre – s.a. Ösophagus
– Crohn-Krankheit K50.81
Spektrum, okulo-aurikulo-vertebral Q87.0
Spencer-Krankheit A08.1
Spender Z52.9
– von
–– Blut Z52.00
–– Gewebe Z52.9
–– Haut Z52.1
–– Herz Z52.7
–– Hornhaut Z52.5
–– Knochen Z52.2
–– Knochenmark Z52.3
–– Kornea Z52.5
–– Leber Z52.6
–– Lunge Z52.80
–– Lymphozyten Z52.08 ►

Spender Z52.9 *(Forts.)*
~ von *(Forts.)*
-- Niere Z52.4
-- Organ Z52.9
-- Samen Z52.88
-- Stammzellen Z52.01
-- Thrombozyten Z52.08
Sperma, Befund, abnorm R86.9
Spermatikus, Neuralgie G58.8
Spermatocele testis N43.4
Spermatocystitis tuberculosa A18.1† N51.8*
Spermatogenese
- Reduktion E29.1
- Schädigung E29.9
- Störung, bei Infertilität, männlich N46
Spermatogenetisch, Insuffizienz E29.1
Spermatogramm Z31.4
Spermatohydrozele N43.3
Spermatorrhoe N50.8
Spermatozele N43.4
- Hydro- N43.3
- kongenital Q55.4
Spermatozoen, abnorm R86.9
Spermatozoenaspiration, epididymal Z31.3
Spermatozystitis N49.0
- gonorrhoisch A54.2† N51.8*
- Peri- N49.9
- postgonorrhoisch A54.2† N51.8*
Spermatozytär, Seminom C62.9
Spermatozytom C62.9
Spermien, verändert R86.9
Spermieninjektion, intrazytoplasmatisch Z31.2
Spermienspender Z52.88
Spermientransfer, transvaginal, intratubar Z31.1
Spermienzählung Z31.4
- nach Vasektomie Z30.8
Spermizid, Vergiftung T49.8
Sperre
- Harn R33
- Kiefer K07.4
Speziell – s. Art der Krankheit
Spezifisch
- Balanoposthitis, ulzerös A63.8† N51.2*
- Krise, emotional, im
-- Jugendalter F93.8
-- Kindesalter F93.8
- Phobie F40.2
- Störung, emotional, im Kindesalter F93.9
-- mit
--- Angst F93.8
--- Geschwisterrivalität F93.3
Sphärizität, Linse, erhöht Q12.4
Sphäroidal, Degeneration, Hornhaut H18.4
Sphärophakie Q12.4
- Mikro-, isoliert Q12.4
- und Glaukom, sekundär, bei Megalokornea Q15.8
Sphärozytär, Ikterus, hämolytisch, angeboren D58.0
Sphärozyten, Anämie, hereditär D58.0
Sphärozytose D58.0
- bei
-- Erbanlage, für Sichelzellen D57.8
-- Krankheit, Hämoglobin D58.0
-- Sichelzellenkrankheit D57.8
- hereditär D58.0
- kongenital D58.0
- mit Ikterus, neonatal P58.8
Sphakelus R02.8
Sphenoiditis J32.3
- chronisch J32.3
Sphenopalatinal, Neuralgie G44.8
Sphenozephalie Q75.0
Spheroid-body-Myopathie G71.2
Sphincter – s.a. Sphinkter
Sphincter ani
- Beteiligung, bei Riss, Damm, bei Geburt O70.2
- Dilatation K62.8
- Inkontinenz R15
- Zerreißung, mit
-- Analschleimhaut, mit Komplikation, Entbindung O70.3
-- Rektumschleimhaut, mit Komplikation, Entbindung O70.3
Sphincter Oddi
- Dysfunktion K83.4
- Spasmus K83.4
Sphincter recti, Destruktion K62.8
Sphincter vesicae
- Myasthenie N31.2
- Relaxation N31.2
- Schwäche N31.2
Sphingolipoidose, mit Degeneration, Gehirn E75.3† G32.8*
Sphingolipoidosis E75.3
Sphingomyelinose E75.3
Sphingomyelinspeicherkrankheit E75.2
Sphingomyelinthesaurismose E75.2
Sphinkter – s.a. Sphincter
- Anus, Krampf K59.4
- Beteiligung, bei Riss, Damm, bei Geburt O70.2
- Harnblase, Nekrose, aseptisch N32.8
- Sklerose
-- transurethral N32.8
-- urethral N32.8
- Urethra, Spasmus N35.8
- Verletzung
-- Iris S05.8
-- vesikal S37.28
Sphinkter-Dyssynergie, Detrusor- N31.88
- bei Schädigung, Rückenmark G95.84
Sphinktertonus, erhöht, anal K59.4
Spider-Nävus I78.1
Spiegel, Wachstumsfaktor-Bindungsprotein, insulinartig, erniedrigt R77.88
Spiegelbewegung, familiär, kongenital G25.88
Spiegelbild-Polydaktylie Q69.9
Spiegelbildlich
- Anordnung, Vorhof, mit Situs inversus Q89.3
- Verlagerung, Organ, inneres, vollständig, bei Dextrokardie Q89.3

S

Spieghel-Hernie K43.98
– inkarzeriert K43.68
– irreponibel K43.68
– mit
–– Einklemmung K43.68
–– Gangrän K43.78
– stranguliert K43.68
– Verschluss verursachend K43.68
Spieghel-Hernie-Kryptorchismus-Syndrom K43.68 Q53.9
Spiegler-Fendt, Lymphozytom L98.8
Spiegler-Syndrom, Brooke- D23.9
Spiegler-Syringadenom D23.9
Spieglertumor D23.9
Spielen
– pathologisch F63.0
– zwanghaft F63.0
Spielerfahrung, Mangel, in der Kindheit Z62
Spielmeyer-Vogt-Krankheit E75.4
Spielmeyer-Vogt-Syndrom, Stock- E75.4
Spielsucht F63.0
Spina bifida Q05.9
– bei
–– Agenesie, Schädelknochen, mit Hydrozephalus Q05.4
–– Anomalie
––– Aquaeductus cerebri Q05.4
––– Schädelknochen, mit Hydrozephalus Q05.4
––– Sylvius-Aquädukt Q05.4
–– Atresie
––– Apertura
–––– lateralis ventriculi quarti Q05.4
–––– mediana ventriculi quarti Q05.4
––– Aquaeductus cerebri Q05.4
––– Foramen Luschkae Q05.4
––– Foramen Magendii Q05.4
––– Sylvius-Aquädukt Q05.4
–– Blockade, Foramen Magendii, kongenital Q05.4
–– Deformität, Schädel, angeboren, mit Hydrozephalus Q05.4
–– Fehlen, Schädelknochen, mit Hydrozephalus Q05.4
–– Hydrocephalus congenitus Q05.4
–– Obstruktion, Foramen interventriculare Monroi Q05.4
–– Septum
––– Aquaeductus cerebri Q05.4
––– Sylvius-Aquädukt Q05.4
–– Stenose, Aquaeductus cerebri Q05.4
–– Verschluss, Aquaeductus cerebri, kongenital Q05.4
– dorsal Q05.6
–– mit Hydrozephalus Q05.1
– fetal, Betreuung, Schwangere O35.0
– lumbal
–– mit Hydrozephalus Q05.2
–– ohne Hydrozephalus Q05.7
– lumbosakral Q05.7
–– mit Hydrozephalus Q05.2
– mit Hydrozephalus a.n.k. Q05.4 ►

Spina bifida Q05.9 *(Forts.)*
– sakral
–– mit Hydrozephalus Q05.3
–– ohne Hydrozephalus Q05.8
– thorakal
–– mit Hydrozephalus Q05.1
–– ohne Hydrozephalus Q05.6
– thorakolumbal Q05.6
–– mit Hydrozephalus Q05.1
– zervikal
–– mit Hydrozephalus Q05.0
–– ohne Hydrozephalus Q05.5
Spina bifida aperta Q05.9
– lumbosakral Q05.7
– zervikal Q05.5
Spina bifida cystica Q05.9
– lumbosakral Q05.7
– zervikal Q05.5
Spina bifida occulta Q76.0
Spina iliaca superior, Tuberkulose A18.0† M90.05*
Spina scapulae, Fraktur S42.12
Spina ventosa A18.0† M90.09*
Spina-bifida-Hypospadie-Syndrom Q05.7 Q54.0
Spinal – s. Art der Krankheit
– Atrophie, Muskel
–– distal
––– Typ
–––– 3 G12.1
–––– 4 G12.1
––– X-chromosomal, Typ 3 G12.1
–– mit
––– Atemnot, Typ
–––– 1 G12.2
–––– 2 G12.2
––– Dandy-Walker-Malformation, und Katarakt G12.8† Q03.1 H28.2*
–– pränatal, mit angeborenen Knochenfrakturen G12.2 Q74.8
–– proximal
––– autosomal-dominant, mit Beginn im
–––– Erwachsenenalter G12.1
–––– Kindesalter G12.1
––– Typ
–––– I G12.0
–––– II G12.1
–––– III G12.1
–––– IV G12.1
– Muskelatrophie, mit Myoklonusepilepsie, progressiv G12.1 G40.3
Spinalarterie, vordere, Syndrom G95.18
Spinalarterien-Kompressionssyndrom M47.09† G99.2*
Spinalbedingt, Reflexblase G95.80
Spinaliom C80.9
– Gesichtshaut C44.3
– Hand C44.6
– Haut [Plattenepithelkarzinom] C44.9
– Kopfhaut C44.4
– Nase C44.3 ►

Spinaliom C80.9 *(Forts.)*
– Ohr C44.2
– Schläfe C44.3
– Schulter C44.6
Spinalkanal
– Abszess G06.1
– Adhäsion G96.1
– Stenose M48.09
–– bandscheibenbedingt M99.59
–– bindegewebig M99.49
–– degenerativ M48.09
–– knöchern M99.39
–– lumbal M48.06
––– mit Claudicatio spinalis M48.06† G55.3*
–– mit
––– Claudicatio spinalis M48.09† G55.3*
––– Myelopathie M48.09† G99.2*
–– zervikal M48.02
– Subluxationsstenose M99.29
Spinalkatheter, mit
– Embolie T85.81
– Komplikation, mechanisch T85.6
Spinalnerv, Neuritis M54.19
Spinalnervenplexus, Verletzung, Folgen T91.8
Spinalnervenwurzel
– Anomalie Q07.8
– Deformität, angeboren Q07.8
– Verletzung, Folgen T91.8
Spinalpunktion, mit Komplikation G97.1
Spindel, Krukenberg-Axenfeld- H18.0
Spindelhaare Q84.1
– kongenital Q84.1
Spindelzellhämangiom D18.00
Spindelzellig
– Lipom D17.9
– Melanom, Ziliarkörper, maligne, vom Typ
–– A C69.4
–– B C69.4
– Nävus D22.9
– Sarkom C49.9
–– synovial C49.9
– tubulär, Karzinom, Niere, muzinös C64
Spinnenbiss T14.03
– ungiftig T14.03
Spinnengift, Wirkung, toxisch T63.3
Spinnengliedrigkeit Q87.4
Spinnennävus I78.1
Spinnenzellgliom C71.9
Spinobulbär, Atrophie, Muskel, Typ Kennedy G12.2
Spinozellulär, Karzinom C80.9
Spinozerebellär, Ataxie
– autosomal-rezessiv, Typ
–– 2 G11.0
–– 6 G11.0
–– 7 G11.1
–– 10 G11.2
–– 13 G11.1
–– 15 G11.1
–– 16 G11.1
–– 17 G11.1 ►

Spinozerebellär, Ataxie *(Forts.)*
~ autosomal-rezessiv, Typ *(Forts.)*
–– 20 G11.1
–– 21 G11.1† K77.8*
–– 23 G11.1
– mit Neuropathie, axonal, Typ 1 G60.2
Spinozerebellar
– Ataxie
–– autosomal-rezessiv, Typ
––– 10 G11.2
––– 17 G11.1
––– 19 G11.1
–– infantil G11.1
–– mit Neuropathie, axonal, Typ 1 G60.2
–– mitochondrial, mit Epilepsie G31.81
–– Typ
––– 1 G11.8
––– 7 G11.8
––– 28 G11.1
––– 41 G11.2
––– 42 G11.8
––– 46 G11.2
–– X-chromosomal, Typ
––– 3 G11.1
––– 4 G11.1
–– X-chromosomal-rezessiv G11.1
– Ataxie-Dysmorphie-Syndrom G11.1
– Degeneration, mit Dystrophie, Hornhaut G11.9 H18.5
– Krankheit, hereditär G11.9
Spinozerebral, Ataxie G11.9
Spintheropie H53.1
Spiradenom – s.a. Neubildung, Haut, gutartig D23.9
– ekkrin – s.a. Neubildung, Haut, gutartig D23.9
Spirillen
– Fieber A25.0
– Rattenbiss-Krankheit A25.0
Spirillum minus
– Infektion A25.0
– Rattenbiss-Fieber A25.0
Spirochaeta
– icterogenes, Infektion A27.0
– morsus muris, Rattenbiss-Fieber A25.0
Spirochaetosis icterohaemorrhagica A27.0
Spirochäten
– Bronchitis a.n.k. A69.8† J99.8*
– Gangrän a.n.k. A69.8
– Ikterus, hämorrhagisch A27.0
– Infektion a.n.k. A69.9
–– Lunge A69.8† J17.0*
– Pneumonie a.n.k. A69.8† J17.0*
– Stomatitis A69.1
– Ulkus, Nase a.n.k. A69.8
Spirochätose A69.9
– Broncho- A69.8
Spirometralarven, Infektion B70.1
Spirometrose B70.1
Spitz, Kondylom A63.0
– gonorrhoisch A54.0
Spitz-Klumpfuß, kongenital Q66.0

S

Spitz-Nävus D22.9
Spitzblattern B01.9
Spitzfuß Q66.8
– angeboren Q66.8
– erworben M21.62
Spitzklumpfuß, erworben M21.57
Spitzohr Q17.3
– angeboren Q17.3
Spitzpocken B01.9
Spitzschädel Q75.0
Spitzwinklig, Anteflexio uteri N85.4
Splanchnoptose K63.4
Splenadenom D13.9
Splenisch
– Lymphom, B-Zellen, Pulpa, rot, kleinzelliges, diffus C83.0
– Marginalzonenlymphom C83.0
Splenitis D73.8
– durch
–– Aspergillus B44.8
–– Candida B37.88
– interstitiell D73.8
– maligne D73.8
– Peri- D73.8
–– infektiös D73.8
– syphilitisch A52.7† D77*
– tuberkulös A18.8† D77*
– unspezifisch D73.8
Splenogen
– Neutropenie D70.6
–– primär D70.6
– Panzytopenie, primär D73.1
Splenogonadal, Fusion, isoliert Q89.08
Splenom D13.9
– Fibro- D13.9
Splenomegal, Anämie D64.8
Splenomegalie R16.1
– angeboren Q89.00
– bei
–– Hepatomegalie R16.2
–– Krankheit, durch HIV B23.8 R16.1
–– Malaria B54† D77*
– chronisch-kongestiv D73.2
– Gaucher- E75.2
–– beim Erwachsenen E75.2
–– infantil E75.2
– Hepato- R16.2
–– angeboren Q89.8
–– hyperlipämisch, Typ Bürger-Grütz E78.3† K77.8*
– idiopathisch R16.1
– konnatal Q89.00
–– frühsyphilitisch A50.0† D77*
–– syphilitisch A50.0† D77*
– myelophthisisch D47.4
– neutropenisch D70.6
– Niemann-Pick- E75.2
– syphilitisch A52.7† D77*
Splenomegalie-Syndrom, Sehnervödem- Q87.8
Splenopathie D73.9
Splenopathisch, Neutropenie D70.6
Splenoptose D73.8
Splenose D73.8
– peritoneal D13.9
Splenosis D73.8
Splenozele D73.8
Split-cord-Malformation Q06.2
Splitter
– am
–– Abdomen S30.84
–– Becken S30.84
– an der Lumbosakralgegend S30.84
Splitterfraktur T14.20
Splitterinkorporation T14.04
Splitternd, Nagel L60.3
SPOAN[Spastische Paraplegie-Optikusatrophie-Neuropathie]-Syndrom G11.4
SPONASTRIME[Spondyläre und nasale Veränderungen mit Striae der Metaphyse]-Dysplasie Q77.7
Spondylarthritis
– ankylopoetica M45.09
– axial M45.09
–– nichtröntgenologisch M45.09
Spondylarthrose M47.99
– Brustwirbelsäule M47.84
– Halswirbelsäule M47.82
– HWS, mit Unkarthrose M47.82
– Lendenwirbelsäule M47.86
– Sakralgegend M47.88
Spondylarthrosis deformans M47.99
Spondylitis M46.99
– Alters- M47.99
– ankylopoetica M45.09
–– mit
––– Iridozyklitis M45.09† H22.1*
––– Krankheit, Atemwege M45.09† J99.8*
– ankylosans M45.09
–– juvenil M08.19
–– mit Beteiligung, Lunge M45.09† J99.8*
– atrophica ligamentosa M45.09
– bei
–– Gicht M10.09
–– Polyarthritis, chronisch M45.00
–– Tuberkulose A18.0† M49.09*
– brucellosa A23.9
– chronisch M46.99
– deformans, chronisch M47.99
– durch
–– Gonokokken A54.4† M49.39*
–– Infektion, Darm, bakteriell A04.9† M49.29*
– gonorrhoisch A54.4† M49.39*
– hyperostotica [Forestier-Ott-Syndrom] M48.19
– iliosakral a.n.k. M46.1
– infektiös a.n.k. M46.59
– Kümmell- M48.39
– Marie-Strümpell- M45.09
– posttraumatisch M48.39
– psoriatica L40.5† M07.2*
– rheumatoid M45.09
– rhizomélique M45.09
– syphilitisch A52.7† M49.39* ▶

Spondylitis M46.99 *(Forts.)*
– traumatisch, chronisch M48.39
– tuberkulös A18.0† M49.09*
– typhosa A01.0† M49.29*
Spondylo-Kamptodaktylie-Syndrom Q77.8
Spondylodiszitis M46.49
– Brustwirbelkörper M46.44
– eitrig M46.39
– Halswirbelkörper M46.42
– Lendenwirbelkörper M46.46
Spondyloenchondromatose Q77.7
Spondyloepimetaphysär, Dysplasie
– mit
–– Entwicklung, Zahn, gestört Q77.7
–– Hypotrichose Q77.7
–– Luxation, multipel Q77.7
– Typ
–– A4 Q77.8
–– Aggrecan Q77.7
–– Bieganski Q77.7
–– Czarny-Ratajczak Q77.7
–– Genevieve Q77.7
–– Handigodu Q77.7
–– Irapa Q77.7
–– Isidor Q77.7
–– Missouri Q77.7
–– Pakistan Q77.7
–– Shohat Q77.7
–– Strudwick Q77.7
– X-chromosomal Q77.7
Spondyloepiphysär, Dysplasie
– kongenital Q77.7
– mit Arthropathie, progressiv Q77.7
– Typ
–– Cantu Q77.7
–– Kimberley Q77.7
–– Kohn Q77.7
–– MacDermot Q77.7
–– Maroteaux Q77.7
–– Nishimura Q77.7
–– Reardon Q77.7
–– Stanescu Q77.7
Spondylogen
– Kompression, Rückenmark M47.19† G99.2*
– Myelopathie a.n.k. M47.19† G99.2*
– Schwindel R42
Spondylokostal, Dysostose
– autosomal-dominant Q76.8
– autosomal-rezessiv Q76.8
– mit Fehlbildung, anal, und urogenital Q87.8
Spondylolisthesis M43.19
– angeboren Q76.21
– degenerativ M43.19
– erworben M43.19
– L3/4 M43.16
– L4/5 M43.16
–– Grad
––– I (Meyerding) M43.16
––– II (Meyerding) M43.16 ►

Spondylolisthesis M43.19 *(Forts.)*
– L5/S1 M43.17
–– Grad
––– I (Meyerding) M43.17
––– II (Meyerding) M43.17
– lumbal, traumatisch, akut S33.10
– lumbosakral, traumatisch, akut S33.10
– mit Missverhältnis, fetopelvin O33.3
– Prä- Q76.21
–– kongenital Q76.21
– Pseudo- M43.19
–– L4/5 M43.16
–– mit Gefügelockerung L4/L5 M43.16
– traumatisch, alt M43.19
Spondylolyse M43.09
– angeboren Q76.22
– erworben M43.09
– lumbosakral, mit Hindernis, Geburt O65.8
– Lumbosakralbereich M43.07
Spondylometaphysär
– Chondrodysplasie, bei Leukoenzephalopathie, Syndrom E75.2 Q77.8
– Dysplasie
–– autosomal-rezessiv, Typ Megarbane Q77.8
–– mit Stäbchen-Zapfen-Dystrophie Q77.8
–– Typ
––– Golden Q77.8
––– Kozlowski Q77.8
––– Schmidt Q77.8
––– Sutcliffe Q77.8
Spondylookulär, Syndrom Q87.5
Spondylopathia deformans M47.99
Spondylopathie M48.99
– entzündlich M46.99
– hypertrophisch M47.99
– infektiös a.n.k. M46.59
– neuropathisch, bei
–– Syringobulbie G95.0† M49.49*
–– Syringomyelie G95.0† M49.49*
–– Tabes dorsalis A52.1† M49.49*
– traumatisch M48.39
Spondylose M47.99
– Brustwirbelsäule M47.84
– BWS und LWS M47.85
– deformierend M47.99
– Halswirbelsäule M47.82
– HWS M47.82
–– BWS, LWS M47.80
–– und
––– BWS M47.83
––– LWS M47.80
– kokzygeal M47.88
– Lendenwirbelsäule M47.86
– lumbal M47.86
–– mit Myelopathie M47.16† G99.2*
– lumbosakral M47.87
–– mit Myelopathie M47.17† G99.2*
– mit
–– Kompression, Nervenwurzel M47.29† G55.2* ►

S

Spondylose M47.99 *(Forts.)*
~ mit *(Forts.)*
-- Missverhältnis, fetopelvin O33.3
--- mit
---- Hindernis, Geburt O65.0
---- Schädigung, Fetus/Neugeborenes P03.1
-- Myelopathie a.n.k. M47.99† G99.2*
-- Radikulopathie M47.29
- sakral M47.88
-- mit Myelopathie M47.18† G99.2*
- sakrokokzygeal M47.88
-- mit Myelopathie M47.18† G99.2*
- thorakal M47.84
-- mit Myelopathie M47.14† G99.2*
- traumatisch M48.39
- zervikal M47.82
-- mit Myelopathie M47.12† G99.2*
Spondylosis
- deformans M47.99
-- Halswirbelsäule M47.82
-- verklammernd, mit BWS-Syndrom M47.84
- rhizomélique M45.09
- uncovertebralis M47.82
Spongioblastom
- polar, primitiv C71.9
- polymorph C71.9
Spongioblastosis centralis circumscripta Q85.1
Spongiös, Myokard I42.88
Spongioform
- Enzephalopathie, subakut A81.0
- Leukodystrophie E75.2
Spontan
- Ablatio chorioideae H31.4
- Abort O03.9
-- drohend O20.0
-- Fetus P01.8
-- habituell O03.9
-- infiziert O03.5
-- inkomplett O03.4
--- mit Komplikation O03.3
-- komplett O03.9
--- mit Komplikation O03.8
-- mit Blutung O03.6
-- septisch O03.5
- Blutung, Nebenschilddrüse E21.4
- Dislokation M24.39
- Dissektion, Koronararterie, idiopathisch I25.4
- Ekchymose R23.3
- Entbindung O80
-- aus
--- Beckenendlage O80
--- Schädellage O80
- Fehlgeburt O03.9
- Fraktur M84.49
- Geburt O80
-- Einling O80
- Geburtsbeginn, vor vollendeter 37. Schwangerschaftswoche O60.1
- Hypoglykämie E16.2
- Hypotension, intrakraniell G96.0
- Hypothermie, periodisch G90.8 ▶

Spontan *(Forts.)*
- Keloid L91.0
- Nystagmus H55
- Pneumothorax a.n.k. J93.1
-- beim Fetus/Neugeborenen P25.1
-- familiär J93.1
- Riss, Ligamentum, Knie M23.69
- Ruptur
-- Beugesehne M66.39
-- Leber, als Komplikation, Schwangerschaft O26.68
-- Magen, nichttraumatisch K31.88
-- Milz D73.5
-- Sehne M66.59
-- Strecksehne M66.29
- Spannungspneumothorax J93.0
- Vaginalgeburt, Einling O80
- Wehen, vorzeitig, mit Entbindung
-- termingerecht, durch Kaiserschnitt O60.2
-- vorzeitig O60.1
--- durch Kaiserschnitt O60.1
Spontanaborte, in der Eigenanamnese Z87.5
Sporadisch
- Dysenterie A09.0
- Hyperekplexie G25.88
- Hypertension, arteriell, pulmonal I27.0
- Insomnie, fatal A81.8
- Kretinismus E00.9
- Kropf
-- adenomatös E04.9
-- nodulär E04.9
-- zystisch E04.2
- Phäochromozytom D35.0
-- maligne C74.1
- Struma
-- diffusa E04.0
-- hyperplastisch E04.9
-- nodosa simplex E04.9
-- parenchymatös E04.9
-- simplex E04.0
- Vergrößerung, Schilddrüse E04.9
- Wehen O62.2
-- mit Schädigung, Fetus/Neugeborenes P03.6
- zystisch, Schilddrüse, adenomatös E04.2
Sporn
- Knochen- M77.9
- Nasenseptum J34.8
- Vomer- J34.8
Sporothrix schenckii, Infektion B42.9
Sporotrichose B42.9
- disseminiert B42.78
- generalisiert B42.78
- Lunge B42.0† J99.8*
- lymphokutan B42.1
- mit
-- Arthritis B42.8† M01.69*
-- Krankheit, Atemwege B42.0† J99.8*
-- Meningitis B42.8† G02.1*
- pulmonal B42.0† J99.8*
Sporozoa, Infektion B64
Sportlerherz I51.7

Sportuntersuchung Z02
Spot, Cotton-Wool- H35.0
Spotting N93.8
Sprachbildung, Störung F80.9
Sprache
– bulbär R47.8
– Störung R47.8
–– Entwicklung
––– expressiv F80.1
––– rezeptiv F80.28
–– entwicklungsbedingt, gemischt F80.28
–– expressiv F80.1
–– rezeptiv F80.28
– Verlust R48.8
– Verzögerung, und Verzögerung, Entwicklung, durch Mangel, SOX5 Q93.5
Sprachentwicklung
– Störung F80.9
–– audiogen F80.28
–– spezifisch F80.9
– Verzögerung F80.9
Sprachfehler, psychogen, beim Kind a.n.k. F98.88
Sprachverlangsamung R47.8
Spranger-Syndrom, Rajab- Q87.8
Sprechapraxie
– bei Rolando-Epilepsie G40.08 R48.2
– progressiv, primär G31.0
Sprechen
– inspiratorisch R47.8
– Problem, entwicklungsbedingt F80.9
– Störung R47.8
– undeutlich R47.1
Sprechenlernen, Verspätung R62.0
Sprechtherapie Z50.5! *[nur Zusatzkode!]*
Spreizfuß Q66.8
– erworben M21.63
– Hohl- Q66.7
– kongenital Q66.8
Sprengel-Anomalie, und Dysplasie, kostovertebral, bei Hydrocephalus Q87.8
Sprengel-Deformität Q74.0
– angeboren Q74.0
Sprengung
– Schultereckgelenk S43.1
– Symphyse, traumatisch S33.4
–– bei Geburt O71.6
Spring- und Drehkrankheit A84.8
Springwurm, Befall B80
Sprinz-Ikterus, Dubin- E80.6
Spritze, mit Komplikation, mechanisch T80.9
Sprue K90.1
– einheimisch K90.0
– idiopathisch K90.0
– mit Anämie, pleiochrom D52.8
– nichttropisch K90.0
– tropisch K90.1
Sprühinjektion T70.4
– durch
–– Farblösungen T70.4
–– Luft T70.4 ►

Sprühinjektion T70.4 *(Forts.)*
~ durch *(Forts.)*
–– Wasser T70.4
– industriell bedingt T70.4
Sprungbein
– Fraktur S92.1
– Osteochondrose, juvenil M92.6
Sprunggelenk
– Abszess M00.97
– Ankylose M24.67
– Anomalie Q74.2
– Arthralgie M25.57
– Arthritis M13.17
–– belastungsabhängig M13.17
– Arthrose M19.97
– Deformität, erworben a.n.k. M21.68
– Distorsion S93.40
– Empyem M00.97
– Endoprothese, Komplikation, mechanisch T84.06
– Fehlbildung, angeboren Q74.2
– Fraktur S82.88
–– bimalleolar S82.81
–– trimalleolar S82.82
– Instabilität, chronisch M25.37
– Kapselbandzerrung S93.40
– Komplikation, mechanisch, durch Osteosynthesevorrichtung, intern T84.16
– Luxation S93.0
– Luxationsfraktur S82.88
– oberes
–– Arthritis M13.17
–– Arthrose M19.97
–– Beteiligung, bei Fraktur
––– Fibula S82.6
––– Tibia S82.5
–– Blockierung M99.86
–– Dehnung, Band S93.40
–– Dislokation S93.0
–– Distorsion S93.40
–– Erguss M25.47
–– Fraktur S82.88
–– Impingementsyndrom M24.87
–– Innenband, Distorsion S93.41
–– Kapselbandverletzung S93.40
–– Läsion, Außenband S93.40
–– Präarthrose M19.97
–– Prellung S90.0
–– Reizung, Kapsel M24.87
–– Reizzustand M24.87
–– Ruptur
––– Außenband S93.2
––– Band, traumatisch S93.2
–– Synovitis M65.97
–– Tendinitis M77.5
–– Verstauchung S93.40
–– Weber-A-Fraktur S82.6
–– Weber-B-Fraktur S82.6
–– Weber-C-Fraktur S82.6
–– Zerquetschung S97.0
––– mit Beteiligung, Fuß S97.8 ►

Sprunggelenk *(Forts.)*
~ oberes *(Forts.)*
-- Zerrung S93.40
- Phlegmone L03.11
- Reizzustand M24.87
- Ruptur, Außenband S93.2
- Schaden, Knorpel M24.17
- Schmerzen M25.57
- Steifheit M25.67
- Still-Krankheit, adulte Form M06.17
- Syndrom, urethro-okulo-synovial [Reiter-Syndrom] M02.37
SPS [Stiff-Person-Syndrom] G25.88
Spülmittel
- Kontaktdermatitis L24.0
- Vergiftung T55
Spulwurm
- Infektion B77.9
- Pneumonie B77.8† J17.3*
Spurenelemente
- Mangel E61.9
- Zufuhr, übermäßig a.n.k. E67.8
Sputum
- abnorm R09.3
- blutig R04.2
- Farbe, abnorm R09.3
- Geruch, abnorm R09.3
- Infektion, durch Pilz B48.88
- Menge, abnorm R09.3
- mit Milben B88.0
Squamös
- Blepharitis H01.0
- Ekzem L30.9
- Harnblasenzellen, Metaplasie N32.8
- Karzinom
-- Analkanal C21.1
-- Zunge C02.9
- Zyste, Vagina N89.8
SREAT [Steroid-responsive Enzephalopathie mit assoziierter Autoimmun-Thyreoiditis] G04.8 E06.3
SSADH [Succinat-Semialdehyd-Dehydrogenase], Mangel E72.8
SSF – s.a. Senk-Spreizfuß Q66.8
SSPE [Subakute sklerosierende Panenzephalitis] A81.1
SSS [Sick-Sinus-Syndrom] I49.5
SSS[Staphylococcal scalded skin]-Syndrom L00.0
- mit Befall
-- Schleimhaut L00.1
-- von 30 % der Körperoberfläche und mehr L00.1
SSSS [Staphylococcal scalded skin syndrome] L00.0
St.-Louis-Enzephalitis A83.3
Stabsichtigkeit H52.2
- kongenital H52.2
Stäbchen-Zapfen-Dystrophie H35.5
- bei Dysplasie, spondylometaphysär Q77.8
Stäbchenmonochromasie H53.5
Stähli-Pigmentlinie H18.0
- Kornea H18.0
Stärke
- Intoleranz a.n.k. K90.4
-- mit Malabsorption K90.4
- Malabsorption K90.4
- Störung, Absorption K90.4
Stafne-Zyste K10.0
- Unterkiefer K10.0
STAG1-assoziiert, Syndrom, der Intelligenzminderung, mit Gesichtsdysmorphien, und gastroösophagealem Reflux Q87.0
Stagnationspneumonie J18.9
Stahlhaarkrankheit, Menkes- E83.0
Stahlohr Q17.8
Stakkatoartig, Harnstrahl R39.1
Stamm
- Fettsucht E66.99
- Haut
-- Raumforderung, umschrieben R22.2
-- Schwellung, umschrieben R22.2
- Melanom, maligne C43.5
Stamm- und Seitenastvarikose I83.9
Stammeln F98.5
- diskret F98.5
- psychogen F98.5
Stammganglien
- Blutung I61.0
- Ikterus P57.9
- Schädigung G25.9
- Tumor, bösartig C71.0
Stammganglienarterie
- Stenose I66.8
- Verschluss I66.8
Stammhirn
- Abszess G06.0
- Blutung I61.3
Stammvarikose I83.9
- bei Schwangerschaft O22.0
- Bein I83.9
- Vena saphena magna I83.9
- Vena saphena parva I83.9
Stammzellen, Spender Z52.01
Stammzellenleukämie C95.00
- in kompletter Remission C95.01
- mit unklarer Linienzuordnung C95.00
-- in kompletter Remission C95.01
Standunsicherheit R26.8
Stangler-Zuschrott, Lähmung, Divergenz, mit Fernesotropie H51.8
Stannose J63.5
- bei Fibrose, Lunge J63.5
- mit Tuberkulose, Atmungsorgane J65
Stapes
- Ankylose H74.3
-- mit Daumen, und Zehen, breit Q87.8
- Fixation H74.3
-- und Oligodontie, bei Spalte, Gaumen Q87.8
Stapes-Gusher-Syndrom, X-chromosomal H90.8

Staphylitis K12.28
– akut K12.28
– chronisch K12.28
– eitrig K12.28
– gangränös K12.28
– katarrhalisch K12.28
– membranös K12.28
– ulzerös K12.28
Staphylococcal scalded skin syndrome L00.0
Staphylococcus
– aureus
–– Bronchopneumonie J15.2
–– Endokarditis I33.0 B95.6!
–– Erreger B95.6! *[nur Zusatzkode!]*
–– Infektion, Haut, lokal L08.9 B95.6!
–– Konjunktivitis, chronisch H10.4
–– mit Resistenz, gegen
––– Chinolone U80.01! *[nur Zusatzkode!]*
––– Glykopeptid-Antibiotika U80.01! *[nur Zusatzkode!]*
––– Oxacillin U80.00! *[nur Zusatzkode!]*
––– Oxazolidinone U80.01! *[nur Zusatzkode!]*
––– Streptogramine U80.01! *[nur Zusatzkode!]*
–– Sepsis A41.0
––– beim Neugeborenen P36.2
– epidermidis, Endoplastitis T82.7 B95.7!
Staphylodermia superior
– impetiginosa L01.0
– vesiculosa L01.0
Staphylodermie L08.0
Staphylogen
– Lyell-Syndrom L00.0
– Nekrolyse, epidermal, toxisch L00.0
Staphylokokken
– Abszess
–– Rückenmark G06.1 B95.8!
–– Zunge K14.0 B95.8!
– als Erreger B95.8! *[nur Zusatzkode!]*
– Angina, akut J03.8 B95.8!
– Arthritis M00.09
– Bakteriämie A49.0
– Blepharokonjunktivitis, mit Infiltrat, Hornhaut, immunogen H16.2
– Bronchopneumonie J15.2
– Diarrhoe A04.8
– Embolie, pyämisch A41.2
– Enteritis A04.8 B95.8!
– Impetigo contagiosa L01.0
– Infektion a.n.k. A49.0
–– generalisiert A41.2
–– Haut, lokal L08.9 B95.8!
–– Rachen J02.8 B95.8!
–– Samenwege N49.1
– Infiltrat, Hornhaut, immunogen H16.2
– Keimträger Z22.3
– koagulasenegativ, Sepsis A41.1
– Lebensmittelvergiftung A05.0
– Meningitis G00.3
– Meningoenzephalitis G04.2 B95.8!
– Perikarditis I30.1 B95.8!
– Pharyngitis J02.8 B95.8! ►

Staphylokokken *(Forts.)*
– Pleuritis J90
– Pneumonie J15.2
–– angeboren P23.2
–– lobär J15.2
– Sepsis A41.2
–– beim Neugeborenen a.n.k. P36.3
– Tonsillitis J03.8 B95.8!
Staphylokokken-induziert
– Pneumonie, nekrotisierend J15.2
– Scharlach A38
Staphylom H15.8
– äquatorial H15.8
– anterior H15.8
– Hornhaut H18.7
–– kongenital Q13.3
– peripapillär H15.8
– posterior H15.8
– Sklera H15.8
–– äquatorial H15.8
– syphilitisch A52.7† H19.8*
– Uvea H21.8
– ziliar H15.8
Staphyloma
– corneae H18.7
– posticum H15.8
–– ohne degenerative Myopie H15.8
Star
– Alters- H25.9
–– grau H25.9
– Glasbläser- H26.8
– grau – s.a. Cataracta oder s.a. Katarakt H26.9
– grün – s.a. Glaucoma oder s.a. Glaukom H40.9
– Nach- H26.4
– Rinden- H25.0
– Rosetten- H26.9
STAR [Steroidogenic acute regulatory protein], Mangel, mit Hyperplasie, Nebenniere, lipoid, kongenital E25.08
STAR[Syndaktylie, Telekanthus, anogenitale und renale Fehlbildungen]-Syndrom Q87.8
Stargardt-Degeneration, Makula H35.5
Stargardt-Dystrophie, Makula H35.5
Stark
– Menstruation N92.0
– pigmentierte Variante, Adenom, Nebenniere D35.0
– Schmerzen, Abdomen R10.0
–– bei Rigidität, Abdomen R10.0
–– mit Spannung, Bauchdecke R10.0
– Unkarthrose, Schulterbereich M47.84
Starr, Hymenalring N89.6
Starre
– Bewegung R29.8
– Gelenk, multipel, kongenital Q68.8
– Glieder Q74.3
–– kongenital Q74.3
– Harnblasenhals N32.0
– Harnblasenwand N32.8
– Pupille, reflektorisch, syphilitisch [Argyll-Robertson-Phänomen] A52.1

S

Starrkrampf A35
Startle, Krankheit, familiär G25.88
Stase
– Bronchus J98.0
– Galle, nicht durch Steine K83.1
– Ileum K59.8
– Jejunum K59.8
– kardial I50.01
– Kolon K59.8
– lymphatisch I89.8
– pulmonal J81
– Urin N13.9
– venös I87.8
– Zäkum K59.8
Stasis
– duodenalis K31.5
– mit Toxikose R68.8
– Vulva, hypertrophisch N90.6
STAT1 [Signaltransduktor und Transkriptionsaktivator 1], Defekt, partiell, mit Anfälligkeit, für Mykobakteriosen, genetisch bedingt D84.8
STAT1 [Signaltransduktor und Transkriptionsaktivator-1], Defekt D84.8
STAT3-assoziiert, Krankheit, autoimmun, multisystemisch, früh beginnend M35.8
Stationär, Nachtblindheit, kongenital H53.6
– Typ Oguchi H53.6
Statisch
– Albuminurie N39.2
– Beschwerden R29.8
–– Fuß R29.8
–– Wirbelsäule M43.99
– Dysmenorrhoe N94.6
– Insuffizienz, Fuß R29.8
– Lumbalgie M54.5
– Schmerzen, Fuß M79.67
– Skoliose M41.99
Statisch-dynamisch, Insuffizienz, Haltung R29.3
Statomotorisch, Retardierung F82.9
Status – s.a. Zustand
– anginosus I20.0
– asthmaticus J46
– asymptomatisch, Krankheit, durch HIV Z21
– epilepticus G41.9
–– bei
––– Grand Mal G41.0
––– Petit Mal G41.1
–– bioelektrisch, im Schlaf G40.01
–– fokal motorisch G41.8
–– mit Anfall, komplexfokal G41.2
–– partialis G41.8
–– psychomotorisch G41.2
–– refraktär, neu beginnend G41.8
–– tonisch-klonisch G41.0
– febrilis R50.88
– konvulsiv-idiopathisch G41.0
– lymphaticus, konstitutionell R59.1
– marmoratus G80.3
– migraenosus G43.2
– nach
–– Cholezystektomie Z90.4 ►

Status – s.a. Zustand *(Forts.)*
~ nach *(Forts.)*
–– einseitiger oder beidseitiger Mastektomie Z90.1
–– Laryngektomie Z90.0
–– Pankreatektomie Z90.4
–– teilweiser oder vollständiger
––– Gastrektomie Z90.3
––– Hysterektomie Z90.7
––– Kolektomie Z90.4
––– Nephrektomie Z90.5
––– Oophorektomie Z90.7
––– Pneumonektomie Z90.2
––– Salpingo-Oophorektomie Z90.7
–– Thyreoidektomie, mit Hypothyreose E89.0
–– Zystektomie der Harnblase Z90.6
– post commotionem cerebri F07.2
– progressivus, Karzinom C80.9
– Temporallappen- G41.2
– thymico-lymphaticus E32.8
– typhoides A01.0
– varicosus
–– beidseitig I83.9
–– Bein I83.9
Stau
– Laktation O92.70
– Ureter N13.4
Staub
– anorganisch, Pneumokoniose J63.8
– Konjunktivitis H10.2
– organisch
–– eingeatmet, Alveolitis, allergisch J67.90
–– Pneumokoniose a.n.k. J66.8
–– Pneumonitis, allergisch a.n.k. J67.80
–– Pneumopathie a.n.k. J66.8
Staubinhalations-Krankheit J64
Staublunge J64
– Bagasse- J67.10
– durch
–– Aluminium J63.0
–– Asbest J61.0
–– Baumwolle J66.0
–– Beryllium J63.2
–– Eisen J63.4
–– Graphit J63.3
–– Kalk J62.8
–– Kork J67.30
–– Rauch J68.8
–– Steinstaub J62.8
Stauchung, Halswirbelsäule S13.4
Stauung
– bei Stein, Ureter, hoher N20.1
– biliär K83.1
– Bronchus J98.0
– Galle K83.1
– Gefäß, zerebral I67.88
– Gehirn G93.88
– Harn N13.9
– hepatisch K76.1
– Herz I50.01
– intrakraniell I67.88 ►

Stauung *(Forts.)*
– kardial I50.01
– kardiopulmonal I50.19
– Kot K56.4
– Kreislauf a.n.k. I99
– Labyrinth H83.8
– Leber K76.1
–– passiv, chronisch K76.1
– Lochial- O90.8
– Lunge J81
–– akut J81
–– bei Insuffizienz, Herz I50.19
–– hypostatisch J81
–– passiv J81
– Lymphe I89.8
– Milch, im Wochenbett O92.70
– mit Insuffizienz, Herz
–– beim Neugeborenen P29.0
–– hypertensiv I11.00
– Niere N13.3
– Pankreas K86.88
– Pfortader K76.1
– Pleura J94.8
– Prostata, chronisch N42.1
– Retina H35.8
– Speichel K11.7
– Varizen I83.9
– Vene I87.8
–– Retina H34.8
–– ulzerös I83.0
––– mit Entzündung I83.2
– venös, bei Schwangerschaft O22.9
Stauungsatrophie, Leber K76.1
Stauungsblutung, Niere N13.8
Stauungsbronchitis J42
Stauungsdermatitis I83.1
– bei Ulcus cruris varicosum I83.2
Stauungsdermatose I83.1
– bei
–– Varikose, Bein, ohne Ulkus oder Entzündung I83.9
–– Varizen I83.1
––– mit Geschwür I83.2
– superinfiziert I83.1
Stauungsekzem I83.1
Stauungserscheinung, bei Versagen, myokardial I50.01
Stauungsgallenblase K82.1
Stauungsinduration, Leber K76.1
Stauungsinsuffizienz I50.01
– Herz, hypertensiv, mit Krankheit, Niere I13.00
– kardial I50.01
–– dekompensiert I50.01
Stauungsmastitis O91.20
Stauungsmilz D73.2
Stauungsniere N13.3
Stauungspapille H47.1
– e vacuo H47.1
– Pseudo- H47.3
Stauungspneumonie J18.2
Stauungstracheobronchitis J42
Stauungszirrhose, Leber K76.1
STD [Sexually transmitted disease] A64
Stearylalkohol
– Allergie T78.4
– Überempfindlichkeit T78.4
Steatocystoma multiplex L72.2
– mit Zähne, neonatal L72.2
Steatohepatitis
– alkoholisch K70.1
– nichtalkoholisch K75.8
Steatom L72.1
– Augenlid
–– infiziert H00.0
–– zystisch H01.1
Steatorrhoe K90.4
– chronisch K90.4
– idiopathisch K90.0
– pankreatogen K90.3
– primär K90.0
– tropisch K90.1
Steatose
– Herz I51.5
– Leber a.n.k. K76.0
– Niere N28.88
Steatosis E88.8
– hepatis, alkoholbedingt K70.0
Stechen
– im Auge H57.1
– Seite R07.3
Steele-Richardson-Olszewski-Syndrom G23.1
Steell-Geräusch I37.1
– Graham- I37.1
Steely-hair-Syndrom – s.a. Menkes-II-Syndrom E83.0
Stefanovic-Nicolic-Syndrom, Levic- Q87.8
Stehlen
– gemeinsam F91.2
– pathologisch F63.2
Steif, Nacken M43.6
Steife, Gelenk M25.69
– fibrös M25.69
– knöchern M25.69
– nach chirurgischer Fusion Z98.1
– postoperativ Z98.1
Steifheit
– Ellenbogengelenk M25.62
– Fingergelenk M25.64
– Gelenk M25.69
–– mit
––– partieller Bewegungseinschränkung M25.69
––– vollständiger Bewegungseinschränkung M25.69
– Handgelenk M25.63
– Hüftgelenk M25.65
– Iliosakralgelenk M25.65
– Kniegelenk M25.66
– Schultergelenk M25.61
– Sprunggelenk M25.67
– Wirbelgelenk M53.89
Steifigkeit, Muskel R29.8
Steigbügel-Ankylose, Amboss-, infektiös H74.3

S

Steigerung
– Blutdruck R03.0
– Druck, intrakraniell G93.2
–– benigne G93.2
–– durch Geburtsverletzung P11.0
– Hirndruck G93.2
–– benigne G93.2
– Libido F52.7
– Schweißsekretion R61.9
Steilstellung
– Brustwirbelsäule M53.84
– Halswirbelsäule M53.82
–– mit
––– Blockierung M53.82
––– Unkarthrose M47.82
– Lendenwirbelsäule M53.86
Stein
– Appendix K38.1
– Ausguss-, Nierenbecken N20.0
– bei
–– Abszess, Niere N20.0
––– mit Hydronephrose N13.64
–– Cholangitis K80.30
–– Divertikel
––– Harnblase N21.0
––– Nierenbecken N20.0
–– Divertikulitis, Nierenbecken N20.0
–– Divertikulose, Nierenbecken N20.0
–– Fistel, Gallengang K80.50
–– Hydronephrose, mit Infektion N13.64
–– Krankheit, Gallengang K80.50
–– Obstruktion, Gallengang K80.51
– Bilirubin-, multipel K80.20
– Blase N21.0
– bronchial J98.0
– Darm K56.4
– Ductus choledochus K80.50
– Ductus cysticus K80.20
– Ductus hepaticus K80.50
– Ductus pancreaticus K86.80
– Ductus parotideus K11.5
– Ductus sublingualis K11.5
–– kongenital Q38.4
– Ductus submandibularis K11.5
– festsitzend, bei Cholelithiasis K80.20
– Gallenblase K80.20
–– mit Cholezystitis, akut K80.00
–– ohne Cholezystitis K80.20
– Gallengang K80.50
–– mit
––– Cholangitis K80.30
––– Cholezystitis K80.40
– Gefäß I99
– Glandula sublingualis K11.5
– Harn-, Harnorgane, untere N21.9
– Harnblase N21.0
–– mit
––– Urethritis N21.0
––– Zystitis N21.0
– Harnorgane N20.9
– hepatobiliär K80.80 ►

Stein *(Forts.)*
– Konjunktiva H11.1
– Leber, festsitzend K80.50
– Lebergang K80.50
– Lunge J98.4
– Magen K31.88
– Mandel J35.8
– mit
–– Anurie N20.9
–– Cholezystitis K80.10
–– Kolik
––– Niere N20.0
––– Ureter N20.1
––– Urethra N21.1
–– Obstruktion, Ureter N20.1
–– Ureteritis N20.1
–– Urethritis N21.1
–– Zystitis N21.0
– Nase J34.8
– Nebenhoden N50.8
– Neoblase N21.0
– Niere, in der Eigenanamnese Z87.4
– Nierenbecken N20.0
–– solitär N20.0
–– verkapselt N20.0
– Nierenbeckenkelch N20.0
– Nierenparenchym N20.0
– Pankreas K86.88
– Pankreasgang K86.80
–– mit Stenose, Pankreasgang K86.81
–– ohne Pankreasgangstenose K86.80
– Parotis K11.5
– Pleura J94.8
– Prostata N42.0
– Pulpa K04.2
– Samenblase N50.8
– Speicheldrüse K11.5
– Stensen-Gang K11.5
– submandibulär K11.5
– Tonsille J35.8
– Tränenweg H04.5
– Tunica vaginalis testis N50.8
– Urat-, Nierenbecken N20.0
– Ureter N20.1
–– eingeklemmt N20.1
–– hoher N20.1
––– mit Stauung N20.1
––– ohne Stauung N20.1
–– mit Hydronephrose N13.21
–– prävesikal N20.1
– Ureterozele N20.1
– Urethra N21.1
–– eingeklemmt N21.1
– Vagina N89.8
– Vater-Papille K80.50
– Vene I87.8
– Vesicula seminalis N50.8
– Wharton-Gang K11.5
– Xanthin- E79.8† N22.8*
– Zahn- K03.6

Stein-Leventhal-Syndrom E28.2
– mit Infertilität, bei der Frau E28.2
Steinbedingt
– Pyelitis
–– chronisch, mit Hydronephrose N13.64
–– mit Hydronephrose N13.64
– Pyelonephritis, mit Hydronephrose N13.64
Steinbildung
– Tränendrüse H04.5
– Tränendrüsengang H04.5
Steinbrinck-Higashi-Syndrom, Chediak- E70.3
Steiner-Syndrom, Wiedemann- Q87.1
Steiner-Voerner-Syndrom E34.0
Steinert-Krankheit G71.1
Steinert-Syndrom, Curschmann-Batten- G71.1
Steinfeld-Syndrom Q87.8
Steinhauerlunge J62.8
Steinkind P95
Steinmetz-Asthma J62.8
Steinstaub, Staublunge J62.8
Steintragend, Prostatitis N41.8
Steiß, Teratom D48.0
– fetal, Betreuung, Mutter O33.7
Steiß-Fuß-Lage O32.6
– Betreuung, Schwangere O32.6
– Hindernis, Geburt O64.1
Steißbein
– Abszess L02.3
– Agenesie Q76.4
– Anomalie Q76.4
– Atherom L05.9
– Chordom, chondroid C41.4
– Deformität, erworben M43.88
– Dekubitus L89.94
–– Stadium
––– 1 L89.04
––– 2 L89.14
––– 3 L89.24
––– 4 L89.34
– Dermoid L05.9
– Dislokation S33.2
– Distorsion S33.7
– Ewing-Sarkom C41.4
– Fehlen, angeboren Q76.4
– Fistel L05.9
–– mit Abszess L05.0
– Fraktur S32.2
–– bei Geburt O71.6
– Hypermobilität M53.28
– Hypoplasie Q76.4
– Phlegmone L03.3
– Prellung S30.0
– Sarkom C41.4
– Schädigung, bei Geburt O71.6
– Schmerzen M53.3
– Störung a.n.k. M53.3
– Verformung Q76.4
– Verkrümmung
–– angeboren a.n.k. Q76.4
–– erworben M43.88 ►

Steißbein *(Forts.)*
– Verletzung S39.9
–– bei Geburt O71.6
– Zyste L05.9
–– bösartig C44.59
–– infiziert L05.9
Steißbeingegend, Schmerzen M53.3
Steißbereich, Dekubitus L89.94
Steißlage
– Betreuung, Schwangere O32.1
– Fetus O32.1
– Komplikation, Entbindung O64.1
– mit
–– Schnittentbindung O32.1
–– Wendung, Fetus O32.1
Stellantchasmus falcatus, Infektion B66.8
Stellung
– abnorm
–– bei Zahn
––– impaktiert K07.3
––– retiniert K07.3
–– Zahn, benachbart, bei
––– Retention, Zahn K07.3
––– Zahn
–––– impaktiert K07.3
–––– retiniert K07.3
– Frakturenden, schlecht M84.09
Stempeltest, abnorm, auf Tuberkulose R76.1
Stenokardie I20.8
– funktionell I20.8
Stenon-Gang – s. Ductus parotideus oder s. Stensen-Gang
Stenose
– Abgangs-, Arteria renalis I70.1
– anal, bei Fehlbildung, anorektal, nicht-syndromal Q43.9 Q42.3
– Anus K62.4
–– kongenital Q42.3
––– mit Fistel Q42.2
–– mit Stenose, Rektum K62.4
– Anus praeter K91.4
– Aorta
–– angeboren Q25.3
–– arteriosklerotisch I70.0
–– rheumatisch I06.0
––– mit
–––– Insuffizienz I06.2
–––– Regurgitation I06.2
–– subvalvulär, angeboren Q24.4
–– supravalvulär Q25.3
–– supraventrikulär Q25.3
–– syphilitisch A52.0† I39.1*
–– valvulär, kongenital Q23.0
–– verkalkt I70.0
– Aorta ascendens, angeboren Q25.3
– Aortenisthmus Q25.1
–– autosomal-dominant Q25.1
–– kongenital Q25.1
–– postduktal Q25.1
–– präduktal Q25.1 ►

S

Stenose *(Forts.)*
– Aortenklappe I35.0
–– angeboren Q23.0
–– mit Insuffizienz I35.2
–– rheumatisch I06.0
––– mit
–––– Insuffizienz I06.2
–––– Krankheit
––––– Mitralklappe I08.0
–––––– und Krankheit, Trikuspidalklappe I08.3
––––– Trikuspidalklappe I08.2
–––– Regurgitation I06.2
–––– Schlussunfähigkeit I06.2
–– syphilitisch A52.0† I39.1*
– Apertura piriformis, isoliert, kongenital Q30.8
– Aquaeductus cerebri Q03.0
–– erworben G91.1
–– mit Spina bifida Q05.4
– Aquaeductus Sylvii, bei Hydrozephalus Q03.0
– Arteria basilaris I65.1
– Arteria carotis I65.2
–– beidseitig I65.3
– Arteria carotis interna I65.2
– Arteria cerebri anterior I66.1
–– mit Infarkt, Gehirn I63.5
– Arteria cerebri media I66.0
–– mit Infarkt, Gehirn I63.5
– Arteria cerebri posterior I66.2
–– mit Infarkt, Gehirn I63.5
– Arteria femoralis I77.1
– Arteria pulmonalis Q25.6
– Arteria renalis I70.1
–– arteriosklerotisch I70.1
–– fibromuskulär I77.3
– Arteria vertebralis I65.0
– Arteriae cerebelli I66.3
–– mit Infarkt, Gehirn I63.5
– Arterie
–– hirnversorgend, extrakraniell I65.9
––– mit Infarkt, Gehirn I63.2
–– intrakraniell, mit Infarkt, Gehirn I63.5
–– präzerebral I65.9
–– renal I70.1
–– zerebral
––– beidseitig I66.4
––– mehrere I66.4
– Arterie a.n.k. I77.1
– Atemwege J98.8
– Beckenarterie I77.1
– bei Insuffizienz
–– Mitralklappe, rheumatisch I05.2
–– Pulmonalklappe I37.2
– bilateral, Arterie, präzerebral I65.3
– bindegewebig
–– Foramina intervertebralia M99.79
–– Spinalkanal M99.49
– Blasenhals N32.0
– Blepharo- H02.5
– bronchial J98.0
– Bronchus J98.0
–– angeboren Q32.3 ►

Stenose *(Forts.)*
~ Bronchus J98.0 *(Forts.)*
–– syphilitisch A52.7† J99.8*
– Canaliculus lacrimalis H04.5
–– kongenital Q10.5
– Cervix uteri N88.2
–– Betreuung, Mutter O34.4
–– Komplikation, Entbindung O65.5
–– kongenital Q51.8
–– mit
––– Hindernis, Geburt O65.5
––– Schädigung, Fetus/Neugeborenes P03.8
––– Schnittentbindung O34.4
–– Schwangerschaftskomplikation O34.4
– choanal Q30.0
–– erworben J34.8
– Choledochus K83.1
–– erworben K83.1
– Dakryo- H04.5
–– kongenital Q10.5
– Darm K56.6
–– angeboren Q41.9
– Dickdarm K56.6
–– angeboren Q42.9
– Ductus choledochus K83.1
–– angeboren Q44.3
– Ductus cysticus K82.0
–– ohne Stein K82.0
– Ductus ejaculatorius a.n.k. N50.8
– Ductus hepaticus K83.1
–– angeboren Q44.3
– Ductus lacrimalis H04.5
– Ductus nasolacrimalis H04.5
– Ductus sublingualis K11.8
–– angeboren Q38.4
– Dünndarm K56.6
–– angeboren Q41.9
– Duodenum K31.5
–– kongenital Q41.0
– durch
–– Apparat, Implantat oder Transplantat T85.88
–– Arterientransplantat a.n.k. T82.8
–– Brustimplantat T85.83
–– Dialysekatheter T82.8
–– Gefäßimplantat T82.8
–– Gefäßprothese T82.8
–– Gefäßtransplantat T82.8
–– Gelenkprothese T84.8
–– Harnwegskatheter T83.8
–– Herzimplantat T82.8
–– Herzprothese T82.8
–– Herztransplantat T82.8
–– Hornhauttransplantat a.n.k. T85.88
–– Infusionskatheter a.n.k. T82.8
––– spinal T85.81
–– innere orthopädische Fixation a.n.k. T84.8
–– intrakraniellen ventrikulären Shunt T85.81
–– Katheter a.n.k. T85.88
––– zur Peritonealdialyse T85.88
–– Orbitaprothese a.n.k. T85.88
– Entero- K56.6 ►

Stenose *(Forts.)*
– Enterostomie K91.4
– Foramina intervertebralia, durch Bandscheibe M99.79
– Fornix vaginae N89.5
– Gallenblase K82.0
–– ohne Stein K82.0
– Gallenblasengang K82.0
– Gallengang K83.1
–– angeboren Q44.3
–– ohne Gallenstein K83.1
– Gastro- K31.88
– Gefäß I99
–– hirnversorgend I66.9
–– pulmonal I28.8
–– zerebral I66.9
– Gehirn G93.88
– Gehörgang H61.3
–– erworben H61.3
–– kongenital Q16.1
– Glottis J38.6
– Harnblase N32.8
– Harnblasenausgang N32.0
– Harnblasenhals N32.0
–– kongenital Q64.3
– Harnwege N13.9
– Herzklappe I38
–– nichtrheumatisch I38
–– rheumatisch I09.1
––– chronisch I09.1
– Hindernis, Geburt O65.5
– Hohlvene
–– kongenital Q26.0
–– obere I87.1
–– untere I87.1
– Hymen N89.6
– Ileum K56.6
–– angeboren Q41.2
– Infundibulum, pulmonal Q24.3
– Jejunum K56.6
–– angeboren Q41.1
– Kardia K22.2
– kardiovaskulär I51.6
– Karotis I65.2
– Kauda M48.08
– knöchern
–– Foramina intervertebralia M99.69
–– Spinalkanal M99.39
– Kolon K56.6
–– kongenital Q42.9
– Kolostomie K91.4
– Koronararterie I25.19
–– Hauptstamm, links I25.14
– Koronarostium Q24.5
– Koronarsinus Q21.1
– Kranio- Q75.0
– Larynx J38.6
–– kongenital a.n.k. Q31.8
–– syphilitisch A52.7† J99.8*
––– konnatal A50.5† J99.8*
– Lebervene I82.0 ►

Stenose *(Forts.)*
– Lungenarterie, kongenital Q25.6
– Lungengefäß I28.8
– Magen K31.88
– Magenausgang K31.18
– Markraum, lumbal M48.06
– Meatus N35.9
–– distal N35.9
–– urinarius, angeboren Q64.3
– mit Verschluss, Arterie, intrakraniell I66.9
– Mitral- I05.0
–– akut I01.1
–– kongenital Q23.2
–– mit
––– Insuffizienz I05.2
––– Regurgitation I05.2
– Mitralklappe I05.0
–– angeboren Q23.2
–– mit
––– Insuffizienz I05.2
–––– Mitralklappe, nichtrheumatisch I34.80
––– Krankheit, Aortenklappe I08.0
–– nichtrheumatisch I34.2
–– syphilitisch A52.0† I39.0*
–– und Aortenklappe I08.0
––– chronisch, rheumatisch I08.0
– Myokard I51.5
– Nasenöffnung
–– hintere J34.8
––– angeboren Q30.0
–– vordere J34.8
––– angeboren Q30.0
– nasolakrimal, angeboren Q10.5
– Nierenarterie I70.1
–– angeboren Q27.1
–– arteriosklerotisch I70.1
– Nierenbeckenabgang N13.5
– Nierenkelchhals N13.3
– Ösophagus K22.2
–– kongenital Q39.3
–– syphilitisch A52.7† K23.8*
––– konnatal A50.5† K23.8*
– Ohrkanal, äußerer, erworben H61.3
– Ohrtrompete H68.1
– Ohrtube H68.1
– Oropharynx J39.2
– Ostium ureteris, angeboren Q62.1
– Ostium urethrae N35.9
–– angeboren Q64.3
– Pankreasgang K86.82
–– bei Stein, Pankreasgang K86.81
– Pfortader I81
– Pharynx J39.2
– pulmonal
–– peripher Q25.6
–– valvulär I37.0
––– kongenital Q22.1
––– rheumatisch I09.8
– Pulmonalarterie Q25.6
–– erworben I28.8
–– infundibulär Q24.3 ►

Stenose *(Forts.)*
~ Pulmonalarterie Q25.6 *(Forts.)*
-- supravalvulär Q25.6
- Pulmonalis, kongenital Q25.6
- Pulmonalklappe I37.0
-- angeboren Q22.1
-- erworben I37.0
-- mit Insuffizienz I37.2
-- nichtrheumatisch I37.0
-- rheumatisch I09.8
--- mit Krankheit
---- Aortenklappe I08.8
---- Mitralklappe I08.8
---- Trikuspidalklappe I08.8
- Punctum lacrimale H04.5
-- angeboren Q10.5
- Pylorus K31.18
-- angeboren Q40.0
-- durch
--- Infiltration, beim Erwachsenen K31.12
--- Kompression, beim Erwachsenen K31.12
--- Neubildung
---- Duodenum, beim Erwachsenen K31.12
---- Magen, beim Erwachsenen K31.12
---- Pankreas, beim Erwachsenen K31.12
-- entzündlich, beim Erwachsenen K31.11
-- hypertrophisch
--- angeboren Q40.0
--- beim Erwachsenen K31.10
-- infantil Q40.0
- Rektum K62.4
-- bei
--- Fehlbildung, anorektal, nicht-syndromal Q43.9 Q42.1
--- Fistel
---- rektal, kongenital Q42.0
---- rektokutan, angeboren Q42.0
--- Stenose, Anus K62.4
- Rektumsphinkter K62.4
- Ringknorpel J38.6
- RIVA[Ramus intraventricularis anterior]- I25.11
- Sanduhr-, Magen K31.2
- Sigma K56.6
- Speicheldrüsengang K11.8
- spinal M48.09
-- lumbal M48.06
--- als biomechanische Funktionsstörung M99.83
- Spinalkanal M48.09
-- bandscheibenbedingt M99.59
-- degenerativ M48.09
-- lumbal M48.06
--- mit Claudicatio spinalis M48.06† G55.3*
-- mit
--- Claudicatio spinalis M48.09† G55.3*
--- Myelopathie M48.09† G99.2*
-- zervikal M48.02
- Stammganglienarterie I66.8
-- mit Infarkt, Gehirn I63.5
- Stent-, mit Angina pectoris I97.1 ▶

Stenose *(Forts.)*
- Subaorten- Q24.4
-- fibromuskulär, diskret Q24.4
-- fixiert Q24.4
-- hypertrophisch I42.1
--- idiopathisch I42.1
-- membranös, fixiert, diskret Q24.4
-- Tunneltyp Q24.4
- Subglottis, kongenital Q31.1
- subglottisch J38.6
-- angeboren Q31.1
-- nach medizinischen Maßnahmen J95.5
- Subklavia I77.1
- Subluxations-
-- Foramina intervertebralia M99.69
-- Spinalkanal M99.29
- subpelvin N13.5
- subpulmonal Q24.3
- supravesikal N13.5
-- bilateral N13.5
-- unilateral N13.5
- Trachea J39.80
-- angeboren Q32.1
-- erworben J39.80
-- nach medizinischen Maßnahmen J95.81
-- syphilitisch A52.7† J99.8*
-- tuberkulös A16.4
- Tränennasengang H04.5
-- kongenital Q10.5
- Tränenpünktchen H04.5
- Tränensack H04.5
-- angeboren Q10.5
- Tränenweg H04.5
-- kongenital Q10.5
-- postkanalikulär H04.5
- trikuspidal, mit Insuffizienz I07.2
- Trikuspidalklappe I07.0
-- angeboren Q22.4
-- mit
--- Insuffizienz I07.2
---- mit Krankheit, Aortenklappe I08.2
--- Krankheit
---- Aortenklappe I08.2
---- Mitralklappe I08.1
----- und Krankheit, Aortenklappe I08.3
--- Regurgitation I07.2
---- mit Krankheit, Aortenklappe I08.2
--- Schlussunfähigkeit I07.2
---- mit Krankheit, Aortenklappe I08.2
-- nichtrheumatisch I36.0
--- mit Insuffizienz I36.2
-- rheumatisch I07.0
- Truncus brachiocephalicus, mit Infarkt, Hirn I63.2
- Tuba auditiva H68.1
- Tuba uterina N97.1
- Tube N97.1
- Übergang, ureteropelvin, angeboren Q62.1
- Ureter N13.5
-- angeboren Q62.1
-- subpelvin N13.5 ▶

Stenose *(Forts.)*
– Ureterabgang N13.5
– Ureterostium N13.5
– Urethra N35.9
–– angeboren Q64.3
–– bulbär N35.9
–– distal N35.9
–– infektiös N35.1
–– postoperativ N99.18
–– traumatisch N35.0
– Ursprungs-, Arteria renalis I70.1
– Vagina N89.5
–– als Komplikation, Entbindung O65.5
–– kongenital Q52.4
–– mit
––– Hindernis, Geburt O65.5
––– Schädigung, Fetus, bei Entbindung P03.8
–– Mutter, mit Schädigung, Fetus/Neugeborenes P03.8
–– Schwangerschaftskomplikation O34.6
– valvulär I38
– Vena cava, angeboren Q26.0
– Vena cava inferior I87.1
–– angeboren Q26.0
– Vena cava superior I87.1
–– angeboren Q26.0
– Vene I87.1
–– mesenterial K55.1
– Vertebralis I65.0
– Vulva N90.5
Stenosierend
– Cholangitis K83.08
– Enteritis, ulzerös, multifokal, kryptogen K63.3
– Laryngotracheitis J05.0
– Sklerose, Koronararterie I25.19
Stenotrophomonas
– Erreger B96.5! *[nur Zusatzkode!]*
– mit Resistenz, gegen
–– Amikacin U81.6! *[nur Zusatzkode!]*
–– Ceftazidim U81.6! *[nur Zusatzkode!]*
–– Cotrimoxazol U81.6! *[nur Zusatzkode!]*
–– Piperacillin/Tazobactam U81.6! *[nur Zusatzkode!]*
Stenozephalie Q75.8
Stensen-Gang – s.a. Ductus parotideus
– Obstruktion K11.8
– Stein K11.5
– Zyste K11.6
Stenson-Gang – s. Ductus parotideus oder s. Stensen-Gang
Stentstenose, mit Angina pectoris I97.1
Sterbefall R99
– in der Gestationsperiode O95
Stereoagnosie R48.1
Stereopsis, fehlend H53.3
Stereosehen
– herabgesetzt, mit Binokularstörung, bei Fusion H53.3
– vermindert H53.3
Stereotyp
– Bewegung, Störung, mit Selbstverletzung F98.41
– Gewohnheit, abnorm F98.49
– Störung, Bewegung F98.49
–– mit Haarezupfen F98.40
–– ohne Selbstverletzung F98.40
Stereotypie a.n.k. F98.49
– Bewegungs-, und Minderung, Intelligenz, bei
–– Hyperkinesie F84.4
–– Störung, überaktiv F84.4
Steril
– Ehe Z31.6
– Endophthalmitis H44.1
– Meningitis G03.0
– Osteomyelitis, multifokal, mit Periostitis, und Pustulose M86.39
Sterilisation
– bei der Frau Z30.2
–– Antrag auf Z30.2
– beim Mann Z30.2
–– Antrag auf Z30.2
– Beratung Z30.2
– prophylaktisch Z30.2
– Tube Z30.2
Sterilisationswunsch Z30.2
Sterilität
– anovulatorisch N97.0
– bei der Frau N97.9
–– im Zusammenhang mit Partner-Faktoren N97.4
– Beratung Z31.6
– durch Versagen, Ovulation N97.0
– immunologisch bedingt, bei der Frau N97.8
– männlich N46
– psychogen, bei der Frau N97.8
– tubar N97.1
–– bei Anomalie
––– Tuba uterina, angeboren N97.1
––– Uterus, angeboren N97.2
–– primär N97.1
–– sekundär N97.1
– uteriner Ursprung N97.2
– weiblich N97.9
–– primär N97.9
–– sekundär N97.9
– zervikaler Ursprung N97.3
Sterilitätskonflikt, bei der Frau N97.9
Sterkoral
– Erbrechen R11
– Ulkus K62.6
Stern-Lubinsky-Durrie-Syndrom Q87.8
Stern-Syndrom
– Guérin- Q74.3
– Kaler-Garrity- Q87.8
Sternal, Klavikulaepiphyse, Osteochondrose, juvenil M92.3
Sternalgie, bei Angina pectoris I20.9
Sternalknorpel
– Dislokation S23.2
– Distorsion S23.4

S

Sternalregion
– Prellung S20.2
– Verletzung S29.9
–– oberflächlich S20.30
– Wunde, offen S21.1
Sternförmig
– Glaskörper H43.8
– Hyalitis H43.2
– Hyalosis H43.2
–– spätsyphilitisch A52.7† H45.8*
Sternnävus I78.1
Sternocleidomastoideus, Kontraktur, angeboren Q68.0
Sternoklavikulargelenk
– Dislokation S43.2
– Distorsion S43.6
– Komplikation, mechanisch, durch Osteosynthesevorrichtung, intern T84.10
– Luxation S43.2
– Tuberkulose A18.0† M01.11*
Sternoklavikularsyndrom M54.6
Sternokostalsyndrom M54.6
Sternokostoklavikulär, Hyperostose, isoliert M85.81
Sternopagus Q89.4
Sternum
– Agenesie Q76.7
– akzessorisch Q76.7
– Anomalie a.n.k. Q76.7
– bifidum Q76.7
– Deformität
–– angeboren a.n.k. Q76.7
–– erworben M95.4
– Dislokation S23.2
– Distorsion S23.4
– elektiv offen belassen, nach thoraxchirurgischem Eingriff M96.80
– Ewing-Sarkom C41.31
– Fehlen, angeboren Q76.7
– Fraktur S22.20
–– mit Thorax, instabil S22.5
– Hypoplasie Q76.7
– Karzinom C79.5
– Komplikation, mechanisch, durch Osteosynthesevorrichtung, intern T84.28
– Lageanomalie, kongenital a.n.k. Q76.7
– Osteosarkom C41.31
– Prellung S20.2
– Retraktion
–– erworben M95.4
–– kongenital Q76.7
– Sarkom C41.31
– Spalte Q76.7
– Verformung a.n.k. Q76.7
– Verstauchung S23.4
Sternzellgliom C71.9
Steroid-Dehydrogenase, Mangel, mit Zahnanomalien K76.8
Steroid-resistent, Syndrom, nephrotisch
– familiär, mit
–– Insuffizienz, Nebenniere N04.1 E27.4 ►
Steroid-resistent, Syndrom, nephrotisch *(Forts.)*
~ familiär, mit *(Forts.)*
–– Schwerhörigkeit, sensorineural N04.1 H90.5
– idiopathisch N04.9
–– familiär N04.9
––– mit
–––– Hyalinose, fokal, und segmental N04.1
–––– Proliferation, mesangial, diffus N04.3
–––– Sklerose, mesangial, diffus N04.8
– idiopathisches, familiär, mit Minimalläsionen N04.0
Steroid-responsiv, Enzephalopathie, mit Autoimmun-Thyreoiditis, assoziiert G04.8 E06.3
Steroid-sensitiv, Syndrom, nephrotisch N04.0
– idiopathisch, mit
–– Glomerulosklerose, fokal, segmental N04.1
–– Hyalinose, fokal, segmental N04.1
–– Proliferation, mesangial, diffus N04.3
Steroidakne L70.8
Steroiddiabetes, durch Überdosis T38.0
Steroide
– im Blut, Nachweis R78.6
– Missbrauch F55.5
– Stoffwechselstörung, angeboren E34.9
– Urinwert, erhöht R82.5
Steroidosteoporose M81.49
Steroidsulfatase, Mangel Q80.1
Sterol-C5-Desaturase, Mangel Q87.8
Sterol-27-Hydroxylase, Mangel E75.5
Stertor R06.1
Stevens-Johnson-Syndrom L51.1
– toxische epidermale Nekrolyse
–– Übergangsform L51.20
–– Überlappungssyndrom L51.20
– Übergangsform, toxische epidermale Nekrolyse L51.20
Stevenson-Cutis-gyrata-Syndrom, Beare- Q87.8
Stevenson-Syndrom, Patterson- Q87.0
Stewart-Syndrom, McBride- [Granuloma gangraenescens] M31.3
Stich, durch
– Arthropoden, mit Vergiftung a.n.k. T63.4
– Biene T63.4
– Floh T14.03
– Insekt T14.03
–– giftig a.n.k. T63.4
– Meerestier, mit Vergiftung a.n.k. T63.6
– Mücke T14.03
– Pflanzen L24.7
– Schalentier, mit Vergiftung T63.6
– Seeanemone, mit Vergiftung T63.6
– Seestern, mit Vergiftung T63.6
– Skorpion T63.2
– Wespe T63.4
Stichverletzung T14.1
Stichwunde T14.1
– Herz, traumatisch S26.88
–– mit Hämoperikard S26.0
– mit Fremdkörper, penetrierend T14.1
– multipel T01.9

Sticker-Syndrom B08.3
Stickhusten A37.9
Stickler-Syndrom Q87.0
– autosomal-rezessiv Q87.0
– Typ
–– 1 Q87.0
–– 2 Q87.0
–– 3 Q87.0
Stickoxide, Abhängigkeit F19.2
Stickstoff, Retention, extrarenal R39.2
Stickstoffdioxid, Pneumonitis J68.0
Stickstoffoxide, Wirkung, toxisch T59.0
Stieda-Krankheit M76.4
Stieda-Pellegrini-Syndrom M76.4
Stieldrehung, Ovar N83.5
Stiff-Baby-Syndrom G25.88
Stiff-Man-Syndrom G25.88
– kongenital G25.88
Stiff-Person-Syndrom G25.88
Stiff-skin-Syndrom L98.8
Stigmata, syphilitisch, konnatal A50.5
Stigmatisierung, psychosomatisch F45.1
Still-Krankheit M08.29
– adulte Form M06.10
–– Beckenregion M06.15
–– Fuß M06.17
–– Hand M06.14
–– mehrere Lokalisationen M06.10
–– Oberarm M06.12
–– Oberschenkel M06.15
–– Schulterregion M06.11
–– Sprunggelenk M06.17
–– Unterarm M06.13
–– Unterschenkel M06.16
–– Wirbelsäule M06.18
– juvenil M08.29
Stillangst O92.70
Stiller-Syndrom R62.8
Stillhindernis O92.70
Stillicidium urinae R32
Stilling-Türk-Duane-Syndrom H50.8
Stillproblem O92.70
– beim Neugeborenen P92.5
Stillstand
– aurikulär I45.5
– Entwicklung R62.8
–– durch Unterernährung E45
–– fetal, Betreuung, Mutter O36.5
–– Fetus P05.9
–– Kind R62.8
–– Knochen M89.29
–– Trachealring Q32.1
– Geburt O75.9
–– bei Querstand, tief O64.0
– Herz I46.9
–– bei
––– Abort, ärztlich, misslungen O07.3
––– chirurgischem Eingriff T81.8
–– beim Neugeboren P29.1 ►

Stillstand *(Forts.)*
~ Herz I46.9 *(Forts.)*
–– durch
––– Anästhesie, während
–––– Entbindung O74.2
–––– Schwangerschaft O29.1
––– Anästhesie im Wochenbett O89.1
–– Komplikation, bei Abort, misslungen O07.8
–– mit Wiederbelebung, erfolgreich I46.0
–– nach
––– geburtshilflicher Maßnahme, (einschließlich Entbindung) O75.4
––– Schnittentbindung O75.4
–– ohne erfolgreiche Wiederbelebung I46.9
–– postoperativ I97.89
––– Langzeitwirkung nach Herzoperation I97.1
– Herz-Kreislauf- I46.9
–– vor Aufnahme ins Krankenhaus U69.13! *[nur Zusatzkode!]*
– kardiorespiratorisch I46.9
– sinuatrial I45.5
– sinuaurikulär I45.5
– ventrikulär I46.9
– Wachstum
–– Epiphyse M89.19
–– fetal, Betreuung, Mutter O36.5
–– Fetus P05.9
–– Kind R62.8
–– Knochen M89.29
– Wehenphase, aktiv O62.1
–– mit Schädigung, Fetus/Neugeborenes P03.6
STIM1, Mangel, mit Immundefekt, kombiniert D81.8
Stimmapparat, Tuberkulose A16.4
Stimmband – s.a. Stimmlippe
– Abszess J38.3
– akzessorisch Q31.8
– Entzündung J38.2
– Fixation J38.3
– Granulom J38.3
– Hämatom S10.0
– Hyperkeratose J38.3
– Hypertrophie J38.3
– Inkoordinationsneurose F45.33
– Karzinom C32.0
– Keratose J38.3
– Knötchen J38.2
– Krankheit J38.3
– Lähmung J38.00
–– komplett, einseitig J38.02
–– kongenital J38.00
–– partiell
––– beidseitig J38.03
––– einseitig J38.01
– Leiomyom D14.1
– Leukokeratose J38.3
– Leukoplakie J38.3
– Myom D14.1
– Narbe J38.3
– Ödem J38.4
– Papillom D14.1 ►

S

Stimmband – s.a. Stimmlippe *(Forts.)*
– Parakeratose J38.3
– Paralyse J38.00
– Parese J38.00
– Phlegmone J38.3
– Polyp J38.1
– Prellung S10.0
– Reinke-Ödem J38.4
– Varizen I86.88
– Verletzung, oberflächlich S10.10
– Zyste J38.3
Stimmbandlähmung-Syndrom, Ptosis- J38.03 Q10.0
Stimmbandschwäche, bei Myopathie, distal G71.0
Stimme
– Ermüdung R49.8
– Problem R49.8
– Störung R49.8
– Verlust R49.1
Stimmler-Syndrom Q87.1
Stimmlippe – s.a. Stimmband
Stimmlosigkeit R49.1
Stimmritze, Krampf J38.5
Stimmung, Labilität R45.8
Stimmungslage, gedrückt, pessimistisch F32.9
Stimmungsschwankung, depressiv F32.9
Stimulanzien
– Abhängigkeit F15.2
– Entzugssyndrom a.n.k. F15.3
–– mit Delirium F15.4
– Gebrauch, Untersuchung Z04.8
– Missbrauch a.n.k. F15.1
– Rausch, akut a.n.k. F15.0
Stimulator, Nervensystem, elektronisch, mit
– Entzündung T85.72
– Komplikation, mechanisch T85.1
STING[Stimulator von Interferongenen]-assoziiert, Vaskulopathie, mit Beginn in der Kindheit M35.8
Stinknase J31.0
Stippchengallenblase K82.4
Stippled epiphyses Q78.8
Stippung, Hornhaut H16.1
Stirn
– Abszess L02.0
– Anomalie Q75.8
– Basaliom C44.3
– Melanom, maligne C43.3
– Melanoma in situ D03.3
– Nävus D22.3
– Phlegmone L03.2
– Prellung S00.85
– Verletzung S09.9
–– oberflächlich S00.80
– Wunde, offen S01.80
Stirnbein
– Anomalie Q75.9
– Deformität
–– angeboren Q75.8
–– erworben M95.2 ►

Stirnbein *(Forts.)*
– Fraktur S02.0
Stirnfortsatz, akzessorisch Q75.8
Stirnhirn
– Abszess G06.0
– Atrophie G31.0
Stirnhirnsyndrom F07.0
Stirnhöhle
– Abszess J32.1
–– akut J01.1
–– chronisch J32.1
–– tuberkulös A16.8
––– bakteriologisch und histologisch gesichert A15.8
– Barotrauma T70.1
– Empyem J32.1
–– akut J01.1
–– chronisch J32.1
– Entzündung J32.1
–– akut J01.1
––– mit Entzündung, Nebenhöhle, akut J01.8
–– chronisch J32.1
– Fistel J32.1
– Fremdkörper T17.0
– Infektion J32.1
–– akut J01.1
–– chronisch J32.1
– Katarrh J32.1
– Polyp J33.8
– Sinusitis J32.1
–– akut J01.1
– Vereiterung J32.1
–– akut J01.1
–– chronisch J32.1
– Zyste J34.1
Stirnhöhlenwand, Fraktur S02.0
Stirnlage
– Betreuung, Schwangere O32.3
– Komplikation, Entbindung O64.3
– mit Schnittentbindung O32.3
Stirnlappen, Hämangiom D18.02
STK4 [Serin-Threonin-Kinase 4], Mangel, mit Immundefekt, kombiniert D81.8
Stock-Spielmeyer-Vogt-Syndrom E75.4
Störung
– Absorption K90.9
–– Fett K90.4
––– pankreatisch K90.3
–– Kalzium E58
–– Protein K90.4
–– Stärke K90.4
–– Vitamin E56.9
– Adaptations- F43.2
– adrenogenital E25.9
–– arzneimittelinduziert E25.8
–– iatrogen E25.8
–– idiopathisch E25.8
– affektiv F39
–– anhaltend F34.9 ►

Störung *(Forts.)*
~ affektiv F39 *(Forts.)*
–– bipolar, mit Episode
––– depressiv
–––– leicht F31.3
–––– mittelgradig F31.3
–––– schwer
––––– mit Symptom, psychotisch F31.5
––––– ohne Symptome, psychotisch F31.4
––– gemischt F31.6
––– hypomanisch F31.0
––– manisch
–––– mit Symptom, psychotisch F31.2
–––– ohne Symptome, psychotisch F31.1
–– depressiv F32.9
–– einzeln a.n.k. F38.0
–– organisch, rechts-hemisphärisch F07.8
–– persistierend F34.9
–– rezidivierend a.n.k. F38.1
–– senil a.n.k. F03
– aggressiv, ohne Sozialisation F91.1
– akantholytisch L11.9
– Akkommodation H52.5
–– medikamentös H52.5
–– toxisch H52.5
– Aktivität, und Störung, Aufmerksamkeit F90.0
–– bei Hyperkinesie F90.0
– alimentär E63.9
– alveolär a.n.k. J84.00
– Ammoniak-Entgiftung, mit Defekt, Harnstoffzyklus E72.2
– amnestisch, persistierend, durch
–– Alkohol F10.6
–– Sedativa F13.6
– Amnionhöhle O41.9
– Androgenrezeptor, peripher E34.59
– Angst- F41.9
–– generalisiert F41.1
–– organisch F06.4
– Angsttraum- F51.5
– Anpassungs- F43.2
–– berufsbedingt Z56
–– bildungsbedingt Z55
–– ehelich Z63
–– im
––– Alter F43.2
––– Jugendalter F43.2
–– partnerschaftlich Z63
–– psychisch F43.2
–– respiratorisch, beim Neugeborenen P22.8
–– sozial Z60
––– mit Beeinträchtigung, emotional F43.2
–– Sozialverhalten F43.2
– Appetit R63.0
–– psychogen F50.8
– artifiziell F68.1
– Artikulation F80.0
–– entwicklungsbedingt F80.0
–– funktionell F80.0
– Assimilations-, Nahrungsmittel K90.9 ►

Störung *(Forts.)*
– asthenisch
–– organisch F06.6
–– psychogen F48.0
– Atemantrieb R06.88
– Atmung R06.88
–– psychogen F45.33
– Atmungsorgane J98.9
–– psychogen F45.33
– Aufmerksamkeit F98.80
–– beim Kind F90.0
–– ohne Hyperaktivität F98.80
––– mit Beginn in der Kindheit und Jugend F98.80
–– und Störung, Aktivität F90.0
––– bei Hyperkinesie F90.0
– Aufmerksamkeitsdefizit- und Hyperaktivitäts- [ADHS] F90.0
– Aufnahme, und Störung, Transport, Aminosäure E72.0
– Auge
–– postoperativ H59.9
–– psychogen F45.8
– Augenbewegung H51.9
–– binokular H51.9
– Ausscheidung, renal N19
– Aussprache F80.9
– autistisch F84.0
– Band M24.29
– Bandansatz M77.9
– Basalganglien, biotin-responsiv G25.88
– bei Belastung F43.9
– beim
–– Lesen R48.0
–– Neugeborenen P96.9
–– Schlucken R13.9
–– Sprechen R47.8
–– Zahnen K00.7
– Belastungs-, posttraumatisch [PTBS] F43.1
– Belüftung, Tube H69.8
– Benetzungs-, keratokonjunktival H18.8
– berufsbedingt, psychogen F48.8
– Bewegung G25.9
–– abnorm, mit Affektion, extrapyramidal, unklar G25.9
–– behandlungsinduziert G25.9
–– dissoziativ F44.4
–– extrapyramidal G25.9
–– hyperkinetisch F90.9
–– psychogen F44.4
–– spastisch, abnorm, mit Affektion, extrapyramidal, unklar G25.9
–– stereotyp F98.49
––– mit
–––– Haarezupfen F98.40
–––– Selbstverletzung F98.41
––– ohne Selbstverletzung F98.40
–– zerebral G25.9
– Bewegungsorgan, psychogen F45.8
– Bewusstsein R41.8
–– bei Anfall, epileptisch G40.2 ►

S

Störung *(Forts.)*
~ Bewusstsein R41.8 *(Forts.)*
-- durch Epilepsie, partiell G40.2
-- mit Belastungsreaktion, akut F43.0
- Beziehungs- F68.8
-- beim Kind F93.2
-- jugendlich F93.2
-- sexuell F66.2
--- durch Bisexualität F66.2
-- zwischenmenschlich F68.8
- Bilirubinausscheidung E80.6
- Bindungs-
-- mit Enthemmung, im Kindesalter F94.2
-- reaktiv, im Kindesalter F94.1
- Binokular-, bei
-- Fusion, mit Stereosehen, herabgesetzt H53.3
-- Korrespondenz, Retina, anomal H53.3
- Binokularsehen H53.3
- Biosynthese, Androgene, testikulär E29.1
- bipolar F31.9
-- affektiv F31.9
--- gegenwärtig remittiert F31.7
-- organisch F06.3
- Bipolar-I- F31.8
- Bipolar-II- F31.8
- Blase N32.9
-- neurogen N31.9
-- neuromuskulär N31.9
-- und Darm, neurogen a.n.k. K59.2
- Blasen-Darm- N32.9
- Blasen-Mastdarm- N32.9
- Blickbewegung H51.9
- Blut-Hirn-Schranke I67.88
- Blutbildung D75.9
- Blutgerinnung D68.9
-- dauerhaft erworben U69.11! *[nur Zusatzkode!]*
-- flüchtig, neonatal P74.4
-- temporär U69.12! *[nur Zusatzkode!]*
-- Thrombomodulin-abhängig D68.5
- Blutsystem, psychogen F45.8
- Blutung N92.6
-- gynäkologisch N93.9
-- klimakterisch N92.4
-- postklimakterisch N95.0
-- präklimakterisch N92.4
- Brachialplexus G54.0
- Briquet- F45.0
- Bursa M71.99
- Charakter- F68.8
- Chiasma opticum H47.4
- Corpus cavernosum N48.9
- Corpus geniculatum H47.5
- Dämmerungssehen H53.6
- Darm K63.9
-- funktionell K59.9
-- psychogen F45.32
- Darmgefäß, chronisch K55.1
- Darmpassage K59.9
- Dentition K00.6 ►

Störung *(Forts.)*
- depressiv F32.9
-- als Episode
--- leicht F32.0
--- mittelgradig F32.1
--- schwer, ohne Symptome, psychotisch F32.2
-- bei Störung, Sozialverhalten F92.0
-- organisch F06.3
-- psychogen F32.9
-- rezidivierend F33.9
--- als Episode
---- leicht F33.0
---- mittelgradig F33.1
---- schwer, mit Symptom, psychotisch F33.3
--- gegenwärtig remittiert F33.4
-- saisonal F33.9
--- Episode, rezidivierend F33.8
-- und Angst, gemischt F41.2
- desintegrativ, beim Kind a.n.k. F84.3
- Diskrimination, akustisch H93.2
- dissoziativ F44.9
-- gemischt F44.7
-- vorübergehend, in der Kindheit und Jugend F44.82
- Drüse, endokrin E34.9
- durch Schädigung, Funktion, Niere, tubulär N25.9
- Durchblutung I99
-- Aderhaut H34.2
-- arteriell I73.9
--- mesenterial K55.1
--- peripher I73.9
--- zerebral I67.88
-- basilär G45.09
-- bei
--- Diabetes mellitus E14.50† I79.2*
--- Krankheit, Gefäß, peripher I73.9
--- Typ-1-Diabetes mellitus E10.50† I79.2*
--- Typ-2-Diabetes mellitus E11.50
-- Bein, mit Ödem I73.9
-- Extremität I73.9
-- Gehirn I67.88
-- Hauttransplantat T86.50
-- Innenohr H93.0
-- kardial, chronisch I25.9
-- koronar I25.9
-- Labyrinth H93.0
-- nach Fontaine I70.29
-- peripher I73.9
-- Retina H34.2
-- spinal G95.18
-- venös I87.20
-- vertebrobasilär G45.09
-- zerebellar I67.88
-- zerebral I67.88
-- zerebrovaskulär I67.88
--- chronisch I67.88
- Durchbruch, Zahn K00.6
-- mit Lage, Zahn, abnorm K07.3
-- primär K00.6
- Durchschlaf- G47.0 ►

Störung *(Forts.)*
– Dysregulations-, orthostatisch I95.1
– Eihäute O41.9
–– mit Schädigung, Fetus/Neugeborenes P02.9
– Einschlaf- G47.0
– Eisenverwertung E83.1
–– bei Anämie, nutritiv D50.8
– Ejakulation F52.8
– ekzematös, psychogen F45.8
– Elektrolyte E87.8
–– bei Hyperemesis gravidarum O21.1
–– mit Flüssigkeitsstörung E87.8
–– transitorisch, beim Neugeborenen P74.4
– Elektrolythaushalt E87.8
–– bei
––– Abort, ärztlich, misslungen O07.3
––– Hyperemesis gravidarum, Beginn vor Beendigung der 20. Schwangerschaftswoche O21.1
–– Komplikation, bei Abort, misslungen O07.8
– Elektronentransport, durch Mangel
–– Flavoprotein E71.3
–– Flavoprotein-Ubiquinon-Oxidoreduktase E71.3
– Elimination, transepidermal L87.9
– emotional F39
–– anhaltend F34.9
–– bei
––– Belastungsreaktion, akut F43.0
––– Störung, Sozialverhalten F92.8
–––– im Kindesalter F92.8
–– Identität, mit Überängstlichkeit, im Kindesalter F93.8
–– im Jugendalter F98.9
–– mit
––– Ängstlichkeit, sozial, im Kindesalter F93.2
––– Trennungsangst, im Kindesalter F93.0
–– spezifisch, im Kindesalter F93.9
––– mit
–––– Angst F93.8
–––– Geschwisterrivalität F93.3
– Empfindlichkeit, Haut R20.8
– Empfindung
–– dissoziativ F44.6
–– psychogen F44.6
– endokrin E34.9
–– mit
––– Hypertonie I15.20
––– Psychose F06.8
–––– akut F05.8
–––– subakut F05.8
–– nach medizinischen Maßnahmen E89.9
–– psychogen F45.8
–– transitorisch, neonatal P72.9
–– Untersuchung Z13.8
– Entleerung, Harnblase, neurogen N31.9
– Entwicklung F89
–– Fein- und Graphomotorik, umschrieben F82.1
–– Fertigkeiten, schulisch F81.9
–– Funktion, motorisch F82.9
–– geistig F79.9 ►

Störung *(Forts.)*
~ Entwicklung F89 *(Forts.)*
–– Grobmotorik, umschrieben F82.0
–– Lernfähigkeit F81.9
–– Lesefähigkeit F81.0
–– Mischform F83
–– Mundmotorik, umschrieben F82.2
–– neurologisch
––– PLAA-assoziiert Q02
––– schwergradig, mit Fütterproblemen, stereotypen Handbewegungen, und bilateraler Katarakt G31.88
––– SYT1-assoziiert Q87.8
–– phonologisch F80.0
–– psychosexuell F66.9
–– Rechnen F81.2
–– Rechtschreibfähigkeit F81.0
–– Sprache
––– expressiv F80.1
––– rezeptiv F80.28
–– tiefgreifend F84.9
–– Zahn K00.9
– Enzym, glykolytisch E74.8
– Erektion F52.2
–– nichtorganisch, beim Mann F52.2
–– Ursprung, organisch, beim Mann N48.4
– Erinnerungsvermögen R41.3
–– leicht, nach Hirnschädigung F06.7
– Ernährung E63.9
–– in der
––– Eigenanamnese Z86.3
––– Familienanamnese a.n.k. Z83.4
–– mit
––– Kachexie E41
––– Katarakt a.n.k. E63.9† H28.1*
––– Psychose, organisch F06.8
–– Mutter, mit Schädigung, Fetus/Neugeborenes (Zustände unter E40-E64) P00.4
– Erregungs-
–– neuromuskulär G70.9
–– sexuell, bei der Frau F52.2
– Erregungsbildung I45.9
– Erregungsleitung, Herz I45.9
– Erythropoese, isoliert D64.8
– Ess- F50.9
–– beim Neugeborenen P92.9
–– nervös F50.9
– Eustachi-Röhre a.n.k. H69.9
– extrapyramidal G25.9
– Farbsinn H53.5
–– erworben H53.5
– Faszie M62.99
– Fazialis G51.9
– Feinmotorik R29.2
– Fertilität
–– bei der Frau N97.9
–– beim Mann N46
– Fibroblasten M72.99
– Flüssigkeits-, bei Störung, Elektrolyte E87.8 ►

Störung *(Forts.)*
– Fruchtwasser O41.9
–– mit Schädigung, Fetus/Neugeborenes P02.9
– Fütterung, im frühen Kindesalter F98.2
– Funktion
–– bei Mangel, Faktor IX D67
–– biomechanisch M99.99
–– Galle K82.9
–– Gehirn G93.4
–– Harnblase N31.9
–– Hoden E29.9
–– Hypophyse E23.7
––– durch
–––– Empty-Sella-Syndrom E23.0
–––– Zyste, Rathke-Tasche E23.6
–– Ileostoma K91.4
–– Labyrinth H83.2
–– Lid H02.5
–– nach
––– Enterostomie K91.4
––– Herzoperation I97.1
–– Niere N28.9
––– tubulär N25.9
–– Ovar E28.9
–– polyglandulär E31.9
–– psychogen, körperlich F59
–– psychosomatisch F45.8
–– Schilddrüse E07.9
––– bei Schwangerschaft O99.2
––– mit Exophthalmus E05.0† H06.2*
–– segmental M99.09
–– sexuell F52.9
––– nichtorganisch F52.9
–– somatisch M99.09
–– sozial F94.9
–– Tracheostoma J95.0
–– Ursprung, psychisch F45.8
–– zerebral G93.4
– funktionell F45.9
–– Atmungsorgane F45.33
–– Granulozyten, neutrophil D71
–– Haut F45.8
–– Muskel-Skelett-System F45.8
–– psychogen a.n.k. F45.8
–– Urogenitalsystem F45.8
–– Ursprung, psychisch
––– Atmungsorgane F45.33
––– Haut F45.8
––– Magen-Darm-Trakt F45.37
––– Muskel-Skelett-System F45.8
––– Urogenitalsystem F45.8
– Fusions-, mit Ausfall, korrespondierende Gesichtsfeldareale H53.4
– Gallenweg K83.9
– Gamma-Glutamylzyklus E72.8
– Gang R26.8
–– hysterisch F44.4
– gastrointestinal K92.9
–– funktionell K59.9
–– psychogen F45.37 ►

Störung *(Forts.)*
– Gedächtnis R41.3
–– leicht, nach Hirnschädigung F06.7
– Gedeih- R62.8
– Gefäß I99
–– zerebral, mit Demenz F01.9
– Gefühlssinn R20.8
– Gehirn, organisch, mit Störung, Verhalten F07.0
– geistig, in der Familienanamnese Z81
– Gelenk a.n.k. M25.99
–– psychogen F45.8
–– temporomandibulär K07.6
– Gelenkknorpel M24.19
– Gerinnung D68.9
–– bei Lösung, Plazenta, vorzeitig O45.0
–– beim Erwachsenen D68.9
–– mit
––– Blutung
–––– intrapartal O67.0
–––– präpartal O46.0
––– Haemorrhagia ante partum O46.0
–– neonatal, transitorisch P61.6
–– postpartal O72.3
–– transitorisch, abnorm, beim Neugeborenen P61.6
– Geruchssinn R43.8
–– mit Störung, Geschmackssinn R43.8
–– psychogen F45.8
– Geschlechtsentwicklung
–– bei Karyotyp 46,XX Q56.2
––– mit Anomalie
–––– anorektal Q56.2 Q43.9
–––– Skelett Q56.2 Q79.9
–– durch Mangel
––– 5-Alpha-Reduktase 2, mit Karyotyp 46,XY E29.1
––– 17-beta-Hydroxysteroid-Dehydrogenase 3, Karyotyp 46,XY E29.1
––– 17,20-Desmolase, testikulär, mit Karyotyp 46,XY E29.1
––– 17,20-Lyase, isoliert, mit Karyotyp 46,XY E29.1
–– genetisch bedingt, 46, XX Q99.1
–– ovotestikulär, bei Karyotyp 46,XX Q56.0
–– testikulär, 46,XX Q99.1
– Geschlechtsidentität F64.9
–– im Erwachsenenalter, nicht-transsexueller Typ F64.1
–– im Kindesalter F64.2
– Geschmackssinn R43.8
–– bei Störung, Geruchssinn R43.8
– Gleichgewicht R42
–– autonom G90.8
–– Darmflora [Dysbiose] K63.8
–– Kalium, beim Neugeborenen P74.3
–– mit
––– Dauerschwindel H81.9
––– Drehschwindel H81.8
–– sympathisch G90.8
–– und Schwindel R42 ►

Störung *(Forts.)*
– Gliedmaßen, psychogen F45.8
– glomerulär N05.9
–– bei
––– Endokarditis, bakteriell, subakut I33.0† N08.8*
––– Fabry-Krankheit E75.2† N08.4*
––– Goodpasture-Syndrom M31.0† N08.5*
––– Granulomatose mit Polyangiitis M31.3† N08.5*
––– Lupus erythematodes, systemisch M32.1† N08.5*
––– Makroglobulinämie Waldenström C88.00† N08.1*
––– Mangel, Lecithin-Cholesterin-Acyltransferase, familiär E78.6† N08.4*
––– Myelom, multipel C90.00† N08.1*
––– Panarteriitis nodosa M30.0† N08.5*
––– Purpura, thrombotisch-thrombozytopenisch M31.1† N08.5*
––– Wegener-Granulomatose M31.3† N08.5*
– Glukoneogenese E74.4
– Glykolyse, anaerob, mit Anämie D55.2
– Glykosylierung, Protein-N E77.8
– Gonaden, bei Pseudohermaphroditismus masculinus E29.9
– hämatologisch D75.9
–– bei Krankheit, durch HIV B23.8
–– beim Fetus/Neugeborenen P61.9
– hämorrhagisch a.n.k. D69.9
–– durch Antikoagulanzien, zirkulierend D68.35
– Hämostase D68.9
– Haltung, skoliotisch M41.99
– Harn- und Geschlechtsorgane, psychogen F45.34
– Harnabfluss N13.9
–– funktionell N31.9
–– mechanisch N13.9
– Harnblase N32.9
– Harnblasen-Mastdarm- N32.9
– Harnblasen-Rektum- N32.9
– Harnentleerung R39.1
–– psychogen F45.34
– Harnstoffzyklus E72.2
– Harnsystem N39.9
– Harntransport R39.1
– Haut L98.9
–– beim Fetus/Neugeborenen P83.9
–– psychogen F45.8
–– und Unterhaut L98.8
– Herz, psychogen F45.30
– Herzfunktion I51.8
–– durch Herzprothese I97.1
–– postoperativ I97.89
– Herzrhythmus I49.9
–– beim Neugeboren P29.1
–– durch Nebenwirkung, medikamentös T46.9
–– fetal
––– Komplikation, Entbindung O68.0
––– mit Mekonium, im Fruchtwasser, mit Komplikation, Entbindung O68.2 ►

Störung *(Forts.)*
– Herzrhythmus I49.9 *(Forts.)*
–– funktionell I49.9
–– in der Eigenanamnese Z86.7
–– psychogen F45.30
–– tachykard I49.9
– Herzschlag R00.8
– Hirnnerv G52.9
–– I G52.0
–– II a.n.k. H47.0
–– III a.n.k. H49.0
–– IV a.n.k. H49.1
–– V G50.9
–– VI a.n.k. H49.2
–– VII a.n.k. G51.9
–– VIII H93.3
–– IX G52.1
–– X G52.2
–– XI G52.8
–– XII G52.3
– Hörnerv H93.3
– Hormon E34.9
– hormonell, gynäkologisch E34.9
– Hornhauttransplantat T86.83
– Hyperaktivitäts-, mit Defizit, Aufmerksamkeit F90.0
– hyperkinetisch F90.9
– hypochondrisch F45.2
– Hypoglykämiewahrnehmungs-, bei
–– Diabetes mellitus E14.60 U69.74!
–– Typ-1-Diabetes mellitus E10.60 U69.74!
–– Typ-2-Diabetes mellitus E11.60 U69.74!
– Hypophyse E23.7
–– iatrogen E23.7
– Identität
–– im Kindesalter F93.8
–– psychosexuell F64.9
––– im Kindesalter F64.2
– Immunität D89.9
–– in der Eigenanamnese Z86.2
– Immunmechanismus D89.9
–– bei Krankheit, durch HIV B23.8
– Immunsystem, in der Familienanamnese Z83.2
– Impulskontrolle F63.9
–– mit Reizbarkeit, intermittierend auftretend F63.8
– in der Pubertät E30.9
– Innenohr H83.9
– Innervation, Uterus
–– parasympathisch N85.8
–– sympathisch N85.8
– Insertions-, Wirbelsäule M46.09
– Interkostalnerv G58.0
– Kalziumstoffwechsel, mit Hypokalziämie E83.58
– kardiovaskulär I51.6
–– funktionell I51.6
–– psychogen F45.30
– Kauvermögen K08.88 ►

S

Störung *(Forts.)*
– Kennedy-Stoffwechselweg, mit Paraplegie, spastisch, autosomal-rezessiv, kompliziert G11.4
– Kiefer, entwicklungsbedingt K10.0
– Kiefergelenk K07.6
– klimakterisch N95.9
– Knochen M89.99
– Knochendichte M85.99
– Knochenentwicklung, mit Störung, Wachstum a.n.k. M89.29
– Knochenkontinuität M84.99
– Knochenstruktur M85.99
– Knorpel M94.99
– Koagulationsfaktor a.n.k. D68.28
– körperdysmorphophob F45.2
– körperlich, mit Störung, Verhalten F59
– kognitiv
–– anhaltend, durch
––– Alkohol F10.7
––– Halluzinogene F16.7
––– Sedativa F13.7
–– leicht F06.7
– Kohabitation F52.9
– Kohlenhydratabsorption K90.4
–– Darm, postoperativ K91.2
–– intestinal a.n.k. E74.3
– Kolon K63.9
–– funktionell K59.9
––– kongenital Q43.2
– komaartig R40.1
– kombiniert
–– Fertigkeiten, schulisch F81.3
–– Phosphorylierung, oxidativ E88.8
–– Sozialverhalten, und Emotion F92.9
– Kontakt, beim Kind F93.2
– Konvergenz- H51.1
–– supranukleär H51.1
– Konversions- F44.9
–– gemischt F44.7
–– mit
––– Hysterie F44.9
––– Neurose F44.9
–– reaktiv F44.9
– Konzentration, klimakterisch N95.1
– Koordination R27.8
–– Augenmuskel a.n.k. H50.9
–– entwicklungsbedingt F82.9
–– Körperhaltung R29.3
–– Labyrinth H83.2
–– visuomotorisch R27.8
–– zentral R27.8
– Kreislauf I99
–– altersbedingt I99
–– hypoton I95.9
–– kongenital Q28.9
–– neurovegetativ F45.30
–– peripher, bei
––– Diabetes mellitus E14.50
––– Typ-1-Diabetes mellitus E10.50
––– Typ-2-Diabetes mellitus E11.50 ►

Störung *(Forts.)*
~ Kreislauf I99 *(Forts.)*
–– psychogen F45.30
–– vegetativ I99
– Kreuzbein a.n.k. M53.3
– kutan, psychogen F45.8
– Laktation, im Wochenbett O92.70
– Leber K76.9
– Lern- F81.9
–– psychisch F81.8
– Lese-, umschrieben F81.0
– Lese-Rechtschreib- F81.0
– Lesen, entwicklungsbedingt F81.0
– Libido F52.0
–– chronisch F52.9
– Lipidspeicherung E75.6
– Lumbosakralplexus G54.1
– Lunge, interstitiell, arzneimittelinduziert J70.4
–– akut J70.2
–– chronisch J70.3
– Lutealphase, spät N94.8
– Lymphabfluss I89.8
– Lymphsystem, psychogen F45.8
– Magen-Darm
–– akut K92.9
–– psychogen F45.37
– Magenentleerung, funktionell K31.9
– Magenfunktion K31.9
– Mamma N64.9
– manisch F30.9
– Meniskus a.n.k. M23.99
– Menopause N95.9
– Menstruation N92.6
–– psychogen F45.8
– Methylgruppentransfer, zytosolisch E72.1
– Mikrozirkulation, zerebral I67.88
– Miktion a.n.k. R39.1
–– neurogen N31.9
–– psychogen F45.34
– mit
–– Ängstlichkeit, sozial, im Kindesalter F93.2
–– Überängstlichkeit, im Kindesalter F93.8
– monoplegisch, psychogen F45.8
– Motilität
–– Auge H51.9
–– Darm K59.9
–– mechanisch, Auge H50.6
––– durch Blow-out-Fraktur H50.6
– motorisch R29.2
–– psychogen F44.4
– Mundepithel K13.2
– Muskel M62.99
–– psychogen F45.8
– Muskel-Skelett-System M79.99
–– nach medizinischen Maßnahmen M96.9
–– psychogen F45.8
– Muskelansatz M77.9
– Muskeltonus, beim Neugeborenen P94.9
– myoneural G70.9
–– durch Blei G70.1
–– toxisch G70.1 ►

Störung *(Forts.)*
– myotonisch G71.1
– Nackenbereich a.n.k. M53.82
– Nagel, alimentär L60.3
– Nahrungsverwertung K90.9
– Natriumgleichgewicht, beim Neugeborenen P74.2
– Nebenniere E27.9
– Nebennierenrinde E27.9
–– angeboren, mit Pseudohermaphroditismus
––– femininus E25.09
––– masculinus E25.09
–– bei Pseudohermaphroditismus masculinus E25.8
–– mit Pseudohermaphroditismus femininus E25.8
– Nebenschilddrüse E21.5
– Nerv G58.9
–– Extremität
––– obere G56.9
––– untere G57.9
–– multipel G58.7
–– sympathisch G90.9
– Nervensystem G98
–– autonom G90.9
–– parasympathisch G90.9
–– peripher a.n.k. G64
–– sympathisch G90.9
–– vegetativ G90.9
– Nervenwurzel G54.9
– Nervi olfactorii G52.0
– nervös, funktionell R45.0
– Nervus
–– abducens a.n.k. H49.2
–– accessorius G52.8
–– acusticus H93.3
–– cutaneus femoris lateralis G57.1
–– facialis G51.9
–– femoralis G57.2
–– glossopharyngeus a.n.k. G52.1
hypoglossus G52.3
–– ischiadicus a.n.k. G57.0
–– laryngeus recurrens G52.2
–– medianus a.n.k. G56.1
–– oculomotorius a.n.k. H49.0
–– opticus a.n.k. H47.0
–– peronaeus communis G57.3
–– phrenicus G58.8
–– pneumogastricus G52.2
–– radialis G56.3
–– recurrens G52.2
–– statoacusticus H93.3
–– tibialis G57.4
–– trigeminus G50.9
–– trochlearis a.n.k. H49.1
–– ulnaris G56.2
–– vagus G52.2
–– vestibulocochlearis H93.3
– neurologisch a.n.k. R29.8
– neurometabolisch, durch Mangel, Serin E72.8 ▶

Störung *(Forts.)*
– neuromuskulär G70.9
–– hereditär a.n.k. G71.9
– neurotisch F48.9
–– bei Störung, Sozialverhalten F92.8
– neurovegetativ F45.9
–– prämenstruell N94.3
– neurozirkulatorisch, psychogen F45.30
– nichtgeburtshilflich, im Wochenbett a.n.k. O99.8
– Nidation, mit Unfruchtbarkeit, weiblich N97.2
– Niere N28.9
– Nierenfunktion, mit Gicht M10.39
– Nukleotidstoffwechsel, mit Anämie D55.3
– Odontogenese a.n.k. K00.9
– Ösophagus K22.9
–– psychogen F45.31
– Ohr, postoperativ H95.9
– okulomotorisch H51.9
–– psychogen F45.8
– Oogenese E28.8
– Optikus a.n.k. H47.0
– Optikuspapille H47.3
– Organ, blutbildend D75.9
– organisch
–– affektiv F06.3
–– dissoziativ F06.5
–– emotional, labil F06.6
–– kataton F06.1
–– wahnhaft F06.2
– Orgasmus F52.3
– Orientierung R41.0
–– psychogen F44.88
–– sexuell
––– ichdyston F66.1
––– mit Auswirkung auf Beziehung F66.2
– Ovar E28.9
– Panik- F41.0
–– bei Agoraphobie F40.01
– Pankreas, Sekretion, innere E16.9
– Pankreasfunktion, exokrin K86.83
– parietoalveolar a.n.k. J84.00
– Partnerschaftsbeziehung Z63
– Patella M22.9
– Patellofemoralbereich M22.2
– perinatal, in der Anamnese Z87.6
– Perioden- N92.6
– persistierend, durch
–– Alkohol F10.7
–– Anxiolytikum F13.7
–– Cannabis F12.7
–– Halluzinogene F16.7
–– Hypnotika F13.7
–– Sedativa F13.7
– Persönlichkeit F60.9
–– abhängig F60.7
–– ängstlich F60.6
–– affektiv F34.0
–– alternierend F44.88
–– amoralisch F60.2
–– anankastisch F60.5 ▶

S

Störung *(Forts.)*
~ Persönlichkeit F60.9 *(Forts.)*
-- asozial F60.2
-- asthenisch F60.7
-- bei Epilepsie, limbisch F07.0
-- depressiv F34.1
-- dissozial F60.2
-- emotional, instabil, Typ, impulsiv F60.30
-- expansiv-paranoid F60.0
-- explosiv F60.30
-- exzentrisch F60.8
-- fanatisch F60.0
-- haltlos F60.8
-- histrionisch F60.4
-- hyperthym F34.0
-- hypothym F34.1
-- hysterisch F60.4
-- inadäquat F60.7
-- infantil F60.4
-- kombiniert F61
-- labil F60.4
-- mit
--- Borderline-Syndrom, psychisch F60.31
--- Defekt, moralisch F60.2
-- multipel F44.81
-- nach Hirnschaden, organisch F07.0
-- narzisstisch F60.8
-- neurotisch F60.8
-- organisch F07.0
-- paranoid F60.0
-- passiv F60.7
-- passiv-aggressiv F60.8
-- pathologisch a.n.k. F60.9
-- pseudoretardiert F07.0
-- psychoneurotisch F60.8
-- psychopathisch F60.2
-- querulatorisch F60.0
-- reizbar F60.30
-- schizoid F60.1
-- schizotyp F21
-- selbstschädigend F60.7
-- selbstunsicher F60.6
-- sensitiv paranoid F60.0
-- soziopathisch F60.2
-- und Störung, Verhalten F69
-- unreif F60.8
-- unzulänglich F60.7
-- vermeidend F60.6
-- zwanghaft F60.5
-- zyklothym F34.0
- Perzeption, psychogen F44.6
- phobisch F40.9
-- im Kindesalter F93.1
- Phosphatasestoffwechsel E83.39
- physisch, psychogen a.n.k. F45.8
- Pigment- L81.9
- Pigmentation
-- Chorioidea, angeboren Q14.3
-- durch
--- Eisen L81.8
--- Melaninbildung, vermindert L81.6 ▶

Störung *(Forts.)*
- Plazenta O43.9
- Plexus G54.9
- postklimakterisch N95.9
- Potenz- F52.2
-- erektil F52.2
--- nichtorganisch F52.2
--- organisch N48.4
-- psychogen F52.2
- Prostata N42.9
- Protein-Energie-Bilanz E46
- psychisch a.n.k. F99
-- bei Schwangerschaft O99.3
-- im Wochenbett F53.9
-- in der Anamnese Z86.5
-- leicht, im Wochenbett a.n.k. F53.0
-- mit Erbrechen F50.5
-- organisch F06.9
-- prämenstruell N94.3
-- reaktiv F43.8
-- schwer, im Wochenbett a.n.k. F53.1
- psycho-sexuell F52.9
- psychogen a.n.k. F45.9
-- mit Zwangsgedanken F42.0
-- sexuell F52.9
-- System, endokrin F45.8
- psychomotorisch a.n.k. F44.4
-- bei Belastungsreaktion, akut F43.0
-- dissoziativ F44.4
- psychoneurotisch F48.9
- psychoreaktiv F45.9
- psychosomatisch F45.9
-- multipel F45.0
-- undifferenziert F45.1
- psychosozial F68.8
- psychotisch F29
-- akut, vorübergehend F23.9
-- gemischt F25.2
-- induziert F24
-- nach Gebrauch
--- Alkohol F10.5
--- Cannabinoide F12.5
--- Halluzinogene F16.5
--- Kokain F14.5
--- Lösungsmittel, flüchtig F18.5
--- Opioide F11.5
--- Sedativa, und Hypnotika F13.5
--- Tabak F17.5
-- polymorph, akut
--- mit Symptom, Schizophrenie F23.1
--- ohne Symptom einer Schizophrenie F23.0
-- verzögert auftretend, bei Gebrauch, Opioide, mit Restzustand F11.7
- psychovegetativ F45.9
-- in der Menopause N95.9
- Pupille H57.0
-- mechanisch H57.0
-- medikamentös H57.0
- Rechen- F81.2
- Rechtschreib-
-- bei Lesestörung F81.0 ▶

Störung *(Forts.)*
~ Rechtschreib- *(Forts.)*
–– isoliert F81.1
– Reflex R29.2
– Refraktion H52.7
– Regelblutung N92.6
– Regeltempo- N92.6
– Regulations-
–– hypoton I95.9
–– orthostatisch I95.1
– Reifung, Hoden Q55.8
– Reizleitung I45.9
–– bei Defekt
––– Atriumseptum Q21.1
––– Vorhofseptum Q21.1
–– kardial, progressiv, familiär I45.8
– rektal, psychogen F45.32
– renal
–– arteriell, mit Hypertonie I15.00
–– mit Hypertonie a.n.k. I15.10
– renovaskulär, mit Hypertonie, sekundär I15.00
– Resorption
–– postoperativ K91.2
–– Vitamin B_{12} E53.8
– Respiration R06.88
– rheumatisch, psychogen F45.8
– Rhythmus I49.9
–– Herz, ventrikulär I49.8
–– kardial I49.9
– Rückbildung, Uterus, im Wochenbett O90.8
– Säure-Basen-Gleichgewicht, gemischt E87.4
– Schallempfindung, mit
–– Hörverlust
––– beidseitig H90.3
––– einseitig, bei nichteingeschränktem Hörvermögen der anderen Seite H90.4
–– Schwerhörigkeit H90.5
–– Taubheit H90.5
– Schalleitung H90.2
–– mit Hörverlust
beidseitig H90.0
––– einseitig, bei nichteingeschränktem Hörvermögen der anderen Seite H90.1
–– und Schallempfindung, mit
––– Schwerhörigkeit, kombiniert H90.8
–––– einseitig H90.7
––– Taubheit, kombiniert H90.8
–––– einseitig H90.7
– Schilddrüse, jodmangelbedingt E01.8
– schizoaffektiv F25.9
–– depressiv F25.1
–– gemischt F25.2
–– manisch F25.0
– schizoid, beim Kind F84.5
– schizomanisch F25.0
– schizophreniform F06.2
–– kurz F23.2
–– psychotisch, akut F23.2
– Schlaf G47.9
–– atmungsbedingt G47.39
–– chronisch G47.9 ▶

Störung *(Forts.)*
~ Schlaf G47.9 *(Forts.)*
–– emotional bedingt F51.9
–– Gemischter Typ G47.8
–– Hypersomnie-Typ G47.1
–– Insomnie-Typ G47.0
–– nichtorganisch F51.9
–– Parasomnie-Typ G47.8
– Schlaf-Wach-Rhythmus G47.2
–– durch Flugreisen F51.2
–– in der Anamnese Z91.8
–– psychogen F51.2
– Schmerz-, chronisch, mit somatischen und psychischen Faktoren F45.41
– schmerzhaft, somatoform, anhaltend F45.40
– Schreiben, expressiv, entwicklungsbedingt F81.8
– Schweißdrüse L74.9
– Seh- H53.9
– Sehbahn H47.7
– Sehne M67.99
–– Schulterregion M75.8
– Sehstrahlung H47.5
– Sehvermögen H53.9
–– hysterisch F44.6† H58.1*
– Sehzentrum, kortikal H47.6
– Sekretion
–– Gastrin E16.4
–– Glukagon E16.3
–– Hormon, antidiuretisch E22.2
–– Hypophyse E23.6
–– Magen K31.9
–– Speichel K11.7
–– Thyreokalzitonin E07.0
– sensibel, Nerv, peripher, einzeln G58.9
– Sensibilität R20.8
–– dissoziativ F44.6
–– Haut R20.8
––– tief R20.8
–– Lid H02.8
– sensomotorisch F82.9
– Sexual- F52.9
–– bei
––– Typ-1-Diabetes mellitus E10.60
––– Typ-2-Diabetes mellitus E11.60
–– diabetisch E14.60
–– psychogen F52.9
– Sexualfunktion, psychogen F52.9
– Sexualhormon E34.9
– Sexualhormonsekretion E34.9
– Sexualpräferenz F65.9
–– multipel F65.6
– Sichelzellen D57.1
– Sinnesorgan, psychogen F45.8
– Sinneswahrnehmung, dissoziativ F44.6
– Situations-
–– akut F43.0
–– temporär F43.2
–– vorübergehend F43.2
– Somatisierungs- F45.0
–– undifferenziert F45.1 ▶

S

Störung *(Forts.)*
– somatoform F45.9
– Sozialverhalten F91.9
–– familienbezogen F91.0
–– im Kindesalter F91.9
–– in der Gruppe F91.2
–– leicht, im Wochenbett a.n.k. F53.0
–– mit
––– Bindung, sozial F91.2
–––– fehlend F91.1
––– Depression F92.0
––– Sozialisation F91.2
––– Störung
–––– depressiv F92.0
–––– emotional F92.8
––––– im Kindesalter F92.8
–––– neurotisch F92.8
––– Syndrom, hyperkinetisch, im Kindesalter F90.1
––– Verhalten
–––– aggressiv, andauernd F91.2
–––– aufsässig, oppositionell F91.3
–––– dissozial, andauernd F91.2
––– Zwangscharakter F63.8
–– ohne Sozialisation F91.1
–– schwer, im Wochenbett a.n.k. F53.1
–– Typ, aggressiv F91.1
– Spermatogenese, bei Infertilität, männlich N46
– Sprachbildung F80.9
– Sprache R47.8
–– entwicklungsbedingt, gemischt F80.28
–– expressiv F80.1
–– rezeptiv F80.28
– Sprachentwicklung F80.9
–– audiogen F80.28
–– spezifisch F80.9
– Sprechentwicklung F80.9
– Steißbein a.n.k. M53.3
– Stimme R49.8
– Stuhlentleerung K59.8
– Synovialis M67.99
– Tastsinn R20.8
– Temperaturempfindung R20.8
– Temperaturregulation, beim Neugeborenen P81.9
– Thrombozytenfunktion D69.1
– Tic- F95.9
–– arzneimittelinduziert G25.6
–– bei Chorea G25.6
–– degenerativ
––– generalisiert G25.6
––– lokalisiert G25.6
––– Nervus facialis G25.6
–– mit Spasmus F95.9
–– motorisch, chronisch F95.1
–– organisch G25.6
–– psychogen F95.9
–– vokal, chronisch F95.1
–– vorübergehend F95.0
– Tiefensensibilität, Haut R20.8
– toxisch, neuromuskulär G70.1 ►

Störung *(Forts.)*
– Tractus opticus H47.5
– Tränenabfluss H04.5
– Tränenproduktion H04.1
– Tränensekretion H04.1
– Transport
–– Dopamin-Serotonin, vesikulär, zerebral G25.88
–– mit Störung, Aufnahme, Aminosäure E72.0
– trophoblastisch, in der Eigenanamnese Z87.5
– Tuba auditiva H69.9
– tubulär, mit Verlust, Phosphat N25.0
– tubulointerstitiell, bei
–– Glykogenspeicherkrankheit E74.0† N16.3*
–– Leukämie a.n.k. C95.90† N16.1*
–– Lupus erythematodes, systemisch M32.1† N16.4*
–– Lymphom a.n.k. C85.9† N16.1*
–– Myelom, multipel C90.00† N16.1*
–– Wilson-Krankheit E83.0† N16.3*
–– Zystinose E72.0† N16.3*
– überaktiv, mit Bewegungsstereotypie, und Minderung, Intelligenz F84.4
– Übergangs-, lumbosakral M53.97
– Überleitungs-, Vorhof I45.9
– Ureter N28.9
– Urethra N36.9
– Urogenitalsystem
–– bei der Frau N94.9
–– beim Mann N50.9
–– psychogen F45.34
– vaskulär I99
– vasomotorisch I73.9
– vasospastisch I73.9
– vegetativ G90.9
– Ventilation R06.88
–– obstruktiv R94.2
–– restriktiv R94.2
–– schwer, mit Tuberkulose, alt B90.9
–– Tube H69.8
– Verdauung K30
–– funktionell K59.9
–– psychogen F45.39
– Verdauungssystem K92.9
–– beim Neugeborenen P78.9
–– funktionell, nach medizinischen Maßnahmen a.n.k. K91.88
–– nach medizinischen Maßnahmen K91.9
–– psychogen F45.39
– Verhalten F69
–– alkoholbedingt F10.9
–– bei
––– Minderung, Intelligenz F79.8
–––– leicht F70.8
–––– mittelgradig F71.8
–––– schwer F72.8
–––– schwerst F73.8
––– Störung
–––– Gehirn, organisch F07.0
–––– körperlich F59 ►

Störung *(Forts.)*
~ Verhalten F69 *(Forts.)*
–– deutlich
––– behandlungsbedürftig, bei Minderung, Intelligenz
–––– schwer F72.1
–––– schwerst F73.1
––– bei Minderung, Intelligenz F79.1
––– mit Schwachsinn F79.1
–– emotional, im Kindes- und Jugendalter F98.9
–– im
––– Kindesalter F91.9
––– Wochenbett F53.8
–– in der Familienanamnese Z81
–– psychogen F69
–– sexuell F65.9
–– und Störung, Persönlichkeit F69
– Verhornungs-
–– Lippe K13.0
–– Mund K13.2
–– Zahnfleisch K05.1
–– Zunge K13.2
– vermeidend, beim
–– Jugendlichen F93.2
–– Kind F93.2
– Vestibularfunktion H81.9
– Visus H53.9
– vorwiegend psychomotorisch, bei Ausnahmezustand, reaktiv F43.0
– Wachstum R62.8
–– bei Störung, Knochenentwicklung a.n.k. M89.29
–– fetal P05.9
–– Haar L73.9
–– Nagel L60.8
–– Röhrenknochen, und Wirbelsäule, bei Osteochondrodysplasie Q77.9
– wahnhaft F22.0
–– anhaltend F22.9
–– induziert F24
– Wahrnehmung R44.8
–– und Verarbeitungsstörung, auditiv F80.20
–– visuell R44.8
– Wasserhaushalt E87.8
–– und Elektrolythaushalt, beim Neugeborenen P74.4
– Wasserlassen R39.1
– Wehen, hypertonisch O62.4
– Weichteilgewebe M79.99
– Werkzeug- R48.8
– Wirbelsäule M53.99
–– segmentbezogen M53.99
– Wissenserwerb F81.9
– Wundheilung T89.03
–– Knie T89.03
–– postoperativ T81.8
––– infektiös T81.4
– Wurzel
–– lumbosakral a.n.k. G54.4
–– zervikal a.n.k. G54.2
– Zahnbildung K00.4 ►

Störung *(Forts.)*
– Zahnentwicklung, mit Zyste, Zahn K09.0
– Zahnstruktur, hereditär a.n.k. K00.5
– Zentralnervensystem G96.9
– zerebral G93.9
–– beim Neugeborenen P91.9
–– infantil P91.9
– zerebrovaskulär I67.9
–– im Wochenbett (Zustände unter I60–I69) O99.4
– Zervikalregion a.n.k. M53.82
– Zwangs- F42.9
–– Persönlichkeit F60.5
– Zyklus N92.6
Stoffwechselentgleisung E88.9
Stoffwechselkomplikation E34.9
– nach medizinischen Maßnahmen E89.9
Stoffwechselkrankheit E88.9
– bei Schwangerschaft O99.2
– Eisen E83.1
– mit
–– Arthropathie a.n.k. E88.9† M14.59*
–– Glaukom a.n.k. E88.9† H42.0*
–– Katarakt a.n.k. E88.9† H28.1*
–– Myopathie a.n.k. E88.9† G73.6*
–– Polyneuropathie a.n.k. E88.9† G63.3*
Stoffwechsellage
– dekompensiert E88.9
– diabetisch E14.90
Stoffwechselstörung E88.9
– Aminosäure E72.9
–– angeboren E72.9
–– aromatisch E70.9
–– mit Anämie D53.0
–– neonatal, transitorisch P74.8
–– schwefelhaltig E72.1
–– unverzweigt E72.8
–– verzweigt E71.2
–– verzweigtkettig E71.2
– Ammoniak E72.2
– angeboren E88.9
–– Untersuchung Z13.8
– Arginin E72.2
– Argininbernsteinsäure- E72.2
– bei
–– Hyperemesis gravidarum O21.1
––– Beginn vor Beendigung der 20. Schwangerschaftswoche O21.1
–– Wehen, und Entbindung O75.8
– Beta-Aminosäure E72.8
– Bilirubin E80.7
– Cholesterin E78.9
– Citrullin E72.2
– Cystathionin E72.1
– diabetisch E14.90
– Eisen E83.1
– Elektrolyte E87.8
– Fett E78.9
–– angeboren E78.9
– Fettsäure E71.3
– Fruktose E74.1 ►

S

Stoffwechselstörung E88.9 *(Forts.)*
– GABA [Gamma-Aminobuttersäure] E72.8
– Galaktose E74.2
– Gamma-Aminobuttersäure E72.8
– Glutamin E72.8
– Glutathion, mit Anämie D55.1
– Glykoprotein E77.9
– Glykosaminoglykane E76.9
– Glyzin E72.5
– Histidin E70.8
– Homocystin E72.1
– Hormon, Nebenniere E27.9
– Hydroxylysin E72.3
– in der
–– Eigenanamnese Z86.3
–– Familienanamnese Z83.4
– Isoleuzin E71.1
– Kalium E87.8
– Kalzium E83.59
–– transitorisch, beim Neugeborenen P71.9
– Ketokörper E71.3
– Kohlenhydrate E74.9
–– neonatal, transitorisch P70.9
– Kupfer E83.0
– Leuzin E71.1
– Lipide E78.9
–– angeboren E78.9
–– zerebral, mit Demenz E75.6† F02.8*
– Lipoprotein E78.9
– Lysin E72.3
– Magnesium E83.4
–– transitorisch, beim Neugeborenen P71.9
– Methionin E72.1
– Mineralien E83.9
– mit
–– Arthritis a.n.k. E88.9† M14.59*
–– Krankheit, Haut a.n.k. E88.9† L99.8*
–– Psychose
––– akut F05.8
––– organisch F06.8
– nach
–– Fehlgeburt O08.5
–– medizinischen Maßnahmen E89.9
– Natrium a.n.k. E87.8
– Ornithin E72.4
– Pentosephosphat E74.8
–– Anämie D55.1
– Phosphat E83.39
– Plasmaprotein E88.0
– Porphyrin E80.2
– Purin E79.9
– Pyrimidin E79.9
– Pyruvat E74.4
– Serin E72.8
– Steroide, angeboren E34.9
– Threonin E72.8
– transitorisch, neonatal P74.9
– Tryptophan E70.8
– Tyrosin E70.2
– Urat E79.0
– Valin E71.1 ►

Stoffwechselstörung E88.9 *(Forts.)*
– Zink E83.2
Stokes-Anfall
– Adams- I45.9
– Morgagni-Adams- I45.9
Stokes-Atmung, Cheyne- R06.3
Stoll-Alembik-Finck-Syndrom Q87.8
Stoll-Lévy-Francfort-Syndrom Q87.2
Stolpern, Herz I49.9
Stoma
– mit Komplikation K91.4
– Striktur, nach
–– Enterostomie K91.4
–– Gastrostomie K91.84
–– Kolostomie K91.4
–– Tracheotomie J95.0
Stomatitis K12.1
– allergisch K12.1
– angularis K13.0
–– durch Mangel, Vitamin
––– B a.n.k. E53.9† K93.8*
––– B_2 E53.0† K93.8*
– aphthosa B00.2
–– herpetica B00.2
–– viral B00.2
– bei
–– Moniliasis B37.0
–– Soor B37.0
– candidomycetica B37.0
– diphtherisch A36.8
– durch
–– Candida B37.0
–– Geotricha B48.3
–– Herpesvirus B00.2
–– Prothese K12.1
–– Spirochäten A69.1
– eitrig, akut K12.28
– epidemisch B08.8
– epizootisch B08.8
– follikulär K12.1
– gangraenosa A69.0
– Gingivo- K05.1
– herpetiformis K12.0
– herpetisch B00.2
– membranös, akut K12.1
– mykotisch B37.0
– nekrotisierend-ulzerös A69.0
– parasitär B37.0
– Plaut-Vincent- A69.1
– recurrens
–– major K12.0
–– minor K12.0
– ulcerosa K12.1
–– nekrotisch A69.0
– ulzeromembranös A69.1
– vesicularis K12.1
– vesikulär, mit Exanthem, durch Enterovirus B08.4
Stomatomykose B37.0
Stomatozytose D58.8
– hereditär D58.8

Storchenbiss Q82.5
Stormorken-Syndrom D69.1
Stottern F98.5
– Entwicklungs- F98.5
– psychogen F98.5
Stout-Krankheit, Gorham- M89.59
Stout-Syndrom, Gorham- M89.59
Stovin-Syndrom, Hughes- M35.2
Strabismus H50.9
– accommodativus H50.8
– alternierend H50.9
– bei Amblyopie H53.0
– concomitans a.n.k. H50.4
–– convergens H50.0
–– divergens H50.1
–– intermittierend H50.3
– convergens H50.0
–– akkommodativ H50.3
–– intermittens H50.3
––– alternierend H50.3
–– unilateralis H50.0
– deorsoadductorius H50.8
– divergens H50.1
–– alternans H50.1
–– intermittens H50.3
––– alternierend H50.3
––– unilateral H50.3
––– unilateralis H50.3
– durch
–– Adhäsion H50.6
–– Narbe H50.6
–– Trauma H50.6
– kongenital H50.9
– latent H50.5
– mechanisch bedingt H50.6
– myopathisch, von Graefe H50.8
– nichtparalytisch H50.9
– paralyticus H49.9
– sursoadductorius H50.8
–– et deorsoadductorius H50.8
– verticalis H50.2
Strabismus-Syndrom, posttraumatisch H50.6
Straddling
– Mitralklappe Q23.8
– Trikuspidalklappe Q22.8
Sträussler-Scheinker-Syndrom, Gerstmann- A81.8
Straff um den Hals gelegt, Nabelschnur, mit Schädigung, Fetus/Neugeborenes P02.5
Strahlen
– Dermatitis L59.8
–– akut L58.0
–– chronisch L58.1
– Dermatose L59.8
– Erythem L59.8
– Fibrose L59.8
–– Lunge J70.1
– Granulom L57.5
– Karies K03.8
– Katarakt H26.8
– Kolitis K52.0 ►
Strahlen *(Forts.)*
– Krankheit a.n.k. T66
–– akut T66
– künstlich, mit Schädigung, Zahnschmelz K03.8
– Myelopathie G95.88
– Nephritis N05.9
– nichtionisierend, Dermatitis L57.8
– Pneumonitis J70.0
– Proktitis K62.7
– Zystitis N30.4
Strahlen- und Chemotherapiesitzung, kombiniert, wegen Neubildung, bösartig Z51.82
Strahlenbehandlung, mit Komplikation a.n.k. T66
Strahleneinwirkung, Gastroenteritis K52.0
Strahlenempfindlichkeit, Mikrozephalie, Wachstumsretardierung, bei Immundefekt, kombiniert, schwer D81.1
Strahlenfolgen T66
Strahlengeschädigt, Zahnschmelz K03.8
Strahleninduziert
– Krankheit, Lunge, interstitiell
–– akut J70.0
–– chronisch J70.1
– Mukositis, oral K12.3
– Plexopathie
–– Plexus brachialis G54.0 G97.88
–– Plexus lumbosacralis G54.1 G97.88
Strahlenkörper, Entzündung H20.9
Strahlenpilz, Krankheit A42.9
Strahlentherapie, mit Zwischenfall a.n.k. T66
Strahlentherapiesitzung Z51.0
Strahlenwirkung, schädlich a.n.k. T66
Strahlung
– Atrophia cutis senilis L57.8
– Atrophie, Haut L57.8
– Atrophodermie, senil L57.8
– mit
–– Komplikation T66
–– Otitis externa, akut H60.5
– nichtionisierend
–– chronisch, Veränderung, Haut L57.9
–– mit Dermoid L57.8
– Polyneuropathie G62.88
– radioaktiv, Dermatitis
–– akut L58.0
–– chronisch L58.1
– Ulkus a.n.k. L59.8
Strandberg-Syndrom, Groenblad- Q89.8
Strang, Adhäsions- K66.0
Strang-Syndrom, Smith- E72.1
Strangulation T71
– Appendix K38.8
– Asphyxie T71
– bei Hernie K46.0
–– inguinal K40.30
––– rezidivierend K40.31
– Darm K56.2
–– bei Hernie K46.0
––– mit Gangrän K46.1
– Hämorrhoiden K64.8 ►

S

Strangulation T71 *(Forts.)*
– Harnblasenhals N32.0
– Hernie, gangränös K46.1
– Kolon K56.2
– Magen, bei Hernie K46.0
–– gangränös K46.1
– Mesenterium K56.2
– mit Erstickung T71
– Nabelschnur, mit Schädigung, Fetus P02.5
– Omentum K56.2
– Ostium urethrae internum N32.0
– Ovar N83.8
Strangulationsileus K56.2
Stranguliert
– Enterozele, ohne Gangrän K46.0
– Epiplozele, ohne Gangrän K46.0
– Hämorrhoiden a.n.k. K64.8
–– äußere K64.5
–– innere K64.8
– Hernia abdominalis, ohne Gangrän a.n.k. K45.0
– Hernia diaphragmatica, ohne Gangrän K44.0
– Hernia femoralis
–– einseitig
––– ohne Gangrän K41.30
––– rezidivierend, ohne Gangrän K41.31
–– ohne Gangrän K41.30
–– rezidivierend, ohne Gangrän K41.31
– Hernia inguinalis
–– einseitig, ohne Gangrän K40.30
–– ohne Gangrän K40.30
– Hernia ischiadica, ohne Gangrän K45.0
– Hernia lumbalis, ohne Gangrän K45.0
– Hernia obturatoria, ohne Gangrän K45.0
– Hernia pudendalis, ohne Gangrän K45.0
– Hernia retroperitonealis, ohne Gangrän K45.0
– Hernia umbilicalis, ohne Gangrän K42.0
– Hernia ventralis, ohne Gangrän K43.69
– Hernie
–– hypogastrisch K43.68
–– interstitiell, ohne Gangrän K46.0
–– intestinal, ohne Gangrän K46.0
–– intraabdominal, ohne Gangrän K46.0
–– ohne Gangrän K46.0
–– parastomal K43.3
–– subxiphoidal K43.68
– Mittellinienhernie K43.68
– Narbenhernie K43.0
– Spieghel-Hernie K43.68
Strangurie R30.0
Stransky-Regala-Typ, Anämie, hämolytisch D58.2
Stratakis-Syndrom, Carney- D44.8
Stratton-Garcia-Young-Syndrom Q87.8
Stratton-Parker-Syndrom Q87.1
Strauss-Syndrom, Churg- [Allergische granulomatöse Angiitis] [Allergisch bedingte systemische granulomatös-nekrotisierende Vaskulitis (Arteriitis)] [Allergische Granulomatose] M30.1
Streak-Gonaden, bei
– Hermaphroditismus
–– 46,XX Q99.1
–– 46,XY Q99.1
– Karyotyp
–– 46,XX Q99.1
–– 46,XY Q99.1
Streak-Ovar Q50.3
Streckmuskeln, Finger und Daumen, Aplasie, angeboren, mit assoziierter generalisierter Polyneuropathie G60.0 Q68.1
Strecksehne
– Riss T14.6
– Ruptur, spontan M66.29
Streckseite, Neurodermitis L20.8
Streifen
– angioid H35.38
–– Chorioidea H35.38
–– Makula H35.38
–– Retina H35.38
– longitudinal, Nagel L60.8
–– kongenital Q84.6
– Makula, gefäßähnlich H35.38
– Ovar Q50.3
– Schwangerschafts- L90.6
Streifen- und wirbelförmig, Hypermelanose, nävoid L81.4
Streifenatelektase J98.18
Streifenblutung, Retina H35.6
Streifenkeratitis H16.1
Streiff-Syndrom, Hallermann- Q87.0
Streitsucht F60.30
Strephosymbolie F81.0
– sekundär, durch Schädigung, organisch R48.8
Streptobacillus moniliformis
– Infektion A25.1
– Rattenbiss-Fieber A25.1
Streptobazillen
– Fieber A25.1
– Rattenbiss-Krankheit A25.1
Streptococcus
– agalacticae, Sepsis A40.1
– pneumoniae
–– Bronchopneumonie J13
–– Erreger B95.3! *[nur Zusatzkode!]*
–– mit Resistenz, gegen
––– Makrolid-Antibiotika U80.11! *[nur Zusatzkode!]*
––– Oxacillin U80.10! *[nur Zusatzkode!]*
––– Oxazolidinone U80.11! *[nur Zusatzkode!]*
––– Penicillin U80.10! *[nur Zusatzkode!]*
––– Streptogramine U80.11! *[nur Zusatzkode!]*
–– Pneumonie J13
––– lobär J13
–– Sepsis A40.3
– pyogenes, Sepsis A40.0
Streptodermia
– cutanea lymphatica A46
– superior
–– bullosa L01.0
–– crustosa L01.0 ▶

Streptodermia *(Forts.)*
~ superior *(Forts.)*
-- impetiginosa L01.0
-- vesiculosa L01.0
Streptogen
– Erythem L53.2
– Pityriasis L30.5 B95.5!
Streptokokken
– Angina J03.0
-- eitrig J03.0
-- septisch J03.0
– Arthritis a.n.k. M00.29
– Bakteriämie A49.1
– Bronchitis, akut J20.2
– Bronchopneumonie a.n.k. J15.4
– Embolie, pyämisch A40.9
– Endokarditis I33.0 B95.5!
-- Aortenklappe I33.0 B95.5!
– Entzündung
-- Hals J02.0
--- septisch J02.0
-- Rachen J02.0
– Geschwür, Rachen, septisch J02.0
– Gruppe
-- A
--- Erreger B95.0! *[nur Zusatzkode!]*
--- Sepsis A40.0
-- B
--- Erreger B95.1! *[nur Zusatzkode!]*
--- mit
---- Bronchopneumonie J15.3
---- Pneumonie J15.3
----- angeboren P23.3
----- lobär J15.3
--- Sepsis A40.1
---- beim Neugeborenen P36.0
---- kongenital P36.0
-- C, Erreger B95.41! *[nur Zusatzkode!]*
-- D
--- Erreger B95.2! *[nur Zusatzkode!]*
--- Sepsis A40.2
-- G, Erreger B95.42! *[nur Zusatzkode!]*
– Impetigo contagiosa L01.0
– Infektion a.n.k. A49.1
-- Atmungsorgane, obere J06.9 B95.5!
-- Haut, lokal L08.9 B95.5!
-- kongenital P37.8 B95.48!
-- Rachen J02.0
-- Rückenmark G04.8 B95.5!
-- Samenwege N49.1
– Keimträger Z22.3
– Laryngitis J04.0 B95.5!
– Laryngotracheitis J04.2 B95.5!
– Meningitis G00.2
– Meningoenzephalitis G04.2 B95.5!
– Perikarditis I30.1 B95.5!
– Pharyngitis J02.0
-- septisch J02.0
– Pleuritis J90
– Pneumonie J15.4
-- angeboren P23.6 ►

Streptokokken *(Forts.)*
~ Pneumonie J15.4 *(Forts.)*
-- lobär a.n.k. J15.4
– Prostatitis N41.9
– Rhinopharyngitis J00 B95.5!
– Sepsis A40.9
-- kongenital P36.1
-- mit Glomerulonephritis A40.9† N08.0*
-- neonatal P36.1
-- Rachen J02.0
– Tonsillitis J03.0
– Tracheitis J04.1 B95.5!
Streptomycin
– Überempfindlichkeit T88.7
– Vergiftung T36.5
Streptotrichose A42.9
Stress Z73
– emotional R45.7
-- mit Erregung, reaktiv F30.8
– mit Incontinentia urinae N39.3
– physisch a.n.k. Z73
-- durch Arbeit Z56
– Polyzythämie D75.1
– psychisch a.n.k. Z73
-- durch Arbeit Z56
Stress-Erythrozytose D75.1
Stressamenorrhoe N91.1
Stressdarm K58.8
Stressfraktur M84.39
– Wirbel M48.49
Stressinkontinenz
– Harnblase N39.3
– postoperativ N99.8
– weiblich N39.3
Stresskardiomyopathie I42.88
Stresspolyglobulie D75.1
Stressreaktion
– akut F43.0
– schwer F43.9
Stresssituation Z73
Stresssyndrom F43.2
Stressulkus, Magen K25.3
Striae
– adolescentium L90.6
– albicantes
-- atrophicae L90.6
--- Haut L90.6
-- distensae L90.6
--- Haut L90.6
– atrophicae L90.6
-- syphilitisch A52.7† L99.8*
– cutis
-- atrophicae L90.6
-- distensae L90.6
– gravidarum L90.6
– Mamma L90.6
– rubrae L90.6
Striatal
– Nekrose, beidseitig, bei Polyneuropathie, progressiv Q87.8
– Neurodegeneration, autosomal-dominant G23.8

Striatonigral, Degeneration G23.2
Stridor R06.1
– congenitus P28.8
–– laryngis P28.8
– kruppös J38.5
–– diphtherisch A36.2
Stridulös, Laryngotracheitis J38.5
Striktur
– am Verdauungstrakt, nach Operation K91.84
– Analsphinkter K62.4
–– kongenital Q42.3
– Anastomose, vesikourethral (nach radikaler Prostatektomie) N99.8
– angeboren, durch Klappe, Urethra Q64.2
– Anus
–– beim Säugling Q42.3
–– kongenital, mit Fistel Q42.2
– Aorta ascendens, angeboren Q25.3
– Aortenklappe I35.0
–– kongenital Q23.0
– Aquaeductus cerebri
–– angeboren Q03.0
–– erworben G91.1
– Arteria basilaris I65.1
– Arteria carotis I65.2
– Arteria pulmonalis Q25.6
–– erworben I28.8
– Arteria renalis I70.1
– Arteria vertebralis I65.0
– Arterie I77.1
–– angeboren Q27.8
–– hirnversorgend, extrakraniell I65.9
–– kongenital Q27.8
–– präzerebral I65.9
– Blasenhals N32.0
– Bronchus J98.0
–– angeboren Q32.3
–– syphilitisch A52.7† J99.8*
– Cervix uteri N88.2
–– bei
––– Entbindung O34.4
––– Schwangerschaft O34.4
–– Betreuung, Mutter O34.4
–– Komplikation, Entbindung O65.5
–– kongenital Q51.8
–– mit Schnittentbindung O34.4
– Darm K56.6
–– angeboren Q41.9
–– ischämisch K55.1
– Dickdarm K56.6
–– angeboren Q42.9
– Ductus choledochus K83.1
– Ductus cysticus K82.0
–– ohne Stein K82.0
– Ductus deferens N50.8
–– angeboren Q55.4
– Ductus ejaculatorius N50.8
–– angeboren Q55.4
– Ductus hepaticus K83.1
– Ductus lacrimalis H04.5
–– kongenital Q10.5 ►

Striktur *(Forts.)*
– Ductus nasolacrimalis H04.5
–– kongenital Q10.5
– Ductus spermaticus N50.8
– Dünndarm K56.6
–– angeboren Q41.9
– Duodenum K31.5
–– kongenital Q41.0
– Flexura coli sigmoidea K56.6
– Funiculus spermaticus N50.8
– Gallenblase K82.0
–– ohne Stein K82.0
– Gallenblasengang K82.0
– Gallengang K83.1
–– angeboren Q44.3
–– erworben K83.1
–– ohne Gallenstein K83.1
–– postoperativ K91.84
– Gefäß, pulmonal I28.8
– Gehörgang
–– äußerer, kongenital Q16.1
–– erworben H61.3
– Glottis J38.6
– Harnblase N32.8
– Harnblasenhals N32.0
– Harnröhre, nach
–– Kondylomabtragung N99.18
–– Strahlentherapie N99.18
–– transurethraler Operation N99.18
–– Zirkumzision N99.18
– Herz I51.9
– Herzklappe I38
–– kongenital a.n.k. Q24.8
– Hirnarterie, kongenital Q28.38
– Hymen N89.6
– Hypopharynx J39.2
– Ileum K56.6
–– angeboren Q41.2
– Jejunum K56.6
–– angeboren Q41.1
– Kardia K22.2
– Kolon K56.6
–– kongenital Q42.9
– Koronararterie I25.19
–– kongenital Q24.5
– Larynx a.n.k. J38.6
–– kongenital a.n.k. Q31.8
–– syphilitisch A52.7† J99.8*
––– konnatal A50.5† J99.8*
– Lungengefäß I28.8
– Magen K31.88
–– kongenital Q40.2
– Meatus N35.9
–– acusticus Q16.1
–– osseus Q16.1
––– erworben H61.3
–– urethrae, angeboren Q64.3
–– urinarius N35.9
––– angeboren Q64.3
– Mitralklappe I05.0
–– kongenital Q23.2 ►

Striktur *(Forts.)*
– Muttermund N88.2
– Nabelschnurarterie, kongenital Q27.0
– nach endoskopischem Eingriff, am Verdauungstrakt K91.84
– Nase J34.8
– Nasenöffnung
–– kongenital Q30.0
–– syphilitisch A52.7† J99.8*
––– konnatal A50.5† J99.8*
– Nasopharynx J39.2
–– syphilitisch A52.7† J99.8*
– Neoblasenhals N32.0
– Nierenarterie
–– angeboren Q27.1
–– arteriosklerotisch I70.1
–– fibromuskulär I77.3
– Nierenbeckenausgang N13.5
– Öffnung, vesikourethral N32.0
–– kongenital Q64.3
– Ösophagus K22.2
–– kongenital Q39.3
–– syphilitisch A52.7† K23.8*
––– konnatal A50.5† K23.8*
– Ohrtrompete H68.1
–– kongenital Q17.8
– Os uteri N88.2
– Ostium ureteris N13.5
–– mit Infektion N13.67
– Ostium urethrae internum N32.0
– pelviureteral N13.5
–– bei Pyelonephritis, chronisch N11.1
–– mit Hydronephrose N13.0
– Penis, durch Fremdkörper T19.8
– Pharynx J39.2
– Prostata N42.8
– Pulmonalarterie Q25.6
–– erworben I28.8
– Pulmonalklappe I37.0
–– kongenital Q22.1
– Punctum lacrimale H04.5
–– kongenital Q10.5
– pyeloureteral, bei Pyelonephritis, chronisch N11.1
– Pylorus
–– angeboren Q40.0
–– beim
––– Erwachsenen K31.18
––– Säugling Q40.0
–– hypertrophisch K31.10
– rektosigmoidal K56.6
– Rektum
–– durch
––– Infektion, durch Chlamydien A55† K93.8*
––– Lymphogranuloma inguinale A55† K93.8*
––– Verätzung T28.2
–– gonorrhoisch A54.6
–– kongenital, mit Fistel Q42.0
–– nach Bestrahlung K91.88
–– syphilitisch A52.7† K93.8*
–– tuberkulös A18.3† K93.0* ►

Striktur *(Forts.)*
– Rektumsphinkter K62.4
–– kongenital Q42.1
–– syphilitisch A52.7† K93.8*
–– tuberkulös A18.3† K93.0*
– Retinaarterie, kongenital Q14.1
– Samenleiter N50.8
– Samenstrang N50.8
– Sigmaflexur K56.6
– Speicheldrüse K11.8
– Stoma, nach
–– Enterostomie K91.4
–– Gastrostomie K91.84
–– Kolostomie K91.4
–– Tracheotomie J95.0
– subglottisch J38.6
– syphilitisch a.n.k. A52.7
– Trachea J39.80
–– kongenital Q32.1
–– syphilitisch A52.7† J99.8*
–– tuberkulös a.n.k. A16.4
– Tränenpünktchen H04.5
– Tränenweg H04.5
–– kongenital Q10.5
– Trikuspidalklappe I07.0
–– kongenital Q22.4
– Tuba auditiva H68.1
–– kongenital Q16.4
– Tuba uterina N97.1
–– gonorrhoisch A54.2† N74.3*
–– tuberkulös A18.1† N74.1*
– Tunica vaginalis testis N50.8
– Ureter N13.5
–– bei Pyelonephritis, chronisch N11.1
–– kongenital Q62.1
–– mit Hydronephrose a.n.k. N13.1
––– mit Infektion, Niere N13.61
–– ohne Hydronephrose, mit Infektion, Niere N13.67
–– tuberkulös A18.1† N29.1*
– Uretermündung N13.5
–– angeboren Q62.1
– ureteropelvin N13.5
–– kongenital Q62.1
–– mit Hydronephrose N13.0
– Ureterostium N13.5
– ureterovesikal N13.5
–– kongenital Q62.1
–– mit Infektion N13.67
– Urethra N35.9
–– angeboren Q64.3
–– bulbär N35.9
–– durch Katheter N99.18
–– gonorrhoisch A54.0
–– hintere N35.9
–– infektiös a.n.k. N35.1
–– nach
––– Geburt N35.0
––– medizinischen Maßnahmen N99.18
–– postoperativ N99.18
–– posttraumatisch N35.0 ►

S

Striktur *(Forts.)*
~ Urethra N35.9 *(Forts.)*
–– spastisch N35.8
–– syphilitisch A52.7† N37.8*
–– vordere N35.9
– Urethramündung N35.9
–– kongenital Q64.3
– Uterus N85.6
– Vagina N89.5
–– Betreuung, Mutter O34.6
–– kongenital Q52.4
–– Mutter, mit Schädigung, Fetus/Neugeborenes P03.8
– valvulär I38
– Vas deferens N50.8
– Vena cava, kongenital Q26.0
– Vena cava inferior a.n.k. I87.1
– Vena cava superior a.n.k. I87.1
– Vene I87.1
– Vulva, erworben N90.5
– Zäkum K56.6
Striopallidär, Krankheit a.n.k. G25.88
Striopallidodentat, Kalzinose, bilateral G23.8
Strohkrätze B88.0
Strohl-Syndrom, Guillain-Barré- G61.0
Stroke, progressiv I64
Strom
– elektrisch
–– Schlag T75.4
–– Schock T75.4
– Unfall T75.4
– Verbrennung T30.0
Stroma, Keimstrang, Hoden, Tumor C62.9
Stromainvasion, Cervix uteri, fraglich, bei Carcinoma in situ
– epidermoid D06.9
– plattenepithelial D06.9
Stromakeratitis H16.3
Stromaknoten, endometrial D26.1
Stromal
– Dystrophie, Hornhaut H18.5
–– kongenital H18.5
– Endometriose D39.0
– Myose D39.0
–– endolymphatisch D39.0
– Sarkom, Isthmus uteri C54.0
– Tumor
–– Ovar, bei
––– Entbindung O34.8
––– Schwangerschaft O34.8
–– sklerosierend D27
–– testikulär D40.1
– Vaskularisation, Hornhaut H16.4
Stromatose
– bösartig, Isthmus uteri C54.0
– endometrial D39.0
Stromatumor
– gastrointestinal C26.9
– gastrointestinal [GIST]
–– Dünndarm C17.9
–– Kolon C18.9 ▶

Stromatumor *(Forts.)*
~ gastrointestinal [GIST] *(Forts.)*
–– Magen C16.9
–– Ösophagus C15.9
–– Peritoneum C48.2
Strombahn, zerebral, Arteriosklerose I67.2
Stromme-Syndrom Q87.8
Stromtod T75.4
Strongyloides stercoralis, Befall B78.9
Strongyloidiasis B78.9
– bei Krankheit, durch HIV B20 B78.9
– disseminiert B78.7
– dysenterisch B78.0
– intestinal B78.0
– kutan B78.1† L99.8*
– mit
–– Diarrhoe B78.0
–– Glomerulonephritis B78.9† N08.0*
–– Krankheit, glomerulär B78.9† N08.0*
Strongyloidose B78.9
Strophulus infantum pruriginosus L28.2
Strümpell-Lorrain-Krankheit G11.4
Strümpell-Spondylitis, Marie- M45.09
Strukturanomalie
– Geschlechtschromosomen, bei Phänotyp, männlich Q98.6
– Gonosomen, bei Phänotyp, männlich Q98.6
Struma E04.9
– 1. Grades E04.9
– 2. Grades E04.9
– 3. Grades E04.9
– adenomatös
–– mit Hyperthyreose E05.2
–– nichttoxisch E04.9
–– toxisch E05.2
– adenomatosa E04.9
– Basedow- E05.0
– bei Defekt, Enzym E07.1
– beim Neugeborenen P72.0
– beweglich E04.9
– bland E04.9
– congenita E03.0
–– nichttoxisch E03.0
–– parenchymatosa E03.0
––– nichttoxisch E03.0
–– transitorisch, mit Funktion, normal, beim Neugeborenen P72.0
– diffus E04.0
–– euthyreot E04.0
–– jodmangelbedingt E01.0
–– mit
––– Hyperthyreose E05.0
––– Hypothyreose, angeboren E03.0
–– nichttoxisch E04.0
– diffusa E04.0
–– colloides, nichttoxisch E04.0
–– endemisch E01.0
–– sporadisch E04.0
–– toxisch E05.0
– dyshormogen E07.1
–– familiär E07.1 ▶

Struma E04.9 *(Forts.)*
– einknotig, nichttoxisch E04.1
– endemica E01.2
– euthyreot E04.9
– gangliosa E04.9
– Getzowa-, postbranchial D34
– Hashimoto- E06.3
– hyperplastica E04.9
– hyperplastisch
–– endemisch E01.2
–– sporadisch E04.9
– hyperthyreot, latent E05.0
– hypothyreot E03.9
– Jodmangel- E01.2
– juvenil E04.9
– Knoten E04.1
– Knoten-
–– endemisch, nichttoxisch E01.1
–– jodmangelbedingt E01.1
–– nichttoxisch E04.9
–– ohne Thyreotoxikose E04.2
–– toxisch E05.2
– kolloid E04.9
–– endemisch E01.0
– kongenital E03.0
– Langhans- C73
– lymphomatosa E06.3
– maligna C73
– mehrknotig E04.2
–– jodmangelbedingt E01.1
– mit
–– Autonomie
––– multifokal, mit Euthyreose E04.2
––– Schilddrüse E04.9
–––– mit Hyperthyreose E05.2
–––– multifokal, mit Hyperthyreose E05.2
––– unifokal, mit
–––– Euthyreose E04.1
–––– Hyperthyreose E05.1
–– Hyperthyreose E05.0
– multinodosa E04.2
– neonatorum P72.0
– nichttoxisch E04.9
–– angeboren E03.0
–– multinodulär E04.2
–– uninodulär E04.1
– Niere C64
– nodosa E04.9
–– colloides E04.1
–– diffusa E04.9
–– mit Euthyreose E04.9
–– nichttoxisch E04.9
–– simplex
––– endemisch E01.1
––– sporadisch E04.9
–– toxisch E05.2
– nodulär, bei Hyperthyreose E05.2
– ovarii D27
–– bei Karzinoid D39.1
–– maligna C56 ►

Struma E04.9 *(Forts.)*
– parenchymatös E04.9
–– endemisch E01.2
–– sporadisch E04.9
– retrosternal E04.9
–– mit Einengung, Trachea E04.9
– rezidivierend E04.9
– Riedel- – s.a. Eisenharte Thyreoiditis E06.5
– simplex E04.0
–– endemisch E01.2
–– nichttoxisch E04.0
–– sporadisch E04.0
– substernal E04.9
– toxisch E05.0
–– diffus E05.0
–– multinodulär E05.2
–– uninodulär E05.1
– uninodosa E04.1
– zervikal E04.9
– Zungengrund Q89.2
– zystisch E04.2
–– mehrknotig E04.2
Strumakarzinoid, Ovar D39.1
Strumitis E06.9
Strychnin, Wirkung, toxisch T65.1
Strychninsalz, Wirkung, toxisch T65.1
Stuart-Bras-Syndrom K76.5
– toxisch K71.80
Stuart-Faktor, Mangel, kongenital D68.24
Stuart-Prower-Faktor, Mangel D68.24
– kongenital D68.24
Stürmisch – s. Art der Krankheit
Stützapparat, orthopädisch
– Anpassung Z46.7
– Versorgung mit Z46.7
Stüve-Wiedemann-Syndrom Q78.8
Stuhl
– Bestandteile, abnorm R19.5
– eitrig R19.5
– Farbe, abnorm R19.5
– mit
–– Blut, okkult R19.5
–– Eiter R19.5
–– Fett R19.5
–– Schleim R19.5
– Problem K59.9
– schleimig R19.5
– teerfarbig K92.1
– Verhaltung K59.09
Stuhlabgang R15
– unfreiwillig R15
–– nichtorganischen Ursprungs F98.1
Stuhlentleerung, Störung K59.8
– mit Obstipation K59.01
Stuhlerbrechen R11
Stuhlgang, häufig R19.4
Stuhlgewohnheit, Veränderung R19.4
Stuhlinkontinenz R15
– bei Anastomose, ileumpouch-anal R15 K91.88
– nichtorganisch F98.1
Stuhlträgheit K59.09

S

Stuhlveränderung R19.5
Stumm
– Ischämie, Myokard I25.6
– Niere N19
–– hydronephrotisch N13.3
– Thrombose a.n.k. I82.9
Stummheit R47.0
– hysterisch F44.4
– Taub- H91.3
–– erworben a.n.k. H91.3
–– kongenital a.n.k. H91.3
Stumpf
– Cervix uteri
–– Blutung a.n.k. N88.8
–– Karzinom C53.8
–– Prolaps N81.2
– nichtheilend, nach Amputation T87.6
– Trauma
–– Abdomen S39.9
–– Bauch S39.9
–– Thorax S29.9
Stumpfgastritis K29.7
Stumpfschmerzen, nach Amputation
– Arm, traumatisch T92.6
– Bein, traumatisch T93.6
24-Stunden-Rhythmus, Umkehr, psychogen F51.2
Stupor R40.1
– depressiv F32.8
– dissoziativ F44.2
– kataton F20.2
– manisch F30.2
– manisch-depressiv F31.8
– mit Symptom, kataton F06.1
– psychogen F44.2
– vorübergehend, als Reaktion auf außergewöhnlichen Stress F43.0
– zyklisch F31.9
Sturge-Weber-Dimitri-Syndrom Q85.8
Sturge-Weber-Krabbe-Angiomatose Q85.8
Sturge-Weber-Krabbe-Syndrom Q85.8
Sturz, Mutter, mit Schädigung, Fetus/Neugeborenes P00.5
Sturzgeburt O62.3
– mit Schädigung, Fetus/Neugeborenes P03.5
Sturzneigung a.n.k. R29.6
– auf Grund sonstiger unklarer Krankheitszustände R29.6
– beim älteren Menschen R29.6
Stuttgarter, Hundeseuche A27.8
Stutzer-Dysenterie, Schmitz- A03.0
Styloiditis
– radii M86.93
– ulnae M86.93
Subakromial, Bursitis M75.5
Subakut – s. Art der Krankheit
Subakut-neuropathische Form, Gaucher-Krankheit E75.2
Subaortal
– Verlauf, Vena brachiocephalica Q26.8 ►

Subaortal *(Forts.)*
– VSD [Ventrikelseptumdefekt], bei Double outlet right ventricle Q20.1
Subaortenstenose Q24.4
– fibromuskulär, diskret Q24.4
– fixiert Q24.4
– hypertrophisch I42.1
–– idiopathisch I42.1
– membranös, fixiert, diskret Q24.4
– mit Kleinwuchs, Syndrom Q87.1
– Tunneltyp Q24.4
Subaponeurotisch, Blutung, epikraniell, durch Geburtsverletzung P12.2
Subarachnoidal
– Abszess G06.2
–– Gehirn G06.0
–– Rückenmark G06.1
– Blutgefäß, Verletzung, in Höhe
–– der Lumbosakralgegend S35.82
–– des
––– Abdomens S35.82
––– Beckens S35.82
––– Halses S15.82
––– Thorax S25.82
– Blutung I60.9
–– aneurysmatisch, in der Eigenanamnese Z86.7
–– Arteria basilaris I60.4
–– Arteria cerebri media I60.1
–– Arteria communicans I60.7
–– Arteria communicans anterior I60.2
–– Arteria communicans posterior I60.3
–– Arteria vertebralis I60.5
–– Arterie, intrakraniell, mehrere I60.6
–– ausgehend
––– vom Sinus cavernosus I60.8
––– von Karotissiphon und Bifurkation I60.0
–– beim Fetus/Neugeborenen P52.5
–– durch
––– Aneurysma, zerebral, rupturiert I60.9
––– Geburtsverletzung P10.3
–– Folgen I69.0
–– Hirnarterie I60.7
–– im Wochenbett O99.4
–– mit Vasospasmus I67.80! *[nur Zusatzkode!]*
–– nichttraumatisch I60.9
––– beim Fetus/Neugeborenen P52.5
–– spinal, postoperativ G97.84
–– traumatisch S06.6
– Empyem G06.2
– Hämatom, nichttraumatisch I60.9
– Zyste, Schädelgrube, hintere G93.0
Subareolär
– Abszess N61
–– im Wochenbett O91.10
–– schwangerschaftsbedingt O91.10
– Papillomatose, Milchgang D24
Subazidität
– gastrisch K31.88
– psychogen F45.31
Subclavian-steal-Syndrom G45.89

Subdiaphragmatisch
– Abszess K65.09
–– tuberkulös A18.3† K93.0*
– Blutung R58
– Peritonitis K65.09
Subdural
– Abszess G06.2
–– intrakraniell G06.0
–– intraspinal G06.1
– Blutgefäß, Verletzung, in Höhe
–– der Lumbosakralgegend S35.81
–– des
––– Abdomens S35.81
––– Beckens S35.81
––– Halses S15.81
––– Thorax S25.81
– Blutung S06.5
–– durch Geburtsverletzung P10.0
–– im Wochenbett O99.4
–– nichttraumatisch I62.09
––– akut I62.00
––– chronisch I62.02
––– subakut I62.01
–– spinal G95.10
––– postoperativ G97.83
–– traumatisch S06.5
––– akut S06.5
– Empyem G06.2
–– epidural G06.2
– Granulom
–– intrakraniell G06.0
–– intraspinal G06.1
– Hämatom
–– lokalisiert, durch Geburtsverletzung P10.0
–– nichttraumatisch I62.09
––– beim Fetus/Neugeborenen P52.8
––– chronisch I62.02
––– spinal G95.10
–– traumatisch S06.5
– Zyste
–– Rückenmark G96.1
–– zerebral G93.0
Subendokardial
– Infarkt
–– Myokard, akut I21.4
–– nichttraumatisch, akut I21.4
– Ischämie I24.8
– Nekrose
–– akut I21.4
–– chronisch I25.8
– Schädigung I51.5
– Sklerose, kongenital I42.4
Subependymal
– Astrozytom D43.2
– Gliom D43.2
– Riesenzellastrozytom D43.2
Subependymblutung
– beim Fetus/Neugeborenen, ohne Ausdehnung, intraventrikulär P52.0 ▶

Subependymblutung *(Forts.)*
– mit
–– Ausdehnung, intraventrikulär, 2. Grades, beim Fetus/Neugeborenen P52.1
–– intraventrikulärer Ausdehnung, 3. Grades, beim Fetus/Neugeborenen P52.2
Subependymom D43.2
Subepidermal, Fibrose, nodulär D23.9
Subepiglottisch, Verdickung J38.7
Subepithelial, Dystrophie, Hornhaut H18.5
– muzinös H18.5
Suberose
– mit akuter Exazerbation J67.31
– ohne Angabe einer akuten Exazerbation J67.30
Suberosis pulmonum J67.30
Subgaleal
– Hämatom S00.05
–– durch Geburtsverletzung P12.2
– Prellung S00.05
Subgingival, Zahnstein K03.6
Subglenoidal, Dislokation S43.00
Subglossitis K14.0
Subglottis, Stenose, kongenital Q31.1
Subglottisch
– Amyloidose E85.4† J99.8*
– Karzinom C32.2
– Konstriktion, Larynx, kongenital Q31.1
– Laryngitis J04.0
–– akut J04.0
– Laryngotracheitis, obstruktiv J05.0
– Membran, Larynx Q31.0
– Ödem J38.4
– Segel, Kehlkopf Q31.0
– Stenose J38.6
–– angeboren Q31.1
–– nach medizinischen Maßnahmen J95.5
– Striktur J38.6
– Verengung, ödematös, chronisch J38.4
Subhepatisch, Abszess K65.09
Subhyaloidal, Blutung H35.6
– Retina H35.6
Subileus K56.7
Subinvolutio uteri
– bei Entbindung O90.8
– im Wochenbett O90.8
Subinvolution
– Mamma, nach Laktation N64.8
– puerperal O90.8
– Uterus N85.3
Subjektiv
– Atemnotgefühl F45.33
– Ausfall, Gesichtsfeld H53.1
– Dämmerungssehen, vermindert H53.1
– Epiphora H04.2
– feucht, Auge H04.2
– Hörstörung H93.2
– Sehstörung H53.1
– Tinnitus H93.1
Subkapital, Fraktur
– Humerus S42.20
– Schenkelhals S72.03

S

Subkapsulär
– Glaukomflecken, bei Katarakt H26.2
– Hämatom, Leber, nichttraumatisch K76.8
– Katarakt
–– hintere H26.8
–– senil H25.0
––– anterior H25.0
––– posterior H25.0
–– vordere H26.8
Subklavia, Stenose I77.1
Subklinisch
– Diabetes mellitus R73.0
– Hypothyreose, durch Mangel, Jod E02
Subkondylär, Fraktur, Unterkiefer S02.62
Subkonjunktival
– Blutung H11.3
–– durch Geburtsverletzung P15.3
– Prellung S05.0
– Verletzung S05.0
–– oberflächlich S05.8
Subkorakoid-Pectoralis-minor-Syndrom G54.0
Subkortikal
– Bandheterotopie Q04.3
– Blutung
–– Gehirn I61.0
–– Großhirnhemisphäre, intrazerebral I61.0
–– im Wochenbett O99.4
– Demenz, vaskulär F01.2
– Enzephalopathie
–– arteriosklerotisch I67.3
–– vaskulär, progressiv I67.3
– Zyste, bei Leukoenzephalopathie, megalenzephal E75.2
Subkutan
– Abszess L02.9
– Atrophie L90.9
– Blutung R23.3
– Chromomykose, mit
–– Abszess B43.2† L99.8*
–– Zyste B43.2† L99.8*
– Décollement
–– am
––– Abdomen S30.86
––– Becken S30.86
––– Fuß S90.86
––– Hals S10.96
––– Handgelenk S60.86
––– Oberarm S40.86
––– Oberschenkel S70.86
––– Unterarm S50.86
––– Unterschenkel S80.86
–– an der
––– Hand S60.86
––– Hüfte S70.86
––– Knöchelregion S90.86
––– Lumbosakralgegend S30.86
––– Schulter S40.86
–– Brustwand S20.86
–– Mamma S20.16
–– Rippenregion S20.86 ►

Subkutan *(Forts.)*
~ Décollement *(Forts.)*
–– Thoraxwand S20.86
––– hintere S20.46
––– vordere S20.36
– Emphysem
–– nach chirurgischem Eingriff T81.8
–– traumatisch T79.7
– Fettnekrose, durch Geburtsverletzung P15.6
– Gewebe, Nekrose a.n.k. R02.09
– Hernie, Lunge J98.4
– Infektion, lokal a.n.k. L08.9
– Kalzifikation L94.2
– Knötchen, lokalisiert R22.9
– Knoten R22.9
– Lymphom, T-Zellen, pannikulitisch C86.3
– Mukormykose B46.3† L99.8*
– Prellung a.n.k. T14.05
– Tuberkulid A18.4
– Verletzung, oberflächlich a.n.k. T14.00
Subkutis, Tuberkulose, primär A18.4
Sublimat, Nephrose N17.09
Sublingual
– Abszess K12.28
– Drüse, Abszess K11.3
– Varikose, Vene I86.0
Subluxation T14.3
– alt M24.89
– Gelenk
–– Gliedmaßen
––– obere, kongenital Q68.8
––– untere, kongenital, ausgenommen Hüfte Q68.8
–– traumatisch T14.3
– Gelenkkapsel, traumatisch T14.3
– habituell
–– atlantoaxial, mit Myelopathie M43.3
–– Patella M22.1
– Hüftgelenk, angeboren Q65.5
–– beidseitig Q65.4
–– einseitig Q65.3
– Ligament, traumatisch T14.3
– Linse H27.1
– Nasenseptum J34.2
–– erworben J34.2
– pathologisch M24.39
– Schultergelenk, kongenital Q68.8
– Symphyse, bei Schwangerschaft O26.7
– Wirbel, habituell a.n.k. M43.59
– Wirbelsäule M99.19
Subluxationsglaukom, Linsen- H40.5
Subluxationsstenose
– Foramina intervertebralia M99.69
– Spinalkanal M99.29
Submammär
– Dermatitis L30.9
–– infektiös L30.3
– Kandidose B37.2
Submammärfalte
– Melanom, maligne C43.5
– Melanoma in situ D03.5 ►

Submammärfalte *(Forts.)*
– Nävus D22.5
Submandibulär
– Abszess K12.21
–– mit Ausbreitung, nach mediastinal, parapharyngeal oder zervikal K12.22
– Drüse, Abszess K11.3
– Stein K11.5
Submaxillär
– Abszess L02.0
– Tuberkulose A18.8† K93.8*
– Verletzung S09.9
–– oberflächlich S00.80
Submaxillarregion, Wunde, offen S01.80
Submental
– Abszess L02.0
– Verletzung S09.9
–– oberflächlich S00.80
Submentalgegend, Wunde, offen S01.80
Submukös
– Fibrose
–– oral K13.5
–– Respirationstrakt, oberer J39.88
–– Zunge K13.5
– Leiomyom, Uterus D25.0
– Leiomyosarkom, Uterus C55
– Spalte, Gaumen Q35.9
– Ulkus, Harnblase N30.1
– Zystitis N30.1
Subpelvin, Stenose N13.5
– Ureter N13.5
Subperiostal
– Abszess, Knochen M86.99
– Blutung M89.89
– Ossifikation, posttraumatisch M89.89
– Prellung a.n.k. T14.05
Subphrenisch
– Abszess K65.09
–– nach medizinischen Maßnahmen T81.4
– Peritonitis K65.09
–– akut K65.09
Subpulmonal
– Defekt, Ventrikelseptum, double-committed, bei Double outlet right ventricle Q20.1
– Stenose Q24.3
– VSD [Ventrikelseptumdefekt]
–– bei Double outlet right ventricle Q20.1
–– non-committed, bei Double outlet right ventricle Q20.1
Subretinal, Blutung H35.6
– Aderhaut H31.3
Subsepsis hyperergica sive allergica M08.29
Subserös
– Leiomyom, Uterus D25.2
– Leiomyosarkom, Uterus C55
Subskapulär, Adhäsion M75.0
Subskapularis, und Supraspinatus, Tendinitis M75.1
Substanz
– aufgenommen, Dermatitis L27.9 ►

Substanz *(Forts.)*
– chemisch
–– Absorption T65.9
––– über die Plazenta P04.9
–– Einatmen, mit
––– Bronchiolitis, obliterierend J68.4
–––– chronisch J68.4
–––– subakut J68.4
––– Emphysem J68.4
–––– chronisch J68.4
–––– diffus J68.4
––– Fibrose, Lunge J68.4
–––– chronisch J68.4
–– Krankheit, Atmungsorgane, chronisch J68.4
–– Otitis externa, akut H60.5
–– Peritonitis T81.6
–– Sklerose, systemisch a.n.k. M34.2
–– Wirkung, toxisch a.n.k. T65.9
– exogen
–– Hypothyreoidismus a.n.k. E03.2
–– Kardiomyopathie a.n.k. I42.7
– immunologisch wirksam, Vergiftung T50.9
– Missbrauch F19.1
–– Beratung Z71
– morphinähnlich, Abhängigkeit F11.2
– nichtmedizinisch, Urinwert, abnorm R82.6
– psychoaktiv, Missbrauch F19.1
– psychotrop
–– Missbrauch, in der Familienanamnese a.n.k. Z81
–– multipel, Rausch, akut F19.0
–– Rausch a.n.k. F19.0
–– sonstige, Konsum, intravenös U69.32! *[nur Zusatzkode!]*
– radioaktiv
–– Applikation, therapeutisch Z51.0
–– Dermatitis L58.9
–– Wirkung, schädlich a.n.k. T66
– thyreotrop, Einnahme, mit Thyreotoxikose E05.4
– weiß, Krankheit R90.8
Substernal
– Schilddrüse E04.9
–– kongenital Q89.2
– Struma E04.9
Substitution
– Drogen Z51.83
– Methadon Z51.83
– Opiate Z51.83
Subtarsal, Fremdkörper, Konjunktiva T15.1
Subtelomere 1p36, Deletion Q93.5
Subtentorial, Blutung S06.5
Subtertian-Malaria B50.9
Subtotal, Prolaps, Uterus, und Vagina N81.3
Subtrochantär, Fraktur S72.2
– Femur S72.2
–– disloziert S72.2
Subungual
– Blutung L60.8
– Hämatom T14.05 ►

S

Subungual *(Forts.)*
– Panaritium
–– Finger L03.01
–– Zehe L03.02
– Verätzung, Finger T23.4
– Verbrennung
–– Finger T23.0
–– Zehe T25.0
– Verletzung
–– Finger S69.9
––– oberflächlich S60.9
–– Zehe S90.9
––– oberflächlich S90.9
Suburämie N19
Suburethral
– Abszess N34.0
– Zyste N36.8
Subvalvulär
– Halteapparat, Trikuspidalklappe, Anomalie Q22.8
– Stenose, Aorta, angeboren Q24.4
Subxiphoidal, Hernie K43.98
– inkarzeriert K43.68
– irreponibel K43.68
– mit
–– Einklemmung K43.68
–– Gangrän K43.78
– stranguliert K43.68
– Verschluss verursachend K43.68
Succinat-Coenzym-Q-Reduktase, Mangel, isoliert G31.81
Succinat-Semialdehyd-Dehydrogenase, Mangel E72.8
Succinimide
– Überempfindlichkeit T88.7
– Vergiftung T42.2
Succinyl-CoA-Acetoacetat-Transferase, Mangel E71.3
Succinyl-CoA:3-Ketosäure-CoA-Transferase, Mangel E71.3
Succinyl-CoA:3-Oxosäure-CoA-Transferase, Mangel E71.3
Sucht
– Alkohol F10.2
–– chronisch F10.2
–– mit Psychose, organisch F10.5
– Arzneimittel F19.2
– Drogen F19.2
– Fress-, psychogen F50.4
– Grübel- F42.0
– Internet- F63.8
– Kokain F14.2
– Lügen- F91.8
– Mager- R63.0
–– endogen F50.08
–– in der Pubertät F50.08
– Nessel- L50.9
– Opium F11.2
– Pornographie- F63.8
– Quaddel- L50.9
– Schlaf- F51.1 ►

Sucht *(Forts.)*
– Schlafmittel F13.2
– Schnüffel- F18.2
– Spiel- F63.0
– Streit- F60.30
– Tabletten F19.2
– Trunk-, periodisch F10.2
– Witzel- F07.0
Suchtest, Antikörper Z01.7
Suchtstoff, Abhängigkeit a.n.k. F19.2
Sucrase-Isomaltase, Mangel E74.3
Sucrose, Intoleranz E74.3
Sudamina L74.1
Sudanophil, Leukodystrophie E75.2
– Typ Pelizeus-Merzbacher E75.2
Sudden infant death syndrome
– vor Vollendung des ersten Lebensjahres R95.9
–– mit Obduktion R95.0
– nach Vollendung des ersten Lebensjahres R96.0
Sudeck-Knochenatrophie G90.59
Sudeck-Syndrom G90.59
Sudor anglicus L74.3
Südafrikanisch, Porphyrie E80.2
Südamerikanisch, Fieber, hämorrhagisch A96.8
Südostasiatisch, Ovalozytose D58.1
Südostgrippe [Q-Fieber] A78
Suffokation, durch
– Nahrungsmittel T17.9
– Schleim T17.9
Suffusion R23.3
Sugarman-Brachydaktylie Q73.8
Sugillation R23.3
Suipestiferbakterien, Vergiftung A02.9
Suizid – kodiere Art der Verletzung oder Intoxikation
– Gefahr – kodiere Diagnose R45.8
– Neigung – kodiere Diagnose R45.8
– Versuch – kodiere Art der Verletzung oder Intoxikation Z91.8
Suizidalität R45.8
Suizidgedanken R45.8
Suizidversuch, in der Anamnese Z91.8
Sukkorrhoe, Gastro- K31.88
– intermittierend K31.88
– kontinuierlich K31.88
– psychogen F45.31
Sulcus glossopalatinus, Karzinom C09.1
Sulcus glossopharyngeus, Karzinom C09.0
Sulcus vaginalis, Riss, unter der Geburt O71.4
Sulcus-ulnaris-Syndrom G56.2
Sulfasalazin
– Allergie T88.7
– Überempfindlichkeit T88.7
Sulfatase, Mangel E75.2
– multipel E75.2
Sulfatidlipidose E75.2
Sulfatidose, juvenil, Typ Austin E75.2
Sulfhämoglobinämie D74.8
– bei Methämoglobinämie D74.8
–– erworben D74.8 ►

Sulfhämoglobinämie D74.8 *(Forts.)*
– erworben D74.8
Sulfit
– Allergie T78.4
– Überempfindlichkeit T78.4
Sulfitoxidase
– Mangel E72.1
–– durch Mangel, Molybdän-Kofaktor E72.1
––– Typ
–––– A E72.1
–––– B E72.1
–––– C E72.1
–– isoliert E72.1
–– mit Enzephalopathie E72.1
– Xanthin-Dehydrogenase, und Aldehyd-Oxidase, Mangel, kombiniert, Typ A E72.1
Sulfocysteinurie E72.1
Sulfonamid
– Allergie T88.7
– Überempfindlichkeit T88.7
Sulfonamide
– Allergie, in der Eigenanamnese Z88.2
– Anurie, bei Einsatz als indikationsgerechtes Arzneimittel und ordnungsgemäßer Verabreichung R34 Y57.9!
– Hypothyreoidismus E03.2
– Überdosis, mit Anurie T37.0
Sulfonylharnstoff
– Allergie T88.7
– Überempfindlichkeit T88.7
Sulzberger-Syndrom, Bloch- Q82.3
Sumatra-Milben-Fieber A75.3
Summitt-Syndrom Q75.1
Sumner-Syndrom, Lewis- G61.8
Sumpffieber B54
– durch Leptospiren A27.9
Sumpffieberanämie B54† D63.8*
SUNCT[Short lasting unilateral neuralgiform headache attacks with conjunctival injection and tearing]-Syndrom G44.8
Super female syndrome Q97.0
Superazidität K31.88
– gastrisch K31.88
– psychogen F45.31
Superfekundation, bei Schwangerschaft O30.8
Superfetation, bei Schwangerschaft O30.8
Superficial spreading adenocarcinoma C80.9
Superfizial, Gastritis K29.3
– chronisch K29.3
Superfiziell
– Ichthyose, epidermolytisch Q80.8
– Lymphangiom D18.19
– Phlebitis I80.9
– Porokeratose, aktinisch, disseminiert Q82.8
– Siderose I69.0
– spreitend, Melanom, maligne C43.9
–– Unterschenkel C43.7
Superinfektion, bakteriell, bei
– Grippe [Influenza] J11.8
– Infektion, grippal J06.9
Superinfiziert
– Bronchitis, spastisch J40
– Ekzem L30.3
–– perioral L30.3
– Exsikkationsdermatitis L30.3
– Mykose B49
– Stauungsdermatose I83.1
– Tinea B35.8
Superinvolutio uteri N85.8
Supinatorlogensyndrom G56.3
Supinatorsyndrom G56.3
Suppression, Binokularsehen H53.3
Suppression-bursts, bei Enzephalopathie, myoklonisch, frühkindlich G40.4
Suppurativ
– Adnexitis N70.9
– Bronchitis J41.1
–– akut J20.9
–– subakut J20.9
– Cholezystitis K81.0
– Dermatitis L08.0
– Endokarditis I33.0
– Granulom L98.0
– Laryngitis J04.0
– Mastoiditis H70.9
– Orchitis N45.9
– Osteomyelitis M86.99
–– Kiefer K10.28
– Osteoradionekrose, Kiefer K10.28
– Perikarditis I30.1
– Pharyngitis J02.9
– Phlegmone a.n.k. L03.9
– Prostatitis N41.9
– Rhinitis J31.0
– Salpingo-Oophoritis N70.9
– Sepsis A41.9
– Zystitis N30.9
Supradiaphragmal, Empyem J86.9
Supragingival, Zahnstein K03.6
Supraglottisch
– Karzinom C32.1
– Ödem J38.4
Supraklavikulär
– Abszess L02.4
– Lymphknoten
–– Metastase C77.0 U69.50!
–– Tuberkulose A18.2
Supraklavikulargrube, Prellung S10.85
Supraklavikularregion, Wunde, offen S11.80
Suprakondylär, Fraktur
– Ellenbogen S42.41
– Humerus S42.41
Supranukleär
– Konvergenzstörung H51.1
– Ophthalmoplegie, progressiv G23.1
– Paralyse, progressiv G23.1
– Parese
–– Blick, progressiv G23.1
––– klassisch G23.1
––– mit Akinese, und Gangblockade G23.1
–– progressiv G23.1

Supraorbital
– Neuralgie G50.0
– Prellung S00.85
– Verletzung S09.9
–– oberflächlich S00.80
Suprapubisch, Abszess L02.2
Suprarenal
– Degeneration E27.8
– Dysfunktion E27.9
– Infarkt E27.4
– Insuffizienz E27.4
–– primär E27.1
– Melanose E27.1
– Melasma E27.1
– Nekrose E27.4
Supraspinatus
– Tendinose M75.1
– und
–– Infraspinatus, Tendinitis M75.1
–– Subskapularis, Tendinitis M75.1
Supraspinatussehne, Ruptur, nichttraumatisch
– unvollständig M75.1
– vollständig M75.1
Supraspinatussyndrom M75.1
Supratentoriell, Blutung, Gehirn, traumatisch S06.8
Supravalvulär
– Mitralring, kongenital Q23.2
– Stenose
–– Aorta Q25.3
–– Pulmonalarterie Q25.6
Supraventrikulär
– Extrasystolie I49.4
– Stenose, Aorta Q25.3
– Tachykardie I47.1
–– AV-junktional I47.1
–– paroxysmal I47.1
Supravesikal
– Obstruktion N13.5
– Stenose N13.5
–– bilateral N13.5
–– unilateral N13.5
SUR1-Mangel, mit Hyperinsulinismus
– autosomal-dominant E16.1
– autosomal-rezessiv E16.1
– fokal, diazoxid-resistent E16.1
Surditas H91.9
Surdomutitas H91.3
Surfactantprotein-B, Mangel, mit Atemnot, neonatal, akut P28.0
Surfer-Schwielen T14.08
Susac-Syndrom I67.7
Suspekt
– Befund
–– Mamma N64.9
–– zytologisch, aus weiblichen Genitalorgan R87.6
– Papanicolaou-Befund, zervixzytologisch R87.6
– Prostatabefund N42.9
Suszeptibilität, für Mykobakteriosen, familiär D84.8
Sutton-Nävus D22.9
Sutton-Syndrom, White- Q87.0
SVC[Vena cava superior]-Agenesie Q26.8
SVES [Supraventrikuläre Extrasystolie] I49.4
Sweet-Syndrom L98.2
Swift-Feer-Krankheit, Selter- T56.1
Swyer-Syndrom Q99.1
Sycosis L73.8
– barbae L73.8
– contagiosa, mykotisch B35.0
– lupoides L73.8
– non parasitaria L73.8
– parasitaria B35.0
– simplex L73.8
– vulgaris L73.8
Sydenham-Syndrom I02.9
– mit Beteiligung, Herz I02.0
Sykose L73.8
– bei Tinea B35.0
Sylvest-Bornholm-Syndrom B33.0
Sylvius-Aquädukt
– Anomalie Q03.0
–– mit Spina bifida Q05.4
– Atresie Q03.0
–– mit Spina bifida Q05.4
– Septum Q03.0
–– mit Spina bifida Q05.4
Symbiotisch, Psychose F24
– im Kindesalter F84.3
Symblepharon H11.2
– kongenital Q10.3
Symbolisch, Dysfunktion a.n.k. R48.8
Symbrachydaktylie, Hände, und Füße Q73.8
Symmers-Krankheit, Brill- C82.9
Symmetrisch
– Gangrän I73.0
– Keratodermie Q82.8
– Lipomatose, benigne E88.8
Sympathikoblastom C74.9
Sympathikogoniom C74.9
Sympathikotonie G90.8
Sympathikovasal, Anfall R55
Sympathikus
– Hals-, Verletzung S14.5
– Paralyse G90.8
–– zervikal G90.2
– Schmerzen G90.8
Sympathisch
– Endophthalmitis H44.1
– Innervation, Uterus, Störung N85.8
– Iridozyklitis H44.1
– Irritabilität G90.8
– Nerv
–– Hals, Verletzung S14.5
–– Störung G90.9
–– Thorax, Verletzung S24.4
–– Verletzung a.n.k. S34.5
–– zervikal, Verletzung S14.5
– Nervensystem
–– Krankheit G90.9
–– Reizung a.n.k. G90.8 ►

Sympathisch *(Forts.)*
– Ophthalmie H44.1
– Panuveitis H44.1
– Paragangliom D44.7
– Reflexdystrophie G90.59
– Reizung
–– Augapfel H44.1
–– Chorioidea H44.1
– Störung, Gleichgewicht G90.8
– Uveitis H44.1
– Zervikalsyndrom, hinten M53.0
Sympathomimetika
– Allergie T88.7
– Überempfindlichkeit T88.7
Symphalangie Q70.9
Symphalangismus
– distal Q70.9
– proximal Q70.9
Symphyse
– Abtrennung, bei Geburt O71.6
– Auseinanderweichen, Komplikation, Entbindung O71.6
– Dehiszenz, bei Schwangerschaft O26.7
– Dehnung, bei Schwangerschaft O26.7
– Dysfunktion, bei Schwangerschaft O26.7
– Lockerung, bei Schwangerschaft O26.7
– Nichtvereinigung, angeboren Q74.2
– Osteochondrose, juvenil M91.0
– Ruptur
–– bei Schwangerschaft O26.7
–– traumatisch S33.4
––– bei Geburt O71.6
– Sprengung, traumatisch S33.4
–– bei Geburt O71.6
– Subluxation, bei Schwangerschaft O26.7
– Tuberkulose A18.0† M01.15*
Symphysenknorpel, Abriss, bei Geburt O71.6
Symphysenspalte, Luxation S33.3
– bei Geburt O71.6
Symphysis
– mandibulae, Fraktur S02.66
– pubica
–– Distorsion S33.7
–– Dysfunktion M25.55
–– Fraktur S32.5
–– Lageanomalie, kongenital Q74.2
–– Osteochondrose, juvenil M91.0
Sympodie Q74.2
Symptom
– kardiovaskulär R09.8
– kataton
–– bei Stupor F06.1
–– mit Aktivität, psychomotorisch F06.1
– klimakterisch, bei der Frau N95.1
– körperlich, Entwicklung, aus psychischen Gründen F68.0
– Menopause N95.1
– psychotisch
–– bei
––– Depression, endogen F33.3 ►

Symptom *(Forts.)*
~ psychotisch *(Forts.)*
~~ bei *(Forts.)*
––– Episode
–––– depressiv, schwer F32.3
–––– einzeln, Depression, major F32.3
–––– manisch, einzeln F30.2
––– Manie F30.2
––– Störung, depressiv, rezidivierend, als Episode, schwer F33.3
–– parathym, bei Manie F30.2
–– synthym, bei Manie F30.2
– Schizophrenie, bei
–– Bouffée délirante F23.1
–– Psychose, zykloid F23.1
–– Störung, psychotisch, polymorph, akut F23.1
– viszeral, bei Purpura D69.0
Symptomatik
– affektiv, bei Partialepilepsie, benigne G40.02
– Basilaris- G45.09
– emotional, bei
–– Anpassungsstörung F43.2
–– Störung, Sozialverhalten F92.8
– manisch-depressiv F31.9
– Oberbauch, akut R10.1
– vegetativ F45.9
Symptomatisch
– Anämie
–– autoimmunhämolytisch D59.1
–– hämolytisch D59.4
– Chloasma L81.1
– Frühsyphilis A51.9
–– sekundär A51.3
– Hypotonie I95.9
–– orthostatisch, mit Parkinsonismus G23.8
– Lymphozytose D72.8
– Monozytose D72.8
– Myotonie G71.1
– Polyglobulie D75.1
– Psychose F09
– Syphilis, kürzlich erworben a.n.k. A51.9
– Torsionsdystonie G24.2
Symptomenkomplex
– amnestisch F10.6
– atonisch-astatisch G80.1
– chronisch, venös I87.9
– delirant F05.9
– gastrokardial F45.37
– Goldenhar- [Dysplasia oculo-auriculo-vertebralis] Q87.0
– Horner- G90.2
– Ménière- H81.0
– Opitz- D73.2
– psychosomatisch F45.9
– Roemheld- F45.37
– varikös I83.9
– venös I87.9
Sympus Q74.2
Synästhesie R20.8
Synchondrose, Abnormität Q78.8

S

Synchondrosis ischiopubica, Osteochondrose M91.0
– juvenil M91.0
Synchron, Insemination, hysteroskopisch Z31.1
Synchysis H43.8
– Glaskörper H43.8
– scintillans H43.8
– senil H43.8
Syncytioma malignum C58
Syndaktylie Q70.9
– Cenani-Lenz- Q74.8
– Finger
–– häutig Q70.1
––– ohne Synostose Q70.1
–– knöchern Q70.0
–– komplex Q70.0
–– mit Synostose Q70.0
– häutig, einfach, ohne Synostose Q70.9
– knöchern, komplex, mit Synostose Q70.9
– Typ
–– 1 Q70.4
–– 2 Q70.4
–– 3 Q70.1
–– 4 Q70.4
–– 5 Q70.4
–– 6 Q70.4
–– 8 Q70.0
–– Zhao, bei Brachydaktylie Q73.8 Q70.2
– und Mikrozephalie, bei Aphalangie Q87.2
– Zehe
–– häutig Q70.3
––– ohne Synostose Q70.3
–– knöchern Q70.2
–– komplex Q70.2
–– mit Synostose Q70.2
Syndaktylie-Syndrom
– ektodermal, Dysplasie-
–– 1 Q82.8
–– 2 Q82.8
– Kryptophthalmie- Q87.0
Syndrom – s.a. Eigennamen [Eponym]
– 5-X- Q97.1
– 5q-minus- D46.6
– 45,X- Q96.0
– 45,X/46,XX- Q96.3
– 47,XXX- Q97.0
– 47,XXY- Q98.0
– 47,XYY- Q98.5
– 48,XXXX- Q97.1
– 49,XXXXX- Q97.1
– Abhängigkeits-
–– bei Gebrauch
––– Cannabinoide F12.2
––– Halluzinogene F16.2
––– Kokain F14.2
––– Lösungsmittel, flüchtig F18.2
––– Opioide F11.2
––– Sedativa, und Hypnotika F13.2
–– Tabak F17.2
– Abstinenz- F19.3
–– Alkohol F10.3 ►

Syndrom – s.a. Eigennamen [Eponym] *(Forts.)*
~ Abstinenz- F19.3 *(Forts.)*
–– neonatal P96.1
– Achalasie-Mikrozephalie- Q87.8
– Achsen-, Tetanie R29.0
– ACTH[Adrenocorticotropes Hormon]-, extrahypophysär E24.3
– Adaptations- F43.2
– Addison-Biermer- D51.0
– Adenom-, multipel, endokrin D44.8
– Aderhautatrophie-Alopezie- H31.1 Q82.8
– Adhäsions-, Rückenmark, unteres [Tethered-cord-Syndrom] Q06.8
– Adipositas, schnell einsetzend, mit hypothalamischer Dysfunktion, Hypoventilation, autonomer Dysregulation und neuroendokrinem Tumor E66.29† C80.9 E35.8*
– Adipositas , schnell einsetzend, mit hypothalamischer Dysfunktion, Hypoventilation und autonomer Dysregulation E66.29† E35.8*
– adiposogenital E23.6
– ADNP[Aktivitäts-abhängiges neuroprotektives Protein]- Q87.8
– adrenal, hämorrhagisch, durch Sepsis, durch Meningokokken A39.1† E35.1*
– adrenogenital E25.9
–– angeboren E25.09
–– erworben, mit
––– Feminisierung E25.8
––– Virilisierung E25.8
– adrenokortikal E27.0
– ängstlich, depressiv F41.2
– agastrisch K91.1
– Aglossie-Adaktylie- Q87.0
– akinetisch, hypoton R29.8
– akrokallosal Q04.0
– akropektoral Q74.8 Q76.7
– Akrozephalopolysyndaktylie- Q87.0
–– Formenkreis [Carpenter-Syndrom] Q87.0
– Akrozephalosyndaktylie- Q87.0
–– Formenkreis [Apert-Syndrom] Q87.0
– Alkohol-, fetal Q86.0
– Alpha-Thalassämie, X-chromosomal, mit Intelligenzminderung D56.0
– amentiell F79.9
– amnestisch F10.6
–– nach Gebrauch
––– Alkohol F10.6
––– Cannabinoide F12.6
––– Halluzinogene F16.6
––– Kokain F14.6
––– Lösungsmittel, flüchtig F18.6
––– Opioide F11.6
––– Sedativa, und Hypnotika F13.6
– amyostatisch E83.0
– Anämie
–– aplastisch, mit Intelligenzminderung, und Kleinwuchs Q87.1
–– sideroblastisch, mit B-Zell-Immundefekt, mit periodischem Fieber, und Entwicklungsverzögerung D64.0 D82.8 ►

Syndrom – s.a. Eigennamen [Eponym] *(Forts.)*
– Analgie-, kongenital R20.8
– anaphylaktoid, bei Schwangerschaft O88.1
– Aneurysma-Osteoarthritis- Q87.4
– angio-osteo-hypertrophisch Q87.2
– Angiopathie, hereditär, mit Nephropathie, und Aneurysma, und Muskelkrampf Q28.88 Q61.8
– Angst- F41.1
– Angst-Spannungsschmerz- F41.3
– Ankyloglossum-superius- Q38.1
– anorektisch R63.0
– anticholinerg T44.3
–– in der Eigenanamnese Z87.8
– Antikardiolipin- D68.6
– Antikörpermangel-
–– agammaglobulinämisch D80.1
––– hereditär D80.0
–– Bruton-Typ D80.0
–– hypogammaglobulinämisch D80.1
––– hereditär D80.0
–– kombiniert D80.9
– Antiphospholipid- D68.6
– Antiphospholipid-Antikörper D68.6
– Aortenbifurkations- I74.0
– Aortenbogen- M31.4
– apallisch G93.80
–– beim Neugeborenen P91.80
– Apical-ballooning- I42.88
– Apnoe-Bradykardie-, beim Frühgeborenen P28.4
– Aromatase-Exzess- E30.1
– Arteria-basilaris- G45.09
– Arteria-carotis-interna- G45.19
– Arteria-cerebellaris-superior- I63.8
– Arteria-cerebri-anterior- I66.1† G46.1*
– Arteria-cerebri-media- I66.0† G46.0*
– Arteria-cerebri-posterior- I66.2† G46.2*
– Arteria-coeliaca- I77.4
– Arteria-mesenterica-superior- K55.1
– Arteria-spinalis-anterior- G95.18
– Arteria-tibialis-anterior- T79.62
– Arteria-vertebralis- G45.09
– Arterial-Tortuosity- I77.1
– Arteriopathie-, letal, durch Mangel, Fibulin-4 Q25.8
– Aspirations-, beim Neugeborenen P24.9
– Ataxie, kombiniert zerebellär und peripher, mit Hörverlust, und Diabetes mellitus E10.60 G31.88
– Ataxie-Panzytopenie- G11.1 D61.0
– Atemnot- J80.09
–– adult J80.09
–– akut, beim
––– Erwachsenen J80.09
––– Jugendlichen J80.09
––– Kind J80.09
–– beim
––– Erwachsenen [ARDS] J80.09
–––– mild J80.01
–––– moderat J80.02
–––– schwer J80.03 ►

Syndrom – s.a. Eigennamen [Eponym] *(Forts.)*
~ Atemnot- J80.09 *(Forts.)*
~~ beim *(Forts.)*
––– Frühgeborenen P22.0
––– Neugeborenen P22.0
––– Säugling P22.0
–– neonatal P22.0
––– bei Hypothyreose, und Choreoathetose E03.1† G25.5 J99.8*
– Atemwegs-, obstruktiv J44.99
– Athabasken-Hirnstammdysgenesie- Q87.8
– Atresia-multiplex-congenita- Q89.8
– Aufmerksamkeitsdefizit- [ADS] F90.0
– Auge, trocken H04.1
– aurikulotemporal G50.8
– autoimmun, polyglandulär, Typ 2 E31.0
– Autoimmun-, polyendokrin, Typ II E31.0
– autoimmun-lymphoproliferativ D47.9
– Autoinflammations-, CEBPE-assoziiert, mit Immundefekt, und neutrophiler Funktionsstörung M35.8
– autoinflammatorisch, kälteinduziert, familiär L50.2
– Ballonierung, apikal, linksventrikulär, transient I42.88
– Bársony-Polgár- M85.35
– Barth- E71.1
– Basalganglienddegenerations-, mit Beginn im Kindesalter G23.8
– Basalzellnävus- Q85.8
– Bauchdeckenaplasie- Q79.4
– Beeinträchtigung, motorisch und intellektuell, schwer, mit Schwerhörigkeit, sensorineural, und Dystonie Q87.8
– Beschwerde-, multipel F45.0
– Bestrahlungs- T66
– bilateral, Arterie, präzerebral G45.29
– Bizeps-brevis- M75.2
– Bizeps-longus- M75.2
– Bizepsrinnen- M75.0
– Blasenschmerz- N30.1
– Blau- D86.8
– blaue Windeln [Tryptophanmalabsorptionssyndrom] E70.8
– Blaues Gummibläschen-Naevus- Q27.8
– Blepharophimose- Q10.3
– Blepharophimose-Ptosis-Epikanthus-inversus- Q10.3
– Blind-loop- K90.2
–– angeboren Q43.8
–– nach operativem Eingriff K91.2
– Blue-Rubber-Bleb-Nävus- Q27.8
– Borderline-, psychisch F60.31
–– bei Störung, Persönlichkeit F60.31
– Bosch-Boonstra-Schaaf-Optikusatrophie- H47.2
– Brachialplexus- G54.0
– Brachydaktylie
–– mit Kleinwuchs, und Retinitis pigmentosa Q87.1
–– präaxial, mit Hallux varus Q73.8 Q66.3 ►

S

Syndrom – s.a. Eigennamen [Eponym] *(Forts.)*
– branchio-oto-renal Q87.8
– BRESEK[Brain anomalies, mental retardation, ectodermal dysplasia, skeletal deformities, ear/eye anomalies, kidney dysplasia/hypoplasia]- Q87.8
– Brittle-Cornea- Q79.6
– Bronchial-, chronisch-obstruktiv J44.89
– Brustwand-, vorderes R07.3
– Bulbär- G12.2
– BWS- M54.14
–– akut M54.14
–– bei Spondylosis deformans, verklammernd M47.84
–– chronisch M54.14
–– degenerativ M47.24
– BWS-LWS- M54.15
–– degenerativ M47.25
– C-Trigonozephalie- Q87.8
– C6-, sensibel M54.2
– C6-C8-, sensibel M54.2
– C7- M54.2
– C8- M54.2
– Canale-Smith- D47.9
– Capillary-leak- I78.8
– Cauda-equina- G83.49
–– inkomplett G83.41
––– traumatisch S34.31
–– komplett G83.40
––– traumatisch S34.30
–– mit Entleerungsstörung, Blase, neurogen G83.49
– CDG- [Congenital disorder of glycosylation] E77.8
–– Typ
––– Ia E77.8
––– Ib E77.8
––– Ic E77.8
––– Id E77.8
––– Ie E77.8
––– If E77.8
––– Ig E77.8
––– Ih E77.8
––– Ii E77.8
––– Ij E77.8
––– Ik E77.8
––– Il E77.8
––– Im E77.8
––– In E77.8
––– Io E77.8
––– Ip E77.8
––– Iq E77.8
––– Ir E77.8
––– Is E77.8
––– Iu E77.8
––– Iw E77.8
––– Ix E77.8
––– Iy E77.8
––– Iz E77.8
––– IIa E77.8
––– IIb E77.8 ►

Syndrom – s.a. Eigennamen [Eponym] *(Forts.)*
~ CDG- [Congenital disorder of glycosylation] E77.8 *(Forts.)*
~~ Typ *(Forts.)*
––– IIc D84.8
––– IId E77.8
––– IIe E77.8
––– IIf E77.8
––– IIg E77.8
––– IIh E77.8
––– IIi E77.8
––– IIj E77.8
––– IIk E77.8
––– IIl E77.8
––– IIm E77.8
––– IIn E77.8
––– IIo E77.8
––– IIp E77.8
– Cervical- – s.a. Zervikalsyndrom M54.2
– Cervicothoracic-outlet- G54.0
– CFC- [Cardiofaciocutaneous syndrome] Q87.8
– CHARGE- [CHARGE-Assoziation] [Fehlbildungskomplex mit Kolobom, Herzfehler, Choanalatresie, psychomotorischer Retardierung, Genitalhypoplasie und Ohranomalie] Q87.8
– CHILD- [Congenital hemidysplasia with ichthyosiform erythroderma and limb defects] Q87.8
– CHIME- [Kolobom mit kongenitaler Herzkrankheit, ichthyosiformer Dermatose, Intelligenzminderung und Ohranomalie] Q87.8
– Choanalatresie, mit Athelie, Hypothyreose, verzögerter Pubertät, und Kleinwuchs Q87.1
– Cholestase-Lymphödem- K71.0
– cholinerg, akut T44.1
– Chorea Huntington-ähnlich, durch C9ORF72-Expansionen G10
– CLAPO- [Capillary malformation of the lower lip, lymphatic malformation of the face and neck, asymmetry and partial or generalized overgrowth] Q87.3
– Coats-plus- Q87.8
– COFS- [Cerebro-oculo-facio-sceletal syndrome] Q87.8
– Colon irritabile K58.8
–– mit Diarrhoe K58.1
– Commotio- F07.2
– Conus-medullaris- G95.88
– Corpus-callosum-Agenesie- Q04.0
– Corpus-pineale- E34.8
– coxoaurikulär Q87.1
– CREST- [Spezialform der progressiven systemischen Sklerose mit Calcinosis cutis, Raynaud-Phänomen, Ösophagusdysfunktion, Sklerodaktylie und Teleangiektasie] M34.1
– Crush- T79.5
– Cytokine-Release- D76.4
– DCMA[Dilatative Kardiomyopathie mit Ataxie]- E71.1† I43.1*
– DDOD[Dominant deafness and onychodystrophy]- Q87.8
– Dead-fetus- P95 ►

Syndrom – s.a. Eigennamen [Eponym] *(Forts.)*
– Defäkations-, obstruktiv K59.01
– Defekt-, ventral Q89.8
– Defibrinations-
–– beim Fetus/Neugeborenen P60
–– Komplikation, bei Abort, misslungen O07.6
–– mit
––– Blutung
–––– intrapartal O67.0
–––– präpartal O46.0
––– Glomerulonephritis D65.9† N08.2*
––– Lösung, Plazenta, vorzeitig O45.0
–– postpartal O72.3
– Defibrinierungs- D65.9
– Deletions- Q93.9
– delirant F05.9
– demyelinisierend G37.9
– Dentinogenesis-imperfecta-II- K00.5
– Dentitions- K00.7
– Denys-Drash- N04.1
– Depersonalisations- F48.1
–– neurotisch F48.1
– depressiv F32.9
– Deprivations- Z61
– der
–– Agammaglobulinämie, mit Mikrozephalie, Kraniosynostose, und schwerer Dermatitis D80.0
–– Agenesie der Labia majora, mit zerebellären Fehlbildungen, Hornhautdystrophie, und Gesichtsdysmorphien Q87.0
–– Agnathie, mit Holoprosenzephalie, und Situs inversus Q87.8
–– akromegalen Gesichtszüge Q87.0
–– akromegaloiden Fazies Q87.0
–– allgemeinen Entwicklungsverzögerung, mit
––– Alopezie, Makrozephalie, Gesichtsdysmorphie, und strukturellen Hirnanomalien Q87.8
––– neuroophthalmologischen Anomalien, Krämpfen, und Intelligenzminderung Q87.8
–– Alopezie, mit
––– Epilepsie, Pyorrhoe, und Intelligenzminderung Q87.8
––– Kontrakturen, Kleinwuchs, und Intelligenzminderung Q87.8
–– Amelogenesis imperfecta, mit
––– Hyperplasie, Zahnfleisch K00.5
––– Nephrokalzinose K00.5† N29.8*
–– anhidrotischen ektodermalen Dysplasie, mit Immundefekt, Osteopetrose, und Lymphödem Q87.8
–– Aniridie, mit
––– Nierenagenesie, und psychomotorischer Retardierung Q87.8
––– Ptosis, Intelligenzminderung, und familiärer Adipositas Q87.8
–– Anomalien, kongenital, multipel, mit Kleeblattschädel Q87.8
–– Anophthalmie, mit Megalokornea, Kardiopathie, und Skelettanomalien Q87.8 ►

Syndrom – s.a. Eigennamen [Eponym] *(Forts.)*
~ der *(Forts.)*
–– Aortenbogenanomalie, mit Gesichtsdysmorphie, und Intelligenzminderung Q87.8
–– Aphalangie, mit Hemivertebrae, und urogenital-intestinaler Dysgenesie Q87.8
–– autosomal-dominanten Intelligenzminderung, mit kraniofazialen Anomalien, und Herzfehlern Q87.8
–– autosomal-rezessiven Leukoenzephalopathie, mit ischämischen Schlaganfällen, und Retinitis pigmentosa Q87.0
–– Blindheit, mit Skoliose, und Arachnodaktylie Q87.8
–– Choanalatresie, mit Schwerhörigkeit, und Herzfehler, und Dysmorphie, kraniofazial Q87.8
–– Corpus-callosum-Agenesie, mit Intelligenzminderung, und Kolobom, und Mikrognathie Q87.8
–– Durchtrennung des Hypophysenstiels, isoliert E23.6
–– ektodermalen Dysplasie, mit Schallempfindungsschwerhörigkeit Q82.8
–– Entwicklungsverzögerung, allgemein, mit Osteopenie, und Defekt, ektodermal Q87.8
–– fazialen Skelettdefekte, mit Kamptodaktylie, und Gelenkkontrakturen Q87.0
–– frontonasalen Dysplasie, mit bifider Nase, und Anomalien der oberen Extremitäten Q87.0
–– früh beginnenden
––– Enzephalopathie, mit Hörverlust, Ponshypoplasie, und Hirnatrophie G31.88
––– Krampfanfälle, mit distalen Gliedmaßenanomalien, Gesichtsdysmorphien, und allgemeiner Entwicklungsverzögerung Q87.0
––– progressiven
–––– diffusen Gehirnatrophie, mit Mikrozephalie, Muskelschwäche, und Optikusatrophie G31.88
–––– Enzephalopathie, mit spastischer Ataxie, und distaler spinaler Muskelatrophie G31.88
–––– Neurodegeneration, mit Blindheit, Ataxie, und Spastik G31.88
–– gingivalen Fibromatose, mit Gesichtsdysmorphien Q87.0
–– globalen Entwicklungsverzögerung, mit Sehanomalien, progressiver zerebellarer Atrophie, und trunkaler Hypotonie G31.88
–– Goniodysgenesie, mit Intelligenzminderung, und Kleinwuchs Q87.8
–– hereditären spastischen Paraplegie, mit Kyphoskoliose, und lateraler Zungenatrophie G11.4
–– Hyperzinkämie, und Hypercalprotectinämie E83.2
–– Hypophysenvorderlappendefizienz, mit variablem Immundefekt D83.0 E23.0 ►

Syndrom – s.a. Eigennamen [Eponym] *(Forts.)*
~ der *(Forts.)*
-- Hypotrichose, mit Lymphödem, Telangiektasie, und membranoproliferativer Glomerulonephritis Q87.8
-- Ichthyose, mit Intelligenzminderung, Kleinwuchs, und Niereninsuffizienz Q87.1
-- Ichthyosis congenita, mit Mikrozephalie, und Tetraplegie Q87.8
-- infantilen
--- axonalen motorischen und sensorischen Neuropathie, mit Optikusatrophie, und Neurodegeneration G60.0 H47.2
--- Hypotonie, mit okulomotorischen Anomalien, hyperkinetischen Bewegungsstörungen, und Entwicklungsverzögerung Q87.8
-- Intelligenzminderung
--- Brachydaktylie, und Pierre-Robin-Sequenz Q87.0
--- mit
---- ausgeprägter Sprachverzögerung, und milden Dysmorphien Q87.0
---- Autismus, Sprechapraxie, und kraniofazialen Dysmorphien Q87.0
---- Corpus callosum-Hypoplasie, und Anhängsel, präaurikulär Q87.8
---- Epilepsie, und extrapyramidalen Störungen Q87.8
---- Gesichtsdysmorphien, und Handanomalien Q87.0
---- Glatzenbildung, mit Patellaluxation, und Akromikrie Q87.8
---- Hypotonie, Brachyzephalie, Pylorusstenose, und Kryptorchismus Q87.0
---- kardialen Anomalien, Kleinwuchs, und Gelenkinstabilität Q87.1
---- kraniofazialen Dysmorphien, und Kryptorchismus Q87.0
---- Makrozephalie, Hypotonie, und Verhaltensstörung Q87.8
---- Muskelschwäche, Kleinwuchs, und Gesichtsdysmorphien Q87.1
--- schwer, mit
---- Epilepsie, und Analanomalien, und Phalangen, distal, hypoplastisch Q87.8
---- Kleinwuchs, und Verhaltensstörungen, und Gesichtsdysmorphie Q87.8
--- STAG1-assoziiert, mit Gesichtsdysmorphien, und gastroösophagealem Reflux Q87.0
--- und Gesichtsdysmorphie, durch SETD5-Haploinsuffizienz Q87.0
--- X-chromosomal, mit
---- Akromegalie, und Hyperaktivität Q87.8
---- Cubitus valgus, und Dysmorphien Q87.8
---- Epilepsie, und Gelenkkontrakturen, progressiv, und Dysmorphien Q87.8
---- Hypogonadismus, und Ichthyose, und Adipositas, und Kleinwuchs Q87.8
---- Hypotonie, und Dysmorphien, faszial, und aggressivem Verhalten Q87.8 ►

Syndrom – s.a. Eigennamen [Eponym] *(Forts.)*
~ der *(Forts.)*
~~ Intelligenzminderung *(Forts.)*
~~~ X-chromosomal, mit *(Forts.)*
---- Kleinwuchs, und Hypertelorismus Q87.8
---- Makrozephalie, und Makroorchidie Q87.8
---- Schwerhörigkeit, Typ Martin-Probst Q87.8
-- Katarakt, mit
--- Intelligenzminderung, und Analatresie, und Uropathie Q87.8
--- kongenitaler Kardiopathie, und Neuralrohrdefekt Q87.0
-- Knochenfragilität, mit Kontrakturen, Arterienrupturen, und Schwerhörigkeit Q87.5
-- kongenitalen Katarakt, mit progressiver Muskelhypotonie, Hörverlust, und Entwicklungsverzögerung G71.3
-- kraniofazialen Dysplasie, mit Kleinwuchs, ektodermalen Anomalien, und Intelligenzminderung Q87.0
-- langen QT-Zeit I49.8
-- linksseitigen Non-Compaction-Kardiomyopathie, mit Krämpfen, Hypotonie, Katarakt, und Entwicklungsverzögerung, letal G31.81
-- Lippen-Kiefer-Gaumenspalte, mit kraniofazialen Dysmorphien, angeborenen Herzfehlern, und Schwerhörigkeit Q87.0
-- Lungenagenesie, mit Herzfehlern, und Daumenanomalien Q87.8
-- Makrostomie, mit präaurikulären Anhängseln, und externer Ophthalmoplegie Q87.0
-- Makrothrombozytopenie, mit Lymphödem, Entwicklungsverzögerung, Gesichtsdysmorphien, und Kamptodaktylie Q87.0
-- Makrozephalie, mit Intelligenzminderung, und linksventrikulärer Noncompaction-Kardiomyopathie Q87.0
-- mandibulofazialen Dysostose, mit Makroblepharon, und Makrostomie Q87.0
-- Megalenzephalie, mit schwergradiger Kyphoskoliose, und Hochwuchs Q87.3
-- mehrkernigen neuronalen Zellen, mit Anhydramnion, renaler Dysplasie, zerebellärer Hypoplasie, und Hydranenzephalie Q87.8
-- metabolischen Enzephalopathie, TANGO2-assoziiert, mit Arrhythmie G31.88
-- Metopicaleiste, mit Ptosis, und Gesichtsdysmorphien Q87.0
-- Mikrobrachyzephalie, mit Ptosis, und Lippenspalte Q87.8
-- Mikrogastrie, mit Reduktionsdefekt, Extremitäten Q87.8
-- Mikrophthalmie, kolobomatös, mit Adipositas, und Hypogenitalismus, und Intelligenzminderung Q87.8
-- Mikrozephalie mit
--- Corpus callosum, dünn, und Intelligenzminderung Q87.8 ►
~~~

Syndrom – s.a. Eigennamen [Eponym] *(Forts.)*
~ der *(Forts.)*
~~ Mikrozephalie mit *(Forts.)*
––– Corpus-callosum-Hypoplasie
–––– Intelligenzminderung, und Gesichtsdysmorphien Q87.0
–––– zerebellärer Vermishypoplasie, Gesichtsdysmorphien, und Intelligenzminderung Q87.0
––– Fusionsanomalie, Halswirbelsäule Q87.8
––– Gaumenspalte, und Retinapigmentierung, abnorm Q87.8
––– Intelligenzminderung, sensorineuralem Hörverlust, Epilepsie, und abnormem Muskeltonus Q87.8
––– kongenitaler Katarakt, und psoriasiformer Dermatose Q87.8
––– Krämpfen, und Intelligenzminderung, und Herzfehlern Q87.8
––– Schwerhörigkeit, und Intelligenzminderung Q87.8
––– zerebellärer Hypoplasie, und kardialer Reizleitungsstörung Q87.0
–– myofibrillären Myopathie, mit Kyphose, und lateraler Zungenatrophie G71.8
–– Nachtblindheit, mit Skelettanomalien, und Dysmorphien Q87.8
–– neurologischen
––– Entwicklungsstörungen, mit kraniofazialen Dysmorphien, Herzfehlern, und
–––– Hüftdysplasie, durch Punktmutationen Q87.0
–––– Skelettanomalien Q87.0
––– Entwicklungsverzögerung, mit Krampfanfällen, Augenanomalien, Osteopenie, und zerebellärer Atrophie E88.8
–– Neuropathie, viszeral, mit Gehirnanomalien, und Gesichtsdysmorphien, und Entwicklungsverzögerung Q87.8
–– Optikusatrophie, mit Ataxie, peripherer Neuropathie, und globaler Entwicklungsverzögerung G31.81
–– Osteogenesis imperfecta, mit Retinopathie, mit Krämpfen, und Intelligenzminderung Q87.8
–– Palmoplantarkeratose, mit Schwerhörigkeit Q82.8
–– peripheren Neuropathie, mit Myopathie, Heiserkeit, und Schwerhörigkeit G60.0
–– Polydaktylie, mit Myopie Q87.2
–– Polyneuropathie, mit Intelligenzminderung, und Akromikrie, und vorzeitiger Menopause Q87.8
–– postaxialen Polydaktylie, mit
––– dentalen und vertebralen Anomalien Q87.2
––– Intelligenzminderung Q87.2
–– postnatalen Mikrozephalie, mit infantiler Muskelhypotonie, spastischer Diplegie, Dysarthrie, und Intelligenzminderung Q87.8
–– präaxialen Polydaktylie, mit Kolobomen, und geistiger Retardierung Q87.2 ►

Syndrom – s.a. Eigennamen [Eponym] *(Forts.)*
~ der *(Forts.)*
–– primären Mikrozephalie, mit Epilepsie, und permanentem neonatalen Diabetes mellitus Q87.8
–– progressiven
––– Mikrozephalie, mit Krämpfen, kortikaler Blindheit, und Entwicklungsverzögerung Q02
––– spondyloepimetaphysären Dysplasie, mit Kleinwuchs, verkürzten Ossa metatarsalia IV, und Intelligenzminderung Q87.1
–– Ptosis, mit Strabismus, und Pupillenektopie Q15.8
–– Pulmonalklappenagenesie, mit Fallot-Tetralogie, und fehlendem Ductus arteriosus Q24.8 Q25.8
–– Radiushypoplasie, mit triphalangealem Daumen, Hypospadie, Progenie, und maxillärem Diastema Q87.2
–– Retinitis pigmentosa, mit Schwerhörigkeit, vorzeitiger Alterung, Kleinwuchs, und Gesichtsdysmorphien Q87.0
–– schmerzhaften orbitalen und systemischen Neurofibrome, mit marfanoidem Habitus Q87.8
–– schweren Intelligenzminderung, mit eingeschränktem Sprachvermögen, Strabismus, grimassierendem Gesicht, und langen Fingern Q87.8
–– schwergradigen
––– Mikrobrachyzephalie, mit Intelligenzminderung, und athetoider Zerebralparese Q87.0
––– Muskelhypotonie, mit psychomotorischer Entwicklungsverzögerung, Strabismus, und Septumdefekt Q87.8
––– Myopie, mit generalisierter Laxizität der Gelenke, und Kleinwuchs Q87.1
––– Wachstumsstörung, mit Strabismus, extensiver dermaler Melanozytose, und Intelligenzminderung Q87.8
–– Schwerhörigkeit, mit
––– Blindheit, und Hypopigmentierung, Typ Jemen Q87.8
––– Genitalanomalie, und Synostose, Mittelhand- und Mittelfußknochen Q87.8
––– Ohrfehlbildungen, und Gesichtslähmung Q87.8
–– sensorineuralen Schwerhörigkeit, mit hochgradiger Myopie H90.5
–– Skalpdefekte, mit postaxialer Polydaktylie Q87.2
–– Sklerose, endostal, mit Hypoplasie, zerebellär Q87.8
–– Skrotumagenesie, mit zerebellären Fehlbildungen, Hornhautdystrophie, und Gesichtsdysmorphien Q87.0
–– Spalthand, mit Spaltfuß, und Schwerhörigkeit Q87.2 ►

Syndrom – s.a. Eigennamen [Eponym] *(Forts.)*
~ der *(Forts.)*
–– spastischen Paraplegie, mit
––– Intelligenzminderung, Nystagmus, und Adipositas G11.4
––– Nephritis, und Schwerhörigkeit Q87.8
––– schwergradiger Entwicklungsverzögerung, und Epilepsie G11.4
–– spiegelbildlichen Polydaktylie, mit vertebralen Segmentierungsdefekten, und Extremitätenanomalien Q87.2
–– splenogonadalen Fusion, mit Extremitätenfehlbildung, und Mikrognathie Q87.8
–– spondylokostalen Dysostose, mit Hypospadie, und Intelligenzminderung Q87.1
–– Taubheit, mit kraniofazialer Dysmorphie Q87.0
–– terminalen Knochendysplasie, mit Pigmentstörungen Q87.2
–– tibialen Hemimelie, mit Polysyndaktylie, und triphalangealem Daumen Q87.2
–– tubulointerstitiellen Nephritis, und Uveitis N12 H20.9
–– Ulnahypoplasie, mit geistiger Retardierung Q87.2
–– ventrikulären Extrasystolen, mit synkopalen Episoden, und Perodaktylie, und Pierre-Robin-Sequenz Q87.8
–– verzögerten Sprachentwicklung, mit Gesichtsasymmetrie, Strabismus und Ohrmuscheldefekten Q87.0
–– Wachstumsverzögerung, mit Intelligenzminderung, und Hepatopathie Q87.8
–– X-chromosomalen
––– Intelligenzminderung, mit
–––– Dysmorphien, und zerebraler Atrophie Q87.8
–––– globaler Entwicklungsverzögerung, Gesichtsdysmorphien, und sakrokaudalem Überrest Q87.8
–––– Hypotonie, und Bewegungsstörungen Q87.8
–––– Kardiomegalie, und kongestiver Herzinsuffizienz Q87.8
–––– Kleinwuchs, und Übergewicht Q87.8
–––– zerebellärer Hypoplasie, und spondyloepiphysärer Dysplasie Q87.8
––– kolobomatösen Mikrophthalmie, mit Mikrozephalie, Intelligenzminderung, und Kleinwuchs Q87.1
––– myotubulären Myopathie, mit Genitalanomalien G71.2 Q55.9
– Derealisations- F48.1
– des
–– akuten infantilen Leberversagens, mit multisystemischer Beteiligung K72.0
–– Ankyloblepharon filiforme, mit Gaumenspalte Q87.0
–– bakteriellen toxischen Schocks A48.3
–– ersten Kiemenbogens Q87.0
–– fragilen X-Chromosoms Q99.2 ▶

Syndrom – s.a. Eigennamen [Eponym] *(Forts.)*
~ des *(Forts.)*
–– Hörverlusts, sensorineural, mit Katarakt, und Skelettanomalien, und Kardiomyopathie Q87.8
–– leeren Nestes Z60
–– linearen Naevus sebaceus Q85.8
–– marfanoiden Habitus, mit Inguinalhernie, und beschleunigter Knochenalterung Q87.0
–– plötzlichen Kindstodes
––– vor Vollendung des ersten Lebensjahres R95.9
–––– mit Obduktion R95.0
–––– ohne Angabe einer Obduktion R95.9
––– nach Vollendung des ersten Lebensjahres R96.0
–– unteren roten Kerns I66.8† G46.3*
–– vierten Kiemenbogens D82.1
– Dezerebrations- G93.80
– dienzephal C72.8 E23.3
– Dienzephalus- E23.6
– Diplegie-
–– fazial, angeboren Q87.0
–– okulofazial, angeboren Q87.0
– Disaccharid-Intoleranz- E73.0
– Disstress-, kardiorespiratorisch, idiopathisch, beim Neugeborenen P22.0
– Doose- G40.4
– Double-outlet- Q20.9
– Drash- N04.1
– DRESS- [Drug Rash with Eosinophilia and Systemic Symptoms] T88.7
– Duane-Retraktions- H50.8
–– mit Schwerhörigkeit, kongenital H50.8 H90.5
– Dumping- K91.1
–– nach chirurgischem Eingriff K91.1
– Durchgangs- F09
–– apallisch G93.80
– Dysäquilibrium-, bei Dialyse E87.1
– Dysfunktion, multisystemisch, Muskulatur, glatt I73.8
– Dysfunktions-, mitochondrial, multipel
–– fatal G31.81
––– Typ
–––– 1 G31.81
–––– 2 G31.81
–––– 3 G31.81
–––– 4 G31.81
–– Typ
––– 5 G31.81
––– 6 G31.81
– dyskinetisch G24.9
– dysphorisch F32.9
– Dystonie-Parkinson-
–– infantil G24.1
–– X-chromosomal G24.1
– Effusions-, uveal H33.2
–– idiopathisch H33.2
– einseitig helle Lunge J43.0
– Eisenmangel- D50.9 ▶

Syndrom – s.a. Eigennamen [Eponym] *(Forts.)*
– Eiweißverlust-, enteral K92.8
– ektodermal
–– Dysplasie-Blindheit- Q87.8
–– Dysplasie-Syndaktylie-
––– 1 Q82.8
––– 2 Q82.8
– Ektodermal- a.n.k. Q82.8
– Ektrodaktylie-Polydaktylie- Q73.8 Q69.9
– Empty-Sella-, mit Funktionsstörung, Hypophyse E23.0
– Engpass- G58.9
– Entwicklungsstörungs-, neurologisch, RERE-assoziiert Q87.8
– Entwurzelungs- F68.8
– Entzugs- F19.3
–– Alkohol F10.3
–– Arzneimittel, beim Neugeborenen, bei Mutter, abhängig P96.1
–– Drogen a.n.k. F19.3
––– beim Neugeborenen P96.1
–––– bei Mutter, abhängig P96.1
––– mit Delirium F19.4
–– Koffein F15.3
–– mit Delirium
––– durch Stimulanzien F15.4
––– nach Gebrauch
–––– Cannabinoide F12.4
–––– Halluzinogene F16.4
–––– Kokain F14.4
–––– Lösungsmittel, flüchtig F18.4
–––– Opioide F11.4
–––– Sedativa, und Hypnotika F13.4
–– nach Gebrauch
––– Cannabinoide F12.3
––– Halluzinogene F16.3
––– Kokain F14.3
––– Lösungsmittel, flüchtig F18.3
––– Opioide F11.3
––– Sedativa, und Hypnotika F13.3
–– Nikotin F17.3
–– Rauschgift F19.3
–– Stimulanzien a.n.k. F15.3
–– Tabak F17.3
– Enzephalopathie-, posterior, reversibel [PRES] G93.6
– Eosinophilie-Myalgie- M35.8
– epileptisch G40.9
–– generalisiert G40.4
–– speziell G40.5
–– unbestimmt ob fokal oder generalisiert G40.8
– Ermüdungs- F48.0
–– chronisch G93.3
–– postviral G93.3
– Ernährungsödem- E43
– Erschöpfungs- F48.0
– Euthyroid-Sick- E07.8
– Exophthalmus-, benigne H05.2
– Extrasystolen, mit Kleinwuchs, Hyperpigmentierung, und Mikrozephalie Q87.1 ►

Syndrom – s.a. Eigennamen [Eponym] *(Forts.)*
– Facetten- M47.29
–– degenerativ M47.99
–– HWS M47.22
–– L5/S1, chronisch M47.27
–– lumbal M47.26
––– chronisch M47.26
––– degenerativ M47.26
–– lumbosakral M47.27
––– akut M47.27
––– mit Blockierung M47.27
– Fat-Overload- T80.8
– fazio-genito-digital Q87.1
– fazio-kutano-skelettal Q87.8
– Fehlbildungs-
–– angeboren a.n.k. Q89.7
––– bei weiblichem Phänotyp Q97.9
––– durch
–––– Alkohol Q86.0
–––– Antiepileptika Q86.1
–––– Hydantoin Q86.1
–––– Warfarin Q86.2
–– fazial Q87.0
–– Geschlechtschromosomen, angeboren, bei männlichem Phänotyp Q98.9
–– kapillär, mit
––– Makrozephalie Q87.3
––– Megalenzephalie Q87.3
–– komplex Q89.7
– fehlende Tibia, mit Polydaktylie, und arachnoidalen Zysten Q79.8 G93.0
– Femur-Fibula-Ulna- Q72.4
– Femurhypoplasie-Gesichtsdysmorphie- Q87.8
– Fibromyalgie- M79.70
– Fibrose- H50.8
–– Augenmuskel H50.6
– Fieber-, periodisch
–– TNF-Rezeptor-1-assoziiert E85.0
–– Tumornekrosefaktor-Rezeptor-1-assoziiert E85.0
– First-arch Q87.0
– Fitz-Hugh-Curtis-
–– durch Chlamydien A74.8† K67.0*
–– gonorrhoisch A54.8† K67.1*
– Flankenschmerz-Hämaturie- N39.81
– Floating-Harbor- Q87.8
– Floppy-Infant- P94.2
–– unspezifisch P94.2
– Floppy-Iris- T81.8
– Floppy-Valve- I34.1
– Flush- E34.0
– Foramen-jugulare- G52.7
– Fragiles-X- Q99.2
– Frailty- R54
– Frasier- N04.1
– Frontalhirn- F07.0
–– mit Harnblase, neurogen N31.2
– funktionelle Darmstörung K59.9
– Fuß-, diabetisch E14.74
– Galaktorrhoe-Amenorrhoe- E22.1
– Gallepfropf-, beim Neugeborenen P59.1 ►

Syndrom – s.a. Eigennamen [Eponym] *(Forts.)*
– Ganser- F44.80
– Gasping- T51.9
– Gastrokardial- F45.37
– gastrokutan Q87.8
– Gaucher-, mit Degeneration, Gehirn E75.2† G32.8*
– Gaumenspalte-Laterale-Synechie- Q87.8
– Gelber-Nagel- L60.5
– Genital-, postgonorrhoisch B94.8
– genitoadrenal E25.9
– Genitofemoralis- G57.8
– genitosuprarenal E25.9
– Gerstmann-Sträussler-Scheinker- A81.8
– Gesichtsschmerz-, paroxysmal G50.0
– Glaskörper-Hornhaut- H59.0
– Glaskörperberührungs- H59.0
– Glaskörperprellungs- H59.0
– Glaukom, mit ektopischer Linse, Mikrosphärophakie, steifen Gelenken und Kleinwuchs Q87.1
– Glykogenspeicher- E74.0
– Glykoprotein-, kohlenhydrat-defizient E77.8
–– Typ
––– Ib E77.8
––– Im E77.8
––– Io E77.8
––– IIa E77.8
––– IIe E77.8
––– IIf E77.8
––– IIg E77.8
––– IIh E77.8
– Hämangiom-Throbozytopenie- D18.00
– Hämoglobin-Lepore-Beta-Thalassämie- D56.8
– hämolytisch, urämisch D59.3
–– mit
––– Diarrhoe D59.3
––– Glomerulonephritis D59.3† N08.2*
––– Krankheit, glomerulär D59.3† N08.2*
–– typisch D59.3
– hämophagozytär, bei Infektion D76.2
– hämorrhagisch, pulmorenal M31.0
– Hageman-Faktor- D68.25
– Hand-Fuß- L27.1
– Hand-Fuß-Genital- Q87.8
– HARD- [Hydrozephalus mit Agyrie und Retinadysplasie] Q04.3
– HEC- [Hydrocephalus, endocardial fibroelastosis, cataract] Q87.8
– HELLP- [Hemolysis, elevated liver function test, low platelet counts] O14.2
–– bei Schwangerschaft O14.2
– Hennekam-Lymphangiektasie-Lymphödem- Q87.8
– hepatorenal K76.7
–– im Wochenbett O90.4
–– nach Wehen, und Entbindung O90.4
–– postoperativ K91.88
–– Typ
––– 1 K76.7
––– 2 K76.7 ►

Syndrom – s.a. Eigennamen [Eponym] *(Forts.)*
– hepatozerebral G93.7
– Herz-, hyperkinetisch I51.8
– Herz-Hand- Q87.2
–– Typ
––– 1 Q87.2
––– 2 Q87.2
––– 3 Q87.2
–– vom slowenischen Typ Q87.2
– HHH- [Hyperornithinämie mit Hyperammonämie und Homozitrullinämie] E72.4
– Hiluslymphom-, bilateral [Löfgren-Syndrom] D86.8
– Hinterhorn- S24.12
– Hirn-Lunge-Schilddrüsen- E03.1† G25.5 J99.8*
– Hirngefäß-, bei zerebrovaskulären Krankheiten a.n.k. I67.9† G46.8*
– hirnorganisch F06.9
–– mit Delirium
––– akut F05.9
––– subakut F05.9
– Hirnstamm- I67.9† G46.3*
– histaminähnlich T61.1
– Histidinämie- E70.8
– Holzschutzmittel- T60.9
– Hormonmangel-, klimakterisch N95.9
– Hospital-hopper- F68.1
– Hunter-, mit Degeneration, Gehirn E76.1† G32.8*
– HWS- M54.2
–– akut M54.2
––– mit Blockierung, BWS M54.2
–– chronisch M54.2
––– mit Brachialgie M53.1
–– degenerativ M47.22
–– mit Blockierung M54.2
–– muskulär M54.2
–– muskulotendinös M54.2
– HWS-BWS-
–– chronisch, bei Veränderung, Wirbelsäule, degenerativ M47.23
–– mit Blockierung M54.13
– HWS-BWS-LWS- M54.10
–– chronisch M54.10
– HWS-LWS- M54.10
–– degenerativ M47.20
– HWS-Schulter- M54.12
– Hydroletalus- Q87.8
– Hydrozephalus-Agyrie-Retinadysplasie- Q04.3
– Hydrozephalus-Hochwuchs-Gelenklaxität- Q87.8
– Hyper-IgE- D82.4
– Hyper-IgM-
–– mit Infektion, opportunistisch D80.5
–– Typ 4 D80.5
– Hyperabduktions- G54.0
– Hyperaldosteronismus, primär, mit Krämpfen, und Anomalie, neurologisch E26.0† G99.8*
– hypereosinophil D47.5
–– idiopathisch D47.5 ►

Syndrom – s.a. Eigennamen [Eponym] *(Forts.)*
~ hypereosinophil D47.5 *(Forts.)*
–– sekundär D47.5
–– Syndrom, primär D47.5
– Hyperimmunglobulin-E- D82.4
– Hyperinsulinismus-Hyperammonämie- E16.1 E72.2
– hyperkinetisch F90.9
–– im Kindesalter F90.9
–– mit
––– Entwicklungsrückstand F90.8
––– Störung, Sozialverhalten, im Kindesalter F90.1
– Hypermobilitäts- M35.7
– hypernykthemeral G47.2
– Hypersomnie-Bulimie- G47.8
– Hypertrichose mit Fibromatose, gingival L68.8 K06.1
– Hyperviskositäts- R70.1
–– polyklonal R70.1
– Hypervitaminose-A- E67.0
– hypoglykämisch, autoimmun E16.0
– hypokinetisch, rigide G23.8
– Hyposplenie- D73.0
– Hypotonie-, Betreuung, Schwangere O26.5
– Hypotonie-Zystinurie- E72.0
– Hypoventilation, alveolär E66.29
– Hypoventilations-
–– schlafbezogen G47.32
–– zentral, kongenital G47.32
–– zentral-alveolär, kongenital G47.32
– Ichthyose, mit Kleinwuchs, Brachydaktylie, und Mikrosphärophakie Q87.1
– Ichthyose-Frühgeburt- Q87.8
– Ichthyose-Hypotrichose- Q80.8
– IgE[Immunglobulin E]- D82.4
– Ilioinguinalis- G58.8
– iliolumbal M54.17
– Iliosakralfugen- M54.17
– Iliosakralgelenk- [ISG-Syndrom] M54.17
– ILNEB [Interstitielle Lungenkrankheit, nephrotisches Syndrom, Epidermolysis bullosa]- J84.90† Q81.8 N08.8*
– Imidazol- E70.8
– Immobilisations- M62.39
–– paraplegisch M62.39
– Immobilitäts- M62.39
– Immundefekt-, variabel D83.9
– Immundefizit- [AIDS], erworben B24
– Immunmangel- D84.9
– Immunreaktivierungs- D89.3
– Immunrekonstitutions- D89.3
–– inflammatorisch [IRIS] D89.3
– Impingement-
–– Schulter M75.4
–– Sprunggelenk, oberes M24.87
– Infantilismus-, hypophysär E23.0
– Infektions-, Amnion O41.1
–– beim Neugeborenen P02.7
– Infusions-, Amnion O88.1
– Inguinaltunnel- G57.1 ►

Syndrom – s.a. Eigennamen [Eponym] *(Forts.)*
– Inspissated-bile- P59.1
–– beim Neugeborenen P59.1
–– mit Ikterus, neonatal P59.1
– Insuffizienz, thyreoadrenokortikal E31.0
– Intelligenzminderung, mit Myopathie, Kleinwuchs, und hypogonadotropem Hypogonadismus Q87.1
– Irritations-, Mesodienzephalon R40.2
– Jejunum- K91.1
– Jet-lag- F51.2
– Jodmangel-
–– angeboren E00.9
––– gemischter Typ E00.2
––– myxödematöser Typ E00.1
––– neurologischer Typ E00.0
–– fetal E00.9
– Joubert- Q04.3
–– Typ A Q04.3
– Kälte-
–– autoinflammatorisch, familiär L50.2
–– beim Neugeborenen P80.0
– Kälteagglutinin- D59.1
– Kapillarleck- I78.8
– kardio-fazio-kutan Q87.8
– kardiomel, Typ 3 Q87.2
– kardiopulmonal, bei Adipositas E66.29
– kardiorenal I13.90
– Karpaltunnel- G56.0
–– bei Schwangerschaft O26.82
– Karzinoid- E34.0
– Katarakt-Mikrokornea- Q13.8
– Katzenaugen- Q92.8
– Katzenschrei- Q93.4
– Kausalgie- G90.69
– Keratose- Q82.8
– Kiefer-Lid- Q07.8
– Kind, einer
–– diabetischen Mutter P70.1
–– Mutter, mit gestationsbedingtem Diabetes mellitus P70.0
– Kleinhirn- I67.9† G46.4*
– Kleinhirnapoplexie- I67.9† G46.4*
– Kleinhirnbrückenwinkel- E24.8
– klimakterisch N95.9
– Kollaps-, tracheobronchial J98.0
– Kolon, irritables K58.8
– Kompartment- T79.69
–– abdominal R19.80
–– nichttraumatisch M62.29
– Kompressions-
–– Arteria coeliaca I77.4
–– Arteria spinalis anterior M47.09† G99.2*
–– Arteria vertebralis M47.09† G99.2*
–– Cauda equina G83.49
–– femoropatellar M22.2
–– Nervus femoralis G57.2
–– Schultergürtel G54.0
–– Wurzel M54.19
––– lumbal M54.16 ►

S

Syndrom – s.a. Eigennamen [Eponym] *(Forts.)*
– konjunktivisch-urethrisch, synovial [Reiter-Syndrom] M02.39
– Kopfschmerz- G44.8
– Koronar-
–– akut I24.9
–– intermediär I20.0
– Kosto-Klavikular- G54.0
– Krämpfe-Skoliose-Makrozephalie- Q87.8
– Kraniosynostose, und Aplasie, Radius Q75.0
– kraniovertebral M53.0
– Kreatinmangel- E72.8
– Kryptophthalmie-Syndaktylie- Q87.0
– Kryptophthalmus- Q87.0
– Kryptorchismus-Arachnodaktylie-Intelligenzminderungs- Q87.8
– Kurzdarm- K91.2
–– nach chirurgischem Eingriff K91.2
– Kurzripp-Polydaktylie- Q77.2
–– Typ 5 Q77.2
– L5- M54.16
– Lähmungs- G83.9
– lakunär a.n.k. I67.9† G46.7*
–– rein
––– motorisch I67.9† G46.5*
––– sensorisch I67.9† G46.6*
– Larsen-ähnlich
–– letale Form Q87.1
–– mit Dysplasie, Knochen, und Kleinwuchs Q87.1
– laryngo-onycho-kutan Q81.8
– lateral, medullär I66.3† G46.4*
– Latrodektismus- T63.3
– Leber- H47.2
– Lendenwirbelsäulen- M54.16
–– bei Schwangerschaft O99.8
–– durch Vorfall, Bandscheibe M51.1† G55.1*
– lentigin, multipel, familiär Q87.1
– Leprechaunismus- E34.8
– Leukoenzephalopathie-, reversibel, posterior [RPLS] G93.6
– Leukotomie- F07.0
– Levator-ani- K59.4
– Ligase-4- D81.1
– Linksherz-, hypoplastisch Q23.4
–– mit
––– Atresie
–––– Aorta Q23.4
–––– Mitralklappe Q23.4
––– Entwicklung, Herzventrikel, links, fehlerhaft, kongenital Q23.4
––– Hypoplasie
–––– Aorta ascendens Q23.4
–––– Aortenklappe Q23.4
– Lissenzephalie-, Typ Norman-Roberts Q04.3
– Lobotomie- [Postlobotomiesyndrom] F07.0
– Locked-in- G83.5
–– beim Neugeborenen P91.80
– Long-QT-
–– kongenital I49.8
–– Typ 7 I49.8 Q79.8 ►

Syndrom – s.a. Eigennamen [Eponym] *(Forts.)*
– Lumbal-
–– akut M54.16
–– chronisch M54.16
–– chronisch-rezidivierend M54.16
–– degenerativ M47.26
–– pseudoradikulär M54.16
––– chronisch M54.16
– Lungen-, hypogenetisch Q26.8
– Lungenproteinose- J84.00
– LWS- M54.16
–– akut M54.16
––– mit Blockierung, Iliosakralgelenk M54.16
–– bei
––– Sakralisation M54.17
––– Veränderung, degenerativ M47.26
–– chronisch M54.16
––– bei Veränderung, LWS, degenerativ M47.26
–– chronisch-degenerativ M47.26
–– degenerativ M47.26
––– pseudoradikulär M47.26
– LWS-Kompressions- M54.16
– Lymphknoten-, mukokutan [Kawasaki-Krankheit] M30.3
– Lymphödem-Distichiasis- Q82.08
– lymphoproliferativ, X-chromosomal D82.3
–– durch Mangel
––– SH2D1A D82.3
––– XIAP D82.3
– Magnesiummangel- E83.4
– Makrophagen-Aktivierungs-, NLRC4-abhängig M35.8
– Makroprolaktinom- D35.2
– Makrozephalie-Intelligenzminderung-Autismus- Q87.0
– Makrozephalie-Kleinwuchs-Paraplegie- Q87.8
– Malabsorptions- K90.9
– manisch-depressiv F31.9
– Mastozytose- Q82.2
– Mastzellaktivierungs-, monoklonal D89.8
– May-Hegglin- D72.0
– MDPL[Mandibuläre Hypoplasie, Schwerhörigkeit, progeroide Merkmale, Lipodystrophie]- E34.8
– Meckel- Q61.9
– Megavitamin-B_6- E67.2
– Megazystis-Megaureter- Q62.7
– MEHMO[Intelligenzminderung, Epilepsie, Hypogonadismus, Mikrozephalie, Obesitas]- Q87.8
– Mekoniumpfropf- a.n.k. P76.0
– MELAS- [Myopathy, Encephalopathy, Lactic Acidosis, Stroke-like Episodes] [Myopathie, Enzephalopathie, Laktatazidose, iktus-ähnliche zerebrale Anfälle] G31.81
– Menopausen- N95.1
–– postartifiziell N95.3
– MERRF- [Myoclonus Epilepsy with Ragged-Red Fibres] G31.81
– Mesenterialarterien- K55.1
– metabolisch E88.8 ►

Syndrom – s.a. Eigennamen [Eponym] *(Forts.)*
– metamer, arteriovenös
–– spinal Q27.3
–– zerebrofazial Q28.28
––– Typ
–––– 1 Q28.28
–––– 2 Q28.28
–––– 3 Q28.28
– Methioninmalabsorptions- E72.1
– Mid-Aortic- Q25.1
– Mikroangiopathie-, durch HIV
–– Konjunktiva B23.8 M31.1
–– Retina B23.8 H35.0
– Mikrodeletions-
–– 1q21.1 Q93.5
–– 1p21.3 Q93.5
–– 1p35.2 Q93.5
–– 1q41q42 Q93.5
–– 1q44 Q93.5
–– 2p15-p16.1 Q93.5
–– 2p21 Q93.5
–– 2q23.1 Q93.5
–– 2q31.1 Q93.5
–– 2q32q33 Q93.5
–– 2q33.1 Q93.5
–– 3p25.3 Q93.5
–– 3q26q27 Q93.5
–– 3q29 Q93.5
–– 4q21 Q93.5
–– 5q14.3 Q93.5
–– 7q31 Q93.5
–– 8p11.2 Q93.5
–– 8q21.11 Q93.5
–– 8q22.1 Q93.5
–– 8p23.1 Q93.5
–– 8q24.3 Q93.5
–– 9p13 Q93.5
–– 9q21.13 Q93.5
–– 9q33.3q34.11 Q93.5
–– 11q22.2-q22.3 Q93.5
–– 12p12.1 Q93.5
–– 12q14 Q93.5
–– 13q12.3 Q93.5
–– 14q11.2 Q93.5
–– 14q12 Q93.5
–– 14q22-q23 Q93.5
–– 15q11.2 Q93.5
–– 15q13.3 Q93.5
–– 15q14 Q93.5
–– 15q24 Q93.5
–– 16p11.2, proximal Q93.5
–– 16p11.2-p12.2 Q93.5
–– 16p13.2 Q93.5
–– 16p13.11 Q93.5
–– 16q24.1 Q93.5
–– 16q24.3 Q93.5
–– 17q12 Q93.5
–– 17q23.1q23.2 Q93.5
–– 17q24.2 Q93.5
–– 19q13.11 Q93.5
–– 19p13.12 Q93.5 ►

Syndrom – s.a. Eigennamen [Eponym] *(Forts.)*
~ Mikrodeletions- *(Forts.)*
–– 20q11.2 Q93.5
–– 20p12.3 Q93.5
–– 20q13.33 Q93.5
–– 21q22.11q22.12 Q93.5
–– 22q11.2, distal Q93.5
–– Neurofibromatose, Typ 1 Q85.0
– Mikroduplikations-
–– 1q21.1 Q92.3
–– 3q29 Q92.3
–– 5p13 Q92.3
–– 5q35 Q92.3
–– 7q11.23 Q92.3
–– 8q12 Q92.3
–– 8p23.1 Q92.3
–– 10q22.3q23.3 Q92.3
–– 11p15.4 Q92.3
–– 14q11.2 Q92.3
–– 15q11-q13 Q92.3
–– 16p11.2, proximal Q92.3
–– 16p11.2p12.2 Q92.3
–– 16p13.11 Q92.3
–– 17p11.2 Q92.3
–– 17q11.2 Q92.3
–– 17q12 Q92.3
–– 17p13.3 Q92.3
–– 17q21.31 Q92.3
–– 19p13.3 Q92.3
–– 20q11.2 Q92.3
–– 22q11 Q92.3
–– 22q11.2, distal Q92.3
–– Xp11.23-p11.22 Q99.8
–– Xq25 Q99.8
– Mikrogenie-Glossoptose- Q87.0
– Mikrozephalie, kongenital, mit Enzephalopathie, schwergradig, und Atrophie, zerebral, progressiv E72.8
– Mikrozephalie-Mikrokornea-, Typ Seemanova Q87.8
– Milch-Alkali- E83.58
– Milchtrinker- E83.58
– Milzvenenthrombose- D73.2
– MIRAGE[Myelodysplasie, Infektionen, Wachstumsretardierung, Nebennierenhypoplasie, Genitalanomalien, Enteropathie]- Q87.8
– mit
–– Entwicklungsverzögerung, Mikrozephalie, Kleinwuchs, Epilepsie, MTHFS-assoziiert G31.88
–– Myoklonie, zerebellärer Ataxie, und Taubheit G11.1
– Mittelhirn- a.n.k. G93.88
– Mittellappen- J98.11
– Mittellinien- Q89.8
– MNGIE- [Mitochondriale neurogastrointestinale Enzephalomyopathie] G31.81
– Müdigkeits- F48.0
–– chronisch G93.3
– Multiinfarkt- I63.9
–– zerebral I63.9 ►

Syndrom – s.a. Eigennamen [Eponym] *(Forts.)*
– multipel, Arterie, präzerebral G45.29
– Multiple Synostosen- Q78.8
– Multiple-Chemical-Sensitivity[MCS]- T78.4
– Muskelhypertrophie-Hepatomegalie-Polyhydramnion- Q87.8
– Muskelstarre- G25.88
– Muskelzerfalls- T79.5
– myasthen, kongenital G70.2
– myasthenisch G70.9
–– bei
––– Diabetes mellitus E14.40† G73.0*
––– Hyperthyreose E05.9† G73.0*
––– Krankheit, endokrin a.n.k. E34.9† G73.0*
––– Neubildung D48.9† G73.2*
–––– bösartig a.n.k. C80.9† G73.2*
––– Thyreotoxikose E05.9† G73.0*
– myelodysplastisch D46.9
–– durch
––– Alkylanzien D46.9
––– Epipodophyllotoxin D46.9
–– mit Del(5q)-Chromosomenanomalie, isoliert D46.6
–– nicht klassifizierbar D46.7
–– therapie-induziert D46.9
– Myelofibrose- D47.4
– myeloproliferativ D47.1
– Myoklonus-Dystonie- G24.1
– Myoklonus-Nephropathie- G40.3
– myorenal T79.5
– Myosklerose- G71.8
– Nacken-Schulter-Arm- M54.12
– Naevus comedonicus- Q85.8
– Nävuszellnävus-, dysplastisch D22.9
– Nagel-Patella- Q87.2
– narkoleptisch G47.4
– NARP- [Neuropathie, Ataxie, Retinitis pigmentosa] G31.81
– neoplastisch, generalisiert C79.9
– nephritisch N05.9
–– akut N00.9
––– mit
–––– Dense-deposit-Krankheit N00.6
–––– Glomerulonephritis
––––– endokapillär-proliferativ, diffus N00.4
––––– membranös, diffus N00.2
––––– mesangiokapillär, diffus N00.5
––––– mesangioproliferativ, diffus N00.3
––––– mit Halbmondbildung, diffus N00.7
–––– Läsion, glomerulär, minimal N00.0
–– chronisch N03.9
––– mit
–––– Dense-deposit-Krankheit N03.6
–––– Glomerulonephritis
––––– endokapillär-proliferativ, diffus N03.4
––––– membranös, diffus N03.2
––––– mesangioproliferativ, diffus N03.3
–––– Läsion, glomerulär, minimal N03.0
–– rapid-progressiv N01.9
––– mit
–––– Dense-deposit-Krankheit N01.6 ►

Syndrom – s.a. Eigennamen [Eponym] *(Forts.)*
~ nephritisch N05.9 *(Forts.)*
~~ rapid-progressiv N01.9 *(Forts.)*
~~~ mit *(Forts.)*
–––– Glomerulonephritis
––––– endokapillär-proliferativ, diffus N01.4
––––– membranös, diffus N01.2
––––– mesangiokapillär, diffus N01.5
––––– mesangioproliferativ, diffus N01.3
––––– mit Halbmondbildung, diffus N01.7
–––– Läsion, glomerulär
––––– fokal N01.1
––––– minimal N01.0
––––– segmental N01.1
– nephrogen, der inadäquaten Antidiurese E22.2
– Nephropathie-Taubheits- Q87.8
– nephrotisch N04.9
–– angeboren N04.9
–– bei Lungenkrankheit, interstitiell, und Epidermolysis bullosa J84.90† Q81.8 N08.8*
–– kongenital, finnischer Typ N04.8
–– LAMB$_2$-assoziiert, mit Beginn im Kindesalter N04.8
–– mit
––– Dense-deposit-Krankheit N04.6
––– Glomerulonephritis
–––– endokapillär-proliferativ, diffus N04.4
–––– membranös, diffus N04.2
–––– mesangiokapillär, diffus N04.5
–––– mesangioproliferativ, diffus N04.3
–––– mit Halbmondbildung, diffus N04.7
––– Läsion, glomerulär
–––– fokal N04.1
–––– minimal N04.0
–––– segmental N04.1
––– Ödem N04.9
––– Schwerhörigkeit, und prätibialer Epidermolysis bullosa Q87.8
–– Mutter, mit Schädigung, Fetus/Neugeborenes (Zustände unter N00–N08) P00.1
–– steroid-resistent, familiär, mit
––– Insuffizienz, Nebenniere N04.1 E27.4
––– Schwerhörigkeit, sensorineural N04.1 H90.5
–– Steroid-resistent, idiopathisch N04.9
–– steroid-resistent
––– idiopathisch, familiär N04.9
–––– mit
––––– Hyalinose, fokal, und segmental N04.1
––––– Proliferation, mesangial, diffus N04.3
––––– Sklerose, mesangial, diffus N04.8
––– idiopathisches, familiär, mit Minimalläsionen N04.0
–– steroid-sensitiv N04.0
––– idiopathisch, mit
–––– Glomerulosklerose, fokal, segmental N04.1
–––– Hyalinose, fokal, segmental N04.1
–––– Proliferation, mesangial, diffus N04.3
–– syphilitisch, sekundär A51.4† N08.0*
– Nervus-ulnaris- G56.2 ►
~~~

Syndrom – s.a. Eigennamen [Eponym] *(Forts.)*
– neurasthenisch F48.0
– neurodegenerativ, schwergradig, mit Lipodystrophie G31.88 E88.1
– Neuroleptika-, maligne, in der Eigenanamnese Z86.6
– neuroleptisch, maligne G21.0
– Neuropathie, motorisch-sensibel, hereditär, mit Palmoplantarkeratose G60.0 Q82.8
– Neurotoxizitäts-, immuneffektorzell-assoziiert G92.0
– Neurouveoparotitis- D86.8
– Neutropenie-Monozytopenie-Schwerhörigkeit- D82.8
– NF1[Neurofibromatose Typ 1]-Mikrodeletions- Q85.0
– Nieren-, hypochlorämisch N28.88
– Noonan-ähnlich, mit losem Anagenhaar Q87.1
– Notstands- F43.0
– Oast-house- E72.1
– Obesitas-Hypoventilations- [OHS] E66.29
– Oblongata-, dorsolateral I66.3† G46.3*
– Obrinsky- Q79.4
– Obstruktions-, distal, intestinal E84.1
– odonto-tricho-ungual-digito-palmar Q82.8
– Odontotrichomelie- Q87.8
– okulo-aurikulo-vertebral Q87.0
–– angeboren Q87.0
– okulo-fazio-kardio-dental Q87.0
– okulo-mandibulo-fazial Q75.5
– okulo-zerebro-fazial, Typ Kaufman Q87.0
– okulo-zerebro-renal E72.0
– okuloaurikulär, Typ Schorderet Q87.0
– okuloglandulär (Parinaud) H10.8
– Okulomotorius- H49.0
– Okzipitalhorn- E83.0
– okzipitozervikal M53.0
– olfaktogenital E23.0
– Omenn- D81.8
– Omphalozele, familiär, mit Dysmorphie, Gesicht Q87.1
– operierter Magen K91.1
– Ophthalmoplegie-Ataxie-Areflexie- H49.0
– OPLL- [Ossification of posterior longitudinal ligament] M48.89
– Opsoklonus-Myoklonus-
–– parainfektiös B99† G99.8*
–– paraneoplastisch C80.9† G99.8*
– Ormond- K66.2
– orofazial Q87.0
– orofaziodigital, Typ 6 Q87.0
– orthostatisch I95.1
– Osteochondromatose- Q78.4
– Osteomyelofibrose- D47.4
– Osteomyeloretikulose- D47.4
– Osteomyelosklerose- D47.4
– Osteopetrose-Hypogammaglobulinämie- Q78.2 D80.1
– Osteoporose-Osteomalazie- M83.89
– Ovar, gonadotropinresistent E28.3
– Overlap- M35.1 ►

Syndrom – s.a. Eigennamen [Eponym] *(Forts.)*
– Overstressed- F43.9
– pallidopyramidal G20.90
– pallidostriär G20.90
– Pallidum- G20.90
– Panik- F41.0
– papillorenal Q87.8
– Paralysis-agitans- G20.90
– paralytisch G83.9
– paraneoplastisch C80.9
– paranoid F22.0
– Parkinson-, vaskulär G21.4
– Parkinson-pyramidal G20.90
– Patellaspitzen- M76.5
– PCO[Polyzystisches Ovar]- E28.2
– Pectoralis-major- G54.0
– Peeling-Skin-
–– akral Q80.8
–– Typ
––– A Q80.8
––– B Q80.8
– PEHO[Progressive Enzephalopathie mit Ödem, Hypsarrhythmie und Optikusatrophie]- G31.88
– PEHO[Progressive Enzephalopathie mit Ödem, Hypsarrhythmie und Optikusatrophie]-ähnlich G31.88
– Peitschenhieb- S13.4
– Pel- A52.1† H58.8*
– Pelvic-congestion- N94.8
– PELVIS- [Perineales Hämangiom mit externer Genitalfehlbildung, Lipomyelomeningozele, vesikorenaler Anomalie und Anus imperforatus] Q87.8
– Penta-X- Q97.1
– Pentasomie-X- Q97.1
– Pes-anserinus- M76.8
– PFAPA[Periodisches Fieber, aphthöse Stomatitis, Pharyngitis, Adenopathie]- M35.8
– PFC[Persistent fetal circulation]- P29.3
– Pflaumenbauch- Q79.4
– PHACE- [Posterior Fossa Malformation, Hemangioma, Arterial Anomalies, Coarctation of the Aorta, Cardiac Defects, Eye Anomalies] Q28.88
– Phantom- G54.7
– pharyngobranchialer Kiemenbogen D82.1
– phobisch F40.9
– phobisch-vegetativ F45.9
– PHS[Periarthropathia humeroscapularis]- M75.0
– Plica- M67.86
–– Kniegelenk M67.86
– plötzlich, Tod, im Säuglingsalter R95.9
–– mit Obduktion R95.0
– pluriglandulär D44.8
– Pneumo-lymphonodal- A28.1
– POEMS- [Polyneuropathy, Organomegaly, Endocrinopathy, M-Protein, Skin changes] D47.2
– Polyangiitis-Overlap- M30.8 ►

S

Syndrom – s.a. Eigennamen [Eponym] *(Forts.)*
– polyglandulär D44.8
–– autoimmun E31.0
––– Typ 1 E31.0
– polymalformativ, Typ Boissel, letal Q87.8
– Polysyndaktylie-Herzfehler- Q87.8
– polyzystisch Q61.2
– pontin a.n.k. G93.88
– Porphyrie- E80.2
– Post-COVID-19- U09.9! *[nur Zusatzkode!]*
– Postcholezystektomie- K91.5
– Postdiskektomie- M96.1
–– lumbal M96.1
–– lumbosakral M96.1
– postdysenterisch [Reiter-Syndrom] M02.39
– postenzephalitisch F07.1
– Posterior-Fossa- G97.81
– Postgastrektomie- K91.1
– postgonorrhoisch B94.8
– Postkardiotomie- I97.0
– Postkommissurotomie- I97.0
– postkommotionell F07.2
– postkontusionell F07.2
– Postlaminektomie- a.n.k. M96.1
– Postleukotomie- F07.0
– Postmastektomie- I97.29
– Postmenopausen- N95.9
–– chronisch N95.9
– Postmyokardinfarkt- I24.1
– Postnukleotomie- M96.1
– postoperativ a.n.k. T81.9
– Postorgasmic illness- F52.3
– postphlebitisch I87.00
–– mit Ulzeration I87.01
–– ohne Ulzeration I87.00
– Postpolio- G14
– Postpoliomyelitis- G14
– postthrombotisch I87.00
–– mit Ulzeration I87.01
–– ohne Ulzeration I87.00
– Postvagotomie- K91.1
– Postvalvulotomie- I97.0
– postviral a.n.k. R53
– Prader-Willi-ähnlich Q87.1
– Präexzitations- I45.6
– Präinfarkt- I20.0
– Prämenopausen- E28.3
– prämenstruell N94.3
– Presslufthammer- T75.2
– Primrose- Q87.8
– Prostata-
–– neurovegetativ F45.8
–– psychovegetativ F45.8
– prostatisch N42.9
– Prune-belly- [Bauchdeckenaplasiesyndrom] Q79.4
– Pseudo-TORCH- Q87.8
– Pseudoaminopterin- Q87.0
– Pseudohypokaliämie- Q99.8
– pseudomyasthenisch C80.9
– pseudoneurasthenisch F06.6 ►

Syndrom – s.a. Eigennamen [Eponym] *(Forts.)*
– Pseudoprogerie- Q87.8
– Pseudotrisomie 13- Q87.8
– Psycho- F07.9
–– algogen F07.9
–– alkoholisch F10.7
–– hirnorganisch F06.9
–– im Climacterium virile N50.8
–– organisch F07.9
––– alkoholisch, chronisch F10.7
––– nach Schädelhirntrauma F07.2
–– posttraumatisch, Ausprägung, nichtpsychotisch F07.2
– psychoorganisch F07.9
–– akut F05.9
–– mit Delirium
––– akut F05.9
––– subakut F05.9
–– subakut F05.9
– psychoreaktiv F45.9
– psychosomatisch F45.9
– psychotisch F29
– psychovegetativ F45.9
– Pterygium- Q87.1
–– antekubital Q87.2
–– multipel, mit Hyperthermie, maligne Q87.8
–– popliteal Q87.8
– pulmonal, venolobar, kongenital Q26.8
– Punch-drunk- F07.2
– Purple-Glove- T88.7
– Pyknodysostose- Q78.8
– Pyle- Q78.5
– 5q-minus- D46.6
– QT- I49.8
–– in der Familienanamnese Z82
– Quadranten- G90.8
– Quebec-Platelet- D69.1
– Querschnitt- G82.29
– Quetschungs- T79.5
– Queyrat-, Schamlippen D07.1
– radikulär, Gliedmaßen, obere, beim Neugeborenen P14.3
– Radikulär- a.n.k. M54.19
–– lumbal M54.16
– rascher Zeitzonenwechsel F51.2
– reaktiv-depressiv F32.9
– Rechtsherz-, hypoplastisch Q22.6
– Rectus abdominis- G58.0
– Regressions-, motorisch, und kognitiv, mit extrapyramidaler Bewegungsstörung, mit Beginn im Kindesalter G31.88
– Reiz-
–– Nervenwurzel, lumbal M51.1† G55.1*
–– Wurzel M54.19
––– lumbosakral M54.17
– Reizdarm- K58.8
–– mit Diarrhoe K58.1
–– ohne Diarrhoe K58.8
– renal, bei Fieber, hämorrhagisch A98.5† N08.0* ►

Syndrom – s.a. Eigennamen [Eponym] *(Forts.)*
– Residual-, zerebral G93.9
–– bei Schädigung, Gehirn, frühkindlich P91.9
– resistente Ovarien E28.3
– Resistenz-, Androgene E34.59
– respiratorisch, akut, schwer [SARS] U04.9
– Respiratory-distress-, beim
–– Erwachsenen J80.09
–– Neugeborenen P22.0
– Restless-Legs- G25.81
– Retardierungs-, unklar F89
– Retraktions- H50.8
–– okulär H50.8
– Rh[Rhesus]-null- D58.8
– rhizomel, Typ Urbach Q87.1
– Riesen-Plättchen- D69.1
– Riesenthrombozyten- D69.1
– Ringchromosom-1- Q93.2
– Ringchromosom-2- Q93.2
– Ringchromosom-3- Q93.2
– Ringchromosom-4- Q93.2
– Ringchromosom-5- Q93.2
– Ringchromosom-6- Q93.2
– Ringchromosom-7- Q93.2
– Ringchromosom-8- Q93.2
– Ringchromosom-9- Q93.2
– Ringchromosom-10- Q93.2
– Ringchromosom-11- Q93.2
– Ringchromosom-12- Q93.2
– Ringchromosom-13- Q93.2
– Ringchromosom-14- Q93.2
– Ringchromosom-15- Q93.2
– Ringchromosom-16- Q93.2
– Ringchromosom-17- Q93.2
– Ringchromosom-18- Q93.2
– Ringchromosom-19- Q93.2
– Ringchromosom-20- Q93.2
– Ringchromosom-21- Q93.2
– Ringchromosom-22- Q93.2
– Roessle-Urbach-Wiethe- E78.88
– Rotatorenmanschetten- M75.1
– Rückenmark-, zentral S24.12
– S1- M54.18
– Salzmangel- E87.1
– Salzverlust- E87.1
–– adrenogenital, angeboren E25.09
– Scalenus-anterior- G54.0
– Schienbeinkanten- M76.8
– schizophren, beim Kind F84.5
– Schlafphasen
–– verzögert G47.2
–– vorverlagert G47.2
– Schmerz-
–– chronisch R52.2
–– episodisch, familiär M79.89
–– lumbal, vertebragen, lokal M54.5
–– muskuloskeletal M79.19
–– myofaszial M79.19
–– paroxysmal, extrem G90.8
–– polymyalg M35.3
–– thalamisch R52.1 ►

Syndrom – s.a. Eigennamen [Eponym] *(Forts.)*
~ Schmerz- *(Forts.)*
–– thorakal R07.4
–– vertebragen M54.89
–– zephalo-brachial M53.1
–– zervikal M54.2
– Schock, toxisch A48.3
–– bei Tamponbenutzung A48.3
– Schulter-Arm- M54.12
– Schulter-Hand- M89.09
– Schultergürtel- G54.5
– Schwerhörigkeit, sensorineural, DIAPH1-assoziiert, mit Thrombozytopenie H90.5 D69.41
– Schwerhörigkeit-Infertilität- Q93.5
– Schwerhörigkeit-Oligodontie- Q87.0
– Schwindel- H81.9
– Segawa-
–– autosomal-dominant G24.1
–– autosomal-rezessiv G24.1
– Sehnervödem-Splenomegalie- Q87.8
– Sekretion
–– Adiuretin, inadäquat E22.2
–– Hormon, antidiuretisch, inadäquat E22.2
– Senilität, vorzeitig E34.8
– Serotonin- T88.7
– Sick-Building- T75.8
– sideropenisch D50.1
– sinubronchial
–– akut J20.9
–– chronisch J42
– Sinusknoten- I49.5
–– latent I49.5
– Skalenus- G54.0
– skapuloperonäal G71.0
– Slow-Flow-, koronar I20.8
– Solitary rectal ulcer K62.6
– Spät-, bei Typ-2-Diabetes mellitus E11.72
– Spannungs-, prämenstruell N94.3
– Spina-bifida-Hypospadie- Q05.7 Q54.0
– SPOAN[Spastische Paraplegie-Optikusatrophie-Neuropathie]- G11.4
– Spondylo-Kamptodaktylie- Q77.8
– Sprue- K90.0
– SSS- [Staphylococcal scalded skin] L00.0
–– mit Befall
––– Schleimhaut L00.1
––– von 30 % der Körperoberfläche und mehr L00.1
– Stapes-Gusher-, X-chromosomal H90.8
– Steely-hair- – s.a. Menkes-II-Syndrom E83.0
– Sternoklavikular- M54.6
– Sternokostal- M54.6
– Stiff-Baby- G25.88
– Stiff-Man- G25.88
–– kongenital G25.88
– Stiff-Person- G25.88
– Stirnhirn- F07.0
– Strabismus-, posttraumatisch H50.6
– Stress- F43.2
– Stromme- Q87.8 ►

S

Syndrom – s.a. Eigennamen [Eponym] *(Forts.)*
– Stuart-Bras- K76.5
–– toxisch K71.80
– Subclavian-steal- G45.89
– Subkorakoid-Pectoralis-minor- G54.0
– Sulcus-ulnaris- G56.2
– Supinator- G56.3
– Supinatorlogen- G56.3
– Supraspinatus- M75.1
– Tachykardie-Bradykardie- I49.5
– Tako-Tsubo- I42.88
– TAR- Q87.2
– Tarsal-Karpal-Fusions- Q74.8
– Tarsaltunnel- G57.5
– Tegmentum- G93.88
– Temporallappen- F07.0
– Tethered-cord- [Adhäsionssyndrom des unteren Rückenmarkes] Q06.8
– Tetra-X- Q97.1
– Thalamus- G93.88
– Thoracic-outlet- G54.0
– Thorakal- M54.14
– Thoraxdysplasie-Hydrozephalus- Q87.8
– Thrombozytopenie-, mit schwerem Fieber A93.8
– Thymus- E32.8
– Tibiakanten- M76.8
– Toxic-oil- T62.8
– Tractus-iliotibialis- M76.3
– Transfusions-
–– maternofetal O43.0
–– transplazentar, bei der Mutter O43.0
– Transversal- G82.29
– Tremor-Nystagmus-Duodenalulkus- Q87.8
– Triple-H- E72.4
– Triplo-X- Q97.0
– Trismus-Pseudokamptodaktylie- Q68.8
– tubulovaskulär T79.5
– Tumorlyse- E88.3
– Turner-ähnlich Q87.1
– Überforderungs- F48.0
– Überlastungs- F48.0
– Überstimulations-, Ovar N98.1
– Ulna-Mamma- Q87.8
– Ulnarisrinnen- G56.2
– ungeschicktes Kind F82.9
– unruhige Beine G25.81
– Urbach-Wiethe- E78.88
– urethral N34.3
– Urethrareiz-, postgonorrhoisch A54.0
– urethro-okulo-synovial [Reiter-Syndrom] M02.39
– Urina-spastica- R35.0
– urogenital, postgonorrhoisch B94.8
– urohepatisch K76.7
– UV[Ultraviolettstrahlung]-sensitiv L56.8
– Uvea-Kolobom- Q13.0
– VACTERL- [Vertebraldefekte, Analatresie, kardiale Anomalien, Tracheo-Ösophageal-Fistel mit Ösophagusatresie, renale und Extremitätenanomalien] Q87.2 ►

Syndrom – s.a. Eigennamen [Eponym] *(Forts.)*
– Vago-hypoglossal- G52.7
– vaskulär, bei zerebrovaskulären Krankheiten I67.9† G46.8*
– vasomotorisch I73.9
– Vasospasmus-, traumatisch T75.2
– vasovagal R55
–– psychogen F45.30
– VATER- [Vertebraldefekte, Analatresie, kardiale Anomalien, Tracheo-Ösophageal-Fistel mit Ösophagusatresie, renale und Radiusdysplasie] Q87.2
– vegetativ, urogenital N42.8
– vegetativ-phobisch F45.9
– Vena-cava- I87.1
–– Betreuung, Schwangere O26.5
– Vergiftungs-, durch Kalium E87.5
– Verlust-, Gallensäure K90.8
– Verschluss-, arteriell I70.29
– Vertebral- M54.89
–– lumbal M54.16
––– durch Vorfall, Bandscheibe M51.1† G55.1*
– vestibulär, zentral H81.4
– Vestibularis- H81.0
– VODI[Veno-okklusive Erkrankung der Leber mit Immundefekt]- D82.8 K76.5
– Von-Willebrand-Jürgens-
–– erworben D68.01
–– hereditär D68.00
– vordere, Spinalarterie G95.18
– Vorderhorn- S24.12
– vulvovaginal-gingival L43.8
– Waardenburg-
–– mit Anomalie, Extremität E70.3
–– Typ 2 E70.3
– Wahn-, mit Personenverkennung, im Sinne Doppelgängerillusion [Capgras-Syndrom] F22.0
– Windschutzscheiben- S13.4
– Wirbelsäulen- M53.99
–– chronisch M53.99
–– degenerativ M47.99
– Wolfram-ähnlich E13.72
– 5-X- Q97.1
– 45,X- Q96.0
– 45,X/46,XX- Q96.3
– X-chromosomal
–– der Gesichtsdysmorphien, mit Kleinwuchs, Choanalatresie, und Intelligenzminderung, beim weiblichen Geschlecht Q87.0
–– mit Immundysregulation, Polyendokrinopathie, Enteropathie E31.0
– Xiphoid- M89.88
– XXX- Q97.0
– 47,XXX- Q97.0
– 48,XXXX- Q97.1
– 49,XXXXX- Q97.1
– 49,XXXXY- Q98.1
– 47,XXY- Q98.0
– XYY- Q98.5
– XYY- Q98.5 ►

Syndrom – s.a. Eigennamen [Eponym] *(Forts.)*
– 47,XYY- Q98.5
– Yellow-nail- L60.5
– Zahn-Nagel-, Typ Fried Q82.8
– Zahndurchbruch, fehlend, mit Hypoplasie, Maxilla, und Genu valgum K07.8 Q74.1
– Zellweger-ähnlich, ohne Anomalien der Peroxisomen Q87.8
– zerebellar, hereditär G11.9
– zerebro-hepato-renal Q87.8
– zerebro-okulo-fazio-skeletal Q87.8
– zerebro-palato-kardial, Typ Hamel Q87.8
– zerebro-renal, Typ Perez G31.88
– Zervikal- M54.2
–– akut M54.2
––– rezidivierend M54.2
–– chronisch M54.2
–– chronisch-degenerativ M47.22
–– degenerativ M47.22
––– pseudoradikulär M47.22
–– durch Vorfall, Bandscheibe M50.1† G55.1*
–– hinten, sympathisch M53.0
–– mit Paralyse, sympathisch G90.2
–– pseudoradikulär M54.2
–– zephal M53.0
– Zervikobrachial- M53.1
– zervikokraniell M53.0
– Zervikolumbal- M54.10
– Zervikothorakal- M54.13
– zervikozephal M53.0
– Zilien, immotil Q34.8
– Zilien-, dyskinetisch Q34.8
– Zöliakie, mit Epilepsie, und zerebralen Verkalkungen K90.0 G40.8
– zuführende Schlinge K91.2
– Zungenschlund- G24.0
– Zwangs- F42.9
– Zwillings-Transfusions- P02.3
– Zytomegalie-, fetal P35.1
Syndroma mucooculocutaneum acutum L51.1
Syndromal
– Ichthyose, X-chromosomal Q80.1
– Mikrophthalmie, Typ 5 Q11.2
– Minderung, Intelligenz, X-chromosomal, Typ 10 G25.5
Syndrome, Multiple evanescent white dot H30.8
Synechie
– Auge H21.5
– Blepharo-, kongenital Q10.3
– Cavum uteri N85.6
– Endometrium N85.6
– hintere H21.5
–– Auge H21.5
– intrauterin N85.6
– Iris H21.5
– Labien Q52.5
– Nasenhöhle J34.8
– Pleura J94.8
– posttraumatisch, vordere, mit Sekundärglaukom H40.3
– Pupille H21.5 ►

Synechie *(Forts.)*
– Uterus N85.6
– vordere H21.5
–– Auge H21.5
Synechie-Syndrom, Gaumenspalte-Laterale- Q87.8
Syngamiasis B83.3
SYNGAP1-assoziiert, Entwicklung, Verzögerung, mit Enzephalopathie, epileptisch F83 G40.4
Syngnathie, kongenital, isoliert Q67.4
Synkopal, Anfall R55
Synkope R55
– bei
–– Druck, Sinus caroticus G90.00
–– Husten R05
– durch Hitze T67.1
– fatal, unbekannter Ursache R96.0
– kardial R55
– Miktions- R55
– mit
–– Bradykardie R00.1
–– Vasokonstriktion R55
– nach Lumbalpunktion G97.1
– psychogen F48.8
– Tod, augenblicklich R96.0
– vasovagal R55
Synodontie K00.2
Synophthalmus Q87.0
Synorchidie Q55.1
Synostose Q78.8
– bei Syndaktylie
–– Finger Q70.0
–– knöchern, komplex Q70.9
–– Zehe Q70.2
– humero-radial-ulnar Q74.0
– humeroradial Q74.0
– humeroulnar Q74.0
–– beidseitig Q74.0
–– einseitig Q74.0
– kongenital Q78.8
– Koronarnaht, nicht-syndromal, einseitig Q67.3
– Kranio-, mit Anomalie, anal, und Porokeratose Q87.8
– radioulnar Q74.0
–– beidseitig Q74.0
–– einseitig Q74.0
–– kongenital Q74.0
–– mit Thrombozytopenie, amegakaryozytisch Q87.2
– Sagittalnaht
–– isoliert Q75.0
–– nicht-syndromal Q75.0
–– vorzeitig Q75.0
– Talus-Navikulare- Q74.2
– tibiofibular Q74.2
– Tribasilar- Q75.8
Synovial
– Osteochondromatose D48.1 ►

S

Synovial *(Forts.)*
– Sarkom – s.a. Neubildung, Bindegewebe, bösartig C49.9
–– biphasisch C49.9
–– epitheloidzellig C49.9
–– spindelzellig C49.9
– Syndrom, konjunktivisch-urethrisch [Reiter-Syndrom] M02.39
– Zyste M71.39
–– Kniekehlenbereich M71.2
Synovialflüssigkeit, Befund, abnorm R89.9
Synovialis
– Degeneration M67.89
– Hypertrophie a.n.k. M67.29
– Krankheit M67.99
– Ruptur M66.19
Synovialitis – s.a. Synovitis M65.99
– villonodulär, pigmentiert M12.29
Synovialmembran, Syphilis A52.7† M68.09*
Synovialom – s.a. Neubildung, Bindegewebe, bösartig C49.9
– gutartig D21.9
Synoviitis – s.a. Synovitis M65.99
Synovitis M65.99
– Arthro- M65.99
– bei
–– Gicht M10.09
–– Spätsyphilis A52.7† M68.09*
–– Syphilis A52.7† M68.09*
––– konnatal A50.0
– crepitans M65.89
–– Hand, chronisch M70.0
–– Handgelenk, chronisch M70.0
– durch
–– Druck M70.9
–– Gonokokken A54.4† M68.09*
–– Überbeanspruchung M70.9
– Gelenk, tuberkulös A18.0† M01.19*
– gichtisch M10.09
– gonorrhoisch A54.4† M68.09*
– Handgelenk M65.93
– infektiös a.n.k. M65.19
– Kniegelenk M65.96
– kristallinduziert M65.89
– Schulter M65.91
– Sprunggelenk, oberes M65.97
– syphilitisch, konnatal A50.0
– toxisch M67.39
– transitorisch M67.39
– tuberkulös A18.0† M68.09*
– villonodulär M12.29
– Wirbelsäule, tuberkulös A18.0† M49.09*
Syntaktisch, Aphasie R47.0
Syntelenzephalie Q04.2
Synthesedefekt, Protein, mtDNA-kodiert, mit Versagen, Leber, infantil, akut K72.0
Synthesestörung, Vitamin D [Typ I] E83.31
Synthetisch, Drogen, mit morphingleichem Effekt, Abhängigkeit F11.2
Synthym, Symptom, psychotisch, bei Manie F30.2
Synzephalus Q89.4
Synzytial
– Hodgkin-Krankheit, nodulärsklerosierend C81.1
– Meningeom D32.9
Syphilid A51.3
– beim Neugeborenen A50.0
– Spät-, tuberös A52.7† L99.8*
– tuberös, konnatal A50.0
Syphilis A53.9
– I A51.0
– II A51.4
– Anus A52.7† K93.8*
–– Primärstadium A51.1
–– sekundär A51.3
– Aorta A52.0† I79.1*
– Aorta abdominalis A52.0† I79.1*
– Aorta thoracica A52.0† I79.1*
– Aortenbogen A52.0† I79.1*
– Arachnoidea
–– adhäsiv A52.1† G01*
–– spinal A52.1† G01*
–– zerebral A52.1† G01*
– Auge, sekundär A51.4† H58.8*
– Augenlinse A52.7† H28.8*
– bei
–– Kindern unter 2 Jahren a.n.k. A50.2
–– Schwangerschaft O98.1
– beim Neugeborenen a.n.k. A50.9
– bronchial A52.7† J99.8*
– Charcot-Gelenk- A52.1† M14.69*
– Chorioidea, sekundär A51.4† H32.0*
– connata A50.9
–– mit
––– Gumma A50.5
––– Hutchinson-Zahn A50.5
––– Sattelnase A50.5
–– tarda A50.7
– Dünndarm A52.7† K93.8*
– Dura mater A52.1† G01*
– durch Bluttransfusion A53.9
– Eingeweide, sekundär A51.4† K93.8*
– erworben A53.9
–– bei Kindern unter 2 Jahren A51.9
– Eustachi-Röhre A52.7† J99.8*
– Finger, Primärstadium A51.2
– Früh- a.n.k. A51.9
–– konnatal A50.2
––– florid A50.0
––– kutan A50.0† L99.8*
––– latent A50.1
––– mit Okulopathie A50.0† H58.8*
––– mukokutan A50.0
––– viszeral A50.0
–– latent A51.5
––– konnatal, mit Liquortest, negativ A50.1
––– mit
–––– Liquortest, negativ A51.5
–––– Rückfall, serologisch, nach Behandlung A51.5
––– serologisch positiv A51.5 ►

Syphilis A53.9 *(Forts.)*
~ Früh- a.n.k. A51.9 *(Forts.)*
–– Lymphknoten, sekundär A51.4
–– primär A51.0
–– Retina, sekundär A51.4† H32.0*
–– sekundär, mit Okulopathie A51.4† H58.8*
–– symptomatisch A51.9
––– sekundär A51.3
– Gehirn A52.3
–– vaskulär A52.0† I68.8*
– Gehörgang A52.7† H94.8*
– Geschlechtsorgane A51.0
–– primär A51.0
– Haut A51.3
–– mit Bildung, Geschwür A51.3
–– sekundär A51.3
– hereditär A50.9
– Heredo- A50.9
– Herz, konnatal A50.5† I52.0*
– Hinterstrang, sklerosierend A52.1† G32.8*
– Hirnnerv A52.1† G53.8*
–– mit Lähmung, multipel A52.1† G53.1*
– Hoden A52.7† N51.1*
– Hörnerv A52.1† H94.0*
– Hornhaut A52.7† H19.2*
– Hypophyse A52.7† E35.8*
– Innenohr A52.7† H94.8*
–– mit Neurorezidiv A52.1† H94.0*
– Iris, sekundär A51.4† H22.0*
– kardiovaskulär A52.0† I98.0*
–– tertiär A52.0† I98.0*
– Keimträger Z22.4
– Knochen A52.7† M90.29*
–– sekundär A51.4† M90.29*
– kongenital A50.9
– konnatal A50.9
–– florid, Spätstadium A50.5
–– Frühstadium A50.2
–– latent
––– Frühstadium A50.1
––– Spätstadium A50.6
–– mit
––– Arthritis A50.5† M03.19*
––– Condyloma latum A50.0
––– Enzephalitis A50.4† G05.0*
––– Enzephalomyelitis A50.4† G05.0*
––– Frühstadiumsymptom A50.0
––– Keratitis A50.3† H19.2*
––– Keratokonjunktivitis A50.3† H19.2*
–––– interstitiell A50.3† H19.2*
––– Meningitis A50.4† G01*
––– Myelitis A50.4† G05.0*
––– Synovitis A50.0
––– Tabes dorsalis A50.4
––– Taboparalyse A50.4
–– Spätstadium A50.7
– Kontakt Z20.2
– Larynx A52.7† J99.8*
–– mit Perichondritis A52.7† J99.8*
– latent A53.0
–– Nachsorge A53.0 ▶

Syphilis A53.9 *(Forts.)*
– Leber A52.7† K77.0*
–– sekundär A51.4† K77.0*
– Leberarterie A52.0† I79.8*
– Lippe A51.3
–– Primärstadium A51.2
– Lunge A52.7† J99.8*
– Magen A52.7† K93.8*
– Mamma A52.7
– Meningen A52.1† G01*
–– akut A51.4† G01*
– meningovaskulär A52.1
–– konnatal A50.4† G01*
–– zerebral A52.1† G01*
– Milchdrüse A52.7
– Milz A52.7† D77*
– mit
–– Alopezie A51.3† L99.8*
–– Aneurysma, Zentralnervensystem A52.0† I68.8*
–– Blutung, Gehirn A52.0† I68.8*
–– Charcot-Arthritis A52.1† M14.69*
–– Demenz, paralytisch A52.1† F02.8*
–– Entzündung, Nervus vestibulocochlearis A52.1† H94.0*
–– Erkrankung, Endokard A52.0† I39.8*
–– Genitalaffekt, primär A51.0
–– Konvulsionen, paretisch A52.1
–– Kraniotabes A50.5
–– Krankheit
––– Atemwege A52.7† J99.8*
––– glomerulär A52.7† N08.0*
–– Krise, gastrisch A52.7† K93.8*
–– Leukoderm A51.3† L99.8*
–– Meningitis A52.1† G01*
–– Myositis, sekundär A51.4† M63.09*
–– Paralyse A52.1
–– Parkinsonismus, sekundär A52.1† G22*
–– Primäraffekt, anal A51.1
–– Pyelonephritis A52.7† N16.0*
–– Sklerose, Koronararterie A52.0† I52.0*
–– Synovitis A52.7† M68.09*
–– Tenosynovitis A52.7† M68.09*
–– Thrombose
––– Gehirn A52.0† I68.8*
––– kardial A52.0† I52.0*
––– koronar A52.0† I52.0*
––– mural A52.0† I52.0*
––– Pfortader A52.0† I98.0*
––– Rückenmark A52.0† I79.8*
– Mittelohr A52.7† H75.8*
– mukokutan, sekundär A51.3
– Mund, sekundär A51.3
– Mundhöhle A51.3
– Muskel A52.7† M63.09*
–– sekundär A51.4† M63.09*
– Mutter, mit Schädigung, Fetus/Neugeborenes (Zustände unter A50–A53) P00.2
– Myokard A52.0† I41.0*
– Nase A52.7† J99.8*
– Nasenseptum A52.7† J99.8* ▶

S

Syphilis A53.9 *(Forts.)*
– Nebenhoden A52.7† N51.1*
– Nebenniere A52.7† E35.1*
–– mit Rindenunterfunktion A52.7† E35.1*
– Nerv, peripher A52.7† G59.8*
– Nervus
–– acusticus A52.1† H94.0*
–– facialis A52.1† G53.8*
–– opticus A52.1† H48.0*
–– vestibulocochlearis A52.1† H94.0*
– Neuro- A52.3
–– adhäsiv, Meningen A52.1† G01*
–– Arachnoidea A52.1† G01*
–– asymptomatisch A52.2
–– Dura mater A52.1† G01*
–– florid A52.1
–– hämorrhagisch A52.3† I68.1*
–– juvenil A50.4
––– taboparalytisch A50.4
–– konnatal, spätauftretend A50.4
–– latent A52.3
–– Leptomeningen A52.1† G01*
–– mit
––– Aneurysma, zerebral A52.0† I68.8*
––– Arteriitis, zerebral A52.0† I68.1*
––– Ataxie
–––– lokomotorisch A52.1
–––– spastisch A52.1
–––– spinal A52.1
–––– zerebellar A52.1† G99.8*
––– Atrophie, Optikus A52.1† H48.0*
––– Demenz A52.1† F02.8*
––– Meningitis A52.1† G01*
––– Thrombose, zerebral A52.0† I68.8*
–– rezidivierend A52.3
–– serologisch, ohne Symptome A52.2
–– spät A52.3
–– vaskulär a.n.k. A52.0† I68.8*
– nichtvenerisch A65
– Ohr A52.7† H94.8*
– Orbita, sekundär A51.4† H06.3*
– organisch A53.9
– Penis A51.0
– Perikard A52.0† I32.0*
– Periost
–– konnatal A50.0† M90.19*
–– sekundär A51.4† M90.19*
– Peritoneum A52.7† K67.2*
–– konnatal A50.0† K67.2*
– Pfortader A52.0† I98.0*
– Pharynx, sekundär A51.3
– Plazenta O98.1
– Primärstadium A51.0
– Pulmonalarterie A52.0† I98.0*
– Rachen A52.7† J99.8*
–– sekundär A51.3
– Retina, konnatal A50.0† H32.0*
– Rückenmark A52.1
– Schleimhaut, sekundär A51.3 ►

Syphilis A53.9 *(Forts.)*
– sekundär A51.4
–– mit
––– Iridozyklitis A51.4† H22.0*
––– Meningitis A51.4† G01*
– seropositiv, als einziger Befund A53.0
– Skelettsystem A52.7† M90.29*
– Spät- A52.9
–– Abdomen A52.7
–– Atemwege A52.7† J99.8*
–– Auge A52.7† H58.8*
–– Augenlid, mit Gumma A52.7† H03.1*
–– Bauchhöhle A52.7
–– Bronchus A52.7† J99.8*
–– Brust A52.7
–– Bursa A52.7† M73.19*
–– Cervix uteri A52.7† N74.2*
–– Darm A52.7† K93.8*
–– Eileiter A52.7† N74.2*
–– Eingeweide A52.7
–– Epiglottis A52.7† J99.8*
–– Felsenbein A52.7† M90.28*
–– florid, mit Leukoderm A52.7† L99.8*
–– Gallenblase A52.7† K87.0*
–– Gaumen A52.7† K93.8*
–– Gelenk A52.7† M03.19*
–– Glaskörper A52.7† H45.8*
–– Harnblase A52.7† N33.8*
–– Haut A52.7† L99.8*
–– kardiovaskulär A52.0† I98.0*
––– konnatal A50.5† I98.0*
–– Kolon A52.7† K93.8*
–– konnatal A50.7
––– mit Polyneuropathie A50.4† G63.0*
–– Kornea A52.7† H19.2*
–– Larynx A52.7† J99.8*
–– latent A52.8
––– konnatal A50.6
–––– mit Liquortest, negativ A50.6
––– mit Liquortest, negativ A52.8
–– Lippe A52.7† K93.8*
–– Lymphknoten A52.7† I98.8*
–– Mediastinum A52.7† J99.8*
–– mit
––– Arthropathie A52.7† M03.19*
––– Blutung, Glaskörper A52.7† H45.0*
––– Chorioretinitis A52.7† H32.0*
––– Enzephalitis A52.1† G05.0*
––– Enzephalomyelitis A52.1† G05.0*
––– Frühstadiumsymptomen A52.7
––– Lymphadenitis A52.7† I98.8*
––– Myelitis A52.1† G05.0*
––– Okulopathie A52.7† H58.8*
––– Synovitis A52.7† M68.09*
––– Tenosynovitis A52.7† M68.09*
–– mukokutan A52.7
–– Mund A52.7† K93.8*
–– Nase A52.7† J99.8*
–– Nebenhoden A52.7† N51.1*
–– Niere A52.7† N29.0*
–– Ösophagus A52.7† K23.8* ►

Syphilis A53.9 *(Forts.)*
~ Spät- A52.9 *(Forts.)*
–– Orbita A52.7† H06.3*
–– ossär A52.7† M90.29*
–– Ovar A52.7† N74.2*
–– Pankreas A52.7† K87.1*
–– Penis A52.7† N51.8*
–– Periost A52.7† M90.19*
–– Pharynx A52.7† J99.8*
–– Pleura A52.7† J99.8*
–– Prostata A52.7† N51.0*
–– pulmonal A52.7† J99.8*
–– Rektum A52.7† K93.8*
–– Retina A52.7† H32.0*
–– Samenblase A52.7† N51.8*
–– Samenleiter A52.7† N51.8*
–– Schilddrüse A52.7† E35.0*
–– Schleimhaut A52.7
–– Sehne A52.7† M68.09*
–– Sklera A52.7† H19.0*
–– Skrotum A52.7† N51.8*
–– Thymus A52.7† E35.8*
–– Tonsille, lingual A52.7† J99.8*
–– Trachea A52.7† J99.8*
–– Tränenapparat A52.7† H06.0*
–– Tuba uterina A52.7† N74.2*
–– Tunica vaginalis testis A52.7† N51.8*
–– Urethra A52.7† N37.0*
–– urogenital A52.7
–– Uterus A52.7† N74.2*
–– Uvealtrakt A52.7† H22.0*
–– Uvula, perforiert A52.7† K93.8*
–– Vagina A52.7† N77.1*
–– Vesica urinaria A52.7† N33.8*
–– Vulva A52.7† N77.1*
–– Zentralnervensystem A52.3
–– Ziliarkörper A52.7† H22.0*
–– Zunge A52.7† K93.8*
– symptomatisch, kürzlich erworben a.n.k. A51.9
– Synovialmembran A52.7† M68.09*
– tertiär A52.9
–– mit Aphasie A52.1† G94.8*
– Thorax A52.7
– Tonsille A52.7† J99.8*
–– Primärstadium A51.2
–– sekundär A51.3
– Trachea A52.7† J99.8*
– Tränendrüse A52.7† H06.0*
– Überträger Z22.4
– Urethra A52.7† N37.0*
– Uvealtrakt, sekundär A51.4† H22.0*
– Vagina A51.0
– vaskulär A52.0† I98.0*
– Vene A52.0† I98.0*
–– zerebral A52.0† I68.8*
– viszeral, sekundär a.n.k. A51.4
– Vulva A51.0
–– sekundär A51.3† N77.1*
– Zentralnervensystem A52.3
–– bei Tabes A52.1
–– florid A52.1 ►

Syphilis A53.9 *(Forts.)*
~ Zentralnervensystem A52.3 *(Forts.)*
–– juvenil A50.4
–– konnatal A50.4
–– latent A52.2
–– mit
––– Ataxie A52.1
––– Paralyse, progressiv A52.1
–––– juvenil A50.4
––– Parese A52.1
––– Tabes dorsalis A52.1
––– Taboparalyse A52.1
–––– juvenil A50.4
–– tertiär A52.3
–– vaskulär A52.0† I68.8*
– zerebral A52.1† G94.8*
– zerebrospinal A52.1
–– tabisch A52.1
– zerebrovaskulär A52.0† I68.8*
– Ziliarkörper, sekundär A51.4† H22.0*
Syphilitisch – s.a. Art der Krankheit
Syphilom A52.7
– kardiovaskulär A52.0† I98.0*
– konnatal A50.5
– Zentralnervensystem A52.3
Syphilophobie F45.2
Syringadenom
– papillär D23.9
– Spiegler- D23.9
– zylindromatös D23.9
Syringitis H68.0
– Ohr H68.0
– Tuba auditiva H68.0
Syringoadenom D23.9
Syringobulbie G95.0
– mit Spondylopathie, neuropathisch G95.0† M49.49*
Syringom D23.9
– Augenlid D23.1
– chondroid D23.9
Syringomyelie G95.0
– erworben G95.0
– mit
–– Arthritis G95.0† M49.49*
–– Arthropathie G95.0† M14.69*
–– Charcot-Krankheit G95.0† M49.89*
–– Spondylopathie, neuropathisch G95.0† M49.49*
– primär Q06.4
– sekundär G95.0
Syringomyelitis G04.9
Syringomyelitisch
– Arthritis, neuropathisch G95.0† M49.49*
– Arthropathie G95.0† M49.49*
– Charcot-Arthritis G95.0† M49.49*
– Charcot-Arthropathie G95.0† M49.49*
Syringomyelozele Q05.9
– mit Hydrozephalus Q05.4
Syringopontie G95.0
Syringozystadenom D23.9
– papillär D23.9

S

System
– endokrin
–– Krankheit a.n.k. E34.9
–– Störung, psychogen F45.8
– gastrointestinal, Schmerzen, psychogen F45.40
– hämatopoetisch, Neubildung, bösartig, Untersuchung Z12.8
– kardiovaskulär, Deformität, angeboren Q28.9
– limbisch, Epilepsie G40.2
– lymphatisch, und System, histiozytär, Neubildung, bösartig C96.9
– neuromuskulär, Krankheit G70.9
– tracheobronchial, Blutung R04.8
– vasomotorisch, labil I73.9
Systematisiert, Wahn F22.0
Systematrophie, multipel, vom
– Parkinson-Typ G23.2
– zerebellären Typ G23.3
Systemic inflammatory response syndrome [SIRS] R65.9! *[nur Zusatzkode!]*
– Genese
–– infektiös
––– mit Organkomplikation R65.1! *[nur Zusatzkode!]*
––– ohne Organkomplikation R65.0! *[nur Zusatzkode!]*
–– nichtinfektiös
––– mit Organkomplikation R65.3! *[nur Zusatzkode!]*
––– ohne Organkomplikation R65.2! *[nur Zusatzkode!]*
Systemisch – s.a. Art der Krankheit
Systemkandidose B37.88
Systemkrankheit, Bindegewebe
– bei
–– Hypogammaglobulinämie D80.9† M36.8*
–– Ochronose E70.2† M36.8*
– mit Polyneuropathie M35.9† G63.5*
Systemlipidose, mit Dystrophie, Retina E75.6† H36.8*
Systemmykose B49
Systolen, ektopisch I49.4
Systolikum R01.1
– akzidentell R01.0
Systolisch, Geräusch, Herz R01.1
SYT1-assoziiert, Störung, Entwicklung, neurologisch Q87.8
Szintigraphie
– Ganzkörper- Z01.88
– Ganzkörperknochen- Z01.88
Szirrhös
– Adenokarzinom C80.9
– Karzinom, Magen, mit Linitis plastica C16.9

– T –

T- und B-Zellen-Zahl, niedrig, mit Immundefekt, kombiniert, schwer D81.1
T-B+Immundefekt, kombiniert, schwer D81.2
T-B+SCID [Severe combined immunodeficiency] D81.2
T-B-Immundefekt, schwer, kombiniert D81.1
T-B-SCID [Severe combined immunodeficiency] D81.1
T-förmig, Schneidezahn K00.2
T-Gamma-Krankheit, lymphoproliferativ D47.9
T-Helferzellen pro Mikroliter Blut
– weniger als 200, bei HIV-Krankheit U61.3! *[nur Zusatzkode!]*
– 200 bis 499, bei HIV-Krankheit U61.2! *[nur Zusatzkode!]*
– 500 und mehr, bei HIV-Krankheit U61.1! *[nur Zusatzkode!]*
T-Zell-Inaktivierung, mit Immundefekt, mit Dysfunktion, Kalziumkanal D81.8
T-Zell-lymphoproliferativ, Erkrankung, EBV[Epstein-Barr-Virus]-positiv, systemisch, beim Kind D82.3
T-Zell-lymphotrop
– Myelopathie, human, Virus-assoziiert G04.1
– **Virus Typ I**, human, Infektion B33.3
T-Zell-Vorläufer-Lymphom C83.5
T-Zell/histiozytenreich, Lymphom, B-Zellen, großzellig C83.3
T-Zellen
– Immundefekt, durch Mangel, RHOH D81.8
– Leukämie C91.50
–– adult (HTLV-1-assoziiert) C91.50
––– in kompletter Remission C91.51
–– beim Erwachsenen C91.50
––– in kompletter Remission C91.51
– Lymphom a.n.k. C84.4
–– adult C91.50
––– akut C91.50
–––– in kompletter Remission C91.51
––– chronisch C91.50
––– (HTLV-1-assoziiert), in kompletter Remission C91.51
––– lymphomatös C91.50
–– angioimmunoblastisch C86.5
–– angiozentrisch C86.0
–– CD8-positiv, epidermotrop, aggressiv, primär kutan C84.5
–– Enteropathie-assoziiert C86.2
–– Enteropathie-Typ C86.2
–– gamma-delta-positiv, primär kutan C84.5
–– großzellig, CD30-positiv, kutan, primär C86.6
–– hepatosplenisch C86.1
–– immunoblastisch C84.9
–– kutan C84.8
–– leukämisch, adult C91.50
–– lymphoblastisch C83.5 ►

T-Zellen *(Forts.)*
~ Lymphom a.n.k. C84.4 *(Forts.)*
–– pannikulitisch, subkutan C86.3
–– peripher C84.4
––– kleinzellig, pleomorph C84.4
––– mittel- und großzellig, pleomorph C84.4
––– nicht spezifiziert C84.4
–– pleomorph, klein- bis mittelgroßzellig, CD4-positiv, pleomorph, primär kutan C84.4
–– primär kutan C84.8
– Lymphoproliferation, pleomorph, klein- bis mittelgroßzellig, CD4-positiv, primär kutan C84.4
– Non-Hodgkin-Lymphom C84.4
– Proliferation, CD30-positiv, kutan, primär C86.6
T-Zonenlymphom C84.4
T/NK-Zell-Lymphom, reifzellig C84.9
TAA [Tachyarrhythmia absoluta] I48.9
Tabak
– Abhängigkeitssyndrom F17.2
– Belag, Zahn K03.6
– Entzugssyndrom F17.3
– Gebrauch, schädlich F17.1
– Konsum a.n.k. Z72.0
– Missbrauch F17.1
–– in der
––– Anamnese Z86.4
––– Familienanamnese Z81
– Optikopathie H47.0
– Vergiftung T65.2
–– akut F17.0
–– bei Abhängigkeit F17.0
Tabakose T65.2
Tabardillo A75.9
Tabardillofieber A75.9
– durch
–– Flöhe A75.2
–– Läuse A75.0
Tabatznik-Syndrom Q87.2
Tabes A52.1
– cerebrospinalis A52.1
– dorsalis A52.1
–– bei Syphilis
––– konnatal A50.4
––– Zentralnervensystem A52.1
–– juvenil A50.4
–– mit Spondylopathie, neuropathisch A52.1† M49.49*
–– spätsyphilitisch A52.1
– Harnblase A52.1
– infantum A50.4
– Knochen A52.1† M90.29*
– kongenital A50.4
– latent A52.1
– mesenterica A18.3† K93.0*
– mit
–– Ataxie, fortschreitend A52.1
–– Blase, Rückenmark A52.1
–– Charcot-Gelenk A52.1† M14.69*
–– Krise, viszeral A52.1
–– Malum perforans pedis A52.1† L99.8* ►

Tabes A52.1 *(Forts.)*
~ mit *(Forts.)*
-- Paralyse, progressiv A52.1
-- Syphilis, Zentralnervensystem A52.1
- spastisch A52.1
Tabisch
- Arthritis A52.1† M03.19*
- Arthropathie A52.1† M14.69*
- Atrophie, Knochen, neurogen A52.1† M90.29*
- Organkrise A52.1
- Paralyse A52.1
-- bei Neurosyphilis A52.1
- Parese, Harnblasensphinkter A52.1
- Sklerose, Hinterstrang A52.1† G32.8*
- Syphilis, zerebrospinal A52.1
Tabletten
- Abusus F19.1
- Ingestion T50.9
- Sucht F19.2
- Vergiftung T50.9
-- mit Vergiftung, durch Alkohol T51.9
Taboparalyse A52.1
- bei Syphilis
-- konnatal A50.4
-- Zentralnervensystem A52.1
- juvenil A50.4
-- bei Syphilis, Zentralnervensystem A50.4
- mit
-- Blase, Rückenmark A52.1
-- Charcot-Gelenk A52.1† M14.69*
-- Malum perforans pedis A52.1† L99.8*
- syphilitisch A52.1
Taboparalytisch, Neurosyphilis, juvenil A50.4
TAC [Truncus arteriosus communis] Q20.0
TACH[Tremor, Ataxie, zentrale Hypomyelinisierung]-Syndrom E75.2
Tachyarrhythmia absoluta I48.9
- paroxysmal I48.0
-- bei
--- Flattern, Vorhof I48.9
--- Flimmern, Vorhof I48.0
Tachyarrhythmie I49.8
- atrial
-- familiär, mit Leitungsstörung, infrahissär I45.8
-- mit kurzem PR-Intervall I45.6
- bei Flimmern, Vorhof I48.9
- ventrikulär I49.0
Tachykard, Störung, Herzrhythmus I49.9
Tachykardie R00.0
- atrial
-- chaotisch I47.1
-- ektop I47.1
-- multifokal I47.1
- aurikulär I47.1
- AV-junktional I47.1
-- psychogen F45.30
- AV-Knoten-Reentry- I47.1
- AV-Reentry- I47.1
- ektop, junktional I47.1 ▶

Tachykardie R00.0 *(Forts.)*
- fetal
-- bei Entbindung O68.0
-- persistierend P20.9
- His-Bündel I47.1
- intrauterin P20.9
- Kammer- I47.2
- Knoten-, paroxysmal I47.1
- nodal I47.1
- paroxysmal I47.9
-- atrioventrikulär I47.1
-- AV-junktional I47.1
-- Form, aurikulär – s.a. Bouveret-Hoffmann-Syndrom I47.9
-- psychogen F45.30
-- sinuaurikulär I47.1
-- supraventrikulär I47.1
-- syphilitisch A52.0† I52.0*
-- ventrikulär I47.2
- psychogen F45.30
- Sick-Sinus- I49.5
- sinuaurikulär R00.0
- Sinus- R00.0
-- paroxysmal I47.1
- supraventrikulär I47.1
-- AV-junktional I47.1
- syphilitisch A52.0† I52.0*
- ventrikulär I47.2
-- AV-junktional I47.2
-- infantil, anhaltend I47.2
-- paroxysmal, maligne I47.2
-- polymorph, katecholaminerg [CPVT] I47.2
- Vorhof I47.1
-- AV-junktional I47.1
-- chaotisch I47.1
-- multifokal, Kind I47.1
-- paroxysmal I47.1
Tachykardie-Bradykardie-Syndrom I49.5
Tachypnoe R06.88
- hysterisch F45.33
- psychogen F45.33
- transitorisch R06.88
-- beim Neugeborenen P22.1
Tacrolismus [Tacrolimus]
- Allergie T88.7
- Überempfindlichkeit T88.7
Taenia
- diminuta, Befall B71.0
- Infektion B68.9
- mediocanellata, Befall B68.1
- nana, Befall B71.0
- saginata
-- Form, adult, Infektion B68.1
-- Infektion B68.1
- solium
-- im Larvenstadium, Befall B69.9
-- Infektion B68.0
--- intestinal B68.0
Taeniasis B68.9
- intestinalis B68.9
Tätigkeit, Herz, irregulär I49.9

Tätowierung L81.8
Täuschung, Geruch R43.1
TAFRO[Thrombozytopenie mit Anasarka, Fieber, Niereninsuffizienz, Organomegalie]-Syndrom D89.8
Tagblindheit H53.1
Tageseinnässen R32
Tahyna-Fieber B33.8
Takagi-Nakao-Syndrom, Furukawa- G11.8
Takahara-Krankheit E80.3
Takayasu-Arteriitis M31.4
Takayasu-Krankheit M31.4
Takenouchi-Kim-Syndrom, Zhu-Tokita- Q87.0
Takeshita-Syndrom, Yoshimura- Q87.8
Tako-Tsubo-Kardiomyopathie I42.88
Tako-Tsubo-Syndrom I42.88
Taktil
– Agnosie R48.1
– Halluzination R44.2
Talgdrüse
– Abszess L02.9
– Adenokarzinom C44.9
– Adenom D23.9
– Anomalie Q82.9
– Epitheliom D23.9
– Hyperplasie L73.8
– Krankheit L73.9
– Mund, Aberration, angeboren Q38.6
– Tumor L72.1
– Zyste L72.1
–– Brust N60.8
–– Geschlechtsorgane
––– männlich N50.8
––– weiblich N94.8
–– Labia
––– majora pudendi N90.7
––– minora pudendi N90.7
–– Penis N48.8
–– Skrotum L72.1
Talgdrüsengang, Zyste L72.1
– Brust N60.8
Talgretentionszyste, Vulva N90.7
Talgzyste L72.1
– Mamma N60.8
Talipes Q66.8
– asymmetrisch Q66.8
– equinovarus, mit Defekt, Atriumseptum, Robin-Sequenz, und Persistenz, Ductus Cuvieri, links Q87.8
Talkose J62.0
– Lunge J62.0
Talkum
– Granulom M60.29
– in der Operationswunde, Granulom T81.6
Talkumstaub
– Fibrose, Lunge, silikotisch J62.0
– mit Pneumokoniose J62.0
Talma-Syndrom M62.89
Talofibular, Band, Distorsion S93.48
Talus
– Dislokation S93.0 ►
Talus *(Forts.)*
– Fraktur S92.1
– Luxation S93.0
– Osteochondrose M92.6
–– juvenil M92.6
– verticalis Q66.8
–– kongenital Q66.8
– vertikal, kongenital Q66.8
Talus-Navikulare-Fusion Q74.2
Tamoxifen
– Nebenwirkung T88.7
– Vergiftung T38.6
Tampon, disloziert T19.2
Tamponade
– Harnblase N32.8
– Herz I31.80
– Perikard I31.80
Tamponbenutzung, mit Syndrom, Schock, toxisch A48.3
Tanapocken-Virus, Krankheit B08.8
Tangier-Krankheit E78.6
TANGO2-assoziiert, Syndrom der metabolischen Enzephalopathie, mit Arrhythmie G31.88
Tannhäuser-Syndrom, Hanot-MacMahon- K74.3
Tapetochorioideal, Dystrophie H31.2
Tapetoretinal
– Amaurose, Leber H35.5
– Degeneration H35.5
–– bei
––– Ataxie G11.9 H35.5
––– Hypoplasie, zerebellär Q04.3
– Dystrophie H35.5
–– hereditär H35.5
–– Retina H35.5
Tapia-Syndrom G52.7
TAR-Syndrom Q87.2
Targetzellen-Anämie D64.8
Tarsal
– Distorsion S93.6
– Knochenkerne, Fusion Q66.8
– Koalition Q66.8
– Verstauchung S93.6
– Zerrung S93.6
– Zyste H00.1
Tarsal-Karpal-Fusionssyndrom Q74.8
Tarsalband
– Verstauchung S93.6
– Zerrung S93.6
Tarsalgelenk, Dislokation S93.31
Tarsalgie M79.67
Tarsalknochen, Dislokation S93.31
Tarsaltunnelsyndrom G57.5
Tarsitis H01.8
– syphilitisch A52.7† H03.1*
– tuberkulös A18.4† H03.1*
Tarsometatarsal
– Distorsion S93.6
– Zerrung S93.6
Tarsometatarsalband
– Verstauchung S93.6 ►

T

Tarsometatarsalband *(Forts.)*
– Zerrung S93.6
Tarsometatarsalgelenk, Dislokation S93.33
Tarsoorbital, Faszie, Insuffizienz, kongenital Q10.3
Tarsus
– Anomalie a.n.k. Q74.2
– Enthesiopathie M77.5
– Fraktur S92.20
– Os naviculare, Osteochondrose, juvenil M92.6
– Osteochondrose, juvenil M92.6
Tartrazin
– Allergie [E 102] T78.4
– Überempfindlichkeit [E 102] T78.4
Tarui-Krankheit E74.0
Taschenbildung
– Bronchus Q32.4
– Dünndarm K57.10
– Hypopharynx Q38.7
– Magen K31.4
– Ösophagus Q39.6
–– angeboren Q39.6
–– erworben K22.5
– Pharynx Q38.7
Tastleisten, Anomalie Q82.8
Tastlokalisation, Verlust R20.8
Tastsinn
– Störung R20.8
– Verlust R20.8
Tatkraft, Abnahme R68.8
Tatton-Brown-Rahman-Syndrom Q87.3
Tattoo L81.8
Taubengang M20.5
Taubenzüchterkrankheit J67.20
Taubenzüchterlunge, Krankheit J67.20
Taubheit H91.9
– akut H91.2
– angeboren H90.5
– durch
–– Anomalie, Ohr Q16.9
–– Einwirkung großer Höhe auf die Ohren T70.0
–– Störung, Schallempfindung H90.5
–– toxisches Agens H91.0
– emotional F44.6
– erworben H91.9
–– mit Mutismus a.n.k. H91.3
– Frequenzen
–– hohe H91.9
––– und tiefe H91.9
–– tief H91.9
– funktionell F44.6
– geräuschinduziert H83.3
– hereditär H91.9
– Hochton- H91.9
– hysterisch F44.6
– idiopathisch, plötzlich H91.2
– in der Familienanamnese Z82
– ischämisch, vorübergehend H93.0
–– entwicklungsbedingt H93.0 ►

Taubheit H91.9 *(Forts.)*
– kombiniert
–– beidseitig, durch Schallleitungs- und Schallempfindungsstörung H90.6
–– durch Störung, Schallleitung und Schallempfindung H90.8
–– einseitig, durch Störung, Schallleitung und Schallempfindung H90.7
– kongenital a.n.k. H90.5
–– mit Mutismus a.n.k. H91.3
– lärminduziert H83.3
– ototoxisch H91.0
– partiell H91.9
– psychogen F44.6
– retrokochleär H90.5
– Rinden- H90.5
– Seelen- R48.1
– syphilitisch A52.1† H94.8*
–– konnatal A50.0† H94.8*
– Tiefton- H91.9
– und Myopathie, mit Polyneuropathie, bei Optikusatrophie H47.2
– vollständig H91.9
– Wort- F80.28
– zentral H90.5
Taubheitsgefühl, Haut R20.1
Taubheitssyndrom, Nephropathie- Q87.8
Taubstummheit H91.3
– erworben a.n.k. H91.3
– hysterisch F44.6
– kongenital a.n.k. H91.3
– syphilitisch, konnatal A50.0† H94.8*
Taucherkrankheit T70.3
Tauchkropf E04.9
Taumel R42
– und Schwindel R42
Taumelnd, Gang R26.0
Taurinurie, bei Kamptodaktylie Q68.1
Taurodontismus K00.2
Tausendfüßler, Biss T63.4
Taussig-Bing-Syndrom Q20.1
Tawil-Syndrom, Andersen- I49.8 Q79.8
Tay-Sachs-Krankheit E75.0
– amaurotisch, familiär E75.0
Taybi-Syndrom, Rubinstein- Q87.2
– durch
–– CREBBP-Genmutation Q87.2
–– EP300-Genmutation Q87.2
Taylor-Baraitser-Syndrom, Schaap- Q87.8
TBC – s.a. Tuberculosis oder s.a. Tuberkulose A16.9
– Auge A18.5
– bei Silikose J65
– Darm A18.3† K93.0*
– Erstinfektion A16.7
– Gehirn A17.8† G07*
– Gelenk A18.0† M01.19*
– Glottis A16.4
– Haut A18.4
– Hüfte A18.0† M01.15*
– Kniegelenk A18.0† M01.16* ►

TBC – s.a. Tuberculosis oder s.a. Tuberkulose A16.9 *(Forts.)*
– Knochen A18.0† M90.09*
– Kontakt Z20.1
– Larynx A16.4
– Lunge A16.2
– Lymphknoten
–– intrathorakal A16.3
–– mediastinal A16.3
–– peripher A18.2
– mediastinal A16.8
– Meningen A17.0† G01*
– Milz A18.8† D77*
– Nase A16.8
– Nasennebenhöhle A16.8
– Nebenniere A18.7† E35.1*
– Niere A18.1† N29.1*
– Ohr A18.6
– Primärinfektion A16.7
– Schilddrüse A18.8† E35.0*
– Trachea, isoliert A16.4
– Urogenitalsystem A18.1
– Wirbelsäule A18.0† M49.09*
TBCK-assoziiert, Intelligenzminderungs-Syndrom Q87.8
TBK – s.a. Tuberkulose A16.9
TD [Thanatophore Dysplasie] Q77.1
Teebi-Hypertelorismus Q87.0
Teebi-Kaurah-Syndrom Q87.8
Teerakne L70.8
Teerkrebs
– Harnblase C67.9
– Haut C44.9
– Lunge C34.9
Teermelanose L81.4
Teerstuhl K92.1
– bei Ulcus ventriculi K25.4
Teerzyste, Ovar N80.1
Teevanfraktur S02.0
Tegmental
– Capdysplasie, pontin Q04.8
– Paralyse G83.8
–– mesenzephalisch G83.8
Tegmentum-Syndrom G93.88
Teilagenesie, Nervensystem a.n.k. Q07.8
Teilaplasie, Nervensystem a.n.k. Q07.8
Teilinfarkt, Niere N28.0
Teilleistungsschwäche, grobmotorisch F82.0
Teilmotorisch, Epilepsie G40.1
Teilnahmslosigkeit R45.3
Teilparese G83.9
Teilsteife, bei Periarthropathia humeroscapularis M75.0
Teilung
– Cervix uteri, erworben N88.8
– Glans penis Q55.6
– Labia minora pudendi, angeboren Q52.7
– Muttermund, äußerer, in zwei Öffnungen, durch Frenulum Q51.8
– Vene I87.8
Teilungsdefekt, mitochondrial und peroxisomal, mit Enzephalopathie G31.81
– DNM1L-assoziiert G31.81
– MFF-assoziiert G31.81
Teilweise
– Anodontie K00.0
– Obstruktion, Eustachi-Röhre H68.1
– retiniert, Zahn K01.0
– Versagen, Laktation, im Wochenbett O92.40
Teleangiectasia macularis eruptiva perstans Q82.2
Teleangiektasie I78.1
– Calcinosis cutis, Raynaud-Phänomen, Ösophagusdysfunktion, Sklerodaktylie, bei Sklerose, systemisch, progressiv [CREST-Syndrom] M34.1
– essentiell L81.7
–– familiär L81.7
–– generalisiert L81.7
– hereditär I78.0
–– hämorrhagisch I78.0
– makulär H35.0
–– idiopathisch, Typ 1 H35.0
– parafoveal H35.0
– Retina, kongenital H35.0
– retinal H35.0
– zerebellar G11.3
Teleangiektatisch
– Adenom, hepatozellulär D13.4
– Ataxie G11.3
– Osteosarkom C41.9
Teleröntgentherapie, Wirkung, schädlich a.n.k. T66
Teller-Syndrom, Pfeiffer-Palm- Q87.1
Telogeneffluvium L65.0
TEMF [Tropische Endomyokardfibrose] I42.3
Temperament, zyklothym F34.0
Temperatur, niedrig, Dermatitis L30.8
Temperatur-sensitiv, Albinismus, okulokutan E70.3
Temperaturempfindung, Störung R20.8
Temperaturentgleisung R50.9
Temperaturregulation, Störung, beim Neugeborenen P81.9
Temperatursensitiv
– Albinismus, okulokutaner, Typ 1 E70.3
– Neuropathie, hereditär G60.0
TEMPI[Teleangiektasien, erhöhte Erythropoetinkonzentration, monoklonale Gammopathie, perinephritischer Abszess, intrapulmonaler Shunt]-Syndrom D47.2
Temple-Baraitser-Syndrom Q87.0
Temple-Syndrom, Houlston-Ironton- Q87.8
Temporär, Situationsstörung F43.2
Temporal
– Abblassung, Papille H47.2
– Astrozytom, 2. Grades C71.2
– Restinsel, Gesichtsfeld H53.4
Temporalhirn, Abszess G06.0
Temporallappen
– Astrozytom C71.2 ►

T

Temporallappen *(Forts.)*
– Epilepsie G40.2
Temporallappen-Status G41.2
Temporallappenepilepsie
– familiär G40.2
– mesial, familiär G40.2
–– mit Fieberkrämpfen G40.2
Temporallappensyndrom F07.0
Temporalregion
– Abszess L02.0
– Verletzung S09.9
Temporomandibulär
– Arthritis K07.6
– Distorsion S03.4
– Luxation S03.0
– Störung, Gelenk K07.6
Temporomandibulargelenk
– Dislokation S03.0
– Dysfunktion K07.6
Temporomandibularregion, Wunde, offen S01.49
Temporosphenoidal, Abszess G06.0
Temtamy-Shalash-Syndrom Q87.8
TEN [Toxische epidermale Nekrolyse] L51.20
Tendenz, zur Selbsttötung R45.8
Tendinitis M77.9
– Achillessehne M76.6
– adhäsiv M65.89
– Bizeps M75.2
– calcarea M65.29
–– im Schulterbereich M75.3
– durch
–– Druck M70.9
–– Überbeanspruchung M70.9
– Glutäussehne M76.0
– Iliopsoassehne M76.1
– im Schulterbereich M75.8
– Insertions- M77.9
– mit Kalzifikation M65.29
– Musculus
–– biceps brachii M75.2
–– tibialis
––– anterior M76.8
––– posterior M76.8
– Para- M77.9
– Patellarsehne M76.5
– Peronäussehne M76.7
– Psoas M76.1
– Schulter, adhäsiv M75.0
– Sprunggelenk, oberes M77.5
– Supraspinatus, und
–– Infraspinatus M75.1
–– Subskapularis M75.1
– trochanterica M70.6
– Unterarm M77.8
Tendinose M77.9
– Ansatz- M77.9
– Kapsel, medial, Knie M76.8
– Myo- M77.9
– Supraspinatus M75.1
– Trochanter M76.8
Tendinosis calcarea, Schulter M75.3
Tendomyopathie M77.9
– paravertebral M77.8
– Schultergürtel M75.8
Tendomyose, Schultergürtel M75.8
Tendopathia nodosa M65.3
Tendopathie M77.9
– Handgelenk M77.2
– Insertions- M77.9
–– im Schulterbereich M75.8
–– Trochanter major M65.85
– Knie M76.8
– mit Enthesiopathie, diffus M77.8
– Trochanter M76.8
Tendoperiostopathie M77.9
Tendosynovitis – s.a. Tenosynovitis oder s.a. Tendovaginitis oder s.a. Tenovaginitis M65.99
– gonorrhoisch A54.4† M68.09*
– tuberkulös A18.0† M68.09*
– Wirbelsäule, tuberkulös A18.0† M49.09*
Tendovaginitis M65.99
– gonorrhoisch A54.4† M68.09*
– stenosans (de Quervain) M65.4
Tenesmus R19.88
– Harnblase R30.1
– rektal R19.88
– vesicae R30.1
Tennesson-Syndrom, Besnier- D86.9
Tennisellenbogen M77.1
Tenon-Kapsel, Entzündung H05.0
Tenonitis H05.0
Tenophyt M67.89
Tenosynovitis M65.99
– adhäsiv M65.89
– bei
–– Adhäsion, Schulter M75.0
–– Spätsyphilis A52.7† M68.09*
–– Syphilis A52.7† M68.09*
– Bizeps M75.2
– durch
–– Druck M70.9
–– Gonokokken A54.4† M68.09*
–– Überbeanspruchung M70.9
– Ellenbogen M65.92
– Finger M65.94
– Fuß M65.97
– Gesäß M65.95
– Hand M65.94
– Handgelenk M65.93
– Hüfte M65.95
– infektiös a.n.k. M65.19
– Knie M65.96
– Knöchel M65.97
– kristallinduziert M65.89
– Schulter M75.8
– syphilitisch A52.7† M68.09*
– tuberkulös A18.0† M68.09*
– Unterarm M65.93
– Wirbelsäule M65.98
– Zehe M65.97

Tenovaginitis
– Handgelenk M65.93
– Knie M65.96
– Unterarm M65.93
Tension headache G44.2
Tentorium
– cerebelli, Lazeration S06.28
– Hämatom S06.8
– Meningeom D32.0
– Petechien R23.3
– Riss, durch Geburtsverletzung P10.4
TEP [Totalendoprothese], mit Beschwerden T84.9
Ter-Haar-Syndrom, Frank- Q87.8
Teratoblastom – s.a. Neubildung, bösartig C80.9
Teratoid, Medulloepitheliom C80.9
Teratoid-Tumor, Rhabdoid- C80.9
– atypisch C72.9
Teratokarzinom C80.9
– Hoden C62.9
– Leber C22.7
Teratom – s.a. Neubildung, unsicheres Verhalten D48.9
– bösartig C80.9
– differenziert D36.9
– embryonal C80.9
–– Ovar, unreifzellig, maligne C56
– Epiphyse C40.9
– Gaumen D37.0
– Geschlechtsorgane, weiblich D39.9
– gutartig D36.9
– Hoden C62.9
–– gutartig D29.2
–– maldeszendiert C62.0
–– reifzellig, adult, gutartig D29.2
–– skrotal C62.1
–– unsicher D40.1
– Hypophyse D44.3
– Leber C22.7
–– embryonal C22.7
–– reifzellig, adult, gutartig D13.4
– Lunge D38.1
– Ovar D27
–– maligne C56
– peritoneal D48.4
– Pharynx D37.0
– Rachen D37.0
– reif D48.9
– sakrokokzygeal
–– benigne D16.8
–– maligne C41.4
– Schädel D48.0
– Schädelhöhle D48.0
– Schilddrüse D44.0
– solide – s.a. Neubildung, unsicheres Verhalten D48.9
– Steiß D48.0
–– fetal, Betreuung, Mutter O33.7
– Tonsille D37.0
– undifferenziert C80.9 ►

Teratom – s.a. Neubildung, unsicheres Verhalten D48.9 *(Forts.)*
– unreif C80.9
– zystisch, adult D36.9
Teratoma cysticum adultum D36.9
Teratospermie R86.6
Teratotumor D48.9
Teratozoospermie R86.6
– Oligo-Astheno- N46
Terbutalin
– Allergie T88.7
– Überempfindlichkeit T88.7
Terminal
– Atrophie, Niere N26
– Entzündung, Ileum K50.0
– Insuffizienz, Niere N18.5
–– dialysepflichtig N18.5
– Krankheit, Niere N18.5
– Lungenabschnitte, Entfaltung, fehlend, beim Neugeborenen P28.0
– Makrohämaturie N02.9
– Ödem, Lunge J81
– Versagen, Niere N18.5
–– hypertonisch I12.00
Ternidens deminutus, Infektion B81.8
Ternidensiasis B81.8
Terpentin, Kontaktdermatitis L25.3
Terpentine, Dermatitis
– allergisch L23.5
– toxisch L24.2
Terrien, Degeneration, Hornhaut, marginal H18.4
Terrien-Degeneration, Hornhaut H18.4
Terrorismus, Opfer Z65
Terson-Syndrom H35.6
Tertiär
– Aphasie, syphilitisch A52.1† G94.8*
– Hyperparathyreoidismus E21.2
– Rupia A52.7† L99.8*
– Syphilis A52.9
–– kardiovaskulär A52.0† I98.0*
–– mit Aphasie A52.1† G94.8*
–– Zentralnervensystem A52.3
Tertiana B51.9
Test
– auf
–– Arzneimittel im Blut Z04.8
–– Drogen im Blut Z04.8
– Blutalkohol-, positiv R78.0
– Blutdruck Z01.3
– follikelstimulierendes Hormon Z31.4
– Intelligenz a.n.k. Z01.88
–– beim Kind Z00.1
– Laborparameter Z01.7
–– aus rechtsmedizinischen Gründen a.n.k. Z04.8
– Mendel-Mantoux-, abnorm R76.1
– Tine-, abnorm R76.1
– VDRL- [Venereal diseases research laboratories], falsch-positiv R76.2 ►

T

Test *(Forts.)*
– Wassermann- Z11
–– positiv A53.0
Testikel – s. Hoden
Testikulär
– Adenom
–– bei der Frau D27
–– beim Mann D29.2
– Androgene, Störung, Biosynthese E29.1
– Dysfunktion E29.9
– Feminisierung E34.51
–– bei Pseudohermaphroditismus masculinus E34.59
– Funktion, endokrin, Versagen E29.1
– Hormon
–– Hypersekretion E29.0
–– Mangel E29.1
– Hypergonadismus E29.0
– Hypogonadismus E29.1
–– primär E29.1
– Insuffizienz E29.1
– Mangel, 17,20-Desmolase, mit Störung, Geschlechtsentwicklung, mit Karyotyp 46,XY E29.1
– Morgagni-Hydatide, beim Mann Q55.2
– Regressionssyndrom Q55.0
– Störung, Geschlechtsentwicklung, 46,XX Q99.1
– Tumor
–– Keimzellen, nichtseminomatös C62.9
–– stromal D40.1
– Überfunktion E29.0
– Überproduktion, Androgene E29.0
– Unterfunktion E29.1
–– nach medizinischen Maßnahmen E89.5
–– postablativ E89.5
– Vermehrung, Androgene E29.0
– Zyste N50.8
Testis – s. Hoden
Testitis N45.9
Testosteron, Mangel E29.1
Testovar Q56.0
Tetania R29.0
– uteri, Komplikation, Entbindung O62.4
Tetanie R29.0
– bei
–– Alkalose E87.3
–– Hitze T67.2
–– Hyperventilation R06.4
–– Hypoparathyreoidismus E20.9
–– Schwangerschaft A34
– beim Neugeborenen P71.3
–– ohne Kalzium- oder Magnesiummangel P71.3
– funktionell F44.5
– hyperkinetisch R29.0
– Hyperventilations-
–– hysterisch F45.33
–– psychogen F45.33
– hysterisch F44.5
–– hyperkinetisch F44.5
– Konvulsions- R29.0 ▶

Tetanie R29.0 *(Forts.)*
– Maternitäts- A34
– mit Hyperpnoe R06.88
– nach
–– Entfernung, Nebenschilddrüse E89.2
–– Thyreoidektomie E89.2
– parathyreogen E20.9
– parathyreopriv E89.2
– postoperativ E89.2
– Pseudo- R29.0
– psychogen F44.5
–– mit Hyperpnoe F45.33
– Uterus O62.4
Tetanisch, Kontraktion, Uterus O62.4
Tetanus A35
– bei
–– Abort A34
–– Entbindung A34
–– Omphalitis A33
–– Schwangerschaft, extrauterin A34
– im Wochenbett A34
– Immunprophylaxe [passive Impfung] (mit spezifischem Immunglobulin) Z29.1
– Impfung Z23.5
– Kopf- A35
– mit Konvulsionen A35
– neonatorum A33
– Untersuchung Z11
– uteri O62.4
–– mit Schädigung, Fetus/Neugeborenes P03.6
Tetanus-Diphtherie mit Poliomyelitis, Impfung [Td-IPV] Z27.8
Tetanus-Infektion A35
Tetanus-Vakzination, Diphtherie- [DT] [Td] Z27.8
Tethered-cord-Syndrom [Adhäsionssyndrom des unteren Rückenmarkes] Q06.8
Tetra-X-Syndrom Q97.1
Tetraamelie Q73.0
– mit Fehlbildung, multipel Q87.8
Tetrachloräthen, Wirkung, toxisch T53.3
Tetrachloräthylen
– Kontaktdermatitis, toxisch L24.2
– Wirkung, toxisch T53.3
Tetrachlorkohlenstoff, Wirkung, toxisch T53.0
Tetrachlormethan, Wirkung, toxisch T53.0
Tetracyclin
– Allergie T88.7
– Überempfindlichkeit T88.7
Tetracyclin-Derivate
– Allergie T88.7
– Überempfindlichkeit T88.7
Tetrahydrobiopterin, Mangel E88.8
– mit Hyperphenylalaninämie E70.1
Tetralogie, Fallot- [Ventrikelseptumdefekt mit Pulmonalarterienstenose oder -atresie, Aortendextroposition und Hypertrophie des rechten Ventrikels] Q21.3
Tetramastie Q83.1
Tetranychus molestissimus, Befall B88.0

Tetraparese G82.53
– nichttraumatisch, akut G82.51
–– schlaff G82.31
–– spastisch G82.41
– schlaff G82.33
– spastisch G82.43
–– bei Nephronophthise, familiär, adult Q61.5 G82.49
–– mit Retinitis pigmentosa, und Intelligenzminderung Q87.8
–– und Agenesie, Corpus callosum, bei Minderung, Intelligenz, X-chromosomal Q87.8
Tetraplegie G82.52
– bei Lähmung, infantil, spastisch G80.0
– beim Neugeborenen a.n.k. P11.9
– chronisch G82.52
– embolisch, als aktuelles Ereignis I63.4 G82.52
– infantil G80.8
– mit Myositis ossificans M61.29
– nichttraumatisch, akut G82.50
–– schlaff G82.30
–– spastisch G82.40
– schlaff G82.32
– spastisch G82.42
–– mit Corpus callosum, dünn, und Mikrozephalie, progressiv, postnatal Q02
– thrombotisch, als aktuelles Ereignis I63.3 G82.52
– traumatisch T91.3
–– Phase, akut S14.10
Tetraplegisch
– Kinderlähmung, zerebral G80.8
– Lähmung, zerebral, spastisch G80.0
– Parese, zerebral, spastisch G80.0
Tetraploidie Q92.7
Tetrasomie
– 9p Q99.8
– 12p Q99.8
– 18p Q99.8
– 21 Q99.8
– X Q97.1
Tetraspastik G82.49
Tetrazyklisch, Antidepressiva, Überempfindlichkeit T88.7
Teufelsgriff [Bornholmer Krankheit] B33.0
Teufelskralle [Bornholmer Krankheit] B33.0
TFCC [triangulärer fibrokartilaginärer Komplex], Ruptur, traumatisch S63.3
TFR2-Gen-assoziiert, Hämochromatose E83.1
TGA [Transiente globale Amnesie] G45.49
TGA [Transposition der großen Arterien] Q20.3
– mit Koarktation Q20.3
TGF-beta-Rezeptor, Anomalie, mit Aortenaneurysma-Syndrom Q87.4
Thakker-Donnai-Syndrom Q87.8
Thalamisch, Schmerzsyndrom R52.1
Thalamus
– Astrozytom C71.0
– Blutung I61.0
– Infarkt I63.9 ►
Thalamus *(Forts.)*
– Malignom C71.0
Thalamussyndrom G93.88
Thalassaemia
– intermedia D56.1
– major D56.1
– minor D56.3
Thalassämie D56.9
– Alpha- D56.0
–– mit myelodysplastischem Syndrom D56.0 D46.9
– Anämie D56.9
– bei
–– Erbanlage, für Hämoglobin, pathologisch D56.3
–– Hämoglobinopathie D56.9
––– Sichelzellen D57.2
– Beta- D56.1
–– bei Persistenz, Hämoglobin, fetal, hereditär D56.4
–– major D56.1
–– minor D56.3
–– schwer D56.1
– Delta-Beta- D56.2
– Erbanlage D56.3
– gemischt D56.9
– mit
–– Arthritis a.n.k. D56.9† M36.3*
–– Retinopathie D56.9† H36.8*
– Sichelzellen-Beta- D57.2
– Variante D56.8
Thalassämie-Krankheit, Sichelzellen- D57.2
Thalidomid
– Embryopathie Q86.80
– Fetopathie Q86.80
Thallium, Vergiftung T56.8
Thanatophor
– Dysplasie Q77.1
–– Typ
––– 1 Q77.1
––– 2 Q77.1
– Kleinwuchs Q77.1
– Minderwuchs Q77.1
Thauvin-Robinet-Faivre-Syndrom Q87.3
Thaysen-Krankheit K90.0
– Gee-Herter- K90.0
Thecoma D27
– malignum C56
Theka-Granulosazelltumor D39.1
Thekafibrom D27
Thekalutein-Zyste N83.2
– Ovar N83.1
Thekazellen
– Karzinom C56
– Tumor D27
Thekom D27
– bösartig C56
– luteinisiert D27
Thekomatose E28.8
Thelalgie N64.5

T

Thelarche
– spät E30.0
– vorzeitig E30.8
Thelaziasis B83.8
Thelitis N61
– gestationsbedingt O91.00
– puerperal O91.00
Thelorrhagie N64.5
Theodor-Leber-Krankheit, mit Atrophie, Optikus H47.2
– hereditär H47.2
Therapeutisch
– Abbruch, Schwangerschaft O04.9
– Agalaktie O92.50
– Applikation, Substanz, radioaktiv Z51.0
– Gas, Vergiftung T41.5
– Malaria-Infektion B53.8
– Übung a.n.k. Z50.1! *[nur Zusatzkode!]*
Therapie Z51.9
– arbeitsmedizinisch Z50.7! *[nur Zusatzkode!]*
– atemgymnastisch Z50.1! *[nur Zusatzkode!]*
– Aversions- a.n.k. Z50.4! *[nur Zusatzkode!]*
– durch Thrombozytenaggregationshemmer (z.B. Azetylsalizylsäure) Z92.2
– mit
–– Antikoagulanzien Z92.1
–– Marcumar Z92.1
– physikalisch a.n.k. Z50.1! *[nur Zusatzkode!]*
– psychodynamisch a.n.k. Z50.4! *[nur Zusatzkode!]*
– respiratorisch, mit Komplikation a.n.k. T81.8
– Sprech- Z50.5! *[nur Zusatzkode!]*
– zytostatisch, bei Erkrankung, nichtmaligne Z51.2
Therapie-induziert, Syndrom, myelodysplastisch D46.9
Therapiebedürftig, Infektion, durch HIV B24
Therapieresistent
– Fluor, Vagina N89.8
– Wehen O62.4
Thermographie, Befund, Mamma, abnorm R92
Thermophil, Aktinomyzeten, Alveolitis, allergisch J67.70
Thermoplegie T67.0
Thesaurismose
– Gangliosid- E75.1
– Glykogen- E74.0
– Phosphatid- E75.2
– Sphingomyelin- E75.2
Thiamin
– Allergie T88.7
– Mangel E51.9
–– Folgen E64.8
– Überempfindlichkeit T88.7
Thiamin-responsiv, Enzephalopathie E51.2 G40.9
Thiaminhydrochlorid, Mangel E51.9
Thiazid
– Allergie T88.7
– Überempfindlichkeit T88.7
Thibièrge-Weissenbach-Syndrom M34.8
Thiel-Behnke-Hornhautdystrophie H18.5
Thiemann-Krankheit M92.3
Thies-Reis-Syndrom H74.3
Thiobarbiturate, Vergiftung T41.1
Thioharnstoff, Überempfindlichkeit T78.4
Thionamid-Derivate
– Allergie T78.4
– Überempfindlichkeit T78.4
Thiopurinmethyltransferase, Mangel, angeboren E88.8
Thioxanthen
– Allergie T88.7
– Überempfindlichkeit T88.7
THOC6-assoziiert, Verzögerung, Entwicklung, mit Mikrozephalie, und Gesichtsdysmorphien Q87.0
Thomas-Atrophie, Déjerine- G23.3
Thomas-Syndrom Q87.8
Thompson-Syndrom, Hunter-Jurenka- Q87.8
Thomsen-Syndrom G71.1
Thomson-Komplex Q75.4
Thomson-Poikilodermie, Rothmund- Q82.8
Thomson-Syndrom Q82.8
– Rothmund- Q82.8
–– Typ
––– 1 Q82.8
––– 2 Q82.8
Thong-Douglas-Ferrante-Syndrom Q87.1
Thoracic-outlet-Syndrom G54.0
Thorakal – s. Art der Krankheit
Thorakalgie R07.4
Thorakalwirbel
– Dislokation S23.10
– Fraktur S22.00
Thorakoabdominal
– Aneurysma I71.6
–– Aorta I71.6
––– rupturiert I71.5
– Aneurysma dissecans aortae, Typ
–– A I71.03
–– B I71.03
– Fistel J86.0
Thorakodynie R07.4
Thorakogastrisch, Fistel J86.0
Thorakogastroschisis Q79.8
– kongenital Q79.8
Thorakointestinal, Fistel J86.0
Thorakolumbal
– Degeneration, Bandscheibe a.n.k. M51.3
– Fehlhaltung M43.95
– Hernie, Nucleus pulposus M51.2
–– durch Verletzung, schwer S23.10
–– mit
––– Myelopathie M51.0† G99.2*
––– Neuritis M51.1† G55.1*
––– Radikulitis M51.1† G55.1*
––– Radikulopathie M51.1† G55.1*
– Prolaps, Diskus M51.2
– Schaden, Bandscheibe M51.9
– Skoliose M41.95 ▶

Thorakolumbal *(Forts.)*
– Spina bifida Q05.6
–– mit Hydrozephalus Q05.1
– Torsionsskoliose M41.85
Thorakolumbalgie M54.15
Thorakopagus Q89.4
– Ischio- Q89.4
– Zephalo- Q89.4
Thorakoschisis Q79.8
Thorax
– Abflachung, kongenital Q67.8
– Abszess J86.9
–– mit Fistel J86.0
– äußerer, Verbrennung T21.02
– Anomalie Q67.8
–– knöchern Q76.9
– Beschwerden R07.4
– Bindegewebe, Sarkom C49.3
– Blutgefäß, Verletzung S25.9
– Deformität M95.4
–– als Spätfolge, Rachitis E64.3
–– angeboren Q67.8
–– erworben M95.4
– Dislokation
–– Folgen T91.8
–– multipel S23.2
– Distorsion a.n.k. S23.5
–– mit Beteiligung, Lumbosakralgegend und Becken T03.1
– Dysostose, asphyxierend Q77.2
– Dysplasie, asphyxierend Q77.2
– Dystrophie, asphyxierend Q77.2
–– Typ Jeune, bei Joubert-Syndrom Q04.3
– Emphysem J43.9
– Empyem J86.9
– Endometriose N80.8
– Erfrierung T35.3
–– mit Nekrose, Gewebe T34.2
–– oberflächlich T33.2
– Extremität
–– obere, und
––– Becken, Fraktur, multipel T02.70
––– Lumbosakralgegend, Fraktur, multipel T02.70
–– untere, und
––– Abdomen, Zerquetschung, multipel T04.7
––– Becken
–––– Fraktur, multipel T02.70
–––– Zerquetschung, multipel T04.7
––– Lumbosakralgegend
–––– Fraktur, multipel T02.70
–––– Zerquetschung, multipel T04.7
– flach Q76.8
– Fraktur
–– Folgen T91.2
–– mit Beteiligung, Extremität T02.70
–– multipel S22.8
–– offen S22.9 S21.87!
– hinten
–– Verletzung, oberflächlich S20.40
–– Wunde, offen S21.2 ►

Thorax *(Forts.)*
– hinterer, Schürfwunde S20.41
– instabil
–– bei Fraktur
––– Rippe S22.5
––– Sternum S22.5
–– nach Eingriff, thoraxchirurgisch M96.81
– Instabilität S22.5
– Karzinom C76.1
– Klopfschall
–– tympanitisch R09.8
–– verändert R09.8
– knöchern, Fraktur S22.9
– Kollaps J93.9
– Lumbosakralgegend, Extremität
–– obere, und Becken, Dislokation, multipel T03.8
–– untere, und Becken
––– Dislokation, multipel T03.8
––– Distorsion T03.8
– Luxation, offen S22.9
– Missbildung Q76.9
– mit Flüssigkeit J94.8
– Muskel, Verletzung S29.0
– Nerv
–– sympathisch, Verletzung S24.4
–– Verletzung S24.6
– Perkussionsschall, abnorm R09.8
– Prellung S20.2
– Quetschung S20.2
– Raumforderung R22.2
– Reibungsgeräusch R09.8
– Röntgenuntersuchung, routinemäßig Z01.6
– Sarkom
–– bei Mangel, SMARCA4 C49.3
–– pleomorph, undifferenziert C49.3
– Schmerzen R07.4
–– atemabhängig R07.1
–– ischämisch I20.9
– Schürfwunde S20.81
– Syphilis A52.7
– Trauma S29.9
–– stumpf S29.9
– Tuberkulose A16.9
–– bakteriologisch oder histologisch gesichert A15.9
– Tympanie R09.8
– und
–– Abdomen
––– Wunde, offen, mehrere T01.1
––– Zerquetschung, multipel T04.1
–– Becken
––– Fraktur, multipel T02.10
––– Wunde, offen, mehrere T01.1
––– Zerquetschung, multipel T04.1
–– Extremität
––– obere
–––– Verletzung, oberflächlich T00.8
–––– Wunde, offen, mehrere T01.8
––– untere
–––– Verletzung, oberflächlich T00.8 ►

T

Thorax *(Forts.)*
~ und *(Forts.)*
~~ Extremität *(Forts.)*
~~~ untere *(Forts.)*
---- Wunde, offen, mehrere T01.8
-- Lumbosakralgegend
--- Fraktur, multipel T02.10
--- Zerquetschung, multipel T04.1
-- Lumbosakralregion, Wunde, offen, mehrere T01.1
- Verletzung S29.9
-- Blutgefäß, Folgen T91.8
-- innere S27.9
-- multipel S29.7
--- oberflächlich S20.7
-- Nerv, peripher S24.3
-- oberflächlich S20.80
- vorderer, Schürfwunde S20.31
- vorn
-- Verletzung, oberflächlich S20.30
-- Wunde, offen S21.1
- Wunde, offen S21.9
-- mehrere S21.7
- Zerquetschung S28.0
-- mit Asphyxie, traumatisch a.n.k. S28.0
Thoraxbedingt, Skoliose M41.34
Thoraxdysplasie-Hydrozephalus-Syndrom Q87.8
Thoraxhöhle
- Verbrennung T27.2
- Verletzung S27.9
Thoraxteil, Amputation, traumatisch S28.1
Thoraxvorderwand, Schmerzen R07.3
Thoraxwand
- äußere, Verätzung T21.42
- Anomalie Q67.8
- Décollement, subkutan S20.86
- Deformität, angeboren Q67.8
- Fistel J86.0
- Hämatom S20.2
- hintere, Décollement, subkutan S20.46
- innere, Verätzung T28.9
- Lymphödem
-- hereditär, Stadium
--- I Q82.03
--- II Q82.04
--- III Q82.05
-- Stadium
--- I I89.03
--- II I89.04
--- III I89.05
- Metastase C79.88
- Verätzung T21.42
-- 1. Grades T21.52
-- 2. Grades T21.62
-- 3. Grades T21.72
-- Grad
--- 2a T21.62
--- 2b T21.92
- Verbrennung T21.02
-- 1. Grades T21.12 ►

Thoraxwand *(Forts.)*
~ Verbrennung T21.02 *(Forts.)*
-- 2. Grades T21.22
-- 3. Grades T21.32
-- Grad
--- 2a T21.22
--- 2b T21.82
- vordere, Décollement, subkutan S20.36
- Wunde, offen S21.9
-- multipel S21.7
Thorn-Syndrom N28.88
Thorotrast, Fibrose T96
Thorotrastleber T96
Thorotrastorgan T96
Thorson-Syndrom, Biörck- [Karzinoidsyndrom] E34.0
Threonin, Stoffwechselstörung E72.8
Thrombangiitis I73.1
- obliterans I73.1
-- generalisiert I73.1
Thrombarteriitis I77.6
Thrombasthenie D69.1
- Glanzmann-Naegeli- D69.1
- hämorrhagisch D69.1
-- hereditär D69.1
- hereditär D69.1
Thromboembolie I74.9
- Arterie I74.9
- Bein, arteriell I74.3
- chronisch, mit Hypertonie, pulmonal I27.20
- im Wochenbett O88.28
- in der
-- Eigenanamnese Z86.7
-- Gestationsperiode O88.28
- Koronararterie I21.9
- nach Infusion, therapeutischer Injektion oder Transfusion T80.1
- pulmonal I26.9
Thromboembolieangst F45.2
Thromboembolisch
- Ereignis, venös I82.9
- Hypertension, pulmonal, chronisch I27.20
Thrombogen, Koagulopathie D68.8
Thrombolytisch, Purpura D65.2
Thrombomodulin-abhängig, Störung, Blutgerinnung D68.5
Thrombopathie D69.1
- Bernard-Soulier- D69.1
- konstitutionell D68.00
- Von-Willebrand-Jürgens- D68.09
Thrombopenia splenica D73.1
Thrombopenie D69.61
- essentiell
-- akut D69.3
-- chronisch D69.3
- konstitutionell D69.41
Thrombopenisch, Anämie D69.61
Thrombophilie D68.6
- hereditär, durch Mangel
-- Antithrombin, kongenital D68.5
-- Antithrombin III, kongenital D68.5 ►
~~~

Thrombophilie D68.6 *(Forts.)*
~ hereditär, durch Mangel *(Forts.)*
-- HRG [histidinreiches Glykoprotein], kongenital D68.5
-- Protein-C, kongenital D68.5
-- Protein-S, kongenital D68.5
- primär D68.5
Thrombophlebitis I80.9
- akut I80.9
- antepartal, Mutter, mit Schädigung, Fetus/Neugeborenes P00.3
- Becken, im Wochenbett O87.1
- Beckenvene
-- bei
--- Molenschwangerschaft O08.0
--- Schwangerschaft, extrauterin O08.0
-- nach Abort O08.0
-- postpartal O87.1
-- präpartal O22.3
-- puerperal O87.1
- bei Schwangerschaft O22.2
- Bein I80.3
-- bei Schwangerschaft O22.2
-- oberflächlich I80.0
-- präpartal O22.2
- chronisch I80.9
- femoralis I80.1
- Gefäß, tief, Extremität, obere I80.81
- Gefäße, oberflächlich, Extremität, obere I80.80
- iliofemoral I80.1
- intraspinal, nichteitrig G95.18
- migrans I82.1
- Mutter, mit Schädigung, Fetus/Neugeborenes P00.3
- nach
-- ärztlichen Maßnahmen a.n.k. T81.7
-- Infusion, therapeutischer Injektion oder Transfusion T80.1
- oberflächlich
-- bei Schwangerschaft O22.2
-- Extremität, untere I80.0
-- nach Entbindung O87.0
-- präpartal O22.2
- Oberschenkel I80.3
-- oberflächlich I80.0
-- tief I80.28
- Pfortader K75.1
- postoperativ T81.7
- postpartal O87.9
- Pyle- K75.1
- renalis I80.88
- rezidivierend, idiopathisch I82.1
- septisch I80.9
-- intrakraniell G08
-- intraspinal G08
- Sinus cavernosus G08
- Sinus transversus G08
- tief
-- bei Schwangerschaft O22.3
-- im Wochenbett O87.1 ►

Thrombophlebitis I80.9 *(Forts.)*
- Unterschenkel I80.3
-- oberflächlich I80.0
-- tief I80.28
- Variko- I83.1
- Vena axillaris I80.81
- Vena basilica I80.80
- Vena cephalica I80.80
- Vena poplitea I80.28
- Vena subclavia I80.81
- Vene
-- hepatisch I80.88
-- intraspinal G08
- Venensinus
-- intrakraniell G08
--- nichteitrig I67.6
--- septisch G08
-- intraspinal G08
--- septisch G08
- während Maßnahme, ärztlich a.n.k. T81.7
- zerebral, nichteitrig I67.6
Thromboplastinzeit, verlängert R79.8
Thrombose I82.9
- Achselvene I80.81
- Analvene K64.5
- Aorta I74.1
- Aorta abdominalis I74.0
- Aorta thoracica I74.1
- Aortenbifurkation I74.0
- Aortensattel I74.0
- Appendix, septisch K35.8
- Armvene I80.88
- Arteria auditiva interna I65.8
- Arteria basilaris I65.1
-- mit Infarkt, Gehirn I63.0
- Arteria carotis I65.2
-- mit Infarkt, Gehirn I63.0
- Arteria carotis communis I65.2
- Arteria carotis interna I65.2
- Arteria cerebelli, mit Infarkt, Gehirn I63.3
- Arteria cerebri anterior I66.1
-- mit Infarkt, Gehirn I63.3
- Arteria cerebri media I66.0
-- mit Infarkt, Gehirn I63.3
- Arteria cerebri posterior I66.2
-- mit Infarkt, Gehirn I63.3
- Arteria chorioidea I66.8
- Arteria communicans posterior I66.8
- Arteria femoralis I74.3
- Arteria hepatica I74.8
- Arteria hypophysealis I66.8
- Arteria iliaca I74.5
- Arteria labyrinthi I65.8
- Arteria meningea I66.8
- Arteria mesenterica superior K55.0
- Arteria ophthalmica H34.2
- Arteria pontina I66.8
- Arteria pulmonalis I26.9
- Arteria renalis N28.0
- Arteria spinalis G95.18 ►

T

Thrombose I82.9 *(Forts.)*
– Arteria vertebralis I65.0
–– mit Infarkt, Gehirn I63.0
– Arteriae cerebelli I66.3
– Arteriae perforantes, mit Infarkt, Gehirn I63.3
– Arterie I74.9
–– extrakraniell, hirnversorgend I65.9
––– mit Infarkt, Gehirn I63.0
–– Extremität
––– obere I74.2
––– untere I74.3
–– Innenohr I65.8
–– intrakraniell, mit Infarkt, Gehirn I63.3
–– peripher I74.4
–– präzerebral I65.9
–– zerebral, mit Infarkt, Gehirn I63.3
– arteriell, intrakraniell I66.9
– Astvene I82.9
– Athero- I74.9
– Auge H34.8
– Augenastvene H34.8
– AV-Shunt
–– aus körpereigenem Material T82.8
–– autogen T82.8
– Axillarvene I80.81
– Bauchaorta I74.0
– Bauchvene I82.88
– Beckenvene I80.20
–– bei Entbindung O87.1
–– im Wochenbett O87.1
– bei
–– Hämorrhoiden K64.8
––– 3. Grades K64.2
–– Schwangerschaft O22.9
– Bein I80.3
–– arteriell I74.3
–– oberflächlich I80.0
– Beinarterie I74.3
– Beinbecken- I80.20
– Beinvene I80.3
–– tief I80.28
– bland a.n.k. I82.9
– Bulbus venae jugularis I82.81
– Corpus cavernosum N48.8
– Darm, mit Gangrän K55.0
– Darmarterie K55.0
– Ductus deferens N50.1
– Ductus spermaticus N50.1
– Durasinus, nichteitrig I67.6
– durch
–– Apparat, Implantat oder Transplantat T85.88
–– Arterientransplantat a.n.k. T82.8
–– Brustimplantat T85.83
–– Dialysekatheter T82.8
–– Gefäßimplantat T82.8
–– Gefäßprothese T82.8
–– Gefäßtransplantat T82.8
–– Gelenkprothese T84.8
–– Harnwegskatheter T83.8
–– Herzprothese T82.8
–– Herztransplantat T82.8 ►

Thrombose I82.9 *(Forts.)*
~ durch *(Forts.)*
–– Hornhauttransplantat a.n.k. T85.88
–– Infusionskatheter T82.8
––– spinal T85.81
–– innere orthopädische Fixation a.n.k. T84.8
–– intrakraniellen ventrikulären Shunt T85.81
–– Katheter a.n.k. T85.88
––– zur Peritonealdialyse T85.88
–– Orbitaprothese a.n.k. T85.88
– endokardial I21.9
–– ohne nachfolgenden Myokardinfarkt I24.0
– Extremität, untere I80.3
– Extremitätenarterie I74.4
– Femoralarterie I74.3
– Gefäß I82.9
–– oberflächlich, Extremität, obere I80.80
–– tief, Extremität, obere I80.81
– Gehirn I66.9
–– bei
––– Entbindung O99.4
––– Schwangerschaft O99.4
–– durch Syphilis A52.0† I68.8*
–– im Wochenbett O99.4
– Gehirnarterie I66.9
– Gehirnsinus G08
– Genitalorgane, weiblich N94.8
– Geschlechtsorgane, männlich N50.1
– Hämorrhoidalvene K64.5
– hepatisch I82.0
– Herz, nach Myokardinfarkt, akut I23.6
– Herzkammer I51.3
–– alt I51.3
–– Komplikation, akut, nach Myokardinfarkt, akut I23.6
– Herzohr I51.3
–– alt I51.3
–– Komplikation, akut, nach Myokardinfarkt, akut I23.6
– Herzspitze I51.3
–– alt I51.3
– Herzvorhof I51.3
– Hirnarterie I66.9
– Hirnsinus G08
–– septisch G08
– Hirnvene G08
–– bei Schwangerschaft O22.5
–– im Wochenbett O87.3
–– nichteitrig I67.6
––– mit Infarkt, Gehirn I63.6
– Hoden N50.1
– im Wochenbett O87.9
– intrakardial a.n.k. I51.3
– intramural I21.9
– Jugularisvene I82.81
– Kammer- I51.3
– Kapillar- I78.8
– kardial I21.9
–– durch Syphilis A52.0† I52.0*
–– ohne nachfolgenden Myokardinfarkt I24.0
– Karotis I65.2 ►

Thrombose I82.9 *(Forts.)*
– konjunktival H11.4
– Koronararterie I21.9
–– ohne nachfolgenden Myokardinfarkt I24.0
–– syphilitisch A52.0† I52.0*
– kortikal I66.9
– Leber I82.0
– Leberarterie I74.8
– Lebervene I82.0
–– primär I82.0
– Lunge I26.9
– Mehretagen- I82.9
–– Bein I80.3
– Meningen, arteriell I66.8
– Meningenvene I67.6
–– nichteitrig I67.6
– Mesenterialarterie K55.0
–– mit Gangrän K55.0
– Mesenterialvene K55.0
– Milz I82.80
–– arteriell I74.8
–– venös I82.80
– Milzarterie I74.8
– Milzvene I82.80
– mit
–– Embolie
––– Arteria iliaca I74.5
––– Bein I80.3
––– Vena cava I82.2
–– Kurzdarmsyndrom K91.2 K55.0
– Mitralklappe I34.88
– multipel I82.9
– mural I21.9
–– durch Syphilis A52.0† I52.0*
– Nabelschnur, Komplikation, Entbindung O69.5
–– mit Schädigung, Fetus/Neugeborenes P02.6
– Nabelschnurgefäß O69.5
– Nabelvene, Komplikation, Entbindung O69.5
– nach
–– Abort O08.7
–– Molenschwangerschaft O08.7
– Nebennierenvene I82.88
– nichteitrig, Sinus, venös, intrakraniell I67.6
–– mit Infarkt, Gehirn I63.6
– Nierenarterie N28.0
– Nierenvene I82.3
– oberflächlich, puerperal O87.0
– Oberschenkel I80.3
–– oberflächlich I80.0
–– tiefliegend I80.28
– Oberschenkelvene I80.3
– ohne Embolie I82.9
– Omentum, mit Gangrän K55.0
– ophthalmisch H34.8
– parietal
–– Koronararterien I21.9
–– ohne nachfolgenden Myokardinfarkt I24.0
– Penis N48.8
– perianal K64.5
– Perianalvenen K64.5 ►

Thrombose I82.9 *(Forts.)*
– Pfortader I81
–– durch Syphilis A52.0† I98.0*
– Phlebo- I82.9
–– Beckenvene I80.20
–– bei Schwangerschaft O22.3
–– Bein I80.3
––– oberflächlich I80.0
–– Oberschenkel I80.3
––– oberflächlich I80.0
––– tiefliegend I80.28
–– Saphena I80.0
–– tief
––– bei Schwangerschaft O22.3
––– puerperal O87.1
–– Unterschenkel I80.3
––– oberflächlich I80.0
––– tiefliegend I80.28
– Plexus pampiniformis I80.88
– portal I81
– postpartal O87.9
–– oberflächlich O87.0
– präpartal O22.9
– progressiv I82.9
– puerperal O87.9
– pulmonal I26.9
– Retina H34.8
– Retinaarterie H34.2
– Retinavene H34.8
– Rückenmark G95.18
–– arteriell G95.18
–– durch Syphilis A52.0† I79.8*
–– eitrigen Ursprungs G06.1
– Rückenmarkarterie, syphilitisch A52.0† I79.8*
– Samenblase N50.1
– Samenleiter N50.1
– schwangerschaftsbedingt O22.9
– septisch I82.9
– Sinus
–– venös, zerebral I67.6
–– zerebrovenös
––– bei Schwangerschaft O22.5
––– im Wochenbett O87.3
– Sinus cavernosus G08
– Sinus longitudinalis G08
– Sinus sigmoideus G08
– Sinus transversus G08
– Sinusvene G08
– Skrotum N50.1
– stumm a.n.k. I82.9
– tief I80.28
– Trikuspidalklappe I07.8
– Truncus brachiocephalicus, mit Infarkt, Hirn I63.0
– und Embolie, Extremitätenarterie I74.4
– Unterschenkel I80.3
–– oberflächlich I80.0
–– tiefliegend I80.28
– Vas deferens N50.1
– Vena axillaris I80.81
– Vena basilica I80.80 ►

T

Thrombose I82.9 *(Forts.)*
– Vena cava I82.2
– Vena cava inferior I82.2
– Vena cava superior I82.2
– Vena cephalica I80.80
– Vena femoralis I80.1
– Vena poplitea I80.28
– Vena saphena I80.0
– Vena subclavia I80.81
– Vene I82.9
–– bei Schwangerschaft O22.9
–– femoral I80.1
–– iliakal I80.20
–– iliofemoral I80.1
–– intraspinal G08
––– nichteitrig G95.18
–– oberflächlich I82.9
–– Orbita H05.8
–– postpartal O87.9
–– renal I82.3
––– beim Neugeborenen P29.8
––– beim Fetus P29.8
–– septisch
––– intrakraniell G08
––– intraspinal G08
–– tief I80.28
––– bei Schwangerschaft O22.3
––– im Wochenbett O87.1
––– puerperal O87.1
–– Unterschenkel I80.3
– Venensinus
–– intrakraniell G08
––– septisch G08
–– intraspinal G08
––– nichteitrig G95.18
––– septisch G08
–– zerebral G08
––– bei Schwangerschaft O22.5
––– im Wochenbett O87.3
– venös
–– Auge H34.8
–– zerebral, puerperal O87.3
– Vertebralis I65.0
– Vorhof I51.3
–– alt I51.3
–– Komplikation, akut, nach Myokardinfarkt, akut I23.6
– Wadenvene I80.3
– wandständig, Koronararterie I21.9
– Zentralvene, Auge H34.8
– zerebral, mit Neurosyphilis A52.0† I68.8*
– Zerebralarterie I66.9
– Zweietagen- I82.9
–– Bein I80.3
Thromboseangst F45.2
Thromboserisiko, familiär Z82
– arteriell Z82
– venös Z82
Thrombosesyndrom, Milzvenen- D73.2
Thrombosiert
– Hämorrhoiden a.n.k. K64.8
–– äußere K64.5
–– innere K64.8
– Varikozele I86.1
Thrombotisch
– Apoplexie I63.3
–– Arterie
––– hirnversorgend, extrakraniell I63.0
––– intrakraniell I63.3
– de-novo-, Mikroangiopathie, nach Nierentransplantation M31.1 Z94.0
– Endokarditis I38
– Entzündung, Vene I80.9
–– oberflächlich, Extremität, untere I80.0
–– tief, Extremität, untere I80.28
– Enzephalomalazie I63.3
– Hemiplegie, als aktuelles Ereignis I63.3 G81.9
– Infarkt
–– arteriell I74.9
–– Lunge I26.9
–– Milz I74.8
– Knoten, hämorrhoidal K64.8
– Krankheit, zerebrovaskulär I66.9
–– akut I63.3
– Mikroangiopathie M31.1
– Monoplegie, als aktuelles Ereignis I63.3 G83.3
– Paralyse I63.3
– Tetraplegie, als aktuelles Ereignis I63.3 G82.52
– Verschluss I82.9
–– Arterie, peripher I74.4
Thrombotisch-thrombozytopenisch, Purpura M31.1
– mit
–– Glomerulonephritis M31.1† N08.5*
–– Krankheit, glomerulär M31.1† N08.5*
Thromboxan-Synthetase, Mangel, mit Diathese, hämorrhagisch D69.88
Thrombozytär, Leukämie C94.20
Thrombozytasthenie D69.1
– Glanzmann- D69.1
Thrombozyten
– Defekt D69.1
–– qualitativ D69.1
– Dystrophie, hämorrhagisch D69.1
– Sekretionsdefekt, bei Thrombozytopenie, autosomal-dominant D69.41
– Spender Z52.08
Thrombozyten-Alloimmunisation, mit Thrombozytopenie D69.58
Thrombozytenaggregationshemmer, Therapie (z.B. Azetylsalizylsäure) Z92.2
Thrombozytenfunktion, Störung D69.1
Thrombozytenzahl, erniedrigt D69.61
Thrombozythämie D47.3
– essentiell D47.3
– hämorrhagisch D47.3
–– idiopathisch D47.3
– idiopathisch D47.3
– primär D47.3

Thrombozytopathie D69.1
– dystrophisch D69.1
– mit Granulozytopenie D69.1
Thrombozytopenie D69.61
– alkoholisch D69.58
– allergisch D69.58
–– transfusionsrefraktär D69.57
– Alloimmun-, fetal, und neonatal P61.0
– amegakaryozytisch, bei Synostose, radioulnar Q87.2
– Autoimmun- D69.58
– autosomal-dominant, mit Sekretionsdefekt, Thrombozyten D69.41
– bei
–– Krankheit, durch HIV B23.8 D69.61
–– Lymphangioendotheliomatose, multifokal D18.19 D69.61
– durch
–– Arzneimittel D69.58
–– Austauschtransfusion, beim Neugeborenen P61.0
–– Blutkreislauf, extrakorporal D69.58
–– Bluttransfusion, massiv D69.58
–– Impfung D69.58 Y59.9!
–– Isoimmunisierung, beim Neugeborenen P61.0
–– Thrombozyten-Alloimmunisation D69.58
–– Verdünnung, Blut D69.58
– essentiell D69.3
– Heparin-assoziiert D69.52
– heparininduziert, Typ
–– I D69.52
–– II D69.53
– hereditär D69.41
–– mit
––– früh beginnender Myelofibrose D69.41 D47.4
––– normalen Thrombozyten D69.41
– idiopathisch D69.3
–– akut D69.3
–– chronisch D69.3
– im Wochenbett O72.3
– Immun- D69.3
– kongenital D69.41
–– transfusionsrefraktär D69.40
– Makro-
–– autosomal-dominant D69.1
–– mit Mitralklappeninsuffizienz D69.1 I34.0
– May-Hegglin D72.0
– medikamentös D69.58
–– transfusionsrefraktär D69.57
– mit Aplasie, Radius [TAR] Q87.2
– MYH9-assoziiert D69.41
– postpartal O72.3
– primär D69.41
– puerperal O72.3
– sekundär D69.59
–– bei Krankheit, durch HIV B23.8 D69.58
–– transfusionsrefraktär D69.57
– transfusionsrefraktär D69.60
– transitorisch, beim Neugeborenen P61.0
– und Ekzem, bei Immundefekt D82.0
Thrombozytopenie-Syndrom, mit schwerem Fieber A93.8
Thrombozytopenisch
– Anämie D69.61
–– transfusionsrefraktär D69.60
– Purpura D69.3
–– hereditär D69.41
–– kongenital D69.41
––– transfusionsrefraktär D69.40
–– neonatal, flüchtig P61.0
Thrombozytose D75.9
– essentiell D47.3
– familiär D68.8
– hereditär, mit Defekt, Extremität, transversal D75.8 Q73.8
Thrombus
– Abscheidungs- I82.9
– Arteriole I74.9
– im linken Herz I51.3
– Schichten- I82.9
Thygesson-Keratitis H16.8
Thymisch
– Basophilismus E24.0
– Lymphom, B-Zellen, großzellig, mediastinal C85.2
Thymismus E32.0
Thymitis E32.8
Thymoblastom D15.0
Thymolipom D17.4
Thymom D15.0
– bei Enzephalitis, limbisch, mit CASPR2-Antikörper G04.8 C37
– bösartig C37
– gutartig D15.0
– Lipo- D17.4
– maligne C37
– mit
–– Anämie, aplastisch, isoliert D60.9
–– Aplasie, Erythrozyten, isoliert D60.9
Thymus
– Aberration Q89.2
– Abszess E32.1
– Agenesie Q89.2
– akzessorisch Q89.2
– Alymphoplasie D82.1
– Amyloidose E85.4
– Anomalie Q89.2
– Aplasie D82.1
–– mit Immundefekt D82.1
– Atrophie E32.8
– Blutung E32.8
– Deformität, Gewebe, angeboren Q89.2
– Degeneration E32.8
–– fettig E32.8
– Dysfunktion E32.9
– Dysplasie D82.1
–– mit Immundefekt D82.1
– Eiterung E32.1
– Entzündung E32.8
– Epitheliom D15.0
– Fibrose E32.8 ►

Thymus *(Forts.)*
– Hyperfunktion E32.8
– Hyperplasie E32.0
–– persistierend E32.0
– Hypoplasie E32.8
–– mit Immundefekt D82.1
– Infiltration, fettig E32.8
– Involution E32.8
–– mangelnd E32.0
– Karzinom C37
–– neuroendokrin C37
––– gut differenziert C37
– Krankheit E32.9
– Lageanomalie, kongenital Q89.2
– Lipom D17.4
– Lymphangiom D18.18
– Nekrose E32.8
– persistens E32.8
– Spätsyphilis A52.7† E35.8*
– Tuberkulose A18.8† E35.8*
– Tumor D38.4
–– neuroendokrin C37
– Vergrößerung E32.0
– Verletzung S27.84
– Zyste E32.8
–– kongenital Q89.2
Thymus-Syndrom E32.8
Thyreo-zerebro-renal, Syndrom Q87.8
Thyreoadenitis E06.9
Thyreoadrenokortikal, Insuffizienz, Syndrom E31.0
Thyreoglobulin, Anomalie E07.8
Thyreoglossal, Fistel Q89.2
– familiär Q89.2
Thyreoglossuszyste Q89.2
Thyreoid storms E05.5
Thyreoidea – s. Schilddrüse
Thyreoiditis E06.9
– akut E06.0
– arzneimittelinduziert E06.4
– autoimmun E06.3
– Autoimmun-, assoziiert, bei Enzephalopathie, Steroid-responsiv G04.8 E06.3
– bei Zytomegalie B25.88† E35.0*
– chronisch E06.5
–– mit transitorischer Hyperthyreose E06.2
– De-Quervain- E06.1
– durch
–– Aspergillus B44.8† E35.0*
–– Kryptokokken B45.8
–– Zytomegalievirus B25.88† E35.0*
– eisenhart E06.5
– eitrig E06.0
– fibrös, chronisch E06.5
– granulomatös E06.1
– Hashimoto- E06.3
– holzig E06.5
– iatrogen E06.4
– im Wochenbett O90.5
– Immun- E06.3
–– lymphozytär E06.3 ►

Thyreoiditis E06.9 *(Forts.)*
– invasiv-sklerosierend E06.5
– lymphoadenoid, chronisch E06.3
– lymphozytär E06.3
–– chronisch E06.3
– nichteitrig E06.1
– Peri- E06.9
– postpartal O90.5
– pseudotuberkulös E06.1
– puerperal O90.5
– Riedel- E06.5
– Riesenzell- E06.1
– subakut E06.1
– tuberkulös A18.8† E35.0*
Thyreokalzitonin
– Hypersekretion E07.0
– Störung, Sekretion E07.0
Thyreopathie E07.9
– autoimmun E06.3
Thyreostatika
– Nebenwirkung T88.7
– Vergiftung T38.2
Thyreotoxicosis factitia E05.4
Thyreotoxikose E05.9
– beim Neugeborenen P72.1
– durch
–– Einnahme, Substanz, thyreotrop E05.4
–– Schilddrüsengewebe, ektopisch E05.3
– mit
–– Arthropathie E05.9† M14.59*
–– Exophthalmus E05.0† H06.2*
–– Knoten, Schilddrüse, solitär E05.1
–– Krankheit, Herz E05.9† I43.8*
–– Kropf E05.0
––– einknotig E05.1
––– mehrknotig E05.2
––– nodulär E05.2
–– Myopathie E05.9† G73.5*
–– Proptosis E05.9† H06.2*
–– Syndrom, myasthenisch E05.9† G73.0*
–– Überproduktion, Thyreotropin E05.8
– neonatal, transitorisch P72.1
– rezidivierend E05.9
– transitorisch, mit Thyreoiditis, chronisch E06.2
Thyreotoxisch
– Insuffizienz, Herz E05.9† I43.8*
– Kardiomyopathie E05.9† I43.8*
– Krankheit, Auge E05.9† H58.8*
– Krise E05.5
– Paralyse, periodisch G72.3
Thyreotrop
– Adenom, Hypophyse D35.2
– Exophthalmus E05.0† H06.2*
– Substanz, Einnahme, mit Thyreotoxikose E05.4
Thyreotropin
– Mangel, isoliert E23.0
– Überproduktion E05.8
–– bei Thyreotoxikose E05.8
Thyreotropin-Releasing-Hormon
– Allergie T88.7
– Überempfindlichkeit T88.7

Thyro- – s.a. thyreo-
TIA [Transitorische ischämische Attacke] G45.92
– in der Eigenanamnese Z86.6
Tibia
– Adamantinom C40.2
– Agenesie Q72.5
– Ameloblastom C40.2
– Anomalie a.n.k. Q74.2
– Aplasie, mit Ektrodaktylie Q73.8
– Deformität
–– angeboren a.n.k. Q68.8
–– erworben M21.86
– Dislokation
–– distal S93.0
–– proximal S83.10
– Eminentia intercondylaris, Fraktur S82.18
– Ende, proximal, Distorsion S83.6
– Ewing-Sarkom C40.2
– fehlend, Syndrom, mit Polydaktylie, und arachnoidalen Zysten Q79.8 G93.0
– Fraktur S82.28
–– distal S82.38
––– isoliert S82.38
––– mit Fraktur, Fibula S82.31
–– mit
––– Beteiligung
–––– Knöchel S82.5
–––– Sprunggelenk, oberes S82.5
––– Fraktur, Fibula S82.21
–– proximal S82.18
––– isoliert S82.18
––– mit Fraktur, Fibula S82.11
– Hypoplasie Q72.8
– Karzinom C79.5
– lateral, Verkrümmung, schwergradig, mit Kleinwuchs Q68.4 E34.3
– Luxation, distal S93.0
– Osteochondrose, juvenil M92.5
– Pilonfraktur S82.5
– proximal, Luxation, nach
–– lateral S83.14
–– medial S83.13
–– posterior S83.12
– Pseudarthrose, angeboren Q74.2
– recurvata, kongenital Q68.4
– Reduktionsdefekt, longitudinal Q72.5
– Säbelscheidendeformität, syphilitisch A50.5† M90.26*
– Sarkom C40.2
– Schmerzen M89.86
– Torsion M21.86
– und Fibula
–– Fraktur, Geburtsverletzung P13.3
–– Verbiegung, angeboren Q68.4
– vara M92.5
– Verbiegung M21.86
– Verformung a.n.k. Q68.8
– Verkrümmung
–– angeboren Q74.2
–– erworben M21.86 ▶

Tibia *(Forts.)*
– Zyste, Knochen, angeboren M85.66
Tibiaepiphyse
– obere, Fraktur S82.18
– untere, Fraktur S82.38
Tibiagegend, Wunde, offen S81.80
Tibiakantensyndrom M76.8
Tibiakondylus, Fraktur S82.18
Tibiakopf
– Fraktur S82.18
–– lateral S82.18
– Metastase C79.5
Tibial
– Hemimelie Q72.5
– Muskeldystrophie G71.0
– Seitenband
–– Distorsion, Knie S83.42
–– Knie, Riss
––– komplett S83.44
––– partiell S83.44
–– Kniegelenk, Entzündung M23.83
Tibialis, Läsion G57.4
Tibiaplateau, Fraktur S82.18
Tibiaschaft, Fraktur S82.28
– isoliert S82.28
– mit Fraktur, Fibula S82.21
Tibiofibular
– Agenesie Q72.8
– Distorsion, Knie, proximal a.n.k. S83.6
– Hypoplasie, angeboren Q72.8
– Synostose Q74.2
Tibiofibularband, Zerrung, proximal S83.6
Tibiofibulargelenk
– Blockierung M99.86
– oberes
–– Dislokation S83.10
–– Distorsion S83.6
– unteres
–– Dislokation S93.0
–– Distorsion S93.43
– Zerrung, proximal S83.6
Tic F95.9
– Atmungs- F95.8
– Augenlid F95.8
– Beschäftigungs- F48.8
– Blinzel- F95.9
– douloureux G50.0
–– atypisch G50.1
– extrapyramidal G25.6
– Gewohnheits- F95.9
– kombiniert, vokal, motorisch, multipel [Tourette-Syndrom] F95.2
– nervös F95.9
– Orbikularis- F95.8
– Ursprung, organisch G25.6
Tick – s.a. Tic F95.9
Ticlopidin, Überempfindlichkeit T88.7
Ticstörung F95.9
– arzneimittelinduziert G25.6
– bei Chorea G25.6 ▶

T

Ticstörung F95.9 *(Forts.)*
– degenerativ
–– generalisiert G25.6
–– lokalisiert G25.6
–– Nervus facialis G25.6
– mit Spasmus F95.9
– motorisch, chronisch F95.1
– organisch G25.6
– psychogen F95.9
– vokal, chronisch F95.1
– vorübergehend F95.0
Tief – s. Art der Krankheit
Tiefensensibilität, Haut, Störung R20.8
Tiefgreifend, Störung, Entwicklung F84.9
Tiefliegend
– Phlebothrombose
–– Oberschenkel I80.28
–– Unterschenkel I80.28
– Thrombose
–– Oberschenkel I80.28
–– Unterschenkel I80.28
Tiefsitzend
– Dermatophytose [Dermatophytie] B35.8
– Niere N28.88
– Plazenta O44.00
–– mit Schädigung, Fetus/Neugeborenes P02.0
Tiefstand
– Becken M95.5
– Niere N28.88
– Ohr Q17.4
Tieftonschwerhörigkeit H91.9
Tieftontaubheit H91.9
Tierbiss T14.1
– giftig T63.9
– mit
–– Verletzung T14.1
–– Wunde, offen T14.1
– multipel T01.9
Tierfellnävus D22.9
Tierhaar, Allergie J30.3
Tierphobie F40.2
Tietz-Syndrom E70.3
Tietze-Chondritis, Rippe M94.0
Tietze-Syndrom M94.0
Tilted disc [Schräger Sehnerveneintritt] Q14.2
Timothy-Syndrom I49.8
– Typ
–– 1 I49.8
–– 2 I49.8
Tinctura Opii benzoica, Abhängigkeit F11.2
Tine-Test, abnorm R76.1
Tinea B35.9
– amiantacea L44.8
– asbestina L44.8
– axillaris B35.8
– barbae B35.0
– blanca B36.2
– capillitii B35.0
– capitis B35.0
– circinata B35.4 ►

Tinea B35.9 *(Forts.)*
– corporis B35.4
–– superficialis B35.4
– cruris B35.6
– durch
–– Mikrosporum B35.9
–– Trichophyton B35.9
– faciei B35.0
– favosa B35.9
– flava B36.0
– Fuß B35.3
– genitalis B35.8
– Gesicht B35.0
– imbricata B35.5
– inguinalis B35.6
– interdigitalis B35.9
–– Fuß B35.3
–– Hand B35.2
– intersecta B35.9
– intertriginosa B35.9
–– pedis B35.3
– Kopfhaut B35.0
– manuum B35.2
–– ekzematös B35.2
–– et pedum B35.8
– mit Sykose B35.0
– nigra B36.1
– nodosa B36.8
– pedis B35.3
– perianalis B35.6
– plantaris B35.3
– superinfiziert B35.8
– tonsurans B35.0
– tropica B35.4
– unguium B35.1
– versicolor B36.0
Tinnitus H93.1
– arteriosklerotisch H93.1
– aurium H93.1
– hörbar H93.1
– subjektiv H93.1
– vaskulär H93.1
– zervikal H93.1
TINU[Tubulointerstitielle Nephritis und Uveitis]-Syndrom N12 H20.9
TMEM70-abhängig, Enzephalokardiomyopathie, mitochondrial G31.81
TMEM94-assoziiert, Defekt, Herz, kongenital, mit Gesichtsdysmorphien, und Entwicklungsverzögerung Q87.0
TNF-Rezeptor-1-assoziiert, Fiebersyndrom, periodisch E85.0
Tod R99
– Alters- R54
– augenblicklich R96.0
–– durch Synkope R96.0
– der nachweislich weder gewaltsam noch plötzlich eintrat und dessen Ursache nicht festgestellt werden kann R96.1 ►

Tod R99 *(Forts.)*
– durch
–– Anästhesie
––– im Wochenbett O89.8
––– Komplikation, Entbindung O74.9
––– während Schwangerschaft O29.9
–– Hunger T73.0
–– Narkose, postpartal a.n.k. O89.8
–– Schwangerschaft a.n.k. O95
–– Strom T75.4
– fetal P95
–– Betreuung, Schwangere O36.4
–– intrauterin P95
–– unbekannte Ursache P95
– gestationsbedingt
–– zwischen 42 Tagen und einem Jahr nach Entbindung O96.9
–– ein Jahr oder später nach Entbindung O97.9
–– direkt
––– zwischen 42 Tagen und einem Jahr nach Entbindung O96.0
––– ein Jahr oder später nach Entbindung O97.0
–– indirekt
––– zwischen 42 Tagen und einem Jahr nach Entbindung O96.1
––– ein Jahr oder später nach Entbindung O97.1
– Hirn-, dissoziiert G93.88
– innerhalb von 24 Stunden nach Symptombeginn R96.1
– intrauterin P95
–– Betreuung, Schwangere O36.4
– Mutter, mit Schädigung, Fetus/Neugeborenes P01.6
– neonatal a.n.k. P96.8
– ohne
–– Anwesenheit anderer Personen R98
–– Anzeichen einer Krankheit R96.1
– plötzlich R96.0
–– Syndrom, im Säuglingsalter R95.9
– ungeklärt
––– beim Erwachsenen R96.0
––– vor Vollendung des ersten Lebensjahres R95.9
–––– mit Obduktion R95.0
––– nach Vollendung des ersten Lebensjahres R96.0
–– Ursache, unbekannt R96.0
––– bei Entbindung O95
––– im Wochenbett O95
––– in der Gestationsperiode O95
– Schein- R09.0
– unbeobachtet, Ursache, unbekannt R98
– Ursache, unbekannt R99
–– ohne ärztliche Behandlung R98
– vermutet, Familienangehöriger Z63
– zerebral R99
Todd-Paralyse G83.8
– postepileptisch G83.8
– postiktal G83.8
Todd-Zirrhose K74.3
Toddler's fracture – kodiere Fraktur nach Lokalisation
Todesursache
– unbekannt R99
– ungenau R99
Tödlich
– Schlag, durch Strom, elektrisch T75.4
– Untertauchen T75.1
Tönz-Syndrom, Kohlschütter- G31.88
Töpfer-Asthma J62.8
Tokelau B35.5
Tokita-Takenouchi-Kim-Syndrom, Zhu- Q87.0
Tokopherol, Mangel E56.0
Toleranzentwicklung, arzneimittelinduziert T88.7
Tollwut A82.9
– Exposition Z20.3
– Haustier- A82.1
– Immunprophylaxe [passive Impfung] (mit spezifischem Immunglobulin) Z29.1
– Impfung, Notwendigkeit Z24.2
– Wildtier- A82.0
Tolosa-Hunt-Syndrom H49.0
Toluol
– Kontaktdermatitis, toxisch L24.2
– Wirkung, toxisch T52.2
Toluol-Embryopathie Q86.88
Tolycain
– Allergie T88.7
– Überempfindlichkeit T88.7
Tonisch
– Anfall, epileptisch G40.3
– Perseveration R48.8
Tonisch-klonisch
– Anfall
–– bei Grand-Mal-Status G41.0
–– epileptisch G40.3
– Epilepsie G40.3
– Status epilepticus G41.0
Tonsilla pharyngea, Entzündung J03.9
Tonsillär, Fremdkörper T17.2
Tonsille
– Abszess J36
– Affektion J35.9
–– chronisch J35.9
– Angiosarkom C09.9
– Aspergillose B44.2† J99.8*
– Blutung J35.8
– Diphtherie A36.0
– Eiterung J03.9
–– chronisch J35.0
– Entzündung J03.9
– Fokaltoxikose J35.8
– Gumma A52.7† J99.8*
– Infektion J03.9
–– akut J03.9
–– chronisch J35.0
–– eitrig, chronisch J35.0
–– subakut J03.9
– Keratose J35.8
– Konkrement J35.8 ►

Tonsille *(Forts.)*
– Krankheit, chronisch J35.9
– lingual, Spätsyphilis A52.7† J99.8*
– Lipom D17.7
– Lymphangiom D18.18
– Mischtumor D37.0
– Narbe J35.8
– Nekrose J35.8
– Papillom D10.4
– Rest J35.8
–– infiziert J35.0
– Ruptur J35.8
– Stein J35.8
– Syphilis A52.7† J99.8*
–– Primärstadium A51.2
–– sekundär A51.3
– Teratom D37.0
– Tuberkulose A16.8
–– bakteriologisch oder histologisch gesichert A15.8
– Überrest J35.8
–– infiziert J35.0
– Ulkus J35.8
–– diphtherisch A36.0
– und Gewebe, adenoid, Hyperplasie J35.3
– Verätzung T28.5
– Verbrennung T28.0
– Vergrößerung J35.1
– Verletzung S09.9
– Zyste J35.8
Tonsillitis J03.9
– akut J03.9
– bei
–– Grippe [Influenza] J11.1
–– Soor B37.88
– catarrhalis J03.9
– chronisch J35.0
–– Exazerbation J35.0
– diphtherica A36.0
– durch
–– Aspergillus B44.2† J99.8*
–– Candida B37.88
–– Pneumokokken J03.8 B95.3!
–– Staphylokokken J03.8 B95.8!
–– Streptokokken J03.0
–– Virus a.n.k. J03.8
– eitrig J03.9
– fieberhaft J03.9
– follicularis J03.9
– gangränös J03.9
–– akut J03.9
– hyperplastisch J35.0
– hypertrophisch J35.0
– infektiös J03.9
–– akut J03.9
– Krypten- J03.9
– lacunaris J03.9
– lingualis J03.9
– Para- J36
– parenchymatös J03.9
– Peri- J36 ►

Tonsillitis J03.9 *(Forts.)*
– Pharyngo- J06.8
– phlegmonosa J03.9
– Plaut-Vincent- A69.1
– rezidivierend J03.9
– septisch J03.9
– subakut J03.9
– tuberkulös A16.8
–– bakteriologisch oder histologisch gesichert A15.8
– ulzerös J03.9
–– akut J03.9
– ulzeromembranös A69.1
– Zungengrund J03.9
Tonsillopharyngeal, Abszess J36
Tonsillopharyngitis J06.8
Tooth-Hoffmann-Syndrom, Charcot-Marie- G60.0
Tooth-Krankheit
– Charcot-Marie- G60.0
–– autosomal-dominant, Typ
––– 2 G60.0
–––– durch
––––– ATP1A1-Genmutation G60.0
––––– DGAT2-Genmutation G60.0
––––– KIF5A-Genmutation G60.0
––––– MME-Genmutation G60.0
––––– TFG-Genmutation G60.0
–––– mit Riesen-Axonen G60.0
––– 2A1 G60.0
––– 2A2 G60.0
––– 2B G60.0
––– 2C G60.0
––– 2D G60.0
––– 2E G60.0
––– 2F G60.0
––– 2I G60.0
––– 2J G60.0
––– 2K G60.0
––– 2L G60.0
––– 2M G60.0
––– 2N G60.0
––– 2O G60.0
––– 2P G60.0
––– 2Q G60.0
––– 2U G60.0
––– 2V G60.0
––– 2W G60.0
––– 2Y G60.0
––– 2Z G60.0
–– autosomal-rezessiv, Typ 2, durch SPG11-Genmutation G60.0
–– axonal, autosomal-rezessiv, durch Defekt, Kupferstoffwechsel G60.0
–– dominant-intermediär, Typ
––– A G60.0
––– B G60.0
––– C G60.0
––– D G60.0
––– E G60.0
––– F G60.0 ►

Tooth-Krankheit *(Forts.)*
~ Charcot-Marie- G60.0 *(Forts.)*
-- intermediär, autosomal-rezessiv, Typ
--- A G60.0
--- C G60.0
--- D G60.0
-- mit Schwerhörigkeit, und Minderung, Intelligenz G60.0
-- PMP2-abhängig, Typ 1 G60.0
-- Typ
--- 1A G60.0
--- 1B G60.0
--- 1C G60.0
--- 1D G60.0
--- 1E G60.0
--- 1F G60.0
--- $2B_1$ G60.0
--- $2B_2$ G60.0
--- 2H G60.0
--- 2R G60.0
--- 2S G60.0
--- 3 G60.0
--- 4A G60.0
--- $4B_1$ G60.0
--- $4B_2$ G60.0
--- 4B3 G60.0
--- 4C G60.0
--- 4D G60.0
--- 4E G60.0
--- 4F G60.0
--- 4G G60.0
--- 4H G60.0
--- 4J G60.0
--- 4K G60.0
--- 6 G60.0
-- X-chromosomal, Typ
--- 1 G60.0
--- 2 G60.0
--- 3 G60.0
--- 4 G60.0
--- 5 G60.0
--- 6 G60.0
- intermediär, Charcot-Marie-, autosomal-rezessiv, Typ B G60.0
Tooth-Muskelatrophie, Marie-Charcot-, neuropathisch G60.0
Tophus
- arthriticus M10.09
- Gicht a.n.k. M10.09
- Herz M10.09† I43.8*
TORCH-Syndrom, Pseudo- Q87.8
Toriello-Carey-Syndrom Q87.8
Toriello-Syndrom, Kapur- Q87.8
Tornwaldt-Bursitis J39.2
Tornwaldt-Zyste J39.2
Torre-Syndrom, Bloom-Machacek- Q82.8
Torsade de pointes I47.2
- mit kurzem Kopplungsintervall I47.2
Torsion
- Adnexe N83.5
- Aorta, kongenital Q25.4 ►
Torsion *(Forts.)*
- Cervix uteri N88.8
- Darm K56.2
- Ductus choledochus K83.8
- Ductus cysticus K82.8
- Ductus deferens N44.0
- Ductus hepaticus K83.8
- Duodenum K56.2
- Eileiter N83.5
- Funiculus spermaticus N44.0
- Gallenblase K82.8
-- kongenital Q44.1
- Gallengang K83.8
-- kongenital Q44.5
- Hoden N44.0
- Hydatide N44.1
- Kolon K56.2
- Meckel-Divertikel, kongenital Q43.0
- Mesenterium K56.2
- Milz D73.5
- Morgagni-Hydatide
-- bei der Frau N83.5
-- beim Mann N44.1
- Nabelschnur
-- Komplikation, Entbindung O69.8
-- mit Schädigung, Fetus P02.5
- Nebenhoden N44.0
- Niere, gestielt, mit Infarkt N28.0
- Omentum K56.2
- Ovar N83.5
-- angeboren Q50.2
-- beidseitig N83.5
-- einseitig N83.5
- Penis N48.8
-- kongenital Q55.6
- Samenstrang N44.0
- Tibia M21.86
- Tuba uterina N83.5
- Tube, akzessorisch N83.5
- Uterus N85.4
-- bei Schwangerschaft O34.5
Torsionsdystonie G24.1
- früh beginnend G24.1
- idiopathisch G24.1
- symptomatisch G24.2
Torsionsileus K56.2
Torsionsskoliose M41.89
- Brustwirbelsäule M41.84
-- und Lendenwirbelsäule M41.85
- lumbal M41.86
- mit Myalgie M41.89
- thorakolumbal M41.85
Torsionsspasmus, progressiv G24.1
Torticollis – s.a. Tortikollis M43.6
- paroxysmal, benigne, im Kindesalter G24.3
Tortikollis M43.6
- angeboren Q68.0
- bei Polyarthritis, chronisch M06.88
- durch Geburtsverletzung P15.2
- hysterisch F44.4
- intermittierend M43.6 ►

Tortikollis M43.6 *(Forts.)*
– muskulär M43.6
–– kongenital Q68.0
– psychogen F45.8
– rheumatoid M06.88
– spastisch G24.3
– traumatisch, frisch a.n.k. S13.4
Tortipelvis G24.1
Tortuositas
– Arterie I77.1
–– retinal Q14.1
– Retinagefäß, angeboren Q14.1
Torula histolytica
– Infektion B45.9
– Meningoenzephalomyelitis B45.1† G05.2*
– Meningomyelitis B45.1† G05.2*
Torulameningitis B45.1† G02.1*
Torulosis B45.9
– Lunge B45.0† J99.8*
– mit Enzephalitis B45.1† G05.2*
Torus
– mandibularis K10.0
– palatinus K10.0
TOS [Thoracic-outlet-Syndrom] G54.0
Toselano-Syndrom, Fenton-Wilkinson- Q87.1
Total
– Atelektase J98.12
– Ausfall, Haar, am Kopf L63.0
– AV[Atrioventrikular]-Block I44.2
– Descensus uteri et vaginae N81.3
– Erschöpfung a.n.k. Z73
– Farbenblindheit H53.5
– Insuffizienz, Pankreas K86.88
– Makrohämaturie N02.9
– Onychodystrophie L60.3
– Ophthalmoplegie, äußere H49.3
– Perforation, Trommelfell H72.8
– Prolaps
–– Uterus N81.3
––– und Vagina N81.3
–– Vagina N81.1
– Trübung, Hornhaut H17.8
– Vaskularisation, Hornhaut H16.4
Totalendoprothese, Hüftgelenk, Pfannenlockerung [Hüft-TEP] T84.04
Toter, aufgefunden R98
– Todesursache, unbekannt R98
Totgeboren
– Einling, als Entbindungsergebnis Z37.1! *[nur Zusatzkode!]*
– Fetus a.n.k. P95
– Zwillinge, als Entbindungsergebnis Z37.4! *[nur Zusatzkode!]*
Totgeburt a.n.k. P95
– vorausgegangen, in der Anamnese, die die Schwangerschaftsüberwachung beeinflusst Z35.2
Touraine-Solente-Golé-Syndrom M89.49
Touraine-Syndrom, Christ-Siemens- Q82.4
Tourette-Syndrom F95.2
– in der Familienanamnese Z81
Tourniquet-Syndrom T81.8
Towey-Krankheit J67.60
Townes-Brocks-Syndrom Q87.8
Townes-Syndrom Q87.8
Toxämie, bakteriell A41.9
Toxämie [Sepsis] A41.9
Toxic goitre E05.9
Toxic-oil-Syndrom T62.8
Toxikologisch, Befund, abnorm R78.9
Toxikomanie F19.2
– Poly- F19.2
–– einschließlich Morphintyp F19.2
Toxikose R68.8
– Auto- R68.8
– bei
–– Erysipel A46
–– Schwangerschaft O14.9
–– Stasis R68.8
– eklamptisch O15.9
– Erschöpfungs- R68.8
– Fokal-
–– Tonsille J35.8
–– Zahn K04.9
– Harn- N19
– Hashi-, transitorisch E06.3
– kapillär, hämorrhagisch D69.0
– Mutter, mit Schädigung, Fetus/Neugeborenes P00.0
– Niere N28.88
– postpartal O14.9
– präeklamptisch O14.9
– puerperal O14.9
– septisch A41.9
– Spät-, bei Schwangerschaft O14.9
– urämisch N19
Toxine, Anämie, sideroachrestisch, sekundär D64.2
Toxisch – s.a. Art der Krankheit
Toxisch-degenerativ, Ekzem L24.9
Toxocara-canis-Larven, Befall B83.0
Toxocara-cati-Larven, Befall B83.0
Toxokariasis B83.0
– mit Endophthalmitis B83.0† H45.1*
Toxoplasma gondii, Infektion B58.98
– bei Krankheit, durch HIV B20 B58.98
Toxoplasmen
– Angiitis B58.8
– Enzephalopathie B58.2† G05.2*
– Infektion B58.98
– Parathyreoiditis B58.8
Toxoplasmose B58.98
– Adrenalitis B58.8
– angeboren P37.1
– Angiitis B58.8
– bei Krankheit, durch HIV B20 B58.98
– beim
–– Erwachsenen B58.98
–– Neugeborenen P37.1
– Enzephalitis B58.2† G05.2*
– erworben B58.98
– Gastritis B58.8 ►

Toxoplasmose B58.98 *(Forts.)*
– Gehirn B58.2† G05.2*
– Hepatitis, erworben B58.1† K77.0*
– Hypophysitis B58.2† G05.2*
– konnatal P37.1
– Leber B58.1† K77.0*
– Lunge B58.3† J17.3*
– Lymphadenopathie B58.8
– mit
–– Chorioretinitis B58.0† H32.0*
––– konnatal P37.1† H32.0*
–– Enzephalitis
––– bei AIDS B20† B58.2 G05.2*
––– kongenital P37.1† G05.2*
–– Enzephalomyelitis B58.2† G05.2*
–– Hepatitis, konnatal P37.1† K77.0*
–– Hydrozephalus, konnatal P37.1
–– Krankheit
––– Auge B58.0† H58.8*
––– Niere, tubulointerstitiell B58.8† N16.0*
–– Lymphadenopathie, kongenital P37.1
–– Meningoenzephalitis
––– erworben B58.2† G05.2*
––– konnatal P37.1† G05.2*
–– Meningoenzephalomyelitis
––– erworben B58.2† G05.2*
––– konnatal P37.1† G05.2*
–– Mikrophthalmus, konnatal P37.1
–– Mikrozephalie, konnatal P37.1
–– Myelitis B58.2† G05.2*
–– Pneumonie B58.3† J17.3*
––– angeboren P37.1† J17.3*
–– Pyelonephritis B58.8† N16.0*
–– Schaden, fetal P00.2
–– Schädigung, Fetus, mit Betreuung, Mutter O35.8
–– Uveitis
––– erworben B58.0† H22.0*
––– konnatal P37.1† H22.0*
– Mutter, mit Schädigung, Fetus/Neugeborenes (Zustände unter B58.–) P00.2
– Myokarditis B58.8† I41.2*
– Myositis B58.8† M63.19*
– Pankreatitis B58.8† K87.1*
– Pneumonitis B58.3† J17.3*
– pulmonal B58.3† J17.3*
– Sepsis B58.90
– Uvea B58.8
– Vaskulitis B58.8† I98.1*
– zerebral B58.2† G05.2*
TPMT(Thiopurinmethyltransferase)-Mangel, angeboren E88.8
Trabekel, Zirrhose K74.6
Trabekelblase N32.8
Trabekulär
– Adenokarzinom C80.9
– Adenom D36.9
Trabekulärer Typ
– Adenokarzinom, follikulär C73
– Karzinom, follikulär C73
Traboulsi-Syndrom Q87.0

Trachea
– Abszess J39.88
– Adenom D14.2
– Adhäsion J39.80
– Agenesie Q32.1
– Anomalie Q32.1
– Aspiration, Schleim T17.4
– Atresie Q32.1
– Atrophie J39.88
– Ausgussblutung R04.8
– Blutung R04.8
– Carcinoma in situ D02.1
– Chondrom D14.2
– Deformität
–– angeboren Q32.1
–– erworben J39.88
– Deviation J39.88
– Diphtherie A36.8
– Dislokation S23.2
– Divertikel Q32.1
– Dyskinesie J39.88
– Einengung, bei Struma, retrosternal E04.9
– Entzündung J04.1
– Erweichung J39.88
– Fehlbildung Q32.1
–– angeboren Q32.1
– Fibrom D14.2
– Fistel Q32.1
–– angeboren Q32.1
– Fraktur S12.8
– Fremdkörper T17.4
–– Asphyxie T17.4
– Geschwür J39.88
– Geschwulst D38.1
– Gumma A52.7† J99.8*
– Infektion, chronisch J42
– intrathorakal, Wunde, offen S27.5
– Kalzifikation J39.88
– Karzinom C33
– Katarrh J04.1
– Kollaps J39.80
– Kompression J39.80
– Krankheit a.n.k. J39.88
– Lageanomalie, kongenital Q32.1
– mit Larynx, Fusion Q34.8
– Mykose B49† J99.8*
– Narbe J39.88
– Nekrose J39.88
– Neoplasie D38.1
– Neubildung, bösartig, in der
–– Eigenanamnese Z85.1
–– Familienanamnese Z80.1
– Obstruktion J39.80
– Ossifikation J39.88
– Papillom D14.2
– Perichondritis J39.88
– Prellung S10.0
–– Pars cervicalis S10.0
–– Pars thoracica S27.5
– Säbelscheiden- J98.0
– Schleim, Asphyxie T17.4 ►

T

Trachea *(Forts.)*
– Schleimpfropf T17.4
– Spätsyphilis A52.7† J99.8*
– Spaltung Q32.1
– Stenose J39.80
-- angeboren Q32.1
-- erworben J39.80
-- nach medizinischen Maßnahmen J95.81
-- syphilitisch A52.7† J99.8*
-- tuberkulös A16.4
– Striktur J39.80
-- kongenital Q32.1
-- syphilitisch A52.7† J99.8*
-- tuberkulös a.n.k. A16.4
– Syphilis A52.7† J99.8*
– Tuberkulose A16.4
-- bakteriologisch oder histologisch gesichert A15.5
– Tumor D38.1
– Ulkus J39.88
– und Ösophagus, Fusion Q39.8
– Verätzung T27.4
-- mit Beteiligung, Lunge T27.5
– Verbrennung T27.0
-- mit Beteiligung, Lunge T27.1
– Verlagerung, kongenital Q32.1
– Verletzung
-- oberflächlich S10.10
--- Pars thoracica S27.5
-- Pars thoracica S27.5
– Verschluss, mangelhaft Q32.1
– Wunde, offen S11.02
– Zerquetschung S17.0
Trachealbronchus, rudimentär Q32.4
Trachealknorpel
– Anomalie Q32.1
– Fehlen, angeboren Q32.1
– Fraktur S12.8
– Verformung Q32.1
Trachealring
– Deformität, erworben J39.88
– Stillstand, Entwicklung Q32.1
Trachealspangen, knorpelig, Fraktur S12.8
Trachealzyste J39.88
Tracheitis J04.1
– akut J04.1
-- mit Bronchitis J20.9
– bei
-- Bronchitis J40
-- Grippe [Influenza] J11.1
-- Infektion J04.1
-- Laryngitis, chronisch J37.1
-- Soor B37.88
-- Zytomegalie J04.1
– chronisch J42
-- mit
--- Bronchitis J42
--- Laryngitis J37.1
---- tuberkulös A16.4
– diphtherisch A36.8 ►

Tracheitis J04.1 *(Forts.)*
– durch
-- Aspergillus B44.8
-- Candida B37.88
-- Pneumokokken J04.1 B95.3!
-- Streptokokken J04.1 B95.5!
-- Zytomegalievirus J04.1
– infantil J04.1
– katarrhalisch J04.1
-- akut J04.1
– Laryngo- J04.2
-- akut J04.2
-- atrophisch J37.1
-- bei Grippe [Influenza] J11.1
-- chronisch J37.1
--- durch Wirkstoff, äußerer J37.1
-- durch
--- Borrelia vincenti A69.1
--- Haemophilus influenzae J04.2 B96.3!
--- Streptokokken J04.2 B95.5!
-- hypertrophisch J37.1
-- infektiös J04.2
-- pachydermisch J38.7
-- spätsyphilitisch A52.7† J99.8*
-- spasmodisch J38.5
--- akut J05.0
-- stenosierend J05.0
-- stridulös J38.5
– Laryngopharyngo- J06.8
– membranös J04.1
– mit Bronchitis, tuberkulös a.n.k. A16.4
– obstruktiv, bei Laryngitis J05.0
– Peri- J04.1
– Pharyngo- J06.8
-- akut J06.8
-- chronisch J42
– plastisch J04.1
– Plaut-Vincent-Laryngo- A69.1
– Rhino- J04.1
– Rhinopharyngo- J06.8
-- akut J06.8
– sicca J42
– spätsyphilitisch A52.7† J99.8*
– subakut, mit Bronchitis J20.9
– tuberkulös A16.4
-- bakteriologisch oder histologisch gesichert A15.5
– viral J04.1 B97.8!
Tracheobronchial
– Blutung R04.8
-- beim Neugeborenen P26.0
– Dyskinesie J98.0
– Kollaps J98.0
– Lymphadenopathie R59.0
-- tuberkulös A16.3
--- bakteriologisch oder histologisch gesichert A15.4
--- primär A16.7
---- bakteriologisch oder histologisch gesichert A15.7 ►

Tracheobronchial *(Forts.)*
– Lymphknoten, Tuberkulose A16.3
–– bakteriologisch oder histologisch gesichert A15.4
–– primär, bakteriologisch oder histologisch gesichert A15.7
– System, Blutung R04.8
– Tuberkulose A16.4
–– bakteriologisch oder histologisch gesichert A15.5
–– Lymphknoten, primär A16.7
Tracheobronchitis J40
– akut J20.9
– bei
–– Grippe [Influenza] J11.1
–– Kindern unter 15 Jahren J20.9
–– Patienten im Alter von 15 und mehr Jahren J40
–– Zytomegalie J20.8
– chronisch J42
– chronisch-obstruktiv J44.89
–– mit
––– Exazerbation J44.19
––– Infektion, Atemwege, untere, akut J44.09
– durch
–– Aspergillus B44.1† J99.8*
–– Bordetella bronchiseptica A37.8
–– Francisella tularensis A21.8
–– Zytomegalievirus J20.8
– eitrig J41.1
– fieberhaft, akut J20.9
– katarrhalisch J40
– Laryngo- J40
–– akut J20.9
–– beim
––– Erwachsenen J40
––– Jugendlichen J40
––– Kind J20.9
–– chronisch J42
– Pharyngolaryngo- J40
– Rhino- J40
– sicca J42
– Stauungs- J42
– subakut J20.9
Tracheobronchomegalie, angeboren Q32.1
Tracheobronchopathia osteochondroplastica J98.0
Tracheobronchopneumonie J18.0
– Laryngo- J18.0
Tracheolaryngitis J04.2
– akut J04.2
Tracheomalazie J39.88
– angeboren Q32.0
Tracheoösophageal, Fistel J86.0
– isoliert Q39.2
– kongenital Q39.2
– nach Tracheotomie J95.0
Tracheopharyngitis J06.8
– akut J06.8
– chronisch J42
Tracheostoma
– Funktionsstörung J95.0
– mit Komplikation J95.0
– Pflege Z43.0
– Versorgung Z43.0
– Vorhandensein Z93.0
Tracheozele J39.88
– äußere J39.88
– angeboren Q32.1
– innere J39.88
Trachom A71.9
– aktives Stadium A71.1
– Folgezustand B94.0
– Initialstadium A71.0
– Narbenstadium B94.0
– Para- A74.0† H13.1*
– Untersuchung Z11
Tractus opticus
– Blutung H47.5
– Ischämie H47.5
– Störung H47.5
– Tumor D43.3
Tractus-iliotibialis-Syndrom M76.3
Trägheit
– Darm K59.09
– Harnblase N31.81
–– neurogen G83.49
–– psychogen F45.34
Tränen
– Auge H57.8
– Problem H04.9
Tränen-Nasengang, Fistel H04.6
Tränenabfluss, Störung H04.5
Tränenapparat
– Agenesie Q10.4
– Atresie Q10.5
– Eiterung H04.3
– Fehlbildung, angeboren Q10.6
– Fremdkörper T15.8
– Krankheit a.n.k. H04.9
– Mukozele, chronisch H04.4
– Prellung S05.8
– Spätsyphilis A52.7† H06.0*
– Verätzung T26.8
– Verbrennung T26.3
– Verlagerung, kongenital Q10.6
– Verletzung, oberflächlich S05.8
Tränendrüse
– Abszess H04.0
– Adenom, pleomorph D31.5
– Atrophie H04.1
– Dislokation H04.1
– Entzündung H04.0
– Erkrankung H04.1
– Fistel H04.6
– Fremdkörper T15.8
– Furunkel H04.0
– Hypersekretion H04.2
– Hypertrophie, chronisch H04.0
– Infektion H04.0
– Insuffizienz H04.1 ►

Tränendrüse *(Forts.)*
– Karbunkel H04.0
– Luxation H04.1
– Melanom, maligne C69.5
– Melanoma in situ D03.8
– Nävus D31.5
– Prellung S05.8
– Steinbildung H04.5
– Syphilis A52.7† H06.0*
– Tumor, Dignität, unbekannt D48.7
– und Tränenwege, Neubildung, bösartig C69.5
– Verätzung T26.8
– Verbrennung T26.3
– Verletzung S05.8
– Zyste H04.1
Tränendrüsengang, Steinbildung H04.5
Tränenfilm, Insuffizienz H04.1
Tränenflüssigkeit
– Mangel H04.1
–– erworben H04.1
–– kongenital Q10.6
– Sekretion, vermindert a.n.k. H04.1
Tränenfluss
– vermehrt H04.9
– vermindert H04.1
Tränengang
– Deformität
–– angeboren a.n.k. Q10.6
–– erworben a.n.k. H04.6
– Dilatation H04.6
– Fistel H04.6
– Fremdkörper T15.8
– Stenose H04.5
–– kongenital Q10.5
– Verätzung T26.8
– Verbrennung T26.3
– Verschluss H04.5
– Wunde, offen S05.8
–– mit Wunde, Augenlid S01.1
Tränengas, Wirkung, toxisch T59.3
Tränenkanal
– Anomalie Q10.6
– Deformität, erworben H04.6
– Entzündung H04.3
– Fehlen Q10.4
– Fibrose H04.5
– Stenose H04.5
–– angeboren Q10.5
– Striktur, angeboren Q10.5
Tränennasengang
– Stenose H04.5
–– kongenital Q10.5
– Verschluss H04.5
Tränenorgane
– akzessorisch Q10.6
– Anomalie Q10.6
Tränenproduktion, Störung H04.1
Tränenpünktchen
– einwärtsgewendet H04.5
– Stenose H04.5
– Striktur H04.5 ►

Tränenpünktchen *(Forts.)*
– verlegt, kongenital Q10.4
Tränensack
– Entzündung H04.3
– Fistel H04.6
– Granulom H04.6
– Hydrops H04.5
– Mukozele H04.4
– Phlegmone H04.3
– Prellung S05.8
– Retentionszyste H04.6
– Stenose H04.5
–– angeboren Q10.5
– Verätzung T26.8
– Verbrennung T26.3
Tränensekretion
– anomal H04.2
– Insuffizienz H04.1
– Störung H04.1
– vermindert H04.1
Tränenträufeln H04.2
Tränenwärzchen, Abszess H04.3
Tränenweg
– Abszess H04.3
– Deformität
–– angeboren a.n.k. Q10.6
–– erworben a.n.k. H04.6
– Entzündung H04.3
–– akut H04.3
–– chronisch H04.4
– Fistel H04.6
– Fremdkörper T15.8
– Furunkel H04.3
– Induration H04.5
– Infektion H04.3
– Insuffizienz H04.5
– Karbunkel H04.3
– Mukozele H04.6
– Narbe H04.5
– Obstruktion H04.5
–– kongenital Q10.5
– Phlegmone H04.3
– Ruptur, traumatisch S05.8
– Stein H04.5
– Stenose H04.5
–– kongenital Q10.5
–– postkanalikulär H04.5
– Striktur H04.5
–– kongenital Q10.5
– Tumor
–– benigne D31.5
–– Dignität, unbekannt D48.7
–– maligne C69.5
– Verhärtung H04.5
– Verletzung
–– bei Wunde, offen, Lid S01.1
–– tief S05.8
– Verschluss H04.5
– Zyste H04.6
Tränenwege
– Neubildung, bösartig C69.5 ►

Tränenwege *(Forts.)*
– und Tränendrüse, Neubildung, bösartig C69.5
Tränenzyste H04.8
Traganth
– Allergie [E 413] T78.4
– Überempfindlichkeit [E 413] T78.4
Tragus, akzessorisch Q17.0
Tragzeit, Überschreitung O48
– Betreuung, Mutter O48
Traktion, vitreomakulär H35.38
Traktionsablatio
– bei
–– Ablatio retinae, alt H33.4
–– Retinopathie, diabetisch E14.30† H36.0*
––– bei
–––– Typ-1-Diabetes mellitus E10.30† H36.0*
–––– Typ-2-Diabetes mellitus E11.30† H36.0*
– Retina H33.4
Traktionsdivertikel, Ösophagus K22.5
Trance R41.8
– hysterisch F44.3
Tranebjaerg-Syndrom, Mohr- G31.81
Tranquilizer
– Abhängigkeit a.n.k. F13.2
– Missbrauch F13.1
– Vergiftung T43.5
Transabdominal, Gametentransfer, intratubar Z31.2
Transaldolase, Mangel E74.8
Transaminasen, Erhöhung, unklar R74.0
Transcobalamin II, Mangel D51.2
– mit Anämie D51.2
Transcobalamin-Rezeptor, Defekt, mit Methylmalonazidurie E71.1
Transcortin
– Abnormität E27.8
– Mangel E27.8
Transepidermal, Elimination, Störung L87.9
Transformationszone, Portio N86
– chronisch N86
Transfusion
– Austausch-, mit Thrombozytopenie, beim Neugeborenen P61.0
– fetofetal O43.0
–– mit Schädigung, Fetus/Neugeborenes P02.3
– fetomaternal O43.0
–– mit Schädigung, Fetus/Neugeborenes P02.3
– maternofetal O43.0
– mit Schock, allergisch T80.5
– transplazentar, mit Schädigung, Fetus/Neugeborenes P02.3
Transfusionsgelbsucht B16.9
Transfusionshämosiderose T80.8
Transfusionshepatitis B19.9
Transfusionsikterus T80.8
– durch Virushepatitis B, akut B16.9
Transfusionsreaktion T80.9
– durch
–– AB0-Unverträglichkeit T80.3
–– Rh[Rhesus]-Unverträglichkeit T80.4
– hämolytisch, mit Ikterus T80.8

Transfusionsrefraktär
– Anämie, thrombozytopenisch D69.60
– Hypoplasie, megakaryozytisch D69.40
– Mangel, Blutplättchen D69.60
– Purpura, thrombozytopenisch, kongenital D69.40
– Thrombozytopenie D69.60
–– allergisch D69.57
–– kongenital D69.40
–– medikamentös D69.57
–– sekundär D69.57
Transfusionssyndrom,
– transplazentar, bei der Mutter O43.0
– Zwillings- P02.3
Transfusionszwischenfall T80.9
Transient
– Amnesie, global G45.49
– Dermolyse, bullös, beim Neugeborenen Q81.2
– Hypertonie, schwangerschaftsbedingt O13
– Hypogammaglobulinämie, in der Kindheit D80.7
– Myasthenia gravis, neonatal P94.0
– Pseudohypoaldosteronismus N25.8
– Tyrosinämie
–– beim Neugeborenen P74.5
–– neonatal P74.5
Transitionalzellig
– Carcinoma in situ D09.9
– Meningeom D32.9
Transitionalzellkarzinom C68.9
– Corpus uteri C54.1
– Harnblase C67.9
–– nicht-papillär C67.9
– Nierenbecken C65
Transitionalzellpapillom
– Harnblase D41.4
– Nierenbecken D41.1
Transitorisch – s. Art der Krankheit
Transitstörung, Kolon, mit Obstipation K59.00
Transkortin, abnorm E27.8
Translokation
– 11p15, mit Beckwith-Wiedemann-Syndrom Q87.3
– Autosomen, balanciert Q95.9
–– beim normalen Individuum Q95.0
– Chromosom a.n.k. Q99.8
–– balanciert Q95.9
––– beim normalen Individuum Q95.0
– Down-Syndrom Q90.2
– reziprok, balanciert Q95.8
– Robertson- Q95.8
– Trisomie
–– 13 Q91.6
–– 18 Q91.2
–– 21 Q90.2
– unbalanciert Q92.8
Transmural, Infarkt
– Darm K55.0
– Myokard I21.3
–– akut I21.3
––– anterior I21.0 ►

T

Transmural, Infarkt *(Forts.)*
~ Myokard I21.3 *(Forts.)*
~~ akut I21.3 *(Forts.)*
––– anteroapikal I21.0
––– anterolateral I21.0
––– anteroseptal I21.0
––– apikolateral I21.2
––– basolateral I21.2
––– diaphragmal I21.1
––– Hinterwand I21.1
––– hochlateral I21.2
––– inferior I21.1
––– inferolateral I21.1
––– inferoposterior I21.1
––– lateral I21.2
––– posterior I21.2
––– posterobasal I21.2
––– posterolateral I21.2
––– posteroseptal I21.2
––– Seitenwand I21.2
––– septal I21.2
––– Vorderwand I21.0
Transplantat
– Abstoßung T86.9
–– mit Pyelonephritis T86.9† N16.5*
–– nach Stammzelltransplantation T86.00
– Darm Z94.88
– Fehllage T85.6
– gastrointestinal, Versagen, mechanisch T85.59
– Gewebe Z94.9
– Haar Z41.8
– Harntrakt, mit Komplikation T83.9
– Haut Z94.5
– Herz Z94.1
– intern, mit Komplikation T85.9
– Knochen Z94.6
– Leber Z94.4
– Lunge Z94.2
– mit Komplikation a.n.k. T85.9
–– mechanisch a.n.k. T85.6
– Niere Z94.0
– Organ Z94.9
– Pankreas Z94.88
– respiratorisch, mit Komplikation T85.9
– Versagen T86.9
–– bei Zustand nach, Transplantation
––– Leber T86.49
––– Niere T86.19
Transplantation
– Haar Z41.8
–– kosmetisch Z41.1
– Haut, autogen, Zustand nach Z94.5
– Herz, Zustand nach Z94.1
– Leber, Zustand nach, mit Versagen, Transplantat T86.49
– Niere
–– mit Abstoßungskrise T86.10
–– Zustand nach Z94.0
––– mit Versagen, Transplantat T86.19
– Zustand nach Z94.9
Transplazentar
– Transfusion, mit Schädigung, Fetus/Neugeborenes P02.3
– Transfusionssyndrom, bei der Mutter O43.0
Transport
– Dopamin-Serotonin, Störung, vesikulär, zerebral G25.88
– Störung, mit Störung, Aufnahme, Aminosäure E72.0
Transportanomalie, Protein E88.0
Transportdefekt, Glutamat-Aspartat E72.0
Transportprotein, abnorm E88.0
Transportstörung
– Aminosäure E72.0
– Folat, zerebral, mit neurodegenerativem Syndrom G31.88
– Glukose E74.8
– Harn R39.1
Transposition
– Aorta Q20.3
– Appendix Q43.8
– Arterie, groß Q20.3
–– komplett Q20.3
–– korrigiert, kongenital Q20.5
–– unkorrigiert, kongenital Q20.3
––– isoliert Q20.3
––– mit
–––– Fehlbildung, Herz Q20.3 Q24.9
–––– Koarktation Q20.3
– Baucheingeweide Q89.3
– Darm Q43.8
– Dextro-, Aorta Q20.3
– Gefäß, groß Q20.3
–– korrigiert, kongenital Q20.5
–– nicht korrigiert, kongenital Q20.3
––– isoliert Q20.3
–– unkorrigiert, kongenital, mit Koarktation Q20.3
–– vollständig, angeboren Q20.3
– Herz Q24.0
–– mit Inversion, Eingeweide, vollständig Q89.3
– korrigiert, Gefäß, groß Q20.5
– Lävo- Q20.5
– Magen Q40.2
–– mit Inversion, Eingeweide, vollständig Q89.3
– penoskrotal Q55.8
– Viscerum
–– abdominalis Q89.3
–– thoracalis Q89.3
– Zahn K07.3
Transsexualismus F64.0
Transsudativ, Otitis media H65.9
– akut H65.1
– chronisch H65.3
– subakut H65.1
Transthyretin-Amyloid-Kardiomyopathie E85.4† I43.1*
Transthyretin-Amyloidose
– hereditär E85.2
– Wildtyp E85.8

Transtrochantär, Fraktur S72.10
– Femur S72.10
Transurethral
– Dauerkatheter, vorhanden Z97.8
– Sklerose, Sphinkter N32.8
– Tumor D41.3
Transuterin, Gametentransfer, transzervikal Z31.2
Transvaginal
– Embryotransfer Z31.2
– Spermientransfer, intratubar Z31.1
Transvers, Myelitis, akut, mit Anti-MOG[Myelin-Oligodendrozyten-Glykoprotein]-Antikörper G37.3
Transversal
– Defekt, Extremität, bei Thrombozytose, hereditär D75.8 Q73.8
– Myelitis, syphilitisch A52.1† G05.0*
– Septum, Vagina Q52.1
– Sklerose, spinal G95.88
Transversalsyndrom G82.29
Transversum, Karzinom C18.4
Transvestitismus F64.1
– fetischistisch F65.1
– mit Beibehaltung beider Geschlechtsrollen F64.1
Transzervikal
– Fraktur
–– Femur S72.04
–– Schenkelhals S72.04
––– offen S72.04 S71.87!
– Gametentransfer, transuterin Z31.2
TRAPS [Tumornekrosefaktor-Rezeptor-1-assoziiertes periodisches Syndrom] E85.0
Traubenmole O01.9
Traubensarkom C49.9
Trauerreaktion, abnorm F43.2
Trauma T14.9
– Abdomen S39.9
–– stumpf S39.9
– akustisch H83.3
– Baro- T70.2
–– Kieferhöhle T70.1
–– mit
––– Odontalgie T70.2
––– Sinusitis T70.1
–– Nasennebenhöhle T70.1
–– Ohr T70.0
–– Stirnhöhle T70.1
– Bauch S39.9
–– stumpf S39.9
– Brustkorb S29.9
– durch
–– Explosion T70.8
–– Kälte T69.9
––– beim Neugeborenen P80.0
– Frühkomplikation T79.9
– Geburts- P15.9
–– Auge P15.3
–– mit Erb-Lähmung P14.0 ►

Trauma T14.9 *(Forts.)*
– Gehirn S06.9
–– mit Psychose, organisch F06.8
––– akut F05.8
– genital S39.9
– Hoden S39.9
– in der Anamnese Z91.8
– Iris S05.8
– Knall- H83.3
– Komplikation, Entbindung a.n.k. O71.9
– Konjunktiva, und Trauma, Kornea S05.0
– Kopf S09.9
– Kornea, und Trauma, Konjunktiva S05.0
– mit
–– Komplikation, Entbindung, mit Blutung O67.8
–– Schaden, Zahnfleisch K06.2
–– Strabismus H50.6
– Niere S37.00
– Penis S39.9
– Poly- T07
– Prostata S37.82
– psychisch, in der
–– Anamnese Z91.8
–– Kindheit Z61
– Schädel S09.9
– Schädelhirn- S06.9
–– 1. Grades S06.0
–– geschlossen S06.9
–– offen S06.9
– schwer, in der Anamnese, das die Schwangerschaftsvorsorge beeinflusst Z35.8
– seelisch, mit Erregung, reaktiv F30.8
– Thorax S29.9
–– stumpf S29.9
– Unterschenkel S89.9
– vorangegangen, mit Nekrose, Knochen M87.29
– Weichteile T14.9
Traumatisch – s.a. Art der Krankheit
Traumzustand, hysterisch F44.88
Treacher-Collins-Syndrom Q75.1
Trehalase, Mangel, mit Diarrhoe, und Erbrechen E74.3
Treibgas, Aerosol-, Wirkung, toxisch T59.8
Trélat-Krankheit, Leser- L82
Trematodiasis a.n.k. B66.9
Tremor R25.1
– arzneimittelinduziert G25.1
– bei Parkinson G20.90
– durch Quecksilber T56.1
– essentiell G25.0
–– bei Ataxie, zerebellar, früh beginnend G11.1
–– progressiv, mit Sprachstörung, Gesichtsdysmorphien, Intelligenzminderung, und Verhaltensstörung Q87.0
– familiär G25.0
– Fuß, hypnagog G25.3
– Hemi- R25.1
– hereditär G25.0
– hysterisch F44.4
– Intentions- G25.2 ►

T

Tremor R25.1 *(Forts.)*
– psychogen F45.8
–– Konversionsreaktion F44.4
– senil R54
Tremor-Nystagmus-Duodenalulkus-Syndrom Q87.8
Trenaunay-Syndrom, Klippel-, invers Q87.2
Trenaunay-Weber-Syndrom, Klippel- Q87.2
Trench foot T69.0
Trench-Fever A79.0
Trennungsangst F43.2
– im Kindesalter F93.0
–– bei Störung, emotional F93.0
Trennungskind Z63
Treponematosis, durch Treponema pallidum A53.9
TRH[Thyrotropin-Releasing-Hormon]-Rezeptor, Mangel, mit Hypothyreose, zentral E03.1
Triacylglyzerinlipase, Serumspiegel, abnorm R74.8
Triade, Akne- L73.2
Triammoniumcitrat
– Allergie T78.4
– Überempfindlichkeit T78.4
Triarylmethan
– Allergie T78.4
– Überempfindlichkeit T78.4
Trias
– aus Urethritis, Konjunktivitis, Arthritis M02.39
– Carney- C26.9 D48.7
– Horner- G90.2
–– traumatisch S14.5
– Hutchinson- A50.5
– Kartagener- Q89.3
– Reiter- M02.39
– Saint- K44.9
– Van-der-Hoeve- Q78.0
Triazol-Derivate
– Allergie T88.7
– Überempfindlichkeit T88.7
Tribadie F66.9
Tribasilarsynostose Q75.8
Trichiasis H02.0
– als Spätfolge, Trachom B94.0
– Augenlid H02.0
– palpebral H02.0
– Wimpern H02.0
Trichilemmalzyste L72.1
– proliferierend L72.1
Trichinella spiralis, Infektion B75
Trichinelliasis B75
Trichinellose B75
– mit Myositis B75† M63.19*
Trichinös
– Fleisch, Vergiftung B75
– Wurst, Vergiftung B75
Trichinose B75
– Lunge B75
– mit Enzephalitis B75† G05.2*
– Orbita B75
– Pseudo- M33.1
Trichloräthen, Wirkung, toxisch T53.2
Trichloräthylen, Wirkung, toxisch T53.2
Trichlormethan
– Vergiftung T53.1
– Wirkung, toxisch T53.1
Tricho-dento-ossäres Syndrom Q82.8
Trichobezoar T18.9
– Darm T18.3
– Magen T18.2
Trichocephaliasis B79
Trichocephalus trichiura, Befall B79
Trichodental, Syndrom Q82.8
Trichodermalzyste L72.1
Trichodiskom, multipel, familiär D23.9
Trichodysplasia spinulosa L85.8
Trichoepitheliom D23.9
Trichofollikulom D23.9
Trichoklasie L67.8
Tricholemmom D23.9
Trichomegalie, isoliert, familiär Q84.2
Trichomonaden
– Balanitis A59.0† N51.2*
– Infektion A59.9
–– Cervix uteri A59.0† N74.8*
–– Harnwege A59.0
–– Prostata A59.0† N51.0*
–– Urethra A59.0† N37.0*
–– urogenital A59.0
–– Vagina A59.0† N77.1*
–– Vulva A59.0† N77.1*
– Kolpitis A59.0† N77.1*
– Leukorrhoe A59.0† N77.1*
– Prostatitis A59.0† N51.0*
– Pruritus A59.9
– Urethritis A59.0† N37.0*
– Vaginitis A59.0† N77.1*
– Vesikulitis A59.0† N51.8*
– Vulvitis A59.0† N77.1*
– Vulvovaginitis A59.0† N77.1*
– Weißfluss A59.0† N77.1*
– Zervizitis A59.0† N74.8*
– Zystitis A59.0† N33.8*
Trichomonas
– Diarrhoe A07.8
– Dysenterie A07.8
– Enteritis A07.8
–– infektiös A07.8
– intestinalis, Infektion A07.8
– Kolitis A07.8
– vaginalis
–– Fluor A59.0† N77.1*
–– Leukorrhoe, Vagina A59.0† N77.1*
–– Prostatitis A59.0† N51.0*
Trichomoniasis A59.9
– Cervix uteri A59.0† N74.8*
– Harnblase A59.0† N33.8*
– intestinalis A07.8
– Prostata A59.0† N51.0*
– Samenblase A59.0† N51.8*
– Urethra A59.0† N37.0*
– urogenitalis A59.0 ►

Trichomoniasis A59.9 *(Forts.)*
– Vagina A59.0† N77.1*
– Vulva A59.0† N77.1*
Trichomycosis
– axillaris A48.8
– nodosa B36.8
– nodularis B36.8
– palmellina A48.8
Trichonodosis L67.8
Trichoodontoonychodysplasie Q82.8
Trichophytia
– capitis B35.0
– follicularis B35.9
– profunda B35.8
– superficialis B35.9
Trichophytie B35.9
Trichophytobezoar T18.9
– Darm T18.3
– Magen T18.2
Trichophyton
– Dermatophytose [Dermatophytie] B35.9
– Tinea B35.9
Trichophytose B35.9
Trichophytosis unguium B35.1
Trichopoliodystrophie – s.a. Menkes-II-Syndrom E83.0
Trichoptilose L67.8
Trichorrhexis L67.0
– invaginata L67.0
– nodosa L67.0
Trichoschisis L67.0
Trichosporon, Infektion B36.2
Trichosporonosis nodosa B36.2
Trichostasis spinulosa Q84.1
– kongenital Q84.1
Trichostrongyliasis B81.2
– Dünndarm B81.2
Trichostrongylus orientalis, Befall B81.2
Trichothiodystrophie L67.8
Trichotillomanie F63.3
Trichromasie, anomal H53.5
– kongenital H53.5
Trichterbecken
– erworben M95.5
– kongenital Q74.2
– mit Missverhältnis, fetopelvin O33.3
–– mit
––– Hindernis, Geburt O65.3
––– Schädigung, Fetus/Neugeborenes P03.1
Trichterbrust Q67.6
– als Spätfolge, Rachitis E64.3
– angeboren Q67.6
– erworben M95.4
Trichuriasis B79
Tricot-Syndrom, Degos-Delort- I77.88
Triebneurose F65.9
Triefauge H04.6
Triethylcitrat
– Allergie T78.4
– Überempfindlichkeit T78.4
Trifaszikulär, Block I45.3
Trifunktional, Protein, mitochondrial, Defekt E71.3
Trigeminie R00.8
Trigeminus
– Affektion G50.9
– Lähmung G50.8
– Neuralgie G50.0
–– nach Zoster B02.2† G53.0*
– Neuritis G50.8
Triglycerid, Serumspiegel, erhöht R79.8
Triglyceridlipase, Mangel
– hepatisch, mit Hyperlipidämie E78.4
– pankreatisch K90.3
Triglyzerid-Speicherkrankheit E75.5
– bei Lipidose E75.5
Trigonitis N30.3
– Harnblase N30.3
– pseudomembranös N30.3
– Urethro- N30.3
Trigonozephalie Q75.0
– isoliert Q75.0
– mit Nase, bifid, und Anomalie, akral Q87.0
Trigonozephalie-Syndrom, Opitz- Q87.8
Trigonum
– Metaplasie N32.8
– vesicae, Hypertrophie N32.8
– Zystitis N30.3
Trigonumzystitis, Urethro- N30.3
Trikuspidal, Atresie Q22.4
– kongenital Q22.4
Trikuspidalklappe
– Agenesie Q22.4
– Aneurysma I07.8
– Anomalie
–– Chordae tendineae Q22.8
–– kongenital Q22.9
– Atherom I36.8
– Atresie Q22.4
– Deformität I07.8
– Degeneration I07.9
– Dysplasie, kongenital Q22.8
– Ebstein-Deformität Q22.5
– Endokarditis I07.8
–– aktiv, mit Chorea I02.0
–– akut I01.1
––– mit Chorea I02.0
–– arteriosklerotisch I36.8
–– mit
––– Fieber, rheumatisch, inaktiv I07.8
––– Krankheit
–––– Aortenklappe I08.2
–––– Mitralklappe I08.1
–– nichtrheumatisch I36.8
––– akut I33.9
––– subakut I33.9
–– tuberkulös A18.8† I39.2*
– Entzündung, syphilitisch A52.0† I39.2*
– Fehlbildung, kongenital Q22.9
– Fehler I07.8
–– rheumatisch I07.8
– Geräusch I07.9 ►

T

Trikuspidalklappe *(Forts.)*
– Halteapparat, subvalvulär, Anomalie Q22.8
– Insuffizienz I07.1
–– kongenital Q22.8
–– mit Krankheit
––– Aortenklappe I08.2
––– Mitralklappe I08.1
–––– und Krankheit, Aortenklappe I08.3
–– nichtrheumatisch I36.1
–– rheumatisch I07.1
– Krankheit I07.9
–– bei
––– Endokarditis
–––– Aortenklappe I08.2
––––– mit Krankheit, Mitralklappe I08.3
–––– Mitralklappe I08.1
––– Insuffizienz
–––– Aortenklappe I08.2
––––– mit Krankheit, Mitralklappe I08.3
––––– rheumatisch I08.2
–––– Mitralklappe I08.1
––––– mit Krankheit, Aortenklappe I08.3
––––– rheumatisch I08.1
––– Stenose, Aortenklappe, rheumatisch I08.2
–– nichtrheumatisch I36.9
–– rheumatisch I07.9
– mit Gewebe, akzessorisch Q22.8
– Obstruktion, mit Insuffizienz I07.2
– Parachute- Q22.8
– Regurgitation I07.1
–– nichtrheumatisch I36.1
– Ruptur I07.8
– Sklerose I07.8
– Stenose I07.0
–– angeboren Q22.4
–– mit
––– Insuffizienz I07.2
–––– mit Krankheit, Aortenklappe I08.2
––– Krankheit
–––– Aortenklappe I08.2
–––– Mitralklappe I08.1
––––– und Krankheit, Aortenklappe I08.3
––– Regurgitation I07.2
–––– mit Krankheit, Aortenklappe I08.2
––– Schlussunfähigkeit I07.2
–––– mit Krankheit, Aortenklappe I08.2
–– nichtrheumatisch I36.0
––– mit Insuffizienz I36.2
–– rheumatisch I07.0
– Straddling Q22.8
– Striktur I07.0
–– kongenital Q22.4
– Thrombose I07.8
– überreitend Q22.8
– und
–– Aortenklappe, Krankheit, kombiniert I08.2
–– Mitralklappe
––– Krankheit, kombiniert I08.1
––– und Aortenklappe, Krankheit, kombiniert I08.3
– Valvulitis, syphilitisch A52.0† I39.2* ►

Trikuspidalklappe *(Forts.)*
– Vitium I07.8
Trilogie, Fallot- [(valvuläre) Pulmonalarterienstenose, Vorhofseptumdefekt und Hypertrophie des rechten Ventrikels] Q21.88
TRIM22-assoziiert, Krankheit, Darm, chronisch-entzündlich K52.8
Trimalleolar, Fraktur S82.82
– Sprunggelenk S82.82
Trimenonkolik R10.4
Trimethadion-Syndrom, fetal Q86.88
Trimethoprim
– Allergie T88.7
– Überempfindlichkeit T88.7
Trimethylaminurie E88.8
– primär, schwer E88.8
Trinitrat, Wirkung, toxisch T65.5
Trinitrotoluol, Wirkung, toxisch T65.3
Trinken
– Alkohol, übermäßig a.n.k. F10.1
– beständig F10.2
– gewohnheitsmäßig F10.2
Trinkschwierigkeiten, beim Neugeborenen P92.2
Trinkwasserversorgung, unzulänglich Z58
Triorthokresylphosphat, Polyneuropathie G62.2
Triosephosphat-Isomerase, Mangel, mit Anämie D55.2
Triphalangeal, Daumen, Polydaktylie Q69.1
Triphalangie, Daumen Q74.0
Triphenylmethan-Farbstoff
– Allergie T78.4
– Überempfindlichkeit T78.4
Triple-A[Achalasie, Morbus Addison, Alakrimie]-Syndrom E27.4
Triple-H-Syndrom E72.4
Triplegie G83.8
– infantil G80.8
– kongenital G80.8
Triplo-X-Syndrom Q97.0
Triploidie Q92.7
Tripper – s.a. Gonorrhoe A54.9
Trismus R25.2
– neonatorum A33
Trismus-Pseudokamptodaktylie-Syndrom Q68.8
Trisomie Q92.9
– 1, Mosaik- Q92.1
– 2, Mosaik- Q92.1
– 3, Mosaik- Q92.1
– 4, Mosaik- Q92.1
– 4p Q92.2
– 5, Mosaik- Q92.1
– 5p Q92.3
– 7, Mosaik- Q92.1
– 8, Mosaik- Q92.1
– 9, Mosaik- Q92.1
– 9p, partiell Q92.2
– 10, Mosaik- Q92.1
– 10p Q92.2
– 10q, distal Q92.3 ►

Trisomie Q92.9 *(Forts.)*
– 12, Mosaik- Q92.1
– 12p Q92.3
– 13 Q91.7
– 13-Syndrom, Pseudo- Q87.8
–– Non-disjunction
––– meiotisch Q91.4
––– mitotisch, Mosaik Q91.5
–– partial Q91.7
–– Translokation Q91.6
– 14, Mosaik- Q92.1
– 15, Mosaik- Q92.1
– 16, Mosaik- Q92.1
– 17, Mosaik- Q92.1
– 18 Q91.3
–– Non-disjunction
––– meiotisch Q91.0
––– mitotisch, Mosaik Q91.1
–– partial Q91.3
–– Translokation Q91.2
– 18p Q92.2
– 20
–– Mosaik- Q92.1
–– (p) (q) Q92.8
– 20p Q92.2
– 21 Q90.9
–– Non-disjunction
––– meiotisch Q90.0
––– mitotisch, Mosaik Q90.1
–– partial Q90.9
–– Translokation Q90.2
– 22 Q92.8
–– Mosaik- Q92.1
– Autosomen a.n.k. Q92.9
– Chromosom, ganz Q92.9
– D1- Q91.7
– E1- Q91.3
– partiell a.n.k. Q92.8
–– Majorform Q92.2
–– Minorform Q92.3
– vollständig, Non-disjunction
–– meiotisch Q92.0
–– mitotisch, Mosaik Q92.1
– X Q97.0
Tritanomalie H53.5
Tritanopie H53.5
– kongenital H53.5
Triton-Tumor, bösartig C47.9
Trochanter
– Abszess M86.95
– Dekubitus L89.96
–– Stadium
––– 1 L89.06
––– 2 L89.16
––– 3 L89.26
––– 4 L89.36
– major
–– Fraktur S72.10
–– Insertionstendopathie M65.85
– minor, Fraktur S72.10
– Tendinose M76.8 ►

Trochanter *(Forts.)*
– Tendopathie M76.8
Trochantermassiv, Exostose M89.95
Trochlea humeri
– Aplasie Q74.0
– Fraktur S42.49
– Hegemann-Krankheit M92.0
Trochlearis [IV. Hirnnerv]
– Lähmung
–– familiär, kongenital H49.1
–– kongenital H49.1
– Parese H49.1
Trocken
– Auge H04.1
– Degeneration, Makula H35.31
–– altersbedingt H35.31
–– senil H35.31
– Dermatose L85.3
– Ekzem L30.8
– Gangrän R02.8
–– bei Atherosklerose, Extremitätenarterie, vom Becken-Bein-Typ, Stadium IV nach Fontaine I70.25
– Geschwür, phagedänisch R02.8
– Haut L85.3
– Husten, uncharakteristisch R05
– Lippe K13.0
– Makulopathie, sklerotisch H35.31
– Mund R68.2
– Nasenschleimhaut J31.0
– Pleuritis R09.1
– Vagina N89.8
– Zahnalveole K10.3
– Zahnfach K10.3
Trockenflechte B36.9
Troisier-Hanot-Chauffard-Syndrom E83.1
Trombicula-Larve, Befall B88.0
Trombidiose B88.0
Trombikulose B88.0
Trommelfell
– Atrophie H73.8
– Defekt H72.9
– Entzündung H73.9
–– akut H73.0
–– chronisch H73.1
– Granulation H73.8
– Infektion a.n.k. H73.8
– Krankheit H73.9
– Narbe H73.8
– Ossifikation H73.8
– Perforation H72.9
–– mehrfach H72.8
–– nach Entzündung H72.9
–– nichttraumatisch H72.9
–– Pars flaccida H72.1
–– persistierend-posttraumatisch H72.9
–– randständig a.n.k. H72.2
–– Recessus epitympanicus H72.1
–– total H72.8
–– traumatisch S09.2
–– zentral H72.0 ►

T

Trommelfell *(Forts.)*
– Retraktion H73.8
– Sklerose H73.8
– Verätzung T20.4
– Verbrennung T20.0
– Verhärtung H74.0
– Verletzung, oberflächlich S00.40
– Verschluss, mangelhaft Q16.4
– Wunde, offen S09.2
Trommelschlegelfinger R68.3
– bei Pachydermoperiostose M89.49† L62.0*
– isoliert, kongenital Q68.1
Tropasäure
– Allergie T78.4
– Überempfindlichkeit T78.4
Tropenleber, bei Malaria B54
Tropfenförmig
– Degeneration, klimabedingt H18.5
– Dystrophie, Hornhaut, gelatinös H18.5
Trophisch
– Geschwür, Haut L98.4
– Veränderung, Haut L98.8
Trophoblast
– Krankheit O01.9
– Tumor D39.2
–– epitheloid D39.2
–– plazentar D39.2
Trophoblastenmole O01.9
Trophoblastisch
– Krankheit, in der Anamnese, die
–– den Schwangerschaftsverlauf beeinflusst Z35.1
–– die Schwangerschaftsvorsorge beeinflusst Z35.1
– Störung, in der Eigenanamnese Z87.5
– Tumor, mit plazentarem Sitz D39.2
Trophodermatoneurose T56.1
Trophödem Q82.09
– hereditär Q82.09
Trophoneurose a.n.k. G60.9
– disseminiert a.n.k. M34.9
Tropical Typhus A75.3
Tropisch
– Anämie, makrozytär D52.8
– Bubo A55
– Candida albicans, Infektion B37.9
– Diarrhoe K90.1
– Dysenterie A09.0
– Eosinophilie J82
–– pulmonal J82
– Fibrose, Endomyokard I42.3
– Fleckfieber A75.3
– Geschwür, phagedänisch L98.4
– Pankreatitis K86.18
– Paraparese, spastisch G04.1
– Paraplegie, spastisch G04.1
– Pyomyositis M60.09
– Sprue K90.1
– Steatorrhoe K90.1
Trousseau-Syndrom, Paris- Q93.5 D69.41
Trübung
– Auge H57.9
– Augenlinse, kongenital Q12.0
– Bewusstsein R40.0
–– bei Epilepsie G40.8
–– paroxysmal G40.8
– Glaskörper H43.3
–– angeboren Q14.0
–– bei Entzündung, intraokular H43.3
–– nach Blutung, Glaskörper H43.3
–– spätsyphilitisch A52.7† H45.8*
– Hornhaut H17.9
–– angeboren Q13.3
–– degenerativ H18.4
–– hereditär H18.5
–– peripher H17.8
–– total H17.8
–– zentral a.n.k. H17.1
– Linse H26.9
Trümmerfraktur T14.20
– Hand S62.8
– Kalkaneus S92.0
– Kalotte S02.0
– Mittelgesicht S02.7
– Oberschenkel S72.9
– Radius, distal S52.50
– Schädel S02.7
Trugwahrnehmung R44.3
Truncus arteriosus communis Q20.0
– angeboren Q20.0
Truncus arteriosus persistens Q20.0
Truncus brachiocephalicus
– Abgang, Anomalie Q25.8
– Aneurysma
–– nichtsyphilitisch I72.8
–– syphilitisch A52.0† I79.8*
– Embolie, mit Infarkt, Hirn I63.1
– Stenose, mit Infarkt, Hirn I63.2
– Thrombose, mit Infarkt, Hirn I63.0
– Verletzung S25.1
– Verschluss, mit Infarkt, Hirn I63.2
Truncus coeliacus
– Atherosklerose K55.1
– Verletzung S35.2
Truncus-coeliacus-Kompressionssyndrom I77.4
Trunkenheit
– akut, bei Abhängigkeit, Alkohol F10.0
– chronisch F10.2
– pathologisch F10.0
Trunksucht F10.2
– chronisch F10.2
– periodisch F10.2
Trypanosomiasis
– afrikanisch B56.9
–– mit Demenz B56.9† F02.8*
– amerikanisch, mit Beteiligung, Herz B57.2† I41.2*
– gambiensis B56.0
– rhodesiensis B56.1
– Untersuchung Z11

Tryptophan
– Mangel E52
– Stoffwechselstörung E70.8
Tschechisch, Dysplasie, metatarsaler Typ Q77.7
Tschechoslowakisch, Enzephalitis A84.1
TSH[Thyreoideastimulierendes Hormon]-Rezeptor-Genmutation, mit Hypothyreose E03.1
TSH[Thyreoideastimulierendes Hormon]-Überproduktion E05.8
TSH-Rezeptor-Genmutation, mit Hyperthyreose, familiär E05.8
TSS [Toxisches Schocksyndrom] A48.3
Tsutsugamushi-Krankheit A75.3
TTP [Thrombotisch-thrombozytopenische Purpura] M31.1
Tuba – s.a. Tube
Tuba auditiva
– Dilatation H69.0
– Divertikel H69.8
– Dysfunktion H69.9
– Entzündung H68.0
– erweitert H69.0
– Fehlen, angeboren Q16.2
– Infektion H68.0
– Katarrh H68.0
– Kompression H68.1
– Krankheit H69.9
– Obstruktion H68.1
–– komplett H68.1
–– partiell H68.1
– Striktur H68.1
–– kongenital Q16.4
– Syringitis H68.0
– Verschluss H68.1
Tuba Eustachii
– Infektion H68.0
– Tuberkulose A18.6† H75.0*
Tuba pharyngotympanica, Atresie Q16.4
Tuba uterina
– Abszess N70.9
–– mit Ruptur N70.9
– Agenesie Q50.6
– akzessorisch Q50.6
– Anomalie Q50.6
–– angeboren, mit Sterilität, tubar N97.1
–– mit Infertilität N97.1
– Atresie Q50.6
–– erworben N97.1
– Atrophie N83.3
– Blutung N83.6
– Deformität, erworben N83.8
– Divertikel N83.8
– Eiterung N70.9
– Endometriose N80.2
– Entzündung N70.9
– Fehlbildung, angeboren Q50.6
– Fehlen Q50.6
–– angeboren Q50.6
–– erworben Z90.7
– Fibrose N83.8
– Fistel, äußere N82.5 ►

Tuba uterina *(Forts.)*
– Gonorrhoe A54.2† N74.3*
– Hernie N83.4
– Infarkt N83.8
– Infektion N70.9
– Konvolut, persistierend Q50.6
– Krankheit
–– entzündlich N70.9
–– mit Infertilität N97.1
–– nichtentzündlich N83.9
– Lageanomalie, kongenital Q50.6
– mit Ovarienrest, persistierend Q50.6
– Obliteration N97.1
– Obstruktion N97.1
–– bilateral N97.1
– Polyp N84.8
– Prolaps N83.4
– Ruptur N83.8
–– durch Schwangerschaft O00.1
– Salpingitis N70.9
– Spätsyphilis A52.7† N74.2*
– Spasmus N97.1
– Stenose N97.1
– Striktur N97.1
–– gonorrhoisch A54.2† N74.3*
–– tuberkulös A18.1† N74.1*
– Torsion N83.5
– Tuberkulose
–– akut A18.1† N74.1*
–– chronisch A18.1† N74.1*
– Tumor D39.7
– Unterbrechung Z30.2
– Verformung Q50.6
– Verlagerung
–– erworben N83.4
–– kongenital Q50.6
– Verletzung S37.5
– Verschluss N97.1
–– kongenital Q50.6
– Volvulus N83.5
– Zyste N83.8
–– embryonal Q50.4
TUBA1A-Genmutation
– mit Lissenzephalie Q04.3
– TUBA1A-, mit Lissenzephalie Q04.3
Tubar
– Abort O00.1
– Embryotransfer Z31.2
– Sterilität N97.1
–– bei Anomalie
––– Tuba uterina, angeboren N97.1
––– Uterus, angeboren N97.2
–– primär N97.1
–– sekundär N97.1
TUBB2B-Genmutation, mit Polymikrogyrie Q04.3
Tube – s.a. Tuba
– akzessorisch, Torsion N83.5
– Durchblasung Z31.4
– Funktionsstörung H69.8
– Insuffizienz H69.8 ►

Tube – s.a. Tuba *(Forts.)*
– Insufflation Z31.4
– Katarrh H68.0
–– akut H68.0
–– chronisch H68.0
–– exsudativ H68.0
–– Ohr H68.0
– klaffend, Ohr H69.0
– Ligatur Z30.2
– Mole O00.1
– Ovar, Entzündung
–– akut N70.0
–– chronisch N70.1
– Plastik, nach früherer Sterilisation Z31.0
– Sterilisation Z30.2
– Störung
–– Belüftung H69.8
–– Ventilation H69.8
– Undurchgängigkeit N97.1
Tubenchorion, Epitheliom C57.0
Tubenmittelohrkatarrh H65.9
– chronisch H65.2
Tubenmittelohrkrankheit, chronisch H66.1
Tubenschwangerschaft O00.1
Tuberculosis – s.a. Tuberkulose A16.9
– cutis A18.4
–– colliquativa A18.4
–– indurativa A18.4
– indurativa, primär A18.4
– intestinalis A18.3† K93.0*
– verrucosa A18.4
Tuberculum majus humeri, Fraktur S42.24
Tuberculum minus, Fraktur S42.29
Tuberculum paramolare K00.2
Tuberculum rhombicum medianum glossis K14.2
Tuberkel A16.7
– Gehirn, solitär A17.8† G07*
Tuberkulid A18.4
– Haut A18.4
– lichenoid A18.4
–– primär A18.4
– miliar A18.4
– papulonekrotisch A18.4
– primär A18.4
– subkutan A18.4
– verhärtet A18.4
Tuberkulös – s. Art der Krankheit
Tuberkuloid, Lepra [TT-Lepra] A30.1
Tuberkulom A16.9
– Gehirn A17.8† G07*
– Meningen A17.1† G07*
–– spinal A17.1† G07*
–– zerebral A17.1† G07*
– Rückenmark A17.8† G07*
Tuberkulose [TBC] [TBK] – s.a. Tuberculosis A16.9
– abdominal A18.3
– Achselhöhle A18.2
– Aderhaut A18.5† H32.0*
– Adnexe A18.1† N74.1* ►

Tuberkulose [TBC] [TBK] – s.a. Tuberculosis A16.9 *(Forts.)*
– alt
–– inaktiv B90.9
–– mit Störung, Ventilation, schwer B90.9
– Alters- A16.9
– anal A18.3† K93.0*
– angeboren P37.0
– apikal A16.2
– Appendix A18.3† K93.0*
– Arachnoidea A17.0† G01*
– Arterie A18.8† I79.8*
–– zerebral A18.8† I68.1*
– Atmungsorgane
–– bakteriologisch oder histologisch gesichert A15.9
–– bei
––– Aluminose J65
––– Anthrakose J65
––– Asbestose J65
––– Berylliose J65
––– Fibrose, durch
–––– Bauxit J65
–––– Graphit J65
––– Pneumokoniose J65
––– Siderose J65
––– Silikose J65
––– Stannose J65
–– Folgen B90.9
–– primär A16.7
– Atmungsorgane a.n.k. A16.9
– Auge A18.5
– Augenlid A18.4† H03.1*
– Becken A18.0† M90.05*
–– weiblich A18.1† N74.1*
– bei
–– Fistel, Rektum A18.3† K93.0*
–– Krankheit, durch HIV B20 A16.9
–– Pneumokoniose J65
–– Schwangerschaft O98.0
– beim Kind A16.7
– Bindegewebe, systemisch A18.8† M36.8*
– Bläschendrüse A18.1† N51.8*
– Blase A18.1† N33.0*
– bronchial, bakteriologisch oder histologisch gesichert A15.5
– Bronchiallymphknoten
–– bakteriologisch oder histologisch gesichert A15.4
–– primär A16.7
––– bakteriologisch oder histologisch gesichert A15.7
– bronchopleural A16.5
– bronchotracheal A16.4
–– bakteriologisch oder histologisch gesichert A15.5
– Bronchus A16.4
– Brustfell A16.5
–– progressiv, primär A16.7
– Bulbourethraldrüse A18.1† N51.8*
– Bursa A18.0† M73.89* ►

Tuberkulose [TBC] [TBK] – s.a. Tuberculosis A16.9 *(Forts.)*
– Cervix uteri A18.1† N74.0*
– Chorioidea A18.5† H32.0*
– Cowper-Drüse A18.1† N51.8*
– Dickdarm A18.3† K93.0*
– diffus A19.9
– disseminiert A19.9
– Douglasraum A18.1† N74.1*
– Drüse
–– endokrin a.n.k. A18.8† E35.8*
–– tracheobronchial A16.3
– Dünndarm A18.3† K93.0*
– Dura mater
–– encephali A17.0† G01*
–– spinalis A17.0† G01*
– Eileiter
–– akut A18.1† N74.1*
–– chronisch A18.1† N74.1*
– Eingeweide, miliar a.n.k. A18.3† K93.0*
– Ellenbogen A18.0† M01.12*
– Endokard A18.8† I39.8*
– Endometrium A18.1† N74.1*
– Epiglottis A16.4
–– bakteriologisch oder histologisch gesichert A15.5
– Faszie A18.8† M73.89*
– Folgen B90.9
– Folgezustände B90.9
–– Atmungsorgane B90.9
– Fußknöchel A18.0† M01.17*
– Gallenblase A18.8† K87.0*
– Ganglion A18.0† M68.09*
– gastrointestinal A18.3† K93.0*
– Gaumen, weich A18.8† K93.8*
– Gaumenmandel A16.8
– Gehirn A17.8† G07*
– Gekröse, miliar A18.3† K93.0*
– Gelenk A18.0† M01.19*
– generalisiert A19.9
– Genitalorgane, männlich A18.1† N51.8*
– Geschlechtsorgane A18.1
– Gewebe, adenoid A16.8
–– bakteriologisch oder histologisch gesichert A15.8
– Glandula suprarenalis A18.7† E35.1*
– Glottis A16.4
–– bakteriologisch oder histologisch gesichert A15.5
– Halslymphknoten A18.2
– Handgelenk A18.0† M01.13*
– Harn- und Geschlechtsorgane
–– Folgezustand B90.1
–– Spätfolge B90.1
– Harnblase A18.1† N33.0*
– Harnwege A18.1
– Haut A18.4
– Herz A18.8† I43.0*
– Herzmuskel A18.8† I41.0*
– Hilusdrüse A16.3 ►

Tuberkulose [TBC] [TBK] – s.a. Tuberculosis A16.9 *(Forts.)*
– Hiluslymphknoten A16.3
–– bakteriologisch oder histologisch gesichert A15.4
–– primär, bakteriologisch oder histologisch gesichert A15.7
–– progressiv, primär A16.7
– Hoden A18.1† N51.1*
– Hornhaut, Auge A18.5† H19.2*
– Hüftgelenk A18.0† M01.15*
– Hypopharynx A16.8
–– bakteriologisch oder histologisch gesichert A15.8
– Hypophyse A18.8† E35.8*
– ileozäkal, hyperplastisch A18.3† K93.0*
– Ileum A18.3† K93.0*
– Impfung [BCG (Bacille Calmette-Guérin)], Notwendigkeit Z23.2
– in der Eigenanamnese Z86.1
– infantil A16.7
–– bakteriologisch oder histologisch gesichert A15.7
– Inkubation Z20.1
– Innenohr A18.6
– Iris A18.5† H22.0*
– ischiorektal A18.3† K93.0*
– Jejunum A18.3† K93.0*
– Kehldeckel A16.4
– Kiefer A18.0† M90.08*
– Kleinhirn A17.8† G07*
– Knochen A18.0† M90.09*
–– Extremität a.n.k. A18.0† M90.09*
–– und Gelenke
––– Folgezustand B90.2
––– Spätfolge B90.2
– Knorpel A18.0† M01.19*
–– intervertebral A18.0† M49.09*
– kongenital P37.0
– Konjunktiva A18.5† H13.1*
– Kontakt Z20.1
– Kornea A18.5† H19.2*
– Kreuzbein A18.0† M49.08*
– Larynx A16.4
–– bakteriologisch oder histologisch gesichert A15.5
– latent Z22.7
– Leber A18.8† K77.0*
– Leptomeninx A17.0† G01*
– lichenoid, primär A18.4
– Ligamentum latum uteri A18.1† N74.1*
– Lippe A18.8† K93.8*
– Lunge A16.2
–– bakteriologisch
––– gesichert A15.0
––– und
–––– durch mikroskopische Sputumuntersuchung gesichert A15.0
–––– histologisch nicht
––––– gesichert A16.0
––––– untersucht A16.1 ►

T

Tuberkulose [TBC] [TBK] – s.a. Tuberculosis A16.9 *(Forts.)*
~ Lunge A16.2 *(Forts.)*
-- durch Kultur gesichert A15.1
-- gesichert A15.3
-- histologisch gesichert A15.2
-- Kindheitstyp, bakteriologisch oder histologisch gesichert A15.7
-- miliar A19.9
-- primär A16.7
--- bakteriologisch oder histologisch gesichert A15.7
- Lymphknoten
-- Abdomen A18.3
-- axillär A18.2
-- hilär A16.3
--- primär A16.7
-- infraklavikulär A18.2
-- inguinal A18.2
-- intrathorakal A16.3
--- bakteriologisch oder histologisch gesichert A15.4
--- primär A16.7
---- bakteriologisch oder histologisch gesichert A15.7
-- mediastinal A16.3
--- bakteriologisch oder histologisch gesichert A15.4
--- primär A16.7
---- bakteriologisch oder histologisch gesichert A15.7
-- mesenterial A18.3† K93.0*
-- peripher A18.2
-- peritoneal A18.3† K93.0*
-- retroperitoneal A18.3
-- supraklavikulär A18.2
-- tracheobronchial A16.3
--- bakteriologisch oder histologisch gesichert A15.4
--- primär A16.7
---- bakteriologisch oder histologisch gesichert A15.7
-- zervikal A18.2
- Lymphsystem A18.2
- Magen A18.8† K93.8*
- Magen-Darm-Kanal A18.3† K93.0*
- Mamma A18.8
- Mandel A16.8
- Mediastinum A16.8
-- bakteriologisch oder histologisch gesichert A15.8
-- primär A16.7
- Medulla spinalis A17.8† G07*
- Meningen A17.0† G01*
-- spinal A17.0† G01*
-- zerebral A17.0† G01*
-- zerebrospinal A17.0† G01*
- Mesenterialdrüse A18.3† K93.0*
- miliar A19.9
-- akut A19.2
-- chronisch A19.8 ►

Tuberkulose [TBC] [TBK] – s.a. Tuberculosis A16.9 *(Forts.)*
- Miliar-, akut, multipel A19.1
- Milz A18.8† D77*
- mit
-- abnormem Stempeltest R76.1
-- Blutung, bronchial A16.4
-- Entzündung, Herzbeutel A18.8† I32.0*
-- Enzephalitis A17.8† G05.0*
-- Krankheit
--- Niere A18.1† N29.1*
--- Ureter A18.1† N29.1*
-- Polyneuropathie A17.8† G63.0*
-- Resistenz gegen Erstrangmedikament A16.9 U82.0!
-- Spondylitis A18.0† M49.09*
-- Ulzeration, Vulva A18.1† N77.0*
-- Verkrümmung, Wirbelsäule A18.0† M49.09*
- Mittelohr A18.6† H67.0*
- multipel A19.9
-- akut A19.1
-- chronisch A19.8
- Mund A18.8† K93.8*
- Muskel A18.8† M63.09*
- Mutter, mit Schädigung, Fetus/Neugeborenes P00.2
- Myokard A18.8† I41.0*
- Nase A16.8
-- bakteriologisch oder histologisch gesichert A15.8
- Nasengang A16.8
- Nasennebenhöhle A16.8
-- bakteriologisch oder histologisch gesichert A15.8
- Nasenrachenraum A16.8
- Nasenscheidewand A16.8
- Nasenseptum A16.8
- Nasopharynx A16.8
-- bakteriologisch oder histologisch gesichert A15.8
- Nebenhoden A18.1† N51.1*
- Nebenniere A18.7† E35.1*
- Nebenschilddrüse A18.8† E35.8*
- Nerv A17.8† G59.8*
- Nervensystem a.n.k. A17.9† G99.8*
- Nervus opticus A18.5† H48.8*
- Niere A18.1† N29.1*
- Ösophagus A18.8† K23.0*
- Ohr A18.6
-- äußeres A18.4
- Ohrhaut A18.4
- okulär A18.5
- Omentum A18.3
- Orbita A18.5
- ossär A18.0† M90.09*
- Ovar A18.1† N74.1*
- Palatum molle A18.8† K93.8*
- Pankreas A18.8† K87.1*
- papulonekrotisch, primär A18.4
- Parotis A18.8† K93.8* ►

Tuberkulose [TBC] [TBK] – s.a. Tuberculosis A16.9 *(Forts.)*
– Penis A18.1† N51.8*
– Perikard A18.8† I32.0*
– Peritoneum a.n.k. A18.3† K93.0*
– Pharynx A16.8
–– bakteriologisch oder histologisch gesichert A15.8
– Plazenta O98.0
– Pleura A16.5
–– bakteriologisch oder histologisch gesichert A15.6
–– primär A16.7
––– bakteriologisch oder histologisch gesichert A15.7
– Präputium A18.1† N51.8*
– Prostata A18.1† N51.0*
– Pseudo- A28.2
– Rachen A16.8
–– bakteriologisch oder histologisch gesichert A15.8
– Regenbogenhaut A18.5† H22.0*
– Rektum A18.3† K93.0*
–– mit
––– Abszess A18.3† K93.0*
––– Fistel A18.3† K93.0*
– renal A18.1† N29.1*
– Retina A18.5† H32.0*
– retroperitoneal A18.3
– Rippenfell A16.5
–– progressiv, primär A16.7
– Rückenmark A17.8† G07*
– Rückenmarkhäute A17.0† G01*
– Rückgrat A18.0† M49.09*
– Sakroiliakalgelenk A18.0† M49.08*
– Sakrum A18.0† M49.08*
– Samenblase A18.1† N51.8*
– Samenleiter A18.1† N51.8*
– Samenstrang A18.1† N51.8*
– Schilddrüse A18.8† E35.0*
– Schulterblatt A18.0† M90.01*
– Schultergelenk A18.0† M01.11*
– Sehnerv A18.5† H48.8*
– septisch a.n.k. A19.9
– Sigmoideum A18.3† K93.0*
– Siliko- J65
– Sinus epididymidis A18.1† N51.1*
– Skelett a.n.k. A18.0† M90.09*
– Sklera A18.5† H19.0*
– Skrotum A18.1† N51.8*
– Spätfolge B90.9
– Speicheldrüse A18.8† K93.8*
– Spina iliaca superior A18.0† M90.05*
– Sternoklavikulargelenk A18.0† M01.11*
– Stimmapparat A16.4
– Subkutis, primär A18.4
– submaxillär A18.8† K93.8*
– Symphyse A18.0† M01.15*
– Thorax A16.9
–– bakteriologisch oder histologisch gesichert A15.9 ►

Tuberkulose [TBC] [TBK] – s.a. Tuberculosis A16.9 *(Forts.)*
– Thymus A18.8† E35.8*
– Tonsille A16.8
–– bakteriologisch oder histologisch gesichert A15.8
– Trachea A16.4
–– bakteriologisch oder histologisch gesichert A15.5
– tracheobronchial A16.4
–– bakteriologisch oder histologisch gesichert A15.5
– Tuba Eustachii A18.6† H75.0*
– Tuba uterina
–– akut A18.1† N74.1*
–– chronisch A18.1† N74.1*
– Tunica vaginalis testis A18.1† N51.8*
– Unterhautgewebe, primär A18.4
– Unterhautzellgewebe A18.4
– Ureter A18.1† N29.1*
– Urethra A18.1† N37.0*
– Urogenitalsystem A18.1
–– Folgezustand B90.1
– Uterus A18.1† N74.1*
– Uvea A18.5† H22.0*
– Uvula A18.8† K93.8*
– Vagina A18.1† N77.1*
– Vakzination Z23.2
– Vas deferens A18.1† N51.8*
– Verdauungsorgane A18.3† K93.0*
– vertebral A18.0† M49.09*
– Vulva A18.1† N77.1*
– Wirbelgelenk A18.0† M49.09*
– Wirbelsäule A18.0† M49.09*
– Zäkum A18.3† K93.0*
– Zäpfchen A18.8† K93.8*
– Zentralnervensystem a.n.k. A17.9† G99.8*
–– Folgezustand B90.0
–– Spätfolge B90.0
– zerebrospinal A17.8† G07*
– Zerebrum A17.8† G07*
– Ziliarkörper A18.5† H22.0*
– Zunge A18.8† K93.8*
– Zwischenwirbelscheibe A18.0† M49.09*
Tuberoeruptiv, Xanthom E78.2
Tuberös
– Sklerose Q85.1
–– Gehirn Q85.1
– Spätsyphilid A52.7† L99.8*
– Syphilid, konnatal A50.0
Tuberöse Sklerose-Komplex Q85.1
Tuberositas tibiae
– Fraktur S82.18
–– mit Fraktur, Fibula S82.11
– Osteochondrose, juvenil M92.5
Tuboovarial
– Abszess N70.9
–– akut N70.0
–– chronisch N70.1
– Adhäsion N73.6 ►

T

Tuboovarial *(Forts.)*
- Entzündung N70.9
-- akut N70.0
-- chronisch N70.1
- Infektion N70.9
- Krankheit
-- entzündlich N70.9
-- im Wochenbett O86.1
-- nichtentzündlich N83.9
- Tumor D39.7
- Zyste N83.8
-- entzündlich N70.1
Tubotympanal, Katarrh H65.9
- akut H65.0
- chronisch H65.2
Tubotympanitis, katarrhalisch H65.2
- chronisch H65.2
Tubulär
- Adenokarzinom C80.9
- Adenom D36.9
- Androblastom
-- bei der Frau D27
-- beim Mann D29.2
- Azidose
-- distal N25.8
--- renal N25.8
-- renal N25.8
--- bei Osteopetrose Q78.2 N25.8
--- distal, autosomal-rezessiv N25.8
--- Typ
---- I N25.8
---- II N25.8
- Brust Q83.80
- Dysgenesie, renal Q63.8
- Funktion, Niere, Störung N25.9
- Krankheit, Niere N12
- Nekrose
-- anoxisch N17.09
-- nach medizinischen Maßnahmen N99.0
-- Niere, nach
--- Abort O08.4
--- Extrauterinschwangerschaft O08.4
--- Molenschwangerschaft O08.4
-- toxisch N17.09
- Nephropathie N25.9
- Nephrose N17.09
-- akut N17.09
-- anoxisch N17.09
-- nach medizinischen Maßnahmen N99.0
-- parenchymatös N04.8
-- toxisch N17.09
- Pick-Adenom
-- bei der Frau D27
-- beim Mann D29.2
- Proteinurie R80
- Schwellung N28.88
- spindelzellig, Karzinom, Niere, muzinös C64
- Störung, mit Verlust, Phosphat N25.0
Tubuli, anulär, bei Tumor, Keimstrang D39.1
Tubulinopathie-assoziiert, Dysgyrie Q04.3
Tubuloektasie, präkaliziell Q61.5
Tubulointerstitiell
- Beteiligung, Niere, bei Sjögren-Syndrom M35.0† N16.4*
- Infektion, Niere, akut N10
- Krankheit N15.9
-- Niere
--- autosomal-dominant Q61.5
--- bei
---- Brucellose A23.9† N16.0*
---- Diphtherie A36.8† N16.0*
---- Glykogenspeicherkrankheit E74.0† N16.3*
---- Kryoglobulinämie, gemischt D89.1† N16.2*
---- Leukämie C95.90† N16.1*
---- Lupus erythematodes, systemisch M32.1† N16.4*
---- Lymphom a.n.k. C85.9† N16.1*
---- Myelom, multipel C90.00† N16.1*
---- Plasmozytom C90.00† N16.1*
----- in kompletter Remission C90.01† N16.1*
---- Sarkoidose D86.9† N16.2*
---- Sepsis, durch
----- Pilze B48.80† N16.0*
----- Viren B34.80† N16.0*
---- Sicca-Syndrom M35.0† N16.4*
---- Toxoplasmose B58.8† N16.0*
---- Wilson-Krankheit E83.0† N16.3*
---- Zystinose E72.0† N16.3*
--- durch
---- Epstein-Barr-Virus B27.0† N16.0*
---- Herpesvirus B00.8† N16.0*
---- Salmonellen A02.2† N16.0*
---- Sepsis A41.9† N16.0*
----- durch Bakterien A41.9† N16.0*
---- Zytomegalievirus B25.88† N16.0*
- Nephritis N12
-- akut N10
-- bei Sjögren-Syndrom M35.0† N16.4*
-- chronisch N11.9
--- nichtobstruktiv N11.8
--- obstruktiv N11.1
Tubulopathie N15.9
- obstruktiv N13.9
- proximal, mit Diabetes mellitus, und Ataxie, zerebellär Q87.8
- renal, bei DNA-Depletionssyndrom, mitochondrial, enzephalomyopathische Form G31.81† N16.8*
Tubulorenal, Funktion, Schädigung N25.9
Tubulovaskulär, Syndrom T79.5
Tubulovillös, Adenom D36.9
- Colon ascendens D12.2
- Colon sigmoideum D12.5
- Rektum D12.8
- Zäkum D12.0
Tubulozystisch, Karzinom, Nierenzellen C64
Tubulus
- Atrophie N26 ►

Tubulus *(Forts.)*
– Nekrose N17.09
–– akut N17.09
––– Stadium
–––– 1 N17.01
–––– 2 N17.02
–––– 3 N17.03
–– bei
––– Insuffizienz, Niere N17.09
––– Versagen, Niere, akut N17.09
–––– Stadium
––––– 1 N17.01
––––– 2 N17.02
––––– 3 N17.03
–– renal N17.09
––– Stadium
–––– 1 N17.01
–––– 2 N17.02
–––– 3 N17.03
–– Stadium
––– 1 N17.01
––– 2 N17.02
––– 3 N17.03
– Schaden, renal, mit Kardiomyopathie N25.8 I42.0
Tubulusepithel, Verfettung E75.6
Tüpfelung, Hornhaut H18.0
Türk-Duane-Syndrom, Stilling- H50.8
Tularämie A21.9
– abdominal A21.3
– Auge A21.1
– gastrointestinal A21.3
– generalisiert A21.7
– Impfung, Notwendigkeit Z23.4
– Lunge A21.2
– mit
–– Ingestion A21.3
–– Konjunktivitis A21.1† H13.1*
–– Pneumonie A21.2† J17.0*
–– Sepsis A21.7
– okuloglandulär A21.1
– pulmonal A21.2
– septisch A21.7
– typhös A21.7
– ulzeroglandulär A21.0
– Vakzination Z23.4
Tumor – s.a. Neubildung D48.9
– Abrikossoff- D21.9
– Absiedelung C79.9
–– Lunge C78.0
– ACTH[Adrenocorticotropes Hormon]-bildend, ektopisch, mit Cushing-Syndrom E24.3
– Adenokarzinoid- – s.a. Neubildung, bösartig C80.9
– adenomatoid D19.9
– Aderhaut D48.7
–– benigne D31.3
–– maligne C69.3
– Adnexe D39.7
– Aldosteron-produzierend, ektop D48.9 E26.0 ►

Tumor – s.a. Neubildung D48.9 *(Forts.)*
– Alphazellen D13.7
–– bösartig, Pankreas C25.4
– Alveolarzell-, multipel, primär C34.9 C97!
– anal D37.78
–– gutartig D12.9
–– maligne C21.0
– Analhaut D48.5
– Analkanal D37.78
–– maligne C21.1
– Analrand D48.5
–– maligne C44.50
– Analsphinkter D37.78
– aneurysmatisch I72.9
– Appendix D37.3
–– karzinoid, schleimbildend C18.1
–– neuroendokrin, maligne C18.1
– Askin- [Bösartige Bindegewebeneubildung in der Lungen-Thorax-Region im Kindesalter] C49.3
– Atmungsorgane D38.6
– Augapfel, mit Glaukom H40.5
– Auge D48.7
–– benigne D31.9
–– Dignität, unbekannt D48.7
–– maligne C69.9
–– mit Sekundärglaukom H40.5
– Augenlid D48.5
– Aussaat C79.9
– B-Zellen D13.7
– Bartholin- D39.7
– basalzellig D48.5
– Becken D48.7
–– bei Schwangerschaft O34.8
–– mit
––– Hindernis, Geburt a.n.k. O65.5
––– Schädigung, Fetus/Neugeborenes, bei Entbindung P03.8
––– Schnittentbindung a.n.k. O34.8
–– während Schwangerschaft, mit Schädigung, Fetus/Neugeborenes P03.8
– Beckenbindegewebe, Komplikation, Entbindung a.n.k. O65.5
– Beckenboden D48.7
– Beckengewebe, mit Schnittentbindung a.n.k. O34.8
– Beckenorgane
–– Komplikation, Entbindung a.n.k. O65.5
–– mit Schnittentbindung a.n.k. O34.8
– Bednar- C44.9
– bei Schwangerschaft a.n.k. O99.8
– Betazellen D13.7
–– bösartig, Pankreas C25.4
– Bindegewebe D48.1
–– Lid, Dignität, unbekannt D48.1
– Birch-Hirschfeld- C64
– Blase D41.4
– bösartig C80.9
–– Lokalisation unklar C80.0
–– mit Polyneuropathie a.n.k. C80.9† G63.1*
–– Weichteile, Becken C49.5 ►

T

Tumor – s.a. Neubildung D48.9 *(Forts.)*
– Brenner- D27
–– benigne D27
–– maligne C56
–– partiell maligne D39.1
–– proliferierend D39.1
– bronchoalveolär, intravaskulär D38.1
– Bronchus D38.1
– Brooke- D23.9
– Brust, benigne D24
– Brustwand D48.7
– Brustwarze D48.6
– Brustwirbelsäule D48.0
– Burkitt- C83.7
–– bei Krankheit, durch HIV B21 C83.7
– Castleman- D47.7
– Cervix uteri
–– bei Schwangerschaft O34.4
–– Betreuung, Mutter O34.4
–– gutartig D26.0
–– mit
––– Hindernis, Geburt O65.5
––– Schädigung, Fetus/Neugeborenes, bei Entbindung P03.8
––– Schnittentbindung O34.4
–– neuroektodermal
––– peripher, maligne C53.9
––– primitiv C53.9
–– während Schwangerschaft, mit Schädigung, Fetus/Neugeborenes P03.8
– chondromatös, riesenzellig D16.9
– Chorioidea
–– benigne D31.3
–– maligne C69.3
– Chorion O01.9
– Codman- D16.9
– Colon descendens D37.4
– Colon sigmoideum D37.4
– Colon transversum D37.4
– Corpus aorticum D44.7
– Corpus caroticum D44.6
– Corpus uteri
–– Betreuung, Schwangere O34.1
–– neuroektodermal, primitiv C54.9
– Darm D37.78
–– gutartig D13.9
– Dermoid-, mit Transformation, maligne C56
– Desmoid- – s.a. Neubildung, Bindegewebe, unsicheres Verhalten D48.1
– Dickdarm D37.4
– Dottersack
–– bei der Frau C56
–– beim Mann C62.9
–– polyvesikulär
––– bei der Frau C56
––– beim Mann C62.9
–– Zentralnervensystem C72.9
– Douglas- D48.4
– Drüse, endokrin D44.9
– Dünndarm D37.2 ►

Tumor – s.a. Neubildung D48.9 *(Forts.)*
– Eileiter
–– benigne D28.2
–– maligne C57.0
– embryonal D48.9
–– Gewebe, neuroepithelial C72.9
– Endolymphsack D14.0
– enterochromaffin C80.9
– Epipharynx D37.0
– epithelial, Speicheldrüse, benigne D11.9
– epitheloidzellig, perivaskulär D48.1
– Erdheim- D44.4
– Ewing- C41.9
– fetal
–– Betreuung, Mutter O33.7
–– mit Dystokie O66.3
– Fettgewebe D17.9
–– Ovar D27
– Fetus, mit Hindernis, Geburt O66.3
– fibroepithelial D21.9
– fibrös – s.a. Neubildung, Bindegewebe, gutartig D21.9
–– solitär D21.9
– fibroid D21.9
– Flanke D48.7
– Frontalhirn D43.0
– Funiculus spermaticus D40.7
– G-Zellen D37.70
–– bösartig, Pankreas C25.4
– Gallenblase D37.6
–– neuroendokrin C23
– Ganglien D48.2
– gastroösophageal D37.1
– gastrointestinal, neuroendokrin C26.9
– Gefäß, groß D48.1
– Gehirn D43.2
–– benigne D33.2
–– bösartig C71.9
–– mit Psychose F06.8
–– syphilitisch A52.1† G94.8*
– genital, adenomatös, bei der Frau D28.9
– Glandula parotis, epithelial, maligne C07
– Glandula sublingualis, epithelial, maligne C08.1
– Glandula submandibularis, epithelial, maligne C08.0
– glioneuronal
–– papillär D43.2
–– rosettenbildend D43.2
– Glomus aorticum D44.7
– Glomus caroticum D44.6
– Glomus jugulare D44.7
– Glomus tympanicum D44.7
– Glomus- D18.00
– Graham- C73
– granularzellig D21.9
– Granulosazell-
–– bösartig C56
–– juvenil D39.1
– Grawitz- C64
– gutartig D36.9 ►

Tumor – s.a. Neubildung D48.9 *(Forts.)*
– Harnblase D41.4
–– benigne D30.3
–– maligne C67.9
–– papillomatös D41.4
– Harnblasenhals D41.4
– Harnblasenwand D41.4
– Harnorgane D41.9
– Haut D48.5
–– gutartig D23.9
– Hautanhangsgebilde D23.9
– hilär D27
– Hiluszell- D27
– Hirnnerv
–– benigne D33.3
–– maligne C72.5
– Hirnstamm D43.1
– Histiozyten, Verhalten, unsicher D47.7
– Hoden D40.1
–– maligne C62.9
–– metastasierend C62.9
– Hornhaut
–– benigne D31.1
–– Dignität, unbekannt D48.7
–– maligne C69.1
– Hydatiden- B67.9
– Hypophyse D44.3
–– benigne D35.2
– Hypophysengang D44.4
– ileozäkal D37.4
– Ileum D37.2
–– neuroendokrin
––– benigne D13.3
––– maligne C17.2
– Inselzellen D37.70
–– gutartig D13.7
–– Pankreas D13.7
––– bösartig C25.4
– intestinal D37.78
– intrakraniell
–– benigne D33.9
–– multipel D43.2
– Iris
–– benigne D31.4
–– Dignität, unbekannt D48.7
–– maligne C69.4
– Jejunum, neuroendokrin
–– benigne D13.3
–– maligne C17.1
– juxtaglomerulär D41.0
– Kachexie R64
– Kardia D37.1
–– bösartig C16.0
– kardial, primär
–– benigne
––– beim Erwachsenen D15.1
––– im Kindesalter D15.1
–– maligne
––– beim Erwachsenen C38.0
––– im Kindesalter C38.0 ►

Tumor – s.a. Neubildung D48.9 *(Forts.)*
– Karunkel, Auge
–– benigne D31.0
–– maligne C69.0
– karzinoid
–– mit Sekretion, Hormon E34.0
–– schleimbildend C18.1
– Keimstrang, mit Tubuli, anulär D39.1
– Keimzellen
–– Cervix uteri, maligne C53.9
–– Corpus uteri, maligne C54.9
–– embryonal C80.9
–– gemischt C80.9
–– nichtseminomatös, testikulär C62.9
–– Ovar, nicht-dysgerminomatös, maligne C56
–– Vagina, maligne C52
–– Zentralnervensystem, gemischt C72.9
– keratozystisch-odontogen
–– Mandibula D16.5
–– Maxilla D16.42
– Klatskin- C24.0
– Kleinhirnbrückenwinkel D43.1
– Klitoris D39.7
– Knäuel- D18.00
– Knochen D48.0
–– benigne, Kopf D16.41
–– riesenzellig D48.0
– Kolon D37.4
–– neuroendokrin, maligne C18.9
– Konglomerat-
–– Dünndarm R19.0
–– Unterbauch R19.0
– Konjunktiva
–– benigne D31.0
–– Dignität, unbekannt D48.7
–– maligne C69.0
– Kortex, visuell H47.6
– Krukenberg- C79.6
– Labien D39.7
– Larynx D38.0
– Leber D37.6
–– embryonal C22.7
–– mesodermal, gemischt C22.4
–– neuroendokrin C22.7
– Leydigzell-
–– bösartig
––– bei der Frau C56
––– beim Mann C62.9
–– gutartig
––– bei der Frau D27
––– beim Mann D29.2
– Lid
–– benigne D23.1
–– Dignität, unbekannt D48.1
– Lidhaut
–– benigne D23.1
–– maligne C44.1
– Lipoidzell-, Ovar D27
– Lunge D38.1
–– karzinoid, schleimbildend C34.9
–– neuroendokrin C34.9 ►

T

Tumor – s.a. Neubildung D48.9 *(Forts.)*
– Lymphgefäß D18.19
–– gutartig D18.19
– Magen D37.1
–– neuroendokrin
––– benigne D13.1
––– maligne C16.9
– Malherbe- D23.9
– maligne C80.9
–– generalisiert C79.9
–– Lid, und Kanthus C44.1
–– mit Myopathie a.n.k. C80.9† M63.89*
–– primär C80.9
–– sekundär C79.9
––– generalisiert C79.9
– Mamma D48.6
–– gutartig D24
– Masson- D18.00
– Mastzellen D47.0
–– maligne C96.2
– mediastinal D38.3
– Merkel-Zell- C44.9
– Mesenchym- D48.1
– Mesogastrium D48.7
– metanephrisch, benigne D30.0
– Metastase C79.9
– Milz D37.78
– Misch-
–– Bronchus D38.1
–– Hoden D40.1
–– Leber, embryonal, bösartig C22.0
–– Mundhöhle D37.0
–– Parotis D37.0
–– Pharynx D37.0
–– Speicheldrüse D37.0
–– Tonsille D37.0
– mit
–– Ablatio retinae exsudativa H33.2
–– Embolie C80.9
– Mittelbauch D48.7
– Müller-Misch-
–– Cervix uteri, maligne C53.9
–– Corpus uteri, maligne C54.9
–– Ovar, maligne C56
– Mund D37.0
– Muskulatur, glatt D48.1
– muzinös, mit geringem Malignitätspotential C56
– myeloisch, extramedullär C92.30
– myofibroblastisch, inflammatorisch D48.9
– Nachsorge Z09.9
– Nase D48.7
– Nasennebenhöhle, maligne C31.9
– Nebenhoden D40.7
– Nebenniere D44.1
–– benigne D35.0
–– maligne C74.9
–– zystisch D44.1
– Nebennierenmark D44.1
– Nebennierenrinde D44.1
–– maligne C74.0 ►

Tumor – s.a. Neubildung D48.9 *(Forts.)*
– Nelson- E24.1
– Nervenscheide D48.2
–– maligne, peripher C47.9
–– peripher, benigne D36.1
– Nervus
–– abducens, benigne D33.3
–– oculomotorius, benigne D33.3
–– opticus, benigne D33.3
–– trochlearis, benigne D33.3
– neuroektodermal, primitiv
–– peripher C49.9
–– Zentralnervensystem C72.9
– neuroendokrin C80.9
–– Appendix
––– benigne D12.1
––– unsicher D37.3
–– bronchial C34.9
–– Corpus uteri, gut differenziert C54.9
–– metastasierend C80.9
–– primär hepatisch C22.7
– neuroepithelial, dysembryoplastisch D33.2
– Niere D41.0
–– benigne D30.0
–– hypernephroid C64
–– maligne C64
–– zystisch D41.0
– Nierenbecken D41.1
–– bösartig C65
– Nierenparenchym D41.0
– Nierenpol D41.0
–– benigne D30.0
– Oberkiefer
–– adenomatoid, odontogen D16.42
–– bösartig, odontogen C41.02
–– epithelial, odontogen D16.42
–– gutartig, odontogen D16.42
–– plattenepithelial, odontogen D16.42
– Oberlid D48.5
– odontogen D48.0
–– adenomatoid D16.5
–– gutartig D16.5
–– maligne C41.1
–– plattenepithelial D16.5
– Ösophagus D37.78
–– neuroendokrin C15.9
– Olfaktorius, neurogen C30.0
– oligoastrozytisch C71.9
– oligodendroglial C71.9
– Optikus
–– benigne D33.3
–– Dignität, unbekannt D48.7
–– maligne C72.3
– Orbita D48.7
–– benigne D31.6
–– Dignität, unbekannt D48.7
–– maligne C69.6
– Orbitaknochen, benigne D16.41
– Ovar D39.1
–– bei Schwangerschaft O34.8
–– epithelial, mit Borderline-Malignität C56 ►

Tumor – s.a. Neubildung D48.9 *(Forts.)*
~ Ovar D39.1 *(Forts.)*
–– gutartig D27
–– maligne C56
–– muzinös
––– mit geringem Malignitätspotential C56
––– papillär, mit geringem Malignitätspotential C56
–– stromal, bei
––– Entbindung O34.8
––– Schwangerschaft O34.8
–– zystisch D39.1
– Pancoast- C34.1
– Pankreas D37.70
–– neuroendokrin C25.9
––– nicht-funktionell
–––– benigne D13.7
–––– maligne C25.9
– pankreatoduodenal D37.70
– papillär D36.9
–– muzinös, mit geringem Malignitätspotential C56
–– Pinealisregion D44.5
–– zystisch D37.78
– Parametrium D39.7
– Parenchym D44.1
– Parotis D37.0
– Penis D40.7
–– maligne C60.9
– Perineum
–– bei Schwangerschaft O34.7
–– mit
––– Hindernis, Geburt O65.5
––– Schädigung, Fetus/Neugeborenes, bei Entbindung P03.8
–– während Schwangerschaft, mit Schädigung, Fetus/Neugeborenes P03.8
– peripher, degenerativ D48.9
– peritoneal D48.4
– Phantom- F45.8
– Pharynx D37.0
– phylloid D48.6
–– gutartig D24
– Phylloid-, Prostata D40.0
– Phylloides- D48.6
–– Brust D48.6
– Pindborg- [Gutartiger kalzifizierender epithelialer odontogener Tumor] D16.5
–– Oberkiefer D16.42
– Pinealisparenchym, mit intermediärer Differenzierung D44.5
– Plasmazell-
–– bösartig C90.30
––– in kompletter Remission C90.31
–– multipel C90.00
–– solitär C90.30
– Plazenta D39.2
– Plazentabett D39.2
– Pott- M86.88
– primär C80.9 ►

Tumor – s.a. Neubildung D48.9 *(Forts.)*
– Prostata D40.0
–– gutartig D29.1
– Pseudo-, Orbita H05.1
– Rachitis E83.38
– Rathke-Tasche D44.3
– rektovaginal D48.7
– Rektum D37.5
–– gutartig D12.8
– Retina
–– benigne D31.2
–– Dignität, unbekannt D48.7
–– maligne C69.2
–– vasoproliferativ D31.2
– Rhabdoid- C80.9
– Rhabdoid-Teratoid- C80.9
–– atypisch C72.9
– Riesenzell-
–– Pankreas, osteoklastisch C25.9
–– Weichteile D48.1
– Rundzell-
–– desmoplastisch C49.9
–– Peritoneum, desmoplastisch C48.2
– Samenblase D40.7
– Samenstrang D40.7
– Sampson- N80.1
– Schilddrüse D44.0
– Schmerzen R52.1
– Schmincke- C11.9
– Schweißdrüse D48.5
– sekundär C79.9
– serös, mit geringem Malignitätsgrad C56
– Sertoli-Leydig-Zell-
–– bei der Frau D27
–– beim Mann D29.2
– Sertoli-Leydig-Zellen, Ovar, maligne C56
– Sigma D37.4
– Sklera
–– benigne D31.1
–– Dignität, unbekannt D48.7
–– maligne C69.4
– sklerosierend
–– nichtabgekapselt, Schilddrüse C73
–– stromal D27
– Spiegler- D23.9
– Stammganglien, bösartig C71.0
– Stroma, Keimstrang, Hoden C62.9
– Talgdrüse L72.1
– Terato- D48.9
– testikulär, stromal D40.1
– Theka-Granulosazell- D39.1
– Thekazellen D27
– Thymus D38.4
–– neuroendokrin C37
– Trachea D38.1
– Tractus opticus D43.3
– Tränendrüse
–– bösartig C69.5
–– Dignität, unbekannt D48.7
–– gutartig D31.5 ►

T

Tumor – s.a. Neubildung D48.9 *(Forts.)*
– Tränenweg
–– benigne D31.5
–– Dignität, unbekannt D48.7
–– maligne C69.5
– transurethral D41.3
– Triton-, bösartig C47.9
– Trophoblast D39.2
–– epitheloid D39.2
–– plazentar D39.2
– trophoblastisch, mit plazentarem Sitz D39.2
– Tuba uterina D39.7
–– gutartig D28.2
– tuboovarial D39.7
– Turban- D23.4
– Übergangszellen D48.9
– Unterkieferknochen, odontogen, maligne C41.1
– Unterlid D48.5
– Urachus D41.4
– Ureter D41.2
– Urethra D41.3
– Urothel D41.9
–– papillomatös D41.9
– Uterus D39.0
–– bei Schwangerschaft O34.1
–– gutartig D26.9
–– mit
––– Hindernis, Geburt, in der Schwangerschaft O65.5
––– Schädigung, Fetus/Neugeborenes, bei Entbindung P03.8
–– während Schwangerschaft, mit Schädigung, Fetus/Neugeborenes P03.8
– Vagina D39.7
–– bei Schwangerschaft O34.6
–– gutartig D28.1
–– mit
––– Hindernis, Geburt, in der Schwangerschaft O65.5
––– Schädigung, Fetus/Neugeborenes, bei Entbindung P03.8
–– während Schwangerschaft, mit Schädigung, Fetus/Neugeborenes P03.8
– Vater-Pacini-Lamellenkörperchen D23.9
– Verdauungsorgane D37.9
– verkalkend, epithelial, odontogen D16.5
– Vitellus-, polyvesikulär
–– bei der Frau C56
–– beim Mann C62.9
– Vorhof D48.7
– Vulva D39.7
–– bei Schwangerschaft O34.7
–– gutartig D28.0
–– mit
––– Hindernis, Geburt, in der Schwangerschaft O65.5
––– Schädigung, Fetus/Neugeborenes, bei Entbindung P03.8
–– während Schwangerschaft, mit Schädigung, Fetus/Neugeborenes P03.8
– Wange D48.7 ►

Tumor – s.a. Neubildung D48.9 *(Forts.)*
– Warthin- D11.9
– Weichteile D48.1
–– bösartig C49.9
– Wilms- C64
–– mit Makrosomie, mit Aszites, fetal, mit Nephroblastom Q87.3
– Zäkum D37.4
– Zellen, dendritisch, indeterminant C96.4
– Ziliarkörper
–– benigne D31.4
–– maligne C69.4
– Zirbeldrüse, mit Pubertät, vorzeitig E34.8
– Zwischenzell-
–– bei der Frau D39.1
–– beim Mann D40.1
Tumoral, Kalzinose, familiär E83.38
– hyperphosphatämisch E83.38
– normophosphatämisch E83.38
Tumoranämie (Primärtumor unbekannt) D48.9† D63.0*
Tumorlyse, nach zytostatischer Therapie bei Neoplasie E88.3
Tumorlysesyndrom E88.3
Tumornekrosefaktor-Rezeptor-1-assoziiert, Fiebersyndrom, periodisch E85.0
Tumorös
– Kalzinose E83.58
– Ummauerung, Ureter D41.2
– Veränderung D48.9
–– Nebenniere D44.1
Tunga penetrans, Befall B88.1
Tungiasis B88.1
Tungland-Bellman-Syndrom H90.3 K11.7
Tunica
– albuginea, Penisschwellkörper, Verletzung S39.80
– conjunctiva, Entzündung H10.9
– muscularis, Arterie, Hypertrophie I77.88
– vaginalis testis
–– Abszess N49.1
–– Adhäsion N50.8
–– Atrophie N50.8
–– Blutung N50.1
–– Chylozele N50.8
––– nicht durch Filarien N50.8
–– Entzündung N49.1
–– Fibrose N50.8
–– Gangrän N49.1
––– nichtinfektiös N50.8
–– Hämatom, nichttraumatisch N50.1
–– Hernie Q55.2
–– Hydrozele N43.3
–– Hypertrophie N50.8
–– Infektion N49.1
–– Ödem N50.8
–– Prellung S30.2
–– Spätsyphilis A52.7† N51.8*
–– Stein N50.8
–– Striktur N50.8
–– Tuberkulose A18.1† N51.8* ►

Tunica *(Forts.)*
~ vaginalis testis *(Forts.)*
–– Ulkus N50.8
–– Verbrennung T21.05
–– Verletzung S39.9
––– oberflächlich S30.9
–– Wunde, offen S31.3
–– Zyste N50.8
– vasculosa lentis, persistierend Q12.2
Tunnel
– aorto-linksventrikulär Q20.8
– aorto-rechtsventrikulär Q20.8
– aortoventrikulär Q20.8
Tupfer, versehentlich in der Operationswunde zurückgelassen T81.5
Turbantumor D23.4
Turmschädel Q75.0
– mit Exophthalmus Q87.0
Turner-ähnlich, Syndrom Q87.1
– mit Pterygium colli Q87.1
Turner-Anomalie, Geschlechtschromosomen Q96.9
Turner-Hypoplasie, Zahn K00.4
Turner-Kieser-Syndrom Q87.2
Turner-Syndrom Q96.9
– Parsonage- [Neuralgische Schulteramyotrophie] G54.5
– Pseudo-Ullrich- Q87.1
– Ullrich- Q96.9
– Wilson- Q87.8
Turner-Zahn K00.4
Turrizephalie Q75.0
Tussis R05
– convulsiva A37.9
TYK2, Defizienz, mit HIES [Hyperimmunglobulin E-Syndrom], autosomal-rezessiv D82.4
Tyloma L84
– erworben L84
– palmaris et plantaris
–– angeboren Q82.8
–– erworben L85.1
Tylosis L84
– bei Hyperostose, vertebral, ankylosierend M48.19
– Zunge K13.2
Tylositas articulorum L84
Tylotisch, Ekzem L30.3
– rhagadiform L30.3
Tympanie
– Abdomen R14
– Thorax R09.8
Tympanitis H73.8
– akut H73.0
– chronisch H73.1
Tympanitisch, Klopfschall, Thorax R09.8
Tympanosklerose H74.0
Typ-1-Diabetes mellitus – s.a. Diabetes mellitus, Typ-1- E10.90
– mit diabetischem Fußsyndrom E10.74
Typ-2-Diabetes mellitus – s.a. Diabetes mellitus, Typ-2- E11.90
– mit
–– Charcot-Arthritis E11.60† M14.69*
–– diabetischem Fußsyndrom E11.74
Typ-A-Persönlichkeit Z73
Typ-C-Enzephalitis A83.3
Typ-E-Brachydaktylie, und Anetodermie, bei Exostose Q87.5
Typhlitis K37
– akut K35.8
– eitrig K35.8
– Peri- K37
– tuberkulös A18.3† K93.0*
Typhoenteritis A01.0
Typhös
– Enteritis A01.0
– Fistel A01.0
– Osteomyelitis A01.0† M90.29*
– Tularämie A21.7
– Ulkus
–– Darm A01.0
–– perforiert A01.0
Typhogastrisch, Fieber A01.0
Typhoid
– Fieber A01.0
– Salmonellose A01.0
Typhomanie A01.0
Typhoperitonitis A01.0
Typhus A01.0
– abdominal A01.0
– abdominalis A01.0
–– Keimträger Z22.0
– durch Läuse A75.0
– Entero- A01.0
– exanthematicus a.n.k. A75.9
–– Brilli a.n.k. A75.1
–– durch
––– Flöhe A75.2
––– Läuse A75.0
– Fleck- A75.9
– Gallenblase A01.0
– Gehirn A01.0
– Haut A01.0
– Hunger- A75.0
– Ileo- A01.0
– Infektion A01.0
– Leber A01.0
– Lunge A01.0
– mit
–– Arthritis A01.0† M01.39*
–– Endokarditis A01.0† I39.8*
–– Meningitis A01.0† G01*
–– Myokarditis A01.0† I41.0*
–– Myositis A01.0† M63.09*
–– Pneumonie A01.0† J17.0*
– scrub A75.3
– Überträger Z22.0
Typhus-Paratyphus [Cholera+TAB], mit Cholera, Vakzination Z27.0

T

Typhus-Paratyphus [DPT+TAB] [DTPa+TAB] [DaPT-TAB], mit Diphtherie-Pertussis-Tetanus, Vakzination Z27.2
Typhus-Paratyphus [TAB], Vakzination Z23.1
Typisch, Syndrom, hämolytisch, urämisch D59.3
Tyrosin, Stoffwechselstörung E70.2
Tyrosin-Hydroxylase, Mangel G24.1
Tyrosin-Hydroxylase-defizient, Dystonie, Dopa-responsiv G24.1
Tyrosinämie E70.2
– durch Mangel
–– 4-Hydroxyphenylpyruvat-Dioxygenase E70.2
–– Tyrosintransaminase E70.2
– hepatorenal E70.2
– okulokutan E70.2
– transient
–– beim Neugeborenen P74.5
–– neonatal P74.5
– Typ
–– 1 E70.2
–– 2 E70.2
–– 3 E70.2
Tyrosinase-negativ, Albinismus, okulokutan E70.3
Tyrosinase-positiv, Albinismus, okulokutan E70.3
Tyrosinose E70.2
Tyrosintransaminase, Mangel, mit Tyrosinämie E70.2
Tyrosinurie E70.2
Tyshchenko-Syndrom Q87.8
Tyson-Drüse, Zyste N48.8

– U –

Ubiquinon, Mangel, mit Ataxie, autosomal-rezessiv G11.1
UC [Colitis ulcerosa] K51.9
UCP2 [Uncoupling-Protein 2], Mangel, mit
– Hyperinsulinismus E16.1
– Hypoglykämie, hyperinsulinämisch E16.1
UDP[Uridindiphosphat]-Galaktose-4-Epimerase, Mangel E74.2
Uehlinger-Syndrom M89.49
– Von-Meyenburg-Altherr- M94.1
Übelkeit R11
– bei
–– Chemotherapie R11 Y57.9!
–– Schmerzen, Auge H57.1
–– Strahlentherapie R11 Y57.9!
– Bewegungs-, bei Reisen mit jedem Fahrzeug T75.3
– durch Bewegung von Karussell oder Schaukel T75.3
Überängstlichkeit, im Kindesalter, bei Störung F93.8
– emotional, Identität F93.8
Überaktiv
– Harnblase N32.8
– Störung, mit Bewegungsstereotypie, und Minderung, Intelligenz F84.4
Überaktivität
– Hypothalamus E23.3
– Nebennierenrinde a.n.k. E27.0
– Phosphoribosylpyrophosphat-Synthetase E79.8
– PRPP[Phosphoribosylpyrophosphat]-Synthetase E79.8
– Schilddrüse E05.9
Überanstrengung T73.3
– Auge a.n.k. H53.1
– mit Erschöpfung T73.3
– Periostose M77.9
– Schaden T73.3
Überarbeitung R53
Überbein M67.49
– Sehne M67.49
Überbiss K07.2
– horizontal K07.2
– tief K07.2
– übermäßig K07.2
– vertikal K07.2
Überbleibsel, branchiogen, Hals Q18.0
Überdosis T50.9
– Arzneimittel, mit Reaktion T50.9
– Sulfonamide, mit Anurie T37.0
Überdruck, Auge H40.0
Überempfindlichkeit T78.4
– Atemwege, obere J39.3
– durch
–– 2-Phenoxyethanol T78.4
–– ACE-Hemmer T88.7
–– Aciclovir T88.7 ►

Überempfindlichkeit T78.4 *(Forts.)*
~ durch *(Forts.)*
–– Acridin-Derivate T88.7
–– ACTH [Adrenocorticotropes Hormon] T88.7
–– Allurarot [E 129] T78.4
–– Alpha-Adrenorezeptor-Antagonisten T88.7
–– Amantadin T88.7
–– Amaranth [E 123] T78.4
–– Amid-Lokalanästhetika T88.7
–– Amidin T88.7
–– Aminochinoline T88.7
–– Aminoglykosid T88.7
–– Amoxicillin T88.7
–– Amphotericin B T88.7
–– Annatto T78.4
–– Anthracen-Derivate T88.7
–– Anthracyclin T88.7
–– Anticholinergika T88.7
–– Antidepressiva, trizyklisch T88.7
–– Antihistaminika T88.7
–– Antikörper, monoklonal T88.7
–– Arzneimittel T88.7
––– indikationsgerecht, bei Verabreichung, ordnungsgemäß T88.7
–– Aspergillus-Extrakt T78.4
–– Atropin T88.7
–– Azol-Derivate T88.7
–– Azorubin [E 122] T78.4
–– Baldrianwurzel T88.7
–– Barbiturate T88.7
–– Benzalkoniumchlorid T78.4
–– Benzamid T88.7
–– Benzimidazol-Derivate T88.7
–– Benzodiazepin T88.7
–– Benzoesäure T78.4
–– Benzolsulfonsäure T78.4
–– Benzylalkohol T78.4
–– Bernsteinsäure T78.4
–– Beta-Adrenorezeptor-Antagonisten T88.7
–– Beta-Laktam-Antibiotika T88.7
–– Beta-Laktamase-Inhibitoren T88.7
–– Betablocker T88.7
–– Bisphosphonat T88.7
–– Braun [E 155] T78.4
–– Brillantschwarz [E 151] T78.4
–– Butylhydroxyanisol T78.4
–– Butylhydroxytoluol T78.4
–– Butyrophenon-Derivate T88.7
–– Carbamat T88.7
–– Carbamazepin T88.7
–– Carbapenem T88.7
–– Carrageen [E 407] T78.4
–– Cefotaxim T88.7
–– Cephalosporin T88.7
–– Cetylalkohol T78.4
–– Cetylstearylalkohol T78.4
–– Chinazolin T78.4
–– Chinolin T88.7
–– Chinolingelb [E 104] T78.4
–– Chinolon T88.7
–– Chlorocresol T78.4 ►

U

Überempfindlichkeit T78.4 *(Forts.)*
~ durch *(Forts.)*
-- Chrysanthemen T78.4
-- Clindamycin T88.7
-- Cochenillerot [E 124] T78.4
-- Dacarbazin T88.7
-- Darbepoetin-alfa T88.7
-- Desirudin T88.7
-- Dihydropyridin T88.7
-- Diphenylbutylpiperidin T88.7
-- Doldengewächs T78.4
-- Drogen, indikationsgerecht, bei Verabreichung, ordnungsgemäß T88.7
-- Eiprotein T78.1
-- Erdnussöl T78.1
-- Erythromycin T88.7
-- Erythrosin [E 127] T78.4
-- Escherichia-coli-Protein T78.4
-- Ester-Lokalanästhetika T88.7
-- Estradiol T88.7
-- Ethanol T78.4
-- Farbstoff, in Nahrungsmittel T78.1
-- Fentanyl T88.7
-- Filgrastim T88.7
-- Fischeiweiß T78.1
-- Fluorouracil T88.7
-- Formaldehyd T78.4
-- Gadodiamid T88.7
-- Gallate T78.4
-- Gelatine T78.1
-- Gelborange [E 110] T78.4
-- Glycopeptid-Antibiotika T88.7
-- Gonadotropin-Releasing-Hormon-Analoga T88.7
-- Guarkernmehl [E 412] T78.4
-- Hamsterprotein T78.4
-- Harnstoff T88.7
-- Heparin T88.7
-- Herzglykoside T88.7
-- Histamin-H_2-Rezeptorantagonist T88.7
-- Hydantoin-Derivat T88.7
-- Hydralazin T88.7
-- Imidazol-Derivate T88.7
-- Immunglobulin T88.7
--- homolog T88.7
--- human, normal T88.7
-- Indometacin T88.7
-- Inhalationsanästhetika T88.7
-- Isopropylalkohol T78.4
-- Johannisbrotkernmehl [E 410] T78.4
-- Kaliumthiocyanat T88.7
-- Kalziumantagonisten T88.7
-- Karaya [E 416] T78.4
-- Karmin, echt [E 120] T78.4
-- Koffein T88.7
-- Kohlenwasserstoff, halogeniert T88.7
-- Kontrastmittel T88.7
-- Korbblütler T78.4
-- Kortikosteroid T88.7
-- Kurkumin [E 100] T78.4
-- Lidocain T88.7 ►

Überempfindlichkeit T78.4 *(Forts.)*
~ durch *(Forts.)*
-- Lincomycin T88.7
-- Lincosamid T88.7
-- Lisinopril T88.7
-- Litholrubin [E 180] T78.4
-- Lutein-Releasing-Hormone T88.7
-- Lysozym T78.4
-- Macrogol T88.7
-- Macrogolglycerolricinoleat T78.4
-- Makrolid T88.7
-- Makrolid-Antibiotika T88.7
-- Mausprotein T78.4
-- Mercaptopurin T88.7
-- Methanolchinolin T88.7
-- Metoprolol T88.7
-- Mittel, adrenerg T88.7
-- Muskelrelaxanzien T88.7
-- Mutterkornalkaloid T88.7
-- Nadroparin T88.7
-- Natamycin T88.7
-- Natriumbenzoat T78.4
-- Natriumdisulfit T78.4
-- Natriumedetat T78.4
-- Neomycin T88.7
-- Neuroleptika T88.7
-- Nitrat T88.7
-- Nitrofuran T88.7
-- Nitroimidazol-Derivate T88.7
-- Nitrosoharn T88.7
-- Nitroverbindungen T78.4
-- Norfluran T78.4
-- Nuss T78.1
-- Opiate T88.7
-- Oxicam T88.7
-- Para-Hydroxybenzoesäureester T78.4
-- Parabene T78.4
-- Perchlorat T88.7
-- Perubalsam T88.7
-- Phenolrot T78.4
-- Phenothiazin T88.7
-- 2-Phenoxyethanol T78.4
-- Phenytoin T88.7
-- Piperazin-Derviate T88.7
-- Piperidin-Derivate T88.7
-- Plasmaprotein T88.7
-- Podophyllotoxin T88.7
-- Polymyxin B T88.7
-- Polysorbat 20 T78.4
-- Ponceau [E 124] T78.4
-- Prasugrel T88.7
-- Pravastatin T88.7
-- Probenecid T88.7
-- Propacetamol T88.7
-- Propylenglycol T78.4
-- Prostaglandin T88.7
-- Pyrazolon T88.7
-- Pyrethrin T88.7
-- Pyrrolidon T78.4
-- quaternäre Ammoniumverbindung T78.4
-- Quecksilber T88.7 ►

Überempfindlichkeit T78.4 *(Forts.)*
~ durch *(Forts.)*
–– Rapamycin-Derivate T88.7
–– Rifamycin T88.7
–– Rinderprotein T78.1
–– Rot [E 128] T78.4
–– Salizylate T88.7
–– Schwefeldioxid T78.4
–– Schwermetall T78.4
–– Scopolaminderivate T88.7
–– Serotonin-5HT$_3$-Antagonisten T88.7
–– Sirolimus T88.7
–– Soja T78.1
–– Sojaprotein T78.1
–– Sorbinsäure T78.4
–– Sorbitol T78.1
–– Stearylalkohol T78.4
–– Streptomycin T88.7
–– Succinimide T88.7
–– Sulfasalazin T88.7
–– Sulfit T78.4
–– Sulfonamid T88.7
–– Sulfonylharnstoff T88.7
–– Sympathomimetika T88.7
–– Tacrolismus [Tacrolimus] T88.7
–– Tartrazin [E 102] T78.4
–– Terbutalin T88.7
–– Tetracyclin T88.7
–– Tetracyclin-Derivate T88.7
–– tetrazyklische Antidepressiva T88.7
–– Thiamin T88.7
–– Thiazid T88.7
–– Thioharnstoff T78.4
–– Thionamid-Derivate T78.4
–– Thioxanthen T88.7
–– Thyreotropin-Releasing-Hormon T88.7
–– Ticlopidin T88.7
–– Tolycain T88.7
–– Traganth [E 413] T78.4
–– Triammoniumcitrat T78.4
–– Triarylmethan T78.4
–– Triazol-Derivate T88.7
–– Triethylcitrat T78.4
–– Trimethoprim T88.7
–– Triphenylmethan-Farbstoff T78.4
–– Tropasäure T78.4
–– Valaciclovir T88.7
–– Valganciclovir T88.7
–– Valproinsäure-Derivate T88.7
–– Vincaalkaloide T88.7
–– Vitamin D T88.7
–– Xanthin T88.7
–– Zimt T78.1
–– Zitronensäure T78.4
–– Zitrusfrüchte T78.1
–– Zytokine T88.7
– Konservierungsmittel T78.1
– Labyrinth H83.2
– Lärm- H93.2
– mit Pneumonitis a.n.k. J67.90
– Nahrungsmittelzusatzstoffe T78.1 ►

Überempfindlichkeit T78.4 *(Forts.)*
– Untersuchung Z01.5
Überempfindlichkeitsreaktion
– gegenüber Arzneimittel, in der Eigenanamnese Z88.9
– mit Arthritis a.n.k. T78.4† M36.4*
Überentwicklung
– Mamma N62
– Nasenknochen J34.8
Überernährung R63.2
– beim Neugeborenen P92.4
– Folgen E68
– mit Fettsucht E66.09
Übererregbarkeit
– bronchial R94.2
– Labyrinth H83.2
– vegetativ F45.9
– zerebral, beim Neugeborenen P91.3
Übererregt, Kleinkind R68.1
Überforderung, physisch a.n.k. Z73
Überforderungssyndrom F48.0
Überfunktion
– Basalzellen, Cervix uteri N87.9
–– psychogen F45.34
– Cervix uteri, Epithel N87.9
– Epithelkörperchen E21.3
– Hoden E29.0
– Hypophyse E22.9
–– mit Pubertät, vorzeitig E22.8
– Hypophysenvorderlappen E22.9
–– mit Akromegalie E22.0
– Nasenschleimhaut J34.8
– Nebenniere E27.0
– Nebennierenmark E27.5
– Nebennierenrinde E27.0
–– angeboren, mit Pubertät, vorzeitig E25.09
–– mit Pubertät, vorzeitig E25.9
– Nebenschilddrüse E21.3
– Obliquus
–– inferior, und Parese, Obliquus superior
––– Auge H50.4
––– mit
–––– V-Esotropie H50.0
–––– V-Exotropie H50.1
–– superior, und Parese, Obliquus inferior
––– Auge H50.4
––– mit
–––– A-Esotropie H50.0
–––– A-Exotropie H50.1
– Ovar E28.8
– Pankreas K86.88
– polyglandulär E31.1
– Schilddrüse E05.9
– testikulär E29.0
– Zirbeldrüse E34.8
Übergang
– rektosigmoidal, Carcinoma in situ D01.1
– Rektum, zum Colon sigmoideum, Neubildung, bösartig C19
– ureteropelvin
–– Atresie Q62.1 ►

U

Übergang *(Forts.)*
~ ureteropelvin *(Forts.)*
–– Stenose, angeboren Q62.1
–– Verschluss N13.5
––– angeboren Q62.1
Übergangsepithel, Carcinoma in situ D09.9
Übergangsnävus, epidermokutan D22.9
Übergangsstelle, Colon sigmoideum, in Rektum, Obstruktion K56.6
Übergangsstörung, lumbosakral M53.97
Übergangswirbel
– lumbosakral, asymmetrisch Q76.4
– zervikodorsal, Blockierung M99.81
Übergangszellen
– Harnblase
–– Karzinom C67.9
–– Papillom D41.4
– Nierenbecken, Papillom D41.1
– Tumor D48.9
– Ureter, Papillom D41.2
Übergangszellkarzinom, Nierenbecken C65
Übergewicht E66.99
Übergewichtig, Neugeborenes P08.0
Übergröße, Fetus P08.1
– mit Missverhältnis O33.5
Überhangeffekte, arzneimittelbedingt T88.7
Überlänge E34.4
Überlappungssyndrom, Stevens-Johnson-Syndrom, toxische epidermale Nekrolyse L51.20
Überlagerung, phobisch-neurotisch F48.9
Überlastung F48.0
– durch Flüssigkeit E87.7
– Kreuzbeingegend M54.5
– mit
–– Periostitis tibiae M76.8
–– Shin splits M76.8
Überlastungsbeschwerden
– chronisch F48.0
– Kniegelenk M25.86
Überlastungsschaden
– Extremität M70.9
– Handgelenk M70.9
– Unterarm M70.9
Überlastungssyndrom F48.0
Überlaufblase N39.41
Überlaufinkontinenz, Harninkontinenz N39.41
Überleitung
– atrioventrikulär, akzessorisch I45.6
– Defekt I45.9
Überleitungsstörung, Vorhof I45.9
Überleitungszeit, EKG, verkürzt I45.6
Übermäßig
– Ablagerung, Fett E66.99
–– lokalisiert E65
– Abnutzung, Zahn K03.0
– Anstrengung, mit Erschöpfung T73.3
– Appetit R63.2
– Atmung R06.4
– Blutung, in der Pubertät N92.2
– Divergenz, mit Exophorie H51.8
– Durst R63.1 ►

Übermäßig *(Forts.)*
– Entwicklung, Brust, einseitig N64.8
– Erbrechen, bei Schwangerschaft O21.0
–– Beginn nach 20 vollendeten Schwangerschaftswochen O21.2
– Erröten R23.2
– Essen R63.2
– Fettsucht, mit Hypoventilation, alveolär E66.29
– Geräusch, Darm R19.1
– Granulationsgewebe L92.9
– Instabilität, emotional F60.30
– Kalorienzufuhr, mit Adipositas E66.09
–– bei Kindern und Jugendlichen E66.04
–– extrem, bei Kindern und Jugendlichen E66.05
–– Grad
––– I (WHO) E66.00
––– II (WHO) E66.01
––– III (WHO) E66.09
–– mit Body-Mass-Index [BMI] von
––– 30 bis unter 35 E66.00
––– 35 bis unter 40 E66.01
––– 40 bis unter 50 E66.06
––– 50 bis unter 60 E66.07
––– 60 und mehr E66.08
– Konvergenz, mit Esophorie H51.1
– Laktation O92.60
– Nahrungsaufnahme R63.2
– Salivation K11.7
–– bei Schwangerschaft O26.88
– Schreien, Kleinkind R68.1
– Schwitzen R61.9
–– lokalisiert R61.0
–– nächtlich R61.9
– Sekretion
–– bronchial R09.3
–– Milch O92.60
–– Urin R35.0
– stark, Menstruation
–– bei Menstruationszyklus
––– regelmäßig N92.0
––– unregelmäßig N92.1
–– im Pubertätsalter N92.2
– Trinken a.n.k. F10.1
–– Alkohol a.n.k. F10.1
– Überbiss K07.2
– Wachstum, fetal P08.1
– Zufuhr
–– Karotin E67.1
–– Spurenelemente a.n.k. E67.8
–– Vitamin
––– A E67.0
––– D E67.3
– Zunahme, Gewicht, bei Schwangerschaft O26.0
Überproduktion
– ACTH [Adrenocorticotropes Hormon] E27.0
–– nicht in Verbindung mit Cushing-Krankheit E27.0
– Adenosindesaminase, erythrozytär, mit Anämie, hämolytisch D55.3
– Androgene
–– adrenal E27.0 ►

Überproduktion *(Forts.)*
~ Androgene *(Forts.)*
–– ovarial E28.1
–– testikulär E29.0
– Glukagon, bei Hyperplasie, Pankreasdrüsenanteil, endokrin E16.3
– Somatotropin E22.0
– Thyreotropin E05.8
–– bei Thyreotoxikose E05.8
– Wachstumshormon E22.0
Überprotektion, Eltern Z62
Überprüfung, Funktionsparameter
– Medikamentenpumpe Z45.82
– Zwerchfellstimulator Z45.81
Überreife, Fetus/Neugeborenes P08.2
Überreitend
– Mitralklappe Q23.8
– Trikuspidalklappe Q22.8
Überrest
– branchiogen, Hals Q18.0
– Cloquet-Kanal Q14.0
– Ductus thyreoglossus Q89.2
– Fingernagel L60.8
–– kongenital Q84.6
– Kapsel-, undurchsichtig Q14.8
– Meniskus, Knie M23.39
– Tonsille J35.8
–– infiziert J35.0
– Urachus Q64.4
Übersäuerung, Magen K31.88
Überschießend, Narbe L91.0
Überschreitung, Tragzeit, Betreuung, Mutter O48
Überschuss
– Androgene E28.1
–– adrenal E27.0
–– ovarial E28.1
–– testikulär E29.0
– Flüssigkeit E87.7
– Kalium E87.5
– Natrium E87.0
– Östrogene E28.0
–– arzneimittelinduziert E28.0
–– bei Dysfunktion, Ovar E28.0
–– iatrogen E28.0
Überschwemmungs-Fleckfieber A75.3
Übersekretion
– ADH [Antidiuretisches Hormon] E22.2
– Kammerwasser, mit Glaukom H40.8
Übersichtigkeit H52.0
– kongenital H52.0
Übersplitterung
– Hornhaut T15.0
– Konjunktiva, mit Fremdkörper T15.1
Überstimulation, Ovar N98.1
Überstürzt, Geburt O62.3
– mit Wehen O62.3
Überträger
– Amöbiasis Z22.1
– Cholera Z22.1
– Diphtherie Z22.2 ►

Überträger *(Forts.)*
– Erreger, gastrointestinal a.n.k. Z22.1
– Geschlechtskrankheit a.n.k. Z22.4
– Gonorrhoe Z22.4
– HBc-Antigen B18.13
– HBs-Antigen B18.13
– Hepatitis-Australia-Antigen [HAA] B18.13
– humane T-Zell-lymphotrope Viruskrankheit, Typ I (HTLV-1) Z22.6
– Infektionserreger a.n.k. Z22.9
– Krankheit, bakteriell a.n.k. Z22.3
– Meningokokken Z22.3
– Ruhr, durch Amöben Z22.1
– Staphylokokken Z22.3
– Streptokokken Z22.3
– Syphilis Z22.4
– Typhus Z22.0
– Virushepatitis B18.9
Übertragbar
– Krankheit a.n.k. B99
–– Kontakt Z20.9
– Parotitis B26.9
Übertragen
– Kind P08.2
– Schwangerschaft O48
Übertragung, Fetus/Neugeborenes P08.2
Übertretung, Fußgelenk S93.6
Überwachung Z04.9
– bei
–– Arzneimittel- oder Drogenabhängigkeit Z71
–– Arzneimittel- oder Drogenmissbrauch Z71
–– Kontrazeption Z30.9
––– medikamentös Z30.4
– Diät Z71
–– bei
––– Allergie, Nahrungsmittel Z71
––– Intoleranz, Nahrungsmittel Z71
– diätetisch, bei
–– Gastritis Z71
–– Hypercholesterinämie Z71
–– Kolitis Z71
– Drittgebärende Z34
– Ein-Phasen-Methode (Kontrazeption) Z30.4
– elterlich, ungenügend, Kind Z62
– Ernährung Z71
– Erstschwangerschaft, normal Z34
– Laktation Z39.1
– medizinisch, nach Behandlung Z09.9
– Pessarträgerin (wegen Kontrazeption) Z30.5
– pränatal, Schwangerschaft, normal Z34
– Risikoschwangerschaft Z35.9
–– durch soziales Problem bedingt Z35.8
– Schwangerschaft Z34
–– bei
––– Abortanamnese Z35.1
––– Erstgebärende, älter Z35.5
––– Erstschwangere, sehr jung Z35.6
––– Infertilitätsanamnese Z35.0
––– Multiparität, ausgeprägt Z35.4
––– Unfruchtbarkeit, vorausgegangen Z35.0
–– normal Z34 ►

U

Überwachung Z04.9 *(Forts.)*
– Stillperiode Z39.1
– wegen
–– Alkoholabhängigkeit Z71
–– Alkoholmissbrauch Z71
–– Tabakabhängigkeit Z71
Überweisung, an
– Facharzt Z04.8
– Gutachter Z04.8
Überzählig
– Brustdrüse Q83.1
– Brustwarze Q83.3
– Finger Q69.9
– Mamma Q83.1
– Markerchromosom Q92.6
– Nasenloch Q30.8
– Ohr Q17.0
– Ohrläppchen Q17.0
– Phalangen Q74.8
– Rippe, Halsregion Q76.5
– Wirbel Q76.4
–– ohne Skoliose Q76.4
– Zahn K00.1
–– Engstand hervorrufend K07.3
– Zahnwurzel K00.2
– Zehe Q69.9
Übung
– atemgymnastisch Z50.1! *[nur Zusatzkode!]*
– Fertigkeiten des täglichen Lebens a.n.k. Z50.8! *[nur Zusatzkode!]*
– heilgymnastisch a.n.k. Z50.1! *[nur Zusatzkode!]*
– orthoptisch Z50.6! *[nur Zusatzkode!]*
– therapeutisch a.n.k. Z50.1! *[nur Zusatzkode!]*
Uhl-Anomalie Q24.8
Uhrglasnagel R68.3
UIP [Usual interstitial pneumonia] J84.10
Ulbright-Hodes-Syndrom Q87.8
Ulcus – s.a. Ulkus L98.4
Ulcus ad pylorum K25.9
Ulcus bulbi duodeni K26.9
Ulcus callosum ventriculi K25.9
Ulcus corneae H16.0
– mit Hypopyon H16.0
– perforiert H16.0
– ringförmig H16.0
– zentral H16.0
Ulcus corneae dendriticum, durch Herpes simplex B00.5† H19.1*
Ulcus corneae marginale H16.0
Ulcus corneae rodens (Mooren) H16.0
Ulcus cruris L97
– bei Varizen I83.0
– durch Insuffizienz, venös I87.21
– infektiös L97
– postthrombotisch I83.0
– posttraumatisch L97
– varikös I83.0
– venös, ohne Varizen I87.21
Ulcus cruris arteriosum I70.24
Ulcus cruris diabeticum E14.50
– bei
–– Typ-1-Diabetes mellitus E10.50
–– Typ-2-Diabetes mellitus E11.50
Ulcus cruris mixtum, vom
– Becken-Bein-Typ I70.24
– Schulter-Arm-Typ I70.26
Ulcus cruris nonvaricosum I87.21
Ulcus cruris varicosum, mit
– Entzündung I83.2
– Stauungsdermatitis I83.2
Ulcus cutis tuberculosum A18.4
Ulcus dendriticum, Kornea, durch Herpes simplex B00.5† H19.1*
Ulcus diabeticum E14.50
– bei
–– Typ-1-Diabetes mellitus E10.50
–– Typ-2-Diabetes mellitus E11.50
Ulcus duodeni K26.9
– akut K26.3
–– mit
––– Blutung K26.0
–––– und Perforation K26.2
––– Perforation K26.1
– arzneimittelinduziert K26.9 Y57.9!
– chronisch K26.7
–– mit Blutung K26.4
– mit
–– Blutung K26.4
––– und Perforation K26.6
–– Infektion, durch Helicobacter pylori K26.9 B98.0!
– perforiert K26.5
– rezidivierend K26.7
Ulcus durum A51.0
– extragenital A51.2
Ulcus gastroduodenale K27.9
– arzneimittelinduziert K27.9 Y57.9!
– durch nichtsteroidale Antirheumatika K27.9 Y57.9!
Ulcus genitale L98.4
Ulcus intestini K63.3
Ulcus malignum C80.9
Ulcus molle A57
Ulcus pepticum K27.9
– akut K27.3
–– mit
––– Blutung K27.0
–––– und Perforation K27.2
––– Perforation K27.1
– arzneimittelinduziert K27.9 Y57.9!
– beim Neugeborenen P78.8
– chronisch K27.7
–– mit Blutung K27.4
– durch nichtsteroidale Antirheumatika K27.9 Y57.9!
– mit
–– Blutung K27.4
–– Perforation K27.5
– postpylorisch K26.9
– Pylorus K25.9 ►

Ulcus pepticum K27.9 *(Forts.)*
– rezidivierend K27.7
Ulcus pepticum duodeni K26.9
Ulcus pepticum jejuni K28.9
– akut K28.3
–– mit
––– Blutung K28.0
–––– und Perforation K28.2
––– Perforation K28.1
Ulcus pepticum ventriculi K25.9
Ulcus perforans, Haut L98.4
Ulcus perforans a.n.k. K27.5
Ulcus praepyloricum K25.9
Ulcus pyloricum K25.9
Ulcus rodens C44.9
Ulcus rotundum ventriculi K25.9
Ulcus septi nasi perforans J34.0
– varikös I86.88
Ulcus serpens corneae H16.0
Ulcus simplex vesicae N30.1
Ulcus stercoralis K62.6
Ulcus tropicum a.n.k. L98.4
Ulcus varicosum I83.0
– Extremität, untere I83.0
– mit
–– Entzündung I83.2
–– Infektion I83.2
– Nasenseptum I86.88
– Ösophagus I85.9
–– blutend I85.0
– Skrotum I86.1
Ulcus varicosum cruris, mit Dermatitis, hypostatisch I83.2
Ulcus venereum A57
Ulcus ventriculi K25.9
– akut K25.3
–– mit
––– Blutung K25.0
–––– und Perforation K25.2
––– Perforation K25.1
– blutend K25.4
– chronisch K25.7
–– mit
––– Blutung K25.4
––– Perforation K25.5
– mit
–– Bluterbrechen K25.4
–– Blutung K25.4
–– Infektion, durch Helicobacter pylori K25.9 B98.0!
–– Teerstuhl K25.4
– perforiert K25.5
ULD [Unverricht-Lundborg-Krankheit] G40.3
Ulegyrie Q04.8
Ulerythema
– acneiforme L66.4
– ophryogenes L66.4
–– angeboren Q84.2
– sycosiforme L73.8

Ulkus – s.a. Ulcus L98.4
– anal K62.6
–– solitär K62.6
– Analsphinkter K62.6
– Anastomose K28.9
–– peptisch K28.9
– anorektal K62.6
– Anus
–– äußeres, varikös K64.5
–– inneres, varikös K64.8
–– varikös K64.8
– Aorta, penetrierend I77.80
– aphthös, rezidivierend K12.0
– Arterie I77.88
– Augenlid H01.8
– Barrett-, Ösophagus K22.1
– bei
–– Diabetes mellitus E14.50
–– Infektion, Haut L98.4
–– Phlebitis, varikös I83.2
–– Varicosis cruris I83.0
–– Varikose, Vene
––– entzündet I83.2
––– infiziert I83.2
–– Varizen I83.0
––– Bein I83.0
––– entzündet I83.2
––– infiziert I83.2
–– Xerosis corneae H16.0
–– Zervizitis N72
– Blase N32.8
–– tuberkulös A18.1† N33.0*
– Blasensphinkter N32.8
– bösartig C80.9
– Bronchus J98.0
– Buruli- A31.1
– Cervix uteri N86
–– mit Zervizitis N72
– chronisch, mit Hypopyon H16.0
– Cochinchina- B55.1
– Corpus cavernosum penis, chronisch N48.5
– Darm K63.3
–– bei Amöbiasis, chronisch A06.1
–– marginal K28.9
–– perforiert K63.1
–– tuberkulös A18.3† K93.0*
–– typhös A01.0
–– varikös I86.88
– dekubital L89.99
–– Becken L89.93
–– Ellenbogengelenk L89.91
–– Ferse L89.97
–– Os sacrum L89.94
–– präsakral L89.94
–– sakral L89.94
–– Steißbein L89.94
–– Unterschenkel L89.98
– diabetisch E14.50
– Dieulafoy- K25.0
–– Duodenum K26.0
–– Magen K25.0 ►

U

Ulkus – s.a. Ulcus L98.4 *(Forts.)*
– Druck-
–– Ferse L89.97
–– Vagina N76.5
––– durch Ringpessar N89.8
– Ductus choledochus K83.8
– Ductus cysticus K82.8
– Ductus deferens N50.8
– Ductus hepaticus K83.8
– Ductus spermaticus N50.8
– Dünndarm, primär K63.3
– Duodenum K26.9
–– mit Perforation K26.5
– durch
–– Druck L89.99
––– Os sacrum L89.94
–– medizinische Anwendung von Gips L89.99
–– Pflaster L89.99
–– Röntgenstrahlen L58.1
–– Strahlung a.n.k. L59.8
– dysenterisch a.n.k. A09.0
– Epiglottis J38.7
– Extremität, untere
–– atrophisch L97
–– chronisch L97
–– neurogen L97
–– perforiert L97
–– pyogen L97
– Ferse L97
– Frenulum linguae K14.0
– frühsyphilitisch A51.3
– Funiculus spermaticus N50.8
– Fuß L97
–– indolent L97
–– perforiert L97
––– syphilitisch A52.1† L99.8*
–– varikös I83.0
––– mit Entzündung I83.2
– Gallenblase K82.8
– Gallenblasengang K82.8
– Gallengang K83.8
– gastroduodenal, mit Blutung, akut K27.0
– gastrointestinal, peptisch K28.9
– gastrojejunal K28.9
–– akut K28.3
––– mit Perforation K28.1
–– chronisch K28.7
––– mit
–––– Blutung K28.4
–––– Perforation K28.5
–– mit
––– Blutung K28.4
––– Perforation K28.5
–– peptisch K28.9
– gastrokolisch, peptisch K28.9
– Gaumen, weich K12.1
– Geschlechtsorgane
–– männlich, aphthös N50.8
–– weiblich, aphthös N76.6
– Glottis J38.7 ►

Ulkus – s.a. Ulcus L98.4 *(Forts.)*
– Harnblase N32.8
–– submukös N30.1
–– tuberkulös A18.1† N33.0*
– Harnblasensphinkter N32.8
– Haut L98.4
–– chronisch L98.4
–– durch Amöben A06.7
–– Extremität, untere L97
–– mit Gangrän R02.09
–– tuberkulös A18.4
––– primär A18.4
– Herzklappe I33.0
– Hoden N50.8
– Hornhaut
–– Auge H16.0
–– marginal H16.0
–– mit Xerosis corneae, bei Mangel, Vitamin A E50.3† H19.8*
– Hüfte L98.4
– Hunner- N30.1
– Hypopharynx J39.2
– Ileum K63.3
– infektiös L98.4
– intestinal, tuberkulös A18.3† K93.0*
– jejunal, peptisch K28.9
– Kardia K22.1
– kardia-ösophageal, peptisch K22.1
– karzinös C80.9
– Knochen M86.89
– Kolon K63.3
– Konjunktiva H10.8
– Kornea, tuberkulös A18.5† H19.2*
– Labia
–– majora pudendi N76.6
–– minora pudendi N76.6
– Larynx J38.7
–– aphthös J38.7
–– diphtherisch A36.2
– Lidrand H01.8
– Lidwinkel H01.8
– Lippe K13.0
– Lunge J98.4
–– tuberkulös A16.2
– Magen K25.9
–– arzneimittelinduziert K25.9 Y57.9!
–– Blutung K25.4
–– durch nichtsteroidale Antirheumatika K25.9 Y57.9!
–– psychogen F54 K25.9
– Magen-Darm-Trakt K28.9
– marginal, peptisch K28.9
– Meatus urinarius N34.2
– Meckel-Divertikel Q43.0
– Meleney- L98.4
– mit Blutung a.n.k. K27.4
– Mooren- H16.0
– Mundschleimhaut K12.1
–– traumatisch K12.1
– Nase J34.0
–– durch Spirochäten a.n.k. A69.8 ►

Ulkus – s.a. Ulcus L98.4 *(Forts.)*
~ Nase J34.0 *(Forts.)*
–– varikös I86.88
– Nasenmuschel J34.0
– Nasenrachenraum J39.2
– Nasenseptum, varikös I86.88
– Ösophagus K22.1
–– blutend, varikös I85.0
–– durch
––– Ingestion
–––– Arzneimittel K22.1
–––– Chemikalie K22.1
–––– Drogen K22.1
––– Pilz K22.1
–– infektiös K22.1
–– peptisch K22.1
–– varikös I85.9
– paraurethral, maligne C76.3
– Penis N48.5
– Perforation
–– Haut L98.4
–– Magen-Darm-Trakt K27.5
– perforiert
–– syphilitisch A52.7† L99.8*
–– typhös A01.0
– peritonsillär J35.8
– Pharynx J39.2
– Portio N86
– Präputium N48.5
– Primär-, Dünndarm K63.3
– Rachen J39.2
–– diphtherisch A36.0
– rektosigmoid K63.3
– Rektum K62.6
–– solitär K62.6
– Retina H30.0
– rezidivierend L98.4
– Rhinopharynx J39.2
– sakral L98.4
– Samenblase N50.8
– Samenstrang N50.8
– schankrös A57
– Sigmoid K63.3
– Sklera H15.0
– skrofulös A18.2
– Skrotum N50.8
–– tuberkulös A18.1† N51.8*
–– varikös I86.1
– spätsyphilitisch A52.7† L99.8*
– sterkoral K62.6
– Stress-, Magen K25.3
– subakut, mit Hypopyon H16.0
– syphilitisch, sekundär A51.3
– Tonsille J35.8
–– diphtherisch A36.0
– Trachea J39.88
– traumatisch L98.4
– Tunica vaginalis testis N50.8
– Urethra N34.2
– Uterus N85.8
– Uvula K13.7 ▶

Ulkus – s.a. Ulcus L98.4 *(Forts.)*
– Vagina N76.5
–– durch Pessar N89.8
– varikös
–– entzündet I83.2
–– Extremität, untere I83.0
––– mit Entzündung I83.2
–– infiziert I83.2
– Vas deferens N50.8
– Vesicula seminalis N50.8
– Vulva N76.6
–– bei
––– Behçet-Krankheit M35.2† N77.8*
––– Tuberkulose A18.1† N77.0*
–– durch Herpesvirus A60.0† N77.0*
– Wirbelsäule, tuberkulös A18.0† M49.09*
– Wüsten- L98.4
– Zäkum K63.3
– Zahnfleisch K06.8
– Zunge, traumatisch K14.0
Ullrich-Brailsford-Syndrom, Morquio- E76.2
Ullrich-Feichtinger-Syndrom Q87.0
Ullrich-Syndrom, Bonnevie- Q87.1
Ullrich-Turner-Syndrom Q96.9
– Pseudo- Q87.1
Ulmer-Müller-Syndrom, Bindewald- Q87.8
Ulna
– Agenesie Q71.5
– Anomalie Q74.0
– Deformität
–– angeboren a.n.k. Q68.8
–– erworben M21.93
– Dislokation
–– distal S63.08
–– proximal S53.10
– Ewing-Sarkom C40.0
– Fraktur S52.20
–– distal S52.8
–– mit Fraktur, Radius S52.7
––– distal S52.6
–– multipel a.n.k. S52.7
–– proximal S52.00
– Griffelfortsatz, Fraktur S52.8
– Hypoplasie, angeboren Q71.8
– Karzinom C79.5
– Kronenfortsatz, Fraktur S52.02
– Osteoblastom D16.0
– Osteochondrose, juvenil M92.1
– Osteosarkom C40.0
– Pseudarthrose, angeboren Q74.0
– Reduktionsdefekt, longitudinal Q71.5
– Sarkom C40.0
– und Radius, Fraktur, Geburtsverletzung P13.3
– Verformung a.n.k. Q68.8
Ulna-Komplex, Femur-Fibula- Q72.4
Ulna-Mamma-Syndrom Q87.8
Ulnaepiphyse
– distal, Osteochondrose, juvenil M92.1
– obere, Fraktur S52.00
– untere, Fraktur S52.8
Ulnaköpfchen, Fraktur S52.8

Ulnar
- Deviation M21.83
- Ellenbogenseitenband, Riss S53.3
- Epikondylopathie M77.0
- Hemimelie Q71.5
- Seitenband, Ausriss, knöchern, Daumen S63.4
Ulnaris
- Lähmung G56.2
- Läsion G56.2
- Neuritis G56.2
- Parese G56.2
- Spätparese G56.2
Ulnarisrinnensyndrom G56.2
Ulnaschaft
- Fraktur S52.20
- und Radiusschaft, Fraktur S52.4
Ulnohumeral, Distorsion S53.44
Ulnohumeralgelenk, Dislokation S53.10
Ultraschall, Befund, abnorm, bei
- Schwangerschafts-Screening O28.3
- Screeninguntersuchung, pränatal O28.3
Ultraschalltherapie, mit Komplikation a.n.k. T88.9
Ultraviolettstrahlen
- Dermatitis L57.8
- Ophthalmie H16.1
- Veränderung, Haut, akut L56.9
- Verletzung a.n.k. T66
Ultraviolettstrahlung
- Dermatitis, akut L56.8
- Ekzem, akut L56.8
Ulzera L98.4
- Mund- und Genital-, mit Chondritis M35.2 M94.1
- und Gummata, bei Frambösie A66.4
Ulzeration L98.4
- aphthös, oral K12.0
- Arterie I77.88
- bei
-- Insuffizienz
--- chronisch-venös I87.21
--- venös, peripher I87.21
-- Keratitis H16.0
-- Varizen, Extremität, untere I83.0
-- Zervizitis N72
- Brust N61
- Epithel L98.4
- Geschlechtsorgane
-- männlich, aphthös N50.8
-- weiblich, aphthös N76.6
- Hornhaut, mit Xerose, Hornhaut, bei Mangel, Vitamin A E50.3† H19.8*
- Larynx, aphthös J38.7
- mit Perforation, Kornea H16.0
- Nase J34.0
- Nasenseptum J34.0
- postphlebitisch I87.01
-- Bein I87.01
- Sommer-, bei Livedo reticularis L95.0
- Vagina N76.5 ►

Ulzeration L98.4 *(Forts.)*
- Vulva N76.6
-- bei
--- Behçet-Krankheit M35.2† N77.8*
--- Tuberkulose A18.1† N77.0*
-- durch Herpesvirus A60.0† N77.0*
- vulvovaginal N76.88
- Zunge K14.0
-- traumatisch K14.0
Ulzerativ
- Endokarditis I33.0
- Impetigo L01.0
- Mukositis
-- Gastrointestinaltrakt K92.8
-- Nase J34.8
-- Nasennebenhöhle J34.8
-- oral K12.3
- Ösophagitis K22.1
- Perforation, intestinal a.n.k. K63.1
Ulzerierend, Katarrh, Mittelohr, chronisch H65.2
Ulzeriert
- Hämorrhoiden K64.8
-- äußere K64.5
-- innere K64.8
- Varikose, Vene I83.0
Ulzerös
- Appendizitis K35.8
- Balanitis N48.1
- Balanoposthitis, spezifisch A63.8† N51.2*
- Blepharitis H01.0
- Enteritis
-- chronisch K51.9
-- stenosierend, multifokal, kryptogen K63.3
- Enterokolitis K51.0
- Entzündung, Hals J02.9
- Gangrän R02.8
- Gingivitis K05.1
- Granuloma pudendorum A58
- Ileokolitis K51.0
- Keratitis H16.0
-- eitrig H16.8
- Kolitis
-- chronisch, subtotal K51.0
-- tuberkulös A18.3† K93.0*
- Laryngitis J04.0
-- akut J04.0
- Pankolitis, chronisch K51.0
- Pharyngitis J02.9
-- akut J02.9
- Phlebitis I80.9
-- Bein I80.3
--- oberflächlich I80.0
--- tief I80.28
- Proktitis K51.2
- Proktosigmoiditis, chronisch K51.3
- Pulpitis K04.0
- Rektosigmoiditis K51.3
- Rhinitis J31.0
-- chronisch J31.0
- Rhinopharyngitis J31.1
- Staphylitis K12.28 ►

Ulzerös *(Forts.)*
– Stauung, Vene I83.0
–– mit Entzündung I83.2
– Stomatitis K12.1
– Tonsillitis J03.9
–– akut J03.9
– Uvulitis K12.28
– Varikozele, Samenstrang I86.1
– Varizen I83.0
–– mit Entzündung I83.2
– Veränderung L98.4
– Zystitis N30.8
Ulzeröse Form, Pyoderma gangraenosum L88
Ulzeroglandulär, Tularämie A21.0
Ulzeromembranös
– Stomatitis A69.1
– Tonsillitis A69.1
Umbau, Lunge J84.10
Umbildung, Körperöffnung, künstlich Z43.9
Umbilikal
– Hernie, ohne Einklemmung K42.9
– Phlegmone L03.3
– Polyp, beim Neugeborenen P83.6
– Raumforderung R19.0
–– diffus R19.0
–– generalisiert R19.0
Umgebung, unzulänglich a.n.k. Z59
– bei Arbeit a.n.k. Z56
Umgebungsbedingt, Hypothermie, neonatal a.n.k. P80.8
Umkehr
– 24-Stunden-Rhythmus, psychogen F51.2
– Nacht-Tag-Rhythmus G47.2
–– psychogen F51.2
– Rhythmus, zirkadian G47.2
– Schlafrhythmus G47.2
–– nichtorganischen Ursprungs F51.2
–– psychogen F51.2
Umlauf
– Finger L03.01
–– mit Lymphangitis L03.01
– Nagelbett
–– Finger L03.01
–– Zehe L03.02
– Zehe L03.02
Ummauerung, Ureter, tumorös D41.2
Umschlingung, Nabelschnur
– Hals, mit Kompression, Nabelschnur O69.1
– Komplikation, Entbindung O69.2
– mit Schädigung, Fetus P02.5
– ohne Kompression, als Komplikation, Entbindung O69.8
Umschrieben – s. Art der Krankheit
Umwandlungszone, Portio, atypisch N86
Umweltbedingt, Fieber, beim Neugeborenen P81.0
Umweltneurose F48.8
Unangenehm empfunden, Herzschlag R00.2
Unausgeglichenheit, emotional F60.30
Unausgewogen, Zusammensetzung, Nahrung E63.9
– mit Mangelzustand, alimentär E63.1
Unbalanciert
– Insertion Q92.8
– Translokation Q92.8
Unbeabsichtigt, Ruptur, Hymen, nichttraumatisch N89.8
Unbedeckt, Mitralöffnung, kongenital Q23.3
Unbeeinflussbar, Schmerzen, chronisch R52.1
Unbeobachtet, Tod, Ursache, unbekannt R98
Unbestimmbar, Geschlecht Q56.4
Uncharakteristisch
– Ausschlag R21
– Effloreszenz R21
– Exanthem R21
– Fieber R50.9
– Flecken, Haut R23.8
– Husten
–– feucht R05
–– trocken R05
– Infektion, Haut, eitrig L08.0
– Juckreiz L29.9
– Schwindel R42
Uncinatus-Anfall G40.2
Undeutlich, Sprechen R47.1
Undifferenziert
– Leukämie, akut C95.00
– Lymphom, Non-Burkitt-Typ C83.3
– Non-Hodgkin-Lymphom C83.9
– pleomorph, Sarkom
–– Abdomen C49.4
–– Extremität
––– obere C49.1
––– untere C49.2
–– Hüfte C49.2
–– Schulter C49.1
–– Thorax C49.3
– Retinoblastom C69.2
– Rundzellensarkom, Knochen C41.9
– Schizophrenie F20.3
–– akut F23.2
–– chronisch F20.5
– Somatisierungsstörung F45.1
– Störung, psychosomatisch F45.1
– Teratom C80.9
– Zelltyp, Lymphom C83.9
Undine-Syndrom G47.32
Undulierend, Fieber – s.a. Brucellose A23.9
Undurchgängig
– Anus Q42.3
–– kongenital, mit Fistel Q42.2
– Darm Q41.9
– Dickdarm Q42.9
– Dünndarm Q41.9
– Eileiter N97.1
– Gallengang, angeboren Q44.2
– Ösophagus
–– angeboren Q39.0
–– erworben K22.2
–– mit Fistel, ösophagotracheal Q39.1 ►

U

Undurchgängig *(Forts.)*
- Rektum Q42.1
-- kongenital, mit Fistel Q42.0
- Ureter, angeboren Q62.1
Undurchgängigkeit, Ureter, angeboren Q62.1
Undurchsichtig, Kapselüberrest Q14.8
Undurchsichtigkeit
- Glaskörper a.n.k. H43.3
-- kongenital Q14.0
- Hornhaut H17.9
- Kornea H17.9
-- degenerativ H18.4
-- hereditär H18.5
-- kongenital Q13.3
-- zentral a.n.k. H17.1
- Linse H26.9
Unerklärlich, Verhalten R46.2
Unerwünscht
- Geburt Z64.0
- Nebenwirkung T78.9
-- Arzneimittel, Abklärung Z03.6
-- bei therapeutischer Anwendung, von COVID-19-Impfstoff U12.9! *[nur Zusatzkode!]*
-- durch
--- Arzneimittel, indikationsgerecht, bei Verabreichung, ordnungsgemäß T88.7
--- Drogen, indikationsgerecht, bei Verabreichung, ordnungsgemäß T88.7
- Schwangerschaft a.n.k. Z64.0
Unfähigkeit
- Bewegungs- R29.8
- Zeugungs- N46
Unfall
- durch
-- Ertrinken T75.1
-- Strom T75.4
- in der Anamnese, der die Schwangerschaftsvorsorge beeinflusst Z35.8
- mit
-- Hypothermie T68
-- Verlust, Zahn K08.1
Unfallbedingt, Verletzung, mit Abklärung a.n.k. Z04.3
Unfallneurose F43.1
Unfreiwillig
- Harnabgang R32
- Stuhlabgang R15
-- nichtorganischen Ursprungs F98.1
Unfruchtbarkeit
- bei Versagen, Ovulation N97.0
- männlich N46
- weiblich N97.9
-- durch
--- Adhäsion, peritubar N97.1
--- Endometritis, tuberkulös N97.2
--- Störung, Nidation N97.2
Ungehemmt
- Dysfunktion, Harnblase, neuromuskulär N31.0
- Entleerung, bei Blase, neurogen N31.0
Ungekerbt
- Burkitt-Lymphom, kleinzellig C83.7 ►

Ungekerbt *(Forts.)*
- Lymphom
-- diffus C83.9
-- follikulär C82.2
-- kleinzellig C83.0
- und gekerbt, Lymphom, großzellig C83.3
Ungeklärt, Tod, plötzlich
- beim Erwachsenen R96.0
- vor Vollendung des ersten Lebensjahres R95.9
-- mit Obduktion R95.0
- nach Vollendung des ersten Lebensjahres R96.0
Ungenau, Todesursache R99
Ungenügend
- Aufnahme, Nahrung, und Flüssigkeit R63.6
- Beaufsichtigung, Kind, durch Eltern Z62
- Einkommen Z59
- Entwicklung, Geschlechtsorgane
-- männlich, angeboren Q55.8
-- weiblich, angeboren Q52.8
- Fürsorgeunterstützung Z59
- Kommunikation, familiär Z63
Ungeschicklichkeit F82.9
Ungiftig
- Insektenbiss, multipel T00.9
- Insektenstich, multipel T00.9
- Spinnenbiss T14.03
Ungleichmäßigkeit, Beine M21.79
- erworben M21.79
Unglücklichsein R45.2
- beim Kind F93.8
Unguis incarnatus L60.0
Unifokal
- Autonomie, bei Struma, mit
-- Euthyreose E04.1
-- Hyperthyreose E05.1
- Histiocytosis X C96.6
- Histiozytose, Langerhans-Zellen C96.6
Unilateral
- Agenesie, Niere Q60.0
- Aplasie, Müller-Gang Q51.4
- Athetose R25.8
- Embolie, Niere, massiv N28.0
- Emphysem J43.0
- Esotropie H50.0
- Exotropie H50.1
- Gonarthrose
-- posttraumatisch M17.3
-- primär M17.1
-- sekundär M17.5
- Hyperplasie, Processus condylaris mandibulae K10.8
- Hypoplasie
-- Niere Q60.3
-- Processus condylaris mandibulae K10.8
-- pulmonal, kongenital Q33.6
- Koxarthrose, dysplastisch M16.3
- Rhizarthrose
-- posttraumatisch M18.3
-- primär M18.1
-- sekundär M18.5 ►

Unilateral *(Forts.)*
– Stenose, supravesikal N13.5
– Strabismus
–– convergens intermittens H50.3
–– divergens intermittens H50.3
Uninodulär, Struma
– nichttoxisch E04.1
– toxisch E05.1
Uniparental, Disomie
– 2, maternal Q99.8
– 6
–– maternal Q99.8
–– paternal Q99.8
– 16, maternal Q99.8
Univentrikulär, Herz Q20.4
Unizervikal, Uterus bicornis Q51.3
Unkarthrose M47.82
– bei Steilstellung, Halswirbelsäule M47.82
– Halswirbelsäule M47.82
– mit Spondylarthrose, HWS M47.82
– Schulterbereich, stark M47.84
Unklar – s. Art der Krankheit
Unkompliziert, Entbindung O80
Unkonjugiert, Hyperbilirubinämie
– familiär E80.5
– hereditär, Typ
–– 1 E80.5
–– 2 E80.5
Unkoordiniert
– Uterustätigkeit
–– Komplikation, Entbindung O62.4
–– mit Schnittentbindung O62.4
– Wehen, mit Schädigung, Fetus/Neugeborenes P03.6
– Wehentätigkeit O62.4
Unkovertebralarthrose M47.89
Unna-Nävus Q82.5
Unna-Syndrom Q84.0
Unnütz, Wehen O47.9
– vor 37 vollendeten Schwangerschaftswochen O47.0
– ab 37 vollendeten Schwangerschaftswochen O47.1
Unregelmäßig
– Blutung
–– intermenstruell N92.1
–– Uterus, intermenstruell N92.1
– Herzfrequenz, fetal, als Entbindungskomplikation O68.0
– Intervalle, verkürzt, zwischen Menstruationsblutungen N92.1
– Menstruationsblutung N92.6
– Menstruationszyklus N92.6
–– mit Menstruation, übermäßig stark N92.1
– Oligomenorrhoe N91.4
– Schlaf-Wach-Rhythmus G47.2
– Wehen O62.2
–– mit Schädigung, Fetus/Neugeborenes P03.6
– Zwischenblutung N92.1
–– chronisch N92.1
Unreif
– Frühgeborenes P07.3
– Teratom C80.9
Unreife
– Atemzentrum, beim Frühgeborenen P28.8
– extrem, Neugeborenes P07.2
– fetal, mit Schnittentbindung O60.3
– Lunge P28.0
– Neugeborenes P07.3
– Niere Q60.5
– sexuell, nach Pubertät E30.0
Unreifzellig
– Leukämie, akut C95.00
– Teratom, embryonal, Ovar, maligne C56
Unreinheit, Haut L98.8
Unruhe R45.1
– innere R45.0
– motorisch R45.1
– nächtlich F51.8
– psychomotorisch R45.1
Unruhezustand
– nach Anwendung von Hypnotika F13.8
– psychovegetativ R45.1
Unruhige Beine, Syndrom G25.81
Unsachgemäß
– Abnabelung P51.8
–– mit Blutung P51.8
– Ernährung R63.3
Unschärfe, Papillen- H47.3
Unsicher – s. Art der Krankheit
Unsicherheit
– Bewegungs- R29.8
– Stand- R26.8
Unsozial, Verhalten, beim Kind oder Erwachsenen Z72.8
Unspezifisch
– Allgemeinsymptom, im Kleinkindalter R68.1
– Anfall, epileptisch, atonisch G40.3
– Ausschlag, Haut R21
– Block, intraventrikulär I45.4
– Diarrhoe A09.9
– Floppy-Infant-Syndrom P94.2
– Hepatitis, reaktiv K75.2
– Kolpitis N76.0
–– chronisch N76.1
– Lymphadenitis
–– mesenterial I88.0
–– mesenterialis I88.0
– Meningitis G03.9
– Orchitis N45.9
– Papanicolaou-Befund R87.6
– Parotitis, toxisch K11.2
– Perikarditis, idiopathisch, akut I30.0
– Salpingitis N70.9
– Schmerzen, Kopf R51
– Splenitis D73.8
– Ureteritis N28.88
– Urethritis N34.1
Unstillbar
– Erbrechen R11
–– mit Erosion, Zahn K03.2 ►

U

Unstillbar *(Forts.)*
– Niesen R06.7
Unstimmigkeit
– Familie Z63
– mit
–– angeheirateten Verwandten Z63
–– Arbeitgeber Z56
–– Arbeitskollegen Z56
–– Ehepartner oder Partner Z63
–– Eltern Z63
–– Lehrern Z55
–– Mietern Z59
–– Mitschülern Z55
–– Nachbarn Z59
–– Schwiegereltern Z63
–– Vermieter Z59
–– Vorgesetzten Z56
Unsymmetrisch, Deviation, Auge H51.8
Unter Beobachtung sein Z03.9
Unter- und Oberlippe, Spalte, median, familiär Q36.1
Unterarm
– Abszess L02.4
– Amputation, traumatisch S58.9
– Anomalie Q74.0
– Basaliom C44.6
– Décollement S50.86
–– subkutan S50.86
– Deformität
–– angeboren Q68.8
–– erworben M21.93
– Dislokation T11.2
– Dysplasie, fibrös, monostotisch M85.03
– Embolie, arteriell I74.2
– Fehlen, einseitig, erworben Z89.2
– Felty-Syndrom M05.03
– Fibromatose, pseudosarkomatös M72.43
– Fraktur S52.9
–– distal S52.8
–– komplett S52.7
–– multipel a.n.k. S52.7
–– offen S52.9 S51.87!
–– proximal S52.8
– Furunkel L02.4
– Grünholzfraktur S52.9
– Karbunkel L02.4
– Komplikation, mechanisch, durch Osteosynthesevorrichtung, intern T84.12
– Luxationsfraktur, offen S52.9 S51.87!
– Melanom, maligne C43.6
– Melanoma in situ D03.6
– mit Ellenbogen, Verletzung, multipel S59.7
– Nävus D22.6
– Nekrose
–– avaskulär, traumatisch M87.23
–– Haut und Unterhaut, a.n.k. R02.02
–– Knochen, durch Arzneimittel M87.13
– Phlegmone L03.10
– Prellung S50.1
– Schürfwunde S50.81
– Still-Krankheit, adulte Form M06.13 ►

Unterarm *(Forts.)*
– Syndrom, urethro-okulo-synovial [Reiter-Syndrom] M02.33
– Tendinitis M77.8
– Tenosynovitis M65.93
– Tenovaginitis M65.93
– Überlastungsschaden M70.9
– und
–– Hand, Fehlen, angeboren Q71.2
–– Oberarm, Fehlen, angeboren, bei vorhandener Hand Q71.1
– Verätzung
–– 1. Grades T22.51
–– 2. Grades T22.61
–– 3. Grades T22.71
–– Grad
––– 2a T22.61
––– 2b T22.91
– Verbiegung M21.83
– Verbrennung
–– 1. Grades T22.11
–– 2. Grades T22.21
–– 3. Grades T22.31
–– Grad
––– 2a T22.21
––– 2b T22.81
– Verletzung S59.9
–– multipel S59.7
–– Muskel S56.8
–– oberflächlich S50.9
––– multipel S50.7
– Verstauchung S56.8
– Wunde, offen S51.9
–– multipel S51.7
– Zerquetschung S57.9
– Zerrung S56.8
– Zyste, Knochen, solitär M85.43
Unterbauch
– Abszess K65.09
– Adenokarzinom C76.2
– Beschwerden R10.3
– Erkrankung, entzündlich N73.9
– Konglomerattumor R19.0
– Melanom, maligne C43.5
– Neubildung, bösartig C76.2
– Peritonitis K65.9
– Schmerzen R10.3
–– akut R10.3
Unterbauchgegend, Wunde, offen S31.1
Unterbindung
– Eileiter Z30.2
– Nabelschnur, Verschiebung P51.8
Unterbrechung
– Aortenbogen Q25.4
– Leitung, His-Bündel I44.3
– Reizleitung I45.9
– Tuba uterina Z30.2
– Vas deferens Z30.2
– Vena cava inferior Q26.8
Unterbrochen – s. Art der Krankheit
Unterdruck, Beschwerden T70.2

Untere/er/es – s. Art der Krankheit oder Lokalisation
Unterentwicklung
– Fetus/Neugeborenes P05.9
– Gehirn, kongenital Q02
– Gehirnteil Q04.3
– Herz Q24.8
– Hoden E29.1
– Lunge Q33.6
– Oberkiefer K07.0
– sexuell E30.0
– Uterus E30.0
– zerebral, kongenital Q02
Unterernährung E46
– beim Neugeborenen P92.3
– Eiweiß E46
– Kindesmisshandlung T74.9
– leicht E44.1
– mäßig E44.0
– Marasmus E41
– mit
–– Dystrophie E45
–– Entwicklungsrückstand, körperlich, beim Kind E45
–– Gastritis E63.9† K93.8*
–– Stillstand, Entwicklung E45
– schwer E43
Unterfunktion
– Epithelkörperchen E20.9
– Hoden E29.1
– Hypophyse E23.0
– intestinal K59.8
– kortikoadrenal a.n.k. E27.4
– Labyrinth H83.2
– Nebenniere E27.4
– Nebennierenmark E27.8
– Nebennierenrinde E27.4
–– arzneimittelinduziert E27.3
–– primär E27.1
–– und Nebennierenmark, nach medizinischen Maßnahmen E89.6
– Nebenschilddrüse E20.9
– Niere N19
– Ovar E28.3
–– bei Hypopituitarismus E23.0
– Schilddrüse E03.9
–– angeboren E03.1
–– erworben E03.9
–– kongenital, mit Ikterus, neonatal E03.1
– testikulär E29.1
–– nach medizinischen Maßnahmen E89.5
–– postablativ E89.5
– zerebral R29.8
Untergewicht R63.4
Unterhaut
– Fremdkörpergranulom L92.3
– Infektion L08.9
– Krankheit L98.9
– Lipom a.n.k. D17.3
– Mukormykose B46.3† L99.8* ►
Unterhaut *(Forts.)*
– und Haut
–– Erkrankung L98.9
–– Fremdkörper T14.04
–– Infektion, lokal L08.9
–– Krankheit, in der Familienanamnese Z84.0
Unterhautfettgewebe, Nekrose, beim Neugeborenen P83.8
Unterhautgewebe
– Abnormität, bei bildgebender Diagnostik R93.8
– Tuberkulose, primär A18.4
Unterhautzellgewebe
– Emphysem
–– nach chirurgischem Eingriff T81.8
–– traumatisch T79.7
– Entzündung a.n.k. L03.9
–– diffus L03.9
–– mit Lymphangitis L03.9
–– tuberkulös, primär A18.4
– Infektion, lokal a.n.k. L08.9
– Krankheit
–– bei Krankheit, durch HIV B23.8 L98.9
–– in der Eigenanamnese Z87.2
– Tuberkulose A18.4
Unterkiefer
– Abszess K10.28
– Adamantinom D16.5
–– maligne C41.1
– Adenoameloblastom D16.5
– Agenesie K07.0
– Ameloblastom D16.5
–– bösartig C41.1
– Atrophie, Alveolarfortsatz K08.2
– Deformität K07.9
– Dentitionszyste K09.0
– Dislokation S03.0
– Distorsion S03.4
– Entzündung K10.29
– Fraktur S02.60
–– geschlossen S02.60
–– Kollum (Processus condylaris mandibulae) S02.61
–– offen S02.60 S01.87!
––– doppelt S02.69 S01.87!
––– mehrfach S02.69 S01.87!
––– mit Defekt, Knochen S02.60 S01.87!
–– Pars alveolaris S02.67
–– subkondylär S02.62
– Granulom, zentral K10.1
– Hyperplasie K07.0
–– unilateral kondylär K10.8
– Hypoplasie K07.0
– Infektion K10.28
– Osteomyelitis K10.28
– Osteoradionekrose K10.28
– Periostitis K10.28
– Sarkom C41.1
– Stafne-Zyste K10.0
– Verschmelzung, Schneidezähne K00.2
– Zyste K09.2
–– Zahn K09.0 ►

U

Unterkiefer *(Forts.)*
~ Zyste K09.2 *(Forts.)*
-- Zahnwurzel K04.8
Unterkieferdrüse
- Agenesie Q38.4
- akzessorisch Q38.4
- Anomalie Q38.4
- Deformität, angeboren Q38.4
- Fistel K11.4
-- kongenital Q38.4
- Gewebe, versprengt, in
-- Faszie Q38.6
-- Halsmuskulatur Q38.6
-- Lymphknoten Q38.6
- Hypertrophie K11.1
- Obstruktion K11.8
- Zyste K11.6
Unterkieferknochen
- Adamantinom D16.5
- Ameloblastom D16.5
- Ameloblastosarkom C41.1
- Amelosarkom C41.1
- Fibrosarkom
-- ameloblastisch C41.1
-- odontogen C41.1
- Karzinom
-- ameloblastisch C41.1
-- odontogen C41.1
- Odontosarkom C41.1
-- ameloblastisch C41.1
- Osteosarkom C41.1
- Sarkom, odontogen C41.1
- Tumor, odontogen, maligne C41.1
Unterkieferkörper, Fraktur, offen S02.68 S01.87!
Unterkieferzahn, Okklusion, posterior, lingual K07.2
Unterkühlung T68
Unterkunft, Mangel Z59
Unterlappen
- Atelektase J98.11
- Blastom, pulmonal C34.3
- Bronchopneumonie J18.0
- Karzinom, bronchial C34.3
- Pneumonie J18.1
Unterleib
- Malignom C76.3
- Schmerzen, akut R10.3
- weiblich, Beschwerden N94.9
Unterlid
- Basaliom C44.1
- Chalazion H00.1
- Kolobom Q10.3
- Tumor D48.5
Unterlippe
- Fistel Q38.0
- Karzinom, Plattenepithel C00.1
- Spalte Q36.9
-- median Q36.1
Unterricht, ungenügend Z55
Unterschenkel
- Abszess L02.4
- Abtrennung S88.9
- Agenesie Q72.8
- Amputation
-- traumatisch S88.9
-- Zustand nach Z89.5
- beide
-- Amputation, traumatisch T05.5
-- Embolie I80.3
- Blutgefäß, Verletzung S85.9
- Décollement, subkutan S80.86
- Deformität
-- angeboren Q68.8
-- erworben M21.96
- Dekubitus L89.98
- Dislokation
-- distal S93.0
-- proximal S83.10
- Dysplasie, fibrös, monostotisch M85.06
- Ekzem L30.9
- Embolie I80.3
-- arteriell I74.3
- Entzündung, Zellgewebe L03.11
- Erfrierung
-- mit Nekrose, Gewebe T34.7
-- oberflächlich T33.7
- Erysipel A46
- Felty-Syndrom M05.06
- Fibromatose, pseudosarkomatös M72.46
- Fraktur S82.9
-- distal S82.38
-- Folgen T93.2
-- komplett S82.7
-- multipel S82.7
-- offen S82.9 S81.87!
- Furunkel L02.4
- Gangrän R02.8
- Geschwür L97
-- bei Varizen I83.0
- Ischämie, Muskel, traumatisch T79.62
- Karbunkel L02.4
- Karzinom C76.5
- Komplikation, mechanisch, durch Osteosynthesevorrichtung, intern T84.15
- Maisonneuve-Fraktur S82.7
- Melanom, maligne C43.7
-- superfiziell, spreitend C43.7
- Mykose B35.3
- Nekrose R02.06
-- avaskulär, traumatisch M87.26
-- Haut und Unterhaut, a.n.k. R02.06
-- Knochen, durch Arzneimittel M87.16
- Nerv, Verletzung S84.9
- Ödem R60.0
- Phlebitis I80.3
-- oberflächlich I80.0
-- tief I80.28
- Phlegmone L03.11
- Prellung S80.1
-- multipel S80.7 ►

Unterschenkel *(Forts.)*
– Schürfwunde S80.81
– Still-Krankheit, adulte Form M06.16
– Syndrom, urethro-okulo-synovial [Reiter-Syndrom] M02.36
– Thrombophlebitis I80.3
–– oberflächlich I80.0
–– tief I80.28
– Thrombose I80.3
–– oberflächlich I80.0
–– tiefliegend I80.28
–– Vene I80.3
– Trauma S89.9
– Ulkus, dekubital L89.98
– und
–– Füße, Fehlen, beidseitig, angeboren Q72.2
–– Fuß, Fehlen, angeboren Q72.2
–– Knie
––– Verletzung
–––– multipel S89.7
–––– oberflächlich, multipel S80.7
––– Wunde, offen, multipel S81.7
–– Oberschenkel, Fehlen, angeboren, bei vorhandenem Fuß Q72.1
– Varizen I83.9
–– Blutung I83.9
– Verätzung T24.4
–– mit Beteiligung, Knöchelregion und Fuß T29.4
– Verletzung S89.9
–– multipel S89.7
–– Muskel S86.9
–– oberflächlich S80.9
––– multipel S80.7
– Verschluss
–– arteriell I74.3
–– Gefäß, arteriell I74.3
– Verstauchung
–– Muskel S86.9
–– Sehne S86.9
– Wunde, offen S81.9
–– multipel S81.7
– Zerquetschung S87.8
– Zerrung
–– Muskel S86.9
–– Sehne S86.9
– Zyste, Knochen, solitär M85.46
Unterschenkelschaft, Fraktur S82.28
Unterschiedlich, Extremitätenlänge M21.79
Unterstützung
– familiär, ungenügend Z63
– Fertilisation a.n.k. Z31.3
Untersuchung
– ärztlich
–– Angehörige der Streitkräfte Z10
–– Athleten Z10
–– Flüchtlinge Z10
–– Gefangener Z10
–– Kontrollperson für klinische Forschungszwecke Z00.6
–– Prostituierte Z10 ►

Untersuchung *(Forts.)*
~ ärztlich *(Forts.)*
–– wegen
––– Bescheinigungen für Verwaltungszwecke Z02
––– Bevölkerungserhebung Z00.8
––– Fahrerlaubnis Z02
––– Schulzulassung Z02
– Allergie Z01.5
– allgemein, ärztlich Z00.0
– auf
–– Affektion, Harn- und Geschlechtsorgane a.n.k. Z13.8
–– Anomalie, Chromosom, bei Athleten Z10
–– Brucellose Z11
–– Candida-Infektion Z11
–– Chagas-Krankheit Z11
–– Chlamydieninfektion Z11
–– Cholera Z11
–– Dengue-Fieber Z11
–– Diphtherie Z11
–– Enzephalitis, durch Virus Z11
–– Fieber, hämorrhagisch Z11
–– Filariasis Z11
–– Frambösie Z11
–– Gebrauch
––– Drogen Z04.8
––– Stimulanzien Z04.8
–– Gelbfieber Z11
–– Geschlechtskrankheit Z11
–– Helminthose, intestinal Z11
–– HIV Z11
–– infektiöse Krankheit Z11
–– Keuchhusten Z11
–– Krankheit
––– Atemwege a.n.k. Z13.8
––– bakteriell a.n.k. Z11
––– Harn- und Geschlechtsorgane a.n.k. Z13.8
––– Organ, blutbildend Z13.0
––– Protozoen Z11
––– venerisch Z11
––– virusbedingt a.n.k. Z11
––– Zahn Z13.8
–– Leishmaniose Z11
–– Lepra Z11
–– Leptospirose Z11
–– Malaria Z11
–– Masern Z11
–– Mykosen-Infektion Z11
–– Neubildung, bösartig
––– Blut Z12.8
––– Lymphknoten Z12.8
––– System, hämatopoetisch Z12.8
–– Parasitenbefall Z11
–– Pest Z11
–– Pilzinfektion Z11
–– Poliomyelitis Z11
–– Rickettsien-Krankheit Z11
–– Röteln Z11
–– SARS-CoV-2, durch Verfahren, speziell Z11 U99.0! ►

U

Untersuchung *(Forts.)*
~ auf *(Forts.)*
-- Schistosomiasis Z11
-- Schlafkrankheit Z11
-- Spirochäten-Infektion Z11
-- Störung, endokrin Z13.8
-- Stoffwechselstörung, angeboren Z13.8
-- Tetanus Z11
-- Trachom Z11
-- Trypanosomiasis Z11
-- Würmer, intestinal Z11
- aufgrund
-- Entwicklungsstand, während Adoleszenz Z00.3
-- Pubertätsstadium Z00.3
-- Wachstumsschub, in der Kindheit Z00.2
- Aufnahme-, für
-- Altersheim Z02
-- Bildungseinrichtung Z02
-- Streitkräfte Z02
-- Wohneinrichtung Z02
- aus rechtsmedizinischen Gründen Z04.8
- Becken, weiblich, routinemäßig Z01.4
- Beobachtung, nach
-- Arbeitsunfall Z04.2
-- Transportmittelunfall Z04.1
- betriebsärztlich Z10
- Blutdruck Z01.3
- Einstellungs- Z02
- elektrophysiologisch, intrakardial, abnorm R94.3
- Fruchtwasser Z36.2
-- pränatal a.n.k. Z36.2
- Führerschein- Z02
- genetisch, im Zusammenhang mit der Fertilisation Z31.5
- Gesundheitsvorsorge-, beim Kind (U1, U2, U3, usw.) Z00.1
- Gesundheitszustand, bei Bevölkerungsstichproben Z00.8
- gynäkologisch Z01.4
-- allgemein Z01.4
-- wegen
--- Weitereinnahme kontrazeptiver Mittel Z30.5
--- Weiterführung kontrazeptiver Maßnahmen Z30.4
- Haut Z01.5
-- auf Hypersensitivität Z01.5
- Hörvermögen Z01.1
- humangenetisch Z01.88
- Kind Z00.1
- Kleinkind Z00.1
- Laborparameter Z01.7
- Musterungs- Z02
- Mutter
-- postpartal Z39.2
-- stillend Z39.1
-- unmittelbar post partum Z39.0
- nach
-- Behandlung Z09.9
-- Kraftfahrzeugunfall Z04.1 ►

Untersuchung *(Forts.)*
~ nach *(Forts.)*
-- Unfall a.n.k. Z04.3
- Nachsorge-
-- Karzinom, nach
--- Chemotherapie Z08.2
--- chirurgischer Therapie Z08.0
--- Strahlentherapie Z08.1
-- nach
--- chirurgischem Eingriff a.n.k. Z09.0
--- Neubildung, bösartig Z08.9
-- routinemäßig Z09.9
- Nichtschwangere, bei
-- Neigung, Abort, habituell N96
-- Verdacht, Insuffizienz, Cervix uteri N88.3
- Ohr, Hörprüfung Z01.1
- Opfer oder Beschuldigtem nach angegebener Vergewaltigung oder sexuellem Missbrauch Z04.5
- periodisch Z00.0
- postpartal, routinemäßig Z39.2
- potentieller Organ- oder Gewebespender Z00.5
- prophylaktisch, auf Krebs Z12.9
- psychiatrisch a.n.k. Z00.4
-- allgemein, auf behördliche Anforderung Z04.8
- radiologisch a.n.k. Z01.6
- Röntgen- Z01.6
- Routine- Z00.0
- Säugling, gesund Z00.1
- Sehvermögen Z01.0
- speziell Z01.9
-- auf
--- angeborene Fehlbildung Z13.7
--- Augenkrankheit Z13.5
--- bestimmte Entwicklungsstörung, in der Kindheit Z13.4
--- Chromosomenanomalie Z13.7
--- Deformität Z13.7
--- Diabetes mellitus Z13.1
--- Ernährungsstörung Z13.2
--- HIV Z11
--- infektiöse Darmkrankheit Z11
--- kardiovaskuläre Krankheit Z13.6
--- Lungentuberkulose Z11
--- Neubildung
---- Atmungsorgane Z12.2
---- Cervix uteri Z12.4
---- Darmtrakt Z12.1
---- Harnblase Z12.6
---- Magen Z12.0
---- Mamma Z12.3
---- Prostata Z12.5
--- Ohrenkrankheit Z13.5
--- psychische Krankheit Z13.8
--- Verhaltensstörung Z13.8
- Überempfindlichkeit Z01.5
- und Betreuung, Mutter
-- stillend Z39.1
-- unmittelbar nach Entbindung Z39.0
- Urin, mit Kultur, positiv R82.7 ►

Untersuchung *(Forts.)*
– wegen
–– Adoption Z02
–– Aufnahme in Ferienlager Z02
–– Aufnahme in Haftanstalt Z02
–– Eheschließung Z02
–– Einbürgerung Z02
–– Einwanderung Z02
– Zahn Z01.2
– zu Versicherungszwecken Z02
– zur
–– Aufnahme in die Vorschule Z02
–– Teilnahme am Sport Z02
Untersuchungsergebnis, Erläuterung Z71
Untersuchungsmaterial
– Cervix uteri, Abnormität R87.9
– Vagina, Abnormität R87.9
– Vulva, Abnormität R87.9
Untertauchen T75.1
– Anoxie T75.1
– Asphyxie T75.1
– nichttödlich T75.1
– Ödem, Lunge T75.1
– tödlich T75.1
Unterzuckerung E16.2
– bei
–– Diabetes mellitus E14.60
–– Typ-1-Diabetes mellitus E10.60
–– Typ-2-Diabetes mellitus E11.60
Unterzunge, Geschwulst D37.0
Unterzungendrüse
– Hypertrophie K11.1
–– kongenital Q38.4
– Verlagerung, kongenital Q38.4
– Zyste K11.6
Unterzungendrüsengang, Verlagerung, kongenital Q38.4
Unverricht-Lundborg-Syndrom G40.3
Unverricht-Syndrom, Wagner- M33.1
Unverträglichkeit
– AB0-, mit Transfusionsreaktion T80.3
– Antibiotika T88.7
– Arzneimittel T88.7
– Blutgruppe
–– beim Fetus/Neugeborenen P55.8
–– Betreuung, Schwangere O36.1
–– mit Reaktion, bei Transfusion T80.3
– Fruktose, hereditär E74.1
– Galaktose, kongenital E74.2
– Gluten K90.0
– Impfstoff T88.1
– Kontaktlinsen H18.8
– Lävulose, hereditär E74.1
– Laktose E73.9
– Lokalanästhetikum T88.7
– Nahrungsmittel T78.1
–– mit Schock T78.0
– Ovulationshemmer T88.7
– Rh[Rhesus]-
–– bei Schwangerschaft O36.0
–– Fetus/Neugeborenes P55.0 ►

Unverträglichkeit *(Forts.)*
~ Rh[Rhesus]- *(Forts.)*
–– mit Transfusionsreaktion T80.4
– Serum T88.1
– Sorbitol T78.1
Unverzweigt, Aminosäure, Stoffwechselstörung E72.8
Unvollkommen
– Entwicklung
–– Herz, kongenital Q24.9
–– Lunge, kongenital (nicht verbunden mit kurzer Schwangerschaftsdauer) Q33.6
– Fusion, Schädelknochen Q75.0
Unvollständig
– Abort O06.4
–– spontan O03.4
– Belüftung, Lunge, beim Neugeborenen P28.1
– Deuteranopie H53.5
– Drehung, Kolon Q43.3
– Entwicklung
–– Bronchialbaum Q32.4
–– Fetus P05.9
–– Respirationstrakt Q34.8
– Erektion N48.4
– Paralyse G83.9
– Protanopie H53.5
– Rotation
–– Kolon Q43.3
–– Zäkum Q43.3
– Rückenmark
–– akzessorisch Q06.8
–– doppelt Q06.8
– Ruptur
–– Rotatorenmanschette, nichttraumatisch M75.1
–– Supraspinatussehne, nichttraumatisch M75.1
– Segmentation
–– Knochen a.n.k. Q78.8
–– Wirbel Q76.4
––– lumbosakral Q76.4
– Verschmelzung, Schädelknochen Q75.0
Unwillkürlich
– Bewegung, abnorm R25.8
– Harnabgang R32
– Spasmus, im Sinne von Tic F95.9
Unwohlsein R53
– und Ermüdung R53
Unzufriedenheit mit
– Berufstätigkeit Z56
– Schulmilieu Z55
Unzulänglich
– Kontraktur, Uterus
–– primär O62.0
–– sekundär O62.1
– Persönlichkeit F60.8
– Störung, Persönlichkeit F60.7
– Trinkwasserversorgung Z58
– Umgebung a.n.k. Z59
–– bei Arbeit a.n.k. Z56

U

Unzureichend
– Belüftung, Lunge, beim Neugeborenen P28.5
– Entwicklung
–– Fetus P05.9
–– Lunge Q33.6
––– bei Schwangerschaftsdauer, kurz P28.0
– Funktion, Lunge R06.88
–– beim Neugeborenen P28.5
– Wachstum, fetal a.n.k. P05.9
Upington-Krankheit Q78.4
Upside-down-Magen K44.9
Urachus
– Anomalie Q64.4
– Divertikel Q64.4
– Fistel Q64.4
–– angeboren Q64.4
– offen Q64.4
– persistierend Q64.4
– Prolaps Q64.4
–– angeboren Q64.4
– Sinus Q64.4
– Tumor D41.4
– Zyste Q64.4
–– angeboren Q64.4
Urämie N19
– bei Schwangerschaft O26.81
– beim Neugeborenen P96.0
– chronisch N18.9
– durch Nierenversagen, im Wochenbett O90.4
– eklamptisch, bei Schwangerschaft O15.0
– extrarenal R39.2
– hypertonisch I12.00
– kongenital P96.0
– mit Polyneuropathie N18.89† G63.8*
– Mutter, mit Schädigung, Fetus/Neugeborenes P00.1
– nach
–– Abort O08.4
–– Extrauterinschwangerschaft O08.4
–– Molenschwangerschaft O08.4
– Prä- N19
– prärenal R39.2
Urämisch
– Aphasie N19
– Apoplexie N18.89† I68.8*
– Arteriolopathie, kalzifizierend E83.50
– Blindheit N19
– Delirium N19
– Demenz N18.89† F02.8*
– Dyspnoe N19
– Eklampsie N19
– Enzephalopathie N18.89† G94.39*
– Fieber N19
– Koma N19
– Konvulsionen N19
– Neuropathie N18.89† G63.8*
– Paralyse N18.89† G99.8*
– Perikarditis N18.89† I32.8*
– Pruritus L29.8
– Pyelitis N12 ►
Urämisch *(Forts.)*
– Syndrom, hämolytisch D59.3
–– mit
––– Diarrhoe D59.3
––– Glomerulonephritis D59.3† N08.2*
––– Krankheit, glomerulär D59.3† N08.2*
–– typisch D59.3
– Toxikose N19
Uran, Vergiftung T66
Uranismus F66.9
Uranoschisis Q35.9
Urat
– Ablagerung, Niere N20.0
– Stoffwechselstörung E79.0
– Verstopfung M10.09
Uratisch, Diathese M10.99
Uratnephropathie M10.99† N29.8*
Uratstein M10.09
– Nierenbecken N20.0
Urbach-Krankheit, Oppenheim- [Lipoidnekrobiose] L92.1
Urbach-Lipoidproteinose E78.88
Urbach-Syndrom, Oppenheim- E14.60† L99.8*
Urbach-Wiethe-Krankheit E78.88
Urbach-Wiethe-Syndrom E78.88
– Roessle- E78.88
Urban, Gelbfieber A95.1
Urban-Rogers-Meyer-Syndrom Q87.8
Ureaplasmen, Erreger B96.0! *[nur Zusatzkode!]*
Ureter
– Abknickung
–– bei Pyelonephritis, chronisch N11.1
–– ohne Hydronephrose, mit Infektion, Niere N13.67
– Abriss S37.1
– Abszess N28.88
– Achalasie N28.88
– Affektion N28.9
– Agenesie Q62.4
– akzessorisch Q62.5
– Anomalie Q62.8
–– bei Pyelonephritis, chronisch N11.1
–– obstruktiv a.n.k. Q62.3
– Aplasie Q62.4
– Atonie N28.88
– Atresie Q62.1
– bifidus Q62.8
– Blockierung N13.5
– Carcinoma in situ D09.1
– Deformität
–– angeboren Q62.8
–– erworben N28.88
– Deviation, angeboren Q62.6
– Dilatation N28.88
–– angeboren Q62.2
– Dislokation Q62.6
– Divertikel N28.88
–– kongenital Q62.8
– Divertikulitis, kongenital Q62.8
– Divertikulose, kongenital Q62.8 ►

Ureter *(Forts.)*
– doppelt Q62.5
–– bei Nierenbecken, akzessorisch Q62.5
– dreifach Q62.8
– Dyskinesie N28.88
– Dysplasie N13.8
– Ektasie N28.88
– Ektopie Q62.6
– Empyem N28.88
– Enge N13.5
– Entzündung N28.88
– Eversion N28.88
– Fehlen Q62.4
–– angeboren Q62.4
–– erworben Z90.6
– Fistel N28.88
–– perineal N28.88
–– persistierend N28.88
– Fremdkörper T19.8
– Füllungsdefekt R93.4
– Grieß N20.1
– Gumma A52.7† N29.1*
– Hernie N28.88
– Hydro- N13.4
–– kongenital Q62.3
–– mit Infektion N13.66
–– primär Q62.3
– Hypertrophie N28.88
– Hypoplasie Q62.8
– Implantation, anomal Q62.6
– Infektion N28.88
– Intussuszeption N13.5
–– mit Einklemmung N13.5
– Kalzifikation N28.88
– Klappe, angeboren Q62.3
– Knick
–– am pelvinen Abgang N13.5
–– mit
––– Hydronephrose N13.1
––– Infektion N13.67
––– Pyelonephritis N11.1
– Knickung N13.5
– Kolik N23
–– durch Stein N20.1
– Kompression N28.88
– Konkrement N20.1
– Konstriktion N13.5
–– mit Infektion N13.67
– Krankheit N28.9
–– bei
––– Krankheit, Niere N28.9
––– Tuberkulose A18.1† N29.1*
––– Zytomegalie B25.88† N29.1*
–– durch
––– Epstein-Barr-Virus B27.0† N29.1*
––– Herpesvirus B00.8† N29.1*
––– Zytomegalievirus B25.88† N29.1*
–– in der Familienanamnese Z84.1
– Lageanomalie Q62.6
– Leukoplakie, postinfektiös N28.88
– Malakoplakie N28.88 ►

Ureter *(Forts.)*
– Mega- N28.88
–– angeboren Q62.2
– mit Nierenbecken, Infektion, zystisch N28.88
– Obliteration N13.5
–– mit Infektion N13.67
– Obstruktion a.n.k. N13.5
–– bei
––– Fasziitis, perirenal K66.2
––– Pyelonephritis, chronisch N11.1
–– durch Stein N20.1
–– funktionell a.n.k. N13.5
–– kongenital Q62.3
–– mit Hydronephrose a.n.k. N13.1
– Papillom D41.2
–– gutartig D30.2
– Perforation N28.88
– Polyp N28.88
– primär
–– obstruktiv N13.5
–– refluxiv N13.7
– Prolaps N28.88
–– mit Verschluss N13.5
––– mit Infektion N13.67
– Reflux N13.7
–– bei Pyelonephritis N11.0
– retrokaval Q62.6
– Riesen-
–– idiopathisch N28.88
–– kongenital Q62.2
– Ruptur S37.1
–– nichttraumatisch N28.88
–– traumatisch S37.1
– Schmerzen N23
– sekundär
–– obstruktiv N13.7
–– refluxiv N13.7
– Spaltung Q62.8
– Spasmus N13.5
– Stau N13.4
– Stein N20.1
–– eingeklemmt N20.1
–– hoher N20.1
––– mit Stauung N20.1
––– ohne Stauung N20.1
–– mit Hydronephrose N13.21
–– prävesikal N20.1
–– tiefsitzend N20.1
– Stenose N13.5
–– angeboren Q62.1
–– subpelvin N13.5
– Störung N28.9
– Striktur N13.5
–– bei
––– Hydronephrose, mit Infektion N13.61
––– Pyelonephritis, chronisch N11.1
–– kongenital Q62.1
–– mit Hydronephrose a.n.k. N13.1
––– mit Infektion, Niere N13.61
–– ohne Hydronephrose, mit Infektion, Niere N13.67 ►

Ureter *(Forts.)*
~ Striktur N13.5 *(Forts.)*
-- tuberkulös A18.1† N29.1*
- triplex Q62.8
- Tuberkulose A18.1† N29.1*
- Tumor D41.2
- Übergangszellen, Papillom D41.2
- Ummauerung, tumorös D41.2
- undurchgängig, angeboren Q62.1
- Undurchgängigkeit, angeboren Q62.1
- Verengung N13.5
-- mit Infektion N13.67
- Verformung Q62.8
- Verlagerung Q62.6
- Verletzung S37.1
-- geschlossen S37.1
-- offen S37.1 S31.83!
- Verschluss N13.5
-- am
--- Beckenübergang N13.5
--- Blaseneingang N13.5
-- angeboren Q62.1
- Zyste N28.88
Ureter-Darm-Fistel N28.88
Ureter-Fistel
- Abdomenwand- N28.88
- Harnblasen- N32.2
Ureter-Haut-Fistel N28.88
Ureterabgang
- hoher Q62.6
- Stenose N13.5
Ureteritis N28.88
- cystica N28.88
- durch Stein N20.1
- gonorrhoisch A54.2† N29.1*
- unspezifisch N28.88
-- mit Nierenstein N20.2
--- mit Hydronephrose N13.20
Uretermündung
- Deviation Q62.6
- Ektopie Q62.6
- Implantation, anomal Q62.6
- Striktur N13.5
-- angeboren Q62.1
- Verlagerung Q62.6
- Verschluss, angeboren Q62.1
Uretero-sigmoideo-abdominal, Fistel N28.88
Ureterointestinal, Fistel N28.88
Ureterolithiasis N20.1
Ureteronephrose, Hydropyo- N13.66
Ureteropelvin
- Obstruktion, mit Hydronephrose N13.0
-- mit Infektion, Niere N13.60
- Striktur N13.5
-- kongenital Q62.1
-- mit Hydronephrose N13.0
- Übergang
-- Atresie Q62.1
-- Stenose, angeboren Q62.1
-- Verschluss N13.5
--- angeboren Q62.1
Ureteropyelitis N28.88
Ureterorektal, Fistel N28.88
Ureterosakral, Fistel N28.88
Ureterostium
- Insuffizienz, angeboren Q62.8
- Stenose N13.5
- Striktur N13.5
Ureterostoma
- Versorgung Z43.6
- Vorhandensein Z93.6
Ureterouterin, Fistel N82.1
Ureterovaginal, Fistel N82.1
Ureterovesikal
- Fistel N32.2
- Öffnung
-- Kontraktur, postinfektiös N13.5
-- Verschluss N13.5
--- angeboren Q62.1
-- Zyste N28.88
--- kongenital Q62.8
- Striktur N13.5
-- kongenital Q62.1
-- mit Infektion N13.67
Ureterozele N28.88
- angeboren Q62.3
- Stein N20.1
Ureterozystitis N30.8
Ureterschleife N13.5
Ureterstein
- mit Obstruktion, mit Hydronephrose N13.21
- und Nierenstein, gleichzeitig N20.2
Ureterstumpf, Infektion T81.4
Urethra
- Abriss S37.30
- Abszess N34.0
-- Perineum N34.0
- Agenesie Q64.5
- akzessorisch Q64.7
- Anhang N36.8
- Anomalie
-- angeboren Q64.7
-- obstruktiv a.n.k. Q64.3
- Anomalie a.n.k. Q64.7
- Aplasie Q64.5
- Atresie Q64.3
- Ausfluss R36
- Blutung N36.8
- Bulbitis N34.2
- Carcinoma in situ D09.1
- Deformität
-- angeboren Q64.7
-- erworben N36.8
- Dilatation, erworben N36.8
- Divertikel N36.1
-- kongenital Q64.7
-- mit Stein N21.1
- Divertikulitis N36.1
-- kongenital Q64.7
- Divertikulose N36.1
-- kongenital Q64.7
- doppelt Q64.7 ►

Urethra *(Forts.)*
– Ektropium N36.8
– Enge N35.9
–– bulbär N35.9
– Entzündung N34.2
– Erosion N39.88
– Eversion N36.3
– Fehlbildung, angeboren Q64.7
– Fehlen, angeboren Q64.5
– Fistel N36.0
–– kongenital Q64.7
–– tuberkulös A18.1† N37.8*
– Fremdkörper T19.0
– Geburtsverletzung O71.5
– Geschwür N34.2
– Gonorrhoe A54.0
– Granulom N36.8
– Hernie, angeboren Q64.7
– hintere, Striktur N35.9
– Hyperämie N36.8
– Hypertrophie N36.8
– Imperforation Q64.3
– Infektion N34.2
–– bei Schwangerschaft O23.2
–– durch Trichomonaden A59.0† N37.0*
– Irritabilität N36.8
– Karbunkel N34.0
– Karunkel N36.2
– Katarrh N34.2
– Klappe Q64.2
–– angeboren, in Urethra, hintere Q64.2
–– mit Striktur, angeboren Q64.2
– Klappen, anterior Q64.7
– Kolik N36.8
–– durch Stein N21.1
– Konkrement N21.1
– Konstriktion, spastisch N39.88
– Kontraktur N35.9
– Krankheit N36.9
– Läsion S37.30
– Lazeration, als Geburtsverletzung der Mutter O71.5
– Leukoplakie, postinfektiös N36.8
– Malakoplakie N36.8
– Megalo- Q64.7
– Metaplasie N36.8
– Mykose B49† N37.0*
– Narbe N36.8
– Obliteration N35.9
– Obstruktion, kongenital Q64.3
– Papillom D30.4
– Pars membranacea, Verletzung S37.31
– Pars prostatica, Verletzung S37.33
– Pars spongiosa, Verletzung S37.32
– Perforation N36.8
–– als Geburtsverletzung der Mutter O71.5
– Phlegmone N34.0
– Polyp
–– im Sinne
––– der Harnröhrenkarunkel N36.2
––– einer Neubildung D41.3 ►

Urethra *(Forts.)*
~ Polyp *(Forts.)*
–– Pars prostatica, im Sinne
––– der Harnröhrenkarunkel N36.2
––– einer Neubildung D41.3
– Prolaps
–– angeboren Q64.7
–– bei der Frau N81.0
–– beim Mann N36.3
– prostatisch
–– Papillom D30.4
–– Polyp, im Sinne
––– der Urethrakarunkel N36.2
––– einer Neubildung D41.3
–– Veränderung, pseudopapillomatös D30.4
–– Verschluss N40
– Pseudodivertikel N36.1
– Pyozele N34.0
– Riss, bei Geburt O71.5
– Rotation N36.8
– Ruptur N36.8
–– als Geburtsverletzung der Mutter O71.5
–– bei Fehlgeburt O08.6
–– nichttraumatisch N36.8
–– traumatisch S37.30
– Schanker A51.0
– schlaff N36.8
– Schließmuskel, Inkontinenz R32
– Spätsyphilis A52.7† N37.0*
– Spalte Q64.0
–– kongenital Q64.0
–– untere Q54.9
– Spaltung Q64.7
– Spasmus, Sphinkter N35.8
– Stein N21.1
–– eingeklemmt N21.1
– Stenose N35.9
–– angeboren Q64.3
–– bulbär N35.9
–– distal N35.9
–– infektiös N35.1
–– postoperativ N99.18
–– traumatisch N35.0
– Störung N36.9
– Striktur N35.9
–– angeboren Q64.3
–– bulbär N35.9
–– durch Katheter N99.18
–– gonorrhoisch A54.0
–– infektiös a.n.k. N35.1
–– nach
––– Geburt N35.0
––– medizinischen Maßnahmen N99.18
–– postoperativ N99.18
–– posttraumatisch N35.0
–– spastisch N35.8
–– syphilitisch A52.7† N37.8*
– Syphilis A52.7† N37.0*
– Trichomoniasis A59.0† N37.0*
– Tuberkulose A18.1† N37.0*
– Tumor D41.3 ►

Urethra *(Forts.)*
– Ulkus N34.2
– Verdoppelung Q64.7
– Verengung N35.9
– Verformung Q64.7
–– obstruierend Q64.3
– Verkürzung N36.8
– Verletzung S37.30
–– bei Geburt O71.5
– Verschluss N35.9
–– kongenital Q64.3
– Via falsa N36.0
– vordere, Striktur N35.9
– Vorfall
–– bei der Frau N81.0
–– beim Mann N36.3
– Zerreißung, Komplikation, Entbindung O71.5
– Zyste N36.8
Urethra-Damm-Fistel N36.0
Urethra-Haut-Fistel N36.0
Urethra-Mastdarm-Fistel N36.0
Urethra-Rektum-Fistel N36.0
Urethradrüse
– Abszess N34.0
– Zyste N36.8
Urethrakatheter, mit Komplikation T83.9
Urethral
– Erkrankung N36.9
– Meatitis N34.2
– Sklerose, Sphinkter N32.8
– Syndrom N34.3
Urethraldrüse, Adenitis N34.2
Urethralgie R39.8
Urethralithiasis N21.1
– mit
–– Infektion N21.1
–– Kolik N21.1
Urethralklappe, posterior Q64.2
Urethramündung, Striktur N35.9
– kongenital Q64.3
Urethraöffnung, Deformität, angeboren a.n.k. Q64.7
Urethrareizsyndrom, postgonorrhoisch A54.0
Urethraschleimhaut
– Prolaps
–– bei der Frau N81.0
–– beim Mann N36.3
– Vorfall
–– bei der Frau N81.0
–– beim Mann N36.3
Urethrasphinkter
– Insuffizienz R32
– Relaxation N36.8
Urethritis N34.2
– akut, bei Gonorrhoe A54.0
– anterior N34.2
– atrophisch N34.2
– bei
–– Schwangerschaft O23.2
–– Stein, Harnblase N21.0
–– Zytomegalie B25.88† N37.0* ►

Urethritis N34.2 *(Forts.)*
– candidomycetica B37.4† N37.0*
– chronisch, bei Gonorrhoe A54.0
– durch
–– Candida B37.4† N37.0*
–– Chlamydien A56.0
–– Diplokokken A54.0
––– mit Abszess A54.1
–– Epstein-Barr-Virus B27.0† N37.0*
–– Gonokokken A54.0
–– Herpesvirus B00.8† N37.0*
–– Mangel, Hormon N34.2
–– Mykoplasma N34.1
–– Stein N21.1
–– Trichomonaden A59.0† N37.0*
–– Zytomegalievirus B25.88† N37.0*
– externa N34.2
– gonorrhoisch A54.0
–– mit Abszess A54.1
– hämorrhagisch N34.2
– nicht durch
–– Geschlechtsverkehr übertragen N34.1
–– Gonokokken N34.1
– polypös N34.2
– posterior N34.2
– postgonorrhoisch A54.0
– postmenopausal N34.2
– Reiter- M02.39
– senil N34.2
– simplex N34.2
– unspezifisch N34.1
– venerisch a.n.k. A64† N37.0*
– Zysto- N34.2
Urethro-okulo-artikulär, Syndrom M02.39
Urethro-okulo-synovial, Syndrom [Reiter-Syndrom] M02.39
– Becken M02.35
– Fuß M02.37
– Hand M02.34
– mehrere Lokalisationen M02.30
– Oberarm M02.32
– Oberschenkel M02.35
– Schulterregion M02.31
– Sprunggelenk M02.37
– Unterarm M02.33
– Unterschenkel M02.36
– Wirbelsäule M02.38
Urethrointestinal, Fistel N36.0
Urethroperineal, Fistel N36.0
Urethroperineovesikal, Fistel N32.2
Urethroprostatitis N41.9
Urethroprostatopathie N40
Urethrorektal, Fistel N36.0
– angeboren Q64.7
Urethrorrhagie N36.8
Urethrorrhoe R36
Urethroskrotal, Fistel N50.8
Urethrostoma
– Versorgung Z43.6
– Vorhandensein Z93.6
Urethrotrigonitis N30.3

Urethrotrigonumzystitis N30.3
Urethrovaginal, Fistel N82.1
Urethrovesikal, Fistel N32.2
Urethrozele
– angeboren Q64.7
– bei der Frau N81.0
– beim Mann N36.3
– mit Zystozele, bei der Frau N81.1
Urethrozystitis N34.2
Urgeinkontinenz N39.42
Urgency-Blase N31.82
Urhidrose L74.8
Uridin-Monophosphat-Synthase, Mangel E79.8
Urikämie E79.0
– asymptomatisch E79.0
Urikopathie M10.99
Urikostatikum, Vergiftung T50.4
Urikosurie R82.9
Urikosurikum, Vergiftung T50.4
Urin
– Befund
–– abnorm R82.9
–– mikrobiologisch, abnorm R82.7
–– pathologisch a.n.k. R82.9
–– zytologisch, abnorm R82.8
– eitrig N39.0
– Menge, vermehrt R35.0
– mit
–– Ausscheidung, Eiweiß R80
–– Bakterien N39.0
–– Blut R31
–– Eiter N39.0
–– Zellen R82.9
–– Zucker R81
–– Zylinder R82.9
– Peritonitis K65.8
– Sekretion
–– übermäßig R35.0
–– vermindert R34
– Stase N13.9
– Untersuchung, mit Kultur, positiv R82.7
– Verfärbung R82.9
– Verhaltung, psychogen F45.8
Urina-spastica-Syndrom R35.0
Urinbestandteile, abnorm a.n.k. R82.9
Urinextravasation R39.0
Urinfluss, vermindert R39.1
Urinieren, schmerzhaft R30.9
Urininkontinenz R32
– nichtorganischen Ursprungs F98.08
Urinom R39.0
Urinphlegmone N39.0
Urinwert
– abnorm, Substanz, nichtmedizinisch R82.6
– Indolessigsäure, erhöht R82.5
– Katecholamine, erhöht R82.5
– 17-Ketosteroide, erhöht R82.5
– Schwermetalle, abnorm R82.6
– Steroide, erhöht R82.5
Urlaubsbetreuung, für Pflegebedürftige Z75.8
Urnierengang, Zyste
– bei der Frau Q52.8
– beim Mann Q55.4
Urobilinogenurie R82.9
Urocanase, Mangel, mit Enzephalopathie E70.8
Urogenital
– Infektion, durch
–– Mykoplasma N39.0 B96.0!
–– Trichomonaden A59.0
– Kandidose B37.4
– Myiasis B87.8
– Soor B37.4
– Spätsyphilis A52.7
– Störung, psychogen F45.8
– Syndrom
–– postgonorrhoisch B94.8
–– vegetativ N42.8
– Tuberkulose A18.1
– und anal, Fehlbildung, bei Dysostose, spondylokostal Q87.8
Urogenitalorgane
– äußere
–– Verätzung T21.45
–– Verbrennung T21.05
– innere
–– Verätzung T28.8
–– Verbrennung T28.3
– männlich, Fehlen, angeboren Q55.8
– weiblich, Fehlen, angeboren Q52.8
Urogenitalsystem
– Abszess, tuberkulös A18.1
– Anomalie
–– bei der Frau a.n.k. Q52.9
–– beim Mann a.n.k. Q55.9
– Komplikation, nach medizinischen Maßnahmen N99.9
– Krankheit, in der Familienanamnese a.n.k. Z84.2
– Organneurose F45.8
– Störung
–– bei der Frau N94.9
–– beim Mann N50.9
–– funktionell F45.8
––– Ursprung, psychisch F45.8
–– psychogen F45.34
– Tuberkulose A18.1
–– Folgezustand B90.1
Urogenitaltrakt
– Abnormität, bei bildgebender Diagnostik R93.8
– Blutung a.n.k. R31
– Fremdkörper T19.9
– Infektion a.n.k. N39.0
–– bei Schwangerschaft O23.9
–– im Wochenbett O86.3
– Kandidose a.n.k. B37.4
– unterer, Gonorrhoe A54.0
Urohepatisch, Syndrom K76.7
Urolithiasis N20.9
– Kalix N20.0
– Kalzium N20.9
– mit Kolik N20.9 ►

U

Urolithiasis N20.9 *(Forts.)*
– Phosphat N20.9
Uromykose B49
Uronephrose N13.3
Uropathie N39.9
– durch Reflux, vesikoureteral N13.7
– obstruktiv N13.9
–– mit Infektion N13.68
– Reflux- N13.9
Urorektal, Septum, Fehlbildungssequenz Q87.8
Urosepsis A41.9
Urothel
– Dysplasie N39.88
– Hyperplasie N39.88
– Karzinom C68.9
–– Harntrakt, oberer C68.9
– Metaplasie N39.88
– Papillom D41.9
– Polyp N39.88
– Pseudopapillom D30.9
– Tumor D41.9
–– papillomatös D41.9
Urozystitis N30.9
– akut N30.0
Ursprungsstenose, Arteria renalis I70.1
Ursprungszyste, Zahn K09.0
Urticaria L50.9
– factitia L50.3
– gigantea T78.3
–– hereditär D84.1
– mechanica L50.4
– neonatorum P83.8
– papulosa L28.2
–– Hebra L28.2
– pigmentosa Q82.2
–– noduläre Form Q82.2
–– plaqueförmig Q82.2
– solaris L56.3
– xanthelasmoidea Q82.2
Urtikaria L50.9
– akut L50.8
– allergisch L50.0
– cholinergisch L50.5
– chronisch L50.8
– chronisch-rezidivierend L50.8
– dermographisch L50.3
– durch
–– Hitze L50.2
–– Kälte L50.2
––– familiär L50.2
–– Nahrungsmittel L50.0
–– Pflanzen L50.6
–– Serum a.n.k. T80.6
–– Sonnenlicht L56.3
–– Vibration L50.4
– idiopathisch L50.1
– Kontakt- L50.6
– Larynx T78.3
–– hereditär D84.1
– mit Ödem, angioneurotisch T78.3
–– hereditär D84.1 ▶

Urtikaria L50.9 *(Forts.)*
– nichtallergisch L50.1
– periodisch-rezidivierend L50.8
– psychogen F54 L50.9
– Sonnen- L56.3
Urtikariell
– Dermographismus L50.3
– Exanthem L50.9
– Vaskulitis, hypokomplementämisch M31.8
Usher-Syndrom Q87.8
– Senear- L10.4
– Typ
–– 1 Q87.8
–– 2 Q87.8
–– 3 Q87.8
USP18, Defekt M35.8† G32.8*
Uterin
– Dysfunktion
–– hyperton O62.4
–– hypoton O62.2
––– primär O62.0
––– sekundär O62.1
– Dystokie a.n.k. O62.4
– Kontraktur, abnorm, Komplikation, Entbindung O62.9
Uteroabdominal, Fistel N82.5
– kongenital Q51.7
Uterointestinal, Fistel N82.4
– kongenital Q51.7
Uteroplazentar, Apoplexie O45.8
Uterorektal, Fistel N82.4
– kongenital Q51.7
Uterourethral, Fistel, kongenital Q51.7
Uterovaginal
– Fistel N82.88
– Prolaps N81.4
–– partiell N81.2
–– total N81.3
Uterovesikal, Fistel N82.1
– kongenital Q51.7
Uterus
– Ablation Z90.7
– abnorm, kongenital, mit Schnittentbindung O34.0
– Abszess N71.9
–– akut N71.0
–– chronisch N71.1
–– im Wochenbett O86.1
–– tuberkulös A18.1† N74.1*
– Adenomyomatose N80.0
– Adhäsion N85.6
–– äußere N73.6
–– innere, postinfektiös N85.6
–– zur Bauchwand, postinfektiös N73.6
– Affektion N85.9
–– mit Infertilität N97.2
– Agenesie Q51.0
– akzessorisch Q51.2
– Anomalie Q51.9
–– angeboren, mit Sterilität, tubar N97.2
–– Betreuung, Schwangere O34.5 ▶

Uterus *(Forts.)*
~ Anomalie Q51.9 *(Forts.)*
-- kongenital, bei Schwangerschaft O34.0
-- mit
--- Hindernis, Geburt O65.5
--- Infertilität N97.2
--- nur einem funktionstüchtigen Horn Q51.8
--- Schädigung, Fetus/Neugeborenes P03.8
- Anteversion
-- bei
--- Entbindung O34.5
--- Schwangerschaft O34.5
-- kongenital Q51.8
-- mit
--- Hindernis, Geburt O65.5
--- Schädigung, Fetus/Neugeborenes P03.8
- Aplasie Q51.0
- Atonie O72.1
-- Komplikation, Entbindung O62.2
-- mit
--- Schädigung, Fetus/Neugeborenes, während der Wehentätigkeit P03.6
--- Schnittentbindung O62.2
- Atresie Q51.8
-- erworben N85.8
- Atrophie N85.8
-- durch Bestrahlung N99.8
--- (beabsichtigter Effekt) N85.8
-- erworben N85.8
- Blutung a.n.k. N93.9
-- abnorm N93.9
--- klimakterisch N92.4
--- präklimakterisch N92.4
-- dysfunktionell N93.8
-- funktionell N93.8
-- intermenstruell N92.3
--- unregelmäßig N92.1
-- postklimakterisch N95.0
-- unabhängig vom Menstruationszyklus a.n.k. N93.9
- Carcinoma in situ D07.3
- Couvelaire- O45.8
-- als Komplikation, Entbindung O45.8
- Deformität
-- angeboren Q51.9
-- erworben N85.8
- Degeneration N85.8
- Doppelbildung Q51.2
- doppelt
-- bei
--- Entbindung O34.0
--- Schwangerschaft O34.0
-- während Schwangerschaft, mit Schädigung, Fetus/Neugeborenes P03.8
- dreifach Q51.8
- Dysfunktion, mit Schädigung, Fetus/Neugeborenes, Komplikation, Entbindung P03.6
- Dyskeratose a.n.k. N85.8
- eingeklemmt, durch Schwangerschaft O34.5
- Eingriff, chirurgisch, vorangegangen, mit Komplikation, Entbindung O34.2 ►

Uterus *(Forts.)*
- Eiterung N71.9
- Ekstrophie, nach Geburt N81.4
- Endometriose N80.0
- Entzündung N71.9
-- akut N71.0
-- chronisch N71.1
-- eitrig N71.9
- Erkrankung, entzündlich N71.9
- Erosion N85.8
- Eversion N81.4
- Extraversion N81.4
- Fehlbildung Q51.9
-- angeboren, bei Schwangerschaft O34.0
-- Betreuung, Schwangere O34.0
- Fehlen
-- angeboren Q51.0
-- erworben Z90.7
- Fibroid D25.9
- Fibrom D26.9
-- bei Schwangerschaft O34.1
-- mit Hindernis, Geburt O65.5
- Fibromyom D25.9
-- bei
--- Entbindung O34.1
--- Schwangerschaft O34.1
-- mit
--- Hindernis, Geburt O65.5
--- Schädigung, Fetus/Neugeborenes P03.8
- Fibrose N85.8
- Fistel N82.9
-- äußere N82.5
- Flexion N85.4
- Fremdkörper T19.3
- Funktionsstörung
-- hypertonisch, Komplikation, Entbindung a.n.k. O62.4
-- hypotonisch
--- Komplikation, Entbindung a.n.k. O62.2
--- primär, mit Komplikation, Entbindung O62.0
--- sekundär, mit Komplikation, Entbindung O62.1
-- Komplikation, Entbindung a.n.k. O62.9
- Gangrän N71.9
- Gasbrand A48.0
- Geschwür N85.8
- Geschwulst D39.0
- Gewebestrang N73.6
- Gonorrhoe A54.2† N74.3*
- gravid
-- Ausstülpung, sackartig, Komplikation, Entbindung O34.5
-- Eindringen, Instrument, Komplikation, Entbindung O71.1
-- Hernie O34.5
-- Hysteralgie O26.88
-- Inkarzeration
--- Betreuung, Mutter O34.5
--- Hindernis, Geburt O65.5
-- Lage, abnorm O34.8 ►

U

Uterus *(Forts.)*
~ gravid *(Forts.)*
-- Prolaps
--- Betreuung, Mutter O34.5
--- mit Schädigung, Fetus/Neugeborenes P03.8
-- Retroversion, Betreuung, Mutter O34.5
- Hernie N81.4
- Hyperämie N85.8
- Hyperaktivität
-- durch Überstimulierung mit wehenauslösenden Medikamenten O62.8 Y57.9!
-- während Schwangerschaft O62.8
- Hyperplasie N85.2
-- adenomatös N85.1
-- glandulär-zystisch N85.0
- Hypertrophie N85.2
-- puerperal O90.8
- Hypoplasie Q51.8
- Hypotonie O72.1
-- als Entbindungskomplikation O62.2
-- postpartal O72.1
- hypotroph Q51.8
- Inertia, bei Schwangerschaft O62.2
- infantil, Komplikation, Entbindung O34.5
- Infektion N71.9
- Inkarzeration N85.8
-- bei Schwangerschaft O34.5
-- mit Schnittentbindung O34.5
- Innervation
-- parasympathisch, Störung N85.8
-- sympathisch, Störung N85.8
- Inversion N85.5
- Involution N85.8
- Kalzifikation N85.8
- Karzinom C55
-- Kollum C53.9
- klein N85.8
- Knickung N85.4
- Kolik N94.8
-- bei Menstruation N94.6
- komplett septiert Q51.2
- Konstriktion, Komplikation, Entbindung O62.4
- Kontraktion
-- abnorm O62.9
-- hyperton O62.4
-- hypoton a.n.k. O72.1
--- als Entbindungskomplikation O62.2
-- klonisch O62.4
-- tetanisch O62.4
- Kontraktur N85.8
-- unzulänglich
--- primär O62.0
--- sekundär O62.1
-- verlängert, während Wehen O62.4
- Krampf N94.8
-- menstruationsbedingt N94.6
- Krankheit N85.9
-- entzündlich N71.9
-- infektiös N71.9
-- mit Infertilität N97.2
-- nichtentzündlich N85.9 ►

Uterus *(Forts.)*
- Lageanomalie N85.4
-- bei Schwangerschaft O34.5
-- Komplikation, Entbindung O65.5
-- mit Schnittentbindung a.n.k. O34.5
- Laktationshyperinvolution N85.8
- Lateroversion
-- angeboren Q51.8
-- mit
--- Hindernis, Geburt O65.5
--- Schnittentbindung O34.5
-- postinfektiös N85.4
-- postpartal N85.4
- Lazeration S37.6
-- als Geburtsverletzung der Mutter a.n.k. O71.1
-- alt N85.8
-- nichtpuerperal, nichttraumatisch N85.8
- Leiomyom D25.9
-- Betreuung, Mutter O34.1
-- intramural D25.1
-- mit Komplikation, Entbindung, mit Blutung O67.8
-- submukös D25.0
-- subserös D25.2
- Leiomyosarkom C55
-- submukös C55
-- subserös C55
- Leukoplakie N85.8
- Missbildung Q51.9
- Myohyperplasie N85.2
- Myom D25.9
-- bei Schwangerschaft O34.1
- Narbe N85.8
-- bei
--- Entbindung O34.2
--- Schwangerschaft O34.2
-- mit
--- Schädigung, Fetus/Neugeborenes P03.8
--- Schnittentbindung O34.2
- Obstruktion N85.8
- Papillom D26.9
- Perforation S37.6
-- als Geburtsverletzung der Mutter O71.1
-- durch Kontrazeptionseinlage, intrauterin T83.3
-- traumatisch S37.6
-- versehentlich, ärztlich T81.2
- Phlebitis, septisch N71.9
- Polyp N84.0
-- mit
--- Hindernis, Geburt O65.5
--- Schädigung, Fetus/Neugeborenes P03.8
- Präpubertätsblutung N93.8
- Prolaps N81.4
-- 1. Grades N81.2
-- 2. Grades N81.2
-- 3. Grades N81.3
-- 4. Grades N81.3
-- bei
--- Prolaps, Vaginahinterwand N81.6
--- Schwangerschaft O34.5 ►

Uterus *(Forts.)*
~ Prolaps N81.4 *(Forts.)*
-- kongenital Q51.8
-- mit Hindernis, Geburt O65.5
-- partiell N81.2
--- bei Prolaps, Vagina N81.2
-- postpartal N81.4
-- total N81.3
- Pubertätsblutung N92.2
- Retraktion N85.4
- Retraktionsring, pathologisch O62.4
-- Komplikation, Entbindung O62.4
- Retroversion, mit
-- Hindernis, Geburt O65.5
-- Schnittentbindung O34.5
- Riss S37.6
-- bei Geburt O71.1
-- vor Wehenbeginn O71.0
- rudimentär Q51.8
-- beim Mann Q56.1
- Rückbildung, verzögert, im Wochenbett O90.8
- Ruptur S37.6
-- bei Geburt O71.1
-- mit Schädigung, Fetus/Neugeborenes
--- nach Wehen P03.8
--- während Wehen P03.8
-- nichtpuerperal, nichttraumatisch N85.8
-- traumatisch S37.6
- Sanduhrkontraktion O62.4
-- Komplikation, Entbindung O62.4
- Sanduhrkontraktur, mit Schädigung, Fetus/Neugeborenes P03.6
- Sarkom C55
- Schädigung a.n.k. N85.9
- Schleimhaut, Sarkom C54.1
- Schmerzen N94.8
-- psychogen F45.40
- Schnittverletzung, bei Eingriff T81.2
- Senkung N81.4
- Spätsyphilis A52.7† N74.2*
- Spaltung Q51.3
- Spasmus N85.8
- Störung, Rückbildung, im Wochenbett O90.8
- Striktur N85.6
- Subinvolution N85.3
- Synechie N85.6
- Tetanie O62.4
- Torsion N85.4
-- bei Schwangerschaft O34.5
- Tuberkulose A18.1† N74.1*
- Tumor D39.0
-- bei Schwangerschaft O34.1
-- gutartig D26.9
-- mit
--- Hindernis, Geburt, in der Schwangerschaft O65.5
--- Schädigung, Fetus/Neugeborenes, bei Entbindung P03.8
-- während Schwangerschaft, mit Schädigung, Fetus/Neugeborenes P03.8
- Ulkus N85.8 ►

Uterus *(Forts.)*
- und
-- Darm, Verbindung, kongenital Q51.7
-- Harnblase, Verbindung, kongenital Q51.7
-- Harntrakt, Verbindung, kongenital Q51.7
-- Rektum, Verbindung, kongenital Q51.7
-- Vagina, Prolaps N81.4
--- subtotal N81.3
--- total N81.3
-- Verdauungstrakt, Verbindung, kongenital Q51.7
- Unterentwicklung E30.0
- Verätzung T28.8
- Verbrennung T28.3
- Verdickung N85.2
- Verformung Q51.9
- Vergrößerung N85.2
- Verlagerung N85.4
-- bei Schwangerschaft a.n.k. O34.5
-- mit
--- Hindernis, Geburt a.n.k. O65.5
--- Schnittentbindung a.n.k. O34.5
- Verletzung S37.6
- Verschluss N85.8
-- mangelhaft Q51.8
- Vorfall N81.4
-- Komplikation, Entbindung O34.5
-- mit Schnittentbindung O34.5
- Zerreißung
-- Komplikation, Entbindung O71.1
-- vor Beginn, Wehen O71.0
- Zyste N85.8
-- benigne N85.8
-- embryonal Q51.8
-- rezidivierend N85.8
Uterus arcuatus Q51.8
Uterus bicollis Q51.2
- mit Uterus duplex, bei Vagina duplex Q51.1
Uterus bicornis Q51.3
- bei Schwangerschaft O34.0
- bizervikal
-- mit Zervix, offen und Vagina Q51.3
-- und Hemivagina, blind endend Q51.3
- Hindernis, Geburt O65.5
- mit Schädigung, Fetus/Neugeborenes P03.8
- unizervikal Q51.3
Uterus bicornis bicanalis unicollis Q51.3
Uterus biforis suprasimplex Q51.3
Uterus didelphys Q51.2
Uterus duplex Q51.2
- bei Schwangerschaft O34.0
- Hindernis, Geburt O65.5
- mit
-- Cervix uteri, doppelt Q51.1
-- Schädigung, Fetus/Neugeborenes P03.8
-- Vagina duplex Q51.1
Uterus fetalis Q51.8
Uterus myomatosus D25.9
- mehrknollig D25.9
Uterus pseudounicornis Q51.4
Uterus septus Q51.2

U

Uterus subseptus Q51.8
Uterus triplex Q51.8
Uterus unicornis Q51.4
– echt Q51.4
Uterus-Bauchwand-Fistel N82.5
Uterus-Fistel
– Abdomenwand- N82.5
– Harnblasen- N82.1
Uterus-Harnleiter-Fistel N82.1
Uterusband
– Abszess N73.2
– Entzündung N73.2
– Hämatom, nichttraumatisch N83.7
Uterushals, Abszess N72
Uterushinterwand, Myom D25.9
Uterushorn, Karzinom C54.9
Uterusschleimhaut, Entzündung N71.9
Uterustätigkeit, unkoordiniert
– Komplikation, Entbindung O62.4
– mit Schnittentbindung O62.4
Uterusvorderwand, Myom D25.9
Uteruswehen, abnorm O62.9
Utrikulus, Zyste N42.8
UTS [Ullrich-Turner-Syndrom] Q96.9
UV[Ultraviolettstrahlung]-sensitiv, Syndrom L56.8
Uvea
– Angiom D18.05
– Ektropium H21.8
– Entzündung a.n.k. H20.9
– Epitheliom C69.4
– Prolaps, traumatisch S05.2
– Staphylom H21.8
– Toxoplasmose B58.8
– Tuberkulose A18.5† H22.0*
Uvea-Kolobom-Syndrom Q13.0
Uveal, Effusionssyndrom H33.2
– idiopathisch H33.2
Uvealtrakt
– Entzündung H20.9
– Spätsyphilis A52.7† H22.0*
– Syphilis, sekundär A51.4† H22.0*
– vorderer, Krankheit H21.9
Uveitis H20.9
– anterior H20.9
–– akut H20.0
–– durch Herpesvirus B00.5† H22.0*
–– idiopathisch H20.8
––– akut H20.0
––– chronisch H20.1
–– infektiös H20.9
–– rezidivierend H20.0
–– subakut H20.0
– erworben, bei Toxoplasmose B58.0† H22.0*
– heterochrom H20.8
– intermedia H30.2
– intermediär H30.2
– Kerato- H20.9
– konnatal, durch Toxoplasmose P37.1† H22.0*
– Linsen-induziert H20.2 ▶
Uveitis H20.9 *(Forts.)*
– mit
–– Heterochromie H20.8
–– Ödem, Papille, begleitend H47.1
– phakoanaphylaktisch H20.2
– posterior H30.9
–– bei Morbus Whipple K90.8† M14.89*
–– disseminiert H30.1
–– fokal H30.0
–– idiopathisch H30.9
–– infektiös H30.9
–– juxtapapillaris Jensen H30.0
–– zentral H30.0
– spätsyphilitisch A52.7† H22.0*
– sympathisch H44.1
– syphilitisch
–– konnatal A50.0† H22.0*
–– sekundär A51.4† H22.0*
– systemisch H44.1
– tuberkulös A18.5† H22.0*
Uveokeratitis H20.9
Uveoparotitis D86.8
– paralytisch D86.8
Uvula
– Agenesie Q38.5
– Anomalie Q38.5
– bifida Q35.7
– Deformität, angeboren Q38.5
– Fehlen Q38.5
–– angeboren Q38.5
– Hypertrophie K13.7
– Ödem J39.2
– Papillom D10.3
– Paralyse, postdiphtherisch A36.0
– Perforation K13.7
–– syphilitisch A52.7† K93.8*
– Spätsyphilis, perforiert A52.7† K93.8*
– Spalte Q35.7
– Spaltfehlbildung Q35.7
– Tuberkulose A18.8† K93.8*
– Ulkus K13.7
– Verkürzung, angeboren Q38.5
– Verletzung S09.9
–– oberflächlich S00.50
– Verschluss, mangelhaft Q35.7
– Wunde, offen S01.55
Uvulitis K12.28
– akut K12.28
– chronisch K12.28
– eitrig K12.28
– gangränös K12.28
– katarrhalisch K12.28
– membranös K12.28
– ulzerös K12.28

– V –

V-Esotropie, bei Parese, Obliquus superior, und Überfunktion, Obliquus inferior H50.0
V-Exotropie, bei Parese, Obliquus superior, und Überfunktion, Obliquus inferior H50.1
V30M-assoziiert, ATTR [Amyloidose vom Transthyretin-Typ] E85.1† G63.3*
Vaccinia B08.0
– congenitalis P35.8
– generalisata B08.0
– localisata B08.0
Vacciniavirus, Infektion B08.0
– kongenital P35.8
VACTERL-Assoziation [Vertebraldefekte, Analatresie, kardiale Anomalien, Tracheo-Ösophageal-Fistel mit Ösophagusatresie, renale und Extremitätenanomalien] Q87.2
– mit Hydrozephalus Q87.8
VACTERL-Syndrom [Vertebraldefekte, Analatresie, kardiale Anomalien, Tracheo-Ösophageal-Fistel mit Ösophagusatresie, renale und Extremitätenanomalien] Q87.2
Vagabund Z59
Vagal, Bradykardie R00.1
Vagina
– abnorm, mit Schnittentbindung O34.6
– Abnormität
–– bei Schwangerschaft O34.6
–– mit Hindernis, Geburt O65.5
– Abszess N76.0
–– im Wochenbett O86.1
– Adhäsion N89.5
–– postoperativ N99.2
– Affektion, mit Infertilität, weiblich N97.3
– Agenesie Q52.0
–– partiell, isoliert Q52.0
– akzessorisch Q52.1
– Anomalie Q52.4
–– Betreuung, Schwangere O34.6
–– mit Infertilität, weiblich N97.8
– Aplasie Q52.0
–– kongenital Q52.0
– Atresie
–– angeboren Q52.4
–– erworben N89.5
– Atrophie N95.2
–– senil N95.2
– Ausfluss N89.8
–– nichtentzündlich N89.8
– Befund, abnorm R87.6
– Beteiligung, bei
–– Riss, Damm, bei Geburt O70.0
–– Verletzung, Perineum, bei Geburt O70.0
– Blutung N93.9
–– abnorm N93.9
–– akut N93.9
–– beim Neugeborenen P54.6
–– dysfunktionell N93.8 ►

Vagina *(Forts.)*
~ Blutung N93.9 *(Forts.)*
–– funktionell N93.8
–– postkoital N93.0
– Carcinoma in situ D07.2
– Deformität
–– angeboren Q52.4
–– erworben N89.8
– Diphtherie A36.8† N77.1*
– Druckulkus N76.5
–– durch Ringpessar N89.8
– Dysplasie N89.3
–– hochgradig N89.2
–– mittelgradig N89.1
–– niedriggradig N89.0
– Eingriff, chirurgisch, vorangegangen
–– Betreuung, Mutter O34.6
–– mit Komplikation, Entbindung O34.6
– Einschlusszyste N89.8
– Ekzem L30.9
– Endometriose N80.4
– Enterozele N81.5
–– erworben a.n.k. N81.5
–– kongenital a.n.k. N81.5
– Entzündung N76.0
– Erosio vera N89.8
– Fehlbildung, angeboren Q52.4
– Fehlen, angeboren Q52.0
– Fibrom D28.1
– Fibrose N89.8
– Fistel N82.9
– Flora, gestört N89.9
– Fluor, therapieresistent N89.8
– Fremdkörper T19.2
– Fusion Q52.4
– Gewebestrang N89.5
– Gonorrhoe A54.0
– Granulationspolyp N84.2
– Granulom A58
– Hämatom N89.8
–– bei Entbindung O71.7
–– nichttraumatisch N89.8
– Hypertrophie N89.8
– Hypoplasie Q52.4
– Implantationszyste N89.8
– Infektion
–– akut N76.0
–– bakteriell N76.0
–– durch
––– Pilz B37.3† N77.1*
––– Trichomonaden A59.0† N77.1*
–– im Wochenbett O86.1
– Inversion, nach Hysterektomie N99.3
– Involution N95.2
– Kandidose B37.3† N77.1*
– Karzinom C52
– Kontraktur N89.5
– Krankheit
–– entzündlich a.n.k. N76.88
–– mit Infertilität, weiblich N97.8
–– nichtentzündlich N89.9 ►

V

Vagina *(Forts.)*
– künstlich, Vorhandensein Z93.88
– Lazeration S31.4
–– alt N89.8
–– Komplikation, Entbindung O70.0
–– mit Beteiligung, Perineum, bei Geburt O70.0
–– nichtpuerperal, nichttraumatisch N89.8
– Leiomyosarkom C52
– Leukoplakie N89.4
– Leukorrhoe, durch Trichomonas vaginalis A59.0† N77.1*
– Metastase C79.82
– Missbildung Q52.4
– Mukositis N76.88
– Mykose B37.3† N77.1*
– Narbe N89.8
–– postoperativ N99.2
– Narbenstrang N89.8
– Nekrose N89.8
– Neoplasie, intraepithelial N89.3
–– I. Grades N89.0
–– II. Grades N89.1
–– III. Grades D07.2
––– mit Dysplasie, hochgradig D07.2
– Obstruktion N89.5
– Polyp N84.2
– Prellung S37.88
– Prolaps N81.1
–– mit Prolaps, Uterus, partiell N81.2
–– nach Hysterektomie N99.3
–– total N81.1
– Radiomukositis N76.88
– Reizung N89.8
– Retentionszyste N89.8
– rigide, mit
–– Hindernis, Geburt O65.5
–– Schnittentbindung O34.6
– Rigidität, mit Hindernis, Geburt O65.5
– Riss, alt N89.8
– rudimentär Q52.0
– Ruptur S31.4
–– Komplikation, Entbindung O70.0
–– traumatisch S31.4
– Sarkom C52
– Schnittverletzung S31.4
– Senkung N81.1
– septiert Q52.1
– Septum Q52.1
–– Betreuung, Mutter O34.6
–– quer Q52.1
–– sagittal Q52.1
–– transversal Q52.1
– Soor B37.3† N77.1*
– Soormykose B37.3† N77.1*
– Spätsyphilis A52.7† N77.1*
– Spasmus N94.2
–– psychogen F45.8
– Stein N89.8
– Stenose N89.5
–– als Komplikation, Entbindung O65.5
–– kongenital Q52.4 ►

Vagina *(Forts.)*
~ Stenose N89.5 *(Forts.)*
–– mit
––– Hindernis, Geburt O65.5
––– Schädigung, Fetus, bei Entbindung P03.8
–– Mutter, mit Schädigung, Fetus/Neugeborenes P03.8
–– Schwangerschaftskomplikation O34.6
– Striktur N89.5
–– Betreuung, Mutter O34.6
–– kongenital Q52.4
–– Mutter, mit Schädigung, Fetus/Neugeborenes P03.8
– Syphilis A51.0
– Trichomoniasis A59.0† N77.1*
– trocken N89.8
– Tuberkulose A18.1† N77.1*
– Tumor D39.7
–– bei Schwangerschaft O34.6
–– gutartig D28.1
–– Keimzellen, maligne C52
–– mit
––– Hindernis, Geburt, in der Schwangerschaft O65.5
––– Schädigung, Fetus/Neugeborenes, bei Entbindung P03.8
–– während Schwangerschaft, mit Schädigung, Fetus/Neugeborenes P03.8
– Ulkus N76.5
–– durch Pessar N89.8
– Ulzeration N76.5
– und
–– Uterus, Prolaps N81.4
––– subtotal N81.3
––– total N81.3
–– Vulva, Kandidose B37.3† N77.1*
– Untersuchungsmaterial, Abnormität R87.9
– Varizen, bei Schwangerschaft O22.1
– Verätzung T28.8
–– 1. Grades T28.8
–– 2. Grades T28.8
–– 3. Grades T28.8
–– Grad
––– 2a T28.8
––– 2b T28.8
– Verbrennung T28.3
–– 1. Grades T28.3
–– 2. Grades T28.3
–– 3. Grades T28.3
–– Grad
––– 2a T28.3
––– 2b T28.3
– Verformung Q52.4
– Verkürzung, angeboren Q52.4
– Verletzung S39.9
–– oberflächlich S30.9
– Verschluss N89.5
–– kongenital Q52.4
– Vorfall N81.1
– Wunde, offen S31.4 ►

Vagina *(Forts.)*
– Zyste N89.8
–– embryonal Q52.4
–– kongenital Q52.4
–– squamös N89.8
Vagina bipartita Q52.1
Vagina duplex Q52.1
– mit Uterus duplex Q51.1
–– mit Uterus bicollis Q51.1
Vagina-Fistel
– Dünndarm- N82.2
– Sigma- N82.3
Vagina-Haut-Fistel N82.5
Vaginaepithel, Hyperplasie N89.3
Vaginahinterwand, Prolaps, mit Prolaps, Uterus N81.6
Vaginal – s. Vagina
Vaginalepithel, Erosion N89.8
Vaginalflüssigkeit, Befund, abnorm R87.9
Vaginalgeburt, Einling, spontan O80
Vaginalgewebe, Prolaps, postoperativ N99.3
Vaginalmuskel, Zerreißung, mit Riss, Damm, mit Komplikation, Entbindung O70.1
Vaginalmuskulatur, Beteiligung, bei Riss, Damm, bei Geburt O70.1
Vaginalschleimhaut, Polyp N84.2
Vaginalstumpf
– Granulation N89.8
– Nekrose T87.5
– Polyp N84.2
– Prolaps, nach Hysterektomie N99.3
Vaginalwand
– hintere
–– Hernie N81.6
–– Prolaps N81.6
– vordere, Prolaps N81.1
Vaginismus N94.2
– chronisch N94.2
– hysterisch F52.5
– nichtorganisch F52.5
– psychogen F52.5
– reflektorisch N94.2
– sekundär N94.2
Vaginitis N76.0
– akut N76.0
– allergisch N76.0
– atrophisch N95.2
–– postklimakterisch N95.2
–– senil N95.2
– bakteriell N76.0
– bei
–– Infektion, durch Madenwurm B80† N77.1*
–– Schwangerschaft O23.5
–– Soor B37.3† N77.1*
– blennorrhoisch A54.0† N77.1*
– candidomycetica B37.3† N77.1*
– chronisch N76.1
– durch
–– Candida B37.3† N77.1*
–– Chlamydien A56.0
–– Gardnerella N76.0 ►

Vaginitis N76.0 *(Forts.)*
~ durch *(Forts.)*
–– Haemophilus influenzae N76.0
–– Herpesvirus A60.0† N77.1*
–– Leptothrix A56.0
–– Monilia B37.3† N77.1*
–– Trichomonaden A59.0† N77.1*
– frühsyphilitisch A51.0
– gonorrhoisch A54.0† N77.1*
–– mit Abszess A54.1† N77.1*
– herpetica A60.0† N77.1*
– im Wochenbett O86.1
– Metro- N71.9
–– im Wochenbett O85
– mit Vulvitis N76.0
– Mutter, mit Schädigung, Fetus/Neugeborenes P00.8
– mykotisch B37.3† N77.1*
– nach
–– Abort O08.0
–– Entbindung O86.1
–– Extrauteringravidität O08.0
–– Molenschwangerschaft O08.0
– postpartal O86.1
– puerperal O86.1
– senil N95.2
– spätsyphilitisch A52.7† N77.1*
– subakut N76.1
– syphilitisch A51.0
– tuberkulös A18.1† N77.1*
– venerisch a.n.k. A64† N77.1*
– Vulvo- N76.0
–– akut N76.0
–– atrophisch N95.2
–– bakteriell N76.0
––– chronisch N76.1
–– bei
––– Infektion, durch Madenwurm B80† N77.1*
––– Soor B37.3† N77.1*
–– chronisch N76.1
–– durch
––– Amöben A06.8† N77.1*
––– Candida B37.3† N77.1*
––– Chlamydien A56.0
––– Gonokokken A54.0† N77.1*
–––– mit Abszess A54.1† N77.1*
––– Herpesvirus A60.0† N77.1*
––– Moniliasis B37.3† N77.1*
––– Trichomonaden A59.0† N77.1*
–– im Wochenbett O86.1
–– mykotisch B37.3† N77.1*
–– subakut N76.1
Vaginoperineal, Fistel N82.5
Vaginorektal, Abszess N76.0
– im Wochenbett O86.1
Vaginose, bakteriell N76.0
– chronisch N76.1
Vaginovesikal, Fistel N82.0
Vago-hypoglossal-Syndrom G52.7
Vagotonie G52.2

V

Vagus
– Krankheit G52.2
– Lähmung G52.2
Vagusbedingt, Ohnmachtsanfall R55
VAIN [intraepitheliale Vaginaneoplasie] – s.a. Neoplasie, vaginal, intraepithelial N89.3
– I. Grades N89.0
– II. Grades N89.1
– III. Grades D07.2
Vainsel-Syndrom, Guibaud- Q78.2 N25.8
Vakuum- und Zangenextraktion, Kombination, Entbindung O81
Vakuumentbindung O81
Vakuumextraktion, fehlgeschlagen, mit nachfolgender
– Schnittentbindung a.n.k. O66.5
– Zangenentbindung a.n.k. O66.5
Vakuumsinus J34.8
Vakzination – s.a. Impfung Z26.9
– Cholera Z23.0
–– mit Typhus-Paratyphus [Cholera+TAB] Z27.0
– Diphtherie Z23.6
– Diphtherie-Pertussis-Tetanus, mit
–– Poliomyelitis [DPT-IPV] [DTPa-IPV] [DaPT-IPV] Z27.3
–– Typhus-Paratyphus [DPT+TAB] [DTPa+TAB] [DaPT-TAB] Z27.2
– Diphtherie-Pertussis-Tetanus- [DPT] [DTPa] [DaPT] Z27.1
– Diphtherie-Tetanus- [DT] [Td] Z27.8
– Frühsommer-Meningoenzephalitis, zentraleuropäisch Z24.1
– gegen Infektion, durch Pneumokokken Z23.8
– Gelbfieber Z24.3
– Grippe [Influenza] Z25.1
– Haemophilus influenzae Typ b [Hib] Z23.8
– Hepatitis
–– A Z24.6
–– B Z24.6
– Keuchhusten Z23.7
– Leishmaniose Z26.0
– Masern Z24.4
– Masern-Mumps- [MM] Z27.8
– Masern-Mumps-Röteln- [MMR] Z27.4
– mit
–– Komplikation T88.1
–– Schock, durch Eiweiß T80.6
– Mumps Z25.0
– Pertussis Z23.7
– Pest Z23.3
– Poliomyelitis [IPV] Z24.0
– Röteln Z24.5
– Tetanus Z23.5
– Tollwut Z24.2
– Tuberkulose Z23.2
– Tularämie Z23.4
– Typhus-Paratyphus [TAB] Z23.1
– Varizellen Z25.8
– Windpocken Z25.8
Vakzine, Dermatitis L27.0
Valaciclovir
– Allergie T88.7
– Überempfindlichkeit T88.7
Valganciclovir, Überempfindlichkeit T88.7
Valgusdeformität M21.09
– Fuß a.n.k. M21.07
–– angeboren a.n.k. Q66.6
Valgusgonarthrose M17.9
Valin
– Abbaustörung E71.1
– Defekt, metabolisch E71.1
– Stoffwechselstörung E71.1
Vallecula epiglottica
– Anomalie Q31.8
– Zyste J38.7
Valproat-Embryopathie Q86.88
Valproinsäure, Vergiftung T42.6
Valproinsäure-Derivate
– Allergie T88.7
– Überempfindlichkeit T88.7
Valvula sinus coronarii, Anomalie Q24.5
Valvulär
– Endokarditis I38
– Krankheit, Herz I38
– Stenose I38
–– Aorta, kongenital Q23.0
–– pulmonal I37.0
––– kongenital Q22.1
––– rheumatisch I09.8
– Striktur I38
Valvulitis I38
– Aortenklappe, syphilitisch A52.0† I39.1*
– bei
–– Arthritis, rheumatisch
––– akut I01.1
––– subakut I01.1
–– Chorea, rheumatisch I02.0
– chronisch I38
–– nichtrheumatisch I38
– Mitralklappe, syphilitisch A52.0† I39.0*
– nichtrheumatisch I38
– Pulmonalklappe, syphilitisch A52.0† I39.3*
– rheumatisch I09.1
–– akut I01.1
–– chronisch I09.1
––– mit Chorea I09.1
– syphilitisch A52.0† I39.8*
– Trikuspidalklappe, syphilitisch A52.0† I39.2*
Van
– den Ende-Gupta-Syndrom Q74.3
– Maldergem-Syndrom Q87.0
Van-Bogaert-Scherer-Epstein-Syndrom E75.5
Van-Bogaert-Syndrom [Sklerosierende Leukenzephalopathie] A81.1
Van-Creveld-Syndrom, Ellis- Q77.6
Van-Creveld-von-Gierke-Krankheit E74.0
Van-der-Aa-Syndrom, Helsmoortel- Q87.8
Van-der-Hoeve-de-Kleyn-Syndrom Q78.0
Van-der-Woude-Syndrom Q38.0
Van-Laere-Syndrom, Brown-Vialetto- G12.1

Van-Lohuizen-Syndrom [Cutis marmorata teleangiectatica congenita] Q27.8
Van-Neck-Odelberg-Krankheit M91.0
Vanadium
– Mangel E61.6
– Pneumonitis J68.0
Vanagaite-Smirin-Yosef-Syndrom, Basel- Q87.0
Vandellia cirrhosa, Fischparasitenbefall B88.8
Vanhorick-Brubakk-Syndrom, Verloove- Q87.8
Vanishing-Bone-Disease M89.59
Vaporizer, Gebrauch, mit Gesundheitsstörung U07.0! *[nur Zusatzkode!]*
Vaquez-Osler-Krankheit D45
Variabel
– Immundefekt D83.9
–– allgemein D83.9
–– mit
––– Autoantikörper gegen B-Zellen D83.2
––– Autoantikörper gegen T-Zellen D83.2
––– T-Zell-Störung, überwiegend immunregulatorisch D83.1
––– überwiegender Abweichung, B-Zellen-Zahl und -Funktion D83.0
– Immundefektsyndrom D83.9
Variant-Angina pectoris I20.1
Variation, Farbe, Haar L67.1
Varicocele testis I86.1
Varicosis – s.a. Varikose I83.9
– cruris I83.9
–– mit Ulkus I83.0
– spinalis G95.18
– vulvae in graviditate O22.1
Varikös
– Aneurysma, rupturiert I77.0
– Beinvene
–– bei Schwangerschaft O22.0
–– im Wochenbett O87.8
– Dermatitis I83.1
– Ekzem I83.1
– Gefäß, Plazenta O43.8
– Phlebitis I83.1
–– Extremität, untere I83.1
–– mit Ulkus I83.2
– Symptomenkomplex I83.9
– Ulcus cruris I83.0
– Ulcus septi nasi perforans I86.88
– Ulkus
–– Anus K64.8
––– äußeres K64.5
––– inneres K64.8
–– Darm I86.88
–– entzündet I83.2
–– Extremität, untere I83.0
––– mit Entzündung I83.2
–– Fuß I83.0
––– mit Entzündung I83.2
–– infiziert I83.2
–– Nase I86.88
–– Nasenseptum I86.88 ►

Varikös *(Forts.)*
~ Ulkus *(Forts.)*
–– Ösophagus I85.9
––– blutend I85.0
–– Skrotum I86.1
– Vene, Bein I83.9
Varikophlebitis I83.1
Varikose – s.a. Varicosis I83.9
– Analvene
–– bei Schwangerschaft O22.4
–– im Wochenbett O87.2
– Beckenvene I86.2
– Bein, mit Stauungsdermatose, ohne Ulkus oder Entzündung I83.9
– Extremität, untere I83.9
– Genitalvenen, bei Schwangerschaft O22.1
– im Wochenbett O87.8
– mit Ödem I83.9
– Orbita H05.8
– Pelvi- I86.2
– Perforanten- I83.9
– Plazentagefäß O43.8
– Rektumvene
–– bei Schwangerschaft O22.4
–– im Wochenbett O87.2
– retikulär I83.9
– Seitenast- I83.9
– Skrotumvene I86.1
– Stamm- I83.9
–– Bein I83.9
–– und Seitenast- I83.9
–– Vena saphena parva I83.9
– Unterschenkel I83.9
– Venae perforantes I83.9
– Vene
–– angeboren Q27.8
–– bei Schwangerschaft O22.0
–– entzündet I83.1
––– mit Ulkus I83.2
–– im Wochenbett O87.8
–– infiziert I83.1
––– mit Ulkus I83.2
–– Ösophagus I85.9
––– blutend I85.0
–– pelvin I86.2
–– sublingual I86.0
–– ulzeriert I83.0
– Vulvavene I86.3
Varikothrombophlebitis I83.1
Varikozele I86.1
– Hoden I86.1
– Ovar I86.2
– Plexus pampiniformis I86.1
– Samenstrang, ulzerös I86.1
– Skrotum I86.1
– thrombosiert I86.1
Variola
– emphysematica [Varizellen] B01.9
– hybrida [Varizellen] B01.9
– illegitima [Varizellen] B01.9
– notha [Varizellen] B01.9 ►

V

Variola *(Forts.)*
– spuria [Varizellen] B01.9
Varix – s.a. Varizen I83.9
– aneurysmatica I77.0
Varizella-Zoster-Virus
– Enzephalitis B02.0† G05.1*
– Parese, Fazialis B02.2† G53.0*
Varizellen – s.a. Windpocken B01.9
– angeboren P35.8
– Enzephalitis B01.1† G05.1*
– Enzephalomyelitis B01.1† G05.1*
– Exanthem B01.8
– Impfung, Notwendigkeit Z25.8
– Infektion
–– Hornhaut, und Bindehaut B01.8† H19.2*
–– kongenital P35.8
– Inkubation Z20.8
– Meningitis B01.0† G02.0*
– mit Keratitis disciformis B01.8† H19.2*
– Myelitis B01.1† G05.1*
– ohne Komplikation B01.9
– Pneumonie B01.2† J17.1*
Varizellensyndrom, kongenital P35.8
Varizelliform, Kaposi-Eruption B00.0
Varizen I83.9
– angeboren Q27.8
– Anus, bei Schwangerschaft O22.4
– Becken I86.2
– bei Schwangerschaft O22.0
– Bein, im Wochenbett O87.8
– Blutung, Bein I83.9
– Bruch- I86.1
– Colon sigmoideum I86.81
– Dickdarm I86.81
– Downhill- I85.9
– Dünndarm I86.80
– entzündet I83.1
–– mit Ulkus I83.2
– Extremität, untere I83.9
–– bei Schwangerschaft O22.0
–– mit Ulzeration I83.0
– Fundus I86.4
–– mit Blutung I86.4
– genital
–– bei Schwangerschaft O22.1
–– im Wochenbett O87.8
– hämorrhoidal K64.9
– Harnblase I86.2
– im Wochenbett O87.8
– infiziert I83.1
–– mit Ulkus I83.2
– Kardia I86.4
–– mit Blutung I86.4
– Kolon I86.81
– kongenital Q27.8
– Labien I86.3
– Ligamentum latum uteri I86.2
– Magen I86.4
–– bei Schistosomiasis B65.9† I98.2* ►

Varizen I83.9 *(Forts.)*
~ Magen I86.4 *(Forts.)*
–– mit
––– Blutung
–––– bei Schistosomiasis B65.9† I98.3*
–––– mit Zirrhose, Leber, alkoholisch K70.3† I98.3*
––– Zirrhose, Leber, alkoholisch K70.3† I98.2*
– Milzvene I86.88
– mit
–– Entzündung I83.1
–– Geschwür, Unterschenkel I83.0
–– Infektion I83.1
–– Phlebitis I83.1
–– Stauungsdermatose I83.1
––– mit Geschwür I83.2
–– Ulcus cruris I83.0
– Mutterband I86.2
– Nabelschnur, mit Schädigung, Fetus P02.6
– Nierenpapille I86.88
– Ösophagus I85.9
–– bei Zirrhose, Leber K74.6† I98.2*
––– alkoholisch K70.3† I98.2*
––– toxisch K71.7† I98.2*
–– kongenital Q27.8
–– mit Blutung I85.0
––– bei
–––– Schistosomiasis B65.9† I98.3*
–––– Zirrhose, Leber K74.6† I98.3*
––––– alkoholisch K70.3† I98.3*
––––– toxisch K71.7† I98.3*
–– ohne Blutung I85.9
– Orbita I86.88
–– kongenital Q27.8
– Ovar I86.2
– papillär I78.1
– Perineum
–– bei Schwangerschaft O22.1
–– im Wochenbett O87.8
– Pharynx I86.88
– Plazenta O43.8
– Prostata I86.88
– Rektum I86.82
–– bei Schwangerschaft O22.4
– Retina H35.0
– Rückenmarkgefäß I86.88
– rupturiert I83.9
– Skrotum I86.1
– Stauung I83.9
– Stimmband I86.88
– sublingual I86.0
– ulzerös I83.0
–– mit Entzündung I83.2
– Unterschenkel I83.9
– Vagina, bei Schwangerschaft O22.1
– Vulva I86.3
–– bei Schwangerschaft O22.1
–– im Wochenbett O87.8
Varon-Syndrom, Yunis- Q87.5
Varusanomalie, Fuß Q66.3

Varusdeformität M21.19
– Fuß a.n.k. M21.17
–– angeboren a.n.k. Q66.3
Varusgonarthrose M17.9
– und Arthrose, femoropatellar M17.9
Varusstellung, Kniegelenk M21.16
– angeboren Q74.1
Vas deferens
– Abszess N49.1
– Agenesie Q55.4
– Anomalie Q55.4
– Aplasie, bilateral, kongenital Q55.4
– Atresie Q55.3
– Atrophie N50.8
– Blutung N50.1
– Deformität
–– angeboren Q55.4
–– erworben N50.8
– Entzündung N49.1
– Fehlen
–– angeboren Q55.4
–– erworben Z90.7
– Fibrose N50.8
– Geschwür N50.8
– Gonorrhoe, akut A54.2† N51.8*
– Hämatom N50.1
–– nichttraumatisch N50.1
–– traumatisch S37.84
– Hypertrophie N50.8
– Infektion a.n.k. N49.1
– Karbunkel N49.1
– Ödem N50.8
– Phlegmone N49.1
– Striktur N50.8
– Thrombose N50.1
– Tuberkulose A18.1† N51.8*
– Ulkus N50.8
– Unterbrechung Z30.2
– Verletzung S37.84
Vasa praevia O69.4
– Blutung O69.4
–– mit Schädigung, Fetus/Neugeborenes P50.0
– Komplikation, Entbindung O69.4
– mit Blutung, beim Fetus P50.0
Vasculitis – s.a. Vaskulitis I77.6
– allergica D69.0
Vasektomie Z30.2
Vaselinoderm L57.0
Vasitis
– nodosa N49.1
– tuberkulös A18.1† N51.8*
Vaskulär – s.a. Art der Krankheit
Vaskularisation, Hornhaut H16.4
– durch Kontaktlinsen, weich H16.4
– stromal H16.4
– total H16.4
Vaskulitis – s.a. Vasculitis I77.6
– allergisch D69.0
– ANCA-assoziiert I77.6
– bei
–– Arthritis, juvenil M08.79 ►

Vaskulitis – s.a. Vasculitis I77.6 *(Forts.)*
~ bei *(Forts.)*
–– Kryoglobulinämie D89.1
–– Toxoplasmose B58.8† I98.1*
–– Zytomegalie B25.88
– disseminiert I77.6
– durch
–– Aspergillus B44.8
–– Candida B37.88
–– Mangel, ADA2 [Adenosin-Desaminase 2] M30.8
–– Toxoplasmen B58.8† I98.1*
–– Zytomegalievirus B25.88
– Haut L95.9
– hypokomplementämisch, urtikariell M31.8
– IgA [Immunglobulin A] D69.0
– Immunkomplex- D69.0
– Immunoglobulin A D69.0
– kryoglobulinämisch D89.1
– kutan, Gefäß, klein M31.0
– leukozytoklastisch I77.6
–– kutan M31.0
– Livedo- L95.0
– medikamenteninduziert D69.0
– mit
–– Ödem, Papille, begleitend H47.1
–– Polyarthritis, chronisch M05.20
– Niere I77.88
– nodulär L95.8
– postinfektiös I77.6
– rheumatoid M05.29
– Zentralnervensystem, primär I67.7
Vaskulitisch, Neuropathie, nichtsystemisch G61.8
Vaskulopathie
– Fowler- Q87.8
– kollagen, kutan M35.8† L99.8*
– Livedo- L95.0
– nekrotisierend M31.9
– retinal, mit Leukoenzephalopathie, zerebral, und Manifestation, systemisch Q28.38 Q14.1
– STING[Stimulator von Interferongenen]-assoziiert, mit Beginn in der Kindheit M35.8
– zerebral I67.88
Vasoaktiv, Polypeptid
– gastrointestinal, Hypersekretion, aus Pankreasdrüsenanteil, endokrin E16.8
– intestinal, Sekretion, gesteigert, aus Pankreas E16.8
Vasodilatation I73.9
Vasodilatatoren, peripher, Vergiftung T46.7
Vasokonstriktion, bei Synkope R55
Vasokonstriktionssyndrom, reversibel, zerebral I67.88
Vasomotorisch
– Akroparästhesie I73.8
– Anfall R55
– Dilatation I73.9
– Dysfunktion I73.9
– Fließschnupfen J30.0
– Instabilität R55 ►

V

Vasomotorisch *(Forts.)*
– Krankheit I73.9
– Neurose F45.30
– Nothnagel-Akroparästhesie I73.8
– Paralyse a.n.k. G90.8
– Phänomen R55
– Rhinitis J30.0
–– allergisch J30.4
– Schmerzen, Kopf G44.1
– Spasmus a.n.k. I73.9
– System, labil I73.9
– Zephalgie G44.1
Vasopathie I99
Vasopressin, Hyposekretion E23.2
Vasopressinresistent, Diabetes insipidus N25.1
Vasoproliferativ, Tumor, Retina D31.2
Vasosklerose I70.9
– zerebral I67.2
Vasospasmus I73.9
– arteriell, zerebral G45.99
– bei Blutung, subarachnoidal I67.80! *[nur Zusatzkode!]*
– Koronararterie I20.1
– peripher a.n.k. I73.9
– Retina H34.9
Vasospasmus-Syndrom, traumatisch T75.2
Vasospastisch
– Angina I20.1
– Krankheit I73.9
Vasovagal
– Anfall R55
–– psychogen F45.30
– Reflex R55
– Syndrom R55
–– psychogen F45.30
– Synkope R55
VATER-Assoziation [Vertebraldefekte, Analatresie, kardiale Anomalien, Tracheo-Ösophageal-Fistel mit Ösophagusatresie und renale und Radiusdysplasie] Q87.2
Vater-Pacini-Lamellenkörperchen, Tumor D23.9
Vater-Papille
– Spasmus K83.4
– Stein K80.50
VATER-Syndrom [Vertebraldefekte, Analatresie, kardiale Anomalien, Tracheo-Ösophageal-Fistel mit Ösophagusatresie, renale und Radiusdysplasie] Q87.2
VBI [Vertebrobasiläre Insuffizienz] G45.09
vCJD [Variante der Creutzfeldt-Jakob-Krankheit] A81.0
VCP-Genmutation, mit Myopathie, distal, mit Beginn im Erwachsenenalter G71.0
VDRL-Test [Venereal diseases research laboratories]
– falsch-positiv R76.2
– positiv A53.0
Vegan, Anämie D51.3
Vegetationen, adenoid J35.2
Vegetativ
– Beschwerden, Herz F45.30
– Dysregulation F45.9
– Dystonie F45.9
– Endokarditis I33.0
– Fehlsteuerung F45.9
– Herz-Kreislauf-Störung F45.30
– Hypertonie I10.90
– Labilität R45.8
– Migräne G43.9
– Nervensystem, Krankheit G90.9
– Neurose, Herz F45.30
– Prostatopathie F45.8
– Reizblase N32.8
– Störung G90.9
–– Kreislauf I99
– Symptomatik F45.9
– Syndrom, urogenital N42.8
– Übererregbarkeit F45.9
Vegetativ-phobisch, Syndrom F45.9
Vegetierende Form, Pyoderma gangraenosum L88
Veitstanz – s.a. Chorea G25.5
– mit Beteiligung, Herz I02.0
Vektorkardiogramm [VKG], abnorm R94.3
Velo-fazio-skelettal, Syndrom Q87.0
Velum, Spalte Q35.3
Vena – s.a. Venae oder s.a. Vene
Vena axillaris
– Phlebitis I80.81
– Thrombophlebitis I80.81
– Thrombose I80.81
– Verletzung S45.2
Vena azygos, Verletzung S25.88
Vena azygos-Kontinuations-Syndrom Q26.8
Vena basilica
– Phlebitis I80.80
– Thrombophlebitis I80.80
– Thrombose I80.80
Vena brachiocephalica
– Fehlen Q26.8
– Verlauf, subaortal Q26.8
– Verletzung S25.3
Vena cardinalis posterior, links, Persistenz Q26.8
Vena cava
– Agenesie Q26.8
– Embolie I82.2
–– und Thrombose I82.2
– Hypoplasie Q26.8
– Kompressionssyndrom, durch Schwangerschaft O26.5
– Lageanomalie, kongenital Q26.8
– Ruptur R58
– Stenose, angeboren Q26.0
– Striktur, kongenital Q26.0
– Thrombose I82.2
– Verletzung S25.2
– Verschluss I82.2
Vena cava inferior
– Agenesie Q26.8 ►

Vena cava inferior *(Forts.)*
– Anomalie Q26.9
– Atresie Q26.8
– Azygos-Kontinuation Q26.8
– Deformität, angeboren Q26.9
– Fehlen Q26.8
– Hypoplasie Q26.8
– Klappe, herznah, Anomalie Q24.8
– Kompression I87.1
– Obstruktion I87.1
– rechts, verbunden mit, Vorhof, links Q26.8
– Stenose I87.1
–– angeboren Q26.0
– Striktur a.n.k. I87.1
– Thrombose I82.2
– Unterbrechung Q26.8
– Verletzung S35.1
Vena cava superior
– Agenesie Q26.8
– Anomalie Q26.9
– Atresie Q26.8
– Deformität, angeboren Q26.9
– Fehlen Q26.8
– Hypoplasie Q26.8
– Kompression I87.1
– links, Persistenz Q26.1
–– mit Mündung in den linken Vorhof Q26.1
– Obstruktion I87.1
– rechts, verbunden mit, Vorhof, links Q26.8
– Stenose I87.1
–– angeboren Q26.0
– Striktur a.n.k. I87.1
– Thrombose I82.2
– Verletzung S25.2
Vena cephalica
– Phlebitis I80.80
– Thrombophlebitis I80.80
– Thrombose I80.80
Vena femoralis
– Embolie I80.1
– Thrombose I80.1
– Verletzung, in Höhe
–– Hüfte S75.1
–– Oberschenkel S75.1
Vena Galeni
– Aneurysma, angeboren Q28.20
– Malformation Q28.28
Vena gastrica, Verletzung S35.88
Vena hepatica, Embolie I82.0
Vena hypogastrica, Verletzung S35.88
Vena iliaca, Verletzung S35.5
Vena innominata, Fehlen Q26.8
Vena jugularis externa, Verletzung S15.2
Vena jugularis interna, Verletzung S15.3
Vena lienalis, Verletzung S35.3
Vena mammaria, Verletzung S25.88
Vena mesenterica, Verletzung S35.3
Vena mesenterica inferior, Verletzung S35.3
Vena mesenterica superior, Verletzung S35.3
Vena ovarica, Verletzung S35.88
Vena poplitea
– Phlebitis I80.28
– Thrombophlebitis I80.28
– Thrombose I80.28
– Verletzung S85.5
Vena portae
– Arteria hepatica, Fistel Q26.6
– Atresie Q26.5
– Einmündung, falsch Q26.5
– Embolie I81
– Fehlen, angeboren Q26.5
– Verletzung S35.3
– Verschluss I81
Vena renalis
– Embolie I82.3
– Verletzung S35.4
Vena saphena
– Phlebitis I80.0
– Thrombose I80.0
Vena saphena magna
– Stammvarikose I83.9
– Verletzung S85.3
–– in Höhe
––– Hüfte S75.2
––– Oberschenkel S75.2
––– Unterschenkel S85.3
Vena saphena parva
– Stammvarikose I83.9
– Verletzung, in Höhe Unterschenkel S85.4
Vena spermatica, Phlebektasie I86.1
Vena subclavia
– Phlebitis I80.81
– Thrombophlebitis I80.81
– Thrombose I80.81
– Verletzung S25.3
Vena uterina, Verletzung S35.88
Vena-cava-inferior-Okklusionssyndrom, durch Schwangerschaft O26.5
Vena-cava-Schirm, mit Komplikation T82.9
Vena cava-Syndrom I87.1
– Betreuung, Schwangere O26.5
Venae – s.a. Vena oder s.a. Vene
– brachiales, Verletzung S45.2
– hepaticae, Verletzung S35.1
– intercostales, Verletzung S25.5
– perforantes
–– Insuffizienz I87.20
–– Varikose I83.9
– pulmonales, Atresie Q26.3
– renales, Verletzung S35.4
Vene – s.a. Vena oder s.a. Venae
– Aberration a.n.k. Q27.8
– Anomalie, angeboren Q27.9
– Atresie a.n.k. Q27.8
– Bein, varikös I83.9
– Blockade a.n.k. I82.9
– Deformität, angeboren Q27.9
– Dilatation I86.88
– Ektasie I83.9
–– After K64.9 ►

V

Vene – s.a. Vena oder s.a. Venae *(Forts.)*
– Embolie I82.9
–– Extremität, untere I80.3
–– femoral I80.1
–– hepatisch I82.0
–– septisch
––– intrakraniell G08
––– intraspinal G08
–– zerebral I67.6
– Entzündung I80.9
–– Extremität, untere I80.3
–– oberflächlich I80.9
–– thrombotisch I80.9
––– oberflächlich, Extremität, untere I80.0
––– tief, Extremität, untere I80.28
–– tief I80.9
– Fehlen a.n.k. Q27.8
– Fibrose I87.8
– Gerinnsel I82.9
– groß
–– Agenesie a.n.k. Q26.8
–– Anomalie Q26.9
–– Atresie Q26.8
–– Hypoplasie Q26.8
–– Lageanomalie, kongenital Q26.8
– hepatisch
–– Phlebitis I80.88
–– Thrombophlebitis I80.88
– Hypertrophie I87.8
– Insuffizienz, chronisch, bei Schwangerschaft O22.9
– intraspinal
–– Embolie, nichteitrig G95.18
–– Phlebitis G08
–– Thrombophlebitis G08
–– Thrombose G08
––– nichteitrig G95.18
– Kinking- I87.8
– Knick I87.8
– Knoten I83.9
– Kompression I87.1
– Krankheit I87.9
–– angiospastisch I87.8
–– bei Geburt O87.9
–– im Wochenbett O87.9
– Lageanomalie, kongenital Q27.8
– Leiden I87.9
– Obstruktion, mit Ödem, Bein I87.1
– Ösophagus, Varikose, blutend I85.0
– pelvin, Varikose I86.2
– peripher
–– Agenesie Q27.8
–– Anomalie Q27.9
–– Fehlen, angeboren Q27.8
–– Hypoplasie Q27.8
– renal, Thrombose I82.3
–– beim Neugeborenen P29.8
–– beim Fetus P29.8
– Schmerzen I87.9
– Sklerose I87.8
– Spasmus a.n.k. I87.8 ►

Vene – s.a. Vena oder s.a. Venae *(Forts.)*
– Stauung I87.8
–– Retina H34.8
–– ulzerös I83.0
––– mit Entzündung I83.2
– Stein I87.8
– Stenose I87.1
–– mesenterial K55.1
– Striktur I87.1
– Syphilis A52.0† I98.0*
–– zerebral A52.0† I68.8*
– Teilung I87.8
– Thrombose I82.9
–– bei Schwangerschaft O22.9
–– femoral I80.1
–– iliakal I80.20
–– iliofemoral I80.1
–– oberflächlich I82.9
–– Orbita H05.8
–– postpartal O87.9
–– septisch
––– intrakraniell G08
––– intraspinal G08
–– tief I80.28
––– bei Schwangerschaft O22.3
–– Unterschenkel I80.3
– Varikose
–– angeboren Q27.8
–– bei Schwangerschaft O22.0
–– entzündet I83.1
––– mit Ulkus I83.2
–– im Wochenbett O87.8
–– infiziert I83.1
––– mit Ulkus I83.2
–– Ösophagus I85.9
–– sublingual I86.0
–– ulzeriert I83.0
– Verletzung T14.5
–– Fußrücken S95.2
–– in Höhe Unterarm S55.2
–– oberflächlich, in Höhe
––– Oberarm S45.3
––– Schulter S45.3
– Verschlusskrankheit, pulmonal I27.0
– zilioretinal, Persistenz Q14.8
Venenast, Verschluss, Gefäß, Retina H34.8
Venenbypass, aortokoronar [ACVB] Z95.1
Venencie-Gordon-Syndrom, Powell- Q82.8 G11.4
Venendruck
– episkleral, erhöht, mit Sekundärglaukom H40.5
– erhöht I87.8
Venenfistel, portosystemisch, angeboren Q26.5
Venenkonvolut
– Hoden I86.1
– Plexus pampiniformis I86.1
Venenrücklauf, Anomalie, angeboren Q26.8
Venensinus
– Embolie
–– intrakraniell G08
––– nichteitrig I67.6 ►

Venensinus *(Forts.)*
~ Embolie *(Forts.)*
~~ intrakraniell G08 *(Forts.)*
––– septisch G08
–– intraspinal G08
––– nichteitrig G95.18
––– septisch G08
– Endophlebitis
–– intrakraniell G08
–– septisch
––– intrakraniell G08
––– intraspinal G08
– Entzündung, eitrig, intrakraniell G08
– Phlebitis
–– intrakraniell G08
––– nichtpyogen I67.6
––– septisch G08
–– intraspinal G08
––– nichteitrig G95.18
––– septisch G08
– Thrombophlebitis
–– intrakraniell G08
––– nichteitrig I67.6
––– septisch G08
–– intraspinal G08
––– septisch G08
– Thrombose
–– intrakraniell G08
––– septisch G08
–– intraspinal G08
––– nichteitrig G95.18
––– septisch G08
–– zerebral G08
––– bei Schwangerschaft O22.5
––– im Wochenbett O87.3
Venenthrombosesyndrom, Milz- D73.2
Venenverbindung, pulmonal, Anomalie
– partiell Q26.3
– total Q26.2
Venerla A64
Venerisch
– Arthritis M02.39
– Balanitis a.n.k. A64† N51.2*
– Bubo A64
– Kondylom A51.3
– Krankheit a.n.k. A64
–– Keimträger a.n.k. Z22.4
–– Untersuchung Z11
– Lymphadenitis, durch Chlamydien A55
– Salpingitis A54.2† N74.3*
– Salpingo-Oophoritis A54.2† N74.3*
– Urethritis a.n.k. A64† N37.0*
– Vaginitis a.n.k. A64† N77.1*
– Verruca A63.0
– Warze A63.0
–– Geschlechtsorgane, äußere A63.0
Venezolanisch, Pferdefieber A92.2
Venezolanisches, Fieber, hämorrhagisch A96.8
Veno-okklusiv, Krankheit, Leber K76.5
– toxisch K71.80
Venös
– Abszess, Sinus accessorius, intrakraniell G06.0
– Aneurysma I86.88
–– kongenital Q27.8
– Blutung R58
– Claudicatio intermittens I87.8
– Durchblutungsstörung I87.20
– Embolie I82.9
– Erkrankung, mit Schmerzen I87.9
– Fehlbildung, mukokutan Q27.8
– Insuffizienz – s.a. Chronisch-venöse Insuffizienz I87.20
–– Bein, mit Ulzeration I87.21
–– chronisch, Bein I87.20
–– mit Ulcus cruris I87.21
–– peripher, mit Ulzeration I87.21
– Komplikation, im Wochenbett O87.9
– Malformation
–– kutan und mukös Q27.8
–– ossär D18.08
– Sinus
–– intrakraniell
––– Thrombophlebitis, nichteitrig I67.6
––– Thrombose, nichteitrig I67.6
–––– mit Infarkt, Gehirn I63.6
–– zerebral, Thrombose I67.6
– Stase I87.8
– Stauung
–– bei Schwangerschaft O22.9
–– Retina H34.8
– Symptomenkomplex I87.9
–– chronisch I87.9
– thromboembolisch, Ereignis I82.9
– Thrombose
–– Auge H34.8
–– Milz I82.80
–– zerebral, puerperal O87.3
– Thromboserisiko, familiär Z82
– Ulcus cruris, ohne Varizen I87.21
– Verschluss
–– Gefäß, Retina
––– im Anfangsstadium H34.8
––– zentral H34.8
–– Halsgefäß I82.88
Venolen, Dilatation a.n.k. I86.88
Venolobar, Syndrom, pulmonal, kongenital Q26.8
Venookklusiv, Krankheit, pulmonal I27.0
Venopathie I87.9
Venostatisch, Ödem, mit Schwangerschaft O22.9
Ventilation
– Insuffizienz R06.88
– Störung R06.88
–– obstruktiv R94.2
–– restriktiv R94.2
–– schwer, mit Tuberkulose, alt B90.9
–– Tube H69.8
– vermindert R94.2
Ventilationspneumonitis [Klimaanlagenpneumonitis] J67.70
Ventilatorinduziert, Schaden, Zwerchfell J95.88

V

Ventilpneumothorax J93.0
Ventral
– Defekt-Syndrom Q89.8
– Hypertrichose, zervikal, isoliert L68.2
– Verkürzung, Penis, angeboren Q54.4
Ventralverkrümmung, Penis, angeboren Q54.4
Ventrikel – s.a. Hirnventrikel
– III., s. Hirnventrikel, dritter
– IV., s. Hirnventrikel, vierter
– Aneurysma I25.3
–– bei Krankheit, Herz, koronar I25.3
– Blutung I61.5
– Dilatation I51.7
– Doppelausstrom-
–– links Q20.2
–– rechts Q20.1
– Doppeleinstrom- Q20.4
– Fibrillation, idiopathisch, Typ Brugada I49.8
– Flimmern I49.0
– gemeinsam Q20.4
– Hypertrophie, kongenital Q24.8
– Hypoplasie, bei Kanal, atrioventrikulär, komplett Q21.2
– Insuffizienz I50.9
– Inversion Q20.5
– linker, mit Vorhof, rechter, Verbindung Q20.5
– links
–– Divertikel, angeboren Q24.8
–– Hypoplasie Q23.4
– rechts, Hypoplasie, Myokard Q24.8
– rudimentär, bei Verlagerung, Ventrikelseptum Q20.4
– singulär Q20.4
Ventrikeleinbruchsblutung
– leicht bis mäßig, von weniger als 50 % des Ventrikelvolumens, beim Fetus/Neugeborenen P52.1
– schwer, von 50 % oder mehr des Ventrikelvolumens, beim Fetus/Neugeborenen P52.2
Ventrikelseptum
– Defekt [VSD] Q21.0
–– bei Atresie, pulmonal Q21.3
–– bulbär Q21.0
–– double-committed, bei double outlet right ventricle Q20.1
–– einfach Q21.0
–– erworben I51.0
–– infundibulär Q21.0
–– Komplikation, akut, nach Myokardinfarkt, akut I23.2
–– kongenital Q21.0
–– mit
––– Pulmonalarterienstenose, Aortendextroposition, Hypertrophie, Ventrikel, rechts [Fallot-Tetralogie] Q21.3
––– Pulmonalatresie, Aortendextroposition, Hypertrophie, Ventrikel, rechts [Fallot-Tetralogie] Q21.3
––– Vorhofseptum, Defekt Q21.2
–– multipel Q21.0 ►
Ventrikelseptum *(Forts.)*
~ Defekt [VSD] Q21.0 *(Forts.)*
–– subaortal, bei Double outlet right ventricle Q20.1
–– subpulmonal
––– bei Double outlet right ventricle Q20.1
––– double-committed, bei Double outlet right ventricle Q20.1
––– non-committed, bei Double outlet right ventricle Q20.1
– Fehlen, angeboren Q20.4
– und Vorhofseptum, Defekt Q21.2
– Verlagerung Q21.0
–– mit Ventrikel, rudimentär Q20.4
– Verschluss, mangelhaft, kongenital Q21.0
Ventrikulär
– Arrhythmie I49.8
–– durch Reentry I47.0
– Blutung I61.5
–– im Wochenbett O99.4
– Dilatation, zerebral, kongenital Q04.8
– Empyem G06.0
– Extrasystolie I49.3
– Fibrillation I49.0
– Hypokinesie R93.1
– Kardiomyopathie, arrhythmogen, isoliert, familiär, biventrikuläre Form I42.88
– Laryngozele Q31.3
– Shunt
–– Dysfunktion T85.0
–– intrakraniell
––– Fehllage T85.0
––– Leckage T85.0
––– Obstruktion T85.0
––– Problem, mechanisch T85.0
––– Verlagerung T85.0
––– Versagen T85.0
– Stillstand I46.9
– Störung, Rhythmus, Herz I49.8
– Tachyarrhythmie I49.0
– Tachykardie I47.2
–– AV-junktional I47.2
–– infantil, anhaltend I47.2
–– paroxysmal I47.2
––– maligne I47.2
–– polymorph, katecholaminerg [CPVT] I47.2
– Versagen I50.9
Ventrikulitis G04.9
– zerebral G04.9
Ventrikuloarteriell
– Diskordanz
–– isoliert Q20.3
–– mit Konkordanz, atrioventrikulär Q20.3
– Verbindung, diskordant Q20.3
Ventrikulomegalie, mit Krankheit, Niere, zystisch Q04.8 Q61.9
VEP [Visuell evozierte Potentiale], pathologisch R94.1
Verabreichung
– Allgemeinanästhetikum, mit Komplikation, Mutter, während der Entbindung O74.9 ►

Verabreichung *(Forts.)*
– Analgetika, mit Komplikation, Mutter
–– im Wochenbett O89.9
–– während der Entbindung O74.9
– Antibiotika, prophylaktisch Z29.28
– Lokalanästhetikum, mit Komplikation, Mutter
–– im Wochenbett O89.9
–– während der Entbindung O74.9
– prophylaktisch, Gammaglobulin Z29.1
Verändert
– Klopfschall, Thorax R09.8
– Morphologie, Erythrozyten R71
– Spermien R86.9
– Volumen, Erythrozyten R71
Veränderung
– Aktiviertheit, pathologisch R46.8
– Alpha-Fetoprotein R77.2
– Antigen, prostataspezifisch R77.80
– Atemwege, obere, hypertrophisch J39.88
– Augenhintergrund H35.0
– Bandscheibe M51.9
– Bewusstsein R41.8
– bösartig C80.9
– Brustwirbelsäule, degenerativ M47.84
– BWS, degenerativ M47.84
– Chorioidea, degenerativ H31.1
– degenerativ
–– bei Skoliose, BWS M41.94
–– mit
––– HWS-Syndrom M47.22
––– LWS-Syndrom M47.26
– Descemet-Membran H18.3
– Eihäute O41.9
– Erscheinungsbild, Retinagefäß H35.0
– Erythrozyten R71
– Familienbeziehung, in Kindheit Z61
– Farbe, Haar L67.1
– Fruchtwasser O41.9
– Fundus H35.0
– Gefäß
–– bei
––– Diabetes mellitus E14.50† I79.2*
––– Typ-1-Diabetes mellitus E10.50† I79.2*
––– Typ-2-Diabetes mellitus E11.50† I79.2*
–– Iris H21.1
–– Retina, bei Krankheit, durch HIV B23.8 H35.0
–– sklerosierend, Auge I70.8† H36.8*
– Gehirn G93.9
– geistig, bei Altersschwäche a.n.k. F03
– Gelenk M25.99
–– degenerativ M19.99
– Globulin R77.1
– Hand, degenerativ M19.94
– Harnstrahl R39.1
– Haut R23.8
–– achrom und hyperchrom, gleichzeitig, bei Pinta A67.3
–– akut, durch Ultraviolettstrahlen L56.9
–– durch Strahlung, nichtionisierend, chronisch L57.9 ►

Veränderung *(Forts.)*
~ Haut R23.8 *(Forts.)*
–– trophisch L98.8
– Hautrelief R23.4
– Herzmuskel I42.9
– hormonell, mit Anfall, epileptisch G40.5
– Hornhaut, Auge H18.9
– HWS, degenerativ M47.82
– Iliosakralgelenk, entzündlich M46.1
– Knochen M89.99
–– diabetisch E14.60† M90.89*
– Knochenkontinuität M84.99
– Konjunktiva, vaskulär H11.4
– Lage-, Cervix uteri N88.8
– Leukozyten R72
– Lungengefäß I28.9
– LWS, degenerativ M47.86
–– mit LWS-Syndrom, chronisch M47.26
– Makula H35.39
– Membran, Hornhaut H18.3
– Mundschleimhaut, erosiv-desquamativ K13.7
– Myokard I42.9
– Nabelschnur
–– Komplikation, Entbindung O69.9
–– mit Schädigung, Fetus P02.6
– Nasennebenhöhle, hypertrophisch J34.8
– Nasenrachenraum J39.2
– Nebenhoden, knotig D40.7
– Nebenniere E27.9
–– knotig E27.8
–– tumorös D44.1
– Niere, pathologisch N28.9
– Nierenbeckenkelch, entzündlich N12
– Nierenpol N28.9
–– narbig N28.88
– Persönlichkeit F60.9
– Plasmaviskosität R70.1
– Prostata, knotig D40.0
– pseudopapillomatös, Urethra, prostatisch D30.4
– Retina H35.9
–– bei
––– Diabetes mellitus E14.30† H36.0*
––– Typ-1-Diabetes mellitus E10.30† H36.0*
––– Typ-2-Diabetes mellitus E11.30† H36.0*
–– myopisch H44.2
–– vaskulär H35.0
– Retinagefäß, hyperton H35.0
– Sehne M67.99
– Skelett, degenerativ M89.89
– Stimme R49.8
– Stuhl- R19.5
– Stuhlgewohnheit R19.4
– tumorös D48.9
– ulzerös L98.4
– Urothel, pseudopapillomatös D30.9
– Wirbelkörper, degenerativ M47.99
– Wirbelsäule, degenerativ M47.99
–– mit HWS-BWS-Syndrom, chronisch M47.23
– Zahnfarbe, nach Dentition K03.7
– Zunge K14.9

Verätzung T30.4
– 1. Grades T30.5
– 2. Grades T30.60
– 3. Grades T30.7
– <10 % der Körperoberfläche T32.00! *[nur Zusatzkode!]*
– 10–19 % der Körperoberfläche T32.10! *[nur Zusatzkode!]*
– 20–29 % der Körperoberfläche T32.20! *[nur Zusatzkode!]*
– 30–39 % der Körperoberfläche T32.30! *[nur Zusatzkode!]*
– 40–49 % der Körperoberfläche T32.40! *[nur Zusatzkode!]*
– 50–59 % der Körperoberfläche T32.50! *[nur Zusatzkode!]*
– 60–69 % der Körperoberfläche T32.60! *[nur Zusatzkode!]*
– 70–79 % der Körperoberfläche T32.70! *[nur Zusatzkode!]*
– 80–89 % der Körperoberfläche T32.80! *[nur Zusatzkode!]*
– 90 % oder mehr der Körperoberfläche T32.90! *[nur Zusatzkode!]*
– Achselhöhle T22.43
–– 1. Grades T22.53
–– 2. Grades T22.63
–– 3. Grades T22.73
–– Grad
––– 2a T22.63
––– 2b T22.93
– Anus T21.44
–– 1. Grades T21.54
–– 2. Grades T21.64
–– 3. Grades T21.74
–– Grad
––– 2a T21.64
––– 2b T21.94
– Arm T22.42
–– 1. Grades T22.52
–– 2. Grades T22.62
–– 3. Grades T22.72
–– Grad
––– 2a T22.62
––– 2b T22.92
–– mit Beteiligung, Handgelenk, und Hand T29.4
– Atemwege T27.7
– Auge T26.9
–– durch
––– Kalk T26.9
––– Mörtel T26.9
–– Folgen T95.8
–– mit
––– Ruptur, und Destruktion, Augapfel T26.7
––– Verätzung
–––– Gesichtsteil, anderer T20.4
–––– Halsteil T20.4
–––– Kopfteil T20.4
– Augenanhangsgebilde T26.9
– Augenlid T26.5 ▶

Verätzung T30.4 *(Forts.)*
– außenliegend T30.4
– Bauchdecke T21.43
–– 1. Grades T21.53
–– 2. Grades T21.63
–– 3. Grades T21.73
–– Grad
––– 2a T21.63
––– 2b T21.93
– Becken T21.49
– Beckenorgane, bei Abort, ärztlich, misslungen O07.3
– Bein T24.4
–– 1. Grades, ohne Knöchelregion und Fuß T24.5
–– 2. Grades, ohne Knöchelregion und Fuß T24.60
–– 3. Grades, ohne Knöchelregion und Fuß T24.7
–– ausgenommen Knöchelregion und Fuß T24.4
–– Grad
––– 2a, ohne Knöchelregion und Fuß T24.60
––– 2b, ohne Knöchelregion und Fuß T24.61
–– mit Beteiligung, Knöchelregion und Fuß T29.4
– Bulbus, mit Ruptur T26.7
– Cervix uteri T28.8
– chemisch T30.4
–– Beckenorgane, Komplikation, bei Abort, misslungen O07.8
– Darm T28.7
– Daumen T23.4
– durch
–– Inhalation T27.7
–– Kalk T30.4
–– Säure T30.4
– Ellenbogen
–– 1. Grades T22.51
–– 2. Grades T22.61
–– 3. Grades T22.71
–– Grad
––– 2a T22.61
––– 2b T22.91
– Extremität
–– obere T22.40
––– Folgen T95.2
–– untere T24.4
––– Folgen T95.3
– Femur T24.4
– Finger T23.4
–– subungual T23.4
– Flanke T21.43
–– 1. Grades T21.53
–– 2. Grades T21.63
–– 3. Grades T21.73
–– Grad
––– 2a T21.63
––– 2b T21.93
– Folgen T95.9
– Fuß T25.4
–– 1. Grades T25.5 ▶

Verätzung T30.4 *(Forts.)*
~ Fuß T25.4 *(Forts.)*
-- 2. Grades T25.60
-- 3. Grades T25.7
-- Grad
--- 2a T25.60
--- 2b T25.61
-- mit Beteiligung, Bein T29.4
-- und Knöchelregion T25.4
- Gehörgang T20.4
- Gesäß T21.44
-- 1. Grades T21.54
-- 2. Grades T21.64
-- 3. Grades T21.74
-- Grad
--- 2a T21.64
--- 2b T21.94
- Gesicht T20.4
-- Folgen T95.0
- Gesichtsteil, anderer, bei Verätzung, Auge T20.4
- Grad
-- 2a T30.60
-- 2b T30.61
- Hals T20.4
-- 1. Grades T20.5
-- 2. Grades T20.60
-- 3. Grades T20.7
-- Folgen T95.0
-- Grad
--- 2a T20.60
--- 2b T20.61
- Halsteil, bei Verätzung, Auge T20.4
- Hand T23.4
-- 1. Grades T23.5
-- 2. Grades T23.60
-- 3. Grades T23.7
-- Grad
--- 2a T23.60
--- 2b T23.61
-- mit Beteiligung, Arm T29.4
-- und Handgelenk T23.4
- Handgelenk
-- 1. Grades T23.5
-- 2. Grades T23.60
-- 3. Grades T23.7
-- Grad
--- 2a T23.60
--- 2b T23.61
- Haut a.n.k. T30.4
- Hoden T21.45
-- 1. Grades T21.55
-- 2. Grades T21.65
-- 3. Grades T21.75
-- Grad
--- 2a T21.65
--- 2b T21.95
- Hornhaut, Auge T26.6
-- durch
--- Lauge T26.6
--- Säure T26.6 ►

Verätzung T30.4 *(Forts.)*
- Hüfte T24.4
-- 1. Grades T24.5
-- 2. Grades T24.60
-- 3. Grades T24.7
-- Grad
--- 2a T24.60
--- 2b T24.61
- innenliegend T30.4
- Interskapularregion T21.44
-- 1. Grades T21.54
-- 2. Grades T21.64
-- 3. Grades T21.74
-- Grad
--- 2a T21.64
--- 2b T21.94
- Knie T24.4
- Knöchel
-- 1. Grades T25.5
-- 2. Grades T25.60
-- 3. Grades T25.7
-- Grad
--- 2a T25.60
--- 2b T25.61
- Knöchelregion T25.4
-- mit Beteiligung, Bein T29.4
- Körperregion, multipel T29.4
-- 1. Grades T29.5
-- 2. Grades T29.60
-- 3. Grades T29.7
-- Folgen T95.8
-- Grad
--- 2a T29.60
--- 2b T29.61
- Kolon T28.7
- Konjunktiva T26.6
- Kopf T20.4
-- 1. Grades T20.5
-- 2. Grades T20.60
-- 3. Grades T20.7
-- Folgen T95.0
-- Grad
--- 2a T20.60
--- 2b T20.61
- Kopfhaut, behaart T20.4
- Kopfteil, bei Verätzung, Auge T20.4
- Kornea T26.6
- Labia
-- majora pudendi T21.45
--- Grad
---- 2a T21.65
---- 2b T21.95
-- minora pudendi T21.45
--- Grad
---- 2a T21.65
---- 2b T21.95
- Labien
-- 1. Grades T21.55
-- 2. Grades T21.65
-- 3. Grades T21.75 ►

V

Verätzung T30.4 *(Forts.)*
~ Labien *(Forts.)*
-- Grad
--- 2a T21.65
--- 2b T21.95
- Larynx T27.4
-- mit Beteiligung, Lunge T27.5
-- und Trachea, mit Beteiligung, Lunge T27.5
- Leiste T21.43
-- 1. Grades T21.53
-- 2. Grades T21.63
-- 3. Grades T21.73
-- Grad
--- 2a T21.63
--- 2b T21.93
- Lid T26.5
- Lippe T20.4
- Lumbosakralgegend T21.44
- Magen T28.7
- Magen-Darm-Trakt a.n.k. T28.7
- Mamma T21.41
-- 1. Grades T21.51
-- 2. Grades T21.61
-- 3. Grades T21.71
-- Grad
--- 2a T21.61
--- 2b T21.91
- mit Striktur, Rektum T28.2
- multipel T29.4
- Mund T28.5
-- und Rachen T28.5
- nach eingeleitetem Abort O08.6
- Nase T20.4
- Nasenscheidewand T20.4
- Oberarm T22.42
-- mit Beteiligung, Handgelenk, und Hand T29.4
- Ösophagus T28.6
- Ohr T20.4
-- äußeres T20.4
- Organ, inneres a.n.k. T28.9
-- Urogenitaltrakt T28.8
- Penis T21.45
-- 1. Grades T21.55
-- 2. Grades T21.65
-- 3. Grades T21.75
-- Grad
--- 2a T21.65
--- 2b T21.95
- Perineum T21.45
-- 1. Grades T21.55
-- 2. Grades T21.65
-- 3. Grades T21.75
-- Grad
--- 2a T21.65
--- 2b T21.95
- Periokularregion T26.5
- Phalangen
-- Fuß T25.4
-- Hand T23.4
- Rachen T28.5 ►

Verätzung T30.4 *(Forts.)*
- Rektum T28.7
- Rücken T21.44
-- 1. Grades T21.54
-- 2. Grades T21.64
-- 3. Grades T21.74
-- Grad
--- 2a T21.64
--- 2b T21.94
- Rumpf T21.40
-- 1. Grades T21.50
-- 2. Grades T21.60
-- 3. Grades T21.70
-- Folgen T95.1
-- Grad
--- 2a T21.60
--- 2b T21.90
- Schläfe T20.4
- Schlund T28.5
- Schulter T22.42
-- 1. Grades T22.52
-- 2. Grades T22.62
-- 3. Grades T22.72
-- Grad
--- 2a T22.62
--- 2b T22.92
- Skapularregion T22.42
-- 1. Grades T22.52
-- 2. Grades T22.62
-- 3. Grades T22.72
-- Grad
--- 2a T22.62
--- 2b T22.92
- Sklera T26.8
- Skrotum T21.45
-- 1. Grades T21.55
-- 2. Grades T21.65
-- 3. Grades T21.75
-- Grad
--- 2a T21.65
--- 2b T21.95
- Thoraxwand T21.42
-- 1. Grades T21.52
-- 2. Grades T21.62
-- 3. Grades T21.72
-- äußere T21.42
-- Grad
--- 2a T21.62
--- 2b T21.92
-- innere T28.9
- Tonsille T28.5
- Trachea T27.4
-- mit Beteiligung, Lunge T27.5
- Tränenapparat T26.8
- Trommelfell T20.4
- Unterarm
-- 1. Grades T22.51
-- 2. Grades T22.61
-- 3. Grades T22.71
-- Grad
--- 2a T22.61 ►

Verätzung T30.4 *(Forts.)*
~ Unterarm *(Forts.)*
~~ Grad *(Forts.)*
––– 2b T22.91
– Unterschenkel T24.4
–– mit Beteiligung, Knöchelregion und Fuß T29.4
– Urogenitalorgane
–– äußere T21.45
–– innere T28.8
– Uterus T28.8
– Vagina T28.8
–– 1. Grades T28.8
–– 2. Grades T28.8
–– 3. Grades T28.8
–– Grad
––– 2a T28.8
––– 2b T28.8
– Verletzung T30.4
– Vulva T21.45
–– 1. Grades T21.55
–– 2. Grades T21.65
–– 3. Grades T21.75
–– Grad
––– 2a T21.65
––– 2b T21.95
– Zehe T25.4
– Zunge T28.5
Verarbeitungsstörung, und Störung, Wahrnehmung, auditiv F80.20
Verarmung a.n.k. Z59
– extrem Z59
– Kalium E87.6
– Natrium E87.1
– Salz E87.1
Verbal
– Agnosie R48.1
–– entwicklungsbedingt F80.28
– Apraxie R48.2
– Entwicklungsdyspraxie F82.9
Verband
– Entfernung Z48.0
– orthopädisch, Anpassung Z46.7
– und Naht, Kontrolle, nach chirurgischem Eingriff Z48.0
– Versorgung Z48.0
– Wechsel Z48.0
Verbiegung
– Beinknochen, lang, angeboren Q68.5
– Femur M21.85
–– angeboren Q68.3
– Fibula M21.86
–– angeboren Q68.4
– Knochen, lange, kongenital Q68.8
– Nasenseptum J34.2
–– angeboren Q67.4
–– erworben J34.2
– Penis, dorsal Q55.6
– Radius M21.83
– Rhinoseptum J34.2
–– angeboren Q67.4 ►

Verbiegung *(Forts.)*
~ Rhinoseptum J34.2 *(Forts.)*
–– erworben J34.2
– Tibia M21.86
–– und Fibula, angeboren Q68.4
– Unterarm M21.83
– Wirbelsäule M43.99
Verbindung
– angeboren, zwischen
–– Perikardialsack, und Pleurasack Q34.8
–– Pulmonalarterie, und Pulmonalvene Q25.7
– atrioventrikulär, verdreht Q24.8
– diskordant
–– atrioventrikulär Q20.5
–– ventrikuloarteriell Q20.3
– kongenital, zwischen Uterus, und
–– Darm Q51.7
–– Harnblase Q51.7
–– Harntrakt Q51.7
–– Rektum Q51.7
–– Verdauungstrakt Q51.7
– Lungenvene, Anomalie Q26.4
–– partiell Q26.3
–– total Q26.2
– Ventrikel, linker, mit Vorhof, rechter Q20.5
– zwischen Aortenbasis, und Arteria pulmonalis Q21.4
Verbitterungsstörung, posttraumatisch F43.1
Verblieben – s. Art der Krankheit
Verblitzung
– Auge T26.4
– mit Konjunktivitis H16.2
– Schweißer H16.1
Verborgen, Schwangerschaft Z35.3
Verbrauchskoagulopathie D65.1
– beim Fetus/Neugeborenen P60
– intra partum O67.0
– intrapartal, mit Schädigung, Fetus/Neugeborenes P02.1
– mit Purpura, gangränös D65.1
– nach
–– Abort O08.1
–– Extrauteringravidität O08.1
–– Molenschwangerschaft O08.1
– post partum O72.3
– präpartal O46.0
Verbrechensopfer Z65
Verbreitert, Dämpfung, Herz R01.2
Verbrennung T30.0
– 1. Grades T30.1
– 2. Grades T30.20
– 3. Grades T30.3
– <10 % der Körperoberfläche T31.00! *[nur Zusatzkode!]*
– 10–19 % der Körperoberfläche T31.10! *[nur Zusatzkode!]*
– 20–29 % der Körperoberfläche T31.20! *[nur Zusatzkode!]*
– 30–39 % der Körperoberfläche T31.30! *[nur Zusatzkode!]* ►

Verbrennung T30.0 *(Forts.)*
– 40–49 % der Körperoberfläche T31.40! *[nur Zusatzkode!]*
– 50–59 % der Körperoberfläche T31.50! *[nur Zusatzkode!]*
– 60–69 % der Körperoberfläche T31.60! *[nur Zusatzkode!]*
– 70–79 % der Körperoberfläche T31.70! *[nur Zusatzkode!]*
– 80–89 % der Körperoberfläche T31.80! *[nur Zusatzkode!]*
– 90 % oder mehr der Körperoberfläche T31.90! *[nur Zusatzkode!]*
– Achselhöhle T22.03
–– 1. Grades T22.13
–– 2. Grades T22.23
–– 3. Grades T22.33
–– Grad
––– 2a T22.23
––– 2b T22.83
– Anus T21.04
–– 1. Grades T21.14
–– 2. Grades T21.24
–– 3. Grades T21.34
–– Grad
––– 2a T21.24
––– 2b T21.84
– Arm T22.02
–– 1. Grades T22.12
–– 2. Grades T22.22
–– 3. Grades T22.32
–– Grad
––– 2a T22.22
––– 2b T22.82
– Auge T26.4
–– Folgen T95.8
–– mit
––– Ruptur, und Zerstörung, Augapfel T26.2
––– Verbrennung
–––– Gesichtsteil, anderer T20.0
–––– Halsteil T20.0
–––– Kopfteil T20.0
– Augenanhangsgebilde T26.4
– Bauchdecke T21.03
–– 1. Grades T21.13
–– 2. Grades T21.23
–– 3. Grades T21.33
–– Grad
––– 2a T21.23
––– 2b T21.83
– Becken T21.09
– Bein T24.0
–– 1. Grades T24.1
–– 2. Grades, ohne Knöchelregion und Fuß T24.20
–– 3. Grades T24.3
–– ausgenommen Knöchelregion und Fuß T24.0
–– Grad
––– 2a, ohne Knöchelregion und Fuß T24.20
––– 2b, ohne Knöchelregion und Fuß T24.21
– Brustwand T21.02 ▶

Verbrennung T30.0 *(Forts.)*
– Bulbus, mit Ruptur T26.2
– Cervix uteri T28.3
– Darmbeingegend T21.03
– Daumen T23.0
– durch
–– Dampf T30.0
–– Elektrizität T30.0
–– Flamme T30.0
–– heiße
––– Flüssigkeit T30.0
––– Gase T30.0
––– Gegenstände T30.0
–– Inhalation a.n.k. T27.3
–– Röntgenstrahlen T30.0
–– Strahleneinwirkung T30.0
–– Strom T30.0
– Ellenbogen
–– 1. Grades T22.11
–– 2. Grades T22.21
–– 3. Grades T22.31
–– Grad
––– 2a T22.21
––– 2b T22.81
– Epigastrium T21.03
– Extremität
–– obere T22.00
––– Folgen T95.2
–– untere T24.0
––– Folgen T95.3
– Finger T23.0
– Flanke T21.03
–– 1. Grades T21.13
–– 2. Grades T21.23
–– 3. Grades T21.33
–– Grad
––– 2a T21.23
––– 2b T21.83
– Folgen T95.9
– Fuß T25.0
–– 1. Grades T25.1
–– 2. Grades T25.20
–– 3. Grades T25.3
–– Grad
––– 2a T25.20
––– 2b T25.21
–– mit Beteiligung, Bein T29.0
– Ganzkörper-
–– 1. Grades T29.1
–– 2. Grades T29.20
–– 3. Grades T29.3
– Gehörgang T20.0
– Gesäß T21.04
–– 1. Grades T21.14
–– 2. Grades T21.24
–– 3. Grades T21.34
–– Grad
––– 2a T21.24
––– 2b T21.84
– Gesicht T20.0
–– Folgen T95.0 ▶

Verbrennung T30.0 *(Forts.)*
– Gesichtsteil, anderer, bei Verbrennung, Auge T20.0
– Grad
–– 2a T30.20
–– 2b T30.21
– Hals T20.0
–– 1. Grades T20.1
–– 2. Grades T20.20
–– 3. Grades T20.3
–– Folgen T95.0
–– Grad
––– 2a T20.20
––– 2b T20.21
– Halsteil, bei Verbrennung, Auge T20.0
– Hand T23.0
–– 1. Grades T23.1
–– 2. Grades T23.20
–– 3. Grades T23.3
–– Grad
––– 2a T23.20
––– 2b T23.21
–– mit Beteiligung, Arm T29.0
– Handfläche T23.0
– Handgelenk T23.0
–– 1. Grades T23.1
–– 2. Grades T23.20
–– 3. Grades T23.3
–– Grad
––– 2a T23.20
––– 2b T23.21
–– mit Beteiligung, Arm T29.0
– Handrücken T23.0
– Haut a.n.k. T30.0
– Hoden T21.05
–– 1. Grades T21.15
–– 2. Grades T21.25
–– 3. Grades T21.35
–– Grad
––– 2a T21.25
––– 2b T21.85
– Hornhaut, Auge T26.1
– Hüfte T24.0
–– 1. Grades T24.1
–– 2. Grades T24.20
–– 3. Grades T24.3
–– Grad
––– 2a T24.20
––– 2b T24.21
– Interskapularregion T21.04
–– 1. Grades T21.14
–– 2. Grades T21.24
–– 3. Grades T21.34
–– Grad
––– 2a T21.24
––– 2b T21.84
– Klitoris T21.05
– Knie T24.0
– Knöchel T25.0
–– 1. Grades T25.1
–– 2. Grades T25.20 ►

Verbrennung T30.0 *(Forts.)*
– Knöchel T25.0 *(Forts.)*
–– 3. Grades T25.3
–– Grad
––– 2a T25.20
––– 2b T25.21
– Knöchelregion und Fuß, mit Beteiligung, Bein T29.0
– Körper, ganz T29.0
– Körperregion, multipel T29.0
–– 1. Grades T29.1
–– 2. Grades T29.20
–– 3. Grades T29.3
–– Folgen T95.8
–– Grad
––– 2a T29.20
––– 2b T29.21
– Kolon T28.2
– Konjunktiva T26.1
– Kopf T20.0
–– 1. Grades T20.1
–– 2. Grades T20.20
–– 3. Grades T20.3
–– Folgen T95.0
–– Grad
––– 2a T20.20
––– 2b T20.21
– Kopfhaut, behaart T20.0
– Kopfteil, bei Verbrennung, Auge T20.0
– Kornea T26.1
– Kreuzbeingegend T21.04
– Labia
–– majora pudendi T21.05
––– 1. Grades T21.15
––– 2. Grades T21.25
––– 3. Grades T21.35
––– Grad
–––– 2a T21.25
–––– 2b T21.85
–– minora pudendi T21.05
––– 1. Grades T21.15
––– 2. Grades T21.25
––– 3. Grades T21.35
––– Grad
–––– 2a T21.25
–––– 2b T21.85
– Labien
–– 1. Grades T21.15
–– 2. Grades T21.25
–– 3. Grades T21.35
–– Grad
––– 2a T21.25
––– 2b T21.85
– Larynx T27.0
–– und Trachea, mit Beteiligung, Lunge T27.1
– Leiste T21.03
–– 1. Grades T21.13
–– 2. Grades T21.23
–– 3. Grades T21.33
–– Grad
––– 2a T21.23 ►

V

Verbrennung T30.0 *(Forts.)*
~ Leiste T21.03 *(Forts.)*
~~ Grad *(Forts.)*
--- 2b T21.83
- Lendengegend T21.04
- Lid, Periokularregion T26.0
- Lippe T20.0
- Lumbosakralgegend T21.04
- Magen-Darm-Trakt a.n.k. T28.2
- Mamma T21.01
-- 1. Grades T21.11
-- 2. Grades T21.21
-- 3. Grades T21.31
-- Grad
--- 2a T21.21
--- 2b T21.81
- mit
-- Kalzifikation, Muskel M61.39
-- Myositis ossificans M61.39
- multipel T29.0
- Mund, und Rachen T28.0
- Nase T20.0
- Nasenseptum T20.0
- Nebenhoden T21.05
- Oberschenkel T24.0
- Ösophagus T28.1
- Ohr T20.0
-- äußeres T20.0
- Organ, inneres a.n.k. T28.4
-- Urogenitaltrakt T28.3
- Penis T21.05
-- 1. Grades T21.15
-- 2. Grades T21.25
-- 3. Grades T21.35
-- Grad
--- 2a T21.25
--- 2b T21.85
- Perineum T21.05
-- 1. Grades T21.15
-- 2. Grades T21.25
-- 3. Grades T21.35
-- Grad
--- 2a T21.25
--- 2b T21.85
- periokular T26.0
- Pharynx T28.0
- Präputium T21.05
- Pudendalregion T21.05
- Rachen T28.0
- Rektum T28.2
- Rippengegend T21.02
- Rücken T21.04
-- 1. Grades T21.14
-- 2. Grades T21.24
-- 3. Grades T21.34
-- Grad
--- 2a T21.24
--- 2b T21.84
- Rumpf T21.00
-- 1. Grades T21.10
-- 2. Grades T21.20 ►

Verbrennung T30.0 *(Forts.)*
~ Rumpf T21.00 *(Forts.)*
-- 3. Grades T21.30
-- Folgen T95.1
-- Grad
--- 2a T21.20
--- 2b T21.80
- Schamgegend T21.05
- Schamlippen
-- groß T21.05
-- klein T21.05
- Schläfe T20.0
- Schulter T22.02
-- 1. Grades T22.12
-- 2. Grades T22.22
-- 3. Grades T22.32
-- Grad
--- 2a T22.22
--- 2b T22.82
- Skapularregion T22.02
-- 1. Grades T22.12
-- 2. Grades T22.22
-- 3. Grades T22.32
-- Grad
--- 2a T22.22
--- 2b T22.82
- Sklera T26.3
- Skrotum T21.05
-- 1. Grades T21.15
-- 2. Grades T21.25
-- 3. Grades T21.35
-- Grad
--- 2a T21.25
--- 2b T21.85
- subungual
-- Finger T23.0
-- Zehe T25.0
- Thoraxhöhle T27.2
- Thoraxwand T21.02
-- 1. Grades T21.12
-- 2. Grades T21.22
-- 3. Grades T21.32
-- Grad
--- 2a T21.22
--- 2b T21.82
- Tonsille T28.0
- Trachea T27.0
-- mit Beteiligung, Lunge T27.1
- Tränenapparat T26.3
- Trommelfell T20.0
- Tunica vaginalis testis T21.05
- Unterarm
-- 1. Grades T22.11
-- 2. Grades T22.21
-- 3. Grades T22.31
-- Grad
--- 2a T22.21
--- 2b T22.81
- Urogenitalorgane
-- äußere T21.05
-- innere T28.3 ►

Verbrennung T30.0 *(Forts.)*
– Uterus T28.3
– Vagina T28.3
–– 1. Grades T28.3
–– 2. Grades T28.3
–– 3. Grades T28.3
–– Grad
––– 2a T28.3
––– 2b T28.3
– Verdauungstrakt a.n.k. T28.2
– Vulva T21.05
–– 1. Grades T21.15
–– 2. Grades T21.25
–– 3. Grades T21.35
–– Grad
––– 2a T21.25
––– 2b T21.85
– Zehe T25.0
– Zunge T28.0
Verbrennungsschock T95.9
Verbrühung – s.a. Verbrennung T30.0
Verdacht
– auf, Infektion, durch COVID 19 U07.2! *[nur Zusatzkode!]*
– Glaukom H40.0
–– bei
––– Ausfall, Gesichtsfeld H40.0
––– Defekt, Nervenfaserschicht, Retina H40.0
––– Papillenbefund H40.0
– Insuffizienz, Cervix uteri, mit Betreuung, Nichtschwangere N88.3
– Schwangerschaft Z32
Verdachtsbefund, Kontrolle Z03.9
Verdachtsfall
– Abklärung Z03.9
– Ausschluss Z03.9
– mit Beobachtung Z03.9
Verdauung
– Insuffizienz K30
– Problem K92.9
– Störung K30
–– funktionell K59.9
–– psychogen F45.39
Verdauungskanal
– Fehlen
–– teilweise Q45.8
–– vollständig Q45.8
– Infektion a.n.k. A09.0
– Krankheit K63.9
Verdauungsorgane
– Agenesie
–– teilweise a.n.k. Q45.8
–– vollständig a.n.k. Q45.8
– Agenesie a.n.k. Q45.8
– akzessorisch a.n.k. Q45.8
– Anomalie, angeboren a.n.k. Q45.9
– Atresie a.n.k. Q45.8
– Duplikatur Q45.8
– Fehlen
–– angeboren Q45.8
–– erworben Z90.4 ►

Verdauungsorgane *(Forts.)*
– Fremdkörper a.n.k. T18.9
– Hypoplasie, angeboren a.n.k. Q45.8
– Karzinom C26.9
– Lageanomalie, kongenital a.n.k. Q45.8
– Malposition, angeboren Q45.8
– Manifestation, bei Grippe [Influenza] J11.8
– Neubildung, bösartig, in der
–– Eigenanamnese Z85.0
–– Familienanamnese Z80.0
– obere
–– Agenesie Q40.8
–– Atresie a.n.k. Q40.8
–– Hypoplasie Q40.8
–– Lageanomalie, kongenital Q40.8
– Tuberkulose A18.3† K93.0*
– untere, Lageanomalie, kongenital Q43.8
Verdauungsschwäche K30
Verdauungssystem
– Anomalie, angeboren Q45.9
– Beteiligung, bei Chagas-Krankheit, chronisch B57.3† K93.8*
– Deformität, angeboren Q45.9
– Fremdkörper T18.9
– Karzinom C26.9
– Krankheit, in der
–– Eigenanamnese Z87.1
–– Familienanamnese Z83.7
– Störung K92.9
–– beim Neugeborenen P78.9
–– funktionell, nach medizinischen Maßnahmen a.n.k. K91.88
–– nach medizinischen Maßnahmen K91.9
–– psychogen F45.39
Verdauungstrakt
– Abnormität, bei bildgebender Diagnostik a.n.k. R93.3
– Befund, Sonographie, pathologisch R93.3
– Deformität, angeboren Q45.9
– Fremdkörper T18.9
– Graft-versus-Host-Krankheit
–– akut, Stadium
––– 1 T86.01† K93.21*
––– 2 T86.02† K93.22*
––– 3 T86.02† K93.23*
––– 4 T86.02† K93.24*
–– chronisch, Stadium
––– 1 T86.05† K93.31*
––– 2 T86.06† K93.32*
––– 3 T86.07† K93.33*
– Infektion, durch Pilz B49† K93.8*
– mit Persistenz, Gewebe, pankreatisch Q43.8
– oberer
–– Anomalie, angeboren Q40.9
–– Deformität, angeboren Q40.9
–– Fehlen, angeboren Q40.8
– Spasmus, psychogen F45.32
– Striktur, nach
–– endoskopischem Eingriff K91.84
–– Operation K91.84
– und Uterus, Verbindung, kongenital Q51.7 ►

Verdauungstrakt *(Forts.)*
– unterer, Anomalie, angeboren a.n.k. Q43.9
– Verbrennung a.n.k. T28.2
Verdichtung
– Glaskörper H43.3
– Knochen
–– disseminiert M85.89
–– fleckig M85.89
–– generalisiert M85.89
– Lunge, knotig J98.4
– Mamma N63
Verdichtungsbezirk
– mammasonographisch, abnorm R92
– mammathermographisch, abnorm R92
– mammographisch, abnorm R92
Verdickung
– Adnexe N83.9
– Endometrium R93.5
– Epidermis L85.9
– Haut R23.4
– Hymen N89.6
– Knochen M89.39
– Larynx J38.7
– Lippe, angeboren Q18.6
– Nagel L60.2
–– kongenital Q84.5
– Nebenniere E27.8
–– knotig E27.8
– Periost M89.39
– Pleura J92.9
–– mit Nachweis, Asbest J92.0
– subepiglottisch J38.7
– Uterus N85.2
– Zahnfleisch K06.1
– Zunge K14.8
Verdoppelung
– Chromosomenarm
–– ganz Q92.2
–– inkomplett Q92.3
– Gallenblase Q44.1
– Hypophyse Q89.2
– Meatus urinarius Q64.7
– Nase Q18.8
– Rückenmark Q06.8
– Urethra Q64.7
Verdorben
– Beeren, Vergiftung T62.1
– Muscheln, Vergiftung T61.2
– Nahrungsmittel, Vergiftung T62.9
– Schalentier, Vergiftung T61.2
Verdrängungsatelektase J98.18
Verdreht
– Haar, angeboren Q84.1
– Verbindung, atrioventrikulär Q24.8
Verdrehung, Nabelschnur, mit Schädigung, Fetus P02.5
Verdünnung, Blut, mit Thrombozytopenie D69.58
Verdünnungshyponatriämie E87.7
Verdursten, durch Wassermangel T73.1
Vereitert, Pulpa K04.0
Vereiterung
– Gelenk M00.99
– Harnblase N30.9
– Keilbeinhöhle, akut J01.3
– Kieferhöhle
–– akut J01.0
–– chronisch J32.0
– Mamma N61
– Mittelohr H66.4
– Nasennebenhöhle J32.9
–– akut J01.9
––– komplett J01.4
–– chronisch J32.9
– Siebbeinhöhle
–– akut J01.2
–– chronisch J32.2
– Stirnhöhle J32.1
–– akut J01.1
–– chronisch J32.1
– Zahnwurzel K04.7
Verengt
– Beckenausgang, mit Schnittentbindung O33.3
– Beckeneingang, mit Schnittentbindung O33.2
Verengung
– Arteria auditiva interna I65.8
– Arteria basilaris I65.1
– Arteria carotis I65.2
–– bilateral I65.3
– Arteria chorioidea I66.8
– Arteria communicans posterior I66.8
– Arteria hypophysealis I66.8
– Arteria labyrinthi I65.8
– Arteria pontina I66.8
– Arteria vertebralis I65.0
–– bilateral I65.3
– Arterie
–– hirnversorgend, extrakraniell I65.9
––– bilateral I65.3
–– präzerebral I65.9
––– bilateral I65.3
––– multipel I65.3
–– zerebellar I66.3
–– zerebral I66.9
– Arterie a.n.k. I77.1
– Augenkammerwinkel, vorderer H40.0
– Augenlid H02.5
– Becken
–– Betreuung, Mutter O33.1
–– mit Missverhältnis, fetopelvin O33.1
–– Mutter, mit Schädigung, Fetus/Neugeborenes P03.1
– Beckenausgang
–– Betreuung, Mutter O33.3
–– und Beckenmitte, Hindernis, Geburt O65.3
– Beckeneingang
–– Betreuung, Mutter O33.2
–– Hindernis, Geburt O65.2
– Beckenmitte, Betreuung, Mutter O33.3
– Gebärmutterhals N88.2
– Gehörgang H61.3
–– äußerer H61.3 ►

Verengung *(Forts.)*
– Introitus vaginae N89.6
– Koronararterie I25.19
–– syphilitisch a.n.k. A52.0† I52.0*
––– konnatal A50.5† I52.0*
– Larynx J38.6
– Lidspalte H02.5
– Präputium N47
– Pulmonalarterie Q25.6
– Retinaarterie H35.0
– subglottisch, ödematös, chronisch J38.4
– Tränenweg H04.5
– Tuba auditiva H68.1
– Ureter N13.5
–– mit Infektion N13.67
– Urethra N35.9
Verengungen, Arterie, hirnversorgend, extrakraniell, multipel I65.3
Verfärbung
– Hornhaut, Auge H18.0
– Nagel L60.8
– Urin R82.9
– Zahn K03.7
–– durch
––– Belag K03.6
––– Blutung, Pulpa K03.7
––– Metalle K03.7
–– extrinsisch K03.6
–– intrinsisch a.n.k. K00.8
Verfall
– körperlich R68.8
–– allgemein R53
– Kräfte R53
– Zahn K02.9
–– durch Ursache, systemisch K08.0
Verfettung
– Endokard I51.5
– Herz I51.5
– Leber K76.0
– Myokard I51.5
– Niere E75.6
– Nierenparenchym E75.6
– Nierenrinde N04.9
– Tubulusepithel E75.6
Verflüssigung, Glaskörper H43.8
Verflüssigungsnekrose R02.8
Verfolgung
– gesellschaftlich Z60
– sozial Z60
Verfolgungswahn F22.0
Verformung
– Arm a.n.k. Q68.8
– Auge Q15.8
– Bein a.n.k. Q68.8
– Cervix uteri Q51.9
– Corti-Organ Q16.5
– Ductus cysticus Q44.5
– Ductus hepaticus Q44.5
– Eileiter Q50.6
– Eustachi-Röhre Q16.4
– Femur a.n.k. Q68.8 ▶

Verformung *(Forts.)*
– Fibula a.n.k. Q68.8
– Finger Q68.1
– Fuß Q66.9
–– erworben M21.68
– Gallenweg Q44.5
– Gehirn Q04.9
– Gesichtsknochen a.n.k. Q75.8
– Gyri Q04.8
– Handgelenk Q68.1
– Handknochen Q68.1
– Harnblase Q64.7
– Herz, angeboren Q24.8
– Herzklappe, angeboren Q24.8
– Humerus a.n.k. Q68.8
– Hymen Q52.4
– Iliosakralgelenk Q74.2
– Innenohr Q16.5
– Klavikula Q74.0
– Klitoris Q52.6
– Kniegelenk Q68.2
– Kopf, kindlich, während Geburt P13.1
– Kreuzbein Q76.4
– Labia
–– majora pudendi Q52.7
–– minora pudendi Q52.7
– Leber Q44.7
– Lendenwirbelsäule Q76.4
–– mit Missverhältnis
––– fetopelvin, mit
–––– Hindernis, Geburt O65.0
–––– Schädigung, Fetus/Neugeborenes P03.1
––– zwischen Fetus und Becken O33.8
– Linse Q12.8
– Lumbosakralgegend Q76.4
– Lumbosakralgelenk Q76.4
– Milz, angeboren Q89.08
– Nase Q30.8
– Nerv Q07.8
– Ohr, äußeres Q17.3
– Ohrknöchelchen, angeboren Q16.3
– Pankreas Q45.3
– Patella Q68.2
– Radius a.n.k. Q68.8
– Rückenmark Q06.8
– Schädelknochen a.n.k. Q75.8
–– mit
––– Enzephalozele Q01.9
––– Hydrozephalus Q03.9
––– Mikrozephalie Q02
– Schulterblatt Q74.0
– Schultergürtel Q74.0
– Steißbein Q76.4
– Sternum a.n.k. Q76.7
– Thoraxwand Q67.8
– Tibia a.n.k. Q68.8
– Trachealknorpel Q32.1
– Tuba uterina Q50.6
– Ulna a.n.k. Q68.8
– Ureter Q62.8 ▶

V

Verformung *(Forts.)*
– Urethra Q64.7
–– obstruierend Q64.3
– Uterus Q51.9
– Vagina Q52.4
– Vulva Q52.7
– Wirbel Q76.4
– Wirbelsäule Q76.4
– Zehe Q66.9
–– erworben M20.6
– Zunge Q38.3
Vergeblich, Wehen, falsch O47.9
Vergehen, bei Bandenmitgliedschaft F91.2
Vergesslichkeit, allgemein R41.8
Vergewaltigung T74.2
– angeblich, Abklärung Z04.5
Vergiftung T65.9
– akut T65.9
– alkoholisch, akut, mit Psychose, organisch F10.5
– bakteriell A05.9
–– durch
––– Fleisch A05.9
––– Meerestier, essbar A05.9
––– Muscheln A05.9
––– Nahrungsmittel A05.9
––– Schalentier A05.9
– Blut- A41.9
– Ciguatera-Fisch- T61.0
– durch
–– Adenohypophysenhormon T38.8
–– Äthanol T51.0
–– Akee-Frucht, akut T62.2
–– Alkohol T51.9
––– akut, im Sinne eines Rausches F10.0
––– bei Abhängigkeit F10.0
––– Folgen T97
––– mit Vergiftung, durch Tabletten T51.9
–– Alkoholentwöhnungsmittel T50.6
–– Alpha- und Beta-Rezeptoren-Stimulanzien, kombiniert T44.9
–– Amalgam T49.7
–– Amantadin T42.8
–– 4-Aminophenol-Derivate T39.1
–– Anästhetika, intravenös T41.1
–– Analgetika, nichtopioidhaltig T39.9
–– Anti-Parkinsonmittel T42.8
–– Antiallergika T45.0
–– Antianämika T45.8
–– Antibiotika, antineoplastisch T45.1
–– Antidepressiva T43.2
––– Monoaminooxidase-hemmend T43.1
––– tetrazyklisch T43.0
––– trizyklisch T43.0
–––– akut T43.0
–– Antidiarrhoika T47.6
–– Antiemetika T45.0
–– Antikoagulanzien T45.5
–– Antipruriginosa T49.1
–– Antitussiva T48.3
–– Appetitzügler T50.5 ▶

Vergiftung T65.9 *(Forts.)*
~ durch *(Forts.)*
–– Arsen T57.0
–– Arzneimittel T50.9
––– alkalisierend T50.9
––– ansäuernd T50.9
––– lipotrop T50.9
––– mit Reaktion T50.9
–– Atropin T44.3
–– Augen-Antiinfektivum T49.5
–– Azetazolamid T50.2
–– Bacillus
––– botulinus A05.1
––– cholerae-suis A02.9
–– Bakterientoxin a.n.k. A05.9
–– Barbiturate T42.3
–– Beeren
––– giftig T62.1
––– verdorben T62.1
–– Benzodiazepin T42.4
–– Benzol T52.1
–– Betäubungsmittel T40.6
–– biologisch aktive Substanz T50.9
–– Biozide T60.9
–– Biss T63.9
––– durch
–––– Arthropoden a.n.k. T63.4
–––– Meerestier a.n.k. T63.6
–––– Reptil a.n.k. T63.1
–––– Schalentier T63.6
–––– Schlange T63.0
–––– Seeanemone T63.6
–––– Seeschlange T63.0
–– Blausäure T57.3
–– Blei T56.0
–– Blocker, neuromuskulär T48.1
–– Blutprodukt T45.8
–– Botulinumtoxin A05.1
–– Cannabinoide
––– akut, im Sinne eines Rausches F12.0
––– bei Abhängigkeit F12.0
–– Cannabis T40.7
–– Cannabisderivat T40.7
–– Carbamazepin T42.1
–– Chemikalie T65.9
–– Chinin T37.2
–– Chlorat T60.3
–– Chloroform T53.1
–– Cholinesterase-Hemmer T44.0
–– Chromat T56.2
–– Clonidin T46.5
–– Clozapin T43.3
–– Codein T40.2
––– akut T40.2
–– Colchizin T50.4
–– Cumarine T45.5
–– Cytarabin T45.1
–– Darmatonie-Arzneimittel T47.4
–– Diagnostika T50.8
–– Digestiva T47.5
–– Digitalis T46.0 ▶

Vergiftung T65.9 *(Forts.)*
~ durch *(Forts.)*
-- Dipyridamol T46.3
-- Drogen T50.9
--- mit Psychose F19.5
-- Düngemittel T65.8
-- Eisen T45.4
-- Eisenverbindungen T45.4
-- Eiter A41.9
-- Emetika T47.7
-- Enzalutamid T38.6
-- Expektoranzien T48.4
-- Farbe T65.6
-- Farbstoff T65.6
-- Fentanyl T40.2
-- Fisch T61.2
-- Fleisch
--- schlecht T62.9
--- trichinös B75
-- Fluorchlorkohlenwasserstoffe T53.5
-- 5-Fluorouracil T45.1
-- Gärgas T59.8
-- Gas a.n.k. T59.9
--- therapeutisch T41.5
-- gestagenhaltige Mixtur T38.5
-- Glukokortikoid, bei topischer Anwendung T49.8
-- Glukokortikosteroide T38.0
-- Guanethidin T46.5
-- Halluzinogene
--- akut, im Sinne eines Rausches F16.0
--- bei Abhängigkeit F16.0
-- Heroin T40.1
--- akut T40.1
---- im Sinne eines Rausches F11.0
--- bei Abhängigkeit F11.0
-- High-ceiling-Diuretika T50.1
-- Histamin-H_2-Rezeptorenblocker T47.0
-- Holzschutzmittel T60.9
-- Hydantoin-Derivat T42.0
-- Hydroxychinolin-Derivat T37.8
-- Hypophysenvorderlappenhormon T38.8
-- Iminostilbene T42.1
-- Immunglobulin T50.9
-- Impfstoff T50.9
-- Inhalationsanästhetika T41.0
-- Insekt, giftig a.n.k. T63.4
-- Insektizide T60.2
-- Kalziumantagonisten T46.1
-- Klebstoff T65.8
-- Kohlendioxid T41.5
-- Kohlenmonoxid
--- Folgen T97
--- mit Demenz T58† F02.8*
-- Kokain T40.5
--- akut, im Sinne eines Rausches F14.0
--- bei Abhängigkeit F14.0
-- Kontrazeptivum, oral T38.4
-- Kupfer T56.4
-- Laxanzien, stimulierend T47.2
-- Leberextrakt T45.8 ►

Vergiftung T65.9 *(Forts.)*
~ durch *(Forts.)*
-- Leuchtgas T58
-- Lithium T43.8
-- Lösungsmittel, flüchtig
--- akut, im Sinne eines Rausches F18.0
--- bei Abhängigkeit F18.0
-- Lokalanästhetikum T41.3
-- LSD [Lysergsäurediäthylamid] T40.8
-- Lysergid T40.8
-- Mangan T57.2
-- Meerestier, essbar T61.9
-- Meprobamat T43.5
-- Mescalin T40.9
-- Metaraminol T44.4
-- Methadon T40.3
-- Methanol T51.1
-- Methaqualon T42.6
-- Methotrexat T45.1
-- Mineralokortikosteroide T50.0
-- Monochloracetat, systemisch T60.3
-- Morphin T40.2
--- akut T40.2
-- Muscheln, verdorben T61.2
-- Muskelrelaxanzien T48.1
-- Nahrungsmittel T62.9
--- verdorben T62.9
-- Nasen-Antiinfektivum T49.6
-- Nebenschilddrüsenhormon T50.9
-- Nebenschilddrüsenhormonderivat T50.9
-- Neuroleptika T43.5
-- nichtmedizinische Stoffe T65.9
-- Nikotinsäure T46.7
-- Nikotinsäurederivat T46.7
-- Nitrile T65.0
-- östrogenhaltige Mixtur T38.5
-- Ohr-Antiinfektivum T49.6
-- Ophthalmika T49.5
-- Opioide
--- akut, im Sinne eines Rausches F11.0
--- bei Abhängigkeit F11.0
-- Opium T40.0
--- akut T40.0
-- Oxalsäure T54.2
-- Oxazolidine T42.2
-- Oxytozin T48.0
-- Papaverin T44.3
-- Paraquat T60.3
-- Parasympathomimetika T44.1
-- Penicilline T36.0
-- Pestizide T60.9
-- Pethidin T40.4
-- Pferdebohnen D55.0
-- Pflanzen, giftig T62.2
-- Pharmaka T50.9
-- Phosgen T59.8
-- Pilz, giftig T62.0
-- Plasmaersatzmittel T45.8
-- Psilocin T40.9
-- Psilocybin T40.9
-- Psychopharmaka, akut T43.9 ►

V

Vergiftung T65.9 *(Forts.)*
~ durch *(Forts.)*
-- Ptomaine T62.9
-- Pyrazolon-Derivat T39.2
-- Qualle T63.6
-- Quecksilber T56.1
-- Rachen-Antiinfektivum T49.6
-- Rauch T59.9
-- Rauwolfiaalkaloid T46.5
-- Rizin T62.2
-- Salbutamol T48.6
-- Salizylate T39.0
-- Salmonellen A02.9
-- Salz, zur oralen Rehydratation T50.3
-- Sauerstoff T41.5
-- Schalentier, verdorben T61.2
-- Schlaftabletten T42.7
--- mit Suizidabsicht T42.7
-- Schleifendiuretika T50.1
-- Schwermetalle T56.9
-- Sedativa, und Hypnotika
--- akut, im Sinne eines Rausches F13.0
--- bei Abhängigkeit F13.0
-- Seife T55
--- nach Abort O08.2
-- Serum a.n.k. T80.6
-- Silber T56.8
-- Skorpionstich T63.2
-- Spermizid T49.8
-- Spülmittel T55
-- Stich T63.9
--- durch
---- Arthropoden a.n.k. T63.4
---- Meerestier a.n.k. T63.6
---- Seeanemone T63.6
---- Seestern T63.6
-- Streptomycin T36.5
-- Substanz, immunologisch wirksam T50.9
-- Succinimide T42.2
-- Suipestiferbakterien A02.9
-- Tabak T65.2
--- akut F17.0
--- bei Abhängigkeit F17.0
-- Tabletten T50.9
--- mit Vergiftung, durch Alkohol T51.9
-- Tamoxifen T38.6
-- Thallium T56.8
-- Thiobarbiturate T41.1
-- Thyreostatika T38.2
-- Tranquilizer T43.5
-- Trichlormethan T53.1
-- Uran T66
-- Urikostatikum T50.4
-- Urikosurikum T50.4
-- Valproinsäure T42.6
-- Vasodilatatoren, peripher T46.7
-- Vicia faba D55.0
-- Vitamin D E67.3
-- Wasser E87.7
-- Wismut T65.8 ►

Vergiftung T65.9 *(Forts.)*
~ durch *(Forts.)*
-- Wurst T62.9
--- trichinös B75
-- Zyanid T65.0
- Fisch-
-- bakteriell A05.9
-- epidemisch T61.2
- Harn- N19
- in der Anamnese Z91.8
- intestinal K63.8
- Lebensmittel- T62.9
-- durch
--- Bacillus cereus A05.4
--- Clostridium
---- botulinum A05.1
---- difficile A04.79
---- perfringens A05.2
---- welchii A05.2
--- Enterotoxin A05.0
--- Salmonellen A02.9
--- Staphylokokken A05.0
--- Vibrio parahaemolyticus A05.3
-- mit Gastroenteritis A05.9
- Magen-Darm K63.8
- mit
-- Demenz T65.9† F02.8*
-- transuranen Schwermetallnukliden T66
- Scombroid-Fisch- T61.1
- Selbst- R68.8
Vergiftungssyndrom, durch Kalium E87.5
Vergreisung R54
- im Kindesalter E34.8
- vorzeitig E34.8
Vergrößert, Foramina parietalia Q75.8
Vergrößerung
- Adenoide J35.2
- Alveolarfortsatz K08.88
- Alveolarkamm K08.88
- Gaumenmandel J35.1
-- und Rachenmandel J35.3
- Herz I51.7
- Hoden N50.8
- Leber R16.0
-- angeboren Q44.7
- Linksherz- I51.7
- Lymphknoten R59.9
-- bei Krankheit, durch HIV B23.8 R59.9
-- generalisiert R59.1
-- lokalisiert R59.0
-- umschrieben R59.0
- Milz R16.1
- Nebenniere E27.8
- Nebenschilddrüse E21.0
- Niere N28.88
- Plexus pampiniformis I78.8
- Prostata N40
- Rachenmandel J35.2
-- und Gaumenmandel J35.3
- Samenblase, angeboren Q55.4 ►

Vergrößerung *(Forts.)*
– Schilddrüse E04.9
–– endemisch E01.2
–– sporadisch E04.9
– Thymus E32.0
– Tonsille J35.1
–– und Gewebe, adenoid J35.3
– Tränendrüse, chronisch H04.0
– Uterus N85.2
– Zunge K14.8
– Zwerchfellöffnung, angeboren Q79.1
Verhärtet, Tuberkulid A18.4
Verhärtung
– Augenlid H02.8
– Corpus cavernosum penis N48.6
– Gehirn G93.88
– Haut R23.4
– Konjunktiva H11.1
– Leber K76.8
– Ligamentum latum uteri N83.8
– Lunge, fibroid, chronisch J84.10
– Mamma N63
– Penis N48.6
– Prostata N42.8
– Tränenweg H04.5
– Trommelfell H74.0
Verhakt, Zwillinge, mit Hindernis, Geburt O66.1
Verhalten
– Abort O02.1
– Abweichung F69
–– sexuell F65.9
– Änderung, pathologisch R46.8
– aggressiv F91.1
–– andauernd, bei Störung, Sozialverhalten F91.2
–– im Kindes- und Jugendalter F91.1
– Auffälligkeit R46.2
– aufsässig, oppositionell, bei Störung, Sozialverhalten F91.3
– ausweichend R46.5
– destruktiv F91.8
– dissozial
–– Abklärung, ohne manifeste psychische Störung Z03.2
–– andauernd, bei Störung, Sozialverhalten F91.2
– Fehlgeburt O02.1
– hyperaktiv R46.3
– Menstruation N91.2
– misstrauisch R46.5
– Problem, beim Erwachsenen F69
– selbstschädigend Z72.8
–– in der Familienanamnese Z81
– Sozial-, Störung F91.9
–– mit
––– Bindung, sozial F91.2
–––– fehlend F91.1
––– Störung, emotional, im Kindesalter F92.8
––– Verhalten
–––– aggressiv, andauernd F91.2
–––– aufsässig, oppositionell F91.3 ►

Verhalten *(Forts.)*
~ Sozial-, Störung F91.9 *(Forts.)*
~~ mit *(Forts.)*
~~~ Verhalten *(Forts.)*
–––– dissozial, andauernd F91.2
– Störung F69
–– alkoholbedingt F10.9
–– bei
––– Minderung, Intelligenz F79.8
–––– leicht F70.8
–––– mittelgradig F71.8
–––– schwer F72.8
–––– schwerst F73.8
––– Störung
–––– Gehirn, organisch F07.0
–––– körperlich F59
–– deutlich
––– behandlungsbedürftig, bei Minderung, Intelligenz
–––– schwer F72.1
–––– schwerst F73.1
––– bei Minderung, Intelligenz F79.1
––– mit Schwachsinn F79.1
–– emotional, im Kindes- und Jugendalter F98.9
–– im
––– Kindesalter F91.9
––– Wochenbett F53.8
–– in der Familienanamnese Z81
–– psychogen F69
–– sexuell F65.9
–– und Störung, Persönlichkeit F69
– Typ-A- Z73
– unerklärlich R46.2
– unsozial, beim Kind oder Erwachsenen Z72.8
– verlangsamt R46.4
Verhaltensbedingt, Insomnie, in der Kindheit F98.80
Verhaltensvariante, Demenz, frontotemporal G31.0† F02.0*
Verhaltensweise, kriminell F60.2
Verhaltung
– Harn R33
– Milch O92.70
– Stuhl K59.09
– Urin, psychogen F45.8
– Winde R14
Verheimlicht, Schwangerschaft Z35.3
Verhornungsstörung
– Lippe K13.0
– Mund K13.2
– Zahnfleisch K05.1
– Zunge K13.2
Verhütung, Empfängnis Z30.9
Verhungern T73.0
– Inanition T73.0
Verkäsung, Lymphknoten, tuberkulös A18.2
Verkalkend
– Aortitis I77.6
– Axenfeld-Degeneration Q13.4
– Epitheliom, nach Malherbe D23.9
– Tumor, epithelial, odontogen D16.5

V
~~~

Verkalkt, Stenose, Aorta I70.0
Verkalkung – s.a. Kalzifikation
– Pleura J94.8
Verkapselt, Stein, Nierenbecken N20.0
Verklammernd, Spondylosis deformans, mit BWS-Syndrom M47.84
Verklebung
– Herzbeutel, chronisch, rheumatisch I09.2
– Lid H11.2
–– kongenital Q10.3
– Pleura J94.8
– Präputialblatt N47
Verkleinerung, Niere N26
Verknotung, Darm K56.2
Verkohlung T29.0
– durch Blitzschlag T75.0
– Körper, ganz T29.0
Verkrümmung
– Femur
–– angeboren Q74.2
–– erworben M21.85
– Handgelenk
–– angeboren Q74.0
–– erworben M21.84
– Hornhaut H18.7
– Nase M95.0
– Nasenscheidewand J34.2
– Penis Q55.6
– Radius, progressiv, idiopathisch, kongenital Q74.0
– Sakrum
–– angeboren a.n.k. Q76.4
–– erworben M43.88
– schwergradig, Tibia, lateral, mit Kleinwuchs Q68.4 E34.3
– Steißbein
–– angeboren a.n.k. Q76.4
–– erworben M43.88
– Tibia
–– angeboren Q74.2
–– erworben M21.86
– Ventral-, Penis, angeboren Q54.4
– Wirbelsäule M43.99
–– als Spätfolge, Rachitis E64.3
–– durch
––– Ostitis deformans M88.88
––– Ostitis fibrosa cystica E21.0† M49.89*
––– Tuberkulose A18.0† M49.09*
–– erworben M43.99
–– kongenital Q67.5
–– tuberkulös A18.0† M49.09*
Verkürzt
– Austreibungsperiode
–– bei Entbindung O62.3
–– mit Schädigung, Fetus/Neugeborenes P03.5
– Intervalle, unregelmäßig, zwischen Menstruationsblutungen N92.1
– PQ-Dauer, EKG I45.6
– Überleitungszeit, EKG I45.6
Verkürzung
– Achillessehne M67.0 ►

Verkürzung *(Forts.)*
– Arm
–– erworben M21.79
–– kongenital Q71.8
– Bein M21.79
–– angeboren Q72.8
–– erworben M21.79
–– mit Schiefstand, Becken M21.79
– Ductus choledochus, angeboren Q44.5
– Ductus cysticus, kongenital Q44.5
– Extremität M21.79
–– obere, angeboren Q71.8
–– untere, angeboren Q72.8
– Femur
–– erworben M21.75
–– kongenital Q72.4
– Frenulum Q38.1
– Gaumen, angeboren Q38.5
– Hüfte
–– erworben M21.75
–– kongenital Q65.8
– Körpergröße R62.8
– Mittelfuß
–– erworben M21.68
–– kongenital Q66.8
– Musculus tibialis anterior M67.16
– Nabelschnur O69.3
–– mit Schädigung, Fetus/Neugeborenes P02.6
– Oberschenkel
–– erworben M21.75
–– kongenital Q72.4
– Ösophagus, kongenital Q39.8
– Penis
–– angeboren Q55.6
–– lateral Q55.6
–– nichtvenerisch N48.8
–– ventral, angeboren Q54.4
– Radius
–– erworben M21.73
–– kongenital Q71.4
– Sehne M67.19
–– angeboren Q79.8
–– kongenital, mit Kontraktur, Gelenk Q66.8
–– mit Kontraktur, Gelenk M24.59
–– Musculus tibialis anterior M67.16
– Urethra N36.8
– Uvula, angeboren Q38.5
– Vagina, angeboren Q52.4
– Zungenbändchen Q38.1
Verlängert
– Blutungszeit R79.8
– Geburt, mit Schnittentbindung O63.9
– Gerinnung R79.8
– Gerinnungszeit R79.8
– Ikterus, physiologisch, beim Neugeborenen P59.9
– Koma, bei Verletzung, intrakraniell S06.9 S06.79!
– Kontraktur, Uterus, während Wehen O62.4
– Miktion R39.1 ►

Verlängert *(Forts.)*
– QT-Intervall R94.3
– – mit Schwerhörigkeit I49.8
– Schwangerschaft O48
– Thromboplastinzeit R79.8
– Wehen O63.9
– – erster Geburtsabschnitt O63.0
– – mit Schädigung, Fetus/Neugeborenes P03.8
– – zweiter Geburtsabschnitt O63.1
– Zahn K00.2
Verlängerung
– Bein M21.79
– Cervix uteri
– – angeboren Q51.8
– – hypertrophisch N88.4
– Ductus choledochus Q44.5
– Ductus cysticus Q44.5
– Epiglottisstiel Q31.8
– Frenulum praeputii Q55.6
– Geburt O63.9
– – erster Geburtsabschnitt O63.0
– – zweiter Geburtsabschnitt O63.1
– Kolon Q43.8
– – erworben K59.8
– Labia minora pudendi, erworben N90.6
– Ligamentum patellae, angeboren Q74.1
– QRS-Komplex R94.3
– Wehen, Komplikation, Entbindung O63.9
– Zervix, angeboren Q51.8
Verlagert
– Eckzahn, retiniert K07.3
– Weisheitszahn, retiniert K07.3
– Zahnkeime K01.0
Verlagerung
– Abwärts-, Zunge, angeboren Q38.3
– Aorta Q25.4
– Appendix, retrozäkal, kongenital Q43.8
– Arterientransplantat a.n.k. T82.3
– Aufwärts-, Hymen, kongenital Q52.4
– Augapfel H05.2
– – kongenital Q15.8
– Bandscheibe M51.2
– – extraforaminal M51.2
– – lumbal, mit Radikulitis M51.1† G55.1*
– – lumbosakral, mit Radikulitis M51.1† G55.1*
– – mit
– – – Hexenschuss M51.2
– – – Lumbalgie M51.2
– – – Myelopathie a.n.k. M51.0† G99.2*
– – – Neuritis M51.1† G55.1*
– – – – Nervus ischiadicus M51.1† G55.1*
– – – – Plexus brachialis M50.1† G55.1*
– – – Radikulitis M51.1† G55.1*
– – thorakal, mit Radikulitis M51.1† G55.1*
– – thorakolumbal, mit Radikulitis M51.1† G55.1*
– – zervikal, mit Radikulitis M50.1† G55.1*
– Canaliculus lacrimalis, angeboren Q10.6
– Cervix uteri N88.8
– Dialysekatheter T82.4
– Dickdarm, angeboren Q43.3 ►

Verlagerung *(Forts.)*
– Ductus nasolacrimalis, angeboren Q10.6
– durch Apparat, Implantat und Transplantat T85.6
– Eileiter
– – erworben N83.4
– – kongenital Q50.6
– Gallenblase, kongenital Q44.1
– Gefäß, durch Herzklappenprothese T82.0
– Harnblase
– – erworben N32.8
– – kongenital Q64.1
– Harnwegskatheter T83.0
– Herz
– – durch Herzklappenprothese T82.0
– – erworben I51.8
– – kongenital Q24.8
– Hirnstamm, kaudal, angeboren Q04.8
– Hoden, in Bauchraum Q53.9
– Hornhauttransplantat a.n.k. T85.3
– Iliosakralgelenk
– – alt M53.28
– – kongenital Q74.2
– Infusionskatheter a.n.k. T82.5
– – spinal T85.6
– Intrauterinpessar T83.3
– Kardia, durch Hiatus oesophageus Q40.1
– Katheter a.n.k. T85.6
– – zur Peritonealdialyse T85.6
– Kleinhirn, kaudal, angeboren Q04.8
– Kolon, kongenital Q43.3
– Linse H27.1
– – angeboren Q12.1
– – intraokular T85.2
– Magen, angeboren Q40.2
– Magenschleimhaut, angeboren Q40.2
– Makula, kongenital Q14.1
– Mammaprothese T85.4
– Mediastinum R93.8
– Milz, angeboren Q89.08
– Mittelfell R93.8
– Nagel
– – erworben L60.8
– – kongenital Q84.6
– Nebenniere, kongenital Q89.1
– Niere N28.88
– – angeboren Q63.2
– Öffnung, Wharton-Gang Q38.4
– Ösophagus
– – angeboren Q39.8
– – erworben K22.88
– Ösophagusschleimhaut, angeboren, in die Kardia Q39.8
– Ohrmuschel, angeboren Q17.4
– Orbitaprothese a.n.k. T85.3
– Organ, inneres, spiegelbildlich, vollständig, bei Dextrokardie Q89.3
– Ovar
– – angeboren, frei in die Bauchhöhle Q50.3
– – erworben N83.4
– – kongenital Q50.3 ►

V

Verlagerung *(Forts.)*
~ Ovar *(Forts.)*
-- mit Herniensack N83.4
- Plattenepithel, in
-- den Zervikalkanal, kongenital Q51.8
-- die Uterusschleimhaut, kongenital Q51.8
- Plexus brachialis, angeboren Q07.8
- Punctum lacrimale, angeboren Q10.6
- Shunt, ventrikulär, intrakraniell T85.0
- Sigma Q43.8
- Speicheldrüse, angeboren Q38.4
- Trachea, kongenital Q32.1
- Tränenapparat, kongenital Q10.6
- Tuba uterina
-- erworben N83.4
-- kongenital Q50.6
- Unterzungendrüse, kongenital Q38.4
- Unterzungendrüsengang, kongenital Q38.4
- Ureter Q62.6
- Uretermündung Q62.6
- Uterus N85.4
-- bei Schwangerschaft a.n.k. O34.5
-- mit
--- Hindernis, Geburt a.n.k. O65.5
--- Schnittentbindung a.n.k. O34.5
- Ventrikelseptum Q21.0
-- mit Ventrikel, rudimentär Q20.4
- Zahn K07.3
- Zylinderepithel
-- Cervix uteri N87.9
-- über äußeren Muttermund hinaus Q51.8
Verlangen, sexuell
- gesteigert F52.7
- Mangel F52.0
- Verlust F52.0
Verlangsamt, Verhalten R46.4
Verlangsamung
- Herzfrequenz R00.1
- und Reaktionsvermögen, herabgesetzt R46.4
Verlauf
- aortopulmonal, aberrant, Koronararterie Q24.5
- Eustachi-Röhre, abnorm Q16.4
- intramural, aberrant, Koronararterie Q24.5
- intramyokardial, aberrant, Koronararterie Q24.5
Verlausung B85.2
- durch
-- Filzläuse B85.3
-- Schamläuse B85.3
Verlegt, Tränenpünktchen, kongenital Q10.4
Verletzung T14.9
- Abdomen S39.9
-- mit Verletzung, Beckenorgane S39.6
-- oberflächlich S30.9
- Abdomenwand, oberflächlich S30.9
- Abduktormuskel, Unterarm-Höhe S56.3
- Achillessehne S86.0
- Achselhöhle S49.9
-- oberflächlich S40.9
- adenoid S09.9
- äußere T14.00 ►

Verletzung T14.9 *(Forts.)*
- alt, mit Schädigung, Meniskus M23.29
- Alveolarfortsatz S09.9
-- oberflächlich S00.50
- Anus S39.9
-- oberflächlich S30.9
- Aorta S25.0
- Aorta abdominalis S35.0
- Aorta thoracica S25.0
- Arcus palmaris superficialis S65.2
- Arm T11.9
- Arteria anonyma, Truncus brachiocephalicus S25.1
- Arteria axillaris S45.0
- Arteria brachialis S45.1
- Arteria carotis S15.00
- Arteria carotis communis S15.01
- Arteria carotis externa S15.02
- Arteria carotis interna S15.03
- Arteria coeliaca S35.2
- Arteria dorsalis pedis S95.0
- Arteria femoralis S75.0
- Arteria gastrica S35.2
- Arteria gastroduodenalis S35.2
- Arteria hepatica S35.2
- Arteria hypogastrica S35.88
- Arteria iliaca S35.5
- Arteria lienalis S35.2
- Arteria mammaria S25.88
- Arteria mesenterica S35.2
- Arteria mesenterica inferior S35.2
- Arteria mesenterica superior S35.2
- Arteria ovarica S35.88
- Arteria peronaea S85.2
- Arteria plantaris pedis S95.1
- Arteria poplitea S85.0
- Arteria pulmonalis S25.4
- Arteria radialis, in Höhe
-- Hand S65.1
-- Unterarm S55.1
- Arteria renalis S35.4
- Arteria subclavia S25.1
- Arteria tibialis S85.1
- Arteria ulnaris, in Höhe
-- Hand S65.0
-- Unterarm S55.0
- Arteria uterina S35.88
- Arteria vertebralis S15.1
- Arteriae digitales S65.5
- Arteriae intercostales S25.5
- Arterie T14.5
-- zerebral S06.8
- Augapfel S05.9
-- oberflächlich a.n.k. S05.8
-- penetrierend S05.6
--- mit
---- Verlust, Gewebe, intraokular S05.2
---- Vorfall, Gewebe, intraokular S05.2
- Auge S05.9
-- Folgen T90.4
-- oberflächlich S05.8 ►

Verletzung T14.9 *(Forts.)*
~ Auge S05.9 *(Forts.)*
–– penetrierend S05.6
– Augenanhangsgebilde, oberflächlich S05.8
– Augenbraue S09.9
–– oberflächlich S00.1
– Augenkammer, vordere S05.8
– Augenlid S09.9
–– oberflächlich S00.20
– Augenlinse S05.8
– Augenwinkel S09.9
–– oberflächlich S00.20
– Außenmeniskus, mit Verletzung
–– Kreuzband S83.7
–– Seitenband S83.7
– Band, bei Verletzung, Meniskus, Knie S83.7
– Bauchdecke, oberflächlich S30.1
– Becken S39.9
–– Abdomen S34.8
–– oberflächlich S30.9
– Beckenband, bei Geburt O71.6
– Beckenboden, Komplikation, Entbindung O70.1
– Beckengelenk, bei Geburt O71.6
– Beckenorgane S37.9
–– bei
––– Fehlgeburt O08.6
––– Geburt a.n.k. O71.5
–– Folgen T91.5
–– innere, multipel S37.7
–– mehrere S37.7
– bei
–– chirurgischem Eingriff T81.2
–– Geburtshilfe a.n.k. O71.9
– Bein T13.9
– Bereich, iliakal S39.9
– Beugemuskel
–– Finger S56.1
–– Hand, multipel S66.6
–– Handgelenk, multipel S66.6
–– lang, Daumen S66.0
–– Zehe S96.0
– Beugesehne T14.6
– Bläschendrüse S37.83
– Blase S37.20
–– geschlossen S37.20
–– offen S37.20 S31.83!
– Blutgefäß a.n.k. T14.5
–– Abdomen S35.9
––– Folgen T91.8
–– Achselhöhle S45.9
–– Arm T11.4
––– multipel T06.3
–– Becken S35.9
––– Folgen T91.8
–– Daumen S65.4
–– epidural, in Höhe
––– der Lumbosakralgegend S35.80
––– des
–––– Abdomens S35.80
–––– Beckens S35.80 ►

Verletzung T14.9 *(Forts.)*
~ Blutgefäß a.n.k. T14.5 *(Forts.)*
~~ epidural, in Höhe *(Forts.)*
~~~ des *(Forts.)*
–––– Halses S15.80
–––– Thorax S25.80
–– Extremität T14.5
––– obere T11.4
–––– Folgen T92.8
––– untere T13.4
–––– Folgen T93.8
–– Finger S65.5
–– Folgen T94.1
–– Fuß S95.9
––– multipel S95.7
–– Hals, Folgen T91.8
–– Hand S65.9
––– multipel S65.7
–– Handgelenk S65.9
––– multipel S65.7
–– Hüfte S75.9
––– multipel S75.7
–– Iliakalregion S35.5
–– in
––– Halshöhe S15.9
––– Höhe Unterarm S55.9
–– intrakraniell S06.8
–– Knöchel S95.9
––– multipel S95.7
–– Kopf S09.0
––– Folgen T90.8
–– Lumbosakralregion S35.9
–– mehrere, in Höhe
––– Oberarm S45.7
––– Schulter S45.7
–– mesenterial S35.9
–– Milz S35.9
–– multipel T06.3
–– Niere S35.4
–– Oberarm S45.9
–– Oberschenkel S75.9
––– multipel S75.7
–– popliteal S85.9
–– Region, multipel T06.3
–– Schulter S45.9
–– subarachnoidal, in Höhe
––– der Lumbosakralgegend S35.82
––– des
–––– Abdomens S35.82
–––– Beckens S35.82
–––– Halses S15.82
–––– Thorax S25.82
–– subdural, in Höhe
––– der Lumbosakralgegend S35.81
––– des
–––– Abdomens S35.81
–––– Beckens S15.81
–––– Halses S35.81
–––– Thorax S25.81
–– Thorax S25.9
––– Folgen T91.8 ►
~~~

Verletzung T14.9 *(Forts.)*
~ Blutgefäß a.n.k. T14.5 *(Forts.)*
~~ Thorax S25.9 *(Forts.)*
––– multipel S25.7
–– Unterarm, multipel S55.7
–– Unterschenkel S85.9
––– multipel S85.7
–– zerebral S06.8
– Brachialplexus S14.3
–– beim Neugeborenen P14.3
– Bronchus S27.4
– Brust a.n.k. S29.9
– Brustmark S24.10
– Brustwand
–– multipel, oberflächlich S20.7
–– oberflächlich S20.80
– Bulbus S05.9
–– oberflächlich S05.8
– Cauda equina S34.38
– Cervix uteri S37.6
– Chiasma opticum S04.0
– Chorioidea S05.8
– Colon ascendens S36.51
– Colon descendens S36.53
– Colon sigmoideum S36.54
– Colon transversum S36.52
– Damm S39.9
–– bei Entbindung O70.0
–– oberflächlich S30.9
– Darm S36.9
– Darmbeingegend, oberflächlich S30.9
– Daumen S69.9
–– oberflächlich S60.9
– Diaphragma S27.81
– Dickdarm S36.50
– Drosselvene
–– äußere S15.2
–– innere S15.3
– Ductus choledochus S36.18
– Ductus cysticus S36.18
– Ductus hepaticus S36.18
– Ductus lacrimalis S05.8
– Ductus nasolacrimalis S05.8
– Ductus thoracicus S27.82
– Dünndarm S36.40
– Duodenum S36.41
– durch
–– Bestrahlung a.n.k. T66
–– Biss T14.1
–– Explosionsdruck a.n.k. T70.8
–– Infrarotstrahlen a.n.k. T66
–– Kopfschuss S09.7
–– Messerstich T14.1
–– Röntgenstrahlen a.n.k. T66
–– Schuss T14.1
–– Skalpierung S08.0
–– Stich T14.1
–– Tierbiss T14.1
–– Ultraviolettstrahlen a.n.k. T66
–– Verätzung T30.4
– Eingeweide, multipel S36.7 ►

Verletzung T14.9 *(Forts.)*
– Ellenbogen S59.9
–– oberflächlich S50.9
––– multipel S50.7
–– und Unterarm, multipel S59.7
– Endast, Nervus peronaeus profundus, lateral S94.2
– Epigastrium S39.9
–– oberflächlich S30.9
– Epiglottis a.n.k. S19.9
–– oberflächlich S10.10
– Eustachi-Röhre S09.9
– Extremität T14.9
–– obere T11.9
––– Folgen T92.9
––– oberflächlich a.n.k. T11.00
–– oberflächlich T14.00
–– untere T13.9
––– Folgen T93.9
– Ferse S99.9
–– oberflächlich S90.9
– Fetus/Neugeborenes, bei Entbindung P15.9
– Finger S69.9
–– mit Sehnenbeteiligung S69.7
–– oberflächlich S60.9
–– subungual S69.9
––– oberflächlich S60.9
– Fingernagel S69.9
–– oberflächlich S60.9
– Flanke, oberflächlich S30.9
– Folgen a.n.k. T94.1
–– Organ
––– intraabdominal T91.5
––– intrathorakal T91.4
– Fossa supraclavicularis, oberflächlich S10.80
– Fossa supraclavicularis a.n.k. S19.9
– Fuß S99.9
–– mit Sehnenbeteiligung S99.7
–– oberflächlich S90.9
–– und Knöchelregion, multipel S99.7
– Gallenblase S36.17
– Gallengang S36.18
– Ganglia
–– coeliaca S34.5
–– thoracica S24.4
– Ganglion cervicothoracicum S24.4
– Ganglion stellatum S24.4
– Gasser-Ganglion S04.3
– Gaumen
–– hart S09.9
–– oberflächlich S00.50
–– weich S09.9
– Geburts- P15.9
–– Auge P15.3
–– Basalganglien P11.1
–– Femur P13.2
–– Gehirn P11.2
–– Genitalorgane, äußere P15.5
–– Geschlechtsorgane, mütterlich O71.9
–– Hirnnerv a.n.k. P11.4
–– Hoden P15.5 ►

Verletzung T14.9 *(Forts.)*
~ Geburts- P15.9 *(Forts.)*
-- intrakraniell P11.2
-- Kleinhirn P11.1
-- Kopfhaut, behaart P12.9
--- durch
---- Elektrode P12.4
---- Kopfschwartenklammer P12.4
---- Probeinzision P12.4
-- Leber P15.0
-- Milz P15.1
-- mit
--- Adiponecrosis subcutanea neonatorum P15.6
--- Blutstauung, Gesicht P15.4
--- Blutung
---- epikraniell, subaponeurotisch P12.2
---- extradural P10.8
---- Gehirn P10.1
---- intrakraniell P10.9
---- intraventrikulär P10.2
---- subarachnoidal P10.3
---- subdural P10.0
---- subkonjunktival P15.3
---- zerebral P10.1
--- Duchenne-Paralyse P14.0
--- Enzephalopathie P11.1
--- Eviszeration P15.8
--- Fettnekrose, subkutan P15.6
--- Fraktur
---- Femur P13.2
---- Knochen P13.9
---- Schädel P13.0
---- Wirbel P11.59
--- Geburtsgeschwulst P12.1
--- Glaukom, traumatisch P15.3
--- Hämatom a.n.k. P15.8
---- Gehirn P10.1
---- Hoden P15.5
---- Leber P15.0
---- Penis P15.5
---- Skrotum, oberflächlich P15.5
---- subdural, lokalisiert P10.0
---- Vulva P15.5
--- Kephalhämatom P12.0
--- Klumpke-Lähmung P14.1
--- Lähmung
---- Armplexus
----- oberer P14.0
----- unterer P14.1
---- Fazialis P11.3
--- Lazeration
---- Gehirn, mit Blutung P10.1
---- intrakraniell P10.9
--- Neuritis
---- Hirnnerv VII P11.3
---- Nervus facialis P11.3
--- Ödem, Gehirn P11.0
--- Paralyse
---- Nerv P14.9 ►

Verletzung T14.9 *(Forts.)*
~ Geburts- P15.9 *(Forts.)*
~~ mit *(Forts.)*
~~~ Paralyse *(Forts.)*
---- Nervus
----- facialis P11.3
----- radialis P14.3
--- Prellung, Kopfhaut, behaart P12.3
--- Quetschwunde, Kopfhaut, behaart P12.3
--- Riss, Tentorium P10.4
--- Ruptur
---- Leber P15.0
---- Milz P15.1
---- Niere P15.8
--- Schaden
---- Auge P15.3
---- Gehirn P11.2
--- Steigerung, Druck, intrakraniell P11.0
--- Tortikollis P15.2
--- Verletzung
---- Musculus sternocleidomastoideus P15.2
---- Schädel a.n.k. P13.1
--- Zephalhämatozele, Fetus/Neugeborenes P10.8
--- Zerreißung, Gehirn P10.8
-- Mutter O71.9
--- durch Instrument O71.9
--- Komplikation, Entbindung O71.9
-- Nervensystem, peripher P14.9
-- Nervus facialis P11.3
-- Penis P15.5
-- Plexus brachialis P14.3
-- Rückenmark P11.59
-- Skelett P13.9
-- Urethra O71.5
-- Vulva P15.5
-- Wirbelsäule P11.59
--- mit Querschnittlähmung
---- akut P11.50
---- chronisch P11.51
-- Zentralnervensystem a.n.k. P11.9
- geburtshilflich, Komplikation, Entbindung O71.9
- Gefäß T14.5
-- Arcus palmaris profundus S65.3
-- Arcus palmaris superficialis S65.2
- Gehirn S06.9
-- diffus S06.20
-- durch Explosionsdruck S06.0
-- Folgen T90.5
-- mit Beteiligung, Hirnnerv S09.7
-- umschrieben S06.30
-- und Rückenmark, in Halshöhe T06.0
- Gehör, zur Taubheit führend S04.6
- Gehörgang S09.9
-- äußerer S09.9
-- oberflächlich S00.40
- Gelenk a.n.k. T14.9
-- alt M25.89
-- residual M25.89
- generalisiert, durch Explosionsdruck T70.8 ►

V
~~~

Verletzung T14.9 *(Forts.)*
– Genitalien, äußere, oberflächlich S30.2
– Gesäß S39.9
–– oberflächlich S30.9
– Geschlechtsorgane
–– äußere S39.9
–– innere S37.9
– geschlossen T14.00
– Gesicht S09.9
–– bei Geburt P15.4
–– oberflächlich S00.80
––– Folgen T90.0
– Gewebe, periurethral S37.30
–– bei Geburt O70.0
– Gewebebereich, Gehirn, groß, diffus S06.20
– Glaskörper S05.8
– Hals S19.9
–– Folgen T91.9
–– multipel S19.7
–– oberflächlich S10.90
––– Folgen T91.0
––– multipel S10.7
– Halsmark S14.10
–– multipel S14.10
–– zentral S14.12
– Halssympathikus S14.5
– Halswirbel S13.4
– Hand S69.9
–– mit Sehnenbeteiligung S69.7
–– oberflächlich S60.9
–– und Handgelenk, multipel S69.7
– Handgelenk S69.9
–– oberflächlich S60.9
– Handwurzel S69.9
–– mit Sehnenbeteiligung S69.7
– Harnblase S37.20
–– bei Geburt O71.5
– Haut T14.9
–– isoliert T14.9
–– oberflächlich a.n.k. T14.00
––– neurotisch L98.1
– Hautnerven, sensibel, in Höhe
–– Fuß S94.3
–– Hüfte S74.2
–– Knöchel S94.3
–– Oberarm S44.5
–– Oberschenkel S74.2
–– Schulter S44.5
–– Unterarm S54.3
–– Unterschenkel S84.2
– Herz S26.9
–– mit Hämoperikard S26.0
– Hinterhauptlappen S06.8
– Hirnnerv S04.9
–– I S04.8
–– III S04.1
–– IV S04.2
–– V S04.3
–– VI S04.4
–– VII S04.5
–– VIII S04.6 ►

Verletzung T14.9 *(Forts.)*
~ Hirnnerv S04.9 *(Forts.)*
–– IX S04.8
–– X S04.8
–– XI S04.7
–– XII S04.8
–– Folgen T90.3
– Hirnstamm S06.9
– Hochdruckspritz-, industriell T70.4
– Hoden S39.9
–– oberflächlich S30.9
– Hörnerv S04.6
– Hohlvene
–– obere S25.2
–– untere S35.1
– Hornhaut
–– Auge, perforierend S05.6
–– bei Geburt P15.3
–– lamellär S05.0
–– tief S05.0
– Hüfte S79.9
–– oberflächlich S70.9
– Hymen S39.9
– Ileum S36.49
– in der Anamnese Z91.8
– infiziert T79.3
– Innenmeniskus, mit Verletzung
–– Kreuzband S83.7
–– Seitenband S83.7
– innere T14.8
–– multipel T06.5
– instrumentell, nichtchirurgisch T14.9
– Interkostalgefäß S25.5
– Interskapularregion, oberflächlich S20.40
– intrakraniell S06.9
–– Folgen T90.5
–– mit
––– Folgen, Fraktur, Schädel T90.2
––– Koma, verlängert S06.9 S06.79!
– intraokular S05.6
– Iris S05.8
–– penetrierend S05.6
– Jejunum S36.49
– Kapselband-, Sprunggelenk, oberes S93.40
– Kehldeckel, oberflächlich S10.10
– Kehle a.n.k. S19.9
– Kehlkopf S19.9
– Kiefer S09.9
–– oberflächlich S00.80
– Kinn S09.9
–– oberflächlich S00.80
– Kleinhirn S06.8
– Klitoris S39.9
–– oberflächlich S30.9
– Knie S89.9
–– multipel a.n.k. S83.7
–– oberflächlich S80.9
–– und Unterschenkel, multipel S89.7
– Knochen T14.9
– Knöchel S99.9
–– mit Sehnenbeteiligung S99.7 ►

Verletzung T14.9 *(Forts.)*
~ Knöchel S99.9 *(Forts.)*
-- oberflächlich S90.9
– Körperregion, multipel, Folgen T94.0
– Körperregionen, mehrere T07
– Kohabitations- S39.9
– Kolon S36.50
– kombiniert, schwer T07
– Konjunktiva
-- bei Geburt P15.3
-- oberflächlich S05.0
--- mit Fremdkörper T15.1
– Kopf S09.9
-- behaart, oberflächlich S00.00
-- Folgen T90.9
-- multipel S09.7
-- oberflächlich S00.90
--- Folgen T90.0
--- multipel S00.7
-- offen S01.9
– Kopfhaut, behaart S09.9
-- Fetus/Neugeborenes P12.9
-- Hinterhauptgegend S09.9
– Kopfschlagader S15.00
– Kopfschwarte, durch Geburt P12.8
– Kornea S05.8
-- durch Abrasion S05.0
-- oberflächlich S05.0
--- mit Fremdkörper T15.0
– Kortex
-- visuell S04.0
-- zerebral S06.8
– kostal a.n.k. S29.9
– kostochondral a.n.k. S29.9
– Kreuzband, bei Verletzung
-- Außenmeniskus S83.7
-- Innenmeniskus S83.7
– Kreuzbeingegend, oberflächlich S30.9
– Labia
-- majora pudendi S39.9
--- oberflächlich S30.9
-- minora pudendi S39.9
--- oberflächlich S30.9
– Labrum, Schultergelenk S43.4
– Larynx a.n.k. S19.9
-- oberflächlich S10.10
– Leber S36.10
– leicht, kombiniert T00.9
– Leistengegend S39.9
-- oberflächlich S30.9
– Lende S39.9
-- oberflächlich S30.9
– Lid
-- bei Geburt P15.3
-- Folgen T90.4
-- oberflächlich S00.20
– Ligamentum latum uteri S37.88
– Ligamentum patellae S76.1
– Ligamentum teres uteri S37.88
– Lippe S09.9
-- oberflächlich S00.50 ▶

Verletzung T14.9 *(Forts.)*
– Lobus
-- occipitalis S06.8
-- parietalis S06.8
– Lokalisation, multipel T07
– Lumbosakralgegend S39.9
-- Abdomen S34.8
-- oberflächlich S30.9
– Lunge S27.38
-- akut S27.38
-- mit
--- Hämatopneumothorax S27.2
--- Hämothorax S27.1
--- Pneumohämatothorax S27.2
--- Pneumothorax S27.0
– Magen S36.3
– Magen-Darm-Trakt S36.9
– Mamma, oberflächlich S20.10
– Mediastinum S27.88
– mehrfach T07
– Meningen S06.8
-- zerebral S06.8
– Meningenarterie S06.8
– Meniskus S83.2
-- Knie, mit Verletzung, Band S83.7
– Mesenterialarterie S35.2
– Mesenterialvene S35.3
– Mesenterium S36.82
– Mesosalpinx S37.88
– Milz S36.00
– Milzarterie S35.2
– Milzvene S35.3
– mit
-- Blindheit S05.9
-- Kompression, Gehirn a.n.k. S06.28
– Mittelohr S09.9
– multipel T07
-- Blutgefäß
--- Abdomen S35.7
--- Becken S35.7
--- Hals S15.7
--- Lumbosakralgegend S35.7
-- Eingeweide, thorakal a.n.k. S27.7
-- Hüfte, und Oberschenkel S79.7
-- Lumbosakralregion, Becken, und Abdomen S39.7
-- Organ, intrathorakal S27.7
– Mund S09.9
– Mundhöhle, oberflächlich S00.50
– Musculus
-- biceps brachii S46.2
-- flexor pollicis longus S66.0
-- quadriceps femoris S76.1
-- sternocleidomastoideus, durch Geburtsverletzung P15.2
-- triceps brachii S46.3
– Muskel T14.6
-- Abdomen S39.0
-- Becken S39.0
-- Bein T13.5 ▶

Verletzung T14.9 *(Forts.)*
~ Muskel T14.6 *(Forts.)*
-- Caput longum, Musculus biceps brachii S46.1
-- Extremität
--- obere T11.5
--- untere T13.5
-- Folgen T94.1
-- Fuß S96.9
--- multipel S96.7
-- Gesicht, Folgen T90.8
-- Hals, Folgen T91.8
-- Hand S66.9
-- Handgelenk S66.9
-- Hüfte S76.0
--- multipel S76.7
-- in Halshöhe S16
-- Knöchel S96.9
--- multipel S96.7
-- Körperregion, multipel, Folgen T94.0
-- Kopf S09.1
--- Folgen T90.8
-- kurz, Daumen S66.4
-- Lumbosakralgegend S39.0
-- multipel T06.4
-- Oberarm S46.9
--- multipel S46.7
-- oberflächlich T14.6
-- Oberschenkel a.n.k. S76.4
--- multipel S76.7
-- Rumpf T09.5
--- Folgen T91.8
-- Schulter S46.9
--- multipel S46.7
-- Sehne
--- Extremität
---- obere, Folgen T92.5
---- untere, Folgen T93.5
--- multipel T06.4
-- Thorax S29.0
-- Unterarm S56.8
--- multipel S56.7
-- Unterschenkel S86.9
--- multipel S86.7
- Muskelgruppe
-- anterior, in Unterschenkel-Höhe S86.2
-- peronäal, in Unterschenkel-Höhe S86.3
- Muskeln, und Sehnen, Rotatorenmanschette S46.0
- Muskulatur, Beckenboden, alt N81.8
- Mutter
-- bei Geburt O71.9
-- mit Schädigung, Fetus/Neugeborenes, während Schwangerschaft P00.5
- Myokard S26.9
- Nase S09.9
-- oberflächlich S00.30
- Nasenhöhle S09.9
- Nasopharynx S09.9
- Nebenhoden S39.9
-- oberflächlich S30.9
- Nebenniere S37.81 ►

Verletzung T14.9 *(Forts.)*
- Nerv T14.4
-- Abdomen S34.8
-- Arm T11.3
-- Beckengürtel S74.9
-- Bein T13.3
-- Daumen S64.3
-- Extremität
--- obere T11.3
---- Folgen T92.4
--- untere T13.3
---- Folgen T93.4
-- Finger S64.4
-- Folgen a.n.k. T94.1
-- Fuß S94.9
--- multipel S94.7
-- Gliedmaßen
--- obere T11.3
--- untere T13.3
-- Hals S14.6
--- Folgen T91.8
-- Hand S64.9
--- multipel S64.7
-- Handgelenk S64.9
--- multipel S64.7
-- Hüfte S74.9
--- multipel S74.7
-- in Höhe Unterarm S54.9
-- Knöchel, multipel S94.7
-- Körperregion, multipel, Folgen T94.0
-- mit Beteiligung, Körperregion, mehrere T06.2
-- multipel T06.2
-- Oberarm S44.9
--- multipel S44.7
-- Oberschenkel S74.9
--- multipel S74.7
-- peripher T14.4
--- Abdomen S34.6
--- Becken S34.6
--- Hals S14.4
--- Lumbosakralgegend S34.6
--- Thorax S24.3
-- Rumpf T09.4
--- Folgen T91.8
-- Schulter S44.9
--- multipel S44.7
-- spinal T09.4
-- sympathisch a.n.k. S34.5
--- Hals S14.5
--- Thorax S24.4
--- zervikal S14.5
-- Thorax S24.6
-- traumatisch T14.4
-- Unterarm, multipel S54.7
-- Unterschenkel S84.9
--- multipel S84.7
-- Zehe S94.9
- Nervenwurzel
-- Brustwirbelsäule S24.2
-- Halswirbelsäule S14.2 ►

Verletzung T14.9 *(Forts.)*
~ Nervenwurzel *(Forts.)*
-- lumbal S34.2
-- lumbosakral S34.2
-- Rückenmark a.n.k. T09.4
--- thorakal S24.2
--- zervikal S14.2
-- sakral S34.2
-- spinal T09.4
- Nervi
-- digitales S64.4
--- Daumen S64.3
-- splanchnici S34.5
- Nervus
-- abducens S04.4
-- accessorius S04.7
-- acusticus S04.6
-- axillaris S44.3
-- facialis S04.5
--- beim Neugeborenen P11.3
-- femoralis, in Höhe
--- Hüfte S74.1
--- Oberschenkel S74.1
-- glossopharyngeus S04.8
-- hypoglossus S04.8
-- ischiadicus, in Höhe
--- Hüfte S74.0
--- Oberschenkel S74.0
-- medianus S54.1
--- in Höhe
---- Hand S64.1
---- Handgelenk S64.1
---- Oberarm S44.1
---- Unterarm S54.1
-- musculocutaneus S44.4
-- oculomotorius S04.1
-- olfactorius S04.8
-- opticus S04.0
-- peronaeus
--- in Höhe Unterschenkel S84.1
--- profundus, in Höhe
---- Fuß S94.2
---- Knöchel S94.2
-- phrenicus, durch Geburt P14.2
-- plantaris
--- lateralis S94.0
--- medialis S94.1
-- radialis S54.2
--- in Höhe
---- Hand S64.2
---- Handgelenk S64.2
---- Oberarm S44.2
---- Unterarm S54.2
-- statoacusticus S04.6
-- tibialis, in Höhe Unterschenkel S84.0
-- trigeminus S04.3
-- trochlearis S04.2
-- ulnaris S54.0
--- in Höhe
---- Hand S64.0
---- Handgelenk S64.0 ►

Verletzung T14.9 *(Forts.)*
~ Nervus *(Forts.)*
~~ ulnaris S54.0 *(Forts.)*
~~~ in Höhe *(Forts.)*
---- Oberarm S44.0
---- Unterarm S54.0
-- vagus S04.8
-- vestibulocochlearis S04.6
- Niere S37.00
-- geschlossen S37.00
-- offen S37.00 S31.83!
- Nierenbecken, bei Rissverletzung, Niere S37.02
- Nierenkapsel, bei Rissverletzung, Niere S37.02
- Nierenstiel S37.02
- Oberarm S49.9
-- oberflächlich S40.9
-- und Schulter, multipel S49.7
- oberflächlich T14.00
-- Extremität
--- obere
---- Folgen T92.8
---- und
----- Abdomen T00.8
----- Becken T00.8
----- Lumbosakralregion T00.8
----- Thorax T00.8
--- untere
---- Folgen T93.8
---- und
----- Abdomen T00.8
----- Becken T00.8
----- Lumbosakralregion T00.8
----- Thorax T00.8
-- Folgen T94.1
-- Körperregion, multipel, Folgen T94.0
-- Lokalisation, multipel, Extremität, obere, und Extremität, untere T00.6
-- multipel T00.9
--- Abdomen, Beckengegend, und Lumbosakralregion S30.7
--- Becken, Bauchregion, und Lumbosakralregion S30.7
--- Hand, und Handgelenk S60.7
--- Hüfte S70.7
--- Knie, und Unterschenkel S80.7
--- Knöchel, und Fuß S90.7
--- Oberschenkel S70.7
-- Trachea, Pars thoracica S27.5
- Oberkiefer S09.9
- Oberschenkel S79.9
-- oberflächlich S70.9
- Ösophagus S27.83
-- Pars cervicalis, oberflächlich S10.10
-- thorakal, oberflächlich S27.83
-- zervikal a.n.k. S19.9
- offen T14.1
-- mit
--- Hämatothorax S27.1 S21.83!
--- Pneumothorax S27.0 S21.83! ►

V
~~~

Verletzung T14.9 *(Forts.)*
– Ohr S09.9
–– äußeres S09.9
–– oberflächlich S00.40
– Ohrlabyrinth S09.9
– Orbita S05.9
–– bei
––– Geburt P15.3
––– Hämatom, Orbita S05.1
–– Folgen T90.4
–– oberflächlich S00.20
–– penetrierend S05.4
–– perforierend S05.4
– Orbitaregion, oberflächlich S00.20
– Organ
–– inneres, Folgen T91.9
–– intraabdominal S36.9
––– multipel S36.7
–– intrathorakal S27.9
–– mehrere, durch Explosionsdruck T70.8
– Ovar S37.4
– Pankreas S36.20
– Pankreaskörper S36.22
– Pankreaskopf S36.21
– Pankreasschwanz S36.23
– Pars cervicalis, Trachea a.n.k. S19.9
– Partus- P15.9
– Penis S39.9
–– oberflächlich S30.9
– perforierend T14.1
–– mit Fremdkörper, Augapfel S05.5
–– ohne Fremdkörper, Augapfel S05.6
– Perineum S39.9
–– geringfügig, bei Geburt O70.0
–– mit Beteiligung
––– Frenulum labiorum pudendi, bei Geburt O70.0
––– Haut, bei Geburt O70.0
––– Labien, bei Geburt O70.0
––– Vagina, bei Geburt O70.0
––– Vulva, bei Geburt O70.0
–– oberflächlich S30.9
– Periokularregion, oberflächlich S00.20
– Peritoneum S36.81
– Pfortader S35.3
– Phalangen
–– Fuß S99.9
–– Hand S69.9
– Pharynx S19.88
–– oberflächlich S10.10
– Pleura S27.6
– Plexus brachialis S14.3
–– beim Neugeborenen P14.3
– Plexus cardiacus S24.4
– Plexus coeliacus S34.5
– Plexus hypogastricus S34.5
– Plexus lumbosacralis S34.4
– Plexus mesentericus inferior S34.5
– Plexus mesentericus superior S34.5
– Plexus oesophageus S24.4
– Plexus pulmonalis S24.4 ►

Verletzung T14.9 *(Forts.)*
– Plexus sacralis S34.4
– Plexus spinalis T09.4
– Poplitealarterie S85.0
– Poplitealvene S85.5
– Präputium S39.9
–– oberflächlich S30.9
– Prostata S37.82
– protrahiert, mit Bronchitis J40
– Pudenda S39.9
–– oberflächlich S30.9
– Pulmonalarterie S25.4
– Pulmonalvene S25.4
– Rachen a.n.k. S19.9
–– oberflächlich S10.10
– Regio
–– lumbalis, oberflächlich S30.9
–– occipitalis, oberflächlich S00.00
–– orbitalis, oberflächlich S00.20
–– parietalis, oberflächlich S00.00
–– pubica, oberflächlich S30.9
–– sacralis, oberflächlich S30.9
–– scapularis, oberflächlich S40.9
–– temporalis S09.9
––– oberflächlich S00.80
– Region
–– okzipital S09.9
–– parietal S09.9
– Rektum S36.6
– Reperfusions- (kein oder langsamer Rückfluss) T88.8
– Retina S05.8
–– bei Geburt P15.3
–– penetrierend S05.6
– retroperitoneal S36.83
– Rippengegend
–– hinten, oberflächlich S20.40
–– multipel, oberflächlich S20.7
–– vorn, oberflächlich S20.30
– Riss-, multipel, Großhirn, und Kleinhirn S06.28
– Rotatorenmanschette S46.0
– Rücken S39.9
–– unterer, oberflächlich S30.9
– Rückenmark T09.3
–– Folgen T91.3
–– Halswirbelsäule S14.10
–– in funktionaler Höhe
––– C1 S14.71! *[nur Zusatzkode!]*
––– C2 S14.72! *[nur Zusatzkode!]*
––– C3 S14.73! *[nur Zusatzkode!]*
––– C4 S14.74! *[nur Zusatzkode!]*
––– C5 S14.75! *[nur Zusatzkode!]*
––– C6 S14.76! *[nur Zusatzkode!]*
––– C7 S14.77! *[nur Zusatzkode!]*
––– C8 S14.78! *[nur Zusatzkode!]*
––– L1 S34.71! *[nur Zusatzkode!]*
––– L2 S34.72! *[nur Zusatzkode!]*
––– L3 S34.73! *[nur Zusatzkode!]*
––– L4 S34.74! *[nur Zusatzkode!]*
––– L5 S34.75! *[nur Zusatzkode!]* ►

Verletzung T14.9 *(Forts.)*
~ Rückenmark T09.3 *(Forts.)*
~~ in funktionaler Höhe *(Forts.)*
––– S1 S34.76! *[nur Zusatzkode!]*
––– S2-S5 S34.77! *[nur Zusatzkode!]*
––– T1 S24.71! *[nur Zusatzkode!]*
––– T2/T3 S24.72! *[nur Zusatzkode!]*
––– T4/T5 S24.73! *[nur Zusatzkode!]*
––– T6/T7 S24.74! *[nur Zusatzkode!]*
––– T8/T9 S24.75! *[nur Zusatzkode!]*
––– T10/T11 S24.76! *[nur Zusatzkode!]*
––– T12 S24.77! *[nur Zusatzkode!]*
–– lumbal S34.18
–– thorakal S24.10
–– zervikal S14.10
– Rückenmarkhäute
–– lumbosakral S39.81
–– thorakal S29.80
–– zervikal S19.80
– Rumpf T09.9
–– Folgen T91.9
–– innere, multipel T06.5
–– oberflächlich a.n.k. T09.00
––– Folgen T91.0
– Sakralnervengeflecht S34.4
– Samenblase S37.83
– Samenleiter S37.84
– Samenstrang
–– pelvin S37.88
–– skrotal S39.88
– Schädel a.n.k. S09.9
–– durch Geburtsverletzung a.n.k. P13.1
– Schädelhirn-
–– gedeckt, schwer S06.20
––– mit Compressio cerebri, Blutung, Hirndruck S06.21 S01.83!
–– mit Demenz T90.9† F02.8*
–– offen S06.20 S01.83!
– Schädelhöhle S06.8
– Schamgegend S39.9
–– oberflächlich S30.9
– Scheitelgegend S09.9
– Schilddrüse a.n.k. S19.9
– Schläfe, oberflächlich S00.80
– Schlüsselbeinschlagader S25.1
– Schlüsselbeinvene S25.3
– Schulter S49.9
–– oberflächlich S40.9
––– multipel S40.7
– Sehbahn S04.0
– Sehne T14.6
–– Abdomen S39.0
–– Beckenorgane S39.0
–– Folgen T94.1
–– Gesicht, Folgen T90.8
–– Hals, Folgen T91.8
–– Hüfte S76.0
–– in Halshöhe S16
–– Körperregion, multipel, Folgen T94.0
–– Kopf S09.1
––– Folgen T90.8 ►

Verletzung T14.9 *(Forts.)*
~ Sehne T14.6 *(Forts.)*
–– Lumbosakralregion S39.0
–– Rumpf, Folgen T91.8
– Sehnerv S04.0
–– bei Geburt P11.4
– Sehrinde S04.0
– Seitenband, bei Verletzung
–– Außenmeniskus S83.7
–– Innenmeniskus S83.7
– Septum rectovaginale a.n.k. S39.88
– Sinus cavernosus S06.8
– Sinus paranasales S09.9
– Skapularregion S49.9
–– oberflächlich S40.9
– Sklera S05.8
–– oberflächlich S05.8
–– ohne Perforation S05.8
–– penetrierend S05.6
– Skrotum S39.9
–– oberflächlich S30.9
– Speicheldrüse S09.9
– Speicheldrüsengang S09.9
– Sphinkter
–– Iris S05.8
–– vesikal S37.28
– Spinalnervenplexus, Folgen T91.8
– Spinalnervenwurzel, Folgen T91.8
– Steißbein S39.9
–– bei Geburt O71.6
– Sternalregion S29.9
–– oberflächlich S20.30
– Stimmband, oberflächlich S10.10
– Stirn S09.9
–– oberflächlich S00.80
– subkonjunktival S05.0
–– oberflächlich S05.8
– subkutan, oberflächlich a.n.k. T14.00
– submaxillär S09.9
–– oberflächlich S00.80
– submental S09.9
–– oberflächlich S00.80
– supraorbital S09.9
–– oberflächlich S00.80
– Temporalregion S09.9
– Thorax S29.9
–– hinten, oberflächlich S20.40
–– innere S27.9
–– multipel S29.7
––– oberflächlich S20.7
–– oberflächlich S20.80
–– vorn, oberflächlich S20.30
– Thoraxhöhle S27.9
– Thymus S27.84
– Tonsille S09.9
– Trachea
–– oberflächlich S10.10
–– Pars thoracica S27.5
– Tränenapparat, oberflächlich S05.8
– Tränenweg
–– bei Wunde, offen, Lid S01.1 ►

V

Verletzung T14.9 *(Forts.)*
~ Tränenweg *(Forts.)*
-- tief S05.8
- Trommelfell, oberflächlich S00.40
- Truncus brachiocephalicus S25.1
- Truncus coeliacus S35.2
- Tuba uterina S37.5
- Tunica
-- albuginea, Penisschwellkörper S39.80
-- vaginalis testis S39.9
--- oberflächlich S30.9
- unfallbedingt, mit Abklärung a.n.k. Z04.3
- Unterarm S59.9
-- multipel S59.7
-- oberflächlich S50.9
--- multipel S50.7
- Unterschenkel S89.9
-- multipel S89.7
-- oberflächlich S80.9
--- multipel S80.7
- Ureter S37.1
-- offen S37.1 S31.83!
- Urethra S37.30
-- Pars membranacea S37.31
-- Pars prostatica S37.33
-- Pars spongiosa S37.32
- Uterus S37.6
- Uvula S09.9
-- oberflächlich S00.50
- Vagina S39.9
-- oberflächlich S30.9
- Vas deferens S37.84
- Vena axillaris S45.2
- Vena azygos S25.88
- Vena brachiocephalica S25.3
- Vena cava S25.2
- Vena cava inferior S35.1
- Vena cava superior S25.2
- Vena femoralis, in Höhe
-- Hüfte S75.1
-- Oberschenkel S75.1
- Vena gastrica S35.88
- Vena hypogastrica S35.88
- Vena iliaca S35.5
- Vena jugularis externa S15.2
- Vena jugularis interna S15.3
- Vena lienalis S35.3
- Vena mammaria S25.88
- Vena mesenterica S35.3
- Vena mesenterica inferior S35.3
- Vena mesenterica superior S35.3
- Vena ovarica S35.88
- Vena poplitea S85.5
- Vena portae S35.3
- Vena renalis S35.4
- Vena saphena magna S85.3
-- in Höhe
--- Hüfte S75.2
--- Oberschenkel S75.2
--- Unterschenkel S85.3 ►

Verletzung T14.9 *(Forts.)*
- Vena saphena parva, in Höhe Unterschenkel S85.4
- Vena subclavia S25.3
- Vena uterina S35.88
- Venae brachiales S45.2
- Venae hepaticae S35.1
- Venae intercostales S25.5
- Venae renales S35.4
- Vene T14.5
-- Fußrücken S95.2
-- in Höhe Unterarm S55.2
-- oberflächlich, in Höhe
--- Oberarm S45.3
--- Schulter S45.3
- Vesicula seminalis S37.83
- Viszera, multipel S36.7
- Vulva S39.9
-- bei Entbindung O70.0
-- oberflächlich S30.9
- Wange S09.9
-- innere, oberflächlich S00.50
-- oberflächlich S00.80
-- Wand S09.9
- Warzenfortsatz S09.9
-- oberflächlich S00.80
- Weichteile T14.9
-- Arm, groß T11.1
--- mit Sehnenbeteiligung T11.8
-- Bein, groß T13.1
--- mit Sehnenbeteiligung T13.8
-- Gesicht S01.80
-- Kopf, groß S01.9
-- Rumpf, groß T09.1
- Whiplash- S13.4
- Wirbelsäule, spinal, Folgen T91.8
- Zäkum S36.59
- Zahn S09.9
-- oberflächlich S00.50
- Zahnfleisch S09.9
-- oberflächlich S00.50
- Zehe S99.9
-- mit Sehnenbeteiligung S99.7
-- oberflächlich S90.9
-- subungual S90.9
--- oberflächlich S90.9
- Zehennagel, oberflächlich S90.9
- zerebral S06.9
-- diffus S06.20
-- umschrieben S06.30
- Ziliarkörper S05.8
- Zunge S09.9
-- oberflächlich S00.50
- Zwischenwirbelscheibe T09.9
Verloes-Bourguignon-Syndrom Q76.3 K00.5
Verloes-Deprez-Syndrom Q87.1
Verloove-Vanhorick-Brubakk-Syndrom Q87.8
Verlust
- Albumin R80
- Appetit R63.0
-- hysterisch F50.8 ►

Verlust *(Forts.)*
~ Appetit R63.0 *(Forts.)*
–– nichtorganischen Ursprungs F50.8
–– psychogen F50.8
– Arme, beide Z89.3
– Berührungssinn R20.8
– Bewusstsein, kurzfristig R55
– Beziehungen, sozial Z60
–– beim Kleinkind T74.3
– Bezugsperson, nahe, in der Kindheit Z61
– Brust Z90.1
– Daumen, beidseitig Z89.3
– Eltern, in der Kindheit Z61
– Erinnerungsvermögen R41.3
– Extremität Z89.9
–– postoperativ Z89.9
–– posttraumatisch Z89.9
– Familie, in der Kindheit Z61
– Fertilität
–– bei der Frau N97.9
–– beim Mann N46
– Finger, einer oder mehrere, beidseitig Z89.3
– Flüssigkeit E86
–– beim Neugeborenen P74.1
– Funktion, Labyrinth H83.2
– Gehör, durch Geräusch H83.3
– Gehörknöchelchen, partiell H74.3
– Geruchssinn R43.0
–– mit Verlust, Geschmackssinn R43.8
– Geschmackssinn R43.2
– Gewebe, intraokular, bei
–– Lazeration, Augapfel S05.2
–– Verletzung, Augapfel, penetrierend S05.2
– Glaskörper, bei CE [Kataraktextraktion] H59.0
– Glaskörpersubstanz H15.8
– Hauttransplantat T86.52
– Iris, kongenital Q13.1
– Kalzium E83.58
– Knochensubstanz M85.89
– Knorpelsubstanz M94.89
–– Ohr H61.1
– Körperteil
–– postoperativ Z90.8
–– posttraumatisch Z90.8
– Kohlenhydrate, bei Hyperemesis gravidarum O21.1
– Kontrolle, über Rektumsphinkter R15
–– nichtorganischen Ursprungs F98.1
– Kulturraum Z60
– Larynx Z90.0
– Libido F52.0
– Ligamentum gastrocolicum, mit Volvulus, Magen K31.88
– Magnesium, isoliert, Niere E83.4
– Mamma Z90.1
– Nase Z90.0
– Natrium E87.1
– Organ Z90.8
– Oszillation, fetal O28.8
– Phosphat, bei Störung, tubulär N25.0
– Potenz- F52.2 ►

Verlust *(Forts.)*
– Salz, mit
–– Erschöpfung, bei Hitze T67.4
–– Krampf E87.1
–– Nephritis a.n.k. N28.88
– schmerzlich, kulturell bedingt Z60
– Sehkraft H54.0
–– völlig H54.0
– Sehvermögen H54.9
–– beide Augen H54.9
–– ein Auge H54.9
–– plötzlich H53.1
– Selbstbeherrschung R46.2
– Selbstwertgefühl, in der Kindheit Z61
– Sinnesfunktion R44.8
– Sprache R48.8
– Stimme R49.1
– Tastsinn R20.8
– und Prolaps, Gewebe, intraokular, bei Rissverletzung, Auge S05.2
– Verlangen, sexuell F52.0
– Visus H54.9
–– beidseitig H54.9
–– einseitig H54.9
––– <0,05, normaler Visus anderes Auge H54.4
– Vitalität R53
–– Neugeborenes P96.8
– Wasser E86
– Zahn, durch Unfall K08.1
– Zuwendung, emotional a.n.k. Z65
–– beim Kleinkind T74.3

Verlustsyndrom
– Gallensäure K90.8
– Kalium E87.6

Vermännlichung E25.9
– angeboren E25.09

Vermehrt
– Abgang, Darmgase R14
– Aktivität, Milz D73.1
– Antetorsion, Oberschenkelhals Q65.8
–– angeboren Q65.8
– Auswurf R09.3
– Durst R63.1
– Faltenbildung, Haut L98.8
– Haarwuchs L68.9
– Harnausscheidung R35.0
– Menge, Urin R35.0
– Restharn R39.1
– Sekretion, Aldosteron E26.9
– Sputum R09.3
– Tränenfluss H04.9

Vermehrung
– Androgene
–– adrenal E27.0
–– ovarial E28.1
–– testikulär E29.0
– Anti-VIIIa, mit Diathese, hämorrhagisch D68.31
– Anti-IXa, mit Diathese, hämorrhagisch D68.32
– Anti-Xa, mit Diathese, hämorrhagisch D68.32 ►

Vermehrung *(Forts.)*
– Anti-XIa, mit Diathese, hämorrhagisch D68.32
– Antithrombin, mit Diathese, hämorrhagisch D68.5
– Augenlidhaut H02.3
–– angeboren Q10.3
– Blutfett E78.5
– Kalium E87.5
– lipoid E78.5
– Natrium E87.0
– Reststickstoff, extrarenal R39.2
Vermeidend, Störung
– beim
–– Jugendlichen F93.2
–– Kind F93.2
– Persönlichkeit F60.6
Vermindert
– Aktivität, funktionell R68.8
– CD4-Lymphozytenzahl R72
– Dämmerungssehen, subjektiv H53.1
– Fetttoleranz K90.4
– Funktion
–– Hypophyse E23.0
–– Lipase K90.3
–– Niere N28.9
–– Ovar, bei Hypopituitarismus E23.0
–– Pankreasparenchym K86.88
– Glukosetoleranz R73.0
– Laktation O92.50
– Melaninbildung, mit Störung, Pigmentation L81.6
– Menstruation N91.5
– Salzgehalt, mit Erschöpfung, bei Hitze T67.4
– Sekretion
–– bronchial R09.3
–– Tränenflüssigkeit a.n.k. H04.1
–– Urin R34
– Stereosehen H53.3
– Tränensekretion H04.1
– Urinfluss R39.1
– Ventilation R94.2
– Vitalkapazität R94.2
Verminderung
– Atmung, bei Schock, traumatisch T79.4
– Blutdruck, bei Schock, traumatisch T79.4
– Blutgerinnungsfaktoren D68.9
– Blutplättchen D69.61
– Gehör H91.9
– Kaliumgehalt, Blut E87.6
– Kreatinin-Clearance R94.4
– Natriumgehalt E87.1
– Östrogene E28.3
– Salzgehalt E87.1
Vermis
– cerebelli, Agenesie Q04.3
–– komplett, isoliert Q04.3
–– partiell, isoliert Q04.3
– zerebellär, Hypoplasie, isoliert Q04.3
Vermögen, Lese-Schreib-, Niveau, gering Z55
Vermutet, Tod, Familienangehöriger Z63
Vermutung, Schwangerschaft Z32
Vernachlässigung T74.0
– der eigenen Person R46.8
–– mit Nahrung und Flüssigkeit, Aufnahme, ungenügend R63.6
– emotional, in der Kindheit Z62
– halbseitig R29.5
– Kind T74.0
–– mit Malnutrition T74.0
– Körperpflege R46.0
– Neugeborenes T74.0
Vernarbend, Pemphigoid L12.1
Vernarbung
– Larynx J38.7
– Myokard I25.29
– Niere N28.88
– Pleura J94.1
Vernet-Syndrom G52.7
Verneuil-Krankheit, Kümmell- M48.39
Vernix caseosa, Aspiration P24.8
Verocay-Knötchen, im Neurinom D36.1
Verordnung
– Erläuterung Z71
– Kontrazeptivum Z30.0
– Pille, wiederholt (Kontrazeptivum) Z30.4
– wiederholt, Ausstellung Z76.0
Verplumpung, Nierenkelch N28.88
Verrenkung T14.3
– Ellenbogengelenk S53.10
Verringert, Dämpfung, Herz R01.2
Verringerung
– Blutvolumen E86
– Flüssigkeit, extrazellulär E86
– Plasmavolumen E86
Verruca B07
– acuminata A63.0
– durch Virus B07
– filiformis B07
– Lid B07
– necrogenica, tuberkulös, primär A18.4
– palmaris B07
– plana B07
–– juvenilis B07
– plantaris B07
– seborrhoica L82
– senilis L82
– simplex B07
– subungualis B07
– tuberculosa A18.4
– venerisch A63.0
– viral B07
– vulgaris B07
–– palmaris B07
–– plantaris B07
Verrukös
– Endokarditis
–– atypisch M32.1† I39.8*
–– nichtrheumatisch M32.1† I39.8*
– Hämangiom D18.00
–– keratotisch D18.00
– Löffler-Endokarditis I42.3
– Lupus erythematodes L93.2 ►

Verrukös *(Forts.)*
– Xanthom, Mundschleimhaut K13.4
Versagen
– Arterientransplantat a.n.k. T82.3
– Atmung, beim Neugeborenen P28.5
– Atmungszentrum G93.88
– Baroreflex G90.8
– Brustimplantat T85.4
– Darm, chronisch K90.9
– Darmtransplantat T86.88
– Funktion, testikulär, endokrin E29.1
– Gefäß, mechanisch, durch Herzklappenprothese T82.0
– Hauttransplantat T86.59
– hepatorenal K76.7
– Herz I50.9
–– akut I50.9
–– bei Operation T81.8
–– beim Neugeborenen P29.0
–– durch
––– Anästhesie, während
–––– Entbindung O74.2
–––– Schwangerschaft O29.1
––– Anästhesie im Wochenbett O89.1
––– Herzprothese I97.1
––– Stauung I50.01
–– hypertensiv I11.00
–– kongenital P29.0
–– kongestiv I50.01
–– mechanisch, durch Herzklappenprothese T82.0
–– nach
––– geburtshilflicher Maßnahme, (einschließlich Entbindung) O75.4
––– operativem Eingriff I97.89
––– Schnittentbindung O75.4
–– postoperativ I97.89
–– rheumatisch I09.9
–– senil I50.9
–– thyreotoxisch E05.9† I43.8*
– Herz-Kreislauf I50.9
– Herz-Lungen- R09.2
– Herz-Lungen-Transplantat T86.3
– Herzmuskel I50.9
– Herztransplantat T86.2
– Hornhauttransplantat a.n.k. T85.3
– Intubation, während Anästhesie T88.4
– kardiopulmonal R09.2
– kardiorenal, mit Hypertonie I13.20
– kardiovaskulär, chronisch I50.9
– Katheter a.n.k. T85.6
– Knochenmarktransplantat T86.00
– Knochentransplantat T86.88
– Kreislauf R57.9
–– beim Fetus/Neugeborenen P96.8
–– peripher R57.9
– Laktation O92.30
–– teilweise, im Wochenbett O92.40
– Leber K72.9
–– akut K72.0
–– akut-auf-chronisch K72.10 ►

Versagen *(Forts.)*
~ Leber K72.9 *(Forts.)*
–– alkoholisch K70.48
––– akut K70.40
––– akut-auf-chronisch K70.42
––– chronisch K70.41
––– mit Coma hepaticum K70.48
––– subakut K70.40
–– bei
––– Hepatitis
–––– bösartig a.n.k. K72.9
–––– fulminant K72.9
––– Nekrose, Leberzellen K72.9
–– chronisch K72.18
–– durch
––– Arzneimittel K71.1 Y57.9!
––– Drogen K71.1 Y57.9!
–– infantil, akut, durch Synthesedefekt, Protein, mtDNA-kodiert K72.0
–– Late-onset-Form K72.0
–– nach medizinischen Maßnahmen K91.88
–– spät beginnend K72.0
–– verzögert beginnend K72.0
– Lebertransplantat T86.49
– Linksherz- I50.19
–– hypertensiv I11.00
– Linse, intraokular, mechanisch T85.2
– Lunge J96.99
–– akut J96.09
–– chronisch J96.19
–– nach medizinischen Maßnahmen J95.88
– Lungentransplantat T86.81
– Mammatransplantat T86.88
– mechanisch
–– Implantat, gastrointestinal T85.59
–– Transplantat, gastrointestinal T85.59
– Multiorgan- R68.8
–– bei Sepsis A41.9
– myokardial I50.9
–– chronisch I50.9
––– mit Stauungserscheinung I50.01
– Nebenniere, akut E27.2
– Niere N19
–– akut N17.99
––– bei Wehen O75.8
––– mit
–––– Nekrose
––––– Mark N17.29
–––––– Stadium
––––––– 1 N17.21
––––––– 2 N17.22
––––––– 3 N17.23
––––– Papille N17.29
–––––– akut N17.29
–––––– Stadium
––––––– 1 N17.21
––––––– 2 N17.22
––––––– 3 N17.23
––––– Rinde, akut N17.19
–––––– Stadium
––––––– 1 N17.11 ►

V

Versagen *(Forts.)*
~ Niere N19 *(Forts.)*
~~ akut N17.99 *(Forts.)*
~~~ mit *(Forts.)*
~~~~ Nekrose *(Forts.)*
~~~~~ Rinde, akut N17.19 *(Forts.)*
~~~~~~ Stadium *(Forts.)*
––––––– 2 N17.12
––––––– 3 N17.13
––––– Tubulus N17.09
–––––– Stadium
––––––– 1 N17.01
––––––– 2 N17.02
––––––– 3 N17.03
–––– sonstigen Befunden, histologisch N17.89
––––– Stadium
–––––– 1 N17.81
–––––– 2 N17.82
–––––– 3 N17.83
––– ohne Vorliegen Befund, histologisch N17.99
––– postpartal O90.4
––– postrenal N17.99
––– prärenal N17.99
––– Stadium
–––– 1 N17.91
–––– 2 N17.92
–––– 3 N17.93
–– angeboren P96.0
–– anurisch N19
–– bei
––– Abort, ärztlich, misslungen O07.3
––– Hypertonie I12.00
––– Krankheit, Herz, hypertonisch I13.10
––– Nekrose, Leber, im Wochenbett O90.4
––– Zerquetschung T79.5
–– chronisch N18.9
––– terminal N18.5
–– diabetisch E14.20† N08.3*
–– dialysepflichtig N19
–– extrarenal N19
–– hypertensiv I12.00
–– im Wochenbett O90.4
–– Komplikation, bei Abort, misslungen O07.8
–– mit Nekrose, Tubulus N17.09
–– Mutter, mit Schädigung, Fetus/Neugeborenes P00.1
–– nach
––– Abort O08.4
––– Chemotherapie N99.0
––– Extrauterinschwangerschaft O08.4
––– Kontrastmittelgabe N99.0
––– medizinischen Maßnahmen N99.0
––– Molenschwangerschaft O08.4
–– postrenal N19
–– prärenal N19
–– präterminal N18.4
–– terminal N18.5
––– hypertonisch I12.00
– Nierentransplantat T86.19
– Orbitaprothese a.n.k. T85.3 ▶

Versagen *(Forts.)*
– Ovar
–– nach medizinischen Maßnahmen E89.4
–– primär E28.3
– Ovulation, mit Sterilität N97.0
– Pankreastransplantat T86.82
– polyglandulär, autoimmun E31.0
– pulmonal J96.99
– Reaktion, genital F52.2
– Rechtsherz- I50.01
–– als Folge Linksherzinsuffizienz I50.01
– respiratorisch, beim Neugeborenen P28.5
– Rückwärts- und Vorwärts-, bei Insuffizienz, Herz I50.9
– Segmentation
–– Finger Q70.0
–– Wirbel Q76.4
–– Zehe Q70.2
– senil, allgemein R54
– Shunt, ventrikulär, intrakraniell T85.0
– Transplantat T86.9
–– bei Zustand nach, Transplantation
––– Leber T86.49
––– Niere T86.19
– ventrikulär I50.9
– Zentren, lebenswichtig, beim Neugeborenen P91.88
Versagenszustand F43.9
Verschiebung
– Elektrolyte E87.8
– Epiphyse M93.9
–– traumatisch M93.9
– Femurepiphyse, obere M93.0
– Hörschwellen, zeitweilig H93.2
– Iliosakralgelenk
–– angeboren M53.28
–– frisch S33.2
– Kiefermittellinie K07.2
– Nervus ulnaris, nichttraumatisch G56.2
– Pigment-, Makula H35.38
– Pigmentepithel, Retina H35.4
– Rippe M89.88
– Sehne M67.89
– Unterbindung, Nabelschnur P51.8
– Zahnbogenmittellinie K07.2
Verschlechterung, Visus H53.9
Verschleiß, Wirbelsäule, massiv M53.99
Verschlingung
– Darm K56.2
– Nabelschnur
–– bei Zwillinge, monoamniotisch O69.2
–– mit Schädigung, Fetus P02.5
Verschlucken, Blut, mütterlich, mit
– Hämatemesis, und Meläna, beim Neugeborenen P78.2
– Ikterus
–– beim Neugeborenen P58.5
–– neonatal P58.5
Verschluss
– Alveolarkamm, zahnlos, traumatisch K06.2 ▶

Verschluss *(Forts.)*
– Anus K62.4
–– kongenital Q42.3
––– mit Fistel Q42.2
– Aorta, angeboren Q25.3
– Aorta abdominalis I74.0
– Aquaeductus cerebri
–– erworben G91.1
–– kongenital Q03.0
––– mit Spina bifida Q05.4
– Aquaeductus Sylvii, Hydrozephalus Q03.0
– Arteria auditiva interna I65.8
– Arteria basilaris I65.1
–– mit Infarkt, Gehirn I63.2
– Arteria brachialis I74.2
– Arteria carotis I65.2
–– bilateral I65.3
–– mit Infarkt, Gehirn I63.2
– Arteria carotis interna I65.2
– Arteria centralis retinae H34.1
– Arteria cerebelli I66.3
– Arteria cerebralis I66.9
– Arteria cerebri anterior I66.1
–– mit Infarkt, Gehirn I63.5
– Arteria cerebri media I66.0
–– mit Infarkt, Gehirn I63.5
– Arteria cerebri posterior I66.2
–– mit Infarkt, Gehirn I63.5
– Arteria chorioidea I66.8
– Arteria cilioretinalis H34.2
– Arteria communicans posterior I66.8
– Arteria femoralis I74.3
– Arteria iliaca I74.5
– Arteria labyrinthi I65.8
– Arteria mesenterica, akut K55.0
– Arteria pontina I66.8
– Arteria poplitea I74.3
– Arteria renalis N28.0
– Arteria vertebralis I65.0
–– bilateral I65.3
–– mit Infarkt, Gehirn I63.2
– Arteriae cerebelli, mit Infarkt, Gehirn I63.5
– Arteriae perforantes I66.8
–– mit Infarkt, Gehirn I63.5
– Arterie I74.9
–– Extremität I74.4
–– hirnversorgend, extrakraniell I65.9
––– bilateral I65.3
––– mit Infarkt, Gehirn I63.2
––– multipel I65.3
–– intrakraniell, mit Infarkt, Gehirn I63.5
–– peripher I74.4
––– akut I74.4
–– präzerebral I65.9
––– bilateral I65.3
––– multipel I65.3
–– zerebral I66.9
– arteriell, akut, Bein I74.3
– Arterienast, Retina H34.2
– Astvene I82.9 ►

Verschluss *(Forts.)*
– Atemwege J98.8
–– bei Bronchitis, chronisch J44.89
–– chronisch J44.99
–– nach Tracheotomie J95.0
– Augenlid, mangelhaft, angeboren Q10.3
– bei
–– Hernie, inguinal K40.30
––– rezidivierend K40.31
–– Prolaps, Ureter N13.5
––– mit Infektion N13.67
–– Verwachsung, Darm K56.5
– Bein, arteriell I74.3
– bilateral, Arterie, zerebral I66.4
– Cervix uteri N88.2
–– erworben N88.2
– Choledochus K83.1
– Chorioidea, mangelhaft Q14.3
– Darm K56.7
–– adynamisch K56.0
–– angeboren Q41.9
–– bei Adhäsion K56.5
––– peritoneal K56.5
––– postoperativ K91.3
–– beim Neugeborenen P76.9
–– durch
––– Bride K56.5
––– Gallenstein K56.3
––– Kotsteine, beim Neugeborenen P76.8
––– Milch, eingedickt, beim Neugeborenen P76.2
––– Volvulus K56.2
–– mechanisch K56.6
–– mit Gangrän
––– Darm K56.6
––– Mesenterium K56.6
–– paralytisch K56.0
–– postoperativ K91.3
– Dickdarm K56.7
–– angeboren Q42.9
–– mechanisch K56.6
–– paralytisch K56.0
– Ductus arteriosus
–– mangelhaft, kongenital Q25.0
–– verzögert P29.3
– Ductus choledochus, nicht durch Steine K83.1
– Ductus cysticus K82.0
– Ductus hepaticus, nicht durch Steine K83.1
– Ductus lactiferi N64.8
– Ductus nasolacrimalis H04.5
–– bei Mikrotie, und Augenkolobom Q15.8 Q17.2
–– kongenital Q10.5
– Ductus omphaloentericus, mangelhaft, kongenital Q43.0
– Ductus pancreaticus K86.82
– Ductus thoracicus I89.09
– Ductus vitellinus, mangelhaft, kongenital Q43.0
– Dünndarm K56.7
–– angeboren Q41.9 ►

V

Verschluss *(Forts.)*
~ Dünndarm K56.7 *(Forts.)*
-- mechanisch K56.6
-- paralytisch K56.0
– Duodenum K31.5
– Eileiter N97.1
-- kongenital Q50.6
– embolisch I74.9
-- Arterie, peripher I74.4
– Foramen ovale
-- mangelhaft Q21.1
-- vorzeitig Q21.88
– Fuß, arteriell I74.3
– Gallenblase K82.0
-- angeboren Q44.1
– Gallengang K83.1
-- mit Stein K80.51
– gastrointestinal K56.7
– Gaumen, mangelhaft Q35.9
– Gefäß I99
-- arteriell
--- Extremität, untere I74.3
--- Retina H34.2
---- transitorisch H34.0
--- Unterschenkel I74.3
-- venös, Retina
--- im Anfangsstadium H34.8
--- zentral H34.8
-- zerebral I66.9
– Gehirngefäß I66.9
– Gehirnventrikel a.n.k. G91.1
– Geschlechtsorgane
-- männlich, mangelhaft, kongenital Q55.8
-- weiblich
--- äußere, mangelhaft, kongenital Q52.7
--- mangelhaft, kongenital a.n.k. Q52.8
– Glottis, mangelhaft Q31.8
– Halsgefäß, venös I82.88
– Harnwege N13.9
– Hauptbronchus J98.0
– Herzseptum, mangelhaft, kongenital Q21.9
– Hirnarterie I66.9
– Hymen N89.6
-- kongenital Q52.3
– Hymenalplatte Q52.3
– Iris, mangelhaft, angeboren Q13.0
– Kammerseptum, mangelhaft Q21.0
-- kongenital Q21.0
– Kardia K22.2
– Kiefersinus, mangelhaft Q18.0
– Kiemenspalte, mangelhaft Q18.0
– Körperöffnung, künstlich Z43.9
– Kolon K56.7
-- mechanisch K56.6
-- paralytisch K56.0
– Koronararterie I21.9
-- ohne nachfolgenden Myokardinfarkt I24.0
– Koronarvene, ohne nachfolgenden Myokardinfarkt I24.0
– Kot K56.4 ►

Verschluss *(Forts.)*
– Larynx a.n.k. J38.6
-- kongenital Q31.8
-- mangelhaft Q31.8
– Lebervene I82.0
– Lippe, mangelhaft Q36.9
– Lunge J98.4
– Lymphgefäß I89.09
-- mit Ödem I89.09
-- nach Mastektomie I97.29
– Magenausgang K31.18
– mangelhaft, Septum aortopulmonale Q21.4
– Mesenterialarterie
-- akut K55.0
-- chronisch K55.1
– Mesenterialgefäß K55.0
– multipel, Arterie, zerebral I66.4
– Nase J34.8
-- kongenital Q30.0
-- mangelhaft Q30.2
– Nasennebenhöhle J34.8
– Nasenseptum, mangelhaft, kongenital Q30.3
– Nasensinus J34.8
– Nierenarterie N28.0
– Nierenvene I82.3
– Öffnung, ureterovesikal N13.5
-- angeboren Q62.1
– Ösophagus K22.2
– Orbitadach, mangelhaft Q75.8
– Ostium atrioventriculare, mangelhaft Q21.2
– Ostium ureteris N13.5
-- angeboren Q62.1
– peridontal, traumatisch K05.5
– Pfortader I81
– Poplitealarterie I74.3
– Prostata, durch Adenom D29.1
– Pupille H21.4
– Pylorus, beim Erwachsenen K31.18
– Rektum K56.7
– Retina, mangelhaft Q14.1
– Retinaarterie H34.2
-- transitorisch H34.0
-- zentral H34.1
– Retinagefäß H34.9
– Retinavene, mit Glaukom H40.5
– Ringknorpel, mangelhaft Q31.8
– Samenwege N50.8
– Schädel, mangelhaft Q75.0
-- mit
--- Anenzephalus Q00.0
--- Enzephalozele Q01.9
--- Hydrozephalus Q03.9
--- Mikrozephalus Q02
– Schädelnaht, vorzeitig Q75.0
– Sehnerveintrittstelle, mangelhaft Q14.2
– Septum
-- interatriale, mangelhaft, kongenital Q21.1
-- interventriculare, mangelhaft, kongenital Q21.0
– Shunt T82.5
– Sinus, präaurikulär, mangelhaft Q18.1 ►

Verschluss *(Forts.)*
– Stammganglienarterie I66.8
–– mit Infarkt, Gehirn I63.5
– thrombotisch I82.9
–– Arterie, peripher I74.4
– Trachea, mangelhaft Q32.1
– Tränennasengang H04.5
– Trommelfell, mangelhaft Q16.4
– Truncus brachiocephalicus, mit Infarkt, Hirn I63.2
– Tuba auditiva H68.1
– Tuba uterina N97.1
–– kongenital Q50.6
– Übergang, ureteropelvin N13.5
–– angeboren Q62.1
– und Stenose, Arterie, intrakraniell I66.9
– Unterschenkel, arteriell I74.3
– Ureter N13.5
–– am
––– Beckenübergang N13.5
––– Blaseneingang N13.5
–– angeboren Q62.1
– Uretermündung, angeboren Q62.1
– Urethra N35.9
–– kongenital Q64.3
–– prostatisch N40
– Uterus N85.8
–– mangelhaft Q51.8
– Uvula, mangelhaft Q35.7
– Vagina N89.5
–– kongenital Q52.4
– vaskulär a.n.k. I99
– Vena cava I82.2
– Vena portae I81
– Venenast, Retina H34.8
– Ventrikelseptum, mangelhaft, kongenital Q21.0
– verursachend
–– Enterozele, ohne Gangrän K46.0
–– Epiplozele, ohne Gangrän K46.0
–– Hernia abdominalis, ohne Gangrän a.n.k. K45.0
–– Hernia diaphragmatica, ohne Gangrän K44.0
–– Hernia femoralis
––– einseitig
–––– ohne Gangrän K41.30
–––– rezidivierend, ohne Gangrän K41.31
––– ohne Gangrän K41.30
––– rezidivierend, ohne Gangrän K41.31
–– Hernia inguinalis
––– einseitig, ohne Gangrän K40.30
––– ohne Gangrän K40.30
–– Hernia ischiadica, ohne Gangrän K45.0
–– Hernia lumbalis, ohne Gangrän K45.0
–– Hernia obturatoria, ohne Gangrän K45.0
–– Hernia pudendalis, ohne Gangrän K45.0
–– Hernia retroperitonealis, ohne Gangrän K45.0
–– Hernia umbilicalis, ohne Gangrän K42.0
–– Hernia ventralis, ohne Gangrän K43.69
–– Hernie
––– interstitiell, ohne Gangrän K46.0
––– intestinal, ohne Gangrän K46.0 ►

Verschluss *(Forts.)*
~ verursachend *(Forts.)*
~~ Hernie *(Forts.)*
––– intraabdominal, ohne Gangrän K46.0
––– ohne Gangrän K46.0
– Vorhofseptum, mangelhaft Q21.1
– vorzeitig, Ductus arteriosus Q25.8
– Vulva N90.5
– Wirbelsäule, mangelhaft Q05.9
–– kongenital, mit Hydrozephalus Q05.4
– Zäkum K56.7
–– mechanisch K56.6
–– paralytisch K56.0
– Zahnfleisch, traumatisch K06.2
– Zentralarterie, Auge H34.1
– zerebrovaskulär I66.9
–– diffus I66.9
–– mit Infarkt, Gehirn I63.5
Verschlussikterus K83.1
Verschlusskrankheit I70.29
– arteriell I70.29
–– Becken- und Oberschenkeltyp I70.29
–– Beckentyp I70.29
–– Bein I70.29
–– Oberschenkeltyp I70.29
–– peripher I70.29
––– bei Diabetes mellitus E14.50† I79.2*
––– Stadium IIb (Fontaine) I70.22
–– syphilitisch A52.0† I79.8*
–– Unterschenkeltyp I70.29
– Mesenterialarterie
–– akut K55.0
–– chronisch K55.1
– peripher I70.29
– Vene, pulmonal I27.0
Verschlusssyndrom, arteriell I70.29
Verschlussunfähigkeit, Cervix uteri, bei Schwangerschaft O34.39
Verschmelzung
– Gehörknöchelchen, angeboren Q16.3
– Halbwirbel, mit Skoliose, kongenital Q76.3
– Halswirbelkörper Q76.1
– Hoden Q55.1
– Iliosakralgelenk, angeboren Q74.2
– Knochenkerne, tarsal Q66.8
– Labien Q52.5
– Rippe, angeboren Q76.6
– Schädelknochen, unvollständig Q75.0
– Schneidezähne, Unterkiefer K00.2
– Zahn K00.2
Verschmelzungsniere Q63.1
Verschoben, Fraktur
– geschlossen T14.20
– offen T14.21
Verschorfend, Zystitis N30.8
Verschüttung T79.5
– mit
–– Asphyxie T71
–– Erstickung T71
–– Zerquetschung
––– Asphyxie S28.0 ►

V

Verschüttung T79.5 *(Forts.)*
~ mit *(Forts.)*
~~ Zerquetschung *(Forts.)*
––– schwer T14.7
Verschwartung, Pleura J94.1
Verschwinden, Familienangehöriger Z63
Verschwommen, Sehvermögen H53.8
– bei Hysterie F44.6† H58.1*
Versehentlich
– Einstich, während ärztlicher Maßnahme, mit Komplikation T81.2
– Lazeration, als Operationskomplikation T81.2
– Punktion, als Operationskomplikation T81.2
– Zerreißung, während ärztlicher Maßnahme, mit Komplikation T81.2
Verseifung, Mesenterium K65.8
Versetzung, in andere soziale Umgebung Z60
Versorgung
– Gastrostoma Z43.1
– Ileostoma Z43.2
– Körperöffnung, künstlich Z43.9
– Kolostoma Z43.3
– mit
–– Brille Z46.0
–– Gerät
––– im Harntrakt Z46.6
––– kieferorthopädisch Z46.4
–– Gipsverband, orthopädisch Z46.7
–– Herzschrittmacher Z45.00
–– Hilfsmittel, orthopädisch Z46.7
–– Hörgerät Z46.1
–– Kolostoma Z46.5
–– Kontaktlinsen Z46.0
–– Schuhe, orthopädisch Z46.7
–– Stützapparat, orthopädisch Z46.7
–– Zahnprothese Z46.3
– Naht, chirurgisch Z48.0
– Nephrostoma Z43.6
– Thorakostoma Z43.80
– Tracheostoma Z43.0
– Ureterostoma Z43.6
– Urethrostoma Z43.6
– Vagina, künstlich Z43.7
– Verband Z48.0
– Zystostoma Z43.5
Versorgungsanomalie, Niere Q27.2
Verspätung
– Erregung, Herz I45.9
– Laufenlernen R62.0
– Sprechenlernen R62.0
Verspannung, Muskel, paravertebral M62.88
Versprengt, Drüsengewebe, mit Hormonsekretion a.n.k. E34.2
Verstärkt
– Blutung
–– bei
––– Afibrinogenämie, bei Ablatio placentae O45.0
––– Hyperfibrinogenämie, bei Ablatio placentae O45.0 ►

Verstärkt *(Forts.)*
~ Blutung *(Forts.)*
~~ bei *(Forts.)*
––– Hyperfibrinolyse, bei Ablatio placentae O45.0
–– intrapartal, bei
––– Afibrinogenämie O67.0
––– Gerinnung, intravasal, disseminiert O67.0
––– Hämolyse, intravaskulär O67.0
––– Hyperfibrinolyse O67.0
––– Hypofibrinogenämie O67.0
–– präpartal, bei
––– Afibrinogenämie O46.0
––– Hyperfibrinolyse O46.0
––– Hypofibrinogenämie O46.0
– Haarwuchs L68.9
– Ikterus, physiologisch, beim Neugeborenen P59.9
Verstauchung T14.3
– Atlantoaxialgelenk S13.4
– Atlantookzipitalgelenk S13.4
– BWS S23.3
– Ellenbogen S53.40
– Extremität
–– obere, Folgen T92.3
–– untere, Folgen T93.3
– Finger S63.60
– Folgen T94.1
– Fußgelenk S93.6
– Gelenk T14.3
– Gelenkkapsel T14.3
– Hals, Folgen T91.8
– Handgelenk S63.50
– Hüfte S73.10
– HWS S13.4
– Interphalangealgelenk S93.5
– Kapselanteil, Rotatorenmanschette S43.4
– Kiefer, Folgen T90.8
– Kieferband S03.4
– Kiefergelenk S03.4
– Kniegelenk S83.6
– Knöchel S93.40
– Körperregion, multipel, Folgen T94.0
– Krikoarytänoidalgelenk S13.5
– Krikothyreoidalgelenk S13.5
– Ligament T14.3
– Ligamentum acromioclaviculare S43.5
– Ligamentum coracohumerale S43.4
– Ligamentum longitudinale anterius, zervikal S13.4
– LWS S33.50
– Metatarsophalangealgelenk S93.5
– Muskel T14.6
–– Fuß S96.9
–– Knöchel S96.9
–– Unterschenkel S86.9
– Oberarm S46.9
– Radiokarpalgelenk S63.52
– Rippe S23.4
– Rumpf, Folgen T91.8
– Schultergürtel S43.7 ►

Verstauchung T14.3 *(Forts.)*
– Sehne T14.6
–– Fuß S96.9
–– Knöchel S96.9
–– Unterschenkel S86.9
– Sprunggelenk, oberes S93.40
– Sternum S23.4
– Tarsalband S93.6
– Tarsometatarsalband S93.6
– Tibiofibularband, proximal S83.6
– Tibiofibulargelenk, proximal S83.6
– Unterarm S56.8
– Zehe S93.5
Versteifung
– Halswirbel M43.22
– Hüftgelenk M24.65
Verstimmung
– depressiv F32.9
–– reaktiv F34.1
–– rezidivierend F33.9
– Magen K31.9
– neurotisch-depressiv F34.1
– psychisch R45.8
– traurig F32.9
Verstopfung K59.09
– durch Urat M10.09
– Harnblase N32.8
– Tränenweg H04.5
Verstopfungsniere N13.3
– kongenital Q62.0
Verstümmelung, Genital-, weiblich, a.n.k. Z91.70
– Typ
–– 1 Z91.71
–– 2 Z91.72
–– 3 Z91.73
–– 4 Z91.74
Versuch
– Abort, misslungen O07.9
– Abtreibung O07.9
– Selbstmord, angeblich, Abklarung a.n.k. Z03.8
– Selbstvergiftung, in der Anamnese Z91.8
– Suizid – kodiere Art der Verletzung oder Intoxikation Z91.8
Vertebra plana M42.09
Vertebrae, Distorsion T09.2
Vertebragen
– Beschwerden, Bein M79.69
– Radikulitis M54.19
– Schmerzen M54.89
–– Kopf M54.2
– Schmerzsyndrom M54.89
–– lokal, lumbal M54.5
– Vertigo R42
–– vaskulär R42
Vertebral
– Anomalie Q76.4
– Atrophie M48.89
– Epiphysitis M42.09
– Fraktur, metastatisch C79.5† M49.59* ►

Vertebral *(Forts.)*
– Hyperostose, ankylosierend, mit Tylosis M48.19
– Karies, tuberkulös A18.0† M49.09*
– Kollaps a.n.k. M48.59
–– bei Osteoporose M80.99
–– durch Metastase C79.5† M49.59*
– Metastase C79.5
– Tuberkulose A18.0† M49.09*
Vertebral-kardial-renal, Fehlbildungssyndrom, angeboren Q87.8
Vertebralis
– Stenose I65.0
– Thrombose I65.0
Vertebralsyndrom M54.89
– lumbal M54.16
–– durch Vorfall, Bandscheibe M51.1† G55.1*
Vertebrobasilär
– Durchblutungsstörung G45.09
– Insuffizienz G45.09
Vertex, Fraktur S02.0
Vertical shear fracture, Becken S32.7
Vertigo R42
– arteriosklerotisch R42
– auricularis H81.3
– epileptica G40.8
– hysterisch F44.88
– Labyrinth- H81.0
– Ménière- H81.0
– Menopause N95.1
– otogen H81.3
– paroxysmal, benigne H81.1
– peripher a.n.k. H81.3
– psychogen F45.8
– uncharakteristisch R42
– vertebragen R42
–– vaskulär R42
– zentralen Ursprungs H81.4
– zerebral H81.4
Vertikal
– Abscher-Fraktur [Vertical shear fracture] S32.7
– Heterotropie H50.2
– Talus, kongenital Q66.8
– Überbiss K07.2
Vertikaldeviation, nichtparetisch
– latent H50.2
– manifest H50.2
Vertikaldivergenz H50.2
– dissoziiert H50.2
– negativ H50.2
– positiv H50.2
Verunstaltung, durch Narbe L90.5
Verurteilung, mit Gefängnisstrafe Z65
Verwachsen
– Finger Q70.0
– Zehe Q70.2
Verwachsung
– abdominal K66.0
– Appendix K66.0
– Bauchraum K66.0
– Becken, weiblich N73.6 ►

V

Verwachsung *(Forts.)*
– bei
–– Peritonitis, Becken, chronisch, bei der Frau N73.6
–– Pleuritis R09.1
– Darm K66.0
–– mit Verschluss K56.5
– Dünndarm K66.0
– Eingeweide K66.0
– Endokard I38
– Epikard I31.0
– Gallenblasengang K82.8
– Harnblase N32.8
– Herzbeutel, chronisch, rheumatisch I09.2
– intestinal K66.0
– Lid H02.5
– Meningen G96.1
– Narbe L90.5
– Oberbauch K66.0
–– peritoneal K66.0
– pelviperitoneal, bei der Frau N73.6
– Perikard I31.0
–– rheumatisch I09.2
– Peritoneum K66.0
–– mit Ileus K56.5
–– postoperativ K66.0
– Pleura J94.8
– präputial N47
– Zahn K00.2
– Zwerchfell K66.0
Verwachsungsbauch K66.0
Verweiblichung E29.1
Verweigerung
– Behandlung Z53
–– als Entscheidung des Patienten Z53
–– aus Glaubensgründen Z53
–– wegen Gruppendruck Z53
– Erfüllung, Anordnungen, ärztlich Z91.1
– Impfung, als Entscheidung des Patienten a.n.k. Z28
– Nahrung
–– als Verhaltensauffälligkeit F50.8
–– im frühen Kindesalter F98.2
Verweilkatheter, Wechsel Z46.6
Verwicklung, Nabelschnur
– Komplikation, Entbindung O69.2
– mit Schädigung, Fetus P02.5
Verwirrtheit R41.0
– akut, bei Demenz, senil F05.1
– Alters- F03
– bei Sklerose, zerebral F01.9
– epileptisch F05.8
– psychogen F44.88
– reaktiv, durch Belastung, emotional F44.88
– Schizophrenie F20.8
– subakut F05.9
Verwirrtheitszustand
– akut F05.9
–– bei Altersschwäche F05.1
– bei Psychose
–– reaktiv F23.0 ►

Verwirrtheitszustand *(Forts.)*
~ bei Psychose *(Forts.)*
–– schizophreniform F23.1
– nichtalkoholbedingt
–– akut F05.9
–– subakut F05.9
– reaktiv, psychotisch F23.9
Verziehung
– Harnblase N32.8
– Pupille, erworben H21.5
Verzögert
– auftretend
–– Psychose, akut F10.7
–– Störung, psychotisch, bei Gebrauch, Opioide, mit Restzustand F11.7
– Beginn, Miktion R39.1
– Behandlung, Wunde, offen T89.03
– Blutung, im Wochenbett O72.2
– Dentition K00.6
– Eintritt, Menarche N91.0
– Ejakulation F52.3
– Entbindung a.n.k. O63.9
–– bei Durchsickern, Fruchtwasser O75.6
–– nach
––– Blasensprengung O75.5
––– Blasensprung O75.6
– Erreichen, Entwicklungsstufe R62.0
– Heilung
–– Fraktur M84.29
–– Knochen, nach
––– Arthrodese M96.82
––– Fusion M96.82
––– Osteotomie M96.82
– Konjugation, mit Ikterus, beim Neugeborenen, bei Geburt, vorzeitig P59.0
– Laufenlernen R62.0
– Menarche E30.0
– Menstruation N92.5
– Miktion R39.1
– Pubertät E30.0
– Rekonvaleszenz Z54.9! *[nur Zusatzkode!]*
– Rückbildung, Uterus, im Wochenbett O90.8
– Schlafphasen, Syndrom G47.2
– Sprechenlernen R62.0
– Verschluss, Ductus arteriosus P29.3
– Wundheilung T89.03
–– Wunde, offen T89.03
Verzögerung
– Entbindung a.n.k. O63.9
– Entwicklung F89
–– allgemein F89
–– bei Mangelernährung, Eiweiß E45
–– durch Mangel
––– 2-Methylbutyryl-CoA-Dehydrogenase E71.1
––– Methylmalonat-Semialdehyd-Dehydrogenase E71.1
–– mit
––– Autismus-Spektrum-Störung, und Ganginstabilität F84.1 R26.8 ►

Verzögerung *(Forts.)*
~ Entwicklung F89 *(Forts.)*
~~ mit *(Forts.)*
––– Instabilität, Gelenk, bei Cutis laxa Q82.8
–– motorisch F82.9
–– sexuell E30.0
–– THOC6-assoziiert, mit Mikrozephalie, und Gesichtsdysmorphien Q87.0
–– und Verzögerung, Sprache, durch Mangel, SOX5 Q93.5
– Geburt a.n.k. O63.9
–– 2. Zwilling O63.2
–– mit Schädigung, Fetus/Neugeborenes P03.9
– Knochenwachstum, enchondral M89.29
– Pubertät, konstitutionell E30.0
– Rechtschreibfähigkeit, umschrieben F81.1
–– ohne Lesestörung F81.1
– Reifung, Hüftgelenk Q65.6
– Respiration, primär P21.9
– Sprache, und Verzögerung, Entwicklung, durch Mangel, SOX5 Q93.5
– Sprachentwicklung F80.9
– Wachstum R62.8
–– durch
––– Mangel, IGF-1- [insulin-like growth factor 1] Q87.1
––– Resistenz IGF-1- [insulin-like growth factor 1] E34.3
Verzweigt, Aminosäure, Stoffwechselstörung E71.2
Verzweigtketten-Ketosäuredecarboxylase, Mangel E71.0
Verzweigtkettenketoazidurie E71.0
Verzweigtkettig, Aminosäure, Abbaustörung E71.1
Verzweigungsblock I45.5
VES [Ventrikuläre Extrasystolen] I49.3
Vesania F29
Vesica urinaria, Spätsyphilis A52.7† N33.8*
Vesicula seminalis
– Anomalie Q55.4
– Atrophie N50.8
– Deformität
–– angeboren Q55.4
–– erworben N50.8
– Distension N50.8
– Fehlbildung, angeboren Q55.4
– Fehlen
–– angeboren Q55.4
–– erworben Z90.7
– Hypertrophie N50.8
– Karzinom C63.7
– Krankheit N50.9
– Ödem N50.8
– Stein N50.8
– Ulkus N50.8
– Verletzung S37.83
Vesiculitis
– seminalis N49.0
– tuberculosa A18.1† N51.8*
Vesikal
– Blutung N32.8
– Fistel a.n.k. N32.2
– Kontraktur N32.8
– Paralyse N31.2
– Schmerzen R39.8
– Tenesmus R30.1
– Verletzung, Sphinkter S37.28
Vesikoabdominal, Fistel N32.2
Vesikointestinal, Fistel N32.1
Vesikomegalie N32.8
Vesikopelvin, Reflux N13.7
Vesikoperineal, Fistel N32.2
Vesikorektal
– Fistel N32.1
–– kongenital Q64.7
– Karzinom C76.3
Vesikorenal, Reflux N13.7
Vesikosigmoidal, Fistel N32.1
Vesikosigmoideovaginal, Fistel N82.3
Vesikoumbilikal, Fistel Q64.8
Vesikoureteral
– Fistel N32.2
– Reflux a.n.k. N13.7
–– angeboren Q62.7
–– bei Pyelonephritis N11.0
––– chronisch N11.0
––– nichtobstruktiv N11.0
–– durch Narbenbildung N13.7
–– familiär N13.7
–– mit Uropathie N13.7
– Regurgitation N13.7
–– bei Pyelonephritis N11.0
Vesikoureterorenal
– Reflux, kongenital Q62.7
– Rückfluss N13.7
Vesikoureterovaginal, Fistel N82.1
Vesikourethral
– Fistel N32.2
– Öffnung
–– Obstruktion N32.0
–– Striktur N32.0
––– kongenital Q64.3
Vesikourethrorektal, Fistel N32.1
Vesikouterin, Fistel N82.1
– kongenital Q51.7
Vesikovaginal
– Fistel N82.0
– Karzinom C57.9
Vesikozervikal, Fistel N82.1
Vesikozervikovaginal, Fistel N82.1
Vesikulär
– Angina, akut J03.9
– Ausschlag R23.8
– Emphysem J43.9
– Exanthem R21
– Keratitis H16.8
– Pharyngitis, durch Enterovirus B08.5
– Rickettsiose A79.1
– Störung, Transport, Dopamin-Serotonin, zerebral G25.88 ►

Vesikulär *(Forts.)*
– Stomatitis K12.1
–– mit Exanthem, durch Enterovirus B08.4
– und erosiv, Dermatose, kongenital P83.8
Vesikulitis N49.0
– bei Zytomegalie B25.88† N51.8*
– durch
–– Amöben A06.8† N51.8*
–– Trichomonaden A59.0† N51.8*
–– Zytomegalievirus B25.88† N51.8*
– gonorrhoisch A54.2† N51.8*
– Prostato- N41.3
–– bakteriell N41.3
– tuberkulös A18.1† N51.8*
Vesikulös, Ekzem L30.8
Vestibulär
– Fistel, bei Fehlbildung, anorektal, nicht-syndromal Q43.9 Q52.2
– Syndrom, zentral H81.4
Vestibular
– Neuronitis H81.2
– Nystagmus H81.4
– Schwindel H81.9
Vestibularfunktion, Störung H81.9
Vestibularis
– Ausfall H81.9
– Neuropathie H81.2
Vestibularis-Schwannom D33.3
Vestibularis-Syndrom H81.0
Vestibulitis H83.0
– nasal J34.8
– Ohr H83.0
– Vulva N76.2
Vestibulopathie, bilateral, idiopathisch H81.8
VEXAS[Vakuolen, E1-Enzym, x-chromosomal, autoinflammatorisch, somatisch]-Syndrom M35.8
VHL [Von-Hippel-Lindau-Syndrom] Q85.8
Via falsa, Urethra N36.0
Vialetto-van-Laere-Syndrom, Brown- G12.1
Vibration
– Exposition, beruflich Z57
– Krankheit a.n.k. T75.2
– mit Urtikaria L50.4
– Schwindel T75.2
– Wirkung T75.2
Vibrationsempfindung, Haut R20.8
Vibrationsurtikaria L50.4
Vibrio
– parahaemolyticus, Lebensmittelvergiftung A05.3
– vulnificus, Erreger B98.1! *[nur Zusatzkode!]*
Vibrionen, Kolpitis N76.0
– chronisch N76.1
Vici-Syndrom Q87.8
Vicia faba, Vergiftung D55.0
Vidal-Krankheit L28.0
Vidal-Lichen L28.0
Vieleckbein
– groß, Fraktur S62.14
– klein, Fraktur S62.15
Vielfachtrauma T07
Vier-Gefäß-Erkrankung, koronar I25.14
Vierfingerfurche Q82.8
Vierklappenkrankheit, Herz I08.9
Vierlingsschwangerschaft O30.2
Vierquadrantenperitonitis K65.9
Viertage-Fieber B52.9
Vierte
– Geschlechtskrankheit A55
– Krankheit B08.8
Vierter
– Molar K00.1
– Ventrikel – s. Hirnventrikel, vierter
Vigilanz, Minderung R40.0
Vikariierend, Menstruation N94.8
Villaret-Syndrom G52.7
Villös
– Adenokarzinom C80.9
– Adenom D48.9
–– Colon ascendens D37.4
–– Colon sigmoideum D37.4
–– Rektum D37.5
– Arthritis M12.89
Villoglandulär, Adenom D36.9
Villonodulär
– Synovialitis, pigmentiert M12.29
– Synovitis M12.29
VIN – s. Neoplasie, Vulva, intraepithelial
VIN [intraepitheliale Vulvaneoplasie] N90.3
– I. Grades N90.0
– II. Grades N90.1
– III. Grades D07.1
Vincaalkaloide, Überempfindlichkeit T88.7
Vinson-Syndrom, Plummer- D50.1
VIPom [Vasoaktives intestinales Polypeptid sezernierender Tumor] D48.9
– Pankreas, bösartig C25.4
Virämie B34.9
Virago E25.9
Viral
– Allgemeininfektion B34.9
– Bronchitis
–– akut a.n.k. J20.8
–– subakut a.n.k. J20.8
– Enanthem B09
– Endophthalmitis H44.1
– Enteritis A08.4
–– durch Norwalk-Virus A08.1
– Enzephalitis, akut A86
– Enzephalomyelitis A86
– Exanthem B09
– Fieber, durch Moskitos, übertragen A92.9
– Gastritis A08.4
– Gastroenteritis A08.4
–– epidemisch A08.1
– Hepatitis, Folgen B94.2
– Infektion B34.9
–– bei Krankheit, durch HIV B20 B34.9
– Kardiomyopathie B33.2† I43.0*
– Karditis B33.2† I52.1* ►

Viral *(Forts.)*
– Konjunktivitis, epidemisch B30.9† H13.1*
– Krankheit, Konjunktiva B30.9† H13.1*
– Meningoenzephalitis A86
– Meningoenzephalomyelitis a.n.k. A86
– Mukositis, oral K12.3
– Myokarditis a.n.k. I40.0
–– beim Neugeborenen B33.2† I41.1*
– Myositis M60.09
– Otitis media
–– akut H65.1
–– subakut H65.1
– Perikarditis I30.1
– Pharyngokonjunktivitis B30.2† H13.1*
– Pleurodynie B33.0
– Retinitis, bei Krankheit, durch HIV B20† B34.9 H32.0*
– Stomatitis aphthosa B00.2
– Tracheitis J04.1 B97.8!
– Warze B07
Viril, Beschwerden, Klimakterium N50.8
Virilisierung E25.9
– bei
–– der Frau E25.9
–– Hyperplasie, Nebenniere E25.9
––– angeboren E25.09
–– Syndrom, adrenogenital, erworben E25.8
Virilismus E25.9
– adrenal E25.9
–– bei Hyperplasie, Nebenniere E25.9
– angeboren E25.09
Virose B34.9
Virulent, Bubo, schankrös A57
Virus
– 1, human T-lymphotrop, mit Infektion, assoziiert, bei Dermatitis, infektiös L30.3
– Angina, akut J03.8
– Bronchitis J20.9
– Bronchopneumonie J12.9
– Dermatitis B09
– Diarrhoe A08.4
– Dysenterie A08.4
– ECHO-, Bronchitis, akut J20.7
– Embryopathie P35.9
– Enanthem B09
– Enteritis A08.4
– Entzündung, Konjunktiva B30.9† H13.1*
– Enzephalitis A86
–– akut A86
–– durch
––– Arthropoden A85.2
––– Moskitos A83.9
––– Zecken A84.9
–– Folgezustand B94.1
–– Untersuchung Z11
– Exanthem B09
– Fieber
–– hämorrhagisch A99
–– pharyngokonjunktival B30.2† H13.1*
– Gastroduodenitis A08.4
– Gastroenteritis, toxisch A08.4 ►

Virus *(Forts.)*
– Grippe [Influenza] J11.1
– Hepatitis B19.9
–– A B15.9
––– mit Coma hepaticum B15.0 K72.74!
–– akut B17.9
–– angeboren P35.3
–– B
––– akut
–––– mit Begleitinfektion, durch Delta-Virus
––––– ohne Coma hepaticum B16.1
––––– und Coma hepaticum B16.0 K72.74!
–––– ohne Begleitinfektion, durch Delta-Virus, mit Coma hepaticum B16.2 K72.74!
––– chronisch B18.19
–––– mit Delta-Virus B18.0
–––– ohne Delta-Virus B18.19
–– bei
––– Geburt O98.4
––– Schwangerschaft O98.4
–– C B18.2
––– akut B17.1
––– chronisch B18.2
–– chronisch B18.9
–– D B17.8
––– chronisch B18.0
–– E B17.2
––– akut B17.2
–– Folgezustand B94.2
–– fulminant K72.0 K72.79!
–– G B17.8
–– im Wochenbett O98.4
–– mit
––– Arthritis, postinfektiös B19.9† M03.29*
––– Arthropathie, postinfektiös a.n.k. B19.9† M03.29*
––– Coma hepaticum B19.0 K72.74!
– Infektion a.n.k. B34.9
–– Atmungsorgane J98.7 B97.8!
––– obere a.n.k. J06.9
–– atypisch A81.9
–– bei Krankheit, durch HIV B20 B34.9
–– gastrointestinal A08.4
–– grippal J06.9
–– grippal [Influenza] J11.1
–– kongenital P35.9
–– rezidivierend B34.9
–– Speicheldrüse B25.9
–– Zentralnervensystem A89
– Karditis B33.2† I52.1*
– Konjunktivitis B30.9† H13.1*
– Krankheit
–– Auge B33.8† H58.8*
–– durch
––– Arthropoden a.n.k. A94
––– Zecken A93.8
–– mit
––– Arthritis a.n.k. B34.9† M01.59*
––– Meningitis a.n.k. A87.9
––– Otitis
–––– externa a.n.k. B34.9† H62.1* ►

V

Virus *(Forts.)*
~ Krankheit *(Forts.)*
~~ mit *(Forts.)*
~~~ Otitis *(Forts.)*
---- media a.n.k. B34.9† H67.1*
--- Schaden, fetal P00.2
-- Speicheldrüsengang B25.9
- Lymphadenitis A28.1
- Meningitis A87.9
- Meningoenzephalitis A86
-- durch Zecken übertragen A84.9
- mit Infektion, Rachen a.n.k. J02.8
- Myokarditis a.n.k. I40.0
- Myositis M60.09
- Nephritis N05.9
- Ösophagitis K20.8
- Otitis H66.9
- Pharyngitis a.n.k. J02.8
- Pneumonie J12.9
-- angeboren P23.0
-- bei Krankheit, durch HIV B20 J12.9
-- lobär J12.9
-- mit Grippe [Influenza] J11.0
- Retinitis H30.9
- Tonsillitis a.n.k. J03.8
- Warze B07
Virus-assoziiert, Myelopathie, human, T-Zell-lymphotrop G04.1
Virus-Infektion, mit Polyarteriitis nodosa, sekundär B34.9 M30.0
Virusbedingt, Krankheit, Untersuchung a.n.k. Z11
Virushepatitis
- B
-- chronisch
--- aktiv B18.12
--- ohne Delta-Virus
---- HBeAg
----- negativ
------ mit Entzündungsaktivität, hochreplikativ B18.14
------ ohne Entzündungsaktivität, niedrigreplikativ B18.13
----- positiv
------ mit Entzündungsaktivität, hochreplikativ B18.12
------ ohne Entzündungsaktivität, hochreplikativ B18.11
---- immuntolerante Phase B18.11
---- Phase
----- 1 B18.11
----- 2 B18.12
----- 3 B18.13
----- 4 B18.14
-- ohne Begleitinfektion durch Delta-Virus B18.19
- D, akut
-- mit Coma hepaticum B16.0
-- ohne Coma hepaticum B16.1
- E, chronisch B18.8
Virushepatitis-Immunität, fehlend Z24.6
Viruskrankheit, Nipah- A85.8
Viscerum
- abdominalis, Transposition Q89.3
- thoracalis, Transposition Q89.3
Visuell
- Agnosie R48.1
- Epilepsie G40.8
- evoziert, Potentiale [VEP], pathologisch R94.1
- Halluzination R44.1
- Halo H53.1
- Kortex
-- Blutung H47.6
-- Entzündung H47.6
-- Ischämie H47.6
-- Tumor H47.6
-- Verletzung S04.0
- Störung, Wahrnehmung R44.8
Visuell-räumlich, Neglect R29.5
Visuomotorisch, Störung, Koordination R27.8
Visus
- <0,3, beidseitig H54.2
- <0,05, beidseitig H54.0
- Abfall H54.9
- anderes Auge, normal, mit Amaurose, einseitig H54.4
- Ermüdung H53.9
- Prüfung Z01.0
-- Untersuchung, Auge Z01.0
- Störung H53.9
- Verlust H54.9
-- beidseitig H54.9
-- einseitig H54.9
--- <0,05, normaler Visus anderes Auge H54.4
- Verschlechterung H53.9
Viszera, Verletzung, multipel S36.7
Viszeral
- Ablagerung, Fett E65
- Blutung R58
-- beim Neugeborenen P54.8
- Epilepsie G40.8
- Frühsyphilis, konnatal A50.0
- Herpes B00.8† K93.8*
- Hyperämie R68.8
- Krise, bei Tabes A52.1
- Larva migrans B83.0
- Leishmaniose B55.0
- Lupus erythematodes M32.1
- Myopathie, familiär Q87.8
- Neuralgie R10.4
- Neurose F45.39
- Parakokzidioidomykose B41.8
- Ptose K63.4
- Schmerzen, Oberbauch, abdominal R10.1
- Spasmus R10.4
- Symptom, bei Purpura D69.0
- Syphilis, sekundär a.n.k. A51.4
Viszerokutan, Hämangiomatose Q27.8
Viszeroptose K63.4
Vital, Depression
- Episode, einzeln, ohne Symptome, psychotisch F32.2 ►
~~~

Vital, Depression *(Forts.)*
– rezidivierend, ohne Symptome, psychotisch F33.2
Vitalität, Verlust R53
– Neugeborenes P96.8
Vitalkapazität, vermindert R94.2
Vitamin
– A
–– Hyperalimentation E67.0
–– Mangel E50.9
––– Auge E50.7
––– bei Hyperkarotinämie, hereditär E67.1 E50.9
––– Folgen E64.1
––– mit
–––– Hemeralopie E50.5† H58.1*
–––– Hyperkeratose E50.8† L86*
–––– Keratitis, xerotisch E50.4† H19.3*
–––– Keratomalazie E50.4† H19.8*
–––– Keratose E50.8† L86*
–––– Nachtblindheit E50.5† H58.1*
–––– Narbe, Hornhaut E50.6† H19.8*
––––– xerophthalmisch E50.6† H19.8*
–––– Nyktalopie E50.5† H58.1*
–––– Phrynodermie E50.8† L86*
–––– Ulkus, Hornhaut, mit Xerosis corneae E50.3† H19.8*
–––– Ulzeration, Hornhaut, mit Xerose, Hornhaut E50.3† H19.8*
–––– Xeroderma E50.8† L86*
–––– Xerophthalmie E50.7† H19.8*
–––– Xerosis
––––– conjunctivae E50.0† H13.8*
–––––– und Bitot-Flecken E50.1† H13.8*
––––– corneae E50.2† H19.8*
–– Zufuhr, übermäßig E67.0
– Abusus F55.4
– B, Mangel E53.9
–– Folgen E64.8
–– mit
––– Beriberi E51.1
––– Enzephalopathie a.n.k. E53.9† G32.8*
––– Möller-Hunter-Glossitis E53.9† K93.8*
––– Osteomalazie, beim Erwachsenen M83.89
––– Pellagra E52
––– Polyneuropathie E53.9† G63.4*
––– Stomatitis angularis a.n.k. E53.9† K93.8*
– B_1, Mangel E51.9
– B_2, Mangel E53.0
–– mit
––– Cheilosis E53.0† K93.8*
––– Perlèche E53.0† K93.8*
––– Stomatitis angularis E53.0† K93.8*
– B_6, Mangel E53.1
–– mit Anämie D64.3
– B_6-abhängig, Anfall G40.8
– B_{12}
–– Malabsorption, selektiv, mit Proteinurie, mit Anämie, bei Mangel, Vitamin B_{12} D51.1 ►

Vitamin *(Forts.)*
~ B_{12} *(Forts.)*
–– Mangel E53.8
––– alimentär, mit Anämie D51.3
–––– mit Polyneuropathie D51.3† G63.4*
––– Anämie, durch Malabsorption, Vitamin B_{12}, selektiv, mit Proteinurie D51.1
––– mit
–––– Anämie D51.9
––––– beim Vegetarier D51.3
––––– durch Mangel, Intrinsic-Faktor D51.0
–––– Degeneration
––––– Gehirn E53.8† G32.8*
––––– Rückenmark, kombiniert, subakut E53.8† G32.0*
–––– Demenz E53.8† F02.8*
–––– Myelopathie E53.8† G32.0*
–––– Neuropathie E53.8† G63.4*
–––– Polyneuropathie E53.8† G63.4*
–– Störung, Resorption E53.8
– B_{12}-abhängig, Methylmalonazidurie E71.1
–– Typ CblA E71.1
– B_{12}-resistent, Methylmalonazidämie E71.1
– B_{12}-sensibel, Methylmalonazidämie E71.1
–– Typ CblA E71.1
– B_{12}-unabhängig, Methylmalonazidurie E71.1
– C, Mangel E54
–– Folgen E64.2
– D
–– Allergie T88.7
–– Hyperalimentation E67.3
–– Mangel E55.9
––– mit Rachitis E55.0
–– Rezeptorstörung [Typ II] E83.31
–– Synthesestörung [Typ I] E83.31
–– Überempfindlichkeit T88.7
–– Vergiftung E67.3
– D_2, Mangel E55.9
– E
–– Hypervitaminose E67.8
–– Mangel E56.0
––– bei Ataxie, Friedreich-ähnlich G11.1
– H, Mangel E53.8
– K
–– Hypervitaminose E67.8
––– durch Überdosis T45.7
–– Mangel E56.1
––– beim Neugeborenen P53
––– mit
–––– Blutung D68.4
–––– Defekt, Gerinnung D68.4
–––– Mangel
––––– Gerinnungsfaktor D68.4
––––– Koagulationsfaktor D68.4
– K-abhängig, Gerinnungsfaktor, Mangel, kombiniert, hereditär D68.28
– K-Antagonisten, Embryopathie Q86.2
– Mangel E56.9
–– Folgen a.n.k. E64.8
–– mit
––– Atrophie, Optikus E56.9† H48.0* ►

V

Vitamin *(Forts.)*
~ Mangel E56.9 *(Forts.)*
~~ mit *(Forts.)*
--- Enzephalopathie E56.9† G32.8*
--- Polyneuritis a.n.k. E56.9† G63.4*
--- Polyneuropathie a.n.k. E56.9† G63.4*
-- multipel E56.9
- Missbrauch F55.4
- Störung, Absorption E56.9
Vitamin-B_6-sensibel, Anämie D64.3
Vitamin-B_{12}-abhängig, Methylmalonazidurie, Typ CblB E71.1
Vitamin-B_{12}-sensibel, Methylmalonazidämie, Typ CblB E71.1
Vitamin-D-abhängig, Rachitis E83.31
- hypokalzämisch E83.31
Vitamin-D-Gabe, Prophylaxe, Rachitis Z29.8
Vitamin-D-resistent
- Osteomalazie E83.30† M90.89*
- Rachitis E83.30† M90.89*
-- Typ 2 E83.30† M90.89*
Vitelliform
- Albipunctata-Dystrophie, Retina, pigmentiert H35.5
- Best-Degeneration, Makula, autosomal-dominant H35.5
- Degeneration, Makula, autosomal-dominant H35.5
- Dystrophie
-- Makula, adult H35.5
-- Retina H35.5
Vitellustumor, polyvesikulär
- bei der Frau C56
- beim Mann C62.9
Vitiligo L80
- Augenlid H02.7
- und Achalasie, bei Schwerhörigkeit Q87.8
- Vulva N90.8
Vitium
- Aorta I35.8
-- kombiniert I35.2
- Aortenklappe I35.8
-- kombiniert I35.2
-- rheumatisch, chronisch I06.8
- cordis I38
-- Aortenklappe, rheumatisch I06.8
-- erworben I38
-- kongenital Q24.9
- Mehrklappen- I08.9
- Mitralklappe I05.8
-- kombiniert I05.2
-- rheumatisch, chronisch I05.8
-- und Aortenklappe I08.0
--- chronisch, rheumatisch I08.0
- Pulmonalklappe, rheumatisch I09.8
- Trikuspidalklappe I07.8
Vitreomakulär, Traktion H35.38
Vitreoretinal, Dystrophie H35.5
- Retina H35.5
Vitreoretinochorioidopathie, autosomal-dominant H35.5
Vitreoretinopathie
- autosomal-dominant H43.8
- exsudativ
-- familiär H35.0
-- hereditär H43.8
- inflammatorisch, neovaskulär, autosomal-dominant H35.2
- proliferativ H35.2
-- mit Ablösung, Retina H33.4
- Schneeflocken- H35.5
Vitreus, primär, hyperplastisch, persistierend Q14.0
VLCADD [Very long chain Acyl-CoA-Dehydrogenase deficiency] E71.3
VLDL-Hyperlipoproteinämie E78.1
Vocal cord dysfunction [VCD] J38.7
VODI[Veno-okklusive Erkrankung der Leber mit Immundefekt]-Syndrom D82.8 K76.5
Voerner-Syndrom, Steiner- E34.0
Völlegefühl R19.88
Vogelgesicht Q75.8
Vogelgrippe, mit Virusnachweis J09 U69.21!
Vogelkopf-Kleinwuchs, Typ Montreal Q87.1
Vogelzüchterlunge J67.20
- mit akuter Exazerbation J67.21
- ohne Angabe einer akuten Exazerbation J67.20
Vogt-Koyanagi-Harada-Syndrom H30.8
Vogt-Krankheit G80.3
- Spielmeyer- E75.4
Vogt-Limbusgürtel H18.4
Vogt-Mosaikdegeneration, Hornhaut, Auge H18.4
Vogt-Syndrom
- Cecile- G80.3
- Stock-Spielmeyer- E75.4
Vohwinkel-Syndrom Q82.8
Vokal, Ticstörung, chronisch F95.1
Volar, Fingerband, Ruptur, traumatisch S63.4
Volhard-Krankheit, Fahr- I12.90
- mit Insuffizienz, Niere I12.00
Volkmann-Kontraktur T79.60
Volkmann-Paralyse T79.60
- ischämisch, Komplikation, Verletzung T79.60
Vollmondgesicht E24.9
Vollständig – s. Art der Krankheit
Volumen
- Erythrozyten, verändert R71
- Mangel E86
Volumenmangelschock R57.1
Volvulus K56.2
- beim Neugeborenen P76.8
- Darm K56.2
- Dünndarm K56.2
- Eileiter N83.5
- Ileum K56.2
- Kocher- K44.9
- Kolon K56.2
- kongenital Q43.8
- Magen, durch Verlust, Ligamentum gastrocolicum K31.88 ►

Volvulus K56.2 *(Forts.)*
– mit
–– Kurzdarmsyndrom K91.2 K56.2
–– Obstruktion, Darm K56.2
–– Verschluss, Darm K56.2
– Sigma K56.2
– Tuba uterina N83.5
Vomer
– Fraktur S02.2
– Sarkom C41.02
Vomer-Sporn J34.8
Vomitus R11
– faeculentus R11
–– psychogen F50.5
– gravidarum O21.0
– matutinus R11
– psychogen F50.5
Von-Bälz-Syndrom K13.0
Von-Basedow-Syndrom E05.0
Von-Bechterew-Syndrom M45.09
Von-Bernuth-Syndrom D68.09
Von-Bezold-Krankheit H70.0
Von-Economo-Krankheit A85.8† G05.1*
Von-Gierke-Krankheit E74.0
– Van-Creveld- E74.0
Von-Graefe-Krankheit H49.4
Von-Hippel-Lindau-Syndrom Q85.8
Von-Jaksch-Hayem-Anämie [Ziegenmilchanämie] D52.0
Von-Leyden-Syndrom, Duchenne- G71.0
Von-Meyenburg-Altherr-Uehlinger-Syndrom M94.1
Von-Mikulicz-Krankheit K11.8
Von-Neel-Syndrom, Bing- C88.00
Von-Recklinghausen-Krankheit [Osteodystrophia fibrosa cystica generalisata] E21.0† M90.89*
Von-Recklinghausen-Neurofibromatose Q85.0
Von-Strümpell-Pseudosklerose, Westphal- E83.0† G99.8*
Von-Voss-Cherstvoy-Syndrom Q87.8
Von-Willebrand-Jürgens-Syndrom D68.09
– erworben D68.01
– hereditär D68.00
Von-Willebrand-Syndrom D68.09
– Pseudo- D69.1
– Typ
–– 1 D68.00
–– 2 D68.00
–– 2A D68.00
–– 2B D68.00
–– 2M D68.00
–– 2N D68.00
–– 3 D68.00
Von-Winiwarter-Buerger-Syndrom I73.1
Von-Zumbusch-Syndrom L40.1
Vor dem Termin geboren a.n.k. P07.3
Vorangegangen, Eingriff, chirurgisch, Cervix uteri, mit Betreuung, Mutter O34.4
Vorbereitung, auf
– Dialyse Z49.0 ►
Vorbereitung, auf *(Forts.)*
– nachfolgende Behandlung Z51.4
Vorbeugend
– Chemotherapie
–– lokal a.n.k. Z29.20
–– systemisch a.n.k. Z29.21
– Immuntherapie Z29.1
– Impfung Z26.9
Vordere
– Augenkammer
–– Abflachung H44.4
–– Blutung H21.0
–– Fremdkörper S05.5
––– retiniert H44.7
–– Hypopyon H20.0
–– Krankheit H21.9
–– Obliteration H44.4
–– Verletzung S05.8
–– Zyste H21.3
– Brustwand, Schmerzen R07.3
– Hinterhauptslage, Betreuung, Schwangere Z34
– Membran, Dystrophie, Hornhaut H18.5
– Nasenöffnung
–– Atresie Q30.0
–– Stenose J34.8
––– angeboren Q30.0
– Schädelgrube, Fraktur S02.1
– Spinalarterie, Syndrom G95.18
– Synechie H21.5
–– Auge H21.5
–– posttraumatisch, mit Sekundärglaukom H40.3
– Urethra, Striktur N35.9
– Vaginalwand, Prolaps N81.1
Vorderer
– Augenabschnitt, Anomalie Q13.9
– Augenkammerwinkel, Verengung H40.0
– Kreuzbiss K07.2
– Uvealtrakt, Krankheit H21.9
Vorderes
– Brustwandsyndrom R07.3
– Kreuzband
–– Insuffizienz M23.81
–– Riss
––– komplett S83.53
––– partiell S83.53
–– Ruptur, Kniegelenk, alt M23.51
– Schienbein, Beginn, Myopathie, distal G71.0
Vorderhauptslage
– Betreuung, Schwangere O32.3
– Komplikation, Entbindung O64.3
Vorderhorn, Rückenmark, Aplasie Q06.1
Vorderhornganglienzellen
– Affektion G12.2
– Krankheit G12.2
Vorderhornsyndrom S24.12
Vorderhornzellen
– Krankheit G12.2
– Rückenmark, Hypoplasie Q06.1
Vorderkammer
– Blutung, operativ verursacht H59.8 ►

Vorderkammer *(Forts.)*
– Fremdkörper
–– amagnetisch, intraokular, alt H44.7
–– magnetisch, intraokular, alt H44.6
– Implantationszyste H21.3
– Linse, Fremdkörper S05.5
– Zyste
–– exsudativ H21.3
–– parasitär H21.3
Vorderwand
– Aneurysma I25.3
– Myokardinfarkt
–– akut, transmural I21.0
–– rezidivierend I22.0
Vorderwurzelstimulator
– Anpassung Z45.80
– Handhabung Z45.80
Vorfall
– After K62.2
– Arm
–– beim Fetus P03.1
–– Fetus, Betreuung, Mutter O32.2
–– Hindernis, Geburt O64.4
–– Komplikation, Entbindung O32.2
–– mit Schnittentbindung O32.2
– Bandscheibe M51.2
–– lumbal M51.2
–– lumbosakral M51.2
–– mit
––– Ischialgie M51.1† G55.1*
––– Kompression, Rückenmark a.n.k. M51.0† G99.2*
––– Lendenwirbelsäulensyndrom M51.1† G55.1*
––– Neuritis M51.1† G55.1*
––– Zervikalsyndrom M50.1† G55.1*
–– thorakal M51.2
–– zervikal M50.2
––– mit
–––– Kompression, Rückenmark M50.0† G99.2*
–––– Myelopathie M50.0† G99.2*
– Bein
–– beim Fetus P03.1
–– Betreuung, Mutter O32.1
–– Hindernis, Geburt O64.1
–– Komplikation, Entbindung O32.1
– Darm K63.4
– Eileiter N83.4
– Fuß, Komplikation, Entbindung O32.1
– Geschlechtsorgane, weiblich N81.9
– Gewebe, intraokular, bei
–– Lazeration, Augapfel S05.2
–– Verletzung, Augapfel, penetrierend S05.2
– Gliedmaßen
–– beim Fetus a.n.k. P03.1
–– fetal a.n.k. O32.8
– Hand
–– Komplikation, Entbindung O32.2
–– mit Schnittentbindung O32.2 ►

Vorfall *(Forts.)*
– Harnblase
–– bei der Frau N81.1
–– beim Mann N32.8
– Harnröhre, bei der Frau N81.0
– Harnröhrenschleimhaut, bei der Frau N81.0
– Linse H27.8
–– kongenital Q12.1
–– traumatisch S05.1
– Nabelschnur, mit
–– Schädigung, Fetus P02.4
–– Schnittentbindung O69.0
– Ovar N83.4
– Rektum K62.3
–– bei der Frau K62.3
– Urethra
–– bei der Frau N81.0
–– beim Mann N36.3
– Urethraschleimhaut
–– bei der Frau N81.0
–– beim Mann N36.3
– uterovaginal
–– partiell N81.2
–– vollständig N81.3
– Uterus N81.4
–– Komplikation, Entbindung O34.5
–– mit Schnittentbindung O34.5
– Vagina N81.1
– Vaginalgewebe, postoperativ N99.3
Vorfuß
– Deformität M21.68
– Gangrän R02.8
–– diabetisch E14.50
– Melanom, maligne C43.7
– Prellung S90.3
Vorfußneuralgie, Morton- G57.6
Vorgeburtlich
– Infektion, CMV[Zytomegalievirus]- P35.1
– Zytomegalievirus-Infektion P35.1
Vorgeburtsblutung, bei Dyskrasie, Blut O46.0
Vorgefallen, Hämorrhoiden K64.9
– äußere K64.5
– innere K64.9
Vorgetäuscht, Krankheit Z76.8
– mit Krankheitswert im Sinne einer psychischen Störung F68.1
Vorhanden
– Brustwarze, mit Amastie Q83.88
– Intrauterinpessar Z97.8
Vorhandensein
– Anastomose, intestinal Z98.0
– Auge, künstlich Z97.8
– Bandscheibenprothese Z96.67
– Brille Z97.8
– Bronchialstent Z96.80
– Brustimplantat Z41.1
– Bypass
–– aortokoronar Z95.1
–– intestinal Z98.0
– Ellenbogenprothese Z96.61
– Extremität, künstlich Z97.1 ►

Vorhandensein *(Forts.)*
– Fingergelenkersatz Z96.68
– Gastrostoma Z93.1
– Gefäßprothese Z95.88
–– koronar Z95.5
– Gefäßtransplantat, koronar Z95.5
– Gelenkimplantat, orthopädisch Z96.68
– Gerät
–– implantiert Z96.9
–– medizinisch a.n.k. Z97.8
– Großzehengrundgelenkersatz Z96.68
– Handgelenkprothese Z96.63
– HAV-Antikörper B19.9
– HBV-Antikörper B19.9
– HBV-DNA B19.9
– HCV-Antikörper B19.9
– HCV-RNA B19.9
– Herz, künstlich Z95.80
– Herzklappe
–– künstlich Z95.2
–– xenogen Z95.3
– Herzklappen-Implantat, funktionell a.n.k. Z95.4
– Herzklappenprothese Z95.2
– Herzschrittmacher Z95.0
– Hörgerät
–– äußeres Z97.8
–– für Knochenleitung Z96.2
– Hörhilfe, äußerlich Z96.2
– Ileostoma Z93.2
– Implantat
–– audiologisch Z96.2
–– endokrin Z96.4
–– funktionell Z96.9
–– Gelenk Z96.68
–– Harnblase Z96.0
–– intravaskulär a.n.k. Z95.88
–– Larynx Z96.3
–– otologisch Z96.2
–– Sehne Z96.7
–– Unterkiefer, dental Z96.5
–– urogenital Z96.0
–– vaskulär Z95.9
–– Zahnwurzel Z96.5
– Insulinpumpe Z96.4
– Kardiodefibrillator Z95.0
– Kardioverter-Defibrillator
–– implantierbar, automatisch [AICD] Z95.0
–– implantierbar [ICD] Z95.0
– Kiefergelenkersatz Z96.68
– knochenverankertes Hörsystem [BAHA] Z96.2
– Kochlearimplantat [CI] Z96.2
– Kolostoma Z93.3
– Kontaktlinsen Z97.8
– Larynx, künstlich Z96.3
– Linsenimplantat, intraokular Z96.1
– Lupus-Antikoagulanz D68.6
– Mammaimplantat Z41.1
– Nephrostoma Z93.6
– Parazenteseröhrchen Z96.2 ►

Vorhandensein *(Forts.)*
– PEG-Sonde [perkutane endoskopische Gastrostomie] Z93.1
– Plattenimplantat, Schädel Z96.7
– Port Z95.81
– Prothese
–– Gelenk Z96.68
–– Hüftgelenk Z96.64
–– Kniegelenk Z96.65
– Radiuskopfprothese Z96.62
– Resynchronisationstherapie-Defibrillator, kardial Z95.0
– Resynchronisationstherapie-Schrittmacher, kardial Z95.0
– Schulterprothese Z96.60
– Shunt, portokaval Z95.81
– Sprunggelenkprothese Z96.66
– Stapes-Implantat Z96.2
– Stent
–– ureteral Z96.0
–– urethral Z96.0
– Thorakostoma Z93.80
– Trachealstent Z96.81
– Tracheostoma Z93.0
– transjugulärer intrahepatischer portosystemischer Shunt [TIPS] Z95.88
– Transplantat
–– aortokoronar Z95.1
–– Herz a.n.k. Z95.9
– Tuba-Eustachii-Plastik Z96.2
– Ureterostoma Z93.6
– Urethrostoma Z93.6
– Zahnprothese Z97.8
– Zystostoma Z93.5
Vorhaut – s. Präputium
Vorhof
– Anordnung, spiegelbildlich, mit Situs inversus Q89.3
– Defekt, Herzseptum, erworben I51.0
– Extrasystolie I49.1
– Flattern I48.9
–– atypisch I48.4
–– chronisch I48.9
–– mit Tachyarrhythmia absoluta, paroxysmal I48.9
–– neonatal, idiopathisch P29.1
–– paroxysmal I48.9
–– Typ
––– I I48.3
––– II I48.4
–– typisch I48.3
– Flimmerarrhythmie I48.9
– Flimmern I48.9
–– chronisch I48.2
–– familiär I48.9
–– intermittierend I48.0
–– mit
––– Arrhythmie, absolut I48.9
––– Tachyarrhythmia absoluta, paroxysmal I48.0
––– Tachyarrhythmie I48.9 ►

V

Vorhof *(Forts.)*
~ Flimmern I48.9 *(Forts.)*
-- paroxysmal I48.0
-- permanent I48.2
-- persistierend I48.1
-- syphilitisch A52.0† I52.0*
- Isomerismus Q20.6
-- mit
--- Asplenie Q20.6
--- Polysplenie Q20.6
- links, verbunden mit
-- Vena cava inferior, rechts Q26.8
-- Vena cava superior, rechts Q26.8
- Myxom D15.1
- rechter, und Ventrikel, linker, Verbindung Q20.5
- Ruptur I21.9
- singulär Q21.1
- Tachykardie I47.1
-- AV-junktional I47.1
-- chaotisch I47.1
-- multifokal, Kind I47.1
-- paroxysmal I47.1
- Thrombose I51.3
-- alt I51.3
-- Komplikation, akut, nach Myokardinfarkt, akut I23.6
- Tumor D48.7
- Überleitungsstörung I45.9
Vorhofohr
- Juxtaposition Q20.8
- links, Ektasie Q20.8
- rechts, Ektasie Q20.8
Vorhofscheidewand, Defekt Q21.1
Vorhofseptum
- Anomalie Q21.1
- Defekt Q21.1
-- erworben, alt I51.0
-- Komplikation, akut, nach Myokardinfarkt, akut I23.1
-- kongenital Q21.1
-- Koronarsinus-Typ Q21.1
-- mit Störung, Reizleitung Q21.1
-- Ostium-primum-Typ Q21.2
-- Sekundumtyp Q21.1
-- Sinus-venosus-Typ Q21.1
-- und Gesichtszüge, charakteristisch, bei Lymphödem Q87.8
- Fehlen, angeboren Q21.1
- offen Q21.1
- und
-- Kammerseptum, Defekt Q21.2
-- Ventrikelseptum, Defekt Q21.2
- Verschluss, mangelhaft Q21.1
Vorkrebs D09.9
Vorrichtung, Anpassung, Darmtrakt a.n.k. Z46.5
Vorsorgeuntersuchung a.n.k. Z00.0
- beim Kind a.n.k. Z00.1
- Gesundheits-, beim Kind (U1, U2, U3, usw.) Z00.1
- gynäkologisch a.n.k. Z01.4 ▶

Vorsorgeuntersuchung a.n.k. Z00.0 *(Forts.)*
- Jugend- Z00.0
- Kleinkind a.n.k. Z00.1
- Krebs Z12.9
- pränatal, bei normal verlaufender Schwangerschaft Z34
Vorsteherdrüse – s. Prostata
Vorstellung, antepartal Z34
Vorübergehend
- Anfall, zerebral G45.99
- Defekt, Gerinnung, beim Neugeborenen P61.6
- Fieber R50.9
- Fugue, als Reaktion auf außerordentliche Belastung F43.0
- Lähmung, traumatisch T14.4
- Mangel, Wohnmöglichkeit Z59
- Monoplegie R29.8
- Paralyse, Extremität R29.8
- Schwerhörigkeit, ischämisch H93.0
-- entwicklungsbedingt H93.0
- Situationsstörung F43.2
- Störung, psychotisch, akut F23.9
- Stupor, als Reaktion auf außergewöhnlichen Stress F43.0
- Taubheit, ischämisch H93.0
-- entwicklungsbedingt H93.0
- Ticstörung F95.0
Vorverlagert, Schlafphasen, Syndrom G47.2
Vorwehen O47.9
Vorwiegend, Zwangshandlung F42.1
Vorzeitig – s. Art der Krankheit
Vorzeitiges Alterungssyndrom, Typ Penttinen E34.8
Voyeurismus F65.3
VPS11-assoziiert, Leukodystrophie, hypomyelinisierend, autosomal-rezessiv E75.2
Vrolik-Syndrom Q78.0
VSD – s.a. Ventrikelseptum, Defekt Q21.0
Vulgär, Warze B07
Vulva
- abnorm, mit Schnittentbindung O34.7
- Abnormität, mit Hindernis, Geburt O65.5
- Abszess N76.4
-- bei Schwangerschaft O23.5
-- postpartal O86.1
-- puerperal O86.1
- Adenokarzinom C51.9
- Adhäsion N90.8
-- alt, postpartal N90.8
- Agenesie Q52.7
- akzessorisch Q52.7
- Amputation, traumatisch S38.2
- Anomalie Q52.7
-- Betreuung, Schwangere O34.7
- Aplasie Q52.7
- Atresie Q52.7
-- erworben N90.5
- Atrophie N90.5
- Befund, abnorm R87.6
- Beteiligung, bei
-- Riss, Damm, bei Geburt O70.0 ▶

Vulva *(Forts.)*
~ Beteiligung, bei *(Forts.)*
–– Verletzung, Perineum, bei Geburt O70.0
– Blutung N90.8
– Carcinoma in situ D07.1
– Deformität
–– angeboren Q52.7
–– erworben N90.8
– doppelt Q52.7
– Druckulkus N76.6
– Dysplasie N90.3
–– hochgradig N90.2
–– mittelgradig N90.1
–– niedriggradig N90.0
– Dystrophie N90.4
– Eingriff, chirurgisch, vorangegangen
–– Betreuung, Mutter O34.7
–– mit Komplikation, Entbindung O34.7
– Einschlusszyste N90.7
– Ekzem N76.88
–– pustulös N76.88
– Elephantiasis N90.8
– Entzündung N76.2
– Fehlbildung, angeboren Q52.7
– Fehlen, angeboren Q52.7
– Fistel N82.88
– Fremdkörper T19.2
– Furunkel N76.4
– Fusion Q52.5
– Gangrän N76.80
– Geburtsverletzung P15.5
– Hämatom N90.8
–– bei Entbindung O71.7
–– durch Geburtsverletzung P15.5
–– nichtgeburtshilflich N90.8
–– nichttraumatisch N90.8
– Herpes A60.0† N77.1*
– Hydrozele N90.8
– Hyperplasie N90.6
– Hypertrophie N90.6
– Hypoplasie, angeboren Q52.7
– Implantationszyste N90.7
– Infantilismus Q52.7
– Infektion N76.2
–– akut N76.2
–– durch Trichomonaden A59.0† N77.1*
– Kandidose B37.3† N77.1*
– Karbunkel N76.4
– Karzinom
–– Basalzellen C51.9
–– Plattenepithel C51.9
– Knoten D39.7
– Kondylom A63.0
– Krankheit
–– entzündlich a.n.k. N76.88
–– nichtentzündlich N90.9
– Läsion, intraepithelial N90.3
– Lazeration S31.4
–– alt N90.8
–– Komplikation, Entbindung O70.0
–– nichtpuerperal, nichttraumatisch N90.8 ►

Vulva *(Forts.)*
– Leukoplakie N90.4
– Lichen
–– albus N90.4
–– atrophicus N90.4
–– sclerosus N90.4
––– et atrophicus N90.4
– Melanom C51.9
– Melanoma in situ D03.8
– Metastase C79.82
– Mukositis N76.88
– Mykose B37.3† N77.1*
– Nävus D28.0
– Narbe N90.8
–– alt N90.8
– Neoplasie, intraepithelial N90.3
–– I. Grades N90.0
–– II. Grades N90.1
–– III. Grades D07.1
––– mit Dysplasie, hochgradig D07.1
– Neoplasma D39.7
– Ödem N90.8
–– akut N90.8
– Papillom D28.0
– Pedikulose B85.3
– Polyp N84.3
– Prellung S30.2
– Pruritus L29.2
–– psychogen F45.8
– Quetschung S30.2
– Retentionszyste N90.7
– Rhagade N90.8
– rigide, mit
–– Hindernis, Geburt O65.5
–– Schnittentbindung O34.7
– Rigidität, mit Hindernis, Geburt O65.5
– Riss, alt N90.8
– Spätsyphilis A52.7† N77.1*
– Stasis, hypertrophisch N90.6
– Stenose N90.5
– Striktur, erworben N90.5
– Syphilis A51.0
–– sekundär A51.3† N77.1*
– Talgretentionszyste N90.7
– Trichomoniasis A59.0† N77.1*
– Tuberkulose A18.1† N77.1*
– Tumor D39.7
–– bei Schwangerschaft O34.7
–– gutartig D28.0
–– mit
––– Hindernis, Geburt, in der Schwangerschaft O65.5
––– Schädigung, Fetus/Neugeborenes, bei Entbindung P03.8
–– während Schwangerschaft, mit Schädigung, Fetus/Neugeborenes P03.8
– Ulzeration N76.6
–– bei
––– Behçet-Krankheit M35.2† N77.8*
––– Tuberkulose A18.1† N77.0*
–– durch Herpesvirus A60.0† N77.0* ►

Vulva *(Forts.)*
– und Vagina, Kandidose B37.3† N77.1*
– Untersuchungsmaterial, Abnormität R87.9
– Varizen I86.3
–– bei Schwangerschaft O22.1
–– im Wochenbett O87.8
– Verätzung T21.45
–– 1. Grades T21.55
–– 2. Grades T21.65
–– 3. Grades T21.75
–– Grad
––– 2a T21.65
––– 2b T21.95
– Verbrennung T21.05
–– 1. Grades T21.15
–– 2. Grades T21.25
–– 3. Grades T21.35
–– Grad
––– 2a T21.25
––– 2b T21.85
– Verformung Q52.7
– Verletzung S39.9
–– bei Entbindung O70.0
–– oberflächlich S30.9
– Verschluss N90.5
– Vestibulitis N76.2
– Vitiligo N90.8
– Weißfleckenkrankheit N90.4
– Wunde, offen S31.4
– Zyste N90.7
–– angeboren Q52.7
Vulvaepithel, Hyperplasie N90.3
Vulvavene, Varikose I86.3
Vulvitis N76.2
– adhäsiv, kongenital Q52.7
– akut N76.2
– allergica N76.2
– allergisch N76.2
– aphthös N76.2
– atrophisch N76.2
– bei
–– Infektion, durch Madenwurm B80† N77.1*
–– Kolpitis, senil N95.2
–– Leukoplakie N90.4
–– Schwangerschaft O23.5
–– Soor B37.3† N77.1*
– blennorrhagisch A54.0† N77.1*
– chronisch N76.3
–– spätsyphilitisch A52.7† N77.1*
– diabetica E14.60† N77.8*
–– bei
––– Typ-1-Diabetes mellitus E10.60† N77.8*
––– Typ-2-Diabetes mellitus E11.60† N77.8*
– durch
–– Candida B37.3† N77.1*
–– Chlamydien A56.0
–– Haemophilus ducreyi A57
–– Herpesvirus A60.0† N77.1*
–– Mangel, Östrogene N95.2
–– Moniliasis B37.3† N77.1*
–– Trichomonaden A59.0† N77.1* ►

Vulvitis N76.2 *(Forts.)*
– erosiv N76.2
– frühsyphilitisch A51.0
– gangränös N76.2
– gonorrhoisch A54.0† N77.1*
–– mit Abszess A54.1† N77.1*
– hypertrophisch N76.2
– im Wochenbett O86.1
– intertriginös N76.2
– mit Vaginitis N76.0
– mycotica B37.3† N77.1*
– postpartal O86.1
– puerperal O86.1
– senil N76.2
– spätsyphilitisch A52.7† N77.1*
– subakut N76.3
–– spätsyphilitisch A52.7† N77.1*
– syphilitisch A51.0
–– sekundär A51.3† N77.1*
– tuberkulös A18.1† N77.1*
Vulvokolpitis N76.0
Vulvorektal, Fistel N82.4
– kongenital Q52.7
Vulvovaginal
– Drüse
–– Abszess N75.1
––– im Wochenbett O86.1
–– Zyste N90.7
– Graft-versus-Host-Krankheit, chronisch, Stadium
–– 1 T86.05† N77.21*
–– 2 T86.06† N77.22*
–– 3 T86.07† N77.23*
– Mykose B37.3† N77.1*
– Rhabdomyosarkom C57.8
– Ulzeration N76.88
Vulvovaginal-gingival, Syndrom L43.8
Vulvovaginitis N76.0
– akut N76.0
– atrophisch N95.2
– bakteriell N76.0
–– chronisch N76.1
– bei
–– Infektion, durch Madenwurm B80† N77.1*
–– Soor B37.3† N77.1*
– candidomycetica B37.3† N77.1*
– chronisch N76.1
– durch
–– Amöben A06.8† N77.1*
–– Candida B37.3† N77.1*
–– Chlamydien A56.0
–– Gonokokken A54.0† N77.1*
––– mit Abszess A54.1† N77.1*
–– Herpesvirus A60.0† N77.1*
–– Madenwurm B80† N77.1*
–– Moniliasis B37.3† N77.1*
–– Trichomonaden A59.0† N77.1*
– im Wochenbett O86.1
– mykotisch B37.3† N77.1*
– subakut N76.1
VWI [Vorderwandinfarkt] I21.0

VZV [Varizella-Zoster-Virus]
- Enzephalitis B02.0† G05.1*
- Infektion, in der Eigenanamnese Z86.1
- Meningitis B02.1† G02.0*

– W –

W-Syndrom, Pallister- Q87.8
Waardenburg-Anophthalmie-Syndrom Q87.2
Waardenburg-Jonker-Hornhautdystrophie H18.5
Waardenburg-Shah-Syndrom Q87.8
Waardenburg-Syndrom E70.3
- Klein- E70.3
- mit Anomalie, Extremität E70.3
- Typ
-- 1 E70.3
-- 2 E70.3
-- 3 E70.3
Wabenförmig, Dystrophie, Hornhaut H18.5
Wabenlunge J98.4
- angeboren Q33.0
Wabenschädel Q75.8
Wachkoma G93.80
Wachsleber E85.4† K77.8*
Wachsmilz E85.4† D77*
Wachsniere E85.4† N29.8*
Wachstum – s.a. Neubildung, unsicher
- beschleunigt, in der Kindheit Z00.2
- fetal
-- übermäßig P08.1
-- unzureichend a.n.k. P05.9
- Fetus
-- übermäßig, mit Betreuung, Schwangere O36.6
-- unzureichend, mit Betreuung, Mutter O36.5
- fungoid – s.a. Neubildung, unsicher
- Hemmung R62.8
- neoplastisch – s.a. Neubildung, unsicheres Verhalten D48.9
- Retardierung R62.8
-- fetal a.n.k. P05.9
--- Betreuung, Schwangere O36.5
- sekundär C79.9
- Stillstand
-- Epiphyse M89.19
-- fetal, Betreuung, Mutter O36.5
-- Fetus P05.9
-- Kind R62.8
-- Knochen M89.29
-- Trachealring Q32.1
- Störung R62.8
-- bei Störung, Knochenentwicklung a.n.k. M89.29
-- Haar L73.9
-- Nagel L60.8
-- Röhrenknochen, und Wirbelsäule, bei Osteochondrodysplasie Q77.9
- Verzögerung R62.8
-- durch
--- Mangel, IGF-1- [insulin-like growth factor 1] Q87.1
--- Resistenz IGF-1- [insulin-like growth factor 1] E34.3
Wachstumsfaktor-Bindungsprotein, insulinartig, Spiegel, erniedrigt R77.88
Wachstumshormon
- Hypersekretion E22.0
- Mangel E23.0
-- bei Agammaglobulinämie, X-chromosomal gebunden D80.0
-- idiopathisch E23.0
-- isoliert E23.0
--- Typ
---- 1A E23.0
---- 1B E23.0
---- 2 E23.0
---- 3 E23.0
-- kongenital, isoliert E23.0
Wachstumslinie, Harris- M89.19
Wachstumsretardierung
- Sensitivität gegenüber ionisierender Strahlung, Mikrozephalie, bei Immundefekt, kombiniert, schwer D81.1
- Strahlenempfindlichkeit, Mikrozephalie, bei Immundefekt, kombiniert, schwer D81.1
Wachstumsschmerzen R29.8
Wachtel-Syndrom, Gardner-Silengo- Q87.8
Wade
- Abszess L02.4
- Geschwür, dekubital L89.98
- Krampf R25.2
-- nächtlich R25.2
- Phlegmone L03.11
- Riss, Muskelfaser S86.9
- Schmerzen R29.8
- Wunde, offen S81.80
-- mehrere S81.7
- Zerrung S86.9
Wadenbein
- Fraktur S82.40
- Karzinom C79.5
- Sarkom C40.2
Wadenvene, Thrombose I80.3
Wärme
- Allergie, Haut L50.2
- Schaden, chronisch L59.0
- Urtikaria L50.2
Wärmeanämie, hämolytisch D59.1
Wärmeautoantikörper, mit Anämie, hämolytisch D59.1
Wärmestrahlung, Katarakt H26.8
Wäscherflechte, indisch B35.6
Wagner-Krankheit [Vitreoretinale Degeneration] H35.5
Wagner-Parnas-Syndrom [Hepatische Form der Glykogenose] E74.0
Wagner-Polymyositis M33.1
Wagner-Rehder-Syndrom, Holzgreve- Q87.8
Wagner-Syndrom H35.5
Wagner-Unverricht-Syndrom M33.1
WAGR[Wilms-Tumor, Aniridie, urogenitale Anomalien, geistige Retardierung]-Syndrom Q87.8

Wahn F22.0
– Beziehungs- F22.0
–– sensitiv F22.0
– Dermatozoen- F06.0
– Eifersuchts- F22.0
–– alkoholisch F10.5
– Epizoonosen- F06.0
– Größen- F22.0
– hypochondrisch F45.2
– Krankheits- F45.2
– paranoid F22.0
– Querulanten- F22.8
– systematisiert F22.0
– Verfolgungs- F22.0
Wahnhaft
– Dysmorphophobie F22.8
– Störung F22.0
–– anhaltend F22.9
–– induziert F24
–– organisch F06.2
Wahnidee F22.0
Wahnsinn F29
– alkoholisch F10.5
– puerperal F53.1
Wahnsyndrom, mit Personenverkennung, im Sinne Doppelgängerillusion [Capgras-Syndrom] F22.0
Wahrnehmung
– akustisch, fehlend, angeboren F80.28
– optisch, gleichzeitig, ohne Fusion H53.3
– Störung R44.8
–– und Verarbeitungsstörung, auditiv F80.20
–– visuell R44.8
Wahrscheinlich – s. Art der Krankheit
Waldenström, Makroglobulinämie, in kompletter Remission C88.01
Waldenström-Syndrom [Benigne Purpura hypergammaglobulinaemica] D89.0
Waldenström-Syndrom [Makroglobulinämie] C88.00
Waldmann-Krankheit I89.09
Walker-Dyson-Syndrom Q13.1
Walker-Fehlbildung, Dandy-, isoliert, mit Hydrozephalus Q03.1
Walker-Syndrom
– Dandy- Q03.1
– Marden- Q74.3
Walker-Warburg-Syndrom Q04.3
Wallenberg-Syndrom I66.3† G46.3*
Wallis-Zieff-Goldblatt-Syndrom Q77.8
Wallungen N95.1
– Hitze- N95.1
– klimakterisch N95.1
Wand, Wange, Verletzung S09.9
Wandel, Persönlichkeit F60.9
Wander-Pneumonie J18.9
Wandergallenblase, angeboren Q44.1
Wanderhoden Q55.2
Wandermilz D73.8
Wandernd
– Herzschrittmacher I49.8 ►
Wandernd *(Forts.)*
– Schwellung, durch Gnathostoma spinigerum B83.1
Wanderniere N28.88
– kongenital Q63.8
Wanderplaque, Zunge K14.1
Wanderverhalten, bei Demenz U63.6! *[nur Zusatzkode!]*
Wandständig, Thrombose, Koronararterie I21.9
Wang-Jabs-Syndrom, Cooper- Q87.8
Wange
– Abszess K12.23
– Anomalie Q18.9
– außen, Melanom, maligne C43.3
– Basaliom C44.3
– Brand A69.0
– Deformität
–– angeboren Q18.9
–– erworben M95.2
– Ekzem L30.9
– innere
–– Verletzung, oberflächlich S00.50
–– Wunde, offen S01.52
– Karzinom, Basalzellen C44.3
– Melanom, maligne C43.3
– Melanoma in situ D03.3
– Nävus D22.3
– Phlegmone L03.2
– Tumor D48.7
– Verletzung S09.9
–– oberflächlich S00.80
– Wand, Verletzung S09.9
– Wunde, offen S01.41
– Zerquetschung S07.0
Wangen-Fistel, Kieferhöhlen- J32.0
Wangenbiss K13.1
Wangenhaut, Abszess L02.0
Wangenregion
– Verletzung, oberflächlich S00.80
– Wunde, offen S01.41
Wangenschleimhaut
– Abszess K12.23
– Karzinom, Plattenepithel C06.0
Warburg-Mikro-Syndrom Q04.3
Warburg-Syndrom, Walker- Q04.3
Ward-Long-QT-Syndrom, Romano- I49.8
Ward-Syndrom, Romano- I49.8
Warfarin, Fehlbildungssyndrom, angeboren Q86.2
Warmwasser-Reflexepilepsie G40.8
WARS2-abhängig, Defekt, kombiniert, oxidative Phosphorylierung G31.81
Wartezeit, auf Untersuchung oder Behandlung Z75.2
Warthin-Tumor D11.9
Warze B07
– Alters- L82
– anogenital A63.0
– Dorn- B07
– durch Virus B07
– Feig- A63.0 ►

W

Warze B07 *(Forts.)*
– filiform B07
– Fußsohle B07
– Hassal-Henle- H18.4
– Haut B07
– Hohl-, bei Gestation O92.00
– infektiös B07
– juvenil B07
– Lid B07
– mit Hypogammaglobulinämie, Infektion, Myelokathexis D81.8
– multipel B07
– palmar B07
– plantar B07
– seborrhoisch L82
– senil L82
– tuberkulös, primär A18.4
– venerisch A63.0
–– Geschlechtsorgane, äußere A63.0
– vulgär B07
Warzenfortsatz
– Abszess H70.0
– Cholesteatom H71
– Empyem H70.0
–– akut H70.0
– Entzündung, akut H70.0
– Fistel H70.1
– Karies, tuberkulös A18.0† H75.0*
– Krankheit H74.9
–– chronisch H70.1
– Nekrose H70.1
–– chronisch H70.1
– Perforation H70.8
– Schmerzen H92.0
– Verletzung S09.9
–– oberflächlich S00.80
Warzenfortsatzgegend, Wunde, offen S01.80
Warzenhof
– Abszess, im Wochenbett O91.10
– mit Brustwarze, Neubildung, bösartig C50.0
Warzig, Dyskeratom D23.9
WAS [Wiskott-Aldrich-Syndrom] D82.0
Waschfrauenhaut R23.8
Waschmittel
– Allergie L23.5
– Ekzem L24.0
– Kontaktdermatitis L24.0
Wasser
– Ansammlung
–– Bauchhöhle R18
–– Brustraum J94.8
–– Gelenk M25.49
– Entzug, bei Hyperemesis gravidarum O21.1
– Sprühinjektion T70.4
– Vergiftung E87.7
Wasserbruch – s.a. Hydrozele N43.3
Wasserdiurese R35.0
Wasserdruck
– Wechsel, mit Schaden, Ohr T70.0
– Wirkung a.n.k. T70.9
Wassergeschwulst M67.49
Wasserharnruhr E23.2
Wasserhaushalt
– Störung E87.8
– und Elektrolythaushalt, Störung, beim Neugeborenen P74.4
Wasserhellzellig
– Adenokarzinom, Nebenschilddrüse C75.0
– Karzinom, Nebenschilddrüse C75.0
Wasserkopf – s.a. Hydrozephalus G91.9
Wasserkrebs A69.0
Wasserlassen
– häufig R35.1
– mit Schmerzen R30.9
– nächtlich, häufig R35.2
– psychogen, häufig F45.34
– Störung R39.1
– verlängert R39.1
Wasserlunge J81
Wassermangel T73.1
– mit Durst T73.1
– Schädigung T73.1
Wassermann-Reaktion, falsch-positiv R76.2
Wassermann-Test Z11
– positiv A53.0
Wasserpocken B01.9
Wasserretention R60.9
Wassersackniere N13.3
– kongenital Q62.0
Wasserspalten-Speichen-Katarakt H25.0
Wassersucht R60.9
– Abdomen R18
– Gewebe R60.9
– Herz I50.01
– renal N04.9
Wasserverlust E86
– mit Hitzeerschöpfung T67.3
Wasting disease a.n.k. R64
Wasting-Syndrom, durch HIV, Krankheit B22
Waterhouse-Friderichsen-Syndrom A39.1† E35.1*
Waters-West-Syndrom D58.8
Watson-Syndrom Q85.0
– Alagille- Q44.7
Watsoniasis B66.8
Weaver-Syndrom Q87.3
Weaver-Williams-Syndrom Q87.8
Weber-A-Fraktur, Sprunggelenk, oberes S82.6
Weber-B-Fraktur, Sprunggelenk, oberes S82.6
Weber-C-Fraktur S82.6
– Sprunggelenk, oberes S82.6
Weber-Christian-Syndrom M35.6
– Pfeifer- M35.6
–– mit Lipidgranulom M35.6
Weber-Cockayne-Syndrom Q81.8
Weber-Dimitri-Syndrom, Sturge- Q85.8
Weber-Krabbe-Angiomatose, Sturge- Q85.8
Weber-Krankheit, Rendu-Osler- I78.0
Weber-Syndrom I67.88† G46.3*
– Klippel-Trenaunay- Q87.2
– Mietens- Q87.2

Wechsel
– Aggregat, Herzschrittmacher Z45.00
– Dauerkatheter Z46.6
– Fixierungsvorrichtung Z47.8
–– äußere Z47.8
–– innere Z47.0
– Gipsverband Z47.8
– Kirschner-Draht Z47.0
– Naht Z48.0
– Pessar Z30.5
– Schiene, äußere Z47.8
– Schrittmacher Z45.00
– Verband Z48.0
– Verweilkatheter Z46.6
– Wasserdruck, mit Schaden, Ohr T70.0
– Zahn, vorzeitig K00.6
– Zuggurtungsfixierung Z47.8
Wechselfieber B54
Wechseljahre – s.a. Klimakterium N95.1
Wechseljahrsbeschwerden N95.9
Wechselnd
– Kindslage
–– Betreuung, Schwangere O32.0
–– mit Schädigung, Fetus/Neugeborenes, vor den Wehen P01.7
– Lage, Fetus O32.0
Weeks-Konjunktivitis, Koch- H10.0
Wegener-Granulomatose M31.3
– mit
–– Glomerulonephritis M31.3† N08.5*
–– Krankheit, glomerulär M31.3† N08.5*
Wegener-Klinger-Churg-Syndrom M31.3
– mit Beteiligung, Lunge M31.3† J99.1*
Wegener-Krankheit, mit Beteiligung, Lunge M31.3† J99.1*
Wegner-Krankheit A50.0† M90.29*
Wehen
– anhaltend O62.4
– anomal a.n.k. O62.9
–– mit Schädigung, Fetus/Neugeborenes P03.6
– bei
–– Geburt, überstürzt O62.3
–– tiefem Querstand O64.0
– Braxton-Hick- O47.9
– drohend O47.9
–– mit Schädigung, Fetus P01.8
– dyskoordiniert O62.4
–– mit Schädigung, Fetus/Neugeborenes P03.6
– hyperton O62.4
– irregulär O62.2
–– mit Schädigung, Fetus/Neugeborenes P03.6
– Krampf- O62.4
– mit
–– Disstress, fetal, durch Arzneimittelgabe O68.9
–– Fieber O75.2
–– Infektion, allgemein O75.3
–– Komplikation, durch Anomalie, Nabelschnur O69.9
–– Nachweis, Disstress, fetal, durch
––– Elektrokardiogramm O68.8 ►

Wehen *(Forts.)*
~ mit *(Forts.)*
~~ Nachweis, Disstress, fetal, durch *(Forts.)*
––– Ultraschall O68.8
–– Sepsis O75.3
–– Versagen, Niere, akut O75.8
– muttermundwirksam, Einsetzen, vorzeitig O60.0
– nichtmuttermundwirksam, frustran O47.9
– obstruktiv O66.9
– Schwäche O62.2
–– Komplikation, Entbindung O62.2
–– mit
––– Schädigung, Fetus/Neugeborenes P03.6
––– Schnittentbindung O62.2
–– primär O62.0
––– mit
–––– Komplikation, Entbindung O62.0
–––– Schnittentbindung O62.0
–– sekundär O62.1
––– mit
–––– Komplikation, Entbindung O62.1
–––– Schnittentbindung O62.1
–– während Latenzphase O62.0
– Senk- O26.88
– Störung, hypertonisch O62.4
– therapieresistent O62.4
– und Entbindung, mit
–– Hypotonie O75.8
–– Kollaps, Kreislauf O75.1
–– Komplikation O75.9
––– durch Sedierung O74.9
–– Schock O75.1
–– Stoffwechselstörung O75.8
– unkoordiniert O62.4
–– mit Schädigung, Fetus/Neugeborenes P03.6
– unnütz O47.9
–– vor 37 vollendeten Schwangerschaftswochen O47.0
–– ab 37 vollendeten Schwangerschaftswochen O47.1
– unregelmäßig O62.2
–– mit Schädigung, Fetus/Neugeborenes P03.6
– Uterus-, abnorm O62.9
– vergeblich, falsch O47.9
– verlängert O63.9
–– erster Geburtsabschnitt O63.0
–– mit Schädigung, Fetus/Neugeborenes P03.8
–– zweiter Geburtsabschnitt O63.1
– Verlängerung, Komplikation, Entbindung O63.9
– vorzeitig
–– induziert, ohne Entbindung O60.0
–– mit Entbindung O60.1
––– termingerecht O60.2
–– ohne Entbindung O60.0
–– spontan
––– mit Entbindung
–––– termingerecht, durch Kaiserschnitt O60.2
–––– vorzeitig O60.1
––––– durch Kaiserschnitt O60.1 ►

Wehen *(Forts.)*
~ vorzeitig *(Forts.)*
~~ spontan *(Forts.)*
––– ohne Entbindung O60.0
Wehenbeginn
– innerhalb 24 Stunden, mit Blasensprung, vorzeitig O42.0
– nach Ablauf von 24 Stunden, mit Blasensprung, vorzeitig O42.11
Wehendystokie O62.4
Wehenform, hyperton, mit Schädigung, Fetus/Neugeborenes P03.6
Wehenhemmung, durch Therapie, bei Blasensprung, vorzeitig
– ohne Angabe des Wehenbeginns O42.29
– Wehenbeginn
–– innerhalb von 24 Stunden O42.20
–– nach
––– Ablauf von 1 bis 7 Tagen O42.21
––– Ablauf von mehr als 7 Tagen O42.22
Weheninduktion, misslungen, durch
– Ocytocin O61.0
– Prostaglandine O61.0
Wehenmittel, Nebenwirkung T88.7
Wehenphase, aktiv
– Stillstand O62.1
–– mit Schädigung, Fetus/Neugeborenes P03.6
– unterbrochen O62.1
Wehenschmerzen, bei Kontraktion, frustran O47.9
Wehensturm O62.8
Wehentätigkeit
– abnorm a.n.k. O62.9
–– mit Schädigung, Fetus/Neugeborenes P03.6
– diskoordiniert O62.4
– gering O62.2
– mit Krankheit, Vene O87.9
– muttermundwirksam, vorzeitig O60.0
– unkoordiniert O62.4
Weiblich – s. Art der Krankheit
Weich
– Fibrom D17.9
– Gaumen
–– Fehlbildung, angeboren Q38.5
–– Gumma A52.7† K93.8*
–– Hypertrophie K13.7
–– Narbe K13.7
–– Paralyse K13.7
–– Perforation Q35.3
–– Spalte Q35.3
––– mit Spalte, Lippe Q37.3
–––– beidseitig Q37.2
–––– einseitig Q37.3
–– Tuberkulose A18.8† K93.8*
–– Ulkus K12.1
–– und Gaumen, hart, Spalte Q35.5
––– mit Spalte, Lippe Q37.5
–––– beidseitig Q37.4
–––– einseitig Q37.5
–– Verletzung S09.9 ►

Weich *(Forts.)*
– Kontaktlinsen, mit Vaskularisation, Hornhaut H16.4
– Leiste K40.90
–– rezidivierend K40.91
– Schanker A57
–– Gaumen A51.2
Weichschädel M83.88
Weichteile
– Abdomen, Sarkom C49.4
– Anomalie, Mutter, mit Schädigung, Fetus/Neugeborenes P03.8
– Becken, Tumor, bösartig C49.5
– Blutung R58
– Defekt, prätibial, nichttraumatisch M79.96
– Geschwulst D48.1
– Infektion M79.89
– Melanom, maligne C49.9
– Metastase C79.88
– Rheumatismus M79.09
– Riesenzelltumor D48.1
– Sarkom C49.9
–– alveolär C49.9
– Schaden
–– I. Grades, bei
––– Fraktur
–––– geschlossen
––––– Becken S31.84! *[nur Zusatzkode!]*
––––– Fuß S91.84! *[nur Zusatzkode!]*
––––– Hals S11.84! *[nur Zusatzkode!]*
––––– Hand S61.84! *[nur Zusatzkode!]*
––––– Handgelenk S61.84! *[nur Zusatzkode!]*
––––– Hüfte S71.84! *[nur Zusatzkode!]*
––––– Kopf S01.84! *[nur Zusatzkode!]*
––––– Lendenwirbelsäule S31.84! *[nur Zusatzkode!]*
––––– Oberarm S41.84! *[nur Zusatzkode!]*
––––– Oberschenkel S71.84! *[nur Zusatzkode!]*
––––– Thorax S21.84! *[nur Zusatzkode!]*
––––– Unterarm S51.84! *[nur Zusatzkode!]*
––––– Unterschenkel S81.84! *[nur Zusatzkode!]*
–––– offen
––––– Becken S31.87! *[nur Zusatzkode!]*
––––– Fuß S91.87! *[nur Zusatzkode!]*
––––– Hals S11.87! *[nur Zusatzkode!]*
––––– Hand S61.87! *[nur Zusatzkode!]*
––––– Handgelenk S61.87! *[nur Zusatzkode!]*
––––– Hüfte S71.87! *[nur Zusatzkode!]*
––––– Kopf S01.87! *[nur Zusatzkode!]*
––––– Lendenwirbelsäule S31.87! *[nur Zusatzkode!]*
––––– Oberarm S41.87! *[nur Zusatzkode!]*
––––– Oberschenkel S71.87! *[nur Zusatzkode!]*
––––– Thorax S21.87! *[nur Zusatzkode!]*
––––– Unterarm S51.87! *[nur Zusatzkode!]*
––––– Unterschenkel S81.87! *[nur Zusatzkode!]*
––– Luxation
–––– geschlossen
––––– Becken S31.84! *[nur Zusatzkode!]* ►

Weichteile *(Forts.)*
~ Schaden *(Forts.)*
~~ I. Grades, bei *(Forts.)*
~~~ Luxation *(Forts.)*
~~~~ geschlossen *(Forts.)*
––––– Fuß S91.84! *[nur Zusatzkode!]*
––––– Hals S11.84! *[nur Zusatzkode!]*
––––– Hand S61.84! *[nur Zusatzkode!]*
––––– Handgelenk S61.84! *[nur Zusatzkode!]*
––––– Hüfte S71.84! *[nur Zusatzkode!]*
––––– Kopf S01.84! *[nur Zusatzkode!]*
––––– Lendenwirbelsäule S31.84! *[nur Zusatzkode!]*
––––– Oberarm S41.84! *[nur Zusatzkode!]*
––––– Oberschenkel S71.84! *[nur Zusatzkode!]*
––––– Thorax S21.84! *[nur Zusatzkode!]*
––––– Unterarm S51.84! *[nur Zusatzkode!]*
––––– Unterschenkel S81.84! *[nur Zusatzkode!]*
–––– offen
––––– Becken S31.87! *[nur Zusatzkode!]*
––––– Fuß S91.87! *[nur Zusatzkode!]*
––––– Hals S11.87! *[nur Zusatzkode!]*
––––– Hand S61.87! *[nur Zusatzkode!]*
––––– Handgelenk S61.87! *[nur Zusatzkode!]*
––––– Hüfte S71.87! *[nur Zusatzkode!]*
––––– Kopf S01.87! *[nur Zusatzkode!]*
––––– Lendenwirbelsäule S31.87! *[nur Zusatzkode!]*
––––– Oberarm S41.87! *[nur Zusatzkode!]*
––––– Oberschenkel S71.87! *[nur Zusatzkode!]*
––––– Thorax S21.87! *[nur Zusatzkode!]*
––––– Unterarm S51.87! *[nur Zusatzkode!]*
––––– Unterschenkel S81.87! *[nur Zusatzkode!]*
–– II. Grades, bei
––– Fraktur
–––– geschlossen
––––– Becken S31.85! *[nur Zusatzkode!]*
––––– Fuß S91.85! *[nur Zusatzkode!]*
––––– Hals S11.85! *[nur Zusatzkode!]*
––––– Hand S61.85! *[nur Zusatzkode!]*
––––– Handgelenk S61.85! *[nur Zusatzkode!]*
––––– Hüfte S71.85! *[nur Zusatzkode!]*
––––– Kopf S01.85! *[nur Zusatzkode!]*
––––– Lendenwirbelsäule S31.85! *[nur Zusatzkode!]*
––––– Oberarm S41.85! *[nur Zusatzkode!]*
––––– Oberschenkel S71.85! *[nur Zusatzkode!]*
––––– Thorax S21.85! *[nur Zusatzkode!]*
––––– Unterarm S51.85! *[nur Zusatzkode!]*
––––– Unterschenkel S81.85! *[nur Zusatzkode!]*
–––– offen
––––– Becken S31.88! *[nur Zusatzkode!]*
––––– Fuß S91.88! *[nur Zusatzkode!]*
––––– Hals S11.88! *[nur Zusatzkode!]*
––––– Hand S61.88! *[nur Zusatzkode!]*
––––– Handgelenk S61.88! *[nur Zusatzkode!]*
––––– Hüfte S71.88! *[nur Zusatzkode!]*
––––– Kopf S01.88! *[nur Zusatzkode!]* ►

Weichteile *(Forts.)*
~ Schaden *(Forts.)*
~~ II. Grades, bei *(Forts.)*
~~~ Fraktur *(Forts.)*
~~~~ offen *(Forts.)*
––––– Lendenwirbelsäule S31.88! *[nur Zusatzkode!]*
––––– Oberarm S41.88! *[nur Zusatzkode!]*
––––– Oberschenkel S71.88! *[nur Zusatzkode!]*
––––– Thorax S21.88! *[nur Zusatzkode!]*
––––– Unterarm S51.88! *[nur Zusatzkode!]*
––––– Unterschenkel S81.88! *[nur Zusatzkode!]*
––– Luxation
–––– geschlossen
––––– Becken S31.85! *[nur Zusatzkode!]*
––––– Fuß S91.85! *[nur Zusatzkode!]*
––––– Hals S11.85! *[nur Zusatzkode!]*
––––– Hand S61.85! *[nur Zusatzkode!]*
––––– Handgelenk S61.85! *[nur Zusatzkode!]*
––––– Hüfte S71.85! *[nur Zusatzkode!]*
––––– Kopf S01.85! *[nur Zusatzkode!]*
––––– Lendenwirbelsäule S31.85! *[nur Zusatzkode!]*
––––– Oberarm S41.85! *[nur Zusatzkode!]*
––––– Oberschenkel S71.85! *[nur Zusatzkode!]*
––––– Thorax S21.85! *[nur Zusatzkode!]*
––––– Unterarm S51.85! *[nur Zusatzkode!]*
––––– Unterschenkel S81.85! *[nur Zusatzkode!]*
–––– offen
––––– Becken S31.88! *[nur Zusatzkode!]*
––––– Fuß S91.88! *[nur Zusatzkode!]*
––––– Hals S11.88! *[nur Zusatzkode!]*
––––– Hand S61.88! *[nur Zusatzkode!]*
––––– Handgelenk S61.88! *[nur Zusatzkode!]*
––––– Hüfte S71.88! *[nur Zusatzkode!]*
––––– Kopf S01.88! *[nur Zusatzkode!]*
––––– Lendenwirbelsäule S31.88! *[nur Zusatzkode!]*
––––– Oberarm S41.88! *[nur Zusatzkode!]*
––––– Oberschenkel S71.88! *[nur Zusatzkode!]*
––––– Thorax S21.88! *[nur Zusatzkode!]*
––––– Unterarm S51.88! *[nur Zusatzkode!]*
––––– Unterschenkel S81.88! *[nur Zusatzkode!]*
–– III. Grades, bei
––– Fraktur
–––– geschlossen
––––– Becken S31.86! *[nur Zusatzkode!]*
––––– Fuß S91.86! *[nur Zusatzkode!]*
––––– Hals S11.86! *[nur Zusatzkode!]*
––––– Hand S61.86! *[nur Zusatzkode!]*
––––– Handgelenk S61.86! *[nur Zusatzkode!]*
––––– Hüfte S71.86! *[nur Zusatzkode!]*
––––– Kopf S01.86! *[nur Zusatzkode!]*
––––– Lendenwirbelsäule S31.86! *[nur Zusatzkode!]*
––––– Oberarm S41.86! *[nur Zusatzkode!]*
––––– Oberschenkel S71.86! *[nur Zusatzkode!]*
––––– Thorax S21.86! *[nur Zusatzkode!]* ►

Weichteile *(Forts.)*
~ Schaden *(Forts.)*
~~ III. Grades, bei *(Forts.)*
~~~ Fraktur *(Forts.)*
~~~~ geschlossen *(Forts.)*
––––– Unterarm S51.86! *[nur Zusatzkode!]*
––––– Unterschenkel S81.86! *[nur Zusatzkode!]*
–––– offen
––––– Becken S31.89! *[nur Zusatzkode!]*
––––– Fuß S91.89! *[nur Zusatzkode!]*
––––– Hals S11.89! *[nur Zusatzkode!]*
––––– Hand S61.89! *[nur Zusatzkode!]*
––––– Handgelenk S61.89! *[nur Zusatzkode!]*
––––– Hüfte S71.89! *[nur Zusatzkode!]*
––––– Kopf S01.89! *[nur Zusatzkode!]*
––––– Lendenwirbelsäule S31.89! *[nur Zusatzkode!]*
––––– Oberarm S41.89! *[nur Zusatzkode!]*
––––– Oberschenkel S71.89! *[nur Zusatzkode!]*
––––– Thorax S21.89! *[nur Zusatzkode!]*
––––– Unterarm S51.89! *[nur Zusatzkode!]*
––––– Unterschenkel S81.89! *[nur Zusatzkode!]*
––– Luxation
–––– geschlossen
––––– Becken S31.86! *[nur Zusatzkode!]*
––––– Fuß S91.86! *[nur Zusatzkode!]*
––––– Hals S11.86! *[nur Zusatzkode!]*
––––– Hand S61.86! *[nur Zusatzkode!]*
––––– Handgelenk S61.86! *[nur Zusatzkode!]*
––––– Hüfte S71.86! *[nur Zusatzkode!]*
––––– Kopf S01.86! *[nur Zusatzkode!]*
––––– Lendenwirbelsäule S31.86! *[nur Zusatzkode!]*
––––– Oberarm S41.86! *[nur Zusatzkode!]*
––––– Oberschenkel S71.86! *[nur Zusatzkode!]*
––––– Thorax S21.86! *[nur Zusatzkode!]*
––––– Unterarm S51.86! *[nur Zusatzkode!]*
––––– Unterschenkel S81.86! *[nur Zusatzkode!]*
–––– offen
––––– Becken S31.89! *[nur Zusatzkode!]*
––––– Fuß S91.89! *[nur Zusatzkode!]*
––––– Hals S11.89! *[nur Zusatzkode!]*
––––– Hand S61.89! *[nur Zusatzkode!]*
––––– Handgelenk S61.89! *[nur Zusatzkode!]*
––––– Hüfte S71.89! *[nur Zusatzkode!]*
––––– Kopf S01.89! *[nur Zusatzkode!]*
––––– Lendenwirbelsäule S31.89! *[nur Zusatzkode!]*
––––– Oberarm S41.89! *[nur Zusatzkode!]*
––––– Oberschenkel S71.89! *[nur Zusatzkode!]*
––––– Thorax S21.89! *[nur Zusatzkode!]*
––––– Unterarm S51.89! *[nur Zusatzkode!]*
––––– Unterschenkel S81.89! *[nur Zusatzkode!]*
– Trauma T14.9
– Tumor D48.1
–– bösartig C49.9
– und Bindegewebe, Karzinom, Hals C49.0 ▶

Weichteile *(Forts.)*
– Verletzung T14.9
–– Arm, groß T11.1
––– mit Sehnenbeteiligung T11.8
–– Bein, groß T13.1
––– mit Sehnenbeteiligung T13.8
–– Gesicht S01.80
–– Kopf, groß S01.9
–– Rumpf, groß T09.1
Weichteilgewebe
– Fremdkörper M79.59
–– retiniert M79.59
– Fremdkörpergranulom a.n.k. M60.29
– Kaposi-Sarkom C46.1
– Krankheit M79.99
–– berufsbedingt M70.9
– oral, Zyste K09.9
– Schmerzen, psychogen F45.40
– Störung M79.99
Weil-Landouzy-Krankheit A27.0
Weill-Marchesani-Syndrom Q87.1
Weill-Syndrom, Léri- Q77.8
Weingarten-Syndrom J82
Weinkrampf F48.8
Weisheitszahn, retiniert, verlagert K07.3
Weismann-Netter-Syndrom Q77.8
Weiss-Baker-Syndrom, Charcot- G90.00
Weiss-Syndrom
– Jackson- Q87.8
– Mallory- K22.6
– Müller- M92.6
Weissenbach-Syndrom, Thibièrge- M34.8
Weissenbacher-Zweymüller-Syndrom Q77.7
Weiß
– Asphyxie P21.0
– Blutkörperchen
–– abnorm a.n.k. R72
–– Krankheit a.n.k. D72.9
– Flecken, Zahnschädigung K02.0
– Nävus, Schleimhaut Q38.6
– Papulose, fibrös, Hals L90.8
– Piedra B36.2
– Schwamm – s.a. Nävus, Mundschleimhaut Q38.6
Weißfleckenkrankheit
– Penis N48.0
– Vulva N90.4
Weißfleckenkrankheit [Lichen sclerosus et atrophicus] L90.0
Weißfleckenkrankheit [Vitiligo] L80
Weißfleckig, Lila-Krankheit M33.1
Weißfluss N89.8
– durch Trichomonaden A59.0† N77.1*
Weißsucht E70.3
Weit
– auseinander stehend, Zahn K07.3
– Kammerwinkel H40.0
– Schädelnaht, beim Neugeborenen P96.3
Weiterreißen, Damm, nach Episiotomie O70.9
Weitsichtigkeit H52.0
– kongenital H52.0

Weitwinkelglaukom H40.1
– primär H40.1
Weizensensitivität, Nicht-Zöliakie- K90.4
Welander-Syndrom G12.1
– Kugelberg- G12.1
Welch-Fraenkel-Bacillus, Infektion a.n.k. A48.0
Wellensittichzüchterlunge J67.20
Wellesley-Carman-French-Syndrom Q87.8
Wells-Jankovic-Syndrom Q87.8
Wells-Syndrom L98.3
– Hay- Q82.4
Wenckebach-Block, Typ
– I I44.1
– II I44.1
Wendung, äußere, mit Schädigung, Fetus/Neugeborenes, vor den Wehen P01.7
Werdnig-Hoffmann-Atrophie, muskulär G12.0
Werkzeugstörung R48.8
Werlhof-Purpura D69.3
Wermer-Syndrom D44.8
Wermut, Abhängigkeit F19.2
Werner-Schultz-Krankheit D70.3
Werner-Syndrom E34.8
– atypisch E34.8
Wernicke-Aphasie, entwicklungsbedingt F80.28
Wernicke-Enzephalopathie E51.2† G32.8*
– beim Kind E51.2† G32.8*
Wernicke-Polioenzephalitis E51.2† G32.8*
Wert
– abnorm, im Liquor, für Substanzen, vorwiegend nichtmedizinischer Herkunft R83.3
– Immunglobulin, erhöht R76.8
– Leucin-Amino-Peptidase, pathologisch erhöht R74.8
Wesen, Änderung F60.9
– organisch F07.0
Wespenstich T63.4
West-Nil-Fieber A92.3
West-Nil-Virus, Infektion A92.3
West-Syndrom G40.4
– Waters- D58.8
Westafrikanisch, Fieber B50.8
Western-Equine-Encephalitis A83.1
Westphal-Syndrom, Gélineau- G47.4
Westphal-von-Strümpell-Pseudosklerose E83.0† G99.8*
Wetter, heiß, Wirkung T67.9
Weyers-Syndrom, Meyer-Schwickerath- Q87.0
Wharton-Gang
– Entzündung, eitrig K11.2
– Öffnung, Verlagerung Q38.4
– Stein K11.5
– Zyste K11.6
WHIM-Syndrom [Warzen mit Hypogammaglobulinämie, Infektionen und Myelokathexis] D81.8
Whiplash-Verletzung S13.4
Whipple-Krankheit K90.8† M14.89*
– mit Arthritis K90.8† M14.89*
Whistling-face-Syndrom Q87.0
White
– matter disease R90.8
– spot disease [Lichen sclerosus et atrophicus] L90.0
– without pressure, Degeneration, äquatorial H35.4
White-Garland-Syndrom, Bland- [Koronararterienanomalie] Q24.5
White-Sutton-Syndrom Q87.0
White-Syndrom, Wolff-Parkinson- I45.6
Whitmore-Krankheit A24.4
Wieacker-Wolff-Syndrom Q74.3
Wiedemann-Beckwith-Syndrom Q87.3
Wiedemann-Rautenstrauch-Syndrom E34.8
Wiedemann-Steiner-Syndrom Q87.1
Wiedemann-Syndrom
– Beckwith-, durch
–– CDKN1C-Mutation Q87.3
–– Imprintingdefekt, 11p15 Q87.3
–– Inversion, 11p15 Q87.3
–– Mikrodeletion 11p15 Q87.3
–– Mikroduplikation, 11p15 Q87.3
–– Mutation, NSD1 Q87.3
–– Translokation, 11p15 Q87.3
– Holtermüller- Q67.4
– Petty-Laxova- E34.8
– Stüve- Q78.8
Wiederbelebung, erfolgreich, bei Stillstand, Herz I46.0
Wiedereinlage, Kontrazeptivum Z30.5
Wiederherstellung, Körperöffnung, künstlich Z43.9
Wiederholt
– Nachblutung, nach traumatisch bedingter Blutung T79.2
– Verordnung, Ausstellung Z76.0
Wiederkäuen R11
Wiederverordnung
– Apparat Z76.0
– Arzneimittel Z76.0
– Brille Z76.0
– Kontrazeptivum Z30.4
Wiener Typ, Enzephalitis A85.8† G05.1*
Wiesengräser-Dermatitis L23.7
Wiethe-Krankheit, Urbach- E78.88
Wiethe-Syndrom
– Roessle-Urbach- E78.88
– Urbach- E78.88
Wilbrandt-Hornhautdystrophie, Grayson- H18.5
Wildervanck-Syndrom Q75.4
Wildkaninchenkrankheit A21.9
Wildtiertollwut A82.0
Wildtyp-Transthyretin-Amyloidose E85.8
Wilkinson-Syndrom, Sneddon- L13.1
Wilkinson-Toselano-Syndrom, Fenton- Q87.1
Willebrand-Jürgens-Syndrom, Von- D68.09
– erworben D68.01
– hereditär D68.00

W

Willi-Syndrom
– Prader- Q87.1
–– durch paternale Deletion 15q11.13 Q87.1
– Prader-Labhart- Q87.1
Williams-Beuren-Syndrom Q93.5
Williams-Campbell-Syndrom Q32.2
Williams-Syndrom, Weaver- Q87.8
Willige-Hunt-Syndrom G23.1
Wilms-Adenosarkom C64
Wilms-Tumor C64
– mit Makrosomie, mit Aszites, fetal, mit Nephroblastom Q87.3
Wilson-I-Syndrom E83.0
Wilson-II-Syndrom L43.9
Wilson-Block I45.1
Wilson-Brocq-Syndrom L26
Wilson-Degeneration, Linsenkern E83.0
Wilson-Krankheit, mit
– Krankheit, Niere, tubulointerstitiell E83.0† N16.3*
– Pyelonephritis E83.0† N16.3*
Wilson-Krankheit [Dermatitis exfoliativa] L26
Wilson-Krankheit [Hepatolentikuläre Degeneration] E83.0
Wilson-Syndrom
– Jirásek-Zuelzer- Q43.1
– Kimmelstiel- E14.20† N08.3*
–– bei
––– Typ-1-Diabetes mellitus E10.20† N08.3*
––– Typ-2-Diabetes mellitus E11.20† N08.3*
– Mikity- P27.0
– Mowat-, durch Monosomie 2q22 Q43.1
– Mowat- Q87.8
Wilson-Turner-Syndrom Q87.8
Wimpern
– Agenesie Q10.3
– Deformität
–– angeboren Q10.3
–– erworben H02.8
– falschwachsend H02.8
– Fehlen
–– angeboren Q10.3
–– erworben H02.7
– Poliosis L67.1
– Trichiasis H02.0
Windblattern B01.9
Winde, Verhaltung R14
Windei O02.0
Windeldermatitis L22
– bei Soor B37.2
– psoriasiform L22
Windeldermatose L22
Windelerythem L22
Windelsoor B37.2
Windmole O02.0
Windpocken B01.9
– angeboren P35.8
– Kontakt Z20.8
– mit
–– Enzephalitis B01.1† G05.1*
–– Meningitis B01.0† G02.0* ►

Windpocken B01.9 *(Forts.)*
– mit *(Forts.)*
–– Pneumonie B01.2† J17.1*
– ohne Komplikation B01.9
– Vakzination Z25.8
Windschutzscheiben-Syndrom S13.4
Winged-Helix-Nude-Defekt D82.8
Winiwarter-Buerger-Syndrom, Von- I73.1
Winkelblockglaukom, primär H40.2
– akut H40.2
– rezidivierend H40.2
Winship-Viljoen-Leary-Syndrom Q87.8
Winter-Syndrom
– Ellis-Yale- Q87.8
– MacDermot- Q87.8
Wintererythem, keratolytisch Q82.8
Winterfüße [Dermatitis plantaris sicca] L30.1
Winterstein-Fraktur [basisnahe Querfraktur des 1. Mittelhandknochens ohne Gelenkbeteiligung] S62.21
Wirbel
– Abszess, tuberkulös A18.0† M49.09*
– Agenesie Q76.4
– akzessorisch Q76.4
– Anomalie, angeboren Q76.4
– Atrophie M48.89
– Block-, tuberkulös A18.0† M49.09*
– Blockade
–– erworben a.n.k. M43.29
–– kongenital Q76.4
–– nach operativem Eingriff Z98.1
– Dislokation
–– kongenital Q76.4
–– zervikothorakal T03.8
– Einbruch T08.0
– Entzündung M46.99
– Ermüdungsfraktur M48.49
– Fehlen, angeboren Q76.4
–– ohne Skoliose Q76.4
– Fraktur T08.0
–– bei Osteoporose M80.98
–– beim Neugeborenen P11.59
–– dorsal S22.00
––– multipel S22.1
–– durch
––– Geburtsverletzung P11.59
––– Metastase C79.5† M49.59*
–– multipel T02.10
– Fusion
–– lumbosakral, posterior, mit Blepharoptose Q76.4 Q10.0
–– nicht-infektiös, progredient, syndromal Q87.5
– Hypoplasie Q76.4
– irregulär M43.99
– Karies, tuberkulös A18.0† M49.09*
– Karzinom C79.5
– Keil-, osteoporotisch M80.98
– Lumbalisation, angeboren Q76.4
– Metastase C79.5
– Missbildung Q76.4 ►

Wirbel *(Forts.)*
– Nekrose M87.98
–– tuberkulös A18.0† M49.09*
– Osteomyelitis M46.29
– Schmetterlings- Q76.4
– Segmentation
–– lumbosakral, unvollständig Q76.4
–– unvollständig Q76.4
– Sinterung, bei Osteoporose, schwer M80.98
– Spalt- Q76.4
– Stressfraktur M48.49
– Subluxation, habituell a.n.k. M43.59
– Synovitis, tuberkulös A18.0† M49.09*
– Tuberkulose A18.0† M49.09*
– Übergangs-, zervikodorsal, Blockierung M99.81
– überzählig Q76.4
–– ohne Skoliose Q76.4
– Verformung Q76.4
Wirbel- und streifenförmig, Hypermelanose, nävoid L81.4
Wirbelarterien-Kompressionssyndrom M47.09† G99.2*
Wirbelbogen
– Fraktur T08.0
– lumbosakral, Fraktur S32.00
– thorakal, Fraktur S22.00
– zervikal, Fraktur S12.9
Wirbelbogenschluss, Anomalie Q76.4
Wirbelgelenk
– Abszess, nichttuberkulös M46.59
– Ankylose M43.29
– Arthrose M47.99
– Dislokation T09.2
– Steifheit M53.89
– Tuberkulose A18.0† M49.09*
Wirbelgleiten a.n.k. M43.19
Wirbelkippung M43.89
Wirbelkörper
– Abszess M46.29
– Dislokation T09.2
– Fraktur T08.0
– Karzinom C79.5
– Kompression a.n.k. M48.59
–– osteoporotisch M80.98
– Kompressionsfraktur T08.0
– Metastase C79.5
– Osteochondrose, juvenil M42.09
– Sarkom C41.2
– Sinterung M48.59
– Veränderung, degenerativ M47.99
Wirbelsäule
– Abszess
–– nichttuberkulös M46.29
–– tuberkulös A18.0† M49.09*
– Agenesie Q76.4
– Ankylose M43.29
– Anomalie, angeboren Q76.4
– Arthritis M46.99
–– ankylosierend M45.09
–– eitrig M46.59 ►

Wirbelsäule *(Forts.)*
~ Arthritis M46.99 *(Forts.)*
–– infektiös M46.59
–– primär, progressiv M45.09
–– purulent M46.59
–– pyogen M46.59
–– rheumatoid M45.09
–– septisch M46.59
–– traumatisch M48.39
–– tuberkulös A18.0† M49.09*
– Arthrose M47.99
– Bänderinsertionsstellen, Läsion M46.09
– Beschwerden
–– degenerativ M47.99
–– statisch M43.99
– Blockierung M99.89
–– multipel M99.89
– Chordom, chondroid C41.2
– Deformität M43.99
–– angeboren Q67.5
–– erworben a.n.k. M43.89
–– rachitisch E64.3
– Degeneration M47.99
– Dislokation T09.2
–– lumbal S33.10
–– pathologisch a.n.k. M53.29
–– thorakal S23.10
–– zervikal S13.10
– Distorsion T09.2
– Enthesiopathie M46.09
– Entzündung M46.99
– Erkrankung, degenerativ M47.99
– Ewing-Sarkom C41.2
– Fehlbildung Q76.4
–– ohne Skoliose Q76.4
– Fehlen, angeboren Q76.4
– Fehlstatik M43.99
– Felty-Syndrom M05.08
– Fissur
–– kongenital Q05.9
–– mit Hydrozephalus Q05.4
– Fraktur T08.0
–– durch Geburtsverletzung P11.59
–– Folgen T91.1
–– mit Schädigung, Rückenmark T08.0 T09.3
–– multipel T02.10
– Fusion
–– angeboren Q76.4
––– ohne Skoliose Q76.4
–– erworben a.n.k. M43.29
– Gangrän R02.8
– Geburtsverletzung P11.59
–– mit Querschnittlähmung
––– akut P11.50
––– chronisch P11.51
– Gelenkfläche, Degeneration M47.99
– gesamt, Facettenreizung M47.20
– Granulom, tuberkulös A18.0† M49.09*
– Haltungsschaden a.n.k. M43.99
– Haltungsschwäche M43.99
– Hyperostose, ankylosierend M48.19 ►

W

Wirbelsäule *(Forts.)*
– Hypoplasie Q76.4
– Insertionsstörung M46.09
– Instabilität M53.29
–– Lumbalbereich M53.26
– Karies, tuberkulös A18.0† M49.09*
– Karzinom C79.5
– Komplikation, mechanisch, durch Osteosynthesevorrichtung, intern T84.20
– Kontraktur M43.99
– Krankheit M53.99
– Lockerung M53.29
– Marie-von-Strümpell-Arthritis M45.09
– Metastase C79.5
– mit Röhrenknochen, Störung, Wachstum, bei Osteochondrodysplasie Q77.9
– Muskelinsertionsstellen, Läsion M46.09
– Myogelose M62.88
– Nekrose M87.98
–– Knochen, durch Arzneimittel M87.18
–– tuberkulös A18.0† M49.09*
– Osteoarthrose M47.99
– Osteochondropathie M93.88
– Osteochondrose M42.99
–– ausgeprägt, mit Einengung, Foramina M42.99
–– beim Erwachsenen M42.19
–– juvenil M42.09
– Osteoporose M81.98
– Osteosarkom C41.2
– Polyarthritis, chronisch M45.00
– Prellung T09.05
–– Lumbalregion S30.0
–– Rumpf T09.05
– Rigidität M53.89
– Sarkom C41.2
– Schmerzen M54.99
–– BWS M54.6
–– HWS M54.2
–– psychogen F45.40
– Segmentationsfehler, mit Skoliose Q76.3
– Skoliose M41.99
– Still-Krankheit, adulte Form M06.18
– Störung, segmentbezogen M53.99
– Subluxation M99.19
– Syndrom, urethro-okulo-synovial [Reiter-Syndrom] M02.38
– Synovitis, tuberkulös A18.0† M49.09*
– Tendosynovitis, tuberkulös A18.0† M49.09*
– Tenosynovitis M65.98
– Tuberkulose A18.0† M49.09*
– Ulkus, tuberkulös A18.0† M49.09*
– Veränderung, degenerativ M47.99
–– mit HWS-BWS-Syndrom, chronisch M47.23
– Verformung Q76.4
– Verkrümmung M43.99
–– als Spätfolge, Rachitis E64.3
–– durch
––– Ostitis deformans M88.88
––– Ostitis fibrosa cystica E21.0† M49.89*
––– Tuberkulose A18.0† M49.09*
–– erworben M43.99 ►

Wirbelsäule *(Forts.)*
– Verkrümmung M43.99 *(Forts.)*
–– kongenital Q67.5
–– tuberkulös A18.0† M49.09*
– Verletzung, spinal, Folgen T91.8
– Verschleiß, massiv M53.99
– Verschluss, mangelhaft Q05.9
–– kongenital, mit Hydrozephalus Q05.4
– zervikal, Fraktur S12.9
– zervikothorakal, Dislokation T03.8
Wirbelsäulenbereich
– Dysbalance, muskulär M62.98
– Myogelose M62.88
Wirbelsäulensegment L5/S1, Blockierung M99.83
Wirbelsäulensyndrom M53.99
– chronisch M53.99
– degenerativ M47.99
Wirkstoff, äußerer
– Laryngitis, chronisch J37.0
– Laryngotracheitis, chronisch J37.1
Wirkung
– Anästhesie, abnorm T88.5
– Arzneimittel
–– abnorm a.n.k. T88.7
–– unerwünscht T88.7
– Bewegung T75.3
– Blitz T75.0
– Dampf, toxisch T59.9
– Drogen a.n.k. T88.7
– Druck, atmosphärisch T70.9
–– durch Explosion T70.8
–– hoch T70.3
– Gas, toxisch T59.9
– Hitze T67.9
– Hochdruckflüssigkeiten T70.4
– Höhe, groß a.n.k. T70.2
–– Nebenhöhle T70.1
–– Ohr T70.0
– Hunger T73.0
– Nahrungsmittel, giftig T62.9
– Organophosphat- und Carbamat-Insektiziden, toxisch T60.0
– psychosozial, Arbeitsplatz Z56
– Rauch, toxisch T59.9
– schädigend, Durst T73.1
– schädlich
–– Bestrahlung a.n.k. T66
–– Niederschlag, radioaktiv a.n.k. T66
–– Radium a.n.k. T66
–– Substanz, radioaktiv a.n.k. T66
–– Teleröntgentherapie a.n.k. T66
– Schwerelosigkeit T75.8
– Schwerkraft, außergewöhnlich stark T75.8
– Strom, elektrisch T75.4
– toxisch
–– 1-Butanol T51.3
–– 1-Propanol T51.3
–– 1-Propantriol T65.5
–– 2-Propanol T51.2
–– 2-Propantriol T65.5 ►

Wirkung *(Forts.)*
~ toxisch *(Forts.)*
-- 3-Propantriol T65.5
-- Aerosol-Treibgas T59.8
-- Äthanol T51.0
-- Alkohol T51.9
-- Aminobenzol T65.3
-- Amphibiengift T63.8
-- Amylalkohol T51.3
-- Anilin T65.3
-- Beeren, verzehrt T62.1
-- Benzin T52.0
-- Benzol T52.1
-- Benzol-Homologe T52.2
-- Blausäure T57.3
-- Butylalkohol T51.3
-- Chlorgas T59.4
-- Chloroform T53.1
-- Detergenzien T55
-- Dichlormethan T53.4
-- Dimethylbenzol T52.2
-- durch Kontakt, mit
--- Qualle T63.6
--- Schalentier T63.6
--- Seeanemone T63.6
--- Seestern T63.6
-- Echsengift T63.1
-- Erdölprodukt T52.0
-- Ethylenglykol T52.3
-- Fluorchlorkohlenwasserstoffe T53.5
-- Fluorgas T59.5
-- Fluorwasserstoff T59.5
-- Formaldehyd T59.2
-- Fungizide T60.3
-- Fuselöl T51.3
-- Giftpflanze T62.2
-- Glykol T52.3
-- Herbizide T60.3
-- Holzschutzmittel T60.9
-- Insektenbiss, giftig T63.4
-- Insektenstich, giftig T63.4
-- Insektizid, halogeniert T60.1
-- Isopropylalkohol T51.2
-- Kaliumhydroxid T54.3
-- Kerosin T52.0
-- Keton T52.4
-- Kohlendioxid T59.7
-- Kohlenmonoxid T58
-- Metalldampf T56.9
-- Metalle T56.9
-- Methanol T51.1
-- Methylalkohol T51.1
-- Methylbenzol T52.2
-- Methylenchlorid T53.4
-- Natriumhydroxid T54.3
-- Nikotin T65.2
-- Nitrobenzol T65.3
-- Paraffin T52.0
-- Paraffinöl T52.0
-- Perchloräthylen T53.3
-- Petroläther T52.0 ▶

Wirkung *(Forts.)*
~ toxisch *(Forts.)*
-- Phenol T54.0
-- Phenol-Homologe T54.0
-- Pilz, verzehrt T62.0
-- Propylalkohol T51.3
-- Rodentizide T60.4
-- Salzsäure T54.2
-- Schlangengift T63.0
-- Schwefeldioxid T59.1
-- Schwefelkohlenstoff T65.4
-- Schwefelsäure T54.2
-- Schwefelwasserstoff T59.6
-- Seeschlangengift T63.0
-- Seife T55
-- Skorpiongift T63.2
-- Spinnengift T63.3
-- Stickstoffoxide T59.0
-- Strychnin T65.1
-- Strychninsalz T65.1
-- Substanz
--- ätzend T54.9
--- aufgenommen, Abklärung Z03.6
--- chemisch a.n.k. T65.9
-- Tabak T65.2
-- Tetrachloräthen T53.3
-- Tetrachloräthylen T53.3
-- Tetrachlorkohlenstoff T53.0
-- Tetrachlormethan T53.0
-- Thallium T56.8
-- Toluol T52.2
-- Tränengas T59.3
-- Trichloräthen T53.2
-- Trichloräthylen T53.2
-- Trichlormethan T53.1
-- Trinitrat T65.5
-- Trinitrotoluol T65.3
-- Xylol T52.2
-- Zyanide T65.0
- unerwünscht
-- Fluoroskopie a.n.k. T66
-- Infrarotstrahlen a.n.k. T66
-- Isotope, radioaktiv a.n.k. T66
-- Kobalt, radioaktiv T66
-- Mesothorium a.n.k. T66
-- Polonium a.n.k. T66
-- Radioaktivität a.n.k. T66
-- Radiotherapie a.n.k. T66
-- Strahlentherapie a.n.k. T66
-- Teleröntgentherapie a.n.k. T66
-- Ultraviolettstrahlen a.n.k. T66
-- Uran a.n.k. T66
- Vibration T75.2
- Wasserdruck a.n.k. T70.9
- Wetter, heiß T67.9
Wirtschaftlich, Problem Z59
Wiskott-Aldrich-Syndrom D82.0
Wismut, Vergiftung T65.8
Wissenserwerbstörung F81.9
Witkop-Syndrom Q82.8
Witterungseinflüsse, Erschöpfung T73.2

Witteveen-Kolk-Syndrom Q87.0
Wittmaack-Ekbom-Syndrom G25.81
Witts-Anämie D50.8
Witzelsucht F07.0
Woakes-Ethmoiditis J33.1
Wochenbett, mit
– Abszess
–– Bartholin-Drüse O86.1
–– Cervix uteri O86.1
–– Drüse, vulvovaginal O86.1
–– Geschlechtsorgane O86.1
–– Harnwege a.n.k. O86.2
–– Mamma O91.10
–– Niere O86.2
–– Peritoneum O85
–– subareolär O91.10
–– Uterus O86.1
–– Vagina O86.1
–– vaginorektal O86.1
–– Warzenhof O91.10
– Adnexitis O86.1
– Affektion, zerebrovaskulär O99.4
– Afibrinogenämie O72.3
– Agalaktie O92.30
– Albuminurie O12.1
–– mit Ödem O12.2
– Anämie O99.0
– Apoplexie O99.4
– Atrophie, Mamma O92.20
– Beinvene, varikös O87.8
– Blutung O72.1
–– bulbär O99.4
–– extradural O99.4
–– Gehirn O99.4
–– intrakraniell O99.4
–– intrapontin O99.4
–– intrazerebral O99.4
–– Kleinhirn O99.4
–– kortikal O99.4
–– Meningen O99.4
–– pontin O99.4
–– subarachnoidal O99.4
–– subdural O99.4
–– subkortikal O99.4
–– ventrikulär O99.4
–– verzögert O72.2
––– durch Plazentarest, zurückgeblieben O72.2
–– zerebral O99.4
– Delirium a.n.k. F05.8
– Depression F53.0
– Diabetes mellitus O24.9
– Dyskrasie, Blut O72.3
– Eklampsie O15.2
– Embolie O88.28
–– durch Fruchtwasser O88.1
–– Gehirn O88.28
–– Lunge O88.20
–– pyämisch O88.3
–– septisch O88.3
– Fehlernährung O25
– Fettembolie O88.8 ►

Wochenbett, mit *(Forts.)*
– Fieber O86.4
– Fissur, Brustwarze O92.10
– Galaktorrhoe O92.60
– Galaktozele O92.70
– Hämatom, subdural O99.4
– Hämorrhoiden O87.2
– Hemiplegie, zerebral O99.3
– Hepatitis, durch Virus O98.4
– Hypergalaktie O92.60
– Hypertrophie, Mamma O92.20
– Hypogalaktie O92.40
– Ikterus O90.8
– Induration, Mamma, fibrös O92.20
– Infektion O86.4
–– allgemein O85
–– Brustwarze O91.00
–– Cervix uteri O86.1
–– Genitalorgane a.n.k. O86.1
–– Genitaltrakt a.n.k. O86.1
–– Harnwege a.n.k. O86.2
––– asymptomatisch O86.2
–– Niere O86.2
–– peritoneal O85
–– Urogenitaltrakt O86.3
–– Vagina O86.1
– Ischämie, zerebral O99.4
– Kardiomyopathie O90.3
– Koagulopathie O72.3
– Komplikation
–– bei Spinal- und Periduralanästhesie a.n.k. O89.5
–– venös O87.9
– Krankheit O90.9
–– durch HIV O98.7
–– glomerulär (Zustände unter N00–N07) O90.8
–– infektiös O98.9
–– Niere a.n.k. O90.8
–– tuboovarial O86.1
–– Vene O87.9
–– zerebrovaskulär O99.4
– Luftembolie O88.0
– Lymphangitis O86.8
–– Mamma O91.20
– Mangel, Milch O92.40
– Mangelernährung O25
– Mastitis O91.20
–– eitrig O91.10
–– interstitiell O91.20
–– parenchymatös O91.20
– Metroperitonitis O85
– Metrorrhagie O72.2
– Metrosalpingitis O85
– Metrovaginitis O85
– Milchfieber O92.70
– Milchzyste O92.70
– Myokardiopathie O90.3
– Nekrose, Leber (Zustände unter K72.0) O90.8
– Osteomalazie M83.09
– Paralyse, Harnblasensphinkter O90.8
– Parametritis O85 ►

Wochenbett, mit *(Forts.)*
– Pelviperitonitis O85
– Perikolpitis O86.1
– Perimetritis O86.1
– Perimetrosalpingitis O85
– Perinephritis O86.2
– Peritonitis, Becken O85
– Perivaginitis O86.1
– Phlebitis O87.9
–– Becken O87.1
–– oberflächlich O87.0
–– tief O87.1
– Phlebopathie O87.9
– Phlegmasia alba dolens O87.1
– Polyp, Plazenta O90.8
– Präeklampsie O14.9
–– schwer O14.1
– Proteinurie O12.1
– Psychose F53.1
–– chronisch F53.1
–– in der Eigenanamnese Z86.5
– Pyämie O85
– Pyelitis O86.2
– Pyelonephritis O86.2
– Pyelonephrose O86.2
– Pyelozystitis O86.2
– Pyometra O85
– Pyonephritis O86.2
– Pyosalpingitis O85
– Pyosalpinx O85
– Pyozystitis O86.2
– Pyrexie O86.4
– Retentio secundinae O72.2
– Riss, perineal, sekundär O90.1
– Risswunde, Damm O90.1
– Rückbildung, Uterus, verzögert O90.8
– Salpingo-Oophoritis O86.1
– Salpingoperitonitis O85
– Schlaganfall O99.4
– Sepsis O85
–– Becken O85
– Stauung, Milch O92.70
– Störung
–– Laktation O92.70
–– psychisch F53.9
–– Verhalten F53.8
–– zerebrovaskulär (Zustände unter I60–I69) O99.4
– Subinvolutio uteri O90.8
– Syndrom, hepatorenal O90.4
– Tetanus A34
– Thelitis O91.00
– Thromboembolie O88.28
– Thrombophlebitis
–– Becken O87.1
–– oberflächlich O87.0
–– tief O87.1
– Thrombose O87.9
–– Beckenvene O87.1
–– Gehirn O99.4
–– Hirnvene O87.3 ►

Wochenbett, mit *(Forts.)*
– Thrombose O87.9 *(Forts.)*
–– Vene, tief O87.1
– Thrombozytopenie O72.3
– Thyreoiditis O90.5
– Tod, plötzlich, Ursache, unbekannt O95
– Urämie, durch Nierenversagen O90.4
– Vaginitis O86.1
– Varikose O87.8
–– Analvene O87.2
–– Rektumvene O87.2
–– Vene O87.8
– Varizen O87.8
–– Bein O87.8
–– genital O87.8
–– Perineum O87.8
–– Vulva O87.8
– Versagen
–– Laktation O92.30
––– teilweise O92.40
–– Niere O90.4
––– bei Nekrose, Leber O90.4
– Vulvitis O86.1
– Vulvovaginitis O86.1
– Zervizitis O86.1
– Zystitis O86.2
– Zystopyelitis O86.2
Wochenbettfieber O85
Wochenbettmanie F30.8
Wochendippel [Mumps] B26.9
Wohnmöglichkeit, Mangel
– andauernd Z59
– vorübergehend Z59
Wohnverhältnisse
– beengt Z59
– inadäquat Z59
Wolcott-Rallison-Syndrom E10.90 Q87.8
Wolf-Hirschhorn-Syndrom Q93.3
Wolf-Syndrom [Deletion des kurzen Armes des Chromosoms 4] Q93.3
Wolff-Gang
– Adenom, bei der Frau D28.7
– Zyste
–– bei der Frau Q52.8
–– beim Mann Q55.4
Wolff-Parkinson-White-Syndrom I45.6
Wolff-Syndrom, Wieacker- Q74.3
Wolff-Zimmermann-Syndrom Q87.0
Wolfgang-Komplex, Gollop- Q73.8
Wolfram-ähnlich, Syndrom E13.72
Wolfram-Syndrom E13.72
Wolhynisch, Fieber A79.0
Wollhaar Q84.1
Wollhaarnaevus Q82.5
Wolman-Krankheit E75.5
Wood-Syndrom
– Lowry- Q87.5
– Matthew- Q11.2
Woodhouse-Sakati-Syndrom G23.0
Wool-Spot, Cotton- H35.0
Woringer-Syndrom, Pautrier- I89.8

W

Worster-Drought-Syndrom G80.8
Wortschwall R46.7
Worttaubheit F80.28
WPW[Wolff-Parkinson-White]-Syndrom I45.6
Wright-Syndrom G54.0
Wrinkly-Skin-Syndrom Q82.8
WS – s. Wirbelsäule
WS [Waardenburg-Syndrom], Typ 3 E70.3
wt-ATTR [Wildtyp-Transthyretin-Amyloidose] E85.8
Wuchereria
– bancrofti, Filariose B74.0
– malayi, mit Elephantiasis B74.1
Wucherung
– adenoid J35.2
– Gallengang K83.8
– papillomatös D36.9
–– Urethra, prostatisch D30.4
– Rachenmandel J35.2
– Urothel
–– papillomatös D41.9
–– polypös N39.88
–– pseudopapillomatös D30.9
Würfelbein, Fraktur S92.22
Würgen R11
Würgreflex
– gesteigert J39.2
– gestört J39.2
Wüstenulkus L98.4
Wulstnarbe L91.0
Wundbotulismus A05.1
Wunde T14.9
– Abszess L02.9
–– nach medizinischen Maßnahmen T81.4
– Augapfel, penetrierend S05.6
– Augenlid, bei Wunde, offen, Tränengang S01.1
– Biss- T14.1
– Brand- – s.a. Verbrennung T30.0
– Damm, geburtshilflich, Dehiszenz O90.1
– Dehiszenz T81.3
–– mit Platzbauch T81.3
–– nach Trauma T89.03
– Diphtherie A36.3
– durch Schuss T14.1
– Episiotomie-
–– Blutung O90.2
–– Infektion O86.0
– Fingerkuppe, offen S61.0
– geburtshilflich, Hämatom O90.2
– Haut T14.00
– Infektion a.n.k. T79.3
–– diphtherisch A36.3
–– lokal T79.3
–– posttraumatisch T79.3
– infiziert, ohne Erstversorgung T79.3
– Konjunktiva S05.0
– Kopf, offen, mit Verbindung zu einer intrakraniellen Verletzung S01.83! *[nur Zusatzkode!]*
– Kratz- T14.08
– Lid S01.1 ►

Wunde T14.9 *(Forts.)*
– mit Inkarzeration
–– Iris S05.2
–– Linse S05.2
– Mund, oberflächlich S00.50
– Myiasis B87.1
– Nabel S31.1
– offen T14.1
–– Abdomen S31.80
–– Achselhöhle S41.80
–– Anus S31.80
–– Auge, Folgen T90.4
–– Augenanhangsgebilde S05.8
–– Augenbraue S01.0
–– Augenlid S01.1
–– Augenmuskel, extraokulär S05.4
–– Augenwinkel, mit Zerreißung, Augenwinkel S01.1
–– Axilla S41.80
–– Bauchdecke S31.1
–– Becken S31.0
–– Beckenboden S31.0
–– Beckengürtel a.n.k. S71.80
–– Behandlung, verzögert T89.03
–– Bereich, Alveolarfortsatz S01.59
–– Brustwand
––– äußere S21.9
––– hintere S21.2
––– vordere S21.1
–– Canaliculus lacrimalis S01.1
–– Darmbeingegend S31.1
–– Daumen S61.0
––– mit Schädigung, Nagel S61.1
–– durch
––– Abriss, okulär S05.7
––– Fremdkörper, penetrierend T14.1
––– Tierbiss T14.1
–– Ellenbogen S51.0
–– Epigastrium S31.1
–– Epiglottis S11.01
–– Extremität
––– obere a.n.k. T11.1
–––– Folgen T92.0
––– untere a.n.k. T13.1
–––– Folgen T93.0
–– Ferse S91.3
–– Finger S61.0
––– mit Schädigung, Nagel S61.1
––– ohne Schädigung, Nagel S61.0
–– Flanke S31.1
–– Folgen T94.1
–– Fuß S91.3
–– Gaumen S01.55
–– Gehörgang, äußerer S01.34
–– Genitalorgane, äußere S31.5
–– Gesäß S31.0
–– Geschlechtsorgane, äußere a.n.k. S31.5
–– Gesicht a.n.k. S01.80
––– Folgen T90.1
–– Hals S11.9
––– Folgen T91.0 ►

Wunde T14.9 *(Forts.)*
~ offen T14.1 *(Forts.)*
~~ Hals S11.9 *(Forts.)*
--- multipel S11.7
-- Hand S61.9
-- Handfläche S61.80
-- Handgelenk S61.9
-- Haut a.n.k. T14.1
-- Hoden S31.3
-- Hüfte S71.0
-- Hymen S31.4
-- Hypochondrium S31.1
-- Iliakalregion S31.1
-- Inguinalregion S31.1
-- Interskapularregion S21.2
-- Kieferregion S01.80
-- Kinn S01.80
-- klein, chirurgisch versorgt T14.1
-- Klitoris S31.4
-- Knie S81.0
-- Knöchelregion S91.0
-- Kochlea S01.38
-- Körperregion, multipel, Folgen T94.0
-- Kopf S01.9
--- behaart S01.0
--- Folgen T90.1
--- multipel S01.7
-- Kornea S05.8
-- Kreuzbeingegend S31.0
-- Labia
--- majora pudendi S31.4
--- minora pudendi S31.4
-- Larynx S11.01
-- Lende S31.0
-- Lid S01.1
--- mit Verletzung, Tränenweg S01.1
--- perforierend S01.1
-- Lippe S01.51
-- Lokalisation, multipel, Extremität
--- obere T01.2
--- untere T01.3
-- Lumbalgegend S31.0
-- Lumbosakralregion S31.0
-- Mamma S21.0
-- mehrere T01.9
--- Abdomen, und Thorax T01.1
--- Becken, und Thorax T01.1
--- Extremität
---- obere, und
----- Abdomen T01.8
----- Becken T01.8
----- Extremität, untere T01.6
----- Lumbosakralregion T01.8
----- Thorax T01.8
---- untere, und
----- Abdomen T01.8
----- Becken T01.8
----- Lumbosakralregion T01.8
----- Thorax T01.8
--- Hals, und Kopf T01.0
--- Lumbosakralregion, und Thorax T01.1 ►

Wunde T14.9 *(Forts.)*
~ offen T14.1 *(Forts.)*
-- mit Beteiligung, Schilddrüse S11.1
-- multipel
--- Fuß, und Knöchelregion S91.7
--- Hand, und Handgelenk S61.7
--- Hüfte, und Oberschenkel S71.7
--- Lumbosakralregion, Becken, und Abdomen S31.7
--- Schulter, und Oberarm S41.7
--- Unterschenkel, und Knie S81.7
-- Mund S01.50
-- Nabelgegend S31.1
-- Nacken S11.80
-- Nase S01.20
-- Nasopharynx S01.80
-- Nebenhoden S31.3
-- Oberarm S41.1
-- Oberbauchgegend S31.1
-- Oberschenkel S71.1
-- Ösophagus, thorakal S27.83 S21.83!
-- Ohr S01.30
-- Ohrmuschel S01.31
-- okulär S05.9
--- penetrierend, mit Fremdkörper S05.5
-- Orbita S05.9
--- Folgen T90.4
-- Pars cervicalis, Ösophagus S11.22
-- Penis S31.2
-- Perineum S31.0
-- Periokularregion S01.1
-- Periorbitalregion S01.1
-- Pharynx S11.21
-- Präputium S31.2
-- Pudenda S31.4
-- Rachen S11.21
-- Rippengegend S21.9
--- hinten S21.2
--- vorn S21.1
-- Rücken S21.2
-- Rumpf a.n.k. T09.1
--- Folgen T91.0
--- Lokalisation, multipel T01.1
-- Sakralgegend S31.0
-- Sakroiliakalgegend S31.0
-- Samenstrang, skrotal S31.3
-- Schädel S01.80
-- Schambeinregion S31.1
-- Schilddrüse S11.1
-- Schläfe S01.80
-- Schulter S41.0
-- Schulterblattregion S41.80
-- Septum rectovaginale S31.80
-- Skrotum S31.3
-- Spann S91.3
-- Speicheldrüse S01.59
-- Sternalregion S21.1
-- Stirn S01.80
-- Submaxillarregion S01.80
-- Submentalgegend S01.80
-- Supraklavikularregion S11.80 ►

Wunde T14.9 *(Forts.)*
~ offen T14.1 *(Forts.)*
-- Temporomandibularregion S01.49
-- Thorax S21.9
--- hinten S21.2
--- mehrere S21.7
--- vorn S21.1
-- Tibiagegend S81.80
-- Trachea S11.02
--- intrathorakal S27.5
-- Tränengang S05.8
--- mit Wunde, Augenlid S01.1
-- Trommelfell S09.2
-- Tunica vaginalis testis S31.3
-- Unterarm S51.9
--- multipel S51.7
-- Unterbauchgegend S31.1
-- Unterschenkel S81.9
--- multipel S81.7
-- Uvula S01.55
-- Vagina S31.4
-- Vulva S31.4
-- Wade S81.80
--- mehrere S81.7
-- Wange S01.41
--- innere S01.52
-- Wangenregion S01.41
-- Warzenfortsatzgegend S01.80
-- Wundheilung, verzögert T89.03
-- Zahnfleisch S01.53
-- Zehe S91.1
--- mit Schädigung, Nagel S91.2
--- ohne Schädigung, Nagel S91.1
-- Zunge S01.54
- okulär, penetrierend S05.6
- Orbita
-- okulär, offen, penetrierend S05.4
-- penetrierend
--- mit Fremdkörper S05.4
--- ohne Fremdkörper S05.4
- perineal, Dehiszenz, post partum O90.1
- postoperativ, Infektion T81.4
- Quetsch- T14.05
-- beim Neugeborenen P54.5
-- Kopfhaut, behaart, durch Geburtsverletzung P12.3
-- mit Ikterus, beim Neugeborenen P58.0
-- multipel T00.9
- Riss- T14.1
-- multipel T01.9
- Rissquetsch- T14.1
- Ruptur, postoperativ T81.3
- schlecht heilend T89.03
- Schnitt- T14.1
-- äußere T14.1
-- durch Messer T14.1
-- multipel T01.9
- Schnittentbindungs-, Dehiszenz O90.0
- Schürf-, multipel T00.9
- Sektio-
-- Dehiszenz, Naht O90.0 ►

Wunde T14.9 *(Forts.)*
~ Sektio- *(Forts.)*
-- Infektion O86.0
- sekundär
-- infiziert T79.3
-- verheilend, nach Eingriff T81.3
- Sekundärheilung, nach Trauma T89.03
- Septum rectovaginale, offen S31.80
- Skalpell-, beim Neugeborenen, durch Geburtsverletzung P15.8
- Stich- T14.1
-- Herz, traumatisch S26.88
--- mit Hämoperikard S26.0
-- mit Fremdkörper, penetrierend T14.1
-- multipel T01.9
Wundheilung
- sekundär T89.03
- Störung T89.03
-- Knie T89.03
-- postoperativ T81.8
--- infektiös T81.4
- verzögert T89.03
-- Wunde, offen T89.03
Wundinfektion
- Naht, nach Episiotomie O86.0
- posttraumatisch, Folgen T98.2
- Sektionaht O86.0
Wundlaufen, Haut T14.00
Wundliegen L89.99
Wundrose – s.a. Erysipel A46
Wundsein L30.4
Wundsekret, Befund, abnorm R89.9
Wundstar H26.1
Wundstarrkrampf A35
Wurm
- Kleinhirn, Fehlen Q04.3
- Krankheit, Darm B82.0
Wurm-Fieber B83.9
Wurmfortsatz
- Abszess K35.32
- Entzündung K37
- Karzinom C18.1
Wurst
- trichinös, Vergiftung B75
- Vergiftung T62.9
Wurzel
- Entzündung, Nervus opticus H46
- Irritation, bei Ischialgie, akut M54.3
- Kompression, sakral M54.18
- Kompressionssyndrom M54.19
-- lumbal M54.16
- Läsion
-- lumbosakral G54.4
-- thorakal G54.3
-- zervikal G54.2
- Neuritis – s.a. Radikulitis M54.19
-- Nervus
--- acusticus H93.3
--- spinalis M54.19
- Reizsyndrom M54.19
-- lumbosakral M54.17 ►

Wurzel *(Forts.)*
– Reizung
–– HWS-Bereich M54.2
–– lumbal M54.16
–– sakral M54.18
–– zervikal M54.2
– Schädigung, lumbosakral a.n.k. G54.4
– Schmerzen, spinal M54.19
– Störung, zervikal a.n.k. G54.2
Wurzellos, Zahn K00.5
Wurzelspitzenhaut, Entzündung K04.5
– akut K04.4
Wut R45.4
Wutausbrüche F91.1
– beim Kind F91.1
Wutkrankheit A82.9
WWOX Gen, Mangel, mit Ataxie, zerebellär, autosomal-rezessiv G11.1
Wyatt-Syndrom [Angeborene Zytomegalie] P35.1
Wyburn-Mason-Syndrom Q28.28

W

– X –

X-ALD [X-chromosomale Adrenoleukodystrophie] E71.3
X-Bein-Stellung M21.06
– erworben M21.06
X-Beine, kongenital Q74.1
X-Chromosom
– dreifach, mit Phänotyp, weiblich Q97.0
– fragil Q99.2
– mehr als
–– drei, bei Phänotyp, weiblich Q97.1
–– zwei, bei Klinefelter-Syndrom, Phänotyp, männlich Q98.1
X-chromosomal
– Adrenoleukodystrophie E71.3
–– zerebral E71.3
– Albinismus, okulär, rezessiv E70.3
– ALD [Adrenoleukodystrophie] E71.3
– Alpha-Thalassämie, Syndrom, mit Intelligenzminderung D56.0
– Alport-Syndrom Q87.8
–– mit Leiomyomatose, diffus Q87.8
– Anämie
–– dyserythropoetisch, mit abnormen Thrombozyten und Neutropenie D64.4 D70.0
–– sideroachrestisch, mit Ataxie D64.0
–– sideroblastisch D64.0
––– mit Ataxie D64.0
– Ataxie
–– mit Apraxie, und Retardierung, geistig G11.8
–– spinozerebellar, Typ
––– 3 G11.1
––– 4 G11.1
–– zerebellär, nichtprogressiv G11.0
– Atrophie, Muskel, spinal, distal, Typ 3 G12.1
– Charcot-Marie-Tooth-Krankheit, Typ
–– 1 G60.0
–– 2 G60.0
–– 3 G60.0
–– 4 G60.0
–– 5 G60.0
–– 6 G60.0
– Chondrodysplasia punctata, Typ 2 Q77.3
– Dermoid, korneal D31.1
– Dysostose, mandibulofazial Q75.4
– Dysplasie
–– ektodermal
––– anhidrotisch Q82.4
––– hypohidrotisch Q82.4
–– spondyloepimetaphysär Q77.7
– Dystonie-Parkinson-Syndrom G24.1
– Dystrophie
–– Endothel, Hornhaut H18.5
–– Muskel, skapuloperonäal G71.0
– Ehlers-Danlos-Syndrom Q79.6
– Enzephalomyopathie, mitochondrial, schwer G31.81 ►

X-chromosomal *(Forts.)*
– gebunden
–– Agammaglobulinämie D80.0
––– mit Mangel, Wachstumshormon D80.0
–– Anämie, sideroachrestisch, hypochrom D64.0
–– Krankheit, lymphoproliferativ D82.3
– gemischt, mit Hörverlust, neurosensorisch, Schwerhörigkeit, Schallleitung H90.8
– Hyperostose, Schädelkalotte M85.2
– Hypophosphatämie E83.30
– Hypothyreose, zentral, kongenital, mit Makroorchidie, spät beginnend E03.1
– Ichthyose, syndromal Q80.1
– Immundefekt, T-B+, schwer, kombiniert D81.2
– Krankheit, lymphoproliferativ D82.3
– Lissenzephalie, mit Genitalanomalien Q04.3
– Mangel
–– Kreatin-Transporter E88.8
–– Kupfer E83.0
– Minderung, Intelligenz
–– durch Anomalie, GRIA3 Q87.8
–– mit
––– Agenesie, Corpus callosum, und Tetraparese, spastisch Q87.8
––– Habitus, marfanoid Q87.8 F79.9
––– Krampf, und Psoriasis Q87.8
––– Mikrozephalie, kortikalen Fehlbildungen, und schlankem Habitus Q87.8
–– nicht-syndromal F79.9
–– schwergradig, Typ Gustavson Q87.8
–– syndromal, Typ
––– 7 Q87.8
––– 10 G25.5
––– Claes-Jensen Q87.8
–– Typ
––– Abidi Q87.8
––– Armfield Q87.8
––– Brooks Q87.8
––– Cantagrel Q87.8
––– Cilliers Q87.8
––– Golabi-Ito-Hall Q87.8
––– Hedera Q87.8
––– Miles-Carpenter Q87.8
––– Najm Q87.8
––– Nascimento Q87.8
––– Pai Q87.8
––– Porteous Q87.8
––– Schimke Q87.8
––– Seemanova Q87.8
––– Shashi Q87.8
––– Shrimpton Q87.8
––– Siderius Q87.8
––– Stevenson Q87.8
––– Stocco dos Santos Q87.8
––– Stoll Q87.8
––– Sutherland-Haan Q87.8
––– Turner Q87.8
––– Van-Esch Q87.8
––– Wilson Q87.8
– Muskeldystrophie, Emery-Dreifuss- G71.0 ►

X-chromosomal *(Forts.)*
– Myopathie
–– kardioskelettal, mit Neutropenie E71.1
–– mit
––– Atrophie, Muskel, postural G71.0
––– Autophagie, exzessiv G71.8
–– zentronukleär G71.2
– neurodegeneratives Syndrom, Typ
–– Bertini G31.88
–– Hamel G31.88
– Neuropathie, sensorisch und autonom, hereditär, mit Schwerhörigkeit G60.8 H90.5
– Neutropenie, schwer, kongenital D70.0
– Osteoporose, mit Fraktur M80.59
– Paraplegie, spastisch, Typ
–– 1 G11.4
–– 2 G11.4
–– 16 G11.4
–– 34 G11.4
– Retinoschisis Q14.1
–– juvenil Q14.1
– Schwerhörigkeit
–– gemischt, mit Perilymphfistel H90.8
–– sensorineural, nicht-syndromal, Typ DFN H90.3
–– Typ 2 H90.8
– Skelettdysplasie-Intelligenzminderungs-Syndrom Q87.5
– Stapes-Gusher-Syndrom H90.8
– Syndrom
–– der Gesichtsdysmorphien, mit Kleinwuchs, Choanalatresie, und Intelligenzminderung, beim weiblichen Geschlecht Q87.0
–– lymphoproliferativ D82.3
––– durch Mangel
–––– SH2D1A D82.3
–––– XIAP D82.3
–– mit Immundysregulation, Polyendokrinopathie, Enteropathie E31.0
X-chromosomal dominant
– Chondrodysplasia punctata Q77.3
– Chondrodysplasie, Typ Chassaing-Lacombe Q78.9
– Protoporphyrie E80.0
X-chromosomal-rezessiv
– Ataxie, spinozerebellar G11.1
– Ichthyosis Q80.1
X-Histiozytose C96.6
X-Monosomie Q96.0
3-X-Syndrom Q97.0
5-X-Syndrom Q97.1
45,X-Syndrom Q96.0
45,X/46,XY-gemischt, Dysgenesie, Gonaden Q99.8
Xanthelasma H02.6
– Augenlid H02.6
Xanthin
– Allergie T88.7
– Überempfindlichkeit T88.7
Xanthin-Dehydrogenase
– Mangel, kombiniert, und Mangel, Aldehydoxydase E79.8
– Sulfitoxidase, und Aldehyd-Oxidase, Mangel, kombiniert, Typ A E72.1
Xanthinstein E79.8† N22.8*
Xanthinurie E79.8
– hereditär E79.8
– Typ
–– I E79.8
–– II E79.8
Xanthoastrozytom C71.9
– pleomorph C71.9
Xanthös, Albinismus, okulokutan E70.3
Xanthofibrom D21.9
Xanthofibroma thecacellulare D27
Xanthogranulom D76.3
– juvenil D76.3
– nekrobiotisch D76.3
Xanthogranulomatose, Nase D76.3
Xanthom E75.5
– Band E75.5
– Gelenk E75.5
– Haut E78.2
–– multipel E78.2
– Konjunktiva E75.5† H13.8*
– Mundschleimhaut, verrukös K13.4
– primär E75.5
– Pseudo- Q82.8
– Sehne E75.5
– Sehnenscheide E75.5
– tuberoeruptiv E78.2
Xanthomatose E75.5
– bei
–– Hypercholesterinämie E78.0
–– Hyperlipidämie E78.5
– essentiell E75.5
– familiär E75.5
– hereditär E75.5
– hypercholesterinämisch E78.0
– kardiovaskulär E75.5
– kutaneotendinös E75.5
– mit Sitosterolämie E78.0
– primär E75.5
– zerebrotendinös E75.5
Xanthopsie H53.5
Xanthurenazidurie E70.8
Xanthurensäureurie E70.8
XDH [Xanthin-Dehydrogenase], Mangel E79.8
Xenogen, Herzklappe, Vorhandensein Z95.3
Xenophobie F40.1
Xeroderma
– Augenlid H01.1
– bei Mangel, Vitamin A E50.8† L86*
– erworben L85.0
– Lid H01.1
– Lidhaut H01.1
– pigmentosum Q82.1
–– Variante Q82.1
Xerodermie L85.3

Xerophthalmie E50.7† H19.8*
– bei Mangel, Vitamin A E50.7† H19.8*
– nicht im Zusammenhang mit Vitamin-A-Mangel H16.2
Xerophthalmisch, Narbe
– Hornhaut, bei Mangel, Vitamin A E50.6† H19.8*
– Kornea H17.8
Xerose
– Hornhaut, mit Ulzeration, Hornhaut, bei Mangel, Vitamin A E50.3† H19.8*
– Konjunktiva H11.1
Xerosis
– conjunctivae H11.1
–– bei Mangel, Vitamin A E50.0† H13.8*
–– mit Bitot-Flecken H11.1
–– und Bitot-Flecken, bei Mangel, Vitamin A E50.1† H13.8*
– corneae H18.8
–– bei Mangel, Vitamin A E50.2† H19.8*
–– mit Ulkus H16.0
––– Hornhaut, bei Mangel, Vitamin A E50.3† H19.8*
– cutis L85.3
Xerostomie K11.7
Xerotisch, Keratitis H16.8
– bei Mangel, Vitamin A E50.4† H19.3*
Xerozytose, hereditär D58.8
Xia-Gibbs-Syndrom Q87.8
XIAP, Mangel, mit Syndrom, lymphoproliferativ, X-chromosomal D82.3
Xiphoid
– Dislokation S23.2
– Schmerzen M89.88
Xiphoid-Pseudarthrose M84.18
Xiphoid-Syndrom M89.88
Xiphoidalgie M89.98
Xiphopagus Q89.4
XLSA [X-chromosomale sideroblastische Anämie] D64.0
XO [Xanthin-Oxidase], Mangel E79.8
XOR [Xanthin-Oxidoreduktase], Mangel E79.8
XP [Xeroderma pigmentosum] Q82.1
XP-CS[Xeroderma pigmentosum, Cockayne-Syndrom]-Komplex Q87.1
XPV [Xeroderma pigmentosum-Variante] Q82.1
46,XX-Ovarialdysgenesie-Kleinwuchs-Syndrom Q96.8
XXX-Syndrom Q97.0
47,XXX-Syndrom Q97.0
48,XXXX-Syndrom Q97.1
49,XXXXX-Syndrom Q97.1
XXXXY-Syndrom Q98.1
49,XXXXY-Syndrom Q98.1
48,XXXY-Syndrom Q98.1
XXY-Syndrom Q98.0
47,XXY-Syndrom Q98.0
48,XXYY-Syndrom Q98.8
46,XY-Gonadendysgenesie, partiell Q56.1
46,XY, Dysgenesie, Gonaden
– rein Q99.1
– vollständig Q99.1
Xylitol-Dehydrogenase, Mangel E74.8
Xylol, Wirkung, toxisch T52.2
XYLT1-CDG [Congenital disorder of glycosylation] E77.8
XYY-Syndrom Q98.5
47,XYY-Syndrom Q98.5
48,XYYY-Syndrom Q98.8
49,XYYYY-Syndrom Q98.8

– Y –

Yabapocken B08.8
Yale-Winter-Syndrom, Ellis- Q87.8
Yang-Syndrom, Schaaf- Q87.1
Yellow-nail-Syndrom L60.5
Yersinia
– enterocolitica
–– Diarrhoe A04.6
–– Enteritis A04.6
––– mit
–––– Arthritis, postinfektiös A04.6† M03.29*
–––– Arthropathie, postinfektiös A04.6† M03.29*
–– Infektion A04.6
– pseudotuberculosis, Infektion A28.2
Yersiniose
– extraintestinal A28.2
–– Sepsis A28.2
– intestinal A04.6
YF [Gelbfieber] A95.9
Yosef-Syndrom, Basel-Vanagaite-Smirin- Q87.0
Yoshimura-Takeshita-Syndrom Q87.8
You-Hoover-Fong-Syndrom Q87.8
Young-Simpson-Syndrom, Say-Barber-Biesecker- Q87.8
Young-Syndrom N46 J98.8
– Stratton-Garcia- Q87.8
Youssef-Syndrom [Vesikouterine Fistel] N82.1
Yuan-Harel-Lupski-Syndrom Q92.3 G60.0
Yunis-Varon-Syndrom Q87.5

Y

– Z –

Zähne, neonatal, bei Steatocystoma multiplex L72.2
Zähneknirschen F45.8
– psychogen F45.8
Zäkal, Fistel K63.2
Zäkosigmoidal, Fistel K63.2
Zäkostomie
– mit Komplikation K91.4
– Prolaps K91.4
Zäkum
– Abszess K35.32
– Achsendrehung K56.2
– Adenokarzinom C18.0
– Adenom D12.0
–– tubulovillös D12.0
– Adhäsion K66.0
– Agenesie Q42.8
– akzessorisch Q43.41
– Anomalie Q43.9
– Atonie K59.8
–– psychogen F45.32
– Atresie Q42.8
– Blutung K92.2
– Deformität
–– angeboren Q43.9
–– erworben K63.8
– Dilatation K59.3
–– psychogen F45.32
– Divertikel K57.30
–– kongenital Q43.8
–– mit Perforation K57.22
– Divertikulitis K57.30
–– kongenital Q43.8
– Divertikulose K57.30
–– kongenital Q43.8
– doppelt Q43.41
– Entzündung K37
– Fistel K63.2
– Fremdkörper T18.4
– Hypertrophie K59.3
– Hypoplasie Q42.8
– Infektion K37
– Krankheit K63.9
– Lageanomalie, kongenital Q43.8
– Maldescensus Q43.3
– Malrotation Q43.3
– Neoplasie D37.4
– Obstruktion K56.6
– palpabel K63.8
– Perforation K63.1
– Phlegmone K35.32
– Prolaps K63.4
– Ptose K63.4
– Rotation
–– Ausbleiben Q43.3
–– unvollständig Q43.3
– Schädigung K63.9 ►

Zäkum *(Forts.)*
– Schmerzen R10.3
– Spasmus K58.8
–– mit Diarrhoe K58.1
–– psychogen F45.32
– Stase K59.8
– Striktur K56.6
– Tuberkulose A18.3† K93.0*
– Ulkus K63.3
– Verletzung S36.59
– Verschluss K56.7
–– mechanisch K56.6
–– paralytisch K56.0
Zäpfchen
– Fehlen, angeboren Q38.5
– Tuberkulose A18.8† K93.8*
Zahn
– Abblättern K08.0
–– durch Ursachen, systemisch K08.0
– Ablagerung K03.6
– Abnutzung
–– approximal K03.0
–– okklusal K03.0
–– übermäßig K03.0
– Abrasion K03.1
–– berufsbedingt K03.1
–– durch Zahnputzmittel K03.1
–– habituell K03.1
–– traditionell K03.1
– Abriss S03.2
– Abschleifung K03.1
– Abszess K04.7
–– mit Fistelgang K04.6
– Abweichung, Form K00.2
– Agenesie, selektiv K00.0
– akzessorisch K00.1
–– Engstand hervorrufend K07.3
– Ankylose K03.5
– Anomalie K00.9
– Attrition K03.0
– auf Eiter K04.7
– Belag K03.6
–– durch
––– Betel K03.6
––– Tabak K03.6
–– grün K03.6
–– Materia alba K03.6
–– orangefarben K03.6
–– schwarz K03.6
– Defekt, keilförmig K03.1
– Deformität K00.2
– Dekalzifikation K03.8
– devitalisiert K04.9
– Diastema K07.3
– Dichotomie K00.2
– Dilazeration K00.4
– Dislokation S03.2
– Durchbruch
–– Anomalie K00.6
–– erschwert K00.7 ►

Zahn *(Forts.)*
~ Durchbruch *(Forts.)*
-- Störung
--- mit Lage, Zahn, abnorm K07.3
--- primär K00.6
-- vorzeitig K00.6
- Durchbruchszyste K09.0
- Engstand K07.3
- Entwicklung, gestört, bei Dysplasie, spondylo-epimetaphysär Q77.7
- Erosion K03.2
-- berufsbedingt K03.2
-- durch
--- Arzneimittel K03.2
--- Drogen K03.2
--- Erbrechen, unstillbar K03.2
--- Nahrungsmittel K03.2
-- idiopathisch K03.2
- Exfoliation, durch Ursachen, systemisch K08.0
- Farbänderung
-- Hartsubstanz K03.7
-- posteruptiv K03.7
- Fehlen
-- angeboren K00.0
-- erworben, mit Okklusion, fehlerhaft K07.3
- fehlend
-- durch
--- Extraktion K08.1
--- Parodontose K08.1
--- Unfall K08.1
-- mit Biss, fehlerhaft K07.3
- Fehlstellung K07.3
- Fistel K04.6
- Flecken, opak K02.0
- Fluorose K00.3
- Fokaltoxikose K04.9
- Fokus K04.9
- Form, Abnormität K00.2
- Fraktur S02.5
-- pathologisch K08.81
- Fusion K00.2
- gebrochen S02.5
- Gemination K00.2
- Geschwür K04.7
-- mit Fistel K04.6
- Granulom K04.5
-- chronisch K04.5
- Größe, abnorm K00.2
- Hartsubstanz, Krankheit K03.9
- Hutchinson-, durch Syphilis connata A50.5
- Hyperzementose K03.4
- impaktiert K01.1
-- mit Stellung, abnorm K07.3
--- Zahn, benachbart K07.3
- Infektion K04.7
-- fokal K04.7
- Karies K02.9
-- inaktiv K02.3
- Krankheit K08.9
-- Untersuchung Z13.8
- künstlich, Anpassung Z46.3 ►

Zahn *(Forts.)*
- Lage, abnorm, bei Störung, Durchbruch, Zahn K07.3
- Lockerung K08.88
- lose K08.88
- Luxation S03.2
- neonatal K00.6
- nervlos K04.9
- nichterhaltungswürdig K08.88
- opaleszierend, ohne Osteogenesis imperfecta K00.5
- Resorption K03.3
-- extern K03.3
-- pathologisch K03.3
- Retention, mit Stellung, abnorm, Zahn, benachbart K07.3
- retiniert K01.0
-- mit Stellung, abnorm K07.3
-- teilweise K01.0
-- verlagert K07.3
-- vollständig K01.0
- Rotation K07.3
- Schädigung K08.9
- Schmerzen K08.88
- Störung, Entwicklung K00.9
- Transposition K07.3
- Turner- K00.4
- überzählig K00.1
-- Engstand hervorrufend K07.3
- Untersuchung Z01.2
- Ursprungszyste K09.0
- Verfärbung K03.7
-- durch
--- Belag K03.6
--- Blutung, Pulpa K03.7
--- Metalle K03.7
-- extrinsisch K03.6
-- intrinsisch a.n.k. K00.8
- Verfall K02.9
-- durch Ursache, systemisch K08.0
- verlängert K00.2
- Verlagerung K07.3
- Verletzung S09.9
-- oberflächlich S00.50
- Verlust, durch Unfall K08.1
- Verschmelzung K00.2
- Verwachsung K00.2
- Wechsel, vorzeitig K00.6
- weit auseinander stehend K07.3
- wurzellos K00.5
- Zerfall K03.2
- zusätzlich K00.1
- Zwillingsbildung K00.2
- Zyste
-- durch Störung, Zahnentwicklung K09.0
-- eruptiv K09.0
-- Oberkiefer K09.0
-- periodontal, lateral K09.0
-- primordial K09.0
-- radikulär K04.8
-- residual K04.8 ►

Zahn *(Forts.)*
~ Zyste *(Forts.)*
-- Unterkiefer K09.0
Zahn-Nagel-Syndrom, Typ Fried Q82.8
Zahnärztlich, Untersuchung Z01.2
Zahnalveole
– Blutung, nach Extraktion T81.0
– Entzündung K10.3
-- bei Skorbut E54† K93.8*
– Krankheit K08.9
– trocken K10.3
Zahnbeinkugel [Dentikel] K04.2
Zahnbildung
– mit Farbveränderung K00.8
– Störung K00.4
Zahnbogenmittellinie, Verschiebung K07.2
Zahndurchbruch, fehlend, Syndrom, mit Hypoplasie, Maxilla, und Genu valgum K07.8 Q74.1
Zahnen, Störung K00.7
Zahnentwicklung, Störung, mit Zyste, Zahn K09.0
Zahnersatz, Anpassung Z46.3
Zahnfach
– Abszess, apikal K04.7
– Entzündung K10.3
– Infektion K10.3
– trocken K10.3
Zahnfäule K02.9
Zahnfarbe, Veränderung, nach Dentition K03.7
Zahnfieber K00.7
Zahnfleisch
– Ablagerung, Metall K06.8
– Abszess, akut K05.2
– Anomalie, angeboren Q38.6
– Atrophie K06.0
– Blutung K06.8
– Deformität, erworben a.n.k. K06.8
– Entzündung K05.1
-- akut K05.0
-- chronisch K05.1
– Epulis K06.8
– Fibromatose K06.1
– Fremdkörper T18.0
– Geschwür K06.8
-- chronisch K06.8
– Granulom, pyogen K06.8
– Hyperplasie K06.1
– Hypertrophie K06.1
– Infektion K05.1
– Krankheit K06.9
– Läsion K06.2
– Leukoplakie K13.2
– Polyp K06.8
– Retraktion K06.0
-- generalisiert K06.0
-- lokalisiert K06.0
-- postinfektiös K06.0
-- postoperativ K06.0
– Schaden, durch Trauma K06.2 ►

Zahnfleisch *(Forts.)*
– Schrumpfung K06.0
-- generalisiert K06.0
-- lokalisiert K06.0
-- postinfektiös K06.0
-- postoperativ K06.0
– Schwellung K06.8
– Schwund K05.4
– skorbutisch E54† K93.8*
– Ulkus K06.8
– Verdickung K06.1
– Verhornungsstörung K05.1
– Verletzung S09.9
-- oberflächlich S00.50
– Verschluss, traumatisch K06.2
– Wunde, offen S01.53
– Zyste K09.0
Zahnfraß K02.9
Zahnhalteapparat
– Abszess a.n.k. K05.2
– Krankheit K08.9
Zahnhartsubstanz
– Attrition K03.0
– Bildung, abnorm, Pulpa K04.3
Zahnhöcker K00.2
Zahnkeime, verlagert K01.0
Zahnlage, Anomalie K07.3
Zahnlos
– Alveolarfortsatz, Atrophie K08.2
– Alveolarkamm
-- Hyperplasie, irritativ K06.2
-- Krankheit K06.9
-- Verschluss, traumatisch K06.2
Zahnlosigkeit K00.0
– durch
-- Extraktion K08.1
-- Parodontose, lokal K08.1
-- Unfall K08.1
– teilweise K00.0
– vollständig K00.0
Zahnlücke, Bildung, abnorm K07.3
Zahnmark, Entzündung K04.0
Zahnmittellinie, Verschiebung K07.2
Zahnprothese
– Versorgung mit Z46.3
– Vorhandensein Z97.8
Zahnpulpa
– Kalzifikation K04.2
– Krankheit a.n.k. K04.9
Zahnreihenokklusion, fehlerhaft, durch
– Dysfunktion, orofazial K07.5
– Fingerlutschgewohnheiten K07.5
– Lippenlutschgewohnheiten K07.5
– Mundatmung K07.5
– Schluckakt, abnorm K07.5
– Zungenlutschgewohnheiten K07.5
Zahnschmelz
– Dystrophie K00.3
– Flecken K00.3
– Hypoplasie K00.4
-- postnatal K00.4 ►

Zahnschmelz *(Forts.)*
~ Hypoplasie K00.4 *(Forts.)*
–– pränatal K00.4
– Karies K02.0
– Opazität K00.3
–– durch Fluor K00.3
–– nicht durch Fluor K00.3
– Schädigung, durch Strahlen, künstlich K03.8
Zahnstein K03.6
– subgingival K03.6
– supragingival K03.6
Zahnstellung, Anomalie K07.3
Zahnstruktur, Störung, hereditär a.n.k. K00.5
Zahnungsbeschwerden K00.7
Zahnwurzel
– akzessorisch K00.2
– Entzündung K04.0
– Fraktur S02.5
– Retention K08.3
– Vereiterung K04.7
– zurückgeblieben K08.3
– Zyste K04.8
–– Oberkiefer K04.8
–– Unterkiefer K04.8
Zahnzement
– Aplasie K00.4
– Hyperplasie K03.4
– Hypoplasie K00.4
Zahorsky-Syndrom B08.5
Zangenentbindung a.n.k. O81
– aus
–– Beckenausgang O81
–– Beckenmitte O81
– Fehlversuch O66.5
– mit Rotation, aus Beckenmitte O81
Zangengeburt O81
– mit Schädigung, Fetus/Neugeborenes P03.2
– vorausgegangen, in der Anamnese, die den Schwangerschaftsverlauf beeinflusst Z35.2
Zapfen-Dystrophie H35.5
– Stäbchen- H35.5
Zapfen-Stäbchen-Dystrophie, bei Amelogenesis imperfecta K00.5 H35.5
Zapfendystrophie
– mit supernormaler Stäbchenantwort H35.5
– progressiv H35.5
Zapfenzahn K00.2
Zebra-Körperchen-Myopathie G71.2
Zechi-Ceide-Syndrom Q87.0
Zecken
– am Körper T14.03
– Enzephalitis A84.9
–– durch Virus A84.9
–– fernöstlich A84.0
– Rückfallfieber A68.1
– Virus, Krankheit A93.8
Zeckenbiss T14.03
– mit
–– Borreliose [Lyme-Krankheit] A69.2 ►

Zeckenbiss T14.03 *(Forts.)*
~ mit *(Forts.)*
–– Borreliose [tropisches Rückfallfieber] A68.1
–– Erythema chronicum migrans, durch Borrelia burgdorferi A69.2
– Paralyse T63.4
Zeckenbissfieber a.n.k. A77.9
– durch Rickettsia
–– conori A77.1
–– rickettsii A77.0
–– sibirica A77.2
Zeckenfieber
– Colorado- A93.2
– durch Haemaphysalis longicornis A93.8
– Queensland- A77.3
Zeckenstich – s.a. Zeckenbiss T14.03
Zehe
– Abszess L02.4
– Adaktylie Q72.3
– Adhäsion, kongenital Q70.2
– Agenesie Q72.3
– akzessorisch Q69.2
– Amputation, traumatisch
–– einzeln S98.1
––– und Teile, Fuß S98.3
–– mehrere S98.2
–– zwei oder mehr, und Teile, Fuß S98.3
– Anomalie Q74.2
– Aplasie Q72.3
– Bildung, Schwimmhaut Q70.3
– Brachydaktylie Q72.8
– Bursitis M77.5
– Deformität a.n.k. M20.6
–– angeboren Q66.9
– Dekubitus L89.98
– Dislokation S93.10
–– im Interphalangealgelenk S93.12
–– Phalanx S93.10
– Distorsion S93.5
–– interphalangeal S93.5
– Eiterung L02.4
– Ektrodaktylie Q72.8
– Erfrierung T35.5
–– mit Nekrose, Gewebe T34.8
– Fehlen
–– angeboren Q72.3
–– erworben Z89.4
– Fehlstellung M20.6
– Fraktur S92.5
– Furunkel L02.4
– Fusion Q70.2
– Hyperphalangie Q74.2
– Hypertrophie
–– erworben M20.5
–– kongenital Q74.2
– Hypoplasie Q72.8
– Infektion
–– eitrig, mit Lymphangitis L03.02
–– Haut L08.9
– Karbunkel L02.4
– Kontraktur M20.5 ►

Z

Zehe *(Forts.)*
– Lageanomalie, kongenital Q66.9
– Luxation S93.10
– Makrodaktylie Q74.2
–– beidseitig Q74.2
–– einseitig Q74.2
– Melanom, maligne C43.7
– Melanoma in situ D03.7
– miteinander verwachsen Q70.2
– Nävus D22.7
– Nagelbett
–– Entzündung L03.02
–– Geschwür L03.02
–– Panaritium L03.02
– Nagelfalz, Infektion L03.02
– Nekrose, Haut und Unterhaut, a.n.k. R02.07
– Nerv, Verletzung S94.9
– Niednagel L03.02
– Onychie L03.02
–– mit Lymphangitis L03.02
– Onychomykose B35.1
– Panaritium L03.02
–– periungual L03.02
–– subungual L03.02
– Paronychie L03.02
–– akut L03.02
–– chronisch L03.02
–– mit Lymphangitis L03.02
– Perionychie L03.02
–– mit Lymphangitis L03.02
– Perodaktylie Q72.9
– Phlegmone L03.02
– Polydaktylie
–– postaxial Q69.2
–– präaxial Q69.2
– Prellung S90.1
–– mit Schädigung, Nagel S90.2
– reitend, erworben M20.5
– Schmerzen M79.67
– Schwellung M79.87
– Segmentation, Versagen Q70.2
– Spaltung a.n.k. Q74.2
– Syndaktylie
–– häutig Q70.3
––– ohne Synostose Q70.3
–– knöchern Q70.2
–– komplex Q70.2
–– mit Synostose Q70.2
– Tenosynovitis M65.97
– überzählig Q69.9
–– Lageanomalie, kongenital Q69.2
– Umlauf L03.02
– Verätzung T25.4
– Verbrennung T25.0
– Verformung Q66.9
–– erworben M20.6
– Verletzung S99.9
–– mit Sehnenbeteiligung S99.7
–– oberflächlich S90.9
–– subungual S90.9
––– oberflächlich S90.9 ►

Zehe *(Forts.)*
– Verstauchung S93.5
– verwachsen Q70.2
– Wunde, offen S91.1
–– mit Schädigung, Nagel S91.2
–– ohne Schädigung, Nagel S91.1
– zentral Q69.2
– Zerquetschung S97.1
– Zerrung S93.5
Zehen, und Daumen, breit, bei Ankylose, Stapes Q87.8
Zehengelenk, Dislokation S93.10
Zehenglied, Fraktur S92.5
Zehennagel
– Abszess L03.02
– Brüchigkeit L60.3
– eingewachsen L60.0
– Entzündung L03.02
– Geschwür L03.02
– Infektion L03.02
–– durch Pilz B35.1
– Melanom C43.7
– Melanoma in situ D03.7
– Nävus D22.7
– Onychomatrikom D21.2
– Prellung S90.2
– Verletzung, oberflächlich S90.9
– Wunde, offen S91.2
Zehenspitzengang R26.8
Zehenzwischenraum, Mykose B35.3
Zeichen
– Hirnstamm- R29.8
– Lhermitte- R20.2
– Spalding- P95
Zeigefinger, Polydaktylie Q69.0
Zeis-Drüse
– Entzündung H00.0
– Gerstenkorn H00.0
– Infektion H00.0
Zeitlich befristet, Betreuung Z75.8
Zeitweilig, Verschiebung, Hörschwellen H93.2
Zelig-Syndrom, Feinmesser- Q82.8
Zellen
– dendritisch
–– follikulär, Sarkom C96.4
–– interdigitierend, Sarkom C96.4
–– Sarkom C96.4
– im Urin R82.9
– indeterminiert, Histiozytose C96.4
Zellenphänomen, Lupus erythematodes M32.9
Zellgewebe, Entzündung L03.9
– durch
–– Anaerobier A48.0
–– Clostridium A48.0
–– Gonokokken a.n.k. A54.8
– erysipelatös A46
– gonorrhoisch a.n.k. A54.8
– Orbita H05.0
– tuberkulös, primär A18.4
– Unterschenkel L03.11

Zellhyperplasie, neuroendokrin, in der Kindheit J84.80
– mit akuter Exazerbation J84.81
– ohne Angabe einer akuten Exazerbation J84.80
Zellmembran-Rezeptorenkomplex, Defekt D71
Zellneoplasie, dendritisch, plasmozytoid, blastisch C86.4
Zelltumor, dendritisch, indeterminant C96.4
Zellulär
– Fibroadenom, intrakanalikulär D24
– Immunität, Defekt D84.8
– Leiomyom D21.9
Zelluläre Phase, Hodgkin-Krankheit, nodulärsklerosierend C81.1
Zellulitis L03.9
– eosinophil L98.3
– Mamma N61
– nach Vakzination T88.0
– Peri- L03.9
Zellweger-ähnlich, Syndrom, ohne Anomalien der Peroxisomen Q87.8
Zellweger-Syndrom Q87.8
Zelnick-Syndrom, Bronspiegel- Q84.8 I89.09
Zement
– Allergie L23.5
– Dermatitis, toxisch L24.5
– Karies K02.2
– Kontaktdermatitis L25.3
–– allergisch L23.5
Zementfibrom D16.9
Zementkrätze L25.3
Zemento-ossal, Dysplasie, periapikal D16.5
Zementoblastom D16.5
– Oberkieferknochen, gutartig D16.42
Zementom D16.42
– Fibro- D16.9
– Oberkieferknochen D16.42
– riesenzellig D16.5
–– Oberkieferknochen D16.42
Zementose K03.4
Zenker Divertikel K22.5
– Ösophagus K22.5
Zentral
– Amenorrhoe N91.1
– Arteriitis I77.6
– Arteriosklerose I70.9
– ausgelöst, Pubertas praecox E22.8
– Chorioretinopathie, serös H35.7
– Demyelinisation, Corpus callosum G37.1
– Diabetes insipidus E23.2
– Dystrophie
–– Aderhaut, areolär H31.2
–– Chorioidea, generalisiert, areolär H31.2
–– Hornhaut, kristallin H18.5
–– Pigmentepithel, areolär, Aderhaut H31.2
– Fieber R50.88
– Gesichtsfeldrest H53.4
– Granulom, Unterkiefer K10.1
– Hämatomyelie G95.10
– hämorrhagisch, Nekrose, Leber K76.2
– Hörverlust H90.5 ►

Zentral *(Forts.)*
– Hypothyreose, durch Mangel, TRH[Thyrotropin-Releasing-Hormon]-Rezeptor E03.1
– Lagenystagmus H81.4
– Lazeration, Damm, Komplikation, Entbindung O70.9
– Makrogyrie, bilateral Q04.8
– Myelinolyse, pontin G37.2
– Neurozytom D43.0
– Parese, Fazialis G51.0
– Perforation, Trommelfell H72.0
– Pneumonie J18.1
– Polydaktylie, Finger Q69.0
– Pubertas praecox E22.8
– Retinitis, syphilitisch, rezidivierend A52.7† H32.0*
– Retinopathie, serös H35.7
– Riesenzellgranulom K10.1
– Riss, Damm, bei Entbindung O70.9
– Rückenmarksyndrom S24.12
– Schlafapnoe G47.30
–– beim Neugeborenen P28.3
– Schwindel H81.4
– Skotom H53.4
–– Gesichtsfeld H53.4
–– syphilitisch A52.7† H58.1*
– Störung
–– Bewegung G25.9
–– Koordination R27.8
– Syndrom, vestibulär H81.4
– Taubheit H90.5
– Trübung, Hornhaut a.n.k. H17.1
– Ulcus corneae H16.0
– Undurchsichtigkeit, Kornea a.n.k. H17.1
– Ursprung, Schwindel H81.4
– Uveitis posterior H30.0
Zentral-neural, Hörminderung H90.5
Zentral-wolkenförmig, Dystrophie, von François H18.5
Zentralafrikanisch, Lymphom C83.7
Zentralarterie, Auge, Verschluss H34.1
Zentraleuropäisch
– Enzephalitis A84.1
– Frühsommer-Meningoenzephalitis A84.1
–– Impfung Z24.1
Zentralfibrillen, Myopathie G71.2
Zentralnervensystem
– Abnormität, bei bildgebender Diagnostik a.n.k. R90.8
– Affektion, bei Krankheit, durch HIV B22† G94.8*
– Aneurysma, bei Syphilis A52.0† I68.8*
– Anomalie a.n.k. Q07.9
– Arteriosklerose I67.2
– Atrophie, systemisch, bei
–– Myxödem E03.9† G13.2*
–– Neubildung a.n.k. D48.9† G13.1*
– Beteiligung, bei Fieber, rheumatisch I02.9
– Choriokarzinom C72.9
– Defizit G96.8
– Degeneration, mit Psychose F09 ►

Zentralnervensystem *(Forts.)*
– Demyelinisation G37.9
– Entmarkungskrankheit G37.9
– Fehlbildung
–– Fetus, Betreuung, Schwangere O35.0
–– und Minderung, Intelligenz, bei Dysplasie, ektodermal Q87.8
– Funktionsprüfungsergebnis, abnorm R94.0
– Geburtsverletzung a.n.k. P11.9
– Germinom C72.9
– Gumma A52.3† G07*
–– syphilitisch A52.3† G07*
– Infektion, durch
–– Coxsackievirus a.n.k. A88.8
–– Enterovirus a.n.k. A88.8
–– Virus A89
– Karzinom, embryonal C72.9
– Kavernom, familiär Q28.38
– Komplikation, durch Anästhesie
–– bei Geburt O74.3
–– im Wochenbett O89.2
–– während Schwangerschaft O29.2
– Krankheit G96.9
–– demyelinisierend G37.9
––– mit Myelitis transversa acuta G37.3
–– durch Prionen A81.9
– Lymphom
–– B-Zellen, großzellig, diffus C83.3
–– primär C83.3
– Medulloepitheliom C72.9
– Melanom, primär C72.9
– Missbildung, fetal, Betreuung, Schwangere O35.0
– Myelindegeneration G37.9
– Myelosklerose, disseminiert G35.9
– Nekrose, ischämisch a.n.k. I67.88
– Prozess
–– chronisch-entzündlich G04.9
–– entzündlich G04.9
– Schädigung, Gefäß I67.9
– Slow-Virus-Infektion A81.9
– Spätsyphilis A52.3
– Syphilis A52.3
–– bei Tabes A52.1
–– florid A52.1
–– juvenil A50.4
–– konnatal A50.4
–– latent A52.2
–– mit
––– Ataxie A52.1
––– Paralyse, progressiv A52.1
–––– juvenil A50.4
––– Parese A52.1
––– Tabes dorsalis A52.1
––– Taboparalyse A52.1
–––– juvenil A50.4
–– tertiär A52.3
–– vaskulär A52.0† I68.8*
– Syphilom A52.3
– Tuberkulose a.n.k. A17.9† G99.8*
–– Folgezustand B90.0 ►

Zentralnervensystem *(Forts.)*
~ Tuberkulose a.n.k. A17.9† G99.8* *(Forts.)*
–– Spätfolge B90.0
– Tumor
–– Dottersack C72.9
–– Keimzellen, gemischt C72.9
–– neuroektodermal, primitiv C72.9
– Vaskulitis, primär I67.7
– Zystizerkose B69.0† G99.8*
Zentralvene, Thrombose, Auge H34.8
Zentren, lebenswichtig, Versagen, beim Neugeborenen P91.88
Zentrilobulär, Emphysem J43.2
Zentroblastisch
– Lymphom
–– diffus C83.3
–– follikulär C82.2
– Non-Hodgkin-Lymphom C83.3
Zentroblastisch-zentrozytisch, Lymphom C83.9
– diffus C83.9
– follikulär C82.9
Zentroblastom C83.3
Zentrolobär, Sklerose, familiär E75.2
Zentronukleär, Myopathie G71.2
– autosomal-dominant G71.2
– autosomal-rezessiv G71.2
– myotubulär G71.2
– Typ 4 G71.2
– X-chromosomal G71.2
Zentrozytisch, Lymphom C83.1
Zentrozytom C83.1
Zephal
– Histiozytose, benigne D76.3
– Hypoplasie Q02
– Zervikalsyndrom M53.0
Zephalgie R51
– Migräne- G43.9
– vasomotorisch G44.1
– Zerviko- M53.0
–– akut M53.0
–– bei Blockierung M53.0
–– chronisch M53.0
Zephalhämatom, traumatisch S09.8
Zephalhämatozele
– beim Neugeborenen P52.8
– Fetus/Neugeborenes, durch Geburtsverletzung P10.8
– traumatisch S09.8
Zephalie, Schizo- Q04.6
Zephalo-brachial, Schmerzsyndrom M53.1
Zephalo-thorakal, Lipodystrophie, progressiv E88.1
Zephalobrachialgie, Zerviko- M53.1
Zephalopelvin, Disproportion, Hindernis, Geburt O65.4
Zephalopolysyndaktylie-Syndrom, Greig- Q75.2
Zephalothorakopagus Q89.4
Zephalozele Q01.9

Zerebellär
– Ataxie
–– autosomal-dominant, mit Schwerhörigkeit, und Narkolepsie G11.2
–– autosomal-rezessiv
––– Beginn im Erwachsenenalter G11.2
––– durch Mangel, WWOX Gen G11.1
––– mit
–––– Blindheit und Schwerhörigkeit G11.1
–––– Epilepsie, und Minderung, Intelligenz G11.1
–––– Intrusion, sakkadisch G11.8
–––– psychomotorischer Retardierung G11.1
––– Spectrin-assoziiert G11.1
––– Typ 12 G11.1
–– mit
––– Diabetes mellitus, bei Tubulopathie, proximal Q87.8
––– Dysplasie, ektodermal G11.1
–– nichtprogressiv
––– mit Minderung, Intelligenz G11.0
––– X-chromosomal G11.0
– Degeneration, und Hepatosplenomegalie, bei Ichthyose Q87.8
– Hypoplasie, mit Degeneration, tapetoretinal Q04.3
– Liponeurozytom D43.1
– Mutismus, postoperativ G97.81
– Vermis, Hypoplasie, isoliert Q04.3
Zerebellar – s.a. zerebellär
– Abszess G06.0
– Arterie, Verengung I66.3
– Astrozytom C71.6
– Ataxie G11.9
–– alkoholbedingt G31.2
–– angeboren, durch RNU12-Genmutation G11.1
–– autosomal-dominant G11.9
–– autosomal-rezessiv G11.9
––– mit spät beginnender Spastik G11.1
–– bei
––– Myxödem E03.9† G13.2*
––– Neubildung a.n.k. D48.9† G13.1*
––– Neurosyphilis A52.1† G99.8*
–– erworben G31.9
–– früh beginnend G11.1
––– mit
–––– erhaltenen Sehnenreflexen G11.1
–––– Myoklonie G11.1
–––– Tremor, essentiell G11.1
–– hereditär G11.9
–– mit
––– Areflexie, Pes cavus, Optikusatrophie, und sensorineuraler Schwerhörigkeit, Syndrom G11.8
––– DNA-Reparatursystem, defekt G11.3
–– spät beginnend G11.2
– Atrophie G31.9
– Blutung
–– beim Fetus/Neugeborenen P52.6
–– nichttraumatisch I61.4 ►
Zerebellar – s.a. zerebellär *(Forts.)*
~ Blutung *(Forts.)*
–– umschrieben S06.34
––– traumatisch S06.34
– Cholesteatom D33.1
– Degeneration G31.9
–– alkoholbedingt G31.2
–– erworben G31.9
–– hereditär G11.9
– Durchblutungsstörung I67.88
– Enzephalomalazie G93.88
– Hemiatrophie G31.9
– Heredoataxie G11.9
– Krankheit, hereditär G11.9
– Metastase C79.3
– Sarkom C71.6
–– arachnoidal, umschrieben C71.6
– Sklerose, hereditär G11.9
– Syndrom, hereditär G11.9
– Teleangiektasie G11.3
Zerebello-fazio-dental, Syndrom Q87.0
Zerebellotrigeminal, Dysplasie, dermal Q87.8
Zerebellum – s. Kleinhirn
Zerebral – s.a. Art der Krankheit
– Adrenoleukodystrophie, X-chromosomal E71.3
– Aneurysma, sakkulär, familiär Q28.30
– Dysplasie, kortikal Q04.8
– Fehlbildung Q04.9
–– arteriovenös, bei Lymphödem Q82.08 Q28.39
– Hämorrhagie, hereditär, mit Amyloidose E85.4† I68.0*
–– vom
––– arktischen Typ E85.4† I68.0*
––– flämischen Typ E85.4† I68.0*
––– holländischen Typ E85.4† I68.0*
––– isländischen Typ E85.4† I68.0*
––– italienischen Typ E85.4† I68.0*
––– Typ
–––– Iowa E85.4† I68.0*
–––– Piedmont E85.4† I68.0*
– Kalzifikation, Typ Rajab Q04.8
– Leukoenzephalopathie, bei Vaskulopathie, retinal, und Manifestation, systemisch Q28.38 Q14.1
– Störung, Transport, Dopamin-Serotonin, vesikulär G25.88
– Transportstörung, Folat, mit neurodegenerativem Syndrom G31.88
– Vasokonstriktionssyndrom, reversibel I67.88
Zerebralarterie
– Aneurysma I67.10
– Embolie I66.9
– Gumma A52.0† I68.8*
– Krankheit I67.9
– Thrombose I66.9
Zerebralvenös, Insuffizienz I67.88
Zerebro-fazio-thorakal, Dysplasie Q87.5
Zerebro-fronto-fazial, Syndrom, Baraitser-Winter Q87.0
Zerebro-hepato-renal, Syndrom Q87.8

Z

Zerebro-kosto-mandibulär, Syndrom Q87.5
Zerebro-okulo-fazio-skeletal, Syndrom Q87.8
Zerebro-okulo-nasal, Syndrom Q87.0
Zerebro-okulo-renal, Dystrophie E72.0
Zerebro-palato-kardial, Syndrom, Typ Hamel Q87.8
Zerebro-renal, Syndrom, Typ Perez G31.88
Zerebro-reno-urogenital, Agenesie-Hypoplasie-Syndrom, fetal, letal Q87.8
Zerebro-zerebellär, Fehlbildung, mit Epilepsie, fokal, und Minderung, Intelligenz Q04.8
Zerebro-zerebellar, Atrophie, progressiv G31.88
Zerebrofazial, Syndrom, metamer, arteriovenös Q28.28
– Typ
–– 1 Q28.28
–– 2 Q28.28
–– 3 Q28.28
Zerebromakulär, Dystrophie E75.4
Zerebromalazie G93.88
Zerebromeningeal, Blutung I61.8
Zerebroretinal
– Angiomatose Q85.8
– Lipidose E75.4
Zerebrosidose E75.2
Zerebrosidzellig, Lipidose E75.2
Zerebrospasmen G80.1
– kongenital G80.1
Zerebrospinal
– Arachnoiditis G03.9
– Arteriosklerose I67.2
– Blutung I61.9
– Endarteriitis I67.7
– Erguss G03.9
– Fistel G96.0
– Infektion, durch Meningokokken A39.0† G01*
– Krankheit G96.9
– Meningen, Tuberkulose A17.0† G01*
– Meningitis A39.0† G01*
–– durch Fleckfieber A75.9† G01*
–– tuberkulös A17.0† G01*
– Otorrhoe G96.0
– Sklerose
–– disseminiert G35.9
–– multipel G35.9
– Syphilis A52.1
–– tabisch A52.1
– Tuberkulose A17.8† G07*
Zerebrospinalflüssigkeit
– Ableitung, in situ Z98.2
– Durchsickern G96.0
–– nach Lumbalpunktion G97.0
– Rhinorrhoe G96.0
Zerebrotendinös, Xanthomatose E75.5
Zerebrovaskulär
– Affektion, im Wochenbett O99.4
– Arteriosklerose I67.2
– Blutung I61.9
– Degeneration I67.9† G32.8*
– Demenz F01.9
– Depression F32.9 ►

Zerebrovaskulär *(Forts.)*
– Durchblutungsstörung I67.88
–– chronisch I67.88
– Dysregulation I67.9
– Erkrankung I67.9
– Infarkt I63.9
– Insuffizienz I67.88
–– 1. Grades I67.88
–– akut I67.88
– Insult I64
–– alt I69.4
– Ischämie I67.88
–– mit Psychose, organisch F01.9
– Krankheit I67.9
–– akut I67.88
–– arteriosklerotisch I67.2
–– bei Schwangerschaft O99.4
–– embolisch I66.9
–– Folgen a.n.k. I69.8
–– im Wochenbett O99.4
–– ischämisch I67.88
–– Komplikation, Entbindung O99.4
–– okklusiv I66.9
–– thrombotisch I66.9
––– akut I63.3
– Reinfarkt I63.9
– Schädigung, degenerativ I67.9† G32.8*
– Sklerose I67.2
– Störung I67.9
–– im Wochenbett (Zustände unter I60–I69) O99.4
– Syphilis A52.0† I68.8*
– Verschluss I66.9
–– diffus I66.9
–– mit Infarkt, Gehirn I63.5
Zerebrovenös, Sinus, Thrombose
– bei Schwangerschaft O22.5
– im Wochenbett O87.3
Zerebroventrikulär, Erkrankung G93.88
Zerebrum
– Abszess G06.0
– Tuberkulose A17.8† G07*
Zerfall
– Muskel M62.89
– Zahn K03.2
Zerkarien, Dermatitis B65.3
Zeroidlipofuszinose, neuronal E75.4
– adult E75.4
– Epilepsie-Variante, nordisch E75.4
– infantil E75.4
– juvenil E75.4
– kongenital E75.4
– spät-infantil E75.4
– Typ
–– 1 E75.4
–– 2 E75.4
–– 3 E75.4
–– 4A E75.4
–– 4B E75.4
–– 5 E75.4
–– 6 E75.4 ►

Zeroidlipofuszinose, neuronal E75.4 *(Forts.)*
~ Typ *(Forts.)*
-- 7 E75.4
-- 8 E75.4
-- 9 E75.4
-- 10 E75.4
Zerquetschung T14.7
– Abdomen S38.1
– Achselhöhle S47
– Arm T04.2
– Becken S38.1
– Bein T04.3
– Daumen S67.0
-- mit Beteiligung, Hand S67.8
– Ellenbogen S57.0
– Extremität
-- obere T04.2
--- Folgen T92.6
--- multipel T04.2
-- untere T04.3
--- Folgen T93.6
--- multipel T04.3
– Ferse S97.8
– Finger S67.0
-- mit Beteiligung, Hand S67.8
– Folgen T94.1
– Fuß S97.8
– Genitalorgane, äußere S38.0
– Gesäß S38.1
– Geschlechtsorgane
-- männlich, äußere S38.0
-- weiblich, äußere S38.0
– Gesicht S07.0
-- Folgen T90.8
– Hals S17.9
-- Folgen T91.8
– Hand S67.8
– Handgelenk S67.8
– Hüfte S77.0
-- mit Zerquetschung, Oberschenkel S77.2
– Knie S87.0
– Körperregion, multipel, Folgen T94.0
– Kopf S07.9
-- Folgen T90.8
– Kopfhaut, behaart S07.8
– Labia
-- majora pudendi S38.0
-- minora pudendi S38.0
– Larynx S17.0
– Lippe S07.0
– Lumbosakralgegend S38.1
– mit
-- Asphyxie S28.0
-- Versagen, Niere T79.5
– multipel T04.9
-- Extremität
--- obere, und Extremität, untere T04.4
--- untere, Thorax, und
---- Abdomen T04.7
---- Becken T04.7
---- Lumbosakralgegend T04.7 ►

Zerquetschung T14.7 *(Forts.)*
~ multipel T04.9 *(Forts.)*
-- Thorax, und
--- Abdomen T04.1
--- Becken T04.1
--- Lumbosakralgegend T04.1
– Nase S07.0
– Oberarm S47
– Oberschenkel S77.1
-- mit Zerquetschung, Hüfte S77.2
– Ohr S07.0
– Organ, inneres T14.7
– Pharynx S17.8
– Rücken, unterer S38.1
– Rumpf T04.1
-- Folgen T91.8
-- Lokalisation, multipel T04.1
-- und Extremität T04.7
– Schädel S07.1
– Schulter S47
– schwer, bei Verschüttung T14.7
– Skapularregion S47
– Sprunggelenk, oberes S97.0
-- mit Beteiligung, Fuß S97.8
– Thorax S28.0
-- mit Asphyxie, traumatisch a.n.k. S28.0
– Trachea S17.0
– Unterarm S57.9
– Unterschenkel S87.8
– Wange S07.0
– Zehe S97.1
Zerreißung
– Analschleimhaut, mit Komplikation, Entbindung O70.3
– Anus, Komplikation, Entbindung O70.2
– Augenlid S01.1
– Augenwinkel, bei Wunde, offen, Augenwinkel S01.1
– Beckenboden, Komplikation, Entbindung O70.1
– Cervix uteri, Komplikation, Entbindung O71.3
– Darm, Komplikation, Entbindung O71.5
– Gehirn, durch Geburtsverletzung P10.8
– Gelenk T14.3
– Gelenkkapsel T14.3
– Harnblase, Komplikation, Entbindung O71.5
– Herz S26.88
– Iris S05.3
– Ligament T14.3
– Peritoneum, Komplikation, Entbindung O71.5
– Sphincter ani, mit
-- Analschleimhaut, mit Komplikation, Entbindung O70.3
-- Rektumschleimhaut, mit Komplikation, Entbindung O70.3
– Urethra, Komplikation, Entbindung O71.5
– Uterus
-- Komplikation, Entbindung O71.1
-- vor Beginn, Wehen O71.0
– Vaginalmuskel, mit Riss, Damm, mit Komplikation, Entbindung O70.1 ►

Z

Zerreißung *(Forts.)*
– versehentlich, während ärztlicher Maßnahme, mit Komplikation T81.2
– zerebral, bei Hämatom, Gehirn S06.28
– Ziliarkörper S05.3
Zerrüttung, Ehe Z63
Zerrung T14.3
– Adduktoren, Oberschenkel S76.2
– Atlantoaxialgelenk S13.4
– Atlantookzipitalgelenk S13.4
– Band T14.3
– BWS S23.3
– Ellenbogen S53.40
– Extremität
–– obere, Folgen T92.3
–– untere, Folgen T93.3
– Finger S63.60
– Folgen T94.1
– Fuß S93.6
– Fußgelenk S93.6
– Gelenk T14.3
– Gelenkkapsel T14.3
– Hals, Folgen T91.8
– Handgelenk S63.50
– HWS S13.4
– Interphalangealgelenk S93.5
– Kapselanteil, Rotatorenmanschette S43.4
– Kapselband-, Sprunggelenk S93.40
– Kiefer, Folgen T90.8
– Kieferband S03.4
– Kiefergelenk S03.4
– Kniegelenk S83.6
– Körperregion, multipel, Folgen T94.0
– Krikoarytänoidalgelenk S13.5
– Krikothyreoidalgelenk S13.5
– Ligament T14.3
– Ligamentum acromioclaviculare S43.5
– Ligamentum collaterale radiale S53.41
– Ligamentum collaterale ulnare S53.42
– Ligamentum coracohumerale S43.4
– Ligamentum glenohumerale inferius S43.4
– Ligamentum glenohumerale medius S43.4
– Ligamentum glenohumerale superius S43.4
– Ligamentum longitudinale anterius, zervikal S13.4
– LWS S33.50
– Metatarsophalangealgelenk S93.5
– Muskel T14.6
–– alt M62.69
–– HWS-Bereich S16
–– Kniebereich S83.6
–– LWS-Bereich S39.0
–– Oberarm S46.9
–– Oberschenkel S76.4
–– Unterschenkel S86.9
– Nacken, mit Blockierung S13.4
– Oberarm S46.9
– Oberschenkel S76.4
– Rippe S23.4
– Rumpf, Folgen T91.8
– Schulter S43.7 ►
Zerrung T14.3 *(Forts.)*
– Sehne T14.6
–– Unterschenkel S86.9
– Sprunggelenk, oberes S93.40
– Tarsalband S93.6
– Tarsometatarsalband S93.6
– Tibiofibularband, proximal S83.6
– Tibiofibulargelenk, proximal S83.6
– Unterarm S56.8
– Wade S86.9
– Zehe S93.5
Zerstörung, mit Ruptur, Augapfel, bei Verbrennung, Auge T26.2
Zerstückelnd, Operation, Fetus P03.8
Zerstückelung, Kind, zur Geburtserleichterung P03.8
Zertrümmerung, Schädel, beim Fetus P03.8
Zerumen H61.2
– festsitzend H61.2
– impaktiert H61.2
– obturierend H61.2
Zeruminalpfropf H61.2
Zeruminös
– Adenokarzinom C44.2
– Adenom D23.2
– Karzinom C44.2
Zervikago M54.2
Zervikal – s. Art der Krankheit
– Arterie, Dissektion, familiär I72.9
– Dermoidzyste D36.7
– Dystonie, mit Beginn im Erwachsenenalter, Typ DYT23 G24.1
– Hypertrichose, ventral, isoliert L68.2
– Spina bifida aperta Q05.5
– Spina bifida cystica Q05.5
Zervikaldrüse, Schwellung R59.0
Zervikalgie M54.2
– akut M54.2
– chronisch M54.2
Zervikalkanal
– Stenose N88.2
– Striktur N88.2
Zervikalregion, Störung a.n.k. M53.82
Zervikalwirbel
– Dislokation S13.10
– Fraktur S12.9
Zervikoaurikulär, Fistel Q18.1
Zervikobrachialgie M53.1
– akut M53.1
– bei Blockierung M53.1
–– HWS M53.1
– chronisch M53.1
Zervikobrachiolumbalgie M54.10
Zervikodorsal
– Distorsion S13.4
– Übergangswirbel, Blockierung M99.81
Zervikodorsalgie, bei Degeneration, HWS, und BWS M47.23
Zervikofazial
– Aktinomykose A42.2
– Fibrochondrom D21.0

Zervikogen
– Schmerzen, Kopf M54.2
– Schwindel R42
Zervikokolpitis N72
Zervikokraniell, Syndrom M53.0
Zervikolumbalsyndrom M54.10
Zervikosigmoidal, Fistel N82.4
Zervikothorakal
– Blockierung M99.81
– Degeneration, Bandscheibe a.n.k. M50.3
– Distorsion S13.4
– Hernie, Nucleus pulposus M50.2
– Schaden, Bandscheibe M50.9
– Wirbelsäule, Dislokation T03.8
Zervikothorakalsyndrom M54.13
Zervikotrochantär, Fraktur, Schenkelhals S72.05
Zervikovaginal, Adhäsion N88.1
– kongenital Q52.8
– postpartal O90.8
–– alt N88.1
Zervikovaginitis, durch Chlamydien A56.0
Zervikozephalgie M53.0
– akut M53.0
– bei Blockierung M53.0
– chronisch M53.0
Zervikozephalobrachialgie M53.1
Zervix – s.a. Cervix
– Karzinom, Plattenepithel C53.9
– Metaplasie R87.9
– Narbe, mit Hindernis, Geburt O65.5
– Neoplasie D39.0
– offen und Vagina, bei Uterus bicornis, bizervikal Q51.3
– Verlängerung, angeboren Q51.8
Zervixplazenta O44.00
Zervixstumpf, Karzinom C53.8
Zervixzytologisch, Papanicolaou-Abstrich, PAP II R87.6
Zervizitis N72
– akut N72
– bei
–– Eversion, Cervix uteri N72
–– Schwangerschaft O23.5
–– Ulkus, Cervix uteri N72
– chronisch N72
– durch
–– Chlamydien A56.0
–– Gonokokken A54.0
–– Herpesvirus A60.0† N74.8*
–– Trichomonaden A59.0† N74.8*
– erosiv N72
– hyperplastisch N72
– im Wochenbett O86.1
– mit
–– Ektropium N72
–– Erosion N72
–– Ulzeration N72
– Mutter, mit Fetus/Neugeborenes, Schädigung P00.8
– nach Entbindung O86.1 ►

Zervizitis N72 *(Forts.)*
– nichtvenerisch N72
– puerperal O86.1
– senil, atrophisch N72
– spätsyphilitisch A52.7† N74.2*
– subakut N72
– syphilitisch A52.7† N74.2*
– tuberkulös A18.1† N74.0*
Zestodiasis B71.9
Zeugungsunfähigkeit N46
Zhu-Tokita-Takenouchi-Kim-Syndrom Q87.0
Zieff-Goldblatt-Syndrom, Wallis- Q77.8
Ziegenmilchanämie D52.0
Ziegenpeter B26.9
Ziehen-Oppenheim-Syndrom G24.1
– Schwalbe- G24.1
Ziehend, Atmung R06.2
– psychogen F45.33
Zieve-Syndrom K70.0
Zigaretten
– Ingestion T65.2
– Rauchen, exzessiv F17.1
Zika A92.5
Zika-Virus
– Fieber A92.5
– Infektion A92.5
– Krankheit A92.5
–– angeboren P35.4
Zika-Viruskrankheit, kongenital, mit Mikrozephalie P35.4
Zikatrix, hypertrophisch L91.0
Ziliar
– Dyskinesie
–– primär [PCD] [Angeborene bronchiale Ziliendyskinesie] Q34.8
–– respiratorisch, primär, mit Retinitis pigmentosa Q34.8 H35.5
– Staphylom H15.8
Ziliaris, Neuralgie G44.0
Ziliarkörper
– Abriss H21.5
– Abszess H20.8
– Adhäsion a.n.k. H21.5
– Affektion H21.9
– Atrophie H21.2
– Blutung H21.0
– Degeneration H21.2
– Disruption a.n.k. H21.5
– Entzündung H20.9
– Fremdkörper S05.5
–– intraokular, alt
––– amagnetisch H44.7
––– magnetisch H44.6
– Gumma A52.7† H22.8*
– Hernie, traumatisch S05.2
– Implantationszyste H21.3
– Krankheit H21.9
– Melanom
–– maligne C69.4
–– spindelzellig, maligne, vom Typ
––– A C69.4 ►

Z

Ziliarkörper *(Forts.)*
~ Melanom *(Forts.)*
~~ spindelzellig, maligne, vom Typ *(Forts.)*
--- B C69.4
– Melanozytom D31.4
– Neovaskularisation H21.1
– Prolaps, traumatisch S05.2
– Spätsyphilis A52.7† H22.0*
– Syphilis, sekundär A51.4† H22.0*
– Tuberkulose A18.5† H22.0*
– Tumor, maligne C69.4
– und Iris, Affektion H21.9
– Verletzung S05.8
– Zerreißung S05.3
– Zyste H21.3
-- exsudativ H21.3
-- parasitär H21.3
Ziliarkörpergefäß
– Affektion H21.1
– Krankheit a.n.k. H21.1
– Neubildung H21.1
Ziliarmuskel, Spasmus H21.8
Zilien
– Agenesie Q10.3
– Fehlen
-- erworben H02.7
-- kongenital Q10.3
– Follikulitis H00.0
– immotil, Syndrom Q34.8
– invers H02.8
Ziliensyndrom, dyskinetisch Q34.8
Zilioretinal
– Arterie, Persistenz Q14.8
– Vene, Persistenz Q14.8
Zimmermann-Laband-Syndrom Q87.8
Zimmermann-Syndrom, Wolff- Q87.0
Zimt
– Allergie T78.1
– Überempfindlichkeit T78.1
Zink
– Blutwert, abnorm R79.0
– Mangel E60
-- alimentär E60
-- mit Anämie D53.8
– Stoffwechselstörung E83.2
Zinnarbeiterlunge J63.5
Zinsser-Cole-Engman-Syndrom Q82.8
– mit Anämie, aplastisch Q82.8 D61.9
Zinsser-Krankheit, Brill- A75.1
Zipfel, Herzklappe
– akzessorisch a.n.k. Q24.8
– Fensterung a.n.k. Q24.8
– Fusion a.n.k. Q24.8
Ziprkowski-Syndrom, Passwell-Goodman- Q87.1
Zirbeldrüse
– Degeneration E34.8
– Kalzifikation E34.8
– Krankheit E34.8
– Tumor, mit Pubertät, vorzeitig E34.8
– Überfunktion E34.8 ►

Zirbeldrüse *(Forts.)*
– Zyste E34.8
Zirkadian, Rhythmus
– Inversion G47.2
– Umkehr, psychogen F51.2
Zirkulär, Membran H21.4
Zirkulierend
– Antikoagulanzien, Störung, hämorrhagisch D68.35
– Enzym, Mangel a.n.k. E88.0
– Immunkomplexe, mit Nephritis a.n.k. N05.8
Zirkumskript
– Leptomeningitis G03.9
– Lymphangiom D18.19
-- kutan D18.19
– Ödem, akut T78.3
– Sklerodermie L94.0
Zirkumzision [Circumcisio]
– als Routinemaßnahme Z41.2
– aus rituellen Gründen Z41.2
– weiblich Z91.70
Zirrhose K74.6
– alkoholisch K70.3
-- makronodulär K70.3
-- mikronodulär K70.3
-- nutritiv K70.3
-- portal K70.3
-- postnekrotisch K70.3
– biliär K74.5
-- primär K74.3
--- Stadium Child-Pugh
---- A K74.3 K74.70!
---- B K74.3 K74.71!
---- C K74.3 K74.72!
-- sekundär K74.4
--- Stadium Child-Pugh
---- A K74.4 K74.70!
---- B K74.4 K74.71!
---- C K74.4 K74.72!
-- Stadium Child-Pugh
--- A K74.5 K74.70!
--- B K74.5 K74.71!
--- C K74.5 K74.72!
– Charcot- K74.3
– cholangiolitisch, primär K74.3
– cholestatisch
-- primär K74.3
-- sekundär K74.4
– Cruveilhier-von-Baumgarten- K74.6
– diätetisch K74.6
– Hanot-, Leber K74.3
– hepatisch, portal dekompensiert K74.6
– hepatolienal K74.6
– hypertrophisch K74.3
– infantil, hereditär, nordamerikanische Indianer K74.6
– Laënnec- K70.3
-- Leber
--- alkoholisch K70.3
--- nichtalkoholisch K74.6 ►

Zirrhose K74.6 *(Forts.)*
– Leber K74.6
–– alkoholisch K70.3
––– mit Varizen
–––– Magen, mit Blutung K70.3† I98.3*
–––– Ösophagus K70.3† I98.2*
––––– mit Blutung K70.3† I98.3*
–– angeboren P78.8
–– autoimmun K74.6
–– bei Glykogenose E74.0
–– dekompensiert K74.6
–– kardial K76.1
–– kryptogen K74.6
–– makronodulär K74.6
–– medikamentös-toxisch K71.7
–– mikronodulär K74.6
–– mit Varizen, Ösophagus K74.6† I98.2*
––– mit Blutung K74.6† I98.3*
–– nach Hepatitis K74.6
–– nichtalkoholisch bedingt K74.6
–– portal K74.6
–– postnekrotisch K74.6
–– Pseudo-, perikarditisch I31.1
–– Stadium Child-Pugh
––– A K74.6 K74.70!
––– B K74.6 K74.71!
––– C K74.6 K74.72!
–– syphilitisch A52.7† K77.0*
–– toxisch K71.7
––– mit Varizen, Ösophagus K71.7† I98.2*
–––– mit Blutung K71.7† I98.3*
– Lunge J84.10
–– chronisch J84.10
– Mischform K74.6
– monolobulär K74.3
– Nephro- N26
– nutritiv K74.6
– Pankreas K86.88
– periportal K74.6
– Pigment-, Leber E83.1
– posthepatitisch K74.6
– pulmonal J84.10
– renal N26
– Stauungs-, Leber K76.1
– Todd- K74.3
– Trabekel K74.6
– und Fibrose, Leber, bei Krankheit, Leber, toxisch K71.7
Zirrhose-Dystonie-Polyzythämie-Hypermanganämie-Syndrom E83.8
Zirrhotisch
– Hypertrophie, Klitoris N90.8
– Kardiomyopathie I42.88
– Nephritis N26
– Pneumonie, chronisch J84.10
Ziter-Syndrom, Carey-Fineman- Q87.0
Zitronensäure
– Allergie T78.4
– Überempfindlichkeit T78.4
Zitrullinämie E72.2
– adult, Typ 1 E72.2 ►

Zitrullinämie E72.2 *(Forts.)*
– neonatal, akut, Typ 1 E72.2
– Typ
–– 1 E72.2
–– 2 E72.2
Zitrullinurie E72.2
Zitrusfrüchte, Überempfindlichkeit T78.1
Zitterlähmung G20.90
Zittern R25.1
– Auge H55
–– angeboren H55
Zlotogora-Ogur-Syndrom Q87.8
ZNS – s. Zentralnervensystem
ZNS-PNET [Primitiver neuroektodermaler Tumor des Zentralnervensystems] C72.9
Zökum – s. Zäkum
Zöliakal, Infantilismus K90.0
Zöliakie K90.0
– beim
–– Erwachsenen K90.0
–– Kind K90.0
– mit
–– Epilepsie, und zerebralen Verkalkungen, Syndrom K90.0 G40.8
–– Rachitis K90.0
– refraktär K90.0
Zönästhetisch, Schizophrenie F20.8
Zollinger-Ellison-Syndrom E16.4
Zona
– glomerulosa, Adenom, Nebenniere D35.0
– pellucida, Defekt, mit Infertilität, weiblich N97.8
Zonana-Syndrom, Bannayan- Q89.8
Zonula ciliaris, Hypoplasie Q12.8
Zoonose, bakteriell A28.9
Zoophilie F65.8
Zoophobie F40.2
Zoospermie, Oligo-Astheno- N46
Zorn R45.4
Zoster B02.9
– auricularis B02.2† H94.0*
– conjunctivae B02.3† H13.1*
– generalisatus B02.7
– ischiadicus B02.2† G59.8*
– mit
–– Blepharitis B02.3† H03.1*
–– Enzephalitis B02.0† G05.1*
–– Enzephalomyelitis B02.0† G05.1*
–– Erkrankung, Augenlid B02.3† H03.1*
–– Iridozyklitis B02.3† H22.0*
–– Iritis B02.3† H22.0*
–– Keratitis B02.3† H19.2*
–– Keratokonjunktivitis B02.3† H19.2*
––– interstitiell B02.3† H19.2*
–– Konjunktivitis B02.3† H13.1*
–– Krankheit, Auge B02.3† H58.8*
–– Meningitis B02.1† G02.0*
–– Meningoenzephalitis B02.0† G05.1*
–– Myelitis B02.0† G05.1*
–– Neuralgie B02.2† G53.0*
–– Otitis externa B02.8† H62.1* ►

Z

Zoster B02.9 *(Forts.)*
~ mit *(Forts.)*
-- Polyneuropathie B02.2† G63.0*
-- Schmerzen B02.9
-- Skleritis B02.3† H19.0*
– Neuritis B02.2† G53.0*
– ohne Komplikation B02.9
– ophthalmicus a.n.k. B02.3† H58.8*
– oticus B02.2† H94.0*
– thoracicus B02.9
Zotten, Atrophie, bei Diarrhoe, chronisch K52.8
Zottenkrebs, fetal C58
ZS [Zellweger-Syndrom] Q87.8
ZTTK[Zhu-Tokita-Takenouchi-Kim]-Syndrom Q87.0
Zu
– häufig, Menstruation, im Pubertätsalter N92.2
– kurz, Nabelschnur, mit Schädigung, Fetus/Neugeborenes P02.6
– stark – s. Art der Krankheit
Zucken
– Augenlid F95.9
-- organisch bedingt G25.6
-- psychogen F95.9
– nervös F95.9
Zucker, Ausscheidung, im Harn R81
Zuckergussleber K75.8
Zuckergussmilz D73.8
Zuckerkrankheit – s.a. Diabetes mellitus E14.90
Zuckerrohr-Pneumokoniose J67.10
Zuckung R25.3
– faszikulär R25.3
– Muskel, fibrillär M62.89
– myoklonisch G25.3
Zuelzer-Ogden-Syndrom D53.1
Zuelzer-Wilson-Syndrom, Jirásek- Q43.1
Zufuhr
– Karotin, übermäßig E67.1
– Spurenelemente, übermäßig a.n.k. E67.8
– Vitamin
-- A, übermäßig E67.0
-- D, übermäßig E67.3
Zugang, vaskulär, Handhabung Z45.29
Zuggurtungsfixierung, Wechsel Z47.8
Zugpflaster, Kontaktdermatitis, allergisch L23.1
Zukunftsangst Z73
Zumbusch-Syndrom, Von- L40.1
Zunahme, Gewicht
– abnorm R63.5
– gering, bei Schwangerschaft O26.1
– mangelnd R62.8
– übermäßig, bei Schwangerschaft O26.0
Zunge
– Abszess K14.0
-- durch Staphylokokken K14.0 B95.8!
– Abwärtsverlagerung, angeboren Q38.3
– Adhäsion, angeboren Q38.3
-- am Zahnfleisch Q38.3
– Agenesie Q38.3
– Akanthose K14.3
– akzessorisch Q38.3 ►

Zunge *(Forts.)*
– Anomalie, angeboren Q38.3
– Atrophie K14.8
-- senil K14.8
– Befall, durch Pilz B37.0
– belegt K14.3
– Bläschen K12.1
– Blutung K14.8
– Deformität
-- angeboren Q38.3
-- erworben K14.8
– doppelt Q38.3
– dreigeteilt Q38.3
– Duplikatur, zystisch Q38.3
– Entzündung K14.0
– Erythema migrans K14.1
– Erythroplakie K13.2
– Fehlen, angeboren Q38.3
– Fibrom D21.0
– Fibrose, submukös K13.5
– Fissur
-- angeboren Q38.3
-- erworben K14.5
– Fremdkörper T18.0
– Frenulum, Hypertrophie K14.8
– Furche, kongenital Q38.3
– gekerbt K14.8
– Geschwür K14.0
– Gumma A52.7† K93.8*
– Hemiatrophie K14.8
– Hypertrophie K14.8
-- kongenital Q38.2
– Hypoplasie Q38.3
– Infektion a.n.k. K14.0
– Karzinom, squamös C02.9
– Kerbung K14.8
– Krankheit K14.9
-- parasitär a.n.k. B37.0
– Lähmung K14.8
– Lageanomalie, kongenital Q38.3
– Leuködem K13.2
– Leukoplakie K13.2
– Myoblastom, granularzellig D10.1
– Narbe K14.8
– Papillae foliatae, Hypertrophie K14.3
– Papillitis K14.0
– Paralyse K14.8
– Plaques K13.2
– Schmerzen K14.6
– Skrotal-, kongenital Q38.3
– Spätsyphilis A52.7† K93.8*
– Spaltung Q38.3
– Spasmus K14.8
– Tuberkulose A18.8† K93.8*
– Tylosis K13.2
– Ulzeration K14.0
-- traumatisch K14.0
– und Mundhöhlenepithel, Erythroplakie K13.2
– Veränderung K14.9
– Verätzung T28.5
– Verbrennung T28.0 ►

Zunge *(Forts.)*
– Verdickung K14.8
– Verformung Q38.3
– Vergrößerung K14.8
– Verhornungsstörung K13.2
– Verletzung S09.9
–– oberflächlich S00.50
– Wanderplaque K14.1
– Wunde, offen S01.54
– Zyste K14.8
–– kongenital Q38.3
Zunge-Lippen-Kehlkopf-Lähmung [Paralysis laryngolabioglossalis] G12.2
Zungenbändchen, Verkürzung Q38.1
Zungenbein, Fraktur S12.8
Zungenbiss K07.2
Zungenbissstellung, hintere, Unterkieferzahn K07.2
Zungenbrennen K14.6
Zungenepithel, Hyperplasie K13.2
Zungengrund
– Angina J03.9
– Hyperplasie K14.8
– Schilddrüse Q89.2
– Struma Q89.2
– Tonsillitis J03.9
Zungenpapille
– Atrophie K14.4
– Hypertrophie K14.3
Zungenschlundsyndrom G24.0
Zungentonsille, Hyperplasie J35.1
Zungenwurzel, Struma Q89.2
Zunich-Kaye-Syndrom Q87.8
Zurückbleiben, körperlich R62.8
Zurückgeblieben
– Entwicklung, geistig F79.9
– Plazenta, mit Blutung, postpartal O72.0
– Plazentarest, mit Blutung, verzögert, im Wochenbett O72.2
– Zahnwurzel K08.3
Zurückgezogen lebend, Familie Z63
Zusätzlich
– Hautanhängsel Q82.8
– Zahn K00.1
Zusammenbruch, Nerven- F43.9
Zusammengesetzt
– Ganglion M67.49
– Odontom D16.5
–– Oberkieferknochen D16.42
Zusammengewachsen, Zwillinge
– Betreuung, Mutter O33.7
– mit
–– Dystokie O66.3
–– Missverhältnis, fetopelvin O33.7
Zusammensetzung, Nahrung, unausgewogen E63.9
– mit Mangelzustand, alimentär E63.1
Zuschrott, Stangler-, Lähmung, Divergenz, mit Fernesotropie H51.8
Zustand – s.a. Status
– Allgemein-, schlecht R53 ▶

Zustand – s.a. Status *(Forts.)*
– Angst- F41.1
–– depressiv F41.2
––– neurotisch F41.2
–– reaktiv F41.1
– Ausnahme-
–– psychisch F43.9
–– psychogen, unklar F43.9
– Burn-out- Z73
– degenerativ, Augapfel H44.5
– depressiv F32.9
– Erregungs- R45.1
–– psychovegetativ R45.1
– klimakterisch N95.1
– komaartig R40.1
– Krisen- F43.0
– manisch F30.9
– nach
–– Ablatio mammae Z90.1
–– ACVB[Aortokoronarer Venenbypass]-Operation Z95.1
–– allogener Stammzelltransplantation Z94.80
–– Amputation, Unterschenkel Z89.5
–– Apoplexie I69.4
–– Arthrodese Z98.1
–– Ersatz
––– Aortenklappe Z95.4
––– Mitralklappe Z95.4
–– Herz-Lungen-Transplantation Z94.3
–– Hysterektomie Z90.7
–– Hysterotomie Z98.8
–– Infarkt, Herz I25.29
–– Infektion, durch COVID-19 U09.9! *[nur Zusatzkode!]*
–– Meningitis G09
–– Stammzelltransplantation, hämatopoetisch
––– mit gegenwärtiger Immunsuppression Z94.81
––– ohne gegenwärtige Immunsuppression Z94.80
–– Tracheostomie Z93.0
–– Transplantation Z94.9
––– Haut, autogen Z94.5
––– Herz Z94.1
––– Niere Z94.0
––– Stammzellen Z94.88
– neurotisch F48.9
–– mit
––– Depersonalisationsphasen F48.1
––– Phase, depressiv F34.1
– Panik- F41.0
– paranoid F22.0
– pathologisch, Plazenta O43.9
– phobisch F40.9
– Post-COVID-19- U09.9! *[nur Zusatzkode!]*
– psychotisch, akut F23.9
– Spannungs- F43.9
– Versagens- F43.9
– Verwirrtheits-, bei Psychose, schizophreniform F23.1

Z

Zustandsbefund
– bei
–– Anastomose Z98.0
–– Bypass
––– aortokoronar Z95.1
––– intestinal Z98.0
–– Gefäßplastik, koronar Z95.5
–– Körperöffnung, künstlich Z93.9
–– Shunt, Hirnventrikel Z98.2
– nach
–– Ableitungsoperation, Gehirnventrikel Z98.2
–– Angioplastie, peripher a.n.k. Z95.88
–– Arthrodese Z98.1
–– Gastrostomie Z93.1
–– Ileostomie Z93.2
–– Kolostomie Z93.3
–– Nephrostomie Z93.6
–– Nierendialyse Z99.2
–– Ureterostomie Z93.6
–– Urethrostomie Z93.6
–– Zystostomie Z93.5
– postpartal a.n.k. Z39.2
Zustandsbild
– amnestisch F04
– dysmnestisch F04
– halluzinatorisch
–– nichtalkoholisch, organisch bedingt F06.0
–– organisch bedingt F06.0
– organisch bedingt, paranoid, Involutionsalter F22.8
– paranoid
–– organisch bedingt F06.2
–– senil F03
– paranoid-halluzinatorisch, organisch bedingt F06.2
Zuwendung, emotional, Verlust a.n.k. Z65
– beim Kleinkind T74.3
ZVT – s. Zentralvenenthrombose
Zwahlen-Syndrom, Franceschetti- Q75.4
Zwanghaft
– Ausreißen, Haar F63.3
– Glücksspiel F63.0
– Spielen F63.0
– Störung, Persönlichkeit F60.5
Zwangsgedanken F42.0
– bei
–– Reaktion, psychoneurotisch F42.0
–– Störung, psychogen F42.0
– Zwangshandlung, gemischt F42.2
Zwangshaltung, Kopf
– bei Nystagmus H55
–– kongenital H55
– wechselnd, bei Nystagmus H55
–– kongenital H55
Zwangshandlung F42.1
– vorwiegend F42.1
Zwangsideen F42.0
Zwangskrankheit F42.9
Zwangsneurose F42.9
Zwangsphobie F42.9
Zwangsrumination F42.0
Zwangsstörung, Persönlichkeit F60.5
Zwangssyndrom F42.9
Zwangsvorstellungen F42.0
Zwei- bis Drei-Gefäß-Erkrankung, koronar I25.13
Zwei-Gefäß-Erkrankung
– atherosklerotisch I25.12
– koronar I25.12
Zweietagenthrombose I82.9
– Bein I80.3
Zweigeschlechtlichkeit Q56.0
Zweigeteilt, Gaumenzäpfchen Q35.7
Zweiphasig, Meningoenzephalitis A84.1
Zweizeitig, Abort O06.9
– mit Komplikation O06.8
Zwerchfell
– Abszess K65.09
– Adhäsion K66.0
– Affektion J98.6
– Agenesie, mit Hernie Q79.1
– Bruch
–– irreponibel K44.0
–– mit
––– Einklemmung K44.0
––– Gangrän K44.1
– Defekt, angeboren, mit Eventration Q79.1
– Deformität
–– angeboren Q79.1
–– erworben J98.6
– Entzündung J98.6
– Erschlaffung J98.6
– Fehlen Q79.1
–– angeboren Q79.1
– Hernie K44.9
–– kongenital Q79.0
– Hochstand, angeboren Q79.1
– Karzinom C49.3
– Krankheit J98.6
– Lähmung J98.6
– Ossifikation J98.6
– Paralyse J98.6
– Schaden
–– beatmungsinduziert J95.88
–– ventilatorinduziert J95.88
– Verwachsung K66.0
Zwerchfellhernie-Syndrom, Hydranenzephalie-, letal Q04.3 Q79.0
Zwerchfellöffnung
– Anomalie a.n.k. Q79.1
– Vergrößerung, angeboren Q79.1
Zwerchfellschrittmacher, Anpassung, und Handhabung Z45.81
Zwerchfellstimulator, Überprüfung, Funktionsparameter Z45.81
Zwergbandwurm, Infektion B71.0
Zwergfadenwurm, Befall B78.9
Zwergflechte, Bärensprung- [Erythrasma] L08.1
Zwergniere Q60.5
– beidseitig N27.1
– einseitig N27.0
Zweymüller-Syndrom, Weissenbacher- Q77.7

Zwilling, Geburt
– außerhalb des Krankenhauses Z38.4
– im Krankenhaus Z38.3
Zwillinge
– als Entbindungsergebnis Z37.9! *[nur Zusatzkode!]*
– einer lebendgeboren, einer totgeboren, als Entbindungsergebnis Z37.3! *[nur Zusatzkode!]*
– festsitzend, mit Hindernis, Geburt O66.1
– Fusion Q89.4
– Lebendgeburt, als Entbindungsergebnis Z37.2! *[nur Zusatzkode!]*
– monoamniotisch, mit Verschlingung, Nabelschnur O69.2
– siamesisch Q89.4
– totgeboren, als Entbindungsergebnis Z37.4! *[nur Zusatzkode!]*
– verhakt, mit Hindernis, Geburt O66.1
– zusammengewachsen
–– Betreuung, Mutter O33.7
–– mit
––– Dystokie O66.3
––– Missverhältnis, fetopelvin O33.7
Zwillings-Transfusionssyndrom P02.3
Zwillingsabort O06.9
Zwillingsbildung, Zahn K00.2
Zwillingsfrühgeborenes P07.3
Zwillingsgeburt, mit Schädigung, Fetus/Neugeborenes P01.5
Zwillingsschwangerschaft O30.0
– dichoreal und diamnial O30.0
– mit Schädigung, Fetus/Neugeborenes P01.5
Zwischenblutung N92.1
– unregelmäßig N92.1
–– chronisch N92.1
Zwischenfall a.n.k. T88.9
– bei
–– Anwendung, lokal a.n.k. T88.9
–– Behandlung, medizinisch T88.9
–– Insulingabe T38.3
–– Strahlentherapie a.n.k. T66
–– Transfusion T80.9
Zwischenkiefergang, Zyste K09.1
Zwischenmenschlich, Beziehungsstörung F68.8
Zwischenwirbelscheibe
– Infektion, pyogen M46.39
– Prolaps M51.2
– Tuberkulose A18.0† M49.09*
– Verletzung T09.9
Zwischenzehenmykose B35.3
Zwischenzelltumor
– bei der Frau D39.1
– beim Mann D40.1
Zwitter Q56.0
– echt Q56.0
– Schein- Q56.3
Zwölffingerdarm – s. Duodenum
– Adenokarzinom C17.0
– Atresie Q41.0
Zyanid, Vergiftung T65.0
Zyanide, Wirkung, toxisch T65.0
Zyanokobalamin, Mangel E53.8
Zyanopsie H53.5
Zyanose R23.0
– Akro- I73.8
– bei Hypertonie I10.90
– enterogen, [Erworbene Methämoglobinämie] D74.8
– Finger, paroxysmal I73.0
– Konjunktiva H11.4
– Lippe R23.0
– Retina H35.8
Zyanoseanfall, beim Neugeborenen P28.2
Zyanotisch, Krankheit, Herz I24.9
– angeboren Q24.9
Zygomykose B46.9
– Lunge B46.0† J99.8*
Zygotentransfer, intratubar Z31.2
Zyklenzephalie Q04.9
Zyklisch
– Agranulozytose D70.5
– Erbrechen R11
–– psychogen F50.5
– Migräne N94.3
– Neutropenie D70.5
– Schizophrenie F25.2
– Stupor F31.9
Zyklitis H20.9
– akut H20.0
– chronisch H20.1
– Fuchs-Heterochromie- H20.8
– heterochrom H20.8
– rezidivierend H20.0
– subakut H20.0
Zykloid
– Persönlichkeit F34.0
– Psychose F23.0
–– mit Symptom, Schizophrenie F23.1
–– ohne Symptom, Schizophrenie F23.0
Zyklophorie H50.5
– dekompensiert H50.5
Zyklopie Q87.0
Zykloplegie H52.5
Zyklospasmus H52.5
Zyklosporiasis A07.3
Zyklothym
– Depression F34.0
– Psychose F28
– Störung, Persönlichkeit F34.0
– Temperament F34.0
Zyklothymia F34.0
Zyklothymie
– mit
–– Depression F31.3
–– Manie F31.1
– Phase, depressiv F34.0
Zyklotropie H50.4
Zyklozephalie Q87.0
Zyklus
– anovulatorisch N97.0
– Gamma-Glutamyl-, Störung E72.8
– monophasisch N97.0

Zyklusanomalie N92.6
– chronisch N92.6
Zykluslabilität, klimakterisch N95.0
Zylinder, im Urin R82.9
Zylinderepithel
– Cervix uteri, Verlagerung N87.9
– Verlagerung, über äußeren Muttermund hinaus Q51.8
Zylinderkarzinom, Lunge C34.9
Zylindrisch, Bronchiektasie J47
Zylindrom
– ekkrin, dermal D23.9
– Haut D23.9
Zylindromatös
– Adenokarzinom C80.9
– Syringadenom D23.9
Zylindrurie R82.9
Zypern-Fieber A23.0
Zystadenofibrom
– endometrioid D27
–– maligne C56
–– mit Borderline-Malignität D39.1
– mukös D27
– muzinös D27
– serös D27
Zystadenokarzinom
– endometrioid
–– bei der Frau C56
–– beim Mann C61
– Gallengang C22.1
– Leber, biliär C22.1
– muzinös C56
– Ovar
–– endometrioid C56
–– muzinös C56
–– papillär C56
–– pseudomuzinös C56
– Pankreas C25.9
–– muzinös C25.9
–– serös C25.9
– papillär C56
– pseudomuzinös C56
– serös C56
Zystadenolymphom, Parotis D11.0
Zystadenom D36.9
– Gallengang, intrahepatisch D13.4
– kolloid D27
– muzinös D27
– Ovar
–– muzinös
––– im Kindesalter D27
––– mit Borderline-Malignität C56
–– papillär, mit Borderline-Malignität C56
–– pseudomuzinös, mit Borderline-Malignität C56
–– serös
––– im Kindesalter D27
––– mit Borderline-Malignität C56
– Pankreas D13.6
– pseudomuzinös D27
– schleimig D27 ▶

Zystadenom D36.9 *(Forts.)*
– serös D27
Zystalgie R39.8
Zystathioninämie E72.1
Zystathioninurie E72.1
Zyste
– adenoid, infiziert J35.8
– Amnion O41.8
– anteriormaxillär, median K09.1
– Antrum Highmori J34.1
– Anus K62.8
– apikal K04.8
– Appendix K38.8
– arachnoidal G93.0
– Auge
–– angeboren Q15.8
–– kongenital Q15.8
– Auge a.n.k. H57.8
– Augenkammer, vordere H21.3
– Augenlid H02.8
–– infiziert H00.0
– Augenwinkel, konjunktival H11.4
– Baker- M71.2
–– Ruptur M66.0
–– tuberkulös A18.0† M01.16*
– Bartholin- N75.0
– Becken
–– mit Hindernis, Geburt O65.5
–– weiblich N94.8
––– bei
–––– Entbindung O34.8
–––– Schwangerschaft O34.8
– bei
–– Chromomykose, subkutan B43.2† L99.8*
–– Zystizerkose B69.9
– biliär K83.5
– Blake-Pouch- Q03.1
– Blessig-Ivanoff- H33.1
– branchiogen Q18.0
–– infektiös Q18.0
–– Neubildung, bösartig C10.4
– bronchogen J98.4
–– kongenital Q33.0
– Brusthaut N60.8
– Brustwarze N60.0
– Bulbourethraldrüse N36.8
– Bursa
–– pharyngea J39.2
–– synovialis a.n.k. M71.39
– Canalis incisivus K09.1
– Cartilago arytaenoidea J38.7
– Cauda equina G95.88
– Cervix uteri N88.8
–– embryonal Q51.6
– Chiasma opticum a.n.k. H47.4
– Choledochus Q44.4
–– angeboren Q44.4
– Chorion O41.8
– Chylus- I89.8
– Corpora quadrigemina G93.0
– Corpus albicans N83.2 ▶

Zyste *(Forts.)*
– Corpus luteum N83.1
–– hämorrhagisch N83.1
–– Ruptur N83.1
– Corpus pineale E34.8
– Corpus uteri, rezidivierend N85.8
– Cowper-Drüse N36.8
– Dandy-Walker- Q03.1
– Darm K63.8
– Dentallamina K09.0
– Dentitions- K09.0
–– Oberkiefer K09.0
–– Unterkiefer K09.0
– dentogen K04.8
– Dermoid- D36.9
–– fazial Q18.8
–– kokzygeal L05.9
––– mit Abszess L05.0
–– mit Transformation, maligne C56
–– Mund K09.8
–– nasal Q18.8
–– Ovar D27
–– zervikal D36.7
– Dickdarm K63.8
– dorsal M70.8
– Drüse
–– lakrimal H04.1
–– vulvovaginal N90.7
– Ductus choledochus K83.5
–– angeboren Q44.4
– Ductus cysticus K82.8
– Ductus deferens N50.8
– Ductus hepaticus K83.5
– Ductus nasopalatinus K09.1
– Ductus parotideus K11.6
– Ductus spermaticus N50.8
– Ductus stenonianus – s.a. Ductus parotideus oder s.a. Stensen-Gang K11.6
– Ductus submandibularis K11.6
– Ductus submaxillaris K11.6
– Ductus thyreoglossus Q89.2
– Ductus whartonii K11.6
– Dünndarm K63.8
– Dura mater
–– encephali G93.0
–– spinalis G96.1
– durch
–– Echinococcus B67.9
–– Hydatiden B67.9
––– Leber, durch Echinococcus
–––– granulosus B67.0
–––– multilocularis B67.5
– Eileiter N83.8
–– kongenital Q50.4
– Einschluss-
–– Haut L72.0
–– Vagina N89.8
–– Vulva N90.7
– Endometriose- N80.9
– Endometrium N85.8
–– ektopisch N80.9 ►

Zyste *(Forts.)*
– enteral, kongenital Q43.8
– entwicklungsbedingt, odontogen K09.0
– ependymal Q04.6
– Epidermoid- L72.0
–– Haut L72.0
–– Hirnventrikel, dritter G93.0
–– Mund K09.8
–– Orbita D31.6
– Epiglottis J38.7
–– kongenital Q31.8
– Epithel L72.0
– Epoophoron Q50.5
– Extravasations-
–– Parotis K11.6
–– Speicheldrüse, mukös K11.6
– Fimbrien Q50.4
– fissural K09.1
– Follikel-
–– hämorrhagisch N83.0
–– Ovar N83.0
– follikulär
–– atretisch N83.0
–– Haut L72.9
– Funiculus spermaticus N50.8
– Gallenblase K82.8
– Gallenblasengang K82.8
– Gallengang K83.5
– Gang, nasopalatinal K09.1
– Ganglion M67.49
– Gartner-Gang Q50.5
– Gaumen, mittlerer K09.1
– Gaumen-Nasengang- K09.1
– Gehirn G93.0
–– angeboren Q04.6
–– arachnoidal, angeboren Q04.6
–– durch Hydatiden B67.9† G94.8*
– Gelbkörper N83.1
– Gelenk a.n.k. M25.89
– Geschlechtsorgane, weiblich, äußere a.n.k. N90.7
– Glandula sublingualis K11.6
– Glandula submandibularis K11.6
– Glaskörper H43.8
– globulomaxillär K09.1
– Graaf-Follikel N83.0
– Haarbalg L05.9
–– Infektion L05.9
–– mit Abszess L05.0
– Hals
–– lateral Q18.0
–– median Q18.8
– Harnblase N32.8
– Haut L72.9
–– epithelial L72.0
–– Geschlechtsorgane, männlich N50.8
– Hirnventrikel, dritter, angeboren Q04.6
– Hoden N50.8
– Hornhaut H18.8
– Hymen N89.8
–– embryonal Q52.4 ►

Zyste *(Forts.)*
– Hypopharynx J39.2
– Hypophyse E23.6
– Implantations-
–– Iris H21.3
–– Vagina N89.8
–– Vorderkammer H21.3
–– Vulva N90.7
–– Ziliarkörper H21.3
– intraligamentär M24.29
– Involutions-, Mamma N60.8
– Iris H21.3
–– exsudativ H21.3
–– parasitär H21.3
– Kanthus H11.4
– karzinomatös C80.9
– Keilbeinhöhle J34.1
– Kerato- D16.5
–– odontogen D16.5
– Kiefer K09.2
–– aneurysmatisch K09.2
–– hämorrhagisch K09.2
–– primordial K09.0
–– traumatisch K09.2
– Kieferhöhle J34.1
– Kieferknochen, latent K10.0
– Kiemengang Q18.0
– Kleestadt- K09.1
– Kleinhirn G93.0
– Klitoris N90.7
– Knie, intraligamentär M23.89
– Knochen a.n.k. M85.69
–– aneurysmatisch M85.59
–– Kiefer, solitär K09.2
–– solitär M85.49
––– Fuß M85.47
––– Hand M85.44
––– Oberarm M85.42
––– Oberschenkel M85.45
––– Unterarm M85.43
––– Unterschenkel M85.46
–– Tibia, angeboren M85.66
– kokzygeal M85.65
– Kolon K63.8
– kongenital a.n.k. Q89.8
– Konjunktiva H11.4
– Kornea H18.8
– Labia
–– majora pudendi N90.7
–– minora pudendi N90.7
– lakrimal H04.8
– Larynx J38.7
–– kongenital Q31.8
– Leber
–– durch Hydatiden a.n.k. B67.8† K77.0*
–– einfach K76.8
–– kongenital Q44.7
– Lidrand H02.8
– Ligamentum latum uteri
–– embryonal Q50.5
–– gutartig N83.8 ▶

Zyste *(Forts.)*
– lingual K14.8
– Linse H27.8
–– kongenital Q12.8
– Lippe K13.0
– Lippendrüse K13.0
– Lunge
–– durch Hydatiden a.n.k. B67.9† J99.8*
–– erworben J98.4
– Lutein- N83.1
–– hämorrhagisch N83.1
– Lymph- I89.8
– lymphangiomatös D18.19
– lymphoepithelial, im Mund K09.8
– Makula H35.38
– maligne C80.9
– Mamma N60.0
–– chronisch N60.1
–– gestielt N60.0
–– gutartig N60.0
–– mit Proliferation, epithelial N60.3
–– solitär N60.0
– Mastoidhöhle, nach Mastoidektomie H95.1
– medial, an Hals und Gesicht Q18.8
– medianopalatinal K09.1
– Mediastinum, angeboren Q34.1
– Meibom-Drüse H00.1
–– infiziert H00.0
– Meningen G93.0
–– spinal G96.1
–– zerebral G93.0
– Meniskus M23.09
– Mesenterium K66.8
–– chylös I89.8† K67.8*
– Mesothel- K66.8
– Milch- N64.8
–– im Wochenbett O92.70
– Milz a.n.k. D73.4
–– durch Hydatiden a.n.k. B67.9† D77*
– Moll-Drüse H02.8
– Müller-Gang Q50.4
– Mund K09.9
– Mundboden K11.6
– Mundregion, entwicklungsbedingt K09.1
– Mundschleimhaut K09.9
– Myometrium N85.8
– Naboth-Follikel, rupturiert N88.8
– nach Mastoidektomie H95.1
– Naseneingang K09.1
– Nasenmuschel J34.1
– Nasennebenhöhle J34.1
– Nasenrachenraum J39.2
– nasoalveolär K09.1
– nasolabial K09.1
– Nasopharynx J39.2
– Nebenhoden N50.8
– Nebenniere E27.8
–– kongenital Q89.1
– Nebenschilddrüse E21.4
– neoplastisch D48.9
– Nervensystem a.n.k. G96.8 ▶

Zyste *(Forts.)*
– neurenterisch, angeboren Q06.8
– Niere N28.1
–– erworben N28.1
––– multipel N28.1
–– kongenital Q61.0
–– multipel Q61.3
–– solitär N28.1
––– angeboren Q61.0
––– erworben N28.1
– Nierenbecken N13.3
– Nierenmark Q61.8
– Nierenpol N28.1
– Nuck-Kanal N94.8
–– angeboren Q52.4
– Oberkiefer K09.2
– Oberkieferknochen, odontogen, kalzifizierend D16.42
– Oberlid H02.8
– odontogen K09.0
–– follikulär K09.0
–– kalzifizierend D16.5
–– primordial K09.0
– Öffnung, ureterovesikal N28.88
–– kongenital Q62.8
– Ösophagus K22.88
–– kongenital Q39.8
– Ohr, äußere Q18.1
– Omentum K66.8
–– kongenital Q45.8
– omphalomesenterisch Q43.0
– Ora serrata H33.1
– Oralregion K09.9
– Orbita H05.8
–– Dermoid- D31.6
– Ovar N83.2
–– adhärent N83.2
–– angeboren Q50.1
–– bei
––– Entbindung O34.8
––– Schwangerschaft O34.8
–– durch Involution, mangelnd, Ovar a.n.k. N83.2
–– dysontogenetisch Q50.1
–– einfach N83.2
–– entwicklungsbedingt Q50.1
–– follikulär N83.0
–– gedreht a.n.k. N83.2
–– hämorrhagisch N83.2
–– mit Hindernis, Geburt O65.5
–– multilokulär D39.1
–– neoplastisch D27
–– persistierend N83.2
–– pseudomuzinös D27
–– rupturiert N83.2
–– serös N83.2
–– tuberkulös A18.1† N74.1*
– Pankreas K86.2
–– angeboren Q45.2
– Papilla
–– incisiva K09.1 ►

Zyste *(Forts.)*
~ Papilla *(Forts.)*
–– palatina K09.1
– Paraphysis cerebri, angeboren Q04.6
– parasitär a.n.k. B89
– paraurethral N36.8
– parodontal K04.8
–– lateral K09.0
– Paroophoron Q50.5
– Parotis K11.6
– parovarial Q50.5
– Penis N48.8
– periapikal K04.8
– Perikoronar- K09.0
– perineural G54.8
– periodontal K04.8
– peripankreatisch K86.2
– peritoneal K66.8
– Peritoneum, chylös I89.8† K67.8*
– periurethral, kongenital Q64.7
– periventrikulär, erworben, beim Neugeborenen P91.1
– Pharynx J39.2
– Pilar- L72.1
– Pilonidal- L05.9
–– maligne C44.59
–– mit Abszess L05.0
–– ohne Abszess L05.9
– Plazenta, amniotisch O43.1
– Pleura J94.8
– pleuroperikardial Q24.8
– Plexus chorioideus G93.0
– Poplitea, Ruptur M66.0
– popliteal M71.2
– porenzephal Q04.6
–– erworben G93.0
– Portio N88.8
– präaurikulär Q18.1
– Präputium N48.8
–– kongenital Q55.6
– prätragal Q18.1
– Processus vaginalis peritonei N94.8
–– angeboren Q52.4
– Prostata N42.8
– Pseudo-
–– Pankreas K86.3
–– Retina H33.1
– pseudoperitoneal K66.8
– Pupillarsaum H21.3
– Pupille, miotisch H21.2
– Rachen J39.2
– radikulär
–– Oberkiefer K04.8
–– residual K04.8
– Rathke-Tasche E23.6
–– mit Funktionsstörung, Hypophyse E23.6
– Rektum K62.8
–– mukös K62.8
– renal N28.1
–– bei Diabetes-Syndrom, früh einsetzend E11.20† N29.8* ►

Z

Zyste *(Forts.)*
– Retentions-
–– Haut L72.9
–– Parotis K11.6
–– Speicheldrüse, mukös K11.6
– Retina H33.1
– retroperitoneal K66.8
– Rhinopharynx J39.2
– Riesen-, Lunge, bullös J43.9
– Riesenhohl-, Niere N28.1
– Rückenmark G96.1
–– subdural G96.1
– Samenblase N50.8
– Samenstrang N50.8
– Sampson- N80.1
– Schilddrüse E04.1
– Schleim- M71.39
–– Gallenblase K82.8
– Schleimbeutel M71.39
– Schleimhaut L72.0
–– Mastoidhöhle, nach Mastoidektomie H95.1
– Schokoladen-, Ovar N80.1
– Schweißdrüse L74.8
– Sehne M67.89
– Sehnenscheide M67.89
– Siebbeinhöhle J34.1
– Skene-Drüse N36.8
– Sklera H15.8
– Skrotum L72.9
– Skrotumhaut L72.9
– Spalt-
–– Kiefer K09.1
–– Mundbereich K09.1
– Speicheldrüse K11.6
–– kongenital Q38.4
– Stafne- K10.0
–– Unterkiefer K10.0
– Steißbein L05.9
–– bösartig C44.59
–– infiziert L05.9
–– mit Abszess L05.0
– Stensen-Gang K11.6
– Stimmband J38.3
– Stirnhöhle J34.1
– subarachnoidal, Schädelgrube, hintere G93.0
– subdural, zerebral G93.0
– subkortikal, bei Leukoenzephalopathie, megalenzephal E75.2
– suburethral N36.8
– synovial M71.39
–– Kniekehlenbereich M71.2
– Talgdrüse L72.1
–– Brust N60.8
–– Geschlechtsorgane
––– männlich N50.8
––– weiblich N94.8
–– Labia
––– majora pudendi N90.7
––– minora pudendi N90.7
–– Penis N48.8
–– Skrotum L72.1 ►

Zyste *(Forts.)*
– tarsal H00.1
– Teer-, Ovar N80.1
– testikulär N50.8
– Thekalutein- N83.2
–– Ovar N83.1
– Thymus E32.8
–– kongenital Q89.2
– Thyreoglossus- Q89.2
– Tonsille J35.8
– Tornwaldt- J39.2
– tracheal J39.88
– Tränen- H04.8
– Tränendrüse H04.1
– Tränenweg H04.6
– Trichilemmal- L72.1
–– proliferierend L72.1
– Trichodermal- L72.1
– Tuba uterina N83.8
–– embryonal Q50.4
– tuboovarial N83.8
–– entzündlich N70.1
– Tunica vaginalis testis N50.8
– Tyson-Drüse N48.8
– Unterkiefer K09.2
– Unterkieferdrüse K11.6
– Unterzungendrüse K11.6
– Urachus Q64.4
–– angeboren Q64.4
– Ureter N28.88
– Urethra N36.8
– Urnierengang
–– bei der Frau Q52.8
–– beim Mann Q55.4
– Ursprungs-, Zahn K09.0
– Uterus N85.8
–– benigne N85.8
–– embryonal Q51.8
–– rezidivierend N85.8
– Utrikulus N42.8
– Vagina N89.8
–– embryonal Q52.4
–– kongenital Q52.4
–– squamös N89.8
– Vallecula epiglottica J38.7
– Vorderkammer
–– exsudativ H21.3
–– parasitär H21.3
– Vulva N90.7
–– angeboren Q52.7
– Weichteilgewebe, oral K09.9
– Wharton-Gang K11.6
– Wolff-Gang
–– bei der Frau Q52.8
–– beim Mann Q55.4
– Zahn
–– durch Störung, Zahnentwicklung K09.0
–– eruptiv K09.0
–– Oberkiefer K09.0
–– periodontal, lateral K09.0
–– primordial K09.0 ►

Zyste *(Forts.)*
~ Zahn *(Forts.)*
–– radikulär K04.8
–– residual K04.8
–– Unterkiefer K09.0
– Zahnfleisch K09.0
– Zahnwurzel K04.8
–– Oberkiefer K04.8
–– Unterkiefer K04.8
– zerebral G93.0
– Ziliarkörper H21.3
–– exsudativ H21.3
–– parasitär H21.3
– Zirbeldrüse E34.8
– Zunge K14.8
–– kongenital Q38.3
– Zwischenkiefergang K09.1
Zysten, Kolobom-, bei Mikrophtalmie Q11.2
Zystenauge Q11.0
Zystenbrust, chronisch N60.1
Zystenleber Q44.6
– angeboren Q44.6
Zystenlunge J98.4
– angeboren Q33.0
Zystenmamma N60.1
Zystenniere Q61.9
– autosomal-dominant, multipel Q61.2
– autosomal-rezessiv, multipel Q61.1
– medullär Q61.5
Zystenstruma E04.2
Zystin, Hyperaminoazidurie E72.0
Zystinose E72.0
– maligne E72.0
– mit
–– Krankheit, Niere, tubulointerstitiell E72.0† N16.3*
–– Pyelonephritis E72.0† N16.3*
Zystinstein E72.0† N22.8*
Zystinurie E72.0
– Typ
–– A E72.0
–– B E72.0
Zystinurie-Syndrom, Hypotonie- E72.0
Zystisch – s.a. Art der Krankheit
– Duplikatur, Zunge Q38.3
– Fibrose, mit sonstigen multiplen Manifestationen E84.87
– Hamartom, Leber D13.4
– Krankheit, Niere
–– bei Ventrikulomegalie Q04.8 Q61.9
–– medullär, autosomal-dominant Q61.5
––– mit Hyperurikämie Q61.5
– Leukoenzephalopathie
–– ohne Megalenzephalie E75.2
–– RNASET2-defizient E75.2
Zystisch-granulomatös, Zystitis N30.8
Zystitis N30.9
– akut N30.0
–– hämorrhagisch N30.0
– allergisch N30.8
– amöbisch A06.8† N33.8* ►

Zystitis N30.9 *(Forts.)*
– atrophisch N30.2
– bakteriell N30.8
– bei
–– Prostatitis N41.3
–– Schwangerschaft O23.1
–– Stein, Harnblase N21.0
– blennorrhoisch A54.0
– bullös N30.8
– chronisch N30.2
–– interstitiell N30.1
– Coli- N30.8 B96.2!
– diffus N30.8
– diphtherisch A36.8† N33.8*
– durch
–– Amöben A06.8† N33.8*
–– Candida B37.4† N33.8*
–– Chlamydien A56.0
–– Gonokokken A54.0
–– Stein N21.0
–– Strahlen N30.4
–– Trichomonaden A59.0† N33.8*
– eitrig N30.9
– eosinophil N30.8
– Epi- N30.9
– exsudativ N30.9
– fibrinös N30.9
– gangränös N30.8
– gonorrhoisch A54.0
– granulomatös N30.8
– hämorrhagisch N30.9
– Harnblasenboden N30.9
– hyperplastisch N30.9
– interstitiell N30.1
– intramural N30.8
– Koli- N30.8 B96.2!
– Kolpo- N76.0
– Mutter, mit Schädigung, Fetus/Neugeborenes P00.1
– parenchymatös N30.8
– Perispermato- N49.9
– postpartal O86.2
– Prostato- N41.3
– pseudomembranös N30.9
– puerperal O86.2
– Pyelo- N12
– Radio- N30.4
– rezidivierend N30.2
– septisch N30.9
– spätsyphilitisch A52.7† N33.8*
– Spermato- N49.0
–– postgonorrhoisch A54.2† N51.8*
– subakut N30.0
– submukös N30.1
– suppurativ N30.9
– Trigonum N30.3
– tuberkulös A18.1† N33.0*
– ulzerös N30.8
– Uretero- N30.8
– Urethro- N34.2
– Urethrotrigonum- N30.3 ►

Z

Zystitis N30.9 *(Forts.)*
– verschorfend N30.8
– zystisch N30.8
– zystisch-granulomatös N30.8
Zystitisch, Hämaturie R31
Zystizerkose B69.9
– Auge B69.1† H45.1*
– Gehirn B69.0† G94.8*
– mit
–– Anfall, epileptiform B69.0† G94.8*
–– Endophthalmitis B69.1† H45.1*
–– Epilepsie B69.0† G94.8*
–– Myositis B69.8† M63.19*
–– Zyste B69.9
– Neuro- B69.0† G99.8*
– okulär B69.1† H45.1*
– zerebral B69.0† G94.8*
Zystoenterozele N81.1
Zystoid
– Dystrophie, Makula H35.5
– Ödem, Makula H35.8
–– hereditär, dominant H35.8
–– postoperativ H59.8
Zystolithiasis N21.0
Zystom
– muzinös D27
– Ovar D27
– serös D27
Zystoplegie N31.2
Zystoptose N32.8
Zystopyelitis N12
– akut N10
– bei Schwangerschaft O23.3
– chronisch N11.9
– postpartal O86.2
Zystopyelonephritis N12
Zystorektozele, bei der Frau N81.1
Zystorrhagie N32.8
Zystosarkom D48.6
Zystostoma
– Versorgung Z43.5
– Vorhandensein Z93.5
Zystostomie, mit Komplikation N99.5
Zystostomiekatheter, Infektion T83.5
Zystourethritis N34.2
Zystourethrozele N81.1
– bei der Frau N81.1
– beim Mann N32.8
Zystovar N83.2
Zystozele N81.1
– 1. Grades, bei der Frau N81.1
– 2. Grades, bei der Frau N81.1
– 3. Grades, bei der Frau N81.1
– bei
–– der Frau N81.1
–– Entbindung O34.8
–– Schwangerschaft O34.8
– beim Mann N32.8
– Hindernis, Geburt O65.5
– Meningo- Q05.9 ►

Zystozele N81.1 *(Forts.)*
– mit
–– Schnittentbindung O34.8
–– Urethrozele, bei der Frau N81.1
– Mutter, mit Schädigung, Fetus/Neugeborenes P03.8
– Myelo- Q05.9
– weiblich N81.1
Zytogenetisch, Abnormität Q99.9
Zytoid, Körper, Retina H34.2
Zytokine, Überempfindlichkeit T88.7
Zytokinfreisetzungs-Syndrom D76.4
– nach
–– CAR-T-Zelltherapie D76.4
–– Immuntherapie D76.4
Zytokinsturm, zeitlich assoziiert mit COVID-19 U10.9
Zytologisch
– Befund
–– abnorm R89.6
––– bei Schwangerschafts-Screening O28.2
––– Urin R82.8
–– suspekt, aus weiblichem Genitalorgan R87.6
– Dysgenesie, lymphoblastisch, hereditär D82.1
Zytom
– Ästhesioneuro- C30.0
– anaplastisch C80.9
– Ependymo- C71.9
– Ganglio- D36.1
– Histio- D23.9
– Immuno- C83.0
– Pinealo- D44.5
– Spermato- C62.9
Zytomegal, Riesenzelleinschlusskrankheit B25.9
Zytomegalie B25.9
– Adrenalitis B25.88† E35.1*
– angeboren P35.1
– Angiitis B25.88
– bei Krankheit, durch HIV B20 B25.9
– Bronchiolitis J21.8
– Bronchitis J20.8
– Cholangitis B25.88† K93.8*
– Dermatitis B25.88† L99.8*
– Duodenitis B25.80† K93.8*
– Enteritis B25.80† K93.8*
– Enterokolitis B25.80† K93.8*
– Enzephalitis B25.88† G05.1*
– Enzephalomyelitis B25.88† G05.1*
– Ependymitis B25.88† G05.1*
– Gastritis B25.80† K93.8*
– Glomerulonephritis B25.88† N08.0*
– Glossitis B25.88† K93.8*
– Hepatitis B25.1† K77.0*
– Hypophysitis B25.88† G05.1*
– Ileitis B25.80
– Jejunitis B25.80† K93.8*
– Kolitis B25.80† K93.8*
– mit Krankheit
–– Harnblase B25.88† N33.8*
–– Niere B25.88† N29.1*
–– Ureter B25.88† N29.1* ►

Zytomegalie B25.9 *(Forts.)*
– Mononukleose B27.1
– Myelitis B25.88† G05.1*
– Myositis B25.88† M63.29*
– Ösophagitis B25.80† K23.8*
– Pankreatitis B25.2† K87.1*
– Parathyreoiditis B25.88† E35.8*
– Pharyngitis J02.8 B97.8!
– Pneumonie B25.0† J17.1*
– Proktitis B25.80† K93.8*
– Prostatitis B25.88† N51.0*
– Retinitis B25.88† H32.0*
– Sialadenitis B25.88† K93.8*
– Thyreoiditis B25.88† E35.0*
– Tracheitis J04.1
– Tracheobronchitis J20.8
– Urethritis B25.88† N37.0*
– Vaskulitis B25.88
– Vesikulitis B25.88† N51.8*
Zytomegalie-Syndrom, fetal P35.1
Zytomegalievirus – s.a. Zytomegalie
– Embryofetopathie P35.1
– Infektion, pränatal P35.1
Zytomegalievirus-Infektion, vorgeburtlich P35.1
Zytopathie, mitochondrial G31.81
Zytopenie, klonal, von unklarer Signifikanz U62.01! *[nur Zusatzkode!]*
Zytophagisch, Pannikulitis, histiozytär M35.8
Zytosolisch, Methylgruppentransfer, Störung E72.1
Zytostatika, Schaden T45.1
Zytostatikalunge J70.4
Zytostatisch
– Chemotherapie, wegen bösartiger Neubildung, in der Eigenanamnese Z92.6
– Therapie, bei Erkrankung, nichtmaligne Z51.2
Zytotoxisch, Arzneimittel, Mutter, mit Schädigung, Fetus/Neugeborenes P04.1
ZZR – s. Zehenzwischenraum

Tabelle der Neubildungen

Spezielle Hinweise

1. Die nachstehend aufgeführte Liste enthält die Schlüsselnummern für Neubildungen nach der anatomischen Lokalisation. **Für jede Lokalisation sind fünf mögliche Schlüsselnummern vorgesehen:**

- bösartige Neubildungen, als primär festgestellt oder vermutet (Primärtumor),
- bösartige Neubildungen, als sekundär festgestellt oder vermutet (Metastase),
- In-situ-Neubildungen,
- gutartige Neubildungen,
- Neubildungen mit unsicherem oder unbekanntem Charakter.

Die Beschreibung der Neubildung wird meist Aufschluss darüber geben können, welche Schlüsselnummer aus den fünf Spalten anzuwenden ist, z.B. „malignes Melanom der Haut", „Carcinoma in situ der Cervix uteri" oder „gutartiges Fibroadenom der Brustdrüse".

2. **Lokalisationen, die mit dem Zeichen # gekennzeichnet sind** (z.B. „Gesicht a.n.k. #"), sind

- **als bösartige Neubildungen der Haut** entsprechend den angegebenen Lokalisationen zu verschlüsseln, falls es sich dabei um ein Plattenepithelkarzinom oder um ein Epidermoidkarzinom handelt, und sind
- **als gutartige Neubildungen der Haut** entsprechend den angegebenen Lokalisationen zu verschlüsseln, wenn es sich dabei um ein Papillom (jeder Art) handelt.

3. **Karzinome und Adenokarzinome jeder Art, außer intraossalen oder odontogenen, deren Lokalisationen mit dem Zeichen ◊ gekennzeichnet sind** (z.B. „Akromion ◊"), sind als Metastasen anzusehen, die von einer nicht näher bezeichneten Primärlokalisation ausgehen; sie sind mit C79.5 zu verschlüsseln.

4. Bei **Neubildungen des Bindegewebes** (Blutgefäße, Schleimbeutel, Faszien, Bänder, Muskeln, periphere Nerven, sympathische und parasympathische Nerven und Ganglien, Sehnen, Synovialis usw.) oder bei morphologischen Bezeichnungen, die das Bindegewebe kennzeichnen, ist gemäß der Liste unter „Neubildung, Bindegewebe" zu verschlüsseln. Lokalisationen, die nicht in dieser Liste aufgeführt sind, sind entsprechend der angegebenen Lokalisation zu verschlüsseln, z.B.

- Fibrosarkom, Pankreas C25.9,
- Leiomyosarkom, Magen C16.9.

Morphologische Bezeichnungen, die das Bindegewebe kennzeichnen, sind im übrigen Teil des Alphabetischen Verzeichnisses in der Regel mit dem Verweis „s.a. Neubildung, Bindegewebe, ..." versehen.

5. Bei **Neubildungen der Haut** oder bei morphologischen (histologischen) Angaben, die auf die Haut hinweisen, kodiere gemäß der Liste unter „Neubildung, Haut". Bei Lokalisationen, die nicht in dieser Liste aufgeführt sind, kodiere die Neubildung nach ihrer Lokalisation, z.B.

- Basalzellkarzinom des Gaumens – kodiere mit C05.9.

Morphologische (histologische) Angaben, die auf die Haut hinweisen, sind an der entsprechenden Stelle des Alphabetischen Verzeichnisses aufgeführt mit dem Hinweis „s.a. Neubildung, Haut".

	bösartig		in situ	gutartig	unsicherer/ unbekannt. Charakter
	primär	sekundär			
Neubildung	**C80.9**	**C79.9**	**D09.9**	**D36.9**	**D48.9**
– Abdomen, abdominal	C76.2	C79.88	D09.7	D36.7	D48.7
– abdominopelvin	C76.8	C79.88		D36.7	D48.7
– Achselhöhle	C76.1	C79.88	D09.7	D36.7	D48.7
–– Hautfalte	C44.59	C79.2	D04.5	D23.5	D48.5
– adenoides Gewebe	C11.1	C79.88	D00.0	D10.6	D37.0
– Adnexe (Uterus)	C57.4	C79.82	D07.3	D28.7	D39.7
– äußerer					
–– Gehörgang	C44.2	C79.2	D04.2	D23.2	D48.5
–– Muttermund	C53.1	C79.82	D06.1	D26.0	D39.0
– Akromion ◊	C40.0	C79.5		D16.0	D48.0
– Ala nasi (externa)	C44.3	C79.2	D04.3	D23.3	D48.5
– Alveolar-					
–– Fortsatz oder Kamm	C41.1	C79.5		D16.5	D48.0
––– Karzinom	C03.9	C79.88			
–––– Oberkiefer	C03.0	C79.88			
–––– Unterkiefer	C03.1	C79.88			
––– Oberkiefer	C41.02	C79.5		D16.42	D48.0
––– Schleimhaut	C03.9	C79.88	D00.0	D10.3	D37.0
–––– Oberkiefer	C03.0	C79.88	D00.0	D10.3	D37.0
–––– Unterkiefer	C03.1	C79.88	D00.0	D10.3	D37.0
––– Unterkiefer	C41.1	C79.5		D16.5	D48.0
–– Lunge – s. Neubildung, Lunge					
–– Schleimhaut	C03.9	C79.88	D00.0	D10.3	D37.0
––– Oberkiefer	C03.0	C79.88	D00.0	D10.3	D37.0
––– Unterkiefer	C03.1	C79.88	D00.0	D10.3	D37.0
– Alveole (Zahn)	C03.9	C79.88	D00.0	D10.3	D37.0
–– Lunge – s. Neubildung, Lunge					
–– Oberkiefer	C03.0	C79.88	D00.0	D10.3	D37.0
–– Unterkiefer	C03.0	C79.88	D00.0	D10.3	D37.0
– Ampulla Vateri (hepatopancreatica)	C24.1	C78.8	D01.5	D13.5	D37.6
– Anorektum, anorektal (Übergang)	C21.8	C78.5	D01.4	D12.9	D37.78
– Antrum (Highmore) (maxillaris)	C31.0	C78.3	D02.3	D14.0	D38.5
–– pyloricum	C16.3	C78.8	D00.2	D13.1	D37.1
–– tympanicum	C30.1	C78.3	D02.3	D14.0	D38.5
– Anus, anal	C21.0	C78.5	D01.3	D12.9	D37.78
–– Haut	C44.50	C79.2	D04.5	D23.5	D48.5
–– Kanal	C21.1	C78.5	D01.3	D12.9	D37.78
–– Rand	C44.50	C79.2	D04.5	D23.5	D48.5
–– Sphinkter	C21.1	C78.5	D01.3	D12.9	D37.78
– Aorta (thoracica)	C49.3	C79.88		D21.3	D48.1
–– abdominalis	C49.4	C79.88		D21.4	D48.1
– Aponeurosis – s.a. Neubildung, Bindegewebe					
–– palmaris	C49.1	C79.86		D21.1	D48.1
–– plantaris	C49.2	C79.86		D21.2	D48.1
– Appendix (vermiformis)	C18.1	C78.5	D01.0	D12.1	D37.3
– Arachnoidea	C70.9	C79.4		D32.9	D42.9
–– cerebralis	C70.0	C79.3		D32.0	D42.0
–– spinalis	C70.1	C79.4		D32.1	D42.1
– Arcus palatoglossus	C09.1	C79.88	D00.0	D10.5	D37.0
– Arcus palatopharyngeus	C09.1	C79.88	D00.0	D10.5	D37.0
– Areola	C50.0	C79.81	D05.9	D24	D48.6
– Arm a.n.k. #	C76.4	C79.88	D04.6	D36.7	D48.7
– Arterie, Arteria – s.a. Neubildung, Bindegewebe					
–– carotis	C49.0	C79.88		D21.0	D48.1

	bösartig		in situ	gutartig	unsicherer/ unbekannt. Charakter
	primär	sekundär			
Neubildung (*Forts.*)					
– aryepiglottische Falte	C13.1	C79.88	D00.0	D10.7	D37.0
–– hypopharyngeale Seite	C13.1	C79.88	D00.0	D10.7	D37.0
–– laryngeale Seite	C32.1	C78.3	D02.0	D14.1	D38.0
–– Randzone	C13.1	C79.88	D00.0	D10.7	D37.0
– Aryknorpel (Cartilago arytaenoidea)	C32.3	C78.3	D02.0	D14.1	D38.0
– Atem-, Atmungs-					
–– Organe oder System a.n.k.	C39.9	C78.3	D02.4	D14.4	D38.6
–– Wege a.n.k.	C39.9	C78.3	D02.4	D14.4	D38.6
––– obere	C39.0	C78.3	D02.4	D14.4	D38.6
– Atlas ◊	C41.2	C79.5		D16.6	D48.0
– Atrium cordis	C38.0	C79.84		D15.1	D48.7
– Augapfel	C69.9	C79.4	D09.2	D31.9	D48.7
– Auge a.n.k.	C69.9	C79.4	D09.2	D31.9	D48.7
– Augenbraue	C44.3	C79.2	D04.3	D23.3	D48.5
– Augenhöhle – s. Neubildung, Orbita					
– Augenlid (Haut) (oberes) (unteres)	C44.1	C79.2	D04.1	D23.1	D48.5
–– Knorpel	C49.0	C79.88		D21.0	D48.1
– Augenwinkel (äußerer) (innerer)	C44.1	C79.2	D04.1	D23.1	D48.5
– autonome Nerven oder autonomes Nervensystem – s. Neubildung, Nerv, peripher					
– Axilla – s. Neubildung, Achselhöhle					
– Bandscheibe ◊	C41.2	C79.5		D16.6	D48.0
– Bartholin-Drüse	C51.0	C79.82	D07.1	D28.0	D39.7
– Basalganglien	C71.0	C79.3		D33.0	D43.0
– Bauch-	C76.2	C79.88	D09.7	D36.7	D48.7
–– Eingeweide	C76.2	C79.88		D36.7	D48.7
–– Höhle	C76.2	C79.88	D09.7	D36.7	D48.7
–– Organe	C76.2	C79.88		D36.7	D48.7
–– Wand	C44.59	C79.2	D04.5	D23.5	D48.5
– Bauchfell – s. Neubildung, Peritoneum.					
– Bauchspeicheldrüse – s. Neubildung, Pankreas					
– Bauhin-Klappe	C18.0	C78.5	D01.0	D12.0	D37.4
– Becken	C76.3	C79.88	D09.7	D36.7	D48.7
–– Boden	C76.3	C79.88	D09.7	D36.7	D48.7
–– Knochen ◊	C41.4	C79.5		D16.8	D48.0
–– Nieren-	C65	C79.0	D09.1	D30.1	D41.1
–– Organe	C76.3	C79.88		D36.7	D48.7
–– Peritoneum	C48.1	C78.6		D20.1	D48.4
–– Wand	C76.3	C79.88	D09.7	D36.7	D48.7
– Bein a.n.k. #	C76.5	C79.88	D04.7	D36.7	D48.7
– Bindegewebe a.n.k.	C49.9	C79.88		D21.9	D48.1
–– Abdomen	C49.4	C79.88		D21.4	D48.1
–– abdominopelvin	C49.8	C79.88		D21.9	D48.1
–– Achselhöhle	C49.3	C79.88		D21.3	D48.1
–– Arm	C49.1	C79.86		D21.1	D48.1
–– Augenlid	C49.0	C79.88		D21.0	D48.1
–– Auricula (Ohr)	C49.0	C79.88		D21.0	D48.1
–– Bauchwand	C49.4	C79.88		D21.4	D48.1
–– Becken, Beckenboden	C49.5	C79.88		D21.5	D48.1
–– Bein	C49.2	C79.86		D21.2	D48.1
–– Brust, Brustwand	C49.3	C79.88		D21.3	D48.1
–– Damm	C49.5	C79.88		D21.5	D48.1
–– Daumen	C49.1	C79.86		D21.1	D48.1
–– Diaphragma	C49.3	C79.88		D21.3	D48.1
–– Ductus thoracicus	C49.3	C79.88		D21.3	D48.1

	bösartig primär	bösartig sekundär	in situ	gutartig	unsicherer/ unbekannt. Charakter
Neubildung (*Forts.*)					
~ Bindegewebe a.n.k. *(Forts.)*	C49.9	C79.88		D21.9	D48.1
-- Ellenbeuge, Ellenbogen	C49.1	C79.86		D21.1	D48.1
-- extrarektal	C49.5	C79.88		D21.5	D48.1
-- Extremitäten	C49.9	C79.86		D21.9	D48.1
--- obere	C49.1	C79.86		D21.1	D48.1
--- untere	C49.2	C79.86		D21.2	D48.1
-- Ferse	C49.2	C79.86		D21.2	D48.1
-- Finger	C49.1	C79.86		D21.1	D48.1
-- Flankengegend	C49.6	C79.88		D21.6	D48.1
-- Fossa ischiorectalis	C49.5	C79.88		D21.5	D48.1
-- Fossa pterygoidea	C49.0	C79.88		D21.0	D48.1
-- Fuß	C49.2	C79.86		D21.2	D48.1
-- Gesäß	C49.5	C79.88		D21.5	D48.1
-- Gesicht	C49.0	C79.88		D21.0	D48.1
-- Gliedmaßen a.n.k.	C49.9	C79.86		D21.9	D48.1
--- obere	C49.1	C79.86		D21.1	D48.1
--- untere	C49.2	C79.86		D21.2	D48.1
-- Glutäalmuskulatur	C49.5	C79.88		D21.5	D48.1
-- große Gefäße a.n.k.	C49.3	C79.88		D21.3	D48.1
-- Hals	C49.0	C79.85		D21.0	D48.1
-- Hand	C49.1	C79.86		D21.1	D48.1
-- Handgelenk	C49.1	C79.86		D21.1	D48.1
-- Hüfte	C49.2	C79.86		D21.2	D48.1
-- Hypochondrium	C49.4	C79.88		D21.4	D48.1
-- Iliopsoasmuskel	C49.4	C79.88		D21.4	D48.1
-- Infraklavikulargegend	C49.3	C79.88		D21.3	D48.1
-- inguinal (Gegend) (Kanal)	C49.5	C79.88		D21.5	D48.1
-- intrathorakal	C49.3	C79.88		D21.3	D48.1
-- Kiefer	C03.9	C79.88		D10.3	D37.0
-- Kinn	C49.0	C79.88		D21.0	D48.1
-- Knie, Kniekehle	C49.2	C79.86		D21.2	D48.1
-- Knöchel	C49.2	C79.86		D21.2	D48.1
-- Kopf, Kopfschwarte	C49.0	C79.88		D21.0	D48.1
-- Kreuz- und Steißbeingegend	C49.5	C79.88		D21.5	D48.1
-- Leistenkanalgegend	C49.5	C79.88		D21.5	D48.1
-- Nabel	C49.4	C79.88		D21.4	D48.1
-- Nacken – s. Neubildung, **Bindegewebe**, Hals					
-- Oberschenkel	C49.2	C79.86		D21.2	D48.1
-- Ohr (äußeres)	C49.0	C79.88		D21.0	D48.1
-- Orbita	C69.6	C79.4		D31.6	D48.7
-- pararektal	C49.5	C79.88		D21.5	D48.1
-- paraurethral	C49.5	C79.88		D21.5	D48.1
-- paravaginal	C49.5	C79.88		D21.5	D48.1
-- Perineum	C49.5	C79.88		D21.5	D48.1
-- perirektal (Gewebe)	C49.5	C79.88		D21.5	D48.1
-- periurethral (Gewebe)	C49.5	C79.88		D21.5	D48.1
-- präsakral	C49.5	C79.88		D21.5	D48.1
-- Psoasmuskel	C49.4	C79.88		D21.4	D48.1
-- rektovesikal	C49.5	C79.88		D21.5	D48.1
-- retroperitoneal	C48.0	C78.6		D20.0	D48.3
-- Rücken	C49.6	C79.88		D21.6	D48.1
-- Rumpf	C49.6	C79.88		D21.6	D48.1
-- Schläfe	C49.0	C79.88		D21.0	D48.1
-- Schulter	C49.1	C79.86		D21.1	D48.1
-- Schulterblattgegend	C49.3	C79.88		D21.3	D48.1
-- Septum rectovaginale	C49.5	C79.88		D21.5	D48.1

	bösartig primär	bösartig sekundär	in situ	gutartig	unsicherer/ unbekannt. Charakter
Neubildung (*Forts.*)					
~ Bindegewebe a.n.k. *(Forts.)*	C49.9	C79.88		D21.9	D48.1
-- Stirn	C49.0	C79.88		D21.0	D48.1
-- submental	C49.0	C79.88		D21.0	D48.1
-- Supraklavikulargegend	C49.0	C79.88		D21.0	D48.1
-- Thorax (Wand)	C49.3	C79.88		D21.3	D48.1
-- Unterarm	C49.1	C79.86		D21.1	D48.1
-- vesikorektal	C49.5	C79.88		D21.5	D48.1
-- Wade	C49.2	C79.86		D21.2	D48.1
-- Wange	C49.0	C79.88		D21.0	D48.1
-- Zehe	C49.2	C79.86		D21.2	D48.1
-- Zwerchfell	C49.3	C79.88		D21.3	D48.1
- Bindehaut	C69.0	C79.4	D09.2	D31.0	D48.7
- Bläschendrüse	C63.7	C79.82	D07.6	D29.7	D40.7
- Blase - s. Neubildung, Harnblase					
- Blutgefäße - s. Neubildung, Bindegewebe					
- Brachialplexus	C47.1	C79.88		D36.1	D48.2
- branchial, branchiogen	C10.4	C79.88	D00.0	D10.5	D37.0
- Braue	C44.3	C79.2	D04.3	D23.3	D48.5
- bronchial, bronchiogen (Lunge)	C34.9	C78.0	D02.2	D14.3	D38.1
- Bronchiole	C34.9	C78.0	D02.2	D14.3	D38.1
- Bronchus	C34.9	C78.0	D02.2	D14.3	D38.1
-- Haupt-	C34.0	C78.0	D02.2	D14.3	D38.1
-- Karina	C34.0	C78.0	D02.2	D14.3	D38.1
-- Mittellappen	C34.2	C78.0	D02.2	D14.3	D38.1
-- Oberlappen	C34.1	C78.0	D02.2	D14.3	D38.1
-- Unterlappen	C34.3	C78.0	D02.2	D14.3	D38.1
- Brust, Brustwand a.n.k.	C76.1	C79.88	D09.7	D36.7	D48.7
- Brustbein ◊	C41.31	C79.5		D16.71	D48.0
- Brustdrüse (männlich) (weiblich) (Bindegewebe) (Drüsengewebe) (Weichteile)	C50.9	C79.81	D05.9	D24	D48.6
-- äußere	C50.8	C79.81	D05.9	D24	D48.6
-- axillärer Ausläufer	C50.6	C79.81	D05.9	D24	D48.6
-- ektopischer Sitz	C50.8	C79.81	D05.9	D24	D48.6
-- Haut	C44.59	C79.2	D04.5	D23.5	D48.5
-- innere	C50.8	C79.81	D05.9	D24	D48.6
-- Medioklavikularlinie	C50.8	C79.81	D05.9	D24	D48.6
-- obere	C50.8	C79.81	D05.9	D24	D48.6
-- oberer äußerer Quadrant	C50.4	C79.81	D05.9	D24	D48.6
-- oberer innerer Quadrant	C50.2	C79.81	D05.9	D24	D48.6
-- Recessus axillaris	C50.6	C79.81	D05.9	D24	D48.6
-- untere	C50.8	C79.81	D05.9	D24	D48.6
-- unterer äußerer Quadrant	C50.5	C79.81	D05.9	D24	D48.6
-- unterer innerer Quadrant	C50.3	C79.81	D05.9	D24	D48.6
-- Warze, Warzenhof	C50.0	C79.81	D05.9	D24	D48.6
-- zentraler Drüsenkörper	C50.1	C79.81	D05.9	D24	D48.6
- Brustfell	C38.4	C78.2		D15.7	D38.2
- Brustwarze	C50.0	C79.81	D05.9	D24	D48.6
- bukkal (Höhle)	C06.9	C79.88	D00.0	D10.3	D37.0
-- Schleimhaut	C06.0	C79.88	D00.0	D10.3	D37.0
-- Sulkus (unterer) (oberer)	C06.1	C79.88	D00.0	D10.3	D37.0
- Bulbourethraldrüsen	C68.0	C79.1	D09.1	D30.4	D41.3
- Bulbus olfactorius	C72.2	C79.4		D33.3	D43.3
- Bursa - s. Neubildung, Bindegewebe					
- Capsula interna	C71.0	C79.3		D33.0	D43.0
- Carina tracheae	C34.0	C78.0	D02.2	D14.3	D38.1
- Cartilago - s. Neubildung, Knorpel					

	bösartig primär	bösartig sekundär	in situ	gutartig	unsicherer/ unbekannt. Charakter
Neubildung (*Forts.*)					
– Cauda equina	C72.1	C79.4		D33.4	D43.4
– Cavum tympani	C30.1	C78.3	D02.3	D14.0	D38.5
– Cervix uteri – s. Neubildung, Zervix					
– Chiasma opticum	C72.3	C79.4		D33.3	D43.3
– Choane	C11.3	C79.88	D00.0	D10.6	D37.0
– Chorioidea	C69.3	C79.4	D09.2	D31.3	D48.7
– Clivus	C41.01	C79.5		D16.41	D48.0
– Colon – s. Neubildung, Darm, Dick-, Colon					
– Columella nasi	C44.3	C79.2	D04.3	D23.3	D48.5
– Conus medullaris	C72.0	C79.4		D33.4	D43.4
– Corpus					
–– callosum	C71.8	C79.3		D33.2	D43.2
–– cavernosum	C60.2	C79.82	D07.4	D29.0	D40.7
–– ciliare	C69.4	C79.4	D09.2	D31.4	D48.7
–– pancreaticum	C25.0	C78.8	D01.7	D13.6	D37.70
–– pineale	C75.3	C79.88		D35.4	D44.5
–– striatum	C71.0	C79.3		D33.0	D43.0
–– uteri	C54.9	C79.82	D07.3	D26.1	D39.0
––– Isthmus	C54.0	C79.82	D07.3	D26.1	D39.0
–– ventriculi	C16.2	C78.8	D00.2	D13.1	D37.1
– Cowper-Drüsen	C68.0	C79.1	D09.1	D30.4	D41.3
– Darm	C26.0	C78.5	D01.4	D13.9	D37.78
–– Dick-	C18.9	C78.5	D01.0	D12.6	D37.4
––– Appendix	C18.1	C78.5	D01.0	D12.1	D37.3
––– Colon, Kolon	C18.9	C78.5	D01.0	D12.6	D37.4
–––– ascendens	C18.2	C78.5	D01.0	D12.1	D37.4
–––– descendens	C18.6	C78.5	D01.0	D12.4	D37.4
–––– distal	C18.7	C78.5	D01.0	D12.5	D37.4
–––– Flexura					
––––– dextra	C18.3	C78.5	D01.0	D12.3	D37.4
––––– hepatica	C18.3	C78.5	D01.0	D12.3	D37.4
––––– lienalis	C18.5	C78.5	D01.0	D12.3	D37.4
––––– sigmoidei	C18.7	C78.5	D01.0	D12.5	D37.4
––––– sinistra	C18.5	C78.5	D01.0	D12.3	D37.4
–––– linkes	C18.6	C78.5	D01.0	D12.4	D37.4
–––– mit Rektum	C19	C78.5	D01.1	D12.7	D37.5
–––– pelvinum	C18.7	C78.5	D01.0	D12.5	D37.4
–––– rechtes	C18.2	C78.5	D01.0	D12.2	D37.4
–––– sigmoideum (Flexur)	C18.7	C78.5	D01.0	D12.5	D37.4
–––– transversum	C18.4	C78.5	D01.0	D12.3	D37.4
–––– Zäkum	C18.0	C78.5	D01.0	D12.0	D37.4
––– Ileozäkum	C18.0	C78.5	D01.0	D12.0	D37.4
––– Zäkum	C18.0	C78.5	D01.0	D12.0	D37.4
–– Dünn-	C17.9	C78.4	D01.4	D13.3	D37.2
––– Duodenum	C17.0	C78.4	D01.4	D13.2	D37.2
––– Ileum	C17.2	C78.4	D01.4	D13.3	D37.2
––– Jejunum	C17.1	C78.4	D01.4	D13.3	D37.2
–– Trakt a.n.k.	C26.0	C78.5	D01.4	D13.9	D37.78
– Darmbein ◊	C41.4	C79.5		D16.8	D48.0
– Daumen a.n.k. #	C76.4	C79.88	D04.6	D36.7	D48.7
– Diaphragma	C49.3	C79.88		D21.3	D48.1
– Discus intervertebralis ◊	C41.2	C79.5		D16.6	D48.0
– disseminiert		C79.9			
– Douglasraum	C48.1	C78.6		D20.1	D48.4

	bösartig		in situ	gutartig	unsicherer/ unbekannt. Charakter
	primär	sekundär			
Neubildung (*Forts.*)					
– Drüse, Drüsen- (Lymph-) (System) – s.a. Neubildung, Lymph-, Knoten					
–– endokrin a.n.k.	C75.9	C79.88	D09.3	D35.9	D44.9
–– paraurethral	C68.1	C79.1	D09.1	D30.7	D41.7
–– Speichel – s. Neubildung, Speicheldrüse					
– Ductuli					
–– biliferi	C22.1	C78.7	D01.5	D13.4	D37.6
–– intrahepaticae	C22.1	C78.7	D01.5	D13.4	D37.6
– Ductus					
–– choledochus	C24.0	C78.8	D01.5	D13.5	D37.6
–– craniopharyngealis	C75.2	C79.88	D09.3	D35.3	D44.4
–– cysticus	C24.0	C78.8	D01.5	D13.5	D37.6
–– deferens	C63.1	C79.82	D07.6	D29.7	D40.7
–– ejaculatorius	C63.7	C79.82	D07.6	D29.7	D40.7
–– hepaticus (communis)	C24.0	C78.8	D01.5	D13.5	D37.6
–– nasolacrimalis	C69.5	C79.4	D09.2	D31.5	D48.7
–– pancreaticus accessorius (Santorini)	C25.3	C78.8	D01.7	D13.6	D37.70
–– parotideus	C07	C79.88	D00.0	D11.0	D37.0
–– sublingualis	C08.1	C79.88	D00.0	D11.7	D37.0
–– submandibularis	C08.0	C79.88	D00.0	D11.7	D37.0
–– thoracicus	C49.3	C79.88		D21.3	D48.1
–– thyreoglossus, thyroglossus	C73	C79.88	D09.3	D34	D44.0
– Duodenum	C17.0	C78.4	D01.4	D13.2	D37.2
– Dura mater	C70.9	C79.4		D32.9	D42.9
–– cranialis	C70.0	C79.3		D32.0	D42.0
–– encephali	C70.0	C79.3		D32.0	D42.0
–– spinalis	C70.1	C79.4		D32.1	D42.1
– Eierstock	C56	C79.6	D07.3	D27	D39.1
– Eileiter	C57.0	C79.82	D07.3	D28.2	D39.7
– Eingeweide a.n.k.	C76.7	C79.88		D36.7	D48.7
– Ektozervix	C53.1	C79.82	D06.1	D26.0	D39.0
– Ellenbogen a.n.k. #	C76.4	C79.88	D04.6	D36.7	D48.7
– Endokard	C38.0	C79.84		D15.1	D48.7
– endokrine Drüsen a.n.k.	C75.9	C79.88	D09.3	D35.9	D44.9
–– pluriglandulär	C75.8	C79.88	D09.3	D35.8	D44.8
– Endometrium (Drüse) (Stroma)	C54.1	C79.82	D07.0	D26.1	D39.0
– endozervikal (Drüsen) (Kanal)	C53.0	C79.82	D06.0	D26.0	D39.0
– enterisch – s. Neubildung, Darm					
– Ependym (Gehirn)	C71.5	C79.3		D33.0	D43.0
– Epididymis	C63.0	C79.82	D07.6	D29.3	D40.7
– epidural	C72.9	C79.4		D33.9	D43.9
– Epiglottis	C32.1	C78.3	D02.0	D14.1	D38.0
–– freier Rand	C10.1	C79.88	D00.0	D10.5	D37.0
–– hintere Oberfläche	C32.1	C78.3	D02.0	D14.1	D38.0
–– Knorpel	C32.1	C78.3	D02.0	D14.1	D38.0
–– suprahyoidal	C32.1	C78.3	D02.0	D14.1	D38.0
–– Vorder- oder Oberfläche	C10.1	C79.88	D00.0	D10.5	D37.0
– Epikard	C38.0	C79.84		D15.1	D48.7
– Epipharynx – s. Neubildung, Nasenrachenraum					
– Epiphyse [Glandula pinealis] [Zirbeldrüse]	C75.3	C79.88		D35.4	D44.5
– Epithelkörperchen	C75.0	C79.88	D09.3	D35.1	D44.2

	bösartig primär	bösartig sekundär	in situ	gutartig	unsicherer/ unbekannt. Charakter
Neubildung (*Forts.*)					
– Erkrankung, generalisiert					
–– nicht näher bezeichnet	C80.9	C79.9			
–– primäre Lokalisation unbekannt, so bezeichnet	C80.0	C79.9			
– Eustachi-Röhre	C30.1	C78.3	D02.3	D14.0	D38.5
– extradural	C72.9	C79.4		D33.9	D43.9
– extraokuläre Muskeln	C69.9	C79.4		D31.6	D48.7
– extrarektal	C76.3	C79.88		D36.7	D48.7
– Extremitäten #	C76.7	C79.88	D04.8	D36.7	D48.7
–– obere #	C76.4	C79.88	D04.6	D36.7	D48.7
–– untere #	C76.5	C79.88	D04.7	D36.7	D48.7
– Falte, aryepiglottisch – s. Neubildung, aryepiglottische Falte					
– Falx (cerebelli) (cerebri)	C70.0	C79.3		D32.0	D42.0
– Faszien (s.a. Neubildung, Bindegewebe)	C49.9	C79.88		D21.9	D48.1
–– Palmar-	C49.1	C79.88		D21.1	D48.1
–– Plantar-	C49.2	C79.88		D21.2	D48.1
– Femur (jeder Teil) ◊	C40.2	C79.5		D16.2	D48.0
– Ferse a.n.k. #	C76.5	C79.88	D04.7	D36.7	D48.7
– Fettgewebe – s. Neubildung, Bindegewebe					
– Fibula (jeder Teil) ◊	C40.2	C79.5		D16.2	D48.0
– Filum terminale	C72.0	C79.4		D33.4	D43.4
– Finger a.n.k. #	C76.4	C79.88	D04.6	D36.7	D48.7
– Flanke a.n.k. #	C76.7	C79.88	D04.5	D36.7	D48.7
– Flexura coli					
–– dextra	C18.3	C78.5	D01.0	D12.3	D37.4
–– hepatica	C18.3	C78.5	D01.0	D12.3	D37.4
–– lienalis	C18.5	C78.5	D01.0	D12.3	D37.4
–– sigmoidea	C18.7	C78.5	D01.0	D12.5	D37.4
–– sinistra	C18.5	C78.5	D01.0	D12.3	D37.4
– Fornix					
–– pharyngis	C11.3	C79.88	D00.0	D10.6	D37.0
–– vaginae	C52	C79.82	D07.2	D28.1	D39.7
– Fossa					
–– cranii (anterior) (media) (posterior)	C71.9	C79.3		D33.2	D43.2
–– ischiorectalis	C76.3	C79.88		D36.7	D48.7
–– piriformis	C12	C79.88	D00.0	D10.7	D37.0
–– pituitaria	C75.1	C79.88	D09.3	D35.2	D44.3
–– pterygoidea a.n.k.	C49.0	C79.88		D21.0	D48.1
––– autonomes Nervensystem	C47.0	C79.88		D36.1	D48.2
––– Bindegewebe	C49.0	C79.88		D21.0	D48.1
––– periphere Nerven	C47.0	C79.88		D36.1	D48.2
––– Weichteilgewebe	C49.0	C79.88		D21.0	D48.1
–– Rosenmüller	C11.2	C79.88	D00.0	D10.6	D37.0
–– tonsillaris	C09.0	C79.88	D00.0	D10.5	D37.0
– Frenulum					
–– labii – s. Neubildung, Lippe, Innenseite					
–– labiorum pudendi	C51.9	C79.82	D07.1	D28.0	D39.7
–– linguae	C02.2	C79.88	D00.0	D10.1	D37.0
– Fundus					
–– Magen	C16.1	C78.8	D00.2	D13.1	D37.1
–– uteri	C54.3	C79.82	D07.3	D26.1	D39.0
– Funiculus spermaticus	C63.1	C79.82	D07.6	D29.7	D40.7
– Fuß a.n.k. #	C76.5	C79.88	D04.7	D36.7	D48.7

	bösartig		in situ	gutartig	unsicherer/ unbekannt. Charakter
	primär	sekundär			
Neubildung (*Forts.*)					
– Gallen- (Wege)	C24.9	C78.8	D01.5	D13.5	D37.6
–– Gänge oder Wege (Ductus communis) (Ductus cysticus) (extrahepatisch)	C24.0	C78.8	D01.5	D13.5	D37.6
––– interlobulär	C22.1	C78.7	D01.5	D13.4	D37.6
––– intrahepatisch	C22.1	C78.7	D01.5	D13.4	D37.6
–––– mit extrahepatisch	C24.8	C78.8	D01.5	D13.5	D37.6
––– intralobulär	C22.1	C78.7	D01.5	D13.4	D37.6
– Gallenblase	C23	C78.8	D01.5	D13.5	D37.6
– Gallenblasengang	C24.0	C78.8	D01.5	D13.5	D37.6
– Gallengang (extrahepatisch)	C24.0	C78.8	D01.5	D13.5	D37.6
–– intrahepatisch	C22.1	C78.7	D01.5	D13.4	D37.6
– Ganglion (s.a. Neubildung, Nerv, peripher)	C47.9	C79.3		D36.1	D48.2
–– basal	C71.0	C79.88		D33.0	D43.0
– Gartner-Gänge	C52	C79.82	D07.2	D28.1	D39.7
– gastrointestinal (Trakt) a.n.k.	C26.9	C78.8	D01.9	D13.9	D37.9
– gastroösophagealer Übergang	C16.0	C78.8	D00.2	D13.1	D37.1
– Gaumen	C05.9	C79.88	D00.0	D10.3	D37.0
–– Bogen	C09.1	C79.88	D00.0	D10.5	D37.0
–– harter	C05.0	C79.88	D00.0	D10.3	D37.0
–– Tonsille	C09.9	C79.88	D00.0	D10.4	D37.0
–– Übergang zwischen hartem und weichem Gaumen	C05.8	C79.88	D00.0	D10.3	D37.0
–– weicher	C05.1	C79.88	D00.0	D10.3	D37.0
––– Dach	C11.3	C79.88	D00.0	D10.6	D37.0
––– hintere Oberfläche	C11.3	C79.88	D00.0	D10.6	D37.0
––– Nasopharynx zugewandte Oberfläche	C11.3	C79.88	D00.0	D10.6	D37.0
– Gebärmutter – s. Neubildung, Uterus					
– Gefäße (Blut-) – s.a. Neubildung, Bindegewebe					
–– große	C49.3	C79.88		D21.3	D48.1
– Gehirn a.n.k.	C71.9	C79.3		D33.2	D43.2
–– Frontalhirn	C71.1	C79.3		D33.0	D43.0
–– Hirnhaut	C70.0	C79.3		D32.0	D42.0
–– Hirnnerven – s. Neubildung, Nerv					
–– Hirnstamm	C71.7	C79.3		D33.1	D43.1
–– Hirnventrikel – s. Neubildung, Ventrikel, Hirn-					
–– infratentoriell	C71.7	C79.3		D33.1	D43.1
–– Okzipitallappen	C71.4	C79.3		D33.0	D43.0
–– Parietallappen	C71.3	C79.3		D33.0	D43.0
–– supratentoriell	C71.0	C79.3		D33.0	D43.0
–– Temporallappen	C71.2	C79.3		D33.0	D43.0
– Gehör-					
–– Gang (äußerer)	C44.2	C79.2	D04.2	D23.2	D48.5
––– innerer	C30.1	C78.3	D02.3	D14.0	D38.5
–– Nerv	C72.4	C79.4		D33.3	D43.3
– Gekröse	C48.1	C78.6		D20.1	D48.4
– Gelenk a.n.k. ◊ (s.a. Neubildung, Knochen)	C41.9	C79.5		D16.9	D48.0
–– Akromioklavikular- ◊	C40.0	C79.5		D16.0	D48.0
–– Bursa oder Synovialhäute – s. Neubildung, Bindegewebe					
–– Kostovertebral- ◊	C41.30	C79.5		D16.70	D48.0
–– Sternokostal- ◊	C41.31	C79.5		D16.71	D48.0
–– Temporomandibular- ◊	C41.1	C79.5		D16.5	D48.0
– generalisiert		C79.9			

	bösartig primär	bösartig sekundär	in situ	gutartig	unsicherer/ unbekannt. Charakter
Neubildung (*Forts.*)					
– Gesäß a.n.k. #	C76.3	C79.88	D04.5	D36.7	D48.7
– Geschlechtsorgane					
–– männlich a.n.k.	C63.9	C79.82	D07.6	D29.9	D40.9
––– näher bez. Lokalisation a.n.k.	C63.7	C79.82	D07.6	D29.7	D40.7
–– weiblich a.n.k.	C57.9	C79.82	D07.3	D28.9	D39.9
––– näher bez. Lokalisation a.n.k.	C57.8	C79.82	D07.3	D28.7	D39.7
– Gesicht a.n.k. #	C76.0	C79.88	D04.3	D36.7	D48.7
– Gingiva (alveolär) (marginal)	C03.9	C79.88	D00.0	D10.3	D37.0
–– Oberkiefer	C03.0	C79.88	D00.0	D10.3	D37.0
–– Unterkiefer	C03.1	C79.88	D00.0	D10.3	D37.0
– Glandula					
–– lacrimalis	C69.5	C79.4	D09.2	D31.5	D48.7
–– parathyreoidea	C75.0	C79.88	D09.3	D35.1	D44.2
–– pinealis	C75.3	C79.88		D35.4	D44.5
–– pituitaria	C75.1	C79.88	D09.3	D35.2	D44.3
–– sublingualis	C08.1	C79.88	D00.0	D11.7	D37.0
–– submandibularis	C08.0	C79.88	D00.0	D11.7	D37.0
–– submaxillaris	C08.0	C79.88	D00.0	D11.7	D37.0
–– suprarenalis	C74.9	C79.7	D09.3	D35.0	D44.1
–– vestibularis major	C51.0	C79.82	D07.1	D28.0	D39.7
– Glans penis	C60.1	C79.82	D07.4	D29.0	D40.7
– Gliedmaßen #	C76.7	C79.88	D04.8	D36.7	D48.7
–– obere	C76.4	C79.88	D04.6	D36.7	D48.7
–– untere	C76.5	C79.88	D04.7	D36.7	D48.7
– Globus pallidus	C71.0	C79.3		D33.0	D43.0
– Glomus					
–– caroticum	C75.4	C79.88		D35.5	D44.6
–– coccygeum	C49.5	C79.88		D21.5	D48.1
–– jugulare, tympanicum	C75.5	C79.88		D35.6	D44.7
– glossopharyngealer Sulkus	C09.0	C79.88	D00.0	D10.5	D37.0
– Glottis	C32.0	C78.3	D02.0	D14.1	D38.0
– Glutäalregion #	C76.3	C79.88	D04.5	D36.7	D48.7
– große Gefäße a.n.k.	C49.3	C79.88		D21.3	D48.1
– Großhirnhemisphäre	C71.0	C79.3		D33.0	D43.0
– Haarfollikel	C44.9	C79.2	D04.9	D23.9	D48.5
– hämatopoetisches Gewebe a.n.k.	C96.9				D47.9
– Hämorrhoidalzone	C21.1	C78.5	D01.3	D12.9	D37.78
– Hals a.n.k. #	C76.0	C79.88	D09.7	D36.7	D48.7
– Hand a.n.k. #	C76.4	C79.88	D04.6	D36.7	D48.7
– Handgelenk a.n.k. #	C76.4	C79.88	D04.6	D36.7	D48.7
– Harn- und Geschlechtsorgane					
–– männlich	C63.9	C79.82	D07.6	D29.9	D40.9
–– weiblich	C57.9	C79.82	D07.3	D28.9	D39.9
– Harnblase	C67.9	C79.1	D09.0	D30.3	D41.4
–– Hals	C67.5	C79.1	D09.0	D30.3	D41.4
–– Öffnung	C67.9	C79.1	D09.0	D30.3	D41.4
–– Ostium	C67.9	C79.1	D09.0	D30.3	D41.4
––– ureteris	C67.6	C79.1	D09.0	D30.3	D41.4
––– urethrae internum	C67.5	C79.1	D09.0	D30.3	D41.4
–– Scheitel (Apex vesicae)	C67.1	C79.1	D09.0	D30.3	D41.4
–– Sphinkter	C67.8	C79.1	D09.0	D30.3	D41.4
–– Trigonum vesicae	C67.0	C79.1	D09.0	D30.3	D41.4
–– Urachus	C67.7	C79.1	D09.0	D30.3	D41.4
–– Wand	C67.9	C79.1	D09.0	D30.3	D41.4
––– hintere	C67.4	C79.1	D09.0	D30.3	D41.4
––– seitliche	C67.2	C79.1	D09.0	D30.3	D41.4
––– vordere	C67.3	C79.1	D09.0	D30.3	D41.4

	bösartig		in situ	gutartig	unsicherer/ unbekannt. Charakter
	primär	sekundär			
Neubildung (*Forts.*)					
– Harnleiter – s. Neubildung, Ureter					
– Harnorgane oder Harnwege a.n.k.	C68.9	C79.1	D09.1	D30.9	D41.9
–– Blase – s. Neubildung, Harnblase					
– Harnröhre – s. Neubildung, Urethra					
– Haut (nicht melanomartig)......................	C44.9	C79.2	D04.9	D23.9	D48.5
–– Achsel, Achselfalte, Axilla..................	C44.59	C79.2	D04.5	D23.5	D48.5
–– Anus	C44.50	C79.2	D04.5	D23.5	D48.5
–– Arm..	C44.6	C79.2	D04.6	D23.6	D48.5
–– Augenbraue	C44.3	C79.2	D04.3	D23.3	D48.5
–– Augenlid..	C44.1	C79.2	D04.1	D23.1	D48.5
–– Augenwinkel (äußerer) (innerer)..........	C44.1	C79.2	D04.1	D23.1	D48.5
–– Bauch, Bauchwand.............................	C44.59	C79.2	D04.5	D23.5	D48.5
–– Bein	C44.7	C79.2	D04.7	D23.7	D48.5
–– Brust, Brustwand...............................	C44.59	C79.2	D04.5	D23.5	D48.5
–– Columella nasi..................................	C44.3	C79.2	D04.3	D23.3	D48.5
–– Daumen	C44.6	C79.2	D04.6	D23.6	D48.5
–– Ellenbeuge, Ellenbogen......................	C44.6	C79.2	D04.6	D23.6	D48.5
–– Ferse	C44.7	C79.2	D04.7	D23.7	D48.5
–– Finger	C44.6	C79.2	D04.6	D23.6	D48.5
–– Flanke...	C44.59	C79.2	D04.5	D23.5	D48.5
–– Fuß, Fußsohle..................................	C44.7	C79.2	D04.7	D23.7	D48.5
–– Gehörgang (äußerer)	C44.2	C79.2	D04.2	D23.2	D48.5
–– Gesäß..	C44.59	C79.2	D04.5	D23.5	D48.5
–– Gesicht a.n.k.	C44.3	C79.2	D04.3	D23.3	D48.5
–– Gliedmaßen a.n.k..............................	C44.9	C79.2	D04.9	D23.9	D48.5
––– obere	C44.6	C79.2	D04.6	D23.6	D48.5
––– untere	C44.7	C79.2	D04.7	D23.7	D48.5
–– Glutäal (Muskulatur) (Region).............	C44.59	C79.2	D04.5	D23.5	D48.5
–– Halsgegend	C44.4	C79.2	D04.4	D23.4	D48.5
–– Hand, Handfläche	C44.6	C79.2	D04.6	D23.6	D48.5
–– Helix	C44.2	C79.2	D04.2	D23.2	D48.5
–– Hüfte..	C44.7	C79.2	D04.7	D23.7	D48.5
–– Inguinalregion	C44.59	C79.2	D04.5	D23.5	D48.5
–– Kiefer...	C44.3	C79.2	D04.3	D23.3	D48.5
–– Kinn...	C44.3	C79.2	D04.3	D23.3	D48.5
–– Klavikulargebiet	C44.59	C79.2	D04.5	D23.5	D48.5
–– Klitoris...	C51.2	C79.82	D07.1	D28.0	D39.7
–– Knie, Kniekehle................................	C44.7	C79.2	D04.7	D23.7	D48.5
–– Knöchel	C44.7	C79.2	D04.7	D23.7	D48.5
–– Kopf a.n.k.	C44.4	C79.2	D04.4	D23.4	D48.5
–– Kopfschwarte	C44.4	C79.2	D04.4	D23.4	D48.5
–– Kreuz- und Steißbeingegend	C44.59	C79.2	D04.5	D23.5	D48.5
–– Labium	C51.9	C79.82	D07.1	D28.0	D39.7
––– majus pudendi	C51.0	C79.82	D07.1	D28.0	D39.7
––– minus pudendi...............................	C51.1	C79.82	D07.1	D28.0	D39.7
–– Leistenbeuge, Leistengegend	C44.59	C79.2	D04.5	D23.5	D48.5
–– Lid (Ober-) (Unter-)	C44.1	C79.2	D04.1	D23.1	D48.5
–– Lippe (Ober-) (Unter-)	C44.0	C79.2	D04.0	D23.0	D48.5
–– männliche Geschlechtsorgane	C63.9	C79.82	D07.6	D29.9	D40.9
––– Penis a.n.k.	C60.9	C79.82	D07.4	D29.0	D40.7
––– Präputium.....................................	C60.0	C79.82	D07.4	D29.0	D40.7
––– Skrotum..	C63.2	C79.82	D07.6	D29.4	D40.7
–– melanomartig – s. Melanom					
–– Nabel	C44.59	C79.2	D04.5	D23.5	D48.5
–– Nackengegend	C44.4	C79.2	D04.4	D23.4	D48.5
–– Nase (äußere)..................................	C44.3	C79.2	D04.3	D23.3	D48.5
–– Nasenflügel......................................	C44.3	C79.2	D04.3	D23.3	D48.5

	bösartig		in situ	gutartig	unsicherer/ unbekannt. Charakter
	primär	sekundär			
Neubildung (*Forts.*)					
~ Haut (nicht melanomartig) *(Forts.)*	C44.9	C79.2	D04.9	D23.9	D48.5
–– Oberschenkel	C44.7	C79.2	D04.7	D23.7	D48.5
–– Ohr (äußeres)	C44.2	C79.2	D04.2	D23.2	D48.5
–– Ohrmuschel	C44.2	C79.2	D04.2	D23.2	D48.5
–– Palpebra	C44.1	C79.2	D04.1	D23.1	D48.5
–– Penis a.n.k.	C60.9	C79.82	D07.4	D29.0	D40.7
–– perianal	C44.50	C79.2	D04.5	D23.5	D48.5
–– Perineum	C44.50	C79.2	D04.5	D23.5	D48.5
–– plantar	C44.7	C79.2	D04.7	D23.7	D48.5
–– Präputium	C60.0	C79.82	D07.4	D29.0	D40.7
–– Rücken	C44.59	C79.2	D04.5	D23.5	D48.5
–– Rumpf	C44.59	C79.2	D04.5	D23.5	D48.5
–– Schamgegend	C44.59	C79.2	D04.5	D23.5	D48.5
–– Schläfe	C44.3	C79.2	D04.3	D23.3	D48.5
–– Schulter	C44.6	C79.2	D04.6	D23.6	D48.5
–– Skapularregion	C44.59	C79.2	D04.5	D23.5	D48.5
–– Skrotum	C63.2	C79.82	D07.6	D29.4	D40.7
–– Stirn	C44.3	C79.2	D04.3	D23.3	D48.5
–– subklavikulär	C44.59	C79.2	D04.5	D23.5	D48.5
–– submammäre Falte	C44.59	C79.2	D04.5	D23.5	D48.5
–– Supraklavikulargrube	C44.4	C79.2	D04.4	D23.4	D48.5
–– Thorax, Thoraxwand	C44.59	C79.2	D04.5	D23.5	D48.5
–– Tragus	C44.2	C79.2	D04.2	D23.2	D48.5
–– Unterarm	C44.6	C79.2	D04.6	D23.6	D48.5
–– Vulva	C51.9	C79.82	D07.1	D28.0	D39.7
–– Wade	C44.7	C79.2	D04.7	D23.7	D48.5
–– Wange	C44.3	C79.2	D04.3	D23.3	D48.5
–– weibliche Geschlechtsorgane	C51.9	C79.82	D07.1	D28.0	D39.7
––– Klitoris	C51.2	C79.82	D07.1	D28.0	D39.7
––– Labium a.n.k.	C51.9	C79.82	D07.1	D28.0	D39.7
–––– majus pudendi	C51.0	C79.82	D07.1	D28.0	D39.7
–––– minus pudendi	C51.1	C79.82	D07.1	D28.0	D39.7
––– Pudenda feminae	C51.9	C79.82	D07.1	D28.0	D39.7
––– Vulva	C51.9	C79.82	D07.1	D28.0	D39.7
–– Zehe, Zehen	C44.7	C79.2	D04.7	D23.7	D48.5
– Helix	C44.2	C79.2	D04.2	D23.2	D48.5
– hepatisch	C22.9	C78.7	D01.5	D13.4	D37.6
–– Flexur (Kolon)	C18.3	C78.5	D01.0	D12.3	D37.4
–– Gänge (Galle)	C24.0	C78.8	D01.5	D13.5	D37.6
–– primäre Lokalisation	C22.9		D01.5	D13.4	D37.6
– hepatobiliär	C24.9	C78.8	D01.5	D13.9	D37.6
– Herz (Ventrikel) (Vorhof)	C38.0	C79.84		D15.1	D48.7
–– Beutel	C38.0	C79.83		D15.1	D48.7
– Hilus pulmonis	C34.0	C78.0	D02.2	D14.3	D38.1
– Hippocampus	C71.2	C79.3		D33.0	D43.0
– Hirnanhang	C75.1	C79.88	D09.3	D35.2	D44.3
– Hirnhaut – s. Neubildung, Meningen					
– Hirnnerv, a.n.k.	C72.5	C79.4		D33.3	D43.3
– Hirnstamm	C71.7	C79.3		D33.1	D43.1
– Hirnventrikel (Boden) (dritter) (Kleinhirn) (lateral) (vierter)	C71.5				
– Hoden	C62.9	C79.82	D07.6	D29.2	D40.1
–– deszendiert	C62.1	C79.82	D07.6	D29.2	D40.1
–– ektopisch	C62.0	C79.82	D07.6	D29.2	D40.1
–– nicht deszendiert	C62.0	C79.82	D07.6	D29.2	D40.1
–– retiniert	C62.0	C79.82	D07.6	D29.2	D40.1
–– skrotal	C62.1	C79.82	D07.6	D29.2	D40.1

	bösartig primär	bösartig sekundär	in situ	gutartig	unsicherer/ unbekannt. Charakter
Neubildung (*Forts.*)					
– Höhle					
–– Bauch-	C48.2	C78.6		D20.1	D48.7
–– Mund-	C06.9	C79.88	D00.0	D10.3	D37.0
–– Nasen-	C30.0	C78.3	D02.3	D14.0	D38.5
–– Pauken-	C30.1	C78.3	D02.3	D14.0	D38.5
– Hüftbein ◊	C41.4	C79.5		D16.8	D48.0
– Hüfte a.n.k. #	C76.5	C79.88	D04.7	D36.7	D48.7
– Humerus (jeder Teil) ◊	C40.0	C79.5		D16.0	D48.0
– Hymen	C52	C79.82	D07.2	D28.1	D39.7
– Hypopharynx, hypopharyngeal a.n.k.	C13.9	C79.88	D00.0	D10.7	D37.0
–– hintere Wand	C13.2	C79.88	D00.0	D10.7	D37.0
–– postkrikoidal	C13.0	C79.88	D00.0	D10.7	D37.0
– Hypophyse (Gang) (Infundibulum) (Stiel) (Tasche)	C75.1	C79.88	D09.3	D35.2	D44.3
– Hypothalamus	C71.0	C79.3		D33.0	D43.0
– Ileozäkum, ileozäkal (Klappe)	C18.0	C78.5	D01.0	D12.0	D37.4
– Ileum	C17.2	C78.4	D01.4	D13.3	D37.2
– immunproliferativ a.n.k.	C88.90				D47.9
– infraklavikulär (Gegend) #	C76.1	C79.88	D04.5	D36.7	D48.7
– infratentoriell	C71.7	C79.3		D33.1	D43.1
– innere Kapsel	C71.0	C79.3		D33.0	D43.0
– innerer Muttermund	C53.0	C79.82	D06.0	D26.0	D39.0
– Inseln, Langerhans-	C25.4	C78.8	D01.7	D13.7	D37.70
– Inselzellen (Pankreas)	C25.4	C78.8	D01.7	D13.7	D37.70
– Insula (Reili)	C71.0	C79.3		D33.0	D43.0
– Intervertebralscheibe ◊	C41.2	C79.5		D16.6	D48.0
– Intestinum, intestinal – s. Neubildung, Darm					
– intraabdominal	C76.2	C79.88		D36.7	D48.7
– intrakraniell a.n.k.	C71.9	C79.3		D33.2	D43.2
– intraokulär	C69.9	C79.4	D09.2	D31.9	D48.7
– intraorbital	C69.6	C79.4	D09.2	D31.6	D48.7
– intrasellär	C75.1	C79.88	D09.3	D35.2	D44.3
– intrathorakal (Höhle) (Organe a.n.k.)	C76.1	C79.88		D36.7	D48.7
– Iris	C69.4	C79.4	D09.2	D31.4	D48.7
– ischiorektal (Fossa)	C76.3	C79.88		D36.7	D48.7
– Isthmus uteri	C54.0	C79.82	D07.3	D26.1	D39.0
– Jejunum	C17.1	C78.4	D01.4	D13.3	D37.2
– Kanal					
–– Anal-	C21.1	C78.5	D01.3	D12.9	D37.78
–– Auricula (äußerer)	C44.2	C79.2	D04.2	D23.2	D48.5
–– Gehörgang (äußerer)	C44.2	C79.2	D04.2	D23.2	D48.5
– Kapillaren – s. Neubildung, Bindegewebe					
– Kardia	C16.0	C78.8	D00.2	D13.1	D37.1
– kardioösophagealer Übergang	C16.0	C78.8	D00.2	D13.1	D37.1
– Karotisdrüse	C75.4	C79.88		D35.5	D44.6
– Kehldeckel – s. Neubildung, Epiglottis					
– Kehlkopf – s. Neubildung, Larynx					
– Keilbein	C41.01	C79.5		D16.41	D48.0
–– Höhle (Highmore-Höhle)	C31.3	C78.3	D02.3	D14.0	D38.5
–– Knochen ◊	C41.01	C79.5		D16.41	D48.0
– Kiefer	C76.0	C79.88	D09.7	D36.7	D48.7
–– Haut	C44.3	C79.2	D04.3	D23.3	D48.5
–– Höhle	C31.0	C78.3	D02.3	D14.0	D38.5
–– Karzinom (jede Art) (Ober-) (Unter-)	C76.0	C79.88			

	bösartig		in situ	gutartig	unsicherer/ unbekannt. Charakter
	primär	sekundär			
Neubildung (*Forts.*)					
~ Kiefer *(Forts.)*	C76.0	C79.88	D09.7	D36.7	D48.7
–– Knochen	C41.1	C79.5		D16.5	D48.0
––– Ober-	C41.01	C79.5		D16.41	D48.0
––– Unter-	C41.1	C79.5		D16.5	D48.0
–– Weichteile	C03.9	C79.88		D10.3	D37.0
––– Ober-	C03.0	C79.88		D10.3	D37.0
––– Unter-	C03.1	C79.88		D10.3	D37.0
– Kiemenspalte	C10.4	C79.88	D00.0	D10.5	D37.0
– Kinn	C44.3	C79.2	D04.3	D23.3	D48.5
– Klavikula ◊	C41.32	C79.5		D16.72	D48.0
– Kleinhirnbrückenwinkel	C71.6	C79.3		D33.1	D43.1
– Kleinhirnwurm	C71.6	C79.3		D33.1	D43.1
– Klitoris	C51.2	C79.82	D07.1	D28.0	D39.7
– Kloake	C21.2	C78.5	D01.3	D12.9	D37.78
– Knie a.n.k. #	C76.5	C79.88	D04.7	D36.7	D48.7
– Kniekehle #	C76.5	C79.88	D04.7	D36.7	D48.7
– Knochen, Knochenhaut (Periost) ◊	C41.9	C79.5		D16.9	D48.0
–– Acetabulum	C41.4	C79.5		D16.8	D48.0
–– Akromion (Processus)	C40.0	C79.5		D16.0	D48.0
–– Arm a.n.k.	C40.0	C79.5		D16.0	D48.0
–– Astragalus	C40.3	C79.5		D16.3	D48.0
–– Atlas	C41.2	C79.5		D16.6	D48.0
–– Axis	C41.2	C79.5		D16.6	D48.0
–– Becken	C41.4	C79.5		D16.8	D48.0
–– Bein a.n.k.	C40.2	C79.5		D16.2	D48.0
–– Brustbein	C41.31	C79.5		D16.71	D48.0
–– Calcaneus	C40.3	C79.5		D16.3	D48.0
–– Calvaria	C41.01	C79.5		D16.41	D48.0
–– Clivus	C41.01	C79.5		D16.41	D48.0
–– Cranium	C41.01	C79.5		D16.41	D48.0
–– Darmbein	C41.4	C79.5		D16.8	D48.0
–– Daumen	C40.1	C79.5		D16.1	D48.0
–– Ellenbogen	C40.0	C79.5		D16.0	D48.0
–– Femur (jeder Teil)	C40.2	C79.5		D16.2	D48.0
–– Ferse, Fersenbein	C40.3	C79.5		D16.3	D48.0
–– Fibula (jeder Teil)	C40.2	C79.5		D16.2	D48.0
–– Finger (jeder)	C40.1	C79.5		D16.1	D48.0
–– Fuß	C40.3	C79.5		D16.3	D48.0
–– Fußwurzel- (jeder)	C40.3	C79.5		D16.3	D48.0
–– Gesichts-	C41.02	C79.5		D16.42	D48.0
–– Gliedmaßen a.n.k.	C40.9	C79.5		D16.9	D48.0
––– obere (lange Knochen)	C40.0	C79.5		D16.0	D48.0
–––– kurze Knochen	C40.1	C79.5		D16.1	D48.0
––– untere (lange Knochen)	C40.2	C79.5		D16.2	D48.0
–––– kurze Knochen	C40.3	C79.5		D16.3	D48.0
–– Hand	C40.1	C79.5		D16.1	D48.0
–– Handwurzel (jeder)	C40.1	C79.5		D16.1	D48.0
–– Hinterhauptsbein	C41.01	C79.5		D16.41	D48.0
–– Hüftbein	C41.4	C79.5		D16.8	D48.0
–– Hüfte	C41.4	C79.5		D16.8	D48.0
–– Humerus (jeder Teil)	C40.0	C79.5		D16.0	D48.0
–– Jochbein	C41.02	C79.5		D16.42	D48.0
–– Keilbein	C41.01	C79.5		D16.41	D48.0
–– Kiefer (Ober-)	C41.02	C79.5		D16.42	D48.0
––– Unter-	C41.1	C79.5		D16.5	D48.0
–– Klavikula	C41.32	C79.5		D16.72	D48.0
–– Knie	C40.2	C79.5		D16.2	D48.0

	bösartig		in situ	gutartig	unsicherer/ unbekannt. Charakter
	primär	sekundär			
Neubildung (*Forts.*)					
~ Knochen, Knochenhaut (Periost) ◊					
(Forts.)	C41.9	C79.5		D16.9	D48.0
–– Knöchel	C40.3	C79.5		D16.3	D48.0
–– Knorpel a.n.k.	C41.9	C79.5		D16.9	D48.0
–– Kreuzbein	C41.4	C79.5		D16.8	D48.0
–– kurze	C40.9	C79.5		D16.9	D48.0
––– obere Gliedmaßen	C40.1	C79.5		D16.1	D48.0
––– untere Gliedmaßen	C40.3	C79.5		D16.3	D48.0
–– lange	C40.9	C79.5		D16.9	D48.0
––– obere Gliedmaßen a.n.k.	C40.0	C79.5		D16.0	D48.0
––– untere Gliedmaßen a.n.k.	C40.2	C79.5		D16.2	D48.0
–– Mandibula	C41.1	C79.5		D16.5	D48.0
–– Mark a.n.k.	C96.9	C79.5			D47.9
–– Mittelfuß (jeder)	C40.3	C79.5		D16.3	D48.0
–– Mittelhand (jeder)	C40.1	C79.5		D16.1	D48.0
–– Nasen-, nasal	C41.02	C79.5		D16.42	D48.0
–– Orbita	C41.01	C79.5		D16.41	D48.0
–– Patella	C40.3	C79.5		D16.3	D48.0
–– Pflugscharbein	C41.02	C79.5		D16.42	D48.0
–– Phalanx	C40.9	C79.5		D16.9	D48.0
––– Fuß	C40.3	C79.5		D16.3	D48.0
––– Hand	C40.1	C79.5		D16.1	D48.0
–– Processus xiphoideus	C41.31	C79.5		D16.71	D48.0
–– Radius (jeder Teil)	C40.0	C79.5		D16.0	D48.0
–– Rippe, Rippenknorpel	C41.30	C79.5		D16.70	D48.0
–– Rücken a.n.k.	C41.2	C79.5		D16.6	D48.0
–– Schädel, Schädeldach	C41.01	C79.5		D16.41	D48.0
–– Schambein	C41.4	C79.5		D16.8	D48.0
–– Scheitelbein	C41.01	C79.5		D16.41	D48.0
–– Schläfenbein	C41.01	C79.5		D16.41	D48.0
–– Schlüsselbein	C41.32	C79.5		D16.72	D48.0
–– Schulter	C40.0	C79.5		D16.0	D48.0
–– Sella turcica	C41.01	C79.5		D16.41	D48.0
–– Siebbein (Zellen)	C41.01	C79.5		D16.41	D48.0
–– Sitzbein	C41.4	C79.5		D16.8	D48.0
–– Skapula (jeder Teil)	C40.0	C79.5		D16.0	D48.0
–– Skelett a.n.k.	C41.9	C79.5		D16.9	D48.0
–– Speiche (jeder Teil)	C40.0	C79.5		D16.0	D48.0
–– Sprungbein	C40.3	C79.5		D16.3	D48.0
–– Steißbein	C41.4	C79.5		D16.8	D48.0
–– Stirn	C41.01	C79.5		D16.41	D48.0
–– Tibia (jeder Teil)	C40.2	C79.5		D16.2	D48.0
–– Ulna (jeder Teil)	C40.0	C79.5		D16.0	D48.0
–– Unterarm	C40.0	C79.5		D16.0	D48.0
–– Vomer	C41.02	C79.5		D16.42	D48.0
–– Wirbel, Wirbelsäule	C41.2	C79.5		D16.6	D48.0
––– Kreuzbein	C41.4	C79.5		D16.8	D48.0
––– Steißbein	C41.4	C79.5		D16.8	D48.0
–– Zehe (jede)	C40.3	C79.5		D16.3	D48.0
–– Zungenbein	C41.02	C79.5		D16.42	D48.0
–– Zwischenwirbelscheibe	C41.2	C79.5		D16.6	D48.0
– Knöchel a.n.k. #	C76.5	C79.88	D04.7	D36.7	D48.7
– Knorpel (Gelenk-) a.n.k. (s.a. Neubildung, Knochen)	C41.9	C79.5		D16.9	D48.0
–– Ary- (Cartilago arytaenoidea)	C32.3	C78.3	D02.0	D14.1	D38.0
–– Augenlid	C49.0	C79.88		D21.0	D48.1
–– Auricula	C49.0	C79.88		D21.0	D48.1

	bösartig		in situ	gutartig	unsicherer/ unbekannt. Charakter
	primär	sekundär			
Neubildung (*Forts.*)					
~ Knorpel (Gelenk-) a.n.k. (s.a. Neubildung, Knochen) *(Forts.)*	C41.9	C79.5		D16.9	D48.0
–– Bronchien	C34.0	C78.0	D02.2	D14.3	D38.1
–– Epiglottis	C32.1	C78.3	D02.0	D14.1	D38.0
–– Gießbecken-	C32.3	C78.3	D02.0	D14.1	D38.0
–– Kegel-	C32.2	C78.3	D02.0	D14.1	D38.0
–– Kehlkopf	C32.3	C78.3	D02.0	D14.1	D38.0
–– kostal ◊	C41.30	C79.5		D16.70	D48.0
–– Luftröhre	C33	C78.3	D02.1	D14.2	D38.1
–– Nase, nasal	C30.0	C78.3	D02.3	D14.0	D38.5
–– Ohr (äußeres)	C49.0	C79.88		D21.0	D48.1
–– Ring-	C32.3	C78.3	D02.0	D14.1	D38.0
–– Rippen ◊	C41.30	C79.5		D16.70	D48.0
–– Schild-	C32.3	C78.3	D02.0	D14.1	D38.0
–– Semilunar- (Knie)	C40.2	C79.5		D16.2	D48.0
–– Stell-	C32.3	C78.3	D02.0	D14.1	D38.0
– Kolon (s.a. Neubildung, Darm, Dick-, Colon)	C18.9	C78.5	D01.0	D12.6	D37.4
–– mit Rektum	C19	C78.5	D01.1	D12.7	D37.5
– Kommissur					
–– Kehlkopf	C32.0	C78.3	D02.0	D14.1	D38.0
–– Lippen	C00.6	C79.88	D00.0	D10.0	D37.0
– Konjunktiva	C69.0	C79.4	D09.2	D31.0	D48.7
– Kopf a.n.k. #	C76.0	C79.88	D04.4	D36.7	D48.7
– Kopfschwarte	C44.4	C79.2	D04.4	D23.4	D48.5
– Kornea (Limbus)	C69.1	C79.4	D09.2	D31.1	D48.7
– kranial (Fossa, jede)	C71.9	C79.3		D33.2	D43.2
– Krankheit, generalisiert		C79.9			
– Kreuzbein und Steißbein ◊	C41.4	C79.5		D16.8	D48.0
–– Gegend	C76.3	C79.88	D09.7	D36.7	D48.7
– Kreuzbein (Wirbel) ◊	C41.4	C79.5		D16.8	D48.0
– Krikopharynx	C13.0	C79.88	D00.0	D10.7	D37.0
– kutan – s. Neubildung, Haut					
– labial (s.a. Neubildung, Lippe)	C00.9	C79.88	D00.0	D10.0	D37.0
–– Sulkus (oberer) (unterer)	C06.1	C79.88	D00.0	D10.3	D37.0
– Labium (Haut)	C51.9	C79.82	D07.1	D28.0	D39.7
–– majus pudendi	C51.0	C79.82	D07.1	D28.0	D39.7
–– minus pudendi	C51.1	C79.82	D07.1	D28.0	D39.7
– Langerhans-Inseln	C25.4	C78.8	D01.7	D13.7	D37.70
– Laryngopharynx	C13.9	C79.88	D00.0	D10.9	D37.0
– Larynx a.n.k.	C32.9	C78.3	D02.0	D14.1	D38.0
–– äußerer a.n.k.	C32.1	C78.3	D02.0	D14.1	D38.0
––– in der Bedeutung Hypopharynx	C13.9	C79.88	D00.0	D10.7	D37.0
–– innerer	C32.0	C78.3	D02.0	D14.1	D38.0
–– Knorpel (Ary-) (Gießbecken-) (Kegel-) (Ring-) (Schild-) (Stell-) (Wrisberg-)	C32.3	C78.3	D02.0	D14.1	D38.0
–– Kommissur (hintere) (vordere)	C32.0	C78.3	D02.0	D14.1	D38.0
–– Plica ventricularis laryngis	C32.1	C78.3	D02.0	D14.1	D38.0
– Leber	C22.9	C78.7	D01.5	D13.4	D37.6
–– primäre Lokalisation	C22.9		D01.5	D13.4	D37.6
– Leistenbeuge a.n.k. #	C76.3	C79.88	D04.5	D36.7	D48.7
– Leistengegend #	C76.3	C79.88	D04.5	D36.7	D48.7
– Lid (Ober-) (Unter-) (Drüse)	C44.1	C79.2	D04.1	D23.1	D48.5

	bösartig		in situ	gutartig	unsicherer/ unbekannt. Charakter
	primär	sekundär			
Neubildung (*Forts.*)					
– Ligament, Ligamentum, Ligamenta (s.a. Neubildung, Bindegewebe)	C49.9	C79.88		D21.9	D48.1
– – latum uteri	C57.1	C79.82		D28.2	D39.7
– – nicht uterin – s. Neubildung, Bindegewebe					
– – ovarii proprium	C57.1	C79.82		D28.2	D39.7
– – rotundum uteri	C57.2	C79.82		D28.2	D39.7
– – sacrouterina	C57.3	C79.82		D28.2	D39.7
– – teres uteri	C57.2	C79.82		D28.2	D39.7
– – uteri	C57.3	C79.82		D28.2	D39.7
– – uterosakral	C57.3	C79.82		D28.2	D39.7
– – vestibulare	C32.1	C78.3	D02.0	D14.1	D38.0
– – vocale	C32.0	C78.3	D02.0	D14.1	D38.0
– Limbus corneae	C69.1	C79.4	D09.2	D31.1	D48.7
– lingual a.n.k. (s.a. Neubildung, Zunge)	C02.9	C79.88	D00.0	D10.1	D37.0
– Lingula pulmonis sinistri	C34.1	C78.0	D02.2	D14.3	D38.1
– Linse	C69.4	C79.4	D09.2	D31.4	D48.7
– Lippe	C00.9	C79.88	D00.0	D10.0	D37.0
– – Außenseite	C00.2	C79.88	D00.0	D10.0	D37.0
– – – Ober-	C00.0	C79.88	D00.0	D10.0	D37.0
– – – Unter-	C00.1	C79.88	D00.0	D10.0	D37.0
– – Bändchen – s. Neubildung, Lippe, Innenseite					
– – Bukkalbereich – s. Neubildung, Lippe, Innenseite					
– – Haut (Kommissur) (Ober-) (Unter-)	C44.0	C79.2	D04.0	D23.0	D48.5
– – Innenseite	C00.5	C79.88	D00.0	D10.0	D37.0
– – – Ober-	C00.3	C79.88	D00.0	D10.0	D37.0
– – – Unter-	C00.4	C79.88	D00.0	D10.0	D37.0
– – Kommissur	C00.6	C79.88	D00.0	D10.0	D37.0
– – Lippenrotgrenze	C00.2	C79.88	D00.0	D10.0	D37.0
– – – obere	C00.0	C79.88	D00.0	D10.0	D37.0
– – – untere	C00.1	C79.88	D00.0	D10.0	D37.0
– – Lippenstiftbereich	C00.2	C79.88	D00.0	D10.0	D37.0
– – – oberer	C00.0	C79.88	D00.0	D10.0	D37.0
– – – unterer	C00.1	C79.88	D00.0	D10.0	D37.0
– – Mundhöhlenseite – s. Neubildung, Lippe, Innenseite					
– – Ober-	C00.0	C79.88	D00.0	D10.0	D37.0
– – – Innenseite	C00.3	C79.88	D00.0	D10.0	D37.0
– – Schleimhaut – s. Neubildung, Lippe, Innenseite					
– – Unter-	C00.1	C79.88	D00.0	D10.0	D37.0
– – – Innenseite	C00.4	C79.88	D00.0	D10.0	D37.0
– Lippenrot – s. Neubildung, Lippe					
– Lobus					
– – frontalis cerebri	C71.1	C79.3		D33.0	D43.0
– – inferior pulmonis	C34.3	C78.0	D02.2	D14.3	D38.1
– – medius pulmonis	C34.2	C78.0	D02.2	D14.3	D38.1
– – occipitalis cerebri	C71.4	C79.3		D33.0	D43.0
– – parietalis cerebri	C71.3	C79.3		D33.0	D43.0
– – superior pulmonis	C34.1	C78.0	D02.2	D14.3	D38.1
– – temporalis cerebri	C71.2	C79.3		D33.0	D43.0
– – venae azygos	C34.1	C78.0	D02.2	D14.3	D38.1
– Luftröhre	C33	C78.3	D02.1	D14.2	D38.1
– Luftwege, obere	C39.0	C78.3	D02.4	D14.4	D38.6
– Lumbosakralplexus	C47.5	C79.88		D36.1	D48.2

	bösartig		in situ	gutartig	unsicherer/ unbekannt. Charakter
	primär	sekundär			
Neubildung (*Forts.*)					
– Lunge	C34.9	C78.0	D02.2	D14.3	D38.1
–– Carina tracheae	C34.0	C78.0	D02.2	D14.3	D38.1
–– Hauptbronchien	C34.0	C78.0	D02.2	D14.3	D38.1
–– Hilus	C34.0	C78.0	D02.2	D14.3	D38.1
–– Lobus lingualis pulmonis	C34.1	C78.0	D02.2	D14.3	D38.1
–– Lobus venae azygos	C34.1	C78.0	D02.2	D14.3	D38.1
–– Mittellappen	C34.2	C78.0	D02.2	D14.3	D38.1
–– Oberlappen	C34.1	C78.0	D02.2	D14.3	D38.1
–– Unterlappen	C34.3	C78.0	D02.2	D14.3	D38.1
– Lymph-, lymphatisch					
–– Bahnen a.n.k. (s.a. Neubildung, Bindegewebe)	C49.9	C79.88		D21.9	D48.1
–– Drüse – s. Neubildung, Lymph-, Knoten					
–– Gefäße (s.a. Neubildung, Bindegewebe)	C49.9	C79.88		D21.9	D48.1
–– Knoten (sekundäre Lokalisation)		C77.9		D36.0	D48.7
––– abdominal		C77.2		D36.0	D48.7
––– Anulus femoralis		C77.4		D36.0	D48.7
––– aortal		C77.2		D36.0	D48.7
––– Arm		C77.3		D36.0	D48.7
––– aurikulär (anterior) (posterior)		C77.0		D36.0	D48.7
––– axillär		C77.3		D36.0	D48.7
––– Becken		C77.5		D36.0	D48.7
––– Bein		C77.4		D36.0	D48.7
––– brachial		C77.3		D36.0	D48.7
––– bronchial		C77.1		D36.0	D48.7
––– bronchopulmonal		C77.1		D36.0	D48.7
––– Cloquet		C77.4		D36.0	D48.7
––– diaphragmal		C77.1		D36.0	D48.7
––– epigastrisch, inferior		C77.5		D36.0	D48.7
––– epitrochleär		C77.3		D36.0	D48.7
––– femoral		C77.4		D36.0	D48.7
––– Foramen obturatum		C77.5		D36.0	D48.7
––– Gallengang		C77.2		D36.0	D48.7
––– Gesicht		C77.0		D36.0	D48.7
––– Gliedmaßen					
–––– obere		C77.3		D36.0	D48.7
–––– untere		C77.4		D36.0	D48.7
––– Hals		C77.0		D36.0	D48.7
––– hepatisch		C77.2		D36.0	D48.7
––– Hilus (Lunge)		C77.1		D36.0	D48.7
–––– Milz		C77.2		D36.0	D48.7
––– Hypogastrium		C77.5		D36.0	D48.7
––– Ileum und Kolon		C77.2		D36.0	D48.7
––– iliakal		C77.5		D36.0	D48.7
––– infraklavikulär		C77.3		D36.0	D48.7
––– inguinal		C77.4		D36.0	D48.7
––– interkostal		C77.1		D36.0	D48.7
––– intestinal		C77.2		D36.0	D48.7
––– intraabdominal		C77.2		D36.0	D48.7
––– intrathorakal		C77.1		D36.0	D48.7
––– jugular		C77.0		D36.0	D48.7
––– Kolon		C77.2		D36.0	D48.7
––– Kopf		C77.0		D36.0	D48.7
––– kubital		C77.3		D36.0	D48.7
––– Leber		C77.2		D36.0	D48.7
––– Leistenbeuge		C77.4		D36.0	D48.7

	bösartig		in situ	gutartig	unsicherer/ unbekannt. Charakter
	primär	sekundär			
Neubildung (*Forts.*)					
~ Lymph-, lymphatisch *(Forts.)*					
~~ Knoten (sekundäre Lokalisation) *(Forts.)*		C77.9		D36.0	D48.7
--- lumbal		C77.2		D36.0	D48.7
--- Lungenhilus		C77.1		D36.0	D48.7
--- Magen		C77.2		D36.0	D48.7
--- mandibulär		C77.0		D36.0	D48.7
--- mediastinal (anterior) (posterior)		C77.1		D36.0	D48.7
--- mesenterial (inferior) (superior)		C77.2		D36.0	D48.7
--- Mesokolon		C77.2		D36.0	D48.7
--- Milz (Hilus)		C77.2		D36.0	D48.7
--- multiple Lokalisationen in C77.0–C77.5		C77.8		D36.0	D48.7
--- Nacken		C77.0		D36.0	D48.7
--- nuchal		C77.0		D36.0	D48.7
--- obere Gliedmaßen		C77.3		D36.0	D48.7
--- ösophageal		C77.1		D36.0	D48.7
--- okzipital		C77.0		D36.0	D48.7
--- Pankreas		C77.2		D36.0	D48.7
--- paraaortal		C77.2		D36.0	D48.7
--- Parametrium		C77.5		D36.0	D48.7
--- parasternal		C77.1		D36.0	D48.7
--- parauterin		C77.5		D36.0	D48.7
--- paravaginal		C77.5		D36.0	D48.7
--- parazervikal (Cervix uteri)		C77.5		D36.0	D48.7
--- Parotis		C77.0		D36.0	D48.7
--- pektoral		C77.3		D36.0	D48.7
--- pelvin		C77.5		D36.0	D48.7
--- periaortal		C77.2		D36.0	D48.7
--- peripankreatisch		C77.2		D36.0	D48.7
--- Pfortader		C77.2		D36.0	D48.7
--- popliteal		C77.4		D36.0	D48.7
--- Porta hepatis		C77.2		D36.0	D48.7
--- portal		C77.2		D36.0	D48.7
--- präaurikulär		C77.0		D36.0	D48.7
--- prälaryngeal		C77.0		D36.0	D48.7
--- präsymphyseal		C77.5		D36.0	D48.7
--- prätracheal		C77.0		D36.0	D48.7
--- primär – kodiere nach morphologischem Typ, Verhalten und Lokalisation					
--- Pylorus		C77.2		D36.0	D48.7
--- retroaurikulär		C77.0		D36.0	D48.7
--- retroperitoneal		C77.2		D36.0	D48.7
--- retropharyngeal		C77.0		D36.0	D48.7
--- retrosternal		C77.1		D36.0	D48.7
--- Rosenmüller		C77.4		D36.0	D48.7
--- sakral		C77.5		D36.0	D48.7
--- Skalenus-		C77.0		D36.0	D48.7
--- subinguinal		C77.4		D36.0	D48.7
--- subklavikulär		C77.3		D36.0	D48.7
--- sublingual		C77.0		D36.0	D48.7
--- submandibulär		C77.0		D36.0	D48.7
--- submaxillär		C77.0		D36.0	D48.7
--- submental		C77.0		D36.0	D48.7
--- subskapulär		C77.3		D36.0	D48.7
--- supraklavikulär		C77.0		D36.0	D48.7

	bösartig		in situ	gutartig	unsicherer/ unbekannt. Charakter
	primär	sekundär			
Neubildung (*Forts.*)					
~ Lymph-, lymphatisch *(Forts.)*					
~~ Knoten (sekundäre Lokalisation) *(Forts.)*		C77.9		D36.0	D48.7
– – – thorakal		C77.1		D36.0	D48.7
– – – tibial		C77.4		D36.0	D48.7
– – – tracheal		C77.1		D36.0	D48.7
– – – tracheobronchial		C77.1		D36.0	D48.7
– – – untere Gliedmaßen		C77.4		D36.0	D48.7
– – – Virchow		C77.0		D36.0	D48.7
– – – zervikal		C77.0		D36.0	D48.7
– – – zervikofazial		C77.0		D36.0	D48.7
– – – zöliakal		C77.2		D36.0	D48.7
– – – Zwerchfell-		C77.1		D36.0	D48.7
– Magen	C16.9	C78.8	D00.2	D13.1	D37.1
– – Antrum	C16.3	C78.8	D00.2	D13.1	D37.1
– – Ausgang	C16.4	C78.8	D00.2	D13.1	D37.1
– – Corpus	C16.2	C78.8	D00.2	D13.1	D37.1
– – Eingang	C16.0	C78.8	D00.2	D13.1	D37.1
– – Fundus	C16.1	C78.8	D00.2	D13.1	D37.1
– – große Kurvatur a.n.k.	C16.6	C78.8	D00.2	D13.1	D37.1
– – Kardia	C16.0	C78.8	D00.2	D13.1	D37.1
– – kleine Kurvatur a.n.k.	C16.5	C78.8	D00.2	D13.1	D37.1
– – Präpylorus	C16.4	C78.8	D00.2	D13.1	D37.1
– – Pylorus	C16.4	C78.8	D00.2	D13.1	D37.1
– – Wand a.n.k.	C16.9	C78.8	D00.2	D13.1	D37.1
– – – hintere a.n.k.	C16.8	C78.8	D00.2	D13.1	D37.1
– – – vordere a.n.k	C16.8	C78.8	D00.2	D13.1	D37.1
– Mageneingang	C16.0	C78.8	D00.2	D13.1	D37.1
– Mamma – s. Neubildung, Brustdrüse					
– Mamille	C50.0	C79.81	D05.9	D24	D48.6
– Mastdarm – s. Neubildung, Rektum					
– Mastoid (Antrum) (Höhle) (Zellen)	C30.1	C78.3	D02.3	D14.0	D38.5
– – Knochen [Processus mastoideus] ◊	C41.01	C79.5		D16.41	D48.0
– Meatus acusticus externus	C44.2	C79.2	D04.2	D23.2	D48.5
– Meckel-Divertikel	C17.3	C78.4	D01.4	D13.3	D37.2
– Mediastinum, mediastinal	C38.3	C78.1		D15.2	D38.3
– – anterius	C38.1	C78.1		D15.2	D38.3
– – posterius	C38.2	C78.1		D15.2	D38.3
– Medulla					
– – glandulae suprarenalis	C74.1	C79.7	D09.3	D35.0	D44.1
– – oblongata	C71.7	C79.3		D33.1	D43.1
– Meibom-Drüse	C44.1	C79.2	D04.1	D23.1	D48.5
– Meningen	C70.9	C79.4		D32.9	D42.9
– – Gehirn	C70.0	C79.3		D32.0	D42.0
– – intrakraniell	C70.0	C79.3		D32.0	D42.0
– – kraniell	C70.0	C79.3		D32.0	D42.0
– – Rückenmark	C70.1	C79.4		D32.1	D42.1
– – spinal	C70.1	C79.4		D32.1	D42.1
– – zerebral	C70.0	C79.3		D32.0	D42.0
– Meniskus, Kniegelenk (Außen-) (Innen-) (lateral) (medial) ◊	C40.2	C79.5		D16.2	D48.0
– Mesenterium, mesenterial	C48.1	C78.6		D20.1	D48.4
– Mesoappendix	C48.1	C78.6		D20.1	D48.4
– Mesokolon	C48.1	C78.6		D20.1	D48.4
– Mesopharynx – s. Neubildung, Oropharynx					
– Mesosalpinx	C57.1	C79.82		D28.2	D39.7

	bösartig primär	bösartig sekundär	in situ	gutartig	unsicherer/ unbekannt. Charakter
Neubildung (*Forts.*)					
– Mesovarium	C57.1	C79.82	D07.3	D28.2	D39.7
– Metakarpus (jeder Knochen) ◊	C40.1	C79.5		D16.1	D48.0
– metastatisch (multipel)		C79.9			
– Metatarsus (jeder Knochen) ◊	C40.3	C79.5		D16.3	D48.0
– Milz a.n.k.	C26.1	C78.8		D13.9	D37.78
– Mittelhirn	C71.7	C79.3		D33.1	D43.1
– Mittelohr	C30.1	C78.3	D02.3	D14.0	D38.5
– Mons					
–– pubis	C51.9	C79.82	D07.1	D28.0	D39.7
–– veneris	C51.9	C79.82	D07.1	D28.0	D39.7
– Morgagni-Krypten	C21.8	C78.5	D01.3	D12.9	D37.78
– Müller-Gang					
–– männliches Geschlecht	C63.7	C79.82	D07.6	D29.7	D40.7
–– weibliches Geschlecht	C57.7	C79.82	D07.3	D28.7	D39.7
– multipel, maligne a.n.k.	C80.9				
–– voneinander unabhängige primäre Lokalisationen	C97!				
–– sekundär a.n.k.		C79.9			
– Mund (Höhle)	C06.9	C79.88	D00.0	D10.3	D37.0
–– Boden	C04.9	C79.88	D00.0	D10.2	D37.0
––– seitlicher Teil	C04.1	C79.88	D00.0	D10.2	D37.0
––– vorderer Teil	C04.0	C79.88	D00.0	D10.2	D37.0
–– Dach	C05.9	C79.88	D00.0	D10.3	D37.0
–– näher bez. Teil a.n.k.	C06.8	C79.88	D00.0	D10.3	D37.0
–– Schleimhaut a.n.k.	C06.9	C79.88	D00.0	D10.3	D37.0
–– Vestibulum	C06.1	C79.88	D00.0	D10.3	D37.0
–– Winkel	C00.6		D00.0	D10.3	D37.0
– Mundrachenraum					
– Muskeln (s.a. Neubildung, Bindegewebe)	C49.9	C79.88		D21.9	D48.1
–– extraokulär	C69.6	C79.4	D09.2	D31.6	D48.7
– Muttermund					
–– äußerer	C53.1	C79.82	D06.1	D26.0	D39.0
–– innerer	C53.0	C79.82	D06.0	D26.0	D39.0
– Myokard	C38.0	C79.84		D15.1	D48.7
– Myometrium	C54.2	C79.82		D26.1	D39.0
– Nabel	C44.59	C79.2	D04.5	D23.5	D48.5
– näher bez. Lokalisation a.n.k.	C76.7	C79.88	D09.7	D36.7	D48.7
– Nares	C30.0	C78.3	D02.3	D14.0	D38.5
– nasal – s. Neubildung, Nase					
– Nase, nasale	C76.0	C79.88	D04.3	D36.7	D48.7
–– äußere (Haut)	C44.3	C79.2	D04.3	D23.3	D48.5
–– Bein (Knochen) ◊	C41.02	C79.5		D16.42	D48.0
–– Choane	C11.3	C79.88	D00.0	D10.6	D37.0
–– Concha (Schleimhaut)	C30.0	C78.3	D02.3	D14.0	D38.5
–– Flügel (äußerer)	C44.3	C79.2	D04.3	D23.3	D48.5
–– Fossa	C30.0	C78.3	D02.3	D14.0	D38.5
–– Haut	C44.3	C79.2	D04.3	D23.3	D48.5
–– Höhle	C30.0	C78.3	D02.3	D14.0	D38.5
–– innere	C30.0	C78.3	D02.3	D14.0	D38.5
–– Knochen ◊	C41.02	C79.5		D16.42	D48.0
–– Knorpel	C30.0	C78.3	D02.3	D14.0	D38.5
–– Loch, Löcher	C30.0	C78.3	D02.3	D14.0	D38.5
–– Muschel (Schleimhaut)	C30.0	C78.3	D02.3	D14.0	D38.5
––– Knochen ◊	C41.02	C79.5		D16.42	D48.0
–– Nebenhöhle(n) – s. Neubildung, Sinus.					
–– Schleimhaut	C30.0	C78.3	D02.3	D14.0	D38.5

	bösartig primär	bösartig sekundär	in situ	gutartig	unsicherer/ unbekannt. Charakter
Neubildung (*Forts.*)					
~ Nase, nasale *(Forts.)*	C76.0	C79.88	D04.3	D36.7	D48.7
-- Septum	C30.0	C78.3	D02.3	D14.0	D38.5
--- hinterer Rand	C11.3	C79.88	D00.0	D10.6	D37.0
-- Vorhof	C30.0	C78.3	D02.3	D14.0	D38.5
- Nasenlöcher	C30.0	C78.3	D02.3	D14.0	D38.5
- Nasenrachenraum	C11.9	C79.88	D00.0	D10.6	D37.0
-- Boden	C11.3	C79.88	D00.0	D10.6	D37.0
-- Dach	C11.0	C79.88	D00.0	D10.6	D37.0
-- Wand	C11.9	C79.88	D00.0	D10.6	D37.0
--- hintere	C11.1	C79.88	D00.0	D10.6	D37.0
--- obere	C11.0	C79.88	D00.0	D10.6	D37.0
--- seitliche	C11.2	C79.88	D00.0	D10.6	D37.0
--- vordere	C11.3	C79.88	D00.0	D10.6	D37.0
- Nasolabialfalte	C44.3	C79.2	D04.3	D23.3	D48.5
- Nasopharynx (s.a. Neubildung, Nasenrachenraum)	C11.9	C79.88	D00.0	D10.6	D37.0
- Nebenhoden	C63.0	C79.82	D07.6	D29.3	D40.7
- Nebenhöhle(n) – s. Neubildung, Sinus					
- Nebennieren	C74.9	C79.7	D09.3	D35.0	D44.1
-- Drüse	C74.9	C79.7	D09.3	D35.0	D44.1
-- Kapsel	C74.9	C79.7	D09.3	D35.0	D44.1
-- Mark	C74.1	C79.7	D09.3	D35.0	D44.1
-- Rinde	C74.0	C79.7	D09.3	D35.0	D44.1
- Nebenschilddrüse	C75.0	C79.88	D09.3	D35.1	D44.2
- Nerv, Nerven, Nervus (Ganglion)	C47.9	C79.88		D36.1	D48.2
-- abducens	C72.5	C79.4		D33.3	D43.3
-- accessorius (spinal)	C72.5	C79.4		D33.3	D43.3
-- acusticus	C72.4	C79.4		D33.3	D43.3
-- autonom a.n.k. (s.a. Neubildung, Nerv, peripher)	C47.9	C79.88		D36.1	D48.2
-- Brachial-	C47.1	C79.88		D36.1	D48.2
-- brachialis	C47.1	C79.88		D36.1	D48.2
-- craniales a.n.k.	C72.5	C79.4		D33.3	D43.3
-- facialis	C72.5	C79.4		D33.3	D43.3
-- femoralis	C47.2	C79.88		D36.1	D48.2
-- Ganglion- a.n.k. (s.a. Neubildung, Nerv, peripher)	C47.9	C79.88		D36.1	D48.2
-- glossopharyngeus	C72.5	C79.4		D33.3	D43.3
-- hypoglossus	C72.5	C79.4		D33.3	D43.3
-- intercostalis	C47.3	C79.88		D36.1	D48.2
-- ischiadicus	C47.2	C79.88		D36.1	D48.2
-- lumbales	C47.6	C79.88		D36.1	D48.2
-- medianus	C47.1	C79.88		D36.1	D48.2
-- obturatorius	C47.2	C79.88		D36.1	D48.2
-- oculomotorius	C72.5	C79.4		D33.3	D43.3
-- olfactorii (Bulbus olfactorius)	C72.2	C79.4		D33.3	D43.3
-- opticus	C72.3	C79.4		D33.3	D43.3
-- parasympathisch a.n.k. (s.a. Neubildung, Nerv, peripher)	C47.9	C79.88		D36.1	D48.2
-- Pars cochlearis	C72.4	C79.4		D33.3	D43.3
-- peripher a.n.k.	C47.9	C79.88		D36.1	D48.2
--- Abdomen	C47.4	C79.88		D36.1	D48.2
--- abdominopelvin	C47.8	C79.88		D36.1	D48.2
--- Achselhöhle	C47.3	C79.88		D36.1	D48.2
--- Arm	C47.1	C79.88		D36.1	D48.2
--- Augenlid	C47.0	C79.88		D36.1	D48.2
--- Auricula (Ohr)	C47.0	C79.88		D36.1	D48.2

	bösartig primär	bösartig sekundär	in situ	gutartig	unsicherer/ unbekannt. Charakter
Neubildung (*Forts.*)					
~ Nerv, Nerven, Nervus (Ganglion) (*Forts.*)	C47.9	C79.88		D36.1	D48.2
~~ peripher a.n.k. (*Forts.*)	C47.9	C79.88		D36.1	D48.2
--- Bauchwand	C47.4	C79.88		D36.1	D48.2
--- Becken, Beckenboden	C47.5	C79.88		D36.1	D48.2
--- Bein	C47.2	C79.88		D36.1	D48.2
--- Brust, Brustwand	C47.3	C79.88		D36.1	D48.2
--- Daumen	C47.1	C79.88		D36.1	D48.2
--- Ellenbeuge, Ellenbogen	C47.1	C79.88		D36.1	D48.2
--- extrarektal	C47.5	C79.88		D36.1	D48.2
--- Extremitäten	C47.9	C79.88		D36.1	D48.2
---- obere	C47.1	C79.88		D36.1	D48.2
---- untere	C47.2	C79.88		D36.1	D48.2
--- Ferse	C47.2	C79.88		D36.1	D48.2
--- Finger	C47.1	C79.88		D36.1	D48.2
--- Flankengegend	C47.6	C79.88		D36.1	D48.2
--- Fossa ischiorectalis	C47.5	C79.88		D36.1	D48.2
--- Fossa pterygoidea	C47.0	C79.88		D36.1	D48.2
--- Fuß	C47.2	C79.88		D36.1	D48.2
--- Gesäß	C47.5	C79.88		D36.1	D48.2
--- Gesicht	C47.0	C79.88		D36.1	D48.2
--- Gliedmaßen a.n.k.	C47.9	C79.88		D36.1	D48.2
---- obere	C47.1	C79.88		D36.1	D48.2
---- untere	C47.2	C79.88		D36.1	D48.2
--- Glutäalmuskulatur	C47.5	C79.88		D36.1	D48.2
--- Hals	C47.0	C79.88		D36.1	D48.2
--- Hand	C47.1	C79.88		D36.1	D48.2
--- Handgelenk	C47.1	C79.88		D36.1	D48.2
--- Hüfte	C47.2	C79.88		D36.1	D48.2
--- Infraklavikulargegend	C47.3	C79.88		D36.1	D48.2
--- inguinal (Gegend) (Kanal)	C47.5	C79.88		D36.1	D48.2
--- intrathorakal	C47.3	C79.88		D36.1	D48.2
--- Kinn	C47.0	C79.88		D36.1	D48.2
--- Knie, Kniekehle	C47.2	C79.88		D36.1	D48.2
--- Knöchel	C47.2	C79.88		D36.1	D48.2
--- Kopf	C47.0	C79.88		D36.1	D48.2
--- Kopfschwarte	C47.0	C79.88		D36.1	D48.2
--- Kreuz- und Steißbeingegend	C47.5	C79.88		D36.1	D48.2
--- Leistenkanalgegend	C47.5	C79.88		D36.1	D48.2
--- Nabel	C47.4	C79.88		D36.1	D48.2
--- Nacken	C47.0	C79.88		D36.1	D48.2
--- Oberschenkel	C47.2	C79.88		D36.1	D48.2
--- Ohr (äußeres)	C47.0	C79.88		D36.1	D48.2
--- Orbita	C69.6	C79.4		D31.6	D48.7
--- pararektal	C47.5	C79.88		D36.1	D48.2
--- paraurethral	C47.5	C79.88		D36.1	D48.2
--- paravaginal	C47.5	C79.88		D36.1	D48.2
--- Perineum	C47.5	C79.88		D36.1	D48.2
--- perirektal (Gewebe)	C47.5	C79.88		D36.1	D48.2
--- periurethral (Gewebe)	C47.5	C79.88		D36.1	D48.2
--- präsakral	C47.5	C79.88		D36.1	D48.2
--- rektovesikal	C47.5	C79.88		D36.1	D48.2
--- Rücken	C47.6	C79.88		D36.1	D48.2
--- Rumpf	C47.6	C79.88		D36.1	D48.2
--- Schläfe	C47.0	C79.88		D36.1	D48.2
--- Schläfenbeinregion	C47.0	C79.88		D36.1	D48.2
--- Schulter	C47.1	C79.88		D36.1	D48.2

	bösartig primär	bösartig sekundär	in situ	gutartig	unsicherer/ unbekannt. Charakter
Neubildung (*Forts.*)					
~ Nerv, Nerven, Nervus (Ganglion) *(Forts.)*	C47.9	C79.88		D36.1	D48.2
~~ peripher a.n.k. *(Forts.)*	C47.9	C79.88		D36.1	D48.2
––– Schulterblattgegend	C47.3	C79.88		D36.1	D48.2
––– Septum rectovaginale	C47.5	C79.88		D36.1	D48.2
––– Stirn	C47.0	C79.88		D36.1	D48.2
––– submental	C47.0	C79.88		D36.1	D48.2
––– Supraklavikulargegend	C47.0	C79.88		D36.1	D48.2
––– Thorax, Thoraxwand	C47.3	C79.88		D36.1	D48.2
––– Unterarm	C47.1	C79.88		D36.1	D48.2
––– vesikorektal	C47.5	C79.88		D36.1	D48.2
––– Wade	C47.2	C79.88		D36.1	D48.2
––– Wange	C47.0	C79.88		D36.1	D48.2
––– Zehe	C47.2	C79.88		D36.1	D48.2
–– radialis	C47.1	C79.88		D36.1	D48.2
–– sacrales	C47.5	C79.88		D36.1	D48.2
–– spinales a.n.k.	C47.9	C79.88		D36.1	D48.2
––– accessorius	C72.5	C79.4		D33.3	D43.3
–– sympathisch a.n.k. (s.a. Neubildung, Nerv, peripher)	C47.9	C79.88		D36.1	D48.2
–– trigeminus	C72.5	C79.4		D33.3	D43.3
–– trochlearis	C72.5	C79.4		D33.3	D43.3
–– ulnaris	C47.1	C79.88		D36.1	D48.2
–– vagus	C72.5	C79.4		D33.3	D43.3
–– vestibulocochlearis	C72.4	C79.4		D33.3	D43.3
– Nervensystem (Zentral-) a.n.k.	C72.9	C79.4		D33.9	D43.9
–– autonom – s. Neubildung, Nerv, peripher					
–– parasympathisch – s. Neubildung, Nerv, peripher					
–– sympathisch – s. Neubildung, Nerv, peripher					
– Niere (Parenchym)	C64	C79.0	D09.1	D30.0	D41.0
–– Becken	C65	C79.0	D09.1	D30.1	D41.1
–– Hilus	C65	C79.0	D09.1	D30.1	D41.1
–– Kelch	C65	C79.0	D09.1	D30.1	D41.1
– Nucleus pulposus ◊	C41.2	C79.5		D16.6	D48.0
– Oberkiefer					
–– (Alveolar-					
––– Fortsatz oder Kamm	C41.02	C79.5		D16.42	D48.0
––– Karzinom (Schleimhaut)	C03.0	C79.88			
––– Schleimhaut	C03.0	C79.88	D00.0	D10.3	D37.0
–– Höhle	C31.0	C78.3	D02.3	D14.0	D38.5
–– Karzinom	C03.0	C79.88			
–– Knochen	C41.02	C79.5		D16.42	D48.0
–– Nebenhöhle	C31.0	C78.3	D02.3	D14.0	D38.5
–– Sinus	C31.0	C78.3	D02.3	D14.0	D38.5
– Oberschenkel a.n.k. #	C76.5	C79.88	D04.7	D36.7	D48.7
– odontogen – s. Neubildung, Kiefer, Knochen					
– Ösophagus	C15.9	C78.8	D00.1	D13.0	D37.78
–– distales Drittel	C15.5	C78.8	D00.1	D13.0	D37.78
–– mittleres Drittel	C15.4	C78.8	D00.1	D13.0	D37.78
–– oberes Drittel	C15.3	C78.8	D00.1	D13.0	D37.78
–– Pars abdominalis	C15.2	C78.8	D00.1	D13.0	D37.78
–– Pars cervicalis	C15.0	C78.8	D00.1	D13.0	D37.78
–– Pars thoracica	C15.1	C78.8	D00.1	D13.0	D37.78

	bösartig		in situ	gutartig	unsicherer/ unbekannt. Charakter
	primär	sekundär			
Neubildung (*Forts.*)					
– Ösophagus ~	C15.9	C78.8	D00.1	D13.0	D37.78
–– proximales Drittel	C15.3	C78.8	D00.1	D13.0	D37.78
–– unteres Drittel	C15.5	C78.8	D00.1	D13.0	D37.78
– Ohr, Gehör (äußeres)	C44.2	C79.2	D04.2	D23.2	D48.5
–– Gang (äußerer)	C44.2	C79.2	D04.2	D23.2	D48.5
–– Haut	C44.2	C79.2	D04.2	D23.2	D48.5
–– Innen-	C30.1	C78.3	D02.3	D14.0	D38.5
–– Kanal	C44.2	C79.2	D04.2	D23.2	D48.5
–– Knorpel	C49.0	C79.88		D21.0	D48.1
–– Läppchen	C44.2	C79.2	D04.2	D23.2	D48.5
–– Mittel-	C30.1	C78.3	D02.3	D14.0	D38.5
–– Muschel	C44.2	C79.2	D04.2	D23.2	D48.5
––– Knorpel	C49.0	C79.88		D21.0	D48.1
– Ohrspeicheldrüse	C07	C79.88	D00.0	D11.0	D37.0
– Okzipitallappen	C71.4	C79.3		D33.0	D43.0
– Oliva (Gehirn)	C71.7	C79.3		D33.1	D43.1
– Omentum	C48.1	C78.6		D20.1	D48.4
– Operculum (Gehirn)	C71.0	C79.3		D33.0	D43.0
– Orbita	C69.6	C79.4	D09.2	D31.6	D48.7
–– autonome Nerven	C69.6	C79.4		D31.6	D48.7
–– Knochen ◊	C41.01	C79.5		D16.41	D48.0
–– periphere Nerven	C69.6	C79.4		D31.6	D48.7
–– Weichteile	C69.6	C79.4		D31.6	D48.7
– Organ, Zuckerkandl	C75.5	C79.88		D35.6	D44.7
– Oropharynx	C10.9	C79.88	D00.0	D10.5	D37.0
–– Hinterwand	C10.3	C79.88	D00.0	D10.5	D37.0
–– Seitenwand	C10.2	C79.88	D00.0	D10.5	D37.0
–– Übergangsregion	C10.8	C79.88	D00.0	D10.5	D37.0
– Ostium					
–– cardiacum	C16.0	C78.8	D00.2	D13.1	D37.1
–– ureteris	C67.6	C79.1	D09.0	D30.3	D41.4
– Ovar	C56	C79.6	D07.3	D27	D39.1
– Ovidukt	C57.0	C79.82	D07.3	D28.2	D39.7
– Ovula Nabothi	C53.0	C79.82	D06.0	D26.0	D39.0
– Pallium	C71.0	C79.3		D33.0	D43.0
– Palpebra	C44.1	C79.2	D04.1	D23.1	D48.5
– Pankreas	C25.9	C78.8	D01.7	D13.6	D37.70
–– Gang (Santorini) (Wirsung)	C25.3	C78.8	D01.7	D13.6	D37.70
–– Hals	C25.7	C78.8	D01.7	D13.6	D37.70
–– Inselzellen	C25.4	C78.8	D01.7	D13.7	D37.70
–– Körper	C25.1	C78.8	D01.7	D13.6	D37.70
–– Kopf	C25.0	C78.8	D01.7	D13.6	D37.70
–– Schwanz	C25.2	C78.8	D01.7	D13.6	D37.70
– Papilla Vateri	C24.1	C78.8	D01.5	D13.5	D37.6
– Paraganglion a.n.k.	C75.5	C79.88		D35.6	D44.7
–– aorticum abdominale	C75.5	C79.88		D35.6	D44.7
– Parametrium	C57.3	C79.82		D28.2	D39.7
– paranephritisch	C48.0	C78.6		D20.0	D48.3
– pararektal	C76.3	C79.88		D36.7	D48.7
– parasellär	C71.9	C79.3		D33.2	D43.2
– Parathyreoidea	C75.0	C79.88	D09.3	D35.1	D44.2
– paraurethral	C76.3	C79.88		D36.7	D48.7
–– Drüse	C68.1	C79.1	D09.1	D30.7	D41.7
– paravaginal	C76.3	C79.88		D36.7	D48.7
– Parenchym, Niere	C64	C79.0	C09.1	D30.0	D41.0
– Parietallappen	C71.3	C79.3		D33.0	D43.0
– parodontal a.n.k.	C03.9	C79.88	D00.0	D10.3	D37.0

	bösartig		in situ	gutartig	unsicherer/ unbekannt. Charakter
	primär	sekundär			
Neubildung (*Forts.*)					
– Parotis (Drüse) (Gang)	C07	C79.88	D00.0	D11.0	D37.0
– Parovarium	C57.1	C79.82	D07.3	D28.2	D39.7
– Patella ◊	C40.3	C79.5		D16.3	D48.0
– Pedunculus cerebri	C71.7	C79.3		D33.1	D43.1
– pelvikoabdominal	C76.8	C79.88	D09.7	D36.7	D48.7
– pelvikorektaler Übergang	C19	C78.5	D01.1	D12.7	D37.5
– pelvin – s. Neubildung, Becken					
– Penis	C60.9	C79.82	D07.4	D29.0	D40.7
–– Corpus cavernosum	C60.2	C79.82	D07.4	D29.0	D40.7
–– Glans	C60.1	C79.82	D07.4	D29.0	D40.7
–– Haut a.n.k.	C60.9	C79.82	D07.4	D29.0	D40.7
– periadrenal	C48.0	C78.6		D20.0	D48.3
– periampullär (Ampulla Vateri)	C24.1	C78.8	D01.5	D13.5	D37.6
– perianal (Haut)	C44.50	C79.2	D04.5	D23.5	D48.5
– Perikard	C38.0	C79.83		D15.1	D48.7
– perinephrisch	C48.0	C78.6		D20.0	D48.3
– Perineum	C76.3	C79.88	D09.7	D36.7	D48.7
– periodontales Gewebe a.n.k.	C03.9	C79.88	D00.0	D10.3	D37.0
– Periost – s. Neubildung, Knochen					
– peripankreatisch	C48.0	C78.6		D20.0	D48.3
– periphere Nerven a.n.k.	C47.9	C79.88		D36.1	D48.2
– perirektal (Gewebe)	C76.3	C79.88		D36.7	D48.7
– perirenal (Gewebe)	C48.0	C78.6		D20.0	D48.3
– Peritonealhöhle	C48.2	C78.6		D20.1	D48.4
– Peritoneum	C48.2	C78.6		D20.1	D48.4
–– Becken-	C48.1	C78.6		D20.1	D48.4
–– näher bez. Teil a.n.k.	C48.1	C78.6		D20.1	D48.4
–– parietal	C48.1	C78.6		D20.1	D48.4
–– viszeral	C48.1	C78.6		D20.1	D48.4
– periurethrales Gewebe	C76.3	C79.88		D36.7	D48.7
– Phalangen ◊	C40.9	C79.5		D16.9	D48.0
–– Fuß	C40.3	C79.5		D16.3	D48.0
–– Hand	C40.1	C79.5		D16.1	D48.0
– Pharynx, pharyngeal	C14.0	C79.88	D00.0	D10.9	D37.0
–– Fornix	C11.3	C79.88	D00.0	D10.6	D37.0
–– Recessus	C11.2	C79.88	D00.0	D10.6	D37.0
–– Region	C14.0	C79.88	D00.0	D10.9	D37.0
–– Tonsillen	C11.1	C79.88	D00.0	D10.6	D37.0
–– Wand (hintere) (seitliche)	C14.0	C79.88	D00.0	D10.9	D37.0
– Pia mater	C70.9	C79.4		D32.9	D42.9
–– kranial	C70.0	C79.3		D32.0	D42.0
–– spinal	C70.1	C79.4		D32.1	D42.1
–– zerebral	C70.0	C79.3		D32.0	D42.0
– Plazenta	C58	C79.82	D07.3	D26.7	D39.2
– Pleura (Höhle) (parietalis) (pulmonalis) (visceralis)	C38.4	C78.2		D15.7	D38.2
– Plexus					
–– brachialis	C47.1	C79.88		D36.1	D48.2
–– cervicalis	C47.0	C79.88		D36.1	D48.2
–– chorioideus (dritter Ventrikel) (Seitenventrikel)	C71.5	C79.3		D33.0	D43.0
––– vierter Ventrikel	C71.7	C79.3		D33.1	D43.1
–– lumbosacralis	C47.5	C79.88		D36.1	D48.2
–– sacralis	C47.5	C79.88		D36.1	D48.2

	bösartig		in situ	gutartig	unsicherer/ unbekannt. Charakter
	primär	sekundär			
Neubildung (*Forts.*)					
– Plica					
–– aryepiglottica	C13.1	C79.88	D00.0	D10.7	D37.0
––– hypopharyngeale Seite	C13.1	C79.88	D00.0	D10.7	D37.0
––– laryngeale Seite	C32.1	C78.3	D02.0	D14.1	D38.0
––– Randzone	C13.1	C79.88	D00.0	D10.7	D37.0
–– glossoepiglottica	C10.1	C79.88	D00.0	D10.5	D37.0
–– vestibularis	C32.1	C78.3	D02.0	D14.1	D38.0
– Polus					
–– frontalis	C71.1	C79.3		D33.0	D43.0
–– occipitalis	C71.4	C79.3		D33.0	D43.0
– polyglandulär	C75.8	C79.88	D09.3	D35.8	D44.8
– Pons Varoli	C71.7	C79.3		D33.1	D43.1
– Präputium	C60.0	C79.82	D07.4	D29.0	D40.7
– Präpylorus	C16.4	C78.8	D00.2	D13.1	D37.1
– präsakral (Region)	C76.3	C79.88		D36.7	D48.7
– primäre Lokalisation unbekannt	C80.0				
– Processus xiphoideus ◊	C41.31	C79.5		D16.71	D48.0
– Prostata	C61	C79.82	D07.5	D29.1	D40.0
– Pudenda feminae	C51.9	C79.82	D07.1	D28.0	D39.7
– pulmonal (s.a. Neubildung, Lunge)	C34.9	C78.0	D02.2	D14.3	D38.1
– Putamen	C71.0	C79.3		D33.0	D43.0
– Pylorus, pyloricum, pyloricus	C16.4	C78.8	D00.2	D13.1	D37.1
–– Antrum	C16.3	C78.8	D00.2	D13.1	D37.1
–– Canalis	C16.4	C78.8	D00.2	D13.1	D37.1
– Pyramide (Gehirn)	C71.7	C79.3		D33.1	D43.1
– Querkolon	C18.4	C78.5	D01.0	D12.3	D37.4
– Rachen	C14.0	C79.88	D00.0	D10.9	D37.0
– Rachenmandel	C11.1	C79.88	D00.0	D10.6	D37.0
– Rachenring a.n.k. (s.a. Neubildung, Oropharynx)	C10.9	C79.88	D00.0	D10.5	D37.0
–– Gaumenbogen	C09.1	C79.88	D00.0	D10.5	D37.0
–– Gaumenmandel	C09.9	C79.88	D00.0	D10.4	D37.0
– Radius (jeder Teil) ◊	C40.0	C79.5		D16.0	D48.0
– Rathke-Tasche	C75.1	C79.88	D09.3	D35.2	D44.3
– Recessus					
–– pharyngeus (Rosenmüller)	C11.2	C79.88	D00.0	D10.6	D37.0
–– piriformis	C12	C79.88	D00.0	D10.7	D37.0
– Regio					
–– postcricoidea	C13.0	C79.88	D00.0	D10.7	D37.0
–– scapularis #	C76.1	C79.88	D04.5	D36.7	D48.7
– Reil-Insel	C71.0	C79.3		D33.0	D43.0
– Rektosigmoid (Kolon) (Übergang)	C19	C78.5	D01.1	D12.7	D37.5
– rektouterine Tasche	C48.1	C78.6		D20.1	D48.4
– rektovaginales Septum oder Wand	C76.3	C79.88	D09.7	D36.7	D48.7
– rektovesikales Septum	C76.3	C79.88	D09.7	D36.7	D48.7
– Rektum (Ampulle)	C20	C78.5	D01.2	D12.8	D37.5
–– mit Kolon	C19	C78.5	D01.1	D12.7	D37.5
– renal (s.a. Neubildung, Niere)	C64	C79.0	D09.1	D30.0	D41.0
– Respirations-					
–– Organ oder System a.n.k.	C39.9	C78.3	D02.4	D14.4	D38.6
–– Trakt a.n.k.	C39.9	C78.3	D02.4	D14.4	D38.6
––– oberer	C39.0	C78.3	D02.4	D14.4	D38.6
– Retina	C69.2	C79.4	D09.2	D31.2	D48.7
– retrobulbär	C69.9	C79.4		D31.6	D48.7
– Retromolarregion	C06.2	C79.88	D00.0	D10.3	D37.0
– retrookulär	C69.9	C79.4		D31.6	D48.7

	bösartig		in situ	gutartig	unsicherer/ unbekannt. Charakter
	primär	sekundär			
Neubildung (*Forts.*)					
– retroperitoneal (Gewebe)	C48.0	C78.6		D20.0	D48.3
– Retroperitoneum	C48.0	C78.6		D20.0	D48.3
– retropharyngeal	C14.0	C79.88	D00.0	D10.9	D37.0
– retrovesikal	C76.3	C79.88		D36.7	D48.7
– retrozökal	C48.0	C78.6		D20.0	D48.3
– Rhinenzephalon	C71.0	C79.3		D33.0	D43.0
– Rinde					
–– Großhirn-	C71.0	C79.3		D33.0	D43.0
–– Nebennieren-	C74.0	C79.7	D09.3	D35.0	D44.1
– Ringknorpel	C32.3	C78.3	D02.0	D14.1	D38.0
– Rippen ◊	C41.30	C79.5		D16.70	D48.0
– Rosenmüller-Grube	C11.2	C79.88	D00.0	D10.6	D37.0
– Rücken a.n.k. #	C76.7	C79.88	D04.5	D36.7	D48.7
– Rückenmark (lumbal) (sakral) (thorakal) (zervikal)	C72.0	C79.4		D33.4	D43.4
– Rückenmarkhäute	C70.1	C79.4		D32.1	D42.1
– Rumpf a.n.k. #	C76.7	C79.88	D04.5	D36.7	D48.7
– Salpinx	C57.0	C79.82	D07.3	D28.2	D39.7
– Samenblase	C63.7	C79.82	D07.6	D29.7	D40.7
– Samenstrang	C63.1	C79.82	D07.6	D29.7	D40.7
– Santorini-Gang	C25.3	C78.8	D01.7	D13.6	D37.70
– Schädel ◊	C41.01	C79.5		D16.41	D48.0
– Schädeldach ◊	C41.01	C79.5		D16.41	D48.0
– Schädelgrube, hintere	C71.9	C79.3		D33.2	D43.2
– Schambein ◊	C41.4	C79.5		D16.8	D48.0
– Schamlippe – s. Neubildung, Labium					
– Scheide (Gewölbe) (Wand)	C52	C79.82	D07.2	D28.1	D39.7
– Scheitellappen	C71.3	C79.3		D33.0	D43.0
– Schienbein (jeder Teil) ◊	C40.2	C79.5		D16.2	D48.0
– Schilddrüse	C73	C79.88	D09.3	D34	D44.0
– Schildknorpel	C32.3	C78.3	D02.0	D14.1	D38.0
– Schläfe (Haut)	C44.3	C79.2	D04.3	D23.3	D48.5
– Schleimhaut					
–– Alveolar (Fortsatz) (Kamm)	C03.9	C79.88	D00.0	D10.3	D37.0
––– Oberkiefer	C03.0	C79.88	D00.0	D10.3	D37.0
––– Unterkiefer	C03.1	C79.88	D00.0	D10.3	D37.0
–– Lippen- – s. Neubildung, Lippe, Innenseite					
–– Mund- a.n.k.	C06.9	C79.88	D00.0	D10.3	D37.0
–– Nasen-	C30.0	C78.3	D02.3	D14.0	D38.5
–– Wangen-	C06.0	C79.88	D00.0	D10.3	D37.0
– Schlüsselbein ◊	C41.32	C79.5		D16.72	D48.0
– Schulter a.n.k. #	C76.4	C79.88	D04.6	D36.7	D48.7
– Schulterblatt (jeder Teil) ◊	C40.0	C79.5		D16.0	D48.0
– Schulterblattregion #	C76.1	C79.88	D04.5	D36.7	D48.7
– Schweißdrüsen (apokrin) (ekkrin), Lokalisation nicht näher bez.	C44.9	C79.2	D04.9	D23.9	D48.5
– Sehne, Sehnenscheide – s. Neubildung, Bindegewebe					
– Sehnerv, Chiasma oder Trakt	C72.3	C79.4		D33.3	D43.3
– Sella turcica, Knochen ◊	C41.01	C79.5		D16.41	D48.0
– Septum					
–– Nasen-	C30.0	C78.3	D02.3	D14.0	D38.5
––– hinterer Rand	C11.3	C79.88	D00.0	D10.6	D37.0
–– rektovaginale	C76.3	C79.88	D09.7	D36.7	D48.7
–– rektovesikale	C76.3	C79.88	D09.7	D36.7	D48.7
–– urethrovaginale	C57.9	C79.82	D07.3	D28.9	D39.7

	bösartig		in situ	gutartig	unsicherer/ unbekannt. Charakter
	primär	sekundär			
Neubildung (*Forts.*)					
~ Septum (Forts.)					
–– vesikovaginale	C57.9	C79.82	D07.3	D28.9	D39.7
– Siebbein (Höhle)	C31.1	C78.3	D02.3	D14.0	D38.5
–– Knochen oder Zellen ◊	C41.01	C79.5		D16.41	D48.0
– Sigma (Flexur)	C18.7	C78.5	D01.0	D12.5	D37.4
– Sinus (Nebenhöhle)	C31.9	C78.3	D02.3	D14.0	D38.5
–– ethmoidalis	C31.1	C78.3	D02.3	D14.0	D38.5
–– frontalis	C31.2	C78.3	D02.3	D14.0	D38.5
–– Knochen (jeder) ◊	C41.01	C79.5		D16.41	D48.0
–– maxillaris	C31.0	C78.3	D02.3	D14.0	D38.5
–– nasales, paranasales a.n.k.	C31.9	C78.3	D02.3	D14.0	D38.5
–– piriformis	C12	C79.88	D00.0	D10.7	D37.0
–– sphenoidalis	C31.3	C78.3	D02.3	D14.0	D38.5
– Sitzbein ◊	C41.4	C79.5		D16.8	D48.0
– Skelett a.n.k. ◊	C41.9	C79.5		D16.9	D48.0
– Skene-Drüse	C68.1	C79.1	D09.1	D30.7	D41.7
– Sklera	C69.4	C79.4	D09.2	D31.4	D48.7
– Skrotum	C63.2	C79.82	D07.6	D29.4	D40.7
– Speiche (jeder Teil) ◊	C40.0	C79.5		D16.0	D48.0
– Speicheldrüse, Speicheldrüsen (Gang) (Haupt-)	C08.9	C79.88	D00.0	D11.9	D37.0
–– Neben- a.n.k.	C06.9	C79.88	D00.0	D10.3	D37.0
–– Ohr-	C07	C79.88	D00.0	D11.0	D37.0
–– Unterkiefer-	C08.0	C79.88	D00.0	D11.7	D37.0
–– Unterzungen-	C08.1	C79.88	D00.0	D11.7	D37.0
– Speiseröhre – s. Neubildung, Ösophagus					
– Sphincter					
–– ani	C21.1	C78.5	D01.3	D21.9	D37.78
–– Oddi	C24.1	C78.8	D01.5	D13.5	D37.6
– Steißbein ◊	C41.4	C79.5		D16.8	D48.0
–– Glomus coccygeum	C75.5	C79.88		D35.6	D44.7
–– Wirbel ◊	C41.4	C79.5		D16.8	D48.0
– Steißknötchen – s. Neubildung, Glomus, coccygeum					
– Stensen-Gang [Stenon-Gang] [Stenson-Gang]	C07	C79.88	D00.0	D11.0	D37.0
– Sternum ◊	C41.31	C79.5		D16.71	D48.0
– Stimmbänder (echte)	C32.0	C78.3	D02.0	D14.1	D38.0
–– falsche	C32.1	C78.3	D02.0	D14.1	D38.0
– Stimmlippen	C32.0	C78.3	D02.0	D14.1	D38.0
– Stirn	C44.3	C79.2	D04.3	D23.3	D48.5
–– Bein ◊	C41.01	C79.5		D16.41	D48.0
–– Höhle	C31.2	C78.3	D02.3	D14.0	D38.5
–– Lappen	C71.1	C79.3		D33.0	D43.0
–– Polus frontalis cerebri	C71.1	C79.3		D33.0	D43.0
– Stroma, Endometrium-	C54.1	C79.82	D07.0	D26.1	D39.0
– subdural	C70.9	C79.4		D32.9	D42.9
– subglottisch	C32.2	C78.3	D02.0	D14.1	D38.0
– subkutan (Gewebe) (Knötchen) a.n.k. – s. Neubildung, Bindegewebe					
– sublingual	C04.9	C79.88	D00.0	D10.2	D37.0
– submental	C76.0	C79.88	D09.7	D36.7	D48.7
– subpleural	C34.9	C78.0	D02.2	D14.3	D38.1
– substernal	C38.1	C78.1		D15.2	D38.3
– Sulcus					
–– glossopalatinus	C09.1	C79.88	D00.0	D10.5	D37.0
–– glossopharyngeus	C09.0	C79.88	D00.0	D10.5	D37.0

	bösartig		in situ	gutartig	unsicherer/ unbekannt. Charakter
	primär	sekundär			
Neubildung (*Forts.*)					
– supraglottisch	C32.1	C78.3	D02.0	D14.1	D38.0
– Supraklavikulargrube	C76.0	C79.88	D09.7	D36.7	D48.7
– suprasellär (Region)	C71.9	C79.3		D33.2	D43.2
– supratentoriell (Gehirn) a.n.k.	C71.0	C79.3		D33.0	D43.0
– sympathisch, Nerv oder Nervensystem a.n.k.	C47.9	C79.88		D36.1	D48.2
– Symphysis pubica	C41.4	C79.5		D16.8	D48.0
– Synovialhaut – s. Neubildung, Bindegewebe					
– Talgdrüsen – s. Neubildung, Haut					
– Tapetum cerebri	C71.8	C79.3		D33.2	D43.2
– Tarsus (jeder Knochen) ◊	C40.3	C79.5		D16.3	D48.0
– temporal					
–– Lappen	C71.2	C79.3		D33.0	D43.0
–– Region	C76.0	C79.88	D09.7	D36.7	D48.7
– Tentorium cerebelli	C70.0	C79.3		D32.0	D42.0
– Testis – s. Neubildung, Hoden					
– Thalamus	C71.0	C79.3		D33.0	D43.0
– Thorax (Höhle) (Organe a.n.k.) (Wand a.n.k.)	C76.1	C79.88	D09.7	D36.7	D48.7
– Thymus	C37	C79.88	D09.3	D15.0	D38.4
– Thyreoidea	C73	C79.88	D09.3	D34	D44.0
– Tibia (jeder Teil) ◊	C40.2	C79.5		D16.2	D48.0
– Tonsillen, Tonsilla, tonsillär	C09.9	C79.88	D00.0	D10.4	D37.0
–– Fauces	C09.9	C79.88	D00.0	D10.4	D37.0
–– Fossa	C09.0	C79.88	D00.0	D10.5	D37.0
–– Gaumenbogen (hinterer) (vorderer)	C09.1	C79.88	D00.0	D10.5	D37.0
–– lingualis	C02.4	C79.88	D00.0	D10.1	D37.0
–– palatina	C09.9	C79.88	D00.0	D10.4	D37.0
–– pharyngea	C11.1	C79.88	D00.0	D10.6	D37.0
– Trachea (Knorpel) (Schleimhaut)	C33	C78.3	D02.1	D14.2	D38.1
– tracheobronchial	C34.8	C78.0	D02.2	D14.2	D38.1
– Tractus opticus	C72.3	C79.4		D33.3	D43.3
– Tränen-					
–– Drüse	C69.5	C79.4	D09.2	D31.5	D48.7
–– Kanal	C69.5	C79.4	D09.2	D31.5	D48.7
–– Nasengang	C69.5	C79.4	D09.2	D31.5	D48.7
–– Punkt	C69.5	C79.4	D09.2	D31.5	D48.7
–– Sack	C69.5	C79.4	D09.2	D31.5	D48.7
– Tragus (Ohr)	C44.2	C79.2	D04.2	D23.2	D48.5
– Trigonum vesicae	C67.0	C79.1	D09.0	D30.3	D41.4
– Tuba					
–– auditiva	C30.1	C78.3	D02.3	D14.0	D38.5
––– Ostium pharyngeum	C11.2	C79.88	D00.0	D10.6	D37.0
–– uterina (Fallopii)	C57.0	C79.82	D07.3	D28.2	D39.7
– tuboovarial	C57.8	C79.82	D07.3	D28.7	D39.7
– Tunica vaginalis testis	C63.7	C79.82	D07.6	D29.7	D40.7
– Übergang (zwischen)					
–– anorektal	C21.8	C78.5	D01.3	D12.9	D37.78
–– Cervix uteri und Vagina	C53.8	C79.82	D06.7	D26.0	D39.0
–– duodenojejunal	C17.8	C78.4	D01.4	D13.3	D37.2
–– gastroösophageal	C16.0	C78.8	D00.2	D13.1	D37.1
–– harter und weicher Gaumen	C05.8	C79.88	D00.0	D10.3	D37.0
–– ileozäkal	C18.0	C78.5	D01.0	D12.0	D37.4
–– kardioösophageal	C16.0	C78.8	D00.2	D13.1	D37.1
–– Nierenbecken und Harnleiter	C65	C79.0	D09.1	D30.1	D41.1
–– pelvirektal	C19	C78.5	D01.1	D12.7	D37.5

	bösartig		in situ	gutartig	unsicherer/ unbekannt. Charakter
	primär	sekundär			
Neubildung (*Forts.*)					
~ Übergang (zwischen) (*Forts.*)					
–– rektosigmoidal	C19	C78.5	D01.1	D12.7	D37.5
– Ulna (jeder Teil) ◊	C40.0	C79.5		D16.0	D48.0
– Uncus	C71.2	C79.3		D33.0	D43.0
– Unterarm a.n.k. #	C76.4	C79.88	D04.6	D36.7	D48.7
– Unterkiefer					
–– Alveolar-					
––– Fortsatz oder Kamm	C41.1	C79.5		D16.5	D48.0
––– Karzinom (Schleimhaut)	C03.1	C79.88			
––– Schleimhaut	C03.1	C79.88	D00.0	D10.3	D37.0
–– Knochen	C41.1	C79.5		D16.5	D48.0
–– Speicheldrüse	C08.0	C79.88	D00.0	D11.7	D37.0
– Unterzungendrüse	C08.1	C79.88	D00.0	D11.7	D37.0
– Urachus	C67.7	C79.1	D09.0	D30.3	D41.4
– Ureter	C66	C79.1	D09.1	D30.2	D41.2
–– Mündung	C67.6	C79.1	D09.0	D30.3	D41.4
– Urethra, urethral (Drüse)	C68.0	C79.1	D09.1	D30.4	D41.3
–– Mündung, innere	C67.5	C79.1	D09.0	D30.3	D41.4
– urethrovaginal	C57.9	C79.82	D07.3	D28.9	D39.9
–– Septum	C57.9	C79.82	D07.3	D28.9	D39.7
– Urogenitaltrakt					
–– männlich	C63.9	C79.82	D07.6	D29.9	D40.9
–– weiblich	C57.9	C79.82	D07.3	D28.9	D39.9
– uteroovarial	C57.8	C79.82		D28.7	D39.7
–– Bänder	C57.1	C79.82		D28.2	D39.7
– uterosakrale Bänder	C57.3	C79.82		D28.2	D39.7
– Uterus	C55	C79.82	D07.3	D26.9	D39.0
–– Adnexe	C57.4	C79.82	D07.3	D28.7	D39.7
–– äußerer Muttermund	C53.1	C79.82	D06.1	D26.0	D39.0
–– Band – s. Neubildung, Uterus, Ligamentum					
–– Ektozervix	C53.1	C79.82	D06.1	D26.0	D39.0
–– Endozervix (Kanal) (Drüse)	C53.0	C79.82	D06.0	D26.0	D39.0
–– Fundus	C54.3	C79.82	D07.3	D26.1	D39.0
–– Horn	C54.9	C79.82	D07.3	D26.1	D39.0
–– innerer Muttermund	C53.0	C79.82	D06.0	D26.0	D39.0
–– Isthmus	C54.0	C79.82	D07.3	D26.1	D39.0
–– Körper	C54.9	C79.82	D07.3	D26.1	D39.0
–– Ligamentum	C57.3	C79.82		D28.2	D39.7
––– latum uteri	C57.1	C79.82	D07.3	D28.2	D39.7
––– rotundum	C57.2	C79.82		D28.2	D39.7
–– Tube	C57.0	C79.82	D07.3	D28.2	D39.7
–– Übergang zwischen Zervix (Cervix uteri) und Vagina	C53.8	C79.82	D06.7	D26.0	D39.0
–– unteres Segment	C54.0	C79.82	D07.3	D26.1	D39.0
–– Zervix (Cervix uteri)	C53.9	C79.82	D06.9	D26.0	D39.0
– Utriculus prostaticus	C68.0	C79.1	D09.1	D30.4	D41.3
– Uvealtrakt	C69.4	C79.4	D09.2	D31.4	D48.7
– Uvula	C05.2	C79.88	D00.0	D10.3	D37.0
– Vagina (Gewölbe) (Wand)	C52	C79.82	D07.2	D28.1	D39.7
– vaginovesikal	C57.9	C79.82	D07.3	D28.9	D39.9
–– Septum	C57.9	C79.82	D07.3	D28.9	D39.7
– Vallecula epiglottica	C10.0	C79.88	D00.0	D10.5	D37.0
– Vas deferens	C63.1	C79.82	D07.6	D29.7	D40.7
– vaskulär – s. Neubildung, Bindegewebe.					
– Vena cava (abdominal) (inferior)	C49.4	C79.88		D21.4	D48.1
–– superior	C49.3	C79.88		D21.3	D48.1

	bösartig primär	bösartig sekundär	in situ	gutartig	unsicherer/ unbekannt. Charakter
Neubildung (*Forts.*)					
– Vene, venös – s. Neubildung, Bindegewebe					
– Ventriculus laryngis	C32.0	C78.3	D02.0	D14.1	D38.0
– Ventrikel	C71.5	C79.3		D33.0	D43.0
–– Herz- (linker) (rechter)	C38.0	C79.84		D15.1	D48.7
–– Hirn- (Boden) (dritter) (Seiten-)	C71.5	C79.3		D33.0	D43.0
––– vierter	C71.7	C79.3		D33.1	D43.1
– Verbindung – s. Neubildung, Übergang					
– Verdauungsorgane, -system, -wege a.n.k.	C26.9	C78.8	D01.9	D13.9	D37.9
– Vermis (cerebelli)	C71.6	C79.3		D33.1	D43.1
– Vertebra – s. Neubildung, Wirbel					
– Vesicula seminalis	C63.7	C79.82	D07.6	D29.7	D40.7
– vesikal – s. Neubildung, Harnblase					
– vesikorektal	C76.3	C79.88	D09.7	D36.7	D48.7
– vesikovaginal	C57.9	C79.82	D07.3	D28.9	D39.9
–– Septum	C57.9	C79.82	D07.3	D28.9	D39.7
– vesikozervikales Gewebe	C57.9	C79.82	D07.3	D28.9	D39.9
– Vestibulum					
–– laryngis	C32.1	C78.3	D02.0	D14.1	D38.0
–– nasi	C30.0	C78.3	D02.3	D14.0	D38.5
–– oris	C06.1	C79.88	D00.0	D10.3	D37.0
– Virchow-Drüse		C77.0		D36.0	D48.7
– Vomer ◊	C41.02	C79.5		D16.42	D48.0
– Vorhaut	C60.0	C79.82	D07.4	D29.0	D40.7
– Vulva	C51.9	C79.82	D07.1	D28.0	D39.7
– vulvovaginale Drüsen	C51.0	C79.82	D07.1	D28.0	D39.7
– Wade #	C76.5	C79.88	D04.7	D36.7	D48.7
– Wadenbein (jeder Teil) ◊	C40.2	C79.5		D16.2	D48.0
– Waldeyer-Rachenring	C14.2	C79.88	D00.0	D10.9	D37.0
– Wange	C76.0	C79.88	D09.7	D36.7	D48.7
–– Außenseite	C44.3	C79.2	D04.3	D23.3	D48.5
–– Innenseite	C06.0	C79.88	D00.0	D10.3	D37.0
–– Schleimhaut	C06.0	C79.88	D00.0	D10.3	D37.0
–– Umschlagfalte (obere) (untere)	C06.1	C79.88	D00.0	D10.3	D37.0
– Warzenfortsatz ◊	C41.01	C79.5		D16.41	D48.0
– Weichteile – s. Neubildung, Bindegewebe					
– weiße Hirnsubstanz (zentral) (zerebral)	C71.0	C79.3		D33.0	D43.0
– Wharton-Gang	C08.0	C79.88	D00.0	D11.7	D37.0
– Wirbel, Wirbelsäule ◊	C41.2	C79.5		D16.6	D48.0
–– Dura mater	C70.1	C79.4		D32.1	D42.1
–– Kreuzbein ◊	C41.4	C79.5		D16.8	D48.0
–– lumbosakral ◊	C41.2	C79.5		D16.6	D48.0
–– Medulla oblongata	C71.7	C79.3		D33.1	D43.1
–– Meningen	C70.1	C79.4		D32.1	D42.1
–– Nerv, Nervenwurzel	C47.9	C79.88		D36.1	D48.2
–– Pia mater	C70.1	C79.4		D32.1	D42.1
–– Rückenmark	C72.0	C79.4		D33.4	D43.4
–– Rückenmarkhäute	C70.1	C79.4		D32.1	D42.1
–– Steißbein ◊	C41.4	C79.5		D16.8	D48.0
– Wirsung-Gang	C25.3	C78.8	D01.7	D13.6	D37.70
– Wolff-Gang (Körper)					
–– Frau	C57.7	C79.82	D07.3	D28.7	D39.7
–– Mann	C63.7	C79.82	D07.6	D29.7	D40.7
– Wurmfortsatz	C18.1	C78.5	D01.0	D12.1	D37.3
– Zäkum	C18.0	C78.5	D01.0	D12.0	D37.4

	bösartig		in situ	gutartig	unsicherer/ unbekannt. Charakter
	primär	sekundär			
Neubildung (*Forts.*)					
– Zahnfach a.n.k.	C03.9	C79.88	D00.0	D10.3	D37.0
– Zahnfach a.n.k.	C03.9	C79.88	D00.0	D10.3	D37.0
– Zahnfleisch – s. Neubildung, Gingiva					
– Zehe a.n.k. #	C76.5	C79.88	D04.7	D36.7	D48.7
– Zentral					
–– Nervensystem – s. Neubildung, Nervensystem					
–– Weiße Hirnsubstanz	C71.0	C79.3		D33.0	D43.0
– Zerebellum	C71.6	C79.3		D33.1	D43.1
– zerebral – s. Neubildung, Gehirn					
– Zerebrum, zerebral (Hemisphäre) (Kortex) (weiße Substanz)	C71.0	C79.3		D33.0	D43.0
–– Meningen	C70.0	C79.3		D32.0	D42.0
–– Pedunculus	C71.7	C79.3		D33.1	D43.1
–– Ventrikel (dritter) (Seiten-)	C71.5	C79.3		D33.0	D43.0
––– vierter	C71.7	C79.3		D33.1	D43.1
– Zervikalregion	C76.0	C79.88	D09.7	D36.7	D48.7
– Zervix (Cervix uteri)	C53.9	C79.82	D06.9	D26.0	D39.0
–– Kanal	C53.0	C79.82	D06.0	D26.0	D39.0
–– Stumpf	C53.8	C79.82	D06.7	D26.0	D39.0
–– Übergang zur Vagina	C53.8	C79.82	D06.7	D26.0	D39.0
– Zervikalstumpf	C53.8	C79.82	D06.7	D26.0	D39.0
– Ziliarkörper	C69.4	C79.4	D09.2	D31.4	D48.7
– Zirbeldrüse	C75.3	C79.88		D35.4	D44.5
– Zökum	C18.0	C78.5	D01.0	D12.0	D37.4
– Zuckerkandl-Organ	C75.5	C79.88		D35.6	D44.7
– Zunge	C02.9	C79.88	D00.0	D10.1	D37.0
–– beweglicher Teil a.n.k.	C02.3	C79.88	D00.0	D10.1	D37.0
–– Frenulum	C02.2	C79.88	D00.0	D10.1	D37.0
–– Grund (dorsale Oberfläche)	C01	C79.88	D00.0	D10.1	D37.0
–– hintere	C01	C79.88	D00.0	D10.1	D37.0
–– hinteres Drittel	C01	C79.88	D00.0	D10.1	D37.0
–– Mandel	C02.4	C79.88	D00.0	D10.1	D37.0
–– Mittellinie a.n.k.	C02.0	C79.88	D00.0	D10.1	D37.0
–– Oberfläche (dorsal)	C02.0	C79.88	D00.0	D10.1	D37.0
––– ventral	C02.2	C79.88	D00.0	D10.1	D37.0
––– Zungenwurzel	C01	C79.88	D00.0	D10.1	D37.0
–– Ränder (seitlich)	C02.1	C79.88	D00.0	D10.1	D37.0
–– Rücken	C02.0	C79.88	D00.0	D10.1	D37.0
–– Spitze	C02.1	C79.88	D00.0	D10.1	D37.0
–– Tonsille	C02.4	C79.88	D00.0	D10.1	D37.0
–– Übergangszone	C02.8	C79.88	D00.0	D10.1	D37.0
–– unbeweglicher Teil	C01	C79.88	D00.0	D10.1	D37.0
–– vordere (zwei Drittel) a.n.k.	C02.3	C79.88	D00.0	D10.1	D37.0
––– dorsale Oberfläche	C02.0	C79.88	D00.0	D10.1	D37.0
––– ventrale Oberfläche	C02.2	C79.88	D00.0	D10.1	D37.0
–– Wurzel (dorsale Oberfläche)	C01	C79.88	D00.0	D10.1	D37.0
– Zwerchfell	C49.3	C79.88		D21.3	D48.1
– Zwischenwirbelscheibe ◊	C41.2	C79.5		D16.6	D48.0
– Zwölffingerdarm	C17.0	C78.4	D01.4	D13.2	D37.2

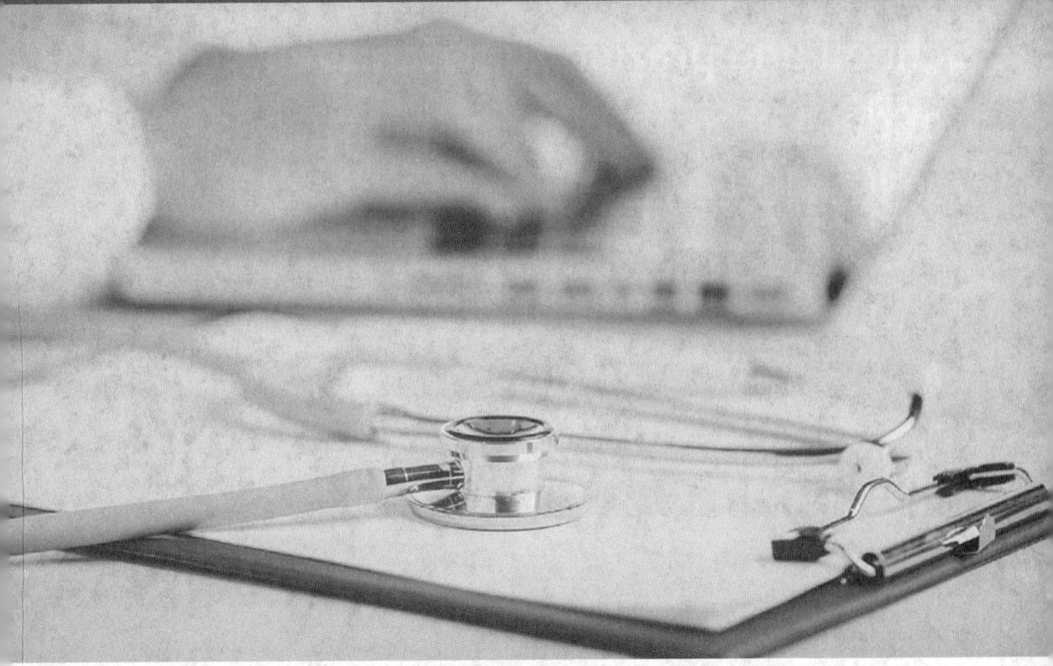